H. Denecke / B. Reichart / G. Muhr (Hrsg.)

Saegesser – Spezielle chirurgische Therapie

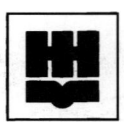

Heiko Denecke
Bruno Reichart
Gert Muhr
(Herausgeber)

# Saegesser
# Spezielle
# chirurgische
# Therapie

11., vollständig überarbeitete Auflage

Unter Mitarbeit von D. Abendroth, M. Anthuber, J.-P. Barras,
R.G.H. Baumeister, G. Blumenhardt, F. Bröhl, H. Dienemann,
C.J. Gabka, A. Gläser, K. W. Grätz, O. Gratzl, P.E. Haers, M.P. Hahn,
W.H. Hartl, M.M. Heiss, H. Hoffmann, D. Inthorn, K.-W. Jauch, C. Josten,
T. Kälble, H. Kortmann, F. Lindemann, M.C. Locher, A. Markewitz,
G. Meyer, J.A. Rem, H. D. Saeger, H.F. Sailer, G. Staehler, W.-J. Stelter,
H. Stiegler, M.K. Walz, J. Witte, H. Witzigmann, W. Wyrwich,
P. Ziegler, N. Zügel, V. Zumtobel

Verlag Hans Huber
Bern · Göttingen · Toronto · Seattle

Umschlagbild: Marguerite Saegesser, «A Year from Monday»

Die Deutsche Bibliothek – CIP-Einheitsaufnahme

**Saegesser – spezielle chirurgische Therapie** / Heiko Denecke ... (Hrsg.). –
11., vollst. überarb. Aufl. – Bern ; Göttingen ; Toronto; Seattle : Huber, 1996
  ISBN 3-456-82752-0

NE: Saegesser, Max [Begr.]; Denecke, Heiko [Hrsg.]

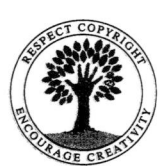

11., vollständig überarbeitete Auflage 1996
© Verlag Hans Huber, Bern 1996
Satz: Satzspiegel, Bovenden
Druck: Ott Druck AG, Thun
Printed in Switzerland

# Inhaltsübersicht

| | |
|---|---|
| Vorwort | XV |

**Erster Teil: Chirurgische Notfall- und Intensivtherapie**     1
1. Unfallrettung und chirurgische Notfallmaßnahmen
2. Schock
3. Kardiopulmonale Reanimation
4. Polytrauma
5. Verbrennungen
6. Ertrinken, Unterkühlung
7. Chirurgischer Streß, Parenterale Ernährung

**Zweiter Teil: Kopf**     85
1. Das Schädel-Hirn-Trauma
2. Gesichtsschädel
3. Knöcherne Gesichtsverletzungen
4. Weichteilverletzungen im Gesicht
5. Tumoren und Entzündungen im Gesichtsbereich

**Dritter Teil: Hals**     161
1. Weichteilverletzungen am Hals
2. Halstumoren (außer Struma)
3. Erkrankungen der Schilddrüse
4. Hyperparathyreoidismus
5. Thoracic outlet syndrome
6. Tracheostoma
7. Schiefhals

**Vierter Teil: Thorax und Thoraxwand**     187
1. Brustwand und Pleura
2. Lungen und Bronchialsystem
3. Mediastinum
4. Trachea und Bifurkation
5. Mamma

**Fünfter Teil: Herz und herznahe Gefäße**     349
1. Grundlagen der Chirurgie des Herzens und der herznahen Gefäße
2. Angeborene Mißbildungen des Herzens und der herznahen Gefäße
3. Erworbene Herzerkrankungen
4. Erkrankungen der herznahen Gefäße
5. Perikarderkrankungen
6. Lungenembolien
7. Herzschrittmacher

**Sechster Teil: Bauch und Bauchwand**     425
1. Zwerchfell und Ösophagus
2. Magen und Duodenum
3. Dünndarm
4. M.Crohn
5. Appendix
6. Kolon
7. Rektum und Anus
8. Leber
9. Portale Hypertension
10. Gallenblase und Gallenwege
11. Pankreas
12. Milz
13. Nebenniere
14. Akutes Abdomen
15. Ileus
16. Aszites
17. Peritonitis und intraabdominaler Abszeß
18. Gastrointestinale Blutung
19. Bauchwandhernien

**Siebenter Teil: Niere und ableitende Harnwege**     775
1. Das Nierenversagen
2. Spezielle urologische Diagnostik und Therapie
3. Erkrankungen der Niere
4. Erkrankungen des Ureter
5. Urolithiasis
6. Erkrankungen der Blase
7. Neurogene Blasenentleerungsstörungen
8. Erkrankungen der Prostata
9. Erkrankungen des Penis
10. Erkrankungen der männlichen Urethra
11. Hodenerkrankungen

**Achter Teil: Gefäßsystem**     887
1. Supraaortale Äste
2. Bauchaorta und Beckenarterien
3. Arterien der unteren Extremitäten
4. Endovaskuläre Behandlungsverfahren
5. Venen
6. Lymphgefäße

**Neunter Teil: Organtransplantationen**     981
1. Allgemeines
2. Herztransplantation
3. Herz-Lungen-Transplantation
4. Lungentransplantation
5. Lebertransplantation
6. Pankreastransplantation
7. Nierentransplantation

**Zehnter Teil: Stütz- und Bewegungsapparat**     1017
1. Wirbelsäule
2. Schultergürtel
3. Oberarm
4. Ellbogen
5. Unterarm
6. Hand
7. Becken
8. Oberschenkel
9. Kniegelenk
10. Unterschenkel
11. Sprunggelenk
12. Fuß

**Anhang: Plastische Chirurgie**     1285
Defektdeckung der Haut

**Autorenverzeichnis**     1295

**Sachregister**     1297

# Inhaltsverzeichnis

## Erster Teil: Chirurgische Notfall- und Intensivtherapie 1

1. **Unfallrettung und chirurgische Notfallmaßnahmen** (K.-W. Jauch) 3
   1.1 Organisation des Rettungswesens
   1.2 Rettungs- und Lagerungsmaßnahmen
   1.3 Notfalldiagnostik und Beurteilung der Vitalfunktionen
   1.4 Bewußtseinsstörungen und Schädel-Hirn-Trauma
   1.5 Respiratorische Störungen
   1.6 Thoraxverletzungen
   1.7 Chirurgische Blutstillung

2. **Schock** (K.-W. Jauch und M. Anthuber) 21
   2.1 Schockformen und Ursachen
   2.2 Pathophysiologie des Schockgeschehens und Schockfolgen
   2.3 Klinisches Bild und Diagnostik
   2.4 Therapie

3. **Kardiopulmonale Reanimation** (K.-W. Jauch) 29
   3.1 Indikation zu Reanimationsmaßnahmen und zum Reanimationsabbruch
   3.2 Basismaßnahmen beim bewußtlosen Patienten (BLS)
   3.3 Erweiterte Reanimationsmaßnahmen (ACLS)

4. **Polytrauma** (K.-W. Jauch und M.M. Heiss) 39
   4.1 Beurteilung der Traumasituation
   4.2 Erstdiagnostik der Vitalfunktionen und lebensrettende Sofortmaßnahmen
   4.3 Klinische Untersuchung am Unfallort
   4.4 Prognose und Trauma-Scores
   4.5 Prioritäten der Notfallmaßnahmen
   4.6 Schocktherapie, Intubation und Beatmung als Basismaßnahmen
   4.7 Differenzierte Leitsymptom-abhängige Notfallmaßnahmen
   4.8 Transport und Übergabe
   4.9 Diagnostische und therapeutische Erstmaßnahmen in der Klinik
   4.10 Klinische Behandlungsphasen beim Polytrauma

5. **Verbrennungen** (K.-W. Jauch) 53
   5.1 Definition, Ursachen und Prognose
   5.2 Pathophysiologie und Diagnostik
   5.3 Therapie

6. **Ertrinken, Unterkühlung** (W. Wyrwich) 65
   6.1 Inzidenz und Epidemiologie
   6.2 Pathophysiologie
   6.3 Klinik und Diagnostik
   6.4 Therapie

7. **Chirurgischer Streß, parenterale Ernährung** (D. Inthorn und W.H. Hartl) 85
   7.1 Grundlagen der chirurgischen Streßantwort
   7.2 Ernährung des chirurgischen Patienten

## Zweiter Teil: Kopf 85

1. **Das Schädel-Hirn-Trauma** (J.A. Rem und O. Gratzl) 87
   1.1 Neurochirurgische Notfalluntersuchung
   1.2 Spezielle neurochirurgische Untersuchungen
   1.3 Das Hirnödem
   1.4 Behandlung der intrakraniellen Drucksteigerung
   1.5 Allgemeines zur Schädel-Hirn-Verletzung
   1.6 Kopfschwartenverletzung
   1.7 Schädelfrakturen
   1.8 Offene Schädel-Hirn-Verletzungen
   1.9 Die gedeckte Hirnverletzung
   1.10 Traumatische raumfordernde Hämatome
   1.11 Komplikationen der Schädel-Hirn-Verletzung
   1.12 Hirnnerven-Verletzungen
   1.13 Traumatische kranio-zervikale Gefäßläsionen
   1.14 Hirntoddiagose

2. **Gesichtsschädel** 108
   2.1 Lippen-Kiefer-Gaumenspalten und kraniofaziale Mißbildungen (M.C. Locher und H.F. Sailer)
   2.2 Tumoren im Mund-, Kiefer- und Gesichtsbereich (K.W. Grätz und H.F. Sailer)
   2.3 Dysgnathien (P.E. Haers und H.F. Sailer)

3. **Knöcherne Gesichtsverletzungen** (K.W. Grätz und H.F. Sailer) 141
   3.1 Allgemeine Richtlinien
   3.2 Nasenbeinfraktur
   3.3 Isolierte Jochbogenfrakturen
   3.4 Jochbeinfrakturen
   3.5 Mittelgesichtsfrakturen
   3.6 Unterkieferfrakturen
   3.7 Unterkieferluxationen

4. **Weichteilverletzungen des Gesichtes** (C.J. Gabka) 152
   4.1 Allgemeines Vorgehen
   4.2 Besonderheiten der Gesichtswunden
   4.3 Schnitt- und Rißverletzungen
   4.4 Besondere Verletzungen

5. **Tumoren und Entzündungen im Gesichtsbereich** (C.J. Gabka) 157
   5.1 Tumoren
   5.2 Entzündungen

## Dritter Teil: Hals 161

**1. Weichteilverletzungen am Hals**
   (V. Zumtobel) 163
   1.1 Symptome und Diagnostik
   1.2 Therapie

**2. Halstumoren (außer Struma)**
   (V. Zumtobel) 165
   2.1 Halstumoren im Kindesalter
   2.2 Halstumoren im Erwachsenenalter

**3. Erkrankungen der Schilddrüse**
   (V. Zumtobel) 168
   3.1 Jodmangelstruma
   3.2 Immunthyreopathie
   3.3 Schilddrüsenmalignome

**4. Hyperparathyreoidismus** (V. Zumtobel) 179
   4.1 Symptome und Diagnostik
   4.2 Therapie

**5. Tracheostoma** (V. Zumtobel) 182
   5.1 Chirurgische Tracheotomie
   5.2 Perkutane Tracheostomie

**6. Schiefhals** (V. Zumtobel) 184
   6.1 Symptome
   6.2 Therapie

## Vierter Teil: Thorax und Thoraxwand 187

**1. Brustwand und Pleura** (H. Dienemann) 189
   1.1 Anatomie
   1.2 Physiologie
   1.3 Infektionen und Nekrosen
   1.4 Traumen
   1.5 Tumoren der Brustwand
   1.6 Resektionsverfahren und Brustwandrekonstruktion
   1.7 Tumoren der Pleura
   1.8 Pleuraerguß
   1.9 Chylothorax
   1.10 Pleuraempyem
   1.11 Dekortikation
   1.12 Thorakoplastik
   1.13 Thoraxwanddeformitäten
   1.14 Pneumothorax (H. Hoffmann)
   1.15 Hämothorax (H. Hoffmann

**2. Lungen- und Bronchialsystem**
   (H. Dienemann) 222
   2.1 Anatomie
   2.2 Diagnostik (H. Hoffmann)
   2.3 Vorbereitung und Lagerung (G. Meyer)
   2.4 Operative Zugänge (G. Meyer)
   2.5 Videothorakoskopie (H. Hoffmann)
   2.6 Resektionsverfahren
   2.7 Spezielle Erkrankungen der Lunge
   2.8 Lungenverletzungen
   2.9 Tumoren
   2.10 Pulmonale Rundherde: praktisches Vorgehen
      (H. Hoffmann)

**3. Mediastinum** (H. Dienemann) 296
   3.1 Anatomie
   3.2 Infektionen
   3.3 Myasthenia gravis pseudoparalytica
   3.4 Tumoren

**4. Trachea und Bifurkation**
   (H. Dienemann) 309
   4.1 Tracheotomie
   4.2 Plastische Tracheostomie
   4.3 Koniotomie
   4.4 Trachearesektion
   4.5 Bifurkations-Resektion
   4.6 Traumen der Trachea und im Bifurkationsbereich
   4.7 Ösophago-tracheale Fisteln

**5. Mamma** (C. Gabka) 317
   5.1 Diagnostik
   5.2 Benigne Erkrankungen
   5.3 Semimaligne Erkrankungen
   5.4 Maligne Erkrankungen
   5.5 Chirurgische Therapie des Mammakarzinoms
   5.6 Adjuvante Therapie und Nachsorge beim Mammakarzinom
   5.7 Behandlung des lokoregionalen Mammakarzinom-Rezidivs
   5.8 Systemische Therapie metastasierter Mammakarzinome
   5.9 Inflammatorisches Mammakarzinom
   5.10 Mammakarzinom des Mannes
   5.11 Brustrekonstruktion

# Fünfter Teil:
# Herz und herznahe Gefäße   349

## 1. Grundlagen der Chirurgie des Herzens und der herznahen Gefäße (B. Reichart) 351
1.1 Das Erstellen der Indikation
1.2 Zugangswege zum Herzen und zu den großen Gefäßen
1.3 Prinzipien der extrakorporalen Zirkulation
1.4 Myokardprotektion
1.5 Maßnahmen zur Beendigung des operativen Eingriffs
1.6 Postoperative Behandlung
1.7 Assistierte Zirkulation und Kunstherz

## 2. Angeborene Mißbildungen des Herzens und der herznahen Gefäße (B. Reichart)   365
2.1 Palliation, Korrektur, Transplantation
2.2 Mißbildungen der Hohlvenen, des rechten Vorhofes, des rechtsventrikulären Einflußtraktes und des Septums
2.3 Mißbildungen des rechtsventrikulären Ausflußtraktes und der Pulmonalarterien
2.4 Mißbildungen des linken Vorhofs und des linksventrikulären Einflußtraktes
2.5 Singuläre Mißbildungen des linksventrikulären Ausflußtraktes
2.6 Das hypoplastische Linksherzsyndrom
2.7 Anomalien der großen Gefäße am Abgang aus den Ventrikeln
2.8 Aortenbogenanomalien
2.9 Anomalien der Aorta descendens
2.10 Das Wolff-Parkinson-White-Syndrom

## 3. Erworbene Herzerkrankung (B. Reichart) 397
3.1 Koronare Herzerkrankung
3.2 Erworbene Herzklappenfehler
3.3 Herztumoren
3.4 Verletzungen des Herzens

## 4. Erkrankungen der herznahen Gefäße (B. Reichart)   409
4.1 Stumpfe Verletzungen der herznahen Gefäße
4.2 Akute Aortendissektion
4.3 Aortenaneurysmen

## 5. Perikarderkrankungen (B. Reichart)   414

## 6. Lungenembolien (B. Reichart)   416

## 7. Herzschrittmacher (B. Reichart und A. Markewitz)   419
7.1 Indikationen zur Schrittmacherimplantation
7.2 Schrittmachersysteme
7.3 Schrittmachersonden
7.4 Schrittmacherimplantation
7.5 Schrittmacherwechsel
7.6 Komplikationen nach Schrittmacherimplantation

# Sechster Teil:
# Bauch und Bauchwand 425

**1. Ösophagus und Zwerchfell** (A. Gläser) 427
1.1 Erkrankungen der Speiseröhre
1.2 Tumoren der Speiseröhre
1.3 Der Zwerchfellbruch
1.4 Die Refluxkrankheit
1.5 Traumatische Zwerchfellruptur
1.6 Relaxation des Zwerchfells
1.7 Geschwülste des Zwerchfells

**2. Magen und Duodenum** (H. Denecke) 445
2.1 Anatomie und Physiologie
2.2 Die Ulkuskrankheit
2.3 Das Duodenalulkus
2.4 Das Magenulkus
2.5 Das Magenkarzinom
2.6 Andere Tumoren des Magens

**3. Dünndarm** (H. Witzigmann) 468
3.1 Anatomie und Physiologie
3.2 Techniken der Darmnaht
3.3 Fehlbildungen
3.4 Divertikel
3.5 Kollagenosen
3.6 Pneumatosis cystoides intestinalis
3.7 Ulzeröse Erkrankungen und Infektionen
3.8 Tumoren
3.9 Verletzungen
3.10 Strahlenfolgen
3.11 Dünndarmfisteln
3.12 Blindsacksyndrom oder bakterielle Überbesiedelung des Dünndarms
3.13 Kurzdarmsyndrom
3.14 Mesenterialinfarkt
3.15 Chronische viszerale Minderdurchblutung
3.16 Morbus Crohn

**4. Appendix** (F. Lindemann und J. Witte) 504
4.1 Häufigkeit der Appendizitis, Geschlechts-/Altersverteilung
4.2 Anatomie/Physiologie
4.3 Ätiologie der Appendizitis/Pathophysiologie
4.4 Pathologie
4.5 Diagnostik der Appendizitis
4.6 Indikationsstellung
4.7 Appendektomie
4.8 Perioperative Maßnahmen
4.9 Komplikationen nach Appendektomie: Inzidenz, Prävention und Behandlung
4.10 Mortalität und Letalität der Appendizitis
4.11 Appendixtumoren

**5. Kolon** (J.-P- Barras) 520
5.1 Anatomie und Physiologie
5.2 Generelle Aspekte der Kolonchirurgie
5.3 Entzündliche Erkrankungen des Kolons
5.4 Adenomatosen
5.5 Das Kolonkarzinom
5.6 Die Divertikelkrankheit
5.7 Andere benigne Pathologien
5.8 Komplikationen

**6. Anus praeter** (J.-P. Barras und H. Denecke) 558
6.1 Stomaanlage
6.2 Die verschiedenen Formen
6.3 Frühkomplikationen
6.4 Spätkomplikationen
6.5 Kolostomieverschluß bzw. Ileostomieverschluß
6.6 Psychologische Folgen der Kolostomie

**7. Rektum und Anus** (H. Denecke) 565
7.1 Anatomie und Physiologie
7.2 Diagnostik
7.3 Verletzungen des Rektum und des Anus
7.4 Adenome
7.5 Rektumkarzinom
7.6 Anorektale Inkontinenz
7.7 Rektumprolaps
7.8 Entzündliche Erkrankungen des Anus
7.9 Analfistel
7.10 Hämorrhoiden
7.11 Analfissur
7.12 Akute Analvenenthrombose
7.13 Steißbeinfistel
7.14 Analkarzinom
7.15 Andere Tumoren des Anus

**8. Leber** (H. Denecke) 606
8.1 Chirurgische Anatomie
8.2 Diagnostik
8.3 Resektion
8.4 Kongenitale Zysten
8.5 Leberkarzinom
8.6 Sekundäre Lebermalignome
8.7 Benigne Lebertumoren
8.8 Echinokokkus

**9. Portale Hypertension** (H. Stiegler) 622
9.1 Anatomie
9.2 Ätiologie und Pathophysiologie
9.3 Symptome und Diagnostik
9.4 Therapie

**10. Gallenblase und Gallenwege** (F. Bröhl) 631
10.1 Pathophysiologie der Cholelithiasis
10.2 Häufigkeit und Symptomatologie
10.3 Diagnostik
10.4 Standard-Therapieverfahren
10.5 Vorgehen bei besonderen Erkrankungen
10.6 Differentialindikation und Verfahrenswahl
10.7 Maligne Tumoren der ableitenden Gallenwege

**11. Pankreas** (H.D. Saeger) 653
11.1 Entwicklung, Anatomie und Physiologie
11.2 Fehlbildungen
11.3 Diagnostik

11.4 Die akute Pankreatitis
11.5 Die chronische Pankreatitis
11.6 Endokrine Pankreastumoren
11.7 Exokrine Pankreastumoren
11.8 Das Pankreastrauma

## 12. Milz (N. Zügel und J. Witte) 678
12.1 Einleitung
12.2 Anatomie
12.3 Physiologie
12.4 Diagnostik
12.5 Hypersplenismus, Splenomegalie
12.6 Hämolytische Anämien
12.7 Thrombozytopenien
12.8 Immunologische Krankheiten
12.9 Proliferative Erkrankungen
12.10 Splenomegalie bei Speicherkrankheiten: Morbus Gaucher
12.11 Milztumoren
12.12 Splenomegalie durch Entzündungen
12.13 Der Milzabszeß
12.14 Splenomegalie durch portale Hypertension
12.15 Gefäßerkrankungen
12.16 Das Milztrauma
12.17 Die Splenektomie
12.18 Die Erhaltung von Milzgewebe
12.19 Postoperative Komplikationen

## 13. Nebenniere (M. K. Walz) 702
13.1 Chirurgische Anatomie der Nebennieren
13.2 Zugangswege
13.3 Diagnostik
13.4 Perioperative Therapie
13.5 Verfahrenswahl
13.6 Ergebnisse

## 14. Akutes Abdomen (W. Wyrwich) 712
14.1 Leitsymptome
14.2 Begleitsymptome
14.3 Vorgehen bei der klinischen Untersuchung
14.4 Apparative Diagnostik
14.5 Operationsindikation

## 15. Ileus (W. Wyrwich und H. Denecke) 722
15.1 Definition und Nomenklatur
15.2 Ätiologie und Pathophysiologie
15.3 Symptome
15.4 Diagnostik
15.5 Differentialdiagnose
15.6 Therapie
15.7 Sonderformen des Ileus
15.8 Die Ileuskrankheit

## 16. Aszites (H. Stiegler) 735

## 17. Peritonitis und intraabdomineller Abszeß (W. Wyrwich und H. Denecke) 738
17.1 Definition
17.2 Anatomie und Physiologie
17.3 Pathophysiologie
17.4 Symptome und Diagnostik
17.5 Therapie
17.6 Adjuvante Therapie

## 18. Gastrointestinale Blutung (W. Wyrwich und H. Denecke) 746
18.1 Definition
18.2 Symptome
18.3 Diagnostik
18.4 Blutungen aus dem Ösophagus
18.5 Blutungen aus Magen und Duodenum
18.6 Blutungen aus dem Dünndarm
18.7 Blutungen aus Dickdarm, Rektum und Anus

## 19. Bauchwandhernien (H. Denecke) 761
19.1 Definition und Nomenklatur
19.2 Der indirekte Leistenbruch
19.3 Der direkte Leistenbruch
19.4 Die kindliche Leistenhernie

# Siebenter Teil:
# Niere und ableitende Harnwege  775

**1. Das Nierenversagen**
(T. Kälble und G. Staehler) 777
1.1 Prärenales akutes Nierenversagen
1.2 Renales Nierenversagen
1.3 Postrenales Nierenversagen

**2. Spezielle urologische Diagnostik und Therapie** (T. Kälble und G. Staehler) 779
2.1 Die Harnuntersuchung
2.2 Transurethrale Diagnostik
2.3 Zugangswege zu Niere und Harnleiter
2.4 Eingriffe zur Harnableitung

**3. Erkrankungen der Niere**
(T. Kälble und G. Staehler) 790
3.1 Nierentumoren
3.2 Nierenfehlbildungen
3.3 Zystische Erkrankungen der Niere
3.4 Entzündliche Erkrankungen der Niere
3.5 Verletzungen der Niere

**4. Erkrankungen des Ureter**
(T. Kälble und G. Staehler) 814
4.1 Kongenitale Mißbildungen
4.2 Erworbene Ureterstenosen
4.3 Tumoren des Nierenbeckenkelchsystems und des Ureters
4.4 Harnleiterverletzungen

**5. Urolithiasis** (T. Kälble und G. Staehler) 825
5.1 Genese der Steinbildung
5.2 Symptome und Diagnostik
5.3 Therapie bei Nieren- und Harnleitersteinen
5.4 Blasensteine
5.5 Harnröhrensteine
5.6 Prostatasteine

**6. Erkrankungen der Blase**
(T. Kälble und G. Staehler) 836
6.1 Blasenkarzinom
6.2 Zystitis
6.3 Verletzungen der Blase

**7. Neurogene Blasenentleerungsstörungen**
(T. Kälble und G. Staehler) 843
7.1 Ursachen
7.2 Diagnostik
7.3 Therapie
7.4 Differentialdiagnose

**8. Erkrankungen der Prostata**
(T. Kälble und G. Staehler) 849
8.1 Kongenitale Mißbildungen
8.2 Benigne Prostatahyperplasie (BPH)
8.3 Prostatakarzinom
8.4 Prostatitis

**9. Erkrankungen des Penis**
(T. Kälble und G. Staehler) 863
9.1 Kongenitale Mißbildungen
9.2 Phimose
9.3 Paraphimose
9.4 Peniskarzinom
9.5 Induratio penis plastica

**10. Erkrankungen der männlichen Urethra**
(T. Kälble und G. Staehler) 869
10.1 Urethritis
10.2 Mißbildungen
10.3 Urethraruptur

**11. Hodenerkrankungen**
(T. Kälble und G. Staehler) 874
11.1 Hodentumoren
11.2 Hydrozele
11.3 Spermatozele
11.4 Hodentorsion
11.5 Epidymitis
11.6 Varikozele
11.7 Fourniersche Gangrän

## Achter Teil: Gefäßsystem  887

**1. Supraaortale Arterien** (H. Kortmann)  889
1.1 Arteria carotis
1.2 Arteria subclavia
1.3 Arteria vertebralis
1.4 Truncus brachiocephalicus und Aortenbogen
1.5 Akute Ischämien der oberen Extremitäten
1.6 Chronische Verschlüsse im Schulter-Arm-Bereich
1.7 Neurovaskuläre Kompressionssyndrome der oberen Thoraxapertur (Thoracic-outlet-Syndrom)
1.8 Raynaud-Syndrom

**2. Bauchaorta, Viszeral- und Nierenarterien** (H. Kortmann)  913
2.1 Aneurysmaarten und ihre Ätiologie
2.2 Thorako-abdominale Aortenaneurysmen
2.3 Abdominale Aortenaneurysmen
2.4 Stenosen und Verschlüsse der Viszeralarterien
2.5 Aneurysmen und Stenosen der Nierenarterien

**3. Endovaskuläre Behandlungsverfahren** (P. Ziegler und W.-J. Stelter)  931
3.1 Das technische Vorgehen im allgemeinen
3.2 Stenosierende arterielle Verschlußkrankheit
3.3 Aneurysmen

**4. Venen** (H. Stiegler)  951
4.1 Varikosis
4.2 Venenthrombose

**5. Lymphgefäße** (R.G.H. Baumeister)  977
5.1 Ursachen des Lymphödems
5.2 Chirurgische Therapie

## Neunter Teil: Organtransplantationen  981

**1. Allgemeines** (D. Abendroth)  983
1.1 Organspende
1.2 Organentnahme
1.3 Organkonservierung
1.4 Transplantationsimmunologie
1.5 Immunsuppression

**2. Herztransplantation** (B. Reichart)  994
2.1 Indikationen und Kontraindikationen
2.2 Spenderauswahl
2.3 Chirurgische Techniken
2.4 Nachbehandlung
2.5 Ergebnisse

**3. Herz-Lungen-Transplantation** (B. Reichart)  997

**4. Lungentransplantation** (B. Reichart)  998

**5. Lebertransplantation** (G. Blumhardt)  1000
5.1 Indikationen
5.2 Technische Voraussetzungen
5.3 Orthotope Lebertransplantation
5.4 Alternative Verfahren
5.5 Nachbehandlung
5.6 Ergebnisse

**6. Pankreastransplantation** (D. Abendroth)  1008
6.1 Indikation
6.2 Operatives Vorgehen
6.3 Postoperative Behandlung
6.4 Komplikationen
6.5 Ergebnisse

**7. Nierentransplantation** (D. Abendroth)  1013
7.1 Indikation
7.2 Operatives Vorgehen
7.3 Postoperative Behandlung
7.4 Komplikationen
7.5 Ergebnisse

# Zehnter Teil:
# Stütz- und Bewegungsapparat 1017

**1. Wirbelsäule** (M.P. Hahn und G. Muhr) 1019
1.1 Wirbelsäulenfehlbildungen
1.2 Spondylolyse und Spondylolisthesis
1.3 Skoliose
1.4 Kyphose
1.5 Degenerative Wirbelsäulenerkrankungen
1.6 Diskushernien
1.7 Spondylitis und Spondylodiszitis
1.8 Wirbelsäulentuberkulose
1.9 Tumoren des Rückenmarks (spinale Tumoren)
1.10 Tumoren der Wirbelsäule
1.11 Verletzungen der Halswirbelsäule
1.12 Verletzungen der Brust- und Lendenwirbelsäule

**2. Schultergürtel** (C. Josten und G. Muhr) 1094
2.1 Schlüsselbein
2.2 Scapula
2.3 Die traumatische Schulterluxation
2.4 Die habituelle Verrenkung der Schulter

**3. Oberarm** (C. Josten und G. Muhr) 1107
3.1 Proximaler Humerus
3.2 Der Oberarmschaftbruch
3.3 Komplikationen bei Oberarmbrüchen
3.4 Spontanfraktur des Oberarmes (pathologische Fraktur)
3.5 Humerusschaftbrüche beim Kind

**4. Ellbogen** (C. Josten und G. Muhr) 1124
4.1 Distale Humerusfrakturen beim Kind
4.2 Ellbogenfrakturen beim Erwachsenen

**5. Unterarm** (C. Josten und G. Muhr) 1134
5.1 Brüche und Verrenkungen im proximalen Drittel
5.2 Unterarmschaftbrüche
5.3 Distale Radiusfrakturen

**6. Hand** (R.G.H. Baumeister) 1152
6.1 Verletzungen der Hand
6.2 Häufig vorkommende Krankheitsbilder an der Hand
6.3 Infektionen

**7. Becken** (C. Josten und G. Muhr) 1177
7.1 Diagnostik
7.2 Stabile Frakturen
7.3 Instabile Verletzungen
7.4 Sakrumfrakturen
7.5 Komplikationen des Beckentraumas
7.6 Acetabulumfrakturen

**8. Oberschenkel**
(C. Josten und G. Muhr) 1188
8.1 Der Schenkelhalsbruch
8.2 Die pertrochantären Femurfrakturen
8.3 Die subtrochantären Femurbrüche
8.4 Brüche der Femurschaftmitte
8.5 Frakturen im distalen Drittel des Oberschenkels

**9. Kniegelenk** (C. Josten und G. Muhr) 1216
9.1 Anatomie
9.2 Diagnostik
9.3 Bandverletzungen
9.4 Meniskusverletzungen
9.5 Osteochondrosis dissecans
9.6 Kniegelenksinfektionen
9.7 Patella und Patellarsehnen

**10. Unterschenkel**
(C. Josten und G. Muhr) 1235
10.1 Tibiakopffrakturen
10.2 Tibiaschaftfrakturen: Allgemeines
10.3 Proximale Tibiaschaftfrakturen
10.4 Der isolierte Tibiaschaftbruch
10.5 Unterschenkeldefektfrakturen und Unterschenkelmehrfragmentfrakturen
10.6 Tibiapseudarthrose
10.7 Tibiaosteitis
10.8 Der isolierte Wadenbeinschaftbruch
10.9 Intraartikuläre Brüche des distalen Tibiaendes (Pilon tibial)
10.10 Kindliche Tibiafrakturen

**11. Sprunggelenk** (C. Josten und G. Muhr) 1263
11.1 Knöchelbrüche beim Erwachsenen
11.2 Kindliche Knöchelfrakturen
11.3 Sprunggelenksdistorsion

**12. Fuß** (C. Josten und G. Muhr) 1273
12.1 Talusbrüche
12.2 Fersenbeinbrüche
12.3 Verletzungen von Fußwurzel und Mittelfuß
12.4 Zehenbrüche

# Anhang:
# Plastische Chirurgie 1285
Defektdeckung der Haut (C.J. Gabka)

**Autorenverzeichnis** 1295

**Sachregister** 1299

# Vorwort

Eines der bekanntesten Lehrbücher der Chirurgie, zwischen 1946 und 1976 in zehn Auflagen erschienen und bei vielen Chirurgen noch lange in Gebrauch, erscheint nach zwanzig Jahren erneut. In vielem hat sich die Chirurgie unterdessen grundlegend gewandelt und ganz neue Anwendungsbereiche entwickelt. Der «Saegesser» wurde aus diesem Grund vollkommen neu geschrieben.

Geändert hat sich auch die Einstellung zur Teamarbeit. Max Saegesser war einer der letzten, die noch glaubhaft den Anspruch vertreten konnten, das ganze Wissen der Chirurgie in einer Person zu vereinen. Heute kann ein derartiges Buch nicht mehr von einer Person geschrieben werden. Um dennoch die Einheit eines chirurgischen Basiswissens bei aller Spezialisierung zu wahren, haben die Herausgeber gemeinsam die Konzeption des Gesamtwerkes übernommen, sie in Auswahl und Betreuung der übrigen Autoren erhalten und große Teile des Textes verfaßt.

Beibehalten wurde die Grundidee: der Raum zwischen dem «kleinen» Lehrbuch der allgemeinen Chirurgie und der «großen», vielbändigen Operationslehre sollte ausgefüllt werden. Der «Saegesser» – alt und neu – ist ein auf die praktischen Bedürfnisse des nicht-spezialisierten Chirurgen ausgerichtetes Buch, vom Studium über die ersten Operationserfahrungen bis zur Grund- und Regelversorgung, wie sie der Facharzt außerhalb der großen Zentren auf allen chirurgischen Gebieten leisten muß. Nach wie vor wird hier der Großteil der chirurgischen Arbeit erbracht. Das Buch soll aber auch bewußt dem jungen, sich spezialisierenden Chirurgen Kenntnisse übergeben. Die Komplexität der chirurgischen Arbeit gewährleistet den eigentlichen Ausbildungsstock, auf dessen grundlegenden Kenntnissen sich die erfolgreiche Spezialisierung entwickelt hat. Ihre chirurgischen Verfahren und Techniken haben wiederum die Basis der chirurgischen Arbeit durchdrungen. Aber auch die Komplexität des Krankheitsprozesses und des Kranken lassen nach wie vor auf eine Zusammenschau und auf weiterführende oder begleitende Kenntnisse des Arztes und Chirurgen über sein engeres Betätigungsfeld hinaus nicht verzichten.

Um dem jungen Chirurgen Richtlinien aufzuzeigen, wurde nicht aufgeführt, was «man» in der Chirurgie mit ihrem weitgefächerten Spektrum alles machen kann oder könnte, sondern welches Vorgehen sich den Herausgebern und Autoren bewährt hat.

Stärker als je ist die moderne funktionelle Chirurgie abhängig von Kenntnissen der pathophysiologischen Zusammenhänge und eingebettet in ihre Nachbardisziplinen. Hinweise zu Anatomie, Pathophysiologie und Nachsorge runden daher die Operationslehre ab. Dies wird Studenten, Assistenten und Allgemeinärzten helfen, chirurgische Patienten zu beraten und mitzubetreuen. Diese Ergänzungen sollen auch dazu beitragen, den Chirurgen über rein operationstechnisches Können hinaus zum interdisziplinären Gesprächspartner zu machen.

Die grundsätzliche topographische Gliederung wurde beibehalten. Sie soll daran erinnern, daß die Physis unserer Patienten den Mittelpunkt unserer Bemühungen bildet, und daß es einen gewissen Fundus des chirurgischen Wissens gibt, über den jeder, auch der spezialisierte Chirurg verfügen sollte.

Juni 1996                  Die Herausgeber

*Widmung*

*Max Saegesser,*
*unseren Lehrern,*
*unseren Mitarbeitern*

# Erster Teil

# Chirurgische Notfall- und Intensivtherapie

# 1. Unfallrettung und chirurgische Notfallmaßnahmen

K.-W. Jauch

Von einem medizinischen *Notfall* sprechen wir, wenn eine akute Störung der *vitalen* Funktionen droht oder eingetreten ist. Unabhängig von der zugrundeliegenden Störung besteht die wichtigste Aufgabe darin, eine Gefährdung der Vitalfunktionen von Atmung, Kreislauf und Bewußtsein zu erkennen und diese Funktionen möglichst schnell wiederherzustellen und zu stabilisieren.

Zu diesem Zweck muß der Arzt zum Notfallpatienten kommen, wie Kirschner es schon 1938 forderte. Hierzu wurde in vielen Staaten ein flächendeckendes *Notarzt- und Rettungswesen* eingerichtet. Die Aufgaben des präklinisch tätig werdenden Notarztes umfassen dabei nicht nur die lebensrettenden Sofortmaßnahmen und das Stellen einer Diagnose, sondern auch die Verhinderung weiterer Komplikationen, die differenzierte kausale Therapie (ggf. noch am Unfallort) und die Entscheidungsfindung zum Ablauf der Transportmodalität, des Zielkrankenhauses und damit der optimalen Weiterbehandlung. Hinzu kommen Triage, Absicherung der Unfallstelle, Rettung, Bergung und

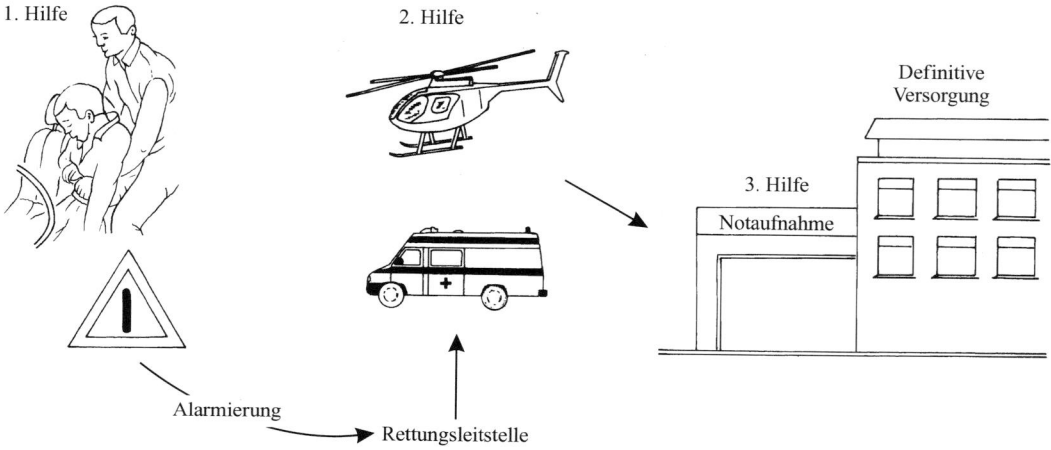

*Abbildung 1-1:* Struktur des Rettungsdienstes und präklinische Rettungskette.

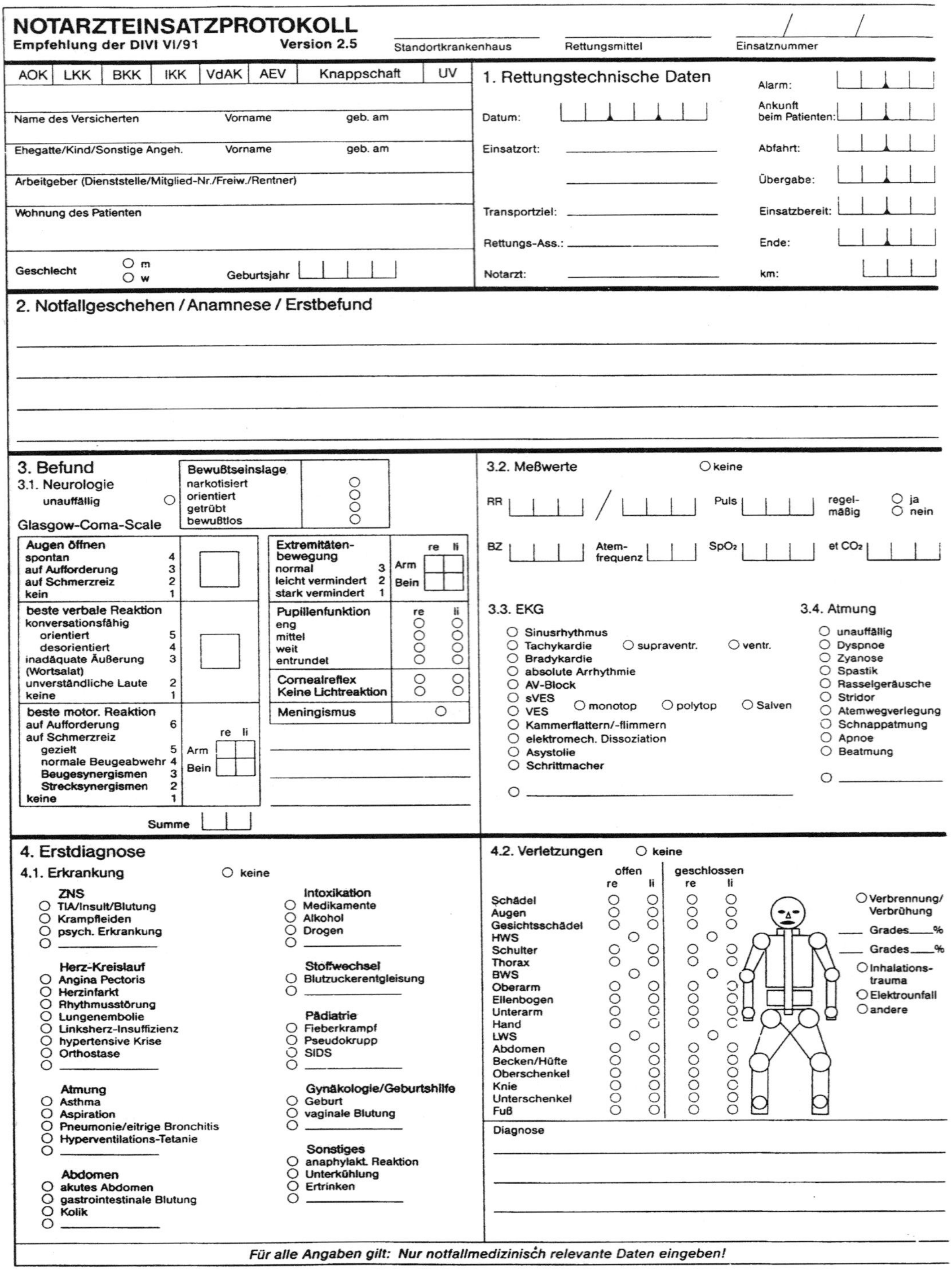

# NOTARZTEINSATZPROTOKOLL
Empfehlung der DIVI VI/91    Version 2.5

Standortkrankenhaus ___   Rettungsmittel ___   Einsatznummer ___/___/___

| AOK | LKK | BKK | IKK | VdAK | AEV | Knappschaft | UV |

Name des Versicherten ___   Vorname ___   geb. am ___

Ehegatte/Kind/Sonstige Angeh. ___   Vorname ___   geb. am ___

Arbeitgeber (Dienststelle/Mitglied-Nr./Freiw./Rentner) ___

Wohnung des Patienten ___

Geschlecht ○ m ○ w    Geburtsjahr ___

### 1. Rettungstechnische Daten
- Alarm: ___
- Datum: ___
- Ankunft beim Patienten: ___
- Einsatzort: ___
- Abfahrt: ___
- Transportziel: ___
- Übergabe: ___
- Rettungs-Ass.: ___
- Einsatzbereit: ___
- Notarzt: ___
- Ende: ___
- km: ___

### 2. Notfallgeschehen / Anamnese / Erstbefund
_____
_____
_____
_____

### 3. Befund
**3.1. Neurologie**  ○ unauffällig
Glasgow-Coma-Scale

**Bewußtseinslage**
- narkotisiert ○
- orientiert ○
- getrübt ○
- bewußtlos ○

**Augen öffnen**
- spontan 4
- auf Aufforderung 3
- auf Schmerzreiz 2
- kein 1

**beste verbale Reaktion**
- konversationsfähig
  - orientiert 5
  - desorientiert 4
- inadäquate Äußerung 3 (Wortsalat)
- unverständliche Laute 2
- keine 1

**beste motor. Reaktion**
- auf Aufforderung 6
- auf Schmerzreiz
  - gezielt 5
  - normale Beugeabwehr 4
  - Beugesynergismen 3
  - Strecksynergismen 2
- keine 1

Arm / Bein   re / li

Summe ___

**Extremitätenbewegung**   re / li
- normal 3   Arm
- leicht vermindert 2   Bein
- stark vermindert 1

**Pupillenfunktion**   re / li
- eng ○ ○
- mittel ○ ○
- weit ○ ○
- entrundet ○ ○

**Cornealreflex**   ○ ○
**Keine Lichtreaktion**   ○ ○

**Meningismus**   ○

### 3.2. Meßwerte   ○ keine
- RR ___/___   Puls ___   regelmäßig ○ ja ○ nein
- BZ ___   Atemfrequenz ___   SpO₂ ___   etCO₂ ___

### 3.3. EKG
- ○ Sinusrhythmus
- ○ Tachykardie   ○ supraventr.   ○ ventr.
- ○ Bradykardie
- ○ absolute Arrhythmie
- ○ AV-Block
- ○ sVES
- ○ VES   ○ monotop   ○ polytop   ○ Salven
- ○ Kammerflattern/-flimmern
- ○ elektromech. Dissoziation
- ○ Asystolie
- ○ Schrittmacher
- ○ ___

### 3.4. Atmung
- ○ unauffällig
- ○ Dyspnoe
- ○ Zyanose
- ○ Spastik
- ○ Rasselgeräusche
- ○ Stridor
- ○ Atemwegverlegung
- ○ Schnappatmung
- ○ Apnoe
- ○ Beatmung
- ○ ___

### 4. Erstdiagnose
**4.1. Erkrankung**   ○ keine

**ZNS**
- ○ TIA/Insult/Blutung
- ○ Krampfleiden
- ○ psych. Erkrankung
- ○ ___

**Herz-Kreislauf**
- ○ Angina Pectoris
- ○ Herzinfarkt
- ○ Rhythmusstörung
- ○ Lungenembolie
- ○ Linksherz-Insuffizienz
- ○ hypertensive Krise
- ○ Orthostase
- ○ ___

**Atmung**
- ○ Asthma
- ○ Aspiration
- ○ Pneumonie/eitrige Bronchitis
- ○ Hyperventilations-Tetanie
- ○ ___

**Abdomen**
- ○ akutes Abdomen
- ○ gastrointestinale Blutung
- ○ Kolik
- ○ ___

**Intoxikation**
- ○ Medikamente
- ○ Alkohol
- ○ Drogen
- ○ ___

**Stoffwechsel**
- ○ Blutzuckerentgleisung
- ○ ___

**Pädiatrie**
- ○ Fieberkrampf
- ○ Pseudokrupp
- ○ SIDS
- ○ ___

**Gynäkologie/Geburtshilfe**
- ○ Geburt
- ○ vaginale Blutung
- ○ ___

**Sonstiges**
- ○ anaphylakt. Reaktion
- ○ Unterkühlung
- ○ Ertrinken
- ○ ___

### 4.2. Verletzungen   ○ keine

|  | offen re | offen li | geschlossen re | geschlossen li |
|---|---|---|---|---|
| Schädel | ○ | ○ | ○ | ○ |
| Augen | ○ | ○ | ○ | ○ |
| Gesichtsschädel | ○ | ○ | ○ | ○ |
| HWS | | | ○ | |
| Schulter | ○ | ○ | ○ | ○ |
| Thorax | | | ○ | |
| BWS | | | ○ | |
| Oberarm | ○ | ○ | ○ | ○ |
| Ellenbogen | ○ | ○ | ○ | ○ |
| Unterarm | ○ | ○ | ○ | ○ |
| Hand | ○ | ○ | ○ | ○ |
| LWS | | | ○ | |
| Abdomen | | | ○ | |
| Becken/Hüfte | ○ | ○ | ○ | ○ |
| Oberschenkel | ○ | ○ | ○ | ○ |
| Knie | ○ | ○ | ○ | ○ |
| Unterschenkel | ○ | ○ | ○ | ○ |
| Fuß | ○ | ○ | ○ | ○ |

Diagnose ___

- ○ Verbrennung/Verbrühung   Grades ___ %   Grades ___ %
- ○ Inhalationstrauma
- ○ Elektrounfall
- ○ andere

**Für alle Angaben gilt: Nur notfallmedizinisch relevante Daten eingeben!**

*Abbildung 1-2:* Notarzteinsatzprotokoll der DIVI.

# 1. Unfallrettung und chirurgische Notfallmaßnahmen

## 5. Verlauf

Puls •• HDM ⎯ In/Extubation ↓↑
RR ˇˇ ^^ Defibrillation ↯ Transport T

○ Spontanatmung
◉ assistierte Beatmung
● kontrollierte Beatmung

**Verlaufsbeschreibung:**

(Diagramm: Werte 220, 200, 180, 160, 140, 120, 100, 80, 60, 40 SpO₂/Temp; Zeitachse -- 15 30 45 -- 15 30 45 -- 15 30)

## 6. Maßnahmen

### 6.1. Herz/Kreislauf
○ keine
○ Herzdruckmassage
○ Defibrillation/Kardioversion
  ⎕ Anzahl
  ⎕⎕⎕ Joule letzte Defibrillation
○ Schrittmacher (extern)
○ peripher venöser Zugang Anzahl ⎕
  Ort: _____
○ zentral venöser Zugang Anzahl ⎕
  Ort: _____
○ Spritzenpumpe Anzahl ⎕

### 6.3. Weitere Maßnahmen
○ keine
○ Anästhesie
○ Blutstillung
○ Magensonde
○ Verband
○ Reposition
○ besondere Lagerung, Art: _____
○ Thoraxdrainage/Punktion
  ○ re  ○ li  Ch ⎕⎕⎕
  Ort: _____
○ sonstiges
  _____

### 6.2. Atmung
○ keine
○ Sauerstoffgabe l/min ⎕⎕
○ Freimachen der Atemwege
○ Absaugen
○ Intubation
  ○ oral  ○ nasal
  Größe Ch ⎕⎕
○ Beatmung
  ○ manuell  ○ maschinell
  AMV ⎕⎕  AF ⎕⎕
  PEEP ⎕⎕  FiO₂ ⎕⎕⎕

### 6.4. Monitoring
○ keine
○ EKG-Monitor
○ 12-Kanal-EKG
○ SpO₂
○ Kapnometrie
○ manuelle RR
○ oszillometrische RR
○ Temperatur
○ sonstiges

### 6.5. Medikamente

○ keine

| | Medikamente | Dosis |
|---|---|---|
| 01 ○ Analgetika | _____ | _____ |
| 02 ○ Antiarrhythmika | _____ | _____ |
| 03 ○ Antidota | _____ | _____ |
| 04 ○ Antiemetika | _____ | _____ |
| 05 ○ Antiepileptika | _____ | _____ |
| 06 ○ Antihypertensiva | _____ | _____ |
| 07 ○ Bronchodilatantien | _____ | _____ |
| 08 ○ Diuretika | _____ | _____ |
| 09 ○ Glucose | _____ | _____ |
| 10 ○ Katecholamine | _____ | _____ |
| 11 ○ Kortikosteroide | _____ | _____ |
| 12 ○ Muskelrelaxantien | _____ | _____ |
| 13 ○ Narkotika | _____ | _____ |
| 14 ○ Sedativa | _____ | _____ |
| 15 ○ Vasodilatantien | _____ | _____ |
| 16 ○ Sonstige | _____ | _____ |
| 21 ○ kristalloide Infusion | _____ | _____ |
| 22 ○ kolloidale Infusion | _____ | _____ |
| 23 ○ Pufferlösung | _____ | _____ |
| 24 ○ Sonstige | _____ | _____ |

## Übergabe

**Zustand**
○ verbessert
○ gleich
○ verschlechtert

**Glasgow Coma Scale** ⎕⎕

## 8. Ergebnis

### 8.1. Einsatzbeschreibung
○ Transport ins Krankenhaus
○ Sekundäreinsatz
○ Fehleinsatz
○ Patient lehnt Transport ab
○ nur Untersuchung/Behandlung
○ Übergabe an anderes Rettungsmittel
○ Übernahme von arztbesetztem Rettungsmittel, Art

○ Reanimation primär erfolgreich
○ Reanimation primär erfolglos
○ Tod auf dem Transport
○ Todesfeststellung Zeit _____

### 8.2. Ersthelfermaßnahmen
○ suffizient
○ insuffizient
○ keine

### 8.3. Notfallkategorie
○ kein Notfall
○ akute Erkrankung
○ Vergiftung
○ Verletzung
  Unfall
  ○ Verkehr
  ○ Arbeit
  ○ Sonstiger

### 8.4. NACA-Score
○ I geringfügige Störung
○ II ambulante Abklärung
○ III station. Behandlung
○ IV akute Lebensgefahr nicht auszuschließen
○ V akute Lebensgefahr
○ VI Reanimation
○ VII Tod

## 9. Bemerkung

_____

**Unterschrift:** Notarzt

Lagerung sowie nach der Transportbegleitung die kompetente Übergabe des Patienten an den Weiterbehandelnden. Diese vielfältigen Aufgaben und Entscheidungsfindungen unter Zeitdruck und ohne Absicherung durch die Klinikmöglichkeiten stellen besondere Anforderungen an den Notarzt, der Intensivmedizin in der präklinischen Versorgung realisieren soll.

## 1.1 Organisation des Rettungswesens

Das Rettungswesen umfaßt je nach Staat die technischen Hilfswerke, die Feuerwehr und die medizinischen Dienste in Form des Roten Kreuzes, privater Hilfsorganisationen und staatlicher Ärzte und Rettungsassistenten.

Als Rettungsmittel kommen Rettungstransportwagen (RTW), Notarztwagen (NAW), Notarzteinsatzfahrzeuge (NEF) und Rettungstransporthubschrauber (RTH) zum Einsatz (Abb. 1-1). Meist entscheidet eine zentrale Einsatzleitstelle über den Einsatz der Rettungsmittel und koordiniert die Zusammenarbeit der verschiedenen Dienste und Rettungsmannschaften in einem Großraum. Als optimale Lösung für rasche medizinische Hilfe kann der Notarztwagen oder Rettungshubschrauber mit einem Notarzt und zwei Rettungssanitätern sowie entsprechender technischer Ausstattung gelten. Bei jeder Alarmierung mit der Möglichkeit einer vitalen Bedrohung sollte daher dieses Rettungsmittel eingesetzt werden. Alternativ kann auch im sogenannten Rendezvousverfahren ein Notarztfahrzeug getrennt vom Rettungswagen eingesetzt werden. Der Rettungshubschrauber hat seine Vorteile bei längeren Entfernungen und Transportzeiten, vor allem bei Traumapatienten, die dann sofort in eine entsprechende Spezialklinik gebracht werden können. Außerdem ist er auch wegen der geringeren Erschütterungen bei bestimmten isolierten Verletzungen, wie z.B. bei Wirbelsäulenverletzungen, zu bevorzugen. Als weitere Aufgabe übernimmt er den Sekundärtransport von Intensivpatienten in Spezialabteilungen oder in Heimatkrankenhäuser.

Einen vermeidbaren Schwachpunkt im Rettungsablauf stellt hin und wieder die *Patientenübergabe* in der Notaufnahme und innerhalb der Klinikbereiche dar. Nur durch eine standardisierte und teilweise schriftlich fixierte Informationsweitergabe kann der Verlust wichtiger und anderweitig nicht mehr erfaßbarer anamnestischer Angaben und Befunde, z.B. über den Unfallhergang, die Auffindesituation oder eine primäre Ansprechbarkeit und Spontanbewegung, vermieden werden. Dies ist für die individuelle Patientenbehandlungsstrategie von hoher Priorität und stellt den einzig möglichen Weg einer wissenschaftlich fundierten Analyse dar. Um diesem Anspruch gerecht zu werden, sollten einheitliche Protokolle, wie sie die DIVI (Deutsche Interdisziplinäre Vereinigung für Intensiv- und Notfallmedizin) erarbeitet hat und empfiehlt, Verwendung finden (s. Abb. 1-2). Ratsam ist dabei auch eine Fortführung des standardisierten Protokolls nach der Notaufnahme, um zu vermeiden, daß bei Polytrauma zunächst belanglos erscheinende Befunde (z.B. Mittelfußverletzung) übersehen werden.

## 1.2 Rettungs- und Lagerungsmaßnahmen

Bei Eintreffen eines Notarztes dürfte die Unfallstelle meist schon abgesichert sein. Schon bei der Anfahrt ergeben sich Informationen über den Unfallhergang, die Anzahl der Verletzten und ggf. spezielle Gefährdungen von Helfern und Verletzten, so daß unter Umständen bereits weitere technische und personelle Unterstützung (Rettungshubschrauber, weiterer Notarzt, Feuerwehr) angefordert werden kann. Die technische Hilfe mit Absicherung der Gefahrenquelle und ausreichendem Eigenschutz, z.B. bei Explosions- oder Einsturzgefahr, Stromunfall etc., hat absolute Priorität. Eine Selbstüberschätzung und Mißachtung des Eigenschutzes ist unverantwortlich.

Die ersten Entscheidungen betreffen somit drei Fragen:
1. Kann ohne Selbstgefährdung Hilfe geleistet werden, oder muß die Unfall- und Gefahrenstelle erst noch ggf. mit technischer Hilfe abgesichert werden?
2. Befinden sich Verletzte in einer Gefahrenzone (Brand-, Explosions-, Vergiftungsgefahr, Wasserunfall, Einsturzgefährdung etc.), die eine «schnelle» Rettung aus der Gefahrenzone vor

medizinischer Versorgung erfordert? Hierzu kommen vier Rettungstechniken zum Einsatz: Beim *Rautek-Griff* faßt der Helfer von hinten unter den Achseln des Patienten durch, greift dessen Unterarm mit beiden Händen und zieht den Verletzten rückwärtsgehend auf seinen Oberschenkeln (Abb. 1-3). Beim *Gemsenträgergriff* lädt sich der Helfer den Verletzten auf die Schulter, wie in Abbildung 1-4 gezeigt. In speziellen Situationen kann die äußerst anstrengende *Rückenschleiftechnik* notwendig werden, bei welcher der Helfer seine Oberschenkel unter die Achseln des Verletzten positioniert und ihn so rückwärts wegzieht. Wenn immer möglich wird man auch bei der schnellen Rettung die Lagerung auf einer Trage bevorzugen.

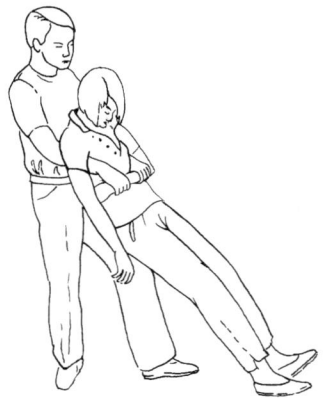

*Abbildung 1-3:* Rautek-Griff.

3. Ist eine «geordnete» Rettung möglich? Besteht keine äußere Gefahr für Verletzten und Helfer, so erfolgt eine geordnete Rettung mit möglichst schonender Bergung des Verletzten, ggf. auch erst nach lebensrettenden Sofortmaßnahmen bis hin zur Einleitung einer Narkose (z. B. beim eingeklemmten Patienten oder in der Ausnahmesituation einer Notfallamputation). Zur geordneten Rettung zählen nach den weiter unten aufgezeigten medizinischen Maßnahmen die Anlage einer Halskrawatte sowie die Lagerung und die Schienung von Frakturen mittels aufblasbarer Schienen (Abb. 1-5).

Als Standardlagerung für jeden Traumapatienten hat sich die Vakuummatratze (Abb. 1-6) heute durchgesetzt. Bei Schockpatienten kann die Trage hierzu in Kopf-tief-Position gebracht werden, während der respiratorisch und kardial insuffiziente Patient eine halbsitzende Position bevorzugt;

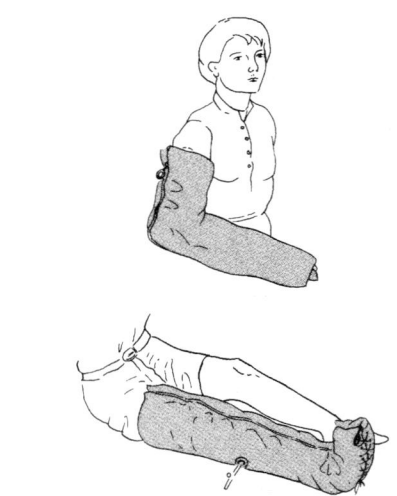

*Abbildung 1-5:* Aufblasbare Arm- und Beinschienen zur Ruhigstellung von Frakturen.

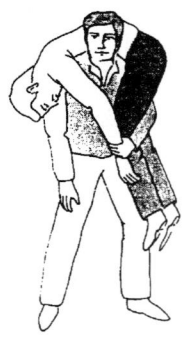 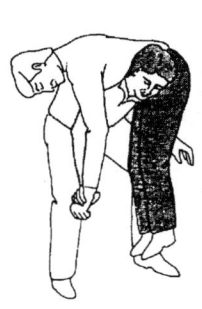 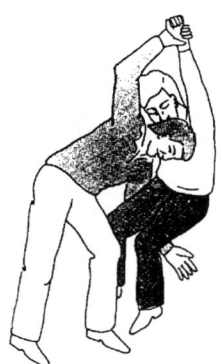

*Abbildung 1-4:* Gemsenträgergriff.

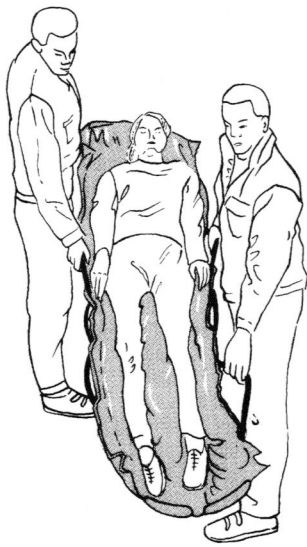

*Abbildung 1-6:* Vakuummatratze.

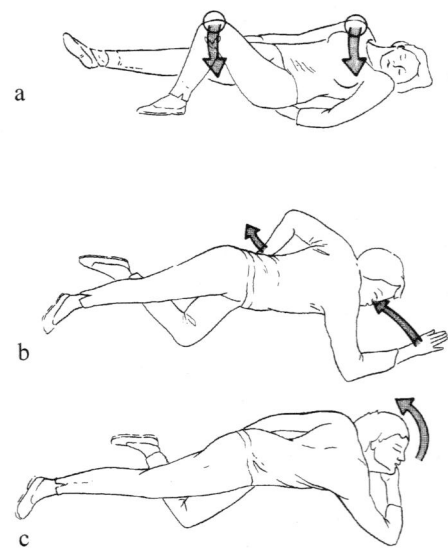

*Abbildung 1-7:* Stabile Seitenlage.

auch beim Schädel-Hirn-Trauma sollte eine 30°-Hochlagerung des Oberkörpers erwogen werden. Die stabile Seitenlage mit rekliniertem Kopf und dem Mundwinkel an der tiefsten Stelle zur Aspirationsverhütung ist nur für den Bewußtseinsgetrübten, der nicht intubiert wird, die Standardlage (Abb. 1-7).

## 1.3 Notfalldiagnostik und Beurteilung der Vitalfunktionen

Eine Notfalldiagnose anhand der Anamnese, der Begleitumstände und der körperlichen Untersuchung zu stellen, ist einfacher als eine endgültige Klinikdiagnose mit apparativen Techniken. Wichtig und zunächst ausreichend ist die Entscheidungsfindung für verfügbare und akut erforderliche Therapiemaßnahmen anhand von Arbeitsdiagnosen.

Eine vitale Bedrohung kann innerhalb von zwei bis drei Minuten mit den fünf Sinnen und wenigen technischen Hilfsmitteln (Stethoskop, Blutdruckmanschette, evtl. EKG und Taschenlampe) erfaßt werden. Schon durch den ersten Blickkontakt können Störungen der *Vitalfunktionen* – Bewußtsein, Hämodynamik und Atmung – vermutet oder erfaßt bzw. ausgeschlossen werden (s. Tab. 1-1).

Die drei Vitalfunktionen sind beim Traumapatienten meist gleichzeitig in unterschiedlicher Ausprägung gestört; unter Umständen dominiert die Beeinträchtigung einer Vitalfunktion unter dem Leitsymptom Bewußtseinsstörung oder Koma, Schock und respiratorische Insuffizienz. Jede Kreislauf- und Ateminsuffizienz führt letztlich zu Bewußtseinsstörungen bis hin zur Bewußtlosigkeit bei Atmungs- oder Kreislaufstillstand, die entsprechend dem Vorgehen bei der Reanimation (s. Kap. 3) symptomatisch behandelt werden.

In einer *zweiten Phase* der Notfalldiagnostik nach Ausschluß und Behandlung vital bedrohlicher Situationen, zum Teil auch während dieser Behandlung, sollte durch Erfassen der Begleitumstände, der Anamnese sowie der Leitsymptome und der klinischen Befunde eine Diagnose gestellt und entsprechende symptom- und diagnoseorientierte Maßnahmen ergriffen werden.

Auffindesituation, Unfallgeschehen, Medikamentenanamnese u. ä. lassen oft schon eine klare Verdachtsdiagnose oder typische Verletzungsmuster erwarten, wie die Wirbelsäulenfraktur bei Sturz aus großer Höhe, die Aortenruptur bei Dezelerationstrauma, HWS-Verletzungen bei Schleudertrauma sowie Becken-, Hüft- und Rippenfrakturen bei seitlichem Aufpralltrauma, um nur einige Beispiele zu nennen. Andere Situationen betreffen Brandverletzte, Suizidpatienten oder chronisch Kranke.

Bei der Anamnese kann der Patient seine Hauptbeschwerden (Schmerz, Atemnot) oft spezifizieren und die Diagnose somit klar eingrenzen. Mit Ausnahme des bewußtlosen Traumapatienten stellt die Anamnese auch im Notfall die wesentlichste Informationsquelle dar.

Bei der anschließenden eingehenden Untersuchung muß systematisch innerhalb von drei bis fünf Minuten vorgegangen werden. Nach erneuter Überprüfung der Vitalfunktionen erfolgen Inspektion, Palpation und Auskultation am möglichst weitgehend entkleideten Patienten. Vom Kopf über den Hals und die obere Extremität geht man über Thorax, Abdomen und Becken zur unteren Extremität vor. Offene Verletzungen, Prellmarken, Einblutungen, Ödeme, Deformitäten und Fehlstellungen sowie lokale Druck- und Bewegungsschmerzen sind sicher zu erkennen. Durch Pulspalpation und Sensibilitäts- sowie Motorikprüfung werden sämtliche Parameter von Verletzungen des Bewegungsapparates erfaßt. Die Auskultation erlaubt zumindest die Feststellung eines beidseitigen Atemgeräusches, von Spastik, Rasselgeräuschen oder einem aufgehobenen Atemgeräusch bei Pneumothorax (Tab. 1-2 und auch Tab. 4-1).

Unterstützt wird die klinische Untersuchung durch Anfertigung und Monitoring des EKG bei allen Kreislaufstörungen (Herzrhythmus, Infarkt), einer Messung der Sauerstoffsättigung mit der einfach handhabbaren Pulsoxymetrie und ggf. einem Blutzucker-Streifentest.

Das *weitere Vorgehen* richtet sich nach den Leitsymptomen und wird differenziert dargestellt für den Polytraumapatienten (s. Kap. 4), für den Patienten im Schock (s. Kap. 2) oder bei respiratorischer Störung und Herz-Kreislaufstillstand (s. Kap. 1.5 und 1.6)

*Tabelle 1-1:* Erfassen der Vitalfunktionen.

| zu untersuchende Vitalfunktion | durchzuführende Maßnahmen | benötigte Hilfsmittel |
|---|---|---|
| Bewußtsein | Feststellung, ob ansprechbar und orientiert Bewertung der motorischen und verbalen Leistung sowie des Öffnens der Augen (Glasgow Coma Scale) Pupillenmotorik | einfache Lampe |
| Hämodynamik | Palpation von zentralem und peripherem Puls | |
| | Blutdruckmesung Bestimmung von Herzfrequenz Ausschluß Massivblutung | Blutdruckmanschette |
| Atmung | Atmung – ja oder nein? Dyspnoe – Zyanose? Atemfrequenz und -rhythmus Atemgeräusch Nebengeräusche | Stethoskop |

*Tabelle 1-2:* Notfall-Befunderhebung durch Auskultation, Palpation und Perkussion.

| Organ/Region | Zu überprüfen |
|---|---|
| *Auskultation* | |
| – Lunge | Atemgeräusch: seitengleich, abgeschwächt, Nebengeräusche |
| – Herz | Rhythmus, Nebengeräusch, Dämpfung |
| – Abdomen | Darmgeräusche |
| *Palpation* | |
| – Abdomen | Bauchdeckenspannung Schmerz Umfangzunahme |
| – Extremitäten | Druckschmerz Krepitation Pulsstatus |
| – Becken | Kompressionsschmerz (bimanuelle Kompression) |
| – Thorax | Krepitation Kompressionsschmerz (bimanuelle Kompression) |
| – Wirbelsäule | Kompressions-/Klopfschmerz |
| – Schädel | tastbare Impressionsfraktur Kieferfraktur Mittelgesichtsfraktur |
| *Perkussion* | Seitengleichheit Dämpfung hypersonorer Schall |

## 1.4 Bewußtseinsstörungen und Schädel-Hirn-Trauma

Bei jedem Notfallpatienten wird man zuerst automatisch das Bewußtsein überprüfen, indem man beobachtet, ob der Patient wach ist, redet, sich bewegt, auf Fragen antwortet oder nicht weckbar ist. Diese Überprüfung sollte standardisiert erfolgen, entsprechend den Anforderungen der *Glasgow Coma Scale* (Tab. 1-3), wobei zusätzlich die Pupillenmotorik und die periphere Sensibilität und Motorik geprüft werden. Beim Bewußtlosen wird man sich schnell den beiden anderen Vitalfunktionen zuwenden, bevor man differentialdiagnostische und therapeutische Ansätze für einzelne Komaursachen beim Nicht-Traumapatient eruiert. Sicherstellung und Optimierung der Atmung und Kreislaufsituation zur Bekämpfung einer zerebralen Hypoxie und Hypotonie mit Sauerstoffzufuhr, Intubation, Beatmung und Volumenzufuhr sind ansonsten die wirksamsten Basis-Notfallmaßnahmen. Zusätzlich kann einer Erhöhung des intrakraniellen Drucks durch leichte Hyperventilation, Oberköperhochlagerung und ggf. Osmodiuretika entgegengewirkt werden. Beim nicht-intubierten Patienten muß der Aspirationsgefahr durch stabile Seitenlagerung vorgebeugt werden. In der Regel sollte jedoch bei schwerem SHT eine Intubation nach Sedierung und Analgesie erfolgen.

Patenten mit schwerem SHT (GCS unter 8 Punkte) sowie leichterem SHT und fokalneurologischen Symptomen, Anisokorie, antegrader Amnesie, Verdacht auf Schädelfraktur, Bewußtseinsverlust, Krampfanfällen, Alkoholabusus, sowie Kleinkinder und Patienten über 75 Jahren mit SHT sollten primär in eine Klinik mit der Möglichkeit eines kranialen Computertomogramms transportiert werden.

## 1.5 Respiratorische Störungen

Die Erkennung einer akut bedrohlichen Atemnot, ihre differentialdiagnostische Einordnung und die Techniken zur Sicherung der Atemfunktion sind elementare Fähigkeiten für jeden Arzt. Eine Hypoxie macht sich bei Abfall des $pO_2$ unter 50 mmHg zunächst als reversible neurologische Funktionsstörung mit Euphorie, Bewußtseinsstörung unterschiedlichen Ausmaßes bis hin zur Bewußtlosigkeit bemerkbar. Durch Tachypnoe, Hyperventilation und Tachykardie kann eine teilweise Kompensation erreicht werden. Steigt dennoch der $pCO_2$, so kommt es zu Krämpfen und schließlich zur $CO_2$-Narkose. Ein hypoxischer Hirnschaden bildet sich bei komplettem Atemstillstand schon nach drei bis fünf Minuten aus, zum hypoxischen Herzstillstand kommt es erst nach fünf bis zehn Minuten.

Jedem Notfallpatienten sollte daher 4 l/Minute Sauerstoff über eine Nasensonde oder eine transparente Gesichtsmaske zugeführt werden. Die Sauerstoffsättigung sollte über 95 % angehoben werden. Bei allen kardialen Notfallsituationen, Schock, Trauma und respiratorischer Insuffizienz und vor einer Intubation ist die Sauerstoffgabe absolut obligat.

Leitsymptome der gestörten Atemfunktion, die durch Inspektion und Anamnese erfaßt werden, sind:
– Bewußtlosigkeit mit fehlender Atembewegung (s. Kap. 3)
– Zyanose bei mehr als 5 % reduziertem Hämoglobin
– Stridor oder Schnarchen bei Verlegung der oberen Atemwege
– Heiserkeit oder Aphonie bei Larynxödem
– Husten als Hinweis auf Fremdkörper, Aspiration

*Tabelle 1-3:* Glasgow Coma Scale (nach Teasdale und Jeannett, 1974).

| Augen öffnen | | verbale Reaktion | | motorische Reaktionen | |
|---|---|---|---|---|---|
| spontan | 4 | orientiert | 5 | Aufforderungen ausgeführt | 6 |
| auf Aufforderung | 3 | verwirrt | 4 | gezielte Schmerzabwehr | 5 |
| auf Schmerzreize | 2 | inadäquat | 3 | Beugung auf Schmerzreize (Fluchtbewegung) | 4 |
| nicht | 1 | unverständlich | 2 | Beugung auf Schmerzreize (Dezerebration) | 3 |
| | | nicht | 1 | Streckung auf Schmerzreize | 2 |
| | | | | nicht | 1 |

– Dyspnoe und Tachypnoe mit subjektiver Luftnot, Tachykardie, Angst und forcierten Atembewegungen.

### 1.5.1 Atemwegsverlegung und Sicherung der Atemwege

Nach Vorlage von Sauerstoff ist das Überprüfen und Freimachen sowie Sichern der Atemwege die erste Notfallmaßnahme bei allen respiratorischen Störungen.

Ein Stridor, evtl. verbunden mit Heiserkeit, Husten oder Schluckstörung weist auf eine mechanisch bedingte Atemnot unterschiedlicher Genese hin. Voreilige Intubationsversuche sollten vor allem bei Kindern unterbleiben, da sie zum kompletten Zuschwellen im Larynxbereich führen können und dann eine Koniotomie erfordern. Die rasche Klinikeinweisung und eine Kortikoidgabe (500–1000 mg Solu-Decortin H) stellen empfehlenswerte Notfallmaßnahmen dar, um dann unter optimalen Bedingungen in der Klinik mit der Möglichkeit einer Endoskopie die Ursache zu klären und spezifisch einzugreifen.

Nur bei Fremdkörperaspiration mit vollständiger Atemwegsverlegung kann ein Heimlich-Manöver vorgenommen werden. Beide Hände des Helfers komprimieren hierbei fünf bis achtmal plötzlich das Epigastrium und die untere Thoraxapertur, entweder von hinten greifend beim wachen Patienten oder im Liegen von vorne beim Bewußtlosen.

Beim Traumapatienten liegt das Atemhindernis meist im Oropharynx in Form der nach hinten gekippten Zunge, einer Zahnprothese oder von Blut und Erbrochenem. Die einfachste und effektivste Maßnahme stellt das Vorziehen und Anheben des Unterkiefers mit beiden Händen dar. Der Mundboden wird hierdurch nach vorne bewegt und der Luftweg wieder eröffnet. Bei Verdacht auf eine HWS-Verletzung sollte die Halswirbelsäule immer durch Zug am Kopf mit zwei Händen von einem zweiten Helfer stabilisiert werden und keine Reklination vorgenommen werden. Jetzt kann nach Sauerstoffgabe, bzw. beim nicht bewußtlosen Patienten nach einigen Atemzügen, der Mund- und Rachenraum mit der behandschuhten oder umwikkelten Hand gesäubert und ev. ausgesaugt werden. Im Anschluß kann durch einen Guedel- oder Wendel-Tubus der Atemweg gesichert werden (s. Kap. 3. Reanimation). Öfters wird man sich jedoch zu einer Intubation zur Sicherung der Atemwege und zur Beatmung entschließen.

### 1.5.2 Intubation

Die Intubation stellt die sicherste Methode zur Sicherung der Atemwege und zur Optimierung der Sauerstoffversorgung dar.

Sie erfolgt im Rahmen der Reanimation beim tief Bewußtlosen evtl. als Erstmaßnahme ohne weitere Vorbereitungen, meist jedoch erst nach sorgfältiger Vorbereitung des Patienten und vorausgehender Maskenbeatmung zur Oxygenierung. Ihre Beherrschung ist eine Grundvoraussetzung der Notfallmedizin.

Gesicherte absolute Indikationen für eine Intubation sind:
– Reanimation
– Bewußtlosigkeit (Intoxikation, Apoplex, SHT)
– schweres Polytrauma und Thoraxtrauma
– ausgedehnte Gesichtsschädelverletzungen und Inhalationstrauma
– Verdacht auf Hirndruck
– Lungenödem und schwere Herzinsuffizienz
– respiratorische Insuffizienz unter Maskenbeatmung.

Als Methode der Wahl gilt überwiegend die orotracheale Intubation. Die evtl. blinde nasotracheale Intubation ohne Sedierung beim wachen Patienten kann beim sitzenden Patienten mit Orthopnoe sinnvoll sein.

Praktisches Vorgehen (Abb. 1-8):
1. Während ein Helfer die Ausrüstung und Medikamente für die Intubation herrichtet, erfolgt die Präoxygenierung über eine Sauerstoffsonde beim Spontanatmenden oder durch Maskenbeatmung bei Atemstillstand. Beim Spontanatmenden legen wir auch einen periphervenösen Zugang für die Medikamentenapplikation (außer bei Reanimation).
2. Der Oberkörper wird leicht hochgelagert, die Atemwege inspiziert, freigemacht und abgesaugt.
3. Wenn die Zeit reicht, sollte man 0,01 mg/kg KG Pancuronium sowie 0,5 mg Atropin geben. Durch die Gabe von Lidocain lokal oder syste-

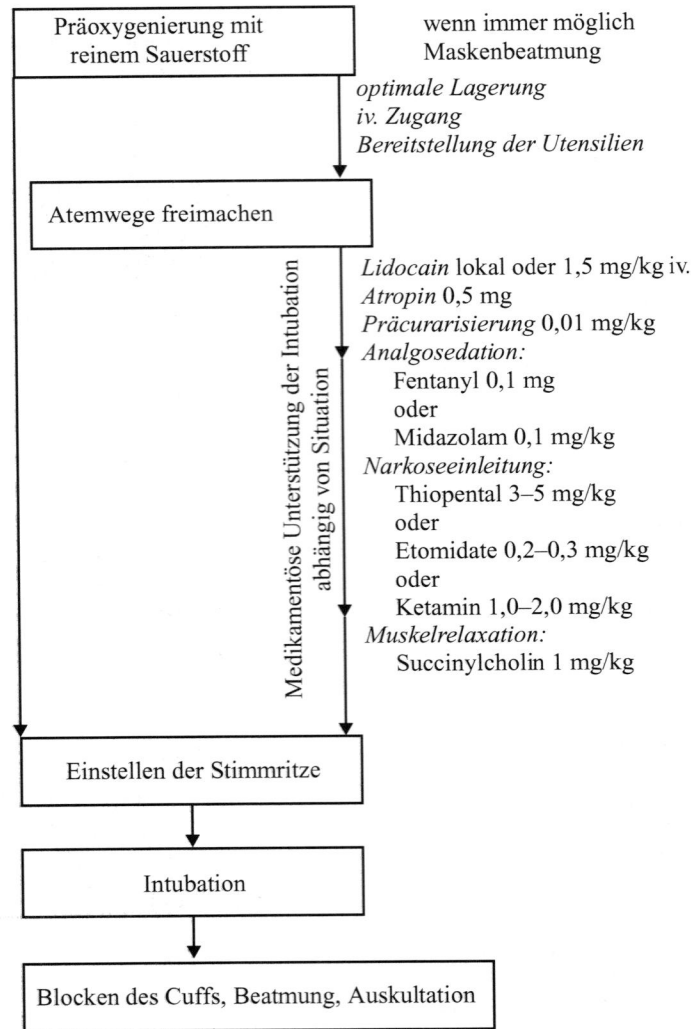

*Abbildung 1-8:* Praktisches Vorgehen bei der Intubation.

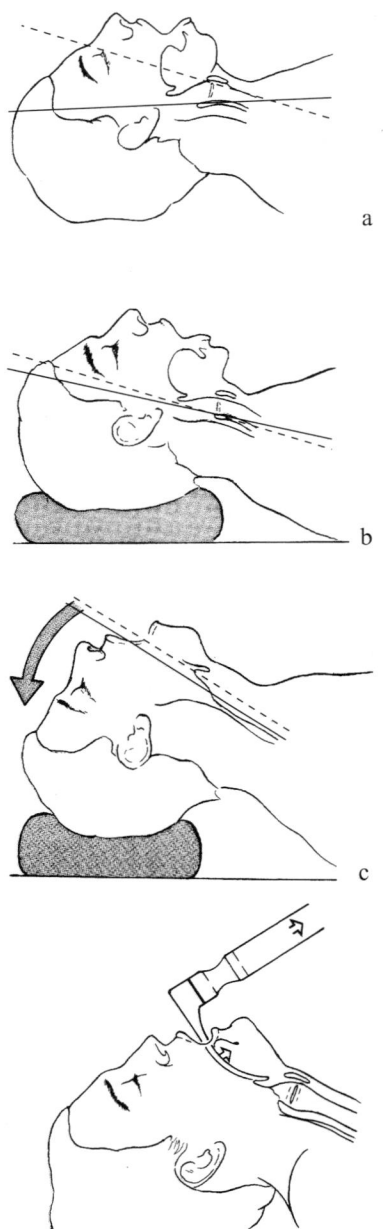
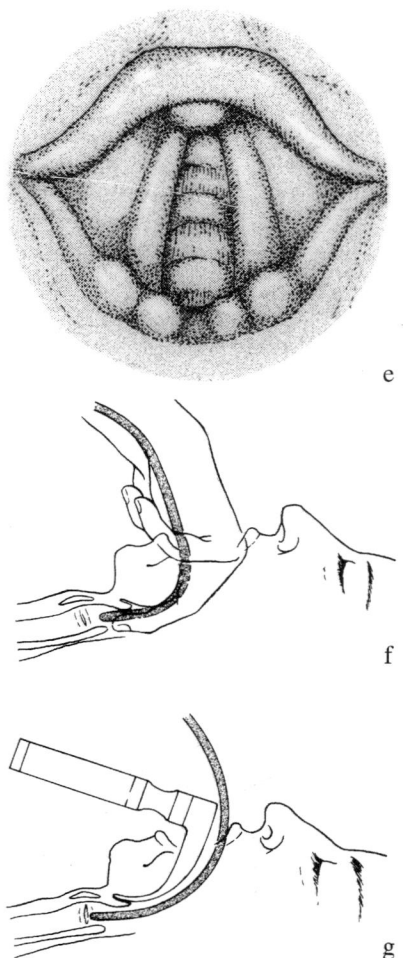

*Abbildung 1-9:* Intubation. a–c. Intubationsachsen bei normaler Rückenlage, Anheben des Kopfes und optimal bei Anhebung des Kopfes und zusätzlicher Streckung im Atlantookzipitalgelenk. d. Einstellen der Stimmritze mit gebogenem und geradem Spatel, Zug am Spatel nach oben. e. Laryngoskopische Ansicht des Kehlkopfes bei der Intubation. f, g. Einführen des Tubus orotracheal als digitale Notintubation bzw. unter Sicht.

misch kann ein ungewünschter Hustenreflex und Vagusreiz verhindert werden. Durch eine anschließende Sedierung mit Fentanyl, Midazolam, Thiopental oder Etomidate wird eine Allgemeinanästhesie eingeleitet.

4. Nach Erlöschen des Lidreflexes stellt man sich mit dem Laryngoskopspatel die Stimmritze ein. Der Arzt befindet sich hinter dem Kopf des Patienten, führt den Spatel mit seiner linken Hand über den rechten Mundwinkel ein und läßt die Spatelspitze zwischen Zungengrund und Epiglottis gleiten. Durch Zug nach vorne und oben richtet sich die Epiglottis auf, und die Stimmritze wird einsehbar (Abb. 1-9).

5. Jetzt kann der Tubus mit der rechten Hand unter Sicht eingeführt werden, wobei durch Druck auf den Kehlkopf die Intubation noch erleichtert wird. Wir verwenden einen Tubus von 7,5 mm bei Frauen und 8,5 mm bei Männern.

6. Nach der Intubation muß die richtige Tubuslage nach Aufblähen des Blockadeballons durch Auskultation über beiden Lungen überprüft werden, bevor der Tubus fixiert und die Beatmung über Ambubeutel oder als maschinelle Beatmung fortgeführt wird.

Gelingt die Intubation nicht, so sollte vor einem weiteren Versuch eine Maskenbeatmung durchgeführt werden. Bei ösophagealer Fehlintubation kann der Tubus im Ösophagus als Obturator belassen werden, um nicht wiederholt in den Ösophagus zu intubieren.

Gelingt die Intubation aus technischen Gründen nicht oder liegen primär schwere Gesichts- und Pharynxverletzungen, Ödeme oder Ähnliches vor, kann eine Koniotomie oder Tracheotomie notwendig werden.

### 1.5.3 Koniotomie (Krikothyrotomie) und Notfalltracheotomie (Abb. 1-10)

Während eine Notfalltracheotomie präklinisch nur bei Larynxtrauma vital notwendig wird, ist die Koniotomie oder Krikothyreotomie für alle weiteren seltenen Fälle vorbehalten, in denen eine endotracheale Intubation bei Beatmungsindikation nicht möglich ist (Gesichtsverletzung, Larynxödem, Epiglottitis, technische Intubationshindernisse).

Die ca. 1 cm hohe und bis zu 3 cm breite Membrana cricothyreoidea zwischen Ring- und Schildknorpel bietet wegen ihrer direkt subglottischen Lage und fehlenden Vaskularisierung einen sicheren Zugang zu den Atemwegen. Zur Orientierung wird die leicht auffindbare Prominentia laryngea des Schildknorpels (Adamsapfel) getastet. Diese liegt 2–3 cm kranial der Membrana crichthryreoidea, die kaudal vom ebenfalls palpablen Ringknorpel begrenzt wird. Durch Reklination des Kopfes wird die Membran optimal zugänglich dargestellt.

Die Koniotomie kann chirurgisch oder in perkutaner Punktionstechnik erfolgen.

*Chirurgische Koniotomie*

Mit einer Hand wird der Schildknorpel gefaßt und der zwischen ihm und dem Ringknorpel liegende Sulkus getastet, der dem Ligamentum cricothyreoideum entspricht. Nach Desinfektion wird mit einem Skalpell die darunterliegende Haut und das subkutane Gewebe ca. 3 cm längs in der Mittellinie gespalten. Das Ligamentum cricothyreoideum wird quer über etwa 1 cm eröffnet. Anschließend wird nach Spreizung der Inzision mit einer Schere oder einem Spreizer ein Endotrachealtubus eingeführt und geblockt. Nach Fixierung mit Pflasterstreifen wird ein steriler Verband angelegt.

Die Komplikationsrate der notfallmäßigen Krikothyreotomie wird mit bis zu 39 % angegeben, wobei vor allem Blutungen aufgrund zu lateraler Inzision vermieden werden müssen. Trotzdem ist die Krikothyreotomie der notfallmäßigen Tracheotomie wegen ihrer einfacheren Durchführbarkeit als Ultima-ratio-Methode der Atemwegssicherung überlegen.

Bei Kindern ist die Krikothyreotomie wegen der engeren anatomischen Lagebeziehungen schwieriger und komplikationsträchtiger, weshalb die Tracheotomie bevorzugt wird, falls die Punktionskoniotomie nicht gelingt.

*Perkutane Punktionskoniotomie (Minitracheotomie)*

Als Alternative zur chirurgischen Technik bieten sich heute vor allem in der präklinischen Notfallsituation kommerziell erhältliche Einmal-Nottracheotomiebestecke an. Die Punktionskoniotomie ist ebenso wie eine Punktionstracheoto-

1. Unfallrettung und chirurgische Notfallmaßnahmen 15

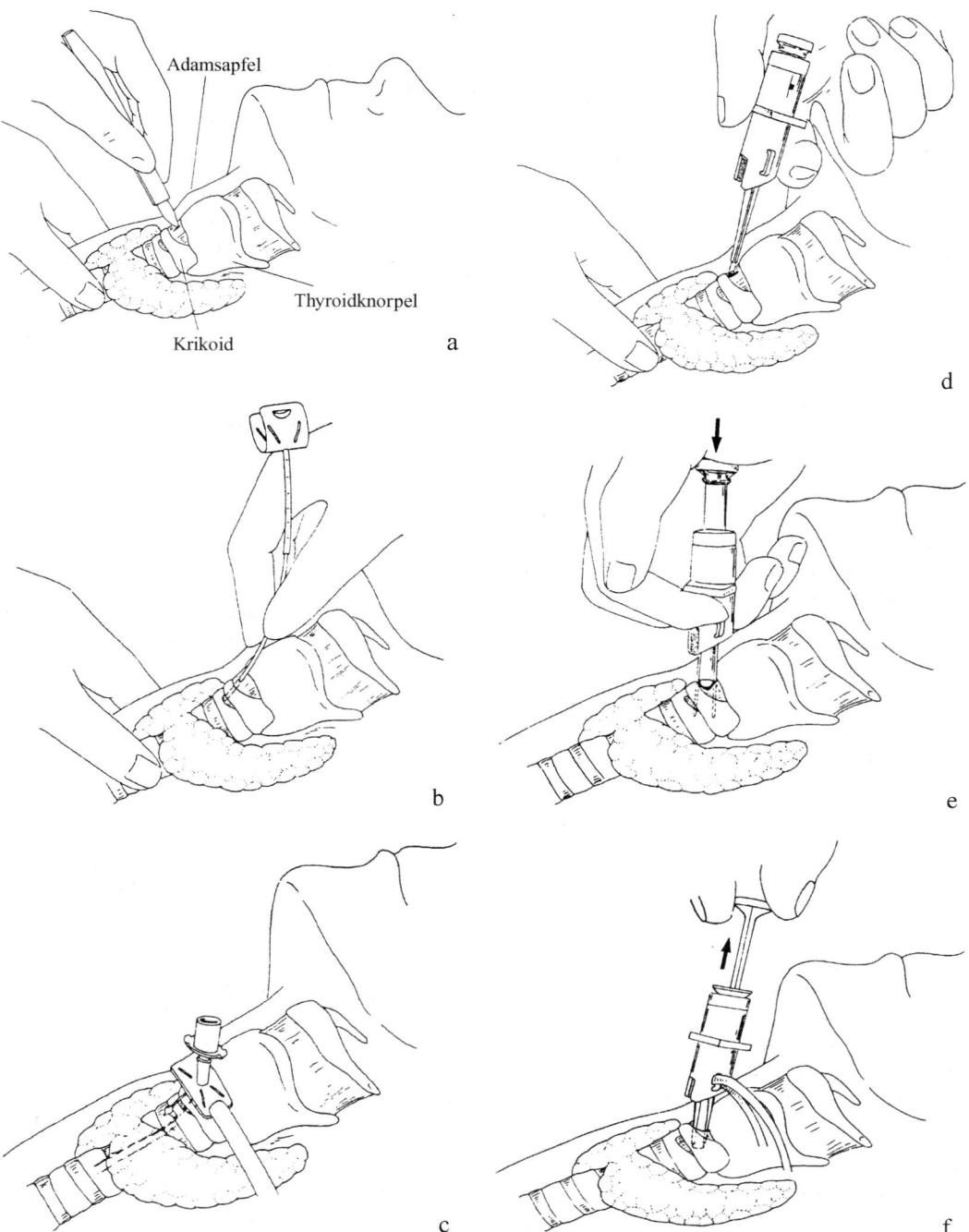

*Abbildung 1-10:* Notfallkoniotomie und Tracheotomie. a. Inzision der Haut im Bereich des Ligamentum conoideum. b. Einführen des Minitracheotomie/Koniotomiebestecks (fester Mandrin und dünner Tubus). c. Fixierung des Minitubus. d–f. Punktionskonio-/tracheotomie mit dem Nu-Trach-System.

mie einfach und schnell durchführbar und weist ein geringes Risiko bezüglich Blutungen und späterer Trachealstenosen auf.

In Frage kommen die Seldingertechnik und Dilatationskanülen, durch die der Kanal vor der Einführung eines starren oder flexiblen Minitubus gedehnt wird. Welches Vorgehen man wählt, hängt von der eigenen Erfahrung und der Verfügbarkeit auf dem Notarztwagen ab. Wir verwenden bevorzugt das Mini-Trach II Besteck (Fa. Portex) und das Nu-Trake oder Quicktrach (Fa. Dahlhausen).

Bei dieser Technik wird nach Stichinzision über und bis in das Lig. cricothyroideum die Trachea punktiert und der Trokar bzw. Kunststoffdilatationskatheter (liegt im Tubus mit 4 mm Durchmesser) eingeführt. Das Skalpell sollte kontrolliert leicht nach kaudal geneigt geführt werden. Die Inzision muß in der Mitte liegen und darf nur 0,5 cm breit sein, um stärkere Blutungen zu vermeiden. Um sicher das Ligament und nicht den Ringknorpel zu treffen, kann primär eine Punktionskanüle zur Identifizierung eingestochen und für die Inzision in situ belassen werden. Um nicht zu tief bis zur Trachealhinterwand zu schneiden, sind die Messer in den Einmalsets mit einer kurzen Klinge versehen, und Daumen und Zeigefinger sollten bei der Skalpellführung tief am Skalpell angesetzt sein.

Die Methode ist schneller (1–3 Minuten), unblutiger und vor allem einfacher als die chirurgische Tracheotomie.

*Notfalltracheotomie*
Durch Verfügbarkeit der Punktionskonio-/tracheotomie wird die eigentliche chirurgische Notfalltracheotomie präklinisch heute bei entsprechender Ungeübtheit nicht mehr angewendet, nachdem Komplikationsraten bis 65 % beschrieben sind. Selbstverständlich kann und soll sie bei vitaler Indikation weiter Anwendung finden, bevor sie als lebensrettende Maßnahme unterlassen wird. Wir verzichten jedoch hier bewußt auf die Beschreibung, da nach unserer Erfahrung eine präklinische Notfalltracheotomie in unserem Versorgungsbereich nicht angezeigt ist.

## 1.6 Thoraxverletzungen

Die wichtigsten Thoraxverletzungen sind im Vierten Teil dargestellt, und auf ihre Bedeutung wird im Kapitel 4 hingewiesen. Hier sollen nur die vital bedrohlichen Thoraxverletzungen besprochen werden, die eine sofortige Notfallbehandlung erfordern (Abb. 1-11).

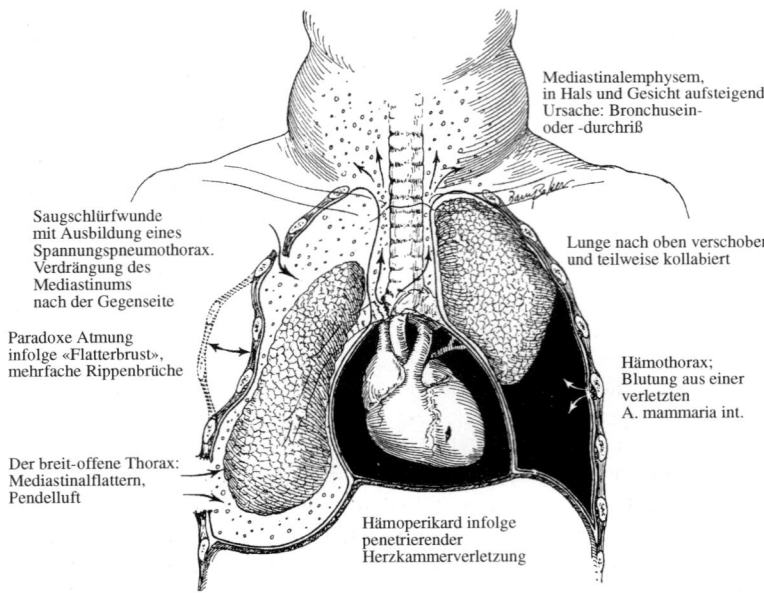

*Abbildung 1-11:* Thoraxverletzungen, die eine sofortige Intervention notwendig machen.

Vier Notfallbehandlungsprinzipien sind hierfür von Bedeutung: Eine ausgeprägte oder großflächig offene Thoraxverletzung wird man steril abdecken, wobei auf einen luftdichten Abschluß nicht geachtet werden muß, da anderenfalls ein Spannungspneumothorax entstehen könnte. Bei Vorliegen eines Mediastinalemphysems muß primär immer an einen Spannungspneumothorax gedacht werden; nur extrem selten wird eine Tracheal- oder Bronchusruptur vorliegen, die neben einer endoskopisch kontrollierten Intubation oder Notfalloperation auch eine kollare Mediastinotomie erfordern kann. Hierbei erfolgt über dem Jugulum ein kleiner Hautschnitt; mit dem Zeigefinger kann stumpf ein Kanal retrosternal und prätracheal zur Entlastung aufgedehnt werden.

Den häufigsten Notfalleingriff bei Thoraxverletzungen stellt die Thoraxdrainage dar.

### 1.6.1 Thoraxdrainage

Eine Indikation zum Legen einer Thoraxdrainage besteht bei Verdacht auf Spannungspneumothorax, Pneumothorax mit respiratorischer Insuffizienz sowie relativ beim Thoraxtrauma mit Beatmungspflichtigkeit und der Gefahr einer Pneumothoraxbildung während des Transportes. Klinische Leisymptome sind neben der respiratorischen Insuffizienz das aufgehobene Atemgeräusch, der hypersonore Klopfschall, ein Haut- oder Mediastinalemphysem und evtl. die Halsvenenstauung.

Zur Drainage der Pleurahöhle kommen die Techniken nach Monaldi und Bülau in Frage (Abb. 1-12). Da bei den meisten Patienten, mit denen man im Notarztdienst konfrontiert wird, Hämopneumothoraces vorliegen, sollte die Technik nach Bülau vorgezogen werden. Beim reinen Pneumothorax ist die Technik nach Monaldi gleichwertig.

Bei der Anlage einer *Bülaudrainage* wird nach fakultativer (Patient sediert und beatmet?) Injektion eines Lokalanästhetikums (5–10 ml Xylocain 1 %) eine etwa 2 cm lange Hautinzision angelegt. Der Inzisionspunkt liegt hierbei in Mamillenhöhe, zwischen der vorderen und mittleren Axillarlinie (4. ICR), parallel zum Verlauf der 5. Rippe. Im Allgemeinen wird man die Hautinzision etwa 1 cm unterhalb der Rippe wählen, um einen schrägen Drainagekanal zu erhalten. Mit einer Präparierschere wird die Thoraxwandmuskulatur zunächst bis auf die Rippe gespreizt, anschließend wird die Scherenspitze auf die Rippenoberkante gelenkt, um die Interkostalmuskulatur zu spreizen. Nach Ablegen der Schere wird nun mit dem Zeigefinger oder Kleinfinger der Kanal verfolgt und die Pleura parietalis stumpf perforiert. Soweit vorhanden, wird nun eine Silikondrainage in die Pleurahöhle eingeführt und bei einem Pneumothorax nach ventral, bei einem Hämothorax nach dorsal orientiert. Anschließend sollte die Drainage mit einer U-Naht sicher und dicht fixiert werden. Alternativ kann sie auch mit Pflasterstreifen fixiert werden. Das «Wasserschloß» wird mit einer Bülauflasche hergestellt; im Notfall kann auch ein Handschuh über die Drainage geknotet werden, wobei darauf zu achten ist, daß an einer Fingerspitze ein Loch eingeschnitten wird, um den Austritt von Luft und Flüssigkeit zu ermöglichen. Die Drainage kann bei gleichzeitiger Überdruckbeatmung auch nach außen offen bleiben. Wichtig ist, daß auch während des Transportes bei Vorliegen eines Spannungspneumothorax und einer Lungenfistel das Abklemmen oder Abknicken der Drainage sicher vermieden wird.

Mit den in Einmalsets abgepackten Thoraxdrainagen mit starrem Mandrin ist die Gefahr einer iatrogenen Lungenlazeration größer, so daß die o. g. Technik der digitalkontrollierten Thorakozentese nach unserer Erfahrung das sicherere Vorgehen darstellt. Man sollte immer mit vorbestehenden Thoraxveränderungen (Pleuraadhäsionen, Bullae, Zwerchfellhochstand, Zwerchfellrupturen) rechnen und entsprechend vorsichtig vorgehen. Typische Komplikationen sind Verletzungen der Lunge (beidseits), der Leber (rechts) und von Intestinalorganen bei Zwerchfellruptur (links).

Bei der Pleuradrainage nach *Monaldi* liegt die Punktionsstelle im 2. ICR in der Medioklavikularlinie. Das technische Vorgehen entspricht dabei dem der Bülau-Drainage.

### 1.6.2 Perikardpunktion als ultima ratio

Akut auftretende Flüssigkeitsansammlungen im Herzbeutel können durch Behinderung der diastolischen Füllung des Herzens zu einem kardiogenen Schock führen (Halsvenenstauung bei Schock ohne Besserung auf Volumengabe, Herz-

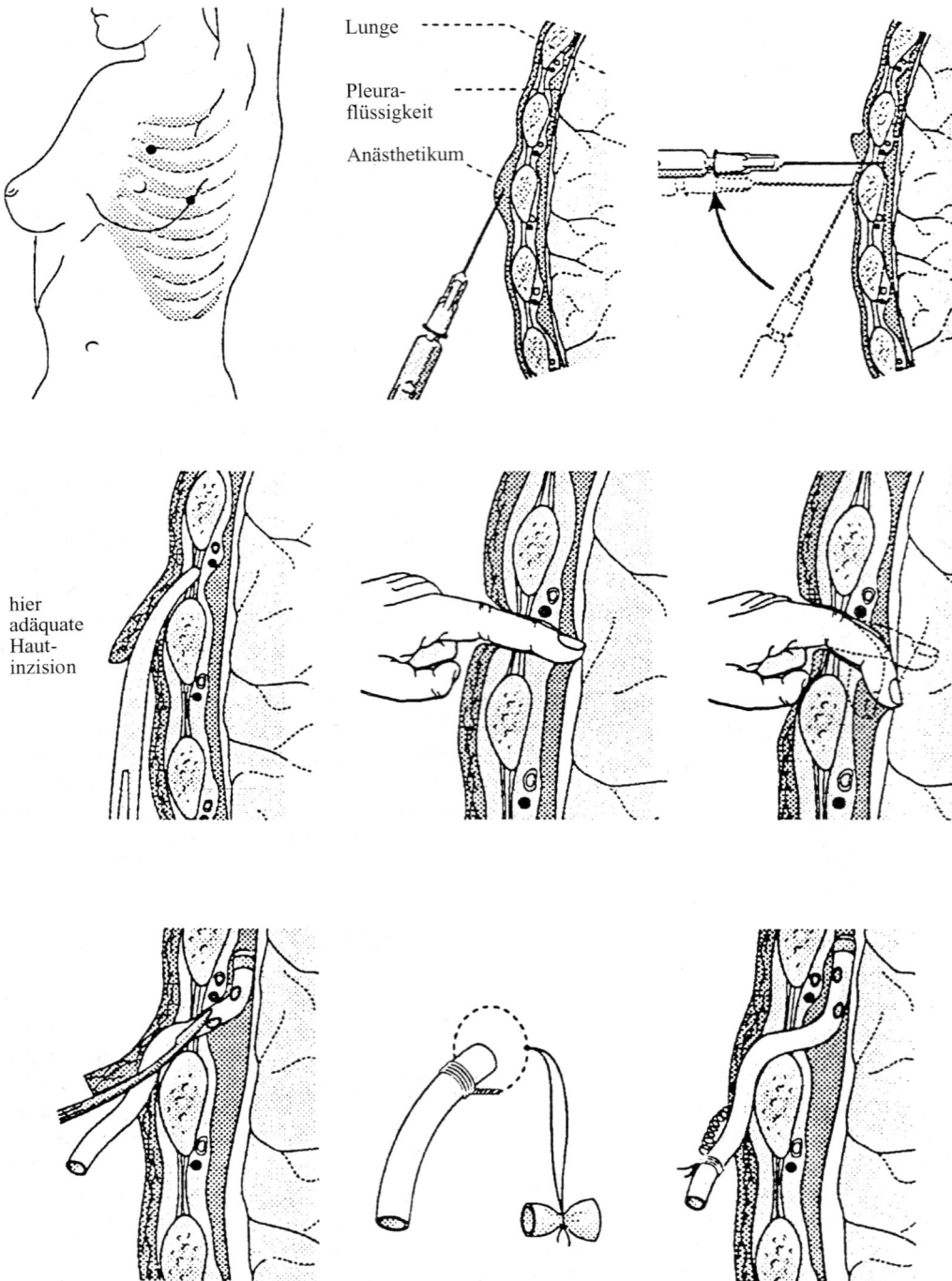

Abbildung 1-12: Thoraxdrainage (Vorgehen s. Text).

In Ultima-ratio-Situationen verwendet man vorzugsweise einen Abbocath oder bei korpulenten Patienten eine ausreichend lange 18G Spinal- oder Periduralpunktionskanüle. Unter Aspiration wird zunächst im xyphoido-sterno-kostalen Winkel links eingestochen und nach Durchdringung der Haut und des subkutanen Gewebes die Kanülenspitze subkostal in Richtung auf die linke Schulter gerichtet (Abb. 1-13). Unter Aspiration wird die Kanüle vorgeschoben, bis sich Flüssigkeit gewinnen läßt. Nun kann ein Dreiwegehahn mit angeschlossenem Infusionsschlauch konnektiert werden, um den Perikarderguß kontrolliert abzusaugen.

Zur Kontrolle kann die Kanüle über eine Krokodilklemme mit dem EKG-Gerät verbunden werden, um den Kontakt zum Myokard sofort anzuzeigen. Alternativ kann auch über Seldingertechnik ein Cavakatheter ins Perikard plaziert werden, der dann als Drainage belassen werden kann.

Die Hauptkomplikation stellt der Fehlversuch oder die falsch negative Punktion dar. Daneben kann es zu Myokardverletzungen, Rhythmusstörungen und Nachlaufen des Hämoperikards auch trotz Einlage einer Drainage kommen. Die Mortalität beträgt 1–2 % (Callaham).

Bei allen Patienten mit Perikarderguß oder Hämoperikard sollte die Indikation zur Perikardfensterung durch einen Thorax- oder Herzchirurgen überprüft werden, weshalb der Transport in eine entsprechende Klinik anzustreben ist.

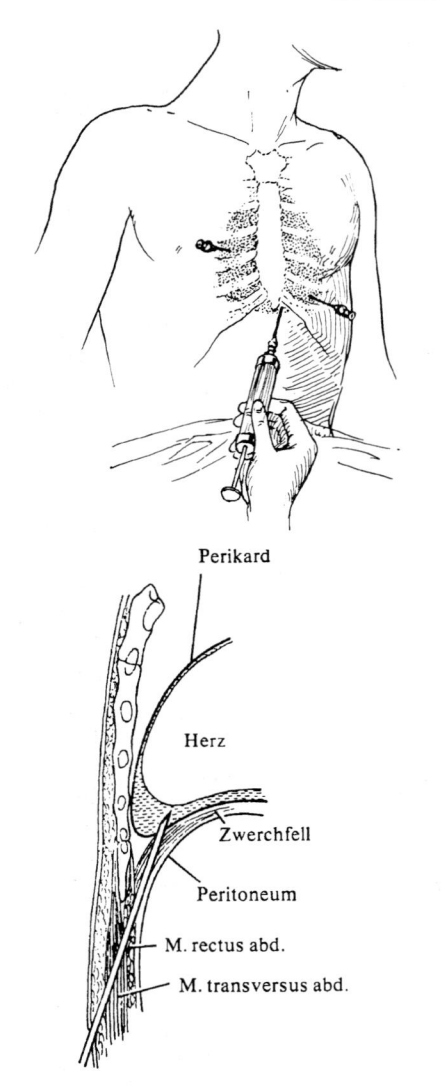

*Abbildung 1-13:* Perikardpunktion.

Kreislaufinsuffizienz mit Dyspnoe und ggf. zentraler Zyanose wegen Low output, Ausschluß eines Infarktes im EKG). Unseres Erachtens stellt nur die traumatische Perikardtamponade in seltenen Fällen eine Indikation zur prähospitalen Perikardpunktion dar, in allen anderen Situationen wird man versuchen, notfalls durch hohe Katecholamindosen einen Transport bis zur nächsten Klinik zu ermöglichen, wo dann unter Ultraschallkontrolle die Punktion erfolgen kann.

## 1.7 Chirurgische Blutstillung

Die Technik der Blutstillung richtet sich nach Art (arteriell, venös) und Schweregrad der Blutung.

Bei oberflächlichen, gering blutenden Wunden ist in der Regel ein Schutzverband ausreichend.

Bei stärkeren Blutungen wird ein *Druckverband* erforderlich. Hierzu wird auf einen normalen Wundverband ein Polster (z. B. auseinandergefaltete und dann zusammengeknüllte Kompressen, mehrere Dreieckstücher, eine zusammengerollte elastische Binde) mit einer elastischen Binde unter Zug festgewickelt, um eine zusätzliche Kompression auf die blutende Wunde zu bekommen.

Liegt eine spritzende, arterielle Blutung vor, sollte zunächst lokal ein Druckverband angelegt werden. Reicht dieser nicht aus, muß proximal der Blutungsstelle auf die zuführende Arterie eine manuelle Kompression ausgeübt werden.

Nur bei Extremitätenblutungen, die durch die beschriebenen Techniken nicht zum Stillstand gebracht werden können, bleibt als ultima ratio das *Abbinden* der Extremität. Hierzu wird proximal der Blutung ein Dreieckstuch ein- bis zweimal um die Extremität geschlungen und verknotet. In den Knoten wird ein Hebel eingeknotet, mit dem durch Drehung die Extremität abgebunden werden kann. Das Abbinden muß so fest erfolgen, daß die Blutung steht. In dieser Stellung wird der Hebel dann fixiert. Diese Technik ist nicht gefahrlos. Es können bei zu geringer Breite des Dreieckstuches Weichteil- und Nervenquetschungen resultieren, eine Kongestion des distalen Extremität kann zu einer Verstärkung der Blutung führen. Kontrollierter läß sich die Blutung durch Anlegen einer Blutdruckmanschette mit einem Druck über 200 mmHg bzw. 50 mmHg über dem arteriellen Druck kontrollieren. Auf jeden Fall muß der Zeitpunkt der Blutsperre bzw. des Abbindens dokumentiert werden, um gegebenenfalls nach 30 oder 60 Minuten eine kurzfristige Reperfusion der Extremität zuzulassen.

Eine echte *chirurgische Blutstillung* durch Setzen von Klemmen kann bei offenen Wunden im Ausnahmefall vom Erfahrenen vorgenommen werden, meist wird durch das Setzen von Klemmen jedoch mehr Schaden als Nutzen angerichtet.

Definitive Blutstillungsmaßnahmen erfolgen unter klinischen Bedingungen bei der chirurgischen Wundversorgung und während der Notfalloperation.

# 2. Schock

K.-W. Jauch und M. Anthuber

Als Schock definieren wir das Syndrom einer akuten Minderdurchblutung der vitalen Organe mit einem Mißverhältnis von Sauerstoffangebot und Sauerstoffverbrauch. Entsprechend können die betroffenen Organe zunächst ihre Funktion bei unzureichender Energiegewinnung nicht mehr adäquat ausüben (Organdysfunktion bis zum Organversagen); schließlich kommt es auch zu strukturellen Veränderungen aufgrund des peripheren Energiemangels und komplexer Mediatorwirkungen.

## 2.1 Schockformen und Ursachen

Entsprechend dem Funktionsaufbau des Kreislaufs kann die Schockursache im Bereich des Kreislaufmotors, des Herzens, oder im Bereich der peripheren Gefäße wie beim septischem, anaphylaktoiden und neurogenen Schock liegen, oder es besteht ein Mangel an Kreislaufvolumen wie beim hypovolämischen Schock (Tabelle 1-4). Gemeinsam ist allen Schockformen die letztlich resultierende periphere Hypoxie, die Hypotension und die Hypovolämie.

### Volumenmangelschock

Offensichtlich und leicht erkennbar ist ein Volumenmangelschock bei äußeren Volumenverlusten, wie bei Blutungen im Rahmen eines Traumas, bei Verbrennungen mit Plasmaexsudation, aber auch bei akuter Diarrhoe, schwerem Erbrechen oder Hämatemesis und analem Blutabgang. Nicht übersehen und vor allem auch nicht unterschätzen darf man jedoch verdeckte Volumenverluste nach innen, die oft vital bedrohlich sind. Hier sind zu nennen die traumatischen Blutungen bei Frakturen oder abdominellen und thorakalen Organverletzungen, gastrointestinale Blutungen, Aneurysmarupturen und Volumenverschiebungen bei Peritonitis, Pankreatitis oder Ileus.

Im weiteren pathophysiologischen Ablauf entscheidend ist auch die Frage, ob kombinierte Schädigungen vorliegen, wie beim hämorrhaghisch-traumatischen Schock, bei dem die direkte Gewebeschädigung gleichzeitig zur Freisetzung und Aktivierung vielfacher Mediatorsysteme führt.

### Kardiogener Schock

Eine Verminderung der Herzleistung mit gefährlichem Abfall des Herzzeitvolumens tritt am häufigsten im Rahmen eines akuten Infarktes und bradykarder oder tachykarder Rhythmusstörungen auf. Extrakardiale Ursachen eines kardiogenen Schocks sind jedoch gerade beim chirurgischen Patienten mit zu beachten, wie die massive Lungenembolie, der Spannungspneumothorax oder die Perikardtamponade.

### Septischer Schock

Im Rahmen akuter Entzündungen kann die Einschwemmung von gramnegativen oder gramposi-

*Tabelle 1-4:* Schockformen und Ursachen sowie spezifische Befunde und Maßnahmen.

| Pathophysiologische Ursache | Schockform | Klinische Zustände | Spezifische Maßnahmen |
|---|---|---|---|
| Volumenmangel | traumatisch/ hämorrhagischer Schock | Trauma mit Blutung, Gastrointestinalblutung, Verbrennung, Aneurysmaruptur | Blutungsstillung, Volumenersatz, Katecholamine |
| | Volumenmangelschock | Ileus, Peritonitis, endokrine Komaformen | |
| verminderte kardiale Auswurfleistung | kardiogener Schock | Infarkt, Lungenembolie, bradykarde und tachykarde Herzrhythmusstörungen, Pneumothorax, Perikarderguß | Analgesie, Katecholamine, Antiarrhythmika, Atropin, Orciprenalin |
| Störung der peripheren Zirkulation | septischer Schock | Infektion, Sepsis | Volumengabe, Katecholamine |
| | anaphylaktischer Schock | Insektenstich, Arzneigabe, Allergie | Suprarenin, Kortikoide, Beta-2-Mimetika, H-1/2-Antagonisten |
| | neurogener Schock | spinales Trauma | Katecholamine, Volumengabe |

tiven Bakterien bzw. die Einschwemmung der Endo- und Exotoxine dieser Bakterien einen septischen Schock auslösen. Gerade beim chronisch Kranken, beim multimorbiden Patienten und beim frisch Operierten und Verletzten initiiert die Ausschüttung und Aktivierung der Kaskadensysteme und Mediatoren eine primär peripher manifeste Zell- und Stoffwechselstörung, die über eine hyperdyname Schockphase mit relativer Sauerstoffminderversorgung sekundär in eine hypodyname Phase mit makrozirkulatorisch manifestem Schock übergeht.

*Anaphylaktoider Schock*
Antigen-Antikörper-Reaktionen mit Freisetzung von vasoaktiven Mediatoren und Zytokinen können sowohl über eine periphere Vasodilatation mit Volumensequestration als auch durch eine Permeabilitätssteigerung mit Volumenverlusten ins Interstitium zum hypovolämen Schock führen. Charakteristisch sind die gleichzeitig bestehenden Allergiesymptome Niesen, Husten, Atemnot und die Ödemneigung im Haut- und Schleimhautbereich mit Urtikaria bis hin zum Quincke-Ödem. Wegweisend ist hier meist die Allergieanamnese oder die zeitliche Beziehung zu einer Allergieexposition wie Insektenstich, Medikamentengabe oder Nahrungsaufnahmen.

## 2.2 Pathophysiologie des Schockgeschehens und Schockfolgen

Mit dem klinischen Blick erkennbar und auf der Intensivstation meßbar sind die makrozirkulatorischen Veränderungen im Schock, wie sie in Abbildung 1-14 wiedergegeben sind. Anhand der drei Parameter Herzzeitvolumen (HZV), peripherer Gefäßwiderstand (SVR) und pulmonaler Kapillarverschlußdruck (PCWP) können die drei klassischen Schockformen unterschieden und ihre kausale Pathophysiologie beschrieben werden. Außerdem kann eine hyperdyname von einer hypodynamen Schockphase differenziert werden. In kritischen Situationen, wenn wir mit den herkömmlichen Therapiemaßnahmen den Schock nicht überwinden können, erlauben die mit Hilfe eines Rechtsherz-Einschwemmkatheters (Swan-Ganz-Pulmonaliskatheter) ermittelten Werte eine gezielte differenzierte Intensivtherapie.

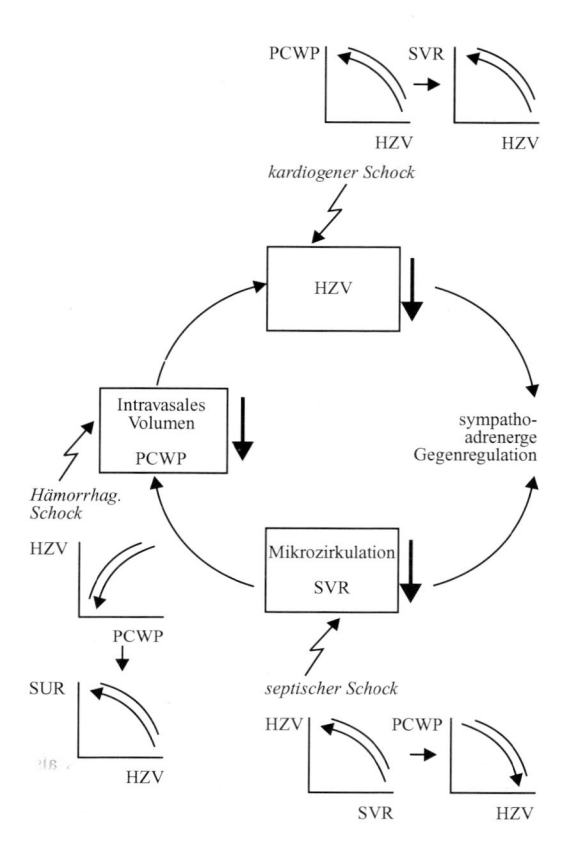

*Abbildung 1-14:* Circulus vitiosus und Makrozirkulation im Schock. Die charakteristischen Zirkulationsstörungen sind mit primären und sekundären Veränderungen jeweils in einem Diagramm festgehalten (Erläuterungen siehe Text).

## 2.2.1 Hypodynamer Schock

Beim hypodynamen, kardiogenen Schock besteht zunächst eine Erniedrigung des Herzzeitvolumens. Gleichzeitig ist der PCWP wegen der Linksherzinsuffizienz erhöht, wohingegen der zentrale Venendruck ZVD nur bei gleichzeitiger Rechtsherzinsuffizienz pathologisch ausfällt. Beim Volumenmangelschock ist die Herzauswurfleistung aufgrund des erniedrigten PCWP und des erniedrigten Preload reduziert.

Bei beiden Schockformen führt die resultierende Hypotension über die Aktivierung von Baro- und Volumen- sowie Chemorezeptoren zu einer sympatho-adrenergen *Gegenregulation* mit Freisetzung von Adrenalin und Noradrenalin im Bereich der sympathischen Nerven und der Nebenniere mit Stimulation der α- und β-Rezeptoren. Diese Gegenregulation und der erhöhte Sympathikotonus beherrschen oft das klinische Bild mit Tachykardie, Tachypnoe, Hyperventilation, Angstgefühl und Agitiertheit. Auch für den Laien erkennbar wird die periphere Vasokonstriktion, die Aktivierung der Piloarrektoren und Schweißdrüsen an der kalten, feuchten Gänsehaut.

Die periphere Vasokonstriktion mit Erhöhung des peripheren Gefäßwiderstandes (SVR) führt vornehmlich in den α-adrenerg innervierten Gefäßgebieten von Haut, Muskulatur, aber auch Niere, Leber und Darm zu einer Reduktion des nutritiven Blutflußes. Diese primär sinnvolle Umverteilung des Herzzeitvolumens und Zentralisation zugunsten der Durchblutung von Herz und Gehirn führt jedoch bei längerem Bestehen zu einer Hypoxie und Azidose des peripheren Gewebes.

Zum bekannten Circulus vitiosus des Schockgeschehens führen letztlich jedoch die gleichzeitig mit den makrozirkulatorischen Veränderungen auftretenden *Mikrozirkulationsstörungen*. Durch die massive Vasokonstriktion entstehen im Mikrozirkulationsbereich Kapillargebiete mit ausgeprägter Stase und Bildung von Zellaggregaten, sowie andere Gebiete mit Durchfluß von nahezu zellfreiem Plasma. Die Verminderung des Sauerstoffangebotes bewirkt eine Umstellung des Zellmetabolismus auf einen energetisch ungünstigen anaeroben Stoffwechsel mit Bildung von Laktat und sauren Metaboliten. Da diese vermindert abtransportiert werden, resultiert neben der lokalen Hypoxie eine Azidose. Diese wiederum ruft eine präkapilläre Vasodilatation hervor, die zusammen mit der postkapillär fortbestehenden Vasokonstriktion die lokale Stase und Aggregatbildung potenziert und eine Flüssigkeitssequestration ins Interstitium fördert, wodurch das entscheidende Glied des Circulus vitiosus geschlossen wird.

Die Störungen im Bereich der Mikrozirkulation führen ihrerseits zur Aktivierung des Gerinnungs- und Komplementsystems sowie der Thrombozyten und Leukozyten. Daneben führen auch Gewebschädigungen, Toxine und Ischämie zur Aktivierung und Adhäsion von Leukozyten, die dann im Kapillargebiet akkumulieren und auch am Endothel anhaften. Sie schädigen das Endothel und führen zu weiterer Störung der Mikrozirkulation. Pathophysiologisch noch entscheidender ist jedoch die Freisetzung von zellulären Mediatorsubstanzen und die Bildung freier Radikale im Zusammenhang mit Reperfusion und Reoxygenierung. Diese beiden Faktoren potenzieren die lokale Gewebeschädigung.

### 2.2.2 Hyperdynamer Schock

Beim klassischen septischen Schock ist primär der periphere Gefäßwiderstand SVR erniedrigt; in der Folge besteht ein erhöhtes Herzzeitvolumen mit kompensierten, scheinbar normalen systolischen Blutdruckwerten. Entsprechend der Volumensequestration sinkt der PCWP. Trotz des erhöhten Herzzeitvolumens spielen sich die o. g. Mikrozirkulationsstörungen ab, und es besteht eine gestörte zelluläre Sauerstoffausnutzung. In diesem Fall ist das Schockausmaß am Verhalten des Serumlaktats und des Säure-Basen-Haushaltes (pH, Base Excess BE) abschätzbar. Im Endstadium geht der hyperdyname Schock in einen hypodynamen Schock mit Herzversagen über.

### 2.2.3 Schockfolgen und Multiorganversagen

In den 50er und 60er Jahren verstarben viele Verletzte unmittelbar im hämorrhagisch-traumatischen Schock am Blutverlust. Nachdem sich eine frühzeitige Volumentherapie am Unfallort und während des Transportes etabliert hatte, stellten bei einem protrahiertem Schock nach primärer Kompensation das akute Nierenversagen, später das akute Lungenversagen (acute respiratory distress syndrom, ARDS) die gefürchtesten Spätfolgen dar. Heute bestimmt häufig das schockbedingte Multiorganversagen (MOV) als gemeinsame fatale Endstrecke aller Schockformen die Prognose.

Wesentlich für die Entwicklung multipler Organdysfunktionen und Organversagen ist die Schwere und Dauer der Perfusionsstörung mit entsprechender Aktivierung der Kaskaden- und Mediatorsysteme (Gerinnungskaskade mit Plasmin, Kininen; Komplementsystem mit seinen Faktoren). Die stimulierten Leukozyten haften an den Endothelien der Lungenstrohmbahn und anderer Organsysteme und setzen Proteasen, Prostaglandine und Leukotriene, Histamin, chemotaktische Substanzen, aber auch Sauerstoffradikale und Zytokine (Interleukin 1, 2, 6; Tumornekrosefaktor

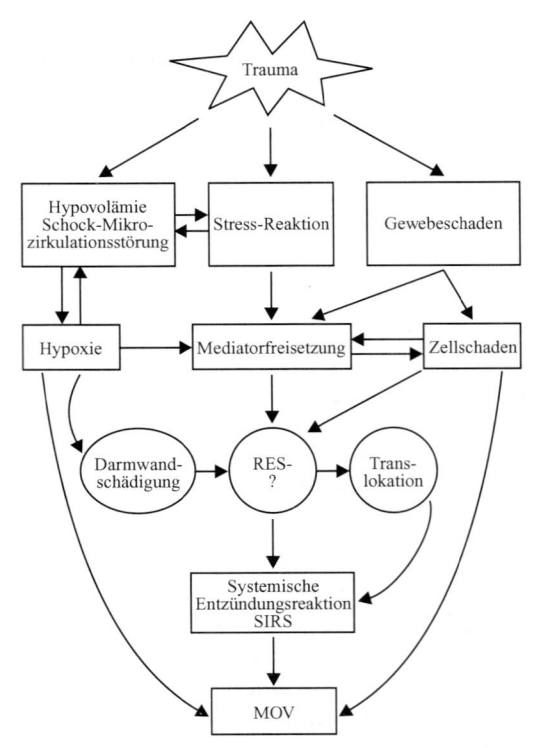

*Abbildung 1-15:* Entstehung des Multiorganversagens als Schockfolge.

TNF; α-Interferon und andere) frei. Das Zusammenspiel dieser Faktoren führt zu einer systemischen und generalisierten Entzündungsreaktion, auch systemic inflammatory response syndrome (SIRS) genannt. Die überschießende Aktivität der teleologisch sicher zunächst sinnvollen Abwehrmechanismen geht schließlich in eine Autodestruktion über. Die entsprechenden Schädigungen an den Membranen und Endothelien führen letzlich zum Bild der Schockniere, Schocklunge, Schockgallenblase und des Schockdarms.

Im Bereich der Darmmukosa führt die Ischämie und Mikrozirkulationsstörung zur Schädigung der Schleimhaut mit Verminderung des sekretorischen Immunglobulins und der Mukusschicht. Die somit gestörte Schleimhautintegrität und Mukosabarriere wird unter dem Einfluß der weiteren Faktoren permeabel für Bakterien und Bakterienwandbestandteile wie Endotoxin, die in die Lymph- und Blutgefäße eindringen können. Diese Translokation ist im Tierversuch bewiesen und gilt daher bei gleichzeitiger Überforderung der Clearanceleistung des RES in der Leber als Motor des Multiorganversagens zusammen mit den Schädigungen im Rahmen der Reperfusion.

## 2.3 Klinisches Bild und Diagnostik

Der Zustand des Patienten im Schock erlaubt oft eine Blickdiagnose. Der Patient ist blaß, die Lippen können eine Zyanose aufweisen, im Gesicht und auf der Stirn stehen Schweißperlen. Der Patient blickt ängstlich unruhig mit leblosen Augen oder er ist agitiert; erst im schweren Schock besteht eine Bewußtseinstrübung. Die Atmung ist flach und schnell. Manchmal werden Atemnot, Durst oder Übelkeit und Brechreiz angegeben.

Bei der Untersuchung fällt die kühle, kalte Haut aufgrund der Vasokonstriktion auf. Der Puls ist flach und fadenförmig als Zeichen der Hypovolämie und rasend als Ausdruck der Tachykardie. Die Fingernagelprobe zur Beurteilung der Kapillardurchblutung zeigt als Zeichen der Mikrozirkulationsstörung eine verzögerte Wiederauffüllung der Nagelbettgefäße nach Aufheben des Druckes.

Der gemessene arterielle Blutdruck liegt je nach Schockphase und Schwere noch im Normbereich, ist erniedrigt oder nicht mehr meßbar. Die Blutdruckamplitude ist vermindert. Aus dem Quotienten von Pulsfrequenz und systolischem Blutdruck läßt sich der sogenannte Schock-Index errechnen. Eine Erhöhung über 1 bedeutet akute Gefahr.

Schweregrad des Blutverlustes, Schockindex und klinisches Bild zeigen nur eine lockere Korrelation (Tab. 1-5). Vor allem beim jungen Patienten kann der Blutverlust sehr lange verschleiert bleiben, wobei der normale Blutdruck aufrechterhalten wird. Wird die Gefahr nicht erkannt und entsprechend eine Therapie eingeleitet, droht eine scheinbar plötzliche, oft dramatische Dekompensation bis hin zum Kreislaufstillstand mit infauster Prognose.

Beim hyperdynamen septischen Schock imponiert demgegenüber der Patient mit gerötetem, warmem Gesicht und mit warmen, rosigen Extremitäten neben Tachykardie, Hyperventilation und Fieber. Der kardiogene Schock weist als Charakteristikum eher gestaute Halsvenen und eine ausgeprägte Zyanose auf. Beim anaphylaktischen Schock können Flush, Quincke-Ödem, Urtikaria und Bronchospasmus das Bild beherrschen.

Nach Blickdiagnose und erster Untersuchung der Vitalfunktionen dienen – zeitgleich zu ersten Therapiemaßnahmen – die Anamnese und weitere klinische Untersuchung der Ursachenklärung, der Suche nach Vor- und Begleiterkrankungen sowie dem Abschätzen des Volumenverlustes.

Neben klinischem Bild, Schockindex und Kapillarpuls werden in der Klinik der zentrale Venendruck ZVD (Normalwerte 4–8 cm $H_2O$), die Urinproduktion (normal über 30 ml/h), die Messung der arteriellen Blutgase (ph und BE) und des Serumlaktats sowie im Problemfall auf der Intensivstation das invasive Monitoring mit Messung von HZV, PCWP und SVR-Berechnung zur Beurteilung des Volumenverlustes und zur Therapiesteuerung herangezogen.

## 2.4 Therapie

Je nach Schockgenese können spezifische Maßnahmen, wie in Tabelle 1-4 aufgezeigt, zuerst in Frage kommen. Im folgenden werden die Maßnahmen beim hämorrhagisch-traumatischen Schock eingehend dargestellt, die teilweise auch dem ABC der lebensrettenden Sofortmaßnahmen entsprechen.

*Tabelle 1-5:* Schweregrad des hämorrhagischen Schocks (American College of Surgeons, 1989).

| Schweregrad | Blutverlust | Herzfrequenz | Schockindex | Blutdruck | Klinik |
|---|---|---|---|---|---|
| I | < 15 % | + | < 1,0 | normal | unauffällig |
| II | 15–30 % | + |  | orthostat. erniedrigt orthostatische Symptome | Kapillarfüllungen verzögert, Ängstlichkeit |
| III | 30–40 % | + | >1,0 | im Liegen erniedrigt | Bewußtseinstrübung |
| IV | > 40 % | + | > 1,5 | erniedrigt | Blässe, Kühle, deutliche Bewußtseinstrübung |

Entscheidende Primärmaßnahme beim Schock stellt die rasche und ausreichende Volumenzufuhr und Blutungsstillung dar. Nur so kann eine suffiziente Zirkulation wieder erreicht werden. Eine weitere primäre Basismaßnahme beim Schock zur Bekämpfung der Hypoxie ist die Optimierung der Oxygenierung durch Freimachen der Atemwege und Sauerstoffgabe bis hin zur Beatmung. Ergänzt werden diese beiden Primärmaßnahmen durch weitere kausal begründete Behandlungsschritte, die den Volumenverlust kompensieren, die sympathoadrenerge Gegenregulation begrenzen oder die schädliche Zytokinfreisetzung und Kaskadenaktivierung bremsen sollen. Somit lassen sich acht Behandlungsansätze aufzählen:

1. Optimierung der Sauerstoffversorgung
2. Volumentherapie
3. Blutstillung durch Kompressionsverbände (ev. MAST-Trouser)
4. Lagerung mit Autotransfusion (Schocklage)
5. Schmerzbekämpfung zur Reduktion der sympthoadrenergen Vasokonstriktion bis hin zur Narkoseeinleitung am Unfallort bei Polytrauma
6. Stabilisierung und Ruhigstellung von Frakturen zur Vermeidung weiterer Mediatoraktivierung. Am Unfallort aufblasbare Schienen, in der Klinik Frakturversorgung
7. Debridement und Elimination zerstörten Gewebes bei der klinischen Wundversorgung, entsprechend dem Vorgehen beim Verbrennungspatienten
8. Adjuvante medikamentöse Maßnahmen zur Optimierung der Perfusion und der Sauerstoffversorgung und -ausnützung.

### 2.4.1 Volumenzufuhr

Für die ausreichende Volumenzufuhr sind im allgemeinen zwei großkalibrige peripher-venöse Zugänge erforderlich. Über eine 16-G-Kanüle können 200 ml/Min Volumen infundiert werden, durch eine 18-G-Kanüle 100 ml/Min und über einen 20 cm langen 16-G-Venenkatheter nur 40 ml/Min. Am besten geeignet sind die Venen am Handrücken und am Unterarm, wobei auf eine gute und sichere Fixierung (Armschiene) zu achten ist. Im ausgeprägten Schock kann bei kollabierten Venen die Vene jugularis oder die Vena femoralis in der Leiste einen zuverlässigen Infusionsort darstellen. In einigen Zentren wird auch eine Venae sectio am Innenknöchel mit Einführen eines dickkalibrigen Katheters (sterile Ernährungssonde oder Kindermagensonde) vorgenommen.

Bezüglich der Volumenmenge kann eine Überfüllung des präexistenten Blutvolumens um 20 % angestrebt werden. Meist wird nach wie vor nicht aggressiv genug infundiert. Zum Volumenausgleich stehen prinzipiell kristalloide Vollelektrolytlösungen wie Ringerlaktat und die in Tabelle 1-6 aufgeführten kolloidalen Plasmaexpander zur Verfügung. Von letzteren hat sich die Hydroxyaethylstärke (HES) in der Praxis durchgesetzt, da sie im Unterschied zu Dextranen (0,1–2 %) keine anaphylaktoiden Reaktionen hervorruft und einige dämpfende Effekte auf die Kaskadensysteme aufweist. Glukoselösungen und Albumin werden bei uns nicht primär eingesetzt.

In der Routine werden am Unfallort oder bei Erstbehandlung zunächst zur raschen Auffüllung des Intravasalvolumens 500 ml HES infundiert, anschließend Ringerlaktat und HES im Verhältnis 1:2 bis zum Erreichen suffizienter Kreislaufverhältnisse. Diese können an Blutdruck und Herzfrequenz, aber auch am Bewußtsein, am ZVD, den Blutgasen und der Urinproduktion abgelesen werden.

Zur Abschätzung des *Volumenbedarfs* dienen auch Erfahrungswerte des Blutverlustes für bestimmte Verletzungen (wie in Abb. 1-16) dargestellt, oder eine Berechnung nach dem geschätzten Blutverlust (s. Tab. 1-5): Der prozentuale Blutverlust wird mit dem Blutvolumen von 70 ml/kg Körpergewicht bei Männern und 60 ml/kg KG bei Frauen multipliziert; daraus ergibt sich das geschätzte Volumendefizit. Dieses muß bei Kristalloiden, die den Intravasalraum rasch verlassen und keinen anhaltenden Volumeneffekt besitzen, dreifach, bei kolloidalen Lösungen mit ihrem Volumeneffekt einfach ersetzt werden. Bei einem 75 kg schweren Mann mit minimal getrübtem Bewußtsein, aber deutlicher Hypotension (Blutverlust 40 %) entspräche dies einem Volumendefizit von $75 \times 70 \times 40 = 2100$ ml, welches mit 2100 ml HES oder 6300 ml Ringerlaktat ausgeglichen wäre.

Erst in der Klinik ist die Substitution von *Erythrozytenkonzentraten* möglich, wobei im Notfall 0-negatives Blut als Universalspenderblut verwendet werden kann. Ein Blutverlust bis 50 %, ein

*Tabelle 1-6:* Pharmakologische Kenndaten künstlicher Kolloidlösungen.

|  | Gelatine | Dextran | HES |
|---|---|---|---|
| Mittlere Molekülmasse MW (kDa) (/Substitutionsgrad bei HES) | 30–35 | 40 60 70 | 40/0,55 200/0,5–0,62 450/0,7 |
| Konzentration (g/dl oder %) | 3–5,5 | 6 (Dx 60) 10 (Dx 40) | 3 (HES 200) 6 (HES 40; 200; 400) 10 (HES 200) |
| Volumenwirkdauer (h) | 2–3 | 2–4 (Dx 40) 4–6 (Dx 60) | 2–3 (HES 40) 4–6 (HES 200) 6–8 (HES 450) |
| Verteilungsraum | intra- und extravasal | intravasal | intravasal |
| Volumenfülleffekt | 0,7–0,8(–1,0) | 1,2 (Dx 60) 2,0 (Dx 40) | 0,8 (HES 40) 1,2–1,3 |

Hämatokrit von 20–25 % und ein Hämoglobin von 6–8 mg % werden bei ausreichender Volumensubstitution mit Verbesserung der Fluidität des Blutes im allgemeinen toleriert und bedürfen keiner Notfalltransfusion bei stabiler Situation. Bei höheren oder anhaltenden Blutverlusten wird neben dem Ersatz von roten Blutkörperchen (Sauerstofftransportkapazität) die Gabe von Gerinnungsfaktoren und natürlichem Plasma notwendig (fresh frozen plasma FFP oder Humanalbumin und Gerinnungsfaktoren-Präparate).

Bei unzureichendem klinischem Erfolg muß zuerst eine unzureichende Volumeninfusion und/oder eine anhaltende Blutung nach innen (Thoraxverletzung, Abdominalverletzung, Beckentrauma mit retroperitonealer Blutung) bei Zerreißung parenchymatöser Organe oder größerer Gefäße erwogen werden. Durch Legen einer Thoraxdrainage, Röntgen-Thorax, Abdomensonographie und Röntgenaufnahmen von Wirbelsäule und Becken können diese Verdachtsdiagnosen bestätigt werden; dann ist eine vitale Operation indiziert.

Als neue Variante besteht heute die Möglichkeit der Verabreichung von hyperton-hyperonkotischen Lösungen («small volume resuscitation») als Ergänzung zur konventionellen Volumentherapie. Hierbei wird innerhalb drei bis fünf Minuten ein Bolus von 4 ml/kg KG einer Lösung von 7,2 % NaCl plus 10 % HES 200/0,5 infundiert. An Stelle von HES kommt auch 10 % Dextran 60 zum Einsatz. Diese Lösung führt zu einer raschen und anhaltenden Erhöhung des arteriellen Mitteldrucks durch einen ausgeprägten Volumeneffekt. Die hyperosmolare Lösung führt neben einem raschen Flüssigkeitseinstrom aus dem Interstitium und intrazellulärem Raum auch zu einer Verbesserung

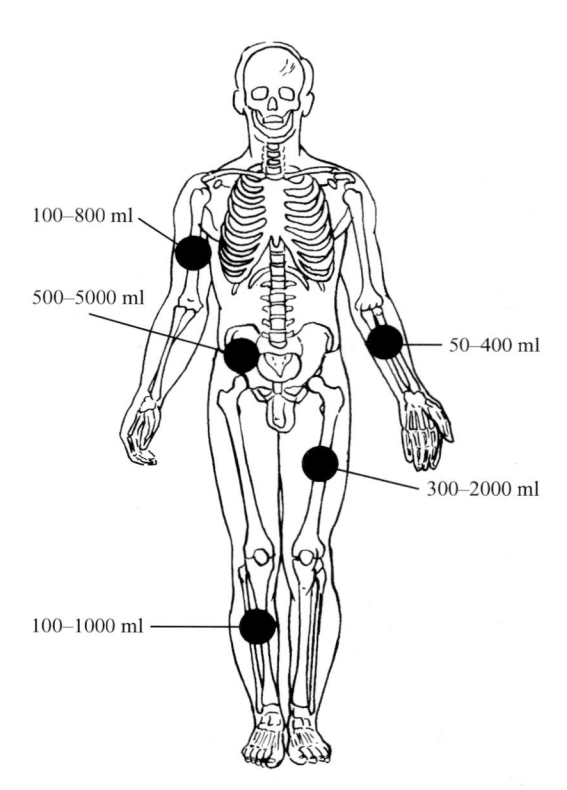

*Abbildung 1-16:* Erfahrungswerte für den Blutverlust bei bestimmten Frakturen.

der Mikrozirkulationsstörung durch Abschwellen der Endothelien. Im Anschluß an die Bolusgabe muß die herkömmliche Volumentherapie fortgeführt werden. Günstige Hinweise und ausreichende Erfahrungen liegen hierzu bei Verbrennungspatienten, Schädel-Hirn-Trauma und Polytrauma in begrenztem Rahmen vor, so daß eine weitere Verbreitung zu erwarten ist.

### 2.4.2 Optimierung der Oxygenierung, Beatmung

Zeitgleich mit der Volumentherapie wird immer Sauerstoff gegeben, zunächst über eine Maske; der Schwerverletzte wird anschließend, möglichst noch am Unfallort, intubiert. Nur hierdurch kann eine ausreichende Oxygenierung in der Peripherie, ablesbar auch an der peripheren Sauerstoffsättigung durch Pulsoxymetrie, erreicht werde. Durch eine Beatmung mit endexspiratorisch positivem Druck (PEEP 4–6 mmHg) können des weiteren minderbelüftete Lungenareale eröffnet und das ein drohendes ARDS prophylaktisch angegangen werden.

### 2.4.3 Spezifische Schocktherapie in der Klinik

In der Klinik erfolgt während der Notfalldiagnostik, einer ersten operativen Phase und der Intensivtherapiephase eine differenzierte Schocktherapie zur Optimierung der Gewebeoxygenierung. Als Ziel- und Überwachungsparameter werden zusätzlich die Urinproduktion, die Blutgasanalyse, der ZVD, das Serumlaktat und bei refraktärem Schock die invasiven Kreislaufparameter HZV, PCWP und SVR erhoben.

Durch suffiziente Erstmaßnahmen, Volumengabe und Beatmung sowie ggf. operative Blutstillung wird meist eine ausreichende nutritive Durchblutung mit Hypoxie- und Azidosebeseitigung erreicht. Ein sehr guter Parameter ist hierbei auch die Normalisierung einer im Schock erhöhten arteriovenösen Sauerstoffdifferenz.

In der Praxis erfolgt bei ausgeprägtem Schock fast routinemäßig auch die Gabe einer geringen Menge eines Katecholamins, zumindest bei erniedrigtem Mitteldruck und/oder Oligurie. Am weitesten eingesetzt wird Dopamin bei ausgeprägter Hypotension und niedrigem SVR. In einer Dosierung von 1–2 µg/kg KG/Min erhöht es über dopaminerge Rezeptoren vornehmlich die Nieren- und Splanchnikusdurchblutung. Dosierungen von 2–10 µg/kg/Min wirken zusätzlich β-mimetisch positiv inotrop, chronotrop und automatisierend. Leider steigt dabei auch der Sauerstoffbedarf des Myokards an. In hohen Dosierungen von 10–20 µg/kg/Min erhöht Dopamin schließlich über α-Rezeptoren auch die SVR, den Blutdruck und die koronore und zerebrale Durchblutung. Als reiner β-Agonist findet Dobutamin in einer Dosierung von 2–20 µg/kg/Min bei niedrigem HZV ohne schwere Hypotension Anwendung. Steht die Erniedrigung des SVR im Vordergrund (wie bei vasogenem Schock) müssen wie bei der Reanimation α-adrenerge Substanzen wie Noradrenalin/Adrenalin zum Einsatz kommen.

Bester Parameter für die Funktion der Gewebe ist der Sauerstoffverbrauch $VO_2$ (Normalwert 110–160 ml/min). Bei normalem Laktat (1–4 mM/l) entspricht der Sauerstoffverbrauch dem Sauerstoffbedarf. Bei einem normalen Sauerstoffverbrauch weist ein erhöhtes Laktat jedoch auf eine unzureichende Sauerstoffzufuhr hin, die anderweitig nicht erfaßt wird. Abbildung 1-17 zeigt einige Maßnahmen, die anhand der gemessenen Parameter gesteuert werden können.

Elektrolytimbalancen, fortbestehende Störungen des Säure-Basen-Haushaltes und anhaltende Hypotension erfordern neben symptomatischen Maßnahmen (Elektrolytausgleich, Bikarbonatgabe in 100 ml Portionen, Furosemid als 50 mg Bolus oder 20 mg/h bei Oligurie) eine gezielte Einflußnahmen auf die Zirkulation (Abb. 1-17).

Weitere Maßnahmen wie Heparingabe, Kortikoide, Hämofiltration etc. entsprechen dem üblichen Vorgehen in der Intensivmedizin und können hier nicht im Einzelnen ausgeführt werden.

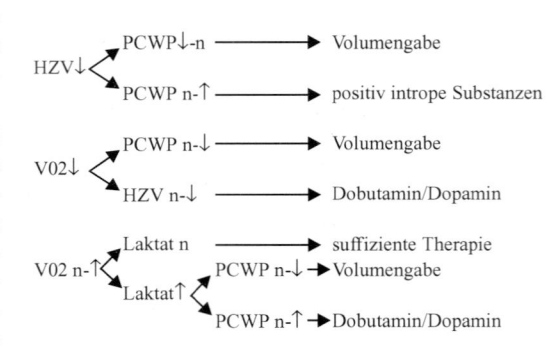

*Abbildung 1-17:* Differenzierte Schocktherapie in Abhängigkeit vom Intensivmonitoring.

# 3. Kardiopulmonale Reanimation

K.-W. Jauch

## 3.1 Indikation zu Reanimationsmaßnahmen und zum Reanimationsabbruch

Bei Herz-Kreislaufstillstand und bei Atemstillstand kommt es nach etwa 15 Sekunden zur Bewußtlosigkeit, und nach vier bis fünf Minuten besteht eine irreparable hypoxische Hirnschädigung. Nur durch sofort einsetzende und standardisierte Reanimationsmaßnahmen mit symptomatischen mechanischen Basismaßnahmen (Basic Life Support, BLS) und erweiterten ärztlichen, teilweise kausalen Reanimationsmaßnahmen (Advanced Cardiac Life Support, ACLS) können diese Patienten gerettet werden.

Bei guter Organisation der Rettungsdienste können in etwa 50 % der Reanimationsfälle die Vitalfunktionen wiederhergestellt werden (primärer Reanimationserfolg). Die Hälfte der primär geretteten Patienten verstirbt jedoch im Laufe des Krankenhausaufenthaltes, und höchstens insgesamt 15 % aller Betroffenen können ohne neurologisches Defizit reintegriert werden (sekundärer Reanimationserfolg). Günstige Voraussetzungen für einen Sekundärerfolg haben Patienten nach

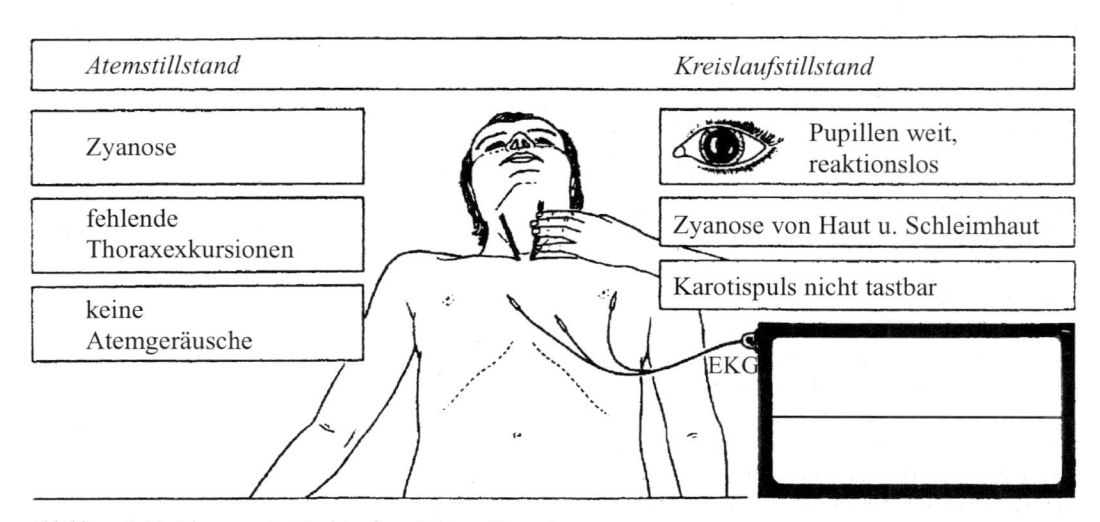

| *Atemstillstand* | *Kreislaufstillstand* |
|---|---|
| Zyanose | Pupillen weit, reaktionslos |
| fehlende Thoraxexkursionen | Zyanose von Haut u. Schleimhaut |
| keine Atemgeräusche | Karotispuls nicht tastbar |
| | EKG |

*Abbildung 1-18:* Diagnose des Kreislauf- und Atemstillstandes.

Stromunfall, Beinahe-Ertrinken und Hypothermie sowie Patienten mit Kammerflimmern, die etwa 60 % aller Notfallpatienten mit Kreislaufstillstand ausmachen. Ungünstig ist die Prognose bei Kindern mit plötzlichem Kindstod, Patienten mit hämorrhagischem Schock am Unfallort und Patienten mit Asystolie. Neben der zugrundeliegenden Ursache ist natürlich die Zeitspanne vom Ereignis bis zum Einsetzen der Basismaßnahmen, ggf. durch Laien, und bis zum Beginn der erweiterten Maßnahmen sowie die notwendige Reanimationsdauer bis zum Einsetzen einer Spontanzirkulation prognostisch entscheidend.

Oberstes Gesetz ist daher sofortiges Handeln. Nur selten wird man bei Verletzungen, die nicht mit dem Leben vereinbar sind, oder bei Vorliegen sicherer Todeszeichen (Todesflecken, Leichenstarre) auf Reanimationsmaßnahmen verzichten.

Meist wird man bei Bewußtlosen mit agonaler Schnappatmung oder Apnoe, weiten, lichtstarren Pupillen und fehlendem Karotispuls mit der Reanimation beginnen (Abb. 1-18).

Die Indikation ist für den Notarzt unter Unkenntnis der Patientenvorgeschichte oft schwierig zu stellen und meist nicht revidierbar. Die Entscheidung zum Abbruch der Reanimationsmaßnahmen darf nur unter Berücksichtigung aller Begleitumstände (z. B. malignes inkurables Grundleiden) bei offensichtlicher Erfolglosigkeit vom klinisch erfahrenen Arzt getroffen werden. Als Entscheidungsträger muß er jedoch ebenso frustrane Situationen erkennen und im Sinne des Patienten auch akzeptieren können.

## 3.2 Basismaßnahmen beim bewußtlosen Patienten (BLS)

Bei Erkennen eines nicht ansprechbaren bewußtlosen Patienten sollte der Laie zunächst in der Regel um Hilfe rufen und möglichst eine Rettungsleitstelle verständigen.

Anschließend lagert man den Bewußtlosen auf eine harte Unterlage auf den Rücken und beginnt mit dem ABC der Rettungsmaßnahmen, wie sie jeder Laie beherrschen sollte (Abb. 1-19).

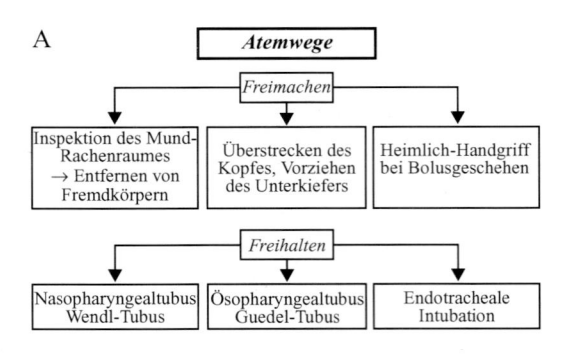

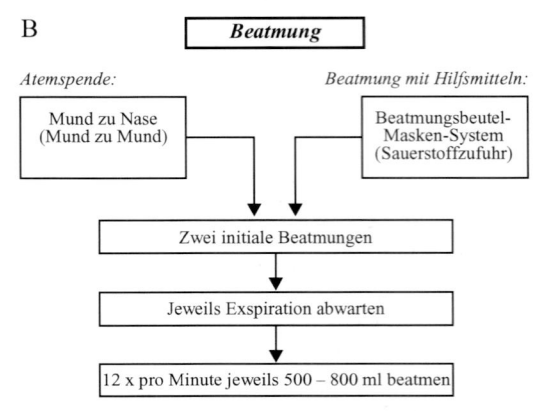

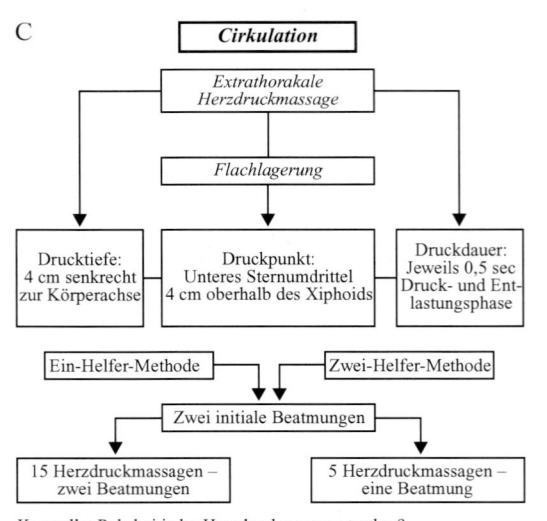

*Abbildung 1-19:* ABC der lebensrettenden Maßnahmen.

## 3. Kardiopulmonale Reanimation

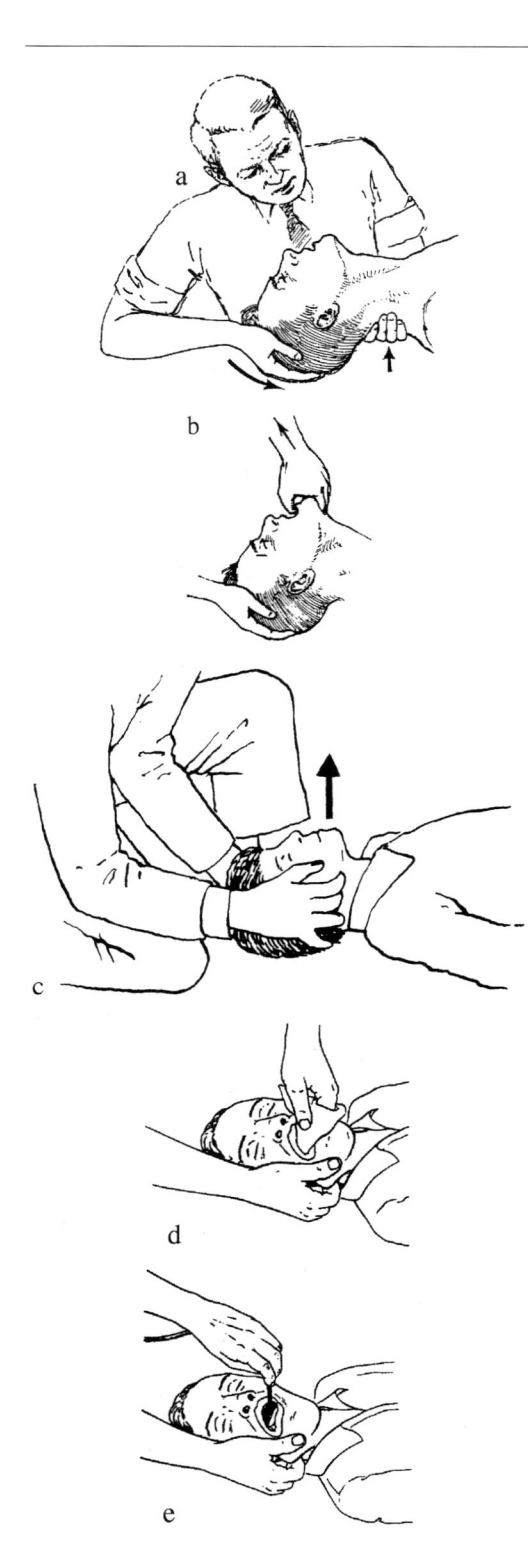

### A: Atemwege freimachen und sichern

Jede kardiopulmonale Reanimation beginnt unabhängig von der Ursache mit dem Freimachen und Freihalten der Atemwege. Beim Bewußtlosen liegt das Atemhindernis meist im Oropharynx in From der nach hinten gekippten Zunge, einer Zahnprothese oder Blut und Erbrochenem. Die einfachste und sicherste Maßnahme stellt das Vorziehen und Anheben des Unterkiefers mit beiden Händen dar. Der Mundboden wird hierdurch nach vorne bewegt und der Luftweg ohne Reklination des Kopfes wieder eröffnet. Durch Überstrecken des Kopfes nach hinten kann der gleiche Effekt erzielt werden. Beim Traumapatient mit Verdacht auf Halswirbelsäulenverletzung (Schleudertrauma, Sturz, Dezeleration) sollte jedoch keine Reklination erfolgen, sondern die HWS durch Zug am Kopf mit zwei seitlich anliegenden Händen durch einen zweiten Helfer stabilisiert werden (Abb. 1-20). Im Anschluß kann mit dem Zeigefinger der behandschuhten Hand der Mund/Rachenraum von Fremdkörpern, ggf. der Zahnprothese und Blut, Schleim und Erbrochenem befreit werden.

Innerhalb von fünf Sekunden kann die Atemtätigkeit durch Beobachten der Thoraxbewegungen und Fühlen des Atemstromes an der eigenen Wange beurteilt und der Karotispuls palpiert werden.

### B: Beatmung

Drei Situationen sind jetzt zu unterscheiden:

1. Der Patient atmet und ein Puls ist palpabel. Der Patient wird hierauf in stabile Seitenlage verbracht, um eine Aspiration zu verhindern. Qualifizierte Helfer und Arzt führen dann die Maßnahmen des ACLS durch.

2. Bei palpablem Puls, aber unzureichender Eigenatmung oder Schnappatmung muß von einer vital bedrohlichen Hypoxie ausgegangen werden. Entsprechend erfolgt in Rückenlage bei leicht überstrecktem Kopf und Anheben des Kinns die Mund-zu-Nase-Beatmung (Abb. 1-21). Das normale Exspirationsvolumen von knapp 1 l wird langsam innerhalb von zwei Sekunden in die mit dem Mund abgedichtete Nase insuffliert,

*Abbildung 1-20:* Reklination des Kopfes (a), Hochziehen des Unterkiefers (b), Stabilisieren der HWS bei Traumapatienten (c) und Freimachen der Atemwege durch Finger oder Absaugen (d, e).

32　Erster Teil: Chirurgische Notfall- und Intensivtherapie

*Abbildung 1-21:* Mund-zu-Mund und Mund-zu-Nase Beatmung.

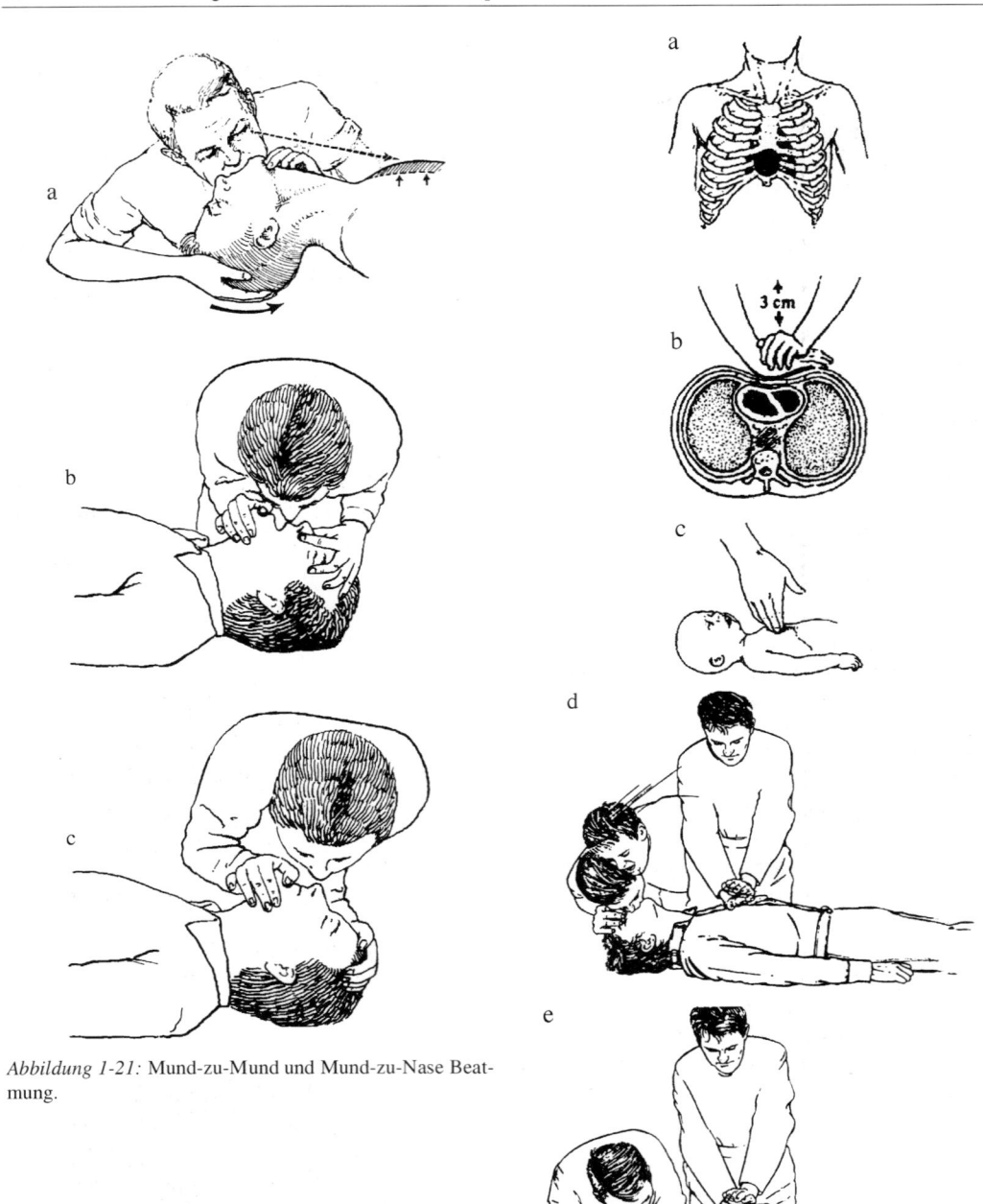

*Abbildung 1-22:* Herzdruckmassage. a. Stelle der Herzmassage: kaudales Sternumdrittel. b. Impression des Sternums beim Erwachsenen 3 bis 4 cm, mindestens 80 mal/Minute. c. Beim Säugling nur Fingerspitzenmassage. d. Ein-Helfer-Methode. e. Zwei-Helfer-Methode.

wobei sich der Thorax seitengleich heben und anschließend wieder senken sollte. Nach 12 Atemspenden innerhalb einer Minute werden Atmung und Kreislauf kontrolliert. Eine Mund-zu-Mund-Beatmung ist nur zu empfehlen, wenn die Mund-zu-Nasen Beatmung nicht möglich ist bzw. beim Kleinkind als Mund- und Nasen-Beatmung, da hierbei die Abdichtung schwieriger und das Aufblähen des Magens wahrscheinlicher ist.

3. Bei fehlendem Karotispuls und Atemstillstand liegt in etwa 60% ein Kammerflimmern vor, weshalb die Alarmierung des Notarztes zur notwendigen Defibrillation besonders vordringlich ist. In dieser Situation beginnen wir nach zwei Atemspenden mit der Herzdruckmassage.

*C: Herzdruckmassage*

Der optimale Druckpunkt liegt im unteren Sternumdrittel drei Querfinger oberhalb des Schwertfortsatzes. Mit den übereinandergelegten Handballen beider Hände wird bei abgespreizten Fingern und gestreckten Ellenbogen das Sternum mit dem Körpergewicht etwa 4 cm imprimiert und wieder entlastet. Die optimale Frequenz liegt bei 80–100/Minute mit einer Dauer von Kompression und Dekompression von 1:1. Ein einzelner Helfer wechselt nach jeweils zwei Atemspenden zu 15 Thoraxkompressionen bis zum Eintreffen eines zweiten Helfers. Bei der Zwei-Helfer-Methode folgt jeweils auf fünf Kompressionen eine Atemspende.

Bei Neugeborenen erfolgt die Beatmung in einer Frequenz von 40–60/Minute und die Herzdruckmassage mit zwei Fingern in Sternummitte mit 120 Kompressionen in der Minute. Bei Säuglingen liegt die Beatmungsfrequenz bei 20–25/Minute, die der Herzmassage bei 100/Minute (Abb. 1-22).

## 3.3 Erweiterte Reanimationsmaßnahmen (ACLS)

Unter den erweiterten Reanimationsmaßnahmen verstehen wir Maßnahmen, die technische Hilfsmaterialien beanspruchen, vornehmlich vom Arzt und Rettungssanitäter durchgeführt werden und teilweise differentialtherapeutische und kausale Ansätze aufweisen. Neben den Maßnahmen des BLS muß der Behandelnde folgende Therapien beherrschen:
- Maskenbeatmung, Intubation und Beatmung
- EKG-Ableitung, Defibrillation, Schrittmachertherapie
- intravenöser Zugang, Volumentherapie
- Diagnose und Therapie von lebensbedrohlichen Herzrhythmusstörungen
- Beherrschung vital bedrohlicher respiratorischer und kardialer Störungen

Auch hier lassen sich die Maßnahmen wieder entsprechend der ABC-Regel in ihrer zeitlichen Abfolge aufzählen, wobei als D der venöse Zugang mit Medikamentengabe und Infusionen (Drugs), als E das EKG, als F die Behandlung von Flimmern (Fibrillation treatment) hinzukommen. Außerdem kann das ACLS entsprechend der zugrundeliegenden Ursache eine spezifische Therapie

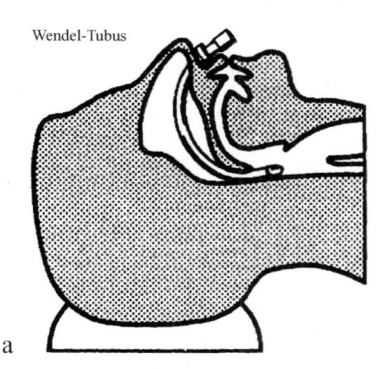

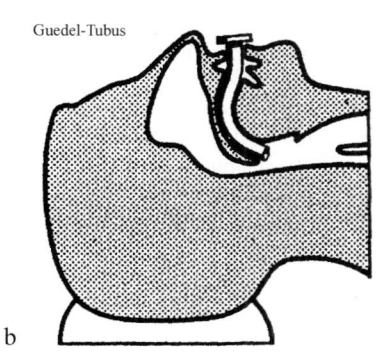

*Abbildung 1-23:* Sicherung der Atemwege durch Guedel- oder Wendel-Tubus.

### A: Atemwege freimachen und sichern

Zusätzlich zu den Basismaßnahmen kann durch einen Sauger der Mund/Rachenraum ausgesaugt werden. Eine Sicherung der Atemwege bei Eigenatmung gelingt durch die Einlage eines oropharyngealen Guedel-Tubus oder eines nasopharyngealen Wendel-Tubus (Abb. 1-23). Bei kompletter Verlegung der Atemwege kann mit dem Heimlich-Handgriff als ultima-ratio-Maßnahme ein Fremdkörper entfernt werden. Hierzu umfaßt man beim sitzenden oder stehenden Patienten mit beiden Armen den Rippenbogen und komprimiert mit den Händen im Epigastrium den Oberbauch 5–10mal kräftig. Beim liegenden Patienten komprimiert man entsprechend den Oberbauch und die Thoraxapertur.

Die sicherste Methode der Atemwegssicherung stellt die endotracheale Intubation dar, die deshalb möglichst früh anzuwenden ist. Gelingt die Intubation nicht, so sollte zunächst wieder mit Maske beatmet werden, bevor je nach Situation ein erneuter Intubationsversuch oder die Koniotomie erfolgt.

### B: Beatmung

Der Sauerstoffgehalt der Exspirationsluft des Helfers bei der Mund-zu-Nasen-Beatmung beträgt nur 18 % und läßt einen Sauerstoffpartialdruck von maximal 80 mmHg zu. Wesentlich effektiver ist daher die Maskenbeatmung mittels eines Beatmungsbeutels und mit hohem Sauerstoffgehalt. Nur bei Beatmungsbeuteln, die mit Hilfe eines Reservoirbeutels direkt aus der Sauerstoffflasche gefüllt werden, kann eine Sauerstoffkonzentration von 100 % erreicht werden, ansonsten reicht selbst ein hoher Sauerstoff-Flow als Zuleitung nur zu 45 % Sauerstoffanteil. Atemfrequenz, Atemvolumen, Überprüfung auf dichten Sitz, Überstreckung des Kopfes und Kontrolle von Thorax und Magen sind mit der Mund-zu-Nase-Beatmung des BLS identisch.

Initial wird man bei einer Reanimation mit der Maske beatmen, bis alle Hilfsmittel zur Intubation zur Verfügung stehen. Auch wird man eine EKG-Ableitung, evtl. Defibrillation und Herzdruckmassage unter Maskenbeatmung vor der Intubation durchführen (s. u.).

Nach Intubation kann effektiver mit dem Beutel beatmet werden, da keine Abdichtungsschwierigkeiten bestehen. Optimal ist noch am Notfallort und natürlich während des Transportes eine maschinelle Beatmung des intubierten Patienten mit einem Notfallrespirator bei 100 oder 60 % Sauerstoff je nach Anzeige der Sauerstoffsättigung des Pulsoximeters. Das Atemminutenvolumen kann aus der Atemfrequenz von 10 bis 12 Atemzügen pro Minute und dem eingestellten Atemhubvolumen von 15 ml/kg Körpergewicht errechnet werden. Bei Kindern liegt die Atemfrequenz entsprechend höher. Verfügt man über die Möglichkeit einer $CO_2$-Messung in Form der Kapnometrie, kann das Atemminutenvolumen auf einen $CO_2$-Wert von 30–35 mmHg angepaßt werden. Auf Atemdrucke, Kreislauf, Diskonnektion und die Möglichkeit eines Spannungspneumothorax muß bei maschineller Beatmung besonders geachtet werden.

### C: Herzdruckmassage

Ein präkordialer Faustschlag sollte heute nur noch beim beobachteten kurzfristigen Kreislaufstillstand unter EKG-Monitoring auf dem Boden eines Kammerflimmerns erfolgen, da er andernfalls nicht ungefährlich ist. Der geschulte Retter wird ansonsten mit der konventionellen Herzdruckmassage beginnen. Diese erreicht ein Herzzeitvolumen von 30 % der Norm und einen systolischen Druck von 60–80 mmHg. Bei uns hat sich die sogenannte aktive Kompressions-Dekompressions-Pumpe zur Optimierung der Herzdruckmassage durchgesetzt. Ein Griff mit Saugnapf (Cardiopump, Fa. Ambu) wird auf dem Sternum fixiert und Druck auf den Thorax ausgeübt, sowie bei Entlastung und Zug am Griff ein Unterdruck im Thorax erzeugt, der den venösen Blutrückfluß fördert. Hierdurch kann eine effektivere Zirkulation erreicht werden. Außerdem laufen Beatmung und Herzmassage nicht synchronisiert oder alternativ ab wie bei den BLS-Maßnahmen der Ein- und Zwei-Helfer-Methode, sondern teilweise simultan, wodurch Thoraxdruck, Herzentleerung und Blutrückstrom erhöht werden können.

### DEF: Venöser Zugang und Medikamentengabe, EKG, Defibrillation

Nach Durchführung von Intubation, Beatmung und Herzmassage wird die Schaffung eines venösen Zugangs für die Volumentherapie im Schock

3. Kardiopulmonale Reanimation 35

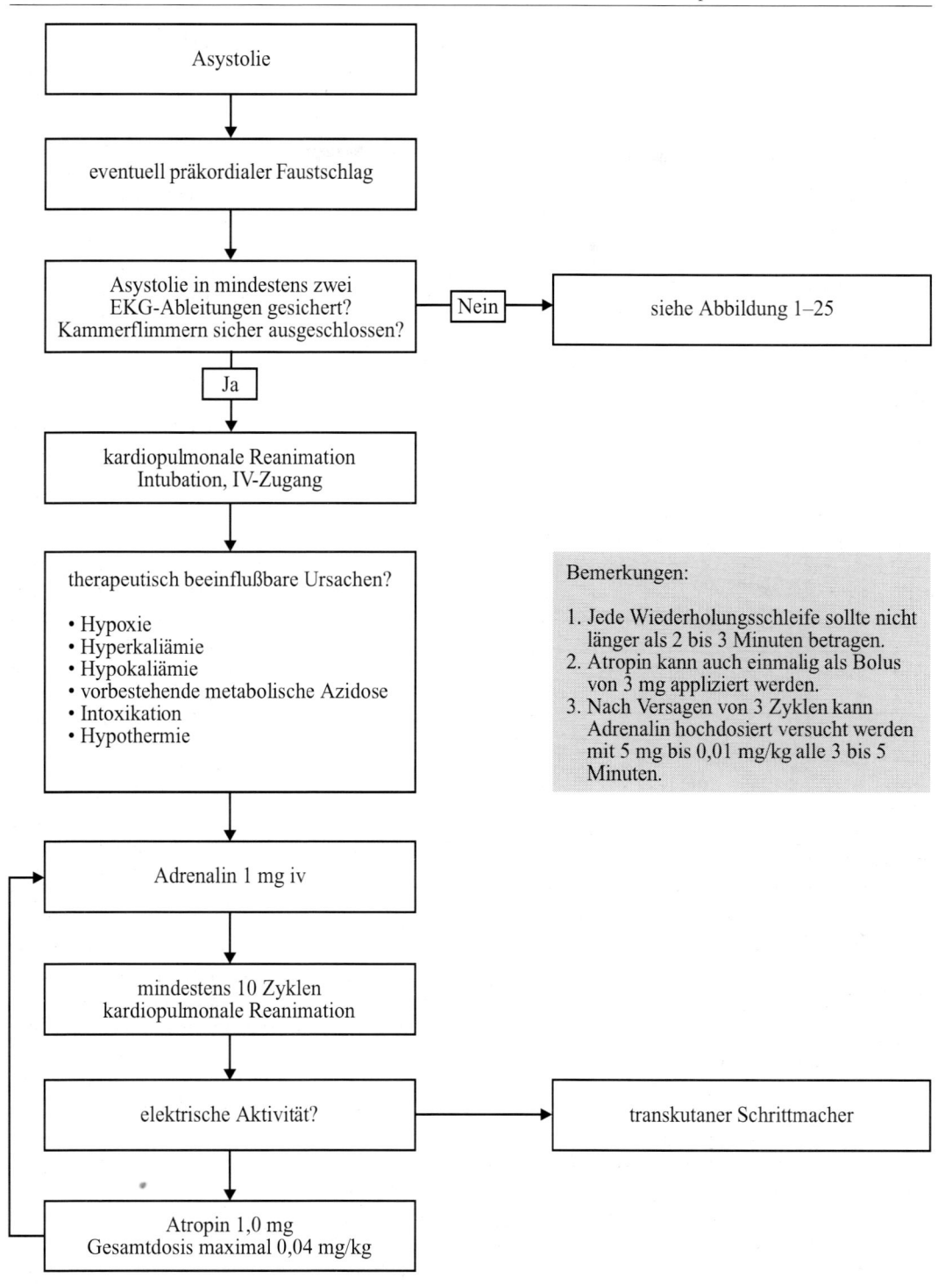

```
┌─────────────────────────────┐
│         Asystolie           │
└──────────────┬──────────────┘
               ▼
┌─────────────────────────────┐
│ eventuell präkordialer      │
│ Faustschlag                 │
└──────────────┬──────────────┘
               ▼
┌─────────────────────────────┐     ┌──────┐     ┌─────────────────────┐
│ Asystolie in mindestens zwei│     │ Nein │ ──▶ │ siehe Abbildung 1-25│
│ EKG-Ableitungen gesichert?  │ ──▶ └──────┘     └─────────────────────┘
│ Kammerflimmern sicher       │
│ ausgeschlossen?             │
└──────────────┬──────────────┘
              │ Ja
              ▼
┌─────────────────────────────┐
│ kardiopulmonale Reanimation │
│ Intubation, IV-Zugang       │
└──────────────┬──────────────┘
               ▼
┌─────────────────────────────┐
│ therapeutisch beeinflußbare │
│ Ursachen?                   │
│ • Hypoxie                   │
│ • Hyperkaliämie             │
│ • Hypokaliämie              │
│ • vorbestehende metabolische│
│   Azidose                   │
│ • Intoxikation              │
│ • Hypothermie               │
└──────────────┬──────────────┘
               ▼
┌─────────────────────────────┐
│      Adrenalin 1 mg iv      │◀─┐
└──────────────┬──────────────┘  │
               ▼                 │
┌─────────────────────────────┐  │
│ mindestens 10 Zyklen        │  │
│ kardiopulmonale Reanimation │  │
└──────────────┬──────────────┘  │
               ▼                 │
┌─────────────────────────────┐  │   ┌─────────────────────┐
│   elektrische Aktivität?    │──┼──▶│ transkutaner        │
└──────────────┬──────────────┘  │   │ Schrittmacher       │
               ▼                 │   └─────────────────────┘
┌─────────────────────────────┐  │
│ Atropin 1,0 mg              │──┘
│ Gesamtdosis maximal 0,04    │
│ mg/kg                       │
└─────────────────────────────┘
```

**Bemerkungen:**

1. Jede Wiederholungsschleife sollte nicht länger als 2 bis 3 Minuten betragen.
2. Atropin kann auch einmalig als Bolus von 3 mg appliziert werden.
3. Nach Versagen von 3 Zyklen kann Adrenalin hochdosiert versucht werden mit 5 mg bis 0,01 mg/kg alle 3 bis 5 Minuten.

*Abbildung 1-24:* Vorgehen bei Asystolie.

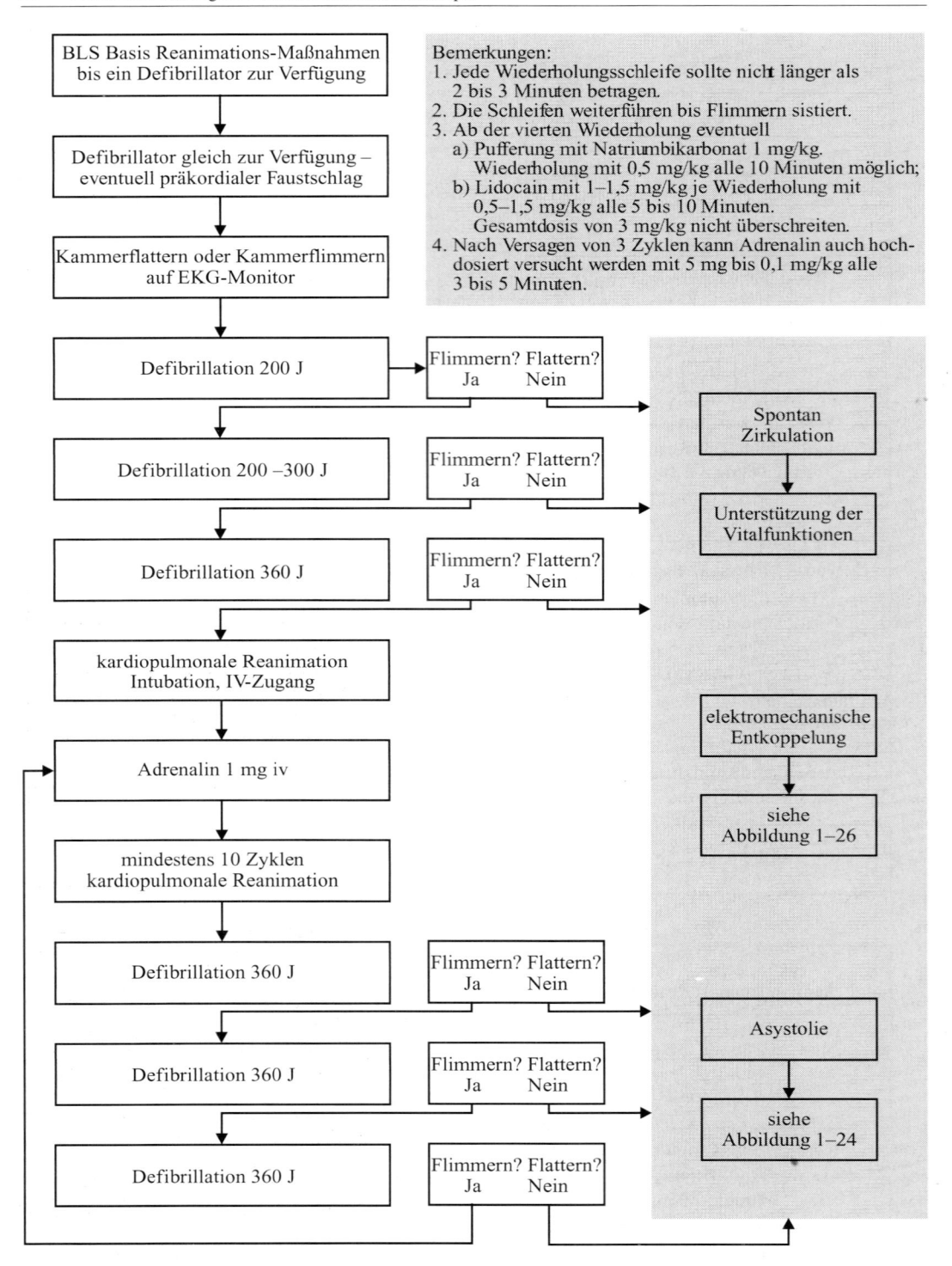

```
┌─────────────────────────────────┐   Bemerkungen:
│ BLS Basis Reanimations-Maßnahmen│   1. Jede Wiederholungsschleife sollte nicht länger als
│ bis ein Defibrillator zur Verfügung│      2 bis 3 Minuten betragen.
└────────────────┬────────────────┘   2. Die Schleifen weiterführen bis Flimmern sistiert.
                 │                    3. Ab der vierten Wiederholung eventuell
                 ▼                       a) Pufferung mit Natriumbikarbonat 1 mg/kg.
┌─────────────────────────────────┐         Wiederholung mit 0,5 mg/kg alle 10 Minuten möglich;
│ Defibrillator gleich zur Verfügung –│      b) Lidocain mit 1–1,5 mg/kg je Wiederholung mit
│ eventuell präkordialer Faustschlag │         0,5–1,5 mg/kg alle 5 bis 10 Minuten.
└────────────────┬────────────────┘            Gesamtdosis von 3 mg/kg nicht überschreiten.
                 │                    4. Nach Versagen von 3 Zyklen kann Adrenalin auch hoch-
                 ▼                       dosiert versucht werden mit 5 mg bis 0,1 mg/kg alle
┌─────────────────────────────────┐      3 bis 5 Minuten.
│ Kammerflattern oder Kammerflimmern│
│ auf EKG-Monitor                 │
└────────────────┬────────────────┘
```

*Abbildung 1-25:* Vorgehen bei Kammerflimmern.

(s. Kap. 2. Schock) und die differenzierte Medikamentengabe notwendig. Empfohlen wird die Kanülierung einer Kubitalvene oder auch der Vena jugularis externa. Ein zentralvenöser Katheter sollte nur in Ausnahmefällen erwogen werden. Die erforderlichen Medikamente werden als Bolus appliziert, der Zugang durch eine Ringerlaktatlösung offengehalten.

Die weitere medikamentöse Therapie hängt vom Erfolg der bisherigen Reanimation und vom EKG ab: Bei anhaltendem Kreislaufstillstand ergibt nur das EKG die Differentialdiagnose Asystolie oder Kammerflimmern, weshalb bei Vorhandensein eines EKG noch vor Intubation, venösem Zugang und Medikamentgabe die Elektroden angebracht werden. Dies hat sich auch im standardisierten Zusammenspiel von Notarzt und Rettungssanitätern bewährt, da für jede der nachfolgenden Situationen feste Vorgehensalgorithmen eingehalten werden sollten.

*Asystolie* (Abb. 1-24): Bei Asystolie wird Adrenalin in einer Dosis von 1 mg als Bolus verabreicht. Es erhöht die Automatizität, die Herzfrequenz, die Inotropie und den Gefäßtonus, aber auch den Sauerstoffverbrauch der Peripherie. Anschließend erfolgen zehn Zyklen kardiopulmonale Reanimation vor erneuter Bolusgabe. Zusätzlich kann Atropin 1,0–3,0 mg verabreicht werden. Nach drei Dosiswiederholungen im Abstand von zwei bis drei Minuten kann die Adrenalindosis auf 5 mg erhöht werden. Oft ist die Asystolie Ausdruck des eingetretenen Todes. Selten kann ein Schrittmacher noch einen Reanimationserfolg bringen. Nach mehr als 15 Minuten Asystolie ist jedoch, von Intoxikationen und Hypothermie abgesehen, von einer Erfolglosigkeit auszugehen.

*Kammerflimmern* und *Kammertachykardie* (Abb. 1-25): Den meisten nicht-traumatischen Herz-Kreislauf-Stillständen geht eine Tachyarrhythmie voraus. Die frühzeitige Defibrillation und suffiziente Basismaßnahmen sind für den Reanimationserfolg entscheidend. Wie erwähnt, kann bei kurzfristiger Pulslosigkeit ein Faustschlag versucht werden. Ist nach Eintreffen des Notarztes im EKG ein Kammerflimmern erkennbar, so sollte die Defibrillation mit initial 200 J noch vor Intubation und i. v.-Zugang dreimal versucht werden, wie in Abbildung 1-25 aufgezeigt. Die Stromdosis wird dabei auf 300 J und 360 J beim zweiten und dritten Defibrillationsversuch gesteigert. Nach dreimaliger erfolgloser Defibrillation wird dann intubiert und ein venöser Zugang angelegt. Anschließend kann nach nochmaliger Defibrillation die Gabe von Lidocain 1,0–1,5 mg/kg als Bolus alle drei bis fünf Minuten bis zu 3 mg/kg KG, sowie die Pufferung der Gewebsazidose mit 1 mval Natriumbikarbonat/kg gesteigert werden.

```
┌─────────────────────────────────┐
│  elektromechanische Entkoppelung │
└─────────────────────────────────┘
              ↓
┌─────────────────────────────────┐
│       therapeutisch              │
│   beeinflußbare Ursachen?        │
│                                  │
│  • Hypovolämie                   │
│  • Hypoxie                       │
│  • Perikardtamponade             │
│  • Spannungspneumothorax         │
│  • Lungenembolie                 │
│  • Intoxikation                  │
│  • Hypothermie                   │
│  • Elektrolytentgleisung         │
└─────────────────────────────────┘
              ↓
┌─────────────────────────────────┐
│   kardiopulmonale Reanimation    │
│     Intubation, IV-Zugang        │
└─────────────────────────────────┘
              ↓
┌─────────────────────────────────┐
│      Adrenalin 1 mg iv           │
└─────────────────────────────────┘
              ↓
┌─────────────────────────────────┐
│      mindestens 10 Zyklen        │
│   kardiopulmonale Reanimation    │
└─────────────────────────────────┘
```

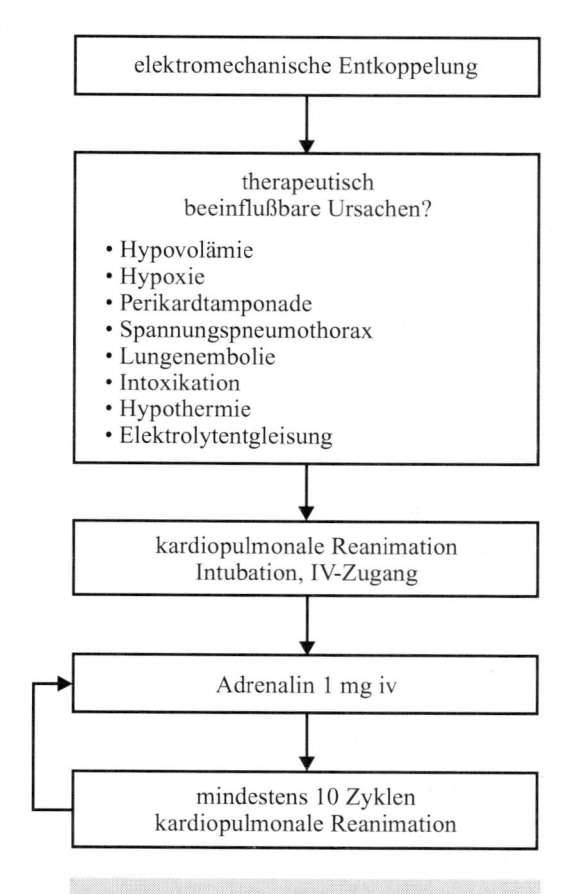

Bemerkungen:
1. Jede Wiederholungsschleife sollte nicht länger als 2 bis 3 Minuten betragen.
2. Bei Versagen dieser Therapie nach 3 Zyklen
   a) Adrenalin 5 mg bis 0,1 mg/kg alle 3 bis 5 Minuten versuchen;
   b) Pufferung mit Natriumbikarbonat 1 mg/kg Wiederholung mit 0,5 mg/kg alle 10 Minuten möglich.

*Abbildung 1-26:* Vorgehen bei elektromechanischer Entkopplung.

KG zum Erfolg führen. Wichtig ist die jeweilige effektive Herzdruckmassage nach einem Defibrillationszyklus von 2 bis 3 Minuten, entsprechend Abbildung 1-25.

*Elektromechanische Entkopplung* (Abb. 1-26): Bei elektromechanischer Entkopplung, d. h. Pulslosigkeit bei «normalem» EKG sollte möglichst kausal vorgegangen werden, d. h. mit Volumenzufuhr, Pneumothoraxentlastung oder Perikardpunktion; zusätzlich kann Adrenalin oder Noradrenalin gegeben werden (Abb. 1-26).

Die Behandlung der weiteren Rhythmusstörungen sollte eine medikamentöse Therapie, ggf. Defibrillation oder Schrittmachertherapie neben der Herzdruckmassage beinhalten (s. Lehrbuch Notfallmedizin, Innere Medizin).

Nach erfolgreicher Reanimation, d. h. spontaner Herzaktion und ggf. Spontanatmung und Aufwachen wird der Patient mit dem Notarztwagen oder Hubschrauber ins Krankenhaus transportiert und dort intensivmedizinisch weiterbetreut. Bei erfolgloser Reanimation kann im allgemeinen nach 30 Minuten die Reanimation abgebrochen werden.

# 4. Polytrauma

K.-W. Jauch und M.M. Heiss

Die Problematik der medizinischen Versorgung von schwerverletzten Patienten war neben der Rettung und Versorgung Kriegsverletzter der entscheidene Faktor für die Entwicklung und Organisation des heute selbstverständlichen Notarztsystems. Schon Martin Kirschner forderte, daß der Arzt zum Verletzten und nicht der Verletzte zum Arzt kommen solle, da die Prognose neben der Verletzungsschwere entscheidend durch die ersten Maßnahmen am Unfallort beeinflußt wird. Diese Auffassung beinhaltet die heute gültigen Grundpfeiler der Erstversorgung: frühestmögliche Erstmaßnahmen und kompetente ärztliche Behandlung.

Mit dem Begriff «Polytrauma» wird bei uns im allgemeinen der schwerverletzte Unfallpatient gemeint, wie er im Straßenverkehr bei über 400 000 Verletzten pro Jahr beobachtet wird. Die Unfallursachen spielen bei der Definition des Polytraumas keine Rolle und sind in ihrer Häufigkeit stark gesellschaftlichen Unterschieden unterworfen. So sind beispielsweise Schuß-, Stich- und Explosionsverletzungen in Kriegs- und Unruhegebieten durchaus häufige Ursachen von Polytraumen und auch in den USA um ein vielfaches häufiger als in Mitteleuropa.

Ein polytraumatisierter Patient weist in der Definition nach Tscherne gleichzeitige Verletzungen verschiedener Körperregionen oder Organsysteme auf, die einzeln oder in Kombination lebensbedrohlich sind. Diese Definition verbindet damit die wörtliche Bedeutung «Mehrfachverletzung» mit dem Begriff des «Schwerstverletzten». Davon muß der schwerverletzte Patient unterschieden werden, der nur *eine* besonders schwere Verletzung aufweist, die allerdings ebenfalls lebensgefährlich sein kann, und der Mehrfachverletzte ohne lebensgefährliche Verletzung. Im Meldesystem und in der Erstversorgung bleibt dieser Unterschied ohne echte Bedeutung.

Polytraumata machen regional unterschiedlich zwischen 30 und 70 % aller Traumapatienten einer Klinik aus. In der BRD starben in den neunziger Jahren jährlich über 20 000 Menschen alleine im Straßenverkehr. In den USA stellt diese Diagnose, zusammen mit Mord und Selbstmord, die Ursache für 150 000 Todesfälle pro Jahr dar und ist damit die häufigste Todesursache im Alter von 1 bis 44 Jahren und die vierthäufigste Todesursache überhaupt. Besonders nachdenklich stimmt, daß die Zahl der tödlichen Unfälle von Kindern im Alter von 1 bis 14 Jahren in Deutschland ca. 3 500 pro Jahr beträgt und für diese Altersgruppe nahezu 50 % aller Todesursachen ausmacht. In der BRD sind Unfälle im Straßenverkehr mit etwa 70 % aller Polytraumen mit Abstand am häufigsten vor Arbeitsunfällen mit 10 % sowie Sport- und häuslichen Unfällen.

Die Ausweitung des Notarztsystems zum generellen Akutversorgungssystems führte dazu, daß der Anteil von chirurgischen Patienten bei einem bodengebundenen Notarztsystem in der Regel weniger als 20 % aller Einsätze ausmacht, so daß der Notarzt insgesamt in nur weniger als 2 % auf einen polytraumatisierten Patienten trifft. Dies bedeutet aber, daß der einzelne Notarzt relativ selten vor einer solchen Situation steht, die sich zudem vom klinischen Alltag stärker unterscheidet als andere seltene Notfallsituationen, wie beispielsweise eine Reanimation bei Kammerflimmern. Diese Konstellation erfordert um so mehr die Erarbeitung klarer Algorithmen, das Erlernen und Trainieren der notwendigen Maßnahmen bei einem polytraumatisierten Patienten sowie falls möglich das Einüben in Fallsimulationen.

## 4.1 Beurteilung der Traumasituation

Bereits aus den Angaben der Rettungsleitstelle zur Art des Notfalls bzw. Unfalls können erste Informationen abgeleitet werden. Der Unfallzeitpunkt und die Unfallbeteiligten sind oft schon bekannt, so daß zum einen die verstrichene Zeit, und damit auch die Dauer des gegebenenfalls bestehenden traumatischen Schocks, abgeschätzt und zum anderen aus bestimmten Unfallsituationen und z. B. Fahrzeugschäden typische zu erwartende Verletzungsmuster abgeleitet werden können. So wird man beispielsweise bei Hochgeschwindigkeitstraumen bei Verkehrsunfällen auf der Autobahn eher mit Verletzungen der Wirbelsäule, des Beckens oder auch der thorakalen Aorta rechnen müssen, als bei einem Verkehrsunfall zwischen Fußgänger und PKW im dichten Stadtverkehr, wo eher typische Stückfrakturen der unteren Extremitäten und ein Schädel-Hirn-Trauma im Vordergrund stehen können. Bei Sturz aus großer Höhe muß wie bei allen Dezelerationstraumen ebenfalls mit Verletzungen von Aorta und anderen Binnenorganen gerechnet werden neben Wirbelsäulen-, Hüft- und Kalkaneusfrakturen.

Wichtig ist, daß der ersteintreffende Notarzt sich innerhalb von wenigen Sekunden eine Orientierung über die tatsächliche Unfallsituation verschafft; insbesondere auch darüber, wie viele Personen in den Unfall verwickelt und wie schwer deren Verletzungen sind. Die Notwendigkeit einer «Triage» liegt bereits bei zwei schwerverletzten Patienten auf der Hand, da die Nachalarmierung eines weiteren Notarztes eine gewisse Zeit benötigt. Als Faustregel gilt, daß bei jeder offensichtlich nicht nur leichtverletzten weiteren Person durch den Rettungsdienstsanitäter ein Notarzt nachgefordert werden sollte.

Die Einschätzung der Traumasituation schließt auch die Beurteilung der notwendigen Mittel zur Rettung und Bergung des Verletzten mit ein. Ist der Patient eingeklemmt? Muß schweres Gerät herangeschafft werden? Ist Benzin ausgelaufen, besteht Explosionsgefahr? Ist der Unfallort abgesichert, oder muß der zweite Rettungssanitäter die Absicherung des Unfallortes ggf. zusammen mit Umstehenden vornehmen? Diese Beurteilungen der Traumasituation laufen in Sekunden bereits beim Eintreffen am Unfallort ab, sollten aber bewußt abgehakt werden, um im «Eifer des Gefechts» nicht den Überblick zu verlieren und Prioritäten erkennen zu können.

## 4.2 Erstdiagnostik der Vitalfunktionen und lebensrettende Sofortmaßnahmen

Wichtigste und vorrangigste Aufgabe des Notarztes ist, wie auch bei anderen Notfällen, die Beurteilung und Aufrechterhaltung der Vitalfunktionen anhand der Blickdiagnose und seiner fünf Sinne.

Bei der elementaren *ersten Notfalluntersuchung* werden anhand der Inspektion und Palpation ohne technische Hilfsmittel in einer Minute untersucht:
– Bewußtsein: Ansprechbarkeit und Reaktion auf Ansprache? orientiert? Augenöffnen? Pupillen? Beurteilung entsprechend der Glasgow Coma Scale
– Atmung: Atembewegung bei Bewußtlosen, Dyspnoe, Zyanose bei wachen und erweckbaren Patienten
– Kreislauf: äußere Blutung, Blässe, Puls am Hals/Leiste.

Gleichzeitig kann ein Sanitäter den Blutdruck messen, um bei gestauter Manschette das Legen eines peripheren dicklumigen Zugang vorzubereiten. Zwei großvolumige venöse Zugänge (Abbocath 12–14) sollten peripher gelegt werden. Hierfür bieten sich die Venen der Ellenbeuge, des Unterarmes und die Vena jugularis externa an (Cave Fehllage mit schneller Infusion in die Halsweichteile). Ist eine periphere Vene nicht punktierbar, bietet die Vena femoralis eine einfache und vor allem schnelle Alternative für einen intravenösen Zugang, bis dann nach Stabilisation des Patienten ein zentralvenöser Katheter unter geordneten und guten Bedingungen für den Transport gelegt werden kann. Zur Technik gilt, daß auch bei tiefschockierten Patienten der Puls der Arteria femoralis in der Regel zu tasten ist, so daß dann problemlos in einem leichten Winkel nach kranial 1 cm medial davon die Vene punktiert werden kann.

Nach Freimachen der Atemwege und Gabe von Sauerstoff über eine Maske kann die Lunge durch Perkussion und Auskultation mit dem Stethoskop weiter untersucht werden. Der Rettungsassistent kann unterdessen die Elektroden für die EKG-Ableitung und die Pulsoxymetrie anlegen.

Ggf. sind vor weiterer differenzierter Untersuchung *lebensrettende Sofortmaßnahmen* einzuleiten. Hierzu zählen bei schweren Störungen der Atmung nach dem Freimachen der Atemwege die Intubation und Beatmung (s. Kap. 1.5). Daneben kann im Einzelfall vor weiterer Durchuntersuchung bei traumatisch bedingter Dyspnoe eine Thoraxdrainage bei Spannungspneumothorax zu diesem Zeitpunkt notwendig werden. Auch die Stillung einer spritzenden Blutuung durch Druckverband und die Einleitung der Volumentherapie hat Vorrang vor der differenzierten Untersuchung. Bei Kreislaufstillstand erfolgt die Reanimation nach den üblichen Prinzipien (s. Kap. 3) unter gleichzeitiger Volumenzufuhr, wobei die Prognose einer Reanimation bei traumatisch-hämorrhagischem Schock äußerst ungünstig einzustufen ist. Bei einem Unfalltod nach schwerstem Trauma sind therapeutische Exzesse sinnlos, das Geschehen muß akzeptiert werden.

Im Anschluß an die elementare Erstdiagnostik müssen die Leitsymptome und das Verletzungsmuster und Verletzungsschwere anhand der klinischen Untersuchung und evtl. der Anamnese erfaßt werden. Daraus können dann die notwendigen unaufschiebaren Notfallmaßnahmen am Unfallort beziehungsweise die Kriterien der Zielklinik sowie des Transportes abgeleitet werden. Die Feststellung der Verletzungskombination ist hierfür alleine nicht geeignet. Sie kann eine Orientierungshilfe bieten; wichtigste Aufgabe aber ist das Erkennen der schwerwiegendsten Verletzung. Daneben versucht man, auch das Ausmaß des unter Umständen bereits manifesten Schocks zu erfassen, da dieser die Prognose bestimmt.

## 4.3 Klinische Untersuchung am Unfallort

Nach der elementaren Erstdiagnostik und eventuellen lebensrettenden Sofortmaßnahmen sollte aufgrund einer klinischen Untersuchung von Kopf bis Zehen einschließlich einer Anamnese das ge-

*Tabelle 1-7:* Untersuchung des Polytraumapatienten am Unfallort.

| | |
|---|---|
| *Inspektion* | Am entkleideten Patienten Suche nach Verletzungsanzeichen: Blutungen, Wunden, Prellmarken, Hämatom, Fehlstellung von Extremitäten, offene Frakturen, Verbrennung, Schwellung, Hämoptoe, Blutung aus Rachen, Nase, Ohr. Hautfarbe, Kapillardurchblutung im Nagelbett, Schweiß, Symmetrie des Thorax, Atemexkursionen, Zeichen der Einflußstauung |
| *Auskultation* | Lunge: Atemgeräusch seitengleich, abgeschwächt, Nebengeräusche<br>Herz: Rhythmus, Nebengeräusch, Dämpfung<br>Abdomen: Darmgeräusche |
| *Palpation* | Abdomen: Bauchdeckenspannung, Schmerz, Umfangzunahme<br>Extremitäten: Druckschmerz, Krepitation, Pulsstatus<br>Becken: Bimanuelle Kompression (Kompressionsschmerz?)<br>Thorax: Krepitation, bimanuelle Kompression (Kompressionsschmerz?)<br>Wirbelsäule: Kompressions-/Klopfschmerz<br>Schädel: Tastbare Impressionsfraktur, Kieferfraktur, Mittelgesichtsfraktur |
| *Perkussion* | Seitengleichheit, Dämpfung, hypersonorer Schall |
| *Neurologische Untersuchung* | Auge: Pupillenmotorik, Anisokorie, Blickdeviation, Nystagmus, Lidreflex, Kornealreflex<br>Extremitäten und Stamm: Sensibilitätsstörungen, Paresen<br>Reflexe: Reflexmuster, path.Reflexe, Pyramidenbahnzeichen |
| *Apparative Diagnostik* | EKG, $SaO_2$, BZ |

samte Verletzungsausmaß erfaßt und die Verletzungsschwere abgeschätzt werden können.

Zuerst müssen die Leitsymptome erfaßt werden: «Wo haben Sie welche Beschwerden?» (z.B. Schmerz, Atemnot, Sensibilitätsstörungen, Paresen).

Es folgen Fragen zur Anamnese: «Wie ist der Unfall passiert? Warum ist er passiert?», Begleiterkrankungen, Medikation, Risikofaktoren, letzte Nahrungsaufnahme.

Die körperliche Untersuchung gliedert sich wie immer in Inspektion, Palpation und Auskultation sowie Funktionsprüfung (Tabelle 1-7).

Aufgrund dieser Untersuchung können Verletzungen der verschiedenen Körperregionen/Organe erkannt und entsprechend gezielte Maßnahmen ergriffen werden. Besonders die folgenden Verletzungen müssen immer ins Kalkül gezogen werden, nachdem sich in großen Polytraumakollektiven in etwa 75% Verletzungen des Bewegungsapparates einschließlich 25% Wirbelsäulenverletzungen, in etwa 2/3 Schädelhirntraumata und Thoraxtraumata und in 1/3 ein Bauchtrauma finden:

*Schädel-Hirn-Trauma*

Leitsymptom eines Schädel-Hirn-Traumas ist die Bewußtseinsveränderung (Vigilanzminderung), die sehr rasch durch Ansprechen des Patienten geklärt werden kann. Neben der Bewußtseinslage und Reaktionsfähigkeit sollte die Weite und Lichtreaktion der Pupille sowie herdneurologische Symptome erfaßt werden (Paresen bzw. Sensibilitätsstörungen beim noch ansprechbaren Patienten). Die Einschätzung mit Hilfe der Glasgow Coma Scale ist bei der Erstbeurteilung unerläßlich, da einerseits polytraumatisierte Patienten häufig ein begleitendes Schädel-Hirn-Trauma aufweisen, andererseits die Letalität dadurch um ca. den Faktor 6 ansteigt.

*Wirbelsäulenverletzung*

Die Suche nach Leitsymptomen eines Schädel-Hirn-Traumas schließt teilweise bereits die Beurteilung der Wirbelsäule mit ein. So wird man beim wachen Patienten eine Parese bzw. Sensibilitätsstörung sofort erkennen können. Das Leitsymptom der zugehörenden Wirbelsäulenverletzung ist der Schmerz (Spontanschmerz, Klopfschmerz bzw. Kompressionsschmerz) über der Wirbelsäule im betreffenden Segment. Prellmarken oder Achsenfehlstellungen können ebenfalls auf eine Wirbelfraktur hinweisen. Beim bewußtseinsgetrübten Patienten ist die Erfassung dieser klinischen Symptome sehr erschwert und manchmal sogar unmöglich. Mit Hilfe von Schmerzreizen an allen vier Extremitäten achtet man auf Bewegung der betroffenen Extremität, die auf die Integrität der afferenten und efferenten zentralen und peripheren Nervenbahnen hinweist. Allerdings ist die Aussage dieser Untersuchung bei tiefbewußtlosen Patienten oder bei peripheren Nervenläsionen (z.B. infolge einer Nervenüberdehnung bei Luxation oder durch Hämatomdruck) stark eingeschränkt. Die Erhebung des Reflexstatus ist unter Notfallbedingungen oft nicht möglich, und man sollte auch nicht zu viel Zeit darauf verschwenden. Viel wesentlicher ist die Faustregel, daß bei allen bewußtseinsgetrübten Patienten, insbesondere bei Rasanztraumen, potentiell von einer Wirbelsäulenverletzung auszugehen ist. So ist heute bei ca. jedem vierten Polytrauma damit zu rechnen. Die Anlage einer Halskrawatte und die Lagerung in einer Vakuummatratze ist daher immer notwendig.

*Thoraxtrauma*

Bei einem Polytrauma ist mit einer Beteiligung des Thorax in über 50% zu rechnen, und bei ca. einem Drittel aller Unfalltoten stellt dies die unmittelbare Todesursache dar. Besonders bei Rasanztraumen mit stumpfen Trauma, wobei auch Verletzungen durch den Sicherheitsgurt eine Rolle spielen, ist bis zum Beweis des Gegenteils von einer Thoraxverletzung auszugehen. Der hohe Stellenwert des Erkennens einer Thoraxverletzung bei der primären Notfalldiagnostik liegt in der Dynamik und der Dramatik, mit der sich entsprechende Komplikationen wie der Spannungspneumothorax bzw. die Mediastinalverlagerung mit Einflußstauung und konsekutiver Hypoxie und Kreislaufstillstand ausbilden können. Die spezifische Maßnahme bei einem Spannungspneumothorax stellt die Thoraxdrainage dar, ggf. nach Probepunktion mit einer 1er Kanüle (s. Kap. 1.6.1). Ansonsten beeinflußt das Vorliegen eines Thoraxtraumas die Indikation zur Intubation entscheidend.

*Bauch- und Beckentrauma*

Das Leitsymptom des stumpfen Abdomentraumas

ist beim wachen Patienten der Schmerz und die zunehmende Bauchdeckenspannung mit Umfangszunahme; Symptome, die beim bewußtseinsgetrübten oder intubierten Patienten nicht oder nur unsicher zu erkennen sind. Wegweiser einer Verdachtsdiagnose sind dann Prellmarken, der potentielle Verletzungsmechanismus (z. B. das abdominelle Überrolltrauma) und ein manifester Volumenmangelschock, u. a. wenn andere relevante Blutungsursachen ausscheiden. Trotz fehlender spezifischer präklinischer therapeutischer Maßnahmen ist die Verdachtsdiagnose äußerst wichtig, da sie die Notwendigkeit eines möglichst schnellen Transportes in die nächstgelegene chirurgische Klinik erzwingt.

Ähnliches gilt für die Beckenverletzung, die häufig mit einer ausgedehnten retroperitonealen Blutung einhergeht. Die Notfalldiagnostik wird die Verdachtsdiagnose bei der bimanuellen Kompression des Beckens anhand der Instabilität des knöchernen Ringes bzw. der Krepitationen stellen. Ebenso können Prellmarken und ein perineales bzw. Skrotalhämatom erste klinische Zeichen sein. Der massive Volumenmangelschock, bei vielleicht unauffälligem abdominellem Tastbefund, bestärkt diese Verdachtsdiagnose.

*Extremitätenverletzungen*

Die Extremitätenverletzung, ob als Fraktur (geschlossen oder offen) oder Luxation, ist in der Regel die Verletzung, die für den Laienhelfer am beeindruckensten, aber in ihrer Relevanz für die Prognose des polytraumatisierten Patienten von untergeordneter Bedeutung ist. Oft wird man schon durch die Fehlstellung bzw. offene Verletzung der Extremität oder durch die massive Schmerzäußerung des wachen Patienten bzw. eine abnorme Beweglichkeit und Krepitation beim bewußtlosen Patienten bei der orientierenden Durchbewegung bzw. Palpation auf die Diagnose hingewiesen. Bereits die Erstdiagnostik beinhaltet die Palpation zentraler Pulse. Wenn Zeit besteht, sollten dann in der weiterführenden Diagnostik auch die peripheren Pulse aufgesucht werden, um frühzeitig eine Gefäßverletzung erkennen zu können und gegebenenfalls in der Planung der Zielklinik mit zu berücksichtigen. Wichtig ist, aus der Gesamtschau der Extremitätenverletzungen einen Überblick über den möglichen Verletzungsmechanismus zu erhalten, um auch das Ausmaß des Blutverlustes abschätzen zu können.

## 4.4 Prognose und Trauma-Scores

Aus dem Verletzungsmuster des «vielfachverletzten» Patienten alleine kann die Gefährdung nicht sicher beurteilt werden. Es zeigte sich, daß der Verlauf mehr von der Schwere der Einzelverletzung und weniger von der Summation verletzter Organabschnitte bestimmt wird. Die Gesamtletalität bewegt sich je nach Zusammensetzung des Krankengutes heute bei 15–30%, wobei jedoch durchaus Verletzungskombinationen mit deutlich erhöhtem Letalitätsrisiko auszumachen sind. So erhöht sich das relative Risiko massiv, wenn ein begleitendes schweres Schädel-Hirn-Trauma vorliegt, und steigert sich darüber hinaus auf über 40–50%, wenn ein Thoraxtrauma dazukommt. Auch das Abdominaltrauma ist als Kombinationsverletzung, besonders mit einem Schädel-Hirn-Trauma, mit einem erhöhten Risiko verbunden, wobei besonders Leberrupturen und Magen-Darm-Verletzungen als prognostisch ernst zu beurteilen sind. Bei den Skelettverletzungen läßt sich keine Einzelverletzung, auch nicht die offene Fraktur, mit wesentlicher Risikoerhöhung quoad vitam definieren.

Aus der Schwierigkeit, verschiedene traumatische Verletzungen besonders hinsichtlich der lebensbedrohlichen Zustände zu klassifizieren, wurde schon früh versucht, Score-Systeme zu entwickeln, die zum einen die Vergleichbarkeit und zum anderen – noch wichtiger – eine prognostische Beurteilung der Patienten gestatten sollten. Am Verbreitetsten ist der «Injury-Severity-Score» (ISS), der sich anatomisch-morphologisch an den verletzten Körperregionen orientiert und in Abhängigkeit vom Ausmaß der Verletzung für jede Körperregion Punkte vergibt, die dann addiert werden (Tab. 1-8). Von den sechs maßgeblichen Körperregionen – Kopf und Hals, Gesicht, Thorax, Abdomen, Extremitäten, Weichteile – werden die Punktwerte der drei am stärksten betroffenen Regionen quadriert und dann addiert. Der ISS kann so zwischen 1 und 75 Punkten liegen. Die bekannten Nachteile sind die Umständlichkeit der Bestimmung mit Tafeln der nach Schweregrad ge-

*Tabelle 1-8:* Injury Severity Score zur Beurteilung Polytraumatisierter.

| | Schweregrad 1 | 2 | 3 | 4 | 5 |
|---|---|---|---|---|---|
| Allgemein | kleinere Weichteilverletzung | Verbrennung von 10–20% ausgedehnte Weichteilverletzung an 1 oder 2 Extremitäten | 3.gradige Verbrennung von 20–30% ausgedehnte Weichteilverletzung an > 2 Extremitäten | 2.–3.gradige Verbrennungen von 30–50% ausgedehnte Weichteilverletzung mit bedrohlicher Blutung | 2.–3.gradige Verbrennungen > 50% KO |
| Kopf/Hals | Schädeltrauma ohne Bewußtseinstrübung HWS-Schleudertrauma ohne pathologischen Röntgenbefund | Schädeltrauma mit unter 15 min Bewußtlosigkeit ohne retrograde Amnesie HWS-Schleudertrauma mit röntgenologischen Zeichen | Schädel-Hirn-Trauma mit Bewußtlosigkeit > 15 min ohne Seitenzeichen, retrograde Amnesie bis 3 h dislozierte Frakturen von Kalotte, Mittelgesicht, Orbita oder Nasennebenhöhlen, HWS-Fraktur ohne Rückenmarkverletzung Zerstörung des Auges, Optikusabriß | Schädel-Hirn-Trauma mit Bewußtlosigkeit > 15 min oder Seitenzeichen retrograde Amnesie 3–12 h mehrfache Schädelfrakturen | Schädel-Hirn-Trauma mit Bewußtlosigkeit > 24 h retrograde Amnesie >12 h intrakranielle Blutung Hirndruckerhöhung HWS-Fraktur mit Querschnittssymptomatik |
| Thorax | Thoraxprellung | einfache Rippen-/Sternumfraktur Kontusion ohne Atmungsbehinderung | mehrfache Rippenfrakturen und Lungenkontusion ohne Atembehinderung Pneumothorax Hämatothorax Zwerchfellruptur | offenes Thoraxtrauma instabiler Thorax Pneumomediastinum Perikardverletzung Herzkontusion ohne Kreislaufbeeinträchtigung | Thoraxverletzung mit schwerer Atembehinderung Trachealabriß Hämomediastinum Aortenruptur Myokardruptur schwere Herzkontusion |
| Abdomen | Bauchwandkontusion | ausgedehnte Kontusion des Abdomens | Kontusion von Bauchorganen retroperitoneales Hämatom extraperitoneale Blasenruptur Ureter- und Urethraverletzung BWS- und LWS-Frakturen ohne Neurologie | weniger schwere Verletzung vom Abdominalorganen (Milz-/Nierenruptur, Pankreasschwanzkontusion) intraperitoneale Blasenruptur Genitalverletzung BWS-/LWS-Fraktur mit Querschnittssymptomatik | Ruptur oder Perforation abdomineller Organe außer Milz, Niere, Blase oder Pankreasschwanz |
| Extremitäten | Verstauchung, Fraktur von Fingern/Zehen | geschlossene Frakturen von Becken-/Röhrenknochen Verstauchung großer Gelenke | dislozierte geschlossene oder einfache offene Röhrenknochenfrakturen, dislozierte Beckenfraktur mehrfache Hand-/Fußfrakturen, Luxationen großer Gefäße Verletzung von großen Extremitätennerven/-gefäßen | mehrfache Röhrenknochenfrakturen Gliedmaßenamputation | mehrfach offene Röhrenknochenfrakturen |

staffelten Diagnosen und, daß dem Schädel-Hirn-Trauma im Verhältnis zu seiner Bedeutung zu wenig Gewicht beigemessen wird. Zudem können gleiche ISS-Werte sehr inhomogene Gruppen von Verletzungen enthalten. Im deutschsprachigen Raum wurde der Polytraumaschlüssel (PTS) der Medizinischen Hochschule Hannover entwickelt; er hat aufgrund einer neuen Gewichtung der Verletzungen und Berücksichtigung des Alters eine höhere Aussagekraft, aber präklinisch keine weitere Verbreitung gefunden.

Besser wird das klinische Zustandbild des Patienten durch die Definition von physiologisch orientierten Scores widergespiegelt. Der bekannteste von ihnen, der «Trauma-Score» (TS) beurteilt den Patienten anhand von vier einfach zu erhebenden kardio-pulmonalen Variablen und dem Neurostatus mit Hilfe der Glasgow Coma Scale. In seiner überarbeiteten und gekürzten Form (RTS) hat er seine Effizienz und einfache Handbarkeit bewiesen.

Der Stellenwert der Anwendung von Traumascores in der Notfallmedizin liegt in der Ergänzung zu klinischen Befunden, um bei der Einschätzung der Verletzungsschwere zu helfen, was besonders in der Ausbildungssituation von Nutzen sein kann. Man sollte einen Traumascore nicht zur frühzeitigen individuellen Prognoseabschätzung verwenden, da die prognostische Fähigkeit statistisch nur bei großen Patientenzahlen Gültigkeit besitzt und individuell im Einzelfall große Abweichungen im klinischen Verlauf zu beobachten sind.

## 4.5 Prioritäten der Notfallmaßnahmen

Im Gegensatz zum elektiven, sequentiellen Ablauf von Diagnose und Therapie gilt in der Notfallmedizin, daß die Behandlung des vitalgefährdeten Patienten bereits vor der genauen Diagnose beginnen muß. Diese Gleichzeitigkeit von Diagnose und Therapie erfordert, daß die Rettungsmannschaft als Team koordiniert an die Unfallsituation herantritt.

Die Aufgaben des Notarztes bei der Alarmierung «Trauma» umfassen immer den selben Katalog an Maßnahmen, die zusammen mit den Rettungssanitätern getroffen werden:

1. Beurteilung der Traumasituation, Selbst- und Fremdschutz, Triage, Rettung
2. Erstdiagnostik, Aufrechterhaltung der Vitalfunktionen, lebensrettende Sofortmaßnahmen
3. differenzierte Befunderhebung und spezifische Therapie des Schockzustandes und der Verletzungen
4. Bestimmung und Information der Zielklinik, Transport
5. Übergabe in der Zielklinik.

*Rettung*

Hier tritt die Notwendigkeit des team-approach besonders deutlich hervor. Während bereits bei der Annäherung an den Unfallort taktische Erfordernisse (Nachfordern von weiteren NAW-Systemen, des technischen Hilfsdienstes etc.) bzw. das unter Umständen notwendige technische Gerät abgeschätzt werden kann und von einem Rettungsassistenten über Funk organisiert wird, muß der Notarzt parallel dazu eine Triage durchführen, falls mehrere Verletzte gleichzeitig vorhanden sind. Auch muß er entscheiden, ob eine Rettung ohne weitere Selbstgefährdung möglich und verantwortbar ist.

Als nächster Schritt gilt es zu entscheiden, ob eine «schnelle Rettung» aus der Gefahrenzone erfolgen muß, z.B. bei Vergiftung durch Brandgase, bei Einsturz- bzw. Explosionsgefahr, oder ob eine «geordnete Rettung» durchgeführt werden kann (s. Kap. 1.2). Dies bedeutet eine möglichst schonende Rettung des Patienten, z.B. im eingeklemmten PKW, unter Umständen unter Zuhilfenahme von technischer Spezialausrüstung. Die Rettung des Verletzten und die sachgerechte Lagerung auf einer Vakuummatratze erfolgt heute nicht prinzipiell vor der Erstversorgung, sondern bei geordneter Rettung erst nach dieser.

Standardmäßig sollte bei jedem polytraumatisierten Patienten neben der $O_2$-Gabe und dem Legen eines venösen Zuganges eine Halswirbelsäulenstütze angelegt werden und die endgültige Lagerung in einer Vakuummatratze erfolgen. Während die flache Lagerung den Standard darstellt, ist bei hämodynamisch wirksamem Schock die Schocklagerung auf der Trage mit Kopf-tief-Position vorzuziehen. Gibt es Anhalt für ein Schädel-Hirn-Trauma, sollte der Oberkörper zur Verringerung des intrakraniellen Drucks 30° hochgelagert werden.

## 4.6 Schocktherapie, Intubation und Beatmung als Basismaßnahmen

In der Initialphase steht beim Polytraumatisierten der hämorrhagisch-traumatische Schock im Vordergrund (s. Kap. 2). Der Verblutungstod in den ersten Stunden durch nicht beherrschbaren Schock wird heute nur noch selten gesehen. Typisch war früher noch der protrahierte Schock mit Entwicklung eines Nieren- und später eines Lungenversagens, in dessen Verlauf der Patient innerhalb Tagen verstarb. Heute fürchten wir die konsekutiven späten Organmanifestationen nach effektiv behandeltem, kompensiertem Schock mit spätem Tod im Multiorganversagen.

*Beurteilung des traumatischen Schocks*
Liegen Blutungen nach außen vor, beispielsweise bei offenen Frakturen oder Perforationsverletzungen, ist die Abschätzung des Blutverlustes leichter als bei geschlossenen Frakturen oder stumpfen Bauch-/Thoraxtraumen. Letztendlich sollte man nicht zu viel Zeit und Aufmerksamkeit diesem Punkt widmen, da man bei polytraumatisierten Patienten a priori davon ausgehen kann, daß bereits ein erheblicher Volumenverlust vorliegt, selbst wenn noch keine klaren klinischen Zeichen erkennbar sind. Der oft zitierte Schockindex (systolischer Blutdruck/Pulsfrequenz) ist nicht geeignet, um ein Volumendefizit frühzeitig abzuschätzen, da insbesondere bei jüngeren Patienten die Kompensationsmechanismen des sympathiko-adrenergen Systems auch ein größeres Volumendefizit klinisch längere Zeit verschleiern können. Desorientiertheit kann, wenn ein Schädel-Hirntraumas ausgeschlossen ist, das einzige Zeichen eines Schocks bei zerebraler Minderperfusion darstellen. Eine bessere Abschätzung des voraussichtlichen Volumendefizit läßt mit Einschränkungen das Verletzungsmuster zu.

*Schocktherapie*
Für die Behandlung des traumatisch-hämorrhagischen Schocks sind neben der Blutstillung und Volumentherapie entsprechend der Pathogenese auch die Behebung der Hypoxie, Frakturstabilisierung und Schmerztherapie (Opiate, Neuroleptika bis hin zur Narkoseeinleitung) von Bedeutung. Alle genannten Maßnahmen sind immer noch häufige Fehlerquellen in der Versorgung. Zur Blutstillung kommen nach Schocklagerung neben Druckverbänden beim Beckentrauma auch Anti-Schockhosen zur Anwendung, die ca 30 % des Blutverlustes im Becken- und unteren Extremitätenbereich kompensieren helfen.

Für das Polytrauma gilt die Faustregel, daß der sofortige und massive Volumenersatz, neben der Aufrechterhaltung der Vitalfunktion, die wichtigste Erstmaßnahme darstellt. Über einen ersten peripheren Zugang werden sofort kolloidale Volumenersatzmittel infundiert, bevor ein zweiter dicklumiger Zugang für die weitere Volumentherapie gelegt wird. Innerhalb der Erstversorgung wird man mit 1000 ml Plasmaexpander und 1000 ml Ringerlaktat nie zu hoch liegen. Als Bewertungskriterium für eine ausreichende Volumenzufuhr kann neben Puls und Blutdruck das Sensorium beim nicht-intubierten Patienten, der Kapillarpuls und die periphere Durchblutung verwendet werden. Je ausgeprägter der Schockzustand, desto eher wird man Volumenexpander gegenüber Kristalloiden bevorzugen, da diese nicht so schnell infundiert werden können wie u. U. notwendig (s. Kap. Schock).

*Indikation und Zeitpunkt der Intubation*
Die Indikation zur Intubation von Polytraumapatienten muß sehr großzügig gestellt werden. In folgenden Situationen ist eine Intubation und Beatmung angezeigt:
- Schädel-Hirntrauma, Bewußtseinstrübung (Basismaßnahmen bei SHT, Aspirationsverhinderung)
- ausgeprägter Schock (Schocktherapie zur Verhinderung des MOV)
- Thoraxtrauma (Prophylaxe des ARDS)
- respiratorische Insuffizienz (Dyspnoe, mangelnde Oxygenierung)
- Gesichtsschädelverletzungen (zunehmende Schwellungsgefahr)
- massive Schmerzen (Narkoseeinleitung zur Analgesie).

Im allgemeinen kann die Intubation nach geordneter Rettung und klinischer Untersuchung durchgeführt werden, im Einzelfall jedoch auch vor der Rettung oder als lebensrettende Sofortmaßnahme (s. Kap. 1.5.2). Nur in wenigen Situationen wird vor allem der wenig Geübte auf eine Intubation verzichten können. Ist eine Intubation nicht mehr möglich, muß die Notfallkoniotomie durchgeführt werden (s. Kap. 1.5.3).

Bei der Beatmung sollte prinzipiell eine leichte Hyperventilation zur Therapie eines potentiellen Hirnödems beim Schädel-Hirntrauma eingehalten werden (AMV von ca. 8–10 l bei 70 kg). Bei Kontrolle durch $CO_2$-Messung kann der $pCO_2$ auf etwa 35 mmHg eingestellt werden.

Bei jedem maschinell beatmeten Traumapatienten ist peinlich genau auf die Ausbildung eines Pneumothorax zu achten, der ggf. über eine Thoraxdrainage zu entlasten ist. Im Zweifel sollte eine Probepunktion mit einer Kanüle durchgeführt und auch nicht gezögert werden, gegebenenfalls auch beidseits eine Thoraxdrainage zu legen.

## 4.7 Differenzierte Leitsymptomabhängige Notfallmaßnahmen

(Abb. 1-27)

Für die Prioritäten der Versorgung gilt es, die für das Überleben des Patienten gefährlichste Einzelverletzung zu erkennen und primär zu behandeln. Dabei sollte nicht eine extensive Organ-orientierte klinische Diagnostik durchgeführt werden, sondern eine knappe, auf die wesentlichsten Leitsymptome bezogene Untersuchung. Ist die primär wesentlichste Verletzung erkannt und grundsätzlich versorgt, zeigt die wiederholte, mit zunehmender Sorgfalt durchgeführte Untersuchung dann letztendlich das gesamte Ausmaß des Verletzungsmusters. Das apparative Monitoring durch EKG, Blutdruckmessung und Pulsoxymetrie muß also durch wiederholte Feststellung des körperlichen Status ergänzt werden.

Besteht trotz massiver Volumensubstitution weiterhin ein *schwerer Schock*, ohne daß eine klare Blutungsursache nach außen zu erkennen ist, muß bei unauffälligem Thoraxbefund an eine Blutungsquelle in das Abdomen oder das Becken/Retroperitoneum gedacht werden. Diagnostisch hilft der zunehmende Bauchumfang und gegebenenfalls Bauchdeckenspannung bzw. das instabile Becken weiter. Therapeutisch sind die Möglichkeiten bis auf eine massive Volumensubstitution, gegebenenfalls mit Katecholaminen, und einen möglich raschen Transport in die nächste Klinik gering.

Die Verwendung von sogenannten «Schockhosen (MAST)» ist umstritten, sollte aber bei Verdacht auf schwere Beckenverletzung durchaus in Betracht gezogen werden. Wirkungsprinzip ist die Kompression der Weichteile von außen. Der Druck kann durch die eingebrachte Luftmenge in die Luftkammerhose reguliert werden. Wenn das Anlegen und Aufpumpen der Hose Schwierigkeiten bereitet, sollte allerdings nicht viel Zeit damit verschwendet werden, da der Effekt nur fraglich ist und den Blutverlust sicherlich nur bedingt verzögern kann.

Besteht ein Schockzustand ohne adäquate Blutungsquelle, muß an eine Perikardtamponade, einen Herzinfarkt (auch als Unfallursache), eine Aortenruptur mit Hämatothorax oder einen Spannungspneumothorax gedacht werden. Im Zweifelsfall ist die probatorische Einlage einer Thoraxdrainage und bei erhärtetem klinischen Verdacht die Perikardpunktion indiziert.

Bei *Blutungen nach außen* ist in der Regel die direkte Kompression, nach sterilem Abdecken der Wunde, oder das Anlegen eines Druckverbandes ausreichend. Nur selten wird eine Unterbrechung der zuführenden arteriellen Gefäße an Druckpunkten digital bzw. das Abbinden der Extremitäten notwendig sein. Auch bei allen von außen perforierenden Verletzungen gilt es, primär ein Verbluten zu verhindern. Deshalb sollten perforierende Gegenstände (Pfahl, Holzbrett etc.) in situ für den Transport belassen werden. Ein Prolaps von Abdominalorganen (Darm, Milz etc.) sollte nur steril abgedeckt und nicht reponiert werden. Ebenso wird die offene Thoraxwunde lediglich steril verbunden.

Jede *Extremitätenverletzung* sollte mit einer Luftkammerschiene bzw. in der anmodellierten Erdnußmatratze ruhig gestellt werden, darüberhinaus gelten die im zehnten Teil aufgezeigten Maßnahmen (Reposition, Antibiotika, Verband) auch für Extremitätenverletzungen bei Polytrauma.

Spezifische medikamentöse Maßnahmen wie die Behandlung des erhöhten *Hirndrucks* mit

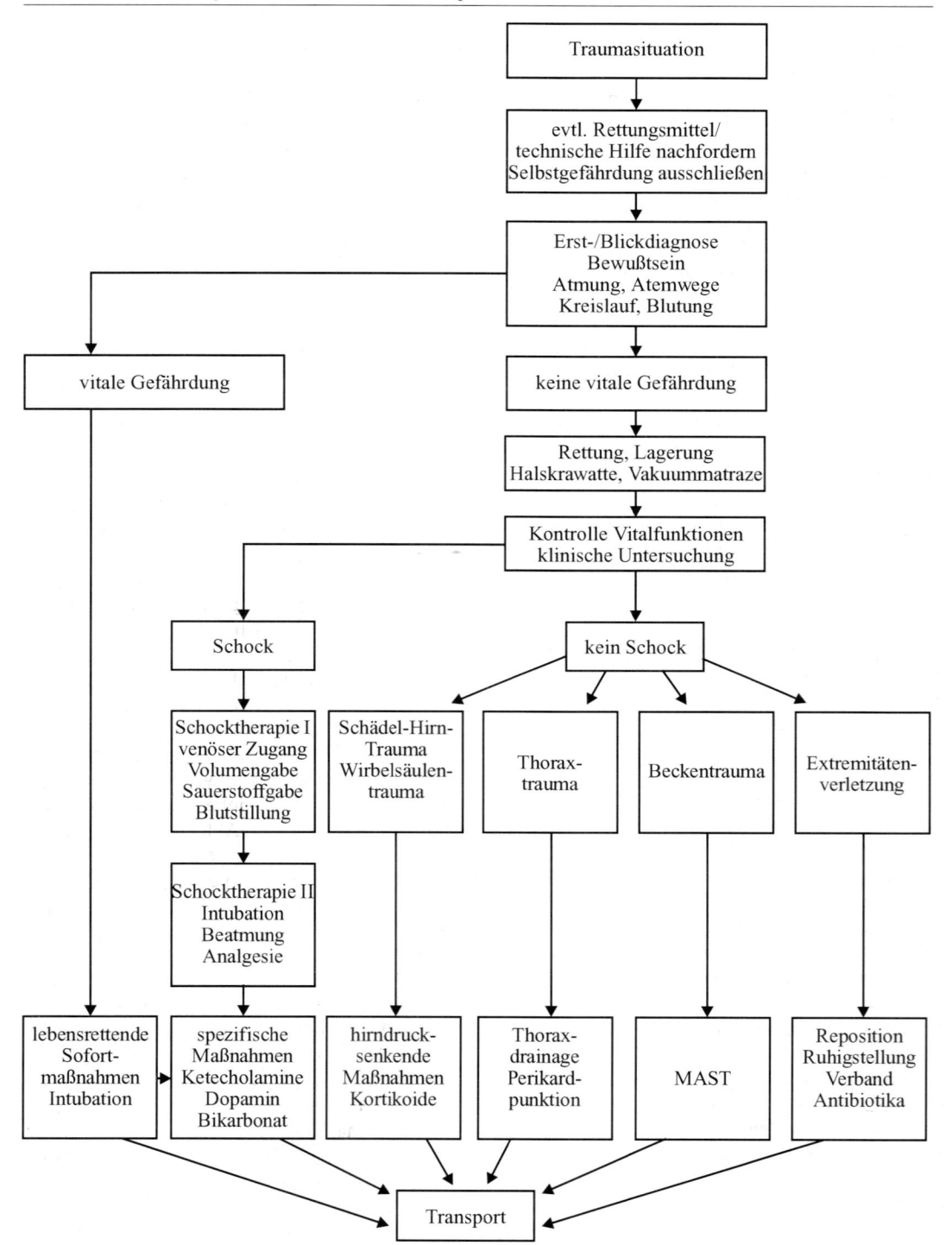

```
                        ┌─────────────────────┐
                        │   Traumasituation   │
                        └──────────┬──────────┘
                                   ▼
                   ┌───────────────────────────────┐
                   │  evtl. Rettungsmittel/        │
                   │  technische Hilfe nachfordern │
                   │  Selbstgefährdung ausschließen│
                   └───────────────┬───────────────┘
                                   ▼
                        ┌─────────────────────┐
                        │  Erst-/Blickdiagnose│
                        │     Bewußtsein      │
                        │  Atmung, Atemwege   │
                        │  Kreislauf, Blutung │
                        └──────────┬──────────┘
```

Flussdiagramm – Verzweigungen:

- **vitale Gefährdung** → lebensrettende Sofortmaßnahmen Intubation → spezifische Maßnahmen Ketecholamine Dopamin Bikarbonat → Transport

- **keine vitale Gefährdung** → Rettung, Lagerung, Halskrawatte, Vakuummatraze → Kontrolle Vitalfunktionen, klinische Untersuchung
  - **Schock** → Schocktherapie I (venöser Zugang, Volumengabe, Sauerstoffgabe, Blutstillung) → Schocktherapie II (Intubation, Beatmung, Analgesie) → spezifische Maßnahmen Ketecholamine Dopamin Bikarbonat
  - **kein Schock** →
    - Schädel-Hirn-Trauma / Wirbelsäulentrauma → hirndrucksenkende Maßnahmen, Kortikoide
    - Thoraxtrauma → Thoraxdrainage, Perikardpunktion
    - Beckentrauma → MAST
    - Extremitätenverletzung → Reposition, Ruhigstellung, Verband, Antibiotika

Alle Pfade münden in **Transport**.

*Abbildung 1-27:* Differenziertes Vorgehen bei Polytrauma.

Mannit sind selten erforderlich. Da häufig eine begleitende Wirbelsäulenverletzung nicht ausgeschlossen werden kann, ist die Applikation von Kortikoiden gerechtfertigt. Allerdings gibt es bislang trotz mehrerer Studien keinen Hinweis dafür, daß Kortikoide ein Schädel-Hirn-Trauma günstig beeinflussen können. Je nach Situation können zur Kreislaufunterstützung und zur Normalisierung des Säure-Basenhaushaltes Katecholamine, v. a. Dopamin, und Bikarbonat eingesetzt werden.

die oft entscheidenden Informationen über Patientenvorgeschichte, Unfallmechanismus, Zeitpunkt, primäre Neurologie und allgemeine Erstbefunde und Entwicklung. Auch sollten alle Maßnahmen, insbesondere Medikamentengaben, aufgezeichnet und weitervermittelt werden. Die reibungslose Informationsübermittlung und Übergabe des Patienten in der Notaufnahme ist ein entscheidender Schnittpunkt in der Gesamtversorgung des Polytrauma (s. Kap. 1).

## 4.8 Transport und Übergabe

Mit Ausnahme des nicht beherrschbaren hämorrhagischen Schocks, z.B. bei schwerem Torsotrauma, sollte der Transport erst nach Stabilisierung der Vitalfunktionen erfolgen, um die Gesamtsituation nicht durch das zusätzliche «Transporttrauma» bei unzureichender Versorgung zu aggravieren. Wichtig ist der schonende und schmerzfreie Transport, was Anwendung von Analgetika, Narkoseeinleitung, aber auch Schrittempo mit dem Notarztwagen bedeuten kann. Ist die Zielklinik aufgrund der Anforderungen (Neurochirurgie, Wirbelsäulenverletzung, schweres Beckentrauma, Thoraxtrauma) weiter entfernt, sollte ein Rettungshubschrauber angefordert werden.

Während des Transports müssen die Vitalfunktionen mit Pulsoxymeter, EKG, Blutdruckmessung kontinuierlich überwacht werden. Die Volumentherapie und ggf. die Katcholaminzufuhr ist den Bedürfnissen anzupassen, ebenso wie die Sedierung und Analgesie.

Wichtig ist die Vorabinformation der Klinik zur Vorbereitung des Aufnahmeteams, zur Alarmierung von Konsiliardiensten und zur Bereitstellung von Blutkonserven, Diagnostikverfahren und Op-Kapazität. Auch kann bereits während des Transports Blut zur Blutgruppenbestimmung und zur Laboruntersuchung abgenommen werden. Lebenswichtig kann die Kontrolle der Lunge und der Atmung sein, da sich auch jetzt noch ein Spannungspneumothorax entwickeln kann. Auf keinen Fall dürfen Thoraxdrainagen abgeklemmt oder abgeknickt sein.

Für die Übergabe sollte ein vollständiges Dokumentationsprotokoll vorliegen. Für das weitere Vorgehen in der Klinik verfügt der Notarzt über

## 4.9 Diagnostische und therapeutische Erstmaßnahmen in der Klinik

In den meisten Kliniken existiert heute ein Schock- oder Notaufnahmeraum für Traumapatienten. Der Patient wird vom diensthabenden Chirurgen und Anästhesisten in Empfang genommen. Während der Anästhesist die Volumentherapie fortführt und ergänzt, wird sich der Chirurg der erneuten Überprüfung des Verletzungsmusters widmen und wie unter 4.3 beschrieben die Körperregionen und Funktionen durchgehen. Im Vordergrund stehen Schädel und Torso mit Thorax-, Abdomen und Beckenverletzungen. Spätestens jetzt erfolgt die Abnahme eines Notfallabors (Blutbild, Gerinnung, Elektrolyte, Blutgruppe, Kreuzblut, Blutgase) sowie das Legen eines zentralen Venenkatheters und einer arteriellen Nadel unter sterilen Bedingungen durch den Narkosearzt zur kontinuierlichen Überwachung der Kreislauf- und Beatmungssituation. Der Chirurg wird entscheiden, ob die Einlage einer Thoraxdrainage erforderlich ist, einen Blasenkatheter legen und bei Schock oder Verdacht auf Bauchtrauma eine Sonographie des Abdomens oder eine diagnostische Peritoneallavage zum Nachweis eines Hämoperitoneums durchführen. Bei Beherrschung der Sonographie wird diese heute mit über 97 % Sensitivität gegenüber der Lavage bevorzugt, die zwar den Vorteil einer kontinuierlichen Überwachung während der weiteren operativen Versorgung aufweist, jedoch durch zusätzliche Komplikationsgefahren belastet ist.

Anhand des neurologischen Status wird die Indikation zu einem Schädel-CT geklärt. Anschließend erfolgt die radiologische Abklärung der ver-

*Tabelle 1-9:* Behandlungsphasen beim Polytrauma.

Prähospitalphase

| | | |
|---|---|---|
| I | Akut- und Reanimationsphase | Lebensrettende Sofortmaßnahmen mit vital indizierten Operationen. 1. Operationsphase: lebensbedrohliche operationspflichtige Verletzungen, Torsotrauma, Blutungsstillung, Hirntraumen |
| II | Stabilisierungsphase | 2. Operationsphase: dringliche Operationen (Torsotrauma ohne Vitalbedrohung, offene Frakturen, Gefäßverletzungen) und Stabilisierung der Organfunktionen |
| III | Intensivphase | bei labilem Allgemeinzustand Kreislauf- und allgemeine Organfunktionsunterstützung |
| IV | Regenerationsphase | geplante Operationen, 3. Operationsphase (geschlossene Frakturen, Gesichtsfrakturen) |
| V | Rehabilitationsphase | |

*Tabelle 1-10:* Diagnostik- und Behandlungsprioritäten bei häufigen Verletzungen im Rahmen eines Polytraumas.

| Traumaregion und Frequenz | Prähospitalphase | Reanimationsphase | II. Phase– (III. Phase) | IV. Phase | V. Phase |
|---|---|---|---|---|---|
| Traumatischer Schock (100%) | Volumentherapie Blutstillung Sauerstoff Intubation Beatmung Analgesie | Transfusionen *Labor, ZVK* *Blutgase* | *art. Katheter* | | |
| SHT (60–90%) | Kortikoide Beatmung | CCT Trepanation Drainage | Op bei offener Fraktur Drucksonde | | |
| Gesichtsschädel (20%) | Koniotomie (?) | Koniotomie Tracheotomie Tamponade | Röntgen/CCT Op bei Augenverletzungen Op schwerer Kieferfrakt. | definitive Op-Versorgung (Mund-Kiefer-Gesicht/HNO) | |
| Wirbelsäule (25%) | Halskrawatte Vakuummatratze Kortikoide | | *Röntgen/CT/NMR* Op bei Neurologie | Op instabiler Frakturen | |
| Thoraxtrauma (50–65%) | Sauerstoff Beatmung Pleuradrainage Perikardpunktion | *Rö-Thorax* *Herzecho/CT* Notfall-Op bei schwerer Blutung, Herztamponade | Op bei schwerer Blutung, Bronchusruptur mit Pneu *Bronchoskopie* *CT/Angio bei V. Aortenruptur* Op bei Aortenruptur | | |
| Abdominaltrauma (25–30%) | Transportpriorität | *Sonographie/Lavage* Notfall-Op bei schwerer Blutung | Sonographie/Lavage/CT Op bei V. a. Hohlorganverletzung, Parenchymorganverletzung, Zwerchfellruptur | | |
| Beckentrauma (25%) | MAST (?) | *Röntgen* (Becken/IUG) *Blasenkatheter* | operative Stabilisierung bei Blutung Angio/Embolisation bei Blutung Op von Urogenitalverletzungen, Anorektalverletzungen | definitive op. Versorgung | |
| Extremitätentrauma (75%) | Lagerung/Analgesie, Verband/Antibiotika Reposition | *Röntgen/Doppler* Op bei schwerer Blutung kompletter Ischämie | Angiographie bei Pulslosigkeit Op bei offener Fraktur, Gefäß- und Nervenverletzung | Op von geschlossenen/Gelenkfrakturen | |

letzten Regionen, wobei Rö-Thorax, Schädel, Becken und gesamte Wirbelsäule zum Routineprogramm gehören.

Die wichtigste Aufgabe in der Notaufnahme ist die Festlegung von Prioritäten in Diagnostik und Versorgung und die Festlegung eines Versorgungsplanes entsprechend den ersten drei Behandlungsphasen beim Mehrfachverletzten (Tab. 1-9, 1-10). Je nach Zustand können z. Bsp. Operationen der Phase II oder III auch vorgezogen ablaufen, wenn primär keine vitalen Eingriffe in der I. Phase notwendig werden und die komplette bildgebende Diagnostik abläuft. Auch muß primär geklärt werden, ob weitere Fachkonsiliare akut hinzugezogen werden müssen (Augenarzt, HNO- oder Kieferchirurg, Neurochirurg, Urologe).

## 4.10 Klinische Behandlungsphasen beim Polytrauma

*Akut- oder Reanimationsphase*
Hierzu gehören neben den üblichen lebensrettenden Maßnahmen zur Behandlung von Atemstörungen und Schock/Blutungen die lebenserhaltenden Sofortoperationen. Im Rahmen einer ersten Operationsphase haben Intubation und Beatmung, Drainage eines Pneumothorax oder eines Hämoperikards sowie Blutstillung durch Notfall-Laparotomie bei Abdominaltrauma vor weiterer Röntgendiagnostik und Schädel-CT Vorrang. Nur bei Verdacht auf eine bedrohliche intrakranielle Blutung sollte auch hier das Schädel-CT primär erfolgen, um ggf. gleichzeitig oder primär ein Hämatom neurochirurgisch zu entlasten bzw. Liquordrainage und intrakranielle Druckmessung anzulegen.

*Stabilisierungsphase mit dringlichen Operationen*
Nach Abwendung und Beherrschung vital bedrohlicher Störungen steht die Stabilisierung der Vitalfunktionen zunächst im Vordergrund. Durch Volumentherapie und Einsatz von Medikamenten (s. Schocktherapie, Kap. 2.4.3) sollte die Hämodynamik normalisiert werden, meßbar am Herzzeitvolumen, ggf. Pulmonalisdrucken, Laktat und Blutgasen. Die Urinausscheidung sollte ebenso wie die Gerinnungsparameter, Elektrolyte und der Gasaustausch in den Normbereich geführt werden. Hierzu sind differenzierte intensivmedizinische Maßnahmen im Operationssaal, im Schockraum oder auf der Intensivstation vorzunehmen. Bei dringlichen Operationen schließt sich diese Phase ggf. im Operationssaal unmittelbar der I. Behandlungsphase an. Wie bei der simultanen Versorgung von Schädel-Hirnverletzungen und Abdominalverletzungen in der I. Phase können auch hier weitere Verletzungen simultan versorgt werden. Je nach allgemeiner Situation kann jedoch vor allem bei schwerem Schädel-Hirn-Trauma die baldige Verlegung auf eine Intensivstation die Dauer der II. Operationsphase bestimmen.

*Intensivphase*
Nach der klinischen Primärversorgung innerhalb der ersten 24 Stunden folgt ein mehrere Tage dauerndes Intervall mit relativ labilen Organfunktionen. In dieser Phase entscheidet sich der weitere Verlauf, so daß am Tag 5–7 entweder eine Normalisierung oder eine kritische Funktionsstörung entsprechend den Mechanismen der systemischen Inflammationsreaktion (s. Kap. 2) eintreten kann. Operative Maßnahmen sollten in dieser Zeitspanne sehr zurückhaltend vorgenomen werden.

*Regenerationsphase*
Erst wenn sich die systemische Entzündungsreaktion erholt hat (erkennbar an den Laborparametern, am Wasserhaushalt mit spontaner Negativbilanz, Stoffwechsel, Lungenfunktion und anderen Parametern), sind die geplanten Operationen, wie die Versorgung von Gelenk- und Röhrenknochenfrakturen oder Mittelgesichtsverletzungen sowie die sekundäre Weichteilversorgung indiziert. Provisorisch versorgte Frakturen können jetzt definitiv einem Verfahrenswechsel zugeführt werden, wenn nicht Komplikationen des traumatischen Schocks im Sinne des Multiorganversagens die Situation komplizieren.

*Rehabilitationsphase*
Maßnahmen der körperlichen und sozialen Rehabilitation müssen schon während der Intensivbehandlung einsetzen. Nach Abschluß der operativen Therapie bzw. der kritischen Intensivphase stehen sie jedoch ganz im Vordergrund des Gesamtkonzeptes. In dieser Phase können weitere

Operationen mit dem Ziel von Funktionsverbesserung notwendig werden. Die Dauer dieser Rehabilitation, die spezielle Maßnahmen in Rehabilitationseinrichtungen erfordert, kann viele Monate in Anspruch nehmen und hängt wesentlich auch von neurologischen Defektzuständen ab. Somit entscheidet neben dem primären Traumaschweregrad die Suffizienz der Erstversorgung und der weiteren klinischen Behandlung über den Rehabilitationserfolg.

# 5. Verbrennungen

K.-W. Jauch

Da die absolute Zahl der schwer Brandverletzten nicht sehr hoch ist und in der Bundesrepublik jedes Jahr nur etwa 1 000 Brandverletzte stationär behandelt werden, wird ihrem Schicksal bei uns wenig Beachtung zuteil. Dies äußert sich in der kleinen Anzahl von Spezialeinrichtungen bzw. Betten für Brandverletzte. Andererseits führen nur wenige Erkrankungen zu einer derart offensichtlichen Lebensgefährdung und dauerhaften Schädigung wie Verbrennungen, und selten ist die persönliche Erfahrung der behandelnden Ärzte von so gravierender Bedeutung für die Prognose. Noch vor 30 Jahren hatte ein Patient mit einer Verbrennung von 30% der Körperoberfläche kaum Überlebenschancen, während in Brandverletztenzentren selbst einem Patient mit 70% verbrannter Körperoberfläche heute eine 50%-Chance zum Überleben gegeben wird. Angesichts dieser eindrücklichen Entwicklung erscheint die Kapazität der Brandverletzten-Betten in Zentren in der Bundesrepublik Deutschland immer noch als zu gering.

## 5.1 Definition, Ursachen und Prognose

Die Verbrennung ist eine durch unphysiologisch hohe Temperatur hervorgerufene Verletzung. Jede Form von Wärmeeinwirkung auf die Haut kann hierzu führen. Es kommt zu thermischen Schäden, wenn die Wärmeregulationsfähigkeit der Haut überschritten wird. Das Ausmaß der Schädigung wird von der Höhe und Einwirkungsdauer der Temperatur bestimmt. Die sofortige Kühlung in

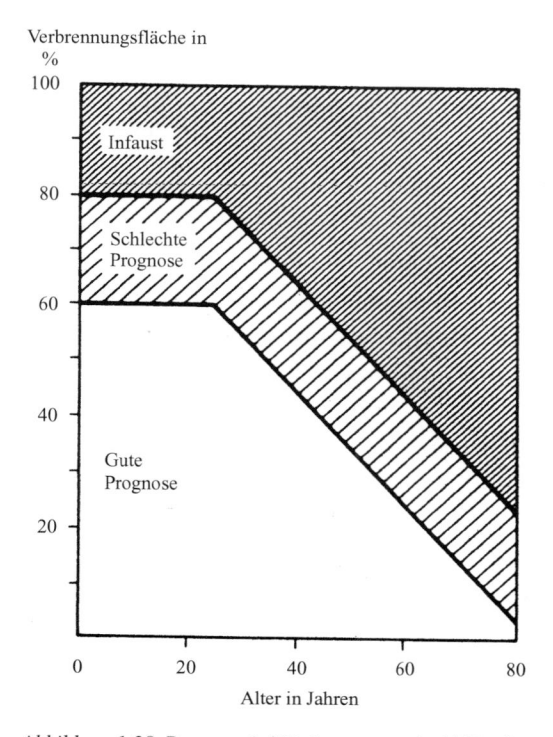

*Abbildung 1-28:* Prognose bei Verbrennungen in Abhängigkeit von Verbrennungsausdehnung und Alter des Patienten.

Form der Kaltwasserbehandlung kann das Schädigungsausmaß entscheidend reduzieren.

Auf eine Hitzeeinwirkung ab etwa 45°C reagiert die Haut mit einem Erythem, ab 55°C kommt es zu Blasenbildung und über 60°C kommt es infolge von Eiweißkoagulation und Denaturierung zu Nekrosen.

Häufigste Schädigungsarten sind Strahlung (Sonne, UV-Strahler), heiße Flüssigkeiten und Wasserdampf (Verbrühungen vor allem bei Kleinkindern durch Herunterziehen von Töpfen), Explosionen (Industrieunfälle, Verbrennungen im Kriegsfall), heiße Gegenstände (Herdplatte, Bügeleisen), elektro-thermische Schädigungen, Flammeneinwirkung (Brände, Stichflammen beim Grillen, offenes Feuer), sowie mechanische Reibung (z. B. an Seilen). Insgesamt rechnen wir in der Bundesrepublik mit 10 000 Verbrennungen im Jahr, wovon 90% auf Unachtsamkeit zurückzuführen sind.

Die Prognose wird vom Ausmaß der Verbrennung, von der Verbrennungstiefe und dem Alter des Patienten bestimmt. Die suffiziente Erstversorgung am Unfallort und in der Klinik ist ebenso entscheidend wie die Weiterbehandlung in einem gut ausgerüsteten Zentrum. Eine grobe Information zur Überlebenschance gibt Abbildung 1-28 nach Erfahrungen von Muir und Barclay, wobei allerdings die Gefährdung von Kleinkindern nicht so klar ersichtlich wird, da diese meist sehr rasch große Verbrennungsausmaße aufweisen.

*Beurteilung der Verbrennungsausdehnung*
Zum raschen Überblick genügt zunächst die Neuner-Regel nach Wallace (Abb. 1-29). Ausserdem kann die Handflächenregel angewandt werden, nach der die Handfläche einem Prozent der Körperoberfläche entspricht. Bei der Erstversorgung in der Klinik ist dann eine exaktere Abschätzung und Dokumentation, möglichst mit einer Schemazeichnung oder Skizze wie z. B. im Ergänzungsbericht der Unfallversicherungsträger vorzunehmen (Abb. 1-32 a und b).

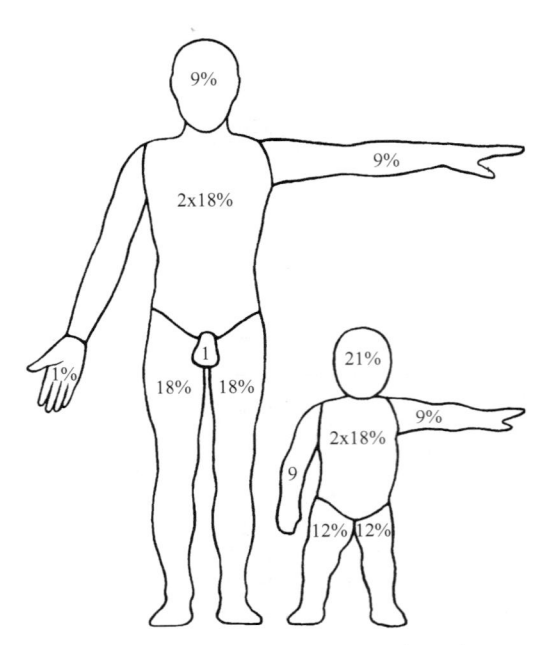

*Abbildung 1-29:* Schema zur Abschätzung der verbrannten Körperoberfläche («Neunerregel»).

## 5.2 Pathophysiologie und Diagnostik

Leitsymptom der Verbrennung ist zunächst die lokale Brandwunde, die jedoch sekundär zu systemischen Effekten mit der Gefahr des Verbrennungsschocks und der Verbrennungskrankheit führt.

### 5.2.1 Die Brandwunde

Für die Beurteilung des Patienten ist das Abschätzen von Ausdehnung und Tiefe der Verbrennung entscheidend.

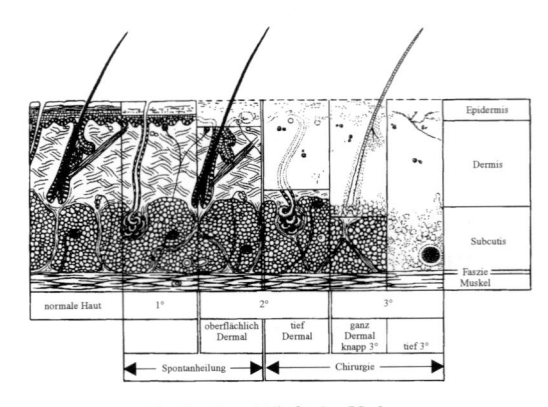

*Abbildung 1-30:* Grad und Tiefe der Verbrennungen.

Eine ambulante Behandlung ist nur bei Verbrennungen unter 10% bei Erwachsenen und unter 5% bei Kindern zu vertreten. Alle Patienten mit grösseren betroffenen Arealen müssen stationär behandelt werden. Das gilt ebenso für Verbrennungen im Gesicht, an Händen und Füssen, am Perineum und am Genitale. Bei Verbrennungen über 20% (bzw. bei Kindern über 10%) ist mit einem Verbrennungsschock zu rechnen und die Behandlung in einem Zentrum anzuraten, ebenso bei allen Kleinkindern.

*Abschätzung der Verbrennungstiefe*

Wir unterscheiden drei Grade der Verbrennung:
- das Erythem
- die Brandblase
- die Nekrose

Von einer viertgradigen Verbrennung kann man sprechen, wenn die tiefere Faszien- und Muskelschicht mitbetroffen ist (Abb. 1-31, Tab. 1-11).

Bei einer erstgradigen Verbrennung kommt es zur Hyperämie und klinisch zur Rötung

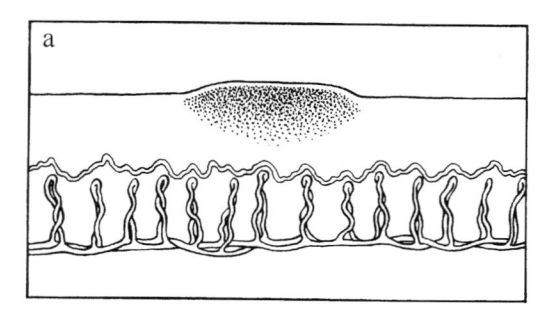

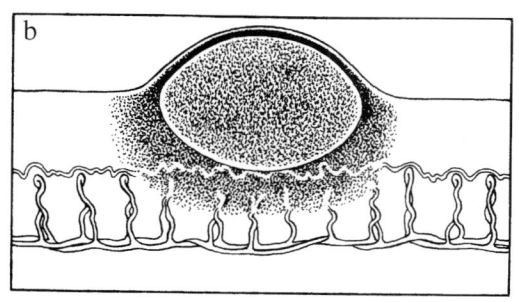

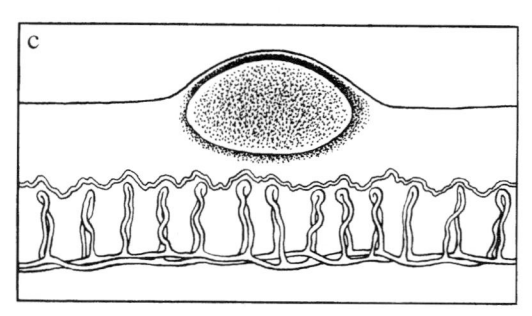

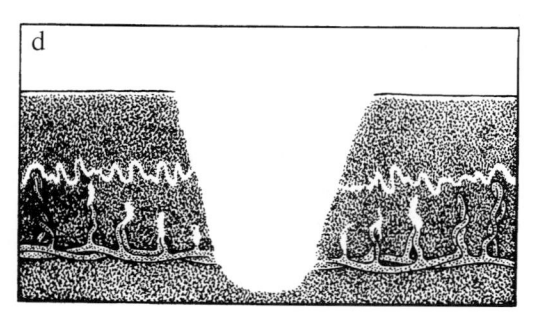

*Abbildung 1-31:* Schweregrade der Verbrennung. a. Erster Grad: Verbrennungserythem, keine Narbenbildung. b. Zweiter Grad: oberflächliche Blasenbildung, Blasengrund rot. Keine Narbe. c. Zweiter Grad: ganze Epidermis beteiligt, Blasengrund weiß. Oft später Narbe. d. Dritter Grad: Epidermis und Korium zerstört, trockene weiße oder schwarze Nekrose der ganzen Hautdicke.

*Tabelle 1-11:* Schweregrade der Verbrennung.

|  | Tiefe | Aussehen | Empfinden | Heilungsdauer | Narbenbildung |
|---|---|---|---|---|---|
| 1. Grad | Ödem der Epidermis | Erythem | sehr schmerzhaft | 3–6 Tage | keine |
| 2. Grad | a) Epidermis obere Hälfte | Blase mit rotem Grund | sehr schmerzhaft | 10–14 Tage | keine oder wenig störende Narbenbildung |
|  | b) ganze Epidermis | Blase mit weißem Grund |  | 25–35 Tage | deutliche Narbenbildung |
| 3. Grad | Epidermis+Korium: ganze Hautdicke | Trockene Ledernekrose: perlweiß oder schwarz verkohlt | schmerzlos | Nekrosen stoßen sich in 3–5–6 Tagen ab | starke Narbenbildung |

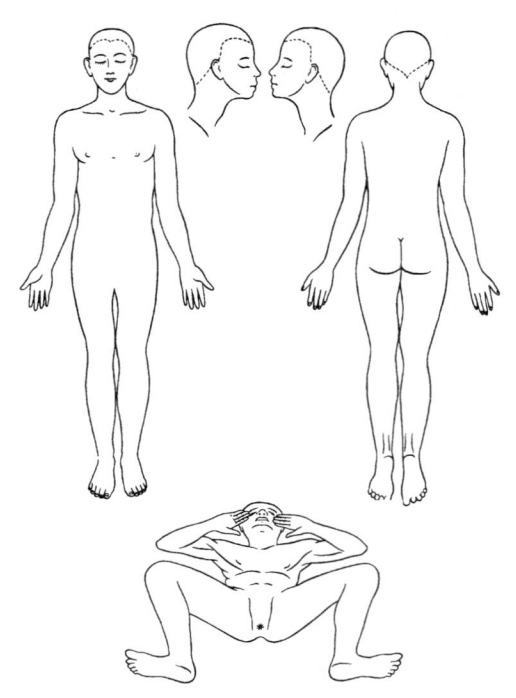

*Abbildung 1-32:* Dokumentationsbogen für Verbrennungspatienten.

(Erythem). Die lokale Vasodilatation mit erhöhtem Flüssigkeitsdurchtritt führt erst nach einigen Stunden zum Ödem und bei entsprechender Ausdehnung zum Volumenmangelschock.

Bei zweitgradiger Verbrennung kommt es durch Exsudation mit Flüssigkeitsansammlung unter der Kutis zur Blasenbildung. Bei oberflächlicher zweitgradiger Verbrennung ist eine Ausheilung ohne Narbenbildung möglich, da das Corium intakt bleibt. Reicht die zweitgradige Verbrennung tiefer, so wird das denaturierte Eiweiß als weißer Blasengrund sichtbar. Diese tiefe dermale Verbrennung heilt nur mit starker Narbenbildung aus, weshalb hier eine chirurgische Intervention notwendig wird.

Bei der drittgradigen Verbrennung ist die gesamte Haut infolge der Denaturierung weiß oder schwarz verkohlt. Da die Nervenfasern und Hautanhangsgebilde mitzerstört sind, ist die Wunde lokal nicht mehr schmerzempfindlich (Prüfung mit Nadel).

Die Verbrennungstiefe wird oft zunächst unterschätzt. Die Verbrennungswunde verändert sich in den ersten Stunden und Tagen, und lässt das endgültige Tiefenausmaß erst im Verlauf genau abschätzen. Die lokale Verbrennung weist zentral eine Nekrosezone und peripher eine Zone der Durchblutungsstase (Vasokonstriktion), sowie eine Hyperämiezone auf. Vor allem diese Hyperämie- und die Stasezone können durch Kühlung und Volumenzufuhr in ihrer Ausdehnung und Schädigungstiefe wesentlich reduziert und günstig beeinflußt werden.

*Wundheilung und Komplikationen*
Oberflächliche erst- und zweitgradige Verbrennungen heilen vom Wundgrund her durch Epithelisierung in ein bis zwei Wochen aus. Tiefe zweit- und drittgradige Verbrennungen heilen immer sekundär. Die Wundkontraktion durch Fibroblasten bedingt meist ungünstige Narbenbildung mit funktionellen und kosmetischen Problemen. Deshalb ist ein chirurgisches Eingreifen innerhalb weniger Tage anzuraten. Andernfalls sind aufwendige, oft sogar mehrfache plastisch rekonstruktive Eingriffe im Spätverlauf notwendig.

Systemische Gefahren der Verbrennungswunde sind neben dem Flüssigkeitsverlust und der Toxinbildung die bakterielle Infektion mit Bakterieneinschwemmung und Sepsis.

### 5.2.2 Die Verbrennungskrankheit

Die allgemeinen Veränderungen nach einer Verbrennung werden auch als Verbrennungskrankheit zusammengefaßt. Dabei können der Verbrennungsschock mit seinen zwei Frühphasen und eine Spätphase der eigentlichen Verbrennungskrankheit unterschieden werden.

*Frühphase I: Verbrennungsschock durch Volumenverlust*

Innerhalb der ersten zwei bis drei Tage steht der Verbrennungsschock im Vordergrund, der bei allen Verbrennungen über 10% der Körperoberfläche bei Erwachsenen bzw. 5% bei Kindern droht.

Durch Schädigung der Kapillaren mit Permeabilitätserhöhung – lokal durch die Brandwunde und systemisch durch die Freisetzung von Histamin, Kininen und andere Substanzen – kommt es zu Wasser-, Kalium- und Proteinverlusten in den Extravasalraum (Sequestration, Ödeme). Ausserdem führt die Exsudation über die Wunde nach außen zu Flüssigkeitsverlusten. Der Flüssigkeitsverlust entwickelt sich sehr rasch schon innerhalb der ersten zwei Stunden, er erzielt sein Maximum nach etwa 24 Stunden. Beendet wird er nach zwei bis drei Tagen durch Rückbildung der Kapillarpermeabilität.

Parallel hierzu entwickelt sich intravasal eine Hypovolämie mit Hämokonzentration und Hypernatriämie, folgend eine Mikrozirkulationsstörung durch Stase, Erhöhung der Blutviskosität und reaktive Vasokonstriktion. In letzter Konsequenz resultiert makrozirkulatorisch eine Verminderung des Herzzeitvolumens und eine periphere Minderperfusion – mit hypoxisch bedingter metabolischer Azidose.

Auf zellulärer Ebene bedingt die hypertone Dehydratation mit verminderter Sauerstoffversorgung eine Funktionsstörung mit entsprechenden reversiblen oder irreversiblen Organinsuffizienzen (s. u.).

*Frühphase II: Ödemrückresorption*

Nach 24–72 Stunden, wenn sich das Kapillarleck wieder zurückbildet, folgt die Phase der Ödemrückresorption, die zwei bis drei Wochen dauern kann. Zunächst kommt es zu erhöhter Wasser- und Elektrolytausscheidung über die Nieren. Gefahr droht dabei durch Elektrolytentgleisungen. Bei ungenügender Ausscheidung droht Hämodilution mit Hypervolämie und Überlastung des Herzens. Besonders der Natrium-, Kalium- und Kalziumhaushalt muß in dieser Phase engmaschig kontrolliert werden.

*Spätphase der Verbrennungskrankheit*

Während früher die genannten Flüssigkeitsverschiebungen in den ersten Tagen die Haupttodesursache darstellten, drohen heute – nach weitgehender Beherrschung des Schockgeschehens – die späteren Organfunktionsstörungen und die Sepsis den Genesungsverlauf zu gefährden (Abb. 1-33):

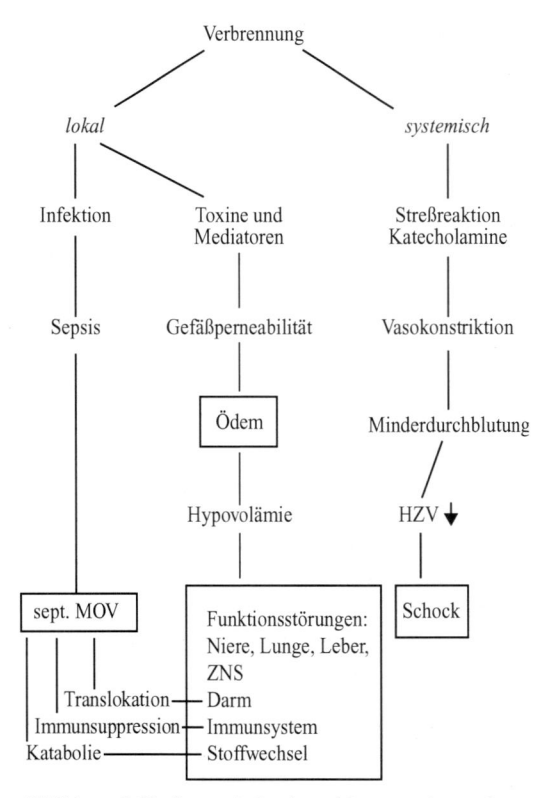

*Abbildung 1-33:* Systemische Auswirkungen einer schweren Verbrennung.

*Niere:* Als erstes Organ reagiert zumeist sie mit einem prärenalen Versagen auf Hypovolämie und Minderperfusion. Die Kontrolle der Urinausscheidung stellt daher den wichtigsten Parameter der Volumenzufuhr dar. Das Unterschreiten eines Urinvolumens von mindestens 50 ml/Stunde bzw. beim Kind von 1 ml/kg Körpergewicht/Stunde bedeutet ein absolutes Alarmsignal. Neben einem prärenalen Nierenversagen kann es durch Toxin-, Hämoglobin- sowie Myoglobineinschwemmung auch zu einem Tubulusschaden mit renalem Nierenversagen wie bei «Crush-Niere» kommen.

*Lunge:* Sie kann durch ein Inhalationstrauma direkt geschädigt worden sein; oder es kommt durch die Ödembildung zu einer Diffusionseinschränkung, zu interstitiellem und alveolärem Ödem mit Übergang in ein ARDS, bei Fibrosierung in ein terminales Lungenversagen. Gefürchtet ist ausserdem die Pneumonie.

*Gastrointestinaltrakt:* Hier führt das Ödem und die Minderperfusion zu einem paralytischen Ileus, zu Mukosaatrophie mit Schleimhauterosionen und Ulcerationen. Durch die Schädigung der Mukosa kann es zum Übertritt von Bakterien und Bakterienbestandteilen, wie Endotoxin, ins Blut kommen (Translokation). Klinisch resultiert bei der Einschränkung der Immunabwehr eine systemische Infektion mit septischem Krankheitsbild. Eine Prophylaxe kann durch Darmdekontamination, frühe enterale Ernährung und Behebung der Minderperfusion erfolgen. Gefürchtet sind ausserdem Streßblutungen des Magens (deshalb Ulkusprophylaxe!) und eine Leberinsuffizienz mit verminderter Synthese von Funktionsproteinen, Immunglobulinen, Gerinnungsfaktoren sowie einer gestörten Detoxifikation.

*ZNS:* Das ZNS kann durch Elektrolytverschiebungen, Hirnödem, Minderperfusion, Stoffwechselentgleisungen und Sepsis mit verschiedenen Graden der Bewußtseinsstörung (Koma, Delir, Durchgangssysndrom) reagieren und die Betreuung erschweren.

*Stoffwechsel:* Die hormonellen Reaktionen führen zu massivem Eiweißabbau und Erhöhung des Energieumsatzes. Diese Katabolie kann bis zur Entwicklung eines Multiorganversagens (MOV) führen und wegen des oft Monate anhaltenden Eiweißabbaus den Genesungsverlauf entscheidend verzögern. Der optimalen Ernährung kommt daher große klinische Bedeutung zu.

*Immunsystem:* Ganz im Vordergrund klinischen und wissenschaftlichen Interesses steht heute die sogenannte posttraumatische Immunsuppression nach Verbrennung. Neben dem Verlust der Immunglobuline kommt es auch zu einer Beeinträchtigung des zellulären Abwehrsystems mit Reduktion der Lymphozyten, v. a. der T-Helferzellen und einem relativen Überwiegen der Suppressorzellen, so daß die Erkennung (Opsonierung) und Elimination von Bakterien und Toxinen gestört ist. Belastend kommen die erhöhte Exposition von Keimen und deren Eintreten der Multiresistenz hinzu. Folge ist schließlich die Sepsis mit oft letalem Ausgang, weshalb der Infektprophylaxe größte Bedeutung zukommt.

## 5.3 Therapie

Die therapeutischen Maßnahmen gelten zum einen der Brandwunde und andererseits den systemischen Veränderungen. Für beide Bereiche gilt es, möglichst früh einzugreifen, um das Schadensausmaß zu begrenzen und Komplikationen vorzubeugen. Zu unterscheiden sind Sofortmaßnahmen im Sinne der Erstmaßnahmen und klinischen Erstversorgung, die anschliessende Intensivtherapie und die Lokalbehandlung der Verbrennung.

### 5.3.1 Erstmaßnahmen

1. An erster Stelle steht die Bergung des Verletzten und die Unterbrechung der Hitzeinwirkung. Flammen oder brennende Kleidungsstücke sind zu löschen bzw. zu entfernen.

2. Als Sofortmaßnahme sollte schon von Laien oder Angehörigen mit einer Kaltwasseranwendung begonnen werden. Vorteilhaft ist das schonende Abbrausen mit etwa 12–20 °C kaltem Wasser oder das Eintauchen des verbrannten Körperteils in kühles Wasser über etwa 15 bis 20 Minuten bis zum Nachlassen des Schmerzes. Diese Sofortmaßnahme führt zur Unterbrechung der weiteren Hitzeinwirkung, zu Schmerzlinderung und wegen verminderter Ödembildung zu geringeren Kreislaufeffekten. Eiswasser und vor allem bei Kindern eine Un-

terkühlung durch großflächige Anwendung von kaltem Wasser sollte vermieden werden.
3. Im Anschluß an die Kaltwasserbehandlung sollten die Wunden steril abgedeckt werden (Brandwundenverband, Metalline-Tücher etc.).
4. Ärztliche Sofortmaßnahmen (s. u.) schon am Unfallort beinhalten Infusionstherapie, Sauerstoffgabe und Schmerzbehandlung, welche je nach Unfallbild ggf. schon vor der Bergung und Lokalbehandlung erfolgen. Beim Inhalationstrauma, weniger bei Verbrennungen im Gesicht (hier entwickelt sich das gefürchtete Ödem erst innerhalb von Stunden), kann auch die sofortige Intubation und Gabe von Cortison-Dosieraerosol (Auxiloson-Dosier-AerosolR) erforderlich sein.

Als ersten Volumenersatz bevorzugen wir die Gabe von etwa 500 ml Ringerlaktat oder Elektrolytlösung in den ersten 30 Minuten. Zur Schmerzbekämfung kann man je nach persönlicher Erfahrung die Gabe von Morphin (10 mg Ampulle auf 10 ml verdünnt, 2,5–5 ml langsam iv.) oder Ketanest (6–10 mg/kg Körpergewicht i.m. oder 0,5 mg/kg Körpergewicht langsam iv.), sowie bei Exzitation Valium (5–10 mg langsam iv., cave Atemdepression!) verwenden.

## 5.3.2 Klinische bzw. notärztliche Erstversorgung

Die Sofortmaßnahmen bei Erstaufnahme in der Klinik entsprechen denjenigen, die der Arzt ggf. schon am Unfallort durchführt. Die Aufmerksamkeit gilt zunächst der Einschätzung der Vitalfunktionen.

*Diagnostik*
Durch den klinischen Blick werden Atmung, Kreislauf und zerebraler Zustand erfaßt. Tasten des Pulses, klinische Beurteilung der peripheren Durchblutung und Temperatur, Ansprechbarkeit des Patienten. Ggf. erfolgen lebenserhaltende Sofortmaßnahmen, vor allem bei Kombinationsverletzungen und Inhalationstrauma mit frühzeitiger Intubation (s. Erster Teil: Schock und Reanimation).

*Venöser Zugang und Volumengabe*
Als Erstmaßnahme erfolgt das Legen eines großlumigen Zugangs zur Volumentherapie, sowie ggf. weiterer Zugänge auch zur gleichzeitigen Blutabnahme (Blutbild, Elektrolyte, Nierenwerte, Gerinnung, Leberwerte, Blutzucker, Eiweiß, Blutgruppe). Ein peripherer Zugang im Bereich gesunder Haut wird bevorzugt, um zunächst etwa 1000 ml Ringerlaktat innerhalb 60 Minuten zu infundieren. Ein zentralvenöser Zugang ist zur ersten raschen Volumengabe ungeeignet, denn er soll wegen der Infektionsgefahr unbedingt erst elektiv unter strengen aseptischen Bedingungen gelegt werden.

*Anamneseerhebung*
Zur Abschätzung der Verbrennungstiefe und Prognose stellt die Frage nach der Art des Traumas einen wesentlichen Anhalt dar. Außerdem ist nach vorbestehenden Erkrankungen und Begleitverletzungen zu fragen.

*Schmerzbekämpfung und Sedierung*
Für die Schmerzbekämpfung sollten gut steuerbare intravenöse Analgetika/Hypnotika verwandt werden, wobei vor allem auf die Atemdepression geachtet werden muß. Morphin, Dolantin, Ketanest und Midazolam finden neben anderen, je nach persönlicher Erfahrung, Anwendung.

## 5.3.3 Weitere klinische Versorgung

Nach diesen Sofortmaßnahmen erfolgt die differenzierte «elektiv-dringliche» Diagnostik und Therapie.

*Diagnostik (zweite Phase)*
Erneute Überprüfung und Dokumentation der Vitalfunktionen (Herzfrequenz, Blutdruck, Atmung, ZNS).

Differenzierte Beurteilung der Organfunktionen durch:
– Messung der Urinausscheidung (Blasenkatheter, suprapubische Blasenfistel/CystofixR)
– EKG-Ableitung
– Blutgasanalyse und Pulsoxymetrie.

Beurteilung des Verbrennungsausmaßes und der Verbrennungstiefe am entkleideten Patienten und Befunddokumentation (Neunerregel s. o.).

Berechnung des weiteren Infusionsprogramms anhand der verbrannten Körperoberfläche, wobei im allgemeinen von einer Infusionsmenge von 4 ml/kg KG/% verbrannter Körperoberfläche (KOF nach Baxter) ausgegangen werden kann (s. Kap. 2.3.4).

Bei Verdacht auf Atemwegsbeteiligung kann jetzt eine elektive Intubation und ggf. Bronchoskopie erfolgen.

*Lokale Wundversorgung*
Nach Abschluß der allgemeinen Maßnahmen erfolgt die lokale Wundversorgung unter entprechender Analgesie und aseptischen Bedingungen (Operationsraum). Zunächst kann durch Abbrausen und Sprühen (Waterjetgerät) eine Reinigung durchgeführt werden. Intakte Blasen werden punktiert, zerrissene Brandblasen abgetragen und Wundabstriche entnommen. Auf steriles Vorgehen (steriler Kittel, Mundschutz, Handschuhe) muß absolut geachtet werden, um nicht bereits jetzt eine Kontamination mit «Hospitalkeimen» zu provozieren. Auf die Wunden kann eine antiseptische Salbe oder Gaze (Betaisodona®, Flammazine®, Silbernitrat 0,5%) aufgetragen werden, immer wird steril abgedeckt. Lokale Antibiotika sollten nicht appliziert werden, da sie resorbiert werden können, resistente Keime selektionieren und eine sterile Wunde ohnehin nicht erzielt werden kann. Die Verschorfung mit Mercurochrom oder Silbernitrat wird bei erstgradigen Verbrennungen immer noch bevorzugt angewandt. Bei zweit- oder drittgradigen Wunden ist sie zugunsten der primären Exzision oder Salbenbehandlung verlassen.

*Notfalloperationen, Entlastungsschnitte*
Notfalleingriffe wie Tracheotomie und Escharotomie sind nur sehr selten indiziert. Sie stellen auch Gefahren dar, so daß die Indikationsstellung und die Durchführung möglichst durch einen in der Behandlung von Brandverletzten erfahrenen Arzt erfolgen sollte.

Bei der Escharotomie wird lediglich die Brandwunde bis ins Subkutangewebe gespalten und dann mit einem Hämostyptikum oder Kunsthaut (Epigard®) gedeckt. Die S-förmige Schnittführung verhindert strangförmige Narbenkontrakturen (Abb. 1-34). Die Escharotomie selbst ist schmerzlos, da nur die verbrannte Wunde gespalten wird. Ist die Inzision primär schmerzhaft, so muß die Indikation überprüft werden.

Die Faszien- bzw. Verbrennungswundenspaltung kann eine Eintrittspforte für Erreger darstellen. Oft ist deshalb eine primäre Wundexzision mit plastischer Deckung vorzuziehen (Escharektomie). Stehen solche therapeutischen Überlegungen an, sollte jedoch erwogen werden, den Patienten in ein entsprechendes Zentrum zu verlegen.

Bei zirkulären Verbrennungen im Bereich der Extremitäten und bei Stromverletzungen kann das Ödem eine Abflußstörung und ein Kompartment-

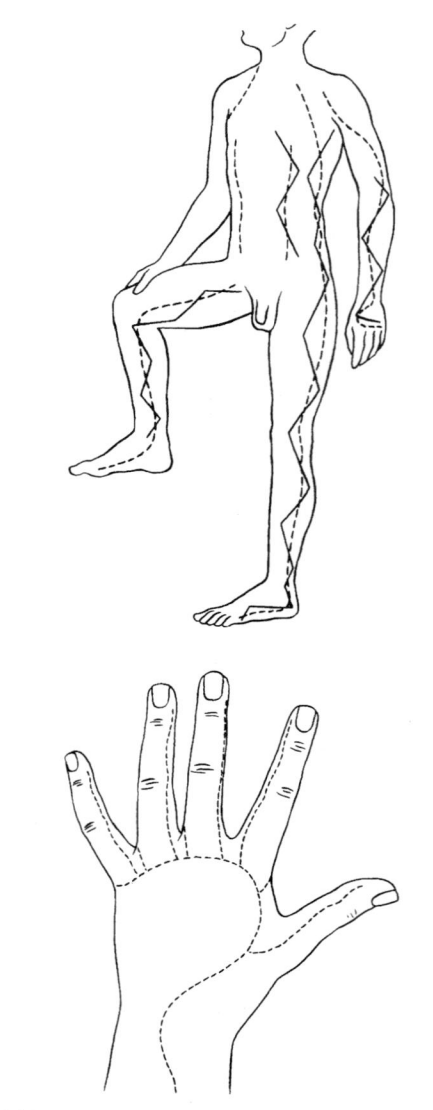

*Abbildung 1-34:* Schnittlinien bei der Escharotomie.

syndrom hervorrufen. Durch Hochlagerung der verbrannten Extremität kann hier oft eine ausreichende Prophylaxe erfolgen.

*Tetanusprophylaxe*
Bei jeder Brandwunde sollte eine Tetanusimpfung mit Toxoid (0,5 ml i. m.), bei länger als zehn Jahre zurückliegender Impfung die simultane Immunisierung mit Toxoid und 250 I.E. Tetanusimmunglobulin erfolgen.

*Aufstellung eines Behandlungsplanes, Verlegung des Patienten*
Bei allen Brandverletzten, die durch Verbrennungskrankheit und Infektion bedroht sind, ist die Verlegung in ein Zentrum für Brandverletzte zu erwägen. Im allgemeinen heißt das bei mehr als 20% tiefer verbrannter KOF bei Erwachsenen und mehr als 10% bei Kindern. Außerdem stellen ein Inhalationstrauma und Verbrennungen im Gesicht, an Händen und Füßen, an Damm und Genitale sowie Elektroverbrennungen und begleitende Risikofaktoren eine Verlegungsindikation zum frühestmöglichen Zeitpunkt dar. Im Zweifelsfall sollte zumindest eine telefonische Rücksprache erfolgen. Vom erfahrenen Arzt kann dann ein Behandlungsplan für die weitere Intensiv- und Lokalbehandlung aufgestellt und der jeweiligen Situation angepaßt werden.

### 5.3.4 Intensivtherapie

Die Betreuung eines Brandverletzten in einer Spezialeinheit schließt die Versorgung in einer Einzelboxe mit regelmäßiger Desinfektion, sterilem Arbeiten (Personalschleuse) und einer Raumtemperatur von ca. 31°C zur Reduktion des Flüssigkeits- und Energieverlustes durch Verdunstung mit ein. Dies bedeutet einen enormen personellen Aufwand für die Pflege.

*Volumentherapie*
Die Infusionstherapie richtet sich vor allem *am ersten Tag* nach verschiedenen Infusionsschemata, die sich auf die prozentuale verbrannte Körperoberfläche und das Körpergewicht beziehen. Am bekanntesten und am weitesten verbreitet ist die Formel nach Baxter:

Infusionsmenge in den ersten 24 Stunden = 4 ml Ringerlaktat/% verbrannte KOF/kg KG.

Die Hälfte der errechneten Infusionsmenge wird innerhalb der ersten acht Stunden infundiert. Dies bedeutet bei einem 75 kg schweren Patienten mit 40% verbrannter KOF 4 ml × 40 × 75 = 12 000 ml, davon 6000 ml in den ersten acht Stunden (800 ml/Std.) und 6000 ml in den folgenden 16 Stunden (400 ml/Std.) ab Verbrennung.

Ebenso kann die Ludwigshafener Infusionsformel herangezogen werden. Nach dieser werden am 1. Tag innerhalb der ersten und zweiten vier Stunden sowie der beiden folgenden Acht-Stunden-Intervalle jeweils 1 ml Ringerlaktat/% verbrannte KOF/kg KG infundiert. Unserem Patient (75 kg, 40% verbrannte KOF) werden also (1 ml × 75 × 40 = 3000 ml) je 3000 ml in den Stunden 1–4, 5–8, 9–16 und 17–24 infundiert.

Ringerlaktat wird von uns bevorzugt, da Wasser, Natrium und Puffer (Laktat) in physiologischer Weise die Verluste ausgleichen und Nachteile von Humanalbumin und Plasmaexpandern (Extravasation ins Interstitium mit verzögerter Rückresorption) vermieden werden.

Selbstverständlich wird die Infusionstherapie anhand klinischer Parameter laufend überprüft und angepaßt. Wichtigste Parameter sind hierbei:
– Urinausscheidung (mind. 50 ml/Std. und spezifisches Gewicht unter 1020),
– Zentraler Venendruck (ein zentraler Venenkatheter sollte unter sterilen Bedingungen und nicht notfallmäßig gelegt werden; der Venendruck sollte 2–4 cm Wassersäule betragen),
– Blutdruck und Puls (RR systolisch über 100 mm Hg, Puls unter 120/Min.),
– Hämatokrit (unter 65%, alle 2–3 Stunden gemessen),
– Bewußtsein (Verwirrtheit, Unruhe, Erbrechen, Durst und trockene Zunge sind Zeichen eines Volumenmangels),
– Körpergewicht (mit einer Bettenwaage kann das Körpergewicht täglich bestimmt und somit die Flüssigkeitsbilanz kontrolliert werden),
– Na, K, HCO3 (Elektrolytausgleich langsam anstreben).

Deuten die obigen Parameter auf einen Volumenmangel, so kann durch kurzfristige Gabe eines zusätzlichen Plasmaexpanders (500 ml Hydroxyaethylstärke oder 250 ml Humanalbumin 5%) die

Wirkung einer Volumengabe überprüft werden. Bei unzureichendem Effekt können jedoch je nach Situation auch additive Maßnahmen wie Dopamin zur Besserung der Nierendurchblutung, Arterenol zur Vasokonstriktion, Dobutamin zur Steigerung der Inotropie etc, eingesetzt werden, bevor unkontrolliert viel Volumenersatzlösungen infundiert werden.

Nach Evans werden 1 ml kolloidale Lösung und 1 ml 0,9% NaCl und nach Brooke 0,5 ml kolloidal und 1,5 ml Ringerlaktat/% verbrannte KOF/kg KG in 24 Stunden mit jeweils zusätzlich 2000 ml Glukose 5% infundiert.

Erst am *zweiten Tag*, wenn das Kapillarleck wieder abnimmt, geben wir Humanalbumin oder auch Plasmaexpander. Ab diesem Zeitpunkt kann 1 ml 5% Humanalbumin/% verbrannte KOF/kg KG in 24 Stunden infundiert werden sowie 60 ml kristalloide Lösung pro kg KG.

Die am zweiten Tag insgesamt zu infundierende Menge setzt sich aus der gewünschten Urinmenge (etwa 2400 ml/24 Std.), zusätzlich der Verdunstung über die Haut und dem Verlust über die Brandwunden (4000 ml bzw. 2000 ml/m² verbrannter KOF) minus der angestrebten Gewichtsabnahme zusammen. Die gewünschte Gewichtsabnahme entspricht der Hälfte des Ödems (Gewichtszunahme bzw. positive Bilanz vom Vortag).

Am *dritten Tag* wird die Infusion weitgehend individuell den Gegebenheiten angepaßt, wobei die Formel des zweiten Tages verwandt werden kann. Meist wird am dritten Tag bei stabilen Verhältnissen die lokale Behandlung mit Exzisionen begonnen. Zu diesem Zeitpunkt muß auch die Gefahr der Überwässerung durch Rückresorption der Ödeme bedacht werden. Ggf. kann die Diurese durch Saluretika wie Furosemid noch unterstützt werden (z. B. zunächst Anstoß mit 80 mg i. v., weitere oder höhere Dosen je nach Ansprechen der Nieren).

*Intensivüberwachung*
Wie jeder Intensivpatient muß auch der Brandverletzte in seinen Vitalfunktionen überwacht werden, wobei spezielle Gesichtspunkte zu beachten sind. Die Kontrollintervalle können der klinischen Situation entsprechend von Tag zu Tag allmählich vergrößert werden. Anfangs erfolgen in den ersten 48 Stunden:
– kontinuierliche/stündliche Kontrollen von Temperatur, Atmung, Puls, Herzfrequenz (idealerweise Überwachung durch Monitor: EKG, Atmung mit ggf. arterieller Druckmessung und Pulsoxymetrie zur Bestimmung der Sauerstoffsättigung),
– stündliche Messungen von Urinmenge, ZVD, Magensaft-pH mit Magensaftneutralisierung,
– alle zwei bis vier Stunden Lagerungswechsel, Blutbild, Elektrolyte, Blutzucker, Blutgase,
– zwei- bis dreimal täglich krankengymastische Übungen, Abwaschen, Lokalbehandlung, Flüssigkeitsbilanz
– täglich Gewichtskontrolle, Röntgen-Thorax, Blutkultur, Bakteriologie (Wunde, Urin, Sputum, Blut), großes Labor.

*Ernährung*
Spätestens ab dem dritten Tag, nach Stabilisierung der Vitalfunktionen, sollte auf eine ausreichende Ernährung geachtet werden, da der Patient sonst seine Proteinspeicher massiv abbaut. Der Energiebedarf bzw. Umsatz beträgt oft 40 Kalorien/kg KG und kann nicht oral gedeckt werden. Wenn immer möglich sollte jedoch eine enterale Ernährung, evtl. in Form von normaler Sondenkost oder oraler – nicht hochkalorischer – Trink-Zusatznahrung erfolgen, um eine Atrophie der Darmschleimhaut mit Translokation zu verhindern. Selbstverständlich erlaubt aber erst eine parenterale Ernährung mit Kohlenhydraten, Aminosäuren und Fettlösungen die Deckung des erforderlichen Energiebedarfes, der optimal mit einer indirekten Kaloriemetrie über den Sauerstoffverbrauch gemessen werden kann. Die Eiweißbilanz sollte anhand der Stickstoffausscheidung überwacht werden.

*Infektionsprophylaxe*
Nach der Schockbehandlung liegt das Hauptaugenmerk auf der Verhütung einer bedrohlichen Infektion. Dies beinhaltet sowohl die entsprechende Lokalbehandlung der gefährdeten Brandwunde (s. u.), die Beachtung streng aseptischer Versorgung von Zugängen und Kathetern als auch allgemeine Maßnahmen wie regelmäßige Wundabstriche und Urin- sowie Rachen- bzw. Trachealabstriche und Stuhlkulturen. Eine Infektion durch Translokation aus dem Darm kann durch frühe enterale Ernährung, durch orthograde Darmspülung und selektive Darmdekontamination eventuell verhindert werden. Für die Restitution der syste-

mischen Immunkompetenz erscheint die effektive Schocktherapie entscheidend. Ebenso wichtig sind organisatorische und bauliche Voraussetzungen der Isolierung und entsprechende pflegerische Einhaltung der Asepsis.

Eine generelle Antibiotikaprophylaxe ist abzulehnen. Jedoch sind bei schwersten Verbrennungen über 40% KOF Antibiotika nach entsprechender Keimsituation der Abteilung sowie kurzfristige Gaben bei Interventionen indiziert. Am wichtigsten erscheint uns die frühestmögliche Erkennung einer Infektion und die zielgerichtete Therapie durch regelmäßige bakteriologische Kontrollen.

### 5.3.5 Behandlung der Brandwunde

Behandlungsziel ist die frühestmögliche Entfernung der devitalisierten Haut und die baldige Deckung der gereinigten Wundfläche. Nach der Erstversorgung der Brandwunde erfolgen täglich ein- bis zweimal Verbandwechsel unter strenger Beachtung der Asepsis (Mundschutz, Op-Kittel, Haube, Handschuhe, Springer).

Es kann entweder eine offene Wundbehandlung erfolgen, wobei der Patient im temperierten Verbrennungszimmer nackt auf sterilem Schaumstoff liegt, oder eine geschlossene Behandlung mit Abdecken der verbrannten Hautareale nach Aufbringen der Lokaltherapeutika. Der Vorteil der geschlossenen Wundbehandlung ist die Möglichkeit der Mobilisation.

Ziel der offenen Wundbehandlung ist die Bildung eines trockenen Schorfes, unter dem die Heilung ohne große Infektionsgefahr vonstatten geht. Vorteile dieser Behandlung sind die geringe Schmerzhaftigkeit, welche bei Verbandwechseln keine Narkose erfordert, die ständige Wundkontrolle, der geringe Pflege- und Verbandsaufwand und die Vermeidung zusätzlicher Schädigungen durch Verbände mit Druckstellen. Nicht möglich ist jedoch die offene Behandlung auf einer Allgemeinstation, bei Verbrennungen an den Händen und zirkulär an den Extremitäten.

Bei Verbrennungen an den Händen und im Bereich von Gelenken ist unbedingt eine Salbenbehandlung mit Verband und Ruhigstellung, unterbrochen von täglichen Bewegungsübungen durchzuführen.

*Oberflächenbehandlung*

Prinzipiell kann die Bildung eines Schorfes durch Gerbung mit Mercurochrom oder Silbernitrat angestrebt werden, oder man entschließt sich zu einer Salbenbehandlung mit Polyvidon oder Silbersulfadiazin. Polyvidon kann den Verbrennungsschorf penetrieren und eignet sich daher sehr gut zur Infektionsprophylaxe. Die Salben haben gegenüber der Gerbung den Vorteil, daß es nicht zur früher üblichen Ausbildung harten Schorfes mit Rißbildung kommt, welches die Beweglichkeit schon früh einschränkt. Des weiteren kommen Salben mit Fermenten zum Einsatz, welche enzymatisch die Nekrosen andauen und so den Wundgrund für die Epithelisierung oder Transplantation vorbereiten.

Die Wahl des Vorgehens richtet sich nach Verbrennungstiefe und Lokalisation sowie persönlicher Erfahrung und Verfügbarkeit:

Bei erstgradiger Verbrennung erfolgen tägliche Verbandwechsel mit Silbersulfadiazin oder Polyvidon-Gaze, worauf es rasch zur Abheilung kommt.

Bei zweitgradigen Verbrennungen wird mit einer Salbengaze abgedeckt. Dies dient der Infektprophylaxe und der Vorbereitung der Frühexzision mit Transplantation (ab dem dritten Traumatag).

Bei drittgradigen Verbrennungen ist Polyvidon am günstigsten, da es eine breitere antibakterielle Wirkung besitzt. Dies gilt vor allem, wenn eine Frühexzision nicht erfolgte.

Verbrennungen im Gesicht und an Händen und Füßen sollten auf keinen Fall einer Gerbung zugeführt werden, da hier die Primärexzision absolute Priorität besitzt.

*Operative Behandlung der Brandwunde*

Jede tiefe Verbrennung bedarf der möglichst frühen operativen Behandlung. Umschriebene drittgradige Verbrennungen können direkt nach Aufnahme versorgt werden. Ansonsten ist die operative Versorgung nach Demarkierung der Wunde und Stabilisierung des Allgemeinzustandes im Sinne einer Frühnekrektomie ab dem dritten Tag anzustreben. In einer Sitzung können etwa 20% KOF versorgt werden, so daß ein entsprechender Behandlungsplan mit zwei- bis dreitägigen Intervallen erstellt werden muß.

Durch ein tangentiales Debridement mit Skalpell oder Dermatom wird die Nekrose bis ins Gesunde entfernt. Dabei kann es zu erheblichen Blutungen kommen, und die Beurteilung des Wundgrundes erfordert einige Erfahrung. Durch Auflegen von Wasserstoffperoxidkompressen, Vasokonstringentien und punktueller Elektrokoagulation muss eine gute Blutstillung erreicht werden. Bei tiefen Verbrennungen wird die Nekroseausschneidung bis auf die Faszie durchgeführt, was weniger Blutverlust bedingt. Der Wundgrund wird durch Kompressen feucht gehalten und anschliessend mit Haut versorgt.

Als Hautersatz kommt idealerweise autologe Spalthaut zum Einsatz, die mit dem Elektro- oder Preßluftdermatom von einem unverbrannten Hautareal entnommen wird. Ideale Entnahmestellen sind der Rücken, die Oberschenkel und bei Kleinkindern die Kopfhaut, da hier praktisch keine sichtbaren Narben zurückbleiben und die Haut schnell nachwächst (Mehrfachentnahmen). Durch Einschneiden zum Gittertransplantat (Mesh graft) wird eine Flächenerhöhung auf das 1,5 bis 6 fache erzielt. Eine solche Deckung bleibt jedoch kosmetisch störend und deshalb nicht im Gesicht und an den Handrücken in Frage kommen. Das Transplantat wird mit Nähten und aufgesprühtem Fibrinkleber fixiert, feucht gehalten oder durch einen Schaumstoffverband leicht angedrückt.

Steht bei schweren Verbrennungen nicht ausreichend Eigenhaut zur Verfügung, kann vorübergehend Fremdhaut oder Schweinehaut verwendet werden. Sie heilt zunächst ein, wird aber nach etwa drei Wochen wieder abgestoßen. Weitere Möglichkeiten bieten Keratinozytenkulturen sowie Mischhauttransplantate mit Fremdhaut und kleinen im Abstand von 2–3 cm eingelagerten Eigenhautinseln.

Eine Sofort- oder Primärexzision innerhalb von drei bis fünf Tagen sollte bei Verbrennungen im Gesicht, an Händen, an Füßen, an Hand- und Sprunggelenken, in der Knieregion, an Achsel und Hals sowie an den Hüften erfolgen, um hier die Ausbildung von Kontrakturen zu verhindern.

Bei ausgedehnten Verbrennungen sind Sekundärexzisionen nach 10 bis 20 Tagen vor allem am Stamm und an den Extremitäten nach entsprechender Demarkierung und vor manifester Infektion vorzunehmen. Nach Entfernung des Schorfes wird die Wunde über vier bis sechs Tage durch Schaumstoff- und Folienverbände für eine Hauttransplantation konditioniert.

# 6. Ertrinken, Unterkühlung

W. Wyrwich

Dem primären Ertrinken liegt in der Regel ein Anfüllen der Lungenalveolen mit Flüssigkeit nach Untertauchen des Kopfes und Aspirieren zu Grunde. Abzugrenzen vom primären Ertrinken sind der Badetod und das mittelbare Ertrinken. Beim Badetod können eine Reihe von Ursachen zum plötzlichen Tode führen: Hierzu zählt z. B. der durch Kältereize mit reflektorischer Histaminausschüttung verursachte Schock (Schocktod), der vagalreflektorisch bedingte Herzstillstand (Herztod) oder die labyrinthäre Gleichgewichtsstörung (Ohrentod) sowie auch organische Ursachen (z. B. ein epileptischer Anfall). Das mittelbare Ertrinken führt nach vorangehender Bewußtseinstrübung zum Tod im Wasser. Hierunter fallen der Kälte- und Erschöpfungstod z. B. von Schiffbrüchigen.

Als *Beinahe-Ertrinken* bezeichnet man Zustände von Asphyxie, die zumindest vorübergehend überlebt und damit therapeutischen Bemühungen zugänglich werden.

Innerhalb des primären Ertrinkens werden ferner das trockene und das nasse Ertrinken unterschieden, wobei ersteres durch einen persistierenden Laryngospasmus ohne weitere Aspiration von Wasser gekennzeichnet ist. Insgesamt kommt es jedoch nur bei ca. 10–15% der Ertrinkenden vor.

## 6.1 Inzidenz und Epidemiologie

Außer bei Schiffskatastrophen, bei denen es zum Massenanfall von Ertrinkenden kommt, sind Boots-, Wassersport- und Eisunfälle häufige Ursachen des Ertrinkungstodes. Die statistischen Angaben über die Inzidenz von Ertrinkungs- und Beinahe-Ertrinkungsfällen variieren stark: Während in der Bundesrepublik Deutschland die Zahl der Toten durch Ertrinken bei etwa einem pro 100 000 Personen und Jahr angegeben wird, berichten norwegische Statistiken von etwa neun Toten pro 100 000 Personen und Jahr. Stärkere Übereinstimmungen sind hingegen bei anderen statistischen Größen zu finden. So ist der überwiegende Anteil der Ertrinkungsopfer jünger als 40 Jahre, der Anteil von Kindern unter 10 Jahren liegt zwischen 25 und 35%, etwa 2/3 der Ertrinkungstoten sind männlichen Geschlechts, in der Gruppe der Kinder sogar bis zu 80%. Bei den männlichen Ertrunkenen waren ca. 50% zum Zeitpunkt des Unfalls alkoholisiert.

Für die Häufigkeit von Beinahe-Ertrinkungsfällen gibt es keine harten Daten. In internationalen Statistiken wird von einer bis zu zehn mal höheren Inzidenz des Beinahe-Ertrinkens ausgegangen.

## 6.2 Pathophysiologie

Obwohl sich jeder einzelne Fall von Beinahe-Ertrinken vom anderen unterscheidet, läßt sich ein einheitliches Muster im Ablauf des Ertrinkens erkennen: Nach der Submersion (dem plötzlichen und ungewollten Untertauchen des Kopfes in einer Flüssigkeit) kommt es entweder sofort oder nachdem eine Phase «willkürlichen Luftanhaltens» verstrichen ist, zur Aspiration zunächst nur geringer Mengen Flüssigkeit. Hierauf reagiert der Körper gewöhnlich mit einem Laryngospasmus. In Panik verschluckt das Ertrinkungsopfer nun größere Flüssigkeitsmengen, evtl. kommt es zum Erbrechen. Mit zunehmender Hypoxie gerät der Ertrinkende in fortschreitende Bewußtseinstrübung, die Panikbewegungen erlahmen, es persistieren jedoch noch unwillkürliche Atembewegungen. Bleibt der Laryngospasmus bestehen, wird folglich keine Flüssigkeit aspiriert, liegt das sogenannte «trockene» Ertrinken vor, bei dem alleine die Hypoxie die Schädigung des Patienten bewirkt.

Löst sich der Laryngospasmus beim Eintreten der Bewußtlosigkeit, wird durch die persistierenden unwillkürlichen Atembewegungen Flüssigkeit sowie Fremdmaterial (z. B. Erbrochenes, Algen, Seegras, Sand und Steine) aspiriert. Durch das Vermischen des aspirierten Wassers mit dem Sekret der Atemwege bildet sich Schaum; dadurch wird der pulmonale Gasaustausch weiter behindert.

Die bisher übliche Unterscheidung in Süß- oder Salzwasseraspiration ist für den weiteren Verlauf unwichtig: Die Veränderungen der Elektrolytkonzentrationen im Serum sind passagerer Natur und fast immer ohne klinische Bedeutung, nur in seltenen Fällen kann es bei vermehrter hypotoner Einschwemmung zur Hämolyse mit den damit verbundenen Komplikationen kommen.

Im Vordergrund stehen die Schädigungen, die sich primär am Organ Lunge manifestieren: Flüssigkeitsansammlung im Alveolarbereich führt zur Zunahme der intrapulmonalen Shunts und hierdurch schon zur Hypoxie. Die zusätzliche Zerstörung des Surfactants der Lunge bewirkt einen weiteren Alveolarkollaps, durch hypoxische Schädigung des alveolo-kapillären Systems kommt es zur Exsudation eiweißreichen Sekretes in das Interstitium. Hieraus entwickelt sich das klinische Bild eines interstitiellen Lungenödems, das im weiteren Verlauf (in der Regel innerhalb der ersten zwei Tage) zu einem akuten Lungenversagen (ARDS) führen kann (Abb. 1-35). Das akut exsudative Stadium geht innerhalb von etwa einer Woche in das entzündlich reaktive Stadium über, wobei nun vermehrt Bindegewebszellen und Pneumozyten vom Typ 2 proliferieren. Dieses Stadium kann letztlich

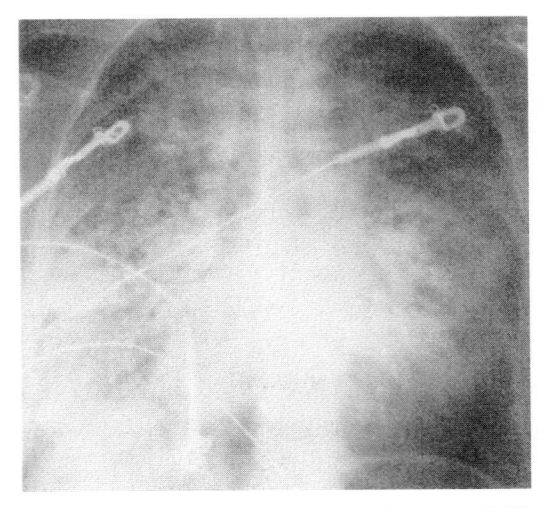

*Abbildung 1-35:* Röntgenaufnahme einer Lunge im ARDS (acute respiratory distress syndrome).

in einer intraalveolären und interstitiellen Lungenfibrose enden. In Abhängigkeit von den funktionellen Veränderungen, die durch die alveoläre Schädigung hervorgerufen werden – nämlich Abnahme der pulmonalen Compliance und Zunahme der intrapulmonalen Shunts bei verändertem Ventilationsperfusionsquotienten – kommt es zu Hypoxämie, Hyperkapnie und zu einer kombinierten respiratorisch-metabolischen Azidose.

Der für die Prognose des Patienten entscheidende Faktor ist der hypoxisch-ischämische Schaden des zentralen Nervensystems: Das Gehirn reagiert auf hypoxisch-ischämische Schädigungen (egal ob es sich hierbei um traumatisch, durch Infarkt oder pulmonal bedingte Grunderkrankungen handelt) uniform mit Störungen der Bluthirnschranke und Zellmembranveränderungen, in deren Folge ein vasogenes Ödem (durch Flüssigkeitseinstrom) sowie ein zytotoxisches Ödem (durch Freisetzung zytotoxischer Aminosäuren und Trägern der Arachidonsäurekaskade aus dem Zellstroma) zu zum Teil massiver Hirnschwellung führen. Ein schwer zu durchbrechender Teufelskreis hat seinen Anfang genommen (Abb. 1-36).

Unter Umständen kann sich eine gleichzeitige extreme Unterkühlung eines beinahe Ertrinkenden für das Gehirn als vorteilhaft erweisen: Die Wärmekonduktion im Wasser läßt einen Körper mehr als 20mal schneller auskühlen als bei gleicher Temperatur in der Luft. Der Sauerstoffverbrauch sinkt ab Körperkerntemperaturen von unter 34°C ab, allerdings steht dem verminderten $O_2$-Verbrauch durch den Abfall des Herzzeitvolumens (bedingt durch Frequenzabfall) auch ein geringeres $O_2$-Angebot gegenüber. Sinkende Kerntemperaturen führen zur progredienten Abnahme der Herzfrequenz und enden schließlich in Kammerflimmern und Asystolie. Eine Veränderung der PQ-Zeit, der QT-Dauer und eine Verbreiterung des QS-Komplexes sind auffällige Zeichen im EKG (Tab. 1-12).

## 6.3 Klinik und Diagnostik

Nach erfolgter Rettung des Patienten, die unter sorgfältigster Beachtung aller Maßnahmen zur eigenen Sicherheit erfolgen sollte (insbesondere bei der Bergung von Patienten in Panik oder nach Einbrüchen ins Eis) beschränkt sich die Primärdiagnostik auf die Feststellung der Vitalfunktionen und etwaiger vorliegender Begleitverletzungen.

## 6.4 Therapie

Ist der Patient ansprechbar und scheint er unversehrt, sollte er trotzdem in ein Krankenhaus gebracht und dort weiter überwacht werden. Ein kontinuierliches Monitoring von Atmung und Kreislauf ist hier nötig, um eine sich anbahnende respiratorische Insuffizienz rechtzeitig bekämpfen zu können.

Ist der Patient bewußtlos, scheint aber ausreichend spontan zu atmen, empfehlen wir die Nachreinigung der Atemwege, die prophylaktische Intubation mit einer milden PEEP-Beatmung oder einer CPAP-Atmung. Kontinuierliches Monitoring von Körperkerntemperatur und EKG und regelmäßige Blutgasanalysen ergänzen die oben aufgeführten Maßnahmen.

Zeigt der Patient einen Atem- und Kreislaufstillstand, wird sofort mit der Reanimation begonnen: Nach Freimachen der Atemwege werden Atemspende und Herzdruckmassage durchgeführt, bis eine Intubation erfolgen kann. Nach Intubation wird der Patient mit einem $FIO_2$ von 1,0 und einem PEEP von mindestens 5 cm $H_2O$ beat-

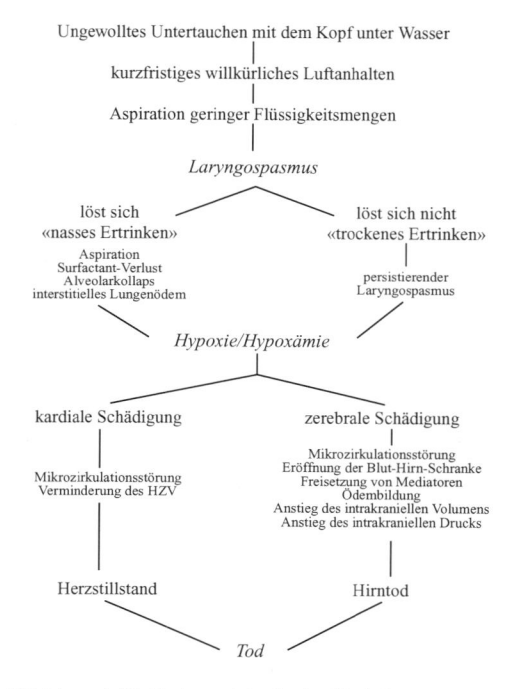

*Abbildung 1-36:* Pathophysiologie des Ertrinkens.

*Tabelle 1-12:* Veränderungen bei Abnahme der Körperkerntemperatur.

| Temperatur | EKG-Veränderungen bei Hypothermie | | | | | Rhythmusstörungen | Zentrales Nervensystem | Zentr. $O_2$-Verbrauch |
|---|---|---|---|---|---|---|---|---|
| | Freq. | PQ-Zeit | QRS-Zeit | QT-Zeit | J-Welle | | | |
| 37°C–34°C | +/– | +/– | +/– | +/– | 0 | Brady-/Tachykardie, Vorhofflimmern | Erregungszunahme | gesteigert bis 3× |
| 34°C–30°C | – | + | + | + | 0 | A-V-Dissoziation, A-V-Block | Erregungsabnahme | +/– |
| 30°C–27°C | — | ++ | + | ++ | + | A-V-Block, Kammerflimmern | Lähmung des Reizleitungssyst. | reduziert bis 0,5× |
| 27°C–24°C | — | +++ | + | +++ | ++ | Kammerflimmern, Asystolie | Hirntod | reduziert bis < 0,25× |

met; da in der Regel von einer metabolischen Azidose ausgegangen werden muß, sollte der Patient hyperventiliert werden. Durch das Legen einer Magensonde wird der intraabdominelle Druck vermindert. Der Transport in eine Klinik erfolgt unter Reanimationsbedingungen, die Reanimation sollte nicht abgebrochen werden, da ein Einsetzen des Kreislaufs erst bei Wiedererwärmung zu erwarten ist.

Des weiteren sollte beachtet werden, daß die Dosierung von Medikamenten bei vorliegender Hypothermie reduziert werden muß, da ihre Wirkung infolge der verlängerten Kreislaufzeit verspätet eintritt und wegen der geringeren Metabolisierungsrate auch erheblich länger anhält.

Häufig ist eine periphere venöse Applikation von Medikamenten durch die starke Zentralisation des Patienten nicht möglich. Dann kann entweder ein zentraler Venenkatheter gelegt werden oder die Medikation über den liegenden Tupus appliziert werden. Eine Defibrillation ist bei Körpertemperaturen unter 30 °C nicht erfolgversprechend.

*Behandlung der Hypothermie*
Bei einer starken Unterkühlung bewirkt die Vasokonstriktion und Zentralisation, daß wenig Wärme nach außen abgeleitet wird: die nicht oder nur minimal durchbluteten Anteile der Körperschale wirken wie eine Isolierung. Bei der langsamen Erwärmung des Körpers in der Klinik wird durch die Applikation vorgewärmter Infusionslösung (bis 42 °C), Beatmung mit angewärmtem, angefeuchtetem Inspirationsgas sowie mit warmen Einläufen oder einer Peritonealdialyse die Körperkerntemperatur stufenweise zu erwärmen versucht. Hierbei ist die intensive kontinuierliche Überwachung des Patienten unabdingbar erforderlich (Temperatur-, EKG-, Blutdruckkontrolle), da die Gefahr des Wiedererwärmungsschocks, des sogenannten «after drops» besteht. Ursächlich ist hierbei die periphere Gefäßweitstellung, wobei angewärmte Flüssigkeit in die Peripherie verlagert wird, dort abkühlt und kaltes Blut aus der Peripherie zurückgeführt wird. Dadurch sinkt die Körperkerntemperatur initial nochmals ab, und in der Folge können Rhythmusstörungen wie Kammerflimmern bis hin zur Asystolie auftreten.

Bei der Therapie zusätzlicher Veränderungen wie z. B. des Säuren-Basen-Haushaltes oder des Elektrolytgleichgewichts sollte entsprechend den engmaschigen Laborkontrollen ausgleichend eingegriffen werden. Eine Pufferung der Azidose mit Bikarbonat sollte erst ab einem arteriellen Ph-Wert von unter 7,2 erfolgen. Hierbei sollten pro kg Körpergewicht 1 Millimol Bikarbonat verabreicht werden. Begleitende andere Komplikationen wie Lungenödem, Hirnödem und Nierenversagen sowie in seltenen Fällen auch Hämolyse müssen entsprechend symptomatisch angegangen werden. Um der generalisierten Hirnschwellung entgegenzuwirken, wird der Einsatz von Kortikosteroiden empfohlen, nach globaler zerebraler Hypoxie sind Kortikosteroide jedoch wirkungslos.

# Literatur

Lavel J.M., Shaw K.N. (1993): Near drowning: Is emergency department cardiopulmonary resuscitation or intensiv care unit resuscitation indicated? Critical Care Medicine 21: 368–373.

Levine D.L., Morris F.C., Toro L.O., Brink L.W., Turner G.R. (1993): Drowning and near drowning. Pediatric Clinics of North America 40:321–336.

Tabeling B.B., Modell J.H. (1983): Fluid administration in crisis oxygen delivery during continuous positive pressure ventilation after fresh water near drowning. Critical Care Medicine 11:693–696.

Gering H., Dörges V., Nielsen H., Schwieder G., Brown J. (1993): Beinahe-Ertrinken – Diskrepanz zwischen Klinik und Pathologischen Veränderungen. Der Notarzt 9:110–115.

# 7. Chirurgischer Streß, parenterale Ernährung

D. Inthorn und W.H. Hartl

Verletzungen, elektive Operationen und systemische Infektionen rufen eine im allgemeinen vorhersehbare physiologische und metabolische Antwort des Organismus hervor, die die Basis für eine gezielte Ernährungstherapie darstellt (Tab. 1-13). In der Regel steigt mit zunehmendem Schweregrad der Homöostasestörung der Energieumsatz an, der Stickstoffverlust nimmt zu und die Glukoseproduktion erhöht sich. Umgekehrt normalisieren sich nach Abschluß der Wundheilung, Wiederherstellung der verletzten Gewebe bzw. nach Überwindung des Infektionsherdes bzw. -erregers die metabolischen Veränderungen. Man geht heute davon aus, daß diese metabolischen Veränderungen hinsichtlich des Überlebens des Patienten wichtig sind, da sie dazu dienen, seinen erhöhten Energiebedarf zu decken und Substrate bereitzustellen, die für die beschleunigten synthetischen, proliferativen und Transportprozesse im Rahmen der Heilung notwendig sind. Die pathophysiologische Antwort des Organismus auf chirurgische Eingriffe, Traumata und Infektionen wird individuell modifiziert durch das Alter, das Geschlecht, die Körperzusammensetzung, den Ernährungszustand des Patienten und durch vorexistierende Erkrankungen.

## 7.1 Grundlagen der chirurgischen Streßantwort

Das Muster der physiologischen Veränderungen, die durch chirurgischen Streß hervorgerufen werden, resultiert aus einer spezifischen Wechselwirkung des Organismus mit dem Auslöser der Homöostasestörung. Art und Dauer des Stresses sind die entscheidenden Variablen einer Mediatorfreisetzung im Patienten. So ähneln z.B. die Veränderungen, die als Folge eines kleinen elektiven Eingriffes auftreten, in der Regel denen, die man nach einer vergleichbar kurzen Fastenperiode beobachten kann. Auf der anderen Seite führt z.B. eine größere Verbrennung, die mit Bakteriämie verbunden ist, zu einer verlängerten Phase des Hyperme-

*Tabelle 1-13:* Metabolische Veränderungen des Organismus nach chirurgischen Erkrankungen.

| | |
|---|---|
| – Anstieg von | Körpertemperatur |
| | Herz- und Atemfrequenz |
| | Energieumsatz (Sauerstoffverbrauch) |
| | Blutzucker und Insulin |
| | endogener Glukoseproduktion |
| – Insulinresistenz peripherer Gewebe | |
| – Mobilisierung von Fett und Fettoxidation | |
| – Nettoabbau von Skelettmuskeleiweiß | |
| – Freisetzung von Aminosäuren aus dem Skelettmuskel | |
| – Umverteilung der Proteinsynthese in Richtung auf Akutphaseproteine | |
| – negative Stickstoffbilanz | |
| – veränderter Spurenelementstoffwechsel | |

tabolismus und zu einem wesentlichen Verlust in den Energie- und Eiweißspeichern des Körpers.

### 7.1.1 Determinanten der metabolischen Veränderungen

*Körperzusammensetzung*

Die Körperzusammensetzung stellt eine wesentliche Größe bei der Umstellung des Stoffwechsels nach chirurgischen Erkrankungen dar. Der erhöhte Energieumsatz korreliert mit der Gesamtzellmasse des Körpers. Zusätzlich korreliert die posttraumatische Stickstoffausscheidung direkt mit dem Ausmaß der Körpereiweißmasse. Die Bilanz zwischen Stickstoffzufuhr und Stickstoffausscheidung aus dem Körper dient als grober Marker des Proteinstoffwechsels. 6,25 g Protein enthalten ungefähr 1 g Stickstoff, und somit folgt aus dem Nettoverlust von Stickstoff aus dem Organismus, daß gleichzeitig ein Nettoverlust der entsprechenden Menge Eiweiß besteht. Bei Frauen ist die Skelettmuskelmasse in der Regel nur etwa halb so groß wie bei altersentsprechenden Männern. Somit ist es besonders der muskulöse junge Patient, der nach Verletzungen den größten Stickstoffverlust aufweist, andererseits sind es die älteren Frauen, bei denen sich diese Verluste geringer halten.

*Ernährungszustand*

Größere elektive Eingriffe bei Patienten mit bereits vorbestehender Mangelernährung sind in der Regel mit einem geringeren Stickstoffverlust verbunden im Vergleich zu nicht mangelernährten Patienten, obwohl die endokrinen Veränderungen ähnlich sind. Dementsprechend ist auch der Stickstoffverlust nach Trauma durch den prätraumatischen Ernährungszustand mitbestimmt. Die fettfreie Körpermasse (lean body mass) repräsentiert die wichtigste Determinante des Ernährungszustandes. Sie läßt sich heute exakt durch das Verhältnis von austauschbarem Natrium zu austauschbarem Kalium im Gesamtorganismus bestimmen. Im Vergleich zu üblichen anthropometrischen, biochemischen oder immunologischen Parametern ist diese Variable der genaueste Prediktor der postoperativen Letalität und Morbidität.

*Alter*

Die Köperzusammensetzung verändert sich mit zunehmenden Alter. Bei gleichbleibendem Gesamtkörpergewicht nimmt die fettfreie Masse ab. Ein großer Anteil der Abnahme der Gesamtkörperzellmasse geht auf Kosten einer reduzierten Muskelmasse. Der Energiebedarf und die Glukoneogenese aus Aminosäuren nach Trauma, und somit das absolute Ausmaß des Eiweißverlustes, sind andererseits eine Funktion der Gesamtkörperzellmasse. Damit ist – im Vergleich zum jungen Patienten – das relative Ausmaß der streßinduzierten Skelettmuskelkatabolie bei älteren Patienten höher, da deren Muskelmasse einen geringeren Anteil an der Gesamtkörpermasse besitzt als die junger Patienten. Als Folge davon ist bei einem alten Patienten die Möglichkeit, die Muskulatur als Substratquelle zu nutzen, eingeschränkt. Insgesamt zeigt sich im Alter eine verminderte Reaktionsbereitschaft auf Homöostasestörungen und eine verringerte Effizienz der Mechanismen, die zur Wiederherstellung und Aufrechterhaltung der Homöostase dienen.

### 7.1.2 Muster der metabolischen Veränderungen nach Operation und Trauma

*Trauma*

Die metabolischen Veränderungen nach Trauma korrelieren mit dem Traumaschweregrad. Die ausgeprägtesten Veränderungen werden durch größere Verbrennungen hervorgerufen und spiegeln sich in einer Verdoppelung des Ruheenergieumsatzes wieder. Die unmittelbare Phase nach Verletzung wird als Ebbephase bezeichnet und ist charakterisiert durch einen Abfall des Herzminutenvolumens, des Energieumsatzes und der Körpertemperatur. Die sympatho-adrenale Aktivität ist maximal gesteigert. Der Blutzucker ist erhöht und die Insulinkonzentrationen sind niedrig. Nach Reanimation und Wiederauffüllung des zirkulierenden Volumens geht die Ebbephase, welche in der Regel zwischen 12 und 24 Stunden andauert, in eine Phase der beschleunigten metabolischen Aktivität über, welche Flußphase genannt wird. Die Flußphase ist durch eine Erhöhung des Herzminutenvolumens, der Körpertemperatur und des Sauerstoffverbrauchs charakterisiert. Ferner findet sich ein oft lang anhaltender, ausgeprägter Nettoeiweißverlust, eine gesteigerte Glukoneogenese, Hyperglykämie und Hyperinsulinämie.

*Elektive Operation*
Die metabolischen Veränderung des Organismus nach elektiven chirurgischen Eingriffen sind sowohl im Ausmaß wie auch in der Dauer sehr begrenzt. Zirkulierende Glucocorticoid- und Katecholaminkonzentrationen können für ein bis zwei Tage nach dem Eingriff erhöht sein. Eine vorübergehende Zunahme des Energieumsatzes in der Größenordnung von 10–20 % ausgehend von dem präoperativen Niveau kann nach größeren abdominalchirurgischen Eingriffen auftreten. Der mäßige postoperative Stickstoffverlust ist weitgehend bedingt durch die begleitende Fastenperiode und eine eingeschränkte muskuläre Aktivität (Abb. 1-37).

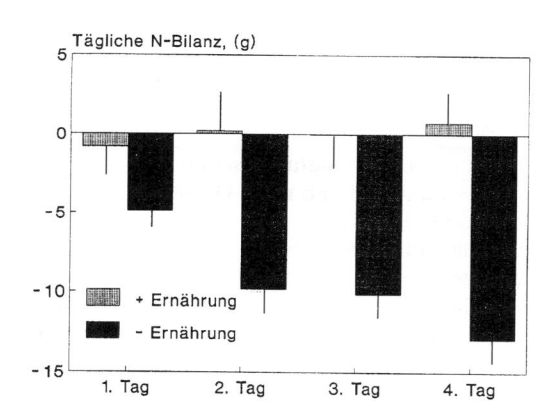

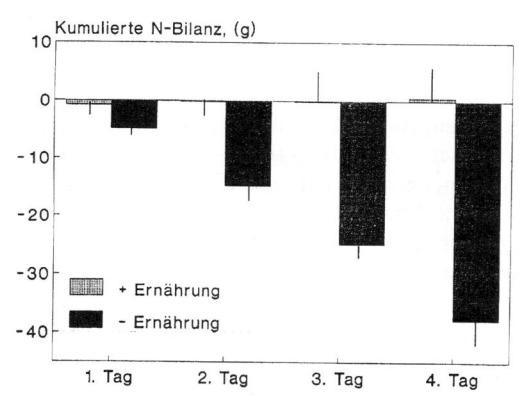

*Abbildung 1-37:* Tägliche bzw. kumulative Stickstoffbilanzen bei Patienten nach größerem chirurgischen Trauma bei ausschließlicher Zufuhr von Wasser und Elektrolyten (- Ernährung, n = 17) oder bei verwertungsadaptierter parenteraler Ernährung (+ Ernährung, n = 10); Mittelwerte ± SEM.

*Veränderungen bei wiederholten oder kombinierten Streßereignissen*
Chirurgische Traumata, komplizierte Verletzungen und septische Krankheitsbilder, können als unterschiedliche Stimuli betrachtet werden, welche gleichzeitig auftreten oder sich über einen relativ kurzen Zeitraum wiederholen können. Die Antwort des Organismus auf solche Stimuli kann sich dadurch wesentlich ändern. So führt z. B. eine Kombination aus Blutverlust und Weichteiltrauma zu einer höheren Streßhormonkonzentration als der Blutverlust für sich alleine. Die Empfindlichkeit der Nebennierenrinde auf ACTH ist deutlich größer nach einer zweiten Laparotomie, die einen Tag nach der ersten durchgeführt wird, und wiederholter Blutverlust von gleicher Größenordnung, nur 24 Stunden voneinander getrennt, kann eine deutlich höhere Katecholaminausschüttung hervorrufen. Auf der anderen Seite zeigen z. B. Patienten mit ausgeprägten Verbrennungen eine Erschöpfung der Katecholamin- und Monoaminspeicher im Nebennierenmark und an den sympathischen Nervenenden. Solche Patienten sind nicht mehr in der Lage, ihre Katecholaminfreisetzung zu erhöhen oder ihren Energieumsatz angesichts einer neuen, auch nur geringen, superimponierenden Homöostasestörung, wie z. B. ein Absinken der Umgebungstemperatur, zu steigern.

### 7.1.3 Veränderungen des Intermediärstoffwechsels im Rahmen einer chirurgischen Erkrankung

*Energieumsatz*
Die Energie, die aus körpereigenen Substraten gewonnen wird, kann entweder für externe Arbeit benutzt werden, oder für interne Arbeit, welche Oxidationsprozesse, Kreislaufprozesse, den Membrantransport oder synthetische Prozesse beinhaltet. Im Ruhezustand wird die durch oxidative Prozesse gewonnene Energie praktisch ausschließlich zur Wärmeproduktion benutzt, sie deckt sich mit dem Wärmeverlust des Körpers. Unter Energieumsatz versteht man die Menge an Energie bzw. produzierte Wärme, die pro Zeiteinheit aufgewendet werden muß, und die Energiebilanz entspricht dem Unterschied zwischen Energiezufuhr und Energieverausgabung.

Der Energieumsatz läßt sich heute bequem durch indirekte Kalorimetrie bestimmen, mit der

Sauerstoffverbrauch und Kohlendioxydproduktion pro Zeiteinheit gemessen werden. Der Energieumsatz ist verringert oder nahezu normal während der Ebbephase unmittelbar nach der Verletzung. Während der Flußphase kommt es zu einem zunehmenden Anstieg des Energieumsatzes, der ungefähr 5–10 Tage nach der Verletzung sein Maximum erreicht. Das Ausmaß dieses Anstiegs ist meist proportional dem Schweregrad der Verletzung und überschreitet selten das Doppelte des Ruheenergieumsatzes. Dieses Phänomen steht bemerkenswerterweise im Gegensatz zu einer sehr viel höheren Steigerung des Energieumsatzes bei extremer körperlicher Arbeit. Elektive chirurgische Operationen bedingen in der Regel nur eine Erhöhung um 15–35 % des Ruheumsatzes. Ferner korrelieren Veränderungen des Energie-Umsatzes mit den veränderten Konzentrationen von Streßhormonen, insbesondere der zirkulierenden Katecholamine. Dementsprechend läßt sich durch pharmakologische Alpha- und Betablockade eine signifikante Verringerung des Energieumsatzes erzielen. Die beobachtete Erhöhung des Energieumsatzes stellt eine systemische Antwort dar, die alle Eingeweide und peripheren Gewebe betrifft.

*Kohlenhydratstoffwechsel*
Nach Verletzungen oder in der Sepsis kommt es zu charakteristischen Veränderungen des Kohlenhydratstoffwechsels. Die Blutzuckerspiegel sind während der Ebbephase erhöht, wohingegen die peripheren Insulinkonzentrationen sich oft erniedrigt finden. Die Hyperglykämie persistiert während der hypermetabolischen Flußphase, und die peripheren Insulinkonzentrationen sind entweder ausreichend oder erhöht im Verhältnis zum Ausmaß der Hyperglykämie. Die Empfindlichkeit der normalerweise insulinempfindlichen Gewebe ist reduziert und mit einer Intoleranz gegenüber exogen zugeführter Glukose verbunden. Die hepatische Glukoseproduktion wird deutlich gesteigert und kann das Doppelte der Norm (von 200 g pro Tag auf 400 g pro Tag) erreichen. Gleichsinnig steigt der Glukoseumsatz an.

Die erhöhte Glukoseproduktion dient überwiegend der Versorgung der verletzten Gewebe und von immunkompetenten Zellen (Abb. 1-38). Die vermehrte Freisetzung von Laktat aus verletzten Extremitäten korreliert gut mit der Aufnahme von Glukose in dieser Region. Dieser Mechanismus weist auf eine anaerobe Glykolyse im Entzündungsgebiet bzw. in der Wunde hin. Gleichzeitig wird die aerobe Glykolyse in den Geweben eingeschränkt, die nicht obligat Glukose verstoffwechseln (z. B. Skelettmuskulatur). Das so freigesetzte Laktat wird in der Leber wieder zu Glukose umgebaut. Dieser Glukose-Laktat-Glukose-Zyklus (Cori-Zyklus) ist für etwa 30–50 % der hepatischen Glukoseproduktion verantwortlich. Ferner wichtig für die Glukoneogenese ist Alanin, das in erhöhtem Ausmaß aus der peripheren Muskulatur freigesetzt wird. Charakteristischerweise ist die Glukoneogenese bei chirurgisch Kranken nur schlecht durch exogene Kohlenhydrat- oder Insulinzufuhr supprimierbar, was auf eine ausgeprägte Insulinresistenz der Leber hinweist. Ferner ist die insulininduzierte periphere Glukoseverwertung sowohl relativ wie absolut eingeschränkt. Diese Mechanismen bedingen aus klinischer Sicht eine deutliche Einschränkung in der Menge an Kohlenhydraten, die sich exogen ohne Nebenwirkungen zuführen lassen. Das wichtigste Signal, das die Veränderungen des Kohlenhydratstoffwechsels hervorruft, besteht in einer Erhöhung der zirkulierenden Konzentrationen der Streßhormone Corti-

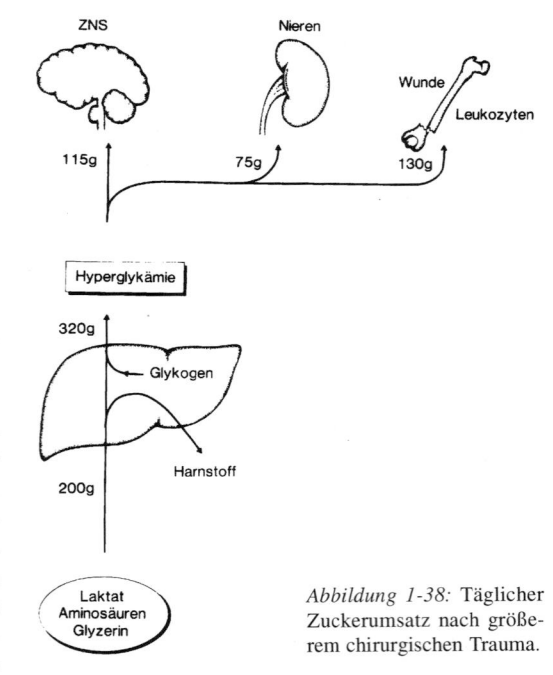

*Abbildung 1-38:* Täglicher Zuckerumsatz nach größerem chirurgischen Trauma.

son, Glukagon und Adrenalin. Dabei ist Glukagon der wichtigste Stimulator der hepatischen Glukoseproduktion bei kritisch Kranken.

Obwohl die Hyperglykämie in der Sepsis das am häufigsten beobachtete Phänomen des Kohlenhydratstoffwechsels darstellt, finden sich dennoch bei kritisch kranken Patienten mit gram-negativen Infektionen gelegentlich ausgeprägte Hypoglykämien, insbesondere auch im Zusammenhang mit vorbestehenden Lebererkrankungen oder Mehrfachorganversagen. Der Abfall der Blutzuckerkonzentration ist dabei überwiegend auf einen beschleunigten peripheren Glukoseverbrauch in insulinunabhängigen Geweben und nur zu einem geringen Teil auf eine versagende hepatische Glukoseproduktion zurückzuführen.

*Fettstoffwechsel*
In der Flußphase finden sich regelmäßig respiratorische Quotienten um 0,7, die darauf hinweisen, daß, bezogen auf den Gesamtorganismus, überwiegend Fette und nicht Kohlenhydrate das wichtigste Substrat für die Oxidation darstellen. Da der Energieumsatz erhöht ist, steigt die Fettoxidation nicht nur relativ, sondern auch absolut an. Die zirkulierenden Fettsäurekonzentrationen sind erhöht. Septische Patienten weisen als Besonderheit eine erhöhte Freisetzung von VLDL ins Plasma auf. Bei zusätzlicher exogener Fettzufuhr wird der Extraktionsmechanismus aus dem Plasma schon bei geringer Fettzufuhr saturiert und es resultiert eine Lipidämie.

*Eiweißstoffwechsel*
Der erhöhte Stickstoffverlust im Urin und die negative Stickstoffbilanz sind seit langem bei Patienten nach Verletzung oder mit septischen Krankheitsbildern bekannt (Abb. 1-37). Das Ausmaß des Stickstoffverlustes korreliert ähnlich wie der Energieumsatz eng mit dem Schweregrad der Verletzung oder des septischen Krankheitsbildes. Der Nettostickstoffverlust wird weiterhin verstärkt durch die Bettruhe, den Mangel an muskulärer Betätigung und durch zusätzliche Stressoren, wie z. B. die Exposition an kalte Umgebungstemperaturen. Frauen, ältere Patienten und mangelernährte Patienten besitzen eine kleinere Gesamtkörperzell- und Muskelmasse; daraus resultiert ein geringeres Ausmaß des Stickstoffverlustes bei gleich geartetem chirurgischen Streß. Die Stickstoffbilanz wird bei Überwindung des Streßzustandes und in der Rekonvaleszenz ausgeglichen und sogar positiv.

Die Betrachtung der Stickstoffbilanz erlaubt nur eine globale Aussage über den Nettogewinn oder -verlust von Eiweiß im Organismus. Patienten nach elektiven abdominalchirurgischen oder unfallchirurgischen Eingriffen zeigen in der Regel eine ausgeprägte Reduktion der Proteinsynthese bei gleichzeitig wenig verändertem Proteinkatabolismus. Im Gegensatz dazu kommt es bei septischen Krankheitsbildern, nach Verbrennungen, oder im Mehrfachorganversagen zu einer mäßigen Zunahme der Proteinsynthese, die jedoch mit einer ganz ausgeprägten Zunahme der Proteinabbaurate vergesellschaftet ist. Beides resultiert in einer negativen Stickstoffbilanz.

Das Ausmaß des Stickstoffverlustes, die gleichzeitige Abnahme der Muskelmasse, ferner die begleitenden Verluste an Schwefel und Phosphor im Urin lassen vermuten, daß der größte Teil des Stickstoffs im Urin bei kritisch kranken Patienten aus der Skelettmuskulatur stammt. Dort ist eine charakteristische Umstellung des Aminosäurestoffwechsels zu beobachten: verzweigtkettige Aminosäuren (Valin, Leuzin und Isoleuzin) werden im vermehrten Ausmaße oxidiert. Der dabei anfallende Stickstoff wird auf Glutamat oder Pyruvat übertragen, und erreicht in Form von Glutamin und Alanin die Leber bzw. den Dünndarm. Die Muskulatur verarmt an Glutamin.

Trotz der vermehrten Freisetzung von Aminosäuren aus der Skelettmuskulatur findet sich mit Ausnahme von Phenylalanin eine ausgeprägte Erniedrigung der Plasmaaminosäurekonzentrationen. Diese Hypoaminoazidämie ist Ausdruck einer gesteigerten Extraktion von Aminosäuren aus dem Plasma im Bereich des Splanchnikusgebietes. Dementsprechend beobachtet man eine enge Korrelation zwischen der Harnstoffproduktions- und der Glukoseproduktionsrate.

Glutamin wird trotz seiner verringerten Plasmakonzentration aktiv im Gastrointestinaltrakt nach Verletzungen aufgenommen. Glutamin ist ein wichtiges Substrat für Kolonozyten und Enterozyten, wobei Ammoniak und Alanin entstehen, welche ins portalvenöse Blut abgegeben werden. Glutamin ist ferner ein wichtiger Energielieferant für immunkompetente Zellen, wie z.B. Makrophagen oder andere schnell proliferierende Zelltypen. Zusätzlich unterstützt Glutamin die Ammoniakproduktion in der Niere.

Die Veränderungen des Eiweißstoffwechsels zielen darauf ab, Aminosäuren zur Unterstützung der Glukoneogenese, der Synthese von Akutphaseproteinen, der zellulären Proliferation und der Wundheilung bereitzustellen. Im Gegensatz zu den Veränderungen, die man bei unkompliziertem Fasten beobachten kann, ist es nicht möglich, diese metabolische Umstellung und den Abbau von Muskeleiweiß durch das Bereitstellen von exogenen Substraten zu verhindern. Es kommt jedoch zu einer Steigerung der Proteinsynthese und summarisch zu einer etwas weniger negativen Stickstoffbilanz. Bei schwereren Verletzungen oder septischen Krankheitsbildern aber ist eine ausgeglichene Stickstoffbilanz nicht zu erzielen.

*Spurenmetallstoffwechsel*
Veränderungen der Plasmakonzentrationen von Eisen, Zink und Kupfer sind typisch für die Akutphasenantwort. Wenige Stunden nach Trauma fällt die Plasmakonzentration von Zink um 10 bis 60 % als Folge einer Umverteilung in die Leber ab, gleichzeitig wird vermehrt Zink im Urin ausgeschieden. Das Ausmaß und die Dauer dieses beschleunigten renalen Zinkverlustes hängt vom Schweregrad der Erkrankung und von der Dauer der Katabolie im Skelettmuskel ab. Zink ist Bestandteil vieler Metalloenzyme, welche Teil haben an der Nukleinsäure- und Proteinsynthese und am Kohlenhydrat- und Lipidstoffwechsel. Zink bewirkt ebenfalls eine Stabilisierung lysosomaler, ribosomaler und anderer Zellmembranen.

Die Plasmaeisenspiegel sinken ebenfalls deutlich bei infektiösen Erkrankungen. Unter normalen Bedingungen ist Eisen überwiegend an Transferrin gebunden, und freie Eisenionen existieren nur in sehr niedrigen Konzentrationen im Blut und in anderen Geweben. Als Folge von Zytokinsignalen wird Laktoferrin, ein eisenbindendes Protein, aus zirkulierenden neutrophielen Granulozyten freigesetzt. Das gebundene Eisen wird in der Folge durch das retikoendotheliale Zellsystem aufgenommen und besitzt eine viel höhere Affinität als Transferrin für Eisen. Die Ferritinsynthese in der Leber und in anderen Geweben ist beschleunigt und Eisen wird in intrazellulären Eisenspeichern zurückgehalten. Eisen stellt einen wesentlichen Faktor für die Fortpflanzung von Mikroorganismen dar, und es gibt Hinweise dafür, daß die Erniedrigung der Eisenspiegel eine Verteidigungsmaßnahme des Organismus darstellt, um die Vermehrung der Mikroben durch eine Reduzierung der verfügbaren Eisenionen zu beschränken.

Das kupferbindende Protein Ceruloplasmin stellt ein Akutphasenprotein dar, welches nach chirurgischem Streß in Verbindung mit der Serumkupferkonzentration erhöht ist. Ceruloplasmin katalysiert die Oxidation von Aminen, wie z.B. Noradrenalin und Adrenalin und oxidiert Eisenionen. Kupfer ist ferner ein wesentlicher Bestandteil einer Zahl von Enzymen, einschließlich Zytochromoxidase, welches die Umwandlung von toxischen Superoxidanionen zu Peroxid und Sauerstoff katalysiert.

### 7.1.4 Regulations- und Mediatorsysteme

*Gesamtkonzept*
Die systemischen Veränderungen, die man in Folge des chirurgischen Traumas beobachten kann, werden zum größten Teil durch Signale initiiert, welche lokal im Wundbereich oder Entzündungsherd entstehen. Dabei werden sowohl neuronale wie auch humorale Wege der Signalübertragung benutzt (Abb. 1-39). Die Weiterleitung und die Verarbeitung dieser Signale im zentralen Nervensystem sind für die meisten Veränderungen im Stoffwechselablauf entscheidend. Humorale und zelluläre Mediatoren und neuronale Übertragungsmechanismen bilden zusammen mit dem ZNS einen Reflexbogen. Einige Veränderungen könne jedoch auch ohne zentrale Mitwirkung entstehen, wie z.B. die beschleunigte Synthese von Akutphaseproteinen.

*Afferente neuronale Signale*
Einer der wichtigsten Auslöser der verletzungsbedingten Veränderungen besteht – zumindest in der frühen Phase nach der Verletzung – in der Stimulierung von peripheren Nervenenden im Bereich der Verletzung. Dieses Signal wird von Efferenzen gefolgt, die in der Hypothalamus-Hypophysen-Achse und im autonomen Nervensystem entstehen. Insbesondere sind die Veränderungen des adrenokortikalen Systems praktisch ausschließlich auf ein intaktes peripheres Nervensystem ange-

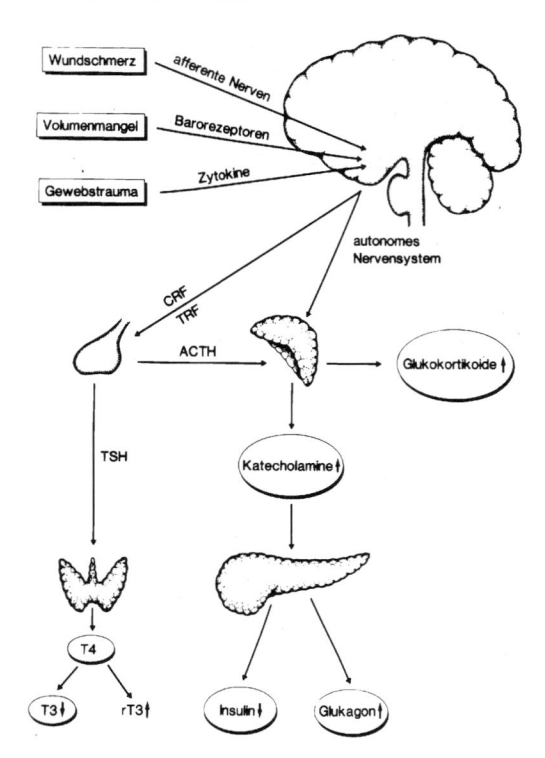

*Abbildung 1-39:* Neuroendokrine Afferenzen und Efferenzen nach chirurgischem Trauma.

wiesen, welches die Reizübermittlung nach zentral mediiert. Nach Operationen bei querschnittsgelähmten Patienten oder unter Einsatz von spinalen oder epiduralen Anästhesieverfahren sind daher postoperativ deutlich geringere Streßhormonkonzentrationen zu beobachten. Die bloße Ausschaltung des Bewußtseins durch eine Allgemeinnarkose bleibt dagegen wirkungslos. Dagegen scheinen Veränderungen des Eiweißstoffwechsels postoperativ zumindest zum Teil auch schmerzmediiert zu sein. Dies erklärt den abschwächenden Effekt postoperativ applizierter Opiate auf die Eiweißkatabolie und umgekehrt den negativen Effekt von chronischen Schmerzzuständen auf die Stickstoffbilanz.

*Zytokine*
Das Konzept der sogenannten neuroendokrinen Achse kann die bekannten metabolischen und physiologischen Veränderungen nicht vollständig erklären. Zu den schwieriger zu erklärenden Veränderungen zählen der posttraumatische Hypermetabolismus, die gesteigerte Synthese von Akutphaseproteinen oder die Veränderungen im Gerinnungssystem. Die Mediatoren, welche letztere Veränderungen auslösen, umfassen im wesentlichen die Zytokine: Interleukine, Tumor-Nekrose-Faktor (TNF), Interferone und colony stimulating factor (CSF). Sie besitzen alle wichtige immunologische, metabolische und kardiovaskuläre Wirkung. Zytokine können systemische Veränderungen, die man bei Trauma und Infektion beobachten kann, hervorrufen. Sie stellen gleichzeitig ein wichtiges Bindeglied zwischen entzündlichen und metabolischen Prozessen dar. So führt die Ausschüttung von TNF zu einer Erhöhung der ACTH-, Cortisol-, Glukagon- und Adrenalinkonzentration, sowie zu einer Freisetzung anderer Zytokine.

Ein Teil dieser TNF-induzierten Veränderungen ist dabei an den Arachidonsäurestoffwechsel und die Freisetzung von Eikosanoiden gekoppelt. Auf molekularbiologischer Ebene sind zahlreiche Interaktionen der Zytokine mit dem Immunsystem, dem Substratstoffwechsel und den Mechanismen der Wundheilung bekannt. TNF und Interleukin 1 können die Akutphaseproteinsynthese auf molekularbiologischer Ebene durch eine Erhöhung der hepatischen Aminosäureaufnahme und eine Einschränkung der Albuminsynthese triggern. Am Skelettmuskel rufen diese Zytokine eine katabole Reaktion mit gesteigerter Aminosäurenfreisetzung hervor. Im Bindegewebe beobachtet man eine Zunahme der Kollagensynthese und der Fibroblastenaktivität, entsprechend kommt es im verletzten Knochen zu einer Aktivierung der Osteoblasten.

Zusätzlich zu den Zytokinen existieren heute eine Vielzahl weiterer Mediatoren, deren Bedeutung noch nicht genau charakterisiert ist. Hierbei handelt es sich insbesondere um Prostaglandine, Thromboxane, Leukotriene, aber auch Thrombin, Kinine und Plättchen-aktivierender Faktor (PAF).

### 7.1.5 Bedeutung des zentralen Nervensystems

Die Verarbeitung der zahlreichen Signale, die infolge von Verletzung oder bei septischen Krankheitsbildern entstehen, ist entscheidend für eine

Koordinierung der Mechanismen zur Aufrechterhaltung der Homöostase. Die zentrale Kontrolle dieser Koordination liegt im Hypothalamus. Dieser besitzt zwei bedeutende Efferenzen, die bei der Regulierung physiologischer Vorgänge wichtig sind (Abb. 1-39). Die eine besteht in der sympatho-adrenalen Achse, zusammengesetzt aus Nebennierenmark und dem sympathischen Nervensystem. Innerhalb des zentralen Nervensystems besteht eine unabhängige Kontrolle der peripheren sympathischen Aktivität und der adreno-medullären Aktivität. Individuelle Bestandteile des peripheren sympathischen Nervensystems sind zusätzlich unter spezifischer Kontrolle, wodurch eine angemessene Antwort auf eine Vielzahl von Streßsituationen ermöglicht wird. Die zweite wesentliche Efferenz besteht in der Hypothalamus-Hypophysen-Achse. Eine Reihe von regulierenden Faktoren (z. B. Thyreotropin-freisetzender Faktor = TRF, Kortikotropin-freisetzender Faktor = CRF) können aus dem Hypothalamus abgegeben werden, welche ihrerseits die Sekretion individueller Hormone (z. B. Thyreotropin, ACTH) aus dem vorderen Teil der Hypophyse kontrollieren. ADH wird in Neuronen des Nukleus supraopticus des Hypothalamus produziert und gelangt in den hinteren Teil der Hypophyse, wo seine Freisetzung gesteuert wird.

Zusätzlich zu den beschriebenen hypothalamischen Faktoren existiert eine Vielzahl von biologisch aktiven Peptiden im ZNS. Diese ZNS-Peptide sind die Schlüsselmediatoren einer koordinierten endokrinen und sympathischen Antwort, welche ihrerseits essentiell für die Wiederherstellung der Homöostase ist. Neben der Kontrolle der Hypophysenfunktion durch z. B. CRF oder TRF besitzt jede dieser Substanzen zusätzlich andere molekularbiologische Effekte. So kann TRF zentral die Aktivität des sympathischen Nervensystems modifizieren und ist in der Lage, Plasmakatecholaminspiegel, die Herzfrequenz und den Blutdruck zu erhöhen. CRF bewirkt eine Abnahme der parasympathischen Aktivität am Herzen und am Gastrointestinaltrakt und steigert die sympatho-adrenale Aktivität, was unter anderem zu einer Erhöhung der hepatischen Glukoseproduktion führt. Opioidähnliche Peptide wie Betaendorphin, Metenkephalin und Leukenkephalin besitzen analgetische, kardio-vaskuläre und thermoregulatorische Wirkungen.

## 7.1.6 Efferenzen des zentralen Nervensystems und damit verbundene endokrine Mechanismen

*Sympatho-adrenale Mechanismen*

Die sympatho-adrenale Achse stellt den zentralen Mechanismus zur schnellen Aktivierung von kardio-vaskulären, respiratorischen und metabolischen Reaktionen dar und ist deswegen entscheidend für die Wiederherstellung und Aufrechterhaltung der Homöostase. Signale aus der Area sympathica im posterolateralen Hypothalamus werden über den Hirnstamm und die Columna intermedio lateralis des Rückenmarks an sympathische efferente Fasern übermittelt. Präganglionäre Splanchnikusfasern innervieren die Nebennieren und bewirken eine Freisetzung von Adrenalin und anderen Katecholaminen in die Zirkulation. Postganglionäre sympathische Nervenenden versorgen Organe und Blutgefäße des Körpers direkt und regulieren die Zellen, mit denen sie in Kontakt stehen, durch die Freisetzung von Noradrenalin, von dem nur ein kleiner Teil schließlich die Zirkulation erreicht. Die physiologischen Auswirkungen der Katecholamine sind sehr verschieden und hängen ab vom speziellen Stimulus, von der Adrenalin- und zu einem geringen Ausmaß auch von der zirkulierendem Noradrenalin-Konzentration und vom Zielorgan. Adrenalin wirkt überwiegend über Beta-Rezeptor-mediierte Effekte in niedrigen Konzentrationen und über alpha-adrenerge Effekte in höherer Konzentration. Noradrenalin wirkt charakteristischerweise überwiegend via Alpha-Rezeptoren. Die alphaadrenerge Aktivität steht in der initialen Ebbephase nach Verletzung oder chirurgischem Trauma im Vordergrund, die betaadrenerge Aktivität tritt vor allem während der sich daraufhin anschließenden, hypermetabolischen Flußphase in Erscheinung.

Die zirkulierenden Konzentrationen der Katecholamine und ihre zugehörige Urinausscheidung sind klassischerweise nach Operation oder Verletzung, bei septischen Krankheitsbildern, aber auch nach einer Reihe anderer Stressoren erhöht. In der Regel korrelieren z. B. bei Polytraumapatienten die Plasmakatecholaminkonzentrationen mit dem Ausmaß der Verletzung, und die Ausscheidung der Katecholamine im Urin geht Hand in Hand mit der Erhöhung des Grundumsatzes.

Die Katecholamine tragen wesentlich zum Anstieg des Energieumsatzes bei und bewirken zusammen mit anderen Streßhormonen die Umstellung des Kohlenhydratstoffwechsels. Adrenalin beschleunigt die hepatische Glukogenolyse und Glukoneogenese, im Skelettmuskel wird vermehrt Glykogen zu Laktat umgewandelt, welches seinerseits in die Leber gelangt und dort wieder zu Glukose aufgebaut wird (Cori-Zyklus). Die Freisetzung von Insulin ist unterdrückt und die von Glukagon gesteigert.

Katecholamine bewirken zusätzlich eine Mobilisierung von freien Fettsäuren durch direkte Wirkung auf das Fettgewebe und durch die Unterdrückung der pankreatischen Insulinfreisetzung.

*Adreno-kortikale Achse*

Cortisol ist ein unerläßlicher Bestandteil der normalen Antwort auf einen Streßzustand. Die Plasma-Cortisol-Konzentration kann innerhalb von Minuten nach einem Trauma um ein vielfaches über den Ausgangswert ansteigen. Die Erhöhung der zirkulierenden Cortisolkonzentration und die Ausscheidung im Urin gehen dabei mit dem Ausmaß des Stresses Hand in Hand.

Bei stabilen und länger anhaltenden Krankheitszuständen können die Serumcortisolkonzentrationen im hochnormalen Bereich bleiben, wobei jedoch der zirkadiane Rhythmus oft fehlt. Bei Patienten im septischen Schock ist die Bindung von Cortisol an Transcortin vermindert, wodurch sich die Konzentration des freien Cortisols im Plasma erhöht. Vereinzelt wurden bei schwerstkranken septischen Patienten erniedrigte Serumcortisonspiegel und ein vermindertes Ansprechen der Cortisolausschüttung auf synthetisches ACTH beschrieben. Diese sogenannte unerkannte Nebennierenrindeninsuffizienz ist eher selten.

Die Notwendigkeit einer erhöhten Glucocorticoidfreisetzung nach leichtem oder mäßigem Trauma ist unklar. Bei kritisch kranken Patienten ist jedoch eine erhöhte Hormonausschüttung zur Aufrechterhaltung der Homöostase und zur Aktivierung der dazu notwendigen Mechanismen unerläßlich. Die gesteigerte Freisetzung von Glucocorticoiden dient möglicherweise auch dazu, andere Reaktionssysteme des Organismus zu limitieren und deren mögliche schädliche Auswirkung bei unkontrollierter Aktivierung zu minimieren.

Glucocorticoide besitzen wichtige Effekte im Kohlenhydratstoffwechsel. Sie beschleunigen die hepatische Glukoneogenese durch eine erhöhte Enzymaktivität. Ferner stimulieren Glucocorticoide die Speicherung von Kohlenhydraten in Form von Glykogen in der Leber und verringern die Insulin-mediierte Glukoseaufnahme im gesamten Organismus. Cortisol steigert die Freisetzung von Aminosäuren aus extrahepatischen Geweben, insbesondere dem Skelettmuskel, wobei letztendlich die Eiweißspeicher – mit Ausnahme der Leber – im gesamten Organismus abnehmen. Cortisol beschleunigt die Mobilisierung von freien Fettsäuren aus dem Fettgewebe und führt zu einer Erhöhung der freien Fettsäurekonzentration im Plasma. Diese metabolischen Eigenschaften der Steroide kommen nur dann zum Tragen, wenn exogene Stressoren, z.B. in Form chirurgischer Traumata, vorliegen, sie spielen beim Gesunden zur Aufrechterhaltung der Homöostase eine geringe Rolle.

*Glukagon und Insulin*

In der Ebbephase nach Verletzung sind die zirkulierenden Insulinspiegel meistens erniedrigt bei gleichzeitig erhöhter Blutzuckerkonzentration. In der Flußphase kommt es dann zu einer Erhöhung der Insulinspiegel, welche in der Regel dem Ausmaß der Hyperglykämie angemessen sind oder sogar darüber liegen. Trotz dieser gesteigerten Insulinfreisetzung persistiert aber die Hyperglykämie und die Glukoseintoleranz. Die üblicherweise insulinempfindlichen Gewebe sind relativ unempfindlich gegenüber Insulin. So ist die Insulin-mediierte Aufnahme von Glukose in der Muskulatur reduziert und die gesteigerte hepatische Glukoseproduktion ist gegenüber Insulin unempfindlich. Die Glukagonspiegel in der Zirkulation sind regelmäßig erhöht, auch wenn die Blutzuckerkonzentration sehr hoch ist oder zusätzlich Glukose verabreicht wird.

Die Interaktion zwischen dem sympathischen Nervensystem und dem endokrinen Pankreas stellt einen wichtigen Bestandteil bei der Regulierung des Substratflusses bei Trauma oder Infektion dar. Sowohl alpha- wie auch beta-adrenerge Rezeptoren befinden sich auf den Betazellen des pankreatischen Inselapparates. Dabei sind sowohl inhibierende (alpha-adrenergische) als auch stimulierende (beta-adrenerge) Auswirkungen auf die Insulinfreisetzung möglich. Unmittelbar nach der Verletzung überwiegen alpha-adrenerge Aktivitäten, die Insulinfreisetzung ist reduziert. Die beta-adrenerge Aktivität überwiegt in der Flußphase der Verletzung mit daraus resultierender, erhöhter Insulinfreisetzung. Die Freisetzung von Glukagon aus pankreatischen Alpha-Zellen wird durch beta-adrenerge Rezeptoraktivität stimuliert.

Insulin besitzt einen ausgeprägten anabolen Effekt. Bei Zufuhr hoher bis höchster Insulindosen in Verbindung mit Glukose gelingt es, die negative Stickstoffbilanz zu verringern bzw. sogar zu normalisieren – auch nach größeren Verletzungen oder operativen Traumata. Insulin ist in der Lage, die hepatische Harnstoffproduktion zu reduzieren und die Aminosäurenaufnahme im Skelettmuskel zu stimulieren. Glukagon ist einer der Schlüsselmediatoren für die hepatische Glykogenolyse und Glukoneogenese und besitzt einen hemmenden Effekt auf die Proteinsynthese.

*Schilddrüsenhormone*

Typischerweise kommt es bei chirurgischen Patienten zu einem Abfall von gesamtem Thyroxin (T4) und Trijodothyronin (T3) im Serum. Gleichzeitig beobachtet man ein Anstieg des reverse T3 (rT3). Die periphere Umwandlung von T4 in das aktivere T3 ist gehemmt und die Umwandlung in das relativ inaktive rT3 ist beschleunigt. Die Erhöhung des rT3 führt durch einen Feedback-Mechanismus zu einer weiteren Verringerung der Freisetzung von Schilddrüsenhormonen. Die TSH-Spiegel sind daher entweder normal oder sogar verringert. Die Konzentration des freien T4 ist üblicherweise normal und in Abwesenheit einer erhöhten TSH-Konzentration wird ein solcher Zustand als euthyroides Krankheitssyndrom bezeichnet.

Veränderungen in der Hormonproduktion, in der Freisetzung, im peripheren Umsatz und Stoffwechsel, in der Bindung und in der Poolgröße können alle zur Umstellung des Schilddrüsenhormonstoffwechsels beitragen. Die Auswirkung der niedrigen Konzentrationen an aktivem Schilddrüsenhormon auf den Gewebsstoffwechsel bei kritisch kranken Patienten sind bis heute nicht genau geklärt. Die T3- und T4-Konzentrationen korrelieren mit dem Ausmaß der Verletzung und sind bei Patienten mit letalem Krankheitsverlauf am niedrigsten.

## 7.2 Ernährung des chirurgischen Patienten

### 7.2.1 Einschätzung des Ernährungszustandes

Vor Beginn einer Ernährung muß der Ernährungszustand des Patienten beurteilt werden. Dazu gehört eine sorgfältige Anamneseerhebung und die körperliche Untersuchung. Der wichtigste Aspekt besteht in der Einschätzung des Ausmaßes und der Geschwindigkeit eines eventuellen Körpergewichtsverlusts. Ein Verlust von mehr als 10 % der normalen Körpermasse führt zu einer Verschlechterung der Wundheilung und zu einer Einschränkung der immunologischen Abwehrmechanismen. Gewichtsverluste von mehr als 20–25 % gehen mit einer Erhöhung der operativen Letalität einher. Gewichtsverluste von mehr als 40 % sind auch ohne Trauma lebensbedrohlich. Daraus resultiert die Forderung, daß ein mangelernährter Patient, der mehr als 10 % seines Köpergewichts verloren hat, eine zusätzliche Nahrungszufuhr benötigt. Im Gegensatz dazu brauchen Patienten mit normalem Körpergewicht, die nicht hypermetabolisch sind, keine spezielle ernährungstherapeutische Intervention, wenn die natürliche Nahrungsaufnahme nicht länger als etwa fünf bis sieben Tage unterbrochen wird.

Einen Anhaltspunkt über den Ernährungszustand geben die Plasma-Albumin- und Transferrin-Konzentrationen. Die Aussagekraft dieser Parameter ist jedoch postoperativ, bei länger anhaltender Erkrankung oder bei septischen Zustandsbildern sehr eingeschränkt. Das Ziel sollte es sein, die fettfreie Körpermasse zu bestimmen und deren Veränderungen festzuhalten, die im Zusammenhang mit Erkrankung, Verletzung, oder therapeutischen Maßnahmen einhergehen. Die fettfreie Körpermasse dient als Parameter für den Energieumsatz, sie stellt das aktive und funktionale Kompartiment des Körpers dar. Eine Analyse der Körperzusammensetzung kann entweder auf der Basis der Bestimmung des Körperfettgehaltes oder des Körpergehaltes an fettfreiem Gewebe erfolgen. Die klinische Beurteilung der Körperzusammensetzung hat sich dabei als mindestens so zuverlässig erwiesen wie konkurrierende biochemische (Albumin, Transferrin) oder physikalische Verfahren (Trizeps-Hautfaltendicke).

### 7.2.2 Ernährungsbedarf und Praxis der parenteralen Ernährung

Der basale Energieumsatz eines hospitalisierten Patienten trägt am meisten zur Berechnung der zuzuführenden Kalorienmenge bei. Beim Gesunden läßt sich der basale Energieumsatz anhand von Körpergewicht, Alter, Geschlecht und Körpergröße nach der Formel von Harris und Benedict näherungsweise berechnen:

Basaler Energieumsatz/Tag
$= 66{,}5 + 13{,}7 \times kg + 5{,}0 \times h - 6{,}8 \times a$ (Mann)
$= 65{,}5 + 9{,}6 \times kg + 1{,}7 \times h - 4{,}7 \times a$ (Frau)

kg = Körpergewicht in Kilogramm, h = Körpergröße in cm, a = Alter in Jahren.

Im klinischen Alltag läßt sich der basale Umsatz einfacher nach der Faustregel von Stein und Levine (Basaler Energieumsatz/Tag = $24 \times kg$ KG) berechnen. Sie ergibt etwas höhere Werte als die Harris-Benedict-Formel.

Der zeitliche Abstand zum chirurgischen Trauma muß berücksichtigt werden (Abb. 1-40). Unmittelbar postoperativ werden aufgrund der Substratverwertungsstörung zunächst keine Substrate zugeführt. Ab dem ersten postoperativen Tag erfolgt die Energiezufuhr dann entsprechend dem 0,6- bis 0,8fachen des Ruheenergieumsatzes. Ab dem 4. postoperativen Tag wird dann der volle Ruheenergieumsatz durch die entsprechende Kalorienzufuhr gedeckt. Neben der Kalorienzufuhr in Form von geeigneten Substraten muß eine bedarfsorientierte Zufuhr von Wasser und Elektrolyten erfolgen.

Der durchschnittliche Erhaltungsbedarf des gesunden Erwachsenen an Wasser, Natrium, Kalium, Kalzium, Chlorid und Phosphor ist in Tabelle 1-9 dargestellt. Der in den ersten 24 Stunden nach chirurgischem Trauma gesteigerte Wasser- und Kaliumbedarf wird durch eine Zufuhr von mindestens 40 ml Wasser pro kg Körpergewicht und Tag und durch eine vermehrte Kaliumzufuhr berücksichtigt. Zur Deckung dieses erhöhten Wasser- und Kaliumbedarfs existieren kommerziell erhältliche Komplettlösungen, die es erlauben, die entsprechenden Mengen in der klinischen Routine praktikabel zu verabreichen. Eine Zufuhr von Vitaminen und Spurenelementen in dieser Phase ist nicht erforderlich.

Im Anschluß an die unmittelbare postoperative Phase ist es – nach Abschätzung des Kalorien- und Wasserbedarfs – zusätzlich erforderlich, den Anteil der Eiweiß- und Nicht-Eiweiß-Kalorien an der Gesamtkalorienzufuhr festzulegen, der theoretisch zur Aufrechterhaltung einer ausgeglichenen Stickstoffbilanz notwendig ist. Beim gesunden Erwachsenen liegt die notwendige Eiweißmenge bei etwa 0,8 g pro kg Körpergewicht und Tag. Chirurgische Patienten benötigen je nach Ausmaß ihrer Erkrankung zwischen 1 und 2 g pro kg Körpergewicht und Tag.

Ab dem ersten postoperativen Tag kann die Stickstoffhomöostase nach geringem Streß bzw. kleineren elektiv-chirurgischen Eingriffen bereits optimiert werden, wenn nur 60–70 % der Gesamtenergiezufuhr in Form von Kohlehydraten erfolgt

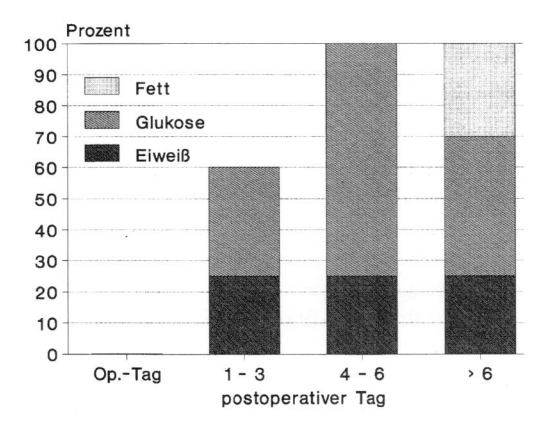

*Abbildung 1-40:* Prozentualer Anteil der Substrate beim Aufbau einer bedarfs- und verwertungsadaptierten parenteralen Ernährung.

*Tabelle 1-9:* Täglicher Erhaltungsbedarf an Wasser und Elektrolyten nach Operation und Trauma.

| | |
|---|---|
| Wasser | 30–40 ml/kg |
| Natrium | 1.0–2.0 mmol/kg |
| Kalium | 0.5–1.5 mmol/kg |
| Kalzium | 0.6–1.0 mmol/kg |
| Chlorid | 1.0–1.5 mmol/kg |
| Phosphor | 0.2–0.7 mmol/kg |

(Abb. 1-40). Dies entspricht einem Verhältnis von Stickstoff (in Gramm) zu Nicht-Stickstoff-Kalorien (in Kilokalorien) von 1:40 bis 1:60. Der Intoleranz gegenüber exogen zugeführten Substraten wird durch die Zufuhr hypokalorischer Kalorienmengen Rechnung getragen. Die Umstellung in die Flowphase, die erst nach drei bis vier Tagen erreicht ist, wird somit auch in der parenteralen Ernährung berücksichtigt. Bereits in dieser Krankheitsphase werden jedoch Spurenelemente und Vitamine substituiert, wobei die in Tabelle 1-10 angegebenen Dosierungen angewendet werden.

Die für diese Phase kommerziell erhältlichen Infusionslösungen sind leicht hyperton (600–900 mos/l) und besitzen nur eine geringe kalorische Dichte (0,3–0,6 kcal/ml). Sie enthalten 5–10 % Zucker, 2,5–5 % Aminosäuren, Vitamine, Spurenelemente und Elektrolyte entsprechend den Erhaltungsdosen. Die Konzentrationen sind so angelegt, daß bei Zufuhr von 30–40 ml pro kg KG und Tag eine adäquate Substratzufuhr erfolgt. Die niedrige Osmolalität dieser Lösungen erlaubt die Zufuhr über einen peripher-venösen Zugang.

Ab dem 4. postoperativen Tag kann dann auf eine isokalorische parenterale Ernährung übergegangen werden. Diese parenterale Ernährung/Substitution wird (überlappend) solange fortgeführt, bis der orale Kostaufbau des Patienten abgeschlossen ist. Patienten in dieser postoperativen Phase, aber auch kritisch kranke Patienten weisen die stärkste Katabolie auf und haben deswegen theoretisch einen erhöhten Eiweißbedarf. Allerdings gelingt es bei diesen Patienten kaum, mittels einer erhöhten Eiweißzufuhr den Aufbau von fettfreiem Körpergewebe zu beschleunigen. Aufgrund dieser Ineffizienz bei gleichzeitig bestehendem, hohem metabolischen Umsatz wird bei diesen Patienten zur Deckung des Energiebedarfs nur der Anteil an Nicht-Stickstoff-Kalorien im Vergleich zur unmittelbar postoperativen Phase in etwa verdoppelt. Somit beläuft sich das optimale Stickstoff-Kalorienverhältnis dann auf 1:80 bis 1:150. Da man weiß, daß bei diesen Patienten etwa 10–25 % des Energieumsatzes durch Verbrennung von endogenem Eiweiß entstehen, erhält man ein optimales Stickstoff-Kalorienverhältnis von 1:120, bei einer täglichen Eiweißzufuhr von 1–1,5 g pro kg KG. Patienten mit großflächigen Verbrennungen besitzen den größten Proteinbedarf, der die Zufuhr von bis zu 2 g Eiweiß pro kg Körpergewicht und Tag erfordert.

*Tabelle 1-10:* Geschätzter täglicher Erhaltungsbedarf an Vitaminen und Spurenelementen nach Operation und Trauma während langdauernder, parenteraler Ernährung.

| Wasserlösliche Vitamine | | | Fettlösliche Vitamine | | |
|---|---|---|---|---|---|
| Thiamin | 3–4 | mg | A* | 1800 | µg |
| Riboflavin | 3–5 | mg | D* | 5 | µg |
| Niacin | 40–50 | mg | E* | 20–40 | µg |
| Pantothensäure | 10–20 | mg | K | 50–150 | µg |
| Pyridoxin | 4–6 | mg | | | |
| Folsäure | 0.2–0.4 | mg | | | |
| Ascorbinsäure | 100–300 | mg | | | |
| Biotin | 60–120 | µg | | | |
| $B_{12}$* | 5 | mg | | | |

| Spurenelemente | | |
|---|---|---|
| Magnesium | 250 | µg |
| Zink | 2–10 | mg |
| Kupfer | 0.5–1.5 | mg |
| Chrom | 10–15 | µg |
| Selen | 20–60 | µg |
| Eisen | 0.5–4.0 | mg |

*: körpereigene Speicher in der Regel mindestens zwei Wochen ausreichend

Die kommerziell verfügbaren Lösungen, die in dieser Situation zum Einsatz kommen, enthalten hypertone Dextrose, Aminosäuren, Vitamine, Spurenelemente und Elektrolyte. Dem geringeren Flüssigkeitsbedarf in dieser Phase der Erkrankung entspricht die höhere Kaloriendichte, so daß diese Lösungen mit 25–30 ml pro kg KG und Tag infundiert werden können. Wegen der hohen Osmolalität (bis 2000 mos/l) müssen diese Lösungen über einen zentral-venösen Katheter zugeführt werden.

Bei entsprechenden Elektrolyt- oder Wasserimbalanzen ist es notwendig, anstelle von kommerziell erhältlichen Aminosäure-Kohlenhydrat-Mischlösungen Einzellösungen von Aminosäuren und Zucker nach den zuvor aufgezeigten Prinzipien miteinander zu kombinieren. Die Konzentrationen für Zuckerlösungen bewegen sich zwischen 10 % und 50 %, sie erlauben eine isokalorische Ernährung unter gleichzeitiger Zufuhr von größeren Mengen an freien Wasser (10 % Dextrose) oder im Gegenteil die Ernährung unter minimaler Volumenzufuhr (50 % Dextrose). Aminosäurelösungen enthalten üblicherweise 10 % synthetische kristalline Aminosäuren, sie bestehen in der Regel aus 40–50 % essentiellen Aminosäuren, der Rest sind nicht-essentielle Aminosäuren.

Die Abstufung der Kalorien- und Eiweißzufuhr in Abhängigkeit vom Ruheenergieumsatz des Patienten und von der Schwere des Krankheitsbildes ist erforderlich, da eine zu hohe Kalorien- und Eiweißzufuhr unerwünschte Nebenwirkungen in Form einer gesteigerten Harnstoffsynthese und Vermehrung der Fettmasse haben kann und da die Proteinzufuhr im Rahmen der Ernährungstherapie zu den teuersten Bestandteilen der künstlichen Ernährung zählt.

Die Menge an Eiweiß (Gramm), die pro Tag zuzuführen ist, erhält man dadurch, daß man den zuvor berechneten gesamten Energiebedarf durch entweder 60 (frühe Phase der Ernährung) oder 120 (späte Phase der Ernährung) teilt und mit 6,25 (Stickstoffgehalt pro g Eiweiß) multipliziert. Die Menge an Nicht-Eiweiß-Kalorien ergibt sich aus der Differenz zwischen Eiweiß-Kalorien und gesamten Energiebedarf. Nach Berechnung des Eiweißbedarfs müssen die Mengen an Zucker und unter Umständen Fett berechnet werden, mit denen der Energiebedarf gedeckt werden soll. Diese Berechnungen basieren auf dem Energiegehalt pro Gramm Nahrungsbestandteil: Kohlenhydrate 3,4 kcal/g, Protein 4 kcal/g und Fett 9 kcal/g.

Grundsätzlich ist zu berücksichtigen, daß, wenn immer möglich, die enterale Ernährungstherapie aufgrund der günstigen Auswirkungen auf den Gastrointestinaltrakt bevorzugt werden sollte. Nur eine Minderzahl von Patienten benötigt eine längerdauernde parenterale Kalorienzufuhr. Die Indikationen für die parenterale Ernährung sind in Tabelle 1-11 aufgelistet.

*Tabelle 1-11:* Indikationen für die parenterale Ernährung.

*Gesicherte Indikationen*
– Malabsorption
– schwere Pankreatitis
– enterale Nahrungszufuhr absehbar länger als 7 Tage unterbrochen (auch bei nicht mangelernährten Patienten)

*Nicht gesicherte, aber klinisch etablierte Indikationen*
– präoperativ bei vorbestehender schwerer Mangelernährung
– enterale Nahrungszufuhr absehbar mindestens 3, aber nicht mehr als 7 Tage unterbrochen (nach größeren abdominal-chirurgischen Eingriffen)
– enterokutane Fisteln

*Kontraindikationen*
– nach geringem chirurgischen Streß oder Trauma
– unmittelbare postoperative Phase
– Patienten mit funktionstüchtigem Gastrointestinaltrakt

### 7.2.3 Spezielle Probleme der Ernährungstherapie

Getrennt vom Konzept der postoperativ-posttraumatischen Infusionstherapie ist die parenterale Ernährungstherapie bei Langzeit-Patienten zu sehen, die aufgrund ihrer Grunderkrankung über die 2. postoperativ-posttraumatische Woche hinaus parenteral ernährt werden müssen. Bei diesem Patientengut sind besondere Umstände zu berücksichtigen. Durch eine längere, ausschließliche Kohlenhydratzufuhr kann es trotz isokalorischer Energiemenge zu einer zunehmenden Kohlenhydratintoleranz kommen. Dabei wird die oxidative Kapazität für Glukose überschritten, was zur Neusynthese von Fett, zur Wassereinlagerung und zur Entstehung einer Fettleber mit entsprechender Verschlechterung von Funktionsparametern führen kann. Diesen unerwünschten Nebenwirkungen kann teilweise dadurch vorgebeugt werden, daß 1/3 bis zur Hälfte der Nicht-Eiweiß-Kalorien in Form von Fett appliziert werden. Die verwendeten Fettemulsionen aus Sojabohnen- oder Sonnenblumenöl beugen einem Mangel an essentiellen Fettsäuren vor. Bevorzugt werden Lösungen, die aus einer Mischung von lang- und mittelkettigen Fettsäuren bestehen. Die Fette werden mittels eines Emulgators in Lösung gehalten. Da 20 %ige Fettlösungen die gleiche Menge an Emulgator enthalten wie die 10 %igen Lösungen, sind erstere in der Praxis zu bevorzugen.

Die Applikation von Fett erlaubt die Zufuhr großer Kalorienmengen in kleinen Volumina, so enthält eine 20 %ige Fettemulsion ungefähr 2 kcal/ml. Aminosäuren, Kohlenhydrate und Lipide sollen vor der Infusion gemischt werden. Dadurch wird die Clearance der Fette aus dem Blut beschleunigt. Bei singulärer Fettapplikation sollte die Infusionsdauer acht bis zwölf Stunden nicht überschreiten, um einen Abbau der Blutfette in der verbleibenden Zeit zu ermöglichen.

Zu berücksichtigen ist, daß Patienten unvorhersehbar eine Intoleranz gegenüber Fettemulsionen entwickeln können, die sich in einer Hypertriglyzeridämie äußert. Deshalb sind Fettemulsionen bei Patienten mit schwerer Hypertriglyzeridämie und bei Hypertriglyzeridämie-induzierter Pankreatitis kontraindiziert. Fette sollten auch bei schweren Störungen des Gerinnungssystems und bei bekannten allergischen Reaktionen auf Fette oder Hühnerphosphatide nicht infundiert werden.

Bei Patienten mit chronischer oder akuter Niereninsuffizienz nimmt die Harnstoffausscheidung mit nachlassender glomerulärer Filtrationsrate ab. Bei einem Anstieg der Serum-Harnstoffkonzentration über 200 mg/dl ist mit schädlichen Nebenwirkungen zu rechnen. Aus diesem Grund wird bei Harnstoffkonzentrationen über 100 mg/dl mit weiter steigender Tendenz eine Reduktion der täglichen Eiweißzufuhr bis auf 1/3 des errechneten Tagesbedarfs durchgeführt. In dieser Krankheitsphase werden ausschließlich essentielle und wenige semi-essentielle Aminosäuren substituiert, die als sogenannte «Nierenlösungen» kommerziell erhältlich sind. Unter diesem Ernährungsregime ist die Harnstoffproduktion niedriger als unter alleiniger Kohlenhydratzufuhr. Bei länger anhaltendem Nierenversagen ist jedoch die Wiederaufnahme der parenteralen isokalorischen Ernährungstherapie mit vollem Aminosäureangebot zu bevorzugen, wobei gleichzeitig dann kontinuierliche extrakorporale Nierenersatzverfahren zur Normalisierung der Harnstoffkonzentration zum Einsatz kommen.

Eine besondere Situation besteht auch bei Patienten mit ausgeprägtem Leberversagen und daraus resultierender Enzephalopathie. Bei schwerer Leberdysfunktion bzw. Leberzirrhose werden die aromatischen Aminosäuren (Prolin, Hydroxiprolin, Tyroxin) in der Leber in unzureichender Menge verstoffwechselt. Dadurch kommt es zu einem erhöhten Angebot dieser Aminosäuren an das Gehirn. Die so gesteigerte Neurotransmitter-Synthese bewirkt ein gestörtes zerebrales Muster an Neurotransmittern mit der zu beobachtenden Enzephalopathie. Diesem Phänomen kann durch eine erhöhte Zufuhr an verzweigtkettigen Aminosäuren (Valin, Leuzin, Isoleuzin) entgegengesteuert werden, welche mit den aromatischen Aminosäuren an der Blut-Hirnschranke um die Aufnahme durch die entsprechenden Transportsysteme konkurrieren. Die Indikation für die Zufuhr solcher «Leberlösungen» ist somit auf Patienten mit hepatischer Enzephalopathie begrenzt.

Kommerziell erhältlich sind inzwischen spezielle Aminosäurelösungen, die Glutamin in Form von Dipeptiden enthalten. Konventionelle Lösungen enthielten bisher kein Glutamin, da Glutamin in Lösung zu instabil ist. Durch die Koppelung von Glutamin an Alanin oder Thyrosin wird auch die parenterale Zufuhr ermöglicht. Kritisch kranke Patienten weisen sowohl im Plasma wie auch im Muskelgewebe eine Glutaminverarmung auf. Gleichzeitig besteht ein erhöhter Glutaminbedarf in der Mukosa des Gastrointestinaltrakts. Zur Zeit wird klinisch getestet, inwieweit die parenterale Applikation von Glutamin bei kritisch kranken Patienten mit der Notwendigkeit einer längeren parenteralen Ernährung einen günstigen Einfluß auf die Mukosabarriere des Darmes und auf die Organfunktion hat.

Da Glutamin zu Glutamat und Ammoniak metabolisiert wird, welches beide neurotoxische Substanzen sind, sollte die Glutaminsupplementierung bei Patienten mit hepatischer Enzephalopathie und Hyperammoniämie oder bei Patienten mit Schädel-Hirn-Traumata zurückhaltend verwendet werden.

Bei parenteraler Ernährung über einen längeren Zeitraum ist die Möglichkeit eines Vitamin- oder Spurenelementmangels zu bedenken. Tabelle 1-10 gibt den täglichen Bedarf an wasser- und fettlöslichen Vitaminen und an Spurenelementen an. Zu berücksichtigen ist dabei, daß eine Vielzahl der Vitamine bereits in den parenteralen, kommerziell erhältlichen Komplettlösungen enthalten ist, und nur in Einzelfällen eine gezielte Substitution angezeigt ist. Ferner sollte eine Spurenelementsubstitution zurückhaltend bei Patienten mit Nierenversagen und schwerer Leberinsuffizienz erfolgen.

### 7.2.4 Überwachung

Die postoperative Substitution von Flüssigkeit, Elektrolyten und Substraten zur krankheitsgerechten parenteralen Ernährung erfordert eine adäquate klinische und klinisch-chemische Überwachung. Zu diesen Überwachungsmaßnahmen gehört die tägliche klinische Untersuchung. Ferner sollte täglich eine Flüssigkeitsbilanz erstellt und die Blutzucker- und Elektrolytkonzentrationen, bzw die Konzentrationen der harnpflichtigen Substanzen überwacht werden. In wöchentlichem Abstand ist die Bestimmung der Spurenelementkonzentrationen bzw. der Triglyzeride und Leberfunktionsparameter notwendig. Die Effektivität der Ernährungstherapie hinsichtlich des Eiweißkatabolismus ist schwer zu überwachen. Hinweise ergeben sich durch die klinische Untersuchung bei der Abschätzung des Muskelabbaus (M. tibialis anterior) und über das Körpergewicht zur Erfassung des Hydrierungszustandes (Ödembildung, trockene Zunge, schlaffe/stehende Hautfalten).

## 7.2.5 Komplikationen der kompletten parenteralen Ernährung

Die unter der parenteralen Ernährungstherapie zu beobachtenden Komplikationen sind zum einen bedingt durch die postoperative/posttraumatische Umstellung des Stoffwechsels und zum anderen durch Organfunktionsstörungen. Da die Patienten in der klinischen Routine zunächst nach einem fixen Schema ernährt werden, das Ausmaß der Stoffwechselveränderungen jedoch nicht vorhersagbar ist, sind Entgleisungen des Blutzuckers und des Plasmakaliums in der Frühphase der Ernährung nicht selten. Blutzuckerwerte bis 250 mg/dl werden in den ersten postoperativen Tagen toleriert. Bei höheren Werten wird die Glukosezufuhr auf etwa 150 g/Tag begrenzt. Ist diese Maßnahme unzureichend, wird Insulin am besten kontinuierlich in einer Dosierung von 1–5 I.E./h verabreicht.

Unter der Zufuhr von Fettemulsionen kann es zu einer unzureichenden Klärung von Fetten aus dem Plasma kommen. Bei Triglyzeridspiegeln über 300 mg/dl muß das Intervall zwischen den Fettinfusionen so verlängert werden, daß die Triglyzeridspiegel unter 250 mg/dl absinken können.

Unter einer länger als zwei bis drei Wochen dauernden parenteralen Ernährung ausschließlich mit Glukose (als nicht-Stickstofftragendem Energieträger), vor allem aber unter einer hyperkalorischen Ernährung kommt es zur Ausbildung einer Leberzellverfettung mit Funktionsminderungen, die meist mit dem Bild einer intrahepatischen Cholestase beginnen und bis zu schweren Störungen der Syntheseleistung fortschreiten können. Durch die Zufuhr von Fetten – bevorzugt werden MCT/LCT-Gemische – kann die Entwicklung dieser Komplikationen verzögert werden. Definitiv aufgehalten wird diese jedoch erst durch die Umstellung auf eine enterale Nahrungsaufnahme.

Im Rahmen eines Multiorgandysfunktions-Syndroms mit Einschränkung auch der Nierenfunktion können die Serumkonzentrationen von Harnstoff und $Na^+$ in wenigen Tagen rasch ansteigen und ein hyperosmolares Koma auslösen. Bei $Na^+$-Konzentrationen über 155 mmol/l und Harnstoffwerten über 100 mg/dl sollte dann mehr freies Wasser substituiert und die Zufuhr von Stickstoff auf essentielle und semiessentielle Aminosäuren begrenzt werden.

Ein Mangel an Vitaminen und Spurenelementen ist nur nach einer ohne entsprechende Substitution durchgeführten parenteralen Ernährung über Wochen zu erwarten. Haut- und Nagelveränderungen (Zink-Mangel), rotes Blutbild (Vitamin B 12-, Folsäuremangel), neuro-muskuläre Störungen (Phosphatmangel) führen klinisch bzw. klinisch-chemisch zur Diagnose und entsprechenden Substitutionstherapie.

## 7.2.6 Additive Pharmakotherapie in Zusammenhang mit der parenteralen Ernährung

In klinischer Testung befindet sich zur Zeit das gentechnisch hergestellte menschliche Wachstumshormon. Durch die subkutane Applikation von rekombinantem Wachstumshormon ist es möglich, bei chirurgischen Patienten unabhängig von der Höhe der Kalorienzufuhr eine positive Stickstoffbilanz zu erreichen. Dabei kommt die Verbesserung der Stickstoffbilanz durch eine Erhöhung der Proteinsynthese und eine Verringerung der Proteinabbaurate zustande. Die Wirkung von Wachstumshormon beruht auf der sekundären, endogenen Sekretion des insulin-like growth factor 1. Wachstumshormon besitzt auch günstige Effekte auf Wundheilung und Immunsystem.

Potentielle Nebenwirkungen bei der Applikation von rekombinantem Wachstumshormon umfassen die Hyperglykämie, die Flüssigkeitsretention und die Möglichkeit der Stimulation des Tumorwachstums. Somit sollte Wachstumshormon nicht bei Patienten mit bestehenden Tumoren appliziert werden.

Die klinische Bedeutung dieser adjuvanten pharmakologischen Therapie, insbesondere beim kritisch kranken Patienten, ist jedoch noch nicht gesichert.

Zweiter Teil

# Kopf

# 1. Das Schädel-Hirn-Trauma

J. A. Rem und O. Gratzl

## 1.1 Neurochirurgische Notfalluntersuchung

Beim Schädel-Hirn-Verletzten muss der Arzt rasch die klinische Situation klären und die Art der Zusatzuntersuchung festzulegen. Der Untersuchungsgang ist in Tabelle 2-1 dargestellt.

### 1.1.1 Vitale Funktionen

Ebenso wie bei anderen Notfällen gilt die primäre Aufmerksamkeit den vitalen Funktionen wie Atmung und Kreislauf. Eine insuffiziente Atmung ist nur selten primär zerebral bedingt, weshalb man in solchen Fällen stets zuerst nach einer Störung im Atemapparat selbst suchen muß (Obstruktion, Aspiration, Pneumothorax). Ein Zusammenbruch der zentralen Kreislaufregulation existiert in der Praxis nicht, da ein solcher erst bei Dezerebrierung auf Höhe der Medulla oblongata ante exitum erfolgt. Die Behandlung des Kreislaufschocks hat gegenüber der neurochirurgischen Therapie Priorität. Vom Lokalbefund interessiert in der Notfallsituation lediglich, ob eine schockierende Blutung vorliegt, die gestillt werden muß. Gleichzeitig kann auch festgestellt werden, ob durch eine Wunde oder ein Ostium des Gesichtes Liquor oder Hirn austritt. Damit wäre die Diagnose einer offenen Schädel-Hirn-Verletzung gestellt. Die neurochirurgische Notfalluntersuchung im engeren Sinne setzt sich zusammen aus der Beurteilung der Bewußtseinslage, der Pupillen, der Motorik und der Nackensteifigkeit.

*Tabelle 2-1:* Notfalluntersuchung bei Schädel-Hirn-Trauma.

| | |
|---|---|
| I | Freie Atemwege<br>Intubation bei Bewußtlosigkeit<br>(Score 8 und darunter) |
| II | Kreislauf:<br>Carotispulse<br>Herzfrequenz<br>Blutdruck<br>Stillung schockierender Blutungen |
| III | Ausschluß anderer Komaformen<br>Diabetes?, Alkohol?, Intoxikation?) |
| IV | Neurologische Beurteilung<br>A. Bewußtseinslage: nach Glasgow Coma Scale<br>B. Pupillen<br>C. Motorik<br>D. Nackensteifigkeit |

### 1.1.2 Bewußtseinslage

Die Beurteilung der Bewußtseins- und Reaktionslage ergibt sich aus dem Gespräch mit dem Patienten und der Beobachtung der Reaktion auf Schmerzreize. Diese können an der Innenseite des Oberarmes, der Vorderseite des Oberschenkels oder ohne bleibende Spuren durch Druck auf die Fingernägel gesetzt werden. Zur Protokollierung ist die Nomenklatur somnolent, soporös, komatös verwirrend, da sie nicht einheitlich verwendet

*Tabelle 2-2:* Glasgow Coma Scale.

| Augen | 4 spontan offen |
| --- | --- |
| | 3 auf Anruf offen |
| | 2 auf Schmerz offen |
| | 1 geschlossen |
| Bewußtsein | 5 orientiert |
| | 4 desorientiert |
| | 3 Wortsalat |
| | 2 unartikulierte Laute |
| | 1 nicht ansprechbar |
| Motorik | 6 führt Befehle aus |
| | 5 gezielte Schmerzabwehr |
| | 4 ungezielte Schmerzabwehr |
| | 3 beugt auf Schmerz |
| | 2 streckt auf Schmerz |
| | 1 keine Reaktion |

Summe = Glasgow Coma Score
        Maximum: 15, Minimum: 3

| Definition «Koma» | 1 geschlossen |
| --- | --- |
| | 2 unartikulierte Laute |
| | 5 gezielte Schmerzabwehr |
| | = Score 8 und darunter |

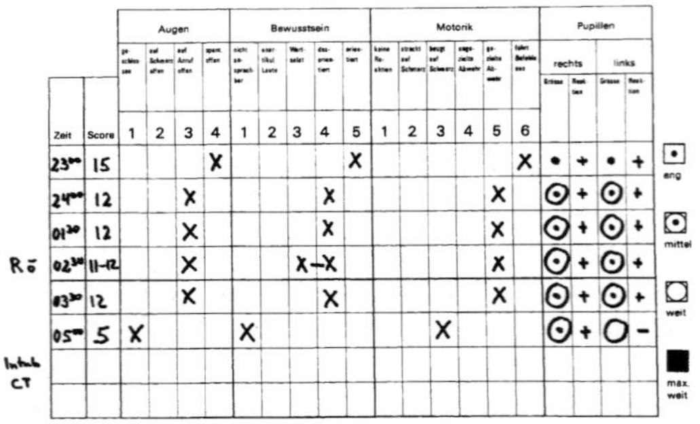

*Abbildung 2-1:* Verlaufsbeobachtung mit dem Glasgow Coma Score. Die nachträgliche Aufzeichnung des klinischen Verlaufs zeigt mit einem Abfall des GCS auf 12 um 24.00 h eine Alarmwirkung. Auf konventionelle Weise überwacht wurde erst bei Mydriase links um 5.00 h reagiert (GCS jetzt 5).

wird. Die Beurteilung und Verlaufsbeobachtung der Bewußtseinslage geschieht heute mit der Glasgow Coma Scale (Tab. 2-2), aus der sich ein Score bilden läßt. Er erreicht das Maximum von 15 und das Minimum von 3. Das Koma ist definiert ab gezielter Schmerzabwehr, unartikulierten Lauten und geschlossenen Augen, d.h. bei einem Score

von 8 und darunter. Die Verlaufsbeobachtung des Bewußtseins ist in der neurochirurgischen Notfalldiagnostik von entscheidender Bedeutung. Nur so läßt sich eine Compressio cerebri nach freiem Intervall erkennen (Abb. 2-1).

Außer der progredienten quantitativen Bewußtseinstrübung können noch weitere psychische Alterationen (qualitative Bewußtseinveränderung) beobachtet werden. Man sieht nach Gehirnkontusion häufig ein Delirium, wobei der Patient nicht orientiert ist, aber doch ein reges «Leben auf der inneren Bühne» zeigt.

### 1.1.3 Pupillenbeurteilung

Die Pupillen-Symptomatik geht nicht in den beschriebenen Coma Score ein. Sie wird aber diesen Beobachtungen angefügt. Es wird in regelmäßigen Intervallen die Weite beider Pupillen und deren Reaktion auf Licht notiert. Eine einseitige weite, lichtstarre Pupille kann durch eine Opticusläsion bedingt sein (dann reagiert sie konsensuell bei Belichtung des anderen Auges). Häufiger wird eine weite, lichtstarre Pupille beim Patienten nach Schädel-Hirn-Trauma durch eine Oculomotoriusläsion verursacht. Sie entsteht durch Einklemmung des N. oculomotorius am Tentoriumschlitz als Folge der intrakraniellen Drucksteigerung und nur selten durch direkte Traumatisierung des Nervs bei Schädelbasisfrakturen.

### 1.1.4 Motorik

Man unterscheidet zwischen zentraler und peripherer Lähmung. Die zentrale Lähmung entsteht durch eine Läsion der motorischen Rinde oder deren Efferenz bis zur Vorderhornzelle im Rückenmark. Die periphere Parese wird durch eine Schädigung des letzten motorischen Neurons zwischen Medulla und Endplatte im Muskel hervorgerufen. Da zentral Bewegungen und nicht einzelne Muskeln dirigiert werden, ist bei einer zentralen Lähmung stets eine ganze Körperregion betroffen. Das typische Beispiel ist die Halbseitenlähmung, die Hemiparese. Meist ist die Gesichtshälfte der paretischen Seite mitbeteiligt. Bei der Monoparese ist nur eine Extremität gelähmt. Bilateralsymmetrische motorische Ausfälle sind fast immer spinal bedingt. Der Muskeltonus kann bei einer zentralen Lähmung sowohl reduziert (schlaff) als auch gesteigert (spastisch) sein. Bei peripheren Lähmungen sind einzelne Muskeln oder Muskelgruppen betroffen, entweder mit segmentaler Anordnung oder nach dem Innervationsmuster des peripheren Nervs. Periphere Lähmungen sind immer schlaff und häufig mit einer Sensibilitätsstörung im gleichen Bezirk kombiniert.

Zur Prüfung wird der bewußtseinsklare Patient aufgefordert, die Zähne zu zeigen (Fazialislähmung?) und Finger und Zehen zu bewegen. An den oberen Extremitäten wird geprüft, mit welcher Kraft die gestreckten Finger gespreizt oder die Arme längere Zeit gestreckt horizontal gehalten werden können (Vorhalteversucht bei geschlossenen Augen, evtl. unter Beobachtung einer Pronationstendenz). Für die unteren Extremitäten wird zunächst die Zehenmotilität untersucht, dann läßt man den Patienten das gestreckte Bein in der Hüfte von der Unterlage abheben. Es wird beurteilt, mit welcher Kraft auf den distalen Oberschenkel gedrückt werden muß, um das Bein zur Unterlage zurückzubringen. Bei allen neurologischen Untersuchungen erfolgt der Seitenvergleich. Beim bewußtlosen Patienten werden die Spontanbewegungen beobachtet. Es wird beobachtet, ob die Extremitäten einer Körperseite weniger bewegt werden als die der anderen. Bei Unsicherheit setzt man Schmerzreize, um die Lebhaftigkeit der Abwehrbewegungen bilateral vergleichend zu beurteilen.

### 1.1.5 Nackensteifigkeit

Der Meningismus ist eine reflektorische Abwehrspannung der Nackenmuskulatur auf einen Schmerz. Diesen löst man bei meningealer Reizung dadurch aus, daß der Kopf ventral flektiert wird. Bei Nackensteifigkeit wird nur die Ventralflexion des Kopfes behindert, bei einer Halswirbelverletzung hingegen auch die Bewegung nach der Seite sowie die Rotation. Beim Meningismus finden sich noch weitere meningeale Reizsymptome, so das Kernig-Zeichen (Abwehrspannung und Schmerz beim Strecken des Kniegelenkes von einem in der Hüfte gebeugten Bein) sowie das Brudzinski-Zeichen (reflektorisches Flektieren der Kniegelenke bei Ventralflexion des Kopfes). Nackensteifigkeit findet man bei einer Meningitis (bakteriell, viral) oder nach einer Subarachnoidalblutung (in der Traumatologie nach Contusio cerebri, oder nach Aneurysmablutung). Seltener zeigt ein Meningismus eine intrakranielle Drucksteigerung an, welche die Kleinhirntonsillen in das Foramen occipitale magnum eingepreßt hat. Zur Differentialdiagnose eines Meningismus kann Liquor mittels Lumbalpunktion gewonnen werden. Eine solche Untersuchung kann aber bei intrakranieller Drucksteigerung wegen der Erhöhung eines beginnenden Druckgradienten in der Richtung einer axialen Massenverschiebung höchst gefährlich sein und zur zerebralen oder zerebellären Einklemmung führen. Sie ist daher nie die erste Untersuchung. Durch Computertomographie (CT) des Schädels (auch durch Augenspiegelung ohne Mydriatikum) ist zunächst ein raumfordernder Prozeß, eine Massenverschiebung oder eine intrakranielle Drucksteigerung auszuschließen. Die Computertomographie ist heute die feinste und wichtigste Untersuchung zur Feststellung intrakranieller Veränderungen und Blutungen subarachnoidal und erübrigt meist die Lumbalpunktion. Diese ist nur zum Nachweis einer Meningitis und ggf. des Erregers erforderlich (Technik der Lumbalpunktion in Abb. 2-2 und 2-3).

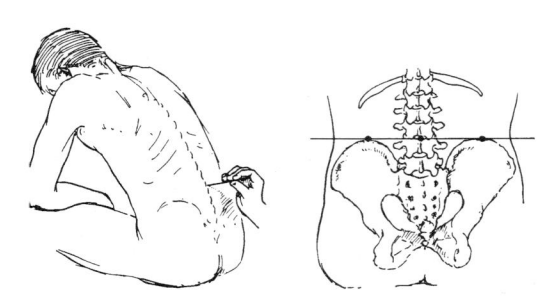

*Abbildung 2-2:* Lumbalpunktion. Einstichhöhe auf der Verbindungslinie der Spinae iliacae post. sup., entspricht Intervertebralraum LW3/LW4.

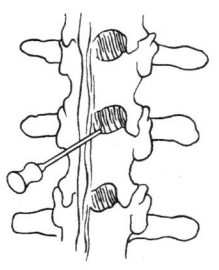

*Abbildung 2-3:* Die Punktionsnadel geht paramedian durch das Lig. flavum in den Duralsack.

## 1.2 Spezielle neurochirurgische Untersuchungen

### 1.2.1 Intrakranielle Druckmessung

Der intrakranielle Druck (intracranial pressure, ICP) beträgt normalerweise beim liegenden Patienten und Normoventilation 10–15 mmHg. Das kontinuierliche Monitoring des intrakraniellen Druckes spielt eine besondere Rolle bei der Überwachung des schweren gedeckten Schädel-Hirn-Traumas.

Entweder wird der intraventrikuläre Druck nach Ventrikelpunktion oder durch einen epiduralen oder subduralen Sensor bestimmt, der mit einem Manometer oder einem Druck-Transducer verbunden ist.

*Beziehung zwischen zunehmender intrakranieller Raumforderung und intrakraniellem Druck; Massenverschiebung.*
Mit zunehmendem Volumen der intrakraniellen Raumforderung (z. B. Hämatom) steigt der intrakranielle Druck (IPC) vorerst nur wenig an, da Liquor und Blutvolumen aus dem Schädelinnern verdrängt werden. Sind diese Platzreserven erschöpft, steigt der ICP rasch exponentiell an (Abb. 2-4). Abhängig von der Lokalisation des raumfordernden Prozesses treten intrakranielle Druckgradienten auf. Diese bestimmen die Massenverschiebung. Mit zunehmendem Druckst kommt es zur lokalen Hirngewebsschädigung und Massenverschiebung (Abb. 2-5). Bei Großhirnprozessen entsteht zunächst eine Verlagerung unter der Falx hindurch zur Gegenseite. Dann tritt ein axialer Druckgradient zum Hinterhauptloch hin auf. Es erfolgt die Herniation des medialen Temporallappens zwischen Tentorium und Hirnstamm mit Druck auf diesen: die Folgen sind Bewußtseinstrübung und Kompression des N. oculomotorius. Bei fehlender Therapie tritt schließlich der ganze Hirnstamm tiefer, es kommt zur ausgeprägten tentoriellen Herniation mit Bewußtseinsverlust und Dezerebrationszeichen (Streckbewegungen an Armen und Beinen, spontan oder auf Schmerz). Schließlich werden die Kleinhirntonsillen in das Foramen occipitale magnum eingepreßt und dadurch die Medulla oblongata komprimiert. Die Folgen sind Atemlähmung und Kreislaufzusammenbruch.

*Beziehung zwischen zerebraler Perfusion und Hirndruck*
Bei hohem intrakraniellem Druck tritt zusätzlich eine ischämische zerebrale Schädigung auf, da die Hirndurchblutung (direkt abhängig vom cerebral perfusion pressure, CPP) abnimmt.

$$CPP = MAP - ICP.$$

Entsprechend hat ein tiefer systemischer arterieller Blutdruck (mittlerer arterieller Blutdruck, MAP) die gleiche durchblutungsmindernde Wirkung.

### 1.2.2 Bildgebende Verfahren

Zur Diagnose knöcherner Veränderungen werden von Schädel und Wirbelsäule Aufnahmen in verschiedenen Projektionen, manchmal auch in Schichten (Tomographie) gemacht. Dies gilt auch heute noch für den Nachweis von Frakturen. Besondere Bedeutung haben dabei die frontobasalen Frakturen und die Frakturen, die die A. meningea media kreuzen und so den Verdacht auf die Entwicklung eines epiduralen Hämatoms verstärken können. Freilich werden diese Untersuchungen bei verdächtigen Befunden rasch durch die *computerisierte axiale Tomographie* (CAT, CT) er-

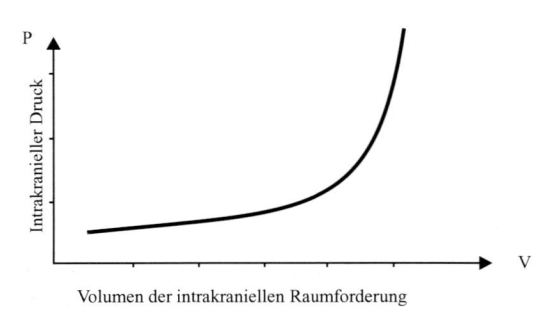

*Abbildung 2-4:* Beziehung zwischen zunehmender intrakranieller Raumforderung und intrakraniellem Druck. Mit konstant zunehmendem Volumen der intrakraniellen Raumforderung (z. B. Hämatom) steigt der intrakranielle Druck (ICP) vorerst nur wenig an, da Liquor und Blutvolumen aus dem Schädelinneren entweichen können. Sind diese Platzreserven erschöpft, steigt der ICP rasch exponentiell an und übertrifft dann den systemischen arteriellen Druck. Parallel dazu nimmt auch die klinische Verschlechterung einen rasanten Verlauf.

1. Das Schädel-Hirn-Trauma    91

**Ödem und Blutungen im Lobus temporalis, Brücke und Mittelhirn**

**Frakturspalt**

**A. meningea media eingerissen**
**Epidurales Hämatom = arteriell**

**Tentorium cerebelli**

Tentoriumschlitz und N. oculomotorius

Hirnstamm nach der Gegenseite verschoben, deformiert und venös gestaut: fortschreitende Bewußtseinstrübung. Erstes allgemeines Symptom des zunehmenden Hirndruckes.

N. oculomotorius durch den prolabierten Hippokampus komprimiert: gleichseitig erweiterte starre Pupille

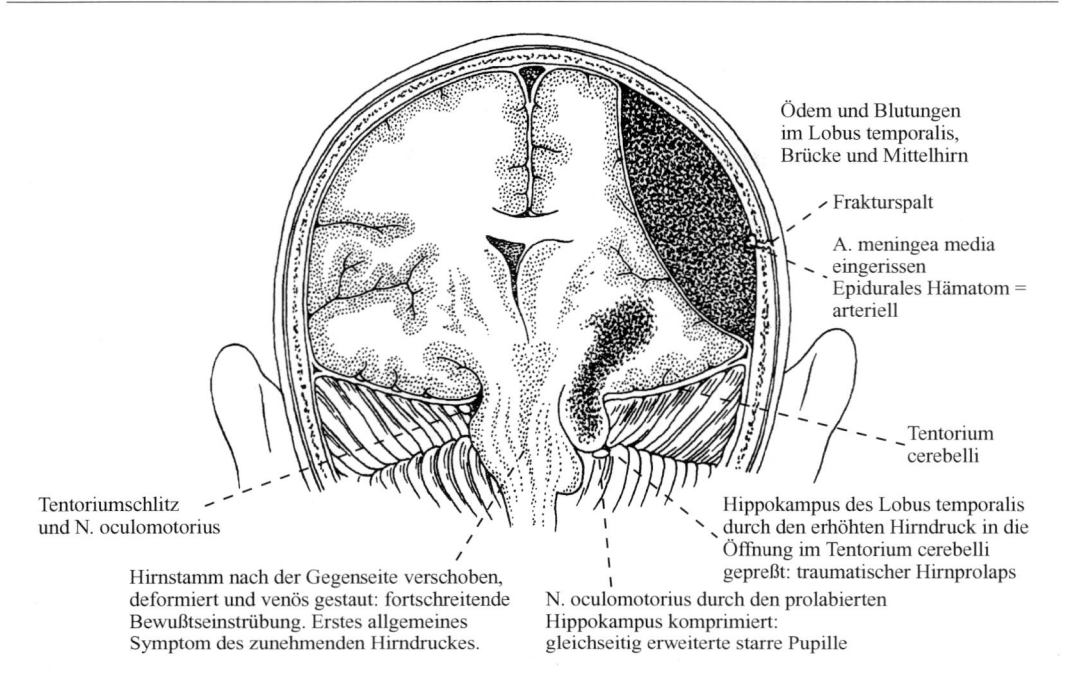

Hippokampus des Lobus temporalis durch den erhöhten Hirndruck in die Öffnung im Tentorium cerebelli gepreßt: traumatischer Hirnprolaps

*Abbildung 2-5:* Kompression der rechten Hirnhemisphäre durch ein epidurales Hämatom aus der A. meningea media. Durch den Druckanstieg wird der mediale Teil des Lobus temporalis durch den Tentoriumschlitz gepresst: *Hirneinklemmung.* Kompression des N. oculomororius: *lichtstarre Pupille* auf der Hämatomseite. Als weiter Folge der Einklemmung wird der Hirnstamm nach der Gegenseite verschoben und komprimiert: *Hirnstammsymptome* (Streckkrämpfe). Das Kleinhirn komprimiert die Medulla oblongata, Endstadium: *Kleinhirntamponade,* plötzlicher Pulsanstieg, Blutdruckabfall, Untertemperatur, in kurzer Zeit Atemlähmung.

gänzt. Sie erfaßt als nicht-invasive Untersuchung die Dichteunterschiede des Schädelinhalts oder der Wirbelsäule in sehr feinen Abstufungen. Der nächste nicht invasive Schritt ist die *Kernspintomographie* (Magnetic Resonance Imaging, MRI). Die Kernspintomographie liefert Bilder mit der deutlichsten Gewebsauflösung und zeigt daher morphologische Veränderungen am besten, jedoch ist sie besonders wegen der gegenüber dem CT längeren Untersuchungszeiten noch nicht die Methode der Wahl in der Schädeltraumatologie. Für die Darstellung von traumatischen kranio-zervikalen Gefäßveränderungen spielt die *zerebrale Angiographie* weiterhin eine Rolle. Sie wird heute in der Regel als digitale intraarterielle Subtraktionsangiographie durchgeführt. Diese Methode erlaubt mit einem Minimum an Kontrastmittel die intrakraniellen Gefässe darzustellen. *Enzephalographien* und *Zisternographien,* Darstellungen der Hirnkammern und der Zisternen mit Kontrastmittel vor dem Röntgenschirm, spielen heute nur noch ausnahmsweise eine Rolle. Diese Methoden sind weitgehend durch die Computertomographie ersetzt.

## 1.3 Das Hirnödem

Unter Hirnödem versteht man die vermehrte Ansammlung von Wasser in den intra- und/oder extrazellulären Räumen des Hirns. Klinisch tritt das Hirnödem in der Regel als Folge des Zusammenbruchs der Bluthirnschranke auf.

### 1.3.1 Physiologie der Blut-Hirn-Schranke

Die Beobachtung, daß Vitalfarbstoffe in der Blutbahn nicht das zentralnervöse Gewebe anfärben, führte zur Forderung einer Blut-Hirn-Schranke. Heute sind wir der Anschauung, daß eine Zellschicht selektiv Ein- und Austritt von Substanzen zum neuralen Gewebe regelt und so dessen Milieu und Funktion aufrecht erhält. Die Blut-Hirn-Schranke wird heute in die zerebralen Kapillaren lokalisiert und hier in die endothelialen tight junctions. Die Blut-Hirn-Schranke ist durchgängig für fettlösliche Substanzen (z. B. Anästhetika, Analgetika). Im übrigen findet ein aktiver energieverbrauchender Transport statt (Glukose, gewisse Aminosäuren).

### 1.3.2 Pathophysiologie

Das unter pathologischen Bedingungen im CT erkennbare Anfärben mit intravenös eingebrachtem Kontrastmittel zeigt bildlich das Zusammenbrechen der Blut-Hirn-Schranke. Eine Vielzahl von Noxen kann zu solcher Störung der Blut-Hirn-Schranke führen: Leberversagen, Sepsis, Röntgenbestrahlung. Auch das *vasogene Hirnödem* beginnt mit derselben Störung. Über den hydrostatischen Gradienten kommt Plasma in den Extrazellulärraum, erzeugt dort erhöhten Gewebsdruck, Autoregulationsverlust, Abnahme der Hirndurchblutung und Azidose. Das Ödem wird bei offener Blut-Hirn-Schranke hydrostatisch erhalten und dehnt sich aus. Chemische Veränderungen wie das Kallikrein-Kininogen-Kinin-System unterhalten das Ödem. Diese Form des Hirnödems ist in der Klinik am häufigsten anzutreffen und zwar als Folge von Traumen, Tumoren, Infektionen und zerebraler Ischämie. Seltener ist das *zytotoxische Hirnödem*. Es ist Folge einer Schädigung des Zellmetabolismus (Intoxikationen, Hypothermie, Frühstadium der Ischämie). Bei erhaltener Blut-Hirn-Schranke liegt es primär intrazellulär. Als *osmotisches Hirnödem* bezeichnet man Ansammlung von Wasser im Hirn über eine intakte Blut-Hirn-Schranke hinweg (SIADH-Syndrom, Urämie) bei einem ungünstigen osmotischen Gradienten.

### 1.3.3 Diagnostik

Das Hirnödem alleine macht keine faßbaren Symptome. Erst die lokale und die generalisierte intrakranielle Drucksteigerung führt zur Ischämie und zu Lokal- und Allgemeinsymptomen. Nachweisbar ist das Ödem durch die Computertomographie.

### 1.3.4 Therapie des Hirnödems

In der klinischen Routine ist die Behandlung des Hirnödems mit der Behandlung seiner Folge, nämlich der intrakraniellen Drucksteigerung, identisch: operative Entfernung des raumfordernden Prozesses, Reduktion des zerebralen Blutvolumens durch Hyperventilation und Barbiturate, Entfernung der extrazellulären Flüssigkeit durch Osmotherapie (s. Kap. 1.4).

## 1.4 Behandlung der intrakraniellen Drucksteigerung

### 1.4.1 Ziele

Erreicht werden muß ein intrakranieller Druck unter 20 mmHg und die Aufrechterhaltung eines genügenden zerebralen Perfusionsdruckes (CPP) (60 mmHg bei Transducer auf Herzhöhe, 50 mmHg bei Höhe Schädelbasis als Bezugspunkt). Eingegriffen wird entweder mit Anheben des mittleren arteriellen oder mit Senkung des intrakraniellen Druckes. Arterielle Drucke an der unteren Grenze der Autoregulation und intrakranielle Drucke über 40 mmHg sind aber per se Indikationen zum therapeutischen Eingreifen.

### 1.4.2 Behandlungsschritte (Tab. 2-3)

Hochdosierte Therapie mit Glukocorticoiden kann beim perifokalen Ödem bei Hirntumoren eingesetzt werden. Bei der Behandlung der posttraumatischen intrakraniellen Drucksteigerung geben wir diese Medikamente wegen ihrer nicht sicher bewiesenen Wirkung und wegen der Komplikationen bei längerer Behandlung nicht mehr.

Alle bewußtlosen Patienten (Score 8 und darunter) müssen wegen der Gefahr der Aspiration in-

*Tabelle 2-3:* Therapie der intrakraniellen Drucksteigerung.

Erhöhter ICP (CPP ↓) > 20–25 mmHg
↓
Hyperventilation
↓ ↔ Kontroll-CT!
Osmotherapie
↓ ↔ Kontroll-CT!
Barbiturattherapie

tubiert werden. Lagerung mit 30–45° erhöhtem Kopf erleichtert den venösen Rückfluß. Die Hyperventilation (PaCO$_2$ 3,3–4,0 kPa) ist die erste Maßnahme zur Senkung des intrakraniellen Druckes während des Transportes vom Unfallort bis zur Intensivstation. Sie schafft einen Komplementärraum durch Verringerung des zerebralen Blutvolumens.

Die Osmotherapie wird als nächster Schritt bei nicht apparativ, kontrollierter intrakranieller Drucksteigerung eingesetzt. Die Effektivität hängt ab von der Erzeugung eines osmotischen Gradienten zwischen Blut und Hirn. Wir geben Mannitol 0,5–1 g pro Kilogramm Körpergewicht als Initialdosis. Die Wirkung dauert bis zu vier Stunden, so daß dann die Gabe zu wiederholen ist. Die Anwendung ist nur bis zu einer Serumosmolarität von 320 mosm/l erlaubt (Nierenfunktion!). Barbiturate sind eine potente Droge zur Senkung des intrakraniellen Druckes. Wegen pulmonaler und kardiovaskulärer Nebenwirkungen ist die Therapie aber nur unter intensivmedizinischen Bedingungen durchführbar, denn die Messung des intrakraniellen Druckes und die Möglichkeit der Bestimmung des Barbituratspiegels im Serum sind Voraussetzung für diese Therapie. Bei allen Schritten der Therapie der intrakraniellen Drucksteigerung muß die morphologische Kontrolle mittels Computertomographie gewährleistet sein. Sekundär auftretende Hämatome, die zur Drucksteigerung beitragen, werden operativ behandelt!

## 1.5 Allgemeines zur Schädel-Hirn-Verletzung

### 1.5.1 Nomenklatur

Der Begriff «Schädel-Hirn-Trauma» ist definiert als die Schädigung des Gehirns, der Hirnnerven, der Haut und des Knochenschädels nach einer Gewalteinwirkung. Die Verletzung ist klinisch feststellbar oder computertomographisch nachweisbar. Für die Beurteilung des Schädel-Hirn-Traumas ist die Schwere der Hirnverletzung von Bedeutung; eine eventuell vorhandene Schädelfraktur ist nur indirekt wichtig.

Das schwere Schädel-Hirn-Trauma ist akut lebensgefährdend. Es gilt zu unterscheiden zwischen der primären und sekundären Hirnschädigung:
– Die *primäre Hirnschädigung* ist diejenige, die der Patient durch den Unfall oder das schädigende Ereignis direkt erlitten hat, die hierbei erlittene komplette Zellschädigung ist irreversibel und therapeutisch nicht angehbar.
– Die *sekundäre Hirnschädigung* tritt in der Folge auf und erweitert das Schadensausmaß. Das moderne Prinzip der Behandlung des Schädel-Hirn-Traumas besteht im Vermeiden dieser nach dem Trauma zusätzlich entstehenden Schäden.

Sie entstehen durch:
– Hypoxie
– Hyperkapnie
– Hypotension
– ungenügend kontrollierte epileptische Anfälle
– Meningitis
– verzögerte Entleerung eines intrakraniellen Hämatoms
– erhöhten intrakraniellen Druck.

50% der durch Schädel-Hirn-Trauma bedingten Todesfälle ereignen sich innerhalb der ersten zwei Stunden. Dies bedeutet, daß die Hälfte der Patienten, die an einem schweren Schädel-Hirn-Trauma sterben, das Spital gar nicht erreicht und die primäre Hirnschädigung letal war. Das bedeutet aber auch, daß bei einem Patient, der das Spital lebend erreicht, das primäre Trauma nicht schwer genug war, um den Tod herbeizuführen. Die eingeleitete Therapie sollte hier eine sekundäre Gehirnläsion und somit den Tod vermeiden können.

### 1.5.2 Beurteilung des Verletzten

Bewußtseinslage:
– wach, orientiert
– somnolent (schläfrig, aber gut weckbar)
– soporös (nicht mehr weckbar, nur noch stärkere Reize lösen eine Reaktion aus)
– Koma (Bewußtlosigkeit, auch stärkere äußere Reize lösen keine Reaktion mehr aus)

Zur Protokollierung ist diese Einteilung verwirrend, und sie läßt dem Untersucher zuviel Spielraum. Die Beurteilung und Verlaufsbeobachtung geschieht heute mit der Glasgow-Coma-Scale, aus der sich ein Score bilden läßt (vgl. Kap. 1.1.2, Tab. 2-2).

Die bestmöglichste Antwort des Patienten auf einen Stimm- oder Schmerzreiz, charakterisiert durch Augenöffnen, verbale Antwort und motorische Aktivität, wird aufgezeichnet und mit einer Zahl bewertet. Der wache, kooperative Patient erzielt 15 Punkte, mit 8 Punkten ist die Grenze zum Koma erreicht. Die tiefste Punktzahl ist 3.

Eine gewisse Problematik besteht allerdings beim Patienten mit einer Aphasie. Zur weiteren Beurteilung gehört die Suche nach Hirnstammschädigungen, wie Pupillenreaktion und Körpermotorik, die – falls pathologisch – auf ein Mittelhirn- oder Bulbärhirnsyndrom hinweisen. Auch die Zeichen eines erhöhten intrakraniellen Druckes (Kopfschmerzen, Übelkeit, Erbechen, Bradykardie, Anstieg des systolischen Blutdruckes, motorische Unruhe, Bewußtseinstrübung, Atemstörungen, Stauungspapillen, einseitige Pupillenerweiterung) sollen rechtzeitig erkannt werden.

## 1.6 Kopfschwartenverletzung

Bei den Kopfschwartenverletzungen werden Quetsch-, Platz- und Rißwunden unterschieden. Da sich hinter jeder scheinbar harmlosen Kopfschwartenwunde eine penetrierende Schädel-Hirn-Verletzung verbergen kann, muß sorgfältig untersucht werden. Blindes Sondieren soll wegen der Gefahr von zusätzlichen Verletzungen und einer eventuellen Keimverschleppung in den intrakraniellen Raum nicht durchgeführt werden. Bei ausgedehnten Verletzungen wird eine Röntgenuntersuchung in zwei oder mehrere Ebenen gefordert. Alle offenen Wunden werden sofort chirurgisch versorgt und geschlossen, wenn eine Impressionsfraktur, ein offener Schädelbruch oder eine Infektion ausgeschlossen ist. Die Naht ist stets einschichtig, Galea mitgefaßt. Dadurch ist eine gute Blutstillung und eine rasche Heilung gewährleistet. Bei Mitverletzung der Schädelkalotte muß die notfallmäßige Verlegung in ein neurochirurgisches Zentrum erfolgen.

## 1.7 Schädelfrakturen

Eine gegen den Schädel wirkende mechanische Gewalt kann Frakturen erzeugen. Diese können linienförmig verlaufen (Fissur, Spalt-, Berstungsbruch) oder Splitter umgrenzen (Stück-, Trümmerbruch). Besonders gefährlich sind Verschiebungen von Knochenstücken ins Schädelinnere (Impressionsbruch, Loch-, Schußfraktur). Im Kindesalter können die Suturen gesprengt und ebenso wie manche Frakturen durch eingeklemmte Dura an der knöchernen Ausheilung gehindert werden («wachsende Frakturlinien»).

Für die Klinik ist die Beurteilung der Lokalisation einer Fraktura wichtig. Wir unterscheiden Frakturen des Schädeldaches und der Schädelbasis.

### 1.7.1 Frakturen des Schädeldaches

Frakturen des Schädeldaches (Kalottenfraktur) werden in Biegungs- und Berstungsbrüche eingeteilt. Biegungsbrüche entstehen durch unmittelbare, oftmals umschriebene Gewalteinwirkung (z. B. Fall auf das Hinterhaupt), während Berstungsfrakturen durch Kompression des gesamten Schädels zustandekommen. Wenn nicht operationsbedürftige Mitverletzungen innerhalb des Kopfes vorliegen, bedürfen Schädelfrakturen keiner operativen Behandlung. Impressionsfrakturen (Abb. 2-6) dagegen führen zu Druckschädigung des Gehirns und müssen baldmöglichst operativ gehoben oder ausgesägt werden, wenn die Impression mehr als die Kalottendicke beträgt. Die operative Versorgung ist wegen der Gefahr der Infektion umso dringlicher, wenn es sich um eine *offene* Impressionsfraktur handelt. Patienten mit einer offenen Schädelhirnverletzung müssen sofort in ein neurochirurgisches Zentrum verlegt werden.

### 1.7.2 Frakturen der Schädelbasis

Da die Schädelbasis in ihrem Aufbau sehr unterschiedlich ist, bestehen Bezirke mit geringerer Bruchfestigkeit. Viele Frakturen verlaufen durch die natürlichen Öffnungen der Schädelbasis, durch die Nerven und Gefäße ziehen. So können Frakturen auch zu deren Verletzung führen (Abb. 2-7).

Klinische Zeichen der Schädelbasisfraktur sind Monokel- oder Brillenhämatome, Blut- oder Liquorausfluß aus Nase, Mund oder Ohren. Die Diagnose läßt sich – im Gegensatz zur Schädeldach-

1. Das Schädel-Hirn-Trauma 95

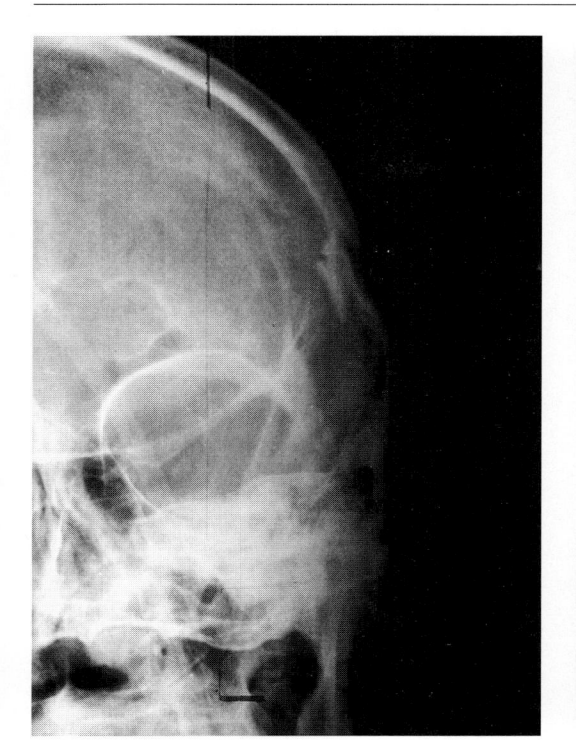

*Abbildung 2-6:* Impressionsfraktur.

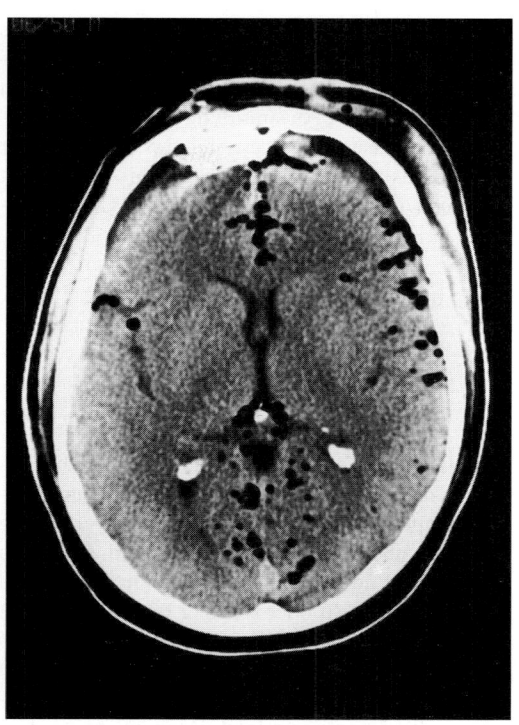

*Abbildung 2-8:* Intrakranielle Luft im Subarachnoidalraum, Hinweis auf eine Liquorfistel.

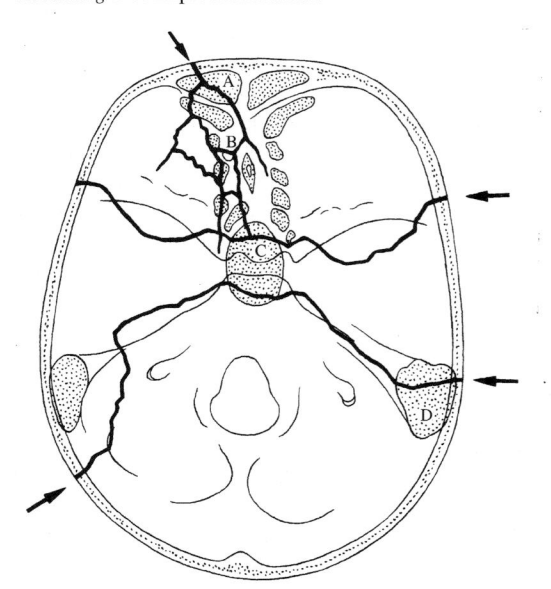

*Abbildung 2-7:* Verlaufsmöglichkeiten der Frakturlinien bei Schädelbasisfrakturen. Außer der Gewalteinwirkung bestimmt die Schädeldicke den Verlauf der Frakturlinien. A Sinus frontalis, B Sinus ethmoidalis, C Sinus sphenoidalis, D Cellulae mastoideae.

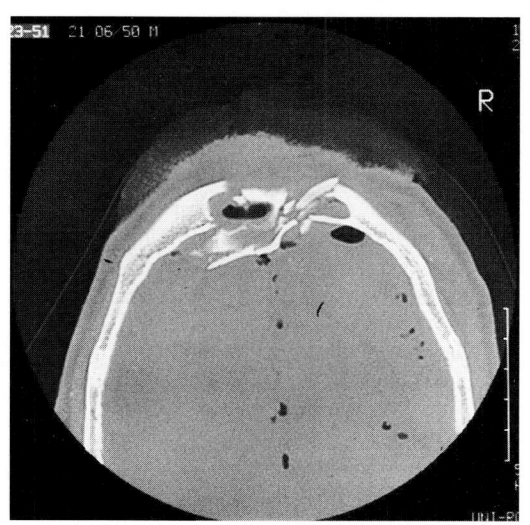

*Abbildung 2-9:* Schädelbasisbruch, durch die Lamina cribrosa gehend. Gleichzeitig ist die Dura mater eingerissen, so daß Liquor aus dem Subarachnoidalraum in die Nase fließt: Rhinorrhoe. Eintrittspforte für Meningitis. Verletzung der Hinterwand des Sinus frontalis, Verletzung des Daches der Keilbeinhöhle.

fraktur – im Röntgenbild schwieriger stellen. Eine intrakranielle Luftansammlung (Pneumatozephalus, Abb. 2-8) läßt sich im Computertomogramm (CT), bei größerer Ansammlung auch im Röntgenbild, nachweisen und ist ein sicheres Zeichen einer Schädelbasisfraktur. Die Frakturlinie selbst läßt sich meistens im Knochenfenster des CT darstellen.

## 1.8 Offene Schädel-Hirn-Verletzungen

Als offene Schädel-Hirn-Verletzungen werden Läsionen des Gehirns bezeichnet, bei denen unter einer Kopfschwarten- bzw. Weichteilverletzung Knochen und Dura mitgeschädigt sind. Die Dura mater haftet dem Schädelknochen an Kalotte und Schädelbasis mehr oder weniger fest an. Sie bildet einen wichtigen Schutz gegen eine Infektion des Gehirns und der Liquorräume. Ist sie unter dem Knochendefekt zerrissen und sind die darüberliegenden Weichteile verletzt, so kann es sowohl zum Austritt von Liquor, Blut und Hirngewebe, wie auch zum Eindringen von Keimen in den intrakraniellen Raum kommen. Ein offenes Schädel-Hirn-Trauma ist deshalb immer ernst zu bewerten und operativ zu behandeln.

Insbesondere frontobasale Schädelverletzungen, die durch Gewalteinwirkung auf Stirn- und Gesichtsschädel entstehen (man muß aber auch bei einem Sturz auf das Hinterhaupt daran denken!) sind gefährlich, weil eine Verbindung zwischen Nasennebenhöhlen und Subarachnoidalraum hergestellt sein kann (Abb. 2-9). Hierdurch kommt es zu einer Liquorfistel (Abb. 2-10) mit Ausfluß von Liquor aus der Nase (Rhinoliquorrhoe). Diese Fistel verschließt sich fast nie. Damit ist das Aufsteigen einer bakteriellen Infektion ins Schädelinnere und eine eitrige Meningitis nur eine Frage der Zeit. Deshalb muß die Liquorfistel so rasch wie möglich operativ verschlossen werden. Liquorausfluß ist also das sichere Zeichen für das Vorliegen einer Schädelbasisfraktur. Ein ähnlicher Vorgang kann bei einer laterobasalen Schädelverletzung (Felsenbeinfraktur) auch im Ohrbereich (Otoliquorrhoe) vorkommen. Diese Liquorfistel verschließt sich oftmals von selbst.

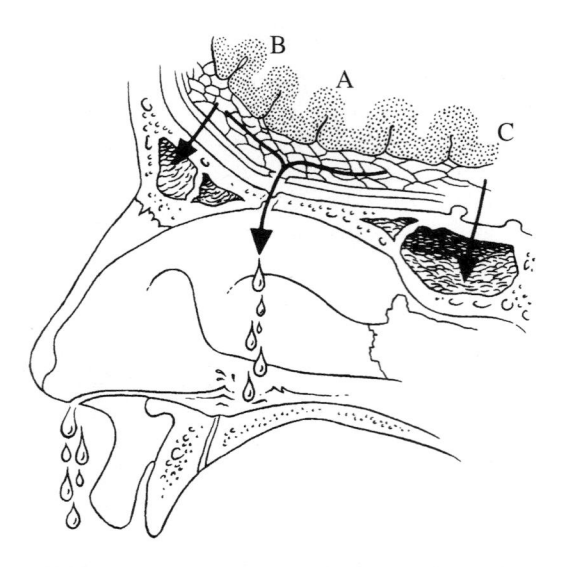

*Abbildung 2-10:* Frontobasale Verletzung mit Imprimat (Stirnhöhlenhinterwand) und mit intrakranieller Luft.

### 1.8.1 Diagnose

Beim geringsten Verdacht auf eine Rhinoliquorrhoe muß alles unternommen werden, um eine Fistel nachzuweisen oder auszuschließen. Der Nachweis und vor allem die Lokalisation kann sehr schwierig sein. Läßt man die in der Frühphase noch blutige, aus der Nase abträufelnde Flüssigkeit auf einen Tupfer oder eine Kompresse tropfen, so bildet sich bei Liquorbeimengung ein heller Hof um eine zentral blutige Stelle. Ist die abtropfende Flüssigkeit nicht mehr blutig, so gibt eine positive Zuckerprobe den Hinweis darauf, daß es sich um Liquor und nicht um Nasensekret handelt. Heute kann der Liquornachweis auch bei sehr geringer Sekretmenge durch immunologische Liquordiagnostik mittels Bestimmung von $\beta_2$-Transferrin (Asialotransferrin) geführt werden, da $\beta_2$-Transferrin praktisch nur im Liquor cerebrospinalis vorkommt. Im weiteren können Röntgenuntersuchungen, Computertomographie, eventuell computertomographische Zisternographie oder szintigraphische Untersuchungen zur Abklärung einer Fistel nötig sein. Negative Untersuchungsergebnisse schließen dennoch das Vorliegen einer nasalen Liquorfistel nicht aus!

## 1.8.2 Operative Behandlung

Das wichtigste Ziel der operativen Behandlung ist die Entfernung von Fremdkörpern und Gewebstrümmern aus dem Schädelinneren, die Blutstillung, die Hebung oder Entfernung von Knochenimprimaten und ein möglichst dichter Verschluß der Dura und der Wunde.

## 1.8.3 Spätkomplikationen

Möglich sind die Schädelosteomyelitis, die Meningitis, die Enzephalitis, der Hirnabszeß, das subdurale Empyem, die epileptogene Narbe, der Hydrocephalus male resorptivus und die Carotis-Cavernosus-Fistel (s. unten, Kap. 1.11).

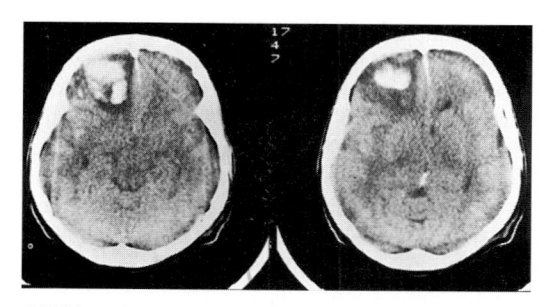

*Abbildung 2-11:* Frontobasaler Kontusionsherd links.

## 1.9 Die gedeckte Hirnverletzung

### 1.9.1 Klassische Einteilung

Die klassische neurologische Einteilung sei der Einteilung nach Tönnis und Loew, 1953 publiziert und seither durch mehrere Autoren angepaßt, vorangestellt.

*Commotio cerebri*
Bei der Commotio cerebri (Gehirnerschütterung) handelt es sich um eine traumatisch bedingte reversible funktionelle Störung des Gehirns ohne morphologische Veränderungen. Die Symptome klingen restlos ab. Symptomatik: kurzzeitige Bewußtlosigkeit, Erinnerungslücke nach (anterograde Amnesie) und vor (retrograde Amnesie) dem Unfall, Brechreiz oder Erbrechen, Kopfschmerzen. Es müssen aber nicht alle Symptome vorhanden sein.

*Contusio cerebri*
Bei der Contusio cerebri (Hirnquetschung) liegen morphologische Schädigungen des Hirns vor. Diese Schädigung kann einmal durch Prellungsherde (entweder am Ort der Gewalteinwirkung oder als Contre-coup-Herd) oder durch tiefer reichende Gewebszerreißung und Rhexisblutung verursacht werden. Je nach Lokalisation am Hirn können die verschiedensten klinischen Bilder entstehen; so z.B. eine Lähmung auf der Gegenseite bei der Schädigung der Präzentralwindung (Gyrus prae-

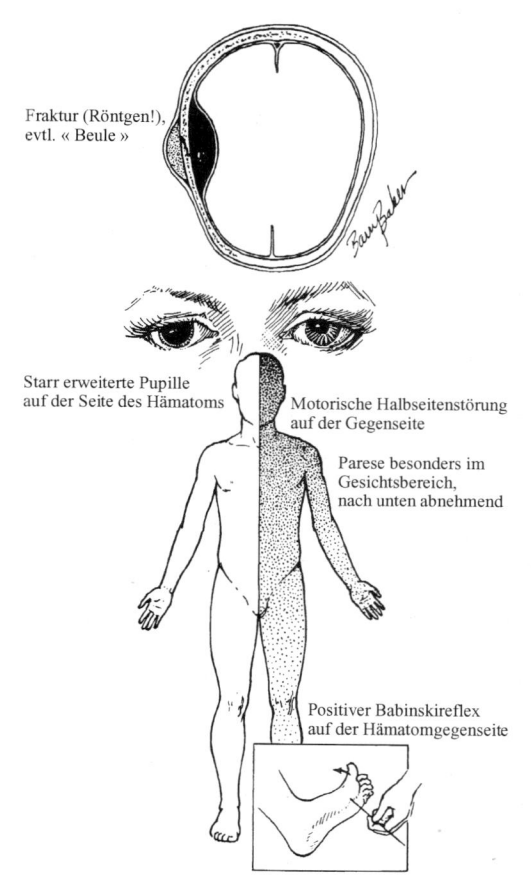

*Abbildung 2-12:* Hirnkompression durch rechtsseitiges arterielles Hämatom. Symptome meist rasch zunehmend.

centralis). Diese Ausfälle werden «Herdsymptome» genannt. Häufigste Lokalisationen der Rindenprellungsherde sind der Stirnpol (Abb. 2-11), der Schläfenlappenpol und Okzipitalpol. Kontusionelle Hirnschädigungen gehen meist mit einer

Subarachnoidalblutung einher, die zu einer Nakkensteifigkeit (Meningismus) führt. Eine spezielle Kontusionsform stellt die Hirnstammkontusion dar mit folgenden Symptomen: tiefe Bewußtlosigkeit; Beuge-, Streckkrämpfe auf einen Schmerzreiz, zum Teil auch spontan; Enthemmung vegetativer Zentren (Atmung, Kreislauf, Temperatur, Wasser- und Elektrolythaushalt); Pupillen zum Teil entrundet, träge auf Licht reagierend bis fehlende Lichtreaktion; Kauen, Schmatzen, Gähnen.

*Compressio cerebri*
Bei der Compressio cerebri geschieht die Schädigung des Gehirns durch Druck. Beim geschlossenen Schädel-Hirn-Trauma am häufigsten infolge eines Hirnödems, am zweithäufigsten durch Blutungen (epidurales Hämatom, subdurales Hämatom und intrazerebrales Hämatom, Abb. 2-12).

Zeichen einer intrakraniellen Drucksteigerung sind zunehmende motorische Unruhe, Verschlechterung der Bewußtseinslage, Anstieg des systolischen Blutdruckes, Veränderung des Atmungsmusters (langsame, unregelmäßige Atmung, Cheyne-Stokes-Atmung), weite, nicht reagierende Pupillen, Bradykardie.

## 1.9.2 Einteilung nach Tönnis und Loew

Die Einteilung nach Tönnis und Loew geschieht nach klinischen Gesichtspunkten: Nach der Rückbildungszeit der Symptome werden drei Grade von gedeckten Schädel-Hirn-Verletzungen unterschieden; später wurde noch die Dauer der Bewußtseinsstörung zur Beurteilung mitherangezogen. Im Verlaufe der Jahre wurden mehrere Anpassungen vorgenommen. Beim jedem Erwachen aus einer länger dauernden Bewußtlosigkeit können verschiedene Stadien der Verwirrtheit durchlaufen werden, welche als Durchgangssyndrom bezeichnet werden.

*Leichtes gedecktes Schädel-Hirn-Trauma oder Schädel-Hirn-Trauma 1. Grades*
Diese funktionelle Störung des Gehirns besteht bei kurzdauernder Bewußtlosigkeit von < 5 Minuten. In der Folge treten Erbrechen und Kopfschmerzen auf. Eine Erinnerungslücke besteht für die Zeit vor und nach dem Unfall. Eine komplette Rückbildung aller Erscheinungen tritt innerhalb von fünf Tagen ein. Der Begriff der leichten gedeckten Schädel-Hirn-Verletzung deckt sich mit dem der Commotio cerebri.

Die stationäre Aufnahme ist nicht wegen der Schwere der Verletzung, sondern wegen möglicher Komplikationen indiziert (z. B. epidurales Hämatom). Die Behandlung besteht in Bettruhe für 1 bis 2 Tage. Eine medikamentöse Behandlung ist in der Regel nicht erforderlich. In Einzelfällen kann die Applikation leichter Analgetika (keine Salicylate mit hemmender Wirkung auf die Thrombozytenaggregation!) und Antiemetika sinnvoll sein. Mit der Wiederaufnahme der Arbeit kann in 1 bis 2 Wochen gerechnet werden.

*Mittelschweres gedecktes Schädel-Hirn-Trauma oder Schädel-Hirn-Trauma 2. Grades*
Ein Schädel-Hirn-Trauma 2. Grades bedeutete eine morphologische Störung des Gehirns, wenn der Bewußtseinsverlust bis 30 Minuten anhielt und die Rückbildungsphase länger als fünf Tage – bis zu 30 Tage – dauert. Allgemeine Schädigungszeichen wie Zirkulationsstörungen und Störung der Atmung sind ausgeprägt. Es können Herdzeichen wie leichte Paresen und Pyramidenbahnzeichen oder Reflexdifferenzen nachweisbar sein. Diese Verletzungen können völlig zurückgehen; je nach Intensität und Lokalisation kann es jedoch auch zu bleibenden Schäden kommen. Therapeutisch genügt eine alleinige Verordnung von Bettruhe nicht; wichtig ist die Überwachung der neurologischen Befunde und der Vitalfunktionen sowie die Hochlagerung des Kopfes um 30°–45° (zur Förderung des venösen Abflußes). Oftmals wird man Sedativa, Analgetika und Antiemetika verordnen sowie Antiepileptika zur Epilepsieprophylaxe. Nach der oben erwähnten Nomenklatur würde man für das mittelschwere gedeckte Schädel-Hirn-Trauma eine Contusio cerebri leichten Grades annehmen.

*Schweres gedecktes Schädel-Hirn-Trauma oder Schädel-Hirn-Trauma 3. Grades*
Es besteht bei Bewußtlosigkeit von länger als 30 Minuten, von Tagen oder gar Wochen. Motorische Unruhe und neurologische Herdsymptome stehen im Vordergrund. Atem- und Kreislaufstörungen erfordern eine frühzeitige Therapie, evtl. Intubati-

on. Bei diesem Trauma würde man von einer Contusio cerebri schwereren Grades sprechen, wobei nicht nur das Großhirn, sondern auch Teile des Stammhirns erfaßt werden können. Stets ist bei den schweren traumatischen Hirnschädigungen mit der Entwicklung eines lebensbedrohenden Hirnödems (Sekundärschädigung!) zu rechnen. Wegen der substantiellen Schädigungen in den tieferen Strukturen sind immer vegetative Symptome mitbeteiligt wie Regulationsstörungen der Temperatur (Schweißausbrüche, Fieber), Atem- und Kreislaufstörungen, Dysregulation in Hormonsystemen, Verschiebung des Wasser- und Elektrolythaushaltes. Beim Schädel-Hirn-Trauma 3. Grades kommt es zu bleibenden Schäden.

### 1.9.3 Mittelhirnsyndrom

Bei zunehmender supratentorieller Raumforderung durch Blutung (siehe unten) oder Progredienz des Hirnödems kommt es zur Mittelhirneinklemmung und somit zum akuten Mittelhirnsyndrom (Hirneinklemmung im Tentoriumschlitz) (s. Abb. 2-5). Zuerst treten ungezielte Massenbewegungen auf, später Streckkrämpfe besonders an den unteren und Beugekrämpfe an den oberen Extremitäten. Beim Vollbild liegt eine tiefe Bewußtlosigkeit vor. Die Streckmechanismen können durch Schmerzreize ausgelöst oder verstärkt werden. Im weiteren kommt es zu allgemeiner Tonussteigerung, zu Dysregulation von Kreislauf und Atmung und zu vegetativen Entgleisungen (s. o.). Daneben besteht eine Dissoziation von Augenbewegung und Pupillenreaktion (im schwersten Fall Mittel- bis Weitstellung, Erlöschen des Lichtreflexes).

### 1.9.4 Bulbärhirnsyndrom

Kann die Raumforderung nicht behoben werden, droht das akute Bulbärhirnsyndrom (s. Abb. 2-5) – Einklemmung der Medulla oblongata, da die Kleinhirntonsillen ins Foramen magnum gepreßt werden – mit tiefer Bewußtlosigkeit, fehlenden Streckkrämpfen, fehlender Reaktion auf Schmerzreize, maximal weiten, nicht mehr auf Licht reagierenden Pupillen, zusammengebrochener vegetativer Regulation. Es kommt zum Atemstillstand und zum Zusammenbruch der Kreislaufregulation. Das Bulbärhirnsyndrom nimmt meistens einen tödlichen Ausgang, aber es hat nicht grundsätzlich eine infauste Prognose.

### 1.9.5 Apallisches Syndrom

Die schwerste Schädigung (vor dem Tod) ist das apallische Syndrom (Coma vigile, vegetatives Stadium, dezerebriertes Stadium). Das Bewußtsein ist auf einer primitiven Stufe erhalten: Erhaltene Vigilanz (Wachheit), jedoch ohne Bewußtseinsinhalte und ohne Bewußtseinsbreite. Verlust aller höheren psychischen Funktionen wie Erkennen, Selbstreflexion, Kritikvermögen. Es handelt sich um ein gedankenleeres besinnungsloses Wachsein. Nur Hirnstammfunktionen wie Schlaf-Wach-Rhythmus, Atmung, Herz- und Kreislauffunktionen sind erhalten. Dazu kommen Saug-, Greif-, Schnauzreflexe. Das apallische Syndrom kann reversibel sein, hinterläßt aber meist erhebliche Dauerschäden. Etwa 1–2 % aller komatösen Patienten nach Schädel-Hirn-Trauma verbleiben im apallischen Syndrom.

### 1.9.6 Therapie der gedeckten Hirnverletzung

Kopf hochlagern, Intubation, Ruhigstellung, sorgfältige Flüssigkeitsbilanzierung, Kontrolle der Elektrolyte und der Temperatur, ausreichende kalorische parenterale Ernährung, Therapie des erhöhten intrakraniellen Druckes, des Hirnödems (s. Kap. 1.3.4, 1.4). Bei Verschlechterung der Bewußtseinslage sind sofort folgende diagnostische

*Tabelle 2-4:* Glasgow Outcome Scale.

| GOS | Neurologischer Status |
|---|---|
| I | Gute Erholung: Patient führt ein unabhängiges und normales Leben ohne oder mit minimalen neurologischen Ausfällen |
| II | Mäßige Behinderung: Patient hat neurologische oder geistige Beeinträchtigungen, aber er ist unabhängig |
| III | Schwere Behinderung: Patient ist für die täglichen Aktivitäten völlig von Anderen abhängig |
| IV | Vegetatives Zustandsbild |
| V | Tod |

Maßnahmen wichtig: Neurologische Kontrollen (GCS, Pupillenreaktion), Computertomographie, evtl. EEG, evtl. Karotisangiographie. Unbedingt muß eine Blutansammlung epidural, subdural oder intrazerebral ausgeschlossen werden. Die Veränderung muß rasch erfaßt werden, eine engmaschige Überwachung ist nötig (siehe oben). Sehr gut eignet sich die Glasgow Coma Scale (Tab. 2-2) zur

1. sofortige Entdeckung von Komplikationen,
2. Überwachung der Wirksamkeit der Therapie,
3. Möglichkeit der Verlaufskontrolle,
4. leichtere Vergleichbarkeit verschieden behandelter Patientengruppen. Für die Bestimmung des Behandlungsergebnisses ist weltweit verbreitet die Glasgow Outcome Scale (Tab. 2-4).

### 1.9.7 Spätkomplikationen

Chronisches Subduralhämatom, Epilepsie (Früh- und Spätepilepsie), Kopfschmerzen, Paresen, posttraumatischer Hydrozephalus, psychische Wesensveränderungen mit Konzentrationsschwäche, Gereiztheit mit fehlender affektiver Kontrolle, Antriebsschwäche, sozialer Unangepaßtheit und Unstetigkeit.

## 1.10 Traumatische raumfordernde Hämatome

Blutungen innerhalb des Kopfes können durch Erhöhung des intrakraniellen Druckes lebensbedrohende Komplikationen verursachen. Da sie, im Gegensatz zum Hirnödem, einer operativen Therapie zugänglich sind, ist ihre rasche Diagnose und Operation von entscheidender Bedeutung für die Prognose. Aus diesem Grunde sollten Patienten mit andauernder Bewußtseinstrübung und/oder fokalen neurologischen Ausfällen oder mit einer Schädelfraktur sowie Patienten mit einem Abfall des GCS-Score um mehr als 2 Punkte zur Beurteilung in eine neurochirurgische Klinik verlegt werden.

Das akute intrakranielle Hämatom, das sich innerhalb von Stunden oder wenigen Tagen nach einem Trauma entwickelt, zeigt einen meist typischen Verlauf. Ein wichtiger Hinweis ist das Wiedereintrüben nach einem sogenannten *freien*

*Intervall*, d. h. nach einem Unfall ist der Verletzte zunächst bewußtlos, er wacht wieder auf; Stunden danach trübt er (nach einem freien Intervall) jedoch wieder ein. Die erneute Bewußtseinstrübung ist Folge einer Mittelhirneinklemmung bei sich ausbreitender Blutung. Schwierig wird die Beurteilung nach einem schweren Schädel-Hirn-Trauma oder nach Alkoholintoxikation, wenn Schlaf von der Bewußtseinstrübung abzugrenzen ist. Verletzte sollten zur Überwachung in den ersten 12 Stunden stündlich geweckt werden, nur eine genaue und fortlaufende Beobachtung (GCS) des Patienten vermag eine Verschlechterung zu erfassen. Weitere wichtige Symptome sind das zum Hämatom *gleichseitige* Auftreten einer *Pupillenerweiterung* (Mydriasis) aufgrund einer Einklemmung des Nervus oculomotorius und eine *kontralaterale Parese* mit Pyramidenbahnzeichen.

### 1.10.1 Epidurale Hämatome

Beim epiduralen Hämatom liegt eine Blutung zwischen der Dura mater und dem Schädelknochen (Tabula interna) vor. Am häufigsten entsteht es durch Zerreißung der A. meningea media, wenn eine Frakturlinie den Verlauf der Arterie oder einer ihrer Äste kreuzt (Abb. 2-14). Leider werden die

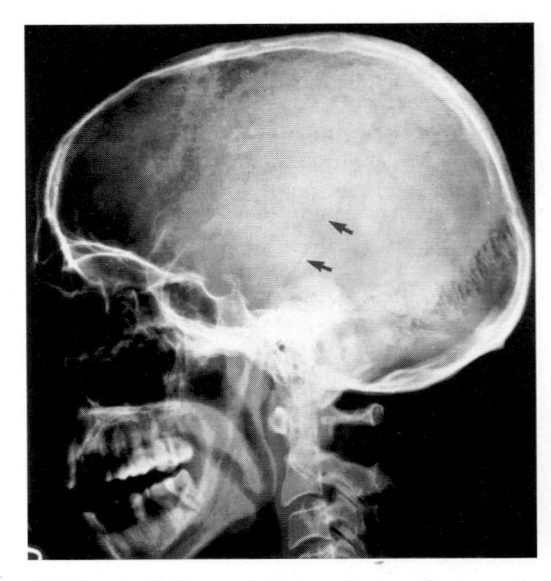

*Abbildung 2-13:* Temporale Fraktur, die A. meningea media kreuzend. Drohendes epidurales Hämatom!

1. Das Schädel-Hirn-Trauma 101

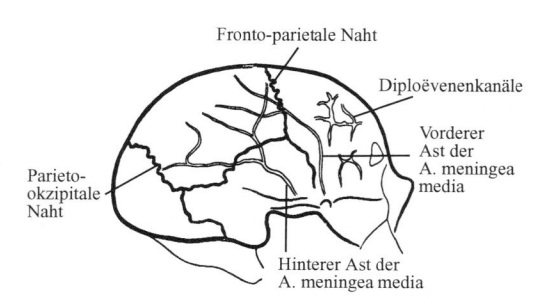

*Abbildung 2-14:* Lineäre Frakturen werden leicht mit Nahtlinien, Gruben der A. meningea media und besonders mit Diploevenen verwechselt.

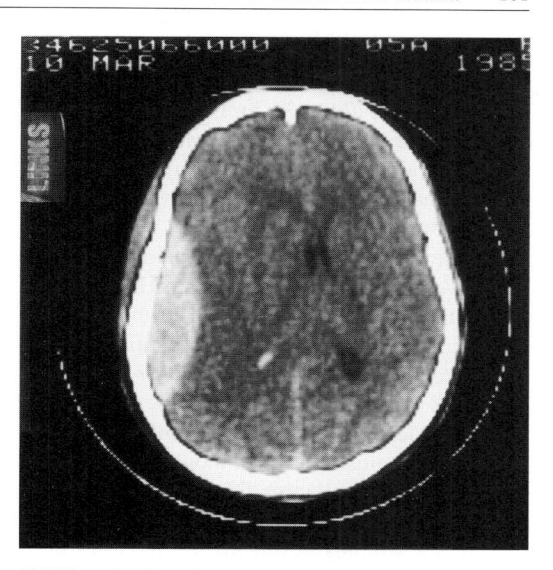

*Abbildung 2-15:* Typisches Epiduralhämatom rechts (hyperdens) mit Massenverschiebung (Verlagerung des Ventrikelsystems).

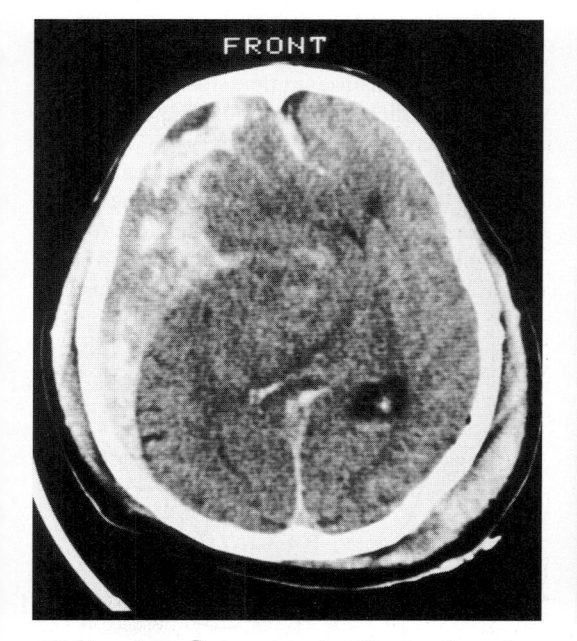

*Abbildung 2-16:* Akutes subdurales Hämatom (hyperdens, zum Teil isodens wegen Sedimentation) mit deutlicher Massenverschiebung.

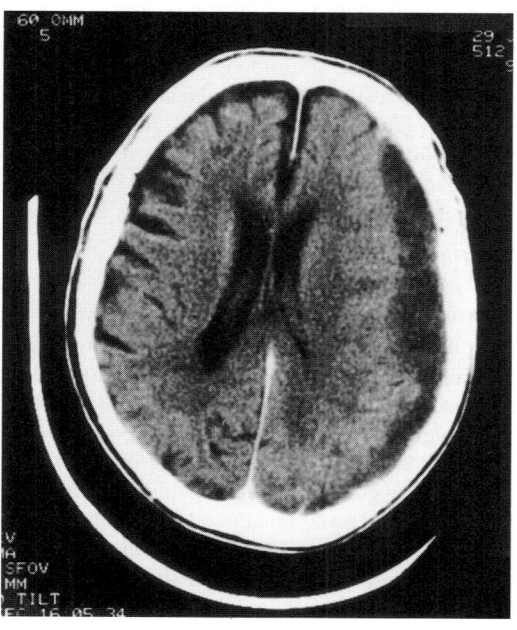

*Abbildung 2-17:* Chronisches subdurales Hämatom (hypodens) mit weiter Ausdehnung über die Großhirnhemisphäre.

Frakturlinien oft übersehen, mit Gruben der A. meningea oder besonders mit Diploevenenkanälen verwechselt (Abb. 2-15). Da es sich meistens um eine arterielle Blutung handelt, vergrößert sie sich innerhalb von Stunden. Es kommen auch venöse Hämatome vor, wenn der große Blutleiter (z. B.: Sinus sagitalis) einreißt.

Für die Auslösung einer epiduralen Blutung ist keineswegs ein schweres Schädel-Hirn-Trauma nötig. Häufigster Sitz ist temporal (Abb. 2-16), daneben kommen aber auch frontale, subfrontale, parietale und parieto-okzipitale, seltener infratentorielle Lokalisationen vor. Epidurale Hämatome zeigen oft den typischen Verlauf mit freiem Intervall, Bewußtseinstrübung, homonymer Mydriasis und kontralateraler Parese. Die Prognose ist um so besser, je schneller operiert, das Hämatom entlastet und die Blutung gestillt wird. Eine folgenlose Ausheilung ist möglich.

### 1.10.2 Subduralhämatome

Das Subduralhämatom entstammt meist einer abgerissenen Brückenvene. Es breitet sich häufig großflächig zwischen Dura mater und den weichen Hirnhäuten (Arachnoidea) aus. Daneben werden subdurale Hämatome im Bereich größerer Kontusionsherde gefunden, wo sie durch Sikkerblutung zustandekommen. Nach Zeit zwischen Unfallereignis und Ausbildung des subduralen Hämatoms unterscheidet man akute, subakute und chronische subdurale Hämatome. Im Prinzip entwickeln sich subdurale Hämatome langsamer als die (arteriellen) epiduralen.

*Akutes und subakutes subdurales Hämatom*
Tritt das Hämatom innerhalb von drei Tagen auf, so handelt es sich um ein akutes subdurales Hämatom. Ihm liegt meist eine schwere Hirnkontusion zugrunde. Deswegen sind diese Hämatome auch bei schnellem operativen Eingreifen prognostisch wenig günstig, da die folgenlose Ausheilung der schweren Hirnkontusion praktisch nicht möglich ist. Entwickelt sich das subdurale Hämatom in den ersten 3 Wochen nach dem Trauma, so spricht man von einem subakuten subduralen Hämatom (Abb. 2-17). Die klinischen Erscheinungen sind uncharakteristisch; sie bestehen gewöhnlich in einer langsam progredienten intrakraniellen Drucksteigerung und in neurologischen Herdsymptomen. Bezüglich der Rückbildung von neurologischen Ausfällen besteht beim subakuten subduralen Hämatom eine etwas bessere Aussicht als beim akuten subduralen Hämatom.

*Chronisches Subduralhämatom*
Das chronische Subduralhämatom ist ebenfalls traumatisch bedingt, entsteht aber in mehr als drei Wochen bis Monaten. Häufig findet sich in der Anamnese nur ein Bagatelltrauma, oder es wird sogar ein Trauma negiert. Betroffen sind oft ältere Leute und Alkoholiker. Herdsymptome und intrakranielle Druckzeichen entwickeln sich im Laufe vieler Wochen, da die hämorrhagischen Ergüsse nur langsam an Volumen zunehmen. Wahrscheinlich entsteht durch Bluteiweißabbau innerhalb eines abgeschlossenen Raumes – das anfängliche Hämatom ist von einer sich fühzeitig bildenden Membran umschlossen – eine osmotisch-hypertonische Flüssigkeit, die durch den erhöhten onkotischen Druck Gewebsflüssigkeit und Liquor ansaugt. Das Hämatom breitet sich meist mit einer Schichtdicke von einigen Zentimetern flächenförmig über eine ganze Großhirnkonvexität aus. Die klinischen Zeichen eines chronischen Subduralhämatoms sind anfänglich sehr uncharakteristisch. Zunächst stehen zu nehmende Kopfschmerzen, Müdigkeit und Konzentrationsstörungen im Vordergrund. In dieser Phase wird oft die Diagnose einer Depression oder Demenz gestellt. Im späteren Verlauf kommen Somnolenz, als Zeichen des erhöhten intrakraniellen Druckes, und eine latente oder manifeste Hemiparese dazu. Jetzt wird nicht selten ein zerebrovaskuläres Leiden oder ein Hirntumor angenommen. Da nicht an ein chronisches

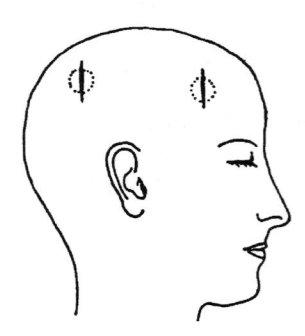

*Abbildung 2-18:* Lage der Bohrlöcher zur Exploration bzw. Entlastung eines chronischen subduralen Hämatoms.

Subduralhämatom gedacht wird, wird die Diagnose oft verpaßt. Das CT weist eine hypodense Raumforderung über der Großhirnhemisphäre nach (Abb. 2-18), sie kann auch isodens sein oder doppelseitig vorkommen. Dann sind sie schwerer, u. U. nur angiographisch als gefäßverdrängende Prozesse oder im MRI nachweisbar. Die Prognose nach Operation eines chronischen Subduralhämatoms ist günstig.

### 1.10.3 Intrazerebrale Hämatome

Intrazerebrale Hämatome sind Blutungen innerhalb des Gehirns. Sie entstehen durch Gefäßruptur infolge der auf das Gehirn einwirkenden Gewalt und entwickeln sich innerhalb von Stunden oder Tagen. Es kann auch zu kombinierten Hämatomen und zu Ventrikeleinblutungen mit Tamponade der Hirnkammern kommen. In jedem Falle wird es – entsprechend der Entstehung – zu einer Zerstörung von Hirngewebe und damit meist zu bleibenden neurologischen Ausfällen, aufgrund des Defektes in der Hirnmasse, kommen. Traumatische intrazerebrale Hämatome führen oft schnell zum Kompressionsyndrom und erfordern rasches therapeutisches Handeln. Sie lassen sich von epiduralen und subduralen Hämatomen klinisch kaum unterscheiden. Zur Differentialdiagnose ist ein CT nötig.

### 1.10.4 Diagnostik

Klinisch-neurologischer Befund und Verlauf lassen eine Compressio cerebri vermuten. Fällt auf der Schädelaufnahme eine quer durch die Schläfenbeinschuppe verlaufende Fissur auf, besteht immer der Verdacht auf eine Meningeazerreissung und somit auf ein epidurales Hämatom. Die axiale Computertomographie schafft Klarheit: Intra- und extrazerebrale Hämatome sowie Knochenimprimate zeichnen sich infolge ihrer Dichteunterschiede deutlich ab. Nur bei unklarem CT-Befund (oder wo kein CT durchführbar ist) findet die Karotisangiographie noch ihre Anwendung.

### 1.10.5 Therapie

Die Therapie der Compressio cerebri beim epiduralen, beim akuten und subakuten subduralen so-

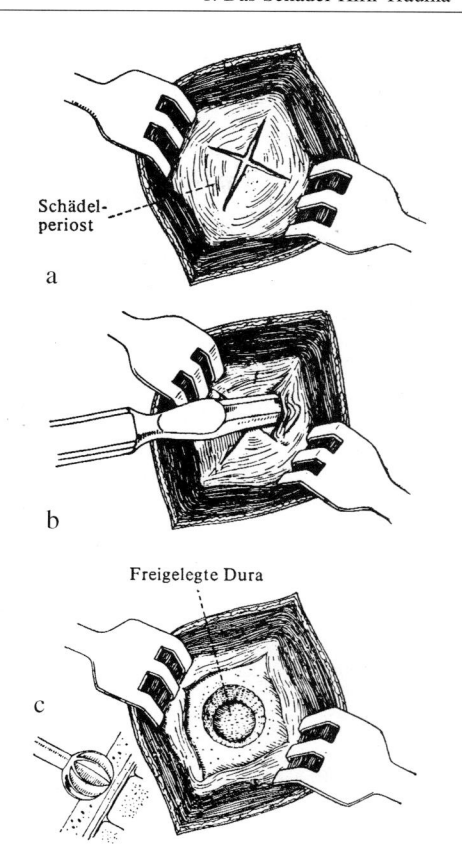

*Abbildung 2-19:* a. Freilegung der parietalen Trepanationsstelle durch einen schräg nach hinten-oben gehenden Schnitt durch die Kopfhaut. Das Periost ist kreuzweise gespalten. b. Das Periost wird mit dem Raspatorium abgeschoben. c. Durch eine 1 cm große Fräsenöffnung im Schädelknochen ist die Dura freigelegt.

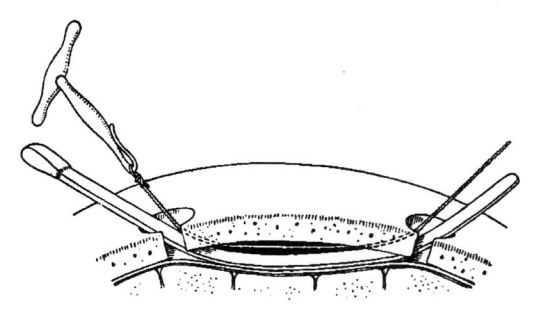

*Abbildung 2-20:* Zwei Bohrlöcher werden durch eine biegsame Durasonde verbunden, auf der die Gigli-Säge nachgeführt wird.

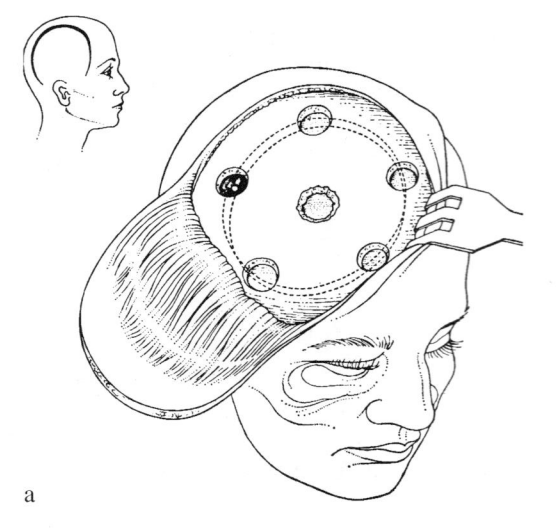

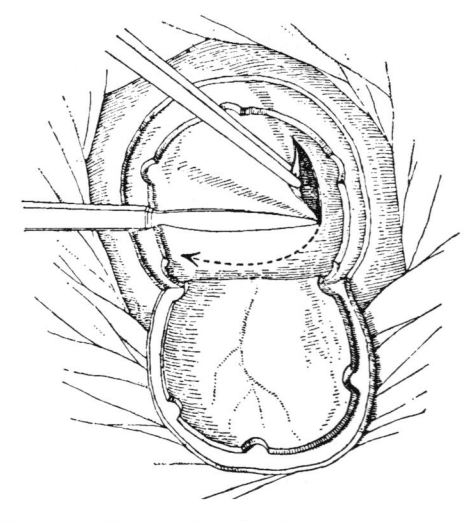

*Abbildung 2-22:* Das subdurale Hämatom.

wie beim intrazerebralen Hämatom besteht vorwiegend in einer osteoplastischen Kraniotomie (Ausschneiden und Wiedereinsetzen des Knochendeckels) (Abb. 2-19 bis 2-22). Gelegentlich muß eine osteoklastische Kraniotomie (Weglassen des Knochendeckels) durchgeführt werden. Die entstandene Knochenlücke kann später mit dem Eigenknochen oder mit alloplastischem Material (Pallacos) wieder gedeckt werden. Je akuter die Verlaufsform dieser Hämatome, desto dringlicher ist die Operation, damit es nicht erst zu einer massiven intrakraniellen Drucksteigerung und damit zu lebensbedrohlicher Mittelhirneinklemmung kommt. Die Raumforderung muß raschest behoben und die Blutung gestillt werden. Nur beim chronischen subduralen Hämatom genügt eine Bohrlochtrepanation (Abb. 2-18, 2-19). Diese Bohrlochtrepanation kann auch notfallmäßig in Lokalanästhesie durchgeführt werden, sie ist somit auch alten Patienten zumutbar.

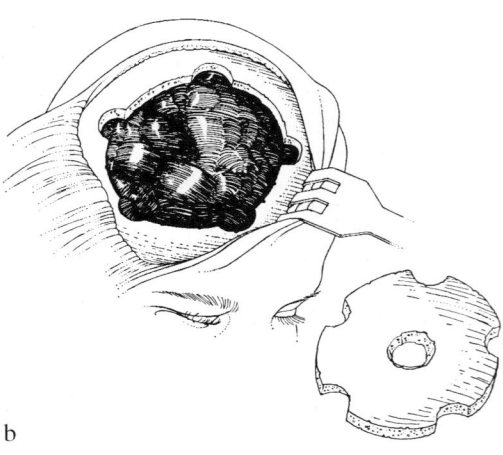

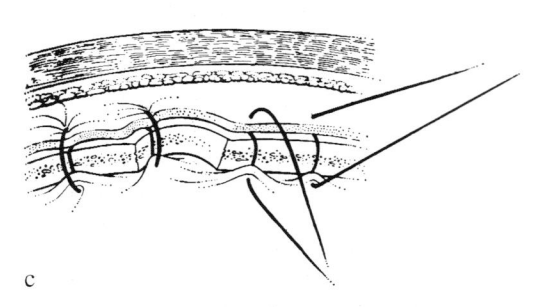

*Abbildung 2-21:* Freilegen eines epiduralen Hämatoms (a,b). Koagulation der A. meningea media und blutende Knochenkanäle mit Wachs versorgen! Der große Knochendeckel wird bei starker Hirnschwellung erst später wieder eingesetzt. c. Die Dura mater wird an die Galea «hochgenäht», um eine Rezidivblutung zu verhindern.

## 1.11 Komplikationen der Schädel-Hirn-Verletzung

### 1.11.1 Subdurales Hygrom

Subdurale Hygrome sind traumatisch bedingte Liquoransammlungen außerhalb des Subarachnoidalraumes, die ähnlich raumfordernd wirken können wie subdurale Hämatome. Mit diesen haben sie die Symptomatik, Diagnostik und die dringende operative Versorgung gemeinsam. Als Ursache werden Einrisse der Arachnoidea angenommen, durch die der Liquor cerebrospinalis in den Subduralraum fließen kann. Durch eine Art Ventilmechanismus wird ein Rückstrom des Liquors verhindert; immer mehr Liquor sammelt sich subdural an, der nun raumfordernd wirkt.

### 1.11.2 Posttraumatische Epilepsie

Epileptische Anfälle dürften die häufigste Komplikation nach Schädel-Hirn-Trauma sein. Je schwerer das erlittene Trauma war, desto eher ist mit dem Auftreten einer Epilepsie zu rechnen. Die posttraumatische Epilepsie wird in Früh- und Spätepilepsie eingeteilt. Zur Frühepilepsie werden alle Krampfanfälle gezählt, die bis zu einem Monat nach Trauma auftreten. Anfälle in der Frühphase sind immer auf das Vorliegen einer subduralen oder intrazerebralen Nachblutung verdächtig und erfordern CT-Diagnostik und eine evtl. operativen Behandlung. Die Spätepilepsie (nach 4 Wochen!) ist vorwiegend durch generalisierte Krampfanfälle gekennzeichnet. Sie tritt etwa ein halbes Jahr nach der Verletzung auf. Die Therapie ist symptomatisch durch Antikonvulsiva.

### 1.11.3 Posttraumatischer Hydrocephalus

Die zum posttraumatischen Hydrozephalus führenden Vorgänge sind nicht vollständig geklärt. Neben der Verlegung der Liquorwege durch Blutung und Hirnödem kommt auch eine Entstehung infolge einer Liquorresorptionsstörung in Frage. Das klinische Bild ist sehr unterschiedlich. Einerseits kann es zu mnestischen Störungen, Koordinationsstörungen und Inkontinenz kommen – was für einen Hydrocephalus male resorptivus spricht –, andererseits zu Kopfschmerzen, Übelkeit, Erbrechen, Bewußtseinstörungen, Stauungspapillen als Zeichen eine erhöhten intrakraniellen Druckes beim Hydrocephalus occlusus. Die Diagnose läßt sich mit dem CT stellen. Therapeutisch kommt die liquorableitende Operation in Frage.

## 1.12 Hirnnerven-Verletzungen

In ihrem Verlauf an der und durch die Schädelbasis sind die Hirnnerven bei Schädel-Hirn-Verletzungen sehr leicht verletzbar. Am häufigsten ist der N. olfactorius (Riechnerv) betroffen. Schon bei leichten Traumen kann es zu einem Abriß im Bereich der Siebbeinplatte (Lamina cribrosa) kommen. Aus diesem Grunde muß nach jedem leichten Schädel-Hirn-Trauma das Riechvermögen geprüft werden. Schädigungen des N. opticus (Sehnerv) und des Chiasma opticum kommen in etwa 1 % der stumpfen Schädel-Hirn-Traumen vor. Bei sekundär einsetzender Verschlechterung des Sehvermögens ist die Indikation zur Freilegung des Sehnervs unter dem Verdacht einer Kompression gegeben. Besonders bei Schädelbasisverletzungen werden die Augenmuskelnerven verletzt, am häufigsten der N. abducens, seltener der N. trochlearis. Bevor eine direkte Schädigung des N. oculomotorius bei einseitiger Pupillenerweiterung angenommen werden kann, muß eine intrakranielle Blutung und damit ein sekundärer Kompressionseffekt ausgeschlossen werden. Bei frischen Augenmuskellähmungen scheidet eine Operation aus, da häufig spontane Rückbildungen beobachtet werden. Mitverletzungen des N. trigeminus sind bei Schädelbasisfrakturen und Gesichtsverletzungen nicht selten. Meist sind typische Sensibilitätsstörungen im Gesicht zu beobachten. Eine besondere Bedeutung kommt der sensiblen Versorgung der Hornhaut des Auges durch den N.ophthalmicus (1.Ast des N. trigeminus) zu. Eine Verletzung des N.facialis ist häufig auch bei Bewußtlosen erkennbar (Erweiterung der Lidspalte [Lagophthalmus] mit Hängen des Oberlides; Tiefstand des Mundwinkels, «schiefer Mund»). Bei Schädigung des Nervs im Bereiche des Felsenbeines kann eine Dekompression durch Hals-Nasen-Ohren-Ärzte erfolgen. Bei posttraumatischen Ausfällen des Hör- und Gleichgewichtsorgans ist zwischen einer Schädigung des

Labyrinths, des Mittelohrs und einer direkten Verletzung des N. statoacusticus zu unterscheiden; im letzten Fall ist dann auch der N. facialis mitbetroffen. Wenn nicht eine starke Blutung aus dem Ohr vorliegt, wird mit einem operativen Vorgehen zugewartet. Verletzungen des 9. bis 12. Hirnnerven werden sehr selten beobachtet, weil sie durch meist tödliche Frakturen der hinteren Schädelgrube bedingt sind.

## 1.13 Traumatische kraniozervikale Gefäßläsionen

Die Inzidenz dieser Läsionen ist nicht bekannt. Wegen der assoziierten Hirnverletzung wird die Symptomatik oft verkannt und deshalb übersehen. Bei einer sekundären Verschlechterung, die nicht durch eine intrakranielle Raumforderung erklärt werden kann, sollte immer differentialdiagnostisch an eine Gefäßverletzung gedacht werden. Zur weiteren Abklärung sollte eine Doppler-Ultraschall-Untersuchung oder Angiographie diskutiert werden.

### 1.13.1 Extrakranielle Gefäßläsionen

Mit einer perforierenden Verletzung kann jedes Gefäß getroffen werden. Bei stumpfem Trauma wird am häufigsten ein Verschluß der Arteria carotis interna beobachtet. Pathoanatomisch handelt es sich am meisten um Intimadissektionen. Ein *Horner-Syndrom* (Ptosis, Miosis, Enophthalmus) ist hochverdächtig auf eine Dissektion. Dieses Syndrom ist erklärbar mit einer Schädigung der sympathischen Nervenfasern um das Gefäß durch das intramurale Hämatom.

### 1.13.2 Intrakranielle Gefäßverletzungen

Bei einer Schädelbasisfraktur kann die Arteria carotis interna innerhalb des Sinus cavernosus, durch den die Arterie hindurchzzieht, verletzt werden. Die Folge ist ein arteriovenöser Kurzschluss, die *Sinus cavernosus-Fistel*. Durch den erhöhten Blutdruck in den vom Auge abfließenden Venen, die in den Sinus cavernosus münden, entsteht ein pulsierender Exophthalmus mit subjektiv und auskultatorisch feststellbarem Geräusch. Je nach Schwere der Fistel kommt es zu einer Chemosis (Bindehautschwellung) und zum Doppeltsehen. Diese Fisteln müssen rasch verschlossen werden, heute meist mittels eines intraarteriell eingeführten Ballonkatheters. Gelegentlich kommt es zu traumatischen – sog. falschen – Aneurysmen kortikaler Arterien, die operativ angegangen werden können.

## 1.14 Hirntoddiagnose

Das schwere Schädel-Hirn-Trauma kann – primär oder sekundär – zu einem vollständigen und irreversiblen Funktionsausfall des Gehirns führen, während der Kreislauf im übrigen Körper noch aufrechterhalten bleibt (Hirntod).

Zur Hirntod-Diagnose müssen jedoch folgende Bedingungen erfüllt sein: fehlende Unterkühlung (>32,2°C), Fehlen von muskelrelaxierenden oder zentralnervös dämpfenden Substanzen, Ausschluß jeglicher Vergiftung und jeglichen Komas metabolischer oder endokriner Ursache.

Die Kriterien des vollständigen, irreversiblen Funktionsausfalls des Gehirns sind:
– tiefe Bewußtlosigkeit (Koma)
– beide Pupillen weit und lichtstarr (Ausschluß einer Mydriatikumwirkung!)
– fehlender Kornealreflex
– Fehlen des okulo-zephalen Reflexes (Fehlen von Bulbusbewegungen bei rascher passiver Kopfbewegung)
– Fehlen jeglicher Reaktion auf schmerzhafte Trigeminusreizung (starker Druck auf die Austrittsstelle des zweiten Astes, unterhalb des Orbita-Unterrandes)
– Fehlen des Hustenreflexes und des Pharyngealreflexes
– Fehlen der Spontanatmung: Apnoe-Test

Apnoe-Test: Der spontane Atemstillstand kann nur festgestellt werden bei einem Patienten mit einem PaCO$_2$ grösser als 50 mm Hg (6,65 kPa) und einem arteriellen Blut-pH tiefer als 7,4. Bei Anwendung der Technik der Sauerstoffzufuhr durch Diffusion kann der Apnoe-Test ohne Gefahr einer Hypoxämie durchgeführt werden.

Das Weiterbestehen rein rückenmarksbedingter Reflexe und Rückzugsbewegungen der Gliedmaßen bei schmerzhafter Reizung ist mit der Diagnose des Hirntodes vereinbar.

Der Hirntod kann klinisch festgestellt werden, wenn die oben erwähnten Todeszeichen gleichzeitig und während mindestens 6 Stunden beim Erwachsenen, beim Säugling und Kleinkind 24 Stunden, bestehen.

# Literatur

Wilkins R. H., Rengachary S. (1985). Neurosurgery, Vol. 1–3, McGraw-Hill, New York

Youmans J. R. (1990). Neurological Surgery, Vol. 1–6, Saunders, Philadelphia

Diez H., Umbach W., Wüllenweber R. (1982). Klinische Neurochirurgie, Band I + II, Thieme, Stuttgart, New York

# 2. Gesichtsschädel

## 2.1 Lippen-Kiefer-Gaumenspalten und kraniofaziale Mißbildungen

M. C. Locher und H. F. Sailer

Mit einer Häufigkeit von 1:600 bis 1:800 gehören die Lippen-Kiefer-Gaumenspalten zu den häufigsten Mißbildungen. Die in den Statistiken angegebenen Zahlen, die auf eine Zunahme dieser Mißbildung deuten, können zum einen durch eine exaktere und vollständigere Diagnostik auch von Mikroformen, zum anderen durch eine geringere Säuglingssterblichkeit und eine – im Vergleich zum Anfang des Jahrhunderts – wesentlich geringere Operationsmortalität zurückgeführt werden. Diskutiert wird auch eine stärkere Auswirkung der genetischen Komponente durch die wesentlich besseren ästhetischen Operationsresultate.

Die volkstümlichen Begriffe «Hasenscharte» und «Wolfsrachen» sollten im medizinischen Sprachgebrauch heute auf keinen Fall mehr verwendet werden.

Die Spaltbildungen zeigen eine sehr große Variabilität. Zu unterscheiden sind die einseitigen und beidseitigen Spaltbildungen der Lippe und des Kiefers, die ein- (Abb. 2-23) und beidseitigen (Abb. 2-24) durchgehenden Spaltbildungen der Lippe, des Kiefers und des Gaumens und die isolierten Spaltbildungen des harten und weichen Gaumens, wobei die letzteren auch submukös auftreten können.

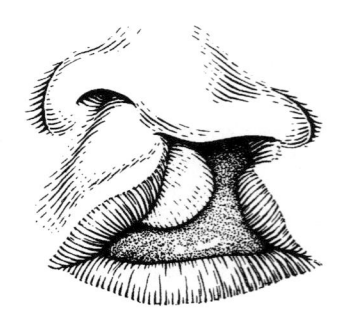

*Abbildung 2-23:* Einseitige vollständige LKG-Spalte. Der Nasenflügel ist deutlich nach lateral verzogen und abgeflacht.

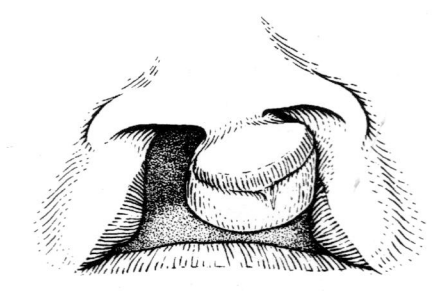

*Abbildung 2-24:* Doppelseitige LKG-Spalte. Die Prämaxilla (der Zwischenkiefer), die am Vomer gestielt ist und die Zahnanlagen der vier oberen Schneidezähne enthält, kann deviiert sein.

## 2.1.1 Organisation der Behandlung

Patienten mit Lippen-Kiefer-Gaumenspalten müssen interdisziplinär behandelt werden. Neben den Kiefer- und Gesichtschirurgen, die die operative Versorgung dieser Patienten vornehmen, wird ab der Geburt (1. bis 3. Lebenstag) eine kieferorthopädische Behandlung dieser Patienten mit einer Platte durchgeführt, um eine ungestörte Trinkfunktion zu gewährleisten und zu verhindern, daß die Zunge in die Spalte hineingepreßt wird. Langfristig liegt der Hauptvorteil dieser Plattenbehandlung in einer spontanen Reduktion der Gaumenspaltbreite und somit einer wesentlich verbesserten Ausgangslage für den funktionell optimalen chirurgischen Gaumenverschluß.

Weiterhin ist eine frühzeitige Hals-Nasen-Ohrenärztliche Betreuung erforderlich, da bei diesen Kindern, bedingt durch häufigere Tubenbelüftungsstörungen, Mittelohrentzündungen öfter auftreten. Schließlich sollte im Alter von zwei bis zweieinhalb Jahren eine logopädische Untersuchung erfolgen, um eine gute Beratung der Eltern und damit eine optimale Förderung der Sprachentwicklung im Rahmen der Familie zu gewährleisten. Weitere Sprachkontrollen erfolgen dann alle sechs bis zwölf Monate. Eine logopädische Therapie ist in der Regel erst ab dem Kindergartenalter (4 bis 5 Jahre) angezeigt.

Der Zahnarzt hat die Aufgabe, die vorhandene Dentition optimal gesund zu erhalten und auf eine gute Mundhygiene zu achten, die bei der oft vorkommenden Stellungsanomalie der spaltbenachbarten Zähne erschwert sein kann.

Erst in der Zusammenarbeit aller Beteiligten ist eine optimale Versorgung des Patienten möglich. Die Bewertung der Operationsmethoden sollte nicht kurzfristig erfolgen, sondern ist erst nach Abschluß des pubertären Wachstumsschubes definitiv möglich. Ein primär akzeptables Ergebnis kann sich im Verlauf des weiteren Wachstum als nicht stabil erweisen und weitere Folgeoperationen erforderlich machen. Deshalb verhindert ein häufiger Wechsel der Operationsmethoden definitive Aussagen über deren Qualität. Es ist von entscheidender Bedeutung, daß die Mitglieder des interdisziplinären Teams über eine ausreichende Erfahrung in der Behandlung von Lippen-Kiefer-Gaumenspalten verfügen. Die Zeiten, als ein Allgemeinchirurg oder plastischer Chirurg mit unzureichender Erfahrung auf diesem Gebiet und ohne eine Zusammenarbeit mit anderen Spezialisten die Versorgung von Lippen-Kiefer-Gaumenspaltpatienten vorgenommen hat, sollten deshalb der Vergangenheit angehören.

## 2.1.2 Operative Therapie der Lippen-Kiefer-Gaumenspalten

*Lippenverschluß*

Zum Verschluß der Lippe wurden sehr viele Methoden und Modifikationen angegeben. Aus unserer Sicht sollte sich der Operateur auf wenige Verfahren beschränken und diese perfekt anwenden können.

In unserer Klinik erfolgt der Verschluß von partiellen Lippenspalten, bei denen der Nasenflügel nicht nach lateral verzogen ist, mit der Methode nach Tennison (Abb. 2-25).

Vollständige oder partielle Lippenspalten mit Beteiligung der Nase werden in der Regel nach Millard (Abb. 2-26) verschlossen.

Bei den doppelseitigen Spaltbildungen der Lippe kommt das Verfahren nach Celesnik zur Anwendung (Abb. 2-27). Es wird zunächst der Naseneingang und der obere Anteil der Lippe ver-

*Tabelle 2-5:* Zürcher Zeitplan für die Behandlung der einseitigen Lippen-Kiefer-Gaumenspalten.

| Alter | Chirurgische Maßnahmen |
|---|---|
| 5–6 Monate | Verschluß der Lippenspalte (Millard, Tennison) |
| 15–18 Monate | Verschluß des weichen Gaumens (Perko) |
| 4–5 Jahre | Hartgaumenverschluß |
| ca. 10 Jahre | Tertiäre Osteoplastik (Boyne) |
| ab 15 Jahre | Feinkorrekturen |

*Tabelle 2-6:* Zürcher Zeitplan für die Behandlung der beidseitigen Lippen-Kiefer-Gaumenspalten.

| Alter | Chirurgische Maßnahmen |
|---|---|
| 5–6 Monate | 1. Phase des Lippenverschlusses (Celesnik) |
| 7–8 Monate | 2. Phase des Lippenverschlusses (Veau – Perko) |
| 15–18 Monate | Verschluß des weichen Gaumens (Perko) |
| 4–5 Jahre | Hartgaumenverschluß |
| ca. 10 Jahre | Tertiäre Osteoplastik (Boyne) Nasenstegverlängerung (Millard, Cronin) |
| ab 15 Jahre | Feinkorrekturen |

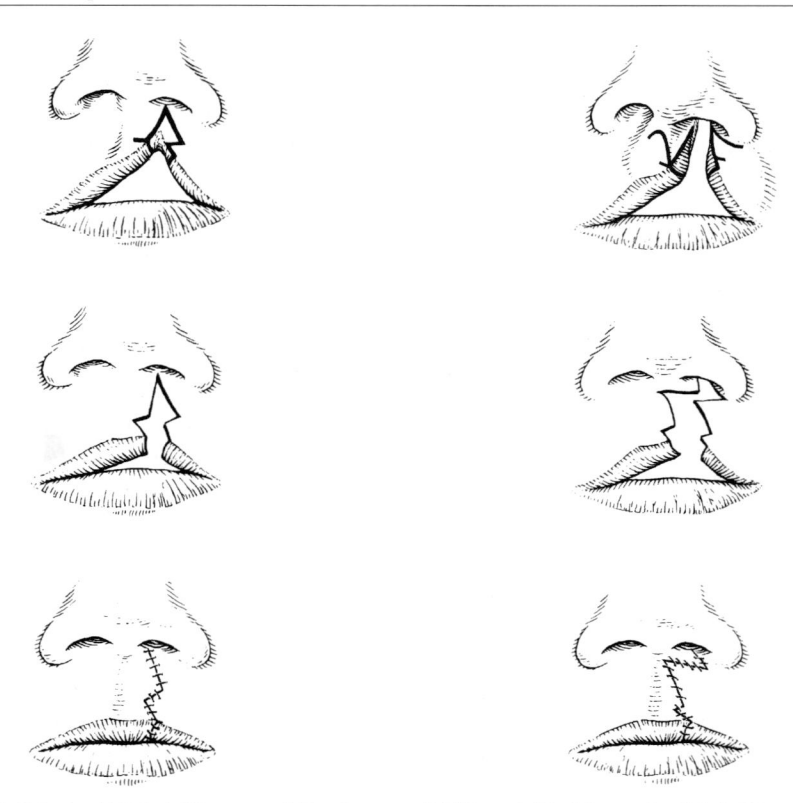

*Abbildung 2-25:* Schema der Schnittführung nach Tennison.

*Abbildung 2-26:* Schema der Schnittführung nach Millard (modifiziert).

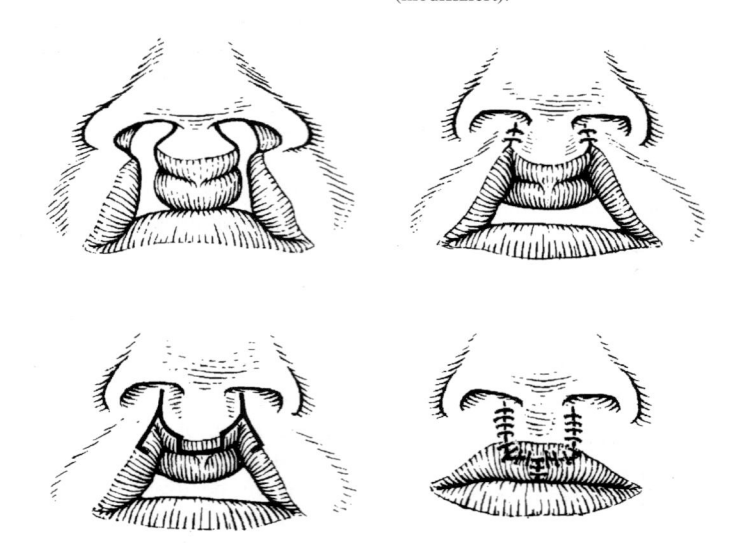

*Abbildung 2-27:* Prinzip des zweizeitigen Lippenverschlusses nach Celesnik. Im ersten Schritt wird der Naseneingang und der obere Anteil der Lippe gebildet sowie die Muskulatur im oberen Anteil zur Spina nasalis anterior hin orientiert. Im zweiten Schritt erfolgt der vollständige geradlinige Lippenverschluß und die Rekonstruktion des M. orbicularis oris entsprechend Veau-Perko.

schlossen sowie die Muskulatur im oberen Anteil zur Spina nasalis anterior hin vereinigt. Durch diesen Vorgang kommt es zu einer besseren Einstellung des Zwischenkiefers, so daß im zweiten Abschnitt des Lippenverschlusses, der etwa zwei bis drei Monate später stattfindet, die anatomischen Voraussetzungen für den Operateur wesentlich günstiger sind. Es erfolgt dann ein geradliniger Verschluß entsprechend Veau, modifiziert nach Perko. Durch dieses Verfahren wird ein ausreichend voluminöses Oberlippenrot auch median gebildet, so daß der früher oft beobachtete Pfeiflochdefekt nicht zustande kommt.

*Gaumenverschluß*
Mit 15–18 Monaten erfolgt der Verschluß des weichen Gaumens nach Perko (Abb. 2-28). Hierbei wird das orale Blatte lediglich durch einen Mukosalappen gebildet, ohne das Periost vom Gaumen abzulösen, so daß Wachstumsstörungen weitgehend vermieden werden können. Durch dieses Verfahren gelingt es, den weichen Gaumen zu verlängern und die fehlinserierende Muskulatur in korrekter Position zu vereinigen. Wie eine logopädische Studie (Van Demark et al., 1989) gezeigt hat, ist es bei primär guter funktioneller Rekonstruktion des Velums für die Erzielung einer guten Sprache nicht erforderlich, den Gaumen früher zu verschließen.

Der harte Gaumen wird mit etwa vier bis fünf Jahren verschlossen. Die Hartgaumenspalte verringert sich nach der Vereinigung des weichen Gaumens deutlich, so daß der zweischichtige Verschluß technisch problemlos möglich ist. Bei den bilateralen Spaltbildungen des harten Gaumens werden die Nasengänge separat gebildet.

Mit zehn bis zwölf Jahren erfolgt dann die Spanung des Alveolarfortsatzes nach dem Verfahren von Boyne. Der Zeitpunkt richtet sich nach dem Entwicklungsstadium der spaltnahen bleibenden Zähne und der vorliegenden kieferorthopädischen Gesamtproblematik.

Zwischen dem zehnten und zwölften Lebensjahr erfolgt bei den doppelseitigen Spaltbildungen die Nasenstegverlängerung nach der Operationsmethode von Millard oder seltener nach Cronin. Als Methode zur (selten erforderlichen) Nasenstegverlängerung bei einseitigen Lippen- Kiefer-Gaumenspalten hat sich der Snake-Flap (Abb. 2-29) nach Sailer bewährt.

Später sind eventuell noch Feinkorrekturen im Bereich der Lippe, der Nase oder der Oberlippenrotschleimhaut erforderlich.

Bei allen operativen Versorgungen ist auf eine schonende Behandlung des Gewebes zu achten und darauf, daß die knöchernen Strukturen nicht mehr als notwendig deperiostiert werden. Dies gilt vor allem in der Zeit des maximalen Oberkieferwachstums bis zum fünften Lebensjahr. Unter Beachtung dieses Prinzipes lassen sich die früher so häufig vorkommenden Wachstumsstörungen mit massiven Mittelgesichtshypoplasien und transversalem Kollaps der Seitenzahnsegmente weitgehend vermeiden.

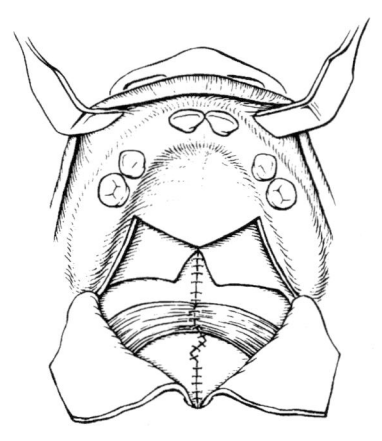

*Abbildung 2-28:* Schema des Weichgaumenverschlusses nach Widmaier-Perko.

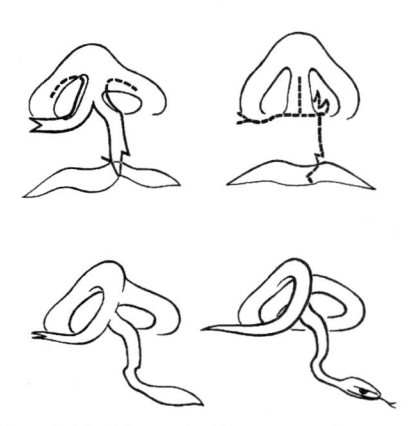

*Abbildung 2-29:* Schema der Nasenstegverlängerung nach Sailer zur Korrektur von unilateralen Lippen- Kiefer-Gaumenspalten.

## 2.1.3 Andere kraniofaziale Mißbildungen

Es gibt eine Fülle von Syndromen mit Beteiligung des Neuro- und Viszerokraniums. Für jeden Arzt sollte es deshalb selbstverständlich sein, seine Patienten auch äußerlich zu inspizieren und beim Vorliegen einer Asymmetrie oder sonstigen Veränderungen im Gesicht oder Schädel den Patienten einer Klinik für Kiefer- und Gesichtschirurgie zur Beurteilung zu überweisen.

Die nach den Lippen- Kiefer- Gaumenspalten zweithäufigste Mißbildungen in unserem Gebiet betreffen die Derivate des 1. und 2. Kiemenbogens. Diese Mißbildungen weisen sehr unterschiedliche Ausprägungsgrade auf. Betroffen sind vorwiegend die Entwicklung des Ohres, des Mundes und des Unterkiefers. Als Bezeichnung wurden hierfür die Begriffe Dysostosis otomandibularis oder hemifaziale Mikrosomie verwendet und bei zusätzlichen Wirbelmißbildungen und epibulbären Dermoiden die Bezeichnungen Goldenhar Syndrom oder Okuloaurikulovertebrale Dysplasie, wobei in der Literatur alle diese und noch eine Reihe weiterer Bezeichnungen häufig auch synonym verwendet werden.

Uneinigkeit herrscht auch über die Ätiologie. Vorherrschend ist die Ansicht, daß ein Hämatom im Bereich der Arteria stapedia ursächlich sei, durch das eine unterschiedlich ausgeprägte lokale Destruktion zustande komme. Klinisch fallen die Patienten am häufigsten durch eine mehr oder weniger ausgeprägte Gesichtsasymmetrie (Abb. 2-30) auf. Der aufsteigende Unterkieferast ist auf der betroffenen Seite hypoplastisch, woraus klinisch eine schiefe Okklusionsebene und eine Deviation des Kinns zur betroffenen Seite hin resultieren. Ausgeprägte Unterkieferhypoplasien gehen oft mit einem Makrostoma einher. Es findet sich auch eine Kombination mit einer Kiefergelenksfehlbildung, einer Hypoplasie des Jochbeinkomplexes, der Maxilla und des os temporale sowie einer muskulären Hypoplasie des M. masseter, temporalis und pterygoideus. Das äußere Ohr kann fehlen oder fehlentwickelt sein. In manchen Fällen findet sich nur ein leicht dysmorphes Ohr. Präaurikuläre Ohranhängsel finden sich sehr häufig. Diese enthalten oft in die Tiefe reichende Knorpelanteile, so daß die Entfernung einem Facharzt überlassen werden sollte. Die Schwere der Ohr- und der Unterkieferveränderungen korrelieren nicht. Auch Oberlidkolobome, Spaltbildungen und eine Fazialisschwäche kommen vor. Etwa 10% dieser Patienten zeigen eine bilaterale, jedoch immer asymmetrische Beteiligung. Bei all diesen Patienten soll unbedingt eine gründliche allgemeine Untersuchung erfolgen, um Herzfehler, Wirbelveränderungen, Lungen- und Nierenmißbildungen auszuschließen.

Wir führen die chirurgische Korrektur in Abhängigkeit vom Schweregrad nach dem Behandlungskonzept von Sailer durch. Beim Kind wird das Makrostoma baldmöglichst operativ korrigiert. Eine ästhetische Verbesserung wird durch die Anlagerung von lyophilisiertem Knorpel an die hypopla-

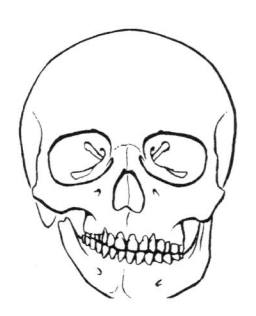

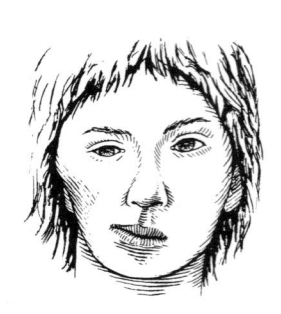

*Abbildung 2-30:* Knöcherne Situation und En-face-Schema einer Dysostosis otomandibularis rechts. Es besteht eine Gesichtsasymmetrie mit Hypoplasie des Ramus ascendens mandibulae rechts, einer schiefen Okklusionsebene, einer Hypoplasie des M. masseter und des Jochbeines rechts, einer Deviation des Kinns nach rechts und einer Ohrdeformität.

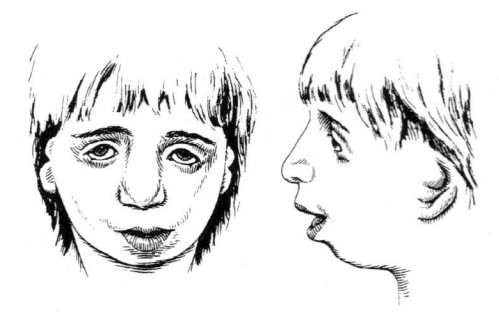

*Abbildung 2-31:* En-face- und Profilansicht einer Dysostosis mandibulofacialis.

stischen Strukturen erreicht. Die definitive Korrektur erfolgt erst nach dem pubertären Wachstumsschub durch eine Gesichtsrotation zur Symmetrisierung (siehe Kap. 2.3). In schweren Fällen muß neben der knöchernen Symmetrisierung auch eine Korrektur des Weichteildefizites vorgenommen werden. Dabei ist es für die Reihenfolge der Eingriffe wichtig, daß zunächst die knöchernen Rekonstruktionen erfolgen. Es wird eine Rekonstruktion der Gelenkpfanne durchgeführt. Mit lyophilisiertem Knorpel werden die hypoplastischen Jochbeine und die Temporalregion aufgebaut. Als nächster Schritt erfolgt die Rotation des Unterkiefers mit gleichzeitiger Rekonstruktion des verkürzten aufsteigenden Unterkieferastes und einer Le-Fort-I-Osteotomie des Oberkiefers. Etwa 6 Monate danach erfolgt die Transplantation von freiem Fett aus der Gesäßregion und gegebenenfalls eine Nasenkorrektur.

Bei der autosomal dominant vererbten Dysostosis mandibulofacialis (syn. Treacher Collins Syndrom, Franceschetti-Zwahlen-Klein Syndrom) sind zwar ebenfalls viele dieser Symptome nachzuweisen, die Symmetrie der Veränderungen ermöglicht aber ein deutliche Unterscheidung. Als Symptome sehen wir (Abb. 2-31) die antimongoloide Lidachsenstellung, die bilaterale Jochbeinhypoplasie, die Ohrmuscheldeformierungen, die Mikrogenie und die hypoplastische Mandibula, die zurückliegenden Supraorbitalränder, den nicht ausgebildeten Nasofrontalwinkel, eine Kraniosynostose, ein Kolobom im äußeren Drittel des Unterlides sowie eine Vielzahl weiterer Veränderungen.

Zu den häufigeren Fehlbildungen gehören auch die isolierten, nicht syndromalen Kraniosynostosen und Synchondrosen. Klinisch manifestiert sich die vorzeitige Verknöcherung der einzelnen Schädelnähte und der Schädelbasisfugen in unterschiedlichen abnormen Kopfformen und in resultierenden Wachstumsstörungen des Mittelgesichtes.

Eine transversal schmale, lang gezogene Schädelform (Abb. 2-32) findet sich beim Scaphocephalus oder Kahnschädel (Synostose der Sagittalnaht), der die häufigste Kraniosynostose darstellt.

Der anterior-posterior kurze, breite Schädel (beidseitige Synostose der Koronarnaht, Abb. 2-33) wird als Brachycephalus bezeichnet.

Beim Plagiocephalus (einseitige Synostose der Koronarnaht) liegt eine Abflachung im Bereich der Stirn und des Supraorbitalrandes mit höher stehender Orbita, häufig kombiniert mit einer Vorwölbung okzipital auf der Kontralateralseite vor. Oft findet sich beim Plagiocephalus auch eine Mitbeteiligung des Mittelgesichtes mit asymmetrischem Wachstum und Nasendeviation.

Der Trigonocephalus (vorzeitiger Verschluß der Sutura metopica) fällt durch eine dreieckförmige Form der Stirn mit temporaler Abflachung auf (Abb. 2-34). In diesen Fällen findet sich auch gehäuft ein Hypotelorismus.

Von klinischer Wichtigkeit ist das rechtzeitige Erkennen einer Kraniosynostose, da es Formen

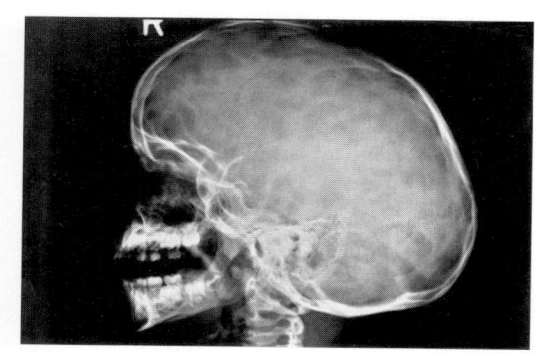

*Abbildung 2-32:* Im Röntgenbild zeigen sich die für den Scaphocephalus typische anterior-posteriore Verlängerung, die verminderte Höhe des Schädels im mittleren Anteil und die deutlichen Impressiones digitatae.

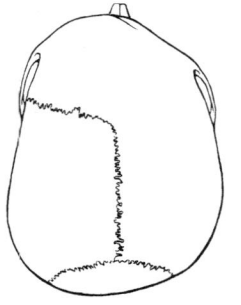

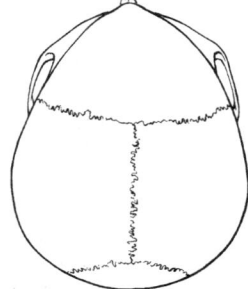

*Abbildung 2-33:* Plagiocephalus bei einseitiger Synostose der Koronarnaht.

*Abbildung 2-34:* Trigonocephalus bei vorzeitigem Verschluß der Sutura metopica.

gibt, die mit einem erhöhten Hirndruck einhergehen. Röntgenologisch fallen in diesen Fällen die Impressiones digitatae auf. Intraoperativ sind diese Impressionen an der Kalotte gut zu erkennen. Eine ophthalmologische Untersuchung mit Beurteilung des Fundus ist bei allen Patienten mit einer Kraniosynostose erforderlich.

Klinisch findet sich als Hauptmerkmal ein Sistieren des Schädelumfanges. Erstaunlich selten werden Beschwerden wie Kopfschmerzen, Sehstörungen etc. angegeben.

Zu den syndromalen Kraniosynostosen gehört der M. Crouzon (Abb. 2-35) (Synonym: Dysostosis craniofacialis), der einen autosomal dominanten Erbgang aufweist. Im Bereich des Schädels finden sich hier Kraniosynostosen aller Schädelnähte mit unterschiedlichen Kopfformen. Bei der Gesichtsform fällt eine Mittelgesichtshypoplasie mit relativer mandibulärer Prognathie auf. Die Nasenform erinnert an einen Papageienschnabel, die Oberlippe ist oft nur kurz ausgebildet. Weiterhin besteht ein Exophthalmus und ein Hypertelorismus mit Strabismus divergens. Gelegentlich findet sich ein Iriskolobom und eine Megalocornea. Bei manchen Patienten fehlt der äußere Gehörgang und oft besteht eine Schwerhörigkeit. Weiterhin kann es auch zu einer Ankylose des Ellbogens und zu Subluxationen des Radiusköpfchens kommen.

Enoral liegt eine Angle-Klasse-III-Okklusion vor (siehe hierzu Kap. 2.3) mit offenem Biß und oft engem und hochgewölbtem Gaumen.

Die Kenntnis dieses Syndromes ist deshalb von besonderer Wichtigkeit, weil sich hier recht früh ein erhöhter intrakranieller Druck ausbildet, der eine baldige operative Intervention erfordert.

Differentialdiagnostisch muß der Morbus Apert abgegrenzt werden, bei dem aber noch knöcherne und häutige Syndaktylien der Digiti 2–4 beidseits vorliegen. Beim M. Apert liegt ein Turribrachycephalus vor mit breiter und flacher Stirn sowie einer horizontalen Furche supraorbital. In etwa einem Drittel der Fälle ist er mit einer Spaltbildung des Gaumens vergesellschaftet. Weiterhin fallen enoral sehr häufig polsterartige Verdickungen palatinal auf, die eine durchgehende Spaltbildung vortäuschen.

Beim Hypertelorismus besteht eine vergrößerte interorbitale Distanz. Dies ist von einem Telecanthus zu unterscheiden, bei dem ein vergrößerter Weichteilabstand zwischen den beiden inneren Canthi vorliegt (z. B. nach einem traumatisch bedingten Abriß des inneren Canthus), ohne daß die knöcherne interorbitale Distanz vergrößert ist. Der Hypertelorismus kann isoliert oder im Rahmen verschiedener Syndrome vorkommen (z. B. M. Apert, M. Crouzon, M. Pfeiffer etc.).

Die grundlegenden chirurgischen Maßnahmen zur Korrektur des Hypertelorismus wurden von Tessier angegeben. Im Wesentlichen erfolgt die Korrektur durch die Medialisierung der Orbitae nach ausreichender Entfernung des interorbitalen Knochens (Abb. 2-36). Wir decken den nach der Rotation der Orbitae entstandene Defekt im Orbitaboden und Orbitadach durch eine Lyoknorpelrekonstruktion. Wegen der Zahnkeime ist diese Operation meist erst nach dem 8. Lebensjahr möglich. Während früher eine Anosmie durch Entfernen der Lamina cribrosa mit den Riechfäden hingenommen wurde, kann heute an unserer Klinik durch das von Sailer (1987) beschriebene Verfahren, bei

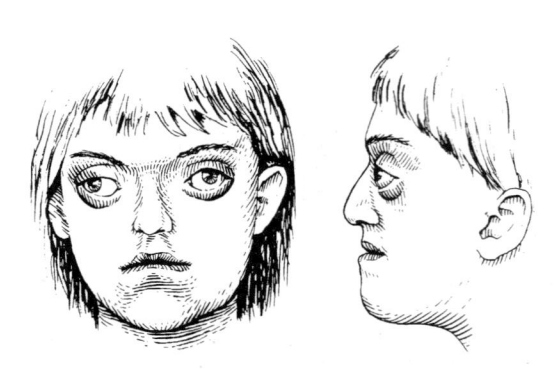

*Abbildung 2-35:* Typischer Aspekt eines Patienten mit M. Crouzon.

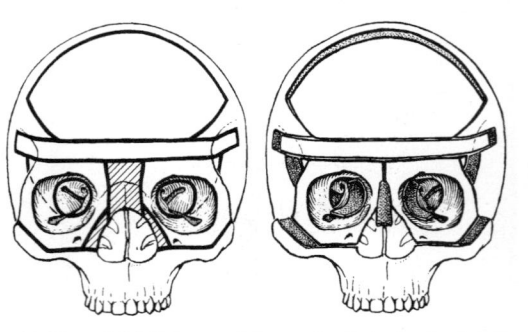

*Abbildung 2-36:* Schemazeichnung der Osteotomien bei der Korrektur des Hypertelorismus. Die Orbitae werden herausgelöst, der Knochen im interorbitalen Bereich entfernt und die Orbitae danach zur Mitte hin geschwenkt.

*Tabelle 2-7:* Zeitliche Planung der Operationen in der Craniofacialen Chirurgie (nach Prof. H. F. Sailer).

| Alter | Indikation / Chirurgische Maßnahmen |
|---|---|
| 1. Lebensjahr | Intracranieller Druck<br>Tracheotomie bei Atemwegsobstruktion<br>Chirurgie der Etagen I und II bei:<br>Kleeblattschädel<br>extremem Exophthalmus (Le Fort III)<br>occipitale Plagiocephalie (floating occiput) |
| 1–3 Jahre | Korrektur der Etagen I und II ohne Hypertelorismus bei:<br>Brachy- Oxy- Plagiocephalie<br>bei Atemwegsobstruktion: ausnahmsweise Le Fort III<br>Korrektur Level V: Kallusdistraktion |
| 4–10 Jahre | Korrektur der Etagen I, II und III mit Hypertelorismus<br>Frontofacial advancement<br>(im Block oder geteilt)<br>Isolierte Le Fort III-Operation |
| 10–14 Jahre | Korrektur der Etagen III und V:<br>(Le Fort III +/- Le Fort I)<br>Korrektur der Etage V:<br>Unterkiefervorbewegung<br>Kinnkorrektur |
| ab 14 Jahre | Korrektur der Etage V:<br>Unterkieferrückverschiebung |

dem die Riechfäden aus der Lamina cribrosa herauspräpariert und zur Mitte hin gebündelt werden (Abb. 2-37), das Riechvermögen erhalten werden.

Wie bei der Korrektur des Hypertelorismus ist das richtige Timing der Operationen in der kraniofazialen Chirurgie besonders wichtig (Tab. 2-7, Abb. 2-38), da zum einen die Operationen nicht zu spät erfolgen dürfen, um z. B. einen Hirndruck rechtzeitig beseitigen zu können. Anderseits ist auf die Entwicklung des Neuro- und Viszerokraniums zu achten, da sonst, z. B. bei einer zu frühen Operation, die permanenten Zahnkeime geschädigt oder zerstört werden können.

## Literatur

Perko, M. A. (1974) Primary closure of the cleft palate using a palatal mucosal flap: An attempt to prevent growth impairment. J. max. fac. Surg. 2:40–43.

Sailer, H.F. (1983) Transplantation of lyophilized cartilage in maxillo-facial Surgery. Experimental foundations and clinical success. Karger, Basel.

Tessier, P., Guiot, G., Rougerie, J., Delbet, J. P., Pastoriza, J. (1967) Osteotomies cranio-naso-orbito-faciales: Hypertelorisme. Ann. Chir. Plast. Esthet. 12:103–118.

Van Demark, D. K., Gnoinski, W., Hotz, M. M., Perko, M., Nussbaumer, H. (1989) Speech Results of the Zürich Approach in the Treatment of Unilateral Cleft Lip and Palate. Plastic and Reconstr. Surg. 83:605–613.

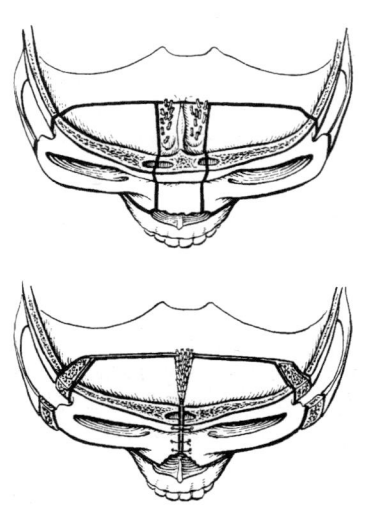

*Abbildung 2-37:* Durch das von Sailer 1987 angegebene Verfahren wird der Knochen der Lamina cribrosa um die Riechfäden herum entfernt. Danach können die Riechfäden gebündelt und zur Mitte hin verlagert werden.

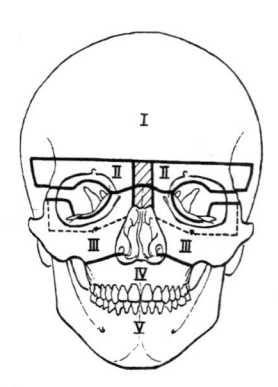

*Abbildung 2-38*: Zur zeitlichen Einteilung der Operationen in der kraniofazialen Chirurgie (vgl. Tab. 2-7) erfolgt die Aufgliederung des Neuro- und Viszerokraniums in fünf Etagen (I–V).

## 2.2 Tumoren im Mund-, Kiefer- und Gesichtsbereich

K. W. Grätz und H. F. Sailer

### 2.2.1 Entzündliche Hyperplasien und gutartige Neoplasien der Mundhöhle

Chronische Irritationen oder Infekte der Mundschleimhaut können zu entzündlichen fibrösen Hyperplasien führen.

Der fibroepitheliale Polyp besteht überwiegend aus Narbengewebe als Reaktion auf traumatische Einwirkungen. Am häufigsten ist er in den der Okklusionsebene benachbarten Regionen wie der Wangenschleimhaut oder am Zungenrand anzutreffen.

Die fibröse Epulis, eine Vorwölbung am Zahnfleisch, bestehend aus ausgereiftem Granulationsgewebe, wächst langsam und tritt bei weiblichen Patienten vermehrt auf. Sie kann sekundär ulzerieren.

Das sogenannte Granuloma teleangiectaticum oder pyogene Granulom ist eine häufige benigne Neubildung, die als rotes bis blaurotes Knötchen solitär, selten auch multipel der Schleimhaut aufsitzt. Der endotheliale Pseudotumor kann traumatisch oder auch schwangerschaftsbedingt sein. Vom klinischen Bild her müssen differenzialdiagnostisch die gefäßreiche Variante eines malignen Melanoms, ein kapilläres Hämangiom, ein peripheres Riesenzellgranulom, ein peripheres Periodontom sowie das Kaposi-Sarkom als ein erstes Zeichen von AIDS in Betracht gezogen werden. Die Therapie besteht in der einfachen Exzision der gesamten Läsion einschließlich Periostunterlage, unter Umständen müssen Zähne extrahiert werden.

Die Riesenzellepulis tritt am häufigsten bei Kindern oder bei Frauen im gebärfähigen Alter auf. Das Granulationsgewebe besitzt eine osteogene Komponente.

Die Behandlung der gesamten Hyperplasien besteht in der chirurgischen Exzision und Beseitigung der ursächlichen Faktoren wie alter, rauher Zahnfüllungen, scharfer Prothesenränder oder mangelhafter Mundhygiene.

*Papillom*

Im Gegensatz zu den bisher genannten ist das Papillom eine echte gutartige epitheliale Geschwulst. Das Papillom ist das bekannteste gutartige epitheliale Neoplasma der Mundhöhle, überwiegend an Lippe, Zunge, Gaumen und Wangenschleimhaut. Klinisch imponiert der Tumor als exophytisches gestieltes Gebilde mit warzen- oder blumenkohlartiger Oberfläche. In überwiegender Zahl liegt das Papillom solitär vor. Multiple Papillome können bei der fokalen epithelialen Hyperplasie (Mb. Heck) beobachtet werden. Da das exophytische Papillom der Mundhöhle vollkommen gutartig ist, beschränkt sich die Therapie auf die Exzision an der Basis, um ein Rezidiv zu verhindern.

*Hämangiom*

Hämangiome können überall in der Mundhöhle und in jedem Alter auftreten, über 50 % finden sich jedoch bei Patienten nach dem vierzigsten Lebensjahr. Lippe, bukkale Mukosa und Zunge sind die am häufigsten befallenen Stellen. Harter und weicher Gaumen sowie Uvula sind selten betroffen. Sie können als kleine, oberflächliche, tiefrote oder purpurne Laesionen vorkommen oder als ausgedehnte, oberflächliche Veränderungen mit verschiedener Penetrationstiefe in das darunterliegende Weichgewebe. Sie können asymptomatisch sein, andere bluten, verursachen Schmerzen oder beeinträchtigen Sprache, Kauen und Schlucken oder sind Ursache einer Makroglossie. Alter, Größe, Nähe zu lebenswichtigen Strukturen sowie Symptomatologie sind entscheidend für die Therapie.

Aktive Behandlungsweisen sollten bei fehlender Wachstumsneigung solang wie möglich hinausgezögert werden in der Hoffnung auf eine spontane Regression; dies ist bei Jüngeren eher zu erwarten als bei Älteren.

Der Befall vitaler Strukturen, rasches Wachstum mit Deformierung, Gewebezerfall, unkontrollierte Blutungen und drohende kardiovaskuläre Dekompensation sind Indikationen zur umfassenden Therapie. Diese sollten in einem team approach von Neuro-Radiologen und Chirurgen erfolgen. Eine Arteriographie mit superselektiver Embolisation geht der – wenn immer möglichen – vollständigen Resektion voraus, möglichst innerhalb von 24

Stunden. Wir bevorzugen die Embolisation und Resektion in einer Sitzung.

Die Resektion kann mittels Laserchirurgie-Methoden erfolgen. Die Deckung entstehender Defekte im Gesicht kann mit vorexpandierter Haut durchgeführt werden, um so die Textur und Farbe der Gesichtshaut zu erhalten, die bei gestielten oder freien Lappenplastiken nicht gewährleistet ist. Bei Kindern (bis 1 Jahr) mit kleineren Hämangiomen im Gesicht (z. B. Oberlid) kommt die interläsionale Applikation von Kortikosterioden in Frage, aber auch die Anwendung der Laserchirurgie.

*Lymphangiom*
Es gibt drei Typen von Lymphangiomen:
- das kapilläre Lymphangiom oder Lymphangioma simplex
- das kavernöse Lymphangiom
- das zystische Lymphangiom (zystisches Hygrom)

Die meisten Lymphangiome in der Mundhöhle sind kavernöser oder kapillärer Art. Die Zunge ist die häufigste Lokalisation, gefolgt von Mundboden, bukkaler Mukosa und den Lippen. Das Zungenlymphangiom ist die häufigste Ursache der Makroglossie. Die Exzision ist die Therapie der Wahl.

Bei der Resektion der Makroglossie ist auf Geschmack, Sprache und Schluckakt Rücksicht zu nehmen, die präoperativ untersucht werden müssen.

Weiter können Rhabdomyome, Leiomyome und Lipome in der Mundhöhle vorkommen.

## 2.2.2 Odontogene Tumoren

Die odontogenen Tumoren können als ektodermale, mesodermale und gemischte gut- und bösartiger Tumoren klassifiziert werden (Tab. 2-8).

*Ameloblastom*
Wichtigster und häufigster Vertreter der epithelialen odontogenen Tumoren ist das Ameloblastom, es repräsentiert jedoch nur 1 % aller Tumoren und Zysten der Kiefer. Der Tumor entsteht aus präfunktionellen Ameloblasten des inneren und äußeren Schmelzepithels. Ameloblastome treten vorwiegend im 3. und 4. Dezennium auf. Männer

*Tabelle 2-8:* Klassifikation odontogener Tumoren.

I. Ektodermale Tumoren
  A. Gutartige
    1. Ameloblastom
    2. Kalzifizierender epithelialer odontogener Tumor
    3. Adenomatoider odontogener Tumor
    4. Squamöser odontogener Tumor
  B. Bösartige
    1. Malignes Ameloblastom
    2. Primäres intraossäres Karzinom

II. Mesodermale Tumoren
  A. Gutartige
    1. Odontogenes Fibrom
    2. Odontogenes Myxoma
    3. Cementome
  B. Bösartige
    1. Odontogenes Fibrosarcom

III. Gemischte ektodermale und mesodermale Tumoren
  A. Gutartige
    1. Ameloblastisches Fibrom
      a. Ameloblastisches Fibrodentinom (Dentinom)
    2. Ameloblastisches Fibro-Odontom
    3. Odontom zusammengesetztes komplexes
    4. Ameloblastisches Odontom
  B. Bösartige
    1. Ameloblastisches Fibrosarcom

und Frauen sind gleichermaßen befallen. Mehr als 80 % sind im Unterkiefer und bevorzugt im Ramus lokalisiert. Viele sind mit retinierten Weisheitszähnen vergesellschaftet. Der Begriff Adamantinom sollte verlassen werden, da kein mineralisierter Schmelz, also Hartsubstanz gebildet wird.

Eine dentogene Zyste kann Vorläufer eines Ameloblastoms sein. Große Läsionen können zu einer Gesichtsasymmetrie, zu Lockerung der Zähne und zu Spontanfrakturen führen. Das Ameloblastom führt zu ausgedehnten Resorptionen an den Zahnwurzeln.

Im Röntgenbild findet sich eine multilokuläre bienenwabenartige Aufhellung. Bei ausgedehnten Läsionen ist der Kortex dünn ausgezogen und kann perforiert sein (Abb. 2-39).

Therapie der Wahl ist die komplette Resektion des Tumors, wobei umgebendes Gewebe wegen der Rezidivgefahr mitseziert werden muß; das führt bei ausgedehnten Ameloblastomen zu Unterkieferteilresektionen mit Rekonstruktion aller Strukturen in gleicher Sitzung. Zur Rekonstruktion des Knochens (Abb. 2-40) wird an unserer Klinik u. a. lyophilisierter mit BMP behandelter Leichenknochen verwendet.

In seltenen Fällen von kleinen, gut umschriebenen und von einer zystischen Kapsel umgebenen Läsionen kann die Enukleation oder Curettage ausreichend sein. Diese Art von unizystischem Ameloblastom kommt gewöhnlich nur bei Patienten unter 25 Jahren vor.

Maligne metastasierende Ameloblastome sind sehr selten und treten meist nach mehrmalig erfolgten Resektionen oder nach Radiatio auf. Metastasen finden sich in der Lunge, regionalen und entfernter Lymphknoten, selten in Leber, Gehirn und Niere.

*Odontom*
Das Odontom ist radiologisch und histologisch durch die Produktion von reifem Schmelz, Dentin, Zement und Wurzelgewebe gekennzeichnet.

Es gibt zwei Typen, das komplexe und das zusammengesetzte Odontom. Beide zusammen repräsentieren die am häufigsten vorkommenden odontogenen Tumore. Ihre Ätiologie ist unbekannt. Die meisten dieser Tumore werden im 2. und 3. Lebensjahr diagnostiziert. Sie bevorzugen den Unterkiefer und liegen häufig in der Prämolaren-Molaren-Region.

Nicht selten sind Odontome Ursache einer Fehlstellung normaler Zähne und verhindern deren Durchbruch. Die Therapie besteht in der Enukleation. Größere entstandene Hohlräume werden an unserer Klinik mit einem Gemisch von Lyoknorpelchips und Bone Morphogenetic Proteins (BMP) gefüllt.

Eine besondere Gruppe stellen die fibro-osseozementalen Läsionen dar. Besonders erwähnt sei die fibröse Dysplasie Jaffe-Lichtenstein, die in einer monostotischen und polyostotischen Form vorkommen kann (Abb. 2-41). Das McCune-Albright-Syndrom ist eine spezielle Form der polyostotischen fibrösen Dysplasie. Eine sarkomatöse Transformation der dysplastischen Bezirke ist möglich.

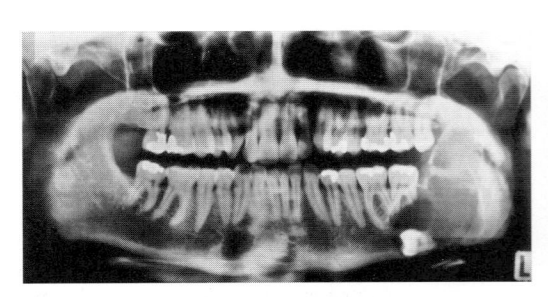

*Abbildung 2-39:* Das Orthopantomogramm (OPT) zeigt ein Ameloblastom im horizontalen und aufsteigenden Ast des Unterkiefers mit zystischen Hohlräumen unterschiedlicher Größe. Retinierter Weisheitszahn und Zahnwurzelresorption.

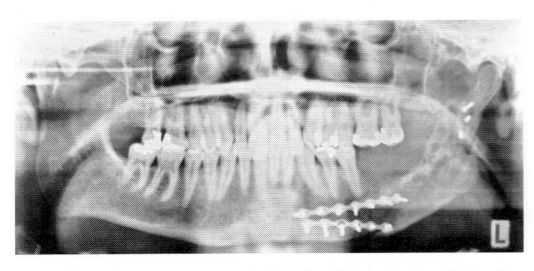

*Abbildung 2-40:* Rekonstruktion des Unterkiefers inklusive Kieferkäpchen mit lyophilisierter und BMP-behandelter Leichenmandibula.

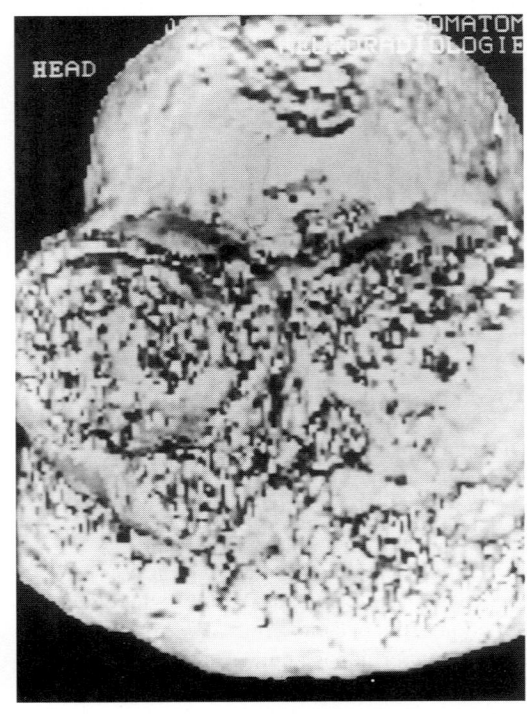

*Abbildung 2-41:* 15jähriges Mädchen mit monströser Ausdehnung einer fibrösen Dysplasie im 3D-Computertomogramm.

## 2.2.3 Orale Präkanzerosen

Eine präkanzeröse Läsion ist definiert als ein morphologisch verändertes Gewebe, in dem mit größerer Wahrscheinlichkeit ein Karzinom entsteht als in entsprechend normalem Gewebe. Wichtigste Vertreter sind die Leukoplakie und Erythroplakie. Bei der Leukoplakie ist die einfache, die verruköse und die erosive Form zu unterscheiden.

Je nach Studie liegt die maligne Entartung zwischen 1 und 43 % bei schweren Dysplasieformen. Eine zusätzliche Candidiasis kann zu einem erhöhten Karzinomrisiko beitragen. Die Therapie muß in einer vollständigen Exzision bestehen. Um das genaue Ausmaß der Leukoplakie zu erfassen, ist die Behandlung mit 2 % Essigsäure und anschließender Färbung mit Jod angezeigt. Die jodnegativen Stellen sind als besonders dysplastisch anzusehen. Die Laserbehandlung unter dem Mikroskop gewinnt stark an Bedeutung. Gute Erfahrungen wurden auch mit der Kryochirurgie gemacht.

## 2.2.4 Das Karzinom der Mundhöhle

Das Karzinom der Mundhöhle (vordere 2/3 der Zunge, Mundboden, Alveolarfortsatz, harter Gaumen, bukkale Schleimhaut) macht ca. 4–5 % aller Karzinome aus (Europa, USA), 90 % davon sind Plattenepithelkarzinome. Der Anteil der Frauen nimmt in den letzten Jahren zu. Die meisten Mundhöhlenkarzinome werden nach dem 40. Lebensjahr diagnostiziert. Die wichtigsten Risikofaktoren sind Alkohol und Tabakrauchen, schlechte Mundhygiene scheint eine additive Wirkung zu haben.

*Diagnostik*
Neben der Vorsorge, d. h. der Vermeidung von Risikofaktoren, die die Verbreitung von Informationen sowohl an Ärzte als auch an die Bevölkerung voraussetzt, ist die Früherkennung von entscheidender Bedeutung. Nach der ersten Diagnosestellung hat das Stadium einen entscheidenden Einfluß auf Prognose und Überlebensrate. Trotz Einsatz multimodaler Therapiekonzepte konnte die Prognose und 5-Jahresüberlebensrate für die Mundhöhlenkarzinome in den letzten drei Jahrzehnten nicht entscheidend verbessert werden. Nach Diagnosestellung durch die Probeexzision des Tumors muß vor der Behandlung das Staging nach dem TNM-System durchgeführt werden. Um prognostisch homogene Patientengruppen zu bilden, kann eine therapieabhängiger Prognose-Index (TPI) herangezogen werden. Dieses System erlaubt Vergleiche verschiedener Therapiekonzepte bei homogenen Patientengruppen betreffend «control of disease» und Überlebensrate. Die klinische Stadieneinteilung muß unterstützt werden durch Panendoskopie, CT, MRI, Szintigraphie, Ultraschalluntersuchung sowie Feinnadelpunktion (FNP) verdächtiger regionaler Lymphknoten, um eventuelle Zweitkarzinome und Metastasen auszuschließen und die definitive Ausdehnung des Primärtumors und seine Infiltration in die umgebende Strukturen zu erfassen. 1989 wurde ein zentrales Tumorregister für Mundhöhlenkarzinome in Frankfurt durch den Deutsch-Österreichisch-Schweizerischen Arbeitskreis für Tumoren im Kiefer- und Gesichtsbereich (DÖSAK) geschaffen, um eine einheitliche standardisierte organspezifische Tumordokumentation zu gewährleisten.

*Therapie*
Bei der Behandlung des Mundhöhlenkarzinoms sind die chirurgische und die Strahlentherapie die Behandlung der Wahl. Fortschritte wurden von Seiten der Chirurgie besonders bei den rekonstruktiven Möglichkeiten unter Einschluß der Mikrochirurgie erzielt.

Die Hauptsorge bei der Behandlung eines Patienten mit einem Malignom der Mundhöhle muß die komplette Entfernung des Tumors sowie eine zufriedenstellende Wiederherstellung von Funktion und Aussehen sein. Neuere rekonstruktive Methoden in der Kiefer- und Gesichtschirurgie können nun heute dafür sorgen, daß diese Ziele erreicht werden, ohne die Radikalität des Eingriffes zu beeinflussen. Mangelnde Radikalität kann weder durch eine zusätzliche Strahlen- noch eine Chemotherapie kompensiert werden.

Bei Geschwülsten der Zunge, des Mundbodens sowie des Zahnfleisches, die eine größte Ausdehnung von zwei Zentimetern nicht überschreiten, beschränken wir uns auf eine Exzision mit einem Sicherheitsabstand von mindestens einem Zentimeter, vorausgesetzt die Halslymphknoten sind nicht befallen und die Knochenhaut ist nicht infiltriert. Bei Geschwülsten im Unterkieferbereich, die ausgedehnter sind, (Abb. 2-42) ist die radikale

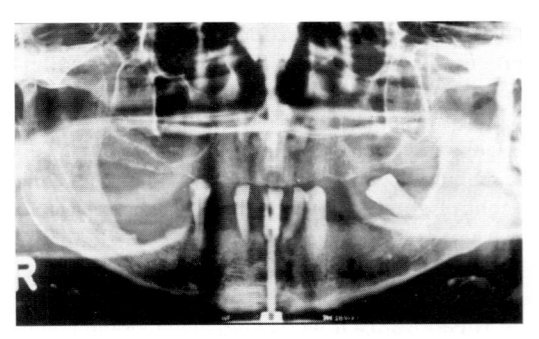

*Abbildung 2-42:* Fortgeschrittenes Kieferkammschleimhaut-Plattenepithelkarzinom mit Destruktion des Knochens im Orthopantomogramm.

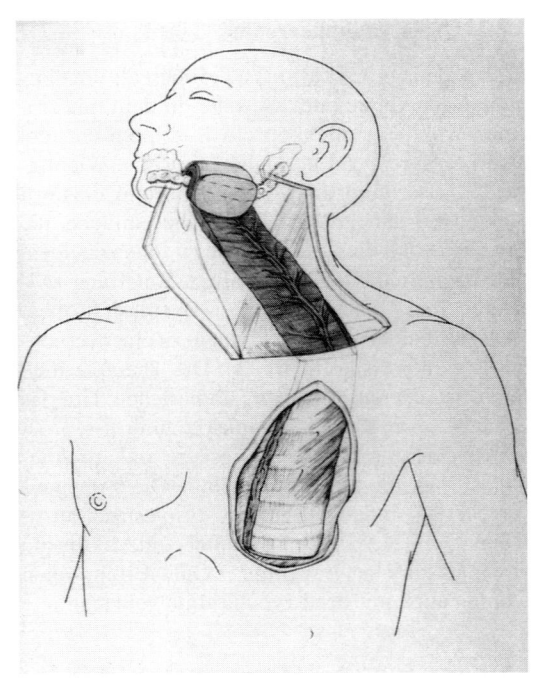

*Abbildung 2-44:* Der M. pectoralis major-Lappen zum Ersatz eines extra- und enoralen Defektes.

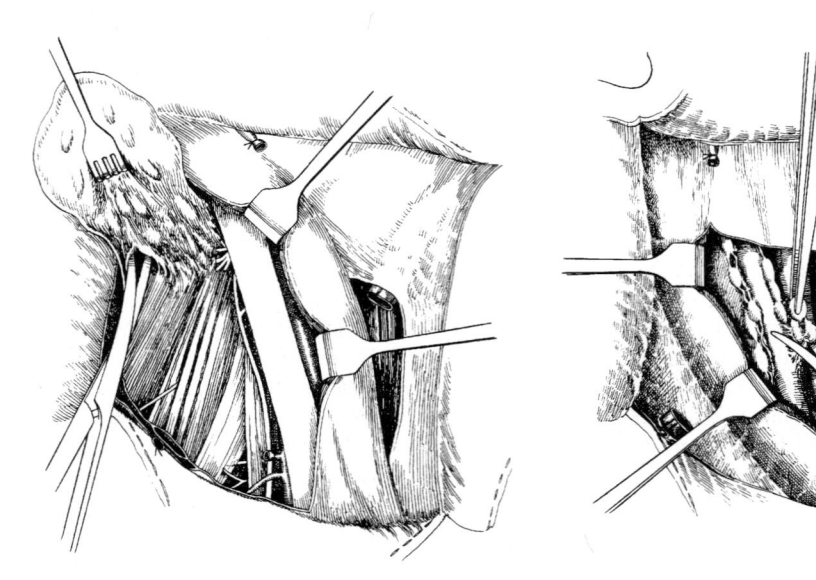

*Abbildung 2-43:* Darstellung der schrittweisen Durchführung einer konservativen Neckdissektion unter Erhaltung von M. sternocleidomastoideus, N. accessorius und V. jugularis interna.

Entfernung zusammen mit der Ausräumung der Halslymphknotenstationen erforderlich. Wir bevorzugen die konservative Neck-Dissection (Abb. 2-43) unter Erhaltung von Platysma, N. accessorius, V. jugularis und M. sternocleidmastoideus. Immer sollte eine sogenannte en-bloc-Resektion erfolgen, wobei das Tumorresektat mit dem Neck-Dissection-Resektat zusammenhängend entfernt wird. In der gleichen Operationssitzung werden immer die Weichteile ersetzt, um dem Patienten die Funktion der Luft- und Speisewege möglichst schnell ohne die Gefahr der Aspiration wiederherzustellen und ihm eine verständliche Sprache zu ermöglichen. Wir verwenden dazu bei Substanzverlust der Zunge vorzugsweise den freien mikroanastomosierten Vorderarmlappen. Andere häufig verwendete Techniken zur Weichteilrekonstruktion sind der Temporalismuskellappen und besonders der myokutane M. pectoralis major-Lappen (Abb. 2-44).

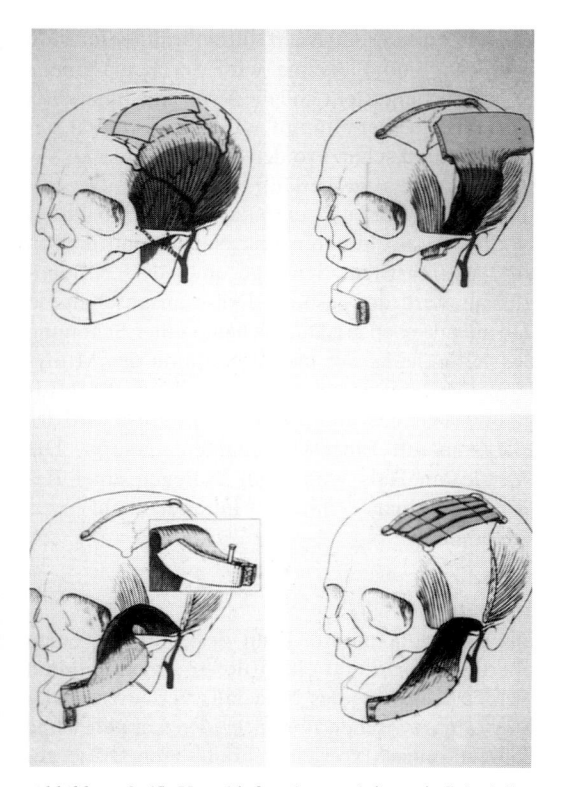

*Abbildung 2-45:* Unterkieferrekonstruktion mit Schädelkalottenknochen und osseointegrierten Schraubenimplantaten Typ Brünemark.

Bei Knochendefekten des Unterkiefers bevorzugen wir die Überbrückung in gleicher Sitzung mit einer Rekonstruktionsplatte aus Stahl oder Titan. Diese hält die Unterkieferstümpfe in einer korrekten Lage zueinander und bildet eine Stütze für die umgebenden Weichteile, um die Proportionen des Gesichtes zu wahren und die Funktion des Kiefers aufrechtzuerhalten (Abb. 2-44).

Die postoperative Radiotherapie nach makroskopisch radikaler Tumorresektion im Bereich der Mundhöhle halten wir für angezeigt, wenn im pathologisch-histologischen Präparat der größte Tumordurchmesser größer als 4 cm ist, der Schnittrand weniger als 2 mm vom Tumor entfernt liegt und Lymphknoten mit Durchwachsen der Lymphknotenkapsel vorliegen. In diesem Fall führen wir eine akzelerierte Radiotherapie mit 63 Gy in fünfeinhalb Wochen durch.

Bei Rezidivfreiheit erfolgt etwa zwölf Monate nach dem Ersteingriff die definitive Rekonstruktion des Unterkiefers mit Knochen, dabei verwenden wir Beckenkammknochen (frei oder mikrovaskularisiert), Schädelkalottenknochen (Abb. 2-45) oder mikrovaskulär anastomosierten Fibulaknochen unter gleichzeitigem Einbringen von Zahnimplantaten, um die Eingliederung einer implantatgetragenen Prothese zu ermöglichen. Bei malignen Oberkiefertumoren wird die durch die Resektion entstandene Höhle primär durch eine Resektionsprothese versorgt. Ohne eine solche Resektionsprothese kann der Patient weder verständlich sprechen noch schlucken oder Nahrung zu sich nehmen. Die offene Höhle erlaubt eine regelmäßige Kontrolle ohne zusätzliche radiologische Untersuchungen. Auch hier erfolgt die Rekonstruktion nach einem rezidivfreien Intervall von mindestens einem Jahr (s.u. Abb. 2-47).

*Fernmetastasen und Zweitkarzinome bei Mundhöhlenkarzinomen*

Da Fernmetastasen beim lokoregionär rezidivfreien Mundhöhlenkarzinom selten und, wenn sie auftreten, meist multiregionär vorhanden sind, kommt ihrer Behandlung aufgrund der schlechten Prognose kein großes Gewicht zu. Die Problematik stellt sich jedoch bei der multizentrischen Kanzerisierung, sei sie nun synchrom (bis 6 Wochen) oder metachrom (über 6 Wochen), da diese erheblich zugenommen hat und zunehmend zu einem onkologischen Problem wird. Um die Prognose dieser Patienten, die von ihrem Primärtumor her rezidivfrei sind, zu verbessern, müssen Zweitkarzinome im Verlauf bei regelmäßigen Kontrollen intensiv gesucht und einer Behandlung zugeführt werden. Neben der Reduktion der Risikofaktoren kommt der Chemoprävention mit z. B. Retinoiden eine zunehmende Bedeutung zu.

### 2.2.5 Tumoren der Speicheldrüsen

Zusätzlich zu den drei großen paarig angelegten Speicheldrüsen, der Glandula parotis, Glandula submandibularis und Glandula sublingualis, finden sich zahlreiche kleine Speicheldrüsen in der ganzen Mundhöhle. Alle sind von ähnlicher Struktur. Obwohl krankhafte Veränderungen der Speicheldrüsen eher selten sind, ist das Spektrum der Erkrankungen groß. Tumoren der Speicheldrüsen machen weniger als 3 % aller Tumoren des Kopf-Hals-Bereiches aus. Am wenigsten befallen ist die Glandula sublingualis, am häufigsten die Glandula parotis. Zu unterscheiden sind tumorähnliche Veränderungen der Speicheldrüsen sowie gut und bösartige Tumoren. Parotis- und paraparotidale Lymphknoten sind bevorzugte Orte für Metastasen maligner Tumoren des Skalps, der Temporalregion und des Ohres, Gaumens und Nasopharynx.

Das pleomorphe Adenom ist der häufigste Speicheldrüsentumor. Obwohl gutartig, ist er nur schlecht eingekapselt und hat die Tendenz zum Rezidiv. Bei der reinen Enukleation sind Rezidivraten bis 40 % möglich. Eine maligne Entartung kann vorkommen und scheint zeitabhängig zu sein. Latenzzeiten von mehr als zehn Jahren sind nicht ungewöhnlich.

Eine Gruppe bilden das Mukoepidermoidkarzinom, das Azinuszellkarzinom und das «low grade» papilläre Adenokarzinom. Das Mukoepidermoidkarzinom wird in «high grade», «intermediate grade» und «low grade» Tumoren eingeteilt, wobei das Verhältnis epidermoider Elemente zu den mukösen Elementen entscheidend ist. Je mehr muköse Elemente vorhanden sind, um so niedriger ist der Grad des Tumors und um so besser die Prognose. Das Mukoepidermoidkarzinom kann primär im Knochen entstehen.

Low-grade-Karzinome werden mit einem Sicherheitsabstand im Gesunden entfernt, High-grade-Karzinome postoperativ zusätzlich bestrahlt.

Das adenozystische Karzinom (ACC) hat eine sehr schlechte Langzeitprognose. Es wächst bevorzugt nervinfiltrierend. Die Therapie besteht in der radikalen Entfernung und postoperativen Radiatio. Rezidive sind nicht ungewöhnlich, und viele Patienten zeigen Metastasen in Lunge und Knochen.

Das undifferenzierte Adenokarzinom ist hoch maligne mit einer schlechten Prognose und bedarf einer radikalen Exzision und Nachbestrahlung.

Auf eine Biopsie sollte verzichtet werden, besonders der Glandula parotis und submandibularis, doch kann die Feinnadelaspirationsbiopsie (FNP) in den Händen eines Spezialisten eine Genauigkeit von 90 % erreichen.

*Glandula submandibularis*

Die Behandlung nahezu aller Tumoren der Glandula submandibularis besteht in der extrakapsulären Entfernung der Drüse. Ein präoperatives CT oder MRI kann bei unklaren präoperativen Befunden von Vorteil sein. Nach stufenförmiger Inzision von Haut und Platysma wird der R. marginalis N. facialis dargestellt und die V. facialis ligiert und durchtrennt. Der Stumpf wird nach kranial geschlagen und schützt so den R. marginalis, der superfiziell der Vene verläuft. Es folgt die Darstellung der Kapsel und extrakapsuläre Präparation beginnend am hinteren Pol. Nach Identifikation der M. digastricus-Schlinge und des N. hypoglossus wird die gesamte Drüse ausgeschält, so daß sie nur noch am Ductus hängt unter Schonung des N. lingualis, der nach Retraktion des M. mylohyoideus gut dargestellt werden kann. Nach Ligatur des Ganges und Absetzen der Drüse wird das Platysma mit Einzelknopfnähten versorgt. Die Wunde am Hals wird nach Einlegen einer Redonsaugdrainage mittels Intrakutannaht verschlossen.

*Glandula parotis*

Die Glandula parotis kann deskriptiv in einen oberflächlichen und einen tiefen Anteil getrennt werden. Die Äste des N. facialis verlaufen in der Sagittalen zwischen diesen beiden Lappen, ohne daß anatomisch von einer bilobulären Drüse gesprochen werden kann. 90 % der Parotis-Tumoren liegen oberflächlich. Die Therapie besteht in der superfiziellen Parotidektomie unter Schonung des

N. facialis. Die bevorzugte Hautinzision ist die nach Bailey. Die Injektion von Methylenblau in den Ausführungsgang kann bei der Präparation hilfreich sein. Als erstes erfolgt die Identifikation des Haupttruncus des N. facialis kurz nach seinem Austritt aus dem Foramen stylomastoideum, in dem er den Winkel zwischen hinteren Bauch des M. digastricus und dem des Processus mastoideus teilt. Folgt man dem Tragusknorpel so findet sich der Facialisstamm 1 cm tief und medial des sogenannten «tragus pointers». Unter Dissektion der Äste wird der oberflächliche Teil ausgelöst. Konnten bei einer totalen Exstirpation, wie sie beim ACC und undifferenzierten zystischen Karzinom

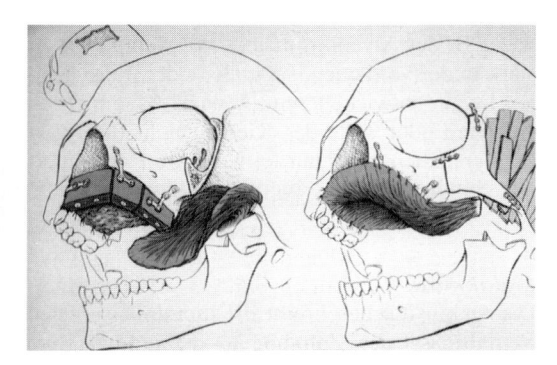

*Abbildung 2-46:* Oberkieferrekonstruktion mit Beckenkammknochen, in den Schraubenimplantate eingebracht sind, Deckung der Weichteile mit Temporalismuskellappen.

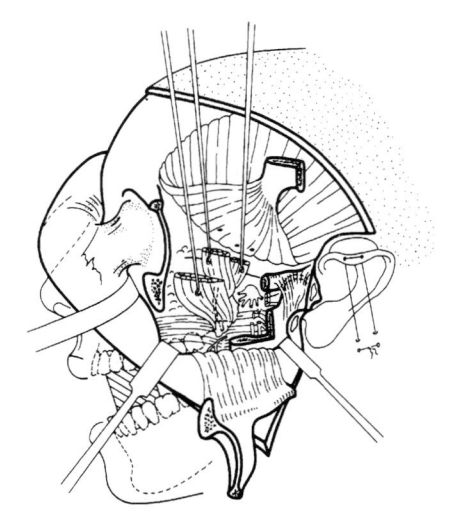

*Abbildung 2-47:* Temporaler Zugang nach Obwegeser.

notwendig ist, die Nervenäste nicht geschont werden, so erfolgt die sofortige Rekonstruktion mit Teilen des N. auricularis magnus. Die Funktion des N. facialis muß unmittelbar postoperativ im Aufwachraum geprüft werden, da am nächsten Tag die postoperative Schwellung eine temporäre Parese ergeben kann.

Bei ausgedehnten Läsionen des Gaumens kann das T2-gewichtete MRI die Ausdehnung in die Weichteile und die CT diejenige in den Knochen genauer darstellen.

Die Feinnadelbiopsie oder in diesem Falle auch die Inzisionsbiopsie sind für den Therapieplan von entscheidender Wichtigkeit.

Monomorphe Adenome können enukleiert und der Defekt direkt verschlossen werden. Die häufiger vorkommenden pleomorphen Adenome werden weit im Gesunden exzidiert. Entstehende oronasale Fisteln müssen zweischichtig verschlossen werden, indem zuerst das nasale Blatt vernäht wird und das orale Blatt durch einen Rotationslappen gestielt an der A. palatina gebildet wird, dazwischen kann eine Lyoknorpelscheibe gelagert werden.

Mukoepidermoidkarzinome und adenozystische Karzinome bedürfen der Maxillektomie, die entstehende Resektionshöhle wird mit einem Obturator versorgt. Zwei Jahre nach Rezidivfreiheit erfolgt die Rekonstruktion mit Knochen und Temporalismuskellappen, wobei gleichzeitig Implantate in den Knochen eingebracht werden können (Abb. 2-46). Bei Ausdehnung in die Fossa infratemporalis und pterygopalatina bevorzugen wir den transtemporalen Zugang (Abb. 2-47) zusätzlich zum oralen. Eine Dieffenbach-Weber-Inzision mit entsprechender Narbenbildung im Gesicht kann so verhindert werden.

## Literatur

Grätz, K. W., Bon, A., Eichmann, A., Grob, R., Pajarola, G., Sailer, H. F. (1993) HPV Typ 13 bei der fokalen epithelialen Hyperplasie. Dtsch. Zahnärztl. Z. 48:70–72.

Hermanek, P., Henson, D. E., Hutter, R. V. P., Sobin, L. H. (eds.) (1993) UICC TNM Supplement. A Commentary on uniform use. Springer, Berlin.

Obwegeser, H. L. (1985) Temporal approach to the TMJ, the orbit and retromaxillaryinfracranial region. Head Neck Surg. 7:185–199.

Sailer, H. F., Kolb, E. (1994) Application of purified bone morphogenetic protein (BMP) in cranio-maxillo-facial surgery. J. Cran. Maxillo-fac. Surg. 22:2–11.

# 2.3 Dysgnathien

P. E. Haers und H. F. Sailer

Die orthopädische Gesichtschirurgie hat als Ziel die dreidimensionale Harmonisierung des Gesichtes und die Einstellung einer funktionellen Verzahnung durch die Korrektur der vorhandenen Dysgnathien.

Das Gebiet der orthopädischen Kiefer- und Gesichtschirurgie ist in den letzten zehn Jahren gekennzeichnet durch intensive Analysen der Ergebnisse mit den vorhandenen etablierten Operationsmethoden und erzielten Ergebnissen, durch systematische Einbeziehung des Kieferorthopäden in die Gesamtbehandlung auch beim erwachsenen Patienten, durch intensivere Planung und die Anwendung besserer Osteosyntheseverfahren.

Die Durchführung einer orthognathen Korrektur umfaßt (Abb. 2-48):
– die Analyse und Korrektur der dento-alveolären Diskrepanzen, so daß zwei kongruente Zahnbogen mit einer entsprechenden Okklusion eingestellt werden können
– die chirurgische Korrektur der Dysgnathie durch Osteotomien im Mittelgesicht und im Unterkiefer
– das Erreichen von harmonischen Weichteilverhältnissen durch Verschiebung des skelettalen Gesichtsgerüstes

## 2.3.1 Definitionen

*Dysgnathie (Abb. 2-49)*
Das Gesichtsskelett ist das Gerüst, welches die Form des Gesichtes bestimmt. Das Gesichtsprofil wird durch die Vor- oder Rücklage der Schädelbasis und von der Lage der Kieferbasen zueinander und deren Höhenbeziehungen bestimmt, was mit dem Terminus «-gnathie» angegeben wird. Bei einer Normalstellung der beiden Kiefer besteht eine Orthognathie. Unter Dysgnathie versteht man eine nicht korrekte dreidimensionale Relation der beiden Kiefer zu einander und zur Schädelbasis. Der Begriff Relation wird zur Darstellung des Verhältnisses zwischen den Kiefern verwendet. So können ein oder beide Kiefer – oder Teile des Kiefers wie z. B. der Alveolarfortsatz – zu wenig oder zu stark in der vertikalen, sagittalen oder transversalen Ebene entwickelt sein, können Asymmetrien auftreten oder Teile des Kiefers nicht fusioniert (Kieferspalten) oder nur teilweise im Rahmen eines Syndroms oder einer Mißbildung angelegt sein.

*Malokklusion*
Die Okklusion beschreibt die dreidimensionalen Verhältnisse der Zahnbögen zueinander. Eine Normokklusion oder Neutralokklusion zeichnet sich durch korrekte Verhältnisse der beiden Zahnbögen und der einzelnen Zähnen aus. Unter Mal-

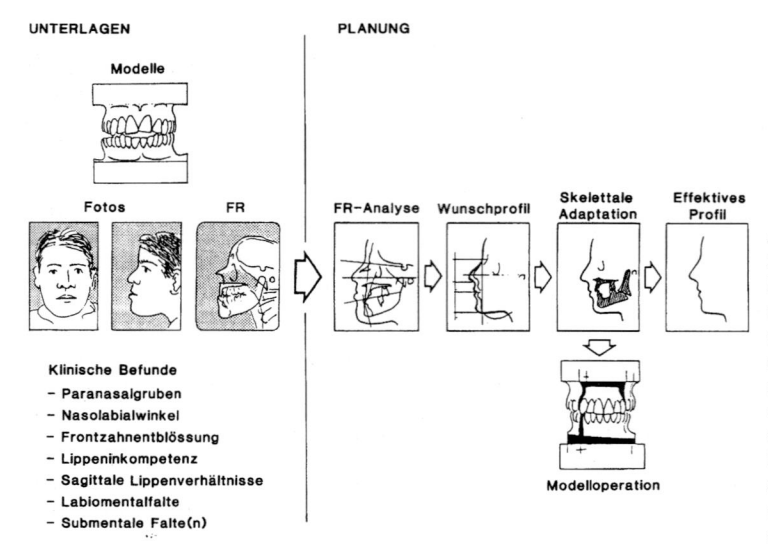

*Abbildung 2-48:* Die Planung umfaßt die Analyse der vorhandenen Dysgnathie mittels Modellen, Photos und zephalometrischer Analyse der Fernröntgenbilder. Entsprechend den bestehenden Weichteildiskrepanzen wird ein Wunschprofil entwickelt. Die dafür benötigten skelettalen Verschiebungen werden berechnet und in die Modelloperation verarbeitet, wobei gleichzeitig die therapeutische Okklusion eingestellt wird.

okklusion versteht man jede Abweichung von der Normokklusion. Die Angle-Klassifikation definiert die sagittalen Malokklusionen. Die transversalen und vertikalen Komponenten der Malokklusion werden einfach beschrieben, z.B. offener Biß, Kreuzbiß (Abb. 2-49, 2-50).

Auch bei orthognathen Verhältnissen (regelrechte skelettale Verhältnisse der Kiefer) können Malokklusionen als Folge von abweichenden Zahndurchmessern in einem oder beiden Kiefern bestehen, was sich in Engstand der Zahnbögen oder in multiplen Zahnlücken äußert.

Nichtanlagen von Zahnkeimen und ektopischer Zahndurchbruch führen zu spezifischen Formen von Malokklusionen.

## Dysgnathie und Malokklusion

Die ideale Situation findet man bei einer Neutralokklusion mit orthognathen Kieferverhältnissen. In bestimmten Fällen kann eine Neutralokklusion bei Dysgnathie auftreten, wie zum Beispiel bei bimaxillärer Retrognathie (Unterentwicklung der beiden Kiefer in der sagittalen Ebene), bei Long-Face und Short-Face Syndrom (vertikale Über- und Unterentwicklung der beiden Kiefer) und bei milden Asymmetrien.

Bei einer Dysgnathie versucht die Natur die Fehlverhältnisse der Kiefer durch entsprechende Positionierung der Zähnen zu kompensieren. So sind bei einer mandibulären Retrognathie (Rück-

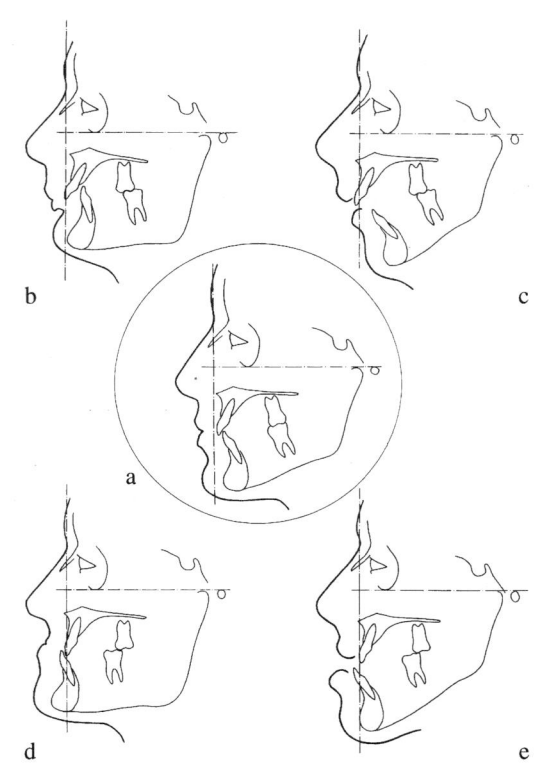

*Abbildung 2-49:* a. Orthognathes Gesicht, wobei die beiden Kiefer korrekt zueinander und zur Schädelbasis positioniert sind. Die Angle-Klasse-I-Okklusion mit physiologischen vertikalen und transversalen Verhältnissen gilt als die Neutralokklusion. Die oberen Schneidezähne bedecken die unteren Schneidezähne um 2–3 mm. Die mesiobuccalen Höcker der Molaren des Oberkiefers stehen distal der mesiobuccalen Höcker der hauptantagonistischen Molaren des Unterkiefers in Projektion zu den Fossae der UK-Molaren. b. Gesicht mit skelettalen Abweichungen in der vertikalen und sagittalen Ebene: Die untere Gesichtshälfte ist zu kurz (short face), es findet sich eine Rücklage des Unterkiefers (Retromandibulie) und eine Angle-Klasse-II-Tiefbiß. Bei einer Angle-Klasse-II-Okklusion stehen die mesiobuccalen Höcker der UK-Molaren weiter nach distal (Distalokklusion). c. Zu lange untere Gesichtshälfte (long face) mit Retromandibulie und Angle-Klasse-II-frontoffenem Biß. d. Rücklage des Mittelgesichtes (Retromaxillie), kombiniert mit einem zu weit nach anterior gewachsenen Unterkiefer (Prognathie) und Angle-Klasse-III-Okklusion (die mesiobuccalen Höcker der UK-Molaren stehen weiter nach mesial als bei der Klasse-I-Okklusion (Mesialokklusion), welche sich durch fehlende Abstützung im Frontbereich zu tief zustande kommt. e. Ähnliche Dysgnathie in der sagittalen Ebene, aber kombiniert mit einem frontoffenen Biß in der vertikalen Ebene. Bei dieser schematischen Darstellung der wichtigsten Dysgnathietypen wird keine Rücksicht genommen auf Asymmetrie, welche meistens auch vorhanden ist.

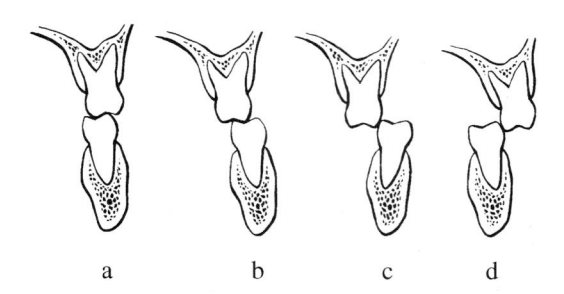

*Abbildung 2-50:* In der transversalen Ebene befinden sich die palatinalen Höcker der oberen Molaren in den Fossae der unteren Molaren wie hier im Bereich der ersten Molaren (palatinale Höcker-Fossa-Beziehung). Die Kreuzbißbeziehung (b) ist graduell gekennzeichnet durch eine Höcker-Höcker-Beziehung und durch eine buccale Höcker-Fossa-Beziehung (Endo-Okklusion der oberen und Exo-Okklusion der unteren Molaren). Ein Scherenbiß ist gekennzeichnet durch eine totale Endo- oder Exo-Okklusion (c, d).

lage des Unterkiefers) die Unterkieferfrontzähne stark nach anterior inkliniert und bei einer mandibulären Prognathie (zu weit nach vorne gewachsener Unterkiefer) die Frontzähne des Oberkiefers weit nach anterior inkliniert und die des Unterkiefers nach posterior, so daß eine scheinbare regelrechte Beziehung im Frontzahnbereich besteht. Bei ausgeprägten Dysgnathien aber kann die Okklusion die skelettale Wachstumsstörung nicht kompensieren (Abb. 2-51).

### 2.3.2 Ätiologie der Dysgnathien

Abgesehen von abnormen Wachstumsmustern, die teils familiär bedingt sind und für die es meist keine Erklärung gibt, kann man folgende spezifische Ätiologien erwähnen: vorzeitige Zahnextraktionen, Anlagefehler der Zähne und Wachstumsstörungen.

Vorzeitige Extraktionen von Milchzähnen und bleibenden Zähnen können transversale und sagittale Diskrepanzen verursachen, welche in Kreuzbiß oder Asymmetrie resultieren.

*Wachstumsstörungen*
Wachstumsstörungen können aus einer Reihe von Gründen auftreten.

Funktionelle Wachstumsstörungen: Es wird angenommen, daß das Wachstum der beiden Kiefer, die Zahnstellung und die Zahnbogenform durch die neuromuskuläre Balance zwischen Zunge einerseits und Lippe, Wange und Gesichtsmuskulatur andererseits bestimmt wird. Das Atemmuster spielt bei der Gesichtsentwicklung eine wichtige Rolle. Bei habitueller Mundatmung zum Beispiel sind die Lippen nicht geschlossen (Lippeninkompetenz) und es bildet sich infolge fehlender Belüftung der Nasengänge ein gotischer bzw. hoher Gaumen aus. Die Zunge ist kaudal positioniert, um den oralen Luftflow nicht zu behindern. Aufgrund dieser Atemfehlfunktion kommt es infolge der hypotonen Lippenmuskulatur bei Lippeninkompetenz zu einer Protrusion der Schneidezähne im Oberkiefer. Infolge der ständigen Mundöffnung führt die Anspannung der Wangenmuskulatur zu einer Kompression des seitlichen Oberkieferzahnbogens mit Kreuzbißbezahnung im Seitenzahnbereich. Aufgrund der kaudalen und dorsalen Lage der Zunge ist die nach anterior orientierte

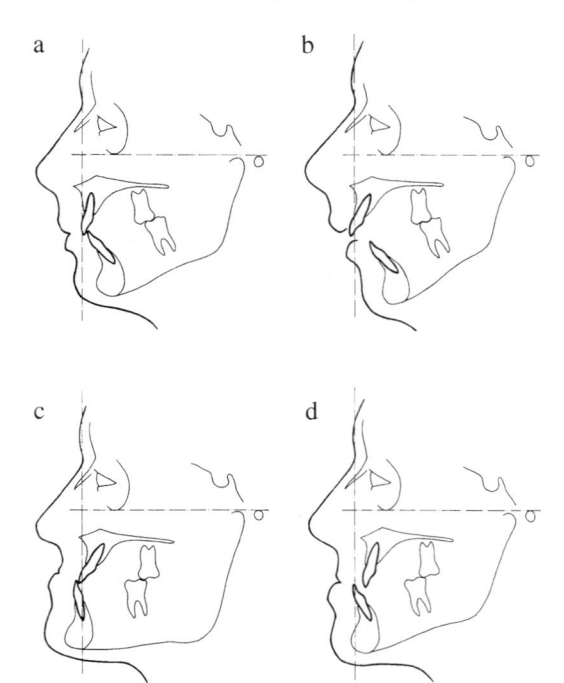

*Abbildung 2-51:* Mäßige Retromandibulie und vertikale Diskrepanz mit noch kompensierter Klasse-II-Okklusion. b. In dieser Situation mit ausgeprägter ähnlicher Dysgnathie kann die kompensierende Zahnstellung die skelettale Diskrepanz nicht überbrücken, so daß die Okklusion nicht länger kompensiert werden kann. c, d. Beispiel einer Promandibulie mit kompensierter (c) und nicht kompensierter Okklusion (d).

neuromuskuläre Wachstumsbeeinflussung des Unterkiefers zu gering und es entsteht eine mandibuläre Retrognathie. Zusätzlich kann durch die dauernde Mundöffnung der posteriore Teil des Oberkiefers zu tief nach kaudal wachsen, sodaß ein frontoffener Biß entsteht. Anderseits ist die Interposition der Zunge zwischen die anterioren oder die lateralen Zahnbogen eine häufige Ursache für Infraokklusionen und offenen Biß (Abb. 2-52).

Genetische Wachstumsstörungen: In bestimmten Fällen können Dysgnathien vererbt sein. Das berühmteste Beispiel ist die Prognathie der Habsburger Familie.

Traumatische Wachstumsstörungen: Wachstumsstörungen können als Spätfolge von hohen Kieferköpfchenfrakturen auftreten. Einerseits kann das Wachstumszentrum der betroffenen Seite des Unterkiefers zerstört werden, anderseits kann bei insuffizienter Behandlung einer derartigen Fraktur ohne physikalische Therapie des Gelenkes (Mundöffnungsübungen) eine Ankylose auftreten, welche ebenfalls das Wachstum behindert. Bei beidseitiger Kieferköpfenfraktur und/oder Ankylose kann eine Mikromandibulie entstehen (Vogelgesicht) (Abb. 2-53, 2-69).

Strahlenschäden: Radiotherapie im Gesichtsbereich im jugendlichen Alter kann Wachtumsstörungen verursachen. So kann nach Bestrahlung eines orbitalen Tumors eine hemifaziale Unterentwicklung mit massiver Asymmetrie entstehen.

Lippen-Kiefer-Gaumenspalten: Bei korrekt operierten LKG-Spalten treten keine schweren Dysgnathien auf, da das Wachstum nicht tangiert wird. Ein Beweis dafür ist die Tatsache, daß bei Erwachsenen mit nicht operierten Lippen-Kiefer-Gaumenspalten in der Regel ein normales sagittales Wachstum des Gesichtes festgestellt wird. Eine eingehende Darstellung findet im Kapitel über die Behandlung von LKG-Spalten statt. Falls bei primären Operationen Wachstumszentren tangiert werden oder sich durch traumatisierende chirurgische Technik zu starke Narben bilden, entsteht eine Retromaxillie mit Kollaps der Zahnbögen.

Syndrome: Dysgnathien können bei verschiedenen Syndromen auftreten. Bei der hemifazialen Mikrosomie zum Beispiel können Teile des Unterkiefers fehlen, was schwerste Asymmetrien verursachen kann. Die Pierre-Robin-Triade, welche bei verschiedenen Syndromen auftreten kann, ist durch Gaumenspalten, Mikromandibulie und Glossoptosis gekennzeichnet, wobei die extreme dorsale Lage der Zunge lebensbedrohlich sein kann. Obwohl die meisten Dysgnathien nicht in Zusammenhang mit einem Syndrom vorkommen, können aber alle Dysgnathie-Varianten bei Syndromen auftreten. (Siehe auch Kapitel über Syndrome.)

Trauma: In Fehlstellung konsolidierte Kieferfrakturen stellen sekundäre Dysgnathien dar. Bei kleineren Diskrepanzen kann das Einschleifen der Zähnen ausreichend sein, um die Okklusion zu korrigieren. Eine Malokklusion bei größeren skelettalen Diskrepanzen muß mittels Osteotomien korrigiert werden.

Systemische Krankheiten: Verschiedenste systemische Krankheiten können Dysgnathien verursachen wie etwa die Akromegalie mit Entstehung einer mandibulären Prognathie. In bestimmten Fällen von diffuser systemischer Sklerose können frontoffene Bisse mit Rückwanderung des Unterkiefers durch beidseitige Resorption der Kieferköpfchen entstehen (Abb. 2-54).

Tumoren: Tumoren und tumorähnliche Läsionen im Kieferbereich können sekundäre Dysgna-

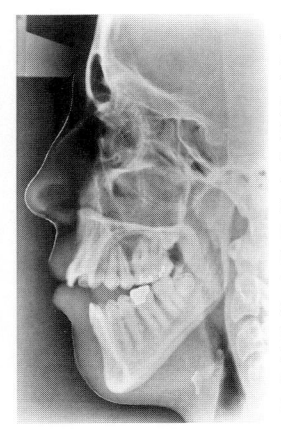

*Abbildung 2-52:* Frontoffener Biß, wobei der dorsale Teil der Maxilla zu weit nach kaudal gewachsen ist. Die zu hohe vertikale Dimension des unteren Gesichtsdrittels verursacht eine Lippeninkompetenz mit kaudal positionierter Zunge. Diese Situation ist meistens begleitet von einer habituellen Mundatmung. Weil die Zunge sich nicht innerhalb des oberen Zahnbogens befindet, ist der transverale Durchmesser des Oberkiefers zu eng.

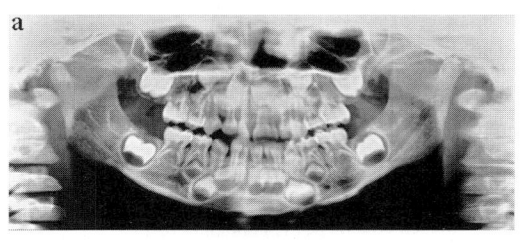

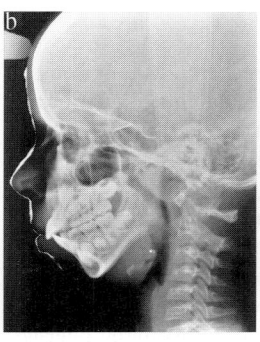

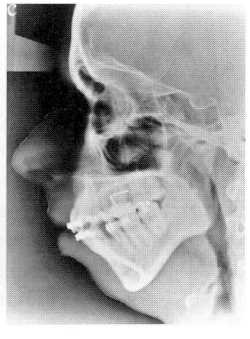

*Abbildung 2-53:* Eine hohe Kieferköpfchenfraktur kann eine Ankylose oder/und einen Wachstumsstop verursachen, wenn durch die Fraktur das Wachstumszentrum des Unterkiefers zerstört worden ist, wie hier illustriert wird. a. Orthopantomogramm im Alter von 6 Jahren mit remodellierten Kieferköpfchen nach beidseitigen Kieferköpfchenfrakturen. b und c. Seitliche Fernröntgenbilder im Alter von 6 und 19 Jahren. Das letzte Fernröntgenbild entspricht der präoperativen Situation vor bimaxillärer Korrektur des sogenannten Vogelgesichtes (siehe auch Abb. 2-69).

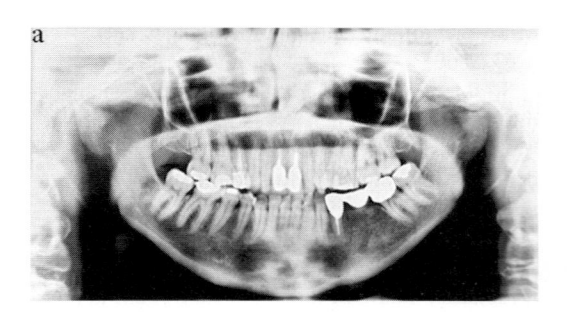

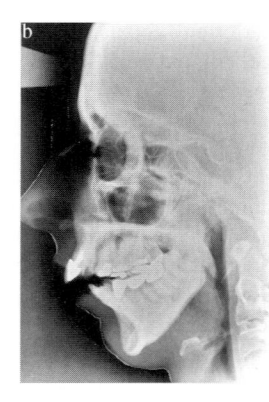

*Abbildung 2-54:* a. Orthopantomogramm einer Patientin mit systemischer Sklerose. Diese Krankheit verursacht Resorptionen und Erosionen des Unterkiefers bei etwa 20% der Patienten in einem fortgeschrittenen Krankheitsstadium. Darstellung der resorbierten Kieferköpfchen sowie der Resorption im Bereich des Processus condylaris links. b. Das seitliche Fernröntgenbild illustriert die Rücklage des Unterkiefers sowie den frontoffenen Biß, welche Folge der Resorption der beiden Kieferköpfchen (Condylysis) mit Verkürzung der aufsteigenden Äste sind.

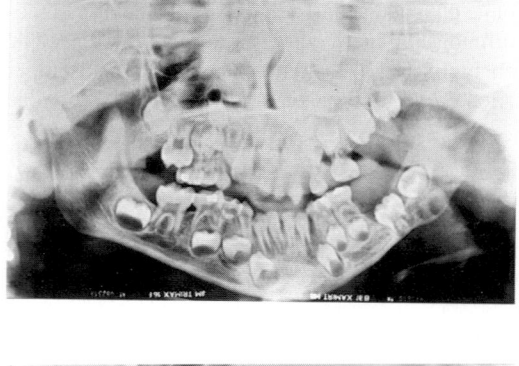

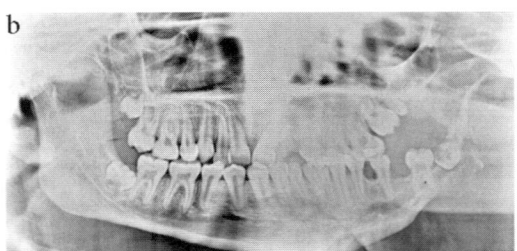

*Abbildung 2-55:* Orthopantomogramme einer Patientin im Alter von 7 und 15 Jahren. Diese Bilder zeigen das pathognomonische Bild der Unterkieferzerstörung bei Neurofibromatose entlang des N. trigeminus, wobei der N. alveolaris inferior betroffen ist: Das tumoröse Gewebe entlang des Nervi verursacht eine Resorption der Incisura semilunaris (a), des Canalis mandibularis und 8 Jahre später des ganzen seitlichen Anteils des Unterkiefers (b).

thien verursachen, wie z. B. fibröse Dysplasie, Neurofibromatose und Tumoren im Bereich des Kieferköpfchens. Die pathognomischen Änderungen des Unterkiefers bei Neurofibromatose, und die damit verbundene sekundäre evolutive Dysgnathie wurden von Sailer et al. (1988) beschrieben (Abb. 2-55).

### 2.3.3 Funktionelle Folgen von Dysgnathie und Malokklusion

Die erste funktionelle Beeinträchtigung äußert sich in der Kaufunktion, sicherlich bei zirkulär offenem Biß, wobei sowohl das Abbeißen als auch das Kauen kaum möglich sein können. Dies kann auch bei anderen Dysgnathien der Fall sein, z. B. bei ausgeprägter mandibulärer Prognathie mit einer Kl III Okklusion und zirkulären Kreuzbiß. Bei Spaltpatienten kann die Kombination von Retromaxillie mit Kollaps des oberen Zahnbogens zu einer nicht funktionellen Zahnfehlstellung führen.

Dysgnathien wie frontoffener Biß können die Sprache negativ beeinflussen. Dabei ist häufig auch das Schluckmuster gestört, indem die Zungenspitze sich beim Schlucken zwischen die Zahnbögen statt am Gaumen abstützt.

Eine transversale Hypoplasie des Oberkiefers wie bei Retromaxillie und Mikromaxillie ist häufig Folge einer habituellen Mundatmung oder geringer Nasendurchgangsstenose. Andererseits kann eine zu hohe vertikale Dimension des unteren Gesichtsdrittels eine Lippeninkompetenz verursachen, wobei die Lippen ohne willkürlichen Lippenschluß nicht geschlossen werden können und der Patient kontinuierlich den Mund offen hat, was zu einer habituellen Mundatmung führt.

Im Extremfall kann eine bimaxilläre Retrognathie, vor allem wenn diese skelettale Rücklage des

Gesichtes mit Obesitas kombiniert ist, zu massiver Einschränkung der oberen Luftwege führen, was eine obstruktive Schlafapnoe (Abb. 2-56) verursachen kann (Hochban et al., 1994). Diese Krankheit führt zu Atem- und Schlafstörungen und ist gekennzeichnet durch eine hohe Morbidität (Hypertension, Herzrythmenstörungen) und eine erhöhte Mortalität (zum Beispiel durch Einschlafen beim Autofahren). Die begleitende psychosoziale Problematik ist nicht gering und äußert sich durch Depressionen, Verlust der Arbeitsstelle und familiäre Konflikte. Die regelmäßige nächtliche CPAP-Beatmung via Nasenmaske ist eine symptomatische Behandlung welche lebenslang angewendet werden muß. Die Therapie der Wahl bei obstruktiver Schlafapnoe verursacht durch bimaxilläre Retrognathie besteht deshalb in einer chirurgischen Korrektur mittels anteriore Verlagerung des Ober-und Unterkiefers, was eine kausale Behandlungsmethode ist.

Dysgnathien, welche die zirkuläre Abstützung der Zahnbögen unmöglich machen, können zu Überbelastung der Kiefergelenke führen. Bei Retromandibulie wird der Unterkiefer meistens nach vorne geschoben, um die Rücklage des Unterkiefers zu kamouflieren (Sunday-bite). Dabei ist das Kieferköpfchen nicht in der Gelenkspfanne zentriert, das posteriore Ligament wird überdehnt, in deren Folge eine Diskusluxation entstehen kann. Auf Dauer wird der Diskus geschädigt, so daß eine Kiefergelenksarthrose induziert wird.

In den letzten Jahren wurden vermehrt Studien über die psychosozialen Folgen der Dysgnathien und die psychologischen Erwartungen bei Behandlung derselben durchgeführt. Schönheit impliziert mehr als nur äußeren Schein. Freuds Aussage «Anatomie ist Schicksal» wird in Anbetracht neuerer Forschungsergebnisse modifiziert: Schöne Menschen lernen, daß sie gut, unabhängig, sexuell ansprechend, beliebt, nett und stark sind, sich behaupten können und Erfolg haben. Attraktivere Menschen sind prädistiniert, bessere Jobs zu bekommen und bessere Ehen zu führen, ein erfolgreicheres soziales Leben zu haben (Flanary, 1987). Es ist verpönt, zu denken, daß einem Menschen aufgrund seiner vererbten Morphologie tatsächlich soziale Nachteile erwachsen könnten. Trotzdem ist unsere Erfahrung, daß die psychologischen Erwartungen einer bevorstehenden harmonisierenden Gesichtskorrektur bei Patienten, die unter den dysharmonischen Folgen ihrer Dysgnathie leiden, sehr hoch sind. Einmal durchgeführt, hat die Harmonisierung des Gesichts einen wesentlichen Einfluß auf die Persönlichkeitsstruktur des Patienten, indem das Selbstbildnis positiv aufgewertet wird und sich das psychosoziale Funktionieren stark verbessert. Diese Korrekturen werden in der Regel zwischen 16 und 20 Jahren durchgeführt, in einem Alter also, in dem wegen der Dysgnathie meistens noch keine irreversible Persönlichkeitsänderungen statt gefunden haben.

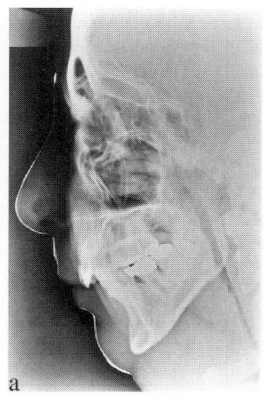

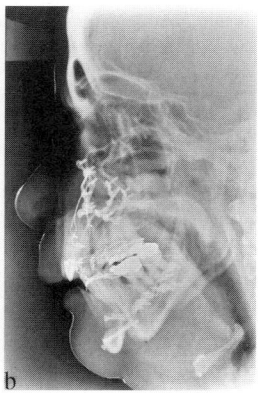

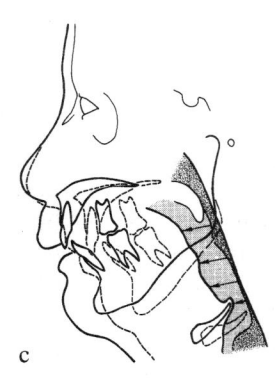

*Abbildung 2-56:* a. Präoperative seitliche Fernröntgenaufnahme, welche die ausgeprägte Rücklage des Gesichtes bei obstruktivem Schlafapnoesyndrom darstellt. Die oberen Luftwege sind stark eingeschränkt. b. Die gleiche Aufnahme postoperativ nach Vorverlagerung des Ober- und Unterkiefers, sowie Kinnrandvorverschiebung und submentale Liposuktion. c. Darstellung der Zunahme des Durchmessers der oberen Luftwegen in der sagittalen Ebene.

### 2.3.4 Indikationen für die orthopädische Kiefer- und Gesichtschirurgie

Die wichtigsten Indikationen sind:
– Okklusionstörungen (Malokklusion)

- sekundäre Kiefergelenksdysfunktion durch Malokklusion
- Atemdyskinesien
- Sprachstörungen
- von der Norm abweichende Physiognomie mit psychosozialen Folgen
- Kiefer- und Gesichtsmißbildungen bei Syndromen
- obstruktives Schlafapnoesyndrom

Die Grenze der relativen Indikationsstellung im Falle einer vorliegenden Okklusionsstörung, welche konservativ mit kieferorthopädischen Apparaturen behandelt werden kann, hat sich in den letzten Jahren zu Gunsten der Chirurgie verschoben. Es gilt nicht nur die okklusalen Verhältnisse zu korrigieren, sondern gleichzeitig eine optimale Funktion und Gesichtsästhetik zu erzielen. Falls die alleinige kieferorthopädische Behandlung dieses nicht ermöglicht, wird deshalb eine kombinierte kieferorthopädisch-chirurgische Behandlung, welche eine Okklusionskorrektur mit einer Verbesserung des Profiles garantiert, angeboten.

*Alter*

Die Grenzen für chirurgische Maßnahmen im Gesichtsskelett-Bereich sind durch das Wachstumsmuster der Kiefer und durch die Art der Wachstumsstörung gegeben. Bei Retrognathie des Unterkiefers ist ab 15 bis 16 Jahren kein weiteres wesentliches Wachstum mehr zu erwarten, welches die Stabilität der eingestellten Okklusion gefährden könnte, so daß in diesen Fällen schon frühzeitig operiert werden kann. Anderseits muß man bei einer Unterkieferasymmetrie oder Unterkieferprognathie daran denken, daß die Wachstumsstörung durch eine einseitige oder beidseitige hemimandibuläre Elongation oder Hyperplasie verursacht wird (Abb. 2-57). (Obwegeser & Makek, 1986). Diese abnormalen Wachstumsmuster des Unterkiefers können bis über das zwanzigste Lebensjahr aktiv bleiben, was mit Skelettszintigraphie nachgewiesen werden kann. Eine chirurgische Korrektur mittels einer bimaxillären Gesichtsrotation kann erst nach Normalisierung der szintigrafischen Aktivitätsmessung, oder nach Entfernung des pathologischen Wachstumszentrums mittels hohe Condylektomie, durchgeführt werden.

Bei Erwachsenen kann in jedem Alter eine kieferorthopädische Chirurgie durchführt werden,

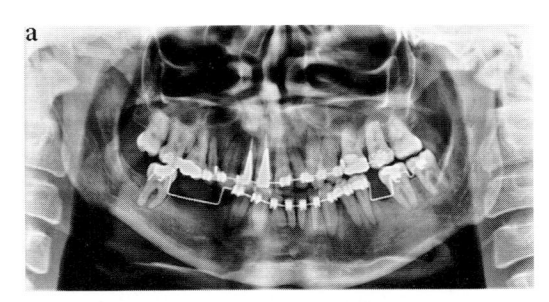

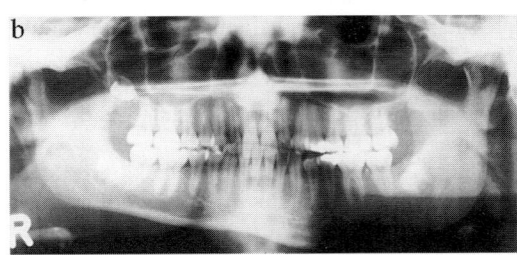

*Abbildung 2-57:* a. Orthopantomogramm bei hemimandibulärer Elongation. Diese ist äußerlich charakterisiert durch die horizontale Verlagerung des Unterkiefers und des Kinns zur Gegenseite. Am Mundwinkel der Gegenseite entsteht eine Faltenbildung ohne Tiefstand. Der Unterkiefer ist unilateral verlängert und die Streckung des Kieferwinkels scheint mitverantwortlich für die Verlängerung. Beide Horizontaläste stehen gleich hoch (siehe auch Abb. 2-70). b. Die hemimandibuläre Hyperplasie ist charakterisiert durch eine dreidimensionale Vergrößerung einer Unterkieferhälfte, welche genau bis zur Symphyse reicht. Auch das Äußere des Gesichtes ist durch die auffallende Erhöhung der betroffenen Seite asymmetrisch. Die Asymmetrie in der Höhe der beiden Gesichtshälften ist auch Ursache für die schräg stehende Mundspalte und schräge Okklusionsebene. Die Frontzähne zeigen eine Kippung auf die abnorme Seite. Die wesentliche Erhöhung des Unterkieferkörpers drückt sich in der Vergrößerung des Abstandes zwischen den Zahnwurzeln und dem zum Unterkieferrand verdrängten Mandibularkanal aus.

vorausgesetzt daß die paradontale Situation intakt ist. Ist der interdentale Alveolarfortsatzknochen wegen Parodontitis teils resorbiert, dann kann eine chirurgische Korrektur immerhin noch durchgeführt werden. Die kieferorthopädische Behandlung ist in diesen Fällen jedoch eher kontraindiziert.

### 2.3.5 Behandlungsschema

Das Behandlungsprinzip der modernen orthopädischen Kieferchirurgie besteht in einer dreidimensionalen chirurgischen Korrektur der vorhandenen Dysgnathie, nachdem eine Dekompensation der natürlichen kompensierenden Zahnstellung mit orthodontischen Mitteln erreicht wurde. Die Dekompensation und die erreichte Zahnbogenkongruenz ermöglicht die Repositionierung der beiden Kiefer in die orthognathe Position, wobei gleichzeitig die Okklusion korrigiert wird. Die globale Behandlung verläuft in drei Phasen.

*Orthodontische Vorbehandlung*
Die moderne Dysgnathiebehandlung besteht in der gemeinsame Planung durch einen Kieferorthopäden und einen Kiefer-Gesichtschirurgen. Beide Spezialisten müssen über gute Kenntnisse des anderen Fachgebietes verfügen. Die Planung findet gemeinsam vor Begin der kieferorthopädischen präoperative Behandlung statt, sodaß synergistisch und gemäß eines Behandlungskonzeptes gearbeitet wird.

Die präoperative kieferorthopädische Behandlung dauert ein bis zwei Jahre und besteht aus monatlichen Behandlungssitzungen, wobei mittels festsitzender Apparatur, die Zahnbewegungen kontrolliert und neu aktiviert werden. Ziel der Behandlung ist, die natürliche dentoalveoläre Kompensation aufzuheben, um zwei kongruente Zahnbogen herzustellen. Die Zähne sollen dabei achsengerecht auf ihrer knöchernen Basis positioniert werden. Reicht die Kieferbasis für die vorhandene Anzahl der Zähne nicht aus, sind Extraktionen indiziert. Ist zwischen Ober- und Unterkiefer eine transversale Diskrepanz vorhanden, so soll der Kieferorthopäde nicht versuchen, durch zu starke transversale Erweiterung des Oberkieferzahnbogens oder eine zu starke transversale Verengung des Unterkieferzahnbogens eine Kongruenz herbeizuführen. Die transversale Diskrepanz sollte chirurgisch gelöst werden, da dies zu stabileren Verhältnissen führt.

Anhand von Koordinationsmodellen wird kontrolliert, ob die geplante Kongruenz zwischen beiden Zahnbögen erreicht ist. Die chirurgische Phase fängt an wenn die Koordinationsmodelle (eventuell mittels geplanten Segmentierungen) in der therapeutischen Okklusion eingestellt werden können.

*Chirurgische Phase*
Die chirurgische Phase umfaßt die präoperativen Untersuchungen, die Planung und die Modellope-

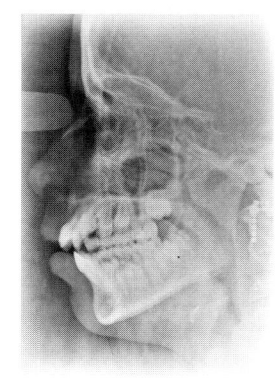

*Abbildung 2-58:* Anfangscephalogramm eines zehnjährigen Mädchens mit Retromandibulie und frontoffenem Biß. Schon vor den präpubertalen Wachstum ist das untere Gesichtsdrittel mit entsprechender Lippeninkompetenz zu hoch. Im Alter von 16 wurden Extraktionen von je einem Prämolar pro Quadrant mit anschließendem Lückenschluß mittels Retrusion der Frontzähne durchgeführt, so daß alle Zähne richtig auf ihre knöcherne Basis stehen und einen ununterbrochenen Zahnbogen ergeben. Anschließend kann die chirurgische Behandlung erfolgen (vgl. Abb. 2-60 und 2-65).

ration, die Operation und die postoperativen Kontrollen über sechs Wochen. Das Ziel der Chirurgie ist die Einstellung einer therapeutischen Okklusion bei orthognathen skelettalen Verhältnissen. Dies bedeutet, daß der Chirurg nicht immer die funktionelle End-Okklusion einstellt, sondern eine Okklusion, welche es dem Kieferorthopäden ermöglicht, im weiteren postoperativen Verlauf eine stabile und funktionelle Okklusion zu erreichen.

Bei der Planung wird festgelegt, welche Kieferverschiebungen nötig sind, um ein optimales Gesichtsprofil mit orthognathen skelettalen Verhältnissen und einer funktionellen stabilen Okklusion herzustellen. Dabei wird ein Wunschprofil angestrebt (Abb. 2-59a). Das Profil wird anhand standardisierter Profil- und en-face-Photos, die mit den entsprechenden Fernröntgenbilder überlagert werden, analysiert. Die Reproduzierbarkeit der Kopfhaltung ist gegeben, indem eine Referenzlinie bestimmt wird. Dazu wird die Frankfurter Ebene (eine Linie durch den infraorbitalen Punkt und den kranialsten Teil des Kieferköpfchens) bei jeder Aufnahme horizontal eingestellt. Die beiden anderen Referenzebenen sind die sagittale Ebene und die transversale Ebene (Abb. 2-59b).

Die räumliche Relation der Gesichtsdrittel zueinander in der Sagittalen und in der Vertikalen wird bestimmt (Abb. 2-60). Anschließend wird das

Wunschprofil eingezeichnet, und mittels Azetatfolien werden die dazu benötigten Kieferbewegungen in der vertikalen und sagittalen Ebene angegeben (siehe auch Abb. 2-65). Bei Asymmetrien wird auch die transversale Relation der Gesichtsdrittel analysiert und korrigiert. Diese Bewegungen des Ober- und Unterkiefers werden mit Einbeziehung der Okklusionskorrektur auf die Modellplanung übertragen.

Die Modelloperation ist die Simulation der durchzuführenden skelettalen Korrektur. Dazu wird die Position der beiden Kiefer zu der Referenzhorizontalen registriert und auf den Artikulator übertragen. Die geplanten Korrekturen werden anschließend in Gips durchgeführt und vermessen. Wird nur ein Kiefer verschoben, dann wird die Okklusion sofort richtig eingestellt und ein Okklusionssplint angefertigt, welcher es erlaubt, diese Okklusion operativ zu korrigieren und postoperativ genau zu kontrollieren. Falls eine bimaxilläre Osteotomie vorgesehen ist, wird erst der Oberkiefer eingestellt. In dieser Situation mit noch nicht verlagertem Unterkiefer wird ein Zwischensplint konstruiert, der es erlaubt, während der Operation mit dem Splint in situ und in intermaxilllärer Fixation den Oberkiefer am richtigen Ort zu fixieren. Anschließend wird auch das eingegipste Unterkiefermodell versägt und in der therapeutischen Okklusion eingestellt. In dieser Situation wird ein Okklusionssplint hergestellt, um operativ den Unterkiefer in der richtigen Okklusion zu fixieren.

Auch die qualitativ beste Planung ergibt noch kein Ergebnis. Das bei der Planung erarbeitete Behandlungskonzept muß metrisch präzise bei der Operation übertragen werden. Ein sehr genaues Hilfsmittel ist der «3 D Orthognathic Surgery Simulator» nach Krenkel. Dieses System erlaubt eine sehr exakte Übertragung der geplanten Ober- und Unterkieferbewegungen unter Berücksichtigung, daß keine Verschiebungen und Torsionen im Kiefergelenk auftreten können.

Die modernen Osteosyntheseverfahren, kombiniert mit der Anwendung eines drahtverstärkten Splints bei Segmentosteotomien, ermöglichen es, eine postoperative rigide intermaxilläre Fixation zu umgehen. Ab dem zweiten oder dritten postoperativen Tag werden lediglich intermaxilläre Gummis angewendet, um den Unterkiefer in seine richtige Okklusion zu begleiten. Dies kann wegen der Schwellung im Bereich der Kiefergelenke und we-

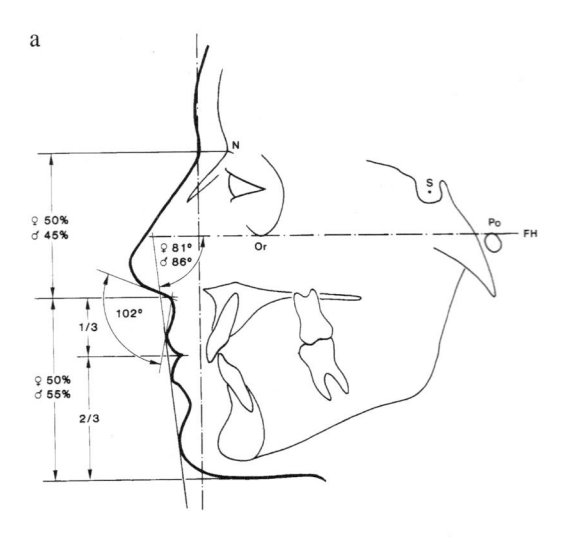

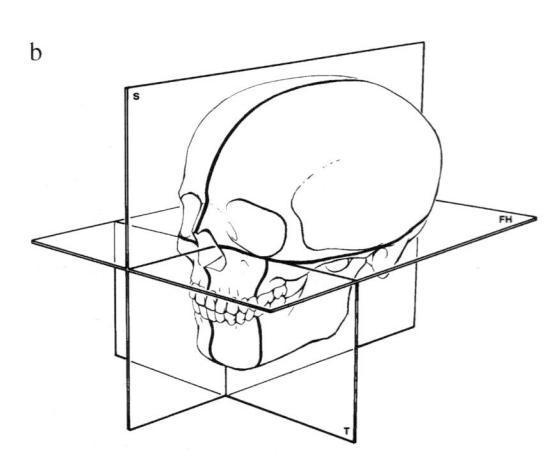

*Abbildung 2-59:* a. Die idealen vertikalen Verhältnisse der Gesichtsdrittel in der sagittalen und vertikalen Ebene mit zusätzlichen Angaben betreffend Nasolabialwinkel sowie Lippen- und Kinnpositionierung. b. Die Referenzebenen für die Analyse der Dysgnathien sind die Frankfurter Ebene (FH= Frankfurter Horizontale), die mediane sagittale Ebene (S), und die transversale Ebene (T). Die Frankfurter Ebene wird bestimmt durch die Referenzpunkte Porion (kranialster Punkt des Meatus acusticus externus) und Orbitale (der caudalste Punkt des Infraorbitalrandes). Die Reproduzierbarkeit der Untersuchungen ist gegeben, wenn die Frankfurter Ebene jedesmal horizontal eingestellt wird (Frankfurter Horizontale).

gen der Einstellung eines neuen propriozeptiven Reflexbogens für einige Tagen schwierig sein.

Weil die Okklusionskontrolle essentiell ist, werden die orthognathen Eingriffe unter nasaler Intubationsnarkose durchgeführt. Blutsparende Maßnahmen stehen bei diesen elektiven Eingriffen im Vordergrund, wobei es gelingt, auf Fremdblut zu verzichten. Bei allen Patienten wird eine präoperative Eigenblutspende durchgeführt. Dieses Blut ist als Reserve gedacht und wird meistens nicht benötigt, weil die anschließende in Intubation durchgeführte isovoläme Hämodilution und das Cell-saving sowie die arterielle Hypotension es erlauben, den Blutverlust zu beschränken. Als schwellungshemmende Maßnahmen werden die Anti-Trendelenburgposition um 20°, intravenöse Cortisontherapie während 24 Stunden sowie die per- und postoperative Kryotherapie mit lokaler Kältekissenapplikation angewendet. In der Regel werden alle orthognathen Eingriffe unter Antibiotikaprophylaxe durchgeführt. Außer vorübergehenden Hypästhesien der Hirnnerven V 2 und V 3 sind andere Komplikationen bei diesen orthopädischen Eingriffen des Gesichtsschädels vermeidbar.

*Postoperative orthodontische Behandlung*
Nach der Operation wird in einer erste Phase die Okklusion durch eine «Verschlüsselung» der einzelnen Zähne mit maximaler Interkuspidation der Zahnhöcker stabilisiert. Anschließend folgt eine Retentionsphase mittels einer Gaumenplatte oder eine definitive Schienung der Frontzähne (Abb. 20).

### 2.3.6 Kieferchirurgische Standardmethoden

Grundsätzlich ermöglichen die Le-Fort-I-Osteotomie des Oberkiefers, die sagittale Spaltung des Unterkiefers und die Kinnosteotomie, die durch Obwegeser als kieferorthopädisch-chirurgische Standard-Techniken konzipiert wurden, die gewünschte Korrektur der Kieferposition. Später wurden diese Techniken kopiert, modifiziert und popularisiert – meistens durch amerikanische Autoren.

Zusätzliche hohe Osteotomien des Mittelsgesichtes sowie verschiedene Arten von Segmentosteotomien erlauben eine Perfektionierung der skelettale Korrektur. Obwegesers Satz (1976) «daß heute jede beliebige Region des Kiefer-Gesichts-Skelettes in jede beliebige Richtung verlagert werden kann», gilt mehr denn je.

*Le-Fort-I-Osteotomie (Abb. 2-61, 2-62)*
Die Le-Fort-I-Osteotomie hat wegen ihrer äußerst geringen Komplikationsrate und ihrer Rezidiv-Freiheit einen Siegeszug in der orthopädischen Chirurgie angetreten.

Nach einer Inzision im Oberkiefervestibulum von Prämolaren bis Prämolaren wird das Mukope-

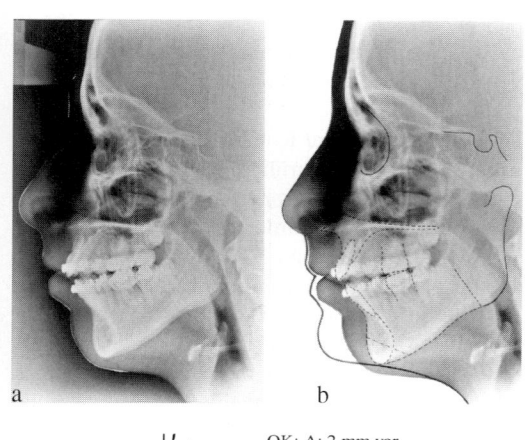

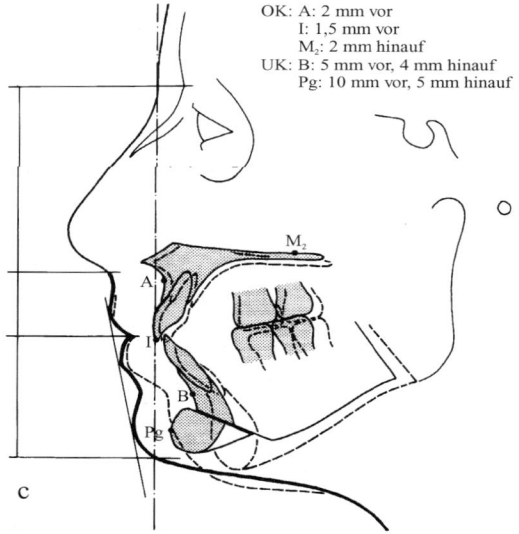

OK: A: 2 mm vor
I: 1,5 mm vor
$M_2$: 2 mm hinauf
UK: B: 5 mm vor, 4 mm hinauf
Pg: 10 mm vor, 5 mm hinauf

*Abbildung 2-60:* a. Präoperatives seitliches Fernröntgenbild. b. Wunschprofil, eingezeichnet auf die Standard-Profilaufnahme und eingezeichnet auf das seitliche Fernröntgenbild. Die Bindestriche stellen die Osteotomielinien der chirurgisch repositionierbaren skelettalen Anteile dar. c. Wunschprofil mit den entsprechenden Kieferverschiebungen, welche mit Azetatfolien übertragen werden.

riost tunneliert und von der Apertura piriformis bis an die Sutura pterygomaxillaris beidseits abgeschoben. Die Schleimhaut des Nasenbodens wird ebenfalls mobilisiert. Anschließend werden Osteotomien durch die Kieferhöhlenwände, Nasenwand und Septum angelegt und der Oberkiefer mit einem gebogenen Meißel vom Processus pterygoideus getrennt. Der Oberkiefer kann jetzt mobilisiert werden (down-fracture), wobei er über die posteriore vestibuläre Mukosa und die beiden Arteriae palatinae durchblutet bleibt. Der Oberkiefer kann anschließend gemäß Planung repositioniert werden und, falls indiziert, mittels einer paramedianen Spaltung oder mittels Segmentierung des Alveolarfortsatzes unter Schonung der Gaumenschleimhaut geteilt werden. In die Knochenspalten kann Knochen vom Kinn, vom Kieferwinkel vom Beckenkamm, oder, wie in Zürich praktiziert, lyophilisierter Bankknochen eingesetzt werden. Als Fixation werden Drähte oder Mikroplatten verwendet; bei größeren Vorverschiebungen (mehr als 6 mm), Segmentierungen und bei Tiefersetzen des Oberkiefers aber wird aus Stabilitätsgründen jedoch eine Miniplattenosteosynthese durchgeführt.

## Sagittale Spaltung nach Obwegeser
*(Abb. 2-63, 2-64)*

Die Osteotomien des Unterkiefers werden heutzutage ausschließlich auf oralem Wege durchgeführt. Methoden, die extraorale Schnittführungen benötigen, sind obsolet. Die sagittale Spaltung nach Obwegeser kann ohne weiteres als die Universal-Methode der orthopädischen Chirurgie des Unterkiefers bezeichnet werden. Diese Methode hat eine sehr geringe Komplikationsrate, die sich grundsätzlich auf vorübergehende Parästhesien des N. alveolaris inferior beschränkt. Nach einer Inzision entlang der Vorderseite des aufsteigenden Astes, weiterverlaufend bukkal der Molaren und subperiostaler Präparation bukkal und lingual werden die Weichteile und speziell der N. alveolaris inferior an seiner Eintrittsstelle an der Lingula mit speziell entwickelten Instrumenten geschützt. Anschließend wird die linguale Kortikalis kranial der Lingula vom Vorderrand bis zum Hinterrand des aufsteigenden Astes durchtrennt. Diese Osteotomielinie verläuft entlang der Linea obliqua externa weiter nach ventral bis in den Bereich des zweiten Molares, wo der buccale Corticalis des Unterkiefers und des Unterkieferrandes durchtrennt werden. Anschließend wird ein Spaltmeißel in die vorgelegte Osteotomielinie eingesetzt und mittels einem kräftigen Schlag eine durchlaufende Frakturlinie entlang der Osteotomie angelegt, welche unter kontrollierten Bedingungen langsam vollendet wird. Für die Osteosynthese werden beidseits drei bikortikale Stellschrauben oder beidseits je eine monokortikale Miniplatte verwendet.

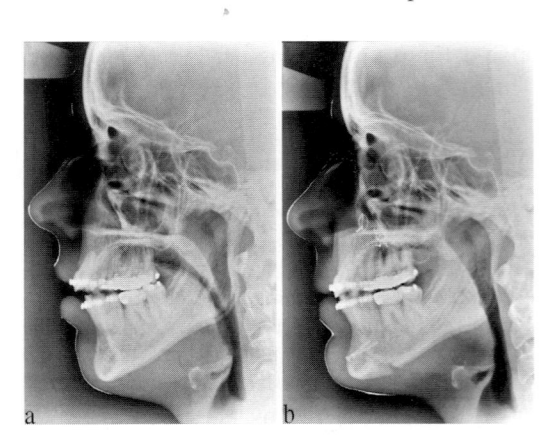

*Abbildung 2-62:* Klinisches Beispiel einer Le-Fort-I-Osteotomie bei einer Patientin mit frontoffenem Biß. a. Seitliches Fernröntgenbild präoperativ, b. sechs Monate postoperativ, wobei auch eine Höhenreduktion des Kinnes zur Korrektur der Lippeninkompetenz durchgeführt wurde.

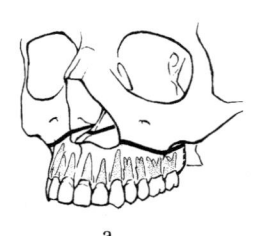

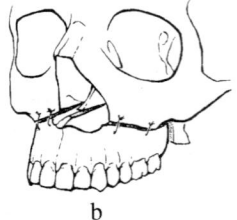

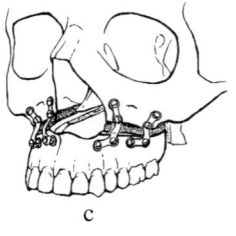

*Abbildung 2-61:* a. Verlauf der Le-Fort-I-Osteotomie. b. Fixation des repositionierten Oberkiefers mittels Drahtosteosynthese. c. Illustration der Fixation mittels Miniosteosyntheseplatten, welche aus Stabilitätsgründen beim Tiefersetzen oder Teilung des Oberkiefers benützt werden.

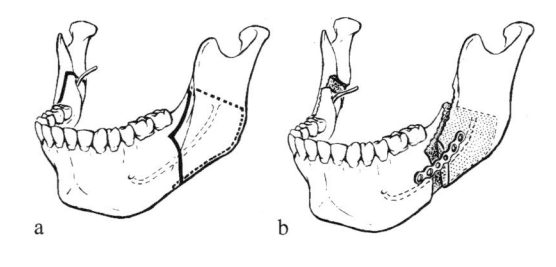

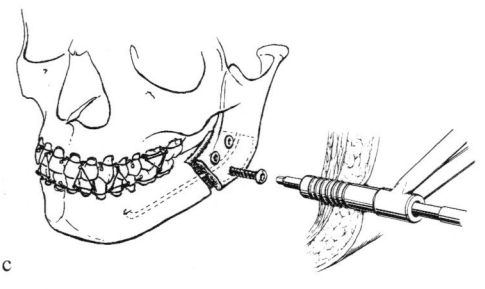

*Abbildung 2-63:* a. Zeichnung der sagittalen Spaltung nach Obwegeser-Dalpont, wie im Text beschrieben. b. Osteosynthese mittels einer monokortikalen Miniplatte, welche von enoral verschraubt wird oder (c) mittels drei Stellschrauben, die transbuccal angebracht werden.

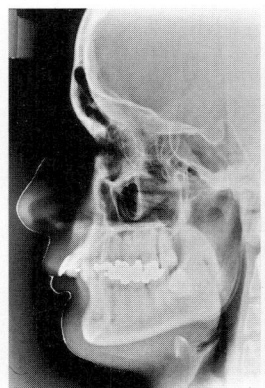

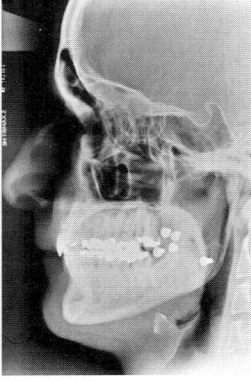

*Abbildung 2-64:* Seitliche Fernröntgenbilder präoperativ und ein Jahr postoperativ bei einem Patienten mit Distalbiß. Die sagittale Spaltung mit anschließender Vorverschiebung des Unterkiefers resultiert in eine funktionelle Okklusion und in ein harmonisches Profil mit Erhöhung des unteren Gesichtsdrittels.

### Kinnosteotomie

Nach Inzision im Unterkiefervestibulum wird das Mukoperiost abgeschoben und die beiden Nn. mentales lokalisiert. Die Osteotomielinie wird mindestens 5 mm unterhalb der Wurzelspitzen der beiden Eckzähne eingezeichnet und verläuft kaudal des Foramen mentale. Mit einer oszillierenden Säge wird anschließend die Kinnosteotomie oder Ostektomie durchgeführt. Für die Fixation des repositionierten Kinnfragmentes werden Drähte, zwei Schrauben oder bei Tiefersetzen des Kinnes eine Miniplatte verwendet. Falls eine schwere Kinnasymmetrie vorhanden ist, wird diese am besten korrigiert mittels einer sogenannte Propellergenioplastik, wobei das lingual gestielte Kinnfragment transversal um 180° gedreht wird (Sailer, 1985).

### Bimaxilläre Osteototomien (Abb. 2-65)

Die hier separat beschriebene Basistechniken werden in über 75 % der Fälle zusammen durchgeführt oder sogar noch mit Segmentierungen oder hohen Mittelgesichtsosteotomien kombiniert. Nur selten kann eine monomaxilläre Osteotomie eine stabile Lösung für eine Okklusionskorrektur unter optimale Berücksichtigung der Harmonisierung der Weichteilen bieten. So werden beispielsweise bei frontoffenem Biß mit Rücklage des Unterkiefers eine posteriore Intrusion des Oberkiefers zur Korrektur der vertikalen Diskrepanz und eine anteriore Verlagerung des Unterkiefers zur Korrektur der Klasse-II-Okklusion durchgeführt. Anschließend ist wegen der Lippeninkompetenz häufig noch eine Kinnhöhenreduktion indiziert. Bei Asymmetrien, bei denen die Okklusionsebene horizontalisiert wird, ist eine bimaxilläre Osteotomie obligatorisch (Gesichtsrotation).

## 2.3.7 Zusätzliche Osteotomietechniken

### Le-Fort-III-Osteotomie (Abb. 2-66)

Bei extremer Retromaxillie, bei Morbus Crouzon und Morbus Apert, bei schwersten Wachstumsstörungen des Mittelgesichtes nach frühzeitigem Verschluß von Kiefer- Gaumenspalten oder bei posttraumatischen Zustandsbildern, wobei auch der Infraorbitalrand und die Nasenwurzel betroffen sind, ist die Le-Fort-I-Osteotomie nicht ausreichend, um die Gesichtsstruktur zu harmonisieren. Dann wird die Le-Fort-I-Osteotomie mit einer Le-

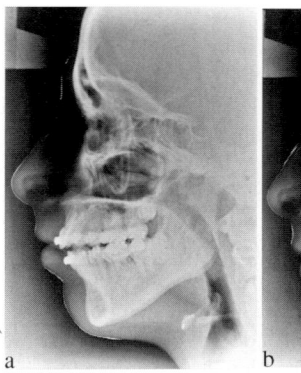

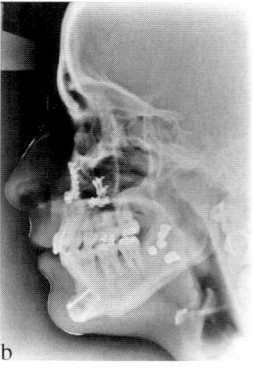

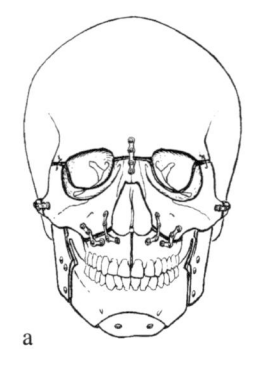

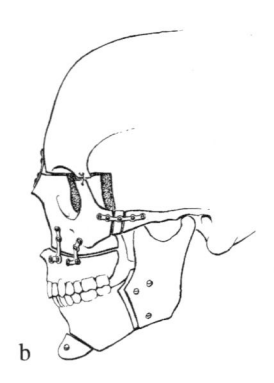

*Abbildung 2-65:* Fallbeispiel mit bimaxillärer Osteotomie anhand der chirurgischen Behandlung einer Patientin, bei der die Anfangsbefunde, die kieferorthopädische Vorkoordination und die Planung in Abbildung 2-58 und 2-60 präsentiert wurden. Chirurgische Behandlung: Le Fort-I-Osteotomie in zwei Teilen mit Verbreiterung des Oberkiefers im Seitenzahnbereich zur Korrektur der Kreuzbißbeziehung, Höhersetzen des Oberkiefers im Frontzahnbereich zur Korrektur der zu großen Frontzahnentblößung in Ruhelage und um 2 mm extra im Tuberbereich zur Korrektur des frontoffenen Bisses. Sagittale Spaltung mit Vorverlagerung und Höhersetzen des Unterkiefers, Kinnhöhenreduktion und Vorverschiebung der Kinnprominenz. a,b. Seitliche Fernröntgenbilder unmittelbar präoperativ und ein Jahr postoperativ.

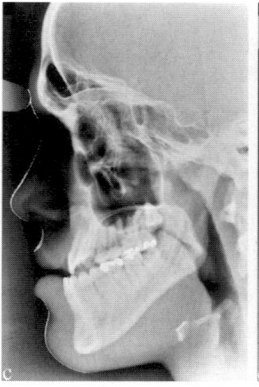

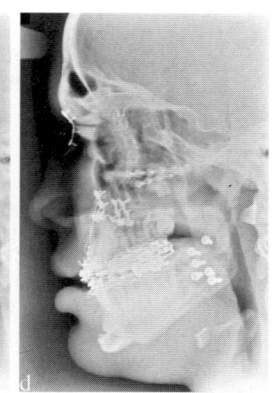

Fort-III-Osteotomie kombiniert, wobei sowohl die Nase als auch die medianen, kaudalen und lateralen Anteile der Orbitae nach vorne verschoben werden. Der Zugang zu dieser Osteotomie erfolgt einerseits über einen Bügelschnitt, welcher von Ohr zu Ohr verläuft, andererseits über eine intraorale Inzision im Oberkiefervestibulum, so daß keine sichtbaren Narben entstehen. Eine isolierte Le-Fort-III-Osteotomie ohne zusätzliche Le-Fort-I-Osteotomie kann nur selten angewendet werden, da die notwendige Profilkorrektur im oberen Anteil des Mittelgesichts fast nie mit den Bewegungen des oberen Zahnbogens übereinstimmt, welche nötig sind, um eine funktionelle Okklusion einzustellen.

*Abbildung 2-66:* Schema einer Le-Fort-III- und Le-Fort-I-Osteotomie en face (a) und seitlich (b) in Kombination mit einer medianen Teilung des Oberkiefers, einer beidseitigen sagittalen Spaltung, einer Kinnplastik und einem Nasenrückenaufbau. c, d. Seitliches Fernröntgenbild präoperativ und postoperativ bei einem Patienten mit einer ausgeprägten Retromaxillie, wobei auch die Infraorbitalränder und die Nasenwurzel zuweit zurück liegen.

*Chirurgisch assistierte Dehnung des Oberkiefers (Abb. 2-67)*
Das Ziel dieser Technik ist die Verbreiterung des Oberkiefers, wenn eine orthodontische Dehnung der Sutura nicht mehr möglich ist, weil die Sutura bereits verwachsen ist. Bei diesem Eingriff werden die lateralen Kieferhöhlenwände sowie die Nasenwände durchtrennt und die Sutura gesprengt. Anschließend wird der Oberkiefer mit einem orthodontischen Gerät während drei bis vier Wochen gedehnt.

*Segmentosteotomien des Oberkiefers (Abb. 2-68)*
Die frontale Segmentosteotomie und die seitliche Segmentosteotomie des Oberkiefers sind bei sekundärer skelettaler Spaltchirurgie und bei Zahnlücken im Eckzahn- und Prämolarenbereich indi-

ziert. Diese lassen sich am besten chirurgisch schließen. So kann ein ununterbrochener Zahnbogen eingestellt werden, was einerseits wichtig für die Stabilität ist und andererseits die prothetische Restoration überflüssig macht.

Bei Durchführung dieser Osteotomien werden im Vestibulum vertikale Inzisionen angelegt und das Mukoperiost wird tunnelisiert, sodaß die Vaskularisation des Segmentes intakt bleibt. Anschließend wird das Segment sowohl von buccal als von palatinal osteotomisiert, verschoben und anschließend verplattet.

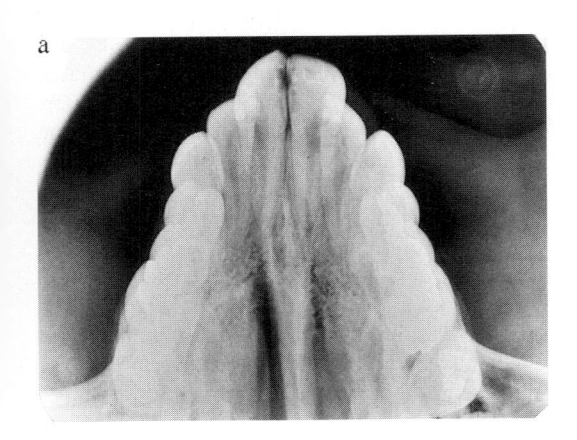

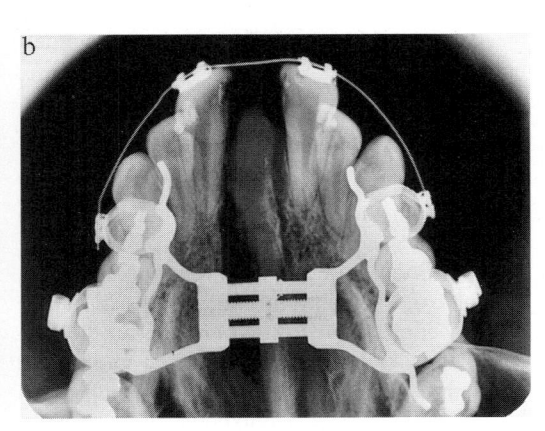

*Abbildung 2-67:* Die chirurgisch assistierte Dehnung des Oberkiefers. a. Die präoperative transversale Diskrepanz des Oberkiefers ist radiologisch dargestellt. Über drei kleine Inzisionen werden die Osteotomien und die Sprengung der Sutura durchgeführt. b. Radiologische Darstellung der erreichten Erweiterung des Oberkiefers drei Wochen postoperativ.

*Alveolarfortsatzosteotomie im Unterkieferfrontbereich (Abb. 2-69)*
Ursprünglich wurde diese Osteotomie angewendet, um frontoffene Bisse zu korrigieren.

Diese Segmentosteotomie ermöglicht es, sowohl das Frontsegment höher oder tiefer einzustellen, als auch nach hinten zu verschieben und zu kippen. Beispielsweise kann so ein Lückenschluß im Prämolarenbereich erreicht werden, wobei auch die Länge des Unterkieferzahnbogens verkürzt wird. Diese Osteotomie wird gelegentlich mit einer medianen Spaltung der Symphyse kombiniert, wobei gleichzeitig eine Reduktion der Gesamtlänge des Unterkiefers und eine transversale Verengung des Unterkiefers erreicht werden kann.

Nach Anlegen einer Inzision im Vestibulum von den Prämolaren links bis im Bereich der Analogen rechts wird das Mukoperiost abgeschoben und der N. mentalis an seiner Austrittsstelle am Foramen mentale dargestellt. Die Länge der Zahnwurzeln im Frontbereich, insbesondere der beiden Eckzähne, wird überprüft und mindestens 5 mm unterhalb eine horizontale Osteotomielinie eingezeichnet. Die vertikale Osteotomielinie verläuft beidseits distal des Eckzahnes. Entweder wurde die Wurzel des ersten Prämolaren durch den Kieferorthopä-

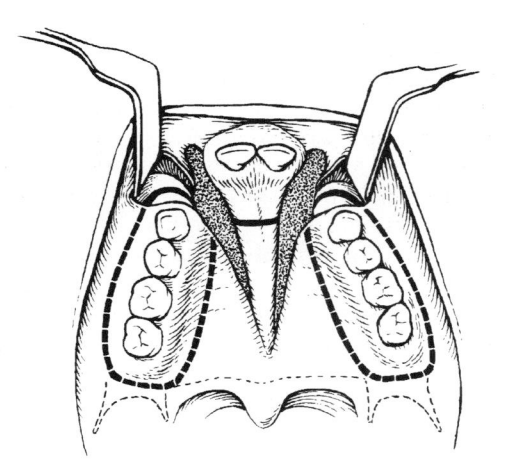

*Abbildung 2-68:* Segmentosteotomien des Oberkiefers. Schema der transversalen Inzision vom einem Vestibulum zum anderen, quer durch die Gaumenschleimhaut distal der Prämaxilla. Der Zugang für Durchführung der Osteotomien wird sowohl buccal als auch palatinal durch Tunnelisierung erreicht, so daß die Durchblutung der unterschiedlichen Oberkieferanteile nie in Bedrängnis kommt.

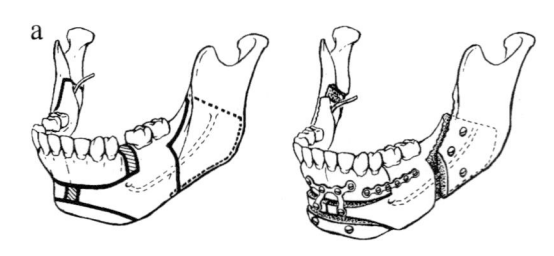

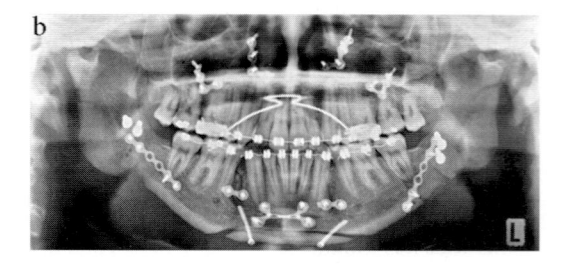

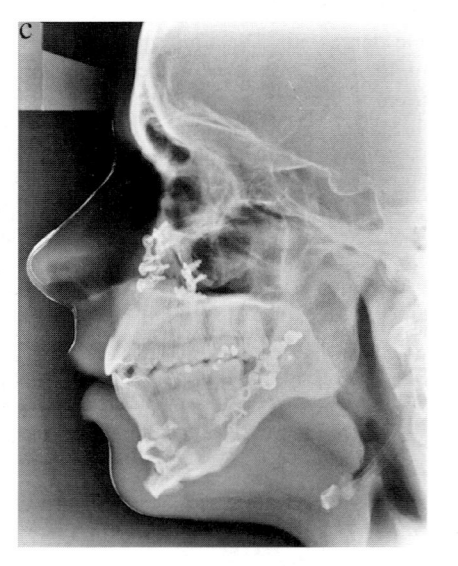

*Abbildung 2-69:* a. Schematische Darstellung der unteren frontalen Alveolarfortsatzosteotomie in Kombination mit einer Symphysektomie und Kinnosteotomie. Die Kombination dieser Osteotomie mit einer beidseitigen sagittalen Spaltung ermöglicht nicht nur einen chirurgischen Lückenschluß, sondern gleichzeitig eine zirkuläre Verkleinerung des gesamten Unterkiefers, wobei das Kinn unabhängig eingestellt werden kann. b. Orthopantomogramm nach Durchführung dieser Kombinationsosteotomie, wobei gleichzeitig eine Le-Fort-I-Osteotomie zur Korrektur einer Vogelgesichtsdeformität indiziert war. c. Postoperatives seitliches Fernröntgenbild (präoperative Situation in Abb. 2-53).

den distalisiert oder dieser Zahn wird im Rahmen der Behandlungsplanung entfernt, so daß die Osteotomielinie sich in der Alveole dieses Zahnes befindet. Die linguale Schleimhaut in diesem Bereich wird geschont. Für die Osteosynthese wird beidseits eine Miniplatte verwendet.

*Basisosteotomie (Abb. 2-70)*
Diese Osteotomie hat einen stufenweisen Verlauf im Bereich des Corpus mandibulae. Die Indikation für diese Osteotomie ist nur selten gegeben und ermöglicht eine Verkürzung des Corpus mandibulae und dadurch eine Verkleinerung des Unterkieferbogens. Meistens wird dabei der zweite Prämolar oder der erste Molar geopfert. Der interdentale Knochen im Bereich der Alveole wird vollständig unter Schonung des paradontalen Knochens der Nachbarzähne entfernt. Vom Unterrand des alveolären Knochendefektes wird eine Osteotomie kranial des Canalis mandibulae bis ventral des Foramen mentale angelegt, wo jetzt im unteren Bereich des Unterkiefers eine ähnliche Ostektomie durchgeführt wird, so daß bei Verschiebung des durchtrennten Unterkiefers diese beide Knochendefekte verschlossen werden. Falls die Wurzelspitzen bis zum Canalis mandibulae reichen, kann es erforderlich sein, eine Neurolyse mit Lateralisation des N. alveolaris inferior durchzuführen, was nicht zu schweren und bleibenden Dysästhesien führt. Für die Osteosynthese wird meistens eine Miniplatte oberhalb und eine unterhalb des N. mentalis verwendet.

## 2.3.8 Interzeptive chirurgische Maßnahmen

*Kallusdistraktion (Abb. 2-71)*
Die Kallusdistraktion basiert auf der langsamen Distraktion von zwei Knochensegmenten, welche durch Kortikotomie getrennt werden. Im Raum, der durch die Dehnung entsteht, bildet sich Kallus. Diese Methode wurde durch Ilizarov für die Verlängerung der unteren Extremitäten entwickelt. Sie findet ihre Anwendung in unserem Fachgebiet bei der Verlängerung von hypoplastischen Unterkiefern im Kindesalter, als Folge von Ankylose, bei Mikromandibulie, Pierre-Robin-ähnlichen Syndromen und bei Dysostosis otomandibularis. Bei diesem Syndrom ist die Indikation der Kallusdistraktion jedoch nur bei Anwesenheit eines aufsteigenden Astes gegeben. Es ist auch vorstellbar,

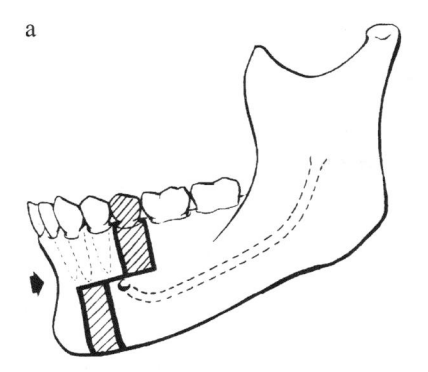

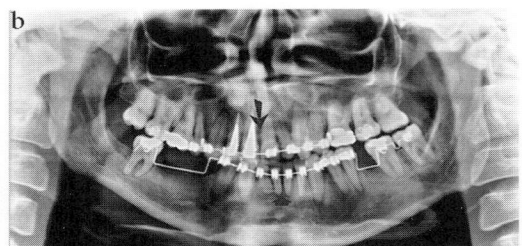

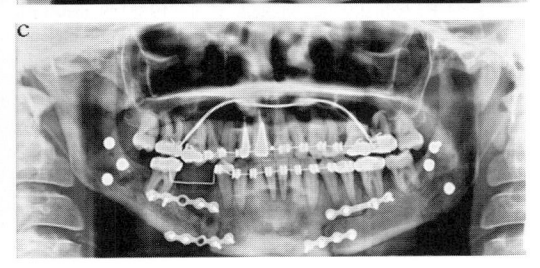

*Abbildung 2-70:* a. Schematische Darstellung der Basisosteotomie, wobei mittels Entfernung von kongruenten Knochenanteilen im kranialen und kaudalen Bereich der Osteotomie ein Lückenschluß und eine Verkürzung des Horizontalastes des Unterkiefers erreicht wird. b. Radiologische Darstellung der präoperativen Situation bei einer hemimandibulären Elongation mit Verschiebung der Mittellinie (Pfeile). c. Illustration des postoperativen Ergebnisses, welches mittels beidseitiger sagittaler Spaltung und beidseitiger Basisosteotomie erreicht wurde (siehe auch Abb. 2-57a).

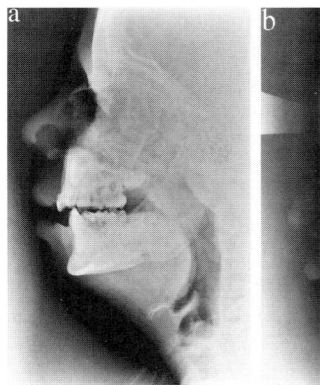

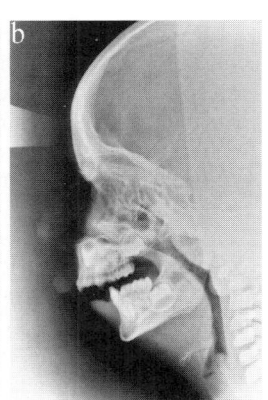

*Abbildung 2-71:* Fernröntgenbild bei einem Kind mit extremer Retromandibulie, wobei die Atmungswege derart eingeschränkt sind, daß obstruktive Atmungsstörungen vorliegen. b. Seitliches Fernröntgenbild nach Abschluß der 10 Wochen dauernden Behandlung, wobei der Unterkiefer um 25 mm verlängert wurde.

daß die Kallusdistraktion bei sekundären Hypoplasien als Folge von Radiotherapie in Kindesalter erfolgreich sein kann.

Die Kieferwinkelregion und der aufsteigende Ast werden von enoral dargestellt. Anschließend wird eine bukkale Kortikotomie des aufsteigenden Astes durchgeführt und durch vier Stichinzisionen werden vier Pins transbukkal eingeschraubt. Der Distraktionsapparat nach Sailer wird extraoral auf die Pins fixiert und kann durch die Eltern regelmäßig gedehnt werden. Bei Einschrauben der distalen Pins soll die Lokalisation der Zahnkeime berücksichtigt werden. Abhängig von der Distraktionsrichtung wird eine Verlängerung nach kaudal und/oder ventral erreicht, welche bis über 25 mm betragen kann. Neben der erreichten Profilverbesserung sind nach Verlängerung des hypoplastischen Kiefers auch die Voraussetzungen für die weitere Einstellung der Okklusion bei Durchbruch der bleibenden Zähnen günstiger. Gleichzeitig wird der «posterior airway space» signifikant vergrößert, so daß eine Obstruktion der oberen Atemwege behoben wird und auf ein eventuelles Tracheostom verzichtet werden kann.

*Hohe Kondylektomie*
Bei extremen Asymmetrien mit abnormalem lokalisierten Wachstum kann es indiziert sein, das lokale Wachstumszentrum des Unterkiefers zu neutralisieren. In diesen Fällen wird schon während der Pubertät eine hohe intrakapsuläre Kondylusresektion durchgeführt, wobei nicht nur das pathologische Wachstumszentrum entfernt wird, sondern gleichzeitig die Asymmetrie schon teils korrigiert wird und keine weitere Asymmetrie, auch die des Oberkiefers, induziert wird. Erst nach Abschluß des normalen Wachstums des Gesichts-

schädels wird (nach kieferorthopädischer Dekompensation) die vollständige Okklusionskorrektur mittels Gesichtsrotation durchgeführt. Es soll dabei betont werden, das eine in jungen Alter durchgeführte hohe Kondylusresektion keine bleibende Kiefergelenksdysfunktion mit sich bringt.

*Transplantation von Wachstumszentren*
Seit der erfolgreichen Einführung der Kallusdistraktion bei Hypoplasie der Kieferwinkelregion ist die Anwendung des kostochondralen Rippentransplantates auf die Rekonstruktion bei Nicht-Anlage des aufsteigenden Astes (Bestimmte Formen von Dysostosis otomandibularis) beschränkt worden. In allen anderen Fällen im Kindesalter hat die Kallusdistraktion diese Technik ersetzt, einerseits weil das Wachstumsmuster nicht voraussagbar ist, andererseits wegen der hohen Rezidivfrequenz bei Anwendung in Fall von Ankylose.

*Retrokondyläre Implantate*
Diese Methode, welche zuerst von Trauner bei Erwachsenen beschrieben wurde, kann als interzeptive Methode bei Mikromandibulie im Kindesalter indiziert sein, um den Unterkiefer nach vorne zu verlagern, indem das Kieferköpfchen durch Interposition von lyophilisierten Knorpelscheiben im retroartikulären Bereich kontrolliert distrahiert wird.

## Literatur

Haers, P. E., Sailer, H. F. (1995) Mandibular resorption due to systemic sclerosis. Case report of surgical correction of a secondary open bite deformity. Int J Oral Maxillofac Surg 24 (in press).

Hochban, W., Brandenburg, U., Schürmann, R. (1994) Zur Gesichtsskelettmorphologie beim obstruktiven Schlafapnoe-Syndrom und ihrem Einfluß auf die Atemwegsobstruktion. Dtsch Zahnärztl Z 49:777.

Obwegeser, H. L., Trauner, R. (1955) Zur Operationstechnik bei der Progenie und anderen Unterkieferanomalien. D Zschr Mund-Kieferheilk 23:1.

Obwegeser, H. L. (1958) Die Kinnvergrößerung. Österr Zschr Stomatologie 55:535.

Obwegeser, H. L. (1969) Surgical correction of small or retrodisplaced maxillae. Plast Reconstr Surg 46:351.

Obwegeser, H. L. (1981) Grundsätzliches zur Korrekturplanung von Kiefer- und Gesichtsanomalien aus chirurgischer Sicht. Fortschritte der Kiefer- und Gesichtschirurgie 26:9.

Sailer, H. F. (1980) Routinemethoden der orthopädischen Chirurgie des Kiefer-Gesichtsskelettes. Informationen aus Orthodontie und Kieferorthopädie 4:397.

Sailer, H. F., Künzler, A., Makek, M. S. (1988) Neurofibromatöse Weichteilveränderungen mit pathognomonoscher Unterkieferdeformität. Fortschr. Kiefer- und Gesichtschirurgie 33:84.

Sailer, H. F. (1990) Fortschritte und Schwerpunkte der orthopädischen Kiefer- und Gesichtschirurgie. Fortschr. Kiefer- und Gesichtschirurgie, Sonderband, S. 24.

Sailer, H. F., Haers P. E. (1994) Komplikationen bei bimaxillären chirurgischen Eingriffen. Fortschr. Kiefer- und Gesichtschirurgie, Sonderband, S. 28.

# 3. Knöcherne Gesichtsverletzungen

K. W. Grätz und H. F. Sailer

## 3.1 Allgemeine Richtlinien

Die Behandlung von Gesichtsschädelverletzungen hat sich in den letzten zwei Jahrzehnten wesentlich geändert. Die Prinzipien der Therapie komplexer kranio-maxillofazialer Verletzungen haben sich von einer mehr konservativen aufgeschobenen operativen Versorgung zur sofortigen aggressiven Behandlung möglichst in einer Sitzung entwickelt. Manson und Gruss haben die Prinzipien der Therapie verfeinert, sie enthalten: 1. die großzügige Darstellung aller Fraktursegmente, 2. die präzise anatomische Reposition und rigide interne Fixation, 3. wenn nötig die sofortige Knochentransplantation und 4. die definitive Versorgung der Weichteile.

Eine optimale Behandlung von Patienten mit Gesichtsschädelverletzungen ist nur durch die Behandlung im Team gewährleistet. Abhängig vom Ausmaß der Verletzung ist die Hilfe von Kollegen der Allgemeinen Traumatologie, der Neurochirurgie, der Ophthalmologie, Otolaryngologie und der Plastischen Chirurgie notwendig und wertvoll.

Grundsätzlich muß der Patient mit Gesichtsschädelverletzungen auch auf andere, ihn gefährdende Verletzungen untersucht werden. Diese können häufig schwerer und sicher lebensbedrohender als die Gesichtsverletzungen sein. Die initiale Behandlung jedes Traumapatienten beginnt bekanntermaßen zunächst mit der Sicherung von Atmung und Kreislauf. Bei weniger schweren Gesichtsschädelverletzungen ist die endotracheale Intubation, von Vorteil nasal, die adäquate Behandlung, um die Luftwege frei zu halten. Gelegentlich muß jedoch bei schweren kranio-maxillofazialen offenen Verletzungen, wie z. B. Schußbrüchen, die Tracheotomie durchgeführt werden.

Die Glasgow-Coma-Scale gibt uns Informationen betreffend zusätzlicher Schädel-Hirn-Verletzungen. Es sollte jedoch stets bedacht werden, daß auch ein tiefer Coma-Score nicht dazu verleiten darf, die definitive Versorgung der Gesichtsschädelfrakturen nicht in einer Sitzung vorzunehmen, da der Ausgang der Schädelhirnverletzung und der Bewußtseinsgrad des Patienten nur schwer vorhergesagt werden können. Auch Patienten mit Schädelhirntrauma können einer prolongierten Anästhesie ohne Komplikationen ausgesetzt werden, vorausgesetzt der intrakranielle Druck wird kontinuierlich gemessen und beläuft sich auf weniger als 25 mmHg.

Die genaue Diagnose der Gesichtsschädelverletzung erfolgt durch sorgfältige Erhebung der Anamnese und des extra- und enoralen Befundes. Dabei ist besonders wichtig, daß auch die dentale Anamnese erhoben wird, da das Wissen um eine vorbestehende Malokklusion den Behandler vor erheblichen Frustrationen intraoperativ bewahren kann.

Radiologische Untersuchungen sollten mit Aufnahmen der Halswirbelsäule beginnen, da Verletzungen der Halswirbelsäule weitere Standardaufnahmen des Gesichtsschädels verbieten und die Indikation für ein Computertomogramm stellen. Bei klinischem Verdacht auf eine Unterkieferfraktur sind das Orthopantomogramm sowie die Unterkiefer-Aufnahme p. a. mit maximaler Mundöffnung (soweit möglich) indiziert, bei Mittelgesichtsfrakturen die Oberkiefer (OK) halbaxiale Aufnahme, bei komplexen Mittelgesichtsfrakturen ist die CT-Untersuchung zur exakten Lokalisation und Ausdehnung der Frakturen unausweichlich. Die 3D-Computeraufnahme kann bei der präoperativen Planung der Frakturversorgung sehr hilfreich sein.

Je nach Frakturtyp erfolgt die Reposition manuell, instrumentell oder operativ. Die Retention erfolgt in einfachen Fällen durch Schienung. Sie bezweckt, die Fragmente ruhig zu stellen und die Okklusion zu sichern. Folgende Schienen werden verwendet: die Drahtösenschiene nach Obwegeser (Abb. 12-72), die Außenbogen-Bänderschiene oder Klebeschiene (Mallotschiene), die Gußkappenschiene, die Prothesenschiene, die Lingualschiene und der Monoblock. Nach Einstellung der Fragmente und Sicherung der vorbestehenden Okklusion durch Schienung und intermaxilläre Fixation erfolgen die operativen Maßnahmen.

Das gesamte kraniofaziale Skelett kann durch die folgenden Inzisionsarten dargestellt werden (Abb. 12-73): 1. die koronare Inzision zur Darstellung des Kraniums, des Jochbogens, der orbita und des nasoethmoidalen Bezirkes, 2. den Augenbrauenrandschnitt zur Darstellung der Sutura zygomatico-frontalis, 3. die transkonjunktivale Inzision zur Darstellung des Orbitaunterrandes und des Orbitabodens, 4. die vestibuläre Inzision im Oberkiefer zur Exposition der Maxilla und im Bereiche des Unterkiefers zur Darstellung der Mandibula. Weiterhin ist 5. die prätrageale Inzision zur Darstellung von komplexen Kierferköpfchenfrakturen geeignet. Die definitive Retention erfolgt durch die funktionsstabile Frakturversorgung mittels Zugschrauben-, Stellschrauben- oder Plattenosteosynthese.

## 3.2 Nasenbeinfraktur

Nasenbeinfrakturen sind die häufigsten Frakturen des knöchernen Gesichtsschädels. Die Diagnose erfolgt in erster Linie aufgrund der klinischen Untersuchung, wenn kein stark ausgeprägtes Ödem vorhanden ist. Zusätzlich können zu den gewöhnlichen Schädelaufnahmen eine seitliche Röntgenaufnahme der Nase und die Endoskopie erfolgen. Für eine sachgerechte Behandlung ist die Kenntnis aller Strukturen der Nase und deren Untersuchung wichtig. Eine falsche Diagnose oder unsachgemäße Behandlung kann zu weitreichenden Folgen führen wie ästhetischen Problemen, chronischer Verlegung der Atemwege oder chronischen Nasennebenhöhlenentzündungen. Bei Kindern kann es zu Wachstums- und Entwicklungsstörungen im Mittelgesicht kommen. Sichere Frakturzeichen sind tastbare Knochenstufen, abnorme Beweglichkeit und Krepitieren. Unsichere Frakturzeichen sind Schmerzen, Weichteilschwellung und Nasenbluten. Bei manchen Patienten kann die geschlossene Reposition, sofort durchgeführt, ausreichend sein. Bei anderen jedoch muß der Rückgang der Schwellung abgewartet werden, bevor die Be-

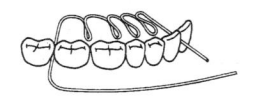

*Abbildung 2-72:* Schrittweises Anlegen einer fortlaufenden Drahtösenschiene nach Obwegeser unter Verwendung der speziellen Drahtösenzange.

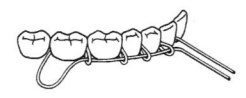

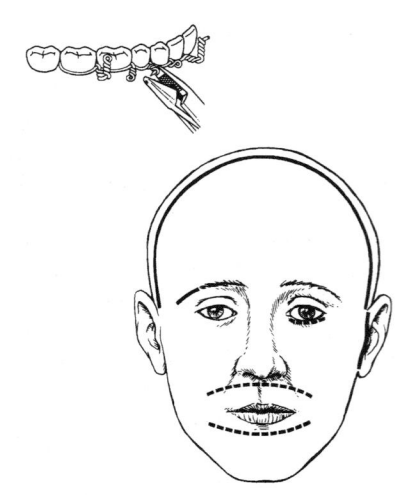

*Abbildung 2-73:* Mögliche Inzisionsarten zur Darstellung kranio-maxillo-fazialer Frakturen.

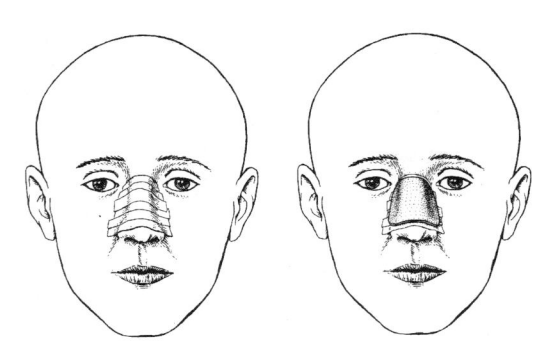

*Abbildung 2-74:* Acrylnasenverband.

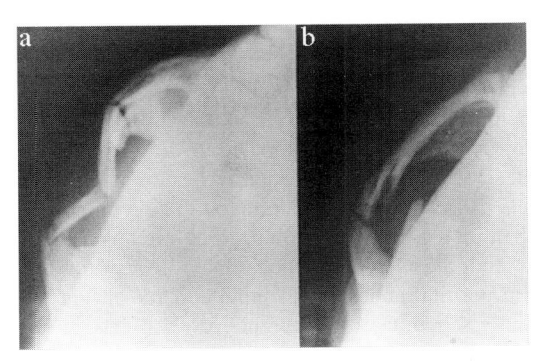

*Abbildung 2-75:* Jochbogenfraktur a. vor und b. nach Reposition.

bevor die Behandlung durchgeführt werden kann. Nasenbeinfrakturen sollten jedoch innerhalb von sieben Tagen reponiert werden, bei Kindern früher (3–5 Tage). Die Reposition der Fraktur erfolgt in oraler Intubationsnarkose, intravenöser Kurznarkose oder Kehlkopfmaske, durch Druck von Daumen und Zeigefinger von außen und Anheben mittels spezieller Elevatorien von innen. Zur Vermeidung weiterer Blutungen und zur inneren Stützung kann eine Tamponade beidseits eingebracht werden; wir verwenden dazu einen von schwammartigem Material umschichteten Schlauch (Laminated Nasal Dressing, Merocel«). Die Tamponade wird nach vier bis fünf Tagen vorsichtig entfernt. Um die äußere Nasenform, vor allem die Mittellinie, zu stabilisieren, legen wir einen speziellen selbstretinierenden Acrylnasenverband (Abb. 2-74) aus selbsthärtendem Kunststoff an, der für zehn Tage belassen wird.

## 3.3 Isolierte Jochbogenfrakturen

Der Jochbogen frakturiert bei umschriebener, lateral einwirkender Kraft; dies führt normalerweise zu einem W-förmigen Frakturverlauf (Abb. 2-75). Die Deformierung des Jochbogens führt zu einem Einsinken der seitlichen Wange, die durch eine sich schnell entwickelnde Schwellung oder ein Hämatom verdeckt sein kann. Die Frakturstücke können in einer Weise in den M. temporalis dislozieren, daß der Mundschluß durch die Hemmung der Vorwärtsbewegung des Muskelfortsatzes des Unterkiefers eingeschränkt wird. Frakturfragmente können auch in den M. temporalis eindringen und zu Hämatomen führen. Eine mangelnde Hämatomresorption und sich daraus bildende Vernarbungen können eine fibro-ossäre Ankylosierung als Spätschaden verursachen.

Die radiologische Verifizierung der isolierten Jochbeinfrakturen erfolgt durch die sogenannte Henkeltopf-Aufnahme, eine axiale Schädelübersichtsaufnahme (Abb. 2-75). Die Reposition erfolgt geschlossen mit einem Einzinkerhaken, in i. v. Kurznarkose oder Kehlkopfmaske, wobei der imprimierte Jochbogen perkutan herausgezogen wird und an den Frakturenden einhakt. Muß bei Trümmerfrakturen eine Retention erfolgen, so führen wir die Plattenosteosynthese mit Mikroplatten über einen koronaren Zugang durch.

## 3.4 Jochbeinfrakturen

Jochbeinfrakturen entstehen ebenfalls durch direkte Gewalteinwirkung auf das laterale Mittelgesicht. Die exponierte Lage des Jochbeins erklärt die hohe Verletzungshäufigkeit. Die Frakturlinie verläuft vom knöchernen Infraorbitalrand durch den Orbitaboden zur Fissura orbitalis inferior und entlang dieser nach kranial zur Sutura fronto-zygomatica. Sie durchzieht die faziale Kieferhöhlenvorderwand und die Wangenleiste, die Crista zygomatico-alveolaris. Der Jochbogen bricht gewöhnlich im Bereiche seines Fortsatzes zum Schläfenbein. Das Jochbein disloziert in den häufigsten Fällen nach hinten und unten. Die Klassifizierung der Jochbeinfraktur kann z. B. nach Schwenzer und Grimm erfolgen. Die klinischen Zeichen, die auf eine Jochbeinfraktur bei einer Gesichtsverletzung hinweisen, sind: eine periorbitale Ekchymose und Schwellung, eine subkonjunktivale Blutung, Bulbusverlagerung und eingeschränkte Bulbusmotilität. Der Bulbustiefstand verursacht Doppelbilder. Durch die Dislokation des Jochbeines gleitet auch das laterale Lidband nach kaudal, dadurch kommt es zu einer antimongoloiden Lidachsenstellung, begleitet von einer Pseudoptosis des Oberlides. Die Verlagerung des Infraorbitalrandes nach kaudal und dorsal führt zu einer scheinbaren Verkürzung des Unterlides mit dadurch sichtbarer Sklera unterhalb des Limbus bei Geradeausblick («white-eye-Syndrom»).

Durch die Verlagerung des Bulbus und den damit verbundenen Enophthalmus ergeben sich eine Unterlidverkürzung und eine Pseudoptosis des Oberlides mit Absinken der Supratarsalfalte.

Eine Untersuchung der Augen mit Dokumentation des Visus, der Pupillenreaktion auf Licht und Konvergenz sowie eine Funduskopie dürfen bei der klinischen Untersuchung nicht fehlen.

Weiterhin bestehen häufig eine ipsilaterale Epistaxis und eine Hyp- bis Anästhesie im Ausbreitungsbereich der N. infraorbitalis. Das nach dorsal dislozierte Jochbein kann in Kontakt zum Processus muscularis des Unterkiefers gelangen und so für eine Kieferklemme, d. h. eine Einschränkung der Mundöffnung, verantwortlich sein. Der laterale sowie der infraorbitale Orbitarand und die Wangenleiste, die von enoral palpiert werden können, sind druckdolent.

Die Verdachtsdiagnose einer Jochbeinfraktur wird durch die OK-halbaxiale Aufnahme gesichert. CT-Aufnahmen einschließlich der 3D-Darstellung (Abb. 2-76) haben den Vorteil, daß die Fraktur in drei Ebenen (axial, koronar und sagittal) zur Darstellung gebracht und Weichteile und Knochen dargestellt werden können. Weiterhin können dislozierte kleine Knochenstücke erkannt werden. Die koronaren Schichten sind besonders hilfreich bei der Evaluation des Orbitabodens.

Nicht und nur geringst dislozierte Frakturen des Jochbeinkomplexes bedürfen keiner operativen Korrektur. Die Patienten müssen jedoch engmaschig kontrolliert werden, um Zeichen der Dislokation wie extraokuläre Muskeldysfunktionen oder einen Enophthalmus nach Abklingen der Schwellung sofort zu erkennen. Findet keine Operation statt, so bedarf es einer sehr guten Dokumentation, einschließlich Fotografien.

Die geschlossene Reposition erfolgt mit dem Einzinkerhaken perkutan durch Zug nach außen und oben. Kann keine Stabilität erreicht werden, so wird in der gleichen Narkose die Fixation mittels Mini- und Mikroplattenosteosynthese durchgeführt (Abb. 2-77). Als Zugang zur Sutura fronto-zygomatica bevorzugen wir den Augenbrauen-

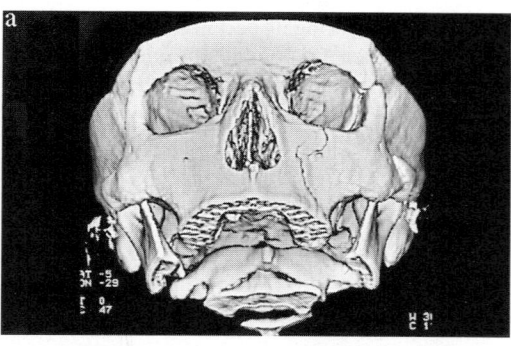

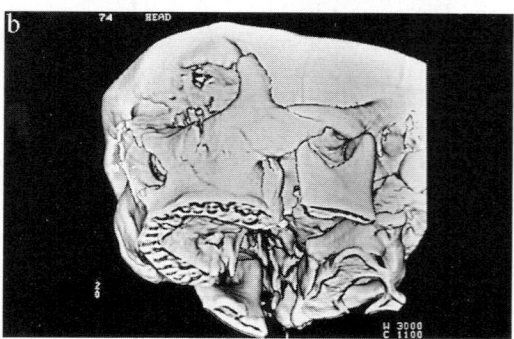

*Abbildung 2-76:* 3D-Computertomographie in a. frontaler und b. seitlicher Darstellung einer Jochbeinfraktur.

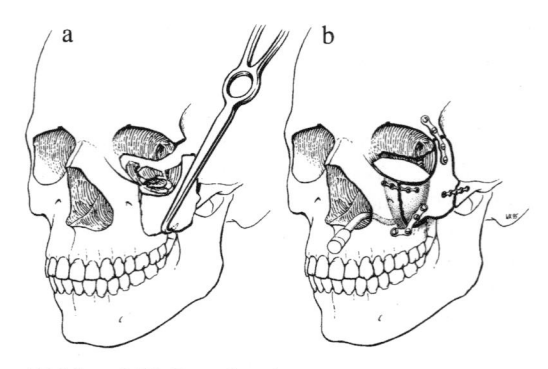

*Abbildung 2-77:* Retention einer Jochbeinfraktur mit dem Einzinkerhaken (a) und Möglichkeiten der Retention mittels Osteosynthese (b).

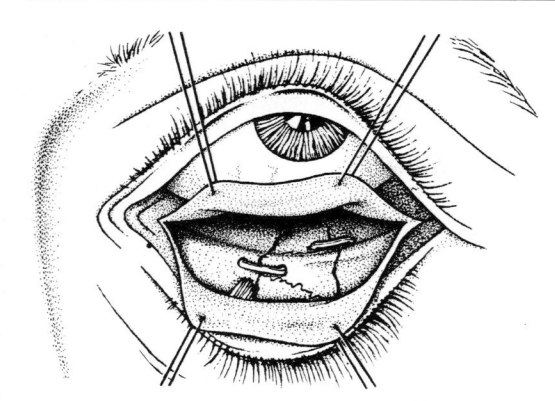

*Abbildung 2-78:* Transkonjunktivaler Zugang. Versorgung des Infraorbitalrandes mit Agraffen nach Sailer.

randschnitt. Die Osteosynthese erfolgt mit einer 4-Loch-Miniplatte. Zur Exposition des Infraorbitalrandes verwenden wir den transkonjunktivalen Zugang (Abb. 2-78). Dabei wird das Unterlid nach außen und unten gezogen und nach Setzen von vier Haltefäden eine Inzision unterhalb der unteren Grenze des Tarsus vorgenommen. Das Periost wird entlang des Unterrandes der Orbita inzidiert und vom Orbitaboden abgeschoben. Dieser Zugang kann durch eine laterale Kanthotomie erweitert werden. Die Osteosynthese am Infraorbitalrand erfolgt durch Drahtosteosynthese, Agraffen oder Mikroplatten. Die Darstellung der Wangenleiste erfolgt durch eine vestibuläre Inzision im Oberkiefer, die Stabilisation mit einer L-förmigen Miniplatte. Ist ein Defekt in der fazialen Wand der Kieferhöhle vorhanden, so wird dieser mit einer Lyoknorpelscheibe geschlossen, um das Einwachsen von Narbengewebe in die Kieferhöhle und damit verbundene Schmerzzustände zu vermeiden.

Die Indikation zur Revision des Orbitabodens stellen wir großzügig, wenn folgende pathologische Befunde vorhanden sind: Enophthalmus, Bewegungseinschränkung des Bulbus durch eingeschränkte Muskelfunktion besonders des M. obliquus inferior und des M. rectus inferior, Herniation von peribulbärem Fettgewebe in die Kieferhöhle (der sogenannte «hängende Tropfen») im Röntgenbild bzw. CT.

Die Rekonstruktion des Orbitabodens erfolgt mit einer dünnen Lyoknorpelscheibe. Zur Unterstützung des Orbitabodens wird in seltenen Fällen bei starker Zertrümmerung desselben ein spezieller, anatomisch geformter Ballon-Katheter in die Kieferhöhle eingebracht, um den rekonstruierten Orbitaboden von unten zu stützen (Abb. 2-77b). Zur Prüfung der uneingeschränkten Bulbusbeweglichkeit führen wir perioperativ den sogenannten «forced duction test» durch, wobei beide Bulbi vergleichend nahe am Limbus mit äußerst feinen Pinzetten gefaßt und in allen Richtungen bewegt werden.

Bei Trümmerfrakturen des Jochbeinkomplexes in Kombinationen mit Jochbogenstückfrakturen bevorzugen wir den koronaren Zugang, um eine optimale Übersicht über die Frakturen zu erreichen.

Nach streifenförmiger Rasur, biparieto-temporaler Inzision und Abschieben eines Hautsubkutislappens zusammen mit der Fascia temporoparietalis unter Schonung des Periostes und der Fascia temporalis profunda werden das Periost supraorbital inzidiert und der Orbitarand, die laterale Orbita und der Jochbogen subperiostal dargestellt. Um eine bessere Übersicht zu erlangen, kann der N. supraorbitalis aus seinem Foramen ausgelöst werden. Der Ramus frontalis des N. fascialis, der in der Fascia parieto-temporalis verläuft, wird durch die Art der Präparation geschützt. Der Orbitaboden kann von lateral her durch Tunnelierung dargestellt werden, erspart den transkonjunktivalen Zugang jedoch meist nicht.

Häufigste Komplikationen nach operativer Versorgung von Frakturen des Jochbeinkomplexes sind Enophthalmus und Asymmetrie durch Abflachung der Jochbeinprominenz.

## 3.5 Mittelgesichtsfrakturen

Die Mittelgesichtsfrakturen zeichnen sich durch besonders komplexe Frakturverläufe unter Einbezug von Orbita, Nasennebenhöhlen und Schädelbasis aus. Durch die Dislokation zahntragender Knochenstrukturen kommt es zu Okklusions- und Artikulationsstörungen. Die Klassifikation erfolgt nach dem typischen Verlauf der Hauptbruchlinien in transversaler Richtung, wie diese bereits 1901 von René Le Fort beschrieben wurden (Abb. 2-79).

Bei der Le-Fort-I- oder Guerin-Fraktur, einer basalen Absprengung der Maxilla, verläuft die

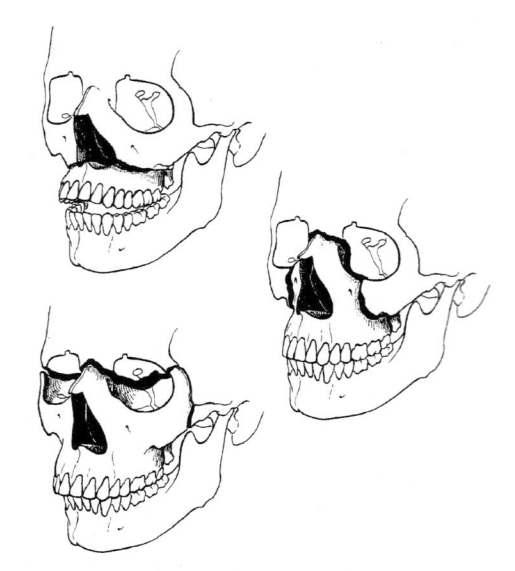

*Abbildung 2-79:* Oberkieferbrüche nach Le Fort.

Frakturlinie nahezu horizontal von der Apertura piriformis durch die faziale Kieferhöhlenwand bis zur Crista zygomatico-alveolaris und von dort über die dorsolaterale Kieferhöhlenwand in die untere Spitze des Processus pterygoideus. Medial zieht sie durch die laterale Nasenwand und kann das knorpelige Nasenseptum basal luxieren.

Bei der Le-Fort-II-Fraktur, der pyramidalen (zentralen) Aussprengung der Maxilla, verläuft die Fraktur durch die Nasenwurzel, die medianen Wände der Orbita, den Infraorbitalrand bds. und kaudal dorsal zur Crista zygomatico-alveolaris und den retromaxillären Raum.

Die Le-Fort-III-Fraktur bzw. zentrolaterale Absprengung oder kraniofaziale Abrißfraktur stellt eine Absprengung des Viszero- vom Neurkranium dar. Der Frakturlinienverlauf erstreckt sich von der Sutura frontonasalis und frontomaxillaris oder knapp darunter über das Os lacrimale und die Lamina papyracea des Siebbeines in die Fissura orbitalis inferior. Hier teilt sich die Fraktur. Ein Schenkel zieht dorsomedial durch die Flügelgaumengrube, der andere nach anterolateral am lateralen Orbitarand entlang über die Sutura spheno-zygomatica zur Sutura fronto-zygomatica. Zusätzlich durchsetzt sie den Jochbogen an seiner Verbindung zum Schläfenbein. Die Frakturlinie kann in die Lamina cribriformis einstrahlen, dies führt zu Duraeinrissen und einer Rhinoliquorrhoe.

Die obengenannten Frakturformen können mit einer Sagittalfraktur im Bereiche der Raphae palatina des Oberkiefers vergesellschaftet sein. Kombinationen aller beschriebenen Frakturlinienverläufe sind möglich.

Bei der Behandlung der Frakturen des Mittelgesichts vollzog sich in den vergangenen 15 Jahren ein Wandel. Das Motiv für diesen Wandel war zweifelsohne das Ziel, dem Patienten eine intermaxilläre Fixation zu ersparen. Im folgenden soll das Zürcher Behandlungskonzept kurz dargestellt werden.

Grundsätzlich vermieden wird die geschlossene Reposition von frakturierten Mittelgesichtsstrukturen mit oder ohne Verwendung der Rüttelzange, um eine Kompression des Ductus nasolacrimalis oder der Nervenaustrittspunkte zu vermeiden. Die Knochenfragmente werden unter Sicht reponiert und fixiert, wobei seit ca. zehn Jahren mehrere Miniplattensysteme, die sich gegenseitig ergänzen können, zur Anwendung kommen.

Der Craniofixateur externe, der andernorts bis vor kurzem zur Fixation von OK-Frakturen Verwendung fand, ist heutzutage als obsolet zu betrachten.

Wir haben die gebräuchlichen operativen Zugänge und modernen Techniken der kraniofazialen Chirurgie auf die Versorgung der kraniomaxillofazialen Frakturen übertragen.

Dies beinhaltet die konsequente Vermeidung äußerlich sichtbarer Narben. Der häufigste Zugangsweg ist der bereits beschriebene koronare auf Scheitelhöhe, der orale sowie der transkonjunktivale mit lateraler Entlastung durch den äußeren Lidwinkel, wobei bereits 5 mm genügen. Dieser Zugang ist der geeignetste für die sonst nur schwer zu behandelnden kaudal gelegenen seitlichen Orbitarandbrüche.

Wir streben auch bei den Mittelgesichtsfrakturen an, eine intermaxilläre Fixation (IMF) zu vermeiden. Daher müssen alle Frakturen dargestellt, reponiert und funktionsstabil versorgt werden.

Bei der Primärversorgung muß, wie in der kraniofazialen Chirurgie, eine totale dreidimensionale Wiederherstellung des Gesichtsskeletts (Abb. 2-80) erfolgen, und zwar ohne Rücksicht auf die Zeitdauer des Eingriffs. Nur so können optimale Ergebnisse erzielt werden.

Eine Schlüsselrolle für die dreidimensionale Rekonstruktion kommt dabei dem Jochbogen-

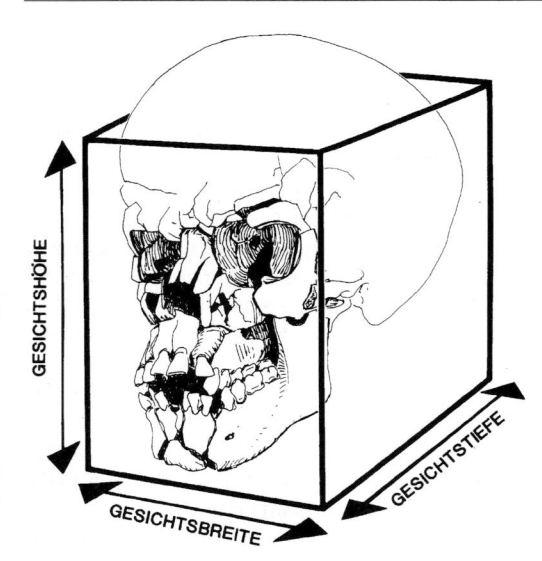

*Abbildung 2-80:* Dreidimensionale Rekonstruktion des Gesichtsskelettes.

/Jochbeinkomplex zu, da diese Struktur für die Projektion des ganzen Mittelgesichts von entscheidender Bedeutung ist. Nicht in jedem Fall einer Mittelgesichtsfraktur kann und soll auf eine IMF verzichtet werden. Indikationen für eine IMF sehen wir bei begleitenden multiplen Alveolarfortsatzfrakturen und Zahnluxationen, die erfahrungsgemäß ohne IMF oft nicht perfekt zu stabilisieren sind und Okklusionsstörungen zur Folge haben können. Eine andere Indikation für eine IMF ist bei gleichzeitigem Bestehen hoher Kieferköpfchenfrakturen gegeben, die keine stabile osteosynthetische Versorgung gestatten und ohne IMF das Risiko eines offenen Bisses auch bei perfekter Mittelgesichtsfixation beinhalten.

Muß, aus welchen Gründen auch immer, eine IMF erfolgen, empfehlen wir das Legen einer internen Suspension trotz stabiler Mini- und Mikroplattenversorgung des Mittelgesichts, da bei massiven Öffnungs- und Schließbewegungen, beispielsweise durch Gähnen oder Parafunktionieren, sich die Schrauben aus den grazilen Fragmenten des Mittelgesichts lösen können.

Einen großen Vorteil gegenüber den Drahtosteosynthesen haben die Miniplattensysteme speziell für die Versorgung von zahnlosen und teilbezahnten Patienten gebracht, da auch ohne Einbinden von Prothesenschienen und ohne andere Hilfsmittel eine dreidimensionale Stabilisation der Fragmente des Mittelgesichts möglich ist. Dagegen verwenden wir Drahtnähte häufig zur Vorfixation, bevor die Miniplatten definitiv eingebracht werden; anschließend werden die Drähte wieder entfernt.

Sehr großzügig verwenden wir bei Defektfrakturen der Kieferhöhlenwände oder bei Trümmerfrakturen, bei denen die geringe Dimension der Fragmente eine Osteosynthese nicht mehr gestattet, die primäre Knochentransplantation zur Wiederherstellung der vertikalen Gesichtsdimensionen. Im Unterschied zu anderen Zentren kommt in Zürich die ausschließliche Bankknochentransplantation zum Zuge. Für die Jochbogenregion und den Nasenaufbau wird lyophilisiertes Schädeldach, für die Region der Fossa canina und das Abstützem des Jochbeinkomplexes lyophilisiertes Sternum oder Beckenkamm verwendet, für die Rekonstruktion großer Orbitawanddefekte die gut zu biegenden halbierten Lyorippen. Kleine Orbitawanddefekte, bei denen an drei Seiten eine Auflage vorhanden ist, werden mit lyophilisiertem Knorpel (Lyoknorpel) überbrückt. Die Herstellung dieser Knochen- und Knorpelpräparate erfolgt nach der Methode Sailer.

Wie in der kraniofazialen Chirurgie legen wir große Aufmerksamkeit auf die genaue Positionierung des medialen und lateralen Kanthus, die nie einem Zweiteingriff überlassen werden soll. Die Kanthopexie des lateralen Kanthus ist von gleich großer funktioneller Bedeutung wie die des medialen, da schon bei geringer Lidverlagerung Epiphora und chronische Irritationen die Regel sind.

Der bei schweren Mittelgesichtsfrakturen meist durch Schwellung verlegte Ductus nasolacrimalis soll dagegen bei der Primäroperation nicht angetastet werden; speziell sind Intubationsversuche wegen Verletzungsgefahr zu unterlassen. Eine Ausnahme stellt der zerrissene Duktus dar, der geschient werden muß.

Bei den Frakturen im Bereich des Sinus frontalis vermeiden wir die Kranalisation des Sinus und verwenden die von Sailer entwickelte Obliteration des Sinus frontalis mittels Lyoknorpelchips in Kombination mit einem gestielten Perikraniumlappen, ein Vorgehen, das an der Zürcher Klinik in der kraniofazialen Chirurgie besonders bei der Korrektur des Hypertelorismus vielfache Anwendung gefunden hat.

## 3.6 Unterkieferfrakturen

Unterkieferfrakturen machen ca. 60% aller Gesichtsschädelbrüche aus. Wir unterscheiden Einfach- (Schräg-, Quer- und Schrägflächenfraktur), Mehrfach- (Ausbruch eines oder mehrerer Fragmente), Trümmer- und Defektfrakturen (Abb. 2-81). Die Lokalisation des Frakturlinienverlaufes teilen wir ein in präkanin, kanin, postkanin, angulär, supraangulär sowie Frakturen des Processus articularis und des Processus muscularis (Abb. 2-82). Die meisten Unterkieferfrakturen lassen sich allein aufgrund der klinischen Untersuchung diagnostizieren und einordnen. Unsichere Frakturzeichen sind: Schwellung, submuköse Hämatome, Zahnlockerung, Zahnfleischeinrisse und Sensibilitätsstörungen sowie Druck- und Stauchungsschmerz. Sichere Frakturzeichen sind Dislokation, d. h. eine Stufenbildung bei Frakturen in der Zahnreihe (Abb. 2-83), und abnorme Beweglichkeit.

Von besonderer diagnostischer Bedeutung sind Okklusions- und Artikulationsstörungen. Bei der Beurteilung posttraumatischer Okklusionsstörungen ist es wichtig, vorbestehende Bißanomalien anamnestisch zu erfassen und zu analysieren, um den jeweiligen individuellen Biß wiederherstellen zu können. Artikulationsstörungen können am besten durch Messung des Schneidekantenabstandes (SKA) und Messung des Vor- und Seitschubes dokumentiert werden.

Eine Kiefersperre liegt vor, wenn der Mundschluß, z. B. bei Luxation der Kieferköpfchen vor das Tuberculum articulare, behindert ist. Eine Kieferklemme ist vorhanden, wenn die Mundöffnung behindert ist, der SKA ist zumeist kleiner als 20 mm (Normalwert 35 mm und mehr).

Klinische Zeichen der *Kiefergelenksfraktur* sind Druck- und Stauchungsschmerz über dem betroffenen Gelenk sowie eine Beeinträchtigung der Artikulationsbewegung mit Kieferklemme. Eine Blutung aus dem äußeren Gehörgang spricht für eine Einstauchung des Kieferköpfchens in den äußeren Gehörgang, die zu einer Fraktur der Gehörgangsvorderwand führt.

Bei einer einseitigen Kieferköpfchenfraktur kommt es auf der betroffenen Seite zu einer Dislocatio cum contractionem und damit zu einer Verkürzung im aufsteigenden Ast. Dies führt zu Verschiebung der Unterkiefermitte zur frakturierten Seite und zu einem offenen Biß im Seitenzahnbereich auf der gesunden Seite.

Bei einer beidseitigen Kieferköpfchenfraktur kommt es zum Abgleiten des Unterkiefers nach dorsal und damit zu einem seitlich- und frontaloffenen Biß.

Die radiologische Abklärung der Unterkieferfrakturen sollte möglichst in drei Ebenen, doch stets in zwei Ebenen stattfinden. Die folgenden Aufnahmen sind Standard: Orthopantomogramm, Unterkiefer p. a. mit möglichst maximaler Mund-

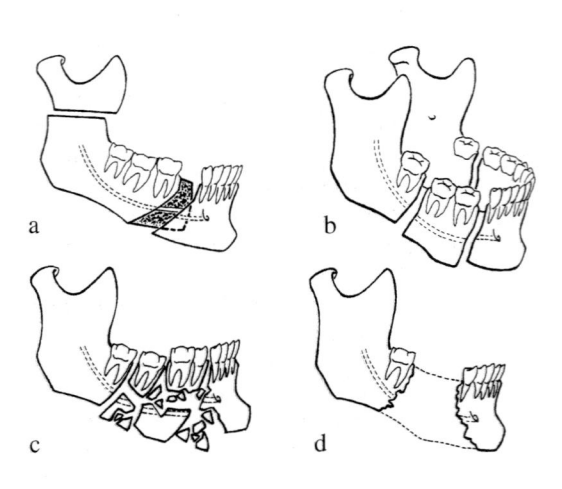

*Abbildung 2-81:* Arten von Unterkieferfrakturen: a. einfach, b. mehrfach, c. Trümmer- und d. Defektfraktur.

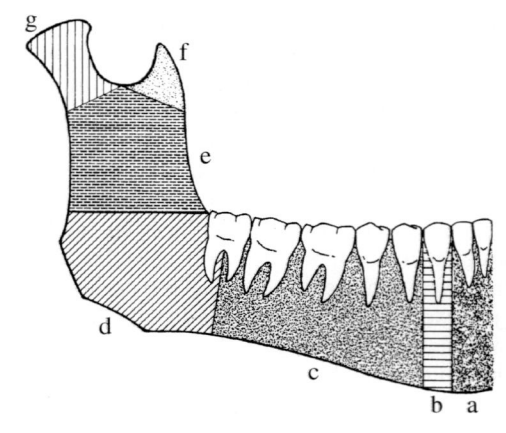

*Abbildung 2-82:* Lokalisation der Frakturlinienverläufe: a. präkanin, b. kanin, c. postkanin, d. angulär, e. supraangulär, f. Frakturen des Proc. articularis und g. Frakturen des Proc. muscularis.

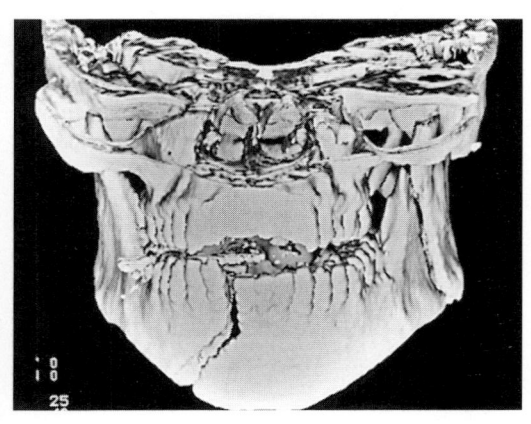

*Abbildung 2-83:* 3D-Computertomographie mit deutlicher Stufenbildung in der Unterkieferfront zwischen 42 und 43.

öffnung und die UK-Aufbißaufnahme, um vor allem Frakturen im Unterkiefersymphysenbereich nicht zu übersehen. CT-Aufnahmen in zwei Ebenen sind besonders bei intrakapsulären Gelenkfrakturen von großem Vorteil. Zusätzlich zu den Röntgenaufnahmen fertigen wir, wie bei allen Frakturen mit Okklusionsstörung, sogenannte Frakturmodelle nach Abdruckabnahme mit Alginat an, um die vorbestehende Okklusion besonders anhand der bestehenden Schliffacetten genau einstellen zu können.

Die Therapie der Unterkieferfrakturen innerhalb der Zahnreihe hat frühzeitig unter antibiotischer Therapie, wir geben Clindamycin 3×600 mg i. v. für 24 Stunden, zu erfolgen, da alle diese Frakturen als enoral offene Frakturen zu betrachten sind.

Zähne im Frakturspalt werden belassen, eine Ausnahme davon sind: schwer paradontalgeschädigte Zähne, partiell durchgebrochene Weisheitszähne mit Pericoronitis und Zysten, wurzelfrakturierte Zähne, Zähne, die nicht mehr vom Knochen umgeben sind, und Zähne im Bruchspalt bei veralteten Frakturen.

Bei der operativen Versorgung der Unterkieferfrakturen streben wir stets eine funktionsstabile Osteosynthese mit Titanminiplatten (Abb. 2-84) über einen enoralen Zugang an. Der enorale Zugang hat den Vorteil, daß keine äußerlich sichtbaren, kosmetisch störenden Narben im Gesicht entstehen, und die Gefahr der Schädigung des Ramus marginalis des N. facialis entfällt. Unmittelbar präoperativ erfolgt das Anlegen einer fortlaufenden Drahtösenschiene nach Obwegeser (Abb. 2-72) und IMF während der Operationsdauer zur Wiederherstellung der regelrechten Okklusion.

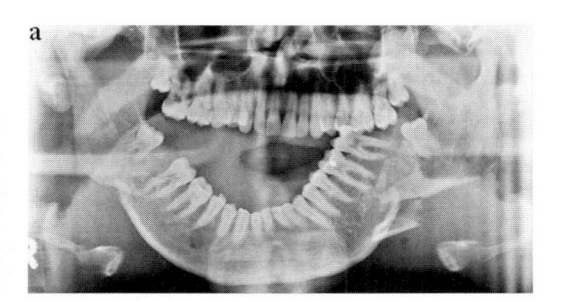

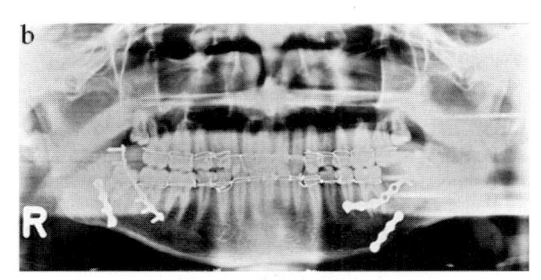

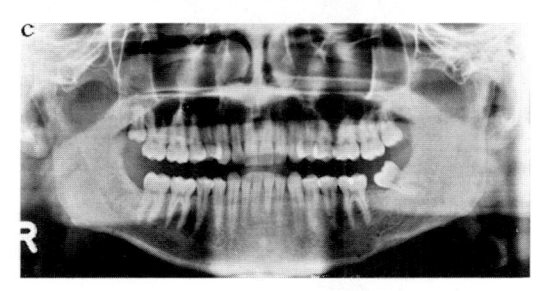

*Abbildung 2-84:* a. Unterkiefermehrfachfraktur angulär bds., b. osteosynthetische Versorgung und c. der Zustand nach Plattenentfernung 1 Jahr postoperativ.

Bei Gelenkfortsatzfrakturen bevorzugen wir die konservative Therapie, d. h. eine IMF für zwei Wochen bei einseitiger und von vier Wochen bei beidseitiger Fraktur. Dabei kann die vorgängige Reposition über ein Hypomochlion wie in Abbildung 2-85 dargestellt von Vorteil sein.

Ein spezielles Problem stellen Frakturen im zahnlosen Unterkiefer dar. Hier kann durch das Einbringen der modifizierten Prothesen ein «bezahnter Zustand» erreicht werden, der es erlaubt, eine IMF, die für vier Wochen belassen wird, durchzuführen. Eine stabile Osteosynthese kann hier mittels Zugschraube (Abb. 2-86) und Miniplatten über einen enoralen Zugang erreicht werden. Bei sehr atrophem Unterkiefer verbinden wir die Frakturversorgung mit gleichzeitigen präprothetischen Maßnahmen, d.h., wir führen nach Stabilisation der Fraktur durch Schrauben und/oder Plattenosteosynthese in gleicher Sitzung den Unterkieferaufbau mit autologen Knochen in Sandwich- oder Onlaytechnik mit Setzen von zahnärztlichen Implantaten, in der Regel Brånemarkimplantaten, durch (Abb. 2-87).

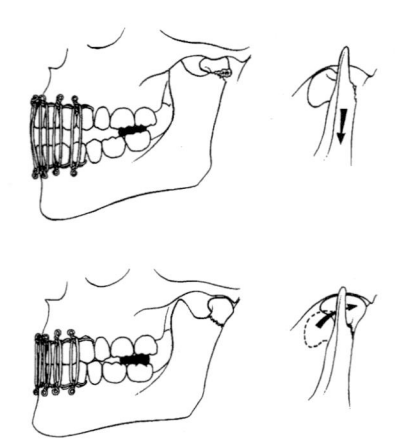

*Abbildung 2-85:* Reposition einer dislozierten Fraktur des Kieferköpfchens über eine Gummischeibe (Hypomochlion) im Molarenbereich und starken Gummizügen in der Front.

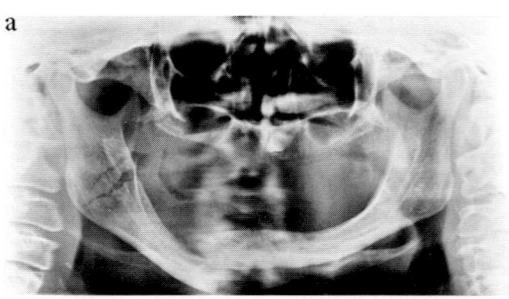

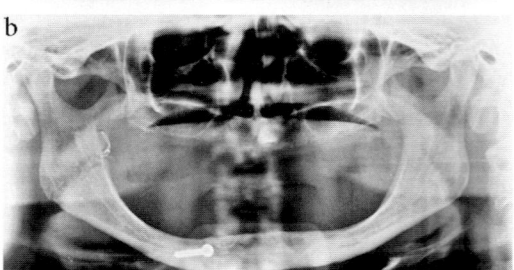

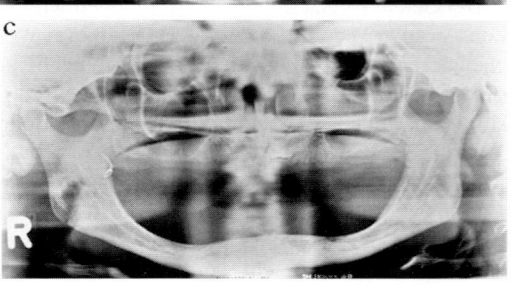

*Abbildung 2-86:* Versorgung einer dislozierten postkaninen Unterkieferfraktur (a) mittels einer Zugschraube (b). c. Zustand nach Entfernung der Schraube 1 Jahr postoperativ.

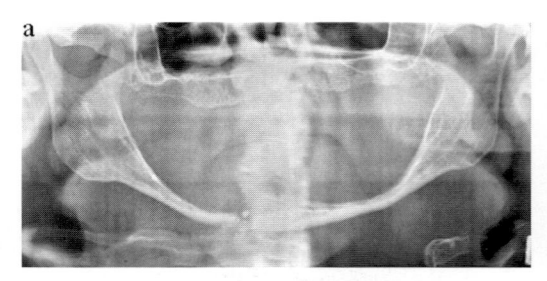

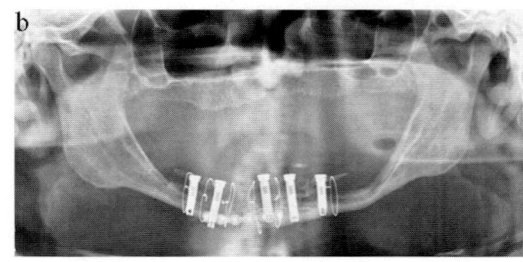

*Abbildung 2-87:* Versorgung einer Fraktur in einem stark atrophierten Unterkiefer mit Plattenosteosynthese (a) und gleichzeitigem Aufbau in Onlaytechnik mit Setzen von zahnärztlichen Implantaten (b).

## 3.7 Unterkieferluxationen

Unter Luxation verstehen wir die Dislokation eines Gelenkteiles ohne Fraktur aus dem Gelenk und seine federnde Fixation in der pathologischen Stellung. Am häufigsten ist eine ein- oder beidseitige Luxation nach ventral. Symptomatisch ist die Kiefersperre mit Abweichung der Unterkiefermitte zur Gegenseite. Die Gelenkpfanne ist leer, die Haut über dem Kiefergelenk erscheint eingezogen. Das äußere Erscheinungsbild bietet einen progenen Aspekt.

Sehr selten ist die zentrale Luxation mit Einstauchung des Kieferköpfchens in die mittlere Schädelgrube bei Sturz auf das Kinn mit geöffnetem Mund.

Der Nachweis der Unterkieferluxation geschieht durch das Orthopantomogramm und die seitliche Schädelaufnahme, das Kieferköpfchen steht vor dem Tuberculum articulare.

Die Reposition erfolgt durch den Handeingriff nach Hippokrates (Abb. 2-88), am schonendsten in Kurznarkose, durch Daumendruck nach kaudal und dorsal.

## Literatur

Grätz K. (1986) Eine neue Klassifikation zur Einteilung von Unterkieferfrakturen. Med. Dissertation, Basel.

Sailer H. F. (1983) Transplantation of lyophilized cartilage in maxillofacial surgery: Experimental foundations and clinical success. Karger, Basel.

Sailer H. F., Grätz K. W. (1991) Konzept der Behandlung schwerer Mittelgesichtsfrakturen beim Bezahnten und Unbezahnten. Fortschr. Kiefer GesichtsChir. 36:52–54.

Schwenzer N., Grimm G. (1981) Zahn-Mund-Kieferheilkunde. Spezielle Chirurgie, Bd 2, Thieme, Stuttgart.

Spiessl B. (1989) Internal fixation of the mandible. Springer, New York.

Yaremchuk M. J., Gruss J. S., Manson P. N. (1992) Rigid fixation of the craniomaxillofacial skeleton. Butterworth-Heinemann, Boston.

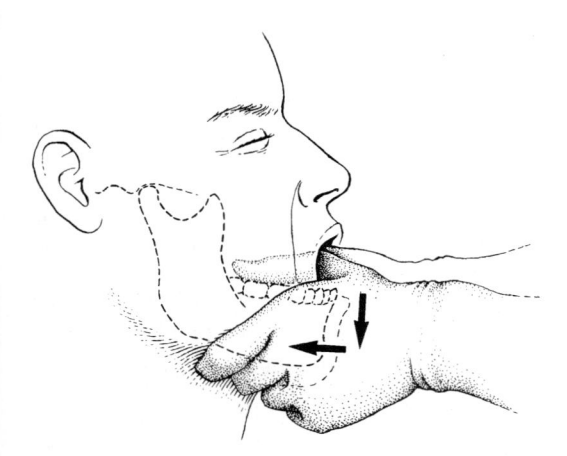

*Abbildung 2-88:* Reposition einer Unterkieferluxation durch den Handgriff nach Hippokrates.

# 4. Weichteilverletzungen des Gesichtes

C. J. Gabka

## 4.1 Allgemeines Vorgehen

Bei jeder schweren Gesichtsverletzung sollte man an folgende Komplikationsmöglichkeiten denken:
- *Verlegung der oberen Luftwege* durch Schleim, Blut, Zunge bzw. durch Gebißanteile
- *Aspiration* von Erbrochenem
- *hämorrhagischer Schock*: Da die Blutversorgung der Gesichtsweichteile sehr gut ist, können kreislaufwirksame Blutungen auftreten, z. B. aus der Arteria maxillaris externa, wenn diese bei einem Oberkieferbruch einreißt
- *gleichzeitige Verletzung der Halswirbelsäule*, mit der Gefahr einer tödlichen Schädigung der Medulla spinalis
- *gleichzeitiger Knochenbruch*: Laut Statistik ist der Unterkiefer häufiger betroffen, seltener der Hirnschädel. Eine Sprengung der vorderen Schädelgrube führt oft zu einem gleichzeitigen Einriß der Dura, zur Eröffnung der Nase oder der Nebenhöhlen und zum Liquorabgang. Bei diesen offenen Schädelbrüchen besteht immer die Gefahr einer aufsteigenden Infektion mit einer Meningitis.

Besteht Verdacht auf ein Schädel-Hirn-Trauma, muß der Patient bis zum Ausschluß eines epiduralen oder subduralen Hämatoms überwacht werden (cave: freies Intervall). Grundsätzlich ist bei diesen Verletzungen eine Computertomographie des Schädels, evtl. mit kurzfristiger nochmaliger Kontrolle, erforderlich.

Die lokale Behandlung kann erst einsetzen, nachdem der Allgemeinzustand stabilisiert worden ist. Das betrifft vor allem den Schock, der jedoch bei isolierten Weichteilverletzungen selten vorkommt. Häufiger kommt es dazu bei umfangreichen Knochen-Weichteil-Zertrümmerungen und vor allem beim Schädel-Hirn-Trauma.

Bei schweren Gesichtsverletzungen werden die oberen Luftwege oft durch Schleim, durch Blut aus der Wunde, der Nase, der Tuba Eustachii oder durch die nach hinten fallende Zunge verlegt. Aufgrund der zusätzlichen Aspirationsgefahr muß der Verletzte daher zunächst in die stabile Seitenlage gebracht werden; dann erfolgt die Säuberung der Mundhöhle bzw. die Beseitigung der Larynxblockade durch die Zunge. Hilfreich kann dabei das Auslösen eines Hustenstoßes sein (z. B. durch Einführen eines Fingers in den hinteren Rachenraum).

Auf Grund der flächendeckenden Versorgung mit Notarztwagen ist heutzutage eine adäquate Primärversorgung innerhalb kurzer Zeit möglich. Bei ausgedehnten Weichteilverletzungen des Gesichtes sollte intubiert werden, damit eine ausreichende Beatmung gewährleistet ist. Sogenannte Not-Tracheotomien bzw. Koniotomien sind nur noch außerordentlich selten notwendig.

Die früher verbreitete Meinung, daß eine Primärversorgung großer Weichteilwunden nicht ratsam sei, da sich Ödeme eventuell innerhalb von 12 bis 20 Stunden zurückbilden, ist aufgegeben worden. Die Reposition einer Gesichtsschädelfraktur kann jedoch bei einem polytraumatisierten Patienten einige Tage hinausgeschoben werden, wenn der Allgemeinzustand des Verletzten eine primäre Versorgung nicht ratsam erscheinen läßt. Man muß sich dennoch darüber im klaren sein, daß die Dislokation einer gleichzeitigen Fraktur des Gesichtsschädels für die Weichteilversorgung von entscheidender Bedeutung ist, da nur ein intaktes Gesichtsskelett eine ästhetische Wundversorgung garantiert, und damit das ursprüngliche Aussehen wiedergibt.

Sogenannte «Alltagswunden» (z. B. Platzwunden im Augenbrauen- oder Unterlippenbereich) können in Lokalanästhesie genäht werden. Bei größeren Gesichtsverletzungen und bei Kindern sollte die Indikation zur Intubationsnarkose großzügig gestellt werden. Wenn es vom Lokalbefund her möglich ist, ist die nasotrachelae Intubation günstiger als die orale.

Eine sorgfältige Befunderhebung der Verletzungen ist bei jedem Unfall vor jeglicher Versorgung (Ausnahme: Stillung von größeren Blutungen) erforderlich. Es handelt sich dabei um wichtige forensische Daten, denen bei späteren Ansprüchen des Verletzten entscheidende Bedeutung zukommen kann. Dabei muß auf jedes Detail geachtet werden, beispielsweise abgebrochene oder durch den Unfall dislozierte Zähne, Brückenteile bzw. Prothesenschäden oder -verluste. Eine Ausmessung und Dokumentation der offenen Wunden empfiehlt sich in jedem Fall. Auch wenn spezielle Unfälle anderen Disziplinen überstellt werden, entbindet das nicht von der sorgfältigen Bestandsaufnahme.

## 4.2 Besonderheiten der Gesichtswunden

Wie Saegesser schrieb, ist «das Gesicht das Schaufenster des Menschen». Die Folgen von Gesichtsverletzungen lassen sich nicht verstecken. Die Versorgung von Weichteilverletzungen des Gesichtes sollte daher so durchgeführt werden, daß deren Folgen nicht zu einem «Sich-unglücklich-Fühlen» oder zu psychischen Störungen bei dem Betroffenen führt.

Die Narbenbildung im Gesicht ist meistens sehr günstig, so daß eine adäquate Wundversorgung in den meisten Fällen zu relativ guten kosmetischen Ergebnissen führt.

Die Blutversorgung der Gesichtsweichteile ist sehr gut, so daß Infektionen sehr selten auftreten. Gasgangrän im Gesicht ist unbekannt, die Lebensfähigkeit von Hautlappen ist sehr gut. Daher ist nur eine leichte Wundanfrischung notwendig.

Im Bereich des Margo supraorbitalis und des Os zygomaticum ist die Weichteilschicht sehr dünn. An diesen Stellen kann es leicht zu Verwachsungen und unbefriedigenden Verziehungen der Narben kommen.

Häufig sind Weichteilverletzungen des Gesichtes mit Straßenschmutz verunreinigt. Der Grundsatz, sämtliche Schmutzpartikel aus dem Wundbereich zu entfernen, ist manchmal sehr schwer zu erfüllen. Ist dies der Fall, so empfiehlt es sich, solche Teile zu exzidieren und nicht zu belassen. In der Mehrzahl der Fälle, speziell im akuten Zustand, lassen sich aber Schmutzteile relativ gut entfernen, wenn man die Gesichtswunden mit warmem, sterilen Seifenwasser reinigt. Es lassen sich auch motorgetriebene Drahtbürsten einsetzen, denn jeder kleinste, in der Wunde zurückgelassene Fremdkörper führt schließlich zu einer Unfalltätowierung, die entstellen kann und später schwer zu beseitigen ist. Schmierfett oder Farben lösen sich meist in Äther. Sollte Straßenschmutz oder Ähnliches nicht mit einer harten Bürste entfernt werden können und ist auch eine maschinenbetriebene Reinigung nicht möglich, wird die entsprechende Hautpartie exzidiert und gegebenenfalls plastisch gedeckt.

Eine Rasur im Bereich der Augenbrauen ist nicht indiziert! Die Infektionsgefahr ist aufgrund der guten Blutversorgung minimal. Außerdem wird die exakte Positionierung der Wundränder erleichtert.

Immer ist auf eine ausreichende Tetanusprophylaxe zu achten.

## 4.3 Schnitt- und Rißverletzungen

Kleine (bis 1 cm), relativ oberflächliche und glatte Schnittverletzungen können mit Steri-Strip-Streifen (unter adaptivem Zug auf die Wunde) verschlossen werden. Voraussetzung ist allerdings, daß die Klebestreifen für mindestens fünf Tage belassen werden.

### 4.3.1 Schnittverletzungen

Bei der einfachen Schnittverletzung ohne Substanzverlust ist eine *genaue, stufenfreie Adaptati-*

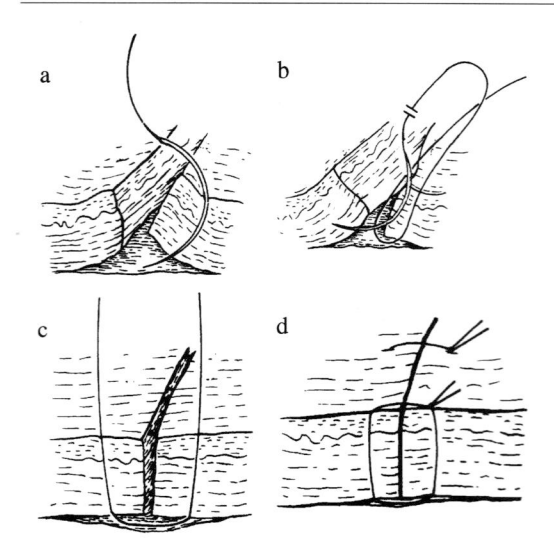

*Abbildung 2-89:* Überwendliche Einzelknopfnaht. a. Senkrechtes Einstechen der Nadel und Fassen der gesamten Hautschicht, b. exakt entsprechender Rückstich, c. korrespondierender Ausstich, d. Knüpfen des Fadens am Wundrand.

on der Wundränder Voraussetzung für eine später unauffällige Narbe. Anderenfalls entstehen Verziehungen der Hautränder gegeneinander, die später durch das unregelmäßige Narbenbild sehr störend wirken. Es lohnt sich immer, eine Naht zu wiederholen, falls diese primär nicht richtig sitzt!

Bei der Versorgung von Gesichtverletzungen werden feine Instrumente und atraumatisches, monofiles Nahtmaterial der Stärke 5–0 oder 6–0 (je nach Zugspannung an den Wundrändern) verwendet. Je kleiner die Fadenstärke, desto geringer ist die Gefahr einer Epithelisierung der Stichkanäle, die die sogenannten Stichmarken verursachen. Die Wundränder sollten möglichst schonend gefaßt werden.

Im Gesichtsbereich bevorzugen wir die Verwendung von Einzelknopfnähten anstatt einer Intrakutannaht, da durch das kontrollierte Setzen einzelner Knoten eine bessere Feinadaptation möglich ist. Für eine Strecke von 1 cm werden ca. zwei bis drei Knoten gesetzt. Die Anlage von Subkutannähten ist normalerweise nicht notwendig.

Wichtig ist, daß die Nadel genau senkrecht in die Haut eingestochen, tief durch das Gewebe geführt und auf der anderen Wundseite auch senkrecht ausgestochen wird. Dadurch wird die Wundkante etwas angehoben, und ein unerwünschtes Einsinken der Wundränder unterbleibt. Eine eingesunkene Narbe wird durch die entstehende Stufenbildung immer auffallen.

Bei richtiger Technik ergeben auch Subdermalnähte (mit 4–0 oder 5–0 resorbierbarem Material) sehr gute Ergebnisse.

Durch die Verwendung der genannten feinen Fadenstärken und das frühzeitige Entfernen der Fäden zwischen dem 5. und 7. postoperativen Tag können Stichmarken vermieden werden.

### 4.3.2 Rißverletzungen

Rißwunden haben häufig keine glatten Wundkanten. Nach der sorgfältigen Reinigung und Spülung der Wunde wird eine sehr sparsame Exzision zerquetschter und zerrissener Wundränder durchgeführt. Es ist jedoch nicht empfehlenswert, diese gezackten Wundkanten generell zu exzidieren, um eine «gerade» Wunde zu erhalten. Durch geschickte Readaptation der Wundränder entsteht ein zwar primär ungewöhnliches Narbenmuster; dieses ist jedoch aufgrund des unregelmäßigen Verlaufes später kosmetisch weniger auffällig als eine einzelne lange Narbe. Wegen der guten Blutversorgung ist die Durchblutung der traumatisch entstandenen Hautlappen meistens nicht gefährdet.

*Größere* Rißwunden können einen Gewebsverlust verursachen. Nach sparsamer Wundrandexzision kann versucht werden, durch subkutane Präparation einen möglichst spannungsfreien Wundverschluß zu erreichen. Ist dies nicht möglich, muß eine Verschiebelappenplastik erfolgen oder ein Hauttransplantat eingesetzt werden. Nicht mehr durchblutete oder abgetrennte Hautlappen sollte man daher nie sofort verwerfen. Dieses Gewebe ist immer noch als freies Transplantat einsetzbar (s. Anhang, Kapitel Hauttransplantation).

Die Readaptation des subkutanen Fettgewebes ist im Gesichtsbereich nur selten notwendig. Bei Weichteilverletzungen im Kinnbereich ist jedoch auf die exakte Position des mentalen Fettpolsters zu achten, da anderenfalls eine Asymmetrie der unteren Gesichtshälfte entstehen kann, die schwer zu korrigieren ist.

Die *Entfernung der Nähte* bei primär heilender Wunde erfolgt prinzipiell zwischen dem 5. und 7. postoperativen Tag. An sehr dünnen Hautstellen wie dem Augenlid kann die Entfernung der Fäden bereits am 2. bis 3. Tag erfolgen. Noch bestehende Zugspannungen an der Wunde werden mit Steri-Strip Streifen aufgefangen. Auch mit dem Hautpflaster kann die Wunde vor Zug geschützt werden, etwa wenn die Fäden kurz zuvor entfernt wurden.

## 4.4 Besondere Verletzungen

### 4.4.1 Verletzungen der Augenlider

Verletzungen der Augenlider sollten möglichst durch einen Augenarzt versorgt werden. Zwar gehen selbst schwere periorbitale Weichteilverletzungen selten mit Verwundungen des Augapfels einher, dennoch ist allein zum Ausschluß der Verletzung des Glaskörpers die Untersuchung beim Spezialisten notwendig.

Bei Lidverletzungen ist immer die primäre Wundversorgung anzustreben. Infolge des lokkeren Gewebes und der reichlichen Blutversorgung sind hier die Voraussetzungen für eine optimale Wundheilung gegeben. Dies gilt für oberflächliche und glatt begrenzte Schnittwunden, aber auch für unregelmäßige Riß- und Quetschwunden der Lider. Am Unterlid ist darauf zu achten, daß nach Möglichkeit kein Gewebe exzidiert wird, da hier schon ein geringfügiger Gewebedefekt ein Unterlidektropium auslösen kann.

Auch im Bereich der Lider muß man an die Möglichkeiten der Wundversorgung mit Steri-Strip oder Sprüh-Klebeverband denken.

Bei perforierenden Wunden erfolgt die Naht jeweils in den entsprechenden Schichten. Es sollte immer versucht werden, den Tränenkanal zu erhalten, bzw. zu rekonstruieren. Ist er durchtrennt, wird nach Sondierung ein feiner Silikon-Schlauch eingelegt und eine mikrochirurgische Naht durchgeführt. Vernarbte oder verwachsene Tränenkanäle sind nur relativ aufwendig zu rekonstruieren.

### 4.4.2 Verletzungen der Wangenweichteile

Verletzungen im Wangenbereich, bei denen infolge des Gewebsverlustes ein Direktverschluß nicht möglich ist, sollten nicht mit freiem Hauttransplantat, sondern mit einer Nahlappenplastik versorgt werden. Auch umfangreiche Defekte können

a

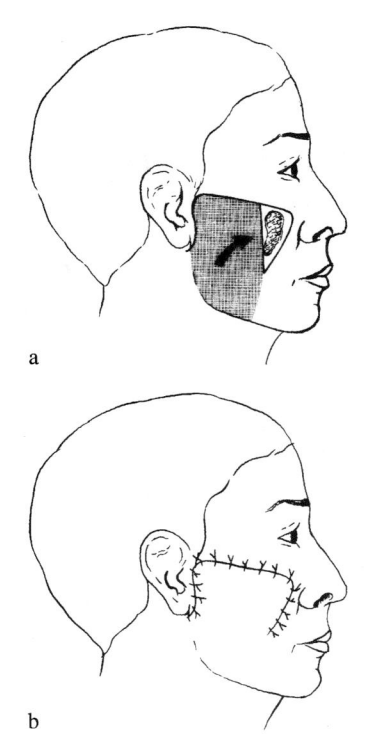

b

*Abbildung 2-90:* Prinzip des Wangenrotationslappens zur Defektdeckung im Wangenbereich. a. Moblisierung entsprechend der präaurikulären Face-lift-Schnittführung (ggf. Verlängerung nach retroaurikulär), b. direkter Wundverschluß.

mit dem Wangenrotationslappen gedeckt werden (s. Abb. 2-90). Durch Verlängerung der Schnittführung nach kollar läßt sich der Hautlappen noch vergrößern. Das ästhetische Ergebnis ist aufgrund der Ähnlichkeit von Gewebetextur Hautkolorit und Gewebedicke meistens sehr gut, während Hauttransplantate – neben dem Hebedefekt – ein schlechteres kosmetisches Ergebnis erzielen.

### 4.4.3 Verletzungen der Nase

Bei der Erstversorgung einer schweren Weichteilverletzung der Nase gilt in besonderem Maße, den Wundverschluß ohne Opferung von Gewebe oder nur nach sparsamer Exzision bzw. notwendiger Entfernung von Schmutzteilen herbeizuführen. Ziel der Erstversorgung ist es, einen möglichst anatomischen Wundverschluß unter Erhalt der wesentlichen Strukturen durchzuführen.

Bißwunden der Nase können aufgrund der Keimeinschleppung nicht primär versorgt werden. Dennoch sollte der Versuch gemacht werden, noch erhaltene Strukturen durch lockere Adaptation zu refixieren. Eine sorgfältige Nachkontrolle ist notwendig.

Bei Verlust eines Nasenflügels, der Nasenspitze oder der gesamten Nase sollte kein Versuch der Primärrekonstruktion gemacht werden. Dies sind Indikationen für einen sekundären Eingriff. Der Plastischen Chirurgie stehen heute differenzierte Verfahren zur Rekonstruktion dieser Defekte zur Verfügung.

Auch die Verwendung freier Hauttransplantate zur Deckung von Hautdefekten der Nase ist nicht zu empfehlen. Im Notfall kann die Wunde auch offen gelassen, bzw. mit temporärem Hautersatz gedeckt werden.

### 4.4.4 Verletzungen der Lippen (und der Mundhöhle)

Die Lippenwunde, durch Berstung über den Zähnen zustande gekommen, erfordert gegebenenfalls die Versorgung des M. orbicularis oris mit Einzelknopfnähten (Vicryl 4–0). Die Verletzung der Schleimhaut wird ebenfalls mit einzelnen, resorbierbaren 4–0 oder 5–0 Vicryl-Fäden (Vicryl ist nicht so starr wie monofiles Nylon) vernäht. Die erste Naht wird an der Übergangsstelle Haut-Lippenrot gesetzt. Der Direktverschluß von Hautdefekten im Ober- und Unterlippenbereich ist eine sowohl einfache als auch vom ästhetischen Aspekt her gute Methode. Etwa ein Viertel der Oberlippenbreite bzw. ein Drittel der Unterlippe kann ohne Schwierigkeiten V-förmig exzidiert und direkt verschlossen werden.

Bei perforierenden Verletzungen der Wange mit Eröffnung der Mundhöhle von außen sind Muskulatur, Unterhautfettgewebe und Haut einzeln schichtweise zu rekonstruieren, um die Symmetrie des Gesichtes wiederherzustellen. Die innere Schleimhautwunde wird nur adaptiert, nicht verschlossen, damit sich das Wundödem nach innen drainieren kann. Die Schleimhautwunden heilen spontan rasch ab.

Bei der Inspektion der Mundhöhle wird nicht nur darauf geachtet, ob durch den Unfall Zähne verloren gingen. Wichtig ist ebenso, die Speichelabflußgänge zu kontrollieren. Bei Durchtrennung des Parotisganges sollten beide Enden des Ductus paroticus durch ein Polyäthylenröhrchen verbunden und mit Nähten refixiert werden.

### 4.4.5 Verletzungen des Ohres

Da am Ohr kein Subkutangewebe vorhanden ist, wird durch eine Verletzung der Haut gleichzeitig der Knorpel freigelegt. Dadurch kann es leicht zu Knorpelnekrosen kommen. Da der Knorpel als Stützgerüst wichtig ist, sollte aber in jedem Fall versucht werden, den Knorpel zu erhalten.

Bei *partiellen Ohrmuscheldefekten* empfiehlt sich für den erstversorgenden Chirurgen auch heute noch das Dieffenbachsche Verfahren (s. Abb. 2-91). Nach der Wundsäuberung wird der Defekt durch einen retroaurikulär gehobenen Hautlappen gedeckt. In einer zweiten Sitzung kann das Knorpelgerüst frei von Infektionen rekonstruiert werden.

Bei totalem Abriß des Ohres sollte – sofern das Teil vorliegt – die bedeckende Haut entfernt und das Knorpelgerüst durch Implantation z. B. in die Bauchhaut präserviert werden. Bei der späteren Rekonstruktion dient der Knorpel als ideales Gerüst.

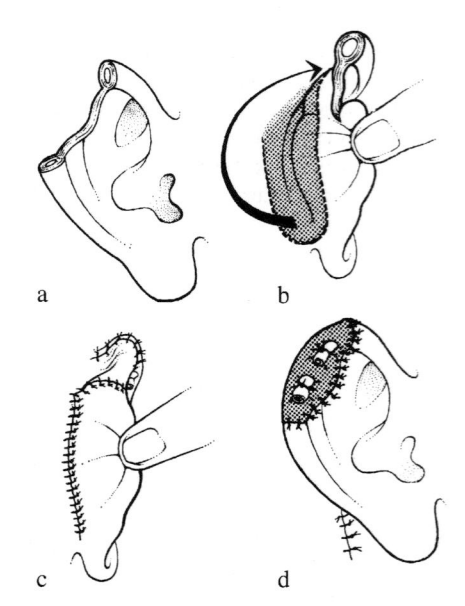

*Abbildung 2-91:* Deckung eines partiellen Ohrmuscheldefektes nach Dieffenbach. a. Defekt, b. Bildung eines retroaurikulären Hautlappen, c. Rekonstruktion, d. direkter Verschluß der Entnahmestelle.

# 5. Tumoren und Entzündungen im Gesichtsbereich

C. J. Gabka

## 5.1 Tumoren

Der chirurgische Eingriff bei Tumoren im Gesichtsbereich gilt sowohl der Diagnosesicherung als der möglich radikalen Entfernung bei bestmöglicher Defektdeckung. Dabei müssen Prinzipien der onkologischen und plastischen Chirurgie beachtet werden: Bei malignitätsverdächtigen Befunden muß unbedingt von vornherein ein genügender Sicherheitsabstand eingehalten werden. Es ist *immer* eine histo-pathologische Untersuchung durchzuführen. Bei der Schnittführung sollte darauf geachtet werden, daß später entstehende Narben im Verlauf der Hautlinien (Abb. 2-92) liegen oder in natürliche vorhandene Falten fallen (z. B. Nasolabialfalte).

Ist dies nicht möglich, ist zu beachten, daß eine gerade Narbe wesentlich stärker auffällt als ein unterbrochener Narbenverlauf, den man z. B. durch Anlage multipler Z-Plastiken erreichen kann.

Atraumatische, chirurgische Technik mit akkurater Gewebeadaptation ist Voraussetzung für ein gutes Ergebnis (s. Kapitel 4, Weichteilverletzungen des Gesichtes).

Die Mehrzahl der kleinen Tumoren kann mit lokaler Exzision und primärem Wundverschluß behandelt werden. Bei größeren Defekten kann jedoch die Bildung von Hautlappen (z. B. Stirnlappen) notwendig sein. In diesen Fällen ist es ratsam, die chirurgische Behandlung in die Hände eines dieser Techniken erfahrenen Kollegen zu geben.

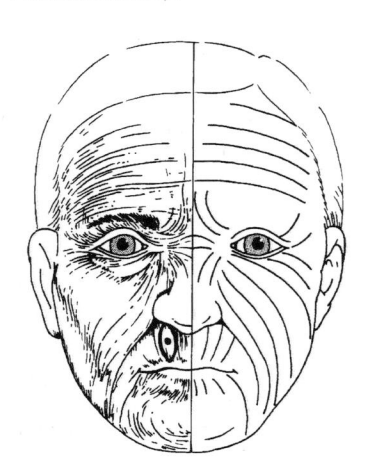

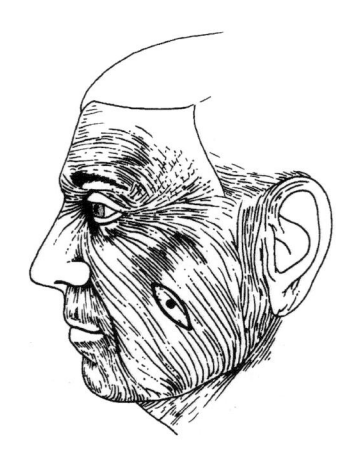

*Abbildung 2-92:* Hautlinien im Gesicht: Die Schnittführung sollte sich im Sinne unauffälliger Narben an den Hautlinien («relaxed skin tenson lines») orientieren.

### 5.1.1 Nävuszellnävus und andere benigne Tumoren

Die Indikation zur Entfernung eines «Leberflekkes» wird aus ästhetischer Sicht oder zur Ausgrenzung eines Melanoms gestellt.

Nur bei dringendem Verdacht auf ein Melanom muß a priori weit reseziert werden. Ansonsten ist die sparsame Exzision ausreichend. Dabei ist eine spindelförmige Schnittführung in Richtung der Hautlinien vorteilhaft (Abb. 2-92). Allerdings ist anzumerken, daß *jede* Inzision zu einer mehr oder weniger langen Narbe führt.

Bei der tangentialen Abtragung der Läsion in Hautniveau ist eine fast narbenfreie Heilung durch seitliches Epithelisieren der Wunde möglich. Dieses Vorgehen ist z. B. bei gestielten Fibromen angezeigt.

### 5.1.2 Basaliom

Die Einwirkung von UV-Strahlen auf die Haut ist der Hauptrisikofaktor für die Entwicklung eines Basalioms. Es entsteht meistens bei Menschen kaukasischer Abstammung und – entsprechend der Exposition – am häufigsten in der Gesichtshaut.

Das Basaliom ist ein epithelialer Tumor, der lokal infiltrierend und destruierend wächst, aber äußerst selten Metastasen setzt (daher «semimaligner» Tumor). Differentialdiagnostisch muß an das Plattenepithelkarzinom gedacht werden.

Als präoperative, diagnostische Maßnahme ist bei ausgeprägten Befunden eine computertomographische Untersuchung zu empfehlen, damit die Tiefenausdehnung des Tumors bereits präoperativ bekannt ist und dementsprechend Konsequenzen (interdisziplinäres Vorgehen) gezogen werden können.

Die chirurgische Erstbehandlung sollte durch ausreichende Radikalität die Rezidivgefahr minimieren. Ein Zweit- oder Dritteingriff ist technisch wesentlich schwieriger durchzuführen, als beim ersten Eingriff möglichst weit im Gesunden zu resezieren.

Wir bevorzugen die Exzision und Deckung in einer Sitzung, während andere Kliniken ein zweizeitiges Vorgehen – bis zum Erhalt der endgültigen Histologie – vorziehen. Bei der einzeitigen Vorgehensweise ist die Durchführung intraoperativer

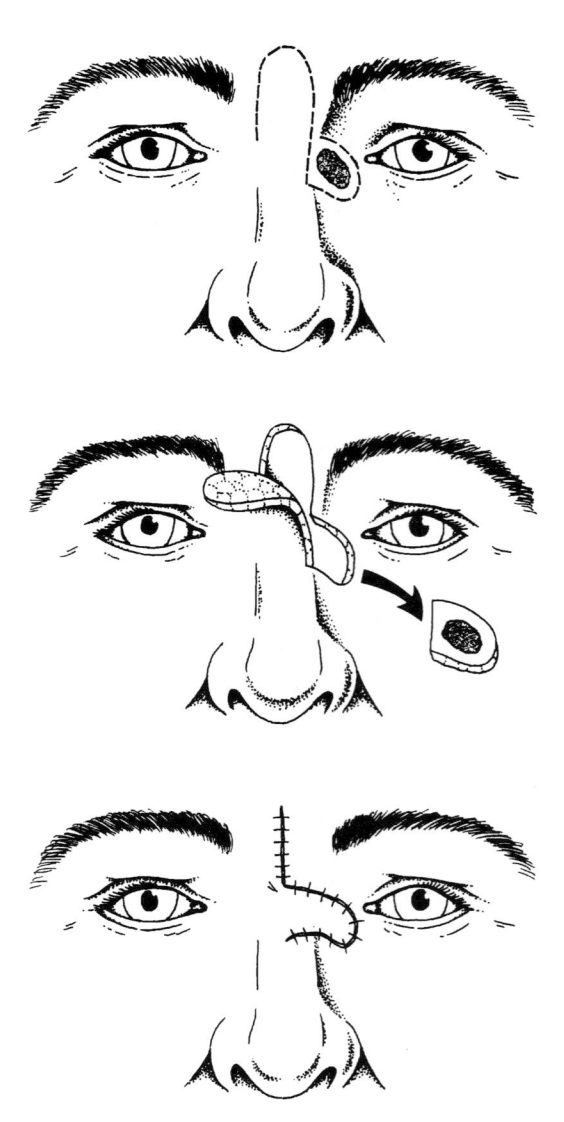

*Abbildung 2-93:* Tumor, z. B. Basaliom am medialen Kanthus: Exzision und Deckung mit Finger(Glabella)-Lappen.

Schnellschnittuntersuchungen über die Tumorfreiheit der Resektionsränder «conditio sine qua non».

Beim bisher unbehandelten Basaliom sollte ein Sicherheitsabstand von 2–5 mm eingehalten werden. Bei großen Tumoren, längerer Anamnese oder Rezidiven sollte nach Möglichkeit ein Sicherheitsabstand von 1 cm erreicht werden.

Kleine bis 1 cm durchmessende Defekte können in aller Regel direkt (evtl. nach Mobilisierung der Wundränder) verschlossen werden.

Bei größeren Defekten stehen dem Chirurgen zum Defektverschluß in Abhängigkeit von der Lokalisation verschiedene lokale Lappentechniken zur Verfügung. In den Abbildungen 2-93 und 2-94 sind zwei verschiedene Lappentechniken dargestellt.

In der Hand erfahrener Chirurgen liegt die 5-Jahres-Heilungsrate in der Primärbehandlung eines Basalioms bei über 95 % (in Abhängigkeit von der Tumorgröße).

Eine Besonderheit stellt die chemochirurgische Behandlung nach Mohs dar, bei der in einer aufwendigen Behandlung durch sequentielle Exzision und mikroskopische Aufarbeitung die Totalexzision des Tumors bei möglichst geringer Opferung gesunden Gewebes angestrebt wird. Trotz guter Ergebnisse ist diese Technik aufgrund des hohen Aufwandes nicht weit verbreitet.

Neben der chirurgischen Behandlung stehen die Strahlentherapie, Kryotherapie und die lokale Chemotherapie mit 5-Fluoruracil zur Verfügung.

### 5.1.3 Malignes Melanom

Auch im Gesichtsbereich kommt das Melanom in seinen drei histologischen Formen vor:
– Lentigo maligna (30 %),
– oberflächlich spreitend (30–40 %),
– primär knotig.

Die chirurgische Behandlung des Melanoms muß die Resektion weit im Gesunden (2 cm) umfassen. Gegebenenfalls ist eine regionale Lymphknotendissektion (sentinel lymph node dissection) notwendig.

Das Lentigo-maligna-Melanom beim älteren Menschen hat eine gute Prognose.

## 5.2 Entzündungen

Entzündungen im Kiefer-Gesichts-Bereich gehen meistens vom Zahnsystem (dentogene Infektionen) aus.

Die Gefahr bei Weichteilentzündungen im Gesichtsbereich (Oberlippe, Nasenbereich) liegt im möglichen Übergreifen auf den Sinus cavernosus

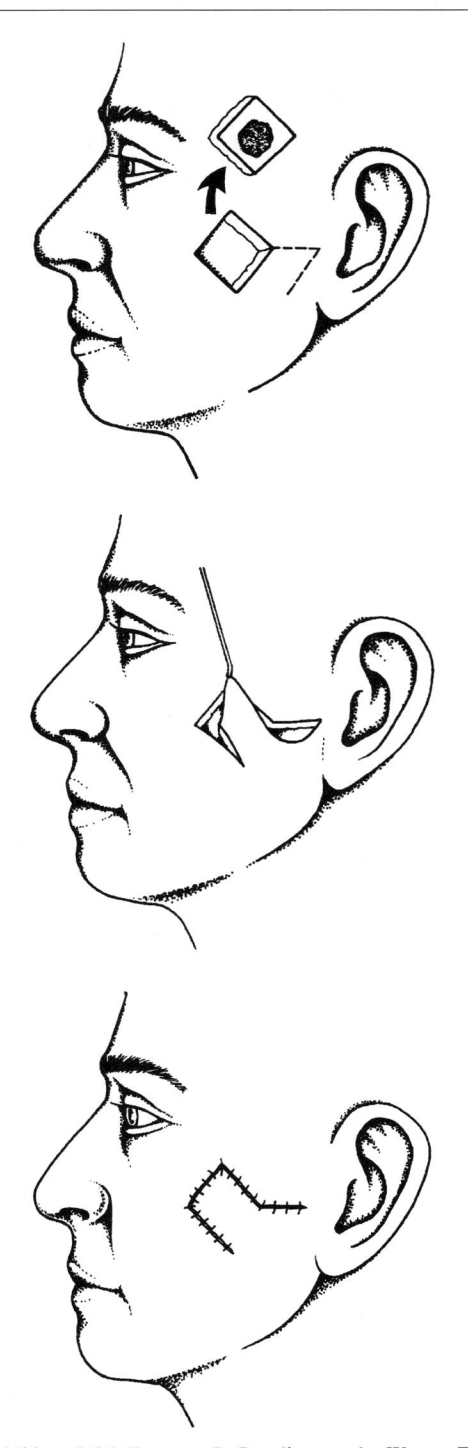

*Abbildung 2-94:* Tumor, z. B. Basaliom an der Wange: Exzision und Deckung mit Rhomboid-Lappen.

(über die V. angularis und ophthalmica) mit nachfolgender Meningitis. Daher sollte ein nicht entlastungswürdiger Befund (Erysipel) primär konservativ mit systemischer Antibiotikatherapie und lokaler Kühlung behandelt werden. «Ausdrücken» kann zu einer Keimverschleppung führen.

Für die Entlastung von Abszessen (Furunkel) im Gesichtsbereich sind Kenntnisse über die Anatomie des fazialen Gefäß-Nerven-Systems (Abb. 2-95) notwendig. Im übrigen gelten die Regeln der septischen Chirurgie (Inzision, Gegeninzision, Drainage).

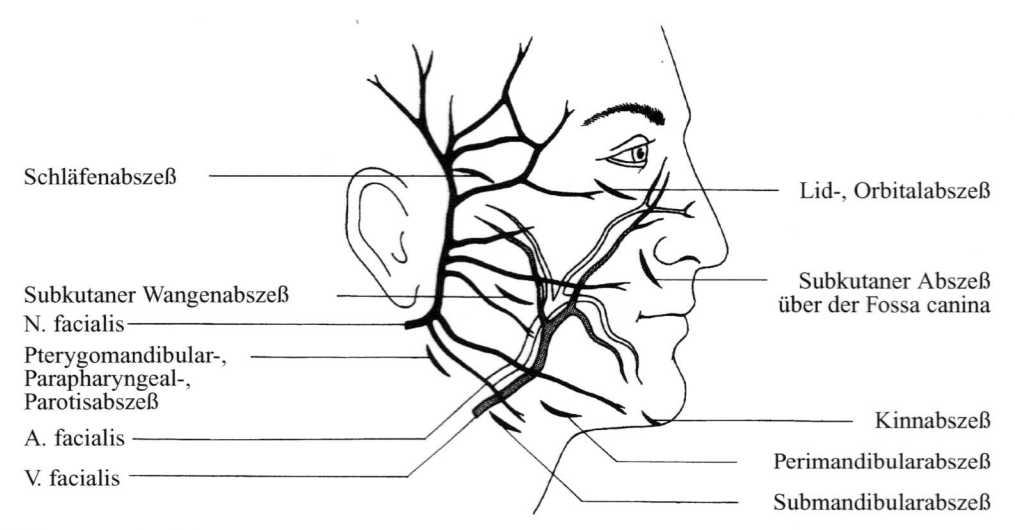

*Abbildung 2-95:* Schnittführung zur Entlastung von Abszessen unter Schonung der Arteria, Vena und Nervus facialis.

**Dritter Teil**

# Hals

# 1. Weichteilverletzungen am Hals

V. Zumtobel

Weichteilverletzungen am Hals treten infolge von Gewaltverbrechen, Verkehrs-, Arbeits- sowie Spielunfällen auf und stellen aufgrund der lokalen anatomischen Verhältnisse ein diagnostisches sowie therapeutisches Problem dar. Haut, Gefäße, Nerven, Ösophagus und Trachea sind durch Faszien und Muskeln gegeneinander verschieblich, so daß durch Halsbewegungen ihre Lage zueinander verändert wird. Deshalb besteht meist keine Korrelation zwischen Art, Lokalisation und Mechanismus der Verletzung und verletzter Struktur. Wegen der kulissenartig gleitenden Halsmuskulatur können Schwere und Ausmaß der Verletzung bei der Wundinspektion in der Notfallambulanz nicht sicher beurteilt werden.

## 1.1 Symptome und Diagnostik

Im Vordergrund der Symptomatik steht die venöse und/oder arterielle Blutung, die rasch zu Schock und Bewußtlosigkeit führen kann. Die genaue Blutungslokalisation oder die Blutungsart (atem- oder pulssynchron) sind für die Erstmaßnahmen von untergeordneter Bedeutung, wohingegen die Abschätzung der Kreislaufsituation (Schockindex) für Therapie und Prognose essentiell ist. Die Eröffnung großkalibriger Venen geht mit der Gefahr einer Luftembolie mit Dyspnoe, Tachykardie und Thoraxschmerzen einher, wobei die Verdachtsdiagnose weder klinisch noch apparativ bestätigt werden kann. Eine Dyspnoe wird meistens bei Gewaltverbrechen durch Verlegung oder Verletzung der Luftröhre beobachtet, wobei bei Übertritt von Blut in die Atemwege zusätzlich eine Hämoptoe vorliegt. Perforierende Verletzungen der Speiseröhre verursachen eine Kontamination des Mediastinums, wobei ein septisches Krankheitsbild häufig erst drei bis fünf Tage nach der Verletzung auftreten kann. Hirnnerven (X, XI, XII) sowie periphere Nerven aus dem Halsmark (N. phrenicus, Äste des Plexus brachialis) können durchtrennt oder druckgeschädigt werden. Die entstehenden Paresen (Heiserkeit, Kopfnicker- und Schulterheberlähmung, Zungendeviation beim Herausstrecken) werden meist verzögert festgestellt, da gleichzeitig lebensbedrohliche Verletzungen bestehen, die eine subtile neurologische Untersuchung zum Zeitpunkt der Notaufnahme nicht zulassen.

Das diagnostische Vorgehen wird zunächst durch das Ausmaß des Blutverlust bestimmt, so daß bei einer kreislaufwirksamen Hämorrhagie die Indikation zur sofortigen ausgiebigen Wundrevision am sedierten und intubierten Verletzten gegeben ist. Liegen primär stabile Kreislaufverhältnisse vor, ist eine apparative Diagnostik nach steriler Wundabdeckung indiziert. Bei jeder größeren offenen Wunde sollte eine Röntgen-Standardaufnahme des Thorax sowie ein Ösophagus-Breischluck angefertigt werden, um perforierende Begleitverletzungen von Pleura und Speiseröhre auszuschließen. Bei unvollständig eruierbarem Unfallmechanismus ist die routinemäßigen Röntgenaufnahme der HWS in zwei Ebenen immer gerechtfertigt. Die Dopplersonographie der Carotiden ist ebenso indiziert, da der palpatorische Pulsnachweis eine Verletzung der A. carotis interna nicht ausschließt. Bei Auftreten fokaler neurologischer Ausfällen ohne sichtbarer Carotisverletzung werden weiterführende bildgebende Verfahren wie Farb-Duplexsonographie, Angiographie, Schädelcomputertomographie in der genannten Reihenfolge eingesetzt. Liegt gleichzeitig ein Schädel-Hirn-Trauma vor, ist jedoch die Durchführung eines Schädel-Computertomogramms vorrangig.

## 1.2 Therapie

Bei primär kreislaufstabilen Verhältnissen, geringgradigem Blutverlust und ansprechbarem Patienten erfolgt die Wundversorgung als schichtweise Rekonstruktion in Lokalanästhesie. Bei starker Blutung ist die sofortige Blutstillung, die durch manuelle Kompression im Wundbereich fast immer möglich ist, vorrangig.

Als weitere Erstmaßnahme gilt die Volumensubsitution, deren Ausmaß durch den geschätzten Blutverlust bestimmt wird. Steht die Blutung nach fünfminütiger Kompression nicht oder liegt eine Bewußtlosigkeit vor, so ist die Wundrevision in Allgemeinanästhesie erforderlich. Ziel des Eingriffes ist, die Gefäßläsion zu lokalisieren und zu versorgen. Der operative Zugang ist von der vorliegenden Hautverletzung abhängig, wobei zur Freilegung der Halsschlagader ein Längsschnitt an der Vorderkante des Kopfnickers gewählt werden sollte. Nach Abklemmen verletzter Gefäße erfolgt zunächst die Rekonstruktion der Arteria carotis communis bzw. interna nach gefäßchirurgischen Prinzipien, wobei bei Substanzdefekten Erweiterungsstreifen oder Interponate (PTFE, Dacron) verwendet werden sollte.

Alle übrigen Halsarterien werden, wenn sie verletzt sind, unterbunden. Lädierte Venen werden mit einer Ligatur versorgt. Eine Venennaht, bzw. -rekonstruktion mit PTFE-Interponat ist jedoch bei beidseitiger Verletzung der V. jugularis interna erforderlich.

Bei einer Verletzung der Luftröhre werden die benachbarten Trachealringe mittels Einzelknopfnähten aneinander adaptiert. Bei Substanzverlust der Trachea ist eine plastische Rekonstruktion erforderlich.

Kleinere (< 2 cm) perforierende Verletzungen der Speiseröhre werden übernäht oder primär konservativ behandelt (Nahrungskarenz, Magensonde, keine Antibiotika!). Von einer grundsätzlichen operativen Revision ist wegen der selten darstellbaren Verletzungsstelle abzuraten. Ist im Breischluck ein größerer Wanddefekt nachweisbar, so ist seine umgehende Übernähung indiziert. Ungünstige lokale Verhältnisse (Quetschung, Substanzverlust, Infektion) können eine Ösophagusresektion und einen Speiseröhren-Ersatz mittels Magenhochzug notwendig machen. Bei Verdacht auf eine beginnende Mediastinitis ist eine frühzeitige Revision mit Spülung und Drainageeinlage erforderlich.

Die primäre oder sekundäre Naht von durchtrennten Hirnnerven ist nicht erfolgsversprechend.

Postoperativ ist eine intensivmedizinische Überwachung mit engmaschigen neurologischen Verlaufskontrollen erforderlich, da eine eventuell vorhandene Carotisdissektion erst mit Verzögerung symptomatisch werden kann.

Die Prognose der Verletzung von Halsweichteilen wird fast ausschließlich vom Ausmaß des hypovolämischen Schocks bestimmt. Kann dieser prompt und effektiv behandelt werden, so sind selbst nach einer Carotisläsion, die innerhalb von drei Stunden versorgt wird, keine neurologischen Defizite zu erwarten. Sekundärinfektionen des Mediastinums führen oft zu langwierigen Krankheitsverläufen und sind immer als lebensbedrohend anzusehen.

# 2. Halstumoren (außer Struma)

V. Zumtobel

## 2.1 Halstumoren im Kindesalter

### 2.1.1 Ursachen

Beim Kind sind Schwellungen am Hals häufig auf Infekte zurückzuführen (z. B. Scharlach, Mumps, Pfeiffersches Drüsenfieber, Diphterie), wobei Verlauf und begleitende Symptome (Fieber, Enantheme) die Diagnose ermöglichen. Eine operative Intervention ist nur selten erforderlich.

Unter den gutartigen Veränderungen finden sich angeborene Fisteln und Zysten relativ häufig. Nach Lokalisation der äußeren Fistelöffnung unterscheidet man laterale und mediane. Erstere stellen Entwicklungsanomalien der Kiemenbögen dar und imponieren als tastbarer derber Strang mit nässender Öffnung am Vorderrand des Kopfnikkers. Eine Einmündung in den Pharynx ist gelegentlich nachweisbar (komplette Fistel).

Die mediane Fistel entsteht aus einem persistierendem Ductus thyreoglossus und ist durch den intrahyoidalen Verlauf mit äußerer Fistelöffnung im Kehlkopfbereich und innerer im Zungengrund charakterisiert. Neben einer wenig beeinträchtigenden serösen Sekretion können rezidivierende Entzündungen mit sehr schmerzhaftem Sekretverhalt auftreten. Mediane und laterale Halszysten unterscheiden sich lediglich morphologisch von Fisteln, wobei Symptomatik und Therapie gleich bleiben.

Einen seltenen gutartigen Halstumor im Kindesalter stellt das zystische Hygrom dar, welches aus einer Fehlbildung von Lymphgefäßen resultiert. Die lymphgefüllte Zyste kann in den ersten Lebenswochen im Zungengrundbereich auftreten und durch schnelles Wachstum bei Infektion mit Staphylo- oder Streptokokken die Atemwege verlegen.

### 2.1.2 Therapie

Die Indikation zur Operation von Halszysten sowie -fisteln ist bei störender Sekretion, rezidivierenden Entzündungen und Sekretverhalt gegeben. Eine gelegentlich auftretende seröse Sekretion stellt eine relative Indikation zur Exstirpation dar und sollte unter Abwägung der möglichen Komplikationen mit dem Patienten bzw. den Eltern erörtert werden. Beim akut entzündlichen Schub gelten die Prinzipien der septischen Chirurgie, wobei nach Resistenzbestimmung systemisch Antibiotika verabreicht werden.

Im entzündungsfreien Intervall ist die vollständige Exstirpation vorzunehmen, die in nasaler Intubationsnarkose erfolgen muß.

*OP-Technik bei lateraler Fistel*
Das Kind wird mit leicht überstrecktem und zur Gegenseite gedrehtem Kopf gelagert, wobei ein breites Kissen unter die Schultern gelegt wird. Der Fistelgang wird durch Injektion von Methylenblau markiert. Nach ovalärer Umschneidung der äußeren Öffnung erfolgt die Präparation kranialwärts, wobei mittels zwei oder drei kleiner transversaler

Hautinzisionen und Untertunnelung der Zwischenstrecken die gesamte Fistellänge zur Darstellung kommt (Abb. 3-1). Häufig verläuft der Gang durch die Carotisbifurkation und ist mit der Gefäßscheide derb verwachsen, so daß hier eine genaue Präparation unter Sicht erforderlich ist (cave N. hypoglossus!). Bei persistierender innerer Öffnung, meistens hinter der Tonsilla palatina gelegen, wird eine Knopfsonde in den Gang kranialwärts so weit vorgeführt, daß der pharyngeale Ausgang von oral lokalisiert und mit einer Haltenaht angespannt werden kann. Der Fistelgang kann dann von oral weiterentwickelt und reseziert werden (Abb. 3-2).

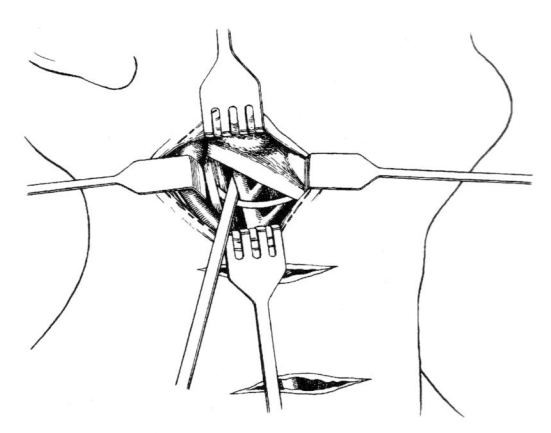

*Abbildung 3-1:* Exposition der lateralen Halsfistel.

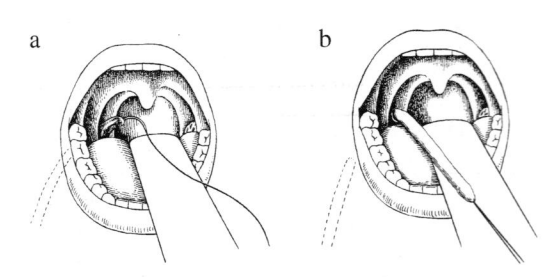

*Abbildung 3-2:* Laterale Halsfistel: a. Sondierung und Markierung im Pharynx. b. Perorale Exstirpation.

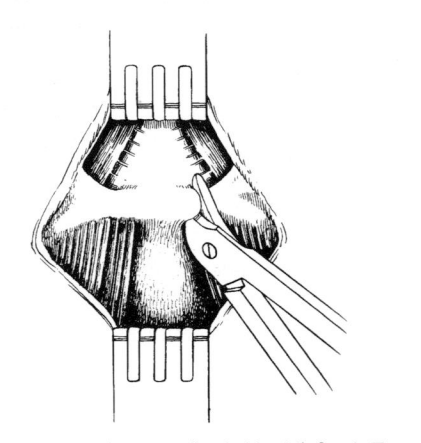

*Abbildung 3-3:* Mediane Halsfistel: Abschließende Zungenbeinresektion.

*OP-Technik bei medianer Fistel*

Darstellung und komplette Exstirpation erfolgen wie bei der lateralen Fistel mit dem Unterschied, daß der mittlere Anteil des Zungenbeines nach Ablösung der Muskelansätze mitreseziert wird, um die Rezidivgefahr möglichst gering zu halten (Abb. 3-3).

*OP-Technik bei zystischem Hygrom*

Eine radikale Entfernung ist aufgrund des häufig mehrkammerigen und verzweigten Aufbaus komplikationsreich, so daß die partielle Exzision und eventuell mehrmalige Punktion die Therapie der Wahl ist.

## 2.2 Halstumoren im Erwachsenenalter

### 2.2.1 Ursachen

Geschwulste am Hals sind bei Erwachsenen ein relativ häufiger Befund und beruhen, gutartige Strumen ausgeschlossen, in ca. 90% der Fälle auf neoplastischem Wachstum. Die restlichen 10% entfallen auf angeborene Fisteln, Zysten sowie Infekte im Hals-Nasen-Ohren-Bereich, die zu zeitlich begrenzten Lymphknotenschwellungen führen. Während früher die tuberkulöse Adenopathie die häufigste Ursache für eine Halsschwellung darstellte, spielt sie heute praktisch keine Rolle mehr.

Nur ein Fünftel aller Neoplasien am Hals sind primären Ursprunges, wobei am häufigsten Lymphome (60%) und Speicheldrüsenkarzinome (40%) nachzuweisen sind. Die größte Mehrheit besteht also aus Metastasen, deren Primärherd in 85% supraklavikulär lokalisiert ist. Entsprechend

*Tabelle 3-1:* Primäre Tumoren des Halses und lymphogene Metastasierung.

| | |
|---|---|
| Nasopharynx, lat. Pharynxwand | nuchal, retroaurikulär |
| Tonsillen, Mundboden, Zahnfleisch | submandibulär |
| Zungenspitze, Unterlippe | submental |
| Hypopharynx, Larynx, Schilddrüse | zervikal |
| Mediastinum, Lunge, Magen-Darm-Trakt | supraklavikulär |

dem Sitz des Primarius wird die Tochtergeschwulst in einer bestimmten Halsregion vorzufinden sein (Tab. 3-1).

## 2.2.2 Symptome und Diagnostik

Eine meist schmerzlose Größenzunahme der Halslymphknoten ist charakteristisch, wobei venöse Stauung, Tracheakompression und Hautulzeration erst im Spätstadium auftreten und nur selten beobachtet werden. Jeder Lymphknoten größer als 1 cm ohne Rückbildungstendenz innerhalb eines Monats ist malignomverdächtig und bedarf einer Abklärung.

Das diagnostische Vorgehen bei Neoplasien am Hals wird durch das gehäufte Vorkommen von Metastasen bestimmt, so daß die Suche nach dem Primärherd vor der Knotenexstirpation und Biopsie Vorrang hat. Neben bildgebenden und endoskopischen Verfahren kommt der klinischen HNO-ärztlichen Untersuchung eine zentrale Rolle zu. Erst hiernach ist die Indikation zur Biopsie gegeben, um den Malignitätsverdacht zu bestätigen.

In der Reihenfolge der Häufigkeiten werden Plattenepithelkarzinome, Melanome und Adenokarzinome diagnostiziert.

Maligne Lymphome bedürfen eines konventionellen Staging mit Röntgenthorax, Abdomen-CT und Beckenkammbiopsie, wonach eine diagnostische Lymphadenektomie durchgeführt wird.

## 2.2.3 Therapie

Liegt ein Zungen-, Kehlkopf- oder Speicheldrüsen-Tumor vor, so gehört die Behandlung in die Hand des HNO-Arztes.

Bei Hodgkin- und Non-Hodgkin-Lymphomen werden je nach Stadium der Erkrankung unterschiedliche Therapieschemata angewendet, wobei vornehmlich Zytostatika und Radiatio eingesetzt werden. Eine Kooperation zwischen Onkologe und Radiotherapeut ist hier indiziert, der Chirurg ist lediglich in der Behandlung des fortgeschrittenen Leidens (Trachealkompression, Hautulzeration, Arrosionsblutung) involviert. Palliative Maßnahmen wie Tumorreduktion, plastische Deckung und Gefäßligatur stehen dabei im Vordergrund des Handelns.

Bei lymphogenen Metastasen eines infraklavikulären Tumors steht die Behandlung des Primärherdes im Vordergrund, eine chirurgische lokale Tumorkontrolle ist nur bei Lokalkomplikationen oder aus psychologischen Gründen zu erwägen.

Ist das Vorliegen eines Karzinoms bei unbekanntem Primarius nachgewiesen, stellt sich das Problem der Lokaltherapie dar. Da Metastasen relativ strahlenresistent sind, kann die Durchführung einer radikalen neck dissection erwogen werden, wobei die 5-Jahresüberlebensrate 20 % beträgt (beim Adenokarzinom nur 5 %) und die Rezidivrate mit z. B. 34 % beim Melanom sehr hoch ist. Alternativ ist eine palliative, meistens R2-Resektion möglich mit geringerer Operationsmorbidität, wodurch jedoch die mittlere Überlebenszeit unbeeinflußt bleibt. Ob eher ein aggressives oder abwartendes Vorgehen gewählt wird, hängt mitunter von der psychischen Verfassung des Patienten bei der ärztlichen Aufklärung ab.

Bei 80 % der Patienten wird letztendlich der Primarius im weiteren Verlauf der Erkrankung nachgewiesen werden, was jedoch keinen Einfluß auf die infauste Prognose hat.

# 3. Erkrankungen der Schilddrüse

V. Zumtobel

## 3.1 Jodmangelstruma

Jede Vergrößerung der Schilddrüse (> 25 ml beim Mann, > 18 ml bei der Frau) wird geneseunabhängig Struma (Kropf) genannt. Klinisch erfolgt die Einteilung in drei Schweregrade:
- I. tastbare Organvergrößerung
- II. sichtbare Organvergrößerung
- III. symptomatische Organvergrößerung.

Liegen keine fokale Veränderungen vor, so spricht man von einer Struma diffusa (blande Struma), wogegen die Struma nodosa (uni-, multinodosa) einen knotigen Gewebeumbau aufweist. Eine bis ins Mediastinum reichende Schilddrüse wird als retrosternal bezeichnet, wohingegen eine ausschließlich im Mediastinum gelegene Struma intrathorakal genannt wird. Ca. 15 % der Bevölkerung der Bundesrepublik Deutschland (m:w = 1:1,5) weisen eine tastbare Organvergrößerung auf, die auf einer mangelnden Jodaufnahme beruht (endemische Struma). Bei einem Jodbedarf von 150–300 µg/d und einer tatsächlichen Zufuhr von nur 40–70 µg/d entsteht ein intrathyroidaler Jodmangel, der über Modulation von zellspezifischen Wachstumshormonen für die Hyperplasie und Hypertrophie der Drüse verantwortlich ist. Ein langjähriges Joddefizit kann regressive Parenchymveränderungen und funktionelle Autonomien hervorrufen, die häufig auch nebeneinander in einer Schilddrüse nachgewiesen werden. Funktionell und morphologisch ist nicht immer eine klare Trennung zwischen Struma diffusa, nodosa mit oder ohne Autonomien möglich, vielmehr stellen sie unterschiedliche und ineinander übergehende Manifestationen derselben Erkrankung (Jodmangelstruma) dar.

### 3.1.1 Symptome

Eine sicht- oder nur tastbare, schluckverschiebliche Geschwulst tritt zwischen Jugulum und Zungenbein hervor, wobei der Untersucher nur zwischen Struma diffusa und nodosa unterscheiden kann. Eine kompressionsbedingte Dyspnoe tritt besonders unter Belastung oder bei oberen Atemweginfekten auf, wobei das Organvolumen meist bereits über 50 ml beträgt. Eine Stauung der Halsvenen tritt nur bei weit fortgeschrittenem Befund auf und wird heutzutage selten beobachtet. Das häufig angegebene Globusgefühl ist ein vegetatives Symptom und sollte nicht Indikation zur Resektion einer nur geringgradig vergrößerten Schilddrüse sein. Herzrasen, innere Unruhe, Hyperhidrosis und Gewichtsabnahme sind nur bei nachgewiesener hyperthyreoter Stoffwechsellage als Symptome einer Überfunktion zu werten.

### 3.1.2 Diagnostik

Die klinische und apparative Untersuchung der Schilddrüse stellt die Voraussetzung für ein adäquates chirurgisches Vorgehen dar, der Operateur muß (spätestens) zum Zeitpunkt des Eingriffes

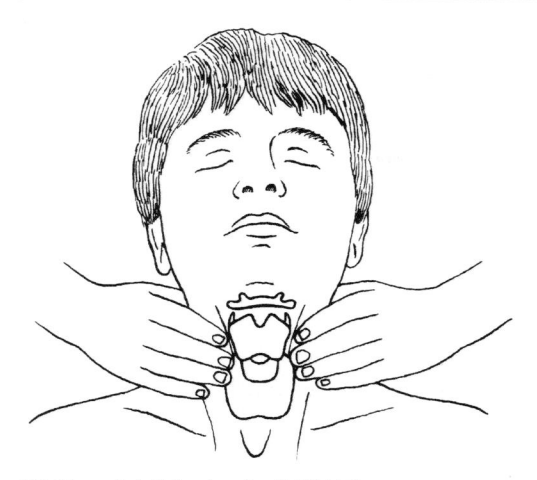

*Abbildung 3-4:* Palpation der Schilddrüse.

über Morphologie und Funktion des Organes genauestens informiert sein.

Der hinter dem Patienten stehende Untersucher palpiert bimanuell den Kehlkopfbereich, wobei Morphologie (diffus vs. knotig), Lappengröße, Konsistenz und Schluckverschieblichkeit der Struma festgehalten werden (Abb. 3-4). Für den Operateur ist die Überprüfung der kaudalen Abgrenzbarkeit des Organes vom Jugulum während des Schluckaktes für die Planung des Eingriffes besonders relevant (retrosternales Wachstum!). Die Sonographie erlaubt eine morphologische Beschreibung der Schilddrüse, wobei Organgröße, Echomuster, Anzahl und Lokalisation eventuell vorhandener Foki festgestellt werden müssen. Die sonographische Größenbestimmung erfolgt über eine Berechnung beider Lappenvolumina (Länge × Tiefe × Breite × 0,479) und ist der szintigraphischen Volumetrie eindeutig überlegen. Die Organgröße ist jedoch jahreszeitlichen und zyklusabhängigen Schwankungen unterworfen, so daß grenzwertige Befunde und relativ kleine Änderungen des Volumens nicht zu voreiligen therapeutischen Konsequenzen führen sollten. Adenome sind sonographisch häufig echodicht, funktionell minderwertiges Gewebe echoarm. Regressive Parenchymveränderungen rufen ein inhomogenes Schallmuster hervor. Die Beschreibung einer fokalen Läsion soll weiterhin Lokalisation und Größe beinhalten, wobei kleinere Knoten, um postoperative Pseudorezidive zu vermeiden, nicht übersehen werden dürfen (Auflösung bis 1 mm möglich).

Da sich retrosternale Schilddrüsenanteile der Ultraschalldiagnostik entziehen, ist die Durchführung eines Röntgenthorax im a.p. Strahlengang routinemäßig sinnvoll. Zur prä- und postoperativen Standarddiagnostik gehört des weiteren die Kehlkopfspiegelung, die von einem HNO-Arzt vorzunehmen ist. Die Laryngoskopie unmittelbar nach Extubation ist qualitativ der am kooperativen, wachen Patienten durchgeführten fachärztlichen Untersuchung unterlegen und somit sowohl ärztlich als auch rechtlich abzulehnen.

Zur Überprüfung der präoperativen Stoffwechsellage reicht die Bestimmung von fT4 und TSH aus. Liegt eine Euthyreose vor, so spielt eine weiterführende Diagnostik für das operative Vorgehen keine Rolle mehr. Eine Ausnahme bildet der malignomverdächtige echoarme Knoten, der einer Szintigraphie bedarf. Speichert der Knoten nicht (kalter Knoten), so ist seine Exstirpation zur histologischen Abklärung erforderlich.

Merke: Ein szintigraphisch kalter und sonographisch echoarmer Knoten hat ein Malignitätsrisiko von 20%!

Eine Aspirationspunktion zur zytologischen Beurteilung sollte allenfalls Patienten vorbehalten bleiben, die ein hohes OP-Risiko aufweisen, einem Eingriff ablehnend gegenüber stehen oder bereits am selben Organlappen voroperiert sind.

Bei Hyperthyreose (fT4 ↑, TSH ↓) und latenter Hyperthyreose (fT4 →, TSH ↓) ist ein Szintigramm bei gleichzeitigem sonographischen Knotennachweis indiziert, um dekompensierte autonome Areale (heiße Knoten) zu lokalisieren. Bei homogenem Speicherungsmuster wird zusätzlich ein Suppressionsszintigramm veranlaßt, wodurch kompensierte Autonomien (warme Knoten) identifiziert werden können. Werden sonographisch keine Foci nachgewiesen, so erübrigt sich ein Szintigramm; durch Bestimmung eines erhöhten TRAK-Spiegels kann eine noch in Frage kommende Immunthyreopathie diagnostiziert werden.

Präoperativ ist eine euthyreote Stoffwechsellage anzustreben, wofür niedrigdosierte Thyreostatika wie z.B. Thiamazol 10 mg/d oder Carbimazol 14 mg/d verordnet werden.

Bei Vorliegen einer Jodkontamination sollte man die Therapie mit höheren Dosierungen beginnen (z.B. Thiamazol 40 mg/d). Die gleichzeitige Gabe von β-Blockern ist bei Tachykardien indiziert.

Eine grundsätzliche Bereitstellung von Blutkonserven ist nicht erforderlich und sollte Eingriffen an Rezidivstrumen oder bei präoperativer Anämie vorbehalten werden.

### 3.1.3 Therapie

Absolute Indikation zur Operation ist gegeben bei Struma III, dringendem Malignomverdacht und therapieresistenter funktioneller Autonomie. Sichtbarer Kropf, zunehmende Knotenbildung, fokale und diffuse Autonomien stellen relative Indikationen dar.

Ziel des Eingriffes ist die morphologische und funktionelle Wiederherstellung des endokrinen Organes bei möglichst niedriger Morbidität. Aufgabe des Chirurgen ist somit die radikale Entfernung veränderter Areale unter Belassung eines palpatorisch und optisch gesunden Gewebsrestes. Das Ausmaß der Resektion orientiert sich an der präoperative Diagnostik und an einer subtilen intraoperativen Befunderhebung, ist also individuell den Erfordernissen anzupassen. Die routinemäßige beidseitige subtotale Resektion einerseits und die Exstirpation des präoperativ bekannten Knotens ohne Untersuchung der gesamten Schilddrüse andererseits stellen die Eckpunkte eines undifferenzierten chirurgischen Vorgehens dar.

Der Eingriff erfolgt in Allgemeinanästhesie, wobei ein Rundum-Zugang an den Kopf des Patienten nicht erforderlich ist. Der Oberkörper wird hochgelagert (ca. 40 Grad) und der Hals leicht hyperextendiert, sofern keine schweren degenerative Veränderungen der HWS bekannt sind. Zweck dieser Lagerung ist eine möglichst gute Entfaltung des Bereiches zwischen Jugulum und Kehlkopf. Nach Aufsuchen einer Hautfalte ca. 2–4 cm oberhalb des Jugulums wird diese markiert und als Zugang verwendet. Das Auffinden einer passenden Falte wird durch leichtes Kopfnicken erleichtert. Die Länge der Hautinzision ist von Halsbreite, -länge sowie voraussichtlichem Resektionsausmaß abhängig, wobei ein Schnitt über die vorderen Kanten der Kopfnicker hinweg nicht erforderlich ist. Nach querer Durchtrennung von Subkutis und Platysma werden die Venen der vorderen Halsfaszie durchtrennt und ligiert. Besondere Sorgfalt ist bei diesen Ligaturen ratsam, da hierdurch manche lästigen und gefährlichen Nachblutungen vermieden werden können. Ligiert wird allein das Gefäß

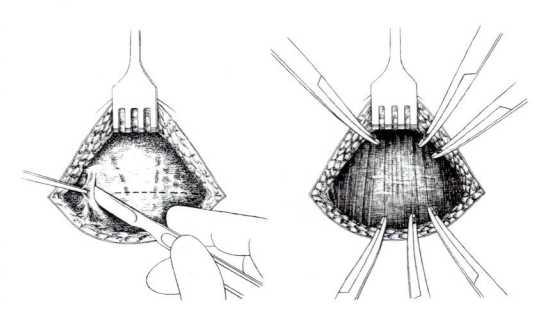

*Abbildung 3-5:* Strumaoperation: Darstellen der Längsmuskulatur, Dissektion der oberflächlichen Halsvenen.

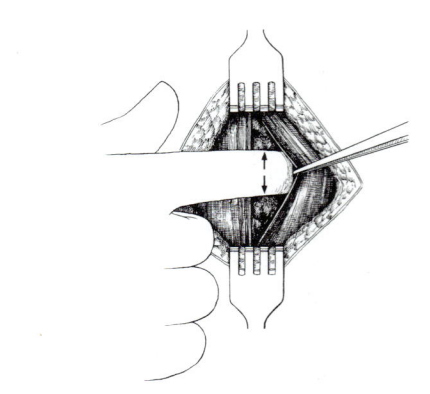

*Abbildung 3-6:* Strumaoperation: Darstellen des linken Strumalappens.

und nicht ein Fett-Gefäß-Konglomerat! Die quer gespaltene vordere Halsfaszie wird von der darunterliegenden geraden Halsmuskulatur teils stumpf, teils scharf abpräpariert über einen Bereich, der von Jugulum, Schildknorpel und Mm. sternocleidomastoidei begrenzt wird (Abb. 3-5). Der kraniale Gewebelappen wird durch zwei subkutan angebrachte Backhaus-Klemmen angespannt, wodurch das OP-Gebiet besser entfaltet wird. Die der Schilddrüsenkapsel ventral anliegende gerade Halsmuskulatur wird lateralwärts abgeschoben, nachdem in der Mittellinie die zarte Muskelfaszie längs durchtrennt wurde. Die für die Schilddrüsendarstellung essentielle Schicht zwischen Muskulatur und Organkapsel wird in der Mittellinie erreicht und durch lateralwärtige Präparation dargestellt. Die häufig zarte Muskulatur ähnelt sehr der Drüsenoberfläche, so daß eine genaue Inspektion erforderlich ist. Mittels anatomischer Pinzette,

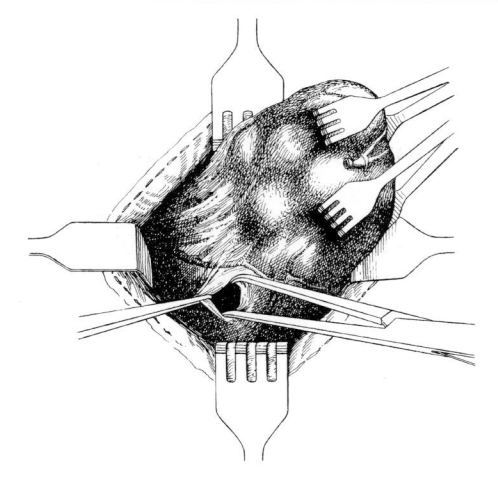

*Abbildung 3-7:* Strumaoperation: Darstellen der dorsal gelegenen Strukturen (Zug am Präparat erst nach Kapselmobilisation).

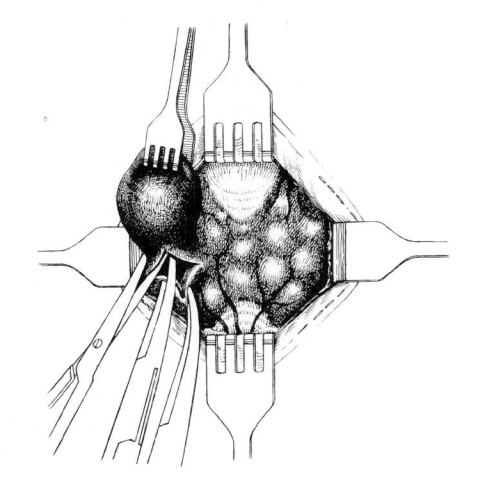

*Abbildung 3-8:* Strumaoperation: Exstirpation eines Knotens mit umliegendem Gewebesaum.

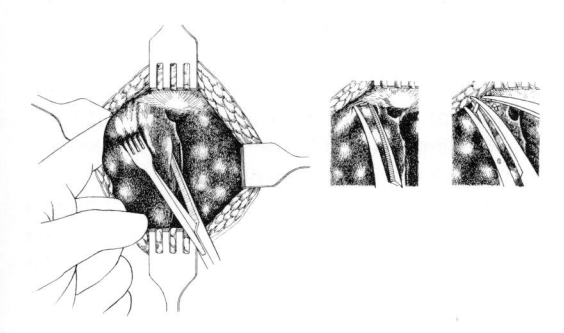

*Abbildung 3-9:* Strumaoperation: Palpation nach Freilegung, um die Resektionsgrenze zu bestimmen.

Präparierschere, Langenbeck-Haken und Zeigefinger ist eine vollständige Schichtdarstellung möglich (Abb. 3-6). Dabei lassen sich die Ausdehnung beider Lappen und deren Oberflächen-Konsistenz feststellen. Ca. 60 % aller Knoten entstehen laterodorsal (Recurrensnähe), so daß hier eine routinemäßige Palpation vonnöten ist. Retrosternale Strumaanteile entziehen sich dem Ultraschall und sind nur einer akkuraten intraoperativen Untersuchung zugänglich. Erst nach einer vollständigen Befunderhebung soll der eigentliche Eingriff beginnen.

## Knotenexstirpation

Der knotentragende Lappen soll soweit mobilisiert werden, daß eine gezielte Blutstillung nach erfolgter Resektion möglich ist. Durch Zug an der Organkapsel (z. B. nach kranial bei Beteiligung des unteren Poles) werden die Kapselgefäße angespannt, direkt an der Kapsel durchtrennt und ligiert. Hierdurch erreicht man gleichzeitig Blutstillung und Mobilisierung ohne das Risiko, Nachbarstrukturen (z. B. Epithelkörperchen, Rekurrensnerv) zu verletzten (Abb. 3-7). Nach ausreichender Mobilisierung beginnt die Entfernung des Focus mitsamt eines schmalen, makroskopisch gesunden Gewebesaums (Exstirpation, nicht Enukleation!) mit der Gewebeschere (Abb. 3-8). Während der Resektion werden zum Knoten ziehende Gefäße mit Klemmchen gefaßt und ligiert, so daß der Operationsbereich übersichtlich bleibt. Mit einiger Übung kann eine befundorientierte variable Resektionsgrenze gewählt werden, wie sie beim Vorliegen mehrerer Nachbarknoten erforderlich wird (Abb. 3-9). Eine grundsätzliche Darstellung des N. rekurrens ist bei übersichtlichen Verhältnissen nicht erforderlich. Befindet man sich jedoch an der Lappenrückseite, so ist dies obligat. Dazu muß die laterale Fläche des Lappens unter medialwärtigem Zug bis zur Trachea mobilisiert werden, was immer kapselnah erfolgt.

Die Präparationsrichtung ist von ventromedial nach laterodorsal. Die zarte, fächerförmig aufgebaute, gefäßführende Faszie (Grenzlamelle) wird mit einer Pinzette gefaßt, von der Schilddrüse abgehoben und nach lateral abgeschoben. Bei ausgeprägtem dorso-lateralem Knotenwachstum ist der Rekurrensnerv häufig in der beschriebenen Faszie enthalten. Typischerweise verläuft jedoch der Nerv längs an der Trachea, um nach Unterkreuzung der A. thyr. inf. nach ventrokranial abzubiegen und in den Kehlkopf einzustrahlen (vgl. Abb. 3-13). Durch Inspektion der Lateralfläche der Trachea, von ventral nach dorsal gehend, wird er identifiziert, im peritrachealen Verlauf dargestellt und sorgfältig geschont. Erst hiernach ist eine radikale Entfernung der häufig dorsolateral anzutreffenden knotigen Veränderungen möglich. Nach Exstirpation des/der Knoten ist die erneute Palpation des Gewebes indiziert, um tiefer gelegene Parenchymveränderungen festzustellen. Erst jetzt soll der eventuell entstandene Kapseldefekt mit einer fortlaufenden Naht verschlossen werden. Bei (anzustrebendem) bluttrockenem Operationsfeld ist die Einlage einer Drainage überflüssig. Falls dennoch erforderlich, wird eine 12er Redon-Drainage in das feuchte Lappenbett gelegt und über die Gegenseite ausgeleitet. Die nach lateral verdrängte vordere gerade Halsmuskulatur wird in der Medianlinie locker aneinander adaptiert und die Halsfaszie verschlossen. Die Haut wird fortlaufend überwendlich oder intrakutan genäht.

Die Hautnaht kann am 2. bis 4. Tag entfernt werden.

### Subtotale Lappenresektion

Haben prä- und intraoperative Befundung einen fortgeschrittenen knotigen Umbau eines Schilddrüsenlappens ergeben, so ist die Indikation zur subtotalen Resektion gegeben. Ziel der Resektion ist nicht eine «Lappenverkleinerung», sondern die Entfernung sämtlichen funktionell minderwertigen Gewebes unter Erhalt makroskopisch unauffälliger Parenchymanteile. Wenn aber, bei geplanter beidseitiger Resektion, auf der einen Seite die sichere Schonung des Nerven nicht gewährleistet ist, so verbietet sich beim gutartigen Prozeß eine operative Gefährdung des gegenseitigen Rekurrens.

Zugang, Rekurrensdarstellung, Drainage und Wundverschluß wurden im Abschnitt zur Knotenexstirpation beschrieben.

Die Präparation beginnt am oberen Pol unter kaudalwärtigem Zug des Lappens. Die Polgefäße werden dabei angespannt und können so kapselnah distal ihrer Aufzweigungen durchtrennt und ligiert werden. Wenn so auch eine größere Anzahl an Ligaturen erforderlich wird, verringert sich das Risiko, den N. laryng. sup. oder ein oberes Epithelkörperchen samt Gefäßstiel zu lädieren. Die Versorgung der Gefäße erfolgt außerdem an der Oberfläche des OP-Situs und nicht im dunklen Wundwinkel neben einem hinderlichen Haken. Der Lappen wird nun seitlich mit dem Zeigefinger umfahren und angehoben, ohne dabei Gefäße zu zerreißen. Angespannte, gefäßführende Bindegewebsstränge wirken einer vollständigen Mobilisierung entgegen und sollen deshalb kapselnah zwischen Ligaturen durchtrennt werden. Häufig läßt sich die zarte, fächerförmige Faszie mit der Pinzette von der Lappenkapsel hochheben und seitwärts abschieben. Diese Präparation erfolgt auch am unteren Pol bis eine zufriedenstellende Mobilisierung erreicht wird. Retrosternale und paravertebrale Parenchymzapfen werden ebenso mittels Zug, schilddrüsennaher Gefäßligatur und digitalem Hervorluxieren dargestellt.

Die Kapsel wird an der vorgesehenen Resektionsgrenze mit einem Skalpell inzidiert, wobei durchkreuzende Gefäße mit Klemmchen gefaßt werden. Die Lappenresektion kann wahlweise mit Skalpell oder Schere erfolgen, wichtig dabei ist eine sofortige und gezielte Blutstillung mit Klemmchen. Die Gefäße werden dann nach erfolgter Resektion einzeln ligiert. Der Verlauf der Schnittfläche ist befundabhängig, so daß zum Beispiel eine vollständige Resektion des unteren und mittleren Lappendrittels unter Erhalt des oberen Poles notwendig sein kann. Reichen die regressiven Veränderungen in den Isthmusbereich hinein, so soll die Resektion entsprechend medialwärts ausgeweitet werden. Eine abschließende Kapselnaht über dem verbliebenen Gewebsrest ist zur Blutstillung und Wiederherstellung der Schicht indiziert. Durch eine fortlaufende Naht mit U-förmigen Stichen wird ein Einreißen der Kapsel vermieden.

### Rezidiveingriff

Aufgrund höherer Komplikationsrate ist die Indikation auf drittgradige Strumen, dringender Malignomverdacht und konservativ nicht behandelbarer Autonomien beschränkt.

Der Hauptunterschied zum Ersteingriff besteht darin, daß Verwachsungen ein Auffinden der Schicht zwischen vorderer gerader Halsmuskulatur und Organkapsel erheblich erschweren, was eine starke Blutungsneigung, erhöhte Verletzungsgefahr für Nerv und Nebenschilddrüsen bedingt. Präparatorisches Ziel beim Zweiteingriff ist also die Darstellung dieser Schicht, wonach die Resektion, wie oben beschrieben, durchgeführt werden kann.

*Zusammenfassung der OP-Schritte*
1. Darstellung der Schilddrüsenkapsel
2. Inspektion und Palpation des gesamten Organes
3. Mobilisierung der Lappen durch kapselnahe Gefäßdurchtrennung
4. Identifikation des Rekurrensnerv bei lateralem und dorsalem Knotenwachstum
5. befundorientierte radikale Resektion
6. gezielte Blutstillung und Kapselnaht (evtl. Drainage)
7. schichtgerechter Wundverschluß

### 3.1.4 Überwachung, Komplikationen, Nachsorge

Postoperativ ist eine engmaschige klinische Überwachung erforderlich, um eventuell auftretende Nachblutungen frühzeitig zu erfassen. Drainagen sind keine zuverlässigen Indikatoren einer klinisch relevanten Blutung, ebensowenig können sie eine Trachealkompression verhindern. Zunehmende Weichteilschwellung und Dyspnoe zwingen zur Revision. Ziel des Revisionseingriffes ist die Hämatomausräumung, wohingegen die Blutungsquelle nur selten identifiziert werden kann. Die übereifrige Suche danach bewirkt häufig zusätzliche Blutungen.

Nach beidseitiger Resektion kann eine Hypokalziämie auftreten, die häufig erst ab zweiten Tag mit perioralen Parästhesien und karpalen Spasmen (Pfötchenstellung) manifest wird. Die meistens durchblutungsbedingte, passagere Störung wird mit oraler Kalziumgabe behandelt. Dosierung und Dauer der Medikation sind wirkungsabhängig. Eine grundsätzliche postoperative Bestimmung des Serumkalziums ist nicht indiziert, nach ausgiebiger Mobilisierung und Resektion jedoch am 2. Tag sinnvoll.

Die Häufigkeit einer Rekurrensläsion beträgt je nach Resektionsausmaß bis zu 4 %, bei Zweiteingriffen hingegen bis zu 15 %. Die Nervennaht ist trotz sorgfältiger Technik und glatter Schnittränder nicht erfolgreich. In ca. 60 % der Fällen bildet sich der Stimmbandstillstand innerhalb eines Jahres zurück, prospektive Untersuchungen hierzu stehen jedoch aus. Die Stimmstörung kann meist durch das gegenseitige Stimmband kompensiert werden, was durch eine frühzeitige logopädische Betreuung gefördert wird. Erst bei Ermüdung des gesunden Stimmbandes (z. B. lautes Reden, Singen) wird dann die Rekurrensparese symptomatisch. Die Folge einer beidseitigen Parese ist ein Stridor mit hochgradiger Atemnot, so daß eine sofortige Tracheotomie erforderlich wird. Bildet sich die Lähmung (wenigstens einseitig) nicht innerhalb eines Jahres zurück, so ist eine Lateralfixation eines Stimmbandes indiziert. Bei möglicher oronasaler Atmung stellt sich dann eine deutliche Heiserkeit ein.

Die postoperative Verordnung von Levothyroxin ist zur Rezidivprophylaxe obsolet und nur als Substitutionstherapie indiziert. Die sonographische Bestimmung der Restgröße erlaubt eine Risikoabschätzung für die Entwicklung einer Hypothyreose, wobei der Grenzwert etwa 5 ml beträgt. Bei kleineren Geweberesten ist eine engmaschige Überprüfung der Stoffwechsellage indiziert, so daß bei einer TSH-Erhöhung die Einnahme von Levothyroxin (1,5 µg/Kg KG/d) erforderlich wird.

Da die endemische Knotenstruma eine Folgekrankheit des Jodmangels ist, besteht die rationale Prophylaxe nach operativer Gewebe-sanierung in der lebenslangen Einnahme von Jodid (200 µg/d).

Postoperativ neuaufgetretene Mißempfindungen im Halsbereich, wie z. B. ein Globusgefühl, können auf Verwachsungen zwischen den Gewebeschichten beruhen und bilden sich in der Regel innerhalb eines Jahres zurück. Eine entsprechende Aufklärung und eine geduldige Haltung sind langfristig erfolgversprechender als ein plastischer Korrektureingriff. Ähnliches gilt bei der Behandlung hypertropher Narben, wobei die Anwendung von Externa zumindest psychologisch hilfreich ist. Die Dauer der Arbeitsunfähigkeit beträgt bei unkompliziertem Verlauf zwei bis drei Wochen.

Der langfristige Operationserfolg ist sowohl von der Akribie des Ersteingriffes als auch von der Durchführung einer Rezidivprophylaxe abhängig, wobei die Rezidivrate mit 10–30 % nach 10 Jahren beschrieben wird.

## 3.2 Immunthyreopathie

Die Indikation einer chirurgischen Therapie ist meistens nur bei der Immunthyreopathie Typ Basedow gegeben, weshalb hier diese Form besprochen werden soll.

Durch Autoimmunprozesse an der Oberfläche der Thyreozyten ausgelöst, tritt eine Überfunktion der Schilddrüse mit Organvergrößerung auf. Der M. Basedow wird gewöhnlich im 5. Dezennium symptomatisch und ist in 60% der Fällen mit einer endokrinen Orbitopathie assoziiert. Letztere ist jedoch eine eigenständige Erkrankung.

### 3.2.1 Symptome und Diagnostik

Im Vordergrund stehen Tachykardie, Hyperhidrosis, Gewichtsverlust und Tremor, die unter Behandlung und im Spätstadium sich zurückbilden. Exophtalmus, Konjunktivitis, Lichtscheu und Augenmuskelparesen kennzeichnen die begleitende Augensymptomatik, deren Verlauf schwer vorausgesagt werden kann.

Der Verdacht auf eine Immunthyreopathie wird durch Nachweis eines erhöhten TRAK-Serumspiegels (Schilddrüsenrezeptor-Antikörper) bestätigt, mit einer Sensitivität von 85% und einer Spezifität von 98%. Die Kombination Hyperthyreose mit Exophtalmus ist für den M. Basedow pathognomonisch. Die Sonographie zeigt ein homogenes und echoarmes Grundmuster bei gleichzeitiger Zunahme des Tiefendurchmessers der Drüse. Ein Szintigramm liefert keine zusätzlichen Informationen und sollte bei Verdacht auf Autonomien nur nach sonographischem Fokusnachweis durchgeführt werden.

Autonomes Adenom, disseminierte Autonomie und Struma diffusa als Differentialdiagnosen sind serologisch (TRAK) und sonographisch abzugrenzen; seltene Immunthyreopathien (Hashimoto, de Quervain) weisen eher eine hypothyreote Stoffwechsellage auf.

### 3.2.2 Therapie

Ziel der Behandlung ist eine anhaltende Normalisierung der Stoffwechsellage sowie eine Organverkleinerung bei drittgradiger Struma. Während letzteres allein operativ erreichbar ist, sind Thyreostatika, ablative Radiojodtherapie und radikale Resektion in der Lage, die Hyperthyreose zu beseitigen (Tab. 3-2).

Die hohe Rezidivrate der medikamentösen Behandlung (60% innerhalb eines Jahres) schränkt deren Einsatz ein, so daß sie nur zur Operationsvorbereitung und während einer Radiojodbehandlung Anwendung findet (z. B. 10 mg/d Thiamazol). Die Rezidivrate der anderen Verfahren ist abhängig von der Radikalität (Resektionsausmaß bzw. Strahlendosis), wobei heutzutage eine nahezu vollständige Resektion bzw. Zerstörung der Drüse angestrebt wird. Die resultierende Hypothyreose wird einer eventuell auftretenden Rezidivhyperthyreose (bis zu 20%) vorgezogen. Der Vorteil des chirurgischen gegenüber dem strahlentherapeutischen Vorgehen besteht im sicheren und sofortigen Erreichen der Hypothyreose. Demgegenüber steht das Risiko der Rekurrensparese und des Hypoparathyreoidismus (3% bzw. 1%). Wichtiger als die Entscheidung zwischen Resektion und Radiojod ist eine zügige Einleitung einer radikalen Therapie. Dies soll zudem den Verlauf der assoziierten Orbitopathie günstig beeinflussen.

Zugang, Darstellung der Schichten, Blutstillung und Wundverschluß erfolgen wie im Abschnitt über die Jodmangelstruma beschrieben. Im Unterschied zur funktionskritischen Resektion ist das chirurgische Vorgehen bei der Immunthyreopathie durch Radikalität gekennzeichnet. Obligat ist die Darstellung der Epithelkörperchen und der Rekurrensnerven. Die Nebenschilddrüsen weisen eine

*Tabelle 3-2:* Vergleich der Therapieverfahren bei Immunthyreopathie.

|  | Resektion | Radiojod | Thyreostatika |
| --- | --- | --- | --- |
| Euthyreose | sofort erreichbar | langsam | langsam |
| Struma III | Methode der Wahl | kein Einfluß | kein Einfluß |
| Rezidive | ca. 3% | 3–15% | 60% nach 1 J. |
| Komplikationen | Rekurrensparese 3% | keine | Agranulozytose |
|  | Hypoparathyroidismus | 1% | Hepatopathie |

relativ konstante Lage nahe der Kreuzungsstelle der A. thyr. inf. mit dem N. recurrens auf, wobei die oberen Nebenschilddrüsen kranial der Arterie und dorsal des Nerven, die unteren kaudal der Arterie und ventral des Nerven liegen. Bei schilddrüsennaher Präparation gelingt ihre Identifizierung und Schonung meistens. Nach irrtümlicher Resektion einer Nebenschilddrüse oder Verletzung ihres Gefäßstieles ist die Reimplantation in einen Kopfnicker möglich. Dazu wird die Drüse in kleine Würfel geschnitten und in eine vorbereitete Muskeltasche eingelegt.

Der Rekurrensnerv verläuft an der Dorsalseite des Schilddrüsenlappens, der Trachea anliegend, von wo aus er nach Unterkreuzung der A. thyr. inf. ventralwärts abbiegt, um in den Kehlkopf einzustrahlen. Das Auffinden des Nerven in diesem Gebiet gestaltet sich einfacher als bei der Struma nodosa, da durch deren Knotenwachstum häufiger eine Verlagerung erfolgt.

Liegen klare anatomische Verhältnisse vor, so ist die vollständige Entfernung des Parenchymes (Thyreoidektomie) anzuraten, in den übrigen Fällen ist eine radikale subtotale Resektion beidseits durchzuführen. Die Präparation erfolgt auch hier kapselnahe und bluttrocken mit schrittweiser Mobilisierung der Lappen in kraniokaudaler und lateromedialer Richtung bis die Drüse nur noch über zarte Bandstrukturen in der Mittellinie an der Trachea fixiert ist. Nach Durchtrennung der Bändchen kann die Schilddrüse in toto entfernt werden. Da kein Parenchym verbleibt, ist das Risiko einer Nachblutung nach Thyreoidektomie geringer als nach subtotaler Resektion, so daß auch hier bei bluttrockenem Bett keine Drainage erforderlich ist.

*Zusammenfassung der OP-Schritte:*
1. Darstellung der Schilddrüsenkapsel
2. Mobilisierung der Lappen durch kapselnahe Gefäßligaturen
3. Präparation in kraniokaudaler und lateromedialer Richtung mit Darstellung und Schonung von Epithelkörperchen und Rekurrensnerv
4. bei Darstellung und Schonung beider Nerven Thyreoidektomie, andernfalls subtotale Resektion
5. Drainage nur bei unvollständiger Blutstillung
6. schichtgerechte Naht von vorderer geraden Halsmuskulatur (locker!), oberflächlicher Halsfaszie und Haut.

Die Überwachung und Nachsorge unterscheidet sich nicht von derjenigen nach Resektion wegen Jodmangelstruma, wobei das Risiko eines Hypoparathyreoidismus höher ist, so daß eine Bestimmung des Serumkalziums am 2. bis 3. Tag nach dem Eingriff notwendig ist. Ca-Brausetabletten werden großzügig nach Symptomatik verordnet und für insgesamt ein bis zwei Wochen eingenommen, da die Störung meistens passager ist. Ein persistierender Hypoparathyreoidismus wird erst nach wiederholten Auslaßversuchen diagnostiziert, wobei dann eine Vitamin-D-Substitution eingeleitet werden soll. Die Hormonsubstitution mit Levothyroxin (1,5 µg/kg KG/d) wird nach histologischem Malignomausschluß begonnen, wobei die Einstellung vier Wochen später überprüft wird.

Das Behandlungsergebnis wird maßgeblich vom Auftreten eines Hyperthyreoserezidives bestimmt, so daß nach Eliminierung des Zielorganes der Patient in der Regel geheilt ist. Dagegen ist die Prognose einer gleichzeitig vorliegenden schweren Orbitopathie trotz Anwendung multimodaler Therapien (Orbitabestrahlung, operative Dekompression, Immunsuppressiva) eher schlecht.

## 3.3 Schilddrüsenmalignome

Schilddrüsentumoren stellen eine sehr heterogene Gruppe von Malignomen dar, so daß in Abhängigkeit vom Differenzierungsgrad der Zellen sowohl heilbare als auch hochmaligne Formen nebeneinander vorkommen. Insgesamt nur 0,2 bis 0,5 % aller Malignome treten in der Schilddrüse auf, wobei das weibliche Geschlecht etwa sechsmal häufiger betroffen ist. Der Altersgipfel liegt allgemein bei 55 und beim medullären Karzinom bei 45 Jahren. Eine Bestrahlung des Halses in der Kindheit geht mit einem stark erhöhten Karzinomrisiko einher; dies spielt heutzutage jedoch keine Rolle mehr. Histologisch werden papilläre (60–70 %), follikuläre (20 %), medulläre (6 %) und anaplastische (4 %) Karzinome beschrieben, wobei letztere die undifferenzierten Formen darstellen und nicht immer voneinander unterschieden werden können. Papilläre Formen metastasieren überwiegend in lokale Lymphknoten, follikuläre überwiegend

*Tabelle 3-3:* TNM-Klassifikation der Karzinome der Schilddrüse.

| | |
|---|---|
| T1 | < 1 cm |
| T2 | > 1 bis 4 cm |
| T3 | > 4 cm |
| T4 | Ausbreitung jenseits der Drüsengrenzen |
| N1a | Metastasen in ipsilateralen LK |
| N1b | Metastasen in bilateralen, in der Mittellinie gelegenen oder kontralateralen Hals-LK oder in mediastinalen LK |

hämatogen in Lunge und Skelett, wohingegen die undifferenzierten Typen sowohl lymphogen als auch hämatogen ausstreuen. Das C-Zell-Karzinom (medullär) nimmt eine Sonderstellung ein, da es in 20 % der Fälle bei einem autosomal dominanten Erbgang familiär gehäuft vorkommt. Die sporadische Form tritt unizentrisch, die familiäre dagegen multizentrisch auf. Des weiteren ist es häufig mit einem MEN IIa-Syndrom (multiple endocrine neoplasia) mit Phäochromozytom und primärem Hyperparathyreoidismus assoziiert. Liegen multiple Neurinome, marfanoider Habitus und ein Phäochromozytom gleichzeitig vor, so spricht man vom MEN IIb. Charakteristisch ist das langsame und progrediente Tumorwachstum mit früher Metastasierung in die Halslymphknoten.

### 3.3.1 Symptome und Diagnostik

Zunahme des Halsumfanges, Heiserkeit, Dyspnoe und Schluckstörungen sind neben einer verhärteten und nicht schluckverschieblichen Schilddrüse die häufigsten Kennzeichen.

Sonographie und Szintigraphie sind bei jedem Karzinomverdacht obligatorisch, wobei der Nachweis eines solitären, sonographisch echoarmen und szintgraphisch kalten Knotens mit einer Malignomwahrscheinlichkeit von 20 % einhergeht. Mittels Feinnadelpunktion ist eine zytologische Befundabklärung möglich, wobei eine Sensitivität von über 90 % und eine Spezifität von 70 bis 90 % angegeben werden. Die Feinnadelpunktion bleibt ein umstrittenes Verfahren in der Diagnostik verdächtiger Knoten, da sie mit der Gefahr der Tumordissemination einhergeht, mit ihrer Hilfe nicht zwischen Adenom und follikulärem Karzinom zu unterscheiden ist und punktionsbedingte falsch-negative Befunde möglich sind. Einer negativen Zytologie folgen häufig wiederholte szintigraphische und zytologische Kontrolluntersuchungen, die weder dem Patienten noch dem Arzt eine diagnostische Sicherheit vermitteln, so daß die Indikation zur Knotenexstirpation bei verdächtigem Befund großzügig gestellt werden sollte. Sonographische Verlaufskontrollen der Fokusgröße können wertvolle Hinweise auf die Dignität liefern, sollten jedoch nicht zu einer Verzögerung der Diagnosestellung führen.

Um ein medulläres Karzinom schon präoperativ diagnostizieren zu können, ist eine routinemäßige Bestimmung des Calcitoninspiegels bei jedem Malignomverdacht sinnvoll. Ist der Spiegel erhöht, so ist neben einer weiterführenden laborchemischen Diagnostik zum Nachweis eines MEN-Syndromes (Katecholamine i. S., VMS i. U., Parathormon i. S., Kalzium i. S, Phosphat i. S.) eine Computertomographie des Halses und des Mediastinums obligatorisch (LK-Befall). Sowohl der basale als auch der durch Pentagastrin stimulierte Calcitoninspiegel wird bei Blutsverwandten bestimmt, wobei ergänzend eine Sonographie der Schilddrüse erfolgt. Bei erhöhten Calcitoninspiegel ist die Indikation zur Thyreoidektomie gegeben, die in vielen Fällen eine Heilung herbeiführt.

Hinter jedem Knoten kann sich prinzipiell ein primäres Schilddrüsenkarzinom oder eine Metastase verbergen, wobei gutartige regressive Veränderungen zahlenmäßig deutlich überwiegen (ca. 1000:1). Wie oben erwähnt läßt sich ein verdächtiger Knoten sonographisch und szintigraphisch identifizieren, der dann einer zytologischen, bzw. mikroskopischen Beurteilung zugeführt werden sollte.

Das follikuläre Karzinom unterscheidet sich vom follikulärem Adenom definitionsgemäß durch die Invasion der Kapsel, so daß in diesem Fall eine Operation mit akkurater histologischer Untersuchung obligatorisch ist.

### 3.3.2 Operative Therapie

Zytologischer Malignomnachweis, erhöhter Calcitoninspiegel sowie nicht schluckverschiebliche Struma stellen die Indikation zur Thyreoidektomie dar, fokale Läsionen unsicheren Zellverhaltens werden zunächst exstirpiert und mikroskopisch untersucht. Nach positivem Befund folgt die vollständige Organresektion in gleicher Sitzung. Die

Untersuchung des tiefgefrorenen Präparates erbringt aber häufig keinen sicheren Malignomnachweis; dann muß das endgültige Ergebnis nach Anfärbung und zusätzlichen Schnitten abgewartet werden. Bei dringendem makroskopischen Verdacht (solider Knoten mit grauer Schnittfläche) kann alternativ eine Hemithyreoidektomie durchgeführt werden, so daß einerseits die Stoffwechselfunktion erhalten bleibt und andererseits keine erhöhte Verletzungsgefahr für den Rekurrensnerv bei einer eventuell erforderlichen Restthyreoidektomie besteht.

Ein in einer Struma nodosa zufällig entdecktes kleines (< 1,0 cm) papilläres Karzinom (okkultes Karzinom) ist durch eine Resektion adäquat behandelt und erfordert weder eine Restthyreoidektomie noch eine Radiojodtherapie.

Eine Entfernung des Malignomes im Gesunden vorausgesetzt, wird bei makroskopischem Befall der Lymphknoten eine unilaterale Lymphadenektomie als funktionelle neck dissection empfohlen; eine Verbesserung der Langzeitprognose durch diese Maßnahme konnte jedoch noch nicht bewiesen werden.

Liegt hingegen ein medulläres Karzinom vor, so ist immer eine zervikale Lymphadenektomie durchzuführen (unilateral bei der sporadischen, bilateral bei der familiären Form).

*Thyreoidektomie*

Die Operation erfolgt in der gleichen Weise wie für die Immunthyreopathie beschrieben. Zusätzlich werden prä- und paratracheale LK reseziert. Bei organüberschreitendem Wachstum ist die Präparationsschicht zwischen Kapsel und gerader Halsmuskulatur häufig obliteriert, so daß der Muskel teilreseziert werden muß. Eine penible Blutstillung ist Voraussetzung für die Schonung von Nebenschilddrüse und Rekurrensnerv, die infolge Infiltration häufig nicht mehr identifiziert werden können. Die tumor- oder präparationsbedingte Läsion eines Stimmbandnerven schränkt die Radikalität an der Gegenseite ein, wo dann nur eine subtotale Resektion erfolgt.

*Funktionelle Neck Dissection*

Im Gegensatz zur radikalen Neck Dissection werden Muskulatur, V. jug. int. und Gl. submandibularis erhalten. Der operative Zugang erfolgt als

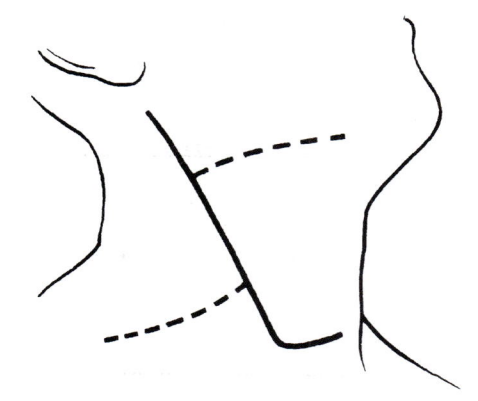

*Abbildung 3-10:* Schnittführung zur Neck Dissection.

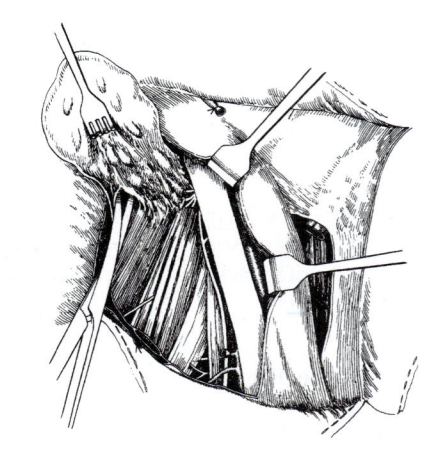

*Abbildung 3-11:* Funktionelle Neck Dissection: Lymphknotenausräumung dorsal des M. sternocleidomastoideus.

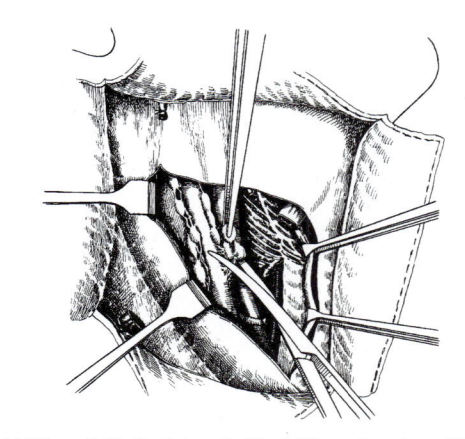

*Abbildung 3-12:* Funktionelle Neck Dissection: Lymphknotenausräumung entlang der V. jugularis interna.

kraniale Verlängerung des modifizierten Kocherschen Schnittes bis zum Mastoid entlang der Vorderkante des Kopfnickers (L-Schnitt, Abb. 3-10). Die Präparation beginnt am seitlichen Halsdreieck, wo das Lymphdrüsenpaket hinter dem M. sternocleidomastoideus und von der tiefen Halsfaszie teils scharf, teils stumpf mobilisiert wird. Der N. accessorius wird geschont, indem er im kranialen Wundwinkel zwischen V. jug. int. und Kopfnicker dargestellt wird (Abb. 3-11). Nun reseziert man die Lymphknotenkette entlang der V. jug. int., wofür der M. sternocleidomastoideus, von der oberflächlichen Halsfaszie gelöst, nach laterodorsal verlagert wird (Abb. 3-12). Schließlich werden am Unterkieferrand A. und V. facialis ligiert und mit der quer eröffneten oberflächlichen Halsfaszie angehoben, um den Unterkieferast des N. facialis zu schonen. Die submandibulären LK können nun am Oberrand der gleichnamigen Speicheldrüse freigelegt und entfernt werden. Wegen der Nachblutungsgefahr ist die Einlage einer Redon-Drainage indiziert.

Zu den häufigsten Komplikationen zählen die Verletzung des N. accessorius (Trapeziusatrophie) und des Unterkieferastes des N. facialis (Mundwinkelverziehung).

### 3.3.3 Adjuvante Therapie und Nachsorge

Nach der Thyreoidektomie ist eine ablative Radiojodtherapie erforderlich. Voraussetzungen hierfür sind das Vorliegen eines speichernden Tumors (differenzierte Formen) und ein Serum-TSH > 30 mU/l, so daß ein Zeitintervall von vier bis fünf Wochen nach dem Eingriff ohne zwischenzeitliche Hormonsubstitution verstreichen muß. Bei undifferenzierten Tumoren wird die Speicherfähigkeit für Jod-131 mittels Szintigramm bestimmt und dementsprechend eine Radiojodbehandlung eingeleitet. Lokoregionäre Rezidive und speichernde Metastasen werden ebenso behandelt.

Eine perkutane Bestrahlung stellt das Mittel der letzten Wahl dar und ist nur als palliative Maßnahme bei nicht vertretbarem Operationsrisiko indiziert. Das medulläre Karzinom ist wenig strahlensensibel und speichert nicht Jod, so daß eine Bestrahlungstherapie nicht indiziert ist.

Nach Radiojodtherapie ist die lebenslange Einnahme von Levothyroxin erforderlich, wobei eine Dosierung von 2,5 µg/Kg KG/d zur TSH-Suppression empfohlen wird. Da das Wachstum von C-Zellen nicht durch TSH gesteuert wird, ist nach Thyreoidektomie wegen eines medullären Karzinoms eine suppressive Dosierung nicht erforderlich, so daß dann eine Substitutionsdosis mit 1,5 µg Levothyroxin/ Kg KG/d ausreicht. Ein persistierender Hypoparathyreoidismus wird mit 0,5–1,5 µg Vitamin D täglich behandelt. Die onkologische Nachsorge erfolgt in halbjährlichen Abständen und umfaßt die Bestimmung von Thyreoglobulin (bzw. Calcitonin beim medullärem NPL), fT4, TSH, eine Ultraschalluntersuchung des Halses und einen Röntgenthorax. Sechs Monate nach der Primärtherapie speichern nur etwa 30 bis 40 % der Spätrezidive bzw. Fernmetastasen Radiojod, so daß ein Ganzkörperszintigramm mit Jod-131 nur bei Nachweis eines erhöhten Thyreoglobulinspiegels indiziert ist.

Die Lebenserwartung ist abhängig vom Metastasierungsgrad zum Zeitpunkt der Operation sowie vom histologischen Typ. Bei den differenzierten Formen beträgt die 5-Jahresüberlebensrate etwa 98 %, wenn kein LK-Befall vorliegt. Medulläres (50 %) und anaplastisches Karzinom (10 %) weisen erheblich schlechtere 5-Jahresüberlebensraten auf.

# 4. Hyperparathyreoidismus

V. Zumtobel

Der primäre Hyperparathyreoidismus (HPT) wird durch Adenome (84%), diffuse Hyperplasie (15%) und Karzinome (1%) der Epithelkörperchen (EK) hervorgerufen und weist eine Inzidenz von 1:1000 auf. Über eine erhöhte Produktion und Freisetzung von Parathormon (PTH) wird Kalzium vestärkt enteral aufgenommen und aus dem Knochen mobilisiert, wobei die entstehende Hyperkalziämie mit einer vermehrten renalen Ausscheidung und Steinbildung einhergeht. Betroffen werden hauptsächlich Frauen (w:m = 2:1) im 5. und 6. Dezennium. Eine diffuse Hyperplasie tritt gehäuft in Zusammenhang mit einer multiplen endokrinen Neoplasie (MEN-Syndrom Typ I, IIa und b) auf, manchmal mit überzähligen mediastinal lokalisierten Epithelkörperchen.

Der sekundäre HPT beruht meistens auf einer chronischen Niereninsuffizienz, wobei es über eine Synthesestörung des Vitamin D zu einer Hypokalziämie mit kompensatorischer Hypersekretion von Parathormon kommt.

## 4.1 Symptome und Diagnostik

Durch eine breitere Labordiagnostik wird die Diagnose heute früher und häufiger gestellt, was zu einem Wandel der Symptomatik geführt hat. So stehen Abgeschlagenheit, depressive Verstimmung und Knochenschmerzen im Vordergrund, wohingegen die Häufigkeit von Nierensteinen mit 18 bis 36% angegeben wird. Eine Pankreatitis oder ein Ulkusleiden treten eher selten auf. In Begleitung einer diffusen Hyperplasie deuten sie auf das Vorliegen eines MEN-Syndromes hin. Durst, Gewichtsverlust und Polyurie kennzeichnen die schwere Hyperkalziämie.

Erhöhte Serumspiegel von Kalzium und PTH sind für den primären HPT pathognomonisch. Laborchemisch ist desweiteren die Bestimmung von Calcitonin, Katecholaminen und Kortikoiden sinnvoll, um einen MEN-Syndrom präoperativ erfassen zu können. Normal große Epithelkörperchen ($5 \times 3 \times 1$ mm) sind sonographisch von der Schilddrüse nicht abzugrenzen. Adenome stellen sich als ovale, echoarme Strukturen mit echodichtem Randsaum dar. Die präoperative Lokalisationsdiagnostik bedient sich außerdem des CT, der NMR sowie der selektiven Blutentnahme aus den Halsvenen, ist jedoch nur in 50% erfolgreich, so daß sie nur beim Rezidiv anzuwenden ist. Dagegen gelingt beim Ersteingriff die intraoperative Lokalisation in 95% der Fällen.

Knochenmetastasen, Leukämie, Plasmozytom, Sarkoidose, Überdosierung von Vitamin D und Thiazide können auch eine Hyperkalziämie verursachen, dabei ist jedoch der PTH-Serumspiegel erniedrigt. Beim sekundären HPT ist das Serum-Kalzium erniedrigt, außerdem deuten die Nierenretentionswerte auf die zugrundeliegende renale Störung hin.

## 4.2 Therapie

Die Indikation zur Resektion der Nebenschilddrüsen ist bei jedem symptomatischen HPT gegeben, wobei eine konservative Behandlung einer schweren Hyperkalziämie (Substitution von Flüssigkeit, Natrium, Phosphat und Magnesium) der Operation vorausgehen sollte. Mit einer deutlichen Besserung der Symptomatik ist in über 80 % der Fällen zu rechnen. Bis zu 70 % der an einem primären HPT erkrankten Patienten sind jedoch symptomfrei und werden nur zu einem geringen Teil (etwa 1/4 innerhalb von 10 J.) Beschwerden entwickeln, so daß hier nur eine relative Indikation zur Operation besteht.

Beim sekundären HPT ist der Eingriff erst nach Versagen der konservativen Therapie (Phosphatbinder, Kalziumsubstitution, Vitamin D) angebracht. Typische Komplikationen beim Ersteingriff sind Hypokalziämie (2 %), persistierende Hyperkalziämie (2 %) und Rekurrensläsion (0,1–1 %). Nach totaler Parathyreoidektomie beträgt die Rate der persistierenden Hypokalziämien trotz Autotransplantation jedoch 30 %.

Grundlegendes Prinzip des chirurgischen Vorgehens beim primären PTH ist die vergleichende Inspektion der vier Epithelkörperchen (EK), die sich in der Regel in einem Umkreis von 2 cm von der Kreuzungsstelle der A. thyroidea inferior mit dem N. recurrens befinden. Typische Lage, Beweglichkeit um den Gefäßstiel, leicht bräunliche Färbung und weiche Konsistenz erleichtern die Identifizierung der Nebenschilddrüsen gegenüber Lymphknoten und Fettgewebe, wobei schonendes Präparieren und sorgfältige Blutstillung zwingend geboten sind, um ein Verschwimmen der Strukturen zu vermeiden (Abb. 3-13). Makroskopisch kann nicht immer zwischen Adenom und diffuser Hyperplasie differenziert werden, so daß bei geringen Größenunterschieden zwischen den EK eine Probebiopsie des verdächtigen sowie eines unauffälligen EK erfolgen sollte. Die vergleichende feingewebliche Untersuchung der Schnellschnitte ermöglicht dann meistens eine Unterscheidung zwischen Adenom und Hyperplasie. Bei Vorliegen eines Adenoms wird dieses reseziert und die normalgroßen EK mit Gefäßstiel in situ belassen. Bei der diffusen Hyperplasie wie auch beim sekundären HPT werden alle EK reseziert; eines davon wird, in Würfel zerkleinert, in die Unterarmmuskulatur implantiert. Die Implantation erfolgt in den Unterarm, da hier eine evtl. erforderliche Reoperation kosmetisch weniger problematisch ist als am Hals.

Wenn nicht alle Epithelkörperchen an typischer Lage dargestellt werden können, ist eine zervikale Exploration bis zur prävertebralen (tiefen) Halsfaszie mit Eröffnung der Gefäßscheide der A. carotis communis und V. jugularis interna indiziert. Werden die kaudalen Nebenschilddrüsen nicht aufgefunden, ist eine transzervikale Thymektomie

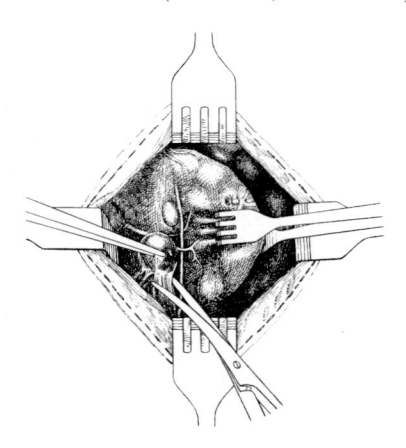

*Abbildung 3-13:* Darstellung und Exstirpation der Epithelkörperchen.

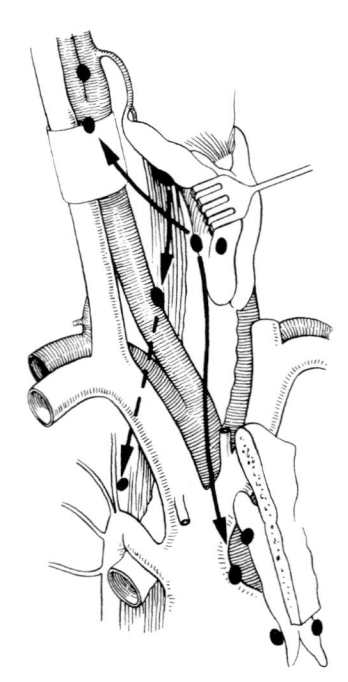

*Abbildung 3-14:* Typische und atypische Lokalisationen von Epithelkörperchen.

durchzuführen, da sie dort häufig eingelagert sind (Abb. 3-14). Die Indikation zur Revision des Mediastinums ist nur bei schwerem Rezidiv eines HPT gegeben und sollte erst nach apparativem Lokalisationsversuch erfolgen.

Das seltene Nebenschilddrüsenkarzinom wird en bloc reseziert, die Notwendigkeit einer Neck Dissection ist bislang nicht gesichert.

Der Eingriff erfolgt in Allgemeinanästhesie mit hochgelagertem Oberkörper und leicht rekliniertem Kopf. Eine Hautfalte etwa 2–4 cm oberhalb des Jugulums wird markiert und als Zugang verwendet. Die Länge der Hautinzision ist von Halsbreite und -länge abhängig, wobei ein Schnitt über die vorderen Kanten der Kopfnicker hinweg nicht erforderlich ist. Nach querer Durchtrennung von Subkutis und Platysma werden die Venen der vorderen Halsfaszie durchtrennt und ligiert. Besondere Sorgfalt ist bei diesen Ligaturen ratsam, da hierdurch lästige und gefährliche Nachblutungen vermieden werden können. Die quer durchtrennte vordere Halsfaszie wird von der darunterliegenden geraden Halsmuskulatur teils stumpf teils scharf abpräpariert über einen Bereich, der von Jugulum, Schildknorpel und Mm. sternocleidomastoidei begrenzt wird. Der kraniale Gewebelappen wird durch zwei subkutan angebrachte Backhaus-Klemmen angespannt, wodurch das OP-Gebiet besser entfaltet wird. Die der Schilddrüsenkapsel ventral anliegende gerade Halsmuskulatur wird lateralwärts abgeschoben, nachdem in der Mittellinie die zarte Muskelfaszie längs durchtrennt wurde. Die zur Schilddrüsendarstellung essentielle Schicht zwischen Muskulatur und Organkapsel wird in der Mittellinie erreicht und durch lateralwärtige Präparation dargestellt. Die Mobilisierung der Schilddrüsenlappen erfolgt an deren lateraler Fläche teils durch Ligatur der angespannten Kapselgefäße, teils durch digitale Luxation, wobei die Lappen um ihre Längsachse nach medial gedreht werden. Bei der Präparation essentiell ist, daß eine blutige Imbibition des Gewebes vermieden wird. Nach Identifikation der Kreuzungsstelle werden die Epithelkörperchen gesucht, wobei kranial der Arterie und dorsal des Nerven die oberen, kaudal der Arterie und ventral des Nerven die unteren Nebenschilddrüsen liegen. Bei der vergleichenden Inspektion dürfen diese weder mit der Pinzette gefaßt (Quetschung!) noch allzu stark mobilisiert werden (Durchblutung!). Der Einsatz eines Saugers in diesem Gebiet ist daher verboten. Nach Darstellung aller Nebenschilddrüsen wird nur die vergrößerte nach Ligatur des Gefäßstieles reseziert. Ist eine Biopsie indiziert, so erfolgt diese am ventralen, gefäßarmen Drüsenpol.

Die Thymektomie wird über den gleichen Zugang durchgeführt, indem unter Zuhilfenahme des Fingers das gefäßführende Lig. thyrothymicum retrosternal gefaßt und vorsichtig angespannt wird. Durch zusätzliche Dissektion mit der Schere kann der Thymus vollständig hervorluxiert und schließlich reseziert werden.

Die Einlage einer Drainage ist meistens überflüssig. Die anfangs lateralseits verlegte vordere gerade Halsmuskulatur wird in der Medianlinie locker aneinander adaptiert und die Halsfaszie verschlossen. Die Haut wird fortlaufend oder intrakutan genäht, wahlweise können Steri-Strip die intrakutane Naht ersetzten.

*Zusammenfassung der OP-Schritte:*

1. modifizierter Kocherscher Kragenschnitt
2. lateralwärtiges Abschieben der geraden Halsmuskulatur
3. seitliche Mobilisierung der Schilddrüsenlappen
4. Darstellung der Kreuzungsstelle A. thyr. inf./ N. recurrens
5. Identifikation aller Epithelkörperchen
6. Adenomresektion bzw. Parathyreoidektomie.

Engmaschige Kontrollen der Elektrolyte sowie des PTH-Spiegels im Serum sind bei diffuser Hyperplasie und insbesondere bei schwerer präoperativer Hyperkalziämie indiziert wegen der Gefahr der akuten Hypokalziämie.

Das Operationsergebnis ist von der zugrundeliegenden Erkrankung abhängig, wobei der Operationserfolg beim Adenom und beim sekundären HPT über 95 % beträgt, wohingegen eine persistierende Hyperkalziämie beim MEN-Syndrom in 30 % der Fällen nachweisbar bleibt.

# 5. Tracheostoma

V. Zumtobel

Tracheaverlegung durch Nachblutung oder Tumor, Kehlkopfresektion, beidseitige Rekurrensparese, Langzeitbeatmung erfordern häufig die Anlage eines Tracheostomas, wobei das therapeutische Vorgehen interdisziplinär festgelegt werden sollte (HNO-Arzt, Chirurg, Strahlentherapeut, Onkologe).

## 5.1 Chirurgische Tracheotomie

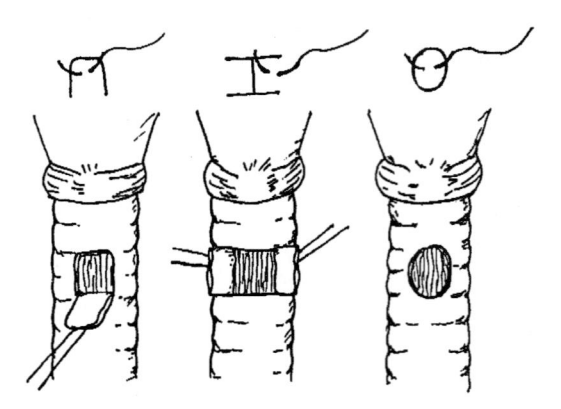

*Abbildung 3-15:* Türflügelförmige Tracheotomie.

Der Eingriff erfolgt am halbsitzendem Patienten mit rekliniertem Kopf. Gelingt die Intubation auch nicht über ein flexibles Bronchoskop, so ist die Tracheotomie in Lokalanästhesie durchzuführen. Die Hautinzision kann wahlweise längs oder quer geführt werden, erstere bietet eine bessere Übersicht bei kosmetisch ungünstigerem Ergebnis. Bei der günstigeren Tracheotomia superior (2. Trachealspange) wird der Hautschnitt etwa 1,5 bis 2 cm unterhalb des Ringknorpels gelegt. Die oberflächliche Halsfaszie wird quer durchtrennt, die darin verlaufenden Venen ligiert und die Längsmuskulatur lateralwärts abgeschoben. Schilddrüsengewebe wird soweit reseziert, bis die ersten drei Knorpelspangen gut sichtbar sind, wonach das OP-Gebiet bluttrocken sein soll. Die zweite Trachealspange wird identifiziert, in der Mittellinie längs durchtrennt und der Schnitt an ihrem Ober- und Unterrand jeweils nach lateral über 0,5 cm fortgesetzt, so daß das Stoma türflügelartig geöffnet werden kann (Abb. 3-15). Die nach ventrolateral gekippten Knorpelflügel werden in die Haut eingenäht (epithelisiertes Stoma), damit beim Kanülenwechsel keine subkutane Via falsa mit Luftröhrenverletzung entstehen kann. Nach Entfernung des Trachealtubus wird eine Kunststoff-Ballonkanüle eingesetzt.

Am 8. postoperativen Tag wird eine Metallkanüle eingesetzt, die Fäden werden am 12. Tag entfernt. Zu diesem Zeitpunkt soll der Patient in der Lage sein, die angepaßte Kanüle selbstständig zu reinigen und wechseln. Inhalationen und Sekretolytika sind zur Vermeidung von Infekten und Borkenbildung essentiell. Eine lokale Infektkontrolle verringert die Rate der Trachealstenosen, welche eine spätere Rückverlagerung behindern könnten. Sechs Monate nach der Stomaanlage besteht keine Schrumpfungstendenz mehr, so daß das Tragen der Kanüle nicht mehr erforderlich ist.

*Zusammenfassung der OP-Schritte:*
1. horizontaler Hautschnitt 1,5 cm kaudal des Ringknorpels
2. quere Spaltung der Halsfaszie und Venenligatur
3. laterales Abschieben der geraden Halsmuskulatur
4. Darstellung der 1. bis 3. Trachealspange (evtl. Resektion von Schilddrüsengewebe)
5. Längsdurchtrennung der 2. Spange in der Mittellinie und seitliches Aufklappen der zwei Spangenhälften über 0,5 cm
6. Einzelknopfnähte zwischen Tracheostoma und Haut
7. Entfernung des Tubus und Einlage der Kunststoffkanüle.

Nach Lateralisation eines Stimmbandes oder Entwöhnung von der Beatmung kann die Indikation zur Rückverlagerung des Tracheostomas gegeben sein, die in einem entzündungsfreien bzw. -armen Intervall durchzuführen ist.

Nach Wundrandexzision und Mobilisierung von Haut und Subkutis erfolgt der Verschluß über dem Luftröhrendefekt mittels Einzelknopfnähte der Haut.

## 5.2 Perkutane Tracheostomie

Alternativ zum obenbeschriebenen chirurgischen Verfahren mit Freilegung der Trachea besteht die Möglichkeit der perkutanen Anlage eines Tracheostomas zur Langzeitbeatmung beim Erwachsenen. Sie erlaubt jedoch nur Einlagen von Kanülen bis höchstens Charrière 7.

Der Eingriff erfolgt in der Regel am kontrolliert beatmeten Patienten auf der Intensivstation, so daß ein gefährdender und aufwendiger Transport in den Operationssaal vermieden werden kann. Unter leichter Überstreckung des Halses wird die Haut nach Infiltrationsanästhesie in Höhe der 1. bis 3. Trachealspange über eine Länge von 1,5 cm in der Mittellinie inzidiert. Der liegende Tubus wird unter Sicht bis in Höhe der Stimmbändern zurückgezogen und hier erneut geblockt. Nun kann zwischen der 1. und 2. (oder zwischen der 2. und 3.) Knorpelspange eine Nadel in das Tracheallumen vorgeführt werden, über die ein Führungsdraht intraluminal plaziert wird. Es folgen die stufenweise Bougierung und schließlich Plazierung des Tracheostomatubus. Da die indirekte Lagekontrolle über Luftaspiration eine Fehlplazierung in den Ösophagus nicht immer verhindern kann, ist die bronchoskopische Kontrolle während des gesamten Eingriffes obligat. Eine plastische Deckung nach Entfernung der Trachealkanüle ist in der Regel nicht erforderlich.

Durch Schilddrüsenverletzung können Blutungen auftreten, die meistens durch Kompression sistieren. Die Ösophagusläsion ist bei der «blinden» Vorgehensweise beschrieben. Trachealstenosen sind bei der auftretenden Quetschung und Verbiegung der Knorpelspangen möglich, Langzeitergebnisse stehen bei dieser neuen Methode noch aus.

# 6. Schiefhals

V. Zumtobel

Ein Schiefhals (Torticollis) wird am häufigsten bei Neugeborenen beobachtet, wo er durch Verkürzung eines Kopfnickers hervorgerufen wird. Intrauterine Durchblutungsstörungen oder ein Geburtstrauma mit Muskelfaserriß (z. B. bei Steißlage) werden als Ursache für die narbigen Veränderung angesehen, wobei die Ätiologie der Fibromatose letztendlich noch ungeklärt ist. Eine gleichzeitige Hüftgelenksluxation wird in 7 bis 20 % der Fälle beobachtet.

## 6.1 Symptome

Im Alter von 8 bis 10 Tagen ist eine olivenförmige, derbe Schwellung in der kaudalen seitlichen Halsmuskelhälfte sicht- und tastbar, die bis zum zweiten Monat langsam an Größe zunimmt. Der Kopf ist zur erkrankten Seite hin geneigt und zur Gegenseite gedreht. Beim älteren Kind ist außerdem eine strangartige Muskelverhärtung tastbar bei Hochstand der gleichseitigen Schulter. Eine spontane Heilung ist im ersten Lebensjahr möglich, danach führt ein persistierender Torticollis zur schwer korrigierbaren Gesichtsasymmetrie und Skoliose.

Eine neuropädiatrische Untersuchung sowie Röntgenaufnahmen der Halswirbelsäule sind zum Ausschluß zerebraler Bewegungsstörungen und Entwicklungsanomalien des Skeletts (z. B. Verschmelzung von Wirbelkörper) erforderlich.

## 6.2 Therapie

Der Schlüssel für einen Behandlungserfolg besteht in der frühen Diagnose. So reicht eine physiotherapeutische Betreuung innerhalb des ersten Lebensjahres in den allermeisten Fällen aus, um eine vollständige und anhaltende Rückbildung der Symptomatik zu erreichen. Dabei sollen Dehnungsübungen sowie überkorrigierende Lagerungen zu Hause durch die Eltern fortgeführt werden. Bei persistierendem Schiefhals oder Erstdiagnose jenseits des 1. bis 2. Lebensjahres ist die Indikation zur supraklavikulären Durchtrennung des M. sternocleidomastoideus gegeben.

Die quere Hautinzision wird etwa 1 bis 2 cm oberhalb des Schlüsselbeines nahe der Mittellinie gelegt. Nach Durchtrennung von Subkutis und Platysma werden beide Muskelköpfe am Brust- und Schlüsselbein dargestellt, mit einer Kocher-Rinne vorsichtig unterfahren und mit dem Elektro-Messer durchtrennt. Unter Kopfdrehung wird überprüft, ob weitere Muskel- oder Narbenzüge angespannt werden können, die dann unter Sicht reseziert werden müssen. Liegt nach diesen Maßnahmen jedoch weiterhin eine Bewegungseinschränkung vor, so ist in der gleichen Sitzung der Muskelansatz am Mastoid ebenfalls zu durchtrennen.

*Zusammenfassung der OP-Schritte:*
1. quere Hautinzision oberhalb der medialen Claviculahälfte

2. stumpfes Unterfahren des sternalen und clavikulären Muskelkopfes
3. vollständige Durchtrennung des Kopfnickers
4. evtl. proximale Resektion des Muskels am Mastoid.

Postoperativ ist auf eine überkorrigierende Kopflagerung, evtl. mittels Schienen während des Schlafes zu achten. Zusätzlich ist eine mehrmonatige Physiotherapie indiziert.

Bei konservativer Therapie innerhalb der ersten 12 Lebensmonaten oder Operation vor dem 4. Lebensjahr ist mit einer vollständigen und dauerhaften Rückbildung der Symptome zu rechnen.

# Vierter Teil

# Thorax und Thoraxwand

# 1. Brustwand und Pleura

H. Dienemann

## 1.1 Anatomie

### 1.1.1 Allgemeines

Die Brustwand einschließlich Pleura parietalis und Zwerchfell umschließt die Lungen und die Mediastinalorgane. Deren wichtigsten Funktionen sind die Ausführung der Atembewegungen, der mechanische Schutz der viszeralen Strukturen des Brustraumes und die Teilnahme an den Bewegungen von Schulter und oberer Extremität. Die erzeugten intrathorakalen Druckschwankungen ermöglichen die Lungenventilation und erfordern ein fein abgestimmtes Zusammenspiel funktioneller und anatomischer Einheiten.

Alle diagnostischen und therapeutischen Maßnahmen an der Brustwand und an den thorakalen Organen verlangen eine zielsichere Orientierung an oberflächlichen Strukturen. Die Sternumumrisse können in aller Regel, von sehr adipösen Patienten abgesehen, in der Mittellinie wahrgenommen werden. Die Schlüsselbeine sind vom Sternoklavikulargelenk ausgehend nach lateral und leicht aufwärts gerichtet, in dem sie sich zunächst nach ventral und schließlich zur Schulter hin nach dorsal biegen. Vom Unterrand des Sternums ausgehend verläuft die kaudale Kontur des Brustkorbes, um in der mittleren Axillarlinie den tiefsten Punkt zu erreichen. Die meist deutlich konturierten Mm. sternocleidomastoidei verlaufen diagonal aufwärts vom Manubriumoberrand bzw. mit ihrem claviculären Anteil vom medialen Drittelpunkt der Schlüsselbeine aufwärts zur Schädelbasis. Die Pektoralismuskulatur entspringt breitflächig von den Schlüsselbeinen, dem Sternum und den Rippen und konvergiert zur Axilla hin, von wo aus sie den Sulcus intertubercularis des Humerus erreicht. Der untere Rand des M. pectoralis major bildet gleichzeitig die Vorderwand der Achselhöhle. Bei mageren und zugleich muskulösen Personen kann der M. serratus ant. an der Vorderseitenfläche des Thorax identifiziert werden. Er entspringt in Form kleinerer Muskelbäuche von den oberen acht Rippen, um in seinem Verlauf zur medialen Scapulakante hin zu konvergieren.

Beim Mann befinden sich die Brustwarzen etwa in Höhe des Pektoralisunterrandes und etwas lateral der Medioklavikularlinie über dem IV. Interkostalraum. Bei Frauen variiert die Position entsprechend der variablen Größe der Brustdrüse, die sich auf der Pektoralisfaszie im allgemeinen von der 2. bis 5. oder 6. Rippe ausdehnt. Der M. serratus anterior greift mit seinen unteren Zacken in die oberen Ursprungszacken des M. obliquus externus, wodurch eine gezackte Linie zwischen Pektoralisunterrand und oberer Darmbeinkante entsteht. Unterhalb des Schlüsselbeines ist der Pektoralismuskel gegen den M. deltoideus durch die Fossa infraclavicularis (Mohrenheimsche Grube) abgegrenzt, in dessen Tiefe das Gefäßnervenbündel zum Arm verläuft. Dorsal erkennt man in der Medianlinie eine Furche über den Dornfortsätzen der Wirbel. Der prominente Processus spinosus des 7. Halswirbels befindet sich in der Mitte eines rautenförmigen Sehnenfeldes, das nach seitlich oben von der Pars descendens und nach seitlich unten von der Pars horizontalis des M. trapezius begrenzt wird. Seitlich der Rückenfurche erhebt sich die tiefe Rückenmuskulatur, die noch von oberflächlichen Rückenmuskeln überlagert wird. Die Schulterblätter lassen vor allem den unteren Winkel und den medialen, gegen die Wirbeldornen gerichteten Rand erkennen. Desgleichen lassen sich auch die Spina scapulae und das Acromion gut abtasten. Der Musculus latissimus dorsi bildet mit seinem Außenrand die Hinterbegrenzung der Achselhöhle.

Die Brusthöhle wird vom knöchernen Brustkorb, dem eigentlichen Thorax, umschlossen. Diese wird vorne vom Brustbein und den Rippenknorpeln, seitlich und hinten von den Rippen und der Wirbelsäule begrenzt. Die Form entspricht einem dorsoventral abgeplatteten Kegel, dessen Obergrenze vom 1. Brustwirbel, der jeweils 1. Rippe und dem Oberrand des Manubrium sterni gebildet wird. Das Zwerchfell bildet den kaudalen Abschluss der Brusthöhle. Die untere Thoraxapertur beschreibt eine Linie, die am Processus xiphoideus beginnt, dem Rippenbogen folgt, die drei untersten Rippen berührt und am Processus spinosus des 12. Brustwirbels endet.

## 1.1.2 Die Schichten der Brustwand

*Oberflächliche Schicht*
Die Haut der Brustwand ist ventral und lateral dünn und im allgemeinen gut verschieblich; lediglich über dem Brustbein ist sie relativ fest. Am Rücken dagegen ist die Haut äußerst derb und die dickste im Vergleich zu allen anderen Körperregionen. Das Unterhautfettgewebe der Brustwand enthält ein ausgedehntes Venennetz, das über die Interkostalgefäße eine Verbindung zwischen den Hohlvenen herstellt. Diese sind im Falle einer Einflußstauung der Hohlvenen ausserordentlich erweiterungsfähig und dann deutlich sichtbar. Bei der lateralen Thorakotomie durchtrennt man im allgemeinen die V. thoracica lateralis bzw. deren kaudale Verlängerung, die V. thoracoepigastrica, welche auf den Ursprungszacken des M. serratus anterior verlaufen. Das Blut wird nach kranial in die V. axillaris oder nach kaudal über die V. epigastrica superficialis dem unteren Hohlvenensystem zugeleitet. A. und V. thoracodorsalis verlaufen parallel zum lateralen Schulterblattrand zwischen M. serratus anterior und M. latissimus dorsi kaudalwärts. Begleitet werden diese Gefäße vom N. thoracodorsalis. Zwischen dem thorakodorsalen Gefäßnervenbündel und der V. thoracoepigastrica findet sich der N. thoracicus longus, der dem Musculus serratus dicht anliegt und diesen innerviert. Die nervale Hautversorgung im Bereich der Thoraxwand erfolgt über die Nn. supraclaviculares mediales et laterales und die Rami cutanei anteriores et laterales. Zur Anatomie der Brustdrüse siehe Kapitel 5.

*Mittlere Schicht (Abb. 4-1 bis 4-3)*
Der M. pectoralis major liegt in seiner ganzen Ausdehnung oberflächlich, bedeckt von der Fascia pectoralis sup. Von medialen Schlüsselbeinanteilen, vom Sternum und den Rippenknorpeln der Rippen 1 bis 5 (gelegentlich bis 7) und dem vorderen Blatt der Rectusscheide entspringend, konvergieren die Fasern zum Oberarm hin und bilden gleichzeitig die vordere Wand der Achselhöhle. Der Muskel markiert mit seinem kaudalen Rand im ventralen Anteil in etwa die Linie der Inzision bei der anterolateralen Standardthorakotomie. Die Gefäßversorgung erhält der Muskel über Äste der A. thoracoacromialis und aus Rami perforantes neben dem Brustbeinrand aus der A. thoracica interna. Die Versorgung von kranial muß in jedem Fall erhalten werden, d. h. die Pektoralisfasern dürfen hier nur sehr vorsichtig vom Klavikularand gelöst werden, sofern der M. pectoralis zum Zweck einer Schwenklappenbildung im Bereich der costalen Ursprünge angehoben wird. Der eher unbedeutende M. pectoralis minor entspringt sehnig nahe der Knorpelknochengrenze an den Rippen 2 bis 5 und zieht zur Spitze des Processus coracoideus. Der M. serratus anterior liegt bei nahezu allen lateralen Zugängen zur Brusthöhle im Operationsfeld. Er bildet die mediale Wand der Achselhöhle. Er entspringt von der 1. bis 8. Rippe lateral bzw. posterolateral und verläuft teils konvergierend, teils divergierend zur medialen Schulterblattkante. Die vier unteren Zacken greifen zwischen die oberen Ursprungszacken des M. obliquus externus und liefern die charakteristische, von oben nach lateral unten verlaufende zickzackförmige Linie am Rumpf. Bei den Standardzugängen zur Brusthöhle werden seine Fasern nach Möglichkeit nur auseinandergedrängt. Die Elektrokoagulation der V. thoracoepigastrica oder, wenn aus-

gebildet, der V. thoracica lateralis läßt sich nicht umgehen, der N. thoracicus longus kann jedoch bei anterolateralen Zugängen in der Regel erhalten werden. Der M. serratus post. sup. entspringt von den letzten beiden Hals- und den ersten beiden Brustwirbeldornen und verläuft schräg kaudalwärts zur 2. bis 5. Rippe. Diesem entgegengerichtet verläuft der M. serratus post. inf., der über eine Strecke von vier Wirbelkörperdornen am thoracolumbalen Übergang entspringt und, wie der vorgenannte, lateral vom Rippenwinkel an der 9. bis 12. Rippe inseriert. Beide Muskeln treten allenfalls bei Thoraxwandresektionen in Erscheinung, sofern sie infiltriert sind oder vom knöchernen Brustkorb abgetrennt werden müssen.

Der M. trapezius entspringt in der Medianlinie zwischen Linea nuchae suprema und dem 2. Brustwirbeldorn und zieht mit seinen drei funktionell verschiedenartigen Anteilen absteigend zum Schlüsselbein, horizontal zum Akromion und aufsteigend zur Spina scapulae. Dessen nervale Versorgung verläuft im wesentlichen über den N. accessorius. Da dessen Verletzung relevante funktionelle Störungen nach sich zieht, ist er bei Operationen im Bereich des seitlichen Halsdreiecks auf jeden Fall zu schonen. Er läuft auf den schmächtigen Levatur scapulae abwärts und wird von Ästen aus dem Plexus cervicalis begleitet, mit diesen aber auch gelegentlich bei der Präparation verwechselt.

Der M. latissimus dorsi ist ein für plastische Zwecke hervorragend verwendbarer Muskel, weshalb man mit seiner Topographie besonders vertraut sein sollte. Er entspringt durch Vermittlung einer dünnen Sehnenplatte, der Fascia thoracolumbalis, von den unteren sechs Brustwirbeln, sämtlichen Lendenwirbeln, Fascia dorsalis, Kreuzbein und Darmbeinkante. Darüber hinaus finden sich akzessorische Ursprungszacken an den drei bis vier unteren Rippen und dem Angulus inferior des Schulterblattes. Zusammen mit dem M. teres major bilden die kranialen Fasern die hintere Begrenzung der Achselhöhle. Der Muskel wird versorgt vom N. thoracodorsalis, der in Begleitung der gleichnamigen Gefäße der Axillahinterwand ventral anliegt. Die A. thoracodorsalis ist das wichtigste versorgende Gefäß; es verläuft etwa parallel zur Vorderseitenkante des Muskels nach kaudal. Wird anläßlich einer Standardthorako-

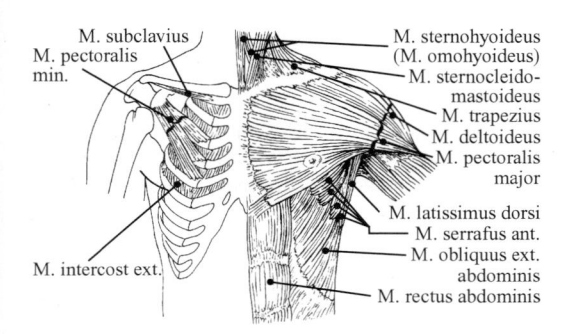

*Abbildung 4-1:* Muskulatur des Brustkorbes. Ansicht von vorne.

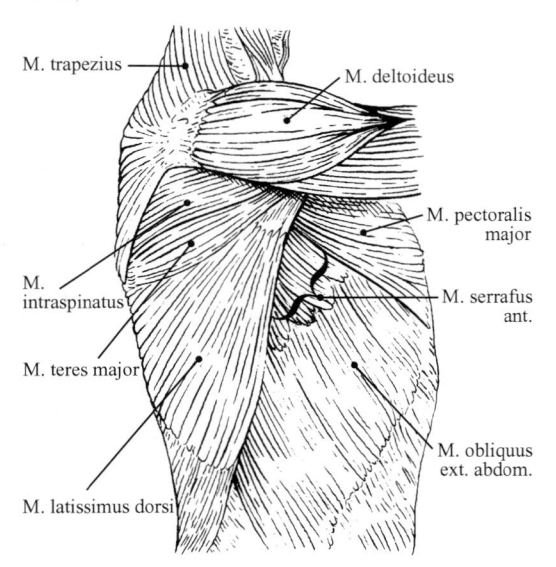

*Abbildung 4-2:* Muskulatur des Brustkorbes. Ansicht von der rechten Seite.

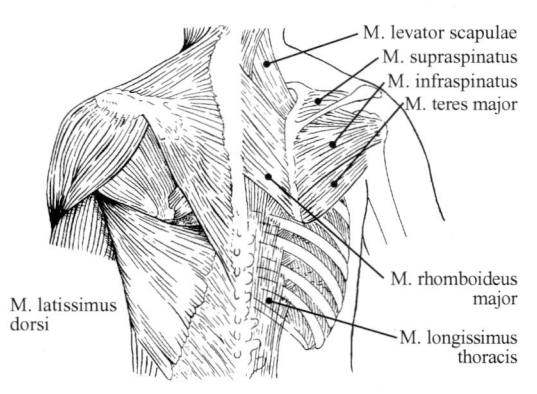

*Abbildung 4-3:* Muskulatur des Brustkorbes. Ansicht von hinten.

tomie der M. latissimus dorsi tiefer als 2–3 cm eingekerbt, so werden die thorakodorsalen Leitungsbahnen durchtrennt und damit die Verwendbarkeit des Muskels als Schwenklappen aufgehoben, zumal wenn der Muskel in seinem Ursprungsgebiet ausgelöst und damit die arterielle Versorgung von den Interkostalgefäßen her unterbrochen wird. Dorsal findet sich zwischen dem Oberrand des M. latissimus dorsi, dem Unterrand des M. trapezius und der medialen Scapulakante das Dreieck der Auskultation, ein nahezu muskelfreies Dreieck, über dem die Atemgeräusche bei Auskultation besonders gut zu hören sind.

*Tiefe Schicht*
Der knöcherne Brustkorb, der eigentliche Thorax, wird gebildet von Sternum, den zwölf Rippen beidseits und den zwölf Brustwirbeln. Die Zahl der Rippenpaare kann variieren, es können ein- oder beidseitig Hals- oder Lendenrippen in unterschiedlicher Länge und Form auftreten. Das Sternum ist als flacher Knochen zwischen die vorderen Enden der oberen sieben Rippenpaare eingefügt. Sein oberer Anteil, das Manubrium sterni, bildet mit dem Corpus sterni einen nach dorsal offenen flachen Winkel, an dem das 2. Rippenpaar ansetzt. Da der Winkel auch bei Adipösen wegen des hier nur gering ausgebildeten subkutanen Fettgewebes gut zu identifizieren ist, bildet das 2. Rippenpaar beim Abzählen einen festen Anhaltspunkt. Anstelle des 1. Rippenpaares tastet man an der oberen Kante des Manubrium sterni das prominente Sternoclavikulargelenk. Das untere Ende des Sternums, der Processus xiphoideus, ist in Form, Größe, Lage und Beschaffenheit sehr variabel. An seinem Übergang zum Corpus sterni setzt das 7. Rippenpaar an. Somit erreichen von den zwölf Rippenpaaren nur die oberen sieben (Costae verae) das Brustbein direkt, das 8., 9. und 10. Rippenpaar das Sternum nur unter Ausformung des Rippenbogens. Die 11. und 12. Rippe (Costae fluctuantes) endigen mit ihren knorpeligen Spitzen zwischen den Bauchmuskeln. Jeder knöcherne Rippenanteil geht ventral bzw. ventro-lateral in ein knorpeliges Endstück über und steht – mit Ausnahme der unteren beiden Rippenpaare – über Syndesmosen mit dem Sternum in Verbindung. Aufgrund der Gelenkverbindungen mit Wirbelkörpern und -querfortsätzen können Bewegungen des Thorax und damit Volumenänderungen der Brusthöhle herbeigeführt werden. Inspirationsbewegungen vergrößern den Thorax in allen Richtungen: In sagittaler Richtung wird eine Vergrößerung durch eine ventrale und Aufwärtsbewegung des unteren Sternumanteiles bewirkt, woran vor allem die längsten Rippen (Rippe 5 bis 7) den größten Anteil haben. Eine Volumenzunahme in transversaler Richtung wird vornehmlich durch die Bewegungen des 7. bis 10. Rippenpaares bewirkt, indem sie an ihrem tiefsten Punkt, dem kostochondralen Übergang, angehoben werden.

Die Interkostalmuskulatur entspricht in ihrem Verlauf und ihrer Schichtung der Bauchmuskulatur. Die Mm. intercostales ext. entspringen jeweils am Unterrand einer Rippe und ziehen mit ihren Fasern schräg von hinten oben nach vorne unten zur nächstunteren Rippe, während die Mm. intercostales int. den vorgenannten innen anliegen und nahezu senkrecht zu diesen verlaufen. Erstere erstrecken sich jeweils vom Tuberculum costae, der Artikulation mit den Querfortsätzen der Wirbel, bis zur Knochenknorpelgrenze, um hier in bindegewebige Faserzüge überzugehen. Die Mm. intercostales int. reichen dorsal nur jeweils bis zum Angulus costae, wo sie in eine sehnige Membran übergehen, während sie ventral bis an das Sternum heranreichen (Mm. intercartilagines). Der M. transversus thoracis entspringt auf der Innenseite des Thorax am Seitenrand des Corpus sterni und setzt an den Rippenknorpeln 2 bis 6 an. Die Innenfläche der Brustwand wird von einer dünnen Bindegewebsfaszie, der Fascia endothoracica, ausgekleidet, die der Fascia transversalis im Bauchraum entspricht. Gefäße und Nerven der Brustwand zeigen eine segmentale Anordnung. Die ersten beiden Interkostalräume nehmen die Aa. intercostales post. aus dem Truncus costocervicalis auf, während die tiefergelegenen Interkostalräume die segmentalen Äste direkt aus der deszendierenden Aorta erhalten. Unterhalb der 12. Rippe verläuft die A. subcostalis. Auf der rechten Seite verlaufen diese Arterien nach ihrem Abgang aus der Aorta auf der Vorderfläche der Wirbelkörper, wo sie vor Auslösung der Rippen bequem aufgesucht und unterbunden werden können. Sie unterkreuzen nach ihrem Abgang aus der Aorta sowohl den Ductus thoracicus als auch die V. azygos bzw. die V. hemiazygos und hemiazygos accessoria und die Splanchnikusfasern, bevor sie in den Interkostalraum eintreten. Interkostal befinden sich die Arterien wie auch die begleitenden Venen und Nerven zwischen den Mm. intercostales ext. und int. in der Nähe des Unterrandes einer jeden Rippe, in dem flachen Sulcus costae. Unmittelbar parasternal verläuft die A. thoracica int., aus der A. subclavia entspringed, in Begleitung ihrer gleichnamigen Vene abwärts und teilt sich in Höhe des Zwerchfells in die A. musculophrenica und die A. epigastrica sup. Die A. thoracica interna gibt in den oberen Zwischenrippenräumen jeweils 2 Rami intercostales ant. ab, die seitlich mit den Aa. intercostales post. kommunizieren und auf diesem Weg einen wichtigen Kollateralkreislauf mit der Pars descendens aortae herstellen. Die Interkostalvenen verlaufen jeweils oberhalb der gleichnamigen Arterien, die Interkostalnerven dagegen kaudal der Arterien. Die Venen fließen nach dorsal zu den Vv. azygos, hemiazygos mit hemiazygos accessoria ab, nach ventral zu den Vv. thoracicae int.

Nach Austritt aus dem Foramen intervertebrale gelangt der Ramus ventralis als Nervus intercostalis in den Interkostalraum, wo er kaudal der Arteria verläuft. Er enthält sensible Fasern für die Haut der Brustwand und die Pleura parietalis und sensible Äste für die Mm. intercostales externi et interni. Lymphgefäße verlaufen mit den Venen und setzen sich mit ihren Geflechten nach unten in die Bauchwand und nach oben in die Halsregion fort.

Die kaudalen Interkostalnerven durchbohren hinter den Rippenknorpeln das Zwerchfell, ziehen zwischen M. obliquus abdominis int. und M. transversus abdominis abwärts und durchbrechen die Rektusscheide, um den M. rectus abdominis zu versorgen.

Vor den Rippenhälsen liegen die Nn. intercostales, welche die Lymphe aus den Interkostalräumen aufnehmen und diese direkt oder indirekt dem Ductus thoracicus zuführen. Ventral wird die Lymphe über die entlang der Vasa thoracica interna gelegenen Nodi lymphatici parasternales dem Ductus thoracicus (links) bzw. dem rechtsseitigen Venenwinkel zugeleitet. Darüber hinaus bestehen Verbindungen zu den unteren tiefen Halslymphknoten. Nodi lymphatici diaphragmatici empfangen die Lymphe aus dem Zwerchfell, der Pleura diaphragmatica und aus Teilen der Leber.

*Pleura*
Die linke und rechte Pleurahöhle sind, vergleichbar mit Peritoneum oder Perikard, in sich geschlossene kapilläre Spalträume, die mit ihrem äußeren Blatt (Pleura parietalis) die Auskleidung der Brusthöhle und mit dem inneren Blatt den Überzug der Lunge bilden. Den Übergang beider Blätter bildet das Ligamentum pulmonale, das vom Lungenhilus, dem Ösophagus folgend, nach kaudal und dorsal zieht. Die Pleura parietalis ist an die Fascia endothoracica angeheftet. Diese Schicht kleidet den Brustraum beiderseits des Mediastinums aus, ist vorne sehr dünn und wird nach dorsal hin dicker und hat lediglich im Bereich der Pleurakuppel, wo sie sich nicht scharf von der Umgebung trennen läßt, die Eigenschaften einer Faszie. Am Sternum und an der Wirbelsäule geht die Fascia endothoracica in das lockere Bindegewebe des Mediastinums über.

Die Pleura visceralis ist mit der Lungenoberfläche fest verwachsen und setzt sich in die Interlobärspalten der Lungen fort. Der kapilläre Spalt zwischen beiden Pleurablättern wird von wenigen Millilitern einer serösen Flüssigkeit angefüllt, wodurch das Gleiten der Pleurablätter und mittels Kohäsion die vollständige Entfaltung der Lunge ermöglicht wird. Bei maximaler Exspiration gehen die Pleuraspalten über die Lungenränder hinaus. So entstehen der Recessus costomediastinalis am Übergang der Pleura costalis in die Pleura mediastinalis, der Rec. phrenicomediastinalis am Übergang der Pleura diagphragmatica in die Pleura mediastinalis und der am weitesten nach kaudal reichende Rec. costodiaphragmaticus am Übergang der Pleura costalis in die Pleura diaphragmatica. Letzterer mißt in der Axillarlinie bis zu 8 cm und wird auch bei maximaler Inspiration nicht vollständig entfaltet.

## Literatur

Heberer G., Dienemann H. (1991): Anatomie der Brustwand. In: Heberer G., Schildberg F.W., Vogt-Moykopf I., Sunder-Plassmann L. (Hrsg.): Chirurgie der Lunge und des Mediastinums. Springer, Berlin, Heidelberg, New York, S. 3–7.

Heberer G., Dienemann H. (1991): Anatomie der Pleura. In: Heberer G., Schildberg F.W., Vogt-Moykopf I., Sunder-Plassmann L. (Hrsg.): Chirurgie der Lunge und des Mediastinums. Springer, Berlin, Heidelberg, New York, S. 8.

Thorek P. (1985): Anatomy in surgery. Springer, New York, Berlin, Heidelberg, Tokyo, 3rd ed.

Zenker R., Heberer G., Löhr H.H. (1954): Die Lungenresektionen. Anatomie, Indikationen, Technik. Springer, Berlin, Göttingen, Heidelberg.

## 1.2 Physiologie

Der Brustkorb einschließlich Zwerchfell, die Lungen und das sie durchströmende Blut bewerkstelligen die Atmung mittels Ventilation, Perfusion und Diffusion. Die Ventilation umfaßt alle Vorgänge, die erforderlich sind, um Außenluft in die Alveolen und die Alveolarluft nach außen zu befördern. Die Einatmung erfolgt aus einer Gleichgewichtslage durch Tätigkeit des Diaphragma und der äußeren Interkostalmuskulatur. Dabei wird der Brustraum nach ventral, lateral und kaudal erweitert. Von der 1. bis zur 7. Rippe zunehmend wird der Brustkorb überwiegend im sagittalen Durchmesser erweitert, durch die Transversalbewegung der unteren Rippen im Querdurchmesser. Die Erweiterung des Brustraumes erfolgt gegen den Widerstand der elastischen Eigenkräfte der Lunge. Mit zunehmender Inspiration steigen auch die Rückstellkräfte an und setzen der Erweiterung einen größeren Widerstand entgegen. Daher müssen bei tiefer Atmung Hilfsmuskeln eingesetzt werden: Die Mm. scaleni, die Unterzungenbein-Muskulatur und der M. sternocleidomastoideus heben den Brustkorb an, sofern Kopf und Halswirbelsäule fixiert sind. Unterstützend für die Einatmung wirken ferner die Mm. rhomboidei, der M. levator scapulae und der M. trapezius. Schließlich kann auch die Streckung der Brustwirbelsäule die Inspiration unterstützen, weil mit deren Aufrichtung auch eine Anhebung der Rippen verbunden ist. M. pectoralis maj. et min. und der M. serratus ant. erweitern den Thorax nur bei aufgestützten Armen. Sobald die genannten Muskelgruppen erschlaffen, federt der Brustkorb, den elastischen Kräften der Lungen und der Brustwand selbst folgend, zurück, so daß die Lungen sich verkleinern und die Alveolarluft ausströmen lassen können. Die Ausatmung kann noch vertieft werden durch die Wirkung der Mm. intercostales int. und des M. transversus thoracis. Über eine Anspannung der Bauchmuskulatur wird der Brustkorb gesenkt und die untere Apertur verengt, sodaß sich die Bauchorgane gegen das Zwerchfell vorschieben und den Brustraum verkleinern. Die Bauchwandmuskulatur ist damit die wichtigste Atemhilfsmuskulatur für die Expiration; sie kann bei aufgestützten Armen noch durch den Einsatz des M. latissimus dorsi verstärkt werden.

## 1.3 Infektionen und Nekrosen

### 1.3.1 Weichteilinfektionen

Die häufigsten Weichteilinfektionen der Brustwand finden sich nach *operativen Eingriffen*. Diese gehen einher mit den typischen Entzündungszeichen wie Schwellung, Rötung, Schmerzen und Allgemeinsymptomen. Diese Zeichen können aber teilweise oder auch ganz fehlen, insbesondere bei sehr kräftigem Weichteilmantel. Sofern lediglich eine oberflächliche Rötung ohne Fluktuation besteht, kann die Ausbildung einer eitrigen Infektion durch äußere Kühlung unter günstigen Umständen verhindert werden. Bei dem geringsten Verdacht auf einen eitrigen Prozess darf jedoch mit der Wunderöffnung nicht gezögert werden. Bevorzugt treten diese Infektionen nach Thorakotomie im hinteren Wundwinkel auf, da sie hier von den Muskelnekrosen des zuvor durchtrennten und wieder vernähten M. latissimus dorsi unterhalten werden. Von hier ausgehend können sie auch einen subskapulären Abszeß ausbilden. Oftmals breiten sich die Infektionen auch rasch über die gesamte Länge der Wunde aus, sodaß diese vollständig bis auf die Muskelschicht gespalten werden muss. Sofern die Pleurahöhle von den infizierten Weichteilen noch durch eine vitale und vollständig intakte Schicht getrennt ist, kann auf eine Wiedereröffnung der Pleurahöhle verzichtet werden. Die Verhältnisse sind jedoch nicht immer sicher zu beurteilen, weshalb in Zweifelsfällen unter Op-Bedingungen eine Revision der Pleura angeraten ist.

Postoperative Weichteilinfektionen können von einem Pleuraempyem ausgehen. In diesem Fall ist die sofortige breite Eröffnung der gesamten Wunde notwendig. Die Behandlung des Empyems richtet sich nach Ursache und Ausdehnung (s. Kap. 1.10).

Entzündungen der Brustwandweichteile können schließlich nach perforierenden oder penetrierenden *Verletzungen* entstehen, insbesondere wenn diese bezüglich ihrer Eindringtiefe unterschätzt wurden.

Als *primäre Infektionen* treten mitunter der subpectorale oder der subskapulare Abszeß auf. Deren Ursache ist entweder eine infektiöse Erkrankung des Armes mit lymphogener Ausbreitung oder eine per continuitatem übergreifende Entzündung der

Brustdrüse. Lokale und allgemeine Infektionszeichen führen zur Diagnose und zur Behandlung mit breiter Eröffnung und gezielter Antibiotikagabe.

Das *Empyema necessitatis* ist eine heute nur noch selten anzutreffende Komplikation eines verschleppten *Pleuraempyems*, das sich über das Bronchialsystem oder die Thoraxwand spontan entlastet. Im letzten Fall ist eine breite Wunderöffnung, Spülung und Anfrischung der Weichteile erforderlich. Der freie Abfluß aus der Empyemhöhle kann im Niveau der knöchernen Brustwand im Sinne einer Knopflochstenose behindert sein, wenn sich das Empyem lediglich zwischen zwei Rippen den Weg in die Weichteile gebahnt hat. In diesem Fall kann die Entfernung eines Rippensegmentes erforderlich werden, um die Abflußverhältnisse zu verbessern (s. Kap. 1.10).

## 1.3.2 Rippen- und Sternumosteomyelitis

Häufigste Ursache von Infektionen des knöchernen Brustkorbes und seiner Knorpelanteile sind *sekundäre Infektionen* ausgehend von bakteriellen Infektionen des Mediastinums und der Pleurahöhlen nach operativen Eingriffen. Eine Rarität sind dagegen die *hämatogen* entstandenen Osteomyelitiden und die tuberkulösen Infektionen.

*Akute Infektionen* von Rippen oder Sternum in Begleitung von postoperativen Weichteilinfektionen sind im Rahmen einer konsequenten Wundbehandlung und gegebenenfalls Stabilisierung von Fragmenten beherrschbar.

*Chronische Infektionen* wie die Rippenchondritis beeinträchtigen die Patienten durch fortdauernde Fistelung und gelegentlich allgemeine Infektionszeichen wie Fieber und Abgeschlagenheit. Der infizierte Rippenknorpel liegt dabei reaktionslos in der Tiefe der Wunde, seine Oberfläche erscheint destruiert. Aufgrund seiner Avaskularität kommen Spontanheilungen nicht vor, so daß immer der gesamte Knorpelanteil der betroffenen Rippe entfernt werden muss. Da kein freiliegender Knorpel in der Wunde zurückbleiben darf, muß bei Befall der unteren Rippen unter Umständen der gesamte Rippenbogen reseziert werden. Da der Rippenknorpel nicht regeneriert, müssen auch Instabilitäten in Kauf genommen werden. Frühestens nach vollständiger Abheilung darf das Einbringen von Fremdmaterial erwogen werden.

Um der Rippenchondritis vorzubeugen, sind Drainageausleitungen im Bereich der Rippenknorpel bzw. des Processus xiphoideus zu vermeiden, weil über eine Arrosion des Perichondriums Infektionen begünstigt werden können. Sternuminzisionen müssen streng in der Medianlinie vorgenommen werden. Die überwiegende Mehrheit postoperativer Infektionen des Rippenknorpels tritt nach medianen Sternotomien auf. Die Ursache dafür sind Verletzungen des Rippenknorpels, wenn bei der Sternumspaltung nicht streng die Mittellinie eingehalten wird, der übertriebene Einsatz von Knochenwachs, die Devaskularisation infolge Entnahme oder Verletzungen der Internagefäße oder eine direkte Verletzung des Rippenknorpels beim Sternumverschluß. Das Durchstechen des Rippenknorpels wie auch das Mitfassen der Vasa thoracica int. im Rahmen der Sternumverdrahtung sollten auf jeden Fall vermieden werden.

Wie die Rippenchondritis sind Infektionen des Sternums und der knöchernen Rippen die Folge von postoperativen Weichteilinfektionen oder der Rippenchondritis selbst. Im frühen Stadium genügt die Revision der Weichteile nach den Prinzipien der lokalen Wundbehandlung bzw. die Entfernung des infizierten Rippenknorpels. Die chronische Knocheneiterung bedarf der Resektion des betreffenden Abschnittes, wobei deperiostierte Knochenanteile nicht zurückbleiben dürfen. Vorübergehende Instabilitäten des knöchernen Thorax müssen unter Umständen in Kauf genommen werden, da sich das Einbringen von Fremdmaterial in diesem Stadium verbietet. Ausgedehnte Resektionen sind jedoch nur äußerst selten erforderlich. In diesem Fall müssen die Defekte mit Hautmuskelverschiebelappen aufgefüllt werden, die durch narbige Umwandlung mittelfristig zur Stabilität des Thorax beitragen können.

## 1.3.3 Osteoradionekrosen *(Abb. 4-4)*

Nekrosen unterschiedlicher Tiefe der Brustwand entstehen am häufigsten infolge Bestrahlung nach Mammakarzinom bzw. Rezidiven. Dabei entspricht das Ausmaß der Hautveränderungen und Weichteilindurationen dem ehemaligen Bestrahlungsfeld. Im Zentrum wird zumeist ein Ulcus angetroffen, das in der Tiefe Rippen oder Sternum erreicht. Es kann darüber hinaus über eine Abszeßhöhle mit der Lungenoberfläche in Verbindung stehen. Die lokale Wundbehandlung ist meist wegen der schlechten Qualität des umgebenden Gewebes aussichtslos, verkannte Tumorrezidive oder sogar durch Strahlenbehandlung neu verursachte Tumoren (malignes fibröses Histiozytom, Osteosarkom der Rippen) können die Gewebedestruktion unterhalten. Behandlungsprinzip ist die ausgedehnte Resektion der Brustwand in genügender Tiefe, unter Umständen mit Teilen der Lunge, der Wiederaufbau der Thoraxwandstabilität und die Deckung mit einem vollwertigen Hautweichteillappen. Über das Ausmaß der zu erwartenden Resektion müssen Fisteldarstellung und Computertomogramm Auskunft geben. Da keine Behandlungsalternative besteht, ist die Operation auch bei bestehender Metastasierung indiziert, wenn lokale Tumorfreiheit erreicht werden kann und der Patient bezüglich des kardiopulmonalen Risikos operabel erscheint.

Auf keinen Fall dürfen infizierte Knochen- oder Knorpelabschnitte zurückbleiben. Die Vitalität der ossären Resektionsränder kann anhand von petechialen Blutungen aus dem Mark beurteilt werden. Die Stabilität des Thorax wird allenfalls beeinträchtigt, wenn mehr als zwei benachbarte Rippen der Rippen 2 bis 8 ventral bzw. ventro-lateral reseziert werden müssen. Nach kompletter Sternumresektion ist das Einbringen von Fremdmaterial obligat, nach inkompletten Sternumresektionen im allgemeinen nicht erforderlich. Bei ausgedehnten Infektionen sollte der primäre Einsatz von Fremdmaterial vermieden werden. Wenn nach problemloser Einheilung ein nicht zu tolerierender Stabilitätsverlust fortbesteht, kann die sekundäre Stabilisierung erwogen werden. Andererseits ist die Gefahr einer Infektion in Umgebung der Fremdkörpermaterialien nicht allzu groß, wenn diese ausschließlich von vitalem Gewebe umgeben sind. Die Verwendung von Fremdmaterial ist nach unserer Erfahrung nicht obsolet, sofern kontaminierte Bezirke vollständig reseziert werden können und eine suffiziente primäre Weichteildeckung erreicht werden kann. Zu den Prinzipien der Thoraxwandstabilisierung siehe Kapitel 1.6.3.

Von entscheidender Bedeutung ist die Deckung des Weichteildefektes mit einem hochwertigen muskulokutanen Lappen. Je nach Größe und Durchmesser des Defektes bieten sich Lappen aus dem Latissimus dorsi, dem Pectoralis major oder dem Rectus abdominis an. Sofern Fremdmaterial zur Stabilisierung verwendet wurde, ist die perprimam-Heilung des zur Deckung verwendeten Lappens essentiell. Omentum majus sollte nur verwendet werden, wenn gestielte Hautmuskellappen aus technischen oder anatomischen Gründen nicht zu verwirklichen sind. Bei Anwendung muskulokutaner Lappen kann die Defektdeckung in einer Sitzung, bei Verwendung von Omentum muß eine sekundäre Deckung mit Hautinseln erfolgen.

### 1.3.4 Tietze-Syndrom

Das Tietze-Syndrom ist gekennzeichnet durch eine schmerzhafte Schwellung der Rippenknorpel, wobei am häufigsten die sternokostale Verbindung in Höhe der 2. Rippe betroffen ist. Es imponiert klinisch eine druckempfindliche gerötete und einseitig ausgebildete Schwellung, während histologisch keine Abnormalitäten nachgewiesen werden können. Dementsprechend vielfältig ist die Behandlung in Form von Bestrahlungen, Injektion von Lokalanästhetika oder Resektion. Die symptomatische Behandlung ist im allgemeinen ausreichend, bei länger anhaltenden Beschwerden sollte die Resektion vorgenommen werden, um echte tumoröse Neubildungen auszuschließen. Häufig sind danach Wundrevisionen und Antibiotikaketteneinlagen notwendig, bis schließlich die Abheilung eintritt.

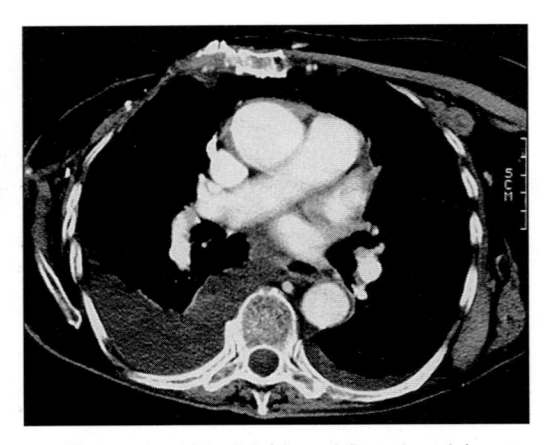

*Abbildung 4-4:* Weichteildefekt und Osteodestruktion von Rippen und Sternum infolge Bestrahlung. Thorax-CT einer 71jährigen Patientin bei Z.n. Mamma-Ablatio.

**Literatur**

Lewis F.J., Michaelis L.L. (1983): Infections of the chest wall. In: Shields T. (ed.): General thoracic surgery. Lea & Febiger, Philadelphia, 2nd ed., pp. 440–445.

Merkle N.M., Vogt-Moykopf I., Baumeister R.G.H., Bubb C.F. (1991): Erkrankungen der Brustwand und der Pleura. In: Heberer G., Schildberg F.W., Vogt-Moykopf I., Sunder-Plassmann L. (Hrsg.): Chirurgie der Lunge und des Mediastinums. Springer, Berlin, Heidelberg, New York, S. 485–541.

## 1.4 Traumen

Über das Ausmaß der Verletzungen und die aktuelle Gefährdung des Patienten gibt die erste orientierende Untersuchung Auskunft (Tab. 4-1). Während bei leichteren Traumen atemabhängige Schmerzen im Vordergrund stehen, sind anhaltende Atemnot, Zyanose, Angstgefühl und zunehmende Kreislaufdepression ein Hinweis auf lebensbedrohliche bzw. schwere Verletzungen. In diesem Fall müssen therapeutische Sofortmaßnahmen eingeleitet werden, bevor die Diagnostik vervollständigt wird.

Verletzungen der Thoraxwand können alle an ihrem Aufbau beteiligten anatomischen Strukturen betreffen: Haut, Subkutis, Muskulatur, Rippen, Sternum und Wirbelsäule sowie die Pleura parietalis. Die Schwere der Verletzung ist von Energie und Oberfläche des auftreffenden Gegenstandes abhängig: Bei breitflächigem Anprall, insbesondere bei stumpfem Trauma des Jugendlichen wegen der Elastizität des Thoraxskeletts, können äußerlich erkennbare Verletzungszeichen fehlen, sehr wohl aber gefährliche Verletzungen an inneren Organen vorliegen. Umschriebene Gewalteinwirkungen hinterlassen typische Kontusionszeichen wie Gurtmarken oder Lenkradabdrücke, bei penetrierenden oder perforierenden Verletzungen muß stets am entkleideten Patienten gezielt gesucht werden. Das Ausmaß der äußerlich sichtbaren Verletzungen läßt jedoch nur bedingt Rückschlüsse auf die Beteiligung innerer Organe zu. Die Inspektion wird unterstützt durch vorsichtige Palpation. Eine knisternde Schwellung (Hautemphysem) lenkt den Verdacht auf eine Pleuraverletzung. Eine isolierte Fraktur der 1. Rippe geht oft mit einer Verletzung der Subclaviagefäße einher und muß dann die entsprechende Diagnostik (Pulsstatus,

*Tabelle 4-1:* Diagnostik bei Thoraxverletzungen.

*Orientierende Diagnostik*
– Anamnese (Unfallmechanismus, -art, Fremdkörper)
– Inspektion (Anämie, Zyanose, Hautemphysem, obere Einflußstauung, Hautsugillationen)
– Palpation (Rippen-, Sternum- und Wirbelsäulenfrakturen und -kontusionen, Hautemphysem, Krepitation)
– Perkussion (Luft, Flüssigkeit)
– Auskultation (Atem-, Herz- und Darmgeräusche)
– Kreislauf (Puls, Blutdruck, Hautfarbe, -temperatur)
– Thoraxröntgenübersicht
– Probepunktion (Luft, Blut, Lymphe, Galle)
– Blutbild (Hb, Hkt, Leukozyten)
– Palpation des Bauches (Leber, Milz, Niere)

*Erweiterte Diagnostik*
– Thoraxröntgenübersichtsaufnahme in 2 Ebenen
– EKG mit Brustwandableitung
– Blutchemie: Enzymaktivitäten (CPK, SGOT, SLDH), Blutgase
– Röntgendurchleuchtung der Brustorgane
– Gastrografinschluck
– Endoskopie (Ösophagus- und/oder Tracheaverletzung)
– Sonographie
– Computertomographie
– Kernspintomographie
– Echokardiographie
– Herzkatheteruntersuchung

Angiographie) veranlassen. Die Zahl der frakturierten Rippen, das Ausmaß der Dislokation von Frakturenden sowie Begleitverletzungen sind abhängig von Kraft und Richtung der Gewalteinwirkung. Bei großflächiger Krafteinwirkung von ventral frakturieren die Rippen bevorzugt lateral, ohne die Lungen anzuspießen. Gefährlicher sind umschriebene hohe Gewalteinwirkungen, wenn Rippen direkt frakturieren und Fragmente das Lungenparenchym anspießen. Lazerationen von Pleura, Interkostalgefäßen und Lungenparenchym erklären die Entstehung eines Pneumothorax bzw. Hämothorax (Kap. 1.14 bzw. 1.15). Bei bevorstehenden Pleuraverwachsungen kann sich ein Hautemphysem ohne gleichzeitigen Pneumothorax entwickeln.

Bewußtseinsklare Patienten geben einen umschriebenen Schmerz in der Frakturzone an, ansonsten kann durch Palpation ein schmerzhaftes und bisweilen hörbares Knirschen in der Frakturzone ausgelöst werden. Der Nachweis der Fraktur geschieht durch Röntgenaufnahmen, eventuell un-

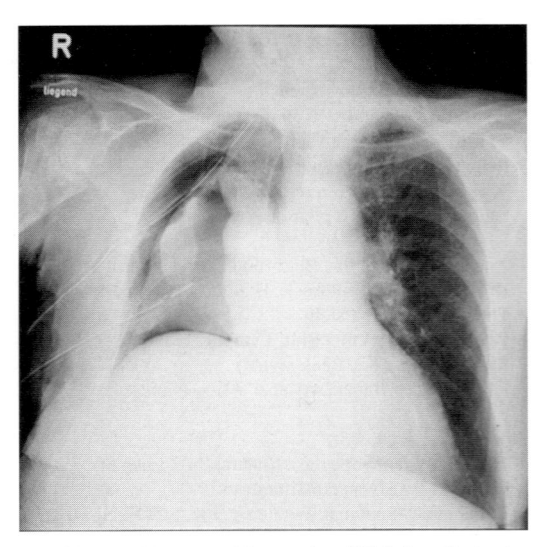

*Abbildung 4-5:* Röntgen-Thorax einer 78jährigen Patientin: Rippenfraktur nach Sturz mit Pneumothorax rechts. Trotz eingelegter Drainagen keine Ausdehnung der Lunge. Die Ursache war ungenügende Schmerzausschaltung mit konsekutivem Sekretverhalt.

ter Anwendung spezieller Techniken (Hartstrahl-, Zielaufnahmen). In 10% aller Fälle kann eine Rippenfraktur radiologisch nicht verifiziert werden.

Schmerzen entstehen nach Kontusion der Weichteile und der Rippen, insbesondere nach Rippenfrakturen. Letztere können schmerzbedingt über eine Tachypnoe, ein vermindertes Zugvolumen und die Behinderung des Hustenstoßes und tiefer Atemzüge eine akute respiratorische Insuffizienz heraufbeschwören (Abb. 4-5). Die früher übliche Anwendung von Pflasterverbänden behindert die Atembewegung über das schon bestehende Maß hinaus und ist daher obsolet. In den meisten Fällen ist die Gabe von Schmerzmitteln über drei bis vier Tage und physiotherapeutische Unterstützung ausreichend. Nichtopioide Analgetika wie Acetylsalicylsäure, Ibuprofen, Paracetamol, Piroxicam u. a. sind allein kaum ausreichend, weshalb sofort auf Opioide zurückgegriffen werden sollte. Geeignet sind die parenteral zu applizierenden Substanzen wie Tramadol, Pethidin, Piritramid oder Buprenorphin. In vielen Fällen kann der Effekt durch Kombination mit nichtopioiden Analgetika verbessert werden, keinesfalls aber sollen verschiedene Opioide miteinander kombiniert werden. Es empfiehlt sich, Schmerzmittel unter Berücksichtigung ihrer Wirkungsdauer nach einem festen zeitlichen Schema zu verabreichen, um das lästige «Therapieloch» zu vermeiden.

Opioide sind bei richtiger Anwendung (Zeitintervall, Schmerzintensität, Dauer der Verabreichung, Kombination mit anderen Analgetika) bezüglich einer psychotropen Wirkung unbedenklich. Nebenwirkungen haben eher unter Dauermedikation Bedeutung: Obstipation, Übelkeit, Erbrechen, Müdigkeit, Sedierung und erfordern u. U. eine Dosisreduktion. Interkostale Nervenblockaden erfüllen nur ihren Zweck, wenn sie in mindestens achtstündigem Abstand erfolgen. Dieses Manöver ist jedoch zeit- und personalintensiv und die häufigen Injektionen sind für den Patienten gleichfalls belastend. Bei korrekter Durchführung wird aber die Lungenfunktion verbessert, weil ein schmerzfreies Husten und Durchatmen möglich sind. Je Interkostalraum genügen 3–5 ml Bupivacain 0,5%, das in Kombination mit Vasokonstriktoren eine Wirkungsdauer von acht bis zwölf Stunden entfalten kann.

Zunehmend häufiger kommen Periduralkatheter zur Schmerzbekämpfung zum Einsatz. Die Punktionsstelle richtet sich nach dem Ort der Verletzung, sie sollte abr nicht oberhalb von TH5 liegen, und die Kontraindikationen (Verletzung der Wirbelsäule, Dextrane, Kumarine, Heparin > 3× 5 000 E/Tag, Thrombozytenaggregationshemmer > 1,5 g/Tag) müssen unbedingt beachtet werden. Bei Verwendung von Bupivacain 0,25% liegen die üblichen Einzeldosen bei der «single shot»-Technik im Bereich von 12,5–50 mg bis zu 4 × täglich. Für die kontinuierliche Infusion wird Bupivacain 0,25% mit einer Geschwindigkeit von 4–8 ml/h empfohlen. Ist eine engmaschige Kreislaufkontrolle gewährleistet, kann das Verfahren auch auf der Allgemeinstation verantwortet werden.

Die Indikation zur mechanischen Beatmung ergibt sich in der Regel nur aus schweren Begleitverletzungen, wie etwa Lungenkontusionen oder nach komplizierteren Verläufen bei vorbestehenden Ventilationsstörungen. Benachbarte Rippenstückfrakturen entsprechender Länge sind die Ursache einer paradoxen Thoraxwandbeweglichkeit, stellen aber per se noch keine Beatmungsindikation dar. Eine suffiziente Schmerzerleichterung und damit eine Kompensation der paradoxen Beweglichkeit wird durch Periduralanalgesie erreicht. Naturgemäß finden sich nach Rippenstück- und Serienfrakturen aber Lungenkontusionen, sodaß die pulmonale Verschlechterung die vorübergehende mechanische Ventilation erfordern kann. Die Indikation zu einer operativen Stabilisierung ergibt sich nach unserer Erfahrung nur selten. Die Indikation zur Revision stellen wir allenfalls, wenn ein disloziertes Rippenfragment eine Verletzung der Lungenoberfläche in Form von Blutung oder Fistel unterhält. Dabei genügt eine entsprechende Kürzung bzw. Entfernung des Fragmentes.

Frische offene Verletzungen des Weichteilmantels bedürfen in Abhängigkeit vom Ausmaß der Gewebszerstörung lediglich der Beobachtung oder der lokalen Revision. Bei Schuß- oder Stichverletzungen gibt die Verletzung an der Oberfläche keinerlei Auskunft über die Tiefe der Brustwandverletzung bzw. das Verletzungsausmaß an den inneren Organen. Stichwaffen und andere perforierende Gegenstände dürfen nur in OP-Bereitschaft entfernt werden, wenn eine Beteiligung innerer Organe vermutet wird. Bei stabilen Kreislaufverhältnissen und unauffälligem Thoraxröntgenbild, (sicherer Ausschluß eines Hämo- bzw. Pneumothorax) kann die Revision der äußeren Verletzung genügen. Hämo- und Pneumothorax erfordern ansonsten die Drainageneinlage (s. Kap. 1.14). Frische Blutungen der Thoraxwand resultieren meist aus Zerreißungen der Interkostalgefäße oder der Mammariagefäße und müssen wegen deren Kaliber umgehend versorgt werden. Bei bilateralem Verletzungsmuster erlaubt die Lagerung des Patienten in Rückenlage über eine quere doppelseitige Thorakotomie (Kap. 2.5) die gleichzeitige Versorgung beider Pleurahöhlen. Bei mangelnder Erfahrung in der Anwendung des Doppellumentubus genügt im Notfall die Anwendung des Trachealtubus.

Verletzungen, die über einen größeren Defekt eine offene Verbindung zum Pleuraraum schaffen, sind in Friedenszeiten selten. Der luftdichte Verschluß durch Verband ist auch provisorisch nur bei gleichzeitiger Drainageneinlage gestattet, um einen Spannungspneumothorax zu vermeiden. Operativ wird alles nekrotische Gewebe entfernt. Zur Vermeidung von Knocheneiterungen müssen deperiostierte Rippenfragmente entfernt werden. Sternumfrakturen bedürfen nur bei Dislokation um mehr als Sternumdicke und bei starken Schmerzen der operativen Stabilisierung. Im allgemeinen trifft man nicht oder wenig dislozierte Querfrakturen im Korpusbereich an, die Atemeinschränkungen sind weniger ausgeprägt als nach Rippenfrakturen. Demzufolge genügt im allgemeinen die Gabe von leichteren Schmerzmitteln.

### Literatur

Groskin S.A. (1991): Radiological, clinical and biochemical aspects of chest trauma. Springer, Berlin, Heidelberg, New York.

Kirsh M.M., Sloan H. (1977): Blunt chest trauma. General principles of management. Little, Brown & Co, Boston.

Larsen R. (1994): Anästhesie. Urban & Schwarzenberg, Stuttgart

Lehmann K.A. (1994): Postoperative Schmerztherapie. In: Zenz M., Jurna I. (Hrsg): Lehrbuch der Schmerztherapie. Wiss. Verlagsges., Stuttgart, S. 485–493.

Mattox K.L. (1983): Thoracic injury requiring surgery. World J Surg 7:49–55.

Trinkle J.K, Grover F.L. (1987): Major injuries: blunt trauma to the chest wall. In: Grillo H., Eschapasse H. (eds.): International trends in general thoracic surgery. Major challenges. Saunders, Philadelphia, London, Toronto, pp. 231–239.

Webb W.R., Besson A. (1991): Thoracic surgery: surgical management of chest injuries. Mosby, St. Louis, Baltimore, Boston, Chicago, London, Philadelphia, Sydney, Toronto.

## 1.5 Tumoren der Brustwand

Den Brustwandtumoren (Abb. 4-6, 4-7) werden sehr verschiedenartige pathologische Entitäten zugerechnet (Tab. 4-2). Die Tumoren können vom Weichgewebe oder von den knöchernen Strukturen ausgehen (primäre Brustwandtumoren), oder die Brustwand metastatisch befallen oder per continuitatem die Brustwand infiltrieren (sekundäre Brustwandtumoren). Die Tumoren imponieren, sofern sie nach außen wachsen, zunächst als Schwellung mit oder ohne Schmerzen und veranlassen auf diesem Weg die weitere Abklärung. Neben Röntgenübersichtsaufnahmen apikal und seitlich ist immer auch ein Computertomogramm anzufertigen, um die Ausdehnung des Tumors und das notwendige Resektionsausmaß besser planen zu können. Herkunft und Dignität des Tumors sind allein aufgrund radiologischer Verfahren selten sicher festzulegen. Das chirurgische Vorgehen wird zweckmäßig von der Größe des Tumors abhängig gemacht: Tumoren mit einem Durchmesser bis zu

*Tabelle 4-2:* Tumoren der Brustwand.

*benigne Tumoren*
– Fibröse Dysplasie
– Chondrom
– Osteochondrom
– Eosinophiles Granulom

*primäre maligne Tumoren*
– Chondrosarkom
– Osteogenes Sarkom
– Ewing Sarkom
– Plasmozytom
– Weichteilsarkome

*sekundäre maligne Tumoren*
– Bronchialkarzinom
– Mammakarzinom
– Nierenzellkarzinom
– Prostatakarzinom

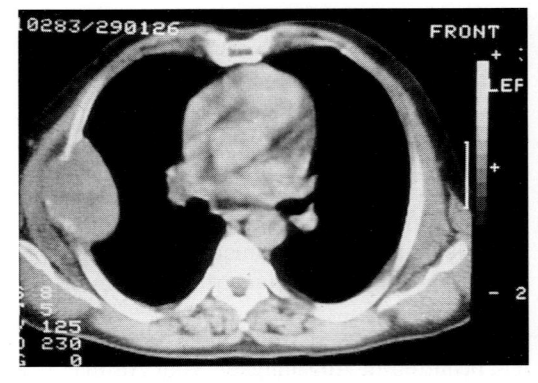

*Abbildung 4-6:* Hypernephrom-Metastase der Brustwand mit Rippendestruktion.

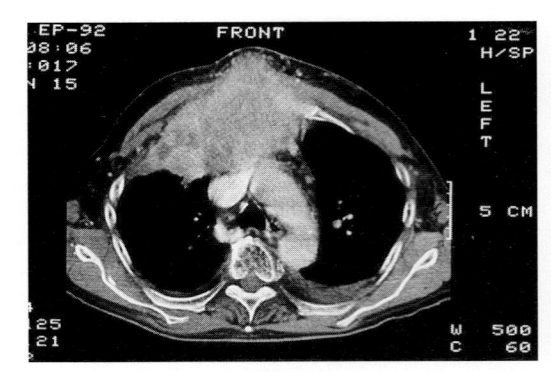

*Abbildung 4-7:* Ausgedehnte Thoraxwandinfiltration durch einen Tumor unbekannter Herkunft und Dignität: Inzisionsbiopsie.

3 cm (die keine Rekonstruktion der Thoraxwand erwarten lassen), werden grundsätzlich primär exstirpiert, während ausgedehntere Tumoren zunächst einer Inzisionsbiopsie unterzogen werden sollten. Dieses Vorgehen berücksichtigt nämlich, daß radiosensible Plasmozytome sowie chemotherapeutisch behandelbare Sarkome (Ewing-Sarkom, Osteogenes Sarkom) einem weniger ausgedehnten Eingriff zugeführt werden können. Bei Brustwandtumoren intermediärer Größe, die differentialdiagnostisch keine Probleme aufwerfen (per continuitatem einwachsende Bronchial- oder Mamma-Karzinome, Hypernephrommetastasen) kann eher radikal exstirpiert und sofort rekonstruiert werden.

### 1.5.1 Benigne Tumoren

Weichteiltumoren ohne Beziehung zum knöchernen Thorax unterliegen den gleichen Behandlungsprinzipien wie vergleichbare Tumoren anderer Körperregionen. Ist das knöcherne Skelett involviert, so wird unter Beachtung obengenannter Grundsätze die Exstirpation im Gesunden vorgenommen. Die *fibröse Dysplasie* macht etwa 30% aller benignen Rippentumoren aus, das mediane Patientenalter beträgt etwa 40 Jahre. Die Tumoren treten einzeln oder multipel auf, bevorzugen den posterioren oder lateralen Anteil der Rippe und sind gewöhnlich asymptomatisch. Radiologisch erkennt man eine Auftreibung mit trabekulärer Struktur und verschmälerter, aber noch erhaltener Kortikalis. Maligne Deformationen sind sehr selten, die komplette Resektion verhindert das Rezidiv.

*Chondrome* treten in der 2. bis 3. Lebensdekade als langsam wachsende asymptomatische Tumoren am kostochondralen Übergang auf. Radiologisch bieten sie den Aspekt einer homogenen Auftreibung mit verschmälerter Kortikalis. Da klinisch eine Unterscheidung vom Chondrosarkom nicht möglich ist und anhand einer Inzisionsbiopsie die Unterscheidung von einem niedrig malignen Chondrosarkom schwierig sein kann, sollte stets eine Resektion weit im Gesunden erfolgen.

*Osteochondrome* werden gewöhnlich im medianen Alter von 15 Jahren diagnostiziert. Sie sind meist an der 1. bis 4. Rippe lokalisiert. Radiologisch imponiert eine Auftreibung mit unregelmäßigen Kalzifikationen und knorpeliger Kappe. Als hereditäre Erkrankung können Osteochondrome multipel auftreten. Wegen der Möglichkeit der malignen Entartung sollten lokalisierte Formen reseziert werden.

Das *eosinophile Granulom* ist eine solitäre oder multifokal auftretende Erkrankung mit dem Gipfel im 10. Lebensjahr. Es handelt sich um Osteolysen mit einem reaktiven sklerotischen Rand, der mitunter aber auch fehlen kann. Die Erkrankung kann mit Allgemeinerscheinungen wie Krankheitsgefühl, Fieber und Leukozytose einhergehen. Mikroskopisch sind diese Läsionen durch proliferierende Histiozyten gekennzeichnet. Derartige Läsionen können spontan ausheilen, solitäre oder symptomatische Herde werden durch Resektion kurativ behandelt.

### 1.5.2 Primäre maligne Brustwandtumoren

*Chondrosarkom*

Das Chondrosarkom ist der häufigste primäre maligne Tumor der Rippen und des Sternums. Der Altersgipfel liegt bei 30 Jahren. Die häufigste Lokalisation ist der kostochrondrale Übergang der Rippen. Es handelt sich um langsam wachsende Tumoren mit Invasion benachbarter Strukturen und nur gelegentlicher Fernmetastasierung auf dem Lymph- oder Blutweg. Radiologisch imponiert ein Tumor mit Destruktion der Rippenkortex. Das histologische Grading steht in enger Beziehung zur Prognose. Die 5-Jahres-Überlebensrate beim Grad-I-Chondrosarkom beträgt über 90%, beim Grad II 70% und im Grad III nur noch unter 50%. Da die Tumoren äußerst strahlen- und chemotherapieresistent sind, bleibt allein die chirurgische Behandlung. Ein Rand von wenigstens 5 cm gesunden Gewebes, einschließlich eines normalen Rippensegmentes unter bzw. oberhalb des Tumorrandes, muß erzielt werden. Bei Befall des Corpus sterni kann die Breite des Saumes geringer gewählt werden, d. h. das Manubrium kann unter Umständen erhalten werden, da der Übergang zum Corpus gegenüber dem Tumorwachstum eine Barriere darstellt. Die Rezidivrate wird jedoch von der Radikalität des Eingriffs entscheidend beeinflusst: Sie beträgt 14%, wenn adäquat reseziert wird und bis zu 60% nach zu knapper Resektion (tumorfreier Rand unter 1 cm).

*Osteogenes Sarkom*

Das osteogene Sarkom imponiert als rasch wachsende schmerzhafte Raumforderung mit einem Häufigkeitsgipfel im 20. Lebensjahr. In der Mehrzahl findet sich radiologisch das sogenannte sunburst-pattern, ein Mischbild aus Knochendestruktion und reaktivem periostalem Knochenaufbau. Der Tumor ist bezüglich seiner Dignität noch ungünstiger als das Chondrosarkom einzustufen, da er frühzeitig hämatogen metastasiert. Da der Tumor chemotherapiesensibel ist, existieren unterschiedliche Behandlungsempfehlungen. Folgendes Vorgehen hat sich in der Praxis bewährt: Kleine Tumoren werden in toto mit einem Sicherheitsabstand von mindestens 4 cm bzw. einem gesunden Rippensegment in toto reseziert und anschließend chemotherapiert. Bestehen unabhängig von der Größe des Primärtumors bereits Fernmetastasen – es handelt sich fast ausschließlich um Lungenmetastasen – wird initial eine Chemotherapie verabfolgt. Das Regime enthält als wesentliche Komponente Cisplatin, daneben Adriamycin und Metothrexat, daneben sind auch andere Protokolle in Erprobung. Damit wird in einem hohen Prozentsatz eine Verkleinerung des Primärtumors erreicht und somit die Resektion vereinfacht. Von dem Ansprechen auf die Chemotherapie hängt letztlich ab, ob und in welcher Weise postoperativ weitere Zyklen verabreicht werden. Handelt es sich um einen ausgedehnten Tumor, der radiologisch als Osteosarkom identifiziert werden kann und bestehen keine Lungenmetastasen, so ist das Vorgehen identisch. Sofern radiologisch die Zuordnung nicht gelingt, andererseits aus der Resektion ein großer Thoraxwanddefekt resultieren würde, sollte eine repräsentative Inzisionsbiopsie der Behandlung vorgeschaltet werden.

*Ewing-Sarkom*

Das Ewing-Sarkom tritt in typischer Weise in der 2. Lebensdekade als schnell wachsende, schmerzhafte Raumforderung auf, die mit Fieber, Krankheitsgefühl und Leukozytose einhergehen kann. Häufig sind auch andere Skelettregionen mitbetroffen. Bei multiplem Skelettbefall wird nach bioptischer Sicherung eine Radiochemotherapie durchgeführt, bei isoliertem Befall einer Rippe erfolgt die operative Behandlung nach Abschluss der Radiochemotherapie weit im Gesunden.

## Plasmozytom

Multiple Myelome werden aufgrund typischer radiologischer, laborchemischer und morphologischer Zeichen aus Knochenmarkspunktaten leicht diagnostiziert. In diesen Fällen wird eine systemische Chemotherapie angewandt, die Radiotherapie bleibt symptomatischen Skelettläsionen vorbehalten. Als Plasmozytom werden solitäre knöcherne Läsionen ohne die Anzeichen einer Generalisierung bezeichnet. Sie werden durch einfache Resektion behandelt.

## Weichteilsarkome

Weichteilsarkome der Thoraxwand sind am häufigsten maligne fibröse Histiozytome, wobei als prädisponierende Faktoren Strahlenbehandlungen der Brustwand gelten. Seltener sind Dermatofibrosarkome, Lipo- und Angiosarkome und Tumoren in Beziehung zu hereditären Syndromen wie Werner-Syndrom, von Recklinghausen-Neurofibromatose, oder Gardner-Syndrom. Diese Tumoren können sekundär die knöchernen Anteile der Brustwand infiltrieren. Sie unterliegen den gleichen chirurgischen Prinzipien wie die primär knöchernen Brustwandtumoren, wobei in erster Linie ein breiter Resektionsrand zu fordern ist. Die Prognose ist eng mit dem Grading verknüpft, weshalb bei höhergradigen Stadien eine adjuvante Bestrahlung empfohlen wird.

### 1.5.3 Sekundäre maligne Brustwandtumoren

*Bronchialkarzinom mit Thoraxwandinfiltration* (Abb. 4-8)

Etwa 5% aller resektablen Bronchialkarzinome infiltrieren die Pleura parietalis und die Brustwand. Eine Indikation zur Resektion besteht im allgemeinen dann, wenn Fernmetastasen, kontralaterale oder infraklavikuläre LK-Metastasen ausgeschlossen sind. Ausgenommen sind Situationen, in denen eine Palliation gefordert ist. Voraussetzung für die OP-Planung ist ein qualitativ hochwertiges Computertomogramm. Das gilt insbesondere für Infiltrationen der Wirbelsäule, die per se keine Kontraindikation zur Operation darstellen.

Sofern durchführbar, sollte die Resektion der Brustwand en bloc mit dem befallenen Lungenabschnitt ohne Tumorberührung bzw. -eröffnung erfolgen. Wird lediglich eine Infiltration der Pleura parietalis ohne tiefere Brustwandanteile vermutet, kann eine vorsichtige digitale extrapleurale Auslösung vorgenommen werden. Erweist sich dieses Manöver als erschwert, muß eine tiefere Infiltration angenommen und eine entsprechend ausgedehnte Resektion durchgeführt werden. Da die Prognose neben dem Lymphknotenbefall entscheidend von der Radikalität des Eingriffs abhängt, muß ein Sicherheitsabstand von 2–3 cm angestrebt und im Zweifelsfall mittels Schnellschnittuntersuchung Klarheit verschafft werden. Bei lokal inoperabler Situation bietet sich die Kombination einer Brachytherapie mit einer postoperativen externen Bestrahlung an. Eine Bestrahlung ist ansonsten nicht erforderlich nach kompletter Resektion und bei tumorfreien mediastinalen Lymphknoten.

Zu den Besonderheiten des *Pancoast-Tumor* (Sulcus-superior-Tumor) siehe Kapitel 2.12.

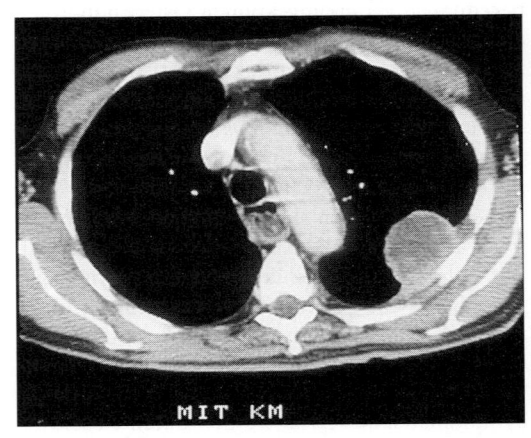

*Abbildung 4-8:* Peripheres Bronchialkarzinom mit fraglicher Infiltration der Pleura parietalis.

*Mammakarzinom mit Infiltration der Brustwand*

Die Häufigkeit eines Lokalrezidivs auch nach adäquater Behandlung eines Mammakarzinoms beträgt nach zehn Jahren bis zu 30%, bei einem Teil von diesen handelt es sich um die einzige Manifestation mit gleichzeitiger Infiltration der knöchernen Strukturen. Unter den zahlreichen propagierten Therapiemodalitäten erweist sich die primäre Resektion mit sofortigem Wiederaufbau der Thoraxwand in Bezug auf Heilungsdauer und Lebensqualität als überlegen. In jedem Fall muß die chirurgische Therapie Vorrang haben, wenn alternative Therapien versagen bzw. Radionekrosen resultieren. In Fällen mit offensichtlicher Infektion ist der gestielte Omentumlappen Fremdmaterialien vorzuziehen, auch wenn vorübergehend umschriebene Instabilitäten der Thoraxwand bestehen. Zur Technik der Thoraxwandrekonstruktion siehe Kapitel 1.6.3.

*Metastasen der Brustwand*

Die Entfernung von Metastasen, meist ausgehend von Nierenzell- oder Kolonkarzinomen und verschiedenen Sarkomen, erfolgt unter den gleichen Vorzeichen und Techniken wie für die primären Thoraxwandtumoren beschrieben. Grundsätzlich sollte damit lokale Tumorfreiheit erzielt werden, ein wesentlicher Aspekt ist oft aber auch die Beseitigung von Schmerzen oder das Verhindern einer Exulzeration. Sofern Tumorfreiheit erreicht wird, kann die Metastasenentfernung neben einer Verbesserung der Lebensqualität auch eine Verbesserung der Prognose erzielen.

## Literatur

Beattie E.J., Bloom N., Harvey J. (1992): Thoracic surgical oncology. Churchill Livingstone, New York, Edinburgh, London, Melbourne, Tokyo.

Eschapasse H., Gaillard J., Henry E., Vassallo B., Lacheheb M. (1987): Chest wall tumors: surgical management. In: Grillo H., Eschapasse H. (eds.): International trends in general thoracic surgery. Major challenges. Saunders, Philadelphia, London, Toronto, pp. 292–307.

Martini N., McCormack P., Bains M.S. (1987): Chest Wall Tumors: Clinical results of treatment. In: Grillo H., Eschapasse H. (eds.): International trends in general thoracic surgery. Major challenges. Saunders, Philadelphia, London, Toronto, pp. 285–291.

McCormack P.M., Bains M.S., Martini N., Burt M.E., Kaiser L.R. (1987): Methods of skeletal reconstruction following resection of lung carcinoma invading the chest wall. In: Martini N. (ed.): Surgical treatment of lung carcinoma. Surg Clin North Am 67(5):979–986.

Merkle N.M., Vogt-Moykopf I., Baumeister, R.G.H., Bubb C.F. (1991): Erkrankungen der Brustwand und der Pleura. In: Heberer G., Schildberg F.W., Vogt-Moykopf I., Sunder-Plassmann L. (Hrsg.): Chirurgie der Lunge und des Mediastinums. Springer, Berlin, Heidelberg, New York, S. 485–541.

Pairolero P.C., Arnold P.G. (1985): Chest wall tumors. J Thorac Cardiovasc Surg 90:364–372.

## 1.6 Resektionsverfahren und Brustwandrekonstruktion

### 1.6.1 Allgemeines

Die wichtigsten Forderungen im Rahmen von Brustwandresektion und Wiederaufbau sind die Radikalität der Resektion, die Stabilität der Rekonstruktion und die hochwertige Haut-Weichteildeckung mit dem Ziel der primären Wundheilung. Brustwanddefekte von weniger als 5 cm Durchmesser beeinträchtigen die Stabilität der Thoraxwand nicht wesentlich, so daß im allgemeinen eine Rekonstruktion mit Fremdmaterial ausbleiben kann. Eine Ausnahme hiervon stellen Defekte der 5. und 6. Rippe vor dem Herzen dar, wenn der betreffende Patient berufsbedingt mechanischen Gefährdungen ausgesetzt ist. Am häufigsten wird für die Rekonstruktion ein Marlexnetz verwendet. Es kann zusammen mit Knochenzement (Methylmetacrylat) zu einer Sandwich-Struktur verarbeitet werden und somit als starres Element bei sehr ausgedehnten Defekten eingesetzt werden. Desgleichen hat sich das von der Verarbeitung her sehr komfortable Polytetrafluorethylen (PTFE = Teflon) mit einer Dicke von 2 mm bewährt. Es kommt vor allem zum Einsatz, wenn ein luft- und wasserdichter Abschluß gegenüber einem benachbarten Kompartiment erreicht werden soll wie bei Zwerchfellersatz. In fraglich kontaminiertem Areal sollte Fremdmaterial vermieden werden, gelegentlich kommen aber Metallnetze oder autologe Fascia-lata-Präparate zum Einsatz. Sofern die Thoraxwand einschließlich erkrankter Haut entfernt werden muß, ist eine sorgfältige Planung des Eingriffes unumgänglich: Die Lagerung des Patienten und die Ausdehnung und Richtung der Inzisionen müssen bereits den Schritt der Wiederherstellung berücksichtigen. Aus diesem Grund sollten derartige Eingriffe in Kooperation mit einem plastischen Chirurgen geplant werden. Niemals dürfen Zugeständnisse an die Radikalität gemacht werden, weil die Befürchtung besteht, daß ein entsprechend großer Defekt nicht verschlossen werden könnte. So hat es sich bewährt, daß der Thoraxchirurg die Resektion aller erkrankten Abschnitte und die Rekonstruktion der knöchernen Brustwand und gegebenenfalls des Zwerchfells vornimmt und anschließend der plastische Chirurg den Eingriff mit der Weichteildeckung abschließt. Diese Strategie hat für beide Operationsteams neben einem psychologischen auch einen eindeutigen Zeitvorteil.

Die inzwischen weit entwickelten Methoden der Thoraxwandrekonstruktion haben das Verfahren zu einer relativ sicheren und unproblematischen Operation gemacht, so daß der Begriff der Inoperabilität allenfalls gerechtfertigt ist, wenn lebenswichtige Organe mit einbezogen sind oder aus internistischer Sicht das Risiko des Eingriffs hoch anzusetzen ist. Wegen der guten Erfolge kann das Verfahren schließlich auch bei symptomatischen Patienten eingesetzt werden, die von einer Palliation profitieren.

Mittels Computertomographie und Skelettszintigraphie werden Tumorausdehnung und eventuelle Skelettbeteiligung beurteilt. Bei enger Lagebeziehung zum Rückenmark ist darüber hinaus ein spinales CT oder ein Kernspintomogramm anzufertigen. Bei ausgedehnter Infiltration des Lungenparenchyms sind entsprechende lungenfunktionsanalytische Untersuchungen (s. Kap. 2.2.1) zu veranlassen, die über das Ausmaß des tolerablen Parenchymverlustes Auskunft geben sollen.

### 1.6.2 Technik der Resektion

Lagerung und primäre Inzision müssen mit dem plastischen Chirurgen koordiniert werden, um nicht die für die Rekonstruktion erforderlichen Abschnitte preiszugeben. Unter Umständen muß nach der Resektion eine Umlagerung des Patienten eingeplant werden. Grundsätzlich hat es sich bewährt, den Arm der betreffenden Seite so zu lagern und abzuwaschen, daß er während der Operation im Schultergelenk frei bewegt werden kann, weil die Größe eines Defektes im Bereich der vorderen und seitlichen Thoraxwand mit der Position der gleichseitigen Schulter erheblich variieren kann.

Die Inzisionslinie der Haut muß bei Thoraxwandresektionen in ganzer Tiefe mit einem Markierungsstift präliminar festgelegt sein (Abb. 4-9).

Der Zugang zur Pleurahöhle erfolgt in sicherem Abstand zu der Läsion, am besten im Verlauf der kranialen oder kaudalen Hautinzision. Die intrathorakalen Verhältnisse werden dann unter Sicht oder unter Austasten sorgfältig exploriert und davon ausgehend schließlich die Operabilität und die Resektionstaktik festgelegt (Abb. 4-10). In jedem Fall sollte eine en-bloc-Resektion sämtlichen Tumorgewebes ohne Tumoreröffnung versucht werden. Daher muß bei Mitbefall intrathorakaler Strukturen individuell entschieden werden, ob diese vor oder nach Auslösung der Thoraxwand isoliert werden. Grundsätzlich sollten im ersten Präparationsschritt die zu- und abführenden Gefäße, meist die Interkostalbündel bzw. die Vasa thoracica interna isoliert werden. Besteht der Verdacht auf einen primären Rippentumor, müssen alle befallenen Rippen in ganzer Länge reseziert werden. Die Auslösung im Bereich der Kostotransversalgelenke erfolgt mittels Raspatorium oder Skalpell (Abb. 4-11). Vor Auslösung des Caput an der Sei-

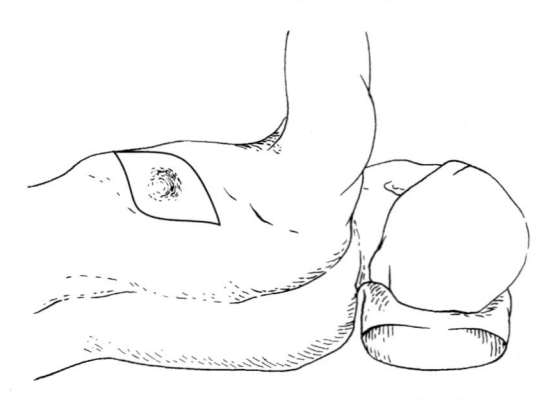

*Abbildung 4-9:* Oväläre Exzision bei Hautinfiltration.

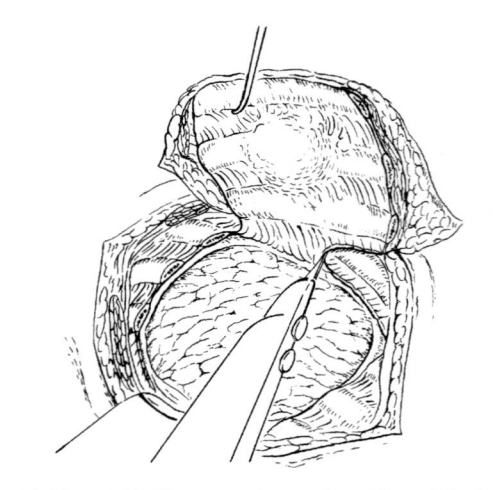

*Abbildung 4-10:* Thoraxwandtumor: Resektion mit breitem Saum im Gesunden (unter Einschluß der benachbarten Rippen) ungeachtet des Ausmaßes des entstehenden Defektes.

tenfläche des Wirbelkörpers müssen die Interkostalgefäße unterbunden werden. Die mit den Spinalnerven verlaufenden Gefäße, die das Foramen intervertebrale durchziehen, können leicht verletzt werden und sollten dann mittels bipolarer Koagulation oder leichter Kompression versorgt werden. Die Durchtrennung der Interkostalräume wird blutsparend mit dem elektrischen Messer an Rippenober- oder -unterkante vorgenommen. Unter sofortiger Blutstillung werden die mitbefallenen Abschnitte der bedeckenden Muskulatur und gegebenenfalls der Haut im Gesunden reseziert. Da die Rippen in ihrem ventralen Abschnitt den größten Abstand aufweisen und dementsprechend nach Resektion größere Lücken hinterlassen als dorsal oder lateral, kann bereits die Entfernung der 5. Rippe ventral zu einem Defekt von mehr als 5 cm Durchmesser führen. Mittels der sogenannten Jalousieplastik kann die Verwendung von Fremdmaterial vermieden werden. Dabei werden diejenigen Rippen, die den Defekt nach kranial und kaudal abgrenzen, in Höhe der ventralen und dorsalen Begrenzung des Defektes mittels Rippenscheren durchtrennt und unter Verwendung durchgreifender Nähte der Stärke 0 oder 1 die so geschaffenen Rippensegmente einander genähert, wobei die Elastizität der interkostalen Weichteile ausgenutzt wird. Die Blutversorgung der Rippensegmente erfolgt über die Interkostalmuskulatur, nachdem die bei der Rippendurchtrennung verletzten Interkostalgefäße durch Elektrokoagulation oder Ligatur versorgt wurden. Die Rippendurchtrennung in entsprechender Länge kann notfalls auch noch an entfernteren Rippen vorgenommen werden.

### 1.6.3 Technik der Rekonstruktion

Bei Defekten mittlerer Größe, d. h. nach Entfernung von zwei bis drei Rippen muß Fremdmaterial eingesetzt werden, um Thoraxwandinstabilitäten oder eine Lungenhernie zu vermeiden (Abb. 4-12). Allein an der dorsalen Brustwand kann auf eine Rekonstruktion mit Fremdmaterial verzichtet werden, wenn sich der Defekt auf die knöcherne Thoraxwand beschränkt, weil die kräftige Rückenmuskulatur und die Scapula zur Stabilität wesentlich beitragen können. Eine Ausnahme wiederum bilden jene Defekte, die dem kaudalen Scapulawinkel die Luxation in den Brustkorb ermöglichen, etwa nach Resektion der Rippen 2 bis 5 und Belassen der 6. und tieferen Rippen. Die zur Verfügung stehenden Fremdmaterialien unterscheiden sich nach unserer Erfahrung bei korrekter Anwendung nicht hinsichtlich der Ergebnisse.

Das Marlex-Netz ist in größeren Dimensionen erhältlich als Teflonmaterial, es ist in keiner Zugrichtung elastisch und aufgrund seiner Netzstruktur wasser- und luftdurchlässig. Die Ränder können

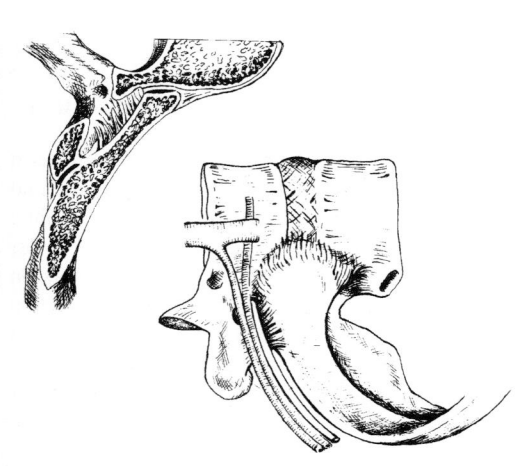

*Abbildung 4-11:* Dissektionslinie bei Auslösen der Rippe aus den Verbindungen zum Wirbel.

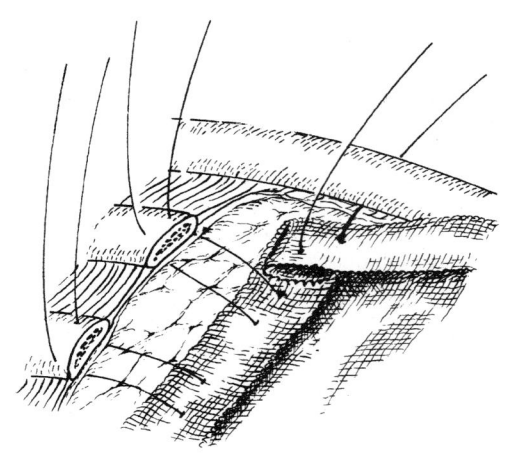

*Abbildung 4-12:* Thoraxwandtumor: Straffes Einnähen von synthetischem Material. Die Ränder des Implantats werden zur Vermeidung von Arrosionen der Lungenoberfläche nach außen gefalzt, wodurch sich gleichzeitig ein stabiles Nahtlager ergibt.

bei zu knapp gesetzten Stichen ausfransen und sind relativ scharfkantig, so daß der Rand immer von den empfindlichen Strukturen weggefalzt und mit der Nadel somit doppelt durchstochen werden sollte. Teflonmembranen sind in beliebige Zugrichtung etwas elastisch, dennoch ausserordentlich reißfest, die Kanten nicht traumatisierend. Die Membranen können bei entsprechender Nahttechnik einen luft- und wasserdichten Abschluss schaffen, eignen sich jedoch nicht für die Verwendung mit Methylmetacrylat als Sandwich-Struktur.

Die Reparatur des knöchernen Defektes erfolgt grundsätzlich unter Verwendung kräftiger nicht-resorbierbarer Nähte der Stärke 1 oder 2. Man beginnt mit der Anheftung des Fremdmaterials am kranialen Defektrand. Die Nähte werden in einem Abstand von etwa 1 cm gesetzt und anschließend sämtlich geknüpft. Nach Drainageneinlage in die Pleurahöhle müssen die kranialen und kaudalen Ränder des Defektes durch entsprechende Umlagerung des Patienten soweit einander genähert werden, bis diese in etwa die normale Ruheposition einnehmen. Erst jetzt erfolgt das entsprechende Zuschneiden des Materials, da der Patch weder zu knapp gewählt werden darf, um ein Ausreissen der Nähte zu verhindern, noch mehr Fremdmaterial als nötig in der Wunde verbleiben soll. In der gleichen Technik wie am kranialen Defektrand werden nun kaudal die Nähte vorgelegt und noch nicht geknüpft, jedoch unter Zug gehalten, damit die Fixation am ventralen und dorsalen Defektrand erfolgen kann. Hier genügt es im allgemeinen, die Interkostalmuskulatur großzügig mit der Nadel zu greifen, da sich nach Fertigstellung der Rekonstruktion der Zug meist nur in kranio-kaudaler Richtung auswirkt. Das Durchstechen der Rippen mit entsprechend kräftigen Nadeln oder das Vorbohren führt nicht selten zu Längsfrakturen und stellt die Stabilität der Rekonstruktion in Frage. Sofern die Thoraxwandresektion die Mitnahme von Teilen des Zwerchfells mit einschließt, ist aus genannten Gründen die Verwendung von Teflonmaterial, zumindest was den Zwerchfellersatz betrifft, vorzuziehen. Seitlich erfolgt die Fixation an den Rippen, nach innen hin am Zwerchfellresektionsrand. Auch hierbei ist ein Rücklagern des Patienten in Normalposition vorzunehmen, bevor die Nähte endgültig gestochen und geknüpft werden.

Defekte von mehr als 12 cm Durchmesser bedürfen im allgemeinen der zusätzlichen Stabilisierung, da auch mittels straff eingenähter Membranen Wandinstabilitäten nicht vermieden werden können. Nach Festlegung der erforderlichen Patchgröße durch entsprechende Rücklagerung des Patienten wird auf dem Marlex-Netz mittels Markierungsstift die Linie markiert, die einen Abstand von 1,5–2 cm zum Geweberand einhält. Die so entstandene annähernde Kreisfigur wird nun mit noch flüssigem Knochenzement übergossen, so daß eine Schicht von unter 0,5 cm Dicke entsteht. Solange der Knochenzement noch leicht verformbar ist, wird eine der Thoraxwand entsprechende Form angestrebt. Die Aushärtung muß wegen der Temperaturentwicklung bis 70 Grad Celsius auf dem Instrumentiertisch erfolgen. Es resultiert ein fester Verbund zwischen den Materialien, der nach den beschriebenen Prinzipien eingenäht wird.

Sofern Haut, Subkutis und Muskulatur erhalten werden konnten, werden diese über dem Fremdmaterial nach Drainageneinlage verschlossen. Stehen zur Deckung des Fremdmaterials lediglich Haut und Subkutis zur Verfügung, so muß individuell entschieden werden, ob aus Sicherheitsgründen noch ein Muskelschwenklappen interponiert werden sollte. Alternativ kann, zumal bei nur gering entwickelter Subkutis Omentum majus transponiert werden. In keinem Fall jedoch genügt die Haut als alleinige Weichteilauflage über dem eingebrachten Fremdmaterial. In diesem Fall und ohnehin nach Thoraxwandresektion in ganzer Tiefe wird nun der Eingriff vom plastischen Chirurgen übernommen.

### 1.6.4 Besonderheiten der Sternumresektion

Teile des Corpus sterni oder das Manubrium sterni unter Einschluss der Sternoklavikulargelenke und der obersten Sternokostalgelenke können ohne wesentliche Beeinträchtigung der Stabilität der Thoraxwand reseziert werden, so daß bei intakten Hautverhältnissen ein Direktverschluß über dem Defekt erfolgen kann. Aus kosmetischen Gründen kann ein tiefer Defekt mit einem gestielten Omentum majus Lappen aufgefüllt werden. Wegen der nur spärlich ausgebildeten Subkutis müssen im Rahmen von Sternumteilresektionen jedoch häufig Hautanteile mitentfernt und dann entsprechend auch plastisch ersetzt werden. Die gebräuchlich-

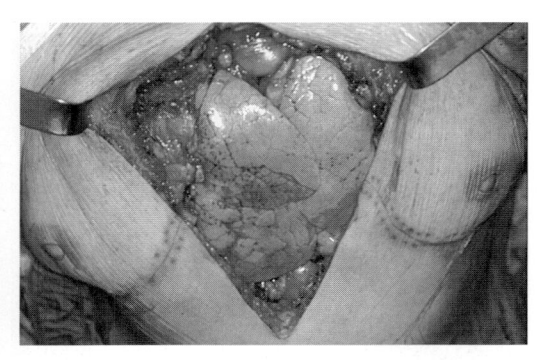

*Abbildung 4-13:* Osteosarkom des Sternums. 44jährige Patientin nach vollständiger Sternumresektion.

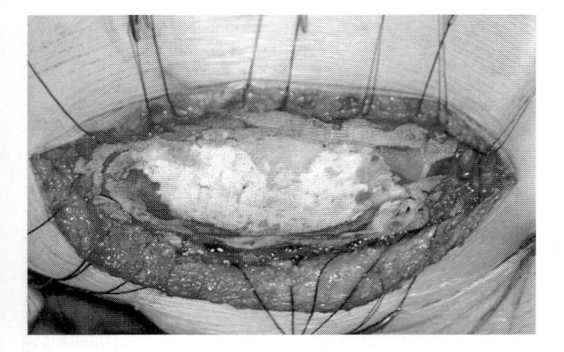

*Abbildung 4-14:* Osteosarkom des Sternums. Sternumersatz durch «Sandwich» aus Knochenzement und Marlex-Netz.

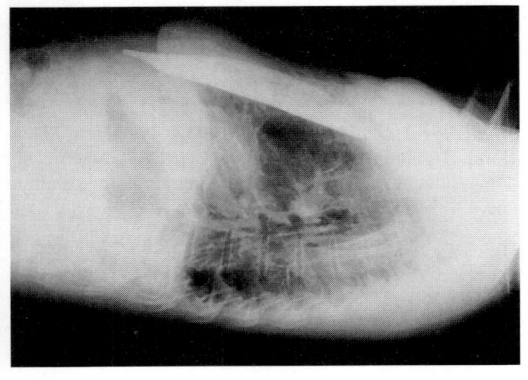

*Abbildung 4-15:* Osteosarkom des Sternums. Seitliches Röntgenbild nach Einheilung des Implantates.

sten gestielten Hautmuskellappen sind der Latissimus dorsi- und der lower-rectus-flap.

Nach kompletter Resektion des Corpus sterni einschließlich Xiphoid oder des gesamten Sternums sind Rekonstruktionen mit Fremdmaterial die Regel (Abb. 4-13 bis 4-19). Wegen der außerordentlich guten Gewebeverträglichkeit verwenden wir Teflonmaterial, sofern auf Knochenzement verzichtet werden kann. Der totale Sternumersatz wird zweckmäßig mittels Marlex-Knochenzement-Sandwichkonstruktionen vorgenommen. Sofern auch die Mitnahme von Teilen des Herzbeutels notwendig war, muß zunächst ein entsprechender Ersatz mittels geeigneter Materialien (z. B. PTFE Surgical Membrane 0,1 mm, s. Kap. 2.6.3) vorgenommen werden.

Sofern mittels Verschiebelappen ein luftdichter Abschluß bei stabiler Rekonstruktion des Skeletts erzielt wurde, sind Komplikationen selten und eine mechanische Nachbeatmung kaum erforderlich. Die Stabilität der Rekonstruktion hat dabei auch wesentlichen Einfluß auf die Einheilung des Hautmuskellappens. Mäßige paradoxe Bewegungen der Thoraxwand können mit Kompressionsverbänden gedämpft werden. Technische Fehler bei der Rekonstruktion werden an ausgedehnten paradoxen Atembeweglichkeiten erkenntlich und begünstigen die Infektion. In diesem Fall müssen sämtliche Fremdmaterialien entfernt und die Verschiebelappenplastik unter Umständen revidiert werden. Die postoperative Phase muß durch effektive Schmerztherapie und Physiotherapie erleichtert werden. Nach problemloser Wundheilung liefert ein neues Computertomogramm den Ausgangsstatus für die spätere Tumornachsorge.

## Literatur

Mansour K.A., Anderson T.M., Hester T.R. (1993): Sternal resection and reconstruction. Ann Thorac Surg 55: 838–843.

Pairolero P.C., Arnold P.G. (1986): Thoracic wall defects: surgical management of 205 consecutive patients. Mayo Clin Proc 61:557–563.

## 1.7 Tumoren der Pleura

Für das *maligne diffuse Pleuramesotheliom*, dem häufigsten primären Pleuratumor, gilt der Zusammenhang mit Asbestexposition als gesichert. Dabei spielen Ausmaß und Dauer der Exposition eine wichtige Rolle; das Zeitintervall bis zum Auftreten des Tumors kann mehrere Jahrzehnte betragen. Exposition gegenüber Asbestfasern besteht nach Inhalation und Anreicherung im Lungengewebe damit zeitlebens. Während die überwiegende Mehrzahl aller Exponierten kein Mesotheliom entwickelt, kann eine Asbestexposition nur in der Hälfte aller Mesotheliomträger nachgewiesen werden. Seltener als das diffuse maligne Pleuramesotheliom ist das lokalisierte, meist von der Pleura visceralis ausgehende Mesotheliom, das in 80% gutartig ist.

Die meisten Patienten mit malignem Mesotheliom beklagen Kurzatmigkeit oder Thoraxschmerzen, die in Schultern und Abdomen ausstrahlen. Bei Mitbeteiligung des Perikards kann der Perikarderguss für eine Leistungsminderung, Arrhythmien und Herzinsuffizienz verantwortlich sein. Schon bei der klinischen Untersuchung fallen unter Umständen die Asymmetrie des Brustkorbes und die verminderte oder aufgehobene Atembeweglichkeit der erkrankten Seite auf. Das Röntgenbild zeigt meistens den einseitigen Pleuraerguss und – in fortgeschrittenen Fällen – bis zu mehreren cm dicke, knollige Pleuraverbreiterungen und eine Verschmälerung der Interkostalräume (Abb. 4-16). Das Computertomogramm läßt das gesamte Ausmaß des Tumorwachstums erkennen (Abb. 4-17). Zur Einschätzung der Operabilität sind die Infiltrationstiefe der Thoraxwand im Paravertebralraum, die Ausdehnung nach retroperitoneal, die Veränderung mediastinaler Lymphknoten und die kontralaterale Lunge zu beachten.

Differentialdiagnostisch sind das metastasierende Adenokarzinom der Lunge und sekundäre Pleurakarzinome nach Mamma- oder Schilddrüsenkarzinom zu bedenken. Aus Pleuraflüssigkeit und Feinnadelbiopsien der Thoraxwand lassen sich oftmals kein sicherer Tumornachweis und keine eindeutige Zuordnung erstellen. Aus diesem Grund bevorzugen wir eine diagnostische videogestützte Thorakoskopie (s. Kap. 2.13), die eine Inspektion beider Pleurablätter und des Mediasti-

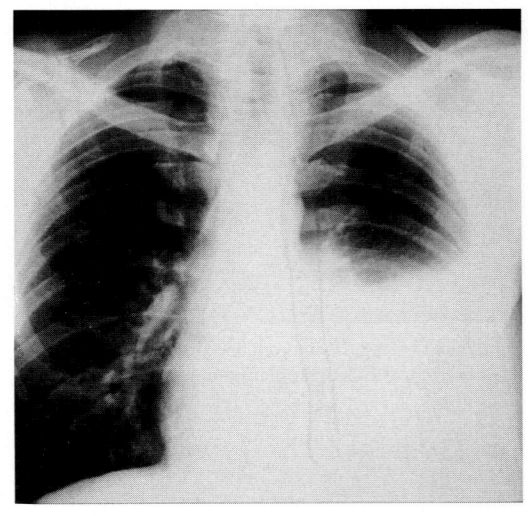

*Abbildung 4-16:* Röntgen-Thorax eines 60jährigen Patienten mit Pleura-Mesotheliom links. Pleura verbreitert, Erguß.

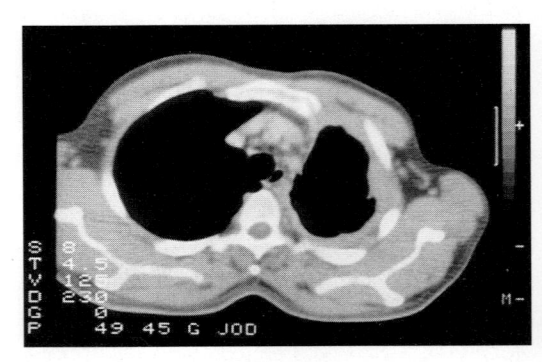

*Abbildung 4-17:* Thorax-CT desselben Patienten. Pleura durch Tumorauflagerungen verbreitert, Asymmetrie der Pleurahöhlen infolge Verschmälerung der Interkostalräume.

nums mit gezielten Biopsien ermöglicht. Da Impfmetastasen in Punktionskanälen beobachtet worden sind, sollen grundsätzlich alle Trokareinstichstellen im Rahmen einer späteren kurativen Operation mitentfernt werden.

Histologische, makroskopische und radiologische Befunde ergeben die Stadienzuordnung, wobei das Stagingsystem nach Butchart besser als andere mit der Prognose korreliert (s. Tab. 4-3). Unter kurativer Zielsetzung kann allenfalls im

*Tabelle 4-3:* Staging des malignen Pleuramesothelioms nach Butchart.

| | |
|---|---|
| Stadium I | Tumor beschränkt auf ipsilaterale Pleura und Lunge |
| Stadium II | Tumor infiltriert Thoraxwand, Mediastinum, Perikard oder kontralaterale Pleura |
| Stadium III | Tumormanifestationen in Thorax und Abdomen oder Lymphknoten extrathorakal |
| Stadium IV | Fernmetastasen |

Stadium I noch operiert werden. Der Standardeingriff ist die en-bloc-Pleuropneumonektomie (s. Kap. 2.6.3) unter Mitnahme auch der mediastinalen und der diaphragmalen Pleura oder des gesamten Hemidiaphragmas und gegebenenfalls des Perikards. Wegen einer Operationsletalität von etwa 15% bei einer 5-Jahres-Überlebenswahrscheinlichkeit von unter 10% wird der Eingriff auf jüngere Patienten ohne Begleitrisiken zu beschränken sein.

Der Zugang richtet sich nach der Ausdehnung des Befundes. Über eine großzügige Thorakotomie im V. oder VI. Interkostalraum lassen sich die Hilusstrukturen versorgen und die Pleura im kranialen und mittleren Abschnitt am einfachsten ablösen. Die Haupttumormasse wird jedoch oft in den kaudalen Abschnitten im Zwerchfell-Perikardwinkel oder im costodiaphragmalen Recessus vorgefunden, so daß eine zweite ausgedehnte Inzision im IX. Interkostalraum zweckmäßig ist. Die Beurteilung der Ausdehnung und Resektabilität retroperitonealer Tumormanifestationen gelingt über einen kombiniert abdomino-thorakalen Zugang wie zum Abschnitt IV der Aorta (s. Fünfter Teil: Herzchirurgie, Kap. 1.2). Nur in begründeten Ausnahmefällen dürfte bei dieser Ausdehnung jedoch die Indikation zur einem radikalen Vorgehen gegeben sein. Relativ einfach ist die stumpfe Auslösung der kostalen Pleura von der Fascia endothoracica im Gegensatz zur Ablösung der mediastinalen Pleura. Über die technische Resektabilität der Lunge sollte man sich durch frühzeitige Inzision des Perikards ein Bild verschaffen. Wenn bereits intraperikardiale Anteile der Venen oder der Pulmonalarterie tumorös befallen sind, so daß eine Absetzung im Gesunden nicht mehr möglich erscheint, muß eventuell auf ein Palliativverfahren ausgewichen werden (siehe unten). Nach Versorgen der Hilusstrukturen und Auslösen des Resektionspräparates von kranial nach kaudal sollte frühzeitig der Hinterrand des Perikards gefaßt werden. Er dient nach Abschluß der Resektion als Widerlager für die Anheftung des Perikardersatzes. Zweckmäßig ist die Verwendung des PTFE-Patches in einer Dicke von 0,1 mm. Ein Perikardersatz soll die Herzluxation mit der Gefahr der Einflußstauung vermeiden, andererseits aber auch eine isolierte Luxation des linken Herzohres, was Rhythmusstörungen provozieren könnte (zur Technik des Perikardersatzes s. Kap. 2.6.3). Da die Ablösung der diaphragmalen Pleura vom Zwerchfell nur selten am Stück gelingt und ohnehin die Resektionsfläche makroskopisch bezüglich Tumorfreiheit nicht sicher beurteilt werden kann, ist in den meisten Fällen die komplette Zwerchfellresektion erforderlich. Als Ersatzmaterial hat sich die PTFE-Membran 2 mm bewährt. Sie wird zirkulär mit kräftigen nichtresorbierbaren Nähten in Höhe des Zwerchfellresektionsrandes fixiert und erreicht somit einen luftdichten Abschluß zur Bauchhöhle. Während der N. phrenicus im Rahmen der Perikardresektion fast immer geopfert werden muß, sollte der N. recurrens erhalten werden, sofern dies keine Zugeständnisse an die Radikalität verlangt. Der Eingriff wird schließlich abgeschlossen unter Durchführung einer Lymphadenektomie (s. Kap. 2.6.3). Im Verlauf einer scharfen Präparation entlang des Ösophagus bzw. im Verlauf des Ligamentum pulmonale kann der Ductus thoracicus verletzt werden. Wenn dieses bereits intraoperativ an dem Austritt von Lymphe erkennbar wird, muß das paraösophageale Gewebe zirkulär mit Durchstechungen versorgt werden.

Palliative Eingriffe kommen in Frage, wenn sich der Situs intraoperativ als nicht mehr radikal operabel herausstellt oder der Allgemeinzustand des Patienten einen Eingriff in beschriebenem Ausmaß nicht mehr zuläßt. In diesen Fällen kann eine parietale Pleurektomie dem Patienten Erleichterung verschaffen, indem die Ergußbildung reduziert und die Dehnbarkeit der Thoraxwand verbessert werden. Die Lunge der betreffenden Seite kann natürlich nur dann von der Entlastung profitieren, wenn die Pleura visceralis die Lunge nicht an der Wiederausdehnung hindert. In Kombination mit externer Strahlenbehandlung können 2-Jahres-Überlebensraten von 50% erreicht werden.

Lokalisierte Mesotheliome imponieren ungeachtet ihrer Dignität als homogene, relativ scharf begrenzte Verschattungen in Projektion auf das Lungenparenchym. Sie lassen sich technisch vergleichsweise einfach resezieren unter Mitnahme der infiltrierten Lungenabschnitte oder Brustwandanteile. Die Prognose des lokalisierten malignen Mesothelioms ist wesentlich günstiger als die der diffusen Variante.

**Literatur**

Butchart E.G., Ashcroft T., Barnsley W.C., Holden M.P. (1976): Pleuropneumonectomy in the management of diffuse malignant mesothelioma. Experience with 29 patients. Thorax 31:15–24.
Martini N., McCormack P., Bains M.S., Kaiser L.R., Burt M.E., Hilaris B.S. (1987): Pleural mesothelioma. Ann Thorac Surg 43:113–120.
Rusch V.W., Piantadosi S., Holmes E.C. (1991): The role of extrapleural pneumonectomy in malignant pleural mesothelioma. A lung cancer study group trial. J Thorac Cardiovasc 102:1–9.
Sugarbaker D.J., Mentzer S.J., Strauss G. (1992): Extrapleural pneumonectomy in the treatment of malignant pleural mesothelioma. Ann Thorac Surg 54:941–946.

## 1.8 Pleuraerguß

### 1.8.1 Allgemeines

Die Flüssigkeitsbilanz der Pleurahöhle unterliegt einem Gleichgewicht, zu dem der hydrostatische Druck und der kolloidosmotische Druck der Kapillaren beider Pleurablätter als auch der Fluß der begleitenden Lymphgefäße beitragen. Bis zu 10 l einer eiweißfreien Flüssigkeit werden im Normalfall über 24 Stunden über den Pleuraspalt hinweg transportiert. In Gegenwart verschiedener pleuraler und anderer Systemerkrankungen wird dieses Gleichgewicht gestört. Hierzu zählen Erkrankungen, die den hydrostatischen oder kolloidosmotischen Druck ändern, wie Herzinsuffizienz, Leberzirrhose oder nephrotisches Syndrom, ferner Erkrankungen, die die Eiweißpermeabilität erhöhen, wie entzündliche oder maligne Erkrankungen und schließlich Erkrankungen, die den Lymphabfluss beeinträchtigen, wie etwa das Vorliegen mediastinaler Lymphknotenmetastasen. Pleuraergüsse breiten sich auf Kosten des Lungenvolumens aus und sind damit für Kurzatmigkeit und Anstieg der Herzfrequenz verantwortlich. Ausgedehnte Ergüsse komprimieren nicht nur die ipsilaterale Lunge, sondern verlagern das Mediastinum auch auf Kosten der kontralateralen Lunge und führen zu Zyanose und Dyspnoe.

Die Diagnosesicherung erfolgt durch klinische Untersuchung, Röntgenbild und schließlich Pleurapunktion. Bei therapieresistenten Ergüssen, bei Verdacht auf das Vorliegen eines Malignoms, eines Empyems oder anderer Ergußformen sind invasive Maßnahmen zur Abklärung erforderlich. Wegen der einfachen Durchführbarkeit und der geringen Belastung für den Patienten favorisieren wir die Anwendung der Videothorakoskopie (s. Kap. 2.13). Sie ermöglicht die gezielte komplette Ergußabsaugung, die Beseitigung von Membranen und Bindegewebszügen (Kammerungen!), gezielte Gewebeentnahmen, die Beurteilung der Operabilität bei zugrundeliegenden malignen Prozessen oder bereits die Behandlung der Ergußursache, etwa die thorakoskopische Dekortikation. Im Falle maligner Ergüsse kann entschieden werden, ob Instillationen zur Pleuraverklebung überhaupt Sinn machen: Oft findet man bei rezidivierenden Pleuraergüssen aufgrund einer Karzinose nach Mammakarzinom mit Befall der Pleura visceralis eine sekundäre Schrumpfung des Parenchyms, die sich auch unter maximaler Blähung nicht aufheben läßt. In diesen Fällen bleibt allein die intermittierende Punktion oder Drainage der Pleurahöhle.

Makroskopische Aspekte der Pleuraflüssigkeit können Hinweise auf die Genese liefern. Ergüsse auf dem Boden einer Herzinsuffizienz werden meistens bilateral (aber auch einseitig) angetroffen; sie sind typischerweise dünnflüssig und erfüllen die Kriterien des Transudates mit einem spezifischen Gewicht von unter 1016. Ein blutiger Erguß findet sich gelegentlich in Begleitung eines Spontanpneumothorax. Bei blutigem Spontanerguß muß immer auch ein malignes Geschehen in Betracht gezogen werden. Pleuraergüsse können ein Begleitphänomen eitriger Prozesse darstellen, wenn diese in Nähe der Pleura lokalisiert sind. Hierzu gehört vor allem die abszedierende Pneumonie und der subphrenische Abszeß. In diesen Fällen kann das Pleura-Punktat zunächst noch steril sein, aber schließlich auch in ein Pleuraempyem übergehen. In gleicher Weise können sich Pleuraempyeme nach Eingriffen an Brustwand, Lunge oder Mediastinalorganen ankündigen. In diesen Fällen ist der Erguß bei gleichbleibender oder erhöhter Tagesmenge zunächst noch steril, aber durch den erhöhten Zellgehalt bereits etwas getrübt, um dann rasch in das Vollbild des Empyems umzuschlagen.

Der sogenannte idiopathische Erguß, zumal bei jüngeren Personen mit positiver Tuberkulinreaktion, kann auf eine tuberkulöse Genese hinweisen und muß eine gezielte weiterführende Diagnostik veranlassen. Demgegenüber sind Ergüsse in Begleitung viraler Pneumonien meist nur von kurzer Dauer.

Chylöse Ergüsse haben die typische milchigweiße Färbung und können postoperativ je nach Mischungsverhältnis und Hämoglobingehalt mit dem Wundsekret eine hellbraune Farbe annehmen und zur Verwechslung mit einem Pleuraempyem Anlaß geben (zur Behandlung des Chylothorax s. Kap. 1.9, zur Behandlung des Pleuraempyems s. Kap. 1.10).

### 1.8.2 Therapie

Grundsätzlich ist ein maligner Pleuraerguß mit einer schlechten Prognose gleichzusetzen, kurative Maßnahmen kommen nur noch selten in Frage. An Behandlungsmöglichkeiten stehen die intermittierende Ergußpunktion, die kontinuierliche Drainage, die Pleurodese und die Pleurektomie als lokale Maßnahmen zur Verfügung. Bei chemotherapiesensiblen Tumoren (Mammakarzinom, maligne Lymphome, kleinzelliges Bronchialkarzinom) ist in Abhängigkeit von der Allgemeinsituation eine begleitende systemische Therapie zu erwägen. Die lokale Instillation von Radionukliden und die externe Strahlentherapie haben kaum praktische Bedeutung.

Je langsamer der Erguß nachläuft und je schlechter der Allgemeinzustand des Patienten ist, umso eher wird man sich für intermittierende Punktionen entscheiden. Umgekehrt ist im Falle einer raschen Ergußnachbildung sowie bei einem viszeralen Tumorbefall, der eine adäquate Lungenausdehnung verhindert, eine Dauerableitung die sinnvollste Maßnahme. Möglichst dünnlumige, aber in sich steife, doppellumige Katheter sollten in der Weise eingelegt werden, daß sie auch in Rücken- oder Seitenlage des Patienten nicht abknicken und freien Abfluß ermöglichen. Bei gekammerten Ergüssen wird die Einlage unter Sonographie- oder CT-Kontrolle vorgenommen, um Parenchymverletzungen vorzubeugen. Sofern bei höheren Ergußmengen und rascher Nachbildung ein zumindest partielles Anlegen der Pleurablätter erzielt werden kann, ist eine Pleurodese indiziert.

*Pleurodese*

Die Pleurodese mittels Tetracyclin ist die Methode der Wahl bei Transudaten und zellarmen Exsudaten. Etwa jeder 3. Patient gibt Pleuraschmerzen an und entwickelt höhere Temperaturen. Der Wirkungsmechanismus beruht auf der Induktion einer Pleuritis.

Technik:

1. Komplette Drainage des Ergusses über mindestens 24 Stunden
2. Röntgenkontrolle: Lunge komplett entfaltet?
3. Instillation von 50–100 mg Xylocain in 50 ml NaCl 0,9%, 10 Minuten warten
4. Instillation von 500 mg Supramycin pro Infusion in 20 ml 0,9% NaCl
5. Nachspritzen von ca. 50 ml NaCl 0,9%
6. Systemisch wirksames Opioid (z. B. Piritramid, Buprenorphin) in Bereitschaft halten
7. Rotierende Umlagerung des Patienten einschließlich Kopftieflage bei abgeklemmter Drainage
8. Öffnen der Drainage nach 8 Stunden
9. Zweimalige Wiederholung der Instillation (Schritt 3–6)
10. Wiederholte Röntgenkontrollen
11. Drainageentfernung, wenn Ergußmenge unter 50 ml pro Tag

*Instillation von Zytostatika*

Zytostatisch wirksame Substanzen sollten nur bei malignem Erguß Verwendung finden. Bleomycin ist das Mittel der ersten Wahl, da es keine Knochenmarkstoxitität besitzt. Das Auslösen von Pleuraschmerzen oder ein Hustenreiz werden in weniger als 10 bzw. 20% beobachtet.

Technik:

1. Komplette Ergußdrainage über mindestens 24 Stunden.

2. Instillation von 50–100 mg Xylocain in 50 ml NaCl 0,9%, 10 Minuten warten.
3. Instillation von 60 mg Bleomycin in 50 ml NaCl-Lösung 0,9%.
4. Rotierende Umlagerung des Patienten in etwa 10-minütigem Rhythmus über mindestens 2 Stunden.
5. Abklemmen der Drainage über insgesamt 8 Stunden.
6. Registrieren der Ergußmenge für weitere 24 bis 48 Stunden. Bleibt die Ergußmenge unter 100 ml pro 24 Stunden, wird die Drainage gezogen. Liegt die Ergußmenge deutlich über 100 ml pro 24 Stunden, wird die Pleurodese wiederholt.

Mit der alleinigen Applikation von Fibrinkleber haben wir keine guten Erfahrungen gemacht, bei den erforderlichen Mengen muß auch der Kostenfaktor bedacht werden.

Die offene oder thorakoskopisch ausgeführte partielle oder komplette parietale Pleurektomie ist nur sinnvoll, wenn die viszerale Pleura tumorfrei ist oder nur einen geringfügigen Tumorbefall aufweist. Diese invasiveren Schritte setzen einen relativ guten Allgemeinzustand des Patienten voraus.

Zur Technik der thorakoskopisch ausgeführten Pleurektomie siehe Kapitel 2.13.

Die Technik der offenen Pleurektomie entspricht derjenigen, die für das Mesotheliom (Kap. 1.7) beschrieben wurde. Wegen der gesteigerten Vaskularisation der tumorinfiltrierten Pleura im Vergleich zur gesunden Pleura ist mit Blutverlusten zu rechnen, die eine Substitution erfordern. Wegen der ohnehin schon eingeschränkten Belastbarkeit der Patienten ist auf jeden Fall eine Nachblutung durch subtile Blutstillungskontrolle zu vermeiden.

**Literatur**

Agostini E. (1972): Mechanics of the pleural space. Physiol Rev 52:57ff.
Ferlinz R. (1974): Lungen- und Bronchialerkrankungen. Thieme, Stuttgart.
Langston H.T., Barker W.L. (1983): Pleural effusion and infections of the pleura. In: Shields T. (ed.): General thoracic surgery. Lea & Febiger, Philadelphia, 2nd ed., pp. 503–520.

## 1.9 Chylothorax

Ein Chylothorax kann spontan oder in Begleitung lymphomatöser Erkrankungen des Mediastinums und der Pleura auftreten, am häufigsten entsteht er jedoch in Begleitung von Thoraxtraumen mit Wirbelfrakturen oder iatrogen anläßlich intrathorakaler Eingriffe. Rechtsseitig ist das Geflecht des Ductus thoracicus gefährdet bei Durchtrennung des Ligamentum pulmonale, im Rahmen der Lymphknotendissektion im unteren Mediastinum und bei Eingriffen an Wirbelsäule und Ösophagus. Da der Ductus thoracicus in Höhe des 5. bis 7. Brustwirbelkörpers von der rechten auf die linke Seite kreuzt, ist er bei zwechfellnahen Eingriffen auf der linken Seite seltener gefährdet, jedoch häufiger bei gefäßchirurgischen Eingriffen am Aortenbogen und an den linksseitigen supraaortalen Ästen. Die milchigweiße Färbung des Chylus kann früh postoperativ noch fehlen wegen der gegebenenfalls eingeschränkten enteralen Nahrungsaufnahme und der Durchmischung mit blutig-serösem Wundsekret. Andererseits kann die chylöse Sekretion auch erst nach dem 10. postoperativen Tag auftreten. Der Verdacht wird durch den Nachweis von Fett und den hohen Triglyceridgehalt erhärtet. Da der tägliche Verlust über 3 l betragen kann, müssen neben dem Volumen auch Eiweiße, Fette und Elektrolyte substituiert werden. Die Behandlung muß von der individuellen Situation abhängig gemacht werden. Die Verlustmenge und der Allgemeinzustand des Patienten, insbesondere aber die Ursache und der Zeitpunkt des Auftretens, sind zu berücksichtigen. Posttraumatisch und postoperativ sind spontane Heilungen die Regel, wenn genügend lange konservativ mit Drainage behandelt und parenteral ernährt wird.

Bei rezidivierenden und beeinträchtigenden Ergüssen auf dem Boden lymphatischer Erkrankungen haben wir durch parietale Pleurektomie gute Erfolge erzielen können, in anderen Fällen die Ergußmenge durch thorakoskopisch ausgeführte Pleurodese mittels Elektrokoagulation die Ergußmenge reduzieren können. Im Falle iatrogener Chylothoraces wurde in den meisten Fällen auf totale parenterale Ernährung innerhalb von drei bis fünf Tagen ein Sistieren der Chylusproduktion festgestellt. Wenn dieses Regime über fünf bis sieben Tage nicht zum Erfolg führt, kann auf eine teilweise enterale Ernährung, deren Fettanteil ausschließlich aus mittelkettigen Fettsäuren (MCT-Kost) besteht, übergegangen werden. Bevor man sich zur operativen Revision entschließt, sollte mittels Lymphographie eine Lokalisation des Lecks versucht werden. Das intraoperative Aufsuchen der Chylus-aus-tritts-stelle – in der Regel auf der Seite der zuvor ausgeführten Operation – kann erleichtert werden, indem man dem Patienten ein bis zwei Stunden vor dem Eingriff über eine Magensonde 250 ml Sahne appliziert. Dadurch gelingt es eher, den Austritt des Chylus in Form einer milchigen Flüssigkeit und somit das Leck zu identifizieren. Es erfolgt die Umstechung mit spät- oder nichtresorbierbarem Faden. Bei nicht eindeutiger Lokalisation erfolgen mehrere Umstechungen im paraösophagealen und paravertebralen Fettbindegewebe.

**Literatur**

Langston H.T., Barker W.L. (1983): Pleural effusion and infections of the pleura. In: Shields T. (ed.): General thoracic surgery. Lea & Febiger, Philadelphia, 2nd ed., pp. 503–520.
Light R.W., Girard W.M., Jenkinson S.G., George R.B. (1980): Parapneumonic Effusions. Am J Med 69: 507–512.

## 1.10 Pleuraempyem

Die häufigsten Manifestationen eines eitrigen Pleuraergusses sind das metapneumonische Empyem, die iatrogene Infektion zunächst steriler Ergüsse infolge wiederholter Punktion und schließlich septische Komplikationen nach operativen Eingriffen an Brustwand, Lunge oder Mediastinum. Die Einteilung des Pleuraempyems in drei verschiedene Stadien hat insofern praktische Bedeutung, als die Behandlungsgrundsätze und die Invasivität der Behandlungsoptionen sich jeweils klar unterscheiden. In der exsudativen Phase des Empyems ist der Pleurainhalt dünnflüssig und insofern mittels Drainage als alleiniger lokaler Maßnahme zu beherrschen. In der fibropurulenten Phase befindet sich der Fibrindetritus bereits in Organisation, so daß zusätzlich mechanische Maßnahmen zur Reinigung erforderlich werden. In der Phase der Verschwartung schließlich ist eine Restitution nicht mehr möglich und eine Beseitigung des Infektes nur noch durch aufwendigere Operationsverfahren zu erzielen.

Der Verdacht auf ein Pleuraempyem ergibt sich nach transpleuralen Eingriffen aus der veränderten Qualität des Drainagesekrets: Es ist trübe, dickflüssiger und im Auffangbehälter wird eine Schichtung durch die Sedimentation von Zellen erkennbar. Begleitend bestehen erhöhte Temperaturen, der Patient fühlt sich abgeschlagen oder erholt sich nicht in dem Maße wie bei unkomplizierten Verläufen. Die Infektion kann zurückgehen auf eine bronchopleurale Fistel, eine iatrogene Infektion, eine Kontamination der Pleurahöhle ausgehend von infizierten und nunmehr resezierten Lungenabschnitten, von einer Ösophagusverletzung oder von einer oberflächlichen Wundinfektion, die sich in den Pleuraspalt entleert.

In letzterem Fall ist die Revision der Thorakotomie und der kontaminierten Pleurahöhle notwendig (s. Kap. 1.3.1). Die Ösophagusverletzung bzw. -perforation ist ein seltenes Ereignis, bedarf aber der umgehenden offenen Exploration sowie der intraluminalen Drainageableitung, da der Patient durch eine schwere Sepsis gefährdet ist (siehe Neunter Teil: Bauchchirurgie – Ösophagus). In Abwesenheit einer bronchopleuralen Fistel deutet die Absonderung kontaminierter Flüssigkeit auf eine insuffiziente Drainage hin, so daß nach radiologischem Nachweis eines Verhaltes (Röntgenthorax oder Computertomogramm, Abb. 4-18, 4-19) gezielt eine neue Drainage evtl. zur Spülbehandlung eingelegt werden muß. Diese sollte einen Umfang von mindestens 24 Charriere aufweisen und auch so plaziert werden, daß eine Abknickung vermieden und ein freier Abfluß ermöglicht wird. Die Reinigung der Pleurahöhle wird durch manuelle Spülung in den meisten Fällen beschleunigt. Drei- bis viermal/Tag wird unter sterilen Kautelen körperwarme Ringerlösung mittels Blasenspritze über die kranial eingelegte Drainage instilliert und kaudal abgelassen. Diese Maßnahme wird jeweils solange durchgeführt, bis sich nur noch klares Sekret entleert. Hiermit haben wir fast immer innerhalb weniger Tage eine Reinigung der Pleurahöhle erzielen können. Bei gleichzeitigem Vorliegen einer relevanten bronchopleuralen Fistel ist eine offene Revision anzustreben. Die Therapie besteht im Direktverschluß der Fistel durch Klebung und Übernähung nach Anfrischen oder durch Nachresektion von Lungenparenchym (s. Kap. 2.6).

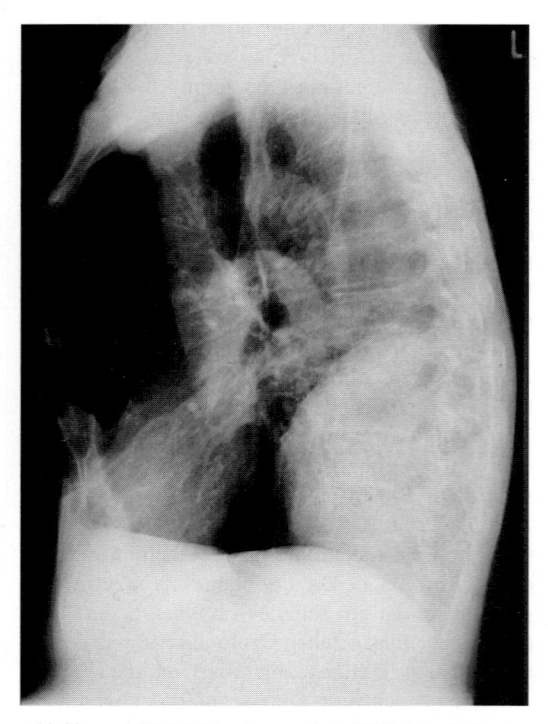

*Abbildung 4-18:* Röntgenthorax eines 57jährigen Patienten mit metapneumonischem Empyem im Stadium III. Dorsobasale Verschattung rechts.

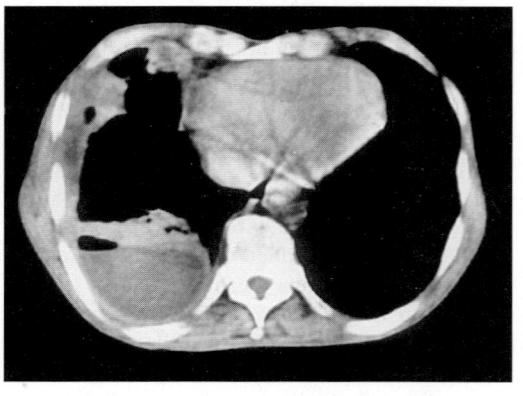

*Abbildung 4-19:* Thorax-CT desselben Patienten. Von einer Schwarte umgebene Flüssigkeitsansammlung dorsal.

Empyemdrainage. Es handelt sich um ein Behandlungsverfahren, das bei kleineren Empyemhöhlen oder bei älteren und wenig belastbaren Patienten einer ausgiebigen Dekortikation vorzuziehen ist. Radiologisch ist der erkrankte Bezirk durch mehrere Flüssigkeitsspiegel in verschiedenen Höhen gekennzeichnet. Zur besseren Abschätzung der Ausdehnung und zur Festlegung des Zugangs ist ein Computertomogramm zu empfehlen. Der Eingriff wird in Lokalanästhesie oder Vollnarkose durchgeführt. Über dem Zentrum des Hohlraumes wird nach vertikaler Inzision die durch die Mitte des Operationsfeldes ziehende Rippe deperiostiert und auf einer Länge von 8–10 cm reseziert. Unter Schonung des Gefäßnervenbündels wird das Periost auf der Innenseite inzidiert und schließlich die Empyemhöhle eröffnet. Unter guter Beleuchtung kann nun mittels scharfem Löffel und Stieltupfern und unter ausgiebiger Spülung die Höhle gereinigt werden. Die Wand der Empyemhöhle ist meist stabil. Zwei extravulnär eingeschobene großlumige Drainagen werden anschließend eingelegt und die Thoraxwand in Schichten verschlossen. In den folgenden Tagen werden je nach Drainagemenge regelmäßige Spülungen vorgenommen und die Wundhöhle gegebenenfalls mittels Kontrastmittelinstillation kontrolliert.

In der fibropurulenten Phase hat sich meist schon eine Kammerung vollzogen, so daß die alleinige Drainage nicht genügt. Zur Vermeidung einer Standardthorakotomie bzw. einer Wiedereröffnung der Thorakotomie empfiehlt sich eine lokale

## Literatur

Fox R.T., Shields T.W. (1983): Thoracoplasty. In: Shields T. (ed.): General thoracic surgery. Lea & Febiger, Philadelphia, 2nd ed., pp. 331–337.

Langston H.T., Barker W.L. (1983): Pleural effusion and infections of the pleura. In: Shields T. (ed.): General thoracic surgery. Lea & Febiger, Philadelphia, 2nd ed., pp. 503–520.

Lawrence G.H. (1983): Empyema: problems of the pleural space. Maj Probl Clin Surg 28:65–94.

Light R.W., Girard W.M., Jenkinson S.G., George R.B. (1980): Parapneumonic effusions. Am J Med 69:507–512.

Mandal A.K., Haragopal T. (1987): Treatment of spontaneuos bacterial empyema thoracis. J Thorac Cardiovasc Surg 94:414–418.

Nohl-Oser H.C., Salzer G.M. (1985): Lungenchirurgie. Thieme, Stuttgart.

Van Way C., Narrod J., Hopeman A. (1988): The role of early limited thoracotomy in the treatment of empyema. J Thorac Cardiovasc Surg 96:436–439.

Windheim K.v. (1980): Pleuraempyem. Chirurg 51: 556–561.

## 1.11 Dekortikation

Die Dekortikation (Abb. 4-20 bis 4-23) ist indiziert bei großen therapieresistenten Verschwartungen. In diesem Stadium ist die Atemexkursion im Vergleich zur gesunden Seite bereits erheblich eingeschränkt. Radiologisch fällt der verschmälerte Rippenabstand und die mehrere cm betragende Verbreiterung der Pleura auf. Die chronische Pleuraschwarte kann dabei einen infektiösen Herd vollständig umschließen, im Falle einer bronchopleuralen Fistel abdecken oder als Endzustand nach überstandener Infektion imponieren.

Bestehen keinerlei allgemeine und lokale Entzündungszeichen, so besteht nur eine relative Operationsindikation. Die Indikation ist um so eher zu stellen, je jünger und belastbarer der Patient erscheint, weil das Ausmaß der Funktionsverbesserung durch Dekortikation im Einzelfall kaum zu prognostizieren ist.

Die Schnittführung zur Dekortikation muß berücksichtigen, daß sowohl die Lungenspitze als auch die basalen Abschnitte gut erreicht werden müssen; mitunter sind sogar Doppelinzisionen notwendig. Bei starker Verschmälerung der Interkostalräume muß evtl. auch eine Rippe reseziert werden, damit ein Rippenspreizer eingesetzt werden kann. Der Eingriff beginnt mit der Auslösung der Schwarte von der Fascia endothoracica stumpf mit der geschlossenen Schere und dem Finger. Dabei gelingt es schließlich, die Schwarte soweit zu mobilisieren, daß der normale Thoraxspreizer eingesetzt werden kann. Während die parietale Auslösung relativ einfach ist, erfordert die Ablösung der Schwarte von der Lungenoberfläche bzw. von den mediastinalen Strukturen Erfahrung und Geduld. Die Lungenoberfläche sollte dort aufgesucht werden, wo die Schwarte am dünnsten ausgebildet ist. Die Pleura visceralis läßt sich überraschenderweise oftmals noch gut darstellen. Sie ist jedoch leicht verletzlich, so daß mit äußerster Geduld vorgegangen werden muß. Diese Präparationsschritte sind an der geblähten Lunge einfacher auszuführen als an der kollabierten Lunge. Kleinere Parenchymlecks reißen bei unvorsichtigem Übernähen oft noch weiter ein, so daß vorteilhaft erst nach Abschluß der Dekortikation das Gesamtausmaß der Leckagen beurteilt wird. Größere Lecks werden durch Unterlegen von Teflonstreifen mit

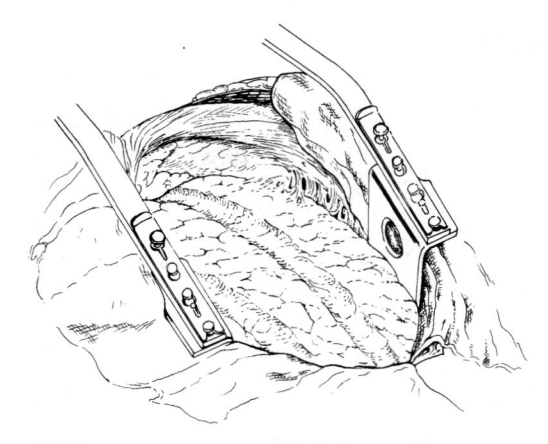

*Abbildung 4-20:* Dekortikation: Ablösen der Pleuraschwarte von der Lungenoberfläche mit Schere oder Tupfer, von der Thoraxwand meist nur noch extrapleural auf der Fascia endothoracica möglich.

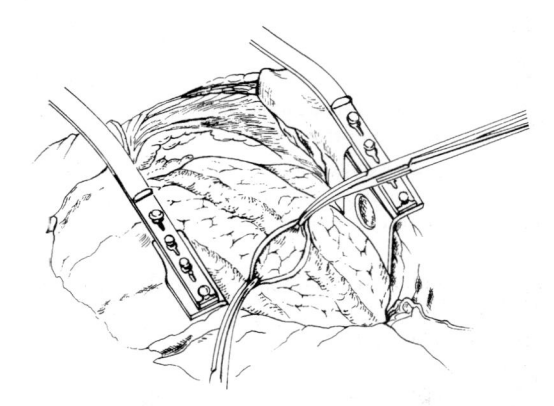

*Abbildung 4-21:* Inzision der Schwarte bis auf die Pleura visceralis.

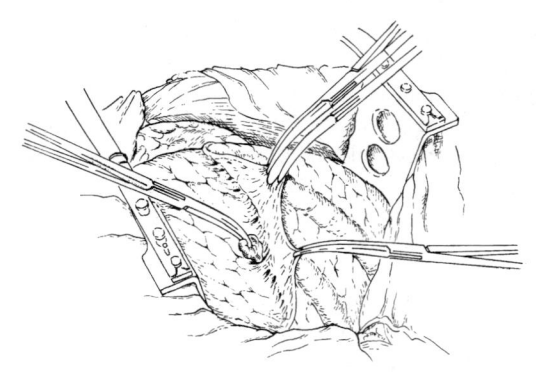

*Abbildung 4-22:* Teils stumpfes, teils scharfes Ablösen der Schwarte an der geblähten Lunge.

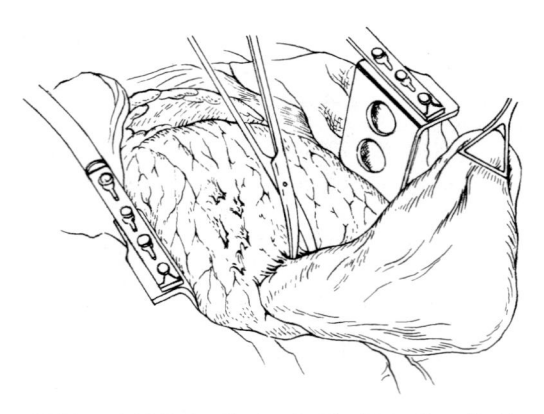

*Abbildung 4-23:* Dekortikation: Im Idealfall gelingt die Ablösung des Empyemsacks in toto.

monofilem Faden übernäht, was auch in infiziertem Areal keine negativen Folgen hat. Kleinere Lecks werden belassen, mit Fibrin besprüht oder elektrokoaguliert. Nur ausnahmsweise sollten iatrogen verletzte Bezirke reseziert werden, weil damit neue Hohlräume geschaffen werden. Besondere Vorsicht ist bei der Präparation auf der mediastinalen Pleura angebracht, um hier nicht N. vagus und N. phrenicus zu verletzen.

Nach abgeschlossener Dekortikation wird nun unter vorsichtigem Blähen der Lunge durch den Anästhesisten die maximale Ausdehnungsfähigkeit der Lunge beurteilt. Verbleiben chronisch indurierte Abschnitte (destroyed lung), müssen diese reseziert bzw. im Fall einer Pneumonektomie die Thorakoplastik angeschlossen werden.

## 1.12 Thorakoplastik

Die Indikation zur Thorakoplastik ist gegeben, wenn eine infizierte Pleuraresthöhle oder Pneumonektomiehöhle auf andere Weise nicht zu sanieren ist. Während früher hauptsächlich tuberkulöse Resthöhlen oder Kavernen zur Thorakoplastik Anlaß gaben, wird der Eingriff heutzutage am häufigsten bei bronchopleuraler Fistel nach Pneumonektomie durchgeführt. Das Prinzip der Thorakoplastik besteht in einer Aufhebung der Stabilität des betreffenden Brustwandabschnittes durch Entfernung der Rippen, wodurch die Weichteile der Thoraxwand dem Mediastinum genähert und Hohlräume weitgehend aufgehoben werden. Dieser Eingriff kann auch mit Muskel- oder Omentumlappenplastiken kombiniert werden, was den suffizienten Verschluß eines dehiszenten Bronchusstumpfes erleichtern kann. Für den Erfolg der Operation ist von Bedeutung, daß die Rippen in ihrer gesamten Länge entfernt werden, da selbst kürzere Stummel des Rippenknorpels nach Abtrennung lateral der Wirbelquerfortsätze durch zeltartiges Aufstellen der sie überziehenden Weichteile den Hohlraumkollaps behindern können.

Der Eingriff beginnt über eine laterale Inzision im V. bis VI. Interkostalraum bzw. eine Wiedereröffnung der alten Inzision. Je größer die Erfahrung mit diesem Eingriff, umso eher kann auf eine Verlängerung der Inzision nach dorsal um die Scapulaspitze herum, weiterführend nach kranial paravertebral, verzichtet werden. Die weit nach posterior geführte Inzision erlaubt zwar eine bequeme Auslösung der Rippen aus ihrer Verankerung mit den Wirbeln, bedeutet aber gleichzeitig ein großes Trauma wegen der erforderlichen tiefen Einkerbung des M. latissimus dorsi und der Durchtrennung der Mm. trapezius et rhomboidei. Die Entfernung der Rippen beginnt in Höhe der Inzision und wird jeweils von ventral nach dorsal ausgeführt. Da auch der Periostschlauch, die Interkostalgefäße und -muskulatur zur Auffüllung der Pleurahöhle beitragen, sollen sie nach Möglichkeit erhalten werden. Die Rippen werden daher nach Längsinzision des Periostes bzw. des Perichondriums mittels Raspatorium sternumnah bzw. auf dem Niveau der Wirbelquerfortsätze oder medial hiervon ausgelöst. Nach unserer Erfahrung ist die Mitentfernung der ersten Rippe nicht zwingend, wenn die Entfernung der tieferen Rippen korrekt vorgenommen wurde. Die Resektion der ersten Rippe ist für den Ungeübten technisch anspruchsvoll wegen der engen Beziehung zum axillären Gefäßnervenbündel einschließlich der thorakalen Wurzel des Plexus brachialis und des Ganglion cervicothoracicum. Auch wenn unter Belassen der 1. Rippe mitunter eine geringfügige Resthöhle verbleibt, so ist diese kaum für ein Infektrezidiv verantwortlich und verschwindet letztlich innerhalb weniger Tage unter Drainagebehandlung. Der Lokalbefund muß darüber entscheiden, inwieweit die Rippenentfernung nach kaudal fortgeführt wird. Wegen des Zwerchfellhochstandes kann der Rippenbogen meistens erhalten werden, während der tiefe Zwerchfellansatz der dorsalen Zirkumferenz die Resektion der köchernen Thoraxwand bis zur 10. oder 11. Rippe notwendig machen kann.

Während der Eingriff bis zu diesem Punkt in maximaler Überstreckung des Patienten ausgeführt wurde, kann nun nach Rücklagerung und Adduktion des Armes die Mobilität der Thoraxwandweichteile beurteilt werden. Bei nur unvollkommener Annäherung der Weichteile an das Mediastinum hilft die vollständige Resektion der parasternalen Knorpelreste und mitunter die Entfernung einer weiter kaudalen Rippe in ihrem posterioren Abschnitt. Bei Vorliegen einer Bronchusstumpfinsuffizienz kombinieren wir die Thorakoplastik grundsätzlich mit einer Muskellappenplastik oder Omentumplastik (s. Kap. 16), in anderen Fällen entscheiden die Dimensionen der noch verbliebenen Resthöhle über die Anwendung von Zusatzverfahren. Der M. latissimus dorsi hat unter allen Thoraxwandmuskeln die größte Masse, er ist jedoch untauglich nach Auslösung der dorsalen Ursprünge, wenn die an seinem Vorderrand verlaufenden thoracodorsalen Gefäße bereits durchtrennt wurden.

Der M. pectoralis major eignet sich für die Auffüllung kranialer Resthöhlen. Er erhält die Blutversorgung nach Entfernung ventraler Brustwandanteile über die A. thoracoacromialis und die A. thoracica lateralis, so daß er nach Abtrennung der am Humerus ansetzenden Fasern auch für die tiefere intrathorakale Anwendungen in Frage kommt. Für die Auffüllung mittlerer und kaudaler Abschnitte der Pleurahöhle eignet sich das Omentum majus, das entlang der großen Magenkurvatur von rechts oder links ausgehend abgetrennt wird und somit für beide Pleurahöhlen prinzipiell in gleicher Qualität zur Verfügung steht. Vor Wundverschluß muß die Blutstillung sorgfältig kontrolliert werden. Oft finden sich noch Sickerblutungen aus den dorsal gelegenen Rippenstümpfen oder den ihnen benachbarten Interkostalgefäßen. Nach ausgiebiger Spülung und Einlage zweier großlumiger Drainagen werden Subkutangewebe und Haut adaptiert, ein die Atmung nicht behindernder redressierender Verband angelegt und über die Drainagen ein Sog ausgeübt. In den folgenden Tagen sind die Unterstützung der Bronchialtoilette durch ausreichende Analgesie, Lagerungs- und Vibrationsmassage und die frühe Mobilisation sehr wichtig. Die Drainagen werden erst nach bakteriologischem Nachweis der Infektsanierung gezogen, im allgemeinen nicht vor dem 5. bis 7. Tag. Länger bestehende eitrige Sekretionen sind bei korrekt ausgeführter Thorakoplastik die Ausnahme. Wenn auch oftmalige manuelle Spülungen mit granulationsfördernden Lösungen (hypertoner Kochsalz- oder Zuckerlösungen) mit Zusatz von Fibrinolytika unter wiederholten radiologischen Kontrollen nicht zum Ziel führen, müssen alternative plastisch-chirurgische Verfahren zum Einsatz kommen. Die langfristigen Auswirkungen auf die Haltung und die Thoraxwandkonturen sind weniger einschneidend, als dieses anhand des Operationsverfahrens befürchtet werden muß. Das Ausmaß der Fehlhaltung ist etwa vergleichbar dem nach Pneumonektomie. Diese Überlegungen treten aber ohnehin in den Hintergrund, weil in der Situation einer infizierten Pleurahöhle keine Behandlungsalternative existiert.

## 1.13 Thoraxwanddeformitäten

Die *Trichterbrust (Pectus excavatum)* und die *Hühnerbrust (Pectus carinatum)* beschäftigen in erster Linie den Kinderchirurgen, weshalb hier nur die Behandlungsprinzipien genannt werden. Andere Brustwanddeformitäten wie inkomplette oder komplette Sternumspalte sind demgegenüber selten, wobei sich nur bei Instabilität des Brustkorbes des Neugeborenen eine sofortige Operationsindikation ergibt. Unter den verschiedenen Rippenfehlbildungen stellen lediglich jene Rippendefekte eine Operationsindikation dar, bei denen eine paradoxe Atembeweglichkeit der Brustwand besteht.

Die Klassifikation von Trichter- und Kielbrüsten, die Indikation zur Operation, der Operationszeitpunkt und die Operationstechnik werden seit jeher kontrovers diskutiert. Es kann als gesichert gelten, daß Stoffwechselstörungen der Knorpelmatrix im sternalen Ansatzbereich der Deformität ursächlich zugrunde liegen. Ein Großteil der Korrekturen erfolgt aus ästhetischen und psychologischen Gründen; unbestritten ist aber die Tatsache, daß bei wenigen Patienten mit kardiopulmonalen Störungen und konsekutiver Leistungsminderung oder erhöhter Infektanfälligkeit durch die Operation Beschwerdefreiheit erreicht werden kann. Die Diskussion um den optimalen Operationszeitpunkt erscheint nebensächlich, da festgestellt wurde, daß die Spätergebnisse nach Operation im Vorschulalter und nach dem letzten Wachstumsschub bei Jugendlichen gleichermaßen gut sind. Grundsätzlich unterscheidet man implantatfreie Korrekturverfahren und solche mit Verwendung von Implantaten. Das Operationsprinzip besteht allgemein in der Entfernung oder plastischen Korrektur der deformierten Rippenknorpelanteile und Teilmobilisation des Sternums. Allen Verfahren gemeinsam ist eine Morbiditätsrate von unter 10% und eine Letalität von 0 an den maßgeblichen Einrichtungen. Sofern Jugendliche oder jüngere Erwachsene mit Brustwanddeformitäten erstmalig um Beratung ersuchen, stehen meist ästhetische und psychologische Erwägungen im Vordergrund. Bei entsprechenden Angaben müssen organische Störungen durch EKG, Ergometrie, Echokardiographie und Lungenfunktionsuntersuchung ausgeschlossen werden. Daneben müssen begleitende und oftmals behandlungsbedürftige Fehlbildungen wie die Skoliose und Stoffwechselstörungen wie das Marfan-Syndrom in die Entscheidung zu einem Korrektureingriff einbezogen werden.

Am weitesten verbreitet sind die implantatfreien Korrekturverfahren, die sich an die Originalmethode von Ravitch anlehnen: Nach querer submammärer Inzision erfolgt die Anhebung der Pektoralismuskeln in Ausdehnung der gesamten Deformität. Nach subperichondraler Resektion aller deformierten Rippenknorpel bis in Höhe des 2. oder 3. Rippenpaares wird das Sternum von dorsal her stumpf ausgelöst, was durch quere Inzision der ventralen Kortikalis unterhalb der 2. Rippe erleichtert wird. Die Knorpelenden der 2. Rippe werden in der Weise miteinander vernäht, daß die lateralen Anteile unter die medialen Abschnitte zu liegen kommen. Schließlich werden die Rippenstümpfe der tieferen Rippen überlappend mit dem Sternum fixiert, wobei das Sternum ventral zu liegen kommt. Drainagen werden retrosternal, unter die Pectoralismuskualtur und subkutan eingelegt. Um das Ergebnis früh postoperativ zu sichern, sollte der Patient für die ersten sieben Tage nur in Rückenlage schlafen und Kraftanstrengungen im Bereich des Schultergürtels unterlassen. Ein Mieder wird angepaßt und für etwa acht Wochen getragen.

Bei symmetrischen Trichterbrüsten ohne organische Auswirkungen bietet sich alternativ die Verwendung von Siliconimplantaten an. Diese werden individuell angepaßt und subkutan plaziert.

Wie bei allen ästhetisch begründeten Eingriffen muß die Aufklärung bei den beschriebenen Korrektureingriffen entsprechend ausführlich und verständlich sein. Nach plastischer Rippenkorrektur treten an erfahrenen Zentren in etwa 8% Wundheilungsstörungen, in 5% Pneumothoraces und in weniger als 1% eine Pneumonie auf. Das kosmetische Ergebnis ist in mehr als 10% der Fälle aus der Sicht der Patienten unbefriedigend.

Nach Implantateinlage wurden Infektionen, Kapselfibrosen, Ulzerationen und Dislokationen beschrieben. In diesen Fällen muß das Implantat meistens entfernt werden.

### Literatur

Hecker W.C., Happ M., Soder C., Remberger K., Nehrlich A. (1988): Klinik und Problematik der Kiel- und Trichterbrust. Z Kinderchir 43:15–22.

Ravitch M.M. (1983): Chest wall deformities. In: Shields T. (ed.): General thoracic surgery. Lea & Febiger, Philadelphia, 2nd ed., pp. 415–439.

Ravitch M.M. (1979): The Chest Wall. In: Ravitch M.M. (ed.): Pediatric Surgery. Chicago, Year Book Med Publ.

## 1.14 Pneumothorax

H. Hoffmann

Eine Luftansammlung zwischen der Pleura parietalis und der Pleura visceralis mit inkomplettem oder komplettem Kollaps der Lunge wird als Pneumothorax bezeichnet. Ein Pneumothorax kann je nach Ausprägung klinisch asymptomatisch sein oder eine akut lebensbedrohliche Situation darstellen (Spannungspneumothorax mit Mediastinalverlagerung). Diagnostische Schritte sind um so eher verzichtbar, je ausgeprägter sich die klinischen Symptomatik darstellt. Die initiale Therapie jedes symptomatischen Pneumothorax ist die sofortige Thoraxdrainage. Ausnahme ist lediglich der asymptomatische partielle Pneumothorax (Mantelpneumothorax, mit Pleuraspalt < 1 QF). Entsprechend der Genese unterscheiden wir zwischen idiopathischem Spontanpneumothorax, sekundärem Spontanpneumothorax (z.B. bei

COPD) sowie iatrogenem oder traumatischem Pneumothorax.

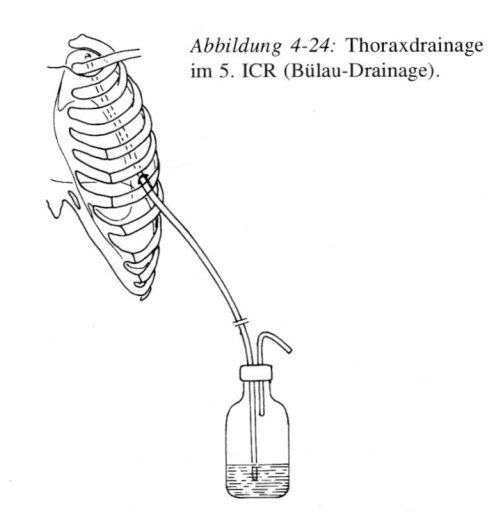

*Abbildung 4-24:* Thoraxdrainage im 5. ICR (Bülau-Drainage).

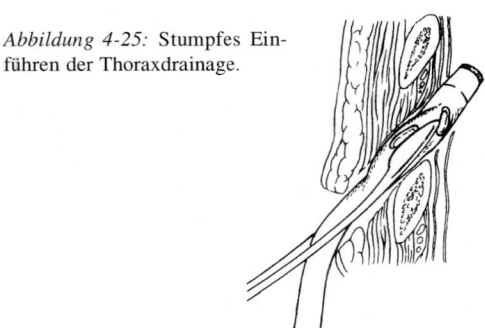

### 1.14.1 Idiopathischer Spontanpneumothorax

Betroffen sind häufig junge asthenische Männer zwischen 20 und 30 Jahren. Der Pneumothorax tritt spontan ohne erkennbares Trauma auf. Ursache sind angeborene bullöse Veränderungen meist in der Lungenspitze; diese Veränderungen sind nicht selten nur im mikroskopischen Bereich nachweisbar.

Plötzlich einsetzender thorakaler Schmerz mit Dyspnoe ist die charakteristische Symptomatik.

Bei klinischer Instabilität (Ruhedyspnoe, Brady- oder Tachykardie) wird nach kurzer klinischer Untersuchung (Perkussion, Auskultation) sofort eine Thoraxdrainage gelegt, ohne vorher ein Röntgenbild anzufertigen. Bei stabiler Klinik erfolgt eine Röntgenübersichtsaufnahme des Thorax in zwei Ebenen. Bei einem Pleuraspalt > 1 QF besteht Drainagepflichtigkeit; ein Mantelpneumothorax (Pleuraspalt < 1 QF) ist kontrollbedürftig. Durch alleinige Drainagebehandlung über drei bis sieben Tage lassen sich die meisten Spontanpneumothoraces suffizient behandeln und eine vollständige und dauerhafte Wiederausdehnung der Lunge erzielen. Die Drainagebehandlung soll neben der initialen Entlastung zu einem Verkleben der Pleurablätter führen. Die Rezidivrate nach alleiniger Drainagebehandlung beträgt ca. 30%.

*Abbildung 4-25:* Stumpfes Einführen der Thoraxdrainage.

*Technik der Thoraxdrainage (Abb. 4-25, 4-25)*
Inzisionsstellen für eine Thoraxdrainage sind der 4. Interkostalraum in der mittleren Axillarlinie («Bülau-Drainage») oder der 2. Interkostalraum in der Medioklavikularlinie («Monaldi-Drainage»). Wir bevorzugen in aller Regel die universellere Bülaudrainage (Ausnahme: Notfalldrainage am Unfallort).

1. Hautdesinfektion und steriles Abdecken mit Lochtuch.
2. Instillation von 10–20 ml Lokalanästhetikum subkutan, perikostal und interkostal mit Anästhesie der parietalen Pleura.
3. Hautinzision mit dem Stichskalpell, dann Präparation mit der Schere: Durchtrennung der Interkostalmuskulatur am Oberrand der Rippe mit vorsichtiger Eröffnung der parietalen Pleura.
4. Digitale Austastung (Verwachsungen?).
5. Stumpfes Einführen (ohne Mandrin!) der Thoraxdrainage nach ventral-apikal (Pneumothorax) bzw. dorsal-kaudal (Pleuraerguß). Drainagegrößen: 20 Charrière bei Pneumothorax, 28 bis 32 Charrière bei Erguß bzw. Blut.
6. Abklemmen und Freigabe nach Anschliessen an die Thoraxflasche.
7. Bei korrekter, intrapleuraler Lage wird sofort Luft (Pneumothorax) oder Sekret (Pleuraerguß) gefördert; atemabhängig «spielt» der Flüssigkeitsspiegel in der Thoraxflasche.
8. Annaht mit U-Naht, steriler Verband.

*Operation*
Das Ersterreignis eines Spontanpneumothorax mit erfolgreicher Drainagebehandlung stellt bei einer Rezidivrate von ca. 30% nach Meinung vieler Au-

toren keine Operationsindikation dar. Eine eindeutige Indikation zur Operation ergibt sich bei unvollständiger Ausdehnung nach Drainage, persistierender Parenchymfistel oder aus sozialer Indikation (Pilot, Bergsteiger, Taucher) und bei Rezidiv. Wir praktizieren die thorakoskopische Versorgung bereits anläßlich des ersten Ereignisses, da wir die Rezidivrate für unvertretbar hoch ansehen bei der insgesamt geringen Belastung einer minimal-invasiven Versorgung.

Operatives Standardverfahren ist heute die Videothorakoskopie (s. Kap. 2.5).

Sind bei der thorakoskopischen Exploration makroskopisch keine bullösen Veränderungen erkennbar, wird eine sparsame atypische Resektion der Lungenspitze und eine apikale Pleurodese durchgeführt. Die Pleurodese erfolgt in der Regel als Elektropleurodese. Einige Autoren propagieren in dieser Situation die apikale Pleurektomie als alleinige Maßnahme oder in Kombination mit einer Lungenspitzenresektion.

Finden sich kleinere Bullae im Bereich der Lungenspitze mit Parenchymfistel in der Unterwasserprobe, erfolgt die alleinige Lungenspitzenresektion. Ohne nachweisbare Parenchymfistel schließt sich auch hier die apikale Pleurodese an.

Zeigen sich multiple kleine Bullae, gleichmäßig über die gesamte Lunge verteilt, sollten die rupturgefärdeten Bullae koaguliert oder abgetragen sowie eine Pleurektomie durchgeführt werden.

Bei multiplen großen Bullae erweist sich die Videothorakoskopie bei begrenzter Erfahrung in der Regel als zu unsicher, um parenchymsparend einen sicheren Fistelverschluß zu erreichen; hier sollte zu einem offenen Vorgehen gewechselt werden.

### 1.14.2 Sekundärer Spontanpneumothorax

Bei Patienenten mit bullösem Emphysem oder anderen Lungengerüsterkrankungen mit bullösen Veränderungen kommt es bei Ruptur einer Bulla wegen vorbestehender Verwachsungen häufig nur zu einem partiellen Pneumothorax im Bereich der rupturierten Bulla.

Häufig wird nach initialer Drainagebehandlung eine persistierende Parenchymfistel zur Operation zwingen. Eine nach Drainage angefertigte thorakale CT erleichtert die Operationsplanung. Als operatives Vorgehen empfiehlt sich auch hier zunächst die videothorakoskopische Exploration unter sorgfältiger Beachtung pleuropulmonaler Adhäsionen. In den meisten Fällen wird man jedoch anschließend thorakotomieren und eine offene Bullaresektion und Pleurektomie durchführen.

### 1.14.3 Iatrogener Pneumothorax

Infolge transbronchialer Biopsie, transthorakaler Feinnadelpunktion, paravertebraler Nervenblockkaden (Schmerztherapie) oder Punktionen der V. subclavia (Zentral-Venenkatheter) kann es zu einer Lungenparenchymverletzung mit Pneumothorax kommen. Nach jedem der genannten Eingriffe sollte daher immer ein Kontrollröntgenbild angefertigt werden.

Häufig findet sich nur ein partieller, nicht drainagepflichtiger (= Mantel)-Pneumothorax. Dieser Befund sollte jedoch – nicht zuletzt aus forensischen Gründen – engmaschig kontrolliert werden. Die Parenchymfisteln verkleben in der Regel bei nicht beatmeten Patienten schnell. Zur Entlastung können kaliberschwache Drainagen (Pleurocath) eingesetzt werden, da ein Verkleben der Pleurablätter, im Gegensatz zur Rezidivverhütung bei Spontanpneumothorax, nicht beabsichtigt ist.

Bei persistierender Parenchymfistel (häufig bei beatmeten Patienten) ergibt sich die Indikation zum videothorakoskopischen Fistelverschluß.

### 1.14.4 Traumatischer Pneumothorax

Lungenparenchymverletzungen oder Bronchusverletzungen im Rahmen eines schweren Thoraxtraumas imponieren primär als Pneumothorax oder Hämopneumothorax. Erstmaßnahme wird immer eine Thoraxdrainage sein; schwerere Verletzungen zwingen zur offenen Revision (s. Kap. 6.1.4).

## 1.15 Hämothorax

H. Hoffmann

Zu einem Hämothorax (Blutansammlung im Pleuraraum) kommt es im Rahmen einer Verletzung der Brustwand (s. Kap. 1.4), der Lunge (s. Kap. 2.8) oder intrathorakaler Gefäße (Aortenruptur); oft in Kombination mit einem Pneumothorax (Hämopneumothorax). Weitere Ursachen eines Hämothorax sind Fehlpunktionen (V. subclavia-ZVK), Ruptur einer Emphysem-Bulla mit Blutung aus Adhäsionen zur Brustwand oder eine postoperative Nachblutung.

Das klinische Bild des Hämothorax ist abhängig von der Schwere der zugrunde liegenden Verletzung, der Höhe des Blutverlustes und dem Ausmaß der Kompression von Lunge und mediastinalen Strukturen durch die intrathorakale Blutansammlung. Die Erstdiagnostik und Behandlung eines Hämothorax ordnet sich den Maßnahmen zur Stabilisierung der Vitalfunktionen im Rahmen eines Thoraxtraumas unter. Sie beschränkt sich in der Regel neben der klinischen Untersuchung (perkutorische Dämpfung, auskultatorisch abgeschwächtes AG) auf die Anfertigung eines Röntgenübersichtsbildes, das eine Verschattung der entsprechenden Thoraxhälfte zeigt. Bei geringgradigen Befunden ist zur Abgrenzung der Zwerchfellkontur und einer subphrenischen Flüssigkeitsansammlung die Sonographie hilfreich.

Die Diagnose kann schließlich nur durch die Punktion bzw. Drainage gesichert werden. Alle Flüssigkeitsansammlungen über 300 ml sollten, wenn der Verdacht eines Hämothorax besteht, drainiert werden (großlumige, 28–32 Charrière) Bülau-Drainage im 4. oder 5. ICR). Bei einem Hämothorax infolge einer Verletzung der Brustwand ist die alleinige Drainagebehandlung in den meisten Fällen ausreichend. Die Indikation zur Thorakotomie und intraoperativen Blutstillung ergibt sich aus der Höhe des Blutverlustes (s. auch Kap. 2.8). Eine operative Revision ist angezeigt bei einem hohen initialen Blutverlust (> 1000 ml) mit einem weiterbestehenden kontinuierlichen Blutverlust (> 200 ml pro Stunde) als Hinweis auf eine Verletzung größerer Gefäße. In der akuten Notfallsituation wird immer die Standardthorakotomie das Verfahren der Wahl sein; ein minimalinvasives Vorgehen (Videothorakoskopie) ist wegen der eingeschränkten Übersicht kontraindiziert. Außerhalb der Akutsituation nach Sistieren der Blutung stellt sich u. U. bei inadäquater und inkompletter Drainage sekundär die Indikation zur operativen Ausräumung des Koagulothorax. Hier kann die Videothorakoskopie häufig mit Erfolg eingesetzt werden.

# 2. Lungen- und Bronchialsystem

H. Dienemann

## 2.1 Anatomie

### 2.1.1 Oberflächenanatomie
(Abb. 4-26 bis 4-29)

Jede Lunge hat die Gestalt eines median halbierten Kegels, dessen Grundfläche auf dem Zwerchfell ruht. Die Lungenspitzen überragen den ventralen Anteil der ersten Rippe um 4–5 cm, das Schlüsselbein um 1–2 cm. Die den Rippen zugewandte Lungenoberfläche ist konvex und bildet mit der medialen, dem Mediastinum zugewandten konkaven Fläche einen scharfen vorderen Rand. Im Zentrum der mediastinalen Fläche befindet sich der Lungenhilus mit Hauptbronchien, Lungengefäßen und Hiluslymphknoten. Dieses von Pleura freie Eintrittsfeld liegt in Höhe des 5. Brustwirbelkörpers. Nach kaudal und dorsal gerichtet verläuft das Ligamentum pulmonale, das den Übergang der viszeralen in die parietale Pleura bildet. Der schräge Interlobärspalt unterteilt beide Lungen, indem er von dorso-kranial – auf der mediastinalen Fläche beginnend – über die kostale Fläche abwärts zum ventralen Teil das Basis zieht und dort auf die mediastinale Oberfläche wieder umschlägt. Ober-, Mittel- und Unterlappen rechts grenzen mit je einer Facies interlobaris an diesen Spalt. Rechts bildet der horizontale Spalt noch eine Nebenspalte von der Schrägfissur ausgehend und auf den Hilus zulaufend. Dadurch imponiert der Mittellappen als keilförmige Abspaltung zwischen Ober- und Unterlappen. Die horizontale Interlobärspalte ist in den meisten Fällen wegen einer breiten ventromedialen Parenchymbrücke zwischen Ober- und Unterlappen nur unvollständig ausgebildet und ist mitunter selbst bei sorgfältigster Präparation nicht darstellbar.

Auf der linken Seite fehlt im Normalfall die Horizontalfissur, da der Oberlappen die Lingula, einen dem rechten Mittellappen entsprechenden Lungenanteil, in sich einschließt. Inkomplette Fis-

*Tabelle 4-4:* Lungensegmente.

| | |
|---|---|
| rechter Oberlappen | apikales Segment (S1) <br> posteriores Segment (S2) <br> anteriores Segment (S3) |
| rechter Mittellappen | laterales Segment (S4) <br> mediales Segment (S5) |
| rechter Unterlappen | apikales Segment (S6) <br> mediobasales Segment (S7) <br> anterobasales Segment (S8) <br> laterobasales Segment (S9) <br> posterobasales Segment (S10) |
| linker Oberlappen | apikales Segment (S1) <br> posteriores Segment (S2) <br> anteriores Segment (S3) |
| linker Mittellappen/Lingula | apikales Segment (S4) <br> laterales Segment (S5) <br> mediales Segment (S6) |
| linker Unterlappen | apikales Segment (S7) <br> anterobasales Segment (S8) <br> laterobasales Segment (S9) <br> posterobasales Segment (S10) |

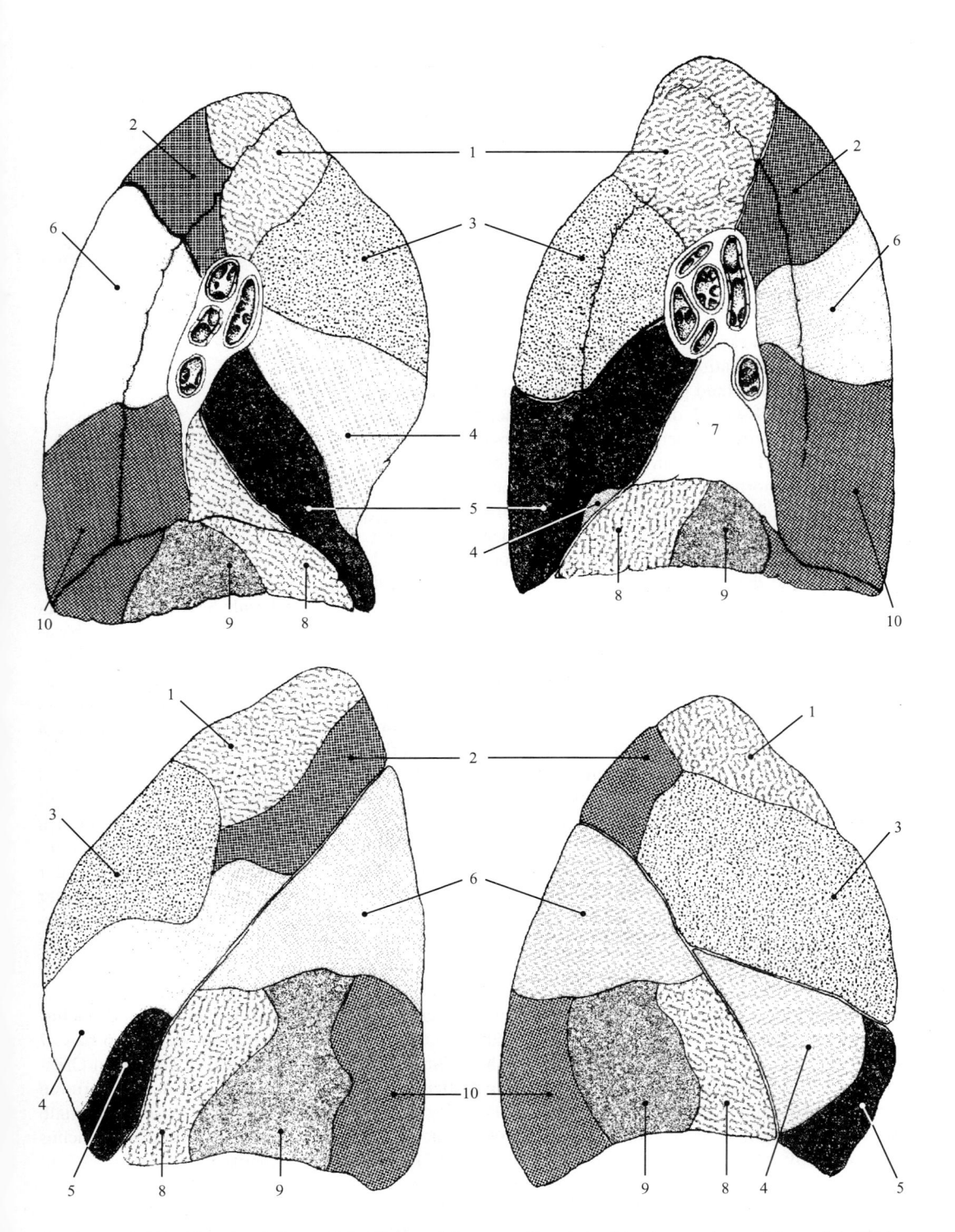

*Abbildung 4-26 bis 4-29:* oben links: mediale Fläche und Segmentaufbau der rechten Lunge; oben rechts: mediale Fläche und Segmentaufbau der linken Lunge; unten links: laterale Fläche und Segmentaufbau der rechten Lunge; unten rechts: laterale Fläche und Segmentaufbau der linken Lunge.

suren finden sich gelegentlich intersegmental, am häufigsten zwischen dem Segment 6 und basalen Segmentgruppe. Der Lobus venae azygos repräsentiert eine Abspaltung des Oberlappens infolge einer Duplikatur der Pleura mediastinalis, an deren Basis der horizontale Abschnitt der V. azygos verläuft.

### 2.1.2 Tracheobronchialbaum (Abb. 4-30)

Die Trachea erstreckt sich zwischen Ringknorpel und Trachealbifurkation in einer Länge von 11–12 cm. Der Oberrand projiziert sich damit auf den 6. oder 7. Halswirbel, die Bifurkation auf den 4. oder 5. Brustwirbelkörper bzw. auf den 2. bis 3. Rippenknorpel im Bereich der vorderen Thoraxwand. Der normale Bifurkationswinkel beträgt etwa 70–80°, wobei der rechte Hauptbronchus fast vertikal entspringt. Die Wand der Trachea wird gebildet aus hufeisenförmigen Knorpelspangen und den dazwischen liegenden Ligamenta anularia. Die Hinterwand, die Pars membranacea, ist knorpelfrei und besteht aus elastischen und muskulären Elementen. Das gleiche Bauprinzip weisen die Hauptbronchien bis zu ihrem Eintritt in die Lungen auf. Von da an schließen sich die Knorpelspangen zu einem Ring ohne die membranöse Hinterwand, wobei die Knorpelspangen nicht mehr hufeisenförmig, sondern kürzer und unregelmäßig um die Wand angeordnet sind.

Der rechte Hauptbronchus ist 1–2,5 cm lang und mit einem mittleren Durchmesser von 13–14 mm etwas weiter als der linke. Die Mündung des rechten Oberlappenbronchus liegt im bronchoskopischen Blickfeld etwa bei 2 bis 3 Uhr. Der Oberlappenbronchus ist nur kurz und teilt sich nach wenigen mm in seine drei Segmentbronchien, meist in Form einer Trifurkation. Zwischen dem Abgang des rechten Oberlappenbronchus und dem Ursprung des rechten Mittellappenbronchus erstreckt sich der Bronchus intermedius, von dem nach ventral der Mittellappenbronchus und nur wenig weiter distal nach dorsal der Bronchus des Unterlappenspitzensegmentes abgehen. Diese enge Nachbarschaft beider Orifizien ist bei Unterlappenresektion zu bedenken, weil bei horizontaler Nahtlinie oberhalb des S6-Abganges der Mittellappenbronchus eingeengt oder sogar verschlossen würde. Der Unterlappenbronchus ist die distale Fortsetzung des Bronchus intermedius. Als er-

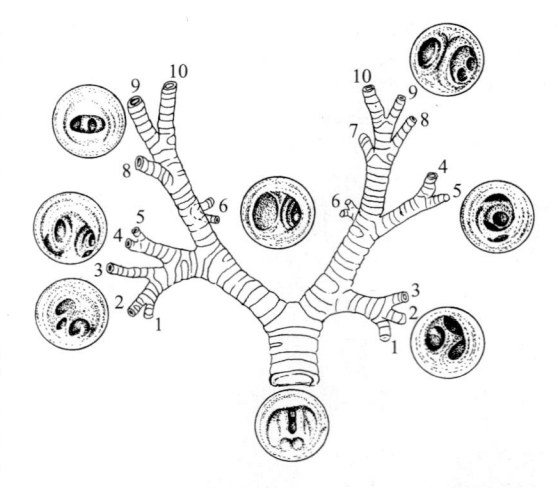

*Abbildung 4-30:* Endoskopische Orientierung am Tracheobronchialsystem.

ster zweigt der mediobasale Segmentbronchus ab. Der gemeinsame basale Stamm der übrigen basalen Segmente verzweigt sich in den anterobasalen, den laterobasalen und posterobasalen Segmentbronchus, deren Öffnungen auf einer Linie liegen, die im bronchoskopischen Bild von 2 Uhr nach 8 Uhr verläuft. Der linke Hauptbronchus zieht von der Trachea unter einem Winkel von 45–50 Grad nach lateral und abwärts. Er ist 4–5 cm lang, mit einem mittleren Durchmesser von 10–12 mm. Da der linke Hauptbronchus stark nach lateral gerichtet ist, muß bei der starren Bronchoskopie der Kopf des Patienten weit gegen die rechte Schulter geneigt werden. Das Orifizium des linken Oberlappenbronchus liegt im bronchoskopischen Bild bei 8 bis 10 Uhr. Der Oberlappenstamm teilt sich nach durchschnittlich 12 mm in den steil nach oben und etwas lateral verlaufenden Bronchus segmentalis apicoposterior mit den bei 6 bzw. 7 Uhr im bronchoskopischen Bild gelegenen Orifizien für den apikalen (B 1) und den posterioren Segmentbronchus (B 2), ferner in den oberhalb hiervon gelegenen anterioren Segmentbronchus (B 3) sowie in den gemeinsamen Stamm der Lingulabronchien. Dieser teilt sich nach 10 mm in einen oberen (B 4) und einen unteren Segmentbronchus (B 5) auf. Der linke Unterlappenbronchus als direkte Fortsetzung des Hauptbronchus gibt etwa 5 mm distal des Oberlappenostiums nach dorsal den Unterlappenspitzenbronchus ab. Weitere 1,5 cm weiter distal teilt sich der Unterlappenbronchus in Form einer Trifurkation auf: Zwischen 11 und 1 Uhr im bronchoskopischen Bild liegt das Ostium des antero-basalen Segmentbronchus (B 8), zwischen 5 und 7 Uhr das Ostium des postero-basalen Segmentbronchus (B 10) und dazwischen die Öffnung des laterobasalen Segmentbronchus (B 9). B 9 und B 10 können entsprechend der rechten Seite einem kurzen gemeinsamen Stamm entspringen.

Nachfolgende Variationen des Tracheobronchialsystemes können operationstechnisch Bedeutung haben:
1. Oberhalb der Hauptcarina kann ein überzähliger Bronchus mit dem Durchmesser eines Segmentbronchus in den rechten Oberlappen eintreten.
2. Ober- und Mittellappenbronchus gehen aus einem gemeinsamen Hauptstamm hervor.
3. Das Unterlappenspitzensegment kann durch zwei getrennt aus dem Unterlappenbronchus abgehende Segmentbronchien versorgt werden.
4. Bronchien zum Oberlappen können auf der linken Seite aus der Trachea oder dem Hauptbronchus abgehen und oberhalb der A. pulmonalis verlaufen.
5. Die Segmentaufteilungen innerhalb des Oberlappenbronchus zeigen häufig Variationen.
6. Vergleichbar mit der rechten Seite kommen überzählige Segmentabgänge zum Unterlappenspitzensegment vor.

### 2.1.3 Intraperikardiale Anatomie

Der Herzbeutel besteht aus einem dem Herzen aufgelagerten Blatt (Epikard) und dem äußeren Blatt (Perikard), welches das Herz umgibt. Im Sprachgebrauch wird unter dem Herzbeutel nur das Perikard verstanden, welches seinerseits eine innere seröse Schicht, das Perikardium serosum und eine äußere fibrose Schicht, das Perikardium fibrosum, besitzt. Zwischen Epi- und Perikard liegt ein Spaltraum, der unter normalen Umständen nur eine geringe Menge seröser Flüssigkeit besitzt. Der Übergang des Perikards in das Epikard erfolgt an zwei voneinander getrennten Stellen. Eine Umschlagfalte umgibt die Aortenwurzel und den Pulmonalishauptstamm, die andere beide Hohlvenen und die Lungenvenen. Diese Verhältnisse erklären sich aus der embryonalen Entwicklung des Herzens, in der sich der venöse und der arterielle Schenkel eines einfachen Endothelschlauches einander genähert haben. Dies erklärt den Spaltraum zwischen Aorta ascendens und Truncus pulmonalis einerseits und Vena cava superior und rechter A. pulmonalis andererseits. Das Lig. arteriosum liegt unmittelbar linksseitig der Perikardumschlagfalte in ihrem Verlauf vom Truncus pulmonalis zur Aortenwurzel. Die Kenntnis der intraperikardialen Anatomie ist besonders wichtig bei zentralen Lungentumoren, die nur noch die Gefäßversorgung in unmittelbarer Nähe zum Herzen zulassen. Auf der linken Seite umfaßt das Perikard die linke obere bzw. untere Lungenvene so weit, daß etwa 2/3 bzw. 4/5 des Gefäßumfanges innerhalb des Perikards liegen. Auf der rechten Seite umgibt die Serosa die V. cava superior und setzt sich dann im postkavalen Recessus auf die rechte Lungenarterie fort, welche nur mit etwa 1/5 ihres Umfanges in die Perikardhöhle hineinragt. Bei sehr weit kaudal verlaufendem Ansatz der Umschlagfalte auf der V. cava sup. wird die rechte A. pulmonalis einfacher auf intraperikardialem Weg durch den Sinus transversus, d. h. zwischen V. cava sup. und Aorta ascendens erreicht, denn hier projizieren sich etwa 3/4 des Arterienumfanges in die Perikardhöhle. Von der rechten oberen Lungenvene werden etwa 2/3 des Gefäßumfanges in der Perikardhöhle sichtbar, während weiter kaudal die rechte untere Lungenvene nur ventral von Perikard bedeckt wird oder so weit dorsal das Perikard verläßt, daß sie intraperikardial überhaupt nicht darzustellen ist. Die V. cava inf. läßt sich intraperikardial bequem anschlingen, da sie lediglich dorsal eine schmale Mesoanheftung besitzt.

### 2.1.4 Lungenarterien

Der aus dem rechten Ventrikel entspringende Truncus pulmonalis wendet sich nach kranial und links und teilt sich unter dem Aortenbogen in die A. pulmonalis dextra und sinistra. Die rechte Lungenarterie verläuft hinter dem Aortenbogen und der V. cava superior und ventral des rechten Hauptbronchus zum Lungenhilus. Zuvor und selten auch bereits intraperikardial gibt sie den Truncus anterior ab, der die Äste zum 1. und 3. Segment enthält. Der

Hauptast der Pulmonalarterie verläuft intrapulmonal als Pars interlobaris auf den Interlobärspalt zu. In ihrem Verlauf gibt sie einen oder zwei Äste zum posterioren Oberlappensegment ab und etwa auf gleicher Höhe und meistens als gemeinsamen Stamm die Äste für die Mittellappensegmente. Der Hauptstamm setzt sich als Unterlappenarterie fort und entläßt nach dorsal einen Ast für das apikale Unterlappensegment und weiter peripher die jeweiligen Äste zur basalen Segmentgruppe, die jeweils ventral der gleichnamigen Segmentbronchien gelegen sind. Die linke Lungenarterie verläuft ventral der Pars descendens der Aorta und ventral des linken Hauptbronchus auf den linken Lungenhilus zu. Sie liegt hier dorso-kranial der linken Oberlappenvene. Auf ihrem Weg in die Interlobärfissur gibt sie an der höchsten Stelle die apikalen und posterioren Segmentarterien ab. Die Pars interlobaris gibt nacheinander weitere Äste zu den anterioren oder posterioren Oberlappensegmenten ab, nach dorsal einen kräftigen und bald sich verzweigenden Ast zum Unterlappenspitzensegment und etwa 1 cm distal hiervon einen kräftigen Hauptstamm für die Lingulasegmente. Die Fortsetzung der Pars interlobaris zweigt sich dann im Unterlappen in die entsprechenden Segmentarterien auf, die die gleichnamigen Segmentbronchien ventral begleiten.

### 2.1.5 Lungenvenen

Die rechte obere Pulmonalvene nimmt über zwei Hauptäste das Blut des rechten Oberlappens auf, dem unteren dieser beiden fließt über einen kleineren Ast das Blut des Mittellappens zu. Kaudal und etwas weiter dorsal gelegen verläuft die kürzere untere Lungenvene, die das Blut des rechten Unterlappens dem linken Vorhof zuführt. Relativ spät mündet an ihrem kranialen Rand die Segmentvene des Unterlappenspitzensegmentes ein. Die Venen des linken Oberlappens führen das Blut an der Vorderseite des linken Hilus in die obere Lungenvene ab, die wie die rechte drei Hauptstämme erkennen läßt, wobei der untere der Lingula zuzuordnen ist. Das Blut des linken Unterlappens sammelt sich zur unteren Lungenvene, die relativ kurz ausgebildet ist und in ihrem extraperikardialen Verlauf am besten unter Zug am Hilus und bei gleichzeitiger vorsichtiger Retraktion des linken Ventrikels zum Vorschein kommt.

### 2.1.6 Bronchialgefäße

Die Bronchialarterien und -venen sind die «vasa nutritiva» der Lungen und Pleura, der Bronchien und Gefäße. Sie sind nach Zahl und Verlauf variabel. Die Arterien müssen im Rahmen anatomischer Lungenresektionen gezielt aufgesucht werden, weil sie als Quelle von Nachblutungen häufig unterschätzt werden. Die rechte Bronchialarterie entspringt meist aus der 3. rechten Interkostalarterie, die wiederum gleichzeitig die erste direkt aus der Aorta entspringende Interkostalarterie ist. Nach ihrem Abgang ventral der Wirbelsäule steigt sie zur Rückfläche des rechten Hauptbronchus ab, um hier den Verzweigungen des Bronchialbaumes zu folgen. Die rechte Bronchialarterie kann ebenso mit einer linken Bronchialarterie von einem gemeinsamen Stamm aus der Pars descendens der Aorta oder direkt aus der Konkavität des Aortenbogens entspringen, um nach Unterkreuzen der Trachea die Hinterfläche des rechten Hauptbronchus zu erreichen. Linksseitig sind in der Regel zwei Arterien vorhanden, die meist gegenüber der linken A. subclavia direkt aus der Aorta entspringen, um den linken Bronchialbaum von dorsal her zu erreichen. Zusätzlich können eine oder mehrere kleine Arterien direkt aus der Pars descendens der Aorta entspringen. Teilweise treten diese Äste über das Lig. pulmonale in die Lunge ein. Der venöse Abfluß erfolgt direkt in die VV. azygos et hemiazygos, hat jedoch für die Präparationstechnik keinerlei Bedeutung.

### 2.1.7 Lymphgefäßsystem (Abb. 4-31)

Der Lymphabfluß der Lunge erfolgt über zwei teilweise kommunizierende Systeme: Ein oberflächlicher, subpleuraler Plexus transportiert die Lymphe aus den interlobären und intersegmentalen Bindegewebssepten in Begleitung der Venen direkt zu den tracheobronchialen Lymphknoten. Ein tiefes System drainiert das gesamte Parenchym über perivaskuläre und peribronchiale Lymphgefäße unter Zwischenschaltung intrapulmonaler Lymphknotenstationen (siehe unten). Intrapulmonal finden sich Lymphknotenstationen an den Bronchialaufzweigungen. Nach Passage der bronchopulmonalen Lymphknoten (Hilusknoten) erfolgt der Lymphabfluß der rechten Lunge über die Lymphknoten des rechten Tracheobronchial-

## 2. Lungen und Bronchialsystem

*Tabelle 4-5:* Kennzeichnung der intrapulmonalen, hilären und mediastinalen Lymphknotenstationen.

| | |
|---|---|
| Station 1 | Hochmediastinal (in Umgebung des oberen Drittels der intrathorakalen Trachea) |
| Station 2 | Paratracheal (der Abschnitt zwischen Station 1 und 4) |
| Station 3 | Prä- und retrotracheal |
| Station 4 | Tracheobronchial (im Winkel zwischen Trachea und jeweiligem Hauptbronchus, rechts auch der Azygoslymphknotengruppe entsprechend) |
| Station 5 | Subaortal (aorto-pulmonales Fenster) |
| Station 6 | Präaortal (ventral von aszendierender Aorta und Aortenbogen) |
| Station 7 | Infracarinal |
| Station 8 | Paraösophageal (nur unterhalb der Trachealbifurkation, auch in Nachbarschaft der unteren Lungenvenen) |
| Station 9 | Lig. pulmonale |
| Station 10 | Lungenhilus |
| Station 11 | Interlobär (an den Abzweigungen der Lappenbronchien) |
| Station 12 | Intersegmental |

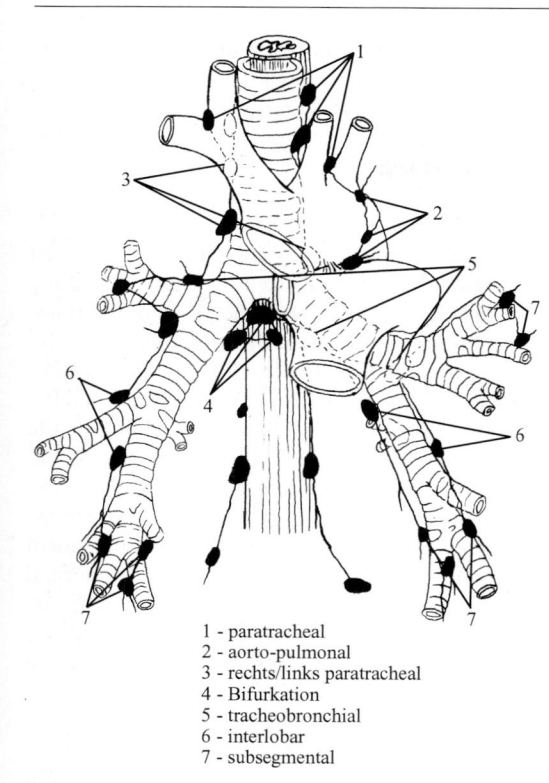

1 - paratracheal
2 - aorto-pulmonal
3 - rechts/links paratracheal
4 - Bifurkation
5 - tracheobronchial
6 - interlobar
7 - subsegmental

*Abbildung 4-31:* Lymphsystem der Lungen und des Mediastinums.

winkels und die Stationen unterhalb der Trachealbifurkation. Von hier wird die Lymphe über prä- und paratracheale bzw. retrokavale Lymphknotenketten weiterbefördert. Der Abfluß in die V. brachiocephalica erfolgt direkt über den Ductus lymphaticus dexter, teilweise nach Passage der Scalenuslymphknoten. Auf der linken Seite erreicht die Lymphe des Oberlappens nach Passage der Hiluslymphknoten über tracheobronchiale und paratracheale Lymphknotenstationen den Ductus thoracicus, gelegentlich unter Einschaltung der Scalenusknoten. Ein Teil der Oberlappenlymphe fließt über Knoten im aorto-pulmonalen Fester oder über präaortale Knoten direkt in die V. brachiocephalica. Die Lymphe des linken Unterlappens fließt nach Passieren der Hiluslymphknoten zu den Bifurkationslymphknoten. Von dort kann sie über das rechtsseitige System weitertransportiert werden. Eine gekreuzte Metastasierung in das obere Mediastinum der Gegenseite ist bei primär linksseitigen Bronchialkarzinomen sehr viel häufiger als bei rechtsseitigen Tumoren. Die Lymphe der Unterlappen kann auch über paraösophageale Lymphknoten und das Ligamentum pulmonale in den Retroperitonealraum abfließen.

Die für die Stadienzuordnung unerläßliche Lymphknotenentnahme bzw. -dissektion im Rahmen maligner Lungentumoren sollte schematisiert erfolgen. Dazu empfiehlt sich die Kennzeichnung der verschiedenen Stationen in Anlehnung an Naruke (Tab. 4-5).

### 2.1.8 Innervation von Tracheobronchialbaum und Lungen

Für die topographische Anatomie spielt das Nervensystem keine Rolle. Mitunter können Abzweigungen aus den Vagusnerven dargestellt werden, die von dorsal die Hauptbronchien erreichen. Sie geraten vor allem bei der Lymphknotendissektion an der Rückfläche des Hauptbronchus ins Blickfeld und können dann unter Schonung des Vagushauptstammes mitreseziert werden.

## Literatur

Hafferl A. (1957): Lehrbuch der topographischen Anatomie. Springer, Berlin, Göttingen, Heidelberg.

Heberer G., Dienemann H. (1991): Anatomie der Lungen. In: Heberer G., Schildberg F.W., Vogt-Moykopf I., Sunder-Plassmann L. (Hrsg.): Chirurgie der Lunge und des Mediastinums. Springer, Berlin, Heidelberg, New York, S. 9–26.

Shields T.W. (1983): Surgical Anatomy of the Lungs. In: Shields T. (ed.): General thoracic surgery. Lea & Febiger, Philadelphia, 2nd ed., pp. 61–81.

## 2.2 Diagnostik

H. Hoffmann

Die häufigste Ursache einer intrapulmonalen Raumforderung ist ein Bronchialkarzinom. Ein radiologisch erfaßter Lungenrundherd muß in der Regel als malignitätsverdächtig gelten, solange nicht zweifelfrei die Benignität bewiesen ist. Prognose und therapeutisches Vorgehen beim Bronchialkarzinom werden durch den Tumortyp und die Tumorausdehnung bestimmt. Es ist daher Aufgabe der Diagnostik, zunächst ein Bronchialkarzinom entweder auszuschließen oder zu sichern und dann ggf. Tumortyp und Tumorausdehnung zu bestimmen. Die Diagnostik einer intrapulmonalen Raumforderung erfolgt in den Schritten: 1) Sicherung der histologischen Diagnose, 2) Beurteilung der kurativen Resektabilität, 3) ergänzende Diagnostik zur Stadieneinteilung bei Bronchial-karzinom und 4) Beurteilung der funktionellen Operabilität.

Die Sicherung der histologischen Diagnose ist nicht obligat; sie ist um so eher verzichtbar, je wahrscheinlicher die Thorakotomie in therapeutischer Absicht erfolgt.

### 2.2.1 Anamnese

Die Anamnese konzentriert sich auf (maligne und nichtmaligne) Vorerkrankungen, Zigarettenkonsum, familiäre Karzinombelastung, berufliche Exposition (Asbest, Radioaktivität), Gewichtsverlauf und spezifische Symptome (siehe unten).

Ohne klinische Symptomatik ist der Zufallsbefund eines pathologischen Thorax-Röntgenbildes der Grund für eine weiterführende Abklärung (siehe Abklärung des pulmonalen Rundherdes). Das häufigste Symptom eines Bronchialkarzinoms ist der neu aufgetretene Husten oder eine Änderung des üblichen Hustens (Raucher!), häufig verbunden mit einer vermehrten Sputumproduktion. Hämoptysen sind nicht die Regel, häufiger sind Blutstreifen im Sputum. Blut im Sputum bringt den Patienten üblicherweise zum Arzt und ist die Indikation für eine weiterführende Diagnostik. Fieber, Husten und Sputum sind häufige Begleiter und Anzeichen eines obstruktiven Karzinoms. Dyspnoe ist häufig bei bereits vorbestehendem Lungenemphysem (Raucher!). Ein Pleuraerguß oder ein Pneumothorax können ebenfalls die Atmung behindern. Thorakale Schmerzen bei Bronchialkarzinom können Zeichen einer Infiltration von Thoraxwand einschließlich Wirbelsäule sein. Heiserkeit deutet auf eine Beteiligung des N. laryngeus recurrens hin. Da der linke N. laryngeus recurrens bis zum Lig. arteriosum in die linke Thoraxhöhle hinabsteigt, ist er bei Tumoren häufiger betroffen als der rechte Nerv, der nur die obere Thoraxapertur erreicht. Eine Zwerchfellähmung deutet auf eine Phrenikusparese hin und kann durch direkte Invasion oder Metastasierung in das Mediastinum hervorgerufen sein. Tumore der oberen Thoraxapertur sind häufig von einem Hornersyndrom begleitet. Bei hormonproduzierenden Tumoren kommt es zu paraneoplastischen Syndromen mit neuromuskulärere, ossärer oder endokriner Symptomatik.

### 2.2.2 Körperliche Untersuchung

Die klinische Untersuchung umfaßt den kompletten somatischen Status unter besonderem Augenmerk auf:

– obere Einflußstauung mit Umgehungskreisläufen, Recurrensparese, Hornersyndrom

– palpable supraklavikuläre, zervikale oder axilläre Lymphknoten

– Pleuraerguß, Retentionspneumonie, Atelektase

## 2.2.3 Labordiagnostik, Tumormarker

Die Routine-Labordiagnostik dient der Beurteilung der allgemeinen Operabilität (Leber-, Nierenfunktionsstörung, Anämie, Gerinnungsstörung)

Tumormarker-Spiegel (CEA, NSE, Cyfra) im Serum sind nicht zum Screening oder zur Diagnostik eines Bronchialkarzinoms geeignet. Sie dienen aber der Verlaufskontrolle nach Operation bzw. unter Radio-, Chemo-, oder Hormontherapie und sollten daher immer vor Behandlungsbeginn bestimmt werden.

## 2.2.4 Röntgen-Thorax

Die Standard-p. a.-Röntgenuntersuchung in zwei Ebenen steht am Beginn jeder Diagnostik. Häufig ist der Zufallsbefund eines pathologischen Thoraxröntgenbildes der Grund für eine weitere Abklärung. Umgekehrt schließt ein unauffälliger Röntgen-Thorax das Vorliegen z.B. eines zentralen oder mediastinalen Tumors nicht aus.

## 2.2.5 Computertomografie (CT)

Die konventionelle Tomographie ist heute weitgehend verlassen und von der Computertomographie (CT) abgelöst worden. Die CT ist der zweite Schritt nach der Standardröntgenaufnahme in der Basisdiagnostik bei unklaren pulmonalen Rundherden oder Verdacht auf ein Bronchialkarzinom.

Bei unklaren pulmonalen Rundherden dient die CT dem Festlegen der Lage, Größe und Anzahl der Raumforderung(en). Danach richtet sich das weitere thorakoskopische oder konventionelle Vorgehen. Die Sensitivität für das Auffinden intrapulmonaler Raumforderungen (> 5 mm Durchmesser) einer konventionellen CT liegt etwa bei 70% verglichen mit dem intraoperativen palpatorischen Befund. Neuere (Spiral-CT) Techniken versprechen eine deutlich bessere Sensitivität (ca. 90%). Die Radiomorphologie, Densitometrie und das Vorhandensein von Verkalkungen erlauben Rückschlüsse auf die Art der pulmonalen Raumforderung. In Zukunft werden 3D-Rekonstruktionen von intrapulmonalen Raumforderungen die präoperative Diagnostik sicher noch weiter verbessern.

Bei Verdacht auf Bronchialkarzinom hat die CT in erster Linie Bedeutung für das Staging:

– *T-Stadium:* Beurteilung von Grenzlinien und Kompartimenten, Ausschluß einer mediastinalen Infiltration (Herz, große Gefäße, Ösophagus, Carina, Trachea), Wirbelinfiltration oder Thoraxwandinfiltration. Bei Grenzbbefunden (fragliche Herz- oder Gefäßinfiltration) kann die Kernspintomografie u. U. weiterhelfen.
– *N-Stadium:* Vergrößerte (> 1 cm) mediastinale Lymphknoten in der CT sind verdächtig für das Vorliegen eines N2-Stadiums, aber nicht beweisend. Die Sensitivität der CT für das Erkennen eines mediastinalen Lymphknotenbefalls liegt bei ca. 80%. Vergrößerte kontralaterale Lymphknoten in der CT sind Indikation für eine weiterführende Abklärung (Mediastinoskopie).
– *M-Stadium:* Eine Routine-Thorax CT bei Verdacht auf Bronchialkarzinom sollte immer den Oberbauch mit einschließen zur Abklärung von Nebennieren und Leber.

## 2.2.6 Kernspintomografie

Die Kernspintomographie ist kein Ersatz für die CT. Selten ergänzt sie die CT bei zentralem Bronchialkarzinom mit Verdacht auf Herz- oder Gefäßinvasion.

## 2.2.7 Sonographie

Sie ist hilfreich zum Nachweis von Pleuraergüssen, insbesondere zur Lokalisation und Punktion gekammerter Ergüsse. Thoraxwand-nahe Prozesse mit fraglicher Überschreitung der Pleura parietalis und viszeralis lassen sich durch die Sonographie darstellen, sind aber durch die CT anschaulicher zu demonstrieren. Zur Abklärung intrapulmonaler Prozesse ist die Sonographie nicht geeignet.

## 2.2.8 Lymphknotenbiopsie

Palpatorisch auffällige Lymphknoten werden grundsätzlich exstirpiert oder biopsiert, bevor invasivere Schritte unternommen werden. Bei Malignitätsnachweis ist dies die am geringsten belastende invasive Methode zur histologischen Diagnosesicherung. Die Infiltration supraklavikulärer Lymphknoten entspricht bei Bronchialkarzinom immer einem Stadium N3 und schließt eine kurative Resektion aus.

## 2.2.9 Feinnadelpunktion

Sie ist nur indiziert bei aufgrund ihres Allgemeinzustandes inoperablen Patienten zur Diagnosesicherung vor Einleitung einer Radio- oder Chemotherapie. Bei operablen Patienten wird der Tumor nicht punktiert (Tumorzelldissemination!), sondern einer Resektionsbehandlung zugeführt.

Die Feinnadelpunktion wird stets unter zwei-dimensionaler Röntgendurchleuchtung am liegenden Patienten durchgeführt. In Lokalanästhesie wird der Herd auf dem kürzesten transpleuralen Weg mittels einer Kanüle mit konischem Innentrokar (modifizierte Menghini-Nadel) zur Schneidebiopsie punktiert, um einen aussagekräftigen Gewebezylinder zu erhalten. In ca. 20–25% muß mit der Komplikation eines iatrogenen Pneumothorax gerechnet werden; in ca. 5% der Fälle kommt es zu einem drainagepflichtigen Lungenkollaps.

## 2.2.10 Bronchoskopie

Die Bronchoskopie ist indiziert bei unklaren Lungenrundherden und bei jedem klinischen Verdacht auf ein Bronchialkarzinom (rezidivierende, therapieresistente Pneumonien, über 4 Wochen bestehende Heiserkeit, Hämoptysen etc.) auch ohne pathologischen Röntgenthorax-Befund nach erfolgter CT-Diagnostik.

Sie wird mit starrem Rohr (in Allgemeinnarkose) oder mit dem flexiblen Fiberbronchoskop (in Lokalanästhesie) unter Durchleuchtungsmöglichkeit durchgeführt. In der chirurgischen Diagnostik ergänzen sich beide Verfahren und kommen häufig parallel zur Anwendung. Zur Tumorsuche ist die flexible Bronchoskopie wegen ihrer Reichweite bis in die Segmentbronchen 4. bis 5. Ordnung vorteilhaft; zur Operationsplanung und Ausschluß einer zentralen Tumorinfiltration ist jedoch die starre Bronchoskopie mit besserer Übersichtlichkeit und größerem Arbeitskanal vorzuziehen.

Endobronchial makroskopisch sichtbare Tumore werden mit der Biopsiezange biopsiert (Ausnahme: Tumore mit großer Blutungsgefahr und die operative Strategie unabhängig von der Histologie). Bei radiologischem Tumorverdacht und endobronchial unauffälligem Befund können die Bronchiallavage, die selektive Katheterlavage aus dem verdächtigen Segment oder der Bürstenabstrich noch einen zytologischenTumornachweis erbringen. Prozesse, die die Bronchuswand von außen komprimieren oder verdächtige Bifurkationslymphknoten können zur zytologischen Diagnostik transbronchial punktiert werden (Nadelaspiration).

Die diagnostische Ausbeute der Bronchoskopie bei endobronchial sichtbarem Tumor beträgt ca. 90%; ohne endobronchialen Tumornachweis unter zuhilfenahme der zytologischen Verfahren ca. 75%. Ein unauffälliger bronchoskopischer Befund schließt ein Karzinom nicht aus! Die Komplikationsrate (Pneumothorax, Blutung) liegt bei ca. 5–10%.

## 2.2.11 Mediastinoskopie (Abb. 4-32)

Die Indikation zur Mediastinoskopie wird kontrovers beurteilt. Wir halten eine Mediastinoskopie nicht für erforderlich, wenn die Indikation zur Operation nicht von dem Ergebnis abhängig gemacht wird. Somit dient sie vorwiegend dem Ausschluß des Patienten von der Operation, z.B. bei V.a. Bronchialkarzinom und vergrößerten kontralateralen mediastinalen Lymphknoten in der CT oder zum Nachweis einer hohen paratrachealen Infiltration. Durch die Mediastinoskopie erreichbar sind die prätrachealen, paratrachealen, tracheobronchialen und Bifurkationslymphknoten

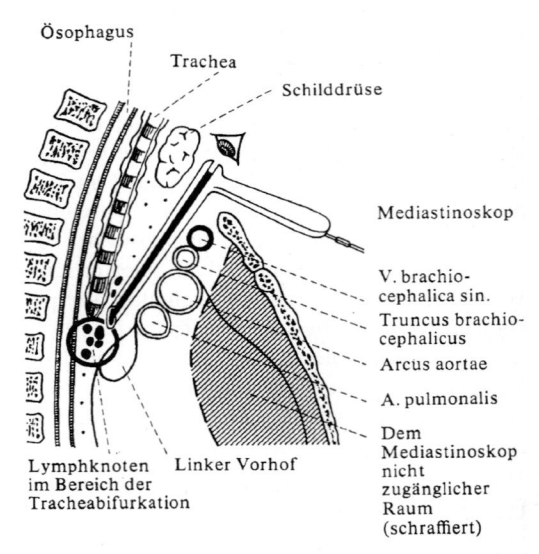

*Abbildung 4-32:* In das Mediastinum eingeführtes Mediastinoskop.

im Mediastinum. Nicht erreichbar mittels Standardverfahren sind ventral des Aortenbogens und der V. cava superior gelegene Prozesse (> Mediastinotomie).

Die Untersuchung wird in Allgemeinnarkose vorgenommen. Der Patient befindet sich in Rückenlage, den Kopf überstreckt und den Oberkörper angehoben. Über einen ca. 3–4 cm langen queren kollaren Schnitt in der Fossa jugularis wird die Tracheavorderwand – vergleichbar zur Tracheotomie – exakt dargestellt. Von hier geht der Zeigefinger an der Trachea entlang allmählich in die Tiefe. Der Finger stößt zunächst auf die V. brachiocephalica sin., anschließend auf den Truncus brachiocephalicus und schließlich auf den Aortenbogen. Das Mediastinoskop wird nun im vorgebildeten Kanal vorsichtig in die Tiefe geführt und unter stumpfer Präparation mit dem Saugrohr bis zur Trachealbifurkation (erkennbar am Verschwinden der Trachealringe) vorgeschoben. Biopsien erfolgen erst nach eindeutiger Identifikation der Lymphknoten. Bei Bronchialkarzinom ist unter dem Aspekt der Kurabilität die kontralaterale Seite von primärem Interesse. Mögliche Komplikationen sind Verletzungen der großen Gefäße, des linken N. laryngeus recurrens, der Pleura mediastinalis und des Ösophagus; daher darf eine Mediastinoskopie nur stationär in Notfallthorakotomie-Bereitschaft durchgeführt werden.

## 2.2.12 Mediastinotomie

Sie dient der Abklärung im vorderen Mediastinum gelegener, durch die Mediastinoskopie nicht erreichbarer Tumore und der Biopsie präaortal gelegener Lymphknoten beim Bronchialkarzinom.

In Allgemeinanästhesie wird in Höhe der Raumforderung (in der Regel im 3., 4. oder 5. ICR) eine ca. 4 cm lange quere Inzision im Verlauf des ICR angelegt und die Interkostalmuskulatur am Oberrand der Rippe mit dem elektrischen Messer durchtrennt. Gegebenfalls kann die Rippe in ihrem knorpeligen Anteil reseziert werden. Die vasa thoracicae internae sollten geschont werden. Die mediastinale Pleura wird stumpf nach lateral abgeschoben und nach Einführen eines Langenbeck-Hakens der Retrosternalraum exploriert. Nach erfolgter Biopsie des Tumors und sorgfältiger Blutstillung wird die Inzision in der Regel ohne Drainage verschlossen.

## 2.2.13 Thorakoskopie, offene Lungenbiopsie

Kleinere (< 3 cm Durchmesser), peripher gelegene Rundherde können direkt mittels Videothorakoskopie (s. Kap. 2.5) in toto im Gesunden parenchymsparend reseziert werden. Dies beinhaltet den Vorteil eines diagnostischen und (im Falle benigner Prozesse) zugleich therapeutischen Ansatzes. Das weitere Vorgehen richtet sich nach dem histologischen Befund. Im Falle eines Bronchialkarzinoms schließt sich die (in der Regel offene) anatomische Lungenresektion mit mediastinaler Lymphadenektomie an.

Bei ausgedehntem Bronchialkarzinom bietet sich die Videothorakoskopie zur der Abklärung der Operabilität (Mediastinalinfiltration, Pleurakarzinose) an.

Zur Abklärung diffuser intrapulmonaler Erkrankungen ist die videothorakoskopische Biopsie (atypische Resektion) Methode der Wahl. Sie verbindet geringe Morbidität mit höchster diagnostischer Treffsicherheit. Bei Kontraindikationen zur Videothorakoskopie (keine Einzellungenventilation möglich) oder technischen Schwierigkeiten nach begonnener Videothorakoskopie (Verwachsungen) wird eine offene Lungenbiopsie durchgeführt. Dazu wird entweder primär eine anterolaterale Thorakotomie im 4. oder 5. ICR angelegt oder die entsprechende Trokarinzision zur (Mini-)Thorakotomie erweitert. Der Eingriff kann darüber hinaus jederzeit zur Standardthorakotomie erweitert werden.

## 2.2.14 Probethorakotomie

Läßt sich durch die bisherigen diagnostischen Schritte die histologische Diagnose nicht erbringen, so ist dies um so mehr verzichtbar, je wahrscheinlicher eine kurative Resektion möglich ist. In Einzelfällen ergibt sich jedoch bei nicht abschließend beurteilbarer lokaler Operabilität die Indikation zur Probethorakotomie; bzw. man wird in kurativer Absicht begonnene Eingriffe als Probethorakotomie abschließen müssen.

Als Zugang zur Probethorakotomie empfiehlt sich in der Regel die Standardthorakotomie anterolateral im 4. oder 5. ICR, um gegebenenfalls jederzeit einen kompletten Standardeingriff durchführen zu können.

*Tabelle 4-6:* TNM-Klassifikation des Bronchialkarzinoms (nach UICC).

| | |
|---|---|
| TX | Positive Zytologie |
| T1 | Tumor < 3 cm |
| T2 | Tumor > 3 cm, Ausbreitung in Hilusregion, Invasion von viszeraler Pleura, assoziierte Atelektase, Befall des Hauptbronchus > 2 cm distal der Carina |
| T3 | Invasion von Brustwand, Zwerchfell, Perikard, mediastinale Pleura, totale Atelektase, Befall des Hauptbronchus < 2 cm distal der Carina (ohne Carina selbst) |
| T4 | Invasion von Herz, große Gefäße, Carina, Trachea, Ösophagus; maligner Pleuraerguß |
| N1 | Peribronchiale oder ipsilaterale hiläre Lymphknoten (Lymphknotenstationen 10, 11) |
| N2 | Mediastinale ipsilaterale Lymphknoten (Lymphknotenstationen 1–9) |
| N3 | Kontralaterale mediastinale, Skalenus- oder supraklavikuläre Lymphknoten |

*Tabelle 4-7:* Stadieneinteilung des Bronchialkarzinoms.

| | | | |
|---|---|---|---|
| Stadium 0 | Tis | N0 | M0 |
| Stadium I | T1 | N0 | M0 |
| | T2 | N0 | M0 |
| Stadium II | T1 | N1 | M0 |
| | T2 | N1 | M0 |
| Stadium IIIa | T1 | N2 | M0 |
| | T2 | N2 | M0 |
| | T3 | N0, N1, N2 | M0 |
| Stadium IIIb | jedes T | N3 | M0 |
| | T4 | jedes N | M0 |
| Stadium IV | jedes T | jedes N | M1 |

## 2.2.15 Ergänzende Diagnostik zum Staging bei Bronchialkarzinom

Mit den bisher durchgeführten Untersuchungen (Röntgenthorax, CT, Bronchoskopie, ggf. Mediastinoskopie) läßt sich in der Regel die Tumorausdehnung (T-Stadium) sowie ein Lymphknotenbefall (N-Stadium) und damit die lokale kurative Resektabilität hinreichend beurteilen.

Präoperativ sind ergänzende Untersuchungen zum Ausschluß von Fernmetastasen (M-Stadium) im Skelett mittels Skelettszintigraphie, sowie in Leber oder Nebennieren mittels Sonographie (soweit nicht bereits durch CT geschehen) erforderlich. Bei entsprechender Erfahrung des Untersuchers ist die Sonographie sensitiver als die CT zum Nachweis von Lebermetastasen. Ohne klinische Symptomatik gehört die Abklärung des Schädels (Schädel-CT) nur beim nachgewiesenen kleinzelligen Bronchialkarzinom zur Routine.

Histologischer Tumortyp und Tumorausdehnung (Tab. 4-6) bzw. Tumorstadium (Tab. 4-7) ausgedrückt in der TNM-Klassifikation entscheiden neben der allgemeinen Operabilität des Patienten über das therapeutische Vorgehen.

## 2.2.16 Präoperative kardiopulmonale Funktionsdiagnostik zur Abklärung der Operabilität

*Lungenfunktion*

Bei jedem Patienten zur geplanten Lungenresektion ist die präoperative Lungenfunktionsdiagnostik mit einfacher Spirometrie (VK, FEV1) und arterieller (kapillärer) Blutgasanalyse ($PO_2$, $PCO_2$) obligat. Eine respiratorische Globalinsuffizienz bedeutet in der Regel funktionelle Inoperabilität. Grenzbefunde sind Indikation zu weiterer Funktionsdiagnostik (Ergospirometrie, Diffusionskapazität). Die FEV1 hat sich als der wichtigste Parameter zur Abschätzung der späten postoperativen Lungenfunktion erwiesen und erlaubt zusammen mit der *quantitativen Perfusionsszintigraphie* der Lunge eine Beurteilung der regionalen Lungenfunktion nach der Formel: Postop. FEV1 = Präop. FEV1 × % Perfusion der verbleibenden Lunge. Die postoperative FEV1 muß in jedem Fall größer als 800 ml sein. Die erforderliche Abklärung richtet sich nach dem Ausmaß der geplanten Lungenresektion und sollte sich immer an dem größten denkbaren Eingriff orientieren.

Patient zur *Pneumonektomie*: Hier sind immer Spirometrie und Perfusionszintigram zu fordern.

Die nach o. g. Formel berechnete postoperative Lungenfunktion (FEV1) sollte über 1,2 l betragen, in keinem Fall jedoch kleiner als 800 ml sein. Patienten mit einer errechneten postoperativen FEV1 von 0,8–1,2 l sind als Hochrisiko-Patienten einzustufen.

Patient zur *Lobektomie*: Bei FEV1 in der Spirometrie > 1,75 l ist in der Regel die Operabilität gegeben. Bei FEV1 < 1,75 l wird ergänzend ein quantitatives Perfusionszintigram angefertigt und die zu erwartende postoperative Funktion errechnet. Es werden die gleichen Grenzwerte wie nach Pneumonektomie herangezogen.

Patient zur *atypischen Resektion*: Die einfache Spirometrie ist in der Regel ausreichend: FEV1 > 40% Sollwert, bzw. > 1,5 l = operabel. Bei Grenzbefunden (FEV1 = 1,2–1,5 l) erlaubt in Einzelfällen die Videothorakoskopie wegen ihrer geringeren frühen postoperativen schmerzbedingten Lungenfunktionseinschränkung dennoch die Resektion. Dabei wird von dem Prinzip abgewichen, daß jeder Patient zur Videothorakoskopie auch einen offenen Eingriff tolerieren sollte.

*Kardiologische Diagnostik*

Bei kardial asymptomatischen Patienten ist das Ruhe EKG in der Regel zur Abschätzung des kardialen Operationsrisikos ausreichend.

Bei Patienten mit Bronchialkarzinom (Raucher!) besteht häufig gleichzeitig eine koronare Herzkrankheit (KHK). Bei anamnestischem KHK-Verdacht ohne klinische Symptomatik vor geplanter Lobektomie oder Pneumonektomie ist die Ergospirometrie und ggf. Echokardiographie zur genaueren Abschätzung des Operationsrisikos zu empfehlen. Bei symptomatischer, aber stabiler Angina pectoris erlaubt die myokardiale Perfusionszintigraphie unter Persantinbelastung ein Abschätzung der belastungsinduzierten Myokardischämie. Gegebenfalls sind präoperative Maßnahmen zur Senkung des kardialen Operationsrisikos zu prüfen.

Eine Rechtsherzkatheter-Untersuchung ist im allgemeinen nicht erforderlich und nur bei Zeichen einer schweren pulmonalen Hypertonie in der Echokaridographie und geplanter Pneumonektomie indiziert. Bei einem mittleren Pulmonalarterienendruck > 35 mmHg sollte in der Regel von einer Pneumonektomie Abstand genommen werden.

## 2.3 Vorbereitung und Lagerung

G. Meyer

### 2.3.1 Allgemeine Vorbereitung

Vor thoraxchirurgischen Eingriffen erfolgt eine chemische Depilation des gesamten Thorax einschließlich Axilla und Schulterregion sowie der oberen zwei Drittel des Abdomens. Die Desinfektion reicht weit über das Gebiet der eigentlichen Inzision heraus. Vor der Abdeckung ist darauf zu achten, daß der Patient trocken liegt und seine Haut keinen Kontakt mit Metallteilen des Operationstisches hat. Die Abdeckung läßt den jeweiligen Hemithorax oder die vordere Brustwand frei. Der Gebrauch von Einmalmaterial mit Klebeband hat sich zur Herstellung eines feuchtigkeitsdichten Abschlußes zwischen Operationsfeld und Abdecktüchern bewährt. Die Verwendung von Klebefolien zur Abdeckung des Operationsbereiches ist fakultativ.

### 2.3.2 Lagerung

Bei allen Lagerungen sollte der Patient so gut fixiert werden, daß Kippungen des Operationstisches auch in stärkerem Maße problemlos durchgeführt werden können. Insbesondere für die seitlichen Lagerungen gilt dabei, daß der Zugang und das Arbeitsfeld nicht durch Stützen oder den abgewinkelten Arm behindert werden darf.

*Rückenlage (medianfer Zugang)*

Der Patient wird auf dem etwas abgewinkelten Operationstisch leicht überstreckt gelagert. Durch Reklination des Kopfes wird der Zugang im Jugulum und unteren Halsbereich erleichtert. Die Arme können an- oder abgelagert sein.

*Halbseitenlage (antero-laterale Thorakotomie)*

Nach Rückenlagerung wird eine Thoraxseite durch einen seitlich untergelegten Sandsack um 30° angehoben. Der Arm wird abgewinkelt auf eine speziellen Stütze fixiert, das Becken mit einem gepolsterten Gurt festgebunden. Alternativ kann der Patient auch auf der Seite gelagert und durch seitliche Stützen so abgestützt werden, daß durch Drehung des Operationstisches eine antero-laterale Position erzielt wird. Auch bei dieser Lagerung wird der Arm der angehobenen Thoraxseite auf einer Armstütze gelagert und das Becken mit einem gepolsterten Gurt fixiert. Der Thorax wird leicht rotiert, der Arm der Operationsseite vom Tisch weggedreht (cave Plexusschaden). Bei beiden Lagerungen wird der Operationstisch in der Thoraxmitte abgeknickt und so der zu operierende Hemithorax überstreckt.

*Strenge Seitenlage (laterale Standardthorakotomie, postero-laterale Thorakotomie)*
Der Rücken des auf der Seite liegenden Patienten schließt mit der Kante des Operationstisches ab. Das Becken wird durch eine seitliche Stütze abgestützt und mit Hilfe eines gepolsterten Gurtes fixiert. Der Schulterbereich wird durch Lagerung des Armes auf einer Armschiene gehalten. Der Operationstisch ist in Höhe der Scapulaspitze abgeknickt. Für eine postero-laterale Thorakotomie wird die Ventralseite des Thorax dem Tisch leicht zugeneigt, wodurch die wirbelsäulennahe Partie des Hemithorax besser erreicht werden kann.

Im Falle einer Seitenlagerung des Beckens wird das tischnahe Bein im Kniebereich gewinkelt, das oben liegende leicht gebeugt. Ein Kissen zwischen beiden Beinen verhindert Druckstellen.

*Bauchlage (dorsale Zugänge)*
Von dieser Lagerung wird heute nur noch in Ausnahmefällen Gebrauch gemacht, beispielsweise bei Operationen im kosto-vertebralen Bereich. Der Patient wird auf einen im Thoraxbereich abgewinkelten Tisch gelegt. Ventrale Brustwand und Becken sind auf einem Kissen gelagert, so daß das Abdomen frei ist und die Respiration nicht durch Kompression der Bauchdecken behindert wird. Der Kopf wird seitlich gelagert, wobei die Verwendung eines sogenannten Laminektomiekissens vorteilhaft ist. Die Arme werden neben dem Kopf nach oben gelagert oder umgreifen unter Beugung der Ellenbogengelenke den oberen Teil des Operationstisches.

*Kombinierte Rücken-Halbseitenlage (abdomino-thorakale Zugänge)*
Zur Vermeidung intraoperativer Umlagerungen liegt das Becken am Operationstisch wie bei der Rückenlage auf, der Thorax wird auf der zur thorakotomierenden Seite durch einen unterlegten Sandsack um etwa 45° angehoben. Das Becken ist durch einen gepolsterten Gurt fixiert. Eine zusätzliche Schulterstütze stabilisiert die Torsion des Thorax. Der Operationstisch wird im Bereich des abdomino-thorakalen Überganges abgewinkelt.

### 2.3.3 Position der Operationsgruppe

Bei Eingriffen in Rücken- und Bauchlage stehen Operateur und zweiter Assistent auf der rechten, der erste und dritte Assistent auf der gegenüberliegenden Seite des Patienten. Bei seitlich gelagerten Patienten stehen Operateur und zweiter Assistent auf der Wirbelsäulenseite, der erste und dritte Assistent befinden sich auf der Gegenseite.

## 2.4 Operative Zugänge
G. Meyer

### 2.4.1 Mediane Thorakotomien (Abb. 4-33)

In der Regel erfolgt der Zugang zum Mediastinum oder zu einer bzw. beiden Brusthöhlen von vorne über eine totale, gelegentlich auch eine partielle Längssternotomie. Falls erforderlich, lassen sich diese Sternotomien durch eine antero-laterale Zusatzthorakotomie erweitern. Hierzu muß das Sternum in Höhe der lateralen Thorakotomie (4. oder 5. ICR) zusätzlich quer durchtrennt und die Vasa thoracica internae zwischen Ligaturen durchtrennt werden. Auch kranial wird die Schnittführung parallel zur Clavicula nach lateral erweitert, wobei fallweise eine Durchtrennung der sternalen und klavikulären Ansätze des Musculus sternocleidomastoideus oder der Clavicula, bzw. des Sternoklavikulargelenkes erforderlich werden kann. Die quere Sternotomie ist auch Bestandteil der bilateralen transsternalen Thorakotomie, bei der die beidseitigen anterioren Thorakotomien im selben oder in unterschiedlichen Interkostalräumen erfolgen können. Die quere Sternotomie kann sowohl geradlinig als auch Z-förmig angelegt werden.

Hauptindikationen für die mediane transsternale Thorakotomie sind Operationen im vorderen Mediastinum, am Herzen und den herznahen großen Gefäßen, simultane Operationen an beiden Lungenflügeln, Eingriffe an der thorakalen Trachea, Trachealbifurkation und den Hauptbronchien sowie gelegentlich auch Operationen wegen einseitigen Erkrankungen des Respirationstraktes. Vorteilhaft ist die im Vergleich zu den lateralen Thorakotomien geringere postoperative Belastung, die bessere Übersicht bei Erkrankungen der Trachea und Bifurkation sowie die Vermeidung von Zweiteingriffen bei operationsbedürftigen bilateralen Befunden. Türflügelartige Erweiterungen der medianen Sternotomie durch eine einseitige antero-laterale Thorakotomie oder in noch größerem Maße die bilaterale transsternale Thorakotomie stellen eine erhebliche Mehrbelastung für den Patienten dar. Die Zusatzthorakotomie kann gelegentlich bei Tumoren in der Pleurakuppe oder Metastasen mit Brustwandinfiltration in der oberen Thoraxapertur notwendig werden. Die bilaterale transsternale Thorakotomie verschafft einen sehr guten Überblick über das vordere und hintere Mediastinum und beide Lungen. Ihre Primärindikation ist die beidseitige Lungentransplantation. Gelegentlich kann sie intraoperativ als Erweiterung einer anterioren Thorakotomie notwendig werden, beispielsweise bei größeren, auf die Gegenseite übergreifenden Tumoren des vorderen Mediastinums.

*Totale mediane Sternotomie*
Nach Inzision von Haut und Subkutis vom Jugulum bis deutlich unterhalb des Processus xyphoideus werden die oberflächliche Halsfaszie, das Ligamentum interclaviculare, das Sternumperiost und die Linea alba abdominis im Epigastrium mit Diathermie median durchtrennt. Mit dem Finger wird nun vom Jugulum aus hinter das Manubrium eingegangen und das Gewebe stumpf vom Periost abgedrängt. Kaudal wird der Processus xyphoideus scharf aus dem umgebenden Fasziengewebe der vorderen Bauchwand ausgelöst und dann auch von distal die Sternumrückseite mit dem Finger stumpf befreit. Eine oszillierende Sternumsäge mit Gleitschuh wird nun am Jugulum angesetzt und, der elektrischen Periostdurchtrennung folgend, in einem Zug von kranial nach kaudal durchgezogen. Dabei wird die Beatmung unterbrochen, um eine Pleuraeröffnung zu vermeiden. Auf die Schonung retrosternal gelegener Strukturen wie die nahe unter dem Manubrium gelegenen Vena brachiocephalica sinistra, die Aorta ascendens und den Herzbeutel ist zu achten. An den Schnitträndern der mit einem Einzinkerhaken auseinandergezogenen Ster-

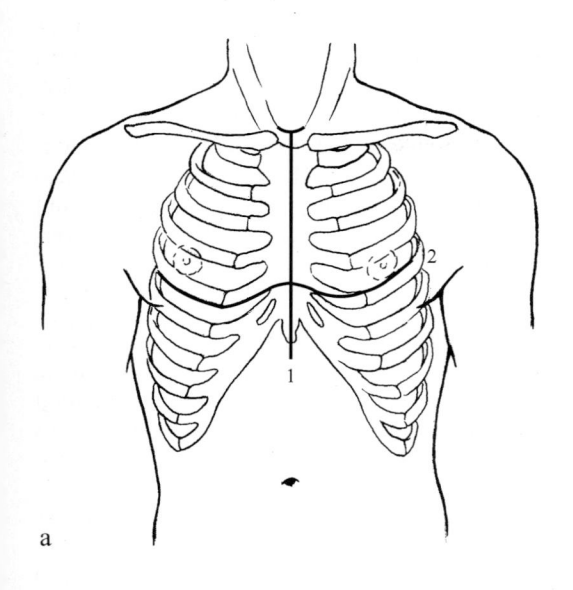

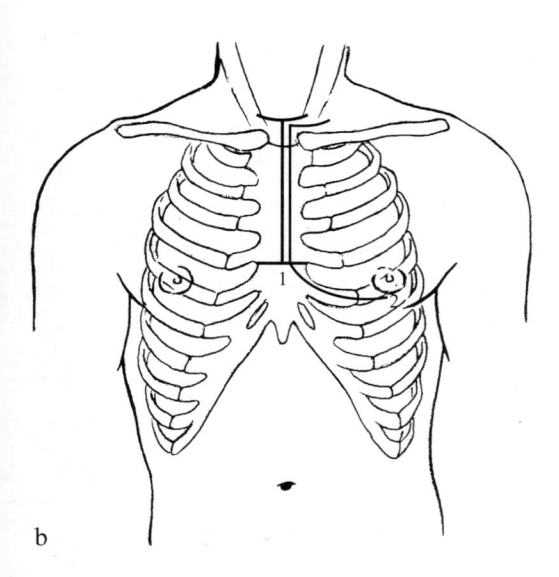

*Abbildung 4-33:* a. Hautinzision und Knochendurchtrennung bei der kompletten Sternotomie (1) und der bilateralen transsternalen anterioren Thorakotomie sowie b. bei der partiellen oberen Sternotomie (1) und türflügelartigen Erweiterung der Sternotomie durch antero-laterale Zusatzthorakotomie (2).

numhälften wird dann eine subtile Blutstillung vor allem der Periostgefäße mit dem Elektrokauter durchgeführt. Markblutungen können durch Wachsversiegelung gestillt werden. Unter wechselseitiger Anhebung der beiden Sternumhälften wird die Pleura parietalis von der Sternumrückwand und den knorpeligen Rippenansätzen vorsichtig abgelöst. Nach Abdecken der Wundränder wird ein Sternumspreizer mit seinen oberen Valven in Höhe des 4. ICR eingesetzt und langsam aufgedreht. Dabei muß ein Einreißen der Vena anonyma (an ihrer Einmündungsstelle in die Vena cava superior) vermieden werden. Falls nötig, kann die Vena anonyma durchtrennt werden. Die Pleuraumschlagsfalten werden stumpf mit einem Präpariertupfer vom Thymusfettgewebe und dem Herzbeutel abgeschoben. Soll die Pleura eröffnet werden, wird sie in ihrem mediastinalen Teil möglichst nahe am Perikard parallel zum Sternum durchtrennt, damit ein ausreichend breiter Pleurarand für den Verschluß zur Verfügung steht. Dabei muß kranial beidseits auf die Schonung des nach ventral ziehenden Nervus phrenicus und die begleitenden Arteria und Vena pericardiacophrenica geachtet werden.

Vor dem Verschluß der Sternotomie wird in den Retrosternalraum eine großkalibrige Redondrainage eingelegt, die durch eine getrennte Stichinzision in der Abdominalwand ausgeleitet wird. Die Adaptation der Sternumhälften wird durch fünf bis sechs transsternale Nähte aus Draht oder resorbierbarem, synthetischem Nahtmaterial der Stärke 2 vorbereitet. Die Nähte sollen zueinander korrespondierend gelegt werden. Der Verschluß erfolgt durch Torsion der an den Enden klemmenarmierten Drähte oder Verknüpfen der Nähte. Die freistehenden Drahtenden werden auf eine Länge von etwa 1 cm gekürzt und in den prästernalen Weichteilen versenkt. Die Naht des Periosts, der Linea alba sowie der Subkutis erfolgt fortlaufend mit resorbierbarem Nahtmaterial. Der Hautverschluß wird bevorzugt in Intrakutantechnik durchgeführt.

*Obere partielle Sternotomie*
Die obere partielle Sternotomie eignet sich für Operationen an der Trachea und im oberen vorderen Mediastinum. Eine Erweiterung der Hautinzision im Halsbereich im Sinne eines Kocherschen Kragenschnittes verbessert den Zugang beträchtlich. Nach Freilegen des Sternums und stumpfer digitaler Ablösung retrosternaler Strukturen erfolgt die mediane Sternotomie bis zum 4. oder 5. ICR mit der oszillierenden Säge oder einem Lebsche-Meissel. Distal wird das Sternum zusätzlich quer durchtrennt.

Nach Einlegen einer retrosternalen Redondrainage, die durch eine Stichinzision im Jugulum ausgeleitet wird, wird die partielle Sternotomie mit ein bis zwei Sternumnähten oder -drähten verschlossen.

*Untere partielle Sternotomie*
Als Zugang zum Herzbeutel eignet sich die untere partielle Sternotomie. Die Hautinzision erfolgt über dem distalen Sternumteil und zieht bis ins Epigastrium. Der Prozessus xyphoideus wird ausgelöst und mit der Schere gespalten. Nach stumpfer, retrosternaler, digitaler Ablösung wird das Sternum in seinem distalen Anteil median durchtrennt. Unter Spreizung der Sternumränder wird der Herzbeutel sichtbar.

Nach Einlegen einer retrosternalen Redondrainage, die über eine Stichinzision im Epigastrium ausgeleitet wird, wird das Sternum mit zwei Nähten verschlossen.

*Bilaterale, transsternale Thorakotomie*
Der Hautschnitt verläuft wie bei einer doppelseitigen anterolateralen Thorakotomie mit Verbindung beider Inzisionen über dem Sternum. Die Muskulatur kann durch Spreizung im Verlauf der Muskelfasern des Musculus pectoralis major und des Musculus serratus anterior weitgehend geschont werden. Nach Eingehen durch den 3. bis 5. ICR und Eröffnung der Pleurahöhlen werden die Vasa thoracica interna beidseits zwischen Ligaturen durchtrennt. Das Sternum wird mit der Knochenschere quer oder z-förmig durchtrennt.

Nach Einlage von Thoraxdrainagen in beide Pleurahöhlen wird die Thorakotomie durch zwei Sternumnähte und Perikostalnähte beidseits in typischer Weise verschlossen.

### 2.4.2 Mediastinotomien (Abb. 4-34)

Zugänge zum Mediastinum sind aus diagnostischen (Tumorbiopsie) oder therapeutischen (Abszeßdrainage, Emphysemdrainage) Gründen indiziert.

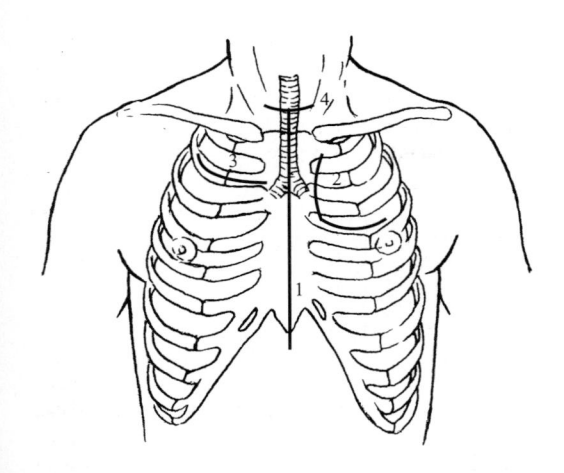

*Abbildung 4-34:* Zugänge zum Mediastinum: Mediane Sternotomie (1), parasternale anteriore Mediastinotomie (2), transversale anteriore Mediastinotomie (3), kollare Mediastinotomie (4).

## *Kollare Mediastinotomie*

Haut, Subkutangewebe und Platysma werden einen Querfinger oberhalb des Jugulums auf einer Länge von ca. 4 cm inzidiert. Nach Durchtrennung der Fascia superficialis wird die Linea alba colli längsinzidiert und die gerade Halsmuskulatur in der Mittellinie auseinandergedrängt. Unter Durchtrennung der mittleren Halsfaszie wird in die Tiefe bis auf die Trachea präpariert. Die weitere Präparation erfolgt mit dem Zeigefinger stumpf hinter dem Brustbein und vor der Trachea. Soll eine Drainage erfolgen, wird der Drain durch die Wunde ins vordere Mediastinum eingelegt. Im Falle eines Verschlußes erfolgt dieser durch Subkutan- und Hautnaht.

## *Parasternale Mediastinotomie*

Die parasternale Mediastinotomie erfolgt durch eine horizontale Inzision über der 2. bzw. 3. Rippe oder besser über eine parasternale Längsinzion von der 2. bis zur 4. Rippe, die bei Bedarf in den 3. oder 4. ICR im Sinne einer antero-lateralen Thorakotomie erweitert werden kann. Der Musculus pectoralis major wird quer zum Faserverlauf durchtrennt, die 3. Rippe in ihrem ventralen, knorpeligen Anteil auf eine Länge von 2–3 cm subperichondral reseziert.

Im Bedarfsfall kann der Zugang durch zusätzliche Resektion der zweiten oder vierten Rippe erweitert werden. Die Vasa thoracica interna werden geschont oder zwischen Durchstechungsligaturen durchtrennt. Die Pleura mediastinalis wird nach Möglichkeit nicht eröffnet, sondern nach Inzision der Fascia endothoracica stumpf präpariert und durch Hakenzug seitlich abgedrängt, so daß der Weg zu den mediastinalen Organen frei ist. Bei der stumpfen Dissektion muß der Nervus phrenicus geschont werden. Unter Eröffnung der Pleura ist dieser Zugang auch zur bioptischen Klärung intrapleuraler Prozesse am oder oberhalb des Lungenhilus geeignet.

## *Paravertebrale Mediastinotomie*

Um Verletzungen in der Aorta descendens zu vermeiden, sollte die paravertebrale Mediastinotomie von rechts her durchgeführt werden. Die Hautinzision verläuft zwei Querfinger paravertebral und biegt kaudal dem Verlauf der zu resezierenden Rippe folgend bogig ab. Die Ansätze des Musculus trapezius und Musculus rhomboideus sowie Musculus latissimus dorsi werden durchtrennt. Nach Spaltung der Fascia lumbodorsalis kann der Musculus longissimus nach medial gehalten werden, so daß die Querfortsätze mit den Kostotransversalgelenken zur Darstellung kommen. Unter Durchtrennung des Kostotransversalgelenkes und der Rippe etwas lateral des Angulus erfolgt die subperiostale Rippenresektion in ihrem proximalen Anteil. Nach Absetzen des Querfortsatzes wird das Rippenhalsperiost inzidiert und gibt so den Zugang zum hinteren Mediastinum frei. Falls erforderlich kann dieser Zugang durch Resektion weiterer Rippen erweitert werden.

## 2.4.3 Laterale Thorakotomien (Abb. 4-35)

Der Zugang zu einer Thoraxhälfte erfolgt in der Regel über eine laterale Thorakotomie. Sie ermöglicht den besten Überblick über den jeweiligen Hemithorax im vorderen und hinteren Anteil. Die seitlichen Brustwanderöffnungen eignen sich als Zugang bei allen einseitigen Lungen- und Pleuraerkrankungen, bei Tumoren des mittleren und hinteren Mediastinums, bei Erkrankungen der thorakalen Trachea und der Thoraxwand sowie bei Eingriffen im Bereich der Aorta descendens, der Speiseröhre und dem Zwerchfell.

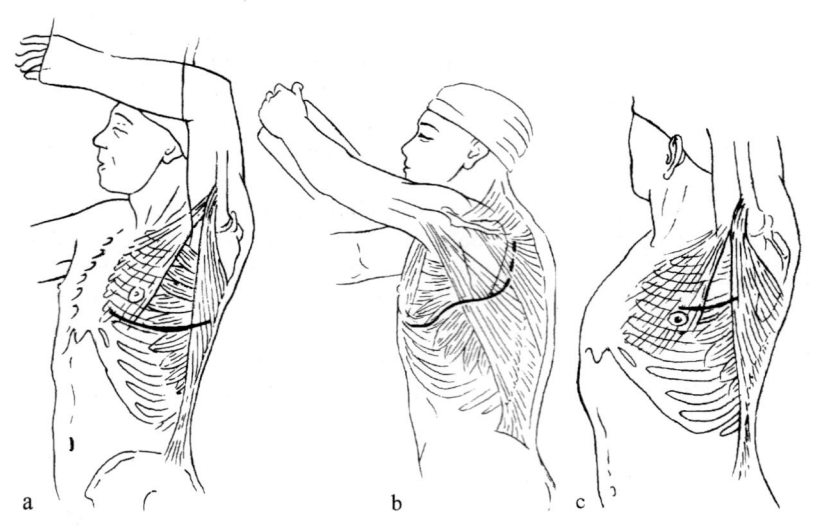

*Abbildung 4-35:* Lagerungspositionen, Inzisionslinien und betroffene Muskeln bei der antero-lateralen Thorakotomie (a), posterolateralen Thorakotomie (b) und axillären Thorakotomie (c).

## Anterolaterale Thorakotomie

Im Vergleich zur posterolateralen Thorakotomie handelt es sich bei der anterolateralen Thorakotomie um einen muskelschonenden Eingriff, über den alle Operationen im Bereich der Lungen und an den Strukturen des vorderen Mediastinums durchgeführt werden können. Die Hautinzision verläuft S-förmig, beginnt parasternal und endet lateral meist noch vor der Schulterblattspitze. Bei Frauen wird die Inzisionslinie in die Submammarfurche gelegt und dann retromammär zum gewünschten ICR vorpräpariert, wobei der Brustdrüsenkörper zwischen Pektoralisfaszie und Fettgewebe mobilisiert werden kann. Nach Durchtrennung des Subkutangewebes mit dem elektrischen Messer läßt sich der Musculus pectoralis major bei steilstehenden Rippen im Verlauf seiner Fasern auseinanderdrängen, bei horizontalem Rippenverlauf muß er gelegentlich durchtrennt werden. Der untere Ursprung des Musculus pectoralis minor und die Ursprungszacken des Musculus serratus anterior werden durchtrennt. Der Musculus latissimus dorsi muß meist nur eingekerbt werden. Der Nervus thoracicus longus wird geschont. Nach Anheben der Scapulaspitze wird der subscapuläre Raum mit der Hand eröffnet. So läßt sich durch Abzählen der Rippen der für die Thorakotomie zu wählende ICR bestimmen. Dabei ist davon auszugehen, daß die oberste noch tastbare Rippe der zweiten Rippe entspricht. Zur Thorakotomie wird in der Regel der 5., gelegentlich auch der 4. oder 6. ICR benutzt. Das Periost der distal des gewählten ICR liegenden Rippe wird mit dem elektrischen Skalpell inzidiert und nach punktförmiger Blutstillung mit Hilfe des Raspatoriums nach kranial und um den oberen Rippenrand herum abgeschoben. Die Pleura parietalis wird im Bett der Rippe inzidiert, weil dieser Bereich besonders gefäßarm und schmächtig ist. Alternativ kann auch der direkte Zugang durch die Interkostalmuskulatur nahe der unteren begrenzenden Rippe gewählt werden. Die Eröffnung der Pleurahöhle wird erleichtert, wenn die Beatmung des Patienten kurzfristig unterbrochen wird. Die Thorakotomie wird mit dem Rippensperrer gespreizt, die Lunge mit einem Stiltupfer zurückgedrängt und die Pleura parietalis langstreckig (im Bett der Rippe) eröffnet. Im Fall einer Tumorinfiltration der Pleura parietalis oder ausgedehnter Verwachsungen wird ober- oder unterhalb des Prozesses eingegangen. Zur Vermeidung einer Rippenfraktur bzw. -luxation kann parasternal eine kleine subperichondrale Knorpelsegmentresektion vorgenommen werden. Gelegentlich sind Rippendurchtrennungen zur Verbesserung des Zugangs erforderlich. In diesem Falle wird die Rippe nach ihrer Auslösung aus dem Periost mit der Rippenschere nach Brunner durchtrennt.

## Posterolaterale Thorakotomie

Dieser Zugang eignet sich besonders zur Freilegung dorsal liegender thorakaler Strukturen, wie

Trachea, zentralen Bronchusabschnitten und Ösophagus, ist aber wegen der ausgedehnten Muskeldurchtrennung als Standardzugang nicht geeignet. Die S-förmige Schnittführung beginnt lateral der Medioklavicularlinie und wird nach Umschneidung der Scapulaspitze in der Mitte zwischen dorsalem Scapularand und der Wirbelsäule steil nach cranial geführt. Zusätzlich zur Durchtrennung des Musculus latissimus dorsi und des dorsalen Anteils des Musculus serratus anterior ist es bei diesem Zugang erforderlich, den Musculus trapezius und den Musculus rhomboideus major teilweise zu durchtrennen. Der Musculus serratus anterior wird mit einem Abstand von 2 cm zum Schulterblatt eingekerbt und in seinem vorderen Anteil im Faserverlauf gespalten. Eine Durchtrennung des Nervus thoracicus longus läßt sich in der Regel vermeiden. Die Eröffnung der Pleurahöhle erfolgt meist im Bett der 6. Rippe, kann bei Bedarf jedoch auch höher oder tiefer angelegt werden. Um Rippenfrakturen zu vermeiden, können die Kostotransversalgelenke unter Durchtrennung der entsprechenden Ligamente mit dem geraden Raspatorium gesprengt werden. Alternativ ist es auch möglich, eine Rippe dorsal, eventuell auch ventral mit der Rippenschere glatt zu durchtrennen.

*Axilläre Thorakotomie*
Diese Thorakotomie hat sich, z. B. bei Pneumothorax, als Zugang bei umschriebenen apikalen Lungenprozessen bewährt, kommt jedoch heute aufgrund der thorakoskopischen Techniken kaum noch zum Einsatz. Die Hautinzision erfolgt im Bereich der Axilla parallel zum dorsalen Rand des Musculus pectoralis major und kann in einem stumpfen Winkel ventral verlängert werden. Alternativ kann eine horizontal verlaufende Inzision verwendet werden. Eine Durchtrennung der Muskulatur ist bei diesem umschriebenen und kosmetisch befriedigenden Zugang nicht erforderlich. Die Muskelfasern des Muskulus serratus anterior werden im Faserverlauf auseinandergedrängt. Der Nervus thoracicus longus und das thorakodorsale Gefäßbündel werden geschont. Der Thorax wird im 2. oder 3. ICR eröffnet.

*Gleichseitige, doppelt laterale Thorakotomie*
Die Indikation zu diesem Zugang ergibt sich beispielsweise bei Tumoren des Unterlappens mit Einbruch in das Zwerchfell, wenn neben der Lobektomie und der Pneumonektomie auch die Resektion des Zwerchfells erforderlich ist. Hauptindikation ist jedoch die operative Behandlung des diffusen malignen Pleuramesothelioms. Bei diesem Eingriff wird eine posterolaterale Thorakotomie im 6. ICR mit einer lateralen Thorakotomie im 10. oder 11. ICR kombiniert. In seltenen Fällen kann eine Doppelthorakotomie auch bei einer schwierigen basalen Dekortikation angezeigt sein.

*Verschluß der lateralen Thorakotomien*
Vor dem Verschluß der Thorakotomie wird in die eröffnete Thoraxhöhle eine Drainage eingelegt, die durch eine Hautinzision in der mittleren Axillarlinie unterhalb des Sinus phrenicocostalis ausgeleitet wird. Der Verschluß der Thoraktomie erfolgt durch perikostale Einzelknopfnähte aus resorbierbarem, synthetischem Nahtmaterial der Stärke 2. Hierzu ist gelegentlich ein Rippenkontraktor nach Bailey erforderlich. Im Falle einer Rippenresektion erfolgt der Verschluß der Thorakotomie durch eine fortlaufende Naht des Rippenbettes unter Umstechung der oberen Rippe. Auf die etwaige Verletzung von Interkostalgefäßen beim Verschluß der Thorakotomie ist immer zu achten. Beim nachfolgenden schichtweisen Wundverschluß, der mit fortlaufender Nahttechnik und resorbierbarem Nahtmaterial der Stärke 2–0 durchgeführt wird, ist darauf zu achten, daß der Verschluß luftdicht und schichtgerecht unter Berücksichtigung der einzelnen Muskelgruppen erfolgt.

### 2.4.4 Thorakoabdominale Zugänge

Häufigste Indikationen für diesen belastenden Zugang sind maligne Erkrankungen im ösophago-gastralen Übergang sowie Aneurysmen der Aorta im Abschnitt 3 und 4.

*Kombinierte Thorakolaparotomie* (Abb. 4-36)
Prinzipiell läßt sich jede Oberbauchlaparotomie mit einer medianen Thorakotomie oder lateralen Thorakotomie unter Durchtrennung des knorpeligen Rippenbogens oder des distalen Sternums kombinieren. Auch die Kombination einer lateralen Thorakotomie mit einem gleichseitigen oder kontralateralen Rippenbogenrandschnitt ist mög-

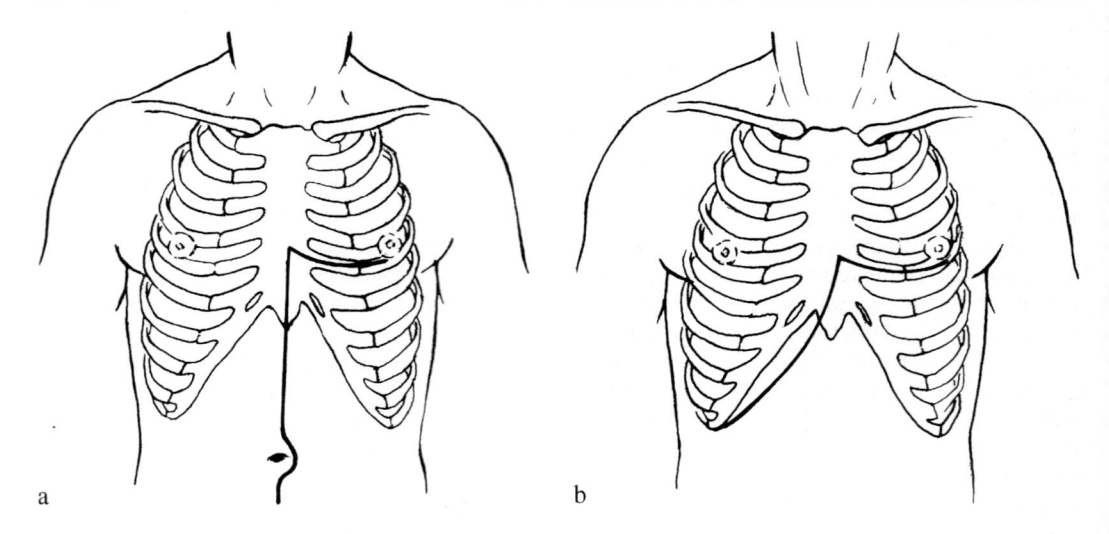

*Abbildung 4-36:* Thorakolaparotomie. Inzisionslinien bei Verlängerung einer anterolateralen Thorakotomie zur medianen (a) oder subkostal kontralateralen (b) Oberbauchlaparotomie mit unterer partieller Sternotomie.

lich. In Abhängigkeit von der zu behandelnden Grunderkrankung ist es gelegentlich notwendig, das Zwerchfell zu durchtrennen, um einen gemeinsamen Operationssitus zu schaffen. Dies erfolgt immer in geringem Abstand (1–2 cm) zum peripheren Zwerchfellansatz.

*Transdiaphragmale Laparotomie*
Hauptindikation ist die Abklärung unklarer Befunde im gleichseitigen Oberbauch oder Retroperitonealraum simultan zur durchgeführten Lungenresektion. Das Zwerchfell wird ca. 1–2 cm von seinem peripheren Ansatz und parallel dazu durchtrennt, um Läsionen des Nervus phrenicus zu vermeiden. Der Verschluß des Zwerchfells erfolgt durch direkte fortlaufende Naht mit resorbierbarem synthetischem Nahtmaterial.

## 2.5 Videothorakoskopie

H. Hoffmann

### 2.5.1 Allgemeine Technik

*Apparative Ausrüstung und Instrumentarium*
Die erforderliche technische Ausrüstung für die Videothorakoskopie entspricht weitgehend der, die auch bei der Laparoskopie Anwendung findet. TV-Monitor, Kameraverstärker, Kaltlichtquelle und fakultativ ein Videorecorder werden am zweckmäßigsten auf einem Videowagen übereinander angeordnet. Ein $CO_2$-Insufflationsgerät ist anders als bei der Laparoskopie für die Videothorakoskopie nicht unbedingt erforderlich. Bei einseitiger Beatmung mit kompletter Atelektase der ipsilateralen Lunge entfällt die Notwendigkeit, einen intrathorakalen Überdruck zu erzeugen. Die Atelektasebildung kann jedoch durch eine kurzzeitige $CO_2$ Insufflation beschleunigt werden (z. B. unvollständiger Kol-laps bei Emphysembronchitis). Da kein intrathorakaler Überdruck erzeugt wird, sind auch die von der Laparoskopie bekannten Trokare mit Ventilmechanismus nicht erforderlich; alternativ können kurze Trokare, die durch ein Korkenzieher-ähnliches Gewinde sicher in der Interkostalmuskulatur verankert werden, verwendet werden. Es kann für die Instrumente auch vollständig auf Trokare verzichtet werden; zumindest für das Einführen der Optik sollte jedoch immer ein Trokar verwendet werden, um ein Verschmieren der Linse mit Blut zu vermeiden. Für den häufigsten Eingriff, die periphere Lungenresektion, sind in der Regel sind drei Zugänge ausreichend: Ein 10 mm-Trokar für die Optik, ein 5 mm-Trokar für eine Faßzange und ein 12 mm-Trokar für das Klammernahtgerät. Als Optiken verwenden wir starre 10 mm-Teleskope mit einer

30° gewinkeltem Blickrichtung, die an eine Videokamera drehbar angesetzt werden. Winkeloptiken ermöglichen besser als Geradeaus-Optiken die Inspektion der apikalen und dorsalen Lungen- und Pleuraabschnitte. Für einfachere thorakoskopische Eingriffe sind die ursprünglich für die Laparoskopie entwickelten Instrumente zur Einmal- oder Mehrfachverwendung geeignet. In der Regel werden benötigt: Faßzangen (Babcock-Klemme), Schere, atraumatische Pinzetten, Saug-Spül-Rohr, Elektro-Koagulationshaken, Taststab, Klammernaht-Schneidegerät. Zur Bergung des Resektates empfiehlt sich der Einsatz eines Extraktionsbeutels. Mitentscheidend für den Fortschritt der Videothorakoskopie mit der Möglichkeit der Lungenresektion war die Entwicklung von miniaturisierten Klammernaht-Schneidegeräten. Bewährt hat sich das Klammernahtgerät mit einer 30 mm oder 35 mm langen Klammernahtreihe. Größere Klammernahtgeräte (z. B. 60 mm) sind intrathorakal schwer zu handhaben. Gegebenenfalls können besser mehrere kurze Klammernahtreihen hintereinandergesetzt werden. Für unterschiedliche Zwecke kommen Infrarot-Koagulationsgeräte, Argon-Beam oder der Nd:YAG-Laser mit Saphir-Endoskopiespitze zum Einsatz. Ein Thorakotomie-Sieb muß immer in Bereitschaft gehalten werden.

*Operationsvorbereitung*
Die allgemeine Operationsvorbereitung und Abklärung der Operabilität entspricht der vor einem «konventionellen» thoraxchirurgischen Eingriff. In der Regel sind Patienten, die für einen konventionellen Eingriff funktionell nicht operabel erscheinen, auch für einen thorakoskopischen Eingriff nicht geeignet! Es muß jederzeit die Möglichkeit zum «Umsteigen» gegeben sein.
  Die Standardlagerung zur Thorakoskopie ist die stabile Seitenlagerung; in Einzelfällen bietet sich auch die Rückenlagerung an. Die Seitenlagerung gestattet die größte Variabilität in der Wahl der Zugänge und erlaubt die optimale Durchführung aller Eingriffe. Es ist darauf zu achten, daß der Oberarm auf der Operationsseite nicht über Schulterniveau zu liegen kommt, um die Bewegungsfreiheit für Optik und Instrumente nicht einzuschränken. Dies würde v.a. die Sicht in die kaudalen Lungenabschnitte behindern. Hautdesinfektion und steriles Abdecken erfolgen in der Weise, daß jederzeit eine Standardthorakotomie möglich ist. Operateur und

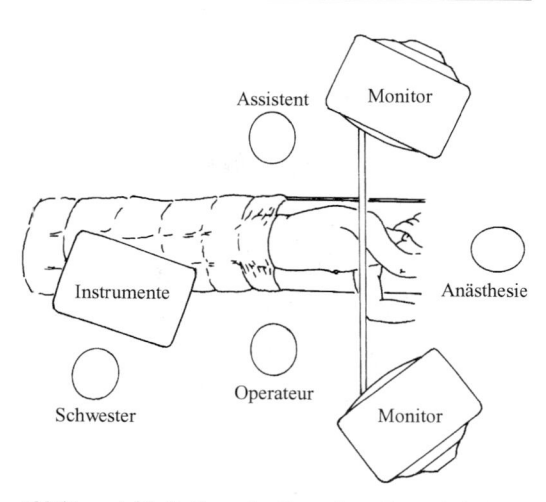

*Abbildung 4-37:* Stellung des Operations-Teams bei einem videothorakoskopischen Eingriff.

Assistent stehen sich gegenüber. Der Videowagen wird seitlich am Kopfende positioniert. Ein zweiter Monitor, gegenüber aufgestellt, ermöglicht den ungehinderten Blick für Operateur und Assistent (Abb. 4-37).

*Anästhesie*
Alle videothorakoskopischen Eingriffe sollten in Allgemeinanästhesie und Intubation mit einem Doppellumen-Tubus durchgeführt werden. Dies ermöglicht bei Einlungenventilation und kompletter Atelektase der operierten Seite die beste Übersicht und größtmögliche Gewebeschonung. Eventuelle Shunt-Probleme können in der Regel durch ein geringes Blähen der operierten Lunge mit einem kontinuierlichen Überdruck (CPAP) von 5–10 mmHg beherrscht werden.

*Operatives Vorgehen*
Die Inzisionsstellen für die Trokare werden in der Regel im muskelarmen axillären Dreieck, gebildet aus Achselhöhle, dorsalem Rand des M. pectoralis major und ventralem Rand des M. latissimus dorsi, gewählt (Abb. 4-38). Die genaue Festlegung erfolgt anhand der Röntgen-Übersichtsaufnahme entsprechend der Lage der zu resezierenden Läsion. Die Hautinzision für den ersten Trokar wird in der Regel im 4. oder 5. ICR in der hinteren Axillarlinie gesetzt. Mit der Hautinzision beginnt die Einlungen-Ventilation. Mit der Schere wird die In-

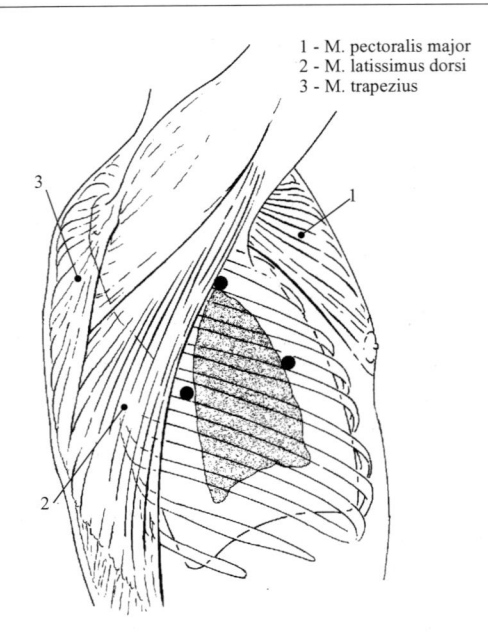

1 - M. pectoralis major
2 - M. latissimus dorsi
3 - M. trapezius

*Abbildung 4-38:* Inzisionsstellen der Trokare für einen videothorakoskopischen Eingriff im «muskelarmen Dreieck» (Standardpositionen).

terkostalmuskulatur am Oberrand der Rippe durchtrennt und die parietale Pleura vorsichtig eröffnet. Nach digitalem Austasten (Verwachsungen, Kollaps der Lunge) wird ein 10 mm-Trokar vorsichtig und möglichst atraumatisch (stumpfer Mandrin) eingebracht und die Optik eingeführt. Nach sorgfältiger Exploration des Thorax und bei Fehlen von Verwachsungen werden die nächsten Trokare (in der Regel ein 5 mm-Trokar für die Faßzange, ein 12 mm-Trokar für das Klammernahtgerät) unter endoskopischer Kontrolle wie die Eckpunkte eines Dreiecks in genügendem Abstand zueinander gesetzt. Bei Patienten, die bereits mit einer Thoraxdrainage (Bülaudrainage) versorgt sind, kann der erste Trokar über den Drainagekanal eingeführt werden.

Finden sich pleuro-pulmonalen Verwachsungen im Bereich der gewählten Inzisionsstelle für den ersten Trokar, sollte im Abstand von einigen Zentimetern ein zweiter Versuch unternommen werden. Finden sich auch hier Verwachsungen, empfehlen wir eine kleine Inzisionserweiterung und digitales Lösen der Verwachsungen. Bei hartnäckigen Verwachsungen und Gefahr der Verletzung der Lungenoberfläche sollte zu einem offenen Vorgehen

gewechselt werden. Bei nicht voroperierten Patienten ist in der Regel nicht mit ausgedehnten Verwachsungen zu rechnen; typische spinnwebartige pleurale Adhäsionen der Lungenspitze sind problemlos mit der (Elektro-)Schere zu lösen.

Mit Hilfe von Faßzange und Taststab wird nun der gesamte Thorax sorgfältig exploriert. Bei vollständiger Atelektase der Lunge werden alle epipleural oder knapp subpleural gelegenen Läsionen leicht zu identifizieren sein. Das Auffinden einer Parenchymfistel wird durch die «Unterwasserprobe» erleichtert. Hierzu instilliert man Ringer-Spüllösung und drückt mit dem Taststab die vorsichtig manuell beatmete Lunge abschnittsweise unter das Flüssigkeitsniveau. Schwieriger gestaltet sich u. U. das Auffinden kleinerer subpleural gelegener Rundherde. Ist der Rundherd mit den Instrumenten nicht zu lokalisieren, kann über eine gering erweiterte Trokarinzision ein Finger eingeführt und digital palpiert werden. Bei allen pulmonalen Rundherden empfiehlt sich die genaue präoperative Lokalisation mittels CT. Rundherde, die (bei ausgedehnter Lunge) mehr als 2 cm von der viszeralen Pleura entfernt sind oder mehr als 3 cm Durchmesser aufweisen, sollten primär einer «offenen» Resektion zugeführt werden.

Nach Abschluß des Eingriffs wird die operierte Lunge unter optischer Kontrolle gebläht und die Belüftung aller Lungenabschnitte überprüft. Anschließend wird über die Inzisionsstelle im 4. oder 5. ICR eine Thoraxdrainage (in der Regel 20–24 Charrière) eingelegt; die übrigen Inzisionsstellen werden mit Hautnaht verschlossen.

### 2.5.2 Spezielle Technik

*Atypische Resektion*
Die thorakoskopische atypische Lungenresektion enspricht dem Prinzip der «offenen» Technik (s. Kap. 2.6.2). Die Indikation zur thorakoskopischen atypischen Resektion ergibt sich am häufigsten zur Behandlung eines Pneumothorax (s. Kap. 1.14), zur Resektion peripherer pulmonaler Rundherde (s. Kap. 2.13) oder zur Abklärung unklarer Lungengerüsterkrankungen.

In vollständiger Atelektase der operierten Lunge wird nach Identifikation der Läsion diese oder das umliegende Parenchym mit der Faßzange angehoben, ausgespannt und in einem ausreichenden Sicherheitsabstand das Klammernahtgerät gesetzt.

Die resezierbare Parenchymdicke ist durch die Öffnungsweite (ca. 10 mm) der Klammernahtgeräte und durch die verfügbare Klammerhöhe begrenzt. In der Regel wird es erforderlich sein, mehrere Klammernahtreihen hintereinander oder keilförmig zueinander zu setzen. Es sollte darauf geachtet werden, daß sich die Klammerreihen nicht überlappen, da dies den Schneidemechanismus des Klammernahtgerätes beschädigen würde. Das Resektat wird in einen Extraktionsbeutel verbracht und über die größte Trokarinzision geborgen, die gegebenfalls noch gering erweitert werden muß. Anschließend wird unter vorsichtigem Blähen der Lunge und gleichzeitiger Instillation von Ringer-Spüllösung die Dichtigkeit der Klammernahtreihe überprüft. Bei suffizienter Naht und vollständiger Wiederausdehnung der Lunge wird über die Trokarinzision im 4. oder 5. ICR eine Thoraxdrainage eingelegt und der Eingriff durch Hautnaht der übrigen Inzisionsstellen abgeschlossen. Eventuell erforderliche Nachbesserungen werden wie bei der «offenen» Technik (s. Kap. 2.6.2) ausgeführt und müssen stets in erneuter vollständiger Atelektase vorgenommen werden.

*Pleurektomie, Pleurodese*
Zur Behandlung rezidivierender Pleuraergüsse unklarer Ursache bietet der Einsatz der Videothorakoskopie mehrere Vorteile (s. auch Kap. 1.8). Bei geringer Morbidität erlaubt sie die Diagnosesicherung durch gezielte Biopsien, die Beurteilung der Operabilität, die gezielte Absaugung auch gekammerter Ergüsse und gleichzeitig die Therapie durch Pleurodese, Dekortikation oder Pleurektomie. Da die Indikation meist bei chronisch Kranken in erheblich reduziertem Allgemeinzustand gestellt wird, erlaubt oft nur die Videothorakoskopie ein operatives Vorgehen.

Nach Exploration stehen alle Modalitäten der chemischen oder mechanischen Pleurodese offen (Indikation zur Pleurodese s. Kap. 1.8). Voraussetzung für das flächige Verkleben der beiden Pleurablätter ist jedoch eine komplette Erguß-Drainage und die vollständige Ausdehnungsfähigkeit der Lunge. Die chemische Pleurodese mittels Tetrazyklin-Instillation oder Zytostatika-Instillation wird in Kapitel 1.8 ausführlich beschrieben. Darüber hinaus kann durch Talkum-Puder-Instillation (ca. 4 g), punktförmige Elektro-oder flächige Argon-Laser-Koagulation eine Pleurodese induziert werden. Für die partielle apikale Pleurodese zur Behandlung des Pneumothorax (s. Kap. 1.14) ist die punktförmige Elektrokoagulation oder die Abrasio der parietalen Pleura mit einem Gaze-Tupfer zu empfehlen.

Die videothorakoskopische Pleurektomie bietet sich zur palliativen Behandlung maligner Ergüsse an. Technisch ist videothorakoskopisch zwar eine fast vollständige Pleurektomie möglich; sie wird sich jedoch in der Regel auf eine partielle kostale Pleurektomie beschränken. Hilfreich ist eine Inzision entlang der 5. Rippe, von der Mamillarline ventral bis zum Sypathikus-Grenzstrang dorsal. Die parietale Pleura kann nun nach Anheben mit der Faßzange einfach in zwei Portionen nach apikal und kaudal mit dem Dissektor in der avaskulären Schicht von der Fascia endothoracica abgelöst werden. Größere Blutungsprobleme sind nicht zu erwarten; kleinere Blutungen können mittels Elektrokoagulation oder Infrarot suffizient gestillt werden. Sichtbare Gefäßstümpfe in Höhe der For. intervertebralia sollten mit Clips versorgt werden, um eine thermische Schädigung des Rückenmarks zu vermeiden.

Zur kurativen Behandlung des malignen Pleuramesothelioms ist ein videothorakoskopisches Vorgehen nicht geeignet (s. Kap. 1.7).

*Lobektomie*
Eine video-assistierte anatomische Lobektomie ist technisch durchführbar, aber nach derzeitiger Auffassung onkologisch nicht vertretbar. Sie kommt in Einzelfällen in Betracht bei Patienten mit zentral lokalisierten Metastasen oder bei funktionell grenzwertig operablen Patienten mit einem peripher gelegenen Bronchialkarzinom im Stadium 1. Kontraindiziert ist ein minimalinvasives Vorgehen unseres Erachtens bei T2-Bronchialkarzinomen mit mehr als 5 cm Durchmesser, T3-Tumoren mit Thoraxwand- oder Mediastinalinfiltration, Pancoast-Tumoren, vorausgegengener Radio- oder Chemotherapie, sowie bei zentralen Tumoren mit Einbruch in den Lappenbronchus und der Indikation zu broncho- oder angioplastischen Verfahren.

Mit einer «strengen» endoskopischen Technik ist, bei den heute verfügbaren Instrumenten, unseres Erachtens eine Lobektomie oder Pneumonektomie nicht mit der erforderlichen Sicherheit möglich. Es bietet sich vielmehr ein video-assistiertes

Vorgehen unter Anwendung des konventionellen chirurgischen Instrumentariums an. Die Optik (0° Ausblickwinkel bei Mittel- oder Unterlappen- bzw. 30° bei Oberlappenresektion) wird über einen 10 mm-Trokar im 7. ICR in der vorderen (Oberlappenresektion) oder mittleren Axillarlinie (Mittel-oder Unterlappenresektion) plaziert. Es werden keine weiteren Trokare eingesetzt. Nach Exploration und Festellen der lokalen Operabilität wird eine Minithorakotomie (ca. 6–7 cm lang) über dem Lungenhilus im 4. ICR (Oberlappenresektion) oder 5. ICR (Mittel-bzw. Unterlappenresektion) zwischen M. latissimus dorsi und M. pectoralis major angelegt. Diese Inzision ist allein schon zur Bergung des Resektates erforderlich und erleichtert die Präparation durch direkten Zugang zum Hilus. Der minimalinvasive Charakter des Eingriffs bleibt erhalten, da die Rippen nicht gespreizt werden und das Rippenperiost somit nicht verletzt wird. Die postoperativen Schmerzen sind dadurch erheblich geringer als bei einer konventionellen Thorakotomie mit Spreizung der Rippen. Zusätzliche, kleine Inzisionen (2 bis 3) werden an verschieden Punkten entsprechend den intraoperativen Erfordernissen unter Sicht angelegt und durch flexible Ports geschützt. Für das Klammernahtgerät bietet dabei der Zugang in der Medioklavikularlinie des 5. oder 6. ICR den besten Arbeitswinkel. Zur Präparation wird das Standardinstrumentarium eingesetzt (Thorakotomie-Sieb). Operateur und erster Assistent stehen sich gegenüber, wobei sich oft die Stellung des Operateurs auf der ventralen Seite bewährt. Der zweite Assistent führt ausschließlich die Kamera.

Das operative Vorgehen entspricht dem der offenen Technik (s. Kap. 2.6.5), mit Dissektion am Hilus, nacheinander Absetzen der Venen, der Arterien, des Interlobs und schließlich des Bronchus, selbstverständlich unter sorgfältiger Beachtung der anatomischen Besonderheiten (z. B. Segment 2-Arterie des rechten Oberlappens oder Bronchus und Arterie des Segment 6 beim Unterlappen). Zum Durchtrennen der Gefäße kommt das 30 mm-Klammernahtgerät mit 2,5 mm Schenkellänge der Klammern zum Einsatz. Die drei parellelen, versetzt angeordneten Klammernahtreihen gewährleisten eine ausreichende Dichtigkeit. Ein Übernähen ist in der Regel nicht erforderlich. Für Interlob und Bronchus verwenden wir das Magazin mit 3,5 mm Schenkellänge der Klammern. Das Resektat sollte in toto möglichst ohne zu Quetschen durch die Minithorakotomie geborgen werden. Hierzu ist die Verwendung eines Extraktionsbeutelsobligat, um gleichzeitig eine Tumorzelldissemination und Kontamination zu verhindern. Sollte bei größeren Tumoren eine Bergung durch die Inzision nicht möglich sein, kann eine Rippenteilresektion vorgenommen werden; dies ist aber in der Regel nicht erforderlich. Der Eingriff wird nach kontrollierter Reexpansion der Lunge und Ausschluß eines Parenchymlecks in üblicher Weise abgeschlossen durch Einlegen einer Thoraxdrainage, schichtweisem Verschluß der Minithorakotomie (ohne Perikostalnähte) und Hautnaht der übrigen Inzisionen.

*Mediastinale Lymphadenektomie*

Eine onkologischen Kriterien genügende radikale Lymphadenektomie ist nach eigener Erfahrung mit video-assistierter Technik nicht mit der erforderlichen Sicherheit bzw. Vollständigkeit möglich. Prinzipiell sind jedoch alle mediastinalen Lymphknotenstationen einer videoassistierten Resektion zugänglich. Die mediastinale Lymphadenektomie wird sich in der Regel einer anatomischen Lungenresektion bei Patienten mit Bronchialkarzinom anschließen; sie kann dann über die bereits bestehenden Zugänge weitgehend mit konventionellem Instrumentarium – wie in Kapitel 2.6.4 beschrieben – durchgeführt werden. Relativ einfach zu erreichen sind die Lymphknotenstationen 1 bis 4, 6 sowie 8 und 9. Technisch schwieriger zu präparieren sind Lymphknoten im aorto-pulmonalen Fenster (Station 5) und vor allem subkarinal (Station 7).

*Mediastinale Tumorektomie*

Nur umschriebene und zweifelsfrei benigne Raumforderungen (Neurinome, Struma intrathoracalis vera, Mesothelzysten u. a.) dürfen mit entsprechender Erfahrung und in genauer Kenntnis der Anatomie thorakoskopisch exstirpiert werden.

*Thorakale Sympathektomie*

Die thorakale Sympathektomie bei Raynaud-Phänomen oder Hyperhidrosis axillaris/manus stellt eine gute Indikation zum thorakoskopischen Vorgehen dar. Der Truncus sympathicus läßt sich unter thorakoskopischer Kontrolle präziser darstellen als am offenen Thorax. Mit dem Elektrohäkchen werden nach Identifikation das Ganglion stellatum und sämtliche prä- und postganglionären Fasern des 2. bis 4. Ganglions durchtrennt und anschließend der Truncus – beginnend im unteren Drittel des Ganglion stellatum – bis einschließlich des 4. Ganglions scharf durchtrennt (ohne Stromanwendung!). Eine höhere Durchtrennung des Ganglion stellatum führt zum Hornerschen Symptomenkomplex. Verletzungen der Interkostalgefäße werden mit Clips versorgt, Elektrokoagulation ist zu vermeiden. Der Operationserfolg stellt sich noch intraoperativ in Gestalt erwärmter trokkener Handflächen bzw. Achseln dar.

## 2.6 Resektionsverfahren

### 2.6.1 Allgemeines

Die Wahl des Zugangs in Bezug auf Ausdehnung und Höhe des Schnittes orientiert sich in erster Linie an der Lokalisation des Befundes und dem zu erwartenden Operationsverfahren. So wird man bei einem isolierten Befund des Oberlappens, der im äußersten Fall die Oberlappenresektion einschließlich mediastinaler Lymphknotendissektion notwendig macht, den 4. oder 5. Interkostalraum anterolateral eröffnen; bei ausgedehnten Verschwartungen im Unterlappenbereich und einer hier dorsal gelegenen Empyemresthöhle empfiehlt sich ein posterolateraler Zugang im 8. bis 9. Interkostalraum. Im allgemeinen bietet ein anterolateral geführter Zugang im 5. oder 6. Interkostalraum einen guten Zugang, da von hier aus die beste Übersicht auf Lungenhilus und Mediastinum gegeben ist und gleichzeitig diffizilere Präparationen im Bereich der Pleurakuppel, kaudal zur Auslösung des Lig. pulmonale, dorsal im Bereich des Sulcus costovertebralis und noch bedingt im Recessus costodiaphragmalis durchführbar sind. Gegebenenfalls kann eine zweite Inzision vorgenommen werden; dies ist jedoch beim Abwaschen und Abdecken bereits zu berücksichtigen.

Nach Eröffnen des Pleuraraumes unter Schonung der Lungenoberfläche wird die kranial oder kaudal angrenzende Rippe im ventralen Wundwinkel mittels Rippenschere durchtrennt und nach Unterbindung der dabei verletzten Interkostalgefäße und Umlegung der Wundränder die vorsichtige Spreizung vorgenommen. Auch bei kleineren Inzisionen empfiehlt sich der Einsatz von zwei Thoraxspreizern, um die Kraftentwicklung auf die Rippen günstiger zu verteilen und somit iatrogenen Rippenfrakturen vorzubeugen. Pleuraverwachsungen oder Schwarten trifft man bei Rezidiveingriffen, nach tuberkulösen Prozessen und im Rahmen von pleuralen Begleitreaktionen an. Anterolateral sind die Adhärenzen meist nur sehr spärlich vaskularisiert, so daß die scharfe Auslösung zwischen den Pleurablättern einfach zu bewerkstelligen ist. Dabei sollte die Lunge von der Ventilation ausgeklammert werden. Mittels Stieltupfer wird ein leichter Druck auf die Lungenoberfläche ausgeübt, so daß unter guter Sicht die angespannten Bindegewebszüge durchtrennt werden können. Mitunter lassen sich diese Adhärenzen auch stumpf mit den Fingern ablösen. Wenn bei kräftigeren Schwarten die Darstellung der Pleura visceralis nicht gelingt, kann die Auslösung auch zunächst in der Schicht der Fascia endothoracica erfolgen, bis für den Einsatz der Thoraxspreizer genügend Platz zur Verfügung steht. Sobald gute Sichtverhältnisse bestehen, müssen die Blutungen aus der Thoraxwand koaguliert oder großflächig mittels Bauchtüchern tamponiert werden. Der N. phrenicus ist in jedem Fall zu schonen; rechtsseitig dient im oberen Mediastinum die V. cava als Leitstruktur, weiter kaudal die obere Lungenvene unmittelbar nach Austritt aus dem Perikard und kaudal die untere Hohlvene. Linksseitig läuft der N. phrenicus kranial zwischen linker A. carotis communis und linker A. subclavia, weiter in Höhe des Austrittes der oberen Lungenvene aus dem Perikard, und kaudal davon begleitet der Nerv die Kontur des linken Ventrikels. Verwachsungen im Bereich der Pleurakuppel sind meistens stärker vaskularisiert und sollten daher erst nach Durchtrennung aller anderen Verwachsungsstränge versorgt werden. Bei sicherer Orientierung kann dieses mit langer elektrischer Nadel geschehen, wobei man sich immer der unmittelbaren Nähe der Plexus brachialis-Fasern und der A. subclavia bewußt sein muß. Weniger riskant ist die Durchtrennung dieser Stränge in Overholt-Klemmtechnik und anschließender Versorgung mittels Ligatur.

Für die Auslösung von Verwachsungen im Sinus phrenicocostalis muß der Operateur unter Umständen auf die Seite des ersten Assistenten wechseln. Zweckmäßig beginnt man mit der Präparation parakardial, um nach Darstellung der Zwerchfellfasern unter scharfer Präparation nach lateral und kaudal vorzugehen. Da die Auslösung im äußersten Winkel oft nicht mehr unter Sicht stattfindet, muß die Zwechfelloberfläche nach Ablösung der Lungenbasis sorgfältig inspiziert werden.

Verwachsungen im Sulcus costovertebralis sind unter Ventralluxieren der gesamten Lunge unter Sicht zu durchtrennen, erfordern aber bei starker Vaskularisation die sofortige Blutstillung. Blutungen aus der V. azygos bzw. Vv.hemiazygos et accessoria werden zweckmäßig durchstochen, flächige Blutungen zeugen meist von einer Ablösung der Pleura parietalis.

Die Mobilisation der Lunge wird vervollständigt durch die Durchtrennung des Ligamentum pulmonale. Dieser Schritt erleichtert jegliche Manipulation am Unterlappen: er ist unerläßlich im Rahmen von Lymphknotendissektionen und zur Vorbereitung der Pneumonektomie, schließlich auch nach Oberlappenresektion, um dem Unterlappen ein Höhertreten zu ermöglichen. Die Durchtrennung des Ligaments erfolgt am einfachsten von kaudal nach kranial, indem mittels Stieltupfer die Basis des Unterlappens nach kranial geschoben und mittels langer Schere das Ligament in kleinen Schritten in unmittelbarer Nähe zum Lungenparenchym durchtrennt wird. Linksseitig wird dabei gleichzeitig das Herz vom Assistenten mit der flachen Hand unter Kontrolle des systemischen Druckes vorsichtig nach rechts verlagert. Im allgemeinen resultieren nur geringfügige Blutungen, die sofort gestillt werden. Gegebenenfalls wird die Auslösung des Ligamentum pulmonale mit der Lymphknotendissektion kombiniert (s. unten).

Wenn nunmehr die gesamte Lunge ausgelöst ist und der Hilus umfaßt werden kann, läßt sich das erforderliche Resektionsausmaß im allgemeinen schon relativ sicher beurteilen.

### 2.6.2 Atypische Resektion

Eine atypische Lungenresektion beinhaltet die Entfernung eines peripheren Lungenabschnittes ohne Berücksichtigung seines anatomischen Aufbaus. Dementsprechend sind dieser Technik Grenzen gesetzt, weil ausgedehnte Durchblutungs- und Belüftungsstörungen die Folge sein können, wenn ein größerer arterieller oder bronchialer Segmentast unterbunden werden.

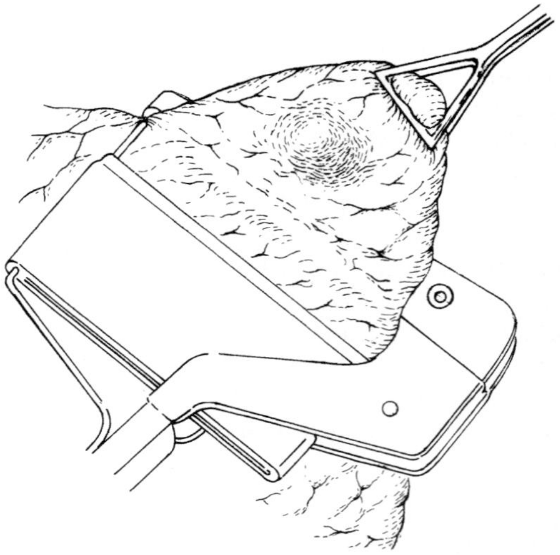

*Abbildung 4-39:* Periphere atypische Lungenresektion mittels Klammernahtgerät.

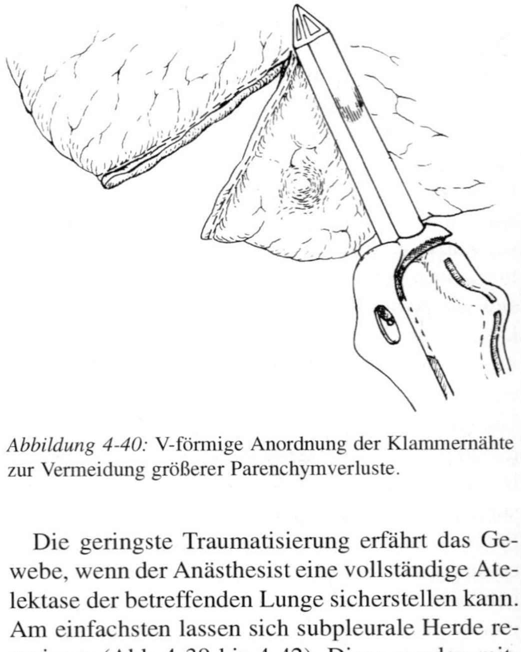

*Abbildung 4-40:* V-förmige Anordnung der Klammernähte zur Vermeidung größerer Parenchymverluste.

Die geringste Traumatisierung erfährt das Gewebe, wenn der Anästhesist eine vollständige Atelektase der betreffenden Lunge sicherstellen kann. Am einfachsten lassen sich subpleurale Herde resezieren (Abb. 4-39 bis 4-42). Diese werden mittels Faßzange angehoben, ohne den Herd jedoch direkt zu traumatisieren, um ihn dann mittels Parenchymklemme oder linearem Klammernahtgerät auszuklemmen. Geklammerte Nähte bedürfen bei korrekter Gerätehandhabung keiner zusätzlichen Übernähung. Bei Verwendung von Paren-

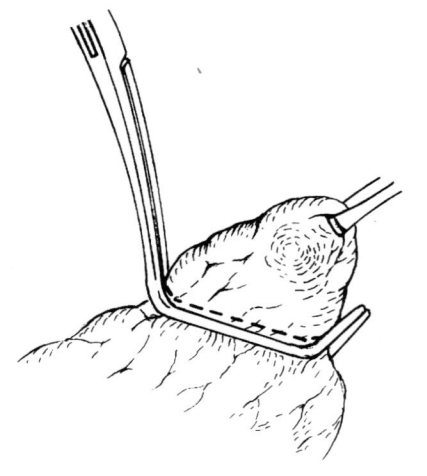

*Abbildung 4-41:* Prinzip der atypischen Resektion in Klemmentechnik.

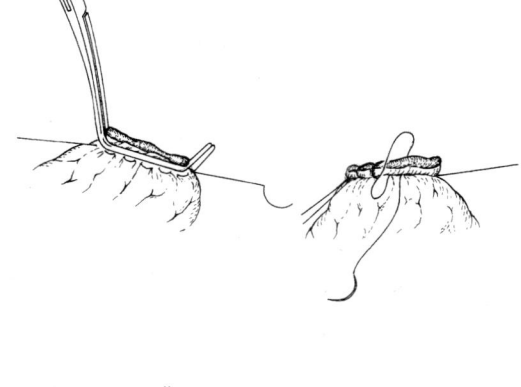

*Abbildung 4-42:* Überwendliche oder U-förmig gestochene Naht des Resektionsrandes.

chymklemmen werden die Resektionslinien mittels feinem spätresorbierbarem monofilem Material (4–0) hin- und rücklaufend überwendlich genäht. Dabei muß das Parenchym unter leichtem Zug ausgespannt werden, damit sich die Nahtreihe beim Knoten nicht zusammenzieht. Keilförmige Resektionen sind geeignet zur Exstirpation tiefer gelegener oder größerer Herde. Dafür sind Klammernahtgeräte in jedem Fall den Parenchymklemmen vorzuziehen, da die Nähte wesentlich präziser und zeitsparender gesetzt werden können. Die Spitze des Parenchymkeils ist hiluswärts gerichtet, so daß hier die Gefahr einer Verletzung größerer Segmentäste von Arterien oder Bronchien gegeben ist. Aus diesem Grund empfiehlt sich an der Spitze des Keils eine U-Naht, um Blutungen bzw. bronchopleurale Fisteln zu vermeiden. Klammernahtgeräte mit Schneidemechanismus (GIA) haben gegenüber den abgewinkelten Geräten ohne Messer keinen grundsätzlichen Vorteil. Der Operateur sollte mit allen Gerätetypen vertraut sein, so daß sich die Entscheidung für ein bestimmtes Gerät lediglich an der lokalen Anwendbarkeit zu bemessen hat.

Nach Fertigstellung der Parenchymnaht wird die Lunge vom Anaesthesisten vorsichtig gebläht. Bei gleichzeitiger Spülung der Pleurahöhle mit körperwarmer Ringerlösung können die Blutstillung und die Luftdichtigkeit der Parenchymnaht bequem überprüft werden. Sofern alle Atelektasen durch dieses Manöver aufgehoben sind und sich die Naht in jeder Beziehung als suffizient erweist, wird eine Drainage (Charrière 20 bis 28) eingelegt und der Wundverschluß vorgenommen. Kleinste Luftlecks aus den Stichkanälen der Klammern verschließen sich spontan, alle größeren Lecks sollten mit einem feinen monofilen resorbierbaren Faden endgültig abgedichtet werden, bevor der Thorax wieder verschlossen wird. Nachbesserungen müssen stets in vollständiger Atelektase vorgenommen werden, weil ansonsten nur noch größere Pleuralecks resultieren und damit ausgedehntere Resektionen riskiert werden.

Sofern für einen erwartet kleinen Eingriff ein Doppellumentubus nicht für nötig erachtet wurde, muß die Atelektase durch eine kurzfristige vollständige Unterbrechung der Beatmung erzielt werden. Unter kontinuierlicher Kontrolle der arteriellen Sauerstoffsättigung können auf diesem Wege unter normalen Ausgangsbedingungen Beatmungsintervalle von 60 bis 90 Sekunden wiederholte Male toleriert werden.

### 2.6.3 Pneumonektomie

*Rechtsseitige Pneumonektomie*
(Abb. 4-43 bis 4-47)
Einen Überblick über die Hilusstrukturen erhält man nach vorderer Hilusumschneidung, d. h. der Durchtrennung der mediastinalen Pleura lateral

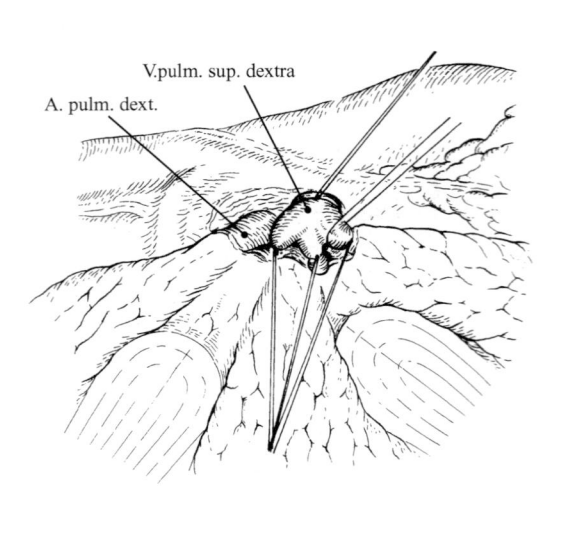

*Abbildung 4-43:* Rechtsseitige Pneumonektomie: Vordere Hilusumschneidung, Entnahme der Hiluslymphknoten, Anzügeln der Pulmonalvenen.

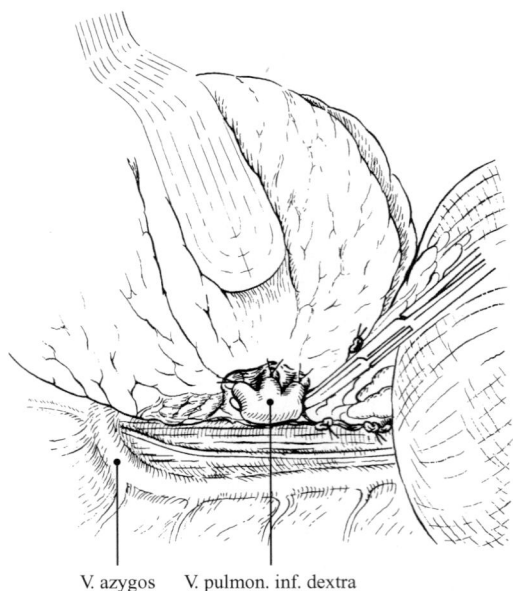

*Abbildung 4-44:* Nach Durchtrennen des Lig. pulmonale wird die obere Pulmonalvene unter Zug am Parenchym nach lateral und kranial umfahren und durchtrennt.

des N. phrenicus. Der Nerv selbst sollte auf jeden Fall so lange geschont werden, bis feststeht, daß die Pneumonektomie auch technisch ausführbar ist. Von kranial nach kaudal erkennt man nun die V. azygos, den Truncus anterior der A. pulmonalis, deren Hauptstamm dorsal der V. pulmonalis superior verläuft. Am auffälligsten, weil am weitesten ventral gelegen, ist die V. pulmonalis superior und kaudal hiervon trifft man auf die V. pulmonalis inferior. Die Zwischenräume der genannten Gefäße und ihre Aufzweigungen sind häufig durch vergrößerte Lymphknoten ausgefüllt oder auch aufgespreizt, wodurch die Übersicht beeinträchtigt werden kann. Sofern die Lymphknoten ohnehin am Resektionspräparat verbleiben, müssen sie nur insoweit präpariert werden, als es für die Gefäßdarstellung notwendig ist. Kleinere und weiche Lymphknoten können mit einem kleinen Tupfer mitsamt dem umgebenden Fettgewebe abgeschoben werden. Dagegen müssen größere und verhärtete Lymphknoten mitunter in toto exstirpiert werden, bevor die Hilusgefäße sicher unterfahren werden können.

Die Gefäßversorgung wird zweckmäßig von ventral nach dorsal und von kranial nach kaudal hin durchgeführt. Daher beginnt man mit der Versorgung der oberen Lungenvene. Ob diese in toto unterfahren wird oder jeweils in Einzelschritten, d. h. nacheinander die Oberlappen- und die Mittellappenäste, hängt von der Übersicht und den Platzverhältnissen ab. In jedem Fall muß die Vorderwand der Pars interlobaris der Pulmonalarterie eindeutig identifiziert sein, bevor die obere Lungenvene mittels Overholtklemme unterfahren wird. Das Anzügeln der Gefäße gelingt um so einfacher, je gründlicher sie vom periadventitiellen Gewebe befreit werden. Das Unterfahren der Vene kann auch dadurch erschwert werden, daß der Sagittaldurchmesser des Gefäßes unterschätzt wird. Blutungen nach Lymphknotenexstirpation müssen sorgfältig gestillt werden, weil diese die Übersicht erheblich beeinträchtigen können. Je schlechter die Übersicht, umso weiter peripher sollte die Durchtrennung der Venenäste vollzogen werden. Der zentrale Stumpf wird mit atraumatischer Umstechung mit nicht-resorbierbarem Material der Stärke 2–0 oder 3–0 versorgt.

Unter Zug des Unterlappens nach lateral läßt sich die untere Lungenvene darstellen, sofern das Ligamentum pulmonale bereits bis zum Unterrand

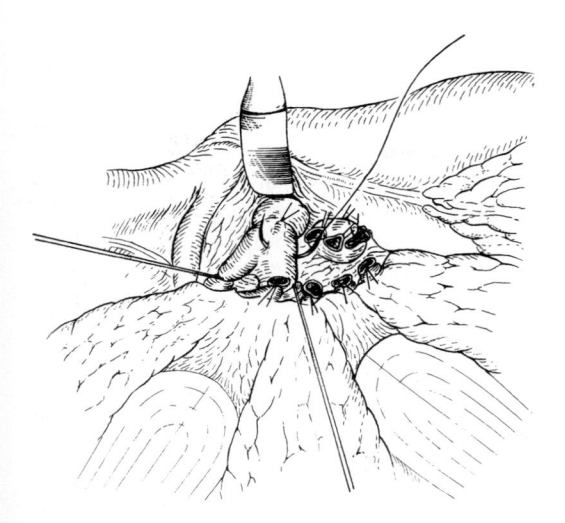

*Abbildung 4-45:* Versorgung der Pulmonalarterie. Truncus ant. und Hauptstamm sind nach peripher ligiert, der zentrale Stamm wird mit Durchstechungsligatur (nicht-resorbierbares monofiles Material 3–0 oder 4–0) und zusätzlicher Ligatur versorgt.

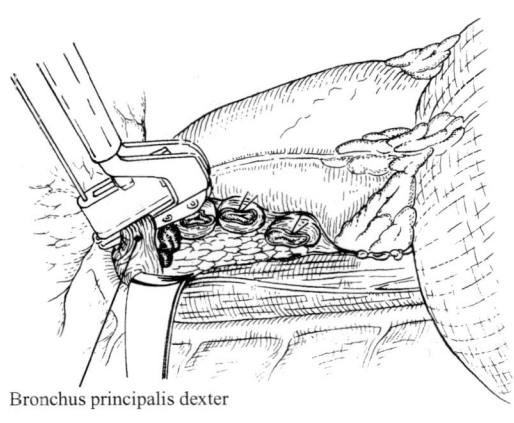

*Abbildung 4-46:* Rechtsseitige Pneumonektomie: Verschluß des Hauptbronchus durch Klammernahtgerät. Vor Abtrennen wird der Bronchus nach peripher mit Overholtklemme verschlossen.

Bronchus principalis dexter

der Lungenvene durchtrennt worden ist. Die Darstellung wird noch weiter verbessert, wenn nach Ventralverlagerung der Lunge die hintere Hilusumschneidung erfolgt. Nach Reposition der Lunge und wiederum unter leichtem Zug nach lateral wird nun eine Overholtklemme am Oberrand der unteren Lungenvene nach dorso-kaudal geführt, wobei die andere Hand des Operateurs dem Instrument von dorsal her entgegenkommt. Die Durchtrennung erfolgt wie bei der oberen Lungenvene zwischen der zentralen Umstechung und der peripheren Ligatur. Beim Umfahren der Vene muß unter Umständen die Segmentvene aus dem Unterlappenspitzensegment beachtet werden, die mitunter erst in Perikardnähe der unteren Lungenvene zufließt.

Vor Unterfahren der A. pulmonalis muß diese sehr sorgfältig von Bindegewebe und Perikardausläufern befreit werden, um eine ausreichend lange extraperikardiale Verlaufsstrecke für eine sichere Versorgung zu erhalten. Gelegentlich kommt es dabei zu einer Perikarderöffnung im Bereich der Umschlagfalte, wobei sich pulssynchron eine wasserklare Flüssigkeit entleert, was jedoch ohne Belang ist. Nach peripher sollte man die Teilungsstelle des Pulmonalishauptstammes in den Truncus anterior und die Pars interlobaris soweit freilegen, daß beide Stämme möglichst getrennt umfahren und ligiert werden können. Das Unterfahren des Pulmonalarterienhauptstammes muß unter größter Sorgfalt geschehen, da Verletzungen dieses Gefäßes innerhalb weniger Sekunden einen katastrophalen Blutverlust verursachen können. In diesem Fall muß unter Kompression des Gefäßeinrisses die transperikardiale Versorgung erfolgen (s. u.). Die Schwierigkeiten beim Unterfahren des Hauptstammes resultieren am häufigsten daraus, daß die Ausdehnung des Gefäßes in sagittaler Richtung unterschätzt wird, Adhäsionen zwischen Bronchusvorderwand und Pulmonalarterienrückwand übersehen werden oder ein Tumor des rechten Hauptbronchus auf die Arterienhinterwand übergreift. In letztem Fall empfiehlt sich primär die transperikardiale Gefäßdurchtrennung (s. u.). Der Arterienhauptstamm wird nach zentral hin mittels nicht-resorbierbarem Faden ligiert. Der Faden muß gefühlvoll geknüpft werden, da die zarte und im Falle eines pulmonalen Hypertonus mitunter brüchige Gefäßwand bei zu kräftig geknüpfter Ligatur regelrecht durchschnitten werden kann. Die

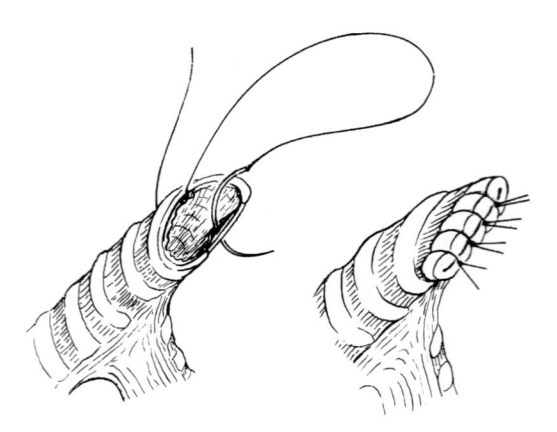

*Abbildung 4-47:* Alternativ wird der Bronchus offen abgesetzt und mit Einzelknopfnähten (resorbierbares Material 3–0 oder 4–0) verschlossen.

Ligatur muß zusätzlich mittels Durchstechung mit autraumatischem nicht-resorbierbarem Faden (3–0 oder 4–0) gesichert werden.

Die Versorgung aller Gefäße kann im Rahmen der Pneumonektomie auch mit Klammernahtgerät erfolgen. Im Gegensatz zum Bronchusverschluß (s. u.) gewinnt man aber durch die Anwendung von Nahtgeräten keinen Zeit- oder Sicherheitsvorteil.

Unter Zug am Hauptbronchus werden nun bei angehobener V. azygos und V. cava die Lymphknoten des Hilus und des Tracheobronchialwinkels entfernt, ohne den Hauptbronchus regelrecht zu denudieren. Dabei durchtrennt man zwangsläufig die A. bronchialis, die am Unterrand des rechten Hauptbronchus verläuft und getrennt ligiert werden muß. Anschließend werden die Bindegewebszüge zu den paraösophagealen und den infrakarinalen Lymphknoten scharf durchtrennt, wonach der rechte Hauptbronchus in seiner gesamten Länge beurteilt und mit den Fingern umfahren werden kann. Unter leichtem Zug an der Lunge nach kaudal wird der Hauptbronchus nun mit einem rechtwinkligen Klammernahtgerät unterfahren und soweit an die Bifurkation herangeführt, daß ein nicht über 1 cm langer Bronchusstumpf entsteht. Die Pars membranacea muß vor Verschluß des Klammernahtgerätes der Gegendruckplatte aufliegen, die Klammernaht muß senkrecht zum Verlauf des Hauptbronchus angelegt werden. Die Dichtigkeit des Stumpfes wird durch Unterwasserprobe überprüft, wobei der Anaesthesist einen Endotrachealdruck bis 30 cm $H_2O$ erzeugt. Grundsätzlich erfordern derartige Verschlußtechniken keine zusätzliche Deckung des Stumpfes. Wenn diese für erforderlich gehalten wird, können die mediastinale Pleura, die mobilisierte V. azygos, Streifen von Interkostal- oder Zwerchfellmuskulatur oder gestieltes perikardiales Fettgewebe oder Perikard über den Stumpf geschlagen werden. Bei der Anheftung des zur Deckung verwendeten Materiales darf jedoch keinesfalls die Integrität der Klammernaht aufgehoben werden.

Der manuelle Bronchusverschluß ist bei korrekter Ausführung genauso sicher wie die automatische Klammernaht; dabei ist allerdings die offene Absetzung mit der Gefahr der Kontamination des Pleuraraums durch Bronchialsekret in Kauf zu nehmen. Die Absetzung des Bronchus erfolgt mit einem frischen Skalpell unter leichtem Zug an den Knorpelringen etwa 5–10 mm distal der Trachealbifurkation. Der offene Stumpf wird dann mit Einzelknopfnähten in einem Abstand von etwa 3 mm unter Verwendung von resorbierbarem monofilem Material der Stärke 3–0 oder 4–0 verschlossen. Um eine Einstülpung der Mukosa zu erreichen, fassen die Stiche jeweils einen Knorpelring unter Aussparung des Endothels, der Ausstich an der Rückwand erfolgt wiederum unter Umgehen des Enddothels etwa 3–4 mm vom Schnittrand entfernt.

Nach Überprüfung der Blutstillung und nochmaligem Ausspülen der Pleurahöhle wird diese ohne Drainageeinlage verschlossen.

*Intraperikardiale Pneumonektomie rechts*
(Abb. 4-48 bis 4-52)
Die intraperikardiale Gefäßversorgung verbleibt als einzige Möglichkeit, wenn die extraperikardiale Gefäßabsetzung aus onkologischen oder technischen Gründen nicht möglich ist, beispielsweise bei zentralem Tumorwachstum oder Gefäßzerreissungen.

Über eine Längsinzision medial des N. phrenicus von der oberen bis zur unteren Umschlagfalte verschafft man sich einen bequemen Zugang zum intraperikardialen Situs. Die rechte A. pulmonalis kann sowohl lateral als auch medial der V. cava aufgesucht werden. Dazu wird die V. cava superior angeschlungen und nach ventral gehalten, danach kann das Perikard auf der Arterie in einer Länge von 1–1,5 cm gespalten werden. Anschließend

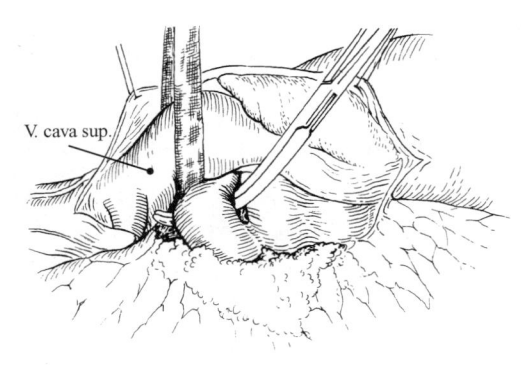

*Abbildung 4-48:* Intraperikardiale Pneumonektomie rechts: Nach Inzision des Perikards medial des N. phrenicus Mobilisation des V. cava und Darstellen des rechten Pulmonalarterien-Hauptstammes.

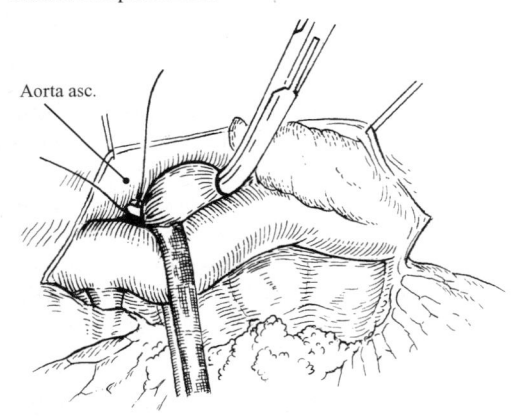

*Abbildung 4-49:* Erreicht der Tumor den rechten Pulmonalarterien-Hauptstamm von lateral, so muß dieser zwischen Aorta asc. und oberer Hohlvene unterfahren und mit kräftiger Naht unterbunden werden. Zuvor ist das Perikard am Ober- und Unterrand der Arterie zu inzidieren.

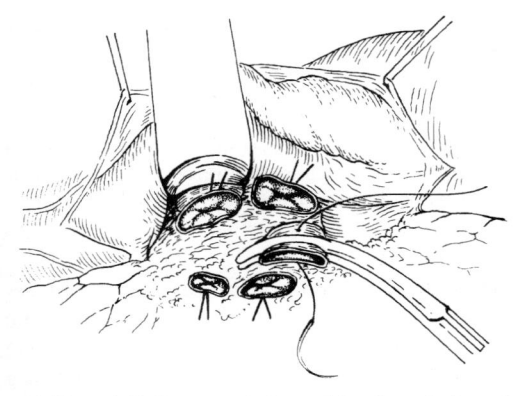

*Abbildung 4-50:* Der zentrale Stumpf der oberen Pulmonalvene wird intraperikardial versorgt.

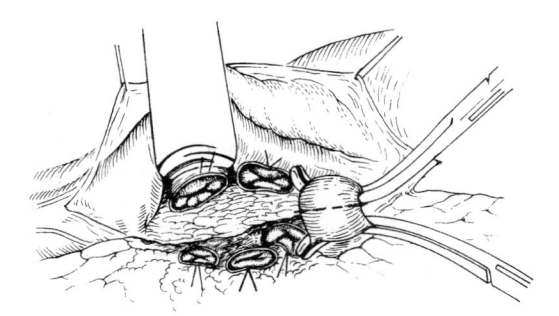

*Abbildung 4-51:* Nach kaudaler Verlängerung der Perikardinzision kommt die untere Pulmonalvene zum Vorschein, die identisch zur oberen versorgt wird.

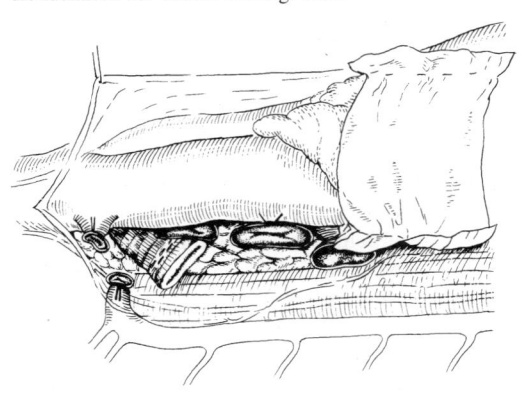

*Abbildung 4-52:* Nach Bronchusdurchtrennung ist die rechte Lunge entfernt. Infiltrierte Perikardanteile werden reseziert und zur Vermeidung einer Herzluxation durch Teflonmembran (surgical membrane 0,1 mm) oder breite Kunststoffstreifen ersetzt.

kann eine kurze, rechtwinklig gebogene Klemme unter sorgfältiger Gegentastung hinter der Arterie durchgeführt werden, um einen kräftigen nicht-resorbierbaren Faden entgegenzunehmen. Wenn die Aorta ascendens mit einem Präpariertupfer nach medial gehalten wird, kann nach zentral hin noch eine Strecke von etwa 1 cm gewonnen werden. Im Regelfall genügt eine sichere Ligatur, da sie nach peripher nicht abrutschen kann, sofern nicht zirkulär auf der ganzen Länge der retroperikardialen Verlaufsstrecke alle Verwachsungen gelöst wurden. Obere und untere Lungenvene werden intraperikardial als flache, von Perikard bedeckte konvexe Strukturen identifiziert, die nach lateral hin divergieren. Bei zentraler Infiltration der Vene auf dem Niveau des Perikards empfiehlt sich die Entwicklung des Sulcus interatrialis, wodurch im

Mündungsbereich der Venen genügend Platz für das Ansetzen einer Satinsky-Klemme geschaffen werden kann. Die dorsale Umfahrung der Venen gelingt erst nach Inzision des Perikards am Unter- bzw. Oberrand der Vene. Die Venenstümpfe bzw. der linke Vorhof können dann vor der Klemme mit fortlaufender Naht verschlossen werden. Die Vorhofmuskulatur ist sehr zart und zerreißlich. Stärkere Stichkanalblutungen resultieren meist aus fehlerhafter Fadenführung und müssen unter optimaler Einstellung mit gezielten Durchstechungen, gegebenenfalls unter Verwendung von Teflonfilz versorgt werden.

*Linksseitige Pneumonektomie*
(Abb. 4-53 bis 4-57)
Dieser Eingriff beginnt – vergleichbar zur rechtsseitigen Pneumonektomie – mit der Hilusumschneidung unter Schonung des N. phrenicus. Auch hier wird die Reihenfolge der Gefäßversorgung allein vom Tumorsitz bestimmt, d. h. der schwierigste Schritt wird zuletzt ausgeführt, weil sich aus der Durchtrennung umgebender Strukturen in der Regel erhebliche Vereinfachungen für die folgenden Schritte ergeben. Im allgemeinen beginnt auch hier die Hiluspräparation mit der Freilegung der oberen Lungenvene, was durch die vorderen Hiluslymphknoten erschwert sein kann. Bei perikardnaher Versorgung darf der Sagittaldurchmesser des Gefäßes nicht unterschätzt werden. Schwierigkeiten beim Unterfahren können auch aus einer ungenügenden Befreiung von periadventitiellem Bindegewebe resultieren. Die Isolierung ist zeitaufwendiger, dagegen aber einfacher und um so sicherer auszuführen, je weiter man sich vom Perikard entfernt. Die Gefäßversorgung nach zentral erfolgt mittels doppelter Durchstechung mit nicht-resorbierbarem Material der Stärke 2–0 oder 3–0. Auch die Versorgung der unteren Lungenvene erfolgt identisch zur Gegenseite. Bei nicht vergrößertem Herzen läßt sie sich unter Zug der Lunge nach lateral problemlos von ventral darstellen, ebenso einfach auch nach Durchtrennung des Ligamentum pulmonale unter Kranialverlagerung der Lungenbasis. Bei Unterfahren der unteren Lungenvene muß auch die gelegentliche späte Einmündung der V6 bedacht werden. Die Darstellung der unteren Lungenvene von dorsal her ist umso einfacher, je weiter dorsal die Thorakotomie ausgeführt wurde. Bei großem

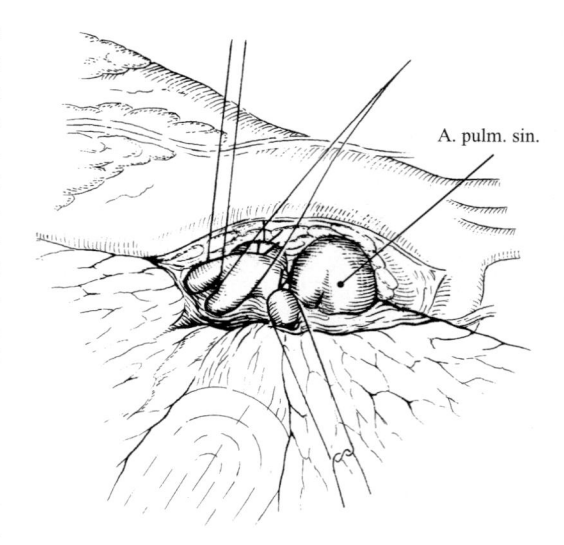

*Abbildung 4-53:* Linksseitige Pneumonektomie: Nach vorderer Hilusumschneidung und Entfernen hilärer Lymphome werden die Pulmonalvenen dargestellt und angezügelt.

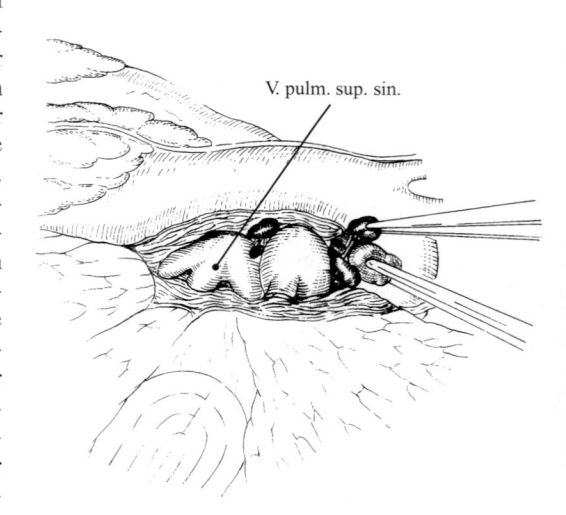

*Abbildung 4-54:* Durchtrennen und Versorgen der oberen Pulmonalvene nach sicherer Identifizierung des linken Pulmonalarterien-Hauptstammes.

linken Ventrikel und generell bei Herzen, die gegenüber einer Verlagerung mit einer Verringerung der Auswurfleistung reagieren, kann der Zugang zur unteren Lungenvene von ventral her schwierig sein, so daß sich die Versorgung dieser Vene von dorsal her empfiehlt.

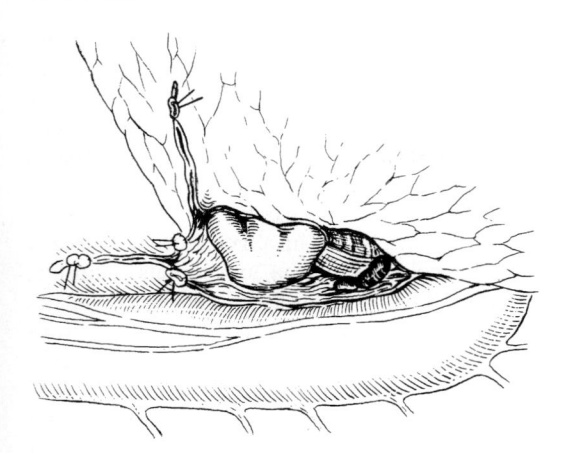

*Abbildung 4-55:* Versorgung der unteren Pulmonalvene nach Durchtrennen des Lig. pulmonale. Das Herz muß unter Umständen vom Assistenten (unter Kontrolle des Blutdrucks) leicht angehoben werden, um die Blutstillung und die Lymphknotendissektion entlang des Lig. pulmonale zu ermöglichen.

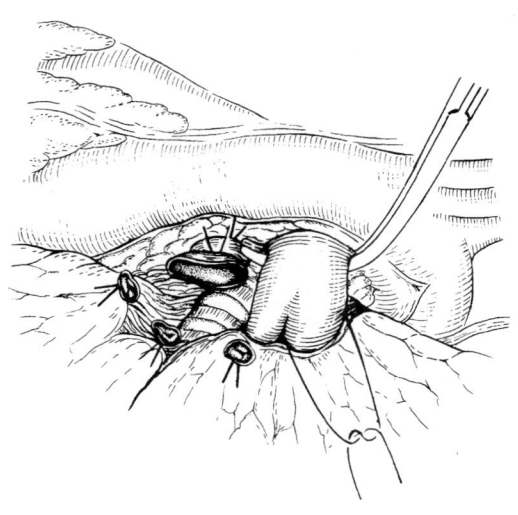

*Abbildung 4-56:* Durchtrennen der A. pulmonalis. Zentrale Versorgung mittels Ligatur und Durchstechung.

Die Inzision der Pleura mediastinalis wird nun über die linke Pulmonalarterie hinweg auf die deszendierende Aorta zu fortgesetzt. Vor Anschlingen der linken Pulmonalarterie muß diese zunächst ventral von Lymphknoten befreit werden. Diese können mit den Lymphknoten im aortopulmonalen Fenster in Verbindung stehen und sollten in diesem Fall en bloc entfernt werden. Der das aortopulmonale Fenster in kranio-kaudaler Richtung durchlaufende N. vagus wird von diesen Lymphknoten eingescheidet und muß bei Infiltration mitentfernt werden. Der N. laryngeus recurrens zweigt am Unterrand des Aortenbogens aus dem Vagushauptstamm ab und verläuft meist in enger Nachbarschaft zur Aortenwand nach dorsal. Mitunter können vergrößerte Lymphknoten den Nerv von der Aortenwand abheben, so daß er bei der Präparation gefährdet ist. Daher empfiehlt sich im Rahmen der Lymphknotendissektion eine Darstellung dieses Nerven. Hilfreich sind zum Auffinden als Leitstruktur der gut tastbare N. vagus an der Vorderwand des Aortenbogens sowie das Ligamentum arteriosum botalli, an dem der Recurrensnerv dorso-lateral vorbeizieht und in das hintere Mediastinum eintritt.

Die Versorgung der A. pulmonalis erfordert deren Freilegung von der Perikardumschlagfalte bis in Höhe der ersten Segmentarterie. Mittels stumpfer Klemme wird das großlumige Gefäß unter Tastkontrolle unterfahren und mit einem kräftigen nicht-resorbierbaren Faden vorsichtig ligiert. Diese Ligatur wird zusätzlich noch mittels Durchstechung gesichert, wobei die Nadel vorsichtig durch das Gefäß geführt werden muß, um Zerreißungen zu vermeiden. Nach peripher erfolgt die Gefäßversorgung mittels Durchstechung, da Ligaturen sehr leicht abrutschen. Ist der linke Hauptbronchus bis hoch an die Trachealbifurkation von Tumor befallen, so daß die Pulmonalarterie nicht umfahren werden kann, muß diese intraperikardial abgesetzt werden (s.u.).

Unter leichtem Zug wird der Hauptbronchus nun ventral bis auf den Knorpel freigelegt; dabei stößt man an seinem medialen Rand meistens auf eine kräftige Bronchialarterie, die getrennt mit einer Ligatur versorgt werden muß. Aus Platzgründen muß nun der Stumpf der A. pulmonalis mit der flachen Hand oder einem Stieltupfer zurückgedrängt werden, um 5–10 mm unterhalb der Trachealbifurkation das Klammernahtgerät anbringen zu können. Die Nahtlinie muß senkrecht zur Bronchusachse plaziert werden, wobei Torsionen des Bronchus oder Einrollungen der Pars membranacea verhindert werden müssen. Wurde ein linksläufiger Doppellumentubus verwendet, so muß dieser vor Setzen der Klammernahtreihe unter Tastkontrolle bis

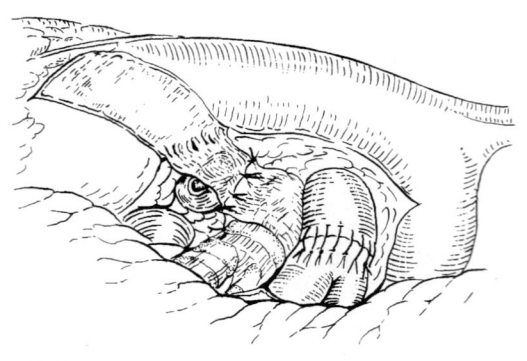

*Abbildung 4-57:* Deckung des Stumpfes mit einem kranial gestielten Lappen von perikardialem Fettgewebe.

zur Bifurkation zurückgezogen werden. Nach Absetzen des Bronchus mit Skalpell wird die linke Lunge entfernt. Der Bronchusstumpf zieht sich daraufhin weit unter den Aortenbogen in das Mediastinum zurück. Daher empfiehlt sich nicht die offene Absetzung mit anschließender manueller Verschlußnaht. Nach Unterwasserprobe auf Dichtigkeit bis etwa 30 cm $H_2O$ wird bedarfsweise eine Bronchusstumpfdeckung ausgeführt. Hierzu verwenden wir bevorzugt das dem Perikard aufliegende Fettgewebe, das von kaudal nach kranial und stets medial des N. phrenicus mit dem elektrischen Messer abgelöst und dann, noch ausreichend versorgt von Ästen aus der A. thoracica interna, auf den Stumpf geschwenkt wird. Die Fixation erfolgt hier mit feinen resorbierbaren Nähten. Alternativ bieten sich zur Dekkung auch die Ösophaguswand oder Perikardlappen an.

Im Falle eines Malignoms schließt sich nun die Lymphadenektomie an (s. Kap. 2.6.4).

Der manuell ausgeführte Verschluß des Bronchusstumpfes erfolgt analog zur rechtsseitigen Pneumonektomie.

## Intraperikardiale Pneumonektomie links
(Abb. 4-58 bis 4-61)

Hat ein Tumor vom Hilus ausgehend das Perikard erreicht, so ist die intraperikardiale Absetzung der Gefäße technisch einfacher und auch aus onkologischen Gründen vorzuziehen.

Parallel zum N. phrenicus wird das Perikard inzidiert und der intraperikardiale Situs inspiziert und ausgetastet. Der linke Hauptbronchus imponiert als Resistenz, die am Unterrand der Pulmonalarterie bzw. hinter der oberen Lungenvene transperikardial tastbar ist. Das Anschlingen der Pulmonalvenen gelingt am einfachsten, wenn das Perikard senkrecht auf die Umschlagfalte auf der Venenvorderwand inzidiert wird. Ist das Perikard in Höhe der Umschlagfalte auf ganzer Länge reseziert, wird dieses nur parallel zum Venenverlauf inzidiert. Danach kann im allgemeinen der Zusammenfluß beider Venen in toto mittels Satinsky-Klemme gefaßt werden. Nach peripherer Versorgung der Venen mittels Ligatur und Durchtrennung der Venenstümpfe unmittelbar zentral dieser Ligaturen verbleibt in der Regel genügend Gewebe vor der Klemme für eine gefahrlose Versorgung mit fortlaufender Naht unter Verwendung von monofilem Material der Stärke 3–0 oder 4–0. Anschließend wird das Perikard dorsal bis in Höhe der linken Pulmonalarterie inzidiert und der verbleibende Rand mit Klemme gefaßt, da hier nach vollzogener Pneumonektomie der Perikardersatz angeheftet wird. Die Freilegung der linken Pulmonalarterie erfordert wiederum die Resektion des Perikards entlang der Umschlagfalte. Nach Inzision des Perikards am Unterrand der Arterie kann diese nun leicht umfahren und geklemmt bzw. ligiert werden. Der definitive zentrale Verschluß der Pulmonalarterie muß unter Kontrolle des Blutdrucks erfolgen, da mitunter eine Einengung der Ausstrombahn in die rechte Pulmonalarterie resultieren kann. Falls das Perikard nicht direkt verschlossen werden kann, wenn aus mehreren Inzisionen größere Defekte resultieren oder Perikardanteile wegen einer Infiltration entfernt werden mußten, so ist ein Perikardersatz vorzunehmen. Damit soll Herzluxationen, zumal nach Pneumonektomie (Abb. 4-62), und Einschnürungen des Herzohres vorgebeugt werden. Besonders geeignet sind 0,1 mm dicke Teflonmembranen (z. B. Gore-Tex surgical membrane), die zum Epikard hin eine dauerhaft spiegelnde Fläche hin bewahren und somit auch bei Reeingriffen am Herzen kein Hindernis darstellen. Das Einnähen des Patches geschieht mit fortlaufender Naht (nichtresorbierbar, atraumatisch 3–0) an den Perikardschnitträndern. Um beim Knoten Einschnürungen zu vermeiden, wird an drei bis vier Stellen ein Zwischenknoten gesetzt. Um die Drainage eines Perikardergusses zu ermöglichen, muß ein vollständiger wasserdichter Abschluß der Perikardhöhle vermieden werden.

2. Lungen und Bronchialsystem   255

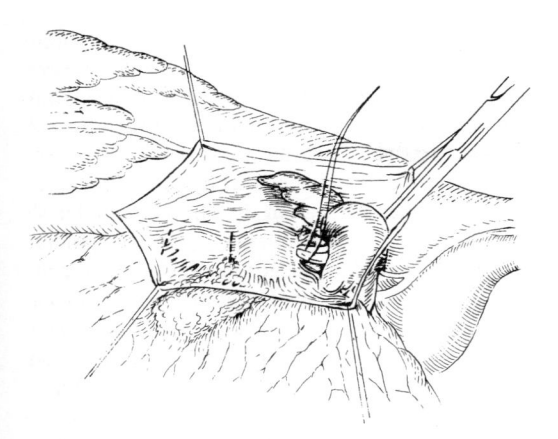

*Abbildung 4-58:* Nach Inzision des Perikards Inspektion und Austasten des intraperikardialen Situs. Anschlingen der A. pulmonalis zentral des Lig. arteriosum nach Befreien von periadventitiellem Gewebe.

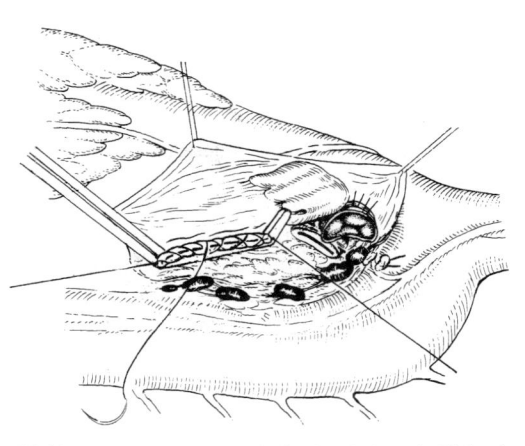

*Abbildung 4-61:* Naht des Vorhofes durch doppelte Nahtreihe mit nicht-resorbierbarem monofilem Material 3–0 oder 4–0.

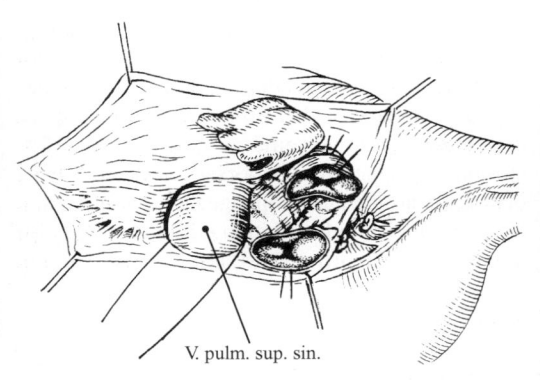

V. pulm. sup. sin.

*Abbildung 4-59:* Intraperikardiale Pneumonektomie links: Versorgen des linken Arterien-Hauptstammes mit Ligatur und Durchstechung unter Kontrolle des Kreislaufs wegen der engen Beziehung zum Truncus pulmonalis.

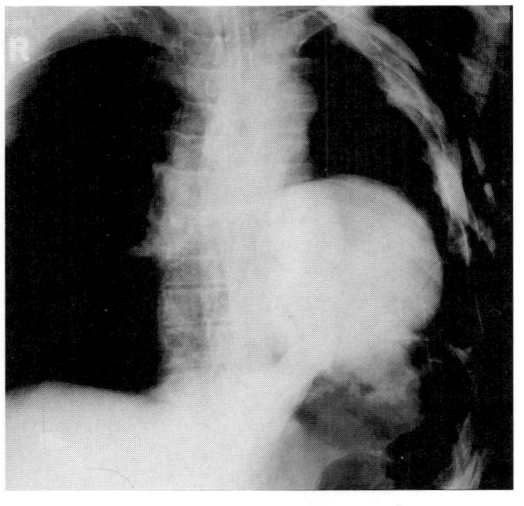

*Abbildung 4-62:* Röntgen-Thorax eines 55-jährigen Patienten drei Stunden nach erweiterter Pneumonektomie links: Herzluxation mit Kreislaufdepression. Ursache war ein ausgerissener Perikard-Patch (Dacron-Streifen)

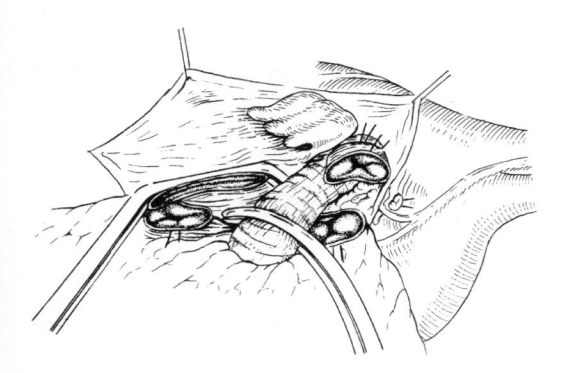

*Abbildung 4-60:* Zentrales Ausklemmen des linken Vorhofes wegen Tumorinfiltration der oberen Pulmonalvene in ihrem intraperikardialen Abschnitt. Aus Platzgründen ist es meist vorteilhaft, den Bronchus zu durchtrennen, bevor der Vorhof versorgt wird.

## 2.6.4 Mediastinale Lymphadenektomie
(Abb. 4-63, 4-64)

Die systematische Lymphadenektomie dient der Tumorstadienzuordnung, wodurch sie auch Bedeutung für eine eventuelle adjuvante Behandlung hat. Ob mit ihr gleichzeitig ein therapeutischer Effekt erzielt wird, ist letztlich nicht beweisbar. Die Lymphadenektomie sollte sich zweckmäßigerweise an der von Naruke vorgeschlagenen Nummerierung orientieren (s. Kap. 2.1.7). Im allgemeinen gilt der Grundsatz, daß die Lymphknoten vollständig, d. h. ohne Eröffnung ihrer Kapsel und ohne Verletzung umgebender Strukturen entfernt werden müssen. Immer muß eine sofortige Blutstillung vorgenommen werden, damit die Übersicht nicht verloren geht. Im Bereich von Trachealbifurkation und Hauptbronchien stehen die Lymphknoten in enger Beziehung zu den Bronchialarterien, weshalb hier die Blutstillung mit Klemmchentechnik und nicht durch Elektrokoagulation erfolgen sollte.

Rechtsseitig beginnt die Lymphadenektomie mit der Inzision der mediastinalen Pleura von der V. azygos bis hinauf zur rechten A. subclavia. Finden sich größere und harte Lymphknotenpakete im Tracheobronchialwinkel, empfiehlt sich die Durchtrennung der V. azygos, so daß die V. cava sup. am zentralen Stumpf der Vene hochgezogen werden kann. Beginnend im Tracheobronchialwinkel wird nun das unterschiedlich stark ausgeprägte Fettgewebe mit den darin eingebetteten Lymphknoten en bloc entnommen. Nach dorsal hin orientiert man sich an der Ösophagusvorderwand, nach medial an der Trachea und an der Aortenwurzel, nach ventral an der Hinterwand der V. cava superior. Dabei müssen unter Umständen kleinere Äste der V. cava gesondert ligiert werden. Die Präparation endet am Unterrand der A. subclavia, um den N. recurrens nicht zu gefährden. Der N. vagus auf der Vorderwand des Ösophagus kann in der Regel auch geschont werden. Ist das Präparat en bloc entnommen, werden die jeweiligen Stationen entsprechend dem Naruke-Schema mit Fäden gekennzeichnet. Auf diese Weise sind die Station 1 bis 4 ausgeräumt, die hilären Lymphknoten werden im allgemeinen mit dem Resektionspräparat gemeinsam entnommen (Station 10). Unter Zug am Hauptbronchus wird nun die infracarinale Lymphknotenstation ausgeräumt. Die Pulmonalarterie bzw. deren Stumpf wird dabei mit einem Präpariertupfer nach medial verdrängt. Wegen der engen Beziehung zu den Bronchialarterien muß in diesem Kompartiment eine besonders subtile Blutstillung erfolgen. Weiter dorsal und kaudal trifft man dann auf die paraösophagealen Lymphknoten (Station 8), die bei Infiltration mitunter scharf von der Ösophagusvorderwand abpräpariert werden

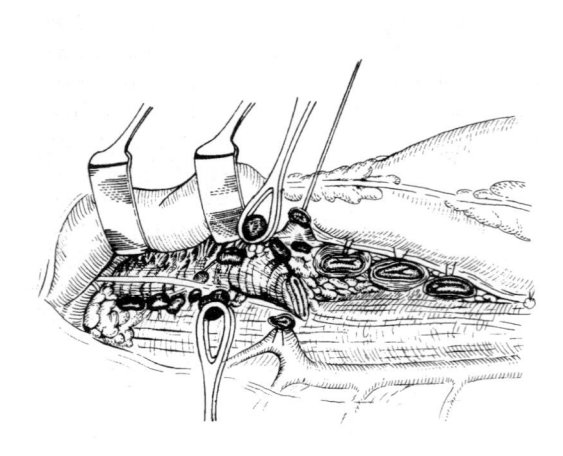

*Abbildung 4-63:* Mediastinale Lymphknoten-Dissektion rechts (nach erweiterter Pneumonektomie): Darstellung der Lymphknoten im oberen Mediastinum (Level 1–4) und infracarinal (Level 7).

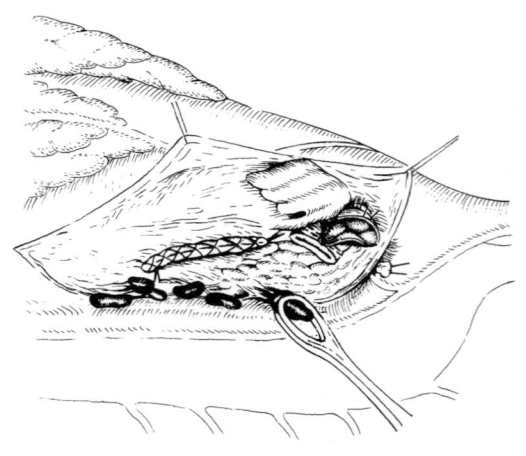

*Abbildung 4-64:* Mediastinale Lymphknoten-Dissektion links (nach erweiterter Pneumonektomie): Die paratrachealen Lymphknoten werden nur selten vergrößert angetroffen. Hier Darstellung der paraösophagealen Lymphknoten (Level 8).

müssen. Dabei kann die Schienung des Ösophagus mit einer dicken Magensonde die Orientierung erheblich erleichtern. Unterhalb der kaudalen Pulmonalvene trifft man in Begleitung des Ösophagus die Lymphknoten des Lig. pulmonale (Station 9) an, wo sie unter kranialem Zug an der Lunge entfernt werden. Linksseitig ist eine vollständige Ausräumung der paratrachealen (Station 1 bis 3) und tracheobronchialen Lymphknoten (Station 4) ohne Mobilisation des Aortenbogens nicht möglich. Lediglich höher paratracheale Lymphknoten lassen sich oberhalb des Aortenbogens erreichen, wenn sie deutlich vergrößert sind. Problemlos ist die Entfernung der Lymphknoten aus der Station 6. Dabei wird nach Spaltung der mediastinalen Pleura das gesamte präaortale Fettgewebe unter Schonung des N. phrenicus ausgeräumt. Dieses Kompartiment wird nach lateral vom N. vagus begrenzt. Bei Präparation im aorto-pulmonalen Fenster (Station 5) ist zu beachten, daß der aus dem Hauptstamm des N. vagus abzweigende N. laryngeus recurrens von Lymphknoten ummauert sein kann und daher der Aortenwand nicht immer streng anliegt. Unter Blutstillung in Klemmchentechnik muß hier die Ausräumung bis auf die Hauptbronchusvorderwand fortgesetzt werden. Eine allzu übertriebene Skelettierung des Hauptbronchus nach Pneumonektomie gefährdet die Abheilung des Stumpfes. Unter vorsichtigem Eindrücken des linken Vorhofes wird der Blick auf den infracarinalen Raum (Station 7) freigegeben, wobei man sich bei der Präparation an der medialen Kante des linken Hauptbronchus orientiert. Nach kaudal und dorsal gelangt man wiederum auf die Ösophagusvorderwand (Station 8) und unterhalb der unteren Lungenvene in die Ansatzlinie des Lig. pulmonale (Station 9), welches nach Durchtrennung die Ausräumung dieser Gruppe erlaubt.

### 2.6.5 Lobektomie

*Resektion des rechten Oberlappens*
(Abb. 4-65 bis 4-69)
Die Resektion des rechten Oberlappens erfordert nacheinander die Absetzung der Oberlappenvene, die Durchtrennung des Truncus anterior, die Durchtrennung des Interlobs zwischen Mittel- und Oberlappen sowie des Interlobs zwischen Oberlappen und Unterlappenspitze, die Durchtrennung der Segmentarterie 2 und schließlich die Durchtrennung des Oberlappenbronchus einschließlich Stumpfverschluß. Nach Hilusumschneidung und Abschieben des Fettgewebes von der oberen Pulmonalvene erkennt man deren Aufzweigungen zum Ober- und Mittellappen. Lediglich die Äste des Oberlappens werden unterfahren und durchtrennt, wobei die enge Beziehung zum Hauptstamm der Pulmonalarterie beachtet werden muß. Bei der zentralen Durchstechung des Venenstumpfes darf keinesfalls der N. phrenicus verletzt werden. Das Umfahren des Truncus anterior der A. pulmonalis gelingt meist erst dann, wenn der zwischen ihr und dem Pulmonalarterienhauptstamm gelegene Lymphknoten entfernt und der Unterrand der V. azygos dargestellt wurde. Vor der Durchtrennung des Truncus, dessen Äste A1 und A3 auch getrennt versorgt werden können, wird er nach zentral hin ligiert und zusätzlich mit einer feinen Durchstechung gesichert. Vor der Durchtrennung des Parenchyms zwischen Ober- und Mittellappen wird der Arterienhauptstamm im Interlob aufgesucht und anschließend die Parenchymbrücke unmittelbar lateral der Arterien zum Mittellappen unterfahren. Nun kann unter kranialem Zug an Ober- und Mittellappen das Parenchym mittels GIA zu beiden Seiten hin bluttrocken verschlossen und durchtrennt werden. Daraufhin erkennt man nun nach dorso-kranial abgehend die Segmentarterie 2, die nicht mit dem apikalen Unterlappenast (S6) verwechselt werden darf und deren Kaliber stark schwanken kann. Nach Durchtrennung und zentraler Sicherung mittels feiner Durchstechung wird das Interlob zwischen Ober- und Unterlappen soweit stumpf entwickelt, wie dieses ohne Pleuraverletzung möglich ist. Nach Umschneidung des Hilus auf der Rückseite wird dann die noch verbleibende Parenchymbrücke mit einem Overholt aufgeladen, indem dieser im Interlob unmittelbar lateral der Segmentarterie 6 und des Segmentbronchus 6 nach dorsal vorgeschoben wird. Auch diese Parenchymbrücke wird nun vorteilhaft mittels Linearstapler durchtrennt und zumindest zum Unterlappen hin verschlossen. Der Oberlappenbronchus wird daraufhin von umgebenden Lymphknotenpaketen befreit, die besonders den Winkel zum Bronchus intermedius ausfüllen. Bei unauffälligen endoskopischen Verhältnissen im Bereich des Oberlappenabganges wird der Oberlappenbronchus möglichst zentral aber

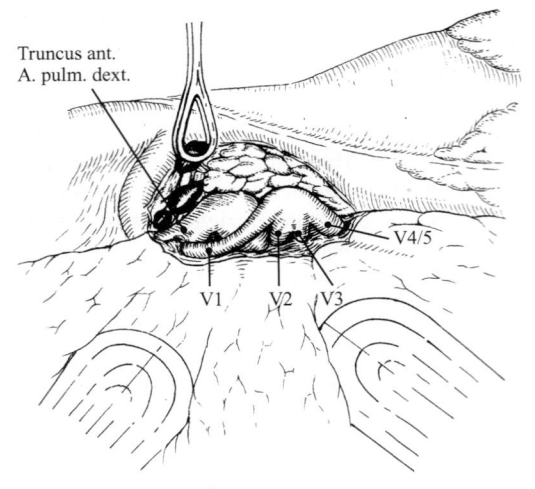

*Abbildung 4-65:* Entfernung des rechten Oberlappens: Freilegen der oberen Pulmonalvene einschließlich der Äste vom Mittellappen und des Truncus ant. durch Hilusumschneidung und Exstirpation hilärer Lymphknoten (Level 10).

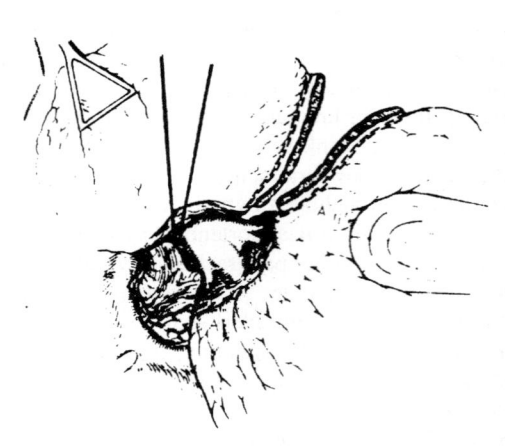

*Abbildung 4-68:* Durchtrennen der Parenchymbrücke zwischen Ober- und Mittellappen mittels Klammernahtgerät nach Identifizierung der Pulmonalarterienäste zum Mittellappen.

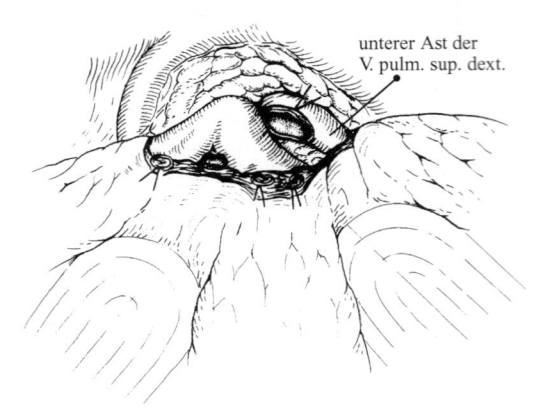

*Abbildung 4-66:* Durchtrennung des vom Oberlappen kommenden Venenstammes unter Vermeidung einer Einengung der Mittellappenvene.

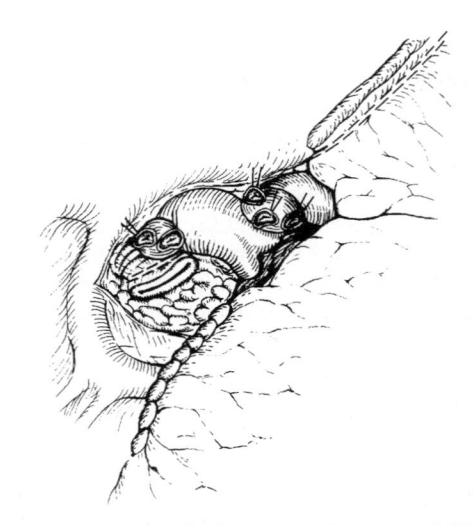

*Abbildung 4-69:* Verschluß des Lappenbronchus mit Klammernahtgerät.

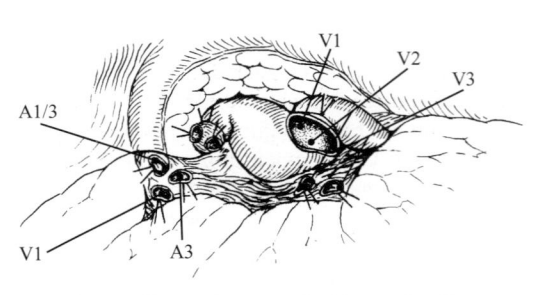

*Abbildung 4-67:* Durchtrennen des Tr. anterior (Segmentarterie 1 und 3).

ohne Einengung des Hauptbronchus bzw. des Bronchus intermedius unter Verwendung eines Klammernahtgerätes geschlossen abgesetzt. Bei unklarer Dignität oder gesichertem Malignom wird der Absetzungsrand mittels Schnellschnitt überprüft. Bei Übergreifen eines Tumors auf das Lappenostium bzw. Haupt- oder Intermediärbronchus wird ein bronchoplastisches Verfahren vorgenommen (s. Kap. 2.6.7). Wird eine Bronchusstumpfdeckung für erforderlich gehalten, so bieten sich nach Oberlappenresektion perikardiales Fettgewebe, Perikard, V. azygos, mediastinale Pleura und der Ösophagus besonders vorteilhaft an. Das verbleibende Parenchym und der Bronchusstumpf werden durch Ventilation des rechtsseitigen Bronchialsystems auf Luftdichtigkeit geprüft, gleichzeitig werden sämtliche Atelektasen bis in die peripheren Regionen unter Sicht aufgehoben. Pleuraverwachsungen im Unterlappenbereich und das Ligamentum pulmonale müssen durchtrennt werden, damit der durch Oberlappenresektion entstandene Hohlraum weitestgehend ausgefüllt werden kann. Vor Verschluß der Pleurahöhle wird schließlich noch sichergestellt, daß der Mittellappen nicht um den Hilus rotiert ist.

*Mittellappenresektion* (Abb. 4-70 bis 4-72)
Die Resektion des Mittellappens gliedert sich nach Hilusumschneidung in das Absetzen der Mittellappenvene, die Durchtrennung der Parenchymbrücken zum Ober- und Unterlappen, die Versorgung der Segmentarterien und das Absetzen des Mittellappenbronchus.

Die Mittellappenvene ist als kaudaler Zufluß zur oberen Lungenvene leicht zu identifizieren, nur selten repräsentiert sie den oberen Anteil der unteren Lungenvene. Nachdem diese Vene durchtrennt und nach zentral hin gut gesichert ist, kommt unmittelbar lateral bzw. kaudal der Mittellappenbronchus zum Vorschein. Zweckmäßig ist zunächst die Durchtrennung der Parenchymbrücken zum Ober- und Unterlappen. Die letztere ist gewöhnlich nur sehr schmal und kann daher in Overholt-Klemmtechnik durchtrennt werden. Die Trennung von Ober- und Mittellappen geschieht in der für die Oberlappenresektion beschriebenen Weise, d. h. nach Darstellung der Pars interlobaris der Pulmonalarterie und anschließender Parenchymdurchtrennung mittels GIA. Die dann freiliegenden Segmentäste zum Mittellappen, in der Mehrzahl als gemeinsamer Stamm aus der Pars interlobaris abgehend, werden durchtrennt und nach zentral hin mit feiner Durchstechung versorgt. Unter kranialem Zug am Mittellappen wird schließlich ein Klammernahtgerät möglichst nah am Mittellappenabgang angesetzt, der Bronchus verschlossen und abgesetzt. Bei korrekter Handhabung des Gerätes kommen Stumpfinsuffizien-

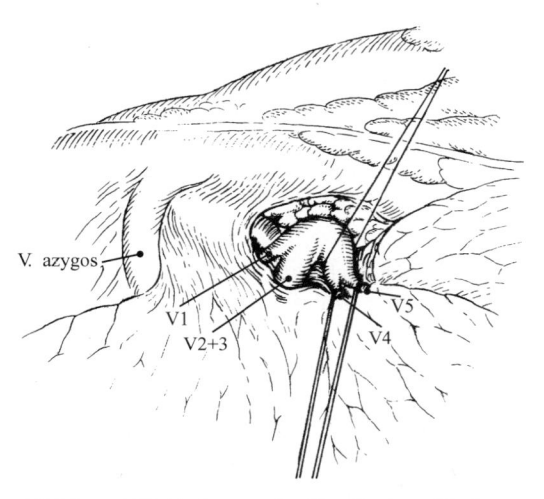

*Abbildung 4-70:* Entfernung des Mittellappens: Nach vorderer Hilusumschneidung Identifizierung der Mittellappenvene und Durchtrennung.

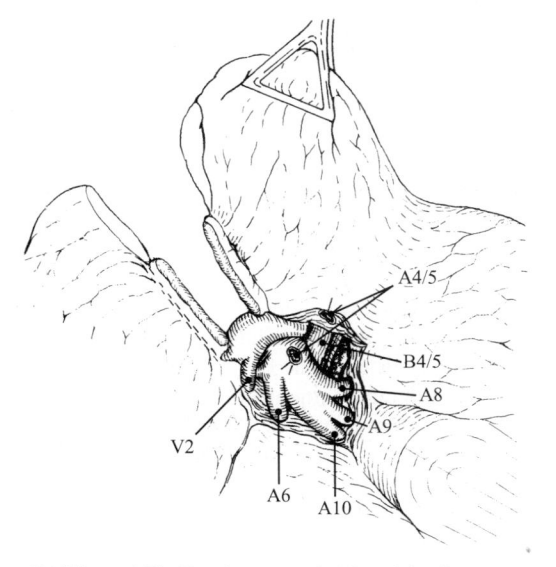

*Abbildung 4-71:* Durchtrennen der Interlobärfissur zum Oberlappen mit Klammernahtgerät.

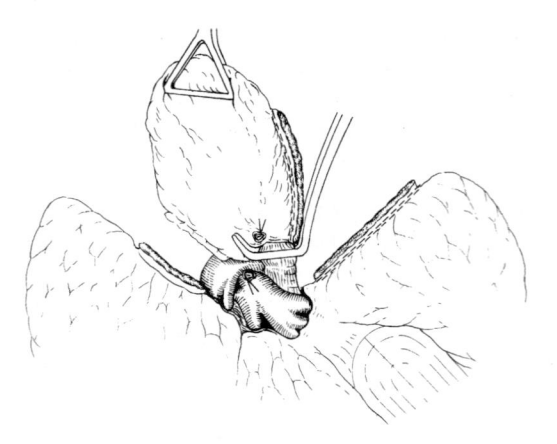

*Abbildung 4-72:* Bronchusverschluß mit Klammernahtgerät und Absetzen zwischen Overholt und Magazin.

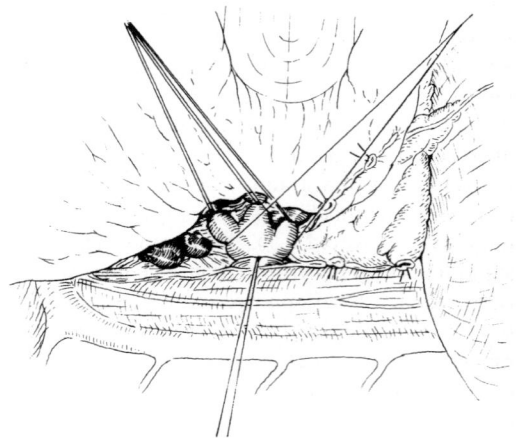

*Abbildung 4-73:* Entfernung des rechten Unterlappens: Absetzen der unteren Pulmonalvene nach Durchtrennen des Lig. pulmonale. Der zentrale Venenstumpf muß sicher gefaßt werden, da ein Abrutschen mit einer Retraktion des Stumpfes und hohem Blutverlust verbunden ist.

zen praktisch nicht vor, so daß sich auch eine Stumpfdeckung erübrigt. Unter Blähen der Restlunge verbleiben nach Mittellappenresektion keine nennenswerten Hohlräume.

*Resektion des rechten Unterlappen*
(Abb. 4-73 bis 4-75)
Die Resektion des rechten Unterlappens umfaßt nach Hilusumschneidung das Absetzen der unteren Lungenvene, die Durchtrennung der Unterlappenarterie und der Parenchymbrücken zum Ober- und Mittellappen sowie die Durchtrennung und Versorgung des Unterlappenbronchus. In Erwartung größerer technischer Schwierigkeiten oder stärkerer Verwachsungen kann der Zugang über der 6. oder 7. anstelle des 5. ICR zweckmäßig sein, ebenso eine eher laterale als anterolaterale Inzision. Grundsätzlich muß vor Hilusumschneidung und Aufsuchen der unteren Lungenvene erst die gesamte Lunge von pleuralen Adhäsionen befreit und das Lig. pulmonale durchtrennt werden. Nur so kann die untere Lungenvene, die gegenüber der oberen weiter dorsal verläuft, sicher dargestellt und umfahren werden. Bei der Darstellung von ventral muß die Segmentvene 6 beachtet werden, die meist erst in Höhe des Perikards in den Hauptstamm der Unterlappenvene einmündet. Je weiter dorsal die Inzision geführt wurde, um so leichter kann die untere Lungenvene über eine dorsale Hilusumschneidung dargestellt und damit unter direkter Sicht unterfahren werden. Vor ihrer Durchtrennung muß sie auf einer ausreichend langen

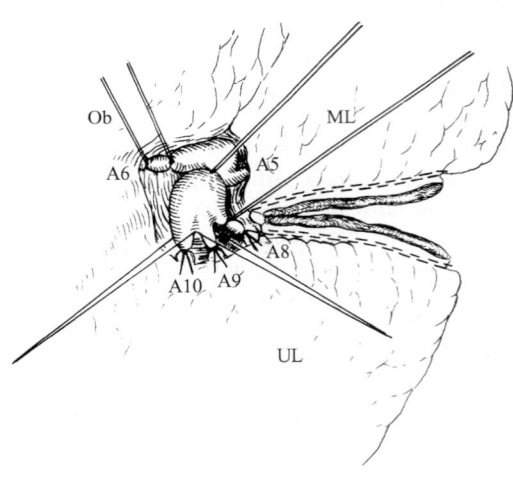

*Abbildung 4-74:* Getrennte Versorgung der Pars basalis und der apikalen Segmentarterie unter Schonung der Äste zum Mittellappen.

Strecke dargestellt werden, damit für den zentralen Verschluß genügend Material zur Verfügung steht. Ein Abrutschen des zentralen Stumpfes aus der Klemme führt binnen Sekunden zu einem erheblichen Blutverlust und erfordert unter gefühlvoller Kompression des linken Vorhofes die intraperikardiale Durchstechung. Nach Darstellen der

## 2. Lungen und Bronchialsystem

Unterlappenarterie, die nach Hochschlagen des Mittellappens meistens problemlos am Ort der stärksten Pulsation im Interlob aufgefunden wird, werden die Parenchymbrücken zum Mittel- bzw. Oberlappen durchtrennt. Nun wird der Unterlappenarterien-Hauptstamm unterfahren, ligiert und durchtrennt. In den meisten Fällen kann die Segmentarterie 6 nicht miteinbezogen werden und muß getrennt versorgt werden. Mittels Klammernahtgerät wird der Unterlappenbronchus verschlossen. Dabei muß das Gerät in der Weise schräg angesetzt werden, daß der Mittellappenbronchus nicht eingeengt, andererseits der diesem nahezu gegenüberliegende Abgang des Segmentbronchus 6 möglichst zentral verschlossen wird. Der Stumpf zieht sich nach Abtrennung des Unterlappens meist soweit zurück, daß sich eine zusätzliche Stumpfdeckung erübrigt.

*Resektion des rechten Unter- und Mittellappens (Untere Bilobektomie)* (Abb. 4-76, 4-77)
Bei zentralen Tumoren mit Befall von Mittel- und Unterlappen oder bei Infiltration des Intermediärbronchus ohne die Möglichkeit einer Manschettenresektion ist die untere Bilobektomie indiziert. Sie erfordert als Hauptschritte die Durchtrennung von Mittellappenvene und unterer Lungenvene, die Durchtrennung der Parenchymbrücken zum Oberlappen, das Absetzen der Pars interlobaris der rechten Pulmonalarterie und das Absetzen des Bronchus intermedius.

Nach entsprechender Versorgung der genannten Venen und der Parenchymbrücken in der oben beschriebenen Weise ist die Pars interlobaris der Pulmonalarterie in ihrem gesamten Verlauf dargestellt. Die sichere Durchtrennung unterhalb der Segmentarterie 2 wird vereinfacht, wenn zuvor die Äste zum Mittellappen durchtrennt werden. Unter Anheben des zentralen Arterienstumpfes, der in jedem Fall

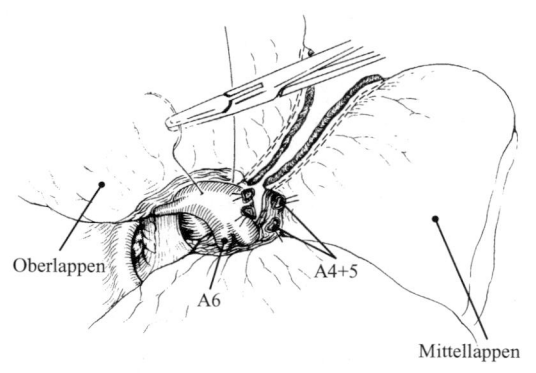

*Abbildung 4-76:* Entfernung des rechten Unter- und Mittellappens: Nach Versorgen der Pulmonalvenen (V4-5, V6-10) und Durchtrennen der Parenchymbrücke zwischen Ober- und Unterlappen wird die Pulmonalarterie unmittelbar oberhalb der Segmentäste zum Mittellappen versorgt.

*Abbildung 4-75:* Der Unterlappenbronchus wird unter Einschluß des apikalen Segmentbronchus und unter Schonung des Mittellappenbronchus mittels Klammernahtgerät verschlossen und abgetrennt.

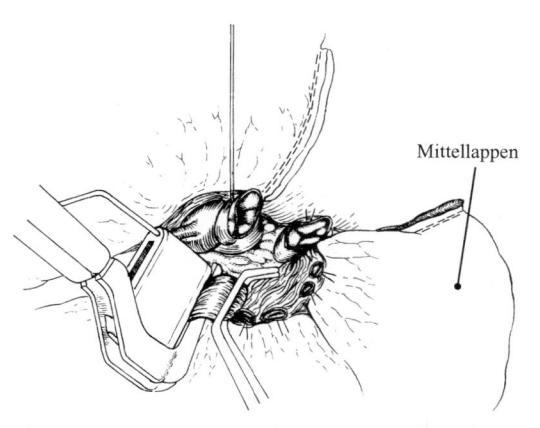

*Abbildung 4-77:* Absetzen des Bronchus zwischen Klammernahtreihe und Overholt unter Vermeidung einer Einengung des Oberlappenbronchus.

mittels Durchstechung doppelt gesichert werden muß, wird der Bronchus intermedius knapp unterhalb des Oberlappenabganges quer verschlossen und abgetrennt. Danach läßt sich das Bilobektomiepräparat en bloc entfernen. Unter günstigen Umständen kann der verbleibende Oberlappen die verbleibende Pleurahöhle nach Höhertreten des rechten Zwerchfells annähernd ausfüllen. Ist er dagegen durch Schwartenbildung gefangen und durch Dekortikation eine befriedigende Ausdehnung nicht zu erzielen, muß er geopfert werden, um einer Shuntbildung vorzubeugen.

*Resektion des rechten Ober- und Mittellappens (Obere Bilobektomie)*

Die obere Bilobektomie ist indiziert, wenn ein Tumor das Interlob zwischen Ober- und Mittellappen weit überschreitet oder den Bronchus intermedius ausgedehnt befällt. Entweder sind eine kombinierte Ober- und Mittellappenresektion (s. oben) oder bronchoplastische Techniken erforderlich (s. Kap. 2.6.7).

*Resektion des linken Oberlappens*
(Abb. 4-78 bis 4-82)

Die Resektion des linken Oberlappens umfaßt die folgenden Schritte: Nach Hilusumschneidung Durchtrennen der oberen Lungenvene, schrittweises Durchtrennen der Segmentarterien zum Oberlappen, Durchtrennen der Parenchymbrücken zum Unterlappen und Verschluß und Absetzen des Oberlappenbronchus. Die vordere Hilusumschneidung darf erst nach sicherer Identifizierung des N. phrenicus erfolgen. Dieser kann auf Höhe des Lungenhilus durch infiltrierte Lymphknoten nach lateral verlagert und damit in den Hilus einbezogen werden. Die Hilusumschneidung wird vor Mobilisation der Vene nach kranial zum Aortenbogen und schließlich parallel zur Aorta descendens fortgesetzt, wodurch der Oberlappen erheblich an Mobilität gewinnt. Da sich die Äste der oberen Lungenvene erst außerhalb des Lungenparenchyms zu ihrem gemeinsamen Stamm vereinigen, kann diese Vene bequem in kleinen Einzelschritten, d. h. parenchymnah durchtrennt werden, wenn ihr Hauptstamm von derben Lymphknoten oder vom Primärtumor selbst deformiert ist und nur unter riskantem Manöver unterfahren werden könnte. Entschließt man sich zum Anschlingen

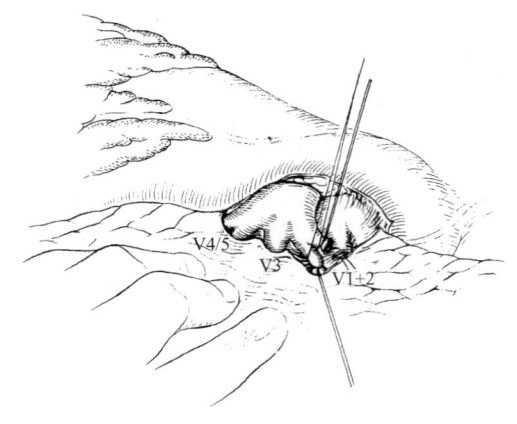

*Abbildung 4-78:* Entfernung des linken Oberlappens: Nach Inzision der mediastinalen Pleura wird die obere Pulmonalvene langstreckig dargestellt und durchtrennt. Je schwieriger die Verhältnisse, um so eher ist eine getrennte Versorgung der Venenäste angezeigt.

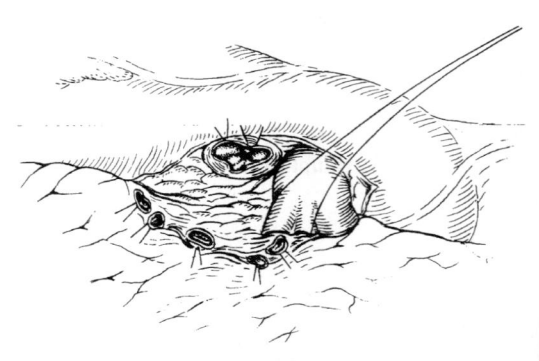

*Abbildung 4-79:* Vom Hilus und vom Interlobärspalt her werden die arteriellen Segmentäste einzeln aufgesucht und mit feinsten Durchstechungen versorgt (nicht-resorbierbar monofil, Stärke 5–0).

des Venenhauptstammes, muß respektiert werden, daß dieser dem Pulmonalarterien-Hauptstamm ventral und kaudal breit anliegt. Ist die Trennung dieser großlumigen Gefäße durch interponierende Lymphknotenpakete erschwert, werden diese Gefäße sicherheitshalber intraperikardial aufgesucht und angeschlungen. Wegen des großen Lumens der oberen Lungenvene genügt für die zentrale Versorgung keinesfalls die einfache Umstechung, weil sie sich aus dieser wegen der Vorhofbewegungen zu leicht befreien kann. Nun werden die Segmentarterien schrittweise dargestellt und ver-

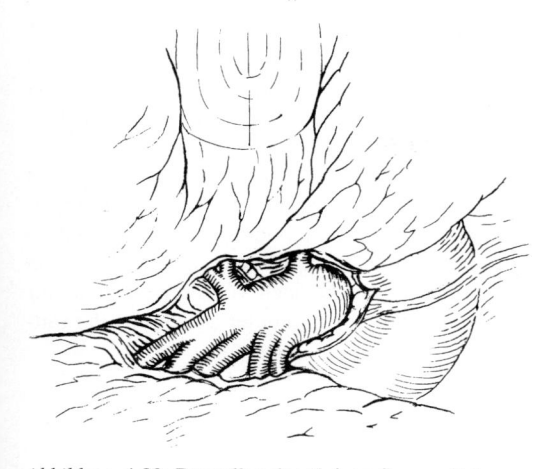

*Abbildung 4-80:* Darstellen der übrigen Segmentäste vom Interlob her.

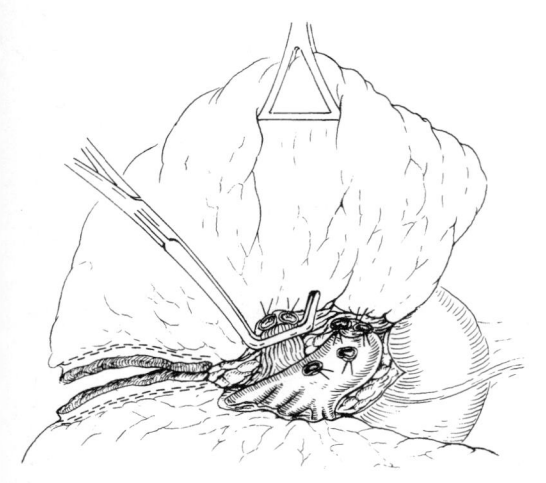

*Abbildung 4-81:* Parallel zum Hauptbronchus Ansetzen des Klammernahtgerätes und geschlossenes Absetzen des Oberlappenbronchus unter peripherem Ansetzen einer Overholt-Klemme.

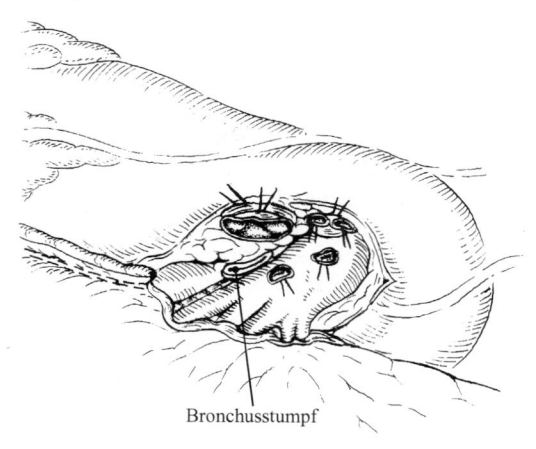

*Abbildung 4-82:* Situs nach Resektion. Wegen der engen Beziehung der Bronchus-Nahtklammern zum Arterienhauptstamm ist eine Bronchusstumpfdeckung empfehlenswert.

sorgt, indem die Oberlappenspitze vom Operateur selbst unter vorsichtigem Zug nach kaudal bzw. medial verlagert wird. Das Unterfahren der Arterienäste geschieht mit äußerster Sorgfalt, weil die Arterien sehr dünnwandig sind oder sich bei Pulmonalarteriensklerose als überraschend brüchig herausstellen können. Aus iatrogenen Perforationen des Hauptstammes oder der Pars interlobaris der Pulmonalarterie können bedrohliche Blutungen resultieren. Um Wandhämatome zu vermei-

den, wird für die zentrale Versorgung der Arterienstümpfe oder für die Übernähung von Verletzungen der Arterienwand ein monofiler Faden der Stärke 4–0 oder 5–0 verwendet. Die Parenchymbrücken zum Unterlappenspitzensegment bzw. zwischen der Lingula und dem Unterlappen werden je nach Schichtdicke in Overholt-Klemmtechnik oder mittels Linearstapler verschlossen. Unter vorsichtigem stumpfem Abdrängen der Pars interlobaris der Pulmonalarterien nach lateral wird die Aufzweigung des linken Hauptbronchus freigelegt. Der von Lymphknoten befreite Oberlappenbronchus wird dann unter Zug am Oberlappen nach lateral gespannt und ohne Einengung des Unterlappenbronchus unter Verwendung eines Klammernahtgerätes verschlossen und abgetrennt. Aus dem Klammernahtverschluß resultiert meistens ein harter Steg mit Kontakt zur Pulmonalarterie. Um Arrosionsblutungen zu vermeiden, führen wir an dieser Stelle prinzipiell eine Stumpfdeckung durch, wie sie für die linksseitige Pneumonektomie (s. Kap. 2.6.3) beschrieben wurde. Erreicht der Tumor den Oberlappenabgang bzw. den Hauptbronchus, kommt ein bronchoplastisches Verfahren zur Anwendung (s. Kap. 2.6.7). Nach vollständiger Durchtrennung des Lig. pulmonale kann die Unterlappenspitze die Pleurakuppel erreichen, ventral verbleibt im oberen Anteil der Pleurahöhle jedoch stets ein Hohlraum.

## Resektion des linken Unterlappens
(Abb. 4-83 bis 4-87)

Diese erfolgt in folgenden Hauptschritten: Spaltung des Ligamentum pulmonale und Hilusumschneidung, Durchtrennung der V. pulmonalis inferior, Durchtrennung der Segmentarterie zur Unterlappenspitze und der Pars basalis der Unterlappenarterie nach Durchtrennen der Parenchymbrücke, Absetzen des Unterlappenbronchus.

Vergleichbar zur Resektion des rechten Unterlappens ist eine eher kaudal und weiter lateral geführte Inzision gegenüber dem Standardzugang vorzuziehen, insbesondere weil ein nach links ausladender linker Ventrikel den Zugang zur Unterlappenvene erschweren kann oder eine nicht zu tolerierende Kreislaufdepression aus der Verlagerung des Herzens resultiert. Zunächst wird das Lig. pulmonale unter Umfassen der Unterlappenbasis bis zum Unterrand der unteren Pulmonalvene durchtrennt. Das Umfahren dieser Vene von ventral her geschieht nach vorderer und hinterer Hilusumschneidung und unter Beachtung der mit-

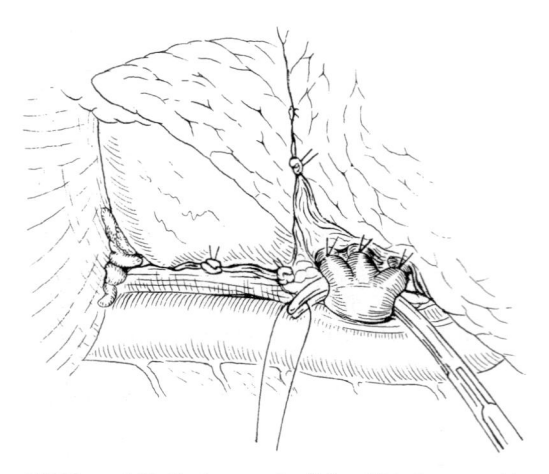

*Abbildung 4-83:* Entfernung des linken Unterlappens: Absetzen der unteren Pulmonalvene nach Durchtrennen des Lig. pulmonale und vollständiger kaudaler Hilusumschneidung.

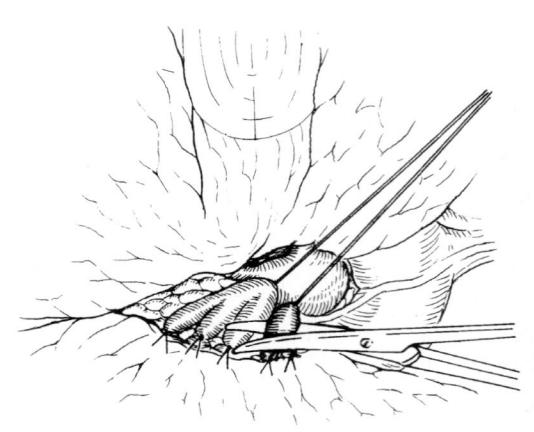

*Abbildung 4-85:* Die pars basalis der Unterlappenarterie wird distal der Segmentäste zur Lingula durchtrennt.

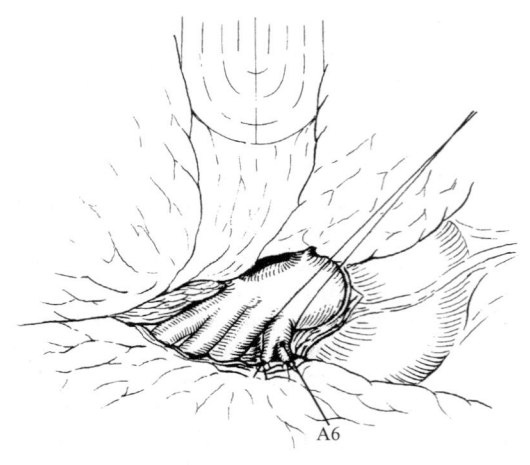

*Abbildung 4-84:* Freilegen der Pulmonalarterie im Interlob und Anzügeln der apikalen Unterlappenarterie.

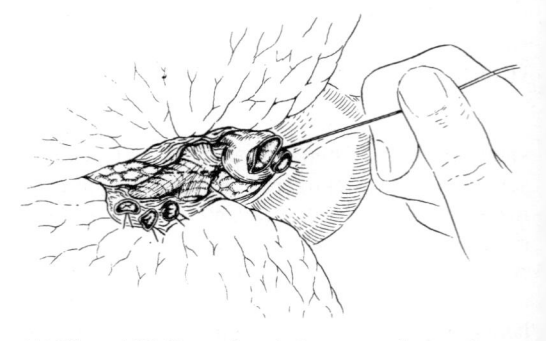

*Abbildung 4-86:* Der meist sehr kurze gemeinsame Stamm von pars basalis und apikalem Bronchus wird mit Klammernaht verschlossen und peripher davon geschlossen abgesetzt.

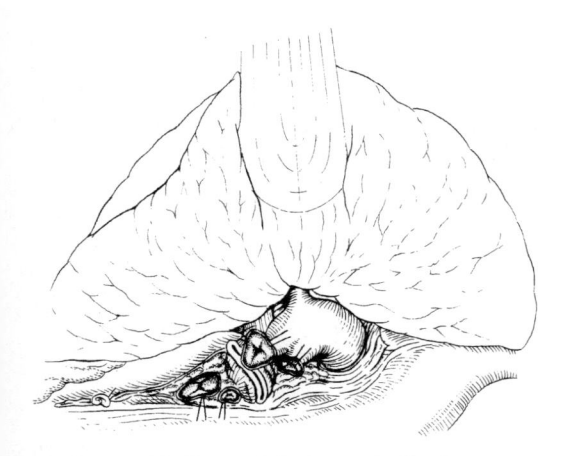

*Abbildung 4-87:* Situs nach Entfernen des Resektats.

## 2.6.6 Segmentresektionen

Segmente stellen die kleinsten bronchopulmonalen Einheiten dar und können als solche prinzipiell auch getrennt reseziert werden. In der Praxis haben Segmentresektionen jedoch an Bedeutung verloren, seitdem sich Klammernahtgeräte zur Durchführung atypischer Resektionen allgemein durchgesetzt haben. Segmentresektionen haben daher noch ihre Berechtigung bei segmentbezogenen entzündlichen Veränderungen wie Bronchiektasen oder Folgezuständen der Tuberkulose, aber auch mitunter in der Tumorchirurgie. Dies gilt beispielsweise für zentral gelegene Metastasen, die eine atypische Resektion nur unter Gefährdung der Hilusstrukturen zuließen, oder wenn im Falle einer Lappenresektion unverhältnismäßig viel intaktes Gewebe geopfert würde, ohne gleichzeitig die Radikalität zu erhöhen.

Die technisch einfachsten und daher am häufigsten praktizierten Resektionen betreffen folgende Segmente bzw. Segmentgruppen:

1. Das Unterlappenspitzensegment (Segment 6)
2. Die basale Segmentgruppe (Segment 7 bis 10 rechts, Segment 8 bis 10 links)
3. Die Segmente 1 bis 3 des linken Oberlappens
4. Lingula des linken Oberlappens (Segment 4 und 5 links).

*Resektion des apikalen Unterlappensegmentes rechts*
(Abb. 4-88 bis 4-91)
Sie verläuft in folgenden Schritten: Durchtrennen der apikalen Segmentvene nach dorsaler Hilusumschneidung, Durchtrennen der Segmentarterie A6, Verschluß und Abtrennen des Segmentbronchus B6.

Nach Standardthorakotomie wird unter kranialem Zug am Unterlappen das Ligamentum pulmonale dargestellt und unter sofortiger Blutstillung bis zur unteren Lungenvene durchtrennt. Daraufhin wird die Lunge nach ventral verlagert, der Hilus dorsal umschnitten und die Segmentvene V6 dargestellt. Diese mündet von kranial her in den Hauptstamm der unteren Pulmonalvene ein. Anschließend wird vom Interlobärspalt aus die Pars interlobaris bzw. die Unterlappenarterie dargestellt, so daß die zum apikalen Unterlappensegment ziehende Arterie (A6) sicher identifiziert

unter spät einmündenden Segmentvene 6. Nur ein ausreichend langer zentraler Venenstumpf läßt eine sichere extraperikardiale Versorgung zu. Bei ungünstigen räumlichen Verhältnissen sollte rechtsseitig das Perikard eröffnet und die intraperikardiale Strecke für eine suffiziente Versorgung in Anspruch genommen werden. Unter kranial gerichtetem Zug an der Oberlappenvorderkante wird nun im Interlob der Arterienstamm aufgesucht, indem mit einem Präpariertupfer das Parenchym des Unterlappens vom Interlob her vorsichtig nach kaudal abgeschoben wird. Nach sicherer Identifizierung der Segmentarterien zur Lingula kann nun medial des Unterlappenhauptstammes die Parenchymbrücke zur Lingula durchtrennt werden. Entlang der Vorderfläche der Pars interlobaris wird die Adventitia von Lymphknoten und Bindegewebe befreit, bis lateral der Abgang zum Unterlappenspitzensegment erkennbar wird. Diese, meist mit einem kurzen kräftigen Stamm aus der Pars interlobaris abgehende Arterie und der Unterlappenhauptstamm lassen sich nun ohne Gefährdung der Äste zum Oberlappen unterfahren und ligieren bzw. durchstechen. Unter kaudal gerichtetem Zug am Unterlappenbronchus erfolgt daraufhin der Verschluß des Unterlappenbronchus abgangsnah quer zu seiner Hauptachse mittels Klammernahtgerät. Bei nachgewiesener Luftdichtigkeit bis 30 cm $H_2O$ endobronchialem Druck erübrigt sich eine zusätzliche Deckung.

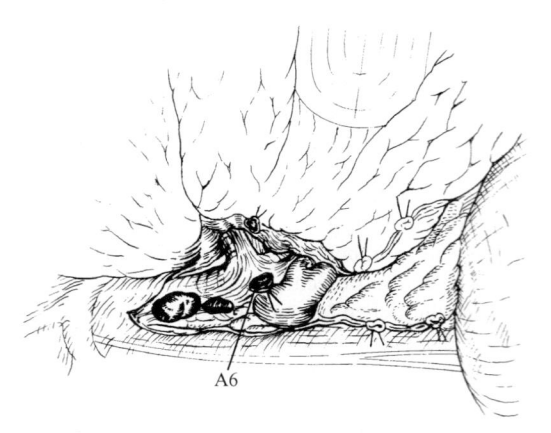

*Abbildung 4-88:* Resektion des apikalen Unterlappensegmentes rechts: Nach Durchtrennen des Lig. pulmonale wird vom Interlobärspalt aus die apikale Segmentarterie dargestellt und durchtrennt.

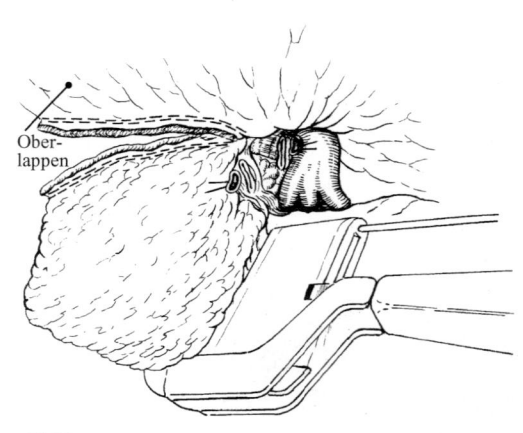

*Abbildung 4-90:* Das Parenchym entlang der Grenze zu den basalen Segmenten wird möglichst in einem Schritt mit entsprechend dimensioniertem Nahtgerät abgetrennt.

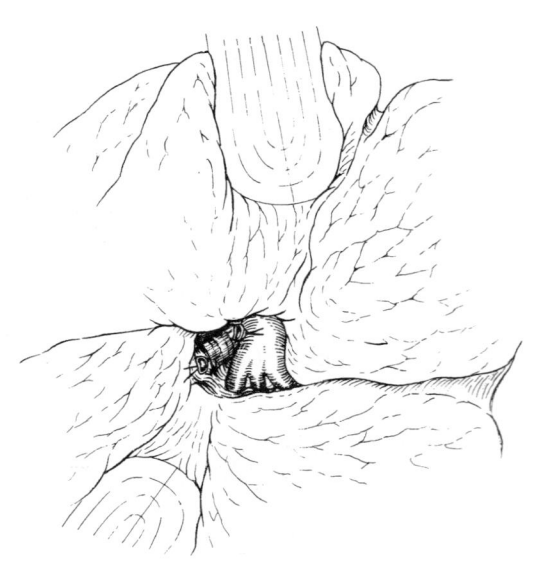

*Abbildung 4-89:* Der unmittelbar dorsal der Arterie verlaufende Segmentbronchus wird mittels Klammernahtgerät verschlossen.

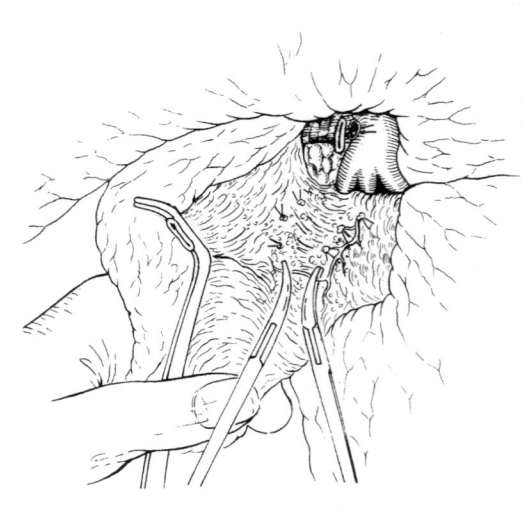

*Abbildung 4-91:* Die stumpfe Auslösung beinhaltet die Gefahr, Fisteln zu hinterlassen.

werden kann. Nachdem diese durchtrennt und nach zentral hin mit feiner Durchstechung versorgt wurde, kommt der Segmentbronchus B6 zum Vorschein. Er wird möglichst zentral umfahren und entweder durch ein Klammernahtmagazin oder mit Einzelnähten (resorbierbarer monofiler Faden der Stärke 4–0) verschlossen. Unter Blähen der Lunge zeichnet sich nun die Grenze zu den basalen Segmenten des Unterlappens ab. Entlang dieser Grenze kann nun mit einem entsprechend dimensionierten Klammernahtgerät – vorteilhaft in Atelektase der basalen Segmente – die Parenchymbrücke zur basalen Segmentgruppe durchtrennt werden. Technisch anspruchsvoller und zeitaufwendiger ist das stumpfe Auslösen des apikalen Unterlappensegmentes unter Belassen der Intersegmentvene auf der Resektionsfläche der basalen Segmentgruppe. Dabei müssen kleine, vom apikalen Segment einstrahlende Gefäße zwischen Klemmen durchtrennt und kleinere Parenchymlecks unter Umständen mittels Fibrinkleber verschlossen werden. Der Vorteil einer stumpfen Auslösung liegt allenfalls in einer besseren Entfaltung des verbleibenden Parenchyms, weshalb auf eine Adaptation der Schnittränder der Pleura visceralis verzichtet werden sollte.

*Resektion der basalen Segmentgruppe rechts*
(Abb. 4-92 bis 4-95)
Sie gliedert sich in folgende Einzelschritte: Durchtrennen der Pars basalis der Unterlappenvene nach Spalten des Lig. pulmonale, Durchtrennen der Pars basalis der Unterlappenarterie, Durchtrennen und Versorgen der Pars basalis des Unterlappenbronchus und Durchtrennen der Parenchymbrücke in der Intersegmentebene zum Spitzensegment.

Wie zur Resektion des Segment 6 beginnt die Präparation mit der Durchtrennung des Lig. pulmonale und der Darstellung der Pars basalis sowie der Segmentvene 6 der unteren Pulmonalvene sowohl von ventral als auch von dorsal her. Die Pars basalis wird angeschlungen und nach zentraler Umstechung durchtrennt. Vom Interlobärspalt aus wird die Pars basalis der Unterlappenarterie angeschlungen und durchtrennt, nachdem die Segmentarterie 4 zweifelsfrei identifiziert wurde. Un-

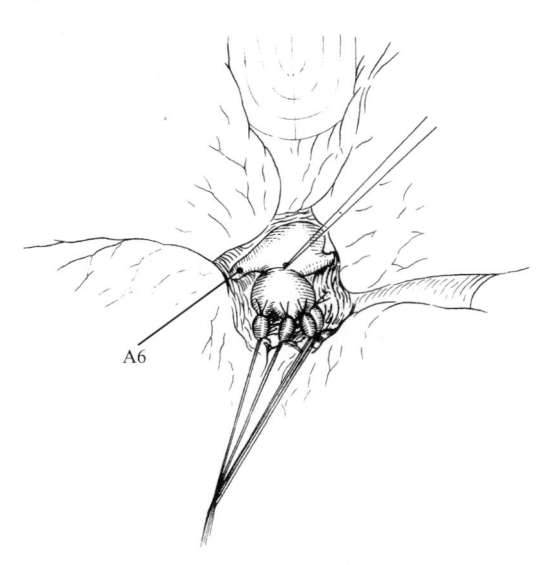

*Abbildung 4-93:* Vom Interlobärspalt aus Durchtrennen des Arterienstammes distal der Abzweigung der apikalen Segmentarterie.

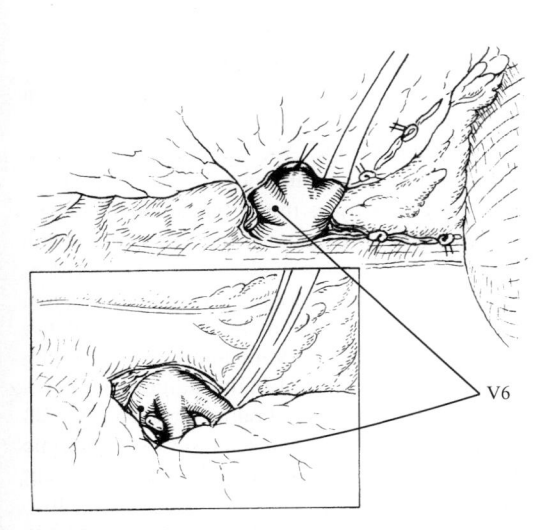

*Abbildung 4-92:* Resektion der basalen Segmentgruppe des rechten Unterlappens: Nach Durchtrennen des Lig. pulmonale Durchtrennen der Äste zur basalen Segmentgruppe nach sicherer Identifizierung der apikalen Segmentvene.

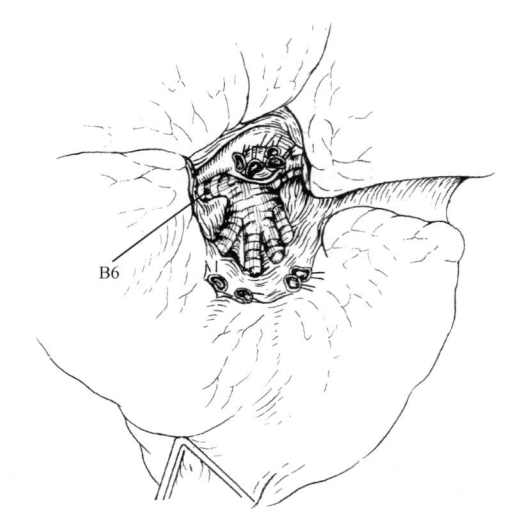

*Abbildung 4-94:* Der nun freiliegende Bronchus wird unterhalb des apikalen Segmentbronchus zwischen Klammernaht und Overholt geschlossen abgesetzt.

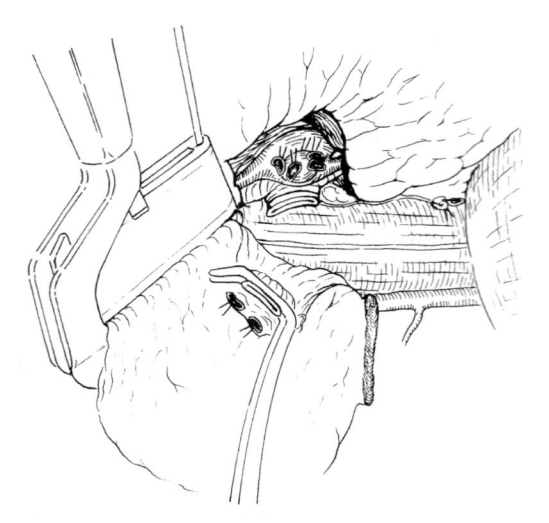

*Abbildung 4-95:* Die Abtrennung von der Basis des apikalen Segmentes geschieht mithilfe eines ausreichend langen Klammernahtgerätes.

mittelbar dorsal der Arterie liegt die Pars basalis des Unterlappenbronchus. Diese wird angeschlungen und mittels Klammernahtgerät verschlossen und durchtrennt. Dabei dürfen der unmittelbar kranial abgehende Mittellappenbronchus und der lateral gelegene Segmentbronchus 6 nicht eingeengt werden. Die zum Mittellappen hin ausgebildete Parenchymbrücke ist oft nur schmal und wird zwischen Overholt-Klemmen durchtrennt und mit Ligatur versorgt, im Anschluß daran erfolgt die Abtrennung der basalen Segmentgruppe, indem unter Blähen der Lunge die Grenze zum Unterlappenspitzensegment sichtbar gemacht wurde.

### Resektion der Segmente 1 bis 3 des linken Oberlappens

Sie wird in folgenden Schritten durchgeführt: Unterbindung der Segmentarterien A1–A3, Unterbindung der drei kranialen Äste der oberen Pulmonalvene, Verschluß und Absetzen der Pars superior des Oberlappenbronchus, Durchtrennen der Parenchymbrücke zur Lingula.

Nachdem die Hilusumschneidung bis zum Aortenbogen hin vorgenommen wurde, müssen wie zur Oberlappenresektion die Äste der oberen Lungenvene freigelegt werden. Die beiden unteren Äste können in der Regel eindeutig der Lingula zugeordnet werden, woraufhin die kranialen Äste durchtrennt und nach zentral hin doppelt umstochen werden. Unter Kaudalzug an der Lungenspitze wird entlang der Pulmonalarterie bis in das Interlob hinein präpariert, um sämtliche Äste zum Oberlappen sicher darstellen zu können. Die Zahl der Äste kann variieren, jedoch erfolgt der Zufluß in die Lingula zumeist aus einem gemeinsamen kräftigen Stamm für die Segmentarterie A4 und A5 oder aus zwei getrennt aus der Pars interlobaris entspringenden, aber eng beieinanderliegenden Ästen, die stets distal der Segmentarterie zum Unterlappenspitzensegment abzweigen. Somit können alle anderen in den Oberlappen einstrahlenden Äste durchtrennt und zum Hauptstamm hin mit feiner Durchstechung versorgt werden. Vom Interlobärspalt aus kann nun die Pars superior des Oberlappenbronchus palpatorisch vom Lingulabronchus abgegrenzt und unterfahren werden. Nach möglichst zentralem Verschluß mit Klammernahtgerät und Blähen der Lunge wird dann das Parenchym entlang der Grenze zwischen atelektatischem und geblähtem Gewebe verschlossen und durchtrennt. Die stumpfe Auslösung der Segmente ist aufwendiger und muß die Intersegmentvene zwischen Segment 3 und 4 respektieren, die auf dem Parenchym der Lingula belassen wird. Gegebenenfalls müssen Parenchymfisteln mittels Fibrin versiegelt werden.

### Resektion der Lingulasegmente (S4 und S5) des linken Oberlappens (Abb. 4-96 bis 4-98)

Die vier Präparationsschritte enthalten: Absetzen der Segmentvenen 4 und 5, Abtrennung der Segmentarterien A4 und A5, Verschluß und Durchtrennung des Lingulabronchus und Durchtrennung des Parenchyms in der Intersegmentebene.

Nach vorderer Hilusumschneidung können die Venenäste der Lingula leicht identifiziert werden. Ohne die Äste der Spitzensegmente einzuengen, werden diese durchtrennt und nach zentral hin doppelt durchstochen. Vom Interlob her werden die Segmentarterien zur Lingula aufgesucht, die in der Regel das letzte nach kranial abgehende Gefäß oder zwei unmittelbar benachbarte Gefäßstämme repräsentieren. Nach deren Durchtrennung liegt der Lingulabronchus an seiner Rückfläche frei. Nach Entfernung umgebender Lymphknoten kann er vom Interlob her zentral umfahren und mit Klammernahtgerät verschlossen und durchtrennt werden. Entlang der Intersegmentebene wird

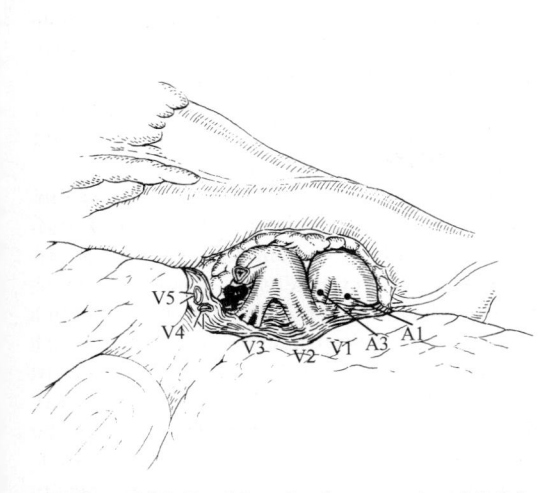

*Abbildung 4-96:* Resektion der Segmente 4 und 5 links (Lingula): Aufsuchen und Durchtrennen der Lingula-Segmentvenen.

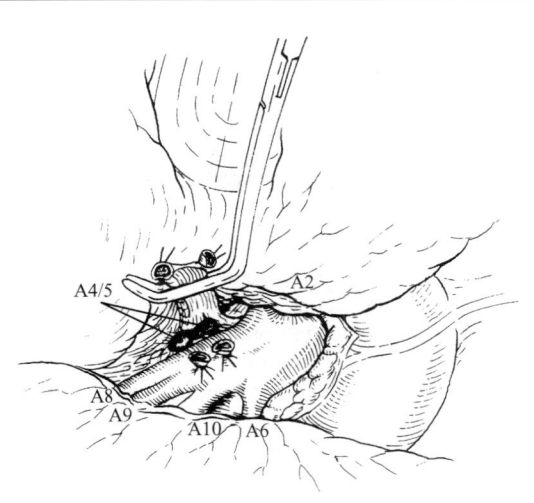

*Abbildung 4-98:* Die Parenchymbrücke zu den apikalen Oberlappensegmenten wird nachVersorgung der Lingulavene und des Lingulabronchus mithilfe eines Klammernahtgerätes durchtrennt.

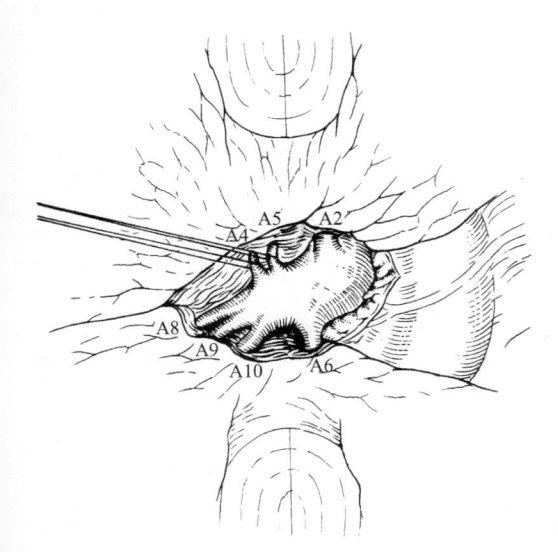

*Abbildung 4-97:* Die Segmentarterien entspringen oft als kurzer gemeinsamer Stamm distal der apikalen Unterlappenarterie.

schließlich das Parenchym durchtrennt. Nach Möglichkeit geschieht dieses unter Verwendung eines entsprechend dimensionierten Klammernahtgerätes, da bei konsekutiver Anwendung mehrerer kürzerer Magazine im Übergangsbereich der Nahtreihen Parenchymfisteln auftreten können.

### Resektion des apikalen Unterlappensegmentes links

Diese verläuft in Analogie zur Resektion des rechtsseitigen Unterlappenspitzensegmentes. Nach Durchtrennung des Ligamentum pulmonale wird die untere Lungenvene sowohl ventral als auch dorsal von der bedeckenden Pleura befreit, so daß die apikale Segmentvene eindeutig identifiziert, angeschlungen und durchtrennt werden kann. Unmittelbar am lateralen Rand der Fissur tritt die Segmentarterie A6 in das Unterlappenspitzensegment ein. Diese Arterie ist meist kräftig ausgebildet und weist eine frühe Teilung auf, was beim Unterfahren und bei schlechten Sichtverhältnissen zu erheblichem Blutverlust führen kann. Ebenso muß die Versorgung des zentralen Stumpfes mit einer sehr feinen Durchstechung vorgenommen werden, weil Blutungen aus dem Arterienhauptstamm bei ungenügender Exposition des Interlobs Umstechungen erfordern, die eine kritische Einengung der Arterie zur Folge haben können. Der Segmentbronchus B6 stellt der Versorgung keine Schwierigkeiten entgegen, da er als einziger auf dieser Höhe nach dorsal abgeht. Entlang der Intersegmentebene zu den basalen Segmenten wird schließlich ein Klammernahtgerät angelegt und das Spitzensegment abgesetzt.

*Resektion der basalen Segmentgruppe des linken Unterlappens*

Nach Durchtrennung des Lig. pulmonale und Freilegen der unteren Lungenvene wird der kräftige Stamm der V. basalis umfahren und durchtrennt, nachdem die Segmentvene 6 eindeutig zugeordnet wurde. Unter Anheben der Lingula wird im Interlobärspalt das am weitesten kranial abgehende Gefäß zur Lingula aufgesucht und peripher hiervon die Pars basalis angeschlungen, nach zentral sorgfältig durchstochen und durchtrennt. Die alleinige Ligatur nach zentral ist besonders riskant, da wegen einer frühen Aufzweigung in die Unterlappenäste eine relativ lange Resektionslinie des Arterienstumpfes resultieren kann. Unmittelbar dorsal der Arterie liegt die Vorderwand des kurzen gemeinsamen Stammes der basalen Segmentgruppe, die Pars basalis des Unterlappenbronchus. Unter Zug an der Pars basalis des Bronchus wird dieser nun zentral mit einer Klammernahtreihe verschlossen und durchtrennt. Die Abtrennung vom Unterlappenspitzensegment erfolgt wiederum unter Zuhilfenahme eines Klammernahtgerätes. Dabei sollte die Nahtreihe auf der Seite des atelektatischen Gewebes gesetzt werden, damit sich das verbleibende Unterlappenspitzensegment ungehindert ausdehnen kann.

### 2.6.7 Bronchoplastische Verfahren

Bronchoplastische Operationen können bei Sitz eines Tumors im zentralen Bronchialsystem ohne Einschränkung der Radikalität größere Parenchymverluste vermeiden und werden daher auch den parenchymsparenden Resektionen zugeordnet. Das Prinzip besteht in der Resektion des tumortragenden Bronchusanteiles meist in Form einer Manschette oder eines Keils – gegebenenfalls en bloc mit dem befallenen Lungenabschnitt. Die Kontinuität der Bronchusresektionsränder wird anschließend durch End-zu-End Anastomose wiederhergestellt. Bronchoplastische Eingriffe können in vielfältiger Weise am zentralen Bronchialsystem bis hin zu den Segmentbronchien durchgeführt werden, wobei sich die technischen Prinzipien nicht wesentlich unterscheiden. Voraussetzung sind in jedem Fall profunde Kenntnisse der Anatomie des Bronchialbaumes. Stellvertretend für die zahlreichen denkbaren Varianten sollen die am häufigsten durchgeführten bronchoplastischen Eingriffe, die Oberlappenmanschettenresektion rechts und die Oberlappenkeilresektion links, beschrieben werden.

*Manschettenresektion des rechten Oberlappens* (Abb. 4-99, 4-100)

Die Indikation zu einem bronchoplastischen Eingriff ist gegeben, wenn ein bronchoskopisch verifizierter Tumor das Ostium des Oberlappens verlegt oder der Tumor bereits auf Haupt- oder Intermediärbronchus übergreift. Bei ausschließlich exobronchialem Wachstum des Tumors kann sich die Indikation zum bronchoplastischen Eingriff unter Umständen erst nach Durchtrennen von Pulmonalvenen und -arterien ergeben, wenn entweder der Primärtumor selbst oder peribronchiale Lymphknoten die Umgebung des Oberlappenabganges infiltrieren. Dies würde bedeuten, daß bei der konventionellen Lobektomie Tumor im Abset-

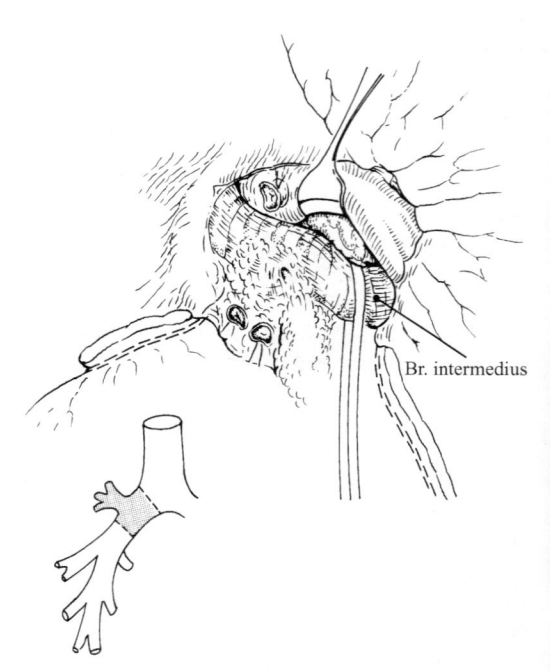

*Abbildung 4-99:* Manschettenresektion des rechten Oberlappens: Der Tumor greift vom Oberlappen her auf den Haupt- bzw. Intermediärbronchus über. Pulmonalvenen- und -arterienäste des Oberlappens sind bereits durchtrennt. Während der Pulmonalarterien-Hauptstamm mit Lidhaken nach medial verlagert wird, wird der Haupt- und Intermediärbronchus entsprechend dem direkten und dem endoskopischen Eindruck sicher im Gesunden durchtrennt.

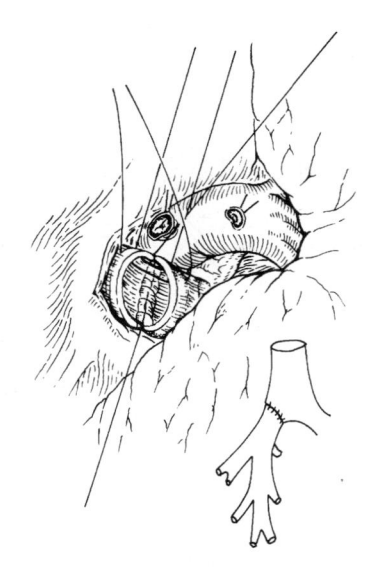

*Abbildung 4-100:* Naht der Hinterwand fortlaufend mit resorbierbarem monofilem Faden der Stärke 4–0, Naht der Vorderwand mit gleichem Material der Stärke 3–0 in Einzelknopftechnik.

zungsrand zurückbliebe. Die Versorgung der Gefäße ist in der Regel wie bei Standardlobektomie vorzunehmen. Der Truncus anterior bzw. der Hauptstamm der Pulmonalarterien können infiltriert sein und dürfen nicht in herkömmlicher Weise unterfahren werden, bevor nicht die Pulmonalarterie zentral durch Tourniquet gesichert worden ist. Infiltrierte Arterienwandanteile müssen nach vorheriger Anzügelung des Hauptstammes und beider Lungenvenen exzidiert werden. Unter Berücksichtigung des Aufwandes für die Rekonstruktion durch ein angioplastisches Verfahren (s. Kap. 2.6.8), des mediastinalen Lymphknotenstatus und der Funktionsreserve des Patienten muß letztlich entschieden werden, ob die Pneumonektomie nicht einem komplikationsträchtigerem und mitunter zeitaufwendigen Rekonstruktionsverfahren vorzuziehen ist.

Gelingt die Anzügelung der Arterienäste des Truncus anterior, so wird dieser durchtrennt und nach zentral hin mit Durchstechung versorgt. In den meisten Fällen läßt sich nun die Pars interlobaris von der daruntergelegenen Bronchusaufzweigung isolieren und nach medial abschieben. Nach Aufsuchen der Arterie im Interlob wird nun die Parenchymbrücke zum Mittellappen hin mittels Klammernahtgerät durchtrennt, wie dieses für die Standardoberlappenresektion beschrieben wurde. Anschließend erkennt man die nach medial abgehenden Äste zum Mittellappen, während die Segmentarterie zum Segment 2 des Oberlappens von Tumor oder Lymphknotenpaketen umgeben ist. Dennoch kann in der Regel mit einem feinen Präpariertupfer der Abgang soweit identifiziert werden, daß dieser mit einem Overholt nach zentral hin ausgeklemmt und offen abgesetzt werden kann. Die Versorgung der Pars interlobaris muß mit einem monofilen Faden der Stärke 4–0 oder 5–0 erfolgen. Daraufhin wird die Pars interlobaris angezügelt und soweit nach medial abgeschoben werden, daß Haupt- und Intermediärbronchus frei liegen und gleichfalls angeschlungen werden können. Unter Zug am Oberlappen nach lateral wird nun der Hauptbronchus mit einem Skalpell in sicherem Abstand zu dem Tumor zwischen zwei Knorpelspangen sauber durchtrennt. Die an der Rückwand verlaufende Bronchialarterie wird mit einer spitzen Péanklemme gefaßt und mit feinem Faden durchstochen. Anschließend wird der Bronchus intermedius sicher unterhalb der Tumorinfiltration unter Beachtung des Mittellappenbronchus und des Segmentbronchus zum Unterlappenspitzensegment zwischen den Knorpelspangen quer zu seiner Achse durchtrennt. Das tumortragende Resektionspräparat wird im Bereich der Resektionsränder entsprechend markiert und umgehend im Schnellschnittverfahren untersucht. Bei Tumorfreiheit der Schnittränder kann mit der Anastomosierung begonnen werden. Bei Infiltration eines oder beider Resektionsränder ist eine Nachresektion unerläßlich. Im Falle einer Lymphangiosis des zentralen Resektionsrandes würde die Pneumonektomie die Radikalität nicht erhöhen, weshalb die Anastomosierung zwischen Haupt- und Zwischenbronchus dennoch vorgenommen werden kann. Das Ziel ist eine spannungsfreie Anastomose unter guten Durchblutungsverhältnissen und mit einer suffizienten Weichteilabdeckung zur Nahtsicherung einerseits und zum Schutz der anliegenden Pulmonalarterie andererseits. Das Stechen der Nähte muß immer unter optimalen Sichtverhältnissen erfolgen, um die meist inkongruenten Lumina korrekt adaptieren zu können. Kleinere Blutungen der Schleimhaut oder der Submukosa dürfen keinesfalls koaguliert werden, lediglich die pulsierend spritzenden Bronchialarterien werden direkt gefaßt und in der Nähe des Resektionsrandes umstochen. Die Bronchuslumina werden wiederholt abgesaugt, um späteren Atelektasen vorzubeugen. Die Anastomosierung beginnt mit der Naht der Hinterwand unter Verwendung eines spät-resorbierbaren monofilen Fadens der Stärke 4–0. Dabei ist die Übersicht am besten gewährleistet, wenn die Resektionsränder noch auf Distanz gehalten werden.

Die Nadel faßt die Hinterwand in ganzer Wandstärke etwa 1 mm vom Rand entfernt und Abständen von ca. 3 mm. Nach Vorlegen der Ecknähte (monofil, Stärke 3–0), die jeweils einen Knorpelring vollständig umfassen, können nun die Ränder der Hinterwand adaptiert werden, ohne daß die Fäden Gefahr laufen, durchzuschneiden. Zu diesem Zweck wird mit einem Stieltupfer die Lungenbasis nach kranial verlagert, nachdem zuvor das Ligamentum pulmonale durchtrennt wurde. Nach Knüpfen der Eckfäden wird der Faden für die Hinterwand gespannt, wobei sich die Hinterwandanteile kongruent aneinanderlegen müssen. Der fortlaufende Hinterwandfaden wird nun mit den Ecknähten verknüpft.

Die Vorderwandnähte umgreifen jeweils eine Knorpelspange des Haupt- bzw. Intermediärbronchus und werden in einem Abstand von 3 mm gestochen, vorgelegt und schließlich geknüpft. Inkongruenzen können durch entsprechend proportionierte Abstände ausgeglichen werden. Meistens läßt sich der Intermediärbronchus in den Hauptbronchus über die Breite eines Knorpelringes einstülpen. Diese aus der Lungentransplantation übernommene Technik hat sich besonders bewährt, weil eine optimale Abdichtung erzielt wird. Während der Fertigstellung muß der Anästhesist das Bronchialsystem gründlich von Koageln befreien. Anschließend sollte der Operateur die Anastomose endoskopisch überprüfen, um Fehlstiche, abstehende Knorpelspangen oder Abknickungen noch korrigieren zu können. Anastomosendehiszenzen sind nach korrekt ausgeführter Anastomosierung eine Rarität, eine suffiziente Gewebeabdeckung zur Pulmonalarterie hin sollte aber dennoch angestrebt werden, um hier Arrosionsblutungen zu vermeiden. Hierzu bieten sich aus der Umgebung die mobilisierte V. azygos, ein Perikardstreifen oder das perikardiale Fettgewebe an.

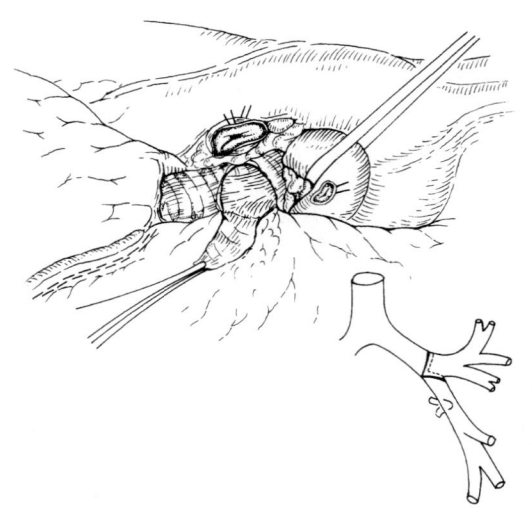

*Abbildung 4-101:* Bronchuskeilresektion anläßlich Oberlappenresektion links: Der Tumor erreicht von peripher (extra- oder endoluminal) das Lappenostium und infiltriert nicht den Hauptbronchusstamm. Eine Bronchuskeilresektion anstelle einer Manschettenresektion kann versucht werden, wenn mindestens ein Drittel des Bronchusumfangs erhalten werden kann. Die Bronchuswand wird keilförmig unter Erhalten der Rückwand im Gesunden exzidiert. Zuvor sind Pulmonalvenen und -arterien des Oberlappens bereits durchtrennt worden.

*Bronchoplastische Keilresektion des linken Oberlappens* (Abb. 4-101, 4-102)
Eine Tumorinfiltration im Bereich des linken Oberlappenostiums kann die Resektion des Oberlappens einschließlich eines Keiles (oder einer Manschette) aus dem Haupt- bzw. Unterlappenbronchus erfordern. Dieser Eingriff ist nach der Manschettenresektion des rechten Oberlappens die zweithäufigste aller bronchoplastischen Operationen. Der Stamm der linken Lungenarterie überkreuzt den linken Hauptbronchus in enger Beziehung zum Oberlappenabgang. Da ein hier gelegener Tumor in die Arterie einbrechen kann oder zumindest die Isolierung der Segmentarterien zum Oberlappen erschweren kann, empfiehlt sich grundsätzlich das Anzügeln des linken Pulmonalarterien-Hauptstammes sowie der Unterlappenvene (nach bereits vollzogener Durchtrennung der oberen Lungenvene). Lassen sich die Segmentabgänge in gewohnter Weise versorgen, so wird die Pars interlobaris angezügelt und nach lateral abgeschoben, so daß die Aufzweigung des linken

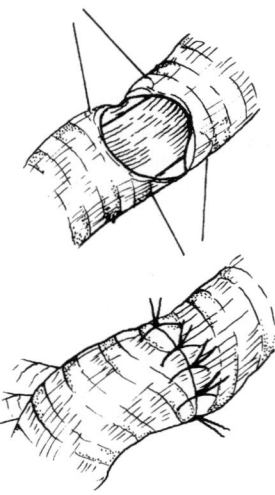

*Abbildung 4-102:* Naht im Knorpelanteil in Einzelknopftechnik unter Respektierung des Segmenteingangs zum apikalen Unterlappensegment. Bei Gefahr der Abknickung durch Einfaltung der Hinterwand (bronchoskopische Kontrolle!) muß eine Manschettenresektion durchgeführt werden.

Hauptbronchus freiliegt. Wird die Resektion eines Keils für ausreichend gehalten, sollte nach Möglichkeit die Pars membranacea vollständig erhalten werden. Sofern sich bei Adaptation der Pars cartilaginea eine Einstülpung der Hinterwand mit dem Effekt einer Lumeneinengung ergibt, muß ein entsprechend breiter Streifen der Pars membranacea nachreseziert werden. Daraufhin erfolgt die zirkuläre Anastomose, wie unten für die Manschettenresektion beschrieben.

Greift der Tumor auf die Pars membranacea über, so muß primär eine Manschettenresektion vorgenommen werden. Der linke Hauptbronchus wird zu diesem Zweck mit Skalpell entsprechend dem endoskopischen Befund mit sicherem Abstand zum Tumor zwischen zwei Knorpelspangen quer durchtrennt. Nach eindeutiger Identifizierung des apikalen Unterlappensegmentbronchus wird schließlich der Unterlappenbronchus so durchtrennt, daß der Schnittrand zum Ostium des Segmentbronchus 6 einen Abstand von mindestens 3 mm aufweist. Bei nichttumorfreien Resektionsrändern kann der linke Hauptbronchus nach zentral bequem noch mehr als 2 cm nachreseziert werden, während nach distal unter Umständen das Segment 6 geopfert werden muß, um Tumorfreiheit zu erzielen. Nach Versorgung der spritzenden Bronchialarterien, was keinesfalls durch Elektrokoagulation geschehen darf, werden Haupt- und Unterlappenbronchus nach Lösen des Ligamantum pulmonale und unter kranial gerichtetem Zug am Unterlappen einander genähert. Wegen der meist erheblichen Inkongruenz beider Lumina muß durch sorgfältig proportionierte Stichabstände ein Ausgleich geschaffen werden. Wie für die rechtsseitige Oberlappenmanschettenresektion beschrieben, wird die Hinterwand mit fortlaufender Naht (resorbierbar monofil, Stärke 4–0) genäht, wobei die Ränder erst nach Vorlegen und Knüpfen der an den Knorpelspangen verankerten Nähte adaptiert werden. Nur unter optimalen Sichtverhältnissen dürfen nun die Vorderwandnähte vorgelegt werden, um eine Einengung des Segmentbronchus 6 zu vermeiden. Mühelos läßt sich die Einstülpung des Unterlappenbronchus in den Hauptbronchus erreichen, indem nun die Fäden geknüpft werden. Nach gründlichem Absaugen des linksseitigen Bronchialsystems schließen sich die Dichtigkeitsprüfung und die endoskopische Kontrolle der Anastomose durch den Operateur an. Zum Schutz der Pulmonalarterie gegenüber den geknüpften Fäden kann hier perikardiales Fettgewebe interponiert werden, wobei eine Einengung der Arterie vermieden werden muß.

Schwellungen der Bronchialschleimhaut können in den ersten postoperativen Tagen die Anastomose einengen und einen Sekretstau im Unterlappen verursachen. Durch den routinemäßigen Einsatz der Bronchoskopie zwischen dem 2. und 4. Tag bzw. bei radiologischer Befundverschlechterung können schwerwiegende Infektionen oder Atelektasen vermieden werden.

### 2.6.8 Angioplastische Eingriffe
(Abb. 4-103, 4-104)

Angioplastische Eingriffe dienen wie bronchoplastische der Parenchymerhaltung und beinhalten Wandresektionen größerer Gefäße mit anschließender Wiederherstellung der Kontinuität. Dabei finden die Prinzipien der Gefäßchirurgie Anwendung in Gestalt der queren oder längsgerichteten Direktnaht, der End-zu-End-Naht nach Manschettenresektion oder der Rekonstruktion eines Abschnittes durch Interponat bzw. Verwendung eines Patches (vgl. Achter Teil).

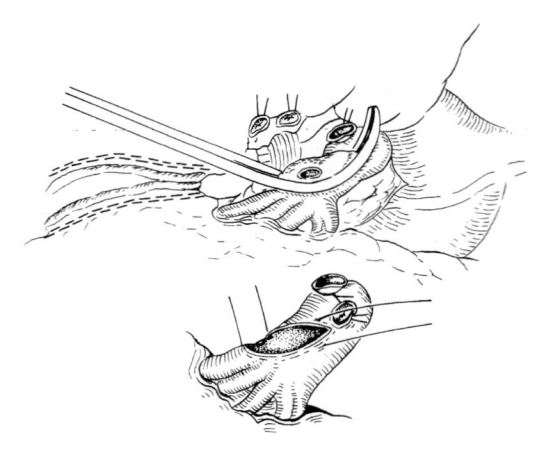

*Abbildung 4-103:* Broncho-angioplastische Resektion des linken Oberlappens: Bei Befall des Hauptbronchus und eines Pulmonalarteriensegmentes auf gleicher Höhe kann die Pneumonektomie unter günstigen Voraussetzungen durch kombinierte Plastik vermieden werden. Nach enbloc-Resektion des tumortragenden Oberlappens beginnt die Rekonstruktion mit der Bronchusnaht.

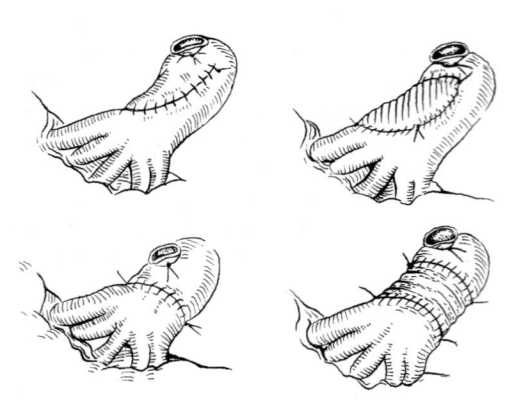

*Abbildung 4-104:* Die Pulmonalarterie wird je nach Defektausmaß durch Tangentialnaht oder in End-zu-End-Technik wiederhergestellt. Selten ist bei längerer Kontinuitätsunterbrechung ein Interponat erforderlich.

Über die technische Operabilität bei Gefäßwandinfiltration oder die Zweckmäßigkeit eines parenchymsparenden Verfahrens entscheidet letztlich immer der Lokalbefund. Bei Infiltration der intraperikardialen Strecke der Pulmonalarterie besteht im allgemeinen Inoperabilität, allenfalls ist bei seltenen Sarkomen oder endoluminalen Tumorzapfen die Operation unter Anwendung der extrakorporalen Zirkulation noch gerechtfertigt.

Am häufigsten ergibt sich die Indikation zu einem angioplastischen Eingriff im Rahmen von Oberlappenkarzinomen mit Übergreifen auf den Arterienhauptstamm. Relativ häufig müssen die Segmentarterienabgänge aus dem Hauptstamm mittels Femoralisklemme ausgeklemmt und der dann durch Resektion entstandene Defekt mittels fortlaufender Naht verschlossen werden. Wenn möglich, sollten Einengungen des Gefäßes vermieden werden. Sofern aus einer Längsnaht eine Einschnürung mit der Gefahr der Thrombosierung resultiert, muß unter Ausklemmung dieses Abschnittes ein Dacron- oder Teflonpatch eingenäht werden. Einer intrapulmonalen Thrombosierung während der Abklemmzeit wird durch lokale Heparinisierung (1 ml Heparin auf 100 ml 0,9 % NaCl mit Knopfkanüle intravasal gegeben) begegnet. Als Nahtmaterial ist ein monofiler Faden der Stärke 5–0 zu empfehlen. Wenn nach ausgedehnteren Gefäßwandresektionen eine Direktnaht nicht in Frage kommt, muß der Patch ausreichend groß gewählt werden, weil das tatsächliche Ausmaß des Defektes am nicht-perfundierten Gefäß in der Regel unterschätzt wird. Manschettenresektionen und End-zu-End-Anastomosen sind unter Umständen den Wandresektionen mit aufwendigen Rekonstruktionen vorzuziehen, da sie weniger zeitaufwendig bzw. komplikationsträchtig sind.

Manschettenresektionen des Pulmonalarterien-Hauptstammes können der Rekonstruktion ganz erhebliche Probleme entgegenstellen, wenn nicht bedacht wird, daß sich nach Durchtrennung die Gefäßstümpfe aufgrund der elastischen Wandanteile beträchtlich zurückziehen können. Daher muß der Hauptstamm vor Resektion zentral der Infiltration so nah wie möglich an der Perikardumschlagfalte angezügelt oder geklemmt werden, damit ein ausreichend langer Saum für die Anastomosierung zur Verfügung steht. Um einen glatten Resektionsrand herzustellen, ist die quere Durchtrennung entlang einer zweiten Klemme vorzunehmen, die anschließend wieder entfernt wird, um den Saum für die Anastomosierung freizugeben. In gleicher Weise wird distal der Tumorinfiltration verfahren.

Zirkuläre Defekte von mehr als 2 cm Länge müssen durch Gefäßprothesen entsprechenden Kalibers ersetzt werden. Nach jeder Rekonstruktion, die mit einer Gefäßeröffnung einherging, muß das Gefäßsystem dieser Seite durch anterograde und retrograde Perfusion entlüftet werden, um Luftembolien zu vermeiden.

Die häufigste Komplikation nach angioplastischen Eingriffen ist die Thrombosierung der Gefäßstrombahn, die eine kritische Totraumventilation zur Folge haben kann. Die Ursache sind in der Regel technische Fehler. Grundsätzlich sollte das Operationsergebnis am 2. oder 3. postoperativen Tag mittels Pulmonalisangiographie oder Perfusionsszintigraphie überprüft werden, um gegebenenfalls noch rechtzeitig revidieren zu können. Eine systemische Heparinisierung ist nach korrekt ausgeführter Gefäßrekonstruktion nicht notwendig, darüber hinaus auch viel zu riskant.

## Literatur

Beattie, E.J., Bloom, N., Harvey, J. (1992): Thoracic surgical oncology. Churchill Livingstone, New York, Edinburgh, London, Melbourne, Tokio.
Humphrey, E.W., McKeown, D.L. (1982): Manual of pulmonary surgery. Springer, New York, Heidelberg, Berlin.
Nohl-Oser, H.C., Salzer, G.M. (1985): Lungenchirurgie. Thieme, Stuttgart.
Sunder-Plassmann, L., Dienemann, H., Heberer, G. (1991): Erkrankungen der Lunge. In: Heberer, G., Schildberg, F.W., Vogt-Moykopf, I., Sunder-Plassmann, L. (Hrsg.): Chirurgie der Lunge und des Mediastinums. Springer, Berlin, Heidelberg, New York, S. 396–484.
Shields, T.W. ($^2$1983): Pulmonary resections. In: Shields, T.W. (ed.) General Thoracic Surgery. Lea & Febiger, Philadelphia, pp. 315–330.

## 2.7 Spezielle Erkrankungen der Lunge

### 2.7.1 Angeborene Erkrankungen

*Lungenagenesie*

Das Fehlen einer Lunge ist eine sehr seltene Erkrankung, die wiederum häufig mit anderen kardiovaskulären Mißbildungen kombiniert in Erscheinung tritt. Auf der betreffenden Seite fehlen das Lungenparenchym, der Bronchialbaum und die Gefäße. Der Hauptbronchus bildet hier lediglich einen kurzen Blindsack, der Anlaß für rezidivierende Infektionen sein kann. Eine Indikation zum chirurgischen Vorgehen ergibt sich nur, wenn der Bronchusstumpf als Infektionsquelle ausgeschaltet werden muß.

*Lungenhypoplasie*

Hypoplastische Lungen enthalten funktionstüchtige funktionelle Einheiten, erreichen jedoch nicht die normale Größe. Auch diese Dysplasie ist nicht selten mit anderen Fehlbildungen wie Zwerchfelldefekten oder einer Fehleinmündung der Lungenvenen in die V. cava inferior kombiniert. Ist die Lungenfunktion durch diese begleitenden Fehlbildungen erheblich eingeschränkt, ist die Indikation zur operativen Korrektur gegeben. Resezierende Eingriffe sind indiziert, wenn rezidivierende Infekte konservativ nicht beherrschbar sind.

*Lungenzysten*

Kongenitale Lungenzysten sind fast immer solitär, multiple Zysten dagegen meist Folge einer Staphylokokkenpneumonie im Säuglingsalter oder die wichtigste Manifestation der Mukoviszidose in der Lunge. Nicht-infizierte Lungenzysten werden auffällig, wenn sie bei Größenzunahme die Restlunge komprimieren und damit die Ventilation behindern. Bei lokalisierten Veränderungen kann die atypische Resektion oder die anatomische Segmentresektion genügen, eine Lobektomie ist nur bei multiplen Zysten und zystischer Degeneration des Lappens erforderlich.

Rezidivierende Infekte können aus einer inadäquaten Zystendrainage resultieren. Auch in diesem Fall sollte, nach Möglichkeit im Infektintervall, eine Zystenentfernung durch atypische Resektion erfolgen.

*Lobäremphysem*

Das kongenitale Lobäremphysem führt bereits in der Neugeborenenperiode zu einem Atemnotsyndrom, da die erkrankten Lungenabschnitte das gesunde Parenchym komprimieren und das Mediastinum verdrängen. Die Therapie besteht in der Resektion des betroffenen Lungenlappens.

*Bronchialanomalien*

Die relativ häufigen Bronchialanomalien haben keinerlei Krankheitswert und sind meist Zufallsbefunde anläßlich der Bronchoskopie. Es handelt sich meistens um überzählige Segmentbronchien oder Aufzweigungsvarianten des Bronchialsystems, die gelegentlich bei der Präparation berücksichtigt werden müssen.

## Bronchialfisteln

Angeborene Fisteln zwischen Tracheobronchialsystem und Ösophagus werden in der Regel wegen der unvermeidlichen Aspiration bereits unmittelbar postnatal einer Behandlung zugeführt. Im Erwachsenenalter sind Ösophagustumoren, Bronchialkarzinome und intrathorakale Anastomosen des Verdauungstraktes häufig Ausgangspunkt von Fistelverbindungen zum Tracheobronchialsystem. Im Vordergrund stehen rezidivierende Fieberschübe und ein permanenter Hustenreiz im Zusammenhang mit der Aufnahme flüssiger Nahrung. Bei entsprechendem Verdacht werden diese Fisteln endoskopisch oder selektiv bronchographisch verifiziert. Neben der Ausschaltung der Ursache muß in den meisten Fällen der fisteltragende Lappen reseziert werden, der durch die wiederholten Aspirationen und chronische Entzündungsvorgänge in Mitleidenschaft gezogen ist.

## Arteriovenöse Fistel

Die arteriovenöse Fistel stellt eine abnorme Verbindung zwischen Pulmonalarterie und Pulmonalvene dar, die solitär oder multipel vorkommen kann, letzteres vor allem bei Patienten mit hereditärer Teleangiektasie (Morbus Rendu-Osler-Weber). Erworbene arteriovenöse Kurzschlußverbindungen gehen auf Schuß- oder Stichverletzungen zurück oder entstehen aus stark vaskularisierten Schilddrüsenkarzinom-Metastasen. Nur etwa 20% aller Patienten weisen die klassische Trias von Zyanose, Polyzytämie und Trommelschlegelfingern auf. Voraussetzung dafür ist eine Kurzschlußblutmenge von mehr als 30% des Schlagvolumens. Es können Schwindelgefühl, Kopfschmerz und in schweren Fällen Synkopen, besonders unter körperlicher Belastung mit plötzlicher Vergrößerung des Shuntvolumens, auftreten. Bei Einreißen kleinerer Gefäße kommt es zur Hämoptyse, lebensbedrohliche Blutungen treten bei intrapleuraler Ruptur auf. Arteriovenöse Fisteln können auch Ausgangspunkt metastatischer Hirnabszesse sein.

Auskultatorisch kann bei größeren Fisteln ein pulssynchrones Schwirren zu hören sein, sofern noch keine Thrombosierung eingetreten ist.

Bevorzugter Sitz angeborener arteriovenöser Fisteln sind die subpleuralen Regionen der Unterlappen. Selbst relativ kleine Fisteln können Shuntvolumina von mehreren Litern pro Minute aufweisen. Röntgenologisch erscheinen diese Fisteln scharf begrenzt, während ein breiter, von der Umgebung scharf abgesetzter Streifen zwischen Lungenhilus und dem Rundherd den zu- und abführenden Gefäßen entspricht. Unter Durchleuchtung sind gelegentlich Eigenpulsationen des Rundherdes erkennbar. Die Diagnose wird letztlich durch pulmonales Angiogramm oder Computertomogramm mit Kontrastmittelgabe gesichert.

Peripher gelegene Herde werden durch atypische Resektion vollständig entfernt. Da sich in späteren Lebensjahren neue Fisteln manifestieren können, muß die Resektion möglichst parenchymsparend durchgeführt werden. Die unvollständige Entfernung bei Vorliegen multipler Fisteln kann eine Vergrößerung der verbliebenen Fisteln bedingen. Alternativ kann in derartigen Fällen die selektive Embolisierung vorgenommen werden. Während die Prognose nach vollständiger Entfernung arteriovenöser Fisteln gut ist, sofern keine neuen Herde auftreten, sterben etwa 50% der inoperablen Patienten an Komplikationen wie Blutungen, Hirnembolien, Hirnabszeß oder Sepsis.

## Lungensequester (Abb. 4-105, 4-106)

Lungensequester sind umschriebene Mißbildungen, die dem Unterlappen anliegen oder mit diesem verschmolzen sind und regelmäßig Blut über anormale Äste aus der Aorta abdominalis oder der Aorta thoracica descendens erhalten. Der venöse

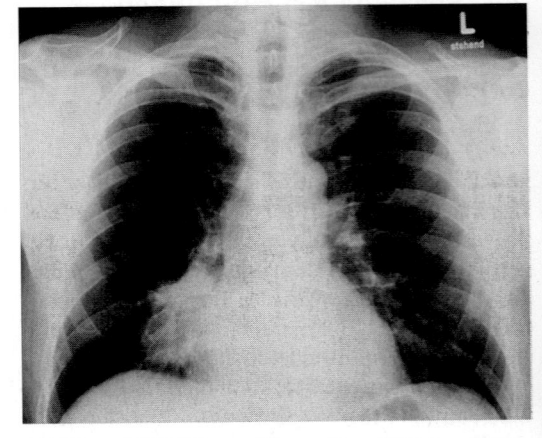

*Abbildung 4-105:* Röntgen-Thorax eines 40jährigen Patienten mit Lungensequester rechts.

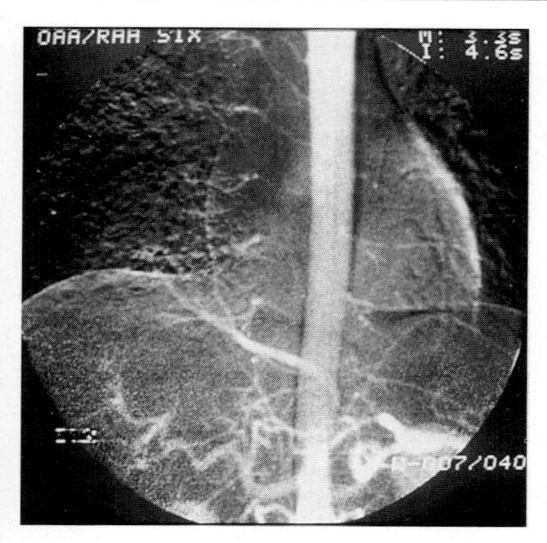

*Abbildung 4-106:* DSA der Aorta beim gleichen Patienten: eine kräftige, infradiaphragmal abgehende Arterie zieht zum Sequester im rechten Lungenunterlappen.

Rückfluß erfolgt fast immer zur Lungenvene, kann aber auch in die V. azygos bzw. V. hemiazygos gerichtet sein. Steht das Bronchialsystem des Sequesters mit dem Bronchialbaum des benachbarten Unterlappens in Verbindung, kann er sich auf diesem Wege infizieren und das Bild eines mehrkammerigen Lungenabszesses, einer chronisch rezidivierenden Pneumonie oder einer infizierten bronchogenen Zyste vortäuschen. Am häufigsten liegt das sequestrierte Gebilde im posteromedialen Teil des Unterlappens. Ist das Bronchialsystem des Sequesters völlig selbständig ausgebildet, so ist das Gewebe atelektatisch und diese Mißbildungsform fast immer symptomlos. Lungensequester können in jedem Lebensalter klinisch auffällig werden. Bei Infektionen stehen rezidivierendes Fieber und Husten mit purulentem Auswurf im Vordergrund. Auffälligstes Substrat im Röntgenbild sind dann unterschiedlich von Aufhellungen und Spiegeln durchsetzte segmenttypische Verschattungen in der posterobasalen Region. Die aberrierende Arterie kann angiographisch dargestellt werden, auch wenn dieses zur Untermauerung der Diagnose nicht unbedingt notwendig ist. Bei infizierten Sequestern ist die Operation die Methode der Wahl. Meistens ist eine Lappenresektion erforderlich. Die aberrierende Arterie verläuft im Lig. pulmonale und muß gezielt aufgesucht und umstochen werden, weil sie sich bei unvorhergesehener Durchtrennung in Zwerchfellhöhe nach abdominal retrahieren kann. Die extralobären Sequester ohne Zeichen der Infektion lassen sich im allgemeinen unter Schonung des angrenzenden Unterlappens resezieren.

**Literatur**

Rau, B., Branscheid, D., Vogt-Moykopf, I. (1990): Angeborene Lungenanomalien. Symptome, Diagnostik, Therapie. Z Herz Thorax Gefäßchir 4:47–59.

### 2.7.2 Entzündliche Erkrankungen

*Mukoviszidose*

Die Mukoviszidose ist eine rezessiv vererbliche Erkrankung der exokrinen Drüsen, die u. a. die Bronchialschleimhaut befällt. Sie tritt in einer Häufigkeit von 1:2500 auf. Durch vermehrte Sekretion eines äußerst zähen Schleims werden bronchopulmonale Infekte begünstigt und unterhalten. Daraus resultieren allmählich Erweiterungen der Bronchialwand und schließlich zystische Erweiterungen, die sich sekundär infizieren. Durch die Bronchialobstruktion und die angestrengten Expektorationen wird das Auftreten von Pneumothoraces begünstigt. Die wegen rezidivierender Infekte verklebten Pleurablätter verhindern in der Regel einen Totalkollaps der Lungen, dennoch bedarf jeder relevante Pneumothorax einer Drainagebehandlung vor dem Hintergrund einer respiratorischen Globalinsuffizienz (s. Kap. 1.14). Kann wegen einer größeren bronchopleuralen Fistel eine Wiederausdehnung der Lunge trotz suffizienter Drainage nicht erreicht werden, muß ein Fistelverschluß auf thorakoskopischem Wege angestrebt werden (s. Kap. 2.5). Wegen der mit einer Standardthorakotomie verbundenen Beeinträchtigung der Lungenfunktion müssen erst alle Möglichkeiten der Drainagebehandlung und der minimal-invasiven Chirurgie ausgeschöpft werden, bevor man sich zu einem offenen Verfahren entschließt.

Sind die Destruktionen des Parenchyms weitgehend auf einen oder zwei Lappen beschränkt und sind diese gleichzeitig für wiederholte schwere Krankheitsverläufe mit Allgemeininfektion oder Hämoptysen verantwortlich, so kommt nach gründlicher Abwägung eine anatomische Resektion in Betracht. Liegt bereits eine pulmonale Hypertension mit Cor pulmonale vor, muß unter Umständen eine Doppellungen- oder Herz-Lungen-Transplantation erwogen werden (s. Neunter Teil: Transplantationen, Kap. 3 und 4). Anatomische Resektionen sind wegen der pleuralen Verwachsungen technisch anspruchsvoll und durch Nachblutungen und Infektionen gefährdet. Die Auslösung der Lunge muß unter subtiler Blutstillung erfolgen, da die Verwachsungen zumeist stark vaskularisiert sind. Parenchymverletzungen müssen wegen der Gefahr der Kontamination der Pleurahöhle um jeden Preis vermieden werden. Besonderes Augenmerk gilt der Bronchialarterie im Rahmen der anatomischen Resektion. Diese kann einen Durchmesser von 3–4 mm aufweisen, sie ist darüber hinaus sehr dünnwandig. Das Bronchialsystem ist infolge der chronischen Infektion äußerst vulnerabel, so daß Klammernähte bei zu niedrig gewählter Klammerhöhe ausbrechen können. Eine suffiziente Stumpfdeckung ist daher obligat. Vor Thoraxwandverschluß muß die Pleurahöhle gründlich mit desinfizierender Lösung (z. B. Chlorinalösung) gespült werden.

Kriterien für eine Doppellungen- bzw. Herz-Lungen-Transplantation sind eine rapide klinische Verschlechterung mit Gewichtsabnahme, zunehmend kürzeren Abständen schwerer Infektexacerbationen und Hämoptysen, permanente Abhängigkeit von Sauerstoffgaben und eine geschätzte Lebenserwartung von unter 18 Monaten (s. Neunter Teil: Transplantationen, Kap. 3 und 4).

*Bronchiektasen* (Abb. 4-107)
Bronchiektasen sind Folge chronisch rezidivierender bronchialer und peribronchialer Infekte irreversibel erweiterter Abschnitte eines ansonsten normalen Bronchialsystems. Am häufigsten sind die basalen Segmentgruppen beider Unterlappen betroffen, oft findet man aber auch eine Miterkrankung des rechten Mittellappens bzw. der Lingula. Das apikale Unterlappensegment bleibt dagegen über längere Zeit noch frei. Computertomographisch können die erkrankten Abschnitte relativ zuverlässig abgegrenzt werden, so daß dem Patienten die relativ belastende Bronchographie erspart werden kann.

Die Indikation zum chirurgischen Vorgehen stützt sich auf eine langfristige Beobachtung des

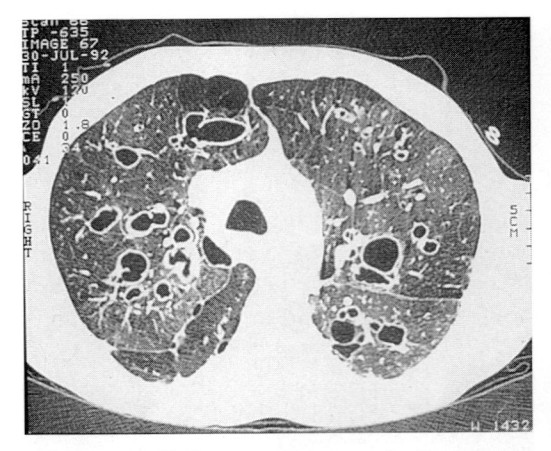

*Abbildung 4-107:* Computertomogramm des Thorax eines 24jährigen Patienten mit Mukoviszidose (vor Lungentransplantation): Ektasien der Segmentbronchien.

Patienten und ist nur indiziert bei chronisch komplizierten Fällen mit rezidivierenden fieberhaften oder septischen Verläufen oder bei Hämoptysen nach genauer Abgrenzung des Prozesses. Bei beidseitigen Prozessen ist die Operation nur dann indiziert, wenn tatsächlich die zu operierende Seite ungleich stärker befallen und für die septischen Komplikationen verantwortlich ist. Bei isoliertem Befall der basalen Segmentgruppe muß das apikale Unterlappensegment nach Möglichkeit geschont werden. Für die Versorgung des Bronchusstumpfes gelten die gleichen Standards wie für die Mukoviszidose (s. o.).

*Unspezifische bakterielle Entzündung*
Unspezifische bakterielle Lungenentzündungen heilen nach konsequenter und gezielter antibiotischer Behandlung in der Regel folgenlos ab. Unter ungünstigen Umständen und gehäuft bei Immunsupprimierten treten Karnifikationen auf, die mit einer irreversiblen Schädigung mitunter auch größerer anatomischer Einheiten gleichzusetzen sind. Diese können einerseits Ausgangspunkt hämatogener Keimverschleppung sein, andererseits sind sie kaum von einer Neubildung sicher zu unterscheiden. Daher ist die Indikation zur Thorakotomie mit intraoperativer Schnellschnittuntersuchung zu stellen, wenn nach vier bis sechs Wochen keine eindeutige Verkleinerung des Herdes erkennbar wird. Häufig muß der karnifizierte Lap-

pen in toto entfernt werden, auch wenn keine Neubildung zugrunde liegt. Wenn gleichzeitig schwartige Pleuraverwachsungen bestehen, kann die extrapleurale Auslösung zwischen parietaler Pleura und Fascia endothoracica einfacher sein als die interpleurale Auslösung des betreffenden Lappens.

*Postobstruktive Atelektase,*
*«Mittellappensyndrom»* (Abb. 4-108)
Vergrößerte und verhärtete Lymphknoten können benachbarte Lappen- oder Segmentbronchien komprimieren. Ursächlich sind spezifische Erkrankungen wie die Tuberkulose und Histoplasmose, aber auch unspezifische Infektionen. Besonders bei Kleinkindern können entzündlich vergrößerte Lymphknoten auf dem Höhepunkt der akuten Infektion die noch sehr weichen und englumigen Bronchien komprimieren, woraus eine Segment- oder Lappenatelektase resultieren kann. Am häufigsten wird der Mittellappenbronchus («Mittellappensyndrom») in Mitleidenschaft gezogen. Nach Abschwellen der Lymphknoten sind derartige Atelektasen rasch rückläufig, jedoch wird bei rezidivierenden Infekten oder verbleibenden Bronchusstenosen die Entstehung von Bronchiektasen begünstigt.

Das klinische Bild richtet sich nach dem Alter des Patienten, der Lokalisation der Entzündung und dem Ausmaß der Lymphknotenbeteiligung. Radiologisch imponieren Atelektasen in wechselndem Ausmaß, computertomographisch können Lymphknotenpakete identifiziert, aber nicht bezüglich ihrer Dignität beurteilt werden. Differentialdiagnostisch müssen gehäuft endoluminal wachsende Karzinoide, bei Kindern auch Fremdkörperaspiration erwogen werden. Die Operationsindikation ist zu stellen bei konservativ nicht beherrschbaren rezidivierenden Infekten, bei fixierter Bronchusstenose mit entsprechender Symptomatik oder wenn ein malignes Geschehen nicht sicher ausgeschlossen werden kann. Die Resektion des betroffenen Lappens einschließlich der Entfernung zentraler Lymphknoten ist das Verfahren der Wahl, unter Umständen kombiniert mit einem bronchoplastischen Verfahren. Die alleinige Entfernung der für die Bronchusstenose verantwortlichen Lymphknoten kann schwieriger sein als die anatomische Lappenresektion und ist auch nur dann sinnvoll, wenn sich die Bronchusstenose als reversibel erweist und das Lungenparenchym noch intakt ist.

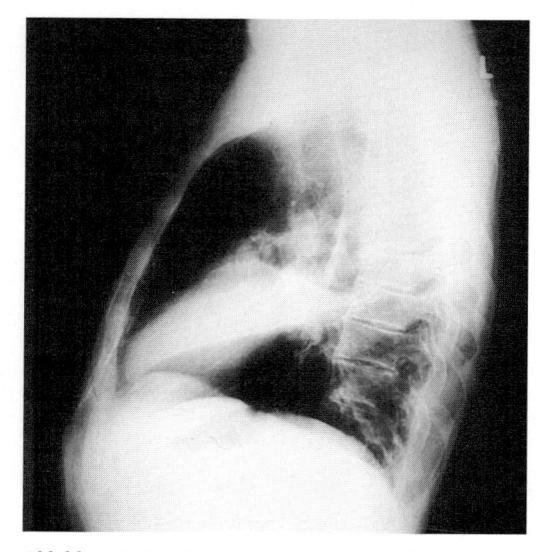

*Abbildung 4-108:* Röntgen-Thorax eines 60jährigen Patienten mit Mittellappensyndrom: Bronchialkarzinom am Mittellappeneingang als Ursache einer Verschattungsfigur in Projektion auf den Herzschatten.

*Lungenabszeß* (Abb. 4-109)
Eitrige Einschmelzungen des Lungengewebes werden definitionsgemäß durch pyogene Bakterien oder Entamoeba hystolytica hervorgerufen. Pathogenetisch werden vier verschiedene Mechanismen unterschieden:

1. Bronchogene Infektion bei Bronchusstenose oder -obstruktion,
2. hämatogene Infektion,
3. auf dem Boden einer Gangrän, z. B. posttraumatisch,
4. auf dem Boden vorbestehender Hohlräume, z. B. Lungenzysten.

Bronchogene Abszesse nach Aspiration sind aus anatomischen Gründen am häufigsten im apikalen Unterlappensegment lokalisiert (Aspiration in Rückenlage). Hämatogene Abszesse entstehen bevorzugt in Gegenwart einer chronischen Lungenstauung. In der frühen Phase der Abszeßentwicklung unterscheiden sich die Zeichen und Symptome kaum von denen der bakteriellen Pneumonie: Fieber, Schüttelfrost, Husten und Thoraxschmerz.

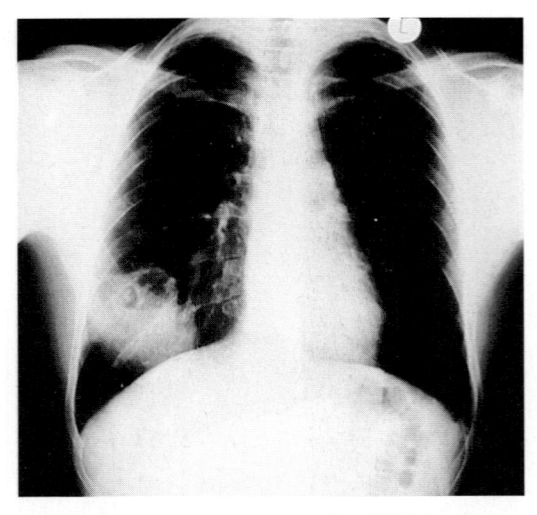

*Abbildung 4-109:* Röntgen-Thorax eines 24jährigen Patienten mit Abszedierung im rechten Unterlappen nach Aspiration.

Wenn der Abszeß in einen Bronchus einbricht oder die Obstruktion beseitigt ist, wird der Abszeßinhalt abgehustet. Übelriechender Auswurf ist ein Hinweis auf die Anwesenheit anaerober Keime. Nach Entleerung einer Nekrosehöhle kann sich das Allgemeinbefinden vorübergehend bessern. Abszesse können in die Pleurahöhle perforieren und damit ein Empyem oder einen Pyopneumothorax hervorrufen.

Radiologisch zeigt sich anfangs eine homogene, gewöhnlich rundliche, aber unscharf begrenzte Verdichtung, die Lufteinschlüsse erkennen läßt, sobald sich der Abszeß entleert.

Unter antibiotischem Schutz muß jeder Patient mit Lungenabszeß bronchoskopiert werden. Dabei können unter Umständen Tumoren diagnostiziert, Fremdkörper extrahiert und unter günstigen Umständen der Abszeßinhalt abgesaugt werden. Metapneumonische Abszedierungen, die sich über das Bronchialsystem drainieren, haben unter alleiniger konservativer Therapie eine sehr günstige Prognose im Gegensatz zu Abszessen auf dem Boden zerfallender Tumoren oder präexistenter Parenchymdefekte. Bei massiven Hämoptysen oder Abszessen, die einen Lappen vollständig zerstören, ist die anatomische Resektion des betreffenden Lappens das Verfahren der Wahl. Läßt der Allgemeinzustand dieses nicht zu, muß unter Kontrolle eines bildgebenden Verfahrens eine großlumige transpleurale Drainage gewählt werden, über welche eine Spülbehandlung vorzunehmen ist. Ein Pyopneumothorax wird mit zwei großlumigen Drainagen versorgt. In Abhängigkeit von der Grunderkrankung, dem Allgemeinzustand des Patienten, der Effizienz der Drainagebehandlung und gegebenenfalls dem Ausmaß der bronchopleuralen Fistel wird über die Notwendigkeit einer operativen Revision entschieden.

*Lungentuberkulose*

Im heutigen thoraxchirurgischen Krankengut hat die Tuberkulose dank der Erfolge der tuberkulostatischen Therapie einen Anteil von unter 5 %. Die wichtigsten Indikationen sind Folgezustände der Tuberkulose wie Bronchusstenosen, Bronchiektasen, Kavernen, zerstörte und funktionslose Lungenabschnitte («destroyed lung») mit persistierender Infektion, teilweise kompliziert durch Hämoptysen, Empyeme und bronchopleurale Fisteln.

Die anatomische Resektion hat die früher im Vordergrund stehenden Verfahren wie den therapeutischen Pneumothorax, die Thorakoplastik oder die Kavernendrainage weitgehend abgelöst. Kavernen, die nach mehrmonatiger konsequenter Chemotherapie persistieren, stellen eine Indikation zur Resektion dar. Dasselbe gilt für Tuberkulome jeglicher Größe. Einerseits können sie sich vergrößern, im ungünstigen Fall einschmelzen und damit zum Ausgangspunkt einer kavernösen Lungentuberkulose werden, andererseits wird auch ein Nebeneinander von postspezifischen Residuen und Karzinomen angetroffen. Die Resektion soll möglichst gewebesparend durchgeführt werden. Der Nachweis eines Tuberkuloms rechtfertigt auch bei fehlendem Nachweis von Tuberkelbakterien eine tuberkulostatische Therapie über mindestens 6 Monate.

Die Kavernostomie, die geschlossene oder offene Drainage einer großen Kaverne, kommt bei chronisch Kranken in Frage, denen ein größerer operativer Eingriff nicht mehr zugemutet werden kann, oder wenn bei lebensbedrohlichen Blutungen nur noch eine direkte Kompression des arrodierten Areals durchführbar ist. Das Thorakostoma erlaubt die offene Behandlung der Kaverne, die schließlich durch eine umschriebene Thorakoplastik zum vollständigen Kollaps gebracht werden kann.

Massive Hämoptysen erfordern die umgehende Inspektion des Tracheobronchialbaumes. Über ein starres Bronchoskop oder einen einfachen Beatmungstubus können Koagel rasch entfernt werden, während dies mit Hilfe eines flexiblen Bronchoskops kaum gelingt. Dieses wird schließlich zur Lokalisation der Blutung über den flexiblen Tubus oder das starre Rohr eingeführt. Da meistens lediglich eine Sickerblutung besteht, müssen sämtliche Segmentabgänge gründlich freigespült werden, um den Ausgangspunkt der Blutung sicher identifizieren zu können. Eine sofortige Blutstillung kann erzielt werden, indem ein Fogarty-Katheter neben dem flexiblen Bronchoskop in den entsprechenden Lappen- oder Segmentbronchus vorgeschoben und der Blockadeballon aufgefüllt wird. Bei starken Blutungen und mangelnder Übersicht muß der entsprechende Hauptbronchus durch Einbringen eines Doppellumentubus blockiert werden. Auf diese Weise gewinnt man Zeit für die Vorbereitung der Operation. Bei hohem Operationsrisiko stellt die Embolisierung der Blutungsquelle – häufiger eine Bronchialarterie als eine Pulmonalarterie – eine aussichtsreiche Alternative dar.

Schwierig ist die Entscheidung zur Operation bei langstreckigen fixierten Bronchusstenosen, die bei noch funktionstüchtigem Parenchym weder eine Dilatation noch eine Stenteinlage zulassen. Intraoperativ muß hier nach sorgfältiger Präparation der peribronchialen Lymphknoten auch die Möglichkeit der isolierten Bronchusmanschettenresektion überprüft werden, bevor intaktes Parenchym geopfert wird. Oft sind auch die intrapulmonalen Veränderungen so massiv, daß man sich – nicht zuletzt auch wegen rezidivierender Superinfektionen – doch zu einer anatomischen Resektion entschließt.

*Aspergillose* (Abb. 4-110)
Unter den verschiedenen Manifestation, der Aspergillusmykosen ist lediglich das Aspergillom von speziell chirurgischem Interesse. Aspergillome entstehen bevorzugt in präformierten Hohlräumen wie Abszeßhöhlen oder Kavernen, insbesondere bei immunsupprimierten Patienten. Das Aspergillom ist ein aus Pilzfäden, Fibrin und Zelldetritus bestehendes kugelförmiges Gebilde, das

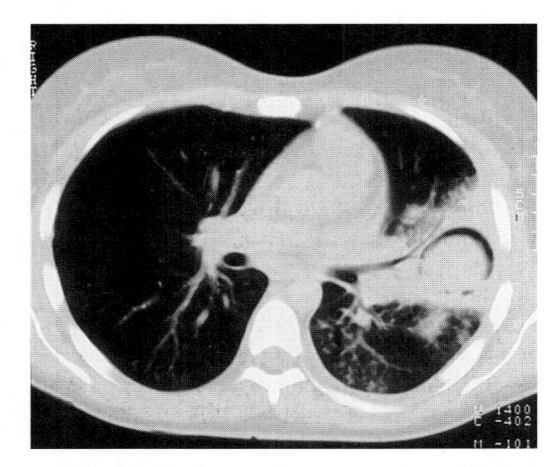

*Abbildung 4-110:* Computertomogramm einer 30jährigen Patientin mit Aspergillom im linken Unterlappen. Z.n. Knochenmarks-Transplantation. Eine operative Sanierung war wegen schwerer entzündlicher Begleitreaktion des Restparenchyms in beiden Lappen nicht mehr möglich.

mit den Bewegungen des Patienten seine Lage verändert. Im Röntgenbild findet sich meist der pathognomonische Befund einer sichelförmigen Figur, die der Luft zwischen dem Aspergillom und Höhlenwand entspricht. Die wichtigsten Komplikationen des Aspergilloms sind Arrosionsblutungen und Durchbruch in die Pleurahöhle. Die Behandlung der Wahl ist die Resektion im Gesunden, da die medikamentöse Therapie des Aspergilloms unbefriedigend ist. Nach Möglichkeit sollte man durch rechtzeitige Operation der Blutung zuvorkommen. Da schwere Blutungen eher selten sind, ist der prophylaktische Eingriff lediglich bei einem solitären Herd und bei vertretbarem Operationsrisiko anzuraten, dagegen ist ein Zuwarten bei Risikopatienten mit eingeschränkter Lungenfunktion sowie bei Vorliegen von mehreren Aspergillomen zu empfehlen. Bei Blutungskomplikationen muß in diesen Fällen die Embolisierung vor der Operation Vorrang haben.

## Aktinomykose

Eine Lungenaktinomykose entsteht durch Inhalation oder auf hämatogenem Wege, bevorzugt bei Unterkieferosteomyelitis nach Extraktion kariöser Zähne. Die Erkrankung kann auf Pleura und Thoraxwand übergreifen und für Lappendestruktionen, Empyeme und Osteomyelitiden der Rippen verantwortlich sein. In diesem Fall ist eine chirurgische Intervention unter Penicillinschutz notwendig. Außereuropäische Lungenmykosen wie die Histoplasmose oder die Blastomykose können Krankheitsbilder hervorrufen, die der Tuberkulose ähnlich sind. Bei allen Formen ist Amphotericin B die wirksamste Substanz. Ein chirurgisches Vorgehen ist nur selten erforderlich.

*Echinokokkus der Lunge*

In den Lungen als zweitem Filterorgan nach der Leber können sich Echinokokkuslarven festsetzen. Nach einem Intervall bis zu Jahrzehnten bilden sich zumeist solitäre, mitunter auch multiple Zysten in den Lungen und in der Pleurahöhle. Radiologische Zeichen wie homogene Verschattungen, zystische Gebilde, Hydropneumothorax oder Spannungspneumothorax haben nur in Endemiegebieten diagnostische Aussagekraft. Verdächtig ist eine Eosinophilie im Differentialblutbild (Sensitivität bis 35%), beweisend ist der indirekte Hämagglutinationshemmtest (Sensitivität bis 100%, Spezifität 98–100%). Der Lungenechinokokkus verläuft in der Regel symptomlos, dagegen können sehr große Zysten Verdrängungserscheinungen oder bei Einbruch in das Bronchialsystem Hämoptysen und den charakteristischen Auswurf von salzwasserartiger Qualität hervorrufen. Da mit jeder Eröffnung einer Echinokokkuszyste allergische Reaktionen des Organismus verbunden sein können, muß die chirurgische Entfernung mit größter Sorgfalt vorgenommen werden. Der Zugang muß in sicherer Entfernung zu der Zyste erfolgen. Kleinere Zysten werden bei oberflächlicher Lage durch atypische Resektion entfernt, Pleuraherde durch extrapleurale Mobilisation exstirpiert. Zuvor muß die Umgebung stets mit in hypertoner Kochsalzlösung oder Chloramin-getränkten Tüchern großzügig abgedeckt werden, um im Falle einer Verletzung der Zyste eine Kontamination zu vermeiden. Größere oder tiefer im Parenchym gelegene Zysten, die für eine atypische Resektion nicht in Frage kommen, werden durch Enukleation entfernt. Dabei wird das darübergelegene Parenchym einschließlich der Perizyste, einer aus fibrosiertem Lungengewebe bestehenden Pseudomembran, soweit eröffnet, daß die Zyste ohne die Gefahr der Ruptur entfernt werden kann. Luftfisteln innerhalb der Perizystenwand werden mit Durchstechung versorgt, ein eigentlicher Verschluß der Höhle ist nicht erforderlich.

Da Reinfektionen möglich sind und Zysten auch multipel und bilateral auftreten können, muß in jedem Fall funktionstüchtiges Parenchym soweit wie möglich erhalten werden.

### 2.7.3 Bullöses Emphysem

Die Indikation zur Operation bei bullösem Emphysem ergibt sich im Rahmen eines Pneumothorax, bei relevanter bronchopleuraler Fistel oder wenn funktionstüchtiges Lungengewebe durch große Bullae komprimiert und die Lungenfunktion dadurch kritisch beeinträchtigt wird.

Bei Pneumothorax mit oder ohne Fistel ist die Thorakoskopie anstelle der Thorakotomie in therapeutischer Absicht um so eher indiziert, je stärker der Patient durch sein Grundleiden in seiner Atemfunktion eingeschränkt ist.

Die Indikation zur Operation bei Vorliegen großer Bullae bedarf einer kritischen Abwägung. Eine funktionelle Besserung durch Resektion erkrankter Abschnitte kann nur bei Vorliegen extrem großer Blasen erreicht werden, welche gesundes Lungengewebe komprimieren. Ein zuverlässiges Maß für die Lungenfunktion ist die Diffusionskapazität. Ist diese bereits hochgradig eingeschränkt, so kann von einer Operation keine wesentliche Verbesserung erwartet werden. Asymptomatische Patienten sollten nicht operiert, jedoch langfristig bezüglich der Lungenfunktionsdaten kontrolliert werden. Bei weiterer Vergrößerung der Bulla und klinischer und funktioneller Verschlechterung oder wenn der funktionslose Bezirk mehr als ein Drittel oder die Hälfte der Pleurahöhle einnimmt, ist die Operation schließlich indiziert.

Das operative Vorgehen besteht in der Resektion der Blase mittels Klammernahtgerät. Bei sehr breiter Basis wird lediglich der überstehende Anteil der Blase reseziert und sämtliche Leckagen mittels feiner Durchstechungsligatur versorgt. Dieses muß mit äußerster Sorgfalt geschehen, da sich größere Fisteln nur selten spontan verschließen.

Bei jüngeren Patienten mit rasch progredienter Rarefizierung des Lungengerüstes und entsprechender klinischer Verschlechterung muß die Möglichkeit einer Lungentransplantation (s. Neunter Teil, Kap. 4) erwogen werden. Aus diesem

Grund sollte man von einer zusätzlichen Pleurodese ohne zwingenden Grund Abstand nehmen, da sie die operationstechnischen Schwierigkeiten im Rahmen einer Transplantation erheblich steigern kann.

## 2.8 Lungenverletzungen

Jede mutmaßliche oder gesicherte Thoraxverletzung verlangt wegen der Sonderstellung von Herz und Lungen für die Vitalfunktionen besondere Aufmerksamkeit. Lungen und Mediastinum sind zwar durch die Brustwand gegenüber geringeren Gewalteinwirkungen relativ gut geschützt, jedoch sind Atmung und Kreislauf auch von den besonderen Druckverhältnissen im Thorax abhängig. Daher können selbst äußerlich unscheinbare Verletzungen nach perforierender oder umschriebener stumpfer Gewalt mit lebensbedrohlichen Zuständen wie Perikardtamponade oder Spannungspneumothorax einhergehen. In 75 % aller Thoraxverletzungen fehlen äußerlich sichtbare Zeichen sogar vollständig. Die Erstmaßnahme nach Thoraxtrauma entspricht sowohl am Unfallort als auch in der Klinik den Grundsätzen der Versorgung akut lebensbedrohlicher Zustände, d. h. Vorrang hat die Erhaltung und Wiederherstellung der kardiopulmonalen Funktion (s. Erster Teil).

Während sich durch orientierende Diagnostik mit rein klinischen Hilfsmitteln die aktuelle Gefährdung des Patienten zumeist sehr zuverlässig abschätzen läßt, können konkrete Aussagen über das Verletzungsausmaß der Lungen allenfalls nach Drainageneinlage (s. Kap. 1.14) und Anfertigen eines Röntgenbildes gemacht werden.

Für die Indikation zur Thorakotomie ist die Höhe des Blutverlustes ausschlaggebend. Eine sofortige oder dringliche Operation ist indiziert bei einem initialen Blutverlust von 800–1000 ml oder bei einem fortgesetzten Blutverlust von etwa 200 ml pro Stunde. Bei isoliertem einseitigem Thoraxtrauma ist die standardmäßige Seitenlagerung des Patienten zu empfehlen. Bei Kombinationsverletzungen, die unter Umständen eine Parallelversorgung erfordern, ist die Rückenlage des Patienten mit beidseits ausgelagerten Armen vorzuziehen. Die Rückenlage erlaubt auch den beidseitigen simultanen Pleurazugang über eine Standardthorakotomie. Durch Verbindung der in gleicher Höhe ausgeführten Standardinzisionen über eine quere Sternumdurchtrennung ergibt sich ein optimaler Zugang zu beiden Pleurahöhlen und dem Mediastinum. Die dabei verletzten Vasa thoracica interna bedürfen der gezielten Durchstechung. Ein sicherer Hinweis auf eine Lungenparenchymverletzung mit bronchopleuraler Fistel ist ein Spannungspneumothorax bzw. eine permanente Fistel nach Drainageneinlage. Eine Ruptur der Trachea oder des zentralen Bronchialsystems muß endoskopisch ausgeschlossen werden (s. Kap. 4.6). Eine Indikation zur Operation ergibt sich bei einem Verlust des Ventilationsvolumens ab etwa 30–40 %. Kleinere Lazerationen, wie sie bei älteren Patienten nach Rippenfrakturen mit Anspießung des Parenchyms auftreten, gehen meist nur mit einer kleinen Fistel einher, die sich innerhalb weniger Tage spontan verschließt. Schuß- oder Stichverletzungen mit dem Verdacht auf eine Lungenparenchymbeteiligung bzw. Pneumothorax werden zunächst nur mit Thoraxdrainage versorgt und nur dann der Thorakotomie zugeführt, wenn die genannten Kriterien erfüllt sind. Noch in situ befindliche Stichwaffen müssen unter OP-Bedingungen entfernt werden, bei Verdacht auf eine zusätzliche Herzbeteiligung günstiger über eine Sternotomie als über eine Standardthorakotomie, um die Möglichkeit einer extrakorporalen Zirkulation offen zu halten.

Die Computertomographie dient der Quantifizierung der Lungenkontusion und -lazeration, ist jedoch allein nicht ausschlaggebend für die Indikation zur Thorakotomie.

Unter dem Verdacht auf eine einseitige schwere Lungenverletzung wird eine Standardthorakotomie auf der entsprechenden Seite ausgeführt. Hilfreich für die Versorgung von Parenchymverletzungen ist die Intubation des Patienten mit einem Doppellumentubus. Die Parenchymverletzungen müssen zunächst identifiziert und bezüglich ihres Schweregrades beurteilt werden. Denkbar sind oberflächliche Einrisse, tiefe, bis an den Hilus heranreichende Zerreissungen mit Beteiligung größerer Bronchien, Hilusgefäßeinrisse und Kombinationen aus den genannten Verletzungen. Oberflächliche Einrisse lassen sich mittels Direktnaht oder mit Klammernahtgerät verschließen. In der Tiefe des Risses gelegene blutende Gefäße müssen mitgefaßt werden, um ein Lungenhämatom zu vermeiden. Auch bei tieferen Einrissen sollte eine Direktnaht der primären Resektion vorgezogen werden. Davon bilden lediglich Lazerationen eine Ausnahme, die mit ausgedehnten Parenchymeinblutungen einhergehen oder wenn die Blutungen aus der Tiefe des Risses nicht innerhalb kurzer Zeit beherrschbar sind. Kann der Blutverlust aus dem Parenchym durch Tamponade nicht aufgehalten werden, so müssen die Pulmonalarterie und die Lungenvenen vorübergehend angezügelt und abgeklemmt werden. Oberflächliche, bis 1 cm tiefe Lazerationen werden unter Verwendung von feinen monofilen Fäden 4-0 durchgreifend mit Einzelnähten verschlossen, wobei neben der Abdichtung der Pleura auch die Blutstillung in der Tiefe angestrebt wird. Bei Schwierigkeiten, das Gewebe mit Einzelnähten abzudichten, können das Unterlegen der Nähte mit Teflonfilz und die Anwendung von Fibrinkleber sehr hilfreich sein.

Einrisse der Lungenränder werden unter Umständen zeitsparender durch Klammernähte versorgt. Bei tieferen Einrissen, die in der Regel auch stärker bluten und ein größeres Luftleck aufweisen als oberflächliche Einrisse, genügt keinesfalls die Naht der Pleura visceralis, da sich das intralobäre Hämatom durch freie Ruptur in die Pleurahöhle binnen kurzer Zeit Platz verschaffen würde. Nach stumpfem Trauma ist das Parenchym ausgedehnt lazerierter Lappen meistens gleichzeitig so schwer kontusioniert, daß nur noch eine Lobektomie in Frage kommt. Allenfalls nach glattrandigen Stichverletzungen gelingt es, größere Gefäße in der Tiefe des Parenchyms zu versorgen, um somit den betreffenden Lappen zu erhalten. Bestehen Zweifel, ob das kontusionierte Parenchym erholungsfähig ist, soll eher der Versuch gemacht werden, das Parenchym zu erhalten. Das gilt insbesondere bei bilateralen Lungenverletzungen, wenn das Ausmaß aller Verletzungen und des drohenden ARDS noch nicht beurteilt werden können.

Ist das Gewebe infolge Einblutung bereits sehr brüchig oder hat es in der Ausdehnung eines gesamten Lappens die Konsistenz einer Leber angenommen, so ist das Gewebe definitiv nicht erholungsfähig.

Stehen Hämoptysen mit im Vordergrund, werden diese bronchoskopisch lokalisiert und näher abgeklärt. Sie können aus einer Ruptur des zentralen Tracheobronchialsystemes resultieren (s. Kap. 4.6), aber auch aus einer Lungenlazeration ohne Eröffnung größerer Bronchien. Einrisse der Trachea und der Hauptbronchien müssen notfallmäßig operativ versorgt werden (s. Kap. 4.6), während stärkere Blutungen aus peripheren Abschnitten des Bronchialsystems vor Thorakotomie möglichst selektiv durch Ballonkatheter oder – bei schlechter Übersicht – durch Doppellumentubus blockiert werden.

Die in unseren Regionen selteneren Schuß- und Stichverletzungen stellen per se keine Indikation zur notfallmäßigen Thorakotomie dar. Auch das Vorhandensein eines Projektils ist für sich allein genommen kein Anlaß zu einer notfallmäßigen operativen Revision. Allein nach Durchschlagen des Mediastinums muß auch ohne Blutverlust oder ohne größere Luftfistel die sofortige Thorakotomie vorgenommen werden.

## 2.9 Tumoren

### 2.9.1 Benigne Tumoren

Gutartige Tumoren treten radiologisch in der Regel als relativ scharf begrenzte Rundherde in Erscheinung. Da eine eindeutige Abgrenzung gegenüber einem Malignom nie mit ausreichender Sicherheit allein aufgrund radiologischer Befunde erfolgen kann, sollte bei vertretbarem Risiko grundsätzlich eine histologische Abklärung erfolgen. Da negative Punktionsergebnisse einen malignen Prozeß nicht sicher ausschließen können, ist bei vertretbarem Operationsrisiko grundsätzlich die vollständige Entfernung des Tumors angezeigt. Bei entsprechend günstiger Lokalisation und Größe ist die videothorakoskopisch ausgeführte atypische Resektion zu empfehlen, ansonsten die herkömmliche Thorakotomie. Die Resektion wird grundsätzlich parenchymsparend, aber stets im Gesunden vorgenommen und das Präparat einer Gefrierschnittuntersuchung zugeführt. Die häufigste benigne Neubildung ist das Hamartom, das aus verschiedenen Geweben unterschiedlicher Reifegrade zusammengesetzt ist. Hamartome kommen meistens solitär, selten auch multipel vor und liegen häufig subpleural. Es handelt sich um kleine, scharf umschriebene Knoten von knorpeliger Konsistenz, die gelappt erscheinen. Mitunter können Hamartome in die Bronchiallichtung hineinragen. Histologisch enthält der Tumor neben Knorpelgewebe, das teilweise auch verkalkt sein kann, zystische Anteile, Fettzellen und mitunter auch glatte Muskelfasern. Die adäquate Behandlung besteht in der atypischen Resektion, bei subpleuralem Sitz können die Tumoren auch nach Inzision der Pleura unter weitgehender Schonung des Lungengewebes exstirpiert werden.

Seltener als Hamartome sind das sklerosierende Hämangiom (Synonym: entzündlicher Pseudotumor, fibröses Histiozytom), das Lymphozytom und andere. Ihnen allen ist gemeinsam, daß sie erst nach operativer Entfernung sicher klassifizierbar werden und damit definitiv behandelt sind.

## 2.9.2 Nicht-kleinzellige Bronchialkarzinome

Entsprechend der WHO-Klassifikation maligner Lungentumoren (1981) werden den epithelialen malignen Tumoren mit einem Anteil von über 98 % wenige nicht-epitheliale maligne Tumoren, maligne Lymphome, das maligne Mesotheliom der Lunge und andere seltene Malignome gegenübergestellt. Allen seltenen Tumorarten ist gemeinsam, daß die Diagnose meistens erst intraoperativ gestellt wird, da diese Tumoren nicht von der Bronchialschleimhaut ausgehen und die zentralen Abschnitte des Bronchialsystems nur selten infiltrieren. Bei derartigen Läsionen muß immer ein extrathorakaler Primärtumor ausgeschlossen werden, weil differentialdiagnostisch eine Metastase in Betracht kommt.

Bei vertretbarem Operationsrisiko ist die Resektion im Gesunden das Verfahren der Wahl. Das Resektionsverfahren richtet sich dabei nach Tumorsitz und -ausdehnung. Eine lymphogene Metastasierung ist viel seltener als eine hämatogene Aussaat. Daher ist eine makroskopisch im Gesunden erfolgte Segmentresektion oder atypische Resektion im allgemeinen ausreichend. Kann prä- oder intraoperativ die zweifelsfreie Diagnose eines primären malignen Lymphoms der Lunge erbracht werden, so ist der Chemotherapie dann der Vorzug zu geben, wenn offensichtlich ein mediastinaler und extrathorakaler Lymphknotenbefall vorliegt oder selbst durch ausgedehnte Resektion nur fraglich Radikalität erzielt werden kann.

Die wichtigsten epithelialen malignen Tumoren sind:

1. Plattenepithelkarzinom
2. Adenokarzinom
3. großzelliges Karzinom
4. kleinzelliges Karzinom
5. Karzinoid
6. Bronchialdrüsenkarzinom.

Das Plattenepithel-, das Adeno- und das großzellige Karzinom werden als nicht-kleinzellige Karzinome zusammengefaßt und machen gemeinsam etwa 80 % aller Bronchialkarzinome aus. Das kleinzellige Karzinom hat einen Anteil von fast 20 %, während der Karzinoidtumor und die Bronchialdrüsenkarzinome in unter 5 % auftreten.

Das Bronchialkarzinom ist in den westlichen Industrieländern die häufigste Krebstodesursache des Mannes, in den USA trifft dieses auch bereits für das weibliche Geschlecht zu. In den westeuropäischen Ländern zeichnet sich eine ähnliche Entwicklung ab. Ein Zusammenhang zwischen Bronchialkarzinom und inhalativem Rauchen ist allseits unbestritten, selbst für Passivraucher konnte eine erhöhte Inzidenz für Bronchialkarzinom belegt werden. Ein besonders hohes Karzinomrisiko tragen Raucher mit zusätzlicher Asbestexposition oder Beschäftigung im Uranbergbau.

Die Resektion des nicht-kleinzelligen Bronchialkarzinoms ist die einzige Behandlungsmethode mit der Aussicht auf Kuration und erzielt die günstigsten Langzeitergebnisse. Unter der Annahme, daß der Patient aus allgemeininternistischer Sicht operabel erscheint, kann bis zum Tumorstadium T3 N2 eine kurative Resektion möglich sein, sofern der tumortragende Lungenabschnitt einschließlich einbezogener Strukturen durch anatomische Resektion entfernt wird, eine komplette ipsilaterale Lymphknotendissektion des Mediastinums vorgenommen wird und die Resektionsränder makroskopisch wie auch mikroskopisch tumorfrei sind.

Eine Heilung ist im allgemeinen nicht mehr zu erzielen und ein Eingriff ohne palliative Absichten abzulehnen bei:

1. kontralateralen Lymphknotenmetastasen (N 3)
2. supraklavikulären Lymphknotenmetastasen (N3)
3. malignem Pleuraerguß (T 4)

4. Infiltration intraperikardialer Herz- bzw. Gefäßabschnitte, der Trachea, des Ösophagus, von Wirbelkörpern oder der Carina (T4)
5. Fernmetastasen (M 1)

*Operation mit kurativer Zielsetzung*
(Abb. 4-111, 4-112)

Im Stadium I und II ist die Lappenresektion einschließlich mediastinaler Lymphknotendissektion der Standardeingriff. Bei zentralem Tumorsitz sollte grundsätzlich die Möglichkeit einer bronchoplastischen Technik erwogen werden, bevor man sich – in seltenen Fällen unumgänglich – zur Pneumonektomie entschließt. Zugeständnisse an die Radikalität müssen im Rahmen parenchymsparender Eingriffe aber unbedingt vermieden werden. Tumoren, die die Lappengrenzen überschreiten, erfordern mitunter die atypische Resektion aus demjenigen Lappen, der nicht den Ausgangspunkt des Tumors darstellt. Zur Vermeidung von Lokalrezidiven ist dabei auf einen Gewebesaum von mindestens 2 cm zu achten. Da Tumoreröffnungen vermieden werden müssen, sollte schon bei Verdacht auf ein lappenüberschreitendes Tumorwachstum die Resektion aus der angrenzenden anatomischen Einheit erfolgen, statt die Eröffnung des Interlobs zu erzwingen.

Die 5-Jahres-Überlebensraten für Patienten im Stadium T1 N0 M0 betragen bis zu 85% und für das Stadium T2 N0 M0 bis zu 60%. Intrathorakale Rezidive im weiteren Verlauf sind selten, die Mehrzahl der Patienten verstirbt an extrathorakaler Metastasierung (Hirn, Skelett und/oder Leber).

Die 5-Jahres-Überlebensraten betragen im Stadium II je nach Primärtumorgröße zwischen 48 und 56%. Der Wert der postoperativen Bestrahlung ist bei Befall intrapulmonaler und hilärer Lymphknoten strittig. Derzeit sind neuere adjuvante Protokolle unter Einschluß von Bestrahlung und Chemotherapie in Erprobung.

Teil- oder Segmentresektionen stellen bei kleinen Primärtumoren im Falle einer stark eingeschränkten Lungenfunktion gegenüber der Lappenresektion das kleinere Operationsrisiko dar. Der Vorteil dieser Eingriffe liegt sowohl in dem geringeren Parenchymverlust als auch in der erheblich kürzeren Operationszeit, sofern auch gleichzeitig noch auf die Lymphknotendissektion verzichtet wird. Weil aus diesem Grund eine Stadienzuordnung nicht möglich ist, können derartige Kollektive zu Vergleichsstudien nur bedingt herangezogen werden. Die Langzeitüberlebensraten nach parenchymsparender Resektion im T1/T2-Stadium sind schlechter als nach Standardoperation, dagegen ist der Anteil der Lokalrezidive

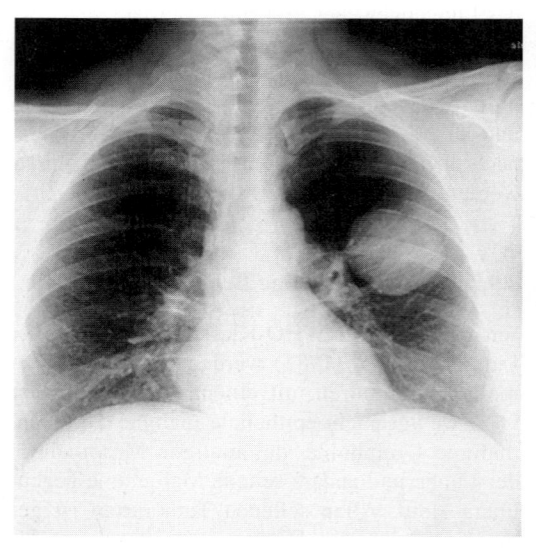

*Abbildung 4-111:* Röntgenbild einer 40jährigen Patientin mit Bronchialkarzinom im linken Oberlappen. Entfernung durch Lobektomie (pT2, pN0, pM0).

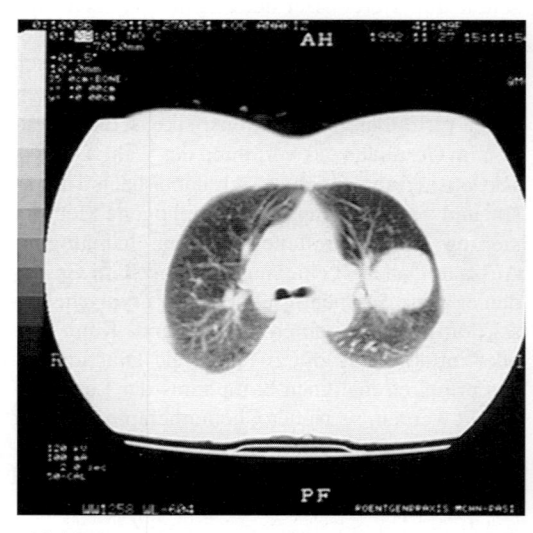

*Abbildung 4-112:* Das zugehörige Computertomogramm zeigt einen Tumor mit Durchmesser über 3 cm (T2) ohne Mediastinal- bzw. Thoraxwandinfiltration.

bedeutend höher. Prospektive Studien zu dem Wert der Lobektomie vs. Segmentresektion im Stadium I sind derzeit noch nicht abgeschlossen.

*Operationen im Stadium III* (Abb. 4-113)
Patienten im Stadium III machen im thoraxchirurgischen Krankengut 50–60 % aus. Im Stadium IIIa wird übereinstimmend die Indikation zur Operation gestellt, sofern die mediastinalen Lymphknoten noch tumorfrei sind und der organüberschreitende Primärtumor resektabel erscheint (T3 N0 bzw. T3 N1). Die alleinige operative Therapie erzielt 5-Jahres-Überlebensraten zwischen 15 und 40 %.

Die Indikation zur Operation wird bei gleichseitigem Befall mediastinaler Lymphknotenstationen individuell gestellt. Als prognostisch ungünstige Zeichen gelten: 1. Befall von mehr als einer mediastinalen Lymphknotenstation, 2. Befall der Stationen im oberen Mediastinum (Station 1 und 2), 3. Extranodales Tumorwachstum, d. h. der Durchbruch der Lymphknotenmetastase durch die Lymphknotenkapsel.

Für die Praxis bedeutet dieses, daß man bei Patienten in schlechtem Allgemeinzustand und in höherem Alter eher nach Ausschlußkriterien für die Operation suchen wird als bei jüngeren Patienten in gutem Allgemeinzustand, sofern das Computertomogramm den Verdacht auf wenigstens eines der genannten Phänomene unterstreicht. Somit wird man die Indikation zur Mediastinoskopie vorwiegend dann aussprechen, wenn nach zusätzlichen Argumenten gesucht wird, um die Ablehnung der Operation zu begründen.

Unter günstigen Umständen, beispielsweise bei isoliertem Befall eines tracheobronchialen Lymphknotens (Station 4) werden durch Operation und Nachbestrahlung Überlebensraten bis zu 30 % erreicht, dagegen überleben bei ungünstiger Konstellation trotz Operation unter radikalem Anspruch und Nachbestrahlung nur wenige Patienten länger als drei Jahre.

Läßt sich erst am freigelegten Situs feststellen, daß die infiltrierten Lymphknotenpakete selbst makroskopisch nicht mehr vollständig entfernbar sind, besteht keine Indikation zur Resektion, da die schlechten Ergebnisse der als inkomplett abgebrochenen Operation eine alleinige Tumorverkleinerung nicht rechtfertigen.

Die Zahl der Probethorakotomien sollte bei der heute erreichbaren Qualität der Computertomographie, bei fachgerecht ausgeführter Mediastinoskopie und unter Einsatz der Videothorakoskopie unter 5 % betragen.

Klinische und radiologische Zeichen einer mediastinalen Infiltration wie Parese des N. recurrens oder des N. phrenicus, Schluckstörungen, obere Einflußstauung oder Horner Symptomenkomplex bedeuten nicht per se bereits Inoperabilität in kurativem Sinn. Diese ist im allgemeinen erst gegeben bei eindeutiger Infiltration der Trachea, der Wirbelkörper, des Ventrikel- oder zentralen Vorhofmyokards und intraperikardialer Anteile der großen Gefäße (Stadium IIIb).

*Operationen im Stadium IV*
In Ausnahmefällen erscheint auch im Stadium IV, d. h. bei Vorliegen von Fernmetastasen, die Operation indiziert. Dies trifft für Patienten zu, bei denen sich nach kompletter Entfernung einer solitären Hirnmetastase ein lokal noch nicht fortgeschrittenes Bronchialkarzinom herausstellt, noch seltener für Patienten mit synchroner Solitärmetastase in Leber oder Nebennieren.

*Palliative Indikationen*
Die Indikation zur palliativen Resektion ist gegeben, wenn bereits eingetretene oder aber sicher ab-

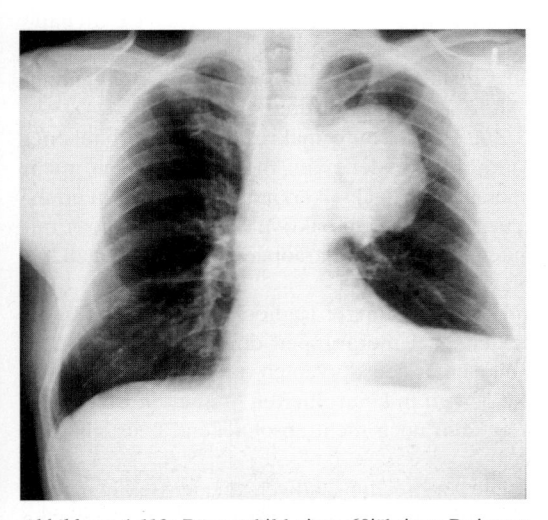

*Abbildung 4-113:* Röntgenbild eines 60jährigen Patienten mit Bronchialkarzinom der linken Lunge. T3-Tumor aufgrund breiter Infiltration des mediastinalen Pleura. Entfernung durch erweiterte Oberlappenresektion.

sehbare Komplikationen oder Beschwerden des Patienten durch eine nicht radikale Tumorresektion wesentlich gemildert bzw. abgewendet werden können. Werden dabei septische Komplikationen verhindert, kann in Einzelfällen auch eine Verlängerung der Überlebenszeit erreicht werden. Palliative Indikationen sind schwere Blutungen, verjauchende Karzinome, poststenotische Atelektasen mit Einschmelzungsgefahr oder Schmerzen infolge Thoraxwandinfiltration.

Gelegentlich kann die Unterscheidung zwischen potentiell kurativer und palliativer Resektion erst intraoperativ gefällt werden. Daher kann gelegentlich auch eine primär palliativ indizierte Operation mit kurativem Anspruch zu Ende geführt werden. Die Indikation zum palliativen Eingriff sollte grundsätzlich individuell auf der Basis einer interdisziplinären Entscheidung gestellt werden. Nicht zuletzt sind die Erwartungen des Patienten und der Angehörigen mit einzubeziehen. Morbidität und Letalität des Eingriffs müssen in einem vernünftigen Verhältnis zu dem erreichbaren Gewinn stehen.

Bei zentral gelegenen Tumoren und zusätzlicher Hilusummauerung durch vergrößerte, eventuell auch infiltrierte Lymphknoten, kann die Entscheidung zwischen Manschettenlobektomie und Pneumonektomie schwierig sein, da allein palpatorisch nicht zu entscheiden ist, ob Primärtumor oder Lymphknoten die zentrale Infiltration verursachen. In diesen Fällen wird zunächst eine Schnellschnittuntersuchung der zentralen Lymphknoten (Station 10 und 4) vorgenommen. Besteht hier eine Infiltration durch Tumorgewebe, so ist bei ausreichender Lungenfunktion die Pneumonektomie zu bevorzugen. Andererseits ist eine Manschettenresektion nur dann sinnvoll, wenn die Radikalität (Schnellschnittuntersuchung der Resektionsränder!) nicht eingeschränkt ist und das verbleibende Parenchym der betreffenden Seite die Pleurahöhle weitgehend ausfüllen kann. Verbleibt ein Mißverhältnis zwischen dem Volumen der Pleurahöhle und dem des Restparenchyms, so resultiert ein Mißverhältnis zwischen Perfusion und Ventilation. Sowohl eine markante Hypoxie des Patienten als auch eine irreversible Atelektase erfordern dann die Restpneumonektomie.

*Nachresektionen*
Nachresektionen sind indiziert, wenn die endgültige histologische Aufarbeitung des Resektats einen Tumornachweis im Resektionsrand erbringt. Eine Ausnahme bildet die Lymphangiosis carcinomatosa im Hauptbronchusresektionsrand, zumal wenn ohnehin aufgrund eines mediastinalen Lymphknotenbefalls eine Nachbestrahlung indiziert wird. Weitere Indikationen zur Nachresektion sind umschriebene Lokalrezidive, die nicht selten eine Restpneumonektomie erfordern, oder echte Zweittumoren, die meistens die kontralaterale Lunge betreffen. Das Ausmaß der Resektion sollte die Zahl der Segmente entsprechend einer Pneumonektomie nicht überschreiten.

*Adjuvante Strahlen- und Chemotherapie*
Eine präoperative Strahlenbehandlung in einer Dosierung von 30–40 Gy ist derzeit das Standardvorgehen bei Pancoast-Tumoren. Inoperable Bronchialkarzinome mit tiefer mediastinaler Infiltration können durch Bestrahlung verkleinert und potentiell in eine operable Form überführt werden; in Ausnahmen sind sie auch einer kurativen Resektion zugänglich. Der Wert einer postoperativen Bestrahlung ist bei Befall mediastinaler Lymphknoten im Sinne einer Lokalrezidivprophylaxe gesichert, wenngleich ein echter Überlebensvorteil nicht erzielt wird. Bei histologischem Nachweis von Tumorresten in der Resektionslinie ist die Nachbestrahlung indiziert, falls eine Nachresektion etwa aufgrund des Allgemeinzustandes und der funktionellen Reserven nicht möglich ist. Im Falle einer Bronchusbeteiligung bietet sich alternativ oder zusätzlich die endobronchiale Behandlung (Afterloading) mit Iridium[192] an.

Zur Behandlung makroskopisch verbliebener Tumorreste oder von thoraxwandnahen nicht operablen Bronchialkarzinomen werden an erfahrenen Zentren radioaktive Seeds (Radiojod) mit guten Ergebnissen intraoperativ bzw. perkutan implantiert.

Eine kombinierte Radiochemotherapie für verschiedene Untergruppen des Stadium III ist im Sinne einer neoadjuvanten (präoperativen) Therapie derzeit in kontrollierten Studien in Erprobung und kann noch nicht abschließend beurteilt werden.

Die Ansprechrate auf verschiedenste Chemotherapeutika ist so gering, daß eine zytostatische Therapie des inoperablen nicht-kleinzelligen Bronchialkarzinoms nur in Ausnahmefällen indiziert ist.

*Nachsorge nach kurativer Operation eines nicht-kleinzelligen Bronchialkarzinoms*

Eine Nachsorge ist in dreimonatlichen Abständen mit Anamnese, körperlicher Untersuchung, Tumormarkern, einem Röntgenbild in zwei Ebenen und der Oberbauchsonographie durchzuführen. Bei entsprechender Symptomatik oder Rezidivverdacht sind Knochenszintigramm, Thorax- oder Schädel-Computertomogramm notwendig. Bronchoskopische Kontrollen sind vom Operateur jeweils individuell nach zentralen Resektionen oder bronchoplastischen Eingriffen in Abhängigkeit vom Tumorgrading und -abstand von der Resektionsebene festzulegen.

### 2.9.3 Kleinzellige Bronchialkarzinome

Die Sonderstellung des kleinzelligen Bronchialkarzinoms erklärt sich aus der Tatsache, daß es zum Zeitpunkt der Diagnose zumeist schon extrathorakal metastasiert ist und daß es relativ gut auf Zytostatika anspricht. Daher beträgt der Anteil kleinzelliger Bronchialkarzinome unter den operierten Fällen weniger als 5%, während es unter allen diagnostizierten Fällen etwa 20% ausmacht. Die vereinfachende Einteilung in die zwei Stadien «limited disease» und «extensive disease» eignet sich für die Planung der Radio- und Chemotherapie, ist aber für die Entscheidung zur operativen Behandlung ungeeignet, da der intrathorakale Befund bei lokoregionärer Tumorausbreitung zu wenig differenziert wird. Insofern ist für chirurgische Aspekte die TNM-Klassifikation vorzuziehen.

Da fortgeschrittene kleinzellige Bronchialkarzinome aus genannten Gründen dem Chirurgen nicht mehr vorgestellt werden, resultieren die operierten Fälle zumeist aus zufällig entdeckten Rundherden, die sich erst anläßlich der operativen Entfernung als kleinzellige Bronchialkarzinome herausstellen. In diesen Fällen wird entsprechend den nicht-kleinzelligen Karzinomen verfahren, d.h. im Regelfall eine Lappenresektion einschließlich mediastinaler Lymphknotendissektion ausgeführt.

Wird der Nachweis eines Kleinzellers bronchoskopisch erbracht, so ist unabhängig von der computertomographischen Darstellung regionärer Lymphknoten eine Mediastinoskopie zu fordern. Der mediastinoskopisch erbrachte Nachweis eines mediastinalen Lymphknotenbefalls sollte den Patienten primär einer Chemo- und/oder Radiochemotherapie zuführen, bevor interdisziplinär und gegebenenfalls nach erneuter Mediastinoskopie über eine Operation entschieden wird. In jedem Fall muß auch bei symptomlosen Patienten eine zerebrale Metastasierung ausgeschlossen werden, bevor man sich bei negativem Ausfall der Mediastinoskopie zur Operation entschließt.

In keinem Fall ist die Operation auch nach vermeintlich kurativer Resektion die einzige Behandlungsmodalität. Im Frühstadium werden durch Operation und anschließende Radiochemotherapie 5-Jahres-Überlebensraten zwischen 20 und 30% erreicht. Wegen der hohen Inzidenz von Fernmetastasen muß darüberhinaus eine prophylaktische Bestrahlung des Hirnschädels vorgenommen werden. Bisher führt diese Maßnahme nicht zu einer erkennbaren Verlängerung der Überlebenszeit, sie verbessert jedoch die Lebensqualität des Patienten.

### 2.9.4 Sonstige Karzinome

Das *Karzinoid*, das *adenoidzystische Karzinom* und das *Mukoepidermoidkarzinom* werden aufgrund ihres biologischen Verhaltens auch als «semimaligne» bezeichnet bzw. im anglo-amerikanischen Sprachraum als «Adenome», pathomorphologisch aber eindeutig den Bronchialkarzinomen zugeordnet. Das Behandlungsprinzip entspricht daher in jedem Fall dem der nicht-kleinzelligen Bronchialkarzinome, da es sich um Tumoren mit Invasionszeichen handelt. Obwohl Lymphknotenmetastasen selten sind, ist auch in jedem Fall eine komplette Lymphknotendissektion zu fordern. Die Tumoren wachsen in einem hohen Prozentsatz endobronchial in den zentralen Abschnitten des Bronchialsystems und erlauben daher in vielen Fällen ein parenchymsparendes Vorgehen, sofern die nachgeschalteten Parenchymabschnitte nicht definitiv zerstört sind. In jedem Fall muß intraoperativ ein Schnellschnitt angefertigt werden, um die Tumorfreiheit der Resektionsränder sicherzustellen. Dies gilt insbesondere für das adenoidzystische Karzinom, das in einem Drittel der Fälle submukös infiltriert.

Die 5-Jahres-Überlebensraten betragen bei Karzinoid 80–90%. Sie sind für das adenoidzystische Karzinom und das Mukoepidermoidkarzinom bedeutend schlechter, aufgrund geringer Fallzahlen aber nicht genau zu beziffern.

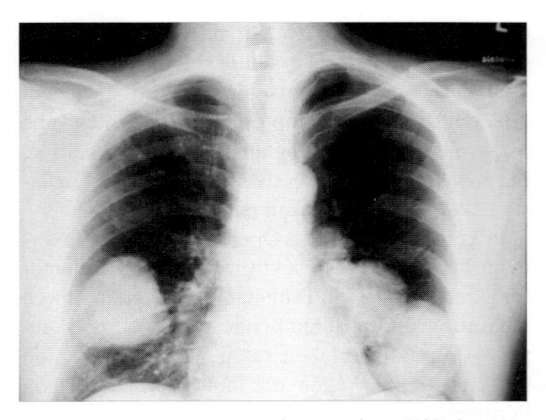

*Abbildung 4-114:* Röntgenaufnahme eines 50jährigen Patienten mit beidseitigen Metastasen eines bereits radikal operierten Nierenzell-Karzinoms. Kurative Entfernung durch Lingularesektion links und Unterlappenresektion rechts innerhalb von 14 Tagen.

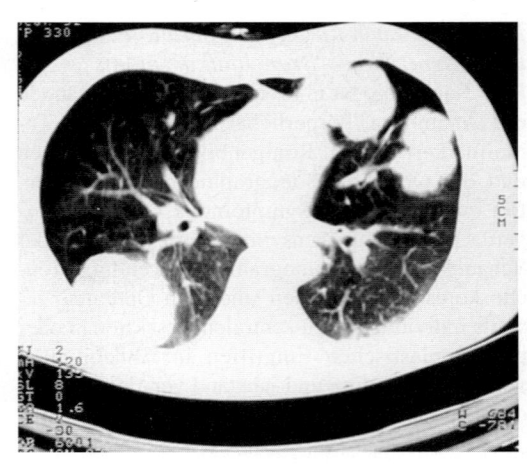

*Abbildung 4-115:* Computertomogramm desselben Patienten. Ober- und Mittelfeld sowie das Abdomen waren ohne Anhalt für weitere Metastasen.

### 2.9.5 Sekundäre maligne Tumoren
(Abb. 4-114 bis 4-116)

Während vor etwa 20 Jahren noch fast ausschließlich solitäre Spätmetastasen operiert wurden, entwickelt sich die Chirurgie der Lungenmetastasen mehr und mehr zu einem Bestandteil eines differenzierten Behandlungskonzeptes. Ausschlaggebend dafür waren die Verfeinerung diagnostischer Möglichkeiten durch die Computertomographie, die Entwicklung operativer Strategien und Techniken (bilaterales Vorgehen, Klammernahtgeräte, Laser) und die Behandlungsfortschritte der Onkologie (Chemotherapie, Immuntherapie).

Bei Patienten mit einem Malignom in der Vorgeschichte und multiplen Lungenrundherden im Röntgenbild handelt es sich mit sehr hoher Wahrscheinlichkeit um Lungenmetastasen. Dagegen ist eine sogenannte «Solitärmetastase» als solche ohne Gewebediagnose nicht zu beweisen, so daß differentialdiagnostisch auch ein Zweittumor in Betracht kommt.

Die Mehrzahl aller Metastasen ist zum Zeitpunkt der Diagnose asymptomatisch, während symptomatische Metastasen meistens ein Spätstadium unterstreichen und bei Befall zentraler Abschnitte des Bronchialsystemes bzw. der Trachea in der Regel nicht mehr kurabel sind.

Während die einfache Röntgen-Thoraxaufnahme lediglich Herde ab 10 mm Durchmesser in beiden Ebenen eindeutig erkennen läßt, bringen moderne Computertomographen Läsionen ab 3 mm Durchmesser mit hoher Spezifität zur Darstellung. Nach wie vor jedoch können Tumoren bis zu einer Größe von 2 mm lediglich durch manuelle Palpation in der atelektatischen Lunge entdeckt werden.

In der Mehrzahl der Fälle wird der extrathorakale Primärtumor entdeckt und behandelt, bevor Lungenmetastasen auftreten. Dies trifft besonders für Fälle mit multiplen Lungenmetastasen zu. Gelegentlich kommen Solitärherde der Lunge zur Darstellung, die sich nach Resektion als Metastase herausstellen. Grundsätzlich sollte aber vor operativer Abklärung eines solitären Herdes ein extrathorakales Tumorgeschehen durch sorgfältige Anamnese, klinische Untersuchung und bei entsprechenden Hinweisen durch bildgebende Verfahren und endoskopische Untersuchung des Magen-Darm-Traktes ausgeschlossen werden. Bei multiplen Lungenmetastasen ist grundsätzlich der Primärtumor auszumachen, bevor invasive Schritte eingeleitet werden.

Wird gleichzeitig in der Lunge und in einem extrathorakalen Organ ein umschriebener Tumor gefunden, so ist zunächst derjenige zu entfernen, der im weiteren Verlauf als komplikationsträchtiger einzustufen ist. Findet sich beispielsweise sowohl in der Lunge als auch im Gehirn eine Tumormanifestation, so ist zunächst der Hirntu-

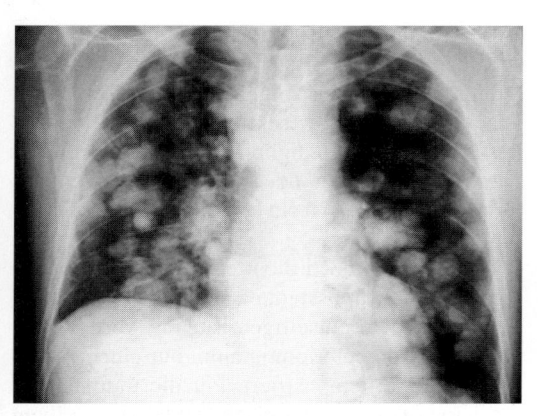

*Abbildung 4-116:* Röntgenaufnahme eines 32jährigen Patienten mit beidseitigen multiplen Metastasen eines Hodenteratoms. Operation nur indiziert, wenn Restherde nach Chemotherapie nachweisbar.

mor zu entfernen. Er ist zusätzlich mit hoher Wahrscheinlichkeit die Metastase eines Bronchialkarzinomes. Bei synchronem Auftreten eines Lungen- und eines Kolontumors ist zunächst der Darm zu sanieren, der als Primärtumor und Ausgangspunkt einer Lungenmetastase zu betrachten ist.

Über die Resektabilität von Lungenmetastasen entscheidet weniger die Gesamtzahl der Läsionen, sondern in erster Linie deren Verteilung innerhalb der Lunge und die Funktionsreserve des Patienten. Der Standardeingriff ist die atypische Resektion, wobei ein Saum gesunden Gewebes von 0,5–1 cm ausreicht. Dabei muß im Hinblick auf mögliche Rezidiveingriffe grundsätzlich so viel Gewebe wie möglich geschont werden. Eng benachbart gelegene Metastasen werden zweckmäßig mittels Keil- oder Tangentialresektion gemeinsam entfernt. Sofern mehrere Resektionen vorgenommen werden müssen, sollten erst sämtliche Läsionen identifiziert und lokalisiert werden, weil bereits im Gewebe befindliche Klammernähte das Aufsuchen weiterer Herde durch Palpation erschweren können.

Die Beeinträchtigung der Lungenfunktion durch mehrere atypische Resektionen in einer Lunge darf nicht unterschätzt werden, da verbleibendes Gewebe durch Kontusionszonen entlang der Klammernähte mitunter erheblich geschädigt wird. Der Patient ist in funktioneller Hinsicht als inoperabel zu betrachten, wenn bei beidseitigem Befund einseitig eine Pneumonektomie erforderlich wird oder beidseitig mehr Lungengewebe geopfert werden muß, als einem Lungenflügel entspricht.

Allgemein gelten für die Resektion pulmonaler Metastasen folgende Voraussetzungen: 1. Der Primärtumor muß lokal beherrschbar oder bereits kurativ reseziert sein, 2. Extrapulmonale Metastasen müssen ausgeschlossen sein, 3. Die Metastasen der Lunge sollen makroskopisch kurativ und funktionell vertretbar vollständig entfernbar sein, 4. Es besteht keine Alternative zur operativen Behandlung (s. u.).

## Operationsziele

1. Operationen mit dem Ziel der kurativen Resektion: Hierzu zählen Lungenmetastasen, die nach Größe und Zahl sowie unter Berücksichtigung funktioneller Daten anhand des Computertomogramms resektabel erscheinen und für die kein alternatives Therapieregime existiert. Am häufigsten handelt es sich um Metastasen des Hypernephroms, von Karzinomen im HNO-Bereich, von Schilddrüsen-, Uterus-, Ovarial- und Kolon-Rektum-Karzinomen.

2. Restaging im Rahmen der Chemotherapie: Für eine Reihe maligner Tumoren, die in einem hohen Prozentsatz in die Lungen metastasieren, ist eine hochwirksame Chemotherapie verfügbar. Hierzu zählen die gonadalen und extragonadalen Keimzelltumoren einschließlich des Seminoms und das Osteosarkom. In diesen Fällen, wie auch beim Mamma-Karzinom, sollte die Operation lediglich erfolgen, um den Chemotherapieeffekt zu kontrollieren bzw. bei Nicht-Ansprechen eine Sanierung herbeizuführen. Nicht selten finden sich in verschiedenen Herden eines Keimzelltumors teils vitales Tumorgewebe, teils reifes Teratomgewebe bzw. vollständige Tumornekrosen. Da der Nachweis von Tumorgewebe über die eventuelle Fortsetzung einer Chemotherapie entscheidet, empfiehlt sich die vollständige Entfernung aller Rundherde, sofern dieses vom Resektionsausmaß her vertretbar erscheint. Solche Therapieentscheidungen sollten im interdisziplinären Gespräch getroffen werden.

3. Operation zur histologischen Abklärung: Treten bei einem Patienten mit operiertem Primärtumor Lungenrundherde auf, so handelt es sich

wahrscheinlich in etwa 60% um Metastasen dieses Primärtumors, in 15% um ein Zweitkarzinom und in 25% um einen benignen Befund. In jedem Fall ist die histologische Abklärung zu fordern und einer mehrmonatigen Verlaufsbeobachtung vorzuziehen. Je kürzer der Zeitabstand zum vorausgehenden Primärtumor, umso eher handelt es sich bei dem Rundherd um eine Metastase; ein tumorfreies Intervall von mehr als zehn Jahren ist jedoch nach Hypernephrom oder Mamma-Karzinom keine Ausnahme.

*Operationstaktische und -technische Überlegungen*

Videothorakoskopische Verfahren können unbedenklich eingesetzt werden sowohl zur Histologiegewinnung bei inoperablen Befunden als auch zur atypischen Resektion eines solitären Herdes, sofern eine Schnellschnittuntersuchung angeschlossen und der Eingriff entsprechend den Prinzipien der Onkologie fortgesetzt werden kann. Das bedeutet umgekehrt, daß die Videothorakoskopie derzeit noch nicht als Standardverfahren bei potentiell kurablen Malignomen eingesetzt werden darf. Der Grund dafür ist, daß computertomographisch nicht darstellbare Läsionen bis zu einer Größe von wenigen Millimetern auch der Thorakoskopie entgehen, weil sie nur mittels digitaler Austastung erfaßt werden können. Die mediastinale Lymphknotendissektion (wie z.B. bei Bronchialkarzinomen) ist nicht obligat. Ein Befall hilärer Lymphknoten ist Ausdruck einer lymphogenen Aussaat der hämatogen entstandenen Lungenmetastase. In diesen Fällen ist eine Heilung durch Operation nicht mehr zu erwarten. Sofern aufgrund der Computertomographie der Verdacht auf eine mediastinale Lymphknotenbeteiligung geäußert wird, sollte eine Mediastinoskopie vorgeschaltet werden, um dem Patienten gegebenenfalls die Operation zu ersparen. Ergeben sich erst intraoperativ Verdachtsmomente auf eine Lymphknoteninfiltration, sollte diese im Schnellschnittverfahren belegt werden. Der Eingriff sollte auf eine diagnostische Resektion aus der Lunge beschränkt werden. Lediglich im Rahmen eines «Restaging» nach Chemotherapie wird vom Onkologen gelegentlich eine Lymphknotendissektion gefordert, wenn vom Tumornachweis die Fortführung der Chemotherapie abhängig gemacht wird.

Bei bilateralen Befunden, die resektabel erscheinen, ist ein transsternaler Zugang dem bilateralen sequentiellen Vorgehen vorzuziehen. Auch anatomische Lappenresektionen sind von ventral her durchführbar. Lediglich in Erwartung erheblicher Verwachsungen oder einer linksseitigen Unterlappenresektion ist ein lateraler Zugang zu empfehlen.

Derzeit kann noch nicht endgültig beantwortet werden, ob die transsternale bilaterale Exploration gegenüber dem einseitigen Zugang Vorteile hat, wenn das Computertomogramm nur einen einseitigen Befund demonstriert. Für die transsternale Revision sprechen die rasche Wiederherstellung der Lungenfunktion und das vergleichsweise geringe Operationstrauma. Wenn zahlreiche Herde zu entfernen sind, die unter Umständen auch eine Lappenresektion erfordern könnten, ist das zweizeitige Vorgehen auf jeden Fall das sicherere und einfacherere Verfahren.

Die selten geübte, aber bei der Doppellungentransplantation bewährte Thorakosternotomie bietet einen idealen Zugang zu beiden Pleurahöhlen und dem Mediastinum. Über diesen Zugang können in einer Operation auf beiden Seiten selbst diffizile anatomische Resektionen und eine vollständige beidseitige Lymphknotendissektion vorgenommen werden.

Die 30-Tage-Letalität nach Operation von Lungenmetastasen beträgt allgemein unter 3%. Die Langzeitprognose wird in erster Linie davon bestimmt, ob der Primärtumor und die Metastasen vollständig entfernt sind. Demgegenüber haben Merkmale wie die Anzahl der Metastasen, deren Lokalisation und Größe, das tumorfreie Intervall, die Tumorverdopplungszeit und die Histologie des Primärtumors nur untergeordnete Bedeutung. Dies gilt vornehmlich für nicht-chemotherapiesensible Tumoren, bei denen 5-Jahres-Überlebensraten zwischen 20 und 45% erreicht werden können.

Die 5-Jahres-Überlebensraten von über 85% bei Keimzelltumoren sind dagegen in erster Linie der Chemotherapie zuzuschreiben und nicht der Operation, die lediglich diagnostischen oder additiven Charakter hat.

Die Nachsorge muß berücksichtigen, daß Lungenmetastasen wiederholt auftreten können und bei rechtzeitiger Erkennung ohne wesentlichen Parenchymverlust entfernbar sind. Zurückhaltung ist aber angebracht, wenn innerhalb weniger Monate multiple Rezidivmetastasen auftreten. Allein in diesem Fall ist ein befristetes Zuwarten gerechtfertigt, weil sich der Patient möglicherweise am Anfang einer generalisierten Aussaat befindet.

Die Indikation zu einem palliativen Eingriff ergibt sich wie beim Bronchialkarzinom bei wiederholten Blutungen, bei einschmelzenden Tumoren oder schmerzhafter Thoraxwandinfiltration unter Berücksichtigung der Funktionsreserve und der allgemeinen Belastbarkeit.

*Tabelle 4-8:* Wahrscheinlichkeit der Malignität solitärer Lungenrundherde.

| wahrscheinlich benigne (maligne < 1 %) | wahrscheinlich maligne (maligne > 95 %) |
|---|---|
| junger Patient (< 30 J.) | älterer Patient (> 35 J.) |
| Nichtraucher | Raucher |
| keine Malignom-Anamnese | Malignom-Anamnese |
| Durchmesser < 3 cm | Durchmesser > 3 cm |
| verkalkt | nicht verkalkt |
| glatt begrenzt | unscharf begrenzt |
| keine Größenzunahme in 2 Jahren | nachgewiesene Größenzunahme |

## Literatur

Delarue, N.C., Eschapasse, H. (1985): Lung Cancer. In: Delarue, N.C., Eschapasse, H. (eds.): International trends in general thoracic surgery. Saunders, Philadelphia, London, Toronto.

Höpker, W.W., Lüllig, H. (1987): Lungenkarzinom. Resektion, Morphologie und Prognose. Springer, Berlin, Heidelberg, New York.

Martini, N. (1987): Surgical treatment of lung carcinoma. Surg Clinics North Am 67:909–1120.

McAfee, M.K., Allen, M.S., Trastek, V.F., Ilstrup, D.M., Deschamps, C., Pairolero, P.C. (1992): Colorectal lung metastases: results of surgical excision. Ann Thorac Surg 53:780–786.

Pogrebniak, H.W., Haas, G., Linehan, W.M., Rosenberg, S.A., Pass, H.I. (1992): Renal cell carcinoma: resection of solitary and multiple metastases. Ann Thorac Surg 54:33–38.

Shields, T.W. ([2]1983): General Thoracic Surgery. Lea & Febiger, Philadelphia.

Sunder-Plassmann, L., Dienemann, H., Heberer, G. (1991): Erkrankungen der Lunge. In: Heberer, G., Schildberg, F.W., Vogt-Moykopf, I., Sunder-Plassmann, L. (Hrsg.): Chirurgie der Lunge und des Mediastinums. Springer, Berlin, Heidelberg, New York, S. 396–484.

## 2.10 Pulmonale Rundherde: Praktisches Vorgehen

H. Hoffmann

Unter einem pulmonalen Rundherd versteht man eine zirkumskripte, mehr oder weniger runde Verschattung im Röntgenübersichtsbild. Große Feldstudien zeigen, daß bei einem Zufallsbefund in 40–50% mit einem malignen Prozeß (Bronchialkarzinom oder Metastase eines extrapulmonalen Tumors) gerechnet werden muß. Daraus ergibt sich die Indikation zur chirurgischen Resektion jedes Lungenrundherdes, solange nicht zweifelfrei die Benignität bewiesen ist, oder eine disseminierte maligne Erkrankung vorliegt.

Der diagnostische Gang wird nach Anamnese, klinischer Untersuchung und dem Röntgenübersichtsbild immer eine Computertomografie des Thorax vorsehen, und hier wegen der höheren Sensitivität möglichst eine CT der neuesten Generation; die Spiral-CT bietet durch Wegfall der üblichen Schichtabstände die derzeit höchste Sicherheit zur Detektion auch kleiner pulmonaler Rundherde. Das weitere Vorgehen richtet sich dann nach der Anzahl der in der CT vorgefundenen Rundherde. Es ist zu unterscheiden zwischen einem solitären Rundherd, multiplen (nach Anzahl und Lokalisation) resektablen Rundherden, und disseminierten nicht komplett resektablen Rundherden.

Bestimmte anamnestische und klinische Kriterien sowie röntgenmorphologische Charakteristika lassen Rückschlüsse auf die benigne oder maligne Genese eines Lungenrundherdes zu (Tab. 4-8).

*Solitärer pulmonaler Rundherd*
Besteht nach Durchführung der präoperativen Diagnostik der hochgradige Verdacht auf ein Bronchialkarzinom (z.B. älterer Patient, Raucher, unscharf begrenzter großer Rundherd) und der Patient ist ein Kandidat für eine anatomische Lungenresektion, dann ergibt sich auch ohne präoperative histologische Diagnosesicherung die Indikation zu einer konventionellen, onkologischen Kriterien entsprechenden Lungenresektion über eine Standardthorakotomie.

Besteht kein Malignitätsverdacht (z. B. junger Patient, Nichtraucher, ohne Malignom-Anamnese; solitärer Rundherd kleiner 3 cm, verkalkt), so ist ein Abwarten unter radiologischer Kontrolle zwar vertretbar; unseres Erachtens sollte dennoch jeder pulmonale Rundherd einer definitiven Abklärung zugeführt werden.

In Zweifelsfällen – d. h. in der überwiegenden Zahl der Fälle – muß eine weitere Abklärung erfolgen. Bei ensprechendem Sitz (weniger als 2 cm von der viszeralen Pleura entfernt) und Größe (Durchmesser < 3 cm) des pulmonalen Rundherdes wird die videothorakoskopisch durchgeführte atypische Resektion der Weg zur Sicherung der Artdiagnose sein. Ausnahmen sind Patienten, die aufgrund ihrer kardio-pulmonalen Insuffizienz generell nicht narkosefähig bzw. nicht operabel sind. Eine eingeschränkte pulmonale Reserve, die eine anatomische Lungenresektion ausschließt, ist allein jedoch keine Kontraindikation zur Videothorakoskopie. Die Möglichkeit der Videothorakoskopie hat, aufgrund der geringen Morbidität dieses Verfahrens bei gleichzeitig nahezu hundertprozentiger Sensitivität und Spezifität, den Stellenwert vieler traditioneller diagnostischer Eingriffe relativiert. Die Sputum-Zytologie hat nur eine sehr geringe Sensitivität (< 20 %) sowohl zum Nachweis benigner wie maligner Prozesse und ist daher zur Abklärung pulmonaler Rundherde nicht hilfreich. Ebenfalls nur in einem geringen Prozentsatz wird die Bronchoskopie eine Diagnose erbringen. Sie ist sinnvoll bei zentralsitzenden Rundherden mit Bronchuseinbruch. Da die meisten benignen und metastatischen Prozesse aber nicht bronchogenen Ursprungs sind, ist in diesen Fällen die Diagnose durch eine Bronchoskopie nicht zu stellen. Die transthorakale Nadelbiopsie ist in Sensitivität und Spezifität der thorakoskopischen Resektion deutlich unterlegen. Sie ist unseres Erachtens nur sinnvoll bei funktionell inoperablen Patienten, nicht resektablen Tumoren, oder bei kleinzelligen Karzinomen im extensiven Stadium zur Sicherung der histologischen Diagnose.

Nach videothorakoskopischer (oder offener) atypischer Resektion wird eine intraoperative histologische Schnellschnittdiagnostik des pulmonalen Rundherdes durchgeführt.

Ergibt sich die Diagnose einer *benignen Raumforderung*, ist der Eingriff als therapeutisch anzusehen und abgeschlossen.

Ist die Diagnose ein *Bronchialkarzinom*, schließt sich (in gleicher Sitzung) die anatomische Lungenresektion mit mediastinaler Lymphknotendissektion an. Ausnahmen sind nur Patienten, bei denen aufgrund einer hochgradig eingeschränkten pulmonalen Reserve eine anatomische Lungenresektion nicht möglich ist. Bei diesen Patienten darf die atypische Resektion als therapeutisch gewertet werden. Wird die atypische Resektion thorakoskopisch ausgeführt, profitieren die Patienten gleichzeitig von der geringeren Morbidität diese Verfahrens. Bei allen anderen Patienten ist zu entscheiden, ob die anatomische Lungenresektion minimalinvasiv video-assistiert oder in konventioneller offener Technik durchgeführt wird. Hierbei gelten die in Kapitel 2.5 genannten Kriterien. Im Zweifel wird man der Standardthorakotomie den Vorzug geben.

Ist die Diagnose eine *Metastase* eines bekannten Primärtumors, so bleibt nach thorakoskopischer Resektion, da die bimanuelle Palpation zur Detektion in der CT nicht sichtbarer Metastasen nicht eigesetzt werden konnte, ein Unsicherheitsfaktor: Ist der «solitäre» Rundherd wirklich solitär? Handelt es sich somit eine komplette Resektion? Bei der CT-Generation bis 1992 ist in 20–40 % der Fälle davon auszugehen, daß nach CT-Befund solitäre Rundherde sich intraoperativ als multiple Herde herausstellen. Die neuere CT-Generation (Spiral-CT) weist jedoch eine höhere Sensitivität auf, die nach eigenen Erfahrungen das Risiko, maligne Herde zu übersehen, auf ein fast zu vernachlässigendes Maß reduziert. Es ist dann aber zusätzlich zu fordern, daß regelmäßige, engmaschige (nach 3, 6, 12 Monaten) CT-Kontrollen durchgeführt werden. Unter diesen Bedingungen darf nach unserer Einschätzung die thorakoskopische atypische Metastasen-Resektion als komplett bezeichnet werden.

Bei Nachweis der Metastase eines unbekannten Primärtumors folgt anschließend die Primärtumorsuche. Bei fehlender Klinik wird sie als Screening eine Oberbauchsonographie, Koloskopie, Gastroskopie, Schilddrüsensonographie und ggf. Mammographie umfassen. Eine probatorische Primärtumorsuche bei Metastasenverdacht ist nicht angezeigt, da auch bei nachgewiesenem extrapulmonalen Tumor mit pulmonaler Solitärmetastase die Indikation zur Resektion gegeben ist.

*Multiple (nach Anzahl und Lokalisation) resektable Rundherde*

Bei multiplen, resektablen Rundherden wird man das konventionelle offene Vorgehen wählen, in der Regel die Sternotomie mit der Möglichkeit der Exploration beider Lungen. Bei vereinzelten Restherden nach Chemotherapie und Indikation zum Restaging vor der Entscheidung über eine Fortsetzung der Chemotherapie sollte grundsätzlich ein offenes Verfahren gewählt werden.

*Disseminierte, nicht komplett resektable Rundherde*

Bei multiplen, disseminierten pulmonalen Rundherden, die nicht komplett resezierbar sind, ist der chirurgische Anspruch immer nur diagnostisch. Wegen der geringeren Morbidität im Vergleich zur Thorakotomie empfiehlt sich hier in der Regel die repräsentative videothorakoskopische Biopsie. Auch bei bekannter Malignom-Anamnese und hochgradigem Metastasenverdacht ist vor Beginn einer systemischen Chemotherapie die Sicherung der Diagnose durch ein videothorakoskopische Biopsie indiziert.

# 3. Mediastinum

H. Dienemann

## 3.1 Anatomie (Abb. 4-117, 4-118)

Das Mediastinum ist ein sagittal ausgerichtetes Kompartiment, das lateral von den Pleurahöhlen, ventral von Brustbein und Rippenknorpeln, dorsal von der Wirbelsäule und nach kaudal vom Zwerchfell begrenzt wird. Kranial gehen die Mediastinalorgane ohne eigentliche Abgrenzung in die Halseingeweide über. Die anatomische Einteilung des Mediastinums in ein Mediastinum superius und in ein Medastinum inferius, welches seinerseits in ein vorderes, mittleres und hinteres Kompartiment unterteilt wird, besitzt für die Ausbreitung von Erkrankungen wie auch für das chirurgische Vorgehen keine Bedeutung.

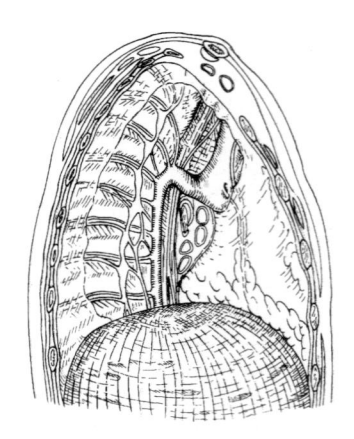

*Abbildung 4-117:* Ansicht des Mediastinums von rechts (Pleura gefenstert).

### 3.1.1 Trachea und Hauptbronchien

Die Trachea setzt den Hypopharynx nach kaudal fort; sie beginnt unterhalb des Krikoid und reicht bis zur Teilungsstelle in beide Hauptbronchien, der Bifurcatio trachae, die sich auf den 4. bis 5. BWK bzw. auf den 2. Interkostalraum projiziert. In Höhe des Sternumoberrandes geht die Pars cervicalis in die Pars thoracica über, deren Länge sehr variabel ist und vor allem von der Stellung des Kopfes abhängt. Elastizitätsbedingt kann die Längenausdehnung im Normalfall bis zu 30% schwanken, was auch durch die nur lockere Verankerung mit der Umgebung bedingt ist. Die Luftröhre wird durch hufeisenförmige Knorpelspangen offen gehalten, die untereinander durch die

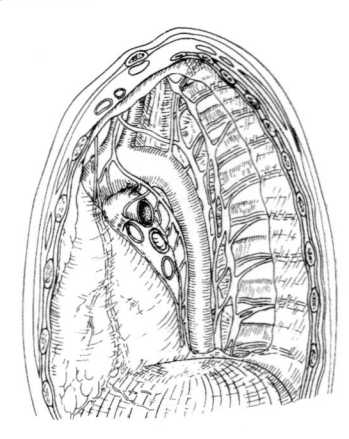

*Abbildung 4-118:* Ansicht des Mediastinums von links (Pleura gefenstert).

Lig. anularia in Verbindung stehen. Die Hinterwand wird von der knorpelfreien Pars membranacea gebildet. Die Trachealschleimhaut trägt wie im Kehlkopf ein mehrreihiges Flimmerepithel, dessen Aufgabe die Erwärmung, Anfeuchtung und Reinigung der Atemluft ist. Durch die nach kranial gerichtete Cilienbewegung werden Sekret und kleinste Partikel mit einer Geschwindigkeit von 4–8 mm pro Minute nach außen befördert.

Die Gefäßversorgung der Trachea erfolgt in ihren oberen zwei Dritteln aus Ästen der A. thyreoidea inferior, während das untere Drittel von Bronchialarterien versorgt wird. Die Arterienäste strahlen jeweils von lateral ein, was bei der Mobilisation der Trachea in Vorbereitung einer Querresektion beachtet werden muß.

Der anatomische Bau der Hauptbronchien (s. Kap. 2.1.4) unterscheidet sich nicht wesentlich von dem der Trachea. Die Bronchialarterien sind sehr variabel; sie entspringen oft in Höhe der Trachealbifurkation direkt aus der Aorta oder aus einer Interkostalarterie, um sich dann, der Pars membranacea anliegend, entsprechend den Lappenbronchien aufzuzweigen.

Die Luftröhre entfernt sich in ihrem Verlauf nach kaudal zunehmend von der vorderen Brustwand. Der Isthmus der nicht vergrößerten Schilddrüse bedeckt meist die 2. bis 4. Knorpelspange ventral. Die V. thyreoidea drainiert die kaudalen Schilddrüsenanteile und den Isthmus und verläuft senkrecht nach ventro-kaudal, um in die V. brachiocephalica sinistra einzumünden. Auf Höhe des Manubrium sterni besteht ein enger Kontakt zwischen der Trachea und der aszendierenden Aorta einschließlich des zentralen Bogenanteiles mit dem Truncus brachiocephalicus und der A. carotis communis sinistra. Die Trachealbifurkation projiziert sich auf den Aortenbogen, der den linken Hauptbronchus von kranial umgreift. Ventral und etwas kaudal hiervon kreuzt die linke Pulmonalarterie den distalen Stammbronchus. Rechtsseitig reitet die V. azygos auf dem Hauptbronchus, bevor sie in die V. cava superior einmündet. Nach ventral hin wird der rechte Hauptbronchus von der rechten Pulmonalarterie überlagert. Die Trachealbifurkation ist mit dem Perikard verwachsen. Sie befindet sich auf gleicher Höhe wie der Oberrand des Pulmonalarterienstammes. Dorsal liegt der Trachea der Oesophagus an. In der Rinne zwischen diesen Organen zieht der N. laryngeus recurrens nach kranial. Eingebettet in das lockere Fettbindegewebe zwischen Trachea und den ventrolateral gelegenen Strukturen sind die Lymphknoten der Station 1 bis 4 (s. Kap. 2.1.7).

### 3.1.2 Herz und suprakardiale Gefäße

Etwa zwei Drittel des Herzens befinden sich links der Medianebene. Die linksseitige Kontur des Mediastinums wird von kranial nach kaudal von Aortenbogen, Truncus pulmonalis, linkem Herzohr und linkem Ventrikel gebildet. Die rechtsseitige Grenzlinie zieht bei normaler Herzgröße parasternal fast senkrecht abwärts und wird gebildet von der V. cava superior und dem rechten Vorhof. Rechter und linker Ventrikel ruhen auf dem Zwerchfell, von der Herzbasis gehen die großen Gefäßstämme Aorta, Truncus pulmonalis und V. cava superior ab. Die Facies sternocostalis wird beidseits von der Lunge überlagert und wie die Facies diaphragmatica hauptsächlich von den Ventrikeln gebildet. Die Rückfläche des Herzens wird vom linken Vorhof repräsentiert. Die VV. brachiocephalicae entstehen etwa in Projektion auf die Sternoclaviculargelenke durch Zusammenfluß der V. jugularis interna und V. subclavia. Die längere V. brachiocephalica sinistra verläuft ventral des Aortenbogens bzw. seiner drei kranialen Äste. Sie vereinigt sich rechts der Medianlinie in Höhe des Manubrium sterni mit der kurzen V. brachiocephalica dextra zur V. cava superior. Von kaudal her münden die Thymusvenen in die linke V. brachiocephalica, von kranial her die kaudalen Schilddrüsenvenen und die VV. thoracicae int. Die V. hemiazygos accessoria, die kraniale Fortsetzung der V. hemiazygos, mündet dort in die V. brachiocephalica sinistra, wo diese die linke A. subclavia kreuzt. In Höhe der 3. Rippe mündet die V. cava superior in den rechten Vorhof.

Nach ihrem Ursprung aus dem linken Ventrikel verläuft die Pars ascendens der Aorta zunächst nach rechts vorne und oben und geht am Ursprung des Truncus brachiocephalicus in den Arcus aortae in Höhe der 2. Rippe rechts über und verläuft dann nach dorsal und links. Der Übergang in die Pars descendens erfolgt linksseitig in Höhe des 4. Brustwirbelkörpers. Die drei großen kranialen Abgänge – Truncus brachiocephalicus, A. carotis communis sinistra, A. subclavia sinistra – gehen in nahezu sagittaler Richtung aus dem Aortenbogen hervor. Die am weitesten dorsal abgehende A. subclavia sinistra wendet sich nach ihren Ursprung nach lateral und erreicht zwischen M. scalenus anterior und M. scalenus medius die obere Thoraxapertur.

Der Truncus pulmonalis ist in seinem Verlauf nach dorsal gerichtet. Außerhalb des Perikards und unterhalb des Aortenbogens teilt er sich in die A. pulmonalis dextra und sinistra, wobei die größere A. pulmonalis dextra die Richtung des Truncus pulmonalis fortsetzt. Lediglich ventral von Perikard bedeckt, zieht sie hinter der Aorta ascendens und hinter der V. cava superior zum rechten Lungenhilus. Die kürzere A. pulmonale sinistra steigt über den linken Bronchus zum linken Lungenhilus an. Unmittelbar extraperikardial verläuft das Ligamentum arteriosum vom Aortenbogen zum zentralen Stamm der linken A. pulmonalis.

### 3.1.3 Thymus

Die Thymusdrüse befindet sich im oberen Mediastinum zwischen Sternumrückfläche und den großen Gefäßen. Sie hat ihre größte Ausdehnung im Kindesalter und bildet sich zurück zum Corpus adiposum retrosternale. Entsprechend seiner paarigen Anlage besteht das Organ aus 2 Lappen, die sich in der Mittellinie aneinanderlegen, jedoch nicht miteinander verschmolzen sind. Durch eine zarte fibröse Kapsel ist das Organ von der Umgebung abgegrenzt. Durch seine etwas festere Konsistenz und gelblichbraune Schnittfläche läßt sich der Thymus vom umgebenden Fettgewebe unterscheiden. Die kranialen Ausläufer des Thymus überlagern die V. brachiocephalica sinistra, sie können selten auch retrovenös gelegen sein. Die arterielle Versorgung erfolgt direkt aus der A. thoracica interna, die Venen münden überwiegend in die linke V. brachiocephalica.

### 3.1.4 Nervi vagi

Der rechte N. vagus kreuzt bei seinem Eintritt in die Thoraxhöhle ventral die A. subclavia, wo er den N. laryngeus recurrens nach dorsal abgibt. In seinem weiteren Verlauf zieht er nach kaudal und dorsal und gelangt somit an die seitliche Wand der Trachea, um in Höhe der V. azygos den dorsalen Umfang des Ösophagus zu erreichen.

Der linke N. vagus tritt zwischen der A. carotis communis sinistra und der A. subclavia sinistra in die Thoraxhöhle ein und befindet sich dorsolateral des N. phrenicus sinister. Nach Überkreuzen des Aortenbogens zweigt der N. laryngeus recurrens ab, der sich um das Lig. arteriosum schlingt, um dann hinter dem Aortenbogen und entlang des linken Hauptbronchus den hinteren Umfang der Trachea zu erreichen, wo er in der Rinne zwischen Ösophagus und Trachea den Kehlkopf erreicht.

Der Stamm des linken N. vagus erreicht nach Abzweigung der Rami bronchiales und nach Überkreuzen der Aorta descendens die Vorderfläche des Ösophagus.

### 3.1.5 V. azygos und V. hemiazygos

Beidseits der Wirbelsäule gehen aus den VV. lumbales ascendentes in Höhe des Zwerchfells die V. azygos bzw. die V. hemiazygos hervor. Die V. azygos steigt unter segmentaler Aufnahme von Interkostalgefäßen und der V. hemiazygos zwischen dem 7. und 10. Brustwirbelkörper aufwärts, um in die V. cava superior unmittelbar vor deren Eintritt in das Perikard einzumünden. Die kraniale Fortsetzung der V. hemiazygos, die V. hemiazygos accessoria, sammelt das Blut aus den oberen Interkostalräumen und mündet direkt in die V. brachiocephalica sinistra ein. Sie begrenzt das aortopulmonale Fenster nach ventral und kranial und wird im Rahmen der Lymphknotendissektion in diese Region nach kranial abgeschoben, ohne durchtrennt werden zu müssen.

### 3.1.6 Ductus thoracicus

Die kraniale Fortsetzung der Cysterna chyli, der Ductus thoracicus, gelangt mit der Aorta durch den Hiatus aorticus und verläuft auf der Vorderfläche der Wirbelkörper zwischen Aorta descendens und V. azygos nach kranial bis zum 4. Brustwirbel. Hier unterkreuzt er den Ösophagus, wobei er steil nach links aufsteigt und an der linken Seite des Ösophagus nach kranial hin das Mediastinum wieder verläßt. Im distalen und mittleren Abschnitt können unregelmäßige Erweiterungen und geflechtartige Formationen vorliegen, die sich in kranialen Abschnitten wieder zu einem gemeinsamen Stamm vereinigen. In seinem intrathorakalen

Verlauf nimmt der Ductus thoracicus die Lymphe aus den Lymphknoten des hinteren Mediastinums auf. Er mündet von dorsal in den linken jugulosubclavialen Venenwinkel.

### 3.1.7 Truncus sympathicus

Der Truncus sympathicus tritt vor dem Köpfchen der 1. Rippe in den Brustraum, wo er von allen mediastinalen Strukturen am weitesten lateral gelegen ist und die Interkostalgefäße jeweils überkreuzt. Die segmental ausgebildeten Ganglien sind durch Rami interganglionares verbunden, darüberhinaus bestehen Verbindungen zu den Interkostalnerven. Nach medial zweigen der N. splanchnicus major (Segment 6 bis 9) und der N. splanchnicus minor (Segment 10 bis 12) ab. Chirurgische Bedeutung besitzt das 1. Brustganglion, das auf dem Köpfchen der 1. Rippe liegt, wo es meist mit dem unteren Halsganglion zum Ganglion cervicothoracicum (Ganglion stellatum) verschmilzt. Die für die Innervation des Armes wichtigen Fasern verlaufen meistens über das 2.–4. thorakale Ganglion. In 10% sind auch präganglionäre Fasern aus dem 1. thorakalen Ganglion beteiligt.

### 3.1.8 N. phrenicus

Der N. phrenicus verläßt in der oberen Thoraxeingangsebene seinen Leitmuskel, den M. scalenus ant. und betritt zwischen A. subclavia und V. brachiocephalica das Mediastinum. Seine Fasern entstammen vorwiegend dem 4. zervikalen Spinalnerven. Der rechte N. phrenicus unterkreuzt die A. thoracica interna, um auf die laterale Fläche der V. brachiocephalica dextra und der V. cava superior zu gelangen. Nach Einmündung der V. cava superior in den rechten Vorhof liegt er ventral des Lungenhilus in Höhe der Perikardumschlagfalte und erreicht das Zwerchfell am Foramen venae cavae, wo er sich in drei radiär verlaufende Äste verzweigt. Der linke N. phrenicus ist nach Unterkreuzen der A. thoracica interna nach medial gerichtet und verläuft vor dem linken Lungenhilus zwischen Perikard und Pleura mediastinalis im Bogen um die Herzspitze zum Zwerchfell. Hier liegt er weiter ventral als der rechte N. phrenicus bei identischer Aufzweigung in einen anteromedialen, einen lateralen und einen posterioren Ast.

Zur Anatomie des Ösophagus siehe Sechster Teil: Bauch und Bauchwand, Kapitel 1. Zur Anatomie der Aorta descendens siehe Fünfter Teil: Herz und herznahe Gefäße, Kapitel 4.

## 3.2 Infektionen

### 3.2.1 Akute Mediastinitis, Mediastinalabszeß

Die meisten bakteriellen Entzündungen des Mediastinums gehen zurück auf diagnostische oder therapeutische Maßnahmen an den Mediastinalorganen, seltener sind Spontanperforationen des Ösophagus durch aspirierte Fremdkörper, Rupturen im Sinne des Boerhaave-Syndroms, Tumorperforationen oder stumpfe und perforierende Traumen. Selten sind heutzutage auch direkte oder lymphogen vermittelte Entzündungen, die ihren Ausgang im Kopf- oder Halsbereich haben und, den vertikal gerichteten Faszienräumen folgend, in das Mediastinum absteigen. Schließlich können auch Infektionen der Thoraxwand oder der Lungen auf das Mediastinum übergreifen, wenn die Behandlung verschleppt wird.

Alle Zeichen einer schweren Allgemeininfektion nach plötzlichem Krankheitsbeginn sowie dumpfer Thoraxschmerz und mitunter Hautknistern über dem Jugulum weisen auf eine akute Mediastinitis hin. Im Röntgen-Thorax ist eine Verbreiterung des Mediastinums erkennbar, mitunter auch schon Lungeninfiltrate und Pleuraergüsse oder Luftansammlungen im Mediastinum, welche die Organgrenzen oder einzelne Kompartimente konturieren. Selbst sehr kleine Lufteinschlüsse können computertomographisch dargestellt werden und sind ein wesentliches diagnostisches Kriterium. Darüber hinaus kann das Computertomogramm bei umschriebenen Abszessen Hinweise auf den operativen Zugang liefern oder die gezielte Punktion und Drainageeinlage ermöglichen.

Ungeachtet der Krankheitsursache und der operativen Erfahrung muß eine intensivmedizinische Betreuung des Patienten gesichert und eine antibiotische Behandlung eingeleitet werden. Die häufigsten Erreger sind β-hämolysierende Streptokokken, Staphylococcus aureus, anaerobe Streptokokken und Bacteroides fragilis.

Bei alleiniger phlegmonöser Entzündung des Mediastinums im Sinne einer Begleiterkrankung bei außerhalb des Mediastinums gelegenem Primärherd kann auf eine operative Revision des Mediastinums verzichtet werden, sofern die Infektionsquelle beseitigt werden kann und sich der Patient innerhalb 24 Stunden stabilisieren läßt. Instrumentelle Verletzungen des Ösophagus und Nahtinsuffizienzen nach Ösophagusresektion bedürfen der Übernähung und suffizienten Drainage, sofern die Leckage innerhalb weniger Stunden erkannt wird. Ansonsten ist eine Behandlung erforderlich, die sich nach dem Allgemeinzustand des Patienten, dem Zeitintervall bis zur Operation und den lokalen Verhältnissen richtet.

Postoperative Infektionen nach transsternalen Eingriffen werden, abgesehen von ganz umschriebenen Abszedierungen (siehe unten), über eine Resternotomie revidiert, da nicht selten eine primär instabile Sternumverdrahtung die Infektion verursacht und unterhält. Nach Debridement im Mediastinum müssen auch gegebenenfalls als Perikardersatz verwendetes Fremdgewebe entfernt und die Sternumränder angefrischt werden, bevor Spüldrainagen eingelegt und eine stabile Osteosynthese angestrebt werden. Die Funktionstüchtigkeit des Spül-Saug-Systems muß noch intraoperativ sichergestellt werden. Nach Pleuraeröffnung muß die entsprechende Pleurahöhle gleichfalls suffizient drainiert werden. Als Spüllösung ist körperwarme Ringerlösung zu verwenden, wobei der Effekt von Antibiotika- oder Desinfektionsmittelzusätzen nicht erwiesen ist. Zusätzlich zu einer Dauerspülung muß mehrfach täglich eine manuelle Spülung mit größeren Volumina vorgenommen werden. Die Spülkatheter sollten verbleiben bis bakteriologisch der Nachweis der Keimfreiheit erbracht wird.

Ausgedehnte und verschleppte Infektionen, die unter Umständen auf die Sternumrückfläche übergreifen oder bei denen eine vollständige Reinigung des Wundgrundes in einer Sitzung nicht möglich scheint, müssen offen behandelt werden. Ein Reverschluß des Sternums soll nicht erzwungen werden, weil einerseits bei zu frühem Verschluß Rezidivinfektionen auftreten können, andererseits chronische Granulationen die Sternumspalte überbrücken und so eine ausreichende Stabilität des knöchernen Thorax erreicht wird.

Umschriebene Abszesse im vorderen oberen Mediastinum können über eine juguläre Inzision behandelt werden. Je nach Lokalisation des Abszesses wird das Kompartiment vor den großen Gefäßen oder aber, entsprechend den Präparationsschritten zur Mediastinoskopie, zusätzlich der prätracheale Raum eröffnet. Unter vorsichtiger digitaler Palpation wird der Abszeßinhalt mobilisiert, anschließend abgesaugt, um dann eine großlumige Silicondrainage zu plazieren.

Weiter kaudal unmittelbar retrosternal gelegene Abszesse können ohne Pleuraeröffnung über eine parasternale Mediastinotomie erreicht und entsprechend behandelt werden.

Umschriebene Prozesse im hinteren Mediastinum können entsprechend über eine posteriore, d. h. paravertebrale Mediastinotomie erreicht werden, wobei je nach Ausdehnung auch Wirbelquerfortsätze und Rippen unter Schonung der Pleura reseziert werden müssen. Falls Pleuraverletzungen nicht sicher ausgeschlossen werden können, erfordert dies die zusätzliche Drainage des Pleuraraumes.

Bei ausbleibender klinischer Besserung sind CT-Kontrollen, gegebenenfalls in Verbindung mit Abszeßhöhlendarstellungen, durchzuführen. Danach ist zu entscheiden, ob ein transpleuraler Zugang mit breiter Eröffnung des Mediastinums dem lokalen Verfahren vorzuziehen ist.

### 3.2.2 Chronische Mediastinitis

Die chronische Mediastinitis kann aus einer akuten Form hervorgehen oder im Rahmen granulomatöser Entzündungen entstehen. Ein Sonderfall der chronischen Mediastinitis ist die gehäuft in Nordamerika auftretende sklerosierende Mediastinitis. Die Ursache ist meistens eine Histoplasmose.

Die Aufgabe des Chirurgen beschränkt sich meist auf die Sicherung der Diagnose durch Biopsien oder den Versuch einer vollständigen Exzision bei umschriebenen Prozessen im Falle einer Ummauerung größerer Luftwege oder der oberen Hohlvene.

## 3.3 Myasthenia gravis pseudoparalytica

Die Myasthenia gravis ist ein funktionelles Myopathiesyndrom auf dem Boden einer gestörten neuromuskulären Erregungsübertragung. Ursache sind die im Thymus gebildeten und gegen Acetylcholinrezeptoren gerichteten Autoantikörper. Die Myasthenia gravis ist oft mit pathologisch-anatomischen Organveränderungen vergesellschaftet: In 60–80 % besteht eine follikuläre Hyperplasie des Thymus, in 10–20 % ein Thymom, nur in 10–25 % weist der Thymus histologisch keine Besonderheiten auf. Die Operationsindikation ergibt sich grundsätzlich bei jeder Organvergrößerung unter dem Verdacht auf ein Thymom sowie unter neurologischen Gesichtspunkten, wenn unter konservativer Behandlung kein befriedigendes Ergebnis erzielt wird.

Bei Narkoseeinleitung sollten nicht-depolarisierende Muskelrelaxantinen (z. B. Pancuronium) Verwendung finden, da Mystheniepatienten auf Succinylcholin prolongiert ansprechen können.

Der Standardzugang ist die mediane komplette Sternotomie, da neben dem Thymusorgan auch im mediastinalen Fettbindegewebe versprengte akzessorische Anteile entfernt werden müssen. Die Dissektion des Thymus beginnt am unteren Pol oder lateral eines der beiden, oft asymmetrischen, Schenkel. Die en bloc-Präparation von Thymus und umgebendem Gewebe hat als dorsale Leitstrukturen das Perikard und die großen Gefäße, die laterale Begrenzung ist der Lungenhilus bzw. der N. phrenicus zu beiden Seiten. Kranial ist der Abfluß der Thymusvene in die V. brachiocephalica sinistra und in die V. cava superior zu beachten. Schließlich reichen die kranialen Organausläufer mitunter bis an den Schilddrüsenisthmus heran, um hier bindegewebig zu enden. Bei der lateralen Präparation muß immer wieder die Lage des N. phrenicus überprüft werden, da er unter Zug am Präparat verlagert wird. Über eine Eröffnung der Pleura, die sich ohnehin nur selten vermeiden läßt, ist der Verlauf des Nerven am einfachsten palpatorisch zu kontrollieren.

Bei Infiltrationszeichen müssen Perikard, Pleura oder Lunge im Gesunden reseziert werden. Ausgedehntere Infiltrationen benachbarter Strukturen sollten zuvor durch Computertomogramm abgeklärt worden sein und bei Verdacht einer Phrenikusinfiltration muß die Zwerchfellbeweglichkeit unter Durchleuchtung überprüft werden. Trifft man intraoperativ eine Ummauerung des N. phrenicus an, so wird dieser bei nachgewiesenem Funktionsausfall reseziert. Bei noch erhaltener Zwerchfellbeweglichkeit gelingt meistens die scharfe Auslösung des Nerven. Die Radikalität des Eingriffs sollte jedoch bei nachgewiesener Malignität nicht eingeschränkt werden, wenn ansonsten eine R0-Resektion sicher erzielt werden kann und auch extrathorakal kein Tumor vorhanden ist.

Vor Sternumverschluß wird subxiphoidal eine weiche Silicondrainage ausgeleitet, kleinere Pleuralecks können unter Blähen der Lunge und nach Absaugen von Blutresten direkt übernäht werden, andernfalls sind zusätzliche Pleuradrainagen angezeigt. Postoperativ ist eine mehrtägige Überwachung auf einer Wachstation erforderlich, da sich eine vorübergehende Ateminsuffizienz entwickeln kann und wegen Schmerzen das Abhusten zusätzlich erschwert ist. Vorbeugend erhalten die Patienten anstelle des präoperativ oral verabreichten Mestinon ab Operationsende Prostigmin i. v., das in einer Dosierung von 0,5–0,75 mg/h über Perfusor verabreicht wird. Die orale Behandlung kann wieder aufgenommen werden, sobald die Patienten trinken dürfen.

Weder der Zugang über eine kollare Inzision noch die videogestützte thorakoskopische Thymektomie erzielen die geforderte Radikalität und sind daher lediglich in Ausnahmesituationen zulässig.

Der Behandlungserfolg läßt sich mitunter erst nach mehreren Jahren abschätzen. Die Prognose ist umso günstiger, je jünger die Patienten sind und je früher die Operation im Verlauf der Erkrankung durchgeführt wird.

## 3.4 Tumoren

Eine allgemein verbindliche Systematik der Tumoren des Mediastinums existiert nicht, jedoch scheint unter Berücksichtigung von Ätiologie, Behandlungskonzepten und Prognose folgende Systematik gerechtfertigt (Tab. 4-9). Raumforderungen des thorakalen Ösophagus, des Herzen und Aneurysmen der thorakalen Aorta und ihrer Äste bleiben unberücksichtigt, da sie differentialdiagnostisch keine Probleme bereiten und das Behandlungskonzept von dem der übrigen Raumforderungen vollständig abweicht.

Mediastinale Raumforderungen sind zum Zeitpunkt der Diagnostik in 50–70 % asymptomatisch,

*Tabelle 4-9:* Mediastinaltumoren.

| |
|---|
| Zysten |
| Mesenchymale Tumoren |
| Neurogene Tumoren |
| Neoplasien des Thymus |
| Endokrine Erkrankungen |
| Lymphadenopathien |
| Keimzelltumoren |

etwa 90 % aller asymptomatischen Raumforderungen sind gutartig.

Grundsätzlich stellt jede umschriebene Raumforderung eine Operationsindikation dar, ohne daß im Einzelfall vorher eine histologische Diagnose erbracht werden muß. Diese Strategie wird durch drei wichtige Argumente gestützt:

1. Die topographische Zuordnung des Tumors innerhalb des Mediastinum mittels CT oder Kernspintomogramm erlaubt eine relativ zuverlässige Zuordnung entsprechend Tabelle 4-9.
2. Auch der histologische Beweis eines benignen Geschehens entkräftet nicht die Operationsindikation, da verschiedene benigne Tumoren verdrängend wachsen bzw. im späteren Verlauf entarten können.
3. Das Risiko des operativen Eingriffs liegt bei entsprechender Vorbereitung und postoperativer Überwachung unter 1 %.

Für maligne Lymphome, die zum Zeitpunkt der Diagnose oftmals eine diffuse Ausbreitung im Mediastinum zeigen, und für mediastinale Lymphknotenmetastasen anderer Tumoren besteht keine Indikation zur primär operativen Freilegung in kurativer Absicht, da einerseits in Form der Chemotherapie und Bestrahlung wirksamere Maßnahmen verfügbar sind, andererseits zumeist technische Inoperabilität besteht. Schwierigkeiten ergeben sich mitunter in der Abgrenzung fortgeschrittener Lymphome gegenüber infiltrierenden Thymomen, wobei letztere operativ angegangen werden sollten (siehe unten). Somit genügt die Histologiegewinnung vor Einleitung einer Therapie in der Regel in jenen Fällen, wo auf der Basis bildgebender Verfahren und klinischer Hinweise ein malignes Lymphom in Frage kommt oder die technische Durchführbarkeit einer R0-Resektion wenig wahrscheinlich ist.

## 3.4.1 Richtlinien zur chirurgischen Therapie

*Tumoren im oberen und vorderen Mediastinum*

Im oberen und vorderen Mediastinum finden sich bevorzugt Strumen, Thymustumoren, Teratome, Dermoide und Lymphadenopathien einschließlich maligner Lymphome, welche von der Hilusregion her nach ventral und kranial expandieren. Umschriebene retrosternale Tumoren können je nach Seitenpräferenz über einen links- oder rechtsseitigen transpleuralen Zugang oder über eine komplette mediane Sternotomie exstirpiert werden. Patienten mit höherem allgemeinen Operationsrisiko tolerieren den transsternalen Zugang besser als eine anterolaterale Thorakotomie. Retrosternale oder echte intrathorakale Strumen lassen sich meistens über einen kollaren Zugang entfernen, selbst wenn sie mit dem kaudalen Pol bis nahe an die Trachealbifurkation heranreichen. Besteht der Verdacht auf ein Lymphom mit breiter Mediastinalinfiltration, bietet sich eine parasternale Mediastinotomie zur Gewebsgewinnung an. Dabei muß die Pleura nur selten eröffnet werden, weil fortgeschrittene maligne Lymphome typischerweise das obere Mediastinum verbreitern und die vordere Thoraxwand zu beiden Seiten des Sternums erreichen.

Maligne Tumoren ummauern gelegentlich den N. phrenicus, der sich in vielen Fällen einschließlich seiner Begleitgefäße aus dem Tumor isolieren läßt und funktionell noch intakt ist. Vorteilhaft ist bei entsprechendem Verdacht einer Phrenicusbeteiligung die präoperative Abklärung der Zwerchfellbeweglichkeit.

Eine vollständige Ummauerung und Obstruktion der V. brachiocephalica sinistra ist bei Thymomen in fortgeschrittenen Stadien nicht ungewöhnlich, jedoch klinisch belanglos. Eine obere Einflußstauung ist die Folge einer hochgradigen Einengung oder eines Verschlusses der V. cava superior. Sie entsteht in Begleitung rasch wachsender Tumoren, wenn die Ausbildung venöser Kollateralen nicht in gleichem Maße vonstatten geht oder das vorhandene Restlumen der V. cava superior plötzlich thrombosiert. Die akute obere Einflußstauung geht mit der Gefahr eines Hirnödems und einer Glottisstenose einher. In diesem Fall ist eine sofortige Bestrahlung des Mediastinums auch ohne den histologischen Nachweis einer malignen

Erkrankung indiziert. Bei Nichtansprechen ist ein prothetischer Ersatz der V. cava superior oder eine Umgehung von einer Brachiozephalvene zum rechten Vorhof indiziert (siehe unten).

*Tumoren im mittleren Mediastinum*
Bei Tumoren des mittleren Mediastinums (Perikardzysten, bronchogene Zysten, isolierte Lymphknotenmetastasen eines Keimzelltumors) ist eine anterolaterale Thorakotomie zu wählen. Bei entsprechender Erfahrung ist der Einsatz der videogestützten Thorakoskopie vorteilhaft, wenn es sich um eindeutig benigne Befunde handelt.

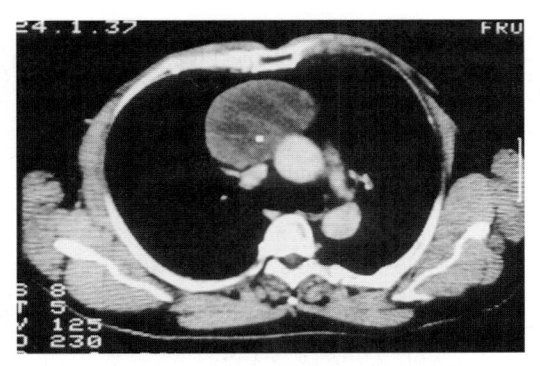

*Abbildung 4-119:* Computertomogramm eines 51jährigen Patienten mit Thymuszyste an typischer Stelle im oberen Mediastinum ventral.

*Tumoren im hinteren Mediastinum*
Auch bei Tumoren des hinteren Mediastinums ist die anterolaterale Thorakotomie gegenüber der posterolateralen zu bevorzugen, da sich die Rippen im ventralen Anteil schonender spreizen lassen. Die überwiegende Mehrzahl aller paravertebralen Tumoren ist neurogenen Ursprungs und 10 % dieser neurogenen Tumoren setzen sich über das Foramen intervertebrale in den Intraspinalraum fort (sogenannte Sanduhrtumoren). Da diese Wachstumsform nicht zwangsläufig mit einer spinalen Symptomatik einhergeht, sollte grundsätzlich jeder paravertebrale Tumor durch CT oder besser Kernspintomogramm in seiner gesamten Ausdehnung einschließlich des Spinalkanals dargestellt werden.

### 3.4.2 Zysten (Abb. 4-119)

Mediastinale Zysten machen bis zu 30 % aller Raumforderungen des Mediastinum aus, unter ihnen sind die *bronchogenen Zysten* wiederum die häufigsten. Sie finden sich in enger Beziehung zu Trachea oder Bronchien, bevorzugt in der Trachealbifurkation. Meistens handelt es sich um Zufallsbefunde, seltener sind Kompression oder Verdrängung benachbarter Organe. Radiologisch imponieren bronchogene Zysten als relativ scharf begrenzte Raumforderung mit homogener Struktur. Die Operationsindikation leitet sich daraus ab, daß sie sich vergrößern und, sofern sie mit dem Bronchialsystem in Verbindung stehen, auch infizieren können. Bei infrakarinaler Lage ist der rechtsseitige transpleurale Zugang von Vorteil. Die äußerst dünnwandige Zyste sollte nach Möglichkeit ohne Eröffnung in toto entfernt werden, da Rezidive beschrieben sind. Nur wenn diese Auflagen erfüllt werden, kann die thorakoskopische Entfernung einer bronchogenen Zyste vorbehaltlos empfohlen werden.

Entwicklungsgeschichtlich sind *gastroenterogene Zysten* den bronchogenen Zysten vergleichbar, insgesamt jedoch deutlich seltener und immer im hinteren Mediastinum lokalisiert. Ausgekleidet mit Epithelien des Gastrointestinaltraktes können diese Zysten perforieren, bluten oder entarten, woraus sich die Operationsindikation ableitet.

*Perikardiale* und *pleurale Zysten* haben lediglich Krankheitswert, wenn sie Verdrängungserscheinungen oder Dyspnoe verursachen. Die vollständige Exstirpation bereitet technisch keine Probleme und kann daher primär thorakoskopisch versucht werden.

*Pankreaspseudozysten* erreichen das Mediastinum durch den Hiatus aorticus oder den Hiatus oesophageus und lassen sich durch das CT dem Pankreas zuordnen. Die Sanierung erfolgt niemals transpleural sondern grundsätzlich über einen abdominalen Zugang oder endoskopisch in Form einer inneren Ableitung.

### 3.4.3 Mesenchymale Tumoren

Mesenchymale Tumoren machen weniger als 10 % aller mediastinalen Raumforderungen aus. Es handelt sich überwiegend um Gefäßneubildungen, während andere mesenchymale Gewächse (Lipome, Fibrome, Sarkome u. a.) seltener anzutreffen sind. Gut abgekapselte Tumoren bereiten bei der Entfernung technisch keine Probleme. Tumoren mit umschriebener Infiltration müssen nach Möglichkeit vollständig exstirpiert werden, um Rezidive zu vermeiden. Bei diffuser Infiltration beschränken sich die chirurgischen Behandlungsmöglichkeiten auf symptomatische Maßnahmen, d. h. die Aufhebung von Verdrängung bzw. Obstruktion und Ableitung von Ergüssen.

### 3.4.4 Neurogene Tumoren
(Abb. 4-120 bis 4-122)

Neurogene Tumoren bilden in den meisten Kollektiven die größte Gruppe und können bis zu 40 % aller mediastinalen Raumforderungen ausmachen. 10 % der neurogenen Tumoren sind maligne Geschwülste. Diese finden sich überproportional häufig im vorderen Mediastinum und in etwa 75 % bei Kleinkindern. Neurologische Symptome sind insgesamt selten, jedoch am häufigsten bei Sanduhrtumoren anzutreffen (siehe oben). Desgleichen läßt eine neurologische Symptomatik wie Horner-Syndrom, Plexus brachialis-Ausfälle, Heiserkeit, Interkostalneuralgien u. a. keine Rückschlüsse auf die Dignität des Tumors zu.

Neurogene Tumoren sind fast immer scharf abgegrenzt, computertomographisch dicht und kugelig bzw. – in seitlicher Projektion – D-förmig, mit dem flachen Schenkel zur Thoraxwand hin gerichtet. Somit sind sie auch bereits durch die einfache Röntgenübersichtsaufnahme als neurogene Tumoren zuzuordnen.

Entsprechend der Histogenese unterscheidet man Tumoren des peripheren Nervensystems (Schwannome, Neurofibrome, maligne Nervenscheidentumoren und die Neurofibromatose), der autonomen Ganglien (Ganglioneurome, Neuroblastome u. a.), die seltenen Tumoren ausgehend von den Paraganglien sowie den Granularzelltumor.

Das operative Vorgehen ist bei *solitären umschriebenen Raumforderungen* uniform. Über eine anterolaterale Thorakotomie in entsprechender Höhe und unter seitengetrennter Beatmung wird der Tumor zunächst bezüglich seiner Lagebeziehung zur Umgebung beurteilt. Die Pleura mediastinalis wird unabhängig von der Dignität des Tumors in etwa 1 cm Entfernung von der Tumorbasis zirkulär gespalten. Mit einem Clipsetzer in Bereitschaft müssen die segmentalen Venen und Arterien

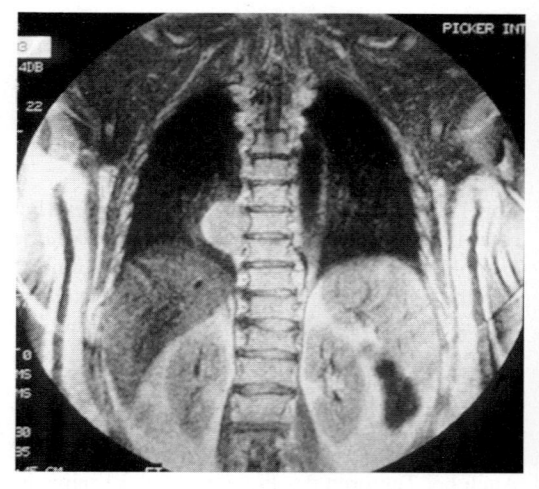

*Abbildung 4-120:* Kernspin-Tomogramm einer 30jährigen Patientin mit neurogenem Tumor (Neurinom) ohne Spinalkanalbeteiligung.

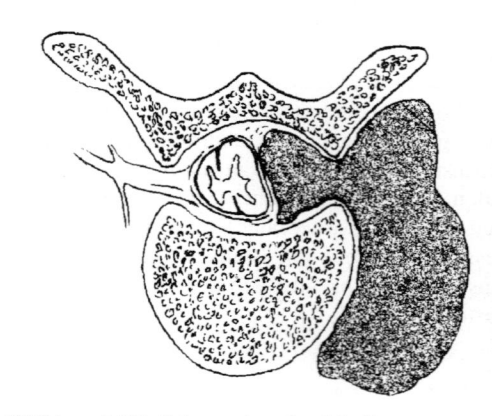

*Abbildung 4-121:* Schema eines Sanduhr-Tumors.

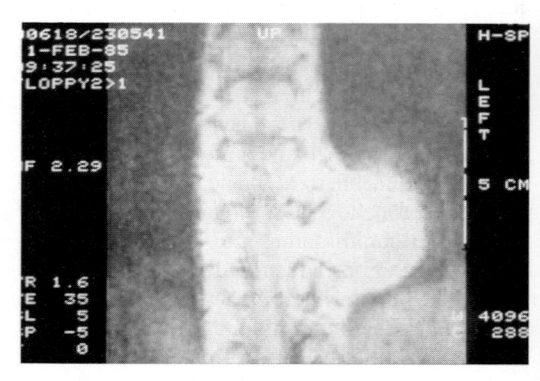

*Abbildung 4-122:* Frontales Kernspin-Tomogramm einer 45jährigen Patientin mit Sanduhr-Tumor.

mit einem kleinen Overholt unterfahren und ligiert oder mittels Clip versorgt werden. Die relativ feste Verankerung des Tumors wird überwunden, nachdem die mit ihm in Verbindung stehenden Ganglien bzw. Nervenstränge durchtrennt sind. Besonders sorgfältig muß im Bereich der Foramina intervertebralia verfahren werden. Keinesfalls darf hier bei stärkeren Blutungen eine zu starke Kompression ausgeübt oder eine unkontrollierte Elektrokoagulation vorgenommen werden. Wenn immer möglich, werden die zarten Gefäße in Begleitung des Spinalverven selektiv mit Clip versorgt oder mittels bipolarer Pinzette koaguliert. Sikkerblutungen, die der Koagulation nicht zugänglich sind, wie auch Liquorfisteln nach Verletzung der Dura werden mittels Hämostyptika gestillt, welche in situ belassen werden dürfen. Bei den blutenden Gefäßen handelt es sich um Äste des periduralen Venenplexus oder um spinale Äste der Interkostalgefäße.

*Sanduhrtumoren* werden primär über eine Laminektomie von dorsal her freigelegt, um den intraspinalen Tumoranteil zu entfernen. Anschließend wird der extraspinale Anteil über einen transpleuralen Zugang in der oben beschriebenen Weise exstirpiert, ohne das Rückenmark zu gefährden. Bei nur kleinem intraspinalem Tumoranteil kann die Freilegung transpleural über eine Erweiterung der Foramina intervertebralia erfolgen.

Bei Vorliegen *multipler Neurofibrome* des Mediastinums als Ausdruck der kongenitalen Neurofibromatose ist eine vollständige Resektion aller befallenen Nerven nicht zu verwirklichen. Eine Indikation zur Operation besteht daher trotz eines Entartungsrisikos von über 10% nur unter palliativer Zielsetzung wie bei schnellem Wachstum, Schmerzen oder Verdrängungserscheinungen.

Die gutartigen *Tumoren des autonomen Nervensystems* unterscheiden sich hinsichtlich der operativen Strategie nicht von den gutartigen des peripheren Systems. Paragangliome verursachen intraoperative Blutdruckkrisen. Wurden sie nicht präoperativ durch laborchemische Tests (Metanephrine, Vanillin-Mandelsäure im 24-Stunden-Urin, Katecholamine im Serum) artdiagnostisch verifiziert und durch Alpha-Blocker vorbehandelt, muß der Anästhesist durch Volumengabe und Blocker gegensteuern.

*Neuroblastome* kommen überwiegend im frühen Kindesalter vor und bilden in dieser Altersgruppe die häufigsten malignen Tumoren überhaupt. In 15% manifestieren sich diese im Mediastinum. Die Therapie richtet sich nach der histologischen Differenzierung und der Tumorausdehnung. Bei ipsilateralem Wachstum ohne Fernmetastasen ist die Operation das Verfahren der Wahl. Sie wird bei inkompletter Tumorentfernung durch eine lokale Nachbestrahlung ergänzt, während adjuvant bzw. bei Generalisation additiv eine Chemotherapie angezeigt ist.

### 3.4.5 Neoplasien des Thymus (Abb. 4-123)

*Thymome* sind nach den retrosternalen Strumen die häufigsten Raumforderungen im ventralen Anteil des oberen Mediastinums und in 30% mit einer Myasthenia gravis assoziiert. Für die Beurteilung der Dignität ist die Beschreibung und Kennzeichnung der Resektionsgrenzen ausschlaggebend, weil der Invasionsgrad das biologische Verhalten besser beschreibt als zytologische Kriterien (s. Tab. 4-10). Thymome in Stadium 1 und 2 nach Masaoka können in toto exstirpiert werden. Die Rezidivhäufigkeit nach vollständiger Tumorektomie beträgt 2%.

Am häufigsten besteht eine Invasion in umgebendes Fettgewebe und Perikard. Vergleichbar der Thymektomie bei Myasthenie wird der gesamte Thymus einschließlich des mediastinalen Fettgewebes zwischen den Pleurahöhlen exstirpiert. Bestehen Adhärenzen zum Perikard, so wird dieses in sicherer Entfernung zum Tumor soweit inzi-

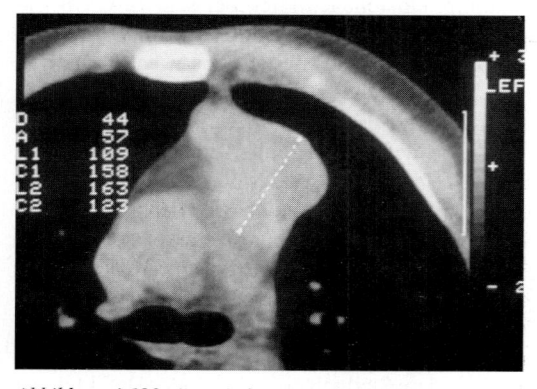

*Abbildung 4-123:* Ausschnitt aus Computertomogramm eines 41jährigen Patienten mit Thymom Stadium II, zwischen Aorta asc. und Sternum gelegen. Die unscharfe Abgrenzung dorsal entsprach einer Kapselinfiltration.

*Tabelle 4-10:* Stadieneinteilung der Thymome nach Masaoka.

| Stadium 1 | Makroskopisch vollständig von intakter Kapsel umgeben, mikroskopisch keine Kapselinvasion |
|---|---|
| Stadium 2 | 1. Makroskopisch Invasion in umgebendes Fettgewebe oder Pleura mediastinalis oder 2. Mikroskopisch Kapselinvasion |
| Stadium 3 | Makroskopisch Invasion in Nachbarorgane bzw. Perikard, große Gefäße oder Lunge |
| Stadium 4a | Pleurale oder perikardiale Aussaat |
| Stadium 4b | Lymphogene oder hämatogene Metastasen |

diert, daß das Perikard von innen mit dem tastenden Finger kontrolliert werden kann. Der zum Tumor gerichtete Rand wird nun mit einer Ellis-Klemme gefaßt, so daß der fraglich infiltrierte Perikardanteil unter Sicht und im Gesunden ohne Gefährdung des Herzens und der großen Gefäße reseziert werden kann. Im Stadium 3 sollte die radikale Tumorentfernung unter Mitnahme benachbarter Strukturen versucht werden. Ist das gesamte vordere Mediastinum durch den Tumor ausgemauert und die radikale Entfernung technisch nicht mehr durchführbar oder zu riskant, können durch Tumorreduktion («Debulking») möglicherweise die Voraussetzungen für eine Nachbestrahlung verbessert werden. Thymome im Stadium 3 infiltrieren nicht selten die V. brachiocephalica sinistra, den Zusammenfluß beider Brachiocephalvenen und die V. cava superior. Ein sogenanntes «V. cava superior-Syndrom», die akute obere Einflußstauung, entsteht lediglich bei sehr raschem Tumorwachstum mit konsekutiver Einengung oder plötzlicher Thrombosierung der V. cava superior. Bei Tumoren, die die Hohlvene teilweise oder in ganzer Länge unter Einbeziehung des Zusammenflusses beider Brachiozephalvenen infiltrieren, ansonsten aber in toto entfernt werden können, besteht die Indikation zu einem Bypaß. Dieser wird zwischen der linken Brachiozephalvene und dem Herzohr angelegt. Man verwendet ringverstärkte PTFE-Prothesen mit einem Durchmesser von 14 oder 16 mm. Mittels Satinski-Klemme wird zunächst das rechte Herzohr soweit ausgeklemmt, daß mit dem Skalpell ein kreisrunder Defekt in der Vorderwand gesetzt werden kann. Das Einnähen der Prothese erfolgt mit einem monofilen Faden der Stärke 4–0 oder 5–0. Je nach topographischen Verhältnissen wird die periphere Anastomose entweder mit der linken oder rechten V. brachiocephalica in End-zu-End oder End-zu-Seit Technik hergestellt. Wichtig ist eine sorgfältige Entlüftung der Prothese und die Entfernung von Thrombenmaterial vor endgültiger Freigabe des Blutstromes. Anschließend erfolgt die Resektion des tumortragenden Abschnittes unter Einschluß des N. phrenicus, sofern dieser in den Tumor einbezogen ist. Beschränkt sich die Tumorinfiltration auf einen kürzeren Abschnitt der oberen Hohlvene, der die zirkuläre Resektion erfordert und besteht gleichzeitig noch keine obere Einflußstauung, so würde sich technisch zwar ein Interponat nach Resektion des befallenen Gefäßabschnittes anbieten. Weil diese Maßnahme jedoch mit einer abrupten Unterbindung des venösen Rückstromes mit der Folge einer kritischen Hirnschwellung verbunden wäre, ist ein Bypaß in der oben beschriebenen Technik zu bevorzugen.

Wird unter der Diagnose einer akuten oberen Einflußstauung (unter Umständen nach erfolgloser notfallmäßiger Vorbestrahlung) die Indikation zur Operation gestellt, so ist bei isoliertem Befall der V. cava superior eine Protheseninterposition indiziert. Durch vorsichtige Palpation muß man sich vor dem Setzen der Gefäßklemme davon überzeugen, daß durch Abklemmen kein Tumor- oder Thrombenmaterial abgeschwemmt werden kann. Im Zweifel wird am Herzohr mittels monofilem Faden eine Tabaksbeutelnaht mit einem Durchmesser von etwa 2 cm gelegt, um nach Stichinzision im Zentrum dieser Naht und unter leichtem Fadenzug den Finger in den Vorhof einzuführen. Unter vertretbarem Blutverlust kann man sich auf diese Weise direkt einen Eindruck von den intravasalen Verhältnissen in der Vorhofeingangsebene verschaffen. Weniger invasiv, wenn auch nicht immer verfügbar, ist die intraoperative Duplexsonographie.

Bei tangentialer Infiltration der oberen Hohlvene kann unter Ausklemmung die Tumorresektion und der Verschluß des Defektes durch Direktnaht durchgeführt werden. Zur Vermeidung einer zu starken Einengung mit der Gefahr der Thrombosierung muß u. U. ein entsprechend breiter Kunststoffpatch eingenäht werden.

Einseitig kann eine der beiden Brachiozephalvenen ohne Gefahr einer akuten Einflußstauung definitiv unterbunden bzw. reseziert werden, sofern die Gegenseite frei durchgängig ist. Infiltrationen der Aorta sind selten. Meistens kann der Tumor einschließlich der Aortenadventitia scharf entfernt werden. Wandinfiltrationen in ganzer Tiefe erfordern die tangentiale Ausklemmung und den Direktverschluß nach Resektion.

Sehr häufig müssen auch größere Defekte des Perikards in Kauf genommen werden. Nur bei der Gefahr einer Luxation des Herzens – etwa nach Pneumonektomie unter Mitnahme lateraler Perikardanteile – ist ein Perikardersatz mit PTFE-Membran zwingend.

Der Einsatz der extrakorporalen Zirkulation mit dem Ziel einer radikalen Tumorentfernung und Rekonstruktion zentraler Gefäßabschnitte ist wegen der zu erwartenden Blutungskomplikationen und in Anbetracht der schlechten Langzeitprognose kaum gerechtfertigt.

Die Nachbestrahlung wird im Stadium 2 und 3 allgemein befürwortet, nach inkompletter Tumorentfernung ist eine zusätzliche Chemotherapie angezeigt. Rezidive oder Fernmetastasen sind im Stadium 1 und 2 auch nach alleiniger Operation sehr selten. Die mediane Überlebenszeit im Stadium 3 und 4 beträgt nach multimodaler Therapie 14 bzw. 8 Monate.

Thymuskarzinoide, Thymuskarzinome und der Morbus Hodgkin des Thymus unterliegen den gleichen operativen Grundsätzen wie das Thymom.

### 3.4.6 Endokrine Erkrankungen

*Strumen* können sich im Mediastinum ohne Parenchymbrücke zur orthotopen Schilddrüse entwickeln (Struma endothoracica vera) oder lediglich – von einem unteren Schilddrüsenpol ausgehend – die Thoraxeingangsebene überschreiten und teilweise in das Mediastinum vorwachsen (Struma endothoracica falsa). Letztere wird in bis zu 15% aller Strumaeingriffe diagnostiziert, während die echten intrathorakalen Formen nur zu 0,1% vorkommen. Bei der Struma vera alliata steht der intrathorakale Anteil über einen fibrösen oder gefäßführenden Strang mit der orthotopen Schilddrüse in Verbindung. Die Struma endothoracica falsa ist die häufigste Raumforderung des Mediastinums. Sie stellt diagnostisch keinerlei Probleme und kann in der Regel von zervikal exstirpiert werden, da die arterielle Blutversorgung über die Polgefäße erfolgt. Diese Strumen wachsen bevorzugt nach rechts, da der nach links gerichtete Aortenbogen für das Gewebe offensichtlich ein Hindernis darstellt.

Eine Sternotomie ist fast nie erforderlich, da eine in der Medianlinie geführte Weichteilinzision von dem kollaren Schnitt bis zur Manubriumoberkante die Übersicht bereits erheblich verbessert. Allein retrotracheale und retroösophageale Anteile verlangen bisweilen eine hohe Thorakotomie im 4. oder 3. Interkostalraum. Grundsätzlich muß im Rahmen der Mobilisation retrosternaler Anteile der N.laryngeus recurrens dargestellt werden. Dieser liegt nicht selten dem kaudalen Schilddrüsenpol in seinem größten Umfang an und kann bei Durchtrennung der nach kaudal gerichteten lockeren Bindegewebszüge leicht übersehen und verletzt werden. Auch der präoperative Nachweis einer Stimmbandlähmung entbindet nicht von der Verpflichtung, den Nerv aufzusuchen bzw. zu schonen, da unter Druck- oder Zugwirkung entstandene Läsionen grundsätzlich reversibel sein können.

### 3.4.7 Nebenschilddrüsenerkrankungen

Eine Verlagerung von Nebenschilddrüsengewebe ins Mediastinum, insbesondere der unteren Organe, erklärt sich aus der räumlichen Beziehung zur Thymusanlage während der embryonalen Entwicklung. In 10% aller Patienten findet sich dystopes Nebenschilddrüsengewebe, davon in 80% in enger Umgebung des Thymus. In den meisten Fällen handelt es sich um ein Adenom.

### 3.4.8 Lymphadenopathien (Abb. 4-124)

Die Mehrzahl aller Lymphadenopathien (Tab. 4-11) begegnet dem Chirurgen im Rahmen invasiver diagnostischer Eingriffe, die der Histologiegewinnung dienen (s. Kap. 2.2).

### 3.4.9 Keimzelltumoren

Das vordere Mediastinum ist die bevorzugte Lokalisation extragonadaler Keimzelltumoren. *Teratome* stellen die häufigsten histologischen Formen. Sie enthalten Gewebeanteile, die sich aus den drei verschiedenen Keimblättern ableiten. Man unterscheidet reife, unreife und maligne Teratome.

*Tabelle 4-11:* Lymphadenopathien des Mediastinums.

*Maligne Lymphome*
– Morbus Hodgkin und Non-Hodgkin-Lymphom
– Metastasen

*Granulomatöse Lymphadenopathien und Lymphadenitiden*
– Tuberkulose
– Pilzinfektionen (Histoplasmose, Coccidioidomykose)
– Morbus Boeck
– Silikose
– Wegener-Granulomatose
– Angiofollikuläre Hyperplasie

*Sonstige Erkrankungen*
– Angioimmunoblastische Lymphadenopathie
– Lupus erythymathodes
– Infektiöse Mononukleose
– Reaktive Lymphknotenhyperplasie

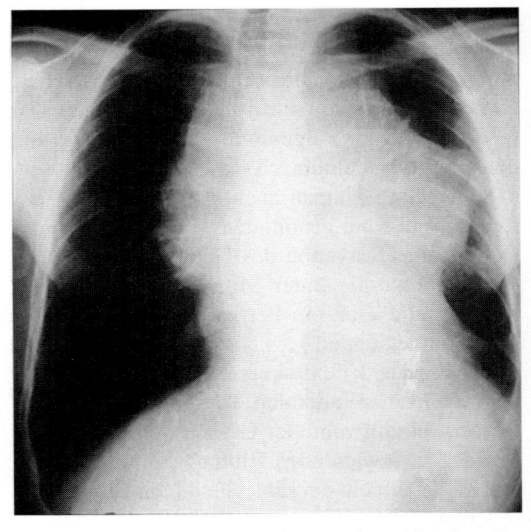

*Abbildung 4-124:* Röntgen-Aufnahme einer 66jährigen Patientin mit malignem Non-Hodgkin-Lymphom. Typische beidseitige Mediastinalverbreiterung, Abklärung durch Mediastinotomie.

Die reifen Teratome machen nahezu 80 % aller Teratome aus. Sie befinden sich fast immer im vorderen Mediastinum und sind meist zystisch, in vielen Fällen lassen sich bereits radiologisch Zähne oder Kalkspangen nachweisen. Als Zysteninhalt finden sich verschiedene Gewebsanteile wie Haut, Knorpel, Knochen, Bronchialepithel und andere. Die Therapie der Wahl ist die Exstirpation, da diese Tumoren erhebliche Größe erreichen, sich infizieren und in Nachbarorgane perforieren sowie entarten können. Nach vollständiger Entfernung kommen Rezidive nicht vor.

Unreife Teratome haben lediglich im Kindesalter Bedeutung, wo sie jedoch bei zu später Entdeckung bzw. Entfernung bereits entartet sein können.

Zu den malignen Teratomen zählen die Seminome, embryonale Karzinome, Chorionkarzinome und andere. Da Seminome strahlensensibel sind, ist die Strahlentherapie nach vollständiger operativer Tumorentfernung als adjuvante Maßnahme, nach inkompletter Entfernung als wichtigster Behandlungsschritt einzuleiten.

Alle anderen malignen Teratome sind hochmaligne Neoplasien, die aufgrund ihres raschen Wachstums meist erst in fortgeschrittenem Stadium entdeckt werden. Ferner ist ihnen gemeinsam, daß sie früh metastasieren und im Gegensatz zu Seminomen Alpha-Feta-Protein und Beta-HCG produzieren. Eine vollständige Resektion dieser Tumoren gelingt nur selten. Die Ergebnisse sind trotz adjuvanter Chemotherapie und Bestrahlung enttäuschend. Die medianen Überlebenszeiten betragen nur ca. zehn Monate.

## Literatur

Besznyak I., Szende B., Lapis K. (1984): Mediastinal tumors and pseudotumors. Diagnosis, pathology and surgical treatment. Akademiai Kiado, Budapest.

Dienemann H., Sunder-Plassmann L., Hahn D., Heberer G. (1989): Diagnostik mediastinaler Prozesse. Chirurg 60:377–383.

Dienemann H., Heberer G. (1991): Erkrankungen des Mediastinums. In: Heberer G., Schildberg F.W., Vogt-Moykopf I., Sunder-Plassmann L. (Hrsg.): Chirurgie der Lunge und des Mediastinums, Springer, Berlin, Heidelberg, New York, S. 542–571.

Heberer G., Dienemann H. (1991): Anatomie des Mediastinums. In: Heberer G., Schildberg F.W., Vogt-Moykopf I., Sunder-Plassmann L. (Hrsg.): Chirurgie der Lunge und des Mediastinums, Springer, Berlin, Heidelberg, New York, S. 27–32.

Kaiser L.R., Martini N. (1989): Clinical management of thymomas: the Memorial Sloan-Kettering Cancer Center experience. In: Martini N., Vogt-Moykopf I. (eds.): Thoracic surgery: frontiers and uncommon neoplasms. Mosby, St. Louis, Baltimore, Toronto, pp. 109–117.

Masaoka A., Monden Y., Nakahara K., Tanioka T. (1981): Follow-up study of thymomas with special reference to their Clinical Stages. Cancer 48:2485–2492.

Shields T.W. (1983): Primary Tumors and Cysts of the Mediastinum. In: Shields T.W. (ed.): General thoracic surgery, 2nd ed., Lea & Febiger, Philadelphia. pp. 927–954.

Sunder-Plassmann L., Dienemann H. (1987): Eingriffe an Lunge und Mediastinum. Chirurg 58:521–528.

# 4. Trachea und Bifurkation

H. Dienemann

Die häufigsten Eingriffe an Trachea bzw. Kehlkopf sind die Tracheotomie und die Koniotomie. Wenngleich notfallmäßige Eingriffe gegenüber Elektivoperationen in den Hintergrund treten, müssen diese sicher beherrscht werden, weil sie in vielen Situationen lebensrettend sind.

## 4.1 Tracheotomie

Die Tracheotomie hat eine Vielzahl von Indikationen (s. Tab. 4-12), in der Ausführung ist der Eingriff jedoch weitgehend standardisiert (Abb. 4-125, 4-126).

Unter optimalen Voraussetzungen ist die *Standardtracheotomie* ein einfacher und risikoarmer Eingriff. Der Kopf des Patienten wird soweit wie möglich nach hinten überstreckt und unter guten Lichtverhältnissen erfolgt die Hautinzision etwa 2 Querfinger oberhalb des Jugulums horizontal über eine Länge von etwa 4–5 cm. Die Präparation muß dann senkrecht auf die Trachea zu, d. h. nach dorso-kranial auf die Halswirbelsäule zu und nicht senkrecht nach unten orientiert sein. Nach elektrischer Durchtrennung des Platysma und Einsetzen eines kleinen Wundspreizers wird unter Ausnutzung der gesamten Schnittlänge das Fettgewebe vor der infrahyoidalen Muskulatur unter sofortiger Blutstillung durchtrennt. Größere Venen werden zwischen Ligaturen durchtrennt und nicht koaguliert, um absolute Bluttrockenheit zu gewährleisten. Unter wiederholter Tastkontrolle orientiert man sich, daß die Präparation auf den Schilddrüsenisthmus zu erfolgt und nicht von der Medianlinie abweicht, was eine Gefährdung der Karoti-

*Tabelle 4-12:* Indikationen zur Tracheotomie.

*Mechanische Verlegung der oberen Atemwege*
– Trauma
– Infektion
– Allergie
– tumorbedingt
– postoperativ
– Fremdkörperaspiration im Larynx
– Kieferklemme
– Massive Blutung

*Funktionelle Gründe*
– Langzeitbeatmung
– Chronische Aspiration

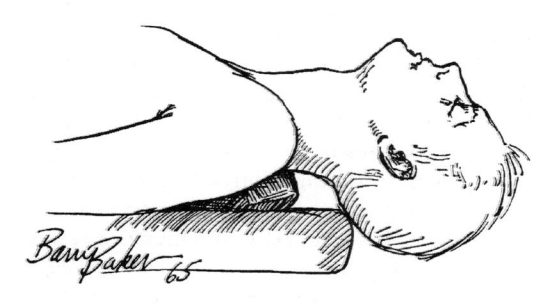

*Abbildung 4-125:* Standardtracheotomie: Der Kopf wird maximal rekliniert.

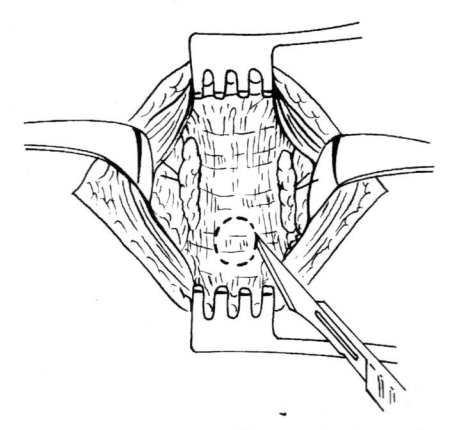

*Abbildung 4-126:* Oväläre Exzision der Tracheavorderwand in Höhe des 3. und 4. Ringknorpels nach Durchtrennung des Schilddrüsenisthmus.

den zur Folge hätte. Die infrahyoidale Muskulatur wird in Höhe des Schilddrüsenisthmus mit kleinen Langenbeckhäkchen von dem Assistenten auseinandergehalten. Der Schilddrüsenisthmus wird durchtrennt und zu beiden Seiten soweit reseziert, daß eine Arrosion der Schnittflächen unter Kontakt mit der Trachealkanüle sicher vermieden wird. Eine Durchstechung der Parenchymränder ist der einfachen Ligatur vorzuziehen. Vor Eröffnen der Trachea müssen alle Vorbereitungen für das Einbringen und Anschließen der Kanüle getroffen sein, weiterhin sind eine optimale Einstellung des Situs, vollkommene Bluttrockenheit und eine gute Beleuchtung wichtige Voraussetzungen für einen reibungslosen Tubuswechsel. Zwischen dem 2. und 4. Trachealknorpel wird nun mit einem spitzen Skalpell eine bis zu 7 mm messende kreisrunde Öffnung geschnitten, während der Assistent mit einem feinen Sauger für eine gute Übersicht Sorge trägt. Blutungen aus der Schnittfläche werden mit einer feinen Pinzette gefaßt und koaguliert. Nach Zurückziehen des Endotrachealtubus über das Stoma hinweg kann nun die Trachealkanüle entsprechender Größe (meist 7,5–8 mm innerer Durchmesser) eingeführt werden. Der zuvor auf Dichtigkeit überprüfte Ballon muß dazu vollständig evakuiert sein. Er wird schließlich soweit aufgeblasen, daß er bei dem maximal notwendigen Inspirationsdruck einen Volumenverlust verhindert. Es ist darauf zu achten, daß der aufgeblasene Ballon in ganzer Länge in die Trachea versenkt ist,

damit eine Luxation der Kanüle bei Tiefertreten der Trachea, etwa bei Ventralflexion des Kopfes, vermieden wird.

Die Hautinzision wird rechts und links der Kanüle mit durchgreifenden Nähten nur soweit verschlossen, daß ein Kanülenwechsel nicht behindert wird. Die Kanüle selbst wird mit einem Textilbändchen in ihrer Position fixiert, das unter geringfügiger Spannung um den Hals des Patienten geführt wird.

Zur Vermeidung von Komplikationen ist unbedingt zu beachten:

1. Der Eingriff sollte, wenn immer möglich, unter elektiven Bedingungen vorgenommen werden.
2. Zur Vermeidung einer subglottischen Stenose sollen nach Möglichkeit die ersten beiden Trachealringe geschont werden.
3. Eine ausgiebige Mobilisation bzw. Freilegung der Trachea muß vermieden werden, um die Nn. recurrentes nicht zu gefährden.
4. Eine zu tief angelegte Tracheotomie verursacht über den Kontakt mit der Kanüle eine Arrosionsblutung der supraaortalen Äste oder des Aortenbogens, was nahezu immer tödlich verläuft.
5. Der erste, nach zwei Tagen vorzunehmende Kanülenwechsel muß unter optimaler Beleuchtung und Instrumentierung erfolgen, da sich noch kein Granulationskanal ausgebildet hat.

Patienten unter maschineller Beatmung oder mit Aspirationsgefahr müssen mit einem Tubus mit Niederdruckcuff versorgt werden. Dieser darf wegen der Gefahr einer Schleimhautschädigung nur soweit aufgeblasen werden, daß eine Abdichtung mit dem geringstmöglichen Druck erzielt wird. Feuchtvernebler und Inhalationen dienen als Ersatz der Nasenfunktion, regelmäßiges Absaugen soll das mangelhafte Abhusten unterstützen.

Bei Spontanatmung ist das Tragen einer Tracheostomakanüle erforderlich, falls das Stoma langfristig oder dauerhaft aufrechterhalten werden muß. Bei intaktem Kehlkopf wird eine sog. Sprechkanüle (z. B. Silbertrachealkanüle mit Ventil) benutzt, die die Atemluft in den Kehlkopf leitet. In den ersten Tagen nach Tracheotomie wird der Patient in regelmäßigen Abständen durch das Pflegepersonal abgesaugt und gleichzeitig zur selbständigen Versorgung angeleitet. Mazerationen in Umgebung des Stomas werden mit Zinksalbe behandelt. Dauerkaltvernebler und Inhalationen mit Emser Salz wirken einer Schleimretention entgegen, zusätzlich sind schleimlösende Medikamente (Acetylcystein 3- bis 4mal 200 mg/die) zu verordnen und höhere Trinkmengen empfehlenswert. Bei Vernachlässigung der Stoma- bzw. Kanülenpflege kann lebensbedrohliche Atemnot resultieren. Am häufigsten ist die Kanüle verstopft; sie muß umgehend entfernt werden. Intratracheale Borken sind mittels Einsprühen von NaCl-Lösung 0,9 % und Absaugvorrichtung zu beseitigen. Die Dekanülierung nach Standardtracheotomie erfordert im Normalfall lediglich einen luftdichten Verband über der Stomaöffnung. Ein Spontanverschluß ist oft bereits innerhalb weniger Tage zu erreichen. Ein zunehmender Stridor ist der Hinweis auf überschießende Granulationen in Höhe des Stomakanals oder als Folge von Irritationen durch die Kanüle in tieferen Abschnitten der Trachea. Diese erfordern je nach Hartnäckigkeit und unter Berücksichtigung der Gesamtprognose die endoskopische Abtragung, die Anwendung von Platzhaltern oder die Tracheaquerresektion.

## 4.2 Plastische Tracheostomie

Bei der plastischen Tracheostomie (Abb. 4-127) wird ein epithelisierter Kanal aus Teilen der äußeren Haut und der Trachealwand geschaffen. Gegenüber der Standardtracheotomie hat sie zahlreiche Vorteile wie die Vermeidung eines Granulationskanales, eine bessere Protektion der großen Gefäße und eine einfachere Handhabung beim Kanülenwechsel. Nachteilig ist, daß der Verschluß einen erneuten Eingriff erfordert und nicht spontan erfolgt. Daher ist die plastische Tracheostomie eher indiziert, wenn der direkte Zugang zur Trachea voraussichtlich für längere Zeit benötigt wird.

Anstelle einer kreisrunden Öffnung in der Tracheavorderwand wird der Deckel, gebildet aus dem ventralen Anteil des 3. und 4. Ringknorpels, nach kaudal gestielt und direkt mit der äußeren Haut vernäht. Bei tieferen Halsweichteilen empfiehlt es sich, die Haut türflügelartig zu inzidieren, so daß sie von lateral oder von kranial und kaudal her eingeschlagen und mit dem Schnittrand der Trachea vernäht werden kann.

Für den Verschluß der plastischen Tracheostomie wird der epithelisierte Kanal in Höhe der äußeren Öffnung kreisförmig exzidiert und der so gebildete Hautlappen nun invertierend vernäht, so daß die Tracheavorderwand teilweise vom Hautlappen gebildet wird. Nach Mobilisation kann die Halshaut über der Tracheanaht und der geraden Halsmuskulatur spannungsfrei verschlossen werden.

## 4.3 Koniotomie

Die Koniotomie (Abb. 4-128 bis 4-130) ist unter Notfallbedingungen indiziert, wenn eine translaryngeale Intubation (s. Tab. 4-12) nicht möglich ist. Die Koniotomie darf nicht länger als zwei Tage aufrecht erhalten werden, da subglottische Stenosen resultieren können.

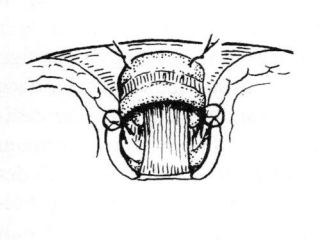

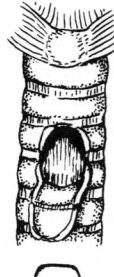

*Abbildung 4-127:* Plastisches Tracheostoma.

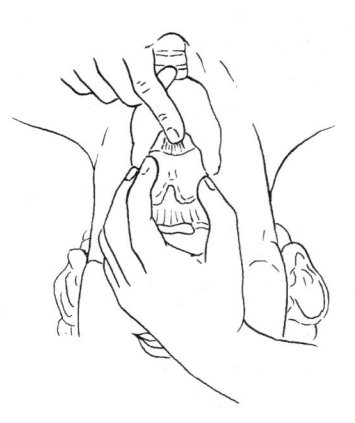

*Abbildung 4-128:* Koniotomie: Ertasten des Lig. cricothyreoideum in Reklination des Kopfes.

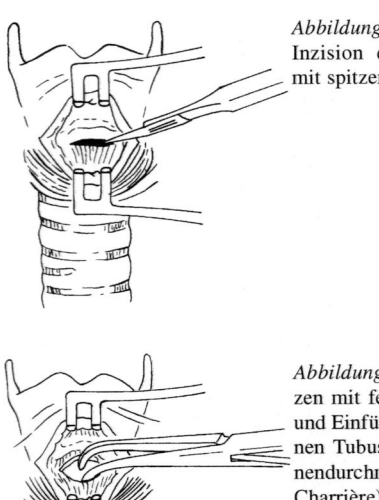

*Abbildung 4-129:* Quere Inzision des Ligaments mit spitzem Skalpell.

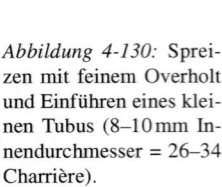

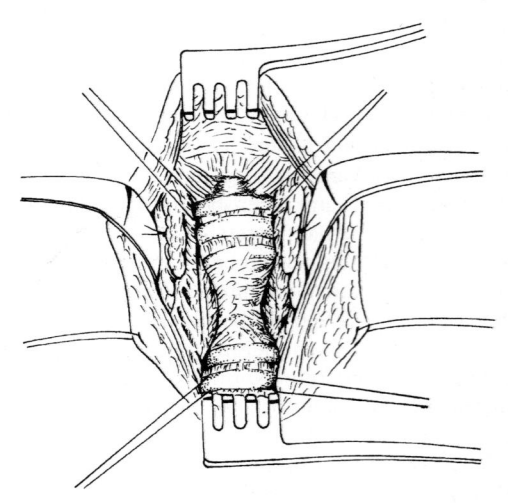

*Abbildung 4-130:* Spreizen mit feinem Overholt und Einführen eines kleinen Tubus (8–10 mm Innendurchmesser = 26–34 Charrière).

*Abbildung 4-131:* Trachearesektion: Sanduhrförmige Stenose der zervikalen Trachea mit narbig destruiertem Knorpelskelett. Die V. brachiocephalica wird nur nach Sternotomie sichtbar.

Unter Dorsalflexion des Kopfes kann das Ligamentum cricothyroideum als Delle zwischen Schildknorpel und Ringknorpel getastet werden. Nach Desinfektion und Infiltrationsanaesthesie wird die Haut über dem Ligament horizontal auf eine Länge von maximal 2 cm inzidiert. In gleicher Richtung wird das Ligament durchtrennt und anschließend unter leichtem Spreizen mittels Overholt ein Tubus entsprechender Größe eingeführt.

Inzwischen sind komplette Einmalbestecke verfügbar, mit deren Hilfe unterschiedlich große Tuben eingeführt werden können. Diese dienen je nach Durchmesser der vorübergehenden Beatmung oder ausschließlich der endotrachealen Absaugung zur Unterstützung der Bronchialtoilette.

## 4.4 Trachearesektion

### 4.4.1 Proximale Trachea
(Abb. 4-131 bis 4-133)

Im Bereich der zervikalen und thorakalen Trachea sind über 90 % aller organischen Stenosen postentzündlich oder durch Narben bedingt und lediglich 10 % durch Tumoren verursacht. Das umgekehrte Verhältnis findet sich für den Bereich der Trachealbifurkation. Meistens bedingen mechanische Vorgänge, wie der Kontakt zwischen Trachealtubus und Trachealwand, entzündliche Reaktionen am Ort der Schädigung. Bleiben diese Veränderungen auf die Schleimhaut beschränkt, so können sogenannte Lochblendenstenosen resultieren, die aufgrund ihrer geringen Längsausdehnung einer Bougierungs- oder Laserkoagulationsbehandlung zugänglich sind. Nach erfolgreicher Beseitigung müssen Patienten mit Lochblendenstenosen kurzfristig kontrolliert werden, da sich Rezidivstenosen innerhalb weniger Tage ausbilden können und dann unter Umständen Notfallmaßnahmen erzwingen. Betrifft die Schädigung die Trachealwand in ihrer ganzen Tiefe, so resultieren meist längerstreckige sanduhrförmige Stenosen infolge Knorpelzerstörung und narbiger Umwandlung. Wegen der definitiven Wandzerstörung führen Bougierungen nicht zum Ziel, sondern können das Ausmaß der Stenose eher noch verstärken. Weil derartige Stenosen nicht aufdehnbar sind, sind innere Platzhalter nicht indiziert. Die einzige kurative Maßnahme ist daher die Tracheaquerresektion.

Funktionell bedeutsam sind Stenosen mit einem Restlumen von 5 mm oder darunter wegen der Be-

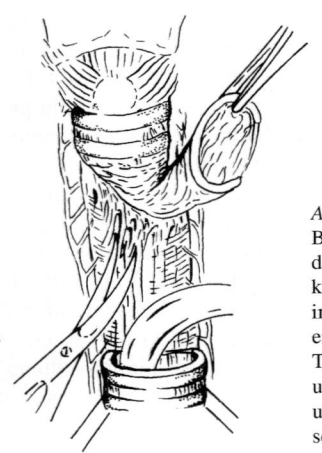

*Abbildung 4-132:* Die Beatmung erfolgt über das OP-Feld. Der erkrankte Abschnitt wird in kleinen Schritten in engster Beziehung zur Tracheawand reseziert, um die Nn. recurrentes und den Ösophagus zu schonen.

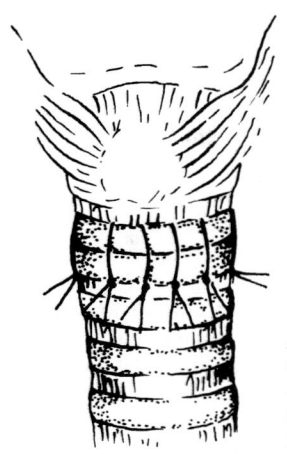

*Abbildung 4-133:* Fertiggestellte End-zu-End-Anastomose. Die Fäden umgreifen jeweils einen Knorpelring.

hinderung von Ventilation und Expektoration. Das Prinzip der Operation besteht in der segmentalen Resektion und End-zu-End-Anastomosierung nach entsprechender Mobilisation. Unter günstigen Verhältnissen können Defekte von über 7 cm Länge durch End-zu-End-Anastomosierung überbrückt werden. Nahezu sämtliche Resektionen und Rekonstruktionen sind von einem zervikalen Zugang her durchführbar. In Erwartung ausgedehnter Resektionen, die auch die Bifurkation einbeziehen können, muß jedoch die Möglichkeit eines zusätzlichen anterolateralen Zugangs eingeräumt werden.

Entsprechend dem Zugang zur Anlage eines Tracheostomas wird die zervikale Trachea freigelegt. Dabei genügen Hautinzisionen in einer Länge von 4–5 cm. Eine sehr hilfreiche Erweiterung erfährt der Zugang durch eine in der Medianlinie geführte senkrechte Inzision bis an die Manubrium-Oberkante heran. Der erkrankte Tracheaabschnitt muß in der Regel durch scharfe Präparation freigelegt werden. Dabei muß man zur Schonung der Nn. recurrentes die Präparation in engster Nachbarschaft zur ventralen und seitlichen Tracheawand vornehmen. Die überwiegend von lateral her einstrahlende Gefäßversorgung darf nur in dem zur Resektion bestimmten Abschnitt durchtrennt werden, ansonsten hat die Mobilisation im wesentlichen stumpf mit dem Finger entlang der Vorderwand bis hin zur Bifurkation zu erfolgen. Sofern der stenosierte Bezirk nicht sicher identifizierbar ist, kann nach Zurückziehen des Beatmungstubus der zu resezierende Abschnitt identifiziert werden, indem unter endoskopischer Kontrolle vom Operationsfeld her Injektionskanülen in die Trachea eingebracht werden, die die kraniale und kaudale Resektionslinie markieren.

Nach Anlegen einer Haltenaht in den gesunden Tracheaabschnitt unterhalb der Stenose wird nun das erkrankte Segment knapp im Gesunden reseziert. Zu diesem Zweck wird mit einem spitzen Skalpell die Zirkumferenz in ihrem knorpligen Anteil oberhalb und unterhalb der Stenose mit einem glatten Schnitt durchtrennt. Durch Fassen des nunmehr teilmobilisierten Segmentes mit einer Kocherklemme wird anschließend die Pars membranacea mit einer feinen Schere von der Ösophagusvorderwand in vorsichtigen Schritten abpräpariert. Dabei muß man sich stets der Nähe der Nn. recurrentes bewußt sein; auf deren Darstellung darf man jedoch bei korrekter Präparation in unmittelbarer Nähe zur Trachealwand verzichten. Nach Entfernen des stenotischen Segments und Anlegen von ein bis zwei Haltenähten an das proximale Segment kann nun unter Zug an den Haltefäden und unter maximaler Beugung des Kopfes eine Annäherung der Trachealstümpfe versucht werden. In der Regel gelingt dieses ohne nennenswerten Zug. Auf die Möglichkeit einer beidseitigen Lungenhilusmobilisation durch Inzision des Perikards und einer infra- und suprahyoidalen Kehlkopfmobilisation sei nur hingewiesen, sie sind jedoch nur extrem selten erforderlich.

Bevor die Fäden für die Anastomosierung vorgelegt werden, muß man sich noch einmal vergewissern, daß die Resektion tatsächlich im Gesunden erfolgt war.

Die Anastomosierung der Resektionsränder kann bei aufmerksamer Assistenz problemlos bei liegendem Tubus durchgeführt werden. Für die Hinterwandnaht empfiehlt sich die Verwendung von monofilem resorbierbarem Material der Stärke 4–0. Dieser Faden wird fortlaufend genäht, die Ränder der Hinterwand jedoch noch nicht adaptiert, da diese dem erforderlichen Zug nicht standhalten können. Diese Annäherung wird erst möglich, nachdem in Fortsetzung der fortlaufenden Nahtreihe jeweils links und rechts im dorsalen Anteil der Pars cartilaginea ein bis zwei einzelne Nähte angelegt worden sind. Diese Nähte sollten unter Verwendung von Material der Stärke 3–0 perikartilaginär gestochen werden, d. h. die Knorpelringe umfassen und nicht durchstechen. Unter Zug an den Haltefäden werden diese lateral gesetzten Nähte geknüpft und mit dem nachgespannten Faden für die Hinterwand verknotet, nachdem sich die Ränder der Pars membranacea aneinandergelegt haben. In 3 mm-Abständen wird schließlich die Naht der Vorderwand komplettiert. Eine zusätzliche Absicherung und Entlastung der Nahtreihe erbringt die Verknotung der Haltenähte, sofern auch diese perikartilaginär gestochen waren. Je eine Wunddrainage wird entlang der Tracheavorderwand bis zur Bifurkation bzw. in Kehlkopfhöhe eingelegt. Vor Wundverschluß sollte man sich vergewissern, daß der Trachealtubus nicht versehentlich festgenäht wurde. Nach Zurückziehen des Tubus bis oberhalb der Anastomose erfolgt eine Dichtigkeitsprüfung mittels Unterwasserprobe und schließlich der schichtweise Wundverschluß.

Da eine Reklination des Kopfes die Anastomose gefährden würde, muß der Kopf in maximaler Beugung für mehrere Tage fixiert werden. Dieses geschieht entweder durch Annähen der Kinnspitze über dem Manubrium oder durch eine zuverlässige Fixation eines entsprechend geformten Kissens im Nacken des Patienten.

Die Extubation des Patienten sollte erst vorgenommen werden, wenn eine Reintubation mit größter Wahrscheinlichkeit ausgeschlossen werden kann.

### 4.4.2 Distale Trachea

Querresektionen der distalen Trachea werden bevorzugt über eine laterale Thorakotomie im 4. Interkostalraum rechts vorgenommen. Das Operationsfeld sollte soweit vorbereitet werden, daß eine Verlängerung der Inzision zu einem posterolateralen Schnitt jederzeit möglich ist. Bei der Mobilisation der Trachea muß wiederum berücksichtigt werden, daß das gefäßführende Bindegewebe von seitlich einstrahlt und entsprechend die Mobilisation vorwiegend entlang der Vorder- und Hinterfläche geschehen muß. Ferner ist zu bedenken, daß auch der rechtsseitige N. recurrens geschädigt werden kann, wenn er weiter kaudal als normal vom Vagushauptstamm abzweigt. Vor Durchtrennung der Trachea wird ein steriler Tubus einschließlich Verlängerungsstücken bereitgehalten, der dann nach Eröffnen der Trachea und Zurückziehen des orotrachealen Tubus nach distal eingeführt werden kann. Bei bifurkationsnaher Tracheadurchtrennung muß eine einseitige Beatmung über den linken oder rechten Hauptbronchus erfolgen, wobei die Oxygenierung durch die gegenseitige Abklemmung der A. pulmonalis verbessert werden kann. Nach Resektion des stenotischen Abschnittes wird die Anastomose in der oben beschriebenen Technik hergestellt. Dabei kann jederzeit auf die Beatmung über den orotrachealen Tubus gewechselt werden, wenn der direkt eingebrachte Tubus der Anastomosierung im Weg ist. Im übrigen werden nach entsprechender Oxygenierung des Patienten auch längere Apnoephasen unter Kontrolle der Sättigung toleriert, so daß der Tubus der besseren Übersicht wegen intermittierend auch zurückgezogen werden kann. Der Assistent muß dabei in kurzen Abständen das Bronchialsystem mit dem Sauger von Blut befreien.

Falls längerstreckige Resektionen zu erwarten sind, muß unter Umständen bereits präliminar eine Kehlkopfmobilisation durchgeführt werden. Im allgemeinen ist aber die Mobilisation des rechtsseitigen Lungenhilus ausreichend. Zur Sicherung der Anastomose und zum Schutz der benachbarten großen Gefäße sollte die Anastomose mit einem Perikardlappen oder einer Omentummanschette umhüllt werden.

## 4.5 Bifurkations-Resektion

Eine Indikation zur Resektion der Trachealbifurkation – ggf. in Kombination mit Parenchymresektionen – ergibt sich in der Regel bei den insgesamt seltenen adenoidzystischen Karzinomen oder Trachealkarzinomen dieser Region. Es handelt sich dabei um komplizierte Eingriffe, die ein gezieltes Literaturstudium, eine exakte Diagnostik und Operationsplanung voraussetzen. Der Operateur sollte mit sämtlichen bronchoplastischen Techniken vertraut sein. Insofern können hier nur die Prinzipien der Bifurkationsresektion geschildert werden.

Grundsätzlich ist zu unterscheiden zwischen:
1. einer einfachen Bifurkationsresektion
2. einer Bifurkationsresektion mit linksseitiger Pneumonektomie und
3. einer Bifurkationsresektion mit rechtsseitiger Pneumonektomie.

Am häufigsten wird der unter 3. genannte Eingriff ausgeführt; eine End-zu-End-Anastomose gilt als das sicherere Verfahren gegenüber der Karinarekonstruktion unter Vereinigung der Hauptbronchien. Eingriffe in Verbindung mit rechtsseitiger Pneumonektomie werden bevorzugt über eine posterolaterale Thorakotomie im 4. Interkostalraum rechts vorgenommen. Als direkte Zugangsmöglichkeit zur Bifurkation bietet sich auch die Längssternotomie oder die beidseitige anterolaterale Thorakotomie mit querer Durchtrennung des Sternums im 4. oder 5. Interkostalraum an. Eine Bifurkationsresektion in Verbindung mit einer linksseitigen Pneumonektomie läßt sich nach Mobilisation des Aortenbogens von links ausführen, einfacher wenngleich zeitaufwendiger ist die Ausführung der Bifurkationsresektion und End-zu-End-Anastomosierung zwischen Trachea und rechtem Hauptbronchus von rechts mit anschließender Umlagerung und Pneumonektomie auf der linken Seite.

Anastomosen im Bifurkationsbereich müssen grundsätzlich mit suffizientem Gewebe umhüllt werden, da ungeschützte Nahtdehiszenzen fast unvermeidlich letal ausgehen. Die Letalität der Bifurkationsresektion beträgt selbst an erfahrenen Zentren dennoch 20–30 %.

## 4.6 Traumen der Trachea und im Bifurkationsbereich

Schwere stumpfe Thoraxtraumen verursachen Zerreissungen bevorzugt in der Nähe der Trachealbifurkation. Der Verdacht einer derartigen Verletzung ergibt sich aus dem Unfallhergang in Verbindung mit Hämoptysen, einem Pneumomediastinum oder einem Pneumothorax (bei zerrissener Pleura mediastinalis). Diese Befundkonstellation muß eine sofortige endoskopische Untersuchung veranlassen. Die Direktnaht, unter Umständen nach Anfrischen der Ränder, ist das einzig sinnvolle Therapieverfahren. Da im allgemeinen eine Mobilisation der verletzten Strukturen verzichtbar ist, müssen Durchblutungsstörungen der Naht nicht befürchtet werden.

Zerreißungen der Trachea entstehen mitunter im Rahmen der Intubation bei Verwendung von Führungsdrähten oder, insbesondere bei Kindern, bei Verwendung zu großer Tuben und Überblähung des Blockadeballons. Die bevorzugt im Hinterwandbereich gelegenen Längsrisse müssen unverzüglich übernäht werden, um eine Mediastinitis zu vermeiden. Je nach Höhe und Ausdehnung der Verletzung wird entweder ein zervikaler Zugang mit der Möglichkeit der Sternotomie oder eine rechtsseitige Thorakotomie im 4. Interkostalraum gewählt.

Selten sind Stich- oder Schußverletzungen mit Beteiligung der Trachea. Die Behandlungsprinzipien sind die gleichen wie für die Resektion im Rahmen von Stenosen und Tumoren.

Im Rahmen der Behandlung von Tracheaerkrankungen muß neben der Chirurgie auch das Spektrum verschiedener interventioneller Techniken bereitstehen, das in Ergänzung zu chirurgischen Maßnahmen oder alternativ eingesetzt werden kann. Im einzelnen sind dieses die verschiedenen Laserverfahren zur Behandlung von Obstruktionen, das Afterloading zur endoluminalen Strahlentherapie inoperabler Tumoren und die Anwendung von verschiedensten Platzhaltern (Stents) bei funktionellen bzw. dilatierbaren Stenosen und zur Überbrückung von Nahtdehiszenzen. In diesem Zusammenhang muß auf die spezielle Literatur verwiesen werden.

## 4.7 Ösophago-tracheale Fisteln

Ösophago-tracheale Fisteln sind meist Folge von Cuff-bedingten Drucknekrosen nach Langzeitintubation oder eines fortgeschrittenen Ösophaguskarzinoms, bedeutend seltener entstehen sie anläßlich eines stumpfen oder penetrierenden Traumas.

Bei beatmeten Patienten verlaufen die Fisteln zunächst symptomarm und werden oft erst entdeckt, wenn eine größere Verbindung zwischen Ösophagus und Trachea besteht, die den Übertritt von Luft ins Intestinum bzw. von Speichel und Mageninhalt in die Luftwege ermöglichen. Die Diagnose wird bronchoskopisch gestellt. Bei kleinen Fisteln wird das Auffinden erleichtert, wenn unter Inspektion der Trachea gleichzeitig via Magensonde Luft insuffliert wird.

Ein Spontanverschluß der Fistel ist nicht zu erwarten, eine operative Sanierung sollte aber erst nach Extubation erwogen werden, d.h. wenn die Prognose des oft multimorbiden Patienten zuverlässiger beurteilt werden kann. Bis dahin muß versucht werden, die Defektzone durch entsprechend tiefere Einlage des Beatmungstubus zu entlasten.

Je nach Höhe des Defektes wird die Korrektur über einen zervikalen Schnitt mit der Möglichkeit einer Erweiterung durch Sternotomie oder über eine Thorakotomie im 4. oder 5. Interkostalraum vorgenommen. Kleine Fisteln lassen sich exzidieren und durch Direktverschluß von Ösophagus und Trachea sanieren. Ein Muskelinterponat (gestielter M. sternohyoideus, M. sternothyreoideus oder Interkostalmuskelstreifen) oder Omentum majus dienen der Nahtsicherung. Größere Wanddefekte der Trachea müssen durch Segmentresektion behandelt werden, während entsprechende Substanzverluste am Ösophagus eine sparsame Anfrischung und einen zweischichtigen Verschluß erfordern. Ohne vollwertiges Interponat besteht die Gefahr eines Rezidivs. Für mindestens sieben Tage muß der Patient parenteral oder über eine Ernährungssonde ernährt werden. Die Operationsletalität beträgt etwa 10%.

Etwa 5–10% der Patienten mit Ösophaguskarzinom entwickeln im Laufe der Erkrankung eine ösophagotracheale Fistel, und von diesen versterben 80% innerhalb der folgenden drei Monate. Ein operatives Vorgehen im Sinne einer Ösophagektomie und Trachea- bzw. Hauptbronchussanierung oder Bypass-Operation ist daher nur in Ausnahmefällen indiziert bzw. technisch noch möglich. Die effektivste und schonendste Palliation erreicht man nach eigener Erfahrung durch Plazierung eines abdichtenden Silikonstents in die Trachea. Bei gleichzeitig bestehender Ösophagusstenose muß zusätzlich ein Ösophagustubus eingelegt werden. Mit dem Auftreten von Komplikationen (Verlegung, Dislokation, Blutung, Aspiration, Sepsis) ist in etwa 25% zu rechnen.

## Literatur

Aun F., Birolini D. (1982): Critical manoeuvers in trauma surgery. Springer, Berlin, Heidelberg, New York.

Beattie E.J., Bloom N., Harvey J. (1992): Thoracic surgical oncology. Churchill Livingstone, New York, Edinburgh, London, Melbourne, Tokio.

Couraud L., Hafez A. (1987): Acquired and non-neoplastic subglottic stenoses. In: Grillo H., Eschapasse H. (eds.): International trends in general thoracic surgery – major challenges, Saunders, Philadelphia, London, Toronto, pp. 39–58.

Freitag L., Tekolf E., Anweiler H., Bauer P.C., Hermes-Husemann E., Stamatis G., Linz B., Bellenberg B., Greschuchna D. (1993): Interventionelle Bronchologie in der palliativen Behandlung des zentralen Bronchialkarzinoms. Tumordiagn Ther 14:83–90.

Grillo H.C. (1989): Notes on the windpipe. Ann Thorac Surg 47:9–26.

Herzog H., Heitz M., Keller R., Graedel E. (1987): Surgical therapy for expiratory collapse of the trachea and large bronchi. In: Grillo H., Eschapasse H. (eds.): International trends in general thoracic surgery – major challenges, Saunders, Philadelphia, London, Toronto, pp. 74–90.

Herzog H., Keller R. (1971): Pathophysiologische Grundlagen und Therapie der Bronchialstenose. Arch klin exp Ohr Nas Kehlk Heilk 199: 317–346.

Nohl-Oser H.C., Salzer G.M. (1985): Lungenchirurgie. Thieme, Stuttgart.

Schildberg F.W., Meyer G. (1991): Erkrankungen der Trachea und Hauptbronchien. In: Heberer G., Schildberg F.W., Vogt-Moykopf I., Sunder-Plassmann L. (Hrsg.): Chirurgie der Lunge und des Mediastinums, Springer, Berlin, Heidelberg, New York, S. 225–395.

Schildberg F.W., Meyer G. (1991): Allgemeine chirurgische Techniken an der Thoraxwand, der Lunge und dem Bronchialsystem. In: Heberer G., Schildberg F.W., Vogt-Moykopf I., Sunder-Plassmann L. (Hrsg.): Chirurgie der Lunge und des Mediastinums, Springer, Berlin, Heidelberg, New York, S. 196–221.

# 5. Mamma

C. Gabka

## 5.1 Diagnostik

Jede Resistenz in der weiblichen (und männlichen) Brust muß primär als malignitätsverdächtig angesehen werden. Daher sollte jeder Knoten bis zum Ausschluß eines malignen Geschehens abgeklärt werden.

Die für die Diagnostik notwendige klinische Untersuchung der Brust bedeutet für viele Patientinnen einen Eingriff in die Intimsphäre. Der Arzt sollte den psychologischen Kontext berücksichtigen und vor der Untersuchung im ausführlichen Gespräch mit der Patientin bemüht sein, ein Vertrauensverhältnis herzustellen. Hierbei geht es in der *Anamnese* auch darum, vorhandene Risikofaktoren festzustellen (Tab. 4-13).

Bei der Addition mehrerer Risikofaktoren kommt es zu einem exponentiellen Risikozuwachs, an einem Mammakarzinom zu erkranken. Man schätzt, daß 5 % der weiblichen Bevölkerung in diese Hochrisikogruppe fallen (weitere Einzelheiten s. 5.4.1).

Die *klinische Untersuchung* beginnt mit der Inspektion. Diese geschieht mit aufrechtem Oberkörper, im Liegen sowie bei vorgeneigtem Oberkörper. Man achtet auf Asymmetrien und auf Einziehungen der Haut, die durch tumorbedingte Fixierung der subdermalen Schichten entstehen. Bei der Palpation werden systematisch alle vier Quadranten im Seitenvergleich nach Unregelmäßigkeiten abgetastet. Zysten besitzen im Gegensatz zu malignen Knoten eine glatte Oberfläche und sind gegenüber der Haut gut verschieblich. Maligne Knoten sind in der Regel als derber und höckriger Tumor zu ertasten und können an Haut oder Muskel fixiert sein. Der obere äußere Quadrant ist am häufigsten von malignen Tumnoren betroffen. Druckschmerzhaftigkeit ist kein Identifizierungsmerkmal für ein malignes Krankheitsbild, kann jedoch damit einhergehen. Blutige Sekretion aus der Mamille ist stets als ein Alarmzeichen zu werten. Es sollte umgehend eine zytologische Untersuchung durchgeführt werden.

Nach Untersuchung der Brust erfolgt die Überprüfung des regionalen Lymphabflußgebietes nach

*Tabelle 4-13:* Risikofaktoren für Brustkrebsentstehung.

*demographische Faktoren:*
– Alter über 30
– weibliches Geschlecht (150:1 weiblich/männlich)

*erheblich erhöhtes Risiko:*
– starke Familienanamnese: zwei oder mehr prämenopausale Verwandte 1. Grades mit bilateralem Ca
– atypische duktale oder lobuläre Hyperplasie

*erhöhtes Risiko:*
– Familienanamnese: ein oder mehr Verwandte mit Brustkrebs
– Eigenanamnese von Brustkrebs
– Eigenanamnese von Kolon- oder Endometrium-Ca
– Eigenanamnese von Ovarial-Ca
– Menarche vor 12 Jahren, Menopause nach 55 Jahren
– Nullipara oder 1. Geburt nach 30 Jahren
– Exposition gegenüber ionisierender Strahlung
– fett- oder kalorienreiche Ernährung

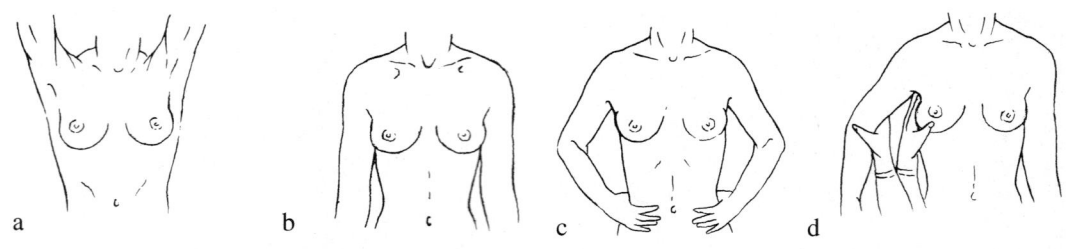

*Abbildung 4-134:* Die klinische Untersuchung umfaßt die Inspektion und Palpation beider Brüste mit hängenden oder aufgestützten und erhobenen Armen im Stehen (a, b, c) und Liegen, sowie die Untersuchung der Axilla (d).

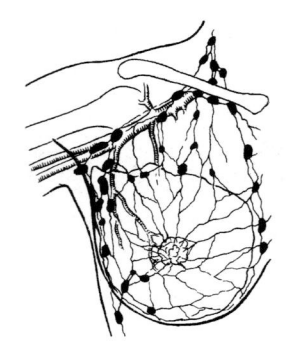

*Abbildung 4-135:* Lymphabflußwege der weiblichen Brust. Das Hauptabstromgebiet ist die Axilla (ca. 30–40 Lymphknoten); dennoch ist je nach Tumorsitz ein direkter Abfluß in die parasternalen oder infraklavikulären (Level III) Lymphknoten möglich.

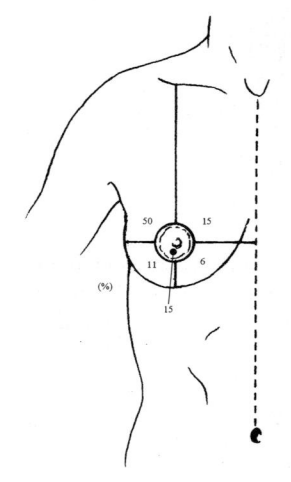

*Abbildung 4-136:* Lokalisation der Mammakarzinome. Fast 3/4 aller Tumoren entwickeln sich im oberen äußeren Quadranten.

Lymphknotenveränderungen: Axilla, infra- und supraklavikuläre Lymphknotenregion und Hals. Bei der Palpation der Axilla verschränkt die Patientin die Arme entweder über dem Kopf oder legt die Arme auf die Schultern des untersuchenden Arztes. Unter leichtem Druck gegen die Thoraxwand lassen sich die axillären Lymphknoten tasten.

Ergeben sich aufgrund der klinischen Untersuchung Anhaltspunkte für einen Malignitätsverdacht, bieten sich folgende *apparative Diagnostik-Verfahren* an:

*Mammographie*
Grundsätzlich ist allen Frauen die Anfertigung einer Basismammographie zwischen dem 30. und 35. Lebensjahr anzuraten. Ab dem 40. Lebensjahr sollen in 2-jährlichen Abständen Aufnahmen in zwei Ebenen angefertigt werden.

Die Mammographie ist nach wie vor das aussagekräftigste apparative Diagnoseverfahren. Auch klinisch nicht manifeste Veränderungen, wie in situ-Karzinome, können festgestellt werden. Auch wenn die Strahlenbelastung der Brust durch eine Mammographie mit 4000 mrem im Vergleich zu anderen Röntgenuntersuchungen relativ hoch ist, kann man das durch die Mammographie ausgelöste Krebsrisiko im Vergleich zum Benefit einer Früherkennung vernachlässigen.

Parameter für die röntgenologische Erkennung von Malignomen sind: sternförmige Verschattungen, unscharfe Tumorränder, gruppierter Mikrokalk (Abb. 4-137, 4-138).

*Sonographie*
Mit Hilfe der strahlenfreien Ultraschallmethode lassen sich u. a. solide von zystischen Tumoren unterscheiden. Diese Untersuchung ist risikolos in kurzen Abständen wiederholbar

*Punktionszytologie*
Die Tripeldiagnostik: Klinik plus Mammographie plus Zytologie ergibt eine Diagnose-Sicherheit von annähernd 100 %. Zahlreiche Untersuchungen haben belegt, daß eine punktionsbedingte Verschleppung von Tumorzellen klinisch keine Bedeutung hat.

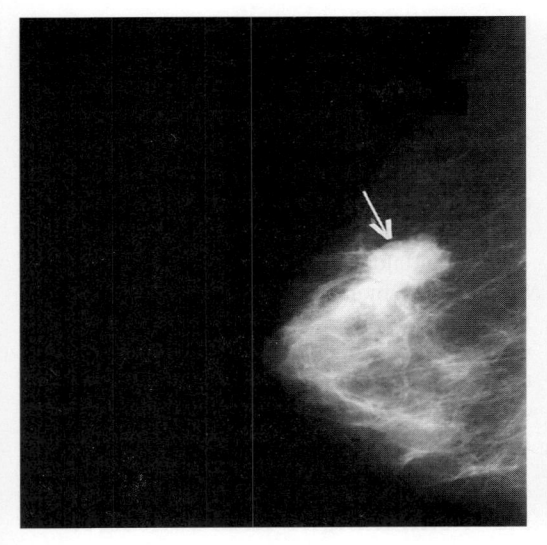

*Abbildung 4-137:* Mammographie, medio-lateraler Strahlengang. Rundliche, unscharf abgrenzbare Verdichtung (Pfeil) mit angedeutet radiären Ausläufern im oberen Anteil der Brustdrüse. Histologisch: invasiv duktales Karzinom mit 2,5 cm Durchmesser.

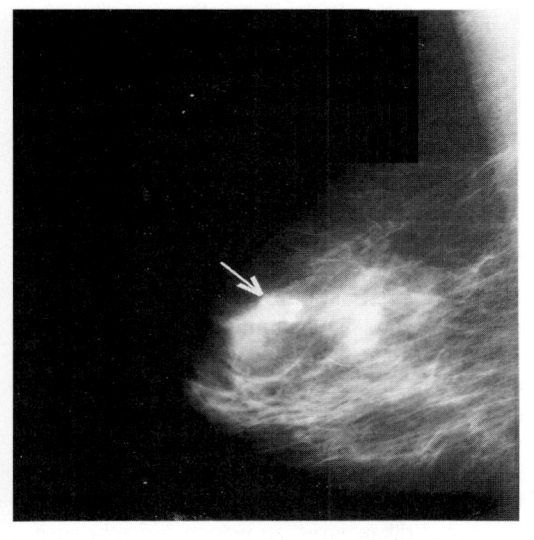

*Abbildung 4-138:* Mammographie, medio-lateraler Strahlengang. Rundliche, gut abgrenzbare Verschattung (Pfeil) mit Verkalkungen von ca. 2 cm Durchmesser im oberen Anteil der Brustdrüse. Histologisch: Fibroadenom.

*Kernspintomographie*

Die anfänglich hohen Erwartungen an die NMR-Diagnostik konnten nicht erfüllt werden. Dennoch bietet die Kernspintomographie eine wichtige Hilfe zur Differentialdiagnose bei sehr dichtem, mammographisch nicht sicher beurteilbarem Drüsenkörper sowie bei postoperativen Narben/Malignomen.

Eine untergeordnete Bedeutung haben: Sekretzytologie, Pneumozystographie, Galaktographie, Xeroradiographie (Mammographie nach Silkonrekonstruktion oder Augmentation).

## 5.2 Benigne Erkrankungen

### 5.2.1 Mastitis

Die akute puerperale Mastitis tritt in den ersten Tagen und Monaten der Laktationsperiode durch einen Milchstau auf. Rötung, Induration und Druckschmerzhaftigkeit sind die Leitsymptome. Die Therapie der Wahl besteht im Abpumpen der Brust zur Aufrechterhaltung des Milchflusses (evtl. bei gleichzeitigem Einleiten der Abstillung), lokaler Kühlung und gegebenenfalls systemischer antibiotischer Abdeckung. Bei der non-puerperalen Mastitis ist die Therapie der Wahl die Gabe von Prolaktinhemmern, die eine sekretionshemmende und antiphlogistische Wirkung besitzen.

Im Falle einer Abszedierung muß die Abszeßhöhle entlastet werden, wozu in aller Regel nur kleine Inzisionen notwendig sind. Durch Stichinzision und Drainage bei gleichzeitiger lokaler oder

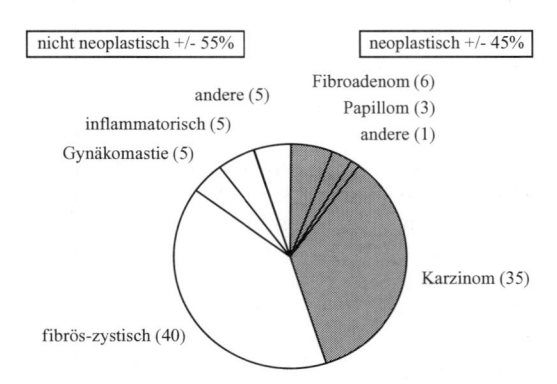

*Abbildung 4-139:* Inzidenz der verschiedenen Brusttumoren.

nicht neoplastisch +/- 55%
- andere (5)
- inflammatorisch (5)
- Gynäkomastie (5)
- fibrös-zystisch (40)

neoplastisch +/- 45%
- Fibroadenom (6)
- Papillom (3)
- andere (1)
- Karzinom (35)

systemischer Antibiotikagabe ist eine sichere Beherrschung der Situation möglich, ohne kosmetisch ungünstige Narben zu setzen.

Nur in schweren Ausnahmefällen ist bei chronisch rezidivierender Mastitis eine subkutane Mastektomie notwendig.

### 5.2.2 Fibrös-zystische Mastopathie

Die fibrös-zystische Mastopathie betrifft als häufigste gutartige Veränderung des Brustdrüsengewebes mehr als die Hälfte aller Frauen im mittleren Lebensalter. Ursache ist eine Sekretionsveränderung der weiblichen Geschlechtshormone, wodurch es zu vermehrter Bindegewebsbildung und zur Ausbildung von Zysten kommt. Die fibrös-zystische Mastopathie ist im allgemeinen nicht als Präkanzerose zu werten, bei sehr ausgeprägtem Befund ist das Karzinomrisiko jedoch als erhöht zu beurteilen. Insbesondere bei Epithelproliferationen mit Atypien steigt die Entartungsrate an. Die Mastopathie mit Epithelproliferation und hochgradiger Atypie entspricht per definitionem dem Carcinoma in situ.

Zyklusabhängige Schmerzen in der Brust (Mastodynie) müssen gegebenenfalls hormonell behandelt werden. Die meisten im Rahmen einer fibrös-zystischen Mastopathie auftretenden Zysten stellen üblicherweise keine Indikation für einen operativen Eingriff dar. Ultraschall und Punktionsdiagnostik führen meist zu einer eindeutigen Diagnose.

Eine sorgfältige Verlaufskontrolle ist wichtig und eine histologische Abklärung indiziert, wenn im Verlauf unklare Veränderungen auftreten.

### 5.2.3 Fibroadenom

Der häufigste gutartige Brusttumor ist das Fibroadenom, welches bevorzugt im 3. Lebensjahrzehnt auftritt. Fibroadenome sind langsam wachsende, gut abgrenzbare und verschiebliche Knoten. Häufig wachsen diese Tumoren bis auf eine Größe von einigen Zentimetern und bleiben dann über lange Zeit unverändert. In 10–15 % der Fälle kommen multiple Fibroadenome vor.

Mammographisch stellen sich Fibroadenome als glattbegrenzte Rundherde mit Aufhellungssaum dar (s. Abb. 4-138). Mit Ultraschall kann die Differentialdiagnose einer Zyste vorgenommen werden.

Bei Patientinnen unter 30 Jahren und kleinen Tumoren ist ein abwartendes, kontrollierendes Vorgehen gerechtfertigt. Bei großen Fibroadenomen (über 4–5 cm Durchmesser) mit Wachstumstendenz und in höherem Alter wird die Exstirpation (über einen Mamillenrandschnitt) empfohlen.

Differentialdiagnostisch muß das medulläre Mamma-Karzinom abgegrenzt werden, das radiologisch durch seine glatte, rundliche Begrenzung wie ein Fibroadenom imponieren kann. Die Punktionszytologie kann in diesen Fällen die Diagnose erhärten.

## 5.3 Semimaligne Erkrankungen

### 5.3.1 Phylloides Tumor

Johannes Müller beschrieb 1838 erstmalig einen mesenchymalen Tumor der Brust mit «blätterähnlichem» Wachstumsmuster und benannte ihn Cystosarcoma phylloides. Obwohl der Terminus Sarkoma ein malignes Geschehen impliziert, handelt es sich beim Cystosarcoma phylloides um einen zumeist benignen Tumor.

Der Phylloides Tumor tritt als schmerzlose Geschwulst der Brust auf, welche in kurzer Zeit rasch an Größe zunehmen kann. Bis 10 oder 20 cm durchmessende Tumoren sind keine Rarität. Trotz der Größe ist selten eine Hautfixierung oder eine Vergrößerung der axillären Lymphknoten vorhanden. Cystosarcoma phylloides kann zwar in jedem Alter auftreten; der Häufigkeitsgipfel liegt aber bei ca. 30 bis 40 Jahren.

Aufgrund fließender Übergänge ist die Differenzierung gutartig vs. bösartig pathohistologisch häufig schwierig zu treffen. Obwohl ca. ein Viertel aller Tumoren aufgrund histologischer Kriterien als maligne anzusehen ist, entwickeln nur wenige Tumoren Metastasen.

Aufgrund einer hohen Rezidivneigung muß primär eine radikale lokale Sanierung erreicht werden. Bei Auftreten des ersten Rezidives ist eine subkutane Mastektomie indiziert. Die routinemäßige axilläre Lymphknotendissektion ist selbst bei malignen Tumoren nicht indiziert, da ein axillärer Lymphknotenbefall äußerst ungewöhnlich ist.

### 5.3.2 Diffuse Papillomatose

Der benignen Veränderung des Milchgangspapilloms muß als semimalignes Geschehen die diffuse Papillomatose gegenübergestellt werden. Das Risiko, bei dieser Erkrankung ein Mamma-Karzinom zu entwickeln, ist um 40 % erhöht.

Milchgangspapillome werden auffällig durch blutige Sekretion aus der Mamille. Als Spezialuntersuchung steht diagnostisch die Galaktographie zur Verfügung (Kontrastmittelaussparung, Kontrastmittelstop in den Milchgängen).

Therapie der Wahl ist die Duktektomie nach vorheriger Anfärbung des Milchganges (z. B. mit Blaulösung).

## 5.4 Maligne Erkrankungen

### 5.4.1 Epidemiologie und Ätiologie

Brustkrebs ist die häufigste maligne Erkrankung der Frau. Die Ursache für die Entstehung von Brustkrebs ist nicht bekannt; jedoch wird eine Vielzahl von Faktoren (Vererbung, biologische Faktoren, exogene Einwirkungen) in Zusammenhang mit der Erkrankung gebracht (s. Tab. 4-13). Der größte Risikofaktor besteht im weiblichen Geschlecht; Männer sind in weniger als 1 von 150 Brustkrebspatienten betroffen. Tatsächlich ist jede Frau gefährdet, in ihrem Leben Brustkrebs zu entwickeln. Die Diagnose wird 1994 ungefähr in einer von zehn Frauen gestellt werden, von denen ungefähr die Hälfte an der Erkrankung sterben wird.

Das Risiko, Brustkrebs zu entwickeln, ist stark altersgebunden. Unter 25 Jahren ist es sehr gering, aber die Inzidenz steigt mit zunehmendem Alter bis zur Menopause. Danach wächst das Risiko nur noch gering weiter.

Das innere hormonelle Milieu spielt eine entscheidende Rolle in der Pathogenese des Brustkrebs. Lange Zeiten ununterbrochener hormoneller Zyklen begünstigen die Entwicklung, wie bei Nullipara oder bei Frauen mit früher Menarche oder später Menopause. Frauen, die vor dem Alter von 30 Jahren ein Kind geboren haben, haben ein geringeres Risiko als Frauen, die nach dem Alter von 30 Jahren erstmalig ein Kind oder keine Kinder zur Welt gebracht haben. Es scheint sogar einen altersabhängigen protektiven Effekt zu geben, da Erstpara unter 25 Jahren ein noch geringeres Risiko der Krebsentwicklung besitzen. Bei Frauen, die sich vor dem Alter von 35 Jahren einer Oophorektomie unterziehen mußten und keine Östrogen-Substitution erhalten, reduziert sich das Brustkrebs-Risiko um zwei Drittel.

Exogene Hormontherapie ist ausgiebig als Risikofaktor untersucht worden. Die meisten Studien haben kein Hinweis ergeben, daß orale Kontrazeptiva einen brustkrebsfördernden Einfluß besitzen. Ähnliche Ergebnisse wurden für die Östrogen-Substitution bei postmenopausalen Frauen ermittelt. Dennoch sollten Frauen, die an Brustkrebs erkrankt sind, keine exogenen Östrogengaben mehr erhalten.

Die fibrös-zystische Mastopathie ist per se nicht mit einem höheren Risiko verbunden. Wird jedoch bei einer Brustbiopsie eine atypische epitheliale Hyperplasie (duktal oder lobulär) diagnostiziert, so steigt das Risiko um den Faktor 5.

Ungefähr 90% aller Brustkrebserkrankungen treten „sporadisch" auf, in 10% ist eine familiäre Disposition vorhanden. Eine positive Familienanamnese ist ganz sicher mit einem höheren Risiko für Brustkrebs verbunden. Insbesondere ist dies der Fall, wenn ein oder mehr Verwandte 1. Grades (Mutter, Schwester, Tochter, Großmutter mütterlicherseits) betroffen sind. Das Risiko steigt noch an, wenn hier ein bilaterales Karzinom aufgetreten ist. Wenn bei ein oder zwei Verwandten 1. Grades prämenopausal ein bilaterales Karzinom aufgetreten ist, muß man damit rechnen, mit einer Inzidenz von 50 % an Brustkrebs zu erkranken (= stark positive Familienanmnese). In diesem Fall sind prophylaktische Maßnahmen zu diskutieren. Derzeit wird versucht, diese Hochrisikogruppe durch humangenetische Untersuchungen zu identifizieren, da ein chromosomaler Defekt als Ursache vermutet wird.

Tatsächlich wurde kürzlich (1994) ein Gen identifiziert, das bei familiären Fällen von Brustkrebs mutiert gefunden wurde. Es wird als BRCA 1 (breast cancer 1) bezeichnet und liegt auf dem Chromosom 17. Ein weiteres Gen BRCA 2 wurde auf dem Chromosom 13 lokalisiert.

Man schätzt, daß ungefähr 90% aller familiären Brustkrebsfälle durch eine Mutation des BRCA 1 oder BRCA 2 bedingt sind. Eine Mutation im BRCA 1 Gen ist in 45% aller familiären Brustkrebsfälle für die Entstehung der Erkrankung verantwortlich. Bei familiärem Auftreten von Brustkrebs und Ovarialkarzinom steigt die Rate an BRCA 1 Mutationen auf 80%.

Bei Vorliegen einer Keimbahnmutation im BRCA 1 Gen wird die Wahrscheinlichkeit für eine Tumorentstehung bis zum 70. Lebensjahr auf ca. 80% geschätzt. Ungeklärt bleibt bisher die Frage nach der klinischen Konsequenz aus diesen Erkenntnissen.

Jede Frau, die bereits an Brustkrebs erkrankt ist, hat ein höheres Risiko, ein Zweitkarzinom der Gegenseite zu entwickeln als Frauen, die kein Brustkrebs hatten. Je jünger die Patientin ist, so höher ist das Risiko. Man schätzt das absolute Risiko für ein Zweitkarzinom auf 10%, falls das Erstkarzinom überlebt wird. Einige Faktoren erhöhen das Risiko: positive Familienanmnese, multizentrischer Tumortyp, lobuläre Histologie. Lobuläre in situ Karzinome (LCIS) finden sich in 35–40 % bilateral. Auch invasive lobuläre Karzinome haben ein höheres Risiko, bilateral aufzutreten.

Auch die Ernährung spielt eine Rolle bei der Entwicklung von Brustkrebs. Epidemiologische Studien haben gezeigt, daß Frauen, die aus Ländern mit niedrigem Risiko (Asien oder Afrika) in Länder mit höherem Risiko für Brustkrebs (USA) umgesiedelt sind, das gleiche Risiko für die Karzinomentwicklung erwerben wie die dort beheimateten Frauen. Hierfür scheint hauptsächlich die fettreiche Ernährung im Vergleich zu der fettarmen Diät der Auswanderungsländer verantwortlich zu sein. Übergewichtige postmenopausale Frauen haben ein erhöhtes Risiko für Brustkrebs (relatives Risiko von 2,0). Ursächlich hierfür können die hohen Fettdepots sein, die zu einem erhöhten Level zirkulierender Östrogene führen (periphere Umwandlung von Steroiden in Östrogene durch Lipozyten).

Trotz dieser Vielzahl bekannter Risikofaktoren ist bei den meisten Patientinnen, bei denen erstmals die Diagnose Mammkarzinom gestellt wird, kein Riskoprofil nachweisbar. Umgekehrt heißt dies aber auch, daß keine Frau trotz «günstigen» Risikoprofils sicher vor der Entwicklung eines Brustkrebs ist.

**5.4.2 Natürlicher Verlauf**

Ein typisches Karzinom der Brust ist ein szirrhöses Adenokarzinom, welches in den Milchgängen wächst und das Parenchym infiltriert (80 %). Die Lokalisation ist meistens im oberen äußeren Quadranten (40–50 %) (Abb. 4-136). Die Tumorverdopplungszeit beträgt etwa zwei bis neun Monate (70 %). Ausgehend von einer einzelnen Zelle sind ca. 30 Verdoppelungszeiten notwendig, um eine Tumorgröße von 1 cm zu erlangen. Dieses ist der kleinste Tumordurchmesser, der bei einer klinischen Untersuchung entdeckt werden kann. Selbst relativ schnell wachsende Tumoren brauchen somit ungefähr fünf Jahre, bis sie klinisch apparent werden. Mit zunehmendem Wachstum des Tumors und Invasion in das periduktale Stroma kommt es in Folge einer Fibrose zu einer Verkürzung der Cooperschen Ligamente. Dies führt zu den charakteristischen Einziehungen der Haut («Dimpling»). Bei zunehmendem Tumorwachstum wird schließlich auch die äußere Haut infiltriert – bis zur konsekutiven Ausbildung eines Ulkus.

Die Tumorzelldissemination geschieht primär über die Lymphgefäße. Im Bereich der Axilla kann es zu einer Implantation von Tumorzellen in den Lymphknoten kommen. Durch zunehmende Tumorinvasion werden diese hart und verwachsen bei Überschreiten der Lymphknotenkapsel mit dem umgebenden Fettgewebe. Per Drainage über den rechten Ductus lymphaticus oder den Ductus thoracicus gelangen Tumorzellen in den Blutstrom. Es folgt in der Regel die systemische Ausbreitung. 95 % der Patientinnen, die an Brustkrebs sterben, hatten Fernmetastasen. Lunge (60–70 %), Leber (50–60 %) und Knochen (50–60 %) sind die häufigsten Orte der Metastasierung.

Die hämatogene Streuung erfolgt auch durch direkten Einbruch in die Blutgefäße.

**5.4.3 Klinische Untersuchung**

In der Mehrzahl der Fälle kommt eine Patientin wegen eines tastbaren Knotens in die Behandlung. Der malignitätsverdächtige Knoten ist als derber, harter Tumor (zumeist im oberen äußeren Quadranten) tastbar. Die Oberfläche des Knotens ist höckerig. Häufig ist eine Einziehung der Haut über dem Tumor erkennbar. Unbedingt müssen bei der klinischen Untersuchung *beide* Brüste und *beide* Axillae untersucht werden.

Aus den erhobenen Befunden sollte ein klinisches (prätherapeutisches) Staging abgeleitet werden. Bei fehlender Fernmetastasierung ist für wei-

*Tabelle 4-14:* Histologische Klassifikation der Mammatumoren (WHO 1981).

I. Epithelial Tumours

A. Benign
  1. Intraductal carcinoma
  2. Adenoma of the nipple
  3. Adenoma
     a) Tubular
     b) Lactating
  4. Others
B. Malignant
  1. Noninvasive
     a) Intraductal carcinoma
     b) Lobular carcinoma in situ
  2. Invasive
     a) Invasive ductal carcinoma
     b) Invasive ductal carcinoma with a predominant intraductal component
     c) Invasive lobular carcinoma
     d) Mucinous carcinoma
     e) Medullary carcinoma
     f) Papillary carcinoma
     g) Tubular carcinoma
     h) Adenoid cystic carcinoma
     i) Secretory (juvenile) carcinoma
     j) Apocrine carcinoma
     k) Carcinoma with metaplasia
        i. Squamous type
        ii. Spindle-cell type
        iii. Cartilaginous and osseous type
        iv. Mixed type
     l) Others
  3. Paget's disease of the nipple

II. Mixed Connective Tissue and Epithelial Tumours

A. Fibroadenoma
B. Phyllodes tumours (cystosarcoma phyllodes)
C. Carcinosarcoma

III. Miscellaneous Tumours

A. Soft tissue tumours
B. Skin tumours
C. Tumours of haematopoietic and lymphoid tissues

IV. Unclassified Tumours

V. Mammary Dysplasia/Fibrocystic Disease

VI. Tumour-like Lesions

A. Duct ectasia
B. Inflammatory pseudotumours
C. Hamartoma
D. Gynaecomastia
E. Others

tere Therapiemaßnahmen das histopathologische Staging des Primärtumors und der regionären Lymphknoten entscheidend (s. u.).

### 5.4.4 Histopathologie

Brustkrebs entsteht meistens aus aus den epithelialen Zellen der Drüsengänge oder der Drüsenläppchen. Von der WHO wurde 1981 die in Tabelle 4-14 wiedergegebene Klassifikation herausgegeben.

*Duktales Karzinom*
Die große Mehrzahl aller Brustkarzinome sind infiltrierende *duktale* Karzinome (70–80%). Der Tumor nimmt seinen Ursprung von epithelialen Zellen, die den Brustgang auskleiden. Mit Invasion des umgebenden Stromas kommt es zu einer Fibrosierung des umgebenden Gewebes, was dazu führt, daß sich der Tumor sehr hart anfühlt. Makroskopisch ist die Schnittfläche als grau mit vereinzelten weißen, kreideähnlichen Streifen erkennbar (szirrhöses Karzinom).

Medulläre, Comedo-, papilläre, kolloidale und tubuläre Tumorformen haben ihren Ursprung ebenfalls in den Drüsengängen, sind aber weniger häufig und haben eine meist bessere Prognose als das übliche szirrhöse Karzinom.

*Duktales in situ-Karzinom (DCIS)*
Duktale in situ-Karzinome sind dadurch gekennzeichnet, daß atypische Zellen die Drüsengänge

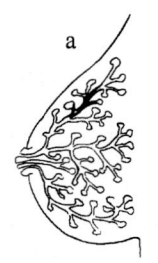

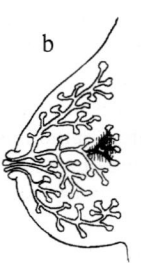

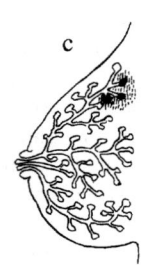

*Abbildung 4-140:* Histopathologie des Brustkrebs. a. Intraduktales Karzinom mit Ausbreitung atypischer Zellen in den Milchgängen ohne Durchbrechen der Basalmembran. b. Duktales Karzinom mit Infiltration des umgebenden Stroma (gestrichelt) und intraduktaler Ausbreitung. c. Lobuläres Karzinom mit Infiltration des umgebenden Stroma (gestrichelt) und intralobulärer Ausbreitung.

auskleiden, aber eine Invasion oder ein Durchdringen der Basalmembran noch nicht stattgefunden hat.

Während in früherer Zeit die Diagnose eines präinvasiven Karzionoms reiner Zufall war, wird mit Zunahme der diagnostischen Präzision («Screening»-Mammographien, Exzisionsbiopsie nach Markierung) immer häufiger ein nicht infiltrierendes (= in situ) Karzinom gefunden. Derzeit beträgt der Anteil dieser Patientinnen zwischen 8 und 9% mit steigender Tendenz.

Diagnostisch sind häufig nur mammographisch erkennbare Veränderungen wie gruppierte Mikrokalzifikationen vorhanden. Tastbare Tumoren sind sehr selten. Die Entfernung dieser Herde kann daher nur nach präoperativer Markierung (mammographisch, bzw. kernspin- oder computertomographisch) erfolgen.

Die therapeutischen Konsequenzen bei Vorliegen eines DCIS sind Gegenstand der Diskussion. Bislang wurde in Anbetracht einer fast hundertprozentigen Rezidivfreiheit durch Entfernung allen Brustdrüsengewebes mitsamt Brustwarze (Endstrecke der Drüsengänge) in aller Regel die modifiziert radikale Mastektomie empfohlen. Aufgrund des sehr seltenen Lymphknotenbefalls (2–3%) wird heute routinemäßig keine axiläre Lymphknotendisektion mehr durchgeführt. Die Ablatio simplex ist ausreichend. Der Erhalt der Brustwarze (i. S. einer erweiterten subkutanen Mastektomie) kann diskutiert werden.

In letzter Zeit wird jedoch auch das brusterhaltende Verfahren (BET) bei DCIS durchgeführt. Die Schwierigkeit der BET bei DCIS liegt in der Unsicherheit, alles atypische Brustdrüsengewebe chirurgisch entfernen zu können, da DCIS sich multifokal und multizentrisch mit Überspringen nicht-befallener Drüsengänge entwickeln kann. Insofern garantieren pathologisch freie Resektionsränder nicht unbedingt die Tumorfreiheit. Ein weiteres Problem der organerhaltenden Therapie bei DCIS liegt in der höheren Resistenz der atypischen Zellen gegen die Strahlentherapie.

Insofern befindet der behandelnde Arzt sich in der schwierigen Lage, der Patientin im Sinne der Rezidivfreiheit die Entfernung der Brust empfehlen zu müssen, obwohl kein echtes Karzinom vorliegt. Nur nach unmißverständlicher Aufklärung über diesen Punkt kann mit der Patientin ein brusterhaltendes Vorgehen diskutiert werden. Die BET sollte dennoch nur unter Studienbedingungen und nur bei kleinen Herden (2–3 cm) durchgeführt werden. Der Patientin muß weiterhin klar gemacht werden, daß eine strenge Nachsorge durchzuführen ist: monatliche Selbstkontrolle, halbjährliche klinische Untersuchung und Mammographie.

### Lobuläres Karzinom

Wesentlich weniger Tumoren nehmen ihren Ursprung von den Drüsenläppchen als von von den Gängen. Ca. 8–10% aller Tumoren zeigen eine lobuläre Histologie. Lobuläre Karzinome sind häufig kleinzellig und zeigen oft einen höheren Tumorzelldissoziationsgrad.

Die Besonderheit des lobulären Karzinoms liegt in dem häufigen bilateralen Auftreten. Ein synchrones Auftreten wird in einer Häufigkeit von 3–5%, ein metachrones Auftreten in 20–30% angegeben. Dabei ist in über der Hälfte wieder ein lobuläres Karzinom vorhanden, in einem weit höheren Prozentsatz also als in der normalen Verteilung.

### Lobuläres Carcinoma in situ (LCIS)

Anders als beim DCIS finden sich kaum radiologische Zeichen, die eine gezielte Diagnostik erlauben. Das lobuläre in situ-Karzinom ist daher häufig ein Zufallsbefund.

Patienten mit LCIS sind signifikant jünger als solche mit invasivem Karzinom. Drei Viertel der Patientinnen sind prämenopausal. Multizentrizität und Bilateralität sind auch beim LCIS in hoher Zahl vorhanden: In Aufarbeitungen von Operationspräparaten wurden in bis zu 80% an anderen Stellen lobuläre in situ-Karzinome gefunden. 35–60% zeigten an der kontralateralen Brust in situ-Läsionen. Das Risiko zur Entartung zum invasiven Karzinom wird mit 8% nach 5 Jahren, 15% nach 10 Jahren, 22% nach 15 Jahren und 35% nach 20 Jahren angegeben.

Die Behandlung des LCIS muß neben den allgemeinen Risikofaktoren noch individuelle Kriterien berücksichtigen, die Einfluß auf das Vorgehen haben: Ausdehnung der Läsion in einem oder mehreren Herden, familiäre Belastung. Bei geringer Ausdehnung und günstigem Risikoprofil kann die großzügige Exzisionsbiopsie ausreichen, verbunden mit engmaschiger Nachsorge. Anderenfalls sollte die Entfernung der gesamten risikobelaste-

*Tabelle 4-15:* Pathologisch-anatomische Klassifikation.

| | |
|---|---|
| T | *Primärtumor* |
| pTX | Primärtumor kann nicht beurteilt werden |
| pT0 | kein Anhalt für Primärtumor |
| pTis | Carcinoma in situ |
| pT1 | Tumor bis 2 cm |
| | a) bis 0,5 cm |
| | b) bis 1 cm |
| | c) bis 2 cm |
| pT2 | Tumor bis 5 cm |
| pT3 | Tumor mehr als 5 cm |
| pT4 | Tumor jeder Größe mit direkter Infiltration der Brustwand oder Haut |
| | a) mit Ausdehnung auf die Brustwand (Rippen, Interkostalmuskulatur, Serratusmuskulatur) |
| | b) mit Ödem, Ulzeration |
| | c) a + b gemeinsam |
| | d) entzündliches Karzinom |

*Anmerkung:* Die Tumorgröße wird nach der Ausdehnung der invasiven Komponente bestimmt.

| | |
|---|---|
| N | *Regionäre Lymphknoten* |
| pNX | keine Beurteilung der Lymphknoten möglich |
| pN0 | keine Metastasen in ipsilateralen axillären Lymphknoten |
| pN1 | Metastasen in ipsilateralen axillären Lymphknoten |
| pN1 a | nur Mikrometastasen (bis 0,2 cm) |
| pN1 b | Metastasen (zumindest eine über 0,2 cm) |
| | i) 1–3 Lymphknoten (eine über 0,2 cm, aber nicht größer als 2 cm) |
| | ii) 4 oder mehr Lymphknoten (eine über 0,2 cm, aber nicht größer als 2 cm) |
| | iii) Ausdehnung über die Lymphknotenkapsel (nicht größer als 2 cm) |
| | iv) 2 cm oder mehr |
| pN2 | Metastasen in ipsilateralen axillären Lymphknoten untereinander oder an andere Strukturen fixiert |
| pN3 | Metastasen in Lymphknoten entlang der A. mammaria interna |

*Anmerkung:* Um eine ausreichende Aussagekraft über den Lymphknotenstatus zu gewährleisten («certainty»), müssen mindestens 8 bis 10 Lymphknoten untersucht worden sein. Die Angabe des Lymphknotenstatus erfolgt dann mit der Zahl der befallenen und untersuchten Lymphknoten (z. B. pN0 [0/9], pN1 bi [2/13]).

| | |
|---|---|
| M | *Fernmetastasen* |
| MX | keine Beurteilung möglich |
| M0 | kein Anhalt für Fernmetastasen |
| M1 | Fernmetastasen |

| | |
|---|---|
| G | *Grading* |
| G1 | gut differenziert |
| G2 | mäßig differenziert |
| G3 | schlecht differenziert |
| G4 | undifferenziert |

*Anmerkung:* Das histopathologische Grading wird üblicherweise nach Bloom und Richardson durchgeführt, wobei 3 Kriterien berücksichtigt werden: Zellkernmorphologie, histologische (drüsige) Ausdifferenzierung, Mitoserate (10 Gesichtsfelder/400 fache Vergrößerung).

*Tabelle 4-16:* Stadieneinteilung.

| Stadium 0 | pTis | pN0 | M0 |
|---|---|---|---|
| Stadium I | pT1 | pN0 | M0 |
| Stadium IIA | pT0–1 | pN1 | M0 |
| | pT2 | pN0 | M0 |
| Stadium IIB | pT2 | pN1 | M0 |
| | pT3 | pN0 | M0 |
| Stadium IIIA | pT0–2 | pN2 | M0 |
| | pT3 | pN1–2 | M0 |
| Stadium IIIB | pT4 | jedes N | M0 |
| | jedes T | pN3 | M0 |
| Stadium IV | jedes T | jedes N | M1 |

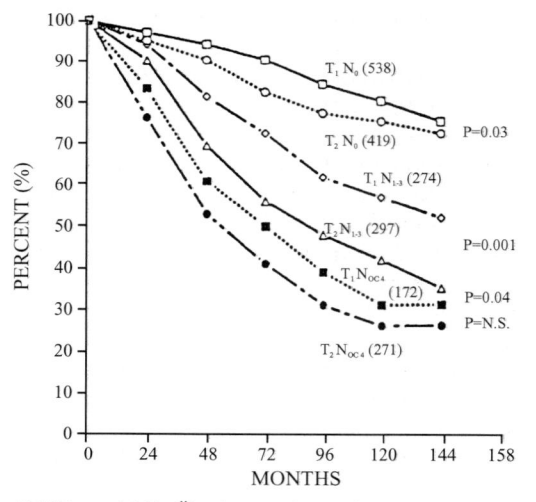

*Abbildung 4-141:* Überlebenszeiten bei Mammakarzinom in Abhängigkeit von Tumorgröße und axillärem Lymphknotenbefall (Daten von 1971 Patientinnen, die radikal oder modifiziert radikal mastektomiert wurden, aus Moon T.E. et al.: Development of a natural history data base of breast cancer studies, in: Jones, S.E. und Salmon, S.E. (eds.): Adjuvant therapy of breast cancer IV. Orlando, Grune & Stratton, 1984).

*Tabelle 4-17:* Prognosefaktoren beim Mammakarzinom (nach Jänicke 1993).

| Klassische Prognosefaktoren | Neuere Prognosefaktoren |
|---|---|
| TNM-Status | Proliferation und Ploidie |
|     Tumorgröße |     Thymidin-Labeling-Index (TLI) |
|     axillärer Lymphknotenbefall |     S-Phase, Ploidie |
|     Metastasierung |     Kl-67, PCNA |
| Morphologie | EGF-Rezeptor (EGF-R) |
|     Grading (GI–III) | HER-2/neu (erbB2)-Onkogen |
|     histologischer Typ |     P 185 Onkogenprodukt |
|     vaskuläre Invasion | andere Onkogene/Wachstumsfaktoren: |
|     Lymphagiosis |     erbB3, c-myc, TGF-alpha, TGF-beta |
|     Tumorzellnachweis im Knochenmark |     p53, Retinoblastom-Genprodukt |
| Steroidhormonrezeptoren | tumorassoziierte Proteasen |
|     Östrogenrezeptoren (ER) |     Urokinase-Plasminogenaktivator (uPA) |
|     Progesteronrezeptoren (PR) |     Plasminogenaktivator-Inhibitor 1 (PAI-1) |
| |     Kathepsin D |
| Menopausenalter | |

ten Strukturen empfohlen werden, also die subkutane oder vollständige Mastektomie.

Da das LCIS sehr häufig bilateral auftritt, stellt sich die Frage, ob nicht beide Mammae zugleich in das Behandlungskonzept einbezogen werden sollten. Falls bei einer großzügigen Biopsie spiegelbildlich oder aus dem oberen äußeren Quadranten der Gegenseite auch hier Herde von LCIS vorhanden sind, ist die bilaterale Mastektomie mit simultaner Rekonstruktion indiziert. Im anderen Falle ist ein konservatives Vorgehen angezeigt. Auf jeden Fall sollte der Wunsch der Patientin berücksichtigt werden, da manche Patientinnen eine Risikobelastung zugunsten kosmetischer Aspekte vorziehen, während andere jedes Riskio ausschließen möchten.

*Morbus Paget*
M. Paget wird heute als eine Sonderform des duktalen in-situ-Karzinoms angesehen. Es handelt sich um ein primäres Karzinom der Drüsengänge der Mamille, das die umliegende Haut infiltriert (intraepidermale Ausbreitung). Klinisch äußert sich diese Tumorform durch ekzematöse Veränderungen der Mamille mit Hyperkeratose der Haut. Histologisch sind große Zellen mit klarem Zytoplasma und kleinen dunklen Zellkernen nachweisbar, sogenannte Paget-Zellen. Häufig ist kein umschrieben tastbarer Tumor vorhanden. Auf den M. Paget entfallen ca. 1 % aller Brustkarzinome.

*Tabelle 4-18:* Krankheitsfreie 5-Jahres-Überlebensrate.

| Stadium | % |
|---|---|
| I | 80 |
| II | 60 |
| III | 20 |
| IV | 0 |

Die Prognose scheint besser als bei den anderen Karzinomformen zu sein.

Standardtherapie ist die modifiziert radikale Mastektomie. Erfahrungen über die brusterhaltende Therapie sind begrenzt. Da in jedem Fall die Brustwarze mitreseziert werden muß, ist die Mastektomie mit Sofortrekonstruktion vorzuziehen.

*PNM-Klassifikation (Staging)*
In Tabelle 4-15 und 4-16 sind die Kriterien für die Klassifikation eines Brustkrebs nach den Vorschlägen der UICC (= Union internationale contre le cancre) von 1986 aufgelistet. Wichtiger als die klinische Klassifikation ist die pathohistologische Klassifikation.

Das histopathologische Staging ist entscheidend wichtig für die Primärtherapie und adjuvante Maßnahmen. Dagegen ist die Einteilung in Stadien für die individuelle Therapie einer Patientin weniger von Bedeutung als für den Vergleich von Patientengruppen und die Beurteilung von Therapieergebnissen in Studien.

### 5.4.5 Prognose

Aus den Kriterien der TNM-Klassifikation ergeben sich gleichzeitig wichtige Prognosefaktoren (Tab. 4-17). Anhand der Prognosefaktoren ist es möglich, Vorhersagen über das Risiko eines Lokalrezidives, der Fernmetastasierung und des Überlebens zu machen (Tab. 4-18). Damit verbunden sind Entscheidungen über die chirurgische Therapie und adjuvante Maßnahmen.

Bis heute ist der axilläre Lymphknotenstatus stärkster Prädiktor für Rezidiv und Überleben. Hierbei korreliert die Anzahl der befallenen Lymphknoten direkt mit dem Risiko eines Rezidivs und des Todes (Abb. 4-141).

Zwischen der Größe des Primärtumors und dem axillären Lymphknotenbefall besteht eine positive Korrelation. Für nodal negative Karzinome ist die Tumorgröße ein wichtiger prognostischer Indikator, während bei den nodal positiven Patientinnen in der Multivarianz-Analyse die Tumorgröße vom Lymphknotenbefall «überdeckt» wird.

Der histologische Typ ist ebenfalls aussagekräftig: duktale oder lobuläre Karzinome haben eine schlechtere Prognose als ihre Varianten. Hohes Tumorgrading und histologisch gesicherter Tumorzelleinbruch in Blut- oder Lymphgefäße gehen mit einer schlechteren Prognose einher.

Der Hormonrezeptorenstatus stellt einen weiteren prognostischen Faktor dar: Generell gilt, daß rezeptorpositive Tumoren eine bessere Prognose besitzen. Auch die Höhe des Rezeptorgehalts ist bedeutend. Dies gilt sowohl für Östrogen- als auch für Progesteronrezeptoren. Es sollte angestrebt werden, die Bestimmung der Hormonrezeptoren biochemisch an Nativmaterial vorzunehmen. Jedoch ist heutzutage auch eine nachträgliche immunhistochemische Analyse am Paraffinschnitt möglich.

Weitere Faktoren zur Identifizierung bestimmter Risikopatienten sind Gegenstand der Forschung: Bestimmung der S-Phase (Proliferationsaktivität), Tumorproteasen (Kathepsin D: ein hoher Gehalt an Kathepsin soll unabhängig von Tumorgröße und Lymphknotenstatus eine schlechte Prognose bedeuten), Nachweis zytokeratinpositiver Zellen im Knochenmark, Nachweis von Plasminogenaktivator vom Urokinasetyp (uPA). Nach wie vor bleiben jedoch die klassischen Prognosefaktoren (Lymphknotenstatus, Tumorgröße, Grading) in ihrer Bedeutung maßgebend. Therapeutische Konsequenzen im Sinne adjuvanter Maßnahmen sollten aus den Ergebnissen dieser Analysen derzeit nur im Rahmen klinischer Studien gezogen werden.

## 5.5 Chirurgische Therapie des Mammakarzinoms

1882 begann Halstedt (Harvard Medical School, USA) eine systematische chirurgische Therapie bei Brustkrebs einzusetzen. Ihr lag das Konzept zugrunde, den Brusttumor mit allem darumliegenden Gewebe (Haut, M. pectoralis major et minor, Lymphabfluß Level I, II, III) en bloc (= radikale Mastektomie) zu entfernen. Dazu ist anzumerken, daß zu diesem Zeitpunkt ca. 60% der Patientinnen Halstedts bereits einen axillären Lymphknotenbefall hatten, und ein Tumordurchmesser von 6 cm als «klein» angesehen wurde. Diese Operation ergab eine bis dahin nicht gesehene lokale Tumorkontrolle (Lokalrezidivrate von 6% vs. 60–75% aus Daten vor 1870). Aus diesem Grunde war dieses Vorgehen bis weit in unser Jahrhundert der Behandlungsstandard.

Allerdings war die radikale Mastektomie in ästhetischer und häufig auch funktioneller Hinsicht eine Katastrophe; darüberhinaus führte sie oft – in Verbindung mit prä- oder postoperativer Strahlentherapie sogar immer – zu einem Lymphödem des Armes. Nachdem in vergleichenden Studien nachgewiesen wurde, daß der Erhalt der Pektoralismusulatur keine Verschlechterung der lokalen Tumorkontrolle ergab, setzte sich die sogenannte *modifiziert radikale Mastektomie* (Patey, 1948) durch. Während Patey noch den M. pectoralis minor sowie die Lymphknotenstation III mitentnahm, wird bei dem Verfahren nach Auchincloss (1963) dieser Muskel erhalten und nur die Level I und II präpariert. Diese Methode ist die am häufigsten durchgeführte Brustkrebsoperation und wird in dieser Form auch noch heute von uns durchgeführt.

Für die Primärtherapie des Mammakarzinoms stehen gleichberechtigt die modifiziert radikale Mastektomie (MRM) – gegebenenfalls mit Sofortrekonstruktion – sowie die sogenannte brusterhaltende Therapie (BET) mit Tumorektomie, Axilla-

*Tabelle 4-19:* Behandlungsmöglichkeiten für das primär operable Mamma-Karzinom.

| ZIEL | WEG |
|---|---|
| lokale Kontrolle | – Tumorektomie<br>– Tumorektomie mit Nachbestrahlung<br>– Mastektomie<br>– Mastektomie mit Sofortrekonstruktion |
| regionale Kontrolle | – axilläre Lymphknotendissektion<br>– regionale Nachbestrahlung |
| systemische Kontrolle | – Chemotherapie<br>– Hormontherapie |

*Tabelle 4-20:* Ergebnisse des NSBAP Protokolls B-06: Vergleich modifiziert radikale Mastektomie mit Tumorektomie und Axilladissektion sowie Tumorektomie und Axilladissektion und Nachbestrahlung.

| | krankheitsfreies Überleben 8 Jahre (%) | «overall»-Überleben 8 Jahre (%) |
|---|---|---|
| *Lymphknoten – negativ* | | |
| MRM | 75 | 88 |
| Tumorektomie | 68 | 87 |
| TE, Radiatio | 77 | 88 |
| *Lymphknoten – positiv* | | |
| MRM | 54 | 60 |
| Tumorektomie | 55 | 60 |
| TE, Radiatio | 59 | 68 |

dissektion und Strahlentherapie zur Verfügung. Insbesondere die Ergebnisse des NSABP (National Surgical Adjuvant Breast Protocol, USA) Protokolls B-06 haben die Gleichwertigkeit dieser beiden Behandlungsmethoden für das primär operable Mamma-Karzinom (Stadium I und II) demonstriert: Über acht Jahre wurden 1843 Patientinnen mit Tumoren kleiner als 4 cm Durchmesser ohne Fixierung an Haut, Muskulatur oder Thoraxwand und ohne erkennbare Metastasen randomisiert für modifiziert radikale Mastektomie (MRM), Tumorektomie mit Axilladissektion sowie Tumorektomie mit Axilladissektion und Nachbestrahlung. Dabei zeigte sich, daß die MRM hinsichtlich krankheitsfreiem und «overall»-Überleben – weder bei lymphknotenpositiven noch bei -negativen Patientinnen – keinen Vorteil gegenüber der BET bot (Tab. 4-20). Die Nachbestrahlung der Brust reduzierte das Auftreten von Lokalrezidiven, bzw. von «in breast tumours» von 39 % auf 10 %. Aufgrund dieser Ergebnisse konnte Patientinnen mit «kleinem» Mamma-Ca neben dem Standardverfahren der Mastektomie alternativ das organerhaltende Verfahren angeboten werden.

Die Schwierigkeit im Aufklärungsgespräch liegt darin, der Patientin einerseits die für sie geeignete Operations- oder Behandlungsmethode darzustellen, andererseits aber auch ihre Wünsche – meist nach Brusterhalt – zu berücksichtigen. Es wird daher von vielen Kollegen empfohlen, in zwei Schritten vorzugehen. Nach Entfernung des verdächtigen Knotens kann anhand der endgültigen Histologie mit der Patientin die definitive Vorgehensweise am konkreten Befund besprochen werden.

Um nach einer Entscheidung für die brusterhaltende Therapie den Nachteil einer zweiten Operation zu vermeiden, sollte in jedem Fall bei der Primäroperation mit Malignitätsnachweis eine Axilladissektion durchgeführt werden.

Im ersten Gespräch sollte neben den grundsätzlichen Behandlungsmethoden (BET vs. Mastektomie) auch die Möglichkeit der simultanen Brustrekonstruktion angesprochen werden, da durch die Sofortrekonstruktion das psychische Trauma nach Mastektomie deutlich gemindert werden kann (s. Kap. 5.11).

### 5.5.1 Vor- und Nachteile der brusterhaltenden Therapie (BET)

Ziel der brusterhaltenden Therapie ist es, die körperliche Integrität der Patientin zu wahren. Körper- und Selbstwertgefühl bleiben weitgehend unverletzt; die psychische Belastung der Patientin wird gemindert.

Häufig wird bei der Wahl für Brusterhaltung nicht beachtet, daß nur der «Behandlungsblock» Tumorexstirpation, Axilladissektion und lokale Bestrahlung der modifiziert radikalen Mastektomie ebenbürtig ist und daß eine strenge Nachsorge notwendig ist. Auch für den Chirurgen ist die Entscheidung häufig nicht einfach, welches Vorgehen der Patientin empfohlen werden soll, ganz besonders in Grenzfällen (Tumorgröße, intraduktaler Tumoranteil, intraduktales Karzinom). In dubio halten wir weiterhin die modifiziert radikale Mastektomie für das sicherere Verfahren (Bei kleiner

Brust führt eine großzügige Tumorexstirpation plus Nachbestrahlung ohnehin zu wenig befriedigenden Ergebnissen.)

### 5.5.2 Indikationen für die brusterhaltende Therapie

Eine brusterhaltende Therapie ist indiziert, wenn die Patientin dies wünscht, ein günstiges kosmetisches Ergebnis erzielbar ist und es sich histologisch um ein möglichst monolokulär wachsendes, infiltrierendes Karzinom (Größe variabel nach Brustgröße, Grenzziehung meist zwischen 3–4 cm), mit einem intraduktalen Anteil von weniger als 25 % handelt.

Die Liste von Ausschlußkriterien ist seit Einführung der brusterhaltenden Therapie immer weiter geschwunden. Grundsätzlich sollte man sich bei der chirurgischen Primärtherapie des Mammakarzinoms darüber im Klaren sein, welche Methode die beste lokale Tumorkontrolle verspricht. Bei Vorliegen eines gut abgegrenzten Tumors mit einem Durchmesser von bis zu 2 cm, der bei der Tumorektomie an allen Rändern im Gesunden abgesetzt worden ist, ist die brusterhaltende Therapie

*Tabelle 4-21:* Mastektomie vs. brusterhaltende Therapie bei primär operablem Brustkrebs.

*Faktoren, die die Brusterhaltung begünstigen:*
- Wunsch der Patientin
- Alter über 40–45 Jahre
- Tumorgröße und Lokalisation günstig für gutes kosmetisches Resultat
- geringer intraduktaler Tumoranteil
- Nachsorgeuntersuchung gut durchführbar

*Faktoren, die die Mastektomie begünstigen:*
- Wunsch der Patientin
- Alter unter 35–40 Jahre
- Tumorgröße und Lokalisation ungünstig für gutes kosmetisches Resultat bei BET
- multifokales, multizentrisches Tumorwachstum
- hoher intraduktaler Tumoranteil (über 25 %)
- keine tumorfreien Resektionsränder
- Kontraindikationen gegen Nachbestrahlung
- Nachsorgeuntersuchung schlecht durchführbar

*Faktoren ohne Einfluß:*
- Tumorgröße (wenn kosmetisches Ergebnis akzeptabel)
- Brustgröße (wenn kosmetisches Ergebnis akzeptabel)
- Lymphknotenstatus
- Tumorhistologie
- potentielle adjuvante Therapie (Chemo-, Hormontherapie)

sicher das Verfahren der Wahl. Bei Vorliegen von in situ-Karzinomen, besonders den lobulären, die vermehrt zu multizentrischem Wachstum neigen, muß sich der Chirurg fragen, ob er durch eine Tumorektomie ein Höchstmaß an lokaler Kontrolle gewonnen hat. Bereits das Vorliegen von Tumorzellen im Resektionsrand mit der Notwendigkeit einer Nachresektion bedeutet, daß die Intention, bei der primären Tumorektomie alles Tumorgewebe zu entfernen, fehlgeschlagen ist. Auch wenn die Resektionsränder markiert werden, ist jede Nachresektion mit einem Unsicherheitsfaktor behaftet.

Der Chirurg sollte sich nicht auf die Wirkung der Strahlentherapie verlassen, um noch zurückgelassene Tumorzellen zu zerstören.

Trotz dieser kritischen Bemerkungen ist die brusterhaltende Therapie für die Mehrzahl der Patientinnen mit einem bei der Primärdiagnostik heutzutage durchschnittlich ca. 2 cm durchmessenden, invasiv duktalen Karzinom das geeignete Behandlungsverfahren.

### 5.5.3 Operatives Vorgehen

*Biopsie*
Der früher gebräuchliche Terminus Probeexzision (PE) sollte nicht verwendet werden, da es tunlichst vermieden werden sollte, aus einem Tumor eine „Exzision zur Probe" vorzunehmen. Nur bei sehr großen Tumoren, bei deren Entfernung in toto ein sehr ungünstiges kosmetisches Ergebnis zu erwarten ist, ist eine Probeexzision z. B. zur Dignitätsklärung gerechtfertigt. In allen anderen Fällen wird eine Exzisionsbiopsie (EB) durchgeführt, d. h. der Tumor sollte primär im Gesunden entfernt werden. Bei Vorliegen eindeutiger Malignitätskriterien sollte dies im Sinne einer Tumorektomie oder Segmententfernung durchgeführt werden.

Die Hautinzision für eine EB kann am Mamillenrand liegen, wenn der Tumor nicht zu weit von der Mamille entfernt liegt. Anderenfalls sollte ein Schnitt über dem Tumor bevorzugt werden, damit nicht eine zu ausgedehnte subkutane Präparation erfolgen muß. Zu weiteren Einzelheiten s. unten (Tumorektomie).

Bei nicht palpablen, mammographisch oder kernspintomographisch unklaren Befunden muß die Exzisionsbiopsie nach vorheriger Markierung des verdächtigen Bezirkes vorgenommen werden.

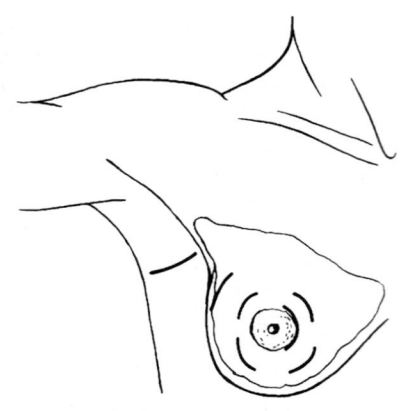

*Abbildung 4-142:* Hautschnitt für Exzisionsbiopsie oder Tumorektomie. Eine zirkuläre Schnittführung wird in allen Quadranten bevorzugt. Manche Autoren empfehlen in den unteren Quadranten einen radiären Schnitt.

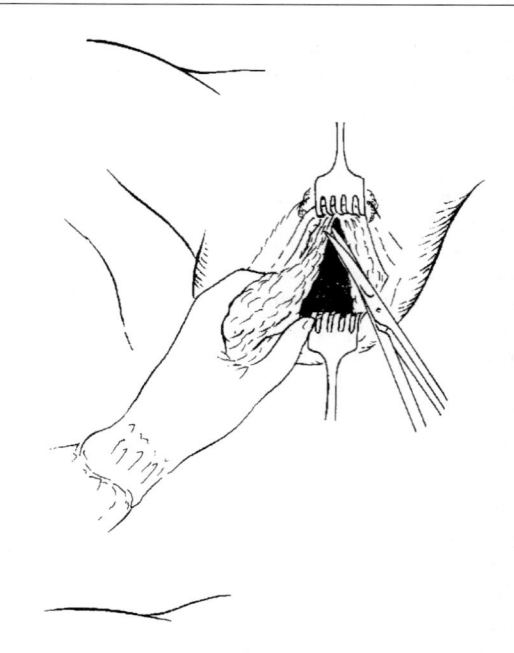

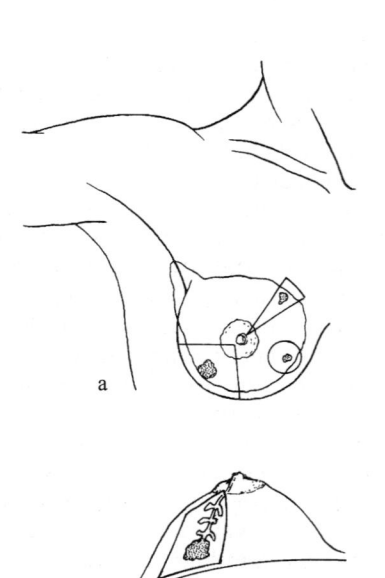

*Abbildung 4-143:* Brusterhaltende Therapie. a. Schematische Darstellung der Tumorektomie, Segmentresektion oder Quadrantenresektion. b. Seitliche Ansicht. Der zu resezierende Brustdrüsenanteil sollte vom Subkutangewebe bis zur Pektoralisfaszie reichen.

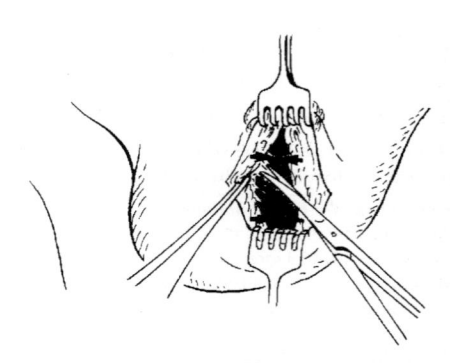

*Abbildung 4-144:* Brusterhaltende Therapie. *Oben:* Schematische Darstellung einer Segmentresektion im unteren Anteil der Brustdrüse. Nach Hautinzision wird das Brustdrüsengewebe allseits bis zur Pektoralisfaszie durchtrennt und unter Sicht vom Muskel abpräpariert. *Unten:* Nach Instrumentenwechsel erfolgt die Rekonstruktion durch Mobilisierung und Readaptation des Brustdrüsengewebes.

Diese Markierung kann mit Kohle (relativ beständig, so daß zwischen Markierung und Operation einige Tage vergehen können), Blaulösung (nicht beständig, Markierung am Tage der Operation) oder durch Einbringen von Kanülen oder Drähten erfolgen. Durch die Präparatemammographie läßt sich verifizieren, ob alles verdächtige Gewebe entnommen wurde.

### Tumorektomie, Segmentresektion, Quadrantenresektion

Die Tumorektomie beinhaltet die Entfernung eines Tumors mit Sicherheitsabstand. Manche Chirurgen bevorzugen aufgrund der radiären Anordnung der Brustdrüsenläppchen die Resektion eines dreiecksförmigen Segmentes der Brust mitsamt dem Tumor. Tatsächlich konnte in Studien nachgewiesen werden, daß die lokale Tumorkontrolle um so eher gewährleistet ist, desto ausgedehnter die lokale Tumorexzision durchgeführt wurde.

Wird die Segmentresektion bis auf ein Viertel der Brust ausgedehnt, so ergibt sich eine Quadrantenresektion. Die Indikation für die verschiedenen Ausdehnungen ergeben sich primär aus der Tumorgröße: Während bei kleinen Tumoren (bis 1,5 cm) eine Tumorektomie ausreicht, sollte bei größeren Tumoren die Segment- oder Quadrantenresektion angestrebt werden. Veronesi hat in der ersten Milan-Studie die Quadrantektomie angegeben, bei der der gesamte tumortragende Brustquadrant mitsamt darüberliegender Haut reseziert wird. Dieses Verfahren wird hier nicht weiter erläutert, da es wenig Anwendung findet.

Der Hautschnitt zur Tumorektomie oder Segmentresektion hängt von der Lage des Tumors ab. Prinzipiell erfolgt die Schnittführung direkt über dem Tumor. Allerdings kann auch ein Periareolärschnitt durchgeführt werden, wenn der Tumor nicht zu weit entfernt von der Mamille liegt. In den beiden oberen Quadranten erfolgt die Inzision bogenförmig zirkulär (Abb. 4-142). Für die Schnittführung in den unteren Quadranten werden sowohl bogenförmige als auch radiäre Inzisionen angegeben. Hier kommt es auf den Einzelfall an, welche Schnittführung das bessere Ergebnis verspricht. Bei radiärer Inzision kann es zu einer Hauteinziehung kommen, bei bogenförmiger Schnittführung allerdings zu einer Verkürzung der Submammarstrecke.

Eine Schnittverlängerung in Richtung Axilla sollte vermieden werden, da es in diesem Fall zu Narbenkontrakturen mit Deformierung der Brust kommen kann. Die Axilladissektion erfolgt über eine gesonderte Inzision.

Die Resektion eines über dem Tumor gelegenen Hautareals ist dann erforderlich, wenn es zu einer Fixierung des Tumors an der Haut gekommen ist oder diese makroskopisch infiltriert erscheint.

Spätestens jetzt muß der Operateur entscheiden, welche Resektionsart (TE, Segment- oder Quadrantenresektion) die beste lokale Tumorkontrolle verspricht (Abb. 4-143). Da natürliche anatomische Begrenzungen im Brustdrüsengewebe fehlen, sollte sich der Chirurg eine dreidimensionale Vorstellung von dem zu exzidierenden Drüsenanteil machen. U.E. ist es besonders wichtig, bei Malignitätsverdacht dem Tumor «nicht zu nahe zu kommen». Ein durch zu großzügige Exzision entstehender kosmetischer Nachteil ist eher auszugleichen als tumorbefallene Schnittränder.

Bei normal großer Brust wird mit dem Tumor das gesamte Drüsengewebe von der Faszia superficialis bis zur Faszie des M. pectoralis major entfernt. Dazu wird das Drüsengewebe unter Einhaltung des Sicherheitsabstandes scharf bis auf den M. pectoralis major inzidiert (Abb. 4-144). Anschließend kann das Präparat teils stumpf, teils scharf vom Muskel abgehoben. Der Vorteil dieser Vorgehensweise liegt darin, daß man jetzt den zu resezierenden Drüsenanteil von hinten mit dem Finger umfassen und den Tumor unter dauernder digitaler Kontrolle mit ausreichendem Sicherheitsabstand, bzw. mit dem entsprechenden Segment oder Quadranten resezieren kann.

Hilfreich ist die eventuell die Verwendung einer Tumorfaßzange, mit der der Knoten angehoben und luxiert werden kann. Üblicherweise ist die Verwendung einer Präparierschere ausreichend, um einen Knoten aus dem Brustdrüsengewebe zu exzidieren. Gelegentlich ist das Drüsengewebe jedoch so fest, daß eine Schere nicht ausreicht. Dann empfehlen wir die Verwendung eines Skalpells.

Zur Blutstillung sollte am Präparat keine Elektrokoagulation benutzt werden.

Bei einer Segment- oder Quadrantenresektion entsteht ein größerer Defekt. Dieser kann durch adaptierende Nähte des umliegenden Drüsengewebes verschlosen oder zumindest verkleinert werden. Damit durch den Fadenzug keine ober-

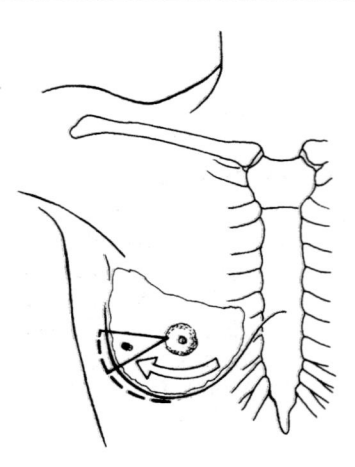

*Abbildung 4-145:* «Onko-Plastische» Schnittführung. Der Tumor wird segmentförmig mit der darüberliegenden Haut reseziert. Die Rekonstruktion erfolgt mir einem Rotationslappen aus dem unteren Anteil der Brustdrüse.

flächlichen Einziehungen der Haut entstehen, muß das Drüsengewebe subkutan und eventuell auch auf der Faszie des M. pectoralis major mobilisiert werden. Die so gebildeten Drüsenlappen werden mit zwei oder drei Vicryl-Nähten (2–0) adaptiert. Dadurch läßt sich in den meisten Fällen ein guter Defektverschluß erreichen. Unbedingt ist eine gute Blutstillung zu erreichen, damit nicht ein postoperatives Hämatom zu einer Verschiebung der Strahlentherapie führt.

Bei «hautnahem» Tumorsitz ist trotz zusätzlicher Hautresektion eine Defektkonstruktion durch «onkoplastische» Schnittführungen möglich: Wie in Abbildung 4-145 dargestellt, wird der Tumor segmentförmig mit dem entsprechenden Hautanteil reseziert. Die Rekonstruktion erfolgt durch Bildung eines Rotationslappens aus Haut und Brustdrüsengewebe aus dem unteren äußeren Quadranten. Dieser wird in den Defekt eingeschwenkt. Weitere onkoplastische Verfahren beinhalten u. a. den M. latissimus dorsi-Lappen, mit dem auch größere Defekte nach ausgedehnter Segment- oder Quadrantenresektion rekonstruiert werden können.

Auch wenn der Sinn der brusterhaltenden Therapie in einem guten kosmetischen Ergebnis liegt, muß der Chirurg sich immer vor Augen halten, daß es sich um eine onkologische Operation handelt. Daher sollte man eher eine großzügige Exzision bzw. Tumorektomie durchführen, als eine zu knappe Resektion zu riskieren.

Der exidierte Gewebeblock wird mit Fäden markiert (z. B. kranial, ventral und medial). Eine Inzision des Tumors durch den Chirurgen sollte unterbleiben. Nur der Pathologe kann eine Aussage über tumorfreie Resektionsränder machen. Durch eine Markierung ist gegebenenfalls die gezielte Nachresektion möglich.

Nach sorgfältiger Blutstillung und Einlage einer Redon-Drainage, die möglichst nach lateral im Bereich der Submammarfalte ausgeleitet wird, erfolgt schichtweiser Wundverschluß durch Subdermalnähte mit 4-0 resorbierbarem Nahtmaterial und fortlaufender Intrakutannaht mit monophilem Faden. Die Redondrainage wird für ca. 12 Stunden postoperativ mit Sog belassen; dann kann der Sog zur Auffülung der Wundhöhle entfernt werden.

## Axilladissektion

Die Axilladissektion erfolgt über einen zweiten Zugang, der entweder quer, knapp unterhalb der axillären Haarlinie, oder längs, entlang der Vorderkante des M. pectoralis major, verläuft.

Da Tumoren der Brust häufig im oberen äußeren Quadranten liegen, sieht man gelegentlich Patientinnen, bei denen eine radiäre Schnittführung zur Tumorektomie mit Verlängerung des Schnittes in die Axilla gewählt wurde. Dieser Zugang ist kosmetisch äußerst ungünstig, da durch spätere Narbenkontraktur (insbesondere nach Radiatio) eine Schrumpfung der Weichteile und damit eine Eindellung im Bereich des axillären Ausläufers entstehen kann.

Die axillären Lymphknoten werden anatomisch in drei Stationen eingeteilt (I, II, III). Die erste Gruppe liegt lateral des M. pectoralis major – Randes, die zweite interpektoral und die dritte medial des M. pectoralis minor (Abb. 4-146). Die Axilladissektion wird vornehmlich aus Stagginggründen und selten aus Radikalitätsgründen (makroskopische Tumorinfiltration) durchgeführt. Für ein repräsentatives Staging sollen mindestens zehn Lymphknoten entfernt werden. Die Axilladissektion wird heutzutage auf Level I und II beschränkt, da eine Ausweitung auf den Level III keinen Zugewinn an Radikalität, aber einen Anstieg der Morbidität (Bewegungseinschränkung im Schultergelenk, Lymphödem) mit sich bringt.

Die anatomischen Leitstrukturen für die Axilladissektion sind (Abb. 4-147):

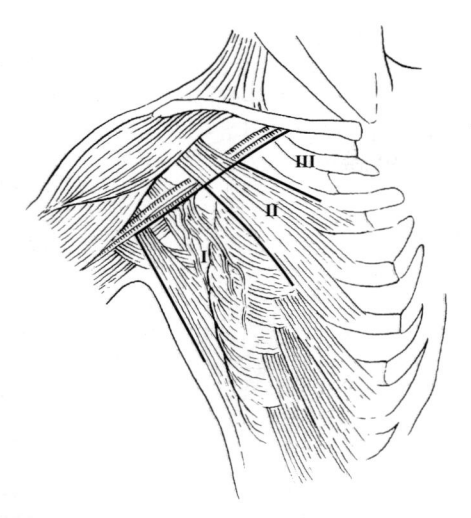

*Abbildung 4-146:* Topographie der axillären Lymphknoten. Lateral des M. pectoralis minor: Level I; interpektoral: Level II; medial des M. pectoralis minor: Level III.

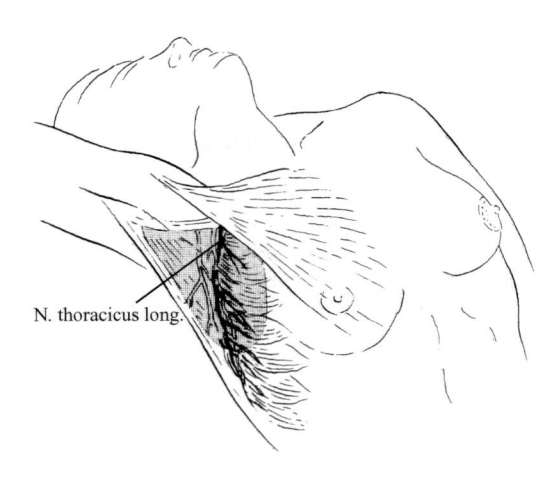

*Abbildung 4-147:* Axilläre Lymphknotendissektion. Schematische Darstellung des zu präparierenden Bereiches und der darzustellenden Strukturen: V. axillaris, thorakodorsales Gefäß-Nerven-Bündel, N. thoracicus longus (fakultativ).

- kranial: Vena axillaris,
- dorsal: das thorakodorsale Gefäßnervenbündel,
- medial: der M. pectoralis minor sowie der M. serratus anterior und
- lateral: das Subkutangewebe des präparierten Hautmantels.

Nach Durchtrennen von Kutis und Subkutis empfiehlt es sich, die laterale Kante des M. pectoralis major darzustellen. Diese wird mit einem Roux-Haken gefaßt und vom Assistenten aus dem Operationsfeld gezogen. Bei der weiteren Präparation trifft man auf die derbe Axillarfaszie, die scharf inzidiert werden muß. Unter der Faszie liegt «weiches» Fettgewebe, in dem eine stumpfe Präparation mit dem Präpariertupfer möglich ist. Auf diese Weise wird zunächst die Vena axillaris als wichtigste, kraniale Begrenzung des Operationssitus dargestellt. Eine Verletzung der Vene sollte unbedingt vermieden werden. Ist es dennoch zu einer Perforation gekommen, muß nach vorsichtiger (cave Plexus brachialis!) Ausklemmung eine sorgfältige Naht mit Prolene (6–0) durchgeführt werden. Jede venöse Stauung der V. axillaris erhöht die Gefahr einer postoperativen Armschwellung.

Zur Vermeidung von Lymphfisteln oder Seromen wird das Gewebe grundsätzlich zwischen Overholt-Klemmen mit Ligaturen durchtrennt. Die Verwendung von monopolarer Koagulation im Bereich der Axilla ist aufgrund der engen Beziehung zwischen Operationsgebiet und dem Armplexus gefährlich.

Nach Identifizierung der Vena axillaris wird das axilläre Fettdrüsengewebe teils stumpf, teils scharf unterhalb der Vene ausgelöst. Begonnen wird medial im Bereich der interpektoralen Lymphknoten. Hier ist das Fettgewebe sehr leicht von der Thoraxwand abzupräparieren. Einzelne sich anspannende Lymphbahnen werden ligiert. Daneben zeigen sich die interkostobrachialen Nerven, die quer zur Präparationsrichtung durch das Operationsfeld ziehen. Häufig ist eine Schonung nicht möglich. Die Bewahrung *eines* Nervenastes ist jedoch bereits ausreichend für die sensible Versorgung der Oberarminnenseite. Durch Spreizen des Gewebes entlang des Nerven ist die Präparation ohne Schwierigkeiten möglich.

Von vielen Autoren wird eine Identifizierung des N. thoracicus longus an der medialen Thoraxwand gefordert. Wir halten dies nicht für unbedingt erforderlich.

Durch Zug an dem bereits ausgelösten Fettdrüsengewebe ist eine Luxation des thorakodorsalen Gefäßnervenbündels möglich, das als kaudale Begrenzung der Präparation dient. Damit dieses nicht akzidentell verletzt wird, muß es als nächstes dargestellt werden. Üblicherweise ziehen Arterie, Vene und Nerv «längs» durch das Operationsfeld.

Die Identifizierung des thorakodorsalen Gefäß-Nerven-Bündels erfolgt am besten knapp unterhalb der Vena axillaris. Meist liegt die Einmündungsstelle der Vena thoracodorsalis in der Mitte des Operationsfeldes. Die kräftige Pulsation der A. thoracodorsalis hilft, das Gefäß-Nerven-Bündel zu erkennen. Im Zweifel kann durch Stimulation des Nerven eine Kontraktion des M. latissimus dorsi ausgelöst werden.

Nach Darstellung der wichtigsten Leitstrukturen (V. axillaris und thorakodorsales Gefäß-Nerven-Bündel) kann nun zügig das Fettdrüsenpräparat weiter ausgelöst werden. Während man lateral (Subkutangewebe) in jedem Fall aufgrund der festen Strukturen scharf präparieren muß, ist medial und kaudal weiterhin eine stumpfe Präparation gut möglich.

Von den insgesamt ca. 35 bis 50 Lymphknoten der Axilla werden auf diese Weise in aller Regel 10 bis 15 Lymphknoten entfernt, die für ein zuverlässiges Staging ausreichen. Bei fortgeschrittenem Tumorstadium mit Befall der axillären Lymphknoten ist die Entfernung aller befallenen Lymphknoten anzustreben, um einem Lokalrezidiv entgegenzuwirken. Dies sollte jedoch nicht auf Kosten einer zu hohen Morbidität geschehen, da hier die Indikation für eine systemische Therapie bereits feststeht.

Nach der Blutstillung erfolgt die Einlage einer Redon-Drainage mit Ausleitung in der mittleren Axillarlinie. Die Wunde wird durch subdermale Einzelknopfnähte (4–0 resorbierbar) und intrakutanem Hautfaden (4–0, nicht resorbierbar oder spät resorbierbar) verschlossen.

*Modifiziert radikale Mastektomie*
Die modifiziert radikale Mastektomie beinhaltet die komplette Entfernung des Brustdrüsengewebes einschließlich der Brustwarze sowie die axilläre Lymphknotendissektion Level I und II mit möglichst weitgehender Erhaltung des Hautmantels.

Die Hautinzision wird querovalär um den Ort des Tumorsitzes und den Mamillen-Areola-Komplex gelegt. Dadurch ist die Schnittführung im wesentlichen vorgegeben. Zu beachten ist, daß der Hautschnitt nicht zu lang geführt wird und somit

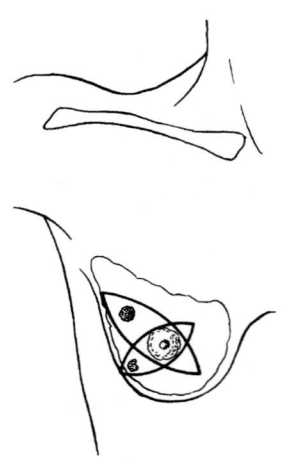

*Abbildung 4-148:* Hautsparende Umschneidung der Brustwarze bei der modifiziert radikalen Mastektomie unter Einschluß der Haut über dem tumortragenden Brustanteil. In aller Regel resultiert dadurch eine transversale oder oblique Hautwunde.

in das Dekolleté reichen würde. Üblicherweise (bei Tumorsitz im oberen äußeren Quadranten) kommt dadurch eine quere oder leicht schräg verlaufende Narbe von oben außen nach unten innen zustande (Abb. 4-148). Bei sehr großer Brust muß entsprechend mehr Haut mitreseziert werden, damit es nicht zu einer unerwünschten Faltenbildung im Narbenbereich kommt. Hier ist gegebenenfalls eine besondere Schnittführung wie bei einer Reduktionsplastik zu wählen.

Nach Inzision von Haut und Kutis wird die Brustdrüse in der gesamten Zirkumferenz subkutan ausgelöst. Da die Brustdrüse eine Hautdrüse ist, die zwischen der oberflächlichen und tiefen Schicht der Hautfaszie liegt (aufgehängt an den Cooperschen Ligamenten), gibt es keine exakte Dissektionsfläche. Die «richtige Schicht» berücksichtigt eine ausreichende Zirkulation der zu bildenden Hautlappen und eine möglichst vollständige Entfernung allen Brustdrüsengewebes (Abb. 4-149). Dennoch kann es vorkommen, daß selbst bei starker Ausdünnung der Hautlappen Brustdrüsengewebe zurückbleibt.

Bei der subkutanen Auslösung des Brustdrüsengewebes sind folgende anatomische Leitlinien grenzbildend:
– medial: Parasternallinie;
– kranial: 2. Rippe;

– kaudal: Submammarfalte (6. Rippe);
– lateral: mittlere Axillarlinie.

Nach unserer Erfahrung ist das Fassen der Hautlappen mittels Ringklemmen hilfreich, welche subdermal fixiert werden. Auf diese Weise können die Hautlappen zeltdachförmig aufgespannt werden und bei gleichzeitigem Zug am Drüsenkörper kann eine exakte subkutane Präparation durchgeführt werden.

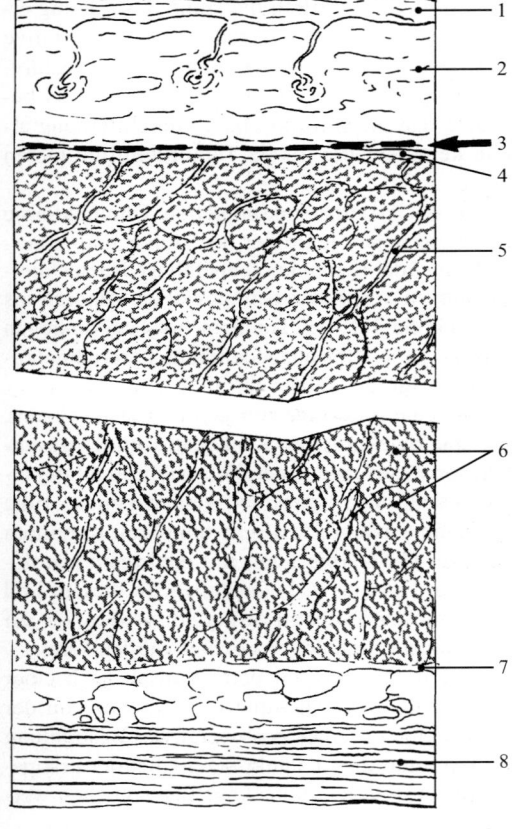

1 - Epidermis
2 - Dermis
3 - →Dissektionsebene
4 - Oberflächliche Schicht
　　d. Fascia superfic.
5 - Coopersches Ligament
6 - Brustdrüsengewebe
7 - tiefe Schicht der
　　Fascia superfic.
8 - M. pectoralis major

*Abbildung 4-149:* Querschnitt durch das Brustdrüsengewebe. Die Dissektionsfläche bei der Mastektomie liegt im Bereich des Subkutangewebes knapp oberhalb der Faszia superficialis (Pfeil). Die Cooperschen Ligamente spannen sich zwischen dem oberen und unteren Blatt der Faszia superficialis auf.

Für eine Primär- oder Sekundärrekonstruktion der Brust ist die Erhaltung der Submammafalte wichtig. Diese sollte daher bei der Präparation nicht zerstört werden.

Dem axillären Ausläufer des Brustdrüsengewebes folgend, wird die Haut axillarwärts subkutan präpariert. Aufgrund der dichten Gefäßversorgung der Brustdrüse ist eine sorgfältige gleichzeitige Blutstillung notwendig.

Als nächster Schritt erfolgt die Ablösung des Drüsenkörpers vom M. pectoralis major. Unter Zug wird der Drüsenkörper parallel zum Faserverlauf des M. pectoralis major abgetragen. Dabei ist darauf zu achten, daß die Faszie des großen Brustmuskels mitentfernt wird, da in dieser Schicht Lymphgefäße der Brustdrüse verlaufen.

Insbesondere parasternal kommt es aufgrund der hier liegenden arteriellen Blutversorgung des Drüsengewebskörpers (Perforansgefäße aus der A. thoracica interna) zur Durchtrennung von Gefäßen, die sofort koaguliert werden müssen.

Während zur subkutanen Auslösung des Drüsenkörpers die Präparierschere von Vorteil ist, empfehlen wir für die Ablösung vom Muskel die Verwendung eines Skalpells. Dies kann aber auch mit dem elektrischen Messer durchgeführt werden.

Routinemäßig wird keine Muskelresektion durchgeführt. Nur bei Verdacht auf Infiltration wird lokal Muskelgewebe mitexzidiert. Bei totaler Mastektomie ohne axilläre Dissektion ist die laterale Kante des M. pectoralis major die Begrenzung für die Dissektion. Bei der üblichen modifiziert radikalen Mastektomie schließt sich nun die en-bloc-Resektion des axillären Fettdrüsengewebes an. Diese ist fast immer problemlos von der querovalären Schnittführung ohne weitere Schnittverlängerung aus möglich. Ausgehend von der lateralen Kante des M. pectoralis major wird nach Inzision der straffen Axillarfaszie die Vena axillaris dargestellt und anschließend das darunter liegende Fettdrüsengewebe unter Schonung des thorakodorsalen Gefäßnervenbündels und zumindest eines N. intercostobrachialis entfernt. Weitere Einzelheiten siehe Axilladissektion.

Zum Abschluß der Operation wird je eine Redon-Drainage (Ch 12) in die Axilla und eine präpektoral eingelegt. Der Wundverschluß erfolgt durch subdermale Einzelknopfnähte mit Vicryl 4-0 und der intrakutane Hautverschluß durch resorbierbare oder nicht resorbierbare Fäden.

Das Aufbringen von Steri-Strips und sterilen Kompressen auf die Wunde und das Wickeln der Brust mit elastischer Binde unter Auspolsterung der Axilla beenden den Eingriff.

Wird eine Sofortrekonstruktion der Brust gewünscht, führt man diese nach Instrumenten- und Handschuhwechsel durch.

*Subkutane Mastektomie*

Subkutane Mastektomie bedeutet die Entfernung des Brustdrüsengewebes ohne Resektion des Mamillen/Areolakomplexes, in der Regel durch einen Zugang in der Submammarfalte. Die subkutane Mastektomie wurde früher häufig aus prophylaktischen Gründen durchgeführt, da Epithelatypien als obligate Präkanzerosen angesehen wurden. Heute wird die Indikation zunehmend seltener gestellt, z. B. bei lobulären Carcinoma in situ, bei einem Cystosarcoma phylloides oder bei begründeter Karzinophobie (Z. n. mehrfachen Probeexzisionen, familiäre Anamnese, radiologisch schlecht beurteilbarer Drüsenkörper).

Operationstechnisch wird von einem Schnitt in der Submammarfalte aus das Brustdrüsengewebe subkutan ausgelöst, wobei insbesondere im Bereich der Brustwarze immer Brustdrüsengewebe zurückbleibt.

Die Übersicht des Operationsgebietes ist – insbesondere bei der Resektion kranial der Brustwarze und zum axillären Ausläufer hin – wesentlich schlechter als bei der Standardmastektomie.

Eine subkutane Mastektomie wird immer mit einem rekonstruktiven Verfahren verbunden. Früher war dies in aller Regel die submuskuläre Implantation einer Silikon- oder Expanderprothese.

Die kosmetischen Resultate nach subkutaner Implantation von Silikonprothesen sind jedoch häufig unbefriedigend (aufgrund Kapselfibrosen und konsekutiver Hauteinziehungen). Daher wird heute als Volumenersatz der bilaterale TRAM flap bevorzugt. Mit diesem Verfahren sind sehr gute kosmetische (Langzeit-)Ergebnisse möglich. Auf diese möglichen Folgen sollte die Patientin präoperativ immer hingewiesen werden.

## 5.6 Adjuvante Therapie und Nachsorge beim Mammakarzinom

### 5.6.1 Bestrahlung nach Tumorektomie

Das Behandlungskonzept der brusterhaltenden Therapie umfaßt die chirurgische Tumorektomie mit Axilladissektion *und* die postoperative Bestrahlung des Drüsenkörpers. Die Notwendigkeit einer postoperativen Bestrahlung ist in der Tatsache begründet, daß entsprechend der NABP Studie 06 8 Jahre postoperativ bei 39% der Patientinnen ein Rezidiv auftrat, die keine Bestrahlung erhalten hatten. Patientinnen, die eine postoperative Bestrahlung erfahren hatten, lag die Lokalrezidivrate hingegen bei 10% (Fischer, 1989). Das bedeutet, daß die chirurgische Tumorentfernung allein keine sichere lokale Tumorkontrolle bieten kann.

Das Risiko einer inkompletten Tumorektomie ist um so höher, je größer der Tumor und je ausgedehnter der Lymphknotenbefall ist. Nach Untersuchungen von Kurtz beträgt es bei Tumoren bis 2 cm Größe 7%, bei Tumoren bis 4 cm hingegen bereits 13%. Bei ausgedehntem Lymphknotenbefall steigt die Gefahr auf 33%.

Bis heute sind keine genauen Kriterien bekannt, die eine Selektion von Risikopatientinnen gestatten, sodaß auf eine generelle Nachbestrahlung aller Patientinnen verzichtet werden könnte. Eine Ausnahme könnte z. B. ein tubuläres Karzinom geringer Größe (bis 1 cm) mit niedrigem histologischem Grading (G1) darstellen. In diesem Fall kann mit der Patientin diskutiert werden, ob auf eine Nachbestrahlung verzichtet werden kann.

Da Patientinnen mit dem Wunsch nach einer brusterhaltenden Therapie nicht immer von der Notwendigkeit einer postoperativen Bestrahlung wissen, muß dieser Punkt bereits bei der präoperativen Aufklärung unbedingt angesprochen werden.

Absolute Kontraindikationen gegen eine Bestrahlung bestehen in Schwangerschaft oder bereits stattgefundener Bestrahlung. Relative Kontraindikationen stellen die als ungünstig für diese Behandlungsmethode beschriebenen Faktoren dar (s. o.).

Jede Bestrahlungstechnik sollte das Zielvolumen möglichst homogen abdecken, das Überlappen von Feldern oder eine ungeeignete Positionierung vermeiden und die Dosen minimieren, die Herz und Lungen erreichen, umstellen. Die 3-Feldertechnik beinhaltet die tangentiale Bestrahlung der Brust durch eine laterale und eine mediale Quelle und eine en-face Bestrahlung der regionalen Lymphknoten. Die gesamte Brust erhält eine Dosis von 45–50 Gy, fraktioniert über 5 bis 6 Wochen.

An manchen Zentren erfolgt zusätzlich eine Boost-Bestrahlung des Tumorbettes. Diese kann entweder mit Elektronen, Photonen oder, wenn eine tiefere Penetration erforderlich ist, durch lokale Einlage eines Iridium$^{192}$-Implantates durchgeführt werden.

Die Notwendigkeit einer Bestrahlung der regionalen Lymphknoten ist umstritten. Da die meisten Studien keinen Vorteil der Gesamtüberlebenszeit bei Lymphknotenbestrahlung zeigen, wird eine routinemäßige Bestrahlung der regionalen Lymphknoten nicht durchgeführt.

Komplikationen nach Bestrahlung der Brust sind relativ selten (<1%). Akute Krankheitserscheinungen zeigen sich in Müdigkeit, Abgeschlagenheit sowie lokal in einem Hauterythem, das sich zu einer feuchten Strahlendermatitis entwickeln kann. Langzeitkomplikationen bestehen in einem schlechten kosmetischen Ergebnis, besonders bei großer Brust oder in Kombination mit Chemotherapie, Rippenfrakturen oder Lymphödem des Armes. Seltene Komplikationen sind Bestrahlungspneumonitis, Perikarditis oder brachiale Plexopathie.

### 5.6.2 Bestrahlung nach modifiziert radikaler Mastektomie

Obwohl die lokale Bestrahlung von Brustwand und regionalen Lymphknoten die Inzidenz eines Lokalrezidives senkt, bedeutet dies nicht eine Verbesserung des Gesamtüberlebens.

Das Ziel der Bestrahlung nach Mastektomie besteht in der Prävention eines möglicherweise auftretenden Lokalrezidives.

Die Indikation zur Nachbestrahlung nach Mastektomie sehen wir bei Infiltration des Tumors in die Muskulatur, die Thoraxwand oder bei Lymphknotenmetastasen, welche die Lymphknotenkapsel bereits durchbrochen haben.

### 5.6.3 Adjuvante systemische Therapie

Die Rationale einer adjuvanten systemischen Therapie besteht in der Erkenntnis, daß das Mammakarzinom zum Zeitpunkt der Diagnose – auch bei kleinen Tumoren – nicht nur aus dem lokalen Geschehen besteht, sondern daß bereits eine Tumorzelldissemination erfolgt ist. Die adjuvante systemische Therapie hat die Eliminierung von Mikrometastasen zum Ziel – bei nachgewiesener Tumorfreiheit im Sinne der konventionellen (klinischen, technischen, pathohistologischen) Untersuchungen.

Die Wahrscheinlichkeit, daß eine okkulte Aussaat vorhanden ist, hängt von einer Vielzahl von Faktoren ab. Die genauen Indikationen für adjuvante Maßnahmen bei bestimmten Subgruppen von Patientinnen entwickeln sich aus den Ergebnissen der bereits durchgeführten Studien und dem Verständnis weiterer prognostischer Faktoren.

Unter Berücksichtigung der Anfang 1992 erarbeiteten Meta-Analyse der «Early Breast Cancer Trialists' Collaborative Group» wurden Empfehlungen zur Durchführung erarbeitet (Tab. 4-22). Diese sollten jedoch nicht als starres Schema mißverstanden werden, da aufgrund mangelnder Signifikanzunterschiede zwischen behandelten und unbehandelten Patientinnen in vielen Fällen nur Optionen ausgesprochen wurden. So liegt z. B. der Benefit der Durchführung einer adjuvanten Chemotherapie bei nodal-negativen Patientinnen, von denen fast 70% allein durch die chirurgische Therapie geheilt werden, bei nur ca. 8%. Demgegenüber stehen die akuten und chronischen Nebenwirkungen dieser Therapiemaßnahme.

In jedem Fall müssen daher der Patientin ausführlich Wirksamkeit und Nebenwirkungen der adjuvanten Therapie erläutert werden und die Entscheidung gemeinsam («informed consent») getroffen werden.

### 5.6.4 Adjuvante Hormontherapie

Die theoretische Basis für den Einsatz antiöstrogener Substanzen in der Behandlung des Mammakarzinoms besteht darin, daß endokrine Veränderungen wahrscheinlich die wichtigsten Faktoren bei der Transformation einer benignen duktalen epithelialen Zelle zu einer definitiven bösartigen Zelle darstellen. Sowohl experimentelle als auch

*Tabelle 4-22:* Empfehlungen zur adjuvanten postoperativen medikamentösen Behandlung von Patientinnen mit Mammakarzinom. Modifiziert nach dem Consensus Meeting in St. Gallen, 1992 (nach Sauer H., 1993).

Patientinnen ohne Befall axillärer Lymphknoten

| Alter | minimales oder geringes Risiko | mittleres Risiko | hohes Risiko |
|---|---|---|---|
| 50 (pr) | keine vs. TAM | TAM | R +: ZYT ± TAM<br>R–: ZYT |
| ≥50 (post) | keine vs. TAM | TAM | R+: TAM ± ZYT<br>R–: ZYT ± TAM |
| >70 | *keine* | TAM | R+: TAM<br>R–: TAM (ZYT?) |

*kursiv* = keine beweisenden Daten aus Meta-Analyse

Patientinnen mit Befall axillärer Lymphknoten

| Alter | Hormonrezeptor positiv | Hormonrezeptor negativ |
|---|---|---|
| <50 (pr) | ZYT ± TAM | ZYT |
| ≥50 (post) | TAM ± ZYT | ZYT ± TAM |
| >70 | TAM | *ZYT ?* |

*kursiv* = keine beweisenden Daten aus Meta-Analyse

epidemiologische Studien belegen, daß die Östrogene eine wichtige Rolle in diesem Prozeß spielen.

Bei der Hormonrezeptoranalyse sollten immer beide Rezeptorarten (Östrogen- und Gestagenrezeptoren) bestimmt werden. Ein Tumor wird als hormonrezeptorpositiv angesehen, wenn das Ergebnis einer oder beider Rezeptorbestimmungen einen Wert über 10 fmol/mg Zytosol-Protein (fmol = femtomol = $10^{-15}$ mol) ergibt.

Bei einem Rezeptorgehalt von über 10 fmol/mg (Östrogen oder Gestagen) liegt die Wahrscheinlichkeit, daß der Tumor auf eine Hormontherapie anspricht, bei 60–70%. Bei Patientinnen, deren Tumor weder Östrogen- noch Gestagenrezeptoren aufweisen, ist die Response-Rate zwar gering, sie liegt aber dennoch nicht bei Null. In den meisten klinischen Studien wurden jedoch nur Patientinnen mit positiven Hormonrezeptoren aufgenommen.

Hormonelle Interventionen sind entweder ablativer oder additiver Art. Ablative Maßnahmen beinhalten Oophorektomie oder ovarielle Bestrahlung, Adrenalektomie oder Hypophosektomie sowie die Verabreichung antiöstrogener Substanzen wie z. B. Tamoxifen. Additive Behandlungen bestehen aus Gaben von weiblichen Geschlechtshormonen: Östrogen oder Progesteron, wobei Corticosteroide oder Testosteron-Derivate ebenfalls angewendet werden können.

Tamoxifen ist das am häufigsten eingesetzte hormonelle Therapeutikum aufgrund der einfachen Handhabung und minimaler Nebenwirkungen.

Die Einnahme von Tamoxifen in einer Dosis von 20 mg wird üblicherweise zwei Jahre durchgeführt, manche Autoren befürworten die Gabe über fünf Jahre.

In klinischen Studien wird neuerdings Tamoxifen auch als Prävention gegen Brustkrebs bei Hochrisikopatientinnen eingesetzt.

### 5.6.5 Adjuvante Chemotherapie

Der Einsatz der adjuvanten Chemotherapie ist durch Studien gesicherter Standard bei prämenopausalen Patientinnen mit Befall axillärer Lymphknoten. In der Mailänder Studie (Bonadonna, 1985) profitieren nach zehnjähriger Beobachtungszeit besonders Patientinnen mit einem bis drei befallenen Lymphknoten von dieser Therapie; und zwar sowohl das rezidivfreie Überleben (61% behandelt vs. 40% Kontrolle) als auch das Gesamtüberleben betreffend (68% behandelt vs. 51% Kontrolle).

Der Standard bei postmenopausalen Patientinnen mit positivem Lymphknotenbefall ist die Hormontherapie. Bei postmenopausalen Patientinnen, die keine Hormonrezeptoren am Tumor aufweisen, wird als adjuvante Maßnahme jedoch eine Chemotherapie empfohlen (s. Tab. 4-22).

Auch bei Patientinnen, die nodal-negativ sind, jedoch Risikofaktoren aufweisen, kann die postoperative Chemotherapie indiziert sein. Der Erkennung dieser Risikofaktoren sind viele klinische Studien gewidmet. Exakte Daten über vergleichbare Patientinnenkollektive liegen aber noch nicht vor. U.E. sollten jedoch individuelle Prognosefaktoren bei der Entscheidung über die Durchführung einer Chemotherapie mitbeachtet werden: Alter der Patientin (< 40 Jahre), Tumorgröße (≥ 2 cm), Grading (≥ G3), Blutgefäß- oder Lymphgefäßinvasion, negativer Hormonrezeptorstatus, hohe Tumorproteasenkonzentration (uPA), Nachweis zytokeratinpositiver Zellen im Knochenmark.

Die Durchführung einer adjuvanten Chemotherapie bei nodal-negativen Patientinnen gründet auf folgender Überlegung: Entsprechend der Goldie-Coldman-Hypothese werden maligne Zellen im Laufe ihres Wachstums resistent gegen zytotoxische Substanzen, auch wenn sie diesen bisher nicht ausgesetzt waren. Je früher daher eine Chemotherapie durchgeführt wird, desto eher können Tumorzellen noch abgetötet werden. Wenngleich diese Hypothese am Menschen nicht überprüft wurde, wird sie dennoch allgemein akzeptiert. Die Konsequenz daraus ist, daß eine Chemotherapie eventuell zwar ein fortgeschrittenes Tumorleiden nicht therapieren kann, jedoch einen Patienten mit beginnender Mikrometastasierung heilen kann.

Die üblicherweise durchgeführte CMF-Therapie (C = Cyclophosphamid, M = Methotrexat, F = 5-Fluorurazil) wird im allgemeinen ambulant durchgeführt und weist meistens – im Vergleich zu anderen Chemotherapien – eine relative geringe Akuttoxizität (Übelkeit, Abgeschlagenheit, Haarausfall, Fingernageldeformierung) auf.

In Tabelle 4-23 sind zwei verschiedene Applikationsschemata aufgeführt. Welches der beiden das wirksamere ist, kann nicht entschieden werden Die Vorteile der i. v. Applikation sind die kürzere Behandlungsdauer und nicht so stark ausgeprägte Nebenwirkungen, wie Leukopenie und Allopezie.

### 5.6.6 Nachsorge

Das bis vor einiger Zeit empfohlene strenge Schema an Nachsorgeuntersuchungen nach Brustkrebs ist mittlerweile weitgehend gelockert worden. In retrospektiven Studien hat nämlich die Früherkennung und Frühbehandlung von Metastasen zu keiner nachweisbaren Verbesserung der Überlebensrate oder Verlängerung der Überlebenszeit geführt. Eine eventuell spätere Diagnose eines Rezidives oder einer Metastase bei nicht streng schematisch durchgeführter Nachuntersuchung hatte keinen (wesentlich) negativen Einfluß auf den Krankheitsverlauf.

Dennoch ist eine organisierte Nachsorge bei *allen* Patientinnen im Sinne einer Betreuung empfehlenswert:

Im Vordergrund steht die *Anamnese* und die *körperliche Untersuchung*, wobei insbesondere auf Lokal- und Narbenrezidive zu achten ist.

Die (beidseitige) *Mammographie* ist die einzige apparative Untersuchung, die auch ohne besonderen Verdacht jährlich einmal durchgeführt werden sollte. Ziel ist die Früherkennung eines Zweitkarzinoms, bzw. die Diagnostik eines Rezidives nach Brusterhaltung. Nach brusterhaltender Therapie sollte die Mammographie in den ersten zwei Jahren halbjährlich durchgeführt werden. Das Risiko, ein kontralaterales Brustkarzinom zu entwickeln, liegt bei 0,5–1 % pro Jahr. Höher ist das Risiko bei Frauen, deren primäres Mammkarzinom vor dem 50. Lebensjahr entdeckt wurde, bei Patienten mit positiver Familienanamnese, bei multizentrischem Tumorwachstum und bei Tumoren mit invasiv lobulärer Histologie.

Die anderen – bisher standardmäßig durchgeführten – apparativen und laborchemischen Untersuchungen werden nur noch bei Verdacht auf einen pathologischen Befund eingesetzt (Tab. 4-24).

*Tabelle 4-23:* CMF Therapie-Schemata.

|  | klassisch | i. v. |
|---|---|---|
| Cyclophosphamid | 100 mg/m² p. o. Tag 1–14 | 600 mg/m² i. v. Tag 1 |
| Methotrexat | 40 mg/m² i. v. Tag 1 + 8 | 40 mg/m² i. v. Tag 1 |
| Fluoruracil | 600 mg/m² i. v. Tag 1 + 8 | 600 mg/m² i. v. Tag 1 |
| Wiederholung | alle 4 Wochen | alle 3 Wochen |

*Tabelle 4-24:* Nachsorgeschema nach Kurativ-Operationen.

| | Mammakarzinom-Nachsorge | | | | «Früherkennungsprogramm» | | | | | |
|---|---|---|---|---|---|---|---|---|---|---|
| Jahr nach Therapie | 1 | 2 | 3 | 4 | 5 | 6 | 7 | 8 | 9 | 10 | > 10 |
| Untersuchungsinhalte Anamnese körperliche Untersuchung/Aufklärung/ Information | vierteljährlich | | | | halbjährlich | | | | | | jährlich |
| Selbstuntersuchung | | | | | monatlich | | | | | | |
| Mammographie | | | | | jährlich nach brusterhaltender Therapie zusätzlich 1/2 Jahr und 1 1/2 Jahre nach der Operation | | | | | | |
| Röntgenaufnahmen des Thorax Skelettszintigraphie Röntgenaufnahmen des Skeletts Sonographie (versch. Regionen) klin.-chem. Untersuchungen (einschl. Tu-Marker) Computer- bzw. Kernspintomographie weitere spezielle Diagnostik | | | | | bei klinischem Verdacht auf Rezidiv/Metastasen | | | | | | |

Der bisher in der Tumornachsorge definierte 5-Jahreszeitraum ist für die Patientinnen nach Mammakarzinom nicht ausreichend, da auch nach viel späterer Zeit eine Metastasierung erfolgen kann. Für fünf Jahre nach der Primärdiagnose sollte die Nachsorge und für weitere fünf Jahre eine Früherkennung durchgeführt werden.

Die 2-Jahresfrist nach dem klinischen Entdecken eines Mammakarzinoms ist von entscheidender Bedeutung, da bis dahin 50–55 % aller Rückfälle eintreten. 85 % aller Rezidive bzw. Metastasierungen werden im 5-Jahresabschnitt auftreten. Davon sind 70 % Fernmetastasen und 15–30 % Lokalrezidive. Knochen, Lungen oder Pleura sind die häufigsten Orte der initialen Metastasierung.

Die Nachsorge nach palliativen Operationen richtet sich nach psychologisch betreuenden Gesichtspunkten und ist wie bei anderen nicht kurativ operierten Karzinomen als festes Schema nicht indiziert.

## 5.7 Behandlung des lokoregionalen Mammakarzinom-Rezidivs

Als Lokalrezidiv wird ein erneutes Auftreten von Tumormanifestationen im Bereich der Brustwand bzw. der Mastektomienarbe bezeichnet. Man rechnet dazu ebenso ein erneutes Tumorwachstum im Bereich der Brust nach brusterhaltender Therapie.

Unter einem regionalen Rezidiv wird der Befall homolateraler Lymphknoten axillär oder infraklavikulär verstanden.

### 5.7.1 Lokalrezidiv nach brusterhaltender Therapie

Bei Auftreten eines Lokalrezidives nach brusterhaltender Therapie ist die Ablatio mammae die Therapie der Wahl. Die nochmalige Durchführung einer Tumorektomie (also ein zweites brusterhaltendes Vorgehen) ist prinzipiell nicht indiziert.

Die Prognose nach Auftreten eines intramammären Rezidives nach brusterhaltender Therapie soll sich nach Angaben einiger Autoren (Kurz, Veronesi, Harris) nicht oder nur unwesentlich verändern. Diese Ergebnisse scheinen nicht nachvollziehbar; denn die Manifestation eines Rezidives spricht für einen eher aggressiven Tumor, der auf die übliche Behandlungsweise (Radiatio) nicht angesprochen hat. Darüber hinaus ist die Möglichkeit der Tumorzellverschleppung bis zur Erkennung des Rezidives nicht zu vernachlässigen.

Dennoch ist die Prognose eines intramammären Rezidives nach brusterhaltender Therapie deutlich besser als nach Mastektomie.

### 5.7.2 Lokalrezidiv nach Mastektomie

Bei Auftreten eines Lokalrezidives nach Mastektomie ohne nachweisbare Fernmetastasen besteht eine gute kurative Chance, da in bis zu 30 % später keine Fernmetastasen auftreten. Die lokale Behandlung steht daher im Vordergrund.

Sehr gut ist die Prognose eines Narbenrezidives, das allein durch weite Exzision behandelt werden kann.

Inwieweit nach der lokalen Exzision eine Bestrahlungstherapie durchgeführt werden sollte, hängt von der Ausdehnung des Lokalrezidives ab. Bei Übergreifen des Lokalrezidives auf die Interkostalmuskulatur oder bei Penetration von Rippen oder Sternum ist in jedem Fall eine postoperative Nachbestrahlung indiziert. Auch die Durchführung einer adjuvanten Chemotherapie muß individuell entschieden werden.

Bei Notwendigkeit einer ausgedehnten Tumorexzision muß die resezierende Maßnahme gegebenenfalls mit einem plastischen Deckungsverfahren kombiniert werden. Dazu bietet sich der M. latissimus dorsi-Insellappen oder der quere Bauchhautlappen (TRAM-flap) an.

## 5.8 Therapie metastasierter Mammakarzinome

Aufgrund der erheblichen Variabilität der Krankheitsverläufe und der unterschiedlichen Ausprägung tumorbedingter Beschwerden ist eine individualisierte Therapieführung notwendig. Die Geschwindigkeit des Krankheitsfortschreitens läßt sich anhand klinischer Parameter wie der Dauer des krankheitsfreien Intervalls, der Anzahl betroffener Organsysteme und der Metastasenlokalisation relativ gut abschätzen. Diese Parameter sind Kern eines Scores zu einer standardisierten, reproduzierbaren Risikoabschätzung (Tab. 4-25).

Der Verlauf bei metastasiertem Mammakarzinom kann sehr unterschiedlich sein. Als Einzelfaktoren erlauben lediglich Lebermetastasierung, negativer Rezeptorstatus, relativ kurzes rezidivfreies Intervall oder vorausgegangene adjuvante Hormon- bzw. Chemotherapie die Vorhersage einer ungünstigen Prognose. Die Kombination von metastatischem Befall zweier oder mehrerer Organsysteme sowie ein ungünstiger Prognosescore (siehe Tabelle) gehen ebenfalls mit einer signifikant schlechteren Überlebenserwartung einher.

Das therapeutische Vorgehen ist entsprechend dem Vorliegen günstiger oder ungünstiger Prognosefaktoren unterschiedlich. In Abbildung 4-150 ist die prinzipelle Therapieführung (nach Possinger) dargestellt.

Bei Patientinnen mit günstiger Prognoseeinstufung sollte *primär ein hormoneller Therapieversuch* durchgeführt werden. Erst nach Ausschöpfung hormoneller Behandlungsmaßnahmen sollte auf eine *zytostatische Therapie* übergegangen werden. Die Wahl der Behandlung, Mono- oder

*Tabelle 4-25:* Prognosekriterien bei Mammakarzinomerkrankung.

| Kriterien | Punkte |
|---|---|
| Metastasenlokalisation: | |
|    Knochen, Haut, Weichteile, Erguß | je 1 |
|    Knochenmarkskarzinose | 4 |
|    Lungenmetastasen: einzeln, knotig, n<10 | 3 |
|                             diffus, knotig, n>10 | 5 |
|    Lymphangiosis carcinomatosa pulmonis | 6 |
|    Lebermetastasen | 6 |
| Rezeptorstatus: | |
|    positiv | 1 |
|    unbekannt | 2 |
|    negativ | 3 |
| Krankheitsfreies Intervall zwischen Primäroperation und Metastasendiagnose: | |
|    über 2 Jahre | 1 |
|    unter 2 Jahre | 3 |
| Bewertung: = Summe der Punkte: | |
|    günstige Prognose unter 7 Punkte | |
|    ungünstige Prognose über 7 Punkte | |

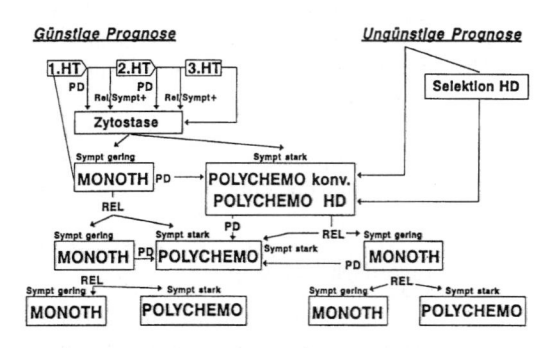

*Abbildung 4-150:* Prognoseorientierte, an die Tumorbeschwerden adaptierte Therapieführung bei Patientinnen mit metastasiertem Mammakarzinom.

Polychemotherapie, hängt von der Geschindigkeit des Krankheitsfortschreitens und der Ausprägung tumorbedingter Beschwerden ab: bei geringen Beschwerden ist eine zytostatische Monotherapie, bei stärkeren eine Polychemotherapie indiziert.

### 5.8.1 Hormontherapie

Bei *prämenopausalen* Patientinnen besteht die erste hormonelle Therapiemaßnahme in der Ausschaltung der Ovarialfunktion. Dies kann durch Gabe von GnRH-Analoga, Ovarektomie oder auch durch Kastrationsbestrahlung erreicht werden. Der Vorteil der medikamentösen Ausschaltung der Ovarialfunktion durch GnRH-Analoga liegt in der Reversibilität der Maßnahme und der Vermeidung irreversibler psychischer und physischer Morbidisierung. Die Wirksamkeit dieser Therapien ist im Vergleich nahezu identisch und liegt bei ca 35–40 % (komplette [CR] und partielle Remission [PR]).

Der erste hormonelle Therapieschritt wird ununterbrochen weitergeführt, bis eine Progression eintritt. Dies gilt auch für nachfolgende hormonelle Behandlungen.

Der zweite hormonelle Therapieschritt, der im Falle der Wirksamkeit der Ausschaltung der Ovarialfunktion angeschlossen wird, ist die Anti-Östrogentherapie, z.B. mit Tamoxifen. Im Vergleich zum ersten Therapieschritt halbiert sich die Wirksamkeit (CR + PR: ca. 20 %).

Wenn diese Behandlung zu einer Tumorrückbildung oder zu einem Tumorstillstand geführt hat, kann bei erneuter (weiterhin langsamer) Progression ein dritter hormoneller Therapieversuch gemacht werden. Hierfür kommen vor allem die Aromatasehemmer oder Gestagene in Betracht.

In der *Postmenopause* werden primär Antiöstrogene eingesetzt. Bei Erfolg dieser Therapiemaßnahmen werden bei neuerlicher Tumorprogression analog zur prämenopausalen Situation Aromatasehemmer oder Gestagene eingesetzt.

### 5.8.2 Zytostatische Therapie

Die zytostatische Chemotherapie steht nur bei Patientinnen mit ungünstiger Prognose an erster Stelle. Sie kann entsprechend dem Hormonrezeptorstatus der Tumoren mit einer hormonellen Therapiemaßnahme kombiniert werden, doch sind die Behandlungsergebnisse hinsichtlich Remissionsquoten und Überlebenszeiten nicht signifikant besser.

Prinzipiell soll die Intensität der Chemotherapie dem Krankheitsverlauf angepaßt werden.

*Monotherapie*
Eine zytostatische Monotherapie ist indiziert bei Patientinnen:
– mit günstiger Prognose nach Ausschöpfung hormoneller Therapiemaßnahmen
– mit günstiger Prognose und aktuell nachgewiesenem negativen Hormonrezeptorstatus
– bei Progression des Tumorwachstums nach intensiver Polychemotherapie
– im Alter von über 70 Jahren
– bei verminderter Knochenmarksreserve
– bei gleichzeitiger Radiatio des Skelettes.

*Polychemotherapie*
Zytostatische Polychemotherapien sind bei Patientinnen mit ungünstiger Prognose bzw. lebensbedrohlicher Metastasierung indiziert. Effektivitätsunterschiede zwischen anthrazyklinhaltigen und -freien Therapieschemata sind umstritten. Möglicherweise führen Antrazyklinkombinationen zu einem rascheren Wirkungseintritt und höherer Wirksamkeit bei Lebermetastasen. Wegen seiner antiexsudativen Komponente kann bei Vorliegen einer Lymphangiosis carcinomatosa der Lunge oder von Höhlenergüssen die zusätzliche Gabe von Prednison nützlich sein.

Hochdosis-Chemotherapien sind nur bei bestimmten Patientinnen sinnvoll (viszerale Metastasierung, WHO-Status ≤ Grad 2, Alter < 50 Jahre, keine Skelettfiliae). Sie sollten nur innerhalb von Therapiestudien durchgeführt werden.

Für weitere Einzelheiten zur Indikation und Durchführung der systemischen Therapie ist auf Speziallitertur zu verweisen.

### 5.8.3 Strahlentherapie

*Knochenmetastasen*
Schmerzhafte Knochenmetastasen sprechen auf Strahlentherapie in etwa 70–90 % der Fälle gut bis sehr gut an. Ein ausreichender Sicherheitsabstand und die Miterfassung eventueller Weichteilbetei-

ligungen sind erforderlich. Bei Osteolysen kommt es nach zwei bis drei Monaten zur Rekalzifizierung.

Bei multipler systemischer Knochenmetastasierung kann u. U. eine Halbkörperbestrahlung zur Schmerzlinderung beitragen.

*Hirnmetastasen*
Eine isolierte Hirnmetastase kann bei sonstigen günstigen Kriterien eine Indikation zur Operation sowie zur Nachbestrahlung des gesamten Zerebrums darstellen. Die in dieser Weise behandelten Patientinnen besitzen die günstigste Prognose unter allen Metastasenpatientinnen.

*Haut- und Weichteilmetastasen*
Bei kleineren, gut angehbaren Herden steht wegen der raschen Wirkung die Operation im Vordergrund, insbesondere wenn eine weitere Strahlentherapie undurchführbar ist. Grundsätzlich wird hier nach exakter Diagnostik der Lokalisation und Ausbreitung die Radiotherapie mit gutem Erfolg eingesetzt.

## 5.9 Inflammatorisches Mammakarzinom

Beim sogenannten entzündlichen Mammakarzinom liegt eine dichte Aussaat von Tumorzellen in die Lymphbahnen der Haut vor (Lymphangiosis carcinomatosa). Diesem Prozeß können verschiedene histologische Typen des Mammakarzinoms zugrunde liegen, meist handelt es sich aber um wenig differenzierte Tumoren.

Klinisch zeigt sich dieses Krankheitsbild durch gerötete, streifenförmige Bezirke der Haut, die sich in kurzer Zeit auf die gesamte Mamma ausdehnen. Eine scharfe Begrenzung der geröteten, überwärmten Region zur gesunden Haut wird nur selten gefunden. Differentialdiagnostisch muß das Erysipel (Mastitis) abgegrenzt werden. Die Mamma erscheint durch die ödematöse Schwellung vergrößert und palpatorisch induriert; die Mamille ist meist eingesunken. Häufig ist kein eigentlicher Tumor abgrenzbar.

Der klinische Aspekt allein genügt jedoch nicht für die Diagnose. In jedem Fall muß die Malignität histologisch oder zytologisch definitiv nachgewiesen werden. Feinnadelbiopsien oder Probeexzisionen können hierfür in weniger entzündlich erscheinenden Arealen (z. B. axillären Lymphknoten) durchgeführt werden.

Unabhängig vom lokalen Grad der Ausdehnung wird der Befall der Haut beim entzündlichen Mammakarzinom klinisch als T4c eingestuft. Dies gilt auch für die pathologische Stadieneinteilung, wenn der Hautbefall histologisch nachgewiesen ist (pT4c).

*Behandlung im lokoregionalen Stadium*
Wegen der akuten Entzündungszeichen und der oftmals weiten Ausdehnung über ein großes Hautareal ist eine radikale Operation nicht möglich. Wegen der schlechten Prognose mit früher Fernmetastasierung wird als Primärtherapie die systemische Behandlung mit der FAC-Zytostatikakombination durchgeführt (F = 5-Fluoruracil [500 mg/m² i. v. Tag 1], A = Adriamycin [50 mg/m² i. v. Tag 1], C = Cyclophosphamid [500 mg/m² i. v. Tag 1]; Wiederholung alle 3 Wochen bzw. nach Regeneration der Werte im peripheren Blutbild).

Wenn durch diese Therapie nach 3 bis 4 Zyklen klinisch eine Vollremission erzielt worden ist und keine Metastasen aufgetreten sind, wird die eingeschränkt radikale Mastektomie durchgeführt. Anschließend wird die FAC-Therapie bis zum Erreichen der Adriamycingrenzdosis (550 mg/m²) fortgesetzt.

Falls durch die präoperative Chemotherapie keine Remission erreicht wird, besteht die Indikation zur Bestrahlung. Empfohlen wird die Hyperfraktionierung mit zweimaliger Bestrahlung pro Tag von Thoraxwand, Brust und regionalen Lymphabflußgebieten mit 51 Gy in 40 Fraktionen über vier Wochen. Nach Abschluß der Bestrahlung muß im Einzelfall entschieden werden, ob die Ablatio der Mamma durchgeführt und eine Chemotherapie angeschlossen werden soll.

*Behandlung im metastasierten Stadium*
Auch hier wird zunächst mit der präoperativen FAC-Therapie begonnen. Abhängig vom Verlauf können im Einzelfall Operation und/oder Bestrahlung notwendig werden.

## 5.10 Mammakarzinom des Mannes

Weniger als 1 % aller Fälle von Brustkrebs entstehen bei Männern. Anamnestisch sind Exposition gegenüber erhöhten Dosen von Östrogenen (z. B. bei Klinefelter-Syndrom, Leberzirrhose, Schistosomiasis) oder Bestrahlung der Thoraxwand im Kindesalter bedeutsam. Männliche Brustkrebspatienten weisen zum Zeitpunkt der Diagnose häufig ein weiter fortgeschrittenes Tumorleiden auf. In über 50 % besteht bereits eine axilläre Mitbeteiligung. Vielfach hat der Tumor bereits lokal die Grenzen des Brustdrüsengewebes überschritten und zu einer Infiltration von Muskel, Haut oder Rippen geführt. Entsprechend schlecht sind die 5- und 10-Jahres-Überlebensraten.

*Tabelle 4-26:* Brustkrebs bei Männern; 5- und 10-Jahres-Überlebensraten nach Crichlow (1972):

| Patienten | 5 Jahre (%) | 10 Jahre (%) |
|---|---|---|
| mit Lymphknotenbefall | 28 | 4 |
| ohne Lymphknotenbefall | 79 | 62 |
| alle | 49 | 35 |

*Lokoregionales Stadium*
Die Standardoperation ist die modifiziert radikale Mastektomie mit Dissektion der Axilla (wie bei der Frau). Bei lokal fortgeschrittenem Karzinom sollte das gesamte makroskopisch erkennbare Tumorgewebe entfernt werden. Gegebenenfalls muß eine Deckung mit Spalthaut oder einem Haut-Muskel-Lappen erfolgen.

In der Regel erfolgt die Nachbestrahlung der parasternalen, supraclaviculären und axillären Lymphknotenstationen sowie der Brustwand bei allen lokoregionalen Stadien.

Bei jeder Tumorentfernung sollte auch beim Mann eine Hormonrezeptor-Analyse durchgeführt werden. Nach den bekannten Statistiken sind ca. 80 % aller Tumoren rezeptor-positiv.

Obwohl aufgrund kleiner Fallzahlen keine genauen Daten vorliegen, erscheint die adjuvante medikamentöse Behandlung entsprechend dem Mammakarzinom der Frau indiziert.

*Metastasiertes Stadium*
Für die Therapie des Mammakarzinoms des Mannes im metastasierten Stadium gibt es keine einheitlichen Therapierichtlinien. Die meisten Empfehlungen beruhen auf Analogieschlüssen zum Vorgehen bei anderen hormonabhängigen Tumoren (z. B. Prostatakarzinom oder Mammakarzinom der Frau).

Allgemein gilt, daß unabhängig vom Rezeptorstatus zuerst eine Hormontherapie versucht wird. Dafür stehen mehrere Möglichkeiten nebeneinander zur Auswahl. Die Präferenz eines bestimmten hormonellen Therapieverfahrens muß individuell entschieden werden. Bei nachgewiesener rascher Tumorprogredienz bzw. bei einem kurzen krankheitsfreien Intervall zwischen der Operation und der Metastasendiagnose (weniger als 12 Monate) kann eine primäre Kombination der Hormontherapie mit der zytostatischen Chemotherapie erwogen werden.

## 5.11 Brustrekonstruktion

Die Rekonstruktion der weiblichen Brust kann das psychische Trauma nach Mastektomie deutlich mindern. Daher sollte dieses Verfahren nach Möglichkeit von Anfang an in den Behandlungsplan integriert werden. Es ist sowohl eine Sofortrekonstruktion als auch eine Wiederherstellung zu einem späteren Zeitpunkt möglich.

Folgende Aufgaben sind bei einer Brustrekonstruktion zu erfüllen: 1. Ausgleich des Hautdefizits, 2. Wiederherstellung der Brustkontur, 3. Wiederherstellung der vorderen Axillarfalte bei Verlust des M. pectoralis major, 4. Rekonstruktion der Brustwarze und des Warzenhofes, ggf. 5. Wiederherstellung der Symmetrie durch Angleichung der Gegenseite.

*Rekonstruktion mit Expander- und Silikonprothesen*
Die Rekonstruktion der Brust mittels Expanderprothese ist auch heute für die Mehrzahl der Patientinnen die Methode der Wahl, da dieses Verfahren in der Hand des Geübten relativ einfach und komplikationslos durchführbar ist, und befriedigende Resultate erbringt. Weitere Vorteile bestehen in einer nur geringgradig verlängerten Operationszeit (ca. 45 Minuten) und der Vermeidung zusätzlicher Hebedefekte.

Nach durchgeführter Mastektomie wird durch Präparation des M. pectoralis major und minor, des M. serratus anterior, des M. obliquus externus und ggf. der Rektusfaszie ein Implantatlager geschaffen. Bei der Sofortrekonstruktion ist eine komplette muskuläre Abdeckung notwendig, da die nach Mastektomie ausgedünnten Hautlappen keinen ausreichenden Implantatschutz gewährleisten (Abb. 4-151). Hingegen kann bei der Sekundärrekonstruktion das Implantat teilweise subkutan eingebracht werden.

Nach Ausgleich des Hautdefizites durch sukzessive Auffüllung der Expanderprothese mit Kochsalzlösung (Abb. 4-152) über einen Zeitraum von drei bis sechs Monaten (oder länger) wird in einer zweiten Operation ein definitives Silikongelimplantat eingesetzt. Gegebenenfalls müssen bei diesem Eingriff die Submammarfalte und die Brustkontur rekonstruiert werden.

*Rekonstruktion mit Haut-Muskel-Lappen*
Mit dem anatomisch exakten Ersatz des bei der Mastektomie entfernten Hautareals durch den myokutanen Lappen und dem entsprechenden Volumenausgleich durch den Lappen oder ein Implantat sind die Voraussetzungen für kosmetisch sehr befriedigende Rekonstruktionen gegeben. Besonders bei der Nachbildung einer großen Brust sind die Verfahren der Haut-Muskel-Plastiken den Expander-/Silikonprothesen überlegen. Da häufig die Symmetrie zur Gegenseite erreicht wird, können Korrekturoperationen an der gesunden Gegenseite unterbleiben.

Augrund seiner sicheren Durchblutung über die Arteria und Vena thorakodorsalis ist der *M. latissimus dorsi-Lappen* eine komplikationsarme Methode. Durch den großen muskulären Anteil ist ein gegebenenfalls notwendiger Muskelersatz des M. pectoralis major mit Neubildung der vorderen Axillarlinie möglich (Abb. 4-153, 4-154). Bei sehr dünnen Hautlappen dient der Muskel außerdem als ideales Lager für ein häufig zum Volumenausgleich notwendiges Silikongel- oder Kochsalzimplantat. Bei kleiner Brust kann der Latissimus-Lappen auch als Eigengewebsersatz (ohne Silikonimplantat) eingesetzt werden. Nachteile der Methode sind der Hebedefekt am Rücken und die Verlängerung der Operationszeit um ca. zwei bis drei Stunden.

Besteht der Wunsch nach einer Brustrekonstruktion mit Eigengewebe, so ist der *T(ransverse) R(ectus) A(bdominis) M(uscle)-flap* die Methode der Wahl. Dabei wird der bei vielen Frauen am Unterbauch (zwischen Nabel und Symphyse) bestehende Überschuß an Haut und Unterhautfettgewebe entweder gestielt an einem Rektusmuskel oder

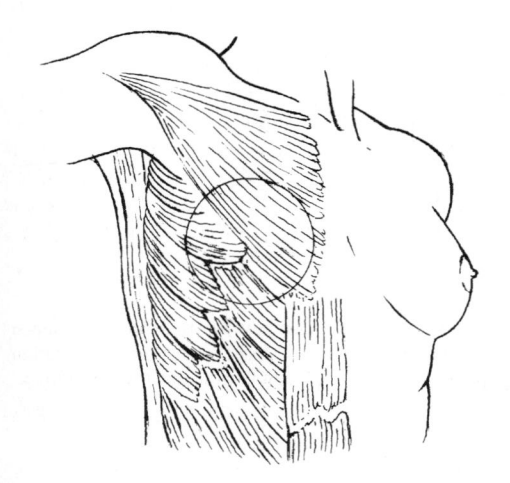

*Abbildung 4-151:* Brustrekonstruktion mit Silikonimplantat. Bei der Sofortrekonstruktion sollte das Implantat komplett vom M. pectoralis major, M. serratus anterior und M. obliquus externus bedeckt sein. Medio-kaudal, wo häufig eine Muskellücke besteht, ist die Abdeckung mit Rektusfaszie möglich.

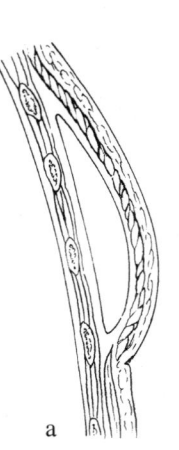

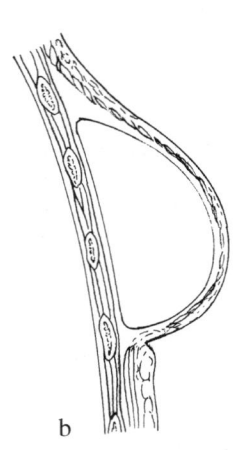

*Abbildung 4-152:* Brustrekonstruktion. Submuskuläre Lage einer Dehnungsprothese; a. nach dem Einsetzen mit wenig Füllungsinhalt. b. Durch die Auffüllung mit 0,9%iger NaCl-Lösung wird eine Dehnung der Weichteile erreicht.

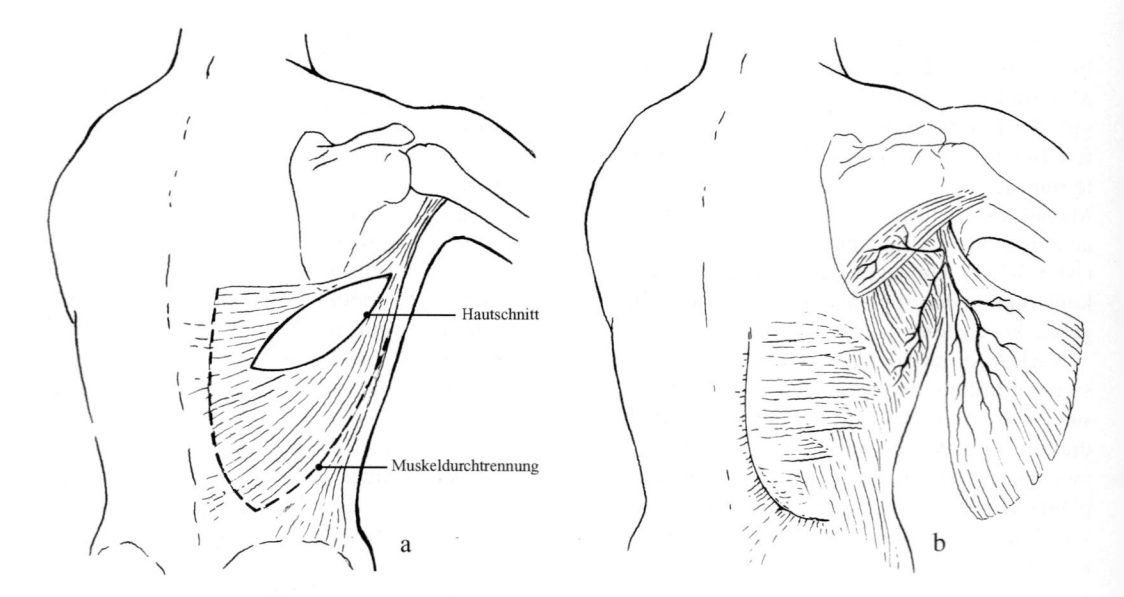

*Abbildung 4-153:* Brustrekonstruktion mit M. latissimus dorsi-Lappen. a. Eine Hautinsel von ca. 6×13 cm kann problemlos gehoben werden. b. Versorgung durch das thorakodorsale Gefäßnervenbündel.

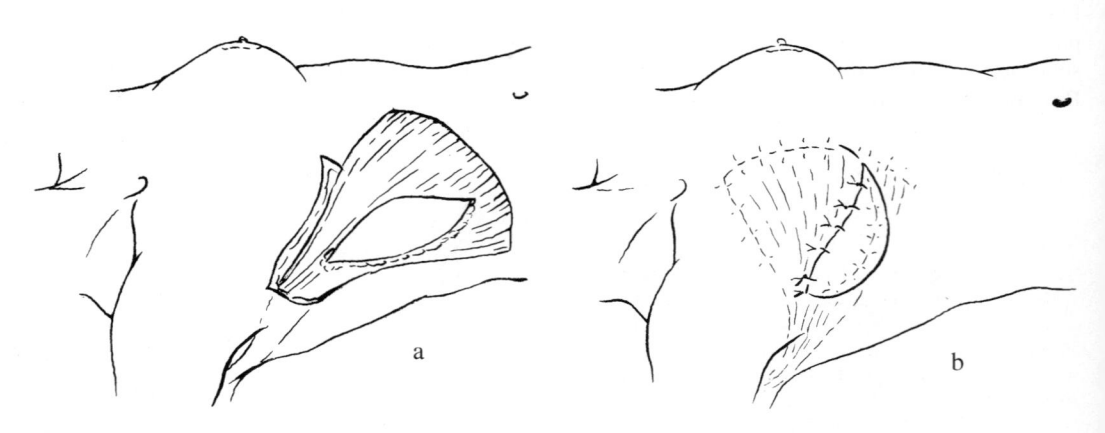

*Abbildung 4-154:* Brustrekonstruktion mit M. latissimus dorsi-Lappen. a. Der in der Axilla gestielte Haut-Muskel-Lappen wird subkutan in die Mastektomiewunde eingeschenkt. b. Nach subkutaner Adaptation des Muskels (und ggf. Implantation eines Implantates) wird die Hautinsel in die Mastektomiewunde oder in den unteren äußeren Quadranten (bessere Projektion) eingesetzt.

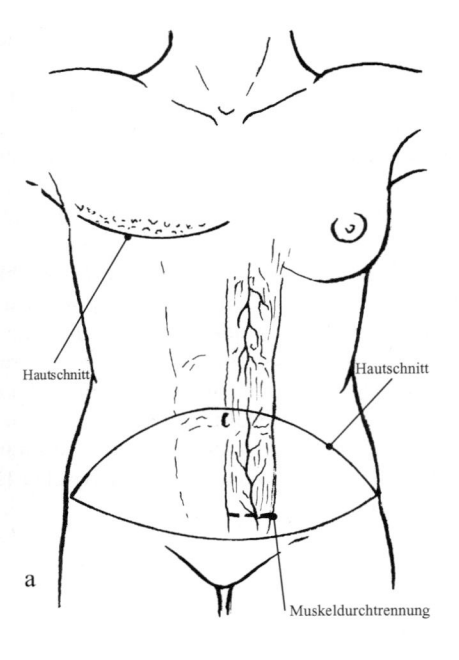

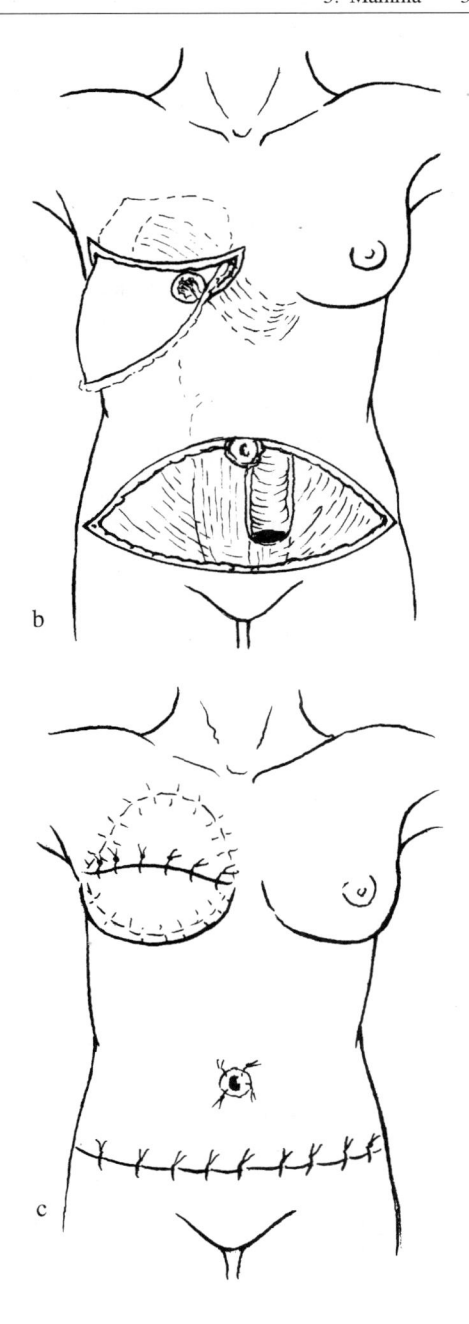

*Abbildung 4-155:* Brustrekonstruktion mit dem gestielten TRAM-flap. a. Die Bauchhaut zwischen Nabel und Symphyse wird präpariert. Die Gefäßversorgung erfolgt über den linksseitigen Rektusmuskel (A. epigastrica superior sinistra). Dieser wird nach Absetzen an der Symphyse bis zum Rippenbogen freigelegt. b. Gestielt am linken Rektusmuskel wird der Lappen subkutan in den Mastektomiebereich eingeschwenkt (90°-Position). c. Durch Einsetzen des Lappens in die Mastektomiewunde wird die Brust nachgebildet. Überschüssiges Gewebe wird entfernt, überschüssige Haut deepithelisiert. Faszie und Bauchhautwunde werden primär verschlossen.

durch freie Transplantation zur Rekonstruktion eingesetzt (Abb. 4-155). Mit diesem Verfahren kann auch eine sehr große Brust nachgebildet werden. Präoperativ ist die Spende von zwei Eigenblutkonserven notwendig. Die Rekonstruktionsergebnisse mit dem TRAM-flap werden von keinem anderen Operationsverfahren erreicht. Nachteilig ist die größere Belastung durch den erhöhten operativen Aufwand, so daß dieses Verfahren nicht bei jeder Patientin angewandt werden kann. Patientinnen, die an kardio-pulmonalen oder anderen schweren Krankheiten leiden, kann die TRAM flap-Methode nicht angeraten werden.

*Mamillenrekonstruktion*
Die Mamillenrekonstruktion wird erst dann durchgeführt, wenn die endgültige Brustform erreicht ist. Der Eingriff kann ambulant in Lokalanästhesie erfolgen.

Zur Rekonstruktion der Brustwarze wird die kontralaterale Warzenspitze, ein Teil der Labia minora oder ein ortständiger Lappen verwendet. Der Warzenhof wird durch Tätowierung oder Vollhauttransplantation (z. B. aus der Oberschenkelinnenseite) nachgeahmt.

Alle Patientinnen sollten über die Möglichkeit der verschiedenen Techniken der Brustrekonstruktion mit Vor- und Nachteilen und die Tatsache der Kostenübernahme durch den Versicherungsträger informiert werden. Die Brustrekonstruktion kann durch die Wiederherstellung der körperlichen Integrität erheblich zur ganzheitlichen Gesundung der Patientin – in psychischer und physischer Hinsicht – beitragen.

Fünfter Teil

# Herz und herznahe Gefäße

# 1. Grundlagen der Chirurgie des Herzens und der herznahen Gefäße

B. Reichart

## 1.1 Das Erstellen der Indikation

Herzchirurgische Eingriffe setzen eine genaue Kenntnis der individuellen pathologischen Anatomie und Physiologie voraus. Es ist für ein herzchirurgisches Krankengut typisch, daß der Entschluß zur Operation gemeinsam mit dem Kardiologen getragen wird. Der internistische Kollege entscheidet sich dabei zunächst, wann eine medikamentöse Therapie nicht mehr sinnvoll erscheint und wann aller Wahrscheinlichkeit nach konservatives Zuwarten ein zu großes Risiko für das Überleben des Patienten bedeutet. Operationsrisiko und postoperativer Langzeitverlauf werden gemeinsam abgeschätzt, Kontraindikationen – z. B. zusätzliche andere irreversible Organschäden, ausgeprägte Senilität – erwogen.

Die letztendliche Entscheidung gründet sich auf den aktuellen *klinischen Status* einschließlich des *Elektrokardiogramms und des Thorax-Röntgenbildes* in zwei Ebenen. Eine gute Beschreibung des Gesamtkrankheitszustandes liefert die Klassifikation entsprechend der New York Heart Association (Tab. 5-1). Zweidimensionale *Echokardiographie* und (Farb-)Doppler-Blutflußmessungen (Abb. 5-1 a,b) bilden den nächsten Schritt. *Computertomographien* ergeben wertvolle Hinweise über die Beschaffenheit von Perikard und Aorta.

Bei Patienten im Neugeborenen- und Kindesalter mit kongenitalen Vitien des Herzens und der großen Gefäße genügen häufig diese diagnostischen Maßnahmen. Bei Erwachsenen mit erworbenen Herzvitien sind im weiteren die Meßwerte eines sogenannten «großen» *Herzkatheters* wichtig.

*Tabelle 5-1:* Abschätzen des klinischen Schweregrades nach Einteilung der New York Heart Association (NYHA).

| | |
|---|---|
| Grad I: | Herzkranke ohne Einschränkung der Leistungsfähigkeit. Bei gewohnten körperlichen Betätigungen kommt es nicht zu anginösen Schmerzen oder Palpitationen. |
| Grad II: | Patienten mit geringer Einschränkung der körperlichen Leistung. Diese Kranken fühlen sich bei leichter Tätigkeit wohl. Beschwerden werden erst bei stärkeren Belastungen bemerkt. |
| Grad III: | Patienten mit starker Beschränkung der körperlichen Leistung. Diese Kranken fühlen sich noch wohl, weisen aber schon bei leichten Graden der gewohnten Tätigkeit Beschwerden auf. |
| Grad IV: | Patienten, die keine körperlichen Tätigkeiten mehr ausüben können, ohne daß Beschwerden auftreten; Symptome der Herzinsuffizienz werden schon in Ruhe bemerkt. |

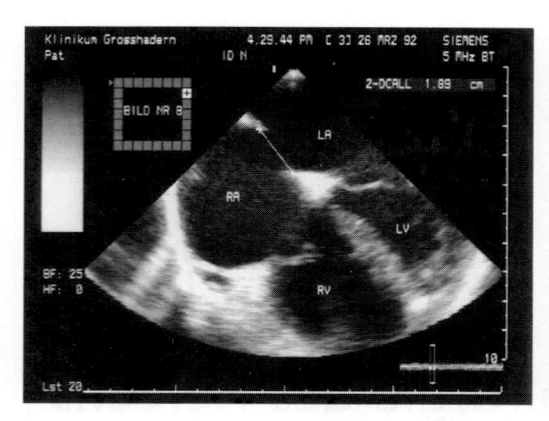

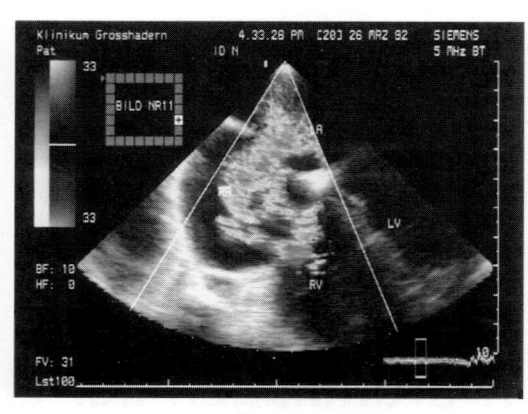

*Abbildung 5-1:* Zweidimensionale Echokardiographie (links) und Farbdoppler-Darstellung (rechts) eines Herzens mit großem Vorhofseptumdefekt vom Secundumtyp (markiert durch die gestrichelte Linie). Zu sehen sind die vier Herzhöhlen. Die Farbdopplerbestimmung läßt einen großen Links-Rechts-Shunt erkennen, der vom linken in den rechten Vorhof reicht und durch die Trikuspidalklappe schließlich in die Höhle des rechten Herzens mündet. RA, LA = rechter, linker Vorhof; RV, LV = rechter, linker Ventrikel.

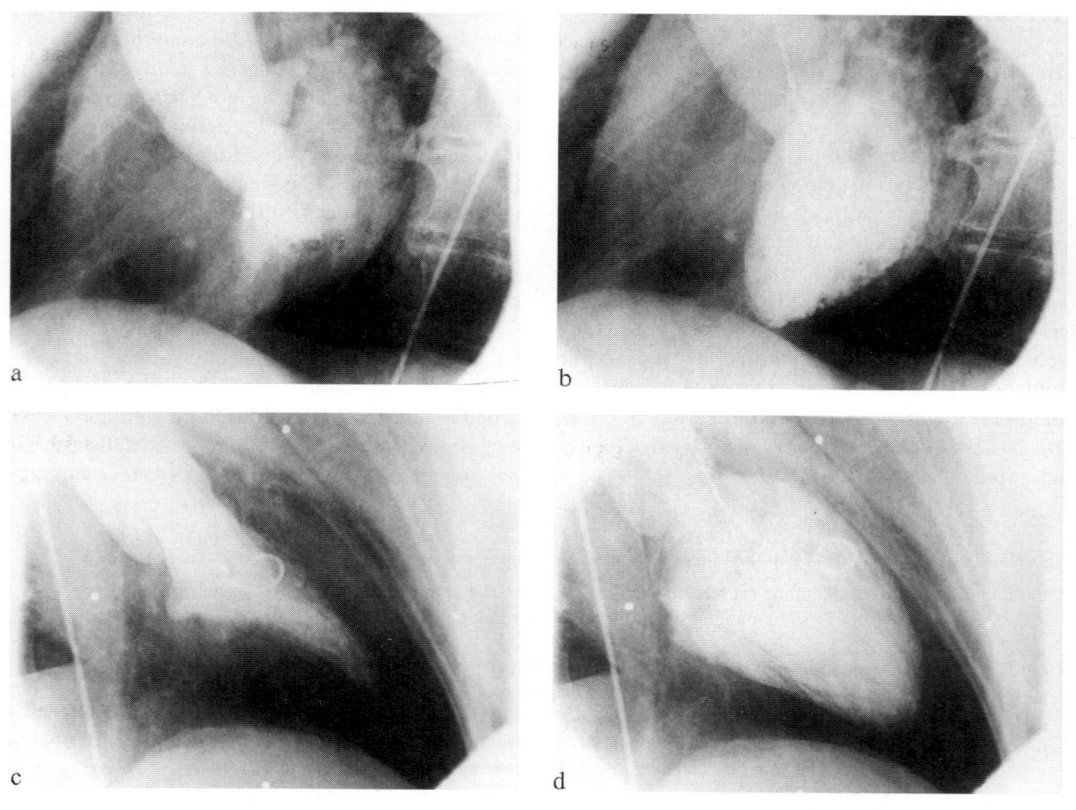

*Abbildung 5-3:* Kontrastmitteldarstellung des linken Ventrikels in zwei Ebenen, die senkrecht zueinander stehen (a und c in LAO-, b und d in RAO-Projektion), jeweils in Systole (a, b) und Diastole (c, d).

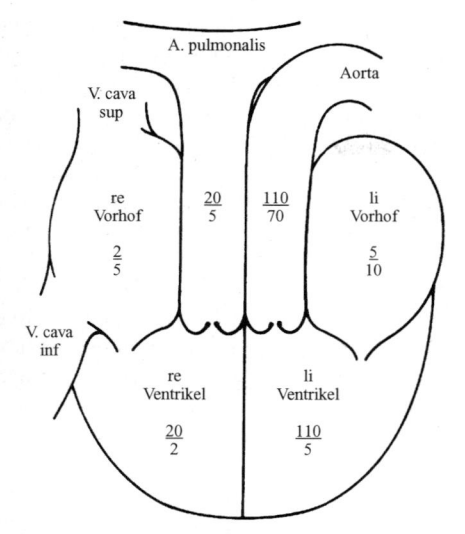

*Abbildung 5-2:* Normale Blutdruckwerte in den vier Herzhöhlen und den beiden großen Gefäßen.

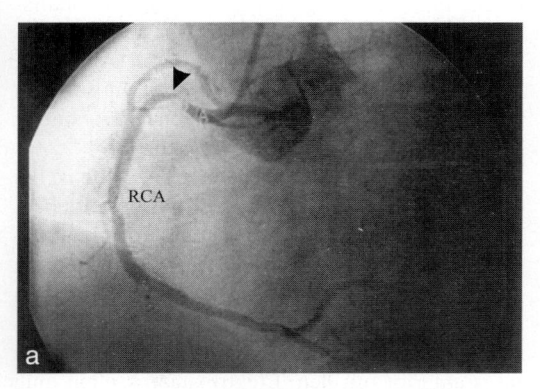

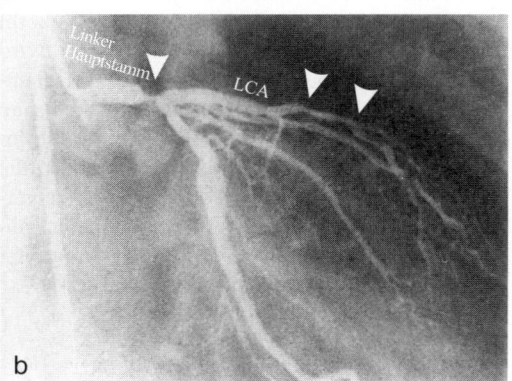

*Abbildung 5-4:* Kontrastmitteldarstellung der rechten (a) bzw. linken (b) Koronararterie mit Haupt- und Nebenästen; Engen sind mit Pfeilen markiert.

Bestimmt werden die Drucke im linken und rechten Herzen, in der Aorta und in der Pulmonalarterie (Abb. 5-2); der Grad einer pulmonalen Hypertension kann beurteilt werden. Letzterer ist ebenso bei Patienten mit kongenitalen Vitien und Links-Rechts-(Herz)-«Shunt» von Bedeutung. Abrupte Anstiege des Sauerstoffgehaltes im Bereich des rechten Herzens und seines Ausflußtraktes (Vorhof, rechter Ventrikel, Pulmonalarterie) sind ein Indiz für das Vorliegen von pathologischen Links-Rechts-Verbindungen («Shunts»: Vorhofseptum-Defekt, Ventrikelseptum-Defekt, Aorto-pulmonales Fenster, Ductus Botalli), wenn oxygeniertes Blut aufgrund des höheren systemischen Druckes auf die venöse Seite gelangt.

Die invasive kardiologische Untersuchung wird durch Röntgenfilmaufnahmen in zwei Ebenen und intrakavitäre Gaben von Kontrastmittel abgerundet (Abb. 5-3). Damit kann noch einmal die Morphologie der Ventrikel beurteilt werden, Form und Funktion der Klappen gezeigt, Shunts (Links/Rechts, Rechts/Links) dargestellt werden. Durch direkte Eingabe von Kontrastmittel in die rechte bzw. linke Koronararterie stellt man die entsprechenden Haupt- und Nebenäste dar, werden Stenosen quantifiziert, Abbrüche und abnormale Verläufe dokumentiert (Abb. 5-4).

## 1.2 Zugangswege zum Herzen und zu den großen Gefäßen

Der Zugang zum Herzen oder zu den großen Gefäßen erfolgt bei den meisten Erkrankungen über eine *mediane Längssternotomie*. Die Hautinzision erstreckt sich vom Jugulum bis etwa 5 cm unterhalb des Xyphoids. Es folgt das Spalten der Subcutis, das Sternum wird längs mit einer elektrischen oder mit Druckluft betriebenen Säge längs in zwei annähernd gleiche Hälften getrennt (Abb. 5-5). Während dieses Vorganges hält der Anästhesist die Beatmung kurz an, um Verletzungen an den Lungen zu vermeiden. Es folgt die mittige Längsinzision am Herzbeutel. Benötigt man Perikard als Patchmaterial, wird der Schnitt rechts lateral einige Zentimeter oberhalb des Nervus phrenicus geführt.

Folgende Besonderheiten ergeben sich, wenn schon mittels medianer Sternotomie voroperiert war: Zunächst werden die alten Sternumdrähte

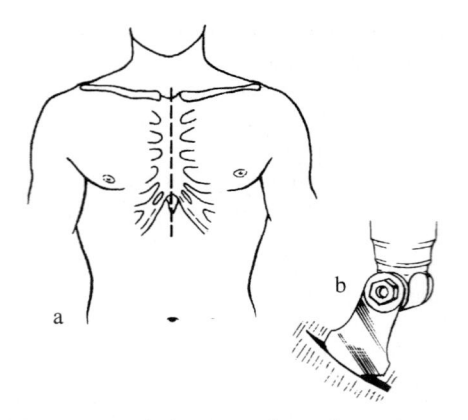

*Abbildung 5-5:* Prinzip der medianen Längssternotomie (durch gestrichelte Linie dargestellt); b. zeigt das Sägeblatt einer oszilierenden, Druckluft-betriebenen Sternumsäge.

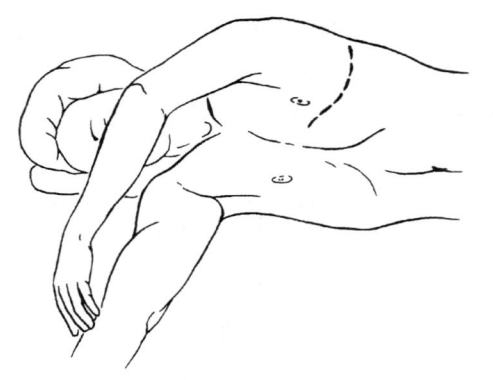

*Abbildung 5-6:* Schnittführung der linksseitigen antero-lateralen Thorakotomie (gestrichelt dargestellt).

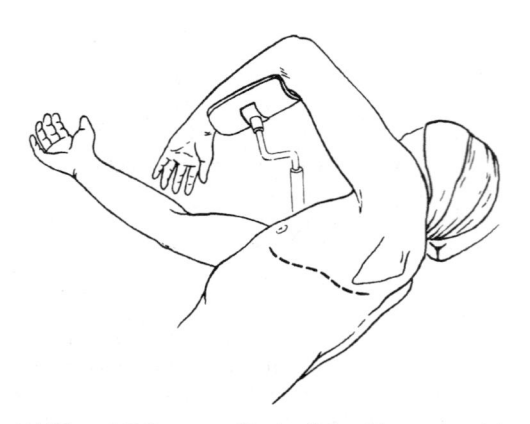

*Abbildung 5-7:* Lagerung für eine linksseitige postero-laterale Thorakotomie. Für die Inzision dient der Verlauf der Rippen als Leitlinie; die Mamille bzw. die Spitze der Skapula sind weitere Fixpunkte.

entfernt, deren Zahl zuvor anhand des Röntgen-Thorax-Bildes festgehalten wurde. Die Präparation beginnt am Xiphoid, der Assistent hält es dann mit einem Haken hoch. Vorsichtig wird sodann das Sternum mit einer Stichsäge durchtrennt, wobei darauf geachtet wird, nicht die Vorderwand des rechten Ventrikels zu verletzen. Anschließend löst man die Verwachsungen zwischen Herz und Perikard.

Das präparatorische Vorgehen wird vereinfacht, wenn beim ursprünglichen Verschluß ein Stück künstliches Perikard (z. B. aus Gore-Tex®) über der Vorderwand des Herzens eingesetzt wurde.

Seltener werden für Eingriffe am Herzen und an den großen Gefäßen *laterale Zugänge* benötigt. Der unkomplizierte Vorhofseptum-Defekt und die Mitralklappe sind von einer anterolateralen Thorakotomie im 4. Intercostalraum rechts, ein Ductus Botalli oder die Aortenisthmusstenose von einer posterolateralen Thorakotomie im 4. Interkostalraum links zugänglich. Eingriffe am Pulmonalisstamm (Bändelung) führen wir über eine linksseitige anterolaterale Thorakotomie durch (Abb. 5-6), für die Subclavia-Pulmonalis-Anastomose nach Blalock/Taussig benötigt man eine posterolaterale Thorakotomie links oder rechts (Abb. 5-7).

Die Technik der posterolateralen Inzision ist bei den lungenchirurgischen Eingriffen beschrieben. Die *anterolaterale Thorakotomie* wird folgendermaßen durchgeführt: Der Hautschnitt beginnt etwa unterhalb der Mamille und folgt dem Schwung der ausgewählten Rippe. Nach Durchtrennen der Subcutis teilt man den Musculus serratus anterior mit dem Elektrokauter; selten muß auch der Musculus latissimus dorsi eingekerbt werden. Im betreffenden Interkostalraum wird ebenfalls mit dem Elektrokauter die Zwischenmuskulatur durchtrennt. Der Anästhesist hält nun die Beatmung an; mit einem Skapell wird die Inzision an der parietalen Pleura durchgeführt, die man nach ventral und dorsal mit einer Schere verlängert. Muß weiterbeatmet werden, wird die Lunge unter der Inzisionslinie mit einem Stieltupfer abgedrängt und vor Verletzungen geschützt.

## 1.3 Prinzipien der extrakorporalen Zirkulation

Abgesehen von wenigen Ausnahmen (z. B. Ductus Botalli, Aortenisthmusstenose, isolierte valvuläre Pulmonalstenose), erfordern praktisch alle Eingriffe am Herzen den Einsatz einer Herz-Lungen-Maschine (= extrakorporale Zirkulation). Früher häufig «blind» vorgenommene Operationen – die transventrikuläre Sprengung der Mitral- oder Pulmonalklappe – werden heute kaum noch angewendet, da das Vorgehen unter Sicht exakter ist.

### 1.3.1 Bestandteile der Herz-Lungen-Maschine

Zur Herz-Lungen-Maschine (Abb. 5-8) gehören zum einen die *Rollerpumpe* als Ersatz der Herzfunktion, zum anderen der *Oxygenator*, also die künstliche Lunge. Die Oxygenation wird durch verschiedene Prinzipien verwirklicht (Abb. 5-9).

Beim *Schaumoxygenator* wird innerhalb eines Plastik-Zylinders Sauerstoff (eigentlich 95% Sauerstoff, 5% Kohlendioxid) in Form von Gasbläschen durch das entsättigte Blut geleitet. Aufgrund der großen Oberfläche sättigen Schaumoxygenatoren sehr gut auf. Das Prinzip ist zudem technisch leicht zu realisieren. Solche Oxygenatoren sind zum Einmalgebrauch bestimmt und kostengünstig. Nachteile entstehen aus einer starken

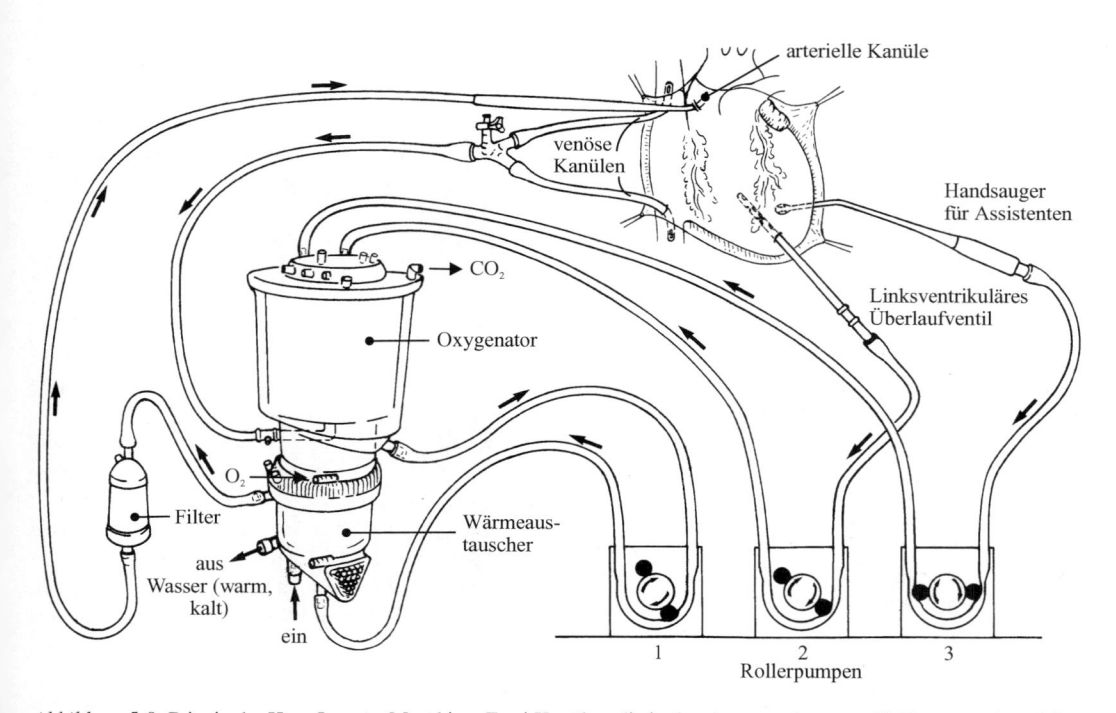

*Abbildung 5-8:* Prinzip der Herz-Lungen-Maschine: Zwei Kanülen, die in der oberen und unteren Hohlvene stecken, leiten das ungesättigte Blut zum Oxygenator. Dort wird es mit Sauerstoff angereichert und vom Kohlendioxyd entgiftet. So behandelt, verläßt das Blut, durch eine Roller-Pumpe angetrieben, den Oxygenator. Es durchströmt den Wärmeaustauscher, wo es herabgekühlt bzw. wiederaufgewärmt werden kann. Danach passiert das Blut einen Filter, der etwaige Fremdpartikel zurückhält. Die Rückführung des oxygenierten Blutes geschieht mit Hilfe einer Kanüle, die sich meist in der Aorta ascendens befindet. Eine weitere Kanüle befindet sich über dem Apex in der linken Herzkammer. Mit Hilfe einer Roller-Pumpe wird dort laufend Blut abgesaugt und so das linke Herz entlastet (sog. «vent»). Ein oder zwei weitere Roller-Pumpen sind mit Handsaugern verbunden. Assistenten können so Blut, das sich z. B. im Perikardsack angesammelt hat, absaugen. Da es dem Oxygenator letztendlich zugeführt wird, geht es dem Kreislauf nicht verloren (gleiches gilt für Blut, das der linken Herzkammer entnommen wird).

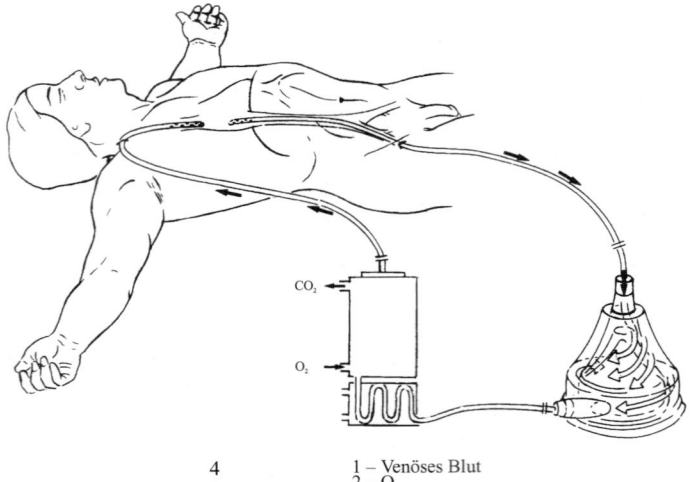

*Abbildung 5-10:* Prinzip der Langzeitperfusion mit Hilfe eines Kapillaroxygenators. Dabei wird Blut über eine lange Kanüle, die man über die rechte Vena femoralis communis in den rechten Vorhof vorgeschoben hat, entnommen und mit einer Zentrifugal-Pumpe zum Wärmeaustauscher und schließlich Oxygenator bewegt. Bei Zentrifugal-Pumpen dient ein schnell sich drehender Kegel im Inneren für den Antrieb des Blutvolumens. Aufgesättigtes Blut, das den Oxygenator verläßt, wird der Einfachheit halber über eine Kanüle in die Vena jugularis interna eingeleitet und so über die Vena cava superior dem Kreislauf wieder zugeführt.

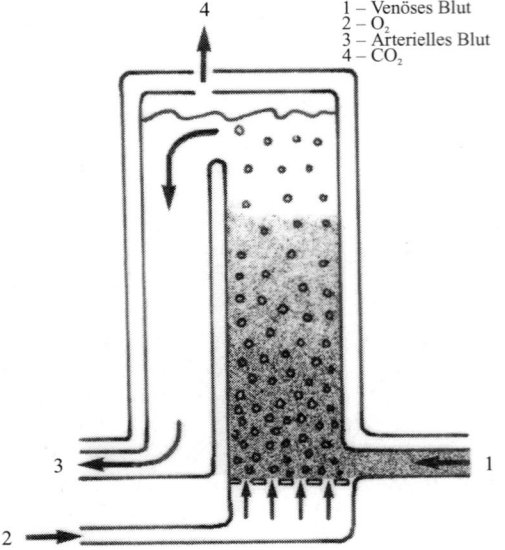

1 – Venöses Blut
2 – $O_2$
3 – Arterielles Blut
4 – $CO_2$

Schaumoxygenator

*Abbildung 5-9:* Beim Schaumoxygenator wird das venöse Blut mit kleinen Sauerstoffgasblasen vermischt. Das aufgesättigte Blut wird sodann entschäumt, Kohlendioxyd raucht ab.

*Tabelle 5-2:* Schädigungsmechanismen der Blutbestandteile durch die extrakorporale Zirkulation.

| Korpuskuläre Blutelemente | Plasmabestandteile |
|---|---|
| – Plättchenthrombus-Bildung | – Intravaskuläre Blutgerinnung |
| – Plättchendysfunktion | – Hyperfibrinolyse |
| – Hämolyse | – Komplement-Aktivierung |
| – Zerfall von Leukozyten und Freiwerden von $O_2$-Radikalen | – Kallikrein/Bradykinin-Aktivierung |

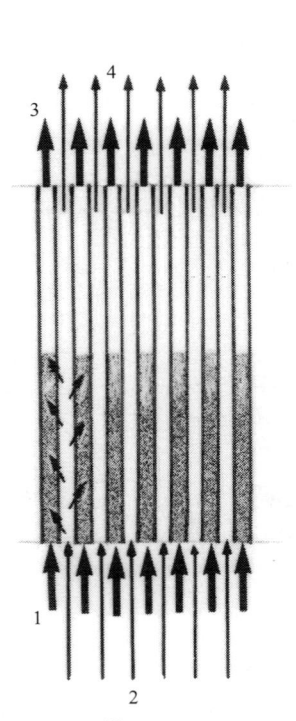

1 – Venöses Blut
2 – $O_2$
3 – Arterielles Blut
4 – $CO_2$

Kapillaroxygenator

*Abbildung 5-11:* Beim Kapillaroxygenator umfließt das ungesättigte Blut den Sauerstoff, der in einige tausend kleine, semipermiable Kapillaren aufgezweigt strömt. Bei diesem Prinzip ist also die Blut- von der Gas-Phase getrennt, woraus eine geringere Traumatisierung der Blutbestandteile resultiert.

Traumatisierung der Blutbestandteile (siehe Tab. 5-2), besonders nach mehrstündiger Anwendung. Vor Rückführung des oxygenierten Blutes in den Organismus muß es mit Hilfe eines Entschaumers möglichst blasenfrei gemacht werden. Dieses Vorgehen gelingt nicht vollständig; feinste Blasen dringen in den Körper des Patienten ein. Mikroblasen können Ursache eines temporären psychischen Durchgangsyndromes nach herzchirurgischen Eingriffen sein.

Beim *Membranoxygenator* kommt das Blut nicht mehr direkt mit dem Sauerstoff in Kontakt, eine semipermeable Membran sorgt vielmehr für eine Trennung von Blut- und Gas-Anteil. Damit werden die physiologischen Verhältnisse der Lungen am besten nachgeahmt. Wegen der nur geringen Traumatisierung des Blutes sind mit diesem Prinzip längere Perfusionszeiten, gegebenenfalls zur Unterstützung einer gestörten Lungenfunktion (z.B. beim ARDS) über mehrere Tage hinweg, möglich. Unter diesen Umständen empfiehlt es sich jedoch Herz-Lungen-Maschinen-Teile zu verwenden, deren Blutinnenschicht vollständig heparinisiert ist. Zum Antrieb des Blutes verwendet man schonendere Zentrifugal-Pumpen (Abb. 5-10).

Membranoxygenatoren werden ebenfalls zum Einmalgebrauch hergestellt, sind aber wesentlich teurer. Sie weisen zudem eine erheblich kleinere Oberfläche für den Gasaustausch auf. In neuerer Zeit hat sich deshalb eine technische Variante, der *Kapillar-Oxygenator* etabliert. Hierbei umfließt das ungesättigte Blut den Sauerstoff, der in einige tausend kleine semipermeable Kapillaren aufgezweigt strömt (Abb. 5-11). Kapillar-Oxygenatoren traumatisieren Blutbestandteile ebenfalls nur gering. Im Vergleich zu Schaumoxygenatoren findet bei diesem Prinzip nur eine geringe Komplement-Aktivierung statt.

*Wärmeaustauscher* sind ein weiterer wichtiger Bestandteil der Herz-Lungen-Maschine. Hiermit gelingt es, die Körpertemperatur auf z.B. 25°C zu erniedrigen und nach Beendigung des Eingriffes wiederaufzuwärmen. Ein Abkühlen des Körpers – und insbesondere des Herzens – ist notwendig, um ischämische Zellschäden durch Minderperfusion zu minimieren. Da sich der Sauerstoffbedarf des Gewebes mit Erniedrigung der Temperatur vermindert, kann durch Hypothermie die Ischämietoleranz verbessert werden. 10°C Temperaturerniedrigung bedeuten hierbei eine Verminderung des Sauerstoffbedarfs (durch aeroben Stoffwechsel) um 50%.

### 1.3.2 Das Fahren der Herz-Lungen-Maschine

Die Anwendung der *extrakorporalen Zirkulation* macht eine volle Heparinisierung (2,5–3,0 mg/kg/KG) notwendig. Sodann legt man zwei Plastik-Katheter über den rechten Vorhof in die obere bzw. untere Hohlvene ein; alternativ genügt auch eine einzige Kanüle im rechten Vorhof. Alle Teile der Herz-Lungen-Maschine inklusive der Verbindungsschläuche sind zu diesem Zeitpunkt mit einer Lösung gefüllt, in der Elektrolyte, Plasma (bzw. Stärke), Mannit und Bikarbonat enthalten ist (Tab. 5-3). Die Vermischung von Pump- und (Patienten-) Blutvolumen bedingt eine Hämodilution, die sich während der Hypothermie rheologisch po-

*Tabelle 5-3:* Beispiele von Herz-Lungen-Maschinen-Füllungen; die damit erzielte Hämodilution verspricht eine bessere Rheologie.

| Säuglings-Füllung (ml) | | Erwachsenen-Füllung (ml) | |
|---|---|---|---|
| Humanalbumin* 5% | 250 | Humanalbumin* 5% | 500 |
| Päd® III** | 500 | Päd® III** | 1000 |
| Mannit 20% | 3/kg KG | Mannit 20% | 3/kg KG |
| Bikarbonat 4% | 5/kg KG | Bikarbonat 4% | 5/kg KG |
| Heparin | 0,2 | Heparin | 1 |

* Statt dessen kann man auch 10% Hydroxyläthylstärke nehmen.
**Päd® III 500 ml enthält (g):

| | |
|---|---|
| Glukose-Monohydrat | 27,5 |
| Glukose | 25,0 |
| NaCl | 4,3 |
| KCL | 0,15 |
| $CaCl_2$ | 0,165 |

sitiv auswirkt. Weist der Patient präoperativ einen niedrigen Hämoglobinwert auf, kann man den Anteil des Plasmas (bzw. der Stärke) am Füllvolumen mit Blut ersetzen.

Zu Beginn der extrakorporalen Zirkulation fließt das Blut aufgrund der Schwerkraft zum Oxygenator, wird dort aufgesättigt und dann mit Hilfe der Rollerpumpe über Wärmeaustauscher und Filter (zum Auffangen von Partikeln, Luftblasen) in den arteriellen Schenkel des Kreislaufes zurückgeleitet. Als arteriell zuführendes Gefäß wird dabei gewöhnlich die Aorta, seltener die Arteria femoralis, kanüliert (Abb. 5-10).

Verwendet man Membran- oder Kapillaroxygenatoren, ändert sich der Aufbau der Herz-Lungen-Maschine: Die Rollerpumpe befindet sich dann vor dem Wärmeaustauscher und dem Oxygenator, um vor allem dort für einen gleichmäßigen Perfusionsdruck zu sorgen.

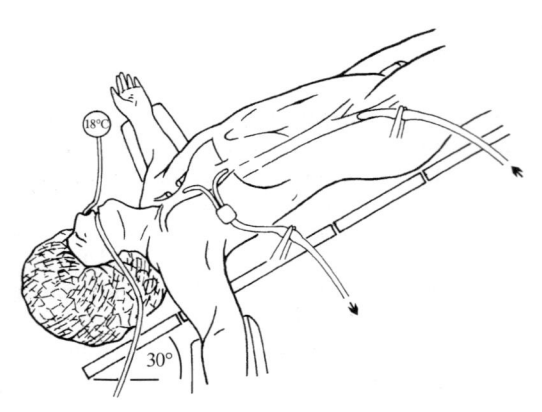

*Abbildung 5-12:* Prinzip des Operierens in tiefer Hypothermie und im Kreislaufstillstand. Der Patient befindet sich nach Eröffnen des Brustkorbes an der Herz-Lungen-Maschine. Die Abbildung zeigt eine venöse Kanülierung der beiden Hohlvenen, die arterielle Kanüle steckt in der rechten V. femoralis communis. Nach Übernahme der Herzlungenfunktion durch die extrakorporale Zirkulation unterkühlt man auf 18°C Ösophagustemperatur. Zum zusätzlichen Schutz des Gehirns befindet sich der Kopf des Patienten in einem Sack, der mit Eiswürfeln gefüllt ist. Bei Erreichen der Zieltemperatur hält man die Herz-Lungen-Maschine an und hat so 60 Minuten Zeit, den Korrektur-Eingriff (bei Neugeborenen und Säuglingen) bzw. den Aortenbogenersatz (bei Erwachsenen) durchzuführen. Erwachsene hält man in einer leichten Schräglage, wobei sich der Kopf am tiefsten Punkt befindet. Dadurch verhindert man beim Eröffnen der Aorta, daß Luft in die Kopfgefäße eindringt.

Im Situs wird Blut, das sich aus den Herzhöhlen im Perikardsack ansammelt, mit Saugern zum Oxygenator zurückbefördert, es geht also für den Kreislauf nicht verloren. Auch aus dem linken Ventrikel wird permanent Blut entnommen, womit dieser entlastet wird.

Unabhängig vom verwendeten Oxygenator-System wird während der extrakorporalen Zirkulation ein arterieller Mitteldruck von 65 mmHg, gemessen an der A. radialis, angestrebt. Der dafür benötigte Fluß schwankt zwischen 2,0 und 2,2 l/min/$m^2$ Körperoberfläche.

Schwierige Eingriffe am Aortenbogen (Transposition der großen Gefäße beim Neugeborenen, Aortenbogenaneurysmen beim Erwachsenen) führt man leichter in *tiefer Hypothermie und Kreislaufstillstand* durch. Dazu kanüliert man nach Heparingabe arteriell die Aorta bzw. die Arteria femoralis superior und venös via Herzohr den rechten Vorhof. Nach Übernahme der Herz-Lungen-Funktion durch die extrakorporale Zirkulation wird auf 18°C Ösophagustemperatur abgekühlt. Schon während dieser Zeit werden Kopf und Gehirn des Patienten durch einfache Lagerung in Eiswürfeln gekühlt (Abb. 5-12). Bei Erreichen der Zieltemperatur hält man die Herz-Lungen-Maschine an und läßt ihr venöses Reservoir anfüllen, um ein blutarmes Operationsgebiet zu erreichen. Arterielle und venöse Kanülen werden abgeklemmt (wenn sie stören, können sie auch ganz entfernt werden); der eigentliche Eingriff kann beginnen.

## 1.4 Myokardprotektion

Alles Handeln vor, während und nach einer kardiochirurgischen Intervention ist danach ausgerichtet, eine Korrektur unter möglichst geringer myokardialer Schädigung zu erzielen. Anästhesist, Herzchirurg und Intensivmediziner arbeiten dabei Hand in Hand. In Tabelle 5-4 ist eine Reihe von möglichen Schadensmechanismen mechanischer, ischämischer bzw. pharmakologischer Art aufgeführt; wichtige Präventionsmaßnahmen sind dargestellt.

Bei den meisten Herzeingriffen wird die Koronarzirkulation für einige Zeit unterbrochen. Dies geschieht, um am ruhenden, erschlafften, blutleeren Herzen genauer arbeiten zu können. Für die Mehrzahl der herzchirurgischen Eingriffe genügen

*Tabelle 5-4:* Mögliche Mechanismen einer prä-, intra-, postoperativen myokardialen Schädigung; schützende chirurgische Techniken und andere Therapieformen.

| Mechanische Schäden | Prävention |
|---|---|
| – Chirurgische Inzisionen und Manipulationen | – schonendes Operieren; Vermeiden von ventrikulären Inzisionen |
| – Ventrikuläre Überdehnung | – Einlegen einer linksventrikulären Überlaufleitung |

| Schäden aufgrund eines erhöhten myokardialen Sauerstoffverbrauchs, durch Ischämie | Prävention |
|---|---|
| – Tachykardien, ventrikuläres Fibrillieren | – Gabe von Antiarrhythmika, Defibrillieren |
| – Abklemmen der Aorta ascendes (während der intrakardialen Korrekturen) | – Kardioplegische Maßnahmen, lokale und generalisierte Hypothermie |

| Pharmakologisch bedingte Schäden | Prävention |
|---|---|
| – Katecholamine (aufgrund eines erhöhten Sauerstoffverbrauches) | – überlegte, sparsame Anwendung von Katecholaminen<br>– Überdenken des Operationsergebnisses – Entschluß zu einer Revision<br>– Applikation einer Form der assistierten Zirkulation z.B. der intraaortalen Ballonpumpe |

*Tabelle 5-5:* Kardioplegielösungen

| (mmol/l) | Kristalloid | | Blut |
|---|---|---|---|
| | intrazellulär nach Bretschneider | extrazellulär nach St. Thomas | 4:1 Mischung aus Patientenblut und Lösung nach Buckberg; in dieser Blutmischung sind schließlich enthalten |
| $Na^+$ | 15 | 120 | 116–120 |
| $K^+$ | 10 | 16 | 18–20* |
| $HCO_3^-$ | – | 10 | 20–22 |
| $Ca^{2+}$ | – | 1,2 | 0,5–0,6 |
| $Mg^{2+}$ | 4 | 16 | 1,0–1,2 |
| $Cl^-$ | 51 | 160,4 | 110–114 |
| Glucose | – | – | 42–44 |
| THAM | – | – | 14–15 |
| Mannitol | 30 | | |
| Histidin | 198 | | |
| Tryptophan | 2 | | |
| KH-2-Oxygluterat | 1 | | |
| Osmolalität (mOsm/kg $H_2O$) | 298 | 290 | 340–360 |
| pH-Wert | 7,1 | 7,8 | 7,7–7,8 |

*gilt für Initiallösung; die Reinfusionslösungen nach jeweilig 20 Minuten Ischämiezeit enthalten 8–10 mmol/l, eine warme Reperfusionslösung (vor Öffnen der Aortenklemme) weist ebenfalls niedrige Kaliumwerte und zusätzlich ein Substrat aus Glutamat/Asparatat auf.

Ischämiezeiten um eine Stunde oder darunter. Myokardprotektive Maßnahmen während dieser Zeit sind Hypothermie und Kardioplegie.

Ein *Absenken der Körpertemperatur* des Patienten gelingt mit Hilfe des Wärmeaustauschers (siehe extrakorporale Zirkulation). Die Hirntemperatur wird gegebenenfalls zusätzlich durch externe Kühlung erniedrigt.

Das Einbringen von eiskalter physiologischer Kochsalzlösung in das Perikard dient der zusätzlichen lokalen Kühlung am Herzen.

*Kardioplegie* bedeutet in situ Stillstand der Herzaktion. Dies geschieht durch ein momentanes Überangebot an Kalium- oder Magnesium-Ionen an der Zellmembran bzw. durch Natrium- oder Kalzium-Ionen-Entzug. Es werden auch Lokalanästhetika wie Procain verwendet. Kardioplegische Lösungen werden auf 4°C gekühlt intrakoronar appliziert und sind insgesamt pharmakologisch sehr verschieden zusammengesetzt. Drei typische Vertreter sind in Tabelle 5-5 aufgeführt: Es handelt sich dabei um zwei kristalloide Lösungen mit intra- (Bretschneider) bzw. extrazellulärer (St. Thomas) Elektrolyt-Konzentration; die dritte Lösung dient der Blutkardioplegie.

Hypotherme Kardioplegie senkt den Sauerstoffverbrauch des Herzens auf 0,05 ml/100 g Herzgewebe/min (zum Vergleich: unter Ruhebedingungen und Normothermie werden 10 ml $O_2$/100 g Herzgewebe/min benötigt). Durch diese Maßnahme gelingt es also, während der Ischämiephase den myokardialen Energieverbrauch – und damit Sauerstoffbedarf – auf ein Minimum zu senken. Zusätze in den Lösungen helfen zudem, ischämiebedingte Stoffwechselveränderungen wie Azidose, Gewebsödem und Hyperkalziämie zu verhindern.

Praktisch geht man beim Durchführen der Kardioplegie folgendermaßen vor (Abb. 5-13): Die Aorta ascendens wird oberhalb der Koronarostien mittels einer geraden Gefäßklemme okkludiert. Die kardioplegische Lösung wird über einen kleinen Katheter in den Aortenbulbus und damit indirekt in die Koronarostien eingebracht. Ist die Aorta ascendens eröffnet – wie z. B. während des Aortenklappenersatzes – kanüliert man linke bzw. rechte Koronarostien direkt. Bei stark fortgeschrittener Koronarsklerose kann man sich für eine retrograde Perfusion über den Sinus coronarius entscheiden. Das kardioplegische Effluat aus den beiden Ostien wird dann über einen kleinen Katheter im Aortenbulbus permanent abgesaugt.

Kardioplegische Lösungen sollten mit einem niedrigen Perfusionsdruck von nicht mehr als 50 mmHg verabreicht werden, um die Ausbildung eines Myokard-Ödems zu verhindern.

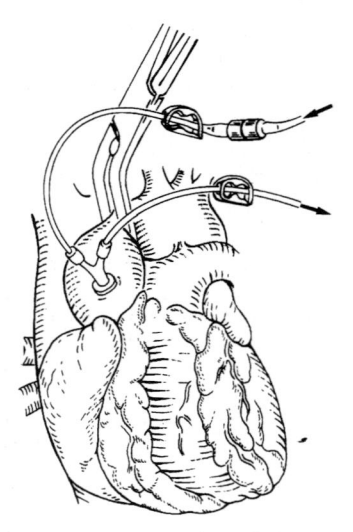

*Abbildung 5-13:* Gabe von kardioplegischen Lösungen zur Myokardprotektion: Die Kühlschrank-kalten Lösungen werden nach Abklemmen der Aorta ascendens gegeben. Zuvor schon hat man das linke Herz mit einem Überlaufventil (s. Abb. 5-8) entlastet. Die kardioplegische Lösung läuft nun über die Aortenwurzel in die beiden Ostien der Koronararterien und durchströmt so das Myokard gleichmäßig. Verbrauchte Lösung gelangt über den Sinus coronarius in den rechten Vorhof und somit in die venöse Zirkulation. Wird das nicht gewünscht, kann man eine Inzision in der rechtsventrikulären Wand anbringen und die kardioplegische Lösung dort entweichen lassen (dazu muß man vorher die beiden Hohlvenen um die venösen Kanülen mit Tourniquets drosseln). Zusätzlich kühlt man das Herz extern, indem man eiskalte Kochsalzlösung in das Perikard gießt. Die Kardioplegieleitung ist y-förmig dargestellt: Zu einem späteren Zeitpunkt kann man, wenn gewünscht, Blut kontinuierlich aus der Aorta ascendens absaugen (dazu muß die zuführende Kardioplegieleitung abgeklemmt werden). Diese Maßnahme dient zur zusätzlichen Entlastung des Herzens, aber auch zur Entlüftung.

## 1.5 Maßnahmen zur Beendigung des operativen Eingriffs

Wenn am offenen Herzen operiert wurde, muß nach Beendigung des Eingriffes das intrakavitäre

System sorgfältig entlüftet werden. Nach Erreichen eines stabilen Blutdruckes, eventuell unter Zuhilfenahme von Katecholaminen, kann von der Herz-Lungen-Maschine abgegangen werden. Man dekanüliert Aorta und Cavae. Je nach Art des Eingriffes wird das Perikard verschlossen oder offen gelassen. Ist ein Re-Eingriff mit hoher Wahrscheinlichkeit zu erwarten – wie bei einigen Eingriffen im Neugeborenen- und Kindesalter, nach Implantation von Bioprothesen – empfiehlt sich die retrosternale Einlage eines künstlichen Perikards (z. B. Gore-Tex®). Vor dem Verschluß des Sternums läßt man eine weiche Drainage im Perikard, eine weitere verbleibt im vorderen Mediastinum – sie dienen dazu, anfallendes Blut zu fördern. Bei Vorliegen von bradykarden Rhythmusstörungen – oder überhaupt zur Vorsorge – können temporäre Schrittmacherelektroden am Herzen belassen werden.

Die *Adaptation des Sternums* erfolgt mit Hilfe von rostfreien Stahldrähten, die einfach gestochen werden. Die Enden werden mit der flachen Zange unter Zug gespannt und gedreht, auf etwa 1 cm abgezwickt und um 90° ans Periost gebogen. Vor allem dem Bereich des Manubriums kommt für die zukünftige Stabilität große Bedeutung zu, die beiden Sternalhälften müssen gut und bewegungsfest adaptiert sein. Prästernale Schicht, Subkutis und Haut werden fortlaufend vernäht – die ersten beiden Schichten mit resorbierbarem Faden.

Das Brustbein verheilt nach etwa sechs Wochen; die Drähte können in der Regel komplikationslos belassen werden. In seltenen Fällen werden umschriebene Schmerzen bei Belastungen des oberen Schultergürtels angegeben. Sie verschwinden, wenn man gezielt die entsprechenden Drahtnähte entfernt.

Zum *Verschluß einer lateralen Thorakotomie* werden zunächst die angrenzenden beiden Rippen mit mehreren kräftigen Perikostalnähten adaptiert (resorbierbarer Faden). Es folgt die sorgfältige Naht der durchtrennten Muskelschichten jeweils an ihren Faszienlogen, die fortlaufende Naht der Subkutis und die ebenfalls fortlaufende Hautnaht.

Es ist ratsam, sich nach Entfernen der eingesetzten Rippensperrer nochmals perikostal auf Bluttrockenheit zu versichern. Selbstverständlich muß eine Thoraxdrainage eingelegt und über den 7. oder 8. ICR lateral ausgeleitet werden. Ist stärkeres Nachsickern zu erwarten oder besteht ein Pleuraleck, so gibt eine zweite, in die Pleurakuppe plazierte Drainage, postoperativ Sicherheit.

## 1.6 Postoperative Behandlung

Nach herzchirurgischen Eingriffen benötigen alle Operierten einen mindestens 1 bis 2 Tage dauernden Aufenthalt auf einer Intensivstation. Für Schwerstkranke entscheidet sich an diesem Ort nicht selten das weitere Schicksal. Eine effektive, rasch reagierende moderne intensivmedizinische Betreuung hat wesentlich zur Verbesserung der Operationsresultate beigetragen; so sind z. B. Eingriffe kurz nach der Geburt oder im hohen Alter von 80 bis 90 Jahren hierdurch erst möglich geworden.

Nach Beendigung einer Operation mit Hilfe der Herz-Lungen-Maschine steht die Kontrolle der Vitalfunktionen *Blutdruck, Puls, Atemfunktion und Urinausscheidung* im Vordergrund. Die meisten dieser Parameter werden «on line» mit Hilfe eines Monitors aufgezeichnet – so das EKG, verschiedene Drucke (z. B. periphere Blutdrucke, Pulmonalisdrucke, zentralvenöse bzw. linksatriale Drucke); das Herz-Minuten-Volumen wird regelmäßig bestimmt.

*Tabelle 5-6:* Einige Medikamente (und ihre Dosierungen), die im postoperativen Verlauf nach Herzoperationen häufig gebraucht werden.

| | |
|---|---|
| Katecholamine | |
| Isoproterenol | 0,01– 0,1 µg/kg/min. i. v. |
| Dopamin | 3 –15,0 µg/kg/min. i. v. |
| Dobutrex | 2,5 –10,0 µg/kg/min. i. v. |
| Arterenol | 0,05– 2,0 µg/kg/min. i. v. |
| Adrenalin | 0,05– 2,0 µg/kg/min. i. v. |
| Senken des Pulmonalisdrucks | |
| Prostaglandin $E_1$ (intrapulmonal) | 50–75 ng/kg/min. |
| Epoprostenol | 1– 5 ng/kg/min. |
| Nitroglycerin | 15–25 µg/kg/min. |
| Blutdruckkontrolle | |
| Nifedipin | 5–10 mg q 8 Std. oral |
| Nitroglycerin | 15–25 µg/min. i. v. |
| Nitroprussid-Natrium | 15–25 µg/min. i. v. |
| Furosemid | 10–20 mg q 12 Std. i. v. oder oral |
| Diuretika | |
| Furosemid | 10–250 mg i. v. |
| Ethacrynsäure | 50–100 mg i. v. |
| Dopamin | 5–15 µg/kg/min. i. v. |

Ein Absinken des *peripheren Blutdruckes* kann Ausdruck einer verminderten linksventrikulären Pumpfunktion sein. Unter diesen Umständen sind intravenöse Gaben von positiv-inotrop wirksamen Substanzen (wie z.B. Dopamin, Dobutrex oder auch Adrenalin; Tab. 5-6) angebracht; bei erhöhtem peripheren Widerstand erscheinen ACE-Hemmer indiziert. Postoperativ weiterbestehende *pulmonale Hypertensionen* können ein akutes rechtsventrikuläres Pumpversagen bedingen. In dieser Situation kann die intravenöse Gabe von Prostacyclin $E_1$ oder das synthetische Epoprostenol helfen; intravenös verabreichtes Nitroglycerin kann ebenso erwogen werden.

Blutverluste über die Drainagen werden halbstündlich gemessen und protokolliert. Eine *Hypovolämie* findet ihren Ausdruck in Hypotension, niedrigem Venendruck und einer Zentralisierung. Eine rasche Substitution des verlorenen Blutvolumens ist dann notwendig. Drainagemengen von mehr als 200 ml in den ersten Stunden nach der Operation lassen vermehrte Nachblutungen vermuten; eine Re-Thorakotomie erscheint angezeigt. Grundsätzlich sollte mit derartigen Re-Eingriffen zur Korrektur eingetretener Komplikationen nicht lange gezögert werden.

*Pulsanstieg und Blutdruckabfall* sowie ein hoher Venendruck von etwa 20 cm $H_2O$ weisen auf eine Perikardtamponade durch Blutkoagel oder flüssiges Blut hin, auch wenn der Herzschatten im Röntgenbild nicht nennenswert vergrößert ist. Eine sofortige Re-Thorakotomie ist dann notwendig.

In der Regel wird mit leicht positivem endexpiratorischen Druck *nachbeatmet*; eine häufige Kontrolle der Blutgase ($PO_2$, $PCO_2$) und des PH-Wertes ist dann essentiell.

Herzoperierte tendieren dazu, *Flüssigkeiten einzulagern*; zum einen sind sie aufgrund der ursprünglichen Erkrankung ohnehin leicht überwässert, zum anderen bedingt eine teilweise Denaturierung des Eiweißes durch das Trauma der Herz-Lungen-Maschine ein Absenken des kolloidosmotischen Druckes. Versiegt deshalb im postoperativen Verlauf die Urinausscheidung, muß Furosemid oder Ethacrynsäure verordnet werden.

Nach transsternalen Eingriffen kann es – in den ersten vier Wochen – zu *Sternumdehiszenz* und *Wundinfektion* im Bereich des vorderen Mediastinums kommen. *Sternumdehiszenzen* entstehen vor allem bei älteren Patienten mit osteporotischen

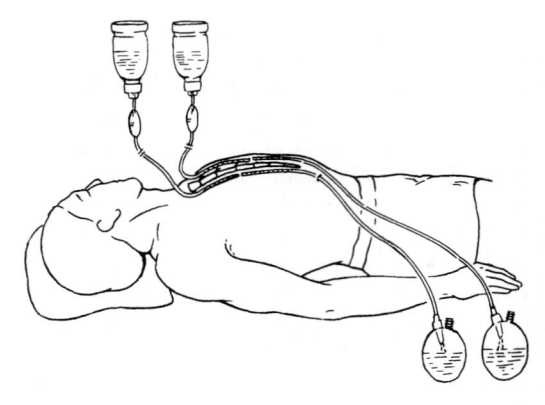

*Abbildung 5-14:* Prinzip der Saug-Spül-Drainagenbehandlung bei postoperativen Sternuminfektionen; je ein System befindet sich prä- bzw. poststernal. Die Antibiotikalösungen werden kontinuierlich mit Hilfe zweier Redon-Systeme abgesaugt.

Knochenteilen, wobei einzelne oder alle Drahtschlingen durchreißen. Als Folge davon werden die Sternumhälften instabil, sie krepitieren. Die Operierten geben Schmerzen beim Atmen und Husten an. Eine stabile Adaptation erzielt man beim Re-Eingriff, indem die Sternumdrähte nun achterschlingenförmig gelegt werden; auch das Setzen von 1 cm breiten Stahlbändern hat sich bewährt.

*Wundinfektionen* sind bei adäquater Technik selten. Kommt es dennoch dazu, weist der Operierte Fieber, Leukozytose und eine Rötung im Wundbereich auf; Heilungsstörungen und Nekrosen werden sichtbar; eitriges Sekret entleert sich. Meist können Staphylokokkus albus oder aureus gezüchtet werden. Die Behandlung besteht aus einer gründlichen Säuberung der Wunde, alle Drähte werden entfernt. Im Anschluß daran legt man neue Cerclagen, zwei Saug-Spül-Drainagen werden belassen – je ein System prä- und poststernal (Abb. 5-14). In der Regel muß eine Woche lokal mit physiologischer Kochsalzlösung gespült werden; eine gezielte Antibiotika-Therapie unterstützt diese Maßnahmen. Spätere – *nach dem ersten postoperativen Monat* – vorkommende Infektionen sind meist durch eine profunde Osteomyelitis und Chondritis kompliziert. Zur sicheren Behandlung empfiehlt sich unter diesem Umständen die Resektion der beiden Sternumhälften, eventuell müssen auch kranke Rippenknorpelstücke mitentfernt werden. Der Thoraxverschluß erfolgt mit Hilfe einer beidseitigen Pectoralisplastik: Nach ausgiebiger Mobilisation näht man den linken Muskel an die rechte Thoraxkante, den rechten Pectoralis an die linke Thoraxhälfte. Die Adaptation geschieht mit resorbierbarem 1–0-Nahtmaterial und großer kräftiger Nadel (Abb. 5-15).

Saug-Spül-Drainagen erübrigen sich in der Regel, Wundsekret sollte jedoch mit verschiedenen Redon-Systemen aus den einzelnen Schichten abgesaugt werden. Eine gezielte Antibiotika-Therapie ist indiziert.

## 1.7 Assistierte Zirkulation und Kunstherz

Die Anwendung mechanischer Kreislaufunterstützungssysteme kann bei anhaltendem Herzversagen trotz maximaler medikamentöser Therapie erwogen werden. Das damit entlastete Myokard erhält die Möglichkeit, sich von einem Myokardinfarkt oder von einem «low-output»-Syndrom nach Herzoperation zu erholen. Handelt es sich um ein irreversibles Versagen im Rahmen einer terminalen Herzinsuffizienz, kann ein Zirkulation-

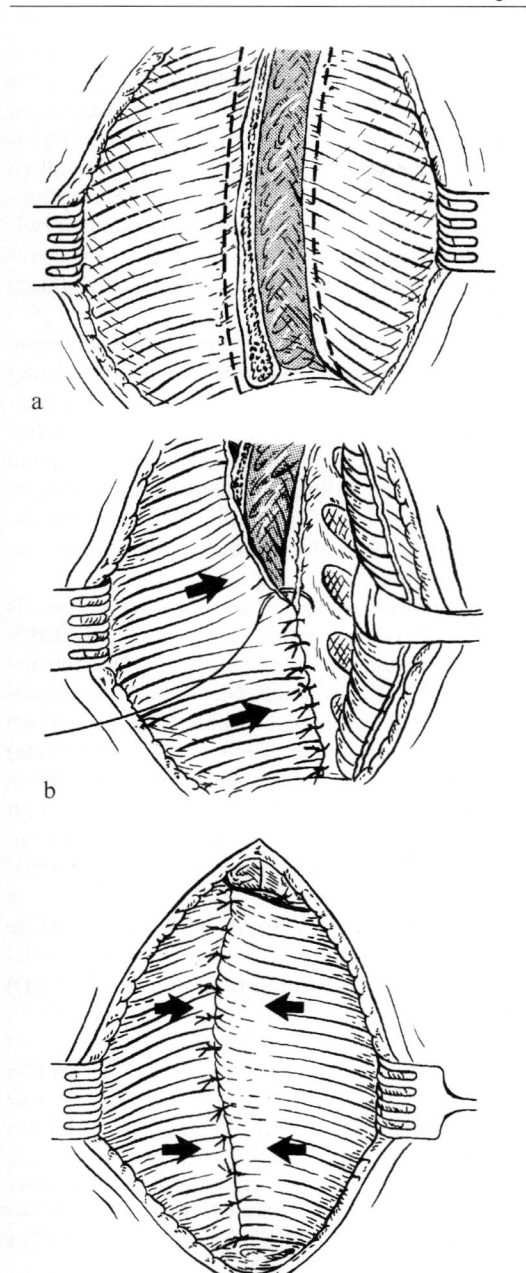

*Abbildung 5-15:* Prinzip der Behandlung einer chronischen Sternumosteomyelitis: Nach Entfernen aller Sternumdrähte reseziert man beidseits die Sternumränder, oder frischt sie zumindest an (a). Knochensequester werden entfernt. Nach ausgiebiger Mobilisation der beiden Pektoralmuskel näht man den linken Muskel an die rechte Thoraxkante (b), den rechten Pectoralis an die linke Thoraxhälfte (c).

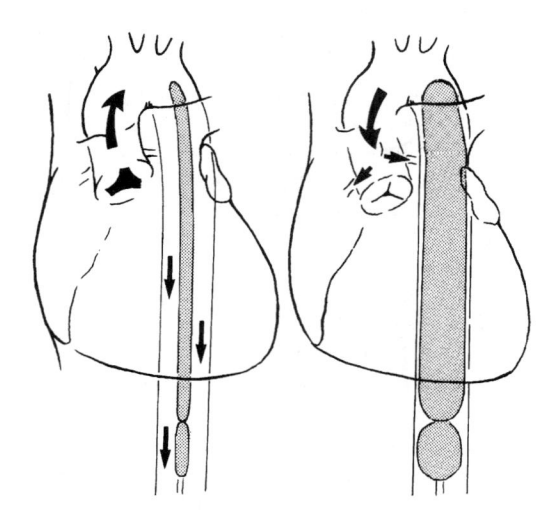

*Abbildung 5-16:* Assistierte Zirkulation mit Hilfe der intraaortalen Gegenpulsation: Ein rasch aufblasbarer zylindrischer Plastikballon befindet sich in der Aorta descendens. Er bleibt während der Systole entleert, während der Diastole füllt man ihn. Dadurch wird die Koronardurchblutung verbessert, die Aortennachlast gesenkt.

System so lange eingesetzt werden, bis ein geeignetes Spenderorgan zur Verfügung steht (sog. «bridge to transplantation»). Der Patient muß allerdings für eine Herztransplantation prinzipiell geeignet sein (s. Neunter Teil, Kap. 2).

Die *intraaortale Ballon-Gegenpulsation* stellt das einfachste Verfahren dar. Ein rasch aufblasbarer zylindrischer Plastikballon wird entweder mittels perkutaner Punktion (Seldinger-Technik) oder operativ über die Arteria femoralis communis eingeführt und in die deszendierende Aorta distal der Arteria subclavia sinistra plaziert (Abb. 5-16). Die Kreislaufunterstützung wird EKG-gesteuert in Gegenpulsation vorgenommen: Man *füllt* den Ballon während der *Diastole* (und verbessert damit die Koronardurchblutung!), *entleert* ihn kurz vor Öffnen der Aortenklappe. Durch die letztere Maßnahme entsteht ein geringer Sog auf das linksventrikuläre Cavum, der die Herzarbeit vermindern hilft (ebenso ist die Aorta bereits vorgedehnt).

Eine Reihe von pneumatisch oder elektrisch angetriebenen Pumpsystemen wurde in den letzten Jahren als *links-* und *rechtsventrikuläre Kreislaufunterstützungs-Systeme* entwickelt. Die starren Pumpengehäuse befinden sich in der Regel vor der Thoraxwand. Druckluft bewegt in pneumatischen Systemen eine dünne, glatte Polyurethan-Membran, mit der das Pumpenvolumen letztendlich ausgetrieben wird. Zwei Klappen regeln die Flußrichtung. Anatomisch sind diese Blutpumpen zwischen Vorhof bzw. Ventrikel und Aorta (Linksherzbypass) oder Pulmonalarterie (Rechtsherzbypass) geschaltet.

Bei dem z. Z. einzigen klinisch anwendbaren, voll implantierbaren System (Novacor) befindet sich der elektromagnetische Antrieb in der Abdominalwand (Abb. 5-17). Bei automatischem Betrieb wird das Blut aus dem linken Ventrikel apikal abgesaugt; die Füllung des künstlichen Ventrikelsackes bedeutet ein Signal für den Motor, das angesammelte Blutvolumen rasch in die Aorta ascendens zu entleeren.

Die Implantation eines *künstlichen Herzens* als Langzeitherzersatz erfolgte erstmal im Jahr 1983. Bei einem Patienten wurde damit eine Überlebenszeit von 622 Tagen erzielt. Die Methode des künstlichen Totalherzersatzes befindet sich z. Z. jedoch noch im Stadium der Entwicklung; (zerebrale) Thrombembolien stellen nach wie vor ein Problem dar. Eine Verbesserung der Plastikmaterialien ist notwendig, ebenso eine Verkleinerung der Pumpsysteme, die letztendlich implantierbar sein müssen.

Das Prinzip der Langzeitbehandlung mit Hilfe der (voll heparinisierten) extrakorporalen Zirkulation und des Membran-Oxygenators (ECMO) wurde oben erwähnt.

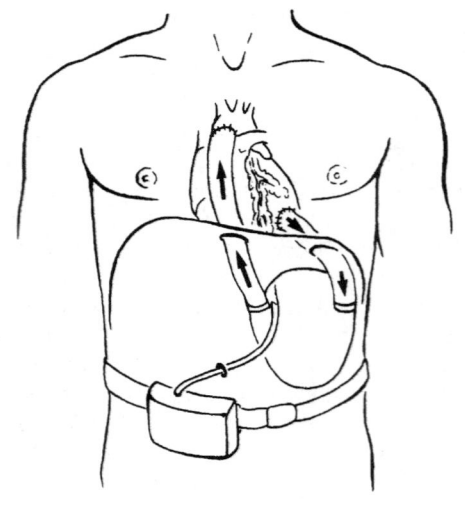

*Abbildung 5-17:* Linksventrikuläre tragbare Kreislaufunterstützung, Prinzip Novacor. Bei diesem vollimplantierbaren System befinden sich elektromagnetischer Antrieb und Pumpe in der Abdominalwand. Blut wird dem linken Ventrikel apikal abgesaugt und schließlich über ein zweites Schlauchsystem der Aorta ascendens wieder zugeführt. Durch die Kreislaufpumpe wird das linke Herz fast vollständig entlastet. Ein kleiner Schlauch führt durch die Thoraxwand nach außen zum elektronischen Steuersystem, zur Batterie.

## Literatur

Hagl S., Klövekorn W.P., Mayr N., Sebening F. (eds.) (1984): Thirty Years of Extracorporeal Circulation; Proceedings of the Symposium, Munich, 5.4.–7.4.1984. Eigenverlag des Deutschen Herzzentrums München.

Bretschneider H.J., Gehard M.M., Preusse C.J. (1981): Reviewing the pros and cons of myocardial preservation within cardiac surgery. In: Longmore D.B. (ed.): Towards Safer Cardiac Surgery. MTP Press Limited, Lancaster.

Buckberg G.D. (1990): Oxygenated cardioplegia: Blood is a many splendored thing. Ann. Thorac. Surg. 50:175.

Hearse B.J., Brainbridge M.V., Jynage P. (1981): Protection of the Ischemic Myocardium: Cardioplegia. Raven Press, New York.

# 2. Angeborene Mißbildungen des Herzens und der herznahen Gefäße

B. Reichart

Kongenitale Vitien kommen in einer Häufigkeit von 0,8–1 % aller Lebendgeborenen vor. Entsprechend der komplizierten Entwicklung des Herzens und der großen Gefäße gibt es eine Vielzahl von Formen und Abweichungen (Tab. 5-7). Man kann heute davon ausgehen, daß für jedes Vitium mindestens eine Behandlungsmöglichkeit zur Verfügung steht; die verschiedenen Methoden lassen sich prinzipiell in Palliation, Korrektur oder Transplantation unterteilen.

## 2.1 Palliation, Korrektur, Transplantation

*Palliationseingriffe* sollen ein Überleben von schwerkranken Neugeborenen (und in seltenen Fällen auch von Kindern) ermöglichen. In der Regel weisen jene Patienten so ungünstige anatomische Verhältnisse auf, sind allgemein so krank, daß eine Korrektur unter diesen Umständen zu risikoreich erscheint. Ideal gelungene Palliationen können nach einiger Zeit eine für die Korrektur günstigere Anatomie bedingen, gestatten eine Konsolidierung des Patienten. Eine Blalock-Taussigsche Anastomose z.B. kann über Monate bis Jahre das Wachstum einer primär hypoplastischen Pulmonalarterie stimulieren und so die spätere Totaloperation einer Fallotschen Tetralogie ermöglichen. In manchen Fällen mag es aus Risikogründen ratsam erscheinen, eine Palliation (z.B. cavopulmonale Shunts) als definitive Lösung anzusehen. In wiederum anderen Situationen versucht man mit einer Palliation Zeit zu gewinnen, weil ein Eingriff nach 3 bis 4 Jahren (etwa eine Fontan-Operation bei Trikuspidalatresie) dann risikoärmer erscheint.

Funktionell gesehen gibt es zwei Arten von Palliativ-Eingriffen: jene, die den Blutfluß zum Lungengefäßbett mehren und solche, die es vor Überflutung schützen. Typische Operationen zur *Blutflußsteigerung* in den Lungengefäßen sind Blalock-Taussig-Shunts. Demgegenüber können z.B. Ventrikelseptumdefekte zu einer *Überdurchblutung der Lungen* führen – ein irreversibler Lungenschaden droht. Wenn ein Verschluß des Defektes z.B. wegen anderer gewichtiger Mißbildungen nicht ratsam erscheint, drosselt die Bändelung (stenosierende Umschlingung) der A. pulmonalis den Blutfluß und schützt damit die Lungen.

Die Vielzahl der Herzmißbildungen bedingt mindestens ebenso viele Arten einer *Korrektur*. Nach Möglichkeit sollen heute Korrekturoperationen frühzeitig im Neugeborenen- und Kleinkindesalter durchgeführt werden, um Dauerschäden am Myokard – etwa durch schwere Hypoxie – zu verhindern. Mit dem «Korrektureingriff» läßt sich für die meisten Operierten keine vollständig

*Tabelle 5-7:* Auflistung wichtiger Herzmißbildungen. Die Zahlen geben die Ergebnisse der Kapstadter Kinderklinik aus den Jahren 1984 bis 1989 wieder (die Operationsletalität ist in absoluten Zahlen und in Prozent angegeben).

| Herzmißbildung | Art des Eingriffes palliativ (Frühletalität) | korrektiv (Frühletalität) | Prozentanteil der Eingriffe |
|---|---|---|---|
| (Secundum-)Vorhofseptumdefekte | – | 86 (1 = 1,2%) | 7,3 |
| Sinus-venosus-Defekt | – | 14 (0) | 1,2 |
| Persistierender AV-Kanal: | | | |
|   partiell | – | 28 (1 = 3,5%) | 2,4 |
|   komplett | 23 (4 = 17,0%) | 17 (1 = 5,9%) | 3,4 |
| Trikuspidalatresie | 24 (0) | 7 (0) | 2,6 |
| M. Ebstein | | 1 (0) | 0,1 |
| Ventrikelseptumdefekt | 30 (0) | 211 (10 = 4,7%) | 20,4 |
| Univentrikuläres Herz | 26 (3 = 11,5%) | 8 (4 = 50%)* | 2,9 |
| Kongenitaler AV-Block III. Grades | – | 6 (0) | 0,5 |
| Fallotsche Tetralogie | | | |
|   Pulmonalstenose/ Ventrikelseptumdefekt | 54 (1 = 1,9%) | 128 (9 = 6,9%) | 15,4 |
|   Pulmonalatresie/ Ventrikelseptumdefekt | 26 (1 = 3,8%) | 4 (1 = 25%) | 2,5 |
| Doppelter Abgang der großen Blutgefäße vom rechten Ventrikel | 21 (9 = 28,6%) | 20 (1 = 5,0%) | 3,5 |
| Pulmonalstenose | – | 30 (1 = 3,3%) | 2,5 |
| Pulmonalinsuffizienz | – | 2 (0) | 0,2 |
| Pulmonalaplasie | | 1 (1 = 100%) | 0,1 |
| Pulmonalatresie bei intaktem Ventrikelseptum | 23 (7 = 24,0%) | 6 (4 = 66,0%) | 2,5 |
| Lungenvenenfehlmündung, total | – | 22 (8 = 36%)** | 1,9 |
| Cor triatriatum | – | 3 (0) | 0,2 |
| Mitralstenose | – | 1 (0) | 0,1 |
| Linksventrikuläre Ausflußtraktobstruktion (infra-, supravalvulär, valvulär | – | 26 (3 = 11,5%) | 2,2 |
| Einfache Transposition der großen Gefäße | 2 (1 = 50,0%) | 17 (1 = 5,8%)*** | 4,8 |
|   mit Ventrikelseptumdefekt (VSD) | 8 (1 = 12,5%) | 6 (2 = 33,0%) | |
|   mit linksventrikulärer Ausflußtraktobstruktion (LVAO) | 4 (0) | 2 (2 = 100%) | |
|   mit VSD + LVAO | 9 (0) | 8 (0) | |
| Korrigierte Transposition der großen Gefäße mit zus. Defekten**** | – | 4 (1 = 25,0%) | 0,3 |
| Truncus arteriosus | 3 (1 = 33,0%) | 7 (1 = 14,0%) | 0,9 |
| Koronarmißbildungen | | 3 (0) | 0,2 |
| Aortopulmonales Fenster | | 3 (0) | 0,2 |
| Doppeler Aortenbogen | – | 10 (0) | 0,9 |
| unterbrochener Aortenbogen | – | 6 (1 = 16,6%) | 0,5 |
| Aortenisthmusstenose***** | – | 75 (3 = 4%) | 6,3 |
| Offener Ductus arteriosus | – | 165 (1****** = 0,06%) | 14,0 |
| | 253 | 927 | 100,0 |
| | Total 1180 | | |

* In großer Serie (Mayo-Clinic) 15–20%; ** nach Kirklin und Barrett-Boyes Operationsletalität 17% (Bereich 11–25%); *** gilt für Senning-Korrekturen; Operationsletalität nach arteriellem Switch ca. 5%; **** zusätzliche Defekte waren: Trikuspidal-/Aorteninsuffizienz; VSD, Pulmonalatresie; univentrikuläres Herz; ASD, VSD; ***** in 32% der Fälle bestanden zusätzliche intrakardiale Läsionen; ****** durch Meningitis bedingt

normale Hämodynamik erreichen. Geringe Abweichungen von der Norm werden jedoch in der Regel gut kompensiert. Umso mehr bedürfen Patienten mit korrigierten Vitien einer regelmäßigen Nachsorge.

*Herztransplantationen* stellen die Ultima ratio für eine Behandlung kongenitaler Herzvitien dar, wenn Medikamente bzw. konventionelle Operationsverfahren nicht mehr helfen. 5 % der jährlich weltweit gemeldeten Herztransplantationen werden im Neugeborenen- und Kindesalter durchgeführt. Dilatative Kardiomyopathien und kongenitale Herzmißbildungen sind hierfür Indikationen, wenn die Pumpfunktion des Herzens irreversibel extrem (auf Minutenvolumina von unter 3 l/min) eingeschränkt ist. Eine der Indikationen zur Herztransplantation im Neugeborenenalter stellt das hypoplastische Linksherzsyndrom dar, wenn man sich nicht für eine Palliation in der Art nach Norwood entscheidet. Hiernach werden jedoch Fontan-Eingriffe notwendig. Bei älteren Kindern wird eine Herztransplantation meist aufgrund von irreversibel geschädigten Rechtsherzhälften notwendig, z. B. bei Morbus Uhl, einer fett- und bindegewebigen Myokarddysplasie des rechten Ventrikels. Nicht selten sind Operationen vorausgegangen, die den rechten Ventrikel schädigten – z. B. Fallot-Korrekturen, Operationen nach Fontan bzw. Senning. Herztransplantationen im Neugeborenen- und Kindesalter erfolgen vorzugsweise orthotop, selten heterotop. Für die endgültige Wahl entscheidend sind die Druckwerte und die Widerstandsberechnungen im kleinen Kreislauf.

Bei Druckangleich an Systemwerte liegt eine Eisenmenger-Reaktion vor. Bei diesen weit fortgeschrittenen Krankheitsfällen bleibt dann die Entscheidung zur Herz-Lungen-Transplantation. Wird der Rechtsherzschaden als noch reversibel eingeschätzt, kommt die singuläre Lungen-Transplantation in Frage. Gleichzeitig muß allerdings die Korrektur des kongenitalen Herzvitiums erfolgen. Auch bei Patienten mit hypo- bis aplastischen Lungenarterien bieten sich Herz-Lungen-Transplantationen an.

Im folgenden wird ein gestraffter Überblick über die wichtigsten herzchirurgischen Techniken zur Behandlung von angeborenen Herz- und thorakalen Gefäßmißbildungen gegeben.

## 2.2 Mißbildungen der Hohlvenen, des rechten Vorhofes, des rechtsventrikulären Einflußtraktes und des Septums

### 2.2.1 Links-Rechts-Shunt auf Vorhofebene, Fehlmündungen einzelner Lungenvenen in den rechten Vorhof

Folgende Mißbildungen sind zu erwähnen:
– *Ostium-secundum-Defekte* (Defekte des Septum secundum, Atrial-Septal-Defekt = ASD) variieren in ihrer Größe. Fehlt das gesamte Vorhofseptum, so spricht man von einem gemeinsamen linken und rechten Vorhof.
– *Sinus-venosus-Defekte* (Abb. 5-19a) sind ovalär an der Einmündung der oberen Hohlvene gelegen. Einzelne oder mehrere Lungenvenen münden lateral und kranial in den rechten Vorhof (meist ist nur die rechte obere Pulmonalvene betroffen).
– *Singuläre partielle Lungenvenenfehlmündung;* dabei erfolgt die Drainage eines Teils der Lungenvenen in den rechten Vorhof *ohne* Septumdefekt. Mündet die Lungenvene vom rechten unteren Unterlappen in die Vena cava inferior, so wird dieser Befund wegen des typischen Schattens im Röntgenbild auch *Scimitar-Syndrom* (Scimitar bedeutet Krummsäbel) genannt.

Beschwerden mit Zeichen der Herzinsuffizienz und Leistungsminderung erklären sich durch den unter Umständen jahrzehntelang bestehenden (die Patienten befinden sich dann im Erwachsenenalter) großen Links-Rechts-(Herz-)Kurzschluß (= «Shunt»). Mehr als 50 %) des aus dem Lungenkreislauf zufließenden linksseitigen Schlagvolumens fließen, statt in den (arteriellen) großen Kreislauf zu gelangen, über den Defekt bzw. über die fehlmündenden Lungenvenen in das Niederdrucksystem des rechten Vorhofs, rechten Ventrikels und der Pulmonalarterie zurück (Abb. 5-18a). Dieses Blut wird so permanent über den Lungenkreislauf kurzgeschlossen. Nach Jahrzehnten bewirkt diese pathologische Rechtsherzüberlastung schließlich eine Rechtsherzinsuffizienz. Zusätzlich führt die Volumenbelastung zu einer Drucksteigerung im kleinen Kreislauf. Zunächst ist die Hypertension reversibel. Eine irreversible *Eisen-*

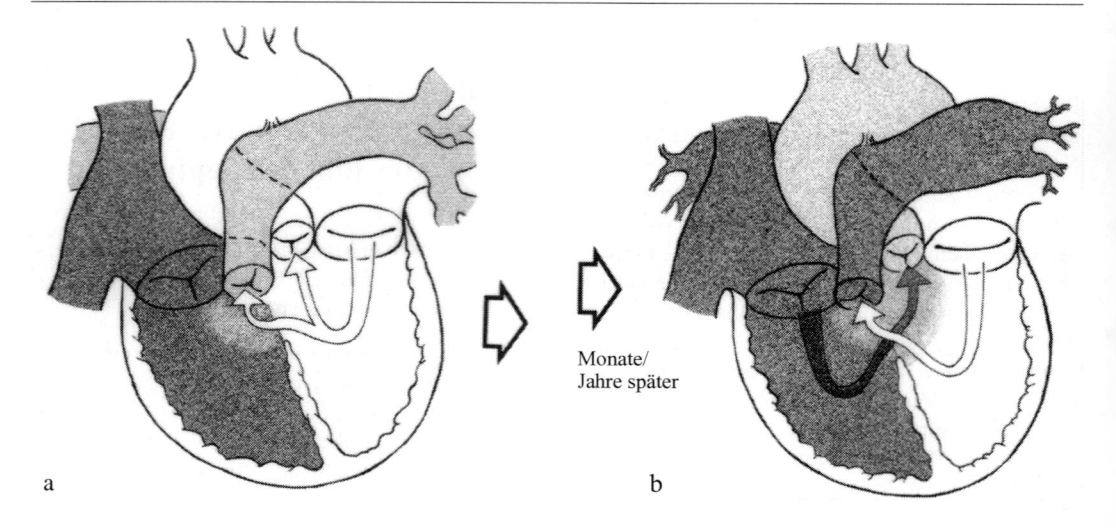

*Abbildung 5-18:* Entstehen einer Eisenmenger-Reaktion. a. Ursprünglich liegt ein großer Links-Rechts-Shunt vor (in der Abbildung als Ventrikelseptumdefekt dargestellt, s. Abb. 5-19). Aufgesättigtes Blut aus dem linken Vorhof gelangt nicht nur in die Aorta, sondern auch über den VSD in das Niederdruck-System rechte Herzkammer/Pulmonalis. Es ist ein Links-Rechts (Herz)-Kurzschluß («Shunt») entstanden. Konsekutiv kommt es zu einer Volumenüberlastung des rechten Kreislaufsystems – unter anderem an den mächtig aufgetriebenen Pulmonalarterienästen zu sehen. b. Nach Monaten, wahrscheinlicher nach Jahren, entsteht eine Intimahyperplasie und Muskelhypertrophie der Lungengefäße. Dadurch vermindert sich also die Querschnittsfläche der gesamten Lungenstrombahn erheblich – die kleinen Pulmonalarterienäste erscheinen im Röntgenbild nun wie abgehackt («Pruning»). Aus der zunächst reversiblen Volumenhypertension ist eine irreversible pulmonale Hypertonie – die Eisenmenger-Reaktion – entstanden. In extremen Fällen beobachtet man einen Druckangleich an Systemwerte. Aus einem Links-Rechts-Shunt entsteht ein gekreuzter Kurzschluß mit vorwiegender Rechts-Links-Richtung. Ungesättigtes Blut gelangt in den großen Kreislauf, die Patienten sehen dadurch zyanotisch aus.

*menger-Reaktion* entsteht, wenn Muskelhypertrophie und Intimahyperplasie der Lungengefäße den Querschnitt der gesamten Strombahn erheblich vermindern. In Extremfällen beobachtet man einen Druckangleich an die Werte des großen (systemischen) Kreislaufs – aus dem Links-Rechts-Shunt wird ein gekreuzter Kurzschluß mit überwiegender Rechts-Links-Richtung. Damit gelangt ungesättigtes venöses Blut über den Septumdefekt in den großen Kreislauf, eine zentrale Zyanose wird sichtbar (Abb. 5-18b).

Auskultatorisch hört man bei Patienten ohne Eisenmenger-Reaktion ein weiches, systolisches Geräusch über der Arteria pulmonalis sowie einen fixiert gespaltenen 2. Herzton. Das EKG ist rechtstypisch verändert bei Bestehen eines inkompletten Rechtsschenkelblocks. Röntgenologisch zeigen sich eine vergrößerte Herzsilhouette, ein prominenter Pulmonalisbogen und Zeichen einer vermehrten Lungendurchblutung. Die Sicherung der Diagnose und die Erstellung der Operationsindikation – idealerweise vor der Einschulung – erfolgen mittels Echokardiographie und Herzkatheter; ab 30 % Shuntvolumen ist eine Operation indiziert.

Der Verschluß des Defektes erfolgt mit fortlaufender Naht oder Kunststoff-Flicken bei gleichzeitiger Überdeckelung eventuell fehlmündender Lungenvenen, die dann regelrecht nach links drainieren (Abb. 5-19b). Bei isolierten Lungenvenenfehlmündungen wird ein künstlich gesetzter Vorhofseptumdefekt notwendig; die weitere Korrektur geschieht wie beim Sinus-venosus-Defekt mit fehlmündender Lungenvene.

Ein paukender Klappenschluß der Pulmonalis über dem 2. ICR links ist Zeichen einer pulmonalen Hypertension. Im Röntgen-Thoraxbild sieht man dann eine Lungengefäßzeichnung, die sich unportional verjüngt; kleine Äste erscheinen zum Teil wie abgehackt («pruning» im anglo-amerikanischen Schrifttum. Unter diesen Umständen erscheint die Indikationsstellung zum Vorhofseptumdefekt-Verschluß aufgrund der eingetretenen

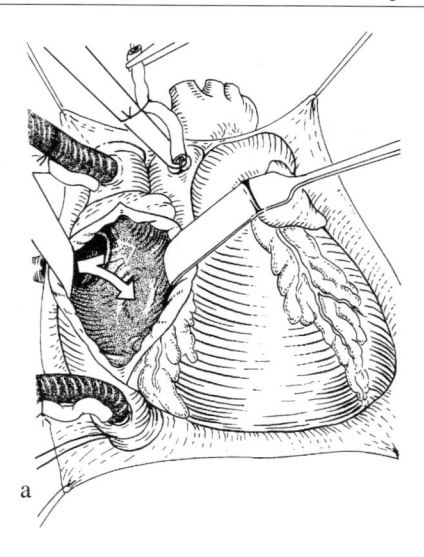

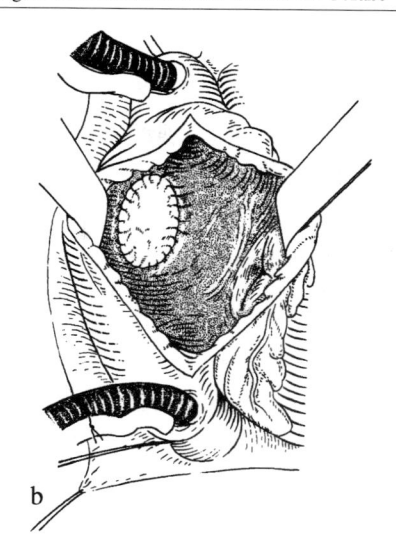

*Abbildung 5-19:* Korrektur eines Sinus-venosus-Defektes: Der Patient befindet sich an der Herz-Lungen-Maschine (s. Kanülen in der oberen ud unteren Hohlvene, in der Aorta ascendens). a. Der rechte Vorhof ist längs eröffnet. Man erkennt den hochsitzenden Vorhofseptumdefekt als Loch. Die rechte obere Lungenvene mündet in diesen Bereich, so daß oxygeniertes Blut auch darüber in die rechte (venöse) Seite gelangen kann. b. Verschluß des Defektes mit Hilfe eines Kunststoff-Flickens. Damit wird die Verbindung unterbrochen und auch die Lungenvene nach links umgeleitet.

Eisenmenger-Reaktion kontraindiziert. Die Herz-Lungen-Transplantation bietet einen Ausweg (s. Neunter Teil, Kap. 3). Eine weitere Möglichkeit stellt die Korrektur in Verbindung mit einer singulären Lungentransplantation dar.

### 2.2.2 Fehlmündung der Hohlvenen

Eine persistierende linke obere Hohlvene hat hämodynamisch keine Bedeutung, wenn sie über den Koronarsinus in den rechten Vorhof mündet. Mitunter mündet sie in das linke Herzohr und wird dann oft nur anläßlich der Korrektur eines anderen Herzfehlers gefunden. Besteht keine Verbindung von dieser Vene zur Vena cava superior dextra (fehlende Vena bracheocephalica sinistra oder anonyma), müssen zur Operation beide oberen Hohlvenen getrennt kanüliert werden (mit der unteren Hohlvenenkanüle liegen dann insgesamt drei venöse Ableitungen). Mündet die linke obere Hohlvene sehr weit lateral in den linken Vorhof, muß sie unter Umständen unkorrigiert belassen werden, was eine geringe bleibende Zyanose bedeutet.

### 2.2.3 Partieller und totaler atrioventrikulärer Septumdefekt, Links-Rechts-Shunt auf AV-Ebene

Jene komplexen Vitien erklären sich mit einer Mißbildung der Endokardkissen, aus denen normalerweise Mitralis, Trikuspidalis und das Septum primum des Vorhofs entwachsen (Synonyma: Ostium-primum-Defekt, Endokardkissendefekt). Pathomorphologisch findet man dann eine gemeinsame AV-Klappe für den rechten und linken Ventrikel, die beim *partiellen* Typ durch die intakte Ventrikelscheidewand eine Septierung in Mitral- bzw. Trikuspidal-Teil erfährt; das Septum inseriert also direkt an die Klappensegel – ein Ventrikelseptumdefekt besteht somit nicht. Der Vorhofseptumdefekt reicht halbkreisförmig tief bis an die AV-Klappenebene heran (Abb. 5-20).

Bei der pathophysiologisch wesentlich schwerwiegenderen *totalen* Form hat ein Verlöten der AV-Klappen mit dem First des Kammerseptums nicht stattgefunden – ein langer flacher Ventrikelseptumdefekt ist vorhanden. Auch zur totalen Mißbildung gehört ein tiefgelegener, bis in die AV-Klappenebene reichender halbkreisförmiger Vorhofseptumdefekt (Abb. 5-21).

In der Regel ist die gemeinsame AV-Klappe kompetent. Eine doch vorhandene Insuffizienz verschlimmert das Krankheitsbild jedoch wesentlich, wobei vor allem der mitralseitige Anteil pathogenetisch von Bedeutung ist.

Der klinische Schweregrad und das zeitliche Einsetzen der Symptome wird vom Ausmaß der pathologischen Anatomie bestimmt. Ein totaler Defekt macht sich in der Regel schon im Neugeborenen- und Kleinkindesalter bemerkbar: die kleinen Patienten gedeihen nicht, sind dyspnoisch und weisen alle Zeichen eines großen Links-Rechts-Shunts auf. Neugeborene mit totalem AV-Kanal leiden in einen hohen Prozentsatz am Down-Syndrom (Trisomie 21).

Die Krankheit verläuft bei partiellen Formen weniger gravierend; Symptome sind erst ab dem Kindesalter zu erwarten.

Die diagnostischen Zeichen ähneln denen des ASD – was den partiellen Defekt betrifft: Auskultatorisch hört man über dem linken Sternumrand ein Systolikum; ein tiefer sitzendes Punctum maximum (4. ICR links, Erbscher Punkt) bedeutet Mitralinsuffizienz. Ventrikelseptumdefekte (totale Formen des AV-Kanals) bedingen ein rauhes Systolikum über dem 3./4. ICR links parasternal, was nicht selten auch palpiert werden kann. Eine pulmonale Hypertension zeigt sich durch einen paukenden Pulmonalisschlußton. Röntgenologisch findet man neben den Zeichen einer Lungenüberdurchblutung ein großes plumpes Herz. Das EKG zeigt linkstypische Veränderungen auf; pathognomonisch ist ein überdrehter Linksherztyp.

Die Diagnosesicherung erfolgt mit Hilfe der 2D-Echokardiographie und des Farbdopplers. Mit diesen Methoden können die Lage und das Ausmaß der Defekte präoperativ genau bestimmt werden. Überdies erkennt man die Pathophysiologie der gemeinsamen AV-Klappe und den Ansatz der Chordae – ob sie rechts- oder links-ventrikulär entspringen. Der Entstehungsmechanismus der Klappeninsuffizienz kann nachvollzogen und ihr Ausmaß abgeschätzt werden.

Die Herzkatheteruntersuchung wird eigentlich

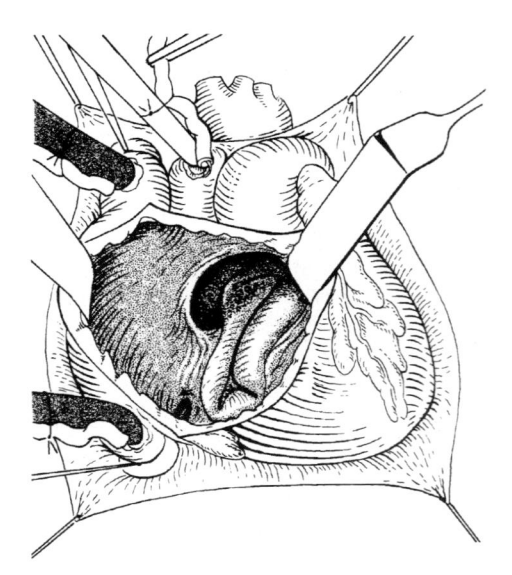

*Abbildung 5-20:* Darstellung eines AV-Kanals: Der rechte Vorhof ist längs eröffnet. Man erkennt den großen tiefsitzenden Vorhofseptumdefekt, das Septum primum fehlt. Man sieht ferner eine gemeinsame AV-Klappe. Die beiden eben beschriebenen Läsionen sind Teile des partiellen AV-Kanals; unterbleibt ein Verlöten der gemeinsamen AV-Klappe mit dem First des Kammerseptums, entsteht ein flacher, langer Ventrikelseptumdefekt – die komplette Form des atrio-ventrikulären Septumdefektes.

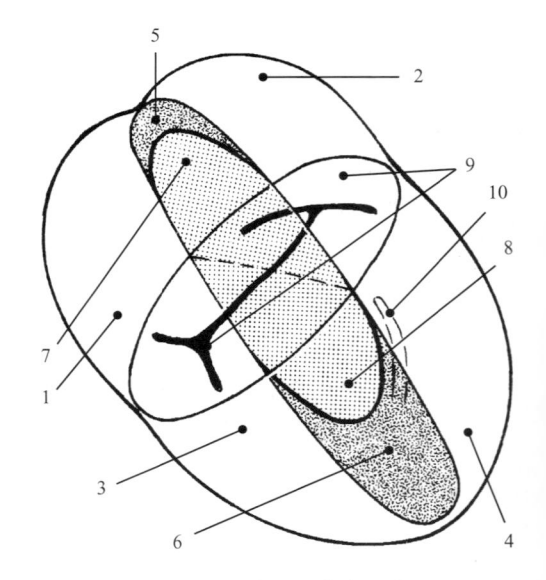

1 – re Anium
2 – li
3 – re Ventrikel
4 – li
5 – atriales Septum
6 – ventrikuläres Septum
7 – ASD
8 – VSD
9 – gemeinsame Ventrikelklappe
10 – His-Bündel

*Abbildung 5-21:* Die Form des kompletten AV-Kanals ist dreidimensional noch einmal verdeutlicht. Der Ventrikelseptumdefekt (VSD) ist dabei aus didaktischen Gründen etwas zu groß dargestellt (ASD = Vorhofseptumdefekt).

nur zur Messung von Druckwerten im kleinen Kreislauf benötigt.

Bei totalem AV-Kanal muß zunächst der Ventrikelseptumdefekt mittels Kunststoff-Flicken verschlossen werden (Abb. 5-22). Gleichzeitig näht man die AV-Klappe an den Patchrand und teilt somit in einen Mitralis- bzw. Trikuspidalisteil ab. Der atriale Defekt wird mit einem adäquat zugeschnittenen autologen Stück Perikard geschlossen. Als problematisch können sich undichte AV-Klappen erweisen. Hierfür versucht man mit Raffnähten Dichtigkeit zu erzielen. Dies ist vor allem mitralseitig von größter Wichtigkeit. Ein Klappenersatz kommt bei den kleinen Herzen nicht in Frage, kann aber im Kindesalter in seltenen Fällen nicht vermieden werden.

Wenig problematisch sind Kranke mit partiellem AV-Kanal; hier genügt in der Regel ein Perikardpatch, um das Ostium primum zu verschließen.

## 2.2.4 Trikuspidalatresie

Von diesem Krankheitsbild gibt es mehrere Varianten. Zunächst soll die Hämodynamik bei normal korrelierender Aorta bzw. Pulmonalis dargestellt werden: Lebensfähig sind die Neugeborenen nur, wenn gleichzeitig große Vorhof- bzw. Ventrikelseptumdefekte bestehen. Nur so ist das venöse Blut in der Lage, die atretische Tikuspidalklappe zu umgehen (Abb. 5-23). Arterio-venöses Mischblut (oxygeniertes Blut kommt aus dem linken Vorhof) gelangt in beide Ventrikel, in denen aufgrund des großen Kammerseptumdefektes Druckgleichheit besteht; das Mischblut gelangt letztendlich in die Aorta bzw. Pulmonalis.

An dieser Pathophysiologie ändert sich nichts, wenn sich die großen Gefäße in Transpositionsstellung befinden (also die Aorta dem rechten Ventrikel entspringt, die Pulmonalis dem linken). Für den Krankheitsverlauf ist es jedoch wichtig, ob eine zusätzliche schützende Pulmonalstenose vorhanden ist – andernfalls wird der systemische

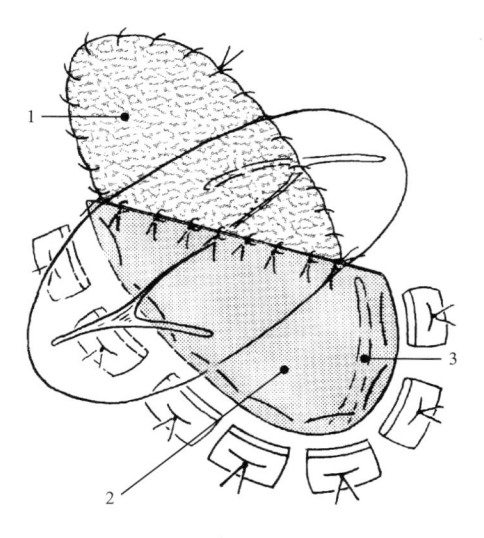

1 – ASD-Verschluß mit Pericard-Patch
2 – VSD-Verschluß mit Kunststoff-Patch
3 – HIS-Bündel

*Abbildung 5-22:* Prinzip der Korrektur mittels Doppelpatchtechnik: Den VSD- (Dacron-) Flicken wählt man etwas größer, um damit das Hissche Bündel zu umgehen – ein iatrogener AV-Block III. Grades wäre sonst die Folge. Der ASD wird mit autologem Perikard verschlossen. Beide Patches sind inferior und superior mit der gemeinsamen AV-Klappe verbunden und trennen sie somit in ein Mitral- bzw. Trikuspidal-Kompartment.

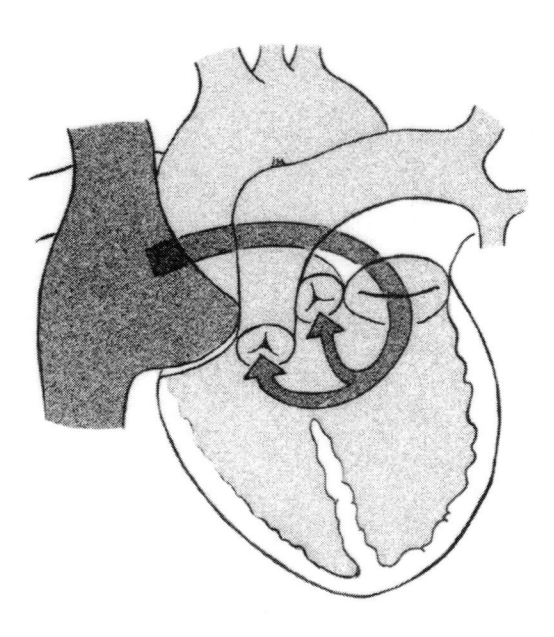

*Abbildung 5-23:* Hämodynamik einer Trikuspidalklappenatresie mit normal korrelierenden großen Gefäßen. Das venöse Blut nimmt seinen Weg über einen Vorhofseptumdefekt, den linken Vorhof, die Mitralis. Von dort kann es entweder in die Aorta ascendens, oder aber über einen VSD in die Pulmonalis gelangen.

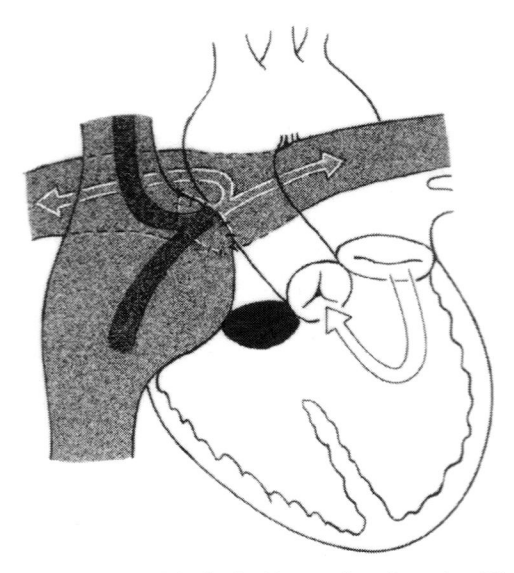

*Abbildung 5-24:* Prinzip der Fontanschen Operation. Die Pulmonalis wird verschlossen; es besteht eine breite Verbindung zwischen dem Dach des rechten Vorhofes und der Lungenschlagader. Pfeile demonstrieren den Weg des venösen Blutes, das über das Niederdrucksystem durch die Kraft des linken Ventrikels angesaugt wird.

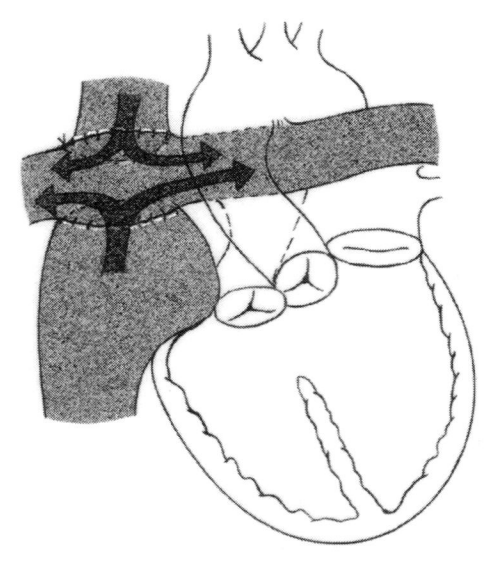

*Abbildung 5-25:* End-zu-Seit-Anastomosen zwischen der oberen Hohlvene (proximaler und distaler Stumpf) und der rechten Lungenarterie, sogenannte bilaterale Glennsche Verbindung.

Blutdruck ungehemmt auf das Lungengefäßbett einwirken. Ohne druckmindernde Stenosierung droht mit der Zeit die Ausbildung einer irreversiblen pulmonalen Hypertension – eine Korrektur der Mißbildung wird dann unmöglich.

Neugeborene mit dieser Mißbildung sind zyanotisch und gedeihen nicht. Die Diagnose erstellt man mit Hilfe der Echokardiographie und des Herzkatheters.

Für die Strategie einer Korrektur ist wesentlich, daß sehr häufig einer der beiden Ventrikel – meist der rechte – nicht in der Lage ist, seine Hälfte des Herzminutenvolumens zu fördern. Der Eingriff zielt dennoch auf eine Trennung der beiden Kreisläufe ab und ist mit Hilfe einer modifizierten Fontanschen Operation möglich. Dabei verbindet man den rechten Vorhof mit der Bifurkation oder dem rechten Ast der Pulmonalarterie. Zuvor wird der Pulmonalis-Stamm bifurkationsnah durchtrennt und zentral übernäht, der Vorhofseptumdefekt mittels Kunststoff-Flickens verschlossen (die Kreislaufsituation nach dem Fontan-Eingriff ist in Abb. 5-24 dargestellt).

Wichtige Voraussetzungen für das Gelingen einer Fontanschen Operation sind ein niedriger Druck im kleinen Kreislauf und *ein* gut funktionierender Ventrikel (meist der linke), der nicht nur für die Systemzirkulation sorgt, sondern auch einen Sog auf das Blut in der Lungenstrombahn ausübt. Dieser Teil des Blutvolumens wird auch durch den Venendruck, über die rechtsatrialen Kontraktionen bewegt.

Fontan-Eingriffe sind erst im Kindesalter (ab dem 4. Jahr, bei günstigen Voraussetzungen eventuell auch früher) mit großer Sicherheit durchzuführen. Um diesen Zeitpunkt zu erreichen, benötigen die Neugeborenen Palliativ-Eingriffe zum Überleben. Patienten mit zusätzlicher Pulmonalstenose erhalten Blalock-Taussig-Shunts oder cavo-pulmonale Verbindungen. In klassischer Manier nach Glenn führt man die End-zu-Seit-Verbindung zwischen der rechten Pulmonalarterie und der Vena cava superior durch; der proximale Stumpf der rechten Lungenarterie wird übernäht. Entsprechend einer moderneren Technik verbindet man die obere Hohlvene End-zu-Seit mit dem rechten Pulmonalisast (Abb. 5-25). Die neue Methode hat den Vorteil, daß beide Lungen gespeist werden und eine spätere Fontan-Operation leichter möglich ist.

Kranke ohne Pulmonalstenose erhalten ein Bändchen.

## 2.2.5 Ebsteinsche Erkrankung

Dieser Herzfehler ist durch die ventrikelseitige Tieferlagerung einer mißgebildeten, undichten Trikuspidalis verursacht und in der Regel mit einem Vorhofseptumdefekt vergesellschaftet. Die Patienten erreichen häufig das Erwachsenenalter. Zeichen einer Rechtsherzinsuffizienz dominieren; im fortgeschrittenen Stadium bestehen Leberstauung und Aszites, Stauungs-Gastritis und kardiale Kachexie.

Auskultatorisch hört man ein weiches Systolikum rechts parasternal; auffallend sind im fortgeschrittenen Stadium ein Galopprhythmus und (röntgenologisch) eine kugelige Herzform. Die Sicherung der Diagnose erfolgt durch Echokardiographie und eventuell Herzkatheter.

Die Korrektur besteht aus einer Raffung des verlagerten Trikuspidalringes; erkrankte Klappenteile schaltet man in der Art einer Wooler-Plastik aus. In Extremfällen bleibt nur die Implantation einer künstlichen Herzklappe im Bereich der neugeschaffenen Vorhofkammergrenze.

Die postoperative Letalität dieser Eingriffe ist allerdings hoch; sie ist bedingt durch die mehr oder weniger ausgeprägte Hypoplasie des rechten Ventrikels. Kranke, die sich im terminalen Stadium präsentieren, müssen deshalb auch als Herztransplantationskandidaten erwogen werden.

## 2.2.6 Ventrikelseptumdefekte (VSD), Links-Rechts-Shunt auf Ventrikelebene

Ventrikelseptumdefekte stellen zwischen 5 mm (Morbus Roger) und mehreren Zentimetern große runde Defekte im Kammerseptum dar. Sie liegen am häufigsten im membranösen Anteil des Kammerseptums, also nahe des septalen Trikuspidalsegels. Seltener findet man sie höher in der Ausflußbahn des rechten Ventrikels (typisch für die Fallotsche Tetralogie) oder apexnahe im muskulären Kammerseptum (Abb. 5-26). Ab einer gewissen Größe (etwa 10 mm) entsteht eine fluß-, später auch widerstandsbedingte pulmonale Hyperten-

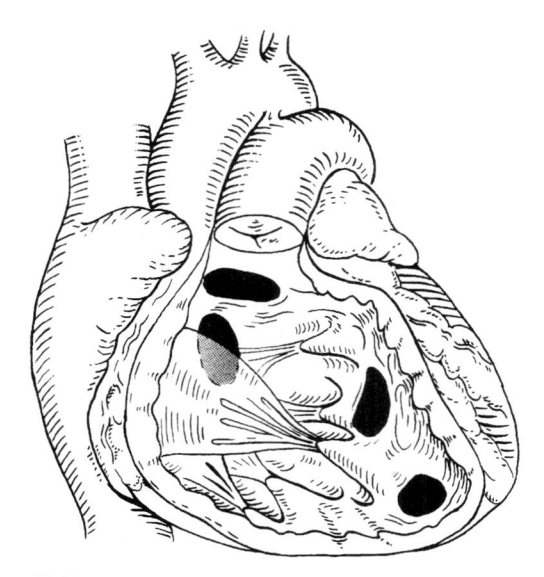

*Abbildung 5-26:* Mögliche Lokalisation verschiedener Ventrikelseptumdefekte. Die Vorderwand des rechten Ventrikels ist aus didaktischen Gründen entfernt worden. Die häufigste Art der Läsionen findet man nahe der Trikuspidalklappe im Einflußtrakt des rechten Herzens. Fallot-typisch sind jene Defekte, die sich in der Nähe des Infundibulums befinden.

sion. Jene irreversiblen Veränderungen ereignen sich in 10 % der Fälle schon innerhalb der ersten Lebensjahre. Da es keinerlei Parameter gibt, mit denen man prognostisch ungünstige Verläufe abschätzen kann, sollten alle hämodynamisch wirksamen Ventrikelseptumdefekte innerhalb der ersten 12 Monate verschlossen werden.

Es ist wichtig anzumerken, daß auch kleine Defekte ein Infektionsrisiko darstellen können (z. B. Endokarditis mit Beteiligung der Trikuspidalklappe).

Hämodynamisch große Links-Rechts-Shunts führen zu Zeichen der Dyspnoe, vermehrter Infektanfälligkeit und Gedeih-Störungen. Eine Zyanose wird erst bei Auftreten eines widerstandsbedingten pulmonalen Hochdruckes mit Shuntumkehr beobachtet, weil dann ein Rechts-Links-Kurzschluß vorherrscht.

Ventrikelseptumdefekte führen zu einem ausgeprägten parasternal links gelegenen systolischen Geräusch, oft mit tastbarem Schwirren im Bereich der linken vorderen Brustwand einhergehend. Bei großen Defekten mit Widerstandserhöhungen im

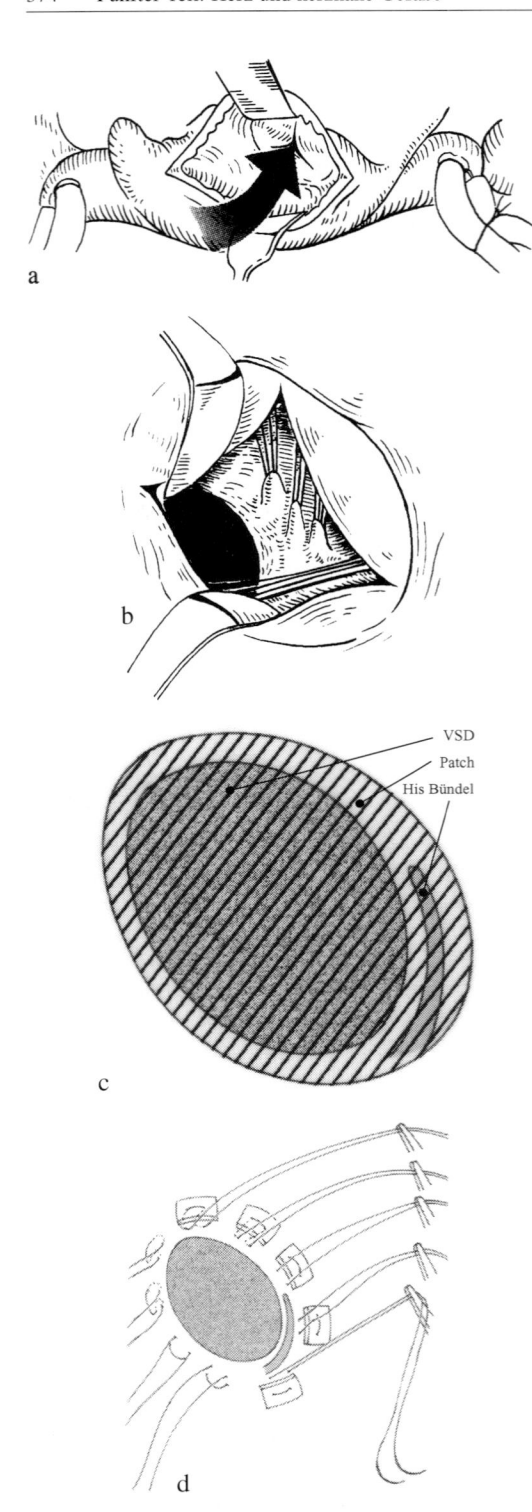

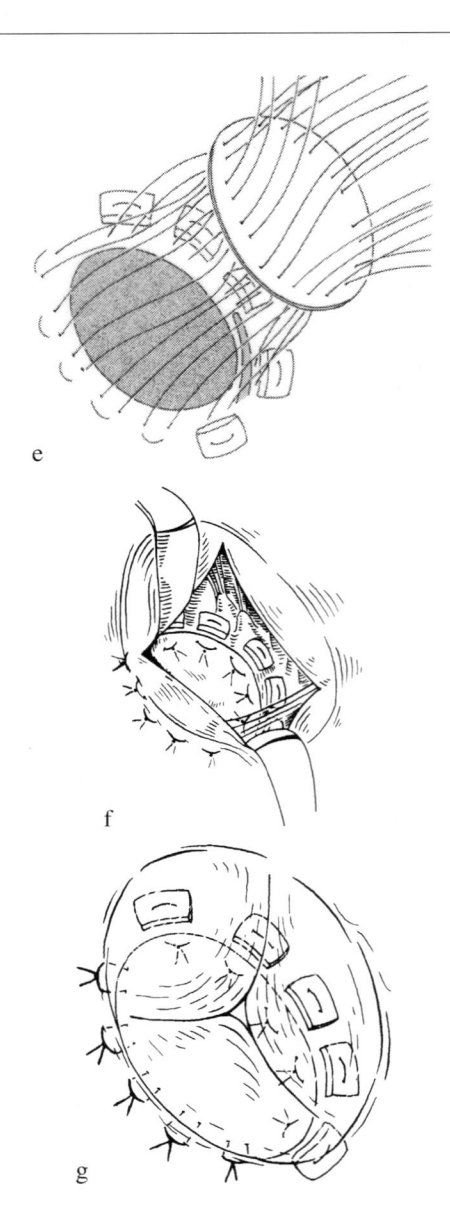

*Abbildung 5-27:* Prinzipien des Patchverschlusses. a. Als Zugang dienen der rechte Vorhof und die Trikuspidalis. b. Darstellung des perimembranösen Inlet-Defektes durch die Trikuspidalis. c. Schemazeichnung der beabsichtigten Lage des Patches, der, etwas größer als die Läsion, das Hissche Bündel umgeht. d. Legen der Einzel-U-Nähte, die zum Teil Teflonstück-bewehrt sind, z. T. durch den Anulus der Trikuspidalis gestochen sind. e. Die Einzel-U-Nähte werden durch die Ränder des Dacron-Patches gestochen und geknotet. f. Lage des Patches, wie er sich durch die Trikuspidalis gesehen darstellt. g. Lage des fertig eingeknoteten Patches, wie er nach geschlossener Trikuspidalis zu liegen kommt.

kleinen Kreislauf verringert sich die Lautstärke dieses Geräusches und kann bei Entstehen einer Eisenmenger-Reaktion schließlich ganz verschwinden; vorherrschend wird dann ein lauter, paukender Pulmonalis-Schlußton. Im EKG findet man bei diesen Patienten nicht mehr Zeichen einer Linksherzbelastung sondern rechtstypische Veränderungen.

Röntgenologisch ist zuerst eine vergrößerte Herzsilhouette mit vermehrter Lungendurchblutung zu sehen, die dann mit zunehmender pulmonaler Hypertension verschwindet (Zeichen des «pruning» bestehen).

Die Diagnosesicherung geschieht mit Hilfe des Echokardiogramms; hiermit sind wichtige Aussagen zur Größe und zur Lage des Defektes zu erzielen. Herzkatheter (Shuntgröße-Berechnung, Bestimmung der pulmonalen Hypertension) und Angiokardiographie runden die Untersuchungen ab.

Die Korrektur erfolgt mit Hilfe der Herz-Lungen-Maschine, bei Säuglingen in tiefer Hypothermie und im Kreislaufstillstand. Wenn immer möglich, wählt man den (rechtsseitig) transatrialen Zugang durch die Trikuspidalklappe und vermeidet damit eine Ventrikelinzision. Der Verschluß eines kleinen Defektes kann durch direkte U-Naht, die mit einem Teflonstück bewehrt ist, geschehen. Große Defekte deckelt man durch Einnähen eines entsprechend zugeschnittenen Flickens aus Dacron (Abb. 5-27). Dabei kann es (selten) zu einer Verletzung des Reizleitungssystems kommen; der dann entstehende AV-Block III. Grades macht schließlich die Implantation eines Schrittmachersystems notwendig.

Eine Palliation ist nur noch selten indiziert – etwa bei schwer symptomatischen Neugeborenen mit multiplen muskulären Ventrikelseptumdefekten. Dabei umschlingt man den Stamm der A. Pulmonalis mit einem 3 mm dicken Bändchen (nach unserer Erfahrung haben sich 3 mm dicke Röhrchen aus Gore-Tex® bewährt) und drosselt das Gefäß so lange, bis im distalen Bereich der Lungenarterie nahezu normale Drucke zu messen sind.

Ventrikelseptumdefekte mit Eisenmenger-Reaktion können eine Herz-Lungen-Transplantation notwendig erscheinen lassen. Die Patienten haben dann in der Regel das Ende des 2. Lebensdezeniums erreicht. Alternativ kann man sich zum Verschluß des Ventrikelseptumdefektes mit gleichzeitiger singulärer Lungentransplantation entschließen.

### 2.2.7 Der gemeinsame Ventrikel (single ventricle)

Fehlt nahezu das gesamte Ventrikelseptum, spricht man von einem «single ventricle». Meist ist dann eine Kammerhälfte hypoplastisch – was sowohl die linke als auch die rechte Seite betreffen kann. Aus dieser funktionellen Ventrikeleinheit entspringen beide großen Gefäße. Besteht keine Pulmonalstenose, ist das Lungengefäßbett damit dem Systemdruck ungeschützt ausgesetzt. Das Legen eines Pulmonalisbändchen ist dann im Neugeborenenalter als Palliativ-Maßnahme indiziert. Bei zusätzlicher signifikanter Pulmonalstenose kann im Gegensatz dazu eine Blalock-Taussigsche Anastomose notwendig werden.

Zur endgültigen Korrektur – der Fontanschen Operation – wird man sich ab dem 4. Lebensjahr entscheiden. Sie erfolgt nach den im Abschnitt «Trikuspidalatresie» beschriebenen Prinzipien. Im Unterschied dazu muß man bei Patienten mit «single ventricle» die Trikuspidalklappe mittels eines Kunststoff-Flickens dicht verschließen, um eine völlige Trennung der beiden Kreisläufe zu erzielen.

### 2.2.8 Der kongenitale AV-Block III. Grades

Diese Neugeborenen präsentieren sich schwer herzinsuffizient bei niedrigem Pulsschlag. Die Diagnose stellt man mit Hilfe des EKG. Zusätzliche Herzmißbildungen werden echokardiographisch ausgeschlossen. Die Therapie besteht aus der Implantation eines besonders kleinen ventrikulär gesteuerten Schrittmachers (siehe auch Schrittmacher-Therapie).

## 2.3 Mißbildungen des rechtsventrikulären Ausflußtraktes und der Pulmonalarterien

### 2.3.1 Fallotsche Tetralogie, Rechts-Links-Shunt auf Ventrikelebene

Die Fallotsche Tetralogie ist nach Louis Etienne Fallot benannt, einem Arzt aus Marseille, der zwar nicht erstmalig, aber am ausführlichsten 1888 diese Herzfehlerkombination beschrieben hat. Sie besteht aus (Abb. 5-28):

- Ventrikelseptumdefekt, der etwa die Größe des Aortenostiums hat,
- Pulmonalstenose, entweder valvulär (15%), muskulär infundibulär (25%) oder am häufigsten kombiniert (60%),
- dextroponierter, den Defekt überreitender Aorta und
- Hypertrophie des rechten Ventrikels als Folge der Pulmonalstenose.

Besteht zusätzlich noch ein Vorhofseptumdefekt, kann der Fehlerkomplex als *Fallotsche Pentalogie* bezeichnet werden.

Bei der Herzfehlerkombination einer Fallotschen Tetralogie besteht diastolisch rechts- und linksventrikulär Druckgleichheit; die Ausflußenge bedingt systolisch einen Rechts-Links-Shunt. Dieser Shunt und die Minderdurchblutung der Lungengefäße – die zudem hypoplastisch angelegt sein können – sind für die schwere zentrale Zyanose der Patienten verantwortlich. Man sieht Trommelschlegel-Finger und -Zehen. Die chronische Sauerstoffuntersättigung ist Ursache für den körperlichen Minderwuchs. Synkopen – sogenannte Blausuchtsanfälle, wahrscheinlich durch zeitweiligen Verschluß des Infundibulums bedingt – sind ein prognostisch schlechtes Zeichen, erzwingen eine chirugische Intervention. Ältere Kinder nehmen die typische Hockstellung ein. Sie erhöhen damit unbewußt den peripheren Systemwiderstand, was zu einer Verminderung des Rechts-Links-Shunt führt.

Pulmonalstenose und Ventrikelseptumdefekt bewirken ein lautes Systolikum links parasternal. Das Röntgenbild zeigt aufgrund der Rechtsherzhypertrophie ein sogenannt holzschuhförmig verändertes Herz. Im EKG sieht man Zeichen der Rechtsherzbelastung. Die Diagnose wird durch Echokardiographie und Herzkatheter mit Pulmonalis-Angiographie gesichert. Letztere Untersuchung dient auch der Beurteilung der Größe des Lungengefäßbettes.

Eine operative Korrektur (Abb. 5-29) zielt zunächst auf eine Beseitigung der Enge im rechtsventrikulären Ausflußtrakt ab. Hypertrophierte infundibuläre Muskelmassen werden reseziert, die Pul-

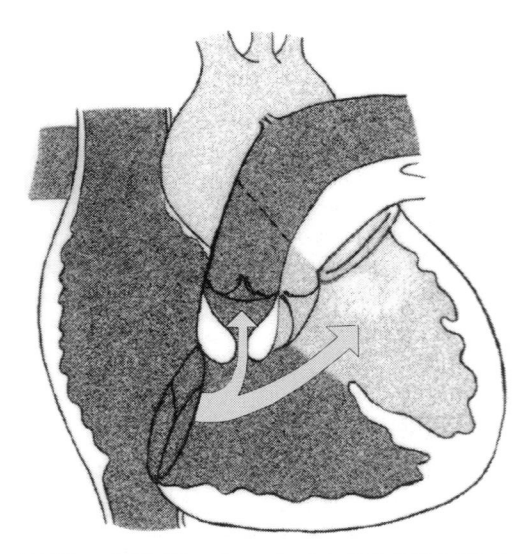

*Abbildung 5-28:* Hämodynamik einer Fallotschen Tetralogie. Sie besteht aus einer meist infundibulären Pulmonalstenose (die Enge kann aber auch valvulär bedingt sein) und einem großen Ventrikelseptumdefekt; die Aorta überreitet diesen. Aufgrund des Ausflußtrakt-Widerstandes kommt es zu einem erheblichen Rechts-Links-Shunt. Es besteht eine Hypertrophie des rechten Ventrikels. Aufgrund des Rechts-Links-Shunts gelangt ungesättigtes Blut in den Systemkreislauf, die Patienten sind dadurch zyanotisch.

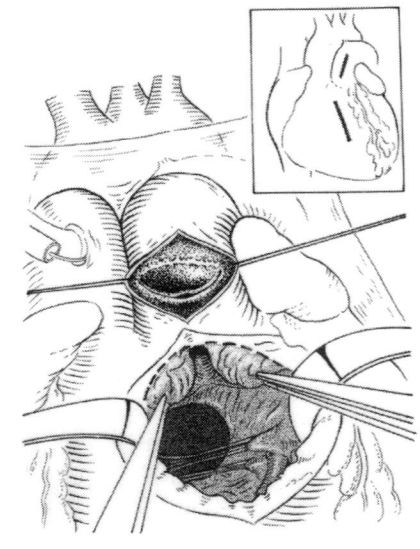

*Abbildung 5-29:* Darstellung der pathologischen Anatomie bei Falltotscher Tetralogie, wie sie sich dem Chirurgen darstellt. Das Insert zeigt die rechtsventrikulären bzw. pulmonalen Inzisionen. Über jene Zugänge erkennt man den VSD, eine infundibuläre bzw. valvuläre Pulmonalstenose. Die Pulmonalklappe ist typischerweise bikuspide geformt. Die Resektionslinien zur Beseitigung der infundibulären Stenose sind gestrichelt dargestellt.

monalklappe, die häufig nur aus zwei Taschensegeln besteht, wird in den Kommissuren gespalten (Abb. 5-30). Erweist sich nach diesen Maßnahmen der Ausflußtrakt immer noch als zu eng, wird eine Erweiterung mit Hilfe eines Patches aus Kunststoff oder Perikard, eventuell bis zur Bifurkation der Pulmonalis reichend, notwendig (Abb. 5-31). Den großen Ventrikelseptumdefekt verschließt man durch Einnähen eines Kunststoff-Flickens. Nach der Korrektur sollte der systolische Druck im rechten Ventrikel auf höchstens zwei Drittel des linksventrikulären Wertes abgefallen sein.

Obwohl Korrekturoperationen heute in der Regel im Säuglingsalter möglich sind, haben Palliativeingriffe bei ungünstigen anatomischen Verhältnissen nach wie vor ihre Berechtigung: Beispielsweise können die Pulmonalarterienäste zu klein angelegt sein und nach Ventrikelseptumverschluß nicht in der Lage sein, die Hälfte des Herzminutenvolumens aufzunehmen. Eine schwere, tödlich endende Rechtsherzinsuffizienz würde resultieren. Unter diesen Voraussetzungen entschließt man sich deshalb zu einem Blalock-Taussigschen Shunt. In klassischer Manier wird die (bevorzugt linke) Arteria subclavia End-zu-Seit mit dem ipsilateralen Pulmonalarterienast verbunden. In neuerer Zeit hat sich die modifizierte Shuntart mit Hilfe einer kleinen 4–5 mm im Durchmesser haltenden Gefäßprothese (aus Gore-Tex®) durchgesetzt, die wiederum zwischen Arteria subclavia und gleichseitigem Pulmonalarterienast interponiert wird (Abb. 5-32); bei dieser Verbindung bevorzugt man die rechte Seite.

Bei sehr kleinen Pulmonalisästen kann man sich alternativ für einen zentralen Shunt entschließen – eine Verbindung von Aorta ascendens zu Truncus pulmonalis mit Hilfe einer kurzen 3 mm-Rohrprothese aus Gore-Tex®. Erwähnenswert scheint die Waterstonsche Anastomose; d. h. eine direkte Seit-zu-Seit Verbindung zwischen rechten Pulmonalarterienast und der Hinterwand der ascendierenden Aorta.

Gut funktionierende Shunts erkennt man auskultatorisch am deutlichen Systolikum über dem 2. Interkostalraum der betreffenden Seite; meßtechnisch wird ein Anstieg des arteriellen Sauerstoffgehaltes dokumentiert.

Nach Palliativ-Eingriffen wartet man ein Wachsen der Pulmonalisäste ab. Hat sich ihr Aussehen – angiographisch dokumentiert – normalisiert, ist die Korrektur indiziert; gleichzeitig wird der jeweilige Shunt verschlossen.

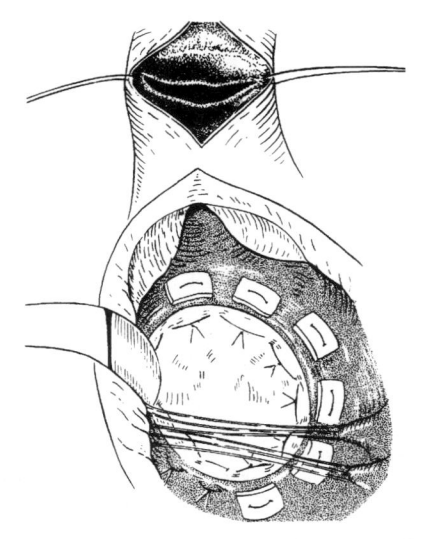

*Abbildung 5-30:* Nach der Korrektur einer Fallotschen Tetralogie: Die Pulmonalklappe ist kommissurotomiert, das Infundibulum durch Resektion erweitert. Durch den gleichen rechtsventrikulären Zugang hat man den Ventrikelseptumdefekt mit Hilfe eines Dacron-Patches verschlossen.

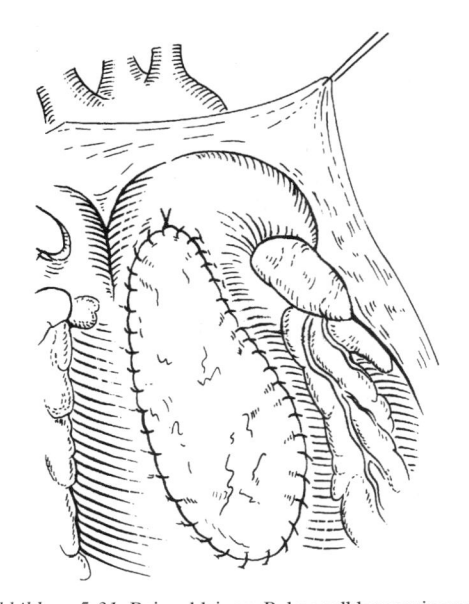

*Abbildung 5-31:* Bei zu kleinem Pulmonalklappenring wird ein Ausflußtrakt-Patch notwendig, der vom Infundibulum bis zur Bifurkation der Pulmonalis reicht.

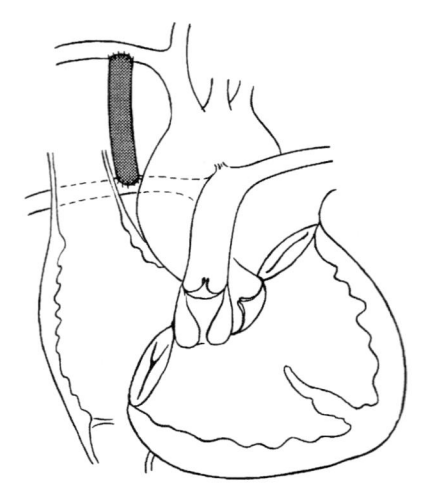

*Abbildung 5-32:* Schematische Darstellung einer extremen Fallotschen Tetralogie mit hypoplastischen Pulmonalarterienästen; Palliativ-Eingriff mit Hilfe einer Gore-Tex®-Prothese zwischen der rechten Subclavia und dem gleichseitigen Pulmonalarterienast (modifizierter Blalock-Taussig-Shunt).

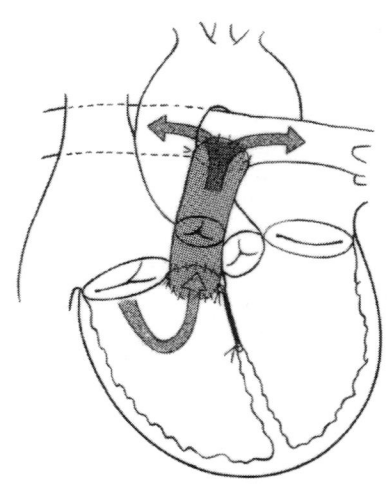

*Abbildung 5-34:* Korrektur einer Pulmonalatresie mit VSD; die Pulmonalarterien sind in diesem Fall normal entwickelt. Der Ventrikelseptumdefekt wird mit einem Dacron-Patch verschlossen. Mit Hilfe eines Homografts (s. Text) entsteht eine Verbindung zwischen dem rechten Ventrikel und der Pulmonalis-Bifurkation.

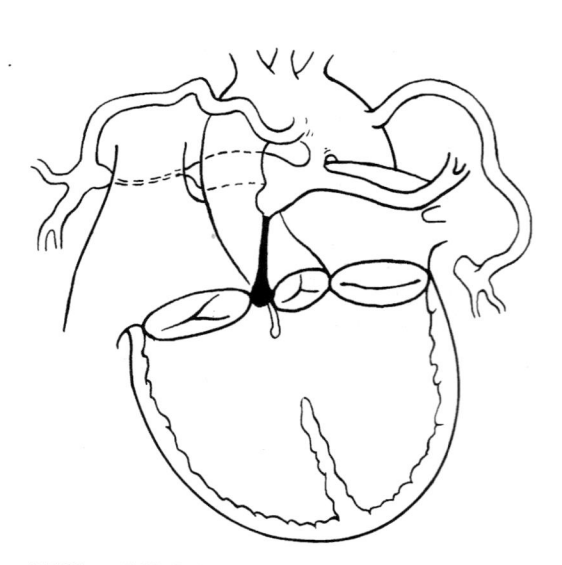

*Abbildung 5-33:* Pulmonalklappenatresie mit Ventrikelseptumdefekt. Schematische Darstellung einer Form mit hypoplastischen Lungenästen; die rechte Pulmonalis bzw. der linke untere Lappenanteil sind atretisch – wie auch fast der gesamte Bereich des Trunkus. Man erkennt zwei Kollateralgefäße, die den Bogen bzw. die Aorta descendens mit Ästen der rechten bzw. linken Lungenschlagader verbinden. Es besteht ein offener Ductus.

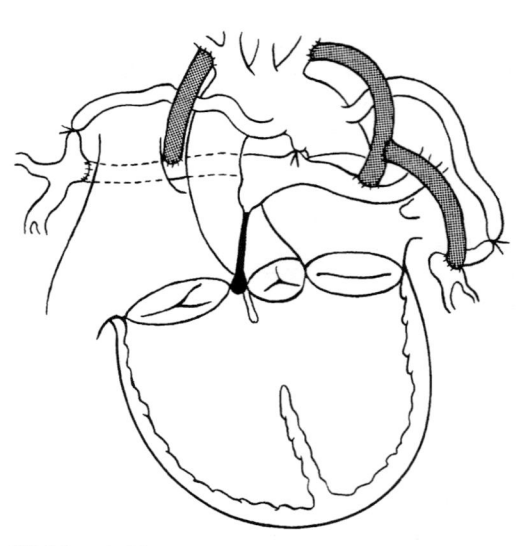

*Abbildung 5-35:* Palliativ-Operation einer sehr schweren Form mit ausgedehnten Veränderungen im peripheren Gefäßbett der Pulmonalarterien (Fall in Abb. 5-33 dargestellt). Folgende Maßnahmen sind dargestellt: Anschluß der rechten Pulmonalisäste an die Bifurkation (sogenannte «Unifokalisation»), modifizierte Blalock-Taussig-Shunts rechts und links (links in Y-Technik), Ligatur der beiden Kollateralen, Ligatur des Ductus Botalli. Die Eingriffe können nicht in einer Sitzung erfolgen, zwei Operationen über eine links- bzw. rechtsseitige posterolaterale Thorakotomie werden notwendig.

## 2.3.2 Pulmonalatresie mit Ventrikelseptumdefekt

Bei diesem Krankheitsbild, einer extremen Form der Fallotschen Tetralogie, ist der Stamm der Arteria pulmonalis im Bereich des Abganges vom rechten Ventrikel atretisch, nahe der Bifurkation findet sich jedoch meist noch ein gewisses Lumen. Sehr häufig sind die Äste der Pulmonalarterie hypoplastisch, zum Teil nicht konfluierend angelegt. Das Blut der Lungenarterien fließt über einen persistierenden Ductus Botalli zu, oder über multiple geschlängelte aorto-pulmonale Kollaterale (Abb. 5-33). Es besteht ein großer, Fallot-typischer Ventrikelseptumdefekt.

Eine endgültige Korrektur wird mit einer Verbindung vom rechten Ventrikel zur Pulmonalis-Bifurkation (mit Hilfe eines kryopräservierten, klappentragenden Anfangsstücks einer menschlichen Aorta; Abb. 5-34) und dem Verschluß des Ventrikelseptumdefektes erreicht. Sie ist jedoch nur in etwa einem Fünftel der Fälle möglich. Palliativ-Maßnahmen, die auf eine Verbesserung der Lungendurchblutung abzielen, bleiben deshalb oft permanent. Dabei handelt es sich um Blalock-Taussig-Shunts, die man mit multiplen Anschlüssen versehen kann; einzelne Pulmonalarterienäste werden miteinander verbunden (sog. «Unifocalisation» der Lungenschlagader, Abb. 35).

Bei extrem hypoplastischen (nahezu nicht vorhandenen) Pulmonalarterien kann man sich überlegen, ob nicht einer Herz-Lungen-Transplantation von Anfang an der Vorzug zu geben ist; dieser Eingriff wäre nach multiplen Voroperationen aufgrund der dann vorhandenen Verwachsungen nur sehr schwer durchführbar.

## 2.3.3 Abgang der beiden großen Gefäße vom rechten Ventrikel (double outlet right ventricle = DORV)

Einen sogenannten «einfachen» Double outlet right ventricle (DORV) kann man sich als eine andere Extremform der Fallotschen Tetralogie vorstellen, bei der die Aorta ascendens soweit nach rechts rotiert ist, daß der gesamte Gefäßanulus schließlich dem rechten Ventrikel entspringt. Bei dieser Mißbildung muß deshalb arterialisiertes Blut des linken Vorhofes und Ventrikels zunächst einen großen Ventrikelseptumdefekt passieren, um zur Aorta ascendens gelangen. DORV können mit und ohne Pulmonalstenose vorkommen – dementsprechend sind die Neugeborenen entweder zyanotisch und durch Hypoxie gefährdet oder aber durch die Lungenüberdurchblutung und die konsekutive pulmonale Hypertension.

Beim DORV erscheinen Aorta (links) und Pulmonalarterie (rechts) seitlich nebeneinander angeordnet; sind die beiden großen Gefäße transponiert (also Aorta rechts und Pulmonalis links) spricht man von einem Taussig-Bing-Komplex, wobei das Pulmonalarterien-Orificium mehr oder weniger weit den Ventrikelseptumdefekt überreitet.

Eine genaue Beschreibung der verschiedenen möglichen Korrekturen würde den Rahmen dieser Darstellung sprengen. Beim «einfachen» DORV wird mit einem weitgeschnittenen Flicken zum Verschluß des Ventrikelseptumdefektes gleichzeitig ein Tunnel gebildet, der das arterialisierte Blut aus dem linken Ventrikel durch den Ventrikelseptumdefekt zum Anulus der Aorta und damit in den großen Kreislauf leitet (Abb. 36). Die Korrektur

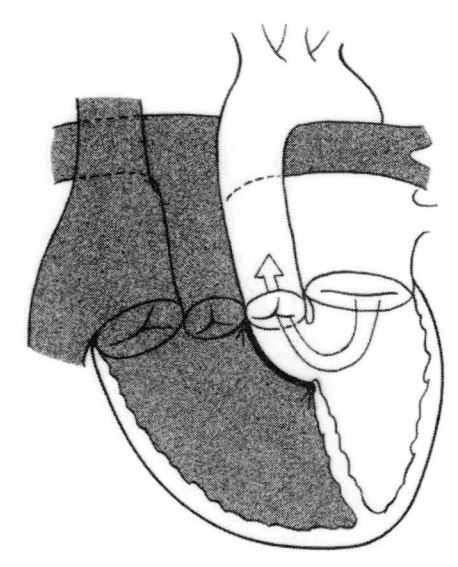

*Abbildung 5-36:* Abgang der beiden großen Gefäße vom rechten Ventrikel (Double-Outlet-Right-Ventricle = DORV). Bei diesem Krankheitsbild liegt immer ein großer Ventrikelseptumdefekt vor, der im günstigsten Fall nahe der Aortenklappe liegt. Für die Korrektur konstruiert man einen tunnelförmigen Dacron-Patch, der nicht nur den VSD verschließt, sondern auch das arterialisierte Blut in die Aorta ascendens leitet.

des Taussig-Bing-Komplexes erfolgt am besten mit Hilfe der Fontanschen Operation; die offene Trikuspidalis muß verschlossen werden, der Ventrikelseptumdefekt bleibt unkorrigiert.

**2.3.4 Veränderungen an der Pulmonalklappe**

*Pulmonalstenose*
Zu unterscheiden sind *valvuläre* (am häufigsten), *infundibuläre* – also in der muskulären Ausflußbahn des rechten Ventrikels gelegene – und die sehr seltenen *supravalvulären* (peripher gelegenenen) Pulmonalstenosen. Bei *isolierten Pulmonalklappenstenosen* sind so gut wie immer drei Klappentaschen angelegt, die in den noch erkennbaren Kommissuren zusammengewachsen sind (Abb. 37); sehr häufig sind Teile des Klappengewebes jedoch mit der Gefäßwand verbacken. Bei hochgradigen Engen kommt es zu einer domförmigen Auswalzung der Klappe, der Truncus der A. pulmonalis ist dann poststenotisch erweitert. Die *infundibuläre Stenose* stellt einen elastisch an Muskeltrabekeln aufgehängten fibrösen Ring im Bereich der Ausflußbahn des rechten Ventrikels dar. Infundibuläre Engen sind hämodynamisch variabel; der Druckgradient nimmt während der Systole zu. *Supravalvuläre Stenosen* kommen fast nur in Form multipler peripherer Engen der Pulmonaläste vor.

Patienten mit Pulmonalstenose weisen oft nur geringe Symptome auf. Bei Belastung kann es zu Atemnot und Leistungsminderung kommen. Bei hochgradigen Engen zwingt mitunter eine schwere Rechtsherzinsuffizienz schon im Säuglingsalter zum sofortigen Eingriff.

Zur zentralen Zyanose kommt es bei Pulmonalklappenstenosen nur bei gleichzeitigem Vorliegen eines Rechts-Links-Shunts – d. h. daß dann ein Vorhofseptumdefekt oder zumindest ein Foramen ovale bestehen muß.

Auskultatorisch findet sich immer ein systolisches Geräusch, seltener ein Schwirren über den 2./3. ICR links (valvuläre Engen) oder tiefer (infundibuläre Läsionen). Das EKG verifiziert Zeichen einer Rechtsherz-Hypertrophie. Im Röntgenbild erscheint das Herz klein. Bei valvulären Engen ist eine poststenotische Erweiterung der A. pulmonalis erkennbar. Die Lungengefäßzeichnung ist je nach Schweregrad der Einengungen

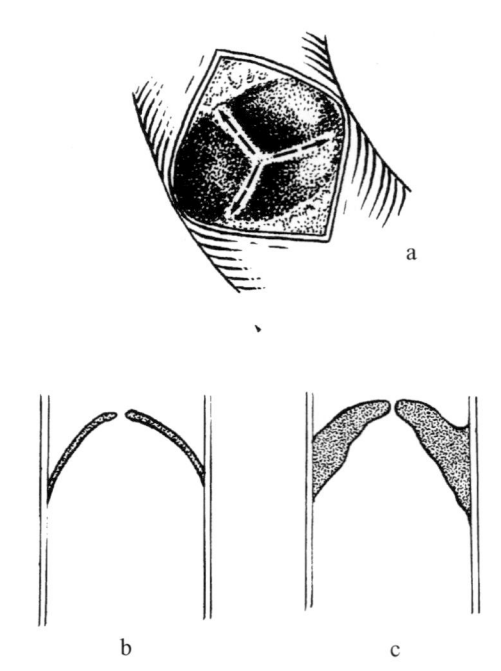

*Abbildung 5-37:* Pulmonalklappenstenose; die Klappe ist dreizipflig angelegt (a). Zur Erweiterung kommissurotomiert man (gestrichelte Linien). Alternativ führen heutzutage die Kinderkardiologen eine Ballondilatation durch. Abbildung b zeigt schematisch den gleichen Klappenbefund im Längsschnitt. Sehr häufig ist jedoch das Klappengewebe fibrotisch verdickt und mit der Gefäßwand verbacken (c). Hier hilft nur eine Exzision des gesamten Klappengewebes.

normal oder leicht vermindert. Echokardiographie, Herzkatheter und Angiographie sichern die Diagnose. Bei schweren symptomatischen Fällen ist heutzutage eventuell gleich nach Geburt eine Erweiterung der Pulmonalklappe mit Hilfe eines Ballonkatheters, im Verlauf der Herzkatheteruntersuchung, möglich. Vielfach wird dadurch ein chirurgischer Eingriff überflüssig. Das gleiche Vorgehen gilt auch für peripher gelegene Pulmonalstenosen.

Erscheint eine chirurgische Intervention angezeigt, kommt in erster Linie eine offene Kommissurotomie ohne Einsatz der Herz-Lungen-Maschine in Frage. Die dazu notwendige Technik der «Inflow-occlusion», welche auch zur Behandlung einer akuten Lungenembolie wichtig sein kann, führt man wie folgt durch: Nach medianer Sternotomie wird eine Längsspaltung des Perikards durchgeführt. Obere und untere Hohlvene werden mit Bändchen umschlungen. Während dieser Zeit hyperventiliert der Anästhesist den Patienten mit 100 %igem Sauerstoff. Der Kopf des Operierten befindet sich in einem Sack, der mit Eiswürfeln gefüllt ist. Volumen wird gegeben, um den zu erwartenden Blutverlust zu kompensieren. Der Chirurg klemmt nun den Truncus pulmonalis mit Hilfe einer flachen Gefäßklemme seitlich aus; das Gefäß wird im Bereich der Branchen längs inzidiert. Man okkludiert nun die obere und untere Cava mit den Tourniquets. Nach Leerschlagen des Herzens wird die Gefäßklemme geöffnet, der Assistent stellt die verengte Pulmonalklappe dar. Es folgt die scharfe Inzision aller drei Kommissuren bis hin zum Anulus. Vor dem erneuten Setzen der Gefäßklemme gibt man den venösen Zufluß aus der unteren Hohlvene frei, um den rechten Ventrikel von Luft frei zu spülen. Das erneute Setzen der Gefäßklemme wird erleichtert, wenn man sich zuvor die Ekken der Pulmonalisinzision mit Fäden markiert hat. Es folgt abschließend die fortlaufende Naht der Lungenschlagader.

Der gesamte Eingriff erfolgt demnach bei (leer) schlagendem Herzen in Normothermie und kann ohne Probleme innerhalb von maximal 2 bis 3 Minuten durchgeführt werden. Vermutet man jedoch ein persistierendes Foramen ovale, einen Vorhofseptumdefekt, so besteht die Gefahr, daß Luft in den linken Vorhof – und von dort letztendlich in das Gehirn – gelangt. Unter diesen Umständen muß der gesamte Eingriff unter dem Schutz einer künstlich stimulierten elektrischen Fibrillation erfolgen. Vor dem Defibrillieren wird dann der linke Ventrikel sorgfältig entlüftet.

In schweren Fällen mit ausgeprägter Rechtsherzhypertrophie ist die Anwendung der Herz-Lungen-Maschine angezeigt, wie auch bei Eingriffen bei infundibulären Stenosen. Hier wird der fibröse Ring mitsamt den hypertrophierten Muskeltrabekeln nach Längsinzision der Ausflußbahn reseziert; sehr häufig wird ein breiter Patch am Ausflußtrakt notwendig (analoge Technik wie bei der Fallotschen Tetralogie beschrieben, s. Abb. 5-31).

*Pulmonalklappenatresie*

Das Krankheitsbild der Pulmonalklappenatresie ist (bei intaktem Ventrikelseptum) mit einem Überleben nur vereinbar, wenn gleichzeitig ein großer Ductus Botalli für den Zufluß von Lungenblut sorgt. Symptomatisch (schwer hypoxisch) werden die Neugeborenen, sobald sich der Ductus zu verschließen droht. Dies kann zunächst mit Prostaglandin medikamentös verhindert werden. Auf Dauer erweist sich die Anlage einer Blalock-Taussigschen Verbindung als lebensrettend; in günstigen Fällen kann man zusätzlich eine Perforation der atretischen Pulmonalis-Membran vornehmen.

Da bei Patienten mit Pulmonalatresie der rechte Ventrikel nicht selten hypoplastisch erscheint, bietet sich für eine spätere Korrektur die Fontansche Operation an.

*Pulmonalklappenaplasie*

Bei jenen Patienten fehlt die Pulmonalklappe, was eine massive Insuffizienz bedingt: Große Blutvolumina pendeln systolisch-diastolisch zwischen Pulmonalarterie und rechtem Ventrikel hin und her. Die sich entwickelnde Rechtsherzinsuffizienz prägt das Krankheitsbild. Angiographisch lassen sich grotesk aussehende Aneurysmen der Lungengefäße nachweisen, die nicht selten die Atemwege behindern und letztendlich eine Malazie bewirken.

Eine chirurgische Therapie besteht aus der Implantation eines Homografts zwischen rechtem Ventrikel und Pulmonalis-Bifurkation; die Aussackungen der Lungengefäße rafft man. Meist kommt man nicht um eine lange Nachbeatmungsphase herum.

### 2.3.5 Pulmonalis-Schlingen-Syndrom

Hierbei verläuft der linke Pulmonalarterienast von einem abnormen Ursprung aus der rechten Pulmonalarterie gewöhnlich zwischen Ösophagus und Trachea zum linken Hilus. Eine Kompression der Trachea wird verursacht, wenn durch ein Ligament oder den Ductus Botalli der Ring um die Trachea vollständig geschlossen ist.

Zur Beseitigung der Mißbildung durchtrennt man die linke Pulmonalarterie am Ursprung, zieht sie um die Trachea nach vorn und reanastomosiert an der Bifurkation erneut.

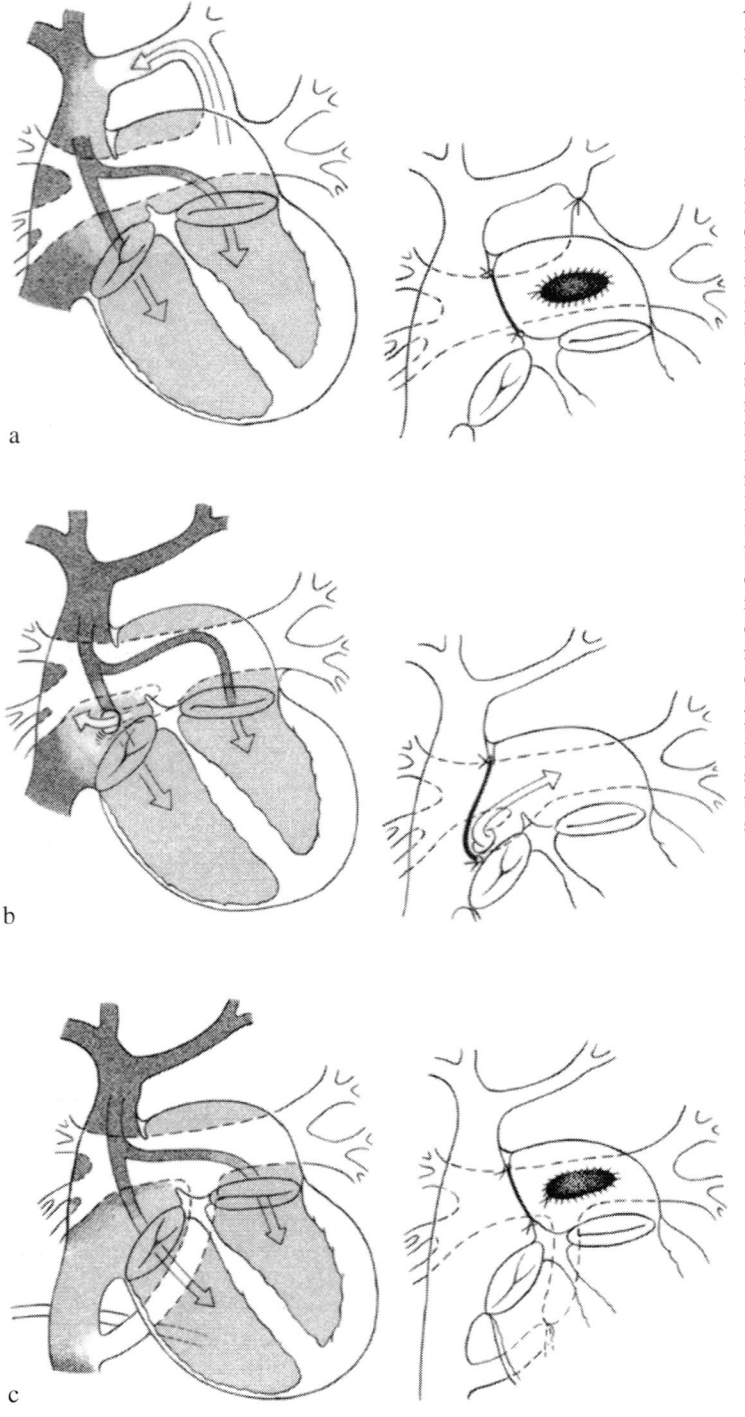

*Abbildung 5-38:* Totale Lungenvenenfehlmündung. a. Suprakardialer Typ; hierbei drainiert das Lungenvenenblut in die Vene jugularis sinistra bzw. in die Verbindung derselben zur oberen Hohlvene. Die Korrektur besteht aus einer Seit-zu-Seit Anastomose zwischen dem Zusammenfluß der gesamten Lungenvenen und der Hinterwand des linken Vorhofes. Das Sammelgefäß wird zur Quervene hin ligiert, der Vorhofseptumdefekt mit einem Patch verschlossen. b. Kardialer Typ; hierbei fließt das gesamte Lungenvenenblut über ein separates Gefäß, meist über den Sinus coronarius in den rechten Vorhof. Es besteht ein Vorhofseptumdefekt. Für die Korrektur (Insert) benötigt man einen Vorhof-Patch aus Perikard, der den Defekt verschließt und gleichzeitig das Lungenvenenblut nach links umleitet. c. Infrakardialer Typ; hierbei mündet das Sammelgefäß meist infradiaphragmal in die untere Hohlvene. Für die Korrektur verbindet man zunächst wiederum den Zusammenfluß der Lungenvenen Seit-zu-Seit mit der Hinterwand des linken Atrium. Die Ligatur des Sammelgefäßes erfolgt supradiaphragmal, der Vorhofseptumdefekt wird mit einem Patch verschlossen.

## 2.4 Mißbildungen des linken Vorhofs und des linksventrikulären Einflußtraktes

### 2.4.1 Totale Lungenvenenfehlmündung

Neben den partiellen Lungenvenenfehlmündungen kommt auch die Fehlmündung aller Lungenvenen in das zentral-venöse System rechts als typische Hemmungsmißbildung der Neugeborenenperiode vor. Je nach Einmündungsort der Lungenvenen über das Sammelgefäß unterscheidet man den *suprakardialen Typ* (Vena cava superior), *kardialen Typ* (über den Koronarsinus in den rechten Vorhof) und schließlich den *infrakardialen Typ* (Vena cava inferior). Es kommen auch Mischformen dieser drei Typen vor.

Die totale Lungenvenenfehlmündung ist nur mit dem Leben vereinbar, wenn gleichzeitig ein Vorhofseptumdefekt vorhanden ist; sehr häufig ist die Assoziation mit einem Cor triatriatum (s. u.). Symptome bestehen sofort nach der Geburt; schwere Hypoxie, Zyanose und Herzinsuffizienz fallen auf. Für Herzkatheter und Angiographie sind die Neugeborenen häufig zu krank; es genügt eine Diagnosestellung mittels Echokardiographie.

Die Korrektur der Mißbildung erfolgt in der Regel als Notoperation: Beim *suprakardialen Typ* (Abb. 5-38a) muß das hinter den Vorhöfen gelegene Sammelgefäß mit dem linken Vorhof Seit-zu-Seit anastomosiert werden. Der Vorhofseptumdefekt wird verschlossen und das Sammelgefäß an der Einmündung in die Vena bracheocephalica sinistra ligiert.

Beim *kardialen Typ* (Abb. 5-38b) erfolgt das Trennen der Vorhöfe nach Rechts-Versetzen des Septums mit Hilfe eines Kunststoff-Flickens, wobei der Koronarsinus unter Umständen im Bereich des linken Vorhofes belassen werden muß (5–10% Rechts-Links-Shunt).

Beim *infrakardialen Typ* (Abb. 5-38c) führt man ebenso eine Seit-zu-Seit Anastomose zwischen dem linken Vorhof und dem Sammelgefäß der fehlmündenden Lungenvenen durch. Kranial vom Durchtritt durch das Zwerchfell wird es ligiert und der Vorhofseptumdefekt verschlossen.

### 2.4.2 Cor triatriatum

Der linke Vorhof ist bei diesem Herzfehler durch eine Membran mit mehr oder weniger großer Öffnung in ein Lungenvenen- bzw. Mitralklappen-Kompartment aufgeteilt. Damit ist der Zufluß zur Mitralklappe behindert; es bestehen Symptome einer Mitralstenose. Oft ist ein Defekt zwischen Lungenvenen-Kompartment und rechtem Vorhof vorhanden, so daß dann ein entsprechend großer Links-Rechts-Shunt resultiert und die (Mitral-) Stenose-Symptomatik weniger in Erscheinung tritt. Das Cor triatriatum kommt sehr häufig in Verbindung mit einer totalen Lungenvenenfehlmündung vor (s. o.). Auskultatorisch wird ein diastolisches Geräusch über dem Erbschen Punkt gefunden; die Sicherung der Diagnose erfolgt durch Echokardiographie und Linksherzkatheter.

Die Korrektur besteht aus einer Beseitigung der trennenden Membran. Dabei wird vom rechten Vorhof aus durch das Vorhofseptum vorgegangen. Der vorhandene oder bei diesem Vorgehen gesetzte Vorhofseptumdefekt wird schließlich durch direkte Naht oder mit Hilfe eines Kunststoff-Flickens verschlossen.

### 2.4.3 Isolierte Mitralstenose, Mitralinsuffizienz

Die isoliert vorkommende angeborene Mitralstenose ist äußerst selten. Meist liegen Deformierungen und Fibrosierungen der Klappensegel vor im Sinne einer sogenannten «Parachute-» (Fallschirm-förmig veränderten) Klappe, wobei sich die Chordae tendineae zu einem solitären Papillarmuskel vereinigen. Der Fehler kann in Verbindung mit anderen Engen – z.B. einer Aortenstenose, Aortenisthmusstenose – vorkommen; es kann sich dann um ein hypoplastisches Linksherzsyndrom handeln.

Isolierte Mitralinsuffizienzen sind ebenfalls selten und dann meist durch Ringdilatation verursacht.

Angeborene Klappenerkrankungen bedingen eine ausgeprägte körperliche Minderentwicklung, Dyspnoe, frühzeitige Herzinsuffizienz.

Das diagnostische Vorgehen ist ausführlich im Kapitel für erworbene Herzklappenfehler dargestellt. Bei kindlichen Patienten mißt man jedoch der echokardiographischen Untersuchung noch mehr Bedeutung zu. Des weiteren gilt, daß ein Klappenersatz nur dann erfolgt, wenn plastische Maßnahmen nicht gelingen. Bei Kranken mit Mitralstenose bedeutet dies eine Kommissurotomie mit Hilfe der Herz-Lungen-Maschine; bei insuffizienten Klappen erfolgt in der Regel eine Raffung von Teilen des Anulus nach Wooler. Dabei legt man rechts und links parakommissurale U-Nähte in den Anulusbereich des muralen Segels, der folglich um die Stichbreite nach dem Knoten verkürzt wird.

## 2.5 Singuläre Mißbildungen des linksventrikulären Ausflußtraktes

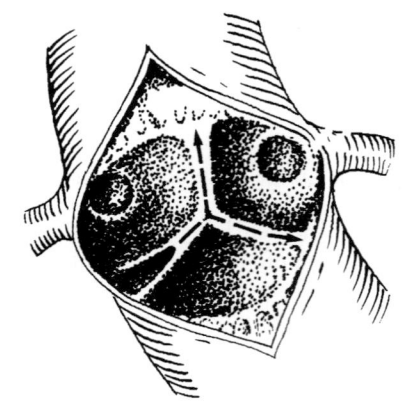

*Abbildung 5-39:* Kongenitale Aortenklappenstenose; die gestrichelten Linien geben die Richtung der beabsichtigten Kommissurotomie wider.

Die Verengungen betreffen meist die *Aortenklappe* (*valvuläre* Stenosen), die in der Regel aus drei Taschensegeln besteht. Gewöhnlich erscheint die rechte Tasche (seltener die linke) rudimentär angelegt und mit den benachbarten Strukturen verschmolzen (Bikuspidalisierung; Abb. 5-39). Die akoronare Taschenklappe – d. h. dasjenige der drei Klappensegel, in deren Sinus Valsalvae keine Koronararterie entspringt – bleibt in der Regel unverändert. Relativ selten sind primär nur zwei Taschenklappen angelegt, die dann in den Kommissuren verwachsen sein können.

*Subvalvuläre Stenosen* bestehen aus einem 5–20 mm unterhalb der meist intakten Klappe gelegenen, fibrösen Ring; in ungünstigen Fällen erscheint der gesamte linksventrikuläre Ausflußtrakt fibrös ausgekleidet und ist bleistiftdünn verengt.

*Die idiopathische hypertrophe Subaortenstenose (IHSS)* muß als eigenes Krankheitsbild abgegrenzt werden. Hierbei findet man eine extreme Hypertrophie des Herzmuskels, vor allem des Ventrikelseptums und des (linksseitig gelegenen) Musculus bulbospiralis.

*Supravalvuläre* Aortenstenosen bestehen aus einer uhrglasförmigen Einengung oberhalb des Klappenringes, die meist mit einer Verdickung aller Wandschichten einhergeht. Nicht selten findet man zusätzlich ein oder zwei hypoplastisch veränderte Sinus Valsalvae.

Gering- bis mäßiggradige Stenosen können bis ins Erwachsenenalter hinein symptomlos verlaufen. Hochgradige Engen machen unter Umständen schon im Kindes-, seltener im Neugeborenenalter Beschwerden. Leistungsminderung und das Auftreten von Synkopen stehen im Vordergrund. Ein plötzlicher Herztod droht.

Auch für diesen Abschnitt gilt, daß das diagnostische Vorgehen im Kapitel der erworbenen Herzklappenfehler ausführlich beschrieben wird.

*Valvuläre Mißbildungen* versucht man, soweit wie möglich, mit plastischen Maßnahmen zu bessern. Dabei werden vorsichtig verwachsene Kommissuren mit dem Skapell gespalten, verdickte Taschensegel durch ausdünnen mobilisiert. Ein Idealergebnis ist jedoch selten zu erzielen, der spätere Klappenersatz – etwa im 4. Lebensdezennium – ist nicht zu verhindern.

Bei *subvalvulären Stenosen* wird der fibröse Ring unter Schonung der Mitralis reseziert. Tunnelförmige subvalvuläre Engen kann man längs inzidieren und mit einem langen ovalären Patch versehen, der dann bis in das interventrikuläre Septum reicht. Im Anschluß daran wird eine Kunstklappenimplantation notwendig.

Die chirurgische Therapie der *idiopathischen hypertrophen Subaortenstenose* besteht aus einem Durchtrennen der verdickten Muskelmassen, einer Teilresektion des interventrikulären Septums. Der Eingriff geschieht über eine Inzision in der Aorta ascendens und durch die Aortenklappe.

Bei *supravalvulären Stenosen* wird die Aorta bis in den akoronaren Sinus Valsalvae gespalten und danach ein rautenförmiger Flicken aus Dacron in die Inzision eingefügt.

## 2.6 Das hypoplastische Linksherzsyndrom

Bei normaler Rechtsherzkonfiguration weisen diese Patienten kleine linke Ventrikel mit hypo- bis aplastischen Klappen auf. Aorta ascendens und Bogen sind von geringem Durchmesser, wobei es extreme Varianten geben kann. Nahezu immer findet man eine Aortenisthmusstenose (Abb. 5-40). Ein offener Ductus Botalli und intrakardiale Shunts (auf Vorhof- und Ventrikelebene) halten die Neugeborenen für kurze Zeit am Leben. Wichtig erscheint die Feststellung, daß diese Patienten mit hypoplastischem Linksherzsyndrom eine normale Hirnfunktion aufweisen; auch sonstige Organmißbildungen sind selten.

Eine chirurgische Intervention sollte als Palliation in der Art nach Norwood durchgeführt werden (Abb. 5-41), später wird eine Fontansche Operation notwendig.

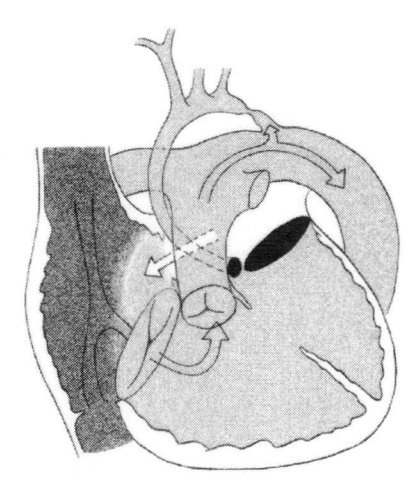

*Abbildung 5-40:* Das hypoplastische Linksherzsyndrom; schematische Darstellung der komplexen Mißbildung: Bei kleinem linken Ventrikel sind Mitralis- bzw. Aortenklappe hypo- bis aplastisch angelegt. Aorta ascendens und Bogen weisen einen geringen Durchmesser auf, es besteht eine Aortenisthmusstenose. Das Lungenvenenblut nimmt seinen Weg über einen mehr oder minder großen Vorhofseptumdefekt. Zusätzlich dazu besteht ein VSD: Beide Herzhälften drainieren im wesentlichen über die Pulmonalis, die zudem über einen großen Ductus Botalli die Aorta descendens versorgt und – retrograd über die Aortenisthmusstenose – den Aortenbogen und die Aorta ascendens (mit den beiden Koronararterien).

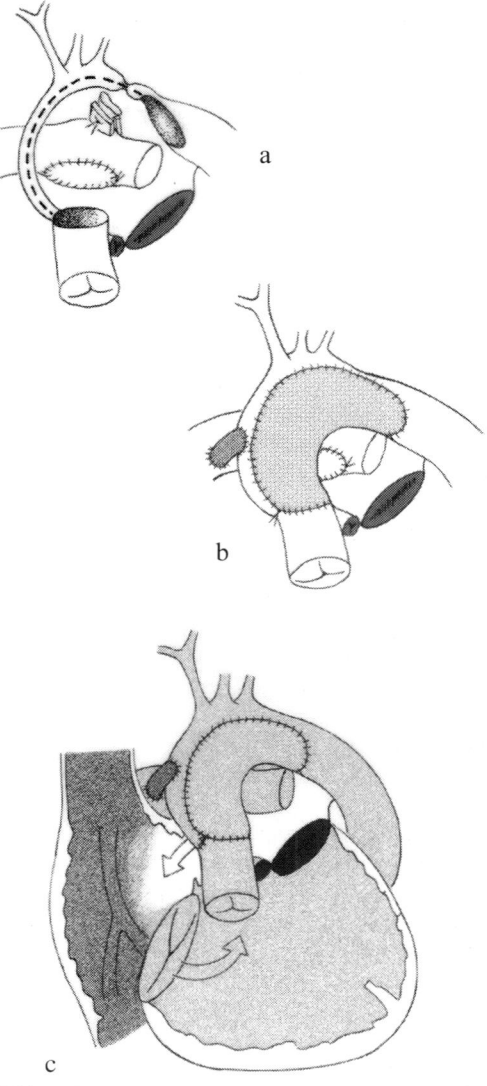

*Abbildung 5-41:* Prinzipien der Korrektur: Zunächst durchtrennt man den Ductus Botalli und setzt den Truncus der Pulmonalis an der Bifurkation ab. Das Loch in der Bifurkation deckt man mit einem Perikard-Patch. Sodann werden Aorta ascendens, Bogen, Koarktation und Teile der Descendens längs inzidiert (gestrichelte Linie; a). Mit Hilfe eines Patches als menschlicher Pulmonalis (kryopräserviertes Homograft) augmentiert man diese Gefäßabschnitte, wobei die proximale Anastomose den Truncus der Pulmonalis miteinbezieht. Beide Ventrikel drainieren somit Mischblut über eine «Neo-Aorta» (b; Hämodynamik auch in c dargestellt). Um die Lungendurchblutung zu gewährleisten, wird das Interponat eines kurzen Kunststoffröhrchens zwischen der Aorta ascendens und der Pulmonalis notwendig (c).

Alternativ kann man sich für eine Herztransplantation entscheiden, wobei gleichzeitig Aortenbogen und Aorta descendens mit Spender-Aorta augmentiert werden (siehe auch Neunter Teil, Kapitel Herztransplantation). Bis zum Finden eines geeigneten Spenderorgans wird der Ductus mit Prostaglandin offen gehalten.

## 2.7 Anomalien der großen Gefäße am Abgang aus den Ventrikeln

### 2.7.1 Transposition der großen Gefäße (Dyskontinuität von Ventrikeln und großen Gefäßen)

In Statistiken der westlichen Welt ist die Transposition der großen Gefäße mit 10 % aller angeborener Herzfehler häufig. Bei diesem Vitium nimmt das Blut folgenden Weg: Der venöse Rückstrom wird im rechten Vorhof gesammelt, gelangt über den rechten Ventrikel in die Aorta; entsprechend strömt das Blut über den linken Vorhof und Ventrikel in die Pulmonalis (Abb. 5-42). Rechter und linker Ventrikel sind zudem nicht schräg seitlich nebeneinander positioniert, sondern in anteriorposteriorer Stellung; folglich kommt die Aorta ascendens *vor* der Pulmonalis zu liegen (im Normalfall überkreuzt der Truncus bzw. das Infundibulum der Pulmonalis den linksventrikulären Ausflußtrakt bzw. den Bulbus der Aorta).

Das Vorliegen einer Transposition der großen Gefäße stellt – ähnlich wie die totale Lungenvenenfehlmündung – eine hämodynamische Katastrophe dar, die postnatal nur dann überlebt wird, wenn zusätzliche angeborene Verbindungen zwischen den beiden Kreislauf-Hälften bestehen, nämlich ein offenes Foramen ovale oder ein Vorhofseptumdefekt («einfache» Transposition der großen Gefäße), ein Ventrikelseptumdefekt («einfache» Transposition der großen Gefäße mit VSD). Bei Neugeborenen entspricht der pulmonale Widerstand aber zunächst dem Systemwert. Shunts werden also erst nach Absinken des Pulmonalisdruckes wirksam. Eine valvuläre oder infundibuläre Pulmonalstenose kann die ohnehin schon mißliche Kreislaufsituation zusätzlich negativ beeinflußen («einfache» Transposition der gro-

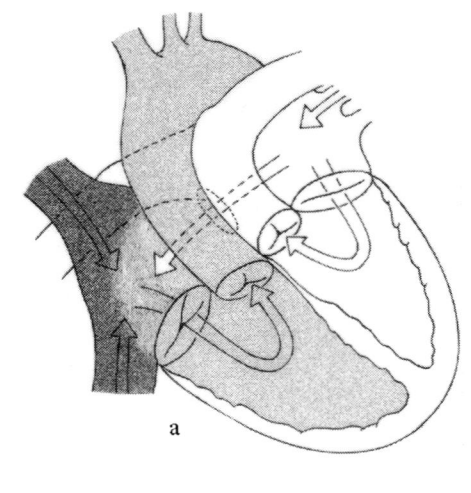

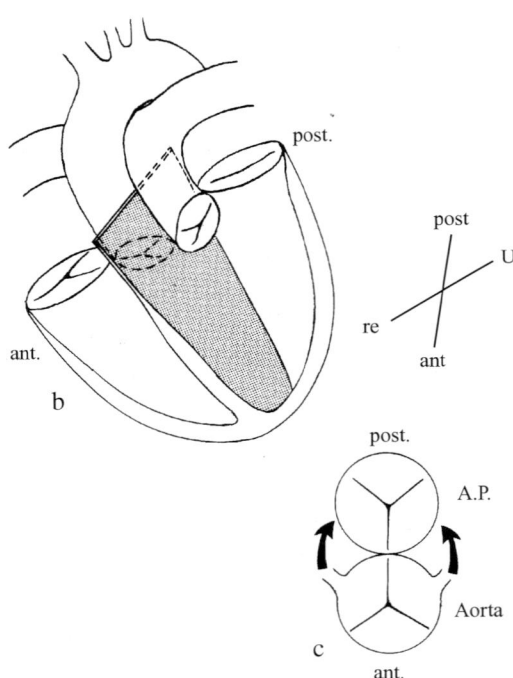

*Abbildung 5-42:* Transposition der großen Gefäße (Diskontinuität von Ventrikeln und großen Gefäßen). a. Schematische Darstellung der Hämodynamik; zum Überleben ist eine Kurzschlußverbindung – z. B. wie dargestellt ein großer Vorhofseptumdefekt notwendig. Abbildung b zeigt in Seitenansicht die anteriore/posteriore Lage von rechtem, linkem Ventrikel, von Aorta, Pulmonalis. Das gleiche wird noch einmal durch die Aufsicht-Skizze der beiden Taschenklappen unterstrichen (c). Die beiden Pfeile deuten den «Switch» der beiden Koronararterien an.

ßen Gefäße kompliziert mit Pulmonalstenosen, mit und ohne VSD).

Neugeborene mit «einfacher» Transposition der großen Gefäße fallen durch ihre schwere Zyanose auf. Bei extremer Hypoxie muß sofort intubiert und beatmet werden. Notfallmäßig erfolgen Echokardiographie, Herzkatheter und Angiographie; letztere Untersuchung ist zur Darstellung der Koronararterien wichtig. Während der invasiven Untersuchungen erweitert man in der Regel mit Hilfe eines Ballons nach Rashkind das Foramen ovale.

Als chirurgische Behandlung der Wahl für die «einfache» Transposition setzt sich der *arterielle «Switch»* mehr und mehr durch (Abb. 5-43). Ziel der Korrektur ist die anatomisch korrekte Verbindung des linken Ventrikels mit der Aorta acendens und der rechten Herzhälfte mit dem Truncus der A. pulmonalis. Dies gelingt, indem man sowohl die Hauptschlagader als auch den Pulmonalisstamm zunächst distal der jeweiligen Klappenebenen durchtrennt und dann «vertauscht» anastomosiert: Aorta ascendens mit Pulmonalis-Bifurkation, Truncus pulmonalis mit distaler Aorta/Aortenbogen. Dazu ist es notwendig, die beiden Koronararterien-Ostien zur Neo-Aorta zu transferieren, ein Vorgang, der durch die strikte Anteriorposterior-Lage der beiden großen Gefäße erleichtert wird. Das Transferieren der Koronararterien-Ostien kann häufig durch Verzweigungsanomalien erschwert werden; die Koronarostien können z.B. nicht genau einem Sinus valsalvae entspringen oder aber alle Koronarien aus einem gemeinsamen Ursprung entstammen.

Arterielle Switch-Operationen sollten idealerweise während der ersten Lebenswoche erfolgen. Später nimmt die linksventrikuläre Muskelmasse (die ja anatomisch inkorrekt die Lungenstrombahn versorgt) als Folge des schnell sinkenden Pulmonalwiderstandes ab, ist somit nicht mehr in der Lage, den Systemwiderstand in der akuten postoperativen Phase zu überwinden. Arterielle Switch-Operationen, die in späteren Lebenswochen geplant sind, erfordern deshalb einen Voreingriff zur Konditionierung des linken Ventrikels. Dies wird durch Bändelung der Arteria pulmonalis ein bis zwei Wochen vor der Korrektur erreicht.

Solche konditionierende Maßnahmen sind bei Patienten mit zusätzlich vorhandenem Ventrikelseptumdefekt nicht notwendig. Vor dem arteriellen

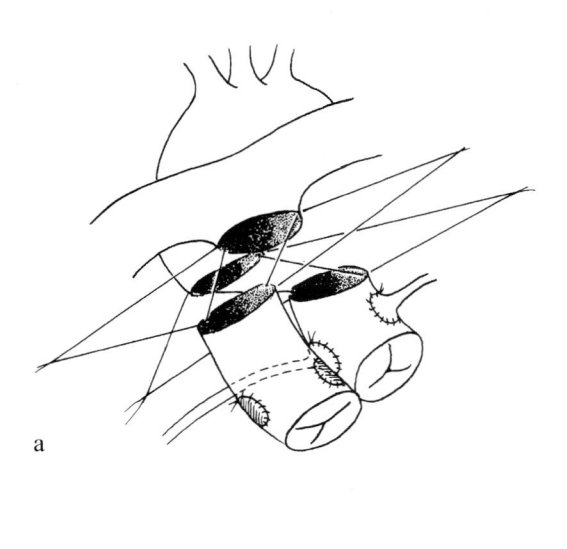

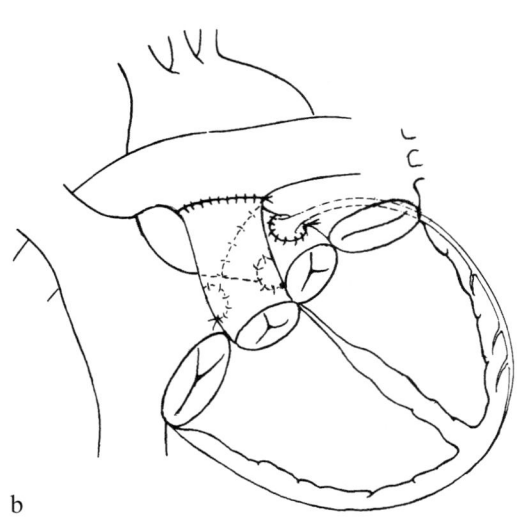

*Abbildung 5-43:* Korrektur der Transposition der großen Gefäße; der «arterielle Switch». Hierbei durchtrennt man die Aorta ascendens und den Truncus der Pulmonalis. Sodann erfolgt der Transfer der rechten wie linken Koronararterie auf den Lungenschlagader-Stamm (Bildung einer Neo-Aorta). Die Löcher in der Aorta ascendens verschließt man mit Perikard (Neo-Pulmonalis). Vorlagern der Pulmonalis-Bifurkation (vor die Aorta ascendens, sogenanntes Lecompte-Manöver). Abschließend erfolgen End-zu-End-Anastomosen zwischen der Neo-Aorta und der distalen Aorta, der Neo-Pulmonalis und der Bifurkation. Abbildung b zeigt die fertige Korrektur; einfachheitshalber ist nur eine Koronararterie (Ramus interventrikularis anterior) dargestellt.

«Switch» verschließt man die abnorme Verbindung mit einem Kunststoff-Flicken. Als Zugang wird der transatriale Weg durch die Trikuspidalklappe gewählt.

Die operative Umkehr der venösen Zuflüsse auf Vorhofebene (sogenannter *atrialer* Switch; Methoden nach Mustard oder Senning) wird heutzutage nur noch selten durchgeführt. Der Grund hierfür ist, daß bei diesen Methoden die anomale Sequenz – rechter Ventrikel versorgt die Aorta usw. – belassen wird, was offensichtlich für Langzeiterfolge nicht günstig ist.

Der Korrektur-Eingriff bei Transpositionen mit Pulmonalstenose bzw. Transposition mit Pulmonalstenose und VSD besteht aus einer Umgehung der Enge mittels Aortenhomograft; der VSD wird mit einem Kunststoff-Flicken verschlossen.

### 2.7.2 «Korrigierte» Transposition der großen Gefäße (Dyskontinuität von Vorhöfen und Ventrikel und von Ventrikel und großen Gefäßen)

Im Gegensatz zur Transposition (Dyskontinuität von Ventrikeln und großen Gefäßen) handelt es sich hierbei um eine komplexe Mißbildung, wobei dem rechten Vorhof der anatomisch links konfigurierte Ventrikel (ersichtlich z. B. durch das Vorhandensein von Mitralis und beiden Papillarmuskeln) folgt, der sich wiederum in die Pulmonalis entleert. Andererseits ist der linke Vorhof mit dem rechten Ventrikel und der Aorta konnektiert. Hämodynamisch wird also venöses Blut aus dem rechten Vorhof letztendlich «richtig» in die Pulmonalarterie geleitet, arterielles aus dem linken Vorhof in die Aorta ascendens – die Transposition erscheint somit anatomisch «korrigiert». Klinisch relevant wird der Herzfehler erst bei zusätzlichen Mißbildungen, die allerdings sehr häufig sind: Ventrikelseptumdefekte, Vorhofseptumdefekte, AV-Blocks III. Grades. Erschwert wird die chirurgische Korrektur durch rotationsbedingte Lageanomalien von Vorhöfen und Kammern.

### 2.7.3 Persistierender Truncus arteriosus

Ein Truncus arteriosus resultiert, wenn in einer frühen Phase der Herzentwicklung die Septierung zwischen Aorta und A. pulmonalis unterbleibt:

Über einem großen Ventrikelseptumdefekt entspringt dann ein dominierendes, median gelegenes Gefäß, das beide Herzkammern drainiert und beide Kreisläufe versorgt. Die Aortenklappe ist in der Regel vierzipflig angelegt; Anomalien der Koronararterien sind nicht selten.

Klinische Schweregrade ergeben sich aus vier morphologischen Formen des Krankheitsbildes, je nachdem, wie weit sich die Fehlanlage in die «Peripherie» der A. pulmonalis entwicklet hat (Abb. 5-44):
– Ein Lungenarterienstamm entspringt dorsal an der Aorta ascendens, die Pulmonalisäste sind regelrecht angelegt.
– Beide Lungenarterienäste entspringen dorsal an der Aorta ascendens in einer gemeinsamen Bifurkation, ein eigentlicher Truncus der Pulmonalarterie fehlt.
– Beide Lungenarterienäste entspringen getrennt rechts- und linksseitig aus der Aorta ascendens. Es fehlen Truncus *und* Bifurkatation.
– Stamm und Äste der Pulmonalarterien fehlen; die Lungen werden über Kollaterale, die vom Aortenbogen bzw. der Aorta descendens entspringen, versorgt. Diese Mißbildung entspricht derjenigen einer Pulmonalatresie mit Ventrikelseptumdefekt.

Symptome entstehen durch den großen Links-Rechts-Shunt, der unbehandelt zur raschen Ausbildung einer irreversiblen pulmonalen Hypertension (Eisenmenger-Reaktion) führt. Die Diagnose erfolgt mit Hilfe des Echokardiogramms, des Herzkatheters (Bewertung der pulmonalen Hypertension) und der Angiokardiographie.

Die vorliegende Mißbildung fordert eine rasche Entscheidung zur Korrektur. Zwischen rechtem Ventrikel und Bifurkation der Pulmonalarterie wird ein Honograft interponiert, der Ventrikelseptumdefekt mit einem Patch verschlossen. Der Stamm der Pulmonalis muß zuvor von der Aorta ascendens abgetrennt werden. Fehlt er, muß ein Teil der Aortenhinterwand mitreseziert und der Defekt mit einem Patch verschlossen werden.

Eine Palliation durch eine Bändelungs-Operation ist selten notwendig. Die Korrektur erfolgt in diesem Fall später. Fälle mit eingetretener Eisenmenger-Reaktion bedürfen einer Herz-Lungen-Transplantation in späteren Jahren.

## 2.7.4 Aorto-pulmonales Fenster

Es besteht eine direkte Öffnung zwischen den nebeneinander verlaufenden großen Gefäßen unmittelbar distal ihres Abganges aus dem Herzen.

Die Symptome entsprechen denen eines großen Ductus Botalli (nicht selten werden beide Mißbildungen miteinander verwechselt). Echokardiographie, Herzkatheter und Angiographie sichern die Diagnose.

Die Korrektur erfolgt nach medianer Längssternotomie und Freipräparieren der pathologischen Verbindung. Der Verschluß des aorto-pulmonalen Fensters wird mit Hilfe eines Patches und unter Anwendung der Herz-Lungen-Maschine durchgeführt.

## 2.7.5 Koronararterienanomalien

Nahezu alle kongenitalen Herzmißbildungen können mit Koronararterienanomalien einhergehen. Sämtliche mögliche Variationen kommen vor. Für Korrekturen (z.B. beim arteriellen «Switch» ist das Abgehen aller Herzkranzgefäße aus einem gemeinsamen Ostium von Bedeutung, bei der Korrektur der Fallotschen Tetralogie das Entspringen des Ramus interventricularis anterior aus der rechten Koronararterie.

Möglich sind weiterhin Verbindungen eines Koronararterienastes mit dem Niederdrucksystem, dem rechten Vorhof oder Ventrikel. Folgen sind dann Links-Rechts-Shunts und der Entzug von arterialisiertem Koronarblut für das entsprechende myokardiale Areal. Außerdem kommt der Abgang einer linken Kranzarterie aus der Pulmonalis (Bland-White-Garland-Syndrom) vor; ungesättigtes Blut versorgt dann die entsprechenden Myokardgebiete. Die beiden zuletzt erwähnten Krankheitsbilder können symptomatisch werden. Durch die permanente Sauerstoff-Minderversorgung des Myokards kann es zu schwer nachweisbaren Angina-pectoris-Schmerzen kommen; frühkindliche Infarkte sind möglich.

Die Diagnose wird durch das Elektrokardiogramm und letztlich durch die Koronarangiographie bestätigt. Sind noch keine irreversiblen Myokardschäden nachweisbar, kann man herzchirurgisch einen Fistelverschluß herbeiführen. Beim Bland-White-Garland-Syndrom entfernt man das Ostium der linken Koronararterie aus der Pulmo-

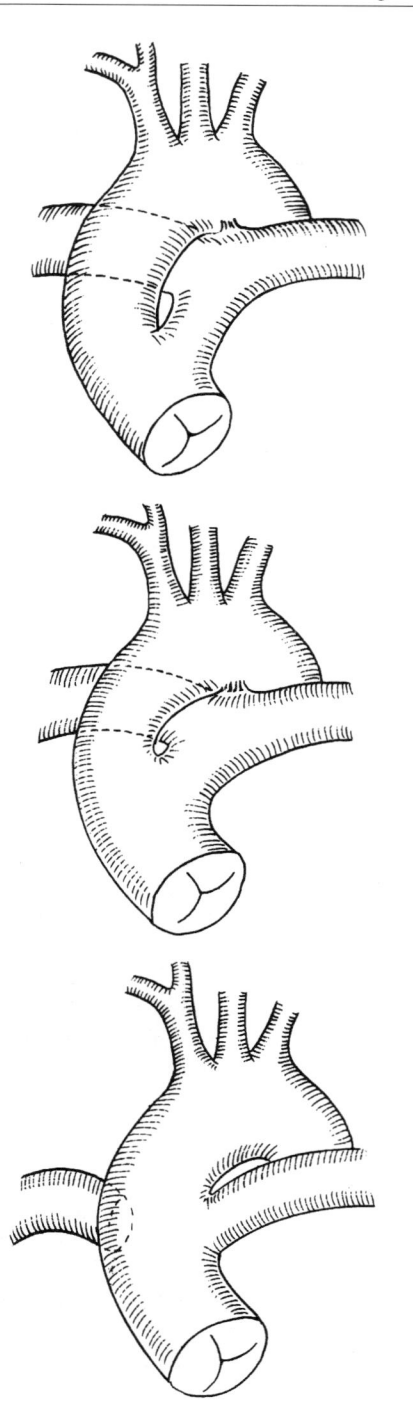

*Abbildung 5-44:* Persistierender Trunkus arteriosus communis; Typen I–III (s. auch Text).

naliswand und verbindet es End-zu-End mit dem durchtrennten proximalen Stück der linken Arteria subclavia.

## 2.8 Aortenbogenanomalien

Es handelt sich hierbei um Gefäßmißbildungen infolge ausbleibender Rückbildungen der fetal paarig angelegten Aorta und der sie verbindenden Kiemenbogenarterien.

### 2.8.1 Doppelter Aortenbogen

Der Aortenbogen ist bei dieser Mißbildung paarig angelegt und umschlingt sowohl Ösophagus als auch Trachea. Rechter (hinterer) und linker (vorderer) Anteil können dabei unterschiedlich starke Durchmesser aufweisen. Es ist wichtig, daß das Ligamentum Botalli eine Rolle im Konstriktionsmechanismus mitspielt (Abb. 5-45).

Relativ kurze Zeit nach der Geburt kommt es infolge der vaskulären Kompression zu Stridor und Dysphagie. Typisch ist auch eine schnarchende Atmung im Schlaf. Klassisch erfolgt die Diagnosestellung mittels Ösophagus-Breischluck. Dabei erkennt man pulsierende Einkerbungen an den äußeren Konturen, die durch beide Bogenanteile hervorgerufen sind (Abb. 5-46). Tracheoskopie und Angiographie vervollständigen die Untersuchungen.

Eine frühzeitige Operation sollte angestrebt werden, da sonst eine Tracheomalazie droht. Als Zugang benötigt man eine linksseitige, posterolaterale Thorakotomie. Danach werden beide Aortenbögen dargestellt, ebenso die Aorta descendens und das Ligamentum Botalli. Nach doppelter Ligatur durchtrennt man den kleineren Bogenanteil distal an der Einmündung in die Aorta descendens; das Ligamentum Botalli wird ebenfalls durchtrennt.

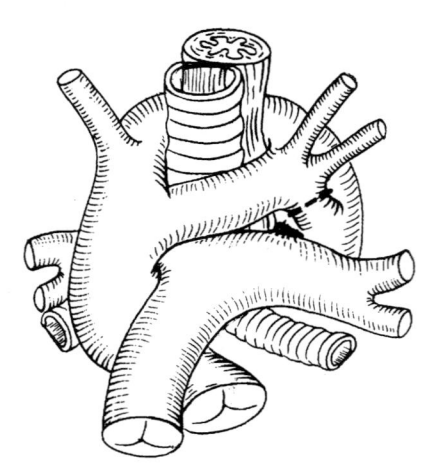

*Abbildung 5-45:* Doppelter Aortenbogen; Darstellung der Anomalie. Für die Korrektur durchtrennt man das Ligamentum Botalli, durchbricht den kleineren Anteil des Bogens (gestrichelt dargestellt).

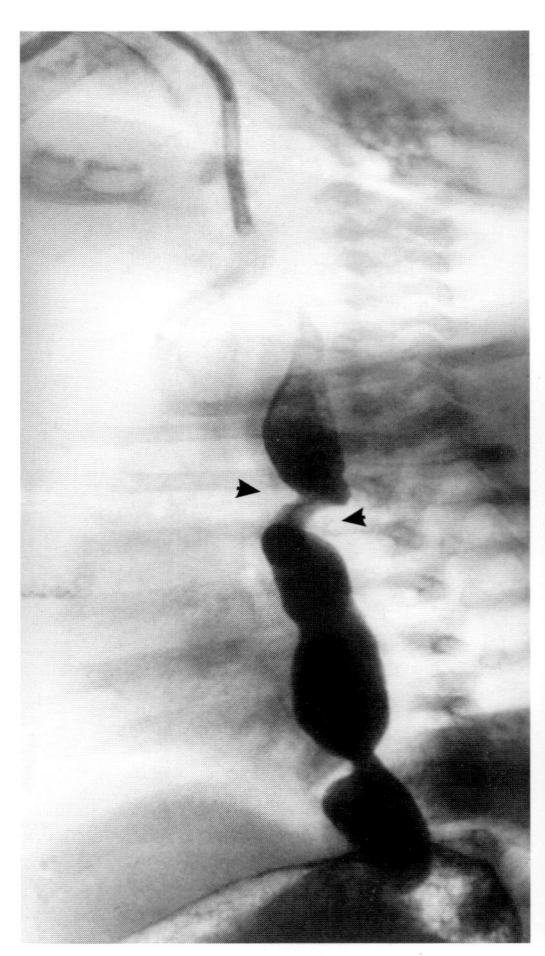

*Abbildung 5-46:* Ösophagusbreischluck in Seitendarstellung; der doppelte Aortenbogen hat zu Einkerbungen (Pfeile) geführt.

## 2.8.2 Konstriktion bei rechtsdeszendierender Aorta

Eine rechts der Wirbelsäule deszendierende Aorta wird nur dann symptomatisch, wenn ein abnormal langes, dorsal von Trachea bzw. Ösophagus verlaufendes Ligamentum Botalli links in den entsprechenden Pulmonalarterienast einmündet. Bei Stenosesymptomatik durchtrennt man das Ligamentum.

## 2.8.3 Fehlabgehender Truncus brachiocephalicus, Arteria lusoria

Bei *fehlabgehendem*, weit distal am Bogen entspringendem *Truncus brachiocephalicus* kreuzt dieser, schräg nach rechts kranial verlaufend, die Trachea und engt sie dabei ein. Von einer *Arteria lusoria* spricht man, wenn die rechte Arteria subclavia vom linken Bogenrand entspringt und dorsal von Trachea und Ösophagus kontralateral zieht (Abb. 5-47).

Bei Atembeschwerden kann im ersteren Falle der Truncus brachiocephalicus nebst anliegendem Aortenbogen mit mehreren Einzel-U-Nähten an die vordere Thoraxwand geheftet werden. Eine Arteria lusoria wird doppelt ligiert und anschließend durchtrennt.

## 2.8.4 Unterbrochener Aortenbogen

Eine Unterbrechung des Aortenbogens ist kongenital an drei Stellen möglich:
– distal der linken Arteria subclavia (Typ A; Abb. 5-48)
– zwischen linker Arteria subclavia und Carotis (Typ B)
– zwischen linker Arteria carotis und Truncus brachiocephalicus (Typ C).

Für das hämodynamische Verständnis der Gefäßmißbildung ist wichtig, daß in der Aorta descendens, distal der Unterbrechung, ein Niederdrucksystem entsteht, das von einem großen Ductus Botalli gespeist wird. Dadurch bedingt kommt es zu einem Rechts-Links-Shunt, der charakteristischerweise zu einer Zyanose der unteren Körperhälfte führt. Die klinischen Beschwerden nehmen zu, wenn sich der Ductus Botalli zu verschlie-

ßen droht. Zusätzliche interkardiale Mißbildungen (z. B. Ventrikelseptumdefekte) sind häufig.

Die Diagnosesicherung erfolgt mittels Echokardio- bzw. Angiographie.

Während der meist notfallmässig durchgeführten Operation erfolgt eine End-zu-End Anastomose der beiden Aortenstümpfe; eventuell muß eine kurze Rohrprothese interponiert werden. Der Ductus Botalli wird doppelt ligiert und durchtrennt. Beim Typ A und Typ B kommt man in der Regel ohne Herz-Lungen-Maschine aus; beim Typ C be-

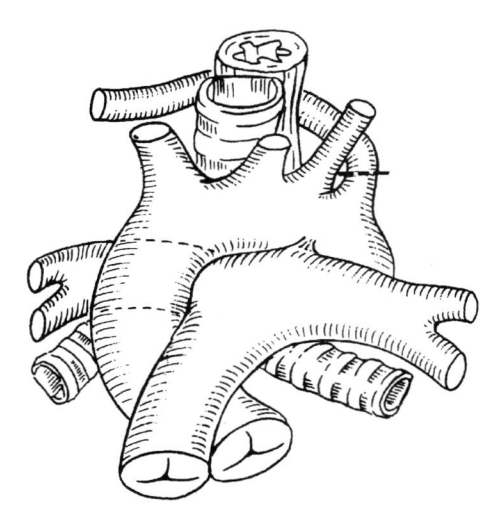

*Abbildung 5-47:* Linksentspringende Arteria subclavia dextra (lusoria); die Resektionsstelle ist gestrichelt dargestellt.

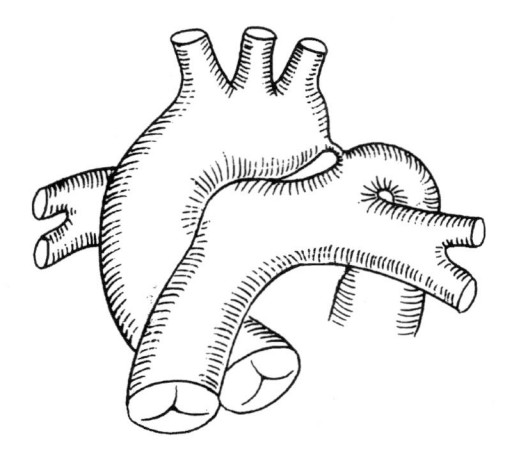

*Abbildung 5-48:* Unterbrochener Aortenbogen vom Typ A (s. auch Text).

nötigt man sie meist. Zusätzliche Ventrikelspetumdefekt korrigiert man in gleicher Sitzung oder bändelt zumindest die Pulmonalarterie; ein Defektverschluß erfolgt dann später.

## 2.9 Anomalien der Aorta descendens

### 2.9.1 Aortenisthmusstenose (Koarktation)

Dabei handelt es sich um eine hochgradige, meist kurze Einengung der Aorta descendens am Isthmus aortae (Abb. 5-49). Die Enge befindet sich nach Abgang der linken Arteria subclavia entweder *vor*, *gegenüber* oder *nach* Abgang des Ligamentum – oder des nicht vollständig obliterierten Ductus arteriosus – Botalli. *Präduktale* Koarktationen bedingen aufgrund der Blutdruckdifferenz zwischen oberer und unterer Körperhälfte einen Rechts-Links-Shunt (bei offenem Ductus) mit Symptomen wie bei einem unterbrochenen Aortenbogen. Besteht die Verengung für längere Zeit – bis ins Kindes- oder sogar ins Erwachsenenalter –, so werden Kollateralgefäße entwickelt. Diese verlaufen in erster Linie über die Arteria thoracica interna und die Interkostalarterien. Wie alle arteriellen Kollateralgefäße zeigen sie sich stark erweitert und korkenzieherartig geschlängelt.

Im Säuglingsalter kann der immer bestehende hohe Blutdruck in der oberen Körperhälfte zur Herzinsuffizienz führen, wenn die Kollateralen noch nicht ausgebildet sind. Sehr häufig verläuft jedoch eine Aortenisthmusstenose lange Jahre symptomlos. Gelegentlich wird über kalte Füße oder über eine Schwäche in den Beinen geklagt. Es ist jedoch wichtig, daß hämodynamisch bedeutsame Engen von mehr als 30 mmHg Druckgradient in Ruhe noch vor der Einschulung beseitigt werden, da sonst irreversible generalisierte Gefäßschäden resultieren können. Der Bluthochdruck verselbständigt sich dann. Alle im Kindesalter festgestellten systemischen Hypertensionen sollten bis zum Gegenbeweis den Verdacht einer Koarktation erwecken.

Leitsymptom einer Aortenisthmusstenose ist der hohe Blutdruck der oberen Körperhälfte bei kaum oder nicht tastbaren Femoralis- und Fußpulsen. Im Thorax-Röntgen-Bild sieht man bei älteren Kindern an den unteren Rippenrändern Usuren, die durch die erweiterten Interkostalarterien hervorgerufen sind. Weiter fallen im a.-p.-Röntgenbild ein fehlender Aortenknopf sowie ein linkshypertrophisches Herz auf. Auskultatorisch kann ein systolisches Geräusch in Höhe des 3. ICR links vorhanden sein. Deutlich und laut ist es jedoch im Rücken zwischen den beiden Schulterblättern (paravertebral etwa in Höhe des 6. BWK) zu verifizieren. Die Sicherung der Diagnose erfolgt mittels Echo- und Angiographie. Der Druckgradient kann mittels Dopplertechnik oder eventuell mit Hilfe des Herzkatheters bestimmt werden. Die Angiographie stellt die Stenose sowie den Kollateralkreislauf deutlich dar.

Ist man genötigt, die Korrektur einer Aortenisthmusstenose bereits im Säuglingsalter vorzunehmen, empfiehlt es sich, eine *Subclavia-Patch-Plastik* vorzunehmen. Über einen linksseitigen posterolateralen Zugang präpariert man zunächst den distalen Aortenbogen, die linke Subclavia und schließlich die Aorta descendens mitsamt dem Isthmus frei. Sodann wird eine breite Gefäßklemme am Außenbogen derartig gesetzt, daß Aorta descendens und Bogen mit dem Abgang der Subclavia sinistra vom Kreislauf ausgeklemmt werden (Abb. 5-50). Die A. subclavia wird nun vor Abgang

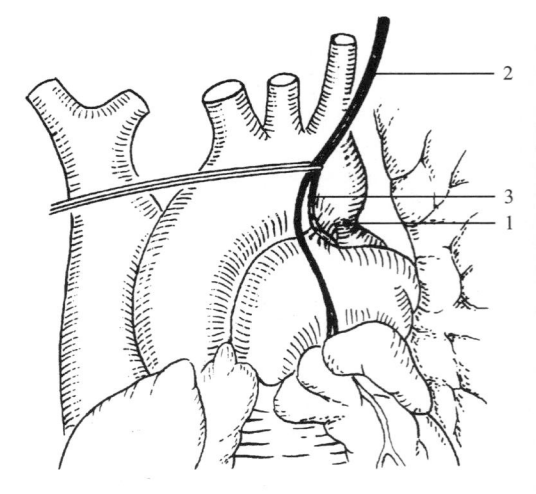

1 – Aortenisthmusstenose
2 – N. Vagus sin., nach med. gehalten
3 – N. Laryngeus recurrens sin

*Abbildung 5-49:* Aortenisthmusstenose; Darstellung der Anatomie.

der ersten Seitenäste ligiert und durchtrennt. Der verbliebene Subclaviastumpf wird längs inzidiert, dann der aortale Isthmusbereich mit der Enge. Als nächstes reseziert man die meist membranöse Isthmusstenose. Dies geschieht durch Abtragen vom Lumen her oder durch kurzstreckige Resektion mit End-zu-End-Naht. Abschließend verwendet man die längsgeschlitzte Subclavia als Streifenerweiterung für den Aortenisthmus (Abb. 5-50b). Als Naht kommt 7–0 Polypropylen in Frage.

Bei Kindern wird man sich für die Resektionstechnik unter dem Schutze zweier proximal und distal gesetzter gerader Gefäßklemmen entscheiden. Im Anschluß daran erfolgt eine End-zu-End Anastomose in Einzelknopfnaht mit 4 oder 5–0 Polypropylen (Abb. 5-51). Ein Interponat mit einer Gefäßprothese erübrigt sich meist, wenn man Aortenbogen und Descendens genügend weit mobilisiert hat.

Die typische Frühkomplikation ist eine Läsion des Nervus recurrens. Die Operierten sind dann heiser, sogar Inspirationsbeschwerden können auftreten. Bei stärkeren Symptomen kann HNO-ärztliche Hilfe nötig werden.

Spätkomplikationen sind Re-Stenosierungen im Isthmusbereich, insbesondere wenn die Korrektur im Säuglingsalter mittels Subclavia-Patch-Plastik erfolgte. Bei erneuten Symptomen muß man sich zu einem Re-Eingriff entschließen, der wegen der Verwachsungen nicht einfach ist. Eine etwas großzügigere Resektion evtl. unter Opferung einiger Interkostalarterien und die Interposition einer Gefäßprothese werden dann notwendig.

Da der letztere Eingriff meist eine längere, mehr als 20-minütige Aortenabklemmzeit bedingt, sollte man zum Schutze des distalen Anteils des Rückenmarks (Perfusion der A. Adamkiewicz; Abb. 5-52) auf eine Art der assistierten Zirkulation zurückgreifen. Es empfiehlt sich der klassische *Linksherzbypass* mit heparinisierten Schläuchen und einer Zentrifugalpumpe (Abb. 5-53). Eine Kühlung des Patienten ist mit dieser Methode je-

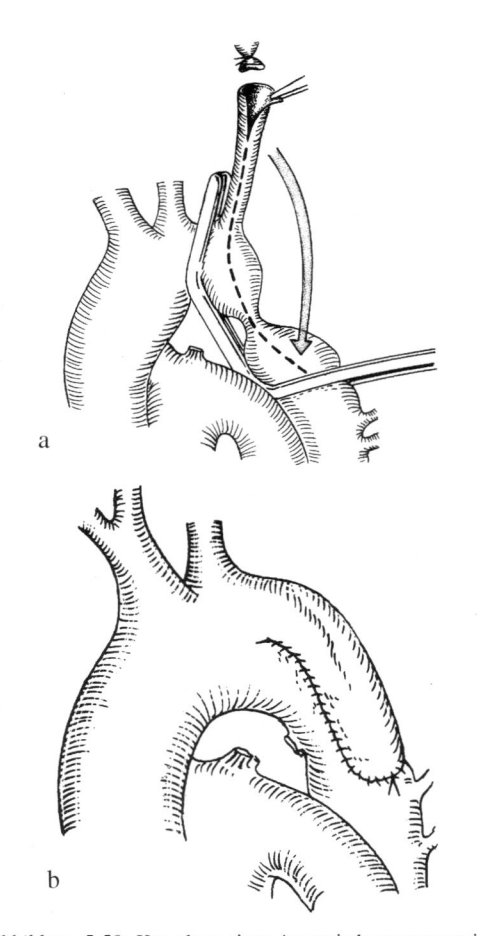

*Abbildung 5-50:* Korrektur einer Aortenisthmusstenose im Neugeborenen- und Säuglingsalter: die Subclavia-Patch-Plastik. Dabei wird das Gefäß am Thoraxausgang doppelt ligiert und durchtrennt. a. Ausklemmen des stenosierten Bezirkes mit einer Satinsky-Klemme, die Inzisionslinie ist gestrichelt dargestellt. b. Fertige Subclavia-Patch-Plastik; das Ligamentum Botalli ist durchtrennt.

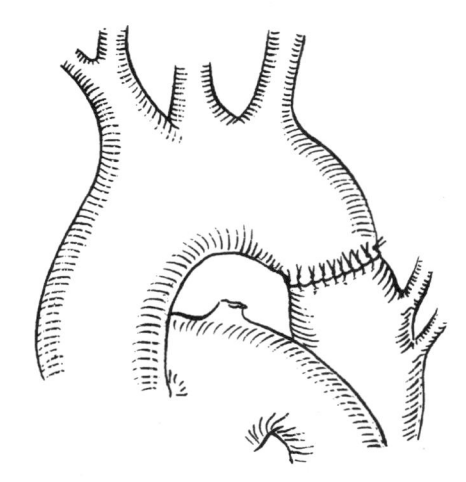

*Abbildung 5-51:* End-zu-End-Anastomose in Einzelknopftechnik; das Ligamentum Botalli ist durchtrennt.

doch nicht möglich, auch muß die Herzfunktion zur Perfusion der oberen Körperhälfte erhalten bleiben. Alternativ kann man sich für einen *(venös) femoro-pulmonalen-(arteriell) femoro-aortalen Bypass* unter Einschaltung eines Membran-Oxygenators und Wärmeaustauschers entschließen (Abb. 5-54). Hierbei wird eine systemische Heparinisierung notwendig; der Körper des Patienten – und damit das Rückenmark – können jedoch auf z. B. 25 °C herabgekühlt werden. Im weiteren bedient man sich der Prinzipien, wie sie in Kapitel 1.3 dargestellt wurden.

Re-Stenosierungen kann man auch – technisch einfacher – mit Hilfe einer Umleitungsprothese beseitigen. Die Gefäßprothese nimmt das Blut prästenotisch aus der A. subclavia sinistra auf und mündet poststenotisch in die Aorta descendens ein. Mit dieser Methode vermeidet man die stärksten Verwachsungen im Bereich der alten Anastomosierungsstelle. Da die Gefäßklemmen seitlich angesetzt werden, unterbricht man mit dieser Methode den Kreislauf zu keiner Zeit und kann deshalb auf den aufwendigen Einsatz der Herz-Lungen-Maschine verzichten. Ein Nachteil der Methode ist, daß man in der Regel bleibende, geringe Restgradienten in Kauf nimmt.

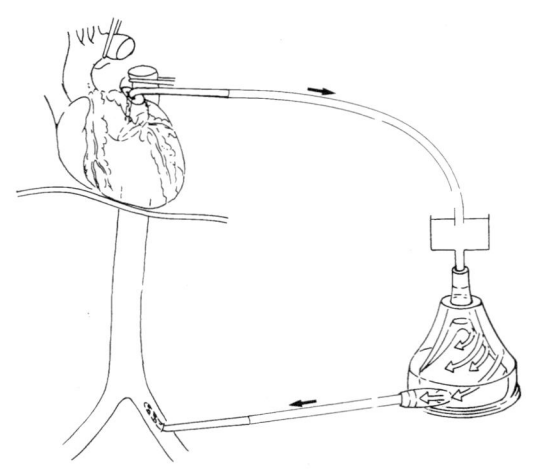

*Abbildung 5-53:* Schemazeichnung des klassischen Linksherzbypass mit heparinierten Schläuchen und einer Zentrifugalpumpe (s. auch Abb. 5-10): Blut wird dem linken Vorhof entnommen und gelangt über ein Reservoir, die Zentrifugalpumpe in die linke Arteria femoralis communis. Der linke Ventrikel wird dabei nur teilentlastet; der restliche Teil des Schlagvolumens versorgt die Aorta ascendens, den Bogen mit seinen wichtigen Ästen.

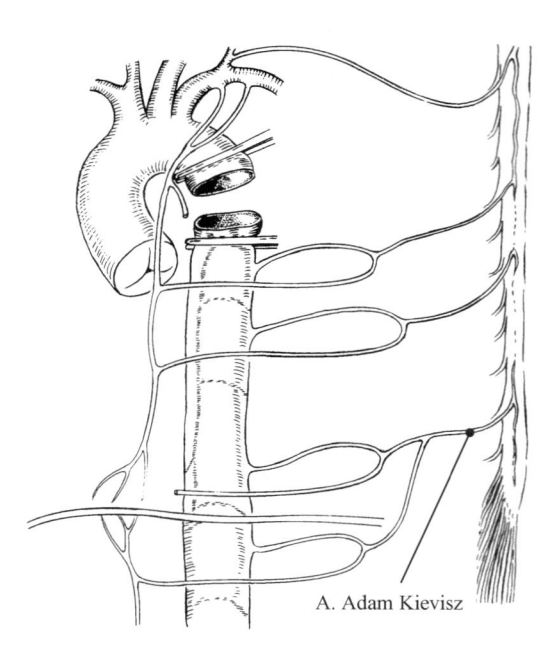

*Abbildung 5-52:* Die Blutversorgung des Rückenmarks ist variabel. Nicht selten – wie in diesem Fall dargestellt – bestehen schlecht ausgebildete Kollateralen zwischen den einzelnen versorgenden Interkostalgefäßen, eine durchgehende Spinalarterie fehlt. Das einfache Abklemmen der Aorta descendens für mehr als 20 Minuten, wie dargestellt, würde dann die mittleren und unteren Teile des Rückenmarks irreversibel schädigen – eine Lähmung der unteren Extremitäten wäre die Folge.

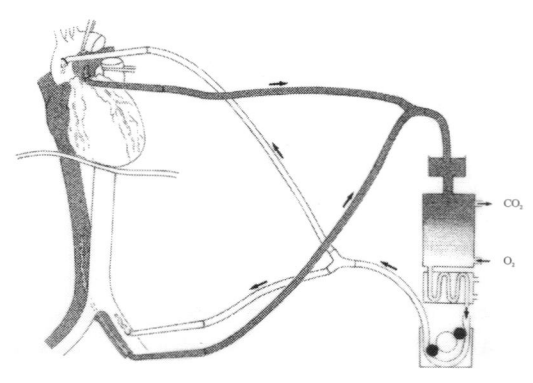

*Abbildung 5-54:* (Venös-)femoro-pulmonaler-(arteriell-)-femoro-aortaler Bypass. Hierbei verwendet man einen Kapillaroxygenator; mit dem Wärmeaustauscher gelingt es, die Temperatur des Patienten und damit die des Rückenmarks herabzusetzen.

Bei Re-Stenosierungen, aber auch als Initial-Eingriff, stellt die interventionell durchgeführte Ballondilatation ein Konkurrenzverfahren dar. Typische Spätkomplikationen dieser Methode sind jedoch eine Reststenose oder die Ausbildung eines Aortenaneurysmas.

### 2.9.2 Ductus arteriosus persistens (Botalli)

Er stellt eine fetale Verbindung zwischen (meist linker) Lungenarterie und Aorta descendens zur Umgehung der Lunge dar (Abb. 5-55). Vor der Geburt ist der Fluß von der Lungenschlagader zur Aorta gerichtet. Nach der Geburt kommt es infolge des Abfalls des Lungengefäßwiderstandes und durch Kontraktion der duktalen Gefäßmuskel zur Obliteration – das Ligamentum Botalli entsteht. Bei Persistenz des Ductus ist der Fluß dann von links nach rechts gerichtet und führt zur diastolischen Volumenbelastung des linken Herzens. Große Ductus führen zu Lungengefäßveränderungen und letztlich zur irreversiblen pulmonalen Hypertonie (Eisenmenger-Reaktion).

Bis zu 70 % der Frühgeborenen weisen einen offenen Ductus Botalli auf; es gelingt jedoch in den meisten Fällen, ihn medikamentös mit Indomethacin zu verschließen.

Durch den großen Links-Rechts-Shunt werden Symptome einer Herzinsuffizienz hervorgerufen. Auskultatorisch hört man ein kontinuierliches systolisch/diastolisches Geräusch über der A. pulmonalis (sog. Maschinengeräusch), mehr im Bereich der linken Brusthälfte. Die Herzsilhouette ist im Thorax-Röntgenbild vergrößert, es besteht eine vermehrte Lungendurchblutung; Aortenknopf und Pulmonalisbogen springen vor.

Eventuell muß der Eingriff bereits bei Frühgeborenen vorgenommen werden. Der Zugang zum Ductus erfolgt über eine linksseitige posterolaterale Thorakotomie. Man präpariert mit mehreren Scherenschlägen den Bereich des Aortenisthmus, sodann umschlingt man den Ductus mit Hilfe einer gebogenen Klemme zweifach. Die Okklusion erfolgt durch anschließende Ligatur.

Bei Kleinkindern wird der Ductus zwischen zwei geraden Gefäßklemmen durchtrennt, die Stümpfe werden überwendlich mit 5–0 Polypropylen vernäht.

Der Nervus recurrens, der als Ast des Nervus vagus um den Ductus zieht, muß bei beiden Techniken geschont werden.

## 2.10 Das Wolff-Parkinson-White-Syndrom

Hierbei bestehen angeborene akzessorische Muskelbrücken (Kentsche Bündel), die in der lateralen Wand nächst des Trikuspidal- bzw. Mitral-Ringes im Ventrikelseptum verlaufen. Sie bieten

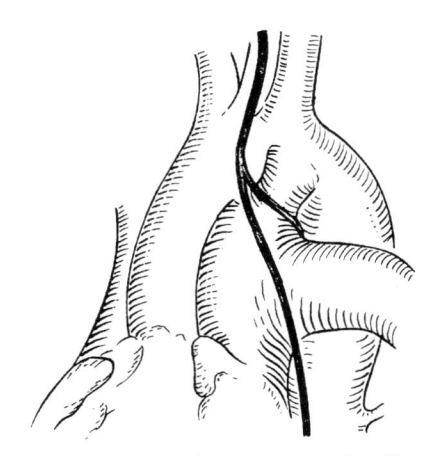

*Abbildung 5-55:* Pathologische Anatomie eines Ductus arteriosus.

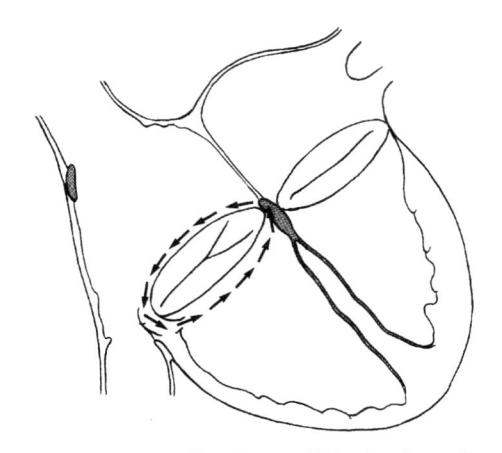

*Abbildung 5-56:* Wolff-Parkonson-White-Syndrom; dargestellt ein rechtslaterales akzessorisches Kentsches Muskelbündel. Darüber und (retrograd) den AV-Knoten sind rasch zirkulierende Erregungsausbreitungen möglich, die zu paroxysmalen Tachykardien führen. Die Therapie besteht in der Durchbrechung des Kentschen Bündels.

die Möglichkeit einer schnellen atrioventrikulären Erregungsüberleitung, im Gegensatz zur physiologischen Konnektion über den AV-Knoten, das His-Bündel und die rechts- bzw. linksventrikulären Schenkel. Über diese abnormen AV-Leitungsbahnen können rasch zirkulierende, sich kurzschließende Erregungsmuster ablaufen (Abb. 5-56).

Betroffen sind Kinder und junge Erwachsene. Schnelle paroxysmale Pulsfrequenzen um 200/ min und mehr sind typisch. Es bestehen verminderte Leistungsfähigkeit sowie gelegentliche Synkopen.

Die Diagnose erfolgt mittels EKG (kurze PQ-Zeit, Delta-Wellen), und durch invasiv elektrophysiologische Untersuchungen im Herzkatheterlabor. Dabei werden Tachykardien künstlich ausgelöst und die abnormen Leitungsbahnen lokalisiert.

Die Therapie besteht zunächst aus einer internistischen Behandlung, wobei man verschiedene Antiarrhythmika, zuletzt meist Amiodaron, zur Anwendung bringt. Bei erfolgloser medikamentöser Therapie oder bei Auftreten von Nebenwirkungen ist eine Unterbrechung der abnormen Muskelverbindungen bzw. Reizleitungswege angezeigt. Sie erfolgt heute während der elektrophysiologischen Untersuchung mittels Radiofrequenz-Behandlung. Nur bei Therapie-Mißerfolg muß operiert werden. Intraoperativ werden mit Hilfe von unipolaren EKG-Elektroden die abnormen Leitungsbahnen lokalisiert, die sonst für das Auge nicht erkennbar sind. Im Anschluß daran werden diese Muskelareale scharf durchtrennt. Die Operationsletalität ist gering, ebenso die Rezidivquote.

# Literatur

Becker A.E., Anderson R.H. (1985): Pathologie des Herzens. Thieme, Stuttgart.
Blalock A., Taussig H.B. (1949): The surgical treatment of the malformation of the heart in which there is pulmonary stenosis or atresia. JAMA 128:189.
Borst H.G., Klinner W., Ölert H. (Hrsg.) (1991): Herzchirurgie. Springer, Berlin.
Fallot E.L. (1888): Contribution à l'anatomie pathologique de la maladie bleue cyanose cardiaque. Marseille Med. 25:77, 138, 207, 341, 403.
Fontan F., Bandet E. (1971): Surgical repair of tricuspid atresia. Thorax 26:240.
Freedom R.M., Benson L.N., Smallhorn J.F. (eds.) (1992): Neonatal Heart Disease. Springer, Berlin.
Glenn W.W.L. (1958): Circulatory bypass of the right heart IV. Shunt between superior vena cava and distal right pulmonary artery – report of clinical application. N. Engl. J. Med. 259:117.
Jatene A.D., Fontes V.F., Fanlista P.P., Souza L.C., Neger F., Qualantier M., Sousa J.F. (1975): Successful anatomic correction of transposition of the great vessels: A preliminary report. Arg. Bras. Cardiol. 28:461.
Kirklin J.W., Barratt-Boyes B.B. (1993): Cardiac Surgery. Churchill Livingstone, New York.
Mustard W.T. (1964): Successful two-stage correction of transposition of the great vessels. Surgery 55:469.
Rushmer R.F. (1970): Cardiovascular Dynamics. Saunders, Philadelphia.
Senning A. (1959): Surgical correction of transposition of the great vessels. Surgery 45:966.
Stark J., de Leval M. (eds.) (1994): Surgery for Congenital Heart Defects. Saunders, Philadelphia.
Taussig H.B. (1948): Tetralogy of Fallot, especially the care of the cyanotic infant child. Pediatrics 1:307.

# 3. Erworbene Herzerkrankungen

B. Reichart

## 3.1 Koronare Herzerkrankung

### 3.1.1 Elektive Revaskularisation

Koronare Herzerkrankungen sind durch atheromatöse, später verkalkende Einlagerungen der Koronararterien bedingt, die zur Bildung von Stenosen führen. Alle wichtigen Haupt- und Nebenäste können betroffen sein: Die linke Herzkranzarterie (LCA), die sich in Ramus interventricularis anterior (RIVA) und Ramus circumflexus (CX) aufzweigt, sowie die rechte Koronararterie (RCA). Von einer Hauptstammstenose spricht man, wenn die kurze Strecke der linken Koronararterie vor der Aufzweigung in RIVA und CX eingeengt ist; Hauptstammstenosen sind prognostisch besonders ungünstig.

Querschnittseinengungen von mehr als 75% führen bei Belastung – eventuell sogar schon in Ruhe – zu Ischämien der betreffenden Myokardareale. Ein Infarkt wird in der Regel durch Verschluß eines stenosierten Gefäßes hervorgerufen, entweder durch aufgepropfte Thrombosen oder durch das Aufbrechen eines verkalkten Intimaplaques mit Einblutung. Das Ausmaß der Nekrose hängt zum einen von der Größe des Versorgungsgebietes des betroffenen Gefäßes ab, zum anderen aber auch von der aktuell zur Verfügung stehenden Kollateralisation. Besonders ungünstig ist es natürlich, wenn eine kollateralisierendes Gefäß ebenfalls eine Enge aufweist (z. B. kombinierte Stenose von RIVA und RCA).

Myokardinfarkte können auch iatrogen entstehen, etwa als Folge von Ballondilatationsmaßnahmen.

Für eine koronare Herzerkrankung sind präkordiale Angina-pectoris-Schmerzen typisch. Meist strahlen sie in den linken Arm, selten in die Kiefergegend, wieder häufiger in das Epigastrium aus. Man unterscheidet eine stabile Angina pectoris, die – belastungsabhängig bestehend und in Ruhe abklingend – mehr oder weniger regelmäßig in gleicher Stärke wiederkehrt. Von Crescendo bzw. instabiler Angina spricht man, wenn die Heftigkeit der Schmerzen zunimmt, die Intervalle zwischen den einzelnen Anfällen immer kürzer werden. «Ruhe-Angina» ist ein höchst alarmierendes Symptom und ein Zeichen, daß hochgradige Koronarengen vorliegen müssen. Nicht selten ist der linke Hauptstamm dann selbst befallen.

Zur Diagnosestellung dient eine entsprechende Anamnese, das positive Belastungs-EKG (mit ST-Streckensenkungen), eventuell spezielle szintigraphische Untersuchungen. Das Koronarangiogramm dokumentiert genau die pathologische Anatomie mit dem Grad und der Lokalisation der Stenosen (s. Abb. 5-4). Chirurgisch angehbare, mindestens 75%ige Engen sollten dabei idealerweise proximal (abgangsnahe) liegen, der periphere Gefäßabschnitt sollte von guter Qualität sein und mindestens 1 mm Durchmesser aufweisen. Dann ist der Abstrom und damit der Durchfluß durch einen angelegten Bypass gut und die Gefahr einer Thrombosierung gering.

In diesem Zusammenhang muß man jedoch anmerken, daß heutzutage Ein-, Zwei- und zunehmend sogar auch Drei-Gefäßerkrankungen vornehmlich dilatiert werden. Für eine koronarchirurgische Intervention bleiben demnach Patienten, die ein erheblich gesteigertes Risikoprofil aufweisen: Linke Hauptstammstenosen, proximale Engen einer dominant ausgebildeten RIVA (vor allem bei zusätzlichen Läsionen der RCA), langstreckige Veränderungen, peripher gelegene Stenosen, proximal verschlossene, große Gefäße mit guter Kollateralisierung (die dementsprechend im myokardialen Versorgungsgebiet keinen Infarkt verursachten). Das Vorliegen von zusätzlichen Erkrankungen spricht ebenfalls für eine chirurgische Intervention: erworbene Herzklappenfehler oder ventrikuläre Aneurysmen können in gleicher Sitzung mitkorrigiert werden. Bestehen zusätzliche atherosklerotische Erkrankungen anderer, extrakardialer Gefäße, hat sich folgendes Vorgehen bewährt: Symptomatische Stenosen der A. carotis und Stenosen der A. meningea media müssen *vor* einer Myokardrevaskularisierung versorgt werden. Wir revaskularisieren eine Karotisstenose in einzeitigem Vorgehen vor der Anlage eines Koronarbypasses. Alle weiteren elektiven gefäßchirurgischen Maßnahmen – z.B. Resektion eines Bauchaortenaneurysmas – führt man *nach* dem koronarchirurgischen Eingriff durch. Ein Abstand von 2 bis 4 Wochen, je nach Erholungsdauer, sollte eingehalten werden. Bei elektiven oder aufgeschoben dringlichen Operationen hat also das Hirn Präferenz vor dem Herzen, das Herz Präferenz vor den übrigen Organen. Akute Verschlüsse anderer Lokalisation müssen selbstverständlich entsprechend ihrer Dringlichkeit sofort direkt angegangen werden.

Neben Operationsalter, Allgemeinzustand, zusätzlichen Organerkrankungen spielt die präoperative linksventrikuläre Funktion eine entscheidende Rolle. Ihre Einschätzung wird mit Hilfe eines Ventrikulogramms und der Ejektionsfraktion (Schlagvolumen geteilt durch das enddiastolische Volumen; Normalwert 75%) vorgenommen. Werte von unter 30% zeigen eine erhebliche Einschränkung der Leistung an. Ist die Ejektions-Fraktion auf 20% und darunter abgefallen, muß man sich überlegen, ob eine Herztransplantation nicht sicherer ist.

*Venenbypass*
Mehrere Techniken der Revaskularisation stehen zur Verfügung; zunächst soll jene des Venenbypasses beschrieben werden. Dabei werden zunächst die peripheren (kardialen) Anastomosen zu den Koronarien gelegt; für diese Zeit benötigt man die Herz-Lungen-Maschine. Die Aorta ascendens wird abgeklemmt und das hypotherme Herz kardioplegisch stillgelegt, um diese Nähte zuverlässig und präzise anlegen zu können (s.a. Kap. 1.3). Man bedient sich mikrochirurgischer Instrumente, 6–0 bis 8–0 monofilen Nahtmaterials und Lupenbrillen für Operateure und Assistenten.

Nachdem alle peripheren Anastomosen beendet sind, entfernt man die Aortenklemme, durchblutet somit das Herz erneut, läßt es schlagen; der Körper des Patienten wird wieder auf 37°C erwärmt. Während dieser Zeit werden die proximalen Anastomosen mit der Aorta ascendens genäht (Abb. 5-57).

*Arterieller Bypass*
Wählt man als Ersatzmaterial die Arteria mammaria interna, erübrigt sich die proximale Anastomose an der Aorta, da in der Regel das Gefäß an der Arteria subclavia belassen wird (Abb. 5-57. Eine A. mammaria kann jedoch auch als sogenanntes «freies» Implantat benutzt werden; dann wird eine proximale Anastomose mit der Aorta ascendens notwendig.

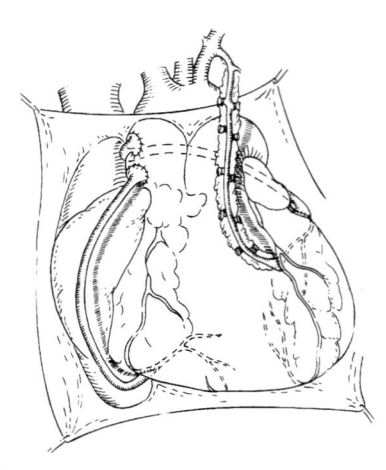

*Abbildung 5-57:* Aortokoronare Umleitung. Vena-saphena-magna-Stücke versorgen die rechte Koronararterie bzw. (durch den Sinus transversus) die Circumflexa. Die linke Mammaria interna verbindet den Ramus interventricularis anterior.

Die Arteria mammaria interna hat sich vor allem für die Revaskularisation der RIVA bewährt. In letzter Zeit benutzt man mehr und mehr die Brustarterien von beiden Seiten, um gerade bei jüngeren Patienten eine möglichst komplette arterielle Revaskularisation zu erzielen. Auf diese Weise versorgt man große Cx-Äste, die RCA mit proximalen Engen; Diagonales-Äste schließt Seit-zu-Seit an.

Für Umleitungen zur rechten Koronararterie kann man auch die Arteria gastroepiploica verwenden, wobei man ebenfalls in der Regel die Kontinuität zur A. gastroduodenalis beläßt. Auch die A. epigastrica inferior kann als – freies – Implantat erwogen werden.

Die höhere Rate offener und funktionierender Bypasses ist der Grund, warum man heutzutage arteriellen Implantaten mehr und mehr den Vorzug gegenüber venösen Umleitungen gibt: 92 % der Arterien-Implantate bleiben postoperativ durchgängig, dagegen nur 85 % der Vena-saphena-magna-Umleitungen. Auch im Langzeitverlauf erweisen sich arterielle Grafts deutlich überlegen: Nach 8 bis 10 Jahren sind noch 80 % der A. mammaria-Implantate funktionsfähig, aber nur 40–50 % der Vena-saphena-magna-Segmente.

Die Operationsletalität bei unkomplizierten Revaskularisationseingriffen liegt bei 2 %. Mit perioperativen Myokardinfarkten muß in etwa 4 % der Fälle gerechnet werden. Sie stellen eine typische Komplikation dar, sind glücklicherweise jedoch in der Regel klein und werden überlebt.

Nach erfolgreichen koronarchirurgischen Eingriffen sind die meisten Patienten beschwerdefrei. Die Einnahme von Thrombozytenaggregationshemmern beugt dem Fortschreiten der Arteriosklerose vor. Wiederauftretende postoperative Angina-pectoris-Schmerzen werden durch Bypassverschlüsse verursacht. Sie können aber auch durch neue atherosklerotische Prozesse in den Koronararterien bedingt sein. Nach erneuter Koronarangiographie muß dann zwischen PTCA, Revaskularisation oder medikamentöser Therapie entschieden werden. Erneute Revaskularisierungseingriffe weisen eine Letalität von 5 % auf.

### 3.1.2 Herzchirurgische Eingriffe um den Myokardinfarkt

Weiterbestehende Angina-pectoris-Schmerzen nach einem Herzinfarkt indizieren eine notfallmäßige Revaskularisation. In der Regel ging eine Lysebehandlung der koronaren Thromben mit Streptokinase oder ähnlichen Substanzen, eventuell der Versuch einer Ballondilatation, voraus.

Akute Revaskularisationsmaßnahmen – innerhalb von Stunden oder Tagen nach Myokardinfarkten durchgeführt – weisen ein klar erhöhtes Operationsrisiko auf, das bis zu 20 % betragen kann. Neuere myokardprotektive Techniken der Blutkardioplegie führten allerdings zu einer Senkung der Frühletalität.

Das Operationsrisiko ist gegenüber einer Primärvaskularisation ebenfalls erhöht, wenn eine perkutane Ballondilatationen zu Komplikationen wie Okklusion oder Dissekation führte, die einen Noteingriff erforderlich machten. Ein Herzinfarkt wird nicht in allen Fällen verhindert werden.

Als mögliche Folge eines akuten Infarktgeschehens kann es innerhalb von Tagen zur Ausbildung eines großen Defektes im Ventrikelseptum kommen oder nach Hinterwand- und Papillarmuskelnekrosen eine akute Mitralinsuffizienz entstehen. Unter diesen Umständen wird als Noteingriff der Verschluß des Defektes mittels Kunststoff-Flikkens oder ein Klappenersatz erforderlich.

Die intraaortale Ballonpumpe oder der Einsatz von linksventrikulären Hilfsventrikeln sind als unterstützende Maßnahmen gedacht, wenn die Symptome des kardiogenen Schocks trotz komplexer Therapie unverändert bleiben. Bei gegebenen Voraussetzungen muß auch eine Herztransplantation erwogen werden.

### 3.1.3 Herzwandaneurysmen

Sie entstehen nach großen transmuralen Vorderwandinfarkten, meist nach Verschluß eines Ramus interventricularis anterior. Seltener ist nach Abbruch der A. circumflexa die Hinterwand betroffen. Bedingt durch den von innen wirkenden Druck wölbt sich der ausgedünnte Narbenbereich während der Systole dyskinetisch vor. Über Monate und Jahre hinweg vergrößert sich diese Aussackung – ein großes linksventrikuläres Aneurysma ist entstanden.

Herzwandaneurysmen verlaufen anfänglich in der Regel symptomlos; später kommt es wegen der herabgesetzten Pumpfunktion und den hohen enddiastolischen Drucken zu Zeichen einer Herzinsuffizienz. Aufgrund des niedrigen Blutflusses kann es zu einem Auskleiden der Aneurysmawände mit Thromben kommen. Sie sitzen jedoch meist fest und führen selten zu Embolien. Angina-pectoris-Schmerzen sind durch zusätzliche Engen an weiteren Koronararterien bedingt. Ventrikuläre Tachykardien sind bei Herzwandaneurysmen ebenfalls nicht selten (siehe Kap. 3.3).

Die Diagnosesicherung erfolgt mit Hilfe des EKG, des Thorax-Röntgenbildes, durch Echokardiographie, Herzkatheter und Ventrikulographie.

Symptome einer schweren Herzinsuffizienz stellen die klassische Indikation zur Operation dar. Heute wird man sich in extremen Fällen nicht selten für eine Herztransplantation entscheiden. Demgegenüber sind Angina-pectoris-Schmerzen ein Zeichen dafür, daß zusätzliche Koronarstenosen vorhanden sein müssen; unter diesen Voraussetzungen wird man sich eher für den konventionellen Eingriff mit Resektion des Aneurysmas und Revaskularisation (und gegen die Transplantation) entscheiden. Die Operation erfolgt mit Hilfe der Herz-Lungen-Maschine. Man eröffnet das hypotherme, kardioplegisch stillgelegte Herz im Bereich des Aneurysmasackes längs. Das Narbengewebe wird bis nahe an den Rand abgetragen und der große Defekt mit doppelt fortlaufender Naht, beidseitig mit Kunststoff-Streifen gesichert, verschlossen (Abb. 5-58). Im Anschluß daran führt man die Myokardrevaskularisation durch.

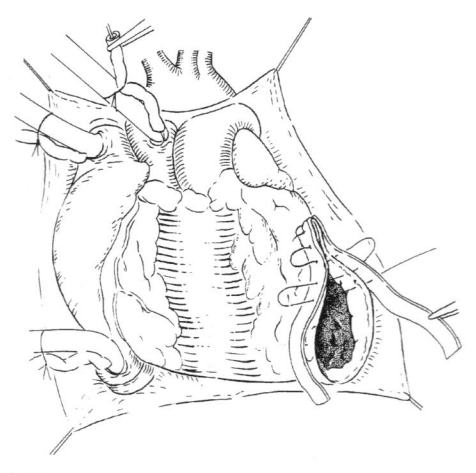

*Abbildung 5-58:* Resektion eines Herzwand-Aneurysmas; fortlaufender Verschluß mit Hilfe zweier Teflonstreifen, die als Widerlager dienen.

Die Operationsletalität beträgt zwischen 10 und 25 %. Patienten mit präoperativer Angina pectoris und Revaskularisationsmöglichkeiten haben das geringere Risiko. Operierte mit alleiniger Herzinsuffizienz und Aneurysmaresektion weisen mit einer 5-Jahres-Überlebensrate von etwa 30 % ungünstige Langzeitverläufe auf. Im Vergleich dazu ist die Spätprognose nach Herztransplantaion wesentlich besser.

### 3.1.4 Ventrikuläre Tachykardien nach Myokardinfarkt

Sie entstehen in den Randzonen großer Infarktnarben, auch von Ventrikelaneurysmen, in denen gesunde Herzmuskelareale mit fibrotischem Gewebe durchsetzt sind. Hier können schnelle, zirkulierende Erregungsströme entstehen, die zu paroxysmalen Tachykardien und schließlich zu Synkopen führen.

Die Diagnosestellung erfolgt mittels EKG. Invasive elektrophysiologische Untersuchungen sind zur genauen Lokalisierung der Erregungsareale notwendig.

Zunächst behandelt man medikamentös. Bei Ineffektivität der Therapie, Weiterbestehen von Synkopen oder Verschlechterung des klinischen Gesamtzustandes (Antiarrhythmika wirken negativ inotrop) besteht Operationsindikation.

Die Implantation eines automatischen Defibrillators, der Tachykardien mittels Elektroschock beendet, stellt vor allem bei älteren Patienten über 65 Jahre die Methode der Wahl dar. Sie ist auch bei Jüngeren indiziert, wenn die Tachykardieareale schlecht zu lokalisieren sind. Während des kleinen und wenig traumatisierenden Eingriffs, der einer Schrittmacherimplantation ähnelt, führt man ein Defibrillationskabel über die linke Vena subclavia in den Apexbereich des rechten Ventrikels (dient gleichzeitig als Schrittmachersonde, wenn notwendig). Den zweiten Pol des Defibrillationssystems stellt der Metallmantel des Aggregats selbst dar, das subkutan unterhalb des linken Schlüsselbeins zu liegen kommt. Alternativ kann man auch ein weiteres, kurzes Defibrillationskabel benutzen, das in der Quervnee (V. brachiocephalica sinistra) zu liegen kommt.

Bei gut lokalisierbaren Tachykardien beseitigt man das arrhythmogene Areal am kardioplegisch stillgelegten, offenen Herzen. Das entsprechende

Gebiet wird reseziert oder durch Schnittführungen bzw. Kälteapplikationen isoliert.

Rhythmuschirurgische Eingriffe am offenen Herzen weisen bei deutlich verminderter linksventrikulärer Funktion ein erhebliches Operationsrisiko auf. Unter diesen Umständen muß deshalb immer auch eine Herztransplantation erwogen werden.

## Literatur

CASS-principal investigators and their associates (1983): Coronary Artery Surgery Study (CASS): A randomized trial of coronary artery bypass surgery; survival data. Circulation 68:939.

European Coronary Surgery Group (1980): Prospective randomized study of coronary artery surgery in stable angina pectoris: Second interim report. Lancet (2):491.

Favoloro R.G. (1969): Saphenous vein graft in the surgical treatment of coronary artery disease: Operative technique. J. Thorac. Cardiovasc. Surg. 52:178.

Garrett H.E., Dennis E.W., De Bakey M.E. (1973): Aorto-coronary bypass with saphenous vein grafts: seven year follow-up. JAMA 223:792.

Green G.E. (1972): Internal mammaria artery-to-coronary artery anastomosis. Three-year experience with 165 patients. Ann. Thorac. Surg. 14:260.

Ochsner J.L., Mills N.L. (1972): Coronary artery surgery. Lea and Febiger, Philadelphia.

Sabiston D.G., Spencer F.C. (eds.) (1990): Surgery of the chest, fifth edition. Saunders, Philadelphia.

## 3.2 Erworbene Herzklappenfehler

Herzklappenfehler kann man nach ihren pathophysiologischen Wirkungen in Stenosen oder Insuffizienzen bzw. in Mischformen einteilen.

In der Mehrzahl der Fälle kommen Herzklappenfehler isoliert vor. Kombinierte Aorten- und Mitralvitien sind jedoch nicht selten; ist die Trikuspidalis mitbetroffen, besteht meist eine Ringdilatation. Die Pulmonalklappen sind praktisch nie erkrankt.

In der Mehrzahl der Fälle ist die Genese *rheumatisch*. Nach einem beschwerdefreien Intervall von 20 bis 30 oder auch mehr Jahren kommt es zu den typischen Krankheitserscheinungen, in erster Linie Leistungsminderung und Dyspnoe. Teilweise sind dann die Herzklappen – vor allem in Mitralposition – fibrotisch starr umgewandelt oder sogar destruierend verkalkt. Sehnenfäden sind verdickt, verkürzt, unbeweglich. In anderen Fällen sind die Chordae der AV-Klappe verlängert, ausgedünnt; ganze Halteapparat-Gruppen können ausreißen. Für rheumatische Entzündungen ist eine Dilatation des Klappenring typisch – ein zentraler Schluß der Segel, der Taschenklappen wird dann unmöglich (Abb. 5-59).

Primär *bakterielle* Entzündungen, wie z.B. durch Streptokokkus viridans, Staphylokokkus aureus oder Enterokokken hervorgerufen, führen rasch, innerhalb weniger Monate, zur unbeherrschbaren Herzinsuffizienz. Diese Endokarditiden scheinen im Zunehmen begriffen zu sein; Prädilektionsstelle ist dann die Aortenklappe.

Weitere Krankheitsursachen sind *degenerative* Veränderungen wie der Morbus Barlow (Mitralis), aber auch die zystische Medianekrose und das Marfan-Syndrom (Aortenklappe). *Kongenitale* (z.B. bikuspide) Aortenklappenveränderungen degenerieren in typischer Weise anfangs des 4. Lebensdezeniums; ein Klappenersatz wird notwendig. Auch große *Hinterwandinfarkte* können zur

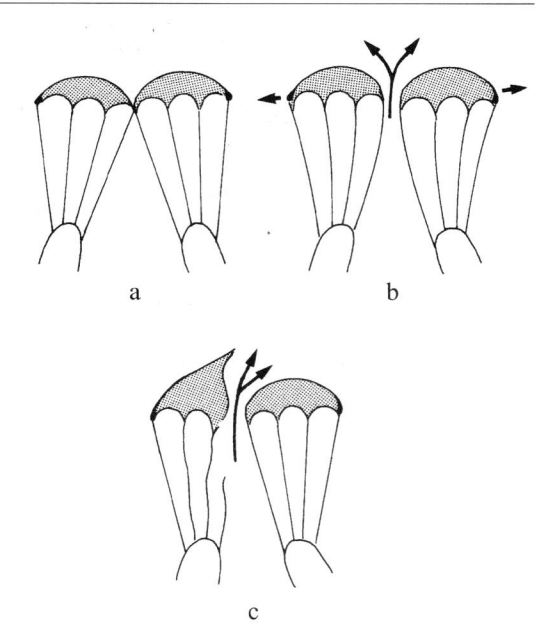

*Abbildung 5-59:* Zwei Mechanismen der Mitralklappeninsuffizienz (schematische Darstellung). a. Normalzustand. b. Durch Ringdilatation fehlt die zentrale Schlußfähigkeit. c. Der Mechanismus einer Insuffizienz aufgrund eines ausgerissenen Sehnenfadens. Bei rheumatischen Vitien spielen meist mehrere pathologische Komponenten eine Rolle.

Mitralklappendysfunktion durch Abriß von Papillarmuskel führen.

Das Ausmaß der Krankheit wird klinisch am besten mit Hilfe der Einteilung der New York Heart Association (NYHA) beschrieben. Tabelle 5-1 veranschaulicht dies am Beispiel für Patienten mit Aortenklappenstenose; die klinische Klassifikation anderer Vitien geschieht analog. Eine absolute Arrhythmie ist Zeichen einer Dehnung des linken Vorhofes; sie kommt z. B. bei fortgeschrittenen Mitralklappenfehlern – meist mit deutlicher Stenosekomponente – vor. Pathognomonisch sind hierfür auch periphere Embolien, ausgehend von Thromben, die sich im linken Vorhofohr ablagern.

Die Diagnosestellung von Herzklappenvitien erfolgt zunächst klinisch mittels *Anamnese, Inspektion* und *Auskultation.* Die Herzauskultation wird am besten in der Reihenfolge Aortenklappe, Mitral-, Trikuspidal- und Pulmonalklappe durchgeführt. Aortenstenosen bedingen ein lautes Systolikum rechts parasternal in Höhe des 2. und 3. Interkostalraumes; das Geräusch wird in die Karotiden fortgeleitet. Demgegenüber schwächt eine reine Klappeninsuffizienz den 2. Herz(Schluß)-Ton ab, ein leises gießendes Diastolikum wird zum Apex hin hörbar. Besonders wichtig erscheint der auskultatorische Befund bei Mitralstenosen. Der Erbsche Punkt (4. Interkostalraum links) ist Auskultationsfeld von Mitralvitien. Besteht zusätzlich zum weichen diastolischen Geräusch ein hörbarer frühsystolischer Mitralöffnungston, spricht dies für noch bewegliche Segel; plastische, klappenerhaltende Maßnahmen erscheinen dann möglich. Ein leises Systolikum ist bei Insuffizienzen zu auskultieren. Rechts parasternal im 4. ICR wird die Trikuspidalklappe auskultiert. Ein gießendes Systolikum spricht für eine Trikuspidalinsuffizienz; sie kann Folge eines fortgeschrittenen Mitralklappenvitiums sein. Gleichzeitig finden sich dann Zeichen von gestauten Halsvenen – die Leber ist vergrößert, es kann Aszites bestehen. Die Funktion der Pulmonalklappe beurteilt man als letztes über dem 2./3. ICR links parasternal. Besteht ein prominenter (paukender) 2. Herz (Schluß)-Ton, so ist dies Ausdruck eines erhöhten Druckes im kleinen Kreislauf.

Im *EKG* sind Zeichen der Linksherzbelastung, des chronischen Cor pulmonale von Wichtigkeit. Vorhofflimmern wird dokumentiert.

Im *a. p.-Thorax-Röntgenbild* imponiert die Herzhypertrophie. Eine Ausnahme bilden Patienten mit Mitralstenose, die in der Regel kleine linke Ventrikel aufweisen. Sind die Herzkammern denoch vergrößert, kann dies ein Residuum überstandener rheumatischer Myokarditiden sein. Bei Kranken mit Mitralfehlern besteht ein vergrößerter linker Vorhof, der vor allem im *lateralen Thorax-Röntgen-Bild* sichtbar wird; der Holzknechtsche Raum ist verkleinert. Beidseits gestaute Lungenhili, pleurale Ergüsse sind Zeichen schwerer therapierefraktärer Herzvitien.

In neuerer Zeit nimmt die *zweidimensionale Echokardiographie* von Herzklappen – unterstützt durch *Farb-Doppler-Untersuchungen* – mehr und mehr die zentrale Stelle im diagnostischen Armentarium ein. Damit kann die Klappenqualität und ihre pathologische Anatomie genauestens beurteilt werden. Insuffizienzen werden farblich von Stenosen unterschieden, Druckgradienten dokumentiert.

Invasive Untersuchungen im *Herzkatheterlabor* runden die Diagnostik ab. Die Druckgradienten können nochmals gemessen und verglichen werde, aorto- bzw. ventrikulographisch werden Insuffizienzen verifiziert. Das Ausmaß einer pulmonalen Hypertension wird bestimmt. Wichtig ist eine genaue Beurteilung der Koronararterien, um hämodynamisch bedeutsame Läsionen ausschließen zu können.

Eine Operationsindikation wird generell bei Patienten erwogen, deren Leiden einen Schweregrad von III oder IV, mindestens jedoch II nach der NYHA-Klassifikation erreicht hat. Das gilt generell für Kranke mit chronischen Klappenvitien. Während es bei Aortenklappen-Kranken kaum Einschränkungen der Indikation, auch nicht altersmäßig, gibt, können bei Patienten mit Mitralklappenvitien schwere Begleitschäden wie pulmonale Hypertonie oder irreversible Leber- und Nieren-Veränderungen Kontraindikationen bedeuten.

Patienten mit floriden Endokarditiden und akuten Klappeninsuffizienzen sollten zunächst mit wirksamen Antibiotika, Diuretika und mit Digitalis behandelt werden. Bestehen nach ein bis zwei Wochen weiterhin septische Temperaturen oder verschlechtert sich der klinische Gesamtzustand aufgrund besonders schwerwiegender Klappenveränderungen, entschließt man sich sofort zum Eingriff.

Das Vorgehen bei Patienten mit akuter Mitralinsuffizienz nach Myokardinfarkt wurde bereits in Kapitel 3.1.2 beschrieben.

Prinzipiell sollte man bei der Auswahl der Operationstechniken zunächst an einen *plastischen Eingriff* denken. Undichte Mitralklappen werden durch Exzision pathologischer Anteile, Anheften von abgerissenen Chordae, Raffen des Klappenringes (z. B. durch einen ovalen Ring nach Carpentier) wieder kompetent. Da Trikuspidalklappen-Insuffizienzen meist sekundär durch Ringdilatation bedingt sind, genügt ebenso die Raffung durch einen Ring. An Aortenklappen sind plastische Eingriffe nur selten möglich.

Bei reiner nicht verkalkter Mitralstenose ist eine offene *Kommissurotomie* unter Sicht des Auges mit Hilfe der Herz-Lungen-Maschine möglich und angezeigt. Die geschlossene Kommissurotomie ohne Herz-Lungen-Maschine wird heutzutage nur noch selten ausgeübt. Dabei wird ein starres Dilatationsgerät über den Apex des linken Ventrikels in die stenosierte Mitralis eingeführt und dort gespreizt. Diese Methode ist heute durch die Ballondilatation, die schon während der Herzkatheteruntersuchung durchgeführt wird, verdrängt worden.

Ist eine Klappenplastik nicht mehr möglich, wird ein Ersatz mit *Prothese* erforderlich. Dabei entfernt man die gesamte erkrankte Klappe. In Mitralposition allerdings beläßt man nach Möglichkeit das murale Segel samt Halteapparat, da diese Strukturen für die Funktion des linken Ventrikels wichtig sind. Mit dem gepolsterten Nahtring wird das jeweilige Klappenmodell am Anulus befestigt. Genäht wird mit ca. 15 kräftigen (2–0) polyfilen Fäden, die man U-förmig sticht.

Eine Ausnahme bilden in dieser Hinsicht sogenannte Homografts aus menschlichen kryopräservierte Aortenklappen, die ohne Bügel («frei») in Aortenposition eingenäht werden (Abb. 5-60).

Nach Beendigung der Klappenimplantation verschließt man die entsprechenden Inzisionen in den Vorhöfen bzw. in der Aorta ascendens. Das linke Herz wird sorgfältig entlüftet. Nach Freigabe der Blutzirkulation (der Eingriff geschieht bei abgeklemmter Aorta ascendens) wird defibrilliert und der Körper des Patienten wieder erwärmt (s. a. Kap. 1.3). Sind gleichzeitig Engen an den Koronararterien vorhanden, werden diese nach den oben beschriebenen Prinzipien (s. Kap. 3.1.1) mit Umleitungen versorgt.

Folgende *mechanische* Ventile stehen zur Verfügung:

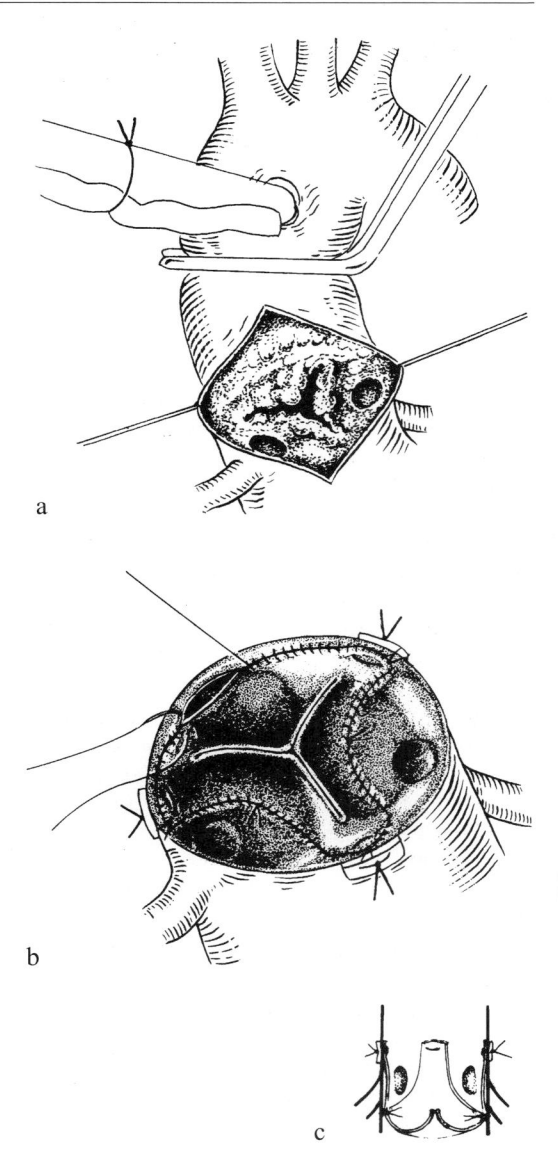

*Abbildung 5-60:* Implantation einer kryopräservierten Aortenklappe (Homograft). a. Der Patient befindet sich an der Herz-Lungen-Maschine, was durch die aortale Kanüle dokumentiert ist. Proximal davon okkludiert eine Gefäßklemme. Die Aorta ascendens ist eröffnet, man erkennt das Ostium der linken und rechten Koronararterie. Die Aortenklappe erscheint stenosiert. b. Nach Exzision der Aortenklappe und sorgfältiger Dekalzifikation des Ringes befestigt man ein Homograft an der Aortenwand mit zwei Nahtreihen. Das Ventil ist dabei so zugeschnitten, daß die Orifizien der Koronararterien nicht tangiert werden. c. Seitenansicht der Implantationstechnik.

- Die Kugelprothese nach Starr-Edwards, bei der sich ein Silikonkautschuk-Ball in einem Metallkäfig bewegt (Abb. 5-61 a). Wegen des relativ hohen Druckgradienten verwendet man jenen Klappentypen heutzutage kaum mehr.
- Die Kippdeckelprothesen nach Björk-Shiley, Sorin und Medtronic-Hall, bei der sich eine Scheibe aus Pyrolit-Carbon gegen einen Klappenrahmen und einen Bügel aus Metall dreht (Abb. 5-61 b).
- Doppelflügelklappen, die ganz aus Pyrolit-Carbon gefertigt sind (Abb. 5-61 c). Sie erbringen die günstigste Hämodynamik und sind daher heute die Ventile der Wahl.

Bei den sogenannten *biologischen Klappen* handelt es sich vor allem um Schweineaortenklappen, die mit niedrigprozentigem Glutaraldehyd konserviert und auf flexible Rahmen aufgezogen sind (Abb. 5-61 d). Biologische Klappen können auch aus Rinderperikard geformt sein.

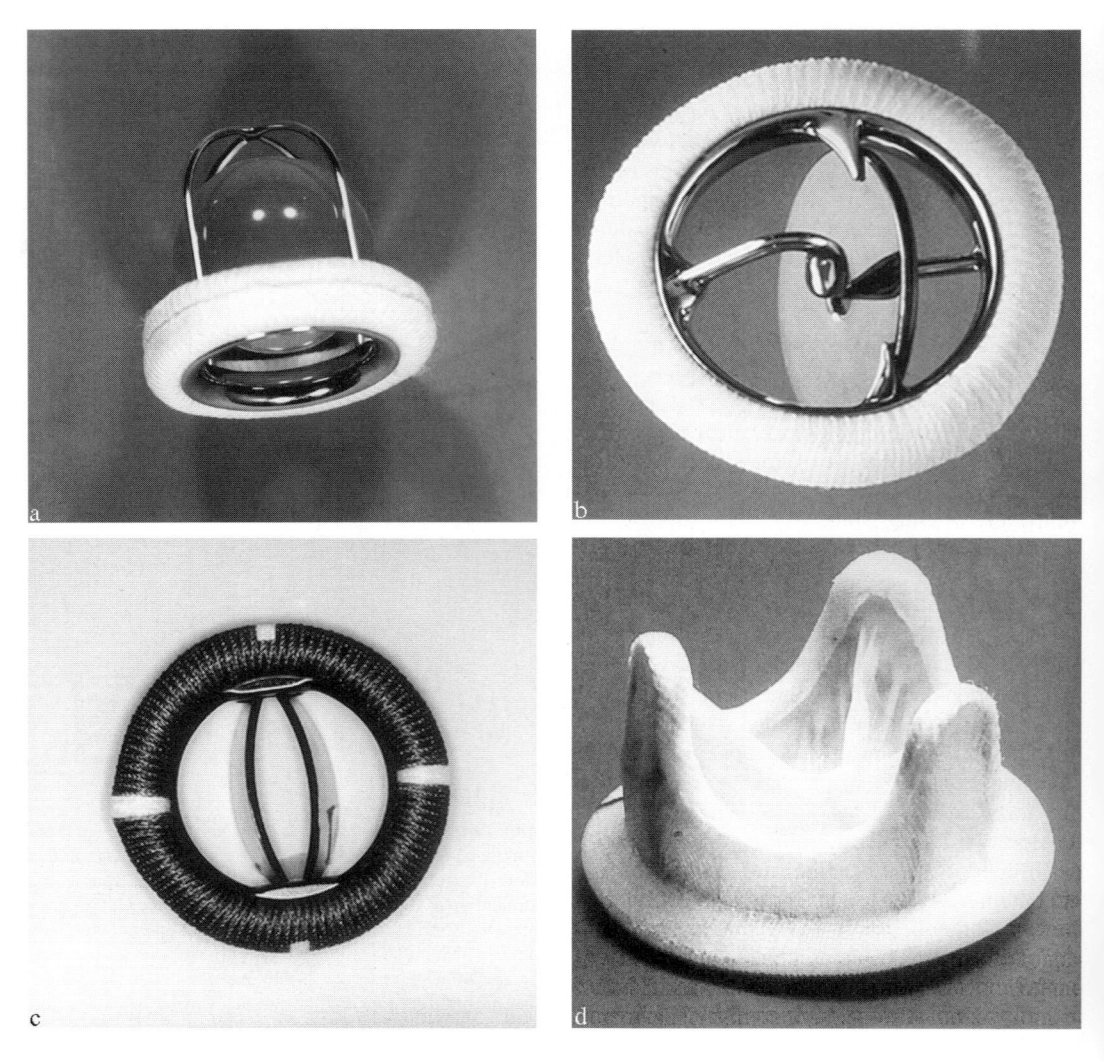

*Abbildung 5-61*: a. Starr-Edwards-Kugelprothese. b. Medtronic-Hall-Scheibenkippventil. c. Sorin-Doppelkippklappe. d. Carpentier-Edwards-Bioprothese (Glutaraldehyd-fixierte Schweineaortenklappe).

Als Fremdkörper im Blutstrom wirken Klappenprothesen thrombogen. Das Risiko ist bei mechanischen Ventilen am höchsten, niedriger bei biologischen Klappen und bei Homografts nahezu nicht existent. In Mitralposition wirken Klappenventile mehr thrombogen, als wenn sie sich in Aortenebene befinden. Eine lebenslange Dauerantikoagulantien-Behandlung mit Cumarinen (z. B. Marcumar) ist deshalb bei allen mechanischen Klappen erforderlich. Diese Therapie setzt eine Überwachung mit Hilfe des «Quickwertes» (idealerweise auf 20–25 % abgesenkt; entspricht einem INR-Wert von 4,5–2,5) voraus. Niedrigere Werte sollten vermieden werden, um die Gefahr einer Spontanblutung zu mindern. Bei biologischen Klappen kann diese Antikoagulantien-Dauerbehandlung nach 3 Monaten postoperativ beendet werden, wenn regelmäßiger Sinusrhythmus besteht. Patienten mit Homografts benötigen zu keiner Zeit Cumarine. Wegen der Notwendigkeit einer Dauertherapie mit Cumarinen stellen mechanische Klappen ein Problem bei Geburten und allgemeinchirurgischen Eingriffen dar. Man ersetzt unter diesen Umständen Cumarin durch das leichter steuerbare Heparin, das überlappend i. v. als Dauertherapie appliziert werden muß.

Beim einfachen Aortenklappenersatz liegt die Operationsletalität heutzutage um oder unter 4 %, beim Mitralklappenersatz um 5 %. Das Risiko beim Mehrfachklappenersatz ist aufgrund der meist begleitenden Organschäden etwas höher und beträgt ca. 8 %.

Die Spätergebnisse sind in Anbetracht des Grundleidens gut (Abb. 5-62): Nach Einfachklappenersatz überleben 70–80 % der Operierten 5 Jahre, 60–70 % zehn Jahre. Nach Doppelklappenersatz (Aorta/Mitralis) betragen die entsprechenden Zahlen 70 und 50 %.

Mechanische Ventile sind auf Dauer haltbar, was für biologische Klappen nicht gilt – ihre problemlose Funktionszeit ist auf 10 bis 15 Jahre begrenzt. Glutaraldehyd-fixierte Schweineklappen verkalken dabei in der Regel und stenosieren; Perikardklappen reißen an den Kommissuren ein und werden insuffizient. Zu diesen Degenerationserscheinungen kommt es umso eher, je jünger die Patienten sind (aufgrund des dann gesteigerten Kalzium-Stoffwechsels). Die Anwendung biologischer Klappen ist daher an bestimmte Indikationen gebunden, wie z. B. den Kinderwunsch bei Frauen oder die Unmöglichkeit einer genauen ärztlichen Überwachung. Bioventile sind die Entscheidung der Wahl bei Patienten, die zum Zeitpunkt der Operation älter als 70 Jahre sind. Schwer veränderte biologische Klappen, die erneut klinische Symptome bedingen, müssen ersetzt werden.

Homografts implantiert man aufgrund ihrer problemlosen Funktion vor allem Kindern und jüngeren Erwachsenen.

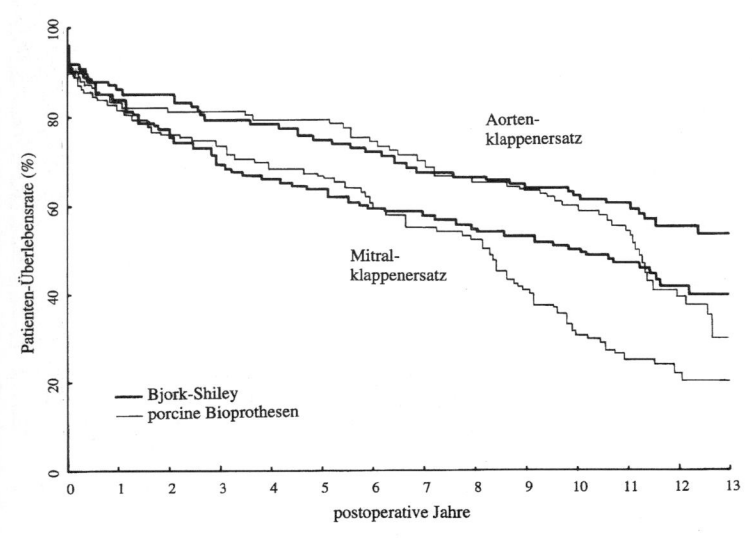

*Abbildung 5-62:* Spätergebnisse nach Aorten- bzw. Mitralklappenersatz. Es wurden entweder Björk-Shiley-Kippklappen (analoger Mechanismus wie in Abb. 5-61 b) oder porkine Bioventile verwendet (nach Bloomfield et al.: Twelve-year comparison of a Björk-Shiley mechanical heart valve with porcine bioprotheses. New England Journal of Medicine, 324, 573, 1991).

## Literatur

Starr A., Edwards M.L. (1962): Mitral replacement. Clinical experience with a ball valve prosthesis. Ann. Surg. 154:726.

Ross D.N. (1962): Homograft replacement of the aortic valve. Lancet (2):487.

Duran C.G., Gunning A.J. (1962): A method for placing a total homologous aortic valve in the subcoronary position. Lancet (2):488.

Wooler G.H., Nixon P.G.F., Grimshaw V.A., Watson D.A. (1962): Experience with the repair of the mitral valve in mitral incompetence. Thorax 17:49.

Barratt-Boyes, B.G. (1965): A method for preparing and inserting a homograft aortic valve. Br. J. Surg. 52:847.

Björk V.O., Henze A. (1979): Ten years' experience with the Björk-Shiley tilting disc valve. J. Thorac. Cardiovasc. Surg. 78:331.

Carpentier A., Chauvaud S., Fabiani J.N. (1980): Reconstructive surgery of mitral valve incompetence – ten year appraisal. J. Thorac. Cardiovasc. Surg. 79:338.

Bodnar E. (ed.) (1990): Surgery for heart valve disease. ICR publishers, London.

## 3.3 Herztumoren

Geschwülste des Herzens sind außerordentlich selten (0,06 % aller Tumoren) und für die Chirurgie höchstens in Gestalt der Vorhofmyxome bedeutsam. Gelegentlich kommen auch myxomatös entartete Thromben vor, sehr selten Rhabdomyome, Lipome, Fibrome, Angiome, Rhabdomyosarkome und Angioblastome. Ebenfalls selten ist das Herz Sitz von metastatischen Absiedlungen, in erster Linie von Melanomen und Lungenkarzinomen, aber auch von Mammakarzinomen oder bei Leukämien.

Bösartige Tumoren des Myokards, meist Rhabdomyosarkome oder Angioblastome, sind für eine konventionelle chirurgische Behandlung nicht geeignet; sind die Vorbedingungen gegeben (keine extrakardiale Tumormanifestation, keine anderweitigen Kontraindikationen), kann eine Herztransplantation indiziert erscheinen.

Myxome, die in der Regel gestielt dem Vorhofseptum entstammen, werden symptomatisch, wenn sie den größten Teil des (meist) linken Atriums ausfüllen und somit den Blutstrom zum Ventrikel behindern. Beschwerden wie bei einer Mitralstenose treten auf. Bei Vorhofmyxomen ist charakteristisch, daß sich die Symptomatik in Linksseitenlage verschlimmert. Da myxomatöses Gewebe leicht zerreißlich ist, kann es zu Embolisationen kommen; nicht selten wird deshalb erst durch den histologischen Zufallsbefund nach einer peripheren Embolektomie die Diagnose eines Vorhofmyxoms gestellt.

Normalerweise erfolgt der Nachweis eines Vorhoftumors mit der Echokardiographie, wobei in der Regel ein beeindruckendes mobiles, rundes Gebilde zu sehen ist. Nach Stillegen des Herzens eröffnet man den rechten Vorhof und inzidiert das interatriale Septum. Um Rezidive sicher zu vermeiden, ist es wichtig, den Tumor mitsamt des Stiels zu resezieren. Der Verschluß des Septums erfolgt durch direkte Naht oder mit Hilfe eines Kunststoff-Flickens.

## 3.4 Verletzungen des Herzens

*Stumpfe* Gewalteinwirkungen sind von *penetrierenden* Verletzungen durch Schuß oder Stich zu unterscheiden.

*Stumpfe Traumen* können zur Herzkontusion mit konsekutiven Einblutungen im Epi-, Myo- oder Endokard führen, wenn schwere Gegenstände mit großer Wucht gegen den Thorax geschleudert werden. So sind auch Einrisse des rechten Vorhofs möglich. Selten sind akute, traumatisch bedingte Koronarthrombosen z. B. des Ramus interventricularis anterior. An eine Kontusion muß auch grundsätzlich beim Dezelerationstrauma gedacht werden. Die typischen EKG-Veränderungen (Zeichen der «Niedervoltage») treten dabei in der Regel erst 24 Stunden nach dem Trauma auf.

*Penetrierende Thoraxwunden* durch Schuß oder Stich sind – wie stumpfe Gewalteinwirkungen auch – typische Kriegsverletzungen. Große Herzdefekte werden durch Gewehrprojektile mit hoher Geschwindigkeit verursacht und führen innerhalb von Sekunden bis Minuten entweder durch myokardialen Schock, Ausbluten oder massive Perikardtamponade zum Tode. Weniger heftige Traumen etwa durch Messerstiche oder Schüsse kleineren Kalibers bedingen protrahierte Perikardtamponaden mit zunehmenden Schockzeichen: Dyspnoe mit Zeichen der Kreislaufzentralisation wie schneller Puls, blasse und kühle Haut, periphere Pulslosigkeit. Auffällig sind stark gestaute Jugularisvenen. Das konsekutive Absinken des Blutdrucks wendet den plötzlichen Eintritt des Todes ab, so daß Zeit für einen chirurgischen Eingriff bleibt. Bei bekanntem Trauma und sichtbarer Verletzung wird der Patient ohne eingehende Diagnostik sofort in den Operationssaal gebracht.

Die Punktion des Perikards kann als akut lebensrettende Hilfsmaßnahme dienen. Sie erfolgt in Lokalanästhesie mit Hilfe einer dicken Nadel, die unterhalb des Xyphoids nach schräg oben links, in Richtung linkes Schultergelenk eingeführt wird (Abb. 5-63). Der Erfolg einer Perikardentlastung ist in der Regel jedoch nur von kurzer Dauer, da sich der Herzbeutel erneut füllt.

Genügend große Zugangswege zum Kreislauf des Patienten durch Punktion der V. jugularis interna, der V. subclavia – bzw. in einem solchen Fall auch der V. femoralis in der Leiste – sind Voraussetzung für die endgültige chirurgische Versorgung, um den Blutverlust nach Eröffnung des Herzbeutels kompensieren zu können. Der Zugang zum Herzen erfolgt dabei nach unseren Erfahrungen am besten über eine mediane Sternotomie der

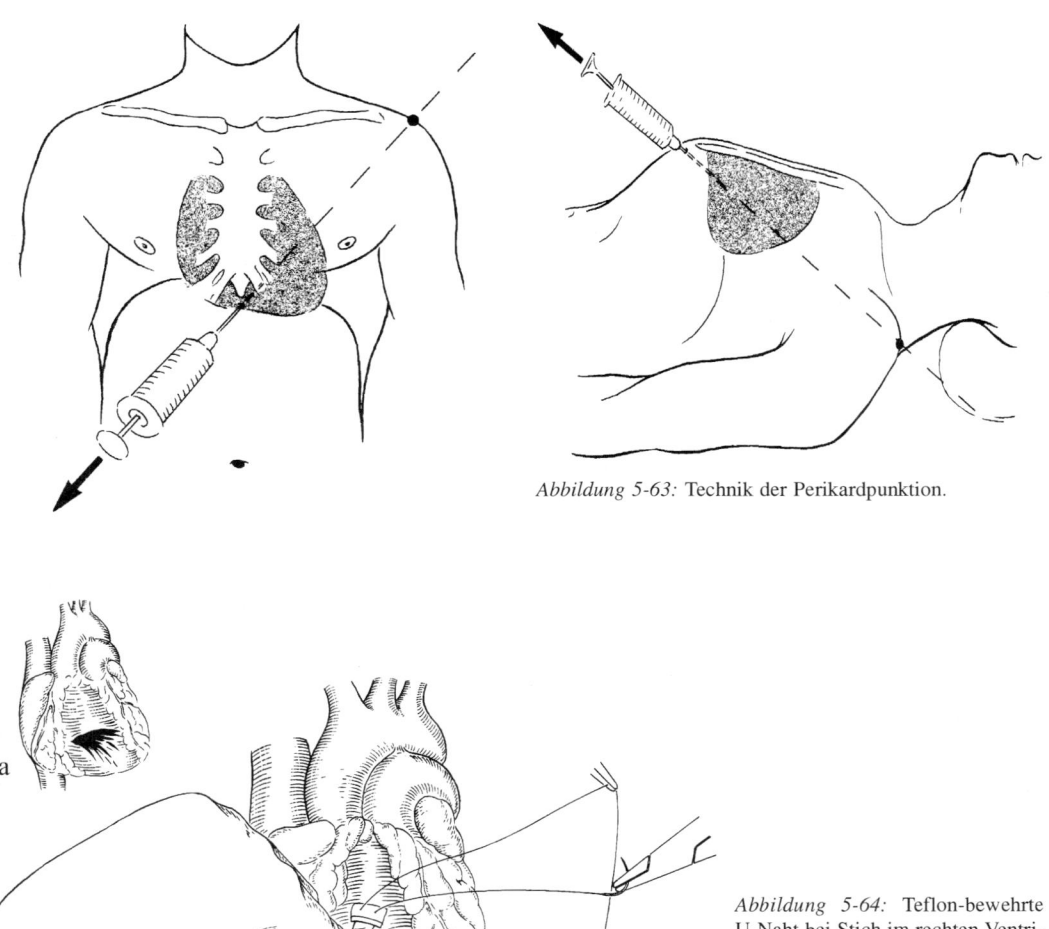

*Abbildung 5-63:* Technik der Perikardpunktion.

*Abbildung 5-64:* Teflon-bewehrte U-Naht bei Stich im rechten Ventrikel (a); während der Naht kontrolliert der linke Zeigefinger die Blutung (b). Der Zugang zum Herzen erfolgte über eine mediane Sternotomie.

besseren Übersicht wegen. Nach Längsinzision des Perikards wird die Verletzung im Myokard lokalisiert, das austretende Blut mit dem Finger kontrolliert (Abb. 5-64). Nicht selten bestehen zwei Verletzungen an der Vorder- und Hinterwand des Herzens entsprechend der Ein- und Austrittstelle. Der Verschluß der Verletzungen geschieht mit einer einfachen Polypropylen-U-Naht, die Teflonbewehrt ist, damit ein Durchschneiden des Fadens beim Knoten verhindert wird. Hilfreich ist es, während dieser Zeit durch kurzfristiges Abklemmen der beiden Hohlvenen den Blutdruck zu senken.

Verletzungen der Koronararterien können vorkommen; bei Beteiligung des Ramus interventricularis anterior ist eine aortokoronare Umleitung notwendig.

## Literatur

Rehn L. (1887): Über penetrierende Herzwunden und Herznaht. Verh. dtsch. Ges. f. Chirurgie 26:151.

Hood R.M., Boyd A.B., Culliford A.T. (1989): Thoracic trauma. W.A.Saunders, Philadelphia.

# 4. Erkrankungen der herznahen Gefäße

B. Reichart

## 4.1 Stumpfe Verletzungen der herznahen Gefäße

Stumpfe Thoraxtraumen (hauptsächlich durch Dezelerationsunfälle) können zur Ruptur der thorakalen Aorten an ihren Fixpunkten, dem Ligamentum Botalli und dem Abgang der linken A. subclavia, führen. Der Durchriß aller Wandschichten ist sofort tödlich. Bleibt der Adventitiaschlauch zunächst jedoch intakt, resultiert eine gedeckte Ruptur (Abb. 5-65), die Stunden oder Tage überlebt werden kann. In seltenen Fällen bildet sich als Spätfolge – nach Monaten bis Jahren – ein posttraumatisches («falsches») Aortenaneurysma aus.

Für das Akutereignis sind messerstichartige Schmerzen im Brustraum typisch. Häufig handelt es sich bei den Verletzten jedoch um Multitraumatisierte, die ein solches Symptom nicht angeben können. Eine zuverlässige Beurteilung des Aortenisthmus ist deshalb bei diesen Patienten besonders wichtig: Im a.p.-Thorax-Röntgenbild findet man ein verbreitertes oberes Mediastinum, evtl. eine nach rechts verdrängte Trachea (durch das Hämatom im Isthmusbereich). Hilfreich ist die Computertomographie (mit Kontrastmittel), ferner die Echokardiographie, aber auch das digitale Substraktions-Angiogramm. Letztere Methode gewährleistet eine sichere Darstellung auch des Aortenbogens mit der geringsten Kontrastmittelmenge (wichtig für die Nierenfunktion bei Schock oder Massentransfusionen).

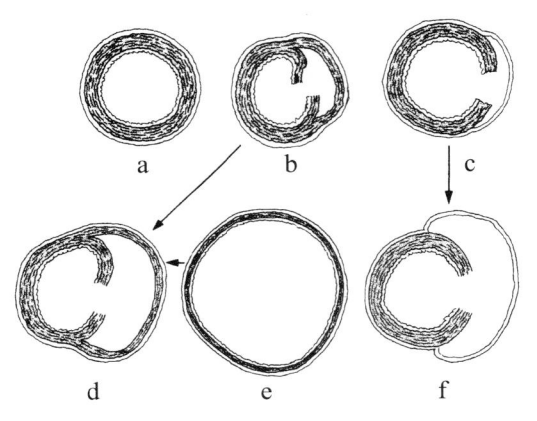

*Abbildung 5-65:* Schematische Darstellungen der Aortenwand: Pathologische Anatomie nach Traumen und bei Erkrankungen. a. Normbefund; b. akute Dissektion; c. akute traumatische Ruptur; d. chronisch dissezierendes Aneurysma; e. Aneurysma verum; f. chronisch traumatisches Aneurysma.

Bei Nachweis einer Ruptur ist die sofortige Operation indiziert. Liegen gleichzeitig andere Verletzungen vor, so muß eine neurochirurgische zuerst durchgeführt werden; abdominalchirurgisch geht man später vor. Frakturierte Knochen werden später stabilisiert.

Für den Eingriff an der Aorta benötigt man eine linksseitige, posterolaterale Thorakotomie. Nach sparsamer Präparation – besondere Vorsicht ist am Innenbogen gegeben – klemmt man den distalen Anteil des Aortenbogens zwischen linker A. carotis und A. subclavia, die linke A. subclavia sowie mit eine weiteren Klemme die Aorta descendens distal des Isthmus ab. Im so vom Kreislauf exkludierten

Teil eröffnet man die Aorta, stellt sich den Riß dar und versorgt ihn mit einfach fortlaufender 4–0 Polypropylen-Naht. Liegt der Riß – was häufig der Fall ist – unterhalb des A. subclavia-Abganges, kann die obere Klemme so gesetzt werden, daß deren Durchblutung gewährleistet bleibt. So kann die Durchblutung des Truncus thyreocervicalis mit seinem das Rückenmark versorgenden Ast, der A. spinalis anterior superior, erhalten bleiben. Dennoch stellt eine Paraplegie die bedrohlichste nicht-letale Operationskomplikation dar, verursacht durch einen nicht reversiblen ischämischen Infarkt im Bereich des Rückenmarks (s. Abb. 5-52).

Um diese Komplikation möglichst zu verhindern, sollte die normotherme Aortenabklemmzeit nicht länger als 20 Minuten betragen. Bei geplanten längeren Eingriffen ist deshalb die Anwendung der Herz-Lungen-Maschine und eine Unterkühlung des Patienten auf 25°C zum Schutze des Rückenmarks zu empfehlen (s. Abb. 5-54). Die dann notwendige systemische Heparinisierung kann jedoch einen erheblichen Nachteil für multiorgangeschädigte Patienten bedeuten. Alternativ verwendet man einen Linksherz-Bypass (vom linken Vorhof zur Aorta descendens), wobei alle Teile, die mit Blut in Kontakt kommen, Heparin-beschichtet sind (Abb. 5-53). Eine systemische Heparinisierung braucht dann nicht durchgeführt zu werden.

## 4.2 Akute Aortendissektion

Hierbei kommt es zu einem Spontaneinriß im Bereich der Intima (Abb. 5-65). Eine zystische Media-Nekrose ist die häufigste Ursache der Dissektion in der Aorta ascendens und im Bogen. Im Gegensatz dazu ist in der Aorta descendens die Atherosklerose häufiger. Der Einriß liegt meist oberhalb der Aortenklappenebene und der Koronarostien; weitere Prädilektionsstellen sind die kleine Kurvatur am Übergang der Aorta ascendens zum Aortenbogen – gegenüber dem Abgang des Truncus brachiocephalicus – sowie der Aortenisthmus am Ansatz des Ligamentum Botalli. Der unter der Intima eindringende Blutstrom bahnt sich ein falsches Lumen längs im Bereich der Media. In der Regel kommt es peripher zu einem zweiten Wandeinriß, der entweder wieder nach innen in das wahre Lumen führt (spontane Rückfensterung), oder aber durch die Adventitia in den Extravasalraum.

Je nach Ausmaß des Schadens unterscheidet man nach De Bakey Dissektionen vom Typ I, II und III (Abb. 5-66). Durch Perforation oder durch Koronarostienverlegung (bei proximalem Fortschreiten der Dissektion) sind Patienten mit Aorta ascendens-Beteiligung (Typ I und II) besonders gefährdet.

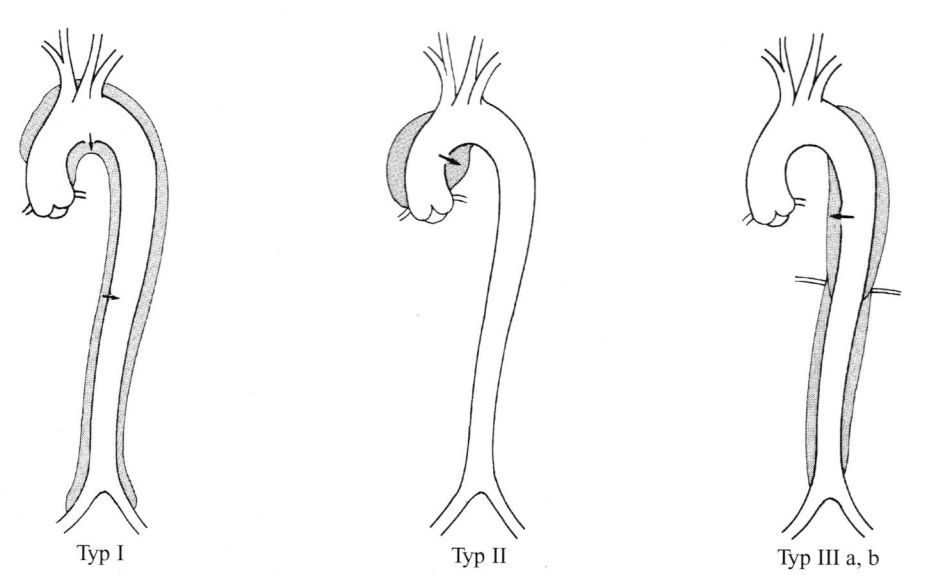

Typ I     Typ II     Typ III a, b

*Abbildung 5-66:* Einteilung des Ausmaßes einer akuten Dissekation nach DeBakey (s. auch Text).

Akute Dissektionen können je nach Ausmaß nach proximal oder distal ein variantenreiches Krankheitsbild bedingen. Bei einem Koronararterienverschluß bestehen Angina-pectoris-Schmerzen, Zeichen eines akuten Herzinfarktes. Verschlüsse der Karotiden können Lähmungen und Koma verursachen; Pupillenveränderungen werden sichtbar. Indizien für periphere Gefäßverschlüsse sind Pulsdefizite. Sind Extremitäten-Arterien betroffen, findet man ischämische Zeichen an den betreffenden Armen und (häufiger) Beinen. Oligo- bzw. Anurie kann als ein Zeichen der Dissektion im Bereich der Aa. renales gewertet werden. Meteorismus, Hyperperistaltik und Ileus zeigen einen Schaden an der A. mesenterica an. Trotz der starken Variabilität der Beschwerden muß als gemeinsames Symptom der plötzlich auftretende messerstichartige Brustschmerz, der differentialdiagnostisch nicht mit einem akuten Myokardinfarkt verwechselt werden darf, herausgehoben werden.

Perforationen der Aorta ascendens bedingen Perikardtamponaden. Man findet dann gestaute Halsvenen, einen hohen Venendruck. Der periphere Puls ist schwach tastbar und schnell; es besteht ein niedriger Blutdruck. Das Thorax-Röntgenbild verifiziert eine zeltförmige Verbreiterung des Herzschattens samt Mediastinum.

Zeichen einer akuten Aorteninsuffizienz sind eine verbreiterte Puls-Amplitude (Wasserhammerpuls) und ein Diastolikum, das in die Herzspitze fortgeleitet wird. Im Thorax-Röntgenbild erkennt man einen Hämatothorax links.

Für die Operationsplanung ist eine genaue Kenntnis des Ausmaßes der Erkrankung sowie die Lokalisation des proximalen Einrisses wichtig. Echographie, Computer- bzw. Kernspin-Tomographie, digitale Substraktionsangiographie und direkte Koronardarstellung der Koronararterien dienen der Diagnosefindung.

Wie schon erwähnt, haben akute Dissektionen vom Typ I und II eine besonders ungünstige Prognose. Unter diesen Voraussetzungen ist deshalb eine sofortige Operation ratsam. Demgegenüber kann bei akuten Dissektionen vom Typ III eine aggressive medikamentöse Blutdrucksenkung – z.B. mit Beta-Blockern – erfolgreich sein. Konservativ kann abgewartet werden, wenn Körper- und Organfunktionen nicht vital bedroht sind. Neben der Blutdrucksenkung (unter 140/90 mmHg) müssen also Herzfunktion (EKG, Puls), Nierenfunktion (stündliche Harnausscheidung), Darmfunktion (Peristaltik, Bauchdecken) und Extremitäten (Pulse der Aa. femorales) ständig kontrolliert werden. Bestehen unter Drucksenkung weiterhin Thoraxschmerzen, ist ein Eingriff indiziert. Ebenso muß operiert werden, wenn Nieren, Extremitäten oder Darmanteile bedroht sind.

Bei akuten Dissektionen vom Typ I und II geschieht der Zugang über eine mediane Sternotomie; Eingriffe an der Descendens erfordern einen linksseitig posterolateralen Schnitt. Alle Operationen erfolgen mit Hilfe der Herz-Lungen-Maschine und in tiefer Hypothermie; sehr häufig wird ein Kreislaufstillstand erforderlich, z.B. bei Eingriffen am Aortenbogen. Hauptziel der Operation ist die Ausschaltung des proximalen Einrisses. Gleichzeitig dazu reseziert man thorakal möglichst viel von der erkrankten Aorta, um sie mit einer passenden Dacron-Gefäßprothese zu ersetzen. Am distalen Aortenstumpf adaptiert man zuvor die beiden Gefäßschichten mit Gewebekleber und einfach fortlaufender Polypropylen-Naht.

Um (iatrogene) Einrisse der Intima durch Setzen von Gefäßklemmen zu vermeiden, führen wir alle Eingriffe bei akuter Dissektion inzwischen in tiefer Hypothermie und im Kreislaufstillstand durch, die Gefäßanastomosen erfolgen beo offener Aorta.

Ein kompletter Ersatz der dissezierten Aorta ist nur bei mehr lokalisierten Erkrankungen, wie etwa beim Typ II und IIIa (d.h. Aorta descendens-Bereich bis Zwerchfell) durchführbar. Bei den ausgedehnten Typen I und IIIb ist eine vollständige Resektion in einer Sitzung selten möglich; folglich bleiben Teile der erkrankten Aorta bestehen. In der Regel werden diese Residuen ohne Komplikationen toleriert. Später ist eine regelmäßige halbjährliche Nachkontrolle (auch mit Computertomographie oder Echographie) notwendig. Kommt es im weiteren Verlauf zur Ausbildung eines Aneurysma, wird ein Re-Eingriff erforderlich.

Bei Notoperationen beträgt die Letalität von Patienten mit Typ I- und II-Dissektion ca. 20%; bei Typ III-Eingriffen stellt die postoperative Paraplegie wiederum eine wichtige nicht-letale Komplikation dar. Jenes Risiko kann auf ein Minimum reduziert werden, wenn man das Gefäßinterponat so kurz wie möglich wählt, den Eingriff mit Hilfe der Herz-Lungen-Maschine und unter dem Schutze der Hypothermie durchführt.

## 4.3 Aortenaneurysmen

Aneurysma bedeutet im chirurgischen Sinne eine Ausweitung des Gefäßdurchmessers. Aortenaneurysmen von weniger als 5 cm können konservativ beobachtet und kontrolliert werden, da sich in klinischen Studien gezeigt hat, daß eine Rupturgefahr bei dieser Größe praktisch nicht gegeben ist. Das gilt aber nur für spindelförmige, nicht für sackförmige Aneurysmen; auch muß es sich um wahre und nicht chronisch dissezierte Aneurysmen handeln. Bei «wahren» Aneurysmen (Aneurysmata vera) sind alle Wandschichten, also Intima, Media und Adventitia dilatiert und ausgedünnt. Beim Aneurysma dissecans sind die Intima und Teile der Media rupturiert, die restliche Media und die Adventitia dilatiert. Ähnliches gilt für posttraumatische Aneurysmen (s.o.). In diesem Fall bildet sich um das austretende, «pulsierende» Hämatom eine Pseudowand aus Adventitia und umgebenden Gewebsschichten (Aneurysma falsum).

Aneurysmatische Veränderungen können in allen Bereichen der thorakalen Hauptschlagader vorkommen, also in der Aorta ascendens, dem Bogen oder der Aorta descendens; nicht selten sind zwei Abschnitte gleichzeitig betroffen.

Ursachen können Erkrankungen (zystische Medianekrose, Atherosklerose) und Traumen (s.o.) sein. Selten sind Dissektionen aufgrund eines Marfan-Syndroms, noch seltener durch Entzündungen bedingte Aneurysmen (z. B. Lues, Takajasu- bzw. Riesenzell-Arteritis).

Das hereditäre Marfan-Syndrom manifestiert sich bei Jüngeren, ansonsten liegt das Patientenalter bei 55 bis 65 Jahren. Zur voll ausgebildeten Form gehören Augensymptome (Linsenschlottern) und Skelettveränderungen wie lange spindelige Finger und Trichterbrust.

Jedes Aortenaneurysma ist eine ernstzunehmende Erkrankung. Unbehandelt drohen Komplikationen, die tödlich enden. Symptome wie Dyspnoe durch Kompression von Hauptbronchien oder Dysphagie durch Eingengung des Ösophagus ergeben sich, wenn die Raumforderung zunimmt. Nicht selten bestehen zeitweise stechende Thoraxschmerzen. Penetrationen oder Perforationen kündigen sich durch messerstichartige thorakale Schmerzen an. Die Zeichen einer Perikardtamponade können sich ausbilden. Kommt es zum Einbrechen in die Trachea bzw. den Ösophagus, folgen Haemoptoe bzw. Haemoptysis. Perforationen im Bereich der Aorta descendens führen zum linksseitigen Hämatothorax. Aufgrund von Ringdilatationen kann es zur Aorteninsuffizienzen höheren Grades kommen.

Die Diagnose wird anhand des Thorax-Röntgenbildes und der anschließenden Angiograpie gestellt; ein transösophageales Echogramm und ein Computertomogramm sind von Nutzen.

Elektiv stellen Aneurysmen mit einem Durchmesser von mehr als 5 cm eine Indikation zur Operation dar. Bei akuter Symptomatik müssen natürlich auch kleinere Aneurysmen bzw. Dissektionen operiert werden. Die veränderten Gefäßanteile werden reseziert und anschließend mit einer entsprechend großen Dacron-Prothese ersetzt. Die Eingriffe erfolgen mit Hilfe der Herz-Lungen-Maschine in mittlerer bis tiefer Hypothermie. Folgende Besonderheiten sind zu erwähnen:

– Bei Aneurysmen der aszendierenden Aorta setzt man die Gefäßklemme proximal des Abganges des Truncus brachiocephalicus. Da man mit dieser Maßnahme die Koronarzirkulation unterbricht, benötigt man zusätzliche myokardprotektive Maßnahmen (s. Kap. 1.4). Bei gleichzeitig bestehender Aorteninsuffizienz erfolgt der Ascendens-Ersatz mit Hilfe eines sogenannten «Composite-Grafts», einer Gefäßprothese, in die am proximalen Ende ein Klappenventil eingesetzt ist. Diese Technik erfordert abschließend die Reimplantation beider Koronararterienostien, was mit Hilfe eines großzügig belassenen Gefäßwand-Patches geschieht (Abb.-5-67.

– Bei Aneurysmen im Bereich des Bogens kühlt man den Patienten mit der Herz-Lungen-Maschine auf 18–20°C ab. Während des anschließenden Kreislaufstillstandes, der bis zu 60 Minuten dauern kann, erfolgt der Bogenersatz mittels Dacron-Gefäßprothese. Bei der klassischen Technik benötigt man je eine distale (Aorta descendens) und eine proximale (Aorta ascendens) Anastomose mit 3–0 bzw. 4–0 fortlaufender Polypropylen-Naht; Kopf- und Armgefäße beläßt man in einem großzügigen Gefäßwand-Patch, den man in die große Kurvatur der eingesetzten Prothese näht.

– Der Teilbogenersatz stellt eine vereinfachende

Technik dar. Die Schnittführung erfolgt distal des Orificiums vom Truncus brachiocephalicus leicht schräg in Richtung Aorta descendens. Zum Einnähen des Graftes benötigt man dann nur noch zwei Anastomosen, wobei die distale Verbindung entsprechend lange ausfällt.

Die Anwendung von Gewebeklebern (zum Abdichten der Nahtreihen) und absolut blutdichter Gefäßprothesen hat die aufwendigen Techniken im Aortenbogenbereich wesentlich vereinfacht; konsekutiv fiel die Frühletalität.

## Literatur

Craword E.S., Crawford J.L. (1984): Diseases of the aorta. Williams and Wilkins, Baltimore.
Heberer G., van Dongen, R.J.A.M. (eds.) (1987): Gefäßchirurgie. Springer-Verlag, Heidelberg.

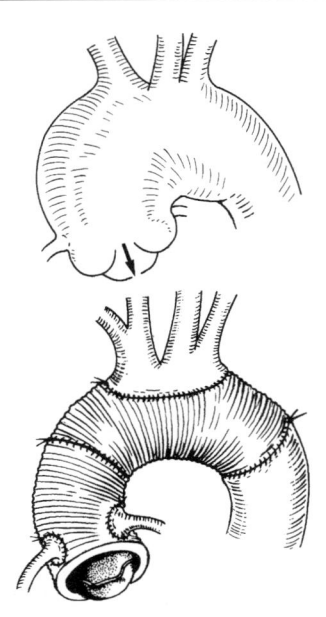

*Abbildung 5-67:* Korrektur eines Aneurysmas, das Aorta ascendens und Bogen betrifft; es besteht eine Aorteninsuffizienz. Zunächst wird der Bogenanteil mit einer Dacron-Prothese ersetzt. Dazu fertigt man die distale Verbindung an der Descendens. Ein Längsschnitt in der Dacron-Prothese nimmt den Gefäß-Patch auf, der alle Kopf- und Armgefäße beinhaltet (dieser Teil des Eingriffes geschieht in tiefer Hypothermie und im Kreislaufstillstand). Mit einem sogenannten Composite-Graft (Dacronröhre mit Klappenprothese) ersetzt man sodann bei wieder laufender Herz-Lungen-Maschine die Aorta ascendens. Die beiden Herzkranzgefäße werden gesondert implantiert.

# 5. Perikarderkrankungen

B. Reichart

Der Herzbeutel hat eine Schutz- und Stützfunktion für das Herz und besteht aus derbem, mit wenig Gefäßen versorgtem bradytrophen Bindegewebe.

Als angeborene Fehlbildungen kommen Perikardzysten, Perikarddivertikel sowie kleinere und größere Perikarddefekte vor. Das Perikard kann einseitig nach der linken Pleurahöhe hin fehlen.

Entzündliche Veränderungen am Epi- und Perikard können durch vielfache Ursachen hervorgerufen werden. Ein Fall für den Herzchirurgen sind sie erst, wenn sie zu ausgedehnter *Ergußbildung* oder zur *Schrumpfung* des Perikards geführt haben; im letzten Fall spricht man dann von einer Pericarditis constrictiva, bei eingebetteten Verkalkungen auch von einem sogenannten Panzerherz.

Als Ursache für Ergüsse kommen chronische Stauungen, Urämie, Autoaggressionserkrankungen oder Infektionen in Frage. Je nach Art der Ätiologie ist die Zusammensetzung der Ergußflüßigkeit verschieden, was an einigen Beispielen gezeigt werden soll: Stauungsbedingte Ergüsse sind durchsichtig, bernsteinfarbig. Zu serösen Ergüssen kommt es auch nach kardiochirurgischen Eingriffen. Nach Herztransplantationen kann es sich um ein Zeichen einer akuten Abstoßungsreaktion handeln. Urämisch-bedingte seröse Flüssigkeiten weisen eine starke Zumischung vom Blut auf. Staphylokokkus-aureus-Eiter sieht rahmig gelb aus. Blutige Perikardtamponaden sind durch stumpfe und scharfe Traumen bedingt (vgl. Kap. 3.4).

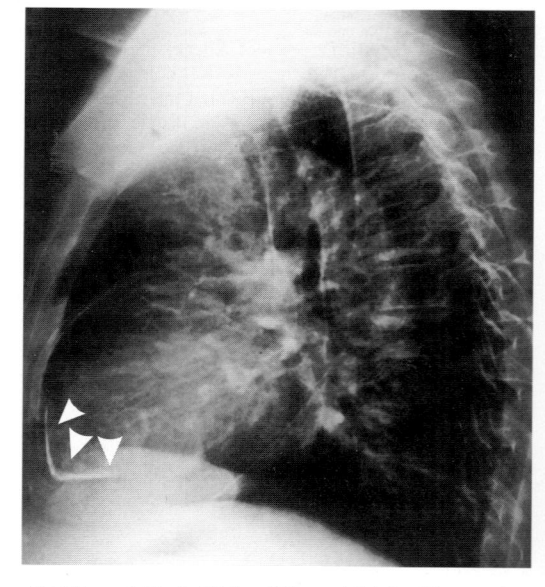

*Abbildung 5-68:* Seitliches Röntgenbild des Thorax eines Patienten mit Pericarditis constrictiva; die Kalkeinlagerung ist mit Pfeilen markiert.

Mögliche Ursache einer Pericarditis constrictiva ist die Tuberkulose. Der Prozeß im Herzbeutel kommt durch Einbruch eines verkästen Lymphknotens zustande. Kalte Abszesse trocknen schließlich ein, verkalken und bilden bei gleichzeitiger Verschwielung einen festen Panzer um das Herz.

Dyspnoe ist das Hauptsymptom einer hämodynamisch signifikanten Perikarderkrankung. Im Akutstadium präsentieren sich die Patienten blaß, sie sind unruhig. Die Haut fühlt sich kühl an. Das Gesicht ist aufgedunsen und bläulich verfärbt, eine venöse Einflußstauung fällt auf. Der Venendruck ist meßbar erhöht, der systemische Blutdruck erniedrigt. Im chronischen Stadium findet man Leberverschlußgerung, Aszites und Beinödeme. Im Röntgen-Thorax-Bild besteht klassischerweise eine zeltförmige Vergrößerung des Herzschattens. Die Vorwölbung des Pulmonalisknopfes fehlt, wodurch sich eine mehr oder weniger gerade Linie zwischen Aortenknopf und Apexbereich ergibt. Beim Panzerherzen ist Kalk sichtbar (Abb. 5-68).

Neuere diagnostische Techniken wie die Echokardiographie, die Computertomographie sind nützlich (Abb. 5-69. Zu einem Herzkatheter wird man sich nur bei Patienten mit Pericarditis constrictiva entschließen. Als Ausdruck einer verminderten ventrikulären Füllung gegen den erhöhten Widerstand der Perikardschwielen sind die diastolischen Druckparameter pathologisch erhöht.

Die rechtzeitige Perikardpunktion kann bei symptomatisch verlaufenden Perikardergüssen lebensrettend sein. Der Patient befindet sich in Rückenlage. In Lokalanästhesie führt man eine dicke Punktionsnadel, die an eine große Spitze montiert ist, unterhalb des Xyphoids in Richtung linkes Schultergelenk ein (Abb. 5-63). Eine Verletzung des Herzmuskels braucht nicht befürchtet zu werden, da man zuerst auf die unter Druck stehende Flüßigkeit trifft. Proben des Punktates versendet man für zytologische bzw. bakteriologische Untersuchungen.

In chronischen Fällen erweist sich das Legen einer Perikarddrainage als die bessere Methode. Dazu wird in Allgemeinanästhesie eine kleine Inzision unterhalb des Xyphoids durchgeführt. Vorsichtig präpariert man in Richtung Herz, der Brustbeinfortsatz wird dabei vom Assistenten mit einem Haken retrahiert. Nach Eröffnung des Perikards entleert sich die unter Druck stehende Flüssigkeit, von der man wiederum Teile für Untersuchungen sichert. Eine weiche Drainage, mit mehreren Seitenlöchern versehen, führt zum dorsalen Bereich des Herzbeutels; das andere Ende des Schlauches wird mit einem Bülau-System verbunden. Es ist wichtig, die Thoraxdrainage für mehrere Tage zu belassen, um durch ihren ständigen Reiz ein Ver-

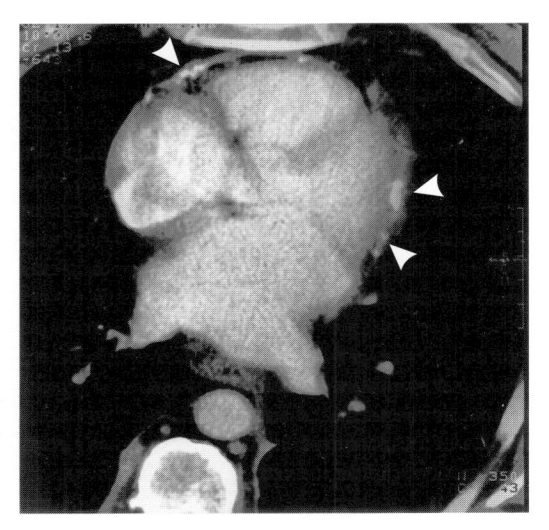

*Abbildung 5-69:* Computertomographische Aufnahme einer Pericarditis constrictiva; die Verkalkungen sind mit Pfeilen markiert.

kleben von Epi- und Perikard zu provozieren. Bei infektiösen Ursachen des Pleuraergusses erfolgt eine adäquate i.v.-Therapie mit Antibiotika; fand man Staphylococcus aureus, muß Vancomycin gegeben werden.

Bei Pericarditis constrictiva präpariert man das Herz über eine mediane Längssternotomie frei. Auch eine linksseitige anterolaterale Thorakotomie kommt in Frage. Es folgt die Dekortikation im Bereich des linken und rechten Ventrikels und des rechten Ausflußtraktes einschließlich des Truncus pulmonalis. Die posteriore Perikardschale kann belassen werden. Ihr Ablösen wäre zu gefährlich und ist für den Langzeiterfolg auch nicht erforderlich.

Die Perikardektomie erfolgt im Prinzip ohne Zuhilfenahme der Herz-Lungen-Maschine. Es ist jedoch ratsam, sie im Notfall zur Verfügung zu haben, wenn es zu Einrissen im Bereich des rechten Ventrikels kommt. Die Operationsletalität einer Perikardektomie beträgt zwischen 5 und 15%; die Langzeitergebnisse sind gut.

## Literatur

Rehn L. (1920): Die perikardialen Verwachsungen im Kindesalter. Arch. Klin. Chir. 62:179.
Sauerbruch F. (1925): Die Chirurgie der Brustorgane, 2. Band. Springer, Berlin, S. 1075.

# 6. Lungenembolien

B. Reichart

*Akute* Lungenembolien (Häufigkeit: 1 % aller Patienten) entstehen durch Verschleppung eines oder mehrerer Blutgerinnsel aus tiefen Bein- oder Beckenvenen in den rechten Ventrikel und schließlich in die Pulmonalisäste. Ursächlich kommt der Virchowschen Trias – Stase, Hyperkoagulabilität und Venenläsion – nach wie vor Bedeutung zu. Eine Verlangsamung des venösen Blutstromes entsteht bei längerer Bettlägerigkeit, etwa nach Operationen. Vermehrte Gerinnbarkeit des Blutes besteht auch im Wochenbett oder nach Anwendung von Ovulationshemmern. Stase und Hyperkoagulabilität sind die häufigsten Ursachen einer Venenthrombose bzw. Lungenembolie; demgegenüber ist die traumatische, iatrogene Verletzung von Venen selten.

Je nach Ausmaß und Sitz einer Embolie kann es von plötzlichen atemabhängigen Schmerzattakken, evtl. mit Blutdruckabfall, bis zur ausgeprägten Schocksymptomatik mit Todesfolge innerhalb von Minuten bis Stunden oder gar zum Sekundenherztod kommen. Todesursache ist abgesehen von reflektorischen Vorgängen ein akutes Cor pulmonale. In der Mehrzahl der Fälle werden Lungenembolien jedoch überlebt (Letalität: 2,5–8 %).

Typische Zeichen des akuten Stadiums sind neben den stechenden, atemabhängigen Schmerzen, Ruhedyspnoe, leichte Zyanose, ein schneller, schwach gefüllter Puls. Die unruhigen, ängstlichen Kranken weisen gestaute Halsvenen auf; die Messung des Venendruckes erbringt erhöhte Werte. Weitere Hinweise auf die Diagnose können

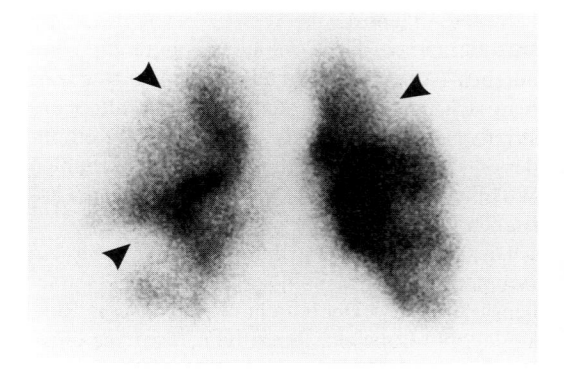

*Abbildung 5-70:* Perfusionsszintigramm bei akuter Lungenembolie.

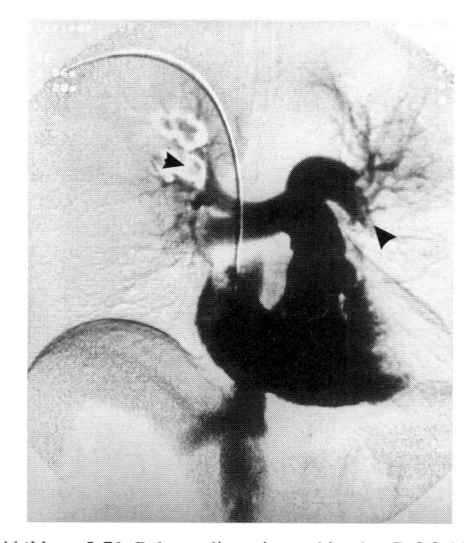

*Abbildung 5-71:* Pulmonalisangiographie, das Gefäßabbrüche sichtbar macht.

elektrokardiographische Veränderungen liefern. Man erkennt Zeichen der Rechtsherzbelastung (und keine frischen Myokardinfarktzeichen, was differential-diagnostisch wichtig ist). Ein- und beidseitige Ausfälle von Lungenarealen werden mit Hilfe des Lungenszintigramms nachgewiesen (Abb. 5-70). Mit der Pulmonalisangiographie wird die Diagnose eindeutig gesichert (Abb. 5-71).

Diese Methode hilft auch bei der wichtigen und zum Teil schwierigen Differentialdiagnose zwischen akuter und *chronischer* Lungenembolie – ein Krankheitsbild dessen Bedeutung erst in neuerer Zeit richtig ermessen wird. Hat man bislang angenommen, daß eine Lyse kleinerer bis mittelgroßer Embolien (spontan oder mit Hilfe von Heparin) die Regel ist, scheint dies für einen erheblichen Prozentsatz der Patienten nicht oder nur teilweise zuzutreffen. Rezidivierende Embolien führen zu erneuten Okklusionen der Lungenstrombahn, bis schließlich der Widerstand im kleinen Kreislauf ansteigt. Zeichen des chronischen Cor pulmonale werden im Terminalstadium sichtbar. Die Prognose dieser – schon in Ruhe dyspnoischen – Schwerkranken ist dann infaust und beträgt nur wenige Monate bis Jahre.

Bei Akutereignissen ist die Pulmonalis im Angiogramm bis zum scharfen Abbruch am proximalen Teil des Thrombus normal konfiguriert. Bei operationswürdigen Fällen findet man den Verschluß einer ganzen Seite und den Ausfall einiger zusätzlicher kontralateraler Segmentarterien. Demgegenüber erscheint bei Patienten mit chronischer Lungenembolie die gesamte Gefäßaufzweigung bilateral betroffen. Die Kaliber sind unregelmässig geformt; es finden sich periphere Verschlüsse.

Wegen der Häufigkeit einer Lungenembolie kommt ihrer *Prophylaxe* große Bedeutung zu: Bei Risikopatienten gibt man pro Tag 2 × 7500 Einheiten Heparin subkutan oder 600–1200 E/Std. über Dauerperfusor. Alternativ kann zur Prophylaxe auch niedrigmolekulares Heparin (mit dem Vorteil einer einmaligen täglichen s. c.-Gabe) verwendet werden. Zusätzlich verordnet man elastische Gummistrümpfe und lagert die Unterschenkel (Fußende des Bettes!) hoch.

Aufgrund dieser effektiven medikamentösen Prophylaxe sind heutzutage Cava-Sperroperationen kaum mehr angezigt. Ausnahmen bilden rezidivierende bzw. septische Embolien, bestehende Kontraindikationen gegen Antikoagulantien, überstandene massive Lungenembolien. Unter diesen Voraussetzungen wird man sich in erster Linie für das Legen eines Cava-Filters entscheiden, von dem es mehrere Modifikationen gibt. In Deutschland ist z. B. der Tulip-Filter nach Günther sehr populär, da er – wenn gewünscht – innerhalb von zwei Wochen wieder entfernt werden kann (Abb. 5-72). Dieser Eingriff geschieht in Lokalanästhesie und gegebenenfalls im Wachsaal. Folgendermaßen wird vorgegangen: Die Implantation erfolgt mittels Seldinger Technik entweder von der Vena femoralis oder jugularis aus. Die Filter werden dabei in einem Katheter gefaltet, bis kaudal der Venae renales vorgeschoben und dann in der Gefäßwand verankert. Letale Komplikationen sind dabei mit 0,12% ausgesprochen selten. Sie sind nicht filtertypenabhängig sondern auf Fehlplazierungen, Filterembolien oder kardiale Zwischenfälle zurückzuführen. Kommt es zu nicht- letalen Komplikationen, wie weiterhin rezidivierende Lungenembolien, Filterwanderungen, Gefäßwandverletzungen oder Vena cava Occlusionen. Nach einer Filterimplantation erscheint eine dauerhafte Antikoagulation indiziert, da so die Inzidenz rezidivierender Lungenembolien halbiert wird.

Das operative Setzen von Vena-cava-inferior-Clips (z. B. nach De Weese) und die Ligatur der unteren Hohlvene sind wegen der eben beschriebenen Technik heutzutage kaum mehr indiziert.

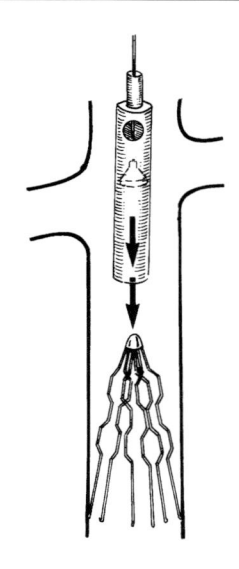

*Abbildung 5-72:* Setzen eines Kim-Ray-Greenfield-Filters. Der Katheter mit dem noch geschlossenen Gerät wird über die rechte Vena jugularis interna in die untere Hohlvene eingebracht. Dort löst man den Filter in subrenaler Position frei; er verhakt sich in der Venenwand. Heutzutage werden Cavafilter mit Hilfe der Seldinger-Technik gelegt. Es gibt Modifikationen des dargestellten Typs.

*Bei akuten, unkomplizierten Lungenembolien* stellen Bettruhe und i.v.-Gaben von Heparin – bis zur Verlängerung der PTT-Zeit auf das 1,5- bis 2,5-fache – die Therapie der Wahl dar. Eine Rekanülierung der A. pulmonalis wird so in wenigen Tagen erzielt. Alternativ können Thrombolytica – Streptokinase, Urokinase oder Gewebeplasminogen-Aktivatoren – verabreicht werden.

Eine *Embolektomie* ist nur indiziert, wenn trotz einstündiger medikamentöser Therapie – die Gabe von Katecholaminen eingeschlossen – periphere systolische Blutdruckwerte von unter 90 mmHg bestehen bleiben, die stündliche Urinausscheidung 20 ml unterschreitet oder der arterielle $PO_2$ auf unter 60 mmHg abfällt. Nach Längssternotomie schließt man die Herz-Lungen-Maschine in typischer Weise an; es folgt eine Längsinzision im Truncus pulmonalis. Der Embolus, der in der Regel in Höhe der Bifurkation sitzt und in beide Pulmonalisäste reicht, wird komplett entfernt. Anschließend näht man die Pulmonalis mit 5–0 Polypropylen in einfach fortlaufender Technik. Bei Schwerkranken können Geübte diesen Eingriff auch in «Inflow-Occlusion» ohne Zuhilfenahme der Herz-Lungen-Maschine durchführen. Die Operationsletalität von Embolektomien beträgt etwa 20 %. Postoperativ sollte eine Cava-Filter gesetzt, mit einer Marcumar-Dauertherapie begonnen werden.

Eine interventionell durchgeführte Pulmonalis-Embolektomie ist ebenfalls möglich; dabei zertrümmert ein Impeller den Embolus, der dann mittels Katheter abgesaugt wird. Gleichzeitig erfolgt eine Lysetherapie.

Bei chronisch rezidivierenden Embolien hat sich in neuerer Zeit statt der Lungentransplantation die *pulmonale Thrombendarteriektomie* mit Hilfe der Herz-Lungen-Maschine, in tiefer Hypothermie und im Kreislaufstillstand empfohlen.

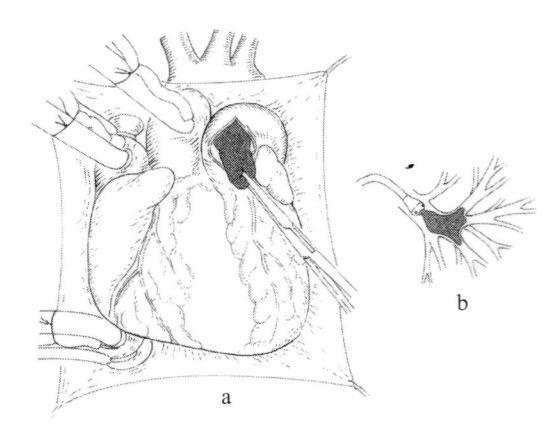

*Abbildung 5-73:* Trendelenburgsche Operation bei akuter Lungenembolie. Der Patient befindet sich an der Herz-Lungen-Maschine. Der Truncus der Pulmonalis ist längs eröffnet, ein großer Thrombus wird entfernt. Abbildung b stellt das Absaugen eines kleineren, peripheren Embolus dar.

## Literatur

Greenfield L.J., Mc Curdy J.R., Brown P.P., Elkins R.C. (1973): A new intracaval filter permitting continoued flow and resolution of emboli. Surgery 73:599.

Kirschner M. (1924): Ein durch die Trendelenburgsche Operation geheilter Fall von Embolie der Arteriae pulmonalis. Arch. Klin. Chir. 133:312.

Mobin-Udin K., Callard G.M., Bolooki H., Rubinstein R., Mikchie D., Jude J.R. (1972): Transvenous caval interruption with umbrella filter. New. Engl. J. Med. 286:55.

Neuerburg J., R. W. Günther, E. Rassmussen, D. Vorwerk, K. Tonn, S. Handt, W. Küpper, J. V. Hansen (1993): New retrievable percutaneous vena cava filter: experimental in vitro and in vivo evaluation. Cardiovasc Intervent Radiol 16:224.

Ochsner A. (1960): Indications for and results of inferior vena caval ligation for thromboembolic disease. Postgrad. Med. 27:193.

Trendelenburg F. (1908): Über die operative Behandlung der Embolie der Lungenarterie. Arch. Klin. Chir. 86:686.

Virchow R. (1858): Die Cellularpathologie in ihrer Begründung auf physiologische und pathologische Gewebelehre. A.Hirschwald, Berlin.

De Weese M.S., Hunter D.C. (1963): A vena cava filter for the prevention of pulmonary embolism: A five-years clinical experience. Arch. Surg. 86:852.

Wolfe W.G., Sabiston D.C. (1980): Pulmonary embolism. W.B. Saunders, Philadelphia.

# 7. Herzschrittmacher

B. Reichart und A. Markewitz

Pro Jahr werden in Deutschland ca. 30 000 Herzschrittmacher implantiert. Damit zählt die Schrittmacherimplantation zu den häufigsten herzchirurgischen Eingriffen. Die Gesamtzahl der Schrittmacherträger wird auf bis zu 200 000 geschätzt.

## 7.1 Indikationen zur Schrittmacherimplantation

Bradykarde Rhythmusstörungen sind die klassische Indikation zur Schrittmacher-Therapie. Sie sind definiert als Frequenzen unter 40/min, bradykarde Phasen von mehr als 2 Sekunden bei Sinusrhythmus und mehr als 4 Sekunden bei Vorhofflimmern. Bradykarde Rhythmusstörungen lassen sich prinzipiell in *Reizbildungs-* und *Reizleitungsstörungen* aufteilen.

Die klassische *Reizbildungsstörung* ist die Sinusknotenerkrankung, die sich als reine Sinusbradykardie, als sinoatrialer Block, oder als Brady-/Tachykardie-Syndrom darstellen kann. Etwas mehr als ein Drittel aller Schrittmacher werden aufgrund dieser Rhythmusstörung implantiert. Sonderformen der Reizbildungsstörung sind die in Vorhofflimmern degenerierte supraventrikuläre Bradykardie und das hypersensitive Carotis-Sinus-Syndrom. Diese Rhythmusstörungen liegen einem weiteren Drittel der Schrittmacherimplantationen zugrunde.

Zu den *Reizleitungsstörungen* zählt man alle Blockierungen I. bis III. Grades der atrio-ventrikulären Überleitung; sie machen das verbleibende Drittel der Rhythmusstörungen aus, die zur Schrittmacherimplantation führen.

Die Ursachen für bradykarde Rhythmusstörungen bleiben fast immer ungeklärt. Wenn es sich nicht um angeborene oder infolge herzchirurgischer Eingriffe entstandene Rhythmusstörungen handelt und wenn eine medikamentöse Ursache ausgeschlossen worden ist, muß von einer degenerativen Ätiologie ausgegangen werden.

Das klassische Symptom einer Bradykardie ist der Adams-Stokesche Anfall, die Synkope durch die zu langsame Herzschlagfolge, der jedoch nur bei einer Minderzahl der zur Schrittmacherimplantation eingewiesenen Patienten auftritt. In der Regel werden unspezifische Klagen wie Schwindel, rasche Ermüdbarkeit und Konzentrationsschwäche angegeben.

Für die Diagnostik beweisend ist das Ruhe-EKG mit dem Nachweis der bradykarden Phasen (mehr als 2 Sekunden bei Sinusrhythmus und mehr als 4 Sekunden bei Vorhofflimmern). Meist wird jedoch ein 24-Stunden-EKG nötig, das – mitunter mehrfach wiederholt – die Diagnose einer bradykarden Rhythmusstörung (Frequenzen unter 40/min) sichert. Darüber hinaus sollte anhand einer ergometrischen Untersuchung überprüft werden, inwieweit ein adäquaten Anstieg der Herzfrequenz vorhanden ist.

## 7.2 Schrittmachersysteme

Man unterscheidet *Einkammerschrittmacher*, mit einer Sonde entweder im rechten Ventrikel *oder* Vorhof, von *Zweikammersystemen*, mit zwei Sonden, je eine im Ventrikel *und* im Vorhof. Nachdem in zahlreichen Studien nachgewiesen werden konnte, daß die atriale Kontraktion aus hämodynamischer Sicht von Wichtigkeit ist, sollte, wann immer möglich, ein Schrittmachersystem mit Vorhofbeteiligung implantiert werden. So stellt jede Reizleitungsstörung bei erhaltenem Sinusrhythmus eine Indikation zur Implantation entweder eines vorhofstimulierten Einkammerschrittmachers oder eines AV-sequentiell stimulierten Zweikammersystems dar, wobei wir der Implantation eines AV-sequentiell stimulierten Schrittmachersystems den Vorzug geben. Ventrikuläre Einkammerschrittmacher bleiben dem langsamen Vorhofflimmern sowie dem hypersensitiven Carotis-Sinus-Syndrom mit episodenhaften Bradykardien vorbehalten.

Zur Vereinheitlichung der einzelnen Schrittmachersysteme ist vor einigen Jahren ein 5-Buchstaben-Code entwickelt worden, der eine Systematisierung der Schrittmachertypen erlaubt (s. Tab. 5-8); so bedeutet z. B. VVI ventrikulärer Einkammer-Schrittmacher, DDD AV-sequentieller Zweikammer-Schrittmacher. Diesen drei Buchstaben wird ein vierter, das R, hinzugefügt, wenn ein Schrittmacheraggregat implantiert wird, das belastungsabhängig frequenzvariable Funktionen aufweist. Ein solches System ist prinzipiell immer dann indiziert, wenn der Patient während der Ergometrie einen inadäquaten Frequenzanstieg zeigt, was man als «chronotrope Inkompetenz» bezeichnet. Die Steigerung der Stimulationsfrequenz durch den Schrittmacher wird von einem Sensor kontrolliert, der belastungsabhängig Muskelbewegungen, Atemfrequenz, Atemminutenvolumen, zentralvenöse Temperatur oder das QT-Intervall wahrnimmt.

## 7.3 Schrittmachersonden

Schrittmacherelektroden müssen flexibel, korrosionsbeständig, bruchfest und sicher zu fixieren sein. Die intrakardiale Fixation wird durch Verankerung in den Trabekeln oder Einschrauben in die Vorhof- bzw. Ventrikelmuskulatur erzielt (Abb. 5-74). Da die Sondenkopfoberflächen aus Materialien mit besonders guten biomedizinischen Eigenschaften, wie Kohlenstoff, gesintertem Platin oder Iridiumoxid bestehen, lassen sich hervorragende Stimulations- und Detektionseigenschaften erreichen. Darüber hinaus werden Elektroden angeboten, die für einen gewissen Zeitraum minimale Mengen an Steroid absondern und dadurch einen besonders günstigen Reizschwellenverlauf bewirken. Die nach Implantation einsetzenden reaktiven Vernarbungsprozesse erhöhen nämlich zunächst die Reizschwelle, die später wieder absinkt auf ein Niveau, das immer noch leicht über den primär gemessenen Werten liegt.

Transvenös implantierbare Sonden haben inzwischen die früher häufiger gebräuchlichen epimyokardialen Elektroden fast vollständig abgelöst. Heutzutage gibt es für letztere nur noch wenige Indikationen, wie etwa nach Trikuspidalklappenersatz oder nach Thrombose der oberen Hohlvene.

*Tabelle 8:* Kodierung (und Einteilung) der verschiedenen Schrittmachertypen.

| 1. Buchstabe<br>Ort der Stimulation | 2. Buchstabe<br>Ort der Detektion | 3. Buchstabe<br>Steuerung | 4. Buchstabe<br>Programmierbarkeit | 5. Buchstabe<br>Antitachykarde<br>Eigenschaften |
|---|---|---|---|---|
| V = Ventrikel<br>A = Atrium<br>D = A+V (Double)<br>O = weder A<br>noch V | V = Ventrikel<br>A = Atrium<br>D = A+V<br>O = weder A<br>noch V | I = inhibiert<br>T = getriggert<br>D = I+T<br>O = keine | P = 2 Funktionen<br>programmierbar<br>M = multiprogammierbar<br>R = rate modulation<br>C = Communicating<br>O = nicht programmierbar | P = antitachykarde<br>Stimulation<br>S = Schock (Kardioversion/Defibrillation<br>D = P+S<br>O = keine |

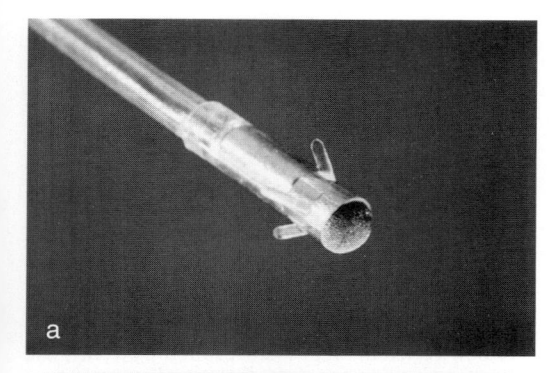

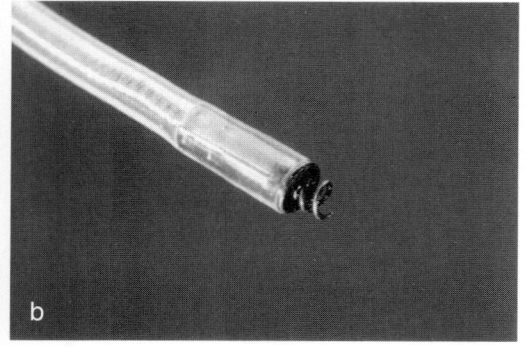

*Abbildung 5-74:* a. Ankerelektrode mit Sondenkopf aus gesintertem Platin. b. Schraubelektrode mit Kohlenstoff-beschichtetem Sondenkopf.

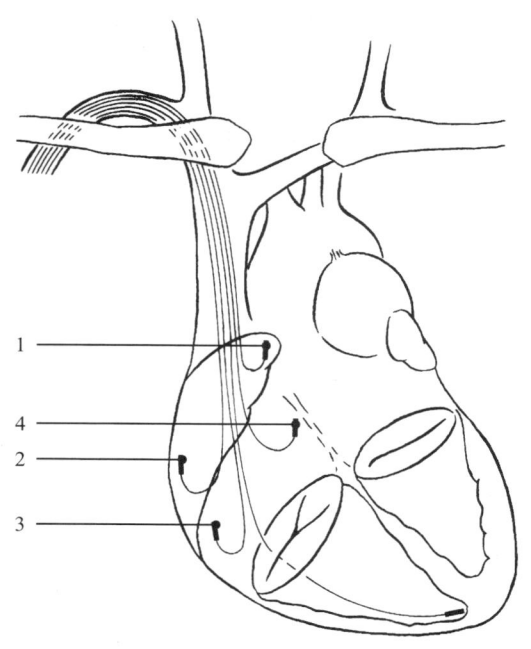

Abbildung 5-75: Schematische Darstellung von Plazierungsorten für die Vorhofsonde: Position im Herzohr (1), in der anterolateralen Vorhofwand (2), im Bereich der kaudalen Vorderwand des rechten Vorhofes (3). Lage (4) demonstriert eine Fehlposition im Bereich des Ausflußtraktes des rechten Ventrikels.

## 7.4 Schrittmacherimplantation

Die ca. 5 cm lange Hautinzision erfolgt in Lokalanästhesie senkrecht zum Sulcus deltoideo-pectoralis und überlappt ihn für ca. 1 cm nach lateral. Zwischen M. pectoralis major bzw. M. deltoideus wird ein schmaler Fettsaum sichtbar, unter dem sich in der Regel die Vena cephalica verbirgt; sie wird nach distal ligiert, nach proximal angeschlungen. Mit einer feinen Schere incidiert man die Vene und schiebt die Sonde vor. In mehr als der Hälfte der Fälle gelingt es, sogar zwei Elektroden über diesen Zugang in das zentral-venöse System einzuführen. Alternativ kann im Wundbereich die V. subclavia punktiert werden. Die Sonden werden dann mittels Seldinger-Technik eingeführt.

Sind die Elektroden in das zentral-venöse System eingebracht worden, erfolgt ihre Plazierung im Herz. Die *Ventrikelelektrode* wird klassischerweise im Apex positioniert (s. Abb. 5-75), alternativ kommt der Boden des rechten Ventrikels oder aber das Septum als Implantationsort in Frage. Zur intraventrikulären Positionierung benötigt man einen geraden Mandrin, manchmal erleichtert zuvor ein leichtes Vorbiegen die Passage durch die Trikuspidalklappe. Zur Implantation der *Vorhofelektrode* eignet sich neben dem rechten Herzohr die anterolaterale Vorhofwand, die häufig bessere Stimulationswerte zeigt (s. Abb. 5-75). Zur Positionierung der Sonde im Vorhof benötigt man einen J-förmig gebogenen Mandrin.

Ist die Sonde positioniert, erlauben die intraoperativen Messungen eine rasche Orientierung darüber, inwieweit die gewählte Position für eine Stimulation des Herzens bzw. zur Wahrnehmung herzeigener Signale (Sensorfunktion) geeignet ist. Gemessen werden die Stimulationsreizschwelle in Volt sowie die intrakardialen P- und R-Signale. Die wünschenswerten, die akzeptablen und die in-

*Tabelle 9:* Intraoperative Messungen bei Schrittmacherpatienten.

| Parameter | wünschenswert | akzeptabel | inakzeptabel |
|---|---|---|---|
| ventrikuläre Reizschwelle | ≤ 0,5 V | ≤ 1,0 V | > 1,0 V |
| R-Welle | > 8 mV | > 4 mV | ≤ 4 mV |
| atriale Reizschwelle | ≤ 1,0 V | ≤ 1,5 V | > 1,5 V |
| P-Welle | > 4 mV | > 2 mV | ≤ 2 mV |
| slew-rate (Anstiegssteilheit der P-Welle) | > 0,7 mV/msec | > 0,3 mV/msec | ≤ 0,3 mV/msec |

akzeptablen Werte sind in Tabelle 5-9 aufgeführt. Bei der Bestimmung des Vorhofsignals hat es sich bewährt, neben der Amplitude die Anstiegssteilheit des intrakardialen Signals, die man auch als «slew-rate» bezeichnet, zu bestimmen. So wird eine grenzwertig niedrige Amplitude bei guter Anstiegssteilheit vom Schrittmacher ohne weiteres wahrgenommen, wohingegen die Kombination aus grenzwertig niedriger Amplitude und niedriger «slew-rate» in der Regel in einer Nichtwahrnehmung resuliert.

Ist eine ausreichend stabile Sondenposition mit guten intraoperativen Meßergebnissen gefunden, so werden die Sonden an der Veneneintrittstelle mit einem nicht-resorbierbaren Faden eingebunden. Im Falle des Sondenvorschubes über die Vena cephalica kann man dazu den zuvor zum Anschlingen der Vene benutzten Faden verwenden, im Falle einer Subclavia-Punktion erfolgt das Einbinden der Sonde in Form einer Umstechungsligatur mit feiner Naht.

Sodann wird die Schrittmachertasche gebildet, die regelhaft unter der Pektoralisfaszie medial der Inzision liegt. Die Größe der Schrittmachertasche richtet sich nach dem Format des Aggregates, das implantiert werden soll. Die sorgfältige Blutstillung im Bereich des gesamten Operationsfeldes schließt sich an, um das Auftreten eines postoperativen Hämatoms in der Schrittmachertasche zu verhindern.

Abschließend schließt man die Sonden an das Schrittmacheraggregat an, das in die Tasche eingelegt wird. Überschüssiges Sondenmaterial wird unter dem Aggregat gelagert. Bei einem eventuell notwendigen erneuten Eingriff wird so eine Verletzung der Sonden während der Eröffnung der Schrittmachertasche verhindert.

Unmittelbar nach Abschluß der Operation wird der Schrittmacher auf die für den Patienten geeigneten Parameter eingestellt. Wegen des regelhaft in der postoperativen Periode zu beobachtenden Reizschwellenanstieges hat es sich bewährt, die Ausgangsleistung des Schrittmachers bei 5,0 Volt und 0,5–0,6 msec zu belassen. Darüber hinaus wird die Vorhofempfindlichkeit auf den niedrigsten Wert programmiert, da es in der Einheilungsphase nicht selten vorübergehend zu einem Amplitudenverlust des Vorhofsignals kommt.

Der Patient sollte während der ersten postoperativen Tage den Arm der Implantationsseite möglichst häufig hochlagern. Weitere Maßnahmen sind nicht erforderlich. Prinzipiell kann daher ein Schrittmacher-Patient zwei bis vier Stunden p.o. nach Hause entlassen werden. Ausnahmen sind Risikopatienten ohne Eigenrhythmus oder eine Implantation über eine Subclavia-Punktion. Da sich ein Pneumothorax aufgrund des dünnen Kalibers der Punktionsnadel häufig erst einige Stunden nach der Implantation zeigt, werden diese Patienten für eine Nacht stationär aufgenommen. 12 bis 24 Stunden nach Implantation bzw. Punktion wird ein Röntgen-Thorax-Bild angefertigt, um einen Pneumothorax sicher auszuschließen bzw. nachzuweisen.

## 7.5 Schrittmacherwechsel

Als wesentliche Information muß präoperativ bekannt sein, ob der Patient über einen genügenden Ersatzrhythmus für den Aggregatwechsel verfügt oder nicht. Hat er keinen Eigenrhythmus, ist präoperativ dafür Sorge zu tragen, daß der sofortige Übergang auf externe Stimulation problemlos möglich ist. Selbstverständlich ist bei der Präparation der Schrittmachertasche genau darauf zu achten, daß die Schrittmachersonden nicht verletzt werden.

Der Wechsel wird, wie die Implantation, in Lokalanästhesie und ambulant durchgeführt. Während der Präparation sollte der Elektrokauter keine Verwendung finden, da sein Gebrauch zum totalen Funktionsverlust des Schrittmacheraggregates führen kann. Das hätte beim Patienten ohne Eigenrhythmus deletäre Folgen. Andererseits kann Kammerflimmern ausgelöst werden.

Nach Entfernen des Schrittmacheraggregates aus der Tasche und Sondendiskonnektion werden die Reizschwellen und die intrakardialen Signale erneut bestimmt. Die Sonden werden an das neue Aggregat angeschlossen und dieses wieder in die alte Schrittmachertasche versenkt.

Bisweilen zeigt die Bestimmung der Stimulationsreizschwelle bzw. der Amplitudenhöhe des intrakardialen Signals unbefriedigende Werte, so daß eine Revision auch der Sonden notwendig wird.

bei Sondenbrüchen oder Isolationsdefekten im extravasalen Sondenverlauf die Reparatur bzw. der Ersatz. Funktionslose Sonden sollten nach Möglichkeit entfernt werden. Hierzu ist konstanter, mäßiger Zug evtl. bis zu 20 oder 30 Minuten oder die Anlage einer externen Dauer-Extension über 24 Stunden nötig (der Patient empfindet zu starkes Ziehen!). Kann die Elektrode so nicht entfernt werden, wird sie in situ belassen, ihr Ende abisoliert und unter dem Aggregat in der Tasche versenkt.

Infektionen der Schrittmachertasche erfordern die sofortige und vollständige Entfernung des gesamten Systems einschließlich der Sonden. Zuvor wird auf der kontralateralen Seite ein neues Schrittmacheraggregat in Lokalanästhesie implantiert.

## 7.6 Komplikationen nach Schrittmacherimplantation

Am häufigsten treten Stimulations- und/oder Wahrnehmungsverluste (Sensordefekte) der Elektrode aufgrund von Dislokationen, Sondenbrüchen und Isolationsdefekten auf. Bei dislozierten Sonden wird eine Repositionierung erforderlich,

## Literatur

Fischer W. (1989): Praxis der Herzschrittmachertherapie. Springer Berlin, Heidelberg, New York, London, Paris, Tokyo.

Alt E. (1990): Schrittmachertherapie des Herzens. perimed Verlag, Erlangen.

Markewitz A., Hemmer W. (1990): Handbuch der Schrittmachertherapie. perimed Verlag, Erlangen.

Sechster Teil

# Bauch und Bauchwand

# 1. Ösophagus und Zwerchfell

A. Gläser

## 1.1 Erkrankungen der Speiseröhre

Die Dysphagie (Schluckstörung) bildet das Leitsymptom für Erkrankungen der Speiseröhre infolge Passagebehinderung oder Störung im Ablauf der Peristaltik beziehungsweise des ösophagealen Verschlusses. Die Ursachen liegen in Veränderungen der Speiseröhre selbst, oder die Symptome entstehen durch Kompression von außen (Abb. 6-1). Erkrankungen der Speiseröhre sind: bösartige und gutartige Tumoren, Achalasie, Strikturen durch Verätzung oder Reflux, Divertikel, Fremdkörper, Hiatushernien, diffuser Ösophagospasmus, Plummer-Vinson-Syndrom. Durch Kompression von außen wirken: Strumen, Mediastinaltumoren, Aortenaneurysma. Bronchialkarzinom.

Je nach Sitz einer Stenose klagen die Patienten über Steckenbleiben eines Bisses im Hals oder hinter dem Brustbein, Erbrechen unverdauter Speisen und von Schleim, Druckgefühl retrosternal nach Nahrungsaufnahme, Verschlucken mit Hustenanfällen und der Gefahr der Aspiration von Speise, Regurgitation von Speisen, Foetor ex ore. Meist stellt sich bald eine Gewichtsabnahme ein.

Nach der Erhebung der Anamnese helfen folgende Untersuchungsverfahren, die Differentialdiagnose zu stellen:
- Röntgenuntersuchung mit Kontrastbrei: Ablauf der Peristaltik, Darstellung von Stenosen, Ulzera oder Divertikeln; bei Kopftieflagerung Re-

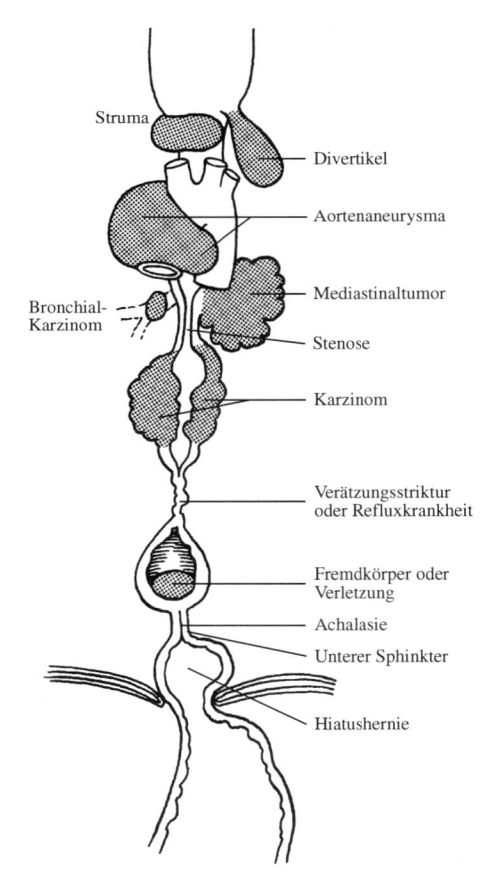

*Abbildung 6-1:* Schematische Darstellung der Ursachen einer Dysphagie: Kompression von außen; Erkrankungen der Speiseröhre.

flux von Mageninhalt. Besteht der Verdacht auf eine Fistel zum Tracheobronchialbaum oder auf eine Perforation, nur wasserlösliche Kontrastmittel (Gastrografin) verwenden!
- Endoskopie und Biopsie: sichere Beurteilung der Schleimhaut; krebsbedingte Stenosen sind oft mit dem Instrument nicht passierbar
- CT und MRT: Darstellung von Tumoren im Mediastinum
- Endosonographie: Beurteilung der Tumorinfiltration in der Ösophaguswand sowie von Nachbarorganen und Lymphknotenmetastasen
- Manometrie: Beurteilung funktioneller Störungen bei Achalasie, Sklerodermie, Sphinkterinsuffizienz
- pH-Metrie: Beurteilung eines gastroösophagealen Refluxes.

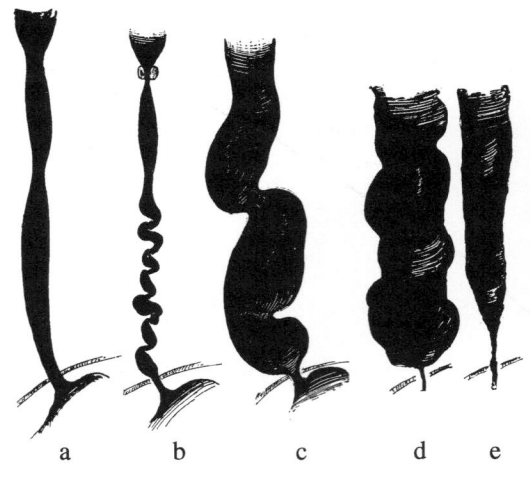

*Abbildung 6-2:* Schematische Darstellung von Ösophagogrammen. a. Normaler Ösophagus. b. Spastisch. c. Abnorm schlaff. d. Achalasie. e. Kardiakarzinom.

### 1.1.1 Achalasie

Die Achalasie beruht auf einer neuromuskulären Störung der gesamten glatten Muskulatur der Speiseröhre. Es liegt kein Spasmus im Bereich der Kardia vor (früher: Kardiospasmus), sondern es fehlt die schluckreflektorische Erschlaffung des unteren Ösophagussphinkters. Oberhalb der Kardiostenose entwickelt sich ein Megaösophagus mit unkoordinierter Peristaltik (hypermotile Form: erhöhter Ruhedruck im unteren Ösophagus; hypomotile Form: verzögerte Entleerung und beginnende Dilatation der Speiseröhre; amotile Form: dekompensiertes Stadium der Achalasie) (Abb. 6-2). Die wahrscheinlich sekundär entstehende Degeneration der Ganglienzellen des Plexus myentericus im Ösophagus und eine Reduzierung der Cholinesteraseaktivität in der Ösophaguswand erklären nicht ausreichend die Ursache der Achalasie.

Es werden drei Stadien unterschieden: Im Stadium 1 besteht noch keine Dilatation, und die Patienten klagen höchstens über diskrete Beschwerden; im Stadium 2 ist die Speiseröhre deutlich erweitert mit einer Indikation zur Dehnungsbehandlung; das Stadium 3 zeigt eine extreme Erweiterung der gesamten Speiseröhre.

Betroffen sind vorwiegend Frauen im dritten bis fünften Dezennium. Oft liegen psychisch-vegetative Störungen vor. Die durch eine langjährige Stase bedingte Retentionsösophagitis mit Schleimhauterosionen, Ulzera und Epitheldysplasien stellt ein leicht erhöhtes Krebsrisiko dar.

Die Beschwerden im Stadium 1 und 2 werden zunächst mit Spasmolytika sowie Psychotherapeutika, eventuell mit einem Milieuwechsel verbunden, behandelt. Bei Versagen einer medikamentösen Therapie und deutlicher Erweiterung der Speiseröhre mit entsprechenden Beschwerden ist die mechanische Dilatation mit einer aufblasbaren Sonde angezeigt (Abb. 6-3). Die Sprengung der Stenose mit der Starkschen Sonde gilt als überholt in Anbetracht der Gefahr einer Perforation oder der Ausbildung einer nachfolgenden Narbenstenose. Die Dehnung kann im Abstand von wenigen Tagen mehrere Male wiederholt werden und führt in etwa 90% zu guten Ergebnissen. Bleibt die konservative Behandlung erfolglos, kommt die extramuköse *Kardiomyotomie nach Heller* in Frage: Von einem medianen Oberbauchschnitt aus durchtrennen wir das Ligamentum triangulare sinistrum und legen die Kardiagegend frei (Abb. 6-4a, b), zügeln den Ösophagus an und befreien ihn von einem kurzen Querschnitt am Übergang des Zwerchfells auf die Ösophagusvorderfläche aus vom Peritoneum. Anschließend legen wir einen mindestens 10 cm großen Längsschnitt an der Ösophagusvorderwand, über die Kardia auf die Magenvorderwand übergehend. Der Schnitt durchtrennt alle Ösophagusschichten bis auf die

Schleimhaut, die in die Schnittwunde vorspringt, aber nicht verletzt werden darf (Abb. 6-4 c). Ab 2. bis 3. postoperativem Tag beginnt die Nahrungsaufnahme. Die Ergebnisse der Hellerschen Kardiomyotomie sind ausgezeichnet. Um einer möglichen postoperativen Refluxösophagitis vorzubeugen, sollte stets eine Fundoplikatio hinzugefügt werden. Die Resektion einer Narbenstenose mit Anlage einer Ösophagogastrostomie sollte möglichst vermieden werden. Auf eine Fundoplikatio kann aber verzichtet werden, wenn die Manipulation am gastro-ösophagealen Übergang gering ausfällt und die Myotomie lediglich über einen fingerdicken Magenschlauch durchgeführt wird. Die Kardiomyotomie eignet sich auch sehr gut zum laparoskopischen Vorgehen, sowohl von abdominal als auch von links-thorakal. Bei letzterem Vorgehen wird die refluxverhütende Anatomie am geringsten tangiert. Bei beiden Verfahren bietet die intraoperative Endoskopie eine gute Kontrollmöglichkeit.

### 1.1.2 Diffuser Ösophagospasmus

Ein lang anhaltender, den gesamten Ösophagus erfassender Spasmus bei Erschlaffung des unteren Ösophagussphinkters (im Gegensatz zur Achalasie) verursacht dysphagische Beschwerden mit retrosternalem Schmerz und führt im Röntgenbild zur korkenzieherartigen Darstellung des Ösophagus mit Bildung von Pseudodivertikeln und teilweiser Retention des Kontrastbreies. Die Ursache ist unbekannt, die Therapie konservativ.

### 1.1.3 Divertikel der Speiseröhre

Im Bereich der Bifurkation finden sich selten *Traktionsdivertikel*, kleine trichterförmige Ausziehungen der Ösophaguswand, wahrscheinlich nicht durch Narbenzug chronisch entzündlicher bifurkaler Lymphknoten verursacht, sondern als kongenitale Persistenz ösophagobronchialer Gewebebrücken zu deuten. Sie werden als Zufallsbefund bei einer Röntgenuntersuchung entdeckt, besitzen aber kaum chirurgische Bedeutung. Sollte in Ausnahmefällen eine Ösophageotrachealfistel entstehen, wird der Fistelgang freigelegt und die Enden eingestülpt.

*Pulsionsdivertikel* stellen als Schleimhautausstülpungen infolge intraluminaler Druckerhöhung Pseudodivertikel dar. Sie entstehen am häufigsten an der Grenze vom Pharynx zum Ösophagus als Grenzdivertikel und liegen an der linken Seiten-Hinterwand der Speiseröhre genau gegenüber dem Ringknorpel im Bereich der dreieckigen Killian-

*Abbildung 6-3:* Pneumatische Dilatation mit einer Ballonsonde.

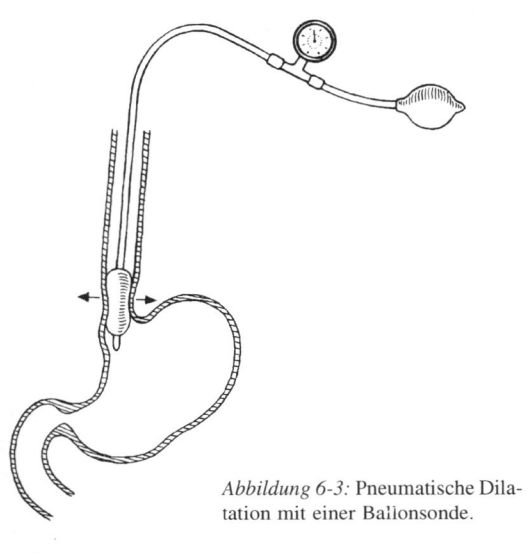

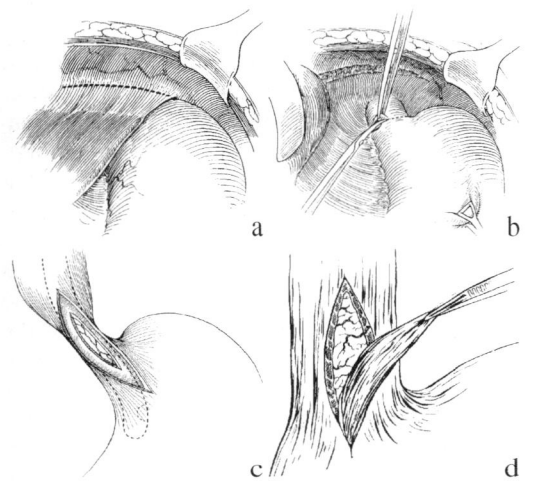

*Abbildung 6-4:* Kardiomyotomie nach Heller. a. Durchtrennung des Ligamentum triangulare sinistrum. b. Durchtrennung des Peritoneums an der Ösophagusvorderwand und Mobilisierung des Ösophagus. c. Bei liegendem Magenschlauch Längsinzision vom Ösophagus bis zum Fundus. Der vordere Vagusstamm verläuft rechts der Schnittlinie. d. Eventuell wird ein spindelförmiger Streifen aus der Wand exzidiert.

*Abbildung 6-5:* Pulsionsdivertikel an der Grenze zwischen Pharynx und Ösophagus im Killian-Dreieck.

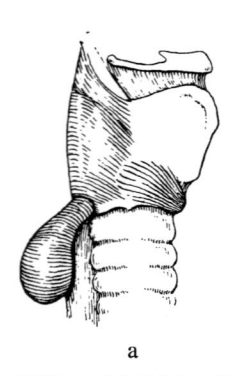

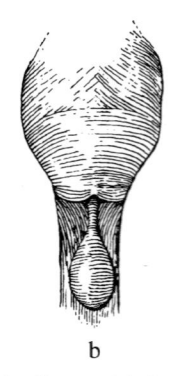

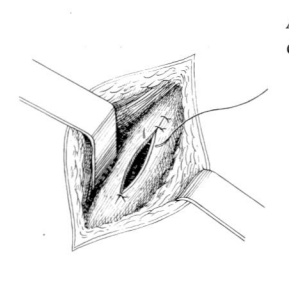

*Abbildung 6-6:* Verschluß der Muskularis.

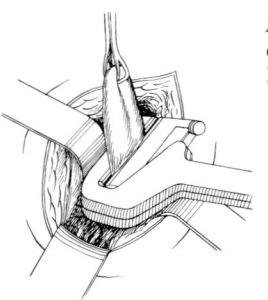

*Abbildung 6-7:* Abtragung des Divertikels mit dem Klammernahtgerät.

Muskellücke oberhalb des horizontalen Faszienbündels des M. cricopharyngeus (Abb. 6-5). Das Laimer-Dreieck liegt aboral dieses Muskels und ist fast nie Durchtrittsstelle zervikaler Divertikel. Bevorzugt sind ältere Männer betroffen. Erreicht das Divertikel etwa Kastaniengröße, entstehen dysphagische Beschwerden infolge Kompression der Speiseröhre durch den gefüllten Divertikelsack. Neben einem starken Foetor ex ore werden unverdaute Speisen regurgitiert, und es besteht besonders im Liegen die Gefahr der Aspiration. Komplikationen bilden Perforation mit der Gefahr der Mediastinitis, Blutungen, Geschwürsbildung und selten eine Krebsentstehung.

*Operation*
Bei liegender Magensonde wird von einem linksseitigen Kragenschnitt, etwas unterhalb der Höhe des Ringknorpels – der Längsschnitt am vorderen Randes des Kopfnickers gibt eine häßliche Narbe –, der Vorderrand des M. sternocleidomastodeus freigelegt und der linke Seitenlappen der Schilddrüse ausgelöst und umgeklappt. Zweckmäßig legen wir jetzt zuerst die A. thyreoidea superior frei, unterbinden und durchtrennen sie. Die beiden Enden schieben wir mit einem kleinen Stieltupfer seitwärts, wobei wir beim schilddrüsennahen Stumpf auf den N. recurrens, beim gegenseitigen Ende auf den N. sympathicus achtgeben müssen. In der Regel finden wir den Divertikelsack ohne besondere Mühe; ein kleiner Sack fällt uns oft sofort durch seine gelbliche, blutleere Farbe auf. Wir lösen den Sack aus seiner Umgebung aus, achten an seinem Hals auf erweiterte Venen, legen am gestielten Sack zwei Zentimeter distal oberhalb der Stielbasis eine weiche, etwas weiter distal eine harte Klemme an und durchtrennen den Stiel zwischen diesen beiden Klemmen. Die Schleimhaut wird fortlaufend mit resorbierbaren Nähten genäht, die Muskulatur darüber mit Vicryl-Einzelknopfnähten oder fortlaufend verschlossen (Abb. 6-6). Nach Einlage eines Drains erfolgt schichtweise Wundverschluß. Die Ernährung des Patienten kann über eine Magensonde erfolgen. Diese wird nach wenigen Tagen bei komplikationslosem Verlauf entfernt. Tritt eine Nahtinsuffizienz ein, wird die Wunde gespreizt. Unter Gabe von Antibiotika ist die Gefahr einer Mediastinitis gering. Die Fistel heilt fast stets spontan. In gleicher Weise kann das Divertikel mit einem Klammernahtgerät entfernt werden (Abb. 6-7).

Ein epibronchiales Divertikel wird, falls wirklich Beschwerden bestehen, von einem rechtsthorakalen Zugang im 5. ICR in gleicher Weise abgetragen.

Ein epiphrenisches Divertikel tritt selten auf. Obwohl Dysphagie besteht, sind die Patienten oft adipös; der Versuch einer Gewichtsabnahme mißlingt meist. Das Divertikel wird von einem linksthroakalen Zugang aus abgetragen, evtl. thorakoskopisch. Nur knapp 1–1,5 cm distal des Divertikelshalses wird myotomiert.

### 1.1.4 Spontanruptur des Ösophagus (Boerhaave-Syndrom)

Kommt es bei einem Mann nach Einnahme von sehr viel Alkohol plötzlich zu Bluterbrechen, klagt er außerdem über sehr heftige retrosternale epigastrische Schmerzen, so denken wir in erster Linie an eine Magenperforation. Nicht in Einklang zu bringen mit dieser Diagnose sind die hochgradige Zyanose und die stark beschleunigte stoßweise Atmung. Bei der weiteren Untersuchung finden wir dann einen linksseitigen Hydrothorax und ein ausgedehntes Hautemphysem, und damit ist die Diagnose einer Spontanruptur des Ösophagus bereits weitgehend gesichert, was eine Röntgenuntersuchung mit Gastrografin zusätzlich beweist. Die Rißstelle liegt an der schwächsten Stelle der Speiseröhre unmittelbar oberhalb der Kardia etwas nach hinten und links. Die Ursache der Ruptur ist ein plötzlicher Druckanstieg im Ösophagus bei Erbrechen (Refluxinkoordination). Von einer rechtsseitigen Thorakotomie, die uns im Gegensatz zur linksseitigen sofort auf die Perforationsstelle führt, wird der Riß übernäht. Eine zusätzliche Deckung der Naht zum Beispiel mit einem gestielten Pleuralappen hilft, die Gefahr einer Nahtinsuffizienz insbesondere bei länger zurückliegender, oft nicht sofort erkannter Ruptur zu vermeiden. Die sofortige Operation ist einer konservativen Behandlung mit Pleuradrainage, Magenschlauch und Nahrungskarenz stets vorzuziehen.

### 1.1.5 Traumatische Perforation

Insbesondere durch die breite Anwendung endoskopischer Untersuchungsverfahren, seltener beim Bougieren einer Stenose, Dehnung bei Achalasie oder durch Verschlucken eines in der Speiseröhre steckengebliebenen Fremdkörpers (zum Beispiel spitzes Knöchelchen) hat die Zahl der Ösophagusperforationen zugenommen. Bei der Endoskopie wird die Komplikation meist sofort bemerkt. Bald entstehen Schmerzen, Mediastinal- und Hautemphysem und Hinweise auf eine Mediastinitis. Die sofortige Thorakotomie mit Naht der Perforation hat stets den Vorzug gegenüber abwartender konservativer Behandlung mit Nahrungskarenz, Thoraxsaugdrainage und Antibiotika. Wurde ein Ösophaguskarzinom perforiert, ist eine sofortige Ösophagektomie mit Anlage eines zervikalen Ösophagostomas und zur enteralen Ernährung einer Dünndarmfistel indiziert.

### 1.1.6 Verätzung der Speiseröhre

Säureverätzungen verursachen Koagulationsnekrosen, der Schorf bildet eine gewisse Barriere für das tiefere Eindringen der Säure. Laugenverätzungen verursachen eine Kolliquationsnekrose, letztere führt zu einem reflektorischen Kardiospasmus, so daß der Magen weniger als bei Säure betroffen ist. Je nach Schwere reichen die Veränderungen von einer Schwellung und Rötung der Schleimhaut, die folgenlos ausheilen, über oberflächliche Ulzerationen bis zu tiefen Ulzera mit weitgehender Zerstörung des Epithels und der Gefahr der Perforation. Daraus resultiert eine narbige Stenose der Speiseröhre (Abb. 6-8).

Die Sofortbehandlung gestaltet sich folgendermaßen:
- Schockbekämpfung
- Trinken von Milch, bei Laugen Zitronensäure oder Essig
- Legen eines Magenschlauches und Magenspülung
- eventuell Intubation bei Gefahr eines Glottisödems
- hohe Dosen von Antibiotika und Prednisolon.

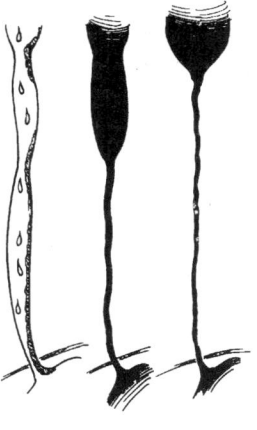

*Abbildung 6-8:* Narbenstriktur des Ösophagus nach Verätzung.

Um Strikturen zu vermeiden, sollte frühzeitig, etwa nach einer Woche, unter endoskopischer Kontrolle eine zunächst tägliche Bougierungsbehandlung begonnen werden. Ist röntgenologisch eine beginnende Stenose erkennbar, wird die Bougierung etwa in wöchentlichen Abständen eventuell lebenslang fortgesetzt (Selbstbougierung durch den Patienten). Entwickelt sich dennoch eine für Speisen unpassierbare Stenose, erfolgen die Ektomie der Speiseröhre (hohe Gefahr der Karzinomentstehung) und die Rekonstruktion mit dem Magen oder Kolon, die retrosternal zum Halse hochgeführt werden (vergleiche Operationsmethoden beim Ösophaguskarzinom).

### 1.1.7 Seltene Erkrankungen

Die *Sklerodermie* verursacht Schluckbeschwerden infolge einer narbigen Umwandlung der Muskulatur. Der Ösophagus imponiert röntgenologisch als starres Rohr.

*Plummer-Vinson-Syndrom:* Bei einer Eisenmangelanämie bestehen Schluckbeschwerden infolge einer Ösophagusschleimhautatrophie. Die Ätiologie ist unbekannt, das Krebsrisiko erhöht.

*Ösophagusatresie:* Die Ösophagusatresie stellt eine Fehlbildung als Folge der embryologischen Teilung des Vorderdarmes in Speiseröhre und Trachea dar. Am häufigsten endet der obere Ösophagus blind, und die Trachea ist mit dem unteren Teil des Ösophagus verbunden. Dabei stößt die Sondierung der Speiseröhre bei dem Neugeborenen nach 5–10 cm auf einen Widerstand. Im Röntgenbild zeigt sich Luft im Magen als Hinweis auf eine Verbindung zum Tracheobronchialbaum. Die Fütterung des Neugeborenen führt zur Aspirationspneumonie, deshalb ist die sofortige operative Korrektur indiziert, wobei meist eine End-zu-End-Vereinigung gelingt.

*Dysphagia lusoria:* Der Abgang der rechten A. subclavia nicht aus dem Truncus brachyocephalicus, sondern direkt aus der Aorta und ihr Verlauf hinter dem Ösophagus führen zu Schluckbeschwerden. Eine operative Korrektur ist nur in Ausnahmefällen indiziert.

## 1.2 Tumoren der Speiseröhre

### 1.2.1 Gutartige Geschwülste

Gutartige Tumoren der Speiseröhre sind selten und besitzen nur geringe klinische Bedeutung. Am häufigsten ist das *Leiomyom,* das das 3. bis 5. Lebensjahrzehnt bevorzugt und meist im mittleren und unteren Ösophagusabschnitt sitzt. Die solitären, selten multipel auftretenden Tumoren wachsen unter Vorbuckelung der Schleimhaut ins Lumen vor und verursachen so Schluckbeschwerden. Ihre Entfernung besteht in der Enukleation, ganz selten in der Resektion des befallenen Ösophagussegmentes.

*Fibroepitheliale Polypen* bevorzugen die obere Hälfte der Speiseröhre und erreichen eine Dysphagie verursachende Größe. Andere epitheliale oder mesenchymale gutartige Geschwülste sind wegen ihrer Seltenheit klinisch bedeutungslos.

### 1.2.2 Ösophaguskarzinom

*Epidemiologie*

Ösophaguskarzinome machen in Mitteleuropa rund 1 % aller bösartigen Geschwülste aus. Es bestehen erhebliche geographische Unterschiede mit einer höheren Inzidenz in Nordeuropa und einem weitaus größeren Anteil in Asien, zum Beispiel in China oder Indien. Ätiologisch spielen Tabakgenuß, Alkohol und Kanzerogene (Nitrosamin) in der Nahrung eine wesentliche Rolle. Männer überwiegen in allen Ländern stark.

*Pathologie*

Nach den Festlegungen der UICC wird der Ösophagus unterteilt (Abb. 6-9) in:
- zervikaler Ösophagus: vom pharyngoösophagealen Übergang bis zur Thoraxapertur
- intrathorakaler Ösophagus:
  a) oberer thorakaler Abschnitt, von der oberen Thoraxapertur bis zur Bifurkation
  b) mittlerer thorakaler Ösophagus, entsprechend der oberen Hälfte des Abschnittes zwischen Bifurkation und ösophagogastralem Übergang, etwa unterer Rand des 8. Brustwirbels
  c) unterer thorakaler Ösophagus, entsprechend der unteren Hälfte des Abschnittes zwischen Bifurkation und ösophagogastralem Übergang.

18 cm — zervikaler

24 cm — oberer thorakaler

32 cm — mittlerer thorakaler

40 cm — unterer thorakaler Abschnitt

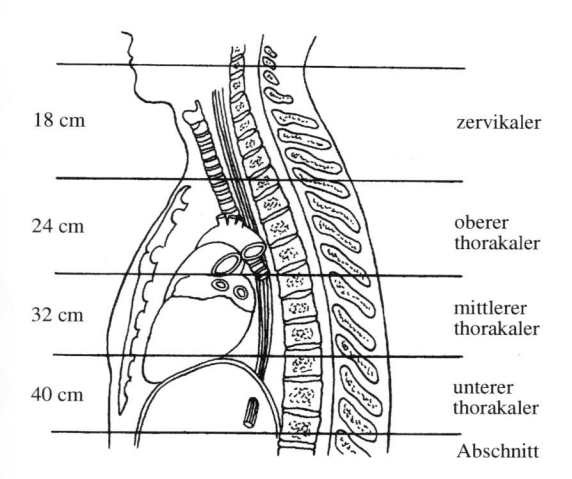

*Abbildung 6-9:* Anatomische Unterteilung der Speiseröhre entsprechend der Richtlinien der UICC.

*Tabelle 6-1:* TNM-Klassifikation der Ösophaguskarzinome (UICC 1989).

T – Primärtumor

Tis  Carcinoma in situ
T1   Tumor infiltriert Lamina propria oder Submukosa
T2   Tumor infiltriert Muscularis propria
T3   Tumor infiltriert Adventitia
T4   Tumor infiltriert Nachbarstrukturen

N – Regionäre Lymphknoten

N0   Keine regionären Lymphknotenmetastasen
N1   Regionäre Lymphknotenmetastasen

M – Fernmetastasen

M0   Keine Fernmetastasen
M1   Fernmetastasen

Stadiengruppierung

| | | | |
|---|---|---|---|
| Stadium 0 | Tis | N0 | M0 |
| Stadium I | T1 | N0 | M0 |
| Stadium IIA | T2 | N0 | M0 |
| | T3 | N0 | M0 |
| Stadium IIB | T1 | N1 | M0 |
| | T2 | N1 | M0 |
| Stadium III | T3 | N1 | M0 |
| | T4 | jedes N | M0 |
| Stadium IV | jedes T | jedes N | M1 |

Ein abdomineller Teil wird nicht gesondert aufgeführt. Karzinome sind am häufigsten im mittleren und unteren thorakalen Ösophagus lokalisiert.

In 90% handelt es sich um Plattenepithelkarzinome. Ein histologisches Grading (verhornend, nicht verhornend, schlecht differenziert, undifferenziert) in $G_1$ bis $G_4$ ist anzustreben. Den Rest stellen fast ausschließlich primäre Adenokarzinome. Sie entstehen aus versprengter Magenschleimhaut, aus den Schleimdrüsen der Ösophaguswand oder im Bereich eines Endobrachyösophagus (Barrett-Ösophagus), der mit Zylinderepithel ausgekleidet ist. Ganz selten finden sich undifferenzierte Karzinome, Mukoepidermoidkarzinome, maligne Melanome und andere (Tab. 6-1). Eine schwere Dysplasie gilt als präkanzeröse Läsion; präkanzeröse Bedingungen bilden zum Beispiel ein Zustand nach Verätzung, schwere Refluxösophagitis mit Zylinderepithelmetaplasien, Plummer-Vinson-Syndrom, Achalasie und der Barrett-Ösophagus.

Der *Lymphabfluß* erfolgt oberhalb der Bifurkation überwiegend nach kranial, unterhalb nach kaudal, im Bereich der Bifurkation nach beiden Richtungen. Venöse Abflußwege bilden die Vv. azygos und hemiazygos sowie Interkostalvenen zur V. cava (Cava-Typ) mit möglichen Metastasen in der Lunge und danach in dem großen Kreislauf (zum Beispiel Skelett, Nebenniere); über Ösophagusvenen und Magenvenen zur V. portae (Pfortadertyp) mit Lebermetastasen. Entlang der intramuralen Lymphgefäße können Schleimhautmetastasen weit entfernt vom Primärtumor entstehen. Das Ausmaß der Lymphknotenmetastasierung hängt wesentlich von der Tumorgröße ab.

*Symptomatologie*

Da ein Speiseröhrenkrebs erst deutliche Beschwerden im Sinne einer Dysphagie verursacht, wenn mindestens die Hälfte des Lumens verlegt ist, bleiben initiale Symptome wie leichtes Druckgefühl hinter dem Sternum oder gesteigerte Salivation meist unbeachtet. Das Steckenbleiben eines großen Bissens bildet oft das erste Alarmzeichen, wiederholt sich aber nicht ständig, bis schließlich nur noch Flüssigkeiten die Stenose passieren können. Spätsymptome bilden retrosternaler Schmerz, Heiserkeit (Rekurrensparese) und Gewichtsabnahme. Husten nach dem Schlucken weist auf eine ösophagotracheale Fistel hin mit der Gefahr der Aspirationspneumonie.

## Diagnostik

Die Röntgenuntersuchung mit Bariumbrei beschreibt die genaue Lokalisation und Ausdehnung des Tumors als Voraussetzung für die Operationsplanung. Die Bilder zeigen eine polypöse Aussparung, sägeblattartige starre Wandstrukturen oder eine langstreckige Stenose mit Erweiterung der vorgeschalteten Speiseröhre. Besteht der Verdacht auf eine Fistel oder Perforation, darf nur wäßriges Kontrastmittel verwendet werden. Die Endoskopie mit Biopsie sichert die histologische Diagnose. Die Endosonographie beschreibt die Ausdehnung des Tumors in der Ösophaguswand sowie paraösophageale Lymphknotenvergrößerungen. Eine Tracheobronchoskopie bei Tumoren entsprechender Lokalisation schließt eine Infiltration des Tracheobronchialbaumes aus. Die Ausbreitungsdiagnostik mittels Sonographie und Computertomographie weist Metastasen in Lunge und Leber nach. Auf eine Mediastinoskopie wird heute meist verzichtet. Die Funktionsdiagnostik gibt Auskunft über die Belastbarkeit des Patienten (Lunge, Herz-Kreislauf, Leber, Nieren).

Differentialdiagnostisch abzugrenzen sind Narbenstrikturen als Folge einer Verätzung oder peptischen Ösophagitis, seltene gutartige Tumoren und besonders die Achalasie mit einer kurzstreckigen glattwandigen Stenose der distalen Speiseröhre und ihrer ausgeprägten prästenotischen Erweiterung.

## Operation

Folgende Operationsverfahren stehen zur Verfügung:
- Ösophagusexstirpation: Die Entfernung der gesamten Speiseröhre kommt in praxi kaum vor, da ein ca. 5 cm langer oraler Rest verbleibt, um Schluckstörungen zu vermeiden
- en-bloc-Resektion der Speiseröhre: Entfernung der gesamten thorakalen Speiseröhre mit umgebendem Bindegewebe und paraösophagealen, bifurkalen, paratrachealen und paraaortalen sowie subdiaphragmalen Lymphknoten
- transmediastinale Ösophagektomie: Die blinde Dissektion der Speiseröhre von abdominal und zervikal aus ermöglicht keine radikale Entfer-

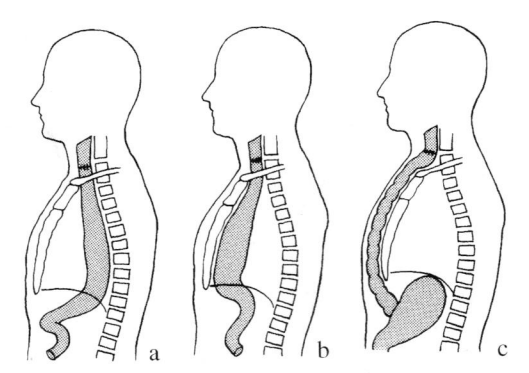

*Abbildung 6-10:* Möglichkeiten des Transplantathochzuges. a. Im Ösophagusbett. b. Retrosternal. c. Subkutan.

nung für im Thorax gelegene Karzinome. Sie ist nicht risikoärmer als das offene thorakale Vorgehen (Siewert, 1987).

Der Sicherheitsabstand zum oralen Schnittrand soll in Anbetracht der Möglichkeit der intramuralen Ausbreitung möglichst weit sein, bei Plattenepithelkarzinomen am Präparat mindestens 4 cm, bei diffus wachsenden Karzinomen mehr (intraoperative Kontrolle der Schnittränder an mehreren Stellen im Schnellschnitt!). Da nur ein geringer Unterschied in der Höhe des Schnittrandes besteht zwischen einer Ösophagusanastomose am Hals oder in der rechten Pleurakuppel, kann bei den meisten intrathorakal gelegenen Karzinomen auf eine Halsanastomose verzichtet werden, die eine höhere Komplikationsrate einschließt. Das Transplantat kann im Ösophagusbett, retrosternal oder, heute kaum noch ausgeführt, subkutan zum Hals geführt werden (Abb. 6-10).

Die Operationstechnik gestaltet sich folgendermaßen:
- Karzinome des Halsösophagus: Der Schnitt am Hals verläuft entlang des Vorderrandes des linken M. sternocleidomastoideus oder in Form eines verlängerten Kocherschen Kragenschnittes; Darstellung des Halsösophagus; Mittelschnittlaparotomie; Mobilisation des Magens zum Hochzug und Resektion der Kardia; Resektion des karzinomtragenden Anteiles der Speiseröhre am Hals; abdominozervikale stumpfe Dissektion der thorakalen Speiseröhre; retrosternales Hochziehen des Magens und Ösophagogastrostomie; bei Zustand nach Magenresektion Ver-

## 1. Ösophagus und Zwerchfell

wendung des Kolon als Transplantat; Drainage am Hals und subphrenisch.
– Karzinome des thorakalen Ösophagus: Abdomino-rechts-thorakales Vorgehen mit dem Vorteil einer guten Übersicht im Bauch und im Thorax, dem Nachteil der Umlagerung des Patienten; Oberbauchlaparotomie, Inspektion der Bauchhöhle; Mobilisation des Magens unter Durchtrennung der A. gastrica sinistra, der Aa. gastricae breves; Durchtrennung des Ligamentum gastrolienale; Resektion der Kardia und der kleinen Kurvatur mit Erhaltung der Arkaden der A. gastroepiploica dextra; sorgfältige Mitnahme der subdiaphragmalen Lymphknoten Nr. 110, 1, 2, 3, 7, 9. Auf eine Pyloromyotomie kann verzichtet werden; subphrenische Drainage links; Verschluß des Abdomens (Abb. 6-11, 6-12). Wenn der Magen als Ersatzorgan nicht zur Verfügung steht (Kardiakarzinom, Zustand nach Magenresektion), Verwendung entweder des rechten Kolons: Unterbindung der A. ileocolica, Rekonstruktion des Speiseweges durch Ileotransversostomie nach Durchtrennung des Querkolons; Kologastrostomie oder Koloduodenostomie; Entfernung des Magens (Abb. 6-13); oder des linken Kolons: Unterbindung der A. colica sinistra; Durchtrennung des Colon descendens und des Querkolons; Transversodeszendostomie; dann weiter wie beim rechten Kolon. – Umlagerung des Patienten; rechtsseitige Thorakotomie im 4. oder 5. ICR; en-bloc-Dissektion der Speiseröhre mit allen Lymphknoten; Hochziehen des Transplantates und Ösophagogastrostomie oder Ösophagokolostomie per Hand zweireihig mit Einzelknopfnähten über einer Magensonde oder Ausführung der Anastomose mit dem Nahtgerät (Abb. 6-14); Thoraxsaugdrainage; Thoraxverschluß.

Der primär links-thorakale Zugangsweg mit Inzision des Zwerchfells und Eröffnung des Abdomens ohne Durchtrennung des Rippenbogens hat den Vorteil geringerer pulmonaler Komplikationen, aber den großen Nachteil eines schlechteren Überblickes im Thorax und im Abdomen.

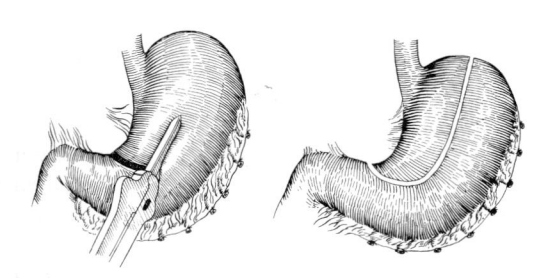

*Abbildung 6-11:* Nach Mobilisation des Magens Resektion der Kardia und der kleinen Kurvatur.

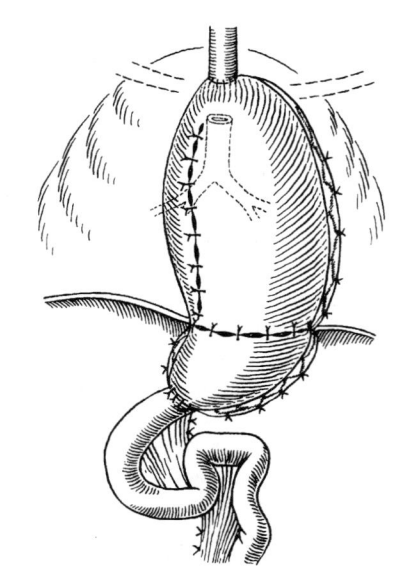

*Abbildung 6-12:* Hochzug des Magens retrosternal und Ösophagogastrotomie am Hals.

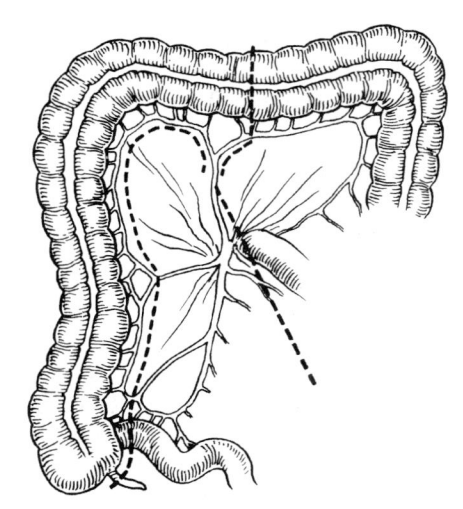

*Abbildung 6-13:* Präparation des rechten Kolons, Ernährung des Transplantates durch die A. colica media.

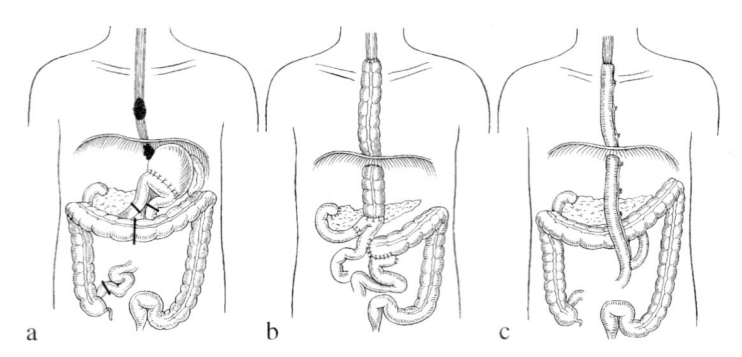

*Abbildung 6-14:* Abdomino-rechtsthorakales Vorgehen bei Zustand nach B-II-Resektion des Magens (a). b. Hochzug des rechten Kolons: Ösophagokolostomie am Hals; Ileotransversostomie; Kolojejunostomie. c. Hochzug des Jejunum: bei schlechter Durchblutung erste Mitroanastomose am Hals (insbesondere Vene!).

In Übereinstimmung mit der eigenen Erfahrung raten die meisten Autoren grundsätzlich bei allen oberhalb des Zwerchfells gelegenen Ösophaguskarzinomen zu einem abdomino-rechts-thorakalen Zugangsweg.

Die freie Transplantation eines Dünndarmsegmentes an den Hals oder in den Thorax gehört bisher nicht zur klinischen Routine.

*Komplikationen, Palliativeingriffe*
Die wichtigste postoperative Komplikation neben einer Bronchopneumonie bildet die Nahtinsuffizienz mit oder ohne Interponatnekrose. Ihre Behandlung besteht in der sogfältigen Reoperation, der Übernähung und Deckung des Defektes oder am besten in der Anlage einer Speiseröhrenhalsfistel. Bei kleinen gedeckten Lecks fördert manchmal der Versuch der endoskopischen Einbringung von Fibrinkleber die spontane Heilung. Eine Transplantatnekrose (fast nur den Darm betreffend) erfordert die Entfernung des Transplantates mit blindem Verschluß der Absetzungsränder. Die Ernährung erfolgt parenteral oder über eine Darmfistel.

Eine Refluxösophagitis bei Transplantation des Magens in den Thorax tritt kaum ein. Die operative Behandlung von örtlichen Tumorrezidiven besitzt keine Aussicht auf Erfolg.

*Inoperabilität* besteht:
– Aus anatomischen Gründen bei Tumoreinbruch in Nachbarorgane, insbesondere den Tracheobronchialbaum bei Tumorsitz im Bereich der Bifurkation oder in die Aorta. Exzisionen aus Herzbeutel, der Lunge oder dem Zwerchfell sind dagegen möglich. Fernmetastasen schließen eine Resektionsbehandlung aus.
– Aus funktionellen Gründen (Herz, Lungen, Niere).

Als *Palliativeingriffe* haben sich bewährt:
– Eine Umgehungsanastomose mit dem Magen oder dem Kolon, wenn sich der Tumor erst beim thorakalen Akt unerwarteterweise als inoperabel erweist.
– Die Tumorpertubation bildet die Methode der Wahl bei präoperativ erkannter Inoperabilität. Die Plazierung einer Endoprothese erfolgt endoskopisch, so daß die früher geübte operative Einbringung nach Gastrotomie entfällt. Der Tubus wird gut toleriert und ermöglicht das Schlucken auch fester, gekauter Nahrung (Abb. 6-15). Eine Ernährungsfistel (Witzelfistel) bringt keine Lebensverlängerung und verschlechtert die Lebensqualität.
– Eine Laserkoagulation oder After-loading-Bestrahlung beseitigt vorübergehend eine Stenose.

*Strahlentherapie*
Die Megavolttherapie wird unter kurativer, palliativer oder adjuvanter Zielsetzung eingesetzt. Bereits vor 30 Jahren wurden Fünfjahresüberlebensraten nach alleiniger kurativer Bestrahlung bis zu 20 % erreicht, so daß in früheren Jahrzehnten von einer Operation der in der oberen Hälfte der Speiseröhre gelegenen Karzinome abgeraten wurde. Bewährt hat sich eine Kurz- oder Langzeitvorbestrahlung bei fortgeschrittenen Tumorstadien mit sofort angeschlossener Radikaloperation.

Die operative Präparation kann durch Reduzierung der peritumorösen Entzündung erleichtert werden. Eine prospektive Studie zeigte jedoch keine signifikanten Unterschiede. Eine postoperative Bestrahlung des Tumorbettes ist bei fraglicher Radikalität angezeigt (Clipmarkierung der entsprechenden Stelle). Die postoperative Bestrahlung erscheint effektiver als der präoperative Einsatz der Strahlentherapie. Eine palliative Bestrahlung, eventuell als After-loading, beseitigt vorübergehend eine Stenose. Kontraindikationen der Strahlentherapie bilden ösophagotracheale Fisteln, Marasmus sowie das Vorliegen eines Adenokarzinoms.

*Chemotherapie*
Der Einsatz der Chemotherapie bei Plattenepithelkarzinomen kann neoadjuvant, adjuvant oder in Verbindung mit der Strahlentherapie (meist in Studien) erfolgen. Eine Verbesserung der Überlebensrate wurde dabei bisher kaum erreicht. Nach präoperativer Radio-Chemotherapie steigt die Quote der postoperativen Komplikationen.

*Prognose*
Die Prognose des Ösophaguskarzinoms ist nach wie vor unbefriedigend. Die Fünfjahresüberlebensquote in dem die gesamte Bevölkerung erfassenden ostdeutschen Krebsregister lag unter 5%. In den letzten Jahrzehnten wurden die Ergebnisse wesentlich verbessert. Die Resektionsquoten stiegen von 33% bis auf über 80%. Die Belastung durch den großen Eingriff für die meist sich im reduzierten Zustand befindlichen Patienten sowie durch den fehlenden Serosaüberzug der Speiseröhre bedingte ungünstige anatomische Verhältnisse erklären in früheren Jahrzehnten die hohe Zahl von Nahtbrüchen und eine Operationsletalität bis zu 40%. Diese fiel von 29% zwischen 1953 und 1978 auf 13% zwischen 1980 und 1988, und sie liegt heute nach Verbesserung der intensivmedizinischen Betreuung und Standardisierung der Operation in China und Japan bei 1 bis 2% oder um 5%. Die Fünfjahresüberlebensquote nach allen kurativen Resektionen beträgt 30% bis 45% oder sogar 90%. Dagegen überlebt kein Patient fünf Jahre nach einer palliativen Resektion. Trotz wesentlicher Verbesserung der diagnostischen Möglichkeiten beträgt der Anteil der Fälle im Stadium I weiterhin nur wenige Prozent.

Die Prognose hängt ab von der Tiefenausdehnung des Tumors, der Lymphknotenmetastasierung (Anzahl der befallenen Lymphknoten, Größe der positiven Lymphknoten und ihre Lage zum Primärtumor), Gefäßinvasion des Tumors, Nachweis intramuraler Metastasen im Ösophagus, histologischem Typ, Tumorlängenausdehnung und weiteren Faktoren.

### 1.2.3 Kardiakarzinom

Kardiakarzinome sind definiert als Adenokarzinome des gastroösophagealen Überganges, wozu eine Region vom 5 cm oral und 5 cm aboral der

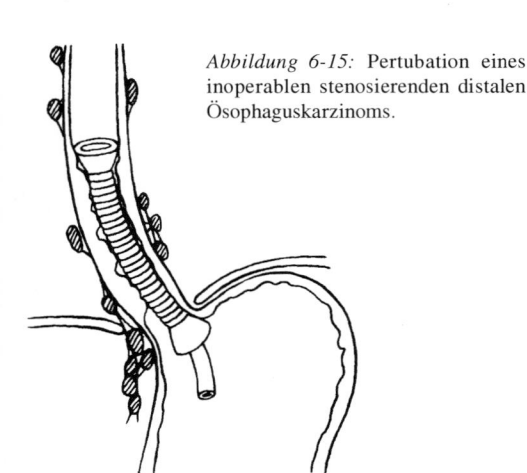

*Abbildung 6-15:* Pertubation eines inoperablen stenosierenden distalen Ösophaguskarzinoms.

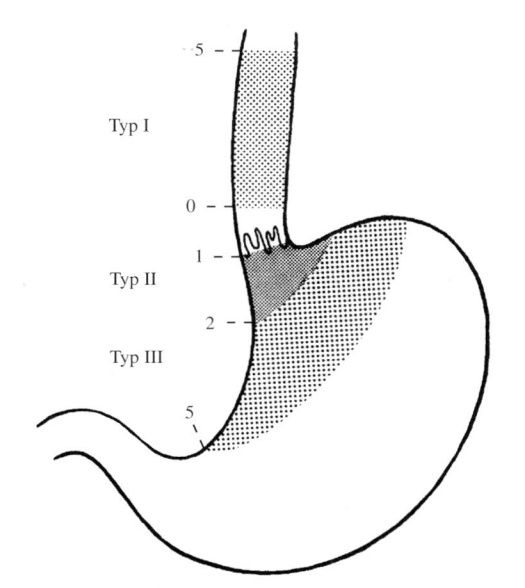

*Abbildung 6-16:* Einteilung der Adenokarzinome des gastroösophagealen Überganges (nach Siewert). Typ I Endobrachyösophagus. Typ II Kardiakarzinom. Typ III kardianahes Magenkarzinom (Funduskarzinom).

Schleimhautgrenze (Z-Linie) gerechnet wird. Es werden drei Typen unterschieden (Abb. 6-16):
– Typ I – das Adenokarzinom im Endobrachyösophagus (30 % bis 35 %);
– Typ II – das eigentliche, von der Kardiaschleimhaut ausgehende Karzinom (20 % bis 25 %);
– Typ III – das den Ösophagus meist submukös infiltrierende subkardiale Karzinom oder das Funduskarzinom des Magens (40 % bis 45 %).

Adenokarzinome im Endobrachyösophagus (Barrett-Karzinome) entstehen häufig auf dem Boden eines dysplastischen Epithels, das als präkanzeröse Läsion gilt.

## Operative Behandlung (Abb. 6-17)

Karzinome im Endobrachyösophagus (Typ I) werden wie Ösophaguskarzinome behandelt mit einem abdomino-rechts-thorakalen Zugangsweg: Resektion der subdiaphragmalen Lymphknoten der Gruppen 110, 1, 2, 3, 7, 9 sowie der Kardia, Teile des Fundus und der kleinen Kurvatur unter Bildung eines Magenschlauches (Abb. 6-11, 6-18); Umlagerung des Patienten und rechtsseitige Thorakotomie; Teilresektion der thorakalen Speiseröhre mitsamt den paraösophagealen Lymphknoten; Ösophagoastrostomie in Höhe Bifurkation.

Kardiakarzinome, Typ II: Gastrektomie mit Resektion des distalen Ösophagus. Die Ausdehnung des Tumors bestimmt den Zugangsweg. Wir empfehlen bei fortgeschrittenen Kardiakarzinomen abdomino-rechts-thorakales Vorgehen mit Interposition eines Kolontransplantates oder einer Y-Roux-Jejunumschlinge. Bei kleinen Adenokarzinomen kann ohne Umlagerung des Patienten nach der Gastrektomie der Hiatus erweitert und eine nach Roux ausgeschaltete Dünndarmschlinge im unteren Mediastinum mit dem Ösophagus vereinigt werden.

Kardianahes Magenkarzinom, Typ III: Gastrektomie mit Resektion mindestens des abdominellen Teiles des Ösophagus. Nach Erweiterung des Hiatus läßt sich die distale Speiseröhre mobilisieren, so daß sich mit dem Nahtgerät eine Ösophagojejunostomie ausführen läßt (vorherige Pouch-Bildung). Die Anastomose liegt oberhalb des Zwerchfells.

Palliative Therapie: Die endoskopische Implantation einer Endoprothese beseitigt die Schluckstörung. Eine vorübergehende Erweiterung der

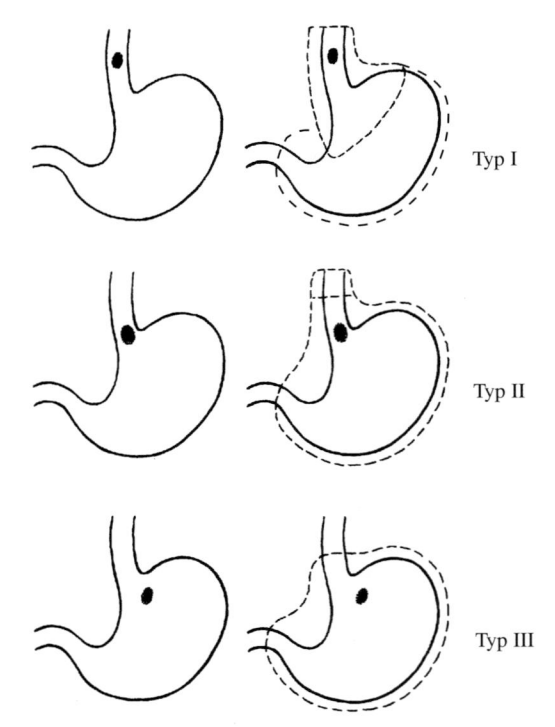

*Abbildung 6-17:* Ausdehnung der Resektion bei Typ I bis III.

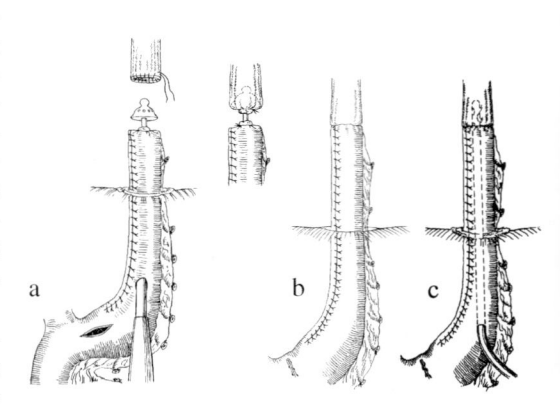

*Abbildung 6-18:* Nach Bildung eines Magenschlauches und Transplantation desselben in den Thorax Ösophagogastrostomie mit dem Nahtgerät. a. Andruckplatte mittels Tabaksbeutelnaht im Ösophagus verknotet. b. Fertige Anastomose. c. Bei gefährdeter Anastomose oder bei Hochrisiko-Patienten ist die Abheilung der Anastomose sicherer, wenn eine intraluminale Schienung eingelegt wird. Sie wird aus dem Magenrest ausgeleitet und nach frühestens 14 Tagen gezogen.

Stenose ist durch Laserkoagulation oder After-loading-Bestrahlung zu erreichen.

*Prognose*
Die Prognose der Kardiakarzinome entspricht etwa derjenigen der Ösophaguskarzinome. Tumorausdehnung und Lymphknotenmetastasierung bilden wesentliche Faktoren. Etwa 30 % der kurativ operierten Patienten überleben fünf Jahre. Die Operationsletalität liegt unter 10%.

## 1.3 Der Zwerchfellbruch

Eine Zwerchfellhernie ist definiert als Verlagerung von Bauchorganen in den Thorax durch einen angeborenen oder erworbenen Zwerchfelldefekt. Nur bei der paraösophagealen Zwerchfellhernie liegt ein Bruchsack in Form einer Peritonealausstülpung vor (Hernia vera). Die anderen Formen stellen einen Eingeweideprolaps dar (Hernia spuria). Es werden angeborene, erworbene und traumatische Zwerchfellhernien unterschieden (Abb. 6-19).

### 1.3.1 Der angeborene Zwerchfellbruch

Die lumbokostale Bruchlücke (Bochdalek) bildet die häufigste Ursache für angeborene Zwerchfellhernien. Sofort nach der Geburt, ausnahmsweise später, treten deutliche respiratorische Störungen auf, und eine Röntgenaufnahme zeigt die Verlagerung von Bauchorganen in die Brusthöhle.

Durch sofortige Operation werden die verlagerten Bauchorgane reponiert und die Bruchlücke sicher verschlossen (Abb. 6-20).

### 1.3.2 Hernien des Hiatus oesophagi

Hiatushernien entstehen durch Verlagerung von der Kardia, Teilen des Magens und selten benachbarter Strukturen durch den Hiatus oesophageus in die Brusthöhle (Abb. 6-21).

*Gleitbruch – axiale Hiatushernie*
Bei dieser häufigsten Form von Zwerchfellhernien treten in axialer Richtung des Ösophagus die Kardia und obere Magenanteile ins hintere Mediastinum ein, wobei teils der Bruchinhalt die Wand des Bruchsackes bildet (Gleithernie). Als Ursache kommen altersphysiologische Veränderungen wie Bindegewebsschwäche oder eine intraabdominelle Druckerhöhung durch Adipositas in Betracht, so daß mit zunehmendem Alter Gleitbrüche immer häufiger werden. In Abhängigkeit von der Körperlage gleitet der Bruchinhalt in den Thorax (im Liegen) oder zurück in das Abdomen (im Stehen). Durch periösophageale Entzündung kann eine *fixierte Hernie* entstehen.

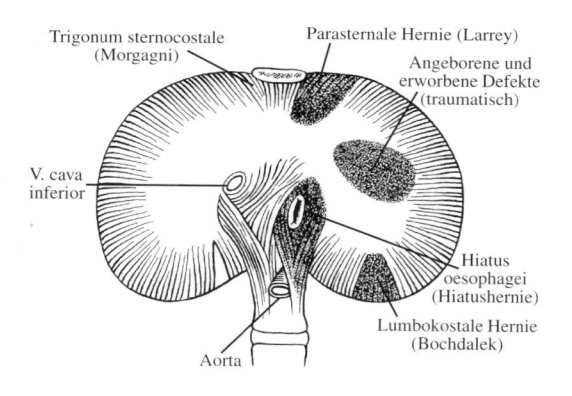

*Abbildung 6-19:* Anatomie des Zwerchfelles von kaudal gesehen mit angeborenen und erworbenen Bruchpforten.

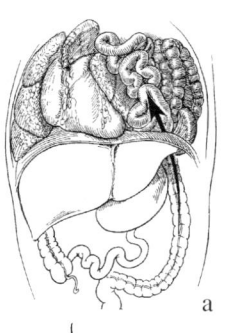

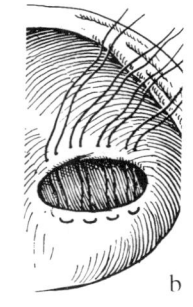

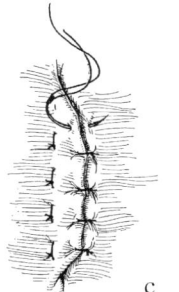

*Abbildung 6-20:* Angeborener Zwerchfellbruch. a. Große Teile des Dünn- und Dickdarmes, Milz und Teile des Magens sind in die linke Brusthöhle verlagert. Kompression der linken Lunge. b. Verschluß der Bruchpforte durch U-Nähte von abdominal. c. Sicherung der U-Nähte durch Knopfnähte.

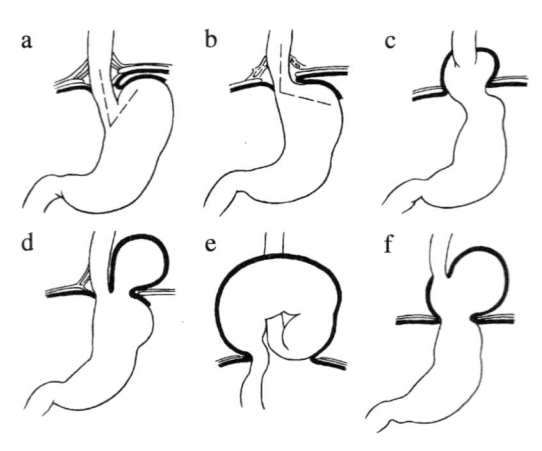

*Abbildung 6-21:* Verschiedene Formen der Hiatushernien. a. Normalzustand mit regelrechtem Hisschen Winkel. b. Kardiofundale Fehlanlage. c. Gleitbruch. d. Paraösophageale Hernie. e. Upside-down-stomach (Magenvolvulus). f. Mischform des Hiatusbruches.

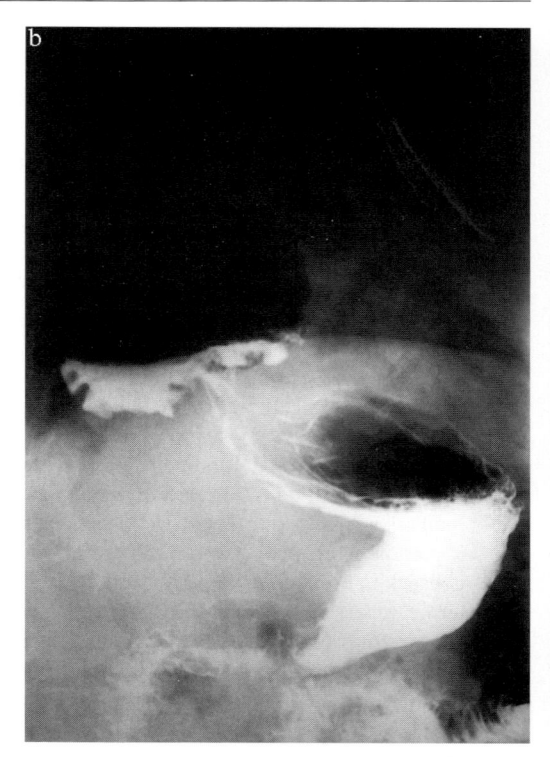

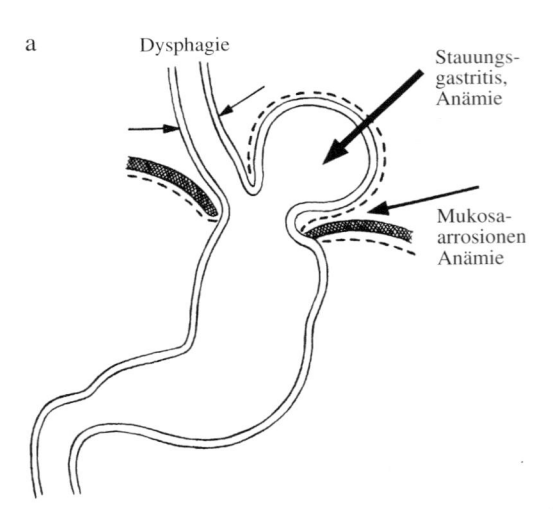

*Abbildung 6-22:* a. Komplikationen der paraösophagealen Hiatushernie. b. Paraösophageale Hernie. c. Drei Jahre später inkarzerierter Upside down-Magen (Fundus-Kardia subphrenisch, Antrum thorakal: Erbrechen, Schmerz).

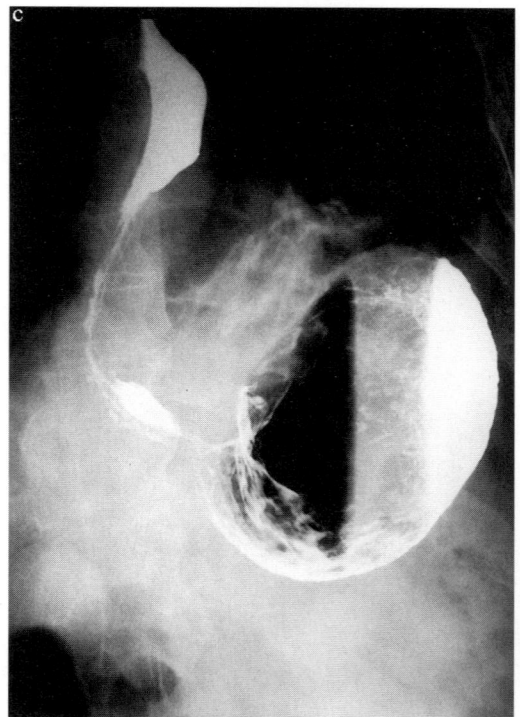

# 1. Ösophagus und Zwerchfell

*Abbildung 6-23:* Nach Reposition des Magens ins Abdomen Verschluß der Bruchlücke durch Einengung des Hiatus oesophageus (Raffnaht beider Zwerchfellschenkel), zusätzlich Gastropexie an der Bauchvorderwand.

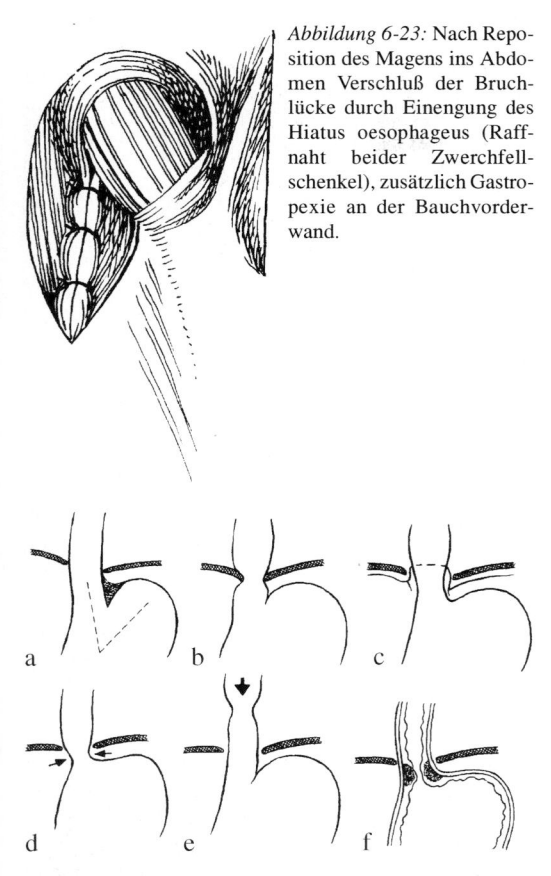

*Abbildung 6-24:* Antirefluxmechanismen unter normalen Bedingungen: a. His-Winkel. b. Zwerchfellzwinge. c. Laimermembran. d. Intraabdomineller Druck. e. Selbstreinigung der Speiseröhre. f. Terminale Ösophagusmuskulatur im Sinne eines funktionellen unteren Ösophagussphinkters.

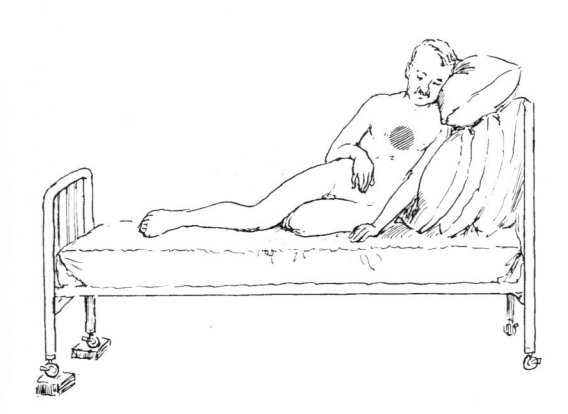

*Abbildung 6-25:* Die auf Refluxösophagitis beruhenden Beschwerden lassen in halb sitzender Lage nach.

Meist bleibt eine axiale Hiatushernie klinisch stumm. Ihr Krankheitswert gründet sich auf die Störung des Kardiaverschlußmechanismus, woraus ein Reflux von Mageninhalt in den Ösophagus resultiert und eine Refluxösophagitis entsteht. Sodbrennen, saures Aufstoßen, Schmerzen im Epigastrum und hinter dem Sternum bilden Beschwerden, die besonders im Liegen auftreten. Rund ein Drittel aller Patienten mit Hiatushernien haben auch Gallensteine. Die Diagnose basiert in erster Linie auf der Röntgenuntersuchung mit Kontrastbrei bei Kopftieflagerung. Endoskopisch wird eine Refluxösophagitis erkannt.

Die *kardiofundale Fehlanlage* stellt eine Vorstufe des Gleitbruches dar, wobei durch Lockerung des Bandapparates der Ösophagus unter stumpfem Hisschen Winkel in den Magen mündet und einen Reflux begünstigt.

Bei Versagen der konservativen Therapie mit $H_2$-Blockern ist die operative Behandlung in Form einer Fundoplikatio indiziert (s. Refluxkrankheit).

## Paraösophageale Hernie

Teile des Magens treten bei an regelrechter Stelle fixierter Kardia durch die erweiterte Hiatuslücke neben dem Ösophagus in das Mediastinum. Im Gegensatz zur axialen Hernie ist ein peritonealer Bruchsack allseits vorhanden. Die Hernien erreichen erhebliche Größe bis zur Verlagerung des gesamten Magens in den Thorax (upside-down-stomach). Daraus resultiert die Gefahr der Strangulation und Inkarzeration des Bruchinhaltes mit einer Stauungsgastritis und okkulten, zu einer hypochromen Anämie führenden oder auch selten massiven Blutung, der Ausbildung eines Ulcus ventriculi sowie funktioneller Herzkreislaufbeschwerden (Abb. 6-22). Die Röntgenkontrastmitteldarstellung sichert die Diagnose; aber schon eine Übersichtsaufnahme zeigt meist eine Luftsichel oberhalb des Zwerchfells im Bereich des Herzschattens. In Anbetracht der Gefahr einer Strangulation des im Bruchring eingeklemmten Magenfundus besteht stets die Indikation zur Operation. Nach Reposition des Magens wird die Bruchlücke evtl. unter Belassung des Bruchsackes verschlossen, und zwar durch dorsale Hiatusraffung, und bei großen Hernien zusätzlich die Magenvorderwand an den Bauchdecken fixiert (Gastropexie). Bestand eine Refluxkrankheit, wird die Hiatusraffung durch eine Fundoplikatio ergänzt (Abb. 6-23).

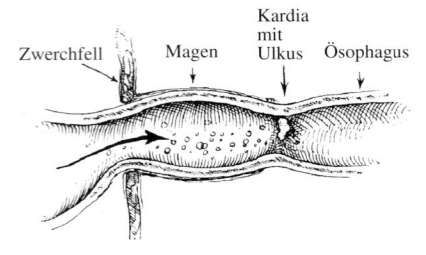

*Abbildung 6-26:* Gleithernie. Im Liegen fließt der Magensaft in den Ösophagus: peptische Refluxösophagitis.

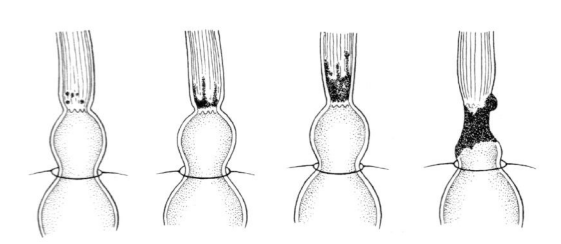

*Abbildung 6-27:* Schweregrade I bis IV der Refluxösophagitis.

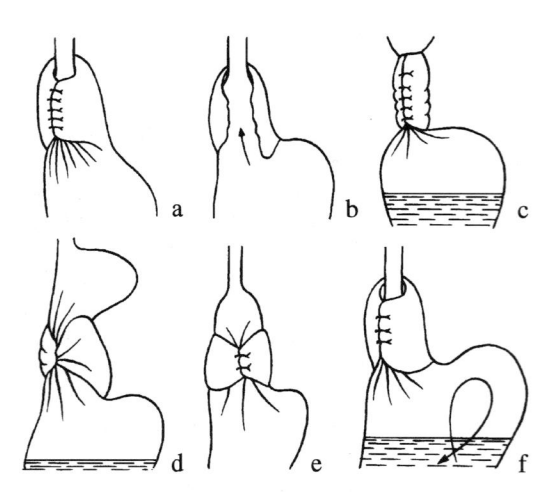

*Abbildung 6-29:* Komplikationen nach Fundoplikatio: a. Regelrechter Zustand. b. Ausriß der Nähte und Lösung der Manschette. c. Zu enge Manschette (gas-bloat). d. Zu weite Manschette, Teleskopphänomen. e. Primär zu tief angelegte Manschette. f. Denervationssyndrom des Magens.

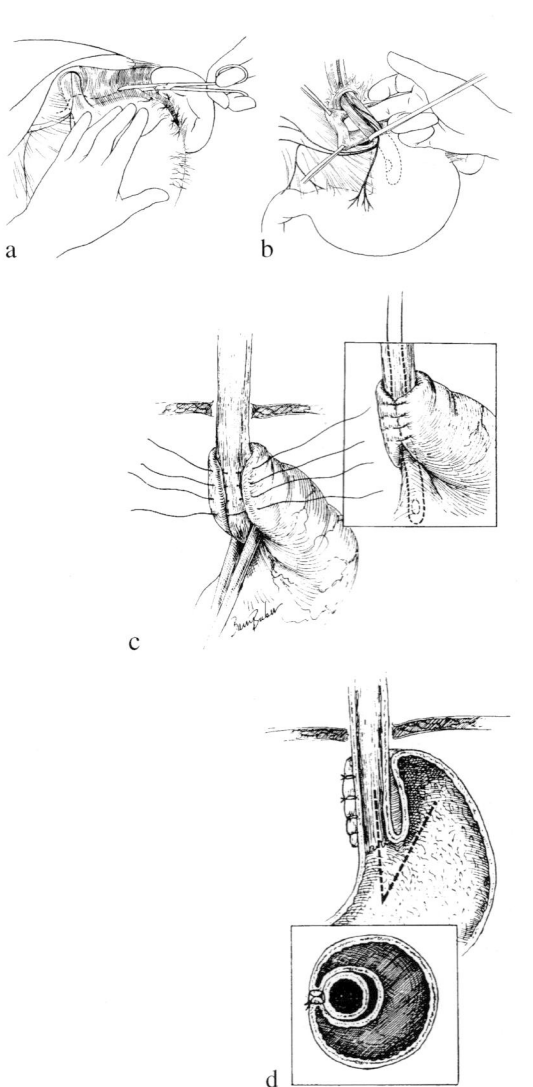

*Abbildung 6-28:* Fundoplikatio nach Nissen: a. Mobilisierung des Fundus: Durchtrennung der Serosa, Absetzen der obersten Aa. gastricae breves. b. Einlage eines fingerdicken Magenschlauches; der mobilisierte Fundus hinter dem Ösophagus nach rechts vorne verschoben. c. Fixierung der Fundusmanschette um den Ösophagus mit vier bis sechs Einzelknopfnähten. d. Der Hissche Winkel ist wieder hergestellt, die Kardiainsuffizienz behoben.

*Gemischte Hiatushernie*
Neben einer zunächst axialen Gleithernie verlagern sich die Teile des Magens paraösophageal in den Thorax. Es können sowohl Zeichen der Kardiainsuffizienz mit Refluxbeschwerden als auch Verdrängungsbeschwerden bestehen. Je nach Größe der Hernie wird die Fundoplikatio mit einer Gastropexie kombiniert.

## 1.4 Die Refluxkrankheit

Unter physiologischen Bedingungen wird ein ständiger Reflux von Mageninhalt in den Ösophagus unabhängig von der Körperlage durch Antirefluxmechanismen verhindert (Abb. 6-24). Der lange Kontakt der Ösophagusschleimhaut mit gastrointestinalem Saft führt zur Refluxkrankheit mit Dysphagie, Sodbrennen und retrosternalem Schmerz (Abb. 6-25). Die primäre Refluxkrankheit entsteht meist durch eine Kardiainsuffizienz bei einer axialen Gleithernie (Abb. 6-26), sekundär als Folge einer organischen Erkrankung (Sklerodermie) sowie nach Ösophagogastrostomie (deshalb Vermeidung einer sogenannten Fundusresektion) oder einer Ösophagojejunostomie (Anlage eines Pouch). Nach lange bestehendem Reflux entwickelt sich eine Refluxösophagitis, deren morphologisches Substrat von nur in der Biopsie nachweisbaren Zellinfiltraten der Schleimhaut über flache Erosionen bis zur Ulzeration und Narbenstenose reicht (Abb. 6-27). Das zerstörte Plattenepithel des Ösophagus wird durch Zylinderepithel in breiten Segmenten ersetzt, woraus der *erworbene Endobrachyösophagus* (Barrett-Ösophagus) resultiert. Am Übergang zum normalen Plattenepithel können sogenannte Übergangsulzera entstehen.

Der seltene *angeborene Brachyösophagus* beruht auf dem Zurückbleiben des Längenwachstums der Speiseröhre und Hochzug des Magens durch den Hiatus oesophageus. Es finden sich alle Zeichen der Kardiainsuffizienz mit Refluxösophagitis.

Ein pathologischer Reflux als Folge einer Kardiainsuffizienz kann unter konservativer Therapie ausheilen. Der Nachweis gelingt durch die Langzeit-pH-metrie (24 Stunden) oder die Manometrie. Eine Refluxösophagitis wird durch die Endoskopie mit Biopsie erkannt. Heilt sie unter konservativer Therapie mit $H_2$-Blockern nicht aus, bildet die *Fundoplikatio* nach Nissen die Methode der Wahl: Nach Herabziehen der Kardia in den Bauchraum und Freipräparieren des intraabdominalen Ösophagus wird bei Liegen eines dicken Magenschlauches eine Fundusmanschette um den terminalen Ösophagus geschlungen und mit einigen Nähten fixiert (Abb. 6-28). Dieser durch fast keine Operationsletalität belastete Eingriff verhindert sicher durch Ventilbildung einen Reflux. Versager beruhen auf technischen Fehlern (Abb. 6-29). Die Nähte können ausreißen, oder es entsteht bei zu enger Naht eine Stenose, eine Superkontinenz, die das nach einer Fundoplikatio schon normalerweise unmögliche Aufstoßen völlig verhindert und durch Luftfüllung des Magens ein Völlegefühl im Oberbauch verursacht (Gas-blot-Syndrom). Durch eine zu weite Fundusmanschette kann die Kardia mit Teilen des Fundus nach oben rutschen (Teleskopphänomen), und ein erneuter Reflux mit Dysphagie ist die Folge.

## 1.5 Traumatische Zwerchfellruptur

Zwerchfellrupturen entstehen am häufigsten bei stumpfen Bauchtraumen, seltener durch direkte Schuß- oder Stichverletzung. Da die Leber das rechte Zwerchfell schützt, betreffen 90 % der Rupturen das linke Zwerchfell. Äußerst selten ist die Verletzung doppelseitig. Infolge des negativen intrathorakalen Drucks treten Baucheingeweide in die Thoraxhöhle, entweder sofort mit typischen klinischen Symptomen und Nachweis durch Auskultation, Röntgenaufnahmen und Sonographie, oder die Ruptur bleibt zunächst symptomlos, insbesondere bei maschinell beatmeten Patienten. Frische Zwerchfellrupturen werden von abdominal versorgt (Reposition des Bruchinhaltes und doppelte Naht der Zwerchfellücke). Bestand eine traumatische Zwerchfellhernie über lange Zeit, ist wegen der zu erwartenden Verwachsungen ein transthorakaler Zugang zu empfehlen.

## 1.6 Relaxation des Zwerchfells

Die seltene *angeborene Relaxation* beruht auf einer fehlenden Einsprossung von Myoblasten, so daß durch einen enormen Hochstand des linken, am meisten betroffenen Zwerchfells die Pleurahöhle weitgehend mit Intestinalorganen ausgefüllt wird. Kompression der Lunge und Mediastinalverdrängung mit Ateminsuffizienz sind die Folge. Eine beidseitige angeborene Relaxation ist meist mit dem Leben nicht vereinbar. Die Behandlung besteht in der Thorakotomie, Faltung des Zwerchfells, eventuell mit Verstärkung durch einen gestielten Muskellappen vom Latissmus dorsi.

Die *erworbene Relaxation* als Folge einer Schädigung des N. phrenicus erfordert nur bei erheblicher Beeinträchtigung der Thoraxorgane eine operative Korrektur durch Faltung des Zwerchfells.

In der vorantibiotischen Ära wurde durch Quetschung vorübergehend oder durch Exhairese des N. phrenicus für dauernd ein Hochstand des Zwerchfells zur Ruhigstellung einer tuberkulösen Lunge angestrebt.

## 1.7 Geschwülste des Zwerchfells

Gut- oder bösartige mesenchymale Geschwülste des Zwerchfells sind extrem selten. Viel häufiger brechen fortgeschrittene Kardiafunduskarzinome des Magens, retroperitoneale Sarkome, Bronchialkarzinome oder Mesotheliome ins Zwerchfell ein, wobei eine Resektion des befallenen Zwerchfellteiles anzustreben ist. Der Defekt wird durch eine raffende Naht, eventuell mit Hilfe eine Goretexpatches verschlossen.

# 2. Magen und Duodenum

H. Denecke

## 2.1 Anatomie und Physiologie

Entwicklungsgeschichtlich ist der Magen über ein nach dorsal ausgeweitetes Segment des Vorderdarmes entstanden, welches sich um 90° nach links abgedreht hat. Durch diese dorso-laterale Rotation buchtet die große Kurvatur nach links aus, die kleine Kurvatur kommt nach rechts zu liegen. Mit dieser Rotation zieht der linke Ast der Nervus vagus nach ventral, der rechte nach dorsal. Mit den gleichen Entwicklungsvorgängen kommt auch die ventral angelegte Leber nach rechts zu liegen, die beiden Pankreasanlagen (vordere und hintere) verschmelzen miteinander im Kopfbereich, der Ductus choledochus zieht nach dorsal. Die Milz entsteht in der lateralen Duplikatur des großen, also großkurvaturseitigen Netzes.

Vier Regionen werden am Magen unterschieden (Abb. 6-31). Die *Kardia* bildet den ösophago-gastralen Übergang zwischen den Zwerchfellschenkeln (Hiatus). Der *Fundus* ist der oberste Anteil des Magens direkt unter dem Zwerchfell. In ihm steht die sogenannte Magenblase. Den größten Teil des Magens bildet der *Korpus,* das eigentliche Reservoirorgan, in dem die Einwirkung der Magensäure auf den Speisebrei stattfindet. Das untere Drittel des Magens nimmt das muskuläre *Antrum* ein. In ihm findet durch kräftige Propulsions-, aber auch Pendelperistaltik die Durchmischung, Zerkleinerung und portionsweise Abgabe des Mageninhaltes durch den Pylorus ins Duodenum statt.

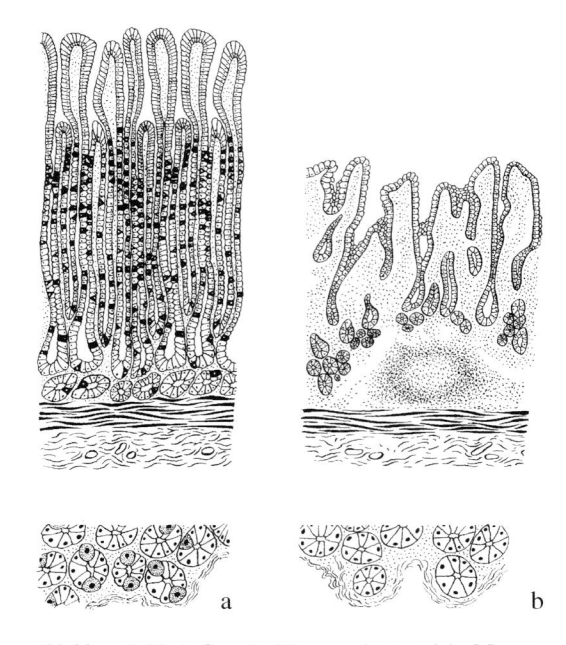

*Abbildung 6-30:* Aufbau der Magenmukosa und der Magenwand (a) in der Fundus-Korpus-Region, (b) in der Antrum-Region.

Die Mukosa der Kardia, des Korpus und des Antrum ist jeweils unterschiedlich aufgebaut (s. Abb. 6-30). Die Epithelzellen der Fundus-/Korpusregion produzieren Mukus, HCL, Pepsin und den Intrinsic-Faktor, die Zellen des Antrum HCL, Mukus und Gastrin, welches über den Blutweg die Sekre-

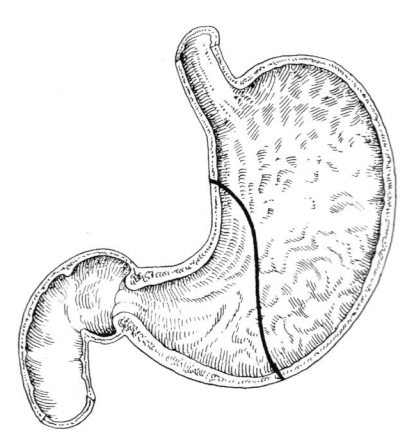

*Abbildung 6-31:* Physiologisch wichtige Grenze zwischen Fundus-Korpus- und Antrum-Region.

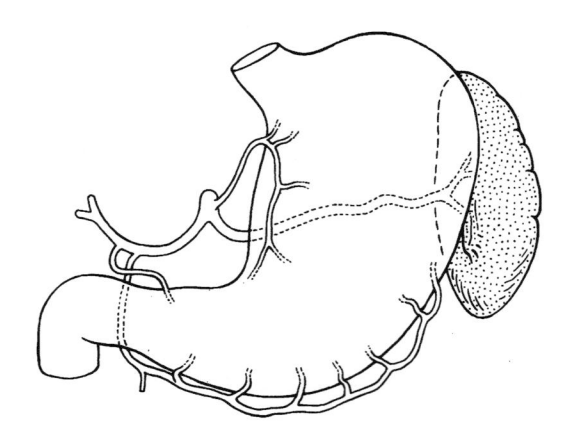

*Abbildung 6-32:* Gefäßversorgung des Magens.

tin- und Säureausschüttung stimuliert. Als «Magenstraße» wird die Strecke entlang der kleinen Kurvatur bezeichnet. Hier laufen Flüssigkeiten am Chymus des Fundus/Korpus «vorbei» und passieren rasch den Pylorus. 80% der Ulzera sowie der überwiegende Teil der Karzinome sind hier lokalisiert.

### 2.1.1 Blutversorgung

Im wesentlichen wird der Magen über die großen Äste des Truncus coeliacus versorgt (Abb. 6-32). Die Durchblutung ist außerordentlich kräftig. Ein oder zwei der großen Gefäße können beispielsweise ohne Nachteile für den Organerhalt oder die Funktion des Magens abgesetzt werden. Die größte Arterie ist die Arteria gastrica sinistra, die die kleine Kurvatur versorgt. Die Gefäßäste der großen Kurvatur werden aus der Arteria gastroepiploica dextra gespeist, über die Arteria gastroduodenalis, die aus der Arteria hepatica communis kommt. Sie kommuniziert mit den Aa. gastricae breves vom Milzhilus bzw. von der Arteria lienalis. Die Arteria gastroduodenalis wird häufig als pankreatiko-duodenale Arkade aus der Arteria mesenterica superior ebenso kräftig wie aus der Arteria hepatica communis versorgt. Der Magenfundus und die Kardia empfangen zusätzlichen arteriellen Zufluß aus den Aa. phrenicae und den paraösophagealen Arterien. Letztere ergeben bei subtotaler Magenresektion genügende Durchblutung für den Magenfundusrest. Der venöse Abfluß

erfolgt im Fundus- und oberen Korpusbereich großkurvaturseitig über die Vv. gastricae breves zum Milzhilus, weiter distal über die Vv. gastroepiploicae. Die kleine Kurvatur wird über die Vena coronaria zur Pfortader drainiert.

### 2.1.2 Lymphabflußbahnen

Der Lymphabfluß erfolgt entgegengesetzt parallel zur arteriellen Versorgung. Die Kenntnis der Lymphabflußbahnen ist für die Karzinomchirurgie des Magens wichtig (s. Abb. 6-38, 6-40, 6-41).

### 2.1.3 Innervation

Im wesentlichen ist der Magen parasympathisch innerviert. Beide Nn. vagi ziehen aus den Zentren des Hirnstammes paraösophageal nach distal und entsprechend der Rotation des Magens auf die Vorder- (von links) und die Hinterwand (von rechts). Sie geben zahlreiche Äste zum Korpus- und Antrumbereich ab. Vom vorderen Vagusast ziehen im kleinen Netz Fasern zur Leber, vom hinteren gehen Abzweigungen in gleicher Höhe zum Ganglion coeliacum und weiter zum Dünndarm. Jeder Nervus vagus endet mit einem kräftigen, im kleinen Netz isoliert ziehenden Ast (R. Latarjet) im präpylorischen Bereich. Dieser Ast ist (bei Aktivität oder Reizung) für die Propulsion im Antrum und die Öffnung des Pylorus (Austreibungsfunktion) zuständig. Wird dieser Ast durchtrennt, so bleibt die glatte Muskulatur des Pylorus spastisch, die Antrumpropulsion erlahmt. Die übrigen kleinen Vagusäste zur Magenwand setzen über Acetylcholin 80% der Magensäure frei (kephale Phase). Diese Freisetzung läßt sich durch eine Durchtrennung des Vagusstammes komplett blocken. 20% der HCL-Ausschüttung werden auf dem Blutwege durch Gastrin stimuliert.

Multiple Fasern des Nervus vagus kommunizieren mit Ganglionzellen des Auerbach-Plexus (Plexus myentericus) in der Wandmuskulatur. Sympathisch adrenerg wird der Magen perivaskulär vom Truncus coeliacus innerviert. Die Splanchnikus-Fasern sind schwach ausgeprägt und beeinflussen die Magensekretion bzw. die Motilität offensichtlich nur sekundär über eine gewisse Regulation des Blutzuflusses. Der Sympathikus hemmt die Magenmotilität.

### 2.1.4 Histologie

Die Magenwand ist aus Mukosa, Submukosa, Muskularis mit Quer- und Längsmuskulatur sowie Serosa aufgebaut. Die Mukosa weist beetartige millimetergroße Felder (Areae gastricae) mit dazwischenliegenden Einsenkungen (Foveolae) auf, die sich in die Tiefe hin in die Drüsenschläuche der Glandulae gastricae aufteilen. Sie sind durch die Muscularis mucosae von der Submukosa getrennt, in deren verschieblicher Bindegewebsschicht Nervenfasern, Blut- und Lymphgefäße verlaufen. Der Plexus submucosus (Meissner-Plexus) ist hier lokalisiert. Das Mukosaepithel an der Oberfläche sowie in den Hälsen der eingesenkten Foveolae besteht aus schleimbildenden Zellen (Mukus-Zellen). Der produzierte Schleim ist reich an Glykoprotein und Bicarbonat. Er bindet Säuren und Laugen und hält $HCO_3$-Ionen nahe am Epithel. Damit schützt er dieses vor mechanischen, thermischen und fermativen Schäden. Die zelluläre Zusammensetzung, aber auch die Morphologie und die Funktion der Magendrüsen (Gl. gastricae) sind im Fundus-Korpus- sowie im Antrumbereich verschieden (siehe Abb. 6-30). Im Fundus-Korpusbereich liegen die Drüsenschläuche eng beieinander und sind tiefer eingesenkt. Ihre Wände werden aus Haupt-, Beleg- und Nebenzellen gebildet. Zwar sind diese Zellarten in allen Abschnitten der Drüsenschläuche (Hals, Mittelstück, Drüsengrund) vorhanden; Hauptzellen überwiegen aber im Grund-, Beleg- im Mittel- und Nebenzellen im Halsteil. Aus letzteren wird das Epithel sowohl nach distal wie nach proximal nachgeschoben, sie zeigen zahlreiche Mitosen und können sich auch zu Hauptzellen umwandeln. Nebenzellen bilden Magenschleim (Mukus). Hauptzellen produzieren Pepsinogen, das bei einem pH-Optimum von 1,5–2,0 in Pepsin überführt wird. Belegzellen enthalten zahlreiche Mitochondrien und intrazelluläre Sekretkanälchen, die zum Drüsenlumen hin offen sind. Aus ihnen werden H-Ionen ins Lumen, in die Foveolae und durch den protektiven Magenschleim hindurch in das Magenlumen abgegeben. Je nach Funktionszustand sind die intrazellulären Sekretkanälchen (Canaliculi) zusammengefallen und von im umgebenden Zytoplasma liegenden Vesiculae umsäumt (siehe Abbildung) oder weit offen. Dann sind die umgebenden Tubulovesiculae aufgebraucht, die H-Ionen wurden durch einen aktiven Transportmechanismus ins Lumen abgegeben. Die an der Membran der Canaliculi positionierte Protonenpumpe tauscht $H^+$- mit $K^+$-Ionen aus. Dieser Transport wird über die H-K-ATPase bewerkstelligt. Die $K^+$-Ionenkonstanz im Magensaft wird durch die Na-K-Pumpe der latero-basalen Zellmembranen aufrecht erhalten.

Im Antrum sind die Foveolae weiter und länger, die Drüsenschläuche kürzer; sie verzweigen sich erst in der Tiefe. Der Anteil der Haupt- und Belegzellen im Antrumbereich ist absolut und relativ geringer als im Fundus. Darüber hinaus sind hier gastrinproduzierende Zellen (G-Zellen) sowie andere endokrine Zellen lokalisiert. Gastrin stimuliert auf dem Blutweg die HCL- (und Pepsin-)Bildung der Korpus-Fundusdrüsen.

Die Epithelzellen des Duodenum besitzen plumpe Mikrovilli. Typisch für diesen Darmabschnitt sind die Gll. duodenales (Brunnerschen Drüsen), die die Muscularis mucosae durchbrechen und sich in der Submukosa tubulo-azinös bzw. tubulo-alveolär aufzweigen. Es sind muköse Drüsen, die neben Schleim proteolytische Enzyme und Amylase produzieren.

### 2.1.5 Magensaft

Zwischen 500 und 1000 ml Nüchternsekret werden täglich produziert. Etwa dieselbe Menge wird durch eine Mahlzeit gelockt. Wichtiger Bestandteil ist der Magenschleim (Mukus). Er wird in den schleimproduzierenden Zellen des gesamten Magens gebildet. Er hat einen Mukosa-protektiven Effekt und wirkt schwach säurediffusionshemmend.

### 2.1.6 Säuresekretion

$H^+$-Ionen werden durch aktiven Transport ($H^+/K^+$/Protonenpumpe) nicht nur in die Tubulovesikel der Belegzellen verbracht, sondern aus dieser offensichtlichen Speicherfunktion ebenso aktiv an der Apikalseite der Zellmembran ins Lumen abgegeben. Die Magensäure bewirkt die Verkleinerung von Fleischteilen in der Nahrung und beginnt die Verdauung von Fetten durch Dispersion sowie von Eiweiß und Kohlehydraten durch Auflösen der Zellwände. Die Magensäure spielt eine, wenn auch nicht geklärte, Rolle in der Genese der Ulkuskrankheit. Im Nüchternzustand wird normalerweise wenig Säure gebildet.

Zerebrale Anreize stimulieren über die vagalen Zentren des Hypothalamus und ausschließlich vagal efferent die säureproduzierenden Belegzellen der Magenwand. An diesen erfolgt die Stimulation durch Freisetzung von Acetylcholin an den Endfasern. Geschmack und Geruch, aber auch schon der Anblick oder sogar nur der Gedanke an Essen, aktivieren neben der Salivation (Amylase!) im Mundbereich die gastrale Säuresekretion. Diese kephalen Reize sind durch Vagotomie vollständig zu blocken. Acetylcholin setzt zusätzlich Gastrin im antralen Mukosabereich frei, das über den Blutweg wiederum die HCL- und Pepsinogen-Produktion aktiviert. Für diesen Prozeß spielt auch Histamin eine wichtige Rolle. In der *gastralen Phase* aktiviert die Füllung des Magens vagale afferente und efferente Reflexe zu den Belegzellen. Leicht stimulierend auf die Gastrinproduktion wirkt die Ausdehnung der Magenwand insbesondere im Antrum. Eine stärkere gastrinfreisetzende Wirkung resultiert aus der Anwesenheit von Protein-Hydrolysaten und hydrophoben Aminosäuren im Magenchymus. Ebenso ist ein hoher pH-Wert des Magensaftes ein potenter Gastrin-Stimulus.

In der *intestinalen Phase* fördert die Freisetzung von Entero-Oxyntin die Freisetzung von Magensäure. Andere sicher vorhandene Stimulationsmechanismen sind noch ungeklärt. Beispielsweise wird die Gastrinproduktion, aber auch die Säurefreisetzung, durch intestinale Hormone gehemmt. Besonders evident ist dieser Prozeß bei Anwesenheit von Fett. Fettreiche Mahlzeiten verbleiben über Stunden im Magen. Neben einer kleinen Zahl gesicherter steuernder Immunreaktionen sind sicher weitere, noch nicht identifizierte Schritte für die digestiven Resorptions- und Steuerungsvorgänge vorhanden.

Neben der vagalen (chirurgischen) Blockierung der Säureproduktion wird diese über eine pH-gesteuerte antrale Hemmung der Gastrinfreisetzung gebremst (antrale Hemmung). Diese beginnt bei einem pH-Wert unter 2,5 und ist bei einem Wert von 1,2 vollständig geblockt. Damit wird die vagale Gastrinfreisetzung durch einen negativen Feed-back-Mechanismus selbst reguliert. Fehlt andererseits die Passage von Magensäure aus dem Fundus-Korpusbereich hin zur Antrummukosa oder ist die normale Größenrelation beider Komponenten verändert, so kann die Gastrinsekretion hohe Serumwerte erreichen. Somatostatin müßte in dieser Situation als Antagonist wirken.

### 2.1.7 Mukosaschutz

Die Mukosa schützt sich durch einen Schleimüberzug. Lokal sezernierte $HCO_3$-Ionen – und damit ein hoher pH-Wert – werden damit mukosanah gehalten. Die alkalische Sekretion wird stimuliert durch cAMP, Prostaglandine, Glukagon und CKK; sie wird gehemmt durch nicht-steroidale Antiphlogistika, Alpha-Adrenergika, Gallensäuren, Äthanol und Azetazolamid. Der Magenschleim ist ein hochmolekulares Glykoproteid mit hohem Wassergehalt, der gelartig die $HCO_3$-Sekretion über der Mukosa «hält» und damit auch den mukosanahen höheren pH-Wert.

Defekte in der Magenmukosa werden durch die hohe Proliferationsrate der Mukuszellen im Drüsenhalsbereich (Progenic-cells) von der Umgebung her rasch geschlossen.

### 2.1.8 Pepsinogen

Pepsinogen wird in den Hauptzellen des Fundus-Korpus synthetisiert. Es wird durch cholinerge, vagale oder intramurale Stimulation aus den Zellen freigesetzt, aber auch durch Gastrin und Sekretin.

Bei einem pH von weniger als 2,5 wird es zu Pepsin umgesetzt, welches Peptide wie Phenylalanin oder Thyrosin aufschlüsselt.

### 2.1.9 Intrinsic-Faktor

Die Belegzellen produzieren dieses Mukoprotein, welches durch Bindung an Vitamin $B_{12}$ dieses aus der Nahrung absorbiert. Dieser Prozeß findet im terminalen Ileum statt. Die Sekretion des Intrinsic-Faktor wird durch dieselben Reize wie diejenigen zur Säureproduktion stimuliert. Atrophie der Parietalzellen-Mukosa führt zu Anämie (perniziöse Anämie), ebenso der Verlust dieser Mukosaanteile beispielsweise durch Gastrektomie. Parenterale Vitamin $B_{12}$-Gabe behebt diesen Mangel. Das Vitamin muß nach vollständigem Magenverlust in drei- bis sechsmonatigen Abständen gegeben werden.

### 2.1.10 Motilität und Entleerung

Über dem Fundus-Korpusbereich laufen Peristolen, die erst im Antrum vorantreibende, also peristaltische Wirkung erzielen. Nur etwa 5–15 ml Antruminhalt passieren den Pylorus in seiner Öffnungsphase ins Duodenum, der restliche Inhalt wird zurückgeschoben, durchgemischt und verkleinert. Antrumpropulsion und Pyloruserschlaffung erfolgen durch Reizung des R. Latarjet; seine Durchtrennung (auch bei trunkulärer Vagotomie) führt zur Störung der Magenentleerung (Pylorospasmus, Antrumerschlaffung). Der «leere» Magen faßt etwa 50–100 ml Volumen. Bis zu einer Zufuhr von etwa 1000 ml weitet er sich aus, erst dann beginnt er zu tonisieren (sogenannte reaktive Relaxation).

Magenwanddistension und vagale Reize stimulieren die Peristaltik und die Magenentleerung, ebenso kleine Nahrungspartikel oder aufgenommene Flüssigkeit. Große Partikel werden länger im Magen gehalten und zu verkleinern versucht (Trituration).

Auch das Duodenum steuert die Magenentleerung über die Perzeption des Osmolalität des übernommenen Chymus. Ist diese über 200 mosm/l, wird die Entleerung über den entero-gastralen Reflex gebremst. Ebenso verzögert Gastrin die Motilität und die Entleerung. Möglicherweise entstehen solchermaßen bedingte Motilitätsstörungen, wenn nach distaler Resektion kleinkurvaturseitig das Gastrin-produzierende Areal (welches hier bis knapp subkardial reicht) ungenügend entfernt wurde.

## 2.2 Die Ulkuskrankheit

Mit elektiven Indikationen und Notfalleingriffen nahm das Ulkusleiden fast über ein Jahrhundert einen wesentlichen Teil der chirurgischen Tätigkeit in Anspruch. Der Häufigkeitsgipfel lag in den 60er und 70er Jahren. «Resektionisten» und «Vagotomisten» diskutierten um die optimalen elektiven Operationsverfahren. Die Behandlung von blutenden und perforierten Streßulzera auf Wach- und Intensivpflegestationen war mit extrem hohem letalem Risiko beladen, schwierige Duodenalstumpfversorgungen waren häufig und bereiteten Probleme in der chirurgischen Verfahrenswahl. Heute ist die Inzidenz chronischer Magen- und Duodenalulzera um mehr als 50% gesunken.

Wenngleich der Einfluß der Magensäure auf das Ulkusleiden nicht klar mit dem Erkrankungsmuster korreliert werden konnte, war – und ist – ihre Beteiligung am Krankheitsgeschehen bei etwa 90% der Ulzera unzweifelhaft. Es galt, daß für Duodenalulzera die Aggression der Säure, für Magenulzera eher die Verminderung Mukosa-protektiver Faktoren verantwortlich war. Das kann heute in dieser Trennung nicht gelten; die früher übliche Bestimmung der basalen oder maximalen (das heißt mit Gastrin stimulierten) Säuresekretion ist dementsprechend verlassen.

Die Behandlung nicht komplizierter Ulzera ist eine Domäne konservativer Therapie geworden. Auch blutende Ulzera können mit wenigen Ausnahmen zumindest zunächst endoskopisch versorgt werden. Insgesamt hat die Häufigkeit des Krankheitsbildes deutlich abgenommen. Drei Faktoren sind hierfür ursächlich: die Änderung unserer Eßgewohnheiten, die Entwicklung und Einführung medikamentöser Säurereduktion (Histaminrezeptorenblocker, Protonenpumpenhemmer) sowie die Erkennung und Behandlung des Helicobacter pylori als Mitursache der benignen Ulkuserkrankung.

## 2.3 Das Duodenalulkus

Die Magensäure-Sekretion des erkrankten Patienten ist generell höher als die eines nicht erkrankten, liegt aber nur bei etwa ¼ der Patienten signifikant über dem Normbereich. Die Messung der basalen Säuresekretion (Basal acid output: BAO, maximal acid output: MAO) ist deshalb verlassen worden. 90% der Ulkuspatienten weisen eine Helicobacter pylori-Infektion auf. Bei den verbleibenden 10% liegen andere Mitursachen wie z. B. antiphlogistische Medikation vor. Eine Helicobacter pylori-Infektion führt nicht per se, sondern nur bei einem Teil der Patienten zu einem Ulkus. Durch die Oberflächenbesiedelung mit dem Keim werden möglicherweise die Mechanismen der Mukosaprotektion gestört.

### 2.3.1 Symptome

Betroffen sind Patienten jüngeren und mittleren Alters, Männer häufiger als Frauen (4:1). Brennender, ziehender Schmerz im Epigastrum oder im rechten Oberbauch muß an ein Ulkus denken lassen. Charakteristischerweise tritt er auf, wenn der Magen ein bis zwei Stunden nach dem Frühstück, etwas länger nach dem Mittag- oder Abendessen wieder entleert ist. Nüchternschmerz wird auch oft in der Nacht angegeben; auf Milch, Antazida oder überhaupt auf Einnahme von – nicht säurehaltigen – Speisen verschwindet er. Völlegefühl oder Brechreiz gehören mit zu der Symptomatik. Gürtelförmige und andauernde Schmerzen müssen den Verdacht auf Penetration zum Pankreaskopf erwecken. Druckschmerz im Epigastrum oder rechten Oberbauch kann verschieden ausgeprägt sein oder völlig fehlen. Die Schmerz- und Beschwerdeanamnese ist gewöhnlich länger und von wechselnder Ausprägung. Oft fällt eine Periodizität mit Manifestationen im Frühjahr und Herbst auf oder die Wiederkehr unter Streßsituationen.

Differentialdiagnostisch müssen in erster Linie Gallenblasen- oder Choledochussteine sonographisch ausgeschlossen werden. Endoskopisch können Refluxösophagitis oder andere Prozesse am ösophagogastralen Übergang sowie Ulzera oder Karzinome im Magenbereich – die allerdings selten mit so deutlichen Schmerzen einhergehen – ausgeschlossen werden. Akute oder chronische Pankreatitiden werden anhand der Anamnese, der Serumlipasewerte bzw. des ERCP-Befundes ausgeschlossen.

Die Komplikationen weisen typische Symptome auf:
– *Penetration* mit gürtelförmigem Dauerschmerz
– *Magenausgangsstenose* mit Völlegefühl und Erbrechen
– *Blutung* mit Bluterbrechen oder Teerstühlen sowie entsprechender Schocksymptomatik
– *Perforation* mit akutem Abdomen, gespannten Bauchdecken, Schock und röntgenologischem Nachweis freier Luft unter dem Zwerchfell.

### 2.3.2 Diagnose

Das entscheidende Untersuchungsverfahren ist die Gastroskopie, die großzügig eingesetzt werden soll. Bei der endoskopischen Untersuchung werden Proben zum Nachweis des Helicobacter pylori entnommen.

### 2.3.3 Konservative Behandlung

Die medikamentöse Therapie ist die Therapie der Wahl. Sie ist einerseits gegen die Säureaggression gerichtet, andererseits gegen die Helicobacter pylori-Infektion, um Rezidive zu unterbinden und den chronischen Verlauf zu stoppen. Unterstützende Maßnahmen sind die Einnahme von Antazida und die Vermeidung säurelockender oder stark saurer Speisen (z. B. Essig, Zitrone, Rotwein, schwarzer Kaffee u. a.).

Da 70% der Ulzera auf $H_2$-Rezeptorenblocker ansprechen, wird Cimetidin in einer Dosis von 1,2 g (4 × 300 mg/die) gegeben. Sicherer ist die Gabe von ATPase-Hemmern (Protonenpumpenhemmern) wie Omeprazol 20 mg/die. Mit 40 mg können höhere Heilungsraten erzielt werden. Die simultane Eradikation erfolgt durch Amoxicillin 2 × 1 g oder Tetrazyklin 2 × 1 g und Metronidazol 2 × 500 mg/die.

### 2.3.4 Chirurgische Therapie

Nur wenige Patienten bedürfen unter elektiver Indikation noch definitiver chirurgischer Therapie.

*Proximal selektive Vagotomie*

Grundsätzlich kommen alle säurereduzierenden Operationsverfahren, wie 2/3-Resektion mit Passagewiederherstellung nach Billroth I oder II, Antrektomie mit Vagotomie, trunkuläre Vagotomie mit Pyloroplastik oder proximal selektive Vagotomie, in Frage.

Die proximal selektive Vagotomie (PSV) bietet den Vorteil des Magenerhaltes, mit 0,5 % die niedrigste perioperative Mortalitäts- und mit 7,5 % die niedrigste perioperative Morbiditätsrate. Die Ulkusrezidivrate ist allerdings mit 10–15 % hoch. Symptomatische Rezidive treten aber nur zwischen 6 und 7 % auf; die asymptomatischen Rezidive wurden in größeren Untersuchungsreihen zur Evaluierung des Operationsverfahrens gefunden. Zudem können Rezidive heute mit den modernen medikamentösen Therapien gut konservativ und erfolgreich angegangen werden.

Von einem Oberbauch-Medianschnitt aus wird der Angulus großkurvaturseitig auf 2–3 cm freiskelettiert und leicht angespannt, so daß sich der Magen und damit die Gefäß- und Nervenästchen der kleinen Kurvatur gut anspannen (siehe Abb. 6-33). Die Absetzung dieser Gefäß-Nervenästchen erfolgt vom Angulus der kleinen Kurvatur aus nach oben zur Kardia hin. Die Serosa wird gespalten, die Ästchen werden magenwandnah unterfahren, mit feinen Peans angeklemmt, durchtrennt und ligiert. Der R. Latarjet muß sorgfältig geschont und erhalten werden, in seiner Nähe ist Kauterisation obsolet. Die Skelettierung erfolgt 4–5 cm am distalen Ösophagus entlang. Nun liegt das dorsale Blatt des kleinen Netzes mit den dorsalen Gefäß-Nervenästchen frei; deren Dissektion erfolgt wieder aufsteigend vom Angulus bis in den distalen Ösophagus. Die kritischen Punkte sind der Erhalt der einstrahlenden Äste des R. Latarjet (sog. «Krähenfuß»), die komplette Denervierung des Korpusbereiches nach distal einschließlich des Angulus und nach proximal unter Durchtrennung der Äste vom unteren Ösophagus. Von letzterem ziehen nämlich Nervenfasern zum Fundus. Besonders an der Hinterwand ist ein solcher Ast oft kräftiger ausgebildet (sog. «R. criminalis») und schwer zu erfassen (siehe Abb. 6-34). Bezüglich der beiden Präparationsgrenzen am Ösophagus und distal am Krähenfuß erfordert die PSV Übung und Erfahrung. Bei abnehmenden Operationszahlen wird dieses Operationsverfahren möglicherweise in Zukunft aus dem chirurgischen Repertoire verschwinden. Der Hissche Winkel soll bei der Präparation erhalten bleiben. Schwer zu behandelnde Stenose- oder Refluxsymptomatiken können resultieren, wenn die Präparation zur Aufhebung der gastroösophagealen Refluxsperre führt.

Besteht nach langer Anamnese und rezidivierenden Ulzera eine Stenose im Pylorusbereich, lassen sich der Pylorus und Magenausgang durch

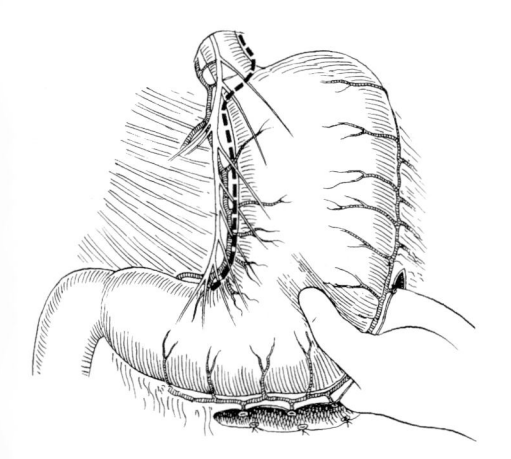

*Abbildung 6-33:* Proximal selektive Vagotomie: Der Magenangulus wird großkurvaturseitig leicht angezogen. Die hierdurch besser sichtbaren Vagusäste zum Korpusbereich werden einzeln magenwandnah disseziiert.

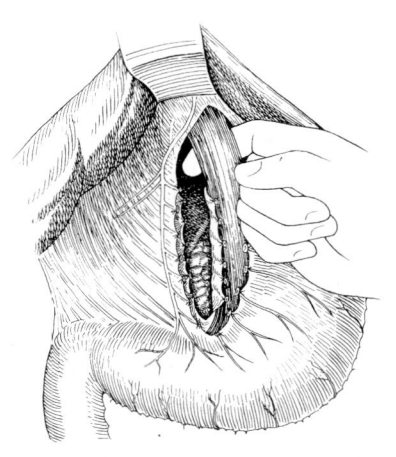

*Abbildung 6-34:* Selektiv proximale Vagotomie: Auch an der Hinterwand muß der distale Ösophagus sorgfältig von allen vagalen Nervenästen befreit werden.

subtile Adhäsiolyse und Freipräparation schließlich genügend lockern und entfalten. Nur in den wenigen Fällen, in denen dies nicht oder nur ungenügend gelingt, erfolgt die Pyloroplastik (nach Heineke-Mikulicz) mittels Längsmyotomie und querer Naht. Der Eingriff kann ebenso in laparoskopischer Technik, dann aber sehr zeitaufwendig und niemals sicher bezüglich der Vollständigkeit der Vagotomie, durchgeführt werden.

Für die wenigen noch chirurgisch zu behandelnden Ulcera duodeni wird er möglicherweise durch die Antrektomie mit selektiv-gastraler oder selektiv-proximaler Vagotomie ersetzt werden.

### 2.3.5 Das komplizierte Ulkus

*Magenausgangsstenose*
Rezidivierend aufgetretene und abgeheilte Ulzera können Narben und Verziehungen im Bulbus und Pylorusbereich hinterlassen, die schließlich zur Pylorusstenose führen. Der Magen dieser Patienten erscheint massiv erweitert und tonuslos. Ohne nennenswerte Schmerzen oder Beschwerden kommt es zum schwallartigen Erbrechen großer, schlecht verdauter Speisemengen. Die Ernährungssituation der Kranken ist tatsächlich schlecht, das Körpergewicht reduziert. Wenn es gelingt, den Pylorusbereich durch subtile Freipräparation so zu lockern, daß sich die Fingerkuppen durch den Pylorusring tasten lassen, so ist das Operationsverfahren der Wahl die anschließende SPV. Dieser Eingriff hat die niedrigste Letalität als wichtigstes Kriterium in Anbetracht des gutartigen Grundleidens. Die mit bis zu 15% relativ höchste Ulkusrezidivrate läßt sich durch medikamentöse Therapie behandeln und senken; die größte Zahl dieser Ulkusrezidive ist ohnehin symptomlos. Aus denselben Gründen ist es besser, im Angulus und im Kardiabereich auf eine zu weit gehende Denervierung zu verzichten. Eventueller Motilitätsverlust im präpylorischen Bereich und möglicher gastroösophagealer Reflux durch zu ausgiebige Freipräparation wiegen schwerer und sind kaum zu behandeln. Die Pyloroplastik bleibt denjenigen Fällen vorbehalten, in denen die Stenose hochgradig fixiert ist (Abb. 6-35). Heute genügt die einfache Pyloroplastik nach Heineke-Mikulicz mit Längsinzision und querer Naht. Unter Umständen muß die duodenale Vorderwand etwas mobilisiert werden. Die Naht wird mit 3–0 Vicryl oder 4–0 Maxon durchgeführt.

*Penetration*
Ein transmurales Ulkus an der Hinterwand penetriert auf den Pankreaskopf. Starke und andauernde Schmerzen zeigen eine solche Komplikation an. Sie wird heute medikamentös behandelt. Im Ausnahmefall einer notwendigen chirurgischen Behandlung bei Therapieresistenz ist die SPV indiziert.

*Blutung*
Geringe Blutungen mit blutig angefärbtem Erbrechen oder mäßigen Teerstühlen sind als Ausdruck der Umbauvorgänge im Randwall eines chronischen Ulkus oder der begleitenden Gastritis häufig. Eine vital gefährdende Komplikation tritt ein, wenn das transmurale Hinterwandulkus auf die Arteria gastroduodenalis oder einen ihrer Äste penetriert. Auch in diesem Fall wird heute von einer primären chirurgischen Therapie Abstand genommen. Mit der endoskopischen Diagnostik wird simultan die Blutstillung auch eines stark spritzenden Gefäßes vorgenommen. Chirurgisch muß nur gehandelt werden, wenn die endoskopische Blutstillung nicht gelingt oder bei der Kontrolluntersuchung nach 24 Stunden eine ungenügende Effektivität zeigt. Von der routinemäßigen chirurgischen Versorgung im abgewarteten Intervall nach endoskopischer Blutstillung sind wir auch nach der sichtbaren Blutung aus einem Gefäßstumpf abgegangen (siehe Tab. 6-2). Da allerdings die Gefahr einer – und dann mit hohem Mortalitätsrisiko verbundenen – Rezidivblutung bei Risikopatienten (Asthma bronchiale, Dialysepatienten, Diabetiker, hohes Alter, Adipositas) hoch ist, soll in Absprache mit dem Endoskopiker die Indikation zur früh-elektiven chirurgischen Versorgung großzügig gestellt werden. Handelt es sich um sogenannte Streßulzera unter antiphlogistischer oder sogar Corticoid-Therapie, wird ebenfalls die chirurgische Versorgung eher indiziert sein.

*Tabelle 6-2:* Klassifikation der Blutungsaktivität nach Forrest.

| | |
|---|---|
| Ia | Spritzende arterielle Blutung |
| Ib | Arterielle Sickerblutung |
| IIa | Sichtbarer, nicht aktiv blutender Gefäßstumpf |
| IIb | Zeichen frisch stattgehabter Blutung (z. B. Koagel im Ulkusgrund, Hämatin im Magen) |
| III | Keine sichtbaren Blutungszeichen mehr vorhanden |

Über einen Oberbauch-Medianschnitt wird je nach endoskopisch festgestellter Lokalisation des Ulkus der Bulbus duodeni mit oder ohne Pylorus längs eröffnet (Abb. 6-35). Eventuell vorhandene große Mengen von Koageln werden rasch aus dem Magen gedrückt und abgesaugt und das Ulkus eingestellt. Schmale Langenbeckhaken leisten hierbei gute Dienste. Inzisionen von 4–5 cm Länge lassen sich damit genügend weit offen halten oder verschieben. Unter Kompression mit dem Finger oder einem kleinen Stieltupfer ist es günstig, auch das absteigende Duodenum erst von Blut zu säubern. Sonst ist die Sicht zur ordentlichen Versorgung schlecht. Unter dem Finger oder direkt wird die Blutung horizontal durch drei bis vier durchgreifende Nähte mit 2–0 Vicryl (MH-Nadeln) umstochen. Das Gefäß soll umstochen, Pankreaskopfparenchym aber möglichst wenig tangiert werden. Von vielen Autoren wird empfohlen, einen eventuell vorhandenen derben Randwall des Ulkus vor der Versorgung zu exzidieren. Wenn er belassen wird, bildet er aber für die Umstechungsnähte ein gutes Widerlager. Außer der eventuellen Pyloroplastik (durch queren Verschluß) werden keine weiteren Maßnahmen wie Vagotomie oder Resektion durchgeführt. Postoperativ werden antiphlogistische Therapien abgesetzt, Protonenpumpenhemmer (z. B. Antra 2 × 30 mg i. v.) gegeben und darauf geachtet, durch frühe und wiederholte Einläufe (Hebe-Senk-Einläufe) Reste alten Blutes möglichst schnell aus dem Gastrointestinaltrakt zu entfernen. Der Eingriff wird unter perioperativer Antibiotikaprophylaxe durchgeführt, die wegen der möglichen Pankreasaffektion und des drohenden Anaerobierinfekts sowohl mit einem Breitbandantibiotikum (z. B. Ampizillin, Piperazillin, Cephalosporine, Beta-Lactamase-Hemmer) als auch mit Metronidazol (3 × 500 mg) über sieben Tage fortgesetzt wird. Fehlt größerer Reflux in die Magensonde, wird diese nach 24 Stunden gezogen. Blutungen werden ohnehin bei diesem intensivüberwachten oder -behandelten Patienten durch Kreislaufreaktion oder Hb-Kontrolle erkannt.

*Perforation*
Die Komplikation eines transmuralen Ulkus ist an der Hinterwand die Blutung, an der Vorderwand die – freie – Perforation. Verbunden ist sie mit einem «akuten Abdomen» und Zeichen wie Druck- und Spontanschmerz, Abwehrspannung im Oberbauch sowie Fieber, Schocksymptomatik und Darmparalyse. Bei Risikopatienten (z. B. hohes Alter, Dialysepatienten, Cortison-Therapie) kann das Perforationsereignis gefährlich symptomlos verlaufen. Beweisend ist der Nachweis freier Luft in der Abdomenübersichtsaufnahme (im Stehen!) oder im Thoraxbild. Auch das Sonogramm kann Luft subphrenisch oder subhepatisch sowie freie Flüssigkeit im Abdomen nachweisen. Die Operationsindikation ist immer absolut dringlich. Die Versorgung der Perforation wird über einen Oberbauch-Medianschnitt durchgeführt. Nur bei ganz frischer Perforation wird das Ulkus direkt, andernfalls erst nach Anfrischung der Ränder genäht. Hier empfehlen sich spätresorbierbares Material der Stärke 4-0 und gegebenenfalls eine Mobilisation der duodenalen Vorderwand. Im Zeitalter der potenten medikamentösen Therapie unterbleiben weitere säurereduzierende chirurgische Maßnahmen. Ausgiebig werden der Situs und die kontaminierte Peritonealhöhle gespült und gegebenenfalls vorhandene Fibrinbeläge möglichst weitgehend entfernt (sogenannte Fibrintoilette). Der Operateur muß entscheiden, ob bei länger zurückliegender Perforation und ausgeprägter Peritonitis eine weiterführende programmierte Lavage-Behandlung indiziert ist. In aller Regel werden die vier Peritonealquadranten mit Rohrdrainagen versehen.

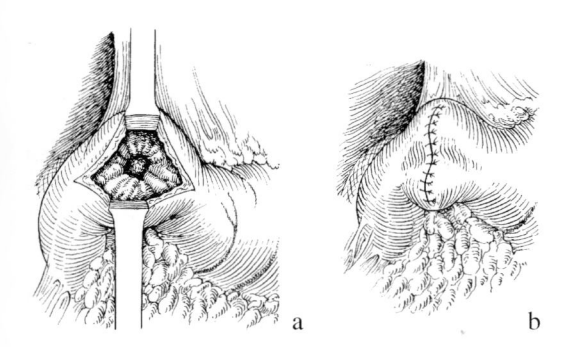

*Abbildung 6-35:* Versorgung eines Duodenalulkus an der Hinterwand. a. Exposition durch Längs-Pyloroduodenotomie. b. Querer Verschluß.

## 2.4 Das Magenulkus

80–90% der Magenulzera sind kleinkurvaturseitig entlang der «Magenstraße» lokalisiert. Abweichend von der traditionellen Einteilung in Typ I, II und III muß vor allem zwischen zwei Grundformen des Magenulkus unterschieden werden: Zum einen findet sich die *Mehrzahl aller Ulzera* im Grenzbereich zwischen Fundus- und Antrummukosa. Die Magensäuresekretion ist niedrig oder normal, praktisch immer bestehen eine begleitende Antrumgastritis und ebenso eine Helicobacter pylori-Infektion. Letztere wird als ursächlich für die Ulzeration angenommen. Bei der Entstehung dieser Ulzera spielt eher die Beeinträchtigung schleimhautprotektiver Mechanismen eine Rolle. Bei 90% besteht eine Helicobacter pylori-Infektion.

Einen *zweiten Ulkustyp* repräsentieren das gastroduodenale Kombinations- und das präpylorische Ulkus. Simultan oder anamnestisch liegen Duodenalulzera bzw. intrapylorische Ulzera vor. Ein präpylorisches Ulkus ist bis zu einem Abstand von 3 cm vor dem Pylorus definiert. Diese Ulkustypen verhalten sich bezüglich Säuresekretionsmuster und Symptomatik ähnlich wie das Duodenalulkus.

Eine offenbar *völlig andere Genese* liegt denjenigen Ulzera zugrunde, die unter Einnahme nichtsteroidaler Antiphlogistika entstehen. Sie treten häufig symptomlos auf und neigen eher zu Komplikationen. Unter Einnahme entsprechender Medikamente soll, eventuell gastroskopisch, speziell nach diesen Ulzera gefahndet werden, die etwa 10–20% aller Magengeschwüre darstellen. Die ulzerogene Wirkung der nicht-steroidalen Antiphlogistika basiert auf ihrer Hemmung der endogenen Prostaglandinsynthese. Die Helicobacter-pylori-Infektion spielt bei diesen Ulzera keine Rolle.

### 2.4.1 Symptome und Diagnostik

Leitsymptome sind Schmerzen im Epigastrum. Das Magenulkus zeigt generell weniger heftige Beschwerden als das Duodenalgeschwür. Postprandiale Schmerzen treten zwar früher, etwa 30 Minuten nach Nahrungsaufnahme auf, sind aber weniger heftig. Völlegefühl und Erbrechen sind häufig.

Das Ulkus wird bezüglich Erkennung und Lokalisation endoskopisch nachgewiesen. Mit derselben Untersuchung werden die differentialdiagnostisch in Erwägung zu ziehenden Prozesse wie gastroösophagealer Reflux, Hiatus-Hernie oder erosive Gastritis ausgeschlossen. Die Differentialdiagnose zur Cholezystitis wird sonographisch durchgeführt. Wegen der beim Magenulkus bestehenden Gefahr der malignen Entartung wird jedes Ulkus grundsätzlich mit mehreren (5–8) Biopsien möglichst aus dem Randwall abgeklärt. Aus demselben Grund muß auch die Abheilung endoskopisch-bioptisch im Abstand von sechs bis acht Wochen überwacht werden.

### 2.4.2 Therapie

Die vormals notwendige chirurgische Therapie hat heute beim unkomplizierten Ulkus nur noch geringen Stellenwert. Behandelt wird mit $H_2$-Rezeptorenblockern bzw. mit Protonenpumpenhemmern. Die Rezidivausschaltung und damit die endgültige Heilung der Ulkuserkrankung gelingt mit der simultanen Eradikation des Helicobacter pylori.

Elektive chirurgische Eingriffe sind nur noch bei wenigen Patienten indiziert, bei denen mit der konservativen Therapie keine Ausheilung der chronischen Ulkuskrankheit erreicht werden kann. Dies kann nach Mehrfachbehandlung bei Rezidiven Helicobacter pylori-negativer Patienten oder bei – dann meist ausländischen – Patienten mit schlechter Compliance der Fall sein. Auch der Verdacht auf ein vorliegendes Malignom muß bei langer Ulkuspersistenz einer operativen Klärung zugeführt werden.

### 2.4.3 Chirurgische Methodenwahl und Operationsverfahren

Das Magenulkus wird mit resezierenden Verfahren behandelt. Die Nomenklatur aller typischen distalen Resektionen richtet sich nach dem Ausmaß der entfernten Magenanteile: Antrektomie bzw. 1/3-Resektion, distale Hemigastrektomie, 2/3-Resektion, subtotale Resektion (Abb. 6-36). Prinzipiell gilt, daß bei allen resezierenden Verfahren einerseits kleinkurvaturseitig möglichst hoch und damit die gastrinproduzierenden Mukosaanteile reduziert werden sollten. Zudem wird durch eine hier hohe

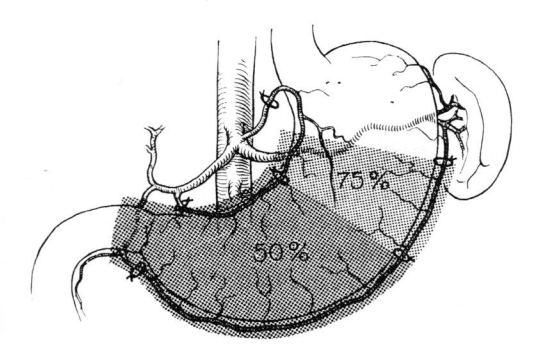

*Abbildung 6-36:* Ausmaß der regelrechten Magenresektionen: «Große» Magenresektion (nach Saegesser) bzw. subtotale Resektion. Mit der «normalen» Resektion (50 % des Magens entfernt) wird auch die Hemigastrektomie bezeichnet.

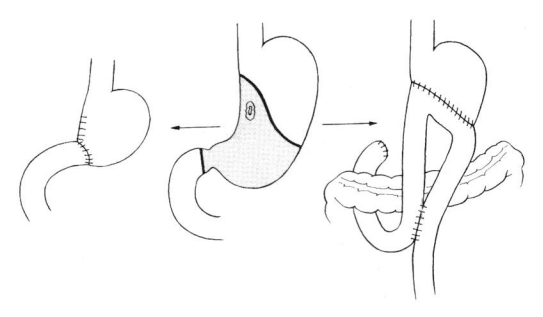

*Abbildung 6-37:* Verfahren zur Passage-Wiederherstellung nach Resektion eines hohen Magenulkus. Nach Möglichkeit sollte eine, allerdings spannungsfreie, Gastroduodenostomie (nach Billroth I) angelegt werden. Je nach Ausmaß der Resektionshöhe wird andernfalls die Operation nach Billroth II mit Braunscher Fußpunktanastomose durchgeführt.

Resektionslinie auch die Korpusdenervierung ausgiebig sein. Andererseits ist ein möglichst großes Restreservoir großkurvaturseitig zu erhalten. Konstitutionelle (Adipositas) und intraoperative Besonderheiten lassen die exakten Einteilungen zwischen 1/3, 1/2 und 2/3 in der Praxis etwas verschwimmen. Das hohe Magenulkus ohne duodenale oder präpylorische Beteiligung (Typ I) resezieren wir mit einer 2/3-Resektion oder einer Hemigastrektomie (mit hoher Resektion kleinkurvaturseitig). Die Passage sollte möglichst nach Billroth I mit einer Gastroduodenostomie (lateralis) (Abb. 6-37), andernfalls mit nach Roux ausgeschalteter Y-Schlinge (Gastrojejunostomia partialis lateralis) wiederhergestellt werden. Die kleine und große Kurvatur werden freiskelettiert, der Duodenalstumpf nach Umlegung offen, der Magen proximal aber einfacher mit dem Linearstapler abgesetzt. Kleine Blutungen an der Staplernahtreihe werden vorsichtig und nur oberflächlich kauterisiert. Anschließend decken wir die Staplernaht mit einigen sero-serösen Nähten. Lateral wird durch etwa 3 cm lange Exzision der Nahtreihe ein der duodenalen Absetzung adäquates Lumen geschaffen. Die Anastomosierung erfolgt mit seromuskulären 4–0 spätresorbierbaren, monofilen Fäden. Eventuell müssen einige Gastricae breves-Gefäße noch abgesetzt werden, damit der Magenstumpf spannungsfrei anastomosiert werden kann. Je älter der Patient, um so eher sollte die Magensonde – möglichst schon am ersten postoperativen Tag – entfernt werden.

Für antrale und insbesondere präpylorische Ulzera steht mit der niedrigsten Mortalität (0,5–1 %) und der günstigsten Ulkusrezidivrate (5 %) die Antrektomie mit Vagotomie (selektiv-gastral, besser proximal-selektiv) zur Verfügung. Nach Absetzen des kleinen Netzes – auch hier möglichst oberhalb des Angulus – wird magenwandnah wie bei der proximal-selektiven Vagotomie zur Kardia hinauf freiskelettiert. Allerdings entfällt die ausgiebige Freidissektion des distalen Ösophagus. Es genügt, dorsal und ventral am ösophagogastralen Übergang entlang bis vor, aber nicht in den Hisschen Winkel zu präparieren. Die Vermeidung eines gastroösophagealen Refluxes ist wichtig. Nach Eröffnen des gastrokolischen Ligamentes und der Skelettierung der großen Kurvatur erfolgen die Absetzung des Antrum bzw. der unteren Magenhälfte (Hemigastrektomie) mit dem Linearstapler und die Gastroduodenostomia partialis lateralis mit seromuskulären 4–0 spätresorbierbaren, monofilen Einzelknopfnähten. Gelegentlich gelingt die direkte Gastroduodenostomie unter Raffung des proximalen gastralen Magenstumpfes.

## 2.5 Das Magenkarzinom

### 2.5.1 Epidemiologie und Ätiologie

Die Erkrankungshäufigkeit liegt in Deutschland mit etwa 30/100000 Einwohnern zwischen derjenigen in Japan (60/100000) und derjenigen in den USA (10/100000). Dieser Prozentsatz nimmt in allen wesentlichen Industriestaaten gering, aber kontinuierlich ab. Männer erkranken häufiger als Frauen. Unter dem 40. Lebensjahr ist das Magenkarzinom selten. Mit höherem Alter nimmt die Inzidenz zu, der Gipfel liegt mit 50–60 Jahren 10 Jahre über dem des typischen Ulkuskranken.

Risikoerkrankungen sind perniziöse Anämie bei chronisch-atrophischer Gastritis Typ A, chronisch-atrophische Gastritis Typ B beim jungen Menschen und der M. Ménétrier. Die Inzidenz chronisch-atrophischer Gastritiden und Helicobacter pylori-Befall führen zu einem Karzinomrisiko von 2–12%. Präkanzerosen sind Magenadenome und schwere Epitheldysplasie. Nicht abheilende Ulcera ventriculi sind keine Präkanzerosen im eigentlichen Sinne, dennoch aber immer verdächtig auf das Vorliegen eines Karzinoms. Die Proliferation im Randwall eines benignen Ulkus scheint keine besondere Rolle für eine mögliche Entartung zu spielen. Entscheidender scheint zu sein, daß beginnende Malignome sich der endoskopisch-bioptischen Abklärung in einer Rate von 5–10% entziehen können. Möglicherweise beruhen diese Erkenntnisse auf den gebesserten konservativen Therapiemöglichkeiten beim benignen Magenulkus. Die Meinung über den B-II-resezierten Magen als Situation mit erhöhtem Karzinomrisiko ist nach wie vor widersprüchlich. Mindestens zehn Jahre nach zurückliegender Resektion und bei einem über 50jährigen Patienten sollten jedoch endoskopische Kontrollen des Restmagens stattfinden.

### 2.5.2 Lokalisation

Mehr als die Hälfte der Magenkarzinome sind im Antrum, etwa 30% im Fundus-Korpusbereich und etwa 10–20% in der Kardia lokalisiert. Bei allgemeinem Rückgang des Magenkarzinoms nimmt der relative Anteil der letzteren Karzinome zu. Die kleine Kurvatur ist deutlich häufiger betroffen als die große (Ulkusstraße kleinkurvaturseitig!).

### 2.5.3 Lymphabflußbahnen

Die Magenwand ist durch Lymphbahnen gut drainiert; sie laufen gegenläufig parallel der arteriellen Versorgung. Drei große Abflußwege werden unterschieden (siehe Abb. 6-38): Kleinkurvaturseitig erfolgt der Lymphabfluß von der Kardia bis ins

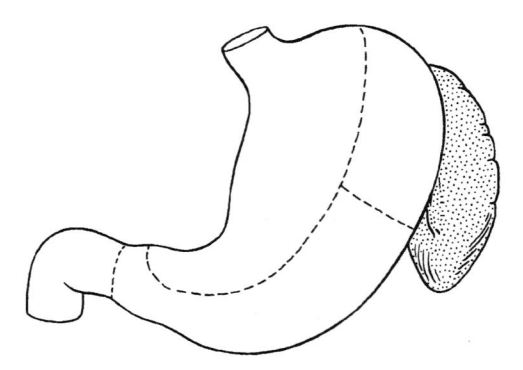

*Abbildung 6-38:* Lymphabflußbereiche des Magens. Die Antrum-Kardia-Region wird über die Bahnen an der A. gastrica sinistra, die Fundus-Region über die A. lienalis und die große distale Kurvatur über die Gastroepiploica sinistra mit der A. hepatica drainiert.

Antrum entlang der Arteria gastrica sinistra, großkurvaturseitig werden der Fundus und das obere Korpus entlang der Arteria lienalis, für den unteren Korpusbereich und das Antrum entlang der Arteria gastroepiploica dextra zur Arteria hepatica drainiert. In diesen Lymphabfluß drainiert via Arteria gastrica dextra auch die Pylorusregion. Am Magen reichen die Lymphgefäße – im Gegensatz beispielsweise zum Kolon – in großer Zahl bis in die Mukosa hinein. Daher können selbst Frühkarzinome, die noch auf die Schleimhaut beschränkt sind (Frühkarzinom I), zu 3% und Karzinome, die die Submukosa infiltriert haben (Frühkarzinom II), bis zu 15% in die perigastrischen Lymphknoten metastasiert haben.

Der Befall des Virchowschen Lymphknotens in der linken Supraklavikulargrube ist eine lymphogene Fernmetastasierung über den Ductus thoracicus. Häufig ist die hämatogene Metastasierung in die Leber. Weitere Metastasierungsarten sind Lunge und Pleura, Hirn und Skelettsystem. Oft ist aus Primärtumoren, die die Serosa durchbrochen haben, auch die direkte peritoneale Aussaat an die viszerale oder parietale Serosa, an die Ovarien (Krukenberg-Tumoren) oder in den Douglas (XY-Tumoren) erfolgt.

### 2.5.4 Klassifikation

Die histo-pathologische Klassifikation ist nach den Bestimmungen der WHO festgelegt (siehe Tab. 6-3).

*Tabelle 6-3:* TNM-Klassifikation (UICC)

| | | |
|---|---|---|
| T | – | Primärtumor |
| $T_{is}$ | – | Carcinoma in situ: intraepithelialer Tumor ohne Infiltration der Lamina propria |
| $T_1$ | – | Tumor infiltriert Lamina propria oder Submukosa (Frühkarzinom) |
| $T_2$ | – | Tumor infiltriert Muscularis propria od. Submukosa |
| $T_3$ | – | Tumor penetriert die Serosa (viszerales Peritoneum), infiltriert aber nicht die benachbarten Strukturen |
| $T_4$ | – | Tumor infiltriert benachbarte Strukturen |
| N | – | Regionäre Lymphknoten |
| $N_X$ | – | Regionäre Lymphknoten können nicht beurteilt werden |
| $N_0$ | – | Keine regionären Lymphknotenmetastasen |
| $N_1$ | – | Metastasen in perigastrischen Lymphknoten (entlang kleiner oder großer Kurvatur) innerhalb von 3 cm vom Rand des Primärtumors |
| $N_2$ | – | Metastasen in perigastrischen Lymphknoten weiter als 3 cm vom Rand des Primärtumors oder in Lymphknoten entlang der A. gastrica sin., lienalis, coeliaca und/oder hepatica comm. |
| M | – | Fernmetastasen |
| $M_O$ | – | Keine Fernmetastasen (auch durch klinische Sicherung wie Sono oder z. B. CT) |
| $M_1$ | – | Fernmetastasen |

Die perigastrischen Lymphknoten bis 3 cm vom Tumor entfernt sind erste Lymphknotenstation, die weiter als 3 cm entfernt gelten als N2. Besser ist es, dem Pathologen die intraoperativ entnommenen Lymphknotengruppen gesondert zu übergeben. So sind Staging und Prognosesicherung wesentlich exakter möglich.

## 2.5.5 Symptome und Diagnostik

Typische Frühsymptome bestehen nicht. Unklare Oberbauchbeschwerden, Völlegefühl, Appetitlosigkeit, Widerwillen gegen Fleisch sollten deshalb bereits gastroskopisch abgeklärt werden. Eine Magenulkusanamnese muß ebenfalls prinzipiell als verdächtig oder zumindest als gastroskopisch abklärungswürdig gelten. Bedenke dabei: Etwa 8% der Magenkarzinompatienten sind jünger als 40 Jahre. Andere kontrollbedürftige disponierende Erkrankungen sind oben angeführt. Grundsätzlich wird die Gastroskopie allen anderen diagnostischen Verfahren vorgezogen. Sie ist unverzichtbar und ggf. durch einen Röntgenbefund zu komplettieren. Notwendig ist die Entnahme multipler Biopsien. Besteht der klinische Verdacht auf ein Magenkarzinom bei negativem endoskopischem Befund, dann muß zum Ausschluß bzw. Nachweis eines submukös wachsenden, szirrhösen Karzinoms die röntgenologische Doppelkontrastuntersuchung durchgeführt werden (Wandstarre?). Das gilt besonders für junge Patienten. Makroskopisch verdächtige Ulcera ventriculi müssen schließlich evtl. chirurgisch abgeklärt werden, wenn sie therapieresistent persistieren. Sich verkleinernde chronische Ulcera ventriculi werden alle acht Wochen bis zu ihrer Abheilung endoskopisch kontrolliert.

Zum diagnostischen präoperativen Programm gehören zwar die Bestimmung des CEA oder des CA 72-4, der Röntgen-Thorax (in zwei Ebenen) und die Sonographie der Leber. Allerdings sind beim Magenkarzinom die Tumormarker nur in etwa 50% erhöht zu erwarten. Aus diesem Grund und wegen der fehlenden kurativen Chancen in der Nachsorge muß die Notwendigkeit ihrer Bestimmung zu Recht aber relativiert werden. Vergrößerte supraklavikuläre Lymphknoten werden vor der Primäroperation biopsiert.

Da eine Entfernung des Tumors auch palliativ angestrebt wird, hängt grundsätzlich die Indikation zur Laparotomie nicht in so hohem Maße von der präoperativen Diagnostik bezüglich der Tumorausbreitung, sondern wesentlicher von der Beurteilung des allgemeinen Operationsrisikos (Allgemeinzustand, kardiale und pulmonale Risikofaktoren) ab. In einem solchen Fall relativieren sich die palliativen chirurgischen Therapiemöglichkeiten.

Auch im CT gefundene magenwandüberschreitende Infiltrationen zeigen keine Inoperabilität an. Zwischen Adhäsionen und Infiltrationen kann computertomographisch nie sicher unterschieden werden. Das gilt insbesondere für «Infiltrationen» zur Pankreaskapsel hin. Auch beispielsweise computertomographisch nachgewiesene paraaortale Lymphknoten zeigen zwar den hochgradigen Verdacht auf Inkurabilität, aber nicht die endgültige Metastasensicherung und schon gar nicht den Ausschluß einer Resektionsbehandlung an.

## 2.5.6 Chirurgische Therapie

Die Mitnahme der Lymphabflußbahnen und ein genügender Abstand des Tumors von der Resektionsgrenze nach proximal (mindestens 6, besser 10 cm) müssen berücksichtigt werden. Beides gilt im Prinzip auch für die Behandlung von Frühkarzinomen. Hier liegen die lymphogenen Metastasen in aller Regel aber nur in der ersten, perigastrischen Lymphabflußbahn.

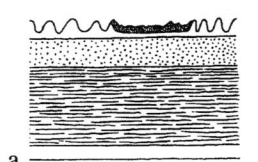

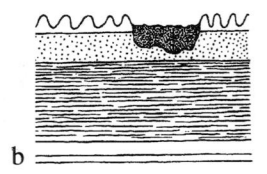

*Abbildung 6-39:* Frühkarzinom des Magens. a. Frühkarzinom I ist auf die Mukosa beschränkt. b. Frühkarzinom II infiltriert in die Submukosa.

*Frühkarzinom*
Eine besonders günstige Prognose hat das Frühkarzinom. Definitionsgemäß ist der Primärtumor auf die Mukosa (Frühkarzinom I) oder die Submukosa (Frühkarzinom II) beschränkt (Abb. 6-39). Lymphknotenmetastasen können bereits vorhanden sein (bei Frühkarzinom II bis zu 15%), reichen allerdings im allgemeinen nicht über die erste perigastrische Lymphknotenstation hinaus.

Regeloperationen sind die subtotale Resektion bei tiefsitzenden Tumoren beispielsweise im Antrum oder bis zum Angulusbereich oder die Gastrektomie. Bei beiden Verfahren ist die Entfernung der perigastrischen Lymphknoten (LK an der kleinen und großen Kurvatur) selbstverständlich und obligatorisch. Eine bessere Prognose wird durch die Dissektion der zweiten Lymphknotenstation diskutiert. Ist das Frühkarzinom im Antrum und kleinkurvaturseitig lokalisiert, so ist die Entfernung der Milzlymphknoten und der Milz nicht notwendig. Bei hohem Sitz kardianah im Korpus- oder im Fundusbereich bzw. großkurvaturseitig sollten die milzwärts gerichteten Abflußbahnen (Aa. gastricae breves) jedoch mitentfernt werden. Bei der Wahl der Resektionsgrenze nach oben muß bedacht werden, daß das Frühkarzinom multifokal auftreten kann (diffuser Typ!). Die histologische Sicherung des Absetzungsrandes durch Schnellschnittdiagnostik ist daher indiziert. Schon präoperativ ist eine möglichst umfassende Abklärung durch Biopsien von der Kardia bis zum Antrum wichtig, wenn der diffuse Karzinomtyp vorliegt.

*«Fortgeschrittene» Karzinome*
Hierzu zählen alle diejenigen Tumore, die die Submukosa überschritten haben. Sie werden ebenfalls durch Gastrektomie oder subtotale Resektion entfernt. Zur größtmöglichen Radikalität werden zusätzlich das große Netz und die regionären Lymphknotenstationen einschließlich der zweiten Station reseziert bzw. disseziert. Die Mitnahme der Milz und der lienalen Lymphabflußbahnen richtet sich nach der Lokalisation und dem Tumortyp. Großkurvaturseitige Karzinome, kardianahe oder im oberen Korpus sitzende Tumoren erfordern die ganze Radikalität und damit auch die Mitnahme der Milz. Karzinome mit genügendem Abstand zur Kardia (mehr als 10 cm) können auch durch subtotale Magenresektion, dann aber ebenfalls mit ausgiebiger Lymphknotendissektion behandelt werden. Die Lymphknotendissektion muß bei diesem Operationsverfahren auf die kardianahen Magenwandabschnitte ausgedehnt werden, die bei der Gastrektomie entfernt worden wären. Für alle anderen Karzinome ist die Gastrektomie die Regeloperation. Auch wenn das Magenkarzinom auf den distalen Ösophagus übergreift, genügt in der Regel noch der abdominale Zugang (transhiatale Gastrektomie). Über den eröffneten Hiatus kann der unterste Ösophagusanteil mitreseziert werden. Ebenfalls gelingt es hierbei, die paraösophagealen distalen Lymphknoten zu entfernen. Gelegentliche Läsionen der parietalen Pleura werden wieder verschlossen. Der tumorfreie Absetzungsrand muß auf jeden Fall durch Schnellschnitt gesichert sein.

Einer kurativen Resektion werden alle Tumoren bis zum Stadium T4, N2, M0 zugeführt. Prognostisch ungünstigste Faktoren sind Vorliegen eines wenig differenzierten Karzinoms, eines Siegelringzell-Karzinoms, eines zirrhösen Karzinoms sowie eines Tumors, der die Serosa bereits überschritten oder über die perigastrischen Lymphknoten hinaus metastasiert hat. Nicht nur zur Beurteilung der Prognose, sondern auch zur Erhöhung der Radikalität wird die Lymphknotendissektion bis einschließlich der zweiten Lymphknotenstation durchgeführt (siehe Abb. 6-40, 6-41). Bei fortgeschrittenen antralen Karzinomen empfiehlt sich, die Dissektion auf den Leberhilus entlang der

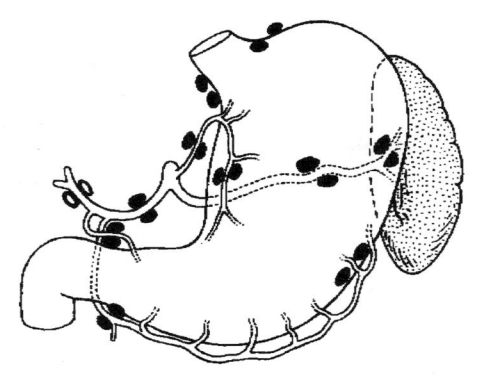

*Abbildung 6-40:* Erste und zweite Lymphknotenstation beim Magenkorpuskarzinom.

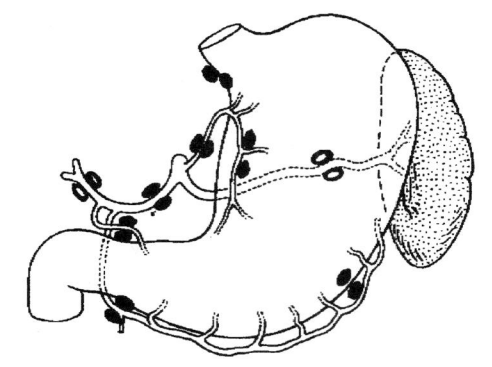

*Abbildung 6-41:* Erste und zweite Lymphknotenstation beim Magenantrumkarzinom.

A. hepatica propria und der Hepatica-Gabel auszudehnen, um das Risiko einer späteren Gallengangsobstruktion durch ein regionales Lymphknotenrezidiv zu minimalisieren. Zur genaueren Beurteilung der stattgehabten Radikalität bzw. der postoperativen Prognose sollten die entnommenen Lymphknotengruppen jeweils getrennt bezeichnet dem Pathologen übersandt werden (Tab. 6-4).

Zur Wiederherstellung der Passage stehen verschiedene Rekonstruktionsverfahren zur Verfügung. Wir überbrücken den Defekt durch Zwischenschaltung einer nach Y-Roux ausgeschalteten, antekolisch nach oben gebrachten möglichst langen (50–60 cm) Jejunumschlinge (Abb. 6-42). Ein erwägenswertes Verfahren ist ohne Zweifel auch die Interposition nach Longmire mit einem ebenfalls genügend langen (40–50 cm) Jejunumschenkel.

### Technik der Lymphknotendissektion

Grundsätzlich bestehen am Magen drei Lymphabflußzonen, die den Versorgungsgebieten der drei großen Gefäße des Truncus coeliacus, nämlich der A. gastrica sinistra, der A. hepatica communis und der A. lienalis entsprechen (siehe Abb. 6-38).

Diese Zonen sind voneinander nicht scharf getrennt, sondern überschneiden sich. Dennoch kann prinzipiell gelten, daß Tumoren an der kleinen Kurvatur über die Abflußstraße entlang der A. gastrica sinistra, Tumoren an der Kardia oder im Fundus zusätzlich über die Bahnen zum Milzhilus und entlang der A. lienalis, Korpustumoren an der großen Kurvatur oder solche im Antrum auch über

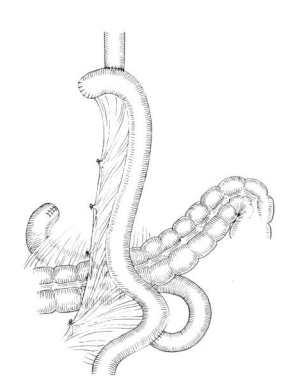

*Abbildung 6-42:* Wiederherstellung der Passage nach Gastrektomie. Für die antekolisch hochgezogene Jejunumschlinge wird eine lange Strecke bis zur Reinsertion der zuführenden Schlinge (50–60 cm) zur Refluxverhütung gewählt.

*Tabelle 6-4:* Einteilung der Lymphknotenkompartimente beim Magenkarzinom (Japanese Research Society for Gastric Cancer 1981).

| Kompartiment | Lokalisation |
| --- | --- |
| I | Parakardial rechts |
|  | Parakardial links |
|  | Kleine Kurvatur |
|  | Große Kurvatur |
|  | Suprapylorisch |
|  | Infrapylorisch |
| II | A. gastrica sinistra |
|  | A. hepatica communis |
|  | Truncus coeliacus |
|  | Milzhilus |
|  | A. lienalis |
| III | A. hepatica propria |
|  | Retropankreatisch |
|  | Mesenterialwurzel |
|  | A. colica media |
|  | Paraaortal |

die Bahnen entlang der A. gastroepiploica dextra und der A. gastroduodenalis drainiert werden. Damit liegt für die jeweilige Lokalisation der Tumoren die Zielrichtung der Lymphknotendissektion bzw. der Ausräumung der jeweilig zugehörigen regionären Abflußbahnen fest (s. Abb. 6-40, 6-41, Tab. 6-4).

Für die kurabel erscheinenden Karzinome soll trotz neuerdings angemeldeter Zweifel die Durchführung der Lymphknotendissektion bis einschließlich der zweiten Station als eingeführt gelten.

Mit einer durch lokale Pankreasaffektionen verursachten leicht erhöhten perioperativen Morbidität muß allerdings gerechnet werden.

Mit der Tumorlokalisation verschieben sich auch die zugehörigen regionären Abflußbahnen der zweiten Station (siehe Abb. 6-40, 6-41). Dementsprechend müssen bei einem Antrumkarzinom beispielsweise nicht die links-parakardialen Lymphknoten oder diejenigen am Milzhilus und der A. lienalis entfernt werden. Diese werden aber selbstverständlich disseziiert, wenn ein Kardiakarzinom angegangen wird. Die größte Zahl japanischer Autoren befürwortet eine solche lokalisationsbedingte Variation innerhalb des zweiten Lymphknotenkompartimentes. Prognostisch absolut infaust ist der Befall von Lymphknoten im dritten Kompartiment (Tab. 6-4).

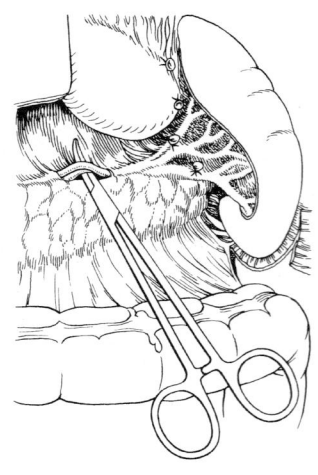

*Abbildung 6-43:* Soll die Milz mitentfernt werden, werden ihre großen Gefäße am Oberrand des peripheren Pankreasschwanzes präliminar ligiert; damit wird der Blutverlust bei der nachfolgenden Splenektomie gering gehalten.

Operationstaktisch werden die Resektionslinien außerhalb, also unter Mitnahme der zweiten Lymphknotenstation gelegt.

Das große Netz wird vom Querkolon abgelöst. Damit verbleiben die großkurvaturseitigen perigastrischen Lymphknoten bereits am Präparat. Nach links wird die linke Kolonflexur vom Netz nach unten abgelöst. Die Präparationsschicht zwischen dem Fettgewebe des Netzes und den Appendices epiploicae des Colon descendens findet man an den unterschiedlichen Fettstrukturen (Netz grobkörnig, Appendices lipomartig). Wird abschließend das Ligamentum gastrolienale vor der Milzkapsel durchtrennt, so bleibt diese besser geschützt, wenn sie mit einem Bauchtuch unterlegt wird. Besteht die Indikation zur Splenektomie, wird nach lateral der untere Milzpol aus dem Retroperitoneum, medial davon der Oberrand des letzten Pankreasdrittels freigelegt. Hier werden die großen Milzgefäße aufgesucht, vorsichtig umfahren und ligiert (Abb. 6-43). Damit läßt sich ein eventueller Blutverlust vor der späteren Präparation an Milz und Magenfundus vermeiden. Durch diese präliminare Ligatur wird zusätzlich die Grenze der Gefäßabsetzung nach zentral bereits so festgelegt, daß mit der späteren Entfernung des Milzhilus auch alle hilären Lymphknoten entfernt sind. Bei schlanken und asthenischen Patienten wird die laterale Auslösung von Milz und Magenfundus bis zur Kardia angeschlossen. Bei adipösem Situs empfiehlt sich die Fortsetzung der Präparation erst nach rechts zu Pylorus und Duodenum. Die Milz wird dann ausgelöst, wenn das Duodenum und insbesondere die A. gastrica sinistra abgesetzt sind. Das große Netz wird vom rechten Kolon abgelöst. Unter dem hochgeschlagenen Pylorus können jetzt die infrapylorischen Lymphknoten um die A. gastroepiploica dextra vom Pankreaskopf abgelöst und das Gefäß abgangsnah abgesetzt werden (Abb. 6-44). Die Gefäße hier sind leicht vulnerabel und werden deshalb mit feinen Instrumenten präpariert. Für die Umstechung von kleinen Blutungen, auch später am Pankreasoberrand, sind die monophilen, spätresorbierbaren Fäden (4–0 oder 5–0) ideal. Mit der Dissektion der infrapylorischen Lymphknoten wird gleichzeitig die Skelettierung am Duodenum großkurvaturseitig vervollständigt.

Nun wird das kleine Netz eröffnet, abgesetzt und das Duodenum kleinkurvaturseitig skelettiert.

Von der A. hepatica propria bzw. der A. gastrica dextra ab wird die Lymphknotendissektion an der A. hepatica communis entlang in Richtung auf den Truncus coeliacus durchgeführt (Abb. 6-45). Dies ist bei schlanken Patienten gut möglich. Ansonsten wird erst das Duodenum abgesetzt und versorgt und dann die Lymphknotenstraße entlang der A. hepatica zum Truncus hin ausgeräumt.

Hier können Fasern des Ganglion coeliacum die Dissektion erschweren (Abb. 6-46). Freipräpariert wird zunächst bis zum Abgang der A. gastrica sinistra, deren Abgang dargestellt und abgesetzt wird (Umstechung mit 4–0 spätresorbierbarem Faden!). Nun läßt sich der Magen gut nach oben halten. Auf dem rechten Zwerchfellschenkel wird weiter nach oben bis retroösophageal präpariert. Hier werden die rechten parakardialen Lymphknoten und das Gewebe zwischen den Zwerchfellschenkeln entfernt. Erst nach dieser Mobilisation kann die notwendige Obergrenze zur Resektion richtig festgelegt werden. Eventuell werden die Muskelzüge der Zwerchfellschenkel unter Ligaturen gespalten und der Hiatus eröffnet. Zusätzlich kann an der Zwerchfellvorderwand die Faszie auf 1 bis 2 cm gespalten werden (nicht weiter, da die Blutstillung an der kreuzenden V. phrenica trotz Umstechungen schwierig ist). Hiermit wird auf jeden Fall ein genügender Zugang ins untere Mediastinum erreicht. Die en-bloc-Resektion wird beendet durch die Dissektion an der Milzarterie entlang nach außen und die abschließende Auslösung der Milz, sofern dieser Schritt nicht schon anfänglich durchgeführt wurde.

Ob der Pankreasschwanz reseziert werden soll, richtet sich nicht nach der Indikation zur Lymphknotendissektion, sondern wird nach chirurgisch-anatomischen Gesichtspunkten der Distanz zum Tumor bzw. eventueller Tumorinfiltration entschieden. Wenn irgend möglich, versuchen wir ihn zu erhalten.

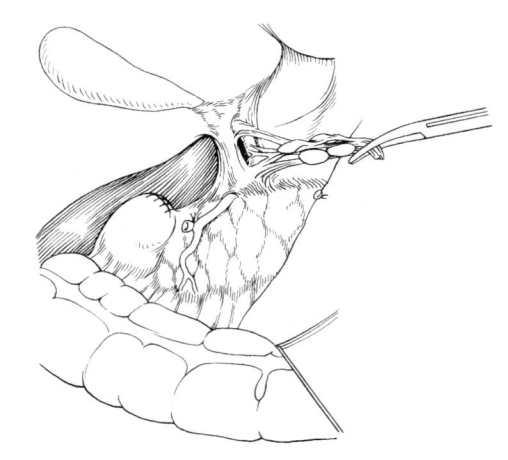

*Abbildung 6-45:* Lymphknotendissektion kleinkurvaturseitig: Von der A. gastroduodenalis ab, eventuell unter Mitnahme der Lymphknoten entlang der A. hepatica propria, wird die Dissektion Richtung Truncus coeliacus fortgesetzt.

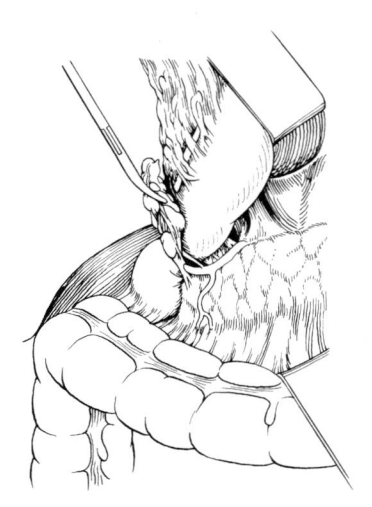

*Abbildung 6-44:* Sorgfältige Dissektion der infrapylorischen Lymphknoten vom Pankreaskopf weg.

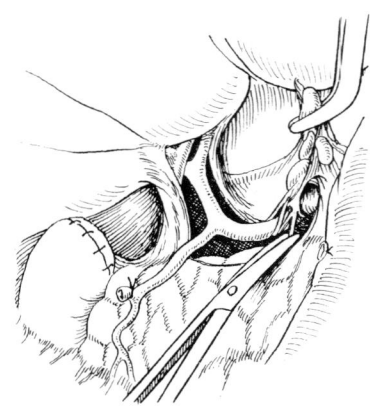

*Abbildung 6-46:* Bis zum Truncus coeliacus wird disseziiert (dort Grenzlymphknoten!). Hierbei wird der unmittelbare Abgang der der A. gastrica sinistra freigelegt, abgesetzt und mit Umstechungsligatur versorgt.

Bei adipösem Situs kann die Absetzung der A. gastrica sinistra auch schon vor der Freilegung des Truncus coeliacus oder der Lymphknotendissektion entlang der A. hepatica communis durchgeführt werden. Dann gibt nämlich der hochgeschlagene Magen den Situs zur Dissektion besser frei. Die Dissektion kann auch nach Entfernen des Magenpräparates durchgeführt werden; der Stumpf der A. gastrica sinistra wird dann mit den dissezierten Lymphknoten nochmals unter erneuter Umstechung nachreseziert.

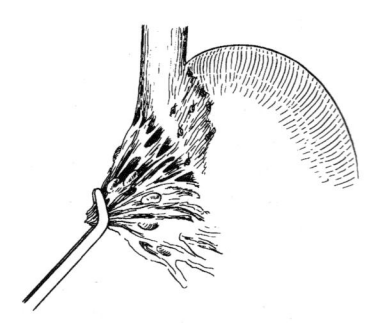

*Abbildung 6-47:* Lymphknotendissektion bei subtotaler Magenresektion. Lymphknoten, Fett- und Bindegewebe kleinkurvaturseitig parakardial werden in kleinen Schritten vollständig entfernt.

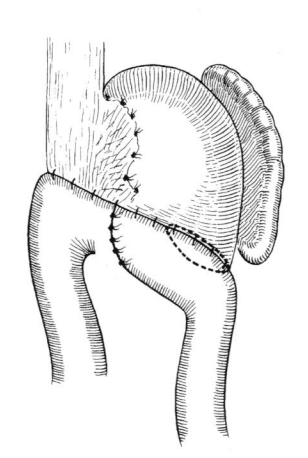

*Abbildung 6-48:* Subtotale Magenresektion. Die Passage läßt sich günstig durch Gastro-Jejunostomia lateralis wiederherstellen. Die zuführende Schlinge wird zur Vermeidung des „Syndroms der zuführenden Schlinge" mit Einzelknopfnähten nach Cappella bis zur kleinen Kurvatur angeheftet.

## Subtotale Resektion

Mit der Indikation zur subtotalen Resektion ist in der Regel auch diejenige zum Milzerhalt gegeben. Daher genügt nach Ablösen des großen Netzes vom Querkolon und der linken Flexur die Mitnahme des Ligamentum gastrolienale unter möglichst milznahen Absetzungsligaturen bis oberhalb der Versorgungsgrenze zwischen den beiden Aa. gastroepiploicae. Auch hierzu wird die Milz mit einem Bauchtuch unterlegt, da sonst leicht Kapseleinrisse resultieren. Die Breves-Gefäße werden sorgfältig abgesetzt und ligiert (cave: die periphere Klemme verletzt leicht den Milzhilus!). Nur die untersten zwei oder drei Breves-Gefäße müssen

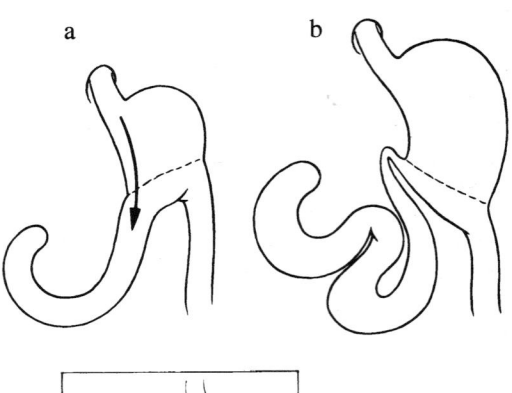

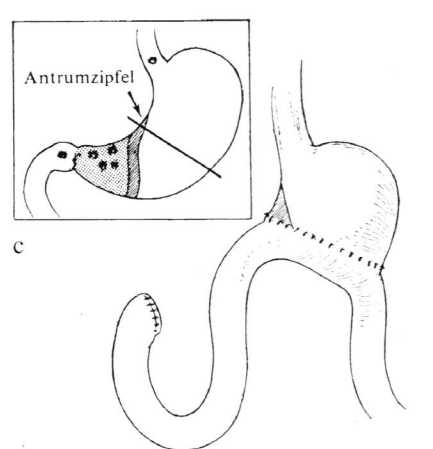

*Abbildung 6-49:* Komplikationen nach subtotaler Magenresektion, die durch operationstechnische Fehler bedingt sind. a. Syndrom der zuführenden Schlinge. b. Stenosierung der zuführenden Schlinge mit Abflußstörung aus dem blind verschlossenen Duodenalschenkel. c. Bei hoch hinaufreichendem Antrum bleibt gerne ein Antrumzipfel zurück, Ursache eines Anastomosenulkus im Kleinkurvatur-Jejunum-Winkel.

abgesetzt werden, damit die große Kurvatur genügend mobilisiert wird. Die Durchblutung des kleinen Magenrestes wird aber auch über paraösophageale Arterien noch genügend garantiert, wenn einmal alle Breves-Gefäße ligiert wurden. Im Antrumbereich sowie kleinkurvaturseitig wird zunächst wie bei der Gastrektomie unter Mitnahme der infrapylorischen (subpylorischen) Lymphknoten, der suprapylorischen und der Gruppen um die A. hepatica communis vorgegangen. Auf dem Zwerchfellschenkel rechts wird nun die Kardia und der rechts laterale distale Ösophagus freigelegt. Auch bei der subtotalen Resektion kann in einem adipösen Situs die vorherige Absetzung der A. gastrica sinistra zur besseren Zugänglichkeit der zentralen A. hepatica und des Truncus coeliacus von Vorteil sein. Eine Besonderheit der Dissektion bei subtotaler Resektion besteht in der notwendigen Lymphknotenentfernung parakardial an der kleinkurvaturseitigen Magenwand. Nach Ablösen des Gewebes auf dem Zwerchfellschenkel dorsal des Magens wird vom distalen Ösophagus her die Kardia kleinkurvaturseitig übergreifend auf Vorder- und Hinterwand sämtliches Lymphknoten-, Fett-, Bindegewebe absteigend in kleinen Schritten und sorgfältigen Ligaturen bis etwa 3 cm unterhalb des Ösophagus frei skelettiert (Abb. 6-47). Die Durchblutung wird vom Ösophagus – und eventuell von den Aa. gastricae breves her – gewährleistet.

### 2.5.7 Proximale Anastomose, transhiatale Gastrektomie, palliative Eingriffe

Wir verwenden zur proximalen *Anastomosierung* den Stapler (25 mm Durchmesser). Wenn die Tabaksbeutelnaht am Ösophagusstumpf mit dem Nahtgerät angelegt wurde, legen wir eine zweite, um einen sicheren Anastomosenring zu erzielen. Wird die Verwendung des Nahtgerätes bei hohen Anastomosen im Mediastinum schwer, kann der Ösophagus schrittweise abgesetzt und die Tabaksbeutelnaht simultan per Hand gelegt werden. Kontrovers wird nach wie vor der Vorteil eines Magenpouch diskutiert. Unbedingt notwendig ist die Reinsertion der zuführenden Schlinge in einem Abstand von mindestens 50 cm, besser 60 cm distal der Ösophagojejunostomie, um einen Reflux sicher zu verhüten. Nach subtotaler Resektion legen wir neuerdings die Anastomose ebenfalls mit einer nach Roux ausgeschalteten Y-Schlinge an (Gastrojejunostomia partialis lateralis) und sehen funktionelle Vorteile.

*Kardiakarzinome* erfordern für einen genügenden Resektionsabstand den abdomino-rechts-thorakalen Zugang oder die Eröffnung der Zwerchfellschenkel und des Hiatus. Auch Typ I-Karzinome (siehe Kap. 1, Ösophagus) können so transhiatal mit paraösophagealer Lymphknotendissektion ohne Eröffnung des Thorax noch von abdominal reseziert werden, wenn sie im *unteren* Typ I-Bereich liegen. Bei allen Adenokarzinome des ösophagogastralen Überganges gastrektomieren wir – wenn kurativ operiert wird – und stellen die Passage mit Jejunuminterponat wieder her, auch bei abdominothorakaler Resektion.

Zur *Palliation* sollte, wenn immer möglich, einer distalen Resektion der Vorzug vor anderen Verfahren gegeben werden. Die Gastrojejunostomie (GE) ist funktionell oft ungünstig. Leider gilt das auch für die proximale Teilresektion. Hierzu sind die Alternativen wie Lasertherapie oder Tubus aber ebenfalls ungünstig. Wenn bei sehr späten Zuständen eine Katheter-Jejunostomie im Sinne einer Ernährungsfistel angelegt wird, soll daran gedacht werden, durch eine zusätzlich transgastral ausgeleitete Fistel (mindestens 12 Charrière) auch die Prästenose abzuleiten. Dies erspart dem Patienten Speichelbrechen und ermöglicht ihm das Trinken.

### 2.5.8 Adjuvante Therapie, Tumorrezidiv, Nachsorge

Bei inoperablen Tumoren läßt sich durch externe *Bestrahlung* (Kleinfeld-Technik) eine 5-Jahres-Überlebensrate von immerhin 5–7 % erreichen, dies in Kombination mit *Chemotherapie*. Allerdings kann von einem weiten oder routinemäßigen Einsatz dieser Therapiearten nicht gesprochen werden.

Nach kurativer Operation ist eine adjuvante Chemotherapie nur in besonders geeigneten Ausnahmefällen indiziert, denn bisher konnte kein Überlebensvorteil nachgewiesen werden. In Einzelfällen ist bei jungen Patienten eine neo-adjuvante Chemotherapie zu diskutieren. Die Indikation hierzu ist jedoch ohne «diagnostische» Laparatomie und damit ohne wirklich exakte Einschätzung des Tumorstadiums problematisch. Die Effektivität der Chemotherapie ist auch bei lokal fortgeschrittenen oder metastasierten Magenkarzinomen bei weitem nicht so günstig wie beispielsweise beim kolo-rektalen Karzinom. Dem 5-Fluorourazil kommt beim Magenkarzinom nicht mehr die frühere große Bedeutung zu. Heute werden eher Adriblastin, Mitomycin C, Nitrosoharnstoffe und Cisplatin eingesetzt. Remissionsraten bis zu 60% erzielt das EAP-Schema (Etoposid, Adriblastin, Platin) oder dasjenige nach Machover (mit Addition der Folinsäure) (s. Tab. 6-5).

Die *Nachsorge* zur frühen Aufdeckung eines Rezidivs ist höchstens bei jungen Patienten bedeutungsvoll, wenn sie durchgeführt wird, um eine nochmalige Kuration zu ermöglichen. Die therapeutischen Möglichkeiten hierzu sind äußerst begrenzt. Auch wenn ein Rezidiv im vor-symptomatischen Stadium entdeckt wurde, gelingt eine Kuration praktisch nicht.

Die Nachsorge bezüglich ärztlich-psychischer Führung des Tumorpatienten und bezüglich diätetischer Beratung (häufig Dumping-Syndrome!) ist aber ausgesprochen wichtig und bedeutungsvoll. Diätetische Pläne müssen mit den gastrektomierten oder subtotalresezierten Patienten ausführlich besprochen werden (siehe Tab. 6-6, siehe Abb. 6-50). Zur Prophylaxe eines Vitamin-$B_{12}$-Mangels ist die dreimonatige Gabe von Cytobion (500 mg i. m.) wichtig.

Bei Rezidiv nach subtotaler Resektion oder bei Karzinom im Restmagen nach 2/3-Resektion ist allerdings die Möglichkeit zur radikalen Restgastrektomie gegeben. Daher sollten nach solchen Operationen regelmäßige Tumornachsorge-Untersuchungen durchgeführt werden. In den ersten zwei Jahren sollte in engeren Abständen, schließlich im fünften Jahr und später zweijährig gastroskopiert werden. Auch die CEA-Kontrolle kann bei Patienten, bei denen dieser Antigen-Spiegel präoperativ erhöht gefunden war, Hinweise für ein sich entwickelndes Rezidiv geben. Röntgen-Thorax und Lebersonogramm sind die Verfahren zur Aufdeckung von Fernmetastasen; therapeutische Konsequenzen ergeben sich daraus aber in der Regel nicht.

Nur umschriebene Anastomosenrezidive können bei Patienten in ausreichendem Allgemeinzustand nachreseziert werden. Im allgemeinen liegen aber ausgedehnte loko-regionäre *Rezidive* vor, die nur selten umgangen oder sogar reseziert werden können. Paraaortale und retroperitoneale Lymphknoten sind dann in der Regel in die abführenden Schlingen oder in die Anastomose hineininfiltriert.

*Tabelle 6-5:* ELF-Behandlungsp.an nach Wilke, Stahl, Preusser, Funk et al.

| Leucovorin | 300 mg/m² 10 min. Inf. Tag 1, 2, 3 sofort gefolgt von |
|---|---|
| Etoposid | 120 mg/m² 50 min. Inf. Tag 1, 2, 3 sofort gefolgt von |
| 5-FU | 500 mg/m² 10 min. Inf. Tag 1, 2, 3 Wiederholung ab Tag 22 |

Dosisreduktion:
Patienten mit einer Leukopenie vom WHO-Grad 4 und/oder Thrombozytopenie vom WHO-Grad 3 erhalten im nachfolgenden Therapiezyklus eine auf 100 mg/m² reduzierte Etoposiddosis an den Tagen 1, 2, 3. Patienten mit einer Mukositis oder Diarrhoe vom WHO-Grad 2 erhalten im nächsten Therapiekurs eine auf 450 mg/m² redzierte 5-FU-Dosis an den Tagen 1, 2, 3, nachdem sich die Mukositis bzw. Diarrhoe völlig zurückgebildet hat.

*Tabelle 6-6:* Diätetische Maßnahmen beim Frühdumping-Syndrom. Nach H. Delbruck, Magenkrebs. W. Kohlhammer-Verlag, Stuttgart, Berlin, Köln 1991.

| *Vorsicht* | *Empfehlungen* |
|---|---|
| – Keine Flüssigkeiten während oder kurz nach den Mahlzeiten | – Flüssigkeitsaufnahme sollte vor oder zwischen den Mahlzeiten erfolgen |
| – Keine hastigen Mahlzeiten | |
| – Keine voluminösen Mahlzeiten | – Langsames Essen, gründliches Kauen und Hinlegen nach dem Essen wirken sich günstig aus |
| – Keine konzentrierten Zucker-, Kochsalz- und Aminosäurenlösungen | |
| – Keine leicht aufspaltbaren Kohlehydrate | – Häufig kleine Mahlzeiten |
| – Keine heißen oder eiskalten Getränke | – Schlacken- und eiweißreiche Kost. Die Kalorienmenge sollte auf 6–8 kleine Mahlzeiten über den Tag verteilt sein |
| – Keine Milch (wenn Milchunverträglichkeit) | |
| – Keine kohlensäurehaltigen Getränke (Bier, Mineralwasser, Sekt) | – Zusatz von natürlichen Füll- und Quellstoffen wie Guar (Glucotard) oder Pektinen |
| | – Normal temperierte Speisen |
| | – Bei Milchunverträglichkeit Quark, Käse und Joghurt bevorzugen |
| | – Stille Wasser und Tees |

*Renate D.*

Bad Kissingen, 21.01.1996

Nach einer totalen Magenoperation vor einem Jahr,
habe ich folgende Essgewohnheiten entwickelt:

Kreon zu jedem Essen, bei Völlegefühl u. Magendr. Paractol

Frühstück:

Haferflocken m.Wasser,Salz,Zucker aufkochen, Butter,
Fitmilch, H-Milch 3,5% (Vollmilch unverträglich) zufügen.
( unterwegs auch im Hotel habe ich einen Wasserkocher
zur Zubereitung dabei).
2 Scheiben Bauernbrot, ab und zu Brötchen mit Butter,
Quark 20%, Marmelade (selbsteingekocht), anschließend
2 Tassen Tee.

Etwa 2 Stunden später, Suppe m. Gemüse, Gries oder
Graupen, oder gute Fertigsuppe. Ab und zu trinke ich
Ensure Abbot, Sondennahrung. Wenn ich unterwegs bin
esse ich Bananen, Laugenbrezeln oder Hörnchen..

Mittagessen:

Geflügelfleisch, Wildfleisch, fast alle Fleischarten,
außer Geräuchertes. Fisch fast alle Arten, außer geräucherten Fisch, leicht gebraten oder gedünstet.
Reis, Nudeln, Kartoffeln (Klöse, Püree, Salzkartoffeln)
Keine Pommes frites, Mayonaisesalat, Bratkartoffeln..
Gemüse, Zwiebeln mitgedünstet, wenig Kohlarten und
Hülsenfrüchte.
Alle Salate mit gutem Kräuter- oder Weinessig, Zitrone
nicht zu scharf angemacht (gut gekaut).
Süsspeisen: Aufläufe m. Äpfeln, Birnen, od. Kirschen
Apfelstrudel, Kartoffelpuffer leit gebraten,
zu allem verwende ich wenig Zucker.
Nachspeisen mit Quark, Sahne, Obstsalat u. Cremes.

Nach etwa 2 Stunden, Kaffee od. schw. Tee nicht zu stark,
Kuchen, Hefe- oder Rührkuchen, Käsekuchen (reduz. Zucker)
oder Brot mit Butter u. Käse.

Abendessen:
Schwarzes Brot, Knäckebrot, Käse bis 60%,etwas Wurst,
rote Beete (selbsteingekocht) Gurken od. Zuccini.
Früchtetee oder leichter schw. Tee.
Etwa 1 Stunde später. Stilles Wasser m. etwas Wein,
oder Bier.
Ab und zu Obst, Äpfel,Birnen geschält, Orangen, Bananen.

*Abbildung 6-50:* Ernährung nach Gastrektomie: Brief einer Patientin.

Durch eine perkutane Bestrahlung sind noch Palliativeffekte zu erreichen. In diesem Sinne läßt sich auch eine Kontaktbestrahlung im Nachladeverfahren («after-loading») bei Rezidiven an der oberen Anastomose diskutieren.

Auch die Laserbehandlung kann bei obstruierendem loko-regionärem Rezidiv eingesetzt werden. Dies allerdings meist nur in der Anastomose selbst. Im weiteren Verlauf der abführenden Schlinge gelingt der Einsatz der Lasertherapie in der Regel nicht. Das Einbringen eines Tubus ist ebenfalls oft durch die abgewinkelten Passageverhältnisse distal der Anastomose nicht möglich. Die Therapiemöglichkeiten bei Fernmetastasen sind äußerst gering. Zur Anwendung kommen Bestrahlung und Chemotherapie als palliative Verfahren. Nur in Einzelfällen ist es sinnvoll, solitäre Lebermetastasen auch zu resezieren. Fernmetastasen werden bestrahlt, ebenso einzelne Skelettmetastasen.

## 2.6 Andere Tumore des Magens

### 2.6.1 Magenlymphom

Der Zusammenhang einer Helicobacter-pylori-Infektion und der Entwicklung eines Magenlymphoms wird immer wahrscheinlicher. Dies gilt insbesondere bei Vorliegen eines MALT-Lymphoms. Die histologische Sicherung durch gastroskopische Biopsie gelingt nur in einem Teil der Fälle, da der Prozeß nicht wie beim Adeno-Karzinom von der Mukosa ausgeht, sondern diese erst sekundär von außen infiltriert wird. Vom Lumen her fallen daher meist nur Erosionen auf. Allerdings gestatten tiefe Biopsien die histologische Sicherung. In der Sonographie des Abdomens (und dem anschließenden CT) sind die großen, rundlichen Lymphome retro- und paragastral verdächtig. Eine CT-gesteuerte Punktion kann auch ohne Laparotomie bereits die histologische Sicherung erbringen. In solchen Fällen ist die Laparotomie nicht mehr unbedingt notwendig. Welche Therapie eingesetzt wird, richtet sich nach dem Stadium (Tab. 6-7) und dem Malignitätsgrad.

Hoch-maligne Tumoren mit hoher Proliferationsrate sprechen günstig auf Chemotherapie an (Coplam-, CHOP-Schema), für niedrig-maligne Tumoren wird die Strahlentherapie eingesetzt. Die Kombinationen der drei Therapiearten werden derzeit in verschiedenen Studien evaluiert (Tab. 6-8). Für lokal auf die Magenwand oder regionär auf die Lymphabflußbahnen beschränkte Tumoren (Stadium I/II) ist die chirurgische Entfernung des Tumor eine bessere Voraussetzung für die nachfolgenden Therapien. Dies gilt allerdings für hochmaligne Lymphome nur, wenn die geringste postoperative Morbidität für eine rasch einsetzende Chemotherapie gewährleistet ist. Geplante Indikationen richten sich in Absprache mit dem Onkologen nach Tumorstadium, Lokalisation, Malignitätsgrad und Allgemeinrisiko des Patienten.

Häufig wird allerdings die Diagnose erst intraoperativ gestellt. Ist dies der Fall, so streben wir die distale Resektion bzw. subtotale Resektion mit Ausräumen der erreichbaren Lymphknoten an. Anschließend wird der Patient der stadiengerechten Radio-Chemotherapie zugeführt. Die Gastrektomie sollte nur besonderen Indikationen vorbehalten sein. Da Resttumorgewebe strahlen- und chemotherapiesensibel ist, kann sogar ein mikroskopisch nicht sicher tumorfreier Absetzungsrand in Kauf genommen werden. Auch die Lymphknotendissektion richtet sich hiernach und soll höchstens nur die Stationen bis zu den Grenzlymphknoten am Truncus coeliacus erfassen. Hoch-maligne Lymphome müssen rasch, nach Möglichkeit ab

*Tabelle 6-7:* Stadieneinteilung für Magenlymphome (nach Mushoff).

| | |
|---|---|
| Stadium $I_1$ | Tumorgröße < 5 cm |
| | kein Sersosabefall, kein Lymphknotenbefall |
| Stadium $I_2$ | Tumorgröße > 5 cm |
| | Serosabefall, kein Lymphknotenbefall |
| Stadium $II_1$ | Befall von regionalen Lymphknoten |
| | (paragastral bis Tr. coeliacus) |
| Stadium $II_2$ | Befall von entfernten Lymphknoten |
| | (paraaortal, parailiakal, inguinal) |
| Stadium III | Befall von Lymphknoten oberhalb und |
| | unterhalb des Zwerchfells |
| Stadium IV | Organbefall (z. B. Leber, Lunge, KM) |

*Tabelle 6-8:* Magenlymphom. Therapieschema nach Malignitätsgrad und Stadium (Tumorzentrum München, 1992).

| Stadium | hoch-maligne | niedrig-maligne |
|---|---|---|
| $I_1$ | Op. + Chemotherapie | Op. |
| $I_2$ | Op. + Chemotherapie | Op. + Radiatio |
| $II_1$ | Op. + Chemotherapie | Op. + Radiatio |
| $II_2$ | Op. + Chemotherapie | Op. + Radiatio |

dem 12. postoperativen Tag chemotherapiert werden. Neue Tumoren können schon überraschend schnell nachwachsen.

Die Stadien III und IV sind sicher der Chemotherapie vorbehalten, lokal symptomatische Tumoren werden evtl. (in Kleinfeld-Technik) bestrahlt.

### 2.6.2 Leiomyom

Der Tumor ist meist symptomlos und imponiert durch Blutungen aus der arrodierten bedeckenden Mukosa. In der Röntgenkontrastaufnahme fallen rundliche Tumoren der Magenwand auf. Differentialdiagnostisch sind Neurinome in Erwägung zu ziehen.

Der therapeutische Ansatz ist für beide Tumoren gleich. Per Laparotomie erfolgt die Ausschälung der Tumoren bzw. die Teilresektion der Magenwand im tumortragenden Abschnitt. Die Prognose ist gut.

### 2.6.3 Leiomyosarkom

Diese Tumoren können große Ausdehnung erreichen, bevor sie symptomatisch werden. Je nach Sitz des Tumors erfolgt die distale Resektion oder bei proximaler Lokalisation die Gastrektomie. Die Rezidivgefahr dieser Tumoren ist hoch; im allgemeinen kann jedoch eine respektable Überlebenszeit erreicht werden.

### 2.6.4 Adenome

Gestielte Adenome werden endoskopisch abgetragen. Breitbasige villöse Adenome erfordern die Magenwandteilresektion bzw. ein Vorgehen entsprechend dem Frühkarzinom. Gelegentlich können größere Adenome im Antrum bzw. präpylorischen Bereich zu passageren Magenausgangsstörungen führen.

# 3. Dünndarm

H. Witzigmann

## 3.1 Anatomie und Physiologie

Der Dünndarm ist an der hinteren Bauchwand mit dem Mesenterium befestigt. Die Radix mesenterii beginnt – bedingt durch embryonale Entwicklungsvorgänge – links vom ersten oder zweiten Lendenwirbelkörper, verläuft dann diagonal nach rechts unten und endet über dem rechten Ileosakralgelenk. Sie teilt sich fächerförmig zum Dünndarm auf. Die Gesamtlänge des Dünndarms ist abhängig vom Kontraktionszustand und unterliegt individuellen Schwankungen (2,5–4 m). Allgemein üblich und relativ willkürlich werden die oralen 2/5 dem Jejunum und die distalen 3/5 dem Ileum zugerechnet. Makroskopisch unterscheidet sich das Jejunum vom Ileum durch eine dickere Wand und ein größeres Lumen. Am eröffneten Darm sind Jejunum und Ileum durch das Relief der Schleimhaut etwas leichter differenzierbar. Die Kerckringschen Falten nehmen nämlich an Zahl und Höhe von oral nach aboral ab und sind in den letzten Ileumschlingen nur noch vereinzelt anzutreffen.

Jejunum und Ileum werden ausschließlich von der A. mesenterica sup. versorgt, welche hinter dem Pankreas und vor der Pars ascendens duodeni verläuft. Nach links entspringen ca. 12 Aa. jejunales und ileales. Als Endäste der A. mesenterica sup. im freien Mesenterium sind die A. ileocolica und die letzte A. ilealis anzusehen. Die ersten beiden Dünndarmschlingen und der Endabschnitt des Ileums besitzen nur Arkaden erster Ordnung, während der mittlere Dünndarmabschnitt von Arkaden dritter bis fünfter Ordnung versorgt wird. Die Arkaden senden parallel verlaufende Äste zum Darmrohr (Aa. rectae), die funktionelle Endarterien sind.

Die Venen verlaufen im allgemeinen parallel zu den Arterien und vereinigen sich zur V. mesenterica sup., welche hinter dem Pankreaskopf mit der V. lienalis die V. portae bildet.

Auch die Lymphgefäße folgen im wesentlichen dem Verlauf der Arterien. Sie beginnen in den Darmzotten mit den zentralen Chylusgefäßen, welche über einen mukösen, submukösen und subserösen Plexus in mesenteriale, darmnahe Lymphknoten (ca. 100–200) drainiert werden. Die Vasa efferentia dieser Lymphknoten führen zu Lymphknoten entlang der A. mesenterica sup. Diese Lymphknotengruppe steht mit den zöliakalen Lymphknoten in Verbindung. Aus beiden Lymphknotengruppen münden Trunci lymphatici intestinales in die Cisterna chyli. Den Hauptanteil des darmassoziierten lymphatischen Systems bilden die Folliculi lymphatici aggregati (Peyersche Plaques), welche im terminalen Ileum antimesenterial gelegen sind. Sie imponieren als erhabene, bis zu 12 cm lange und bis zu 1 cm breite, ovale, an der Oberfläche granulierte Areale, die in der Längsrichtung des Darmes ausgerichtet sind.

Die Nerven des Dünndarms kommen aus dem Plexus coeliacus und aus dem Plexus mesentericus sup., die sympathische und parasympathische Fasern enthalten. Sie verlaufen entlang der A. mesenterica sup. und ihren Ästen. Die präganglionären parasympathischen Fasern stammen aus dem Tr. vagalis post., die sympathischen Fasern aus den Nn.splanchnici. Die parasympathischen Fasern werden zumeist in der Darmwand auf das zweite Neuron umgeschaltet. Die Darmnerven bilden in der Darmwand den Plexus myentericus (Auerbach) und Plexus submucosus (Meissner).

Der Dünndarm hat als wichtigstes Organ der Nahrungsassimilation folgende Funktionen: Digestion und Resorption, Sekretion, Immunorgan, neuroendokrines Organ, Regulationsorgan im Lipidstoffwechsel.

Für die genannten Funktionen hat der Dünndarm durch die Kerckringschen Falten, die Zotten und Mikrozotten eine maximale Oberflächenvergrößerung um den Faktor 600 gegenüber einem starren zylindrischen Rohr. Der distale Dünndarm hat eine pluripotente Adaptionsleistung, so daß er sämtliche Funktionen des oberen Dünndarmes adaptiv übernehmen kann. Das Jejunum jedoch kann die auf das Ileum beschränkte Resorption von Gallensäuren und Vitamin $B_{12}$ nicht übernehmen. Die Endprodukte der Digestion (Monosaccharide, Aminosäuren, freie Fettsäuren, Monoglyceride) sowie Mineralien, Vitamine, Gallensäuren und Pharmaka werden über verschiedene Mechanismen durch die Membran der Dünndarmmukosazelle in das Zellinnere aufgenommen. Die Mizellen bilden sich als wasserlösliche Komplexe aus Fettsäuren und Gallensäuren. Ein funktionierender enterohepatischer Kreislauf der Gallensäuren, welche nur im Ileum resorbiert werden können, hat somit für die Fettresorption eine entscheidende Bedeutung. Im Dünndarm können Cholesterin, Fettsäuren und endogene Lipoproteine neu synthetisiert werden. Der Dünndarm ist die einzige extrahepatische Lokalisation der Plasmalipoprotein-Synthese.

Die Proteine werden entweder als Oligopeptide oder als freie Aminosäuren resorbiert. Kalzium, Magnesium, Eisen, fettlösliche Vitamine (A, D, E, K) und wasserlösliche Vitamine (außer Vitamin $B_{12}$) werden im oberen Dünndarm, Gallensäuren und Vitamin $B_{12}$ (nach Bindung an Intrinsic-Faktor) im distalen Dünndarm aufgenommen (Abb. 6-51).

Das Immunsystem des Darmes ist das größte lymphatische Organ des Körpers. Es besteht aus einer Mischung von lymphoiden und nicht lymphoiden Zellen, die zum einen in besonderen Strukturen wie den Peyerschen Plaques, den Tonsillen und der Appendix angeordnet und zum anderen diffus über die gesamte Lamina propria und das Epithel verteilt sind. Während auf die verschiedenen harmlosen Bestandteile der normalen Nahrung oder auf die Mikrobenspezies unterschiedlicher Pathogenität, mit denen der Darm besiedelt ist, keine Reaktion erfolgt, muß das Immunsystem potentiell schädigende Agenzien erkennen und eliminieren. Zunehmende Unterstützung erhält das Konzept einer engen funktionellen Verbindung zwischen dem intestinalen Immun-, Nerven- und endokrinen System, obwohl die genauen Mechanismen der Interaktionen noch nicht klar sind.

Keimdichte und Artenreichtum nehmen physiologischerweise nach distal zu. Die Mikroflora des Jejunums enthält beim gesunden Menschen grampositive Aerobier in einer Konzentration von $10^3–10^4$ Keimen/ml und in geringer Konzentration fakultative Anaerobier wie Lactobazilli und Enterokokken.

Die Motilität des Dünndarmes hat im wesentlichen drei Funktionen: Sie führt zu einer Mischung der Nahrungsbestandteile mit den Verdauungs-

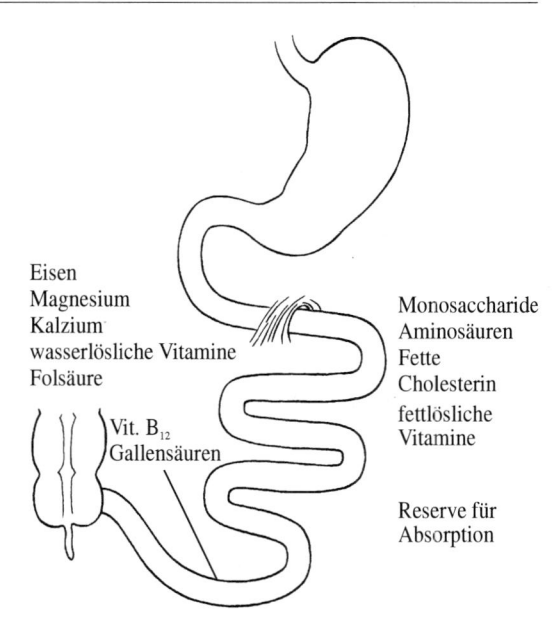

*Abbildung 6-51:* Absorptionsorte der wichtigsten Nahrungsbestandteile im Dünndarm.

enzymen, sie bringt den Darminhalt zur Verdauung und Resorption mit der Schleimhautoberfläche in Kontakt und sie transportiert den nicht resorbierbaren Darminhalt nach aboral.

Untersuchungen der Motilität in der postoperativen Phase haben ergeben, daß am Dünndarm und Magenantrum die kontraktile Aktivität schon nach wenigen Stunden postoperativ wieder einsetzt, während die Motilität des Sigma bis zu 72 Std. postoperativ vermindert ist. Es kann deshalb schon früh postoperativ mit im Dünndarm resorbierbarer Ernährung begonnen werden.

*Abbildung 6-52:* Zweireihige Nahttechnik.

*Abbildung 6-53:* Einreihige Einzelknopfnaht.

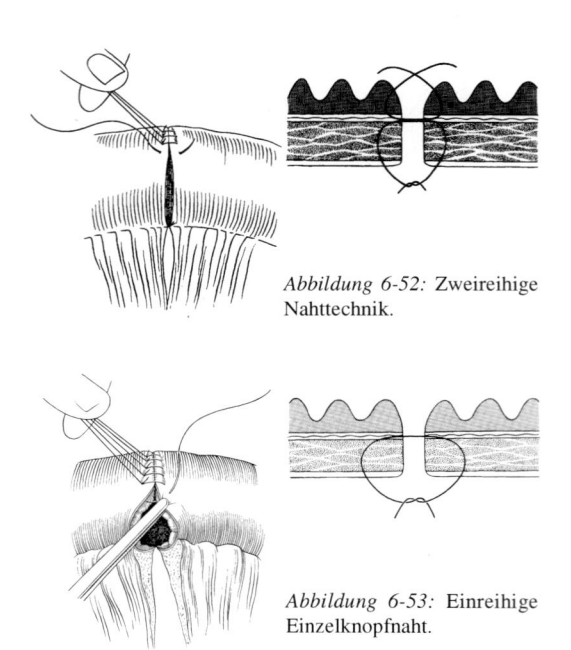

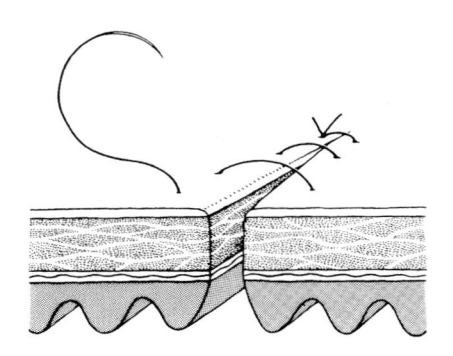

*Abbildung 6-54:* Einreihige fortlaufende Naht.

## 3.2 Techniken der Darmnaht

Es haben sich am Dünndarm verschiedene Nahttechniken bewährt. Als Sicherheitsnaht und mit dem Vorteil der Anwendungsmöglichkeit am gesamten Gastrointestinaltrakt dient die modifizierte zweireihige Naht mit fortlaufender adaptierender Mukosanaht und seromuskulären Einzelknopfnähten (Abb. 6-52). Die einfachste einreihige Standardnaht ist die außen geknüpfte Einzelknopfnaht auf Stoß, seromuskulär unter Mitnahme der Submukosa (Abb. 6-53). Sowohl die zweireihige Naht als auch die einreihigen Einzelknopfnähte werden mit frühresorbierbarem, geflochtenem Nahtmaterial in Form von Polyglycolsäure oder Polyglactin der Stärke 4–0 (für Mukosanaht) oder 3–0 (für seromuskuläre Nähte) durchgeführt. Der Dünndarm ist jedoch als beweglicher Darmabschnitt auch für die einreihige, seromuskuläre, fortlaufende Naht geeignet (Abb. 6-54). Die wesentlichen Argumente für eine fortlaufende Naht sind Dichtigkeit, Zeit- und Materialersparnis bei gleicher Sicherheit, wie dies von Harder überzeugend nachgewiesen werden konnte. Als Fadenmaterial für die einreihige fortlaufende Naht wird monofiles, spätresorbierbares Polyglyconat oder Polydioxanon der Stärke 3–0 oder 4–0 angewendet. Nähapparate werden am Dünndarm infolge der geringen Zeitersparnis und der Kosten selten eingesetzt. Sie werden in erster Linie bei Seit-zu-Seit-Anastomosen oder zum Blindverschluß, z. B. bei Y-Roux-Rekonstruktionen angewendet.

## 3.3 Fehlbildungen

### 3.3.1 Situs inversus

Der Situs inversus hat keine Krankheitsbedeutung, sondern bietet vor allem prä- und intraoperative Orientierungsprobleme. Er wird in folgende Formen unterteilt:
– Situs inversus totalis: symmetrische Seitenverkehrung der Bauchorgane
– Situs inversus partialis superior: Verlagerung von Magen und Zwölffingerdarm
– Situs inversus partialis inferior: Verlagerung von Dünn- und Dickdarm.

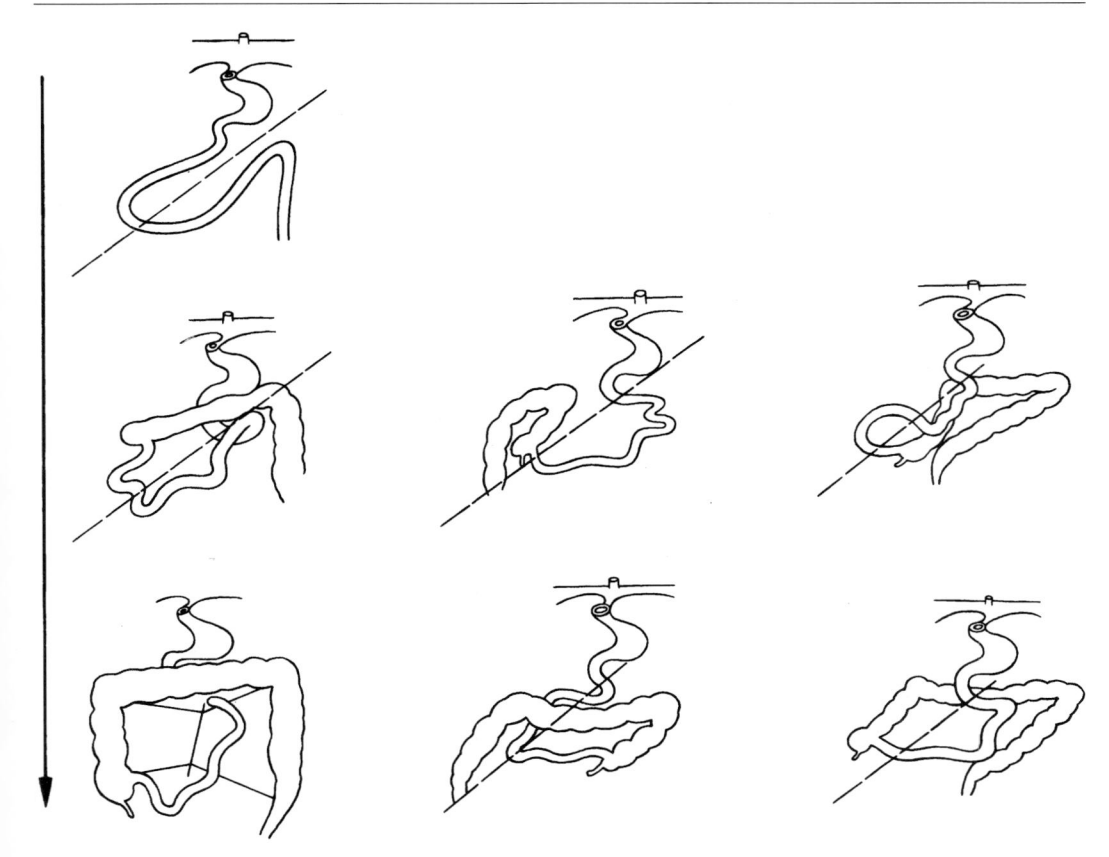

*Abbildung 6-55:* Normal- und Fehldrehungen des Darmes.

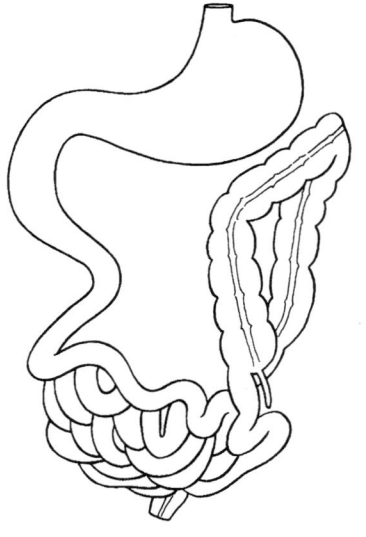

*Abbildung 6-56:* Nonrotation.

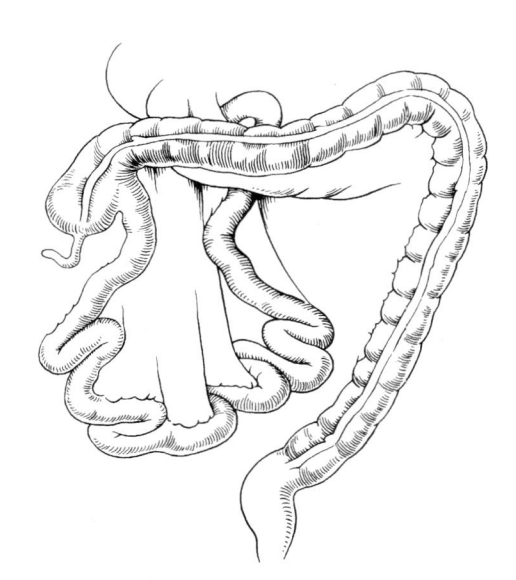

*Abbildung 6-57:* Malrotation I.

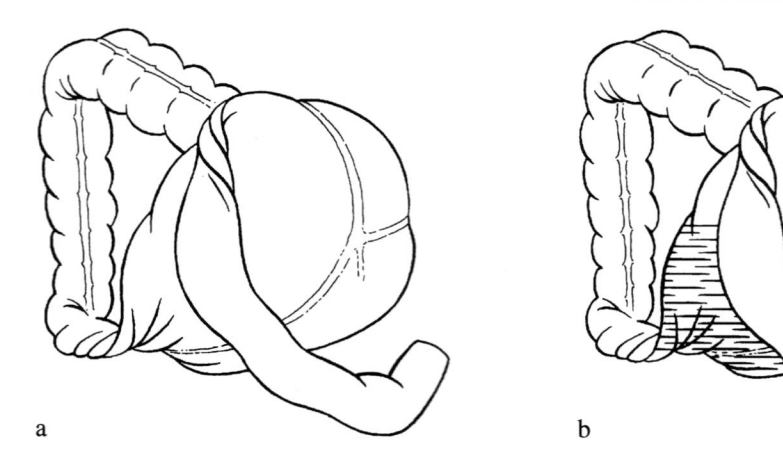

*Abbildung 6-58:* Volvulus des Zökum: a. Entstehungsmechanismus. b. Röntgenkorrelat.

### 3.3.2 Non- und Malrotation

Die Darmanlage kann im Fötalleben in jedem Stadium der normal ausgerichteten Rechtsdrehung stehenbleiben, oder es kann zu einer inversen Linksdrehung kommen (Abb. 6-55). Die daraus entstehenden Entwicklungshemmungen reichen von der Nonrotation (Abb. 6-56) bis zur partiell behinderten Verklebung des Mesokolons und Mesoileums mit der hinteren Bauchwand, der sogenannten Malrotation I (Abb. 6-57). Bei der Kombination von normaler Rechts- und inverser Linksdrehung, der Malrotation II, liegt das Duodenum vor dem mesenterialen Gefäßstiel.

Meist schon im Neugeborenenalter, selten bei Erwachsenen, können Rotationsfehler zu Volvulus und Kompressionsileus führen. Bei etwa 4% aller Menschen findet sich ein mehr oder weniger bewegliches Zökum (Coecum mobile), das nicht selten auch bei Erwachsenen Beschwerden macht. Der Volvulus des Zökum führt zur Abknickung im terminalen Ileum vor der Bauhinschen Klappe (Abb. 6-58a). Klinisch führt dies nach plötzlichem Schmerzbeginn und reflektorischem Erbrechen zu heftigen und andauernden Koliken und rascher Verschlechterung des Allgemeinzustandes. Auskultatorisch herrscht nach anfänglicher Stille Hyperperistaltik, die bei komplettem Verschluß nach 24 bis 48 Stunden in erneute Stille als Zeichen der Paralyse übergeht. Röntgenologisch zeigt sich beim Volvulus des mobilen Zökum, ähnlich der Pseudoobstruktion, ein Spiegel im maximal dilatierten Zökum an atypischer Lokalisation (Abb. 6-58b).

### 3.3.3 Operative Taktik

Bei Operationen von Fehlbildungen geht es nicht um ihre Beseitigung. Beim Volvulus ist je nach dem verbleibenden Ischämieschaden am Darm nach der Detorsion eine Resektion oder nur die Fixation notwendig. Bei maximal dilatiertem Zökum oder umschriebener Wandgangrän ist auch die Anlage einer Zökalfistel indiziert. Immer muß bei Fehlbildungen eine Appendektomie durchgeführt werden, um spätere differentialdiagnostische Probleme zu vermeiden.

### 3.3.4 Duplikaturen

Doppelbildungen kommen häufiger im Dünndarm als im Dickdarm vor und sind fast immer mit Spalt- und Keilwirbelbildung vergesellschaftet. Sie sind meist kugelig und selten röhrenförmig angelegt. Wenn die Duplikaturen durch ein kleines Fenster mit der Darmlichtung in Verbindung stehen, können sie sich ventilartig füllen und zu einem kompletten Verschluß des Darmlumens führen. Durch Gefäßarrosionen treten gastrointestinale Blutungen auf. Die Malignitätsquote wird mit ca. 10% angegeben. Die operative Entfernung ist sowohl bei symptomatischen als auch bei asymptomatischen Doppelbildungen, wenn sie diagnostiziert werden, indiziert. Bei schlauchförmiger Anlage ist eine Segmentresektion des anliegenden Darmes zusammen mit der Zyste das Verfahren der Wahl. Zystische Duplikaturen können ausgeschält werden.

## 3.4 Divertikel
### 3.4.1 Meckelsches Divertikel

*Pathogenese, Lokalisation*
Entwicklungsgeschichtlich handelt es sich um einen Rest des Ductus omphaloentericus. Bei etwa 2% aller Menschen ist dieses Restgebilde noch vorhanden. Es handelt sich um ein echtes Divertikel (alle Schichten des Darmes bilden die Wand) und kann bis zu ca. 10 cm Länge erreichen. Im Divertikel können heterotope Magenschleimhaut und auch Pankreasgewebe auftreten. Das Divertikel ist 50–100 cm oral der Ileozökalklappe gegenüber dem Mesenterialansatz gelegen und kann eine eigene Blutversorgung mit Mesenteriolum besitzen.

*Klinik*
In den meisten Fällen bleibt ein Meckelsches Divertikel unerkannt, weil Symptome fehlen. Asymptomatische Divertikel werden zufällig im Rahmen einer Appendektomie oder einer Laparotomie entdeckt. Bei Verdacht kann szintigraphisch mit Technetium-99 heterotope Magenschleimhaut nachgewiesen werden. Etwa 30–40 % der Meckelschen Divertikel führen zu folgenden Komplikationen:
– Ileus (häufigste Komplikation): Die Symptomatik kann entweder entzündlich-paralytisch durch eine Divertikulitis oder mechanisch durch Verwachsungen, Strangbildung oder Invagination verursacht werden.
– Divertikulitis: Die einfache Entzündung läßt sich kaum von einer Appendizitis unterscheiden und kommt meist im Kindesalter vor.
– Ulkusblutung, -perforation: Ulzera entstehen meist in der Nähe von heterotopen Magenschleimhautinseln, werden vor allem bei Kindern beobachtet und können zu Blutung und Perforation führen.

– Tumoren: Selten können sowohl gutartige als auch bösartige Tumoren entstehen.
– Nabelanomalien: Als Folge eines unvollständigen Verschlusses des Ductus omphaloentericus kann es besonders bei Kleinkindern zu Nabelfisteln mit Verbindung zum Darm oder Nabelhernien zusammen mit einem Meckelschen Divertikel mit Verwachsungen zwischen Divertikel und Bruchsack kommen.

*Operationsindikation*
Die Resektion des komplizierten Divertikels steht außer Frage. Die Abtragung eines asymptomatischen, zufällig entdeckten Meckelschen Divertikels ist beim Erwachsenen nicht indiziert. Divertikelbedingte Komplikationen werden nämlich mit zunehmendem Alter seltener. Zudem ist die Komplikationsrate nach Abtragung eines Divertikels hoch (6–11 %). Bei Kindern wird jedoch die Resektion auch von asymptomatischen Divertikeln wegen häufiger Spontankomplikationen empfohlen.

*Operationstechnik*
Bei unkomplizierten Meckelschen Divertikeln erfolgt nach Skelettierung eines evtl. vorhandenen Mesenteriolums eine Keilexzision mit ein- oder zweireihiger, quer verlaufender Darmnaht (Abb. 6-59). Auch die Anwendung mechanischer Nähapparate ist möglich. Bei schweren entzündlichen Veränderungen, Tumoren oder breitbasigen Divertikeln kann eine Segmentresektion notwendig sein. Die Ligatur der Basis mit Versenkung ist wegen der Fistelgefahr kontraindiziert. Ein offener Ductus omphaloentericus mit Nabelfistel muß wie

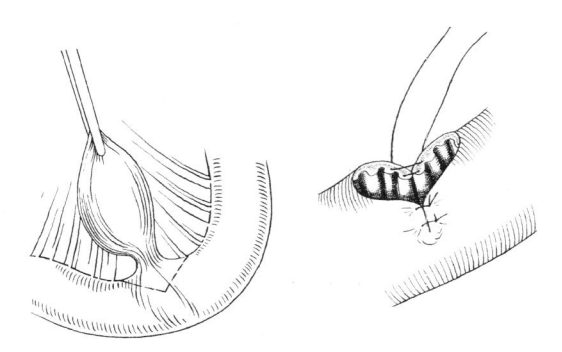

*Abbildung 6-59:* Meckelsches Divertikel. a. Keilförmige Exzision. b. Quere Naht.

eine Darmfistel aus dem Nabel exzidiert und abgetragen werden.

### 3.4.2 Divertikulose des Dünndarms

Die Divertikulose des Dünndarms ist seltener als die am Kolon und Duodenum und wird meist bei älteren Patienten gefunden

*Pathogenese*
Die Divertikel des Dünndarms entwickeln sich seitlich am Mesenterialansatz im Bereich der Gefäßlücken als falsche Divertikel (Schleimhautprolaps). Sie sind aber stets breitbasiger mit geringerer Retentionstendenz als diejenigen im linken Kolon und damit deutlich weniger komplikationsträchtig (Abb. 6-60). Sie sitzen vorzugsweise im proximalen Jejunum. Es gibt auch echte Divertikel kongenitaler Ätiologie.

*Klinik und Therapie*
Die Dünndarmdivertikulose bleibt meist klinisch stumm und wird als Zufallsbefund entdeckt. Nur in Einzelfällen können Entzündungen zu einem akuten Abdomen, Ileus oder Divertikelperforation oder chronisch zu einem Malabsorptionssyndrom mit Anämie und Steatorrhoe führen. An erster Stelle der Diagnostik steht die Dünndarm-Doppelkontrastuntersuchung. Höchst selten und nur bei wirklich gegebenen Indikationen im komplizierten Stadium erfolgt eine Dünndarmsegmentresektion.

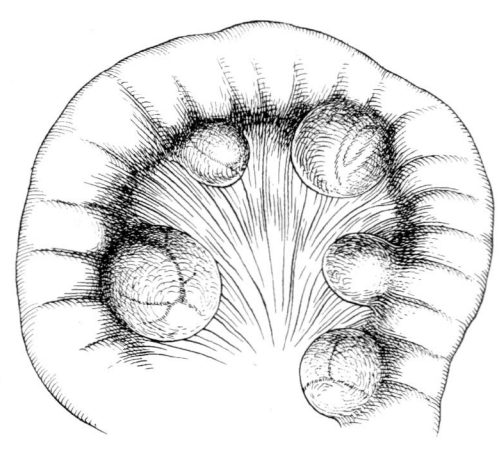

*Abbildung 6-60:* Divertikulose des Dünndarms.

## 3.5 Kollagenosen

Aufgrund histologischer und klinischer Kriterien subsumiert man unter die in sich heterogene Krankheitsgruppe der Kollagenosen die in Tabelle 6-9 aufgeführten Krankheiten.

Wenngleich die gastroenterologischen Manifestationen nicht im Vordergrund stehen, ist der GI-Trakt bei vielen Kollagenosen mitbetroffen. Für die Sklerodermie und die Amyloidose ist die segmentale Ablagerung azellulären, kollagenösen Materials überwiegend in den submukösen und muskulären, seltener in den serösen Schichten des Magen-Darmkanals charakteristisch. Die perivaskuläre Entzündungsreaktion und die Intimaproliferation der kleinen Intestinalgefäße im Rahmen einer Vaskulitis (z. B. Panarteriitis nodosa) können zu Erosionen, Ulzeration und Infarzierungen mit konsekutiver Blutung, Perforation und Gangrän führen.

Die Patienten bieten unspezifische Symptome wie abdominale Schmerzen, Übelkeit und Erbrechen. Bei den durch eine Vaskulitis verursachten Symptomen dominieren Schmerzen, Durchfälle und Blutungen. Ischämische Komplikationen als Ausdruck einer Vaskulitis kommen vor allem bei der Panarteriitis nodosa, dem Lupus erythematodes, selten auch bei der chronischen Polyarthritis und dem Behçet-Syndrom vor und erfordern bei Darminfarkten, Perforation oder ischämischer Striktur die Laparotomie mit Resektion. Bei Sklerodermie und Myositis steht eine gestörte Dünndarmmotilität mit Pseudoobstruktion im Vordergrund, gelegentlich treten aber auch ein Pneumoperitoneum und eine Pneumatosis cystoides intestinalis auf. Bei der Purpura Schönlein-Henoch, einer vermutlich exogen induzierten Hypersensibilitätsvaskulitis, kann es zu kolikartigen Bauchschmerzen, gastrointestinalen Blutungen, Ulzera und letztendlich auch zur Perforation kommen.

*Tabelle 6-9:* Formen der Kollagenosen.

– Pan- oder Periarteriitis nodosa (PAN)
– systemischer Lupus erythematodes (SLE)
– chronische Polyarthritis (cP)
– Behçet-Syndrom
– progressive systemische Sklerose (Sklerodermie, PSS)
– Dermato- und Polymyositis
– Sharp-Syndrom (Mischkollagenose)
– Sjögren-Syndrom

## 3.6 Pneumatosis cystoides intestinalis

Bei der Pneumatosis cystoides intestinalis handelt es sich um vorwiegend submukös und subserös gelegene und mit Endothel ausgekleidete, gashaltige Zysten. Die Zysten haben eine Größe von wenigen Millimetern bis einigen Zentimetern ohne Verbindung zum Darmlumen, das umgebende Gewebe zeigt eine entzündliche Reaktion. Die Zysten können auch im Mesenterium und im Omentum vorkommen. Ca. 85% treten sekundär im Rahmen von gastrointestinalen und pulmonalen Erkrankungen auf und befallen vor allem den Dünndarm. Die idiopathische oder primäre Form (15%) entwickelt sich vor allem im Dickdarm. Die genaue Pathogenese dieser Erkrankung bleibt bis jetzt unklar.

Eine korrekte Diagnose ist vor allem wichtig, um eine unnötige Operation zu verhindern. Die Röntgenaufnahmen des Abdomens ohne und mit Kontrastmittel mit typischer traubenförmiger Gasansammlung führen in der Regel zur richtigen Diagnose. Die Mehrheit der Patienten benötigt keine spezifische Behandlung außer der für die Primärerkrankung. Die Gasansammlungen werden gewöhnlich spontan resorbiert. Bei Symptomenpersistenz ist die antibiotische Therapie mit einem Breitbandantibiotikum und Metronidazol indiziert. Eine Operationsindikation besteht nur bei Peritonitis durch Platzen der Zysten (die Zysten können Bakterien enthalten) und bei mechanischem Ileus durch die zystisch verdickte Darmwand.

## 3.7 Ulzeröse Erkrankungen und Infektionen

Ulzera des Dünndarms können sekundär im Rahmen anderer intestinaler oder allgemeiner Erkrankungen wie Morbus Crohn, Pankreas- und Magenschleimhautheterotopie, Strahlenenteritis oder Lymphom auftreten oder keine erkennbare Ätiologie haben. Die idiopathischen Ulzera sind selten und sind isolierte unspezifische Ulzera oder eine chronische nicht-granulomatöse ulzeröse Jejunoileitis (Synonym: idiopathische, chronische ulzeröse Enteritis). Die diffuse ulzeröse Jejunoileitis kann auch als Komplikation einer Sprue auftreten.

### 3.7.1 Isolierte unspezifische Ulzera

Die primären unspezifischen Ulzera können einzeln oder multipel auftreten und sind bei ca. 2/3 der Patienten im Ileum lokalisiert. Die Ulzera ähneln makroskopisch einfachen peptischen Ulzera, mikroskopisch finden sich chronisch entzündliche Infiltrate ohne Erkrankung an den Blutgefäßen, und der umgebende Darm ist gesund. Die Ätiologie ist unbekannt mit Ausnahme der Patienten, bei denen die Einnahme kaliumhaltiger Medikamente oder – in letzter Zeit zunehmend – von nichtsteroidalen Antiphlogistika (NSAIDs) wie z.B. Indomethazin nachgewiesen werden kann.

*Klinik und Diagnostik*
Am häufigsten kommt es zu rezidivierenden Subileusbeschwerden mit krampfartigen Mittelbauchschmerzen, meist regelmäßig wenige Stunden nach der Nahrungsaufnahme. Seltener sind Blutungen aus dem Ulkus und Perforationen. Diagnostisch sind die perorale Intestinoskopie des proximalen Jejunum mit dem langen Endoskop, die Spiegelung des terminalen Ileum und die Dünndarm-Doppelkontrastuntersuchung einzusetzen.

*Therapie*
Alle Medikamente, die zu Ulzerationen führen können, müssen abgesetzt werden. Bei oberflächlichen, unkomplizierten Ulzera kann eine spontane Abheilung erwartet werden. Kommt es zur Stenosierung mit rezidivierendem Subileus, ist die sparsame Dünndarmsegmentresektion Therapie der Wahl, wobei intraoperativ der gesamte Dünndarm auf weitere Läsionen untersucht werden sollte. In Notfallsituationen wie Perforation oder massiver Blutung ist die Diagnose vor der Laparotomie allerdings meist nicht bekannt.

### 3.7.2 Diffuse Ulzerationen von Jejunum und Ileum

Diffuse Ulzerationen im Jejunum und Ileum treten ohne erkennbare Ursache auf, sie werden als idiopathische, chronische ulzeröse Enteritis, «unklassifizierte Sprue» oder nichtgranulomatöse, ulzeröse Jejunoileitis bezeichnet. Die meisten Patienten befinden sich im 6. Lebensjahrzehnt, und die Prognose ist schlecht. Die Resektion der am stärksten befallenen Dünndarmsegmente kann die einzige effektive Therapie sein. Bei ulzeröser Jejunoileitis muß auch an eine Sprue gedacht werden. Die Diagnose wird durch eine distale Duodenalbiopsie gestellt. Es treten auch gehäuft Lymphome bei ulzeröser Enteritis auf. Es ist deshalb bei differentialdiagnostischen Schwierigkeiten eine diagnostische Laparotomie mit Segmentresektion in Erwägung zu ziehen.

### 3.7.3 AIDS

Bei allen Patienten mit abdominellen Beschwerden und geringstem Verdacht auf AIDS muß ein Test durchgeführt werden. Indikation zur chirurgischen Intervention bei AIDS-Patienten mit Dünndarmbeteiligung sind Obstruktion und Perforation. Häufigste Ursache einer mechanischen Obstruktion des Dünndarms sind Lymphome, die bei AIDS-Erkrankung gehäuft auftreten und in der Regel von der B-Lymphozytenreihe abstammen. Gastrointestinale Kaposi-Sarkome sind häufig, führen jedoch nur selten zu Symptomen. Ursachen einer Perforation sind in fortgeschrittenen Stadien von AIDS vor allem Infektionen mit dem Zytomegalie-Virus und Lymphome.

### 3.7.4 Typhus und Paratyphus

Die Diagnose der Infektion durch Salmonella typhi und paratyphi A, B, C wird durch eine Blutkultur in den ersten 7–10 Tagen gestellt. Bei unsicherer Diagnose können serologische Tests, vor allem der Widal-Test, weiterhelfen. Während der dritten Krankheitswoche im Stadium der Nekrose und Geschwürsbildung kann es zu Darmblutung und Perforation kommen. Die Perforation ist meistens im Ileum lokalisiert, tritt bei ca. 3% der Patienten auf und erfordert die chirurgische Intervention. Weiter gibt die besonders im rechten Unterbauch lokalisierte Druckschmerzhaftigkeit nicht selten Anlaß zur Appendektomie.

### 3.7.5 Nekrotisierende Enterokolitis

Die nekrotisierende Enterokolitis ist eine fulminante Erkrankung, die durch eine ausgedehnte Nekrose der intestinalen Schleimhaut und manchmal der gesamten Darmwand gekennzeichnet ist. Synonyma sind Darmbrand, Enteritis necroticans oder Gasgangrän des Darmes. Sie tritt meist auf bei Patienten über 50 Jahren und bei solchen, die sich von einem chirurgischen Eingriff im Magen-Darmtrakt erholen, weiter auch bei Säuglingen und gehäuft bei Neugeborenen. Bei den Erwachsenen findet man in der Regel Clostridium perfringens (Clostridium welchii) als Ursache. Klinische Leitsymptome sind bei der fulminanten Form extremes Krankheitsgefühl, Peritonitiszeichen und septischer Schock. Bei den leichteren Formen imponieren Erbrechen, blutige Durchfälle, Druckschmerzhaftigkeit und ein paralytischer Ileus. Im späteren Verlauf können sich infolge von Vernarbungen eine Malabsorption und ein rezidivierender Subileus entwickeln. Die antibiotische Therapie erfolgt mit $4 \times 1$ Million IE Penicillin G intravenös. Bei bestehender Operationsindikation liegt die Letalität zwischen 35 und 100%.

### 3.7.6 Aktinomykose

Die Aktinomykose wird durch anaerobe oder mikroaerophile Aktinomyzeten, hauptsächlich Actinomyces israelii, verursacht. Der Actinomyces israelii kommt bei Gesunden als Saprophyt im Mund-Rachenraum vor. Es ist in der Regel eine endogene Infektion, eine Mensch-zu-Mensch-Übertragung ist nur durch menschliche Bisse möglich. Es handelt sich um eine subakute oder chronische granulomatöse Erkrankung, die zu Fibrose und Vereiterung mit der Bildung externer Fisteln führt. Die abdominale Manifestation erfolgt am häufigsten in der Ileozökalregion mit entzündlichen Konglomeraten, die das Mesenterium, die Darmwand oder benachbarte Organe miteinschließen. Klinisch imponiert sie dann als Appendizitis, perityphlitischer Abszeß, Neoplasma oder Morbus Crohn. Gewöhnlich wird die korrekte Diagnose erst intra- und postoperativ durch die kulturelle und histologische Untersuchung von Proben des Operationspräparates gestellt. Das Antibiotikum der Wahl ist Penicillin G, das in hoher Dosierung und für mehrere Wochen nach der klinischen Besserung gegeben werden muß. Absolute OP-Indikationen sind freie Perforation, kompletter Darmverschluß, unter konservativer Therapie nicht abheilender Abszeß, Ausbildung von Fisteln zu Harnblase, Ureter oder Uterus und bei Verdacht auf ein Malignom. Die Prognose ist günstig, wenn frühzeitig behandelt wird, bevor eine schwerwiegende Ausdehnung oder Dissemination stattgefunden hat.

### 3.7.7 Yersiniose

Die Erreger der Yersiniose sind Yersinia pseudotuberculosis und Yersinia enterocolitica. Beide Bakterien können primäre akute Infektionen und sekundäre immunologische Komplikationen auslösen. Ca. 90% der mit Yersinia pseudotuberculosis infizierten Patienten zeigen eine Pseudoappendizitis mit einer akuten Lymphadenitis mesenterica mit oder ohne assoziierter Ileitis terminalis. Am häufigsten sind Jungen zwischen 10 und 19 Jahren betroffen. Die Inzidenz der Pseudoappendizitis liegt bei den Yersinia enterocolitica-Infektionen nur zwischen 15 und 20%. Klinisch bieten solche Patienten einen peritonealen Reiz im mittleren und/oder rechten unteren Quadranten des Abdomens, Erbrechen und Fieber von 38°–40°C. Laborchemisch sind häufig eine mäßige Leukozytose und eine stark erhöhte BKS vorhanden. Bei der Laparotomie wegen der meist imitierten Appendizitis finden sich klare Flüssigkeit, eine normale oder leicht hyperämische Appendix, entzündliche vergrößerte, mesenteriale Lymphknoten insbesondere im ileozökalen Übergang, terminales Ileum und Zökum sind geschwollen. Serologisch und durch den weiteren Verlauf muß ein Morbus Crohn ausgeschlossen werden.

Im Vordergrund der Yersinia enterocolitica-Infektion steht allerdings die Enteritis, welche in den letzten Jahren die häufigste Form darstellt. Ca. 80% aller Patienten mit einer solchen Enteritis sind jünger als 5 Jahre.

Sekundäre immunologische Komplikationen der Yersiniose sind Erythema nodosa, Arthritis, Schilddrüsenerkrankung und Glomerulonephritis. Die spezifische Diagnostik erfordert eine Stuhlkultur und den Nachweis von Antikörpern im Serum. Die Yersiniose ist eine selbstheilende Erkrankung. Die gastrointestinalen Symptome klingen normalerweise innerhalb von ein bis zwei Wochen ohne antibiotische Therapie ab.

### 3.7.8 Tuberkulose

Die Tuberkuloseinfektion (Mycobakterium tuberculosis) des Intestinaltraktes erfolgte früher in der Regel sekundär enterogen im Verlauf einer Lungentuberkulose, insbesondere bei der kavernösen Form. In neueren Serien jedoch findet sich bei Patienten mit intestinaler Tuberkulose in weniger als 50% eine Lungenbeteiligung. Die peritoneale Tuberkulose ist gewöhnlich nicht mit einer Lungentuberkulose assoziiert. Sie nimmt ihren Ursprung von Mesenteriallymphknoten, infizierten Eileitern oder hämatogenen Ausstreuungen.

Die häufigste Lokalisation ist die Ileozökalregion, an zweiter und dritter Stelle folgen das Kolon ascendens und das Jejunum. Makroskopisch können drei Formen unterschieden werden:
– die ulzeröse Form (ca. 60%),
– die hypertrophe Form (ca. 10%) mit Fibrose, Vernarbungen und karzinomähnlichen Tumormassen und
– die ulzero-hypertrophe Form (ca. 30%).

Die Beteiligung der Serosa führt zu Fibrinbelägen und grau-weißlichen Knötchen mit ausgeprägter Neigung zu Verwachsungen, die Schleimhautulzera sind im Gegensatz zum Morbus Crohn zirkulär zusammenfließend und die mesenterialen Lymphknoten sind häufig vergrößert. Der typische histologische Befund ist das Granulom, wobei eine Verkäsung nicht immer in der Schleimhaut, jedoch fast immer in den mesenterialen Lymphknoten gefunden wird. Die Symptomatik ist meist unspezifisch mit chronischen Bauchschmerzen, evtl. kann eine Tumormasse im rechten Unterbauch getastet werden. Besonders der M. Crohn kann die Darmtuberkulose mit all seinen Formen imitieren. Komplikationen der intestinalen Tuberkulose sind Obstruktionsileus durch singuläre oder multiple segmentale Narbenstrikturen oder Tumorbildung, Fistelbildung, seltener Perforation, Blutung und Malabsorption. Der Nachweis von Tuberkelbakterien im Stuhl ist bei bestehender Lungentuberkulose nicht hilfreich, da dies auch durch verschluckte Bakterien verursacht werden kann. Die definitive Diagnose wird durch den Nachweis der Tuberkelbakterien im Gewebe gestellt. Die Behandlung der Tuberkulose des Darmes ist eine Domäne der konservativen tuberkulostatischen Therapie. Es wird eine 3er-Kombination mit Isoniazid, Ethambutol und Rifampicin für 9 Monate empfohlen. Absolute Operationsindikationen sind Obstruktionsileus, Perforation und der Verdacht auf einen bösartigen Tumor, wobei die

Operation selten bei präoperativ eindeutiger Diagnose erfolgt. Ausgedehnte Verwachsungen und Konglomerattumore mit verkalkten Lymphknoten können die Präparation sehr schwierig gestalten. Die gesicherte intestinale Tuberkulose erfordert selbstverständlich keine radikale Resektion im Sinne der Karzinomchirurgie.

### 3.7.9 Amöbeninfektion

Nur selten ist bei Infektionen mit Entamöba histolytica das terminale Ileum befallen. Antibiotika der Wahl im Rahmen der konservativen Therapie sind Metronizadol oder Emetin. Chirurgische Komplikationen sind Darmblutung durch Erosion von Blutgefäßen, Darmperforation und schmerzhafte granulomatöse Tumore (Amöbome), welche zum Darmverschluß führen können.

### 3.7.10 Sarkoidose

Die Sarkoidose ist eine systemische Erkrankung und kann als nicht verkäsende tuberkoloide Granulomatose beschrieben werden. Eine symptomatische Beteiligung des Dünndarms ist extrem selten. Sie ist besonders von Morbus Crohn abzugrenzen. Es gibt keine spezifische Therapie. Die systemische Behandlung der entzündlichen Veränderungen erfolgt mit antiphlogistischen Medikamenten.

## 3.8 Tumoren

### 3.8.1 Gutartige Tumoren

*Häufigkeit und histologische Klassifikation*
Es überwiegen in absteigender Reihenfolge: Adenome, Leiomyome, Lipome, Hämangiome und Lymphangiome, Schwannome sowie Fibrome. Seltenheiten sind mesenteriale Zysten und Chylangiome. Weiter kommen Wucherungen von heterotopem Gewebe vor (Endometriosen, heterotopes Pankreasgewebe und Magenschleimhaut). Die Häufigkeitsverteilung zwischen Jejunum und Ileum ist fast gleich, mit einer leichten Bevorzugung des proximalen Dünndarms. Wie beim Dickdarm besteht eine Adenom-Karzinom-Sequenz bei villösen Adenomen.

*Symptome und Diagnostik*
Etwa 50% der gutartigen Tumoren werden klinisch nicht erfaßt und nur zufällig im Rahmen einer Autopsie entdeckt. Bei klinischer Manifestation stehen Symptome der Obstruktion und Invagination und chronische Blutungsanämie im Vordergrund. Entscheidende diagnostische Maßnahme ist die Dünndarm-Doppelkontrastuntersuchung.

*Therapie*
Die operative Entfernung ist nicht nur bei den symptomatischen, sondern auch bei den asymptomatischen Tumoren zur histologischen Diagnosesicherung und wegen der Ileus- und Blutungsgefahr indiziert. In der Regel erfolgt eine Dünndarmsegmentresektion mit End-zu-End-Anastomose. Bei kleinen subserösen Tumoren genügt eine Keilresektion oder sogar Enukleation.

### 3.8.2 Maligne Tumoren (außer Karzinoid)

Maligne Tumoren des Dünndarms machen 1–1,5 % aller Darmtumoren aus. Der Altersgipfel liegt zwischen dem 60. und 70. Lebensjahr. Folgende pathologische Zustände können eine Entstehung von Dünndarmmalignomen fördern: familiäre Polyposis, Gardner-Syndrom, Peutz-Jeghers-Syndrom, villöse Adenome, Morbus Crohn (vor allem in ausgeschalteten Schlingen), Neurofibromatose, AIDS, Strahlenenteritis.

*Histologische Klassifikation, Häufigkeit, Lokalisation*
Die histologischen Formen der Dünndarmmalignome, ihre Frequenz und bevorzugte Lokalisation sind in Tabelle 6-10 zusammengefaßt. Seltene, in der Tabelle 6-10 nicht erwähnte Malignome

*Tabelle 6-10:* Maligne Dünndarmtumoren. Histologische Formen, Frequenz, Lokalisation.

|  | Frequenz (%) | bevorzugte Lokalisation |
|---|---|---|
| *epitheliale Tumoren* | | |
| Adenokarzinom | 45 | Jejunum |
| Karzinoid | 15 | Ileum |
| *mesenchymale Tumoren* | | |
| Leiomyosarkom | 10 | Jejunum |
| Lymphom | 30 | Ileum |

sind Lymphangiosarkom, Hämangioperizytom, Angiosarkom und Kaposi-Sarkom. Am Dünndarm sind Metastasen häufiger als primäre Malignome.

*Stadieneinteilung und Prognose*
In der revidierten Fassung der TNM-Klassifikation der WHO von 1992 wurde erstmalig eine Staging-Klassifikation für Karzinome des Duodenums, Jejunums und Ileums angegeben. Nicht eingeschlossen sind hierbei die Karzinome der Papilla Vateri und Ileozökalklappe (Tab. 6-11, 6-12). Die oft späte Erkennung des Karzinoms führt zu einer enttäuschenden Gesamt-Fünfjahres-Überlebensrate von ca. 10 %. Bei R0-Resektionen im Stadium I/II können jedoch ca. 50 % und im Stadium III ca. 30 % Heilungsraten erreicht werden. Die Ergebnisse sind am besten beim Karzinoid, am schlechtesten beim Sarkom.

*Symptome und Diagnostik*
Die malignen Tumoren des Dünndarms führen in über 75% zu klinischen Symptomen. Im Vordergrund stehen Subileusbeschwerden (ca. 75 %) und eine Verschlechterung des Allgemeinzustandes mit Gewichtsverlust (ca. 35 %), weiter Darmblutungen und/oder chronische Anämie (ca. 25 %), ein tastbarer Tumor im Abdomen (ca. 25 %) und eine Malabsorption (ca. 10%). Adenokarzinome äußern sich meist durch Ileussymptome, die Leiomyosarkome infolge des ausgedehnten extraluminalen Wachstums als tastbare Tumore. Bei den Lymphomen sind Gewichtsverlust und Verschlechterung des Allgemeinzustandes besonders ausgeprägt. In ca. 10% kommt es zu Notfallsituationen, meist durch Tumorperforation mit Peritonitis. Die diagnostische Verschleppung beträgt meist bis zu einem Jahr, und in ca. 25% wird die Diagnose erst intraoperativ gestellt. In der Sonographie kann der Dünndarmtumor als Kokardenformation und/oder aufgrund vergrößerter mesenterialer Lymphknoten bereits vermutet werden. Wichtigste Untersuchung ist – wie bei den benignen Dünndarmtumoren – die Doppelkontrastuntersuchung. Die Angiographie erweist sich von Nutzen bei stärker blutenden (> 0,5–1 ml/min.) oder hypervaskularisierten Tumoren wie beim Leiomyosarkom. Zum Ausschluß von Fernmetastasen sind die Sonographie der Leber und die Röntgenuntersuchung des Thorax und nur bei Verdacht auf Skelettmetastasen die Skelettszintigraphie indiziert. Bei präoperativer Diagnose oder Verdacht auf ein Lymphom des Dünndarms sollte durch zusätzliche Staginguntersuchungen (Beckenkammstanze, HNO-Untersuchung, Thorax-CT) ein generalisiertes Stadium ausgeschlossen werden.

*Therapie*
Das operative Vorgehen bei Dünndarmmalignomen entspricht der Chirurgie des Kolonkarzinoms mit ausgedehnter Resektion des befallenen Darmabschnittes und en bloc-Mitnahme des Mesenteri-

*Tabelle 6-11:* WHO-Klassifikation der Dünndarmtumoren (TNM = pTNM).

| | T – Primärtumor |
|---|---|
| TX | – Primärtumor nicht beurteilbar |
| T0 | – kein Anhalt für Primärtumor |
| Tis | – Carcinoma in situ |
| T1 | – Tumor infiltriert Lamina propria oder Submucosa |
| T2 | – Tumor infiltriert Muscularis propria |
| T3 | – Tumor infiltriert durch die Muscularis propria in die Subserosa oder in das nicht peritonealisierte perimuskuläre Gewebe (Mesenterium oder Retroperitoneum) mit Ausdehnung von 2 cm |
| T4 | – Tumor durchbricht das viszerale Peritoneum oder infiltriert direkt andere Organe oder Strukturen (einschl. anderer Dünndarmschlingen, Mesenterium oder Retroperitoneum tiefer als 2 cm und die Bauchwand über die Serosa; nur für Duodenum: Invasion des Pankreas) |

*Anmerkung:* Das nicht peritonealisierte perimuskuläre Gewebe ist für das Jejunum und Ileum, Teile des Mesenterium und für das nicht peritonealisierte Duodenum Teil des Retroperitoneum.

| | N – regionäre Lymphknoten |
|---|---|
| NX | – regionäre Lymphknoten nicht beurteilbar |
| N0 | – keine regionären Lymphknotenmetastasen |
| N1 | – regionäre Lymphknotenmetastasen |

| | M – Fernmetastasen |
|---|---|
| MX | – Fernmetastasen nicht beurteilbar |
| M0 | – keine Fernmetastasen |
| M1 | – Fernmetastasen |

*Tabelle 6-12:* Stadieneinteilung nach UICC (1992).

| Stadium 0 | Tis | N0 | M0 |
|---|---|---|---|
| Stadium I | T1 | N0 | M0 |
| | T2 | N0 | M0 |
| Stadium II | T3 | N0 | M0 |
| | T4 | N0 | M0 |
| Stadium III | jedes T | N1 | M0 |
| Stadium IV | jedes T | jedes N | M1 |

ums entsprechend dem Lymphabflußgebiet bis an den Hauptstamm der A. mesenterica superior. Positive paraaortale Lymphknoten gelten als Fernmetastasen. Bei den lokalisierten Stadien des Dünndarmlymphoms wird ebenfalls die Resektion unter Mitnahme der regionalen Lymphknoten empfohlen. Sind beim Lymphom multiple Dünndarmabschnitte befallen, sollten nur die Hauptherde reseziert werden, um ein Kurzdarmsyndrom zu vermeiden und der Gefahr einer Darmperforation unter Chemo- und/oder Radiotherapie vorzubeugen. Weiter sollte beim gesicherten Lymphom das gesamte Abdomen gründlich auf weitere Lymphommanifestationen untersucht werden mit Lymphknotenbiopsien aus vergrößerten Lymphknoten, Keilexzision der Leber und Splenektomie bei Verdacht oder gesichertem Befall der Milz. Ist eine R0-Resektion nicht mehr möglich, sollte auch eine palliative Tumorresektion angestrebt werden, um tumorbedingte Komplikationen wie Ileus, Blutung oder Perforation zu verhindern. Bei lokal inoperablen Tumoren und Passagestörung muß eine entsprechende latero-laterale Umgehungsanastomose von Dünndarm zu Dünndarm oder Dünndarm zu Dickdarm angelegt werden.

Die Wirksamkeit adjuvanter oder additiver Therapiemaßnahmen ist mit Ausnahme der malignen Lymphome nicht gesichert. Bei Adenokarzinomen ist eine Chemotherapie wie bei kolorektalen Karzinomen möglich, wobei 5-Fluorouracil immer ein Therapiebestandteil sein wird. Bei Sarkomen erfolgt eine Chemotherapie nach den Richtlinien der Weichteilsarkome anderer Lokalisationen. Dabei sind die wichtigsten Zytostatika derzeit Adriamycin und Ifosfamid. Bei hochmalignen Non-Hodgkin-Lymphomen ist unabhängig vom Stadium postoperativ eine Polychemotherapie indiziert, ebenso bei niedrig-malignen Formen im generalisierten Stadium, falls dies der Allgemeinzustand des Patienten zuläßt. Bei zentrozytisch-zentroblastischen Lymphomen sollte postoperativ eine Gesamtabdomenbestrahlung mit 25 Gy durchgeführt werden, ggf. mit lokaler Dosiserhöhung an den Stammlymphknoten.

### 3.8.3 Dünndarmkarzinoid

*Entstehung*
Karzinoide entstehen aus den Kulschitzky-Zellen oder enterochromaffinen Zellen, von denen vermutet wird, daß sie aus der Neuralleiste in den GI-Trakt ausgewandert sind. Wegen ihrer Fähigkeit, biogene Amine und deren Vorstufen aufzunehmen und letztere zu dekarboxylieren, werden sie zu den Apudomen gezählt (APUD = amine precursor uptake und decarboxylation). Heute wird für das neuroendokrine System nicht mehr ein ausschließlich neuroektodermaler Ursprung aller Zellen mit APUD-Eigenschaften postuliert, sondern angenommen, daß Zellen verschiedenster Abkunft sich neuroendokrin differenzieren können. Es wird angenommen, daß zwei Zellarten existieren – mit mehr als 40 Zelltypen – nämlich Zellen mit endodermalen, epithelialem Ursprung und solche mit Abstammung von der Neuralleiste. Morphologische Charakteristika der enterochromaffinen Zellen sind das uniforme Zellbild und das Vorhandensein neurosekretorischer Granula. Entwicklungsgeschichtlich teilt man Karzinoide des Gastrointestinaltrakts in Karzinoide des Vorderdarms (Bronchus, Magen, Duodenum, Pankreas), des Mitteldarms (Jejunum, Ileum, rechtes Kolon) und des Hinterdarms (linkes Kolon, Rektum) ein, mit jeweils klinischen und prognostischen Eigenarten.

*Histologische Unterteilung*

Nach der WHO-Klassifikation werden die Karzinoide unterteilt in enterochromaffine (EC-Zell-) Karzinoide (klassische Karzinoide), G-Zell-Karzinoide (malignes Gastrinom) und andere Karzinoide, z. B. G1-Zell-Tumoren (Vipom). Nach dem Verhalten bei der Versilberung nach Masson-Hamperl oder Masson-Fontana unterscheidet man zwischen argentaffinen und nicht-argentaffinen Karzinoidtumoren. Nach dem histologischen Wachstumstyp können Karzinoide in die Typen A bis D eingeteilt werden:

- Typ A: lobulär-solid
- Typ B: trabekulär
- Typ C: tubulär bis pseudoglandulär
- Typ D: niedrig differenziert (trabekulär, medullär oder faszikulär).

Mit immunzytochemischen Methoden ist heute ein spezifischer Hormonnachweis möglich. Dünndarmkarzinoide sind in der Regel argentaffin positiv und enthalten Serotonin.

*Lokalisation*

In der Literatur sind die häufigsten Lokalisationen Dünndarm und Appendix mit jeweils ca. 35%. Im Dünndarm gehören die Karzinoide zu den häufigsten Tumoren, wobei sie in ca. 90% im Ileum lokalisiert sind, und sie treten gehäuft multifokal auf.

*Symptomatik*

Dünndarmkarzinoide ohne Metastasierung sind häufig asymptomatisch oder zeigen eine unspezifische Symptomatik im Sinne einer Obstruktion. Selbst Lebermetastasen können lange stumm bleiben oder nur uncharakteristische Oberbauchbeschwerden verursachen. Das typische Karzinoidsyndrom allerdings sieht man meist bei Dünndarmkarzinoiden mit Lebermetastasierung. Zum Karzinoidsyndrom gehören Flush (häufigstes Symptom), wäßrige und explosionsartige Durchfälle, asthmaähnliche Anfälle und die Karzinoid-Herzerkrankung (Endo-Myokardfibrose, Klappenfehler). Pellagraartige Hautveränderungen als Folge eines Tryptophanmangels sind selten. Pathophysiologisch werden für den Flush Tachykinine, Bradykinine und Histamin verantwortlich gemacht. Die Durchfälle, die Fibroseneigung und die Bronchokonstriktion werden auf Serotonin bezogen.

*Diagnostik*

Häufig wird das Karzinoid erst gar nicht in das differentialdiagnostische Spektrum miteinbezogen. Die vorrangige Untersuchung ist die Hormonanalyse mit Bestimmung des Serotonins im Serum und der 5-Hydroxyindol-Essigsäure (5-HIES), dem Abbauprodukt des Serotonins, im 24-Stunden-Urin. Mehrfachbestimmungen sind erforderlich. Zur Primärtumorsuche ist die Dünndarm-Doppelkontrastuntersuchung am wichtigsten, die Ultraschalluntersuchung erfolgt zum Ausschluß von Lebermetastasen. Bei spezifischen Fragestellungen, z.B. unklarem Primärtumor, Nachweis eines Rezidivs oder Metastasen, kann das MIBG-Szintigramm (131-Jod-Metajodbenzylguanithidin-Szintigramm) wertvolle Hilfe leisten. Die Sensitivität liegt bei intestinalen Karzinoiden bei bis zu 100%. Eine weitere Möglichkeit ist die Somatostatinszintigraphie.

*Therapie und Prognose*

Allgemein gilt ein Tumordurchmesser von 1,5–2 cm als kritische Größe, ab der mit Lymphknoten und Fernmetastasen zu rechnen ist. Da jedoch auch kleinere Tumoren – wenn auch selten – Lymphknotenmetastasen setzen können, wird empfohlen, unabhängig von der Tumorgröße die Resektion immer unter Mitnahme der regionalen Lymphknoten durchzuführen. Da selbst bei ausgedehnten Lymphknoten- und Lebermetastasen Langzeitverläufe über mehrere Jahre nicht selten sind, ist eine weitestgehende Tumorreduktion anzustreben. Damit werden die Symptome des Karzinoidsyndroms gelindert, die obstruktions- und ischämiebedingten abdominellen Beschwerden genommen und günstige Voraussetzungen für additive Therapiemaßnahmen geschaffen. Eine ausgeprägte Mesenterialfibrose kann die Resektion der Lymphknotenpakete erheblich erschweren. Bei Lebermetastasierung soll die Tumormasse durch typische oder atypische Resektion – besonders bei Patienten mit therapierefraktärer Karzinoidsymptomatik – reduziert werden. Auch Reoperationen bis zu Mehrfacheingriffen sind sinnvoll. Bei diffuser Lebermetastasierung sind die arterielle Embolisation und die temporäre Okklusion mittels einer um die A. hepatica propria gelegten Manschette angezeigt. Bei allen diesen Maßnahmen kann bei entsprechender Anamnese eine Karzinoidkrise mit Schock, Arrhythmie, Flush und Bronchialobstruktion ausgelöst werden.

Als additive Therapie ist in erster Linie die Somatostatin-Therapie mit dem lang wirkenden Somatostatinanalog Octreotid (Sandostatin®) zu nennen. Die Chemotherapie hat geringe Effektivität. Neuere Verfahren wie die Jod-131-MIBG-Radiojod-Therapie und die Behandlung mit Interferon lassen zur Zeit keine endgültige Beurteilung zu.

In der Literatur werden Fünfjahres-Überlebensraten bis zu 94% bei Tumoren ohne, von 64% bei Tumoren mit Lymphknotenmetastasen angegeben. Selbst bei Patienten mit Lebermetastasen werden im Schrifttum Fünfjahres-Überlebensraten von 20–38% berichtet.

## 3.9 Verletzungen

Verletzungen können an der Darmwand und am Mesenterium stattfinden. Bei stumpfen Verletzungen sind das proximale Jejunum und das distale Ileum bevorzugt betroffen. Es entstehen Quetschungen, Berstungen oder Abrisses des Darmes, Hämatome und Areale gestörter Durchblutung. Am häufigsten sind Mesenterialeinrisse. Ein typisches Verletzungsmuster ist die Quetschung des Dünndarmpaketes gegen die Wirbelsäule durch den Gurt bei Frontalaufprall.

*Klinik und Diagnostik*
Die komplette Darmruptur führt zu einem akuten Abdomen. Bei nichtkompletter Darmruptur, gedeckter Perforation oder sich langsam entwikkelnden Durchblutungsstörungen können schwere abdominale Symptome erst nach zwei bis acht Tagen auftreten. Bei Verletzungen größerer Mesenterialgefäße steht ein Blutungsschock im Vordergrund. An erster Stelle der Diagnostik stehen die Anamnese, klinische Untersuchung und die Sonographie des Abdomens. Bei unklarem Befund werden zusätzlich eine Lavage des Abdomens und eine Abdomen-Leeraufnahme im Stehen oder in Linksseitenlage durchgeführt. Die Sonographie wird freie Flüssigkeit praktisch immer nachweisen, nicht jedoch die Ruptur der Darmwand selbst. Fehlen von freier Luft oder eines Paravasats nach Gabe eines wasserlöslichen Kontrastmittels schließen eine Ruptur der Dünndarmwand nicht sicher aus. Absolute Operationsindikationen sind ein akutes Abdomen mit Abwehrspannung, Blutungsschock und der Nachweis von freier Luft. Differentialdiagnostisch muß an ein Rektusscheidenhämatom gedacht werden. Eine deutliche Bauchdeckensymptomatik bis zur diffusen Abwehrspannung ist dabei vorhanden, es fehlen jedoch andere abdominale Symptome wie Paralyse oder Nachweis von freier Flüssigkeit oder freier Luft. Entschließt man sich zu konservativem Vorgehen, muß der Patient unter fortlaufender Hb-, Sonographie- und Lavagekontrolle beobachtet werden. Im Zweifelsfall sollte die Indikation zur Laparotomie gestellt werden.

*Operative Therapie*
Der Zugang erfolgt über eine mediane Laparotomie. Wandrupturen des Dünndarms und ischämische Darmabschnitte werden reseziert und End-zu-End anastomosiert. Bei Verletzungen des Mesenteriums handelt es sich in der Regel um Arkadengefäße kleinerer Ordnung, welche die Durchblutung der zugehörigen Darmabschnitte nicht gefährden. Mesenterialeinrisse werden übernäht. Bei ausgedehnten Befunden mit zweifelhafter Durchblutung muß eine Second-Look-Operation erfolgen. Kleinere antimesenterial gelegene Defekte werden mittels Exzision und querer Darmnaht versorgt. Bei Schußwunden müssen Ein- und Ausschuß aufgesucht und versorgt werden. Immer muß das gesamte Abdomen, auch die Pankreasloge unter Eröffnung der Bursa, revidiert und am Ende der Operation drainiert werden. Eine bereits perioperativ begonnene Therapie mit einem Breitbandantibiotikum ist unerläßlich.

## 3.10 Strahlenfolgen

Unter Strahlenschaden versteht man Früh- und Spätreaktionen des Darmes, die bei der radiogenen Therapie abdomineller Tumoren und Metastasen wegen unvermeidlicher Mitbestrahlung benachbarter Darmabschnitte auftreten. Davon abzugrenzen sind die durch die Bestrahlung auftretenden Komplikationen am tumorbefallenen Darm.

*Pathogenese*
Die Schleimhaut des Dünndarms ist strahlenempfindlicher als die des Dickdarms, weiter nimmt die Strahlensensilität in kranio-kaudaler Richtung ab, und es besteht eine individuell unterschiedliche Gewebeempfindlichkeit. Risikofaktoren technischer Art für die Entwicklung eines Strahlenschadens sind das Bestrahlungsfeld, die Gesamtdosis und die Fraktionierung der Bestrahlung, wobei der Dünndarm 40 Gy ohne Spätfolgen toleriert und ab 50 Gy in 25–50 % mit Spätschäden zu rechnen ist. Eine gleichzeitig durchgeführte Chemotherapie kann die Strahlentoxizität erhöhen. Weiter prädisponierend sind Verwachsungen als Folge von Operationen oder entzündlichen Prozessen. Die Adhäsionen führen zur Fixation der sonst frei beweglichen Dünndarmschlingen, was zur Absorption höherer Strahlendosen führt. Pathologisch-anatomisch kommt es beim Strahlenfrühschaden zu einer Hyperämie der Schleimhaut und Epitheldefekten mit Nekroseherden und Ulzera. Charakteristisch für den Strahlenspätschaden sind obliterierende Gefäßprozesse aller Darm-

wandschichten und des zugehörigen Mesenteriums. Diese führen zu Ulzerationen und Nekrosen und schließlich zur narbigen Ausheilung mit Fibrosierung und Sklerosierung der Darmwandung. Trotz der höheren Strahlensensibilität ist der Dünndarm im Vergleich zum Dickdarm und Rektum wegen seiner besseren Motilität seltener von Strahlenspätschäden betroffen. Aufgrund seiner Lage im Beckenbereich ist das Ileum häufig befallen, nicht selten in Kombination mit dem Sigma und Rektum.

*Klinik*
Strahlenspätschäden können mit einer Latenz von Wochen bis zu vielen Jahren nach Abschluß der Bestrahlung auftreten. Auch gilt grundsätzlich, daß der Spätschaden keine spontane Rückbildungstendenz aufweist, sondern im Sinne einer chronischen Krankheit fortschreitet. Die akuten Alterationen der Dünndarmschleimhaut bilden sich in der Regel mit dem Ende der Bestrahlung zurück. Es bleiben als Spätschaden die radiogenen und/oder adhäsionsbedingten Stenosen mit rezidivierendem Subileus. Gedeckte Perforationen mit Abszeßbildung und Subileus führen bei längerem Verlauf zu zunehmender Kachexie. Auch können als erste Symptome Fäkalurie, Pneumaturie und Stuhlabgang aus der Scheide als Zeichen von Dünndarmfisteln zu Harnblase und Scheide auftreten. Häufig bieten die Patienten bei längerem Krankheitsverlauf uncharakteristische Symptome wie Anämie, Gewichtsverlust, Diarrhoe, Erbrechen und Malabsorptionszeichen und befinden sich somit in einem reduzierten Allgemein- und Ernährungszustand. Im Rahmen von Spätfolgen der Bestrahlung kann es auch zu akut auftretenden Perforationen mit Peritonitis kommen.

*Chirurgische Therapie*
Am Dünndarm kann die klinische Symptomatik – im Gegensatz zum Dickdarm – auch zur Operation im akuten Stadium zwingen. Sehr viel häufiger muß jedoch wegen chronischer Stenosen und Ileus oder wegen Fisteln im Spätstadium (Monate bis Jahre nach der Bestrahlung) operiert werden. Immer sollte angestrebt werden, die oft vorhandene Mangelernährung durch präoperative Ernährung zu bessern. Drei operative Verfahren bieten sich an:

1. die Resektion des geschädigten Dünndarmsegmentes und End-zu-End-Anastomose
2. die Umgehungsanastomose
3. das doppelläufige Ileostoma.

Die Resektion mit End-zu-End-Anastomose ist – wenn technisch möglich – immer dem inneren Bypass vorzuziehen. Dafür spricht, daß das strahlengeschädigte Gewebe mit seinem gesamten Komplikationsspektrum (Blindsacksyndrom, Fisteln, Perforation, Abszeß) entfernt wird. Die Resektion ist immer technisch anspruchsvoll durch die notwendige Adhäsiolyse mit der Gefahr einer zusätzlichen Darmwandschädigung und postoperativen Fistelbildungen. Die Umgehungsanastomose ist indiziert bei nicht resektablem Dünndarmkonglomerat, bei inoperablem Rezidiv des Grundleidens und bei drohendem Kurzdarmsyndrom. In schwierigen Situationen ist das doppelläufige Ileostoma – evtl. auch endständig – mit oder ohne Resektiom das sicherste Verfahren. Bei tumorbedingten Abszessen und Fisteln zu Harnblase, Scheide oder Perineum ist die Abdeckung der Abszeß- und Fistelregion mit gestielten Netzplomben sinnvoll. Da Netz allerdings nach Bestrahlung meist nicht genügend vorhanden bzw. mobilisierbar ist, kann das Einnähen von Dura oder eines Titannetzes als neuer Beckenboden notwendig werden.

Häufige Komplikationen sind Anastomoseninsuffizienz (bis zu 50%), intraabdominelle Infekte und Wundheilungsstörungen. Die Literaturangaben für die Operationsletalität schwanken zwischen 15–37%.

## 3.11 Dünndarmfisteln

Dünndarmfisteln sind eine schwerwiegende Komplikation in der Bauchchirurgie. Ihre Letalität liegt immer noch bei bis zu 20%.

*Pathogenese*
Es werden zwei Entstehungsmechanismen unterschieden: Entweder haben Dünndarmfisteln ihren Ausgang von Anastomoseninsuffizienzen, oder es bestehen andere chirurgische und nichtchirurgische Ursachen wie intraoperativ unerkannte Darmläsionen bei schwierigen Adhäsiolysen, Schädigung durch eine vorangegangene Röntgen-

bestrahlung, Arrosion von Dünndarmschlingen durch Drainagen oder während offener Etappenlavage bei Peritonitis, Mitfassen einer Darmschlinge beim Bauchdeckenverschluß, chronische Fisteln bei Morbus Crohn. Früh- und Spätinsuffizienzen von Darmanastomosen werden begünstigt durch entzündlich verändertes Gewebe bei Morbus Crohn, Peritonitis oder Strahlenschaden, durch grenzwertige Durchblutung der Resektionsränder oder durch operationstechnische Fehler wie übermäßige Elektrokoagulation, Verwendung von zuviel und zu dickem Nahtmaterial oder zu großer Nahtspannung. Auch allgemeine Faktoren wie katabole Stoffwechsellage, erniedrigtes Serumalbumin, ausgeprägte Anämie, kortikoid- und immunsuppressive Therapie können die Nahtheilung ungünstig beeinflussen.

*Symptomatik und Diagnostik*
Bei der Früherkennung von Anastomoseninsuffizienzen oder anderen sich entwickelnden Dünndarmfisteln steht die Beobachtung des Allgemeinzustandes und des Abdominalbefundes an erster Stelle. Bei Abweichungen vom normalen postoperativen Verlauf wie Fieber, Schüttelfrost, Tachypnoe, Tachykardie, hohem Magenrückfluß, Wundinfektion oder Platzbauch muß bei durchgeführter Anastomose immer an eine Nahtinsuffizienz gedacht werden. Bei reduziertem Allgemeinzustand kann auch eine zunehmende Bewußtseinstrübung erstes Anzeichen dieser Komplikation sein. Die Frühinsuffizienz zwischen dem ersten und vierten postoperativen Tag führt meist zu einer lokalen oder diffusen Peritonitis mit septischen Zeichen, während die Spätinsuffizienz ab dem 5. postoperativen Tag durch Verklebung eher zur begrenzten Entzündung mit intraperitonealem Abszeß oder zur Stuhlfistel führt. Im Prinzip wird jede Insuffizienz durch eine gut plazierte und fördernde Drainage «entschärft». Aus Qualität und Quantität des Drainageflusses läßt sich die Insuffizienz diagnostizieren. Bei Insuffizienzen von Dünndarmnähten ist der Sekretfluß meist erheblich und der Geruch fad. Bei diagnostischen Unklarheiten kann eine enterokutane Fistel durch orale Gabe von Farblösungen wie Methylenblau nachgewiesen werden. Anastomoseninsuffizienzen oder chronische Fisteln am Übergang Dünndarm-Dickdarm lassen sich röntgenologisch durch wasserlösliches Kontrastmittel sichern.

*Operationsindikation*
Oberstes Ziel der Behandlung einer Nahtinsuffizienz oder einer Fistel anderer Ursache des Dünndarms ist die Infektbegrenzung. Allein vom Erreichen dieses Zieles hängen Morbidität und Letalität ab. Für die oft schwierige Entscheidung zwischen operativem und konservativem Vorgehen sind vor allem drei Gesichtspunkte wichtig:

1. Vorhandensein oder Fehlen von allgemeinen Entzündungszeichen und lokalen oder diffusen Peritonitiszeichen
2. Zeitpunkt des Auftretens der Insuffizienz
3. Produktivität und Lokalisation der Fistel.

Frühinsuffizienzen von Dünndarmanastomosen erfordern eine sofortige Relaparotomie. Auch bei stark produktiven und hohen Jejunumfisteln soll eine frühe Operation durchgeführt werden. Weiter ist in jedem Stadium von Dünndarmfisteln bei Auftreten von septischen lokalen oder allgemeinen Komplikationen eine sofortige operative Intervention notwendig. Fisteln mit Flüssigkeitsverlusten von weniger als 500 ml/24 h sind im allgemeinen durch konservative Verfahren zur Abheilung zu bringen. Wenn sie jedoch länger als 6 Wochen persistieren, ist die chirurgische Therapie zu erwägen. Stark produktive Fisteln mit über 500 ml/24 h erfordern jedoch immer eine chirurgische Behandlung. Der optimale Zeitpunkt für elektive Eingriffe liegt nach der sechsten Woche.

*Therapeutisches Vorgehen*
Konservatives Vorgehen beinhaltet folgende Maßnahmen:

1. Ruhigstellung der Anastomosen- oder Fistelgegend durch orale Nahrungskarenz, endoluminäre Ableitung bzw. Absaugung und sekretionshemmende Medikamente wie Somatostatin
2. adäquate parenterale Kalorien- und Flüssigkeitszufuhr und nur bei distalen Fisteln orale Gabe von voll resorbierbarer Kost
3. in der Regel anfangs Antibiotikagabe.

Bei frühen Relaparotomien wegen Frühinsuffizienzen von Dünndarmanastomosen oder Dünndarmfisteln anderer Ursache ist das Verfahren der Wahl die Resektion des fisteltragenden Abschnittes und Neuanlage der Anastomose. Bei ungünstiger Situation mit Peritonitis oder vorgeschädigtem

Darm ist aboral des mittleren Dünndarms die Vorlagerung der Insuffizienz als doppelläufiges Stoma vorzuziehen. Bei hohen Jejunumfisteln muß jedoch auch bei ungünstigen Verhältnissen das Risiko einer neuen Anastomose eingegangen werden. Bei solchen hohen Lokalisationen (z. B. auch bei Duodenalstumpfinsuffizienz) kann eine endoluminale Schienung mit weiter distal gelegener Ausleitung (i. S. einer Kader-Fistel mit umgekehrter Flußrichtung) entscheidend sein. Ein einfaches Übernähen der Fistel oder das sog. Patching mit einer benachbarten Schlinge ist beim Dünndarm häufig zum Scheitern verurteilt. Bei Insuffizienzen von ileokolischen Anastomosen mit lokal begrenzter Infektion ist eine Ruhigstellung durch eine doppelläufige Ileostomie und Drainierung möglich. Bei elektiven Eingriffen wegen chronischer Darmfisteln ist eine Anastomose anzustreben. Der abdominelle Zugang ist außerhalb des Fistelkanals zu wählen.

## 3.12 Blindsacksyndrom oder bakterielle Überbesiedelung des Dünndarms

*Definition und Pathogenese*
Die klinische Entität der Begriffe «Blindsacksyndrom», «bakterielle Überbesiedelung» oder «Syndrom der blinden Schlinge» ist definiert als eine bakterielle Überbesiedelung des Dünndarms in quantitativer und qualitativer Hinsicht und als deren Folge eine Malassimilation besonders von Nahrungsfetten und Vitamin $B_{12}$.

Keimdichte und Artenreichtum im Dünndarm nehmen physiologischerweise nach distal zu. Der distale Dünndarm stellt bezüglich der Keimbesiedelung eine Übergangszone zum Dickdarm dar. Im Jejunum können beim gesunden Menschen Grampositive Aerobier und fakultative Anaerobier wie Lactobacilli und Enterokokken vorkommen. Mikrobiologisches Kriterium der Überbesiedelung ist in der Regel das Auftreten von sog. Fäkalkeimen (Kolonflora) im Dünndarm, d. h. anaerober Spezies, bzw. von Gram-negativen Koliformen in einer Dichte von mehr als $10^4$ Keime/ml Jejunumaspirat und von mehr als $10^7$ Keime/ml Ileumaspirat. Nicht jede bakterielle Überbesiedelung muß zu einem Malassimilationssyndrom führen.

*Tabelle 6-13:* Ursachen einer bakteriellen Überbesiedelung des Dünndarms.

- Intestinale Stase durch
  - Mechanische Obstruktion
  - Motalitätsstörungen
- Stasebezirke in Blindsäcken und ausgeschalteten Schlingen
  - Jejunaldivertikel
  - Chirurgisch angelegte blinde Schlingen
  - Interenterische Fisteln
- Hypo- bzw. Anazidität
- Immunologische Faktoren
- Extraintestinales Reservoir

Ursächlich spielen Störungen der normalen propulsiven Peristaltik durch Atonie, Paralyse oder mechanische Obstruktion, intestinale Stase in Blindsäcken und ausgeschalteten Schlingen, Störung der gastralen Säuresekretion und selten immunologische Faktoren eine Rolle. Es gibt somit ein breites Spektrum der möglichen Ursachen für ein ähnliches Krankheitsbild (Tab. 6-13). Zum Beispiel kann eine Magen-Teilresektion nach Billroth II mit Vagotomie durch Störung der Säuresekretion, der Motilität oder durch Stase in der zuführenden Schlinge zu einer bakteriellen Überbesiedelung führen.

Für die Malassimilation bei bakterieller Überbesiedelung sind sowohl veränderter intraluminärer Metabolismus als auch eine funktionelle und morphologische Schädigung der Enterozyten verantwortlich. Aus operativer Sicht sind bakterielle Überbesiedelungen nach chirurgischen Eingriffen (z. B. Billroth-II-Resektionen, intestinalen Bypassoperationen und biliodigestiven Anastomosen) sowie zwar nicht operativ verursachte, jedoch chirurgisch behandelbare Blindsacksyndrome (z. B. segmentale Dünndarmdivertikulose) von Bedeutung.

*Klinik und Diagnostik*
Das klinische Erscheinungsbild der bakteriellen Überbesiedelung ist vielgestaltig und abhängig von der Bakterienart, der Keimdichte und dem betroffenen Darmabschnitt. Leitsymptome der Malassimilation sind Diarrhoe, megaloblastäre Anämie, Steatorrhoe, Gewichtsverlust, Hypoproteinämie und allgemeine Auszehrung. Subjektiv klagen manche Patienten infolge lokal mechani-

scher Irritationen beim Blindsacksyndrom über diffuse abdominelle Dauerschmerzen oder Koliken. Die Symptomatik zeigt sich häufig nach einer beschwerdefreien Latenzzeit. Weiter können beim Blindsacksyndrom auch Komplikationen wie Blutungen oder Perforationen von Divertikeln auftreten. Der direkte quantitative Nachweis einer bakteriellen Überbesiedelung des Dünndarms aus etagenweise entnommenem Jejunalsaft ist routinemäßig nicht durchführbar. Als indirekte Methode ist der $H_2$-Atemtest nach Glukosegabe in der Praxis am wichtigsten. Der Goldstandard zum Nachweis des Malassimilationssyndroms ist die quantitative Fettbestimmung im Stuhl.

*Therapie*
Eine internistische Behandlung steht in vielen Fällen mit gutem Erfolg im Vordergrund, insbesondere bei nicht lokalisierten Ursachen oder bei Risikopatienten. Sie beinhaltet hauptsächlich den Einsatz von Breitspektrum-Antibiotika mit Wirkung gegen Aerobier (z.B. Tetrazykline oder Erythromycin über 10–14 Tage), weiter die Korrektur von Vitaminmangelzuständen und Hypoproteinämien und bei Persistenz einer Steatorrhoe den Ersatz des Nahrungsfettes durch mittelkettige Triglyzeride (MCT-Kost). Antidiarrhoika sind in der Regel kontraindiziert. Bei verminderter intestinaler Motilität ist die Gabe von Prokinetika (z.B. Cisaprid) indiziert. Bei sklerodermiebedingter, chronisch idiopathischer Pseudoobstruktion scheint die Gabe von Somatostatinanaloga ein erfolgversprechendes Therapieprinzip zu sein.

Die Indikation zur chirurgischen Therapie ist gegeben, wenn bei lokal begrenzten Erkrankungen gute Erfolgsaussichten bestehen, die internistische Therapie nicht anspricht und ein vertretbares Operationsrisiko besteht.

Die Operationstaktik richtet sich nach der Ursache der Erkrankung. Im einzelnen kommen in Frage:
1. Resektion einer latero-lateralen Anastomose und Neuanlage als End-zu-End- oder End-zu-Seit-Anastomose (Abb. 6-61)
2. bei Vorliegen einer blinden Schlinge Resektion der ausgeschalteten Schlinge und End-zu-End-Anastomose
3. Resektion einer begrenzten Dünndarmdivertikulose oder Abtragung eines großen Divertikels
4. Umwandlungsoperation beim Syndrom der zuführenden Schlinge nach Gastrojejunostomie, z.B. Umwandlung Typ Billroth II in Billroth I
5. Resektion von Fisteln und fisteltragenden Darmabschnitten bei interenterischen Fisteln
6. bei organischen Stenosen Dünndarmsegmentresektion und End-zu-End-Anastomose.

## 3.13 Kurzdarmsyndrom

*Definition und Ätiologie*
Unter Kurzdarmsyndrom oder short-bowel-Syndrom versteht man einen Symptomenkomplex, der unabhängig von seiner Entstehung die Unfähigkeit des Darmes bezeichnet, die für die Homöostase benötigte ausreichende Nährstoffmenge aufzunehmen. Voraussetzung für die Entstehung eines solchen Zustandes ist der Verlust von mindestens 50–70% des Dünndarmes bzw. von weniger als einem Meter Restdarm, entweder nach einer ausgedehnten Resektion oder durch einen erkrankungsbedingten Funktionsverlust des Darmes. Die Ätiologie ist abhängig vom Erkrankungsalter (Tab. 6-14).

*Pathophysiologie*
Folgende Faktoren beeinflussen die klinischen Folgen einer Dünndarmresektion (Abb. 6-62):

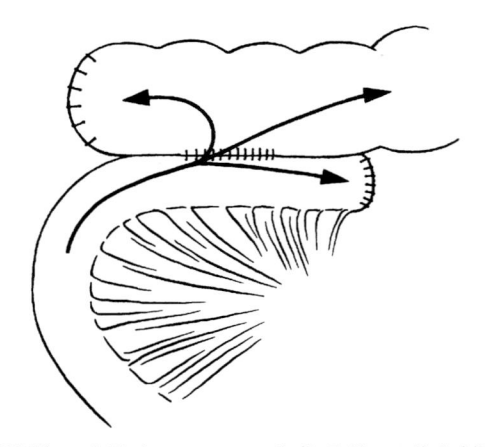

*Abbildung 6-61:* Anastomosentechnik. Fehlerquelle bei der Anlage einer Dünndarm-Kolon-Anastomose: Werden Blindsäcke (an beiden Darmstümpfen!) nicht vermieden, kommt es zur Stase und zum «Blindsacksyndrom».

- Ausmaß der Resektion
- Verlust des terminalen Ileums mit seinen spezifischen Resorptionsaufgaben
- Erhaltung der Ileozökalklappe
- Funktion des verbliebenen Restdarmes und seine morphologische und funktionelle Adaptionsfähigkeit
- Funktion des Kolons, gastrale Hypersekretion.

Ca. 50 % des proximalen und mittleren Dünndarmes können entfernt werden, ohne daß manifeste klinische Erscheinungen der Malabsorption auftreten. Resektionen von über 70% des Dünndarmes können lebensbedrohlich sein, falls postoperativ nicht eine exakte parenterale, vollbilanzierte Ernährung durchgeführt wird. Wichtig ist die exakte intraoperative Abmessung des verbliebenen Restdarmes durch den Chirurgen. Normalerweise findet die Verdauung und Absorption von Fetten, Eiweiß, Kohlenhydraten, Mineralstoffen, Spurenelementen und Vitaminen – mit Ausnahme des Vitamin $B_{12}$ – im Duodenum und Jejunum statt. Trotzdem ist die Resektion des Ileums im allgemeinen mit ausgeprägteren metabolischen Konsequenzen verbunden als die Resektion äquivalenter Jejunumabschnitte. Grund dafür ist, daß das Ileum eine große funktionelle Reservekapazität für die Aufnahme der Substanzen hat, die im oberen Dünndarm resorbiert werden. Umgekehrt gibt es nach distalen Dünndarmresektionen für die speziellen ilealen Resorptionsmechanismen von Gallensalzen und Vitamin $B_{12}$ im Jejunum keine entsprechende Reservekapazität.

Ileumresektionen führen durch Unterbrechung des enterohepatischen Kreislaufs von Gallensalzen zu folgenden Veränderungen: wässrige Diarrhoen sowohl durch Verminderung der Resorption als auch durch Stimulierung der Sekretion von Wasser und Elektrolyten im Kolon (Gallensäurenverlustsyndrom), Fettmalabsorption und Steatorrhoe durch verminderte Micellenbildung, Malabsorption fettlöslicher Vitamine, Bildung von Oxalat-Nierensteinen durch erhöhte Oxalatresorption im Kolon und Hyperoxalurie, Cholesterin-Gallensteine infolge verminderter Gallensäurenkonzentration in der Galle. Durch die Intrinsic-Faktor vermittelte Vitamin $B_{12}$-Malabsorption nach ausge-

*Tabelle 6-14:* Ätiologie Kurzdarmsyndrom.

| Säuglinge | Junge Erwachsene | Ältere Erwachsene |
|---|---|---|
| Atresien | Morbus Crohn | mesenteriale |
| Volvulus | radiogene Enteropathie | Ischämie |
| Nekrotisierende Enterokolitis | Tumoren | Tumoren |
| | Mesenterialvenenthrombose | |

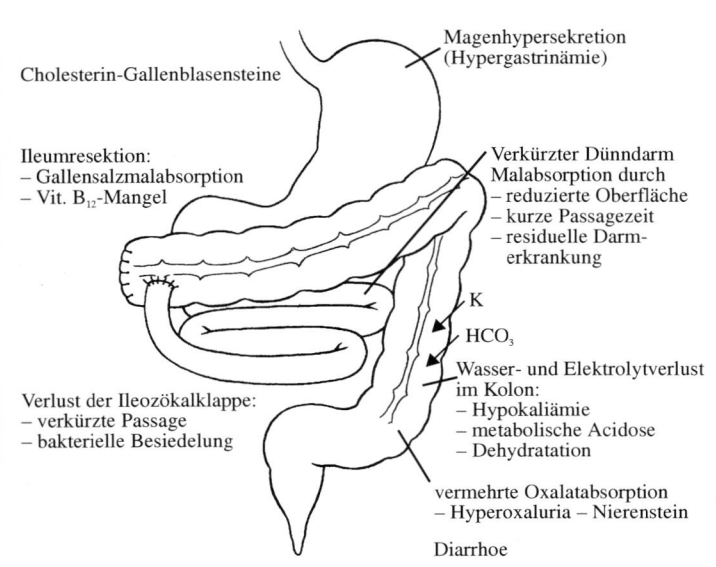

*Abbildung 6-62:* Pathophysiologie und klinische Befunde beim Kurzdarmsyndrom.

dehnter Ileumresektion entsteht nach jahrelanger Latenz das Bild der megaloblastären Anämie und der funikulären Myelose.

Die klinischen Folgen nach Resektion der Ileozökalklappe sind eine Verkürzung der intestinalen Passagezeit und die Möglichkeit einer retrograden bakteriellen Fehlbesiedelung des Dünndarmes.

Ein Weiterbestehen der Grundkrankheit am verbliebenen Dünndarm kann zu schwerer Malabsorption und Diarrhoe führen, selbst wenn die Länge des verbliebenen Darmes für eine normale Resorption ausgereicht hätte. Beispiele sind der M. Crohn und der sogenannte Strahlendarm.

Nach einer ausgedehnten Dünndarmresektion kann die Reservekapazität anderer Darmabschnitte durch funktionelle und morphologische Adaption ausgeschöpft werden. Die morphologische Adaption äußert sich in einer Zunahme des Dünndarmdurchmessers und einer Hypertrophie aller Wandschichten, besonders der Mukosa, und einer röntgenologisch nachweisbaren Längenzunahme nach mehrjährigem Verlauf. Zu den Faktoren, die diese Adaptionsmechanismen fördern, zählen die luminalen Ernährungsstoffe, eine ausreichende Pankreas- und Gallensekretion und ein trophischer Effekt von gastrointestinalen Hormonen auf den Restdünndarm (Gastrin, Glucagon).

Das Kolon hat beim Kurzdarmsyndrom eine entscheidende Bedeutung als Ort der Wasser- und Elektrolytresorption und als Speicherorgan. Stuhlvolumen und Frequenz nach Dünndarmresektion hängen eher von der Länge des verbleibenden Kolons als von der des Dünndarmes ab.

Bei ca. 50% der Patienten mit Kurzdarmsyndrom findet man eine Hypersekretion des Magens, deren Ursache im Wegfall sekretionshemmender gastrointestinaler Hormone des Dünndarmes (Somatostatin, GIP) und einer Hypergastrinämie vermutet wird. Die gesteigerte Magensäurensekretion kann peptische Ulzera verursachen, ist jedoch meist nur ein vorübergehendes Phänomen während der postoperativen Periode und zu Beginn der oralen Ernährung. Die Hypergastrinämie kann bei normaler Magensäurensekretion persistieren.

*Verlauf und Therapie*
Ausgehend von der Rückbildungsfähigkeit der pathophysiologischen Veränderungen kann man drei Stadien der Therapie unterscheiden: postoperative Phase, Adaptionsphase und Gleichgewichtsphase.

1. Postoperative Phase
Diese Phase erstreckt sich im allgemeinen über ein bis zwei Monate. Hauptsymptome sind häufige Stuhlentleerungen, die von Erbrechen begleitet sein können mit Gewichtsverlusten von 10–30%. Während dieser Periode stehen eine genaue parenterale Flüssigkeits- und Elektrolytbilanzierung, Überwachung des Säure-Basen-Haushaltes und eine komplette parenterale Ernährung im Vordergrund der Therapie. Überlappend und schrittweise sollte mit oraler Ernährung begonnen werden, um die Inaktivitätsatrophie des Dünndarmes zu vermeiden und die intestinale Adaption zu beschleunigen. Die in dieser Phase häufig vorhandene gastrale Hypersekretion ist mit H2-Blockern (z.B. Ranitidin 2 × 150 mg/Tag) zu behandeln.

2. Adaptionsphase
Diese Periode dauert mehrere Monate bis zu einem Jahr und ist charakterisiert durch eine langsame Abnahme der Durchfälle mit allmählicher Gewichtszunahme. Der radiologische Befund zeigt eine Verlangsamung der Magenentleerung, eine Verlängerung der Passagezeit im Dünndarm und eine Erweiterung des Darmlumens. Auch eine Längenzunahme des Dünndarmrestes ist möglich. In dieser Phase ist im allgemeinen in Verbindung mit enteraler Ernährung eine partielle parenterale Ernährung zu Hause möglich.

3. Gleichgewichtsphase
Diese ist nach einem halben bis einem Jahr erreicht. Die Stuhlentleerungen reduzieren sich auf zwei bis vier pro Tag, das ursprüngliche Körpergewicht wird annähernd erreicht. Entsprechend dem Ernährungszustand können die Intervalle zwischen den Behandlungen mit parenteraler Alimentation verlängert werden, was für den Patienten einen Ansporn bedeutet, die orale Ernährung zu verbessern. In der Regel kann nach einem Jahr auf komplette enterale Ernährung übergegangen werden. Die Auswirkungen der Malabsorption zeigen sich besonders während dieser Phase. Deshalb kann auch nach Erreichen der oralen Ernährung die Substitution einzelner Spurenelemente oder Vitamine notwendig sein (z.B. regelmäßige Zufuhr von Vitamin $B_{12}$ bei Ileumverlust).

Die parenterale Ernährung erfolgt in der Regel über einen in die Vena cava superior eingesetzten

Katheter, z. B. Port-A-Cath-System oder Hickman-Katheter.

Um eine heim-parenterale Ernährung durchzuführen, bedarf es der Motivation und Kooperationsfähigkeit des (entsprechend aufgeklärten) Patienten. Septische Komplikationen durch die Katheter haben eine hohe Morbidität. Bei längerfristiger oder gar lebenslänglicher parenteraler Ernährung sind Osteoporose und Leberschädigung (besonders bei Kindern) die häufigsten metabolischen Auswirkungen.

*Chirurgische Therapieansätze*

Eine große Anzahl operativer Verfahren sind in der Literatur beschrieben. Es handelt sich dabei im wesentlichen um Ansätze mit wenig klinischen Ergebnissen. Die Prinzipien sind Vergrößerung der Resorptionsfläche, Transitverzögerung zur Verlängerung der Kontaktzeit des Darminhaltes mit der Resorptionsfläche und Dünndarmtransplantation. Bei der Verlängerung der Transitzeit liegen die meisten Erfahrungen mit der antiperistaltischen Interposition eines Dünndarmsegmentes mit insgesamt guten klinischen Ergebnissen vor. Mit der Kolon-Interposition ließ sich bei einigen Kindern ein gutes funktionelles Ergebnis erreichen.

Die erste menschliche Dünndarmtransplantation erfolgte 1967. Dieser und weitere Versuche scheiterten jedoch zunächst an nicht beherrschbaren septischen und immunologischen Komplikationen. In neuerer Zeit werden zunehmend Erfolge bei kombinierter Transplantation von Dünndarm und Leber berichtet. Die Gefahr der Transplantatabstoßung als auch der Graft-versus-host-Reaktion scheint durch einen positiven Effekt der Leber günstig beeinflußt zu werden. Operationstechnisch wird der Darm überwiegend in der gesamten Länge übertragen, die Lumina werden zunächst als Stomata ausgeleitet. Erst nach einer ausreichenden Regeneration des Lymphgefäßsystems und der Darmperistaltik wird in einem zweiten operativen Schritt nach frühestens vier Wochen die Nahrungspassage wieder hergestellt. Eine vollständige enterale Ernährung ist im allgemeinen sechs Monate nach der Transplantation möglich. Als Hauptprobleme der Dünndarmtransplantation gelten in der frühen postoperativen Phase die Graft-versus-host-Reaktion, eine akute Abstoßungskrise und die Gefahr der transmuralen bakteriellen Translokation mit septischen Komplikationen. Sie erfordern eine möglichst frühzeitige Diagnose durch engmaschige endoskopische, histologische und laborchemische Kontrollen und eine entsprechende Behandlung. Da bei der Dünndarmtransplantation ein entscheidender Durchbruch noch nicht erzielt worden ist, sollte sie nur bei denjenigen Patienten in Erwägung gezogen werden, die permanent auf totale parenterale Ernährung angewiesen sind, die schwerwiegende Nebeneffekte der parenteralen Ernährung erlitten (septische Komplikationen, Verlust jeglichen venösen Zugangs, Leberfunktionsstörungen, Beeinträchtigung des Knochenmetabolismus) und deren Prognose sehr ungünstig ist.

## 3.14 Mesenterialinfarkt

Die erste erfolgreiche Darmresektion wegen eines Mesenterialinfarkts erfolgte 1895 durch Elliot und die erste Mesenterialembolektomie 1951 durch Klass. Die Prognose dieser Erkrankung ist bei einer Mortalität von 60–85% weiterhin schlecht.

Für eine Verbesserung der Prognose ist eine klare Differenzierung von vier Ursachen, die zur Infarzierung des Darmes führen können, von hoher Wichtigkeit. Tabelle 6-15 zeigt die anteiligen Häufigkeiten von arterieller Embolie, arterieller Thrombose, venöser Thrombose und non-occlusive-disease (NOD). Die non-occlusive Form hat in den letzten Jahren nicht zuletzt durch die Intensivmedizin beim alten und vorgeschädigten Patienten zugenommen. Sonderformen wie die En-

*Tabelle 6-15:* Formen und Häufigkeit der akuten mesenterialen Ischämie.

| | |
|---|---|
| arterielle Embolie | ca. 40% |
| arterielle Thrombose | ca. 29% |
| venöse Thrombose | ca. 14% |
| non-okklusive-Form | ca. 17% |

*Tabelle 6-16:* Mortalität bei Mesenterialinfarkten.

| | |
|---|---|
| arterielle Embolie | 50–77% |
| arterielle Thrombose | 96% |
| venöse Thrombose | 59–80% |
| non-okklusive-Form | 60–100% |

dangiitis obliterans, fibromuskuläre Dysplasie oder Kollagenose spielen eine untergeordnete Rolle. Bezüglich der Mortalität der einzelnen Formen des Mesenterialinfarktes schneiden die venöse Thrombose und die arterielle Embolie am besten ab (Tab. 6-16).

Die Hauptgründe für die hohe Gesamtmortalität sind die verspätete Diagnosestellung, das hohe Durchschnittsalter von über 70 Jahren und die Multimorbidität der Patienten. Die Häufigkeit des akuten Mesenterialgefäßverschlusses als Ursache des akuten Abdomens liegt unter 1 %.

*Anamnese und Symptomatik*
Nur die Embolie zeigt die klassische Dreiteilung mit Initialstadium (1–6 Stunden), freies Intervall (7–12(24) Stunden) und Endstadium (> 12–24 Stunden). Im Initialstadium kommt es zu einem plötzlichen, nicht lokalisierbaren Abdominalschmerz, Zeichen des Schocks, Erbrechen und Durchfall. Während des anschließenden freien Intervalls bestehen kein oder ein erträglicher Schmerz, leise Darmgeräusche und höchstens ein geringer Lokalbefund. Danach kommt es zu einer deutlichen Verschlechterung des Allgemeinzustandes mit Zeichen der Peritonitis und paralytischem Ileus im Endstadium. Anamnestisch finden sich mögliche Emboliursachen wie Herzrhythmusstörungen, koronare Herzerkrankung, Herzklappenfehler sowie abgelaufene Embolien.

Bei der arteriellen Thrombose als Komplikation einer lokal vorbestehenden Arteriosklerose verläuft die Bauchsymptomatik oft schleichend mit ihrem Höhepunkt manchmal erst nach einigen Tagen. Grund für das verzögerte Auftreten der Symptome sind die vielfältig ausgebildeten Umgehungskreisläufe. Häufig besteht in der Anamnese eine periphere arterielle Verschlußerkrankung oder eine Angina abdominalis. Noch länger ist die Schmerzanamnese bei der mesenterialen Venenthrombose, wobei es sich in der Mehrzahl um sekundäre Formen als Folge von Entzündungen im Quellgebiet der Pfortader, Gerinnungsstörung, mechanischer Abflußbehinderung oder Trauma handelt. Der Schmerzverlauf der non-occlusive-disease (NOD) ist im allgemeinen langsam anschwellend oder diskontinuierlich, vielfach sind Intensivpatienten betroffen. Im Regelfall liegt ein low-cardiac-output-Syndrom bei Herzinsuffizienz mit vorübergehender splanchnischer Vasokonstriktion als homöostatische Antwort zugrunde. Weiter findet sich oft eine Koinzidenz mit Digitaliseinnahme und Niereninsuffizienz.

*Diagnostik*
«Entscheidend ist, daran zu denken.» Im Frühstadium besteht zunächst eine charakteristische Diskrepanz zwischen Bauchschmerzen und geringgradigem Lokalbefund. Die Röntgenleeraufnahme in zwei Ebenen und die Ultraschalluntersuchung dienen im Frühstadium eher dem Ausschluß anderer Erkrankungen als zum Nachweis eines Mesenterialinfarktes. Eine hohe Wertigkeit für die Diagnostik hat der signifikante Anstieg des Serumlaktates. Metabolische Azidose und Leukozytose finden sich im Initialstadium häufig, sind jedoch unspezifisch. Erst die angiographische Darstellung der A. mesenterica superior und evtl. zusätzlich des Truncus coeliacus mittels transfemoraler Kathetertechnik ermöglicht die definitive Sicherung der Diagnose, sie sollte deshalb großzügig eingesetzt werden. Zur Beurteilung des zentralen Abschnittes der Gefäße ist eine seitliche Aufnahme nützlich. Bei der NOD zeigen die kleinen Darmgefäße Kalibersprünge, perlschnurartige Kontraktionen und eine Verminderung der intramuralen Gefäßzeichnung bis zum Bild des sog. «entlaubten Baumes». Als pathognomonisch gilt eine verzögerte Kontrastmittelpassage. Als zuverlässige Methoden zum Nachweis einer Pfortader-Mesenterialvenenthrombose eignen sich auch das CT und die farbkodierte Ultraschall-Duplex-Sonographie.

*Therapie*
Für die Therapie gilt, bei erhobenem Verdacht ohne Zeitverlust – bei akutem Abdomen auch ohne Angiographie – eine Laparotomie durchzuführen. Eine Revaskularisation mit Erhalt des Darmes ist am sichersten innerhalb der ersten 6–12 Stunden möglich. Operationstaktisch besitzt die Revaskularisation Vorrangstellung vor der Darmresektion, insbesondere bei arterieller Embolie und langstreckiger Darmischämie. Die primäre Gefäßrevision bietet die Chance einer vollen Revitalisierung des Darmes oder aber der Einschränkung der Resektatlänge. Nach durchgeführter Embolektomie kann die klinische Prüfung der Durchblutungssituation zur Festlegung der Re-

sektionsgrenzen durch den intraoperativen Einsatz des Ultraschalldopplers an den Vasa recta unterstützt werden. Die Notwendigkeit einer Second-Look-Operation ist vom Operateur festzulegen; sie muß bei der geringsten Unsicherheit innerhalb von 24–36 Stunden durchgeführt werden. Ausgedehnte Darmresektionen von mehr als 70% des Dünndarms sind selten indiziert. Prognostisch besonders ungünstig ist das Vorliegen einer Peritonitis. Müßten größere Dünndarmstrecken reseziert werden und handelt es sich um alte oder Hochrisiko-Patienten, wird die Operation besser als diagnostische Laparotomie beendet.

Bei der arteriosklerosebedingten Thrombose, der venösen Thrombose und der NOD dominiert die alleinige Darmresektion wegen der eingeschränkten Revaskularisationsmöglichkeit. In der Notsituation mit Darmnekrose gelingt bei der arteriellen Thrombose selten ein gefäßrekonstruktiver Eingriff. Auch bei der venösen Thrombose ist wegen häufiger Erfolglosigkeit die venöse Thrombektomie bei der Mehrzahl der Patienten nicht indiziert.

In das Therapiekonzept des Mesenterialinfarktes, insbesondere der NOD, gehört die perioperative Angiographie über den in der A. mesenterica sup. liegenden Angiographiekatheter. Bei der NOD wird die perioperative Gabe von vasodilatierenden Substanzen wie Papaverin oder Prostaglandin E1 empfohlen. Wird die NOD frühzeitig diagnostisch erfaßt, ist ein konservativer Therapieversuch unter intensivmedizinischen Bedingungen und engmaschigen Laborkontrollen indiziert. Der liegende Angiographiekatheter ermöglicht zusätzlich, einen Reverschluß nach Revaskularisation oder einen sekundären arteriolären Vasospasmus zu erkennen und zu behandeln.

*Technik der Embolektomie*
Die A. und V. mesenterica sup. werden unter dem Querkolon am Treitzschen Band nach kranialer Verlagerung des großen Netzes freigelegt. Daraufhin werden die Arterie zentral und peripher der Arteriotomie und ihre Seitenäste angezügelt. Die Arteriotomie erfolgt nur bei guten Wandverhältnissen quer, ansonsten längs (Abb. 6-63). Der Embolus liegt in der Regel distal des Abganges der A. colica media und läßt sich mit dem Fogarty-Katheter gut entfernen. Daraufhin werden die Peri-

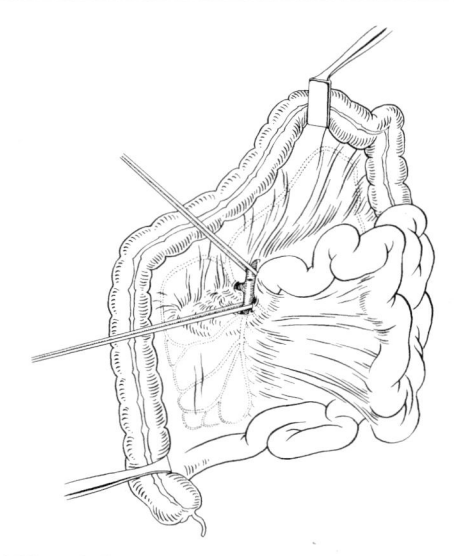

*Abbildung 6-63:* Embolektomie A. mesenterica superior.

pherie und die Seitenäste mit dem Fogarty-Katheter auf Appositionsthromben und losgelöste Fragmente des Hauptembolus revidiert und anschließend mit Heparin-Kochsalzlösung gespült. Die Längsarteriotomie wird immer mit einem Patch (in der Regel autologe Vene) in fortlaufender Nahttechnik, die queren Arteriotomien direkt in der Einzelknopftechnik genäht. Als Nahtmaterial wird monofiler, nicht resorbierbarer Faden der Stärke 6–0 verwendet.

## 3.15 Chronische viszerale Minderdurchblutung

Chronische Gefäßveränderungen der Viszeralarterien sind nach autoptischen und angiographischen Untersuchungen keine Seltenheit. Im Rahmen einer allgemeinen Arteriosklerose findet sich eine Miterkrankung der Viszeralarterien bei bis zu 45% der Patienten.

*Ursachen und klinische Bedeutung*
Die Arteriosklerose dominiert bei den Ursachen. Seltener sind entzündliche Arteriopathien, externe Kompression insbesondere des Tr. coeliacus durch die Zwerchfellschlinge des Hiatus aorticus, fibromuskuläre Wanddysplasie und Stenosen bei der atypischen Coarctatio aortae (Tab. 6-17).

*Tabelle 6-17:* Ursachen der organischen Verschlußprozesse der Viszeralarterien.

– Arteriosklerose
– Entzündliche Angiopathien (Endangiitis obliterans)
– Externe Kompression
– Fibromuskuläre Wanddysplasie
– Konnatale Stenosen

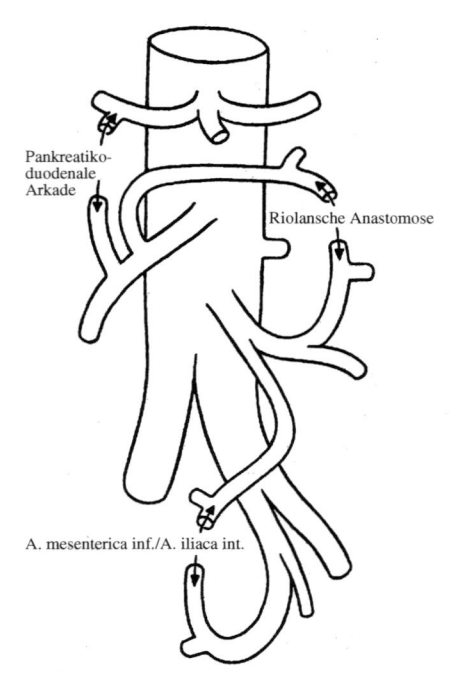

*Abbildung 6-64:* Intestinale Kollateralen.

Beim isolierten Verschluß des Truncus coeliacus sind im allgemeinen keine oder nur leichte, bei dem der A. mesenterica sup. ausgeprägte Beschwerden und Zeichen der chronischen Ischämie zu erwarten. Der Doppelverschluß von Tr. coeliacus und A. mesenterica sup. oder der Verschluß aller drei Viszeralarterien führen infolge der dann begrenzten Kompensationsmöglichkeiten zu den stärksten Formen der arteriellen Durchblutungsinsuffizienz. Im chirurgischen Krankengut ist die A. mesenterica sup. am häufigsten betroffen, wobei in der Regel der Tr. coeliacus und die A. mesenterica inf. mitbefallen sind. Wegen der häufigen Ausbildung eines funktionstüchtigen Kollateralkreislaufes (Abb. 6-64) bei langsam progredienten Gefäßstenosen ist es nicht möglich, aus dem angiographischen Befund auf die Schwere des klinischen Krankheitsbildes zu schließen.

Isolierte, kurzstreckige Stenosen oder Verschlüsse der A. mesenterica inf. verursachen ebenso wie die Unterbindung dieses Gefäßes im allgemeinen keine Krankheitszeichen. Sie verhalten sich wegen der guten kollateralen Blutversorgung über die A. iliaca interna bzw. die Superior-Inferior-Brücke klinisch stumm, vorausgesetzt, daß die aorto-iliakale Ausflußbahn und die höheren Viszeralgefäße keine Verschlußprozesse aufweisen.

*Klinik und Diagnostik*

Die für die Angina intestinalis klassische Symptomentrias ist postprandialer Schmerz, Gewichtsabnahme und systolisches Geräusch, sie ist nur bei etwa 40% der Patienten vorhanden. Die früh-postprandialen Schmerzen manifestieren sich im Oberbauch und werden als «pseudopankreatisch» bezeichnet. Die Gewichtsabnahme ist die Folge der Malabsorption und der wegen der Schmerzen willentlich eingeschränkten Nahrungsaufnahme. Bei den Gefäßgeräuschen handelt es sich zum einen um Stenosegeräusche, zum anderen um kollaterale Gefäßgeräusche. Im Gegensatz zu den aortalen Strömungsgeräuschen werden die Gefäßgeräusche der Viszeralarterien nicht in die Becken- und Femoralarterien fortgeleitet. Die Diagnose wird durch die Aortographie in zwei Ebenen gestellt. In der Frontalebene fällt eine Leere im Bereich des Splanchnicusgebietes mit fehlender oder verspäteter Darstellung der A. mesenterica sup. auf. Der Nachweis der sogenannten Riolan-Arkade als Verbindung zwischen dem Gefäßgebiet der A. mesenterica sup. und der A. mesenterica inf. ist ein sicheres Zeichen einer intestinalen Stenose. Da die arteriosklerotisch bedingten Läsionen vorwiegend abgangsnah im Ostium an der Aortenwand und den folgenden zwei Zentimetern des Gefäßhauptstammes lokalisiert sind, ist ein seitliches Aortogramm zur genauen Beurteilung der Gefäßabgänge notwendig. In der a.-p.-Aufnahme «verdeckt» nämlich die kontrastierte Aorta leicht den zentralen Anteil des Truncus und insbesondere der A. mesenterica sup.

*Operationsindikation*

Eine Operationsindikation ergibt sich bei Patienten mit den Symptomen einer Angina intestinalis und nachgewiesenem Verschluß der A. mesenterica sup. und/oder des Tr. coeliacus, nicht nur zur Beseitigung der Beschwerden, sondern auch, um einem Mesenterialinfarkt vorzubeugen. Da jedoch für postprandiale Oberbauchschmerzen eine große Zahl anderer Ursachen in Frage kommt, muß die Indikation sehr streng – und daher heute selten – gestellt werden. Bei asymptomatischen Viszeralarterienverschlüssen besteht im allgemeinen keine Indikation zur prophylaktischen Rekonstruktion. Die relativ geringe Gefahr eines Darminfarktes bei diesen Patienten beruht auf dem enormen Kompensationsvermögen der Kollateralzirkulation. Nach van Dongen sollte jedoch die sehr seltene prophylaktische Operation in Erwägung gezogen werden, wenn diese Kollateralzirkulation bedroht ist und zwar bei folgenden Situationen:

1. Verschluß sowohl der A. mesenterica sup. als auch des Tr. coeliacus. Die unter diesen Umständen relativ langen Kollateralbahnen könnten durch Stenosierung oder bei hypotonen Kreislaufsituationen insuffizient werden, da angenommen werden kann, daß die Kollateralen auf einen Erfordernishochdruck angewiesen sind.
2. Bei der Operation einer renovaskulären Hypertonie sollte wegen des Erfordernishochdrucks ein vorliegender Viszeralarterienverschluß in der gleichen Sitzung rekonstruiert werden.
3. Bei Operationen, bei denen eine als Spender von Kollateralen fungierende Arterie oder die Kollateralbahn selbst geopfert werden muß, sollte die Rekonstruktion der verschlossenen Intestinalarterie erwogen werden. Typische Beispiele dafür sind die Ligatur der A. mesenterica inf. mit Unterbrechung der Riolan-Arkade beim Ersatz der Aortenbifurkation und bei Resektion des linken Hemikolon.

Rekonstruktionen der A. mesenterica inf. und/oder der A. iliaca interna werden nie durchgeführt, da ein singulärer Verschluß in diesem Bereich als Ursache einer Angina intestinalis nicht bekannt ist. Bei Kombination mit Verschlußprozessen der oberen Intestinalarterien hat deren Rekonstruktion Vorrang. Unter dem Gesichtspunkt der Prophylaxe steht bei den unteren Intestinalarterien der Erhalt einer als Kollaterale fungierenden Arterie im Vordergrund (z. B. Reinsertion der A. mesenterica inf. bei Ersatz der Aortenbifurkation).

## Literatur

van Dongen, P.J.A.M. et al. (1983). Chronische viszeral Arterienverschlüsse. Chirurg, 454–459.
Glick, Ph.L., de Lorimier, A.A., Adzick, N.S., Harrison, M.R. (1984). Colon interposition: an adjuvant operation for short-gut syndrome. J. Pediatric Surg. 19,6: 719–725.
Harder, F., Kull, C. (1987). Fortlaufende einreihige Darmanastomose. Chirurg 58: 269.
Persson Bo, G. et al. (1989). Repeated Hepatic Ischemia as a Treatment for Carcinoid Liver Metastases. World Journal of Surgery 13: 307–312.
Thompson, J.S., Rikkers, L.F. (1987). Surgical alternatives for the short bowel syndrome. Am. J. Gastroenterol. 82,2: 97–106.
TNM-Atlas, UICC (1993). Springer-Verlag, 3. Auflage.
Vollmar, J. (1982). Rekonstruktive Chirurgie der Arterien. 3. Auflage, G. Thieme-Verlag Stuttgart-New York.

## 3.16 Morbus Crohn (vgl. Kap. 5.3.6)

Der M. Crohn wurde als eigene Krankheitsentität zum ersten Mal 1932 von Crohn, Ginzburg und Oppenheimer am Beispiel von 14 Patienten mit entzündlichem Befall des terminalen Ileums als «regional enteritis – a pathological and clinical entity» beschrieben. Zusammen mit der Colitis ulcerosa wird der Morbus Crohn unter dem Begriff der chronisch entzündlichen Darmerkrankungen zusammengefaßt.

### 3.16.1 Ätiologie und Pathogenese

Trotz intensiver Untersuchungen der letzten Jahre ist die Ätiopathogenese der chronisch entzündlichen Darmerkrankungen unklar. Die bislang vorliegenden Untersuchungsergebnisse über familiäre Häufung, ethische Unterschiede, Zwillingsforschung und genetisch bedingte Syndrome zeigen, daß die genetisch bedingte Anfälligkeit der am sichersten identifizierbare Risikofaktor der chronisch entzündlichen Darmerkrankungen ist. Diese Daten weisen auch darauf hin, daß M. Crohn und Colitis ulcerosa genetisch verschiedene Krankheiten sind.

Die Hypothesen einer bakteriellen, viralen und parasitären Genese des M. Crohn werden kontrovers diskutiert. Die interessanteste Parallele zum M. Crohn in Tiermodellen ist bei Mykobakterien-Infektionen festzustellen.

Klinische und experimentelle Befunde zeigen, daß für die chronisch entzündlichen Darmerkrankungen immunologische Störungen in dem hoch differenzierten Immunsystem der Darmschleimhaut eine zentrale Rolle spielen. Insbesondere die T-Lymphozyten der intestinalen Lamina propria scheinen in ihrer Funktion beeinträchtigt zu sein. Eine gestörte Differenzierung der T–Lymphozyten führt mit hoher Wahrscheinlichkeit zu einer überschießenden, nicht supprimierten Immunantwort auf die zahlreichen Antigene im Darmlumen, wodurch eine andauernde Enzündungsreaktion unterhalten wird. Gleichzeitig kommt es durch die überschießende Immunantwort zu einer vermehrten Aktivierung intestinaler T-Zellen, welche die Vitalität und die Proliferation von Epithelzellen beeinflußt. Durch die Synthese von Zytokinen können T-Lymphozyten sowohl positiv als auch negativ die immunologische Reaktion beeinflussen.

Die derzeitige Forschungsarbeit über das Zytokinnetzwerk zeigt, daß die Zytokine direkt und indirekt an der Pathogenese der chronisch-entzündlichen Darmerkrankungen beteiligt sind. Sie sind jedoch nur eine der zahlreichen Facetten des Krankheitsprozesses und sie wirken vermutlich synergistisch mit anderen Entzündungsprozessen, z. B. der Bildung von Antigen-Antikörperkomplexen, der Freisetzung proteolytischer Enzyme und der direkten Zelltoxizität. Zu den proinflammatorischen Zytokinen gehören die Interleukine (IL)-1,-6, Tumornekrose-Faktoren (TNF), Kolonie-stimulierende Faktoren (CSF) für Granulozyten (G-CSF) und für Granulozyten und Monozyten (GM-CSF). Antiinflammatorische Reaktionen können ebenfalls durch Zytokine, weiter durch lösliche Zytokinrezeptoren und Zytokinrezeptor-Antagonisten ausgelöst werden.

Auch sensorische Neuropeptide (Substanz P, calcitonin gene-related peptide) scheinen potente Entzündungsmediatoren zu sein, wobei die bisherigen Ergebnisse für eine Schutzfunktion sprechen. Eine gestörte Schrankenfunktion mit erhöhter Permeabilität der Mukosa trägt ebenfalls wesentlich zur Pathogenese der chronisch entzündlichen Darmerkrankungen bei. Ein weiteres diskutiertes Konzept in der Entstehung des M. Crohn ist die mesenteriale Vaskulitis mit fokaler Infarzierung.

Umstritten bleibt, ob vermehrter Zuckerkonsum sowie andere exogene Noxen in Nahrungsmitteln oder Nikotin eine entscheidende Bedeutung bei der Entstehung des M. Crohn spielen.

Psychische Belastungen können zu einer Exazerbation der Symptome führen, ihre Bedeutung für die Entstehung der Krankheit bleibt offen. Ein spezifisches Persönlichkeitsprofil als Prädisposition für die entzündlichen Darmerkrankungen gibt es offenbar nicht.

### 3.16.2 Epidemiologie

Die meisten neueren Untersuchungen zeigen eine Zunahme der Häufigkeit des M. Crohn. Der Inzidenzbereich schwankt je nach Studie zwischen 2 und 7/100 000 Einwohner. Die Prävalenzrate variiert von 26–75/100 000. Zwischen den beiden Geschlechtern bestehen keine signifikanten Häufigkeitsunterschiede. Der erste Altersgipfel liegt zwischen dem 15. und 35. Lebensjahr und ein kleinerer Gipfel zwischen dem 5. und 7. Lebensjahr. Der M. Crohn tritt auch bei Neugeborenen auf. Die Vermutung, daß sozial schlechter gestellte Personen häufiger an M. Crohn erkranken, ist nicht durch exakte Untersuchungen gesichert. Allgemein akzeptiert ist jedoch, daß in den USA im Vergleich zur weißen Bevölkerung die Krankheit bei männlichen Juden 2–6mal häufiger und bei Farbigen ca. 5mal seltener vorkommt. Die bisherigen Erhebungen zeigen auch eine erhöhte Inzidenz bei Nordeuropäern im Vergleich zu den Südeuropäern.

### 3.16.3 Morphologie

Makroskopisch ist das Vollbild des M. Crohn durch folgende Veränderungen gekennzeichnet: Die Darmwand ist stark verdickt mit Stenosierung des Lumens. Oft sind die Darmschlingen untereinander oder mit anderen Organen verwachsen und bilden einen Konglomerattumor. Das Mesenterium ist ebenfalls verdickt und durch die Entzündung verkürzt. Das mesenteriale Fettgewebe reicht über den Mesenterialansatz auf die Darmwand. Auch die regionären Lymphknoten sind vergrößert (Abb. 6-65). Als Folge der transmuralen Entzündung mit Fissuren können sich Fisteln nach retroperitoneal und zu benachbarten Organen sowie – oft relativ blande – Abszesse entwickeln. Die Schleimhautoberfläche zeigt tiefreichende, längs gestellte Fissuren sowie diskontinuierliche Ulzera. Die zwischen den Fissuren/Ulzera gelegene Schleimhaut ist entzündlich infiltriert und verdickt. Dies entspricht dem «Pflastersteinrelief» des Radiologen, welches häufiger im Ileum als im Kolon gesehen wird. Die Ulzera imponieren in ihrem frühesten Stadium als «aphthoide» flache Geschwüre. Das Bild kann ergänzt werden durch Granulationsgewebs-Polypen, die sog. Pseudopolypen, welche bis zu 3–4 cm lang werden können.

Diese beschriebenen Darmveränderungen sind in wechselnder Weise miteinander kombiniert. Das Entzündungsmuster variiert zwischen in Abheilung befindlichen, vernarbenden Darmabschnitten und frischen, ulzerierenden Schleimhautbezirken. Die Entzündung zeigt meist einen diskontinuierlichen, segmentalen Befall mit abwechselnd gesunden Darmanteilen und erkrankten kurzstreckigen «skip lesions» (Abb. 6-66).

Histomorphologische Merkmale sind die transmurale Entzündung mit Fissuren, fokale Lymphknotenansammlungen mit oder ohne Keimzentren und ein weitgehend intakter Becherzellgehalt der Krypten. Die sog. Epithelzellgranulome sind nur in ca. 40% in der Darmwand und selten in den Lymphknoten nachweisbar.

### 3.16.4 Klinische Symptomatik

Der M. Crohn manifestiert sich unterschiedlich abhängig von der Lokalisation, der Aktivität der Erkrankung, dem Auftreten von Komplikationen (Abb. 6-67), der Geschwindigkeit, mit der sich die Krankheit entwickelt, und vom Auftreten von extraintestinalen Manifestationen. In der Regel ist der M. Crohn durch rezidivierende akute Entzündungsschübe gekennzeichnet, z.T. 2–3mal pro Jahr bei schweren Verläufen. Bei einem Teil der Patienten zeigen die Beschwerden jedoch über mehrere Jahre einen schleichenden Verlauf und unspezifischen Charakter wie unklare Bauchschmerzen, gelegentliche Diarrhoen, Unwohlsein, Appetitlosigkeit und Gewichtsverlust. Die Diagnose wird dann bei den jungen Patienten häufig verspätet gestellt. Bei Patienten mit Ileitis terminalis gibt es auch kurze Anamnesen mit akut einsetzenden Bauchschmerzen, Fieber und Peritonismus mit tastbarer Resistenz im rechten Unterbauch. Bei der Operation unter der Verdachtsdiagnose Appendizitis acuta stellt sich dann der M. Crohn heraus.

Bei Patienten mit längerem schweren Verlauf eines M. Crohn finden sich in wechselnder Kombi-

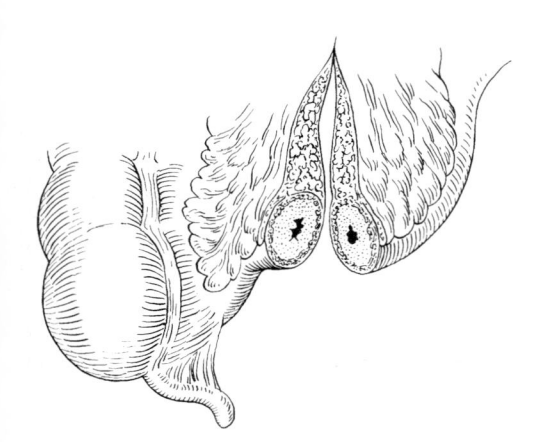

*Abbildung 6-65:* Ileozökalcrohn.

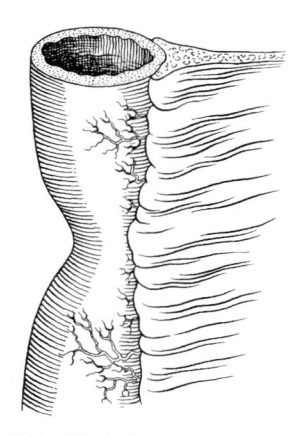

*Abbildung 6-66:* Skip lesion.

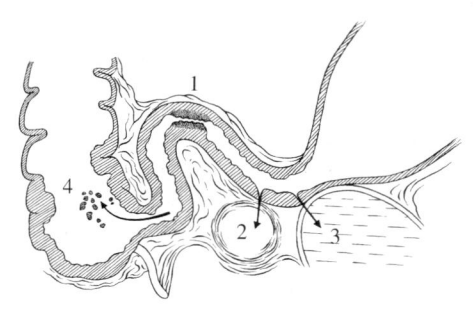

*Abbildung 6-67:* Komplikationen des Ileozökalcrohn: 1 Stenose, 2 retroperitoneale Fistel/Abszeß, 3 ileovesikale Fistel, 4 Blutung.

nation reduzierter Allgemeinzustand, Gewichtsverlust, Anämie, tastbarer Konglomerattumor, enterale und anale Fisteln mit Ausbildung von Abszessen, Fieber und erhöhte Entzündungsparameter bei septischen Krankheitsbildern sowie rezidivierender Ileus bei chronischer intestinaler Obstruktion. Freie Perforation und toxisches Megakolon sind selten. Beim toxischen Kolon verschlechtert sich der Zustand des Patienten innerhalb von Stunden mit hoher Temperatur, Anstieg der Pulsfrequenz, Beeinträchtigung des Kreislaufs und schnell an Intensität zunehmender Peritonitis.

Grundsätzlich kann jeder Teil des Magen-Darmtraktes betroffen sein, am häufigsten sind jedoch das terminale Ileum und das proximale Kolon beteiligt. Im Schrifttum findet sich ein reiner Dünndarmbefall bei 23 bis 31%, ein reiner Dickdarmbefall bei 25 bis 44%, Dünn- und Dickdarmbefall kombiniert bei 33 bis 38% der Patienten. Bei alleiniger Dünndarm-Manifestation stehen Symptome der intestinalen Obstruktion im Vordergrund, bei Befall des Kolons Diarrhoe, evtl. mit Beimischung von Blut und Schleim. Die führenden Symptome beim Magen- und Duodenalcrohn sind Oberbauchbeschwerden und später Stenosezeichen.

Enterale und anale Fisteln gehören zu den pathognomonischen Komplikationen des M. Crohn. Enterale Fisteln können sich entero-enteral, enterokolisch, enterokutan, enterovesikal, enterogenital und retroperitoneal «blind» ausbreiten. Bei ihrer Ausbildung sind sie in der Regel mit Konglomerattumorbildung, Stenosen und Abszessen vergesellschaftet.

Interenterische Fisteln entspringen normalerweise aus einem stark befallenen Darmabschnitt – oft kurz vor einer relevanten Stenose – und münden in einen gesunden Darmteil. Sie werden präoperativ nicht immer diagnostiziert und können intraoperativ in einem Konglomerattumor übersehen werden. Am häufigsten sind ileoileale und ileosigmoidale Fisteln, wobei letztere durch eine Kurzschlußwirkung zu Diarrhoe und Malabsorption führen können.

Enterokutane Fisteln entstehen selten spontan. In der Regel treten sie nach einer Operation infolge Nahtinsuffizienz, Arrosion der Anastomose durch eine Drainage oder ausgehend von einem Anastomosenrezidiv auf. Letztere haben ihren Ausgang meist vor einer Stenose und nicht notwendigerweise in einem crohnbefallenen Darmsegment.

Symptome der enterovesikalen Fisteln sind rezidivierende Harnwegsinfekte mit der Möglichkeit der aufsteigenden Pyelonephritis, Pneumaturie und Fäkalurie. Enterogenitale Fisteln treten häufiger zwischen Rektum und Vagina auf, seltener ileovaginal nach Hysterektomie. Sie haben eine erhebliche Beeinträchtigung der Lebensqualität zur Folge.

Retroperitoneale, blind endende Fisteln werden in ihrer Gefährlichkeit häufig unterschätzt, sie führen zu ausgedehnten retroperitonealen Abszedierungen, Ureterstenosen, Senkungsabszessen durch Übergreifen auf die Psoas-Muskulatur und selten zur eitrigen Koxitis.

Entzündliche Analkomplikationen nehmen in dem Maße zu, in dem der Kolonbefall zunimmt und sich der Entzündungsschwerpunkt nach aboral verschiebt. So leiden ca. 15–25% der Patienten mit Dünndarm-Crohn und ca. 50–75% mit Kolon und/oder Rektumbefall an analen Läsionen. In etwa 10% treten diese Veränderungen im Vorfeld der intestinalen Manifestation auf. Das Erscheinungsbild der analen Crohn-Läsionen ist gekennzeichnet durch verplumpte Marisken, hypertrophe Analpapillen, Ulzerationen mit unterminierten Rändern, Hautbrückenbildungen und rezidivierende periproktische Abszesse mit Fistelbildung (Abb. 6-68). In fortgeschrittenen Fällen finden sich ein mehrkammeriges Fistelsystem, ano- und rektovaginale Fisteln, hochgradige Stenosen im

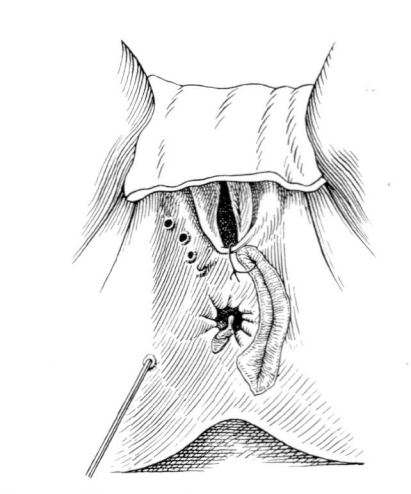

*Abbildung 6-68:* Analcrohn.

Bereich der Linea dentata und als Folge des destruierten Analkanales, der verminderten Rektumcompliance oder auch der allzu radikalen chirurgischen Therapie zunehmende Inkontinenz.

Bei Frauen ist gelegentlich durch Einbeziehung der beiden Tuben in den Entzündungsprozeß die Fertilität beeinträchtigt. Eine Schwangerschaft kann nach Konzeption im inaktiven Stadium der Erkrankung ohne wesentliche Komplikationen verlaufen. Es werden aber auch Exazerbationen beobachtet. Bei schwerem aktiven M. Crohn oder bei Beginn der Krankheit in der Schwangerschaft besteht ein eindeutig erhöhtes Risiko für Mutter und Kind. Nach der Entbindung treten in ca. 40% Rückfälle auf.

Bei Kindern kann der M. Crohn eine Verzögerung von Wachstum und Pubertät bedingen.

Extraintestinale Manifestationen des M. Crohn betreffen die Gelenke, die Haut, die Niere, die Gallenblase und die Leber (Tab. 6-18).

*Karzinomrisiko*

Beim M. Crohn des Kolons und Rektums ist das Karzinomrisiko um das Fünf- bis Siebenfache gegenüber der Norm erhöht, wobei in der Regel ein längerer Krankheitsverlauf vorausgeht. Das Risiko für ein Dünndarmkarzinom auf dem Boden eines M. Crohn ist gering, im Vergleich zum sporadisch auftretenden Karzinom aber ebenfalls erhöht. Das Dünndarmkarzinom befällt dabei jüngere Patienten im Alter von 45–50 Jahre, es entsteht oft multifokal und tritt im entzündlich befallenen Ileum und in ausgeschalteten Schlingen auf. Die Prognose ist mit einer 5-Jahres-Überlebensrate unter 10% sehr schlecht.

*Tabelle 6-18:* Extratestinale Manifestationen des M. Crohn

| | |
|---|---|
| Gelenke | Arthritis, Spondylitis |
| Haut | Erythema nodosum |
| | Pyoderma gangraenosum |
| Nieren | Hyperoxalurie → Nierensteine |
| | Amyloidose |
| Gallenblase | verminderter Gallensäurepool → |
| | Cholesteringallensteine |
| Leber | Pericholangitis |
| | sklerosierende Cholangitis |
| Augen | Iridozyklitis, Uveitis |
| Thromboembolische Veränderungen | |
| Autoimmunhämolytische Anämie | |

*Tabelle 6-19:* Aktivitätsindex (CDAI). Der Aktivitätsindex steigt mit zunehmender Schwere der Krankheit an. Eine schwere Krankheit kann bei einem Index > 150, ein leichter Verlauf bei einem Index < 60 angenommen werden.

| Parameter | Koeffizient |
|---|---|
| 1. Zahl der flüssigen oder sehr weichen Stühle in einer Woche | × 2 = ..... |
| 2. Summe von 7 täglichen Aussagen über abdominelle Schmerzen<br>(0 = keine, 1 = gering, 2 = mäßig, 3 = stark) | × 5 = ..... |
| 3. Summe von 7 täglichen Beurteilungen des Allgemeinbefindens<br>(0 = i. allg. gut, 1 = nicht ganz gut, 2 = schlecht, 3 = sehr schlecht, 4 = unerträglich) | × 7 = ..... |
| 4. Andere mit Morbus Crohn assoziierte Symptome<br>(Zutreffendes bitte ankreuzen)<br>☐ Gelenkschmerz, Arthritis ☐ Pyoderma gangraenosum<br>☐ Erythema nodosum ☐ Analfissur, -fisteln, -abszesse<br>☐ Stomatitis aphthosa ☐ andere Fisteln<br>☐ Iritis, Uveitis ☐ Temperaturen über 37,5° in der letzten Woche<br>Anzahl der zutreffenden Punkte ... | ×20 = ..... |
| 5. Symptomatische Durchfallbehandlung, wenn ja, | ×30 = ..... |
| 6. Resistenz im Abdomen (0 = nein, 2 = fraglich, 5 = sicher) | ×10 = ..... |
| 7. Hämatokrit (Frauen 42 minus Hkt, Männer 47 minus Hkt)<br>Vorzeichen beachten! | × 6 = ..... |
| 8. Gewicht ..... kg<br>Standardgewicht ..... kg<br>$1 - (\frac{\text{Gewicht}}{\text{Standardgewicht}})$<br>(Übergewicht subtrahieren) | ×100 = ..... |
| Aktivitätsindex Summe | = ..... |

### 3.16.5 Diagnostik

Die Diagnose wird aufgrund von Anamnese, körperlicher Untersuchung, Laboruntersuchungen, Röntgenuntersuchung und Endoskopie gestellt.

In der Anamnese müssen länger bestehende Krankheitszeichen wie reduzierter Allgemeinzustand, Bauchschmerzen, Durchfall und Gewichtsverlust bei den meisten jungen Patienten an eine entzündliche Darmerkrankung denken lassen. Bei der körperlichen Untersuchung muß bei Verdacht auf M. Crohn auf druckempfindliche Konglomerattumore, bevorzugt im rechten Unterbauch, Fisteln jeder Art, anale und perianale Läsionen und extraintestinale Manifestationen, z. B. an der Haut, geachtet werden. Alle zur Verfügung stehenden Laborparameter sind nicht spezifisch für den M. Crohn. Zur Beurteilung der Aktivität der Entzündung sind jedoch die Parameter Blutsenkung, C-reaktives Protein, Leukozytenzahl, Differentialblutbild und die Elektrophorese von Bedeutung. Der am häufigsten angewendete Aktivitäts-Index ist der von Best et al. (CDAI = Crohns Disease Aktivity Index, Tab. 6-19). Bei länger dauerndem Krankheitsverlauf finden sich Anämie, Zeichen der Malabsorption und gelegentlich auch Antithrombin-3-Mangel, erhöhter Fibrinogenspiegel und eine Thrombozytose.

Bei der Koloskopie und Rektoskopie sind der diskontinuierliche Befall, Aphthen als mögliche Frühform, längsgestellte Ulzera und ein irreguläres pseudopolypöses Schleimhautmuster entsprechend dem Pflastersteinrelief der Radiologen typisch für einen M. Crohn. Auch ein Befall der Valvula Bauhini und des terminalen Ileums spricht für einen M. Crohn. Bei jedem Patienten mit einem M. Crohn muß bei Oberbauchbeschwerden zum Ausschluß einer Crohnmanifestation im oberen Gastrointestinaltrakt eine Ösophagogastroduodenoskopie durchgeführt werden.

Die Methode der Wahl für den in 60–70 % zu erwartenden Dünndarmbefall ist die Doppelkontrastuntersuchung. Nur das terminale Ileum ist nämlich in günstigen Fällen endoskopisch zugänglich. Typisch für einen M. Crohn sind das sog. Pflastersteinrelief, eine Verkürzung des Mesenterialansatzes mit girlandenförmigem Verlauf des antimesenterialen Darmanteiles, fadenförmige Stenosen («string sign») mit prästenotischer Erweiterung und Fisteln. Für den Dickdarm ist der Doppelkontrasteinlauf bei endoskopisch nicht überwindbaren Stenosen, zum Nachweis von Fisteln und bei differentialdiagnostischen Problemen indiziert.

### 3.16.6 Differentialdiagnose

Eine der wichtigsten und häufigsten Differentialdiagnosen ist die *Colitis ulcerosa*. In etwa 10 % der Patienten ist es aufgrund klinischer, röntgenologischer, endoskopischer und histologischer Befunde nicht möglich, die entzündliche Darmerkrankung eindeutig dem M. Crohn oder der Colitis ulcerosa zuzuordnen (sog. Colitis indeterminata). Es handelt sich dabei meist um schwere Verlaufsformen einer Colitis. Die Unterschiede zwischen M. Crohn und Colitis ulcerosa sind in Tabelle 6-20 aufgeführt.

*Tabelle 6-20:* Merkmale des Morbus Crohn und der Colitis ulcerosa.

| Befunde | M. Crohn | Colitis ulcerosa |
|---|---|---|
| Bauchschmerzen | häufig | selten |
| Blutige Stühle | selten | häufig |
| Toxische Dilatation | selten | selten |
| Stenosen | häufig | selten |
| Lokalisation | gesamter Gastrointestinaltrakt | Kolon, Rektum, seltener terminales Ileum («back wash») |
| Beteiligung des Rektums | selten (20 %) | immer |
| Anale Läsionen | häufig | selten |
| Fisteln | häufig | selten |
| Befallsmuster | diskontinuierlich | kontinuierlich |
| Längsgerichtete Ulzera | häufig | nein |
| Transmurale Entzündung | regelmäßig | selten |
| Epitheloidzellige Granulome | häufig (40 %) | nein |
| Rezidiv nach kurativer Operation | häufig | nein |

Die *Yersiniose* ist insbesondere bei Kindern eine wichtige Differentialdiagnose zum M. Crohn. Bei der Yersiniose findet sich ein Krankheitsverlauf von ein bis zwei Wochen mit unklaren abdominellen Beschwerden im Gegensatz zu der meist längeren Vorgeschichte beim M. Crohn und der kurzen Anamnese bei akuter Appendizitis. Klinisch manifestiert sich die Yersiniose in Form von kolikartigen Schmerzen mit peritonealem Reiz im rechten Unterbauch und fakultativ extraintestinalen Symptomen wie Gelenkbeschwerden. Bei der Laparotomie unter dem Verdacht einer Appendicitis acuta finden sich multiple glasige Lymphknoten (Lymphadenitis mesenterica) mit oder ohne Ileitis terminalis mit klaren Grenzen zwischen krankem und gesundem Darmabschnitt. Die Yersiniose kann serologisch und durch den weiteren Verlauf mit einem Abklingen der gastrointestinalen Symptome innerhalb von ein bis zwei Wochen ohne weitere Therapie gegenüber dem M. Crohn abgegrenzt werden.

In der Differentialdiagnose des M. Crohn müssen auch andere Infektionen (Salmonellose, pseudomembranöse Kolitis, Tuberkulose, Aktinomykose, Amöbiasis) Vaskulitiden, ischämische Kolitis bei älteren Patienten und physikalische und endemische Noxen als Ursachen ausgeschlossen werden.

## 3.16.7 Konservative Therapie

Die konservative Therapie des M. Crohn stützt sich auf folgende Medikamente: Glucokortikoide, Salazosulfapyridin, 5-Aminosalicylsäure, Azathioprin, 6-Mercaptopurin, Metronidazol.

Die medikamentöse Therapie des akuten Schubes beruht auf der Gabe von Glucokortikoiden. Sie führen in ca. 80–90 % bei allen Lokalisationen zu einer Remission. Bei reinem Befall des Dickdarms kann zusätzlich Salazosulfapyridin gegeben werden, welches erst durch die Bakterien im Kolon in die Trägersubstanz Sulfapyridin und die eigentliche Wirksubstanz 5-Aminosalicylsäure gespalten wird. Die klinische Wirkung von 5-Aminosalicylsäure wird im Zusammenhang mit der intraluminalen Konzentration in den erkrankten Darmbezirken gesehen. Alle neuen, oralen 5-Aminosalicylsäuremedikamente sind so konzipiert, daß sie die Wirksubstanz in kontrollierter Weise im Dünn- und Dickdarm abgeben. Diese Präparate lassen deshalb (bei eine Dosierung bis zu 4 g pro Tag) auch eine Wirkung im Dünndarm erwarten, und sie haben eine bessere Verträglichkeit gegenüber dem Salazosulfapyridin. Bei Therapieresistenz sind die immunsuppressiven Substanzen Azathioprin oder 6-Mercaptopurin (1,5 mg/kg) indiziert. Eine signifikante Wirkung von Azathioprin, welche vor allem bei M. Crohn des Dickdarms nachgewiesen wurde, setzt erst nach mehreren Monaten ein. Die Medikation sollte daher über mindestens ein Jahr durchgeführt werden und mit einer kleinen Cortisondosis kombiniert werden. Die wichtigsten Nebenwirkungen sind das potentiell erhöhte Risiko einer Tumorentstehung und Knochenmarksdepression. Weiter sollen unter Azathioprinbehandlung keine Kinder gezeugt und keine Schwangerschaften ausgetragen werden. Im Stadium der Prüfung sind die Immunsuppressiva Methotrexat und Cyclosporin. Metronidazol in einer Dosierung von 1 g pro Tag über vier Wochen wird für die Behandlung von analen Fisteln empfohlen, die Wirkung ist allerdings nicht gesichert.

Auch die enterale Ernährung mit Elementardiäten kann zur Remission der Entzündungsaktivität führen. Die Behandlung muß stationär durchgeführt werden und ist nicht beliebig wiederholbar.

Für die Erhaltung der Remission haben neben der langsamen Reduktion der initial eingesetzten Steroide nach dem gegenwärtigen Stand 5-Aminosalicylsäurepräparate (5-ASA) die günstigste Wirkung. Zur postoperativen Prophylaxe muß 5-ASA früh nach der Operation gegeben werden. Am besten scheint sich die Therapie auf den Ileumbefall auszuwirken. Die Behandlung mit 5-ASA muß dann mindestens ein Jahr oder länger durchgeführt werden, und die Dosis sollte mindestens 2 g betragen.

## 3.16.8 Operative Therapie

### Indikationen

Das Ziel der chirurgischen Therapie ist die Beseitigung eingetretener Komplikationen wie z. B. enteralen Fisteln oder symptomatischen Stenosen. In den letzten Jahren besteht dabei eine Tendenz zur Operation schon bei weniger fortgeschrittenen Befunden. Dafür sprechen die erzielbare bessere Lebensqualität, geringeres Risiko schwerer Komplikationen, die Verringerung des Resektionsausmaßes und eine Letalität unter 1 %.

Notfalloperationen sind sehr selten und müssen bei toxischem Megakolon, Perforation, massiver Blutung und komplettem Ileus erfolgen. Indikationen zur elektiven Operation sind:
- Stenosen mit rezidivierendem Ileus
- Enterale Fisteln mit Stenose-, Abszeß-, Konglomerattumorbildung
- Beteiligung des Urogenitaltraktes
- Versagen der konservativen Therapie
- Beeinträchtigung des Wachstums bei Kindern
- Perianale Fisteln mit Abszedierung.

Stenosen mit chronisch rezidivierendem Ileus und intestinale Fisteln sind die häufigsten OP-Indikationen bei M. Crohn im Dünndarm und ileozökalen Übergang, medikamentöse Therapieresistenz bei Lokalisation im Kolon. Eine längere medikamentöse Therapie ist insbesondere am ileozökalen Übergang mit häufig zu beobachtender Abszeß- und Konglomerattumorbildung nicht sinnvoll. Wenn jüngere Patienten, besonders Kinder, eine Wachstumsretardierung bei mehrfachen Schüben pro Jahr zeigen, ist eine frühzeitige Operation zur Unterbrechung der Krankheitssituation zu empfehlen.

Eine definitive Abheilung von enteralen Fisteln wird ohne Operation praktisch nie erreicht. Die operative Versorgung von blinden, retroperitonealen oder von enterovesikalen Fisteln ist wegen der möglichen infektiösen Komplikationen obligat. Auch enterogenitale und enterokutane Fisteln mit Förderung von viel Intestinalinhalt sollten frühzeitig operiert werden. Bei interenterischen Fisteln besteht eine Operationsindikation erst beim Auftreten von Komplikationen. Perianale Abszesse erfordern eine sofortige Inzision. Ein abwartendes, konservatives Vorgehen ist bei perianalen Fisteln zu empfehlen.

80–90 % der Crohnpatienten müssen während eines 20-jährigen Krankheitsverlaufes operiert werden. Bei ca. 50 % dieser Patienten ist wegen eines Rezidivs eine weitere Operation erforderlich.

*Operationsvorbereitung*
Die Darmvorbereitung erfolgt mittels orthograder Darmspülung, bei fortgeschrittener Krankheit mit Stenosen und Fisteln durch Diät und parenterale Ernährung. Bei elektiven Eingriffen ist eine perioperative Antibiotikaprophylaxe mit einem Breitbandantibiotikum, bei Koloneingriffen kombiniert mit Metronidazol durchzuführen. Diejenigen Patienten, die im Rahmen der konservativen Therapie mit Kortikosteroiden behandelt werden, müssen intra- und postoperativ eine erhöhte Dosis erhalten, um den Operationsstreß auszugleichen (200 mg Prednison oder Prednisolon am OP-Tag, in den folgenden Tagen Reduktion über 100 und 50 mg auf die Erhaltungsdosis). Bei Patienten in reduziertem Allgemeinzustand infolge septischer Komplikationen, chronisch-intestinaler Obstruktion oder Fisteln ist eine präoperative Ernährungs- und Infusionstherapie obligat. Eine Notfalloperation ist in dieser Situation selten indiziert. Größere intra- und retroperitoneale Abszesse sollten bis zur Operation mit interventioneller Drainage entlastet werden.

*Operationstechnik*
Die crohnspezifische OP-Technik muß maximal organerhaltend sein. Bei radikalem Vorgehen im Sinne der onkologischen Chirurgie wird nämlich einerseits die Rezidivrate nicht gesenkt und andererseits erhöht sich das Risiko für ein Kurzdarmsyndrom, insbesondere bei Rezidiveingriffen.

Die Laparotomie erfolgt über einen medianen Zugang. Zu Beginn ist eine genaue Revision zur Feststellung der makroskopischen Ausdehnung des Crohnbefalls notwendig. Fistel- und Abszeßbereiche werden erst nach Isolierung der Umgebung mit Bauchtüchern eröffnet. Bei der Mobilisation von Konglomerattumoren muß auf Fisteln zu anderen Organen geachtet werden. Es sind nicht immer alle am Tumor beteiligten Dünndarmschlingen vom M. Crohn befallen. Die Skelettierung des Mesenteriums wird darmnah unter Schonung des regionalen Lymphabflußgebietes durchgeführt. Die Resektionsgrenzen werden im makroskopisch crohnfreien Bereich mit einem Sicherheitsabstand von 2–5 cm festgelegt. Die intraoperative Schnellschnittuntersuchung der Absetzungsränder ist nicht notwendig, da der Nachweis histologischer Veränderungen im Sinne eines M. Crohn keinen negativen Einfluß auf die Anastomoseninsuffizienz- und Rezidivrate hat. Zudem ist die Beurteilung der entzündlichen Veränderungen im Gefrierschnitt sehr unzuverlässig. Die Anastomosen werden in typischer Weise End-zu-End angelegt. Zur Vermeidung von Stenosen und Fisteln durch zuviel Fremdmaterial in der Submukosa wird die einreihige seromuskuläre Naht unter Aussparung der Mukosa in Einzelknopftechnik mit resorbierbarem Nahtma-

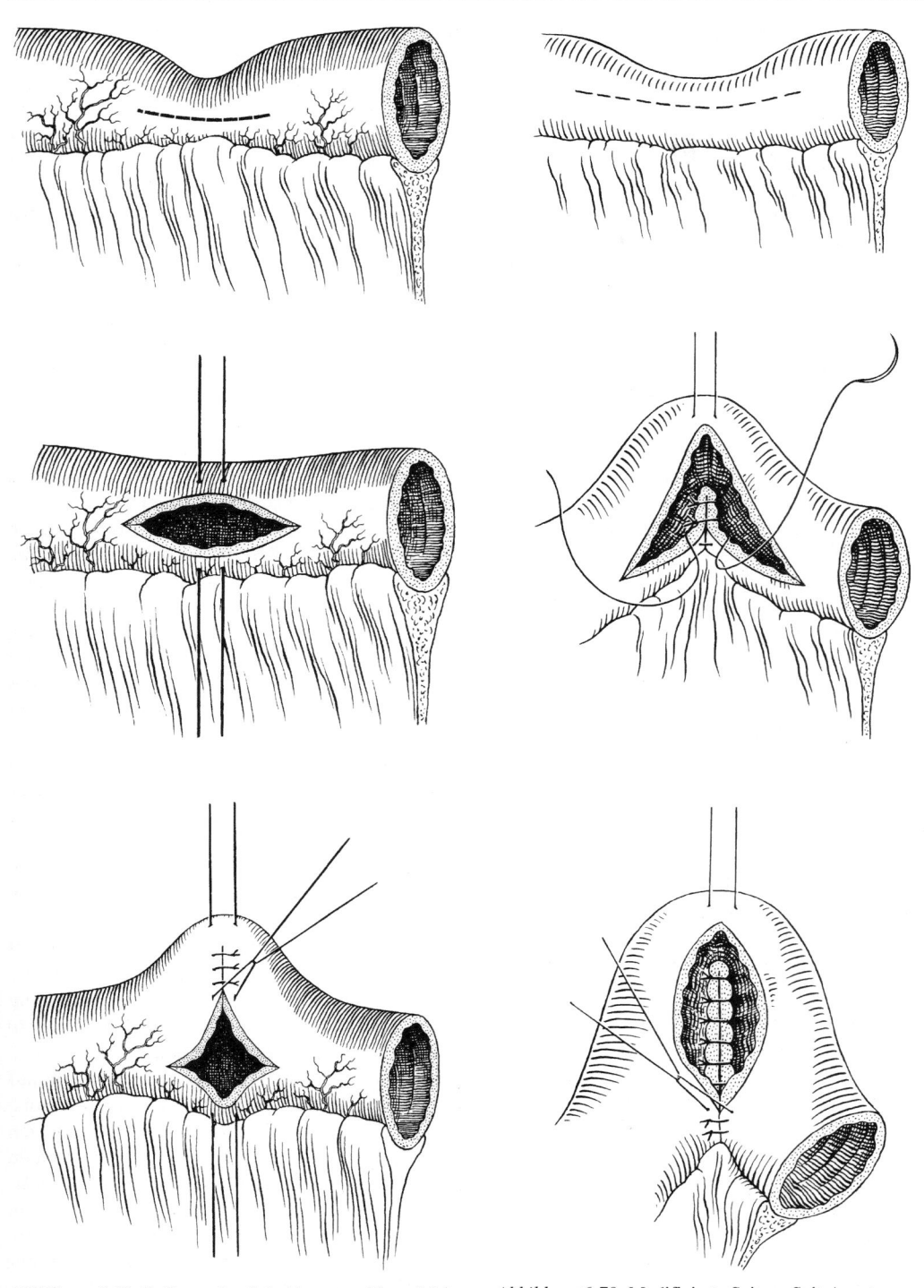

*Abbildung 6-69:* Strikturoplastik bei kurzstreckigen Läsionen (skip lesions).

*Abbildung 6-70:* Modifizierte Seit-zu-Seit-Anastomose bei längeren Stenosen.

terial empfohlen (vgl. Abb. 6-53). Klammernahtgeräte sind kontraindiziert. Die sog. Strikturoplastik ist der minimalste Eingriff bei kurzstreckigen Stenosen («skip lesions») des Dünndarms. Die narbige Stenose wird längs inzidiert und in einreihiger Einzelknopftechnik quer vernäht (Abb. 6-69). Bei etwas längeren Stenosen besteht die Möglichkeit einer Quervernähung im Sinne einer modifizierten Seit-zu-Seit Anastomose (Abb. 6-70). Die Nahtinsuffizienzrate ist nicht höher als bei Nähten am gesunden Darm. Bei isolierter Stenose oder mehreren eng nebeneinanderliegenden Stenosen ist die Segmentresektion vorzuziehen. Am Dickdarm ist die Strikturoplastik nicht indiziert, da der Verlust auch von längeren Kolonabschnitten funktionell ohne wesentliche Bedeutung ist. Umgehungsanastomosen unter Belassung des Entzündungsherdes sind obsolet. Durch entzündliche Konglomerattumore verursachte Ureterstenosen erholen sich nach Resektion des crohnbefallenen Darmes, eine Ureterolyse ist in der Regel nicht notwendig. Intraabdominelle Drainagen sind wegen der Fistelgefahr sparsam zu verwenden und frühzeitig zu entfernen.

*Enterale Fisteln*
Bei enteralen Fisteln muß das crohnbefallene Ursprungssegment immer reseziert werden. Die Einmündung im in der Regel gesunden Empfängersegment (Dünndarm, Kolon) wird exzidiert und übernäht. Der Duodenalwanddefekt bei der seltenen ileokoloduodenalen Fistel nach ileokolischer Anastomose muß mit einer Y-Schlinge nach Roux versorgt werden, falls Exzision und Übernähung nicht möglich sind. Die Fisteleinmündungen in die Harnblase bei enterovesikalen Fisteln und in die Vagina bei ileovaginalen Fisteln nach Uterusexstirpation werden ohne Exzision übernäht. Bei enterokutanen Fisteln wird der Fistelkanal durch die Bauchdecke breit eröffnet und offen behandelt. Von sog. blinden enteralen Fisteln ausgehende retroperitoneale Abszedierungen werden drainiert und evtl. mit einem gestielten Netzlappen gedeckt.

*Rektumcrohn, perianale und rektovaginale Fisteln*
Bei Patienten mit ausgeprägtem Befall des Rektums und/oder fortgeschrittenem Fistelleiden ist manchmal die Rektumexstirpation bzw. die Proktokolektomie nicht zu umgehen. Die Rektumausschaltung im Sinne einer Hartmann-Situation ist eine Alternative. Nachteile der Rektumexstirpation sind häufig persistierende perineale Fisteln, die Gefahr von Potenzstörungen bei Männern und gynäkologische Probleme bei Frauen und nicht zuletzt der psychologische Aspekt eines definitiven Eingriffes.

Die analen Veränderungen bei M. Crohn werden trotz eines gelegentlichen bizarren Ausmaßes von den Patienten subjektiv erstaunlich gut toleriert. Bei Abszessen und Verhaltbildungen ist die frühzeitige und suffiziente chirurgische Entlastung notwendig, um die Ausbreitung der Weichteilinfektion zu stoppen. Die Fistelsanierung wird vom weiteren Verlauf unter Behandlung der intestinalen Grunderkrankung abhängig gemacht, wobei grundsätzlich ein konservatives Vorgehen angezeigt ist. Es besteht bei Geduld die Chance des Spontanverschlusses bei therapierter intestinaler Crohnlokalisation. Bei Erkrankung des Rektums und komplizierten hohen Fisteln wird allerdings selten eine definitive Ausheilung erreicht. Bei rezidivierender Fistelexazerbation ist eine sparsame Fistelspaltung mit Fadendrainage (oder vessel loops) indiziert, welche lange belassen wird. In schwierigen Situationen ist die Möglichkeit der temporären Stuhldeviation (Loopileostomie) in Betracht zu ziehen, um die septische Situation in der perianalen Region zur Ruhe zu bringen. Das anale Fistelleiden kann schließlich zu einer irreversiblen Zerstörung des Sphinkterapparates führen. Dies kann jedoch auch Folge eines zu aggressiven chirurgischen Vorgehens sein. Stenosen im Analkanal werden stumpf digital gedehnt. Auch die Strikturotomie mit Laserstrahl scheint erfolgversprechend zu sein.

Bei rektovaginalen Fisteln erfolgt in der Regel als erster operativer Schritt die Anlage eines Deviationsstomas. Die lokale operative Sanierung sollte nur bei entzündungsfreiem oder mildem Crohnbefall des Rektums durchgeführt werden. Sie hat bei schwerer Proktitis keine Aussicht auf Erfolg. Die Operation erfolgt je nach Fistelhöhe über einen transvaginalen oder transabdominalen Zugang. Bei transabdominalem Vorgehen werden die Fistelöffnungen an Rektum und Vagina exzidiert und übernäht und mit einem gestielten Omentumlappen abgedeckt.

Die Resektion proximal gelegener, entzündlicher Darmsegmente kann das Fistelleiden bessern, selten auch heilen. Die Indikation zur Resektion muß jedoch lokal eindeutig sein, sie darf sich nicht am lokalen Fistelleiden orientieren.

Als temporäres Deviationsstoma ist das doppelläufige Ileostoma erste Wahl, da das Kolostoma häufig auch bei primär unauffälligem Darm Ausgangspunkt schwerer peristomaler Crohnmanifestationen (Fistel, Infekte) mit nachfolgenden Versorgungsschwierigkeiten ist.

*Toxisches Megakolon*

Kommt es unter intensiver Therapie zu keiner Besserung der Sepsis und der peritonitischen Zeichen, ist die Indikation zur Notoperation frühzeitig zu stellen. Bei Befall des gesamten Kolons und Rektums erfolgt die Colektomie mit terminalem Ileostoma und Blindverschluß des Rektums. Die gleichzeitige Rektumexstirpation ist in der Notsituation kontraindiziert. Bei Teilbefall oder intraoperativ nicht genau beurteilbarer Ausdehnung des M. Crohn werden nur die stark befallenen Anteile reseziert. Das orale Darmende wird als endständiges Stoma angelegt und der aborale Schenkel entweder blind verschlossen oder als Schleimfistel ausgeleitet. Eine primäre Anastomose ist nur in Einzelfällen vertretbar.

*Duodenalcrohn*

Funktionell wirksame Stenosen im Duodenum werden – im Gegensatz zum übrigen Intestinaltrakt – durch eine Bypass-Operation behandelt. Diese erfolgt in Form einer Gastroenterostomie, kombiniert mit einer proximal-gastralen Vagotomie. Bei kurzstreckigen Stenosen besteht auch die Möglichkeit einer Strikturoplastik.

*Neue Operationstechniken*

In letzter Zeit gibt es im Schrifttum zunehmend Berichte über laparoskopisch assistierte Resektionen bei Morbus Crohn. Dies betrifft insbesondere die Ileozökalresektion.

### 3.16.9 Rezidive

Die meisten Patienten entwickeln nach «kurativer» Operation ein Rezidiv, wenn die Nachbeobachtungszeit lang genug ist. Die Häufigkeitsangaben schwanken je nach Definition des Begriffes «Rezidiv». Endoskopische und mikroskopische Zeichen eines Rezidivs sind 1 Jahr nach der Operation bei etwa 70 % und 3 Jahre postoperativ bei etwa 85 % der Patienten festzustellen. Klinische Rezidive mit Beschwerden haben nach 3 Jahren etwa 30 % der Patienten. 40–50 % der operierten Patienten müssen wegen eines Rezidivs im Laufe ihres Lebens erneut operiert werden. Die Rezidive entstehen nach ileokolischer Anastomose in der Regel an der Anstomose und oral davon im «neoterminalen» Ileum.

Folgende Faktoren spielen bei der Rezidiventstehung eine Rolle:

– Je länger das Intervall zwischen ersten Symptomen und Operation ist, desto günstiger ist der postoperative Verlauf. Die Frühoperation verringert die Rezidivrate nicht.
– Es gibt offensichtlich zwei klinische Formen mit unterschiedlichem Rezidivrisiko: eine aggressive, mit Fisteln verbundene und eine milde Verlaufsform ohne Fisteln.
– Es entwickeln sich Rezidive umso häufiger, je jünger der Patient und je ausgedehnter der Darmbefall ist.

Ein signifikanter Unterschied der Rezidivraten bei unterschiedlicher Lokalistaion ist bisher nicht nachgewiesen worden. Der Einfluß einer postoperativen medikamentösen Behandlung auf die Rezidivhäufigkeit ist derzeit noch nicht geklärt.

## Literatur

Crohn, B.B, Ginzburg, L. & Oppenheimer, G.D. (1932): Regional ileitis – a pathologic and clinical entity. *JAMA* 99, 1223–1328.

Lee, E.C. (1982): Minimal surgery for chronic obstruction in patients with extensive or universal Crohn's disease. *Ann. R. Coll. Surg. Engl.* 64, 229–233.

Rutgeerts, P., Geboes, K., Vantrappen, G., Beyls, J., Kerremans, R. & Hiele, M. (1990): Predictability of the postoperative course of Crohn's disease. *Gastroenterologyy* 99, 956–963.

# 4. Appendix

F. Lindemann und J. Witte

## 4.1 Häufigkeit der Appendizitis, Geschlechts-/Altersverteilung

Mit einer deutlichen Prävalenz in den zivilisierten Ländern ist die Appendizitis eine typische Erkrankung des 20. Jahrhunderts. Etwa 7% der Bevölkerung der westlichen Länder erkranken im Laufe ihres Lebens daran.

Männer und Frauen sind etwa gleich häufig betroffen. Im Alter zwischen 10 und 30 Jahren überwiegen Männer etwas gegenüber Frauen (3:2).

Die akute Appendizitis findet sich in jedem Lebensalter. Sie ist bei Kleinkindern selten, nimmt mit weiterem Alter an Häufigkeit zu und erreicht einen Gipfel bei 10- bis 30-Jährigen. Danach wird die Erkrankung seltener, tritt jedoch bis ins hohe Greisenalter auf (Abb. 6-71).

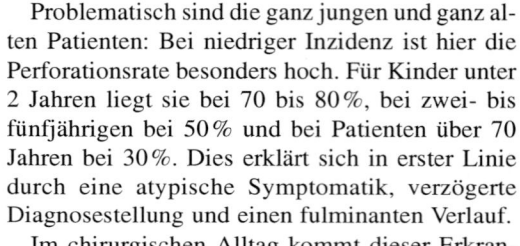

Problematisch sind die ganz jungen und ganz alten Patienten: Bei niedriger Inzidenz ist hier die Perforationsrate besonders hoch. Für Kinder unter 2 Jahren liegt sie bei 70 bis 80%, bei zwei- bis fünfjährigen bei 50% und bei Patienten über 70 Jahren bei 30%. Dies erklärt sich in erster Linie durch eine atypische Symptomatik, verzögerte Diagnosestellung und einen fulminanten Verlauf.

Im chirurgischen Alltag kommt dieser Erkrankung eine wichtige Rolle zu. Die Appendektomie ist der häufigste abdominalchirurgische Notfalleingriff. Bei jedem Patienten mit akuten (Unter-)Bauchschmerzen – sofern noch nicht appendektomiert – muß die Appendizitis in die differentialdiagnostischen Erwägungen miteinbezogen werden.

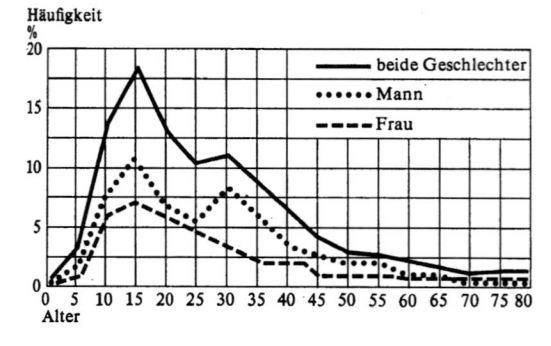

*Abbildung 6-71:* Alters- und Geschlechtsverteilung (nach Burgos und Johnson, n = 1315).

## 4.2 Anatomie/Physiologie

Embryologisch stellt die Appendix vermiformis das hypoplastische Ende eines ursprünglich viel größer angelegten zoekalen Blindsackes (Blinddarm) dar.

Charakterisiert ist der ca. 7,5 bis 10 cm lange Blinddarm-Wurmfortsatz morphologisch durch die Vereinigung der drei Taeniae coli und durch das enge (millimeterweite) Lumen. Eine physiologische Funktion der Appendix vermiformis wurde im Zusammenhang mit der Konzentration der

Lymphfollikel gesucht, eine immunologische Aufgabe ist jedoch nicht gesichert.

Während fehlende Anlage oder Duplikation oder aber kontralaterale Lage bei Situs inversus ausgesprochen selten sind (Häufigkeit 1:100 000 bzw. 1:35 000), kommen häufiger Lagevarianten des Zoekalpols und verschiedene Lagerelationen der Appendixspitze zur Appendixbasis vor (Abb. 6-72). Daraus ergeben sich Unterschiede in der Schmerzlokalisation («atypischer Schmerz»), was differentialdiagnostisch Schwierigkeiten bereiten kann.

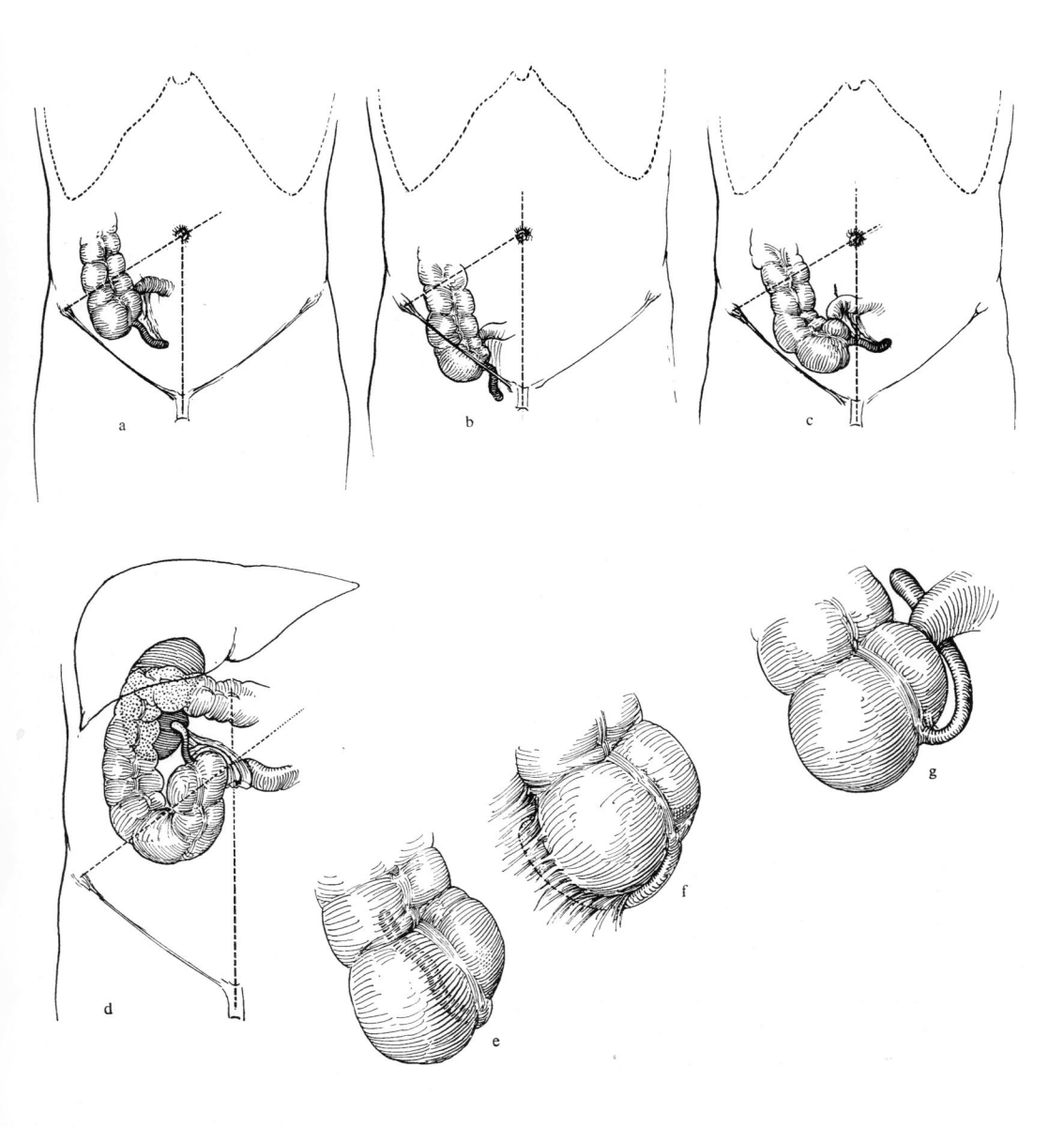

*Abbildung 6-72:* Lagevarianten: a. normal; b. pelvin; c. «Linksappendizitis»; d. hochgeschlagen subhepatisch; e. und f. retrozökal; g. mesozökal.

## 4.3 Ätiologie der Appendizitis Pathophysiologie

Als primärer pathogenetischer Schritt galt bisher die Lumenobstruktion wie z. B. durch Kotsteine, die bei faserarmer Nahrungszufuhr häufiger zu finden sind, oder durch lymphatische Hyperplasie als Begleitreaktion bei Virusinfekt. Während sorgfältige Untersuchungen nur in 30 bis 40% Obstruktion als Ursache nachweisen konnten, identifizieren jüngere Studien Schleimhautulzerationen als initiale Noxe bei der Mehrheit der Patienten. Deren Auslöser ist unklar, postuliert wird jedoch eine virale Ätiologie bzw. eine Infektion mit Yersinien.

Mit Fortschreiten der initial reversiblen Entzündungsreaktion kommt es durch bakterielle Besiedelung der Blinddarmwand (Escherichia coli, Bacteroides fragilis, Klebsiella, Enterobacter) und durch Eiteransammlung zur Lumendistension und gestörten Mikrozirkulation.

## 4.4 Pathologie

Bei der akuten katarrhalischen Appendizitis sind Ödem, kleinere Nekrosen und Entzündungsreaktion als histopathologische Veränderungen fokal auf Schleimhaut und Submukosa begrenzt. Bei flächenhaften Veränderungen entsteht daraus die akute ulzeröse Appendizitis. Makroskopisch ist die Appendix etwas gerötet, gefäßinjiziert und geschwollen. Allerdings können diese Veränderungen fehlen. Bei 10–20% der wegen entsprechender klinischer Symptomatik entfernten, aber vom Chirurgen als unauffällig bezeichneten Appendizes sind histologisch doch eindeutig entzündliche Veränderungen nachweisbar.

Mit entzündlicher Infiltration aller Wandschichten findet sich bei der phlegmonösen Appendizitis eine deutliche ödematöse Schwellung mit hyperämisch-livider Serosa und Fibrinauflagerung. Dabei ist meist die Appendix in voller Länge betroffen, während bei der eitrig abszedierenden Form nur Anteile – z. B. die Appendixspitze – befallen sein können.

Unbehandelt entwickelt sich daraus eine hämorrhagische Wandnekrose (gangränöse Appendizitis) mit lokaler Peritonitis, da durch die Wandinfarkte ein Bakterienübertritt ungehindert möglich ist. Oder es kommt zum makroskopisch eindeutig erkennbaren Wanddefekt (perforierte Appendizitis), die eine lokale oder diffuse Peritonitis verursacht und unterhält. Durch Anlagerung des Omentum majus oder benachbarter Ileumschlingen kann die Perforationsöffnung abgedeckt werden (gedeckt perforierte Appendizitis) und die Ausbreitung einer Peritonitis verhindert werden, so daß ein perityphlitischer oder periappendizitischer Abszeß entsteht.

Aufgrund der inzidentell entdeckten neoplastischen Veränderungen ist die histologische Aufarbeitung des Operationspräparates bei jeder Appendektomie obligat.

## 4.5 Diagnostik der Appendizitis

### 4.5.1 Symptomatik

Leitsymptom ist der akute – seit Stunden, allenfalls seit Tagen bestehende – rechtsseitige Unterbauchschmerz. Die charakteristische Symptomensequenz der akuten Appendizitis beginnt mit diffus empfundenen, nur mäßig starken Schmerzen, vorwiegend im Epigastrium oder periumbilikal, gefolgt von Appetitlosigkeit (selten bei Kindern), leichter Übelkeit und gelegentlich Erbrechen (bei Kindern häufig, selten bei Erwachsenen). Nach unterschiedlich langem Zeitintervall von einigen Stunden verlagert sich der heftiger werdende Schmerz in den rechten Unterbauch, wird dort gut lokalisierbar und durch Umhergehen oder Husten verstärkt (Abb. 6-73). Dieser klassische Ablauf ist allerdings nur bei der Hälfte der Appendizitis-Patienten (55%) zu finden und tritt auch gelegentlich (20%) bei anderen intraabdominellen Akuterkrankungen auf. Genausogut können die Schmerzen von Anfang an auf den rechten Unterbauch beschränkt sein oder aber während des gesamten präoperativen Verlaufes diffus-verteilt und unlo-

*Tabelle 6-21:* Klassische Zeichen der akuten Appendizitis.
1. Appetitlosigkeit, Übelkeit, Erbrechen
2. Schmerzverlagerung in den rechten Unterbauch
3. lokalisierter Druckschmerz rechter Unterbauch
4. Temperaturerhöhung mit rektal-axillärer Differenz von 1 °C
5. Leukozytose

kalisierbar bleiben (letzteres z. B. bei retrozökaler Lage der Appendix). Vor allem bei alten Menschen sind die Schmerzen weniger heftig und schwerer lokalisierbar, der spätere lokalisierte Druckschmerz im rechten Unterbauch aber Leitsymptom gegenüber fehlender Leukozytose und Fieber.

Entgegen der üblichen Meinung ist die vorübergehende Schmerzerleichterung durch die eingetretene Perforation recht selten. Die meisten Patienten fühlen sich zunehmend krank, die Intensität der Schmerzen wird stärker, diese sind nun diffuser verteilt. Es entwickelt sich ein septisches Krankheitsbild.

Plötzlicher Verschluß des Wurmfortsatzlumens: Meist Kotstein

1. Beginn: Schmerz im Epigastrium, Übelkeit, Erbrechen.

Wurmfortsatz akut dilatiert

2. Der Schmerz zieht in die rechte Fossa iliaca: *Akute Dilatation des Wurmfortsatzes* = lokalisierter Druckschmerz in der rechten Fossa iliaca.

Umschriebene Wandgangrän infolge Überdehnung

3. Starker Druckschmerz in der rechten Fossa iliaca, später übergehend in «défense musculaire»; der stark erhöhte Innendruck führt zu *umschriebener Wandgangrän*.

Perforation

Dünndarm und großes Netz versuchen, die Perforationsstelle abzudecken

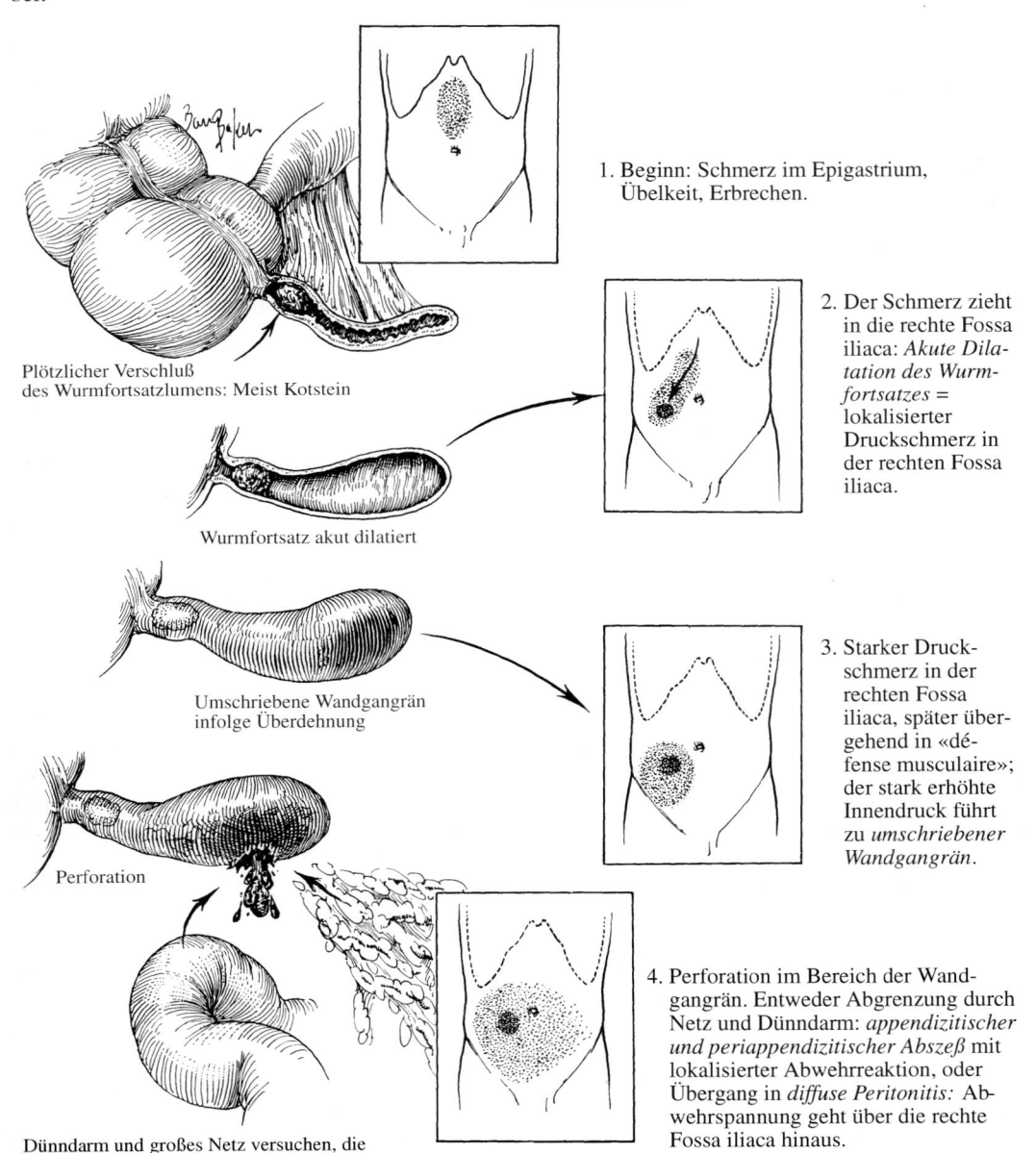

4. Perforation im Bereich der Wandgangrän. Entweder Abgrenzung durch Netz und Dünndarm: *appendizitischer und periappendizitischer Abszeß* mit lokalisierter Abwehrreaktion, oder Übergang in *diffuse Peritonitis*: Abwehrspannung geht über die rechte Fossa iliaca hinaus.

*Abbildung 6-73:* Klinisch-pathologischer Ablauf der Appendizitis.

*Tabelle 6-22:* Differentialdiagnose der akuten Appendizitis.

Kinder
– akute (Gastro-)enteritis
– Lymphadenitis mesenterica
– Harnwegsinfekt
– Intussuszeption
– Meckel-Divertikulitis
– Purpura Schönlein-Henoch
– primäre Peritonitis
– basale Pneumonie
– leukämisches Ileozökal-Syndrom

Erwachsene
– akute Gastroenteritis, Enterocolitis
– Lymphadenitis mesenterica
– Harnleiterkolik, Harnwegsinfekt
– Überlaufblase
– perforiertes peptisches Ulkus
– akute Cholezystitis, Gallenkolik
– Sigmadivertikulitis
– Pankreatitis
– beginnender Bridenileus
– stenosierender Kolontumor
– Ileitis /Ileocolitis terminalis (M.Crohn)
– Mesenterialarterien-, -venenverschluß
– Colon irritabile

(junge) Frauen
– Adnexitis
– rupturierte / stilgedrehte Ovarialzyste
– (rupturierte) Extrauteringravidität
– Endometriose

Die differentialdiagnostische Abgrenzung (Tab. 6-22) erfordert eine gezielte Befragung des Patienten hinsichtlich Schmerzqualität, Miktion, Stuhlgang, Übelkeit und Erbrechen, Regelmäßigkeit und Zeitpunkt der letzten Periodenblutung, sowie Frage nach vaginalem Ausfluß. Kolikartiger, akut beginnender Schmerz mit Ausstrahlung nach inguinal, zum Genitale oder zur Flanke als auch imperativer Harndrang sind mögliche Hinweise für Harnleiterkonkremente. Brennen beim Wasserlassen, Druckschmerz über der Symphyse und febrile Temperatur weisen auf einen Harnwegsinfekt hin. Krampfartige, nicht konstante, diffus verteilte Schmerzen mit schmerzfreien Intervallen finden sich eher bei Enteritis. Für letztere spricht auch Übelkeit und Erbrechen vor Beginn der Schmerzen, ebenso Hyperperistaltik und Diarrhoe. Episoden mit schmerzhaften, blutigen Diarrhoen in der Vorgeschichte lassen an einen akuten Schub eines M. Crohn oder einer Colitis ulcerosa denken. Zum Ausschluß einer Lebensmittelintoxikation ist die Aufnahme eventuell verdorbener Speisen zu erfragen. Bei jungen Frauen können Schmerzen in Zyklusmitte als sogenannter «Mittelschmerz» auftreten, während Menstruationsschmerzen auf eine Endometriose hinweisen können. Vaginaler Fluor legt den Verdacht auf Adnexitis oder Endometritis (Intrauterinpessar?) nahe. Heftige Unterbauchschmerzen bei ausbleibender Monatsblutung sprechen möglicherweise für eine extrauterine Gravidität. Wegen der Möglichkeit einer begleitenden appendizitischen Reizung ist nach einem vorausgegangenen oder bestehenden grippalen Infekt oder einer Tonsillitis zu fragen.

### 4.5.2 Körperliche Untersuchungsbefunde

Die typischen Zeichen der Appendizitis sind lokaler Druckschmerz z.B. am McBurney-Punkt (Grenze äußeres-mittleres Drittel der Verbindungslinie Spina iliaca anterior superior und Nabel) oder am Lanz-Punkt (zwischen mittlerem und rechtem äußeren Drittel der Verbindungslinie Spina iliaca anterior superior beidseits), Klopf- und Loslaßschmerz, letzterer auch gekreuzt (Blumberg-Zeichen: plötzliches Loslassen bei tiefer schmerzfreier Palpation auf der linken Seiten löst Schmerz auf der rechten Seite aus) sowie lokale Abwehrspannung. Geprüft werden noch: Rovsingsches Zeichen (retrogrades Ausstreichen des Dickdarms vom Deszendens her provoziert Schmerzen im Ileozökalbereich), Psoaszeichen (Schmerzen beim Anheben des gestreckten rechten Beins) und digital-rektale Untersuchung auf Schmerzhaftigkeit in der Douglashöhle. Aus differentialdiagnostischen Gründen ist immer auch die Klopfschmerzhaftigkeit des rechten Nierenlagers abzuklären.

Die Variabilität der Befunde (und somit deren Unzuverläßigkeit) erklärt sich aus dem unterschiedlichem Ausmaß der peritonealen Reizung und den Lagevarianten. Zum Beispiel ist trotz hochentzündlichem Befund bei retrozökaler oder mesozökaler/retroilealer Lage oft nur eine diskrete Druckdolenz festzustellen. Mit Schmerzen im rechten Mittel- oder auch Oberbauch manifestiert sich die Appendizitis bei Maldeszensus des Zökums und ist diffenrentialdiagnostisch von der akuten Cholezystitis abzugrenzen. Bei bis ins kleine Becken reichender Appendixspitze kann die Abgrenzung zu Adnexitis oder anderen gynäkologischen Prozessen oder auch zur Sigmadivertikulitis schwierig sein. Im letzten Schwangerschaftstrimenon ist die Appendix regelmäßig nach kranial und dorsal verlagert, so daß die Schmerzen weniger an den beschriebenen typischen Punkten angegeben werden, sondern häufig im Bereich der rechten Flanke und im Nierenlagerbereich.

### 4.5.3 Zusätzliche Untersuchungen

*Labor*

Routinemäßig sollten bei klinisch-anamnestischem Verdacht auf Appendizitis Blutbild und Urinstatus untersucht werden, obwohl deren Wertigkeit für die Diagnosefindung nur von relativer Bedeutung ist. Typischerweise findet sich bei der unkomplizierten akuten Appendizitis eine grenzwertig erhöhte (evtl. ansteigende) Leukozytenzahl (10 000–12 000), während in Verbindung mit lokaler Abwehrspannung eine ausgeprägte Leukozytose (über 15 000) Ausdruck für ein phlegmonöses, gangränöses oder lokal perforiertes Stadium der Erkrankung sein kann. Zur Abschätzung der entzündlichen Aktivität des Prozesses kann zusätzlich noch die Bestimmung des CRP-Wertes herangezogen werden. Auch hier gilt, daß ein normaler CRP-Wert oder eine normale Leukozytenzahl bei entsprechender Anamnese und klinischem Befund die akute Appendizitis keinesfalls ausschliessen.

Die Untersuchung des Mittelstrahlurins mittels Teststreifen erfolgt zur Abgrenzung eines Harnweginfektes bzw. eines -konkrementes. Sofern kein Massivbefund vorliegt, finden sich Erythrozyten oder Leukozyten im Urin gelegentlich als Begleiteffekt bei akuter Appendizitis und sind isoliert betrachtet nicht beweisend für eine urologische Differentialdiagnose. Wegen Kontamination ist bei Frauen die Untersuchung von Katheterurin vorrangig.

Bei entsprechendem Verdacht sollte zur Eingrenzung der möglichen Differentialdiagnosen Laktat (Mesenterialinfarkt?) bzw. Lipase im Serum bestimmt werden.

Nicht aus indikatorischen, sondern diagnostischen Gründen wird bei subakuten, nicht operationsbedürftigen Verläufen eine Stuhlprobe zur bakteriologischen Untersuchung auf pathogene Keime (z. B. Yersinien, Chlamydien, u. a.) gegeben und entsprechende serologische Tests veranlaßt.

*Sonographie*

Die entscheidende Bedeutung der Abdomensonographie besteht in der Abgrenzung möglicher Differentialdiagnosen und soll obligat durchgeführt werden. Zur gezielten Darstellung und Beurteilung der Appendix wird ein 7,5 mHz-Schallkopf verwendet. Aufgrund der geringen Eindringtiefe (ca. 4–5 cm) ist die Untersuchung nur bei schlanken Patienten, gut aber auch bei Kindern anwendbar. Anhand der «Kokarde» als Nachweis des periappendizitischen Ödems ist es möglich, eindeutige Zeichen einer akuten Appendizitis sonographisch-morphologisch darzustellen. Der Ausschluß erfordert jedoch eine fundierte Erfahrung.

*Röntgenaufnahmen*

Abdomenübersichts-Röntgenaufnahmen liegend und in Linksseitenlage sind im Zweifelsfall besonders bei älteren und alten Patienten zu veranlassen. Es gilt, freie Luft als Indikator für eine Hohlorganperforation oder ileustypische Spiegelbildungen als Hinweis für einen stenosierenden Prozeß auszuschließen. Schwierig kann im Alter die Differenzierung zwischen Appendizitis und Sigmadivertikulitis bei elongiertem Sigma sein. Zum Ausschluß eines entsprechenden Verdachtes sollte kurzfristig Rektoskopie und ein Kolonkontrasteinlauf mit Gastrographin erfolgen. Ein Kolon-Kontrasteinlauf zum Nachweis oder Ausschluß einer Appendizitis ist jedoch nicht angezeigt. Eine fehlende Füllung der Appendix ist nicht für eine Appendizitis beweisend, ihre Darstellung schließt sie nicht aus.

*Gynäkologisches Konsil*

Bei Frauen im fertilen Alter sollte – wenn die Befunde nicht eindeutig für das Vorliegen einer akuten Appendizitis sprechen – eine Untersuchung und Stellungnahme des gynäkologischen Konsiliarius erfolgen. Gerade in dieser Patientengruppe ist die Häufigkeit einer unnötigen Appendektomie (30–45%) besonders hoch.

## 4.6 Indikationsstellung

### 4.6.1 Regelvorgehen (Tab. 6-23)

Unverändert von der Etablierung und Verfeinerung diagnostischer Hilfsmittel wird die Diagnose der Appendizitis nach wie vor klinisch gestellt. Zur diagnostischen Treffsicherheit konnten auch jüngst vorgestellte Algorithmen und Scoring-Systeme nicht wesentlich beitragen. Schwierigkeiten in der differentialdiagnostischen Abgrenzung erfordern die Aufmerksamkeit des Untersuchers. In der Beurteilung von unklaren Befundkonstellationen sind engmaschige klinische Kontrolluntersuchungen unabläßlich.

Die operative Behandlung muß frühzeitig erfolgen, um dem Perforationsereignis zuvorzukommen oder es gegebenenfalls rechtzeitig operativ zu sanieren. Bei weitgehend sicherem Vorliegen einer Appendizitis orientiert sich die Dringlichkeit zur Appendektomie in erster Linie an der lokalen Druckschmerzhaftigkeit. Abwehrspannung und ausgeprägte Druckdolenz erfordern eine unverzögerte operative Intervention. Auch bei anamnestisch rascher Progredienz sowie beim Vorliegen von Entzündungszeichen sollte möglichst nicht zugewartet werden.

Der wichtige, meist schwierigere und verantwortungsvollere Entschluß nicht zu operieren ist gerechtfertigt bei fehlendem Peritonismus und klarer subjektiver und objektiver Besserungstendenz. Rückbildung von Fieber und Normalisierung einer Leukozytose unterstützen dies, am wichtigsten sind jedoch klinische Kontrollen. Obwohl eine appendizitische Reizung sich häufig spontan zurückbilden kann und keiner Operation bedarf, wird im begründeten Zweifelsfalle die Operationsindikation eher großzügig gestellt. Um die Rate an perforierten Appendizitiden niedrig zu halten, wird bisher in Kauf genommen, daß bei 15 bis 20 % der Patienten der klinisch begründete Verdacht intraoperativ und histologisch nicht zu bestätigen ist («unnötige Appendektomie»). Bei jungen Frauen ist diese Rate noch höher (30–45 %), so daß sich in dieser Patientengruppe bei unklaren Befunden die diagnostische Laparoskopie empfiehlt.

Wird bei der Exploration über einen typischen Zugang (s. u.) eine makroskopisch unauffällige Appendix gefunden, so wird diese entfernt, da einerseits der makroskopische nicht immer mit dem histologischem Befund (z. B. ulzeröse Appendizitis) korrelieren muß und andererseits von nachfolgenden Untersuchern eine ausgeführte Appendektomie angenommen wird. Die operationbedingte Morbidität ist dadurch nahezu unbeeinflußt.

### 4.6.2 Begleitappendektomie

Anders ist die Beurteilung der inzidentellen oder Begleitappendektomie z. B. im Rahmen von gynäkologischen, urologischen oder anderen abdominalchirurgischen Eingriffen. Eine Indikation zur präventiven Appendektomie wird abgelehnt, da das Risiko, an Appendizitis zu erkranken (1–5 pro 1 000 Einwohner pro Jahr) und daran zu sterben (1 Todesfall pro 100 000 Einwohner pro Jahr), geringer ist als die Letalität der simultan durchgeführten Appendektomie. Atypische Lokalisationen, z. B. retrozökale oder subhepatische Lage, rechtfertigen eine Ausnahme, da die Möglichkeit einer späteren Fehldiagnose und somit eine besondere Gefährdung des Patienten besteht.

### 4.6.3 Appendizitis und M. Crohn

Findet sich intraoperativ unvermutet eine Ileitis terminalis oder Ileocolitis Crohn, so stellt sich die Frage, ob appendektomiert werden soll. Falls der Zökalpol von den entzündlichen Veränderungen ausgespart ist, ist dies ohne wesentlich erhöhte Komplikationsrate möglich. Anders ist es bei ma-

---

*Tabelle 6-23:* Vorgehen bei Verdacht auf Appendizitis.

– Anamnese
– klin. Untersuchung
– Temperaturdifferenz rektal-axillär
– Labor (Leukozyten, CRP)
– Urinstatus
– Abdomensonographie
– ggfs. Gynäkologisches Konsil
– ggfs. Röntgen Abdomenübersicht mit Linksseitenlage

→ primäre Indikation zur Operation
  oder
→ regelmäßige klin. Kontrollen
  evtl. zusätzliche Diagnostik (z. B. Laparoskopie)
  → sekundäre Indikation zur Operation
  → oder zum nicht-operativen Vorgehen

nifesten entzündlichen Veränderungen an der Appendixbasis und am Zökalpol. Da hier ein erhebliches Risiko für Stumpfinsuffizienz und Fistelbildung vorliegt, ist eine Appendektomie kontraindiziert. Vielmehr sollte hier je nach Situation eine Ileozökalresektion durchgeführt werden. Wenn vermeidbar sollte besser zugunsten einer medikamentösen Behandlung auf eine Resektion zu diesem Zeitpunkt verzichtet werden. Im letzteren Fall muß der Patient ausdrücklich über den Verbleib der Appendix informiert werden, da später ein behandelnder Arzt von einer Narbe im rechten Unterbauch auf eine erfolgte Appendektomie schließen würde.

### 4.6.4 Appendizitis in der Schwangerschaft

Während der Gravidität tritt Appendizitis bei 1 von 1 000 bis 2 000 Schwangerschaften auf und ist die häugiste extrauterine Ursache für eine nötige Laparotomie. Die Häufigkeit verteilt sich nahezu gleichmäßig über die drei Trimena. Nach den ersten sechs Schwangerschaftsmonaten steigt für Mutter und Kind das Komplikationsrisiko deutlich an. Bei jeder zweiten Frau kommt es zur Frühgeburt. Dabei hängt bei unkomplizierter Appendizitis die Prognose des Kindes direkt vom Geburtsgewicht ab, während bei Peritonitis und septischen Komplikationen das Sterberisiko für den Fetus durch Sepsisfolgen deutlich höher ist.

Hier ist die veränderte Appendixlokalisation zu berücksichtigen. Der Hauptdruckschmerz ist im zweiten und dritten Schwangerschaftstrimenon weiter kranial und lateral als üblich. Typisch sind auch Schmerzen in der Flanke.

Sind von gynäkologisch-geburtshilflicher Seite keine Ursachen zu finden und macht die klinische Situation eine Appendizitis wahrscheinlich, so sollte appendektomiert werden.

### 4.6.5 Appendizitis und Aids

Unabhängig vom Erkrankungsstadium gibt es für Aids-Patienten keine anderen indikatorischen Regeln, gilt es doch eine Peritonitis zu verhindern bzw. frühzeitig zu behandeln. Andererseits steckt hinter der Appendizitissymptomatik häufig eine nekrotisierende Ileokolitis, so daß für diese Patientengruppe als Zugangsweg die mediane Unterbauchlaparotomie bevorzugt werden sollte.

## 4.7 Appendektomie

### 4.7.1 Wahl des Zugangsweges

Die Wechselschnittechnik ist der klassische Standardzugang, der bei klinisch eindeutigem Verdacht auf unkomplizierte Appendizitis Anwendung finden sollte. Durch Berücksichtigung des Faserverlaufs werden die Bauchwandstrukturen in ihren unterschiedlichen Längsrichtung gespalten, später auch so wiederverschlossen. Daraus resultiert eine geringe Häufigkeit von Narbenhernien (ca. 1–2 %) und ein kosmetisch günstiges Ergebnis. Nachteilig ist die schlechte Erweiterungsmöglichkeit des Schnittes.

Bei Verdacht auf komplizierte Appendizitis (Abszeß, Perforation mit lokaler Peritonitis), atypische Lage (z. B. Schwangerschaft) oder differentialdiagnostischen Schwierigkeiten (z. B. Cholezystitis) wird der Pararektalschnitt bevorzugt, bei dem sich der Zugang zur Bauchhöhle problemlos erweitern läßt, falls dies der intraabdominelle Befund erforderlich macht. Allerdings liegt die Narbenhernienfrequenz um 10 %.

Besteht der Verdacht auf perforierte Appendizitis mit diffuser Peritonitis oder (beim älteren Menschen) Verdacht auf Sigmadivertikulitis oder auf rechtsseitigen Kolontumor, so ist eine mediane Laparotomie zu wählen. Damit läßt sich bei adäquatem Zugang die erforderliche Kolonresektion bzw. eine ausgiebige Spülung der Bauchhöhle und Plazierung von Drainagen durchführen. Die Narbenhernienrate liegt bei 5–8 %.

### 4.7.2 Zugangswege für die Appendektomie

*Wechselschnitt* (Abb. 6-74)
Der Hautschnitt liegt im Verlauf der Spaltlinien der Haut (d. h. querer, medial nach kaudal leicht angeschrägter Verlauf) und ist ca. 3 bis 5 cm lang (Sicherheit durch gute Übersicht des Situs hat Priorität vor Kosmetik!). Der laterale Wundwinkel liegt ca. 2 Querfinger neben der Spina iliaca superior anterior (je nach Punctum maximum der Schmerzen evtl. weiter kaudal oder kranial). Nach Durchtrennen der Subkutis und der Subkutan«fas-

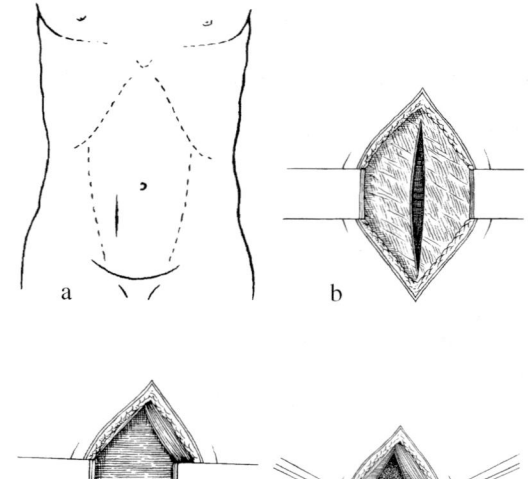

*Abbildung 6-75:* Pararektalschnitt, Operationsschritte. a. Pararektaler Hautschnitt. b. Spaltung des vorderen Blatts der Rektusscheide. c. Weghalten der Rektusmuskulatur nach medial. d. Spaltung des hinteren Blatts der Rektusscheide und des Peritoneum.

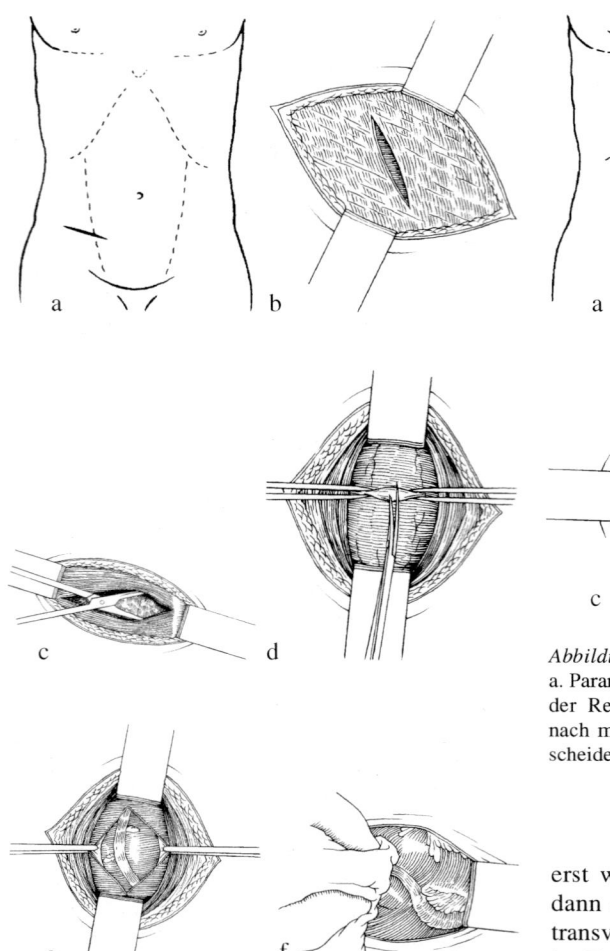

*Abbildung 6-74:* Wechselschnittzugang, Operationsschritte. a. Schräger Hautschnitt im rechten Unterbauch. b. Spaltung der Externusaponeurose. c. Auseinanderdrängen der Internusmuskulatur. d. Eröffnung des Peritoneum. e. Aufsuchen des Zökum. f. Darstellen der Appendix.

zie» (Scarpasche Faszie) – unter Blutstillung mit Elektrokoagulation – erfolgt die Spaltung der Externusaponeurose im Faserverlauf. Diese wird nun mit Wundhaken (z.B. Roux) unterfahren und in querer Richtung auseinandergehalten zur Darstellung des muskulären Anteils des M. obliquus internus. Auch dieser wird in Faserrichtung durchtrennt. Vorher sollte der laterale Rand des M. rectus abdominis getastet werden um nicht das vordere Blatt der Rektusscheide zu eröffnen. Zu-

erst wird die dünne Muskelfaszie inzidiert und dann die Muskulatur (M. obliquus externus und transversus abdominis) durch stumpfe Präparation im Faserverlauf auseinandergedrängt (z.B. durch Öffnen der Schere) und durch Tiefersetzen der Wundhaken nach kranial und kaudal auseinandergehalten. Häufig kommt es zur Blutung aus einem Muskelgefäß im lateralen Winkel, die sich durch Elektrokoagulation stillen läßt. Als letzte Schicht wird nun das Peritoneum mit Pinzetten angehoben und vorsichtig mit der Schere inzidiert (cave: Verletzung des eventuell mitgefaßten Darmes) und in kraniokaudaler Richtung durchtrennt. Die Wundhaken werden unter das Peritoneum gesetzt und fassen nun die gesamte Bauchdecke.

## Pararektalschnitt (Abb. 6-75)

Der Hautschnitt verläuft medial und parallel zum äußeren Rektusrand. Nach Durchtrennen von Subkutis und vorderem Blatt der Rektusscheide wird der M. rectus abdominis von lateral mobilisiert

(Koagulation von einstrahlenden Muskelgefäßen immer erforderlich) und mit einem Wundhaken nach medial gehalten. Dann wird das hintere Blatt der Rektusscheide in kraniokaudaler Richtung inzidiert und das Peritoneum eröffnet. Dabei ist auf einen ausreichenden Abstand (ca. 1 cm) nach lateral von der Vereinigung beider Blätter zu achten, dies erleichtert die anatomie-gerechte Wiederherstellung beim Bauchdeckenverschluß.

*Mediane Unterbauchlaparotomie*
Unterhalb des Nabels erfolgt der Hautschnitt in der Medianen mit Durchtrennung des Subkutangewebes. Zwischen den Muskelbäuchen des M. rectus abdominis wird die Faszie inzidiert und danach das präperitoneale Fett sowie das Peritoneum parietale durchtrennt.

### 4.7.3 Operationstechnik der Appendektomie (Abb. 6-76)

*Aufsuchen der Appendix*
Oft mit Schwierigkeiten verbunden, bieten sich folgende Möglichkeiten an:

a) Palpatorische Exploration mit Hilfe des Zeigefingers. Der Unerfahrene kann dabei fälschlicherweise die rechte A. iliaca (Pulsation!) oder die rechte Tube für die Appendix halten.
b) Aufhalten der Wundränder mit Wundhaken und Suche nach Appendix und Zökalpol mit Hilfe eines Stiel- oder Präpariertupfers.
c) Hervorluxieren des Zökums, Verfolgen der Tänia libera, in deren Verlängerung kaudalwärts der Wurmfortsatz erscheint.

*Skelettierung und Absetzung*
Die Appendix wird nahe der Spitze am Mesenteriolum mit einer Klemme gefaßt und – soweit möglich – vor die Bauchdecke verlagert. Der umgebende Situs wird bei fortgeschrittenem Befund mit Chloramin getränkten Streifen abgestopft. Das Mesenteriolum wird mit Klemmen skelettiert (je fettreicher, desto mehr Schritte) und nach zentral ligiert (resorbierbares Nahtmaterial, Stärke 3–0). Eine exakte Feinpräparation der Appendixbasis am Zökalpol lohnt sich später bei der Tabaksbeutelnaht. Die Basis wird dann mit einer Klemme gequetscht, um mögliche Kotsteine auszustreifen, und dann etwas basisferner plaziert. Im Bereich der basisnahen Quetschmarke «Basisligatur» mit resorbierbarem Faden (1er Stärke), wobei der Knoten fest zugezogen sein muß (Abrutschgefahr), andererseits aber nicht durchschneiden darf (Gefahr besonders im hochentzündeten Gewebe und bei Kindern). Mit ausreichendem Abstand zur Appendixbasis (ca. 1 cm) wird nun mit resorbierbarem Nahtmaterial (Stärke 3–0) eine Tabaksbeutelnaht vorgelegt (Faden von Anfang an gut durchziehen, läßt sich später schlecht nachziehen). Zwischen Basisligatur und Klemme wird nun die Appendix abgetragen und der Stumpf desinfiziert. Danach wird der Appendixstumpf vom Assistenten mit einer anatomischen Pinzette eingestülpt (eventuell Gegenhalten mit einer zweiten Pinzette am Zökalpol) und die Tabaksbeutelnaht zugezogen und geknotet. Diese wird mit gleichem Nahtmaterial durch eine Z-Naht gesichert. Die Notwendigkeit des Stumpfversenkens wird durch Erfahrungen der laparoskopischen Chirurgie in Frage gestellt, wo bekanntlich darauf verzichtet wird.

*Abdominelle Exploration*
Nach Appendektomie erfolgt die lokale Kontrolle auf Bluttrockenheit und ggfs. Spülung des Situs mit Chloramin- oder Ringerlösung. Die Douglashöhle wird mit Stieltupfern gut ausgetupft, um abgelaufenes Sekret zu beseitigen zur Prävention eines Douglasabszesses. Nur wenn sich makroskopisch keine eindeutige Appendizitis fand, wird die Bauchhöhle inspektorisch-palpatorisch exploriert, soweit dies die Größe der Laparotomiewunde zuläßt. Bei Frauen sind Uterus, Adnexe und rechtes Ovar zu beurteilen. Zum Ausschluß eines pathologischen Prozesses an einem (bei 2% der Patienten) vorhandenen Meckelschen Divertikel (in der Regel 60 cm oral der Bauhinschen Klappe) und zum Ausschluß einer Ileitis terminalis wird der distale Dünndarm inspiziert. Dieser wird mit vorsichtigem Zug sukzessive durch die Laparotomiewunde nach außen gebracht und über 80 bis 100 cm nach oral verfolgt. Bei kurzem, adipösem Mesenterium wird vor diesem Manöver gewarnt, da es sehr leicht zum Einreißen von Mesenterialgefäßen, Blutungen und konsekutiver Minderperfusion des Ileums kommen kann.

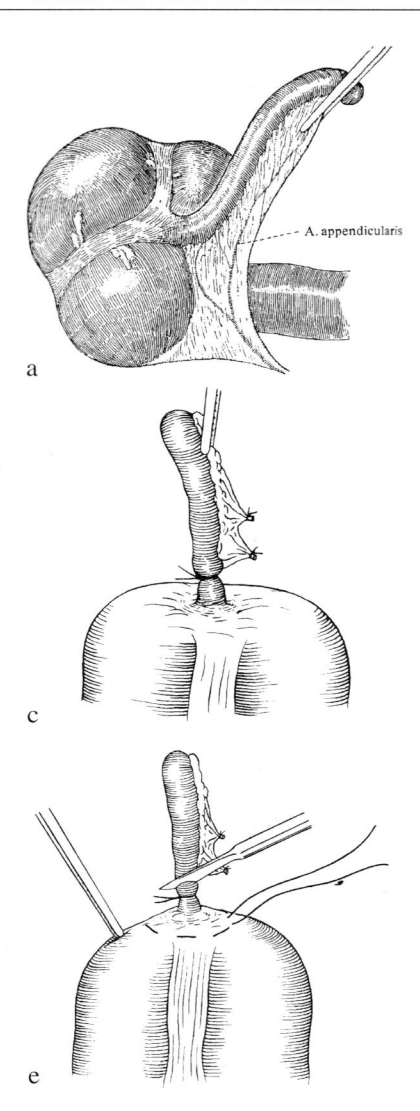

*Abbildung 6-76:* Operationsschritte bei der Appendektomie. a. Anspannen des Mesenteriolums, b. Skelettieren, c. Basisligatur, d. Tabaksbeutelnaht, e. Absetzen der Appendix, f. Zuziehen der Tabaksbeutelnaht und Versenken des Appendixstumpfs, g. Z-Naht.

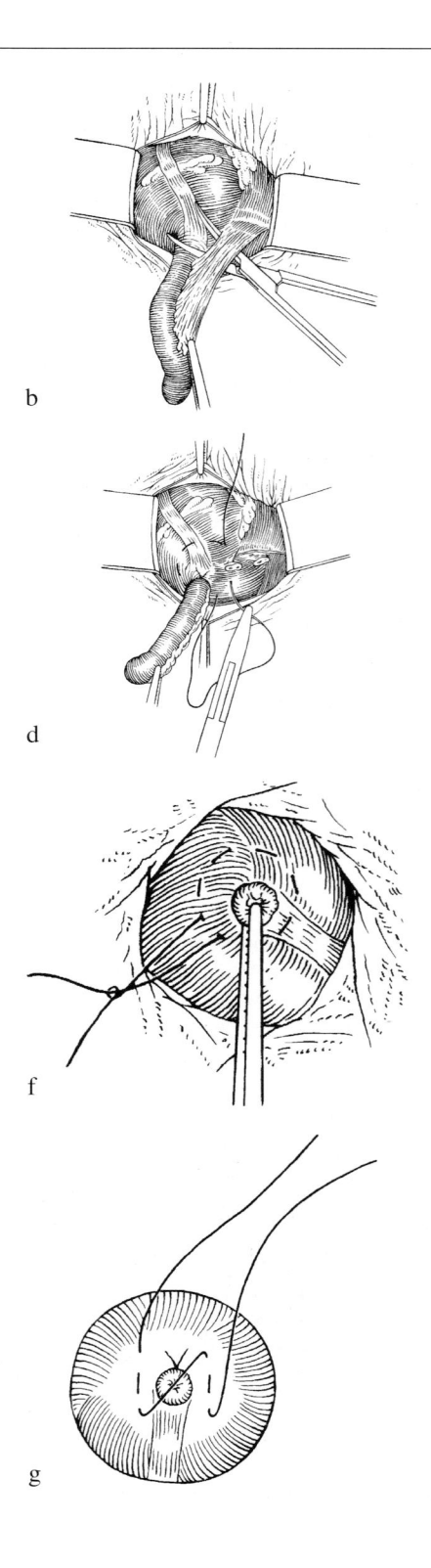

## 4.7.4 Besondere Problemsituationen

*Retrozökale Mobilisation* (Abb. 6-77)
Bei retro- oder mesozökal hochgeschlagener, am Zökalpol oder Mesenterium adhärenter oder etwa primär retroperitoneal gelegener Appendix treten oft erhebliche Schwierigkeiten bei der Mobilisation auf. Als erstes sollte die Inzision ausreichend erweitert werden, um Übersicht zu bekommen. Ein immobiles Zökum wird durch Inzision der lateralen peritonealen Umschlagsfalte mobilisiert und dadurch ein primär retroperitoneal gelegener Appendix dargestellt. Die schrittweise Freipräparation der Appendixspitze wird bei Schwierigkeiten retrograd mit Hilfe Payrscher «Kletterligaturen» durchgeführt (Abb. 6-78). Dabei wird nahe der Basis die Appendix mit einer Overholdklemme umfahren und in eine Halteligatur eingeknotet. Analog dazu erfolgen weitere Ligaturen zur Appendixspitze hin, die nun unter sanftem Zug mobilisiert werden kann.

*Zökalpolphlegmone*
Ist auch die Appendixbasis bzw. die benachbarte Zökalwand hochgradig entzündet, so daß eine Basisligatur und Stumpfsicherung durch Tabaksbeutelnaht zu unsicher erscheint, empfiehlt sich die offene Abtragung der Appendixbasis am Zökum und der zweireihige Nahtverschluß, sehr selten unter dem Schutz einer Katheterzökostomie.

*Lokale/diffuse Peritonitis*
Im Gegensatz zur auf den rechten Unterbauch begrenzten lokalen Peritonitis ist bei der diffusen (4-Quadranten-) Peritonitis eine zusätzliche mediane Laparotomie generell bzw. eine großzügige Erweiterung eines Pararektalschnittes erforderlich. Nur so lassen sich putrides Sekret und Fibrin- und Eiterbeläge beseitigen und mit reichlich Spüllösung (ca. 10 l) eine relevante Keimreduktion durchführen. Die problematischen Winkel (Douglashöhle, subphrenisch bds., subhepatisch) werden drainiert (z.B. 26 Ch Silikon-Rohrdrainagen, Penrosedrainagen).

Bei der lokalen Peritonitis findet sich oft ein entzündlich verbackener Konglomerattumor. Hier ist eine palpierende manuelle Präparation hilfreich. Entzündliche Begleitreaktionen des terminalen Ileum bzw. des Sigma machen aber so gut wie nie eine entsprechende Resektion erforderlich.

Ist beim perityphlitischen Abszeß mit «zerfallender», nicht mehr vorhandener Appendix eine Stumpfversorgung nicht möglich, so genügt ggfs. die Plazierung einer Silikondrainage zur Ableitung eines möglicherweise auftretenden Lecks.

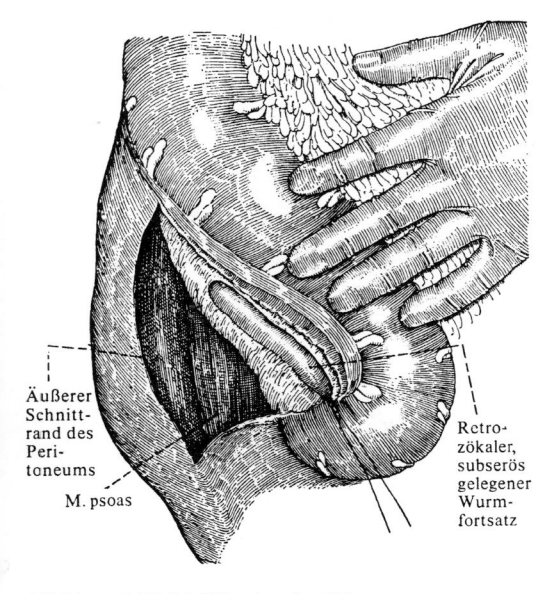

*Abbildung 6-77:* Mobilisation des Zökum.

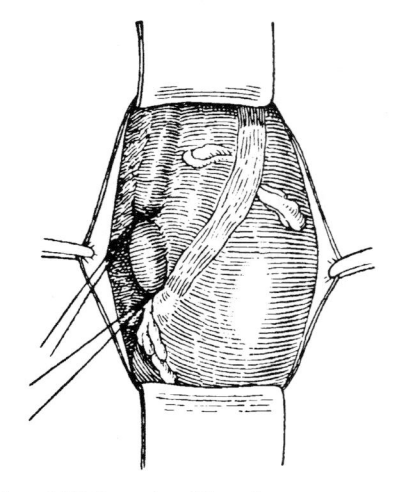

*Abbildung 6-78:* Payrsche «Kletterligatur».

### 4.7.5 Laparoskopische Appendektomie
(Abb. 6-79, 6-80)

Obwohl in den ersten Vergleichstudien die laparoskopische Appendektomie als gleichwertiges Alternativverfahren zur konventionellen Technik dargestellt wird, bleiben Zweifel, ob langfristig das laparoskopische das konventionelle Verfahren verdrängen wird. Die Skepsis begründet sich in erster Linie auf den Kostenaufwand für laparoskopisches Instrumentarium, das nicht durch eine relevante Verkürzung der Operationsdauer oder Hospitalisation aufgewogen wird. Das kosmetische Ergebnis beider Verfahren ist beim schlanken Patienten gleich gut, während die Komplikationsrate bei phlegmonöser, gangränöser oder gar perforierter Appendizitis für die laparoskopische Technik möglicherweise höher sein wird. Am meisten dürften adipöse Patienten vom laparoskopischen Zugang profitieren.

Nach Anlegen des Pneumoperitoneum über eine im Nabelbereich eingebrachte Verres-Kanüle wird hier ein 10 mm Trokar plaziert und eine 30° Optik eingeführt. Nach orientierender Laparoskopie und Überprüfen der Operationsindikation werden nun unter laparoskopischer Sichtkontrolle jeweils lateral der epigastrischen Gefäße im rechten Unterbauch ein 5 mm-Trokar für die Haltezange (bzw. PDS-Schlinge) und im linken Unterbauch ein 12 mm- (Verwendung des Endo-GIA) bzw. 10 mm- (PDS-Schlinge) Trokar eingebracht für die Instrumente zur Präparation, Stumpfversorgung, Absetzung und für die Präparatextraktion. Als erster Schritt erfolgt die appendixnahe Skelettierung des Mesenteriolums mit Elektrokoagulation und Clipversorgung der Gefäße vor deren Durchtrennung. Alternativ dazu kann quer über das Mesenteriolum zur Appendixbasis hin eine Klammernahtreihe mit dem Endo-GIA plaziert werden. Dies spart Zeit, ist jedoch teuer. Nach subtiler Darstellung der Appendixbasis wird diese entweder mit zwei zuziehbaren PDS-Schlingen nach zentral und einer zusätzlichen Ligatur nach peripher verschlossen und dann abgesetzt oder mit einer Endo-GIA-Klammernahtreihe verschlossen und abgetrennt. Zur Bergung des Präparates wird dieses in die Trokarhülse hineingezogen und mit dieser extrahiert. Eine gründliche Spülung und Absaugung des Situs wie auch des Douglas-Raums ist obligat.

## 4.8 Perioperative Maßnahmen

*Vorbereitung*
Präoperativ erfolgen Rasur sowie der Beginn mit low-dose-Heparinisierung zur Thromboseprophylaxe. Abführende Maßnahmen sind nicht erforderlich, gegebenenfalls kann jedoch mit ausreichendem zeitlichem Abstand zum Operationsbeginn noch ein Klistier verabreicht werden.

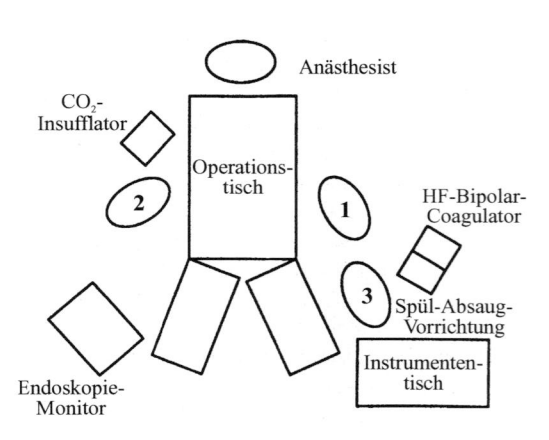

*Abbildung 6-79:* Positionen von Operationsteam und Geräten bei der laparoskopischen Appendektomie. 1 Chirurg, 2 Assistent, 3 Operationsschwester.

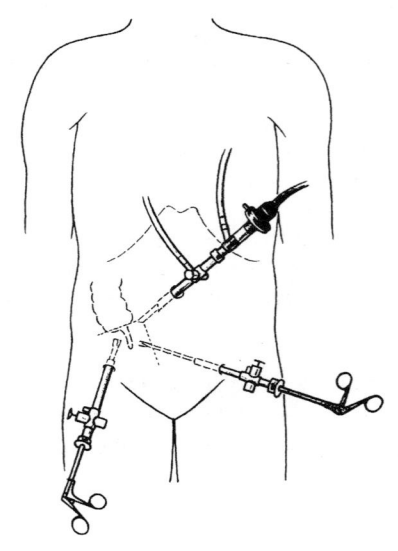

*Abbildung 6-80:* Trokarplazierungen bei der laparoskopischen Appendektomie.

*Antibiotika*
Diskutiert ist der Kosten-/Nutzen-Effekt einer präoperativen Antibiotikaprophylaxe. Ausgerichtet auf das zu erwartende Keimspektrum, ist diese sinnvoll und effektiv bei hochentzündeter bzw. perforierter Appendix. Da dies präoperativ unsicher ist und die Antibiotikaapplikation vor Hautschnitt erfolgt sein sollte, werden einige Patienten unnötig behandelt.

Die Antibiotikatherapie ist postoperativ angezeigt, wenn der Entzündungsprozeß chirurgisch nicht ausreichend saniert werden konnte (Abszeß oder Peritonitis). Es empfiehlt sich ein Breitspektrumantibiotikum, das für mindestens 3 bis 5 Tage gegeben werden sollte. Bei ausbleibender Entfieberung oder anderen klinischen Gründen erfolgt die testgerechte Umsetzung auf ein Präparat entsprechend dem Antibiogramm des intraoperativ entnommenen Abstriches.

*Drainagen*
Nur bei komplizierten Appendizitisformen mit Abszedierung oder mit lokaler bzw. diffuser Peritonitis werden intraabdominelle, immer außerhalb des Schnittes ausgeleitete Drainagen nötig (Silikon 20–26 Ch., Penrose). Beim perityphlitischen Abszeß, bei dem sich die Abszeßmembran nicht ausreichend entfernen ließ, genügt meist eine einzelne in die Abszeßresthöhle plazierte Drainage, um nachlaufendes putrides Sekret abzuleiten. Beim problematischen Appendixstumpfverschluß oder bei Wandresektion wegen Zökalphlegmone wird wegen Gefahr einer Stuhlfistel ebenfalls eine Drainage in Nähe der Abtragungstelle plaziert. Entsprechend dem Vorgehen bei der diffusen Peritonitis, werden nach ausgiebigem Debridement und Peritoneallavage mehrere Drainagen eingelegt, die die Abdominalhöhle an den tiefsten Stellen (beim liegenden Patienten) drainieren (z.B. subphrenisch, subhepatisch, Milzloge, Douglashöhle).

*Verband*
Postoperativ wird für die ersten 48 Stunden die Wunde mit sterilem Wundverband geschützt, später ist dies bei regelrechter Heilung nicht mehr erforderlich.

*Untersuchungen*
Bei der täglichen Visite sollte neben der Wundinspektion das Abdomen palpatorisch und auskultatorisch untersucht werden. Tägliche Temperatur- und Pulskontrollen sind obligat. Bei unkompliziertem Verlauf sind fast keine Laboruntersuchungen erforderlich. Eine Leukozytenkontrolle am ersten postoperativen Tag sollte aber erfolgen, die Notwendigkeit weiterer Untersuchungen ist individuell festzulegen.

*Kostaufbau*
Am ersten postoperativen Tag bekommt der Patient Tee zu trinken, der Kostaufbau wird dann mit Schleimsuppe und Zwieback fortgesetzt, am dritten Tag wird leichte Vollkost angeboten. Sofern sich bis dahin nicht spontan Stuhlgang eingestellt hat, sollte ein Klistier verabreicht werden. Bei lokaler oder diffuser Peritonitis sowie bei unsicherem Stumpfverschluß ist von diesem Schema zugunsten von Nahrungskarenz von fünf bis sieben Tagen abzuweichen.

## 4.9 Komplikationen nach Appendektomie: Inzidenz, Prävention und Behandlung

Komplikationen treten bei Patienten nach Appendektomie in 5–10% auf, davon entfällt ein Drittel auf Wundinfektionen. Bei Gangrän oder Perforation erhöht sich das Komplikationsrisiko um ein vielfaches, die Wundinfektionsrate steigt auf 15 bis 20%.

Schon aus diesem Grund sollte die Operation frühzeitig erfolgen, da bei phlegmonöser Appendizitis das Perforationsrisiko von weniger als 20% innerhalb der ersten 24 Stunden auf über 70% nach 48 Stunden ansteigt. Ob septische Wundkomplikationen durch intraoperatives Abdecken der Wundränder mit Bauchtüchern oder Wundfolie oder durch Spülung des Subkutangewebes mit antiseptischen Lösungen vor Hautnaht reduziert werden können, ist nicht sicher nachgewiesen, erscheint jedoch plausibel.

Wundinfekte sind die häufigste Komplikationsform und manifestieren sich als Abszeß meist während der ersten zwei Wochen. Fieber, erneute Leukozytose und vor allem eine schmerzhafte ödematöse Schwellung und Rötung der Wunde sind die maßgeblichen Verdachtsmomente. Mit Kryogelbeuteln kann lokal behandelt werden. Bei subfaszialem Abszeß ist die sonographische Beurteilung immer hilfreich. Die Behandlung erfolgt durch Eröffnung der Wunde in gesamter Länge (Abstrich!). Nach Ausräumung avitalen Gewebes schließt eine offene Wundbehandlung an, zunächst feucht mit antiseptischen Verbänden, dann mit enzymatischer Wundreinigung oder lediglich wiederholten Wundspülungen (z. B. Ausduschen). Bei jedem Wundinfekt ist an einen intraabdominellen Abszeß als eigentliche Infektursache zu denken. Daher ist die Überprüfung der Fasziennaht obligat (inspektorisch-palpatorisch), im Zweifelsfall wird eine Naht entfernt und die Faszie gespreizt.

Von den gravierenderen Komplikationen äußert sich eine Nachblutung im allgemeinen innerhalb der ersten 24 Stunden. In diesem Zeitraum ist regelmäßige Kreislaufüberwachung des Patienten sowie eine Blutbildkontrolle erforderlich. Die aktive Nachblutung erfordert eine sofortige operative Reintervention. In der Regel findet sich die Blutungsquelle im Bereich der A. appendicularis, sofern nicht ein gestörter Gerinnungsstatus vorliegt.

Douglasabszeß, Schlingenabszeß und Zökalpolfistel sind seltene, jedoch vital-gefährdende Komplikationen, die sich mit septischen Zeichen und entsprechendem klinischen Untersuchungsbefund um die 2. postoperative Krankheitswoche herum manifestieren. Bei unsicherer Diagnose können Sonographie (eventuell Computertomographie) hilfreich sein, diese sind jedoch nicht immmer verläßlich. Beim Douglasabszeß bietet sich bei der Frau die Möglichkeit einer transvaginalen Abszeßentlastung, Schlingenabszesse können nur selten sonographiegesteuert drainiert werden, meist ist eine operative Revision über eine mediane Laparotomie erforderlich.

Nach Appendektomie kommt es bei etwa 1 % der Patienten im späteren Verlauf zu einem Bridenileus.

Sorgfältige statistische Untersuchungen bei Frauen mit unerfülltem Kinderwunsch konnten einen vermuteten Zusammenhang zwischen Appendektomie, insbesondere bei perforierter Appendizitis, und Infertilität nicht nachweisen.

## 4.10 Mortalität und Letalität der Appendizitis

Bei 100 000 Einwohnern ist heutzutage weniger als 1 Todesfall auf eine Appendizitis zurückzuführen; vor 75 Jahren waren es noch 15.

Bei der akuten Appendizitis liegt die Letalität unter 0,1 %, bei gangränöser Appendizitis um 0,6 %, bei perforierter Appendizitis zwischen 3 und 5 %, bei älteren Patienten um 15 %.

## 4.11 Appendixtumoren

### 4.11.1 Mukozele

Hier handelt es sich um kein echtes Neoplasma, sondern um eine segmental-zystisch dilatierte und mit Schleim ausgefüllte Appendix als Folgezustand eines chronischen Verschlusses des proximalen Lumens. Histologisch findet sich abgeflachtes einschichtiges Zylinderepithel. Die Appendektomie ist die adäquate Behandlung, eine Rezidivgefahr besteht nicht.

### 4.11.2 Muzinöses Zystadenom

Makroskopisch von der Mukozele nicht zu differenzieren unterscheidet sich diese gutartige Neubildung durch Epithelsprossung in papillärer Anordnung. Bisweilen werden Dysplasien im Epithel beschrieben, die als Vorstufen zur malignen Transformation (muzinöses Zystadenokarzinom) zu werten sind. Auch hier genügt die einfache Appendektomie, allerdings ist auf histologisch unveränderte Absetzungsränder zu achten, da sonst mit einer gewissen Rezidivgefahr zu rechnen ist.

### 4.11.3 Karzinoid

Vorwiegend bei Frauen zu finden (80 %) ist dies die häufigste Neoplasie der Appendix und geht von neuroendokrinen Zellen aus. Wie bei endokrinen Malignomen häufig, sind bei diesem Serotonin produzierenden Tumor histopathologisch die Malignitätskriterien der Zellentartung und des infiltrativen Wachstums nicht erkennbar, er kann jedoch metastasieren. Charakteristisch ist ein knolliger Appendixwandtumor, die hart-derbe

Konsistenz mit gelblicher Farbe, sowie am aufgeschnittenem Präparat das die Muskularis verdrängende/ersetzende Wachstum bei intakter Mukosa und Serosa. Für das therapeutische Vorgehen ist die Größe der Läsion von entscheidender Bedeutung. Die häufigsten Tumoren mit einem Durchmesser unter 2 cm sind vom biologischen Verhalten als gutartig einzustufen, da sie in der Regel nicht metastasieren und nach klassischer Appendektomie nicht rezidivieren. Anders verhält es sich bei Karzinoiden größer 2 cm, bei Infiltration des Mesenteriolums oder des Zökalpols oder bei Befall der regionären Lymphknoten. Hier ist eine nach onkologischen Radikalitätsprinzipien ausgeführte rechtsseitige Hemikolektomie durchzuführen. Sonographie und Bestimmung von 5-Hydroxyindolessigsäure im 24 Stunden-Urin erfolgen zum Ausschluß von Lebermetastasen. Neben einer kurativen Indikation zu deren Resektion gibt es auch palliative Gründe. Die sogenannte Karzinoid-Krankheit (Flushsymptomatik, Diarrhoen, seltener Asthma bronchiale) tritt nur bei Lebermetastasierung, bzw. bei ausgeprägter Tumor- und Metastasenmasse auf. Eine Tumorreduktion kann die Symptomatik möglicherweise günstig beeinflussen. Andernfalls scheint ein Versuch z. B. mit Serotonin-Antagonisten, mit Somatostatin-Derivaten, mit Streptozotocin/5 FU-Kombinationschemotherapie oder auch durch intermittierende Okklusion der A. hepatica mittels eines implantierbaren Okklusionskatheters (bei diffuser Lebermetastasierung) vertretbar.

### 4.11.4 Adenokarzinom der Appendix

Es entspricht histologisch, biologisch und therapeutisch einem Kolonkarzinom. Da es fast nie präoperativ diagnostiziert wird, präsentiert es sich in 50 % mit der Symptomatik einer akuten Appendizitis und ist in 15 % mit einem appendizitischem Abszeß vergesellschaftet. 10 % der Patienten haben nachweisbare Fernmetastasen, 35 % haben Zweitkarzinome. Sofern eine kurative Tumorresektion durchführbar erscheint, ist primär oder häufiger sekundär nach Appendektomie eine radikale rechtsseitige Hemikolektomie erforderlich um dem Patienten die Chance auf eine 5-Jahres-Überlebenschance von 60 % zu ermöglichen.

# 5. Kolon

J.-P. Barras

## 5.1 Anatomie und Physiologie

### 5.1.1 Anatomie

Der rechte Teil des Kolons einschließlich des mittleren Drittels des Querkolons entsteht aus dem Mitteldarm des Embryos, der übrige Teil bis zum Rektum aus dem posterioren Darmtubus. Diese Abschnitte werden entsprechend aus der Arteria mesenterica sup. bzw. der Arteria mesenterica inf. versorgt. Die Rotation des Darmes entlang der Achse der Arteria mesenterica sup. hat eine Bedeutung für das Verständnis der Malrotationen des Darmes und ihrer Folgen (s. Kapitel Dünndarm). Der Kolonrahmen hat durch seine Lage in der Abdominalhöhle und im Retroperitoneum Bezug zu praktisch allen Organen des Bauchsitus (Abb. 6-81).

### 5.1.2 Physiologische Funktionen

Die Aufgaben des Dickdarmes sind Resorption und Transport. Der Chymus wird durch Wasser- und Elektrolyt-Rückresorption eingedickt und neutralisiert. Aus 500 ml Dünndarmstuhl werden etwa 150 g Faeces. Maximal kann das Kolon pro Tag etwa 2,5 bis 4,5 Liter Wasser rückresorbieren. Neben einer aktiven Resorption von Natrium (ca. 200 mmol/Tag) erfolgt eine Sekretion von Kalium und Bikarbonat ins Darmlumen. Die nicht-propulsiven Segmentkontraktionen des Darmes begünstigen die Wasser- und Elektrolytresorption, die im rechten Kolon effizienter ist als im linken.

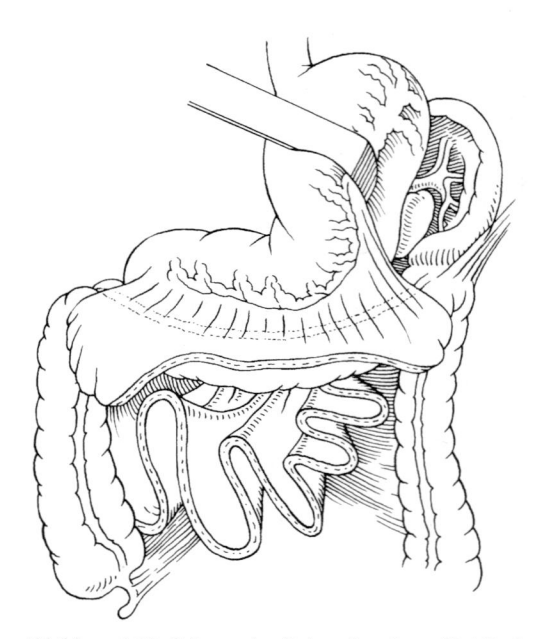

*Abbildung 6-81:* Schema des Kolons in seinem Verhältnis zu den Nachbarorganen.

Nicht resorbierbare Anteile der Faeces werden vom Zökum bis ins Rektum transportiert. Dafür ist in erster Linie die propulsive Peristaltik verantwortlich. Die Dauer der Dickdarmpassage für Marker beträgt bis zu sieben Tagen.

### 5.1.3 Bakteriologie

Die Rolle der Darmflora bleibt zum Teil unklar, da sie für die Verdauung keine Rolle mehr spielt. Die Zusammensetzung der Bakterienflora ist allerdings für eine physiologische Darmentleerung wichtig. 1 ml Stuhl enthält ca. $10^{14}$ Bakterien. Die Darmflora ist andererseits ein wesentlicher Faktor für die Morbidität in der Kolonchirurgie, da sie ein hohes pathogenes Potential ( z. B. mit Endotoxinbildung) birgt.

Die normale Flora des Kolons besteht zu 99,9% aus Anaerobiern (Bacteroides, Klostriden, Peptostreptokokken, Peptokokken usw.) in einer Konzentration von ca. $10^{11}$/g Faeces. Die gramnegativen Aerobier, vorwiegend koliforme Stäbchen, sind mit einer Konzentration von $10^8$/g vertreten. Es folgen Proteus, Klebsiellen und Enterokokken mit $10^{5-7}$/g. Diese normale Flora ist ein wichtiger Teil der Immunmechanismen, indem sie die Proliferation der pathogenen Keime hindert. Verabreichte Antibiotika können dieses Gleichgewicht zerstören und damit die Vermehrung pathogener Keime begünstigen. Die Darmmotilität ist ein zweiter wichtiger Faktor zur Regulation der Flora.

## 5.2 Generelle Aspekte der Kolonchirurgie

### 5.2.1 Die Darmvorbereitung

Die Methoden der Darmvorbereitung haben zum Ziel:
- die Kontamination durch Faeces während der Operation zu vermeiden
- die bakterielle Besiedelung des Darmes im Moment des Schnittes möglichst tief und die Zusammensetzung der Flora möglichst physiologisch zu halten.

Wir bereiten den Darm nur mechanisch vor und geben keine präoperativen enteralen Antibiotika mehr. Am Tag vor der Operation trinkt der Patient 2–3 Liter Fordtran-Lösung (Polyethylenglycol-Elektrolytlösung), bis er wässrig-klaren Stuhl absetzt. Diese Art Darmvorbereitung ist zwar etwas weniger effizient als die sog. «orthograde Spülung» (Verabreichung größerer Flüssigkeitsmengen durch eine Magensonde), ist aber psychologisch weniger belastend für den Patienten. Vorsicht ist geboten bei obstruierendem Tumor. Bietet der Patient Stenose- oder Präileussymptome, so soll der mechanischen Vorbereitung immer zunächst ein hoher Einlauf vorausgehen. Hiermit gelingt es oft, über die Stenose impaktierte Stuhlmassen zu lösen und die mechanische orthograde Darmreinigung zu ermöglichen. Gelingt dies allerdings nicht, so muß letzteres unterbleiben. Sonst trifft der Chirurg bei der Operation auf stark dilatierte Schlingen mit dünnem bakterienreichen Inhalt. Das Kontaminationsrisiko ist weit höher, ebenfalls dasjenige der Endotoxin-Ausschüttung bei der Laparotomie. Solche Patienten können nur mit mehreren Einläufen und kurzfristiger flüssiger Diät (nur Trinken, Suppe, keine sog. flüssige Kost oder voll resorbierbare Nahrung) vorbereitet werden.

Neuerdings kann günstig mit Natriumphosphat (Fleet®) vorbereitet werden. Hier ist der psychologische Effekt noch vorteilhafter. Die Patienten erhalten nur kleine Mengen des Medikamentes; die osmotische Wirksamkeit im oberen Dünndarmtrakt veranlaßt sie, selbst bereitgestellte Flüssigkeit (Tee, Mineralwasser) zu sich zu nehmen. Bei älteren Patienten ist letzterer Effekt nicht ausgeprägt, so daß sie zur Vorbereitung mit 2000 ml Elektrolytlösung versorgt werden sollen.

### 5.2.2 Die intraoperative Darmspülung («on table lavage»)

Die intraoperative Darmvorbereitung ist eine Alternativmethode für Fälle, die nicht vorbereitet werden konnten oder notfallmäßig operiert werden müssen. Sie wird empfohlen, wenn das Kolon mit harten Stuhlmassen oberhalb eines Hindernisses gefüllt ist. Wichtig ist Geduld, der Darm kann nicht innerhalb weniger Minuten freigespült werden. Für die Einführung des proximalen intraluminalen Spülkatheters verwenden wir die Appendix, die am Ende der Spülung abgetragen wird. Bei Zustand nach Appendektomie kann alternativ problemlos eine Enterotomie am Ileum angelegt werden, um einen Ballon-Katheter einzuführen, der dann bis ins Zökum vorgeschoben wird. Distal wird ein Schlauch von mindestens 3 cm Durchmesser (z. B. Beatmungsschlauch) eingelegt und das distale Ende neben den OP-Tisch verbracht (Abb. 6-82). Nach der Spülung verbleiben im Ko-

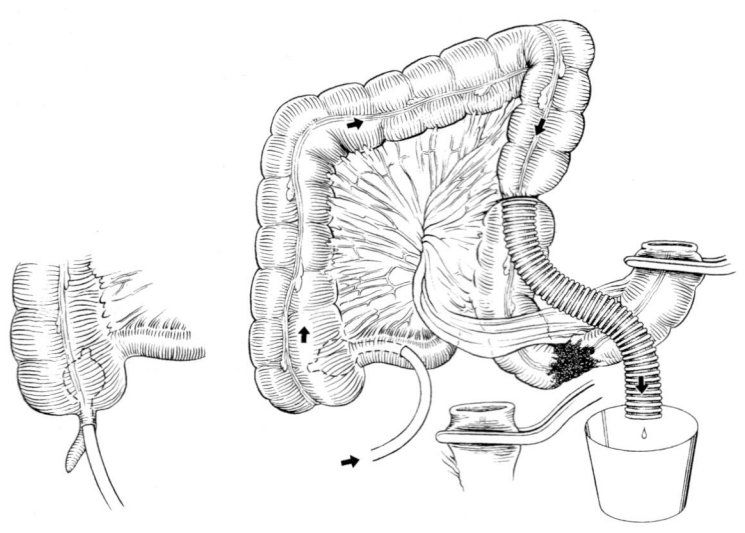

*Abbildung 6-82:* Schema der intraoperativen Darmreinigung.

lon oft kleine Mengen dünner Flüssigkeit, die im Situs leicht kontaminiert. Sie wird mit antiseptisch getränkten Tupfern aus dem zuführenden Darmschenkel entfernt. Bei linksseitigem Tumor steht diese Methode in Konkurrenz mit der subtotalen Kolektomie, die bestimmt mit einem wesentlich kleineren Kontaminationsrisiko vorgenommen werden kann. Wir empfehlen für die Operation im Ileus und ohne Darmvorbereitung, beide Darmstümpfe mit Antiseptika-Tupfern über eine Strecke von 10–15 cm sorgfältig von Stuhl zu reinigen (ebenfalls mit Geduld!) oder – bei flüssigem Darminhalt – ergänzend mit dem Saratoga-Sauger (Schlürf-Sauger) zu entleeren.

### 5.2.3 Die Antibiotikaprophylaxe

Die zweite Methode, die Morbidität nach Koloneingriffen zu senken, ist die Antibiotika-Prophylaxe. Die single-dose-Prophylaxe, vor Beginn des Eingriffes gegeben, ist heute die Regel. Sie wird mit einem Breitbandantibiotikum (z. B. Cephalosporin, Mezlocillin, Piperacillin) und Metronidazol (500 mg) durchgeführt. Je nach Länge des Eingriffes und Halbwertzeit des Breitbandantibiotikums empfiehlt es sich, eine zweite Dosis gegen Ende der Operation zu verabreichen.

Eine länger applizierte Antibiotika-Prophylaxe ergibt keinen Vorteil. Höchstens wird damit eine Selektion pathogener Keime begünstigt. Liegt eine Infektion vor oder besteht eine Sepsis, so wird die Antibiotikaverabreichung als Therapie fortgesetzt.

### 5.2.4 Die Operationstechnik

Sowohl bezüglich Überleben und Rezidivhäufigkeit als auch bezüglich der Morbidität spielt die Operationstechnik eine wesentliche Rolle. Maßnahmen, die zur Verminderung der Morbidität beitragen, sind:
– Kontamination auf ein Minimum reduzieren. Der intraoperative OP-Situs muß sorgfältig mit Bauchtüchern abgedeckt werden.
– Atraumatische Manipulation des Gewebes. Es soll stets in den natürlichen vorgegebenen Gewebsschichten präpariert werden.
– Peinlichste Blutstillung. Jedes Hämatom ist ein Nährboden für Infektion. Bekannterweise hemmt das Hämoglobin sowohl die Chemotaxis wie die Phagozytose der Granulozyten.
– Bei Ileus sollte man vermeiden, die Darmschlingen durch Ausstreifen zu entleeren. Diese Maßnahme kann zu einer massiven Endotoxin-Einschwemmung führen und einen Schockzustand verursachen, der auch länger nach OP-Ende anhält.

### 5.2.5 Die Tragweite der Komplikationen

Das prinzipiell pathogene Potential der Kolonflora wandelt jede Komplikation, insbesondere jede Nahtinsuffizienz, zum erheblichen Risiko. Etwa 50% der Mortalität nach Koloneingriffen sind hierdurch verursacht.

### 5.2.6 Die Kolonperforation vom infektologischen Standpunkt

Die Kolonflora ist extrem artenreich. Pro Gramm Stuhl sind ca. $10^{11}$ bis $10^{14}$ Bakterien vorhanden, wobei das Verhältnis Anaerobier zu Aerobier ca. 1000:1 beträgt. Sobald eine Perforation auftritt, nimmt der Artenreichtum in der Peritonealhöhle sehr rasch ab. Ein Selektionsmechanismus gestattet das Überleben von weniger als zehn Bakterienspezies, wobei meistens nur zwei bis fünf mit den üblichen Labormethoden isoliert werden können. Es sind sowohl Aerobier (E. coli, Streptokokken, Enterokokken, Klebsiellen, Proteus) wie Anaerobier (Bakteroides, Clostridien, anaerobe grampositive Kokken). Während Aerobier in der peritonitischen Phase eine entscheidende Rolle spielen, sind die Anaerobier in der Abszeßphase wichtiger. Antibiotisch werden deswegen meistens drei Substanzklassen eingesetzt: Benzyl-Penicillin, um die grampositive Kokkenkomponente zu kontrollieren; Aminoglykoside, um die E. coli zu kontrollieren, und Imidazolen oder Clindamycin, um die Anaerobierkomponente zu beeinflussen. Dies kann auch mit Monosubstanzantibiotherapie mit sehr breitem Spektrum (z. B. Imipenem) erreicht werden. Das Endresultat hängt nicht nur vom Inokulum ab, sondern wird wesentlich durch adjuvante Substanzen wie z. B. Blut beeinflußt (siehe Kap. 5.4.2).

### 5.2.7 Der Kolonileus: eine schwere Krankheit

Eine Konstante des mechanischen Kolonileus ist die Länge der Anamnese. Nicht selten bestehen Prodrome des Verschlusses wie Blähungen, krampfartige Schmerzepisoden, Stuhlunregelmäßigkeiten seit Monaten. Häufig wird der Patientdelay soweit fortgeführt, daß der Patient erst nach mehreren Tagen eingeschränkter Nahrungseinnahme und Erbrechen ins Spital kommt. Somit sind die Weichen für einen schwierigen Verlauf bereits gestellt: Der Patient weist eine Dehydratation mit hohem Hämatokrit und eine entsprechende prärenale Niereninsuffizienz auf. Häufig liegen eine Hypokaliämie sowie eine metabolische Azidose vor. Die Stase, die ursprünglich auf das Kolon beschränkt war, manifestiert sich wegen der Rückstauung ebenfalls mindestens im distalen Teil des Dünndarmes, mit entsprechender Veränderung von dessen Darmflora und Dilatation der Dünndarmschlingen. In diesen Schlingen bestehen sowohl eine gestörte Rückresorption der Verdauungssäfte wie eine Hypersekretion. Dieser Zustand äußert sich klinisch durch eine nicht immer eindeutig faßbare Toxizität, die der Chirurg durch unglückliche perioperative Manipulationen (z. B. Ausmelken der Darmschlingen) voll zum Ausdruck bringen kann. Wichtig ist es, sich bewußt zu sein, daß der Patient nicht nur ein mechanisches Darmproblem aufweist, sondern richtig krank ist. Entsprechend darf nicht nur die Stauungsursache behandelt werden. Das ganze Krankheitsbild mit Stauungsursachen und Folgen sollte behandelt werden. Da beinahe nie eine vitale Gefährdung des Darmes besteht (Ausnahmen sind selbstverständlich der Volvulus und die drohende druckbedingte Perforation des Zökums), sollte sich immer der Kliniker Zeit nehmen (meistens einige Stunden), um präoperativ die nötige Vorbereitung für den notfallmäßig angezeigten Eingriff unter den bestmöglichen Voraussetzungen durchzuführen. Zu diesen Maßnahmen gehören die Rehydratation und Korrektur der Elektrolytstörungen, die Entlastung des oberen Teiles des Magendarmtraktes mit einer Magensonde, die Entleerung des Darmes distal der Stauungsursache (am besten mit einem diagnostischen und im Sinne der partiellen Darmvorbereitung therapeutischen Einlauf mit einem wasserlöslichen, osmotisch wirkenden Kontrastmittel). Zur Vorbereitung gehören das Gespräch mit dem Patienten und die Orientierung über das vermutlich nötige Stoma. Der Operator sollte sich ebenfalls fragen, wo er am besten das Stoma plazieren kann, um eine möglichst einfache Versorgung für den Patienten zu ermöglichen; wobei man aber Rechnung trägt, daß der Umfang und die Form das Abdomens durch den Ileus verändert werden. Selbstverständlich erfolgt jede Handlung am Darm unter Antibiotikaprophylaxe.

## 5.3 Entzündliche Erkrankungen des Kolons

Die Ätiologie der inflammatorischen Darmkrankheiten Colitis ulcerosa und Morbus Crohn bleibt bisher unbekannt. Freie Sauerstoffradikale (sogenannte ROM – reactive oxygen metabolites), die in diesen Krankheiten überschüssig produziert werden, scheinen eine zentrale pathogenetische Rolle zu spielen. Dafür sprechen nicht nur experimentelle Kolitiden, sondern auch die Wirksamkeit einiger bisher mit Erfolg eingesetzter Medikamente. Diese gewebszerstörenden Substanzen werden durch abnormale Stimulation sowohl der Entzündungs- wie Immunmechanismen hergestellt.

### 5.3.1 Differentialdiagnose der Kolitiden

Abgesehen von den infektiösen Kolitiden müssen im Rahmen der chronischen Kolitiden folgende Krankheiten erwähnt werden:
- Die Colitis ulcerosa. Diese Krankheit unklarer Ätiologie verändert ausschließlich die Schleimhaut des Rektums und des Kolons. Sie kann mit der sklerosierenden Cholangitis assoziiert sein. Die Krankheit beginnt endoskopisch im Rektum und erstreckt sich nach proximal. Die Pathologie ist vorwiegend epithelial. Proktologische Komplikationen, abgesehen von einer in gewissen Fällen sehr schweren Proktitis, sind selten. Die Präsenz torpider oder multipler Fisteln ist ein Hinweis auf das Vorliegen eines Morbus Crohn.
- Die nicht-klassifizierbare Kolitis (indeterminate colitis). In 5–10 % der Fälle entzündlicher Kolitis kann weder aufgrund der Klinik noch des makroskopischen oder mikroskopischen Befundes eine Colitis ulcerosa von einem Morbus Crohn unterschieden werden. Dies gilt insbesondere für Fälle mit fulminantem initialem Verlauf. Wenn solche Fälle trotz Beobachtung des klinischen Verlaufes während mehreren Monaten nicht als Crohn oder Colitis ulcerosa klassifiziert werden können, ist die Wahrscheinlichkeit, daß es sich um einen Morbus Crohn handelt, so klein, daß eine ileoanale Anastomose mit Pouch erlaubt ist.
- Der Morbus Behçet. Diese systemische Krankheit ist charakterisiert durch die Triade: rekurrente Iritis, Mund- und Genitalulzera. Das Kolon kann befallen werden. Dabei unterscheidet sich der Kolonbefall kaum von einem Morbus Crohn.
- Die Kolitis Crohn. Die Crohnsche Krankheit kann alle Segmente des Magendarmtraktes, in sehr seltenen Fällen die Gallenwege oder Harnwege befallen. Es handelt sich um einen transmuralen Prozeß im Gegensatz zum vorwiegend epithelialen Prozeß der Colitis ulcerosa. Der Befall des Kolons kann ebenfalls verschiedene Formen nehmen, wobei der häufigste der ileokolische ist. Andere Segmente des Kolons oder des Rektums können entweder isoliert oder assoziiert mit dem Dünndarmbefall betroffen sein. Die Grundbehandlung ist medikamentös. Sie stützt sich auf die entzündungshemmende, immunsuppressive und antibakterielle Wirkung der Sulfasalazine (Salazopyrin®) kombiniert mit Imidazolen (Metronidazole oder Ornidazole). Die symptomatische Remission kann am besten durch initiale Verabreichung von Kortikosteroiden induziert werden. In schweren chronischen Fällen wurde auch die immunsuppressive Therapie mit Azathioprin (Imurek®) oder 6-Mercaptopurin eingesetzt. Ungefähr 50 % der Patienten, die an einem Morbus Crohn leiden, werden mindestens einmal in ihrem Leben operiert.

*Tabelle 6-24:* Zusammenfassung der Kriterien der Differentialdiagnose Colitis ulcerosa und Morbus Crohn (adaptiert nach Kunert).

| Befunde | Colitis ulcerosa | Crohn |
|---|---|---|
| **Klinische Kriterien** | | |
| Beteiligung des Rektums | immer | selten |
| Blutige Stühle | häufig | selten |
| Abdominalschmerzen | selten | häufig |
| Perianale Läsionen | selten | häufig |
| Lokalisation | kolorektal | ganzer Darm |
| **Endoskopie** | | |
| Aphten | nein | häufig |
| Längsgestellte Ulzera | nein | häufig |
| Kontinuierlicher Befall | regelmäßig | selten |
| Befall des Dünndarmes | nein | häufig |
| **Komplikationen** | | |
| Megakolon | häufiger | seltener |
| Stenosen, Strikturen | selten | häufig |
| Fistelbildung | selten | häufig |
| Verlauf | Schub/Remission | schleichend |

Neben den zahlreichen *intestinalen* Komplikationen sind die inflammatorischen Darmerkrankungen charakterisiert durch eine ganze Palette *extratestinaler* assoziierter Erkrankungen. Bei den Trägern des HLA-B27-Antigens treten axiale Arthritiden der Wirbelgelenke und der sakroiliakalen Gelenke auf sowie Mono- und Oligoarthritiden der großen Gelenke, die ebenfalls bei Nicht-Trägern anläßlich eines Entzündungsschubes beobachtet werden können. Als sonstige Manifestationen sind Uveitiden und Erythema nodosum bekannt. Seltener tritt ein Pyoderma gangraenosum auf. Nach chirurgischer Eradikation des intestinalen Herdes bildet sich das Pyoderma leider nicht immer zurück.

### 5.3.2 Colitis ulcerosa

Folgende Situationen gelten als klare Operationsindikationen:

1. das toxische Megakolon oder die fulminante Kolitis (5–8%)
2. die Perforation (schwerster Kolitisschub und Perforation treten meistens kurz nacheinander auf) (2–3%)
3. die schwere Blutung (>2000 ml Blut/24h) (<1%)
4. der Verdacht auf maligne Entartung bzw. ihre Vorbeugung
5. die unerträglichen extrakolitischen Manifestationen
6. das schlechte Ansprechen auf medikamentöse Behandlung.

Die Indikationen 1, 2 und 3 sind notfallmäßige Indikationen. Die Patienten werden in der Regel mit subtotaler Kolektomie behandelt (Abb. 6-83, 6-84). Die schwere Blutung kann besondere Probleme bieten, da ca. 12% der Patienten, die eine subtotale Kolektomie mit vorläufiger Erhaltung des Rektums gehabt haben, weiterhin von der Ampulla recti her bluten. Bevor eine Proktektomie in solchen Fällen vorgenommen wird, sollte versucht werden, die Blutung mit lokalen Maßnahmen wie Spülung mit kalter Adrenalinlösung zum Stehen zu bringen.

Bei den anderen Indikationen (4, 5, 6) hat in den letzten Jahren die kontinenzerhaltende Koloproktektomie mit ileoanalem Pouch alle anderen Methoden (Proktokolektomie mit kontinenter Ileostomie nach Kock, totale Kolektomie mit Erhaltung des Rektums usw.) ersetzt.

### 5.3.3 Die fulminante Kolitis (Megacolon toxicum)

Zuerst muß vor einem Mißbrauch der Begriffe gewarnt werden. Während die fulminante Kolitis relativ häufig ist, besteht nur selten das Vollbild des toxischen Megakolons. Dies ist eine seltene, sehr schwere, mit einer Mortalität von ca. 25% behaftete Komplikation der akuten Kolitiden. Ihre Häufigkeit variiert zwischen 1 und 5%. Falls ein Patient in einem Zentrum in dieser Extremsituation operiert werden muß, sollte angenommen werden, daß ein günstigerer Zeitpunkt einer notwendigen Operation verpaßt wurde!

Die Patienten mit akuter toxischer Kolitis sind hochfebril und weisen eine Tachykardie auf. Das Ganze beginnt mit einer Phase von profusem, häufig blutigem Durchfall, nicht selten gefolgt von einer Paralyse. Der Abdominalbefund kann unterschiedlich sein, insbesondere kann die Peritonitis unter hochdosierter Verabreichung von Kortikosteroiden beinahe fehlen. Blähung und spontane Schmerzen werden angegeben. In anderen Fällen verlieren die Patienten massiv Blut per anum. Während viele Patienten in dieser Lage toxisch aussehen, psychisch verlangsamt oder verwirrt sind, können andere unter Einfluß der Kortikoide falsch euphorisch sein. Patienten mit Verdacht auf schweren Kolitisschub müssen sofort hospitalisiert werden. Die akute Behandlung besteht in einer massiven Hydratation mit Korrektur der Elektrolytstörungen, in einer rein parenteralen Ernährung, in einer Behandlung mit hochdosiertem Hydrokortison und einer Antibiotikatherapie mit Imidazolen (Metronidazole, Ornidazole). Obgleich sie klinisch nicht manifest sein kann, muß nach einer freien Perforation des Kolons wiederholt gefahndet werden. Die Koloskopie im akuten Stadium ist möglich, muß aber extrem vorsichtig von einem erfahrenen Untersucher vorgenommen werden. Der Bariumeinlauf ist absolut kontraindiziert. Solange keine freie Perforation und/oder keine Dilatation des Kolons auftritt, darf der Patient weiter konservativ behandelt werden, es sei denn sein Zustand verschlechtere sich unter dieser Therapie. Als Frühzeichen des Megacolon toxicum gelten die Dilatation des Dünndarmes mit Gas sowie eine schwere metabolische Alkalose.

Das Vollbild des Megacolon toxicum ist vorhanden, wenn ein toxischer Patient eine Gasdilatation des Kolons mit einem Querdurchmesser im Transversumbereich von über 6 cm ohne sichtbare Haustrierung aufweist. Wenn diese Zeichen eines Megakolons vorhanden sind, wenn der Zustand des Patienten trotz voller medikamentöser Behandlung innerhalb von 48–72 Stunden nicht besser wird, sollte eine subtotale Kolektomie unter Erhaltung eines ausgeschalteten Rektums vorgenommen werden (Abb. 6-83). Die gleiche Operation kann ausnahmsweise bei therapieresistenter pseudomembranöser Kolitis indiziert sein. Mit einer modernen Kolitisbehandlung sollte diese extreme Form der Pathologie vermieden werden können. Das von Turnbull noch empfohlene Anlegen einer doppelläufigen Ileostomie und mehrerer Dekompressionskolotomien sollte beim Megacolon toxicum oder bei der fulminanten Kolitis nicht mehr durchgeführt werden.

### 5.3.4 Die Koloproktektomie mit ileoanalem Pouch (restorative proctocolectomy)

Die schon mehr als hundert Jahre alte Geschichte der ileoanalen Anastomose wurde durch die Zwischenschaltung eines Reservoirs grundsätzlich verändert, indem die Kontinenz dadurch wesentlich verbessert wird. Die zuerst tierexperimentell entwickelte Technik des Reservoirs wurde bereits bei der kontinenten Ileostomie nach Kock angewandt. Sie beruht physiologisch auf der Feststellung, daß das Aneinandernähen von zwei antiperistaltisch gelegenen Schlingen zur segmentären Aufhebung der Peristaltik führt. Die ersten ileoanalen Anastomosen mit Reservoir wurden von Parks und Nicholls hergestellt. Seit dem ersten von Parks hergestellten S-Pouch haben viele Chirurgen die Pouchtechnik in verschiedenen Varianten (J-, H-, W-Pouch) weiterentwickelt.

Die *Hauptindikationen* für diese Operation sind:
– die familiäre adenomatöse Polypose
– die Colitis ulcerosa, sekundär nach Notfalloperation (Indikationen 1–3 in Kap. 5.3.2) oder elektiv (Indikationen 4–6)
– die gleichen Indikationsmomente bei nichtklassifizierbarer Kolitis, vorausgesetzt, daß ein Morbus Crohn durch den Verlauf ausgeschlossen wurde.

In gewissen Zentren wurde die Indikation noch erweitert. Einzelne Fälle hochgradiger diffuser Dysplasie, Fälle refraktärer Obstipation bei Megakolon und einzelne Fälle distaler Kolitis wurden nach der gleichen Technik operiert.

Als *Kontraindikationen* für die ileoanale Anastomose gelten:
– ein Morbus Crohn
– ein aktives perianales Fistelleiden
– eine Sphinkterinsuffizienz
– eine notfallmäßige Operation bei akuter Kolitis
– eine nicht kollaborative, nicht motivierte Persönlichkeit.

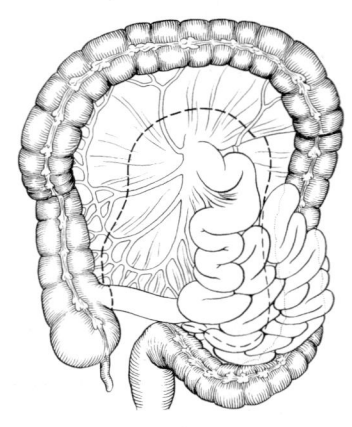

*Abbildung 6-83:* Schema einer subtotalen Kolektomie bei akuter Kolitis.

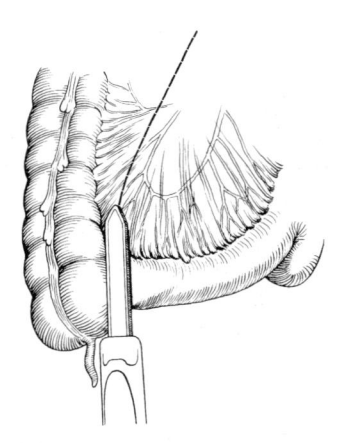

*Abbildung 6-84:* Grenzen der Kolektomie im Ileozökalbereich.

Für einen elektiven Eingriff muß der Patient entsprechend dem üblichen Vorgehen bei der Vorbereitung eines großen Koloneingriffes (anterograde Vorbereitung, Anzeichnen der idealen Stomielage, Atemtherapieübungen) vorbereitet werden. Es lohnt sich, bei diesen meistens sehr empfindlichen Patienten eine umfangreiche Aufklärung vorzunehmen. Die Kortikoiddosis sollte auf ein Minimum reduziert werden. Für die perioperative Phase brauchen aber diese Patienten eine höhere Dosis Prednisolon (60 mg am Operationstag), die dann progressiv reduziert werden kann. Der Eingriff wird unter antibiotischer Abschirmung vorgenommen.

*Kolektomie bzw. Proktektomie*
Die Kolektomie bei Colitis ulcerosa unterscheidet sich von einer Kolektomie bei Tumor dadurch, daß die Exstirpation des Mesenterium nicht notwendig ist. Im Ileozökalbereich muß die ileokolische Arkade unbedingt respektiert werden (Abb. 6-84). Bei notfallmäßiger Kolektomie bei akuter Kolitis ist nach unserer Erfahrung die Erhaltung des großen Netzes schwierig.

Die Exstirpation des Rektums bei Colitis ulcerosa (ebenfalls bei Proktokolektomie bei Crohn) wird anders vorgenommen als beim Karzinom des Rektums, insbesondere um eine aktive Urogenitalfunktion zu erhalten. Die Fortsetzung des vegetativen Plexus aorticus befindet sich im präsakralen Plexus hypogastricus superior. Aus diesem Plexus bilden sich die Nn. hypogastricus dexter et sinister, zwei Nervenstränge, die dorsal des Ureter und medial der Aufteilung der Vasa iliaca interna in Höhe des 4. Sakralwirbels in den Plexus hypogastricus inferior einziehen. Diese Nerven enthalten vorwiegend prä- und postsynaptische Sympathikusfasern. Der Truncus sympathicus sacralis ist ein paariger, aus drei bis vier Ganglienknoten bestehender Strang in der Lamina praesacralis, dem Periost der Sakralwirbelkörper. Aus den Spinalnerven S3 und S4 bilden sich die Nn. splanchnici pelvini parasympathici, die cholinerge parasympathische Fasern für die Beckenorgane (sog. Nervi erigentes) enthalten. Alle diese Strukturen bilden zusammen den Plexus hypogastricus inferior, der an der Innenseite der Levatorenplatte beidseits des Rektums liegt. Die Nervi splanchnici pelvini führen über die Corpora cavernosa zur Erektion; die mit ihnen verlaufenden Nervi hypogastrici zur Ejakulation. Die posterorektale Präparation nach Eröffnung des Spatium retrorectale kann nervenschonend auch stumpf erfolgen, vorausgesetzt, daß die schonende Präparationsebene unterhalb des Promontoriums in der Sakralhöhle beidseits des Rektums mit Scherenpräparation definiert wird. Somit können auch die präsakralen Nerven identifiziert werden. Vorne ist es wichtig, nah vom Darm zu bleiben, um die Denonvilliersche Faszie intakt zu lassen. Dort und lateral auf Paraproktienhöhe wird die Präparation schrittweise mastdarmnah vorgenommen. Die Durchtrennung des Muskelschlauches erfolgt maximal 4 cm oberhalb der Linea dentata, insbesondere wenn die Double-Stapling-Methode ohne Mukosektomie angewendet wird. Die Höhe der Durchtrennung beeinflußt die Kontinenz nicht, während das Risiko der urogenitalen Komplikationen bei tiefer Durchtrennung höher erscheint (siehe anatomische Beziehung zwischen Plexus hypogastricus inferior und Levatorenplatte).

*Stellenwert und Technik der Mukosektomie*
Wegen des hohen Malignitätsrisikos bei familiärer Polypose wird die vollständige Mukosektomie im Rahmen dieser Krankheit von allen Autoren empfohlen. Im Rahmen der Colitis ulcerosa besteht diesbezüglich keine einheitliche Ansicht. Für eine Erhaltung einer Manchette von ca. einem Zentimeter Breite oberhalb der Linea dentata, die vorwiegend durch ein Übergangsepithel ausgekleidet

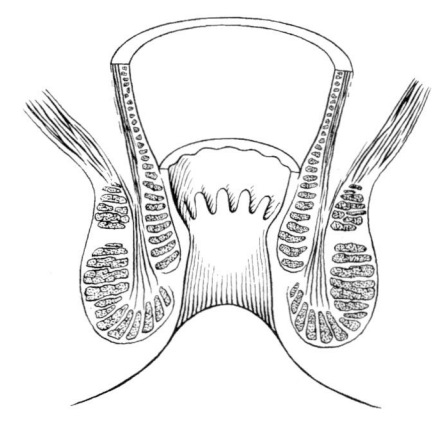

*Abbildung 6-85:* Verbleibender Rektummuskelmantel mit Kontinenzorgan.

ist, sprechen theoretisch die bessere Sensibilität und Diskrimination, die sich laut einigen Autoren in einer verbesserten Kontinenz vorwiegend in der Nacht manifestieren.

Die Mukosektomie ist ein technisch anspruchsvoller Teil der gesamten Operation. Der Anus wird mit einem Spreizer (Gelpi, Parks usw.) leicht eröffnet. Zur Vereinfachung der Bestimmung der korrekten Präparationsschicht wird submukös mit Kochsalz- und Ornipressin-(POR-8) Lösung (oder Adrenalin 1:100000) infiltriert, bevor von der Linea dentata bis zur Höhe des Absetzens des Muskelschlauches die gesamte Schleimhaut sorgfältig unter peinlichst genauer bipolarer Blutstillung zirkulär entfernt wird (Abb. 6-85).

## Herstellung des Pouches und Anastomosetechnik

Bezüglich Form und Größe des Reservoirs sind viele Versuche und Studien vorgenommen worden. Je größer die Kapazität ist, desto seltener sind Stuhlentleerungen. Auf der anderen Seite ist der Platz in der Tiefe des kleinen Beckens begrenzt. Während die zuerst entwickelten S-förmigen Reservoirs wegen ihrer Entleerungsschwierigkeiten (eine Katheterisierung war nicht selten notwendig) nur noch in Ausnahmefällen mit kurzem Mesenterium angelegt werden, werden jetzt J- oder S-förmige Reservoirs hergestellt (s. Abb. 6-86). Die mittlere Pouchkapazität schwankt zwischen 350 und 450 ml. Die Stuhlfrequenz pro 24 Stunden ist direkt von dieser Kapazität abhängig und

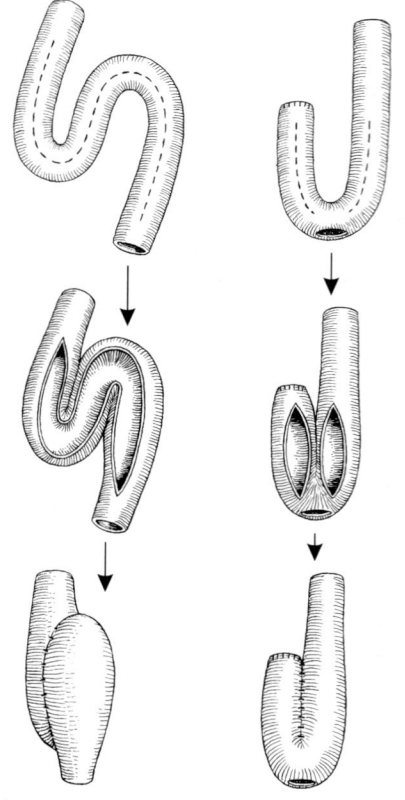

*Abbildung 6-86:* Schema eines S- und eines J-Pouches.

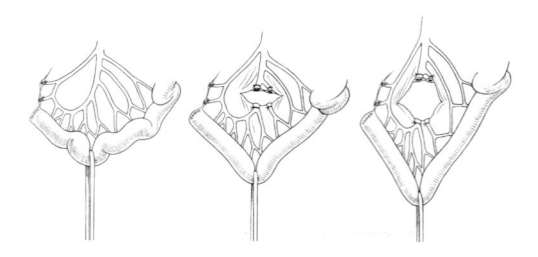

*Abbildung 6-87:* Tricks für eine Verlängerung des Mesenteriums.

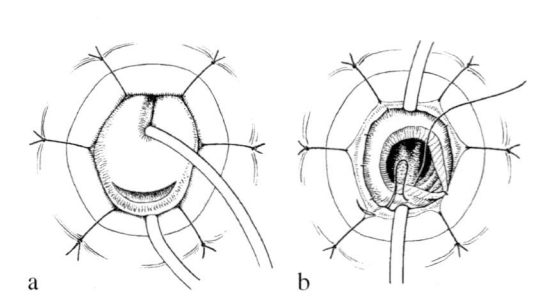

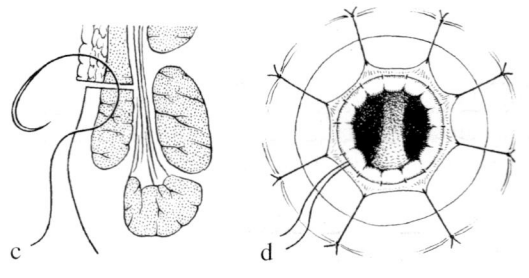

a  b  c  d

*Abbildung 6-88:* Technik der Handanastomose.

schwankt zwischen drei und sechs Stuhlentleerungen.

Von entscheidender Bedeutung für das Gelingen der Operation ist auch die Kenntnis der Möglichkeiten einer Verlängerung des gelegentlich kurzen Mesenterium. Diese variieren je nach gewählter Pouchform und sind in den Abbildungen dargestellt (Abb. 6-87).

Grundsätzlich unterscheidet man zwei Techniken der ileoanalen Anastomose:
- die Handanastomose auf der Linea dentata nach vollständiger Mukosektomie (s. Abb. 6-88)
- die Doppelstaplinganastomose unter Belassen eines sehr kurzen Cuffs des Übergangsepithels (s. Abb. 6-89).

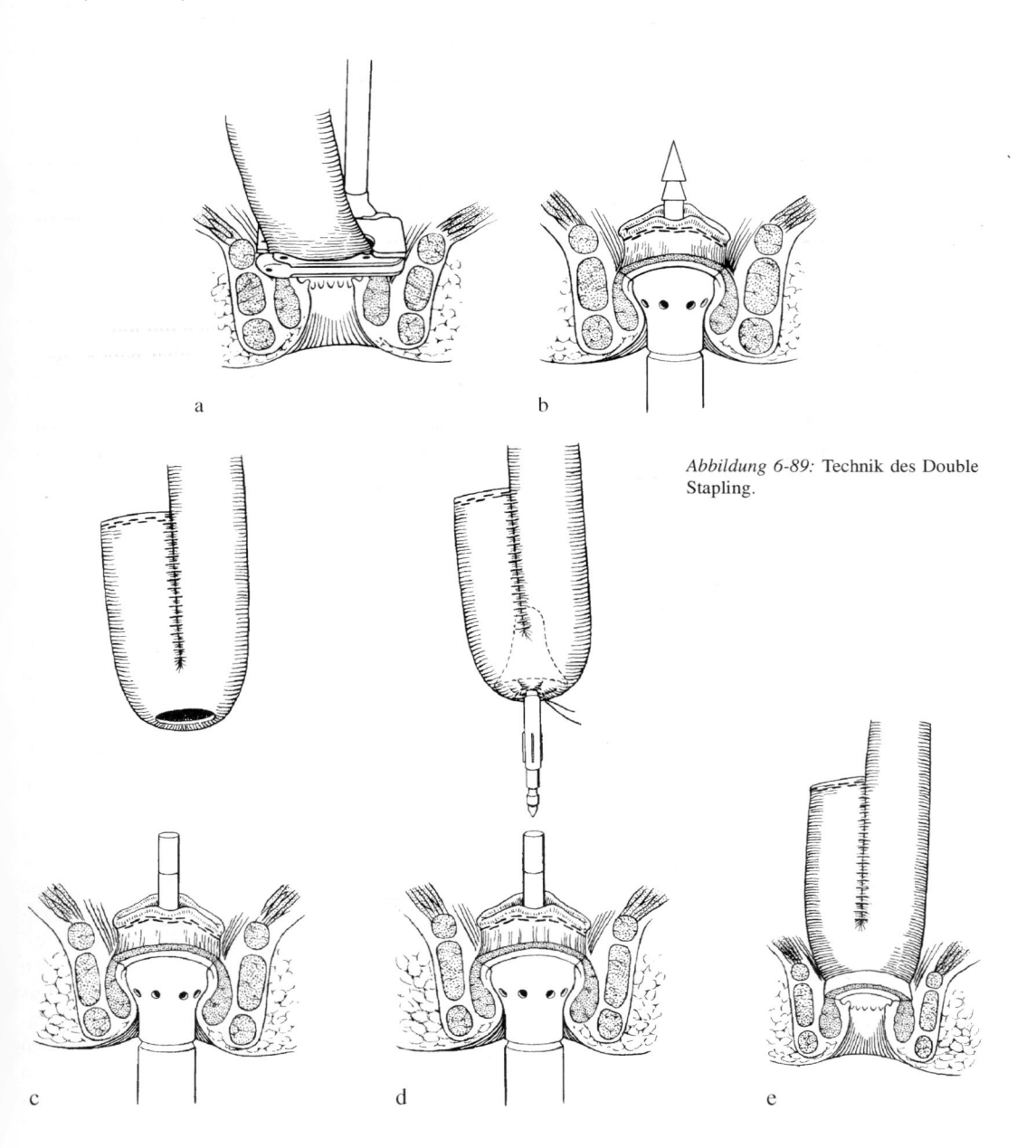

*Abbildung 6-89:* Technik des Double Stapling.

## Zeitpunkt und Technik des Ileostomieverschlusses

Am Anfang der Pouchirurgie wurde eine doppelläufige Ileostomie systematisch angelegt, um die Tragweite einer Nahtinsuffizienz mit Beckensepsis zu verringern. In den letzten Jahren wurde dieses Prinzip von verschiedenen Zentren in Frage gestellt. In Zentren mit großer Erfahrung scheint es möglich, die Pouchchirurgie in selektionierten Fällen (Patienten in gutem Ernährungszustand, keine Steroide, keine technischen Schwierigkeiten) ohne Entlastungsileostomie und ohne zusätzliche Mortalität durchzuführen. In weniger geübten Händen ist die Ileostomie weiterhin zu empfehlen. Diese sollte nach der Technik von Turnbull hergestellt werden (s. Kap. 6.2). Ca. drei Monate später, nach Prüfung der Pouchfunktion und Dichtigkeit, kann der Ileostomieverschluß stattfinden.

## Frühmorbidität und Frühmortalität

Die Frühmortalität dieser Operation liegt in vielen Serien zwischen 0 und 0,5 %.

Die Frühmorbidität ist hingegen relativ hoch und erreicht, besonders in der Lernphase dieser heiklen Chirurgie, die Grenze der 50 %. Die Hauptkomplikationen sind Beckensepsis wegen Anastomoseninsuffizienz (> 5 %), Infarkt des Pouches und intrapelvine Blutungen. Die Rate der partiellen Nahtinsuffizienz ist meistens über 10 % und rechtfertigt das Anlegen einer protektiven Ileostomie. Dauerhafte sexuelle Dysfunktionen sollten durch sorgfältige Präparation vermieden werden können. In mehreren Serien wird eine Rate retrograder Ejakulation von ca. 8–9 % angegeben. Über mehrere Fälle normaler Schwangerschaften und normaler Geburt ist schon berichtet worden.

## Die Pouchitis

Die Pouchitis ist eine regelmäßig in ca. 10–20 % der operierten Patienten auftretende Komplikation. Sie manifestiert sich durch eine Zunahme der Defäkationsrate und durch Diarrhoe. Die Histologie der Pouchbiopsie korreliert nicht immer mit dem klinischen Bild. Sie tritt verhältnismäßig häufiger bei Patienten mit Colitis ulcerosa als bei familiärer Polypose auf. Die orale Verabreichung von Imidazolen (z. B. Metronidazole) führt meistens zur Heilung. Die Pathogenese der Krankheit ist nicht bekannt und beruht wahrscheinlich auf ähnlichen immunologischen Mechanismen, wie sie auch für das Auftreten der Grundkrankheit verantwortlich sind.

## Langzeitverlauf

Lange wurde behauptet, daß die Resultate der Pouchchirurgie bei familiärer adenomatöser Polypose wesentlich günstiger sind als diejenigen bei Colitis ulcerosa. Eine vor kurzem publizierte Arbeit der Gruppe von Fazio zeigt, daß mit Ausnahme der Pouchitisrate die Resultate vergleichbar sind. In einer großen Serie, publiziert durch Marcello, waren nach fünf Jahren Beobachtung 94 % der Patienten mit dem Gesamtergebnis der Operation zufrieden. Die mittlere Zahl der Stuhlentleerungen pro 24 Stunden war 5,8 ± 2,2, und 13 % der Patienten hatten eine partielle Inkontinenz (waren gezwungen, vorwiegend in der Nacht eine Einlage zu tragen). Die Gesamtmorbidität war 58 %. 3,5 % der Patienten hatten eine definitive Stomie wegen Pouchdysfunktion bekommen. Andere langfristige Komplikationen waren in 9 % Anastomosenstrikturen, in 20 % Ileuserscheinungen (meistens in Zusammenhang mit der Ileostomie). Eine Exzision des Pouches wurde in weniger als 2 % notwendig.

### 5.3.5 Die nicht-klassifizierbare Kolitis (indeterminate colitis)

Es handelt sich in diesen Fällen um ein Zugeständnis, daß der Pathologe aufgrund der histologischen Kriterien nicht imstande ist, zwischen einem Morbus Crohn und einer Colitis ulcerosa zu unterscheiden. Viele dieser Patienten weisen einen fulminanten Verlauf auf, der als erste Manifestation einer unbekannten Krankheit vorkommt. Ganz eindeutig muß die erste Operation so durchgeführt werden, daß alle Möglichkeiten noch offen bleiben. Die erste Operation ist somit die subtotale Kolektomie mit terminaler Ileostomie und Erhaltung eines ausgeschalteten Rektumstumpfes. Nach der akuten Phase sollte man den Patienten einige Monate beobachten, Zeichen des Morbus Crohn, insbesondere seiner proktologischen Komplikationen, suchen und multiple Rektumbiopsien entnehmen. Die retrospektiven Studien von Serien solcher Patienten, die im Verlauf mit einer Restprotektomie und einem ileoanlen Pouch behandelt wurden, geben widersprüchliche Resultate. Bei der Indikation ist große Vorsicht angebracht.

## 5.3.6 Morbus Crohn (vgl. Kap. 3.16)

Auch wenn man beim Morbus Crohn so spät wie möglich und so selten wie nötig operiert, wird es noch häufig genug sein. Ungefähr 30% der Patienten brauchen einen chirurgischen Eingriff im ersten Jahr nach der Diagnosestellung, dann nimmt diese Rate pro Jahr um 5% zu. Die Krankheit soll in zwei grobe Formen aufgeteilt werden können, eine perforierende und eine nicht-perforierende. Die Patienten mit der perforierenden Form müssen zweimal häufiger operiert werden.

Als *Indikationen* für die Chirurgie gelten folgende Situationen:
- Intestinale Obstruktion mechanischer Natur (cave die zu frühe, häufig unnötige Operation bei mechanischem Dünndarmileus bei bekanntem Morbus Crohn; s.u.: ileozökale Lokalisation!)
- Septische Komplikationen: Fistel (entero-enteral, entero-kolisch, entero-kutan, entero-vaginal usw.), entzündliche Tumoren mit Abszeß (sie gelten als Zeichen eines schweren Verlaufes).
- Versagen einer tatsächlich eingenommenen korrekten medikamentösen Behandlung. Darunter versteht man einen nicht abklingenden Schub unter maximaler medikamentöser Behandlung, das Auftreten von Komplikationen einer unerläßlichen Kortikotherapie (z.B. aseptische Femurkopfnekrose, Katarakt, Myopathie, Wirbelkörperfraktur usw.) oder eine persistierende Wachstumsstörung bei Kindern.
- Auftreten akuter lebensbedrohlicher Komplikationen wie fulminante Kolitis, Megacolon toxicum, massive Blutung, Perforation (insgesamt weniger als 5% aller Operationsindikationen).

### Ileokolische Crohn-Krankheit

Die Lokalisation betrifft 40–50% der Crohn-Patienten. Als Manifestation der Krankheit kommt in erster Linie die Obstruktion bzw. der Ileus in Betracht. Die Obstruktion ist durch eine progressive Stenosierung des Lumens bedingt, während der plötzlich auftretende Ileus nicht selten durch blockierende Nahrungsbestandteile in der Stenose verursacht ist. Da dabei keine vitale Gefährdung der Darmwand besteht, ist beim akuten Ileus eines chronischen Morbus Crohn die notfallmäßige Operation oft nicht unbedingt angezeigt. Der Kliniker kann den Patienten primär mit Entlastung und Medikamenten (Kortikoiden + 5-ASA) behandeln, mit Einläufen versuchen, die Blockierung zu lösen, und den Patienten weiter beobachten. Bei der elektiven Operation wird nach Vorbereitung die Ileozökalresektion vorgenommen. Die Ausdehnung der Resektion richtet sich nach dem intraoperativen makroskopischen Aspekt des Darmes. Um die Darmresektion so sparsam wie möglich durchzuführen, dürfen isolierte proximale Stenosen (sog. skip lesions) mit einer Strikturoplastik behandelt werden.

Die Fistelbildung ist eine häufige Komplikation des ileokolischen Crohn. Fisteln können mit einer anderen Dünndarmschlinge, mit dem Kolon, insbesondere dem Sigma, mit der Blase (meistens am Blasenfundus), mit der Vagina oder der Tuba uterina oder als enterokutane Fisteln nach außen bestehen. Eine konservative Behandlung dieser Fisteln scheitert meistens, da sie häufig von einem prästenotischen Segment ausgehen. Die Behandlung besteht in der Resektion des fisteltragenden und befallenen Darmsegmentes, in der Entfernung bzw. Bereinigung des ganzen Fisteltraktes (evtl. mit anschließender Rohrdrainage) und der Exzision der Einmündungsstelle am anderen Hohlorgan. Bei der enterovaginalen – oder auch enterovesikalen – Fistel erübrigt sich meistens die Exzision der Vaginal- oder Blasenwand. Hingegen ist die Interposition von vitalem Gewebe (Muskellappen oder Omentum) zu empfehlen.

Bei Abszeßbildung wird grundsätzlich versucht, mit transkutaner Drainage und Antibiotika-Therapie eine frühoperative Versorgung in der Abszeßphase zu umgehen.

### Kolische Crohn-Krankheit

Die häufigste Indikation für eine operative Sanierung bei Morbus Crohn des Kolons ist das Versagen der medikamentösen Therapie. Die Obstruktion ist bei Kolon-Crohn viel seltener. Die Fisteln, die von einem Kolonsegment ausgehen, werden nach den gleichen vorher erwähnten Prinzipien behandelt.

Bei Abszessen ausgehend vom Kolon sollte man mit der primären Anastomose im Kolon sehr zurückhaltend sein und eher eine Inkontinuitätsresektion mit proximaler Ileo- oder Kolostomie bevorzugen. Patienten, die einen Eingriff am Kolon wegen Crohn brauchen, werden signifikant häufiger wegen der gleichen Krankheit operiert als Patienten mit einem Crohn des Dünndarmes.

Bei Pankolitis Crohn findet man etwa 20% der Patienten, die ein makroskopisch intaktes Rektum aufweisen. Eine subtotale Kolektomie mit primärer ileorektaler Anastomose darf ihnen angeboten werden, vorausgesetzt, daß keine vorherige ausgedehnte Ileumresektion stattgefunden hat, daß der Rektumstumpf mindestens 10 cm lang ist und daß keine analen Fisteln bestehen. Nach zehn Jahren Beobachtung werden ca. 50% dieser Patienten ein Rezidiv aufweisen. Bei der Reoperation werden eine Rektoproktektomie vorgenommen und eine terminale Ileostomie angelegt.

Falls die Operation wegen einer fulminanten Kolitis oder einer akuten profusen Blutung (bei Crohn nur 1–2% aller Patienten!) vorgenommen wird, sei es im Rahmen eines Morbus Crohn, einer Colitis ulcerosa oder einer nicht-klassifizierbaren Kolitis, sollte eine subtotale Kolektomie mit terminaler Ileostomie unter Belassung eines ausgeschalteten (meistens nach Hartmann blind verschlossenen) Rektumstumpfes vorgenommen werden. In einzelnen Fällen kann eine längeres Stück des Kolorektums unter Anlegen einer Schleimfistel erhalten werden. Während Patienten mit kolorektalem Befall durch einen Morbus Crohn von einer totalen Proktokolektomie sehr stark profitieren können, besteht *keine Indikation für die notfallmäßige Durchführung* dieses Eingriffes. Wenn die Krankheit ausschließlich im Kolorektum lokalisiert ist, bleiben 80–90% der Patienten, bei denen eine Proktokolektomie mit terminaler Ileostomie vorgenommen wurde, während zehn Jahren rezidivfrei. Bei Patienten ohne wesentliche perianale Fisteln kann die Proktektomie intersphinkteriell erfolgen. Somit können lästige Wundheilungsstörungen im perinealen Bereich vermieden werden.

*Risiko der Appendektomie*
Nicht selten tritt die Situation auf, daß ein Patient wegen Verdacht auf Appendizitis laparotomiert wird und daß der Chirurg dabei einen Morbus Crohn des terminalen Ileum entdeckt. Wenn in solchen Situationen Symptome schon länger bestehen und insbesondere wenn man über die Krankheitsfreiheit des Zökumpols nicht sicher ist, sollte man eher auf die Appendektomie verzichten. Ansonsten soll die Appendektomie trotzdem vorgenommen werden.

*Pouch-Chirurgie*
Theoretisch bestehen zwei Möglichkeiten für die Wiederherstellung der Kontinenz nach totaler Proktokolektomie: die Herstellung einer kontinenten Ileostomie nach Kock oder die Herstellung eines ileoanalen Pouches. Wegen des Rezidivrisikos im Dünndarm bzw. im Pouch (ca. 50%) werden von einer großen Mehrheit der Chirurgen beide Verfahren im Rahmen der Crohn-Krankheit als kontraindiziert angesehen.

*Karzinomrisiko*
Obgleich die Berichte in der Literatur widersprüchlich sind, scheint es zunehmend sicher, daß das Risiko eines Dünndarmkarzinoms sowie das Risiko des Dickdarmkarzinoms beim Morbus Crohn, insbesondere bei langdauerndem Crohn erhöht ist. Bei analem Crohn soll das Risiko eines Analkarzinoms erhöht sein.

## 5.4 Adenomatosen

### 5.4.1 Allgemeine histopathologische Kenntnisse

Adenome («Polypen») treten im ganzen gastrointestinalen Trakt, vorwiegend aber im Kolon auf. Die Tabelle 6-25 zeigt eine histologische Klassifikation der Polypen.

Die *hyperplastischen* Polypen entsprechen fokalen Abnormalitäten der Zellreplikation. Die proliferative Zone der glandulären Krypten expandiert und bildet einen sessilen Polypen.

Die *benignen lymphoiden Polypen* sind assoziiert mit einer Hyperplasie des submukösen Lymphgewebes. Eine familiäre Anhäufung ist möglich. Sie neigen dazu, mit dem Alter spontan zu verschwinden, und sind keine präkanzerösen Läsionen.

Hingegen bilden die *inflammatorischen Pseudopolypen* im Rahmen der Colitis ulcerosa oder der Bilharziose einen Boden für die Entwicklung eines Kolonkarzinoms.

*Tabelle 6-25:* Klassifikation der Polypen.

| | |
|---|---|
| Nicht klassifizierte | Hyperplastische Polypen |
| Inflammatorische | Colitis ulcerosa<br>Polypose bei Bilharziose<br>Noduläre lymphoide Hyperplasie<br>Cronkhite-Canada-Syndrom<br>(nicht hereditär) |
| Hamartome | Juvenile Polypose<br>Peutz-Jeghers-Polypen<br>Cowden-Syndrom |
| Neoplastische | Tubuläre Adenome<br>Tubulovillöse Adenome<br>Villöse Adenome<br>Familiäre adenomatöse<br>Polyposis coli<br>Gardner-Syndrom<br>Turcot-Syndrom |

Das *Cronkhite-Canada-Syndrom* assoziiert eine Alopezie mit Nagelatrophie, Hyperpigmentation der Haut, Hypogeusie und multiplen gastrointestinalen Polypen. Anorexie, Gewichtsverlust und abdominale Schmerzen sind charakteristisch bei dieser Krankheit, die einer ausgeprägten Malabsorption mit tiefen Kalium, Kalzium, Phosphat, Magnesium und Gesamteiweiß bei einem Disaccharidasemangel entspricht. Das Auftreten von Kolonkarzinomen bei diesen Patienten ist bekannt.

Die *juvenilen Polypen* sind Hamartome, die häufiger bei Mädchen als bei Buben Ursache akuter, nicht bedrohlicher Hämatochesien sind. Da die Muscularis mucosae an der Bildung des Polypen nicht beteiligt ist, sind spontane Amputationen möglich. Die Masse sieht dann wie eine Brombeere, eine Kirsche oder ein Stück Fleisch aus. Die Abtragung der Polypen ist angezeigt, um die Symptome (Blutung, krampfartige Schmerzen) zu beheben.

Das *Peutz-Jeghers-Syndrom* ist charakterisiert durch multilokuläre Polypen des gastrointestinalen, respiratorischen und urinären Traktes und durch periorale bukkale oder linguale Pigmentationen. Die Polypen sind Hamartome und nicht präkanzerös. Bei 5 % der weiblichen Träger des Peutz-Jeghers-Syndrom treten Ovarialtumoren auf.

Das *Cowden-Syndrom* ist eine seltene autosomal dominante Genodermatose. Neben Polypen des Kolons treten bei diesen Patienten etliche ektodermale, mesodermale und entodermale Veränderungen auf.

*Adenomatöse Polypen* des Kolons oder Rektums treten bei 5–10 % der Bevölkerung auf. Tubuläre Adenome sind achtmal häufiger als villöse Adenome. Tubuläre Adenome sind vor dem zwanzigsten Lebensalter sehr selten und sollten als Warnzeichen einer familiären Polypose interpretiert werden. Sie sind häufig Zufallsbefunde anläßlich einer Koloskopie. Symptomatisch werden sie meist nur, wenn sie groß sind und bereits maligne Entartung aufweisen.

Die *tubulären Adenome* sind in der Regel gestielt, messen ca. 1 mm bis mehrere Zentimeter, sind bulbös rot bis violett und haben eine lobulierte, unregelmäßige Oberfläche. Ulzerierte Zonen sprechen für eine maligne Entartung.

Die *villösen Adenome* sind viel häufiger sessil, im Zentrum höher als in der Peripherie. 80 % entstehen im Bereich des Rektosigmoids und sind verantwortlich für das Auftreten einer Hämatochesie. Typischerweise klagen auch die Patienten über wäßrigen Durchfall und Schleimentleerungen. Solche Phänomene können im Extremfall zu Dehydratation und Elektrolytstörungen, insbesondere Hypokaliämie führen. Da sie sehr weich sind, kann man sie sogar bei Lokalisation im distalen Rektum anläßlich einer rektalen Untersuchung völlig verpassen.

Die *tubulovillösen Adenome* bilden etwa 15 % aller Polypen und weisen eine gemischte histologische Form auf.

## Chronologisches Verhalten und Malignitätspotential

Das natürliche Verhalten der Polypen ist nicht gut bekannt. In Anbetracht des malignen Potentials wäre auch eine Studie mit abwartendem Verhalten des Endoskopisten nicht mehr ethisch vertretbar. Das maligne Potential innerhalb von fünf Jahren scheint in der Größenordnung von ca. 1 % zu liegen. Logischerweise sind Patienten mit multiplen Polypen wesentlich mehr gefährdet. Tubuläre Adenome sind deutlich weniger gefährlich (~ 5 %) als tubulovillöse (~ 25 %) und noch viel weniger als villöse Adenome (> 40 %). Sobald der Durchmesser 2 cm übersteigt, sind diese Unterschiede weniger deutlich (tubuläre Adenome ~ 35 %, tu-

*Tabelle 6-26:* Entartungsrisiko.

| Natur des Polypen | Ca in situ | Invasives Karzinom |
|---|---|---|
| Tubuläres Adenom | 12% | 3% |
| Tubulovillöses Adenom | 11% | 8% |
| Villöses Adenom | 15% | 0% |

bulovillöse Adenome ~45%, villöse Adenome ~55%). In größeren Serien entfernter Polypen sind die Anteile entarteter Polypen wie in Tabelle 6-26 angegeben.

### 5.4.2 Stellenwert der Chirurgie

Die Polypen sind primär Sache des Endoskopisten. Bei entsprechender Symptomatik (Blutung, Schleimabgang, Passagestörung, positiver Hämoccultest) oder bei positiver Familienanamnese ist prinzipiell eine Koloskopie angezeigt. Dabei sollte der Untersucher den ganzen Dickdarm einsehen. Grundsätzlich sollten alle Läsionen größer als 1 cm entfernt und histologisch untersucht werden. Falls größere Polypen festgestellt werden, wird der Untersucher entscheiden müssen, ob er sie mit der Resektionsschlinge entfernen kann, ob er allenfalls nur eine oder mehrere Biopsien entnehmen will oder ob er überhaupt wegen der Lokalisation, wegen des Aspektes (dringender Verdacht auf Malignität), wegen der Größe oder wegen der Verhältnisse zur Darmwand auf eine endoskopische Resektion verzichten muß. Die Fälle, die klassischerweise dem Chirurgen zugewiesen werden, sind breitbasige Polypen (meistens villöse Adenome), vorwiegend wenn sie im Zökoaszendens oder in der Ampulla recti gelegen sind. In gewissen Fällen sind Kombinationen minimal-invasiver Verfahren möglich: zum Beispiel endoskopische Resektion unter laparoskopischer, intraperitonealer Kontrolle und allenfalls sofortige laparoskopische Reparatur einer Darmwandläsion.

Im Kolonbereich können histologisch nachgewiesene, endoskopisch nicht verdächtig aussehende Polypen chirurgisch durch eine Längskolotomie entfernt werden. Dabei wird das Kolon mit Vorteil im Bereich der Taenia libera angeschnitten. Meistens bevorzugt aber der erfahrene Kolonchirurg eine *segmentäre Kolonresektion,* die bezüglich Komplikation nicht riskanter ist und die eine ganz sichere Entfernung der Basis erlaubt. Dies ist besonders bei villösen bzw. größeren Adenomen empfehlenswert.

### 5.4.3 Die familiäre adenomatöse Polypose

Fälle familiärer Polypose sind Anfang des 18. Jahrhunderts beschrieben worden. Das Gardner-Syndrom (Assoziation von Weichteiltumoren wie Atherome und Fibrome mit Osteomen and adenomatösen Polypen des Kolons sowie periampullären Karzinomen) wurde 1950 beschrieben. Die Ursache ist eine punktuelle Mutation in einem Tumorsuppressorgen APC, auf dem Chromosom 5q.21 lokalisiert.

Zur gleichen Gruppe autosomal dominant vererbter Krankheiten gehören das Lynch-Syndrom, die echte familiäre Polyposis coli und das Gardner-Syndrom. Für das Turcot-Syndrom (Assoziation von neuroendokrinen Tumoren wie Medulloblastome, Glioblastome oder chromophobe Adenome und Kolonadenomen) ist der Übertragungsmechanismus noch nicht gesichert.

Da diese Zustände einer obligaten Präkanzerose entsprechen, ist eine vollständige Entfernung der zur Tumorbildung neigenden Kolonmukosa am Anfang des Erwachsenenalters obligatorisch. Die Erhaltung des Rektums, die vor Jahren noch praktiziert wurde, ist abzulehnen, da das Risiko eines Karzinoms zu hoch bleibt. Vorgenommen wird heute die Proktokolektomie mit ileoanalem Pouch (s. Kap. 5.3.4). So operierte Patienten zeigen beste Spätergebnisse. Vorausgesetzt, daß die Operation technisch einwandfrei vorgenommen wird, sind auch dauerhafte urogenitale Störungen eine Seltenheit. Mit der Operation ist das Problem der malignen Entartung im Kolorektum endgültig aufgehoben. Assoziierte Erscheinungen bei Patienten mit Gardner-Syndrom bleiben selbstverständlich weiterhin Anlässe zu Problemen.

## 5.5 Das Kolonkarzinom

### 5.5.1 Epidemiologie: Inzidenz, Prävalenz, Altersverteilung

Das Risiko für einen Europäer, in seinem Leben an einem kolorektalen Karzinom zu erkranken, beträgt ca. 4–5%. Die epidemiologischen Fakto-

*Tabelle 6-27:* Epidemiologische Faktoren, die für die Entstehung eines kolorektalen Karzinoms verantwortlich sein können.

- Balastarme kohlenhydratreiche Kost
- Konsum von Alkohol, Tee, Kaffee, (Tabak)
- Hoher Rindfleischkonsum
- Zustand nach Cholezystektomie
- Zustand nach trunkulärer Vagotomie
- Zustand nach Ureterosigmoidostomie
- Zustand nach/bei Mammakarzinom
- Zustand nach Radiotherapie des kleinen Beckens
- Chronisch entzündliche Darmerkrankungen
- Familiäre adenomatöse Polyposis
- Lynch-Syndrom Typ I und II
- Diverse molekularbiologische Genomveränderungen

ren sind in der Tabelle 6-27 aufgelistet. Die wenigen vorbeugenden Maßnahmen sind nach einer einzigen Studie die regelmäßige Aspirineinnahme und nach Populationsstudien bekannterweise die faserreiche Kost.

Das Lynch-Syndrom Typ I ist eine autosomal dominante Erkrankung, die sich im frühen Erwachsenenalter mit dem Auftreten eines oder multipler Kolonkarzinome, meistens im proximalen Kolon, manifestiert. Dies tritt ohne polypöse Vorstufe auf, daher die englischsprachige Bezeichnung des «hereditary non polyposis colonic carcinoma (HNPCC)».

Das Lynch-Syndrom Typ II hat die gleichen Charakteristika wie Typ I. Zusätzlich treten bei diesen Patienten Adenokarzinome anderer Lokalisationen, insbesondere im Endometrium, Ovar, Mamma, evtl. im Urogenitaltrakt oder im oberen Darmtrakt auf; daher die Bezeichnung «hereditary side-specific non polyposis colonic carcinoma (HSSCC)».

Die jährliche Inzidenz des Kolonkarzinoms beispielsweise in der Schweiz beträgt ca. 20 Fälle pro 100 000 Männer und 16 Fälle pro 100 000 Frauen. Sie bleibt seit einigen Jahren beinahe unverändert. In Europa variiert die Inzidenz zwischen ca. vier Fällen/100 000 Einwohnern im ehemaligen Ostblock (Rumänien, Polen, Slowenien) und ca. 25 Fällen/100 000 Einwohnern in Großbritannien. Das mediane Alter der Patienten liegt bei 62 bis 65 Jahren, während das mediane Alter der Patienten mit Rektumkarzinom bei 68 Jahren liegt. Bei der Geschlechtsverteilung überwiegen die Männer beim Rektumkarzinom.

Das Kolonkarzinom ist bei jüngeren Menschen (unter 40 Jahren) mit 3–5 % selten und hat eine schlechtere Prognose. Dies ist begründet durch eine meist späte Diagnose und eine höhere Rate schleimbildender Adenokarzinome, die eine ungünstigere Prognose haben. Hingegen scheint das hohe Alter keinen Einfluß auf die Prognose, weder im positiven noch im negativen Sinne, zu haben.

Molekularbiologisch werden sowohl Onkogene (z. B. c-Ki-ras und c-myc) als auch der Verlust von Tumorsuppressorgenen (APC Verlust auf dem Chromosom 5q.21 bei der familiären Polyposis, Mutationen des Allels p53 am Chromosom 17, Allelverluste auf den Chromosomen 1p, 8q, 13q und 22q) für die Entstehung des kolorektalen Karzinoms angeschuldigt.

### 5.5.2 Symptome

Die kolorektalen Karzinome sind in der Regel symptomarm. Je distaler der Tumor gelegen ist, um so wahrscheinlicher sind Veränderungen der Stuhlgewohnheiten. Das andere Leitsymptom, die Blutung, sei sie okkult oder manifest sichtbar, ist eher charakteristisch für proximale Tumoren. Die ferriprive mikrozytäre Anämie ist in diesen Fällen Anlaß zur Tumorsuche. Gelegentlich stellen die Patienten Schleimabgänge fest. Bauchschmerzen sind meistens Zeichen einer beginnenden Obstruktion. Ungünstige Zeichen sind die Rückenschmerzen bei Infiltration des Retroperitoneums, Gewichtverlust, Hepatomegalie oder Aszites. Diese Symptome gehen meistens mit einer langdauernden Anamnese einher. 10–15 % aller Kolonkarzinome manifestieren sich primär durch das Auftreten einer akuten Komplikation, vorwiegend Okklusion, viel seltener einer akuten Blutung.

### 5.5.3 Pathologische Grundsätze

Seit Jahren wird die Duke-Klassifikation angewendet. Die Einführung von Modifikationen (Astler, Coller usw.) führte und führt häufig zu Mißverständnissen. Der Gebrauch der TNM-Klassifikation bzw. der UICC-Stadieneinteilung erlaubt eine genaue, eindeutige, prognostisch relevante Klassifikation der kolorektalen Tumoren (Tab. 6-28, 6-29). Allerdings ist die hieraus abgeleitete

*Tabelle 6-28:* TNM-Klassifikation.

T = Primärtumor
Tx  Der Ausdehnungszustand des Primärtumors kann nicht genau bestimmt werden.
T0  Keine Evidenz eines Primärtumors.
T1  Der Tumor infiltriert die Submukosa.
T2  Der Tumor infiltriert die Muscularis propria.
T3  Der Tumor infiltriert bis in die Subserosa oder ins nichtperitonealisierte perikolische Gewebe.
T4  Der Tumor perforiert das viszerale Peritoneum oder infiltriert ein Nachbarorgan.

N = Lymphknotenstatus
Nx  Der Lymphknotenbefall kann nicht bestimmt werden.
N0  Keine Lymphknotenmetastase.
N1  Metastasen in 1–3 perikolischen Lymphknoten.
N2  Metastasen in 4 oder mehr perikolischen Lymphknoten.
N3  Metastasen in Lymphknoten entlang eines kolischen Stammgefäßes.

M = Metastasen
Mx  Das Vorhandensein von Fernmetastasen wurde nicht genau abgeklärt.
M0  Keine faßbaren Fernmetastasen.
M1  Vorhandene Fernmetastasen (z. B. Leber, Lunge).
MX  Die Minimalerfordernisse zur Beurteilung von Fernmetastasen sind nicht erfüllt (z. B. Lebersono, Rö.-Thorax).

*Tabelle 6-29:* Verteilung der Stadien (erwartete Wahrscheinlichkeit) in einem prospektiv erfaßten Krankengut (SAKK-Studie).

| | |
|---|---|
| Stadium I und II (LK negativ) | 57 % |
| Stadium III (LK positiv ohne Fernmetastasen) | 29 % |
| Stadium IV (Fernmetastasen vorhanden) | 14 % |

klinische Stadieneinteilung (I–IV) mit der ursprünglichen Duke-Klassifikation (A–D) wieder nahezu identisch. Beide Einteilungen erlauben eine gute Wahrscheinlichkeitsbestimmung der Prognose. Verwendet werden sollten deshalb diese beiden Klassifikationen und keine weiteren Modifikationen.

*Histologische Typisierung und Differenzierung*
Über 98 % aller Kolonkarzinome sind Adenokarzinome. Davon sind ca. 15 % muzinöse (schleimbildende) Adenokarzinome und 1 % Siegelringzellkarzinome. Die Rate der lymphogenen Metastasierung bei der Diagnosestellung beträgt 50 % für die schleimbildenden Karzinome und 70 % für die Siegelringzellkarzinome. Schleimbildende Karzinome neigen zur Metastasierung im Operationsfeld (z. B. entlang Drainagekanälen, Narben).

Die histologischen Differenzierungsgrade werden mit «gut» (G1), «mäßig» (G2) oder «schlecht differenziert» (G3) bezeichnet. Der Tumor wird als schleimbildend bezeichnet, wenn mehr als 50–60 % der Zellen Muzin produzieren. Schleimbildende Tumoren werden statistisch signifikant in fortgeschritteneren Stadien festgestellt und haben bei entsprechendem Stadium ebenso signifikant eine schlechtere 5-Jahres-Überlebensrate.

Die makroskopische Beschreibung bezieht sich im wesentlichen auf den Bezug zur Darmwand. Während die meisten Tumoren vorwiegend intraluminal expansiv wachsen, infiltrieren andere vorwiegend extraluminal. Letztere neigen eher zur Obstruktion und scheinen eine schlechtere Prognose zu haben, obgleich die Tumormasse zur Zeit der Diagnosestellung eher kleiner ist.

Entgegen bisheriger Meinung scheint das Wachstum kolorektaler Karzinome nicht besonders langsam zu sein. Die mediane potentielle Dopplungszeit ($T_{pot}$) liegt in der Größenordnung von vier Tagen. Das klinische Wachstum ist aber langsamer und wahrscheinlich eher Ausdruck eines Gleichgewichtes zwischen Zellproliferation und Zellnekrose bzw. Exfoliation im Tumorgebiet. Diese zum Teil neuen Kenntnisse der Zellkinetik können die Anwendung der Radiotherapie und/oder der Chemotherapie beeinflussen.

*Metastasierungswege*
Wegen seiner Lokalisation kann das Kolonkarzinom über drei Wege metastasieren. Der *portal-venöse Abfluß* erlaubt die hämatogene Metastasierung in die *Leber*, aus der sich sekundär weitere hämatogene Metastasierungen in den Lungen und im ganzen großen Kreislauf ausbilden können. Primär systemische hämatogene Metastasen ohne Lebermetastasen sind sehr selten, können aber lympho-hämatogen über den Ductus thoracicus erklärt werden.

Die lymphatische Drainage erfolgt parallel zum arteriellen Versorgungssystem und mündet in die paraaortalen Lymphknoten ein. Der Befall der regionalen Lymphknoten ist ebenfalls ein wichtiger prognostischer Faktor und darf als Zeichen einer beginnenden systemischen Erkrankung interpretiert werden. Die Entfernung der regionalen

Lymphknoten beim Kolonkarzinom ist nicht nur wie z. B. beim Mammakarzinom für die Bestimmung der Prognose wichtig, sondern sie beeinflußt den tatsächlichen Spätverlauf der Krankheit in positiver Hinsicht. In über 95% der Fälle erfolgt die lymphatische Metastasierung von einer darmnahen Station kontinuierlich nach proximal. Sog. «skip lesions» durch Blockierung einer zentralen Lymphknotengruppe sind sehr selten.

Wegen der intraperitonealen Lage des Kolons ist die endokavitäre Metastasierung mit der Bildung einer Peritonealkarzinose ein dritter Metastasierungsweg. Dies wird besonders häufig bei schleimbildenden Tumoren beobachtet. Manipulationen am Tumor während der Operation – im ungünstigsten Fall mit Eröffnung des Tumorbettes – können die intraperitoneale Einpflanzung von Tumorzellen ermöglichen, so daß diese Metastasierung gelegentlich auch eine iatrogene Komplikation darstellt. Versuche, den Verlauf von primär intraperitoneal metastasierendem Kolonkarzinom durch intraperitoneale Applikation von Zytostatika zu beeinflussen, sind nur sehr partiell gelungen.

*Anatomische Verteilung*

Von 100 kolorektalen Karzinomen sind etwa 32 im Rektum lokalisiert, während 68 im Kolon wachsen. Während vor ca. 20 Jahren nur etwa 18% aller kolorektaler Karzinome im rechten Kolon gelegen waren, nimmt die Frequenz dieser Lokalisation deutlich zu (28% im Kollektiv der letztjährigen SAKK-Studie in der Schweiz). Über 35% aller Tumoren sind im linken Kolon gelegen, davon eine große Mehrheit im Sigma.

## 5.5.4 Diagnostik

*Screening*

Mit den zur Zeit zur Verfügung stehenden Mitteln ist ein breites Screening des Kolonkarzinoms nicht sinnvoll. Der Hausarzt sollte die individuellen Risikofaktoren seiner Patienten kalkulieren und bei vorhandenem Risiko (s. o.) den Patienten abklären (okkultes Blut im Stuhl, Koloskopie). Nach dem Häufigkeitsgipfel der Kolonkarzinome würde ohne Verdachtsmomente eine Koloskopie ab einem Alter von 45–50 Jahren, weiter alle fünf Jahre, empfohlen. Bei Familien mit familiärer Polyposis ist eine jährliche Endoskopie ab dem 14. Lebensjahr indiziert. Im jungen Erwachsenenalter empfiehlt sich als Prophylaxe eine Proktokolektomie mit ileoanalem Pouch. Theoretisch ist die Bestimmung des APC-Suppressorgens auf dem Chromosom 5q.21 als sicherer Marker dieser Krankheit möglich. Die Verwendung anderer molekularbiologischer Marker für das Screening wird weiter untersucht.

*Präoperative Abklärungen und Operationsvorbereitung*

Sinnvoll ist neben der Kontrolle der hämatologischen Parameter und der laborchemischen Risikoabklärung (Niere, Leber) die Bestimmung des CEA. Zur Abklärung einer Lebermetastasierung wird routinemäßig eine Ultraschalluntersuchung des Abdomens durchgeführt. Diese kann gelegentlich auch Hinweise auf eine klinisch nicht feststellbare Peritonealkarzinose geben, wenn wenig Aszites nachgewiesen wird.

Das Thoraxbild gehört ebenfalls zur präoperativen Routineuntersuchung. Allerdings sind synchrone Lungenmetastasen extrem selten. Sie stellen keine Kontrainidikation zur Operation dar, da auch unter palliativer Indikation der Primärtumor entfernt werden soll. Ein CT des Abdomens wird nur in Ausnahmefällen verlangt. Dazu gehört die sonographische Feststellung von Lebermetastasen, die bzgl. simultaner Resektion oder regionaler Chemotherapie (z.B. Portimplantation) im CT weiter abgeklärt wird. Dazu gehören auch die großen palpierbaren Tumoren mit Verdacht auf Infiltration der Bauchdecken oder eines Nachbarorganes, bei denen evtl. eine präoperative Bestrahlung in Frage käme. Die Laparotomie klärt aber auf jeden Fall besser die lokale Tumorinfiltration sowie die lokale Tumorausdehnung, die im CT leicht durch Adhäsionen falsch beurteilt wird.

Die Koloskopie spielt eine zentrale Rolle bei den präoperativen Untersuchungen und sollte als totale Koloskopie bis zur Klappe erfolgt sein. Sie zeigt nicht nur die Lokalisation und die histologische Bestimmung des Primärtumors, sondern erlaubt auch die Diagnose eines synchronen Zweitkarzinoms oder eines synchronen Adenoms (Wahrscheinlichkeit 30–35%), welches in der Regel auch sofort abgetragen werden kann. Falls die Koloskopie präoperativ nicht vollständig war (stark stenosierender, nicht passierbarer Tumor), muß das vorgeschaltete Kolon durch röntgenologischen KE abgeklärt werden.

Wichtig ist nicht nur eine gute Darmvorbereitung (s. Kap. 5.2.1), sondern auch eine umfangreiche Information des Patienten, eine präoperative Instruktion über die postoperative Atemtherapie und die Thromboseprophylaxe. Über das Risiko eines Anus praeter muß der Patient ebenfalls immer informiert werden. Dies gilt natürlich nur für Operationen im linken Hemikolon. Unmittelbar präoperativ bzw. sofort nach Narkosebeginn werden sowohl die Antibiotikaprophylaxe als auch eine Thromboseprophylaxe mit niedermolekularem Heparin verabreicht. Auf einen Urethrakatheter wird – zumindest bei Männern – zugunsten der intraoperativen Einlage einer suprapubischen Ableitung verzichtet. Die Magensonde wird in Narkose eingelegt und spätestens 12 Std. postoperativ entfernt, vorausgesetzt, daß die Operation nicht im Ileuszustand vorgenommen wurde. Läuft über die Sonde viel Magensekret ab, so wird sie selbstverständlich geringfügig länger belassen.

### 5.5.5 Karzinomlokalisation

Die Lokalisation im *Zökum* ist relativ selten und führt zur Anämie, fast nie zur Okklusion. Schleimbildende Tumoren sind in dieser Lokalisation verhältnismäßig häufig. Ebenfalls treten dabei Tumoren auf, die intraluminal klein sein können, sich dabei aber vorwiegend extraluminal perforierend mit gleichzeitiger Abszedierung entwickeln. Diese Tatsache darf bei perityphlitischem Abszeß nicht vergessen werden.

*Karzinome im Colon ascendens* und in der rechten Flexur sind selten okklusiv, infiltrieren gelegentlich das Duodenum oder die Gallenblase. Wie oben bereits erwähnt, nimmt die Frequenz der Karzinome im proximalen Kolon in den letzten Jahren kontinuierlich zu und beträgt jetzt über 25% aller kolorektalen Karzinome. Frauen über 75 Jahren sind verhältnismäßig häufiger betroffen. Etwa 10% aller kolorektalen Karzinome entwickeln sich im *Colon transversum*. Die Lokalisation in der linken Flexur führt häufig zum Ileus. Falls der Pankreasschwanz oder die Milz infiltriert sind, ist die Prognose auch bei radikaler Resektion wahrscheinlich wegen des immundepressiven Effektes der Splenektomie ungünstig. Die Lymphabflußdrainage ab Transversum, insbesondere im linken Teil, erfordert eine vollständige Hemikolektomie links, um eine möglichst hohe Radikalität zu erreichen. *Karzinome im Colon descendens und Sigmabereich* sind häufig stenosierend, szirrhös und klein. Über 35% aller kolorektalen Karzinome liegen in diesen Segmenten.

Wo beginnt das Rektum? Diese Frage ist wichtig, da sie eine entscheidende Bedeutung für die Aufklärung des Patienten, die Operationsplanung und die Nachbehandlung haben wird. Es existieren eine große Zahl von Definitionen für die Rektumlänge. Jeder Tumor mit seinem Unterrand bis 16 cm Höhe ab Anokutanlinie – mit dem starren Rektoskop gemessen – wird als Rektumkarzinom klassifiziert. Das heißt vice versa, daß das Sigma oberhalb 16 cm beginnt.

### 5.5.6 Behandlungsprinzipien

Zu den absoluten Grundprinzipien der Tumorchirurgie gehört die «en-bloc»-Resektion des Tumors. Dies bedeutet, daß das tumortragende Darmsegment mit sämtlichen adhärenten Strukturen, mit dem Lymphabflußgebiet und dem dazugehörigen Mesenterium unter kleinstmöglicher Manipulation entfernt wird. Auf die Ablösung von Adhäsionen im Tumorgebiet muß unbedingt verzichtet werden, andernfalls riskiert man eine Eröffnung des Tumors mit lokaler Streuung von Tumorzellen und raschem Rezidiv bzw. Peritonealkarzinose.

Aufgrund der Festellung, daß intraoperativ im Portalvenenblut zirkulierende vitale Tumorzellen bestimmt werden konnten, wurde vor Jahren von Turnbull die sog. «no touch isolation technique» empfohlen. Sie besteht einerseits in der primären Versorgung des drainierenden Gefäßstammes vor jeder Manipulation sowie andererseits in Ligaturen des Darmlumens proximal und distal des Tumors, um eine intraluminale Verschleppung von Tumorzellen zu verhindern. Der Wert dieser Technik ist umstritten, und die Resultate prospektiver Studien sind widersprüchlich. Die erste Maßnahme (primäre Ligatur der Gefäße), sofern sie ohne zusätzliches Risiko vertretbar ist (d. h. die anatomischen Verhältnisse ganz klar sind), ist dringend empfehlenswert, trainiert zur exakten tumorchirurgischen Taktik und sollte zur Routine gehören. Auf die zweite Maßnahme (Ligaturen des Darmlumens) verzichten wir. Dieser Teil der Turnbull-Technik wurde sicher überbewertet.

## 5.5.7 Allgemeine operative Maßnahmen

*Lagerung*
Für die Operation am Kolon wird der Patient in Rückenlage operiert. Da wir ebenfalls bei linker Hemikolektomie prinzipiell die Anastomose mit Handnaht realisieren, ist die Rektum-Lagerung nicht notwendig. Für Sigmaresektionen oder weit nach distal reichende linksseitige Hemikolektomien ist sie aber von Vorteil. Falls der Operateur bei diesen Eingriffen die Anwendung von endoluminalen Staplern bevorzugt, ist sie ohnehin notwendig, es sei denn, man führe den Stapler von proximal her durch eine quere Enterotomie in den Darm ein.

*Zugang*
Für die Hemikolektomie rechts wird der quere supraumbilikale Oberbauchschnitt rechts, der kosmetisch gut heilt, weniger Schmerzen verursacht und mit weniger Hernien behaftet ist, gewählt. Er gewährleistet eine ausgezeichnete Darstellung der rechten Flexur und des Colon ascendens sowie – als vollständiger Oberbauchquerschnitt – auch der linken Flexur. Für linksseitige Hemikolektomien werden mediane Laparotomien verwendet; eine sehr gute Übersicht an der linken Flexur bietet auch der sog. Hockeyschläger-Schnitt.

*Milzverletzung*
Das Risiko einer partiellen Milzdekapsulation bzw. eines Einrisses am unteren Pol besteht bei der linksseitigen Hemikolektomie sowie bei den Rektumresektionen mit Mobilisierung der linken Flexur. Die Bedeutung eventueller Folgen dieser Läsion darf nicht unterschätzt werden. Auch bei iatrogen bedingter Splenektomie steigt das postoperative Frühmortalitätsrisiko von ca. 2 % auf 10 % an (noch nicht publizierte Daten aus SAKK-Studien). Ursache sind Pankreasschwanznekrosen und subphrenische Abszesse. Bei solchen Verletzungen muß demzufolge der Chirurg alles unternehmen, um die Milz zu erhalten. Meistens genügt eine sanfte Tamponade während einiger Minuten kombiniert mit der Anwendung von Hämostyptika oder die längere leichte Kompression mit einem Bauchstreifen. Der Infrarot- oder Argon-Koagulator hat sich in dieser Situation ebenfalls bestens bewährt. In schlimmeren Fällen kann eine untere Polresektion oder eine Fibrinklebung vorgenommen werden.

*Anastomosentechnik*
Für sämtliche intraperitoneale Kolonanastomosen verwenden wir die fortlaufende allschichtige einreihige Nahttechnik mit spätresorbierbarem Monofil (PDS® oder Maxon®). Auf die Anwendung von Staplern bei den intraperitonealen Anastomosen verzichten wir aus Kostengründen. Betreffend Sicherheit sind ohnehin beide Alternativen weitgehend gleichwertig. Der Zeitgewinn der Stapler-Technik ist nur unbedeutend. In der AIDS-Ära darf höchsten behauptet werden, daß das Ansteckungsrisiko vermindert würde. Über die Verwendung von biofragmentalen Ringen (Valtrac®) fehlt uns die persönliche Erfahrung. Obgleich mehrere Studien diese Technik qualifiziert haben, wurden alle Versuche in der Schweiz wegen ungünstiger Resultate im Vergleich mit der manuellen Nahttechnik abgebrochen. Vor der Herstellung der Anastomose werden beide offenen Darmenden mit Jodpovidonlösung abgetupft, von evtl. Stuhlresten befreit und gereinigt. Nicht gefärbte, klare Antiseptika haben den Vorteil, die Darmreinigung visuell exakter durchführen zu können. Diese Maßnahme hat nicht nur eine desinfizierende Wirkung, sondern könnte theoretisch abgeschliffene vitale Tumorzellen abtöten. Somit könnte diese Maßnahme zur Vorbeugung eines Anastomosenrezidivs beitragen.

*Drainage*
Eine Anastomosendrainage erachten wir als unnötig, wenn nicht sogar potentiell gefährlich, wenn die Anastomose regelrecht angelegt werden konnte. Gelegentlich wird ein Blutungsdrain (z. B. Robinson, Jackson-Pratt®) insbesondere in der Ablösungsfläche des linken Hemikolons für ca. 24 Stunden eingelegt.

## 5.5.8 Operationstechniken

*Hemikolektomie rechts*
Diese Operation ist bei allen Karzinomen des Zökums und des Colon ascendens angezeigt (Abb. 6-90), ebenfalls als erweiterte Hemikolektomie bei Tumoren der rechten Flexur und des rechten Teils des Colon transversum (Abb. 6-91). Bei der

nicht erweiterten Operation werden die A. ileocolica und die A. colica dextra ligiert. Während der Stamm der A. colica media respektiert wird, wird ein häufig von ihr rechts abgehender tiefer Ast immer zentral abgesetzt. Bei der erweiterten Operation wird die A. colica media ebenfalls mitreseziert und das große Netz entfernt. Bei guter Übersicht und mobilem Tumor (sichere Resektabilität) werden primär die Gefäße zentral abgesetzt und versorgt. Anschließend wird das rechte Hemikolon von proximal nach distal vom Retroperitoneum ausgelöst. Der rechte Harnleiter wird geortet. Besondere Sorgfalt ist bei der Trennung der rechten Flexur vom Duodenum geboten. Die üblichen Resektionsgrenzen am Darm sind ca. 12 cm proximal der Ileozökalklappe und knapp proximal des Verlaufes der A. colica media gelegen. Nach Entfernung des Präparates wird eine End-zu-End-Anastomose zwischen dem Ileum und dem Colon transversum hergestellt. Dazu ist meistens ein antimesenterialer Erweiterungsschnitt am Dünndarm notwendig (Abb. 6-92). Falls der Kaliberunterschied zu groß ist, wird meistens das Kolonlumen quer mit einem linearen Klammergerät verschlossen, um dann auf der Taenia libera knapp

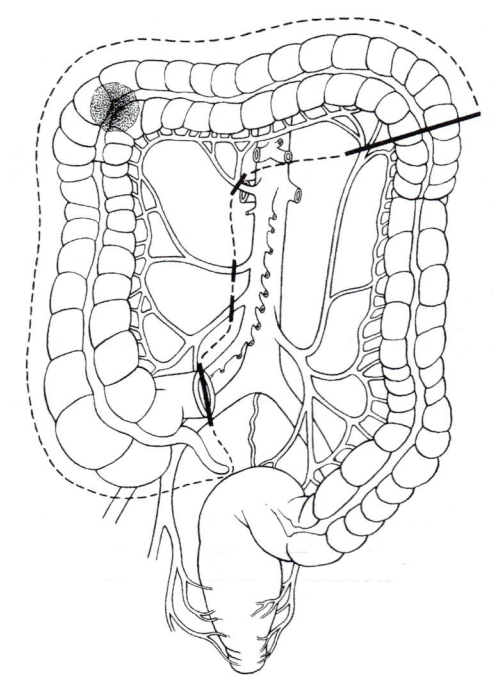

*Abbildung 6-91:* Erweiterte Hemikolektomie rechts (Tumor knapp links der rechten Flexur).

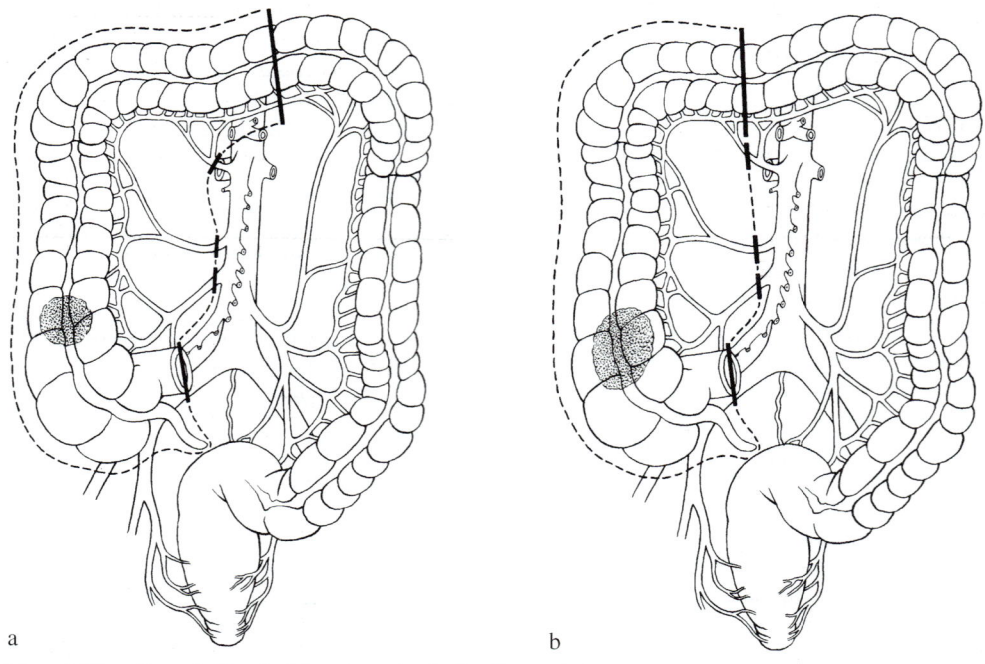

a   b

*Abbildung 6-90:* a. Normale Hemikolektomie rechts. b. Häufig praktizierte Variante.

proximal des queren Verschlusses eine End-zu-Seit-Anastomose herzustellen (Abb. 6-93). Das früher berüchtigte «Blindsack-Syndrom» entfällt, wenn die End-zu-Seit-Anastomose nicht weiter als 2–3 cm vom verschlossenen Stumpf entfernt angelegt wird. Nach Verschluß der mesenterialen Lücke wird das Abdomen ohne Drainage verschlossen. Während die klassischen Resektionsgrenzen für Tumoren des Zökums und des proximalen Drittels des Colon ascendens genügen, empfiehlt sich die erweiterte Resektion mit Opferung der A. colica media bei Lokalisation der rechten Flexur sowie insbesondere bei allen Tumoren des rechten Teils des Querkolons. Die Hemikolektomie rechts ist ebenfalls bei Karzinoid der Appendix indiziert, falls das Karzinoid größer als 3 cm ist, falls der Tumor an der Basis des Blinddarmes lokalisiert ist oder falls ein Mukokarzinoid oder ein Adenokarzinoid vorliegt.

*Hemikolektomie links*
Dieser Eingriff wird bei allen Tumoren des linken Teils des Querkolons, der linken Flexur (Abb. 6-94), des Colon descendens und des Sigma (Abb. 6-95) bei Anstrebung einer maximalen Radikalität vorgenommen. Für die Tumoren des linken Teils des Querkolons und der linken Flexur wird die A. colica media in der Regel mitgeopfert, während der Stamm der A. mesenterica inferior, nicht aber die A. colica sinistra respektiert und die distale Resektionsgrenze in das Sigma gesetzt wird. Die distale Resektionsgrenze erfolgt dann im Rektum, so daß eine Transversorektostomie hergestellt wird. Dazu muß nicht nur für die Resektion die linke Kolonflexur mobilisiert werden, sondern ebenfalls die rechte Flexur für die Herstellung einer spannungsfreien Anastomose. Nur sehr selten wird ein transmesenterialer Durchzug des rechten Kolons zum Rektum gewählt werden müssen, um Länge zu gewinnen. Hierbei ist große Vorsicht bei der Herstellung der mesenterialen Lücke geboten. Die Mobilisation der linken Kolonflexur ist bestimmt die kritische Phase der linken Hemikolektomie. Am besten erfolgt sie durch Mobilisation des Colon descendens bis knapp unterhalb der Flexur, dann durch die Eröffnung der Bursa omentalis etwa in der Mitte der Querkolonverlaufes, um dann von medial nach lateral unter Sicht der Milz und ohne übermäßige Anspannung der Strukturen schrittweise präparieren zu können (Abb. 6-96).

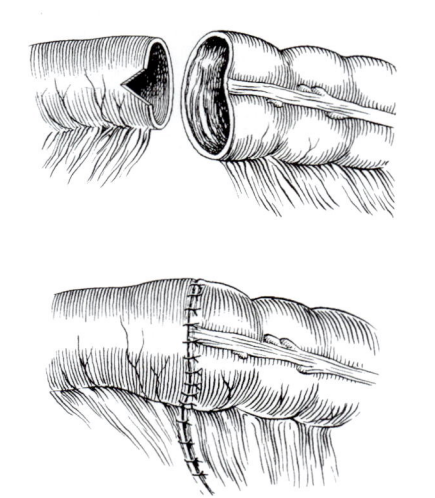

*Abbildung 6-92:* End-zu-End-Anastomose mit antimesenterialem Erweiterungsschnitt.

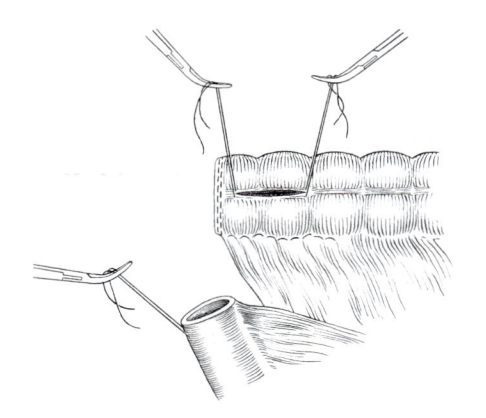

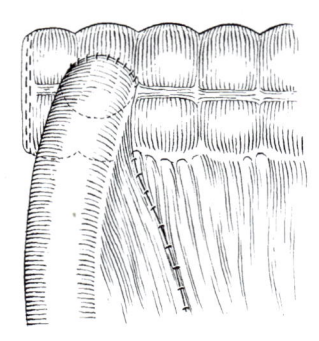

*Abbildung 6-93:* End-zu-Seit-Anastomose mit Querverschluß des Kolon.

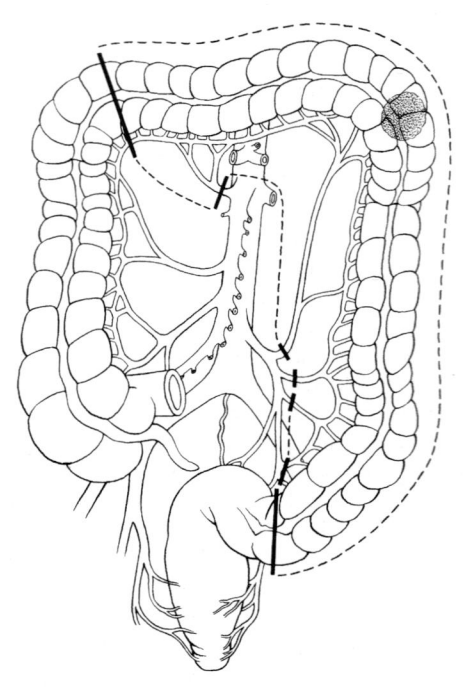

*Abbildung 6-94:* Resektionsgrenzen und Gefäßversorgung bei Tumor der linken Kolonflexur.

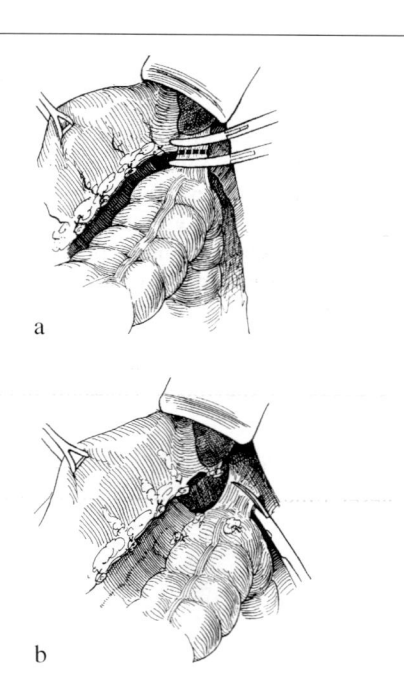

*Abbildung 6-96:* Darstellung der Mobilisation der linken Flexur. a. Durchtrennung des Lig. splenocolicum. b. Durchtrennung des Lig. phrenocolicum.

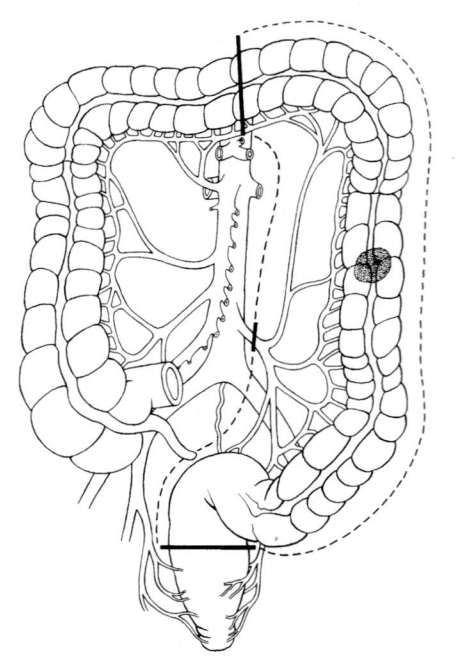

*Abbildung 6-95:* Resektionsgrenzen und Gefäßversorgung bei Tumor des distalen Colon descendens.

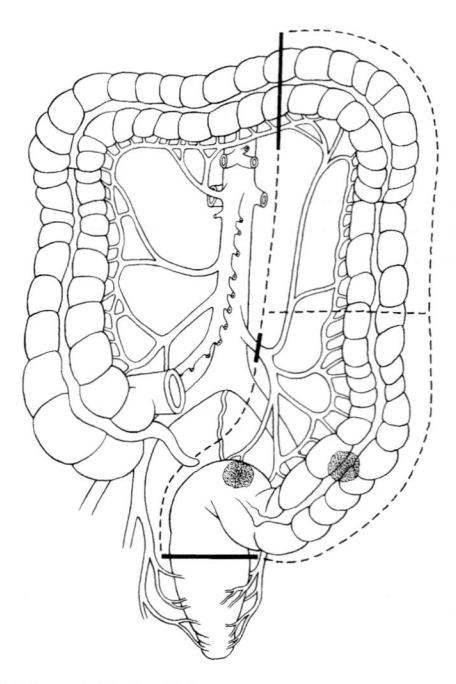

*Abbildung 6-97:* Resektionsgrenzen und Gefäßversorgung bei Sigmaresektion.

Bei der Mobilisation des linken Kolons neigt der Anfänger dazu, zu tief einzugehen und die linke Niere mitzumobilisieren. Die Hauptschwierigkeit kommt aber meistens daher, daß der Schnitt zu wenig nach proximal erweitert wird, so daß die Operation in einem tiefen Loch unter einem großen Deckel vorgenommen werden muß. Dies ist die sicherste Methode, um eine Milzläsion zu verursachen. Über die Tragweite dieser Läsion wurde bereits oben gesprochen. Der große Oberbauchquerschnitt und der Hockeyschläger-Schnitt sind diesbezüglich günstigere Alternativzugänge.

*Sigmaresektion (Rektosigmoidresektion)*
Dieser Eingriff ist bei den meisten Tumoren der frei beweglichen Sigmaschlinge oder des unteren Sigma (rektosigmoidaler Übergang oberhalb 16 cm) genügend (Abb. 6-97). Die A. mesenterica inferior wird dabei am Stamm ligiert. Der Darm wird proximal im Bereich des distalen Colon descendens und distal im oberen Rektumdrittel, hier aber mindestens in einem Abstand von 5 cm unterhalb des Tumorunterrandes, abgesetzt. Das Colon descendens, meist aber auch die linke Kolonflexur werden vollständig mobilisiert. Die Blutversorgung des Colon descendens ist von der Riolanschen Arkade abhängig und reicht praktisch immer aus. Ist das am proximalen Stumpf einmal nicht der Fall, kann mit Mobilisation nicht nur der Flexur, sondern auch des linken Querkolons leicht nachreseziert werden. Die deszendorektale Anastomose wird nach der üblichen Technik oder unter Anwendung eines endoluminalen Klammernahtgerätes hergestellt.

*Subtotale Kolektomie bei Karzinom*
Dieser Eingriff kann als Notfalleingriff bei okklusivem Karzinom des linken Hemikolons mit starker Zökumdilatation notwendig werden. Dieser Eingriff ist unseres Erachtens sicherer und nicht zeitraubender als die «on table lavage» in der gleichen Situation. Für den Eingriff im Ileus ist aber die intraoperative Absaugung nach sorgfältiger Situs-Abdeckung und die anschließende sorgfältige Reinigung der Darmstümpfe eine Alternative. Die subtotale Kolektomie wird aber auch notwendig bei Mehrfachkarzinomen oder in Anwesenheit mehrerer synchroner, über große Kolonstrecken verteilter Adenome.

*Die palliativen «Ausnahmeverfahren»*
Für uns gelten als Ausnahmeverfahren bei Karzinom alle Segmentresektionen. Die Indikation für solche Eingriffe ist das bereits metastasierende Leiden (M1-Fälle). Das gleiche gilt für die Ileozökalresektion bei Karzinom, die bei potentiell kurativem Eingriff verpönt sein sollte.

Bei etwa 15% aller Patienten steht der Chirurg von Anfang an in einer klar palliativen Situation. Nicht nur bei spoliativer Anämie oder Stenosebildung ist die Indikation für eine Maßnahme am Primärtumor trotzdem gegeben. Es wird prizipiell angestrebt, den Tumor zu entfernen. Dabei werden die oben erwähnten Segmentresektionen durchgeführt, und nur bei irresektablen Situationen werden Umgehungsanastomosen (bypasses) angelegt. Der Chirurg darf diesbezüglich nicht vergessen, daß die Morbidität einer Bypass-Operation nicht geringer ist als diejenige einer Segmentresektion. Bei letzterer werden für den weiteren Verlauf die tumorbedingten Komplikationen vermieden.

Üblich sind zwei Umgehungsoperationen: Die *Ileotransversostomie* bei irresektablem Tumor des rechten Hemikolons (insbesondere bei Infiltration des Duodenum) und die *Transversosigmoidostomie* bei irresektablem Tumor der linken Flexur oder des Colon descendens, insbesondere in allen palliativen Situationen, in denen eine distale Splenopankreatektomie für die Resektion notwendig wäre.

Grundsätzlich muß angestrebt werden, das ausgeschaltete Darmsegment so kurz wie möglich zu halten, ohne aber daß die Anastomose durch den in situ liegenden Tumor sofort wieder infiltriert wird. Dies ist in diesen Situationen aber häufig das größere Problem.

### 5.5.9 Das obstruierende Karzinom

Es handelt sich fast immer um Tumoren des linken Kolons. Wichtig ist bei der Vorbereitung, geduldig zu sein, um die Obstruktionssituation durch zu aggressive Maßnahmen nicht in eine Ileussituation umzuwandeln.

Bei mechanischem Kolonileus ist das erste Problem die Diagnose der Höhe und der Ursache der Obstruktion. Unseres Erachtens sollte jeder Patient mit Verdacht auf Kolonileus präoperativ einen diagnostischen retrograden Einlauf mit einem wasserlöslichen Kontrastmittel erhalten. Dies verhindert die unnötige Operation eines Patienten mit Ogilviesyndrom, es erlaubt meistens Rückschlüsse über die Natur der Obstruktionsursache (Differentialdiagnose Karzinom/Divertikulitis) und wirkt therapeutisch im Sinne einer Säuberung des Darmes distal der Obstruktion.

Offensichtlich ist es, daß die Patienten, die mit einem Ileus eingeliefert werden, ein fortgeschritteneres Tumorstadium aufweisen und daß ihre Prognose deswegen und wegen der notfallmäßigen Operation deutlich schlechter ist. Sie sind im Schnitt auch ca. 10 Jahre älter als die elektiv operierten Patienten. Die operative Morbidität und Mortalität sind deutlich höher als bei elektiven Eingriffen (Mortalität elektiv etwa 2–3 %, notfallmäßig über 10 % bis ca. 30 %).

Während bei okklusivem Karzinom des rechten Hemikolons eine Hemikolektomie rechts vorgenommen wird, besteht immer noch kein Konsens über die Wahl des Eingriffes bei okklusivem Tumor des linken Hemikolons. Entscheidend für die Verfahrenswahl sind in erster Linie der Zustand des Patienten, der bei solcher Pathologie weitgehend von der Länge der Obstruktionsanamnese bzw. des Patientendelay abhängig ist, sowie die Ausdehnung des Ileus und die Erfahrung des Operateurs. Solche Eingriffe sollten in keinem Falle einem unerfahrenem Kolonchirurgen überlassen werden. Falls der Operateur über wenig Erfahrung der Kolonchirurgie verfügt, muß entweder eine Kolostomie angelegt werden oder ein Hartmann-Procedere vorgenommen werden, obgleich prospektive Studien gezeigt haben, daß die kumulierte Morbidität und Mortalität der mehrzeitigen Verfahren größer ist als diejenige eines einzeitigen Verfahrens (z. B. einer subtotalen Kolektomie mit ileorektaler Anastomose) in der Hand eines erfahrenen Chirurgen.

### 5.5.10 Das perforierte Karzinom

Beim frei perforierten Kolonkarzinom ist nur die primäre Resektion imstande, das Problem zu lösen, da eine im Karzinom entstandene Fistel nicht heilen kann. Wegen des fortgeschrittenen Stadiums und der peritonealen Streuung ist die Prognose schlecht.

Eine karzinombedingte Fistelbildung mit einem Nachbarorgan, insbesondere in der Harnblase, kann sowohl bei Zökum- wie bei Sigmakarzinomen beobachtet werden. Sie ist aber deutlich seltener als die divertikulitisbedingte kolovesikale Fistel. Für die Behandlung gelten die gleichen Prinzipien wie bei divertikulitisbedingter Fistel, wobei natürlich eine Teilresektion der Harnblase der Radikalität halber obligatorisch ist.

### 5.5.11 Verhalten bei synchronen Lebermetastasen

Außer bei sehr oberflächlichem, gefahrlos resezierbarem isoliertem Befund an der Leber sollte keine synchrone Operation vorgenommen werden. Sofern möglich, sollte in solchen Fällen gut ausgetastet oder eine intraoperative Sonographie der Leber vorgenommen werden, um zusätzliche Sicherheit zu erhalten, ob und wie der Befund resektabel ist. Falls am Leberhilus vergrößerte Lymphknoten auffällig sind, wird ein Staging durchgeführt.

Müssen tief im Parenchym sitzende Metastasen oder mehrere unilobäre Herde durch eine größere typische Resektion entfernt werden, wird diese metachron nach vollständiger Abklärung, insbesondere Thorax-CT, vorgenommen. Die Resektion von isolierten oder wenigen unilateralen Lebermetastasen erbringt eine 5-Jahres-Überlebensrate von 20–25 %.

### 5.5.12 Adjuvante Therapie

Unter dem Begriff «adjuvante Therapie» versteht man eine zusätzliche Behandlung in kurativ operierten Fällen, in denen also die Operation mit der größtmöglichen Sicherheit alle Manifestationen des lokoregionalen Geschehens entfernt hat (histologisch nachgewiesene R0-Resektion) und in denen mit den üblichen Untersuchungsmethoden keine Fernmetastasen feststellbar waren. Das Ziel dieser adjuvanten Behandlung ist die Vernichtung zirkulierender Tumorzellen oder nicht diagnostizierbarer Mikrometastasen. Beim Kolonkarzinom hat sich gezeigt, daß eine adjuvante Behandlung im Stande ist, die Prognose der nodal positiven Fälle zu verbessern. Nach der Consensus Conference des Amerikanischen National Institute of Health im April 1990 wurde ziemlich weltweit akzeptiert, daß die Patienten mit einem Kolonkarzinom im UICC-Stadium III außerhalb einer randomisierten Studie eine adjuvante kombinierte Immunochemotherapie mit 5-FU und Levamisole erhalten sollten. Inzwischen hat eine große Metaanalyse gezeigt, daß ebenfalls die perioperative portale Applikation von 5-Fluorouracil (evtl. kombiniert mit Mitomycin-C) eine effiziente adjuvante Therapie darstellt (Piedbois). Die adjuvante Chemotherapie erbringt eine Verbesserung der 5-Jahres-Überlebensrate im Stadium III (Dukes C) von etwa 10%.

### 5.5.13 Tumornachsorge

Die Tumornachsorge hat zum Ziel:
- Die Erfassung eines Rezidivs (lokal, lokoregionär oder Fernmetastasen) in einem noch kurablen Stadium. Tatsächlich kann nur etwa ein Fünftel aller Rezidive noch kurativ angegangen werden.
- Die Erfassung eines metachronen Zweitkarzinoms des Dickdarmes (Risiko etwa 5%).
- Die ärztliche Betreuung eines Tumorpatienten (z. B. Anus praeter, Diät, Schmerz).

Da die Zahl der Patienten, die tatsächlich von der Tumornachsorge im Sinne einer kurativen Re-Operation profitieren und nicht nur durch die Nachsorge über das Vorhandensein eines inkurablen Rückfalles schneller informiert werden, verhältnismäßig klein ist, wird in letzter Zeit viel darüber gesprochen, was sinnvoll und wirtschaftlich zumutbar ist. Beispielsweise betragen die Kosten der Nachsorge für die Erfassung eines einzigen Falles mit kurativ resezierbarer Lebermetastase nach Kolonresektion wegen eines Tumors im Stadium Dukes B 45000 $, wenn die CEA-Kontrolle als Grundparameter angewandt wird. Hinweise bestehen aber, daß eine sinnvolle Nachsorge beim kolorektalen Karzinom im Stande ist, die Prognose einzelner Patienten zu verbessern. Eine nicht in Zahlen zu erfassende ärztliche Aufgabe besteht in der durch die Nachsorge gleichzeitig erfolgenden ärztlichen Betreuung von Tumorpatienten.

Da etwa 75% der Tumorrückfälle (also Lokalrezidive und Fernmetastasen) in den ersten zwei Jahren nach der Operation auftreten, sollten die Nachsorgeuntersuchungen in dieser Zeitspanne deutlich enger erfolgen.

Echte Anastomosenrezidive (sogenannte Nahtlinienrezidive) wären zwar früh entdeckt mit größter Aussicht auf Kuration anzugehen. Diese Art des echten lokalen Rezidivs tritt aber heute praktisch nach regelrechter onkochirurgischer Resektion nicht mehr auf. Daher sind in der Nachsorge keine frühen Koloskopien mehr indiziert, sofern die präoperative Koloskopie vollständig gewesen ist.

CT und Endosonographie gehören unseres Erachtens nicht zur Routine der Tumornachsorge, sondern werden nur bei besonderem Verdacht auf das Vorliegen eines Rezidivs (CEA-Anstieg, Neuauftreten einer Symptomatik) eingesetzt. Gegenüber der Sonographie könnte das CT allenfalls zentrale Lymphknoten-Rezidive aufdecken. Diese sind nach Kolonkarzinom nicht mehr kurativ angehbar. Ihre Früherkennung ist also nicht notwendig. Die Suche nach okkultem Blut ist ungenügend, um einen Rückfall frühzeitig zu erfassen.

### 5.5.14 Prognose

*Operations-Mortalität*
Die 30-Tage-Mortalität nach elektivem Eingriff wegen eines Kolonkarzinoms liegt zwischen 1 und 2%. Die Kliniklethalität liegt nur wenig darüber. Bei notfallmäßigem Eingriff beträgt die Operationsmortalität immerhin etwa 10%. Die Patienten, die aus irgendeinem Grund simultan splenektomiert werden, haben ein Mortalitätsrisiko von immerhin 12%.

*Postoperative Morbidität*
Die häufigsten Komplikationen nach Koloneingriff sind kardiopulmonaler Natur (entsprechend dem Alter der Patienten) und betreffen ca. 9% der Operierten. Bei den lokalen Komplikationen überwiegen die Infektionen der Bauchdecken (s. Tab. 6-30).

*Tabelle 6-30:* Komplikationen nach Eingriffen bei Kolonkarzinom.

| | |
|---|---|
| Bauchdeckeninfektion | 9% |
| Nahtinsuffizienz | 4% |
| Relaparotomie | 3% |
| Abszeß | 1,6% |
| Urologische Komplikationen | 1,5% |
| Hepatobiliäre Komplikationen | 0,7% |
| Gastroduodenale Komplikationen | 0,8% |
| Sepsis | 1,9% |

*Rezidivmuster*

Das Rezidivmuster nach Operation ist stark vom initialen Stadium der Krankheit abhängig. Im Stadium I ist die 5-Jahres-Überlebensrate etwa 90%. Lokalrezidiv und Fernmetastase sind selten, sind aber je zur Hälfte Ursache der tumorbedingten Letalität. Im Stadium II (Dukes B) ist die 5-Jahres-Überlebensrate etwa 80%. Das Risiko eines «Lokalrezidivs» beträgt weniger als 10% (man spricht jedoch besser vom «lokoregionären Rezidiv», da dieses häufig sekundär wieder in die Kolonwand bzw. Anastomosengegend infiltriert). Die Mehrheit der Patienten, bei denen ein lokoregionäres Rezidiv diagnostiziert wird, entwickeln innerhalb einiger Monate Fernmetastasen.

Im Stadium III (Dukes C) variiert die 5-Jahres-Überlebensrate zwischen 30 und 55%. Das Risiko eines lokoregionären Rezidivs steigt über 20%. Lebermetastasen allein oder in Verbindung mit weiterer systemischer Metastasierung treten in bis zu 35% auf. Die Prognose der Patienten mit einem N1-Stadium ist selbstverständlich deutlich besser als die Prognose solcher mit einem Stadium N2 oder N3. Im Stadium IV (Dukes D) beträgt die 5-Jahres-Überlebensrate weniger als 5%. Die mediane Überlebenszeit nach Diagnosestellung beträgt zwischen sechs Monaten und einem Jahr und ist besonders ungünstig, wenn eine Peritonealkarzinose vorliegt.

Neben der Stadieneinteilung und der Histologie werden auch andere prognostische Faktoren zur Voraussage des weiteren Verlaufes gesucht. Hinweise bestehen z.B. dafür, daß eine Deletion auf dem Chromosom 17p ein unabhängiger negativer prognostischer Faktor ist. Cohn hat vor kurzem gezeigt, daß der Verlust des Allels nm23 in Verbindung mit der Entwicklung von Lebermetastasen steht.

### 5.5.15 Die minimalinvasive Chirurgie

Sicher ist es möglich und sicher wird es zunehmend einfacher werden, laparoskopisch assistierte und vollständig laparoskopische Operationen vorzunehmen. Die Vorteile für den Patienten sind vorwiegend in den ersten postoperativen Tagen sichtbar, da die Schmerzen deutlich weniger stark ausgeprägt sind und das Ingangkommen der Darmtätigkeit schneller vonstatten geht. Langfristig sind ästhetische Vorteile, einer Verminderung des Hernienrisikos und wahrscheinlich eine Risikoverminderung eines Bridenileus zu erwarten. Demgegenüber sind minimalinvasive Koloneingriffe noch als eine Methodik einzustufen, die in diesem Gebiet noch in der Entwicklungsphase steht. Während die Probleme der Darmpräparation und der Anastomosentechnik schon weitgehend gelöst sind, bleibt die Bergung der großen Präparate weiterhin problematisch, insbesondere wenn man wirklich einen Kontakt zwischen dem tumortragenden Präparat und der Bauchwand verhindern will. Da keine langfristigen Resultate vorliegen, muß diese Operationsmethode noch als experimentell betrachtet werden und sollte im Rahmen kontrollierter Studien praktiziert werden. Aus Zentren sollten dann bewährte Techniken im Rahmen von theoretischen und vor allem praktischen Fortbildungen verbreitet werden, um die Lernphase so schmerzlos wie möglich zu gestalten. Neuerdings fallen Einzelberichte auf, die von ungewöhnlich negativen Verläufen in Bezug auf Tumorzellstreuung berichten.

### 5.5.16 Bluttransfusion und Prognose

Mehrere Untersuchungen haben in den letzten Jahren gezeigt, daß die Verabreichung von Fremdblut die Prognose eines Patienten mit kolorektalem Karzinom verschlechtert. Aufgrund mehrerer Mechanismen konnte gezeigt werden, daß Fremdblut eine immundepressive Wirkung hat (z.B. Zunahme der Suppressor-T-Lymphozyten, Hemmung der IL-2 durch Freisetzung von PG E2). Dieser Effekt konnte sogar bei Tierexperimenten wiederholt werden. Aber auch autologe Bluttransfusionen hatten die gleiche negative Wirkung. Somit bleibt die Frage, ob die negative Prognose in solchen Fällen nicht eher allgemeinen Bedingungen des Eingriffes (Tumorkontakt zu benachbarten Organen, Erfahrung des Operateurs usw.) anzulasten ist und nicht unbedingt nur durch einen immundepressiven Effekt entsteht. Die Höhe des Blutverlustes überhaupt kann ebenfalls eine Rolle spielen.

## 5.6 Die Divertikelkrankheit

Die Divertikulitis ist eine «moderne» Krankheit der «zivilisierten» Gesellschaften (Tab. 6-31). Die Diagnose einer Divertikulitis wurde vor 1904 nie in einem medizinischen Buch namentlich erwähnt. Die Prävalenz der Divertikulose beweist den Zusammenhang mit der Ernährung, wahrscheinlich in erster Linie mit dem Ballastinhalt der Nahrung.

Die Rate der Divertikelträger nimmt eindeutig mit dem Alter zu, so daß die Prävalenz der sog. «erworbenen» Divertikulose bei 70-Jährigen etwa 30% erreicht.

Bei zwei Dritteln der Divertikelträger werden die Divertikel ausschließlich im Sigma beobachtet. 30% haben sie auf anderen Dickdarmsegmenten verteilt, während sie nur bei ca. 7% im Zökumbereich liegen. Diese verursachen gelegentlich eine Symptomatik, die man anfänglich nur schwer von einer Appendizitis unterscheiden kann. Grundsätzlich liegen jedoch im rechten Kolon (Zökum, Colon ascendens) große, angeborene Divertikel vor, die sich seltener entzünden und eher durch Blutung auffallen. Die «erworbene» Divertikulose ist vorzugsweise im linken Kolon lokalisiert. Die Hauptlokalisation im Sigma erklärt sich damit, daß dies der muskelstärkste Kolonabschnitt ist, der dementsprechend die höchsten intraluminalen Drucke aufweist.

Nur etwa ein Drittel aller Divertikelträger haben je Symptome. Das Risiko einer Divertikulitis bei bekannter Divertikulose liegt bei 10% nach fünf Jahren, 25% nach zehn und 35% nach 20 Jahren. Bei symptomatischer Divertikulitis treten bei etwa 50% Perforationen, bei 10% Blutungen, 10% Fisteln und 5% Darmstenosen auf. Bei einem zweiten Schub kommt es bei einem Viertel der Patienten zu Komplikationen, bei zwei oder mehr Schüben steigt diese Rate bis über 60%.

*Tabelle 6-31:* Prävalenz der Divertikulose in verschiedenen Ländern.

| | |
|---|---|
| USA | 20–30% |
| England | 20–40% |
| Norwegen | 25–45% |
| Japan | selten |
| Afrika | selten |
| Australien | 40–45% |
| Singapore | ca. 20% |

### 5.6.1 Klinischer Verlauf

Das klinische Bild der Divertikelkrankheit kann sehr mannigfaltig sein und ist Ausdruck des Verhältnisses zwischen der Dynamik der Krankheit und der Immunkompetenz des Patienten. Sehr viele Divertikelträger bleiben Zeit ihres Lebens asymptomatisch; man nimmt an, daß dies bei etwa 65% der Divertikelträger der Fall ist. Die klinisch auffällige *chronische Divertikulose* ist wahrscheinlich die Folge einer subklinischen Peridivertikulitis oder mehrerer subklinischer Entzündungsschübe, die zur Ausbildung einer relativen Stenose geführt haben. Entsprechend treten Symptome der relativen Passagestörung mit krampfartigen linksseitigen Abdominalbeschwerden und Blähungsgefühlen auf. Man muß aber auch bedenken, daß die Druckerhöhung im Sigma der auslösende Faktor für die Divertikulose ist und daß demnach «Spastik» und Tenesmen auch zum Bild einer nicht komplizierten Divertikulose gehören.

Die *akute Divertikulitis* ist charakterisiert durch die Symptomatik einer sog. «Links-Appendizitis», d. h. Fieber, Schmerzen, Brechreiz und vorübergehende Passagestörung oft gemeinsam mit dem Befund einer milden bis mäßigen Peritonitis im linken Unterbauch. Ein Einfluß der Einnahme nichtsteroidaler Antirheumatika auf das Auftreten einer Komplikation wird angenommen, ist aber nicht gesichert. Der Verlauf hängt vom Ausmaß und von der Lokalisation der häufig auftretenden Divertikelperforation ab. Er wird auch beeinflußt durch die Fähigkeit des Patienten, die lokale Entzündung unter Kontrolle zu halten, bzw. durch die angesetzte Therapie.

Tritt die perforierende Entzündung in der Mesenterialwurzel auf (dies ist wegen der Lokalisation der Divertikel an den Gefäßdurchtrittsstellen der Darmwand häufig der Fall), ziehen sich die Symptomatik und der klinische Verlauf eines Abszesses oder einer Phlegmone oft schwelend dahin. Oft tritt die Perforation auch lateral an der Sigmaschlinge auf. In diesem Bereich verhindern die natürlich bestehenden fötalen Verwachsungen teilweise die rasche Ausdehnung der Entzündung, so daß solche Perforationen zur Entstehung eines lokalen Abszesses führen können.

Tritt die Perforation durch die Serosa in den freien Peritonealbereich, so kann auch dieser Prozeß durch Blase, Uterus und Darmschlingen abgedeckt werden. Bei schlechter Abwehr oder massiver Perforation ist jedoch die diffuse Peritonitis unweigerlich die Folge. Entsprechend wird sich der Zustand des Patienten rasch verschlechtern. Es besteht das Risiko des peritonealen Schocks, im Extremfall der gramnegativen Sepsis. Eine solche Situation wird häufig bei älteren Diabetikern beobachtet. Bei anderen Patienten verhindert die intraperitoneale Verklebung die diffuse Ausbreitung; neben lokalem peritonealen Abszeß ist häufig auch die sog. «abgedeckte Unterbauchperitonitis» die Folge. Weniger häufig ist der Perforationsprozeß ein langsamer mit Kontakt zwischen Sigma und benachbarten Hohlorganen, insbesondere der Harnblase, ausnahmsweise der Scheide. Auf eine solche Weise entstehen kolovesikale Fisteln mit ihrer typischen Symptomatik der therapieresistenten multibakteriellen Harnwegsinfektion, mit der intermittierenden Pneumaturie und der noch selteneren echten Fäkalurie. Noch seltener ist die divertikulitisbedingte kolovaginale Fistel, die bei älteren Frauen lange als partielle Stuhlinkontinenz mißgedeutet werden kann.

Die *Blutung* als Divertikelsymptom tritt in der Regel in wiederholten Episoden auf. Die Blutungen sind normalerweise nicht kreislaufwirksam und sistieren in über zwei Dritteln der Fälle spontan. Nach Ausschluß einer oberen gastrointestinalen Blutung (Ösophagus-Gastroskopie) wird die Sicherung der Diagnose rektoskopisch oder koloskopisch gestellt. Eine angiographische Darstellung gelingt in der Regel wegen der geringen Blutungsintensität nicht. Die Behandlung ist primär konservativ, um das Sigma aufgeschoben dringlich oder im freien Intervall zu resezieren (s. Kap. 18).

*Tabelle 6-32:* Pathologische Klassifikation der Divertikulitis.

| | |
|---|---|
| Stadium I | Abszeß innerhalb des Mesenteriums oder der Appendices epiploicae, kleiner perikolischer Abszeß oder Phlegmone |
| Stadium II | Größerer perikolischer Abszeß oder lokale Peritonitis. Abszesse beschränkt auf das Becken (gedeckte Perforation) |
| Stadium III | Freie Perforation mit generalisierter eitriger Peritonitis |
| Stadium IV | Freie Perforation mit generalisierter kotiger Peritonitis |

## 5.6.2 Diagnostik

Neben der Abdominalsymptomatik (Tenesmen linker Unter-/Mittelbauch, Druck- und Spontanschmerz linker Unterbauch, Sistieren von Stühlen) wird das Vorliegen einer Divertikulitis anhand der entzündlichen Parameter (Fieber, Leukozytose, CRP-Anstieg, BKS-Erhöhung) erhärtet. Die Anamnese (älterer Patient, Stuhlunregelmäßigkeiten, rezidivierende Tenesmen im linken Unterbauch) gibt bereits wichtige Hinweise. Differentialdiagnostisch müssen insbesondere Zystitis, gynäkologische Prozesse und Appendizitis ausgeschlossen werden.

*Abdomenleeraufnahme*
Bei klinischer Verdachtsdiagnose und leichtem peritonitischem Befund kann sich der Kliniker im Notfall mit der konventionellen Abdomenleeraufnahme begnügen. Gesucht wird dabei freie Luft unter dem Zwerchfell als Schwerezeichen und Hinweis dafür, daß eine Perforation stattgefunden hat. Hier müßte selbstverständlich aggressiv behandelt werden.

*Einlauf mit wasserlöslichem Kontrast*
Falls nach Beobachtung und initialer Behandlung Zweifel über die Diagnose auftreten sollten, wäre es angezeigt, diese durch Einlauf mit wasserlöslichem Kontrastmittel zu stellen. Diese Untersuchung wird die Anwesenheit von Divertikeln bestätigen. Zeichen von akuter Entzündung (amputierte Divertikel, relative Stenose, Ileuszeichen) werden so nachzuweisen sein, möglicherweise stellt sich auch die freie Perforation dar.

*Kontrasteinlauf mit Barium*
Der Bariumeinlauf ist eine ausgezeichnete Untersuchung, um die Ausdehnung der Divertikelkrankheit festzustellen oder eine postentzündliche Stenose zu dokumentieren. Er ist aber in der akuten Phase wegen des Risikos einer Bariumperitonitis kontraindiziert. Vor einem elektiven Eingriff soll er aber durch eine präoperative Koloskopie ergänzt werden, wenn seine Qualität die Diagnose synchroner Adenome (Wahrscheinlichkeit etwa 5%) oder eines synchronen Karzinoms nicht gewährleistet.

*Computer-Tomographie*
Viele Radiologen, insbesondere in den USA, sind in dieser Situation Befürworter des Computerto-

mogrammes mit peroraler, retrograder und intravenöser Kontrastmittel-Applikation. Bestehende Abszedierungen sollen damit diagnostiziert und anschließend CT-gesteuert perkutan drainiert werden. Unseres Erachtens ist diese Untersuchung vorwiegend bei breiterer Differentialdiagnose zu empfehlen. Die operative Sanierung muß ohnehin durchgeführt werden und die präoperative Entlastung von Abszessen hat bei der Divertikulitis nicht den selben Stellenwert wie beispielsweise bei den relativ blanden abszedierenden Prozessen des Morbus Crohn.

*Laparoskopie*
Der Stellenwert der notfallmäßigen Laparoskopie ist vergleichbar mit demjenigen des Computertomogrammes. Sie ist nicht die Untersuchung erster Wahl. Falls eine Divertikulitis anläßlich einer diagnostischen Laparoskopie festgestellt wird, muß anhand des Schweregrades entschieden werden, ob beispielsweise bei leichter Phlegmone oder sicher gedeckter Perforation zunächst nach Einlage einer Drainage konservativ weiterbehandelt wird. Bei eröffnetem Abszeß oder freier Perforation wäre es falsch, die negative Erfahrung unserer Vorgänger mit Drainage und proximaler Kolostomie zu wiederholen, auch wenn diese Maßnahmen laparoskopisch einfach durchzuführen sind. In solchen Fällen muß primär der krankheits- und perforationstragende Kolonteil reseziert werden.

*Koloskopie*
Während die Koloskopie für die Diagnose einer chronischen Divertikulose sowie für die Diagnose einer postdivertikulitischen Stenose angezeigt ist, ist sie während der akuten entzündlichen Phase nicht zu empfehlen. Sie wird bei elektivem Eingriff wie beispielsweise im freien Intervall zur Abklärung des übrigen Kolons eingesetzt.

### 5.6.3 Indikationen für eine elektive Operation

Solange keine freie Perforation oder keine diffuse Peritonitis besteht, sollte eine Divertikulitis nicht operativ, sondern antibiotisch und mit Nahrungskarenz behandelt werden. Wir sind uns mit den meisten Chirurgen und Internisten einig, daß der erste entzündliche Schub konservativ behandelt wird. Ab dem zweiten Schub wird chirurgisch saniert. Damit sind die klassischen Indikationen für eine elektive Operation:
- zwei oder mehr Divertikulitisschübe
- die postdivertikulitische Stenose
- die chronische Fistelung mit einem anderen Organ
- die Unmöglichkeit, ein Karzinom auszuschließen.

### 5.6.4 Operationstechnik

*Resektionsausmaß*
Während die Ausdehnung der Resektion nach distal klar ist und mit der Entfernung des rekto-sigmoidalen Überganges bis ins obere Rektum reicht, ist die Ausdehnung nach proximal nicht so leicht zu entscheiden. Reseziert wird im Prinzip nur das Sigma, da sich nur in diesem Bereich Divertikel mit Krankheitswert befinden. Die Divertikulose des Colon descendens bzw. des Colon transversum hat außer möglichen Blutungen keinen Krankheitswert. Damit liegt die proximale Resektionsgrenze am Deszendens-/Sigmaübergang. Häufig genug muß das Colon descendens mobilisiert werden. Bei der Bestimmung der Resektionsgrenze ist darauf zu achten, daß möglichst eine zumindest kurze, divertikelfreie Strecke für die Anastomosierung zur Verfügung steht. Kommen – auch reizlose – Divertikel mit in die Anastomosennaht, so sind lokale Komplikationen häufig. Bei der Resektion kann das Mesosigma belassen werden. Falls der Situs es erlaubt, muß der Harnleiter nicht obligatorisch dargestellt werden. Bei Hartmannscher Inkontinuitätsresektion ist die Regel der distalen Resektionsgrenze im oberen Rektum eben-

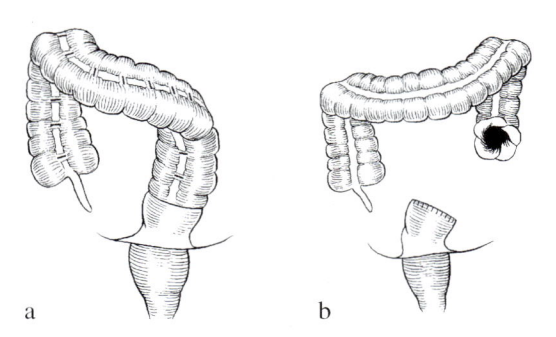

*Abbildung 6-98:* a. Kontinuitätsresektion bei Divertikelkrankheit. b. Inkontinuitätsresektion nach Hartmann.

falls gültig; das kranke Darmsegment soll immer bei der primären Resektion bereits entfernt werden (Abb. 6-98).

Der Zugang zur Anastomose im oberen Rektum ist mit Rektumlagerung (Lloyd-Davis-Position) immer günstiger. Diese Lagerung muß benützt werden, wenn die Anastomose mit Stapler angelegt wird. In der Regel kann jedoch auf dieser Resektionshöhe auch mit Hand genäht werden. Bevorzugt werden spätresorbierbare monofile Fäden (Anastomosennaht fortlaufend oder Einzelknopf-Technik). Bei Unterbauchperitonitis oder abgedeckelten Abszessen im kleinen Becken gelingt die Versorgung in diesem Bereich (Spülung, Drainage, Entfernung der Fibrinbeläge) in Rektumlagerung weit besser als in einfacher Rückenlage. In der Regel wird – zumindest bei Männern – auf den transurethralen Dauerkatheter verzichtet und intraoperativ eine suprapubische Harnableitung angelegt.

*Kolovesikale Fistel*
Die Behandlung der kolovesikalen Fistel bei Divertikulitis ist selten problematisch, da die Fistel in der Regel relativ hoch an der Blasenhinterwand und nicht am Trigonum einmündet. Zudem ist eine Resektion an der Blase zwar sinnvoll, aber nicht unbedingt notwendig (Abb. 6-99). Falls die Fistel an der Blasenkuppe liegt, bevorzugen wir die Exzision des Fistelostiums in der Blase und einen zweischichtigen Wandverschluß (4-0 fortlaufende Endothelnaht frühresorbierbar, 3-0 Einzelknopf frühresorbierbar an der Blasenwand oder 4-0 spätresorbierbar monofil fortlaufend). Eine suprapubische Harnableitung wird eingelegt und für ca. zehn Tage offenbelassen. Die Sigmaresektion wird nach den oben erwähnten Regeln vorgenommen. Immer versuchen wir, eine gestielte Netzplastik zwischen die Darmnaht und die Blasennaht zu plazieren.

*Kolovaginale Fistel*
Bei kolovaginaler Fistel ist es nicht unbedingt nötig, im Bereich der Scheide etwas zu unternehmen. Das fisteltragende Darmsegment wird reseziert und eine Netzplastik zwischengelegt wie bei kolovesikaler Fistel.

### 5.6.5 Postoperative Mortalität und Morbidität

Die Komplikationsrate nach Resektion wegen einer Divertikulitis ist höher als diejenige der gleichen Operation für ein Malignom. Hierfür sind nicht nur die entzündlichen und möglicherweise ödematösen Veränderungen verantwortlich, sondern auch die Gefahr, Divertikel in den Anastomosenbereich zu bringen. Auch Perforationen proximal nahe der Anastomose liegender Divertikel sind mögliche Ursachen einer vermeintlichen «Anastomoseninsuffizienz» oder einer im Drainagekanal auftretenden Stuhlfistel. Eine strenge Anwendung der tiefen distalen Resektionsgrenze im oberen Rektum ist ein wichtiger Faktor nicht nur für die Vorbeugung des Rezidivs, sondern auch für die Vorbeugung postoperativer Anastomosenkomplikationen, da damit die Hochdruckzone zur Rektumampulle (mit relativer Stenose bei Hypertrophie der Muskulatur) entfernt wird. Die postoperative Mortalität dagegen liegt mit weniger als 1% tiefer als nach vergleichbaren Eingriffen wegen eines Malignoms.

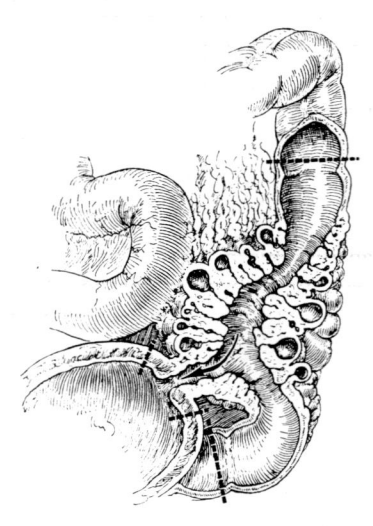

*Abbildung 6-99:* Sigmablasenfistel bei Divertikulitis, Resektionsgrenzen.

## 5.6.6 Notfallmäßige Operation

In folgenden Situationen muß der Patient notfallmäßig operiert werden:
- bei freier Perforation
- bei diffuser Peritonitis
- bei Divertikulitis mit mechanischem Ileus
- bei schockierender oder nicht-sistierender Divertikelblutung
- bei Verschlechterung unter konservativer Behandlung.

Das Operationsverfahren bei notfallmäßig operierter Divertikulitis ist seit Jahren eine brennende chirurgische Streitfrage (Abb. 6-100). Klar ist, daß das *dreizeitige Verfahren* nicht mehr praktiziert werden sollte (Abb. 6-101). Das In-situ-Belassen des drainierten Entzündungsherdes ist für den Verlauf ungünstig. Die Resultate bezüglich Überleben sind entsprechend schlecht. Die Resektion mit primärer Anastomose als *einzeitiges Verfahren* ohne Schutzanus kann in günstigen Fällen (Stadium I und II), insbesondere wenn der Operateur ein geübter kolorektaler Chirurg ist, auch im Notfall vorgenommen werden. Die sicher lokalisierte Divertikelblutung ist ebenfalls eine gute Indikation für dieses Verfahren mit einer operativen Mortalität von etwa 5%.

Es gibt zwei Varianten für ein *zweizeitiges Verfahren:*

Die Resektion mit Anastomose und proximal angelegter Kolostomie oder Ileostomie hat den Vorteil, daß der zweite Eingriff (Kolostomieverschluß) sehr einfach und praktisch extraperitoneal erfolgt. Sie hat aber den großen Nachteil, daß der erste Eingriff, der in der akuten Phase der Krankheit vorgenommen wird, wesentlich größer wird.

Bei der *Operation nach Hartmann* wird eine Inkontinuitätsresektion des Sigma mit endständiger Kolostomie und Blindverschluß des Rektums vorgenommen. Der Entzündungsherd wird somit relativ schonend, rasch und ohne großen Aufwand entfernt und ausgeschaltet. Im Vergleich mit den anderen Verfahren scheint diese Operation im Notfall die sicherste zu sein. Hingegen ist der zweite Eingriff, also die Wiederherstellung der Kontinuität, eine gelegentlich schwere intraperitoneale Operation. Sie findet aber ausschließlich unter günstigen elektiven Bedingungen statt. Minimal invasiv geübte Chirurgen führen diesen Eingriff sogar laparoskopisch durch. Unabhängig davon, ob man ein offenes oder laparoskopisches Verfahren für die Wiederherstellung der Kontinuität wählt, ist es wichtig, mindestens sechs Wochen,

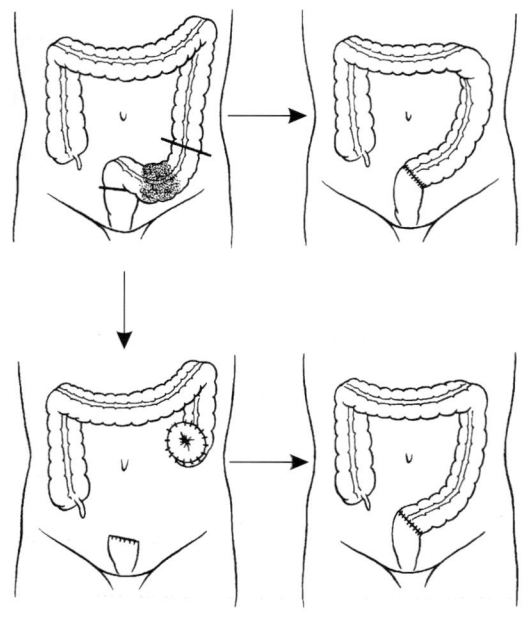

*Abbildung 6-100:* Schematische Darstellung eines einzeitigen oder zweizeitigen Verfahrens.

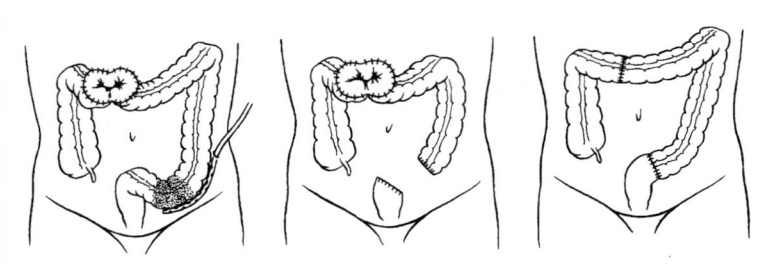

*Abbildung 6-101:* Das dreizeitige Verfahren der Sigmaresektion ist heute nicht mehr gebräuchlich.

besser zwei oder drei Monate nach dem ersten Eingriff verstreichen zu lassen. Die Verwachsungen sind nach dieser Wartezeit wesentlich einfacher zu lösen, und der Patient hat sich meistens bezüglich des Allgemeinzustandes völlig erholt. Das sicherste Zeichen für eine völlig abgeklungene Infektion ist die Normalisierung der Blutsenkungsgeschwindigkeit, die den anderen Entzündungsparametern und sogar dem klinischen Allgemeinzustand «nachhinkt». Man weiß, daß etwa ein Drittel der Patienten nach Hartmannscher Operation nicht mehr reanastomosiert wird. Bei diesen Patienten ist die notfallmäßig angelegte Kolostomie infolgedessen eine definitive. Dieser Aspekt darf vom Chirurgen nicht vergessen werden. Auch die Kolostomie anläßlich einer Hartmannschen Operation sollte daher «optimal» angelegt sein. In der Regel sind es Patienten, die mit der Versorgung des Kolostoma so gut zurechtkommen, daß sie nicht zur Reanastomosierung drängen.

Die Wiederherstellung der Kontinuität nach Hartmann-Operation hatte lange den Ruf einer schwierigen, mit zahlreichen Komplikationen belasteten Operation. Dank der endoluminalen Stapler wurde der Eingriff wesentlich einfacher, und die mit der Reanastomosierung verbundenen Komplikationen sind selten geworden. Der wichtigste Schritt ist die präoperative Abklärung. Alle entzündlichen Parameter unter Einschluß der BKS sollten normalisiert sein. Durch Rektoskopie und evtl. Kontrastmitteleinlauf soll gezeigt werden, daß keine Divertikel mehr im Bereich des Rektumstumpfes nachweisbar sind, daß das Stumpfende gut verheilt ist und in welcher Höhe es etwa liegt. Das zuführende Kolon muß mittels präoperativer Koloskopie bezüglich Adenom- und Tumorfreiheit abgesichert sein. Der Allgemeinzustand des Patienten sollte für den Eingriff optimal sein.

*Reanastomosierung nach Hartmann-OP*
Es wird selbstverständlich in Rektumlagerung operiert. Während des Eingriffes wird die Blase mit einem suprapubischen Katheter abgeleitet. Die endständige Kolostomie wird provisorisch verschlossen, quer ovalär exzidiert und aus der Bauchwand gelöst. Anschließend wird nach Handschuhwechsel und nochmaliger Hautdesinfektion die Laparotomie vorgenommen. Verwachsungen werden ausführlich gelöst. Die im kleinen Becken fixierten Schlingen werden dabei Schritt für Schritt dargestellt, evtl. die Blase und die Ureterverläufe identifiziert. Das linke Kolon muß meist mobilisiert werden. Nach leichter Dilatation des Anus führt ein Assistent einen stumpfen Dilatator in den Rektumstumpf, damit der Operator ihn im Abdomen besser identifizieren kann. Eine ausgedehnte Präparation desselben ist eher schädlich als nützlich. Deshalb wird nur die freie, vom Peritoneum überzogene Vorderwand des Rektumstumpfes und nicht unbedingt das gesamte blind verschlossene Ende für die Anastomosenherstellung verwendet. Nach kurzer Nachresektion des proximalen Kolons, nach Anlegen einer Tabaksbeutelnaht und nach Einführung des Kopfes des zirkulären Klammernahtgerätes führt der Assistent den Schaft des Gerätes transanal ein. Möglicherweise wird der Dorn durch einen Blasenkatheter geschützt und nach proximal geleitet. Sobald der Amboß die gewählte Stelle am Rektumstumpf erreicht hat, wird der Dorn weiter ausgefahren und durch die Rektumwand gedrückt. Bevor die Anastomose durch Verbindung beider Instrumententeile hergestellt wird, muß sich der Operator noch vergewissern, daß sich zwischen beide Stümpfe kein Fettgewebe oder Strukturen interponieren. Die Anwendung des größtmöglichen Kopfes (in der Regel allerdings 28 mm/29 mm) ist vorteilhaft. Um Risse der Darmwand anläßlich der Einführung des Instrumentenkopfes zu verhindern, empfiehlt es sich, etwa fünf Minuten vor der Einführung den Patienten eine Ampulle Glucagon i. v. zu verabreichen. Eine sehr schöne Erschlaffung der glatten Muskulatur wird hiermit erzielt. Für den Nachweis einer gelungenen Anastomose genügen uns zwei komplette Darmwandringe im Stapler.

Wegen der positiven Selektion der Patienten (nur Patienten mit einem akzeptablen Risiko werden reoperiert) ist die Wiederherstellung der Kontinuität mit einer niedrigen Mortalität gekennzeichnet. Auch die Morbidität (Nahtinsuffizienzrate unter 5%) ist seit Einführung der Stapler gering. Selbstverständlich kann eine solche Anastomose auch mit konventioneller Handnaht hergestellt werden. Hierbei kann evtl. die Einführung eines runden, evtl. leicht gekrümmten Taststabes bei der nicht immer einfachen Identifikation des Stumpfes helfen. Auch laparoskopisch kann dieser Eingriff vorgenommen werden. Dabei wird zuerst die endständige Kolostomie gelöst. Nach Säuberung der Darmwandränder und Anlegen der Tabaksbeutelnaht wird der Kopf des zirkulären Klammernahtgerätes eingeführt. Durch die Kolostomielücke wird dann nach digitaler Lösung der evtl. vorhandenen Verwachsungen das Darmende mit dem Klammergerätkopf ins Peritoneum reponiert. Unter digitaler Prüfung oder Sichtkontrolle kann noch vor dem luftdichten Verschluß des Peritoneum und der Faszie die Verres-Nadel in einem freien Peritonealbereich eingeführt werden. Nach dem luftdichten Verschluß der Kolostomielücke wird das Pneumoperitoneum gesetzt. Laparoskopisch erfolgen die weitere Verwachsungslösung, die Mobilisation des linken Kolons sowie die Identifikation des Rektumstumpfes. Unter laparoskopischer Kontrolle wird die Anastomose mit dem zirkulären Stapler in derselben Technik wie bei offener Operation hergestellt.

## 5.7 Andere benigne Pathologien

### 5.7.1 Strahlenfolgen

Wegen des hohen Zell-Turnovers ist der Magendarmtrakt sehr stark strahlenempfindlich. Die Strahlenfolgen sind kumulativ und progressiv. Nach abdominaler Bestrahlung haben ca. 5% der Patienten langfristige Schäden wie aktinische Enteritis, Ulzerationen, Stenosen und Fisteln. Während die akuten Strahlenfolgen nie chirurgisch behandelt werden müssen, sind die Spätschäden, meist bedingt durch aktinische Gefäßveränderungen mit nachfolgenden Reparaturprozessen, nicht selten ein Grund für einen Eingriff. Betroffen sind vorwiegend das Rektum, das Sigma und das terminale Ileum. Die häufigsten Operationsindikationen bilden die Fisteln zum urogenitalen Trakt, vorwiegend rektovaginale oder kolovesikale Fisteln. Chirurgisch werden auch postaktinische Stenosen angegangen.

Vor jeder Operation sollte der Chirurg aber folgende Punkte überprüfen:
– Ist die Operation unumgänglich und wirklich indiziert?
– Ist die Grundkrankheit, der die Bestrahlung galt, geheilt?
– Ist die Fistel sicher eine Strahlenfolge oder versteckt sich dahinter ein (neuer oder Rezidiv-) Tumor?
– Sind Strahlendosis und Felder noch bekannt?
– Befindet sich die Haut- und Fasziennarbe im bestrahlten Gebiet und wurde auch die Bauchdecke strahlenbelastet?
– Welche Zeit ist nach Bestrahlungsende vergangen?

Grund für diese subtilen Erwägungen ist die Tatsache, daß auch auf Jahre hinaus die Zellvitalität und damit das Heilungspotential (für die Anastomose) deutlich herabgesetzt sind. Die strahlenbedingten Verwachsungen sind völlig anderer Natur als diejenigen nach normaler Operation. Meistens gelingt die Adhäsiolyse nicht einfach zwischen den Serosaschichten; nur zu leicht gerät man subserös und in die Darmmuskulatur. Auch bei Subileus-Zuständen, die sich wieder konservativ beheben lassen, ist es vorteilhaft, eine möglichst lange Zeit nach Bestrahlungsende, wenn möglich mindestens fünf Jahre, verstreichen zu lassen, bevor eine nicht unbedingt indizierte Operation angesetzt wird. Falls die Indikation bestätigt wird, sollte die Operationstechnik an die speziellen Bedingungen angepaßt und jede unnötige Verwachsungslösung vermieden werden. Dennoch muß fast in der Regel das kleine Becken ausgedehnt von adhärenten Dünndarmschlingen befreit werden. Eine Beurteilung der Darmdurchblutung aufgrund des makroskopischen Aspektes ist nicht verläßlich. Es sollte immer angestrebt werden, mindestens an einer Seite einer Darmanastomose ein nicht-strahlenbelastetes Segment anzubringen. Im Zweifelsfall muß großzügig die Indikation für einen Schutzanus gestellt werden. Die Rate der Anastomoseninsuffizienz variiert je nach Krankengut zwischen 10 und 50%. Man soll sich der Tatsache bewußt sein, daß die Mortalität bei Auftreten einer Komplikation bei diesen bestrahlten Patienten sehr hoch ist (35–50%). Je länger nach Bestrahlungsende mit chirurgischen Eingriffen abgewartet wird, um so besser. Wenn nichts zwingt, sollten möglichst fünf Jahre seit Bestrahlung vergangen sein.

### 5.7.2 Ischämische Kolitis

Akute ischämische Kolitiden treten vorzugsweise im rechten Kolon im Rahmen embolischer Verschlüsse der A. mesenterica superior (siehe dort) auf. Im Rahmen der Chirurgie des Bauchaortenaneurysma treten Ischämien des linken Kolons, vorzugsweise des Sigma auf (A. mesenterica inferior-Versorgungsgebiet). Die Diagnosen werden bei entsprechendem Verdacht (Kolonblutung, peritonitische Zeichen) koloskopisch gesichert. Selbstverständlich muß notfallmäßig reseziert werden.

Chronische ischämische Kolitiden können im Rahmen einer großen Zahl von Krankheiten wie Arteriosklerose, Periarteriitis nodosa, Sklerodermie, Diabetes mellitus, terminale Niereninsuffizienz und Polycythaemia vera auftreten.

## Ischämische Kolitis nach Aortenaneurysma-Operation

Die Inzidenz der ischämischen Kolitis nach Operation eines Aortenaneurysma hängt vorwiegend von zwei Faktoren ab:

- Von der Erhaltung mindestens einer gut perfundierten A. iliaca interna (wenn nicht der A. mesenterica inferior, die in solchen Fällen häufig am Abgang thrombosiert ist).
- Von der Dauer und Schwere der Hypotoniephasen vor und während der Operation des Aortenaneurysma.

Nebst allen Maßnahmen, um eine schwere Hypotoniephase zu vermeiden, wird der Operateur sich bemühen, mindestens eine A. iliaca interna perfundiert zu erhalten. Ansonsten sollte die A. mesenterica inferior reimplantiert werden. Vor dieser Maßnahme kann jedoch durch Inspektion die genügende Sigmadurchblutung (Pulsation der kleinen Gefäße, Tonuserhalt, geschlängelter Verlauf) geprüft werden. Ebenso kann der Rückstrom aus der A. mesenterica inferior geprüft werden. Ist dieser gut, so wird auf die Reimplantation verzichtet. Die Rate der ischämischen Kolitis nach Bauchaortenaneurysma-Revaskularisation liegt bei etwa 2%. Sie betrifft fast ausschließlich notfallmäßig operierte Aneurysmen.

Die Behandlung hängt vom Ausmaß der Ischämie ab. Viele leichtgradige Ischämien werden wahrscheinlich überhaupt nicht diagnostiziert und heilen spontan ab. In Fällen mit transmuralen Nekrosen muß der Patient sofort relaparotomiert werden. Der ischämische Kolonanteil (meistens proximales Sigma) wird im Sinne einer Inkontinuitätsresektion nach Hartmann reseziert. Falls der Patient erst in der Phase der Peritonitis operiert wird, ist die Mortalität dieser Komplikation etwa 70%!

## Chronische ischämische Kolitis

Die kritische Zone der Durchblutung liegt zwischen der linken Kolonflexur und dem oberen Sigma. Dieser Bereich liegt im Übergang von zwei Versorgungssystemen (A. mesenterica superior/ A. mesenterica inferior). Ohne gleichzeitige relative Stenose am Abgang der A. mesenterica superior ist diese Pathologie kaum möglich. In manchen Fällen führt die chronische Ischämie zu einem reparativen Prozeß mit Bildung einer Darmstenose oder Striktur, die operativ angegangen werden muß. Differentialdiagnostisch ist sie nicht immer einfach von den Nebenwirkungen einer langfristigen Einnahme nicht-steroidaler Antirheumatika, insbesondere des Diclofenac, zu unterscheiden.

Auch altersbedingte Durchblutungsstörungen in diesem Bereich können im Sinne einer chronischen ischämischen Kolitis auftreten. Diese ist dann schwer von anderen Ursachen abzugrenzen. Beispielsweise zeigen sich die histologischen Veränderungen sehr ähnlich denjenigen eines Morbus Crohn des Kolons.

### 5.7.3 Sterkorale Dickdarmperforation

Die sterkorale Dickdarmperforation ist eine seltene Entität. Es handelt sich um eine Darmwandperforation, die durch Druck von Stuhlmassen hervorgerufen wird. Diese Pathologie sollte grundsätzlich von anderen Überdruckpathologien des Kolons wie z.B. der diastatischen Zökumperforation bei Vorliegen eines distalen Kolonkarzinoms oder der Pseudoobstruktion unterschieden werden. Die Patienten leiden alle unter einer hartnäckigen, häufig medikamentös verursachten Obstipation und werden im Stadium der Peritonitis aufgenommen. Bei der Operation werden bis zu mehrere Perforationen der Kolonwand ohne nachweisbare distale Obstruktion bei sonst mit Skybala gefülltem Darmlumen gefunden. Die Mortalität ist laut Angaben der Literatur trotz adäquater Therapie (Resektion und Exteriorisation der Darmenden als Stomien) hoch und liegt zwischen 35 und 50%. Die in der Regel freie Perforation erfolgt im Sigma- oder Rektosigmoidbereich. Um ein Rezidiv im proximalen Kolon zu vermeiden, wird unmittelbar nach Durchführung der Inkontinuitätsresektion mit Klysmen und Einläufen behandelt. Die intraoperative «on table lavage» ist in diesen Fällen besonders schwierig und langwierig.

### 5.7.4 Volvulus

Der Volvulus ist in Europa und Nordamerika eine relativ seltene Ursache eines Kolonileus. Häufig ist er in Entwicklungsländern, vorwiegend in unterernährten Gebieten Afrikas zu finden. Bei uns sind weniger als 5% aller Kolonileus durch Volvulus verursacht. Mit Ausnahme der inkarzerierten Hernie ist er die einzige Form des mechanischen Kolonileus, bei der eine Gefährdung der Darmwandvitalität besteht.

Der *Volvulus des Zökums* ist der häufigste nach dem Sigmavolvulus und betrifft mehr Frauen als Männer (3:1). Er kann nur auftreten, wenn die normale retroperitoneale Fixation des rechten Kolons unvollständig ist; damit entspricht er einer partiellen Form der intestinalen Malrotation. Diagnostisch wird er für diese Lokalisation in der Regel erst am offenen Bauchsitus erkannt. Operiert wird natürlich wegen eines Kolonileus. In der Abdomen-Leeraufnahme findet sich eine überblähte, gasgefüllte torquierte Schlinge im *linken* Oberbauch. Eine retrograde Kontrastmittelfüllung mit wasserlöslichem Kontrast kann Klarheit über die Diagnose bringen.

Noch seltener ist der *Volvulus des Transversum oder der linken Kolonflexur*. Aber auch diese Diagnose wird in der Regel exakt erst intraoperativ gestellt.

Am häufigsten ist der *Volvulus des Sigma*. Männer (im Alter über 60) sind häufiger betroffen als Frauen (3:1). Die Krankheit tritt gehäuft bei Patienten auf, die bereits neurologische Probleme wie Parkinsonsche Krankheit, Lähmungen usw. aufweisen. Klassischerweise besteht in endemischen Gebieten eine Assoziation zwischen der Chagaskrankheit und dem Sigmavolvulus.

Alle Formen des Volvulus stellen sich mit gemeinsamer Symptomatik einer akuten Kolonobstruktion und nachfolgender Kolonischämie dar. Die Patienten klagen über Bauchschmerzen, initial kolikartiger Natur. Das Abdomen ist gebläht, in der Röntgen-Leeraufnahme stellen sich geblähte Darmabschnitte dar, die meist nicht zuverlässig zugeordnet werden können. Bei chronischem, unvollständigem Volvulus kann die Symptomatik eine chronisch rezidivierende Form annehmen.

Sofern möglich, sollte die Behandlung des Sigmavolvulus in zwei Phasen erfolgen. In der ersten Phase werden eine Koloskopie und eine koloskopische Detorquierung vorgenommen. Dieses Manöver gelingt in etwa 80% der Fälle. Falls koloskopisch keine Zeichen einer Wandnekrose bestehen, kann nach entsprechender Darmvorbereitung elektiv eine Sigmaresektion erfolgen. Eine Pexie wird heute nicht mehr durchgeführt. Wahrscheinlich wegen assoziierter Krankheiten ist die Mortalität nach Sigmaresektion wegen Volvulus verhältnismäßig groß (ca. 10%). Die große Mehrheit der Überlebenden leiden weiterhin an Motilitätsstörungen. Bei Fällen mit Darmnekrose und evtl. Peritonitis hängt die Operationswahl (Resektion mit primärer Anastomose versus Hartmannsche Operation) vom lokalen und Allgemeinzustand des Patienten ab.

Im Gegensatz zum Sigmavolvulus gelingt die endoskopische Detorquierung eines Zökumvolvulus sehr viel seltener, so daß meist die sofortige Operationsindikation gegeben ist. Ist die Darmwand nach Detorquierung nicht vital gefährdet, wird eine breite Zöko- und Aszendopexie am lateralen Retroperitoneum beschrieben (Abb. 6-102). In der Regel führen wir in dieser Situation eine rechtsseitige Hemikolektomie durch. Wegen der überlangen Darmstrecke und der atypischen Anatomie (leichte Malrotationsform!) ist mit der Pexie des rechten Kolons ohnehin ein normaler Kolonrahmen nicht oder nur schwer herzustellen.

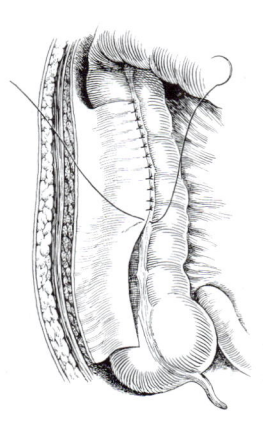

*Abbildung 6-102:* Schematische Darstellung der Zökopexie nach der Technik von Rogers.

### 5.7.5 Pneumatosis coli

Bei dieser seltenen Krankheit unklarer Ätiologie bilden sich gasgefüllte Zysten in der Darmwand. Dieser Befund ist häufig mit anderen intestinalen Pathologien aller Arten verbunden und auch nicht selten mit chronischer obstruktiver Bronchopneumopathie. Viele Patienten, die diese Darmerkrankung aufweisen, sind asymptomatisch oder weisen nur sehr unspezifische Symptome auf. Eine Behandlung erübrigt sich in der Regel. Bei obstruktiver Komponente wird empfohlen, das eingeatmete Gasgemisch während zwei bis fünf Tagen mit Sauerstoff anzureichern. Größere Zysten können endoskopisch punktiert und sklerosiert werden.

### 5.7.6 Behandlung der Dickdarmperforation bei Bariumeinlauf

Diese seltene Situation muß wegen des Synergismus des Barium und der Faezes als peritonitisfördernde Agente sehr aggressiv behandelt werden. Sämtliche intraperitonealen Bariumreste sollen entfernt werden. Der Lokalbefund entscheidet darüber, ob eine primäre Resektion des perforationstragenden Darmsegmentes, eine Exzision mit erneuter Naht, die Anlage einer Schutzileostomie oder aber die Operation nach Hartmann angezeigt ist.

### 5.7.7 Behandlung der Dickdarmperforation anläßlich einer Koloskopie

Mit der zunehmenden Frequenz der Koloskopien in den letzten 20 Jahren ist die Erfahrung mit der Behandlung dieser Komplikation entsprechend groß geworden. Je nach Dauer und Menge der intraperitonealen Stuhlkontamination können sich verschiedene Situationen ergeben. Wenn die Perforation massiv ist und der Untersucher Dünndarmschlingen oder andere intraperitoneale Anteile koloskopisch voll einsieht, ist die notfallmäßige Laparotomie unumgänglich. Die Operation richtet sich nach Lokalisation der Perforation, verstrichener Zeitdauer und den peritonealen Veränderungen. Findet die Behandlung sofort statt, ist meist eine Exzision mit querer Naht oder eine kurze Segmentresektion mit primärer Anastomose möglich, da der Darm ohnehin gut vorbereitet war. Ist die Perforation minimal und wurde sie nur anhand der Abdomen-Leeraufnahme festgestellt, kann zunächst konservativ abgewartet werden. Das gilt insbesondere, wenn der Darm gut vorbereitet war, wenn keine Obstruktionsursache distal der Perforation vorlag und wenn kein pathologischer Prozeß besteht, der ohnehin eine Resektion notwendig gemacht hätte. Selbstverständlich wird die klinische Situation mit allen Parametern (Temperatur, Abdominalbefund, Entzündungs-Parameter) ständig kontrolliert, unter Nahrungskarenz parenteral ernährt und antibiotisch behandelt (Metronidazol, Breitbandantibiotikum, z. B. Cephalosporin, Mezlocillin). Falls das Pneumoperitoneum fortschreitet oder peritonitische Zeichen auftreten, muß selbstverständlich laparotomiert und entsprechend versorgt werden.

### 5.7.8 Pseudomyxoma peritonei

Das Pseudomyxoma peritonei entspricht der Proliferation von schleimbildenden Zellen mit überschießender Schleimabsonderung im ganzen Peritoneum. Der Dignitätsgrad der Läsionen ist häufig schwierig zu beurteilen und wird vorwiegend durch den Verlauf bestimmt. Als Ursachen kommen eine Mukozele der Appendix, ein schleimbildender Ovarialtumor oder ein sehr gut differenziertes schleimbildendes Adenokarzinom des Kolon in Frage. Symptome sind ausschließlich durch die intraabdominale Raumforderung bedingt, und der Verlauf ist charakteristischerweise sehr langsam. Wegen der Seltenheit und des langsamen Verlaufes ist es schwierig, ein für alle Fälle gültiges Therapiekonzept anzugeben. Viele Autoren begnügen sich anfangs mit einer Appendektomie (häufigstes verursachendes Organ) und einem partiellen Debulking mit subtotaler Omentektomie. In den letzten Jahren wurden Rezidivfälle wesentlich aggressiver mit ausgedehntem zytoreduktiven Debulking, subtotaler Kolektomie, parietaler Peritonektomie und anschließender intraperitonealer Chemotherapie mit 5-Fluorouracil behandelt.

## 5.8 Komplikationen

### 5.8.1 Nahtinsuffizienz

Bei kolorektalem Eingriff ist die Nahtinsuffizienz die wichtigste chirurgische Komplikation, die unbehandelt eine Mortalität von ca. 50% hat. Sie kann, wenn sie z. B. technisch bedingt ist, sehr früh, am 2. bis 3. Tag postoperativ, auftreten. Durch Infektion von Mikrohämatomen im Bereich der Anastomose oder kleinen Nekrosebezirken manifestiert sie sich aber am häufigsten am 5. bis 7. postoperativen Tag. Die Symptome bestehen in Fieber (Spitzen in der zweiten Tageshälfte mit ansteigender Intensität), Tachykardie, Verschlechterung des Allgemeinzustandes, abdominaler Druckdolenz, diffuser Blähung bis zur Darmparalyse. Auch wenn in solcher Situation ein intraabdominales Drain liegt, ist serös abfließendes Sekret keine Sicherheit, daß die Anastomose intakt ist. Die retrograde Füllung des Kolons mit wasserlöslichem Kontrastmittel kann die Insuffizienz präoperativ sichern. Liegt eine deutliche Symptomatik vor, sollte im Zweifelsfall die Laparotomie auch ohne Insuffizienzdarstellung durchgeführt werden.

Die Art der Behandlung hängt vom Zeitpunkt der Diagnose, dem Zeitpunkt des Auftretens der Insuffizienz und dem Ausmaß der Peritonitis ab. Eine Aerobier und Anaerobier umfassende Antibiotikatherapie sollte sofort verabreicht werden. Als Regel darf gesagt werden, daß eine Insuffizienz um so aggressiver angegangen werden muß, je früher sie auftritt. Das gilt insbesondere für die Frühinsuffizienzen beispielsweise am 2. oder 3. postoperativen Tag. Die operative Behandlung besteht in einer vollständigen Abdominaltoilette mit anschließender Drainage aller vier Quadranten sowie evtl. des subhepatischen Raumes, in einer Übernähung des Lecks und evtl. möglicher Deckung dieser Naht durch eine Netzplastik. Selbstverständlich muß das verschlossene Leck zusätzlich durch Drainage gesichert werden. Häufig empfiehlt sich das Anlegen einer proximalen doppelläufigen Stomie. Bei extrem schweren Fällen mit ungenügender Durchblutung eines Darmsegmentes evtl. als Ursache der Insuffizienz muß die Anastomose aufgehoben werden. Der proximale Schenkel wird als endständiges Kolostoma, der distale als endständige Schleimfistel ausgeleitet oder letzterer nach Hartmann verschlossen.

## 5.8.2 Platzbauch

Das Risiko eines Platzbauches als Komplikation der elektiven Kolonchirurgie liegt in der Größenordnung von 2% und steigt bei notfallmäßigem Eingriff. Diese Komplikation tritt zu verschiedenen Zeitpunkten auf und hat entsprechend verschiedene Bedeutung.

Der sehr frühe Platzbauch (1. bis 3. postoperativer Tag) ist meistens technisch bedingt, führt zum sofortigen freien Platzbauch und muß unverzüglich sofort operativ erneut versorgt werden.

Der spätere Platzbauch (mehr als eine Woche postoperativ) ist entweder die Folge einer schweren Bauchdeckeninfektion mit Fasziennekrose oder symptomatisch eines tiefergelegenen Abszesses (evtl. Anastomoseninsuffizienz?). Bei entsprechendem Nachweis oder Verdacht muß anläßlich des Korrektureingriffes nach solchen Ursachen gesucht werden. Eine neue primäre Naht der Bauchdecken erweist sich dann gelegentlich als schwierig. Nach gründlichem Débridement der Bauchdecken erfolgt der eventuell partielle Bauchdeckenverschluß unter Schutz eines weit lateral an der peritonealen Seite der Abdominalwand fixierten resorbierbaren Netzes. Dies erlaubt eine sofortige Beanspruchung der Bauchdecken, insbesondere für die Atemtechnik (Husten, usw.) und vermeidet somit Beatmungstage am Respirator.

Der späte subkutane Platzbauch manifestiert sich meist am 8. bis 9. postoperativen Tag und fällt zunächst äußerlich nicht auf. Die Patienten erleiden aber einen gewissen Rückschritt in ihrer weiteren Erholungsphase; es bestehen subileusartige Zustände, Hyperperistaltik mit Tenesmen und kolikartigen Schmerzen, Brechreiz und Erbrechen sowie nicht selten eine Hämatomanfärbung der Haut rechts und links der Naht. Obwohl kein akuter Zustand besteht, ist es ratsam, die subkutane Dehiszenz durch Reeingriff wieder zu korrigieren. Eine erneute direkte Naht kann meist durchgeführt werden. Es soll danach gefahndet werden, ob eine Hypoproteinämie vorliegt. Selbstverständlich wird postoperativ die Naht durch Bauchbinde geschützt. Ist die Dehiszenz tastbar nur klein (2–3 cm weit) und sind die Schlingen nicht unmittelbar unter der Haut tastbar, so kann auch konservativ unter Anlegen einer Bauchbinde weitertherapiert werden. Die Korrektur der Hernie erfolgt dann sechs bis acht Wochen später.

# 6. Anus praeter

J.-P. Barras und H. Denecke

## 6.1 Stomaanlage

Der Patient muß gründlich informiert werden über die Indikation, Wahrscheinlichkeit und Dauer einer Stomaanlage, über die Lokalisation des Stomas sowie bei definitivem Stoma über dessen Versorgung und die Beratung durch Selbsthilfegruppen.

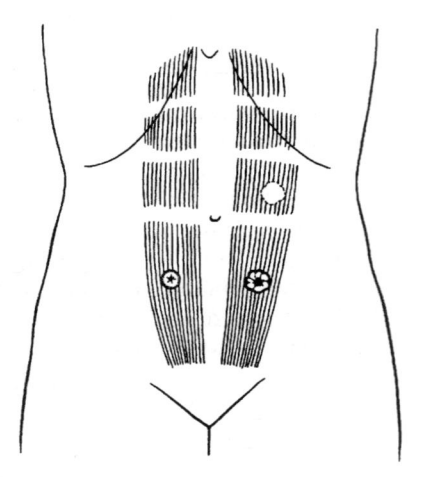

*Abbildung 6-103:* Der richtige Sitz einer Ileostomie oder einer Kolostomie muß präoperativ sorgfältig eruiert werden. Unbedingt muß er innerhalb des M. rectus liegen (zur Vermeidung von Parastomiehernien), er muß für den Patienten im Sitzen oder Stehen einsehbar sein (zur Versorgung), und er muß von Unebenheiten der Bauchwand (Nabel, Spina iliaca anterior, Narben, Venusfalte, quere Bauchfalte) unbedingt guten Abstand haben, damit der Stomabeutel gut hält.

Die möglichen Kolostomiestellen werden im Liegen und im Sitzen angezeichnet (Verschiebung bei starker Adipositas beachten!) unter Berücksichtigung der typischen Bauchfalten, der Spina iliaca anterior und der Gürtelregion. Man wählt eine flache, vom Patienten im Stehen und Sitzen gut einsehbare Hautstelle. Die Durchtrittsstelle durch die Bauchwand muß im Bereich des M. rectus abdominis und nicht lateral von ihm angelegt sein (zur Parastomiehernien-Prophylaxe, Abb. 6-103).

Nach runder Exzision und Auseinanderdrängen der Subkutis (keine Resektion von subkutanem Fett) wird die Faszie kreuzförmig gespalten, die Rektusmuskulatur auseinandergedrängt und das innere Blatt gespalten (Abb. 6-104). Die Lefzen des äußeren und inneren Blattes werden mit Einzelknopfnähten (frühresorbierbarer Faden) adaptiert. Die Durchtrittsstelle des Stoma soll nicht mehr als 2 cm im Durchmesser betragen (zur Hernienprophylaxe). Man sollte den zuführenden Schenkel nicht scharf skelettieren, sondern Appendices epiploicae oder Fett des Meso mit durch die Faszienlücke bringen, der zuführende Schenkel soll ohne Spannung gestreckt an der inneren Bauchdecke verlaufen (keine Siphonbildung für Irrigationsschwierigkeiten!). Der innere Schenkel wird am inneren Blatt nur mit zwei bis drei Einzelknopfnähten (frühresorbierbarer Faden) fixiert.

Der über das Hautniveau ragende Kolonanteil wird skelettiert und bis auf 2–3 cm abgetragen.

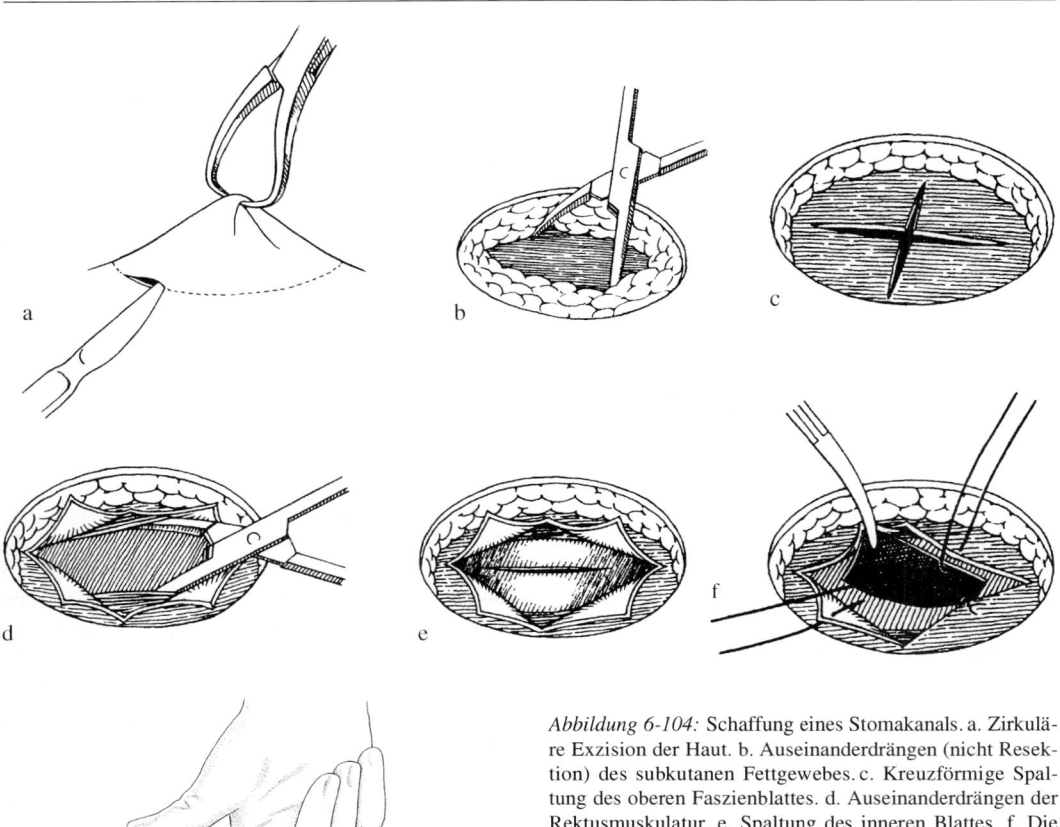

*Abbildung 6-104:* Schaffung eines Stomakanals. a. Zirkuläre Exzision der Haut. b. Auseinanderdrängen (nicht Resektion) des subkutanen Fettgewebes. c. Kreuzförmige Spaltung des oberen Faszienblattes. d. Auseinanderdrängen der Rektusmuskulatur. e. Spaltung des inneren Blattes. f. Die vier Lefzen des inneren und des äußeren Faszienblattes werden durch frühresorbierbare Einzelknopfnähte adaptiert. g. Gewichtigste Maßnahme zur Prophylaxe späterer Komplikationen wie Prolaps und Parastomiehernie ist ein enger Stomakanal (für einen Finger durchgängig).

Dieses Stomaende wird in aufgestellter Technik eingenäht (muko-sero-kutane Einzelknopfnähte mit frühresorbierbarem Faden 4–0).

Bei der abschließenden Prüfung der Durchgängigkeit soll ein Finger eben in den Kolonschenkel einlegbar sein.

## 6.2 Die verschiedenen Formen

Die *terminale Ileostomie* wird in der Regel nach subtotaler Kolektomie (z. B. Morbus Crohn) oder vorübergehend bei notfallmäßiger Kolektomie (Colitis ulcerosa) angelegt. Sie muß unbedingt in «aufgestellter Technik» etwa 3 cm prolabierend angelegt sein (Abb. 6-105).

Die *doppelläufige Ileostomie* wird am häufigsten im Rahmen der Pouch-Chirurgie angelegt. Der zuführende Schenkel muß prolabierend sein. Durch die Vorteile der doppelläufigen Ileostomie (exakte Plazierung am günstigsten Ort in der Bauchdecke, inzwischen gelöste Versorgungsprobleme) wird sie als günstige Form des Schutzanus auch in der onkologischen Kolonchirurgie verwendet (Abb. 6-106).

Die *Zökostomie* ist nur selten angezeigt, da sie nur eine partielle Stuhlableitung und damit nur eine Überdruckentlastung erlaubt. Selten kann sie beispielsweise bei Pseudoobstruktion vorteilhaft angelegt werden. Dabei wird gleich der phlegmonöse oder alterierte, in der Regel an der Vorderseite des Zökums gelegene Wandbezirk zur

Formierung der Zökostomie verwendet. Der Vorteil dieser Entlastungsfistel besteht in der spontanen Heilung der Stomie. Heilt die mukokutane Adaptation allerdings optimal ein, so muß auch hier durch kleinen Eingriff verschlossen werden.

Die *doppelläufige Kolostomie* war früher die am meisten verwandte und ist auch heute noch eine in vielen Kliniken geübte Methode für die Entlastung einer Anastomose, als Behandlung einer etablierten Nahtinsuffizienz oder als definitive Maßnahme bei Kolonileus bei irresektablem Rektumkarzinom. Viele Chirurgen haben diese Indikationen zugunsten der doppelläufigen Ileostomie verlassen. Die Versorgung der doppelläufigen Kolostomie gelingt wegen des Zwanges, sie dort anlegen zu müssen, wo das Kolon spannungslos vor die Bauchdecken gelagert werden kann, nicht so optimal wie beim doppelläufigen Ileostoma, welches immer im rechten Unterbauch zu plazieren ist. Bei länger bestehender doppelläufiger Kolostomie ist der Prolaps – immer des nicht tonisierten abführenden Schenkels – eine häufige und lästige Komplikation. Die Kolostomie wird in der Regel auf dem Transversum angelegt, seltener auf dem Sigma, dann vorwiegend bei in palliativer Absicht angelegter definitiver Stomie. Für die Fixation des Darmes wird ein Plastikstab verwendet, der zehn Tage auf der Haut belassen wird. Alternativ kann ein Redon-Reiter verwendet werden. Dieser liegt nicht auf Hautniveau, sondern über der Faszie, und wird mit beiden Enden mit genügend weitem Abstand vom Stoma ausgeleitet (Abb. 6-107). Damit gelingt die definitive peristomale Versorgung sofort nach dem Eingriff. Einen zusätzlichen Vorteil bietet die Tatsache, daß dieser Reiter «exzentrisch» angelegt werden kann. Dabei wird dem zuführenden Schenkel mehr Raum als dem abführenden gelassen; letzterer wird verengt. Diese Technik kann auch bei der doppelläufigen Ileostomie verwendet werden.

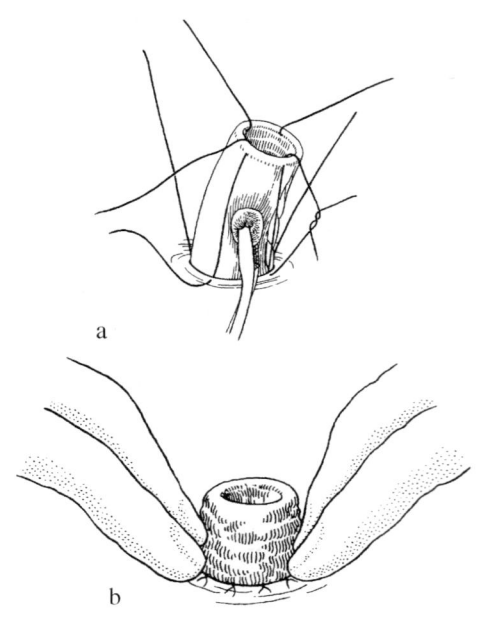

*Abbildung 6-105:* Anlage einer terminalen Ileostomie. a. Das Ileostoma wird aufgestellt prolabierend angelegt. Die mukokutanen Einzelknopfnähte liegen in einem Abstand von etwa 5 cm. b. Beim Umstülpen des Stomas resultieren 2–3 cm vor der Bauchdecke.

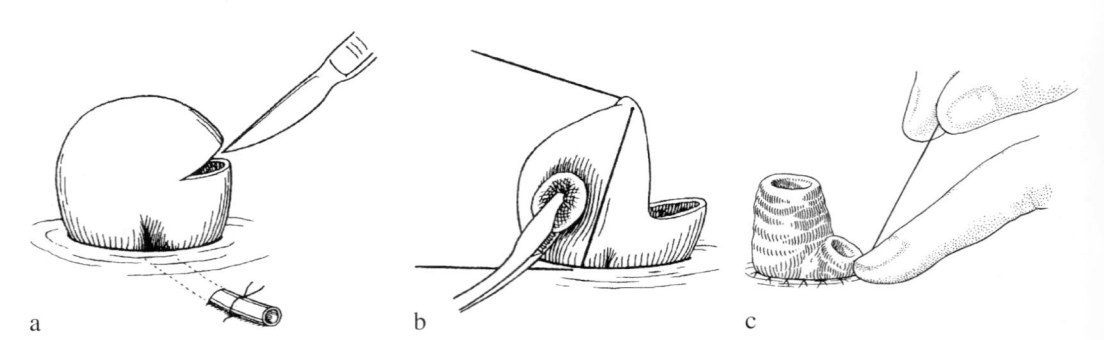

*Abbildung 6-106:* Anlage eines doppelläufigen prolabierenden Ileostomas. a. Exzentrische Lagerung auf dem subkutanen Redonreiter (der abführende Schenkel ist eingeengt) und exzentrische Inzision am zuführenden Schenkel. b. Im Abstand von 5 cm angelegte Nähte zwischen Stomarand und Subkutis erlauben die Prominenz. c. Prominentes doppelläufiges Ileostoma (zuführender Schenkel über Hautniveau, abführender Schenkel auf Hautniveau).

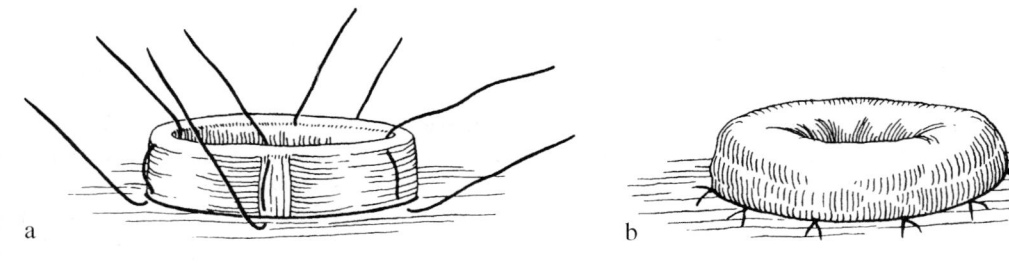

*Abbildung 6-108:* Anlage eines endständigen Kolostoma. a. Nähe zwischen Stomarand und Subkutis im Abstand von 1–2 cm. b. Hiermit wird ebenfalls eine leichte Prominenz zur besseren und dichteren Beutelversorgung gewährleistet. Auch ein einläufiges Kolostoma soll nur für einen Finger durchgängig sein!

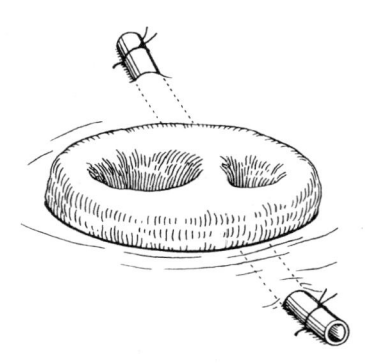

*Abbildung 6-107:* Doppelläufige Kolostomie. Exzentrische Lagerung auf einem subkutan-suprafaszialen Redonreiter. Damit wird der abführende Schenkel eingeengt. Der subkutane Reiter erlaubt sofortige gute Beutelversorgung.

Die Kolostomie wird am Ende der Operation sofort eröffnet und zwar entlang der Taenia libera. Damit erreicht man die möglichst effiziente Stuhlableitung und ermöglicht den einfachen Vorderwandverschluß bei der Rückverlegung (Abb. 6-110).

Die *terminale Kolostomie* kann theoretisch auf jedem Segment des Kolons angelegt werden. Kolostomien im Bereich des rechten Kolons sind funktionell aber sehr ungünstig, da sie noch flüssige «Dünndarmstühle» entleeren. Für eine solche Stuhlableitung ist das endständige Ileostoma von größerem Vorteil, wenn eine definitive Stomaanlage zur Diskussion steht. In der Regel wird die endständige Kolostomie als Sigma- bzw. Deszendostomie angelegt. Der zuführende Schenkel soll gestreckt aus dem Kolonverlauf erfolgen. Das Stoma soll leicht prolabierend (1–2 cm) angelegt werden, um eine saubere Versorgung zu gewährleisten. Damit wird der Kontakt zwischen Stuhl und umgebender Haut minimalisiert und die Ausbildung einer Stomastenose verhindert (Abb. 6-108).

Die *Schleimfistel (Mukosafistel)* besteht in der Ausleitung des proximalen Teils eines ausgeschalteten Darmsegmentes. Sie kann im Gegensatz zum Stoma immer auf Hautniveau erfolgen, da diese Ausleitung nichts fördern, sondern höchstens einen zu hohen intraluminalen Sekretionsdruck entlasten soll.

## 6.3 Frühkomplikationen

Die *Stomanekrose* tritt fast nur bei endständigen Stomien auf und ist erfahrungsgemäß bei adipösen Patienten deutlich häufiger. Ihre Ursache ist eine übermäßige Skelettierung der Darmwand, die fälschlicherweise durchgeführt wird, um den Darmschenkel durch die Bauchwandlücke zu bringen. Die Gefahr der Nekrose ist bei langem Stomakanal (hohes subkutanes Fettpolster) häufiger. Seltener sind echte zentral bedingte Ischämien des linken Kolons bei Insuffizienz der Riolanschen Arkade. In den meisten Fällen erstreckt sich aber die Nekrose nur auf eine Länge von 1–2 cm vom Stomaende aus oder betrifft nur die ischämieempfindlichste Schleimhaut. Am Anfang ist die Differentialdiagnose mit einer venösen Stauung nicht immer einfach. Der ischämisch gefährdete Darmschenkel sieht aber immer durchblutungslos und blaß aus im Gegensatz zur venösen Stauung. Sofern nur die Schleimhaut oder der äußerste Stomarand betroffen ist (bzw. der Anteil, der suprafaszial liegt), sind die Folgen unbedeutend. Im Zweifelsfall kann eine vorsichtige Stomaskopie vorgenommen werden, um die Tiefenausdehnung einer solchen Nekrose zu beurteilen. Bei fehlender peritonealer Symptomatik kann aber ebenfalls weiter konservativ behandelt werden. Sinnvollerweise ist sechs bis acht Wochen zu warten. Liegt dann immer noch ein Stomatrichter vor, so kann von peristomaler Umschneidung aus der zuführende Schenkel nachgehoben und erneut eingenäht werden. Besonders gefährlich sind diejenigen Fälle der Stomanekrose, die mit einer Retraktion durch Spannung assoziiert sind.

Die *Stomaretraktion* tritt selten allein auf. Häufig ist sie mit einer tiefen Stomanekrose kombiniert. Typischerweise sind notfallmäßig operierte und übergewichtige Patienten (z. B. mit einer Divertikulitis) betroffen. Die Komplikation ist extrem gefährlich, da sich der Darminhalt ins Peritoneum entleeren kann. Eine sofortige Reoperation mit Nachresektion des Darmes und korrekter Neuanlage der Kolostomie ist dann unbedingt notwendig. Geringfügige Retraktionen, in denen das Darmlumen noch in der Submukosa der dicken Bauchdecke sichtbar bleibt, können vorübergehend toleriert werden. Sie führen später aber zu Stomastenosen, die korrigiert werden müssen.

*Parastomale Fisteln und Abszesse* treten häufiger auf, wenn der Chirurg unnötige Verankerungsnähte zwischen Faszie und Darmwand anlegt. Solche Fisteln heilen innerhalb einiger Tage bis Wochen und benötigen in der Regel keinen zusätzlichen Eingriff. Die Stomaversorgung wird in der frühen postoperativen Phase aber hierdurch wesentlich erschwert.

## 6.4 Spätkomplikationen

Die *Stomastenose* ist entweder die Folge einer partiellen Stomanekrose (eher seltener) oder eine langfristige Komplikation bei einem Stoma, welches nicht leicht prolabierend, sondern auf Hautniveau angelegt wurde. Die kleinen, fast nicht sichtbaren Ulzerationen an der Mukosa-Hautgrenze heilen mit dem natürlichen Prozeß der Schrumpfung, die nach Jahren progressiv zur Stenosierung führt. Wichtig ist in solchen Fällen eine genau adaptierte Stomabeutel-Versorgung (die Öffnung in der Stomaklebefläche muß individuell exakt ausgeschnitten werden). Auch führt die Spülbehandlung (Stuhlregulation durch Irrigation) zu Erfolg, da die peristomale Reizung durch austretenden Stuhl unterbleibt. Die Korrektur einer Stomastenose ist einfach und kann meistens lokal erfolgen. Von einer exakten peristomalen Exzision aus wird der zuführende Darmschenkel durch die Subkutis und durch den Fasziendurchtritt mobilisiert, bis er um 3–4 cm hervorgehoben werden kann. Da sich der zuführende Schenkel postoperativ im Laufe von Monaten leicht elongiert, wird deshalb zur Korrektur vorteilhaft etwas länger abgewartet. Nach Resektion des stenosierten Stomaendes wird der Schenkel dann in leicht aufgestellter Technik wieder neu inseriert. Bei der peristomalen Exzision muß die stenosierte Hautöffnung nicht erweitert werden, sie gibt ohne weitere Maßnahme von selber auf einen Durchmesser von etwa 2 cm nach.

Die *Parastomiehernie* ist eine der häufigsten Spätkomplikationen. Sie tritt vorzugsweise auf, wenn der Schenkel nicht durch den Rektus (2% Komplikationsrate), sondern lateral der Rektus-Scheide ausgeleitet wurde (20% Komplikationsrate!). Die wichtigste Präventivmaßnahme ist daher die korrekte Ausleitung durch den M. rectus abdominis und die nicht zu weit angelegte Durchtrittsstelle. Andere allgemeine hernienverursachende Faktoren (chronisches Husten, Prostatismus usw.) können das Auftreten der Hernie begünstigen. Viele dieser Parastomiehernien verursachen keine Symptome und können belassen werden. Die Stomaversorgung ist bei kleiner bis mäßiger Parastomiehernie nicht behindert. Erst wenn die Herniengröße (eine Parastomiehernie muß ärztlicherseits stets in zeitlichen Abständen kontrolliert werden!) Progredienz zeigt oder wenn die Stomaversorgung behindert ist, besteht eine Indikation zur Korrektur. Beispielsweise können aber auch kleine Parastomiehernien die Stomaversorgung behindern, wenn der Patient seine Stuhlregulation mit der Irrigationsbehandlung durchführt und durch die Hernie der normale Einfluß der Spülung verhindert wird.

Grundsätzlich bestehen zwei Korrekturverfahren: Die peristomale lokale Korrektur mit einfacher raffender Naht der Faszie oder Einlage einer Prothese (cave Infekt!) erlaubt das Belassen der Kolostomie an der ursprünglichen Stelle. Die Inzision wird von einem in genügendem Abstand angelegten semizirkulären parastomalen Schnitt durchgeführt. Während die lokale Korrektur ohne Anwendung von prothetischem Material nur bei kleiner Lücke empfohlen werden sollte, erfordern große Hernien die Anwendung von nichtresorbierbarem, damit auch stark infektionsgefährdetem Material. Entsprechende Vorbereitung, Asepsis während der Operation und antibiotische Prophylaxe sind unerläßlich. Sehr große Hernien werden besser transabdominal als durch peristomale Inzision versorgt.

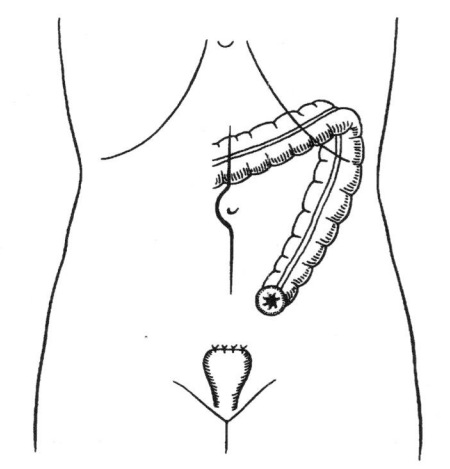

*Abbildung 6-109:* Endständiger Anus praeter. Anstelle eines für längere Zeit angelegten doppelläufigen Kolostomas hat ein endständiger Anus praeter eine weit geringere Spätkomplikationsrate wie Prolaps oder Parastomiehernie.

Der Kolostomieverschluß mit kontralateraler Neuplazierung ist vorzugsweise indiziert, wenn es zum Rezidiv nach Korrektur einer Parastomiehernie kam. Die Neuanlage des Stoma erfordert einen umfangreichen intraabdominalen Eingriff; die Resultate sind aber sehr befriedigend.

Der *Stomaprolaps* ist eine Komplikation vorwiegend der doppelläufigen Kolostomie auf dem Querkolon; die Häufigkeit dieser Komplikation beträgt bis zu 40 %. Da diese Stomata in der Regel als temporäre angelegt wurden, kann das Problem mit dem Tragen einer starren Kolostomiekappe vorübergehend bis zum Stomaverschluß behoben werden. Falls die Kolostomie länger bestehen bleiben muß, sind verschiedene Methoden der lokalen Enteropexie beschrieben worden, die sämtlich mit einem hohen Rezidivrisiko und unbefriedigenden Resultaten behaftet sind. Die Vielfalt der angegebenen Methoden zeigt, daß dies keine eindeutig befriedigenden Resultate erbringt. Die beste Präventivmaßnahme ist die Vermeidung einer solchen – zumindest länger bestehenden – doppelläufigen Stomie im Kolonbereich (Abb. 6-109). Vor diesem Eingriff muß durch Kontrasteinlauf immer auch ein langer siphonartiger prästomaler Kolonschenkel ausgeschlossen werden. Sollte ein solcher vorliegen, muß die Korrektur durch Nachkürzung vervollständigt werden.

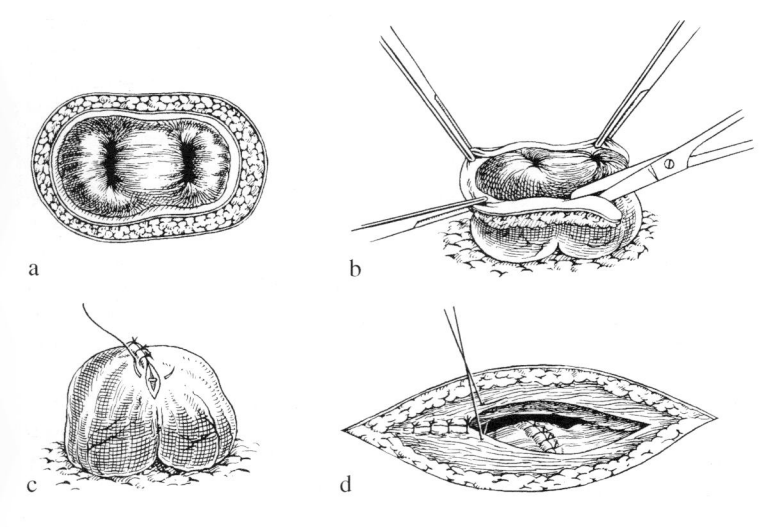

*Abbildung 6-110:* Anus praeter-Rückverlagerung. a. Quer-ovaläre Exzision stomarandnah. b. Der Hautsaum am Stoma wird sorgfältig entfernt unter Mitnahme von anliegendem narbigem Gewebe. c. Nach Mobilisierung beider Schenkel bis knapp unter die Faszie wird die Vorderwand in typischer Weise quer vernäht. d. Der Darmschenkel wird versenkt und die Bauchwand mehrschichtig verschlossen.

## 6.5 Kolostomieverschluß bzw. Ileostomieverschluß

Grundsätzlich wird ein lokaler Zugang durch sehr knappe Exzision (2–3 mm) eines schmalen Saumes der peristomalen Haut vorgenommen (Abb. 6-110). Vorteilhaft ist aber, die Exzision in querer Richtung nach lateral und medial ovalär auslaufen zu lassen; dann vermeidet man aufgestellte Nahtenden. Die Darmwand wird etwa 5–10 mm unter dem Hautniveau identifiziert. Beide Darmschenkel werden bis intraperitoneal vorsichtig freipräpariert, bis sie genügend mobil sind und die Peritonealhöhle eindeutig dargestellt wurde. Unter Erhaltung der Darmwandhinterwand wird die Narbe am Übergang zwischen Haut und Schleimhaut ausgeschnitten, um eine fortlaufende einreihige (oder auch Einzelknopf) allschichtige quere Naht herstellen zu können. Am besten wird 4–0 monofiles, spätresorbierbares Fadenmaterial verwendet. Der verschlossene Darm wird ins Abdomen reponiert, der Wundbereich gespült und desinfiziert, die Bauchwand schichtweise entsprechend rekonstruiert und die Haut locker adaptiert. Eine Drainage ist unnötig; möglicherweise kann eine Redon-Drainage in die Subkutis gelegt werden. Die volle perorale Ernährung ist nach drei Tagen wieder möglich. Manche Chirurgen bevorzugen in solchen Situationen die vollständige Exzision eines kurzen Darmwandsegmentes auf Höhe der Kolostomie und die Wiederherstellung der Kontinuität durch eine zirkuläre Stoß-auf-Stoß-Anastomose. Wir sehen dieses Verfahren nur in solchen Fällen indiziert, in denen die einfache Naht aus technischen Gründen (oder durch Verwachsungen!) nicht opportun erscheint.

## 6.6 Psychologische Folgen der Kolostomie

Das Anlegen einer Kolostomie entspricht einer massiven Veränderung des eigenen Körperbildes. Die Kontrollmöglichkeit über die Analfunktion geht dabei verloren. Eine gewisse Wiederholung der Reinlichkeitserziehung findet statt, wobei die Kolostomiebeutel psychologisch dem Wiedereinsetzen von Windeln entsprechen. Die sexuelle Aktivität wird häufig aus rein psychischen Gründen eingeschränkt. Nicht selten neigen die Patienten zur sozialen Vereinsamung, obwohl tatsächlich nur wenige Aktivitäten (z.B. Kampfsportarten) durch das Tragen eines Stomas verhindert werden. Die Prävention dieser unangenehmen Folgen beginnt vor der Operation mit dem ausführlichen Gespräch und der Orientierung des Patienten sowie der idealen Wahl der Kolostomiestelle. Ein gut zu versorgendes Stoma ist die beste Gewähr dafür, daß die Stuhlregulation nach der Operation und damit die Wiederherstellung des Lebensgefühls für den Patienten optimiert wird. Damit gewinnt die perfekte Herstellung des Stomas eine große Bedeutung. Im weiteren erfolgt postoperativ die Instruktion des Patienten mit der Wahl des bestmöglichen Versorgungsmaterials sowie bei den langfristigen Kolostomieträgern mit der Instruktion der täglichen Spülung. Diese Spülbehandlung (Irrigation) sollte allen Patienten mit definitivem Kolostoma angeboten werden. Sie gewährleistet die beste Regulation der Stuhlentleerungen und wird heute durch technische Mittel (z.B. Irrigationspumpe) optimal ermöglicht. Nach der Spülung ist die Mehrzahl dieser Patienten für 24 Stunden (einige sogar bis zu 48 Stunden) frei von Stuhlentleerungen, und sie können das Stoma mit einer kleinen Kappe anstelle eines großen Stuhlbeutels versehen. Es gibt für die langfristige Beratung speziell ausgebildetes Personal, Stomatherapeutinnen sowie Vereinigungen der Kolostomieträger. Alle diese Punkte sind unseres Erachtens weniger belastend als die bisher problematischen kontinenten Kolostomien aller Arten.

# 7. Rektum und Anus

H. Denecke

## 7.1 Anatomie und Physiologie

Sie ist charakterisiert durch die Verbindungen entodermaler und ektodermaler Strukturen am anorektalen Übergang, einen durch die aufrechte Körperhaltung kompliziert gewordenen Aufbau des Beckenabschlusses und des Kontinenzorgans sowie im kleinen Becken durch die engen Lagebeziehungen zum Urogenitaltrakt.

Die Levatorplatte (M. pubococcygeus, M. ischiorectalis) bildet den muskulären Beckenboden, auf ihm liegt die rektosakrale Faszie, die proximal als parietales Blatt die präsakralen Venenplexus vom Mesorektum trennt und chirurgisch weniger als Faszie als eine dünne gefäßfreie Schicht imponiert. Lateral liegen auf dem Levator beidseits die beiden pararektalen Ligamente, die die Vasa rectales inf. (Vasa hämorrhoidales mediae) führen, weiter nach vorn die Samenblasen beim Mann. Nach ventral ist der Levatortrichter offen, hier treten hinter der Symphyse Prostata und Urethra bzw. Urethra und Vagina durch den Beckenboden. Dieser verläuft beim Mann steil, und intrabdominelle Drücke werden zu den Seiten hin teilweise abgefangen. Bei der Frau liegt er aufgrund der weiteren Beckenkonfiguration flach; damit ist er abdominalen und pelvinen Drücken stärker ausgesetzt. Im innersten und untersten Anteil des Levator liegt der M. puborectalis. Er setzt am Os pubis an, umschlingt dorsal den oberen Analkanal und knickt diesen bei Anspannung zum Rektum hin nach vorn ab. Die Puborektalisschlinge besorgt die kräftigste Verschlußfunktion; sie ist gleichzeitig die oberste Muskelportion des sich nach unten anschließenden Sphinkter externus-Rohres. Die Muskeln des Sphinkter externus sind quergestreift und willkürlich inneviert. In den Sphinkter externus ist der schwächere Sphinkter internus eingeschoben. In ihm setzt sich die Ringmuskulatur des Rektum fort, dementsprechend besteht er aus glatten Muskelfasern, und er unterliegt nicht der willkürlichen Steuerung.

Im Analkanal stoßen unterschiedliche Epithelien aufeinander. Die Mukosa des Rektum stammt aus dem Entoderm, ist drüsige Schleimhaut, sensible Nervenendigungen fehlen. Das Karzinom dieses Epithels ist das Adenokarzinom. Das Plattenepithel des unteren Analkanals stammt aus dem Ektoderm, ist eingestülpte Haut und trägt wie diese zahlreiche sensible Nervenendigungen. Es wird häufig fälschlicherweise mit «Analschleimhaut», korrekt mit Anoderm bezeichnet. Das Karzinom dieses Abschnitts ist das ungleich strahlensensiblere verhornende oder nicht verhornende Plattenepithelkarzinom. Die Grenzlinie beider Epithelien, die Linea dentata, liegt zwischen mittlerem und oberem Drittel des Analkanals und trägt ihren Namen nach ihrem durch Krypten und Papillen aufgeworfenen Verlauf. Hier liegt eine schmale Zone eines Transitionalzell-Epithels. In die Krypten münden Ausführungsgänge kleiner intersphinktär gelegener Drüsen (Proktodealdrüsen), deren Funktion unbekannt ist. Sie werden bei Infektion zum Ausgangspunkt von Perianalabszessen und Analfisteln. Aus der unterschiedlichen Keimblattanlage und der unterschiedlichen Innervation folgt, daß Biopsien, Exzisionen oder Verödungen oberhalb der Linea dentata schmerzfrei und ohne Anästhesie durchgeführt werden können, unterhalb der Linea dentata nicht. Erkrankungen des Rektum gehen ohne diejenigen des Analbereichs mit Schmerzen einher.

### 7.1.1 Anatomische Definitionen

Der plattenepitheltragende Analkanal ist von der Anokutanlinie bis zur Linea dentata in 3–3,5 cm Höhe klar definiert. Die anale Druckzone reicht etwa 1 cm höher, da die Puborektalisschlinge oberhalb der Linea dentata liegt. In Narkose sind Analkanal und anale Druckzone kürzer. Die Untergrenze des Rektum ist mit der Linea dentata in etwa 3,5 cm Höhe gegeben (von der Anokutangrenze gemessen). Nach oben zum rekto-sigmoidalen Übergang besteht dagegen keine anatomisch scharfe Grenze. Die Höhe der peritonealen Umschlagsfalte und damit die Länge des extraperitonealen Rektum sind nicht nur zwischen Mann und Frau, sondern auch individuell sehr verschieden. Chirurgisch-anatomisch wird das Rektum daher bis in eine Höhe von 16 cm definiert (Abb. 6-112). Dieser Abstand wird von der Anokutangrenze ab mit dem starren Rektoskop gemessen. Es muß bedacht werden, daß Lokalisationsbestimmungen mit dem flexiblen Koloskop in der Regel etwas weitere Distanzen ergeben. Die genaue Höhenbestimmung ist für das operativ-technische Vorgehen von großer Bedeutung. Die Linea dentata liegt bei 3–4 cm. Das Rektum kann damit schon bei der Rektoskopie in drei Drittel (unteres Drittel 4–8 cm, mittleres Drittel 8–12 cm, oberes Drittel 12–16 cm) unterteilt werden. Für Adenome und Karzinome beispielsweise werden damit schon Voraussagungen gemacht, ob bei der Operation die Kontinenz erhalten werden kann oder nicht, ob von abdominal oder von peranal vorgegangen

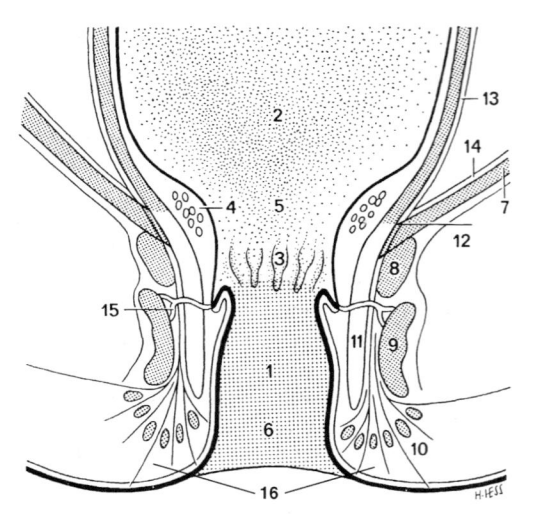

*Abbildung 6-111:* Anatomie des Rektum und des Analkanales. 1 Analkanal, 2 unteres Rektum, 3 Linea dentata mit Krypten und Papillen, 4 Innerer Hämorrhoidalplexus, 5 rekto-analer Übergang, 6 ano-kutaner Übergang, 7 M. levator ani, 8 Puborektalisschlinge, 9 Sphincter externus, 10 Sphincter externus subcutaneus, 11 Sphincter internus, 12 am Durchtritt durch den Levator und die Faszien am Rektum liegt der «Schlüsselpunkt der Kontinenz», 13 Fascia pelvis visceralis, 14 Fascia pelvis parietalis interna, 15 Proktodealdrüse mit Ausführungsgang, der in die Krypten der Linea dentata mündet, 16 Analvenen.

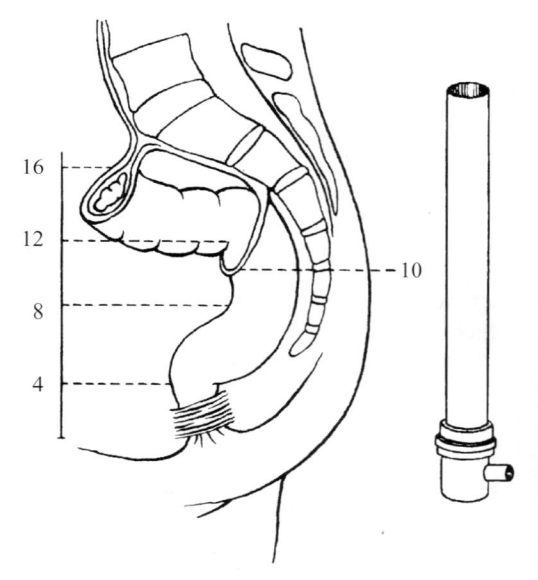

*Abbildung 6-112:* Definition des Rektum und der Rektum-Drittel, mit dem starren Rektoskop gemessen. Damit kann präoperativ – auch für das Aufklärungsgespräch – die Wahrscheinlichkeit der Kontinenzerhaltung abgeschätzt werden. Im unteren Drittel wird in der Regel eine abdomino-perineale Exstirpation notwendig sein. Reicht ein Tumor mit seinem Unterrand unter 10 cm, so resultiert mindestens eine tiefe anteriore Resektion.

werden kann oder zu welcher Wahrscheinlichkeit ein endgültiger oder passagerer Anus praeter notwendig werden wird.

## 7.1.2 Arterielle Versorgung, venöser Abfluß, Lymphbahnen und Innervation

Arteriell wird das Rektum durch die A. rectalis sup. aus der A. mesenterica inf. versorgt. Die Arterie endet in drei asymmetrisch aufgezweigten Ästen, die bei 3, 7 und 11 Uhr (in Steinschnittlage gesehen) in die Rektumwand eintreten (Abb. 6-113). An diesen drei typischen Lokalisationen formieren sich daher die inneren Hämorrhoiden, Gefäßpolster aus arteriovenösen Kurzschlüssen. Sie liegen knapp oberhalb der Linea dentata. Unterhalb der peritonealen Umschlagsfalte verlaufen die Aa. rectales inf., aus den Aa. iliacae int. kommend in den pararektalen Ligamenten zum unteren Rektum. Noch weiter distal die Aa. pudendales, die die anale Region versorgen. Eine zusätzliche arterielle Versorgung kommt aus einem einzelnen Ast der A. sacralis inf., der knapp oberhalb des Ligamentum anococcygeum von dorsal an das Rektum verläuft.

Der venöse Abfluß drainiert das Rektum von den Hämorrhoidalplexus ab nach oben über die V. rectalis sup. zur V. mesenterica inf. und zum Pfortadersystem. Daher ist die Leber bevorzugter hämatogener Metastasierungsort für das Rektumkarzinom. Die Vv. rectales inferiores laufen in den pararektalen Gefäßbündeln zu den beidseitigen Iliakalvenen. Die tiefer gelegenen Analvenen fließen über die Vv. pudendales ebenfalls in den Iliakaabfluß. Hämatogene Streuungen über diese beiden Venensysteme ergeben die Metastasierung vom sogenannten Cavatyp in der Lunge.

Die Mukosa des Rektum führt im Gegensatz zu den oberen Abschnitten des Gastrointestinaltraktes nur sehr wenig Lymphgefäße. Damit beginnt die Gefahr einer lymphogenen Metastasierung erst mit der Infiltration der Muscularis mucosae und der Submukosa. Die Lymphbahnen verlaufen der arteriellen Versorgung über die A. rectalis superior und die Aa. rectalis inf. entgegengesetzt parallel nach oben und nach seitlich. Die Lymphbahnen des Analkanales verlaufen zur Inguinalregion.

Sympathikus und Parasympathikus innervieren das Rektum mit den übrigen Organen des kleinen Beckens, sensible und motorische Äste des Nervus pudendus den Anus und das Perineum. Um operativ-iatrogen bedingte Ausfälle an Blasen-, Sexual- und Kontinenzfunktion zu minimalisieren, ist die Kenntnis der nervalen Versorgungsbahnen wichtig. Sympathikusgeflechte aus den präaortalen Plexus und Ganglien sowie den lumbalen Ganglien formieren den Plexus mesentericus inferior (Ganglion mesent. inf.), links und vor der Aorta in Höhe des Abgangs der A. mesenterica inferior gelegen. Präaortal und links-präiliakal nach distal ziehende Äste bilden mit lumbalen und von rechts paraaortal zulaufenden Ästen kurz unterhalb der Aortenbifurkation den Plexus hypogastricus superior. Von hier teilen sich Nervenfasern zum paarigen Nervus hypogastricus. Sie ziehen zwischen den Iliaca interna-Gefäßen und der Fascia rectalis propria am seitlichen Becken zum Plexus pelvicus, der in Höhe des Abganges der Rectalis inferior-Gefäße dort liegt, wo diese mit den pararektalen Ligamenten beispielsweise bei der tiefen anterioren Resektion abgesetzt werden. Ohne Freidissektion der Iliakalgefäße in diesem Bereich liegt das Ganglion pelvicum knapp lateral der beckenwandnahen Ligatur hinter der Fascia pelvis. Es erhält Verbindungen aus den feinen parasakralen Ausläufern des gleichseitigen Truncus sympathicus, aus den Geflechten um die A. rectalis superior

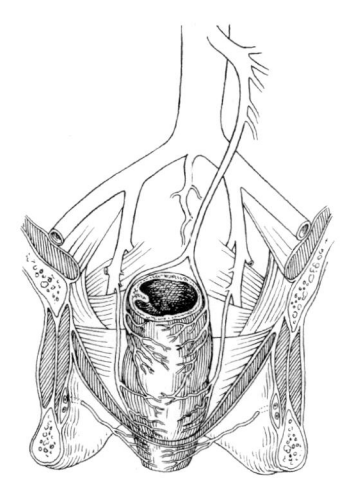

*Abbildung 6-113:* Anatomie des Rektum und Anus. Gefäßversorgung über die A. rectalis superior (aus A. mesenterica inferior) und Aa. rectales inferiores (früher Aa. haemorrhoidales mediae, aus A. iliaca interna) und Aa. anales (früher Aa. haemorrhoidales inferiores).

und Splanchnicus-Äste aus S2–S4. Mit multiplen Fasern innerviert es die Rektumampulle, die Blase, Prostata, Urethra und als Nn. erigentes den Bulbus cavernosus beim Mann, bei der Frau Uterus und obere Vagina. Auch die parasympathische Innervation des Rektosigmoids läuft über Fasern aus dem Plexus; sie reichen durch das Mesorektum bis an das obere Versorgungsgebiet der A. mesenterica inferior und der A. colica sinistra hinauf.

Der msukuläre Beckenboden, Anus, Perineum, Penis und Vulva werden sensibel und motorisch durch den Nervus pudendus versorgt. Seine Äste kommen aus den Sakralnerven S2 und S3, ziehen unter dem M. piriformis mit den Pudendusgefäßen in den Alcockschen Kanal an der Tuberositas des Os ischii, geben Äste zum unteren Rektum und tiefere Abzweigungen zu Anus, Perineum, Vulva, Klitoris und Penis ab.

### 7.1.3 Kontinenz

Das anorektale Kontinenzorgan ist aus mehreren Komponenten zusammengesetzt. Im wesentlichen dient das Rektum als Reservoir und zur Druckreduktion, der Analkanal als Verschlußkanal. Die willkürliche Kontinenz bei Stuhldrang wird durch den M. sphincter externus erreicht. Seine aktive Kontraktion kann gut gemessen werden. Über spinale Reflexbögen trägt er aber auch zu etwa 20% zur unwillkürlichen Kontinenz bei. Die ventralen Portionen des Muskels sind bei der Frau schwächer ausgebildet, Spaltungen beispielsweise bedürfen in diesem Bereich großer Vorsicht. Der oberste Anteil des zirkulären Sphinkter ist die kräftige, willkürlich kontraktile Puborektalisschlinge (Abb. 6-114). Der Muskel umschlingt U-förmig den rektoanalen Übergang, an dem das Rektum mit dem Analkanal in der dorso-ventralen Achse einen Winkel von etwa 90–100° bildet (Abb. 6-115). Kontrahiert die Puborektalisschlinge, verstärkt sich der anorektale Winkel durch den Zug nach vorn, und der Eingang zum Analkanal wird verschlossen. Dieser Mechanismus ist zentraler Bestandteil der Kontinenzleistung. Im Gegensatz zum Sphincter externus ist der Sphincter internus glatt muskulär und besorgt mit seiner Dauerkontraktion die «unwillkürliche» Kontinenz, die als Ruhedruck gemessen und getastet werden kann. Hauptsymptome seiner Schädigung sind die nächtliche Inkontinenz und das Stuhlschmieren.

Auch bei normaler kräftiger muskulärer Funktion ist zur suffizienten Kontinenz die druckreduzierende Wirkung der Rektumampulle notwendig. Das ist wichtig für tiefe rektale oder anale Anastomosen, die beim Mann nicht mit den muskelstarken Anteilen des Sigma oder des unteren Deszendens angelegt werden sollen. Deren propulsierende Kontraktionen können auch eine gut erhaltene Sphinkterkraft übersteigen; beispielsweise auch

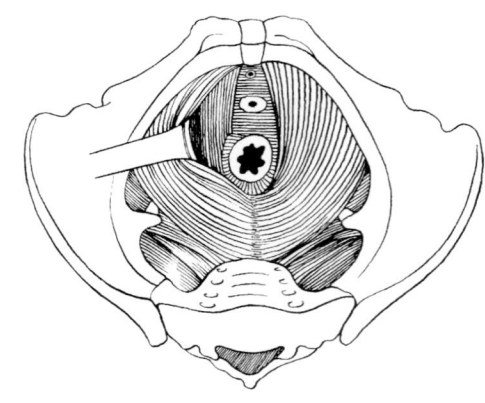

*Abbildung 6-114:* Anatomie des Beckenbodens von abdominal her gesehen. Rektumdurchtritt mit M. puborectalis und M. ischiorectalis.

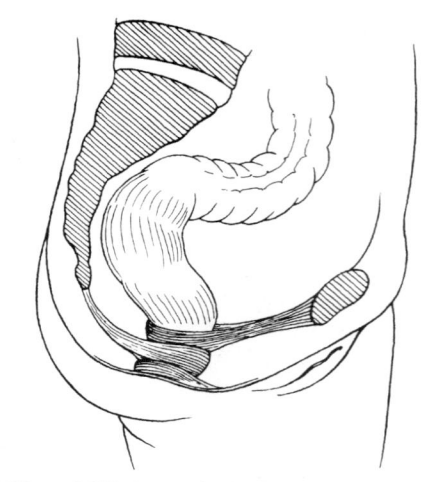

*Abbildung 6-115:* Anatomie des Beckenbodens. Der muskuläre Verschlußapparat ist aus mehreren Komponenten zusammengesetzt: M. puborectalis mit Ansatz an der Symphyse, Sphincter externus mit Lig. anococcyeum, Sphincter externus subcutaneus.

die noch stärkeren Kontraktionen aus einer ileoanalen Anastomose, die daher einer direkten Pouch-Anastomose bedarf, der auch nicht mit einem Ileumauslaß versehen werden darf. Wegen der natürlicherweise geringeren Kolonmotilität und Kontraktilität der Frau können bei weiblichen Patienten das obere Sigma oder das Deszendens stets gut als Neorektum fungieren, und die Anlage eines Kolonpouch erübrigt sich. Ist der Schließmuskelapparat schwach, ist auch bei Frauen der Erhalt einer 3–4 cm langen Rektummanschette für eine zufriedenstellende Kontinenz zu empfehlen.

### 7.1.4 Defäkation

Plötzliche Volumenfülle des Rektum wird über die Dehnungsrezeptoren des Beckenbodens als solche empfunden und löst den sogenannten «Probierreflex» aus. Dabei erschlafft der Tonus des Sphincter internus, Rektuminhalt tritt in den oberen Analkanal ein und wird an der sensorischen Zone perzipiert (fester Stuhl/flüssiger Stuhl/Darmgas). Erschlaffung und Perzeption werden aber sofort von einer Tonussteigerung des Sphincter externus beantwortet, wenn die Defäkation nicht willentlich gebahnt ist. Der Stuhlinhalt wird damit wieder in die Ampulle zurückgeschoben. Logisch erscheint, daß es dieser Vorgang ist, der zur Erlangung einer echten Kontinenz im Kindesalter erlernt und dann als spinaler Reflex gebahnt wird. Hierbei ist selbstverständlich auch die Puborektalisschlinge wesentlich mitbeteiligt. Für eine gewisse Zeit hält die reaktive Tonussteigerung an, sie kann im Versuch durch erneute Ballon-Volumenfüllung sogar stufenweise, jedesmal nach kurzer Probierreflex-Erschlaffung, gesteigert werden. Es folgt jedoch eine adaptative Distension der Rektumwand (wie beispielsweise auch beim Magen auf Volumenfüllung), und der Tonus der analen Druckzone kehrt bei nachlassendem Ampullendruck wieder zur Norm zurück. Ist die Defäkation «erwünscht», relaxieren der Beckenboden sowie die Puborektalisschlinge. Mit der sitzenden, noch mehr mit der hockenden oder vornübergebeugten Körperhaltung wird der Anorektalwinkel verringert und die Defäkation aktiv durch die Bauchpresse eingeleitet.

Auf Schmerzzustände im unteren Analbereich wird «reflektorisch» mit Schließmuskelkontraktion bzw. andauernder Tonussteigerung reagiert. Dies kann neben der Angst vor Schmerzen die Defäkation erschweren; auch Schmerzen bei Betätigung der Bauchpresse (z. B. Leistenhernienoperation) oder bei Relaxation des Beckenbodens (Hämorrhoidenoperation) erschweren ihre Einleitung.

## 7.2 Diagnostik

Zentrales Untersuchungsverfahren ist die Rektoskopie. Sie erlaubt die endoskopisch-diagnostische Beurteilung der Mukosa (Ulzera, Rektitis, Adenome, Karzinome), die Beurteilung des Elastizität (z. B. extraluminale Tumoren) und der Verformungen der Rektumwand (z. B. vorderer okkulter Prolaps), Biopsien und therapeutische Schlingenabtragung, Beurteilung postoperativer Zustände wie Anastomosenabheilung, Bougierung von Reststrukturen oder Erkennung von Rezidiven. Chirurgisch-rektoskopische Biopsien reichen in der Regel tiefer als koloskopische und lassen bessere Beurteilung auch beispielsweise submuköser oder tieferer Wandschichten zu. Zur Feindiagnostik im Analkanal wird sie obligatorisch ergänzt durch die unmittelbar folgende Untersuchung mit dem Proktoskop (Hämorrhoiden, Proktitis, Mukosaprolaps). Ebenso obligatorisch müssen ihr die Inspektion des Analrandes (Mariksen, Fissuren, Fistelostien, perianale Abszesse) und die Palpation des Analkanals (Fissur, Sphinktertonus, Puborektalisfunktion, schwacher Beckenboden, Abszesse) vorausgehen. Zur Vorbereitung der Rektoskopie genügen ein Miniklisma 10 Minuten vor der Untersuchung gegeben und die anschließende Entleerung, um saubere Verhältnisse im Rektum zu erreichen. Grundsätzlich ist die Untersuchung in Linksseitenlage, in Steinschnittlage und in Knie-Ellenbogenlage möglich. Wir untersuchen in Steinschnittlage, da diese Lage vom Patienten am besten toleriert wird und diagnostisch-therapeutische Maßnahmen am leichtesten zu bewerkstelligen sind.

### 7.2.1 Hämoccult-Test

Zur Abklärung des Symptoms «Blut-im-Stuhl» sollte für anorektale Prozesse die Rektoskopie erfolgen. Höherliegende Blutungsquellen können mit dem Hämoccult-Test nachgewiesen und mit Koloskopie abgeklärt werden.

## 7.2.2 Röntgen

Die leichte endoskopische Zugänglichkeit des Anorektum hat röntgenologische Kontrastdarstellungen zurückgedrängt bzw. weitgehend überflüssig werden lassen. Entzündliche Veränderungen einer Sigmadivertikulose werden durch den Kontrasteinlauf jedoch gut nachgewiesen und gesichert. In der Beurteilung von Kontinenz- und Defäkationsstörungen ist die Defäkographie ein wichtiger diagnostischer Bestandteil. Outlet-obstruction-Syndrome wie vorderer okkulter Prolaps oder Rektozele sowie beginnende Intussuszeption, Enterozele beim Rektumprolaps oder Descensus erinei werden mit ihr zuverlässig diagnostiziert und dokumentiert. Aber auch wenn sich in vielen anderen Fällen exakte Diagnosen oder klare therapeutische Konsequenzen nicht unbedingt ergeben, lassen es die Komplexität und die noch ungenügende Kenntnis der pathophysiologischen Zusammenhänge ratsam erscheinen, neben der Sphinktermanometrie auch die Defäkographie großzügig in die Diagnostik der anorektalen Funktionsstörungen einzufügen.

## 7.2.3 Sphinktermanometrie

Mit ihr wurden grundlegende Kenntnisse über die Schließmuskelfunktion erbracht. Gemessen werden mit ihr die Länge der analen Druckzone, der Ruhetonus, die aktive Kontraktionsamplitude sowie die Reflexantworten auf die rektale Volumenfüllung (Probierreflex, Adaptationsreflex). Wenngleich alle diese Parameter auch palpatorisch und anamnestisch sehr zuverlässig bestimmt werden können, erlaubt die Manometrie einerseits die objektive Dokumentation, andererseits stellt sie denjenigen Parameter dar, anhand dessen zeitweiligen Einsatzes die Fähigkeit und Erfahrung eines Untersuchers erst trainiert werden können.

## 7.3 Verletzungen des Rektum und des Anus

### 7.3.1 Innere Verletzungen

Ursachen sind iatrogene Läsionen durch Rektoskopie und Koloskopie, Röntgenkontrastdarstellungen, Einläufe oder eingeführte Fremdkörper. Die iatrogen bedingten Perforationsstellen liegen in der Regel an der Rektumvorderwand am rektosigmoidalen Übergang. Betroffen sind meist ältere Patienten. Vorbestehende Veränderungen der Darmwand sind indirekt Risikofaktoren für Komplikationen bei Endoskopie, da bei Biopsien oder Schlingenabtragungen das Risiko einer Perforation höher ist. Für den klinischen Ausgang ist allerdings bei solchen Perforationen von Vorteil, daß der Darm vorbereitet und gesäubert ist.

*Diagnostik*

Schon die Anamnese oder das vorausgegangene Trauma lenken den Verdacht auf eine Läsion. Bei tiefer Lokalisation weist die digitale Untersuchung die Wandverletzung oder einen Fremdkörper nach. Blut im Rektum ist ein sicherer Hinweis. Auf jeden Fall soll rektoskopiert und eine Abdomen-Leeraufnahme (Luft unter dem Zwerchfell) durchgeführt werden. Der abdominale Palpationsbefund gibt Hinweise auf peritonitische Zeichen. Rektumperforationen nach einem Kontrasteinlauf werden im allgemeinen schon vom Röntgenologen anhand des extraluminalen Kontrastmittels diagnostiziert. Eine Perforation durch Darmrohr, Rektoskop oder Koloskop wird vom Patienten als akuter Schmerz empfunden. Im Intervall können Perforationen nach Biopsie oder Schlingenabtragung erfolgen. Rektumperforationen oberhalb der peritonealen Umschlagsfalte werden ein- oder zweireihig von abdominal her übernäht. Kleines Becken und Peritonealhöhle werden ausgiebig gespült. Auf die Anlage einer doppelläufigen Kolostomie kann in den meisten Fällen verzichtet werden. Ein Schutzanus soll aber sofort angelegt werden, wenn Risikofaktoren vorliegen. Dann wird der abführende Schenkel zusätzlich gespült. Besteht eine größere Verletzung unterhalb der peritonealen Umschlagsfalte, so wird diese von abdominal her eröffnet, der perirektale Raum freigelegt und je nach Ausmaß der Phlegmone eventuell sogar nach distal translevatorisch drainiert. Je nach Ausmaß einer stattgehabten Peritonitis muß intraperitoneal eventuell eine programmierte Lavage-Behandlung begonnen werden.

Kleinere, nicht perforierende Verletzungen werden zunächst konservativ behandelt.

## 7.3.2 Äußere Verletzungen

Sie werden durch Pfählungsverletzungen, Schuß- und Stichverletzungen sowie Läsionen im Rahmen von Polytraumen verursacht. Zur genauen Diagnostik ist die Rektoskopie unerläßlich. Benachbarte Organe im unteren Abdomen müssen ebenfalls sorgfältig untersucht werden.

Ausgedehnte anorektale Verletzungen erfordern die Anlage eines doppelläufigen Schutzanus. Sind spätere Rekonstruktionen im untersten Rektumsdrittel zu erwarten, so wird die Kolostomie bei Patienten ohne lange Sigmaschlinge besser im Colon transversum angelegt, andernfalls im Sigma. Der abführende Schenkel wird, wenn immer möglich, freigespült. Der Primärverschluß der Rektumwand sowie die direkte Naht durchtrennter Sphinkteranteile sollten immer angestrebt werden. Ebenso wichtig ist die großzügige pararektale Drainage. Die primäre Blutstillung kann schwierig sein; die gezielte Tamponade sollte jedoch nur Ausnahmefällen vorbehalten bleiben. Selbstverständlich werden bereits intraoperativ Abstriche zur bakteriologischen Untersuchung entnommen und mit der Antibiotikatherapie begonnen. Größere Hämatome führen rasch zu Anaerobier-Infektionen.

## 7.4 Adenome

Sogenannte hyperplastische Polypen sind keine echten Neoplasien und werden in der Regel nur etwa reiskorngroß. Sie müssen aber entfernt werden, da sie makroskopisch von kleinen echten Adenomen nicht zu unterscheiden sind.

Adenome sind tubulär, villös oder gemischt tubulo-villös. Makroskopisch sind tubuläre Adenome gestielt, villöse (Zottenadenome) breitbasig. Ihr Entartungspotential ist unterschiedlich, darüber hinaus abhängig von der Adenomgröße. Kleine tubuläre Adenome tragen ein Karzinomrisiko von 1–2%. Villöse Adenome ab einer Größe von 3 cm weisen bereits zu 10% ein invasives Karzinom (T1, T2) auf (Abb. 6-116). Zu 30% zeigen sie als wirkliche Präkanzerosen schwere Dysplasien, also Epithelatypien mit gesteigerter Mitose, aber ohne Invasion als zweites notwendiges Malignitätskriterium. Selbstverständlich werden auch kleinere Adenome stets entfernt.

### 7.4.1 Symptome und Diagnostik

In der Regel sind Adenome symptomarm. Gestielte Formen können zu Blut-im-Stuhl führen. Große villöse Adenome im unteren Rektum fallen durch Sekretion, Nässen und Stuhldrang auf. Adenome sind wegen ihrer weichen Konsistenz durch Palpation nicht aufzudecken. Stets werden sie durch Rektoskopie oder Koloskopie diagnostiziert.

### 7.4.2 Therapie

Gestielte Adenome werden in der Regel schon bei der diagnostischen Rektoskopie mit der Biopsiezange oder der elektrischen Schlinge abgetragen (Abb. 6-117). Die evtl. notwendige Blutstillung

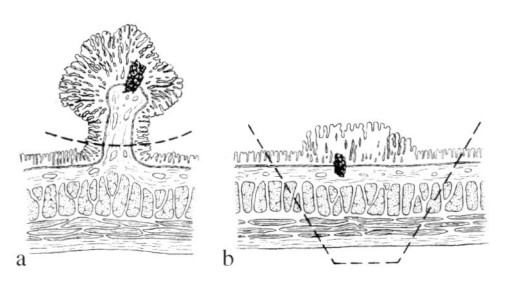

*Abbildung 6-116:* Das Rektumadenom. a. Tubulo-villöses, gestieltes Adenom mit beginnendem invasivem Karzinom (T1). Es genügt die Abtragung des Stieles im Gesunden. b. Villöses Adenom (Zottenadenom) mit beginnendem invasivem Karzinom. Exzision unter Mitnahme der Rektumwand.

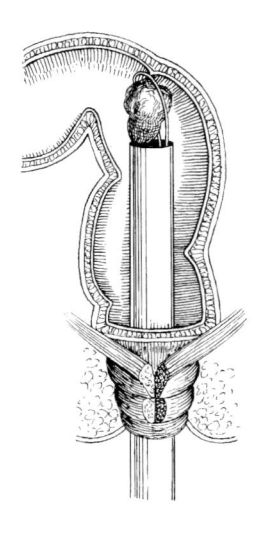

*Abbildung 6-117:* Gestieltes tubulo-villöses Adenom im oberen Rektumdrittel. Abtragung mit der elektrischen Schlinge.

erfolgt nach Einstellung der kleinen Quelle am günstigsten durch Tupferkompression (kirschgroße Tupfer, mindestens 3-minütige Kompression). Möglicherweise muß diese wiederholt werden. Ist der Tupfer auf der Blutung, zieht man bei bleibendem Tupferdruck die Rektoskopspitze etwas zurück, damit sich die glatte Muskulatur kontrahieren kann. So kommt die Blutung schneller zum Stehen als an der distendierten Rektumwand.

Der Abtragung gestielter oder sehr kleiner villöser Adenome kommt die Größe der chirurgischen Biopsiezangen, die durch das starre Rektoskop verwendet werden können, sehr zustatten. Eventuell muß eine Adenombasis durch Nachbiopsie komplett entfernt werden. Das kann auch mit der Schlinge notwendig werden, wenn die Basis für eine einmalige Abtragung zu breit ist. Echte villöse Adenome erfordern in der Regel eine komplette chirurgische Exzision, auf jeden Fall solche von 1,5 cm Durchmesser und mehr. Im unteren und meistens auch im mittleren Rektumdrittel erfolgt die Exzision peranal. Höhersitzende Tumoren werden peranal minimal invasiv oder durch Rectotomia posterior entfernt.

*Peranale Exzision*
Der Eingriff wird in Allgemeinnarkose und völliger Relaxation durchgeführt. Wir verwenden hierzu wie bei allen Eingriffen im analen Bereich die Parkschen Spreizer, jedoch ausschließlich die kleinen Valven. Die Mukosa wird mit Suprarenin 1:100 000-Lösung zur Blutstillung unterspritzt und der Tumor zirkulär exzidiert. Immer soll ein Abstand von 7 mm, besser mehr in der gesunden umgebenden Mukosa eingehalten werden (Abb. 6-118). Die Rektumwand wird unter der Tumormitte großzügig als Vollwandexzision mitgenommen. Wichtig ist eine subtile Blutstillung mit gezielter Koagulation und Umstechungen; um so eher ist die Entfernung in toto, also in einem kompletten Stück möglich. Diese muß immer angestrebt werden. Das Rezidivrisiko steigt nicht nur mit der Größe des Adenoms, sondern auch mit dem Grad der Morcellierung! Nach vollständiger Exzision wird gründlich mit Chloramintupfern gesäubert. Der Verschluß der Exzision erfolgt stets quer. Zunächst wird der muskuläre Wanddefekt mit frühresorbierbarem Material verschlossen, anschließend die Mukosa unter Mitnahme der genähten Unterlage ebenfalls quer. Für peranal gelegte Nähte sind nur an der Vorderwand Vorhand-, sonst fast immer Rückhand-gelegte Stiche günstiger. Zirkuläre Adenome werden unter stetem Versetzen des Spreizers exzidiert und verschlossen. Ab einer Höhe von 8–10 cm wird die peranale Exzision schwieriger, besonders bei jüngeren Patienten mit kräftigem Beckenboden. Adenome in dieser Höhe müssen vom Operateur untersucht werden, damit er abschätzen kann, wie mobil das Rektum und der Beckenboden sind. Die Narkose sowie schrittweise angelegte Haltenähte «bringen» zusätzlich Zentimeter. Je größer die exzidierte Zirkumferenz und je höher das Exzisat, um so sorgfältiger muß durch wiederholtes Prüfen mit eingeführtem Tupfer sichergestellt werden, daß nicht das rektale Lumen stenosiert wurde.

Die genügende histopathologische Beurteilbarkeit ist durch intraoperative Schnellschnittuntersuchung nicht gegeben. Für die exakte Dignitätsbestimmung ist die Aufarbeitung des gesamten Operationsexzisates notwendig. Grad 3-Karzinome sowie T2-Tumoren jüngerer Patienten sollten einer onkologisch genügenden anterioren Resektion oder abdomino-perinealen Exstirpation zugeführt werden. Über dieses chirurgisch-onkologische Konzept muß der Patient selbstverständlich schon vor dem ersten Eingriff aufgeklärt und informiert werden.

Beim Vorliegen von Adenomen muß selbstverständlich wie bei Karzinomen nach synchronen Tumoren im Kolon (3–5 %) gefahndet werden. Die Nachsorge erfolgt bei «kleinen Karzinomen» wie beim Rektumkarzinom, jedoch zusätzlich durch

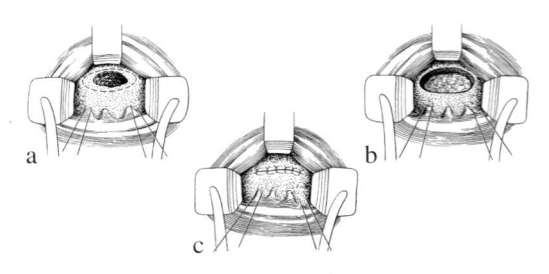

*Abbildung 6-118:* Villöses Rektumadenom im unteren Drittel. Peranale Exzision. a. Einstellen mit dem Spreizer und Exzision in einem Stück (!) und mit genügendem Sicherheitsabstand (0,5–1 cm!). b. Zumindest in den zentralen Adenomanteilen ist die Mitnahme der gesamten Rektumwand günstiger. c. Stets querer Verschluß, bei größerer Exzisionshöhle zweireihig (Muskularis, Mukosa).

Endosonographie, bei villösen Adenomen rektoskopisch vierteljährlich im ersten Jahr, halbjährlich im zweiten und dritten Jahr sowie durch Koloskopie alle 3 Jahre. Mit einer Inzidenz metachroner Karzinome ist in 4% zu rechnen. Nach großen Adenomen liegt das lokale Rezidivrisiko bei bis zu 20%. Auch ohne lokales Rezidiv hat ein Adenomträger nach Entfernung seines Tumors ein doppelt so hohes Karzinomrisiko wie die Normalbevölkerung.

*Rectotomia posterior*

Dieses Operationsverfahren wird zur Exzision von Adenomen im mittleren bis z<um oberen Drittel, von T1- oder T2-Karzinomen, als Alternative zur minimal invasiven Exzision sowie zur Versorgung hoher rektovaginaler oder rektourethraler Fisteln eingesetzt. Auch alte Patienten und solche mit erhöhtem Operationsrisiko tolerieren die posterioren Operationsverfahren gut; die Operationsmortalität ist niedrig. Nachteilig ist die hohe lokale Morbidität infolge Wundinfektion (bis 20%). Die Infekte heilen allerdings konservativ aus.

Der posteriore Zugang zum Rektum kann unter Resektion des Steißbeins nach Kraske, unter Durchtrennung des Sphinkters (Crips, Bevan, Mason), aber auch unter Erhalt beider Strukturen durch den Levator hindurch erreicht werden. Die letztere Technik ergibt die geringste Traumatisierung. Je nach individueller Konfiguration kann das Rektum in Einzelfällen doch durch zusätzliche Resektion des Steißbeines besser dargestellt werden.

Die Vorbereitung entspricht derjenigen wie bei den anterioren Resektionsverfahren. Zur präoperativen Darmreinigung werden 2 × 45 ml Sodiumphosphat oral gegeben, anschließend Trinkmenge nach Wunsch. Der Eingriff erfolgt in Bauchlagerung nach Götze (Abb. 6-119). Die Stützrollen vor den Spinae iliacae ant. dürfen keine Druckstellen verursachen, der Unterbauch soll nicht stark unterpolstert sein. Die Nates werden durch Pflasterzug nach rechts und links weggehalten. Perioperativ erfolgt die systemische Antibiotika-Prophylaxe. Der Schnitt verläuft links parakokzygeal

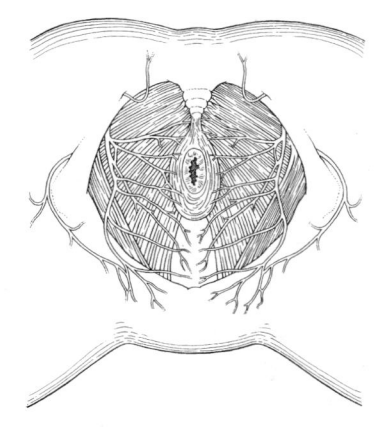

*Abbildung 6-120:* Rectotomia posterior. Nervale Versorgung des Beckenbodens. Die Äste des Nervus pudendus müssen geschont werden.

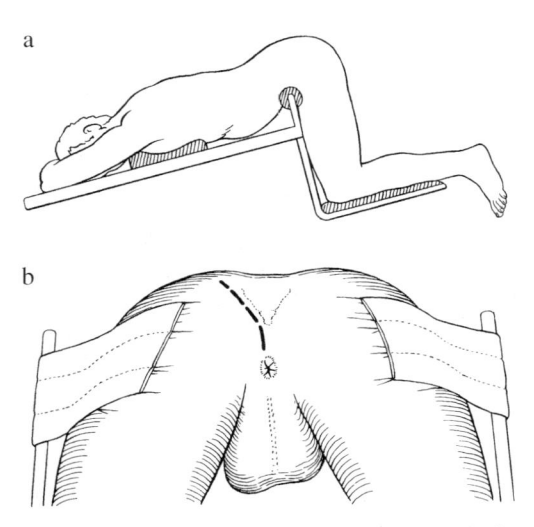

*Abbildung 6-119:* Rectotomia posterior. a. Lagerung des Patienten. b. Parakokzygeale Inzision.

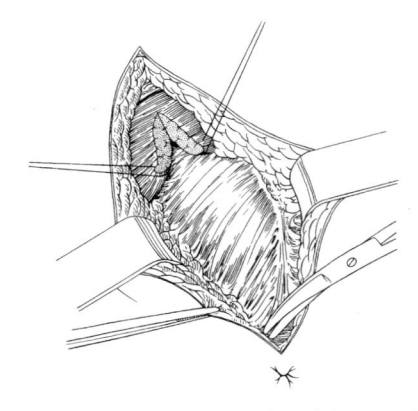

*Abbildung 6-121:* Rectotomia posterior. Einkerbung der untersten Glutaeus-maximus-Fasern. Auslösung der Sphincter-externus-subcutaneus-Fasern rechts und links aus der Subkutis.

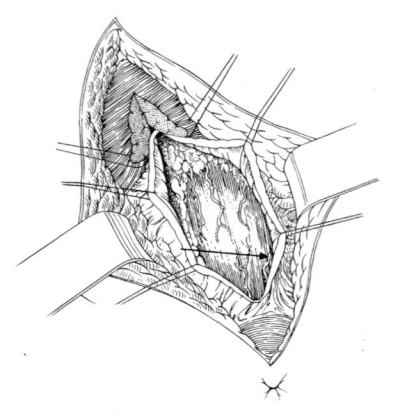

*Abbildung 6-122:* Rectotomia posterior: Die pelvinen Faszien und der Musculus levator sind eröffnet. Die Mobilisierung zum Lig. anococcygeum hin soll vorsichtig und in kleinen Schritten durchgeführt werden.

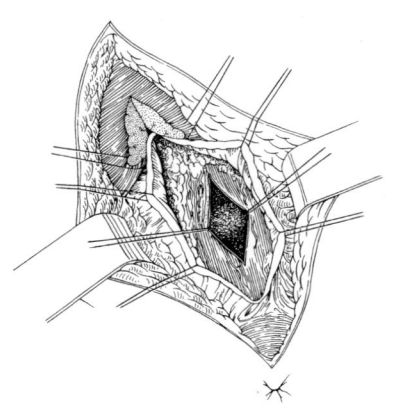

*Abbildung 6-123:* Eröffung der Rektumwand in Höhe des Adenomes und transrektale Exzision.

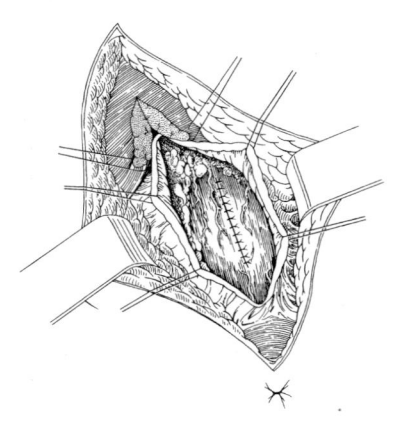

*Abbildung 6-124:* Verschluß der Rectotomia posterior.

etwa 6 cm bis zur Steißbeinspitze und abgewinkelt in der Dorsomedianlinie bis an die Anokutangrenze (Abb. 6-119, 6-120). Der M. glutaeus max. wird distal auf eine Strecke von 2 cm gespalten und der linke M. levator durchtrennt (Abb. 6-121). Ein etwas schwieriger Schritt ist die quere Durchtrennung des Ligamentum anococcygeum wegen seiner Einstrahlungen an die tiefe Rektumhinterwand. Der M. sphincter ani externus wird rechts und links perianal aus dem subkutanen Fettgewebe gelöst, da er sonst beim Einsetzen des Spreizers leicht überdehnt wird und zerreißt. Das Rektum wird schrittweise zirkulär skelettiert, die Skelettierung nach oben fortgesetzt, bis die peritoneale Umschlagsfalte schließlich eröffnet wird (Abb. 6-122). Das Mesosigma wird ebenfalls darmwandnah unter sorgfältig gelegten Ligaturen abgesetzt. Nach genügender Mobilisation nach proximal und distal wird je nach Tumorsitz dorsal oder dorsolateral eröffnet bzw. abgesetzt. Kleine, lokal zu exzidierende Tumoren werden submukös unterspritzt und die Tumormukosektomie bzw. Darmwandexzision durchgeführt (Abb. 6-123). Nach Verschluß des Defektes wird das Rektum ein- oder zweireihig wieder verschlossen (Abb. 6-124). In derselben Nahttechnik erfolgt die Reanastomosierung, wenn reseziert wurde. Die Nähte sind per Hand leicht zu legen, daher verzichten wir auf den Einsatz des zirkulären Staplergerätes (Abb.

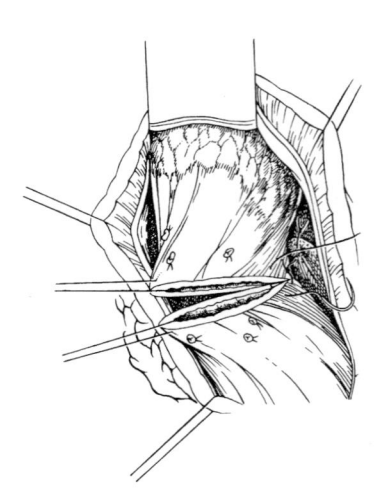

*Abbildung 6-125:* Posteriore Resektion (große Adenome und zirkuläre Adenome im mittleren bis oberen Rektumdrittel, Rektumprolaps), Endanastomosierung der beiden Rektumschenkel mit Handnaht.

6-125). Nach translevatorisch eingelegter Drainage werden das Ligamentum anococcygeum, die pelvine Faszie und die Levatormuskulatur wieder verschlossen.

Die posteriore Rektotomie ist wie die peranale Exzision für das Rektumkarzinom ein eingeschränkt radikales Operationsverfahren. Es erlaubt die lokale Exzision kleiner Tumoren, die im mittleren und auch im oberen Drittel peranal nicht mehr erreichbar sind. Für die kurative Entfernung kommen nur T1-, eventuell T2-Tumoren mit guter bis mäßiger Differenzierung (Grad I und II) in Frage. Beste Indikationen sind karzinomtragende Adenome. Exulzerierte T2-Karzinome, die makroskopisch bereits als solche zu erkennen sind, sollten nach unseren Erfahrungen kurativ durch anteriore Resektion entfernt werden. Alle Tumoren mit schlechtem Differenzierungsgrad (G3) sollten ebenfalls den radikalen anterioren Resektions- oder Exstirpationsverfahren zugeführt werden.

## 7.5 Rektumkarzinom

### 7.5.1 Ätiologie und Epidemiologie

In den westlichen Industriestaaten liegt die Inzidenz des kolorektalen Karzinoms bei 1,5/1000 Einwohner. 30–40% dieser Karzinome sind im Rektum lokalisiert, weitere 20–25% im Sigma. Die Inzidenz des kolorektalen Karzinoms nimmt leicht zu; die des Rektumkarzinoms scheint im Stillstand begriffen zu sein. Nach Prostatakarzinom und Bronchialkarzinom ist das kolorektale Karzinom das dritthäufigste bei Männern und nach dem Mammakarzinom das zweithäufigste der Frau. Ernährungsfaktoren spielen eine Rolle in der Ätiologie. Fett- und eiweißreiche Kost mit wenig Ballaststoffen prädisponiert offensichtlich. Diese Erkenntnis resultiert aber aus großen epidemiologischen Erhebungen und relativiert sich in Anbetracht der oben genannten Inzidenz für das einzelne Individuum erheblich. Die Einwirkzeit der diätetischen Faktoren muß offensichtlich eine lange sein, der Häufigkeitsgipfel des Karzinoms liegt im 7. bis 8. Dezennium. Hieraus ist klar, daß Umstellung der Ernährung (wie beispielsweise kurzfristig nach einer Operation) wegen eines solchen Tumors überhaupt nicht zu einer Risikosenkung beitragen kann.

Für die Erklärung der ernährungsbedingten Risiken stehen einige Theorien zur Diskussion. Der Zusammenhang mit der erhöhten oralen Fettzufuhr ist nach einer großen amerikanischen Studie an 90 000 Krankenschwestern gesichert. Eine tägliche Zufuhr von mehr als 65 g tierischen Fettes erhöht die Inzidenz des Karzinoms um das Doppelte. Unter einer solchen Zufuhr scheint die Produktion sekundärer Gallensäuren erhöht. Unter diesen fördern insbesondere die Desoxycholsäure und die Lithocholsäure die Proliferationsaktivität der intestinalen Kryptenzellen und die Tumorneogenese. Ein tumorfördernder Effekt könnte auch in einem vermehrten Anfall freier Fettsäuren im Darmlumen bestehen, die offensichtlich die intestinale Mukosa schädigen. Andererseits schützt eine ballaststoffreiche Kost vor einem Tumorrisiko. Eine solche könnte die karzinogenen oder epithelschädigenden Stoffe (z. B. sekundäre Gallensäuren oder frei Fettsäuren) in ihrer Konzentration im Darmlumen erniedrigen und zwar um mehr als ein Drittel. Eine zweite Hypothese zur Risikoerniedrigung stützt sich auf die Tatsache, daß eine ballaststoffreiche Kost Darmkeime und Verdauung, damit die Produktion kurzkettiger Fettsäuren und eine konsekutive Senkung des pH-Wertes im Darm generell fördert. Löslichkeit und Ionisation sowohl der freien Fettsäuren als auch der freien Gallensäuren würden damit reduziert. Beide wirken als epithelschädigendes und neogenetisch wirkendes Agens jeweils in ihrer ionisierten Form. Eine dritte Theorie basiert auf der Annahme, daß Metaboliten aus der Ballaststoff-Verdauung, wie beispielsweise Butyrat, direkt antineoplastische Eigenschaften haben könnten.

Auch die Einnahme von Fleisch hat, wenn es sich um sog. rotes Fleisch handelt, offensichtlich einen «positiven» Effekt auf das Karzinomrisiko, und das fast in der gleichen Höhe wie eine hohe tierische Fettzufuhr. Helles Fleisch (z. B. Huhn) und Fisch sind also günstig zur Risikoverminderung.

### 7.5.2 Präkanzerosen

Die familiäre Polyposis wird autosomal-dominant vererbt. Die Hälfte der Patienten sind in einem Lebensalter von 30 Jahren Karzinomträger und alle, wenn sie 50 Jahre alt geworden sind. Diese Risikogruppe stellt 1% aller Patienten mit kolorektalem Karzinom dar. Die Therapie ist die Proktokolektomie mit Pouchbildung. Damit kann heute bei etwa 80–90% der Patienten die Kontinenz erhalten und eine annähernd normale Defäkation gewährleistet werden. Polyposis geringeren Grades mit niedrigeren Adenomzahlen wird wegen des ebenfalls erhöhten Karzinomrisikos durch Proktokolektomie behandelt. Wenn der Adenombesatz im Rektum geringer ist und von der Einzelgröße her durch Schlingen- und Zangenabtragung beherrscht werden kann, so kann auch eine subtotale Kolektomie mit ileorektaler Anastomose durchgeführt werden. Für eine genügende Stuhleindickung und Reservoirfunktion müssen mindestens 12 cm, besser 16 cm Rektum erhalten sein. Selbstverständlich sind halbjährliche rektoskopische Kontrollen über Jahre hinweg erforderlich, um schon Adenomknospen bioptisch zu entfernen. Erfahrungsgemäß läßt die Adenom-Neogenese allerdings mit fortgeschrittenem Alter nach. Auch die Reservoirfunktion des Rektum sowie die Stuhleindickung und – parallel dazu – die Defäkationsfrequenz bessern sich über die Zeit.

Eine inzwischen klar definierte Risikogruppe sind Patienten, die ein APC-Gen auf Chromosom 5Q21 aufweisen. Auch an HNPCC (Hereditary non polyposis colorectal cancer) leidende Patienten haben offensichtlich einen genetisch bedingten Defekt, der allerdings noch nicht isoliert und lokalisiert ist (Lynch-Syndrom). Dieses Syndrom ist klinisch definiert, wenn mindestens drei Patienten innerhalb einer Familiengruppe über zwei Generationen verwandt sind. Einer der befallenen Patienten soll unter 50 Jahre alt sein. Diese Gruppe ist offensichtlich größer als bisher vermutet und repräsentiert 5–10% aller Karzinomträger.

Als Präkanzerose müssen alle Adenome angesehen werden. Tubuläre Adenome tragen allerdings ein niedriges, villöse ein um so höheres Entartungsrisiko.

### 7.5.3 Lokalisation und Tumorstaging

Die Obergrenze des Rektum ist bei 16 cm von der Anokutangrenze ab mit dem starren Rektoskop gemessen definiert (Abb. 6-112). Die Untergrenze liegt an der Linea dentata in einer Höhe von 3–4 cm. Damit können schon bei der präoperativen Rektoskopie drei Rektumdrittel (unteres Drittel 3,5–8 cm, mittleres Drittel 8–12 cm, oberes Drittel 12–16 cm) bestimmt werden. Für die Zuordnung eines Tumors wird sein Unterrand benützt. Nach der Bestimmung des Tumorsitzes, also dem Abstand vom Sphinkterapparat, kann bereits präoperativ die Wahrscheinlichkeit eines passageren bzw. eines endgültigen Anus praeter gut abgeschätzt und mit dem Patienten besprochen werden. Nicht nur zur Rektumdefinition, sondern auch zur Definition einer tiefen anterioren Resektion wurden in der Literatur zahlreiche Parameter herangezogen. Unabhängig von Geschlecht, Konstitution und Größe und unabhängig von der Höhe der peritonealen Umschlagsfalte im kleinen Becken definieren wir eine tiefe anteriore Resektion, wenn der Tumorunterrand in 10 cm oder darunter liegt, und eine anteriore Resektion, wenn der Unterrand über 10 cm lokalisiert ist. Auch damit ist die Operationsplanung bereits präoperativ vorgegeben.

Nur wenn der Tumor mit dem Finger erreichbar ist, kann durch *Palpation* seine Infiltrationstiefe abgeschätzt werden. Allein diese Tatsache zeigt schon die eingeschränkte Verwendbarkeit der Untersuchung. Sie darf dennoch nicht unterbleiben. Sphinkter-Funktion (Ruhetonus, aktive Kontraktion), Zustand des Beckenbodens und Abstand des Tumors vom Sphinkteroberrand müssen präoperativ unbedingt abgeschätzt werden. Die Sphinktermanometrie soll eventuell ergänzen. Wenn 3–4 cm der distalen Ampulle erhalten werden können, ist postoperativ auch dann noch eine genügende Kontinenz zu erwarten, wenn zwar Druckzone und aktive Kontraktionskraft vermindert, der Ruhetonus – auch anamnestisch – aber erhalten ist. Alle tiefen Anastomosen und alle sonstigen Kontinenzeinbußen bedürfen besonderer Abschätzung und individueller Indikationsstellung zum Kontinenzerhalt, eingehender Information des Patienten über das zu erwartende funktionelle Ergebnis und der Überlegung, daß mit dem heutigen Stand der Stomaversorgung auch nach abdomino-perinealer Exstirpation eine gute Lebensqualität erzielt werden kann. Neben der Kontinenzbeurteilung zeigt die Palpation bei sehr frühen oder sehr weit fortgeschrittenen Tumorstadien an, ob andere Untersuchungsverfahren eingesetzt werden müssen. Ist der Tumor gegenüber der Rektumwand verschieblich (CS I), sollte durch *Endosonographie* geklärt werden, ob ein T1-Stadium vorliegt und bei entsprechendem Grading (G1/G2) eine peranale lokale

Exzision in Frage kommt. Für dieses Kriterium wird heute endosonographisch eine Sensitivität und Sensibilität von über 90% erreicht. Liegt andererseits palpatorisch ein ausgedehnter Tumor mit Invasion anderer Organe oder Ausmauerung des kleinen Beckens vor, muß die Operationsplanung anhand eines *präoperativen CT* oder *MR*, eines *IV-Urogrammes* sowie urologischer und gynäkologischer Untersuchungen durchgeführt werden. In Einzelfällen kann ein nicht resektables Karzinom durch präoperative Bestrahlung in ein resektables zurückgeführt werden (sog. Down-Staging). Ohne Laparotomie ist es allerdings schwer, eine valide Aussage zu einer solchen Definition zu geben.

Ein zuverlässiges Staging des *Lymphknotenbefalles* (N-Stadium) ist durch bildgebende Verfahren (Endosonographie, CT, MR) präoperativ nicht möglich. Dies ist ist die Rationale für die immer notwendige Ausräumung der regionalen Lymphabflußgebiete, wenn unter kurativer Intention operiert wird.

Die venöse Drainage des Rektum erfolgt überwiegend über das Pfortadersystem. Damit ist die Leber das häufigste Metastasierungsorgan, zweithäufigster Metastasierungsort ist die Lunge. Zur Abklärung dienen das *Sonogramm* und die *Thoraxaufnahme in zwei Ebenen*. Aufgefundene Metastasen werden in Zahl und Lokalisation durch *CT* oder *MR* gesichert. Bestehen solitäre oder singuläre Metastasen, sollte auch zur Palliation die Entfernung des Primärtumors möglichst unter «radikalen» Kautelen angestrebt werden. Durch simultane oder metachrone Metastasenresektion bzw. systemische oder regionale Chemotherapie kann nicht nur in 20% eine Kuration, sondern auch palliativ nicht selten eine deutliche Verlängerung der Überlebenszeit und eine bessere Lebensqualität erreicht werden. Als Fernmetastasen gelten auch peritoneale Metastasen, die nach Tumordurchbruch durch die Serosa (T3/T4-Tumoren) auftreten. Zu 10–15% sind die Ovarien Sitz von syn- oder metachronen Metastasen.

Für die präoperative Diagnostik ist die Abklärung des übrigen Kolonrahmens unbedingt notwendig. Synchrone Tumoren (Karzinome, Adenome) bestehen in 5–7%. Die Nachweiskraft der *Koloskopie* ist der des Doppelkontrasteinlaufes eindeutig überlegen; sie bietet darüber hinaus die Möglichkeit der bioptischen Sicherung.

## 7.5.4 Klassifikation und Prognose

Die prätherapeutische Stadieneinteilung hat eine hohe Fehlerbreite. Lediglich fortgeschrittene Tumorstadien mit Leber- und Lungenmetastasen, Blaseneinbruch, Scheideninfiltration, Ureterobstruktion oder zitologische Absicherung einer peritonealen Metastasierung können mit genügender Sicherheit als solche definiert werden. Andererseits kann bei endosonographischer Definition von T1- oder T2-Tumoren in Verbindung mit dem histologischen Grading (G1/G2) ein «Low risk»-Karzinom nachgewiesen und eine praktisch fehlende Lymphknotenmetastasierung angenommen werden. Alle anderen Stadien können zuverlässig erst nach Vorliegen des pathologischen Staging beurteilt wedern. Wegen der guten prognostischen Aussagekraft und der im anglo-amerikanischen Sprachraum noch weit verbreiteten Gebräuchlichkeit wird die Klassifikation nach Dukes nach wie vor eingesetzt. Die Stadieneinteilung der TNM-Klassifikation gleicht derjenigen nach Dukes weitgehend (siehe Tab. 6-33). Mit beiden Klassifikationen kann die Prognose gut abgeschätzt werden. Im Stadium I ist mit einer 5-Jahres-Überlebensrate von etwa 85–95%, im Stadium II von 70–80%, im Stadium III mit einer von 30–60% zu rechnen. Der Median der Überlebenszeit im Stadium IV liegt bei etwa 12 Monaten. Unterschiede

*Tabelle 6-33:* Klassifikation nach UICC und nach Dukes.

| UICC | Dukes | |
|---|---|---|
| I | A<br>pT1–2, pN0, pM0 | Tumor hat die Darmwand nicht überschritten, keine regionären Lymphknoten befallen |
| II | B<br>pT3–4, pN0, pM0 | Infiltration über die Darmwand hinaus, kein Anhalt für regionären Lymphknotenbefall |
| III | C<br>pT1–4, pN1–3, pM0 | Tumor beliebiger Ausdehnung; regionäre Lymphknoten befallen |
| | C1<br>pT1–4, pN1–2, pM0 | Perirektale Lymphknoten befallen (tumornah) |
| | C2<br>pT1–4, pN3, pM0 | Regionäre Lymphknoten am Stamm des versorgenden Gefäßes befallen |
| IV | D<br>pT1–4, pN0–3, pM1 | Tumor beliebiger lokaler Ausdehnung mit Fernmetastasen |

der Prognose innerhalb der angeführten Grenzen sind durch die «Certainty» bedingt, mit der der Pathologe das pN-Stadium bestimmen kann. Sie hängt ab von der Zahl der vom Chirurgen entfernten und der Zahl der vom Pathologen bestimmten Lymphknoten. Nach WHO sollten mindestens 12 Lymphknoten am Präparat vorhanden und untersucht worden sein. Dies stellt allerdings wirklich nur das notwendige Minimum dar!

### 7.5.5 Therapie

Anteriore Resektion, abdomino-perineale Exstirpation und lokale Exzision sind die Behandlungsverfahren der Wahl. Die Erhaltung der Kontinenz ist heute bei Tumoren im oberen und im mittleren Rektumdrittel bei elektiver Operationsindikation zu 90% möglich. Im unteren Drittel muß die abdomino-perineale Exstirpation trotz der gestiegenen Möglichkeiten, auch noch bis knapp an die Linea dentata zu resezieren, als Regeloperation gelten. In 30–40% der Patienten ist aber auch hier entweder bei frühen Tumorstadien oder bei doch genügendem Resektionsabstand zur Linea dentata ein Erhalt der Kontinenz möglich. In solchen Fällen muß immer intraoperativ der tumorfreie Absetzungsrand durch Schnellschnittuntersuchung gewährleistet sein.

Die Operationsletalität ist nach Resektion oder Exstirpation mit 1,5–4% nicht unterschiedlich. Daher wird die Frage der Kontinenzerhaltung nicht durch Risikofaktoren oder Operationsbelastung, sondern lediglich nach Tumorsitz und Tumorstadium entschieden. Zu etwa 10–20% wird insbesondere nach tiefen Resektionen die Anlage eines vorübergehenden Ileostoma als Schutz für die Anastomosenheilung notwendig. Bedingt durch die Anatomie des weiblichen Beckens ist in der Regel bei Frauen ein Kontinenzerhalt bei Karzinomen im unteren Rektumdrittel besser möglich als bei Männern.

Tumoren im Stadium T1/T2 können auch mit einem kurzen Sicherheitsabstand von 1–2 cm reseziert oder durch lokale Exzision bzw. posteriore Exzision entfernt werden. Bei letzteren beiden Verfahren ist aber die Sicherheit der Stadienbeurteilung immer relativiert, da die Begutachtung der Lymphabflußwege durch den Pathologen entfällt (pNX!).

Im Stadium III bzw. Dukes C erbringt die postoperative adjuvante Bestrahlung in Kombination mit Chemotherapie (5-FU, Folinsäure) um 10–15% verbesserte 5-Jahres-Heilungen. Dies kann als gesichert gelten. Nebenwirkungen sind Strahlenrektitis, Zystitis, Subileuszustände, Leukozytendepressionen, Haarausfall, Übelkeit. Diese können heute aber durch moderne Bestrahlungsplanung und Bestrahlungstechnik, medikamentös bzw. durch Modulation der Chemotherapie tolerabel gehalten werden. Im Stadium II bzw. Dukes B sind die Vorteile weniger deutlich. Einerseits müßte eher ein T4-Karzinom von der Nachbehandlung profitieren, andererseits größere chirurgische Radikalität und höhere «certainty» des Lymphknotenstaging den Vorteil verringern. Wir bestrahlen in diesem Stadium nur T4-Karzinome oder G3-Karzinome und setzen in der Regel eine Altersgrenze bei 75 Jahren. Mitbedacht werden muß der Grad einer evtl. Stuhl- oder Harninkontinenz. Der Patient, der am meisten von der adjuvanten Radio-Chemotherapie profitiert, hatte ein tiefsitzendes Karzinom, im Stadium Dukes C1, ist jung und wurde mit abdomino-perinealer Exstirpation behandelt.

### 7.5.6 Operationstechnik

*Anteriore und tiefe anteriore Resektion*
Zur Vorbereitung geben wir 2 × 45 ml Sodiumphosphat, anschließend Trinkmenge nach Wunsch. Wenngleich diese Darmreinigung bei einem Drittel der Patienten nicht so akkurat wie nach orthograder Spülung ausfällt, sind die Patientenbelastung sowie der pflegerische Aufwand ungleich geringer. Das Perineum muß abgewaschen und frei zugänglich sein. Nach Lösen der Sigmaadhäsionen zur Bauchwand erfolgt die paraduodenale Inzision im Retroperitoneum unterhalb des Treitzschen Bandes zur Darstellung der A. und V. mesenterica inferior (Abb. 6-126). Ob die proximale Absetzung der regionalen Lymphabflußbahnen mit der Absetzung der A. mesenterica inferior an der Aorta oder mit Absetzung der A. rectalis superior unmittelbar an ihrem Abgang an der A. mesenterica inferior erfolgen soll (Abb. 6-127), wird nach wie vor kontrovers diskutiert. Die SGKRK (Studiengruppe für kolorektale Karzinome) befürwortet die sog. hohe Absetzung. Andere Autoren führen an, daß der Lymphknotenbefall in dieser Höhe bereits eine infauste Prognose impliziert, an-

dererseits die hohe Absetzung die Durchblutungssituation am zuführenden Schenkel verschlechtern würde. Um den Abgang der A. mesenterica inf. liegt auch das Ganglion mesentericum inferior. Wir versuchen, ein intraoperatives Staging durchzuführen. Sind die von der Mesenterica inferior entnommenen Lymphknoten im Schnellschnitt positiv, so setzen wir das Gefäß am Abgang ab (Abb. 6-128). Andernfalls führen wir die Absetzung der A. rectalis sup. oberhalb der Aa. sigmoi-

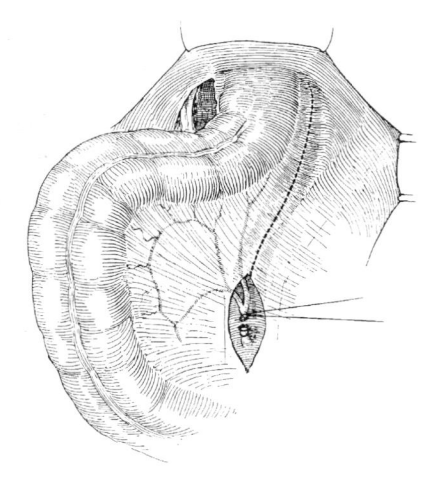

*Abbildung 6-126:* Paraduodenale Inzision gegenüber dem Treitzschen Band zum Aufsuchen der A. und der V. mesenterica inferior.

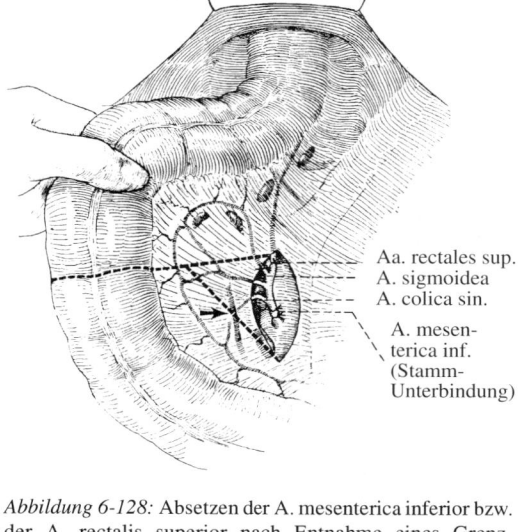

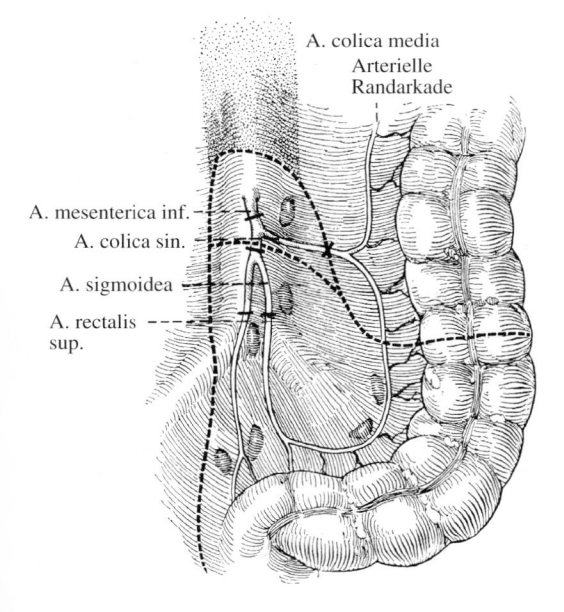

*Abbildung 6-127:* Azentrale Absetzung zur Resektion bzw. Exstirpation des Rektum entweder am Stamm der A. mesenterica inferior oder am Abgang der A. rectalis superior.

*Abbildung 6-128:* Absetzen der A. mesenterica inferior bzw. der A. rectalis superior nach Entnahme eines Grenzlymphknotens (Schnellschnitt).

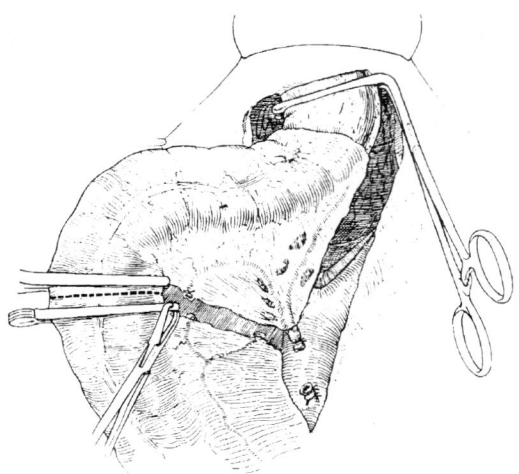

*Abbildung 6-129:* Weitere Mobilisation des Rektum aus der Kreuzbeinhöhle. Der Rektumschenkel ist abgeklemmt.

deae-Abgänge durch. Unter Schonung der Plexusfasern (also nicht direkt auf der Aorta!) wird nun weiter nach distal präpariert (Abb. 6-129). Das Rektosigmoid wird blasenwärts gehalten, damit spannt sich die Fascia recti propria gut an. An ihr gelangt man ohne größere Blutstillung in die Tiefe zum Kreuzbein-Steißbeinübergang. Nach vorne wird im Sulkus zwischen Blase und Rektumvorderwand bzw. Uterus und Rektumvorderwand die Umschlagsfalte eröffnet und vor der Denonvillersschen Faszie weiter mobilisiert. Nun erfolgt die Absetzung des pararektalen Gewebes rechts unter Ligaturen (Abb. 6-130). Für die anteriore Resektion genügt es, die obersten Züge der seitlichen rektalen Bänder abzusetzen und weiter im Fettgewebe auf die laterale Rektumwand zu präparieren. Besonders bei schlanken Patienten, bei denen sich

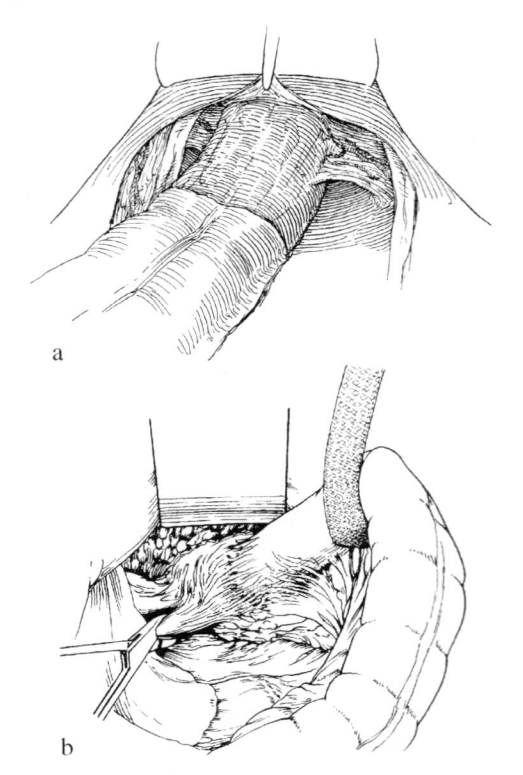

*Abbildung 6-130:* Tiefe anteriore Resektion: Nach dorsaler Mobilisation unter Mitnahme des Mesorektum werden (a) die seitlichen Aufhängebänder des Rektum (mit Aa. rectales inferiores) dargestellt und (b) beckenwandnah unter Ligaturen abgesetzt.

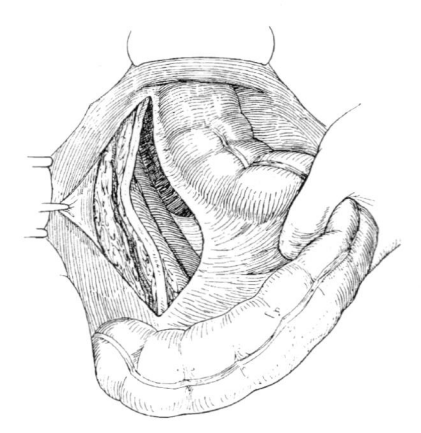

*Abbildung 6-131:* Lösen der Götzeschen Verwachsungen links parasigmoidal. Der linke Ureter wird zur Sicherung dargestellt (besonders bei sehr schlanken Patienten wird der Ureter leicht mitgezogen!).

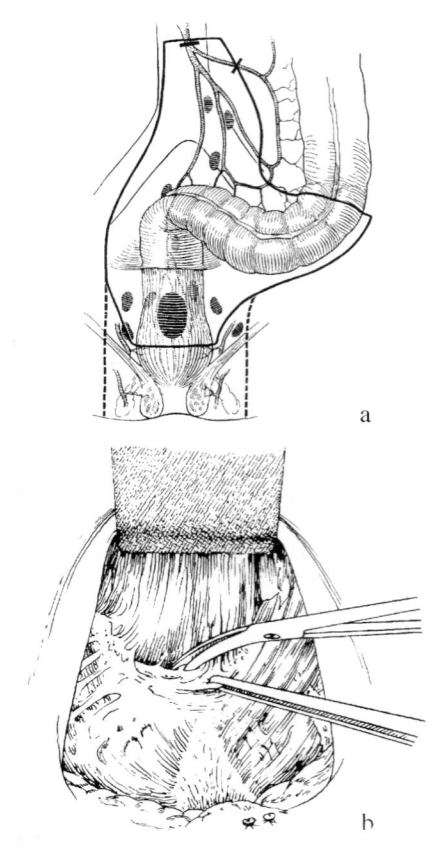

*Abbildung 6-132:* Der Fehler, daß Lymphknoten im Mesorektum durch zu wandnahe Skelettierung in situ verbleiben (a), wird durch Präparation auf der präsakralen Faszie und dem Levator vermieden (b).

retroperitoneales Gewebe durch den ventralen Zug am Rektosigmoid leicht mit anzieht, muß der Ureter zur Sicherung dargestellt werden (Abb. 6-131). Nun erfolgt das Absetzen des Mesorektum so, daß nicht das Rektum als konusförmiger Schlauch resultiert und die Masse des mesorektalen Fettgewebes in situ verbleibt (siehe Abb. 6-132). Mindestens 5 cm distal des Tumors erfolgt die Absetzung (das entspricht 3 cm am ausgelegten Präparat), der untere Stumpf wird sorgfältig mit Chloramintupfern gereinigt. Das Colon descendens mit der mobilisierten linken Flexur wird nach distal verbracht, es folgt die Anastomose. Wir bevorzugen die Handnaht (Abb. 6-133) und legen zunächst die Hinterwandnähte, die nach außen geknüpft werden. Die Regelnahttechnik ist die seromuskuläre extramuköse Naht mit Einzelknopfnähten. Die Serosa im kleinen Becken bleibt offen, der Schlitz hinter dem herabgeführten Mesokolon wird allerdings verschlossen. In der Regel drainieren wir mit einer einzelnen Drainage. Immer wird abschließend das kleine Becken mit Chloramin gespült.

Schon bei Tumoren im mittleren Drittel versuchen wir stets, das gesamte Mesorektum mit zu entfernen und eher eine *tiefe anteriore Resektion* durchzuführen. Bereits bei der dorsalen Präparation wird bis auf die Levatormuskulatur und die Durchtrittsstelle oberhalb der Puborektalisschlinge präpariert. Das Absetzen der seitlichen Rektumbänder erfolgt stets beckenwandnah und wird bis weit hinter die Samenblasen nach unten durchgeführt. Die Präparation an der Vorderwand gelingt leicht. Die tiefe Anastomose erfordert eine gute Durchblutungssituation am zuführenden Schenkel. Eine genügende, locker im kleinen Becken liegende Länge ist notwendig. Durch einen rechts- oder linksgestielten Netzlappen sollte dieses zusätzlich ausgefüllt werden. Dann ist allerdings mit einer möglicherweise etwas längeren Subileusphase bis etwa zum 7. bis 8. postoperativen Tag zu rechnen.

## Stapler-Anastomose

Die maschinelle Anastomose bevorzugen wir bei besonders tiefen Anastomosen. Dann wird die Tabaksbeutelnaht bereits beim Absetzen des Rektum synchron schrittweise gelegt. Auf diese Weise kann auf den rektalen Stumpf leichter Zug von ab-

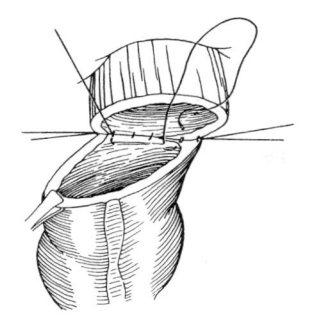

*Abbildung 6-133:* Tiefe anteriore Resektion. Handnaht zweireihig (seromuskulär, Einzelknopf), eventuell zusätzliche adaptierende Mukosanaht.

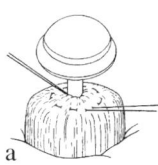

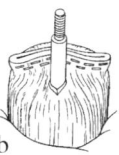

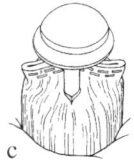

*Abbildung 6-134:* Tiefe anteriore Resektion. Naht mit der Stapler-Technik. a. Zur Sicherung eines guten Stapler-Ringes kann eine zweite Tabaksbeutelnaht gelegt werden. b. und c. Sogenannte Double-Stapling-Technik.

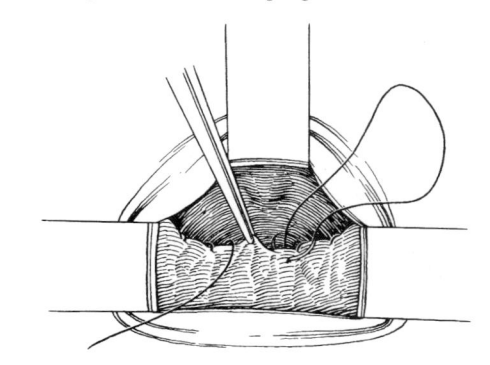

*Abbildung 6-135:* Tiefe anteriore Resektion mit peranal durchgeführter Anastomose per Hand oder in (hier) Tabaksbeutelnaht für Stapling-Technik.

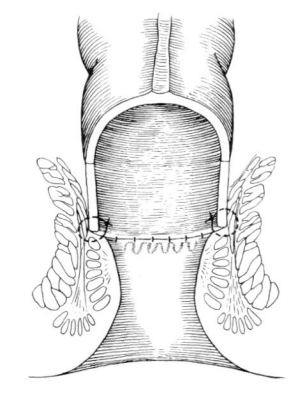

*Abbildung 6-136:* Kolonanale Anastomose. Stoß-auf-Stoß-Naht mit Sphincter internus und Rektum-Intermediärmukosa.

dominal her durchgeführt werden. Auch Druck auf das Perineum ist hilfreich. Die Tabaksbeutelnaht legen wir immer per Hand und legen häufig eine zweite, wenn die erste über dem Staplersporn geknüpft ist (Abb. 6-134). Damit läßt sich ein kräftiger kompletter distaler Ring erzielen. Sind beide Anastomosenringe komplett, führen wir keine weiteren Maßnahmen zum Nachweis eines eventuellen Lecks durch.

Erfolgt die Resektion kurz über der Linea dentata so tief, daß von abdominal her keine Tabaksbeutelnaht mehr plaziert werden kann, so wird diese Naht von peranal gelegt (Abb. 6-135, 6-136). Wir stellen hierzu den Analkanal mit dem Parksschen Spreizer ein (immer nur mit den kleinen Valven!). Durch zirkuläres Versetzen des Parksschen Spreizers werden die peranalen Handnähte plaziert. Die Drainagen werden nach abdominal gelegt.

Bei allen technischen Möglichkeiten, z. B. perianal gelegter Anastomosen soll bedacht werden, daß Insuffizienzen in diesem Bereich äußerst langwierig und belastend verlaufen können, da der Sphinktertonus als relatives Hindernis für Stuhl- und Sekretabfluß besteht. Ein vorgeschaltetes Ileostoma verhindert zwar nicht die Insuffizienz, hierfür sind Spannungsfreiheit, Nahttechnik und Durchblutung verantwortlich. Sie verkürzt aber nicht nur die Phase der parenteralen Ernährung, sondern auch die Abheilung einer eventuell eingetretenen Insuffizienz. Die Morbidität der Rückverlagerung kann vernachlässigt werden, wenn man von der notwendigen erneuten Operation und dem stationärem Aufenthalt absieht.

*Abdomino-perineale Exstirpation*
Für Tumoren im unteren Rektumdrittel ist die abdomino-perineale Rektumexstirpation die Regeloperation. Da unter der Bedingungen der weiten lateralen Mitnahme der seitlichen Rektumbänder, und der kompletten Mitnahme des Mesorektum sowie einen sicher freien distalen Resektionsrand von mindestens 2 cm kleinere Tumore auch noch sphinktererhaltend reseziert werden können, müssen nicht alle Tumoren im unteren Drittel exstirpiert werden. Dies ist besonders bei Frauen der Fall, deren weite Beckenkonfiguration eine tiefere Präparation am Rektum erlaubt.

Präoperativ gewährleistet das sorgfältige Anzeichnen der für den Anus praeter vorgesehenen Stelle eine gute Funktion desselben und eine gute Versorgung. Der Anus praeter-Kanal muß stets im Stehen und im Sitzen gewählt werden. Er muß für den Patienten einsehbar sein und soll von Unebenheiten der vorderen Bauchwand (Nabel, Symphyse, Spina iliaca anterior, obere und untere quere Bauchfalte) genügend Distanz haben, um die Beutelklebefläche gut und dauerhaft anzubringen. Er muß unbedingt innerhalb des Rektummuskels liegen (s. Kap. 6, Anus praeter). Dies gewährleistet den besten Schutz vor späterer Parastomieherne. Bei sehr adipösen Patienten muß daran gedacht werden, daß sich das Fettpolster der Bauchdecke in liegender Position bei der Operation verschieben kann. Ebenso können fettreiche Bauchdecken durch Hakenzug bei Anlage des Anus praeter verzogen werden.

Die laterale Mobilisation, die Darstellung des linken Ureters, das Absetzen knapp an der A. mesenterica inferior und die Auslösung des Rektosigmoid aus dem dorsalen und dem seitlichen Becken wird wie bei der Resektion durchgeführt. So weit wie möglich präparieren wir von abdominal her, und wir bevorzugen ein synchrones Vorgehen von abdominal und perineal, wenn zwei Operateure zur Verfügung stehen (Abb. 6-137). Von perineal wird begonnen, wenn die Auslösung des Rektosigmoid aus dem kleinen Becken beginnt. Von oben her präparieren wir immer bis auf den Levator, bis unterhalb der beiden Samenbläschen und an der Vorderwand so tief wie möglich.

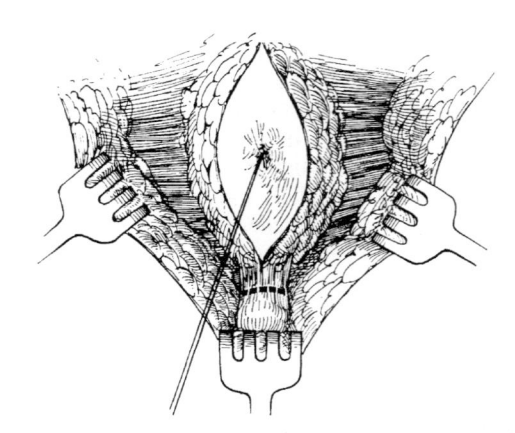

*Abbildung 6-137:* Abdomino-perineale Exstirpation. Perineales Vorgehen: Der Anus ist durch Tabaksbeutel- oder Z-Naht verschlossen. Längsovaläre Exzision. Durchtrennung des Lig. anococcygeum.

Von perineal wird zunächst der Anus durch einige durchgreifende Stiche fortlaufend verschlossen. Es folgen die linksovaläre Exzision, die Durchtrennung des ischio-rektalen Fettgewebes und die Durchtrennung zunächst des Ligamentum anococcygeum unter digitaler Palpation der Steißbeinspitze (Abb. 6-137). Von hier kann die Levatorplatte mit dem Finger umfahren und beckenwandnah nach links und nach rechts unter Peans und Ligaturen abgesetzt werden (Abb. 6-138). Die Präparation an der Vorderwand (Abb. 6-139) ist schwieriger. Hier werden die Puborektalisschlinge und der M. ischiorectalis von medial her mit dem Overholt in mehreren Portionen umfahren, aufgeladen und unter Ligaturen durchtrennt. Jetzt kann unter digitaler Palpation die Schicht zwischen Rektumvorderwand und Prostata gut gefunden werden. Mit dem Thermokauter wird hier nach oben freigelegt. Stärkere Blutungen werden sorgfältig umstochen. Das am oberen Absetzungsrand mit einem Handschuh bewehrte Präparat kann nun nach distal herausgezogen werden. Ausgiebig wird mit Chloramin durchgespült. Rechts und links perineal legen wir zwei 24-Charrière-Blasenkatheter in die untere Sakralhöhle sowie in das obere Perineum. Von abdominal her wird das Peritoneum des Beckenbodens fortlaufend verschlossen (Abb. 6-140); von perineal her erfolgt der schrittweise Wundverschluß mit Einzelknopfnähten. Eine Drainage der Abdominalhöhle führen wir nicht durch.

Der postoperative Verlauf nach abdomino-perinealer Exstirpation gestaltet sich meist problemloser. Nachdem am 2. oder 3. postoperativen Tag der Anus praeter zu fördern begonnen hat, kann schon die orale Ernährung schrittweise aufgebaut werden. Parenterale Infusionsbehandlung wird parallel dazu abgesetzt. Auch das Blasentraining erfolgt rascher als bei der tiefen anterioren Resektion. Wir ziehen den Zystofix-Katheter am 5. bis 6. Tag, wenn der Restharn weniger als 50 ml beträgt.

## Lokale Exzision

Unter kurativer Intention sollen nur T1- oder allenfalls kleine T2-Tumoren lokal exzidiert werden und dies auch nur, wenn das Grading höchstens 2 beträgt. Grad 3-Tumoren metastasieren zu mehr als 15% in die perirektalen Lymphknoten («high risk»-Karzinome). Auch Karzinome, die makro-

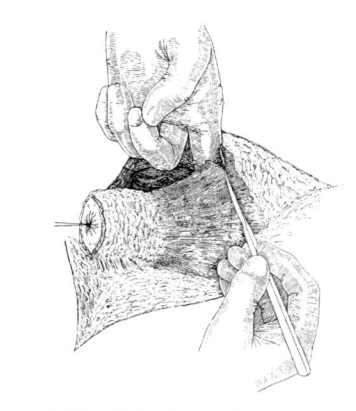

*Abbildung 6-138:* Abdomino-perineale Exstirpation. Perineales Vorgehen: Rechts und links werden die Muskelzüge des Levator ani unter Blutstillung beckenwandnah abgesetzt.

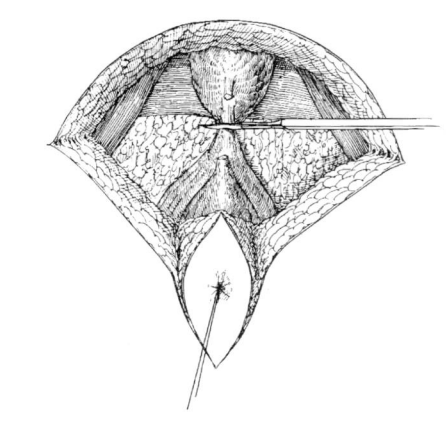

*Abbildung 6-139:* Abdomino-perineale Exstirpation. Perineales Vorgehen. Präparation an der Vorderwand.

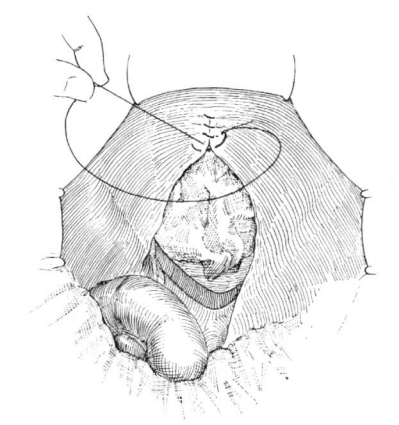

*Abbildung 6-140:* Abdomino-perineale Exstirpation. Verschluß des Beckenbodens.

skopisch bereits deutlich ulzeriert sind, stellen unseres Erachtens keine «low risk»-Tumore dar, selbst wenn ihr Durchmesser 2 cm oder sogar weniger betragen sollte. Die Spätergebnisse zeigen, daß bisher vielfach angewandte Kriterien (Grad 1–2, Tumordurchmesser unter 3 cm, Exzision lokal im Gesunden) eine 5-Jahres-Überlebensrate von nur 90% aufweisen und dies je zur Hälfte zu Lasten von hämatogener und lymphogener Metastasierung. Für die klinische Praxis sollte gelten, daß präoperativ gesicherte Karzinome nur lokal entfernt werden sollten, wenn die Biopsie aus einem villösen Adenom entnommen wurde und makroskopisch nicht ein ulzeriertes oder infiltrierendes Karzinom aufgefallen war (selbstverständlich nur G1-/G2-Karzinome). Lokal exzidieren wir nur das villöse Adenom. Nach vollständiger histologischer Aufarbeitung muß entschieden werden, ob bei Vorliegen eines «low risk»-Tumors nur weitere Kontrollen notwendig sind oder ob bei Vorliegen eines High-risk-Tumors die radikale Operation (tiefe anteriore Resektion, abdomino-perineale Exstirpation) folgen muß.

*Tumorrückfall*

Ein echtes *Anastomosenrezidiv (Nahtlinienrezidiv)* ist sehr selten geworden. Es bietet allerdings die besten Aussichten auf Kuration; es wird durch abdomino-perineale Exstirpation angegangen. In 8–20% aller operierten Patienten kommt es zum *lokoregionären Rezidiv;* ein Fünftel kann chirurgisch mit Aussicht auf Kuration entfernt werden. Die Diagnose wird anhand des CT, evtl. dem Nachweis einer Progredienz im Abstand von drei Monaten oder einem Immunszintigramm, seltener durch CT-gesteuerte Feinnadelpunktion gestellt. Metastasierungen anderer Lokalisation (Thorax-CT, Oberbauch) müssen ausgeschlossen werden; präoperativ ist ein i.v.-Urogramm, evtl. gynäkologische, urologische und neurologische Untersuchung notwendig. Findet sich im CT zwischen dem Rezidivtumor und dem Os sacrum noch eine feine Weichteilschicht, ist dies ein prognostisch günstiges Zeichen. Sonst kann das Steißbein oder bis S5/S4 mitreseziert werden. Prognostisch ungünstige Zeichen sind ins Ischiadicus-Gebiet ausstrahlende Schmerzen. Dann kann aber die Indikation zur Operation auch zur palliativen Schmerzreduktion bestehen. Oft allerdings entscheidet sich erst intraoperativ, ob das Rezidiv kurativ entfernt werden kann. Wenn dies gelingt, ist ähnlich wie nach Resektion solitärer Lebermetastasen mit einer 20–30%igen 5-Jahres-Überlebensrate zu rechnen. Beim Eingriff ist es ratsam, sich sofort an den Ureteren zu orientieren. Sie werden in Höhe der Linea terminalis am Eingang zum kleinen Becken freigelegt und in dieses hinein verfolgt. Ist ihr Verlauf bis zum Eintritt in die Blase klar, kann der gewöhnlich oft an den Beckenwandgefäßen sitzende Tumor klarer abgegrenzt und gelöst werden. Die Vene (V. iliaca int.) blutet dabei weit häufiger als die Arterie. Umstechungen dürfen nur gezielt und nicht tief in die seitliche Beckenwand gelegt werden. Am günstigsten wird

*Tabelle 6-34:* ART-Protokoll (Arbeitsgemeinschaft für Regionale Tumortherapie).

Folinsäure 170 mg/m$^2$ Kurzinfusion (15 min) i.a. Tag 1–5
direkt anschließend
5-Fluorouracil 600 mg/m$^2$ 2-Stunden-Infusion i.a. Tag 1-5
Wiederholung alle 3–4 Wochen

*Dosisanpassung von 5-Fluorouracil*
5-FU-Dosisanpassung nach der im Intervall beobachteten Toxizität nach WHO bei jedem Folgezyklus erforderlich! In der Mehrzahl der Fälle ist eine Steigerung der 5-FU-Tagesdosis möglich. Infusionsdauer darf nicht verkürzt werden!
WHO-Toxizität 0 Steigerung der 5-FU-Tagesdosis um 100 mg/m$^2$
WHO-Toxizität 1 5-FU-Tagesdosis unverändert
WHO-Toxizität 2 Reduktion der 5-FU-Tagesdosis um 100 mg/m$^2$

*Tabelle 6-35:* Folinsäure/5-Fluorouracil (Protokoll nach Schalhorn).

300 mg Folinsäure Bolus i.v. Tag 1–Tag 5
direkt anschließend:
500 mg/m$^2$ 5-Fluorouracil als 2-h-Infusion Tag 1–Tag 5
Wiederholung alle 3–4 Wochen

*Dosisanpassung von 5-Fluorouracil*
5-FU-Dosisanpassung nach der im Intervall beobachteten Toxizität nach WHO bei jedem Folgezyklus erforderlich! In der Mehrzahl der Fälle ist eine Steigerung der 5-FU-Tagesdosis möglich. Infusionsdauer muß eingehalten werden.
WHO-Toxizität 0 Steigerung der 5-FU-Tagesdosis um 50 mg/m$^2$
WHO-Toxizität 1 5-FU-Tagesdosis unverändert
WHO-Toxizität 2 Reduktion der 5-FU-Tagesdosis um 50 mg/m$^2$

*Tabelle 6-36:* Toxizität nach WHO.

| Leukopenie | WHO-Grad | 1 | 1500–2000 |
|---|---|---|---|
| | | 2 | 1000–1500 |
| | | 3 | 500–1000 |
| | | 4 | <500 |
| Thrombo-zytopenie | WHO-Grad | 1 | 75000–100000 |
| | | 2 | 50000–75000 |
| | | 3 | 25000–50000 |
| | | 4 | <25000 |

direkt genäht; auch seitliche Koagulationen führen leicht zu nervalen Ausfällen in den Wurzelbereichen S2–S4. Dagegen sind die präsakralen Venen praktisch immer obliteriert, und vor dem Os sacrum kann auf oder unter dem Periost gut vorgegangen werden.

Nicht operable isolierte Rezidive werden unter kombinierter Chemotherapie bestrahlt. Der effektivere Teil dieser Kombination ist die Bestrahlung; die Chemotherapie soll die Sensitivität der Tumorzellen erhöhen. Speziell das lokoregionäre Rezidiv ist aber schlecht durchblutet.

Für den *generalisierten Tumorrückfall* steht die Chemotherapie zur Verfügung. Die regionale Applikationsform setzen wir nur gegen isolierte, nicht resektable Lebermetastasen und an keiner anderen Region ein. Auch die systemische Chemotherapie besteht in der Kombination von 5-FU und Folinsäure (siehe Tab. 6-34 bis 6-36). Die Anaboliten der fluorierten Pyrimidine (5-Fluorouracil) hemmen die RNA-Funktion und die DNS-Synthese.

*Nachsorge*

Die Nachsorge soll zur frühen Aufdeckung eines Tumorrezidivs noch im asymptomatischen Stadium dienen (siehe Tab. 6-37). Sowohl bei solitären Leber- und Lungenmetastasen als auch beim solitären lokoregionären Rezidiv ist eine erneute Kuration in 20–30% zu erwarten. Die Nachsorge dient aber ebenso der ärztlichen Führung und Betreuung des Tumorpatienten. Dabei gibt auch der Ausschluß eines Tumorrückfalles dem Patienten Sicherheit und psychische Kraft. Bei Patienten mit Anus praeter schließt die Nachsorge die Versorgung des Stomas, die Aufdeckung und Behandlung seiner Komplikationen sowie stuhlregulatorische und diätetische Maßnahmen mit ein. Jeder Chirurg muß seine angelegten Stomata auch kontrollieren! Viel zu wenig Patienten sind in die Spülbehandlung eingewiesen!

## 7.6 Anorektale Inkontinenz

Die Ätiologie ist nicht einheitlich. Am muskulären Kontinenzapparat setzen angeborene und erworbene Muskeldefekte sowie neurogene Ausfälle an. Auch Aufhebung des anorektalen Winkels bei Beckenbodenschwäche oder chronischer Sphinkterüberdehnung infolge Rektumprolaps führen zur Inkontinenz. Andere Formen sind durch Verlust oder Verkleinerung des Rektumreservoirs bedingt. Schließlich kann der Verlust der rechtzeitigen Perzeption zu sensorischer Inkontinenz führen.

### 7.6.1 Diagnostik

*Anamnese, Inspektion und Palpation* sind einfachste, aber oft auch schon klärende diagnostische Maßnahmen. Direkte muskuläre Läsionen bei Geburtshilfe oder proktologischen Eingriffen können besonders bei Frauen durchaus schon länger zurückliegen. Nicht selten werden sie lange Zeit gut

*Tabelle 6-37:* Rektumkarzinom. Nachsorge nach kurativer Operation.

| | Jahr | 1 | | | | 2 | | | 3 | | 4 | 5 |
|---|---|---|---|---|---|---|---|---|---|---|---|---|
| | Monat | 2 | 6 | 9 | 12 | 15 | 18 | 21 | 24 | 30 | 36 | 42 | 48 | 60 |
| Klinische Untersuchung Stomakontrolle, CEA | | x | x | x | x | x | x | x | x | x | x | x | x |
| Rektoskopie, Palpation (Endosonographie) | | x | x | x | x | | x | | | x | x | | x | x |
| Oberbauch-Sonographie | | x | | x | | x | x | | | x | | x | |
| CT-Abdomen (MR) | | | x | | x | | x | | | | x | | x |
| Röntgen-Thorax | | | | | x | | | | x | | x | | x |
| Koloskopie | | | | | | | x | | | | x | | |

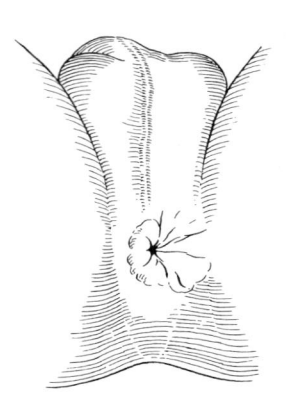

*Abbildung 6-141:* Schlüsselloch-Aspekt einer iatrogenen (Fisteloperation, Geburtshilfe) muskulären Sphinkterinkontinenz.

kompensiert und erst mit zunehmendem Alter, meist im 5. Lebensjahrzehnt, manifest.

Häufiger Stuhldrang spricht für Reservoirverlust beispielsweise nach Rektumresektion oder für okkulten Prolaps.

Die *Inspektion* zeigt einen spontan klaffenden Anus bei neurogenen Läsionen, bei chronisch überdehntem sowie degenerativ verändertem Sphinkter. Posttraumatische Schäden sind durch Narben, am verstrichenen Sphinkterrelief bzw. Einkerbungen am Ort der Läsion (Schlüsselloch-Defekt) zu erkennen (siehe Abb. 6-141). Die aktive Kontraktion des Musculus sphincter externus fehlt im durchtrennten Bereich. Wenn die Inkontinenz lange bestand, kann die aktive Kontraktion auch des Restmuskels auf Aufforderung (und ohne bestehenden Stuhldrang) verlernt worden sein, und es bedarf Zeit und Erklärung, bis sie im «intakten» Anteil wieder durchgeführt und nachgewiesen werden kann.

Bei sensorischer Inkontinenz findet sich Linea dentata aus dem Analkanal herausgetreten und in Höhe der Anokutangrenze. Deutlicher wird ein Mukosaprolaps selbstverständlich beim Pressen. Dasselbe gilt auch für den Rektumprolaps. Inspektorisch findet sich eine verstärkte Pigmentierung und Runzelung perianal. Pressen mit Hervortreten des Prolapses klärt die Diagnose.

Unerläßlich ist die *palpatorische Prüfung* des Analkanals (Tonus, aktive Kontraktion, Länge der Muskelzone), der Funktion der Puborektalisschlinge sowie des Musculus levator. Die Palpation muß in Ruhe, unter Kontraktion und beim Pressen durchgeführt werden. Zur Gesamtbeurteilung gehören selbstverständlich auch der Status der Scheidenhinter- und -vorderwand.

Die *Sphinkterdruckmessung* hat das Wissen auf dem Gebiet der Kontinenz erheblich erweitert. Zur Dokumentation sollte heute nicht mehr auf sie verzichtet werden. Zudem erlaubt sie die Differenzierung zwischen Störungen im Musculus externus und internus-Bereich sowie die Beurteilung der Compliance des Rektum. Zur eigentlichen Diagnose- und Indikationsstellung sowie zur Wahl des operativen Verfahrens ist sie aber nicht unbedingt notwendig.

Dasselbe gilt für das Beckenbodenmyogramm.

Besonders für die komplizierteren Inkontinenzzustände durch Abschwächung des anorektalen Winkels oder durch Veränderungen am Rektumreservoir hat die *Defäkographie* Bedeutung erlangt. Sie bietet die Möglichkeit der Beurteilung der Funktion der Puborektalisschlinge sowohl in Ruhe wie bei Kontraktion bzw. beim Stuhlgang.

### 7.6.2 Muskuläre Inkontinenz

Geburtshilfliche Traumen sind zwar die häufigsten Sphinkterverletzungen, eine Inkontinenz als Spätfolge wird jedoch weit seltener beobachtet. Das liegt an den guten Heilungsergebnissen der Sofortversorgung der stets im vorderen Quadranten liegenden Läsionen. Zweithäufigste Ursache für eine erworbene Inkontinenz sind iatrogene Schäden. Sie bieten im Vergleich zum unfall- oder geburtsbedingten Kontinenzverlust die niedrigste Erfolgsrate bei der späteren Rekonstruktion. Besonders bei jüngeren Patienten bevorzugen wir die direkte Sphinkternaht vor anderen rekonstruktiven Verfahren. Unter der Voraussetzung eines konsequenten und längerdauernden Sphinktertrainings ist eine direkte Rekonstruktion auch dann noch möglich, wenn die Kontraktionen zunächst nur schwach sichtbar und palpabel waren und sich auf weniger als 50% der Zirkumferenz beschränkten. Durch Sphinktertraining wird sowohl eine Verstärkung des verbleibenden Muskelrestes als auch eine bessere narbige Fixation der Muskelenden (für die spätere Naht!) erreicht. Bei der Operation werden die Sphinkterenden mit einer Nervenreizsonde gut lokalisiert (siehe Abb. 6-142). Wir verzichten auf eine völlige Skelettierung der Muskelenden und belassen Narbengewebe am Muskel (Abb. 6-143). Parks hat in seiner Originalbeschrei-

7. Rektum und Anus    587

bung allerdings eine überlappende Rekonstruktion empfohlen (siehe Abb. 6-144). Wichtig ist die Mobilisierung aus dem perianalen Fettgewebe. In aller Regel ist eine gesonderte Naht des Sphincter internus nicht möglich. Wichtig ist der Aufbau einer möglichst langen Druckzone. Das gilt besonders nach geburtshilflichen Traumen bei Frauen (siehe Abb. 6-145). Hier liegt die Sphinkterläsion immer im schwachen vorderen Anteil im Damm-

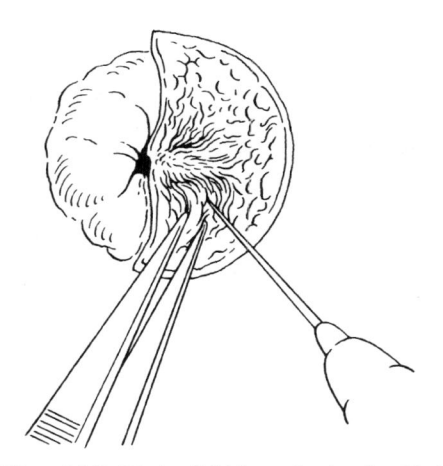

*Abbildung 6-142:* Direkte Sphinkternaht: Aus dem Narbengewebe werden die Muskelzüge mit der Impulselektrode aufgesucht.

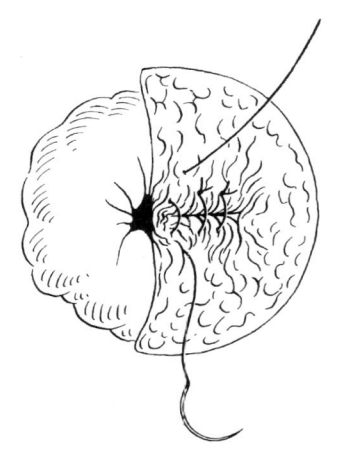

*Abbildung 6-143:* Für die Sphinkternaht werden günstigerweise einige feste Narben an den beiden Muskelenden belassen und mit in die Naht genommen.

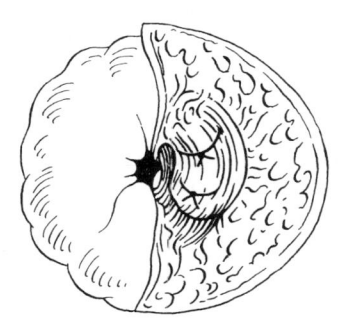

*Abbildung 6-144:* Parks hat für die direkte Sphinkterrekonstruktion die überlappende Naht empfohlen.

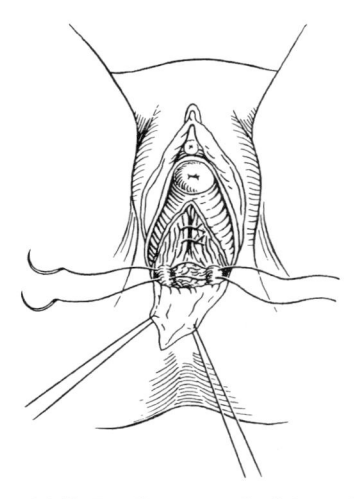

*Abbildung 6-145:* Für die vordere Sphinkternaht bei der Frau werden die immer schwachen Puborectalis-Schenkel adaptiert. Externusnähte.

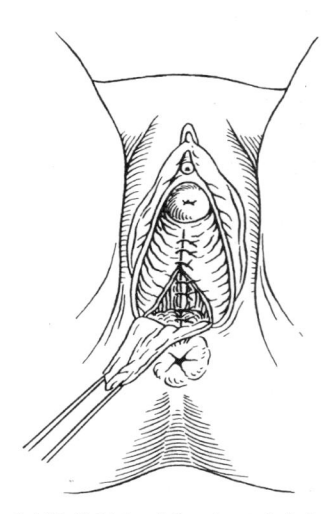

*Abbildung 6-146:* Sphinkterinkontinenz bei der Frau. Vordere Scheidennaht und Deckung mit dem dreiecksförmig exzidierten Dammlappen.

bereich. Da hier in der Regel notwendiges Anoderm bzw. Haut für eine vollständige Deckung des wiederaufgebauten Sphinkterkanales fehlt, wird eine solche mit einer queren Verschiebeplastik oder einer V-förmigen Exzision aus der Scheidenhinterwand erreicht (siehe Abb. 6-146). Eine subkutan gelegte Redondrainage wird am 2. postoperativen Tag wieder entfernt. Wir verzichten auf die Anlage eines Anus praeter und ernähren parenteral für 5–7 Tage nach der Operation. Astronauten-Kost geben wir wegen der damit oft verbundenen Durchfälle nicht. Die Ergebnisse der direkten Sphinkternaht sind günstig, wenn sie von den Patienten erfragt werden. In 50% ist mit einem sehr guten, in weiteren 30–50% mit einem gebesserten Ergebnis zu rechnen. Die mit der Sphinkterdruckmessung erzielte Ergebnisbeurteilung fällt dagegen weit weniger günstig aus; eine Tatsache, die dennoch den tatsächlich erzielten Gewinn für die Lebensqualität des Patienten nicht schmälert.

### 7.6.3 Sensorische Inkontinenz

Der Patient kann zwar durch Sphinkterkontraktion den Stuhlgang halten; er merkt aber «zu spät», daß er ihn halten muß. Dies ist der Fall, wenn das sensible Anoderm, also die Perzeptionszone, komplett prolabiert ist und die insensible Rektummukosa die Anokutangrenze erreicht, wie beispielsweise bei Hämorrhoiden Grad IV. Besteht nur ein partieller Mukosaprolaps im Bereich eines oder zweier Hämorrhoidalknoten, führt dies zwar zu Nässen, jedoch im allgemeinen noch nicht zur sensorischen Inkontinenz. Für die Korrektur dieser Inkontinenzform muß das Anoderm wieder in den Analkanal verbracht werden. Hierfür eignet sich besonders das Verfahren nach Parks.

### 7.6.4 Konservative Behandlung der Inkontinenz

Trotz möglicher Erfolge der operativen Therapie bleibt eine große Zahl von Patienten, bei denen unbefriedigende Ergebnisse erreicht wurden oder die sich für eine operative Korrektur nicht eignen. Beispielsweise wurde der «postanal repair» bei der Beckenbodensenkung wieder verlassen. Für hochgradige Inkontinenzformen stehen medikamentöse Stuhlregulierung mit Loperin, Laxantien wie Laxoberal oder Klysmen zum Erzielen einer Stuhlregulation zur Verfügung. Diätetisch kann ebenfalls auf Stuhleindickung und Verminderung der Kolonaktivität (obstipierende Speisen, Cola, Tee statt Kaffee, regelmäßig Weizenkleie) geachtet werden.

## 7.7 Rektumprolaps

Die Ätiologie des Rektumprolaps ist nach wie vor ungeklärt. Es scheinen unterschiedliche anatomische Faktoren zugrunde zu liegen. Beim Intussuszeptions-Typ (Abb. 6-147) scheint die Rektumaufhängung insuffizient zu sein oder zu werden. Beim Enterozelen-Typ (Abb. 6-148) scheint der «Cul de sac», der abnorm weite Zwischenraum zwischen Uterus und Rektumvorderwand, eine Rolle zu spielen. Welche Konfiguration oder welche pathophysiologischen Gegebenheiten im kleinen Becken aber vorliegen müssen, damit sich diese Prolapsformen ausbilden, ist nicht bekannt. Der okkulte vordere Prolaps beispielsweise müßte

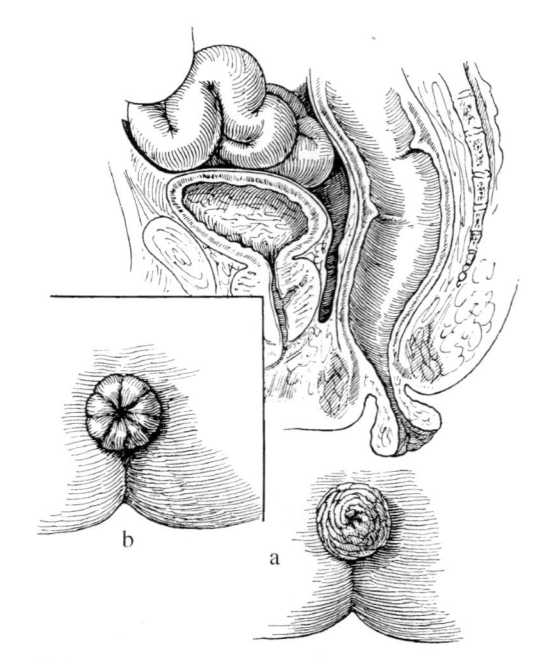

*Abbildung 6-147:* Kompletter Rektumprolaps (Intussuszeptions-Typ) mit (a) Rektumprolaps-typischem zirkulärem Vorfall. b. Differentialdiagnose: radiäre Struktur, immer prolabierte Hämorrhoiden, kein Rektumprolaps.

funktionell das Anfangsstadium des Enterozelen-Typ sein. Tatsächlich ist er jedoch fast immer – und das bis ins hohe Alter – mit einem erhöhten Sphinktertonus, einer «outlet-obstruction» und eher mit einer Rektozele verbunden.

Wenn ein Rektumprolaps voll ausgebildet ist, bestehen mehrere pathologische Veränderungen. Die sakrale Fixation des Rektum ist aufgehoben. Häufig fällt ein elongiertes Sigma oder auch überhaupt ein elongiertes Kolon auf. Der tiefste Punkt der Peritonealhöhle dorsal der peritonealen Umschlagsfalte ist abnorm weit nach unten getreten, oder es besteht eine Enterozele. Die Levatorplatte ist mit dem Ligamentum anococcygeum verlängert, tritt beim Pressen abnorm weit nach distal und führt damit zur Steilstellung bzw. Aufhebung des anorektalen Winkels. Durch die chronische Überdehnung der beiden Sphinkteren kommt es zunächst zur partiellen, dann zur kompletten Inkontinenz. Zuerst geht die Funktion des Sphincter internus, dann auch diejenige des Sphincter externus verloren. Im Spätstadium fibrosieren die Muskelfasern und sind nicht mehr kontraktionsfähig.

Ein kompletter Rektumprolaps kann durch einfache Inspektion leicht erkannt werden (siehe Abb. 6-147). Typisch ist die zirkuläre Fältelung der vorgefallenen Rektummukosa. Vorgefallene Hämorrhoiden weisen stets eine radiäre Unterteilung auf. Eine vorliegende Inkontinenz kann durch Anamneseerhebung und Palpation leicht beurteilt werden. Die Dokumentation des anorektalen Druckprofiles, der Internusrelaxation und der Beckenbodenaktivität anhand von Sphinktermanometrie und Myogramm sind von Vorteil. Mit der Defäkographie bzw. einem Zystoviszerogramm können kombinierte Zustände wie Rektozele, Zystozele, Descensus perinei besser beurteilt werden.

### 7.7.1 Therapie

In der Literatur wird eine Vielfalt von Operationsverfahren vorgeschlagen. In neuerer Zeit haben insbesondere laparoskopische minimal-invasive Verfahren der Rektopexie mit und ohne Rektosigmoidresektion Anwendung gefunden. Wir verwenden nach wie vor die posteriore Rektosigmoidresektion, die die Korrektur aller gleichzeitig vorliegenden Defekte des Beckenbodens gewährleistet; das elongierte Sigma wird reseziert, das Rektum wieder sakral fixiert, der Cul-de-sac obliteriert, der Levator mit dem Ligamentum anococcygeum gerafft und verkürzt sowie ein eventuell dilatierter Sphincter externus gerafft. Die posteriore Rektosigmoidresektion wird auch in hohem Alter mit einer niedrigen Letalität gut toleriert.

Der operative Zugang erfolgt wie bei der Rectotomia posterior. Das Steißbein wird nicht reseziert und der Sphinkter nicht durchtrennt. Er wird an seiner hinteren Zirkumferenz aus der Subkutis ausgelöst. Nach der schrägen Durchtrennung der Levatorplatte und der queren Durchtrennung des Ligamentum anococcygeum wird das Rektum freiskelettiert und schrittweise das Sigma entwickelt. Das Sigma wird abgesetzt, wenn es sich durch Zug nicht weiter mobilisieren läßt, das Rektum 3–4 cm oberhalb der Linea dentata. Die eröffnete peritoneale Umschlagsfalte wird hoch am Sigma wieder verschlossen, damit der Cul de sac obliteriert, und rechts und links präsakral aufgehängt. Mit Handnaht wird die Sigmoido-Rektostomie durchgeführt. Es folgt die Raffung der Puborektalisschlinge und des Ligamentum anococcygeum. Bei fehlender oder stark eingeschränkter Sphinkterfunktion wird der Sphincter externus mit zwei bis drei U-Nähten dorsal gerafft. War präoperativ eine willkürliche Sphinkterkontraktion noch deutlich vorhanden, so kann die Sphinkterraffung während der Prolapsoperation auch unterbleiben, und die einsetzende Erholung der Sphinkterfunktion wird abgewartet. Zunächst können die Patienten über Inkontinenz klagen, bis sich der Sphinkter

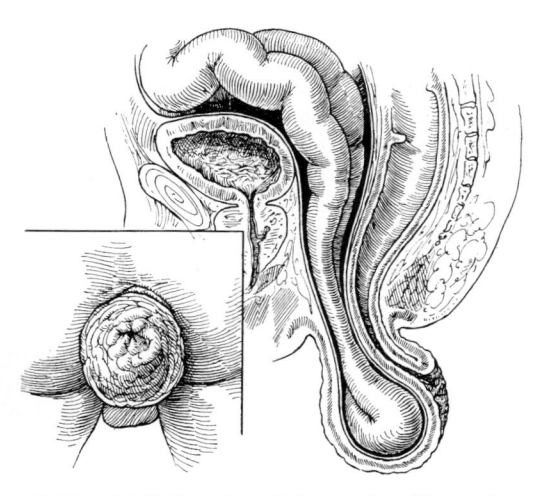

*Abbildung 6-148:* Kompletter Rektumprolaps (Enterozelen-Typ).

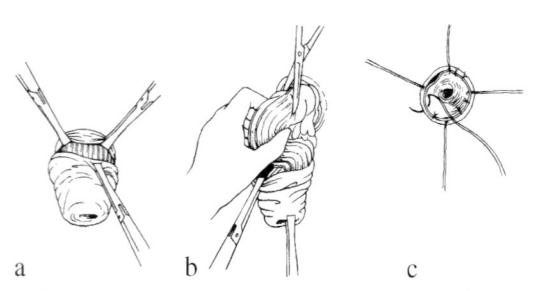

*Abbildung 6-149:* Rektumprolaps. Vorgehen bei Risikopatienten. a. Präanal wird die Rektummukosa und die äußere Rektumwand durchtrennt. b. Mobilisierung und Resektion des prolabierenden Rektums. c. Rektoanale Naht.

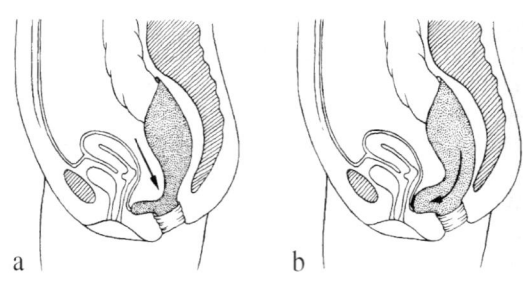

*Abbildung 6-150:* «Outlet-obstruction». a. Durch vorderen okkulten Rektumwandprolaps. b. Durch Rektozele.

von seiner Überdehnung schließlich wieder erholt und genügend kontrahiert hat. Durch Sphinktertraining mit oder ohne Biofeedback läßt sich die Verbesserung der Kontinenz beschleunigen.

*Perineale Rektosigmoidresektion*

Dieses Verfahren nach Altemeier hat eine niedrige Mortalität und Morbidität und wird vorzugsweise in einer besonders hohen Alters- und Risikogruppe angewendet. Entsprechend verbleiben allerdings eine größere relative hohe Inkontinenzrate und häufig ein Segment-Mukosaprolaps.

Der Eingriff wird in Steinschnittlage durchgeführt. In Narkose läßt sich der Prolaps extrahieren. Eine zirkuläre Inzision wird 1–2 cm oberhalb der Linea dentata gelegt. Die untere-äußere-Rektumwand wird vollständig durchtrennt (Abb. 6-149). Damit stößt man auf die innere Wand des Prolaps, der durch Skelettierung der vorgefallenen seitlichen Aufhängebänder und der Mesorektumgefäße schrittweise weiter entwickelt wird. Die peritoneale Umschlagsfalte wird dabei eröffnet und das Peritoneum ringsum exzidiert. Wenn sich von proximal kein Darm mehr entwickeln läßt, wird die peritoneale Umschlagsfalte wieder verschlossen und präsakral fixiert. Die Anastomose zwischen dem proximalen Sigma und der distalen rektoanalen Manschette läßt sich leicht mit Handnähten durchführen.

### 7.7.2 Innerer Rektumprolaps-Outlet obstruction

Auch für den inneren okkulten Prolaps wird eine beginnende zirkuläre Intussuszeption als Ursache

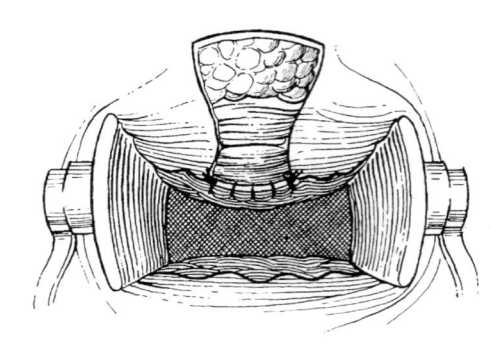

*Abbildung 6-151:* Vorderer Rektumwandprolaps. Mukosektomie zur Freilegung der ausgedünnten vorderen Rektumwand. Die erste Reihe raffender Nähte ist gelegt.

gefunden. Häufiger ist jedoch das Vorbuchten nur der vorderen Rektumwand auf den Analkanal. Dies führt zur Sensation eines Stuhldranges, und die Patienten berichten, wenn man sie befragt, daß sie immer wieder «auf die Toilette müßten». Beim starken Pressen entleert sich aber nur wenig Stuhl, häufig Schafskotstuhl. Kaum ist die Defäkation beendet, tritt das Gefühl erneuten Stuhldranges auf. Der innere Prolaps kann nur rektoskopisch oder proktoskopisch diagnostiziert werden. Hierfür ist die Untersuchung in Steinschnittlage am günstigsten. Nahezu pathognomisch ist ein Ulcus simplex recti. Häufiger läßt sich die vorfallende vordere Rektumwand durch Pressen im langsam zurückgenommenen Proktoskop nachweisen. Durch starkes Pressen kommt es zur Okklusion der anorektalen Passage, zur «Outlet-obstruction» (Abb. 6-150). Eine große Zahl innerer Vorfälle wird nicht erkannt, da an diese Diagnose nicht gedacht wird. Erfragt werden müssen das Gefühl einer unvollständigen Stuhlentleerung, häufiger Stuhldrang, chronische Obstipation, Blut- bzw. Schleimabgang und eine Störung der Feinkontinenz wie Nässen.

Oft rechtfertigt das Beschwerdebild keinen größeren Eingriff, und die regelmäßige Einnahme von Weizenkleie führt zur Besserung. Übermäßiges Pressen beim Stuhlgang soll vermieden werden. Schwer zu befolgen ist der Rat, nicht bei jedem Stuhldrang auf die Toilette zu gehen.

Wir gehen den vorderen okkulten Rektumprolaps mit der vorderen peranalen Rektumwandraffung an. Wie bei der Operation nach Parks wird durch 8–10 cm ins Rektum hineinführende Mukosektomie möglichst breit die ausgedünnte Rektumwandmuskulatur freigelegt (Abb. 6-151). In mehreren Portionen wird sie quer mit Einzelknopfnähten gerafft und schließlich der oberste belassene Mukosalappen als Deckung mit der Linea dentata vernäht. Auch bei beginnender zirkulärer Intussuszeption kann die Raffung nur der Rektumvorderwand für die Beschwerdebesserung ausreichen.

Diagnostisch kann die Defäkographie den vorderen Rektumprolaps in der Regel gut nachweisen.

### 7.7.3 Rektozele-Outlet obstruction

Häufig ist die Rektozele mit dem vorderen Rektumwandprolaps kombiniert. Dann buchtet der unterste Anteil der Rektumwand nach vorne zur Vagina hin aus, und das mittlere Rektum obstruiert den anorektalen Übergang. Die Diagnose wird beim Pressen inspektorisch leicht gestellt und kann palpatorisch nachvollzogen werden. Auch die Defäkographie stellt diese Pathogenese der Outlet obstruction gut dar. Allerdings kann eine Rektozele auch völlig beschwerdefrei vorliegen; die Klinik bestimmt die Indikation zur Korrektur.

*Therapie*

Bei Vorliegen einer Outlet-obstruction-Symptomatik oder begleitender Zustände wie Descensus perinei wird die Indikation zur vorderen Rektumwandraffung gestellt. Das peranale Vorgehen ist dasselbe wie beim vorderen okkulten Prolaps (siehe oben).

## 7.8 Entzündliche Erkrankungen des Anus

### 7.8.1 Analabszeß

Er entwickelt sich aus einer infizierten Proktodealdrüse (Abb. 6-152). Differentialdiagnostisch müssen Entzündungen der perianalen Hautanhangsgebilde, sehr viel seltener ein Senkungsgeschehen aus dem kleinen Becken in Erwägung gezogen werden. Die Infektstraße läuft aus dem Lumen des Analkanals über eine Kryptitis in den intersphinkteren Raum. Die umgebende Schwellung verlegt den Abflußweg zurück. Die meisten Abszesse entwickeln sich um intersphinkteren Spalt nach unten.

Die *Symptomatik* oberflächlicher Abszesse im Perineum oder an der Anokutangrenze ist eindeutig: Tumor, Rubor, Dolor, Calor. «Oberflächliche» Abszesse im Analkanal, also subanodermale oder intersphinktere fallen neben ebenfalls entzündlichen Symptomen durch Schmerzen bei der Defäkation auf. Palpatorisch und proktoskopisch sind sie leicht zu diagnostizieren. Eventuell entleert sich spontan oder auf Druck aus einer zugehörigen Krypte Eiter. Die Symptome tieferer ischiorektaler

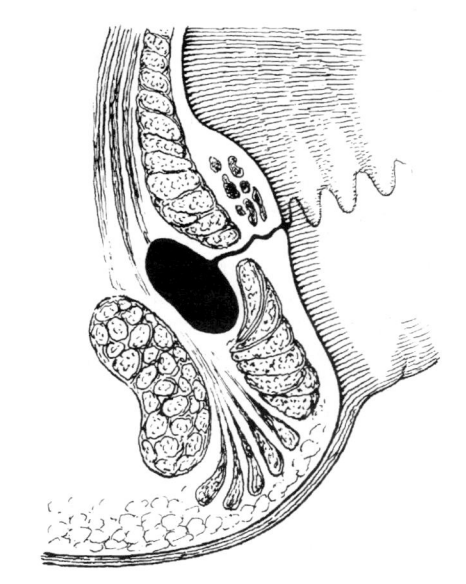

*Abbildung 6-152:* Ausgangspunkt für den Perianalabszeß und 90 % der Analfisteln ist die infizierte Proktodealdrüse. Keiminvasion über ihren Gang zur Krypte.

Abszesse sind verhaltener, auf Druck läßt sich das Geschehen aber meist gut lokalisieren, Fieber besteht häufiger. Noch höher supralevatorisch gelegene pelvirektale oder retrorektale Abszesse fallen oft nur durch Druckgefühl und schwer konkret anzugebende dumpfe Schmerzen auf (Abb. 6-153). Fieber ist häufiger; die üblichen sichtbaren Entzündungszeichen fehlen. Durch Palpation wird die Diagnose oder zumindest die Verdachtsdiagnose gestellt. Eine hohe eindeutige Sensitivität und Spezifität hat die Endosonographie bei der Diagnosestellung solcher Prozesse.

*Therapie*
Nach Saegesser wird der Abszeß «da eröffnet, wo er an die Oberfläche tritt» und nach außen abgeleitet. Palpatorisch läßt sich feststellen, wohin der kürzeste Abfluß für die Fluktuation gewährleistet ist. Das gilt für perianale Abszedierungen ebenso wie für solche im Analkanal oder solche, die durch die Rektumwand zu tasten sind. Zum rektalen und zum analen Lumen muß genügend lang inzidiert werden. Perianal soll durch kreuzförmige oder T-förmige Schnitte ein schneller Hautverschluß (siehe Abb. 6-154) verhindert werden. Antibiotika sind nicht notwendig, allenfalls bei pelvirektalen Abszessen. Ein Abstrich zur bakteriologischen Untersuchung wird dennoch entnommen; gewöhnlich findet sich eine Mischinfektion. Die Abszeßhöhle wird drainiert. Weiterbehandelt wird mit Sitzbädern, häufigen Kontrollen und Verbandswechseln, die durch wiederholte Einlage von Verbandsmaterial auch weiterhin einen zu frühen Hautverschluß verhindern sollen. Die Wunde muß sich vom Grunde her schließen. Ins Anal- oder Rektumlumen drainierte Abszesse werden vorsichtig proktoskopisch bzw. rektoskopisch kontrolliert.

Nach gut der Hälfte der Analabszesse verbleibt eine Fistel. Mitunter ist sie vorübergehend nur scheinbar obliteriert und öffnet sich nach einem längeren Intervall von Wochen wieder. Versuchen, schon bei der Spaltung des Analabszesses den Fistelgang aufzufinden und zu therapieren, haben wir uns nicht angeschlossen. Wir achten darauf, den Abszeß großzügig zu spalten, einen zu frühen Wundverschluß zu verhindern, und vermeiden weitere Manipulationen im umgebenden entzündlichen Gewebe.

### 7.8.2 Kryptitis

Schmerzen beim Stuhlgang sind das Symptom einer entzündeten Krypte. Im Proktoskop ist die gerötete Krypte leicht zu erkennen, auf Druck entleert sich möglicherweise wenig Eiter. Der Sphinktertonus ist meist reaktiv erhöht.

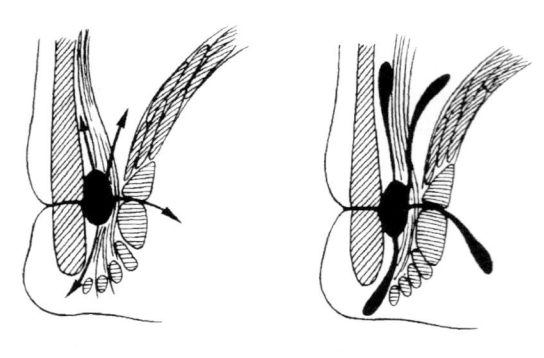

*Abbildung 6-153:* Ausbreitungswege der Abszedierung bzw. der später verbleibenden Fisteln von der infizierten Proktodealdrüse aus.

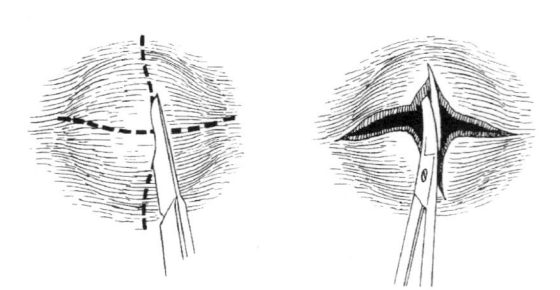

*Abbildung 6-154:* Spaltung des Perinealabszesses. Kreuzförmig oder zumindest T-förmig, um einen zu raschen Hautverschluß zu vermeiden.

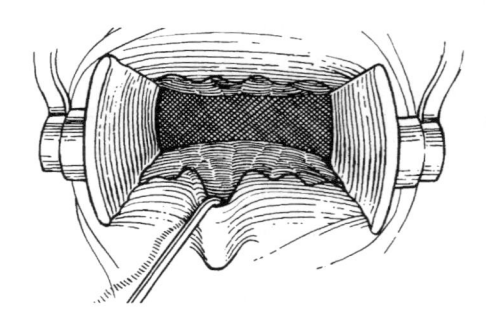

*Abbildung 6-155:* Kryptitis. Sondierung des Kryptengrundes, der anschließend durch Kauterisation auf dem Häkchen freigelegt wird.

*Therapie*

Über einer kleinen eingelegten Hakensonde wird die vordere Kryptenwand gespalten (Abb. 6-155).

### 7.8.3 Papillitis, Analfibrom

Eine entzündete Papille schwillt ödematös bis Erbsengröße an (Abb. 6-156). Später fibrosiert sie narbig im reaktiv-spastischen Analkanal. Im akuten Stadium werden Schmerzen im Anus und Stuhldrang empfunden; im chronischen Mißgefühl und leichter Stuhldrang, wenn das Fibrom eine Größe von mehreren Millimetern erreicht.

*Diagnose*

Im Proktoskop ist die vergrößerte Papille leicht zu diagnostizieren. Häufig sind benachbarte Papillen ebenfalls leicht, aber nicht therapiebedürftig vergrößert.

*Therapie*

Analfibrome werden erst ab einer Größe von etwa 7 mm und mehr symptomatisch. Die Abtragung erfolgt mit dem Thermokauter, und dies ohne großen Zug und bei erhaltener Basis. Sonst werden Sphinkterfasern mitausgezogen und durchtrennt.

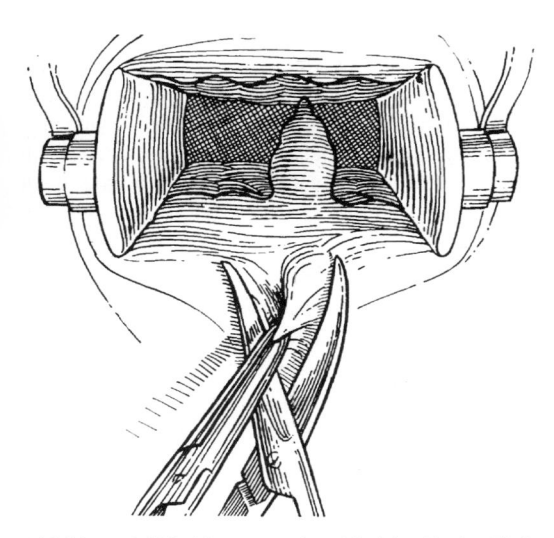

*Abbildung 6-156:* Abtragung einer Mariske. In der Tiefe Analfibrom (hypertrophe Analpapille, kein Polyp!).

### 7.8.4 Marisken

Diese Hautfalten und Hautläppchen der Anokutangrenze haben keinen Krankheitswert. Sie werden abgetragen, wenn sie Mißgefühl verursachen oder – häufiger – die Analtoilette behindern. Dies ist in der Regel erst ab einer Größe von 2 cm und mehr der Fall. Gelegentlich führen sie auch zu Rhagaden und Fissuren am Analrand.

Postoperativ schmerzen die Wundränder oft sehr. Wir infiltrieren daher am Ende der Operation mit 0,5 %igen Carbostesin und applizieren später lokal Xylocain-Gel 2 %ig oder besser EMLA. Gute Redression durch enge Hosen (Badehosen, Miederhosen) ist besonders wichtig.

## 7.9 Analfistel

90 % der Analfisteln nehmen von einer infizierten Proktodealdrüse ihren Ausgang und verbleiben als Residuen eines Analabszesses (siehe Abb. 6-152). Je nach Gewebeverhältnissen und reaktivem Sphinktertonus nimmt der Abszeß und der nachfolgende Fistelgang seinen Weg (siehe Abb. 6-153). Sein Bezug zum Sphincter externus sowie dem M. levator wird zur Bezeichnung herangezogen, bestimmt aber auch wesentlich die chirurgische Therapie.

### 7.9.1 Definition

Die *intermuskuläre Fistel* zieht zwischen dem Sphincter internus und externus in der Regel nach distal an die Anokutangrenze. Seltener zieht sie nach oben.

Die *transsphinktäre Fistel* zieht durch den Sphincter externus in die Ischiorektalgrube und senkt sich nach außen zur Perianalhaut. Sie mündet meist etwas weiter von der Anokutangrenze weg als die intermuskuläre Fistel. Außerhalb des Sphincter externus kann sie einen Gang nach oben durch den Musculus levator aufweisen, der blind endet: transsphinktäre Fistel mit translevatorischem blinden Gang.

Die *suprasphinktäre Fistel* läuft vom intersphinktären Raum nach proximal, umgreift den Musculus puborectalis (als den zentralen Anteil des Musculus levator) und senkt sich in der Fossa ischiorectalis nach unten. Diese Fisteln sind selten. Auch sie können einen zusätzlichen Fistelgang durch den Musculus levator in den pelvirektalen Raum aufweisen.

Die *extrasphinktäre Fistel* ist keine Analfistel im engeren Sinne, sondern eine *Rektalfistel*. Sie zieht oberhalb der Puborektalisschlinge aus dem Rektum pelvirektal durch den Levator und ischiorektal nach distal. Diese Fistel ist sehr selten. Bei ihrem Vorliegen muß unbedingt nach kolorektalen entzündlichen Prozessen wie Morbus Crohn gefahndet werden.

### 7.9.2 Symptomatik und Diagnostik

Die äußere Fistelöffnung ist leicht zu erkennen, es besteht eitrige Sekretion oder es entleert sich Eiter auf Druck. Schmerzen bestehen in der Regel nicht oder nur, wenn sich in einem Fistelsystem ein neuer Gang ausbildet. Dem Patienten fällt Jucken und Nässen auf. Transsphinktäre Fisteln können als Rektum-Scheidenfisteln in die untere Vulva münden. Den Patientinnen fällt die Sekretion oder Stuhlverschmutzung in der Vulva auf.

Durch Sondierung kann der Fistelgang leicht nachgewiesen werden. Eventuell sind feinste Knopfsonden notwendig (Abb. 6-157, 6-158). Die Anfärbung mit Blaulösung erleichtert bei feinen Fistelgängen das Auffinden wesentlich. Die Sondierung muß vorsichtig durchgeführt werden, um kein neues Ostium zum Analkanal hin zu setzen. Ist sie schmerzhaft, soll die Untersuchung in Narkose durchgeführt werden. Nur dann gelingt es meist, den wirklichen Verlauf der Fistel, ihren Bezug zum Sphinktersystem und ihre eventuell vorhandenen Nebengänge genau festzulegen. Beide Befunde, derjenige ohne Narkose (Sondierung, Palpation, Beurteilung des Spontantonus sowie der Kontraktion des Sphinkters) als auch derjenige in Narkose (auch hier nicht nur Sondierung, sondern auch palpatorische Beurteilung des Bezuges zum muskulären Sphinkterapparat) müssen korreliert werden.

Die röntgenologische Darstellung der Fisteln ist im allgemeinen nicht notwendig, kann aber bei zweifelhaftem Befund hilfreich sein.

### 7.9.3 Therapie

Konservativ heilt eine Fistel nicht aus. Früher oder später ist die operative Sanierung unumgänglich.

*Intramuskuläre (intersphinktäre, subanodermale) Fistel*

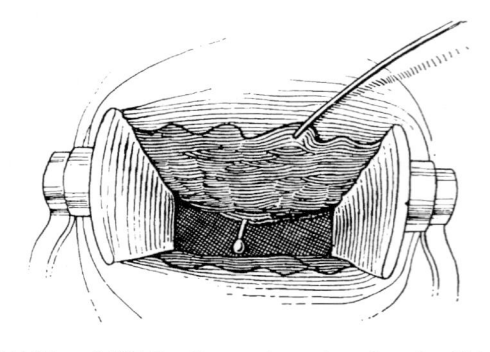

*Abbildung 6-157:* Sondierung einer subanodermalen Fistel.

Sie wird über der eingelegten Knopfsonde mit dem Thermokauter gespalten. Hier werden nur Sphincter internus-Fasern durchtrennt, auch wenn diese Fistel über die Linea dentata hinaus nach oben reichen sollte.

*Transsphinktäre Fistel*

Tief-transsphinktäre Fisteln, d. h. solche, bei denen nur die unteren Sphinkteranteile (30–40% des vorhandenen Sphincter externus) durchtrennt werden müssen, werden ebenfalls am einfachsten über der liegenden Knopfsonde gespalten (Abb. 6-159). Wie bei allen Eingriffen im Analkanal ist feine Blutstillung notwendig.

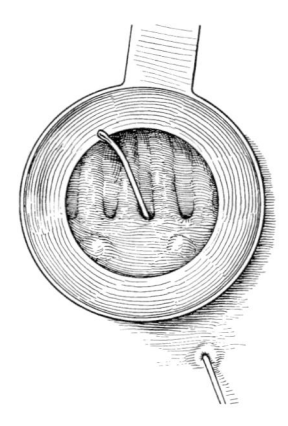

*Abbildung 6-158:* Sondierung einer transsphinktären Fistel.

Für hoch-transsphinktäre Fisteln, bei denen mehr als 50% der Sphinktermasse durchtrennt werden müßten, stehen zwei Verfahren zur Verfügung: der primäre Fistelverschluß oder die wiederholte Spaltung. Für den primären Fistelverschluß wird der Gang sondiert, anschließend exzidiert oder weitgehend angefrischt. Das Ostium zm Analkanal hin wird quer ovalär exzidiert. Es folgt die Mobilisierung eines nach oben breitbasigen Schleimhaut-Muskellappens, der mit Einzelknopfnähten möglichst tief über das Fistelostium gezogen wird. Die queren Nähte unterhalb des Fistelostium werden mit spätresorbierbarem monofilen Material gelegt.

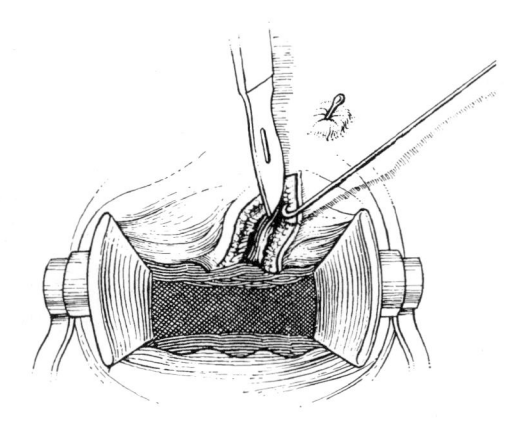

*Abbildung 6-159:* Über der eingelegten Sonde wird die tief-transsphinktäre Fistel einzeitig gespalten (evtl. mehrzeitiges Vorgehen siehe Text).

Ein sicheres Verfahren ist die wiederholte Spaltung. Die Fistel wird sondiert und mit Faden, besser feinem Gummibändchen (Vessel-Loops) markiert. Portionsweise werden nun die unteren Sphincter externus-Anteile mit dem Thermokauter durchtrennt. Die Teildurchtrennungen werden im Abstand von 8–14 Tagen durchgeführt und zwar erst dann, wenn kräftige Granulation in der frischen Wunde die weitere Retraktion der durchtrennten Sphinkterfasern verhindert. Eventuell wird vor einer nächsten Teildurchtrennung die narbige Fixation des Wundgrundes durch Anfrischen mit dem scharfen Löffel gefördert. Während der Dauer dieser Behandlung bleibt das Markierungs-Bändchen in situ; es wird vom Patienten kaum noch perzipiert. Besonders bei männlichen Patienten im jüngeren bis mittleren Lebensalter verhindert mehrmaliges Anfrischen und Freilegen einen zu schnellen Hautverschluß.

Weisen transsphinktäre Fisteln einen zusätzlichen Gang auf, so wird dieser nach perineal hin zunächst gespalten und seine Ausheilung abgewartet. Die Fadenmarkierung der Hauptfistel bleibt in situ. Das gilt auch für blinde translevatorische Gänge, die eine großzügige Freilegung erfordern. Die definitive schrittweise Spaltung wie auch den primären Fistelverschluß führen wir nur durch, wenn ein einzelner, klar definierbarer Fistelgang besteht oder gewonnen würde.

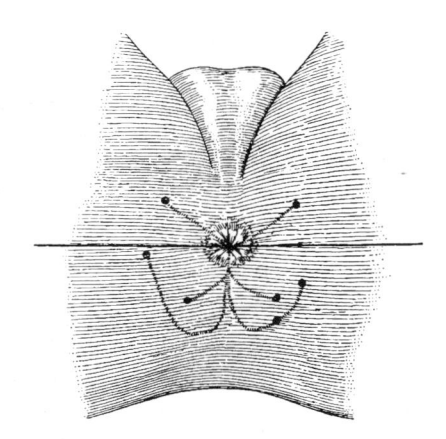

*Abbildung 6-160:* Goodsallsche Regel: die *genitalwärts* von der transversalen Anallinie gelegenen Fisteln führen in einem geradlinigen Verlauf zum Mastdarm, die *steißbeinwärts* gelegenen Fisteln verlaufen bogenförmig. «Hufeisenfistel» in der Fossa ischiorectalis, teilweise um den Mastdarmschlauch gehend.

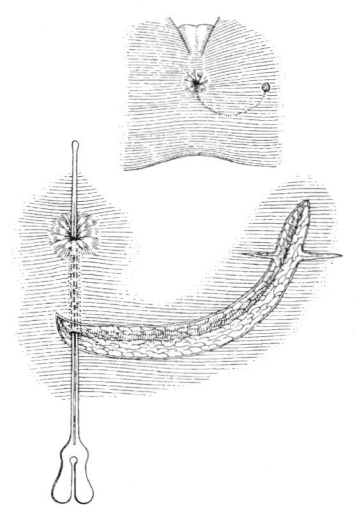

*Abbildung 6-161:* Freilegung einer bogenförmigen Fistel (eher mehrzeitiges Vorgehen).

*Suprasphinktäre Fisteln*
Sie sind glücklicherweise selten. Ihre Behandlung entspricht derjenigen der hochtranssphinktären Fistel. Nach Markierung empfiehlt es sich, ein längeres Beobachtungsintervall einzulegen, da nicht selten pelvirektale Prozesse noch zusätzlich vorhanden sind. Manchmal sind diese als dorsal semizirkulär verlaufende fadenförmige Residuen noch vorhanden. Gelegentlich fällt aber beim Palpieren auch nur die Steilstellung eines seitlichen Levator gegenüber der «freien» Gegenseite auf. Die Rezidivgefahr ist hoch, wenn solche Befunde noch vorliegen und noch nicht durch längere Faden- oder Gummibändchen-Drainage zur Abheilung gekommen sind. Häufige Kürettagen sind dann notwendig.

*Extrasphinktäre Fistel (Rektalfistel)*
Diese Fistel wird exzidiert oder angefrischt und vom Rektumlumen aus peranal durch Läppchenplastik verschlossen. Wenn andere intraabdominelle entzündliche Prozesse ursächlich vorliegen, werden diese entsprechend behandelt. Die Fistel kann auch über einen Zugang wie zur Rektotomia posterior freigelegt, exzidiert und primär wieder verschlossen werden. Auf die Anlage eines Schutzanus kann verzichtet werden. Die postoperative Behandlung wird wie nach anteriorer Rektumresektion durchgeführt.

Soll zur Sicherheit doch ein Schutzanus angelegt werden, so erfolgt dies am günstigsten durch eine minimal invasiv angelegte doppelläufige Ileostomie.

*Rektum-Scheidenfistel*
Diese Fistel wird exzidiert und durch Schleimhaut-Muskellappen vom Rektumlumen her verschlossen. Entscheidend ist immer der rektale Verschluß, da von diesem Lumen her die Fistel unterhalten wird. Liegen schlechte Gewebsverhältnisse im Dammbereich vor, wird das Fistelostium im Vestibulum V-förmig exzidiert. Durch Raffung der auseinandergewichenen und narbig veränderten Sphinkterenden im anterioren Bereich oder einen Bulbus-cavernosus-Gewebelappen wird vitales Gewebe vor den Analkanal verbracht. Der Wundverschluß wird Y-förmig durchgeführt und damit der Aufbau des Dammes komplettiert. Gelingt der primäre Verschluß einer hohen Rektum-Scheidenfistel vom Rektum her nicht, so wird sie vom Zugang wie zur Rectotomia posterior her angegangen.

*«Fuchsbau»-Fisteln*
Verzweigte Fistelsysteme werden sorgfältig in alle Gänge sondiert. Die erkennbaren Hauptgänge markieren wir mit Gummibändchen (Vessel-Loops). Dies gewährleistet einen guten Sekretabfluß. Hierunter heilen Nebengänge aus. Abzweigungen, die ohne Schaden für die Kontinenz gespalten werden können, werden freigelegt. Der letzte verbleibende Fistelgang wird schließlich definitiv – wie oben beschrieben – angegangen. Die Behandlung einer solchen Fistel kann bis zu 1/2 oder 3/4 Jahr in Anspruch nehmen.

*Fisteln bei Morbus Crohn*
Nach wie vor behandeln wir diese Fisteln konservativ. Die Elimination eines eventuell vorliegenden Darmbefalls durch operative Behandlung führt nach unserer Erfahrung sehr viel seltener zur Abheilung der analen Manifestationen als erwartet. Dennoch wird ein intestinaler Crohnbefall aggressiver angegangen, als dies ohne Vorliegen von Analfisteln der Fall wäre. Dies gilt besonders, wenn eine Rektalfistel besteht. In Narkose werden alle Fistelgänge sondiert und so weit wie möglich und erreichbar mit Gummibändchen drainiert. An versiegenden Fistelgängen können dann die Markierungen schrittweise entfernt werden. Wir belassen die Bändchen-Markierung mindestens für Monate, wenn nicht für ein bis zwei Jahre. Die Patienten beachten die Markierungen praktisch kaum noch, und der Zustand einer minimalen Sekretion auch aus mehreren drainierten Ostien wird von den Patienten sehr viel angenehmer empfunden als der Wechsel von Fistelverschlüssen und sich stets wieder neu bildenden Abszessen oder Entleerungen. Die Aufrechterhaltung der Kontinenz ist mit diesem konservativen Verfahren am besten gewährleistet.

## 7.10 Hämorrhoiden

### 7.10.1 Ätiologie, Symptomatik, Diagnostik

Die submukösen Venenplexus am rektoanalen Übergang nennen wir innere Hämorrhoiden, wenn sie bluten, prolabieren oder nässen, also symptomatisch werden. Sie werden als arteriovenöse Shunts beschrieben und liegen knapp oberhalb der Linea dentata, also im insensiblen und schmerzfreien Bereich des Analkanals. Es bestehen aber Verbindungen zu subanodermalen Venenbündeln unterhalb der Linea dentata, die ebenfalls hypertrophieren können, wenn Hämorrhoiden längere Zeit bestehen (sogenannte Intermediär-Hämorrhoiden oder «mixed hemorrhoids»). Auch die Analvenen an der Anokutangrenze sind dann erweitert und müssen sorgfältig mit ausgeräumt werden. Diese Analvenen stellen keine arteriovenösen Kurzschlüsse dar und führen durch isolierte Thrombosierung zu einem gesonderten Krankheitsbild, weswegen die Bezeichnung «äußere Hämorrhoiden» verlassen wurde.

Die inneren Hämorrhoidenplexus sind stets gleichbleibend typisch bei 3, 7 und 11 Uhr (in Steinschnittlage gesehen) lokalisiert (Abb. 6-162). Häufig besteht noch ein Nebenknoten bei 5 Uhr. An diesen Stellen treten die Endäste der unpaarigen A. rectalis sup. in die Rektumwand.

Die Ausbildung von Hämorrhoiden überhaupt hängt eng mit der aufrechten Körperhaltung zusammen. Begünstigende Faktoren wie sitzende Berufe (dabei Relaxation des Beckenbodens), konstitutionelle Vererbbarkeit, Obstipation und «notwendiges» Pressen beim Stuhlgang oder portale Hypertension wurden diskutiert, aber nicht gesichert. Sicher ist aber, daß Hämorrhoiden häufig nach Schwangerschaften auftreten. Gewebeauflockerung und erhöhter intraabdomineller Druck, fortgesetzt in den Beckenvenen, sind die Auslösefaktoren. Wenngleich sich die Hämorrhoiden nach der Entbindung wieder zurückbilden, bleiben sie doch in nennenswertem Ausmaß bestehen und erfordern die spätere Therapie. Fast immer ist dann auch eine gewisse Beckenbodenschwäche vorhanden.

Besonders bei Männern sind Hämorrhoiden 2. oder 3. Grades oft mit einem erhöhten Sphinktertonus verbunden. Auftretende Scherkräfte bei der Defäkation wurden daher als Mitursache für die Ausbildung von Hämorrhoiden diskutiert (Abb. 6-163). Dies scheint für die Progredienz des Hämorrhoidalleidens sehr wahrscheinlich; der erhöhte Sphinktertonus ist aber eher reaktiv. Hämorrhoiden können mit seiner Aufhebung (beispielsweise durch Dilatation) sogar behandelt werden, und er stellt wohl eher die Antwort auf primär andere Affektionen des Analkanales dar.

Eine andere Genese liegt dem sogenannten Analprolaps (Stadium IV, siehe Tab. 6-34) zugrunde. Bei nachgebendem Sphinktertonus, schwachem Beckenboden und kurzer Druckzone treten das Anoderm und die Linea dentata tiefer, typischerweise bei der älteren Frau (siehe Abb. 6-164). In dieser Situation müssen bei der operativen Behandlung die Linea dentata und die perzeptierende Zone wieder in den Analkanal zurückverbracht werden.

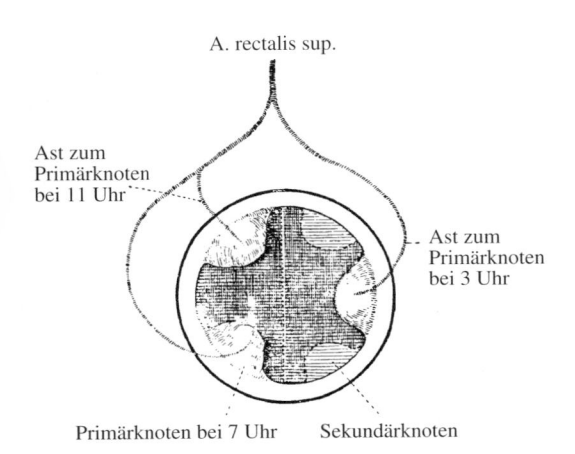

*Abbildung 6-162:* Die Lage der drei inneren Hämorrhoidalknoten, den drei in die Wand eintretenden Ästen der A. rectalis superior entsprechend.

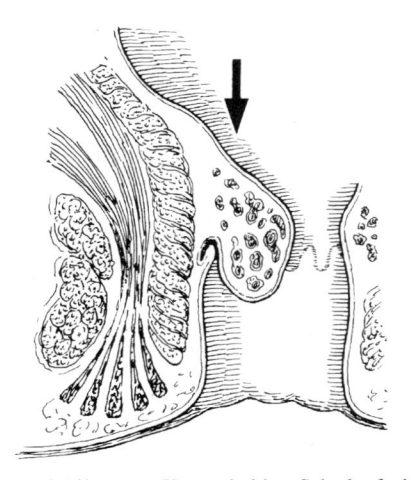

*Abbildung 6-163:* Innere Hämorrhoiden: Scherkräfte bei erhöhtem Sphinktertonus als Ursache.

Erstes Symptom innerer Hämorrhoiden ist häufig die Blutung. Das können Spuren von Blut auf dem Toilettenpapier sein oder eine deutlich sichtbare Blutmenge. Das Blut ist hell und koaguliert. Über die Menge kann der Patient sehr erschrocken sein, die Gefährlichkeit wird allerdings überschätzt. Chronische Blutungen können jedoch zur Anämie führen. Größere Hämorrhoiden prolabieren (siehe Tabelle 6-38). Dies ist beim Stuhlgang bzw. beim Pressen der Fall. Sie gleiten entweder spontan wieder in den Analkanal zurück oder müssen bei stärkerer Ausprägung manuell reponiert

werden. Ist der Sphinktertonus erschlafft und sind Anoderm sowie Rektummukosa tiefergetreten, so gelingt auch die manuelle Reposition nicht mehr.

Ein besonderes Erscheinungsbild ist der akute Hämorrhoidalvorfall. Die Hämorrhoiden sind akut prolabiert, ödematös und nicht mehr reponibel. Sie bieten das Bild wie bei einer «Inkarzeration». Der Sphinkter ist aber weitgestellt, dennoch verhindert das reaktive Ödem die spontane oder manuelle Reposition. Hämorrhoiden sind in ihrer prolabierten Form sofort inspektorisch erkennbar. Im Analkanal müssen sie proktoskopisch gesichert werden, nicht durch Palpation, da sie von der verschieblichen Mukosa oder einem Adenom nicht unterschieden werden können. Sie werden dargestellt, indem das Proktoskop unter Pressen des Patienten langsam nach außen geführt wird. Hierbei werden die Knoten im Proktoskop sichtbar und in bzw. vor den Analkanal «geführt».

Wie bei allen Erkrankungen des Analkanales wird immer auch rektoskopiert. Am günstigsten erfolgt die Rektoskopie zuerst, und die Untersuchung wird mit dem Proktoskop sowie der digitalen Beurteilung des Sphinkter und des Beckenbodens abgeschlossen. Innere Hämorrhoiden sind nicht selten mit einer Analfissur, dann meist im Sulkus zwischen einem großen Nebenknoten bei 5 Uhr und dem Hämorrhoidalknoten bei 7 Uhr, vergesellschaftet. Der Zug an den Hämorrhoidenknoten scheint die Fissur zu unterhalten.

*Tabelle 6-38:* Klassifikation der inneren Hämorrhoiden.

| | |
|---|---|
| I. | Blutung, vergrößerter Hämorrhoidalplexus; Vorfall nur in den oberen Analkanal |
| II. | Vorfall vor den Anus (Hämorrhoiden sichtbar) beim Pressen; spontan reponibel |
| III. | Vorfall beim Pressen; manuelle Reposition notwendig |
| IV. | Dauernder Vorfall (sogenannter Analprolaps); auch manuelle Reposition nicht mehr möglich |
| | Akuter Hämorrhoidalprolaps blaurot gestaute, stark geschwollene Hämorrhoiden weit vor dem Anus, beginnend ulzerierend; nicht reponibel, zirkulär |

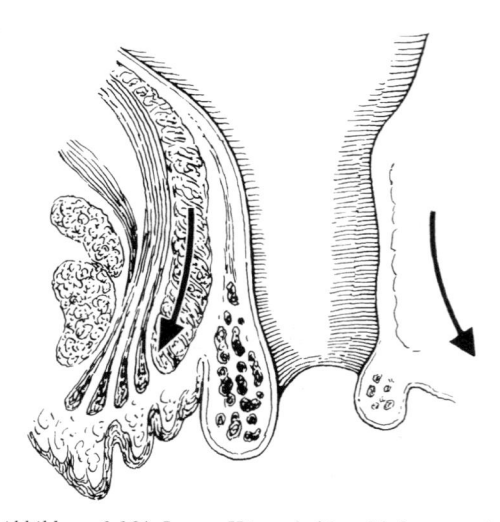

*Abbildung 6-164:* Innere Hämorrhoiden: Tiefertreten der Hämorrhoidal-Plexus bei insgesamt schwächer werdendem Analkanal und Beckenboden (sogenannte Hämorrhoiden IV).

### 7.10.2 Therapie

Nicht alle Hämorrhoiden I. Grades müssen therapiert werden, beispielsweise wenn sie nur mit sehr geringen Symptomen oder leichten, wieder sistierenden Blutungen aufgefallen sind. Auf jeden Fall sollen aber häufige Begleiterkrankungen wie Proktitis, Analfissur oder Kryptitis behandelt werden. Rezidivierend blutende Hämorrhoiden I. Grades werden sklerosiert. Hierzu werden 5%ige Phenol-Mandelsäure bzw. Äthoxysklerol verwendet. Durch das Proktoskop wird in den oberen Anteil des Knotens submukös injiziert. In der Regel sollen nur ein bis zwei Injektionen mit 1–3 ml erfolgen; wiederholte Sitzungen sind notwendig. Die Infrarot-Behandlung haben wir aufgegeben, ebenso die kryochirurgische Vereisung.

Hämorrhoiden II. Grades behandeln wir durch Gummiband-Ligatur (siehe Abb. 6-165). Die Ligatur wird durch einen entsprechenden Applikator auf den angespannten Knoten gesetzt. Mit diesem Verfahren können nur innere Hämorrhoidenknoten (oberhalb der Linea dentata gelegen) behandelt werden. Andernfalls ist diese Behandlung zu schmerzhaft. Mit dem Patienten sollte besprochen werden, daß mit dem Abgang des sklerotischen Knotens in drei bis vier Tagen und mit einer möglichen kurzdauernden geringen Blutung zu rechnen ist. Bis dahin können allerdings durch den prallen Knoten unangenehme Sensationen bleiben.

Hämorrhoiden III. Grades behandeln wir operativ. Unter den zur Verfügung stehenden Verfahren (Milligan Morgan, Parks, Ferguson, Läppchen-Plastik) hat sich uns die Parkssche Methode bewährt. Sie hat den Vorteil, daß sie sich auch bei Grad IV-Hämorrhoiden und für den akuten Hämorrhoidalprolaps eignet. Auch Intermediär-Hämorrhoiden müssen operativ angegangen werden, da in der schmerzhaften anodermalen Zone andere Verfahren ohne Anästhesie nicht angewandt werden können; die operative Entfernung ist aber dann die günstigste Therapie mit dem niedrigsten Rezidivrisiko und den besten therapeutischen Resultaten. Auch wenn mit der Diagnose Hämorrhoiden die Ursache des Symptoms Blut-im-Stuhl feststeht, muß mit Koloskopie, Röntgenkontrastlauf oder zumindest durch den Nachweis von okkultem Blut im Stuhl bei einem über 40-jährigen Patienten eine höher sitzende Blutungsquelle ausgeschlossen werden.

*Operation nach Parks*

Die Darmvorbereitung erfolgt durch Klysma am Operationstag, besser mit «halber Darmreinigung» mit 45 ml Sodiumphosphat. In Steinschnittlage wird der Analkanal eingestellt, immer mit den kleinen Valven des Parks-Spreizers. Vorher wird der Befund im Analkanal inspektorisch und palpatorisch auch in Narkose erhoben, damit er zum präoperativen Befund korreliert werden kann. Mit einer Kompresse wird nach proximal abgestopft und der Knoten von 3–5 Uhr angegangen. Von der Anokutangrenze aus wird subanodermal und submukös mit Suprareninlösung 1:100000 unterspritzt und eine schmale längsovaläre Exzision bis zur Linea dentata gelegt (siehe Abb. 6-166). Sorgfältig werden die an der Anokutangrenze liegenden Venenknäuel ausgeräumt. Die erscheinenden Sphincter externus-Fasern werden geschont (Abb. 6-167). Wichtig ist auch die seitliche Ausräumung der Venenknäuel; hier muß jeweils weit unterminiert werden. Eine sorgfältige und gezielt durchgeführte Blutstillung ist wichtig. Von der Linea dentata ab wird der Hämorrhoidalknoten V-förmig weiter nach oben umschnitten und von den sich anspannenden weißlichen Sphincter internus-Fasern abgelöst. Sie weichen sichtbar wieder in ihre eigentliche Lage zurück. Oberhalb des Knotens wird der breite Mukosasaum mit einer Pean-Klemme gefaßt und abgesetzt. Wir übernähen hier fortlaufend, da eine einzelne Umstechungsligatur – wie in der Originalmethode beschrieben – für den breiten Mukosastreifen meist nicht ausreicht.

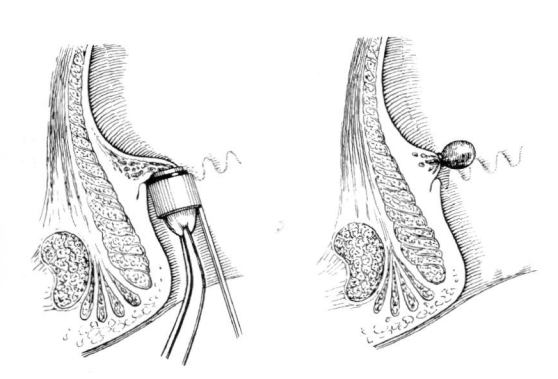

*Abbildung 6-165:* Hämorrhoiden vom Grad II können durch Gummiband-Ligatur entfernt werden. Sie müssen hierzu aber immer oberhalb der schmerzempfindlichen Linea dentata lokalisiert sein.

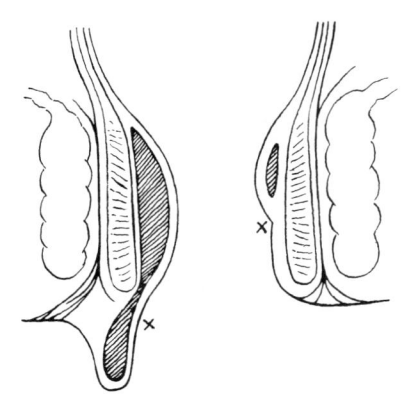

*Abbildung 6-166:* Bei Hämorrhoiden Grad IV ist die Perzeptionszone (Höhe der Linea dentata) nach distal verlagert. Sie wird durch die Parkssche Rekonstruktion wieder in situ verbracht.

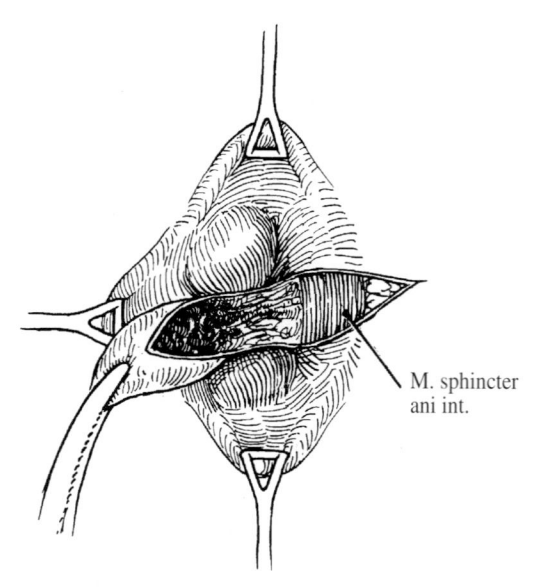

*Abbildung 6-167:* Hämorrhoidektomie. Die Fasern des Sphincter ani internus müssen sorgfältig geschont werden.

Das Anoderm wird mit Einzelnähten an die Mukosaabsetzung refixiert. Dabei soll etwas Untergrund mitgefaßt werden, um eine Höhlenbildung zu vermeiden und das submuköse Gleitlager vernarben zu lassen. Aus der V-förmigen Umschneidung resultiert damit ein T-förmiger Verschluß. Das Anoderm wird mit Einzelnähten längs verschlossen, der unterste Wundanteil bleibt zum Sekretabfluß offen. Mit diesem Operationsverfahren wird die sensible Zone des Anoderms, die bei Hämorrhoiden Grad IV zu weit nach außen zu liegen gekommen ist (sogenannte sensible Inkontinenz, s. Abb. 6-166), wieder auf ihre normale Höhe in den oberen Analkanal verbracht.

Wir legen zum Abschluß nur einen fein ausgezogenen Fettgaze-Verband in den Analkanal und komprimieren mit längsgefalteten Kompressen, die durch abschließenden kräftigen Zug auf beide Nates eine Kompression direkt auf den Anus ausüben. Wir geben leichte Abführmittel ab dem 2. postoperativen Tag. Nach dem Stuhlgang nimmt der Patient ein Sitzbad. Vor weiteren Defäkationen soll der Kranke selbst mit 2 %iger Xylocainlösung lokal anästhesieren. Auftretende andauernde Schmerzen werden am günstigsten mit EMLA-Salbe behandelt; auch lokale Eisapplikation hilft. Zur Vermeidung eines postoperativen Wundödems dient eine enge komprimierende Bade-, Radler- oder Miederhose, die für die nächsten drei bis vier Wochen getragen werden soll.

Rezidive sind selten. Ist einer der vorliegenden Knoten für dieses Vorgehen zu klein, so wird er nach *Ferguson* unter längsovalärer Exzision ausgeräumt und der Defekt durch fortlaufende einfache Längsnaht modifiziert wieder verschlossen.

Für akut prolabierende Hämorrhoiden wurde bisher die zunächst konservative Behandlung mit vorsichtiger Reposition der vorgefallenen Knoten und anschließender Redression empfohlen. Dieses Verfahren beansprucht eine lange Zeitdauer, bis die operative Behandlung ohnehin erfolgt.

Wir führen die die Parkssche Operation sofort durch, auch wenn die Knoten bereits an ihrer Oberfläche exulzeriert sein sollten. Die Erhaltung von genügend Anoderm und die Präparation vor den Sphinkterfasern erfordert allerdings Übung in der Handhabe dieser Operationsmethode. Die Behandlungsdauer läßt sich aber wesentlich verkürzen, und die Ergebnisse entsprechen denjenigen wie von elektiv angegangenen Hämorrhoiden.

## 7.11 Analfissur

### 7.11.1 Ätiologie, Symptomatik, Diagnostik

Die Analfissur ist ein Längseinriß im schmerzempfindlichen Anoderm, in aller Regel bei 6 Uhr (in Steinschnittlage) gelegen, seltener bei 0 Uhr. Sie entsteht wahrscheinlich bei zu hartem Stuhlgang und ist immer mit einem erhöhten Sphinktertonus verbunden. Dies ist eine stereotype Antwort auf analen Schmerz. Möglicherweise ist der anale Spasmus aber auch ursächlich für die Entstehung der Fissur mitverantwortlich. Beispielsweise könnte eine Kryptitis zu Schmerzen und zur Sphinkterspastik führen, und Scher- und Distensionskräfte führen schon bei einem geringeren analen Durchmesser zu Mukosaeinrissen. Besteht die Fissur länger, kann sie durch Fibrosierung und tiefer reichende Ulzeration bis auf die äußeren Sphincter externus-Fasern reichen. Durch die umgebenden ödemtös-entzündlichen Veränderungen schwillt die zugehörige Papille an und «hypertrophiert». Auch zum Analrand hin wirft sich eine Hautfalte ödemtös auf, sie dient klinisch als «Wegweiser» zur Fissur (Abb. 6-168).

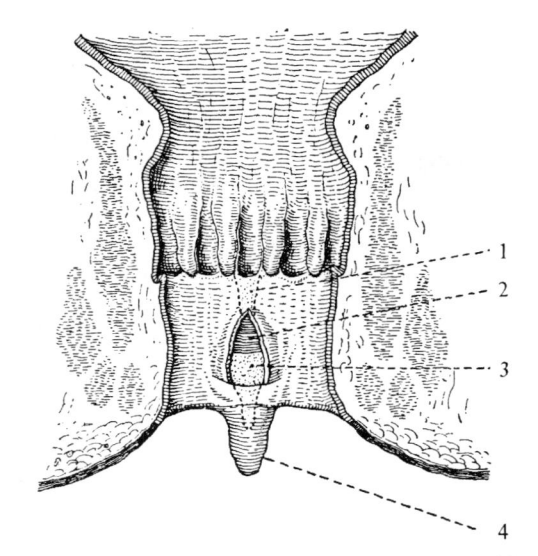

*Abbildung 6-168:* Chronische Analfissur mit 1. Kryptitis, 2. narbig-fibrös veränderten Sphincter-externus-Fasern, 3. Fissurgrund zur Anokutangrenze, 4. ödematös-entzündlich geschwollener Vorpostenfalte.

Die Analfissur ist mit starken Schmerzen verbunden. Patienten fürchten den Stuhlgang und die Defäkation, die mit brennendem Schmerz verbunden ist. Er hält typischerweise ein bis zwei Stunden an. Bereits die Palpation ist äußerst schmerzhaft, wenn sie nicht vorsichtig oder unter Druck nach ventral durchgeführt wird. Besser ist es, vosichtig den Analrand auseinanderzudrängen, dann wird der distale Anteil der Fissur bereits sichtbar. Differentialdiagnostisch muß allenfalls zu einem späteren Zeitpunkt ein Analkarzinom ausgeschlossen werden.

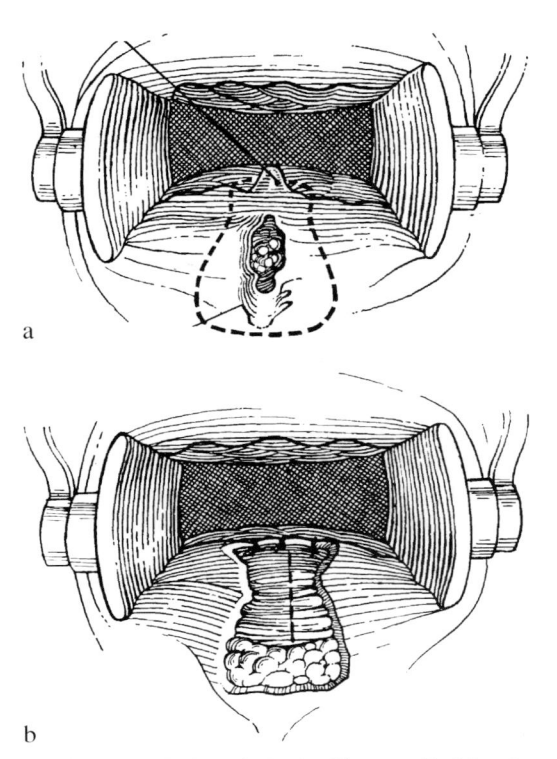

*Abbildung 6-169:* Chronische Analfissur. a. Exzision der Fissur. b. Bei derbem Fissurgrund werden die obersten Sphincter-internus-Fasern (nach Eisenhammer) vorsichtig teildurchtrennt.

## 7.11.2 Therapie

Die akut aufgetretene Fissur wird am besten mit kortisonhaltigen Salben und Zäpfchen behandelt, dies aber nur 5–7 Tage, um längere Kortisonresorption zu vermeiden. Der Patient wird angewiesen, vor dem Stuhlgang mit Xylocain-Gel (2 %ig) zu anästhesieren. Damit wird der Stuhlgang weitgehend schmerzfrei.

Heilt nach dieser kurzfristigen Therapie die Fissur nicht aus und löst sich der Sphinkterspasmus nicht, wird operativ vorgegangen. Die Fissur wird knapp im Gesunden exzidiert, der Fissurgrund ver-

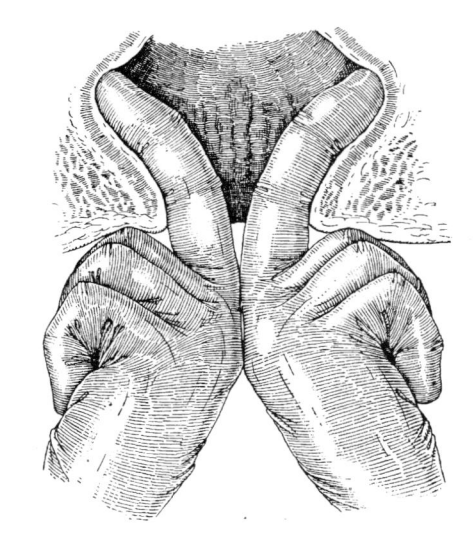

*Abbildung 6-170:* Vorsichtige manuelle Dilatation.

schorft und nach Möglichkeit vorsichtig manuell dilatiert (Abb. 6-169, 6-170). Nur bei chronischen und indurierenden Fisteln werden die oberen Sphinkterfasern im Fissurgrund mit Thermokauter vorsichtig exzidiert. Am Ende der Operation legen wir immer nur einen sehr dünnen Streifen eines Fettgaze-Verbandes ein. Wichtig ist – wie nach allen analen Operationen – der postoperative redressierende Verband, der mit zusammengelegten Kompressen in die Rima ani und festem Pflasterzug über beide Nates durchgeführt wird. Der Anus soll damit deutlich nach innen gedrück werden. Für den weiteren postoperativen Verlauf soll der Patient stramme Hosen (enge Miederhosen) tragen. Hiermit werden schmerzhafte Wundödeme vermieden. Ebenso bekommt der Patient zur freien Verfügung Xylocain 2%iges Gel, mit dem er sich vor dem Stuhlgang selbst anästhesiert. Nach dem Stuhlgang sollen kurzfristig für einige Tage Sitzbäder mit Kamillosan durchgeführt werden.

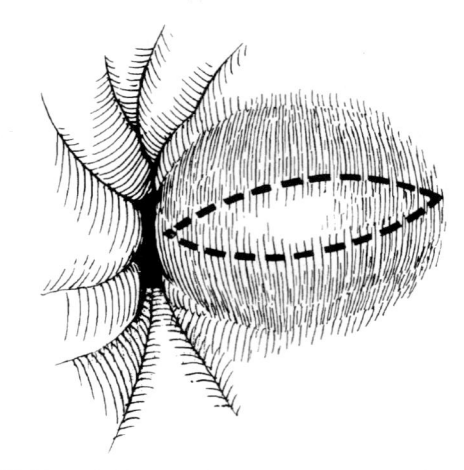

*Abbildung 6-171:* Akute Analvenenthrombose mit immer ausgeprägtem umgebendem Ödem. Querovaläre Inzision in Lokalanästhesie.

## 7.12 Akute Analvenenthrombose

### 7.12.1 Ursache, Symptome, Diagnostik

Als Ursache für eine akute Analvenenthrombose kommt direkte Kompression, beispielsweise durch längeres Sitzen bei langen Autofahrten in Frage. Die Thrombose betrifft die Analvenen am Analrand und nicht die inneren Hämorrhoiden. Rasch bildet sich ein perivaskuläres Ödem aus, Sitzen oder Stuhlgang werden äußerst schmerzhaft. Der Schmerz wird direkt am Analrand angegeben. Schon bei der äußeren Inspektion fällt dieser blaurote, mit Ödem und Rötung umgebene, bis kirschgroße Bereich auf, der in den Anus hineinragt.

### 7.12.2 Therapie

Bereits zum Zeitpunkt der Diagnosestellung kann die Therapie einsetzen. Von außen her wird der Knoten lokal anästhesiert. Je dünner die Nadel, um so geringer ist der Schmerz (beispielsweise 16er Injektionsnadel, Insulinnadel). Mit 0,5–1%iger Xylocainlösung wird der Knoten unmittelbar subkutan von drei Seiten genügend unterspritzt. Nach Einsetzen der Analgesie erfolgt die radiäre ovaläre Exzision (Abb. 6-171). Die darunter liegenden thrombosierten Knoten werden mit dem Hautexzisat entfernt. Es soll darauf geachtet werden, sämtliche, auch in der Umgebung oft vorkommenden thrombotischen Knoten auszuräumen, sonst tritt ein Rezidiv auf. Die Blutstillung erfolgt durch längere Kompression oder durch ein oder zwei feine Umstechungsnähte, Einlegen eines Fettgazestreifens und kräftig redressierenden Verbandes, der erst zum ersten Stuhlgang gelöst werden soll. In der Regel sind die Patienten sofort nach Exzision des thrombosierten Knotens schmerz- und beschwerdefrei.

## 7.13 Steißbeinfistel

### 7.13.1 Ätiologie, Symptome, Diagnostik

Als präsakrale Dermoidzyste ist die Steißbeinfistel angeboren (Abb. 6-172). In der stärksten Ausprägung besteht eine Zyste mit dem typischen Haarbalg. Andere Formen weisen nur feine kleine Ostien auf, die streng in der Rima ani bzw. ihrer dorsalen Fortsetzung lokalisiert sind und in einer Reihe übereinander liegen. Sie kommunizieren immer untereinander. Die erworbene Form der Steißbeinfistel ist der Pilonidal-Sinus. Er tritt fast ausschließlich bei dunkelhaarigen und eher stärker behaarten Phänotypen der weißen Rasse auf. Haare in der Rima ani arbeiten sich in die verschwitzte oder feuchte Haut und penetrieren in die Tiefe.

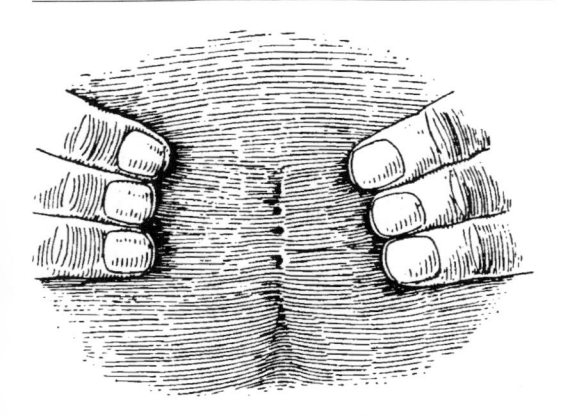

*Abbildung 6-172:* Die punktförmigen Öffnungen in der Mittellinie über dem Steißbein sind entweder durch ein Steißbeindermoid bedingt oder durch einen Steißbeinsinus.

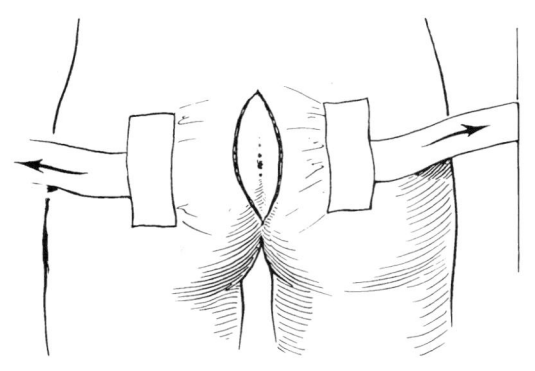

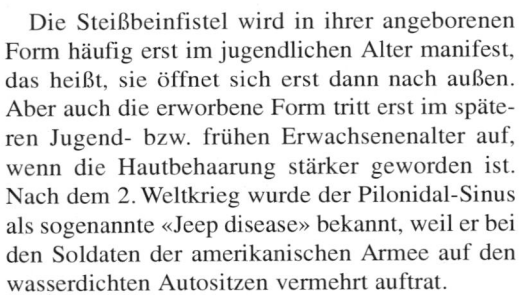

*Abbildung 6-173:* Steißbeinfistel (Pilonidalsinus oder Steißbeindermoid), längsovalärer Hautschnitt.

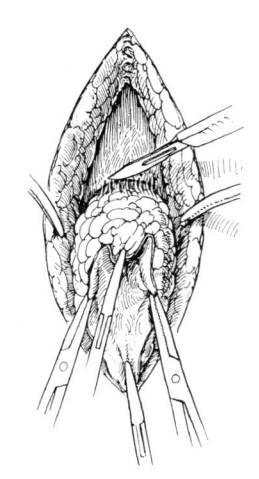

*Abbildung 6-174:* Das ganze Fistelgebiet wird nach Blauinjektion in kleinen Schritten (stets außerhalb des angefärbten Fistelsystems) und unter ständiger Wundrandabdeckung (kein Kontakt zum Fistelsystem) vollständig und unter Mitnahme der präsakralen Faszie exzidiert.

Die Steißbeinfistel wird in ihrer angeborenen Form häufig erst im jugendlichen Alter manifest, das heißt, sie öffnet sich erst dann nach außen. Aber auch die erworbene Form tritt erst im späteren Jugend- bzw. frühen Erwachsenenalter auf, wenn die Hautbehaarung stärker geworden ist. Nach dem 2. Weltkrieg wurde der Pilonidal-Sinus als sogenannte «Jeep disease» bekannt, weil er bei den Soldaten der amerikanischen Armee auf den wasserdichten Autositzen vermehrt auftrat.

Die Symptome sind Nässen und rezidivierende Abszeßbildungen, die sich typischerweis nach Entleerung stets wieder zurückbilden. Differentialdiagnostisch müssen Furunkulose (nie in der Rima ani), Hidranitis suppurativa (perianal und perineal) abgegrenzt werden. Analfisteln liegen tiefer.

### 7.13.2 Therapie

Bei akut entzündlichen Zuständen wird am besten konservativ abgewartet, bis sich nach genügender Entleerung wieder das chronische, relativ reizlose Stadium einstellt. Nur selten muß bei akuter Entzündung inzidiert werden. Dies sollte dann auch nur vorsichtig und so weit durchgeführt werden, daß sich die Abszedierung entleeren kann.

Die endgültige operative Sanierung führen wir erst nach Abklingen einer akuten Phase durch. In Rückenlage wird längs ovalär mit genügendem Abstand (1–2 cm im Gesunden) exzidiert (Abb. 6-173). Vorher färben wir die Fistelgänge unter vorsichtigem Druck mit Blaulösung an. Sie wird mit Kompressen wieder aufgenommen, um die Umgebung nicht zu verschmutzen. Neu steril abwaschen! Ist der Schnittrand rechts und links in der Subkutis genügend mobilisiert, werden beide Schnittränder mit scharfen Klemmchen über dem Ostium zusammengehalten. Allseitig wird nun mit dem Thermokauter die Präparation in kleinen Schritten fortgesetzt (Abb. 6-174). Es wird immer darauf geachtet, evtl. sichtbar werdende durchschimmernde Blaulösung sofort weiter außen zu umschneiden und das Fistelsystem nicht zu eröffnen. Wenn kontralateral weiter präpariert wird, wird der freigelegte Schnittrand mit chloramingetränkten Kompressen vor dem Kontakt mit der mobilisierten Haut geschützt. Auf diese Weise wird stets im Gesunden bis auf das Periost präpariert und dieses mitgenommen. Damit wird auch der Fistelgrund im Gesunden abgehoben. Für die Präparation wird peinlich jede kleine Blutung gestillt. Dies verhindert den Flüssigkeitskontakt mit den Hautostien. Nach Austupfen mit Chloramin und Einlegen eine Redondrainage auf das Periost wird die Subkutis verschlossen und die Hautnaht mit Rückstichnähten durchgeführt. Ist die Fistelhöhle und damit auch die Exzisionshöhle größer, so muß vor dem Verschluß rechts und links seitlich die Subkutis auf der Glutealfaszie noch mobilisiert werden. Auch ohne systemische Antibiotikaprophylaxe gelingt mit dieser Technik zu 80 % die primäre Wundheilung. In weitere 10 % heilt die Wunde primär, aber es muß ein- oder zweimal ein Serom in der Tiefe abpunktiert werden. Zu 10 % zwingt eine Infektion zur sekundären Wundheilung. Die Redondrainage entfernen wir je nach Fördermenge in der Regel am 3. postoperativen Tag.

## 7.14 Analkarzinom

Weniger als 4 % der Tumoren des Anorektum sind Analkarzinome. Drei Viertel der Karzinome sind verhornende oder nicht verhornende Plattenepithelkarzinome, etwa ein Viertel basaloide Tumoren. Klinisch werden die Karzinome des Analkanals von denjenigen des Analrandes unterschieden. Die Tumoren des Analrandes sind «hautähnlicher» und sind prognostisch günstiger. Frauen sind von Tumoren des Analkanals zwei- bis viermal häufiger betroffen als Männer; Analrand-Karzinome kommen bei Männern häufiger vor.

Risikogruppen sind immunsupprimierte Patienten (Nierentransplantation, Homosexuelle, HIV-infizierte Patienten). Offenbar spielen ätiologisch auch Infekte mit Human-Papilloma-Virus (DNA-Typ 16) und Herpes simplex-Virus eine Rolle.

### 7.14.1 Typisierung und Klassifikation

Im Analkanal ist das nicht verhornende Plattenepithelkarzinom der häufigste maligne Tumor (etwa 60 %). Das basaloide Karzinom (etwa 30 %) ist kleinzellig und geht von der Übergangszone

aus. Beide Karzinome wurden auch als Transitionalzell-Karzinom, bzw. cloacogenes Karzinom benannt. Weitere Bezeichnungen sind «Epidermoid Cancer» für alle Plattenepithel-Karzinome sowie der Betriff «kloakogenes Karzinom» für alle Analkanal-Karzinome (WHO 1989). Ob das sogenannte mukoepidermoide Karzinom eine eigene Entität darstellt, ist noch in Diskussion. Nachdem der Analkanal bis zu einer Strecke von 2 cm oberhalb der Linea dentata definiert ist, werden auch Adenokarzinome (ultratiefe Rektumkarzinome) in dieser Region mitklassifiziert. Ein sehr seltenes Adenokarzinom geht von den Proktodealdrüsen aus, ebenso selten ist das von anorektalen Fisteln ausgehende.

Am Analrand sind gut differenzierte Plattenepithelkarzinome am häufigsten. Ein verruköses Karzinom ist selten und entspricht am Buschke-Löwenstein-Tumor der Genitalgegend. Basalzell-Karzinome sind ähnlich dem Hautbaseliom relativ gutartig. Sonderformen der Tumoren des Analrandes sind der M. Bowen und das Paget-Karzinom.

*Tabelle 6-39:* Analkarzinom im Analkanal, TNM-Klassifikation.

| | |
|---|---|
| T | Primärtumor |
| pT1 | Tumor 2 cm oder weniger in größter Ausdehnung |
| pT2 | Tumor 2–5 cm in größter Ausdehnung |
| pT3 | Tumor größer als 5 cm |
| pT4 | Tumor jeder Größe mit Infiltration benachbarter Organe wie Vagina, Urethra oder Harnblase (Befall der Sphinktermuskulatur *allein* wird nicht als T4 klassifiziert!) |
| N | regionäre Lymphknoten |
| NX | regionäre Lymphknoten können nicht beurteilt werden |
| pN0 | keine regionären Lymphknotenmetastasen |
| pN1 | Metastasen in perirektalen Lymphknoten |
| pN2 | Metastasen in inguinalen Lymphknoten einer Seite und/oder in Lymphknoten an der Arteria iliaca interna einer Seite |
| pN3 | Metastasen in perirektalen und inguinalen Lymphknoten und/oder in Lymphknoten an der Arteria iliaca interna beidseits und/oder in bilateralen Leistenlymphknoten |
| M | Fernmetastasen |
| MX | das Vorliegen von Fernmetastasen kann nicht beurteilt werden |
| pM0 | Fernmetastasen liegen nicht vor (Lebersonogramm, Abdominal-Thorax, Röntgen-Thorax) |
| pM1 | Fernmetastasen liegen vor |

## 7.14.2 Symptome, Diagnostik

Pruritus ani, tastbare Verhärtung, Spontanschmerz oder Schmerzen bei der Defäkation sind die Symptome. Makroskopisch fallen am Analrand schuppende oder nässende Bezirke auf mit umgebender Schwellung und Schmerzen beim Abtasten. Als Regel gilt, daß alle epithelialen Auffälligkeiten im Analkanal einer bioptischen Sicherung zugeführt werden müssen. Der Proktoskopie und der Rektoskopie kommt dabei die entscheidende diagnostische Bedeutung zu. Die Invasionstiefe des Primärtumors wird mit der höchsten Aussagekraft endosonographisch bestimmt.

## 7.14.3 Therapie

Die Therapie des Analkarzinoms hat in den letzten Jahren entscheidende positive Impulse erfahren. Mit der Einführung der kombinierten Radio-Chemotherapie durch NIGRO ist die radikale chirurgische Behandlung selbst bei fortgeschrittenen Tumoren in der Regel nicht mehr – primär – indiziert. Das gilt für alle Tumorstadien (Ausnahme: T1/T2-Karzinom des Analrandes, M. Bowen, Paget-Karzinom).

Eine offene Frage bleibt derzeit noch die Wahl des Verfahrens zum Re-Staging, d. h. zur Evaluation einer eventuell inkompletten Remission nach der radio-chemotherapeutischen Behandlung. Nur schwer kann eine Restinduration als Narbe oder als Tumorrest definiert werden. Heute steht mit der Endosonographie ein Verfahren zur Verfügung, mit dem die Bestrahlungsnarbe, ein Resttumor bzw. ein sich entwickelndes Rezidiv am zuverlässigsten erkannt werden kann. Entwickelt sich ein solches, darf mit der abdomino-perinealen Exstirpation als Salvage-Therapie nicht gezögert werden. Komplikationen wie Inkontinenz, größere Nekrotisierungen oder verbleibende Stenosen zwingen ebenfalls zur abdomino-perinealen Exstirpation mit Anlage eines Anus präter. Das Ansprechen des Tumors auf die Radio-Chemotherapie sowie die rasch einsetzende Schmerzreduktion sind erstaunlich. Mit einer 5-Jahresheilung von etwa 70% kann gerechnet werden. Die Prognose der seltenen Adenokarzinome vom Proktodaaldrüsen-Typ ist ungleich schlechter. Selbstverständlich werden alle Adeno-Karzinome sowie die undifferenzierten Karzinome des Anus radikal chirurgisch angegangen.

## 7.15 Andere Tumoren des Anus

### 7.15.1 M. Bowen

Makroskopisch als exematöse Hautveränderung erscheinend, ist dieser Tumor selten. Von der Prognose entspricht er einem In-situ-Karzinom. Die Diagnose wird durch Biopsie gestellt. Therapeutisch wird der Tumor durch lokale Exzision chirurgisch angegangen. Gelegentlich sind Hautplastiken im analen Bereich zur genügenden Defektdeckung notwendig.

### 7.15.2 Paget-Tumor

Auch dieser Tumor ist extrem selten, wächst langsam und metastasiert spät. Differentialdiagnostisch muß er vom M. Bowen, Basalzellkarzinom oder von Psoriasis unterschieden werden. Auch dieser Tumor wird lokal-chirurgisch exzidiert; aber unter Schnellschnittbedingungen, da die intradermale Tumorzell-Ausbreitung makroskopisch nur ungenügend beurteilbar ist.

### 7.15.3 Condyloma acuminatum

Der makroskopische Aspekt der spitzendig ausgezogenen Protruberantien auf der perianalen Haut ist unverkennbar. Die gut durchbluteten Tumoren können einzeln, aber auch in konfluierenden Massen ausgebildet sein. Sehr selten sind sie maligne transformiert. Sie treten assoziiert mit Infektionen durch HPV-6, -11, -16 und -18 auf. Die Übertragung erfolgt durch Schmierinfektion, zu 90% durch Geschlechtsverkehr.

Kleinere vereinzelte Condylome können mit Podophyllin-Lösung 15%ig lokal behandelt werden. Rascher und bei größeren befallenen Bezirken ohnehin notwendig ist die chirurgische Therapie. Die Abtragungen mit dem Skalpell oder unter Kauterisation erfolgen oberflächlich und ggf. in mehreren Sitzungen, wenn die Vernarbung oder Re-Epithelisierung eingetreten ist.

# 8. Leber

H. Denecke

Die Leber ist das zentrale Stoffwechselorgan, in dem die im Intestinum resorbierten und portal-venös zugeführten Energien umgesetzt werden. Ihre *metabolische Funktion* umfaßt die Eiweißsynthese, den Kohlehydrat- und den Fettstoffwechsel, wobei die Leberzellen anabolisieren, katabolisieren, sezernieren und speichern. Bedeutsam ist ebenso ihre *Entgiftungs- und Ausscheidungsfunktion* für Substanzen, die vorwiegend aus dem Aminosäuren- und dem Lipid-Metabolismus (Ammoniak, Cholesterol) anfallen oder aus dem Abbau des Hämoglobins stammen (Bilirubin).

Mit der Eiweißsynthese verbunden ist die Bildung von Prothrombin, von Faktor V, VII, IX und Fibrinogen; damit ist die *Gerinnungskaskade* an mehreren Punkten von der Leberzellfunktion abhängig.

Schließlich sind wesentliche Anteile (über 60%) des *retikuloendothelialen Systems* (Kupffer-Zellen, endotheliale Zellen) und damit der Phagozytose in der Leber lokalisiert.

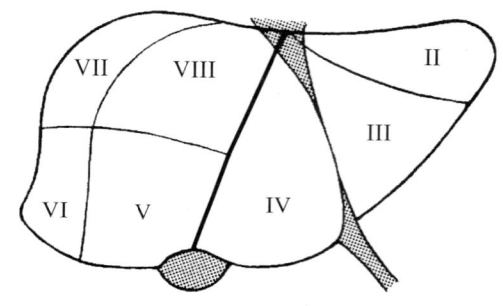

*Abbildung 6-175:* Lebersegmenteinteilung nach Cuineaud.

## 8.1 Chirurgische Anatomie

Grundlage für die größeren resezierenden Eingriffe an der Leber ist die Beachtung ihrer *funktionellen Anatomie*. Entgegen dem äußeren morphologischen Erscheinungsbild ist die Leber funktionell in zwei gleich große Hälften geteilt, die sich aus je vier Segmenten bilden (Abb. 6-175). Die Grenzlinie zwischen den beiden Leberhälften (links I–IV, rechts V–VIII) läuft entlang einer gedachten Linie zwischen dem Gallenblasenfundus und der Einmündung der Lebervene in die V. cava am Oberrrand der Leber. Das Segment I entspricht dem Lobus caudatus.

Zuführend wird die Leber aus dem arteriellen und dem portal-venösen System perfundiert. Die A. hepatica entspringt aus dem Truncus coeliacus und verläuft am Pankreasoberrand bis zur Abzweigung der A. gastroduodenalis. Diese Arterie kann von starkem Kaliber sein und von der A. mesenterica superior aus über die pankreatiko-duodenale Arkade über einen solch starken umkehrbaren Fluß verfügen, daß bei Unterbrechung der A. hepatica communis aus der A. mesenterica eine genügende arterielle Durchblutung der Leber aufrecht erhalten wird. Kurz nach dem Abgang der

A. pancreatico-duodenalis teilt sich die Leberarterie nach Abgabe einer kleinen A. gastrica dextra in einen linken und – meist stärkeren – rechten Arm. In der Regel zieht letzterer hinter dem Choledochus zum Hilus. In etwa 15% entspringt die A. gastrica dextra aus der A. mesenterica superior. Etwa ebenso häufig kommt die linke Leberarterie aus der A. gastrica sinistra. Die Aufgabelung der A. hepatica propria liegt immer weit vor dem Leberhilus. Die Segmentäste verzweigen sich in der Leber. Sie werden zwar als «Endarterien» bezeichnet, wir wissen aber seit Einführung der Port-Implantationen, daß sich intrahepatisch ausgedehnte arterielle Shunts eröffnen können.

Der arterielle Zufluß gewährleistet etwa 25 bis 30% der Leberdurchblutung. Auch ohne portalvenösen Zufluß kann sie eine normale Leberfunktion aufrecht erhalten. Beispielsweise zur Gallensekretion ist eine genügende arterielle Perfusion unverzichtbar.

Die Pfortader führt den intestinalen venösen Rückfluß aus der V. mesenterica superior sowie das Blut aus der Milzvene und trägt zu 70% zur Leberdurchblutung bei. Die Aufteilung der Pfortader in einen rechten und linken Ast liegt weit höher im Leberhilus als die arterielle Gabelung. Während der linke Ast präparatorisch am Leberhilus etwa 1–2 cm verfolgt werden kann, teilt sich der rechte Ast rasch in die Segmentäste nach lateral, proximal und dorsal auf und ist schwierig anzuzügeln.

Der venöse Abfluß erfolgt über die linke, mittlere und rechte Lebervene (Abb. 6-176). Sie führen das Blut aus den Zentralvenen und münden am Leberoberrand außerordentlich kurzstreckig in die V. cava. Sie sind sehr dünnwandig und weisen bei erhöhtem Druck vor dem rechten Herzen gefährlichen Rückfluß und äußerst starke Blutungen auf, wenn sie beim Eingriff verletzt oder eröffnet werden. Die mittlere Lebervene liegt entlang der Segmentgrenze zwischen IV und V/VIII; sie wird demnach bei einer Hemihepatektomie leicht langstreckig freigelegt. Sog. «atypische Lebervenen» drainieren direkt aus den Lebersegmenten in die retrohepatische V. cava. Es sind kleinere Venen, die in unterschiedlicher Anzahl (2–5) bestehen. Die erste liegt immer am Leberunterrand 1–2 cm vor der Einmündung der rechten V. suprarenalis. Sie drainiert teilweise das Segment I (Lobus caudatus).

Jedes Lebersegment formiert einen Gallengang-Segment-Ast. Je vier rechte und linke Segmentäste bilden den rechten und linken Ductus hepaticus. Die Hepatikusgabel liegt im Leberhilus vor und oberhalb der Pfortadergabel. Der Ductus choledochus liegt vor der Pfortader und meist vor der A. hepatica dextra.

Lymphgefäße ziehen aus der Leber sowohl entlang den Lebervenen als insbesondere an den Leberarterien entlang zum Truncus coeliacus bzw. nach retroduodenal und an der A. gastroduodenalis.

## 8.2 Diagnostik

Aus der Vielzahl der Funktionen resultiert eine Vielzahl von Parametern und Tests, die aber sämtlich nur grobe Dysfunktionen anzeigen und nur ungenaue prognostische Abschätzungen erlauben. Das liegt wohl an der großen Gesamtkapazität des

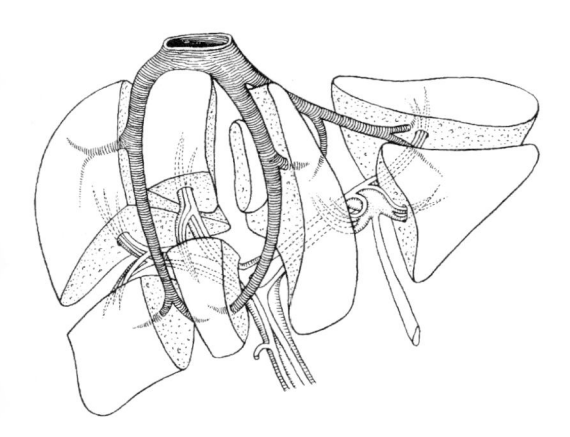

*Abbildung 6-176:* Venöser Abfluß aus der Leber. In der segmentorientierten Chirurgie werden die Lebervenen als Leitlinien freigelegt. Die Segmentaufteilung richtet sich nach den Pfortaderaufzweigungen.

*Tabelle 6-40:* Leberfunktionsparameter.

Serumalbumin
Gesamteiweiß
SGOT, SGPT, GGT, LDH
alk. Phosphatase
Quick, Fibrinogen, Faktor V, Faktor VIII, Faktor IX
Ammoniak
Bilirubin gesamt, direkt, indirekt

Leberzellparenchyms. Zu welcher Funktionsminderung eine Leberresektion führen wird, ist daher nach wie vor extrem schwer abzuschätzen: Sicher ist nur ein stark erhöhtes Risiko bei manifesten Zeichen einer Zirrhose, einer floriden Hepatitis, eines Restparenchyms von nur 40–50 % einer Metastasenleber. Andererseits ist die Regenerationskraft einer gesunden Restleber nach Resektion hoch.

### 8.2.1 Enzyme

Erhöhte Leberenzyme zeigen eine Schädigung der Leberzellen, also der hepatozytären Funktion an. Die SGOT (Serum-Glutamat-Oxalat-Transaminase) ist stark erhöht bei Hepatitis (florider Zellschaden!) sowie nach hochgradiger Ischämie und weniger erhöht bei Zirrhose oder (sekundäre Zellschädigung!) bei Obstruktion der kleinen oder großen abführenden Gallengänge. Die SGOT ist auch beispielsweise im Myokard, im Skelettmuskel oder Pankreas vorhanden und wird bei Zellschäden dieser Organe ebenfalls erhöhte Serumspiegel aufweisen.

Die SGPT (Serum-Glutamat-Pyrovat-Transaminase) ist höhergradig leberspezifisch. Sie zeigt ebenfalls einen akuten Leberzellschaden an. In einer solchen Situation ist auch die LDH (Laktat-Dehydrogenase) erhöht.

Jede Form von Obstruktion und Stase im ableitenden Gallengangsystem wird zuverlässig durch hohe Werte der *alkalischen Phosphatase* angezeigt. Die Obstruktion kann sowohl extrahepatisch durch Steinverschluß, Tumorokklusion (z. B. Choledochus, Pankreaskopf, Leberhilus) oder iatrogen als auch intrahepatisch durch partielle Raumforderung, fortgeschrittene Tumoren (Leberzell-Ca, cholangiozelluläres Ca, Gallenblasen-Ca) lokalisiert oder weit häufiger – und dann das gesamte intrahepatische Gallengangsystem betreffend – durch Cholangitis und Cholangiolitis, aber auch durch relative Stase infolge arterieller Minderperfusion bedingt sein. Liegt eine Cholangitis vor, sollte wegen hartnäckiger Persistenz immer länger, d. h. über zwei bis drei Wochen antibiotisch behandelt werden.

Frühpostoperativ nach einem Eingriff an den Gallenwegen einschließlich Cholezystektomie, chronisch oder spätpostoperativ bei biliodigestiver Anastomose ist eine Cholangitis häufig und stets ins Kalkül zu ziehen.

### 8.2.2 Parameter des Leberstoffwechsels

*Protein*
Über den Aminosäure-Stoffwechsel werden in der Leber Proteine mit der Hauptfraktion Albumin, aber auch Fibrinogen, Prothrombin, Faktor V und VII synthetisiert. Die Höhe der entsprechenden Serumspiegel (Totalprotein, Albumin, Quickwert) zeigt die Leistung bzw. den Ausfall der Synthese an. Aus der Halbwertzeit des Albumins von etwa acht Tagen kann auch auf einen zeitlichen Ablauf einer Synthesestörung geschlossen werden. Besonders sensibel zeigen der Quickwert und insbesondere der Faktor VII einen Funktionsverlust bzw. eine behinderte Erholung der Leberzell-Leistung an.

*Kohlenhydratstoffwechsel*
Glukoneogenese, Glykogenspeicherung und Glykogenolyse finden in der Leber statt. Ist die Glukoneogenese gestört, werden erhöhte Glukosespiegel im Serum gefunden. Auch die Umwandlung von Galaktose in Glukose ist eine Leberenzymleistung, die über die Galaktose-Eliminationskapazität (Galaktosetoleranz) gemessen werden kann.

*Fettstoffwechsel*
Cholesterol und Phospholipid werden ebenfalls in der Leber gebildet, letzteres auch verestert und über die Galle ausgeschieden. Als Maß der Syntheseleistung dienen die Bestimmung des Cholesterols und der Cholinesterase im Serum (Cholesterol, CHE, pCHE). Da die Cholesterol-Ausscheidung über die Galle läuft, sind «Retentionswerte» bei Obtruktion der großen Gallenwege, aber auch bei Cholangitis und Cholangiolitis bzw. toxischen Schäden am gallesezernierenden Endothel erhöht.

*Gallesekretion*
In 24 Stunden werden etwa 300 bis 1000 ml Galle sezerniert, die Sekretionsleistung ist abhängig von der arteriellen Perfusion der Hepatozyten. Vagale Reize stimulieren, Splanchnikusreize vermindern die Sekretion. Die Galle enthält Gallesalze (Cholsäure, Chenodesoxycholsäure), Lecithin, Cholesterol, Bilirubin, Fettsäuren und Elektrolyte. Die

Gallesalze regulieren über ihren enterohepatischen Kreislauf die Gallesekretion und transportieren über Micellenbildung wasserunlösliche Lipide wie beispielsweise Cholesterol. Im oberen Intestinum tragen sie zur Fettverdauung und zur Fettresorption bei. Mit der täglichen Gallenmenge werden 250–300 mg Bilirubin ausgeschieden. Bilirubin wird als albumingebundener, schlecht wasserlöslicher Protein-Farbkomplex des Serums («indirektes» Bilirubin) an die Leber verbracht. In der Leberzelle wird der Farbstoff vom Albumin gelöst und mit Glukoronsäure konjugiert. Dieses gut wasserlösliche Diglukoronid («direktes» Bilirubin) wird über die Gallengänge und den Urin ausgeschieden. Das «direkte» Bilirubin gibt also die Konjugations- bzw. Sekretionsleistung des Leberparenchyms an. Bei Leberversagen, aber auch beim posthepatischen Verschlußikterus steigt das Gesamtbilirubin bzw. «direkte» Bilirubin im Serum an.

*«Entgiftungs»-Parameter*

Der mit dem Eiweiß- und Aminosäure-Stoffwechsel anfallende Stickstoff wird über die Harnstoffsynthese und die Ammoniak-Entgiftung eliminiert. Erhöhung des Serum-Ammoniaks zeigt einen umfassenden, weitreichenden und vital unmittelbar gefährdenden Ausfall der Leberparenchymleistung an. Bei wiedereintretender Erholung geht dem Rückgang des Ammoniak-Spiegels in der Regel die leichte Erholung des Faktor V voraus. Simultan mit der Ammoniak-Entgiftung erholt sich auch der Spontan-Quick (Prothrombin-Zeit).

*Blutgerinnungsfaktoren*

Teil der Proteinsynthese ist die Bildung von Prothrombin, Faktor V, VII und IX. Eine Leberzellschädigung äußert sich in diesem System mit einer deutlichen Erniedrigung des Spontan-Quick-Wertes. Als sensibler Faktor für eine Restfunktion hat sich die Bestimmung des Faktor V erwiesen, der später als der Quickwert absinkt und bei Parenchymerholung früher wieder ansteigt. Bei Verschlußikterus ist die Gerinnungskaskade über einen zweiten Mechanismus gestört. Die im oberen Dünndarm zur Resorption von Vitamin A notwendigen Gallensäuren fehlen in dieser Situation.

### 8.2.3 Physikalische Untersuchung

Der Leberunterrand ist bei normaler Konsistenz und Größe unter dem rechten Rippenbogen nur bei schlanken Patienten tastbar. Die Leber liegt deutlich unterhalb des Rippenbogens, ist derb, gut zu perkutieren und indolent bei chronischer Leberstauung. Sie ist schmerzhaft (Spontanschmerz, Druckschmerz unter dem rechten Rippenbogen) bei akuter Stauung. Aszites ist dabei häufig vorhanden. Er ist erheblich (bis zu mehreren Litern) bei portaler Hypertension; er läßt sich perkutorisch durch fortgeleitete Fluktuation, aber auch sonographisch leicht nachweisen.

Die meisten chirurgischen Lebererkrankungen entziehen sich aber den physikalischen Untersuchungsmethoden, wenn nicht Raumforderungen von sehr deutlicher Größe bzw. leicht erkennbarer Ikterus vorliegen. Das enthebt aber nicht der Notwendigkeit einer guten physikalischen – und anamnestischen – Befunderhebung.

### 8.2.4 Bildgebende Verfahren

Eckpfeiler der Leberdiagnostik sind *Sonographie* und *Computertomographie*. Sonographisch werden solide und zystische Raumforderungen ab 0,5 cm Größe gut erkannt und in Ausmaß und Lokalisation sehr genau bestimmt. Auf Grund typischer Konfigurationen – und allgemeiner Konstellation – werden beispielsweise angeborene Leberzysten, Metastasen, infiltrierendes Gallenblasenkarzinom, Verschlußikterus, Hämangiome und andere Prozesse schon sonographisch definiert oder zumindest differentialdiagnostisch eingeengt.

Das *CT* gibt eine weitere Diagnosesicherung und ist heute für die chirurgische Indikationsstellung und evtl. Operationsplanung in der Regel unerläßlich. Der Aussagwert wird erhöht, wenn es zum Nachweis stark durchbluteter Tumoren (Adenom, FNH) als sogenanntes dynamisches CT oder Angio-CT mit schneller Untersuchungsfolge unmittelbar nach Kontrastmittelinjektion durchgeführt wird.

Die *Magnetresonanz-Tomographie* erhöht die diagnostische Sicherheit häufig nicht, kann aber bei genauen Lokalisationsfragen (Tumor z.B. nahe den großen Lebervenen) zur Bestimmung der Resektabilität Klärung geben. Nach wie vor ist diese aber erst allzu häufig intraoperativ beurteilbar und sicher zu entscheiden.

Die genannten Verfahren sind bezüglich Sensitivität und Sensibilität der *Leber-Szintigraphie* (Hepato-Bida) überlegen. Wenn aber bei unklaren Tumoren die Diagnosestellung nur über den Nachweis von funktionierendem Lebergewebe geführt werden muß, kann das Szintigramm beispielsweise eine fokal noduläre Hyperplasie von einem Adenom oder einen Regeneratknoten von einem Karzinom sicher abgrenzen.

*Angiographie*
Nur spezielle Indikationen erfordern angiographische Abklärung, wenn die Operationsplanung davon abhängt. Die Leberhilusgefäße werden ohnehin intraoperativ dargestellt und gegebenenfalls selektiv abgesetzt. Wird eine regionale Chemotherapie ohne anderweitig induzierte Laparotomie (z. B. zur Entfernung des Primärtumors) erwogen, so ist allerdings bei Variabilität der Arterien am Leberhilus die Angiographie notwendig, um die Plazierungsmöglichkeit des Hepatika-Katheters zu klären. Zur Abklärung der portal-venösen Verhältnisse bei portaler Hypertension wird die indirekte Spleno-Portographie (über den Truncus coeliacus bzw. A.lienalis mit abgewarteter venöser Phase aus der Milzvene) durchgeführt.

### 8.2.5 Leberpunktion

Besteht hochgradiger Tumorverdacht, wird die Leberpunktion nur in Ausnahmefällen durchgeführt. Sie sichert aber zuverlässig die Diagnose, wenn diese zu einer palliativen Bestrahlung oder Chemotherapie ohne chirurgischen Eingriff erbracht werden muß. Zirrhoseformen, intrahepatische Cholestase, Hepatitis und diffuse Zellschäden werden anhand genügend großer Punktionszylinder (0,8 mm Innendurchmesser der Nadel) zuverlässig histologisch erfaßt und bestimmt. Punktionen verbieten sich bei blutreichen Tumoren wie beispielsweise Adenomen.

## 8.3 Resektion

«Typische» Resektionen folgen der funktionellen Segmentaufteilung der Leber (Abb. 6-177), «atypische» Resektionen werden meist als Keilexzision ohne Beachtung der Segmentgrenzen ins Parenchym gelegt. Es besteht kein Zweifel, daß die Erfolge der Leberchirurgie erst durch die Beachtung der funktionellen Anatomie und damit durch die *typischen* Resektionen ermöglicht wurden. Wir sprechen von rechts- bzw. linksseitiger Hemihepatektomie. Die Entfernung der beiden Lebersegmente links der Falx wird am besten als linkslaterale Lobektomie oder Bisegmentektomie II/III bezeichnet. Ohne wesentliche Nachteile bezüglich der verbleibenden Leberfunktion kann eine Leberhälfte reseziert werden. Dies gilt allerdings nur für die nicht zirrhotische Leber mit normal funktionierendem Parenchym, wie das in der Regel beispielsweise bei Vorliegen von Lebermetastasen der Fall ist. Unter dieser Bedingung sind sogar sog. erweiterte Hemihepatektomien (Trisegmentektomie) möglich, die nur drei der acht Lebersegmente erhalten. Bei der Operation großer Tumoren oder destruierender Prozesse kann mit ins Kalkül gezogen werden, daß mit der Resektion im we-

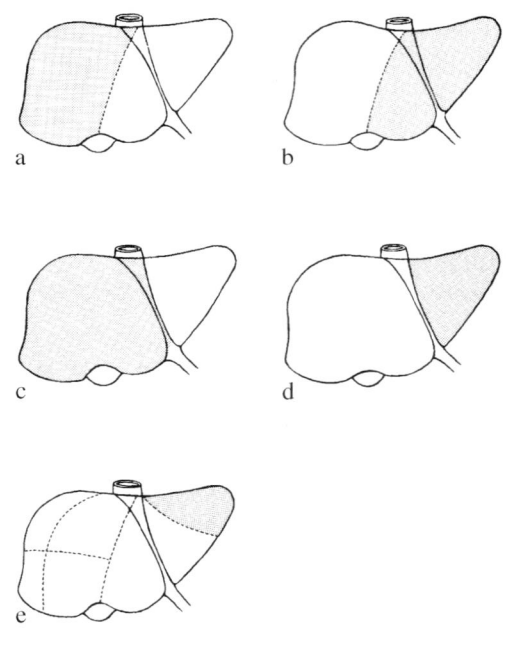

*Abbildung 6-177:* Segmentorientierende Leberresektionen.
a. Hemihepatektomie rechts. b. Hemihepatektomie links.
c. Erweiterte Hemihepatektomie rechts (sog. trisegmentectomy). d. Linkslaterale Lobektomie (bisegmentectomy).
e. Segmentektomie II.

sentlichen nicht funktionierendes Gewebe und damit nur ein relativ kleiner Anteil der bestehenden Gesamtfunktion entfernt wird.

## 8.3.1 Operationstechnik

Der Zugang erfolgt in der Regel durch einen queren Oberbauchschnitt, der triangelförmig nach median zum Xiphoid verlängert wird. Wir wählen auch zu Eingriffen an den dorsalen Segmenten VII und VIII den rein abdominalen Zugang. Die perioperative Antibiotikaprophylaxe wird mit einem gallegängigen Cephalosporin systemisch durchgeführt.

Drei Elemente bilden die Grundpfeiler der operativen Technik: die Hiluspräparation, das Auslösen der Leber aus ihrer Fixation und die Technik der Dissektion des Lebergewebes.

*Hiluspräparation*
Die Situation am Hilus muß immer geklärt werden (Abb. 6-178). Das kleine Netz wird eröffnet; durch Palpation läßt sich der Verlauf der arteriellen Versorgung klären. Verdächtige Lymphknoten werden entnommen, oft genug ist die Schnellschnittuntersuchung unerläßlich. Die jeweiligen Gabelungen der A. hepatica, der V. portae sowie des Ductus choledochus werden freidisseziert und dargestellt (Abb. 6-179). Entsprechend den Resektionsgrenzen werden die Ligaturen und Absetzungen durchgeführt. Damit werden die suffiziente Versorgung der verbleibenden Lebersegmente sowie blutsparende Resektionen gewährleistet. Folgt man den Segmentaufteilungen der Gefäße nicht, verbleiben minderdurchblutete (Arterien, Pfortader) oder gestaute (Lebervenen) Areale, die zu Nekrosen, Abszessen und Fisteln führen.

Die Freilegung des Hilus erlaubt auch das sog. Pringle-Manöver, bei dem mit einer Gefäßklemme oder einer Tourniquet-Drosselung die Leberdurchblutung für die Dauer der Resektion gestoppt wird. Dies ist in Normothermie ohne nennenswerte negative Folgen für 30 Minuten möglich. Überschreitet die Unterbrechung der Leberdurchblutung 45 Minuten, so sollten 500 mg Cortison, nach 60 Minuten Ischämie 1000 mg Cortison i. v. gegeben werden, um das Reperfusionsödem zu coupieren. Zusätzlich kurzzeitige weitere Unterbrechungen sind möglich, wenn die Leberdurchblutung für etwa 10 Minuten wieder etabliert worden war.

*Mobilisation der Leber*
Eine regelrechte Resektion in den mittleren Leberabschnitten ist nur nach Mobilisation des Leberoberrandes zu den Lebervenen möglich. Für Resektionen im Bereich der rechten Leber muß die

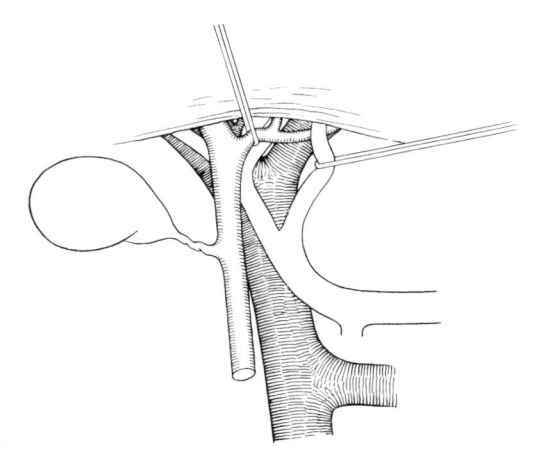

*Abbildung 6-178:* Hiluspräparation. Je nach Lage der Resektion werden die Hilusstrukturen (Choledochus bzw. Ducti hepatici), A. hepatica (bzw. dextra und sinistra) sowie die Pfortader (mit rechtem und linkem Ast) dargestellt. Für das Pringle-Manöver werden alle diese Strukturen nach Öffnung des kleinen Netzes umfahren und abgeklemmt.

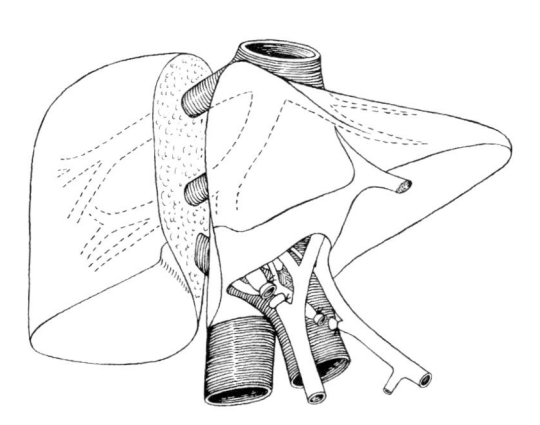

*Abbildung 6-179:* Zur rechtsseitigen Hemihepatektomie werden die A. hepatica dextra, der rechte Ductus hepaticus, danach der rechte Pfortaderast abgesetzt.

gesamte Leber aus dem Retroperitoneum mobilisiert werden (Abb. 6-180). Erst wenn die V.cava aus dem rechten Retroperitoneum freigelegt ist, können genügend sichere rechtsseitige Resektionen durchgeführt werden. Kleine atypische Lebervenen, die durchtrennt werden müssen, werden immer mit feinem Nahtmaterial (6–0 Prolene, 5–0 Prolene) umstochen, da Ligaturen an der V.cava bei der weiteren Präparation leicht abgleiten. Die Nebenniere mit ihrer großen drainierenden Vene wird geschont. Auch an der rechten Leber ist es von Vorteil, wenn vor der Dissektion die rechte Lebervene angeschlungen oder ligiert werden kann. Dies gelingt jedoch nicht so häufig wie bei der Darstellung der linken Lebervene (Abb. 6-181).

### Dissektionstechnik und Blutstillung

Die Dissektion durch das Lebergewebe soll das Absetzen und die Darstellung der intrahepatischen Gefäß- und Gangstrukturen gewährleisten. Nur so können diese mit Clip, Ligatur oder Umstechungen (4–0 Maxon, 5–0 Prolene) sicher versorgt werden. Sie wird stumpf mit geschlossener oder nur leicht geöffneter Schere durchgeführt. Besser gelingt die Dissektion mit dem Ultraschallmesser (Cusa-Gerät) (Abb. 6-182). Hiermit läßt sich umso vorteilhafter arbeiten, je fester, fibrotischer oder zirrhotischer das Lebergewebe ist.

Der Blutverlust während der Resektion ist durch das Absetzen der entsprechenden hilären Gefäße bzw. durch das Pringle-Manöver bereits minimalisiert. Häufig und leicht bluten die Lebervenen. Hier ist die enge Zusammenarbeit mit der Anästhesie notwendig und hilfreich, da zu hohe Drucke vor dem rechten Herzen zu Blutungen führen und vermieden werden sollten. Bei der Präparation entlang der großen Lebervenen ist die Blutstillung mit Clips gelegentlich unzureichend. An den außerordentlich dünnen Gefäßwänden muß dann mit 6–0 Prolene umstochen werden. Sowohl an den Ostien der großen Venen als auch beim Absetzen eines Pfortaderastes wird eine bessere Versorgung meist mit fortlaufender Naht und nicht mit einfa-

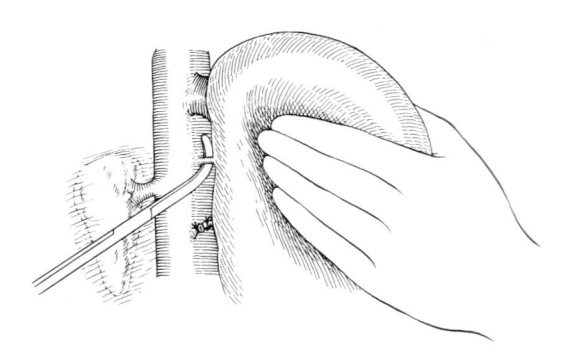

*Abbildung 6-180:* Mobilisation der rechten Leber aus dem Retroperitoneum. Kleine atypische Lebervenen werden sorgfältig mit feinem Nahtmaterial umstochen und abgesetzt. Nach der Hiluspräparation kann für die rechtsseitige Hemihepatektomie auch die rechte Lebervene möglicherweise angeschlungen werden. Für die linksseitigen Resektionen kann die linke Lebervene fast in allen Fällen umschlungen und als intraoperative Blutungsquelle ausgeschaltet werden.

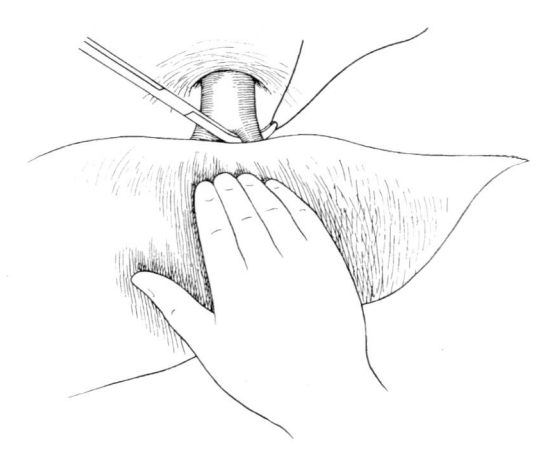

*Abbildung 6-181:* Darstellung der linken Lebervene.

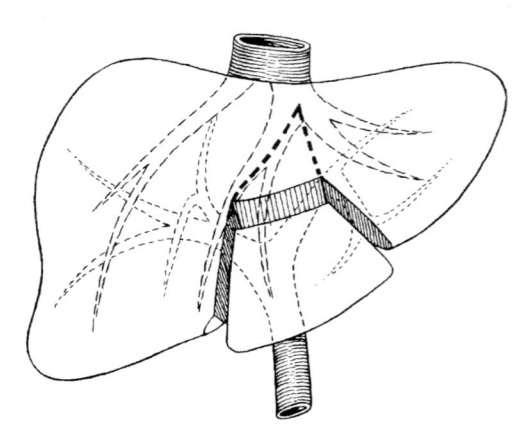

*Abbildung 6-182:* Segmentoriertierte Segment-IV-Resektion bzw. distale Hemisegmentektomie IV.

cher Umstechungsligatur erreicht. Kleine Lecks aus Hepatikus-Ästchen zeigen sich durch leichte umgebende Gelbfärbung an. Peinlich genau muß jeweils umstochen werden.

Nach Möglichkeit vermeiden wir die Koagulation an der Resektionsfläche. Besser wird diese mit Fibrin versorgt. Es wird aufgetragen, kurz bevor die Durchblutung wieder freigegeben wird. Hiernach muß für eine ausreichende Zeit (bis 5 Minuten) komprimiert werden. Die Blutstillung gelingt dann weit effektiver, als wenn sofort mit der Versorgung von Blutungen begonnen wird. Alle dann noch bestehenden Blutungen müssen aber auf jeden Fall sehr subtil gestillt werden. Der Erfolg der Leberchirurgie ist ganz wesentlich mit einer guten Hämostase verknüpft.

In der Regel wird ober- und unterhalb der Resektion subphrenisch und subhepatisch eine Drainage plaziert und der Situs mit Chloramin gespült.

### 8.3.2 Atypische Resektionen

*Atypische Resektionen* sollten nur bei kleineren Exzisionen oberflächlich liegender Herde vorgenommen werden. Die Blutstillung kann hier eher mit Infrarot-Koagulation erfolgen. In der Regel schließen wir diese Defekte aber mit durchgreifenden 2–0 oder 3–0 Vicryl-Nähten.

Gutartige Tumoren wie Adenome, fokal noduläre Hyperplasien oder Hämangiome lassen sich mit ihrer feinen Kapsel fast immer gut ausschälen. Ganz besonders subtil muß aber bei Absetzen der mitunter sehr großen versorgenden Gefäße vorgegangen werden.

Echinokokkuszysten sind Pseudozysten ohne eine anatomische Kapsel. Eine Perizystektomie ist demnach keine Ausschälung, sondern eine ausgedehnte «atypische» Resektion in oft diffus stark blutendem Gewebe. Wenn es die Lokalisation der Zyste erlaubt, sind typische Resektionen zum Entfernen der Zyste mit weniger Blutverlust verbunden. Ein anderes, weniger belastendes, aber mit Spätkomplikationen behaftetes Verfahren ist die Hydatektomie (siehe dort).

Nicht für jede Resektion ist die intraoperative Sonographie notwendig. Die Bestimmung genügender Resektionsgrenzen bei Tumoren, die nahe an den großen Gefäßen liegen, ist allerdings ohne sie nicht möglich. Zuverlässig lassen sich mit ihr die Beziehung zu Lebervenen, Pfortaderästen oder größeren Gallengängen bestimmen.

### 8.3.3 Laparoskopische Eingriffe

Die Leber kann für minimal-invasive Eingriffe laparoskopisch gut exponiert werden. Die Plazierung der Trokare entspricht derjenigen wie bei Cholezystektomie (siehe dort). Für Eingriffe am linkslateralen Leberlappen (links der Falx) wird der Trokart im Epigastrium in die Mamillarlinie unterhalb des linken Rippenbogens plaziert. Der Trokart im rechten Unterbauch entfällt in der Regel. Für Eingriffe an den anterioren bzw. dorsalen Segmenten werden die Trokare entsprechend weiter rechts plaziert. Mit der Optik wird über das rechte Epigastrium eingegangen.

Indikationen sind videoskopisch gezielte Probepunktionen, atypische Exstirpationen kleinerer an der Oberfläche liegender Prozesse und insbesondere die Teilresektion großer kongenitaler Zysten. Transkutan ungünstig zu punktierende Leberabszesse können ebenfalls eine gute Indikation darstellen.

## 8.4 Kongenitale Zysten

Kongenitale Zysten der Leber sind häufig. In der Regel wurden sie zufällig sonographisch entdeckt und geben bereits bei dieser Untersuchung charakteristische Befunde. Sie sind glatt begrenzt ohne nennenswerten Randsaum und zeigen einen völlig echoarmen gleichmäßigen Inhalt (klare Flüssigkeit!). Große Zysten, die evtl. zur Resektion anstehen, werden zusätzlich computertomographisch abgeklärt. Auch hier ergeben sich dieselben charakteristischen Befunde mit glatter, feiner Begrenzung ohne dichten Randsaum und völlig homogenem, flüssigkeitsdichtem Inhalt (Abb. 6-183). Weitere kleine Zysten oder Hämangiome können zusätzlich bestehen. Anhand der beiden bildgebenden Verfahren ist die Differentialdiagnose zu soliden Tumoren, Hämangiomen, Blutungen und Echinokokkus leicht zu stellen. Die Differentialdiagnose ist schwierig gegenüber intrahepatischen Gallengangszysten. Diese weisen jedoch häufiger eine etwas dichtere Innenstruktur auf. Diese Differentialdiagnostik ist aber klinisch nicht

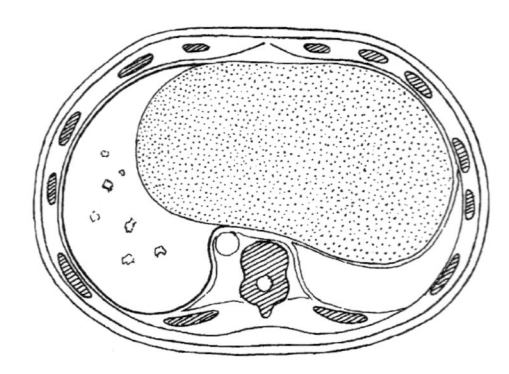

*Abbildung 6-183:* CT-Befund einer großen, linksseitig gelegenen kongenitalen Leberzyste.

sehr bedeutsam, da die Operationsindikation bei beiden Zysten gleich ist. Sie besteht nur bei den wenigen symptomatischen Zysten, die dann immer einen Durchmesser von mindestens 8 cm, meist aber mehr (bis zu Kopfgröße) aufweisen. Große Zysten erreichen praktisch immer die Leberoberfläche bzw. den Leberunterrand. In solchen Fällen wird heute laparoskopisch die Entdachung der Zyste durch Resektion der zugänglichen Zystenwand und die anschließende Koagulation der intrahepatisch verbleibenden Anteile durchgeführt. Wir legen bei diesen großen Zysten eine Robinson-Drainage ein und entfernen sie je nach Sekretionsmenge nach dem 1. bis 3. postoperativen Tag. Ein nennenswertes Operationsrisiko besteht bei einem solchen Eingriff nicht, deshalb kann die Indikation heute großzügiger gestellt werden. Auch eine Schwangerschaft beeinflußt die Indikationsstellung nicht. Es werden nur wirklich große Zysten reseziert, diese aber dann möglichst schon in der ersten Hälfte der Schwangerschaft. Das früher bestehende Rezidivrisiko nach Teilresektion besteht nach den bisherigen Ergebnissen mit der laparoskopischen Technik nicht. Möglicherweise spielt hierbei die $CO_2$-Exposition der inneren Zystenwand eine Rolle. Bestehen mehrere «solitäre» Zysten, so können diese bedenkenlos belassen werden. Zysten, die vollständig im Leberparenchym liegen, sind praktisch immer nur Zufallsbefunde. Sie sind nicht symptomatisch, sind nicht durch evtl. externe Einwirkung rupturgefährdet und werden nicht reseziert. Sonographische und computertomographische Kontrollen drei bis sechs Monate nach Aufdeckung zeigen eine evtl. Progredienz auf. Fehlt diese, so lassen sich Patient und Hausarzt beruhigen, und es sind nur noch Kontrollen in großen Abständen notwendig.

Eine Sonderform besteht bei polyzystischer Erkrankung der Leber (Caroli-Syndrom). Die Leber ist durchsetzt von kleinen und größeren Zysten. Erstaunlicherweise ist die Leberfunktion des Restparenchyms auch bei ausgedehnten Befunden fast immer normal. Häufig sind auch andere Organe, vorzugsweise die Nieren, zystisch verändert. Anders als bei solitären Zysten bestehen etwas häufiger Symptome wie Druckgefühl im Oberbauch, Spannungsgefühl unter dem rechten Rippenbogen, passagere leichte ikterische Zustände. Bei Vorliegen von Symptomen ist sorgfältig auszuwählen, welche der größten Zysten evtl. laparoskopisch angegangen werden kann. Der Operationserfolg ist meist nur vorübergehend, und durch Volumenzunahme anderer Zysten entstehen ähnliche Symptome wieder. Die evtl. inzidentielle Ruptur einer Zyste stellt unseres Erachtens kein bedrohliches Ereignis dar. Über die Peritonealhöhle wird der Zysteninhalt resorbiert. Eine portale Hypertension besteht extrem selten. Punktionen einzelner Zysten führen nur zu vorübergehender Entlastung und in der Regel zum Rezidiv.

## 8.5 Leberkarzinom

Primäre Karzinome der Leber sind im Erwachsenenalter das hepatozelluläre Karzinom (HCC), das cholangiozelluläre Karzinom (CHCC), im Kindesalter das Hepatoblastom. Hepatozelluläre Karzinome sind den Hepatozyten zugeordnet, eine prognostisch günstige Sonderform ist das fibrolamelläre Karzinom. Cholangiozelluläre Karzinome sind den Gallengangsepithelien zugeordnet. Beide Karzinome sind in Asien und Afrika häufig, in manchen Regionen sogar das häufigste abdominale Malignom. Bei uns hat der Tumor eine Inzidenz von 0,1–0,2%. Zirrhose aller Ätiologie, postnekrotische (Alkohol), posthepatische (HBV, HBC), postmetabolische (Hämochromatose, Alpha-1-Chymotrypsin-Mangel) sowie primär biliäre oder immunologische (Autoimmun-Hepatitis) Formen sind weltweit klare Risikofaktoren. Molekularbiologisch führen Zellnekrose und Regeneration zu einer «stepwise» Karzinogenese.

70–80% der primären Leberkarzinome sind hepatozelluläre Karzinome. Makroskopisch zeigen sie unterschiedliche Wachstumsformen: umschrieben solitär, mit landkartenähnlicher Ausbreitung oder multizentrisch diffus nodulär. Im chirurgischen Krankengut ist die resektable erste Form am häufigsten, oft mit einer deutlichen Kapsel umgeben. Dieses Erscheinungsbild ist für den fibrolamellären als den am höchsten differenzierten Typ geradezu charakteristisch. Das Leberzellkarzinom bricht ähnlich wie das Hypernephrom intravasal ein und bildet Tumorthromben in Pfortader- oder Lebervenenästen, jedoch nicht von gleicher Größe.

### 8.5.1 Symptome und Diagnostik

Symptome entstehen spät oder nur durch die Tumorgröße. Es sind tastbarer Tumor, Schmerzen im rechten Oberbauch, Gewichtsverlust und Abnahme der Leistungsfähigkeit. Bei zirrhotischen Patienten kann eine plötzliche Zunahme des Aszites imponieren. Häufig werden allerdings asymptomatische Tumoren durch Sonographie entdeckt. Zirrhotische Patienten sollten wegen des Tumorrisikos regelmäßig sonographisch kontrolliert werden. Mit der Bestimmung des Alpha-Feto-Proteins (AFP) haben wir einen Tumormarker, der bis zu 80% sensitiv ist. Ist er positiv, kann eine Feinnadelpunktion des Tumors unterbleiben, die sonst die Diagnose sichert. Wichtiger ist dann die Punktion des gesunden Lebergewebes zur Abschätzung des perioperativen Risikos durch evtl. vorhandenen Parenchymschaden der Restleber.

Zur präoperativen Diagnostik ist das Computertomogramm unerläßlich. Häufig genug kann jedoch erst intraoperativ über die Resektabilität bzw. Kurabilität entschieden werden. Das gilt insbesondere für Zirrhotiker. Stets muß bei diesen Patienten sorgfältig die Funktion der Leber evaluiert und abgewogen werden. Hierfür sind unter den Synthese-Parametern die Bestimmung des Spontan-Quick, des Faktor V und des Ammoniak-Spiegels prognostisch besonders bestimmend. Verläßliche Parameter zur Einschätzung der Gesamtfunktion und damit zu erwartenden Restfunktion fehlen allerdings nach wie vor. In allen größeren Studien ist die beschriebene Operationsletalität fast ausschließlich durch diese Risiko-Patienten mit Zirrhose oder Fibrose und ungenügender Restfunktion bedingt.

### 8.5.2 Therapie

Die einzige kurative Therapie ist die chirurgische. Bei gesunder Restleber können ausgedehnte Resektionen durchgeführt werden. Ein Sicherheitsabstand von mindestens 1 cm im Gesunden ist für die Prognose bestimmend. In großen Studien werden günstige Ergebnisse stets auf die ausreichende lokale Radikalität bezogen. Zur Bestimmung ausreichender Resektionsgrenzen muß die intraoperative Sonographie verfügbar sein.

Selbstverständlich ist die Prognose auch vom Differenzierungsgrad, der Kapselbildung und der lokalen Ausbreitung abhängig. Tumoren mit einem Durchmesser bis 5 cm sind prognostisch günstig anzugehen. Ein 5-Jahres-Überleben nach Resektion eines fibrolamellären Karzinoms beispielsweise kann in bis zu 90%, das eines hochdifferenzierten Tumors mit 50–60% erwartet werden. Die 5-Jahres-Überlebenszeit aller primären Leberkarzinome zusammen liegt bei 30% verglichen mit einer spontanen Überlebenszeit von bis zu sechs Monaten. Extrahepatische Lymphknotenmetastasen beispielsweise am Leberhilus schränken die Prognose erheblich ein. Ein solcher Befall muß daher vor Beginn der Resektion durch Schnellschnittuntersuchung ausgeschlossen werden.

Ungünstig ist die Prognose beim cholangiozellulären Karzinom. Weit häufiger liegen bei diesem Tumor ungünstige Differenzierung und bereits erfolgte Lymphknotenmetastasierung vor. Schwierigkeiten bietet auch bereits präoperativ die diagnostische Abklärung. Anders als beim hepatozellulären Karzinom kann anhand der Histologie (Adeno-Karzinom!) nicht sicher von anders lokalisierten Primärtumoren (z. B. Gallenblase, Choledochus, evtl. sogar Gastrointestinal-Trakt, Pankreas) abgegrenzt werden.

In Anbetracht von nur bedingt verfügbaren Spenderorganen wird heute in der Regel wegen eines hepatozellulären Karzinoms allein nicht mehr transplantiert, obwohl in vielen Zentren die am längsten überlebenden Patienten wegen einer solchen Tumorerkrankung transplantiert wurden. Bei einem Karzinom in einer zirrhotischen Leber wird dagegen durch Transplantation nicht nur der Tumor, sondern auch die Zirrhose mit ihren Begleitfolgen behoben. Nach wie vor besteht bei einer solchen Konstellation die Indikation zur Transplantation. Liegt ein «kleines Karzinom» (bis 5 cm Größe) für eine Resektion mit geringem Parenchymverlust günstig, so steht diese als sorgfältig erwogene Indikation in Konkurrenz zur Transplantation.

*Chemoembolisation*
Als – in Einzelfällen sogar kurative – Therapiemöglichkeit hat sich die Chemoembolisation etabliert. Sie kann radiologisch interventionell über einen transfemoralen Zugang durchgeführt werden. Zur Etablierung der lokalen Tumorischämie werden heute Lipiodol® in – nachfolgender – Kombination mit Gelfoam®, zur Zytostase Doxirubicin, Cisplatin und Mitomycin verwendet. Letzteres entwickelt sicher lokal die höchste Zelltoxizität. Neuerdings steht zur Diskussion, ob nicht – wie beispielsweise für Karzinoidmetastasen – die Zellischämie allein der maßgebende Teil der Therapie ist.

*Alkohol-Injektion*
Ein palliatives Verfahren ist Alkohol-Injektion. Hierbei werden 5–20 ml 25 %iger Alkohol ultraschall- oder CT-gesteuert in den Tumor injiziert. Dieses Verfahren kann selbstverständlich auch am offenen Situs vorgenommen werden, falls sich bei der Laparotomie ein inoperabler oder inkurabler Befund herausstellt.

### 8.5.3 Hepatoblastom

Dieser Tumor des Kindesalters tritt häufig schon im Alter bis zu 2 Jahren auf. Er fällt symptomatisch durch die große Tumormasse im rechten Oberbauch auf; die Diagnose wird durch Feinnadelpunktion gestellt. Heute werden diese Tumoren der Chemotherapie mit evtl. nachfolgender Resektionsbehandlung zugeführt.

## 8.6 Sekundäre Lebermalignome

Die Leber ist häufiger Metastasierungsort für das kolorektale Karzinom. Während auch andere Primärtumoren wie Magen-, Pankreas-, Mamma-, Ovarial- und Nierenkarzinom in die Leber metastasieren, besteht nur bei Metastasen des kolorektalen Karzinoms, seltener des Hypernephroms und eines Karzinoids die Indikation zur Resektionsbehandlung. Auch diese nur, falls es sich um solitäre, sogenannte singuläre (eng beieinander liegend und anatomisch gut resektabel) oder bis zu drei resektablen Metastasen handelt. Unter diesen Kautelen ergibt die Resektion allerdings erneut eine 5-Jahres-Überlebensrate von 30 %, rezidivfrei von 20–25 %. Die Resektion solitärer Metastasen anderer Tumoren (Mamma, Magen, Ovar, Pankreas) verbessert die Überlebensrate nicht.

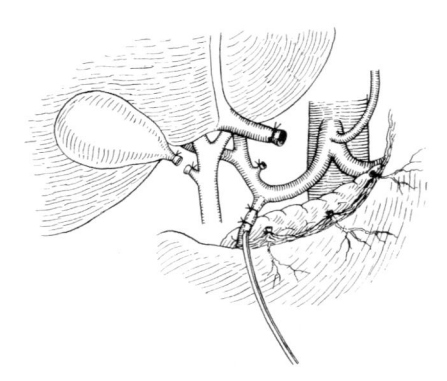

*Abbildung 6-184:* Implantation eines Arteria-hepatica-Katheters mit subkutanem Port zur regionalen Chemotherapie. Wegen der Gefahr der zytostatischen Magenwand- bzw. Gallenblasennekrose werden die A. gastrica dextra und die Gallenblase abgesetzt.

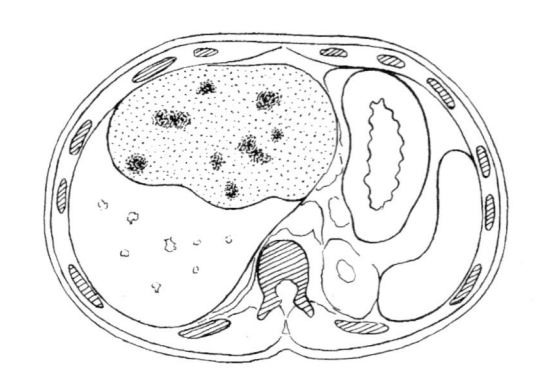

*Abbildung 6-185:* Computertomographisches Bild eines großen kavernösen Hämangioms der linken Leberhälfte.

In der Regel werden die Leberherde im Rahmen der Nachsorge entdeckt. Nur etwa 5% der Metastasen erfüllen die Resektionskriterien und können mit Aussicht auf erneute Kuration chirurgisch angegangen werden. Diese ist nicht mehr erreichbar, wenn bereits extrahepatische Metastasen vorhanden sind.

Zur Resektionsbehandlung prognostisch günstige Kriterien sind späte Manifestation der Metastasen, das Vorliegen eines Primärtumors im WHO-Stadium I oder II (entsprechend Dukes A oder B), das Vorliegen bis zu drei Metastasen, niedriger Malignitätsgrad. Ungünstig ist vice versa, wenn der Primärtumor bereits im Stadium III (Dukes C) war oder von schlechter Differenzierung. Für den Chirurgen von besonderer Bedeutung ist der notwendige Sicherheitsabstand bei der Resektion. Fällt dieser geringer als 1 cm aus, so wächst die Wahrscheinlichkeit eines Rezidivs und damit der Inkurabilität. Ein genügender Abstand vom Tumor soll deshalb unbedingt erreicht werden. Dies ist aber bei nahe an den großen Lebervenen gelegenen Herden evtl. nur mit Hilfe des intraoperativen Ultraschalls möglich. Selbstverständlich geht das Allgemeinrisiko des Patienten bei der Indikationsstellung zur Resektion besonders ein. Heute werden Resektionen mit einer perioperativen Letalität von 1–3% durchgeführt.

Synchron mit dem Primärtumor vorliegende Metastasen werden simultan reseziert, falls der kolorektale Tumor sicher reseziert und die Metastase durch einfache Resektion (Segmentektomie, atypische Resektion) entfernt werden kann. Im Zweifelsfall sollte die Resektion als zweizeitiges Vorgehen in einem Abstand von drei Monaten durchgeführt werden. Das gilt insbesondere, wenn größere Resektionen notwendig sind. Wenn die Entfernung einer Lebermetastase in Erwägung gezogen wird, muß der Primärtumor immer radikal und durch ein regelrechtes Resektionsverfahren entfernt werden.

*Regionale Chemotherapie*

Etwa 80% der kolorektalen Metastasen sind auf die Leber beschränkt («isolierte Lebermetastasen»). Sind diese multipel und nicht resektabel, steht mit der regionalen Chemotherapie ein Behandlungsverfahren zur Verfügung, mit dem eine palliative Verlängerung der Überlebenszeit im Mittel auf zwei Jahre gegenüber einer geschätzten Spontanprognose von zehn Monaten zu erreichen ist. Regional an die Leber applizierte Zytostatika erreichen dort einen höheren Wirkungsgrad als bei systemischer Gabe, verlängern ihr gegenüber aber die Überlebenszeit nicht. Die Nebenwirkungen sind aber geringer, und die Lebensqualität wird als besser empfunden. Voraussetzung zur regionalen Chemotherapie ist eine auf die Leber beschränkte Metastasierung, d.h., extrahepatische Tumormanifestationen (lokoregionäres Rezidiv, paraaortale oder hiläre Lymphknotenmetastasen, peritoneale Absiedlungen) müssen ausgeschlossen sein.

Zur regionalen Chemotherapie stehen bei kolorektalen Metastasen Floxuridin (FUDR) und 5-Fluorouracil (5-FU) zur Verfügung, die durch ihren Einbau in den Zellstoffwechsel das Wachstum kolorektaler Malignomzellen hemmen.

Kombinationen mit Mitomycin C sind wirksamer, führen aber auch häufiger zu den typischen systemischen (z.B. Leukopenie), regionalen (nekrotisierende Cholezystitis, Antrum- und Duodenumerosionen, Gastritis, sklerosierende Hepatitis) oder lokalen (Weichteilnekrosen um die Port-Tasche, Katheterperforation ins Duodenum) Nebenwirkungen und Komplikationen. Daher bietet die regionale Chemotherapie über einen chirurgisch gelegten Port-Katheter (Einbindung in die A. gastroduodenalis und Plazierung der Katheterspitze an die A. hepatica) mit der simultan durchgeführten Cholezystektomie und Unterbindung der A. gastrica dextra Schutz vor den Komplikationen an Gallenblase und im Antrum (s. Abb. 6-184).

Heute wird meist 5-FU in Kombination mit Folinsäure verabreicht (s. Kap. 7.5).

## 8.7 Benigne Lebertumoren

### 8.7.1 Hämangiom

Seit Einführung der Ultraschalldiagnostik werden Hämangiome als häufige Lebertumoren entdeckt. Kleinere liegen oft subkapsulär, große sind selten, können aber riesige Ausmaße annehmen und durch weiche Kompression auf die Hepatikusgabel oder den Magenausgang symptomatisch wirken. Es handelt sich im Erwachsenenalter immer um kavernöse Hämangiome. Sie bergen kein Malignitätspotential; Frauen sind häufiger betroffen als Männer. Kleine, subkapsuläre Hämangiome imponieren intraoperativ durch die darüberliegende Leberkapsel palpatorisch prallelastisch. Es sind aber weich-schwammige Gebilde, blutreich, aber nur mit geringem Durchflußvolumen. Hämangiome fibrosieren narbig in ihren zentralen Anteilen und geben damit im Ultraschall und im CT eine charakteristische, «flockige» Binnenstruktur (Abb. 6-185). Umgeben sind sie mit einer feinen, glatten Kapsel. Damit sind sie immer gut vom umgebenden Peberparenchym abgegrenzt. Dieses wird nie komprimiert, ohne anderweitigen Parenchymschaden sind die Funktionsparameter normal. Die Diagnose wird sonographisch und computertomographisch zuverlässig anhand der zarten, scharfen Begrenzung und den vom übrigen Parenchym abgrenzbaren, unregelmäßig fibrotisch bedingten Struktur-Dichteunterschieden gestellt. Im Kontrastmittel-CT reichern sich von der Peripherie her große Hämangiome unterschiedlich stark an.

Nur extrem große oder – ebenso selten – symptomatische Hämangiome werden operativ entfernt. In allen Lokalisationen lassen sie sich entlang ihrer feinen Kapsel leicht ausschälen, allenfalls geringe Parenchymanteile müssen beim Eingehen auf den Tumor oder beim Absetzen in der Tiefe atypisch mitreseziert werden. Große Exzisionshöhlen werden kurzfristig drainiert.

### 8.7.2 Adenom

Der Tumor ist selten. Er betrifft weit überwiegend Frauen im Menstruationsalter und solche, die Kontrazeptiva einnehmen. Daher wird ätiologisch ein hormonaler Zusammenhang diskutiert. Aber auch bei Frauen ohne Kontrazeptiva und bei Männern kommt der Tumor vor. In der Regel ist er solitär, selten bestehen zwei oder drei Adenome. Es bleibt umstritten, ob der Tumor als Präkanzerose angesehen werden soll; Leberzelldysplasien als möglicher intermediärer Schritt zur Karzinogenese werden beschrieben. In etwa 3 % wird über maligne Entartung berichtet. Möglicherweise wird die Abgrenzung aber schon makroskopisch-morphologisch erreicht, da maligne Leberzellkarzinome (Hepatome) als hochdifferenzierte Tumoren eine weit weniger extreme Vaskularisation aufweisen als das typische Adenom.

Meist wird der Tumor als Zufallsbefund entdeckt. Große Adenome können zu Druckgefühl im rechten Oberbauch führen. Schockereignisse durch «innere» Tumorblutungen oder Rupturen – praktisch immer während der Menstruation – treten auf.

Sonographisch und computertomographisch läßt sich eine runde, scharf begrenzte, solide Raumforderung typischerweise bei Frauen im gebärfähigen Alter darstellen. Die Artdiagnose wird im Angio-CT (dynamisches CT) gestellt, bei dem eine sofortige Anflutung des intravenös verabreichten Kontrastmittels nachgewiesen wird. Dieses wird ebenso rasch wieder ausgewaschen, und Fehldiagnosen sind bei zu spät angefertigten Aufnahmen häufig. Die Angiographie oder das Magnetresonanz-Tomogramm lassen diesen hochvaskularisierten Tumor von malignen Prozessen besonders leicht abgrenzen. Angiographisch zeigt sich der kugelförmige Tumor mit großen, die Kapsel umspannenden Gefäßen. Beide Verfahren sind aber bei gut durchgeführter CT-Diagnostik nicht mehr notwendig. Differentialdiagnostisch muß eine fokal noduläre Hyperplasie (FNH) abgegrenzt werden, die makroskopisch schon nicht so streng kugelförmig und häufiger multipel imponiert. Die diagnostische Abgrenzung gelingt immer anhand des Leber-Szintigramms (Hepato-Bida), welches keine Anreicherung im Bereich des Tumors erkennen läßt, da die Adenomzellen keine hepatozytäre Funktion aufnehmen.

Auf Grund der nicht absolut sicheren Dignität und der möglichen Blutungskomplikationen besteht unseres Erachtens die Indikation zur chirurgischen Therapie, sicher aber vor und in einer Schwangerschaft. Der Tumor läßt sich ohne größeren Parenchymverlust aus der Leber ausschälen und entfernen. Allerdings muß der subtilen Präparation, der Versorgung und Unterbindung der außerordentlich starken zu- und abführenden Gefäße große Aufmerksamkeit gewidmet werden. Sehr große Adenome haben stärkere arterielle Äste als diejenigen, die zum Parenchym der entsprechenden Leberhälfte führen. Im allgemeinen müssen keine Parenchymanteile mitreseziert werden. Die linkslaterale Lobektomie kann aber ein rascheres Operationsverfahren sein als die Ausschälung eines in den linkslateralen Segmenten lokalisierten Adenoms.

### 8.7.3 Fokal-noduläre Hyperplasie (FNH)

Der Tumor kommt bei Frauen neunmal häufiger als bei Männern vor. Eine hormonelle Ätiologie wurde diskutiert, ließ sich aber in der Kausalkette nicht sicher verifizieren. Orale Kontrazeptiva sollen nicht nur in Genese und Progression eine Rolle spielen, sondern nach Absetzen auch zu einer Regression führen. Wir haben dies in keinem Fall beobachten können, dennoch wird man vor einer evtl. Operation Kontrazeptiva absetzen und ein abwartendes Intervall einschalten. Der Tumor entartet nicht maligne. Er ist umschrieben, eine feine kapsuläre Begrenzung kann, muß aber nicht immer vorhanden sein. Sowohl das Sonogramm als auch das CT zeigen entsprechend gut begrenzte, solide Strukturen, oft zentral inhomogen mit wechselnden Dichten, die durch Fibrosierungen und Narben zustande kommen. Die FNH nimmt weniger rasch Kontrastmittel auf als das Adenom, ist gut durchblutet und ist wie jenes mit kräftigen zu- und abführenden Gefäßen versehen. Makroskopisch sind seine Strukturen am aufgeschnittenen Präparat charakteristisch sternförmig ausgerichtet.

Die Differentialdiagnose zum Adenom bzw. zum hepatozellulären Karzinom gelingt szintigraphisch. Der Tumor nimmt verzögert Aktivität auf, in Spätaufnahmen ist eine ebenfalls verzögerte Aktivitätsabgabe («trapping») sichtbar.

## 8.8 Echinokokkus

### 8.8.1 Epidemiologie, Pathogenese

Der Erreger ist der Hunde- bzw. Fuchsbandwurm. Die Eier der Bandwürmer (Taenia echinokokkus) werden von Pflanzenfressern aufgenommen, penetrieren die Darmwand des oberen Intestinum und dringen über den Hilus in die Leber ein. Weitere Verschleppung in Lunge oder andere Organe finden zu 20–20 % statt. In den Organen des Zwischenwirtes bilden die Bandwurmfinnen Hydatidenzysten aus. Diese sind zystisch und mehr im Parenchym gelegen bei E. granulosus-Befall (Hundebandwurm), bläschenförmig und an den zentralen Hilusstrukturen lokalisiert bei E. multilocularis (Fuchsbandwurm).

Die Schafzuchtgebiete der Mittelmeerstaaten, aber auch Australiens und Südamerikas sind die epidemiologischen Resevoire des E. granulosus. Die Epidemiegebiete des ungleich selteneren E. multilocularis liegen in der nördlichen Hemisphäre, in Ostsibirien, Sachalin, Alaska, in Deutschland in der Schwäbischen Alb und der Mark Brandenburg. Betroffen werden Wiederkäuer (z.B. Schafe) oder Nagetiere (z.B. Ratten, Mäuse), deren Zysten von Carnivoren wieder aufgenommen werden. Über den Kontakt mit infizierten Hunden bzw. Genuß von (ungewaschenen) Waldbeeren fungiert der Mensch als zufälliger Zwischenwirt.

Die Hydatidenzysten nehmen nur langsam an Größe zu und fallen klinisch häufig erst im frühen Erwachsenenalter auf. Innen sind die Zysten von einer Keimschicht ausgekleidet, von der Protoskolices ins Zysteninnere abwachsen. Sie können Tochterzysten in der Hauptzyste oder bei mechanischer Verschleppung neue Zysten in Körperhöhlen und anderen Organen ausbilden.

Die Echinokokkuszyste ist zwar von einer gelartigen Grenzschicht umgeben, sie wächst aber destruierend ins Parenchym und ist demnach keine Zyste im eigentlichen Sinne. Gefäßstrukturen werden erst später zerstört, dadurch ergibt sich die Möglichkeit einer kanalikulären Invasion. Im Trägerorgan ist die «Zyste» umgeben von einer mehr oder minder breiten Zone mit allen Zeichen einer reaktiv-entzündlichen Reaktion bis hin zur Kalzifikation. Für den E. multilocularis ist zentral stenosierendes und konstrigierendes Wachstum typisch.

### 8.8.2 Diagnostik

Im Sonogramm, CT und NMR fallen die zystischen Gebilde mit wechselnd dichtem Inhalt sowie der unscharfen «infiltrativen» Wandbegrenzung bereits als typischer Befund auf (Abb. 6-186). Die Erkrankung kann serologisch mit großer Sicherheit nachgewiesen, differentialdiagnostisch sogar zwischen beiden Echinokokkusformen unterschieden werden. Mit den bildgebenen Verfahren ist der Nachweis des F. multilocularis schwieriger. Die zystischen Veränderungen sind wesentlich kleiner konfiguriert, die infiltrativen Veränderungen sitzen vorwiegend zentral und reichen entlang der Gefäßscheiden in die Leber. Entsprechend dieser Lokalisation imponieren im Spätstadium häufig Dilatationen der Gallenwege infolger zentraler Abflußbehinderung.

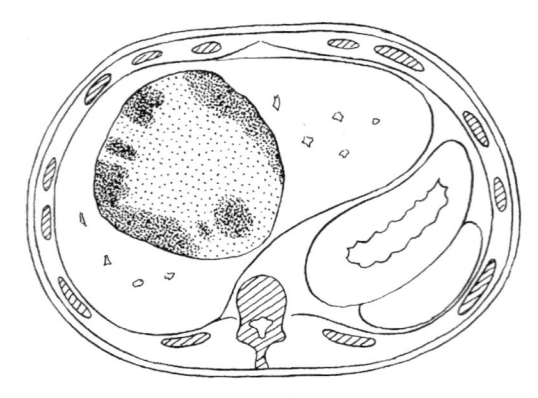

*Abbildung 6-186:* Typisches CT-Bild einer Echinococcuszyste in der mittleren Leber. Therapie: Hydadektomie.

### 8.8.3 Therapie

Die klinische Inzidenz der Echinokokkose hat in den letzten Jahren deutlich abgenommen. Möglicherweise ist die Durchseuchung in den Mittelmeerstaaten geringer geworden. Zusätzlich steht mit Albendazol ein wirksames Antihelmintikum zur längeren Einnahme zur Verfügung, welches nun auch gut verträglich ist. Größere Zysten und solche, die an die Leberkapsel heranreichen, werden dennoch wegen der Verschleppungs- und Rupturgefahr operativ entfernt. Eine eventuelle Größenzunahme unter konservativer Therapie kann sonographisch kontrolliert werden und ist ebenfalls eine Indikation zur operativen Entfernung. Die Abtötung der Scolices in den Zysten gelingt durch die konservative Therapie nicht oder nur über sehr lange Zeiträume. Offensichtlich kann der E. multilokularis konservativ besser beherrscht werden, möglicherweise auf Grund der geringeren «Diffusions»-Strecke. Operativ können die Zysten durch Hydatektomie, Perizystektomie oder durch typische Leberresektionen entfernt werden.

*Hydatektomie*
Dies ist das Verfahren mit der geringsten Mortalität. Nachteilig sind eventuell langdauernde Katheter- und Drainagefistelungen aus der Restzyste. Entfernt wird der gesamte Zysteninhalt mit Scolices, Tochterzysten und der Germinalschicht. Sorgfältig wird die Zyste zum Abdomen hin abgedeckt (cloramingetränkte Tücher!), um jeden möglichen Kontakt der Scolices mit der Bauchhöhle zu vermeiden. Befürchtet wird nicht nur die direkte Verschleppung, sondern auch heftige anaphylaktoide Reaktionen. Ein kräftiger Sauger muß zur Verfügung stehen. Um ihn einzubringen, erfolgt eine kleine Eröffnung an der Zystenvorderwand, der Inhalt wird abgesaugt. Hiernach wird die Öffnung erweitert und die leere Zyste mit Cloramin 0,5 %ig (Deutschland, Österreich) oder Cetrimide 1 bis 1,5 %ig (Schweiz, USA) ausgespült. Spülungen mit Formalin, Alkohol und hochprozentig hypertoner Kochsalzlösung sind heute obsolet, da sklerosierende Cholangitiden verursacht werden, wenn Kontakt mit eröffneten Gallengängen bestand. Sollten sich solche bei eröffneter Zyste durch Gallesekretion bemerkbar machen, wird von der Zyste aus übernäht. Wir drainieren in der Regel.

*Perizystektomie*
Mit diesem Verfahren werden größere Zysten entfernt, die gut erreichbar sind und nicht an die großen zentralen Gefäßstrukturen reichen. Die Perizystektomie entspricht einer atypischen Resektion. Da in mehr oder weniger reaktiv entzündlichem Gewebe diseziiert wird, ist der Blutverlust nicht gering. Der Vorteil besteht in der kompletten Entfernung aller Zystenanteile ohne Eröffnung in einer sicheren Schicht. Die Perizystektomie sollte auch bei übergroßen Zysten angestrebt werden, da solche am ehesten nach Hydatektomie zu längeren Fistelungen neigen.

*Typische Leberresektion*
Sie bieten sich an für Zysten beispielsweise im linkslateralen Leberlappen. Für zentral gelegene Zysten muß häufig zusätzlich Lebergewebe geopfert werden, da beide Echinokokkusformen destruierend oder infiltrativ die Segmentgrenzen durchbrechen. Trotz insgesamt niedriger Operationsmortalität sind Blutverlust, Morbidität und auch das operative Risiko höher als nach Hydatektomie. Zudem liegt die Rezidivrate nach letzterem Verfahren unter der heutigen Albendazol-Therapie deutlich unter 10 %; darüber hinaus werden die Rezidive im allgemeinen konservativ oder interventionell gut beherrscht.

*Therapie des E. multilocularis*
Hydatektomie kommt bei diesem Echinokokkus-Typ nicht in Frage. Solange wie möglich soll kon-

servativ behandelt werden. Damit läßt sich auch in der Regel das Krankheitsbild beherrschen, zu mehr als 50% sogar definitiv heilen. Nur ausgeprägte und interaktable Verschlüsse zwingen zu Resektionen oder Drainageoperationen, noch seltener zur Transplantation.

# 9. Portale Hypertension

H. Stiegler

## 9.1 Anatomie

In der Pfortader vereinigt sich venöses Blut aus dem distalen Ösophagus, Magen-Darm-Trakt, Milz und Pankreas. Vier größere Venen führen das Blut der V. portae zu (Abb. 6-187): Vv. mesenterica sup. et inf., V. coronaria ventriculi und V. lienalis.

Die V. portae verläuft dorsal im Lig. hepatoduodenale, auf ihr ziehen der Ductus choledochus kaudal und die A. hepatica propria kranial. Unmittelbar vor dem Eintritt in die Leber teilt sich die V. portae in den rechten und linken Pfortaderast. Zahlreiche Varianten können das anatomische Bild erschweren. So kann die A. hepatica propria aus der A. mesenterica sup. entspringen, was in der Regel eine Kranialisierung der V. portae nach sich zieht. Nur eine subtile präoperative Gefäßdiagnostik und intraoperative Präparation hilft, Verletzungsmöglichkeiten zu vermeiden.

Die V. mesenterica sup. verläuft rechts der A. mesenterica sup., beide ziehen über das inferiore Duodenum und unterkreuzen das Pankreas. Dort nimmt die Vene die V. lienalis auf.

Die V. mesenteria inf. sammelt das Blut distal der linken Kolonflexur. Während sie im kaudalen Anteil in Nachbarschaft zur A. mesenterica inf. zieht, verläßt sie diese und unterkreuzt das Pankreas, bis sie sich retropankreatisch mit der V. lienalis vereinigt. Auch eine direkte Einmündung in die V. mesenterica sup. ist beschrieben.

Die V. coronara ventriculi verläuft kaudal der A. gastrica sin. und mündet hinter dem Pankreaskopf direkt in die V. portae. Auf Grund ihrer anatomischen Nähe zur Pfortader ist sie eine wichtige Kollaterale zu den Ösophagusvenen.

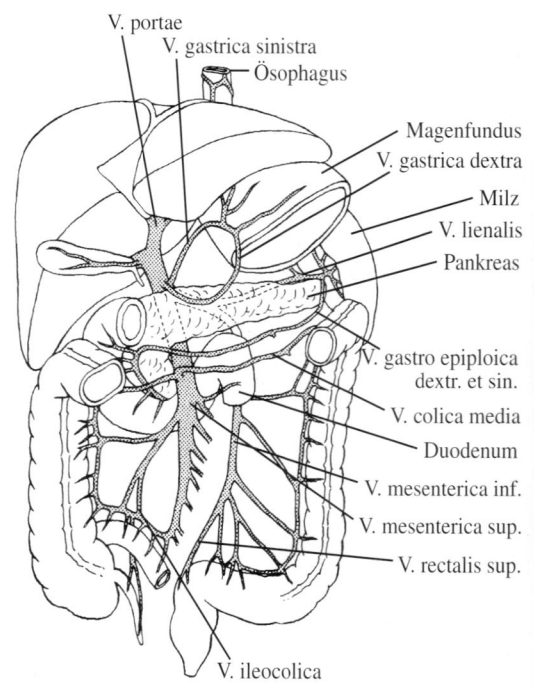

*Abbildung 6-187:* Anatomie des Pfortadersystems.

## 9.2 Ätiologie und Pathophysiologie

Eine Behinderung im Abstrombereich der Pfortader führt zu einer Erhöhung des Pfortaderdruckes von 5–10 cm $H_2O$ auf 20–30 cm $H_2O$ und mehr mit Fortleitung dieses Hochdruckes in die vorgeschalteten Venen.

Unterschieden werden:
- prähepatischer Block
- intrahepatischer Block
- posthepatischer Block.

Ursache des *prähepatischen* Blocks sind Erkrankungen im Versorgungsbereich der V. portae. So können Infektionen jeglicher Art über eine aszendierende Phlebitis zur Pfortaderthrombose führen. Besonders gefürchtet ist die im Babyalter auftretende Nabelveneninfektion, deren Defektausheilung 20 Jahre später nicht selten therapeutisch nicht beherrschbare Probleme schafft. Weitere Ursachen für einen prähepatischen Block sind: Tumorerkrankungen mit Gefäßkompression, paraneoplastisches Syndrom, spontane Thrombosen bei angeborenem Mangel antithrombogener Faktoren (z. B. AT III-Mangel, Protein C/S-Mangel, hier häufig tiefe Beinvenen und Sinusvenenthrombosen in der Anamnese), Trauma mit z. B. Intimadissektion, av-Kurzschlußverbindungen im Pfortaderstromgebiet. Seltenere Ursachen sind angeborene Gefäßanomalien.

Am häufigsten wird der Pfortaderhochdruck durch einen *intrahepatischen* Stop – meist verursacht durch eine Leberzirrhose – induziert. Hier wiederum ist in unseren Breiten meist ein langjähriger Alkoholexzeß verantwortlich, andere Ursachen sind: Hepatitiden, primär und sekundär biliäre Zirrhose, M. Wilson, Schistosomiasis, Sarkoidose u.a.m.

Ein *posthepatischer* Block, auch als Budd-Chiari-Syndrom bezeichnet, stört die venöse Drainage der Leber durch eine Abflußbehinderung der Lebervenen. Ursachen hierfür sind: Thrombosen (Koagulopathie), Tumoren, Traumen, kongenitale Anomalien.

Folge aller dieser Abflußbehinderungen ist ein portaler Hochdruck, der zur Ektasie des vorgeschalteten Venensystemes führt. Dieser Hochdruck induziert letztlich die Varikosis in Magen und Ösophagus, die zur lebensbedrohlichen Blutung disponiert. Bei 10 % der Zirrhosepatienten wird die Hypertension verschärft, da es über intrahepatische arterio-portale Kurzschlußverbindungen zur Einspeisung von arteriellem Blut in das Pfortadersystem kommt.

Im wesentlichen können sieben Umgehungskreisläufe entstehen (abhängig von der anatomischen Ausgangssituation und Art der Blockform) (Abb. 6-188): Rekanalisierung der V. umbilicalis vom linken Ast der V. portae mit Abfluß über die Vv. epigastricae (1), gastroösophageale Anastomosen, V. coronaria ventriculi (2), Anastomosen über die Vv. gastricae breves (3), Anastomosen zwischen Milz und V. renalis sin. (4), Kollateralen zwischen Milzkapsel und Vv. diaphragmaticae, diese finden sich auch auf der rechten Seite, ausgehend von der Leberkapsel (5), Kollateralen über die V. rectalis sup., med. und inf. (6), retroperitoneale Kollateralgefäße zum paravertebralen Plexus der V. cava (7).

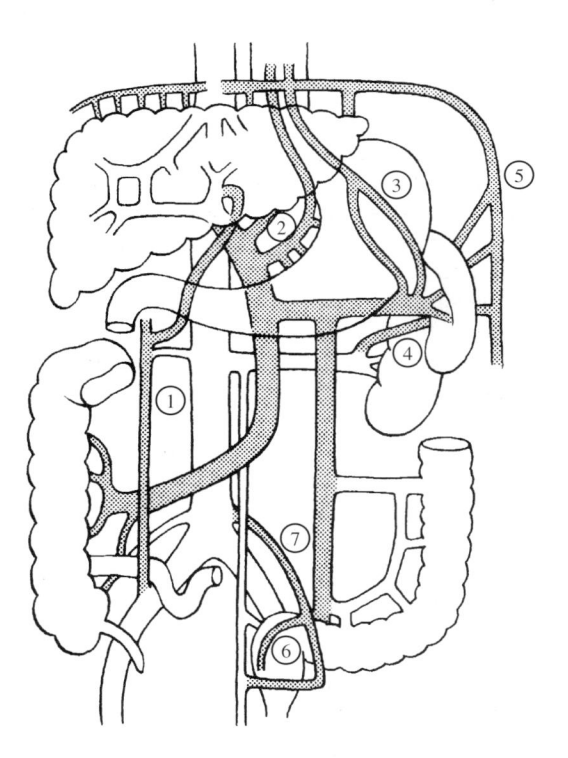

*Abbildung 6-188:* Umgehungskreisläufe bei portaler Hypertension (Einzelheiten siehe Text).

## 9.3 Symptome und Diagnostik

Meist ist die Erstmanifestation einer akuten oberen gastrointestinalen Blutung das erste klinische Zeichen, das zur Endoskopie und damit zum Nachweis der Ösophagusvarizen führt.

Typisch ist ferner die Vergrößerung der Milz (häufig mit Anämie und Thrombozytopenie!), am einfachsten mit dem Ultraschall nachzuweisen.

Das dritte Leitsymptom ist der Aszites, der besonders bei fortgeschrittenem intra- und posthepatischem Stop klinisch und mittels Ultraschall zu diagnostizieren ist.

Während in der Notfallsituation die Notfallendoskopie zur Diagnose führt und gleichzeitig mit der Sklerosierungsbehandlung begonnen wird, bleibt im Intervall Zeit, weitere Diagnostik durchzuführen. Hierzu gehört zunächst die Abklärung der Ursache, ggf. eine Leberpunktion (z. B. Ausschluß eines Karzinomes auf dem Boden einer Zirrhose).

Da in die therapeutischen Überlegungen auch eine operative Druckentlastung einbezogen werden sollte, empfiehlt sich bereits vor der elektiven Sklerosierungstherapie die indirekte Splenoportographie. Die hierbei erfaßte Spätphase des Truncus coeliacus bzw. A. lienalis und A. mesenterica sup. (besonders gute Darstellung in digitaler Subtraktionstechnik, notfalls in Allgemeinnarkose und Atemstillstand) liefert eine exakte Anatomie der unter Hochdruck stehenden venösen Abschnitte. In seltenen Fällen ist eine direkte Splenoportographie notwendig, die jedoch ein nicht geringes Blutungsrisiko aufweist. Deshalb sollte sie unter Sicht mittels Laparoskopie vorgenommen werden, wobei über die liegende Punktionsnadel auch der portal-venöse Druck ermittelt werden kann. Letztere Maßnahme sollte jedoch erst durchgeführt werden, wenn die Sklerosierungstherapie ausgeschöpft ist und die Aussage der indirekten Splenoportographie keine sichere Operationsindikation zuläßt.

Bei Blutungen aus den Ösophagusvarzen ist differentialdiagnostisch ferner an folgende Blutungsquellen zu denken: Magen-Duodenalulkus, erosive Gastritis, Magentumore, Mallory-Weiß-Einrisse, Refluxösophagitis, aorto-duodenale Fistel beim Bauchaorta.

Im folgenden wird über die Therapie der drohenden bzw. manifesten Ösophagusvarizenblutung und die chirurgischen Behandlungsmöglichkeiten des Aszites gesprochen. Bezüglich der internistischen Therapieformen wird auf die Bücher der inneren Medizin verwiesen.

Zur Behandlung der Ösophagusvarizen lassen sich drei Therapieregime unterscheiden: prophylaktische, Notfall- und elektive Therapie.

## 9.4 Therapie

### 9.4.1 Prophylaktische Therapie

Die prophylaktische Therapie der Ösophagusvarizen – bei bisher fehlender Blutungsmanifestation – besteht in einer Sklerosierungsbehandlung. Da das spontane Blutungsrisiko pro Jahr in den Child-Gruppen A und B ungefähr 10 % beträgt, erscheint es sinnvoll, durch regelmäßige endoskopische Sklerosierungen die Ausprägung der Varizen einzudämmen. Eine Operation ist in der Regel nicht angezeigt, in der Gruppe Child C sogar kontraindiziert. Möglicherweise erfährt diese Einschätzung durch die Einführung des TIPSS (transjugulärer intrahepatischer portosystemischer stentassisierter Shunt, s. u.) eine Modifikation.

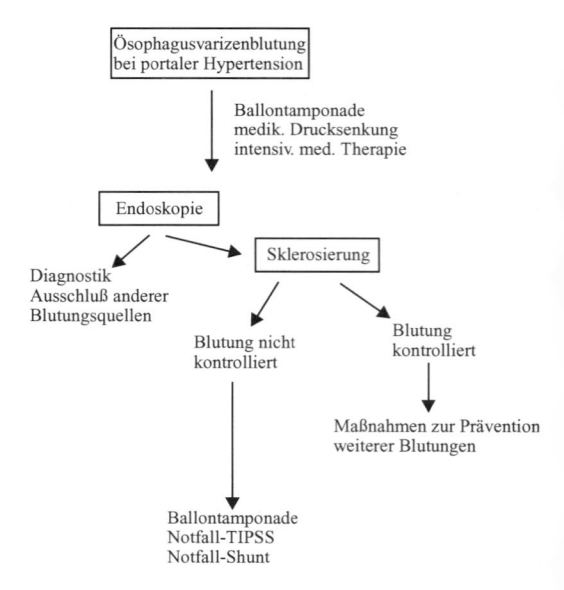

*Abbildung 6-189:* Entscheidungsbaum bei der akuten Ösophagusvarizenblutung.

## 9.4.2 Notfall-Therapie (Abb. 6-189)

Hier steht an erster Stelle die notfallmäßige Endoskopie mit gleichzeitiger Sklerosierungsbehandlung. Ist die Blutung nicht einstellbar, oder führt die Stenosierung nicht zum Beherrschen der Blutung, so ist eine Blockade mit der Sengstaken-Blakemore-Sonde (Öphagusvarizen) oder Linton-Sonde (Fundusvarizen) notwendig. Begleitet wird diese Maßnahme vom Einsatz des gesamten intensivmedizinischen Repertoirs (Infusion, Blut- und Gerinnungsfaktorsubstitution, Beatmung, Katecholamine, schwer resorbierbare enterale Antibiotika). Die Ballonsonden werden ca. 12–24 Stunden geblockt belassen, beim Entblocken erfolgt die zweite Ösophagoskopie mit einer erneuten Sklerosierung.

Wenn diese Maßnahme zum Erfolg führt, so sollte der Patient mittels weiterer Sklerosierungssitzungen zunächst in das blutungsfreie Intervall gebracht und dann erst zur elektiven Therapie Stellung bezogen werden.

Daß nach erfolgreicher Therapie (in 90–95%) der Erstblutung eine weiterführende Behandlung notwendig wird, belegt die Rezidivquote von 70%. Selbst mit fortgesetzter Sklerosierungsbehandlung kann das Rezidivrisiko jedoch nur begrenzt werden, es beträgt ca 50%. Grund hierfür ist, daß ein Teil der Patienten aus Fundusvarizen, Magenulzera oder -erosionen blutet, die einer Sklerosierungstherapie nicht zugänglich sind.

Persistiert die Blutung, so führt dies zur nochmaligen Ballonkompression, die etwas Zeit gibt, um zwischen drei notfallmäßig durchzuführenden Verfahren zu wählen: dem Notfall-TIPSS (s.u.), einem Notfall-Shunt (s.u.) und der Venensperroperation mit dem EEA-Stapler.

### Venensperroperation mit dem EEA-Stapler (Abb. 6-190)

Nach der Ära der Sperroperationen über Dissektion der großen und kleinen Magenkurvatur (hohe Letalität) erfuhr diese Methode eine gewisse Renaissance seit Einführung der EEA-Stapler. Hierbei wird der Rund-Stapler über eine Gastrotomie in den abdominellen Ösophagus eingeführt. Das Gerät wird geöffnet und mittels eines 2–0 Vicryl-Fadens eine Ligatur zwischen Staplerbasis und Staplerkopf gelegt. Mit dem Annähern von Staplerbasis und -kopf wird die gesamte Ösophaguswand in die Klammerreihe gefaßt und ohne Eröffnung des Ösophagus eine intraluminale Anastomose angelegt (Abb. 6-191). Unter vorsichtiger Rotation erfolgt die Entfernung des Staplers, der Verschluß der Gastrotomie wird zweireihig vorgenommen. Um den Effekt der Dissektion zu verbessern und diesen Eingriff in guter Übersicht durchführen zu können, empfiehlt sich auch die Dissektion entlang der Cardia.

Naturgemäß führt dieser Eingriff nur zur Unterbrechung der venösen Kollateralen im Ösophagus, so daß ein Rezidiv oder aber ein Tieferwandern der Varikosis (aus blutenden Ösophagusvarizen werden blutende Fundusvarizen) vorprogrammiert ist.

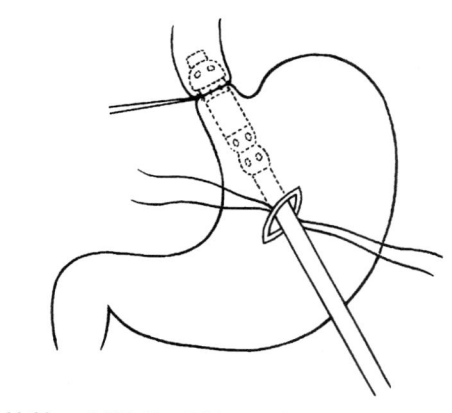

*Abbildung 6-190:* Durchführung einer EEA-Stapler-Dissektion. Hierzu wird das EEA-Gerät über eine Gastrotomie in den kaudalen Ösophagus plaziert, die gesamte Ösophaguswand wird mittels Ligatur so gerafft, daß sie von der Klammerreihe komplett erfaßt wird.

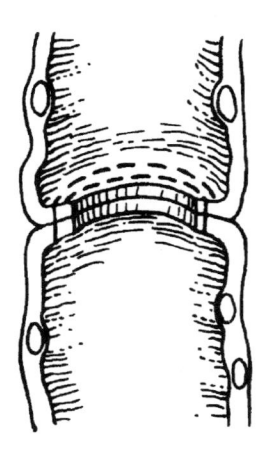

*Abbildung 6-191:* Fertigstellung der EEA-Dissektion.

Deshalb sollte dieses Verfahren auf die Fälle beschränkt bleiben, bei denen weder die Sklerosierungstherapie noch eine irgendwie geartete Senkung des Pfortaderhochdruckes möglich ist (hier ist auch zur Indikation einer Lebertransplantation Stellung zu beziehen) und dennoch rezidivierende Blutungen aus den Ösophagusvarizen auftreten (z. B. Verschluß von Pfortader, V. mesent. sup. und V. lienalis nach Nabelvenensepsis).

### 9.4.3 Elektive Therapie

Die Prognose nach einer erfolgreich beherrschten Blutung ist abhängig vom Stadium der Leberfunktion. So liegt die mediane Lebenserwartung für Child-A-Patienten über 6 Jahre, für Child-C-Patienten jedoch nur bei 2 Monaten. Patienten in den Stadien Child B und C gelten daher als Kandidaten für eine Lebertransplantation.

Außer der Lebertransplantation, die jedoch durch Kontraindikationen eingeschränkt wird, stehen die Sklerosierungstherapie, der TIPSS und die operativen Shuntverfahren zur Verfügung.

Studien der letzten Jahre belegen, daß der Shunt – bevorzugt wurden der distale spleno-renale, weniger der porto-kavale Shunt – effektiver das Risiko einer Re-Blutung vermindert als die Sklerotherapie. Demgegenüber ist das Operationsrisiko abzugrenzen, das insbesondere bei alkoholisch bedingter Zirrhose erhöht ist. Ein weiterer Nachteil des Shuntes ist die höhere Inzidenz der Hepatoenzephalopathie, wobei diese Komplikation eher für den kompletten als für den inkompletten Shunt zutrifft.

Erschwert wird die Schematisierung des Vorgehens, da auch Kombinationen möglich sind. Es kann notwendig sein, in der Akutphase eine Drucksenkung durch einen TIPSS zu erreichen, um dann elektiv eine Lebertransplantation zu planen. Vorteil dieses Vorgehens ist, daß beim Vermeiden von operativen Shunts weit weniger technische Schwierigkeiten die Transplantation behindern, als wenn Shuntformen gewählt werden, die das spätere Operationsgebiet einbeziehen. Dies bedeutet auch, daß bei der Shuntwahl auf eine mögliche spätere Lebertransplantation Rücksicht genommen werden sollte.

All dies legt nahe, daß die Shuntchirurgie der Pfortader nur an einem Zentrum erfolgen sollte, das über alle therapeutischen Möglichkeiten verfügt, so daß in der Einzelsituation im interdisziplinären Kontakt die Therapieform bestimmt werden sollte. Hierbei müssen alle Parameter zur Entscheidung sorgfältig zusammengetragen werden: Verträglichkeit der bisherigen Therapie, Frage bezüglich Voroperationen, Leberfunktion, Gerinnungs- und Laborstatus, anatomische Situation, spontane Lebenserwartung, zerebrale Situation.

Im folgenden werden die Shuntformen zunächst als Übersicht dargestellt (Abb. 6-192), die detaillierte Beschreibung wird dann auf die wesentlichsten Formen beschränkt.

Es ist zu unterscheiden zwischen kompletten und inkompletten Shunts. Während komplette Shunts das gesamte portale Blut von der Leber ableiten und damit auch die Leberdurchblutung beeinträchtigen, führen inkomplette Shunts nur zu einer Drucksenkung im Portalkreislauf durch Eröffnung einer «neuen, wesentlichen Kollateralen».

Komplette Shunts sind: distaler spleno-renaler Shunt, porto-kavaler Shunt (End-zu-Seit- oder Seit-zu-Seit-Anastomose), spleno-renaler Shunt und mesenteriko-kavaler Shunt.

Inkomplette Shunts sind: zentraler spleno-renaler Shunt, koronario-kavaler Shunt.

*Distaler spleno-renaler Shunt (Linton)*
Nach einem Rippenbogenrandschnitt wird der Eingriff in vier Phasen gegliedert.

*Milzexstirpation*: Zunächst wird die Bursa omentalis eröffnet und das Lig. gastrocolicum durchtrennt, gefolgt von einer subtilen schrittweisen Unterbindung und Durchtrennung der Vasa gastricae breves (Abb. 6-192a). Bereits diese Präparationsschritte können durch ausgedehnte Venenkonvolute erheblich erschwert sein. Auf eine Ventralisierung der Milz (somit im Gegensatz zur Chirurgie der Notfallsplenektomie beim Trauma) wird zunächst verzichtet, da zwischen der Milzkapsel und den Vv. diaphragmaticae ausgeprägte Kollateralen bestehen, die erst nach Darstellung des Hilus sicher unterbunden werden können.

Es folgt die Darstellung der hilusnahen A. und V. lienalis (Abb. 6-192b). Die A. lienalis wird zwischen Overholt durchtrennt, der proximale Stumpf wird mit einer Ligatur und Durchstechungsligatur verschlossen (3–0 Ethibond). Schwieriger ist die Präparation der Vene, deren Wand trotz segmentaler Phlebosklerose sehr dünn sein kann. Die Vene wird anschließend punktiert, über die Punktionsnadel wird dann der portal-venöse Druck gemessen (Statham-Element). Anschließend wird sie hilusnah unterbunden. Um ein möglichst langes Venensegment zu erhalten, empfiehlt es sich, die im Hilus zulaufenden Venen einzeln zu ligieren. Dabei dürfen die distalen Stümpfe jedoch nicht zu kurz sein, da es beim Knoten zum Einriß am Hilus kommen kann.

Erst nach übersichtlicher Versorgung des Hilus wird das Lig. lieno-colicum durchtrennt und die Milz unter Durchtrennen der Kollateralen zwischen Milzkapselung und Vv. diaphragmaticae ventralisiert. Nach Komplettierung der Milzauslösung wird das Organ entfernt, der Teileingriff wird mit sorgfältiger Blutstillung (Pfortaderhochdruck, Gerinnungsstörung, Thrombozytopenie!) beendet.

*Präparation der Milzvene:* Von dorsal kommend – die Milzvene wird am lang belassenen Fadenende hochgehalten – wird die Milzvene nun auf eine Strecke von ca 6 cm präpariert, wobei zahlreiche Ästchen vom Pankreas kommend einmünden, die alle einzeln versorgt werden müssen (Vorsicht bei den Durchstechungsligaturen dieser Ästchen mittels 6-0 Prolene. Ist die Ligatur stammnah, so kann dies zur Einengung der Milzvene und zum vorzeitigen Transplantverschluß führen).

*Darstellung der linken Nierenvene:* Nach Anheben des Pankreas läßt sich die linke Nierenvene aus dem Retroperitoneum herauslösen (Abb. 6-192c). Kollateralen können diesen Präparationsschritt erheblich erschweren. Manchmal ist es notwendig, die V. ovarica sive spermatica zu unterbinden, um eine für die Anastomosierung erforderliche Strecke von 5 cm zu erhalten. Mit dem Anschlingen der Nierenvene wird dieser Schritt abgeschlossen.

*Fertigen der Anastomose:* Die Milzvene wird nun zur Nierenvene eingeschwenkt, wobei sorgfältig darauf zu achten ist, daß dies ohne Knickbildung erfolgt. Nach Abklemmen der Nierenvene proximal und distal wird diese an der oberen Zirkumferenz über ca 1,5 cm längs eröffnet und das Gefäß ausgespült (Abb. 6-192d). Die Milzvene wird bogenförmig genäht, der ventrale Anteil der Milzvene sollte sichelförmig exzidiert werden. Auf diese Weise erhält man eine maximale Weite der Anastomose. Diese wird zunächst an der Hinterwand mit 6-0 Prolene angefertigt, dann durch evertierende Vorderwandnaht komplettiert. Kurz vor der Freigabe der Anastomose werden die Venenabschnitte über wenige Sekunden freigegeben, um thrombotisches Material herauszuspülen. Die Effektivität des Shuntes wird nach Beendigung des Eingriffes mit der direkten Druckmessung bestätigt. Nach Durchführung einer Leberbiopsie und fakultativem Einbringen einer Blutungsdrainage wird der Eingriff abgeschlossen.

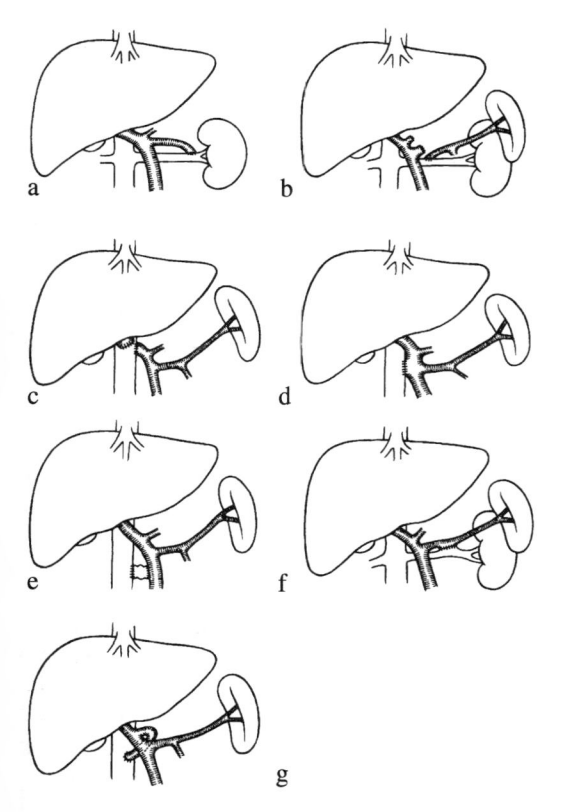

*Abbildung 6-192:* Verschiedene Möglichkeiten portosystemischer Anastomosen: a. distale spleno-renale Anastomose; b. zentrale spleno-renale Anastomose; c. porto-kavale Anastomose (End-zu-End); d. porto-kavale Anastomose (Seit-zu-Seit); e. mesenteriko-kavale Anastomose (H-Shunt); f. spleno-renale Anastomose (Seit-zu-Seit); g. koronario-kavale Anastomose.

## Porto-kavaler Shunt

Der Zugang erfolgt am besten über einen großen Rippenbogenrandschnitt rechts und teilt sich nach Eröffnen des Abdomens (sorgfältige Versorgung

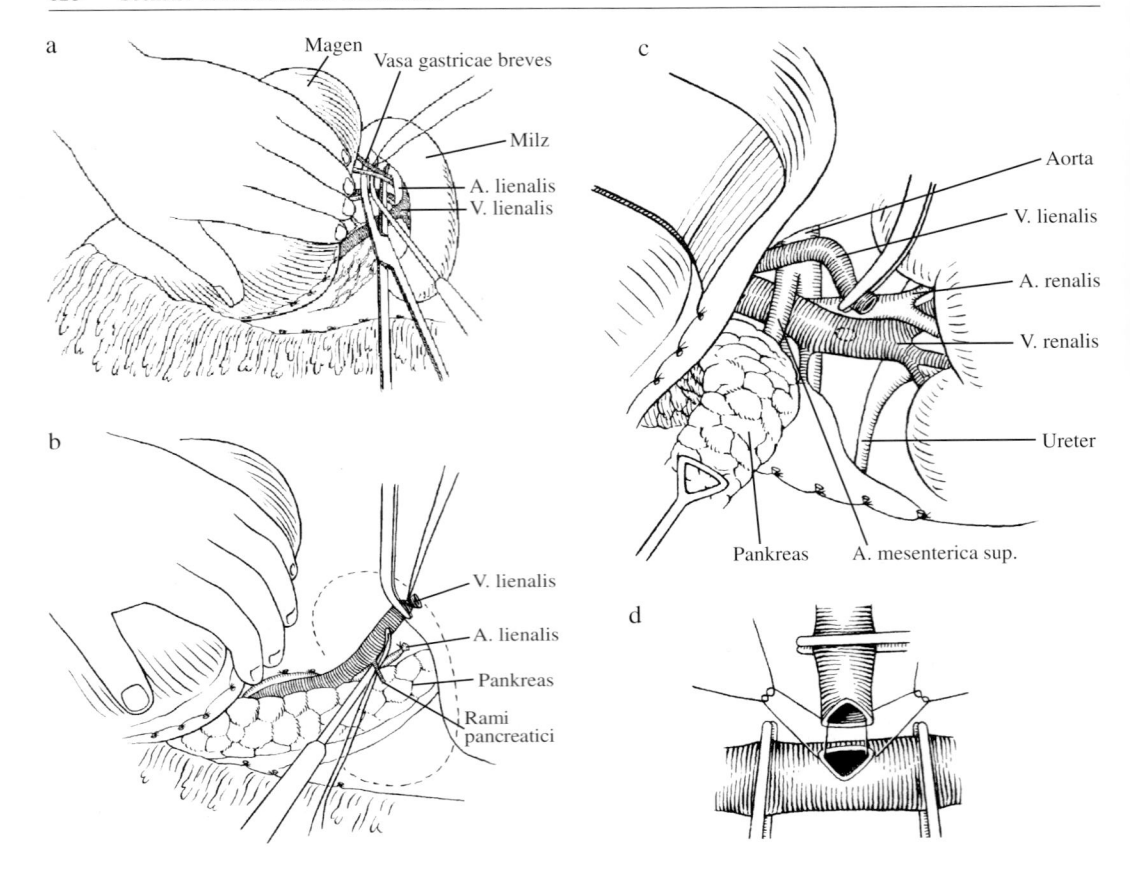

*Abbildung 6-193:* Anlegen der distalen spleno-renalen Anastomose. a. Schrittweises Unterbinden der Vasa gastricae breves zur Darstellung des Milzhilus. b. Freilegen der V. lienalis, die Venenaufzweigung zum Milzhilus wird am besten in einzelnen Schritten unterbunden. Sorgfältiges Darstellen und Ligieren einzelner Gefäße von A. und V. lienalis zum Pankreas. c. Freilegung der linken Nierenvene, fakultativ wird die V. ovaria sive testicularis durchtrennt. Die V. lienalis muß spannungsfrei und ohne Knick eingeschwenkt werden. d. Herstellen der End-zu-Seit-Anastomose bei bogenförmiger Inzision der V. renalis. Dem entspricht eine exzentrische Ausschneidung der vorderen Venenwand der V. lienalis.

der Bauchwandkollateralen mit Durchstechungsligaturen) in drei Phasen.

*Darstellung der V. portae:* Die V. portae verläuft im Lig. hepatoduodenale dorsal. Ihre Präparation kann durch vergrößerte Lymphknoten und gestaute Lymphgefäße erschwert sein, so daß es sich empfiehlt, jede Gewebedurchtrennung zu ligieren. Nach Eröffnen des peritonealen Überzuges wird der Choledochus mittels Venenhäkchen weggehalten und so die darunter liegende V. portae über 4 bis 5 cm freigelegt (Abb. 6-193a). Unter Umständen muß hierzu ein kurzfristiges Kocher-Manöver des Duodenum durchgeführt werden, um sich die Exposition der V. portae zu erleichtern.

Die Vene wird schließlich in ihrer gesamten Länge vom Leberhilus bis zum Pankreaskopf freigelegt. Eine die Präparation erschwerende V. coronaria ventriculi wird sorgfältig zwischen Ligaturen versorgt und ligiert (cave beim Umfahren der V. portae). Nach Freilegung der Vene wird der portale Venendruck bestimmt und die Vene angeschlungen.

*Darstellung der V. cava inf.:* Nach Spalten des dorsalen Peritoneum und Abschieben des Duodenum erfolgt die Freilegung des infrahepatischen Abschnittes der V. cava inf. Retroperitoneale Kollateralen müssen dabei sorgfältig unterbunden werden. Auf diese Weise läßt sich die V. cava über

6 bis 8 cm gut darstellen, auf die rechte V. suprarenalis ist ebenso zu achten wie auf die rechte V. renalis. Beide können relativ hoch in die V. cava einmünden. Wichtig ist ferner die hohe Freilegung der V. cava, um durch eine möglichst kraniale Positionierung der Anastomose ein Abknicken der V. portae zu vermeiden.

*Anfertigen der Anastomose*: Dies beginnt mit einer Ligatur sowie Durchstechungsligatur der V. portae vor dem Durchtrennen dieses Gefäßes (z. B. 3–0 Ethibond), da das Abrutschen der zentralen Klemme zu einem erheblichen Blutverlust führen kann (Abb. 6-193b). Die Pfortader wird anschließend mit einer gebogenen Gefäßklemme zum Pankreas hin abgeklemmt und durchtrennt. Dann wird die V. cava inf. mittels Satinsky-Klemme ausgeklemmt und der Pfortaderstumpf angenähert (Abb. 6-193c). Entsprechend einer spannungs- und knickfreien Lagerung der Pfortader erfolgt die Längsinzision der V. cava inf. Die Inzisionen an der Cava wie an der Pfortader sollten korrespondierend bogenförmig durchgeführt werden, da auf diese Weise eine möglichst weite Anastomose zu erzielen ist. Nach Ausspülen der Gefäße wird zunächst die linkslaterale Seite der Anastomose genäht (5–0 Prolene), anschließend erfolgt die Komplettierung der Anastomose rechts lateral. Unmittelbar vor dem Vervollständigen der Naht wird die Portalvene «geflusht», so daß alles thrombotisches Material entfernt ist.

Nach Stromfreigabe wird die Effektivität des Shuntes mittels Druckmessung dokumentiert und der Eingriff nach Keilexzision der Leber für eine histologische Untersuchung beendet.

Kommt es bei diesem Eingriff zum Abrutschen der gebogenen Gefäßklemme, so sollte keinesfalls blind eine Klemme angebracht werden. Vielmehr empfiehlt sich zunächst die Kompression der sofort massiven Blutung mit dem Finger oder der Faust, das Ersetzen von Finger/Faust durch einen proximal und distal plazierten Stieltupfer und das anschließende Darstellen des Situs mit Plazieren einer neuen Klemme unter optimaler Sicht.

## TIPSS

Der transjuguläre intrahepatische portosystemische Stent-Shunt wird via Punktion der rechten V. jugularis intrahepatisch plaziert. Hierbei wird nach Passage des rechten Vorhofes die rechte oder mittlere, selten die linke Lebervene kanüliert und

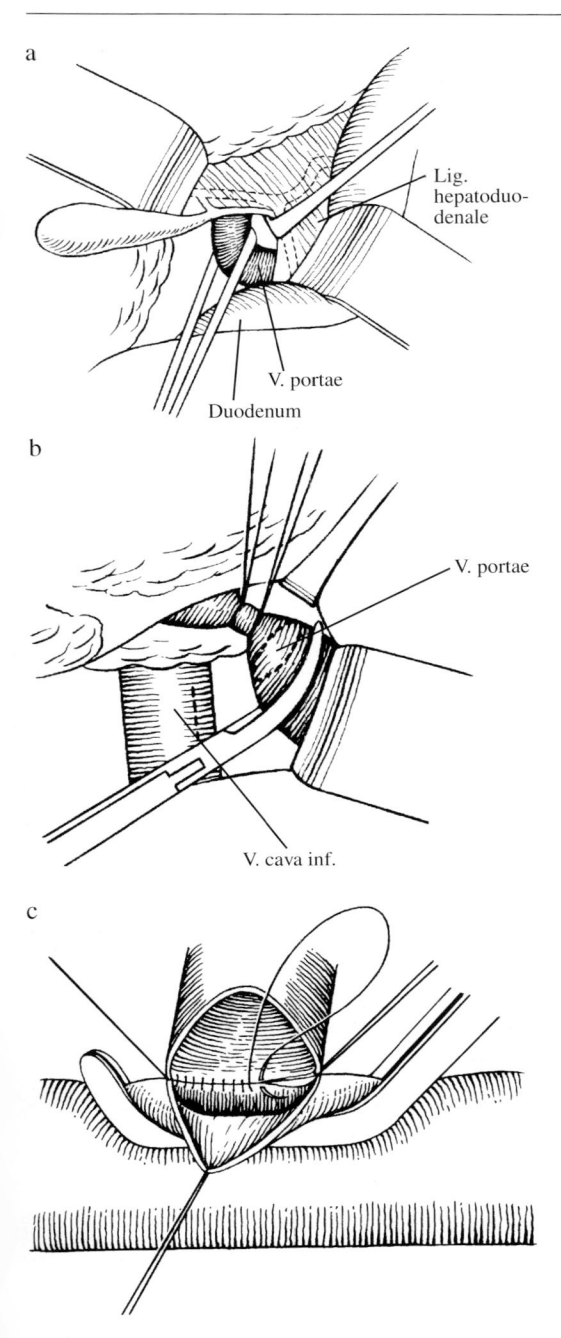

*Abbildung 6-194:* Anlegen der porto-kavalen Anastomose (End-zu-Seit). a. Freilegen der V. portae am Unterrand des Lig. hepatoduodenale. b. Darstellen der V. cava inferior, Abklemmen der V. portae, leberwärts wird die Pfortader ligiert und mit Durchstechungsligatur versorgt. c. Spannungs- und knickfreie Anastomose mit der V. cava inferior.

mittels eines Drahtes die Leber in Richtung intrahepatischer rechter V. portae punktiert. Über diesen Draht wird ein Ballon-expandierbarer Stent vorgeschoben und auf den notwendigen Durchmesser erweitert (Abb. 6-194, 6-195). Der Erfolg dieser Maßnahme läßt sich durch eine Druckmessung vor und nach Stentimplantation dokumentieren.

Voraussetzung für den TIPSS ist eine exakte prätherapeutische Darstellung des Pfortadersystemes mittels indirekter Splenoportographie. Da es trotz TIPSS zu Rezidivblutungen gekommen ist und akute Verschlechterungen der Leberfunktion beobachtet wurden, bleibt es weiteren Studien vorbehalten, den Stellenwert dieser neuen Technik genauer zu evaluieren.

*Nachbehandlung*
Sie umfaßt zunächst das gesamte Spektrum der internistisch-medikamentösen Therapie mit endoskopischen Kontrollen der Ösophagusvarizen, die unter effektiver Druckentlastung zur Ausheilung kommen sollten. Auch eine komplementäre Sklerosierungstherapie ist in das therapeutische Spektrum einzubeziehen.

Liegen günstige anatomische Verhältnisse vor, so kann heute der Shunt mittels farbkodierter Duplex-Sonographie überwacht werden. Mit dieser Methode sind annäherungsweise auch Flußbestimmungen möglich.

*Komplikationen*
Hier sind in erster Linie Nachblutungen im Operationsgebiet zu erwähnen, die durch die Gerinnungsstörung verstärkt werden. Deshalb sollte sehr früh die Indikation zur operativen Revision

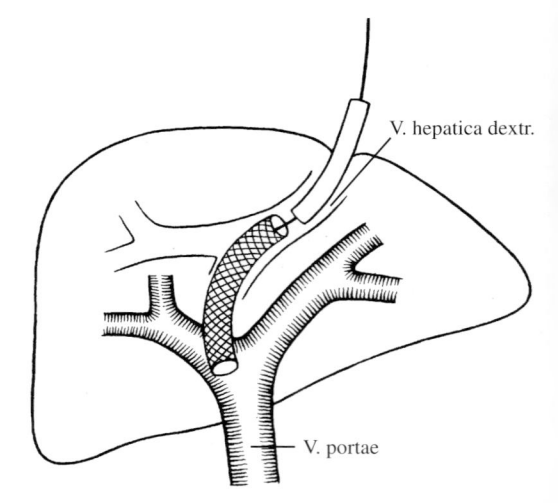

*Abbildung 6-195:* Einbringen eines TIPSS, die typische intrahepatische Position ist gut zu erkennen. Gerät man extrahepatisch, so nimmt das Blutungsrisiko erheblich zu.

gestellt werden, um eine chirurgische Ursache auszuschließen. Die Nachblutung kann auch ein Hinweis für eine Shuntthrombose sein, so daß es kurzfristig wieder zur portalen Hypertension mit z.B. nachfolgender Blutung aus einer undichten Kollateralen kommt.

Beim Verdacht auf eine Shuntthrombose empfiehlt sich deren angiographischer Nachweis, sofern die Gesamtsituation eine ausführlichere Diagnostik erlaubt. Zumindest bei den großlumigen Shunt-Verfahren ist die operative Revision vorzuschlagen, um nicht nur mittels Thrombektomie, sondern auch evtl. notwendiger Korrektur eines technischen Fehlers für eine Shuntdurchgängigkeit zu sorgen.

# 10. Gallenblase und Gallenwege

F. Bröhl

## 10.1 Pathophysiologie der Cholelithiasis

Steine sind die häufigste Ursache für Erkrankungen der ableitenden Gallenwege. Wenn wir die verschiedenen Krankheitsbilder im einzelnen besprechen, so sind in der Regel Konkremente in den Gallenwegen für sie verantwortlich oder ihnen zumindest assoziiert.

Die Bildung der Gallenflüssigkeit stellt einen komplexen Mechanismus aus Sekretions- und Resorptionsvorgängen dar, an dem sowohl die Leberzellen, als auch die Gallengangepithelien beteiligt sind. Zu 95 bis 98 % aus Wasser bestehend, machen unter den Feststoffen Gallensäuren, Lecithin und Cholesterin den Hauptanteil aus. Das Bilirubin bestimmt zwar die Farbe, sein Anteil an den Feststoffen beträgt jedoch lediglich 2 %.

Die Gallenproduktion beruht auf einer osmotischen Filtration, die einerseits abhängig von der Gallensäurenkonzentration und andererseits von der biliären Sekretion von Natriumionen ist. Diese duale Steuerung bewirkt einerseits die Nahrungsabhängigkeit der Gallenproduktion, zum anderen wird gewährleistet, daß auch bei fast fehlender Gallensäurenausscheidung weiterhin Galle produziert wird.

Störungen der Gallesekretion bezeichnen wir global als Cholestase. Pathophysiologisch müssen Schädigungen der gallesezernierenden Mechanismen von mechanischen Abflußbehinderungen unterschieden werden. In beiden Fällen kommt es biochemisch zur Retention gallepflichtiger Stoffe im Blut, bei den mechanischen Abflußstörungen kommen noch eine Dilatation des Gallengangssystems und eine Zunahme der Lebergröße als morphologische Alterationen hinzu. Die Retention der gallepflichtigen Stoffe hat eine Verminderung der Gallensäurenkonzentration im Darm und damit eine Störung der Fettresorption zur Folge. Die Ausprägung der klinischen Symptome Ikterus, Pruritus, Steatorrhoe und Mangel an fettlöslichen Vitaminen ist von dem Ausmaß und der Dauer der Cholestase abhängig.

Die wichtigste Voraussetzung für die Bildung von Gallenkonkrementen stellt die Übersättigung der Gallenflüssigkeit mit einzelnen Gallenbestandteilen dar. An Kristallisationspunkten bilden sich in diesen übersättigten Lösungen dann durch langsames Wachstum die Steine. Die veränderte Löslichkeit des unkonjugierten Bilirubins mit der Präzipitation von Kalziumbilirubinat und unlöslichen Salzen stellt den Mechanismus für die Bildung von Pigmentsteinen dar. Wir finden diese Steine bei hämolytischen Erkrankungen, Zirrhose, Gallenwegsinfektionen, Zustand nach Ileumresektion und bei lang andauernder parenteraler Ernährung. Sezerniert die Leber zuviel Cholesterin und zuwenig Gallensäuren und Lecithin, so übersättigt sich die Gallenflüssigkeit mit Cholesterin, und es bilden sich Cholesterinkonkremente. Die Cholesterinausscheidung wird gesteigert durch kalorien-

und cholesterinreiche Ernährung, bei Adipositas und nach rascher Gewichtsreduktion. Die Gallensäurensekretion wird vermindert durch genetische Faktoren, Östrogene und Ovulationshemmer sowie bei Erkrankungen des terminalen Ileums und Störungen des entero-hepatischen Gallensäurenkreislaufs.

Einen weiteren Aspekt stellen Störungen in den motorischen Funktionen der ableitenden Gallenwege dar. Die Gallenblase wird passiv gefüllt, wenn der hydrostatische Druck im Ductus hepatocholedochus den der Gallenblase übersteigt. Zwischen den Mahlzeiten wird also der größte Teil der Lebergalle in der Gallenblase sozusagen bevorratet, um dann postprandial durch Kontraktion der Gallenblase und zeitgerechte Erschlaffung des Sphinkter Oddi in das Duodenum abgegeben zu werden. Diese Regulation erfolgt hauptsächlich auf humoralem Wege durch das Cholezystokinin, aber auch auf nervalem Wege über die Vagus-Innervation. Es liegt auf der Hand, daß Störungen dieses Transportmechanismus auch zu Veränderungen im entero-hepatischen Kreislauf führen und damit die Neigung zur Bildung von Gallensteinen beeinflussen können.

## 10.2 Häufigkeit und Symptomatologie

Das Gallensteinleiden stellt wegen seiner Häufigkeit ein erhebliches Problem in der täglichen Praxis dar. Wir gehen davon aus, daß in Mitteleuropa etwa 10 bis 15% aller Männer und ca. 30% aller Frauen zwischen 45 und 70 Jahren Gallensteinträger sind. Dabei sind Frauen nicht nur häufiger betroffen, sondern weisen auch häufiger Symptome auf. Zwischen 25 und 40% der Gallensteinträger entwickeln im Laufe ihres Lebens Symptome, etwa 10 bis 20% therapiepflichtige Komplikationen. Daraus ergibt sich, daß zwischen 60 und 75% aller Gallenblasensteine lebenslänglich stumm bleiben. Auch die Häufigkeit der Gallengangssteine nimmt im Alter zu. Aus eigener Erfahrung wissen wir, daß bei über 80jährigen Patienten anläßlich einer Cholezystektomie in etwa 30% Gallengangssteine gefunden werden. Ein Viertel bis die Hälfte aller Gallengangsteine führt zu therapiebedürftigen Symptomen oder Komplikationen.

Der typische Gallensteinkranke wird durch die sogenannten «vier F» charakterisiert: fat, forty, female, fertile.

Wie bereits erwähnt, bleibt ein Großteil der Steinträger während ihres Lebens jedoch klinisch stumm. Die Diagnose wird in der Regel zufällig, etwa bei einer Sonographie, gestellt. Symptomatisch wird das Steinleiden zum einen durch uncharakteristische Beschwerden, wie Druck im Oberbauch, Völlegefühl und Aufstoßen. Diese Symptome treten bevorzugt postprandial auf und werden bestimmten Nahrungsbestandteilen, wie fetten Speisen, Kohl oder Eiern zugeordnet. Krankheitstypisch ist zum anderen die biliäre Kolik. Sie äußert sich klassischerweise in anfallsartigen, wellenförmig verlaufenden Schmerzen im rechten Oberbauch oder Epigastrium, die in den Rücken oder zum rechten Schulterblatt hin ausstrahlen. Der Schmerz kann von Übelkeit und Erbrechen, gelegentlich auch von einem flüchtigen Ikterus oder Fieber begleitet sein. Die Gallenkolik kann die einzige Manifestation des Steinleidens bleiben, die Beschwerden können aber auch rezidivieren oder zu weitergehenden Komplikationen führen.

## 10.3 Diagnostik

*Klinische Untersuchung*

Trotz aller Fortschritte der instrumentellen und Labordiagnostik stellt die klinische Untersuchung unverändert die Basisdiagnostik dar. So erkennen wir einen Sklerenikterus etwa ab einem Serumbilirubingehalt von 2,5 mg/dl. Die Gallenblase läßt sich bei einer hydropischen Vergrößerung recht gut unterhalb des Rippenbogens tasten. Fieber und lokale Abwehrspannung deuten auf eine Infektion der gestauten Gallenblase – etwa bei einem Zystikusverschlußstein – hin. Bei Vorliegen eines Ikterus erwarten wir eine Abflußbehinderung des Ductus hepatocholedochus, schmerzhaft und von Fieber begleitet am ehesten steinbedingt, schmerzlos sehr häufig bei Malignomen. Hier fühlen wir dann die pralle, schmerzfreie Gallenblase unterhalb des Rippenbogens (sogenannte Courvoisiersches Zeichen). Der klinische Gesamtstatus des Patienten bestimmt letztlich das Ausmaß der weiteren Diagnostik und die einzuschlagende Therapie.

## Sonographie

Sie stellt heute das diagnostische Verfahren der ersten Wahl dar. Bei einem Auflösungsvermögen von etwa 1 mm lassen sich heute auch kleinste Konkremente mit einer Sensitivität und Spezifität von ca. 98 % erfassen. Hinzu kommt, daß der Patient praktisch nicht belästigt wird, die Untersuchung unabhängig von der Organfunktion jederzeit auch bettseitig wiederholbar ist und daß keine Kontrastmittel benötigt werden. Die Gallenblasenlänge sollte 11 cm und der Sagittaldurchmesser 4 cm nicht überschreiten, die Gallenblasenwand sollte nicht dicker als 3 mm und glatt begrenzt sein. Der Gallenblaseninhalt ist beim Gesunden echofrei. Die intrahepatischen Gallenwege haben im Regelfall 1 bis 2 mm, die Ducti hepatici 4 mm und der Ductus choledochus nicht mehr als 6 mm Durchmesser. Wir sind von der früher geforderten Nüchternuntersuchung der Gallenwege wieder abgekommen und führen sie nur noch unter spezieller klinischer Fragestellung durch.

## Labordiagnostik

Die Bedeutung der Labordiagnostik hinsichtlich des Gallensteinleidens kann heute nur noch als zweitrangig eingeschätzt werden. Zur Diagnostik beim asymptomatischen Steinträger steuert sie nichts bei. Andererseits wird sie beim komplizierten Steinleiden, zur Therapieindikation, zur Verlaufskontrolle sowie zur Einschätzung der Prognose und zur Abgrenzung gegenüber Zweiterkrankungen mit unveränderter Bedeutung eingesetzt. So wird zur Basisdiagnostik die Bestimmung von GPT, gamma-GT, Bilirubin sowie einem kleinen Blutbild ausreichen. Vermuten wir eine Beeinträchtigung der Leberfunktion oder eine Beteiligung des Pankreas, wird das Basisprogramm durch GOT, alkalische Phosphatase, alpha-Amylase und Lipase, Cholinesterase sowie einen Gerinnungsstatus und das Elektropherogramm ergänzt. Unter speziellen Fragestellungen (z. B. Verdacht auf sklerosierende Cholangitis oder Hepatitis) ist die Bestimmung von Immunglobulinen, Fettstatus und der Hepatitisserologie sinnvoll.

Über die Bedeutung der Tumormarker siehe Kapitel 10.7.

## Konventionelle Röntgendiagnostik

Vor breiter Einführung der Sonographie waren die perorale Cholezystographie bzw. die intravenöse Cholangiographie die einzigen bildgebenden Darstellungsmöglichkeiten für Gallenkonkremente. Während die perorale Cholezystographie heute lediglich noch von historischem Interesse ist, hat die intravenöse oder besser Infusionscholangiographie noch ihre Berechtigung. Anders als bei der Sonographie lassen sich hier auch funktionelle Störungen erkennen. Bezüglich Sensitivität und Spezifität ist sie selbst unter Einbeziehung der Schichtuntersuchung der Sonographie allerdings unterlegen. Somit war die Röntgenkontrastdiagnostik der Gallenwege aus dem Standarduntersuchungsgang weitgehend verdrängt, seit Einführung der endoskopischen Cholezystektomie hat sie jedoch eine gewisse Renaissance erfahren. Wir gehen folgendermaßen vor: Bei sonographisch normal weitem Choledochus (bis 6 mm) und fehlenden Zeichen in der Anamnese bzw. Labor für eine passagere Verschlußsymptomatik bzw. Cholangitis genügt uns die Sonographie. Bei sonographischer Erweiterung bis 9 mm bzw. anamnestischen oder laborchemischen Hinweisen für ein passageres Verschlußereignis führen wir eine präoperative Infusions-Cholangiographie durch. Bei sonographisch erweitertem Choledochus über 9 mm bzw. gesichertem Stein erfolgt eine präoperative ERCP.

## Endoskopische retrograde Cholangiographie

Sie setzt eine endoskopische Untersuchung voraus. Neben den rein diagnostischen Möglichkeiten mit einer exakten Kontrastierung der dargestellten Gangsysteme bietet sie zusätzlich noch eine Vielzahl von therapeutischen Möglichkeiten, etwa der Papillotomie, Steinextraktion, Lithotrypsie oder Gallengangsdrainage. Die ERC stellt somit eine wertvolle Ergänzung dar, wenngleich ihre Invasivität eine spezielle Indikation voraussetzt. Hier sind vor allen Dingen die anderweitig nicht klärbaren extrahepatischen Cholestasen gemeint, die Möglichkeit bei intrahepatisch gestauten Gallenwegen zwischen entzündlicher Genese (Mirizzi-Syndrom) und maligner Genese (Klatskin-Tumoren) zu differenzieren sowie die verschiedenen, bereits erwähnten, therapeutischen Möglichkeiten auszunutzen.

## Computertomographie und Magnetresonanztomographie

Das Steinleiden selbst läßt sich durch die Sonographie und konventionelle Röntgendiagnostik mit hoher Effizienz diagnostizieren, so daß CT und MRT für die Basisdiagnostik nur eine untergeordnete Rolle spielen. Gleichwohl haben sie in besonders gelagerten Fällen, etwa bei schlechten sonographischen Untersuchungsbedingungen (extreme Adipositas, Darmgasüberlagerung) oder bei Kontrastmittelüberempfindlichkeit ihren Stellenwert. Besondere Bedeutung kommt beiden Untersuchungsverfahren aber in der Diagnostik des komplizierten Gallensteinleidens oder der Tumoren der ableitenden Gallenwege zu. So lassen sich pericholezystische oder Leberabszesse im CT besser abgrenzen, und auch das Ausmaß einer biliären Begleitpankreatitis ist nur computertomographisch sicher zu erfassen. Bei allen mit Basisdiagnostik nicht sicher diagnostizierbaren Cholestasen empfiehlt es sich, die CT einer invasiven Diagnostik wie der ERCP vorzuschalten. Die MRT besitzt ihr Hauptanwendungsgebiet in der Tumordiagnostik.

*Differentialdiagnose*
Wie wir gesehen haben, bereitet der Nachweis von Gallensteinen durch die vorgenannten Untersuchungsverfahren in aller Regel keine Probleme, vielfach werden ja klinisch stumme Gallensteine bei sonographischen Routineuntersuchungen als Zufallsbefund entdeckt. Von besonderer Bedeutung ist aber, die nachgewiesene Cholelithiasis einem klinischen Beschwerdebild zuzuordnen bzw. den Nachweis zu führen, daß die angegebenen Beschwerden auch tatsächlich auf das Steinleiden zurückzuführen sind. Es empfiehlt sich daher, auch bei nachgewiesener Cholelithiasis eine sogenannte Umfelddiagnostik zu betreiben, um andere Ursachen für das angegebene Beschwerdebild auszuschließen. Hier sind an erster Stelle Erkrankungen des Magens, wie Ulkusleiden oder Hiatushernien, zu nennen. Beide treten ja nicht selten mit einem Gallensteinleiden kombiniert auf. Somit ist eine Magendiagnostik, am ehesten endoskopisch, vor jeder elektiven Cholezystektomie sinnvoll. Einerseits läßt sich dadurch das Risiko, in ein florides Gastroduodenalulkus «hinein zu operieren», ausschließen. Zum anderen können operationsbedürftige Zweiterkrankungen, falls indiziert, in gleicher Sitzung mit korrigiert werden, z. B. Hiatushernien.

Chronische Erkrankungen des Urogenitalsystems fallen durch einen pathologischen Urinstatus und ggf. auch durch sonographisch erkennbare Veränderungen auf. Eine entsprechende Vorbehandlung vor Cholezystektomie ist sinnvoll.

Die Pankreas-Serologie (Lipase, Amylase im Serum) gehört zu jeder routinemäßigen Abklärung bei Gallenblasenerkrankungen. Der Zeitpunkt zur Cholezystekomie wird hierdurch mitbestimmt. So werden wir bei einem passageren pankreatitischem Schub infolge Steinabgang oder entzündlicher Papillitis die chirurgische Gallenwegssanierung bis zum Abklingen hintanstellen. Bei bereits sonographisch erkennbaren morphologischen Veränderungen des Pankreas empfiehlt sich in jedem Fall eine präoperative ERCP. Hier läßt sich dann entscheiden, ob Korrektureingriffe am Pankreas erforderlich sind; sie müssen in die präoperative Planung und Patientenaufklärung einbezogen werden.

## 10.4 Standard-Therapieverfahren

### 10.4.1 Konventionelle Cholezystekomie

Seit ihrer Einführung durch Langenbuch 1882 stellt sie den Standard in der Behandlung des Gallensteinleidens dar, an dem andere Therapie-Verfahren mit ihren Ergebnissen zu messen sind. Als Standard-Inzision benutzen wir den rechtsseitigen Subkostal-Schnitt; bei schlanken Patienten ist der kurze quere Oberbauchschnitt kosmetisch günstiger. Der Transrektal- bzw. Pararektalschnitt gewährt ebenfalls eine ausgezeichnete Exposition, birgt aber ein höheres Risiko bezüglich einer Narbenhernie (s. Abb. 6-196).

Nach Eröffnung des Abdomens erfolgt zunächst eine kurze inspektorische und palpatorische Untersuchung der umliegenden Abdominalorgane (Lebergewebe, Antrum, rechte Flexur), um nicht weitere Krankheitsbilder zu übersehen. Anschließend stellen wir uns den Situs ein, indem die rechte Kolonflexur mit einem Bauchtuch nach unten und der rechte Leberlappen durch einen Haken zum Rippenbogen hochgezogen wird. Die Verwendung eines röntgendurchlässigen Bauchrahmens erleichtert dieses Vorgehen.

Die Gallenblase wird nun zwischen zwei Faßzangen am Fundus und am Infundibulum gefaßt und angezogen, so daß sich das Ligamentum hepatoduodenale anspannt. Mit der Schere wird das Peritoneum inzidiert und Ductus cysticus und Arteria cystica lassen sich teils stumpf, teils scharf darstellen. Für beide gibt es vielfältige anatomische Varianten (s. Abb. 6-197). Wenn die Serosa des Infundiulum an seiner Unterseite gegenüber dem Duodenum inzidiert und der Zystikus von hier aus freipräpariert wird, stößt man jedoch immer zuerst nur auf ihn und seine Einmündung in den Choledochus. Die Arteria cystica wird anschließend vor bzw. oberhalb des Ductus cysticus aufgesucht, unterbunden und durchtrennt (cave: Auch die rechte A. hepatica kann bis nahe an die Gallenblase hingezogen sein). Nach weiterer Freipräparation läßt sich der Ductus cysticus vollständig bis zu seiner Einmündung freilegen (s. Abb. 6-198). Gallenblasenwärts ligiert, wird er knapp unterhalb davon inzidiert und eine Knopfkanüle oder ein Plastikschlauch zur Cholangiographie eingeführt. Wir führen sie regelmäßig in Form einer Spritzen-Cholangiographie durch. Wir achten dabei darauf, daß das Kontrastmittel erst nach begonnener Durchleuchtungskontrolle langsam injiziert wird, damit durch eine zu hohe Kontrastmittelanflutung keine Gallengangsteine überdeckt werden. Eine manometrische Untersuchung halten wir für nicht erforderlich. Nachdem die Steinfreiheit der ableitenden Gallenwege und der Abfluß durch die Papille durch eine Röntgenfilmaufnahme dokumentiert ist, wird die Kanüle zurückgezogen und der Ductus cysticus nun auch choledochuswärts unterbunden und durchtrennt. Hierzu wird ausschließlich resorbierbares Nahtmaterial verwandt, damit keine Kristallisationspunkte für eine erneute Steinbildung im Zystikusstumpf geschaffen werden. Wir achten darauf, den Zystikusstumpf möglichst kurz zu lassen. Der zu lange Stumpf wirkt

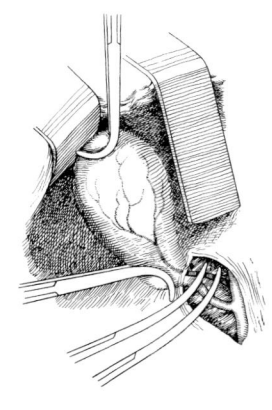

*Abbildung 6-198:* Konventionelle Cholezystektomie: Die Gallenblase ist zwischen zwei Faßzangen ausgespannt. A. cystica und D. choledochus sind freipräpariert, die Arterie zwischen zwei Overholt-Klemmen abgeklemmt.

*Abbildung 6-196:* Schnittführungen bei konventioneller Cholezystektomie. 1 Rippenbogenrandschnitt, 2 Oberbauchtransrektalschnitt, 3 quere Oberbauchinzision.

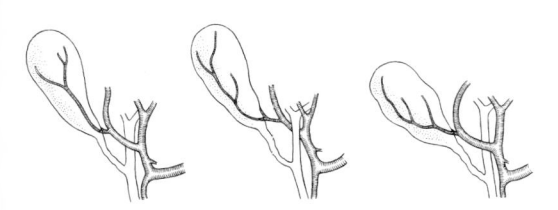

*Abbildung 6-197:* Anatomische Variationen im Verlauf der Gallengänge und der A. cystica.

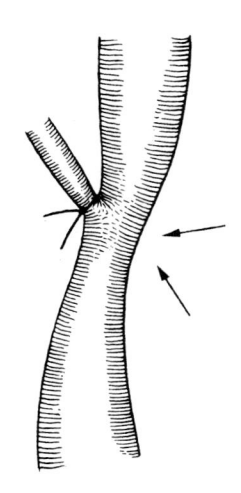

*Abbildung 6-199:* Ligatur des D. cysticus: wird sie zu dicht an der Einmündung zum D. choledochus gelegt, resultiert eine Einengung.

gelegentlich als «Schlammfänger» und kann zur Bildung von Gallengangskonkrementen Anlaß geben. Andererseits darf die zentrale Zystikusligatur nicht den (herangezogenen) Choledochus einengen (deswegen die Ligatur immer 5 mm vor das Ostium plazieren, siehe Abb. 6-199). Nun läßt sich die Gallenblase nach Absetzen des Ductus cysticus subserös aus dem Leberbett ausschälen. Dieses kann prograd vom Fundus beginnend oder retrograd vom Ligamentum hepatoduodenale beginnend durchgeführt werden. Wir präparieren in der Regel retrograd. War der Ductus cysticus wegen starker Verschwielung nicht primär zuverlässig aufzufinden und zu versorgen, sind wir gezwungen, vom Fundus her zu präparieren. Im allgemeinen kann dann vor der Darstellung des Ductus cysticus die A. cystica aufgesucht und versorgt werden. Die Blutstillung im Gallenblasenbett erfolgt mittels Diathermie. Eine Naht des Gallenblasenbettes ist nicht erforderlich. Solche Nähte können knapp unter dem Gallenblasenbett verlaufende Lebervenen fassen und zu ärgerlichen Blutungen führen. Bei Bluttrockenheit ist eine Zieldrainage nicht erforderlich. Im Zweifelsfall legen wir sie jedoch in das Foramen Winslowii ein und führen sie nicht im, sondern etwas unter dem Gallenblasenbett gesondert heraus. Wir bevorzugen ein geschlossenes Silikon-Drainage-System Ch 16. Anschließend wird das Abdomen schichtgerecht verschlossen (fortlaufende Naht des inneren Blattes, fortlaufende Naht des äußeren Blattes, Subkutannähte und Intrakutannaht).

*Die technisch schwierige Cholezystektomie*
Haben wir es mit einem langjährigen Steinträger zu tun, der bereits mehrfache Entzündungsschübe hinter sich hat, oder ist unser Patient am Oberbauch voroperiert, können zum Teil erhebliche Verwachsungen des subhepatischen Raumes vorliegen. Wir finden diese Verwachsungen der Leberunterfläche mit dem großen Netz, mit der rechten Kolonflexur bzw. dem Mesokolon und mit dem Duodenum bzw. dem Magenantrum. Eine Verletzung der Nachbarorgane müssen wir streng vermeiden; daher erfolgt die Präparation unmittelbar an der Gallenblase und stets von rechts nach links. Es kann hilfreich sein, die Leberunterfläche zunächst lateral der Gallenblase von der rechten Kolonflexur und dann vom Duodenum zu lösen. Wenn wir die einzelnen Schichten präparieren,

dürfen wir keinesfalls eine mögliche Fistel zwischen Gallenblase und Kolon bzw. Duodenum übersehen. Solche entzündlichen Veränderungen können natürlich auch im Bereich des Ligamentum hepatoduodenale vorliegen.

In solchen Fällen empfiehlt sich eine primär prograde Präparation, die am Infundibulum der Gallenblase beginnt. Selten kann diese an der Hinterwand so sehr mit der Leber verwachsen sein, daß sie sich nicht subserös ausschälen läßt. Um stärkere Blutungen zu vermeiden, können wir die Gallenblasenhinterwand dann in situ belassen und nur ihre Schleimhaut entfernen. Diese muß dann aber auch sicher entfernt bzw. eventuelle Reste vollständig koaguliert sein. Die Identifizierung des Ductus choledochus im Ligamentum hepatoduodenale gelingt gelegentlich nur mittels Punktion. Die Versorgung der Arterie und des Ductus cysticus, die intraoperative Cholangiographie und den Fortgang der Operation führen wir in der oben beschriebenen Form durch.

Es liegt auf der Hand, daß im Falle stärkerer Verwachsungen auch die Komplikationsmöglichkeiten wesentlich größer sind. Hierbei sind insbesondere die Verletzungen des Ductus hepatocholedochus oder der Arteria hepatica und ihrer Äste zu nennen. Keinesfalls dürfen wir versuchen, arterielle Blutungen durch ungezielte und tiefe Umstechungen zu stillen. Angesichts der Nähe der anatomischen Strukturen ist nur eine gezielte Versorgung gestattet. Wir werden bei einer unerwarteten

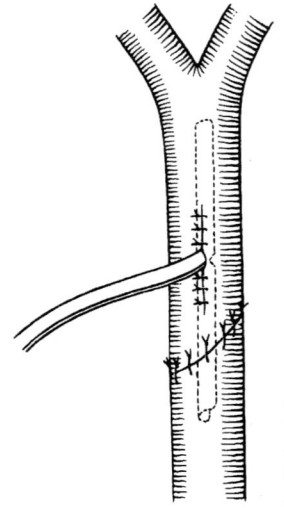

*Abbildung 6-200:* Akzidentelle Choledochusverletzung: Versorgung mit primärer Naht und Einlegen einer T-Drainage.

Blutung zunächst das Ligamentum hepatoduodenale zwischen Daumen und Zeigefinger komprimieren (Pringle-Manöver) und dann mit einer geraden Gefäß- oder weichen Klemme probatorisch abklemmen, um nach gezielter Freipräparation eine definitive Versorgung vornehmen zu können. Verletzungen des Ductus hepatocholedochus erfordern seine genügende Darstellung. Frische Durchtrennungen können wir in der Regel, wenn kein Substanzdefekt vorliegt, durch direkte Naht mit 4–0 Maxon (oder 5–0 Maxon) unter Einlage einer T-Drainage (2,5–4 mm) versorgen (siehe Abb. 6-200). Bei Substanzdefekten müssen wir eine biliodigestive Anastomose anlegen (Einzelheiten zur Operationstechnik siehe unten).

Der cholezystektomierte Patient wird nach der Aufwachphase zur Normalstation zurückverlegt werden können. Magensonde oder Blasendauerkatheter sind nicht erforderlich. Für den Operationstag und die ersten zwei postoperativen Tage infundieren wir, wobei hyperkalorische Lösungen nicht erforderlich sind. Der Kostaufbau kann am Abend des Operationstages, spätestens aber am ersten postoperativen Tag mit Flüssigkeiten beginnen. Die Darmfunktion kommt in der Regel spontan, ohne Nachhilfe, in Gang. Am Abend des Operationstages wird der Patient bereits mobilisiert, eine medikamentöse und physikalische Thromboseprophylaxe ist obligat. Die Zieldrainage entfernen wir je nach geförderter Sekretmenge am 3. bis 4. postoperativen Tag. Eine Behandlung mit Antibiotika oder Choleretika bleibt dem komplizierten Steinleiden vorbehalten. Eine Antiobiotikaprophylaxe führen wir nicht durch.

## 10.4.2 Laparoskopische Cholezystektomie

Nach ihrer Erstbeschreibung durch Mühe 1986 hat dieses Operationsverfahren seit Einführung der Video-Endoskopie einen rasanten Aufschwung erlebt. Sie hat die offene Cholezystektomie als Standardoperation beim unkomplizierten Gallensteinleiden mittlerweile abgelöst und ist hinsichtlich der Effektivität gleichwertig, bezüglich der postoperativen Patientenbelastung oder Krankenhausverweildauer überlegen. Von diesem Vorgehen profitieren in besonderer Weise adipöse Patienten sowie Patienten mit erhöhtem Allgemeinrisiko.

Komplikationsmöglichkeiten wie Verletzungen von Darm und Gefäßen durch Punktion sowie Läsionen des Choledochus bedürfen aber ernster Aufmerksamkeit. Somit gelten für die präoperative Vorbereitung und Diagnostik die gleichen Maßstäbe wie für die offene Cholezystektomie. Einerseits müssen wir beim laparoskopischen Vorgehen bestimmte Kontraindikationen beachten (s. Tab. 6-41), andererseits ist die Infektionsrate durch Kontamination mit eventuell austretender Galle-Flüssigkeit (Absetzen des Ductus cysticus, Punktion, Verletzung der Gallenblasenwand) beim laparoskopischen Vorgehen möglicherweise durch die $CO_2$-Inkubation erheblich geringer.

Wir plazieren den Videoturm auf der rechten Patientenseite, der Operateur steht links, der Assi-

*Tabelle 6-41:* Kontraindikationen gegen die laparoskopische Cholezystektomie.

- Voroperationen im Oberbauch
- Hämorrhagische Diathese
- Leberzirrhose mit portaler Hypertension
- Gravidität
- Verdacht auf Malignom
- Schwere kardiale oder pulmonale Insuffizienz
- Akute Cholezystitis (?)
- Schrumpfgallenblase (?)
- Nicht sanierte Choledocholithiasis (?)

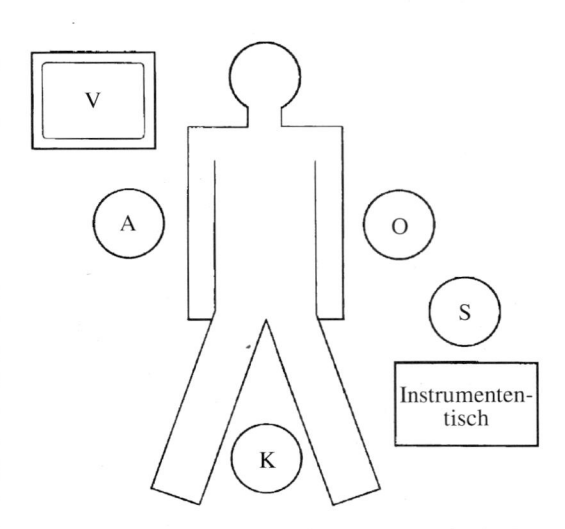

*Abbildung 6-201:* Laparoskopische Cholezystektomie: Position von Operateur (O), «Kameramann» (K), Assistent (A), Schwester (S) und Instrumententisch sowie des Videoturms (V).

stent auf der rechten Seite. Der «Kameramann» steht zwischen den gespreizten Beinen des Patienten (s. Abb. 6-201). Zunächst wird das Pneumoperitoneum angelegt. Wir benutzen hierzu eine Längsinzision vom kaudalen Nabelrand mit kurzstreckiger (unter 1 cm) Inzision der Faszie. Dann werden die Bauchdecken mit zwei Backhaus-Klemmen angehoben und eine Verresnadel vorsichtig in das Abdomen geführt. Die korrekte Lage der Nadel läßt sich durch das freie Einlaufen von physiologischer Kochsalzlösung feststellen. Nach Insufflation von $CO_2$-Gas bis zu einem Druck von 15 mmHg wird ein 10 mm Arbeitsschaft, hierüber die Videokamera eingebracht. Neuerdings führen wir diese Schritte mit einem dilatierbaren Trokar-System durch. Zunächst orientieren wir uns durch eine Rundumsicht in der Bauchhöhle, bei der Verwachsungen oder andere pathologische Veränderungen erkannt werden. Ein weiterer 10 mm-Arbeitsschaft wird dann durch eine quere Inzision im Oberbauch rechts der Medianlinie eingebracht und zwei 5,5 mm-Arbeitsschäfte am rechten Rippenbogen in der vorderen Axillarlinie und in der Mitte zwischen letzterem und der Nabelinzision (s. Abb. 6-202). Der Patient wird anschließend in eine Anti-Trendelenburg-Lage gebracht und nach links gekippt. Nun kann die Gallenblase mittels einer geeigneten Faßzange am Infundibulum gefaßt und nach kranial gezogen werden, wobei sich die Leberunterfläche aufrichtet und das Ligamentum hepatoduodenale sichtbar wird. Diese Faßzange führen wir durch den lateralen 5,5 mm-Arbeitsschaft ein, und mit einer weiteren Faßzange, die durch den anderen 5,5 mm-Arbeitsschaft eingebracht wird, läßt sich die Gallenblase gut ausspannen. Wir präparieren durch den 10 mm-Arbeitsschaft im Oberbauch. Zunächst werden die pericholezystitischen Verwachsungen gelöst und anschließend der Ductus cysticus und die Arteria cystica dargestellt. Hier ist, wie bei der offenen Cholezystektomie, besondere Sorgfalt geboten; beide Ringstrukturen müssen eindeutig identifiziert und vollständig von der Umgebung freipräpariert werden. Sie werden anschließend, entweder mit Metallklips oder mit resorbierbaren Klips gallenblasenwärts einfach und zentralwärts doppelt verschlossen und anschließend durchtrennt (s. Abb. 6-203). Dann läßt sich die Gallenblase retrograd subserös aus dem Leberbett ausschälen. Wir bevorzugen hier monopolare Diathermie, alternativ kann auch mit der Schere präpariert werden. Ist die Gallenblase ausgelöst, wird sie auf dem rechten Leberlappen abgelegt. Der subhepatische Raum wird durch ein Kombinationsinstrument gespült und dann abgesaugt. Wir setzen dann die Kamera in den kranialen 10 mm-Arbeitsschaft ein. Durch den transumbilikalen Arbeitsschaft wird eine Faßzange eingebracht, die die Gallenblase am Infundibulum faßt. Sie kann nun unter direkter videoendoskopischer Sicht – entweder

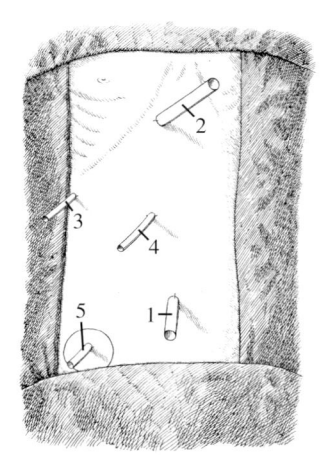

*Abbildung 6-202:* Laparoskopische Cholezystektomie: Position der Arbeitstrokare. 1 Kameratrokar (10 mm), 2 Präparationstrokar (10 mm), 3, 4 Trokare für die Faßzangen (5,5 mm), 5 möglicher Zusatztrokar bei schwierigem Situs.

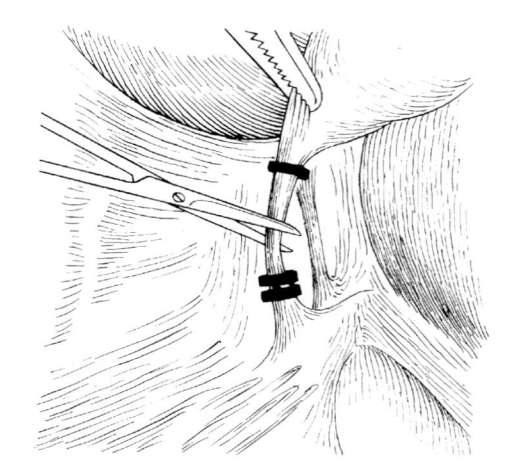

*Abbildung 6-203:* Laparoskopische Cholezystektomie: Der D. cysticus ist zentralwärts doppelt, gallenblasenwärts einfach geklippt und wird durchtrennt.

durch den Arbeitsschaft, oder aber, falls sie zu prall sein sollte, durch eine Erweiterung der Faszieninzision – transumbilikal extrahiert werden. Nach nochmaliger Kontrolle der Bluttrockenheit läßt sich durch den lateralen 5,5 mm-Trokar eine Silikondrainage Ch 15 subhepatisch plazieren. Die Instrumente werden nun unter videoendoskopischer Sicht retrahiert und das Pneumoperitoneum abgelassen. Die eingangs eröffnete Faszie an der Nabelinzision wird durch Einzelknopfnähte mit resorbierbarem Nahtmaterial verschlossen. Dies entfällt bei neuen Systemen. Der Eingriff wird mit Intrakutannähten beendet.

Die für die offene Cholezystektomie geforderte intraoperative Cholangiographie ist auch beim laparoskopischen Vorgehen in gleicher Form durchführbar. Unserer Erfahrung zufolge erfordert dieses jedoch einen zusätzlichen Zeitaufwand zwischen 15 und 20 Minuten. Bei einer normalen Choledochusweite bis einschließlich 6 mm und fehlender Anamnese ist die Inzidenz simultan vorliegender Choledochuskonkremente so gering, daß auf diese Untersuchung ohnehin verzichtet werden kann. Sollte sich dennoch – selten genug – ein Konkrement herausstellen, ist die postoperative Papillotomie bzw. Extraktion ohne weiteres möglich. Wir verzichten auf die intraoperative Gallengangdarstellung.

Eine akzidentelle Eröffnung der Gallenblase – diese tritt bei Verwendung von Diathermie gelegentlich auf – erfordert eine besonders aufwendige Spülung und Absaugung des subhepatischen und perihepatischen Raumes. «Verlorene» Gallensteine lassen sich instrumentell gut entfernen. Kommt es zum Austritt multipler Konkremente, ist der Zeitaufwand hierfür allerdings erheblich. Bei hydropischer Gallenblase läßt sich der flüssige Inhalt vor Beginn der Präparation problemlos abpunktieren. Oft genug kann erst danach die Blase überhaupt gefaßt und angehoben werden. Ein Tonnenkonkrement läßt sich entweder mechanisch noch in der Gallenblase zerkleinern, besser aber mit der Gallenblase durch eine Erweiterung der Nabelinzision extrahieren.

Postoperativ ist der Analgetika-Bedarf gering, und die Rekonvaleszenz erfolgt schnell. Je nach Sekretförderung kann die Zieldrainage zwischen dem 1. und 3. postoperativen Tag entfernt werden (falls eine solche überhaupt eingelegt wurde). Die Mobilisation beginnt bereits am Abend des Operationstages und der Kostaufbau mit dem 1. postoperativen Tag. Die Krankenhausverweildauer nach dem Eingriff liegt zwischen drei und sechs Tagen.

### 10.4.3 Orale Steinauflösung

Wie wir eingangs gesehen haben, ist die Löslichkeit des Cholesterins von seinem relativen Verhältnis zum Gallensäurenanteil der Blasengalle abhängig. Somit liegt es nahe, durch eine Erhöhung der Gallensäurenkonzentration Cholesterinkonkremente zur Auflösung zu bringen. Dieses gelang 1972 erstmals durch die orale Applikation von Chenodesoxycholsäure (CDC). 1973 wurde die Ursodesoxycholsäure (UDC) erstmals erfolgreich eingesetzt. Prinzipiell hätte diese Therapieform unbestreitbare Vorteile: Sie hinterläßt keine Narben, ist schmerzfrei, und die Gallenblase verbleibt in situ. Ort zur Gallensteinbildung und auslösende Faktoren hierfür sind allerdings nicht eliminiert. Die orale Litholyse ist nur bei ausgewählten Patienten möglich, da bestimmte Grundvoraussetzungen gegeben sein müssen (s. Tab. 38). Es liegt auf der Hand, daß Komplikationen des Steinleidens wie Ikterus oder Cholangitis ausgeschlossen sind. Sonographisch können wir Größe und Anzahl der Steine gut bestimmen. Die radiologische Gallenwegsdiagnostik einschließlich Leer- und Funktionsaufnahme benötigen wir, um Verkalkungen auszuschließen und die Funktionsfähigkeit, d. h. Kontraktibilität, der Gallenblase nachzuweisen. Erst dann kann die orale Litholyse mit 15 mg/kg Körpergewicht CDC oder 10 mg/kg Körpergewicht UDC täglich begonnen werden. Die Nebenwirkungen der UDC sind geringer als

*Tabelle 6-42:* Voraussetzungen für die Chemolitholyse.

– Geringe Beschwerden (= keine «chirurgischen» Komplikationen)
– Cholesterinsteine ohne Verkalkungen, max. 1,5 cm Durchmesser
– Kontraktionsfähige Gallenblase, max. zu 50 % mit Steinen gefüllt
– Ableitende Gallenwege steinfrei
– Keine Hepatitis oder Leberzirrhose
– Keine chronischen Durchfallerkrankungen
– Kein akutes Ulcus ventriculi oder duodeni
– Keine Gravidität

die der CDC, so daß erste bevorzugt eingesetzt wird. Beide können aufgrund eines gering differenten Wirkmechanismus auch in Kombination verabreicht werden, wodurch die Effektivität der Steinauflösung gesteigert und beschleunigt wird.

Allerdings sind bei dieser Therapie Kontraindikationen zu beachten, wie floride Hepatitis, Zirrhose, chronische Durchfallerkrankungen, Ulkus-Krankheit, Gravidität oder das Auftreten von «chirurgischen Komplikationen».

Insgesamt rechnet man mit einer Behandlungsdauer von im Mittel 18 Monaten. Die Rezidivquote ist hoch und liegt zwischen 40% und 50%, etwa 10% pro Jahr. Insgesamt setzt das Verfahren einen sehr disziplinierten Patienten voraus, der während der Behandlungsdauer regelmäßig kontrolluntersucht werden muß. Aufgrund der eingangs genannten Einschränkungen können wir davon ausgehen, daß lediglich etwa 20% aller Gallensteinträger für die orale Litholyse überhaupt geeignet sind. Nach Einführung der laparoskopischen Cholezystektomie geben wir dieser den Vorzug.

### 10.4.4 Extrakorporale Schockwellenlithotripsie

Dieses Therapieverfahren wurde zunächst zur Behandlung von Nierensteinen entwickelt. Die ersten in-vitro-Experimente begannen 1972, 1980 erfolgte die erste Nierensteinlithotripsie und 1985 die erste Gallensteinlithotripsie. Die Stoßwelle läßt sich entweder durch Unterwasserfunkentladung erzeugen oder durch elektrische oder elektromagnetisch arbeitende Systeme. Die Schallwellen werden dann fokussiert auf das Konkrement zu seiner Desintegration geleitet. Für die Gallensteinlithotripsie ist eine real-time-Sonographie zur Ortung erforderlich. Auch eine Röntgendurchleuchtung sollte möglich sein. Nach Steinortung wird der Patient dann in die für die Lithotrypsie jeweils günstige Lage gebracht und die Steine werden desintegriert.

Am ehesten eigenen sich röntgennegative Solitärsteine mit nicht mehr als 20 mm Durchmesser. Mit einer anschließenden oralen Litholyse gelingt es, in ausgewählten Fällen 70% bis 80% der Patienten innerhalb eines Jahres zur Steinfreiheit zu bringen. Langzeitergebnisse zur Rezidivrate fehlen, innerhalb der ersten beiden Jahre nach Behandlung muß jedoch mit einer Rezidivquote von 10% bis 20% gerechnet werden. Die akute Morbidität ist gering, insbesondere schwere Komplikationen, wie eine biliäre Pankreatitis sind selten. Dennoch werden durch die Lithotripsie häufiger konservativ allerdings gut beherrschbare Gallenkoliken ausgelöst. Insgesamt sind lediglich 10 bis 15% aller symptomatischen Steinträger für eine ESWL und anschließende Chemolitholyse geeignet. Alternative ist auch für dieses Vorgehen die laparoskopische Cholezystektomie.

### 10.4.5 Interventionelle Steintherapien

Darunter verstehen wir Verfahren, die entweder einen endoskopischen, d. h. transpapillären oder einen perkutanen Zugang zu den Gallenwegen voraussetzen.

*Endoskopische Verfahren*
Die endoskopische Papillotomie (s. Abb. 6-204), 1974 von Classen und Demling eingeführt, gilt heute als Methode der Wahl zur Behandlung der Choledocholithiasis. Kleine Konkremente gehen nach einer genügend weiten Papillenspaltung spontan ab. Ist dies nicht sofort der Fall, sollen immer erst vier bis fünf Tage mit erneuter klinischer, sonographischer oder endoskopischer Kontrolle abgewartet werden. Abschwellen der Papille oder Abgehen von Koageln sind oft erforderlich für den endgültigen Steinabgang. Größere Konkremente werden am sichersten mit dem Dormiakörbchen gefaßt und extrahiert, große Steine können mit Hilfe dieses Gerätes auch mechanisch zerkleinert werden (s. Abb. 6-205). Dieses ist insbesondere erforderlich, wenn ein Mißverhältnis zwischen Steindurchmesser und Weite des distalen Ductus choledochus besteht. Neben dieser mechanischen

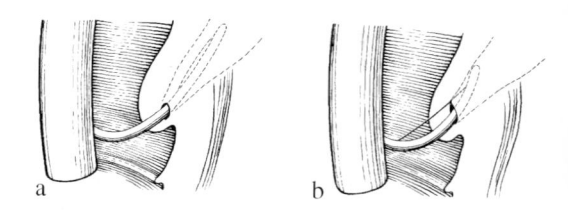

*Abbildung 6-204:* Einführen des Erlanger Papillotoms über die Seitblickoptik (a) und Anspannen des Schneidedrahts vor der Papillotomie (b).

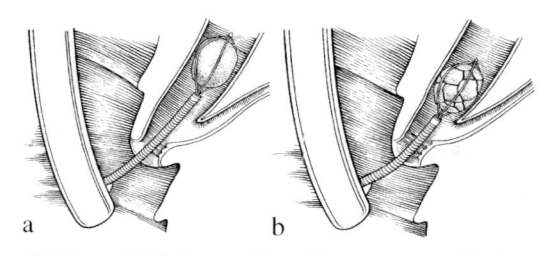

*Abbildung 6-205:* Fassen (a) und Zertrümmerung (b) eines Choledochuskonkrements mit dem Dormiakörbchen.

Lithotripsie sind derzeit die elektrohydraulische Lithotripsie, bei der die Energie zur Steinzertrümmerung durch elektrische Entladungen im Flüssigkeitsmedium erzeugt wird, und die Laserlithotrypsie in der klinischen Erprobung. Beide Verfahren sind allerdings nur unter direkter endoskopischer Sicht möglich. Es muß also über das Zubringerduodenoskop ein zweites, steuerbares Endoskop mit Arbeitskanal transpapillär in den Choledochus eingeführt werden (sogenanntes «mother-baby-scope»). Gelingt die Steinentfernung aus dem Ductus choledochus nicht vollständig, kann über das Duodenoskop eine nasobiliäre Sonde zur Dekompression und ggf. Spülung des Gallenganges bei Cholangitis eingeführt werden. Auch lassen sich spontane Steinabgänge nach Papillotomie röntgenologisch ausgezeichnet dokumentieren.

*Perkutane Verfahren*
Gallengangsresidualsteine nach chirurgischen Eingriffen wurden bereits schon vor über 20 Jahren via T-Drain-Kanal entfernt. Da die Steine selbst das Drain nicht passieren können, muß es vor der Steinextraktion entfernt und der Kanal in der Regel auf 4 bis 5 mm aufbougiert werden. Die Steinortung erfolgt röntgenologisch. Die Steine können ebenfalls, wie auf endoskopischem Wege, mit dem Dormiakörbchen zerkleinert und extrahiert oder aber in das Duodenum vorgeschoben werden. Eine topische Chemolitholyse mit Methyl-tertiär-Butyläther (MTBÄ) kann nur im Einzelfall sinnvoll sein.

Unter besonderen Umständen, etwa beim Versagen einer endoskopischen Gallengangssanierung, kann die Steinextraktion auch nach perkutaner transhepatischer Gallengangspunktion durchgeführt werden. Der Aufweitung des Punktionskanals in der Leber sind allerdings Grenzen gesetzt, so daß die Steine in der Regel mechanisch zertrümmert und dann in das Duodenum gespült oder aber extrahiert werden müssen.

## 10.5 Vorgehen bei besonderen Erkrankungen

### 10.5.1 Akute Cholezystitis

Finden wir bei einem Patienten mit einer klassischen biliären Kolik zusätzlich noch eine Leukozytose und Fieber, so haben wir es wahrscheinlich mit einer akuten Cholezystitis zu tun. Ausgelöst wird diese in der Regel durch ein inkrustiertes Konkrement im Ductus cysticus. Das Fieber resultiert aufgrund einer bakteriellen Besiedelung, in der Regel mit Coli-Stämmen. Lediglich nach transpapillären Eingriffen finden wir auch noch Pseudomonaden.

Klinisch finden wir einen Patienten mit stark schmerzhaftem rechten Oberbauch, gelegentlich Abwehrspannung und tastbarem Gallenblasenhydrops. Neben der klinischen Symptomatik ist die Sonographie äußerst hilfreich, bei der akuten Cholezystitis findet sich eine deutlich verdickte Gallenblasenwand mit einer Dreischichtung. Gelegentlich können wir neben dem auslösenden Konkrement auch noch eine Schichtung des übrigen Gallenblaseninhaltes (sludge) erkennen.

Nach Diagnosesicherung behandeln wir den Patienten zunächst mit einem gallengängigen Antibiotikum, etwa einem Cephalosporin der zweiten Generation. Zusätzlich geben wir Spasmolytika und bei Ikterus oder Erhöhung der Cholestase-Enzyme ein Choleretikum. Der Patient wird unter Nahrungskarenz infundiert. In den meisten Fällen gelingt es so, die Kranken innerhalb von 24 bis längstens 48 Stunden schmerz- und fieberfrei zu bekommen. Zur Koupierung der Schmerzen ist eine lokale Kältebehandlung mit Kryogel-Beuteln hilfreich. Unter dieser Prämisse behandeln wir dann weitere 4 bis 6 Tage konservativ, mit vorsichtigem Kostaufbau. Dadurch läßt sich die akute Cholezystitis «herunterkühlen». Bei beschwerdefreiem Patienten läßt sich folgernd die Cholezystektomie mit größerer Sicherheit durchführen als im akuten Entzündungsschub. Auch ist nach einer abgeklungenen akuten Cholezystitis der laparoskopische Zugang besser möglich.

Gelingt es nicht, den Patienten mit der geschilderten Therapie in ein beschwerdefreies Intervall zu bekommen oder verschlimmert sich die Symptomatik gar, muß der Patient einer dringlichen Cholezystektomie zugeführt werden. Dieses ist immer dann der Fall, wenn es trotz konsequenter medikamentöser Therapie zu einem Anstieg des Bilirubins oder sogar der Pankreasenzyme kommt oder wenn sich bei den täglich durchzuführenden sonograpischen Kontrollen weitere Komplikationen, wie etwa Gallenblasenempyem, Leberabszeß oder -perforation zeigen. Die Operation der akuten Cholezystitis ist technisch schwierig. Bei einem Gallenblasenhydrops muß der Inhalt vor Beginn der Präparation über eine Tabaksbeutelnaht abpunktiert werden (s. Abb. 6-206). Vorher muß der Situs sehr sorgfältig mit Chloramin-getränkten Bauchtüchern abgedeckt sein.

Die perioperative Komplikationsrate ist gegenüber der Intervallcholezystektomie deutlich erhöht. Insbesondere finden wir lokalinfektiöse Komplikationen, wie subhepatischer Abszeß oder Wundheilungssstörungen. Auch postoperative Pneumonien, Pleuraergüsse oder gar Pleuraempyeme sind häufiger. Wir tun deshalb gut daran, wann immer möglich eine akute Cholezystitis zunächst auf konservativem Wege in das freie Intervall zu bringen, um sie dann elektiv zu operieren. Gleichwohl darf die initial erfolgreich behandelte akute Cholezystitis nicht dazu Anlaß geben, die notwendige Operation länger aufzuschieben.

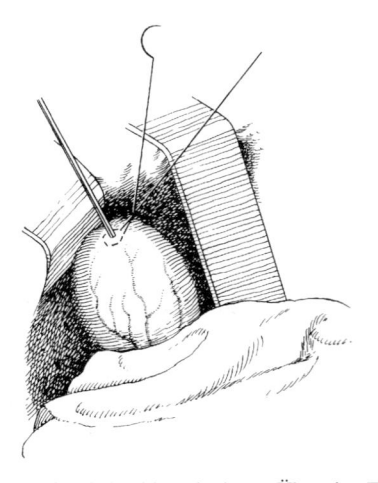

*Abbildung 6-206:* Gallenblasenhydrops: Über eine Tabaksbeutelnaht wird die hydropische Gallenblase abpunktiert.

## 10.5.2 Cholangiolithiasis und Cholangitis

Stellen wir anläßlich einer konventionellen Cholezystektomie bei der Cholangiographie Konkremente in den ableitenden Gallenwegen fest, werden wir diese in gleicher Sitzung entfernen und das Steinleiden damit definitiv sanieren.

*Choledochusrevision*
Zunächst versorgen wir den Zystikusstumpf in üblicher Weise und entfernen die Gallenblase. Anschließend muß geprüft werden, ob die Hautinzision nicht besser erweitert werden muß. Es folgt die Mobilisierung des Duodenum bis in das untere Drittel von der Vena cava weg (Kochersches Manöver), so daß der distale Choledochus bzw. eventuell sogar die Papille palpiert werden können. Dann präparieren wir den Ductus choledochus frei und eröffnen ihn – meist distal der Zystikuseinmündung – längs zwischen zwei Haltefäden (4–0 Maxon, 4–0 Vicryl). Austretende Galle wird abgesaugt und ein bakteriologischer Abstrich entnommen. Dann spülen wir zunächst leberwärts, indem ein Spülkatheter bis in den linken und in den rechten Ductus hepaticus eingeführt wird. Danach wird nun auch duodenalwärts gespült, wobei die Spülflüssigkeit solange durch die Choledochotomie zurückläuft, wie der Spülkatheter die Papille nicht passiert hat. Auf Grund der Cholangiographie kennen wir den ungefähren Sitz der Steine. Flottieren sie, lassen sie sich durch die Spülung entfernen. Anschließend tasten wir mit einer Steinfaßzange oder dem Choledochuslöffel die Gallengänge vorsichtig aus, um auch inkrustierte Konkremente unter Führung der linken Hand orten und extrahieren zu können. Neben der Steinfaßzange ist die Steinextraktion auch mit einem Fogarty-Ballonkatheter möglich. Anschließend sondieren wir vorsichtig die Papille mit Hegarstiften oder besser Olivenbougies bis maximal Ch 7. Hier müssen wir besonders sorgfältig darauf achten, nicht zu brüsk vorzugehen und so eine Perforation zu erzeugen. In Verruf kamen die Bougies und Choledochuslöffel durch zu grobe und unsachgemäße Anwendung. Die zur Verfügung stehenden Instrumente setzen wir am günstigsten in folgender Reihenfolge ein: Spülkatheter, Fogarty-Ballon-Katheter, Gallensteinlöffel, Gallensteinfaßzange, Choledochoskop zur Kontrolle nach vorsichtiger Bougierung (bis Ch 7) mit Faßzange

## 10. Gallenblase und Gallenwege

*Abbildung 6-207:* Gallengangsrevision: Die T-Drainage aus Naturgummi wird zurechtgeschnitten. a. Aus dem Rohr wird eine Rinne geschnitten. b. Inzisionen zur gefahrlosen Extraktion.

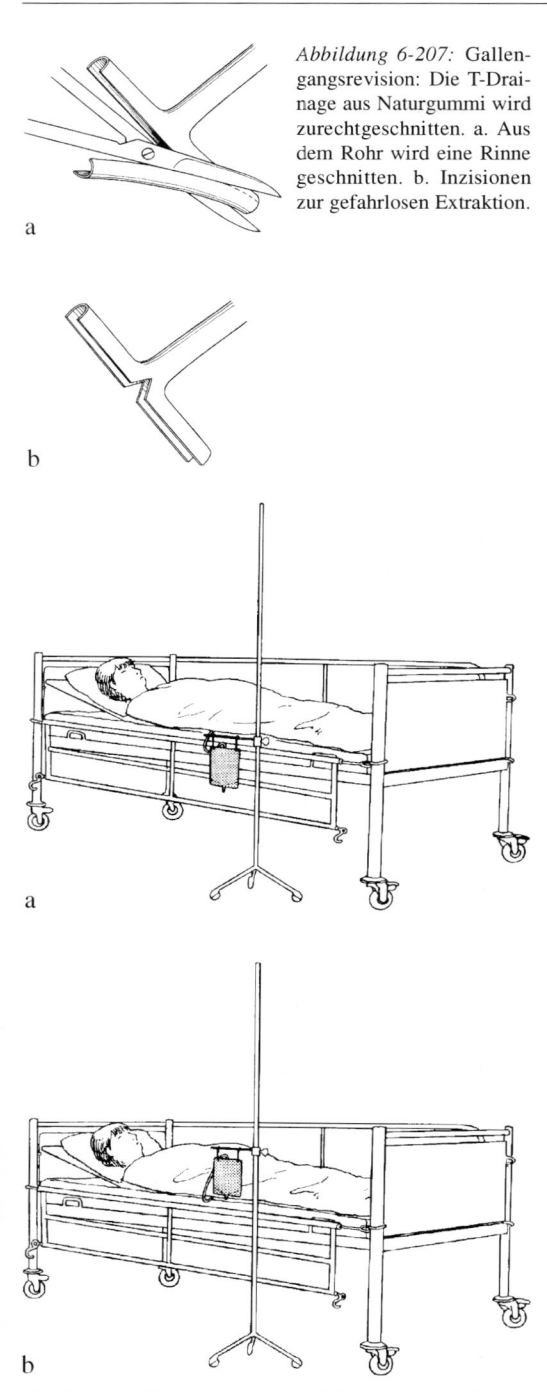

*Abbildung 6-208:* Gallengangsrevision: Der Ablaufbeutel der T-Drainage hängt für die ersten Tage unterhalb Körperniveau (a), später über Körperniveau (b), damit die Galle transduodenal abfließen kann.

bzw. zur therapeutischen Unter-Sicht-Extraktion. Definitive Steinfreiheit stellen wir durch eine Choledochoskopie fest. Eine abschließende Röntgenkontrolle ist danach nicht mehr notwendig, wenn das Choledochoskop mit Sicherheit bis in das Duodenum (samtige Duodenal-Mukosa) vorgeschoben war. Eine T-Drainage Ch 3 (2,5–4 mm) je nach Kaliber des Ductus choledochus wird nun zurechtgeschnitten (s. Abb. 6-207) und in den Ductus eingelegt. Der Verschluß der Choledochotomie erfolgt fortlaufend oder einzeln mit atraumatischem resorbierbaren Nahtmaterial der Stärke 4–0. Für die T-Drainage wird kein Silikonmaterial verwendet, da nach dem Ziehen solcher Drainagen Gallenfisteln und gallige Peritonitiden beschrieben wurden. Silikon ist weitgehend gewebefreundlich, so daß eine abdichtende Granulation und Drain-Kanal-Bildung in den ersten acht Tagen nahezu unterbleibt. Deshalb verwenden wir ausschließlich Naturgummi. Die T-Drainage wird gesondert oder aus der – dann mit Einzelnähten versorgten – Choledochotomie herausgeleitet und fixiert. Eine Zieldrainage ist obligat, die jedoch nicht durch den gleichen Kanal wie die T-Drainage ausgeleitet werden darf. Sie wird rasch bis zum 3. oder 4. postoperativen Tag und immer vor der T-Drainage gezogen. Die T-Drainage sollte zur Entlastung der Papille zunächst fünf Tage ablaufen. Wir hängen den Ablaufbeutel anschließend für zwei Tage auf Gallengangshöhe («auf Niveau»), für einen Tag 20 cm darüber (Abb. 6-208). Ist der Stuhl gefärbt und entstehen keine Schmerzen unter dem rechten Rippenbogen, so erfolgt die röntgenologische Kontrolle (dabei das Kontrastmittel mit 40 mg Refobacin zur Prophylaxe eines reiz-cholangitischen Schubes mischen). Ist der problemlose Kontrastmittelablauf ins Duodenum gesichert, wird die T-Drainage gezogen.

Nur in ganz seltenen Fällen noch finden wir einen in der Papille inkrustierten Stein, der sich durch die Choledochoskopie nicht entfernen läßt. Wir sind dann gezwungen, eine transduodenale Papillotomie vorzunehmen, wenn ein starres Choledochoskop zur Extraktion nicht zur Verfügung steht. Nach dem Kocherschen Manöver, welches ohnehin schon durchgeführt wurde, wird das Duodenum zwischen zwei Haltefäden an der Vorderwand quer eröffnet. Die vorgewölbte Papille läßt sich nach eingelegter Hess-Sonde sowie unter digitaler Austastung darstellen und an ihrem Dach inzidieren, so daß anschließend der Stein geborgen werden kann. Die Verwendung der Guy-Mallet-Sonde kann hier hilfreich sein. Wir müssen sorgfältig darauf achten, den Ductus pancreaticus nicht zu verletzen. Deswegen wird die Inzision immer nach oben (12.00 Uhr) gelegt! Die Duodenotomie wird nun einreihig allschichtig mit Einzelknopfnähten (Maxon 4–0) verschlossen und eine T-Drainage in den Choledochus eingelegt.

Nach Choledochusrevision verordnen wir für den ersten postoperativen Tag Nahrungskarenz, dann raschen Kostaufbau. Nach transduodenaler Papillotomie wird die Nahrungskarenz bis zum Ingangkommen der Darmfunktion beibehalten. Wir geben für mindestens sieben Tage postoperativ Sandostatin. Mit der T-Drainage wird wie oben angegeben verfahren.

*Biliodigestive Anastomose*
Bei intraoperativen Komplikationen, insbesondere Gallengangverletzungen mit Substanzdefekt können wir zur Anlage einer biliodigestiven Anastomose gezwungen sein. Hier kommt in der Regel die Choledocho-Jejunostomie mit ausgeschalteter Rouxscher Schlinge in Frage. Die Anastomosen führen wir in einreihig allschichtiger Einzelknopfnahttechnik mit spätresorbierbarem monophilen Nahtmaterial der Stärke 4–0 durch. Auf eine gute Mukosa-Adaption im Lumen soll dabei geachtet werden. Auch soll die Anastomose eher weit als zu eng angelegt sein. Sie wird bei blind verschlossenem Jejunumende End-Seit bzw. Seit-Seit immer mit der antimesenterialen Dünndarmwand durchgeführt. Dabei vermeidet man größere Blutungen eventuell angestochener Gefäß-Ästchen, und die Anastomose liegt immer mindestens 2 cm spannungsfrei. In besonders gelagerten Ausnahmefällen, insbesondere bei Hochrisiko-Patienten oder bei malignem Grundleiden, kann alternativ auch eine Choledocho-Duodenostomie (s. Abb. 6-209) angelegt werden. Besonders bei dieser Form der biliodigestiven Anastomose muß auf eine weite Durchgängigkeit geachtet werden. Aufsteigende Cholangitis und eventuell sogar Konkrementbildung werden immer durch relativ zu enge Choledocho-Duodenostomie gebahnt.

Finden wir zusätzlich zur Choledocholithiasis eine eitrige Cholangitis vor, wird ebenfalls nach ausgiebiger Spülung des Gallengangsystems eine, diesmal allerdings möglichst großkalibrige, T-Drainage eingelegt und die Choledochotomie wieder verschlossen. Selbstverständlich wird ein bakteriologischer Galle-Abstrich entnommen. Bereits intraoperativ muß mit der Antibiotika-Therapie begonnen werden. Tägliche Spülungen des T-Drains mit einer Kombination aus Ringer-Lösung, Heparin, einem Tetracyclin und einem Choletericum (250 ml Ringer-Lösung + 5 000 I.E. Heparin + 200 mg Hymecromon + 100 mg Doxycyclin über 3–4 Stunden infundiert) haben sich bewährt. Das T-Drain wird in solchen Fällen für zwei Wochen belassen und nach einer röntgenologischen Kontrastdarstellung bei freiem Abfluß über die Papille entfernt. Da eine Cholangitis in der Regel eine langwierig zu behandelnde Infektion darstellt, muß mit dem ausgetesteten Antibiotikum systemisch für mindestens 14 Tage behandelt werden, auch wenn die Laborparameter (Bilirubin, alkalische Phosphatase, Leukozytenzahl, CRP und BKS) sich bereits wieder normalisiert haben.

*Choledochusrevision vs. endoskopische Papillotomie*
Sind uns vor der geplanten Cholezystektomie die Gallengangssteine bereits bekannt, werden wir entscheiden müssen, ob wir den Eingriff um die notwendige Gallengangsrevision erweitern wollen oder statt dessen eine endoskopische Gallenwegssanierung vorschalten. Entscheidend ist das für die Papille, damit das Pankreas und letztend-

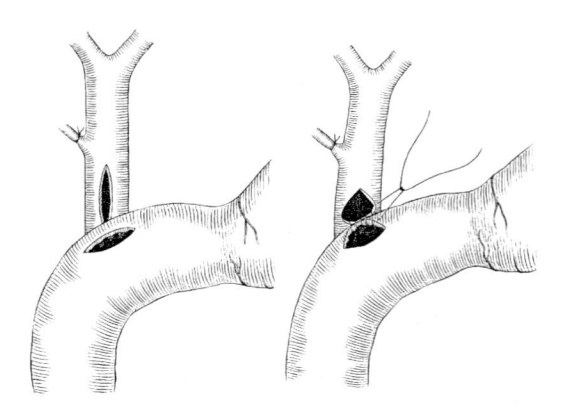

*Abbildung 6-209:* Choledochoduodenostomie: Seit-zu-Seit-Anastomose in einreihig-allschichtiger Nahttechnik mit spätresorbierbaren 4-0 Einzelknopfnähten.

lich natürlich den Patienten schonendste Verfahren. Die Entscheidung machen wir abhängig von den Choledochuskonkrementen, vom Zustand des Patienten und von der vorhandenen Infrastruktur. In der Regel wird vorgängig die endoskopische Gallenwegssanierung angestrebt, oft handelt es sich ja um ältere Patienten mit einem erhöhten Risikoprofil. Handelt es sich um einzelne und nicht zu große Choledochuskonkremente, ist die Papille gut einseh- und sondierbar und ist der Endoskopiker geübt, so sollte stets das «Splitting»-Verfahren mit endoskopischer Choledochus-Sanierung und späterer chirurgischer Cholezystektomie angestrebt werden. Handelt es sich um einen mit Konkrementen ausgefüllten und dilatierten Choledochus, handelt es sich um inkrustierte praepapilläre Konkremente, ist die Papille beispielsweise bei Duodenal-Divertikel schwer zu sondieren oder nur mit Risiko zu tomieren, so sollte die chirurgische Choledochusrevision vorgenommen werden. Der Operateur muß in diesem Verfahren geübt sein, und eine intraoperative Choledochoskopie soll zur Verfügung stehen.

### 10.5.3 Primär sklerosierende Cholangitis

Die primär sklerosierende Cholangitis ist ein seltenes idiopathisches Krankheitsbild, das durch entzündliche fibröse Strikturen der intra- und extrahepatischen Gallengänge charakterisiert ist, wobei andere Ursachen, wie postoperative Folgezustände, Choledocholithiasis oder Tumoren ausgeschlossen sind. In etwa der Hälfte der Patienten finden wir zusätzlich entzündliche Darmerkrankungen, insbesondere die Colitis ulcerosa oder auch eine chronische Pankreatitis. Experimentell ist das Krankheitsbild durch die Applikation von Formalin auslösbar, wir finden es auch nach intraarterieller Chemotherapie mit Fluorodeoxyuridin. Das klinische Bild wechselt sehr stark von weitgehend asymptomatischen Patienten mit einer nur laborchemisch feststellbaren milden Leberfunktionsstörung bis hin zu akuten Verläufen, die in einer biliären Zirrhose oder Leberversagen enden können. Laborchemisch finden wir in der Regel einen Anstieg der cholestaseanzeigenden Enzyme und des Bilirubins, bei etwa 50% der Patienten einen Anstieg des IgM. Außerdem können sekundäre Veränderungen des Kupferstoffwech-

sels gefunden werden. Beweisend für die Diagnose ist, nach Ausschluß anderer Ursachen, die Röntgendarstellung des extrahepatischen Gallenwegssystems, entweder als Infusions-Cholangiogramm oder durch endoskopische oder perkutane Darstellung. Wir finden dann multiple irreguläre Stenosen und Dilatationen des intra- und extrahepatischen Gallengangssystems, ohne Nachweis von Steinen. Die Beseitigung der Strikturen und damit Verhinderung einer sekundären bakteriellen Infektion ist das Therapieziel. Wir können dies durch eine perkutane oder endoskopische Ballondilatation bzw. Stent-Einlagen erzielen. Als weitere Alternative stehen die Choledochusrevision und Langzeit-Ableitungen durch eine T-Drainage zur Verfügung, wobei zur mehrmonatigen Galle-Ableitung hier durchaus Silikon-T-Drains wegen der besseren Gewebeverträglichkeit verwendet werden dürfen. Im Fall distal gelegener Stenosierungen empfiehlt sich die biliodigestive Anastomose in Form der Hepatikojejunostomie mit ausgeschalteter Rouxscher Schlinge. Hierbei sollte das blinde Ende der Schlinge jedoch subkutan verlagert werden, so daß ein eventueller endoskopischer Zugang zur Anastomose erhalten bleibt. Entwickelt sich bei einem der Patienten eine biliäre Zirrhose, kommt letztlich die Lebertransplantation in Frage. Die Spätergebnisse der Transplantation sind bei dieser Grunderkrankung mit 80 bis 90% Überlebensrate (einschließlich Operations-Letalität) nach 5 Jahren sehr günstig. Die Langzeitprognose bleibt in dieser Größenordnung auch weiterhin konstant.

### 10.5.4 Choledochuszysten

Eine seltene angeborene Mißbildung des pankreatiko-biliären Systems ist die kongenitale Choledochuszyste (s. Abb. 6-210). Symptomatisch wird das Krankheitsbild wegen einer partiellen Gallenwegsobstruktion und der resultierenden Cholangitis, gelegentlich finden wir auch lediglich einen asymptomatischen Ikterus. In 40 bis 50% der Patienten wird die Krankheit vor dem 10. Lebensjahr manifest. Die Diagnose ist sonographisch und radiologisch leicht zu stellen. Therapeutisch empfiehlt sich eine komplette Exzision der Zyste mit Cholezystektomie und nachfolgender Hepatikojejunostomie. Die früher empfohlenen internen

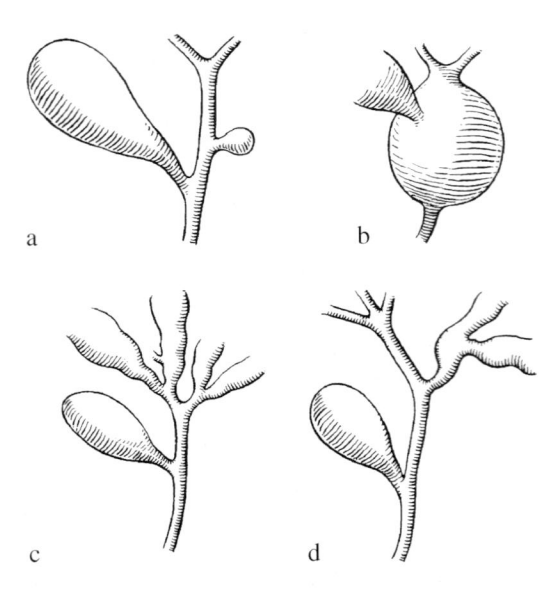

*Abbildung 6-210:* Formen der Gallenwegsmißbildungen nach Hess: a. Choledochusdivertikel. b. Choledochuszyste. c. Caroli-Syndrom, diffuse Form. d. Caroli-Syndrom, segmentäre Form.

Drainageverfahren sind heute weitgehend verlassen, da wir wissen, daß das Karzinomrisiko in der belassenen Choledochuszyste etwa 20 fach höher als in der Normalpopulation ist.

Eine Sonderform stellt die kongenitale polyzystische Dilatation der intrahepatischen Gallengänge (Caroli-Syndrom) dar. Symptomatisch wird das Krankheitsbild durch eine intrahepatische Gallensteinbildung mit rezidivierenden Cholangitiden. Die Diagnose wird sonographisch, computertomographisch erstellt und radiologisch durch ERC gesichert. Therapeutisches Ziel ist die komplette Entfernung der Zysten mit den Konkrementen. Hilusnahe Zysten der Hepatici bzw. von Segmentästen können auch intrahepatisch teilreseziert und rekonstruiert werden. Tritt die Mißbildung lediglich in einem Leberlappen auf, wird das Krankheitsbild durch die Resektion der betroffenen Lebersegmente definitiv saniert. In anderen Fällen empfiehlt sich die cholangioskopisch kontrollierte Steinextraktion und Hepatikojejunostomie bzw. Zystojejunostomie mit Rouxscher Schlinge. Auch hier wird sinnvollerweise das blind verschlossene Jejunum-Ende subkutan plaziert.

### 10.5.5 Verschlußikterus und biliäre Pankreatitis

Der steinbedingte Verschlußikterus und die biliäre Pankreatitis sind die schwerwiegensten Komplikationen des Gallensteinleidens und bedürfen einer dringlichen Behandlung. Das Hauptziel ist die Beseitigung der akuten Verschlußsituation, und dieses werden wir in erster Linie durch eine endoskopische Papillotomie mit Steinextraktion und ggf. Einlegen einer nasobiliären Sonde zu erreichen suchen. Gelangt der Patient dadurch in ein symptomfreies Intervall, wird kurzfristig die definitive Sanierung des Steinleidens durchgeführt. Hier muß dann im Einzelfall sehr sorgfältig abgewogen werden, zu welchem Zeitpunkt und mit Hilfe welchen Verfahrens weiter vorgegangen wird. Die Behandlung der schweren nekrotisierenden Pankreatitis wird in einem eigenen Kapitel abgehandelt.

### 10.5.6 Gallensteinileus

Im Verlauf eines langjährig bestehenden Steinleidens kann sich, insbesondere bei großen Tonnenkonkrementen, durch Arrosion und Penetration zwischen der Gallenblase und dem Duodenum eine biliodigestive Fistel entwickeln. Durch diese kann dann ein großer Gallenstein in das Intestinum wandern, wo er an einer anatomischen Enge (z.B. an der Bauhinschen Klappe) zu einem Obturationsileus führen kann. Im Vordergrund der klinischen Symptomatik steht der akute mechanische Ileus mit krampfartigen Bauchschmerzen, Übelkeit und Erbrechen sowie der auskultierbaren Stenoseperistaltik, pathognomonisch für das Krankheitsbild ist die röntgenologisch in der Abdomenleeraufnahme oder auch sonographisch feststellbare, freie Luft in den Gallenwegen, die sogenannte Aerobilie. Leider ist dieses Leitsymptom nur bei einem geringen Prozentsatz der Patienten vorhanden.

Therapeutisch steht die Beseitigung der Ileusursache im Vordergrund. Der eingeklemmte Gallenstein läßt sich durch eine quere Enterotomie und nachfolgendem Verschluß mit Einzelknopfnähten problemlos entfernen. Grundsätzlich streben wir die Sanierung des Gallensteinleidens, also die Cholezystektomie und Verschluß der biliodigestiven Fistel in einer Sitzung an. Je nach Zustand des Patienten kann allerdings auch ein zweizeitiges Vorgehen notwendig sein.

## 10.6 Differentialindikation und Verfahrenswahl

Nach Vorstellung der konservativen, interventionellen und operativen Therapiemodalitäten gilt es, für den Einzelfall die einzuschlagende Behandlung auszuwählen. Sinnvollerweise orientieren wir uns hier aber am entsprechenden Krankheitsbild, anstatt die Indikationsbreite der einzelnen Verfahren gegeneinander abzuwägen. «Nicht alles Machbare ist auch nützlich!»

### 10.6.1 Der asymptomatische Steinträger

Generell gilt: Behandlungsbedürftig ist der «Steinpatient», nicht der «Steinträger». Das bedeutet, daß zufällig entdeckte Gallenblasensteine keiner Behandlung zugeführt werden müssen, weder einer konservativen noch einer interventionellen, noch einer operativen. Diskutieren müssen wir allerdings, wieweit durch eine prophylaktische Operation Komplikationen des Gallensteinleidens verhindert werden können und welche Folgen die Entfernung einer blanden Gallenblase mit Konkrementen nach sich zieht.

Zwischen 60 und 75 % aller Gallenblasensteine bleiben lebenslänglich stumm. Etwa 20 % der Gallenblasensteine führen jedoch innerhalb von 20 Jahren zu behandlungsbedürftigen Komplikationen. Wenn wir weiterhin wissen, daß die Sterblichkeit der elektiven Cholezystektomie bei ansonsten gesunden Patienten unter 0,2 % liegt, bei älteren, multimorbiden Patienten jedoch bis zu 15 % betragen kann, muß im Einzelfall die prophylaktische Operation sehr wohl überlegt werden. Hier werden allerdings sowohl an die präoperative Diagnostik und Risikoanamnese, als auch an die Patientenaufklärung besondere Anforderungen gestellt. Nicht die Leichtigkeit und Ungefährlichkeit eines Eingriffs darf die Indikation zu ihm modifizieren, lediglich der Zustand des Organs Gallenblase selbst. Die Forderung, eine steingefüllte Gallenblase zum Zwecke der Karzinomprophylaxe zu entfernen, kann heute in dieser Form nicht mehr aufrecht erhalten werden. Es ist sogar berichtet worden, daß cholezystektomierte Patienten häufiger an einem Karzinom der rechten Kolonhälfte erkranken sollen und die Cholezystektomie aus diesem Grunde eher zu vermeiden sei. Die epidemiologischen Daten sind hier jedoch widersprüchlich und es gibt derzeit keinen Beweis für die gehäufte Kolonkarzinomentstehung nach Cholezystektomie.

Ein weiteres Problem ist das der simultanen Cholezystektomie. Sind wir berechtigt, beispielsweise bei einem indizierten Oberbaucheingriff eine steingefüllte Gallenblase sozusagen «nebenher» mit zu entfernen? Auch hier müssen besondere Maßstäbe an die operative Diagnostik und Patientenaufklärung angelegt werden. Als Maßstab gilt lediglich der Funktionszustand der Gallenblase. Sind chronische Entzündungsschübe über das Organ hinweggelaufen (pericholezystitische Verwachsungen, Schrumpfgallenblase), ist eine Exstirpation indiziert. Gleiches gilt für die sogenannte stumme, d.h. funktionslose (z.B. hydropische) Gallenblase. Auch eine palpatorisch prall gefüllte Gallenblase kann bei einem Risiko-Patienten (Alter, Arteriosklerose, Diabetes) eine Indikation zur simultanen Cholezystektomie darstellen, wenn der Primäreingriff eine lange Intensivpflichtigkeit erwarten läßt. Die auslösenden Faktoren für eine akalkulöse Streß-Cholezystitis im postoperativen Verlauf sind nicht bekannt; bekannt ist jedoch, daß es sich fast stets um die Kombination Abdominaleingriff und längere Intensivpflege handelt.

### 10.6.2 Der symptomatische Steinpatient ohne Komplikationen

Läßt sich die vom Patienten angegebene Beschwerdesymptomatik zweifelsfrei auf das Steinleiden zurückführen oder sind andere Ursachen ausgeschlossen, ist die Indikation zur Steintherapie gegeben. Therapeutisches Ziel ist die Entfernung der Steine und die Vermeidung von Steinrezidiven. Insbesondere unter dem letzten Aspekt sind in unseren Augen die Chemolitholyse und die Stoßwellenlithotrypsie nur in Ausnahmefällen hierzu geeignet. Nach wie vor ist die Cholezystektomie die Therapie der ersten Wahl und hier sollten wir angesichts der beschriebenen Vorteile dem endoskopischen Zugangsweg die erste Priorität einräumen, d.h. eine konventionelle Cholezystektomie nur dann durchführen, wenn das laparoskopische Vorgehen aus den vorbeschriebenen Gründen nicht sinnvoll erscheint.

### 10.6.3 Akute Cholezystitis

Hier handelt es sich bereits um eine Komplikation des Steinleidens, so daß konservative oder interventionelle Methoden nicht angezeigt sind. Wir müssen ja bereits von einer pathologisch veränderten Gallenblase ausgehen, die wiederum bei ihrem Belassen zwingend zum Rezidiv führt. Wenn immer möglich versuchen wir, durch konservative Anbehandlung den Patienten in ein beschwerdefreies Intervall zu bringen, um ihn dann elektiv cholezystektomieren zu können. Dieses Vorgehen senkt die Komplikations- und Letalitätsrate. Die konservativ erfolgreich behandelte akute Cholezystitis darf keinesfalls Anlaß geben, die notwendige Operation hinauszuzögern.

### 10.6.4 Cholangiolithiasis

Auch hier steht als Therapieziel die definitive Sanierung des Steinleidens im Vordergrund. Dieses beinhaltet einerseits eine vollständige Befreiung des Gangsystems von Steinen und zum anderen eine Rezidivprophylaxe, d.h. in der Regel eine Cholezystektomie. Hier kommt es nun darauf an, für den Patienten möglichst wenig belastend vorzugehen. Es handelt sich in der Regel um ältere Patienten mit einem erhöhten perioperativen Risikoprofil. Somit empfiehlt sich ein therapeutisches Splitting in Form einer vorgeschalteten endoskopischen Gallenwegssanierung mit nachfolgender Cholezystektomie, die – unter Beachtung der Kontraindikationen – durchaus laparoskopisch möglich ist. Andererseits dürfen wir aus Furcht vor einer konventionellen Cholezystektomie oder einer Gallengangsrevision endoskopische Sanierungsversuche nicht ad infinitum fortführen. Somit kann auch beim älteren, multimorbiden Patienten eine konventionelle Cholezystektomie mit intraoperativer Gallenwegssanierung weniger belastend sein als multiple Versuche der transpapillären Steinextraktion. Hier ist es Aufgabe des Chirurgen, unter sehr sorgfältiger Abwägung des speziellen Patientenrisikos, objektiver Einschätzung der eigenen Fähigkeiten und Beurteilung der Krankenhausinfrastruktur (ERCP-Möglichkeit) das geeignete Verfahren auszuwählen. Wenige und beweglich sitzende Konkremente eignen sich zur endoskopischen Sanierung. Bei inkrustierten, großen und multiplen Steinen sehen wir eher die Indikation zur synchronen chirurgischen Choledochusrevision.

### 10.6.5 Ikterus, biliäre Pankreatitis, Gallensteinileus

Im Vordergrund steht bei diesen Komplikationen des Gallensteinleidens stets die Beherrschung der akuten Situation. Wenn immer es möglich ist, durch nicht-operative Maßnahmen, seien sie nun konservativ oder interventionell, den Patienten in ein beschwerdefreies Intervall zu bringen, sollten diese Maßnahmen vorgängig durchgeführt werden. Hier gilt es aber, sehr sorgfältig den Zustand des Patienten zu beobachten, um bei Therapieversagen schnell operativ tätig werden zu können. Noch einmal zur Erinnerung: Die definitive Sanierung des Steinleidens hat insbesondere bei bereits eingetretenen Komplikationen absolute Priorität, und wir sind nur in besonders gelagerten Ausnahmefällen berechtigt, sie hintanzustellen.

## 10.7 Maligne Tumoren der ableitenden Gallenwege

Das Gallenblasenkarzinom ist der fünfthäufigste Tumor des Gastrointestinaltraktes. Zwischen 1% und 2% aller Operationen an den ableitenden Gallenwegen werden wegen eines Karzinoms durchgeführt, bzw. es wird überraschenderweise ein Malignom bei einer präoperativ als gutartig beurteilten Erkrankung vorgefunden. Das Geschlechtsverhältnis Männer zu Frauen beträgt etwa 1 zu 3, und wir finden einen deutlichen Häufigkeitsanstieg im höheren Lebensalter. Die höchste Inzidenz wird im 7. und 8. Lebensjahrzehnt nachgewiesen. Nur etwa 10% aller bösartigen Tumoren der ableitenden Gallenwege betreffen die Gallengänge. Hier ist das Geschlechtsverhältnis Männer zu Frauen etwa 1,3 zu 1.

Die Pathogenese der Gallenwegsmalignome ist ungeklärt. Es gibt allerdings eine Reihe von assoziierten Faktoren (s. Tab. 6-43). Drei Viertel aller Patienten mit Gallenblasenkarzinomen haben gleichzeitig chronische Gallenblasensteine. Dennoch ist die kausale Rolle der Konkremente bei der Kanzerogenese nicht bestätigt. Wir finden auf der anderen Seite auch über Jahrzehnte symptomfreie

*Tabelle 6-43:* Assoziierte Faktoren bei Gallenblasenkarzinomen.

– Gallensteine
– Intestinale Metaplasie und Dysplasie
– Gutartige Tumoren
– Anomalie des pankreatikobiliären Zusammenflusses

*Tabelle 6-44:* Assoziierte Faktoren bei Gallenwegskarzinomen.

– Caroli-Syndrom
– Choledochuszysten
– Sklerosierende Cholangitis
– Colitis ulcerosa
– Gallensteine (?)
– Pharmaka wie Isoniazid, Methyldopa, orale Kontrazeptiva (?)

Gallensteinträger, ohne daß sich ein Karzinom entwickelt. Die verkalkte Gallenblase stellt hingegen ein erhöhtes Risiko im Hinblick auf ein assoziiertes Karzinom dar.

Die Rolle gutartiger Tumoren in der Kanzerogenese ist ebenso umstritten wie die der intestinalen Metaplasie in der Gallenblase. Letztere ist in etwa 30 % bei Gallensteinträgern nachweisbar.

Bei den Gallengangsmalignomen werden möglicherweise Leberkarzinogene angeschuldigt. Hypothetisch sollen diese Tumoren aus periportalen Stammzellen entstehen. Ähnlich wie beim Gallenblasenkarzinom gibt es eine Reihe von Erkrankungen, die mit einem Gallengangskarzinom gehäuft assoziiert sind (s. Tab. 6-44). Insbesondere bei der Colitis ulcerosa, dem Caroli-Syndrom und der Choledochuszystenbildung sowie bei der sklerosierenden Cholangitis tritt das Gallengangskarzinom etwa 20 bis 30 Jahre früher auf als im sonstigen Altersdurchschnitt.

Es bietet sich an, eine Trennung in Karzinome der Gallenblase und der Gallenwege (d. h. des Ductus choledochus) vorzunehmen. Bezüglich der Hepatikustumoren sowie der cholangiozellulären Karzinome der Leber sei auf das entsprechende Kapitel verwiesen. Die Tumoren des distalen Choledochus und der Papille werden hinsichtlich Symptomatik, Indikation und operativer Verfahrenswahl im Kapitel Pankreaschirurgie abgehandelt.

### 10.7.1 Symptomatik des Gallenblasenkarzinoms

Die Beschwerden sind uncharakteristisch. In abnehmender Häufigkeit finden wir rechtsseitigen Oberbauchschmerz, Übelkeit und Erbrechen, Gewichtsverlust, Ikterus, Juckreiz und Blutstühle. Wir finden Symptome, wie sie bei einer akuten Cholezystitis mit kurzer Anamnese auftreten. Diese Patienten werden in der Regel in einem frühen Karzinomstadium entdeckt, und es resultiert eine größere Resektionsrate mit insgesamt besserer Prognose. Patienten mit einer Symptomatik ähnlich wie bei chronischer Cholezystitis haben in der Regel eine langjährige uncharakteristische Anamnese. Demgemäß sind die Tumorstadien hier breit gefächert mit entsprechend zweifelhafter Prognose. In Einzelfällen imponiert die erste Manifestation des Gallenblasenkarzinoms wie eine obere gastrointestinale Blutung oder eine Magenausgangsstenose.

### 10.7.2 Symptomatik des Choledochuskarzinoms

Führend sind hier Ikterus, Gewichtsverlust und Abgeschlagenheit sowie rechtsseitige Oberbauchschmerzen. Das Leitsymptom ist der schmerzlose Ikterus bei über 90 % der Patienten. Cholangitische Zeichen sind initial eher unüblich, finden sich wohl aber nach Manipulationen an den Gallenwegen (z. B. ERCP). Gelegentlich wird auch ein Aszites beobachtet.

### 10.7.3 Klassifikation

In fast 90 % der Fälle handelt es sich um Adenokarzinome, gelegentlich finden wir in der Gallenblase entdifferenzierte Tumoren oder Plattenepithelkarzinome. Die international einheitliche Klassifikation folgt dem TNM der UICC (siehe Tab. 6-45, 6-46).

### 10.7.4 Diagnostik

Die Sonographie hat die radiologische Diagnostik auch beim Tumorleiden weitgehend abgelöst, etwa drei Viertel der Gallenblasenkarzinome lassen sich sonographisch diagnostizieren. Für das präoperative Staging bei Tumorverdacht empfiehlt sich die Computertomographie. Die selektive Angiographie der Arteria hepatica stellt, falls vorhanden, eine atypische Tumorvaskularisation sicher dar. Neben der CT kann damit das Tumorausmaß gut erfaßt werden. Sie ist aber für das Staging oder für die Indikationsstellung zur Operation von untergeordneter Bedeutung. Endoskopische oder perkutane radiologische Techniken helfen zur Klärung eines Ikterus. Tumoren der Gallenwege lassen sich so in ihrem Ausmaß gut nachweisen, Karzinome der Gallenblase weniger gut. Durch eine perkutane, sonographisch gesteuerte Feinnadelbiopsie ist eine präoperative histologische oder zytologische Diagnostik möglich. Die Magnetresonanztomographie erscheint bezüglich der Diagnosesicherheit der CT überlegen. Die perkutane transhepatische Cholangiographie ist der endoskopisch retrograden Untersuchung, insbesondere bei proximalen Gallenwegstumoren, in ihrer Aussagekraft überlegen. Sie erlaubt auch eine präoperative Drainage, so daß der Ikterus abblassen kann. Als diagnostisches Vorgehen empfehlen wir die Reihenfolge: Sonographie, CT, ERC, PTC. Laborchemisch kommt insbesondere der Bestimmung des karzinoembryonalen Antigens (CEA) und des CA 19–9 als relativ spezifischen Tumormarkern eine besondere Bedeutung neben der bereits erwähnten allgemeinen Labordiagnostik zu. Die entsprechenden Titererhöhungen erhärten vor allem bei nicht sicher steinbedingtem Verschlußikterus die Verdachtsdiagnose eines malignen Leidens.

*Tabelle 6-45:* TNM-Klassifikation Tumoren der Gallengänge (UICC 1987).

**T – Primärtumor**

TX  Primärtumor kann nicht beurteilt werden.
T0  Kein Anhalt für Primärtumor.
Tis  Karzinoma in situ.
T1  Tumor infiltriert Schleimhaut und Muskulatur.
    T1a Tumor infiltriert Schleimhaut.
    T1b Tumor infiltriert Muskulatur.
T2  Tumor infiltriert perimuskuläres Bindegewebe.
T3  Tumor infiltriert Nachbarstrukturen: Leber, Pankreas, Duodenum, Gallenblase, Kolon, Magen.

**N – Regionäre Lymphknoten**

NX  Regionäre Lymphknoten können nicht beurteilt werden.
N0  Keine regionären Lymphknotenmetastasen.
N1  Regionäre Lymphknotenmetastasen.
    N1a Metastasen in Lymphknoten am Ductus cysticus, um den Choledochus und/oder am Leberhilus (Lymphknoten des Ligamentum hepatoduodenale).
    N1b Metastasen in Lymphknoten um den Pankreaskopf, in periduodenalen, periportalen, zöliakalen und/oder oberen mesenteralen Lymphknoten.

**M – Fernmetastasen**

Siehe Gallenblase.

**pTNM: Pathologische Klassifikation**

Die pT-, pN- und pM-Kategorien entsprechen den T-, N- und M-Kategorien.

*Tabelle 6-46:* TNM-Klassifikation Tumoren der Gallenblase (UICC 1987).

**T – Primärtumor**

TX  Primärtumor kann nicht beurteilt werden.
T0  Kein Anhalt für Primärtumor.
Tis  Karzinoma in situ.
T1  Tumor infiltriert Schleimhaut oder Muskulatur.
    T1a Tumor infiltriert Schleimhaut.
    T1b Tumor infiltriert Muskulatur.
T2  Tumor infiltriert perimuskuläres Bindegewebe, aber keine Ausbreitung jenseits der Serosa oder in die Leber.
T3  Tumor infiltriert über Serosa hinaus oder in ein Nachbarorgan oder beides (Ausbreitung in die Leber 2 cm oder weniger).
T4  Tumor mit Ausbreitung mehr als 2 cm in die Leber und/oder in zwei oder mehr Nachbarorgane (Magen, Duodenum, Kolon, Pankreas, Netz, extrahepatische Gallengänge, jeder Leberbefall).

**N – Regionäre Lymphknoten**

NX  Regionäre Lymphknoten können nicht beurteilt werden.
N0  Keine regionären Lymphknotenmetastasen.
N1  Regionäre Lymphknotenmetastasen.
    N1a Metastasen in Lymphknoten am Ductus cysticus, um den Choledochus und/oder am Leberhilus (Lymphknoten des Ligamentum hepatoduodenale).
    N1b Metastasen in Lymphknoten um den Pankreaskopf, in periduodenalen, periportalen, zöliakalen und/oder oberen mesenteralen Lymphknoten.

**M – Fernmetastasen**

MX  Das Vorliegen von Fernmetastasen kann nicht beurteilt werden.
M0  Keine Fernmetastasen.
M1  Fernmetastasen.

**pTNM: Pathologische Klassifikation**

Die pT-, pN- und pM-Kategorien entsprechen den T-, N- und M-Kategorien.

## 10.7.5 Therapie

Die chirurgische Therapie des Gallenblasenkarzinoms folgt den Richtlinien der onkologischen Chirurgie, d. h. der vollständigen Tumorausräumung einschließlich der regionären Lymphadenektomie. Bei intraoperativem Verdacht auf ein Gallenblasenkarzinom werden wir eine Schnellschnittuntersuchung mit exakter Bestimmung der Eindringtiefe des Tumors vornehmen lassen. Ist lediglich die Mukosa und Submukosa der Gallenblase befallen, wird eine einfache Cholezystektomie mit Ausräumung der Lymphknoten am Ligamentum hepatoduodenale in der Regel ausreichend sein. Werden wir, ohne daß wir intraoperativ einen Verdacht auf ein Malignom haben, bei der endgültigen Histologie dann durch die Diagnose überrascht, muß im Einzelfall entschieden werden, ob eine Nachresektion erforderlich und angesichts des Patientenzustandes vertretbar ist.

Haben wir bereits präoperativ den Verdacht auf ein Gallenblasenkarzinom, müssen wir uns auf eine erweiterte Resektion von vornherein einstellen. Diese wird dann im Form einer Leberrandresektion (wedge resection) oder aber einer erweiterten Lebersegmentresektion (in der Regel Segment 4 b und eventuell Segment 5) einschließlich der Lymphknotendissektion durchgeführt.

Angesichts der Häufigkeit höherer Tumorstadien mit lokaler oder allgemeiner Inoperabilität kommt palliativen Maßnahmen eine besondere Bedeutung zu. Hier gilt es vor allem für eine dauerhafte Galleableitung Sorge zu tragen. Dieses kann durch die intraoperative oder interventionelle Einlage von Stents oder Gallengangsendoprothesen geschehen. Auch die PTCD hat hier ihre Berechtigung.

Adjuvante Therapiemaßnahmen, insbesondere eine systemische Chemotherapie, weisen keine besondere Effektivität auf. Lediglich durch perkutane Bestrahlung des Leberbettes kann eine gewisse Palliation mit Schmerzreduktion und Abblassen des Ikterus erwartet werden.

Für die Gallengangsmalignome gilt, daß sie – sofern ihre Inoperabilität nicht bereits präoperativ zweifelsfrei festgestellt werden kann – einer grundsätzlichen Exploration bedürfen. Der präoperativen Patientenvorbehandlung, insbesondere hinsichtlich des Ikterus, der Gerinnungsstörungen und des Ernährungsdefizites, kommt besondere Bedeutung zu. Distale Tumoren werden, sofern resektabel, wie das Papillen- oder Pankreaskopfkarzinom mittels kephaler Duodenopankretektomie adäquat behandelt. Die perihilären (Klatskin-)Tumoren (s. Abb. 6-211) bedürfen einer Hilusresektion mit nachfolgender biliodigestiver Anastomose in Form einer Hepatikojejunostomie bzw. Anschluß mehrerer Segmentäste. Je nach Tumorsitz werden entweder der rechte und der linke Ductus hepaticus getrennt, oder aber auch zusammen Seit-zu-End an die ausgeschaltete Rouxsche Schlinge anastomosiert. Die präoperative selektive Drainage der beiden Ducti auf perkutanem transhepatischen Weg erleichtert das Vorgehen und gestattet eine postoperative Langzeitdrainage. Je nach Tumorsitz und Tumorausbreitung wird eine zusätzliche Ein- oder Mehrsegmentresektion der Leber erforderlich. Bei peripheren Gallenwegskarzinomen ist auch eine rechts- oder linksseitige Hemihepatektomie sinnvoll. Der Lebertransplantation kommt in der Behandlung der Gallenwegstumoren aufgrund schlechter Spätergebnisse nur eine untergeordnete Bedeutung zu.

Auch bei den Gallengangskarzinomen haben palliative Maßnahmen einen erheblichen Stellenwert. Sie dienen hauptsächlich der dauernden Gal-

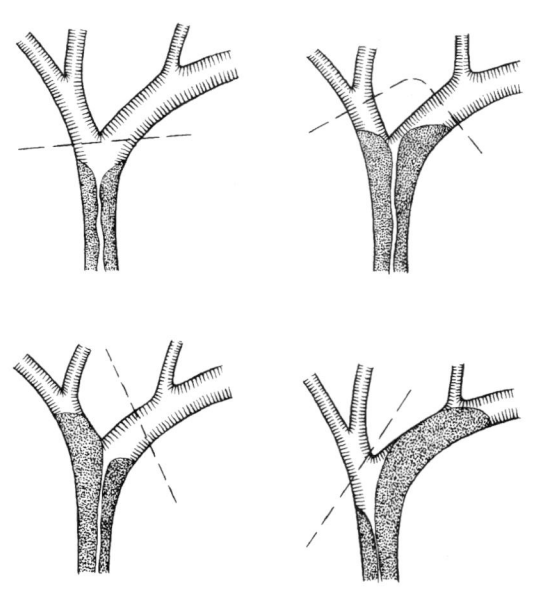

*Abbildung 6-211:* Einteilung der Hepatikusgabeltumoren nach Bismuth mit Einzeichnung der Resektionsgrenzen: Typ I–III.

leableitung. Neben den endoskopisch retrograden und, vor allem bei Hilustumoren, perkutanen interventionellen Techniken stellt die afterloading-Therapie mittels Litium- oder Kobalt-Stents eine interessante Alternative dar.

Die Prognose der Gallenwegskarzinome ist schlecht. Insgesamt erwarten wir unter Einschluß aller Tumorstadien 5-Jahres-Überlebensraten zwischen 4 % und 5 %. Am günstigsten schneiden die Patienten ab, bei denen die Tumoren anläßlich einer Routine-Cholezystektomie zufällig entdeckt wurden, also solche, die klein und bislang symptomfrei geblieben sind. Bei reinen Mukosa-Tumoren der Gallenblase rechnen wir mit einer 5-Jahres-Überlebensrate von über 60 %. Die postoperative Radiotherapie, entweder in Form der perkutanen Bestrahlung oder aber des After-Loading, scheint die Prognose zu verbessern.

# 11. Pankreas

H.D. Saeger

Lange Zeit war die Diagnose von Pankreaserkrankungen wegen der topographisch-anatomischen Lage der Bauchspeicheldrüse im Retroperitoneum erst im späten Erkrankungsstadium möglich. Durch die Entwicklung moderner bildgebender Verfahren ist die Zuordnung von Krankheitsbildern zum Pankreas sicherer geworden. Nicht zuletzt dadurch hat die operative Behandlung von Erkrankungen dieses Organs während der letzten 30 Jahre deutliche, reproduzierbare Fortschritte erzielt. Grundsätzlich sind es drei pathologische Formenkreise, mit denen die Chirurgie am häufigsten konfrontiert wird: die akute Pankreatitis, die chronische Pankreatitis und Pankreastumoren.

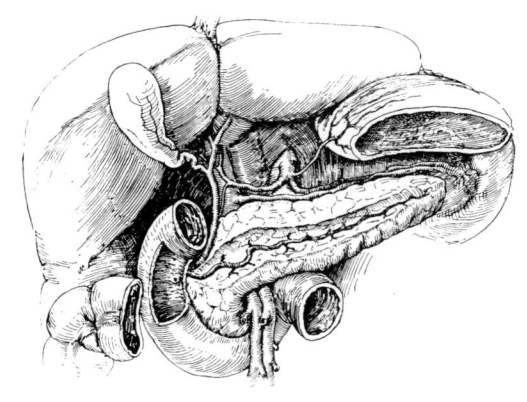

*Abbildung 6-212:* Anatomie des Pankreas und sein Lagebezug zur Umgebung.

## 11.1 Entwicklung, Anatomie und Physiologie

Die Bauchspeicheldrüse, die Gallenwege und das Duodenum haben entwicklungsgeschichtlich einen gemeinsamen Ursprung. Aus dem Verdauungsrohr wird je eine Pankreasknospe ventral und dorsal vom Duodenum isoliert. Die exokrine und endokrine Zellmatrix haben sich bis zur 12. Schwangerschaftswoche ausgebildet. Nach Vereinigung beider Anlagen dorsal vom Duodenum werden auch beide duktalen Anteile zum Pankreashauptgang, dem Ductus Wirsungianus, verbunden. Dieser hat aufgrund der engen Beziehung zu den Gallenwegen seine Mündung zusammen mit dem Ductus choledochus – der in seinem distalen Abschnitt durch den Pankreaskopf verläuft – an der Papilla major (= Papilla Vateri). Der Ductus Santorini verbleibt als Rest des ursprünglichen Hauptganges und mündet entweder über die Papilla minor ins Duodenum oder retrograd in den D. Wirsungianus. In einigen Fällen obliteriert der distale Anteil des D. Santorini. Der enge Verbund von Pankreas, Gallenwegen und Duodenum bleibt also bestehen. Dadurch lassen sich nicht nur gegenseitige Auswirkungen beim Ablauf pathologischer Mechanismen erklären. Auch bei der Planung und Durchführung chirurgischer Eingriffe an einem dieser Systeme ist stets der gemeinsame «Verbund» zu berücksichtigen.

Das Pankreas liegt in Höhe des 1. und 2. Lendenwirbelkörpers und verläuft weitgehend horizontal, von rechts lateral der Wirbelsäule nach links lateral und kranial bis nahe an den Milzhilus (Abb. 6-212). Das Organ wiegt 70–90 g und ist 12–15 cm lang. Eingebettet in zentraler Lage im Retroperitoneum steht es in unmittelbarem Kontakt zu entscheidenden vaskulären und anderen Organstrukturen. Aorta, Vena cava, die Arterien- und Venenstämme der Leber-, Nieren-, Milz-, Magen- und Darmgefäße grenzen direkt an das Parenchym der Bauchspeicheldrüse. Diese engen topographischen Beziehungen werden heute für die Diagnostik von Pankreaserkrankungen genutzt. So kann z.B. die Angiographie des Truncus coeliacus eine unregelmäßige Stenosierung der A. hepatica communis aufdecken. Damit ist die vorher diagnostizierte «unklare» Raumforderung im Pankreaskopf sehr wahrscheinlich ein Karzinom, das im übrigen offensichtlich sehr fortgeschritten und deshalb voraussichtlich nicht mehr resektabel sein wird. Die Milz, der Magen, das Mesocolon transversum sowie die linke Niere und Nebenniere stehen in unmittelbarem räumlichen Kontakt zum Pankreas, ohne eine derart enge Verbindung einzugehen wie das Duodenum und die Gallenwege.

Die Funktion der Bauchspeicheldrüse gliedert sich in einen endokrinen und einen exokrinen Anteil. Die hauptsächliche endokrine Aufgabe besteht in der Regulierung des Glukosestoffwechsels. Daneben existieren weitere endokrine Funktionen, die durch verschiedene Enterohormone des Pankreas geregelt werden. Die Hormon-produzierenden Zellen sind im Parenchym der Bauchspeicheldrüse teils als Langerhans-Inseln, teils als Einzelzellen verteilt. Sie sind hauptsächlich im Corpus und Schwanz lokalisiert und gehören zum sogenannten APUD-Zellsystem (s. u.). Während das Gewicht der endokrinen Zellen nur etwa 2% des Pankreas beträgt, nimmt deren Blutversorgung ca. 20% der gesamten Durchblutung des Organs ein. Damit ist die unmittelbare Verbindung der *endokrinen* Zellen zum Blut gesichert. Daneben besteht eine *parakriner* Wirkungsmechanismus. Durch Diffusion entsteht ein Kontakt zum umgebenden Parenchym, z.B. zu den unmittelbar um die hormonaktiven Zellen befindlichen Azinuszellen, die hier etwa doppelt so groß sind wie im übrigen Gewebe. Folgende, im Pankreas unter physiologischen Bedingungen gebildete Hormone sind heute bekannt: Insulin (B-Zellen), Glukagon (A-Zellen), Somatostatin (D-Zellen), pankreatisches Polypeptid (PP-Zellen), Pankreastatin (B- und D-Zellen) und das Calcitonin-Gen-verbundene Peptid (CGRP) in den Langerhans-Inseln. Die Bildung von Gastrin, des vasoaktiven intestinalen Polypeptids (VIP) und von Serotonin erfolgt nach heutigen Kenntnissen normalerweise nur extrapankreatisch. Nur unter pathologischen Bedingungen können auch diese Enterohormone in Pankreas*tumoren* entstehen.

Die exokrine Leistung der Bauchspeicheldrüse besteht in erster Linie in der Bildung von Enzymen oder deren Vorstufen zur Spaltung von Kohlenhydraten (Amylase, Isoamylasen), Fetten (Lipase, Colipase) und Protein (Trypsin, Chymotrypsin, Elastase, Kallikrein) für die Verdauung. Die Enzyme, bzw. Vorstufen werden in den Azinuszellen gebildet und über den Pankreasgang und die Papilla Vateri ausgeschieden. Teilweise werden sie erst im Duodenum aktiviert. Das Pankreassekret ist wasserklar und dünnflüssig. Täglich werden 1000–2000 ml gebildet. Neben der Enzymsekretion wird Bicarbonat gebildet. Damit ist das Pankreassekret mit einem pH-Wert zwischen 7.5 und 8.8 alkalisch. Erst nach Neutralisierung des Magensafts im Duodenum können die freigesetzten Pankreasenzyme, die ihr Wirkungsoptimum im alkalischen Bereich haben, die Aufspaltung der genannten Substanzen bewirken. Durch den zusätzlichen Gehalt an Elektrolyten wie Cl, Na, K, Ca und Mg ist das Sekret im Vergleich zum Serum isotonisch. Protektive Mechanismen verhindern die Selbstandauung der Bauchspeicheldrüse. Dazu gehört die intrapankreatische Hemmung der Aktivierung von Trypsin. Unter physiologischen Voraussetzungen wird Trypsinogen erst im Duodenum zum verdauungsaktiven Trypsin umgewandelt. Trotzdem existieren weitere Mechanismen zum Schutz vor einer tryptisch-enzymatischen Wirkung auf das Pankreas:

1. In der Azinuszelle wird das Trypsinogen in Zymogengranula gespeichert und damit von umgebenden Reaktionen isoliert.
2. Der Druck innerhalb des Pankreasgangsystems liegt normalerweise über dem des biliären Gangsystems. Dadurch wird der Reflux von Galle in den D. Wirsungianus verhindert.

3. Gallensekret allein kann Trypsinogen nicht aktivieren.
4. Das Pankreasparenchym und der Pankreassaft enthalten das Polypeptid «pancreatic secretory trypsin inhibitor» (PSTI), das mit Trypsinogen und Trypsin eine enzymatisch inaktive Bindung eingeht. Zusätzlich verhindern Protease-inhibitoren im Plasma eine autotryptische Wirkung auf die Bauchspeicheldrüse. Diese protektiven Mechanismen sind bei der akuten Pankreatitis teilweise oder vollständig aufgehoben.

Die exokrine Pankreasfunktion wird nerval extrinsisch (N. vagus, Nn. splanchnici) und intrinsisch («intrapankreatisches Nervensystem») sowie durch Enterohormone und chemische Substanzen stimuliert. Dazu gehören Cholezystokinin (CCK), Sekretin, Gastrin-releasing peptide (GRP, Bombesin), Neurotensin, Thyroxin und Calcium. Eine inhibitorische Wirkung ist möglich durch Somatostatin, das pankreatische Polypeptid (PP), Glucagon, Pankreastatin, Peptid YY, Calcitonin und das Calcitonin gene-related peptide (CGRP). Bei keiner der genannten inhibitorischen Substanzen ist die Wirkung unter physiologischen Bedingungen nachgewiesen.

## 11.2 Fehlbildungen

### 11.2.1 Pancreas anulare

Wenn die Vereinigung der dorsalen und ventralen Pankreasknospe unvollständig abläuft, kann es zu einer das Duodenum dorsal und ventral ringförmig umgreifenden Formation von Pankreasgewebe kommen, die (nicht zwangsläufig) zu einer Stenosierung der Pars descendens duodeni führt. Folge kann eine Magenentleerungsstörung sein, die überwiegend im frühen Kindesalter, in einigen Fällen auch erst bei Erwachsenen bis zum dreißigsten Lebensjahr manifest wird. Die Duodenalstenose wird bei der Röntgen-Kontrastmitteluntersuchung und endoskopisch durch eine ringförmige Kompression von außen diagnostiziert. Im Erwachsenenalter besteht häufig gleichzeitig ein Ulcus duodeni. In der Computertomographie kann ein Pankreaskopftumor vorgetäuscht werden. Die Therapie ist bei auftretenden Symptomen chirurgisch. Nach Mobilisierung des Duodenum nach Kocher wird eine Seit-zu-Seit-Umgehungsanastomose der Stenose durch Antro-Duodenostomie, Duodeno-Duodenostomie oder Duodeno-Jejunostomie angelegt. Eine Spaltung des Pankreas anulare wird wegen der potentiellen Risiken (Pankreasfistel, Verschluß eines wesentlichen Anteils des Pankreasganges) nicht durchgeführt. Die Resektion ist nur im Fall eines malignen Tumors indiziert.

### 11.2.2 Pancreas divisum

Bei dieser häufigsten Fehlbildung der Bauchspeicheldrüse (4–14 %) ist es zu einer fehlerhaften Verschmelzung der dorsalen und der ventralen Pankreasanlage gekommen. Der Ductus Wirsungianus erstreckt sich lediglich auf den dorso-kaudalen Anteil des Pankreaskopfes und mündet zusammen mit dem Gallengang in der Papilla Vateri. Das Gangsystem des gesamten übrigen Pankreas mündet in der Papilla minor. Dadurch kann der Abfluß des Pankreassekrets behindert sein und rezidivierende Pankreatitisschübe resultieren. Allerdings sind pathologische Auswirkungen durch das Pancreas divisum allein umstritten. Die endoskopische oder chirurgische, transduodenale Sphinkterotomie wird in Einzelfällen als Therapie eingesetzt, ist aber nicht immer dauerhaft erfolgreich.

### 11.2.3 Pankreasektopie

Ektopisches Pankreasgewebe wird häufig nur zufällig anläßlich einer Abdominaloperation entdeckt. Pankreasektopien sind meist in der Magen- oder Dünndarmwand lokalisiert. Bei entsprechender Größe können sie zur Obstruktion des Darmlumens oder auch zu Schleimhautblutungen führen. Eine spezifische Diagnostik gibt es nicht. Die Therapie besteht in der Exzision oder in der Resektion des betroffenen Magen- oder Darmabschnitts.

## 11.3 Diagnostik

Neben den bildgebenden Verfahren werden endoskopische und Funktionsuntersuchungen eingesetzt. Bereits auf der *Röntgen-Leeraufnahme* des

Abdomen lassen sich einige pathologische Veränderungen erkennen: Kalzifikationen des Pankreas bei der chronischen Pankreatitis, Pankreasabszesse bei Kontamination mit gasbildenden Bakterien (Gasblasen oder Spiegelbildung), Dünn- und Dickdarmileus oder das sogenannte «Cut-off» Zeichen (geblähtes Colon transversum mit abrupter Einengung oder Abbruch an der linken Flexur bei der akuten Pankreatitis. Bei malignen oder entzündlichen Pankreaskopftumoren kann die *konventionelle Kontrastmitteluntersuchung* eine Impression oder Infiltration der Magenhinterwand oder des Duodenum mit Einengung des Lumens darstellen. Nicht selten ist das duodenale C insgesamt auffällig geweitet. Die retrograde Kontrastmittelfüllung des Kolon zeigt ggf. aufgetretene Stenosierungen des Colon transversum bei malignen Pankreasprozessen oder bei akuter und chronischer Pankreatitis mit Ausbildung von Abszessen, Pseudozysten oder narbigen Strikturen. Durch hypotone Duodenographie lassen sich Papillentumoren im Doppelkontrast besonders deutlich abbilden.

Die *Sonographie* wird heute bei allen Untersuchungen des Abdomens eingesetzt und gehört wegen der einfachen und kostengünstigen Einsatzfähigkeit praktisch zu jeder klinischen Untersuchung. Bei chirurgischen Fragestellungen sollte der Chirurg selbst die Untersuchung durchführen. Bei akuter Pankreatitis werden Pankreasnekrosen, freie Flüssigkeit, Abszesse, die Gallenblase und der D. choledochus (Dilatation, Konkremente) zu beurteilen sein. Bei der chronischen Pankreatitis lassen sich Zysten und Pseuduzysten besonders treffsicher darstellen. Daneben sollte die Weite des D. choledochus und wenn möglich des D. Wirsungianus untersucht werden. Raumforderungen in der Bauchspeicheldrüse treten bei der chronischen Pankreatitis und bei einer malignen Neoplasie auf. Der Einsatz der farbcodierten Duplexsonographie erlaubt die Beurteilung der umgebenden großen Arterien und Venen in Bezug auf Verschlüsse und Flußrichtung des Blutes. Die Untersuchung schließt die Beurteilung der retroperitonealen Lymphknoten und die Suche nach Fernmetastasen ein. Endokrine Tumoren lassen sich wegen der häufig hypodensen Struktur und der scharfen Begrenzung relativ gut darstellen. Die intraoperative Ultraschalluntersuchung kann bei der Lokalisation endokriner Tumoren hilfreich sein. Wie weit die Endosonographie tatsächlich eine bessere Beurteilung des Pankreas zuläßt als die transkutane Untersuchung mit modernen, hochauflösenden Geräten, läßt sich zur Zeit noch nicht definitiv beurteilen.

Die *Computertomographie (CT)* wird in der Pankreasdiagnostik regelmäßig eingesetzt. Die Untersuchung ist nur dann wirklich aussagekräftig, wenn sie unter intravenöser Kontrastmittelgabe durchgeführt wird. Dann lassen sich Gewebenekrosen, Zysten, Pseudozysten und Abszesse sowie exokrine und endokrine Tumoren mit hoher Treffsicherheit diagnostizieren. Darüber hinaus können die großen vaskulären Strukturen auf ihre Durchgängigkeit überprüft werden.

Die *Magnetresonanztomographie (MRT)* und die *Positronenemissionstomographie (PET)* bieten bisher keine weiteren Informationen in der Bildgebung zur Beurteilung des Parenchyms. Da durch MRT die Blutgefäße und flüssigkeitsgefüllte Gangstrukturen ohne Kontrastmittelgabe darstellbar sind, können durch computergestützte Bildwiedergabe das biliäre Gangsystem, der D. Wirsungianus und die umgebenden Venen und Arterien abgebildet werden. Möglicherweise wird dadurch die endoskopische Kontrastmitteldarstellung des biliären und des Pankreasgangsystems ebenso wie die Angiographie überflüssig.

Die *endoskopische, retrograde Cholangio- und Pankreatikographie (ERCP)* ist eine invasive Methode, gehört aber zur Zeit zu den Standardverfahren in der Pankreasdiagnostik. Eindeutige Veränderungen der Gangsysteme lassen die Differenzierung zwischen chronischer Pankreatitis und dem Pankreaskarzinom mit einer Treffsicherheit von > 90 % zu. Bei der biliären Pankreatitis kann in einer Sitzung die Therapie durch endoskopische Sphinkterotomie (EST) angeschlossen werden. Bei entsprechender apparativer Ausstattung ist dabei auch die Endoskopie des Gallengangs und des D. Wirsungianus möglich. Die *perkutane, transhepatische Cholangiographie (PTC)* oder *Cholangioskopie (PTCS)* ist zur Diagnostik von Pankreaserkrankungen nur in Ausnahmefällen erforderlich.

Zur präoperativen Beurteilung der Resektabilität wird die *Zöliako-Mesenterikographie* mit indirekter Spleno-Mesenteriko-Portographie eingesetzt. Dabei werden auch Gefäßanomalien erkannt.

Die *perkutane Feinnadelbiopsie* zur morphologischen Einordnung eines Pankreastumors (maligne/ entzündlich) ist CT- oder ultraschallgesteuert mit geringem Risiko durchführbar. Die Sensitivität dieser Methode liegt heute bei > 80 %, die Spezifität erreicht mehr als 90 %. Nachdem eine Tumorzellverschleppung im Punktionskanal möglich ist, sollte das Verfahren nur ausnahmsweise Anwendung finden. Bei vertretbarem allgemeinen Operationsrisiko wird die Dignität intraoperativ geklärt. Die intraoperative Biopsie (0,8 mm-Punktionsnadel) wird transduodenal durchgeführt. Dabei sind Trefferquoten von 90–95 % zu erwarten. Ergibt die Punktion einen bezüglich der Malignität negativen Befund, ist das Vorliegen eines Karzinoms also nicht komplett auszuschließen.

Spezifische, diagnostische Tumormarker sind für das Pankreaskarzinom nicht bekannt. Das CA 19–9 und das CEA wird zur Verlaufsbeobachtung eingesetzt. Mutationen des Ki-ras proto-Onkogens (< 80 %) und des p53-Suppressorgens (50–70 %) wurden beim duktalen Pankreaskarzinom ebenso nachgewiesen wie die Mutation oder homozygote Deletion bei den Tumorsuppressorgenen p16 (> 85 %) und DPC4 (50 %). Weitere molekulargenetische Untersuchungen lassen eindeutige Ergebnisse zur definitiven Diagnosestellung des Pankreaskarzinoms erwarten.

Die Funktionsdiagnostik kommt besonders bei der chronischen Pankreatitis zum Einsatz. Das Ausmaß der exokrinen oder endokrinen Pankreasinsuffizienz ist für die Indikation zur chirurgischen Behandlung von untergeordneter Bedeutung. Einzelne Aspekte dazu werden im Kapitel «Chronische Pankreatitis» angesprochen.

## 11.4 Die akute Pankreatitis

Die Chance, eine akute Pankreatitis zu überleben, hängt ganz entscheidend vom Schweregrad der Erkrankung ab. Nachdem eine Vielzahl verschiedener Klassifikationen des Schweregrades eher zur Verwirrung der prognostischen Beurteilung beigetragen hat, wurde 1992 in der Consensuskonferenz von Atlanta die Einteilung der akuten Pankreatitis in zwei Gruppen festgelegt: 1. die leichte, ödematöse Form und 2. die schwere, hämorrhagisch nekrotisierende Pankreatitis (Abb. 6-213). Eine Indikation zur chirurgischen Intervention besteht ausschließlich bei der schweren Form.

### 11.4.1 Erkennung

Die Patienten kommen fast immer als Notfall in ärztliche Behandlung. Anamnestisch wird über plötzlich einsetzende, heftige Oberbauchschmerzen, Übelkeit und Erbrechen berichtet. Typisch ist der gürtelförmige, in den Rücken ausstrahlende Schmerz (Abb. 6-214). Das Abdomen ist meteoristisch aufgetrieben und bei der Palpation «gummi-

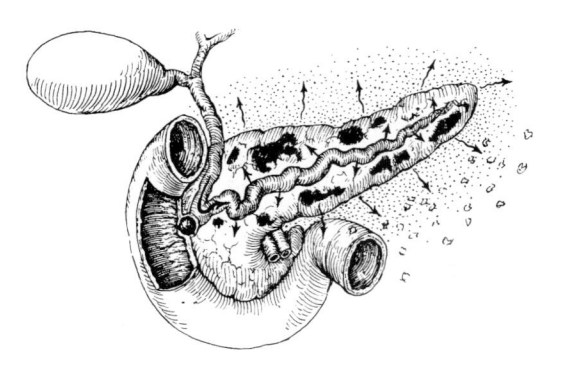

*Abbildung 6-213:* Akute Pankreatitis. Bei proximalem Verschluß und/oder aufgelockerter Endothelschranke findet Exsudation in das umgebende Gewebe bis zur Nekrotisierung statt.

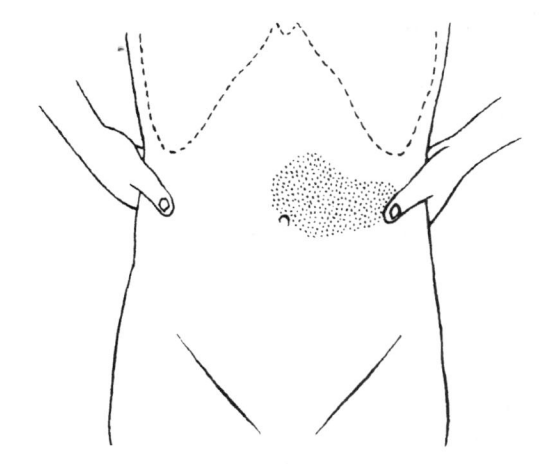

*Abbildung 6-214:* Der Spontanschmerz und die Druckdolenz wird teils im linksseitigen Epigastrium, teils dorsal ausstrahlend empfunden; er ist typischerweise gürtelförmig.

artig» fest. Eine Dämpfung bei abdomineller Perkussion spricht für eine ödematöse Schwellung des Mesenteriums und des Retroperitoneums oder für einen ausgedehnten, pankreatogenen Aszites. Entsprechend der eingetretenen Darmparalyse ergibt die abdominelle Auskultation keine hörbare Peristaltik. In besonders schweren Fällen kann die Bauchdecke livide verfärbt sein. Häufig besteht das Bild eines Schocks: Tachykardie und niedriger Blutdruck. Zeichen der Exsikkose sind die trockene Zunge und die Oligurie. Eine auffällige Gesichtsrötung gilt als weiteres charakteristisches Zeichen der akuten Pankreatitis. In etwa 30% der Fälle besteht ein mäßiggradiger Ikterus, verursacht durch die Schwellung des Pankreaskopfes und die daraus resultierende Abflußbehinderung aus dem Ductus choledochus. Bei einer biliär induzierten Pankreatits (z.B. präpapilläres Choledochuskonkrement) kann der Ikterus ausgeprägt sein. Nach Erhebung von Anamnese und klinischem Untersuchungsbefund wird die *Sonographie* des Abdomens durchgeführt. Dabei wird nach freier Flüssigkeit in der Bauchhöhle, der Bursa omentalis und im Retroperitoneum gefahndet. Die ultraschallgesteuerte Punktion trägt zur Klärung der Qualität des Sekrets bei. Die trübe, dunkelbraun bis rötliche Färbung des geruchlosen Punktats spricht für eine hämorrhagisch nekrotisierende Pankreatitis. Das Sekret wird zur Untersuchung auf seinen Amylasegehalt, zur mikrobiologischen Testung und ggf. weiterführenden Labordiagnostik asserviert. Wenn die Bauchspeicheldrüse im Ultraschall einstellbar ist, können Ödem und Nekrosen des Pankreasparenchyms für die Zuordnung des Schweregrades und damit für die weitere Behandlung richtungsweisend sein. Es folgt die Beurteilung der Gallenblase und der Gallenwege zum Ausschluß oder Beweis von Konkrementen. Die *Röntgen-Leeraufnahme* des Abdomens in Linksseitenlage zeigt in der Regel Dünndarmspiegel als Ausdruck des paralytischen Ileus («sentinel loop»). In der *Thoraxaufnahme* besteht nicht selten ein linksseitiger Pleuraerguß. Zur weiteren Diagnosesicherung wird die *Computertomographie* des Abdomens durchgeführt. Entscheidend für die Sicherung von Pankreasnekrosen ist die intravenöse Applikation eines Kontrastmittels während der Untersuchung. Retroperitoneale Nekrosestraßen können im CT meist besser beurteilt werden als in der Sonographie, sind aber oft «nur» Ödemstraßen. Schließlich werden die *Laboruntersuchungen* weitere Erkenntnisse vermitteln. Leukozytose, pathologische Amylase- und Lipasewerte im Serum, Urin und ggf. auch in punktierten Sekreten und ein erhöhtes C-reaktives Protein (CRP) gehören zu den typischen Zeichen einer akuten Pankreatitis. Die Blutgasanalyse deckt oft eine erhebliche metabolische Azidose auf. Ein erniedrigter Kalziumspiegel weist auf die schwere Verlaufsform der akuten Pankreatitis hin. Die endoskopische retrograde Cholangio- und Pankreatikographie (*ERCP*) wird beim Verdacht auf Cholangiolithiasis und damit biliäre Genese der Erkrankung eingesetzt. Sie gehört nicht zu den obligatorischen Untersuchungen bei der akuten Pankreatitis. Bei positivem Steinnachweis kann die Therapie direkt angeschlossen werden: endoskopische Sphinkterotomie (EST) und Extraktion des Konkrements. *Differentialdiagnostisch* besteht grundsätzlich das weite Spektrum des akuten Abdomens. Bei der Schwere des Krankheitsbildes und dem akuten Auftreten der Symptomatik wird die akute Pankreatitis am ehesten mit der freien Ulkusperforation verwechselt. Neben der eingehenden Anamnese (Ulkusanamnese, Alkoholexzeß, Gallensteine) – auch unter Einbeziehung der Angehörigen – wird die korrekte Diagnose durch den Einsatz der Abdomen-Leeraufnahme, der Sonographie und der Laborparameter fast immer zu stellen sein.

### 11.4.2 Ursachen

Die akute Pankreatitis entsteht in annähernd 50% aufgrund von Gallenwegserkrankungen. Die zweite wesentliche Ursache ist der Alkoholabusus. Daneben können Medikamente (Azathioprin, Östrogene), eine Hyperlipidämie, ein Hyperparathyreoidismus, ein Bauchtrauma oder selten auch die ERCP auslösende Faktoren sein. Inklusive der nicht aufzuklärenden Ursachen enthält diese Gruppe nur etwa 10% aller Fälle.

### 11.4.3 Behandlung

Die kausale Behandlung ist nur dann möglich, wenn die Entzündung infolge einer anderen Erkrankung entstanden ist (biliär, Hyperlipidämie, Hyperparathyreoidismus etc.) Die akute Pankreatitis ist per se – etwa durch medikamentöse Therapie – nicht direkt zu beeinflussen. Die Patienten müssen auf der Intensivstation behandelt und der Krankheitsverlauf minutiös überwacht werden. Grundsätzlich steht die konservative Behandlung im Vordergrund. Dabei werden drei Zielsetzungen verfolgt: 1. die Beeinflussung der Schmerzen, 2. weitestgehende Ruhigstellung der exokrinen Pankreasfunktion und 3. die Unterstützung der Vitalfunktionen und Schockbehandlung. Dies bedeutet im einzelnen:

1. Ein wesentlicher Teil der Behandlung besteht in der Schmerzbekämpfung. Neben den üblichen Analgetika (cave Morphin wegen der konstriktiven Wirkung auf die Papilla Vateri!) kann eine Procainlösung als Dauerinfusion (2 g /24 Stunden) wirksam sein. Dabei muß der negativ inotrope Effekt auf den Herzmuskel beachtet werden.

2. Zur Unterdrückung der exokrinen Pankreasfunktion gehört die absolute Abstinenz oraler Flüssigkeits- oder Nahrungszufuhr und die Ableitung des Magensafts über eine nasogastrische Sonde sowie die Blockierung der Magensäuresekretion. Die direkte therapeutische Wirkung durch gastrointestinale Hormone, wie Glukagon, Calcitonin oder Somatostatin ist bisher nicht bewiesen. Da Octreotid zumindest bei anderen Zuständen die Menge der Pankreasexkretion reduziert, ist die Applikation zu diskutieren. Die Hemmung der während der Erkrankung autodigestiv wirksamen Pankreasenzyme mit Proteinaseinhibitoren (Aprotinin) hat sich nicht bewährt.

3. Bilanzierung des Flüssigkeits-, Elektrolyt- und Säure-Basenhaushalts, Kontrolle der kardialen und respiratorischen sowie der Leber- und Nierenfunktion. Dazu gehört auch die eventuell notwendige Punktion eines Pleuraergusses. Eine Ateminsuffizienz muß durch intensive physikalische Therapie und, wenn nötig, durch maschinelle Beatmung behandelt werden. Die Organdurchblutung (Mikrozirkulation) und Oxygenierung sind für die Prognose wesentlich. Deshalb wird neben der frühzeitigen Respiratortherapie meist auch eine massive parenterale Volumenzufuhr notwendig. Wegen des erheblichen, krankheitsbedingten Kalorienverbrauchs und des strikten Verbots jeder enteralen Zufuhr («Nulldiät») ist eine totale, parenterale Ernährung erforderlich. Bei akutem Nierenversagen muß die Hämofiltration oder Hämodialyse eingesetzt werden. Die Wahrscheinlichkeit der bakteriellen Infektion bestehender Pankreasnekrosen wächst proportional zur Erkrankungsdauer. In der ersten Woche ist mit einer Rate von 30%, nach drei Wochen mit infizierten Nekrosen in 75% zu rechnen. Dabei spielt wahrscheinlich die lymphogene Translokation der Dickdarmbakterien eine entscheidende Rolle. Spätestens bei auftretenden Entzündungszeichen ist die Therapie mit hochwirksamen Antibiotika zwingend. Diese müssen auch gegen Anaerobier wirksam sein. Der Nutzen des prophylaktischen Einsatzes von Antibiotika oder der orthograden Darmlavage zur intestinalen Keimzahlverminderung wird zur Zeit diskutiert.

*Wann operieren?*
Bei einer Cholangiolithiasis ist die frühzeitige endoskopische Therapie indiziert. Die Entfernung des Gallengangsteines nach Sphinkterotomie (EST) innerhalb von 12 Stunden nach Klinikaufnahme sollte angestrebt werden. Parallel dazu wird die konservative, intensivmedizinische Behandlung der Pankreatitis durchgeführt. Wenn die endoskopische Therapie nicht erfolgreich ist, muß die operative Gallengangsrevision und -drainage erfolgen. Die Cholezystektomie und alle weiteren chirurgischen Sanierungsmaßnahmen werden dann in der gleichen Sitzung angeschlossen. Bei allen anderen, nicht biliären Formen der akuten, hämorrhagisch nekrotisierenden Pankreatitis wird nur dann operiert, wenn das Kranheitsbild trotz maximaler Intensivtherapie nicht stabilisiert werden kann oder eine Verschlechterung im Verlauf eintritt. Dazu gehören die zunehmende respiratorische, renale oder hepatische Insuffizienz ebenso wie das Auftreten septischer Krankheitszeichen. Prinzipiell ist die Frühoperation prognostisch ungünstiger als die chirurgische Intervention nach 10 bis 12 Tagen. Die Indikation zur Operation muß sich am sicheren Nachweis von Nekrosen oder am klinischen Verlauf orientieren. Bei nicht sicher zu klärender Diagnose und den Zeichen des akuten Abdomens ist immer die frühzeitige Operation indiziert, um nicht andere Ursachen zu übersehen (z. B. mesenteriale Ischämie, Ulkusperforation).

*Wie operieren?*
Die Zielsetzung der chirurgischen Behandlung besteht in der Ableitung von Pankreassekret, der Spülung und vollständigen Drainage von retroperitonealen (oft beidseits retrokolischen) Nekrosehöhlen sowie der möglichst kompletten Entfernung von Pankreasnekrosen. Dies ist erst nach weitestgehender Demarkierung der Nekrosen ohne zu großes Blutungsrisiko möglich. Zur vollständigen Sanierung sind häufig wiederholte Laparotomien nötig. Die übersichtliche Darstellung des Pankreas wird am besten über eine quere Oberbauchlaparotomie erreicht. Die Bursa omentalis wird durch Skeletieren des Ligamentum gastrocolicum eröffnet. Die Nekrosektomie wird möglichst durch vorsichtige, stumpfe Dissektion demarkierter Gewebeanteile aus dem Pankreas und seiner Umgebung vorgenommen. Von der Bursa ausgehend erfolgt die digitale Palpation des Retroperitoneum zur Darstellung, Ausräumung und Spülung der Nekrosestraßen. Eine Voraussetzung zum Therapieerfolg ist die vollständige Eröffnung, Spülung und Drainage dieser retroperitoneale infizierten Räume. Dabei wird versucht, die bakterielle Kontamination der übrigen Bauchhöhle zu vermeiden: nach Eröffnung der Bursa wird der peritoneale Raum kaudal vom Colon transversum möglichst nicht mehr tangiert. Die verwendeten Silikondrains sollten weitlumig sein (Charrière > 30), damit auch nekrotisches Material abgeleitet werden kann. Jede tiefere Gewebetasche muß extra drainiert werden. Die Drainagen werden soweit wie möglich latero-dorsal ausgeleitet, um auch beim liegenden Patienten eine sichere Ableitung der Spülflüssigkeit zu gewährleisten. Ein wesentlicher Teil des operativen Gesamtkonzeptes ist die anschließende Spülbehandlung. Dazu werden drei Regimes eingesetzt: 1. die geschlossene, kontinuierliche Bursalavage (Beger), 2. die programmierte Etappenlavage (Teichmann) und 3. die offene Spülbehandlung (Bradley). Die Überlegenheit eines dieser Prinzipien ist nicht bewiesen. Entscheidend ist die effektive Beseitigung von Pankreassekret und infiziertem Nekrosematerial. Die vorübergehend propagierte radikale Resektion größerer Pankreasabschnitte wurde wegen der hohen Komplikations- und Letalitätsraten bei der akuten, hämorrhagisch nekrotisierenden Pankreatitis wieder verlassen.

### 11.4.4 Lokale Komplikationen

*Postakute Pankreaspseudozyste*
Nach abgeheilter Pankreatitis kann als Restzustand des primär diffus verteilten Pankreassekrets (Abb. 6-215) eine Pankreaspseudozyste entstehen. Diese Pseudozysten sind überwiegend in der Bursa omentalis lokalisiert (Abb. 6-216). Sie können sich aber besonders retroperitoneal in alle Richtungen ausdehnen. Komplikationen sind die Ruptur, die Blutung (s. unten), die mechanische Kompression angrenzender Darmabschnitte und die Fistelbildung. Die Fisteln können Anschluß an den Darm,

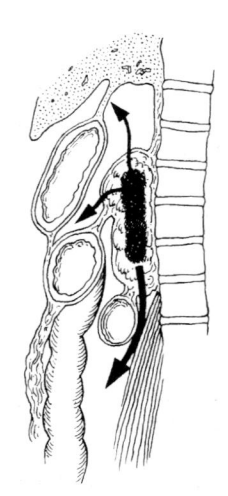

*Abbildung 6-215:* Ausbreitungswege des peripankreatischen Ödems bzw. der Pseudozystenbildung und Nekrosestraßen.

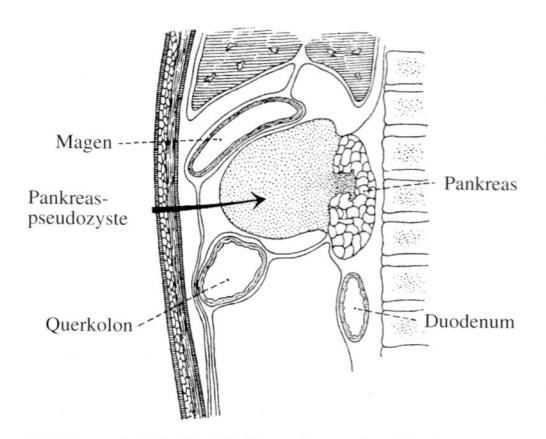

*Abbildung 6-216:* Die häufigste Lage einer Pankreaspseudozyste hinter dem Lig. gastrocolicum.

über die Bauchdecke oder das Retroperitoneum nach außen, aber auch durch das Zwerchfell in die Pleurahöhle und das Bronchialsystem finden. Die postakuten Pseudozysten bilden sich teilweise spontan zurück. Deshalb werden heute folgende Kriterien zur Entscheidung für die chirugische Therapie herangezogen:

1. Die Pseudozyste von ≥ 6 cm Durchmesser besteht seit drei Monaten oder länger und zeigt keine Tendenz zur Rückbildung.
2. Die Pseudozyste nimmt kontinuierlich an Größe zu.
3. Sie verursacht gleichbleibende oder zunehmende Schmerzen.
4. Durch die Pseudozyste treten Komplikationen auf.

Bei der pseudozystisch bedingten Komplikation muß eine Intervention sofort erfolgen. Meist ist dann eine operative Behandlung notwendig. In den anderen Fällen wartet man den Spontanverlauf ab. Kommt es nicht zur Rückbildung, wird eine innere Drainage entweder sonographisch-endoskopisch als Pseudozystogastrostomie durch transgastrale Implantation eines Doppelpigtailkatheters oder operativ als Pseudozystojejunostomie, möglichst am tiefsten Punkt der Pseudozyste angelegt. Dazu muß die Pseudozystenwand so stabil sein, daß sie anastomosenfähig ist. Diese Voraussetzung besteht in der Regel nach Ablauf von drei Monaten. Die Eröffnung der Pseudozystenwand wird so langstreckig wie möglich vorgenommen (die partielle Exzision zur histologischen Untersuchung ist Pflicht!). Mit einer ausgeschalteten Jejunumschlinge erfolgt die Seit-zu-Seit-Anastomose ein- oder zweireihig fortlaufend mit resorbierbarem Nahtmaterial. Äußere Drainagen sollten möglichst immer vermieden werden, wenn der Abfluß über die Papilla Vateri nicht sicher gewährleistet ist. Eine Resektion der Pseudozyste kann bei Lokalisation im Pankreasschwanz und bei begrenzter Größenausdehnung in Betracht kommen.

*Pankreasabszeß*
Nach Abheilung der akuten, nekrotisierenden Pankreatitis können verbliebene Gewebnekrosen oder Pankreassequester zur Abszeßbildung führen, ohne das es zu einem Rezidiv der Pankreatitis gekommen ist. Diese Abszesse verursachen häufig ein erneutes septisches, lebensbedrohliches Krankheitsbild und müssen in der Regel operativ ausgeräumt, gespült und drainiert werden. In Einzelfällen kann auch hier die interventionelle, sonographisch oder CT-gesteuerte Drainage erfolgreich sein.

*Blutung*
Durch die tryptische Aktivität des Pankreassekrets kann es zu Arrosionsblutungen der umgebenden Arterien und Venen kommen. Dies ist auch dann noch möglich, wenn die akute Entzündungsphase des Pankreas selbst abgeklungen und eine Pseudozyste verblieben ist. Die Blutungen können aus der A. und V. lienalis, der A. hepatica und gastroduodenalis oder der V. portae und der V. mesenterica superior entspringen. Nicht selten erkennt man bei der Angiographie dann eine Aneurysmabildung eines peripankreatischen Anteils der genannten Arterien. Wenn derartige Aneurysmen radiologisch zu embolisieren sind, sistiert die Blutung nahezu immer. Wenn möglich, ist bei dieser Konstellation einem interventionellen Behandlungsverfahren primär der Vorzug zu geben. In einigen Fällen muß später unter elektiven Bedingungen die Pankreaspseudozyste operativ versorgt werden. Auch die Milz kann durch Arrosion der Kapsel in eine Pseudozyste einbluten. Hier ist in der Regel die Splenektomie und eventuell Pankreasschwanzresektion notwendig. Zur Sicherung des freien Sekretabflusses ist die zusätzliche Drainage des distalen Ductus Wirsungianus durch eine ausgeschaltete Jejunumschlinge nach Roux zu empfehlen.

*Stenose des Colon transversum*
Die Entzündungsabläufe in der Umgebung des Pankreas können durch Fibrosierung narbige Strikturen angrenzender Darmabschnitte hervorrufen. Dabei ist bevorzugt das linke Colon transversum betroffen. Wenn diese Stenose symptomatisch ist, wird der eingeengte Darmabschnitt reseziert und durch End-zu-End-Anastomose rekonstruiert.

### 11.4.5 Prognose

Die Überlebenschancen bei der leichten, ödematosen Pankreatitis sind gut. Diese Form heilt in den meisten Fällen innerhalb von Tagen bis wenigen Wochen folgenlos ab. Die krankheitsbezogene

Letalität liegt unter 5%. Die schwere, hämorrhagisch nekrotisierende Pankreatitis – und nur hier ist die chirurgische Therapie indiziert – ist dagegen mit einer hohen Letalitätsrate von 20–50% verbunden. Allerdings ist die Sterblichkeit bei konsequenter Verfolgung eines modernen Therapiekonzepts deutlich rückläufig. In einigen Zentren werden Letalitätsraten von < 10% erreicht.

## 11.5 Die chronische Pankreatitis

Die chronische Pankreatitis ist zunächst ein internistisches Krankheitsbild. Geprägt durch rezidivierende Schmerzattacken, eine zunehmende exokrine und endokrine Insuffizienz wird das Parenchym der Bauchspeicheldrüse kontinuierlich fibrotisch umgebaut. Dabei kommt es zu verkalkenden Proteinpräzipitaten im Pankreasgangsystem, den Pankreaskonkrementen. Diese sind meist korallenartig geformt und dadurch in der Umgebung fest verankert. Ob die steinbedingte Abflußbehinderung und konsekutive Steigerung des intrakanalikulären und Parenchymdrucks die Progression der Erkrankung unterhalten, ist nicht endgültig geklärt. Die Entwicklung von Pankreaszysten und -pseudozysten ist möglicherweise auf die Drucksteigerung zurückzuführen. Der Untergang von Nervenscheiden im Parenchym scheint ursächlich für die Schmerzen zu sein. Ziele der konservativen Behandlung sind die Schmerzen, die Malabsorption und der damit verbundene Gewichtsverlust sowie der Diabetes mellitus. Die chirurgische Therapie kommt nur bei auftretenden Komplikationen, unbeeinflußbaren Schmerzen oder einem nicht auszuschließenden Karzinomverdacht zum Einsatz. Der langzeitige Verbrauch von Analgetika kann zur Abhängigkeit geführt haben, die den Erfolg einer chirurgischen Therapie von vornherein in Frage stellt. Keine Therapie ist heute in der Lage, die chronische Pankreatitis zu heilen. Anders als bei der akuten Pankreatitis ist diese Erkrankung nicht reversibel. Sie ist entweder kontinuierlich oder intermittierend in Schüben progredient. Nach Jahren kann das Pankreas komplett fibrotisch umgewandelt sein. Daraus resultiert eine vollständige exokrine und endokrine Insuffizienz, möglicherweise aber auch die endgültige Schmerzfreiheit.

### 11.5.1 Ursachen

Die chronische Pankreatitis ist in der überwiegenden Zahl der Fälle auf chronischen Alkoholabusus zurückzuführen. Während die akute, biliäre Pankreatitis nahezu nie in eine chronisch progrediente Form übergeht, ist dies bei der alkoholisch induzierten, akuten Entzündung relativ häufig. Eine gleichzeitige Aufnahme eiweiß- und fettreicher Nahrung scheint die Entstehung der chronischen Pankreatitis zu begünstigen. Daneben kennen wir die Form der tropischen Pankreatitis, die ebenso wie die dem Kwashiorkor assoziierte Pankreatitis auf einer Malnutrition beruht. Zu den obstruktiven Ursachen gehören das Pankreas divisum sowie erworbene (posttraumatische) oder angeborene Pankreasgangstrikturen. Der Hyperparathyreoidismus spielt als ätiologischer Faktor heute nur eine untergeordnete Rolle. Die erbliche Form der chronischen Pankreatitis ist sehr selten.

### 11.5.2 Erkennung

Das Hauptsymptom der chronischen Pankreatitis ist der Schmerz. Nur selten verläuft die Krankheit ohne abdominelle Beschwerden. Die Schmerzen treten meist nahrungsabhängig und schubweise auf. Sie können durch konservative Behandlung teilweise beherrscht werden. Sie sind im mittleren, linken und rechten Epigastrium lokalisiert und können gürtelförmig in den Rücken ausstrahlen. Hinzu kommen als Zeichen der exokrinen Pankreasinsuffizienz: häufige, voluminöse und fettreiche Stühle (Steatorrhoe). Nach jahrelangem Krankheitsverlauf zeichnen sich bei einigen Patienten Verbrennungsmarken nach ständiger Applikation von (zu) heißen Wärmflaschen auf der Bauchdecke ab. Bei Kenntnis der Krankheit sind regelmäßige Blutzuckerkontrollen unbedingt durchzuführen. Die exokrine Pankreasinsuffizienz führt zu einer Malabsorption, die eine kontinuierliche Gewichtsabnahme verursacht. Die Patienten suchen in der Regel wegen heftiger Bauchschmerzen den Arzt auf. Oft sind sie nicht in der Lage, auf der Untersuchungsliege die Beine auszustrecken. Bereits die Röntgen-Abdomen-Leeraufnahme kann diffuse Verkalkungen in der Pankreasloge zeigen. Die Amylase- und Lipasewerte im Serum und Urin sowie die Entzündungsparameter (Leukozyten, CRP) sind meist nicht exzessiv erhöht. Im Ultraschall können Zysten oder Pseudozysten erkennbar sein. Dabei ist das Pankreas oft insgesamt atrophisch. Eine vorwiegend im Kopf lokalisierte Pankreatitis kann einen entzündlichen Tumor gebildet haben, der von einer malignen Raumforderung zunächst nicht abgrenzbar ist. In der Duplex-Sonographie werden die umgebenden, großen Gefäße bezüglich ihrer Durchgängigkeit beurteilt. Die Computertomographie kann zur Verdeutlichung der Befunde hilfreich sein. Die ERCP bringt als Einzeluntersuchung die höchsten Trefferquoten – besonders hinsichtlich der Differenzierung zwischen chronischer Pankreatitis und Pankreaskarzinom (Sensitivität 85 %, Spezifität 95 %). Klassische Zeichen der chronischen Pankreatitis sind die Dilatation und Deformierung des D. Wirsungianus, Pankreasgangsteine, Strikturen des Pankreasgangs (chain of lakes) und nicht selten eine konische Stenosierung des distalen D. choledochus (Abb. 6-217). Es zeichnet sich derzeit ab, daß in Zukunft diese Untersuchung durch die weit weniger invasive magnetresonanztomographische Cholangio- und Pankreatikographie (MRCP) abgelöst werden könnte. In der MRCP lassen sich nicht nur die Gangsysteme, sondern auch die umgebenden Blutgefäße in einem Untersuchungsgang darstellen. Zur Untersuchung der Pankreasfunktion werden der orale Glukosetoleranztest, die HbA1-Messung, die Bestimmung von Chymotrypsin, Stuhl-Fettgehalt, Pankreaselastase und der Pankreolauryltest eingesetzt. Weitergehende Untersuchungen, wie der H2-Atemtest oder die Messung von Insulin und C-Peptid können bei besonderen Fragestellungen weiterführen. Die Funktionsuntersuchungen sind zwar für die Entscheidungsfindung zur Operation nicht erforderlich, die wesentlichen Tests sollten aber vor und nach operativen Eingriffen durchgeführt werden, um den Therapieeffekt bewerten zu können. Die chronische Pankreatitis wird nicht selten als rezidivierende Gastroenteritis oder peptisches Ulkusleiden verkannt und fehlbehandelt. Differentialdiagnostisch typisches Merkmal ist bei der chronischen Pankreatitis der *post*prandiale Schmerz. Bei anhaltenden Zweifeln trägt die Gastro-Duodenoskopie zur Diagnosesicherung bei. Ein Karzinom läßt sich auch unter Einsatz aller diagnostischer Verfahren nicht immer sicher ausschließen. Selbst die transkutane, CT- oder sonographisch gesteuerte Punktionsbiopsie trägt nicht zur absoluten Sicherung der Dignität bei. Da einige Berichte für die Möglichkeit einer Tumorzelldissemination durch Punktion sprechen, sollte die transkutane Biopsie nur in Einzelfällen eingesetzt werden. Bei einigen Patienten ist dieses Dilemma nur durch chirurgische Therapie und histologische Untersuchung des Resektats zu lösen.

### 11.5.3 Indikationen zur chirurgischen Behandlung

Die chirurgische Therapie ist dann indiziert, wenn alle Maßnahmen konservativer Therapie zur Schmerzbekämpfung ohne nachhaltigen Erfolg sind oder wenn die chronische Pankreatitis zu Komplikationen geführt hat. Diese Komplikationen sind meist mechanisch bedingt. Die *distale Gallengangstenose* tritt in 40–60 % der Fälle auf. Die damit verbundene Abflußbehinderung ist nicht zwangsläufig mit einem Verschlußikterus verbunden. Bei etwa 1/5 der Patienten kann lediglich die alkalische Phosphatase und die γ-GT pathologisch sein. Wenn ein Ikterus auftritt, übersteigt das Bilirubin nur selten Werte von 10 mg% (170 µmol/l). Interventionelle Verfahren, wie die

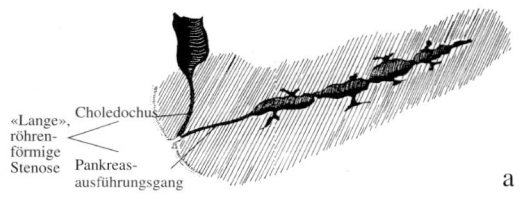

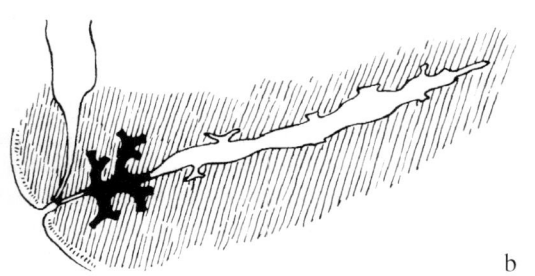

*Abbildung 6-217:* ERCP-Befunde bei Pankreaskopf-Pankreatitis. a. Die chronische Kopffibrosierung hat zur röhrenförmigen Stenose des distalen Choledochus und zur Ausweitung des Ductus pancreaticus geführt. b. Dieselben Veränderungen, aber häufig noch ausgeprägter, entstehen durch Ausgußkonkremente.

endoskopische Einlage von Stents, sind allenfalls als vorübergehende Maßnahmen gerechtfertigt. Bei den zu erwartenden, im Durchschnitt 3-monatigen Re-Endoskopien muß, bei benignem Grundleiden eine definitive chirurgische Lösung angestrebt werden, wenn die Stenose nicht spontan reversibel ist. Die Implantation kostenaufwendiger Metallgitterstents ist bei der chronischen Pankreatitis praktisch nie indiziert. *Stenosen und Dilatation des D. Wirsungianus* sind in etwa 50 % der Patienten nachweisbar. Bei einzelnen Stenosen im Bereich des Pankreaskopfes kann primär die endoskopische Dilatation, ggf. Steinentfernung und Stenteinlage zur Schmerzlinderung führen. Zur definitiven Therapie kann auch hier die operative Behandlung erforderlich werden. Eine *Duodenalkompression* ist zwar endoskopisch oder röntgenologisch häufig darzustellen (30–50 %), führt aber nur selten zu klinischen Symptomen. *Stenosen des Colon transversum* werden durch Segmentresektion beseitigt, wenn sie irreversibel sind. *Pankreaszysten und Pseudozysten* werden bei etwa 25 % der Patienten im Verlauf der Erkrankung beobachtet. Die chirurgische Intervention ist abhängig von bestehenden Symptomen, der Größe (Durchmesser ≥ 6 cm) und der Beobachtungsdauer (länger als 6 Wochen). Meist sind interventionelle Maßnahmen bereits vorausgegangen. Die externe Drainage ist nur dann erfolgreich, wenn der Abfluß über die Papille frei ist. Bei hohem Amylasegehalt und fehlenden Zeichen einer Einblutung oder Zysteninfektion kann die sonographisch-endoskopische Zysto-Gastrostomie über einen Doppelpigtailkatheter zur dauerhaften Zystenableitung und Verklebung führen. In seltenen Fällen (1 %) kann ein *pankreatogener Aszites* und gleichzeitiger *Pleuraerguß* auftreten. Ursache ist entweder eine rupturierte Pseudozyste oder eine direkte Fistelung aus dem Pankreasgangsystem. Die Lokalisation des Lecks erfolgt durch ER(C)P, die chirurgische Versorgung durch Ableitung der Fistel in eine ausgeschaltete Jejunumschlinge. Der Pleuraerguß rezidiviert in der Regel nicht, wenn die abdominelle Situation bereinigt ist. *Stenosen oder Verschlüsse der Pfortader* und/oder der Vv. mesenterica superior und lienalis treten bei der chronischen Pankreatitis in etwa 10 % auf. Ein Verschluß der Milzvene mit segmentaler, portalvenöser Hypertension und Ausbildung von Ösophagus- und Fundusvarizen kann durch linksseitige Pankreasresektion und Splenektomie am besten behandelt werden. Während die Pfortaderstenose, verursacht durch Kompression des benachbarten, entzündlich vergrößerten Pankreaskopfes durch eine Resektionsbehandlung beseitigt werden kann, verbietet sich bei kompletter Thrombose der Pfortader oder der V. mesenterica superior nahezu jeder chirurgische Eingriff am Pankreas wegen des hohen Operationsrisikos. Vereinzelt kann die chronische Pankreatitis zu *Blutungskomplikationen* führen. Diese kommen aus direkten Läsionen, aneurysmatischen Veränderungen umgebender Gefäße oder entstehen in Pseudozysten. Äußerst selten kann durch Verbindung einer derartigen Gefäßläsion zum Pankreasgangsystem eine obere gastrointestinale Blutung entstehen (Haemosuccus pancreaticus, Hämowirsungie).

### 11.5.4 Operationsmethoden und Ergebnisse

Grundsätzlich werden Drainage- und Resektionsverfahren eingesetzt. Neben der möglichst dauerhaften Schmerzbeseitigung wird die weitgehende Erhaltung der Pankreasfunktion angestrebt. Die isolierte Drainage des Pankreasgangs ist nur bei einer Dilatation von ≥ 8 mm Durchmesser sinnvoll. Nach langstreckiger Spaltung des gesamten D. Wirsungianus (von der überkreuzenden A. gastroduodenalis bis zum Schwanz) wird die Seit-zu-Seit-Pankreatikojejunostomie nach Roux über die gesamte Länge des Organs angelegt (Partington-Rochelle, Puestow). Die einreihige, fortlaufende Naht ist bei dem derben Pankreasgewebe meist ausreichend. Zur Anwendung kommt resorbierbares, am besten monofiles Nahtmaterial. Bei korrekter Indikationsstellung und Durchführung ist mit einer Schmerzfreiheitsrate von 85 % zu rechnen. Bei linksseitig akzentuierter Pankreatitis kann die Resektion von Pankreaskorpus und -schwanz erfolgversprechend sein. Dagegen hat sich die linksseitige Resektion bei Erkrankung des gesamten Organs nicht bewährt. Werden nur 70 % der Bauchspeicheldrüse entfernt, können die Schmerzen nicht in befriedigendem Maß beherrscht werden. Bei 90 %iger, subtotaler Resektion ist dagegen mit einer erheblichen Beeinträchtigung der exokrinen und vor allem der endokrinen Funktion zu rechnen. Wenn die Entzündung hauptsächlich im Pankreaskopf lokalisiert ist und dort zur Einengung von Pankreas- und Gallengang geführt hat, ist die Kopfresektion die Methode der Wahl. Sowohl die klassische Duodenopankreatektomie nach Kausch-Whipple als auch die duodenumerhaltende Pankreasresektion (Beger, Abb. 6-218) oder die pyloruserhaltende Pankreasresektion (Frey, Braasch) führen zu vergleichbar guten Resultaten. Dabei wird sowohl der wahrscheinlich hauptsächliche Schmerzfaktor (Pankreaskopf) entfernt (Abb. 6-219) als auch die Drainage von Pankreas- und Gallengang erreicht. Diese ausgedehnten Eingriffe sind heute auch bei der benignen, chronischen Pankreatitis vertretbar, nachdem die operationsbezogene Letalität in chirurgischen Zentren auf unter 3 % gesenkt werden konnte. Die Drainage durch simultane Anastomosen von Gallen-, Pankreasgang und Magen (Traverso, Longmire) wird bei diesen Voraussetzungen heute kaum noch durchgeführt. Dies gilt auch für die alleinige Hepatikojejunostomie, es sei denn, es besteht eine deutliche Gallengangsdilatation ohne Pankreasgangerweiterung und die Pankreaskopfresektion ist aus lokalen oder allgemeinen Gesichtspunkten zu riskant. Die Verfahrenswahl muß also von Fall zu Fall individuell getroffen werden.

### 11.5.5 Prognose

Die chronische Pankreatitis ist definiert als eine irreversible, in der Regel fortschreitende Erkrankung, die in der Mehrzahl der Fälle durch fortgesetzten Alkoholabusus induziert und unterhalten wird. In etwa 20 % kommt es zu einer Defektheilung. Unter der Voraussetzung einer korrekten Indikationsstellung und Verfahrenswahl ist durch chirurgische Behandlung Schmerzfreiheit in mehr als 75 % der Patienten zu erreichen. Die Spätletalität wird weniger durch die Wahl der Operationsmethode als durch den Krankheitsverlauf und das weitere Verhalten der Patienten selbst bestimmt.

## 11.6 Endokrine Pankreastumoren

Die Pankreastumoren sind meistens exokrinen oder endokrinen Ursprungs. Neben den Sonderformen zystischer Tumoren findet man hier Lipome und Teratome als Raritäten. Grundsätzlich treten benigne Geschwülste viel seltener auf als die malignen. Unter den bösartigen Tumoren ist das duktale Adenokarzinom des Pankreas mit über 80 % am häufigsten anzutreffen. Verschiedenste Vorschläge zur Klassifikation von Pankreastumoren deuten auf den Reichtum an Varianten dieser Neoplasien hin. Die gebräuchlichsten Einteilungen bestehen heute in der 1978 von Gibson und Sobin definierten WHO-Klassifikation für die exokrinen (Band 20) und der 1980 von Williams publizierten Form für die endokrinen Tumoren (WHO-Klassifikation Band 23).

Endokrine Pankreastumoren werden klinisch in weniger als 1/100 000 Fällen pro Jahr apparent und sind überwiegend im Körper und Schwanz der Bauchspeicheldrüse lokalisiert. In einem bis zu zwei Dritteln sind diese Neubildungen klinisch ohne erkennbare hormonelle Sekretion. Trotzdem

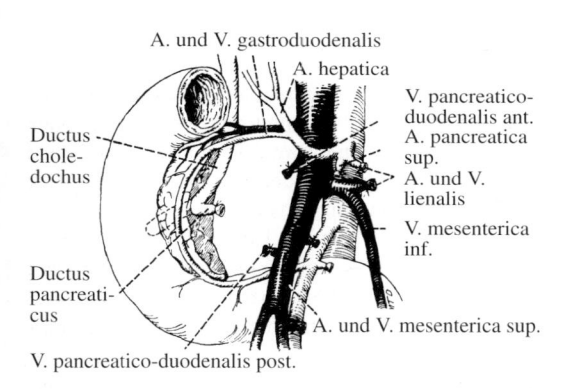

*Abbildung 6-218:* Zustand nach duodenumerhaltender 95 %-Pankreasresektion.

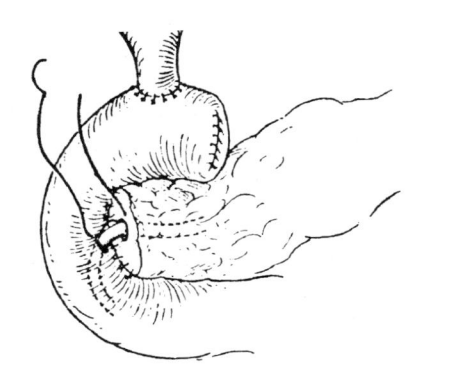

*Abbildung 6-219:* Pankreatikusgang-Jejunum-Schleimhautanastomose (nach Longmire).

sind sie bei der immunhistochemischen Untersuchung meist für ein oder mehrere Polypeptidhormone positiv. Da diese Zellen, ebenso wie hormonproduzierende Zellen im menschlichen Organismus, in der Lage sind, Vorstufen von Aminen aufzunehmen und sie zu dekarboxylieren, schlug Pearse bereits 1966 vor, sie unter dem Sammelbegriff «APUD-Zellsystem» (Amine Precursor Uptake and Decarboxylation) zusammenzufassen.

### 11.6.1 Insulinom

Die häufigsten endokrinen Pankreastumoren sind die Insulinome. Sie entstehen aus den Langerhansschen B-Zellen und sind in 70–80% symptomatisch. Typische Krankheitszeichen sind die einer rezidivierenden Hypoglykämie: kalter Schweiß, Tremor, plötzliche Konzentrationsschwäche bis hin zur Bewußtlosigkeit, die nicht selten falsch eingeschätzt wird. Die Patienten werden sogar fristlos entlassen, weil sie wiederholt – scheinbar – schlafend am Arbeitsplatz angetroffen wurden. Häufig werden die hypoglykämischen Phasen auch mit psychischen oder neurologischen Krankheitsbildern verwechselt. 90% der Patienten nehmen erheblich an Gewicht zu. In einigen Fällen kommt es zu unklaren Oberbauchschmerzen. Differentialdiagnostisch muß ein Alkoholbzw. Drogenabusus ausgeschlossen werden. Die Whipplesche Trias faßt die charakteristischen Krankheitsmerkmale zusammen: a. klinische Zeichen der Hypoglykämie, b. Serum-Glukose-Spiegel unter 40 mg/dl (2,2 mmol/l) und c. die sofortige und komplette Rückbildung der Symptome nach Glukosezufuhr. Die weitere Diagnostik wird unter stationären Bedingungen durchgeführt: Hungerversuch und Insulinbestimmung. Wenn auch das C-Peptid über die Norm erhöht ist, kann die Diagnose als gesichert gelten. Weitere Provokations- oder Suppressionstests sind nur ausnahmsweise nötig. Für die Lokalisationsbestimmung sind verschiedene Untersuchungsverfahren möglich. In erster Linie – und immer – wird der präoperative, transkutane Ultraschall eingesetzt. In etwa 90% der Fälle ist das Insulinom solitär und benigne. Bei guten Untersuchungsbedingungen und einer ausreichenden Größe sind die Tumoren als hypodense, abgegrenzte Strukturen gut erkennbar. Zusätzlich können die Endosonographie, das Computertomogramm und die selektive Angiographie (hypervaskularisierter Tumor) eingesetzt werden. Wenn dann immer noch Unklarheit besteht, ist die transhepatische, selektive Blutentnahme aus verschiedenen Arealen der V. lienalis, der V. mesenterica superior und der Pfortader zur Insulinbestimmung möglich. Die den jeweiligen Entnahmestellen zugeordneten Insulinspiegel lassen eine indirekte Lokalisationsbestimmung zu.

*Behandlung*

Die Therapie der Wahl besteht in der chirurgischen Entfernung des Tumors. Zunächst wird die Bauchspeicheldrüse in ihrem gesamten retroperitonealen Bett freigelegt und soweit mobilisiert, daß das Organ in allen Abschnitten sicher palpiert werden kann. Dies gilt auch für den Pankreaskopf einschließlich Prozessus uncinatus (Kocher-Manöver)! Zusätzlich ist der intraoperative Ultraschall zur vollständigen Untersuchung des Organs üblich. Unter diesen Maßnahmen werden ein oder gegebenenfalls mehrere Tumoren mit über 90%iger Sicherheit entdeckt. Das operative Ziel besteht in der parenchymschonenden Enukleation des Insulinoms. Nur bei Einbeziehung des Pankreasgangs kann wegen der postoperativ zu erwartenden Fistelbildung eine partielle, meist linksseitige Resektion der Bauchspeicheldrüse sinnvoll sein. Sie sollte möglichst milzerhaltend durchgeführt werden. Die Duodenopankreatektomie nach Whipple wird nur selten erforderlich. Eine «blinde» subtotale, linksseitige Pankreasresektion bei nicht auffindbarem Tumor sollte wegen der potentiellen Folgekomplikationen und bei der zu erwartenden Erfolgsquote von nicht mehr als 50% möglichst immer vermieden werden. Das gleiche gilt natürlich erst recht für die totale Pankreatektomie. Außerhalb des Pankreas treten Insulinome in weniger als 1% an den für ektopisches Pankreasgewebe typischen Stellen auf (Magen, Duodenum, Meckelsches Divertikel, Gallenwege, Omentum und Mesenterialwurzel). Zur intraoperativen Kontrolle der vollständigen Entfernung des Insulinoms werden kontinuierliche oder engmaschige Serumglukose-Kontrollen durchgeführt. Das Monitoring ist dann besonders effektiv, wenn vier bis sechs Stunden vor Beginn der Exploration jede Glukosezufuhr gestoppt wurde.

In 5–10 % der Insulinome ist mit einer malignen Entartung zu rechnen. Wenn eine R0-Resektion möglich ist, sind die langfristigen Heilungschancen deutlich günstiger als beim duktalen Pankreaskarzinom. Selbst bei fortgeschrittenen, metastasierenden Inselzellkarzinomen wurden Überlebenszeiten von mehr als sieben Jahren beobachtet, wenn es gelingt, die hypoglykämischen Krisen zu kontrollieren. Dabei lohnt immer die operative Verkleinerung der Tumormasse mit dem Ziel, den Hyperinsulinismus besser beherrschen zu können. Zusätzlich führt die Behandlung mit Streptozotozin, einem vom Streptomyces achromogenes stammenden Antibiotikum, zur Verlängerung der Überlebenszeiten.

## 11.6.2 Gastrinom

1955 haben Zollinger und Ellison erstmals die Koinzidenz peptischer Ulzera mit endokrinen Pankreastumoren beschrieben. Die unkontrollierte Gastrinproduktion dieser Tumoren führt zur Parietalzellhyperplasie und damit vermehrten Sekretion von Magensäure. Spätestens wenn ständig rezidivierende, multiple, therapieresistente oder atypisch lokalisierte Ulzera auftreten, muß an ein Zollinger-Ellison-Syndrom gedacht werden. Häufig handelt es sich dabei um komplizierte – blutende oder perforierte – Geschwüre. Zusätzlich bestehen oft gleichzeitig, scheinbar unerklärbare Diarrhoen. Spätestens beim Auftreten eines erneuten Ulcus pepticum kurz nach einer partiellen Magenresektion muß an einen Gastrin-produzierenden Tumor gedacht werden. Die von Zollinger angegebene pathognomonische Trias besteht in der exzessiven Magensäurebildung, rezidivierenden, therapieresistenten Ulzera und der Existenz gastrinproduzierender Tumorzellen. Die Erkrankung muß gegen die chronische Niereninsuffizienz, ein Kurzdarmsyndrom und eine Magenentleerungsstörung abgegrenzt werden. Selten kann auch ein verbliebener Antrumrest nach Billroth-II-Operation ähnliche Erscheinungen verursachen.

### Untersuchungen

Die Magensaftanalyse ergibt häufig extrem erhöhte Basal- (BAO) und Maximalwerte (MAO) für die Säuresekretion. Ein Quotient der BAO/MAO von mehr als 0,6 ist äußerst verdächtig auf das Vorliegen eines Gastrinoms. Nicht immer kommt es zu peptischen Ulzera. Rezidivierende, scheinbar unerklärliche Diarrhoen können das einzige klinische Zeichen der Erkrankung sein. Die Gastrinbestimmung im Serum, besonders nach Stimulation durch Sekretin oder Kalziuminfusion ist fast immer beweisend. Serum-Gastrinspiegel über 1000 pg/ml sind verdächtig für das Vorliegen eines malignen, metastasierenden Gastrinoms. Ein nicht unerhebliches diagnostisches Problem besteht in der Lokalisation der meist multiplen Adenome. Nach Stabile und Mitarbeitern liegen die Tumoren in 80–90 % in einem Dreieck zwischen der Einmündung des D. cysticus in den D. choledochus, dem Übergang von Pankreaskörper zum -schwanz und dem unteren Duodenalknie (das Gastrinomdreieck). Die präoperative Lokalisationsdiagnostik umfaßt die Gastroduodenoskopie, die Sonographie, das CT, die Kernspintomographie und die Angiographie des Stromgebietes von Truncus coeliacus und A. mesenterica superior. Auch hier kann die selektive Venenblutentnahme zur Gastrinbestimmung weiterführen. Unter Einsatz aller Methoden ist eine korrekte Tumorlokalisation der häufig nur 1 cm messenden oder kleineren Gastrinome präoperativ in nur 50–70 % möglich. Die sicherste Lokalisation läßt sich intraoperativ durch Palpation des Pankreas, des Duodenums und des Ligamentum hepatoduodenale mit gleichzeitiger intraoperativer Ultraschalluntersuchung erzielen.

### Behandlung

Grundsätzlich steht die medikamentöse Therapie der chirurgischen Behandlung gegenüber. Durch Omeprazolgabe läßt sich die Säuresekretion des Magens erfolgreich supprimieren. Wenn die Tumorlokalisation und vollständige chirurgische Entfernung gelingt, ist die Prognose am günstigsten. Da über 50 % der Gastrinome maligne entarten, sollte die Resektion angestrebt werden. Ziel ist dabei die Tumorexzision oder -enukleation. Bei entsprechender Größe oder Lokalisation kann die Resektion der linksseitigen Bauchspeicheldrüse oder auch die partielle Duodenopankreatektomie notwendig sein. Eine «blinde», totale Pankreatektomie bei unbekanntem Tumorsitz wird heute allgemein vermieden. Gleiches gilt für die totale Gastrektomie (Entfernung des Erfolgsorgans), ausgenommen in Fällen, die konservativ nicht beherrschbar sind oder bei denen das Gastrinom – aus welchen Gründen auch immer – nicht resektabel ist. Die Vagotomie spielt bei den medikamentösen Therapiemöglichkeiten keine Rolle mehr. Da die Beeinflussung maligner Gastrinome durch Zytostatika wenig erfolgreich ist, kann eine Operation bei bestehender Metastasierung mit dem Ziel der Tumorverkleinerung zur Verminderung von Symptomen sinnvoll sein. Bei Somatostatinrezeptor-positiven Tumoren kann durch Verordnung von Octreotid eine günstige Beeinflussung der Krankheitszeichen erreicht werden. Die Prognose der Krankheit ist abhängig vom Stadium zum Zeitpunkt der Diagnosestellung und natürlich von der Dignität des Tumors. Insgesamt wird heute mit einer 5-Jahres-Überlebensrate von 40 % gerechnet.

### 11.6.3 Verner-Morrison-Syndrom

Das Verner-Morrison-Syndrom ist selten. Verschiedene synonyme Begriffe wurden für den zugrunde liegenden Tumor geprägt: VIPom (Vasoactive Intestinal Polypeptide), PPom (Pancreatic Polypeptide). Kennzeichnend für die Erkrankung sind die wäßrige Diarrhoe, eine Hypokaliämie und die Hypo- oder Achlorhydrie. Diese Trias führt zum Krankheitsbegriff des WDHH-Syndroms. Hinzu kommt ein erheblicher Gewichtsverlust. Daher auch die weitere Bezeichnung der Krankheit als «pankreatische Cholera». Die Erstbeschreibung dieses endokrinen Tumors erfolgte durch Verner und Morrison im Jahre 1958.

*Untersuchung und Behandlung*
Die Verdachtsdiagnose wird durch die pathologisch erhöhten VIP-Spiegel im Serum gesichert. Die Tumorlokalisation erfolgt wie bei den bisher beschriebenen endokrinen Tumoren. 80 % der VIPome sind im Pankreas lokalisiert. Die Therapie besteht zunächst im Ausgleich des Flüssigkeits- und Elektrolythaushalts. Die Behandlung mit Glukokortikoiden und Somatostatin führt zur Reduktion der Durchfälle und läßt damit die Kontrolle von Dehydratation und Elektrolytverlust zu. Dies erlaubt weitere diagnostische Maßnahmen. Solitäre Tumore sollten chirurgisch entfernt werden. Da etwa drei Viertel der Tumoren in Pankreaskörper und -schwanz lokalisiert sind, kann bei nicht lokalisierbaren Tumoren die linksseitige bis subtotale Resektion der Bauchspeicheldrüse indiziert sein. Mit einer malignen Neoplasie muß in 50– 70 % gerechnet werden. Die Remissionsraten unter zytostatischer Therapie mit 5-Fluorouracil oder Streptozotozin erreichen mehr als 90 %. Mit Octreotid läßt sich eine langjährige Unterdrückung der Symptome selbst beim metastasierenden VIPom erreichen. Wenn positive Effekte durch konservative Therapie des fortgeschrittenen Tumors nicht erzielt werden, kann eine Operation mit dem Ziel der Tumorverkleinerung zur Verbesserung der Symptome führen. Bei den verschiedenen therapeutischen Möglichkeiten ist die Prognose des Verner-Morrison-Syndroms relativ günstig. Im fortgeschrittenen Stadium führt oft die massive Dehydratation mit konsekutiven thromboembolischen Komplikationen zum Tod der Patienten.

### 11.6.4 Glukagonom, Somatostatinom, CCKom, GRFom

Diese endokrinen Tumoren sind ausgesprochene Raritäten. CCKome bilden Cholezystokinin, GRFome sezernieren Wachstumshormone. Darüber hinaus sind Tumoren des Inselzellsystems bekannt, die ektopisches ACTH oder Parathormon bilden. Das Hyperpigmentations-Syndrom (Melanocyten-stimulierendes Hormon) und das Karzinoid-Syndrom (Sekretion von 5-Hydroxytryptamin) können durch Pankreasinselzelladenome entstehen. Die Existenz von Neurotensin- und Kalzitonin-sezernierenden Inselzelltumoren ist fraglich. Prinzipiell wird die Diagnose durch Nachweis der entsprechenden Hormone durch Radioimmunoassay (RIA) gestellt. Wenn möglich, sollte die chirurgische Entfernung durchgeführt werden. Diese Tumoren sind so selten, daß hier auf eine weitergehende Beschreibung verzichtet wird.

### 11.6.5 Multiple endokrine Neoplasie (MEN)

Endokrine Tumoren können im Rahmen multipler endokriner Neoplasien in verschiedenen Organen auftreten (Erstbeschreibung 1903 durch Erdheim). Diese können autosomal dominant vererbt werden oder sporadisch vorkommen. Sie werden in die Typen I (Wermer-Syndrom), IIa (Sipple-Syndrom) und IIb unterteilt. Endokrine Tumoren der Bauchspeicheldrüse (Insulinome, Gastrinome, Glukagonome und PPome) kommen nur bei Patienten mit MEN I in einer Häufigkeit von 50–60 % vor. Daneben treten definitionsgemäß beim Typ MEN I Nebenschilddrüsen- und Hypophysenadenome auf. Deshalb müssen Patienten mit endokrinen Pankreastumoren immer einer weitergehenden Diagnostik bezüglich anderer endokriner Neubildungen unterzogen werden. Die Tumoren des Pankreas sind beim MEN I meist benigne und bestehen häufig als multiple kleine Adenome. Deshalb ist hier die subtotale, linksseitige Pankreasresektion die chirurgische Therapie der Wahl.

## 11.7 Exokrine Pankreastumoren

### 11.7.1 Karzinome

Die häufigsten Tumoren der Bauchspeicheldrüse sind die duktalen Adenokarzinome mit einem Anteil von über 80 % aller Pankreaskarzinome. Seit 20 Jahren steigt die Inzidenz des Pankreaskarzinoms kontinuierlich an. Es liegt heute an fünfter Stelle der Todesursachenstatistik bei malignen Neoplasien in den USA. Der Altersgipfel der Patienten liegt zwischen dem sechzigsten und achtzigsten Lebensjahr. Männer sind etwa zweimal häufiger betroffen als Frauen. Als Risikofaktoren sind der Zigarettenkonsum und die chronische Pankreatitis anerkannt. Alkohol und Kaffee werden als ursächliche Faktoren ebenso wie diätetische und andere Einflüsse kontrovers diskutiert. Drei Viertel der Karzinome sind im Pankreaskopf lokalisiert. Als besondere Form wird das periampulläre Karzinom eingeschätzt. Es entsteht an der Papilla Vateri, dem distalen Gallengang, oder der periampullären Region von Duodenalwand bzw. Pankreaskopf. Durch die unmittelbare Nachbarschaft kommt es früh zur Stenose oder Infiltration des distalen Gallengangs und damit zum Verschlußikterus. Dadurch werden die hier lokalisierten Karzinome zeitiger entdeckt als die Corpus- und Schwanztumoren. Dies gilt mit Einschränkungen auch für den Pankreaskopftumor. Insgesamt haben Patienten mit duktalen Pankreaskarzinomen eine schlechte Prognose. Ursache hierfür ist unter anderem die enge topographische Beziehung zu den umgebenden Blut- und Lymphgefäßen im Retroperitoneum. Trotz aller Fortschritte in Diagnostik und Therapie sind von hundert Patienten mit Pankreaskopfkarzinomen etwa 20 resektabel. Von diesen leben nach fünf Jahren unter günstigen Voraussetzungen noch vier. Die durchschnittlichen 5-Jahres-Überlebensraten betragen in den meisten Serien für das duktale Adenokarzinom nicht mehr als 5 %. Karzinome, die im Körper und Schwanz lokalisiert sind, werden erst im fortgeschrittenen Tumorstadium durch Schmerzen symptomatisch. Frühkarzinome des Pankreas (T1 a N0 M0) werden meist zufällig entdeckt. Sie nehmen nur einen Anteil von bis zu 5 % ein und beeinflussen damit die Gesamtüberlebensraten kaum. Sind bereits Lymphknoten befallen, fallen die Überlebensquoten drastisch. Bessere Heilungschancen bestehen für Patienten mit Papillenkarzinomen: Resektionsquote über 90 %, 5-Jahres-Überlebensrate 50–60 %.

### 11.7.2 Erkennung

Gewichtsabnahme, Schmerzen und Ikterus sind die häufigsten Symptome von Patienten mit Pankreaskarzinomen. Die Schmerzen sind oft nur mäßiggradig. Erst im fortgeschrittenen Stadium nehmen sie an Intensität zu. Quälende Rückenschmerzen sind meist Zeichen der Irresektabilität eines tief in das Retroperitoneum infiltrierten Tumors. Der Ikterus ist in der Regel mit einem stark beeinträchtigenden Pruritus verbunden und erreicht bei Pankreaskopftumoren deutlich höher pathologische Bilirubinwerte als bei der chronischen Pankreatitis. Eine spontane Rückbildung der Gallestauung tritt im Gegensatz zur Pankreatitis beim malignen Tumor praktisch nie auf. Das Courvoisiersche Zeichen (palpabel vergrößerte Gallenblase und Ikterus) gilt als pathognomonisch für einen Pankreaskopftumor. Maligne Neoplasien von Corpus und Cauda führen meist erst zu Beschwerden, wenn der Tumor bereits nicht mehr resektabel ist. Die klinische Untersuchung zeigt gegebenenfalls den vorliegenden Ikterus und die vergrößerte Gallenblase. Ein tastbarer abdomineller Tumor oder supraklavikuläre Lymphknoten deuten auf einen fortgeschrittenen, chirurgisch nicht mehr sanierbaren Prozeß hin. Wie bei allen Krebserkrankungen zielt die weitere Diagnostik einerseits auf die lokale Ausdehnung des Primärtumors, andererseits auf den Ausschluß von Fernmetastasen. Dazu werden die Sonographie, die Computertomographie (Abb. 6-220), ERCP und die Angiographie eingesetzt. Zu den ERCP-typischen Gangveränderungen bei malignen Tumoren gehört der abrupte Abbruch des Pankreas- oder beim Kopftumor des distalen Gallenganges (Abb. 6-221). Sind sowohl der D. Wirsungianus als auch der D. choledochus stenosiert oder verschlossen, spricht man vom «double duct sign». Die Angiographie dient zur Abschätzung der lokalen Resektabilität. Besonders bei nachgewiesener Infiltration der dem Pankreas benachbarten großen Arterien ist die R0-Resektion des Karzinoms nahezu immer unmöglich. Ein Milzvenenverschluß bedeutet nicht zwangsläufig Irresektabilität. Darüber hinaus werden anatomische Varianten der Gefäße bereits präoperativ erkannt – dies trägt zur Sicherheit des späteren Operationsablaufes bei. Die hypotone Duodenographie soll in erster Linie die Duodenalpassage hinsichtlich einer Stenosierung ausschließen. Die Kernspintomographie (MRT) oder die Positronenemissionstomographie (PET) ergeben keinen zusätzlichen Aufschluß für die Erkennung der Erkrankung oder die Differenzierung gegenüber einem entzündlichen Tumor. Auf die Entwicklung der MRT hinsichtlich der Darstellung der Gangstrukturen und der umgebenden Blutgefäße (MRCP) wurde im Kapitel «Chronische Pankreatitis» bereits hingewiesen. Die routinemäßige Sonographie- oder CT-gesteuerte, transkutane Feinnadelbiopsie gilt wegen der potentiellen Tumorzellverschleppung als obsolet (siehe auch Kapitel «Chronische Pankreatitis»). Die Laparoskopie wird heute zunehmend zum Tumorstaging eingesetzt. Nicht selten werden bei der Sonographie und im CT die kleinen und darüberhinaus häufig isodensen Lebermetastasen übersehen. In diesen Fällen kann den Patienten durch die Laparoskopie die explorative Laparotomie erspart werden. Die zur Zeit klinisch eingesetzten Tumormarker sind für die Diagnostik nicht geeignet. Exzessiv pathologische CA19–9 Werte (3–4stellig) können allerdings in der differentialdiagnostischen Problemstellung: entzündlicher/ maligner Tumor Entscheidungshilfe geben. Schließlich werden weitere diagnostische Maßnahmen zur Einschätzung der allgemeinen Operabilität durchgeführt. Die präoperative Gallengangsentlastung bei ausgeprägtem Verschlußikterus durch endoskopisch-transpapilläre oder perkutan-transhepatisch implantierte Stents wird unterschiedlich beurteilt. Wenn bereits vor Beginn der Diagnostik der Bilirubinspiegel im Serum hochpathologisch ist und weiter steigt, läßt die interventionelle Entlastung der gestauten Gallenwege die weitere Diagnostik und eventuell notwendige therapeutische Maßnahmen für die Operationsvorbereitung zu. Ob dabei auch ein günstiger Effekt auf den postoperativen Verlauf erreicht wird, ist nicht sicher geklärt.

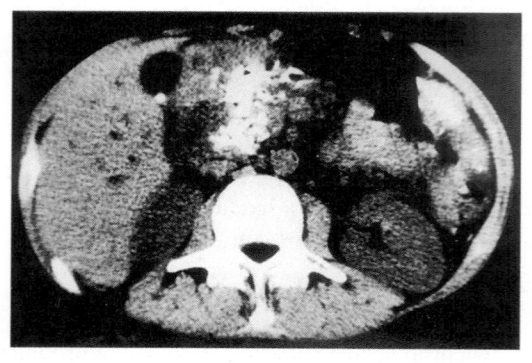

*Abbildung 6-220:* Computertomographischer Befund eines Pankreaskopfkarzinoms.

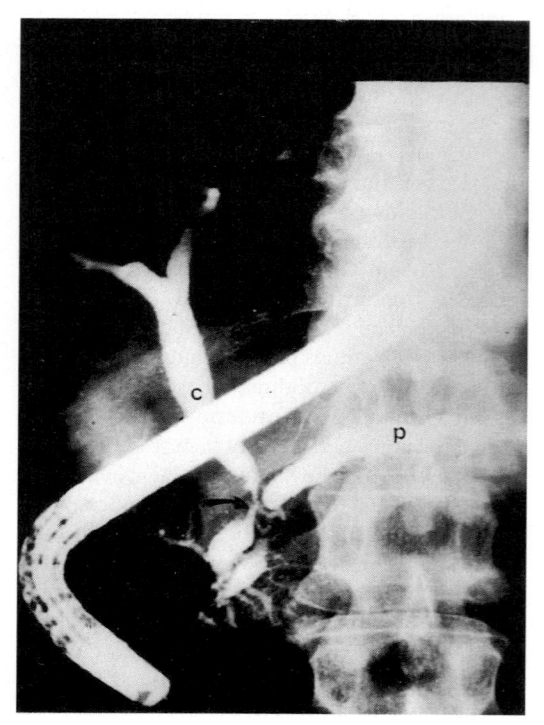

*Abbildung 6-221:* Pankreaskopfkarzinom: Diagnostik. In der ERCP typischer Pankreasgangabbruch.

### 11.7.3 Operation

Neben partiellen rechts- oder linksseitigen Resektionen wird die totale Pankreatektomie eingesetzt. Da etwa 70 % der duktalen Pankreaskarzinome im Kopf lokalisiert und die Corpus-/Schwanzkarzinome häufig nicht resektabel sind, ist die Duodeno-Kephalopankreatektomie die häufigste Operation. 1909 wurde dieser Eingriff erstmals von W. Kausch in Berlin bei einem Patienten mit einem Papillenkarzinom erfolgreich durchgeführt. 1935 berichtete A. O. Whipple über seine erste Pankreaskopfresektion, die er wie Kausch zweizeitig vorgenommen hatte. Erst 1942 war es wiederum Whipple, dem die Duodenopankreatektomie zum ersten Mal in einer Sitzung gelang.

*Die Duodeno-Kephalopankreatektomie nach Kausch/Whipple* (Abb. 6-222)
Wir führen die Operation über eine quere Oberbauchlaparotomie durch. Zur Infektionsprophylaxe wird die einmalige Antibiotikadosis verabreicht («single shot»-Prophylaxe). Zunächst erfolgt die Klärung der Resektabilität. Eröffnung der Bursa omentalis durch Ablösung des Omentum maius vom Querkolon. Subtile bimanuelle Palpation der Leber zum Ausschluß von Metastasen. Inspektion der Mesenterialwurzel kaudal vom Mesocolon transversum. Der Nachweis einer Tumorinfiltration an dieser Stelle macht eine kurative Resektion unmöglich. Mobilisation des Duodenum und des Pankreaskopfes nach Kocher. Ausschluß der Tumorokkupation von interaortokavalen Lymphknoten durch Schnellschnitthistologie. Befall letzterer bedeutet Inkurabilität. Eröffnung des kleinen Netzes und Schnellschnitthistologie von Lymphknoten entlang der A. hepatica communis. Befall auch dieser Lymphknoten bedeutet Inkurabilität. Beginn mit der Resektion. Orthogrades Ablösen der Gallenblase von der Leber. Isolierung und Durchtrennung des Ductus hepaticus communis unmittelbar distal der Hepatikusgabel (cave: Verletzung der typisch verlaufenden A. hepatica dextra oder einer meist rechts dorso-lateral im Ligament lokalisierten atypischen, aus der A. mesenterica superior entspringenden rechten Leberarterie!). Dissektion des Lymph- und Fettgewebes im Ligamentum hepatoduodenale. Dadurch werden die V. portae sowie die Aa. hepatica communis, propria und gastroduodenalis isoliert. Letztere wird ligiert und durchtrennt. Ablösen der Pfortadervorderwand vom Pankreas durch stumpfe, digitale Präparation von kranial und kaudal. Nach Skeletierung und Durchtrennung des Magenantrums wird das Pankreas vor der unterkreuzenden Pfortader und der V. mesenterica inferior durchtrennt. Die rechtsseitige Resektionsfläche wird zur histologischen Schnellschnittuntersuchung eingesandt. Falls hier malignes Gewebe nachgewiesen wird, ist die Erweiterung der Resektion zur subtotalen oder totalen Pankreatektomie erforderlich. Ablösen des Pankreaskopfes und des Processus uncinatus von der Pfortader sowie der Vena und A. mesenterica superior. Sämtliche hier befindliche Lymphknoten werden mitentfernt. Ist die Pfortader infiltriert, wird sie nun zwischen Gefäßklemmen reseziert und nach Mobilisation der Gefäßenden und vollständigem Auslösen des Pankreaskopfes End-zu-End wieder reanastomosiert. Nach Durchtrennung des Jejunums etwa 6–8 cm aboral vom Treitzschen Band (nach eventuellem Lösen paraduodenaler Verwachsungen von links) wird das Präparat en bloc entnommen. Die Rekonstruktion beginnt nach Durchzug des Jejunums dorsal der Mesenterialwurzel oder transmesokolisch in den Oberbauch (siehe Abb. 6-222). Zuerst wird die Pankreatojejunostomie End-zu-End zweireihig in einstülpender Teleskoptechnik mit Einzelknopfnähten angelegt (3–0, geflochten, resorbierbar). Cave: Durchschneiden der Nähte beim Durchziehen durch das sehr weiche Pankreasparenchym! Dabei ist die Gewährleistung des freien Sekretabflusses aus dem Pankreasgang sorgfältig zu beachten. Die Einbeziehung der Hinterwand eines dilatierten D.

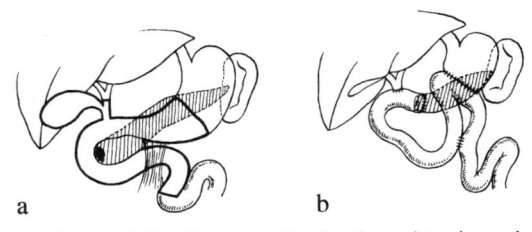

*Abbildung 6-222:* Duodeno-Hemipankreatektomie nach Kausch-Whipple. a. Resektion des Pankreaskopfes, des Antrum, des Choledochus mit Gallenblase und des Duodenum mit oberer Jejunumschlinge. b. Passagewiederherstellung durch Pankreatikojejunostomie, Hepatojejunostomie und Gastrojejunostomie, eventuell mit Braunscher Fußpunktanastomose.

Wirsungianus in die Anastomosennähte kann deshalb sinnvoll sein. Die Überbrückung der Anastomose durch eine passagere Drainage ist sehr wahrscheinlich unnötig. Für die Wiederherstellung der Pankreassekretion in das Intestinum wurden von Longmire und von Warren Pankreatiko-Mukosa-Anastomosen empfohlen, die refluxbedingte Pankreasgangsklerosierung verhindern und eine bessere Aufrechterhaltung der Pankreasfunktion gewährleisten sollen. Diese Anastomosen müssen geschient werden: nach Longmire mit einem später per vias naturales abgehenden sogenannten «verlorenen» Drain (Abb. 6-223a), nach Warren mit einer nach extern abgeleiteten Drainage (Abb. 6-223b). Es folgt die terminolaterale Hepatico-Jejunostomie 6–12 cm distal der Pankreasanastomose (einreihig 4–0 oder 5–0, resorbierbare Einzelknopfnähte). Die laterale Gastroenterostomie wird antekolisch angelegt. Nach Braunscher Fußpunktanastomose und Drainage des subhepatischen Wundgebiets wird die Bauchhöhle verschlossen. Alternativ sind die End-Seit-Pankreatojejunostomie oder die Pankreatogastrostomie möglich. Die von einigen Autoren propagierte pyloruserhaltende Duodenopankreatektomie (PPDP) ist beim Pankreaskopfkarzinom bezüglich der Operationsradikalität umstritten. Eine Schienung der Hepatikojejunostomie ist nicht erforderlich. Aus eigener Erfahrung hilft eine mit genügenden seitlichen Öffnungen versehene Silikondrainage (12 Charrière) zur postoperativen Kontrolle suffizienter Anastomosenverhältnisse. Die Drainage wird über einen Witzel-Kanal aus der Jejunumschlinge und den Bauchdecken ausgeleitet und nach vier bis sechs Wochen entfernt. Eine Sicherheit für den postoperativen Verlauf bedeutet die Drainage eventuell im Hinblick auf die Druckentlastung der zur Rekonstruktion verwendeten Jejunumschlinge und damit der Pankreasanastomose. Deshalb führt die Plazierung dieser Drainage in die Dünndarmschlinge allein wahrscheinlich zum gleichen Effekt.

*Postoperativer Verlauf und Langzeitprognose*
Die Möglichkeiten postoperativer Komplikationen sind vielfältig. Neben gastrointestinalen und intraperitonealen Nachblutungen ist die Insuffizienz der Pankreasanastomose die am meisten gefürchtete chirurgische Komplikation, die in etwa 5 % der Fälle beobachtet wird. Wenn das Leck ausreichend drainiert ist, kann es zur spontanen Ausheilung kommen. Durch die tryptische Wirkung des austretenden Pankreassekrets können Läsionen der benachbarten Gefäßwände entstehen, die dann zu schwer kontrollierbaren Blutungen führen. Das im Gegensatz zur Situation bei der chronischen Pankreatitis sehr zarte Pankreasparenchym gilt als besonderer Risikofaktor für die Entstehung von Ana-

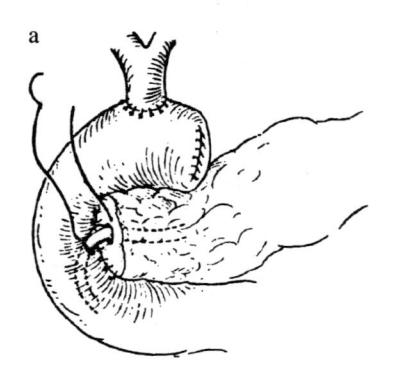

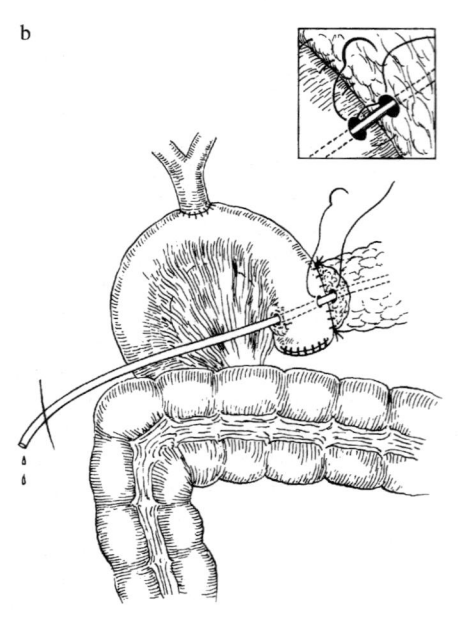

*Abbildung 6-223:* a. Pankreatikusgang-Jejunum-Schleimhautanastomose (nach Longmire). b. Modifiziertes Verfahren der Passagewiederherstellung nach Duodenohemipankreatektomie. Ähnlich wie nach Longmire, aber mit proximaler Pankreatikojejunostomie. Die Pankreatikusgang-Jejunumschleimhaut-Anastomose wird ebenfalls intraluminal geschient und transjejunal nach extern abgeleitet. Diese Drainage wird nach 14 Tagen gezogen (Warren).

stomoseninsuffizienzen. Die akute postoperative Pankreatitis im Rest der Bauchspeicheldrüse kann lebensbedrohlich werden und, ebenso wie eine anders nicht beherrschbare Insuffizienz der Pankreato-Jejunostomie, zur totalen (Rest-) Pankreatektomie zwingen. Während in der Serie von Whipple die Operationsmortalität noch über 30 % betrug, hat sie sich durch zunehmende Erfahrung und Standardisierung des Operationsablaufs bis heute auf unter 5 % senken lassen – eine wesentliche Voraussetzung zur Rechtfertigung des radikal chirurgischen Vorgehens beim resektablen Pankreaskarzinom. Eine spezifische Nachbehandlung gibt es nicht. Adjuvante Therapiemaßnahmen führen nicht zu einer Verbesserung der Überlebenszeiten. Auch durch intraoperative Radiotherapie (IORT) des Tumorbetts nach Resektion wurde bisher keine günstige Beeinflussung der Prognose erreicht. Zur Unterstützung der exokrinen Funktion kann eine orale Enzymsubstitution indiziert sein. Eine programmierte Tumornachsorge trägt nicht zur Überlebensverbesserung bei, da beim Tumorrezidiv eine erneute Therapie mit kurativer Intention nicht möglich ist. Die 5-Jahresüberlebensraten nach primärer R0-Resektion werden sehr unterschiedlich angegeben und variieren zwischen < 5–25 %. Tumorrückfälle oder primär inoperable Patienten können heute mit Genzidabene zytostatisch therapiert werden.

*Die totale Pankreatektomie, erweiterte Resektionen*
Die totale Pankreatektomie bietet nicht grundsätzlich eine größere Sicherheit bezüglich der definitiven Heilung. Sie wird dann notwendig, wenn der Tumor innerhalb des Organs ausgedehnt gewachsen und dabei nicht in umgebende Gewebestrukturen eingebrochen ist. Nach der Mobilisation des Pankreaskopfes und Dissektion der Gefäß- und Gallengangstrukturen im hepatoduodenalen Ligament wie bei der Kausch-Whipple-Operation wird die Milz von der linken Kolonflexur und dem Retroperitoneum abgetrennt. Durchtrennung der Vv. gastricae breves entlang der großen Magenkurvatur. Der Magen wird dann in Höhe des proximalen Antrums skeletiert und durchtrennt. Es folgt die Darstellung und Ligatur der A. lienalis an ihrem Abgang aus dem Truncus coeliacus. Die A. gastrica sinistra muß als einzige verbleibende Magenarterie unbedingt geschont werden. Milz und linksseitiges Pankreas werden von links lateral nach medial aus dem Retroperitoneum, von der linken Nebenniere (cave Verletzung!), dem Mesocolon transversum und den Gefäßen abpräpariert. Dabei lassen sich wegen der ausgiebigen Exposition die retropankreatischen Lymphknoten ausgezeichnet darstellen und resezieren. Durchtrennung der Milzvene an ihrer Einmündung in die V. portae und der V. mesenterica inferior, falls diese in die Milzvene führt. Ablösen der Flexura duodeno-jejunalis vom Treitzschen Band, Durchtrennung des proximalen Jejunum und Entnahme des Präparates en bloc. Abgesehen von der nicht erforderlichen Pankreasanastomose erfolgt die Rekonstruktion wie oben beschrieben. Durch die komplette Entfernung der Bauchspeicheldrüse sind die potentiellen Risiken des bei der partiellen Resektion verbleibenden Drüsengewebes (Restpankreatitis, Anastomoseninsuffizienz) ausgeschaltet. Unmittelbar nach Entfernung des Organs muß ein intensives Blutzucker-Monitoring beginnen. Besonders in den ersten Tagen ist mit erheblichen Schwankungen zu rechnen. Gefährlich sind vor allem hypoglykämische Phasen, da nach totaler Pankreatektomie nicht nur die Insulinproduktion, sondern auch die Gegenregulation durch Glucagon aufgehoben ist. Insgesamt sind postoperative Komplikationen nach totaler Pankreatektomie häufiger und die Hospitalletalität mit 10 % höher als nach partiellen Resektionen. Dabei ist die 5-Jahres-Überlebensrate nicht verbessert.

Die Erweiterung der Pankreatektomie durch Resektion der Pfortader oder/und Teilen der A. hepatica oder im Sinne multiviszeraler Resektionen führt ebenfalls zu keiner Prognoseverbesserung. Die von Fortner konzipierte «regionale Pankreatektomie» propagiert dieses Prinzip. Wegen der damit verbundenen Steigerung der Morbidität und Letalität hat sich die grundsätzliche Operationserweiterung nicht durchgesetzt. Wenn sich im Verlauf einer Pankreaskopfresektion erst nach Durchtrennung der Drüse eine bis dahin unerwartete Tumorinfiltration der Pfortader zeigt, ist die partielle, tangentiale oder segmentale Resektion des Gefäßes die beste Möglichkeit, die Operation sicher zu Ende zu führen.

*Die linksseitige Resektion*
Wie bereits dargestellt, sind linksseitige Pankreaskarzinome zum Zeitpunkt der Diagnosestellung nur selten resektabel. Ein angiographisch gesicher-

ter Milzvenenverschluß ist kein Beweis für Irresektabilität, wenn auch die Prognose bei Tumorinfiltration größerer Blutgefäße drastisch verschlechtert ist. Die Milzvene wird bei der linksseitigen Resektion ohnehin mit entfernt, und günstigenfalls kann die Ursache in einer den Tumor umgebenden Entzündungsreaktion mit konsekutiver Thrombose liegen. Bei der operativen Exploration wird zur Einschätzung der Tumorausbreitung neben der Suche nach intraabdominellen Metastasen besonders der Bereich des Truncus coeliacus inspiziert. Nicht selten wird hier die Operation durch diffuse maligne Infiltration limitiert. Die Resektion beginnt mit der Präparation und zirkulären Freilegung der Resektionsebene am Pankreaskopf. Ist die Absetzung des Pankreas im Gesunden gesichert, wird die Operation durch Mobilisierung der Milz und der Cauda pancreatis fortgesetzt. Der weitere Ablauf gestaltet sich, wie im Abschnitt «totale Pankreatektomie» beschrieben. Nach Abtrennung des Präparats wird die Resektionsfläche nach histologischer Überprüfung im Gefrierschnitt übernäht. Der D. Wirsungianus muß durch eine gesonderte Z-Naht verschlossen werden. Wenn der Abfluß des Pankreassekrets in das Duodenum nicht gewährleistet ist, muß die Resektionsfläche mit einer nach Roux-Y ausgeschalteten Jejunumschlinge anastomosiert werden. Dies wird am sichersten in der bereits beschriebenen Teleskoptechnik durchgeführt.

*Die transduodenale Papillenexzision*
Bei Adenomen der Papilla Vateri kann die lokale Exzision ausreichend sein. Sie muß allerdings sicher im Gesunden erfolgen, da anderenfalls mit kurzfristigen Rezidiven zu rechnen ist. Die Operationstechnik enthält die folgenden Schritte: Nach Duodenotomie wird die Papilla Vateri lokalisiert und der D. choledochus transpapillär sondiert. Läßt sich die Sonde retrograd nicht einführen, empfiehlt sich die orthograde Sondierung über eine Inzision der Gallenwege. Dann wird die Mukosa im Bereich des Adenoms mit physiologischer NaCl-Lösung unterspritzt, um die Schleimhaut von der Muscularis propria der Duodenalwand abzuheben. Der Zusatz von Adrenalin oder eines Analogons kann zur Blutungskontrolle und damit besseren Operationsübersicht sinnvoll sein. Mit ausreichendem Sicherheitsabstand folgt die Mukosektomie von peripher beginnend. Die Präparation orientiert sich zentralwärts auf die Papille zu. Der Gallengang wird nach proximal aus der Duodenalwand herausgelöst und 1–2 cm oberhalb der Papille inzidiert. Nach Legen von Haltefäden wird der D. choledochus vollständig durchtrennt. Nachdem auch der D. Wirsungianus identifiziert und durchtrennt ist, wird die exzidierte Papille entfernt. Die einander zugewandten Wandabschnitte beider Gänge werden mit Einzelknopfnähten verbunden und die äußere Zirkumferenz beider Gänge mit der Duodenalwand anastomosiert. Die Hepatiko-pankreatiko-Duodenostomie wird vorübergehend mit Stents drainiert. Die intraoperative Schnellschnittuntersuchung kann wegen des relativ groben Rasters beim adenomatösen Tumor nicht immer die komplette Resektion oder die Dignität sichern. Falls bei der definitive Histologie eine unvollständige Entfernung dokumentiert oder ein Papillenkarzinom diagnostiziert wird, muß zur endgültigen Sanierung die Pankreaskopfresektion – in zweiter Sitzung – erwogen werden.

### 11.7.4 Der zystische Pankreastumor

Neben den Pankreaszysten und Pseudozysten nach akuter und bei chronischer Pankreatitis finden sich vereinzelt zystische Tumoren der Bauchspeicheldrüse, die nicht selten zufällig entdeckt werden. *Seröse oder mikrozystische Zystadenome* nehmen etwa 3 % der exokrinen Pankreastumoren ein und treten vorwiegend bei Frauen mittlerer Altersstufen auf. Sie sind benigne und enthalten meist multiple, kleine Zysten bis 10 mm Durchmesser, die mit klarer, wasserähnlicher Flüssigkeit gefüllt sind. Die Tumoren sind überwiegend in Corpus und Schwanz lokalisiert. Bei Resektion des betroffenen Pankreasabschnitts sind die Heilungschancen gut. Relativ häufig besteht eine Koinzidenz mit duktalen Pankreaskarzinomen. Die serösen Zystadenome lassen sich bei sonographisch oder CT-gesteuerter Punktion durch den flüssigen Zysteninhalt von der muzinösen Zyste und durch den fehlenden Amylasegehalt von entzündlichen Zysten und Pseudozysten abgrenzen.

*Muzinöse zystische Tumoren* sind aus mehreren Kammern zusammengesetzt, die deutlich größer sind als die mikrozystischen Adenome. Wird bei der Punktion zähflüssiger, schleimiger Inhalt gewonnen, ist die Diagnose bereits so gut wie gesichert. Bei bestehender Verbindung der Zysten mit dem Pankreasgang kann endoskopisch eine zähschleimige Sekretion aus der Papille auffällig sein. Da das Risiko der malignen Entartung hoch ist, besteht die Therapie der Wahl in der Resektion. Zystadenokarzinome haben eine deutlich günstigere Prognose als das duktale Pankreaskarzinom. Selbst durch die Bauchdecke tastbare Zystadenokarzinome können noch resektabel sein, da sie angrenzende Gewebsstrukturen erst spät infiltrieren und nur selten metastasieren. Fehleinschätzungen dieses Krankheitsbildes führen nicht selten zur falschen therapeutischen Konsequenz: der operativen Zystojejunostomie. Spätestens nach Eröffnung der Zyste sollte der muzinöse Inhalt den Chirurgen alarmieren. Bei jeder operativen Zystendrainage gehört die partielle Wandexzision für die histologische Untersuchung selbstverständlich zum chirurgischen Gesamtkonzept.

Der deutlich seltenere *solid-zystische Pankreastumor* tritt fast ausnahmslos bei jungen Frauen auf und wird meist erst entdeckt, nachdem er eine nicht unerhebliche Größe erreicht hat. Die zystischen Anteile enthalten hämorrhagisch nekrotisches Material. Die Therapie besteht in der Resektion. Die Prognose ist ausgesprochen günstig.

Sehr selten können auch *Azinuszellkarzinome* zystische Anteile aufweisen. Sie sind üblicherweise im Corpus oder Schwanz lokalisiert und im Gegensatz zum duktalen Adenokarzinom sehr scharf abgegrenzt.

Schließlich können *Duodenalwandzysten* vorliegen, die praktisch immer benigne sind und letztlich nur im Resektat histologisch zuzuordnen sind.

Zur differentialdiagnostischen Abgrenzung zystischer Tumoren gegenüber den postpankreatitischen Pseudozysten oder zystischen Veränderungen bei chronischer Pankreatitis ist allein die Anamnese fast immer richtungsweisend. Da bei zystischen Pankreastumoren in jedem Fall mit einer malignen Entartung gerechnet werden muß, besteht die Behandlung der Wahl in der chirurgischen Exploration und Resektion. Dabei sind die Heilungschancen im Vergleich zum duktalen Karzinom der Bauchspeicheldrüse ausgesprochen günstig.

## 11.7.5 Palliative Behandlung

Wenn durch präoperative Diagnostik ein Stadium IV gesichert ist, lokale Irresektabilität oder eine allgemeine Inoperabilität vorliegt, sollte möglichst jeder operative Eingriff vermieden werden. Durch endoskopische oder radiologisch interventionelle Maßnahmen läßt sich eine Palliation in vielen Fällen erreichen. Die Entlastung eines Verschlußikterus gelingt in erfahrenen Zentren in 75 % der Fälle durch endoskopische TPCD (transpapilläre Choledochusdrainage). Falls die Endoskopie nicht erfolgreich ist, sollte die Entlastung durch perkutane, transhepatische Choledochusdrainage (PTCD) – möglichst ins Duodenum – angestrebt werden. Die transhepatische, externe Drainage allein führt zwar zur Beseitigung des Ikterus, wegen des anhaltenden Flüssigkeits- und Elektrolytverlustes aber auch zu einer erheblichen Verschlechterung des Allgemeinzustandes. Deshalb wird diese Methode zur Palliation nur passager oder als ultima ratio eingesetzt. Wenn interventionelle Verfahren nicht möglich sind oder nicht zur Verfügung stehen, wird die biliodigestive Anastomose operativ durchgeführt. Der chirurgische Eingriff sollte mit minimaler Belastung für den Patienten einhergehen. Dazu ist die Cholezystojejunostomie geeignet, wenn die Mündung des D. cysticus nicht in den Tumor einbezogen ist. Bei einer tumorbedingten Duodenalstenose ist die Gastroenterostomie das Verfahren der Wahl. Wenn sich bei der explorativen Laparotomie herausstellt, daß der Tumor nicht resektabel ist oder unerwartete Fernmetastasen entdeckt werden, können operativ-palliative Maßnahmen direkt angeschlossen werden. Bei fehlendem Nachweis einer Tumorinfiltration des Duodenum (Gastroduodenoskopie, hypotone Duodenographie) ist nach Ergebnissen größerer Serien mit einer späteren Duodenalstenose in 10–25 % zu rechnen. Deshalb und wegen unerwünschter Nebenwirkungen bzw. Folgen sowie einer potentiellen Steigerung des Operationsrisikos wird die prophylaktische Gastroenteroanstomose nicht empfohlen. Die operative, externe Ableitung der Gallenwege gilt heute als obsolet. Die Planung dieser Behandlungsmaßnahmen sollte vor dem Hintergrund der kurzen Überlebensdauer für die nicht operablen Patienten gesehen werden. Diese ist natürlich ganz entscheidend abhängig vom Tumorstadium, beträgt aber nach palliativer Behandlung median nur vier bis sechs Monate. Ein weiterer Aspekt für die palliative Therape sind tumorbedingte Schmerzen, die meist in den Rücken ausstrahlen und permanenten, zunehmenden Charakter haben. Zur Beherrschung dieser Beschwerden sollte eine programmierte Schmerzbehandlung erfolgen. Eine CT-gesteuerte Alkoholinfiltration des Plexus coeliacus kann zu einer vorübergehenden Schmerzausschaltung oder wenigstens zur Linderung führen. Die palliative Radio- und/oder Chemotherapie kann Symptome günstig beeinflussen. Eine Lebensverlängerung ist in einzelnen Fällen nach kombinierter Radio-Chemotherapie möglich. Zur palliativen Therapie endokriner Pankreastumoren wurde in den vorangegangenen Kapiteln bereits Stellung genommen.

## 11.8 Das Pankreastrauma

In 3–4 % aller Abdominaltraumen ist mit Verletzungen des Pankreas zu rechnen. Die direkte Verletzung des Organs durch penetrierende Gegenstände kann praktisch in jeder Lokalisation auftreten. Dagegen wird beim stumpfen Bauchtrauma zur Quetschung der Bauchspeicheldrüse gegen die Wirbelsäule und damit zu Verletzungen des Pankreaskorpus. In Abhängigkeit von der Richtung der einwirkenden Gewalt kann die Schädigung nach lateral von der Mittellinie zum Kopf, bzw. Schwanz hin abweichen. Die schwerste Verletzung besteht in der vollständigen Durchtrennung der Drüse mit anschließender freier Sekretion von Pankreassekret in die Bauchhöhle. Sowohl die enge topographische Beziehung zu Nachbarorganen als auch die für ein Pankreastrauma notwendige Krafteinwirkung schließen ein isoliertes Pankreastrauma fast vollständig aus. Verletzungen der Bauchspeicheldrüse treten in etwa 90 % im Rahmen eines Polytraumas auf. Die am häufigsten begleitend verletzten Abdominalorgane sind Leber, Dünn- und Dickdarm, größere Gefäße der Umgebung und das Duodenum mit Raten von je 25 %. Bis zu einem Drittel aller Pankreasverletzten sterben infolge ihres Traumas. Dabei sind besonders die Begleitverletzungen von entscheidendem Einfluß. In annähernd drei Viertel der Fälle besteht die Todesursache in Massivblutungen und anderen Begleitverletzungen. Daneben spielt auch die Lokalisation der Verletzung innerhalb des Pankreas eine Rolle. Das Pankreaskopftrauma wird mit einer doppelt so hohen Letalität (22 %) eingeschätzt wie die Verletzung des Schwanzbereichs (10 %).

Zur Therapieentscheidung, Abschätzung der Prognose und Vergleichbarkeit der Therapieergebnisse wurden eine Vielzahl von Klassifikationen des Pankreastraumas vorgeschlagen. Die älteste wurde von C.E. Lucas 1977 angegeben. Abhängig vom Schweregrad der Pankreasverletzung wird in vier Klassen unterteilt:
– Klasse I: Kontusion, oberflächlicher Defekt, intaktes Gangsystem
– Klasse II: Tiefe Parenchymdefekte oder Pankreasdurchtrennung im Corpus- und Schwanzbereich, Verdacht auf Gangverletzung
– Klasse III: Verletzung des Pankreaskopfes bis hin zur Durchtrennung mit oder ohne Gangläsion
– Klasse IV: Schwere Kombinationsverletzung von Pankreas und Duodenum.

In nahezu allen Klassifikationen wurden folgende, für die Prognose entscheidenden Kriterien herangezogen: die Lokalisation innerhalb der Bauchspeicheldrüse, die Eröffnung des Pankreasgangs und die Kombination mit dem Duodenal- und/oder Gallengangstrauma.

### 11.8.1 Erkennung

Beim schweren Bauchtrauma wird die Laparotomie ohne eingehende präoperative Diagnostik erforderlich. Die Ultraschalluntersuchung kann Hinweise auf ein Pankreastrauma geben, ist aber in der Regel unsicher. Neben der Identifizierung und Versorgung anderer Organverletzungen gehört zur intraoperativen Exploration immer die Eröffnung der Bursa omentalis und das Kocher-Manöver zur Untersuchung des Pankreas. Dabei wird, abhängig vom Schweregrad der Verletzung, die Indikation zu weitergehenden operativen Maßnahmen gestellt. Ein diagnostisches Problem besteht dabei im Ausschluß einer Pankreasgangruptur in einem stark kontusionierten Bereich. Die intraoperative transpapilläre Röntgenuntersuchung des D. Wirsungianus über eine Duodenotomie kann für diese Fälle eingesetzt werden. Die intraoperative endoskopische Untersuchung ist ebenfalls möglich, wegen logistischer Probleme allerdings nur selten realisierbar. Das Fehlen eines intramuralen Hämatoms im Duodenum oder Pankreas schließt eine Verletzung dieser Organe nahezu sicher aus. Ist aufgrund der stabilen Situation eine Laparotomie nicht dringend erforderlich, ist die eingehende Diagnostik möglich. Nach der Sonographie wird die kontrastmittelgestützte Computertomographie eingesetzt. Da die pathologischen Veränderungen bei einer frischen Pankreasverletzung häufig sehr diskret sind, müssen die Untersuchungen wiederholt werden, wenn nicht eine zunehmende klinische Symptomatik zwischenzeitlich die Operation erfordert. Die Untersuchung mit der höchsten Treffsicherheit für eine bestehende Pankreasgangverletzung ist die ERCP. Dagegen läßt sie keine Aussagen bezüglich parenchymatöser Läsionen zu. Neben der klinischen Evaluation sollten die drei genannten Untersuchungen bei Verdacht auf ein Pankreastrauma zum Einsatz kommen – Sonographie und CT wiederholt, ggf. einschließlich Feinnadelpunktion zur Untersuchung freier Flüssigkeit im Abdomen. Die Laboruntersuchungen von Amylase und Lipase sind beim Trauma wenig spezifisch und daher für die Diagnostik und Entscheidungsfindung zur Therapie von Pankreasverletzungen nur wenig geeignet.

## 11.8.2 Operation

Bei Verletzungen der Klasse I genügt in der Regel die Drainage mit einem weichen Silikonschlauch. Um einen suffizienten Abfluß zu gewährleisten, sollte das Drain möglichst weit latero-dorsal ausgeleitet werden. Auf Kapselnähte wird verzichtet, Umstechungsnähte dürfen nicht zu tief durch das Parenchym gelegt werden, um eine iatrogene Verletzung des Pankreashauptgangs durch die Naht zu vermeiden. Das Trauma der Klasse II nach Lucas ist im linksseitigen Pankreas lokalisiert. Bei intaktem Hauptgang kann auch hier die Drainage genügen. Postoperative Fisteln aus dem Parenchym schließen sich in der Regel nach wenigen Tagen spontan. Bei eröffnetem D. Wirsungianus wird am häufigsten die linksseitige Pankreasresektion bis in Höhe der Verletzung durchgeführt. Isolierte Durchstechung des Pankreasganges und von Parenchymblutungen. Adaptation der Resektionsfläche durch dorsoventrale, resorbierbare 3–0 Einzelknopfnähte. Beim Trauma wird eine Milzerhaltung meist nicht angestrebt, sie ist bei übersichtlichem Befund aber grundsätzlich möglich. Auch beim Pankreaskopftrauma (Klasse III) mit Gangeröffnung kann die linksseitige Pankreasresektion eine Lösungsmöglichkeit sein. Allerdings ist die subtotale, > 80 %ige Resektion mit einer hohen Rate an exokrinen und endokrinen Insuffizienzen verbunden. Wenn es die intraoperative und die lokale Situation erlauben, sollte daher die Übernähung des kopfwärtigen Gangs und des Parenchyms sowie Drainage des distalen Pankreas in der Verletzungsebene durch Roux-Y-Anastomose mit dem Jejunum angestrebt werden. Wenn immer möglich, sollte die Duodeno-Kephalopankreatektomie beim Trauma vermieden werden. Dies gilt grundsätzlich auch für Kombinationsverletzungen von Pankreaskopf und Duodenum (Klasse IV). Abhängig vom Muster und Ausmaß der Verletzung werden verschiedenste Operationsmethoden notwendig sein. Von der Duodenalübernähung und Drainage des peripankreatischen Bereichs bis zur partiellen Resektion von Duodenum und – wenn nötig – Pankreas stehen einige technische Varianten zur Disposition. Die Rekonstruktion zum Anschluß von Pankreas, Duodenum und ggf. der Gallenwege ist meist mit einer nach Roux ausgeschalteten Jejunumschlinge möglich. Nur bei einem Verletzungsmuster ist die Kausch-Whipple-Operation absolut nicht zu vermeiden: das Kombinationstrauma von Duodenum, Gallengang und D. Wirsungianus im Pankreaskopf. Hier wären alleinige Drainagen wirkungslos, septische Probleme zwangsläufig zu erwarten und die sekundäre Versorgung praktisch unmöglich. Wenn auch mit der Pankreaskopfresektion im Rahmen eines Traumas die höchste Letalität (> 30 %) verbunden ist, würde jede andere Therapie wahrscheinlich die Prognose weiter verschlechtern. Für das Pankreastrauma lassen sich also folgende Grundsätze zusammenfassen: die frühzeitige Erkennung und effektive Behandlung, so schonend wie möglich, so weitgehend wie nötig und primär definitiv zu erreichen, führt voraussichtlich zu den besten Ergebnissen.

## Literatur

H.G. Beger, M. Büchler, P. Malfertheiner (Eds.), Standards in Pancreatic Surgery, Springer, 1993

J. Horn, Therapie der chronischen Pankreatitis, Springer Heidelberg New York Tokyo, 1985

M. Trede, D.C. Carter (Eds.), Surgery of the Pancreas, Churchill Livingstone, 1993

M. Trede, H.D. Saeger (Eds.), Aktuelle Pankreaschirurgie, Springer Berlin Heidelberg New York 1990

# 12. Milz

N. Zügel und J. Witte

## 12.1 Einleitung

Schon Aristoteles postulierte, die Milz sei nicht lebenswichtig. 1549 wurde von Zaccarelli erstmals eine Splenektomie an einer vermutlich an Malaria erkrankten Milz beschrieben. 1911 statuierte Kocher: Milzverletzungen implizieren die Entfernung des Organs. Schwerwiegende Folgen sind nicht zu erwarten. Dieses Standardvorgehen wurde bis heute beibehalten. Allerdings hatten schon vor 1910 Senn in Chicago und Mayo in Rochester über die erfolgreiche Splenorrhaphie berichtet, und Morris demonstrierte 1919 die immunologische Bedeutung der Milz am Rattenmodell.

Um die Jahrhundertwende lag die Letalität nach Milz-Trauma bei nahezu 100%. Nach Einführung der Splenektomie konnte die Letalität bis Mitte der dreißiger Jahre auf 27% gesenkt werden. Damit avancierte dieser Eingriff zum therapeutischen Standard bei Milztraumen. 1952 berichteten King und Schumaker über Fälle von fataler Sepsis nach Splenektomie im Kindesalter. Christo berichtete 1962 erstmals wieder über milzerhaltende Behandlungsmethoden. Seine Erfahrungen basierten auf anatomischen Studien und wurden von der amerikanischen und europäischen Literatur bestätigt. Erst 1982 wurde von der Arbeitsgruppe um Delany die Möglichkeit der Milzgeweberaffung mit resorbierbaren Materialien beschrieben. Inzwischen wird die Milzerhaltung in immer mehr Fällen angestrebt. Sie soll jedoch nicht um jeden

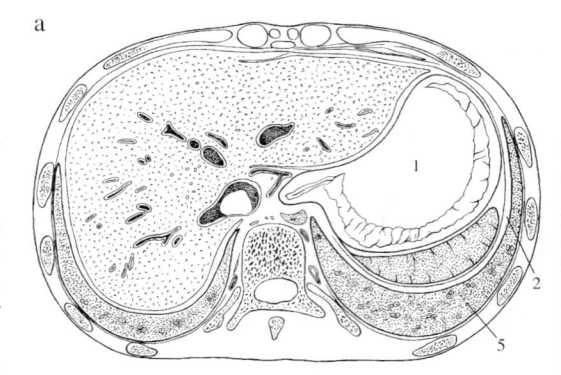

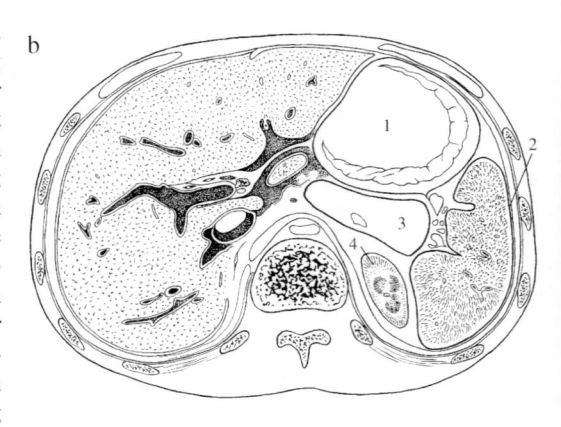

*Abbildung 6-224:* Milz und Nachbarorgane im CT. a. Oberer Schnitt. b. Schnitt in der Milzmitte. 1 Magen, 2 Zwerchfell, 3 Pankreas, 4 Niere, 5 Lunge.

Preis – besonders bei polytraumatisierten Patienten – erzwungen werden. Im wesentlichen ist die Splenektomie bei Organschädigung der Grade (III)–V nach Shackford, bei hohem Blutverlust, bei Mehrfachverletzungen und bei bestimmten Formen von Hypersplenismus indiziert.

## 12.2 Anatomie

Für das Verständnis der Trauma-Mechanismen und der Operationsmethoden ist die Kenntnis der Milzanatomie eine grundlegende Voraussetzung. Die etwa 4 × 7 × 12 cm messende und 100–150 g schwere Milz liegt auf Höhe der linken 8.–11. Rippe in der hinteren Axillarlinie. Sie ist im Normalfall nicht tastbar. Ihre Konvexität hat dorsal und lateral Kontakt mit dem Zwerchfell und der Thoraxwand. Topographisch hat die Milz Beziehung zu Magenfundus, Pankreasschwanz, linker Kolonflexur und linker Niere (Abb. 16-224). Bis auf den Hilus ist die Milz von Peritoneum überzogen. Daraus resultieren drei Bauchfellduplikaturen, die als Teil der Bursa omentalis und als Aufhängeapparat aufzufassen sind (Abb. 16-225). Das Lig. phrenicolienale zieht von der Zwerchfellunterseite zum Hilus. Es enthält alle Milzgefäße und den Stamm der A. gastroepiploica sinistra. Kaudal verbindet es sich mit dem Lig. colicolienale. Dieses fixiert den unteren Pol mit der linken Kolonflexur. Ventral des Lig. phrenicolienale inseriert an der großen Magenkurvatur das Lig. gastrolienale. Es führt die Aa.und Vv. gastricae breves und ein Teilstück der A. gastroepiploica.

Die Milzarterie (Abb. 16-226) entspringt dem Truncus coeliacus. In etwa 80 % der Fälle verläuft sie kranial der relativ großlumigen V. lienalis und dorsal bzw. kranial der Bauchspeicheldrüse zum Milzhilus, wo sie sich variantenreich in ihre Endäste aufteilt. In 8 % der Fälle verläuft die Milzarterie retropankreatisch. Dann findet sich mehrheitlich auch eine für den oberen Milzpol zuständige suprapankreatische Arterie. Häufig teilt sich die Milzarterie nach Abgang der A. gastroepiploica sinistra etwa 2–6 cm vom Hilus entfernt in einen unteren und oberen Terminalast. Direkt im Hilus verzweigen sich die Gefäße weiter, so daß jeder Pol schließlich von zwei bis drei Arterien erreicht wird. Vom oberen Terminalast zieht eine individuell variierende Anzahl von Aa. gastricae breves zum Magenfundus. Da bei zwei Dritteln der Patienten eine Oberpolarterie besteht, kann hier im Falle einer Operation der Oberpol der Milz erhalten werden. Außerdem spielt die Versorgung über die Aa.gastricae breves eine unterstützende Rolle. In der Regel lassen sich zwei bis vier, gelegentlich bis zu sieben quer zur Längsachse angeordnete, durch avaskuläre Flächen getrennte Segmente nachweisen. Intralienal besteht zwischen diesen Versorgungsgebieten kein Shunt. Die Kenntnis der segmentalen Gliederung ist für Resektionsverfahren wichtig.

Im Parenchym trennt sich die Arterie von der sie begleitenden Vene und tritt in die weiße Pulpa ein

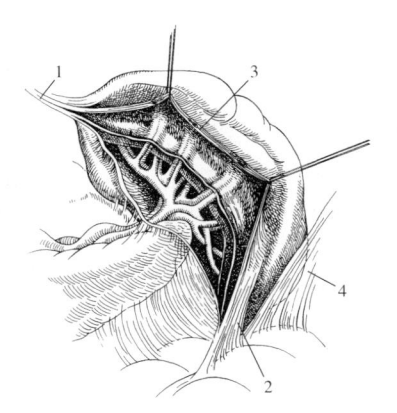

*Abbildung 6-225:* Aufhängeapparat der Milz. 1 Lig. phrenicolienale, 2 Lig. colicolienale, 3 Lig. gastrolienale, 4 Lig. phrenicocolicum.

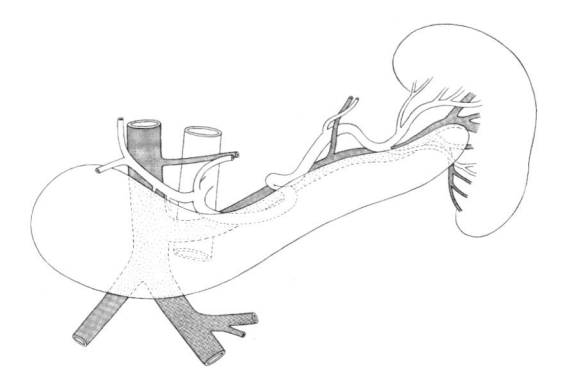

*Abbildung 6-226:* Topographische Anatomie der A. und V. lienalis.

(Zentralarterie, Pinselarterie), deren Aufbau dem eines Lymphknotens entspricht und die wie dieser zahlreiche Lymphfollikel und Keimzentren aufweist. Über Retikulummaschen und die Milzsinus tritt das Blut in die aus Endothel bestehenden Pulpavenen (rote Pulpa) über. Die hauptsächlich in der roten Pulpa vorkommenden B-Lymphozyten produzieren antigeninduzierte Plasmazellen. Diese liefern die für die humorale Immunantwort wichtigen Immunglobuline. T-Lymphozyten, die in der weißen Pulpa – dem wichtigstem lymphoretikulären Organ – vorkommen, werden durch Antigenstimulation differenziert und transformiert. Killerzellen, freigesetzte Lymphokine und opsonierende Substanzen ermöglichen die Phagozytose zellulärer Antigene. Über die Balkenvenen gelangt das venöse Blut dann zurück in den Milzhilus. Das venöse Blut strömt über die V. lienalis kaudal der Milzarterie retropankreatisch in die V. mesenterica inferior ein.

## 12.3 Physiologie

Durchschittlich durchströmen 350 l Blut die Milz in 24 Stunden. Bei der Passage werden überalterte Erythrozyten und pathologische Zellformen des roten Blutbildes sequestriert. Außerdem werden Zelleinschlüsse wie Howell-Jolly-Körper (Kernreste), Heinz-Körper (denaturiertes Hämoglobin) oder Pappenheimer-Körper (Eisengranula) eliminiert. Schließlich ist die Milz in der Lage, intrazelluläre Parasiten wie den Malariaerreger mit den Erythrozyten zu entfernen bzw. der Phagozytose zuzuleiten. Neutrophile Leukozyten werden innerhalb einer Halbwertszeit von 6 Stunden aus dem Kreislauf entfernt, wobei 85 % der Neutrophilen entweder in die Weichteile auswandern oder innerhalb 24 Stunden zerstört werden.

Die Thrombozytenfiltration erfolgt ebenfalls in der Milz. Normalerweise beträgt die Thrombozytenüberlebenszeit 10 Tage. 1/3 des Thrombozyten-Pools wird in der Milz sequestriert. Eine Splenomegalie führt somit häufig zu einer Thrombozytopenie.

Die immunologische Aufgabe der Milz besteht primär darin, Antigene zu filtrieren und in geeigneter Form zu verarbeiten. Eine vorausgegangene Opsonierung, d. h. spezifische Antikörpermarkierung, ist nicht erforderlich. Die Phagozytose ist jedoch von einem engen Kontakt zwischen Antigen und Phagozyt abhängig. Besonders effektiv ist die Bindung durch spezifische Antikörper. Mit Antikörpern der Klasse IgM oder IgG beladene opsonisierte Mikroorganismen gelangen über entsprechende Rezeptoren an die Phagozyten, von denen sie ingestioniert werden. Diesem Mechanismus können sich eingekapselte Bakterien wie Pneumokokken trotz Anwesenheit von Antikörpern vorübergehend entziehen. Durch Sekretion des Kapselpolysaccharids wird der Kontakt zum Phagozyten verhindert, während gleichzeitig Antikörper gebunden werden. Erst ein Überschuß an Antikörpern oder Komplement vermag, das Polysaccharid zu neutralisieren und simultan den pathogenen Organismus an den Phagozyten zu binden. Aufgrund der spezifischen Struktur der Milz ist nur diese in der Lage, durch unterschiedliche Flußgeschwindigkeiten nichtopsonierte pathogene Organismen in einen zeitlich ausreichenden Kontakt mit den lienalen Makrophagen zu bringen. Hierbei fällt den venösen Sinusoiden eine besondere Rolle zu. Durch Autoregulation können sie Füllungs- und Entleerungsphasen erzeugen, die zwischen extrem schneller Entleerung und stundenlanger Füllung variieren können. Auf diese Weise ist z. B. eine Anpassung an die Duplikationszeit der Pneumokokken von 20–30 min möglich. Bei Zustand nach Splenektomie ist die Phagozytose pathogener Keime vornehmlich an Leberfunktionen gebunden. Die konstante Perfusion der Leber gestattet jedoch nur einen kurzfristigen Kontakt zwischen Erregern und Makrophagen. Eine Ingestion kapseltragender Bakterien ist deshalb nur nach einer vorhergehenden Opsonierung möglich. Da die Milz in dieser Situation als Hauptquelle der IgM-Antikörperbildung ausgefallen ist, ist zur Opsonierung ein Mehrfaches an Komplement und Antikörpern erforderlich. Dies trifft insbesondere für die hepatische Clearance von Pneumokokken zu. Neben der Phagozytose nichtopsonisierter Antigene und der vornehmli-

*Tabelle 6-47:* Funktionen der Milz.

– Zellsequestration
– Zellregeneration
– Opsonierung
– IgM-Produktion
– humorale Abwehr

chen Antikörperbildung im IgM-Bereich wird in der Milz durch die Endocarboxypeptidase aus dem leukophilen γ-Globulin das γ-Leukokinin oder Tuftsin abgespalten. Es handelt sich um ein Tetrapeptid, das die polymorphonukleären Leukozyten zur Phagozytose stimulieren soll und somit zur humoralen milzspezifischen Abwehr beiträgt.

## 12.4 Diagnostik

Die normale Milz mißt perkutorisch in der Diagonale höchstens 7 cm. Eine Milzvergrößerung liegt vor, wenn dieses Maß überschritten wird oder die Milz palpiert werden kann. Bei sehr schlanken Individuen, bei sehr schlaffen Bauchdecken oder Lungenemphysem kann der untere Milzpol allerdings auch bei normaler Größe des Organs tastbar sein. Es gibt verschiedene Techniken der Milzpalpation. Am besten wird die Milz von links untersucht. Der Patient liegt auf dem Rücken und atmet tief ein und aus, wobei durch Ablenkung eine Verspannung der Bauchdecken vermieden werden soll. Mit beiden Händen wird der Rippenbogen umfaßt, die locker gebeugten Finger werden durch eine vergrößerte Milz weggeschoben. Die Milz bewegt sich bei der Inspiration von lateral außen nach medial unten. Bei Beachtung dieses Verhaltens ist die Abgrenzung eines Milztumors von einem vergrößerten linken Leberlappen, einem Pankreastumor, einer vergrößerten linken Niere oder einem Kolontumor fast immer möglich. Letztere zeigen in der Regel keine respiratorische Verschieblichkeit. Die Palpation der Milz kann auch bei dem mit hochgezogenen Beinen auf der rechten Seite liegenden Patienten, insbesondere bei Kindern, von der rechten Seite durchgeführt werden, wobei die linke Hand des Untersuchers durch Umfassen der linken Flanke des Patienten die Milz nach vorne zu verschieben versucht und die Palpation mit flacher rechter Hand von vorne durchgeführt wird. Die Größe der Milz ist nicht immer leicht zu bestimmen. Bei einer kleinen bis mittelgroßen Milz genügt die Angabe in Querfinger (QF) unterhalb des Rippenbogens. Bei großer Milz ist dagegen wichtig zu wissen, wie weit nach medial und unten die Milz reicht. Die Angaben über den am weitesten nach medial ausladenden Milzrand in Zentimetern rechts oder links vom Nabel und des unteren Milzpols in Zentimetern ober- oder unterhalb des Nabels ist in diesen Fällen wertvoll.

Auch die Konsistenz der Milz ist von Bedeutung. Hier erscheint die Einteilung in weich, mittelhart und hart zweckmäßig. Die Milz ist z. B. weich bei akut entzündlichen Veränderungen, besonders weich bei Sepsis, mittelhart bei kardialer und portaler Stauung und Hämolyse, hart bei chronischer Myelose und Osteomyelosklerose. Bei sehr großer Milz, z. B. bei der chronischen Myelose oder Osteomyelosklerose, kann man Einkerbungen, die sog. Crenae der Milz, palpieren.

Auskultatorisch kann man über der Milz Reiben feststellen, wenn eine Perisplenitis vorliegt. Letztere ist am häufigsten Ausdruck eines Milzinfarktes. Ein solcher kann prinzipiell bei jeder Größe der Milz auftreten, ist aber insbesondere bei stark vergrößerter Milz, z. B. bei der chronischen myeloischen Leukämie, zu erwarten.

Mit der Sonographie, der Computertomographie und der Technetium- ($^{99m}$Tc-Kolloid-) Szintigraphie stehen uns ergänzende Untersuchungsmethoden zur Verfügung. Als nicht invasive Verfahren geben CT und Sonographie Lage, Größe und Organbeschaffenheit repäsentativ wieder. Die Szintigraphie läßt neben der Lage und Größe eine Aussage über die Milzfunktion zu. Außerdem können Nebenmilzen lokalisiert werden. Die Arteriographie ist für die präoperative Planung insbesondere für die Resektion von Milzzysten oder Ausschaltung von Aneurysmen wertvoll. Schließlich sei erwähnt, daß eine Splenomegalie nicht selten bei der Kontrastmitteldarstellung des Magen-Darm-Traktes oder beim Ausscheidungsurogramm festgestellt wird.

## 12.5 Hypersplenismus, Splenomegalie

Der Hypersplenismus ist die Bezeichnung für ein klinisches Syndrom mit Splenomegalie verschiedener Ätiologie und peripherer Panzytopenie bei normaler bis gesteigerter Zelldichte des Knochenmarks. Durch Splenektomie kann die Panzytopenie beseitigt oder gebessert werden. Die traditionelle Unterscheidung in primären und sekundären Hypersplenismus hat sich bewährt. Die seltene primäre Form ist idiopathisch. Der sekundären liegen zahlreiche Erkrankungen zu Grunde. Hierzu zählen hämolytische Anämien, Thrombozytopenien, immunologische Krankheiten (cP, LE, Amyloidose, Felty-Syndrom), Sarkoidosen, Leukämien, Lymphome, Speicherkrankheiten, Infektionskrankheiten, primäre Lebererkrankungen mit portaler Hypertension und Milzvenenthrombose, die unten im einzelnen besprochen werden.

Als Grundsatz soll für alle diagnostischen Überlegungen bei Milzvergrößerung gelten, daß die Splenomegalie im Prinzip nicht als primäre Milzerkrankung betrachtet werden darf, sondern meistens Ausdruck einer allgemeinen Erkrankung mit sekundärer Beteiligung dieses Organs ist. Andererseits müssen bei jeder Panzytopenie mit oder ohne Splenomegalie die verschiedenen differentialdiagnostischen Möglichkeiten erwogen werden.

## 12.6 Hämolytische Anämien

Charakteristisch für die hämolytischen Anämien ist der beschleunigte Abbau von reifen Erythrozyten. Es werden angeborene und erworbene Formen unterschieden. Die angeborenen Anämien beruhen auf erythrozyten-spezifischen Defekten. Die erworbenen Formen werden bei normaler Erythrozytenfunktion durch extrakorpuskuläre Faktoren verursacht. Beide Typen haben eine reduzierte mittlere Erythrozytenüberlebenszeit.

### 12.6.1 Hereditäre Sphärozytose

Die hereditäre Sphärozytose (kongenitale Kugelzellanämie) beruht auf einer gesteigerten Permeabilität der Erythrozytenmembran für Natrium, wahrscheinlich als Folge eines defekten Struktur-

*Tabelle 6-48:* Hämatologische Erkrankungen und Indikation zur Splenektomie (SE).

| Krankheit | Milzgröße | Indikation zur SE |
|---|---|---|
| *Anämien* | | |
| Sphärozytose | +++ | ja |
| Elliptozytose | + | selten |
| Enzymdefekte | | |
|   G-6-P-Mangel | + | nein |
|   PK-Mangel | + | ja |
| Thalassämien | ++++ | selten |
| Sichelzellanämien | –/+ | selten |
| *Autoimmun-hämatologische Anämie* | | |
| Wärmetyp | + | ja |
| Kältetyp | –/+ | nein |
| *Thrombozytopenien* | | |
| ITP | | |
|   Akut: Kinder | –/+ | nein |
|   Chron.: Erwachsene | –/+ | ja |
| TTP | –/+ | nein |
| *Proliferative Erkrankungen* | | |
| Myelofibrose | ++++ | selten |
| Haarzell-Leukämie | ++++ | selten |
| maligne Lymphome | + | selten |

–/+ = Normal, evtl. leicht vergrößert
+ = mäßig vergrößert
+++ = 2–5 fach vergrößert
++++ = 3–7 fach vergrößert

proteins. Die symptomatische, familiäre Anämie wird autosomal dominant vererbt. Durch den Membrandefekt entstehen kleine, relativ dicke und rigide Erythrozyten, die in der Milz vorzeitig sequestriert werden, so daß die durchschnittliche Lebensdauer der Erythrozyten auf etwa 10 Tage absinkt. Die extravaskuläre Hämolyse führt zur Splenomegalie, Anämie, Retikulozytose, Bilirubinämie und bei 30–60% der erwachsenen Patienten zur Bildung von Gallensteinen oder Gallekoliken infolge Grieß aus Kalziumbilirubinat. Die Diagnose kann anhand eines Differentialblutbildes gestellt werden. Die sphärischen Zellformen sind leicht zu erkennen. Erythrozytenzahl (3–4 × $10^6$ μg) und Hämoglobin (9–12 g/dl) sind gering erniedrigt. Da es sich um ein chronisches Leiden handelt, sind die Retikulozytenwerte fast immer erhöht (von 5 auf ca. 20%). Das indirekte Bilirubin (Serum) und das Urobilinogen (Stuhl) sind gewöhnlich erhöht, und das Haptoglobin (Serum) erniedrigt oder fehlend. Der Coombs-Test ist negativ. In einer 0,6% Kochsalzlösung werden 5–10% der Sphärozyten auf Grund des Membrandefektes hämolysiert. Die Splenektomie gilt als Therapie der Wahl. Um Gallenblasensteine auszuschließen, wird präoperativ eine Ultraschalluntersuchung durchgeführt. Bei Cholezystolithiasis sollte im Anschluß an die Splenektomie die Gallenblase mitentfernt werden. Außerdem muß akzessorisches Milzgewebe reseziert werden. Eine Splenektomie korrigiert die Anämie und beseitigt die Gelbsucht. Bei unverändertem Membrandefekt wird durch die Splenektomie die mittlere Erythrozytenüberlebenszeit annähernd normalisiert.

*Ellipto- oder Ovalozytose*

Bei der selteneren, autosomal dominant erblichen Ellipto- oder Ovalozytose bringt die Splenektomie nur bei klinisch manifester Splenomegalie und Zellsequestration Aussicht auf Heilung. Die Diagnose erfolgt aus dem peripheren Blutbild, wo sich 70–80% elliptische Zellen zeigen, gegenüber höchstens 10% beim Gesunden.

### 12.6.2 Enzymopathien

Die enzymdefektinduzierten corpusculären hämolytischen Anämien werden vornehmlich durch einen Glucose-6-Phosphatdehydrogenase(G-6-PD)- oder Pyrovatkinase(PK)-Mangel verursacht. Während bei der ersten Form eine Splenektomie wenig Erfolg verspricht, kann sie bei der zweiten eine Verlängerung der Erythrozytenüberlebenszeit und damit eine günstige Beeinflussung der Anämie zur Folge haben.

### 12.6.3 Thalassämie

Bekannt als Cooleys- oder Mittelmeer-Anämie kommt die hereditäre hämolytische Anämie im wesentlichen in zwei Erscheinungsformen vor. Die Thalassämien sind dadurch gekennzeichnet, daß eine der Polypeptidketten des Hämoglobins vermindert gebildet wird. Ursache ist ein Hämoglobinsynthese-Defekt. Der strukturelle Defekt in einer der Globinketten führt zu abnormen Erythrozyten, den sog. Target cells. Die homozygote Form (Thalassaemia major) manifestiert sich mit schwerster, chronischer Anämie, Gelbsucht und massiver Hepatosplenomegalie im 1.Lebensjahr und verläuft meist letal. Wird eine Splenektomie wegen zunehmender Transfusionsabhängigkeit notwendig, so ist ein möglicher Therapieerfolg meistens auf weniger als zwei Jahre limitiert. Die Laborbefunde und Symptome lassen sich differentialdiagnostisch kaum verwerten. Die Retikulozyten sind vermehrt, geringer Ikterus ist meist nachweisbar. Häufig liegen Knochenveränderungen (Osteoporose, diagonale Streifenzeichnung im Bereich der Metaphysen, verbreiterte Diploe am Schädel) vor.

Die heterozygote Form (Thalassaemia minor) verläuft in der Regel asymptomatisch. Einige Patienten zeigen jedoch eine milde Anämie mit Ikterus und leicht vergrößerter Milz. Das periphere Blutbild bietet eine hypochrome, mikrozytäre Anämie mit Target cells, Retikulozytose und Leukozytose. 25% der Patienten haben Gallensteine. Der Nachweis von $A_2$ und fetalem Hämoglobin bestätigt die Diagnose. Die Indikation zur Splenektomie ist sehr selten und nur bei symptomatischen Patienten mit Transfusionspflicht gegeben.

### 12.6.4 Sichelzellamämie

Es handelt sich um die häufigste Hämoglobinopathie, bei der das normale Hb A durch ein abnormes sogenanntes Sichel-Hämoglobin (Hb S) ersetzt ist. Sie wird autosomal dominant vererbt und kommt fast nur bei Schwarzen vor. Kombinations-Hämoglobinopathien sind möglich (z. B. Hb S/ Hb C oder Hb S/Thalassämie mit hohem Hb S-Anteil). Die Sichelzellkrankheit des Homozygoten hat eine hohe Mortalität bereits im Kindesalter. Es bestehen eine schwere hämolytische Anämie und mannigfaltige klinische Symptome, verursacht durch Störungen der Mikrozirkulation aufgrund der im deoxygenierten Zustand starren Erythrozyten (Dyspnoe, Erbrechen, Abdominalkoliken, Beinulzera, Knochennekrosen). Hämostase mit thrombotischem Verschluß kleinster Gefäße führt zur Nekrose und Organfibrose. Die Symptome können sich krisenhaft verstärken, wobei die Reduktion der Durchblutung eines lebenswichtigen Organs zum Tode führen kann. Kleinkinder mit Sichelzellanämie haben eine ausgeprägte Splenomegalie. Bei langem Krankheitsverlauf ist eine progressiv fibrosierende Milz, die sich zunehmend verkleinert, charakteristisch. Funktionell kann es schließlich zu einer Autosplenektomie kommen. Die Diagnose wird anhand der Anämie, dem Nachweis von Sichelzellen im Blutausstrich, dem hohen Anteil an Hb S in der Hämoglobinelektrophorese und der familiären Belastung beider Eltern gesichert. Eine Splenektomie ist nur bei Patienten mit exzessiver Erythrozytensequestration erfolgsversprechend.

Der heterozygote Genträger ist asymptomatisch, weist eine normale Lebenserwartung auf und besitzt eine erhöhte Resistenz gegenüber Malaria. Die Diagnose läßt sich stellen durch die Hämoglobinelektrophorese oder durch Inkubation des Blutes unter sauerstoffarmen Bedingungen, wobei typische Sichelzellen entstehen.

### 12.6.5 Autoimmunhämolytische Anämien

Autoimmunhämolytische Anämien werden durch antierythrozytäre Antikörper verursacht. Sie können in jedem Lebensabschnitt auftreten, kommen aber meist jenseits des 50. Lebensjahres und zweimal so häufig bei Frauen vor. Eine milde Gelbsucht ist typisch. Die Hälfte geht mit einer Splenomegalie und ein Viertel mit Gallenblasensteinen einher. Die Hämolyse führt zur Anämie, Retikulozytose und zu einer Erhöhung der Abbauprodukte der Erythrozyten im Blut, Urin und Stuhl. Das Knochenmark ist zellreich und zeigt eine gesteigerte Aktivität der roten Zellreihe. Man unterscheidet Wärme- und Kälteagglutinine. Kälteantikörper gehören der IgM-Klasse an und haben eine intravasale Hämolyse zur Folge. Die Wärmeagglutinine sind vornehmlich IgG-, seltener IgM- oder IgA-Komplexe. Sie begünstigen die Sequestration von Erythrozyten in der Milz. Demzufolge kann eine Splenektomie allenfalls bei Nachweis von Wärmeagglutininen einen positiven Effekt haben. Sie ist jedoch erst dann angezeigt, wenn ein Therapieversuch mit Steroiden und Azathioprin erfolglos bleibt, ein kontinuierlich hoher Steroidbedarf besteht oder steroidinduzierte Komplikationen auftreten.

Die Schädigung der Erythrozyten durch zirkulierende, mit den Erythrozyten reagierende Immunglobuline, ist die Ursache dieser hämolytischen Anämien. Der Antikörpertyp und seine Fähigkeit, Komplement zu binden, bestimmen zum Teil das Krankheitsbild. Drei verschiedene Formen werden unterschieden:
– die klassische Form vom Wärmetyp, verursacht durch Antikörper, deren Reaktionsoptimum bei Körpertemperatur (37°C) liegt
– die Kälteagglutininkrankheit
– die paroxysmale Kältehämoglobinurie.

Die Ansichten zur Ätiologie dieser Krankheitsbilder sind uneinheitlich. Die Existenz von Antikörpern mit Kreuzreaktion trifft möglicherweise zu für die passagere hämolytische Anämie durch Anti-I-Antikörper nach Mycoplasma-pneumoniae-Infektion. Weiterhin wird die Möglichkeit diskutiert, ob abnorme Klone der immunokompetenten Zellen, benigner oder maligner Natur, imstande sind, Antikörper gegen normale Körpersubstanzen (etwa gegen die schwachen Rh-Antigene e und c) zu bilden. Die klonale Theorie ist natürlich besonders attraktiv für die Fälle, die mit primären Erkrankungen des lymphatischen Systems assoziiert sind.

Für die Diagnose immunhämolytische Anämie ist der Ausfall des direkten Coombs-Test (Antiglobintest) entscheidend. Er erlaubt den Nachweis inkompletter Antikörper auf der Erythrozytenmembran, die nicht zur Spontanagglutination der Zellen führen. Das Coombs-Serum wird hergestellt durch Immunisierung von Kaninchen mit Humanserum. Der Coombs-Test ist selten falsch positiv, sehr selten bei hämatologisch Gesunden, gelegentlich bei nicht immunologisch bedingten hämolytischen Anämien mit ausgesprochener Retikulozytose, hier aufgrund der vorhandenen Antitransferrinantikörper (Retikulozyten binden Transferrin).

*Autoimmunhämolytische Anämie vom Wärmetyp*

Die Klinik ist vielgestaltig. Alle Altersgruppen und beide Geschlechter sind betroffen, Frauen doppelt so häufig wie Männer. Der Beginn ist schleichend oder akut, der Verlauf meist langwierig, selten kurz und selbstlimitierend. Remissionen wechseln mit Exazerbationen. Das Ausmaß der Retikulozytose und der Hyperbilirubinämie reflektiert den Schweregrad der Hämolyse. Hämoglobinämie kommt vor, Hämoglobinurie ist aber nur während akuter Krankheitsphasen zu sehen. Die Zerstörung der Erythrozyten erfolgt vorwiegend extravasal. In chronischen Fällen ist die Milz meist vergrößert. Hämatologisch liegt meist eine Makrozytose vor (MCV über 100 fl). Sphärozyten finden sich immer, oft sind sie größer als bei der Sphärozytose. Während akuter Phasen besteht oft eine Leukozytose. Die Blutplättchenzahl ist meist normal, gelegentlich sogar deutlich vermehrt. Die Kombination von idiopathischer autoimmunhämolytischer Anämie mit Thrombopenie (Antiplättchenantikörper?) und meist Leukopenie ist bekannt als Evans-Syndrom.

Aufgrund der Präsenz oder Absenz einer mit der Autoimmunhämolyse assoziierten Grundkrankheit wird die primäre oder idiopathische autoimmunhämolytische Anämie von der sekundären oder symptomatischen Form unterschieden. Sekundäre Formen finden sich vor allem bei lymphoproliferativen Erkrankungen, besonders bei chronischen lymphatischen Leukämien. Meist folgt die hämolytische Anämie dem Auftreten des Grundleidens, gelegentlich geht sie ihm voraus. Ferner werden autoimmunhämolytische Anämien vom Wärmeantikörpertypus bei Kollagenosen, vor allem bei Lupus erythematosus disseminatus und gelegentlich bei Periarteriitis nodosa beobachtet, selten bei Karzinomen.

*Kälteagglutininkrankheit*

Dieser Krankheit mit unterschiedlichen Manifestationen liegt zugrunde, daß IgM-Globuline von Anti-I-Spezifität (sehr selten Anti-i) bei tiefer Temperatur unter Bindung von Komplement die Erythrozyten zur Agglutination und häufig zur Hämolyse bringen. Diese Reaktion beginnt im allgemeinen erst unter 30°C; das Optimum liegt bei 0°C. Niedere Kälteagglutinintiter kommen normalerweise vor (bis 1:64). Bei der beschriebene Krankheit liegen sie zwischen 1:8000 und 1:100000, in der Regel um 1:30000. Die immunologisch aktiven Makroglobuline können erst stark vermehrt sein, so daß sie elektrophoretisch als deutlicher M-Gradient in Erscheinung treten. Der Coombs-Test ist positiv und vom sog. Nicht-γ-Antikomplementtyp; nach wärmebedingter Elution der Antikörper von der Zellmembran bleibt Komplement fixiert.

Die krankheitserzeugende Interaktion von Immunglobulin, Komplement und Zelle findet in jenen Körperabschnitten statt, welche die kritische Temperatur unterschreiten. In tropischen Klimata kann klinische Heilung erfolgen. Die klassische Trias besteht aus:

1. Blässe und Akrozyanose von Ohren, Nasenspitze, Finger, Zehen bei tiefer Körpertemperatur. Nekrosen kommen vor (Differentialdiagnose: Morbus Raynaud).
2. Einer gering- bis mittelgradig ausgeprägten chronischen hämolytischen Anämie. Wiederum erfolgt die Erythrozytenschädigung in Körperregionen mit tiefer Temperatur, die Autoagglutination ist aber so schwach, daß Gefäßokklusionen ausbleiben.
3. Attacken von kälteinduzierter Hämoglobinurie nach längerer Exposition in sehr tiefen Temperaturen. Das Bild muß abgegrenzt werden gegenüber der sog. Kältehämoglobinurie vom Donath-Landsteiner-Typ (s. u.).

Die chronisch idiopathische Form ist die häufigste; es folgen die klinisch meist wesentlich milder verlaufenden sekundären Varianten bei malignen Erkrankungen des lymphoretikulären Systems und schließlich passagere hochgradige Erhöhungen der Kälteagglutinine nach Mycoplasma pneumoniae-Infektion und selten nach Mononucleosis infectiosa.

*Paroxysmale Kältehämoglobinurie*

Ein IgG-Antikörper von Anti-P-Spezifität, das sog. Donath-Landsteiner-Hämolysin, ist, zusammen mit Komplement, verantwortlich für dieses seltene Krankheitsbild. Nach längerer Kälteexposition kommt es unter mehr oder weniger schweren Allgemeinerscheinungen wie Fieber, Schüttelfrost, Abdominal-, Rücken- und Extremitätenschmerzen zur Hämoglobinurie. Je nach Schwere des Anfalls sinkt die Hämoglobinkonzentration. Während des Schubs fällt der Coombs-Test positiv aus. In einem Drittel der Fälle liegt eine Lues vor, wobei die Hämolysine nach Behandlung persistieren können.

## 12.7 Thrombozytopenien (Tab. 6-48)

### 12.7.1 Idiopathische thrombozytopenische Purpura (Immunthrombozytopenische Purpura)

Die häufigste Form einer nicht induzierten Thrombopenie ist die idiopathische thrombozytopenische Purpura (ITP), die sich in eine akute, meist postinfektiöse und in eine chronische Form unterteilen läßt, welche auch als Morbus Werlhof bezeichnet und als Autoimmunkrankheit betrachtet wird.

Die akute ITP ist vornehmlich eine Erkrankung im Kindesalter, kommt gelegentlich aber auch bei Erwachsenen vor. Meist findet sich in der Anamnese ein vorangegangener (viraler) Infekt, worauf es innerhalb von zwei bis drei Wochen zum Abfall der Thrombozyten meist bis auf Werte unter 20000/mm$^3$ kommt. Antithrombozytäre Antikörper lassen sich oft nachweisen. Die Überlebenszeit transfundierter Plättchen gesunder Spender ist entsprechend verkürzt. Purpura und allgemeine hämorrhagische Diathese bestehen für wenige Tage bis Wochen. Über 80% der Patienten sind nach sechs Monaten wieder gesund. Ein längerer Verlauf muß als Übergang in die chronische Form angesehen werden.

Die chronische ITP des Erwachsenen ist ein schweres Krankheitsbild mit geringer spontaner Remissionstendenz (10–20%). In einem Verhältnis von 3:1 sind Frauen häufiger betroffen. Die Diagnose wird prinzipiell per exclusionem getroffen. Vor allem Medikamente und andere Allergene sind auszuschließen. Gelegentlich tritt eine scheinbare ITP auch als Frühsymptom einer anderen Grundkrankheit auf (z.B. Lupus erythematodes visceralis). Der Beginn ist oft schleichend mit verstreuten Petechien, der Allgemeinzustand meist gut, die Milz nicht oder nur wenig vergrößert. Eine auffällige Splenomegalie spricht gegen die Diagnose. Die Thrombozytenzahlen bewegen sich zwischen unter 10000 und 75000/mm$^3$, im Ausstrich können die Plättchen morphologisch auffällig sein (Riesenplättchen, Fragmentation). Die Megakaryopoese ist aktiviert und linksverschoben. Plättchenantikörper (IgG) sind in vielen Fällen nachweisbar. Auch gleichzeitige Plättchenfunktionsstörungen (Beschichtung durch das verantwortliche Immunglobulin?) treten auf und führen dann bereits bei relativ hohen Thrombozytenwerten zu manifesten Blutungen. Bei Neugeborenen von Müttern mit ITP sind vorübergehende Thrombopenien beschrieben worden, die auf einen transplazentaren Übertritt des antithrombozytären Faktors zurückzuführen sind.

In der Milz findet nicht nur die Sequestration und die Destruktion der Thrombozyten statt. Sie ist vermutlich auch für die Produktion von Antithrombozytenantikörpern verantwortlich. Das Krankheitsbild wird von einer eindrucksvollen Blutungsdiathese geprägt. Bei Patienten unter 50 Jahren sollte im Fall einer Therapieresistenz gegenüber Kortikosteroiden eine Splenektomie durchgeführt werden. Bei älteren Patienten wird vor dem operativen Eingriff eine Kombination von Kortison und Immunsupressiva (Azathioprin) empfohlen. Eine Langzeitremission kann durch Splenektomie in 70–85% der Patienten erreicht werden. Andere Medikamente wie Vincristin und Colchicin kommen im Falle einer Therapieresistenz in Frage. Andere Zustandsbilder, bei denen eine immunologisch bedingte Verkürzung der Plättchenüberlebensdauer vorkommt, sind hämolytische Anämien (Evans-Syndrom), lymphoproliferative Erkrankungen und nach Transfusionen.

### 12.7.2 Thrombotisch thrombozytopenische Purpura

Eine seltene, meist fulminant verlaufende und letal endende Erkrankung ist die thrombotisch-thrombozytopenische Purpura (TTP oder thrombotische Mikroangiopathie (Typ Moschkowitz), deren Hauptsymptome eine Thrombopenie, eine hämolytische Anämie und wechselnde neurologische Ausfälle sind. Häufig kommen Fieber und eine Niereninsuffizienz dazu. Als primäre Ursache wird heute eine Vaskulitis vermutet, entsprechend fallen im Blutausstrich mikroangiopathische Veränderungen der Erythrozyten auf. Die neurologischen Symptome werden als Störungen der Mikrozirkulation gedeutet. Im Labor findet sich eine ausgeprägte Thrombopenie, eine deutliche Anämie (Fragmentozyten) mit Retikulozytose, eine Leukozytose mit Linksverschiebung, meist eine Proteinurie und Hämaturie sowie bei über 50 % eine Kreatininerhöhung bei Diagnosestellung. Die Anzahl der Megakaryozyten im Mark ist normal oder erhöht, die Thrombozytenüberlebenszeit bis auf vier Stunden vermindert (normal 10 Tage). Das Krankheitsbild ist vor allem abzugrenzen gegenüber einer disseminierten intravasalen Gerinnung, dem Evans-Syndrom und der paroxysmalen nächtlichen Hämoglobulinurie, die aber selten eine Fragmentation der Erythrozyten aufweist. Therapeutisch haben weder Steroide noch die Splenektomie einen gesicherten Stellenwert. Die Therapie der Wahl stellt hier die Plasmapherese mit Ersatz durch Frischplasma dar.

### 12.7.3 Thrombozytopenie bei Splenomegalie

Bei beträchtlicher Vergrößerung der Milz kann auch ohne andere hämatologische Ursache eine allerdings selten schwere Thrombopenie (evtl. Panzytopenie) beobachtet werden. Häufiges Grundleiden ist eine Lebererkrankung mit portaler Hypertension. Es kommt dabei zu einer Sequestration von bis zu über 80 % aller Plättchen in der vergrößerten Milz, während normalerweise der Milzpool nur etwa 30 % der Gesamtthrombozytenmenge umfaßt. Daneben wird ein humoraler Faktor postuliert, der im Rahmen des Hypersplenismus das Knochenmark hemmen soll.

## 12.8 Immunologische Krankheiten

Diagnostisch bedeutungsvoll ist die Splenomegalie bei der chronischen Polyarthritis (cP). Bei anderen rheumatischen Krankheiten, auch beim Lupus erythematodes (LE) können Milz und Lymphknoten leicht vergrößert sein. Relativ derb, evtl. auch groß ist die Milz bei der Amyloidose.

Besteht die Kombination chronisch rheumatoide Arthritis, Splenomegalie und Granulozytopenie, so liegt ein Morbus Felty vor. Er tritt bei weniger als 1 % der Patienten mit rheumatoider Arthritis auf. Häufig ist diese Trias mit einer Anämie und Thrombozytopenie vergesellschaftet. Ein Bruchteil der Patienten leidet zusätzlich an chronischen Infektionen im Bereich der Haut, des Oropharynx und der Lunge. Chronische Ulcera cruris werden zum Problem. Sollte die medikamentöse Therapie mit Steroiden, Testosteron, Lithium und Goldverbindungen versagen, ist die Splenektomie indiziert. Durch die Splenektomie kommt es generell zu einem Anstieg der Granulozyten und Abheilung der Ulcera. 60–70 % der Patienten bleiben infektfrei. Der Arthritisverlauf wird jedoch durch die Operation nicht beeinflußt.

## 12.9 Proliferative Erkrankungen
(Tab. 6-48)

In der Gruppe der myelo- und lympho-proliferativen Erkrankungen nimmt die Milz als Organ des RES insofern eine besondere Stellung ein, als deren chirurgische Entfernung zu diagnostischen Zwecken oder zur symptomatischen Behandlung vorgenommen werden muß. Die dadurch mögliche Stadieneinteilung wie beim Morbus Hodgkin (s. d.) erlaubt es, prognostische Rückschlüsse zu ziehen und je nach Ausdehnung (I–IV), klinischer Charakteristik (A–B) und histologischer Form unterschiedliche therapeutische Maßnahmen zu ergreifen (RT/RT + CT/CT).

### 12.9.1 Splenomegalie bei myeloproliferativem Syndrom

Unter dem Begriff des myeloproliferativen Syndroms werden die Polycythaemia vera, die Osteomyelosklerose und die primäre Thrombozythämie zusammengefaßt. Generell spielt die Splenektomie in der Behandlung der Polycythaemia vera und der primären Thrombozythämie keine Rolle, sollte aber bei symptomatischen Formen mit therapieresistenten, linksseitigen Oberbauchschmerzen in Betracht gezogen werden.

*Polycythaemia vera*
Die Polycythaemia vera geht mit einer Überproduktion aller drei Blutsysteme, Erythro-, Myelo- und Megakaryopoese einher. Die betroffenen Patienten suchen wegen Ohrensausen, Schwindel, Kopfschmerzen, abnormer Ermüdbarkeit, Schläfrigkeit und schließlich tiefroter Verfärbung des Gesichts den Arzt auf. Gelegentlich klagen sie auch über dumpfe Schmerzen im rechten Oberbauch (Splenomegalie) oder starkes Hautjucken nach warmem Bad. Klinisch steht neben der tiefroten Verfärbung des Gesichts (Plethora) und den hochroten Schleimhäuten und Konjunktiven eine erhebliche Splenomegalie im Vordergrund. Die Leber kann wenig vergrößert sein, dagegen bestehen keine Lymphknotenschwellungen. Charakteristisch ist der Fundus polycythaemicus, der wurmartig dicke Netzhautvenen mit verlangsamtem Blutstrom zeigt. Als Komplikationen können bei der Polyzythämie auftreten: Magen- und Duodenalulzera, Thrombose und Gicht.

Das Hämoglobin ist meistens über 20 g/dl, der Hämatokrit über 62%, die Erythrozytenzahl über 6,5 Mill. erhöht. Die Leukozyten sind in der Regel nur mäßig vermehrt (10 000–30 000/µl). Dagegen können die Thrombozyten bis über 1 000 000/µl ansteigen. Im Blutausstrich findet man wenig unreife myeloische Zellen und Erythroblasten, häufig eine Vermehrung der basophilen und eosinophilen Granulozyten. Die alkalische Leukozytenphosphatase ist stark erhöht. Das Knochenmark ist außerordentlich zellreich und zeigt eine sehr aktive Erythro-, Myelo- und besonders Megakaryopoese.

Differentialdiagnostisch muß die Polycythaemia vera von der sekundären Polyzythämie oder Polyglobulie abgegrenzt werden. Es gibt eine echte und eine falsche Polyglobulie. Bei der echten Polyglobulie ist die Zahl der Erythrozyten erhöht. Sie kommt vor bei $O_2$-Mangel, z. B. bei chronisch-respiratorischer Insuffizienz, angeborenen Vitien, bei Aufenthalt in großer Höhe und bei Hämatopathien, ferner bei abnormer Erythropoetinproduktion, z. B. beim hypernephroiden Karzinom, sowie als paraneoplastisches Syndrom bei hepatozellulärem Karzinom, Leiomyosarkom des Uterus und Ösophagus und infratentoriellen Hirntumoren. Bei der falschen Polyglobulie oder Pseudopolyglobulie (Pseudoerythrozytose oder relative Erythrozytose) ist die Erythropoese bei normaler Erythrozyten- und Retikulozytenzahl nicht gesteigert, sondern das Plasmavolumen vermindert. Die Pseudopolyglobulie kommt vor bei Flüssigkeitsverlust und Hämokonzentration im Schock, bei Diarrhoe, Schwitzen, Plasmaverlust, ferner als sog. Streßerythrozytose, Alkoholerythrozytose usw. Bei der Polyglobulie und Pseudopolyglobulie ist im Unterschied zur Polycythaemia vera das Gesamtblutvolumen nicht erhöht.

*Osteomyelofibrose*
Die ätiologisch und pathogenetisch weitgehend ungeklärte Krankheit ist gekennzeichnet durch eine fortschreitende Knochenmarksverödung infolge Myelofibrose und Myelosklerose, einhergehend mit extramedullärer Hämatopoese. Charakteristisch ist die Trias Myelofibrose/-sklerose, Splenomegalie und Ausschwemmung von unreifen Zellen ins periphere Blut. Die Osteomyelofibrose präsentiert sich röntgenologisch, vor allem in den zentral gelegenen Knochen, durch die typische Wattestruktur, die bedingt ist durch eine unregelmäßige Verdickung der Spongiosabälkchen und unscharf begrenzte Kortikalis. Der Schädel ist als einziger Knochen in der Regel nicht betroffen. Bei fortschreitender Erkrankung tritt durch die extramedulläre Hämatopoese eine Hepatosplenomegalie mit teils schwerem Hyperspleniesyndrom auf. Die Milz reicht häufig bis ins kleine Becken. Die gesteigerte Sequestration macht eine Transfusion von Erythrozyten und Thrombozyten erforderlich. Trotzdem sollte eine Splenektomie nur bei extremer Splenomegalie mit therapieresistenten Oberbauchschmerzen durchgeführt werden. Denn primär wird die Morbidität und Letalität durch die postoperative Blutung und Infektion gesteigert. Außerdem führt die reaktive Thrombozytose zu einer Erhöhung der thromboembolischen Komplikationsrate. Der Verlauf der Osteomyelofibrose erstreckt sich über Jahre. Die Patienten sterben in der Aplasie, oder die Krankheit geht in eine akute Leukämie über.

### 12.9.2 Chronische myeloische Leukämie (CML)

Das klinische Leitsymptom der CML ist ein erheblich großer Milztumor. Die Leber kann ebenfalls vergrößert sein, dagegen sind die Lymphknoten höchstens im Terminalstadium angeschwollen. Klinisch erwähnenswert sind die oft auftretenden Infiltrate der Haut und Gingiva, die häufig zu unstillbaren Sickerblutungen führen. Die Patienten mit CML überleben mit der heute üblichen Therapie (Busulphan u. a.) durchschnittlich 3,5 Jahre. Die Mehrzahl der Patienten stirbt im sog. Blastenschub, der abrupt oder verzögert auftritt und praktisch immer therapieresistent ist. Ein kleiner Prozentsatz der CML geht in eine Osteomyelosklerose über. Generell ist die Indikation zur Splenektomie dieselbe wie bei der Osteomyelofibrose. Sollte aber die Chemotherapie auf Grund des hämatopoetischen Milztumors ineffektiv erscheinen, kann bei einem selektierten Patientengut unter Umständen die Splenektomie von Vorteil sein.

### 12.9.3 Haarzell-Leukämie

Bei der Haarzell-Leukämie handelt es sich um eine neoplastische Proliferation von Zellen wahrscheinlich lymphatischer Herkunft, die morphologisch im peripheren Blutbild durch haarförmige Protoplasmafortsätze charakterisiert sind. Sie werden deshalb als Haarzellen oder hairy cells bezeichnet. Klinisches Leitsymptom ist eine ausgeprägte Splenomegalie. Die Leber kann ebenfalls vergrößert sein. Dagegen bestehen in der Regel keine Lymphknotenschwellungen. Hämatologisch charakterisieren Anämie, Thrombopenie und Leukopenie mit stark ausgeprägter relativer Lymphozytose die Krankheit. Die Überlebenskurve der Patienten mit Haarzell-Leukämie ist charakterisiert durch einen relativ steilen Abfall innerhalb der ersten 5 Jahre. Etwa 50% der Patienten sterben in dieser Zeit, meistens an Infektionen. Anschließend verläuft die Überlebenskurve weitgehend flach. Häufig erkranken die Patienten an Mykosen, atypischen Mykobakteriosen und Toxoplasmose. Die zu Beginn vorhandene Panzytopenie spricht in der Regel gut auf die Splenektomie an. Prinzipiell gilt Alpha-Interferon jedoch als Mittel der Wahl. Therapieversager unter Alpha-Interferon werden einer Pentostatin-(Adenosindesaminase-Hemmer) Behandlung zugeführt.

### 12.9.4 Lymphogranulom Hodgkin (Hodgkin-Lymphom)

Die Ursache des Hodgkin-Lymphomes ist unbekannt. Die Krankheit hat eine charakteristische zweigipflige Inzidenzkurve mit einer Häufung der Fälle in der Altersgruppe zwischen 15 und 34 Jahren und einer 2. Häufung nach dem 50. Lebensjahr. Männer sind etwas häufiger betroffen als Frauen. Am häufigsten sind zunächst die zervikalen, später die mediastinalen und axillären Lymphknoten betroffen. Die abdominalen und inguinalen Lymphknoten sind seltener primär befallen. Die Patienten fühlen sich subjektiv oft wohl. Es handelt sich dann um die asymptomatische Form. In anderen Fällen werden die Lymphknotenschwellungen erst im Verlauf einer schweren Krankheit mit stark eingeschränktem Allgemeinbefinden, wellenförmigen Fieber (Pel-Ebstein-Typ), Nachtschweiß, Pruritus und Gewichtsverlust, sozusagen als Zufallsbefund entdeckt. Hierbei sind bereits bei Diagnosestellung mehrere Lymphknotenstationen, häufig auch innere Organe wie Leber, Milz oder das Knochenmark, befallen. Die ausschließlich lienale Form, bei der einzig ein Milztumor vorliegt, ist eine Rarität. Das Hodgkin-Lymphom verursacht nicht selten Zeichen einer Rückenmarkskompression mit neurologischer Symptomatik bis zur vollständigen Paraplegie. Lokale

*Tabelle 6-49:* Stadieneinteilung beim Morbus Hodgkin (Ann-Arbor-Einteilung).

| | |
|---|---|
| Stadium I | Befall einer einzigen Lymphknotenregion (I) oder lokalisierter extralymphatischer Herd (E) |
| Stadium II | Befall von zwei oder mehreren Lymphknotenregionen auf der gleichen Seite des Zwerchfelles (II) oder lokalisierter Befall eines extralymphatischen Organs und einer oder mehrerer Lymphknotenregionen auf derselben Seite des Zwerchfells (IIE) |
| Stadium III | Befall von Lymphknotenstationen beiderseits des Zwerchfells (III), evtl. mit lokalisiertem Befall eines extralymphatischen Organs (IIIE). Befall der Milz wird speziell angegeben (IIIS) |
| Stadium IV | Diffuser Befall extralymphatischer Organe mit oder ohne Befall lymphatischen Gewebes |

Geht die Krankheit ohne Allgemeinsymptome einher, wird dies mit dem Buchstaben A, geht sie mit Allgemeinsymptomen einher, mit dem Buchstaben B bezeichnet. Als B-Symptome werden bezeichnet: 1. Anders nicht erklärbares Fieber mit Temperaturen über 38°C, 2. Nachtschweiß, 3. Gewichtsverlust von mehr als 10% des Körpergewichts in den letzten 6 Monaten.

Skelettschmerzen weisen in Spätstadien der Krankheit auf eine Knochenmetastasierung hin. Diese kann osteolytischer oder osteoklastischer Natur sein. Häufig sind die Knochenherde multipel und lassen sich dann am besten mit einem Skelettszintigramm lokalisieren.

Zur sicheren Diagnose und histologischen Klassifizierung eines Morbus Hodgkin ist eine Biopsie nötig. Histologisch wird er in die folgenden vier Typen eingeteilt:
- lymphozytenreicher Typ
- noduläre Sklerose
- gemischtzelliger Typ
- lymphozytenarmer Typ.

Steht die Diagnose Morbus Hodgkin fest, ist es von vitaler Bedeutung, die Ausdehnung der Krankheit, d. h. deren Stadium, zu ermitteln. Heute wird allgemein die an der Ann-Arbor-Konferenz festgelegte Stadieneinteilung angewandt (Tab. 6-49). An erster Stelle stehen bei der Ermittlung des Stadiums die gute Anamnese und die sorgfältige klinische Untersuchung. Patienten mit B-Symptomen haben eine deutlich schlechtere Prognose und eine große Rezidivtendenz. Die genaue, histologische Stadieneinteilung nach abdomineller Exploration und Splenektomie ist für den Morbus Hodgkin 1969 eingeführt worden (vgl. Gladstein et al.). Mittlerweile hat durch Verbesserung der kombinierten Radio-Chemotherapie das chirurgische Staging jedoch an Bedeutung verloren. Bis Anfang der 90er Jahre wurde nach Abschluß des klinischen Stagings (Anamnese, Untersuchungsbefund, Labor, Biopsie, Rö-Thorax, CT vom Mediastinum und Abdomen, Abdomen-Sonogramm) die abdominelle Exploration über eine mediane Inzision vom Proc. xiphoideus bis 3 cm unterhalb des Nabels vorgenommen. Als erstes wurde aus beiden Leberlappen biopsiert. Es schloß sich die Splenektomie unter möglicher Mitnahme der Hiluslymphknoten an. Nebenmilzen wurden mitentfernt. Sie treten etwa zweimal häufiger (20%) als in einer normalen Population auf. Titan-Clips markierten das postoperative Bestrahlungsfeld. Es folgte die Exploration und Biopsie der Lymphknotenstationen (paraaortal, mesenterial). Auch hier wurden die Entnahmestellen mit Clips markiert. Sind regionale Lymphknoten befallen, war eine weitere Lymphknotendissektion nicht mehr erforderlich. Auffällige Lymphknoten wurden nur noch mit Metall-Clips für die postoperative Bestrahlung markiert. Um die Gonadendosis durch die Radiatio bei Frauen im gebärfähigen Alter zu minimieren, sollten die Ovarien hinter den Uterus verlagert werden.

## 12.10 Splenomegalie bei Speicherkrankheiten: Morbus Gaucher

Die Erkrankung wird autosomal vererbt. Durch einen Defekte der β-Glukozerebrosidase kommt es zur pathologischen Speicherung von Glukozerebrosid vorwiegend in der Milz, der Leber und dem Knochenmark. Bei unbestimmten Krankheitserscheinungen wie Müdigkeit, leichten Lymphknotenvergrößerungen, gelber bis bronzefarbener Hautfärbung, besonders im Bereich der Unterschenkel und an den belichteten Stellen, Hyperspleniesymptome im peripheren Blut, Knochenschmerzen, Knochenverbiegungen und Spontanfrakturen muß an den Morbus Gaucher gedacht werden. Die Thrombozytopenie geht oft mit Blutungsneigung (Nasenbluten) einher. Häufig finden sich Pingueculae in den Konjunktiven, keilförmige Verdickung und Pigmentierung der Konjunktiven, medial und lateral der Iris. Im Thoraxbild ist die Lungenzeichnung netzartig verstärkt. Die Diagnose kann entweder aus dem Sternal- oder Milzpunktat durch den Nachweis der typischen Gaucher-Zellen gestellt werden. Bei Patienten mit ausgedehnter Splenomegalie und nicht beeinflußbarer Zytopenie ist die Splenektomie indiziert. Selbstverständlich wird dadurch die Krankheitsursache nicht beeinflußt. Um das Risiko der Postsplenektomiesepsis zu minimieren, sollte insbesondere bei jungen Patienten eine partielle Milzresektion angestrebt werden.

## 12.11 Milztumoren

### 12.11.1 Milzzysten

Milzzysten sind selten. Dennoch müssen sie in die pathophysiologischen Überlegungen einbezogen werden. Bei den nicht-parasitären Zysten wird zwischen primärer oder echter Zyste mit epithelia-

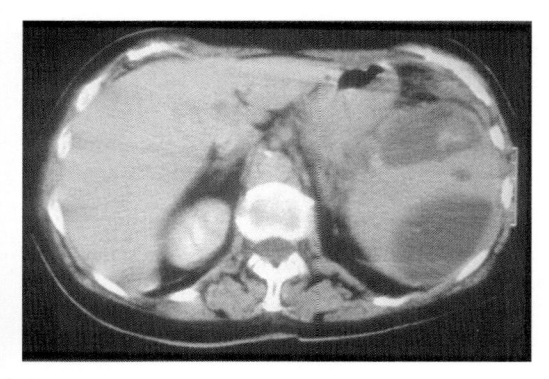

*Abbildung 6-227:* CT-Diagnostik der Milz: Epidermoidzyste.

ler Membran und Pseudozyste unterschieden. Echte Zysten sind sehr selten und betreffen Epidermoid- oder Dermoidzysten (Abb. 6-227). Symptomatische, solitäre nicht-parasitäre Zysten ab 4 cm Durchmesser werden konventionell oder laparoskopisch entdeckelt. Nur bei symptomatischen, multifokalen Zysten ist eine Splenektomie indiziert. Externe Drainagen und Marsupialisation haben inakzeptable Infektionsrisiken, erhöhte Blutungsneigung und Rezidivraten. Sie sind deshalb für die Behandlung der Milzzysten nicht geeignet. Pseudozysten sind häufiger als echte Zysten und meist Folge eines posttraumatischen Hämatoms, eines Milzinfarkts oder einer Infektion.

*Echinokokkus-Zysten*

Beispiel der parasitären Zyste ist die Echinokokkus-Zyste. Beim Menschen sind zwei Hauptformen bekannt, die zystische Echinokokkose und die alveoläre Echinokokkose. Bei der häufigeren zystischen Form erfolgt die Infektion mit dem Echinokokkus granulosus (zystikus, hydatidosus, unilokularis), bei der alveolären Form mit dem Echinokokkus multilokularis (alveolaris). Bei der Anamnese ist v. a. die Herkunft des Patienten wichtig. Frühere, oft Jahre zurückliegende Aufenthalte in Endemiegebieten mit Schafzucht geben einen ersten Anhaltspunkt. Auch sind Kontakte zu Hunden typisch für die zystische Echinokokkose. Die Larve des E. granulosus durchdringt die Schleimhaut des Duodenums, gelangt in das Pfortadersystem und nistet sich in 75 % der Fälle in der Leber, in 20 % in der Lunge ein. Gelegentlich kann auch die Milz Sitz der Parasiten sein. Der E. multilokularis befällt fast ausschließlich die Leber. Passive Hämagglutination, indirekte Immunefluoreszens und ELISA (Enzym Linked Immune Sorbent Assey) gestatten, in 90–95 % der Fälle die Echinokokkose serologisch zu erfassen. Bei Kindern fallen die serologischen Reaktionen schwächer aus als bei Erwachsenen.

Thorax- und Abdomenleeraufnahmen können zur Vermutungsdiagnose führen: kreisförmiger Kalkschatten in Projektion auf den linken Oberbauch. Die Sonographie ist das Screeningverfahren der Wahl. Selbst kleinste Zysten können erkannt werden. Nahezu spezifisch und pathognomonisch für die zystische Echinokokkose ist das Bild der Zyste in der Zyste: die vom Keimepithel gebideten Tochterzysten kommen in der Mutterzyste zur Darstellung. Mit einer Treffsicherheit von ca. 95 % hat sich die Computertomographie zur Erhärtung einer Verdachtsdiagnose und zur Verlaufskontrolle als sehr sensibles Diagnostikum bewährt. Sie ist für die präoperative Planung unentbehrlich. Eine Nadelbiopsie der Milz ist bei geringstem Verdacht auf eine Echinokokkose absolut kontraindiziert. Auf Grund der Rupturgefahr ist die Therapie der Wahl bei einer Milz-Echinokokkose die Splenektomie.

### 12.11.2 Der primäre Milztumor

Benigne oder primär maligne Milztumoren sind sehr selten. Gutartige Milztumoren sind Hamartome, Lymphangiome, Hämangiome und Lipome. Je nach Lokalisation sind Resektionsverfahren geeignet. Die häufigsten malignen Tumoren sind An-

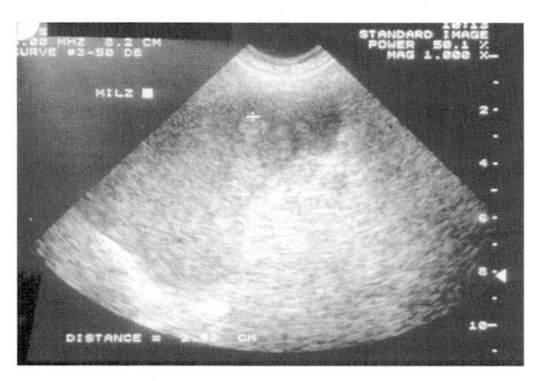

*Abbildung 6-228:* Sonographische Diagnostik der Milz: Milzmetastase (Primärtumor Bronchialkarzinom).

giosarkome. Hier ist die Therapie der Wahl die Splenektomie. Die 5-Jahres-Überlebensrate liegt dann bei etwa 30%.

Metastasen werden selten beobachtet, obwohl die hohe Perfusionsrate der Milz zu einer hohen Metastasierungsrate in diesem Organ führen müßte. Die immunologische Potenz der Milz scheint jedoch das Auftreten von Tochtergeschwülsten weitgehend zu verhindern. In Autopsie-Reihenuntersuchungen fanden sich in 7 % Metastasen in der Milz. Meist handelt es sich um eine Bronchialkarzinom-, Mammakarzinom- oder Melanommetastase. Abbildung 6-228 zeigt eine Bronchialkarzinom-Metastase.

## 12.12 Splenomegalie durch Entzündungen

Zahlreiche Infektionskrankheiten gehen mit einer Splenomegalie ohne Lymphknotenvergrößerung einher. Hierzu zählen Typhus/Paratyphus, Brucellosen (Morbus Bang), Leptospirosen, subakute bakterielle Endokarditis, Hepatitis, Rickettsiosen, Malaria, Kala-Azar (Leishmaniose) und Bilharziose. Die isolierte Milztuberkulose ist selten. Sie geht fast immer mit einer Leukopenie, selten mit einer Panzytopenie einher. Die Milz ist relativ groß. Röntgenologisch lassen sich gelegentlich Verkalkungen nachweisen. Bei Verdacht auf Milztuberkulose ist die sonographisch gesteuerte Milzpunktion gerechtfertigt. In einem technisch genügenden Präparat lassen sich in der Regel Epitheloidzellen, evtl. Langerhanssche Riesenzellen nachweisen.

## 12.13 Der Milzabszeß

Der Milzabszeß ist selten und deshalb wenig bekannt. Besteht eine konstante, scharf umschriebene Spontan- und Druckschmerzhaftigkeit der Milz, kommt diese Diagnose in Frage. Abszesse der Milz treten einzeln oder multipel auf. Ursachen sind septische Herde wie Endokarditis oder Pyelonephritis; Milzhämatom oder infizierter Milzinfarkt; penetrierende Abszesse infolge von Magen-, Darm- oder Pankreasverletzungen; oder Pankreatiden. Etwa die Hälfte der Patienten hat einen schmerzhaften Milztumor, 70 % bieten eine Leukozytose. Radiologisch sind Unterlappenatelektase links, linksseitiger Pleuraerguß und Zwerchfellhochstand charakteristisch. Außerdem kann bei 70 % der Patienten freie Luft im linken Oberbauch nachgewiesen werden. Sonographie und CT sind Diagnostika der Wahl.

Nach Diagnosestellung eines Milzabszesses muß prä- und perioperativ zur Splenektomie ein Breitbandantibiotikum verabreicht werden. Vor Milzmobilisation sind Milzvene und -arterie zu sichern. Beim umschriebenen, solitären Abszeß ist die sonographisch gesteuerte, perkutane Punktion und anschließende Drainage akzeptiert und erfolgversprechend.

## 12.14 Splenomegalie durch portale Hypertension

Kardinalsymptome des Pfortaderhochdrucks sind Aszites, Splenomegalie, abdominothorakale Kollateralkreislaufbildung (vor allem Ösophagusvarizen). Diese Symptome sind je nach Sitz der Blockierung im Pfortaderbereich verschieden stark ausgebildet. Der Milztumor ist besonders ausgeprägt beim extrahepatischen präsinusoidalen Block und beim idiopathischen Pfortaderhochdruck, weniger beim intrahepatischen postsinusoidalen Block. Die Größe des Milztumors gestattet aber keine Differentialdiagnose. Zu einem Pfortaderhochdruck kommt es, wenn die Strombahn im Bereich der Pfortader, der Leber oder der Lebervenen eingeengt oder verlegt ist. Aufgrund der Leberhistologie, Splenoportographie, selektiven Coeliakographie und der Leberfunktionsproben lassen sich die folgenden Formen der portalen Hypertonie oder des Blocks nachweisen.

*Extrahepatisch bedingte portale Hypertension*
Beim *prähepatischen* Block liegt das Hindernis in der Pfortader. Die Obstruktion ist meist durch eine Pfortaderthrombose bedingt. Diese entsteht im Kindesalter am häufigsten als Folge einer Umbilikalsepsis und führt zur kavernösen Umwandlung der Pfortader. Eine spezielle Form ist die Milzvenenthrombose z.B. bei Pankreatitis, Pankreasneoplasie, die sich klinisch durch Splenomegalie und Ösophagusvarizen, evtl. Varizenblutungen

manifestiert. Relativ selten kommt der prähepatische Block durch Pfortaderkompression zustande, z.B. infolge von Lymphknoten im Bereich der Leberpforte, beim Lymphgranulom oder durch kongenitale Anomalien.

Der *posthepatische* Block entspricht einem Verschluß der größeren Lebervenenäste (Budd-Chiari-Syndrom) oder entsteht in folge einer konstriktiven Perikarditis oder Insuffizienz des rechten Herzens.

*Intrahepatisch bedingte portale Hypertension*
Die häufigste Ursache des *intrahepatischen postsinusoidalen* Blocks ist die Leberzirrhose. Der hohe Druck ist bedingt durch eine Behinderung des venösen Abflusses der Leber. Schwerste Leberfunktionsstörungen sind die Folge (s. Kapitel «Leber»).

Beim *intrahepatischen präsinusoidalen* Block ist die Ursache auf dem Niveau der portalen Felder zu suchen. Als Ursache kommen unter anderem kongenitale Leberfibrose und Schistosomiasis in Frage. Eine besondere Stellung nimmt die kongenitale Leberfibrose ein. Obwohl sie sehr selten ist, bildet sie während der ersten zwei Dekaden in 7 % die Ursache der portalen Hypertension. Im Unterschied zur Leberzirrhose sind die Leberfunktionen kaum gestört. Die Klinik wird in erster Linie beherrscht von Ösophagusvarizenblutungen und Splenomegalie. Die Diagnose ist wichtig, da das Schicksal dieser Patienten nicht wie bei der Leberzirrhose durch Leberversagen, sondern allein durch die portale Hypertension bestimmt wird, die durch portosystemischen Shunt saniert werden kann.

## 12.15 Gefäßerkrankungen

### 12.15.1 Das Milzarterienaneurysma (MAA)

Die Milzarterie ist die häufigste Lokalisation eines intrabdominellen Aneurysmas außerhalb der infrarenalen Aortenregion. In der Regel wird es zu-

*Abbildung 6-229:* Angiographische Diagnostik der Milz: Peripheres Milzarterienaneurysma. a. Kalkschatten in der Leeraufnahme. b. Angiographische Darstellung. c. Venöse Phase. d. Transarterieller Verschluß durch Coils.

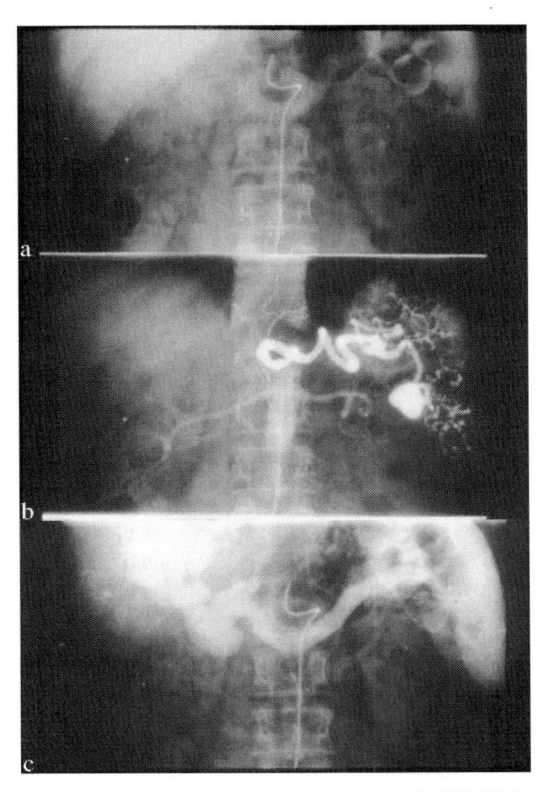

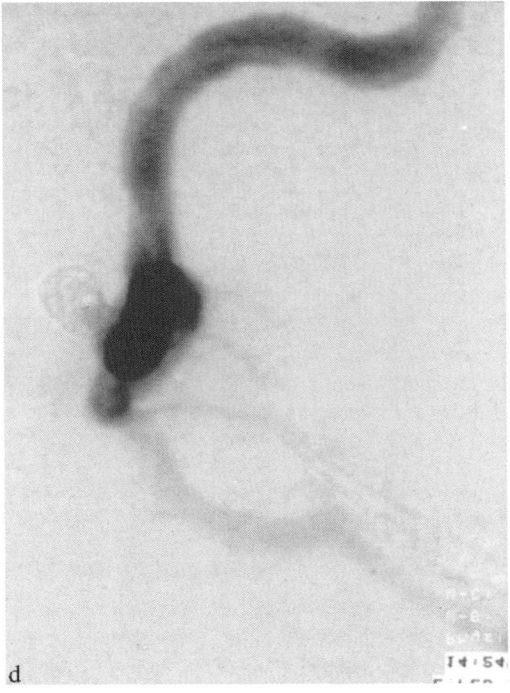

fällig als kalkdichter Schatten auf der Abdomenleeraufnahme in Projektion auf den Milzhilus entdeckt (Abb. 6-229). Die Gefäßanomalie betrifft überwiegend Frauen. Einerseits entsteht das Aneurysma auf dem Boden einer Arteriosklerose oder embolisch-mykotisch bei einer Endokarditis. Andererseits kommen kongenitale Formen vor, wobei eine gesteigerte Rupturgefahr entweder im letzten Schwangerschaftsdrittel oder bei Multipara besteht. Die Rupturhäufigkeit beträgt etwa 6 %. Die Ruptur präsentiert sich unter dem Bild des akuten Abdomens mit oder ohne Zeichen des hypovolämischen Schocks. Die Blutung erfolgt meist in die Bursa omentalis. Sie kann durch Tamponade zunächst sistieren. Ein Durchbruch in die freie Bauchhöhle oder ein Hohlorgan ist aber die Regel. Aufgrund der hohen Letalität nach Ruptur insbesondere während der Schwangerschaft ist jedes zufällig entdeckte MAA bei Frauen zwischen dem 16. und 40. Lebensjahr entweder der interventionellen Radiologie oder der Chirurgie zuzuführen. Nach Ligatur der Arterie vor und hinter der Aneurysma wird das Aneurysma reseziert. Interventionell wird ein Coil in das Aneurysma plaziert (Abb. 6-229d). Bei beiden Verfahren bleibt die Milz erhalten.

### 12.15.2 Arteriovenöse Fisteln der Milz

Ein lautes Schwirren im linken Oberbauch insbesondere nach Gefäßverletzungen bei Pankreasresektion oder stumpfem Bauchtrauma oder bei MAA sollte an eine a.v.-Fistel denken lassen. Die Patienten bieten häufig das klinische Bild und die Symptome einer portalen Hypertension mit Ösophagusvarizen, Hämatemesis, Melaena, Blutungsanämie, Aszites und Splenomegalie. Die interventionelle Radiologie ermöglicht mit der Katheterembolisation den Verschluß langstreckiger Fisteln und macht eine Entfernung der Milz überflüssig. Kurzstreckige Fisteln werden reseziert und wenn möglich mit Venen-Patch versorgt.

### 12.15.3 Die Milzvenenthrombose

Die Hälfte der Milzvenenthrombosen entstehen durch eine Pankreatitis. Andere Ursachen sind Pankreaskarzinom, Pankreaspseudozysten, penetrierende Magenulzera, retroperitoneale Fibrosen und myeloproliferative Erkrankungen. Die Grunderkrankung führt zur Milzvenenthrombose mit der Ausbildung von Umgehungskreisläufen. Diese betreffen die kurzen Magenvenen, die zum submukösen Venenplexus ziehen und sich varikös in der Kardia und Fundus zeigen. Die definitive Diagnose erfolgt durch die Zöliakographie im Sinne einer indirekten Spleno-Portographie. Die Milzvene ist dabei nicht darstellbar. Splenomegalie mit Venenkollateralen im Milzhilus sind charakteristisch. Die Splenektomie ist eine kurative Maßnahme und beseitigt den gesteigerten venösen Kollateralkreislauf und die Anämie. Auch beim asymptomatischen Patienten sollte eine Splenektomie angestrebt werden.

### 12.15.4 Die Milztorsion

Eine Milztorsion kommmt sehr selten vor. Meist führt die Stieldrehung zu einer Totalnekrose des Organs. Ursache hierfür ist ein Lien mobilis. Die Therapie der Totalnekrose besteht in der Splenektomie bzw. Nekrosektomie.

### 12.15.5 Der Milzinfarkt

Der Verschluß einzelner Äste der A. lienalis kann zur zonalen Ausbildung von Nekrosen, sogenannten anämischen Infarkten, führen. Der plözlich einsetzende Schmerz im linken Oberbauch, eine mäßige Spannung der Bauchdecken im linken Epigastrium mit mehr oder weniger starker Einschränkung der Atemexkursion und Schulterschmerz (Phrenikus) weisen in Richtung Milzinfarkt. Umschriebene Druckschmerzhaftigkeit und nach 1–2 Tagen auftretendes perisplenitisches Reiben sind wertvolle diagnostische Kriterien.

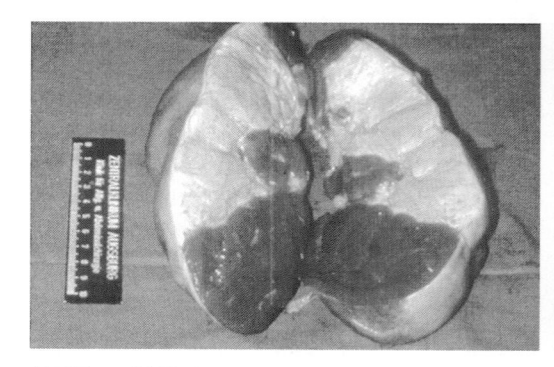

*Abbildung 6-230:* Ausgedehnter Milzinfarkt bei CML.

Die häufigsten Ursachen sind embolische Verschlüsse bei Herzklappenfehlern oder Endocarditis lenta oder aber Systemerkrankungen wie Sichelzellanämie, Polycythämia vera, Osteomyelosklerose, chronisch myeloische Leukämie, Panarteriitis nodosa u. a. Die Ausdehnung der infarzierten Areale hängt vom verschlossenen Gefäß ab; manchmal führen rezidivierende Verschlüsse zur Totalatrophie mit narbiger Umwandlung, wobei man dann von einer Autosplenektomie spricht. Einzelne subklinische Infarkte bedürfen keiner chirurgischen Therapie. Selten kann eine Splenektomie bei Infektion infarzierter Gebiete oder wie in Abbildung 6-230 bei CML notwendig werden.

## 12.16 Das Milztrauma

Nach stumpfem Bauchtrauma, Sturz oder/und penetrierenden Verletzungen zeigt der Patient mit traumatischer Milzläsion infolge massiver Blutung in die Bauchhöhle die Zeichen des Blutungsschocks. Es besteht eine peritonitische Reizung mit Schmerzausstrahlung in die linke Schulter (Kehr-Zeichen). Außerdem kann ein positiver Phrenikusdruckpunkt richtungsweisend sein (Saegesser-Zeichen). Die subkapsuläre oder tamponierte Blutung bietet meist nur diskrete Symptome. Kontusionsmarken im linken Oberbauch oder Frakturen der unteren Rippen links implizieren engmaschige sonographische Kontrollen. Die Milzruptur ist die häufigste Organverletzung nach stumpfem Bauchtrauma (vgl. Urnüs et al.). In 20 % liegt eine isolierte Parenchymverletzung vor. Mit der Sonographie läßt sich während der Akutdiagnostik freie Flüssigkeit im Abdomen schnell, sicher und nicht invasiv diagnostizieren. Außerdem kann in über 60 % eine exakte Aussage über das Ausmaß der Parenchymverletzungen gemacht werden. Liegt jedoch der geringste Zweifel über den Ultraschallbefund vor, ist nach wie vor die diagnostische Peritoneallavage indiziert. Ein positiver Befund wird operiert. Anderseits werden kreislaufstabile Patienten während der intensivmedizinischen Überwachung engmaschig sonographisch kontrolliert. Um die Indikation zum konservativen Vorgehen weiter und sicherer stecken zu können, werden unklare sonographische Befunde – Kreislaufstabilität vorausgesetzt – mit dem KM-CT überprüft. Hierbei stellt der Parenchymschaden mit Hilusbeteiligung eine absolute Operationsindikation dar. Beim polytraumatisierten Patienten mit geringer, freier intraabdomineller Flüssigkeit kann während der operativen Versorgung von Extremitätenverletzungen die intraoperative, diagnostische Peritoneallavage durchaus sinnvoll sein. Besser ist jedoch die sonographische Verlaufskontrolle. In 15–20 % tritt eine zweizeitige Milzruptur meist nach 2–8 Tagen, ausnahmsweise sogar erst nach 1–2 Monaten auf. Ihre Entstehung setzt voraus, daß sich nach einem primären Trauma ohne Verletzung der Kapsel ein intralienales Hämatom entwickelt, das innerhalb weniger Tage oder Wochen durch osmotische Vorgänge oder anhaltenden Blutungsdruck an Größe zunimmt und bei steigendem intralienalen Druck zu Kapseleinrissen mit sekundärer Rupturblutung führt. Auch hier kann das KM-CT Aufschluß über den primären Parenchymschaden geben. Eine Hilusbeteiligung stellt eine absolute Operationsindikation dar. Selten wird ohne bekanntes Unfallereignis später eine okkulte Milzruptur diagnostiziert.

Eine Rarität ist die echte spontane Milzruptur bei Antikoagulation und Erkrankungen wie Mononucleosis infectiosa, akuter und chronischer Leukämie, hämolytischer Anämie, Polycythaemia vera, Stauungsmilz, Malaria. Intraoperative Milzverletzungen entstehen am häufigsten bei Operationen am linken Kolon, Magen, Pankreasschwanz und an der linken Niere.

Die Klassifikation traumatischer Milzläsionen nach Shackford hat sich bewährt (Tab. 6-50).

Beachte: Milztrauma → rasche Diagnostik → sofortige Laparotomie → gezielte Blutstillung!

*Tabelle 6-50:* Stadieneinteilung nach Shackford.

| Stadium | | Therapie |
|---|---|---|
| I | Kleine Kapselverletzung ohne aktuelle Blutung | FK/IRKG |
| II | Blutende Kapselverletzung/ oberflächlicher Parenchymeinriß | FK/IRKG/Naht |
| III | Tiefer Parenchymeinriß ohne Hilusbeteiligung | Naht/Resektion/ (Splenektomie) |
| IV | Tiefer Parenchymeinriß mit Hilusbeteiligung | Resektion/Naht/ Splenektomie |
| V | Totale Milzzerreissung/Milzabriß | Splenektomie |

FK: Fibrinkleber; IRKG: Infrarotkoagulation

## 12.17 Die Splenektomie

### 12.17.1 Flankierende Maßnahmen

Da nach Splenektomie eine lebenslängliche Beeinträchtigung der Infektabwehr besteht, müssen alle Patienten, bei denen eine elektive Splenektomie angestrebt wird, frühzeitig (2–4 Wochen vor dem Eingriff) Impfstoffe gegen Pneumokokken erhalten. Hierfür stehen polyvalente Impfstoffe zur Verfügung. Kinder erhalten zusätzlich PedVaxHIB und A+C Merieux und außerdem fünf Jahre Penicillin-V als Infektprophylaxe. Posttraumatisch ist frühestens zwei Wochen nach dem Eingriff eine Immunisierung empfehlenswert. Die immunologische Antwort im IgM-Bereich wird jedoch entsprechend vermindert ausfallen. Eine Auffrischimpfung erfolgt fünf Jahre später. Kinder bis zum siebten Lebensjahr erhalten nach Gabe von Impfseren (< 2. Lebensjahr: Pneumovax und PdeVaxHIB; > 2. Lebensjahr: Pneumovax, PedVaxHIB und A+C Merieux) über einen Zeitraum von zwei Jahren als zusätzliche Infektprophylaxe Antibiotika (Penicillin-V).

### 12.17.2 Zugangswege

Der Patient befindet sich in Rückenlage. Das Abdomen wird desinfiziert und vom Xyphoid bis zur Symphyse steril abgedeckt. Die mediane Oberbauchlaparotomie gilt als Standardzugang (Abb. 6-231). Bei Wahleingriffen an der Milz kann der linksseitige Rippenbogenrandschnitt vorteilhaft sein. Im Kindesalter wird der subkostale Zugang bevorzugt. Prinzipiell erleichtert die Dekompression des Magens über eine Magensonde den Eingriff.

Zwei operative Techniken stehen zur Verfügung, wobei die dorsale Entwicklung Vorteile bei der traumatischen Milzruptur oder mobilen Milz hat. Hierbei wird die Milz zunächst aus den Peritonealverbindungen zwischen Kolon, linker Niere und Diaphragma gelöst und mobilisiert (Abb. 6-232). Nachdem alle Verbindungen gelöst wurden, wird die Milz nach medial verlagert und die Milzarterie und -vene einzeln ligiert. Bei der zweiten Technik handelt es sich um eine Präparation. Sie gilt als Therapie der Wahl bei Splenomegalie oder Patienten mit portaler Hypertension. Die Milzgefäße werden vor der Milzmobilisation ligiert.

### 12.17.3 Elektive Splenektomie

Häufige komplizierende Befunde sind Anämie, Beeinträchtigung des Immunsystems und der Gerinnung bei Thrombozytopenien oder Lebererkrankungen. Bei geschwächtem Immunsystem wird perioperativ eine Antibiotikatherapie durchgeführt. Zweiwöchige Pausen nach Zytostatika-

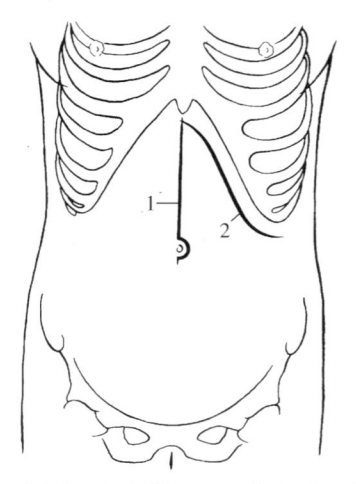

*Abbildung 6-231:* Schnittführung zur Splenektomie. 1 mediale Laparatomie, 2 Subkostalschnitt links. Der Mindestabstand vom linken Rippenbogen soll 2 cm betragen.

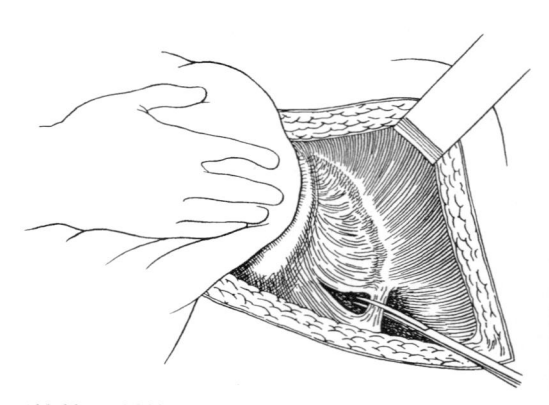

*Abbildung 6-232:* Dorsale Entwicklung der Milz. Auslösen aus dem Retroperitoneum und Luxation mit dem Pankreasschwanz nach ventral.

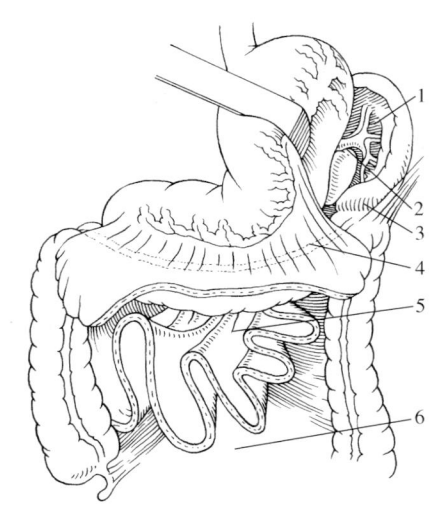

*Abbildung 6-233:* Lokalisationen von Nebenmilzen. 1 Milzhilus, 2. A. lienalis/Pankreasschwanz, 3 Lig. colicolienale, 4 Lig. gastrocolicum, 5 Mesenterium, 6 präsakral.

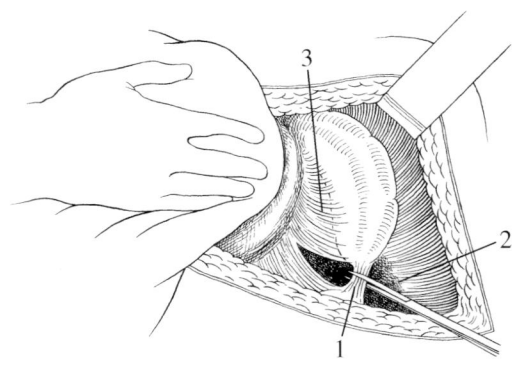

*Abbildung 6-234:* Mobilisation der Milz. 1 Durchtrennung des Lig. colicolienale, 2 Lig. phrenicocolicum, 3 Lig. gastrolienale.

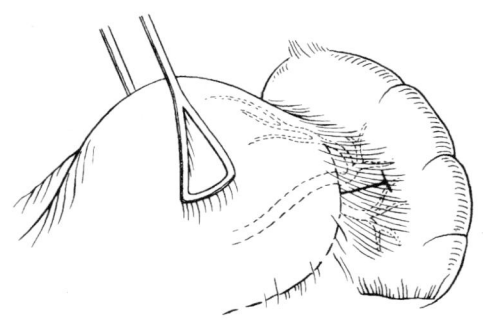

*Abbildung 6-235:* Quere Inzision im Lig. gastrolienale zur Darstellung der großen Milzgefäße.

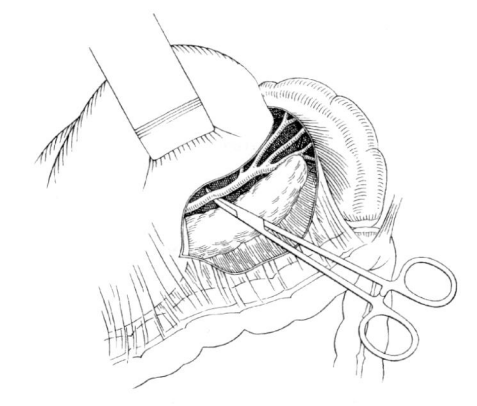

*Abbildung 6-236:* Ligatur der großen Milzgefäße knapp vor ihren Hilus-Aufzweigungen.

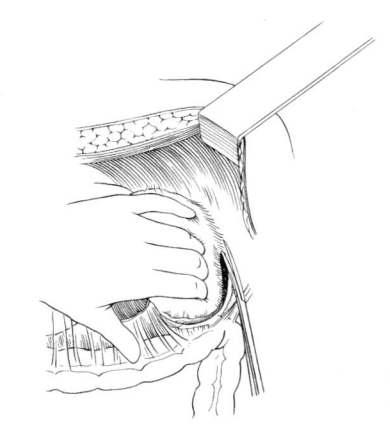

*Abbildung 6-237:* Durchtrennung des Lig. phrenicolienale und des Lig. splenorenale (damit wird die Milz aus dem Retroperitoneum gelöst).

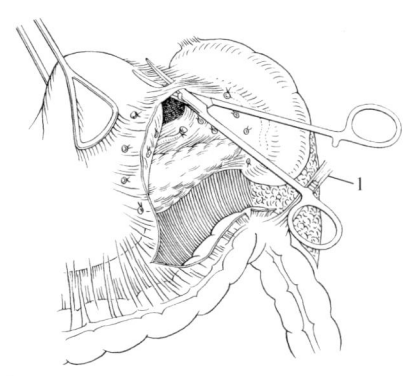

*Abbildung 6-238:* Anspannen des Lig. gastrolienale. Ligaturen und Durchtrennungen der Aa. und Vv. gastricae breves.

gabe sind empfehlenswert. Nach Eröffnung des Abdomens über eine mediane Laparotomie wird in der Bauchhöhle zunächst nach Nebenmilzen (Abb. 6-233) gesucht. Akzessorische Organe werden mit abnehmender Häufigkeit in folgenden Regionen gefunden: Milzhilus, A. lienalis/Pankreasschwanz, Lig. colicolienale, Lig. gastrocolicum, Mesenterium, präsakral, Adnexe und paratestikulär links (sehr selten). Um Adhäsionen zu erfassen, wird die Milz schonend palpiert. Kapseleinrisse müssen vermieden werden. Zunächst wird das Lig. colicolienale ligiert und durchtrennt (Abb. 6-234). Dadurch wird die Bursa omentalis eröffnet. Das Lig. phrenicocolicum bleibt intakt. Eine mobile linke Kolonflexur mit intermittierender Passagestörung wird damit vermieden.

Der Magenfundus wird oberhalb der Mitte des Milzhilus nach rechts gezogen, so daß sich das Lig. gastrolienale gut anspannt (Abb. 6-235). Dann wird es durch quere Inzision an einer gefäßfreien Stelle eröffnet. Es folgt die Darstellung der A. lienalis am Oberrand der Bauchspeicheldrüse. Die Arterie wird im Abstand von ca. 1–2 cm zum Milzhilus mit Nahtmaterial der Stärke 2–0 ligiert und durchtrennt (Abb. 6-236). Die Unterbindung muß distal der Abgangsstelle der A. gastroepiploica sinistra aus der A. lienalis erfolgen, um eine Nachblutung aus diesem Gefäß zu vermeiden. Bei dieser Präparation muß unbedingt darauf geachtet werden, daß der Pankreasschwanz unversehrt bleibt. Nach Unterbindung der A. lienalis ist die Blutungsgefahr gering. Über die intakten Venen kann das Organblut in den Kreislauf refundiert werden. Bei ausgedehnter Splenomegalie werden bis zu 2 l Blut gespeichert.

Dann wird die Milz vom Retroperitonealgewebe abgelöst (Abb. 6-237). Auch hier können Verletzungen des Pankreasschwanzes entstehen. Um ein Zurückgleiten der Milz zu vermeiden, wird die Milzloge mit Bauchtüchern austamponiert. Von dorsal wird der venöse Gefäßstiel schrittweise abgesetzt, da bei Massenligaturen sehr häufig das Pankreasende mitgefaßt wird. Der Hauptstamm der Milzvene sollte zur Sicherheit doppelt unterbunden werden. Der Magenfundus wird erneut mit einer Organfaßzange stark nach rechts verlagert (Abb. 6-238). Hierbei spannt sich das Lig. gastrolienale für die Präparation der kurzen Magengefäße aus. Die teilweise sehr kräftig ausgebildeten Aa. und Vv. gastricae breves im Lig. gastrolienale werden bei sehr kurzen Gefäßstümpfen magenseitig umstochen und ligiert. Man beachte, daß die kurzen Magengefäße eine häufige Ursache für eine Nachblutung darstellen. Eine präoperativ eingeführte nasogastrale Sonde erleichtert durch Dekompression des Magens die Präparation. Nun kann die Milz exstirpiert werden. Bei Verletzungen von Pankreas, Magen, Kolon oder bei aus technischen Gründen (diffuse Blutung) unsicherer Blutstillung sollte eine Drainage mit geschlossenem System in die Milzloge eingelegt werden.

*Laparoskopische Splenektomie*

Die Splenektomie wurde bislang ausschließlich über einen ausreichend großen linksseitigen Rippenbogenrandschnitt oder Oberbauchmedianschnitt durchgeführt. In Zukunft scheint die laparoskopische Chirurgie das Indikationsspektrum auch auf elektive Milzeingriffe auszudehnen. Die Vorteile hinsichtlich postoperativer Schmerzen und Rekonvaleszenz sind überzeugend. Erste Ergebnisse über erfolgreiche laparoskopische Splenektomie bei ITP und Morbus Hodgkin liegen vor (Carroll et al.).

Neben dem Optikkanal infraumbilikal werden drei Arbeitskanäle im linken Epigastrium (10 mm), rechts pararektal subkostal (10 mm) und links auf Höhe der Spina iliaca anterior superior (12 mm) plaziert. Die Trokare weisen zentripetal auf die Milz zu. Nach Inspektion des Abdomens (Nebenmilzen u.a.) mit einer 45°-Winkeloptik werden zunächst die Adhäsionen der Milz zur linken Kolonflexur durchtrennt. Anschließend wird ein Teil der hinteren peritonealen Aufhängung gelöst. Nach Anhebung des unteren Milzpols werden schrittweise die Hilusgefäße präpariert und mittels Endo-GIA durchtrennt. Gleiches geschieht mit den Aa. gastricae breves. Die Extraktion der Milz kann durch Morcellieren des Organs in einer Tüte erleichtert werden (dies gilt nur für Patienten, bei denen auf eine histologische Aufarbeitung verzichtet werden kann). Abschließend wird über den kaudalen Arbeitskanal eine Robinson-Drainage ausgeleitet.

### 12.17.4 Splenektomie bei Trauma

Da Organläsionen beim stumpfen Bauchtrauma selbst vom geübten Sonographeur nur in 50–60 %

*Tabelle 6-51:* Zusammenfassung der wichtigsten operativen Schritte bei Milztrauma.

1. mediane Laparotomie
2. Feststellen der Blutungsquelle durch Abstopfen mit Bauchtüchern und Quadranteninspektion
3. Mobilisation der Milz (Lig.colicolienale, Lig. splenorenale) von dorsal mit stumpfem Ablösen des Pankreasschwanzes
4. Milzstielpräparation und Ligatur (von Arterie und Vene)
5. Durchtrennung des Lig.gastrolienale
6. Ausschluß weiterer Blutungsquellen
7. Drainage

*Tabelle 6-52:* Kontrollpunkte nach Splenektomie.

– Hilusgefäße
– Pankreasschwanz
– Kolon
– Magen
– Zwerchfell
– linke Niere und NN
– retroperitoneale Venen

*Tabelle 6-53:* Kontraindikationen zur Milzerhaltung bei traumatischer Ruptur.

– ausgedehnte Pankreasverletzungen
– Kontamination der Bauchhöhle
– Versagen der Blutstillung
– vitale Bedrohung

nachgewiesen werden, sollte nicht unbedingt nach einer Organläsion gesucht, sondern eher auf die Blutungsdynamik geachtet werden. Zeigt während der Akutdiagnostik die Ultraschalluntersuchung reichlich freie, intraabdominelle Flüssigkeit insbesondere im Sinus splenorenalis (Koller-Pouch) oder aber auch im Sinus hepatorenalis (Morrison-Pouch), wird über eine blutsparende, mediane Oberbauch-Laparotomie das Abdomen notfallmäßig eröffnet. Der Patient wird auf den Rücken gelagert. Eine aufblasbare Unterpolsterung befindet sich in Höhe der Lendenwirbelsäule unter dem Patienten. Damit läßt sich bei Bedarf die untere Thoraxapertur erweitern. Um die Übersicht zu optimieren, kommt ein Rochard-Haken und Merzedes-Sperrer zum Einsatz. Nach Eröffnen des Abdomens muß auf mögliche Begleitverletzungen (Magen, Kolon, Dünndarm, Querkolon) geachtet werden. Außerdem wird das Abdomen auf zusätzliche Blutungsquellen (Leber, Mesenterialwurzel, Retroperitoneum) überprüft. Nun wird die Milz, unter stetiger Kompression der Hilusstrukturen, mit der rechten Hand vorsichtig nach unten und rechts mobilisiert. Im Hinblick auf die genannten hämatologischen und immunologischen Funktionen der Milz sollte – gerade auch beim jüngeren Menschen – die Organerhaltung angestrebt werden. Als Kontraindikationen zur Milzerhaltung gelten ausgedehnte Pankreasverletzungen, der totale Milzstielabriß oder komplette Parenchymzerreißung mit Hilusbeteiligung (Grad V nach Shackford) und der schwere protrahierte Schock. Alle Bänder müssen bei der dann notwendigen Splenektomie gelöst werden. Die Eröffnung der Bursa omentalis und die zentrale Ligatur der A. lienalis sind zu zeitraubend. Die rupturierte Milz sollte zusammen mit dem mobilisierbaren Pankreasschwanz, unter stetiger Kompression der Hilusstrukturen, vor die Bauchdecken luxiert werden (dorsale Entwicklung). Hierbei kommt die Blutung meist zum Stehen. Jetzt können die Beziehungen zwischen Milz, Pankreasschwanz und Magenfundus überblickt und die Klemmen ohne Verletzung von Nachbarorganen gesetzt werden. Nebenmilzen sind «willkommen» und bleiben selbstverständlich in situ. Das weitere Vorgehen entspricht dem der elektiven Splenektomie.

## 12.18 Die Erhaltung von Milzgewebe

### 12.18.1 Milzerhaltung (vgl. Seufert)

Die Entscheidung für Milzerhaltung oder Splenektomie hängt einerseits vom Gesamtzustand des Patienten (hämorrhagischer Schock, Multiorganbeteiligung) und dem Ausmaß der Milzverletzung (Grad I–V nach Shackford) ab, aber auch von der Erfahrung des Operateurs. Beim geringsten Zweifel ist der sicherste Weg die Splenektomie. Wird eine Rekonstruktion oder Gewebeerhaltung primär angestrebt, wird die traumatisierte Milz mobilisiert, der Gefäßstiel (arteriell) komprimiert und das Parenchym «ausgedrückt». Gut gleitendes, atraumatisches Nahtmaterial der Stärke 2–0 bis 4–0 sind notwendig. Ein- und Ausstich sollten mindestens 1 cm vom Rand des Defektes erfolgen. Um möglichst viel Parenchym zu durchstechen, ist es hilfreich, die Nadel aufzubiegen. Bei nichterhaltener Kapsel schneidet der Faden durch das Parenchym und verstärkt die Blutung. Durch Unterlegen von festen Materialien kann dieser Nachteil vermieden und der Kompressionseffekt erhöht werden. Die zu diesem Zweck eingesetzten Materialien sind Kollagenvlies, Teflon und resorbierbares Polyglycolsäure-Netz (Vicryl, Dexon). Nahttechniken sind z. B. Einzelknopfmatratzennähte oder Nähte über Teflon-Polster, sie erfordern eine erhaltene Kapsel. Sie gelingen beim jüngeren Menschen besser als bei älteren Patienten. Auf eine Ligatur quer zur Organlängsachse sollte wegen der Gefahr einer Gefäßlängsschlitzung verzichtet werden. Fibrinklebung und Kollagenvlies sind zur Deckung kleiner, oberflächlicher Blutungen (Grad II nach Shackford) ausreichend. Auch größere Defekte, welche mit Naht versorgt wurden, werden mit Fibrinkleber besprüht. Bei diffusen, flächenhaften Blutungen ist die Elektrokoagulation unwirksam, von Vorteil dagegen die Infrarotkoagulation. Nach mindestens 5 sec. kommt es zur Koagulation. Durch wiederholte Manöver kann ein Defekt bis zur Bluttrockenheit verschorft werden. Kleine, akut nicht blutende Verletzungen (Grad I–II), die belassen werden, sollten immer zusätzlich verschorft werden. Größere Defekte wie Grad III werden besser mit dem Vicryl-Netz versorgt. Hier darf der zentrale Faden – wegen des Gefäßstiels – nicht zu eng angezogen werden. Bei subkapsulären Hämatomen ist der Defekt komplett darzustellen und wie eine primäre Ruptur zu versorgen.

### 12.18.2 Milzresektion

Wird eine Milzresektion angestrebt, wird zunächst am Pankreasoberrand die A. lienalis aufgesucht. Sie wird angezügelt und danach der Hilus freipräpariert. Es folgt die Darstellung der Segmentarterien. Die Unterbindung einer Segmentarterie führt zum Infarkt des entsprechenden Gewebeabschnittes. In etwa 20–30 % verzweigt sich die A. lienalis erst unmittelbar im Hilus. Die Präparation ist hier entsprechend erschwert. An der Grenze zwischen nichtperfundiertem und vitalem Gewebe wird die Milzkapsel evtl. unter passagerer A. lienalis-Abklemmung mit dem Skalpell inzidiert. Die Parenchymdissektion erfolgt mit der Schere oder stumpf digital. Arterien werden ligiert und abgerissene Venen mit feinem Nahtmaterial umstochen. Anschließend wird die Resektionsfläche durch Matrazennähte mit monofilem Polyglykonat der Stärke 2–0 verkleinert und mit Fibrinkleber versiegelt. Mindestens 25 % der Ausgangs-Organmasse sind Voraussetzung für eine suffiziente immunologische Funktion.

### 12.18.3 Autotransplantation

Die Autotransplantation ist wegen der fraglichen immunologischen Effektivität des Transplantats umstritten (vgl. Seufert). Außerdem sind Komplikationen wie Verwachsungen und Transplantatnekrosen oft zu beobachten (vgl. Tzoracoleftherakis et al.). Wird dieses Verfahren dennoch gewählt, muß das Gewebe ausreichend zerkleinert werden. Nur so ist eine primäre Ernährung per diffusionem gewährleistet. Der mittels Raspel gewonnene Milzbrei wird auf dem ausgebreiteten großen Netz verstrichen. Das Transplantat muß, um Verwachsungen zu vermeiden, vollständig vom Omentum majus umhüllt sein. Der Milzbrei kann auch mit einer stumpfen, dicklumigen Kanüle in das Mesokolon transversum injiziert werden.

## 12.19 Postoperative Komplikationen

Ursachen von Komplikationen in der Milzchirurgie sind:
1. unzulänglicher Zugang
2. mangelhafte Blutstillung
3. iatrogene Milzeinrisse
4. Mitunterbindung des Pankreasschwanzes
5. Mitunterbindung des Magenfundus
6. Verletzung des Kolons.

*Frühkomplikationen*
An erster Stelle stehen die Blutung, der subphrenische Abszeß und eine linksseitige Pleuritis bzw. basale Pneumonie (vgl. Encke und Seufert). Die blutungsbedingte Relaparotomierate nach Splenektomie liegt bei 3 %. Besonders gehäuft sind Komplikationen nach akzidentieller Splenektomie bei iatrogener Verletzung im Laufe einer Operation an Magen, Pankreas oder Kolon. Die Mortalität der Primäroperation steigt von 5 % auf über 20 % an, wenn gleichzeitig die Milz entfernt wurde. Deshalb sollten bei der Organpräparation (z.B.

Magenoperation) bindegewebige Stränge, die zum Milz ziehen, scharf durchtrennt werden. In 8 % kommt es zur Abszeßbildung in der Milzloge und in 2 % zu einer schweren Nachblutung. Eine erhöhte Inzidenz thromboembolischer Komplikationen ist umstritten. Trotzdem sollte bei passagerer Thrombozytose ein Thrombozytenaggregationshemmer verabreicht werden.

*Spätkomplikationen*

Da nach Splenektomie eine lebenslängliche Beeinträchtigung der Infektabwehr besteht, ist dieses Problem von zentraler Bedeutung. Insgesamt kommt es in 0,5–2 % zu einer schweren, foudroyant verlaufenden Sepsis (OPSI-Syndrom). Sepsis als Todesursache ist bei traumatisch bedingtem Milzverlust um den Faktor 50, bei akzidentiellem Milzverlust und nach Splenektomie bei hämatologischen Erkrankungen um den Faktor 200 häufiger als in der Normalbevölkerung. auch Kinder unter 4 Jahren haben ein deutlich erhöhtes Infektions-Risiko. Ursachen hierfür sind 1. fehlende splenale Clearancefunktion, 2. verminderte Produktion von opsonierenden Proteinen, 3. eingeschränkte Komplementaktivierung und Phagozytose, 4. abfallende IgM-Konzentration und 5. Dysregulation von T- und B-Lymphozyten. In der Blutkultur lassen sich bei 75 % der betroffenen Patienten Streptococcus pneumoniae, Neisseria meningitidis, Escherichia coli oder Haemophilus influenzae nachweisen. Antibiotika (Pencillin, Erythromycin oder Trimethoprim/Sulfamethoxazol) und polyvalente Impfstoffe mindern das Postsplenektomiesepsis-Risiko. Thromboembolische Komplikationen durch Anhäufung von überalterten, korpuskulären Bestandteilen werden diskutiert. Der Beweis steht jedoch noch aus.

Infolge eines Milztraumas kann es zu einer Autotransplantation von Milzgewebe im Sinne einer Splenosis kommen. Die Milzgewebsimplantate variieren zwischen wenigen Millimetern und mehreren Zentimetern. Die Splenosis kann intraabdominell, perikardial, pleural und subkutan im Verlauf der Laparotomienarbe auftreten. Selten kommt es zur symptomatischen Splenosis. Meist wird sie im Rahmen einer Reoperation mehrere Jahre nach dem Milztrauma, also zufällig beobachtet. Vereinzelt kommt es jedoch zu Adhäsionsbeschwerden bzw. zum Subileus mit rezidivierenden abdominellen Schmerzen.

*Der milzlose Zustand*

Der milzlose Zustand entspricht dem Verlust der lienalen Sequestrationsleistung und der Speicherfunktion für bestimmmte Zellen. Die Oberflächenmembranen der Erythrozyten sind sichtbar verändert. Es finden sich pathologische Zellformen wie Akantozyten, Mikrosphärozyten, Target-Zellen und Zellbestandteile in Form der Howell-Jolly-Körper oder Heinz-Körper. Das Verhältnis zwischen Zelloberfläche und Zellvolumen ist gestört. Folge ist eine erhöhte Blutviskosität. Der Einfluß der Viskositätsänderung auf die Genese von Thrombosen ist jedoch noch nicht ausreichend geklärt. Die postoperative Thrombozytose bleibt in der Regel passager (6–8 Wochen). Die Serumkonzentration des IgM ist vermindert. Gleichzeitig kann eine Erhöhung der Immunglobuline G und A beobachtet werden. Bekanntermaßen wird ein Verlust von IgM, dem natürlichen Antikörper der ersten Abwehrphase, durch ein Mehrfaches an IgG kompensiert. Dies gilt auch für eine IgA-Erhöhung (vgl. Bergmann et al.). Trotzdem wird durch die Splenektomie eine entscheidende Infektions-Barriere entfernt. Die gefürchtetste Komplikation ist die Postsplenektomiesepsis (s. o.).

## Literatur

Bergmann L., Boettcher W., Seufert R.M., Mitrou P.S. (1990): Quantitative and functional restoration and alterations of peripheral lymphocytes in patients with autologous spleen implantation. Archives of Orthopaedic and Traumatic Surgery 109(2):102–105.

Carroll B.J., Phillips E.H., Fallas M., Morgenstern L. (1992): Laparoscopic splenectomy. Surgical Endoscopy 6(4): 183–185.

Encke A., Seufert R.M. (1986): Komplikationen nach Splenektomie. Langenbecks Archiv für Chirurgie 369:251–257.

Gladstein E., Guernsey J.M., Rosenberg S.A., Kaplan H.L. (1969): The value of staging laparotomy and splenectomy in the staging of Hodgkin's disease. Cancer 24:709–718.

Seufert R.M. (1988): Organerhaltung beim Milztrauma. Jahrbuch der Chirurgie. Regensberg & Biermann, Münster, S. 41–49.

Tzoracoleftherakis E., Alivizatos V., Kalfarentzos F., Androulakis J. (1992): Complications of splenic tissue reimplantation. Annals of the Royal College of Surgeons of England 73(2):83–86.

Uranüs S., Kronberger L., Pinter H., Stenzl W. (1990): Klinischer Einsatz neuer organerhaltender Techniken in der Milzchirurgie. Der Chirurg 61:116–120.

# 13. Nebennieren

M. K. Walz

Die Nebennieren synthetisieren in ihrer Rinde lebensnotwendige Glukokortikoide und Mineralkortikoide, in ihrem Mark Katecholamine. Sie sind paarig angelegt und im kranialen Retroperitonealraum gelegen. Der operative Zugangsweg kann entweder von transabdominal, lumbal oder dorsal gewählt werden, wobei inzwischen zu jeder dieser Möglichkeiten neben dem herkömmlichen offenen Vorgehen auch ein endoskopisches Verfahren angegeben worden ist. Aus unserer Sicht hat sich dabei neben dem offenen transabdominalen Weg insbesondere die dorsale retroperitoneoskopische Methode bewährt.

Chirurgisch relevant sind vor allem die primären Tumoren der Nebenniere, die entweder hormonaktiv oder -inaktiv sein können. Etwa 10 % operierter Neoplasien sind maligne. Seltener werden bilaterale Nebennierenhyperplasien als Folge von ACTH-sezernierenden zentralen oder ektopen Tumoren operativ behandelt. Die Indikation zur Exstirpation der relativ häufigen Nebennierenmetastasen ist vergleichsweise selten gegeben. Nur wenn solitäre Metastasen bestimmter Primärtumortypen (hypernephroides Nierenkarzinom, malignes Melanom) nach einem Zeitintervall von mehr als einem Jahr kurativer Primärtumortherapie diagnostiziert werden, sollte man diese entfernen.

Maßgebliche diagnostische Methoden bei Nebennierenerkrankungen sind neben der Hormonanalytik die Sonographie und die radiologischen Schnittbildverfahren. Dadurch ist eine verläßliche Lokalisationsdiagnostik möglich, die die in der Vergangenheit häufige Notwendigkeit explorativer Eingriffe weitestgehend verdrängt hat.

## 13.1 Chirurgische Anatomie der Nebennieren

Die Nebennieren liegen beidseits unmittelbar kranial der oberen Nierenpole im retroperitonealen Fettgewebe (Abb. 6-239, 6-240). Sie sind aufgrund der gelben Farbe des Nebennierenrindengewebes leicht identifizierbar. Die rechte Nebenniere ist in der Regel dreieckig, die linke eher ovalär konfiguriert. Normal große Nebennieren wiegen bei einer Größe um $4 \times 3 \times 1$ cm jeweils etwa 10 g. Die Nachbarschaftsbeziehungen der Nebennieren sind in der Abbildung 6-240 schematisch dargestellt. Die Nebennieren werden durch eine variable Anzahl (3–10) meist kleinerer Arterien aus der A. phrenica, Aorta abdominalis und A. renalis versorgt. Der venöse Abfluß erfolgt rechts vornehmlich über eine häufig sehr kurze suprarenale Vene, die kaudal des Zwerchfells direkt von lateral-dorsal in die Hohlvene mündet. Linksseitig findet sich in aller Regel ebenfalls eine größere Vene, die nach kaudal zur Nierenvene zieht (Abb. 6-241). Für die chirurgische Präparation der Nebennieren gilt im allgemeinen, daß lediglich die großen

13. Nebennieren 703

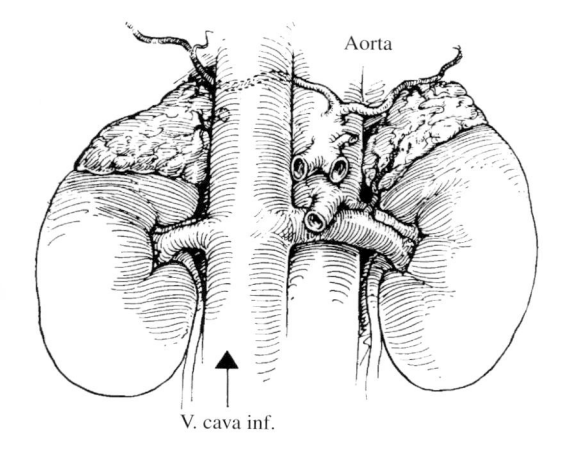

*Abbildung 6-239:* Die Nebennieren von vorne.

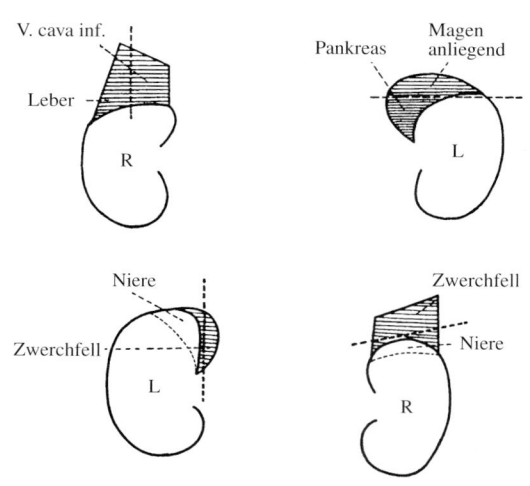

*Abbildung 6-240:* Die den Nebennieren im Ober- und Mittelbauch sowie retroperitoneal anliegenden Organe.

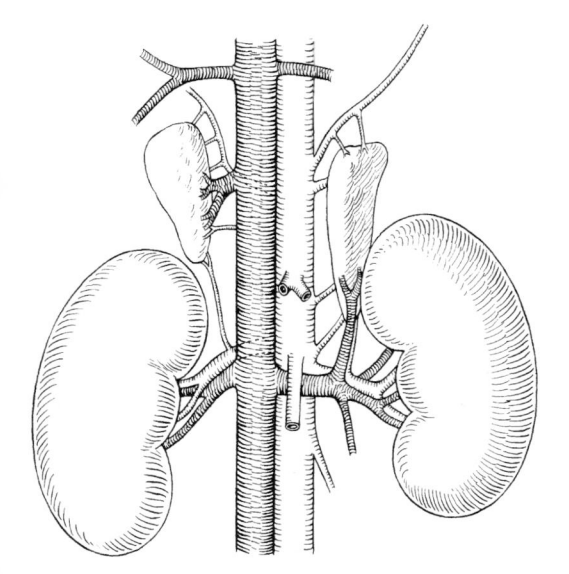

*Abbildung 6-241:* Die arterielle und venöse Gefäßversorgung der Nebennieren erfolgt aus drei Regionen, den Nierengefäßen, der Aorta und den phrenikokostalen Gefäßen. Die rechte Nebenniere drainiert rechts über eine große Vene direkt zur V. cava, links über eine große Vene zur V. renalis.

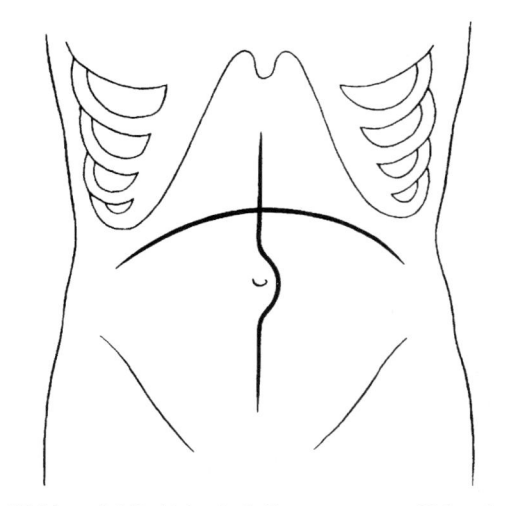

*Abbildung 6-242:* Abdominale Zugangswege zur Nebennierenchirurgie. Durch zunehmende Verbesserung der CT-Diagnostik ist der große mediale Schnitt (zur langen paraaortalen Überprüfung) nicht mehr notwendig.

*Tabelle 6-54:* Zugangswege zur Nebenniere.

| Position des Patienten/Zugang | Rückenlage | Seitenlage | Bauchlage |
|---|---|---|---|
| transperitoneal offen | Standard (große Tumoren) | etabliert | – |
| retroperitoneal offen | – | etabliert | Standard (kleine Tumoren) |
| transperitoneal-endoskopisch | etabliert (kleine Tumoren) | etabliert (kleine Tumoren) | – |
| retroperitoneal-endoskopisch | – | möglich | etabliert (kleine Tumoren) |

suprarenalen Venen nach der Durchtrennung mit feinen Anstichligaturen oder Klipps versorgt werden müssen. Alle anderen Gefäße – mit Ausnahme etwas größerer Arterien, die gelegentlich beim Phäochromozytom beobachtet werden – können unter Diathermie abgesetzt werden.

## 13.2 Zugangswege

Entsprechend ihrer zentralen Lage sind die Zugangswege zu den Nebennieren vielfältig (Abb. 6-242). Neben dem transabdominalen Zugang kommen lumbale und dorsale Wege in Frage. Darüber hinaus sind inzwischen laparoskopische und retroperitoneoskopische Verfahren etabliert (Tab. 6-54). Aus unserer Sicht sollten für die Nebennierenchirurgie inzwischen mindestens je ein konventionell-offenes und ein endoskopisches Operationsverfahren beherrscht werden. Dabei haben sich wegen ihrer besonderen Vorteile der offene, transabdominale Zugangsweg und die retroperitoneoskopische Methode bewährt. Da auch der offene dorsale Zugang relativ weite Verbreitung gefunden hat, soll dieser ebenfalls ausführlicher dargestellt werden.

### 13.2.1 Transabdominaler Zugang

Wir bevorzugen die quere Laparotomie in Rückenlage des Patienten. Auf der *rechten Seite* beginnt die Präparation mit der Mobilisation der rechten Kolonflexur und dem Kocher-Manöver des Duodenums (Abb. 6-243). Damit wird die V. cava im Bereich der Einmündung der rechten Nierenvene dargestellt. Die flächigen Verwachsungen des rechten Leberlappens werden dorsal gelöst, die Leber nach ventral-kranial gehalten und die Präparation entlang der Hohlvene nach kranial fortgesetzt. 2–6 cm oberhalb der Nierenvene mündet die Nebennierenvene von lateral-dorsal direkt in die Vena cava. Die rechte suprarenale Vene ist oft sehr kurz und manchmal schwer zugänglich. Sie muß dennoch sehr sorgfältig dargestellt werden, weil eine Läsion dieser Vene zu erheblichen Blutungen führen kann. Nach Absetzen des Gefäßes kann die weitere Mobilisation der Nebenniere überwiegend stumpf erfolgen (Abb. 6-244). Dabei empfiehlt sich, die Nebenniere en-bloc mit dem angrenzenden retroperitonealen Fettgewebe zu entfernen. Resektionsgrenzen sind auf diese Weise kranial und lateral das Zwerchfell, dorsal die Gerotasche Faszie und kaudal der obere Nierenpol. Nach medial reichen Ausläufer der Nebenniere oftmals bis retrokaval (siehe Abb. 6-240). Kleinere Blutungen werden mittels Diathermie gestillt. Größere Nebennierenarterien können gelegentlich kaudal der Nebennierenvene hinter der Hohlvene hervortreten und müssen von oberen Polgefäßen der Niere abgegrenzt werden. Bei sehr großen rechtsseitigen Nebennierentumoren mit Verdrängung und/oder Infiltration von V. cava und Leber

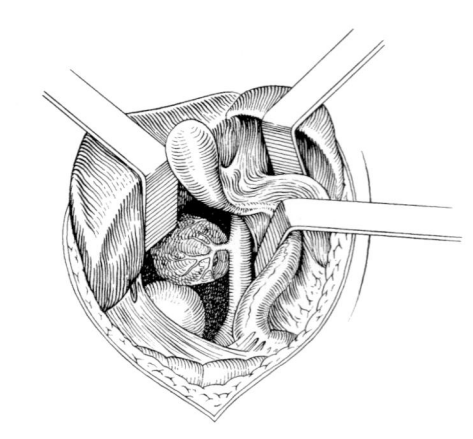

*Abbildung 6-243:* Darstellung der rechten Nebenniere durch das Kocher-Manöver und die retrohepatische Darstellung von distal her.

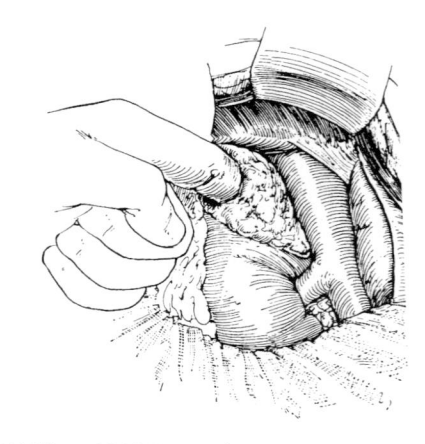

*Abbildung 6-244:* Transperitonealer Zugang. Die *rechte* Nebenniere wird stumpf lateral und dorsal gelöst. Die Nebennierenvene liegt am oberen Pol.

sollte die Leber großzügig mobilisiert werden. Dazu kann eine Erweiterung des Hauptschnittes in der Mittellinie bis zum Xyphoid hilfreich sein. Nach Lösen des Lig. falciforme und der Ligg. triangulare dextrum et sinistrum kann der rechte Leberlappen angehoben und um die Achse der V. cava rotiert werden, wodurch der rechte retrohepatische Bereich vollständig dargestellt wird.

Zur Freilegung der *linken Nebenniere* wird die linke Kolonflexur mobilisiert und dabei die Ligg. splenocolicum bzw. phrenicocolicum durchtrennt. Man erreicht das Retroperitoneum durch die Inzision des hinteren Peritonealblattes kaudal des Pankreasschwanzes in Höhe des oberen Nierenpoles. Durch Anheben des Pankreas wird die Region der Nebenniere dargestellt (Abb. 6-245). Bei der Identifikation von Nierenvene und -arterie trifft man auf die kaliberstarke Nebennierenvene, die an ihrer Einmündung in die Vena renalis abgesetzt wird. Die weitere Präparation der linken Nebenniere kann – wie rechtsseitig – unter Einbeziehunge des periadrenalen Fettgewebes überwiegend stumpf erfolgen. Resektionsgrenzen sind kranial und lateral das Zwerchfell, medial der Zwerchfellschenkel, dorsal die Gerotasche Faszie und kaudal der obere Nierenpol. Bei sehr großen linksseitigen Nebennierenneoplasien wird die Region am besten durch vollständige Mobilisation und Medialverlagerung der Milz und des Pankreasschwanzes dargestellt.

Nach fakultativer Einlage einer Wunddrainage wird der Eingriff mit dem Bauchdeckenverschluß beendet.

### 13.2.2 Dorsaler offener Zugang

In Bauchlage erfolgt eine bogenförmige Inzision, die 3 cm medial der Mittellinie in Höhe der 10. Rippe beginnt und entlang der 12. Rippe nach lateral bis zur hinteren Axillarlinie verläuft. Der M. latissimus dorsi, der M. serratus und die Fascia lumbodorsalis werden eingekerpt bzw. durchtrennt (Abb. 6-246). Die 12. Rippe wird ausgelöst

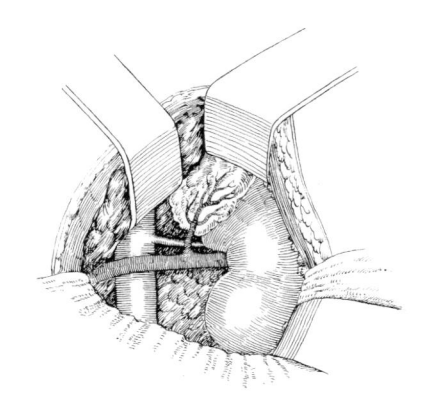

*Abbildung 6-245:* Transperitonealer Zugang. Die *linke* Nebenniere ist nach Mobilisation der linken Colonflexur und Anheben des Pankreasschwanzes freigelegt.

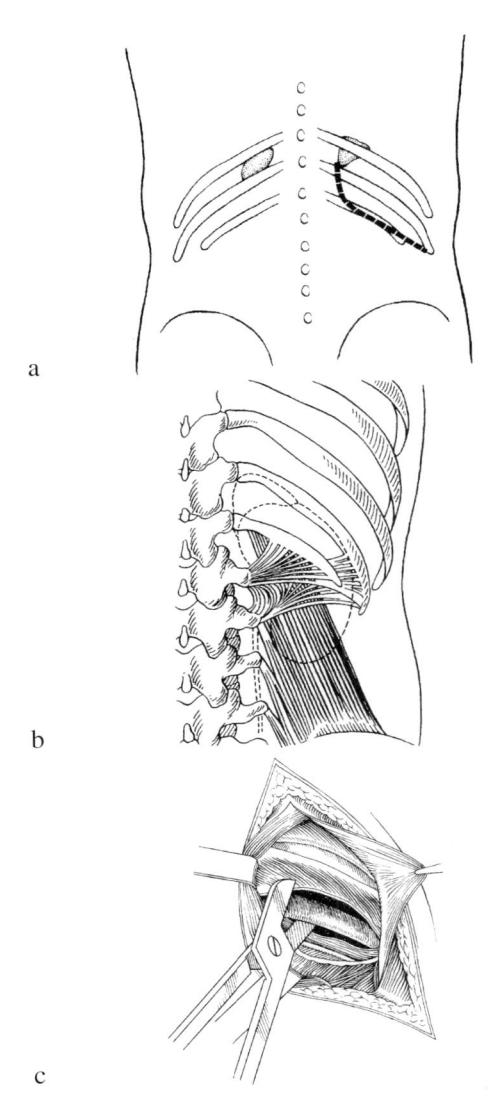

*Abbildung 6-246:* Dorsaler offener Zugang. a. Bogenförmige Inzision supralumbal (Hockeyschläger-Schnitt). b. Um den oberen Nierenpol zu erreichen, liegt die 12. Rippe häufig im Weg. c. Resektion der 12. Rippe.

706  Sechster Teil: Bauch und Bauchwand

und medial reseziert. Dabei werden der subkostale Nerv und die Gefäße geschont. Durch Inzision der Gerotaschen Faszie am Unterrand des Zwerchfells wird das Retroperitoneum eröffnet. Nach Einsetzen eines Wundspreizers wird der obere Nierenpol mittels eines Hakens nach kaudal gezogen und dadurch die Nebenniere zugänglich. Die Präparation erfolgt dann – wie bei der transperitonealen Methode – unter besonderer Beachtung und Schonung der kaliberstarken Nebennierenvenen überwiegend stumpf. Nach Exstirpation der Nebenniere, sorgfältiger Blutstillung des Bettes und fakultativer Einlage einer Drainage erfolgt der schichtweise Verschluß der Wunde mittels resorbierbarer fortlaufender Nahttechnik.

### 13.2.3 Posteriorer retroperitoneoskopischer Zugang

Wie bei der offenen dorsalen Technik wird die posteriore retroperitoneoskopische Methode in Bauchlage des Patienten durchgeführt. Dabei ist besonders darauf zu achten, daß die Hüftgelenke gebeugt werden und der Patient unter Vermeidung einer Lordose der Lendenwirbelsäule gelagert wird. Der Eingriff beginnt mit einer 1,5 cm langen, queren Inzision unmittelbar kaudal der Spitze der 12. Rippe. Teils stumpf, teils scharf gelangt man mit der Fingerspitze in das Retroperitoneum. Als Grenzschicht zum retroperitonealen Fettgewebe wird schließlich die Gerotasche Faszie tastbar, die ebenfalls eröffnet wird. Digital wird ein kleiner retroperitonealer Hohlraum geschaffen, der anschließend mittels Ballondistension aufgeweitet wird. Nach Entfernung des Distensionstrokars werden in den präformierten Hohlraum unter Fingerführung zwei Trokare (5 mm bzw. 10 mm) 4–5 cm medial bzw. lateral der ersten Inzision unmittelbar kaudal der 11. bzw. 12. Rippe eingebracht. Die erste Inzision wird anschließend mit einem Ballontrokar (10 mm) abgedichtet. Der mediale Trokar nimmt die Optik (5 mm, 30°) auf, die lateralen Zugänge dienen als Arbeitstrokare (Abb. 6-247). Nach Anlage des Pneumoretroperitoneums ($CO_2$; Gasdruck 12–15 mmHg) beginnt die Präparation, indem das retroperitoneale Fettgewebe in der gefäßlosen Schicht von der Gerotaschen Faszie nach ventral abgeschoben wird. Auf diese Weise entsteht ein Hohlraum, der lateral, kranial,

dorsal und medial durch Anteile des Zwerchfells gebildet wird und der ventral durch die retroperitonealen Organe und das jeweils umgebende Fettgewebe begrenzt ist. Die Mobilisation der Nebenniere beginnt lateral in der gefäßarmen Schicht und wird nach kranial bis zum Winkel zwischen Zwerchfell und M. psoas fortgesetzt. Hier finden sich nur kleinere Gefäße, die mittels Elektrokoagulation durchtrennt werden können. Alle Manipulationen an der Nebenniere erfolgen stumpf mittels Tastinstrumenten, um eine Verletzung des Nebennierengewebes zu vermeiden.

Die Präparation wird medial zwischen Zwerchfellschenkel und Nebenniere fortgesetzt. In diesem Spalt finden sich *rechtsseitig* neben mehreren kleinen Gefäßen die Nebennierenarterien, die

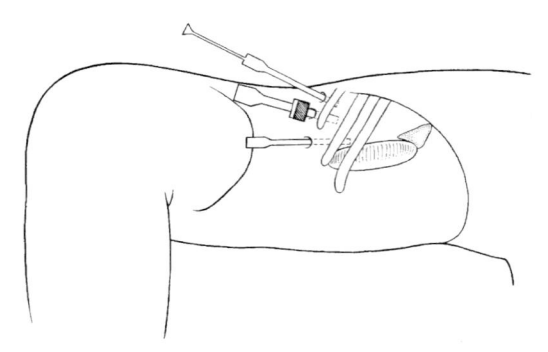

*Abbildung 6-247:* Dorsale retroperitoneoskopische Adrenalektomie. Ansicht von lateral. Trokarplazierung kaudal der 12. Rippe. Medialer Trokar als Optiktrokar, laterale Trokare als Arbeitstrokare.

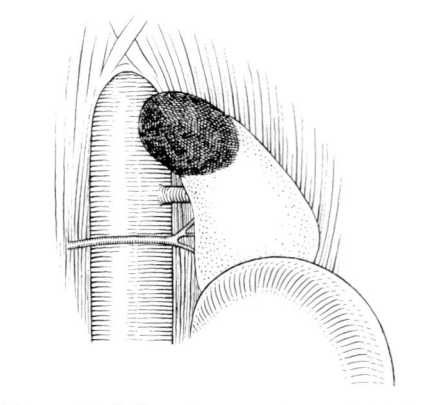

*Abbildung 6-248:* Dorsale retroperitoneoskopische Adrenalektomie. Endoskopischer Situs zur *rechten* Nebenniere mit Tumor. Die kurzstreckige Nebennierenvene muß zwischen Klipps durchtrennt werden.

durchtrennt werden. Bei der schrittweisen sorgfältigen Präparation wird unter Weghalten der Nebenniere nach lateral schließlich die Dorsalfläche der Vena cava sichtbar. Diese wird sukzessiv in ihrem retroperitoneal-kranialen Abschnitt dargestellt und dabei die nach lateral-dorsal einmündende V. suprarenalis sichtbar. (Abb. 6-248). Dieses Gefäß wird auf einer Länge von 1 cm präpariert und dann zwischen Klipps durchtrennt. Nachdem der obere Nierenpol dargestellt ist, wird das Fettgewebe zwischen Nieren und Nebenniere disseziert. Schließlich werden die ventralen Adhäsionen von Nebenniere und Tumor stumpf vom Peritoneum abpräpariert.

Die *linksseitige* retroperitoneoskopische Adrenalektomie unterscheidet sich nur bezüglich der Präparationsschritte an der Nebennierenvene. Diese verläuft ebenfalls im Spalt zwischen Nebenniere und Zwerchfellschenkel nach kaudal zur Nierenvene (Abb. 6-249). Bei der schrittweisen Präparation in dieser Region trifft man kranial meistens auf die kleineren Nebennierenarterien, die zwischen Klipps oder mittels Elektrokoagulation durchtrennt werden. Die Aorta ist hier durch den Zwerchfellschenkel abgedeckt und nicht sichtbar. Die linksseitige Nebennierenvene findet sich kaudal, medial des oberen Nierenpols und ist verhältnismäßig lang. Nachdem sie zwischen Klipps durchtrennt ist, kann die Nebenniere wie auf der rechten Seite vollständig mobilisiert werden.

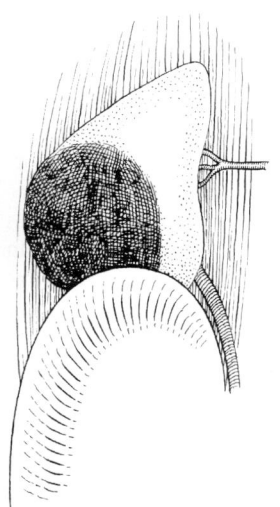

*Abbildung 6-249:* Dorsale retroperitoneoskopische Adrenalektomie. Endoskopischer Situs zur *linken* Nebenniere mit Tumor. Die Nebennierenvene muß am unteren Pol zwischen Klipps durchtrennt werden.

Die Bergung der vollständig mobilisierten Nebenniere erfolgt über die mittlere Inzision mit Hilfe eines Bergesystems. In Abhängigkeit von der Größe muß die Hautinzision gelegentlich erweitert werden. Nach fakultativer Drainageeinlage werden Faszie und Haut mit resorbierbarem Nahtmaterial verschlossen.

## 13.3 Diagnostik

Die diagnostischen Säulen chirurgisch relevanter Erkrankungen der Nebennieren sind neben einer exakten Anamneseerhebung die bildgebenden Verfahren und die Hormondiagnostik. Tumoren der Nebennieren sind sehr häufig. In Obduktionsstatistiken und in computertomographischen Reihenuntersuchungen werden bei bis zu 8–10% der Patienten Nebennierentumoren entdeckt. Im Gegensatz dazu sind uneingeschränkt therapiebedürftige hormonaktive Nebennierenneoplasien und maligne Nebennierentumoren mit einer Inzidenz zwischen 1/100 000 (Phäochromozytom) und 1/1 000 000 (Conn-Adenom) bzw. 1–2/1 000 000 (Nebennierenrindenkarzinom) außerordentlich selten. Demzufolge gilt es, beim Nachweis eines Nebennierentumors dessen biologische Relevanz und damit die Operationsindikation abzuklären.

Bei etwa 1% aller Patienten mit einer arteriellen Hypertonie liegt ein *Phäochromozytom* zugrunde. Das Phäochromozytom wird auch als «10%-Tumor» bezeichnet, weil 10% extraadrenal liegen, 10% bilateral vorkommen, 10% maligne sind und 10% bei Kindern gefunden werden. Prinzipiell können sie überall dort auftreten, wo sympathisches Gewebe (oder Reste von persistierenden Paraganglien) vorliegt (Abb. 6-250). Phäochromozytome treten bei 80–90% der Patienten sporadisch auf, bei 10–20% besteht ein Zusammenhang mit familiären Syndromen (multiple endokrine Neoplasie Typ IIA und IIB [MEN], Neurofibromatose von Recklinghausen, von Hippel-Lindau-Syndrom). Typische klinische Symptome dieses Nebennierenmarktumors sind arterielle Hypertonie, Schwitzen, Palpitationen und anfallsartige Blässe. Durch die zweimalige Untersuchung des 24h-Urins auf Adrenalin und Noradrenalin gelingt in aller Regel der Nachweis einer erhöhten Katecholaminausschüttung. Mittels der Computertomographie kann die Lage des Phäochromozytoms hinreichend exakt festgelegt werden, wodurch ein exploratives operatives Vorgehen entbehrlich wird. In Zweifelsfällen – insbesondere bei beidseitigen Nebennierentumoren – ist zur Lokalisationsdiagnostik die Meta-Jod-Benzylguanidin- (MIBG)-Szintigraphie heranzuziehen, deren Sensitivität und Spezifität bei 80–90 % bzw. 100 % liegen.

Typische klinische Symptome des *Conn-Syndroms* (primärer Hyperaldosteronismus) sind die arterielle Hypertonie kombiniert mit Muskelschwäche und Herzrhythmusstörungen. Laborchemisch hinweisend sind die Hypokaliämie und der erhöhte Aldosteronspiegel bei gleichzeitig erniedrigter Plasmareninaktivität. Meistens (> 70 % der Patienten) liegt bei dieser Befundkonstellation ein einseitiger, in der Regel höchstens 2–3 cm großer Nebennierenrindentumor vor, der nahezu immer gutartig ist. Falls beim Hyperaldosteronismus in den bildgebenden Verfahren kein eindeutiger Tumornachweis in den Nebennieren gelingt oder wenn beidseitige Nebennierentumoren erkennbar sind, sollte die Lokalisationsdiagnostik durch die bilaterale selektive Katheteruntersuchung des Nebennierenvenenblutes ergänzt werden. Dadurch kann diejenige Nebenniere mit der pathologischen Hormonsekretion identifiziert bzw. eine beidseitige Hyperplasie als die seltenere (< 30 % der Patienten) Form des Hyperaldosteronismus diagnostiziert werden. Eine Operationsindikation besteht bei unilateraler Aldosteronproduktion, der bilaterale primäre Hyperaldosteronismus wird medikamentös (z. B. Spironolacton) behandelt.

Dem *adrenalen Cushing-Syndrom* liegt ein glukokortikoid-produzierendes Nebennierenrindenadenom zugrunde. Klinisch imponiert der Hyperkortisolismus als stammbetonte Fettsucht, Muskelschwäche, Vollmondgesicht, Striae, Büffelnacken und arterielle Hypertonie. Biochemische Befunde sind das aufgehobene Cortisoltagesprofil, die vermehrte Exkretion von freiem Cortisol im 24h-Urin und eine fehlende Cortisol-Suppression im verlängerten Dexamethason-Hemmtest. Zur Abgrenzung des adrenalen Cushing-Syndroms von einem zentralen oder ektopen Cushing-Syndrom sind die ACTH-Bestimmung im Plasma, der CRH-Test und der hochdosierte Dexamethason-Hemmtest notwendig. Im Vergleich zum Conn-Syndrom sind die Nebennierentumoren beim Cushing-Syndrom etwas größer und stellen sich wegen der starken Vaskularisierung bei der Computertomographie (CT) mit Kontrastmittelgabe deutlich dar.

Nur 0,2 % aller Karzinome sind *Nebennierenrindenkarzinome*. Etwa jeder zweite dieser Tumoren ist hormonaktiv, wobei Glukokortikoide und Androgene bevorzugt sezerniert werden. Dementsprechend stehen dann die Zeichen des Hyperkortisolismus bzw. die Symptome eines Androgenexzesses im Vordergrund. Als Hinweis für den malignen Charakter eines Nebennierentumors kann computertomographisch gelegentlich eine Infiltration der Nachbarschaft gesehen werden. In der Magnetresonanztomographie stellen sich Nebennierenrindenkarzinome in der T2-Wichtung mit erhöhter Signalintensität dar, was eine gewisse Unterscheidung von Adenomen, jedoch nicht von Phäochromozytomen ermöglicht. Eine diagnostische Feinnadelbiopsie malignomverdächtiger primärer Nebennierentumoren ist nicht indiziert.

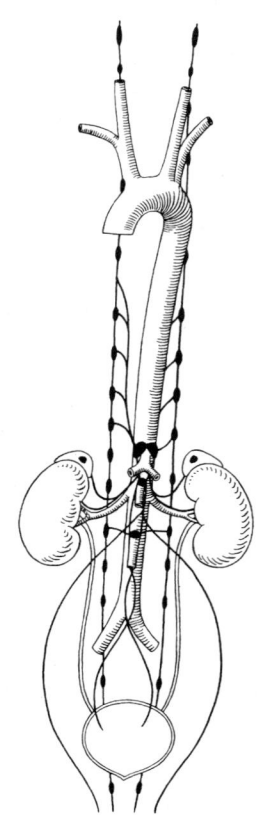

*Abbildung 6-250:* Phäochromozytome oder Paragangliome können im gesamten Sympathikusgebiet auftreten. 90 % sind allerdings adrenal lokalisiert.

Wegen ihrer Häufigkeit werden Nebennierentumoren immer wieder zufällig im Rahmen von Screening-Untersuchungen entdeckt. Die so gefundenen Nebennierenneoplasien werden als *Inzidentalome* bezeichnet. Zur Festlegung der Therapiebedürftigkeit ist vor allem die Hormonaktivität abzuklären. Liegt ein hormonaktiver Tumor vor, besteht grundsätzlich eine Operationsindikation. Bei hormoninaktiven Nebennierenneoplasien ist für die Entscheidung zur Operation in erster Linie die Wahrscheinlichkeit eines malignen Geschehens ausschlaggebend. Da bösartige Tumoren der Nebenniere selten kleiner als 5–6 cm sind, werden hormoninaktive Nebennierentumoren erst ab einer Größe von etwa 3–4 cm oder bei Wachstumstendenz exstirpiert. Eine Ausnahme stellen die oft sehr großen Myelolipome der Nebenniere dar, die in der CT ein typisches pathognomisches Bild mit hohem Fettgewebsgehalt und randständig verstärkter Kontrastierung bieten. Die Indikation zur Exstirpation dieser Tumoren besteht lediglich bei lokalen Symptomen. Kleinere hormoninaktive Inzidentalome (< 3 cm) werden beobachtet und nur bei Größenzunahme operiert.

*Nebennierenmetastasen* sind relativ häufig. Sie werden vor allem beim Bronchialkarzinom, Mammakarzinom, Nierenzellkarzinom und malignen Melanom beobachtet. Selten besteht die Indikation zur Exstirpation dieser Filiae, weil sie meist als Zeichen einer Generalisation zu werten sind. Nur bei alleinigem adrenalen Befall nach relativ langem Zeitintervall (z. N. > 1 Jahr) zwischen definitver Behandlung des Primarius und Diagnose der Metastase kann die Adrenalektomie sinnvoll sein.

Besteht bei einem Cushing-Syndrom eine bilaterale Nebennierenrindenhyperplasie, so beruht sie meistens auf einem ACTH-produzierenden Tumor der Hypophyse (zentrales Cushing-Syndrom) oder ektoper Lokalisation (ektopes Cushing-Syndrom, z. B. bei Bronchialkarzinom, Karzinoid), seltener auf einer ACTH-unabhängigen knotigen Hyperplasie der Nebennierenrinde. Therapie der ersten Wahl ist beim zentralen und ektopen Cushing-Syndrom die Exstirpation des ACTH-sezernierenden Tumors. Eine bilaterale Adrenalektomie im Sinne einer symptomatischen Therapie ist erst beim Versagen dieser Behandlung indiziert.

## 13.4 Perioperative Therapie

Als Grundregel gilt, daß vor jedem geplanten Eingriff an einem Nebennierentumor ein Phäochromozytom entweder diagnostiziert oder sicher ausgeschlossen sein muß.

Beim *Phäochromozytom* ist eine präoperative medikamentöse Behandlung mit irreversiblen α-Rezeptorenblockern erforderlich. Dadurch werden einerseits exzessive Blutdrucksteigerungen bei der Narkoseeinleitung und der Präparation des Tumors unterdrückt, andererseits aber auch durch die so erzielte Isovolämie starke arterielle Hypotonien nach der Tumorexstirpation vermieden. Diese blutdruckstabilisierenden Effekte werden am besten mit Dosen von 2–4 mg/kg Körpergewicht (KG) Phenoxybenzamin pro Tag (verteilt über 3 Einzelgaben) erreicht. Die Behandlung beginnt mit Tagesdosen von etwa 0,3–0,5 mg/kg KG und wird sukzessiv bis zur Enddosis gesteigert. Eine begleitende Tachykardie ist Ausdruck der relativen Hypovolämie und sollte mit einer intensiven Flüssigkeitszufuhr – u. U. auch intravenös – behandelt werden. Eine so durchgeführte präoperative Therapie dauert etwa zwei Wochen.

Bei Patienten mit Conn-Syndrom sollte die Hypokaliämie präoperativ mittels Spironolacton (z. B. 2 × 200 mg/Tag) und oralen Kaliumgaben ausgeglichen werden. Postoperativ ist nur auf eine hinreichende Natriumzufuhr zu achten. Nach Exstirpation eines unilateralen Phäochromozytoms, Conn-Adenoms oder einer Nebennierenmetastase bedarf es keiner Hormonsubstitution. Werden einseitige glukokortikoid-sezernierende Nebennierentumoren (adrenales Cushing-Syndrom) exstirpiert, so ist wegen der Blockade des Regelkreises von einer Hypoplasie der kontralateralen Nebennierenrinde auszugehen. Deshalb muß bereits intraoperativ mit einer Kortikoidsubstitution begonnen werden, die postoperativ weitergeführt wird (z. B. beginnend mit 100 mg Hydrocortison/Tag). Unter schrittweiser Dosisreduktion kann die Substitutionsmedikation über Wochen bis Monaten ausgeschlichen werden.

Nach beidseitiger Adrenalektomie ist eine lebenslange Medikation mit Cortisol (z. B. 30 mg/Tag) und Mineralkortikoiden (z. B. 0,1 mg Fluohydrocortison/Tag) notwendig. In Streßsituationen sollten Dosissteigerungen erfolgen, ein Cortisonausweis ist auszustellen und mitzuführen.

## 13.5 Verfahrenswahl

Der operative Zugangsweg sollte heute in Abhängigkeit von der Tumorgröße und damit von der Wahrscheinlichkeit eines Malignoms gewählt werden. Als Grenzwert gilt nach wie vor ein Durchmesser von 5–6 cm. Während kleinere Nebennierentumoren fast immer benigne sind, ist jede dritte größere Neoplasie bösartig. Da bei Malignomen eine vollständige Exstirpation unter Mitnahme der lokoregionären Lymphknoten und gegebenenfalls auch eine multiviszerale Resektion der Nachbarorgane notwendig ist, sollte in solchen Situationen der übersichtliche, konventionelle, transperitoneale Zugangsweg gewählt werden. Ist der Nebennierentumor kleiner als 5–6 cm, so ist ein endoskopisches Verfahren Methode der Wahl. Dabei geben wir dem dorsalen retroperitoneoskopischen Zugang den Vorzug, weil dieses Verfahren einen direkten Weg zur Nebenniere bietet und relativ schnell und sicher anwendbar ist. Eine Einschränkung endoskopischer Methoden auf Nebennieren*rinden*tumoren besteht nicht, weil auch Phäochromozytome nach entsprechender Vorbehandlung mit hochdosierten α-Rezeptorenblockern ohne gefährliche Blutdruckschwankungen endoskopisch entfernt werden können. Die dorsale retroperitoneoskopische Adrenalektomie setzt allerdings die Kenntnis der dorsalen offenen Methode voraus, die gelegentlich als Ausweichverfahren eingesetzt werden muß. Ein Umstieg vom endoskopischen zum offenen dorsalen Verfahren ist insbesondere bei unklarer anatomischer Situation, z. B. wegen erheblicher Vermehrung des retroperitonealen Fettgewebes bei Cushing-Syndrom, und bei fehlendem Fortschritt in der Präparation nach maximal zwei- bis dreistündiger Operationsdauer zu vollziehen.

Die komplette Adrenalektomie gilt insbesondere bei größeren und malignomverdächtigen Tumoren als Standardverfahren. Subtotale Nebennierenresektionen mit dem Ziel des Funktionserhaltes der Nebennierenrinde werden bei MEN-assoziierten, bilateralen Phäochromozytomen durchgeführt. Die Malignomrate dieser Tumoren gilt als niedrig, Rezidive im verbliebenen, sehr kleinen Markrest sind höchst unwahrscheinlich. Es empfiehlt sich in solchen Situationen, zuerst die Seite mit dem kleinen Tumor und der damit klareren Ab-

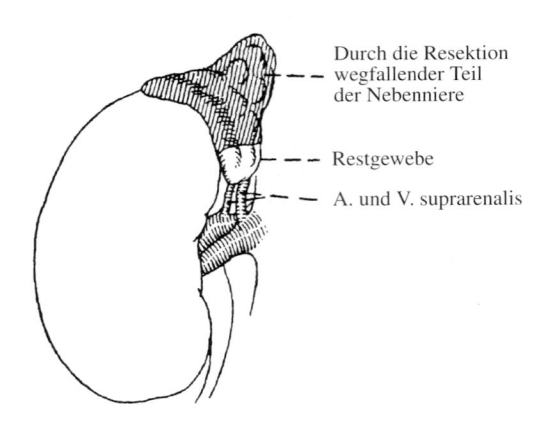

*Abbildung 6-251:* Ausdehnung der subtotalen Nebennierenresektion.

grenzbarkeit des normalen Nebennierengewebes anzugehen. Der Tumor sollte unter möglichst weitgehender Schonung der die Nebenniere versorgenden Gefäße mobilisiert und abgesetzt werden (Abb. 6-251). Ein solches Vorgehen kann auch bei kleinen, unilateralen Nebennierenrindentumoren (< 3 cm, z. B. Conn-Syndrom) erwogen werden. Meistens sind diese Tumoren vom normalen Nebennierengewebe eindeutig abgrenzbar. Für die operative Planung ist die genaue Kenntnis der Anatomie aufgrund der bildgebenden Verfahren sehr hilfreich. Vorgesehene funktionserhaltende Resektionen bei Nebennierentumoren sind auch retroperitoneoskopisch gut durchführbar, weil die Tumorgrenzen wegen der Vergrößerung durch die optischen Systeme besonders deutlich werden. Die Resektion der Nebenniere kann dann mittels Diathermie und Klipps bluttrocken erfolgen.

## 13.6 Ergebnisse

Die Letalität der Adrenalektomie liegt heute unter 1 %. Dies ist in erster Linie Folge der Verbesserungen der perioperativen und intraoperativen Behandlung (hochdosierte α-Rezeptorblockade, Isovolämie) beim Phäochromozytom. Die Morbidität der Adrenalektomie ist vom Zugangsweg abhängig. Der dorsale Zugang bietet gegenüber dem transperitonealen Weg Vorteile hinsichtlich der Transfusionshäufigkeit und der stationären Behandlungsdauer. Nach offener Adrenalektomie ist bei 10–15% der Patienten mit postoperativen Komplikationen (Blutung, Wundheilungsstörung, Pneumonie, Harnwegsinfektion, Beinvenenthrombose) zu rechnen. Diese Probleme sind nach endoskopischem Vorgehen bisher kaum beobachtet worden. Im Vergleich zu den offenen Methoden erlauben die minimal-invasiven Techniken eine Verminderung des postoperativen Analgetikabedarfes auf 20–30% und eine Verkürzung der stationären postoperativen Behandlung auf zwei bis drei Tage. Die einzige, bisher beobachtete, relevante Komplikation der retroperitoneoskopischen Operationsmethode sind temporäre Läsionen des subkostalen Nerven mit umschriebenen Sensibilitätsstörungen und Bauchwandrelaxationen (10% der Patienten). Die Konversionsrate zur offenen Technik liegt bei der minimal-invasiven Nebennierenchirurgie um 10%.

Bei Nebennierenrindenkarzinomen sind die Langzeitergebnisse wesentlich vom Primärstadium abhängig. Bei lokal begrenzten Tumoren (etwa 40% aller Karzinome) liegt die 5-Jahres-Überlebenswahrscheinlichkeit um 70%, im metastasierten Stadium nur um 5%.

# 14. Akutes Abdomen

W. Wyrwich

«Das akute Abdomen ist eines der wenigen Gebiete der Medizin, wo der praktische Arzt die hohe Kunst der Diagnose unmittelbar lebensbedrohlicher Situationen ausschließlich am häuslichen Krankenbett und auf sich allein gestellt ausüben kann und muß, sein Verhalten oft über Leben und Tod entscheidet, wo er sich aber auch mit Stolz erinnern darf, daß sein Wirken nicht nur Beruf, sondern auch eine Berufung ist. Unter akutem Bauch verstehen wir eine plötzlich auftretende, mit starken Bauchschmerzen einhergehende, lebensbedrohliche Situation, die eine sofortige Diagnose und ein rasches Handeln erfordert. Dies ist meist, aber nicht immer, chirurgischer Natur.

Einen akuten Bauch und besonders seine Ursache frühzeitig zu erkennen, kann außerordentlich schwierig sein, und wir werden sehr oft nur dann zum Ziele kommen, wenn wir systematisch vorgehen und uns an eine genaue diagnostische Marschroute halten.» (Max Saegesser)

Das Ziel aller ärztlichen Bemühungen muß sein, sämtliche am Patienten beobachteten Symptome und erhobenen Befunde zu werten bzw. zu interpretieren, damit eine klare Aussage darüber erhalten wird, ob die vom Patienten gebotene Situation
— unmittelbar vital bedrohlich ist,
— latent bedrohlich ist,
— eine weitere stationäre Beobachtung und Behandlung erforderlich macht,
— harmlos ist, kein akutes Abdomen vorliegt und keine weitere Behandlung nötig ist.

## 14.1 Leitsymptome

Das Krankheitsbild des akuten Abdomens ist primär gekennzeichnet durch ein rasches Auftreten starker Abdominalschmerzen, Zeichen von Abwehrspannung und Änderungen der Darmmotilität, in deren Folge Schock und Kollaps auftreten können. Häufig bestehen zusätzliche Krankheitszeichen, die von Saegesser als Sekundärsymptome beschrieben werden. Hierzu zählen Fieber, Tachykardie, Brechreiz, Erbrechen, allgemeines Krankheits- und Schwächegefühl, Durchfall, Verstopfung, Wind- und Stuhlverhalt.

### 14.1.1 Schmerz

Zur raschen, für den Patienten häufig vitalen Diagnosefindung ist die Interpretation des Leitsymptomes Schmerz richtungsweisend für die anatomische und physiologische Zuordnung der Beschwerden. Hilfreich ist hierbei, wenn man sich vor Augen hält, daß der Schmerz über sensible Bahnen des Nervensystems geleitet wird, wobei im Bereich der inneren Organe Fasern des vegetativen Nervensystems die sog. viszeralen Schmerzen, und Fasern des zentralen Nervensystems die sog. somatischen Schmerzen hervorrufen. Somatische Schmerzen werden durch Läsionen von Haut, Faszien, Muskulatur, Gefäßen, Knochen, Nerven, Nervenwurzeln und Rückenmark sowie von Dura, Perikard, Pleura und Peritoneum hervorgerufen. Der somatische Schmerz ist dumpf, stechend oder schneidend und kann vom Patienten in der Regel mühelos und ziemlich genau mit ein bis zwei Fingerspitzen lokalisiert werden (Abb. 6-252, 6-253, 6-254). Der viszerale Schmerz ist oft gekennzeichnet durch schmerzfreie Intervalle und vegetative Begleitsymptomatik, ist diffus, unbestimmt oder kolikartig und wird in eine gesamte Region oder zur Mittellinie hin lokalisiert. Er geht vom viszeralen Peritoneum, das die Hohlorgane umgibt, aus und ist durch Wanddehnung oder Entzündung infolge von Penetration oder Ischämie des Organs hervorgerufen.

Da alle sensiblen Afferenzen in die Hinterwurzel des Rückenmarks einmünden, können Schmerzen, die von einem inneren Organ ausgehen, über Schaltneurone in das jeweilige, zum betroffenen Organ gehörende Dermatom oder Myotom projiziert werden. Nicht selten führt daher ein in ein bestimmtes Dermatom projizierter Schmerz, z.B. der subskapuläre, rechtsseitige Schmerz bei Gallensteinkolik, zu Rückschlüssen auf das erkrankte Organ. Andererseits führt der Schmerz über efferente motorische Bahnen zu Reaktionen der Muskulatur, z.B. zur Tonuserhöhung der Bauchmuskulatur bis hin zur Abwehrspannung, der «défense musculaire». Über vegetative Leitungsbahnen kommen Organreflexe zustande, z.B. paralytischer Ileus nach Ureterkolik; man spricht in diesem Zusammenhang von viszero-viszeralen Reflexen. Die eben erwähnte défense musculaire ist ein sicheres Zeichen der lokalen oder generalisierten Entzündung des Peritoneums und stellt somit in den meisten Fällen bereits per se eine Operationsindikation dar.

Bei der Beurteilung des Schmerzes ist auch die Kinetik aufschlußreich. Prinzipiell lassen sich verschiedene Verläufe als A-Schmerz, B-Schmerz und C-Schmerz klinisch unterscheiden: Der *A-Schmerz* setzt akut ein und erreicht sofort maximale Intensität, er spricht am ehesten für eine Ruptur oder Perforation eines Hohlorgans, einen embolischen Verschluß einer Organarterie oder für Prozesse, die den abdominellen Stützapparat betreffen, wie z.B. Bandscheibenvorfall oder einen Muskelfaserriß mit Rektus-Scheiden-Hämatom. Die Abbildung 6-255 gibt einen Überblick darüber, welche Diagnosen in bezug zur Schmerzkinetik möglich sind.

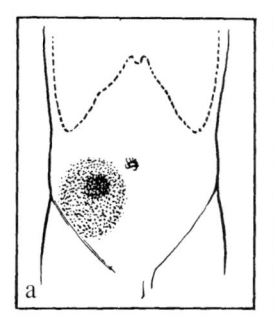

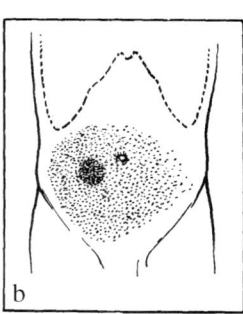

*Abbildung 6-252:* Schmerzkinetik bei progredienter Appendizitis. a. Parietaler Schmerz mit klarer Lokalisation im rechten Unterbauch. b. Schmerzausbreitung in das rechte und gesamte untere Abdomen mit brettharter Spannung: Perityphlitis-Perforation.

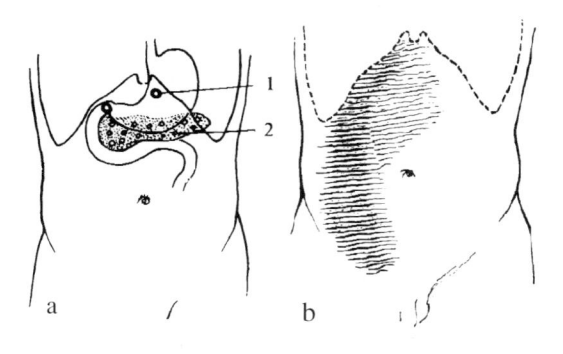

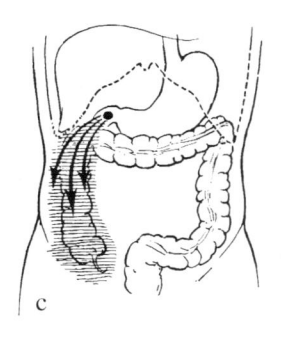

*Abbildung 6-253:* Differentialdiagnose Oberbauchschmerz. a. Ursache Ulkusperforation oder akute Pankreatitis. b. Spontan- und Druckschmerz entsprechend der weiteren Ausbreitung und des Stärkegrades der Oberbauchperitonitis. c. Die Schmerzsymptomatik senkt sich in das rechte Abdomen ab entsprechend dem Ausbreitungsgrad der Peritonitis.

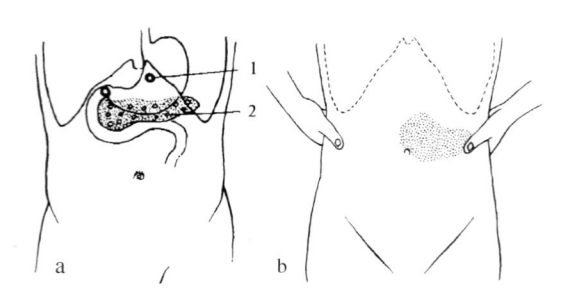

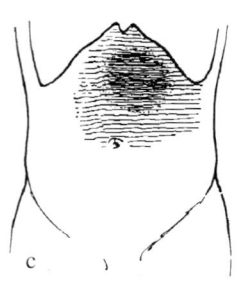

*Abbildung 6-254:* Differentialdiagnose der Oberbauchperitonitis. a. Ursache 1 Ulkusperforation, 2 akute Pankreatitis. b. Das Krankheitsgeschehen erreicht das parietale Peritoneum nicht. Der Schmerz wird entsprechend der Tiefenlokalisation ventral, lumbal und dorsal als gürtelförmig empfunden. c. Schließlich Ausbreitung des Herdes in das peripankreatische Gewebe. Druck- und Spontanschmerz nehmen im Epigastrium zu.

Der *B-Schmerz* setzt immer wieder kurzzeitig ein, steigert sich im zeitlichen Verlauf kontinuierlich, bis er innerhalb von Minuten bis Stunden sein Maximum erreicht. Er ist charakteristisch für plötzliche Passage- und Motilitätsstörungen des Magen-Darm-, des Urogenitaltraktes und des Gallensystems.

Der *C-Schmerz* schließlich ist ein kontinuierlich, allmählich beginnender und anfangs kaum beeinträchtigender Schmerz, der einen langen Verlauf zeigt und bisweilen erst nach Tagen Maximalintensität erreicht. Er ist in der Regel durch chronisch entzündliche Veränderungen, tiefe Darmverschlüsse und Tumoren bedingt.

Klinisch müssen außer der Schmerzkinetik auch die Schmerzintensität und das Erscheinungsbild des Schmerzes betrachtet werden. Zugegebenermaßen stellt die Beurteilung der Schmerzintensität den Untersucher bisweilen vor Probleme, da sie stets subjektiv empfunden ist und von Patient zu Patient erhebliche Schwankungsbreite besitzt. Eine Veränderung der Schmerzintensität bei Untersuchungen zu unterschiedlichen Zeiten durch denselben Arzt wird jedoch beurteilbar sein. Vom Erscheinungsbild des Schmerzes her wird man einen *Dauerschmerz* gut von *krampfartigen* und/oder *kolikartigen* Schmerzen unterscheiden kön-

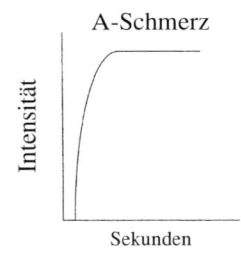

| | A-Schmerz | B-Schmerz | C-Schmerz |
|---|---|---|---|
| | Sekunden | Minuten – Stunden | Stunden – Tage |
| | akut, maximal | Befundverschlechterung nach plötzlichem Beginn | kontinuierlich, über Tage entwickelter, chronischer Schmerz |
| | Perforation/Ruptur von Hohlorganen Kapselhämatome von intraabdominellen Organen Zystenrupturen Spontanpneumothorax Aneurysmaruptur Myokardinfarkt Mesenterialinfarkt Lungenembolie Bandscheibenprolaps | Hoher Ileus Strangulationsileus Gallenkolik Nierenkolik akute Cholangitis Stieldrehung v. Zysten | Tiefer Dünndarmileus Dickdarm-Ileus Tumore des Dünn-Dickdarms Mesenterial-Ischämie Ulcus ventriculi Ulcus duodeni Appendicitis Pancreatitis Adnexitis Divertikulitis Lymphadenitis mesenterica |

*Abbildung 6-255:* Schmerzcharakter und mögliche Diagnosen.

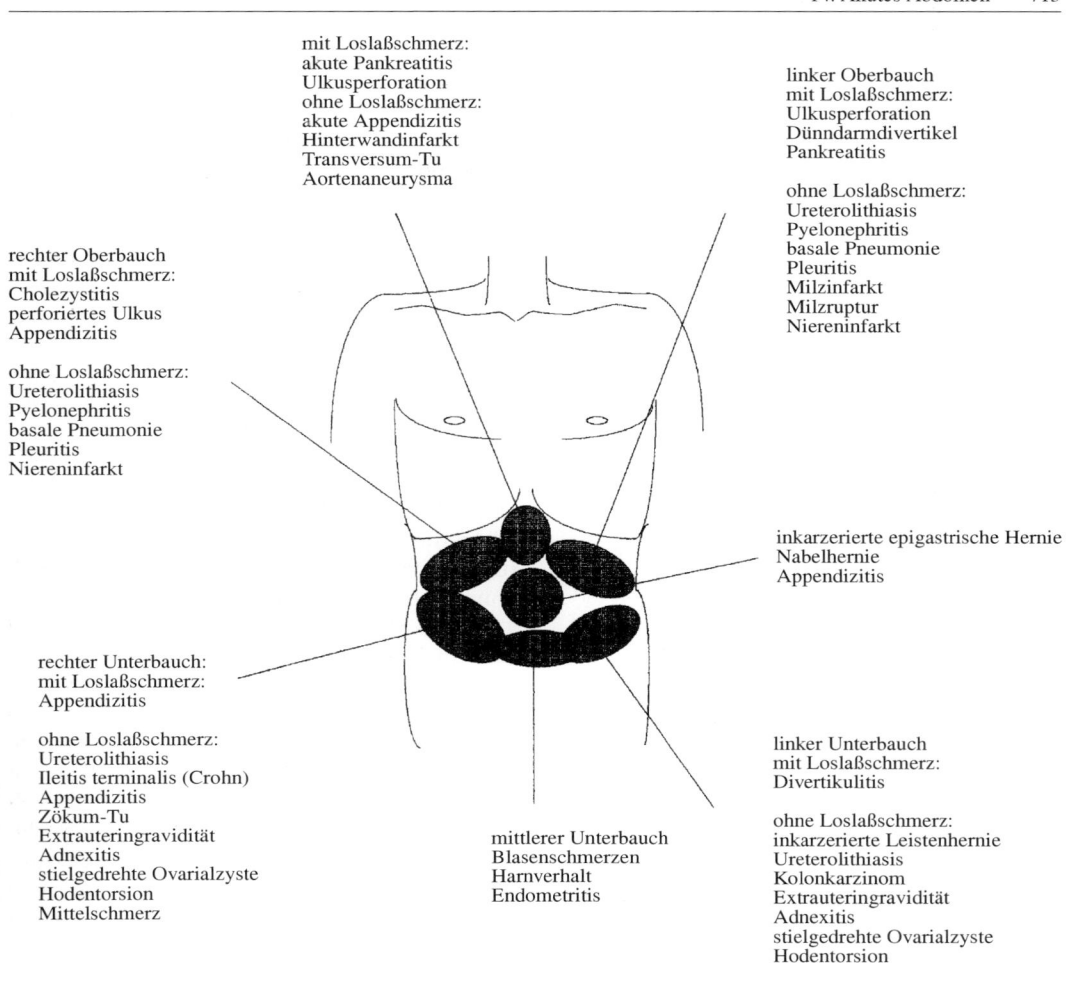

mit Loslaßschmerz:
akute Pankreatitis
Ulkusperforation
ohne Loslaßschmerz:
akute Appendizitis
Hinterwandinfarkt
Transversum-Tu
Aortenaneurysma

linker Oberbauch
mit Loslaßschmerz:
Ulkusperforation
Dünndarmdivertikel
Pankreatitis

ohne Loslaßschmerz:
Ureterolithiasis
Pyelonephritis
basale Pneumonie
Pleuritis
Milzinfarkt
Milzruptur
Niereninfarkt

rechter Oberbauch
mit Loslaßschmerz:
Cholezystitis
perforiertes Ulkus
Appendizitis

ohne Loslaßschmerz:
Ureterolithiasis
Pyelonephritis
basale Pneumonie
Pleuritis
Niereninfarkt

inkarzerierte epigastrische Hernie
Nabelhernie
Appendizitis

rechter Unterbauch:
mit Loslaßschmerz:
Appendizitis

ohne Loslaßschmerz:
Ureterolithiasis
Ileitis terminalis (Crohn)
Appendizitis
Zökum-Tu
Extrauteringravidität
Adnexitis
stielgedrehte Ovarialzyste
Hodentorsion
Mittelschmerz

linker Unterbauch
mit Loslaßschmerz:
Divertikulitis

ohne Loslaßschmerz:
inkarzerierte Leistenhernie
Ureterolithiasis
Kolonkarzinom
Extrauteringravidität
Adnexitis
stielgedrehte Ovarialzyste
Hodentorsion

mittlerer Unterbauch
Blasenschmerzen
Harnverhalt
Endometritis

Diffuse Schmerzen, in allen Regionen vorkommend:
Mesenterialinfarkt, Dünndarmileus, retroperitoneales Hämatom,
Intoxikation (Schwermetalle), akute Porphyrie, diabetische
Pseudoperitonitis, Addison-Krise, Gastroenteritis, Lymphadenitis mesenterica

*Abbildung 6-256:* Schmerztopik.

nen. Bei der klinischen Untersuchung muß immer nach einer Veränderung der Schmerzintensität, des Erscheinungsbildes des Schmerzes bzw. der Lokalisation des Schmerzes gefragt werden, da sich hieraus für den Arzt wichtige Zusatzinformationen und mitunter Alarmsignale zum sofortigen Handeln ableiten lassen.

*Merke: Eine spontane Schmerzerleichterung nach erheblichen Abdominalschmerzen kann das Zeichen einer Organperforation sein!*

Jeder Chirurg wird über Fälle berichten können, in denen Patienten sich nach primär erheblichen Schmerzen solange wohlgefühlt hatten, bis sie schließlich mit Peritonitis-Zeichen operiert werden mußten.

*Wandernde Schmerzen* werden im Zusammenhang mit der Appendizitis (vom Epigastrium zum rechten Unterbauch), der Ulkusperforation (vom Epigastrium in den Unterbauch und ins kleine Becken) und der Sigmadivertikulitis (von Periumbilikal in den linken Unterbauch) häufiger beobachtet.

Wie eingangs besprochen, kommt der Lokalisation des Schmerzes große Bedeutung zu, da eine Reizung des parietalen Peritoneums eine regionale, in vielen Fällen sogar eine Organzuordnung ermöglicht. Hierzu ist es sinnvoll, sich das Abdomen in einzelne Bereiche zu unterteilen: rechter Oberbauch, Epigastrium, linker Oberbauch, Mittelbauch bzw. Periumbilikalregion, rechter Unterbauch, linker Unterbauch und die suprapubische Region.

Die Abbildung 6-252 stellt hierzu die wichtigsten Differentialdiagnosen zusammen, unter zusätzlicher Differenzierung eines möglichen Loslaß-Schmerzes. Der Loslaß-Schmerz wird ausgelöst, indem nach einem langsamen, sanft tiefergehenden Palpieren in einem schmerzfreien Bereich das Abdomen plötzlich entlastet wird. Eine Schmerzantwort an anderer Stelle als der imprimierten spricht für eine peritoneale Reizung, meist durch lokale Entzündung bedingt.

Noch aussagekräftiger als der Palpationsschmerz, weil in der Regel gleichbedeutend mit einer Operationsindikation, ist der *Perkussionsschmerz*, der über dem entzündlich veränderten parietalen Peritoneum durch einfaches leichtes Klopfen ausgelöst wird.

Im Gegensatz zu den lokalen Schmerzantworten können Schmerzen durch die segmentale Beziehung zwischen vegetativem und zerebrospinalem Nervensystem auch als ausstrahlend beschrieben werden. Hierbei können Schmerzausstrahlungen in die *linke Schulter* durch Pankreatitis, Pleuritis oder Myokardinfarkt bedingt sein. Schmerzausstrahlung in die *rechte Schulter* spiegelt häufig eine perforierte Duodenalulzeration, Lebererkrankungen und Pleura-Affektionen wider. Die *Regio subscapularis* ist häufiger bei Gallenwegserkrankungen, urogenitalen Erkrankungen, Appendiziditen und Leistenhernien betroffen. In die *Glutealregion* mit Dermatom S 2–S 4 projizieren sich Prozesse im Rektum, im Bereich des Uterus, der Prostata oder der Harnblase.

### 14.1.2 Abwehrspannung

Ein weiteres Leitsymptom neben dem Schmerz bei der Beurteilung eines akuten Abdomens ist die *Abwehrspannung*, die als défense musculaire bezeichnet wird und die für eine floride Entzündung im Bereich des Peritoneums spricht. Eine lokale Abwehrspannung kann auftreten bei Perforation eines Magen- oder Duodenalulkus, bei akuter Cholezystitis, einem perforierten Meckelschen Divertikel, bei Appendizitis, Salpingitis, Sigmadivertikulitis oder Extrauterin-Gravidität.

Wenn eine generalisierte Abwehrspannung vorliegt, ist dies ein klinisches Zeichen für eine Peritonitis. Als Ursachen einer Peritonitis kommen in Betracht: Darmgangrän, nekrotisierende Pankreatitis, Ulkusperforation, perforierte Cholezystitis, perforierte Appendizitis.

### 14.1.3 Änderung der Darmmotilität

Die Veränderung der Peristaltik ist das dritte Leitsymptom bei der Beurteilung eines akuten Abdomens. Das Spektrum der möglichen Störungen reicht von Hyperperistaltik, wie z. B. bei der Gastroenteritis, bis zur absoluten Atonie, z. B. aufgrund einer generalisierten Peritonitis.

Hierbei gilt es jedoch, Fallstricke zu kennen und zu vermeiden: So kann z. B. eine Embolie in einem darmversorgenden Ast der Arteria mesenterica zu heftigsten Schmerzen im ischämischen Darmteil führen, während auskultatorisch eine lebhafte Peristaltik imponiert. Wenn bald darauf sowohl die Schmerzen nachlassen als auch die Peristaltik sich normalisiert, wird sich der Patient wohlerfühlen, der Arzt beruhigter sein, jedoch eine lokale Darmwandnekrose eingesetzt haben und der Patient zu dem Zeitpunkt bereits erheblich stärker gefährdet sein als vorher.

Über Auskultationsbefunde, die im Zusammenhang mit der Entstehung eines Ileus einhergehen, sei auf das entsprechende Kapitel verwiesen.

Der Allgemeinzustand des Patienten schließlich rundet das Bild, das sich der Arzt von der Schwere der Erkrankung machen muß, ab. Begleitsymptome wie Fieber und Angst, Veränderungen der Atemfrequenz und des Atemmusters, Exsikkose und Schockzeichen, sind Alarmsignale, die nicht übersehen werden dürfen.

## 14.2 Begleitsymptome

Es können beim akuten Abdomen Befunde wie Angst, Dyspnoe, Erbrechen, Fieber, kardiopulmonale Dekompensation und Schock auftreten, die die Bedrohlichkeit erheblich stärker unterstreichen als unspezifische Begleitsymptome wie z. B. allgemeines Krankheitsgefühl, reduzierter Allgemeinzustand und/oder Ernährungszustand, Diarrhoe oder Obstipation.

### 14.2.1 Fieber

Neben Schockzeichen ist Fieber das häufigste Begleitsymptom des akuten Abdomens. Wenn die Körpertemperatur eines Patienten mit Abdominalschmerzen innerhalb einiger Stunden von Normalwerten auf über 38,5°C ansteigt, ist dies fast immer ein Hinweis auf einen chirurgisch zu behandelnden Entzündungsprozeß. Als die die Regel hier bestätigende Ausnahme seien die Pneumonie und Pyelonephritis genannt. Prinzipiell ist aber stets an eine Hohlorgan-Perforation oder einen Abszeß sowie eine generalisierte Peritonitis zu denken. Temperaturen zwischen 37,5 und 38,5°C finden sich häufiger bei Adnexitiden, Appendizitis, Divertikulitis und Infarzierungen des Darms.

### 14.2.2 Schockzeichen

Die Begleitsymptome Blässe, Tachykardie, kalter Schweiß und flacher Puls sind Anzeichen eines Schocks, die sofortige Maßnahmen erzwingen. Es sollte jedoch hier vorher differenziert werden, um welche der möglichen Schockformen es sich bei dem Patienten handelt: Befindet sich der Patient im hämorrhagisch-hypovolämischen, im septischen oder im kardiogenen Schock? Obwohl dieses Thema in einem separaten Kapitel besprochen ist, sei hier nochmal auf die wesentlichen Unterschiede dieser drei Schockformen eingegangen: Während der hämorrhagische bzw. hypovolämische Schock durch Flüssigkeitsverluste, z. B. Blutung, Erbrechen, Diarrhöen entsteht, handelt es sich beim septischen Schock um eine relative Hypovolämie durch kapilläre Gefäßweitstellung und Permeabilitätsstörung aufgrund freiwerdener Bakterientoxine. Der kardiogene Schock entsteht durch Pumpversagen. Insoweit zeigt der *mittlere arterielle Druck* in den drei Schockformen deutliche Unterschiede: während er im septischen Schock eher normal, gelegentlich etwas erniedrigt ist, zeigt er beim hämorrhagischen Schock normalerweise Werte zwischen 85–90 mmHg, beim kardiogenen Schock immer Werte unter 85 mmHg.

Die *Pulsfrequenz* ist in allen Schockformen in der Regel erhöht.

Der *zentrale Venendruck (ZVD)* ist bei hämorrhagischem Schock meist unter 2 cm$H_2O$, beim septischen Schock unter 5 cm$H_2O$ und im Gegensatz dazu im kardiogenen Schock in der Regel deutlich über 10 cm$H_2O$ erhöht.

Beim hämorrhagischen Schock zeigt der Patient eine blasse, kalte, feuchte *Haut* und gelegentlich eine periphere *Zyanose*, die Halsvenen sind kollabiert. Der Patient im kardiogenen Schock hingegen zeigt zwar eine blasse und kalte, in der Regel aber keine feuchte Haut. Die Zyanose ist zentral, die Halsvenen sind gestaut. Der Patient im septischen Schock wirkt gesünder, als er ist: er zeigt eine warme, trockene, gut durchblutete Haut, eine Zyanose fehlt in der Regel, die Venenfüllung ist anfangs normal. Lediglich die Körpertemperatur ist deutlich über 38,5°C erhöht, was bei den anderen Schockformen nicht der Fall ist.

Beim Vorliegen eines hämorrhagischen Schocks ohne Trauma-Anamnese (die für eine Milz- oder Leberruptur sowie einen Mesenterialeinriß nach stupfem Bauchtrauma spräche) muß an die Ruptur eines Aortenaneurysmas, einer Tube aufgrund einer Extrauterin-Gravidität oder eine tumorbedingte Leberruptur gedacht werden, obwohl letztere sicher zu den Raritäten zählt. In diesem Fall muß der Patient ohne weiterführende Diagnostik unverzüglich zur Operation vorbereitet werden.

Beim Vorliegen eines kardiogenen Schocks gehört der Patient unverzüglich in die Hand eines intensivmedizinisch erfahrenen Kardiologen. Im septischen Schock bedarf es der akuten intensivmedizinischen Behandlung bis zur Stabilisierung des Patienten, um ggf. eine medikamentöse Behandlung bzw., wenn möglich, eine operative Sanierung des Sepsisherdes zu erreichen.

### 14.2.3 Sonstige Symptome

Zu den weiteren, in der Beurteilung des Patienten wichtigen Befunden gehören Angst, Dyspnoe und Erbrechen. Bei der Kombination von Angst und Dyspnoe muß das Vorliegen einer extraabdominellen Erkrankung, z. B. Myokardinfarkt, Pneumothorax oder Lungenembolie ausgeschlossen werden.

Erbrechen im Zusammenhang mit einer akuten Bauchsymptomatik kann entweder ein Hinweis auf einen mechanischen Stop im Gastrointestinaltrakt (s. Kapitel Ileus) oder reflektorische Antwort auf eine Entzündung oder Kolik sein.

Diarrhöen treten am häufigsten durch Entzündungen des Dünn- und Dickdarmes auf und sind in der Mehrzahl der Fälle internistischer Genese. Dennoch muß vom Chirurgen stets an das mögliche Vorliegen einer Appendizitis, Adnexitis, lokalen Ischämie des Darmes bzw. an ein Tumorgeschehen gedacht werden!

Die Hämaturie kann als Begleitsymptom auftreten bei entzündlichen Prozessen im Bereich des Urogenitalsystems und seiner benachbarten Organe sowie bei Nierensteinkoliken.

Abschließend sei das Begleitsymptom Blut im Stuhl angesprochen. Sein Auftreten wird besonders bei entzündlichen Erkrankungen (Ileitis, Kolitis) zu erwarten sein, jedoch auch beim Ileus aufgrund von Tumoren, Invagination, Volvulus und Strangulation des Darmes sowie als Folge von Darminfarkten.

## 14.3 Vorgehen bei der klinischen Untersuchung

Es empfiehlt sich, das bekannte Schema Anamnese, Inspektion, körperliche Untersuchung mit Palpation, Perkussion und Auskultation und schließlich apparative Diagnostik einzuhalten. In der Anamnese versuchen wir, eine Aussage über Prodromalzeichen, Krankheitsbeginn und Begleitsymptome sowie die Veränderung seit Krankheitsbeginn zu erkunden. Hierbei sind die in diesem Kapitel beschriebene Differenzierung des Schmerzes und beobachtete Begleitsymptome von besonderer Bedeutung. Insbesondere fragen wir nach früheren Operationen sowie bestehenden internistischen Erkrankungen.

Die Inspektion ermöglicht das Abschätzen des Allgemeinzustandes. Hierbei wird besonderes Augenmerk auf die folgenden Punkte gelegt: Ernährungszustand (ist der Patient adipös, anorektisch oder kachektisch?), Körperhaltung (z. B. nimmt der Patient Schonhaltung ein, liegt er flach, liegt er auf der Seite, sitzt er mit erhöhtem Oberkörper, krümmt er sich vor Schmerzen?), Atmung (Tachypnoe, Dyspnoe, Orthopnoe?) und Schockzeichen (Blässe, Zyanose, Angst, Unruhe, Kaltschweißigkeit), ferner Narben und äußerliche Merkmale wie z. B. Verletzungszeichen, Hämatome und Spider naevi.

Die Palpation ist wichtig zur Differenzierung der Bauchdeckenspannung, zur Lokalisation des Punctum maximum sowie zum Ausschluß von Bauchwandtumoren und Hernien. Die Perkussion liefert Hinweise über Meteorismus, Aszitesbildung und Peritonitiszeichen.

Die Auskultation liefert entscheidende Hinweise zur Differenzierung eines mechanischen bzw. paralytischen Ileus, ferner können Gefäßgeräusche beim Vorliegen eines Aneurysmas auftreten.

Die rektal-digitale Untersuchung ist in jedem Fall unabdingbar nötig. Im Rahmen der Appendizitis-Diagnostik formuliert Saegesser die Notwendigkeit dieser Untersuchung folgendermaßen: «Es ist erfahrungsgemäß wichtiger, dem Kranken mit Verdacht auf Appendizitis den Finger in den Mastdarm, als das Thermometer in den Mund zu stekken oder die Leukozytenzahl zu bestimmen. Haben wir keinen Gummifingerling bei uns, so ist es besser, den Zeigefinger zu beschmutzen als seinen guten Ruf.» Bei der rektal-digitalen Untersuchung achtet man besonders auf Schmerzempfindlichkeit und Konsistenz der im Rektum benachbarten Strukturen (z. B. Prostata oder Portio) und den Zustand des Douglasschen Raumes. Hier können z. B. Flüssigkeitsansammlungen als Hinweis auf intraabdominelle Entzündung oder Abszeßbildung gewertet werden. Ferner wird bei Frauen der Portio-Schiebeschmerz beim Vorliegen einer Adnexitis, Salpingitis oder Endometritis auflösbar sein.

## 14.4 Apparative Diagnostik

### 14.4.1 Laboruntersuchungen

In den meisten Kliniken werden bei Einlieferung eines Patienten über die Notfallambulanz bestimmte Laborwertegruppen untersucht. In jedem Fall sollten beim Vorliegen eines akuten Abdomens folgende Standards erfüllt sein: eine Blutprobe unter Bestimmung von Blutbild, Serumelektrolyten, Kreatinin, Harnstoff, Amylase, Lipase, Glukose, Gerinnungstests (Quick, PTT, TZ) und Leberenzyme sowie das C-reaktive Protein (CRP). Der Urinbefund sollte Sediment, Erythrozyten, Leukozyten sowie Glukose-, Eiweiß- und Amylasebestimmung umfassen.

Weitere Laborparameter können in Abhängigkeit von der Verdachtsdiagnose nötig sein. Hierbei sollte z. B. beim Verdacht auf

| | |
|---|---|
| Pankreatitis | Laktakt, LDH und Kalzium |
| Mesenterialinfarkt | Laktakt und LDH |
| Myokardinfarkt | LDH, CK, CKMB und GOT |

bestimmt werden.

Nach Ausschluß extraabdomineller Ursachen haben die Entzündungsparameter bei der Beurteilung einer akuten abdominellen Symptomatik den höchsten Stellenwert. Allerdings darf man sich nicht durch fehlende oder normale Entzündungsparameter von einem chirurgischen Vorgehen abhalten lassen, wenn klinisch Anhaltspunkte für das Vorliegen z. B. einer Appendizitis bestehen. Bei älteren Patienten ist eher mit einer zunehmenden Verschlechterung des Allgemeinzustandes zu rechnen als mit einer ausgeprägten Leukozytose, selbst wenn schwere abdominelle Entzündungen bestehen.

### 14.4.2 Sonographie

Die Sonographie bietet dem Untersucher erhebliche Entscheidungshilfen bei der Abklärung eines akuten Abdomens. Hierbei können vor allem freie Flüssigkeit, Gallenblasenhydrops, Gallensteine, Veränderungen des Nierenbeckens sowie des Nierenparenchyms, Veränderungen des Pankreas sowie Konkremente im Pankreas, im Nierenbecken und Gefäßkalk nachgewiesen werden. Bisweilen zeigt sich sogar das für eine Appendizitis typische Kokardenphänomen im Sonogramm. Die Sonographie ist besonders bei der Abklärung eines akuten Abdomens während einer bestehenden Schwangerschaft das Diagnostikum der Wahl.

### 14.4.3 Röntgenuntersuchungen

Zu den Röntgenuntersuchungen, die zur Abklärung eines akuten Abdomens zwingend erforderlich sind, gehören die Abdomenleeraufnahme im Stehen bzw., falls dies nicht möglich ist, in Linksseitenlage, und die Thoraxübersicht in zwei Ebenen. Kontrastmitteluntersuchungen, Angiographie und Computertomographie werden zur Klärung bestimmter Fragestellungen nötig sein, gehören aber nicht zu den Untersuchungen der ersten Stunde.

Die Abdomenübersicht ermöglicht Aussagen über
– subphrenisch freie Luft (auch als Perforationszeichen)
– Gasbildung zwischen Leber und Duodenum (z. B. nach biliodigestiver Anastomose, Gallensteinileus sowie entlang der Vena Portae als Komplikation bei Appendizitis oder Kolitis ulzerosa sowie bei Zustand nach peritonealer Duodenalperforation)
– Spiegel (z. B. bei mechanischem oder paralytischem Ileus, Abb. 6-257)

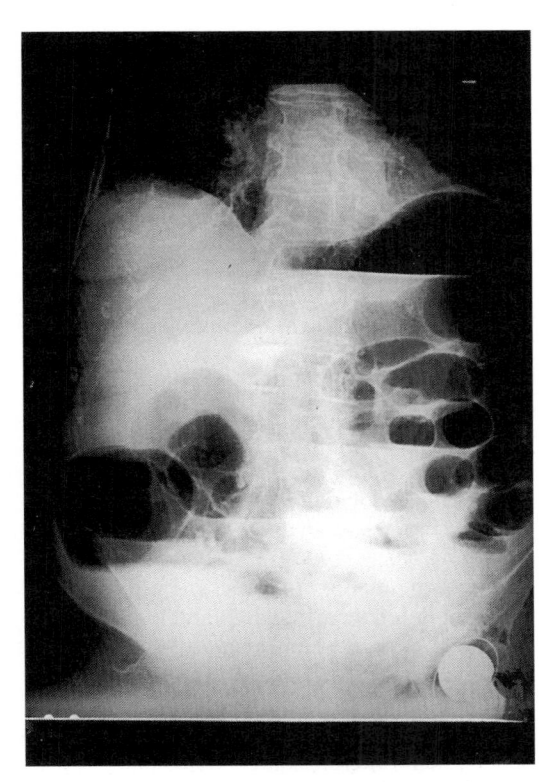

*Abbildung 6-257:* Abdomenübersichtsaufnahme mit Nachweis typischer Flüßigkeitsspiegel und darüber «stehender» luftgefüllter Schlingen. Bei der Aufnahme im Stehen ist eine gewisse Zuordnung des stenosierenden Prozesses, hier wahrscheinlich im distalen Ileum, möglich. Die Verlaufskontrolle würde die unveränderte Persistenz der stehenden Schlingen nachweisen (aber immer auch nur in Verbindung mit der klinischen Untersuchungen wie Auskultationen).

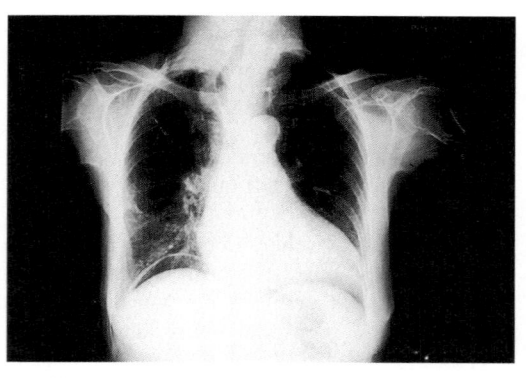

*Abbildung 6-258:* Nachweis von Luftsicheln, hier rechts wie links, subphrenisch und Gas sammelt sich nach Perforation eines Hohlorganes (Magen, Dünndarm, Kolon) nach oben steigend unter dem Zwerchfell. Auch länger bestehende bakterielle Prozesse können zu langsamer Gasbildung führen.

*Abbildung 6-259:* Ein Mesenterialinfarkt ist ein schwieriges diagnostisches Problem, da die Diagnose, wenn die einsetzende Therapie noch sinnvoll sein soll, bereits in den ersten Stunden geklärt sein muß. Bei fehlenden anderweitigen Symptomen muß die angiographische Diagnostik auch bei nur geringem Verdacht auf Mesenterialinfarzierung durchgeführt werden.

- kalkdichte Konkremente bzw. Gefäßkalk (z. B. Konkremente bei Gallenstein- oder Nierensteinleiden, Phlebolithen oder degenerative Gefäßveränderungen)
- Fremdkörper.

Die Thoraxübersicht zeigt subphrenische Luftsicheln (Abb. 6-258) meistens besser als die Abdomenübersichtaufnahme, ferner können extraperitoneale Ursachen eines akuten Abdomens wie z. B. kardiologischer (kardiale Dekompensationszeichen) oder pulmonaler Genese (Pneumothorax) ausgeschlossen werden. Die Beurteilung der Thoraxaufnahme dient zum Erfassen sympathischer Reizergüsse (oft bei Pankreatitis, Oberbauchperitonitis, subphrenischem Abszeß und penetrierendem Ulkusgeschehen), einseitigen (subphrenischer Raumforderung durch Hämatome, Abszeß oder Luft) und beidseitigem Zwerchfellhochstand (wie er z. B. bei Darmparalyse, Ileus, Meteorismus, freier Flüssigkeit oder Luft vorkommt). Ein linksseitiger Zwerchfellhochstand sollte den Arzt veranlassen, eine Zwerchfellhernie oder Ruption des Zwerchfells als Ursache eines akuten Abdomens in seine Überlegungen mit einzubeziehen.

Eine Entscheidung für eine Operation sollte niemals aufgrund eines unauffälligen Röntgenbildes verworfen werden, da negative Röntgenuntersuchungen auch bei schweren intraabdominellen Prozessen vorliegen können.

Orale Kontrastmitteluntersuchungen sind selten als Notfalldiagnostika erforderlich. Sie können u. U. zur Diagnostik der Höhe eines mechanischen Hindernisses eingesetzt werden. Wichtiger ist die Kontrastmitteluntersuchung des Kolons, da hierbei nicht nur eine Höhenlokalisation, sondern in den meisten Fällen auch eine Aussage über die Art der Störung erreicht werden kann. In jedem Fall ist darauf zu achten, ausschließlich wasserlösliche Kontrastmittel zu verwenden, um nicht bei einer möglichen Organperforation Barium nach intraperitoneal gelangen zu lassen.

Die Angiographie ist indiziert bei einem Verdacht auf einen Mesenterialinfarkt (Abb. 6-259). Ein Aortenaneurysma sollte durch Sonographie allein nachweisbar sein. Die Computertomographie hat ihren Platz in der Beurteilung einer hämorrhagisch nekrotisierenden Pankreatitis, ansonsten spielt sie in der Diagnostik des akuten Abdomens eine eher untergeordnete Rolle.

### 14.4.4 Endoskopie, Laparoskopie

Der Einsatz der Endoskopie spielt beim akuten Abdomen, mit Ausnahme des Bergens von Fremdkörpern, keine entscheidende Rolle. Laparoskopische Techniken werden häufiger in der Gynäkologie eingesetzt, dann jedoch bei bekannter Diagnose als Mittel zur minimalinvasiven Chirurgie. Zur Klärung der Ursache einer vitalen Bedrohung bei einem akuten Abdomen ist die Laparoskopie methodisch unseres Erachtens nach nicht geeignet.

## 14.5 Operationsindikation

Zusammenfassend läßt sich aufgrund der im vorangegangenen Kapitel besprochenen Leitsymptome, Begleitsymptome und harten Daten der Diagnostik eine Strategie des Handelns ableiten:
1. Erhebe die Anamnese und die sofort abrufbaren Befunde möglichst rasch, aber möglichst komplett!
2. Beurteile die Bedrohlichkeit des Geschehens.
3. Beurteile, wie akut das Geschehen ist.
4. Schließe extraperitoneale Ursachen des Geschehens aus.
5. Stelle die Indikation zur sofortigen Operation, wenn die Erkrankung durch folgende Ursachen bedingt ist: Perforation, Peritonitis, mechanischer Ileus, Strangulation, Invagination, Darminfarkt, Appendizitis, Ruptur einer extrauterinen Gravidität, Aortenruptur oder -dissektion, Abszeß.

Wenn trotz sorgfältigster Untersuchung eine Peritonitis oder ein hämorrhagisches Geschehen nicht ausgeschlossen werden können, ist eine baldige Operation indiziert. Aufgrund der Indikationskriterien ergeben sich unterschiedliche operative Zeitintervalle: Die *Notfalloperation* erfolgt innerhalb der ersten zwei Stunden nach Klinikaufnahme. Sie ist indiziert, wenn eine diffuse Peritonitis, eine Extrauteringravidität oder die Ruptur eines Aneurysmas vorliegt. Notfalloperationen dürfen nicht aufgeschoben werden!!

Eine *dringliche Operation* wird innerhalb der ersten sechs Stunden nach Klinikaufnahme durchgeführt. Eine Begründung für einen Operationsaufschub ist nur in der endgültigen Sicherung der Diagnose gerechtfertigt. Als Beispiel für eine dringliche Operationsindikation stehen der mechanische Ileus und die akute Appendizitis.

Davon abzugrenzen ist die *früh-elektive Operation* innerhalb von 36 Stunden nach Klinikaufnahme. Eine früh-elektive Operation kann z. B. bei einer Cholezystitis bzw. bei einer inkompletten Stenose des Darms durch Tumorwachstum angestrebt werden. Die Begründung für den verzögerten Beginn ist eine erheblich bessere Prognose des Patienten aufgrund von ausführlicher Diagnostik, Histologiegewinnung und entsprechender Vorbehandlung.

Schließlich erfolgt die *elektive Operation* zu jedem Zeitpunkt nach stationärer Aufnahme, in der Regel innerhalb von drei Tagen nach stationärer Aufnahme. Die Begründung für elektive Operationen sind gründliche Vorbehandlung, ausführliche Röntgendiagnostik und Reduktion der Entzündungsreaktion. Beispiele für diese Operationsart ist z. B. die Divertikulitis ohne Divertikelperforation.

# 15. Ileus

W. Wyrwich und H. Denecke

## 15.1 Definition und Nomenklatur

Passagestörungen des Dünndarmes oder des Dickdarmes werden unabhängig von der ihnen zugrundeliegenden Ursache als Ileus bezeichnet. Allen Formen des Ileus (griech. = voll Schlamm) ist die Unfähigkeit des Darmes gemein, den Darminhalt von oral nach aboral zu transportieren.

In Abhängigkeit von der *Pathogenese* der Störung unterscheidet man eine *mechanische* Behinderung (mechanischer Ileus) oder eine *funktionelle* Störung (paralytischer Ileus) der Darmmotilität. Dabei ist nicht immer eine klare Zuordnung zu diesen beiden Gruppen möglich, da Mischformen auftreten können. Zum Beispiel wird ein initial rein mechanischer Ileus unbehandelt letztlich zu einer Darmparalyse führen. In der Praxis bezeichnet man diese Mischformen als *gemischten* Ileus.

Ein mechanischer Ileus kann *ohne* und *mit* Gefäßbeteiligung auftreten, im ersteren Fall spricht man von einem *Obdurationsileus,* im letzteren von einem *Strangulationsileus.*

Der paralytische Ileus kann je nach der ihm zugrundeliegenden Ursache als *entzündlicher, reflektorischer, metabolischer* oder *toxischer* Ileus bezeichnet werden.

Bezüglich der *Lokalisation* wird der Dünndarmileus vom Dickdarmileus unterschieden. Es hat sich in der täglichen Praxis im Hinblick auf die Symptomatik und spätere Therapie als nützlich erwiesen, den hohen Dünndarmileus vom tiefsitzenden Dünndarmileus abzugrenzen. Ferner ist es für den Kliniker von Bedeutung, die *Vollständigkeit der Passagebehinderung* zu differenzieren: Hier wird ein *kompletter* Ileus von einem *inkompletten* Ileus unterschieden.

Treten bei einem bestehenden Ileus (unabhängig von der Genese, der Lokalisation und der Vollständigkeit der Passagestörung) schwerste allgemeine Krankheitssysmptome auf, entwickelt sich das Bild der *Ileuskrankheit,* bei der die physiologischen Regulations- und Abwehrmechanismen des Organismus überfordert werden.

## 15.2 Ätiologie und Pathophysiologie

### 15.2.1 Mechanischer Ileus

Bei 70–75% der Patienten, die wegen eines Ileus in die Klinik eingewiesen werden, ist der Dünndarm betroffen. Nur etwa 25–30% der Ileusfälle sind im Dickdarm lokalisiert. Unter den Ursachen, die eine mechanische Obstruktion des Dünndarmes bewirken, sind peritoneale Verwachsungen (Briden und Adhäsionen) und Hernien mit mehr als 80% führend, gefolgt von malignen Tumoren, entzündlichen Veränderungen und einer Reihe anderer Ursachen (Volvulus, Invagination, Okklusion durch Gallensteine, Fremdkörper, Nahrungsmittel oder Parasiten). Der mechanische Ileus des Dickdarmes hingegen ist meistens Folge einer Ob-

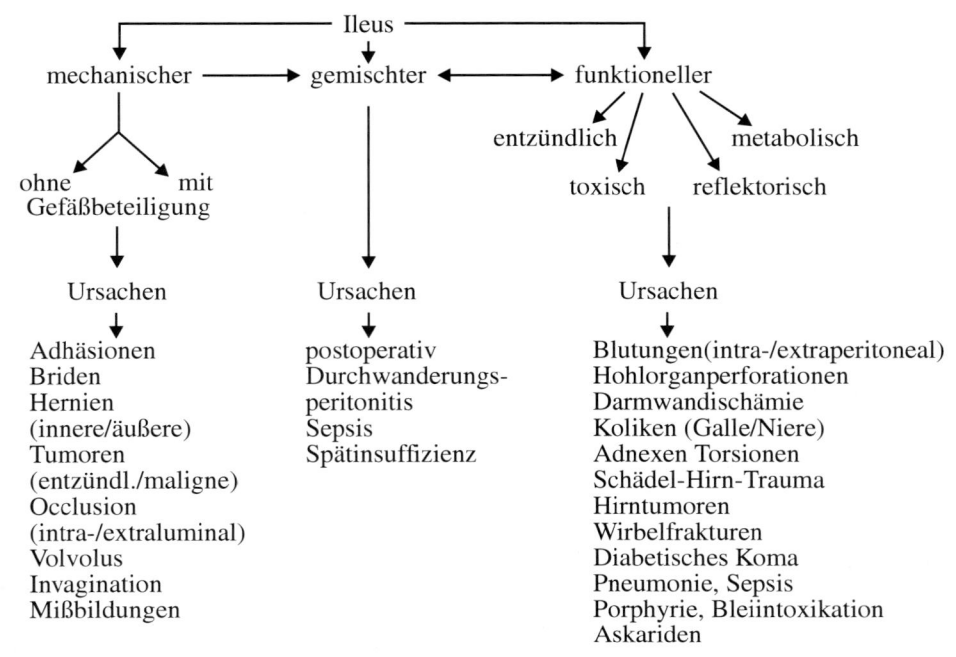

```
                           Ileus
           ┌─────────────────┼─────────────────┐
           ▼                 ▼                 ▼
     mechanischer  ──→  gemischter  ←──  funktioneller
        ┌──┴──┐                        ┌────┬────┬────┐
       ohne   mit                  entzündlich   metabolisch
     Gefäßbeteiligung                toxisch   reflektorisch
```

*Abbildung 6-260:* Ätiologie des Ileus.

**mechanischer — Ursachen**
Adhäsionen
Briden
Hernien
(innere/äußere)
Tumoren
(entzündl./maligne)
Occlusion
(intra-/extraluminal)
Volvolus
Invagination
Mißbildungen

**gemischter — Ursachen**
postoperativ
Durchwanderungs-
peritonitis
Sepsis
Spätinsuffizienz

**funktioneller — Ursachen**
Blutungen(intra-/extraperitoneal)
Hohlorganperforationen
Darmwandischämie
Koliken (Galle/Niere)
Adnexen Torsionen
Schädel-Hirn-Trauma
Hirntumoren
Wirbelfrakturen
Diabetisches Koma
Pneumonie, Sepsis
Porphyrie, Bleiintoxikation
Askariden

duration des Lumens durch ein Karzinom, gefolgt von der Divertikulitits und dem Volvulus. Diese machen etwa 90% der Dickdarmverschlüsse aus. Seltenere Ursachen sind Fremdkörper- und Gallensteinobstruktionen.

### 15.2.2 Paralytischer Ileus

Außer als passagere Reaktion auf einen operativen Eingriff ist die häufigste Ursache für eine Darmparalyse die Peritonitis nach Hohlorganperforation. Dabei kommt es zu einem entzündlich toxischen Ileus, der im oberen Gastrointestinaltrakt durch den Austritt von Magensaft, Pankreassekret und Galle in die freie Bauchhöhle bedingt ist. Bei Perforationen der tiefen Darmabschnitte (z. B. bei Divertikulitis, Appendizitis, Colitis ulcerosa), aber auch bei den verschiedenen Ursachen, die zu einer Gangrän der Darmwand führen können (arterielle und venöse Verschlüsse, Mikroembolien, Strangulationsileus, Inkarzeration oder Richter-Littrésche Hernie), kommt es entweder zum Austritt von Stuhl (kotige Peritonitis) oder pathogenen Keimen (Durchwanderungsperitonitis) in die freie Bauchhöhle.

Der reflektorische Ileus wird vor allem bei retroperitonealen Krankheitsbildern beobachtet. So führen z. B. retroperitoneale Hämatome, häufig als Folge von Wirbel- oder Beckenfrakturen, aber auch Gefäß- und Aneurysmarupturen, meist zu schweren adynamischen Ileusbildern, ebenso wie z. B. Uretersteine, Pyelonephretiden und Pankreatitiden. Aber auch andere intra- und extraabdominelle Ursachen können einen reflektorischen Ileus bewirken: Gallenkolik, Adnextorsionen, Rippenfrakturen, Pneumonie, Myokardinfarkt und Schädel-Hirn-Traumata zählen zu diesen Ursachen.

Im Rahmen der metabolischen Genese sind Veränderungen der Acetylcholinbildung und der Acetylcholinwirkung an der motorischen Endplatte zu nennen. Mangelerscheinungen wie z. B. Eiweißmangel, Vitamin-B- oder Thyroxinmangel können eine Darmparalyse hervorrufen oder verstärken. Wichtigste Ursache des metabolischen Ileus sind jedoch Elektrolytverschiebungen, wie sie z. B. bei der Urämie oder dem diabetischen Koma auftreten können, insbesondere Störungen des Natrium-Kalium-Haushaltes, die über die Veränderungen des Membranpotentials zu Funktionsstörungen der glatten Muskelzelle führen. Ferner können auch

Erkrankungen wie z. B. Porphyrie und Intoxikationen (Schwermetalle und Medikamente) zum klinischen Bild eines paralytischen Ileus führen.

### 15.2.3 Ileuskrankheit

Die Ileuskrankheit resultiert aus einer der oben angeführten Ursachen oder einer Kombination mehrerer Veränderungen, die gleichzeitig auftreten. Bei hohen Verschlüssen fällt durch das Erbrechen der Patienten die enterale Resorption der zugeführten Nahrungsbestandteile und der Verdauungssekrete aus. Durch Verschiebung und Verlust des Extrazellulärvolumens entsteht das Krankheitsbild der hypovolämischen, hyponatriämischen, hypokaliämischen und hypochlorämischen Alkalose.

Beim tiefsitzenden Verschluß ist die Keimbesiedlung des Darmes ausschlaggebend für die weiteren pathologischen Veränderungen: Hier besiedeln Keime des Dickdarmes den gesamten Gastrointestinaltrakt, die Endotoxinproduktion der Bakterien führt zu komplexen Schädigungen der Darmwand, es kommt zu Flüssigkeitsverschiebungen in das Lumen hinein, zu Störungen der Mikrozirkulation und des Elektrolythaushaltes, zur Freisetzung von Mediatoren und Aktivierung des Arachidonsäureabbaus. Letztlich führt die Vielzahl der anfallenden Substanzen zur Überlastung der Entgiftungskapazität der Leber.

## 15.3 Symptome

Die klassischen Symptome des Ileus treten in Abhängigkeit von der Lokalisation des Passagehindernisses in mehr oder weniger ausgeprägter Weise auf. So sind:
- Abdominalschmerzen
- Übelkeit und Erbrechen
- Meteorismus und Abwehrspannung
- Stuhl- und Windverhalt
- veränderte oder fehlende Darmgeräusche

hinweisend auf das Vorliegen einer Darmpassagestörung.

Im einzelnen reicht die Spannweite der Abdominalschmerzen von einfachem Unbehagen und Völlegefühl beim paralytischen Ileus bis hin zu

*Tabelle 6-55:* Symptome beim Ileus.

| Symptome | Strangulation | Dünndarm hoch | Dünndarm tief | Dickdarm | Funkt. Ileus |
|---|---|---|---|---|---|
| Schmerz | Akut +++ | (–) bis + | ++ | ++ | – |
| Schmerzcharakter | Dauerschmerz | Unwohlsein | kolikartig | Distensionsschmerz, teils krampfartig | kurz |
| Erbrechen | sofort | sofort/gallig | verzögert, gallig-fäkulent | spät fäkulent | Überlauferbrechen |
| Abwehrspannung | oft exakt lokalisierbar, oft seitenbetont | vornehmlich epigastrisch | häufig diffus | diffus, teils rechter Unterbauch | fehlt |
| Meteorismus | zunächst gering später zunehmend | – bis minimal | + bis +++ zunehmend, oft Abdomenmitte | stark, oft flankenbetont | wechselnd |
| Stuhl | + | + | + bis – | – | – |
| Winde | + | + | + | – | – |
| Darmgeräusche | gesteigert später abnehmend | normal | gesteigert später abnehmend | gesteigert später abnehmend | fehlt |

durch Analgetika kaum beeinflußbaren Dauerschmerzen beim Mesenterialinfarkt oder Strangulationsileus des Dünndarmes.

Dumpfe Distensionsschmerzen wiederum treten bei Dickdarmaffektionen auf und sind oft im Bereich des rechten Unterbauchs lokalisiert, was gelegentlich dazu führt, daß Patienten unter dem Eindruck einer Appendizitis laparotomiert werden.

Das Auftreten von Erbrechen ist ebenfalls abhängig von der Lokalisation des Verschlusses: Es tritt beim Strangulationsileus reflektorisch *sofort* auf, beim hohen Verschluß kommt es zu quantitativem, galligem Erbrechen. Beim Verschluß im mittleren bis tiefen Dünndarm tritt das Erbrechen mit einiger zeitlicher Verzögerung auf und ist teils gallig, später zunehmend fäkulent.

Bei Dickdarmverschlüssen kommt es oft erst sehr spät zu fäkulentem Erbrechen. Durch das Erbrechen kommt es zu einer Entlastung des Darmes, die vorübergehende Dekompression führt zu einer kurzfristigen Beruhigung der Symptomatik.

Meteorismus und Abwehrspannung treten ebenfalls in unterschiedlicher Ausprägung auf: Während beim paralytischen Ileus die Abwehrspannung fehlt und der Meteorismus wechselnd ausgeprägt ist, finden sich beim Strangulationsileus ein zunehmender Meteorismus und eine oft seitenbetonte, exakt lokalisierbare Abwehrspannung. Beim hohen Dünndarmverschluß fehlt der Meteorismus oder ist minimal vorhanden. Die Abwehrspannung tritt gelgentlich auf und ist dann hauptsächlich im Epigastrium lokalisiert.

Beim Dickdarmileus ist der Meteorismus stark ausgeprägt und häufig flankenbetont, die Abwehrspannung ist teils diffus, teils gut lokalisierbar und kann gelegentlich im rechten Unterbauch am ausgeprägtesten sein.

Stuhl- und Windverhalt erlauben einen Rückschluß auf die Höhe der Passagestörung: Beim Dickdarmverschluß treten keine Stuhl- und Windabgänge mehr auf, beim tiefen Dünndarmileus sind Flatusbildungen möglich, anfänglich ist Stuhlgang noch vorhanden, im weiteren Verlauf jedoch treten keine Stühle mehr auf. Der hohe Dünndarileus läßt noch mehrere Stuhlentleerungen und Windabgänge zu. Beim paralytischen Ileus sind aufgrund der allgemeinen Darmparalyse weder Wind- noch Stuhlabgänge zu beobachten.

Die Darmgeräusche sind ein wichtiges Unterscheidungskriterium bei der Abgrenzung eines paralytischen von einem mechanischen Ileus. Während der paralytische Ileus durch absolute «Totenstille» charakterisiert ist und ein Plätschern nur bei Impression des Abdomens auslösbar ist, zeigt sich beim hohen Dünndarmileus eine völlig normale Peristaltik. Beim tiefen Dünndarmileus und beim Verschluß des Dickdarmes ebenso wie beim Strangulationsileus treten zunächst gesteigerte Peristaltik mit Plätschern, Gurren und Spritzgeräuschen auf, bei fortschreitender Symptomatik und Beginn der Durchwanderungsperitonitis werden die Geräusche spärlicher, und schließlich geht der mechanische Ileus in einen paralytischen Ileus über (Tab. 6-55).

## 15.4 Diagnostik

Für die Diagnose empfiehlt sich, das bewährte klinische Schema der
– Anamnese
– Inspektion
– Palpation
– Auskultation
– weiterführenden apparativen Diagnostik

beizubehalten (Tab. 6-56).

*Tabelle 6-56:* Maßnahmen und klinische Diagnostik.

| Anamnese<br>Auskunft über | Inspektion<br>Auskunft über | Palpation<br>Auskunft über | Auskultation<br>Auskunft über | App. Diagnostik |
|---|---|---|---|---|
| Schmerzdauer | Operationsnarben | Resistenzen | Totenstille | Labor |
| Schmerzcharakter | Hernien | palpable Tumoren | Lautstärke der | Röntgen |
| Erbrechen | Steifungen | Abwehrspannung | Darmgeräusche | Sonographie |
| Änderung des | | rektale Untersuchung | Klangcharakter | Endoskopie |
| Stuhlverhaltens | | Tumor | | |
| Blut-, Schleimabgang | | Pseudo-Obstruktion | | |
| Koliken | | Blut | | |
| frühere Operationen | | Schleim | | |

Durch das Abfragen der Anamnese erhält der Untersucher einen Aufschluß über das frühere Befinden des Patienten, die jetzigen Beschwerden sowie wertvolle Informationen über die Dauer und die Charakteristik der berichteten Schmerzen. Unerläßlich ist die Frage nach früheren Operationen, da in den meisten Fällen Adhäsionen und Briden zur Ileus-Symptomatik führen. Ferner berichten Patienten, bei denen eine allmähliche Kolonobstruktion vorliegt, oft über Veränderungen der Stuhlgewohnheiten, paradoxe Diarrhöen sowie über Blut- und Schleimabgänge. Berichtet der Patient über Durchfälle, Schmerzen und Fieber, lassen sich Rückschlüsse auf eine chronisch-entzündliche Darmkrankheit ziehen, so ist im Fall eines Ileus an eine Kolonstenose aufgrund einer Sigmadivertikulitis, Colitis ulcerosa oder Enterocolitis Crohn zu denken.

Die Inspektion zeigt Operationsnarben oder äußere Hernien auf, die als Ursache für eine Ileus-Symptomatik entweder durch Adhäsionen oder durch Einklemmen von Darmanteilen in Frage kommen. Bei adipösen Patienten ist darauf zu achten, daß Operationsnarben unter Umständen durch ausgedehnte Striae schlecht zu erkennen sind. Bisweilen lassen durch die Haut erkennbare Steifungen Rückschlüsse auf die Lokalisation des Hindernisses zu. Ferner können allein durch die Inspektion wichtige Informationen über den Allgemeinzustand des Patienten gewonnen werden, die die Schwere der Erkrankung widerspiegeln: Es zeigt sich hier, ob der Patient in einem allgemein schwer reduzierten Zustand ist, ob er exsikkiert und tachypnoisch ist.

Bei der Palpation beurteilt der Untersucher das Vorhandensein von Abwehrspannung und inwieweit sie diffus oder lokalisierbar ist. Hierüber können Hinweise über das Vorliegen einer Peritonitis oder einer Darmstrangulation gewonnen werden. Die Untersuchung der Bruchpforten läßt inkarzerierte Hernien sicher diagnostizieren, die rektale Untersuchung ermöglicht das Ertasten von tiefsitzenden Tumoren. Wenn bei der rektalen Untersuchung sich Blut und Schleim am Finger des Untersuchers wiederfinden, kann dies beim älteren Menschen auch einen Hinweis auf ein Malignom geben bzw. beim Kind ein Hinweis für eine Invagination sein. Ferner läßt eine leere Ampulle bei aufgedehntem Abdomen den Schluß auf das Vorliegen eines Dünndarmileus zu. Schließlich kann auch Obstruktion durch Koprostase bei der digital rektalen Untersuchung erfaßt werden.

Die Auskultation des Abdomens läßt die «Totenstille» bei primär und sekundär paralytischem Ileus gegenüber den unterschiedlichen Klangbildern des mechanischen Ileus abgrenzen. Für die Beurteilung des Verlaufs ist die Auskultation unerläßlich.

In der apparativen Diagnostik hat die Röntgenuntersuchung die größte Aussagekraft. Dabei ist die Reihenfolge der Untersuchung von erheblicher Bedeutung. Zunächst wird eine Abdomenleeraufnahme am stehenden Patienten angefertigt, die das Zwerchfell als obere Begrenzung und die Symphyse als untere Begrenzung einschließen muß. Eine Thoraxaufnahme gleichzeitig mit anfertigen zu lassen, ist sinnvoll, da Thoraxaufnahmen zur präoperativen anästhesiologischen Grundforderung zählen und zweitens die klinische Realität zeigt, daß die Forderung des Zwerchfelleinschlusses bei der Abdomenaufnahme bisweilen nicht erfüllt wird. Ist der Allgemeinzustand des Patienten so schlecht, daß er nicht stehen kann, ist eine Aufnahme in Linksseitenlage zu fordern. In jedem Fall wird auf freie Luft als Hinweis auf eine Hohlorganperforation geachtet, sodann beurteilt man das radiologische Korrelat des Darmverschlusses, die lufthaltige geblähte Schlinge mit Spiegelbildung. Radiologisch läßt sich dabei die Zuordnung der geblähten Schlingen zum Dünndarm oder Dickdarm treffen und damit wertvolle Information für die Therapieentscheidung gewinnen. Ein mechanischer Ileus ist dadurch gekennzeichnet, daß nur der proximal der Stenose befindliche Darmabschnitt gebläht ist und die zirkulären Schleimhautfalten der Darmwand noch nachweisbar sind. Beim paralytischen Ileus hingegen sind alle Darmabschnitte betroffen, durch die Erschlaffung der Muscularis und die Dehnung des Darmes zeigt das Röntgenbild glatte Darmwandkonturen, eine Aufhebung des Schleimhautreliefs.

Beim Dünndarmileus findet sich oft ein «leerer Rahmen», weil das Gas distal des Verschlusses resorbiert wird. Im Dünndarmbereich zeigen sich mehrere, meist etagenförmig übereinanderliegend, geblähte Schlingen mit Spiegelbildungen.

Beim Dickdarmileus finden sich Spiegel und Darmerweiterungen entlang des Verlaufs des Kolons angeordnet und häufig in den Flanken lokalisiert.

Spiegelbildungen und Distensionen des Dünndarmes können auch bei einem Dickdarmileus auftreten, und zwar dann, wenn der Verschlußdruck der Bauhin-Klappe überwunden wird und ein Rückfluß von Flüssigkeit und Gas in den Dünndarmbereich erfolgt. Da bei einem Dickdarmverschluß primär das Zökum gebläht wird, ist eine Lokalisationsdiagnostik anhand der Röntgenleeraufnahme beim Dickdarmileus nicht möglich. Hier hilft eine Kontrastfüllung des Kolons, um die Lokalisation und die Ursache des Verschlusses festzustellen. Dabei muß aber beachtet werden, daß Kontrastmitteluntersuchungen mit Barium kontraindiziert sind, wenn eine Hohlorganperforation vorliegen könnte, und daß Untersuchungen mit wasserlöslichen Kontrastmitteln – da diese hyperosmolar sind – bei Störungen des Wasser- und Elektrolythaushaltes mit Vorsicht einzusetzen sind. Die orale Gastrografingabe ist beim mechanischen Ileus kontraindiziert.

Den Laboruntersuchungen kommt insofern Bedeutung zu, als daß sie Aufschluß über bestehende oder sich entwickelnde Elektrolytverschiebungen und Flüssigkeitsverluste geben. Bei länger bestehendem Ileus entsteht ein lebensbedrohliches Krankheitsbild mit hyponatriämischer, hypokaliämischer, hypochlorämischer Alkalose und Hypovolämie, die sich im hohen Hämatokritwert widerspiegelt und im Vollbild der Erkrankung zum hypovolämischen Schock führt. Eine Leukozytose findet sich oft in Verbindung mit einem Strangulationsileus oder einem Mesenterialinfarkt bei beginnender Durchwanderungsperitonitis. Hierbei sind Leukozytenzahlen zwischen 15000 und 30000/mm$^3$ keine Seltenheit.

Die Wertigkeit der Sonographie ist noch nicht eindeutig geklärt, wohl deshalb, weil die Mehrzahl der Ileuspatienten erst zu einem Zeitpunkt der stationären Behandlung zugeführt werden, wenn bereits Darmblähungen und Spiegelbildungen existent sind. Geübte Sonographeure sind jedoch in der Lage, mit hoher Treffsicherheit einen frühen mechanischen Ileus zu erkennen, wenn es noch nicht zur Ausbildung von Spiegeln gekommen ist oder wenn der Verschluß sehr hoch im Dünndarm anzusiedeln ist.

Endoskopien im akuten Ileus haben wegen der möglichen Perforations- und Rupturgefahr als diagnostisches Mittel einen geringen Stellenwert. Allerdings haben die Endoskopie und endoskopische Dekompression beim Olgivie-Syndrom, der Pseudoobstruktion des älteren Menschen, therapeutische Konsequenzen.

## 15.5 Differentialdiagnose

In die klinische Beurteilung der Patienten fließen folgende Fragen ein: Handelt es sich bei dem jeweiligen Erscheinungsbild um einen Ileus, falls ja, ist es ein paralytisch oder ein mechanisch bedingter Ileus? In diesem Zusammenhang müssen differentialdiagnostisch die Krankheitsbilder der akuten Pankreatitis, der Cholezysto-, Choledocholithiasis, der Nephrolithiasis und der Appendizitis abgeklärt werden. Diese lassen sich meistens durch die klinische Untersuchung und einfache apparative Diagnostik abgrenzen. Diagnostische Schwierigkeiten bildet hingegen die Frage, ob bei einer Ileus-Symptomatik eine Gefäßbeteiligung besteht oder nicht. In jedem Fall ist die Kombination von kolikartigen, krampfartigen Beschwerden bei Dauerschmerzen stets sehr verdächtig für das Vorliegen eines Strangulationsileus und sollte deshalb die Dringlichkeit einer Operation bei der Indikationsstellung unterstreichen. Saegesser gibt hier die Marschrichtung an:

«Es ist besser, einen Patienten mit unvollständigem Ileus zu operieren, als einen zunächst nicht richtig gedeuteten Strangulationsileus zu spät anzugehen.»

Schwierig ist oft die Beurteilung einer postoperativen Darmatonie, die durch das Zusammenwirken von Narkose, Manipulation im intraperitonealen oder retroperitonealen Raum und dem Operationsstreß zustande kommt. Alarmsignale für den behandelnden Arzt sollten Schmerzen und Abwehrspannung, fehlende Darmgeräusche sowie Meteorismus sein, wenn sie über den zweiten postoperativen Tag hinaus bestehen. Dabei muß unbedingt auf die Flüssigkeitsbilanz des Patienten geachtet werden: Nimmt die Förderleistung der Magensonde zu, sinkt die Urinproduktion und steigen harnpflichtige Substanzen im Labor an, muß man von einem gestörten postoperativen Verlauf ausgehen und sollte an einen «second look» denken. Endgültige Klarheit über die Darmpassage erhält man bei der oralen Gastrografingabe, wobei äußerste Vorsicht geboten ist, wenn Patienten ein hypovolämes Krankheitsbild zeigen. Tritt das Kontrastmittel innerhalb von vier bis fünf Stunden in den Dickdarm über, so kann ein mechanischer Ileus sicher ausgeschlossen werden. Ferner läßt sich durch diese Untersuchung eine reversible Atonie von einem operativen Problem wie z.B. Nahtinsuffizienz oder Passagestop abgrenzen.

Die orale Kontrastmittelgabe ist ferner ein gutes diagnostisches Hilfsmittel bei der Abklärung differentialdiagnostisch in Betracht kommender Krankheitsbilder wie z.B. Ösophagus- und Magenausgangsstenose. An diese ist bei hoher Verschlußsymptomatik ebenso zu denken wie an die Obstruktion durch Pancreas anulare, Duodenaldivertikel und arterio-mesenterialen Duodenalverschluß. Beim alten Menschen sollte das Krankheitsbild der Pseudoobstruktion (Ogilvie-Syndrom) in die Differentialdiagnose mit einbezogen werden. Dieses ist gekennzeichnet durch eine massive Dilatation des Dickdarmes, ohne daß dabei ein mechanisches Hindernis in der weiterführenden Diagnostik festgestellt werden kann.

Die Behandlung besteht in der Entlastung und Dekompression, die häufig durch Endoskopie erreicht werden kann.

Die chronisch intermittierende Darminvagination beim Erwachsenen bietet differentialdiagnostisch oft Schwierigkeiten, da die Anamnese häufig länger besteht und es rezidivierend zu unklaren Abdominalschmerzen kommt, die meist spontan abklingen. Es bestehen symptomfreie Intervalle von unterschiedlicher Dauer. Hilfreich in der Diagnostik ist auch hier die orale Kontrastmittelgabe bzw. der Kontrastmitteleinlauf.

Bei Patienten, die unter Antikoagulantientherapie stehen, kann das seltene Krankheitsbild eines Ileus durch Spontanblutungen in die Darmwand bzw. in das Mesenterium entstehen. Charakteristisch sind hierbei plötzlich auftretende, krampfartige Schmerzen, die von blutigem Erbrechen oder Teerstühlen begleitet werden.

## 15.6 Therapie

### 15.6.1 Allgemeine Maßnahmen

In der täglichen Praxis hat sich gezeigt, daß unabhängig von der Ileusursache zunächst zwei zwingende Sofortmaßnahmen durchzuführen sind:

1. Das Schaffen eines möglichst großlumigen, peripher venösen Zugangs, um bei drohender Hypovolämie eine ausreichende Flüssigkeitssubstitution erreichen zu können. Wir verwenden hierbei Venenverweilkanülen mit mindestens 16 Ch.

2. Das sofortige transnasale Legen einer möglichst großlumigen Magensonde. Hierdurch kann bereits eine erhebliche Druckentlastung des Abdomens erreicht werden, was zur Verbesserung des subjektiven Wohlbefindens des Patienten beiträgt, ein tieferes Durchatmen des Patienten ermöglicht und schließlich das Aspirationsrisiko bei einer durchzuführenden Narkose reduziert.

Weitere Maßnahmen zielen auf die exakte Einstellung des Ileuspatienten ab, die nach Indikationsstellung zum jeweiligen Vorgehen in Absprache mit dem Narkosearzt und/oder dem mitbehandelnden Intensivmediziner erfolgen: Es sollte der Patient, sofern die Indikation zum operativen Vorgehen gestellt wurde, so rasch wie möglich in einen narkose- und operationsfähigen Zustand gebracht werden. Hierbei kann es nötig sein, den zentralen Venendruck, arterielle Blutgase und die Ausscheidung exakt zu kontrollieren, wozu unter Umständen ein zentraler Venenkatheter, ein arterieller Katheter und ein Blasenkatheter eingebracht werden müssen. Die kardiale Situation des Patienten kann es erforderlich machen, einen pulmonalen Einschwemmkatheter (Swan-Ganz-Katheter) zur intraoperativen Überwachung des Pulmonalisdruckes, der Belastung des Herzens sowie des Herz-Zeit-Volumens einzubringen.

In dieser präoperativen Phase ist die enge Zusammenarbeit des Chirurgen mit dem Anästhesisten unerläßlich, um für den Patienten den optimalen Operationszeitpunkt zu finden. *Grundsätzlich gilt, daß die Diagnose einer kompletten Darmobstruktion gleichbedeutend mit der Operationsindikation ist. Je eher die Operation erfolgt, desto geringer ist die Wahrscheinlichkeit, daß Komplikationen wie Peritonitis, Sepsis und irreversible Organschäden auftreten.*

Die Operation findet grundsätzlich unter perioperativer Antibiotikaprophylaxe statt. Gegebenenfalls muß sie über einen längeren Zeitraum postoperativ beibehalten werden.

Für die Eröffnung des Abdomens muß ein ausreichender Zugang geschaffen werden, der am besten nach der Lokalisation des Hindernisses gewählt wird. Dabei wird man bei bestehenden medianen oder paramedianen Laparotomienarben durch diese eingehen. Sind keine Hinweise auf frühere Operationen bzw. Schnittführungen anderwo gewählt worden, bietet die mediane Laparotomie im Unterbauch gegebenenfalls mit Verlängerung des Schnittes nach proximal einen optimalen Zugang. Durch das Einbringen von Ringfolien werden die Bauchwandränder vor Kontamination geschützt. Jeder Operateur wird sich zusätzlich noch verschiedener Hilfsmittel bedienen, um ein übersichtliches Operationsfeld zu erhalten. Die Verwendung von Spreizern und Rahmen hilft beim Offenhalten der Bauchdecken und entlastet die Assistenten.

Die operative Therapie hat ein Ziel: die Beseitigung des Hindernisses zur Wiederherstellung der Passage. Dabei sollte, falls ein Malignom den Ileus verursacht hat, der Tumor möglichst unter kurativen Aspekten entfernt werden. Im einzelnen werden wir folgendermaßen vorgehen, um, wie es Saegesser schon sagte, «das Hindernis möglichst rasch zu finden, ohne die Bauchhöhle in Unordnung zu bringen»: Bei der Eröffnung des Peritoneums achten wir besonders auf Aussehen und Geruch des Exsudates im Bauch. Blutiges Exsudat in Verbindung mit bläulich-schwärzlicher Verfärbung der Darmschlingen kennzeichnet einen vaskulären Verschluß der Mesenterialgefäße, riecht es dabei aus dem Bauch zusätzlich noch fäkulent, liegt bereits eine Darmgangrän mit mikrobieller Durchwanderung vor, und in der Mehrzahl der Fälle kommt hier jede Hilfe zu spät. Es kann versucht werden, die verschlossenen Gefäße durch Embolektomie wieder zu eröffnen. Beschränkt sich die vaskuläre Störung auf einen umschriebenen Gefäßversorgungsbereich, und ist nicht zuviel Darmgewebe befallen, kann eine Resektion des gangränösen Gewebes vorgenommen werden.

Es hat sich als vorteilhaft erwiesen, wenn der durch den Ileus geschädigte Darm dekomprimiert wird. Hierzu kommen beim Dünndarmileus im allgemeinen zwei Verfahren zum Einsatz:

1. Das Ausstreifen des Darmes oralwärts, wobei der Darminhalt letztlich über die liegende großlumige Magensonde abgesaugt werden kann. Es wird dabei das Darmlumen vom Hindernis beginnend nach distal hin zwischen Zeige- und Mittelfinger einer Hand verschlossen gehalten, während mit der anderen Hand der Darm – ebenfalls zwischen Zeige- und Mittelfinger liegend – *vorsichtig* oralwärts ausgestrichen wird. In Einzelschritten von ca. 30–50 cm Länge hält die oralwärts streifende Hand das Darmlumen so lange verschlossen, bis die aborale Hand nachgesetzt wurde und nun den Darm wieder verschlossen hält.

   Schritt für Schritt wird so der gesamte Darminhalt nach proximal bewegt. Dabei ist es nötig, daß der Assistent aktiv mithilft, indem er die noch auszustreifenden Schlingen so lagert, daß ein Abfluß nach proximal möglich ist und der Operateur während des Ausstreifens eine gerade Zugrichtung beibehalten kann. Es muß bei diesem Verfahren peinlich genau darauf geachtet werden, daß beim Manipulieren des Darmes Serosaeinrisse nicht auftreten. Falls dies doch vorkommt, müssen diese Serosaeinrisse mit atraumatischen, resorbierbaren Nahtmaterialien übernäht werden.

2. Die zweite Methode zur Dekompression des Dünndarmes ist die intraoperative Absaugung von einer Enterotomie aus. Hierbei wird wie folgt vorgegangen: Das zu inzidierende Darmstück wird vor der Bauchhöhle zwischen in Chloramin getränkten Bauchtüchern gelagert, der restliche Bauchraum wird abgedeckt. Die Inzision wird zwischen zwei antimesenterialen Haltefäden mit dem elektrischen Messer vorgenommen, wobei der Darm vom Assistenten etwas über Bauchdeckenniveau unter Spannung gehalten wird.

   Die Inzision sollte nur minimal größer sein als der verwendete Sauger. Der Operateur führt nun vorsichtig das Instrument oralwärts vor. Dabei kann es nötig sein, den Sauger, der durch Nahrungsbestandteile verstopfen kann, zu reinigen bzw. auszutauschen. Außerdem muß hier darauf geachtet werden, daß kein Druck auf die gestauten Darmschlingen kommt, da sich sonst Darminhalt am Sauger vorbei aus der Inzision entleert. Der Operateur muß also die Manipulation am Darm extrem vorsichtig und sensibel durchführen, der Assistent muß die Inzisionsstelle am Darm die gesamte Zeit über an den Haltefäden unter Zug halten.

   Zum Absaugen hat sich unter den vielen angebotenen Modellen bei uns der Saratogasauger durchgesetzt. Es ist ein großlumiger, flexibler Kunststoffsauger, der durch ein «Kammersystem» verhindert, daß das Lumen des Saugers verstopft. Nahrungsbestandteile bleiben an der äußeren Perforation des Saugers hängen und können unter Umständen durch Abstreifen entfernt werden. Der Sauger bleibt somit gegenüber anderen Modellen «länger im Einsatz».

An unserem Haus favorisieren wir die Saugtechnik, weil unseres Erachtens beim Ausstreifen des Darmes mehr Toxine in die Darmwand eingeschwemmt werden als beim Absaugen. Hierdurch wird der Endtoxinanfall im portalen System höher, wodurch die Patienten eine zusätzliche Schädigung der Leberfunktion erfahren können (siehe Ileuskrankheit).

Ist der gestaute Abschnitt entlastet, wird der Sauger entfernt, die Inzisionsstelle nach Desinfektion mit Chloramin durch eine Allschichtennaht oder eine Seromuskulärnaht verschlossen. Nach Entfernen der Chloramintücher und einem Handschuhwechsel wird dann die Operation fortgesetzt.

### 15.6.2 Die Beseitigung der Ileusursache im Dünndarm

Bei Ileus durch Adhäsionen und Briden genügt in den meisten Fällen eine Adhäsiolyse. Bei einer einzelnen Bride reicht deren Resektion gewöhnlich aus. Schwieriger gestaltet sich die Behandlung bei Patienten, die ausgedehnte peritoneale Verwachsungen zeigen. Hier müssen sämtliche Verwachsungen vorsichtig gelöst werden, dabei läßt es sich oft nicht vermeiden, daß der Darm verletzt wird. Kleinere Defekte sind dann direkt zu übernähen (Vicryl 4–0). Gelegentlich muß ein bei der Adhäsiolyse verletztes Darmsegment reseziert werden. Weit häufiger muß die Indikation zur Resektion gestellt werden, wenn der Darmabschnitt irreversibel geschädigt ist (z. B. durch Strangulation, inkarzerierte Hernien, Tumorbefall, Narbenstenose etc.). Prinzipiell streben wir hierbei eine End-zu-End-Anastomose an. Nur in seltenen Fällen (z. B. bei nicht resektablen Tumoren, die mehrere Darmschlingen einbeziehen) kann es nötig sein, eine «Umgehungsanastomose» anzulegen, die eine «innere Ableitung» des vor dem Hindernis liegenden Dünndarminhalts ermöglicht. Wenn resektabel, sollte ein stenosierender Tumor auch palliativ möglichst entfernt werden. Bei Resektionen des terminalen Ileums oder kombinierten Dünndarm-Dickdarm-Resektionen, wie sie z. B. bei der stenosierenden terminalen Ileitis Crohn notwendig sein können, besteht die Möglichkeit der End-zu-End- oder End-zu-Seit-Anastomose. Die genauen operativen Schritte sind im Kapitel «Dünndarm» aufgeführt.

### 15.6.3 Die Beseitigung der Ileusursache im Dickdarm

Beim Dickdarmileus hat sich bei Affektionen des Zökums oder des Colon ascendens die Hemikolektomie rechts mit einseitiger Ileotransversostomie als Methode der Wahl durchgesetzt. Die Planung der Operation bei Stenosen im Bereich des linken Anteils des Colon transversums, des Colon descendens, des Sigmas und des oberen Rektums stellt den Operateur bisweilen vor grundsätzliche Fragen: Kann ein einzeitiges Vorgehen erfolgen, oder wird ein zweizeitiges oder dreizeitiges Vorgehen nötig sein? Die Entscheidung zum jeweiligen Vorgehen hängt vom Zustand des Patienten und von den lokalen Verhältnissen ab: Beim einzeitigen Vorgehen wird sowohl das Hindernis beseitigt als auch eine primäre Anastomose erstellt. Allerdings werden im Vergleich zu primären Anastomosen an nicht obstruiertem Darm bei solchen, bei denen der Darm obstruiert war, erheblich höhere Raten von Anastomoseninsuffizienzen beim einzeitigen Vorgehen beobachtet.

Für die operative Behandlung obstruierender Hindernisse im Bereich des linken Kolons hat sich die zweizeitige Vorgehensweise bewährt. Dabei wird eine Dekompression des aufgestauten Darmes mit einer Anus-praeter-Anlage – entweder unter Belassung des stenosierenden Anteils – oder besser eine Diskontinuitätsresektion nach Hartmann durchgeführt, wobei der stenosierte Darmabschnitt mit entfernt wird. In der zweiten Sitzung wird dann, nach Erholung des Darmes, die Kontinuität wiederhergestellt.

Das früher beschriebene dreizeitige Vorgehen ist heute ein nur noch in Ausnahmefällen verwendetes Verfahren. Hierbei wird in der ersten Operation lediglich ein Anus praeter zur Entlastung angelegt, in einer zweiten Sitzung das stenosierte Darmsegment unter Belassung des Anus praeter entfernt, und schließlich wird in der dritten Sitzung die Kontinuität des Darmes wiederhergestellt. Die Technik der Darmresektion und der Anus-praeter-Anlage ist im Kapitel «Anus praeter» ausführlich beschrieben.

## 15.7 Sonderformen des Ileus

### 15.7.1 Das Auftreten eines Ileus als Folge einer Hernie

Hierbei muß vom Operateur zunächst beurteilt werden, ob beim Vorliegen einer Hernie Entzündungszeichen im Subkutan- oder Hautbereich bestehen oder ob ein Verdacht auf eine länger bestehende Inkarzeration mit Darmwandschädigung vorliegt. Hier wird zunächst die Operation der Hernie (Reposition des Darmes und Bruchlückenverschluß) mit ausgiebigem Spülen und gegebenenfalls Einlegen von Drainagen in den Subkutanbereich kombiniert (siehe Kapitel «Weichteilbrüche»). So soll einer lokalen Infektion entgegengewirkt werden. Anschließend wird dann laparotomiert, der Darm dekomprimiert und das nekrotische Darmsegment reseziert.

Findet sich kein Hinweis auf eine lokale Infektion bei bestehendem Ileus und inkarzerierter Hernie, kann alternativ auch zuerst die Laparotomie und Behandlung des Ileus mit anschließendem inguinalen oder inneren Bruchlückenverschluß erfolgen. Wir favorisieren die kombinierte Vorgehensweise, die die Versorgung des Bruchsackes und der Bruchpforte von einem inguinalen Zugang mit Behebung des Ileus durch Laparotomie verbindet. Dies hat unseres Erachtens gegenüber einer einfachen Laparotomie mit innerem Bruchlückenverschluß den Vorteil, daß es durch eine ausgiebige Inspektion und Wundtoilette im Bereich des Subkutangewebes nicht zu einer Gewebeinfektion und Anaerobiersepsis kommen kann. Noch einmal wird in diesem Zusammenhang auf die Bedeutung der perioperativen Antibiotikabehandlung hingewiesen.

### 15.7.2 Postoperativer Ileus

Nach einem Abdominaleingriff kann es in der frühen postoperativen Zeit zu einem mechanischen Dünndarmileus kommen. Führende Ursache ist hierbei die Strangulation mit Darmgangrän, insbesondere nach Rektumexstirpationen, kolorektalen Resektionen und gynäkologischen Eingriffen. Häufig wird hier ein Ileus nicht rechtzeitig operativ angegangen, da die Symptomatik durch die «normale postoperative Paralyse» und die postoperative Gabe von Schmerzmitteln verschleiert wird. Zusätzlich wird oft zu lange an konservativen Behandlungsmaßnahmen mit medikamentöser Anregung der Peristaltik und Sondendekompression festgehalten.

### 15.7.3 Adhäsionsileus

Zur Behandlung bei rezidivierendem Bridenileus werden die innere Schienung nach Reiferscheid, die Darmplikatur nach Nobel und die Mesenterialplikatur nach Child und Philips empfohlen. Bei der inneren Schienung wird entweder eine Sonde nasogastral gelegt, die ohne Laparotomie bei noch erhaltener Peristaltik bis in den Zökalpol wandert und den Dünndarm dabei auffädelt, oder die im offenen Situs über den Dünndarm vorgeschobene Miller-Abbot-Sonde, die dann von Hand plaziert werden kann.

Bei der Darmplikatur nach Nobel werden die Darmschlingen im Verlauf der Mesenterialachse gelegt und durch seromuskuläre Einzelknopfnähte die jeweils benachbarten Darmschlingen aneinander fixiert.

Dabei hat es sich gezeigt, daß bei peritonitisch verändertem Darm die Nähte schlecht halten.

Das Verfahren nach Child und Philips sieht drei U-Nähte vor, die ca. zwei Querfinger unterhalb des Mesenterialansatzes im Verlauf der Mesenterialachse durch das Meso des Dünndarmes gestochen werden. Vorteilhaft ist, daß dieses Verfahren schneller durchgeführt werden kann als die Plikatur nach Nobel. Die Darmschlingen haben noch Bewegungsfreiheit für geordnete Peristaltik und sind dennoch fixiert. Der Nachteil besteht in möglichen Gefäßverletzungen im Bereich des Mesenteriums.

Wir sehen für diese Verfahren keine Indikation mehr und bevorzugen die sogenannte «nahtlose» Plikatur. Zur Behandlung oder Prophylaxe eines rezidivierenden Ileus lösen wir subtil alle Schlingen vom Teitzschen Band bis zur Ileozökalklappe. Anschließend wird der Dünndarm vom terminalen Ileum beginnend nach proximal sorgfältig zurückgelegt, eine Fixierung durch Nähte wird nicht vorgenommen. Die sich neu bildenden Adhäsionen legen sich «physiologisch».

### 15.7.4 Paralytischer Ileus

In der Klinik gilt es, den paralytischen Ileus von der postoperativen Atonie zu unterscheiden. Eine postoperative Atonie tritt mit unterschiedlicher Dauer bei intraabdominellen, retroperitonealen Eingriffen oder gleichlokalisierten Traumen auf. Wichtig ist jedoch, sich vor Augen zu halten, daß es bei jeder Form des Ileus zu einem Flüssigkeitsverlust in das Darmlumen kommt. Diese hierhin verlorene Flüssigkeit erscheint in keiner noch so sorgfältig durchgeführten Bilanzierung. Deswegen sind im postoperativen Verlauf auch einfache klinische Parameter wie der Hautturgor (Hautfalten an Handrücken und Unterarm) oder trockene Zunge und Mund klinisch wichtig.

Eine postoperative Atonie, die länger als vier Tage dauert, sollte den behandelnden Arzt dazu veranlassen, die Möglichkeiten einer Darmparalyse zu überprüfen. Wenn dann nach einer kausalen Behandlung der Paralyse die Darmmotilität nicht in Gang kommt, können außer Dekompressionsmaßnahmen (Belassen von Magensonden, Einbringen von Darmrohren, Applikation von Klysmen oder hohen Einläufen) auch Medikamente eingesetzt werden, die parasympathomimetisch oder sympatholytisch wirken. Beim Vorliegen von retroperitonealen Eingriffen oder hier lokalisierten Verletzungen kann mit dem Einsatz dieser medikamentösen Behandlung länger abgewartet werden, statt dessen wird der Darm dekomprimiert und mit Einläufen und Klysmata angeregt. Ist die Entscheidung für eine medikamentöse Behandlung gefallen, setzen wir folgende Substanzen ein:
- Neostigminmethylsulfat (Prostigmin®)
- Dexpanthenol (Bepanthen® Roche)
- Dihydroergotamin (Dihydergot®)
- Ceruletid (Takus®)
- Prostaglandin E$_2$(Minprostin®).

Dabei hat sich folgendes Vorgehen bei uns durchgesetzt:
1. Initial wird eine Basisbehandlung mit sechs Ampullen (3 mg) Prostigmin® über 24 Stunden eingeleitet. Treten Darmbewegungen auf, wird diese Medikation beibehalten, bis erstmals Stuhlgang einsetzt.
2. Kommt es nicht zu auskultierbaren Darmgeräuschen, kombinieren wir sechs Ampullen Prostigmin® mit sechs Ampullen Bepanthen® (3 g) über 24 Stunden. Bleibt der Darm darunter still, verabreichen wir
3. eine Ampulle Dihydroergotamin (1 mg) subkutan. Es sollte dabei auf eine strenge Indikationsstellung geachtet werden, da bei allen Patienten mit Angina pectoris, arteriellen Durchblutungsstörungen, schwerer Hypertonie und Nierenerkrankungen iatrogene Schädigungen durch unerwünschte arterielle Vasokonstriktion auftreten können.
4. Bleibt die Peristaltik weiterhin aus, verabreichen wir Takus®. Dabei wird initial eine Ampulle (40 g) intramuskulär verabreicht. Falls die Darmmotilität nicht einsetzt, werden über einen Perfusor kontinuierlich 10 g Takus®/h weiter intravenös appliziert.
5. Das letzte Medikament, das bei Fortbestehen der Darmatonie zum Einsatz kommen kann, ist Prostglandin E$_2$. Dabei werden über einen Perfusor kontinuierlich 50 g/h Minprostin® verabreicht. Die Medikation mit Prostigmin® und Bepanthen wird zusätzlich beibehalten.

Wegen der Nebenwirkungsmöglichkeiten der unter 3. bis 5. angegebenen Schritte, die zu schweren orthostatischen Dysregulationen führen können, sollte eine Behandlung mit diesen Substanzen nur unter engstem Monitoring, am besten auf einer Wachstation, erfolgen.

## 15.8 Die Ileuskrankheit

Die Ileuskrankheit wird außer durch den direkten Flüssigkeitsverlust nach außen bei Erbrechen und der Elektrolytverschiebung durch bakterielle Überbesiedelung des gesamten gastrointestinalen Traktes vornehmlich mit Endotoxinbildnern verursacht. Dabei kommt es zu komplexen Schädigungen: Die Wirkung von Endotoxin auf die Darmmukosa führt zu einer Lösung der «tight junctions» zwischen den einzelnen Zellen, die Mukosabarriere wird für Toxine aus dem Darm durchlässig. Es kommt zu zwei ineinandergreifenden Mechanismen. 1. Die direkte zelluläre Wirkung durch Toxine und 2. die humoralen Faktoren mit der Entstehung von Mediatoren.

Im wesentlichen kommt es durch Membranschädigungen an den Epithelzellen des Darmes zu einer Aktivierung des Arachidonsäureabbaus, was zur Ausbildung von Prostaglandinen und Thromboxanen auf dem Zyklooxygenaseweg und zur Ausbildung von Leukotrienen auf dem Lipoxygenaseweg führt. Prostaglandine ($PGE_2$ und $PGI_2$) und Leukotriene ($LTC_4$, $LTD_4$, $LTE_4$) sind maßgeblich an den Veränderungen der Gefäßpermeabilität beteiligt. Es kommt sowohl zur Ödembildung in der Darmwand als auch zum Flüssigkeitsverlust in das Darmlumen. Die Mikrozirkulation im Darmwandbereich sinkt, das systemische Volumen wird reduziert, der Patient gerät in die Hypovolämie. Gleichzeitig behindert die Dilatation der Darmschlingen die Zwerchfellbeweglichkeit und damit die Atemmechanik. Endotoxin gerät nach Lösung der Zwischenzellverbindungen in Kontakt mit Zellen des «gut associated lymphoid tissue» (GALT). Hierzu zählen intraepitheliale und Lamina-propria-Lymphozyten sowie Makrophagen, Granulozyten und Mastzellen. Diese Zellen generieren die humorale Antwort aus dem Darmlumen stammenden Antigenanfall. Im Rahmen der Phagozytose von Endotoxin durch Granulozyten und Makrophagen werden wiederum Leukotriene und Prostaglandine freigesetzt. Zusätzlich aber werden auch Sauerstoffmetabolite (freie Radikale, $H_2O_2$), plättchenaktivierender Faktor (PAF), Enzyme (Lysozym und Elastase) sowie Interleukin I und Tumornekrosefaktor (TNF) freigesetzt. Sogenannte Anaphylaxotine (Komplement 3a und Komplement 5a) wirken auf Granulozyten, und Mastzellen bewirken eine Ausschüttung von Serotonin und Histamin. Thrombozyten setzen unter der Komplementwirkung Thromboxan $A_2$ ($TXA_2$) frei. Diese Substanzen haben alle eine Funktion im Rahmen der Ileuskrankheit: Die Leukotriene $LTC_4$, $LTD_4$ und $LTE_4$ sowie Histamin induzieren eine Kontraktion des Zytoskeletts der Gefäßendothelien und führen so zu einer Erweiterung der Interzellularspalten. Ödem der Darmwand und eine Verringerung des $O_2$-Angebotes an die Zellen aufgrund einer verlängerten Diffusionsstrecke sind die unmittelbare Folge der ödembedingten Mikrozirkulationsstörung. Thromboxan $A_2$ unterstützt diese Wirkung, indem es im Kapillarbett zu einer Gefäßkonstriktion führt und dadurch den hydrostatischen Druck erhöht. Gleichzeitig bewirkt es eine lokale Thrombozytenaggregation und in der Folge Mikrothromben im Kapillargebiet.

Nach dem Kontakt mit Endotoxin werden aus Granulozyten und Makrophagen Elastase, PAF und Sauerstoffmetabolite freigesetzt. Diese zerstören die Gefäßendothelien und führen zu einer disseminierten intravasalen Gerinnung (DIC). Über die Aktivierung des endogenen Gerinnungssystems (Faktor 12a) wird das Kallikrein-Kinin-System im Plasma in Gang gesetzt, dessen Endprodukt Bradykinin eine Reihe von systemischen Effekten erzielt: Bradykinin steigert systemisch die Gefäßpermeabilität, führt ebenfalls zu einer Freisetzung von Prostaglandinen und bewirkt über die Erweiterung peripherer Gefäße eine Abnahme des arteriellen Blutdrucks.

Diese Kombination von Abfall des arteriellen Blutdrucks, Volumenverschiebung durch Ödem der Darmwand, intraluminalem Flüssigkeitsverlust in den Darm und quantitativem Erbrechen startet die körpereigene sympathoadrenerge Notfallreaktion mit Zentralisation. Die Freisetzung von Tumornekrosefaktor und Interleukin I verursacht Fieber und startet eine Umstellung der Lebersynthese auf Akute-Phasenproteine.

Die allgemeine Proteinbiosynthese und Entgiftungsfunktion der Leber wird hierdurch gebremst. Bei einer Überforderung der Leberfunktion durch Endotoxin (> 1 g/kg Körpergewicht) und dessen Einschwemmung in den großen Kreislauf resultiert der «Endotoxin-Schock», der zu einem akuten Mehrorganversagen führt und in der Kombination mit einem Ileus auch heute noch eine Letalität von 70% aufweist.

Im wesentlichen steht bei der Behandlung der Ileuskrankheit im Initialstadium die exakte Bilanzierung des Wasser- und Elektrolythaushalts im Vordergrund.

Beim fortgeschrittenen Geschehen rücken mehr und mehr intensivmedizinische Verfahren in den Vordergrund, es werden hier sämtliche Möglichkeiten der Schockbekämpfung, der differenzierten Infusions- und Beatmungstherapie ausgeschöpft und zusätzlich antibiotisch behandelt.

Außer der operativen Beseitigung der Ileusursache und der Dekompression des Darmes scheinen Maßnahmen erfolgversprechend, die den Anfall von Proteinasen, Stoffwechselprodukten des Arachidonsäureabbaus und Sauerstoffmetabolit verringern.

Hier werden Kortikosteroide, Indomethacin und andere Inkubatoren der Prostaglandonsynthese eingesetzt, die Gabe von Sauerstoffradikalen reduzierender Superoxyd-Dismutase (SOD) und das Bremsen von Proteinasen durch die Gabe von Aprotinin (Trasylol) soll die Schädigung auf zellulärer Ebene verringern. Ebenso wird wegen der hohen Konzentration von Proteinasen-Inhibitoren die Frischplasmatherapie angewendet, allerdings besteht hierbei eine nicht zu unterschätzende Gefahr durch Infektionsübertragung und Anaphylatoxine.

Insgesamt ist die medikamentöse Therapie der Ileuskrankheit Gegenstand der klinischen Forschung. Eine allgemeingültige Behandlungsempfehlung kann deshalb zur Zeit noch nicht gegeben werden.

# 16. Aszites

H. Stiegler

Massive, konservativ-therapeutisch ausgereizte Aszitesformen lassen sich heute mit Ventilsystemen gut behandeln. Dabei wird Aszites über ein Ventil-Schlauchsystem von der Bauchhöhle in die V. cava sup. übergeleitet (Abb. 6-261).

Zu berücksichtigende Kontraindikationen sind: Niereninsuffizienz, Herzinsuffizienz (Volumenproblem), Gerinnungsstörungen. Da die Aszitesflüssigkeit u. a. Fibrinspaltprodukte, Gewebethromboplastin, Endotoxine, Plasminogen und Antithrombin enthält, kann die Aszitesreinfusion zu erheblichen Gerinnungsstörungen und anderen Unverträglichkeiten führen. Aus diesem Grunde empfiehlt es sich, 500 ml steril punktierten Aszites über ein Infusionssystem intravenös zu applizieren und erst bei nachgewiesener Verträglichkeit der Aszitesreinfusion (Kontrolle der Gerinnungsparameter und der Leberwerte) ein Schlauch-Ventilsystem anzulegen.

Hierfür haben sich in der Klinik zwei Ventile bewährt: das Ventil nach LeVeen und nach Storz-Denver. Das LeVeen-Ventil besteht aus einer Kammer mit einer Ventilmembran, die sich bei einer Druckdifferenz von mehr als 3 cm $H_2O$ (abdominell gegenüber zentralvenös) öffnet und den Aszitesfluß in die V. cava sup. freigibt. Das Denver-Ventil besteht aus einer Pumpenkammer mit zwei Ventilen. Dabei kommt es zu einer Spontanöffnung des Ventiles bereits bei einer Druckdifferenz von 1 cm $H_2O$. Vorteil des Denver-Ventiles ist, daß es mit dem Finger betätigt werden kann, wobei ein Rückfluß in das Abdomen durch das zweite Ventil verhindert wird. Das Denver-Ventil führt beim ko-operativen Patienten zu einer größeren Durchgängigkeitsrate und wird deshalb bevorzugt verwendet.

Der Aszitesollektor – bestehend aus einem längeren Schlauch mit zahlreichen Perforationen – sollte bevorzugt in den linken Oberbauch plaziert werden, da mit entzündlichen Erkrankungen des Unterbauches (Appendizitis) häufiger zu rechnen

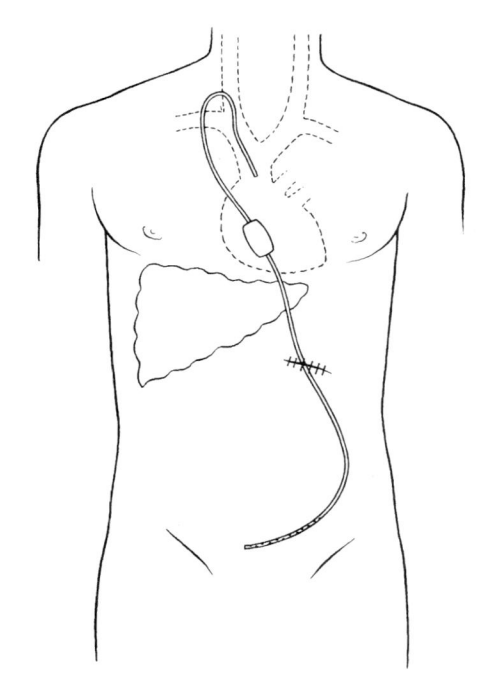

*Abbildung 6-261:* Peritoneo-jugulärer Shunt.

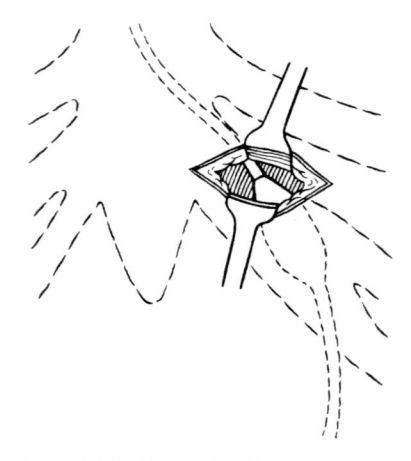

*Abbildung 6-262:* Denver-Ventil mit subkutanem Pumpmechanismus.

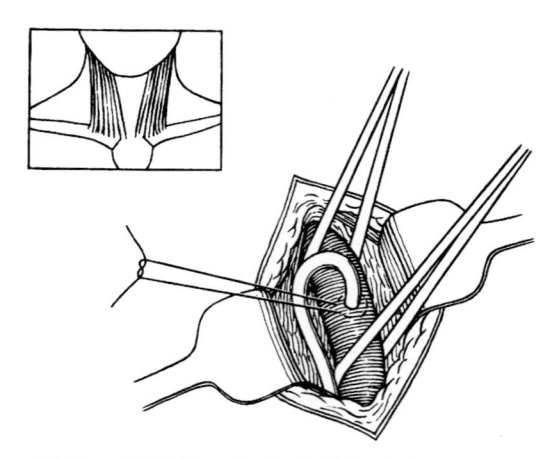

*Abbildung 6-263:* Insertion in die V. jugularis.

ist. Über einen kleinen Querschnitt im linken Oberbauch wird nach Eröffnung der Rektusscheide der M. rectus abdominis stumpf auseinander gedrängt. In die Punktionsstelle des Peritoneum wird eine Tabaksbeutelnaht plaziert (3–0 Ethibond) und das Peritoneum mit einer Stichinzision eröffnet. Der unter Überdruck austretende Aszites wird abgesaugt (Abstrich) und anschließend der Kollektor eingeführt. Nach dem Knoten der Tabaksbeutelnaht wird das Denver-Ventil in einem subkutanen Tunnel auf den linken Rippenbogen geführt (das LeVeen-Ventil kann in die Rektusloge plaziert werden), der beim Pumpen mit dem Finger eine kräftige Unterlage bildet (Abb. 6-262). Der venöse Schlauchabschnitt kann dann durch einen längeren Tunnel mittels Kornzange zur collaren Inzision geführt werden, die am lateralen Rand des rechten M. sternocleidomastoideus angelegt wird. Dort findet sich lateral der A. carotis comm. die V. jugularis int., die freigelegt und mittels zweier vessel loops angeschlungen wird (Abb. 6-263). Der venöse Schlauchabschnitt wird nun auf dem Thorax in der späteren Position gelagert, so daß eine Längenabschätzung möglich wird. Nach entsprechendem Kürzen des Katheters wird er in die venöse erfolgte Stichinzision eingeführt und unter Röntgenkontrolle nahe an den rechten Vorhof geschoben. Sollte der Katheter in den rechten Vorhof reichen, so muß er gekürzt werden, um Arrhythmien zu vermeiden. Beim Plazieren des Schlauches ist ferner darauf zu achten, daß die Katheterlage zur Vene bogenförmig erfolgt, um ein Abknicken zu verhindern. Der Eingriff wird mit dem Wundverschluß beendet, auf Drainagen wird aus Gründen der Infektsicherheit verzichtet.

Mit der Einführung des TIPSS scheint sich eine neue Möglichkeit der Aszitesbehandlung anzubieten, deren Stellenwert jedoch durch Studien gegenwärtig erst evaluiert wird.

*Komplikationen*
*Ventilinfektion:* Diese führt immer zur frühzeitigen Entfernung des Ventilsystems, die Letalität dieser Komplikation ist wegen der bakteriellen Kontamination des Aszites sehr hoch.

*Aszitesfisteln:* Diese können an der abdominellen Ausleitungsstelle auftreten und bedürfen einer operativen Korrektur, da sie Wegbereiter einer Infektion sind.

*Ventildysfunktion:* Zunehmender Aszites kann seine Ursache in einer Ventildislokation oder Thrombose haben. Hier stehen zwei diagnostische Möglichkeiten zur Verfügung. Entweder man injiziert markiertes Technetium in das Abdomen und erfaßt den Abtransport des Tracer per Szintigraphie, oder man injiziert Kontrastmittel direkt in das Schlauchsystem. Diese Techniken ermöglichen, die Ursache der Ventildysfunktion zu erkennen und die Korrekturoperation auf das notwendige Maß zu beschränken (z. B. nur Auswechseln des venösen Schenkels unter Belassen der abdominellen Ausleitung).

*Gerinnungsstörungen:* Normalerweise sollte diese Komplikation durch die präoperative Aszitesreinfusion vermieden werden. Kommt es dennoch zur Gerinnungsstörung, so muß das Ventilsystem entfernt werden.

*Nachsorge*
In der Nachsorge ist die Überwachung der Grunderkrankung mit regelmäßigen Laborkontrollen (Elektrolyte, Leber- und Nierenwerte, Gerinnungsparameter) sowie die Überprüfung des Herz-Kreislaufsystemes (Volumenüberlastung) erforderlich.

# 17. Peritonitis und intraabdomineller Abszeß

W. Wyrwich und H. Denecke

## 17.1 Definition

Der Begriff Peritonitis steht für eine eitrige Entzündung des Bauchfells, die aufgrund von Organperforationen, durch Durchwanderung, hämatogen oder lymphogen zustande kommen kann, bakteriell bedingt ist und entweder das gesamte Peritoneum diffus oder einen einzelnen Bereich lokal betreffen kann. Im Gegensatz dazu ist ein abdomineller Abszeß als eine Eiteransammlung definiert, die durch eine «Abszeßmembran» begrenzt wird. Dieser Hohlraum wird zum einen durch das Peritoneum, zum anderen durch die dem Prozeß benachbarten Organe und das auf den Entzündungsherd zuwandernde Omentum majus begrenzt. Klinisch unterscheidet man primäre und sekundäre Peritonitis, wobei zur letzteren auch zwei Sonderformen, nämlich die postoperative Peritonitis und die posttraumatische Peritonitis, zu zählen sind.

Die *primäre* Peritonitis geht nicht von einem intraabdominellen Hohlorgan aus, sondern erfolgt hämatogen, lymphogen oder kanalikulär. Hierzu zählen die Spontanperitonitiden, die bei Leberzirrhosen als Begleiterkrankung beim Lupus erythematodes oder der Peritonealkarzinose auftreten können. Im Kindesalter kommen durch Pneumokokken hervorgerufene Peritonitiden vor.

Die *sekundäre* Peritonitis entsteht bakteriell, z.B. durch Organdurchwanderung oder durch Hohlorganperforation, und macht über 80% der Peritonitisursachen in der Klinik aus: Appendizitis, Cholezystitis, Divertikulitits, aber auch Morbus Crohn und Colitis ulcerosa, Darminfarkte und Ulkusperforationen können neben den Sonderformen der traumatischen Organperforation, der postoperativen Anastomoseninsuffizienz oder der intraoperativen Kontamination Gründe für eine Bauchfellentzündung sein.

## 17.2 Anatomie und Physiologie

Das Peritoneum selbst besteht aus einer einschichtigen Lage von Mesothelzellen, die auf der Basalmembran aufliegen und die die gesamte Abdominalhöhle als glatte, durchsichtige seröse Schicht überziehen. Diese Mesothelzellschicht wird in das parietale Peritoneum und das die Organe einscheidende viszerale Peritoneum unterschieden. Die Gesamtoberfläche des Peritoneums beträgt etwa 1,7 m$^2$, seine funktionelle Oberfläche jedoch nur ca. 1 m$^2$. Unter normalen Bedingungen kann das Peritoneum von der Funktion her als semipermeable Membran betrachtet werden, die einen unidirektionalen Fluß von Wasser und Elektrolyten zuläßt. Dieser Fluß ist von der Gesamtgröße der Membran und der Konstanz sowohl ihrer Permeabilität als auch ihrer lokalen Blutversorgung abhängig. Veränderungen der Permeabilität und/oder der lokalen Blutversorgung können durch entzündliche Prozesse hervorgerufen werden. Das Einwirken von Magensaft, Galle oder Pankreasenzymen auf das Peritoneum (z. B. nach Organperforation oder Anastomoseninsuffizienz) verstärkt den Entzündungsprozeß. In der Folge kommt es zu einer erheblichen Verlagerung von intravasaler und interstitieller Flüssigkeit in die Peritonealhöhle. Dies macht sich klinisch durch die Zeichen einer ausgeprägten Hypovolämie und Exekrose bemerkbar.

Während Flüssigkeits- und Elektrolytabsorption über die gesamte Membran erfolgen, werden Partikel bis zu einer Größe von ca. 10 µm nur über das dem Zwerchfell anliegende Peritoneum aufgenommen. Dies ist durch den Feinaufbau des diaphragmalen Peritoneums bedingt. Hier werden die als *Lakunen* bezeichneten diaphragmalen Lymphgefäße von einer fenestrierten Basalmembran mit den darüberliegenden Mesothelzellen überzogen. Die zwischen den Mesothelzellen befindlichen Stomata haben einen Durchmesser von 8 bis 12 µm und sind elastisch. Bakterien können – da ihre Größe zwischen 0,5 und 2 µm beträgt – ohne weiteres durch diese Stomata absorbiert werden.

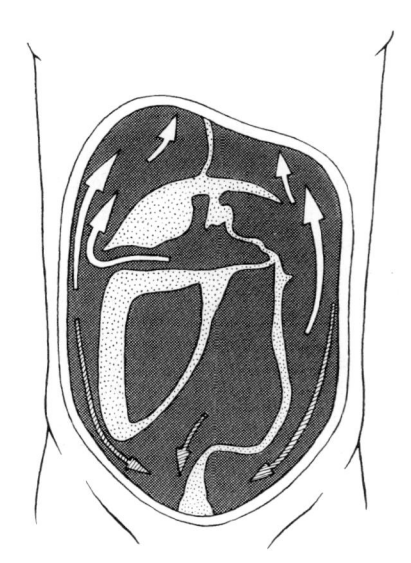

*Abbildung 6-264:* Die Peritonealflüssigkeit gelangt der Schwerkraft folgend ins kleine Becken und wird durch die Darmmotilität entlang der parakolischen Räume in Richtung Diaphragma transportiert.

Wie gelangen jedoch Keime, die z. B. nach einer Appendizitis oder Adnexitis primär im Unterbauch vorhanden sind, unter das Zwerchfell? Dies ist zum einen durch den nach oben gerichteten Strom der Peritonealflüssigkeit bedingt, zum anderen durch die anatomischen Gegebenheiten (Abb. 6-264): Innerhalb der Abdominalhöhle besteht eine Strömung – der Schwerkraft folgend – in die Beckenregion. Der Douglas-Raum, der am weitesten kaudal liegende Rezessus, kommuniziert rechts über die parakolische Rinne mit dem rechten subhepatischen Raum, dieser wiederum steht über den lateralen Rand des Ligamentum coronarium mit dem rechten subphrenischen Raum und über das Foramen epiploicum mit der Bursa omentalis in Verbindung.

Die Trennung des linken und rechten subphrenischen Raumes erfolgt durch das Ligamentum falciforme. Die normale Motilität des Intestinaltraktes drückt die Peritonealflüssigkeit in die parakolischen Räume, von wo aus der Flüssigkeitsstrom in Richtung Diaphragma erfolgt.

## 17.3 Pathophysiologie

Die Peritonealflüssigkeit – beim gesunden Erwachsenen etwa 50 bis 70 ml einer klaren serösen Flüssigkeit – hat einen Proteingehalt von 3 g/dl, der hauptsächlich durch Albumin bedingt ist. Normalerweise finden sich keine Bakterien im Peritonealsekret, seine schwache antibakterielle Wirkung ist durch das Komplementsystem bedingt.

In der Frühphase einer peritonealen Reaktion auf Bakterien reagieren zunächst die Mesothelzellen, die sich abrunden, aus dem Zellverband lösen und zu mobilen Phagozyten werden. Gleichzeitig kommt es zur Fibrinexsudation, einem sinnvollen Schritt im Bestreben des Körpers, einen entzündlichen Prozeß einzudämmen, jedoch auf der anderen Seite auch die Ursache für die Adhärenz von Keimen und die Entstehung unter Umständen erheblicher Verwachsungen. Die Kolonialisation der Serosa mit Bakterien führt zur Keimpersistenz in der Bauchhöhle. Dies erklärt, warum es zu intraabdomineller Abszeßbildung trotz operativer Behandlung einer Peritonitis mit gelungener primärer Herdsanierung kommen kann. Gleichzeitig erklärt es außerdem, warum der Chirurg akribisch die Fibrinbeläge auf der Serosa zu entfernen versucht.

Die genauen pathophysiologischen Zusammenhänge sind noch immer Gegenstand intensiver Forschung, inzwischen wird jedoch das Zusammenspiel humoraler und zellulärer Faktoren unter der sogenannten Mediatorhypothese akzeptiert: Der Kontakt von Bakterien oder Bakterienprodukten mit Endothelzellen und Zellen des Abwehrsystems (Lymphozyten, Monozyten, Granulozyten) führt zur Aktivierung dieser Zellen und sowohl zur Freisetzung zellulärer Substanzen, wie z.B. Histamin und Zytokynen, als auch zur Aktivierung des Komplements und des Chininsystems. Endotoxin, ein Bestandteil der Zellwand gramnegativer Bakterien, ist einer der besser erforschten Auslöser der Mediatorenkaskade, die für die klinischen Veränderungen am Patienten, wie z.B. Temperaturanstieg, Hypovolämie, Reduktion des peripheren Gefäßwiderstandes und Veränderungen des Blutbildes, verantwortlich sind und schließlich zum Zustandsbild des septischen Schocks führen.

## 17.4 Symptome und Diagnostik

Die Leitsymptome der Peritonitis sind Bauchdeckenspannung, Störung der Darmmotilität und starke Schmerzen, obwohl bei älteren oder stark geschwächten Patienten diese typischen Zeichen eines akuten Abdomens fehlen können. Klinische Zeichen eines akuten Abdomens sind neben Fieber und schlechtem Allgemeinzustand zunächst die Veränderungen des Flüssigkeitshaushaltes mit Abfall des zentralen Venendrucks, Zeichen der Dehydratation und einem zunehmenden Nierenversagen. Tachykardie, Blutdruckabfall und Tachypnoe bei warmer Peripherie sind Zeichen des septischen Schocks! Sie zwingen zur sofortigen aggressiven Schocktherapie.

Die Diagnosestellung erfolgt in der Regel aus der Klinik heraus, wobei Abwehrspannung und Schmerzen die führenden Leitsymptome sind. Unterstützung erfährt der behandelnde Kliniker durch Beurteilung der Laborveränderungen und bildgebende Verfahren: Sonographie, Röntgenuntersuchungen ohne und mit Kontrastmittel, Computertomographie und Leukozytenszintigraphie sowie die Kombination von Kontrastmitteluntersuchung mit interventionellen Techniken, wie z.B. die ERC. Im Labor fallen der Anstieg von Leukozyten, CRP und BKS auf, Elektrolytverteilungs- und Gerinnungsstörungen sind ebenfalls häufig zu beobachten, wie auch der Anstieg des Serumkreatinins und des Laktates sowie der Abfall der Lebersyntheseparameter und des gesamten Proteins. In der Blutgasanalyse zeigen sich Zeichen der metabolischen Azidose und ein Sauerstoffpartialdruckabfall.

Die Röntgennativaufnahme kann zum Nachweis intraperitonealer oder retroperitonealer Luft bzw. von Spiegelbildungen im Dünn- und Dickdarm sowie in Abszessen führen. Bei der diffusen Peritonitis zeigen sich allerdings in der Regel lediglich uncharakteristische Luftansammlungen des Darms, beim längeren Bestehen der Erkrankung eine generalisierte Blähung des gesamten Darmkonvolutes. Röntgenuntersuchungen unter Verwendung wasserlöslicher Kontrastmittel führen bei Kontrastmittelaustritt zur sicheren Diagnose von Hohlorganperforation oder postoperativen Nahtinsuffizienzen im Gastrointestinaltrakt. Gelegentlich lassen sich hierdurch sogar Abszeßhöhlen lokalisieren und abgrenzen. In Kombination mit der Endoskopie werden Galleleckagen (z.B. nach Choledochusrevisionen oder Leberresektionen) und Kontrastmittelaustritte aus dem Ductus pancreaticus (z.B. bei primär unerkannter traumatischer Pankreasruptur) als Ursachen für die lokale oder generalisierte Peritonitis nachweisbar.

Die Computertomographie ist bei der Diagnose pathologischer intraabdomineller Flüssigkeitsansammlung mit mehr als 90%iger Sensitivität und Spezifität die zuverlässigste Methode: Die Kombination von Computertomographie mit intravenöser Kontrastmittelapplikation kann weitere Informationen liefern. Pathologische Flüssigkeitsansammlungen können als peritonitisches Exsudat gewertet werden, Flüssigkeitsansammlungen mit Zeichen der Gasbildung (Bläschen oder Gasflüssigkeitsspiegel) sind verdächtig auf das Vorliegen eines intraabdominellen Abszesses, häufig zeigt sich hierbei zusätzlich eine stärker vaskularisierte «Abszeßmembran» – eine Pseudomembran des entzündlich verdickten Peritoneums. Die exakte Diagnosestellung zur Abgrenzung gegenüber der möglichen Differentialdiagnose (Serom, Hämatom, Bilion, Aszites und Zysten) wird durch die CT-gesteuerte Feinnadelpunktion mit anschließender zytologischer Untersuchung des Aspirates erreicht.

Die Sonographie ist inzwischen die wichtigste und verbreitetste diagnostische Methode im Nachweis von pathologischen Flüssigkeitsansammlungen intraabdominell, jedoch ist sie aufgrund der oft mangelnden Kooperationsbereitschaft des Patienten durch offene Wunden, frische Nähte, liegende Drainagen und nicht zuletzt durch Gasüberlagerung in der Aussagekraft bisweilen stark eingeschränkt. Beim Nachweis pathologischer intraabdomineller Flüssigkeit bietet sich aber auch hier die Möglichkeit der Sonographie-unterstützten Punktion zur Diagnosestellung an.

Nuklearmedizinische Methoden kommen zum Einsatz, wenn Sonographie und Computertomographie keinen Nachweis pathologischer Flüssigkeitsansammlungen erbringen konnten: So gelingt unter Umständen der Nachweis von Schlingen- oder kleineren dissiminierten Organabszessen (z.B. in der Milz). Bei diesem Verfahren werden $^{67}$Gallium, $^{111}$Indium und $^{99}$Technetium verwendet. Es sollte jedoch bedacht werden, daß Gallium bei Fragestellung nach intraabdominellen Abszessen gegenüber den beiden anderen Substanzen immer der Vorzug gegeben werden sollte.

## 17.5 Therapie

Ausgehend von den von Martin Kirschner bereits 1926 vorgelegten Forderungen für eine erfolgreiche Therapie
- suffiziente chirurgische Herdsanierung
- intraoperative Lavage mit Nekrosektomie
- definitiver Bauchdeckenverschluß und Einlegen einer lokalen Drainage

haben sich in der Behandlung der Peritonitis verschiedene Verfahren entwickelt, die 1. die Ursachensanierung, 2. die Verminderung der Kontamination und 3. die Vermeidung von Residualinfektionen zum Ziel haben und die durch zusätzliche adjuvante Therapie ergänzt werden. Unstritig ist, daß die gezielte Herdsanierung und die mechanische Säuberung der Abdominalhöhle entsprechend der oben genannten Punkte 1 und 2 zur erfolgreichen Peritonitistherapie eine conditio sine qua non darstellen. Gelingt die Fokussanierung nicht, resultiert eine Letalität von 100%. Die Ursachensanierung hat zwei Ziele: den örtlichen Infektionsherd auszuschalten und die gezielte Behandlung der jeweils zugrundeliegenden Organerkrankung (siehe Tab. 6-57). Zur operativen Behandlung der diffusen Peritonitis verwenden wir

*Tabelle 6-57:* Ursachen einer Peritonitis.

| Organ | Peritonitisursache | Therapie zur Herdsanierung |
|---|---|---|
| Magen und Duodenum | Ulkusperforation<br>Tumorperforation | Übernähung, Exzision, Deckung<br>Resektion |
| Dünndarm | inkarzerierte Hernie<br>Ileus (Briden)<br>Strangulation<br>Mesenterialinfarkt<br>penetrierende Verletzung | ausreichende Segmentresektion<br>End-zu-End-Anastomose |
| Appendix | Appendizitis<br>Appendixtumor | Appendektomie |
| Kolon | Divertikulitis<br>Karzinomperforation<br>Akzidentelle Perforation<br>penetrierende Verletzung<br>Pfählungsverletzung | Segment- oder Teilresektionen<br>mit End-zu-End-Anastomosen<br>ggf. mit Anus-präter-Anlage<br>Operation nach Hartmann |
| Gallenblase | Perforation<br>nekrotisierende Cholezystitis | Cholezystektomie |
| Pankreas | nekrotisierende Pankreatitis<br>ggf. Pankreasresektion | Nekrosektomie |

die mediane Laparotomie vom Xyphoid bis zur Symphyse. Sie bietet den besten Zugang zu allen Abdominalorganen und läßt alle der im folgenden aufgezeichneten Therapiemöglichkeiten zu.

Außer der Herdsanierung sind Maßnahmen zur Verminderung der Kontamination nötig:

1. Das Absaugen von potentiell infizierten Sekreten, Blut oder Eiter und Reinigen auch der entfernten Räume und Logen (z. B. Douglas, parakolische Rinnen und Subphrenium), wobei gleichzeitig Proben zur mikrobiologischen Keimdifferenzierung eingesandt werden sollten.
2. Spülung des Abdomens entweder mit isotoner Kochsalzlösung oder chloraminversetzter Vollelektrolytlösung, bis das abgesaugte Exsudat keine Trübung mehr zeigt. Das Hauptziel dieser Maßnahmen ist die Verringerung der Bakterienzahl sowie die Elimination des Endotoxins aus der Abdominalhöhle. Inzwischen wird allgemein anerkannt, daß die Spülung ein notwendiger Schritt in der Behandlung der Peritonitis ist; das früher oft geäußerte Argument, man verschleppe hierdurch Keime in bis dahin unberührte Peritonealbereiche, wiegt weniger als die Gefahr, die durch unbehandeltes kontaminiertes Gewebe droht.
3. Entfernung von Fibrinbelägen: Unter der Vorstellung, daß Keime, die in den Fibrinbelägen persistieren, zu Reinfektionen führen, wurden und werden Fibrinbeläge zum Teil aggressiv entfernt. Allerdings ist der Nutzen dieses Débridements derzeit wissenschaftlich nicht gesichert, unter Umständen können negative Folgen resultieren, wie z. B. eine vermehrte Blutungsneigung und erneute verstärkte Fibrinbildung. Fibrinbeläge, die länger als 36 Stunden anhaften, sind nicht mehr abziehbar!

Schließlich werden Maßnahmen zur Vermeidung der Residualinfektion angewandt, wobei hier je nach chirurgischer Schule verschiedene Verfahren zur Anwendung kommen. Das alleinige Einlegen von Drainagen ist beim Abszeß oder bei lokaler Peritonitis eine oftmals ausreichende Methode, im Gegensatz zur lokalen Problematik genügt die alleinige Vierquadrantendrainage beim Vorliegen einer diffusen Peritonitis jedoch nicht. Hierbei werden im wesentlichen drei Behandlungsverfahren unterschieden: offene, geschlossene und halboffene Verfahren.

Das offene Verfahren, bei dem das Abdomen völlig offen gelassen und lediglich mit Tüchern abgedeckt wird, wurde in den 70er und 80er Jahren im wesentlichen von amerikanischen und französischen Chirurgen propagiert. Dabei galt es als vorteilhaft, daß eine breite Drainagemöglichkeit des gesamten Abdomens bestand, temporäre Abdeckungen leicht zu entfernen waren und Komplikationen früh erkannt werden konnten. Ferner war kein intraabdomineller Druckanstieg zu verzeichnen. Es zeigte sich jedoch, daß in einem sehr hohen Prozentsatz unter diesem Regime Dünndarmfisteln auftraten und durch die Retraktion der Bauchdecken stets plastische Rekonstruktionsoperationen notwendig waren. Die Letalität in dem so behandelten Patientengut lag zwischen 30 und 60%. Auch heute wird dieses Verfahren in besonders schweren Einzelfällen noch angewandt.

Das genaue Gegenteil der offenen Behandlung ist die geschlossene Spülbehandlung, die von Beger mit Erfolg durchgeführt und empfohlen wird. Durch große Spülmengen erreicht man Keim- und Endotoxinelimination, wobei Spüllösungsmengen von bis zu 24 Litern in 24 Stunden verabreicht werden. Das Abdomen wird mit angewärmten Flüssigkeiten (z. B. Ringer- oder NaCl-Lösung als Basislösung) über bis zu sechs eingelegte Tenckhoff-Katheter (siehe Abb. 6-265, 6-266) intermittierend gefüllt und entleert. Der Lagewechsel des Patienten soll die Ausbildung von Spülstraßen verhindern. Dennoch treten diese auf. Ferner sprechen mehrere andere Argumente gegen dieses Verfahren: So kommen Drainage-bedingte Komplikationen (Verstopfen der Drainage, Arrosion von Organen) vor, Protein- und Elektrolytverluste einerseits stehen erheblicher Flüssigkeitsresorption andererseits gegenüber, und ferner werden körpereigene Abwehrkomponenten erheblich verdünnt. Negativ muß auch gewertet werden, daß bei der Anwendung des geschlossenen Verfahrens hohe intraabdominelle Drucke entstehen und eventuell nötig werdende Relaparotomien zu spät erfolgen. Bei der offen dorsoventralen Spülung mit geplanten Revisionen, die von Pichelmayer modifiziert wurde, wird versucht, eine Kombination des geschlossenen und offenen Systems zu erreichen, wobei die Vorteile beider Verfahren greifen sollen. Hierzu werden vier weitblumige Drainagen dorsal eingebracht, oberflächlich werden ebenso viele Drainagen ausgeleitet, die Bauchdecken werden durch Unterstützungsnähte über Silikonpalisadenrohre adaptiert, die Abdeckung des Abdomens erfolgt über eine große Operationsfolie. Zu den bis zu 20 Litern über 24 Stunden eingebrachten Spülflüssigkeiten sollen täglich geplante Revisionen das Ausbilden von Spülstraßen sowie zu späte Interventionen bei dringlicher Indikation verhindert werden. Der intraabdominelle Druck bei diesem Verfahren ist nicht niedriger als bei der geschlossenen Spülung. Dennoch hat dieses Vorgehen den Verlust von Eiweiß und Elektrolyten, das Verdünnen von körpereigenen Abwehrstoffen und die Resorption größerer Flüssigkeitsmengen zur Folge.

Die programmierte Peritoneallavage wurde von Kern 1983 propagiert und hat inzwischen einige Verbesserungen erfahren: So wurde statt des Einbringens einer Folie und dem Durchziehen von Unterstützungsnähten der temporäre Verschluß der Bauchdecken durch das Einsetzen eines Schienengleitverbandes (Abb. 6-267) erreicht, was Drucknekrosen an Dünndarm und Haut verhindert und der Retraktion der Bauchdecken entgegenwirkt. Alle 24 bis 48 Stunden wird das gesamte Abdomen revidiert, gereinigt und gespült. Hierbei gilt als vorteilhaft, daß durch regelmäßig geplante Revision mögliche Komplikationen durch mangelhafte Herdsanierung früh erkannt werden, der intraabdominelle Druck niedrig ist und die Abwehrfaktoren nicht verdünnt werden. Andererseits stellt dieses Verfahren eine chirurgisch anspruchsvolle Anwendung dar, die einen hohen Personal- und Kostenaufwand erfordert. Der Verschluß der Bauchdecken kann erfolgen, wenn die Abdominalhöhle gänzlich sauber ist und bei den Spülungen kein trübes Sekret mehr gefördert wird. Die Faszien und das Peritoneum werden mit durchgreifenden Einzelknopfnähten verschlossen.

Die lokalisierte Peritonitis, die von den Nachbarorganen dem Peritoneum und dem auf den Prozeß zugewanderten großen Netz begrenzt bleibt, manifestiert sich klinisch als intraabdomineller Abszeß. Hierbei erklären die in Tabelle 6-57 genannten erkrankten Organe und möglichen Ursachen die unterschiedlichen Lokalisationen der Abszesse. Entsprechend der anatomischen Gegebenheiten kommen diese dann häufig im Douglasschen Raum, perityphlitisch, subphrenisch oder subhepatisch vor. Die Diagnosestellung erfolgt in der Regel beim typischen klinischen Erscheinungsbild durch bildgebende Verfahren, entweder durch Sonographie oder durch Computertomographie. In den meisten Fällen läßt sich ein intraperitonealer Abszeß durch perkutane Punktion drainieren. Ausnahmen bilden Schlingenabszesse, die meist nur operativ angegangen werden können. Bei der Entlastung eines subhepatischen oder subphrenischen Abszesses ist die Lage des Herdes von entscheidender Bedeutung, da gegebenenfalls ein ventraler oder dorsaler operativer Zugang erfor-

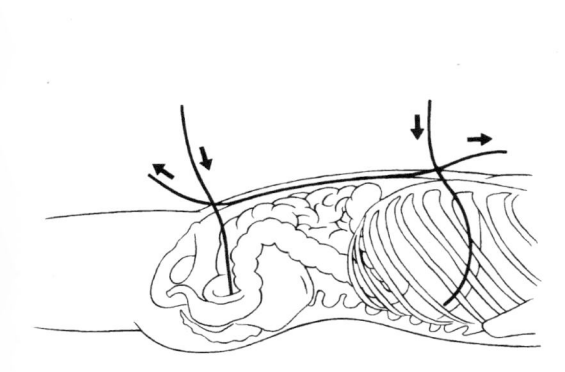

*Abbildung 6-265:* Geschlossene Peritonitisbehandlung: Position der verschiedenen Drainage-Rohre im seitlichen Schnittbild.

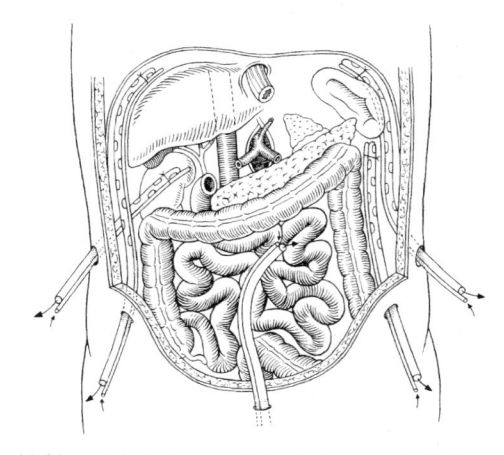

*Abbildung 6-266:* Dorsoventrale Spülung nach Pichlmayr: Position der verschiedenen Drainage-Rohre im Situs.

derlich wird. Ist der Abszeß nachgewiesen, wird in Narkose unter sonographischer Kontrolle mit einer feinen Nadel der Prozeß entweder punktiert und anschließend in Seldinger-Technik eine Drainage in ihm plaziert oder die Indikation zum operativen Vorgehen gestellt.

Die Indikation zum operativen Vorgehen stellt sich nur dann, wenn für die Punktion eine größere Verletzungsgefahr für anliegende Organe oder Höhlen besteht oder der Abfluß durch CT- bzw. sonographiekontrollierte Drainage ungenügend bleibt (z. B. verzweigte, gekammerte Abszesse und Fistelsysteme).

*Subphrenische Abszesse* lassen sich dann in Abhängigkeit von ihrer Lage entweder von dorsal oder von ventral angehen. Beim Vorgehen von dorsal empfiehlt sich zuvor unter Sonographiekontrolle das Einbringen einer dünnen Führungsdrainage, an der entlang das Einlegen einer großlumigen Drainage in Vollnarkose gefahrlos erfolgen kann.

Nach Eröffnung wird dann eine kräftige Drainage eingelegt, die fest angenäht werden muß (Abb. 6-268). Bei ventral gelegenen subphrenischen Abszessen bietet sich häufig ein Rippenbogenrandschnitt an. Dabei wird entlang der Leberoberfläche die Abszeßmembran aufgesucht, der Abszeß nach latero-dorsal entlastet, die Drainage wird nach dorsal ausgeleitet (Abb. 6-269).

Der *subhepatische Abszeß* kann über denselben Zugang aus angegangen werden, allerdings wird hier die Drainage am Leberunterrand folgend nach lateral ausgeleitet. Die Drainageneinlage kann durch akzidentelle Kolonverletzungen kompliziert werden, bei linksseitigen Abszessen ist die Milz in Gefahr.

Zur Entlastung eines *Douglasabszesses* bietet sich die Verwendung eines weichen Nelatonkatheters an, es kann dabei folgendermaßen vorgegangen werden: Nach Entleerung der Blase durch Katheterisation kann der Abszeß entweder transrektal oder transvaginal punktiert werden, die Nadel verbleibt in situ und dient als Leitschiene, um mit der Präparierschere oder einer kleinen Kornzange die Punktionsstelle aufdehnen zu können. In dieses so geformte Loch wird der Nelatonkatheter eingelegt und mit 10 cm$^3$ geblockt und gelassen.

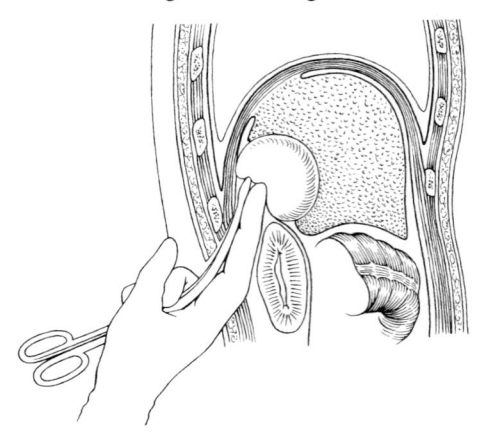

*Abbildung 6-268:* Intraabdomineller Abszeß: Dorsaler Zugang für die Abszeßdrainage.

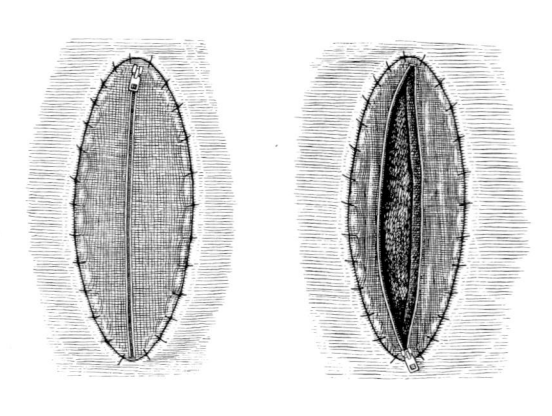

*Abbildung 6-267:* Temporärer Bauchdecken-Verschluß durch Verwendung eines Reißverschluß-Systems für die programmierte Etappenlavage.

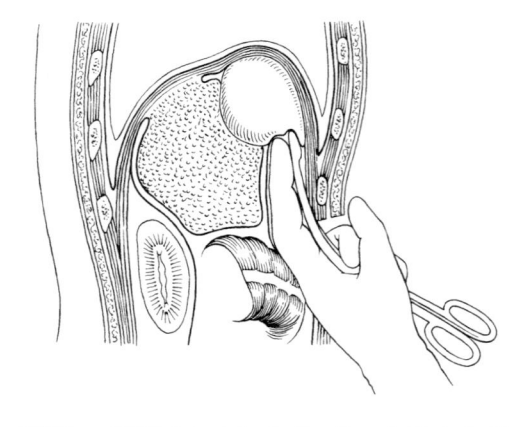

*Abbildung 6-269:* Intraabdomineller Abszeß: Ventraler Zugang und Positionieren der Abszeßdrainage über der Leberoberfläche dorsoventral.

## 17.6 Adjuvante Therapie

Beim Vorliegen einer Peritonitis sollte in Abhängigkeit von der zugrundeliegenden Krankheitsursache eine differenzierte systematische Antibiotikabehandlung eingeleitet werden: Liegt die Ursache der Peritonitis im Magen-, Pankreas- oder Duodenalbereich und/oder ist nur eine geringe Keimzahl nachweisbar, genügt in der Regel eine Monotherapie mit einem Penizillinderivat (z. B. Mezlozilin) oder einem Cephalosporin der zweiten Generation (z. B. Cephazolin, Cephorexim, Xephoxitin). Liegt die Krankheitsursache im Bereich des Dünndarms oder der Gallenblase bzw. liegt eine Keimzahl zwischen $10^3$ und $10^5$ Keimen pro ml vor und finden sich Anaerobier, muß eine Kombinationsbehandlung mit einem Anaerobierspezifischen Antibiotikum zu den oben aufgeführten Substanzen zusätzlich erfolgen. Hierbei bietet sich z. B. Metronidazol an. Bei hohen Keimzahlen und hohem Anaerobieranteil muß unter Umständen sogar zu einem «Panzerschrank-Antibiotikum» (z. B. Imipenem) gegriffen werden. Obligat ist hierbei die Kombination mit einem Anaerobierspezifischen Mittel. Die Kriterien für das Ende der Antibiotika sind Fieberfreiheit über zwei Tage bei Normalisierung des Blutbildes. Eine persistierende Leukozytose und hierbei nachweisbare unreife Granulozyten sprechen für ein Fortbestehen des Entzündungsprozesses.

# 18. Gastrointestinale Blutung

W. Wyrwich und H. Denecke

## 18.1 Definition

Als Abgrenzung gegen meist traumatisch bedingte Organblutungen, die sogenannten «intraabdominellen Blutungen in die freie Bauchhöhle», werden Blutungen aus den bzw. in die Hohlorgane des Verdauungstraktes als gastrointestinale Blutungen bezeichnet.

Nach der Lokalisation der Blutungsquelle kann in eine *obere* und eine *untere* gastrointestinale Blutung unterschieden werden. Die anatomische Trennstruktur hierfür ist das *Treitzsche Band*. Blutungen, die im Ösophagus, im Magen und im Duodenum ihren Ursprung haben, werden als obere Gastrointestinalblutung bezeichnet. Sie verursachen etwa 85 % aller Blutungen in den Magen-Darm-Trakt (Abb. 6-270).

Etwa 15 % der Blutungsquellen liegen im unteren Gastrointestinaltrakt, also distal des Treitzschen Bandes, wobei hier der überwiegende Teil im Dickdarm und Analkanal zu finden ist. Nur etwa 1 % aller Blutungen betreffen den Dünndarm.

In erster Linie ist die obere gastrointestinale Blutung durch Ulzera bedingt, die aber an Häufigkeit abgenommen haben. Ösophagusvarizen, Magenerosionen, entzündliche Veränderungen wie z.B. eine Ösophagitis, das Mallory-Weiss-Syndrom und Karzinome sind weniger häufige Ursachen. Im Gegensatz dazu finden sich Blutungen im unteren Gastrointestinaltrakt in mehr als 50 % der

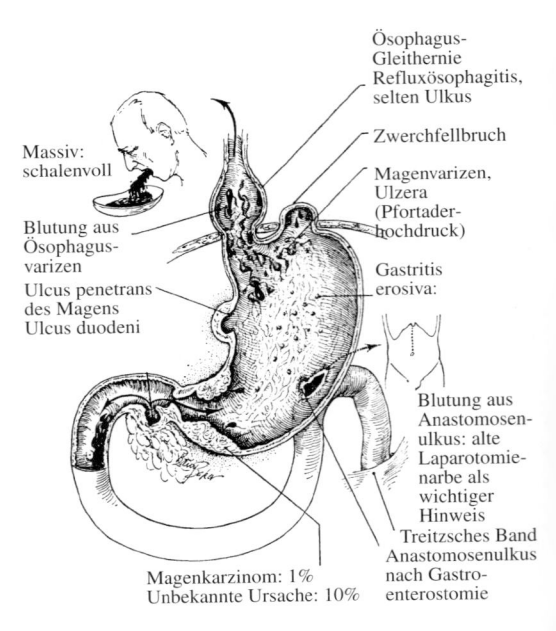

*Abbildung 6-270:* Die massive Blutung aus dem oberen Magen-Darm-Traktus, das heißt vom Mund bis zum Treitzschen Ligament (Flexura duodenojejunalis). Die häufigsten Blutungsquellen.

Fälle durch Karzinome und Adenome bedingt. Etwa 25 % entstehen durch Kolitis, das restliche Viertel verteilt sich auf Angiodysplasien, Ulzerationen, Divertikelblutungen und die Adenomatosis coli. Eine Besonderheit der oberen Gastrointestinalblutung stellt die Hämobilie dar, die als Blutung in die Gallenwege definiert ist, wie sie z. B. bei örtlichen Aneurysmablutungen und Hämangiomblutungen, aber auch nach Trauma entstehen kann. Hierbei wird Blut über die Gallenwege drainiert und es gelangt über die Papilla Vateri in den Darm.

Außer der Differenzierung in eine obere und eine untere Gastrointestinalblutung ist die Feststellung der *Blutungsaktivität* und der *Blutungsintensität* von Bedeutung. Für eine klinisch relevante, größere oder große akute intestinale Blutung gelten folgende Kriterien: Hb-Abfall um mindestens 2 g/% (Hk-Abfall um 5 %); Schocksymptome (Puls über 100/min, RR kleiner 90/70 mmHg); notwendige Substitution von mindestens zwei Erythrozyten-Konserven.

Blutungen aus Magen- und Duodenalulzera werden nach *Forrest* klassifiziert. Eine endoskopisch aktive Blutung wird als Forrest Typ I-Läsion bezeichnet (Typ I a = arteriell spritzend, Typ I b = arteriell sickernd bis fließend). Forrest Typ II klassifiziert eine abgelaufene, jedoch nicht aktive Blutung (Koagel oder nicht blutender Gefäßstumpf). Forrest Typ III zeigt keinen Anhalt für eine stattgehabte Blutung, jedoch eine nachweisbare Läsion.

Die Beurteilung der *Blutungsintensität* erfolgt direkt über den Schockindex nach Allgöwer, wobei hier der Quotient aus Pulsfrequenz und systolischem Blutdruck gebildet wird. Ein Wert von 0,5 ist normal, ein Quotient von 1 bedeutet einen mittelschweren Blutverlust von etwa 20–30 % des Blutvolumens. Der Patient befindet sich in einem Schock. Ein Quotient von 1,5 signalisiert eine schwere Blutung mit einem Blutverlust von ca. 50 % des Blutvolumens. Der Patient ist vital bedroht. Als direktes klinisches Maß der Blutungsintensität wird die Anzahl der Blutkonserven gewertet, die benötigt wird, um eine Stabilisierung des Patienten zu erreichen.

## 18.2 Symptome

Leitsymptome der gastrointestinalen Blutung sind außer den klinischen Zeichen des Schocks, die im gleichnamigen Kapitel ausführlich besprochen werden:

- Hämatemesis
- Melaena
- Hämatochezie.

Diese Symptome werden meist schon bei der Anamnese geschildert.

Im einzelnen versteht man unter Hämatemesis Bluterbrechen, welches nur dann beobachtet wird, wenn die Blutungsquelle oberhalb des Treitzschen Bandes liegt. Qualitativ kann hierbei hellrotes, dunkelrotes oder kaffeesatzartiges Blut erbrochen werden. Letzteres kommt dadurch zustande, daß beim Kontakt des Hämoglobins mit der Salzsäure des Magens Hämatin entsteht, welches die typische Verfärbung bedingt. Dunkel- oder hellrotes Erbrechen spricht für eine Blutung aus dem Ösophagus oder – differentialdiagnostisch – für eine Blutung aus dem Nasen-Rachen-Raum.

Wird Blut aus dem oberen Gastrointestinaltrakt nicht erbrochen, weil es z. B. zügig in tiefere Darmabschnitte transportiert wird, kommt es mit einer Latenz von mehr als acht Stunden nach Einsetzen der Blutung zum Abführen von Teerstühlen, der sog. Melaena. Mehr als 90 % der Melaena-Blutungen stammen aus dem oberen Gastrointestinaltrakt, nur etwa 10 % der Blutungen kommen aus dem Dünn- oder Dickdarm. In jedem Fall handelt es sich um verdautes Blut.

Irrig ist die Annahme, daß bei der Hämatochezie (dem hellroten Blutabgang aus dem After) die Blutungsquelle immer im unteren Gastrointestinaltrakt lokalisiert ist: Hierzu kann es auch bei einer massiven Blutung aus dem oberen Gastrointestinaltrakt kommen.

## 18.3 Diagnostik

Die Diagnostik der gastrointestinalen Blutung muß zur adäquaten Behandlung eines blutenden Patienten auf die Klärung folgender Fragen abzielen:

1. Wo liegt die Blutungsquelle?
2. Was ist die Ursache für die Blutung?
3. Wie stark ist die Blutung?

Durch die Anamnese soll hierbei unbedingt geklärt werden, wann die Blutung begonnen hat, wie der bisherige Verlauf war und welche Therapie bisher erfolgt ist. Ferner ist das Erfragen früherer Blutungen oder Anämien sowie das Bekanntsein eines Ulkusleidens, einer Lebererkrankung, einer Gerinnungsstörung oder einer Pankreatitis wichtig. Es sollte auch nach vorausgegangenen Operationen oder Endoskopien gefragt werden. Die Medikamenteneinnahme, insbesondere von Antikoagulantien, Antirheumatika und Analgetika kann ebenso Ursache für das Auftreten einer Blutung sein. Ferner sollte in der Anamnese eine mensisabhängige Beschwerdesymptomatik erfragt werden.

Die körperliche Untersuchung ergänzt die Anamnese, wobei der klinische Blick erste Hinweise auf die Schwere der Blutung und die Notwendigkeit von Sofortmaßnahmen gibt: Ist der Patient unruhig, ängstlich, erschöpft oder apathisch, ist seine Haut blass, kalt, schweißig oder zyanotisch? Sind die Schleimhäute blaß? Tastet sich ein schneller, flacher, fadenförmiger Puls? Ist die Venenfüllung schlecht und die Blutdruckamplitude gering? Zeigt ein Patient diese Anzeichen eines manifesten Schocks, bedarf es vor weiterer Diagnostik einer Stabilisierung seines Zustandes. Das genaue Vorgehen wurde im Abschnitt «Schock» beschrieben.

Fallen bei der klinischen Untersuchung Haut- oder Schleimhautveränderungen, wie z.B. Spider naevi, Pergamenthaut, Teleangiektasie oder Pigmentationen der Lippen auf, können sie mögliche Hinweise auf eine Blutungsquelle geben (z.B. den Verdacht auf eine Leberzirrhose mit Ösophagus- und/oder Fundusvarizen, z.B. das Peutz-Jeghers-Syndrom, z.B. M. Osler). Bei Blutungen ex ano ist die digitale Untersuchung die erste orientierende Maßnahme (Farbe des Blutes? Karzinom bis 10 cm Höhe?).

*Merke: Blutende Hämorrhoiden können nicht getastet werden!*

Der körperlichen Untersuchung folgt die apparative Diagnostik:
– Laboruntersuchungen
– Endoskopie
– Radiologische Verfahren
– Nuklearmedizinische Verfahren.

Die Laboruntersuchungen sollten folgende Werte unbedingt einschließen: Blutbild (Hämoglobin, Erythrozyten und Thrombozyten), globale Gerinnungstests (Quick-Test zur Beurteilung des extrinsic systems, partielle Thrombinzeit zur Beurteilung des intrinsic systems und Thrombinzeit zum Differenzieren einer Störung der Fibrinogen-Fibrin-Umwandlung). AT 3 sollte zur Beurteilung einer Verbrauchskoagulopathie mitbestimmt werden. Eine Blutgruppenbestimmung mit Kreuzprobe und gegebenenfalls die Anforderung von Blutkonserven ergänzen die Laboruntersuchung.

Für die Diagnostik der oberen Gastrointestinalblutung stellt die Endoskopie mit einer Trefferquote von mehr als 90% die wichtigste Untersuchung dar. Bei der Ösophagogastroduodenoskopie werden Läsionen der Schleimhaut besser erkannt als durch radiologische Verfahren. Die sofortige Behandlungsmöglichkeit (z.B. unter Spritzen und Sklerosieren) bei blutenden Gefäßen ist ein weiterer Vorteil, den die Endoskopie bietet. Bei Blutungen aus dem unteren Gastrointestinaltrakt werden zunächst die Proktorektosigmoidoskopie bzw. die Koloskopie als diagnostische Methoden eingesetzt. Allerdings ist die Aussagekraft bei der akuten Blutung durch Stuhlverschmutzung des Darmes oft stark eingeschränkt. Ist der Patient durch intensivmedizinische Maßnahmen stabilisiert worden, kann eine dringliche Koloskopie nach orthograder Spülung folgen. Die Trefferquote der so durchgeführten Koloskopien liegt bei über 80%; damit ist sie das Verfahren mit der höchsten Effektivität. Sie ist der alleinigen Angiographie, die Trefferquoten zwischen 60 und 70% zeigt, deutlich überlegen. Eine Kombination beider Verfahren erreicht in etwa 86% der Fälle den Nachweis der Blutungsquelle.

Radiologische Diagnostik: Obwohl sie immer wieder durchgeführt wird, ist die Kontrastmitteluntersuchung mit Barium oder wasserlöslichem Kontrastmittel zur Blutungsdiagnostik ungeeignet! So kann zwar der Nachweis von Veränderungen des Gastrointestinaltraktes erbracht werden, es fehlt jedoch der Blutungsnachweis. Die Angiographie hingegen ist bei der Suche einer Blutungsquelle das radiologische Mittel der Wahl. Beweisend für eine Blutung ist ein Kontrastmittelextravasat, was allerdings eine Blutungsmenge von mindestens 0,5 ml/min aus der Läsion voraussetzt. Venöse Blutungen können durch Angiographie nicht erfaßt werden. Die Indikation für eine Angiographie ergibt sich, wenn
– die Blutungsquelle im Dünndarm vermutet wird und/oder
– durch Ösophagogastroduodenoskopie und Koloskopie nicht nachgewiesen werden konnte

- Blut aus der Papilla Vateri austritt und der Verdacht auf eine Pankreasgangblutung oder Hämobilie besteht
- beim Patienten Angiodysplasien (rechtes Kolon!) oder Aneurysmen angenommen werden müssen.

Die indirekte Darstellung der Pfortader wird durch Füllen der A. coeliaca und der A. mesenterica mit Kontrastmitteln erreicht. Dieses Verfahren wird Splenoportographie genannt. Es wird wegen der Gefahr der Milzblutung bei arterieller Kontrastmittelgabe heute meist als digitale Substraktionsangiographie durchgeführt und gibt im wesentlichen Auskunft über

- das Vorhandensein von Ösophagusvarizen und die Darstellung des Umgehungskreislaufes,
- thrombotische Verschlüsse im Pfortaderbereich (Milzvenen-, Pfortader-, Mesenterialvenenthrombose),
- Gefäßanomalien im Bereich des Truncus coeliacus und der A. hepatica communis.

Ergänzend sind nuklearmedizinische Verfahren zu nennen. Ihr Wert ist durch hohe Raten von Negativbefunden umstritten: Am häufigsten wird die Technetiumsszintigraphie mit $^{99m}$TC-markierten Erythrozyten empfohlen. Allerdings können auch $^{51}$Chrom- und $^{99}$TC-Kolloid-Injektionen zum Einsatz kommen. Falsch positive Ergebnisse können durch Ausscheidung des ungebundenen $^{99m}$-stabilen Technetiums in den Magen auftreten. Während die $^{99}$Technetium-Kolloidszintigraphie Blutungsintensitäten ab 0,1 ml/min nachweisen kann, ist die Lokalisation der Blutungsquelle oft problematisch. Das Erythrozytenszintigramm eignet sich zur Erfassung von Blutungsintensitäten ab 5 ml/24 Stunden, jedoch ist auch hier die Lokalisation der Blutungsquelle oft nicht möglich. Nicht selten kommt es zu Fehldiagnosen durch die Darstellung der Nierenbecken. Das $^{99}$Technetiumpertechneat-Szintigramm weist ektope Magenschleimhaut z. B. im Meckelschen Divertikel nach, bleibt aber den Blutungsnachweis schuldig.

An letzter Stelle in der Diagnostik der akuten gastrointestinalen Blutung steht die explorative Laparotomie. Hierbei wird versucht, Klarheit über die Lokalisation einer Blutungsquelle zu gewinnen. Dementsprechend wird das gesamte Abdomen abgesucht, gegebenenfalls unter Transillumination oder durch gleichzeitiges interdisziplinäres Vorgehen: Manuell wird ein Endoskop durch den gesamten Dünndarm geleitet, auf diese Weise wird nach Blutungsquellen oder Angiodysplasien gesucht.

Im folgenden Abschnitt werden die Lokalisationen der gastrointestinalen Blutung in topographischer Folge abgehandelt.

## 18.4 Blutungen aus dem Ösophagus

### 18.4.1 Ätiologie und Diagnose

Blutungen aus Ösophagus und Magenfundusvarizen stellen ein lebensbedrohliches Krankheitsbild dar. Ursache für die Bildung dieser Varizen ist die portale Hypertension, bedingt durch einen um mehr als 10 mm HG höheren Druck im Pfortadersystem gegenüber dem Druck in der V. cava. Dieser Druckanstieg ist entweder durch eine Widerstandserhöhung bedingt, die prä-, intra- oder posthepatisch lokalisiert sein kann, oder durch pathologische arterioportale Shuntverbindungen (meist aneurysmatische Fisteln), die zu einem Anstieg des Flußvolumens führen und einen «hyperkinetischen Pfortaderhochdruck» bedingen.

Beim *prähepatischen Block* bildet die thrombosierte V. portae das Hindernis. Häufig tritt dieses Erscheinungsbild bei Neugeborenen auf, bedingt durch das Übergreifen einer Entzündung der Nabelvene auf die Pfortader. Beim Erwachsenen sind es meist intraabdominelle Entzündungen, wie z.B. Adnexitis, Appendizitis oder Pankreatitis, die zu einer Thrombose der Pfortader führen.

Der *intrahepatische Block* wird in zwei Gruppen differenziert: den präsinusoidalen Block und den postsinusoidalen Block. Während der präsinusoidale Block durch granulomatöse Erkrankungen und in südlichen Ländern durch Schistosomiasis bedingt ist, stellt der postsinusoidale Block die Folge einer infektiösen (Hepatitis), toxischen (z. B. Alkohol) oder andern Schädigung (z. B. biliär) der Leber dar. Es kommt durch die Zerstörung von Leberzellen und ihren Ersatz durch Bindegewebe zur Zirrhose. Eine seltene Form dieses Blockbildes kann bei jungen Frauen beobachtet werden, die orale Kontrazeptiva einnehmen. Hier thrombosieren intrahepatische Äste der V. hepatica. Der posthepatische Block kommt z. B. durch Thrombose der V. hepatica (z. B. Budd-Chiari-Syndrom) oder nach einer konstriktiven Perikarditis (Panzerherz) durch Thrombose des oberen Abschnittes der V. cava inferior zustande. Die Häufigkeit der portalen Hypertension durch posthepatischen Block ist mit 1–2% gering, etwa 5% der Flußhindernisse sind prähepatisch lokalisiert, der weitaus größte Teil (90–95%) entstehen aufgrund einer Zirrhose. Diese wiederum ist in 70–80% der Fälle alkoholtoxisch bedingt.

Saegessers Feststellung, daß ungefähr 85% der Patienten mit einem prähepatischen Block jünger als 18 Jahre, hingegen 95% der Patienten mit intrahepatischem Block älter als 25 Jahre sind, hat weiterhin Gültigkeit.

Hämatemesis und/oder Melaena sind Leitsymptome der Ösophagusvarizenblutung. Sie stellt mit etwa 15% die zweithäufigste Ursache der oberen Gastrointestinalblutung dar. Die Blutung tritt akut auf, kann fulminant verlaufen und zu einem schweren Schock führen. In etwa 40% der Fälle sistiert sie jedoch auch spontan. Oft kommt es zu Rezidivblutungen, von denen 75% innerhalb der ersten Woche auftreten.

Hierdurch sind besonders Patienten gefährdet, die initial bereits eine schlechte Leberfunktion aufweisen. Die Letalität dieser Patienten liegt zwischen 50 und 80%. Zur Beurteilung der Leberfunktion und damit des Risikos für den Patienten stehen dem Kliniker verschiedene Funktionstests zur Verfügung. So werden von internistischer Seite die Bromsulfaleinprobe (BSP), der Aminopyrin-Atemtest, der Indozyanin-grün-Test sowie die Galaktose-Elimination verwendet. Diese Untersuchungen spielen bei der akuten Blutung keine Rolle, da sie zum Zeitpunkt des akuten Geschehens nicht durchführbar sind bzw. nur durchblutungsabhängige Parameter der Leberfunktion erfassen. Die klinisch am häufigsten verwendete Klassifikation der Leberfunktion ist die nach Child-Turcotte, in die der Allgemeinzustand des Patienten neben neurologischen Symptomen, Aszitesbildung, Serum-Albumin und Serum-Bilirubin mit einfließen. Auch dieser Score hat beim blutenden Patienten, der u. U. transfundiert wurde, eine eingeschränkte Wertigkeit.

Prognostisch ist ein Stadium Child A jedoch erheblich günstiger zu bewerten als ein Stadium Child C. Die Diagnose der Ösophagusvarizenblutung wird durch die Endoskopie oder durch die Angiographie gestellt. Differentialdiagnostisch sollte bedacht werden, daß trotz Leberzirrhose und Ösophagusvarizen die Blutung in mehr als 30% der Fälle auch aus anderen Läsionen als den Varizen stammen kann. Zur Abgrenzung einer Ösophagusvarizenblutung, z. B. gegenüber einer Magenblutung, kann die Einlage einer Ballonsonde (Sengstaken-Blakemore oder Linton-Nachlaß-Sonde) hilfreich sein. Polypöse Ösophagustumoren oder eine Papillomatose der Speiseröhre können radiologisch im Kontrastbreischluck als Varizen verkannt werden, Blutungen können in sehr seltenen Fällen durch Karzinome oder gutartige Tumoren bedingt sein. Beim Einbruch eines Karzinoms in Hilusgefäße der Lunge, bei gleichzeitigem Auftreten von Fisteln im Tracheobronchialbereich, kommt es zur ausgeprägten Hämoptoe. Blutungen aus einem Barrett-Ulkus (Ulcus pepticum oesophagei) oder aufgrund einer Refluxösophagitis bei Hiatushernien sind meist nicht akut, so daß chirurgische Notfallmaßnahmen in der Regel nicht nötig sind.

### 18.4.2 Sofortbehandlung

Das Therapieregime der akuten Ösophagusvarizenblutung besteht aus synchron ablaufenden, interdisziplinär-diagnostischen und therapeutischen Maßnahmen:
1. Schockbehandlung
2. Senkung des Pfortaderdruckes
3. Blutstillung
4. Koma-Prophylaxe
5. Fortführung der Diagnostik und Operationsvorbereitung für das freie Intervall.

Zur Soforttherapie gehört die Behandlung des Volumenmangels und der Gerinnungsstörung. Unter Umständen muß mit Vollblut, Frischblut, Fresh Frozen Plasma oder einzelnen Plasmafaktoren substituiert werden. Im Rahmen der Schockbehandlung sollte daran gedacht werden, daß Dextrane zu einer Störung der Thrombozytenaggregation führen können und eine Verwendung deshalb unterbleiben sollte. Intubation und Sedierung des Patienten sind meistens nötig.

Außer durch eine Verbesserung des Gerinnungssystems wird die Blutstillung über medikamentöse Senkung des Pfortaderdrucks bzw. durch Sklerosierung und/oder Tamponade der Blutungsquelle zu erreichen versucht. Die zur Senkung des Pfortaderdrucks verwendeten Medikamente Vasopressin (Pitrisin®), Glycylpressin® oder Somatostatin® werden intravenös verabreicht. Eine Gabe von Vasopressin oder Glycylpressin bei Patienten mit koronarer Herzkrankheit ist kontraindiziert, da hierdurch Angina-pectoris-Anfälle ausgelöst werden können. Bei Verabreichung dieser Substanzen treten außerdem kolikartige Schmerzen, spontane Darmentleerung und eine deutliche Abblassung der Haut auf. Die Wirkung von Vasopressin hält für etwa 30 Min., die von Glycylpressin bis zu sechs Stunden an. Die Dosierung von Vasopressin ist 1 Ampulle (entsprechend 20 Einheiten) in 150 ml Glukose 5 % über 10 Min. infundiert, wobei diese Dosierung alle vier bis sechs Stunden wiederholt werden kann. Bei Verwendung von Glycylpressin wird 1 Ampulle entsprechend 1 mg in 5 ml Lösungsmittel alle sechs Stunden injiziert. Die Kosten für Somatostatin sind um ein Vielfaches höher als die der vorgenannten Substanzen, die Wirkung ist vergleichbar. Außerdem kann der Pfortaderdruck durch Gabe von Propanolol (Dociton®) gesenkt werden. Die Dosierung ist hierbei erheblichen individuellen Schwankungen unterworfen. Als Maß für die exakte Einstellung ist eine Senkung der Herzfrequenz um 25 % anzustreben. Hierbei ergeben sich allerdings Probleme bei Patienten, die durch einen hämorrhagischen Schock initial bereits eine hohe Herzfrequenz aufweisen. In Ergänzung zur systemischen Applikation obengenannter Substanzen werden lokal bei sichtbarer Blutungsquelle Verödungsmittel wie z. B. Polidocanol (Ätoxyskerol®) submukös unmittelbar neben die Varize eingespritzt, um die Blutung zum Stillstand zu bringen. Außerdem kann endoskopisch eine Laser-Koagulation versucht werden.

Einfacher als diese Verfahren ist die Kompression der Varizen, die durch korrekte Anwendung von Ballonsonden in 95 % der Fälle auch zu einer Blutstillung führt. Allerdings ist die Sklerosierung durch Unterspritzung bzw. die Laser-Koagulation bezüglich der Dauer der Blutstillung der Sondenmethode überlegen. Die Sonde nach Sengstaken-Blakemore besitzt drei Mundstücke, von denen das erste zu einem Ballon im Magen, das zweite zu einem Ballon im Ösophagus und das dritte zu einem Ostium am Ende der Sondenspitze führt. Vor Benutzung der Sonde müssen die Ballone unter Wasser auf Dichtigkeit geprüft werden. Nach Eindringen der Sonde in den Magen wird zunächst der distale Ballon aufgeblasen und unter Zug bis an die Kardia zurückbewegt. In dieser Position wird die Sonde fixiert. Nun wird der im Ösophagus befindliche Ballon aufgeblasen. Hierdurch wird eine Kompression der Varizen erreicht. Über das dritte Lumen kann der Magen abgesaugt oder gespült werden bzw. können dem Patienten enteral Medikamente und 10 %ige Glukoselösung zur Ernährung verabreicht werden. Von praktischem Nutzen ist das Einspritzen von etwas Röntgenkontrastmittel in den distalen Ballon der Sonde, weil hierdurch unter Durchleuchtungskontrolle die korrekte Lage der Sonde geprüft werden kann. Kompressionssonden sollten nicht länger als 24 Stunden liegen, es kann bei ihrer Anwendung zu Komplikationen im Sinne von Drucknekrosen des Ösophagus kommen, Warnhinweise hierfür sind Schmerzen, die ins Ohr ausstrahlen können. Außerdem kann es bei Verwendung von Sonden durch vasovagalen Reflex zu einem plötzlichen Herzstillstand kommen, was einen Grund zur weiteren intensivmedizinischen Überwachung des Patienten darstellt.

Die *Komaprophylaxe* besteht aus Gabe von 10%iger Glukoselösung (entweder intravenös oder über die Sonde intragastral) zur Ernährung unter völligem Verzicht auf Eiweiße. Zusätzlich werden dem Patienten alle sechs Stunden Neomycin (1 g intragastral oder p.o.) verabreicht und 2–3 × pro Tag je 30 ml Laktulose gegeben. Ferner werden hohe Einläufe durchgeführt. Diese Maßnahmen sollen dazu beitragen, eine Ammoniak-Intoxikation des Patienten zu verhindern. Solange altes Blut im GJ-Trakt liegt, geben wir Metronidazol.

### 18.4.3 Notfalleingriffe

Kommt die Blutung zum Stillstand, wird im freien Intervall elektiv operiert. Bei massiver und trotz konservativer Therapie persistierender Blutung bleibt nur die chirurgische Notoperation zur Rettung des Patienten. Diese Notoperationen sind mit einer sehr hohen Letalität behaftet! So berichtet Hering über ein Patientenkollektiv von 511 Patienten mit portokavalen Shunt-Operationen. 2/3 dieser Patienten wurden durch Not-Shunt-Operationen behandelt. Die Letalität in dieser Gruppe betrug nahezu 40%, wobei Patienten im Stadium Child C eine Sterblichkeit von 55 % aufwiesen. Indikationen zur Not-Shunt-Operation bzw. zur Sperroperation ergeben sich nur dann, wenn endoskopische Sklerosierung oder Laser-Koagulationsversuche mißlungen sind und trotz Ballontamponade über 48 Stunden keine Blutstillung erreicht werden konnte.

Zu der Vielzahl der Operationstechniken werden die offene Durchstechung (z. B. von Boerema und Crile), die Dissektion nach Walker (= quere Durchtrennung des Mukosa-Submukosa-Zylinders und Reanastomosierung unter Schonung der Muscularis mucosae), die subkardiale Querdurchtrennung des Magens mit Reanastomosierung nach Tanner sowie die Dissektionsligatur von Vosschulte gezählt.

Zu den Sperroperationen gehört die subkardiale, zirkuläre Dissektion, bei der nach einem abdominellen Zugang (mediane Laparotomie) alle Gefäßbahnen direkt unterhalb der Kardia, sowohl klein- als auch großkurvaturseitig, umstochen bzw. mit nichtschneidendem Linearstapler unterbrochen werden.

Eine andere Möglichkeit der Unterbrechung von Ösophagusvarizen bietet die Sperroperation nach Kivelitz, bei der von einem abdominellen Zugang aus der Ösophagus im distalen Anteil mobilisiert und angeschlungen wird. Von einer Gastrotomie an der Magenvorderwand wird ein EEA-Stapler in den distalen Ösophagus eingeführt, durch das Legen einer Ligatur der Ösophagus zwischen beiden Kopfhälften des Klammernahtgerätes eingezogen und durch Schließen des Klammermechanismus die vom Magen in den Ösophagus verlaufenden submukösen Gefäße unterbunden. Zusätzlich werden die Venen, die parakardial verlaufen, zirkulär disseziert. Die Nahtreihe des Klammernahtgerätes wird seromuskulär überdeckt. Die Gastrotomie wird zweireihig verschlossen (Vicryl 4–0® innen, Vicryl 3–0® außen). Anschließend erfolgt in den beiden oben beschriebenen Verfahren der schichtweise Bauchdeckenverschluß.

Die dritte Möglichkeit der Sperroperation erfolgt über einen transthorakalen, linksseitigen Zugang, wie er zur Operation von epiphrenischen Divertikeln verwendet wird.

### 18.4.4 Shunt-Operationen

Während die oben genannten Verfahren eingesetzt werden, um den Patienten vor einem Verbluten zu retten, zielen die nun beschriebenen Methoden auf eine Druckreduktion im portalen System ab. Dabei werden drei hämodynamisch unterschiedliche Verfahren angewendet:

1. die portokavale Anastomose
2. die mesenterikokavale Anastomose und
3. die splenorenale Anastomose.

Die Indikation für eine Shunt-Anlage liegt in der rezidivierenden Blutung, die nach primär konservativer Behandlung auftritt. Eine prophylaktische Shunt-Anlage bei Patienten mit Ösophagusvarizen und portaler Hypertension ohne Blutungsereignis wird von uns nicht befürwortet. Ebensowenig führen wir Shunt-Operationen bei Patienten mit dekompensierter Leberinsuffizienz (Quick-Wert < 50 %, Cholinesterase < 1000 Units/l, schwere Enzephalopathie, starke Aszites-Bildung) durch. Notfallmäßig durchgeführte Shunts sind seltenste Indikationen.

*Portokavale Anastomose*
Über die Vor- und Nachteile der verschiedenen Operationsverfahren wird viel diskutiert. Bei den portokavalen Shunts ist die End-zu-Seit-Anastomose die am leichtesten durchzuführende und eignet sich daher besonders als Notfalloperation. Bei diesem Verfahren wird das gesamte Pfortaderblut an der Leber vorbeigelenkt, was die Ursache für ein schlechteres Ergebnis in bezug auf die postoperative Enzephalopathie, beim Vergleich portokavaler Anastomosen mit dem Warren-Shunt, zu sein scheint. Im einzelnen wird bei der portokavalen Anastomose wie folgt vorgegangen:

1. Rechtsseitiger Oberbauchquerschnitt. Bereits beim Eröffnen der Bauchdecken und des Peritoneums muß auf eine sorgfältige Blutstillung geachtet werden, da hier überall mit erweiterten Kollateralgefäßen zu rechnen ist. Gleiches gilt für die Präparation des hinteren Blattes des Peritoneums und die Präparation im Retroperitonealraum.

2. Zunächst wird das Ligamentum hepatoduodenale dargestellt. Hierin verlaufen dorsal in der Mitte die V. portae, links von ihr die A. hepatica propria, rechts von der Pfortader,

nahe dem freien Rand des Ligamentum hepatodudenale, die großen Gallengänge.
3. Die V. portae wird sorgfältig dargestellt, innerhalb ihrer bindegewebigen Scheide angeschlungen und bis zum Leberhilus hin freipräpariert.
4. Im Hilusbereich wird das Bindegewebe entfernt, die Aufzweigung der V. portae dargestellt und jeder Ast der Portalvene für sich gesondert mit einer Ligatur umlegt. Die Ligatur wird noch nicht geschlossen, sondern lediglich angeklemmt.
5. Unter Umständen muß das Duodenum in der Technik nach Kocher mobilisiert werden, um eine genügend lange Strecke der Vene freilegen zu können. Dies ist für eine spannungs- und knickfreie Anastomose wichtig.
Es erfolgt nun die Druckmessung in der V. portae.
6. Die Vorderfläche der V. cava inferior wird vom Leberunterrand bis zur Einmündungsstelle der V. testicularis dextra bzw. der V. ovarica dextra freipräpariert.
7. Die Ligaturen an den Portalvenen werden nun geschlossen. Zusätzlich wird weiter zentral eine Durchstechungsligatur mit Prolene® der Stärke 4–0 gelegt. Die darmnahe Pfortader wird dann unter Setzen von Glover-Klemmen abgesetzt, wobei zwischen den hilusnahen Ligaturen und der hilusfernen Klemme das Gefäß schräg durchtrennt wird.
8. Das abgesetzte Pfortaderende wird auf die V. cava zu bewegt, es wird die günstigste Position für die Anastomose gesucht. D. h., daß die V. portae nicht torquiert oder abgeknickt werden darf! Dort wo die V. portae in die V. cava inseriert werden soll, wird letztere mit einer Satinsky-Klemme partiell ausgeklemmt. Entsprechend der Schnittflächenlänge des V. portae-Stumpfes wird aus der V. cava ein längsovales Wandstück von ca. 5 mm Breite exzidiert.
9. Mit einer doppelt armierten, nicht resorbierbaren atraumatischen Naht (Proline 6–0®, Ethibond 6–0®) wird zunächst die proximale Ecknaht gelegt und geknotet. Anschließend wird in fortlaufender Nahttechnik vom Gefäßlumen aus die Hinterwand der portokavalen Anastomose fertiggestellt. Der einzelne Stichabstand sollte hierbei etwa 2 mm betragen, die Entfernung vom Rand etwa 1 mm. Es darf beim Legen der Naht kein Wulst entstehen.
10. Nun wird analog die vordere Anastomose begonnen. Vor Fertigstellung der Vorderwand wird die Klemme an der V. portae nochmals geöffnet, bevor die letzten Nähte gelegt werden. Bei ausreichendem Blutstrom wird die Anastomose vervollständigt. Die V. cava wird zuerst freigegeben, die V. portae danach. Nochmals sollte der Druck in der V. portae kontrolliert werden, er sollte nun etwa 20 mmHg betragen.

Für die portokavale Seit-zu-Seit-Anastomose gestaltet sich das abweichende Vorgehen nach der Präparation der V. cava und der V. portae wie folgt:

Die Pfortader wird sowohl lebernah als auch darmnah jeweils mit einer Bulldog-Klemme verschlossen, die V. cava im zu anastomosierenden Bereich durch Setzen einer Satinsky-Klemme partiell ausgeklemmt. Die V. portae wird nun parallel zur V. cava geführt, bei beiden Gefäßen wird die Wand ovalär (etwa 2 × 0,5 cm) exzidiert. Die Anastomose wird nun analog der oben genannten Schritte vervollständigt.

*Mesenterikokavaler H-Shunt nach Drapanas*
Diese Technik verbindet die V. mesenterica superior anstelle der V. portae mit der V. cava unter Verwendung eines Protheseninterponates. Die Vorteile dieses Verfahrens bestehen im einfachen Zugang zur V. mesenterica superior und der relativ kurzen Operationszeit. Außerdem läßt sich diese Anastomose relativ leicht wieder aufheben, falls eine Lebertransplantation für den Patienten vorgesehen ist. Nachteilig wirkt sich das Einbringen von Fremdmaterial aus, das in 5–30 % der Fälle mit einer Thrombosierung des Shunts einhergeht. Im einzelnen wird beim Anlegen dieser Shunt-Technik wie folgt vorgegangen:
– quere Oberbauchlaparotomie
– Mobilisation des Netzes und des Colon transversum, beides wird nach oben geschlagen
– Ertasten der Pars horizontalis des Duodenums, dieser liegt die Vene unmittelbar auf! Danach palpiert man die A. mesenterica superior, die der Vene links anliegt. Hierüber wird eingegangen. Die Vene wird von der Arterie isoliert und auf

eine Strecke von ca. 3–4 cm unterhalb des Duodenums freigelegt und angezügelt.
- Das Colon ascendens wird mobilisiert und nach medial und rostral verlagert, um einen Zugang zum Retroperitoneum und zur V. cava zu erhalten.
- Präparation der Vorderseite der V. cava inferior auf etwa 8 cm Länge. Unter manuellem Schutz der V. cava und des Duodenalknies wird nun von der V. mesenterica superior aus ein retromesenterialer Tunnel mit einer Kornzange gebildet. Dabei muß äußerst vorsichtig vorgegangen werden, um retroperitoneale Venen nicht zu zerreißen!
- Die V. mesenterica superior wird, nachdem durch Punktion der Druck im Gefäßsystem festgestellt wurde, unter Bulldog-Klemmen verschlossen. Der Gefäßwandbereich, in dem die Prothese inserieren soll, wird auf etwa 1 cm ovalär exzidiert. Wie bei der portokavalen Anastomose beschrieben, wird nun eine 10 mm ringverstärkte Dacronprothese eingenäht.
- Das freie Prothesenende wird durch den vorher gebildeten retromesenterialen Tunnel auf die V. cava zugeleitet.
- Die V. cava wird im Anastomosenbereich partiell ausgeklemmt und auf einer Strecke von ca. 1 cm die Gefäßwand ovalär exzidiert.
- Nun wird, wie vorher beschrieben, die Anastomose an der V. cava inferior gebildet.
- Der venöse Druck in der V. mesenterica superior wird erneut bestimmt.

*Splenorenale Anastomose nach Warren*
Der Vorteil der splenorenalen Anastomose besteht in einer Aufrechterhaltung der mesenterikoportalen Leberperfusion. Sie ist jedoch erheblich zeitaufwendiger und durch die notwendige splenopankreatische Dissektion technisch schwieriger.
1. Quere Oberbauchlaparotomie.
2. Netz und Querkolon werden mobilisiert und hochgeschlagen.
3. Das Retroperitoneum wird am Ansatz des Mesocolon transversum links neben der Flexura duodeno jejunalis quer gespalten.
4. Die linke Nierenvene wird aufgesucht, auf etwa 5 cm Länge präpariert und angezügelt.
5. Nun wird sehr vorsichtig der Unterrand des Pankreas mobilisiert und mit einem stupfen Haken nach kranial gezogen. Hier findet sich nun die Milzvene, die bis zur Einmündungsstelle in die V. mesenterica superior präpariert wird.
6. Die V. lienalis wird milznah mit einer Bulldog-Klemme verschlossen und dicht vor der Einmündungsstelle in die V. mesenterica unterbunden und abgesetzt. Zentral wird hier eine Durchstechungsligatur vorgenommen.
7. Die linke Nierenvene wird ausgeklemmt, ovalär auf ca. 1 cm exzidiert.
8. In der wie oben beschriebenen Anastomosentechnik wird nun die Milzvene terminolateral in die Nierenvene eingenäht.

## 18.5 Blutungen aus Magen und Duodenum

### 18.5.1 Ätiologie

Blutungen aus Magen und Duodenum können eine Reihe von Ursachen haben. Die Ulkusblutung stellt innerhalb der akuten Schleimhautläsionen die häufigste Ursache dar, weniger häufig sind Blutungen aus bösartigen Tumoren und benignen Neubildungen. Seltene Ursachen sind die Exulzeratio simplex Dieulafoy, das Mallory-Weiss-Syndrom, Angiodysplasien, urämische Blutungen,

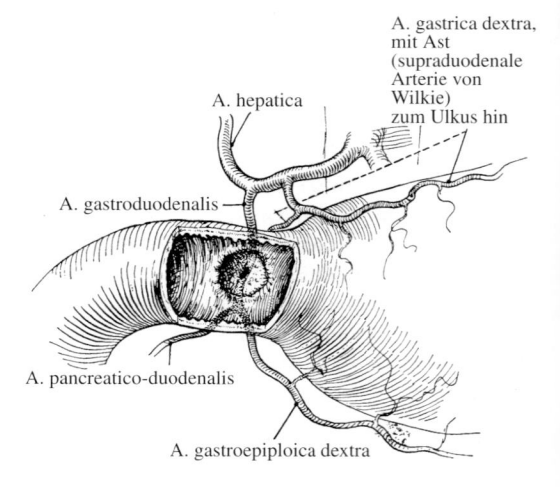

*Abbildung 6-271:* Rund die Hälfte aller massiven Blutungen aus dem oberen Magen-Darm-Traktus stammt aus einem Hinterwandgeschwür des Duodenums. In der Tiefe des Ulkus die «angefressene» A. gastroduodenalis

Blutungen durch Gerinnungsstörungen, aus Duodenaldivertikeln, wegen Hiatushernien, aus Pankreaspseudozysten, Pankreaskopfkarzinom, aufgrund intra- oder extrahepatischer Ursachen der Hämobilie sowie durch aortointestinale Fisteln.

Die Blutung aus Magen und Zwölffingerdarm stellt oft eine dramatische Notfallsituation dar und ist die häufigste Komplikation beim Ulkusleiden (Abb. 6-271). Ihre Letalität beträgt zwischen 8 und 10%, dabei ist die Prognose vom Lebensalter, der Blutungsintensität und Rezidivblutungen entscheidend beeinflußt.

Bei 50–70 % der älteren Patienten geht der Blutung die Einnahme von nichtsteroidalen Antirheumatika voraus. Die Symptomatik wurde weiter oben bereits beschrieben. Die Diagnose wird durch Endoskopie gestellt, der endoskopische Befund in der Forrest-Klassifikation beschrieben.

### 18.5.2 Therapie bei Ulkusblutungen

Das therapeutische Vorgehen hängt im wesentlichen vom endoskopischen Befund ab. Bei Forrest-III-Patienten genügt in den meisten Fällen eine konsequente, regelmäßig endoskopisch kontrollierte medikamentöse Therapie mit Antazida, $H_2$-Rezeptoren-Blockern und in neueren Untersuchungen mit dem H-Ionen-Pumpenblocker Omeprazol (Antra). Bei Forrest Typ I- und Typ II-Blutungen wird eine endoskopische Behandlung mit frühzeitiger (innerhalb von 24 Stunden) ebenfalls endoskopischer Kontrolle durchgeführt, wobei prinzipiell die Möglichkeit einer Injektionstherapie, Laser- oder Hitze-Koagulationsbehandlung besteht. Hiervon scheint die Injektionstherapie mit Adrenalin und Polidocanol die effektivste zu ein.

Nur die durch endoskopische Verfahren nicht zu beherrschenden Blutungen bedürfen der sofortigen chirurgischen Behandlung!

Die Massivblutung aus dem Ulkus duodeni sollte auch primär chirurgisch behandelt werden, da hier eine endoskopische Blutstillung oft nicht gelingt.

*Merke: Das Ziel einer chirurgischen Versorgung ist die Blutstillung und die definitive Behandlung der Ulkuskrankheit!*

Im Notfall wird die alleinige Umstechung und die extraluminale Gefäßligatur die Therapie der Wahl darstellen. Für das blutende Ulkus duodeni wird hierfür wie folgt vorgegangen:

1. Mediale Oberbauchlaparotomie. Darstellung des Bulbus duodeni.
2. Längsinzision des Duodenums unter Schonung des Pylorus
3. Darstellen des Ulkus und der arrodierten A. gastroduodenalis
4. Umstechung des blutenden Gefäßes im Ulkusgrund evtl. mit transduodenaler Umstechung der A. supraduodenalis superior und der A. gastroepiploica dextra
5. Querer, einschichtiger Verschluß der Duodenotomie

Extraduodenale Ligaturen der A. gastroduodenalis oberhalb und der A. gastroepiploica bzw. A. pankreatikoduodenalis unterhalb des Ulkus wurden wiederholt empfohlen. Wir führen diese Ligaturen nicht durch, wenn der Ulkusgrund tief umstochen werden konnte (allerdings CAVE Pankreasgewebe!).

Eine gleichzeitig durchgeführte proximale selektive Vagotomie wurde bei chronischer Rezidivanamnese empfohlen. Heute können wir diese Maßnahme unterlassen. Die konservative Therapie ist wesentlich potenter geworden.

An der Vorderwand des Duodenums gelegene Ulzera werden knapp exzidiert und das Duodenum durch direkte Naht wieder verschlossen.

Von großer Gefährlichkeit sind subkardial gelegene Ulzera an der kleinen Kurvatur, die die A. gastrica sinistra arrodieren. Hier sollte wie beim duodenalen Hinterwandulkus aggressiv vorgegangen werden: Die Therapie besteht auch hier in einer Exzision des Ulkus und einer Direktnaht des Magens. Im einzelnen wird wie folgt vorgegangen:

1. Stumpfe Durchtrennung des Ligamentum gastroduodenale über dem Ulkus.
2. Lösen der Ulkushinterwand vom Pankreas, wenn nötig, wird mit dem Zeigefinger stumpf an der Magenrückseite das Gewebe mobilisiert.
3. Die kleinkurvaturseitigen Äste der A. gastrica sinistra und dextra müssen sicher unterbunden werden. Dazu sollte ein Abstand von mindestens 2 cm vom Geschwürsrand eingehalten werden. Zwischen den Ligaturen wird das Ulkus exzidiert.

4. Der Mageninhalt wird nach Entfernung des Ulkus sorgfältig abgesaugt, die Wundränder mit Chloramintupfern gereinigt.
5. Nun erfolgt der zweireihige Verschluß, wobei die Mukosa fortlaufend mit Vicryl 4–0®, die Seromuscularis mit Vicryl 3–0® in Einzelknopftechnik, quer zur Magenachse, erfolgt.

Eine Sonderform der gastrointestinalen Blutung ist das blutende Anastomosenulkus nach Magenresektion. Es entsteht oft durch einen im Duodenalstumpf zurückgebliebenen Zipfel von Antrumschleimhaut. Ausmaß und Häufigkeit der Blutung wechseln, doch ist die Blutung aus einem Anastomosenulkus immer gefährlich, sie kommt auf konservative Maßnahmen selten endgültig zum Stillstand. Wegen der zahlreichen Anastomosen unter den Jejunalgefäßen kann die Blutung aus dem arrodierten Jejunalgefäß nicht einfach durch Umstechung zum Stillstand gebracht werden. Andererseits sind die Endarterien ohne Anastomosen in der Darmwand, so daß Umstechungen leicht zu Darmnekrosen führen können. Es sollte hier primär eine Nachresektion des ulkustragenden Anastomosenteils mit kleinkurvaturseitiger Magennachresektion erfolgen mit Umwandlungsoperation in der Technik nach Roux-Y.

### 18.5.3 Seltenere Blutungsursachen

Zu den Blutungen des oberen Gastrointestinaltraktes aufgrund weniger häufiger Ursachen zählen:
1. maligne Tumoren
2. benigne Tumoren
3. die Exulceratio simplex Dieulafoy
4. das Mallory-Weiss- bzw. das Boerhaave-Syndrom
5. die Hämobilie und
6. die aortoduodenale Fistelbildung.

*Blutungen aus malignen Tumoren*
In den meisten Fällen bei Malignomen des Magens kommt es zu okkulten Blutungen. Aus Magenstumpf- und Kardiakarzinomen kann es aber auch massiv bluten, insbesondere wenn die Tumoren schon fortgeschritten sind.
Dies zwingt evtl. zu palliativen Resektionen.

*Blutungen aus benignen Tumoren*
Die am häufigsten zu Blutungen führenden benignen Tumore sind Leiomyome, Fibrome, Neurinome und Hämangiome. Die Ausdehnung eines großen intramuralen Tumors kann zur Drucknekrosen der Schleimhaut, dem sog. «Kuppenulkus», führen. Die Diagnose wird durch Endoskopie, Röntgenuntersuchungen (Kontrastmitteluntersuchung/Computertomogramm) und gelegentlich durch Angiographie gestellt.
Die Therapie besteht in der Exzision und ggf. resezierenden Behandlung, wie bereits oben beschrieben.

*Exulzeratio simplex Dieulafoy*
Ihre Häufigkeit wird mit ca. 1 % aller Blutungen des oberen Gastrointestinaltraktes angegeben, wobei sie eher höher einzuschätzen ist, weil nicht jede Exulzeratio simplex Dieulafoy auch diagnostiziert wird. Eine Blutung aus einer solchen Läsion kann in jedem Alter vorkommen, Männer sind häufiger betroffen als Frauen, die Blutung tritt meistens aus völligem Wohlbefinden heraus auf und ist in der Regel heftig.
Die Gefäßversorgung des Magens für die einzelnen Abschnitte ist unterschiedlich: Der muköse Plexus des Magens ist in der distalen Hälfte schwächer ausgeprägt als im proximalen Anteil. Ebenso sind die große und die kleine Kurvatur durch ein schwächeres submuköses Gefäßgeflecht durchzogen. Hieraus ergeben sich die typischen Lokalisationen der Blutungsquelle. Die Exulzeratio simplex Dieulafoy wird meistens an der Vorder- und Hinterwand des Magenfundus angetroffen. Es findet sich eine umschriebene, solitäre, flache Ulzeration mit einem im Ulkusgrund liegenden, in die Submukosa vordringenden Arterienast.
Die Diagnose wird endoskopisch gestellt. Vor kurzem wurde über den Einsatz von hochfrequenten gepulsten, bidirektionalen Mikrovaskulardopplern berichtet, die über den Instrumentierkanal des Endoskopes eingebracht wurden und zur Beurteilung der submukösen Gefäßstruktur hilfreich waren. Die Behandlung besteht in der operativen Umstechung des submukösen Gefäßes. Bei alleiniger Sklerosierung liegt die Häufigkeit von Rezidivblutungen bei mehr als 7 %.

## Das Mallory-Weiss- bzw. Boerhaave-Syndrom

Beim Mallory-Weiss-Syndrom handelt es sich um eine akute gastrointestinale Blutung, die durch unkoordiniertes, heftiges Erbrechen entsteht. Es ist häufig die Vorstufe des Boerhaave-Syndroms, das als spontane Ösophagusruptur ebenfalls nach massivem Erbrechen auftreten kann.

Zur Diagnose des Mallory-Weiss-Syndroms bzw. des Boerhaave-Syndroms ist anamnestisch wichtig, daß zuerst das Erbrechen und sekundär die Blutung aufgetreten ist. Die Diagnose wird endoskopisch gestellt, in den meisten Fällen genügt beim Mallory-Weiss-Syndrom die alleinige endoskopische Behandlung durch Unterspritzung bzw. Laser- oder Hitze-Koagulation, nur in den Fällen endoskopisch unstillbarer Blutung ist eine chirurgische Behandlung durch Umstechung der Läsion nötig.

## Hämobilie

Blutungen, die aus der Papilla Vateri in den Dünndarm erfolgen, werden unter dem Begriff Hämobilie zusammengefaßt. Hierbei gibt es intrahepatische und extrahepatische Ursachen. Die Symptome sind neben der Blutung, die als Hämatemesis und/oder als Melaena auftreten können, die kolikartigen Oberbauchschmerzen und der einsetzende Ikterus. In der Diagnostik steht die Endoskopie an erster Stelle, gelegentlich hilft eine retrograde Cholangiographie bei der Identifizierung der Blutungsquelle. Werden Hämangiom- oder Aneurysmablutungen vermutet, muß die selektive Angiographie des Truncus coeliacus zur Diagnosestellung eingesetzt werden. Entsprechend der jeweiligen Ursache muß die Blutungsquelle dann angegangen werden.

## Aortoduodenale Fisteln

Aortoduodenale Fisteln sind insgesamt sehr selten und entstehen meistens durch direkten Wandkontakt des Duodenums mit einem abdominellen Aortenaneurysma. Zu den typischen Symptomen neben Hämatemesis und/oder Melaena gehören Abdominal- und Rückenschmerzen. Etwa 2/3 aller Blutungen treten schubweise auf, wobei sich die Fistelöffnung spontan durch Koagelbildung wieder verschließt. Nach Ausschaltung eines Aortenaneurysmas durch Protheseninterposition kann es postoperativ durch Infektion, Materialfehler oder Nahtleck zur Ausbildung einer aortoduodenalen Fistel kommen. Die Diagnose ist oft schwer zu stellen, da endoskopisch der Fistelgang häufig bei Tamponade durch Blutkoagel nicht zu erkennen ist. Wenn die Diagnose gestellt ist, muß stets operativ der Fistelverschluß erzwungen werden unter gleichzeitiger Beseitigung des Aneurysmas. Franke berichtete über einen erfolgreichen Austausch der infizierten Aortenprothese durch ein autologes V. femoralis-Interponat.

## 18.6 Blutungen aus dem Dünndarm

Blutungen in den Dünndarm sind insgesamt sehr selten, sie machen nur etwa 1% der gastrointestinalen Blutungen aus (Abb. 6-272).

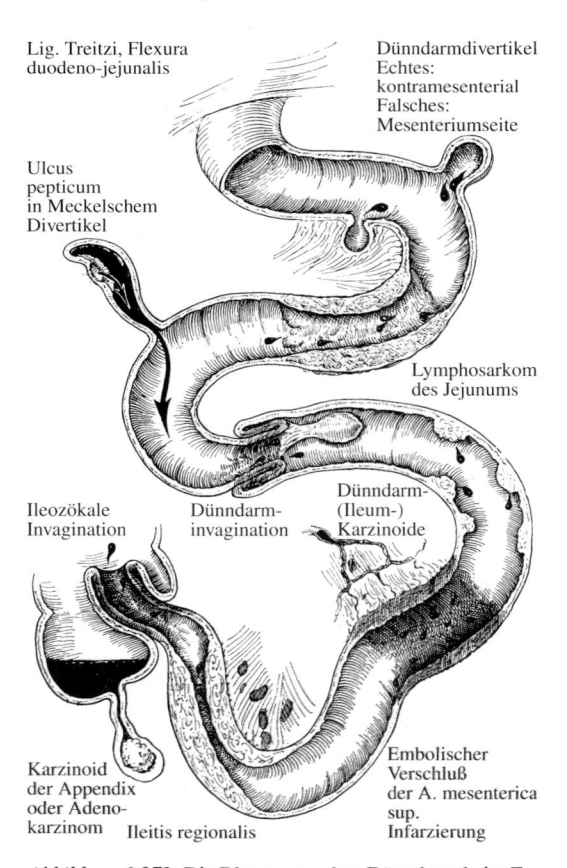

*Abbildung 6-272:* Die Blutung aus dem Dünndarm beim Erwachsenen. Die häufigsten Ursachen.

Ihr Auftreten ist in jedem Alter möglich. Mit Ausnahme der Blutung aus einem Meckelschen Divertikel, die hauptsächlich bei Kindern angetroffen wird, sind meistens ältere Menschen betroffen.

Prinzipiell lassen sich 6 Gruppen von Ursachen unterscheiden. Dies sind

1. Anomalien und Mißbildungen
2. Tumoren
3. entzündliche Veränderungen
4. ischämische Schädigungen
5. Gerinnungsstörungen
6. iatrogene oder traumatische Läsionen.

*Merke: Trotz ihrer Seltenheit muß bei jeder Blutung, bei der kein sicherer Blutungsnachweis erfolgt, an eine Dünndarmblutung gedacht werden.*

Symptomatik: Die meisten Dünndarmblutungen verlaufen okkult, neigen aber zum Rezidiv! Die Symptome entsprechen denen, die im vorausgegangenen Kapitel beschrieben wurden.

Von chirurgischem Interesse sind bei den Dünndarmblutungen zunächst:

1. Das Meckelsche Divertikel, das bei ca. 1–3 % der Bevölkerung vorkommt, wobei Männer öfter Divertikelträger sind als Frauen. Es entsteht aus einer inkompletten Desobliteration des Ductus omphaloentericus. Bisweilen kommt es zu Ulzerationen ektopischer Magenschleimhaut und damit zur Blutung. Die Diagnose läßt sich durch Kontrastmittelschluck oder szintigraphischen Nachweis ektoper Magenschleimhaut mittels $^{99m}$Technetium-Pertechneat stellen. Durch die operative Entfernung des Divertikels und direkten Verschluß der Resektionsstelle läßt sich eine Blutung leicht beherrschen.

2. Andere Divertikelblutungen werden nach Diagnosestellung durch Dünndarmteilresektion therapeutisch behandelt.

3. Ebenso ist die Dünndarmteilentfernung bei Hämorrhagien aufgrund tumortragender, entzündlich veränderter oder ischämisch geschädigter Dünndarmanteile indiziert. Das genaue operative Vorgehen ist im Kapitel Darmchirurgie eingehend beschrieben.

*Merke: Denke bei jeder akuten Bauchsymptomatik an eine ischämische Schädigung des Dünndarms!*

4. Angiodysplasien sind die häufigsten Blutungsquellen, wenn Endoskopie und Kontrastmitteluntersuchung des Darms keinen Hinweis auf die Blutungsursache geben. Der Nachweis gelingt dann meistens durch selektive Angiographie (Mesenterikographie). Die dabei am Bildschirm erkennbaren Veränderungen sind: pathologische Gefäßbündel, die sich bei der arteriellen Phase darstellen, lokale frühe venöse Füllung in einem umschriebenen Darmbereich, Dilatation des zuführenden Gefäßes sowie bei bereits venösem Abstrom der Kontrastmittel eine fortbestehende Zeichnung der Darmwand an umschriebener Stelle.

Auch hier ist die Resektion des betroffenen Darmanteils die Therapie der Wahl. Doch stellt selbst die genaue Lokalisation der Blutungsquelle den Operateur oft vor Probleme, z.B. wenn die Blutung zum Zeitpunkt der Operation sistiert. Unter Umständen kann es nötig werden, den Dünndarm an ein oder zwei Stellen auszuleiten, um somit über den Blutungsnachweis aus einem der angelegten Stomata die Blutungsquelle zu identifizieren und in einer weiteren Sitzung resezieren zu können.

## 18.7 Blutungen aus Dickdarm, Rektum und Anus

### 18.7.1 Blutungen aus dem Dickdarm

Innerhalb der Gruppe der «unteren gastrointestinalen Blutungen» läßt sich nochmals zwischen Blutungen aus dem Dickdarm und aus dem Rektum und Anus unterscheiden (Abb. 6-273). Unter dem Aspekt der Blutung sind insbesondere
– die Colitis ulcerosa
– der M. Crohn
– die Divertikulitis
– Angiodysplasien, vaskuläre Erkrankungen des Darmes sowie
– das Karzinom
für den Chirurgen von Bedeutung.

*Colitis ulcerosa*
Bei der Kolitis ulzerosa kommt es inzwischen nur selten zur massiven Blutung, jedoch ist der ständig wiederkehrende peranale Blutabgang ein führen-

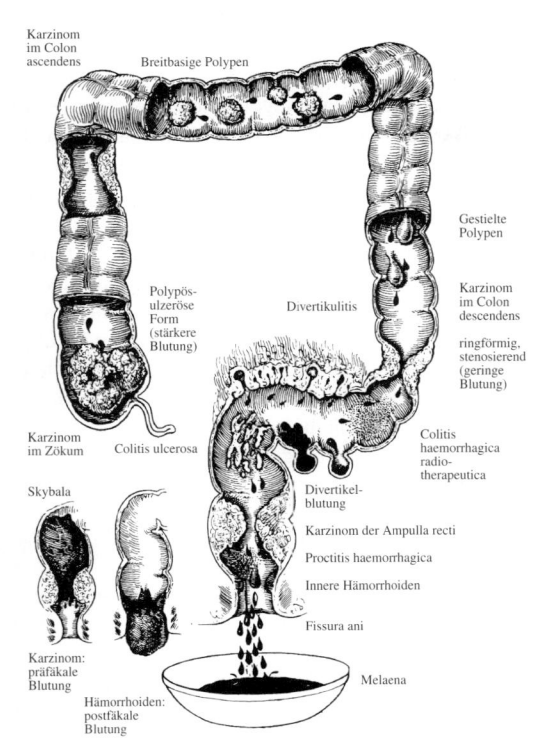

*Abbildung 6-273:* Die Blutung aus dem Dickdarm beim Erwachsenen. Die häufigsten Ursachen.

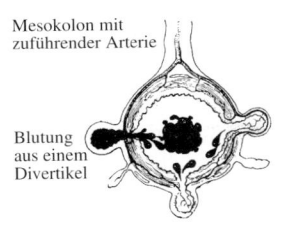

*Abbildung 6-274:* Divertikulose des Dickdarmes: dünnwandige Säckchen zwischen den Tänien, auffallend gut arterialisiert.

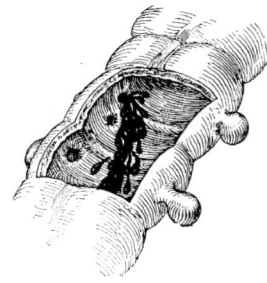

*Abbildung 6-275:* Dünnwandiges, blutendes Divertikel: häufigste Ursache einer massiven Dickdarmblutung (auch rechtes Kolon!).

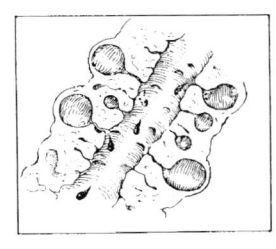

*Abbildung 6-276:* Die Säckchen sind in entzündlich-fibröses Gewebe eingebacken. Nur geringe Blutung aus dem hyperämischen Gewebe.

des Symptom neben Tenesmen, Fieber und Durchfällen. Die Diagnose kann in den meisten Fällen allein durch Rektoskopie gestellt werden, wobei eine sehr vulnerable, hochrot imponierende, samtartige Schleimhaut auffällt, die feine Ulzerationen aufweist und eine aufgehobene Gefäßzeichnung hat. Die Behandlung besteht primär in internistischer Therapie. Beim Versagen internistischer Behandlungskonzepte wird allerdings die chirurgische Resektionsbehandlung unumgänglich sein.

### Morbus Crohn

Beim M. Crohn zählt die primäre massive Blutung zu den echten Raritäten, im fortgeschrittenen Stadium kann es jedoch zu stärkeren Blutungen kommen. Nach Diagnosestellung muß auch hier der blutende, Chron-tragende Darmanteil im gesunden reseziert werden.

### Divertikulitis

Die Divertikulitis zählt zu den häufigsten Ursachen der unteren gastrointestinalen Blutung. Meistens handelt es sich hierbei um Patienten, die älter als 50 Jahre sind. Die Blutung kann ohne anamnestische Hinweise auf die Erkrankung plötzlich und stark einsetzen (Abb. 6-274, 6-275). Die Diagnose kann endoskopisch gestellt werden, bisweilen bei sehr schlechter Sicht kann eine Angiographie notwendig sein, um die Blutungsquelle sicher zu lokalisieren. Die Therapie der Wahl ist auch hier die Resektionsbehandlung, die, wenn möglich, im blutungsfreien Intervall erfolgen sollte. Die akuten schweren divertikelbedingten Blutungen stammen eher aus rechtsseitig lokalisierten Divertikeln. Die Linksdivertikulose bzw. -divertikulitis ist zwar wesentlich häufiger und führt auch häufiger zu Blutungen. Sie sind aber in der Regel weniger heftig (Abb. 6-276).

### Angiodysplasien

Bei den Blutungen aus Angiodysplasien werden nach Moore und Mitarbeiter drei unterschiedliche Typen beschrieben. Der Typ I bezeichnet eine erworbene, solitäre, mikroskopische Läsion im Bereich des rechten Hemikolons, sie tritt meist bei Patienten ab dem 6. Dezennium auf. Der Typ II bezeichnet im Gegensatz dazu eine angeborene, solitäre, im Darm lokalisierte Angiodysplasie, die größer als die Typ-I-Läsion ist und die bei Patienten vor dem 50. Lebensjahr auftritt. Als Typ-III-Angiodysplasien werden die im Rahmen heriditärer, hämorrhagischer Teleangiektasien auftretenden Veränderungen bezeichnet. Die häufigste und für die chirurgische Behandlung der unteren gastrointestinalen Blutung relevanteste Form ist die Typ-I-Angiodysplasie. Sie wird nach Identifizierung des dysplastischen Gewebes durch Segment- oder rechtsseitige Hemikolektomie behandelt.

*Kolonkarzinom*
Keine Frage besteht bezüglich der Behandlungsstrategie aufgrund eines blutenden Karzinoms. Hierbei wird der tumortragende Teil möglichst unter kurativen Kautelen operiert.

### 18.7.2 Blutungen im Bereich des Rektums und des Anus

Zusätzlich zu den eben angeführten Ursachen einer unteren Gastrointestinalblutung können im Bereich des Mastdarms und des Anus Blutungen aus Hämorrhoiden erwähnt werden, die der chirurgischen Behandlung bedürfen. Auch sollte auf die Läsionen hingewiesen werden, die in diesem Bereich durch Fremdkörper und außergewöhnliche Sexualpraktiken hervorgerufen werden können. Die Diagnosestellung ist meistens durch Anamnese und Rektoskopie leicht, die Blutung in den seltensten Fällen lebensbedrohlich. Die Behandlung der Hämorrhoidalblutung ist zunächst eine konservative durch evtl. proktoskopisch eingelegte Kompression. Aufgeschoben dringlich oder elektiv wird die typische Hämorrhoidektomie durchgeführt.

# 19. Bauchwandhernien

H. Denecke

## 19.1 Definition und Nomenklatur

Weichteilbrüche oder Hernien entwickeln sich durch angeborene oder erworbene Schwachstellen der Bauchwand. Als «Bauchwand» gilt im weiteren Sinne die gesamte Begrenzung der Bauchhöhle, da Hernien auch im Zwerchfellbereich, lumbodorsal oder im kleinen Becken auftreten können.

Eine echte Hernie (Hernia vera) ist mit parietalem Peritoneum ausgekleidet, was auf einen gewissen Zeitfaktor bei ihrer Entstehung hinweist. Die peritoneale Auskleidung fehlt bei plötzlichen Dehiszenzen wie z.B. Zwerchfellruptur, Platzbauch oder Bauchwandverletzung. Derartige Ereignisse fallen nicht unter den Begriff der Herniation und werden als Vorfall, Prolaps oder Eventeration bezeichnet. Diese Abgrenzung gegenüber den Hernien ist nicht nur eine Frage der Definition: akute Rupturereignisse verlaufen mit weit größerer Gefahr der Infektion oder schwerer Verwachsungen und bedingen damit eine frühere, nämlich sofortige Indikationsstellung zur Deckung und zum Verschluß.

Die weitaus überwiegende Zahl der Hernien sind äußere Hernien. Die seltenen inneren Hernien entwickeln sich in peritoneale Taschen innerhalb der Abdominalhöhle.

Durch die Bruchpforte tritt die Hernie aus dem straffen Anteil der Bauchwand aus. Besteht die Lücke in festen, derben, umgebenden Faszien- oder Narbenanteilen, so spricht man von einem Bruchring. Die Ausstülpung des parietalen Peritoneum wird als Bruchsack bezeichnet. In ihm befinden sich – reponible oder irreponible – Netz-, Dünndarmanteile, andere intraabdominelle Organe oder Aszites als Bruchinhalt.

Die wichtigsten Bruchformen und ihre Häufigkeit:

1. indirekte Leistenhernie (60%)
2. direkte Leistenhernie (15%)
3. Nabelhernie (9%)
4. Narbenhernie (9%)
5. Schenkelhernie (3%)
6. epigastrische Hernie (2%)
7. andere Formen (H. obturatoria, H. lumbodorsalis, H. ischiatica, H. perinealis, H. pararectalis, innere Hernien) (2%)

## 19.2 Der indirekte Leistenbruch

### 19.2.1 Anatomie und Ätiologie

Der indirekte Leistenbruch entwickelt sich entlang des Samenstranges bzw. des Ligamentum rotundum im Leistenkanal. Als «indirekt» wird die Hernie deshalb bezeichnet, weil der Leistenkanal nicht geradlinig von innen nach außen durch die Bauchwand zieht, sondern schräg von oben lateral nach unten medial zwischen den beiden Bauchwandstrukturen der Fascia transversalis (Fascia abdominalis interna) und der Aponeurose des

M.obliquus externus (Abb. 6-277). Die innere Öffnung des etwa 5 cm langen Leistenkanals (Anulus inguinalis internus lateralis) liegt etwa auf halber Strecke zwischen Spina iliaca externa und Symphyse, die äußere «Öffnung» liegt weiter medial etwa zwei Finger neben der Symphyse. An der inneren Öffnung tritt der Samenstrang durch die Fascia transversalis in den Leistenkanal. Er verläuft auf dieser Faszie, die damit die hintere Wand des Leistenkanals bildet, nach medial. Durch eine Öffnung in der Aponeurose des M.obliquus externus (vordere Wand) tritt er aus dem Leistenkanal (äußere Durchtrittsstelle) wieder aus. Wird diese M.-obliquus-externus-Aponeurose in ihrem Faserverlauf über dem Leistenkanal gespalten, so liegt damit der Samenstrang mitsamt den anhängenden Gebilden auf seiner gesamten Länge im Leistenkanal frei.

Dem Samenstrang (Ductus deferens) liegen ein eventueller Bruchsack sowie mögliche präperitoneale Lipome an. Er wird begleitet von arteriellen und venösen Gefäßen. Diese Strukturen werden vom M.cremaster umhüllt.

Dieser muß also gespalten oder abgetragen werden, will man auf den Bruchsack stoßen. Die innere Durchtrittsstelle weist nach medial (Fascia transversalis, Vasa epigastricae), die äußere nach lateral (Aponeurose des M.obliquus externus) halbmondförmige, scharfrandige Begrenzungen auf, die sich mit dem eingelegten Finger gut tasten lassen. Dies ist wichtig zum palpatorischen Auffinden der beiden Bruchpforten und zur operativen Spaltung der beiden Faszien.

Beim Mann hängt die Entstehung eines indirekten Leistenbruches mit dem Descensus testis, bei der Frau mit der Insertion des Lig.rotundum bzw. Lig.teres uteri zusammen. Im siebten Fetalmonat wandert der Hoden retroperitoneal in den Leistenkanal entlang einer in den Hodensack reichenden Peritonealausstülpung, des Processus vaginalis. Im neunten Fetalmonat ist der Hoden in das Skrotum eingetreten. Am Ende des neunten Monats und in den ersten 10–20 Tagen postfetal obliteriert der Processus vaginalis. Bleibt er vollständig oder teilweise offen oder füllt er sich mit Darm oder Netz, so liegen ein indirekter Leistenbruch, ein offener Processus vaginalis oder eine Hydrocele funiculi oder testis vor.

Der indirekte Leistenbruch ist beim Mann neunmal häufiger als bei der Frau. Es gibt zwei zeitliche Höhepunkte für das Auftreten, nämlich das erste Lebensjahr und die Zeitspanne zwischen dem 10. und 30. Lebensjahr. Bei Kindern unter 15 Jahren werden in bis zu 60 % beidseitige Leistenhernien vorgefunden. Synchron oder metachron entwickelt jeder dritte Leistenbruchträger auch eine Hernie auf der Gegenseite. Neben dem teilweise oder vollständig persistierenden offenen Processus vaginalis oder der angeborenen Wandschwäche am Anulus inguinalis internus sind bei der Entstehung eines indirekten Leistenbruches all diejenigen Faktoren beteiligt, die die Bauchwand in dieser Region schwächen oder den intraabdominalen Druck erhöhen. Plötzliche oder dauernde körperliche Anstrengung mit Betätigung der Bauchpresse spielen eine wichtige Rolle. Chronischer Husten, chronische Obstipation, Prostatahypertro-

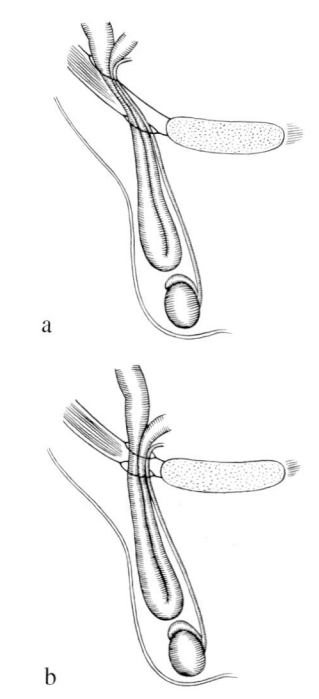

*Abbildung 6-277:* Leistenhernien. a. Indirekter Leistenbruch: Die Hernie verläuft entlang des Samenstranges im schrägverlaufenden Leistenkanal. Die innere Durchtrittsstelle (lateral oben) ist gegen die äußere Durchtrittsstelle (medial unter) versetzt: der Bruch tritt nicht direkt, sondern «indirekt» durch die Bauchdecken. b. Direkter Leistenbruch. Die innere und die äußere Durchtrittstelle liegen einander gegenüber (medial der Vasa epigastricae): der Bruch tritt «direkt» durch die Bauchdecke.

phie mit erhöhter Anstrengung bei der Miktion sind ebenfalls ätiologische Faktoren. Auch Aszites, Schwangerschaft und starke Adipositas prädisponieren.

### 19.2.2 Symptome und Diagnostik

Kleine Hernien können symptomlos bestehen. Sie können aber auch gerade dann zu besonders ausgeprägten Beschwerden führen, wenn sich die Hernie durch einen relativ engen, kleinen Bruchring in den Leistenkanal drückt. Schmerzen treten auf beim Husten, bei der Arbeit im Stehen, aber beispielsweise auch bei längerem Autofahren. Oftmals merkt der Patient das Vorliegen eines Leistenbruches infolge eines akut aufgetretenen Schmerzes oder Druckgefühls bei plötzlicher körperlicher Anstrengung. Die Schmerzen bestehen typischerweise in der Leiste und strahlen ins Skrotum und zum Hoden aus.

Die Diagnose ist im allgemeinen leicht zu stellen. Komplette oder größere Hernien fallen bereits inspektorisch durch die Vorwölbung der Haut in der medialen Leiste auf. Diese Vorwölbung ist gut sichtbar im Stehen oder beim Aufrichten aus liegender Position. Liegt eine Skrotalhernie vor, so ist der Bruch mit seinem Inhalt bereits ins Skrotalfach eingetreten und verformt die betreffende Skrotalseite im Sinne einer Volumenvermehrung.

Der sichere Nachweis gelingt durch die Palpation. Unter Einstülpung der oberen Skrotalhaut wird die Spitze des untersuchenden Fingers in den äußeren Leistenring eingeführt.

Läßt man den Patienten aufstehen oder sich aufrichten, so ist die Hernie deutlich tastbar. Kleinere Hernien werden ertastet, indem der untersuchende Finger möglichst hoch in den Leistenkanal geführt wird (Abb. 6-278). Man läßt den stehenden Patienten husten oder gegen seinen Handrücken blasen. Als «weiche Leiste» wird dabei ein Zustand bezeichnet, bei dem eine Hernie nicht getastet, aber das Anstoßen des abnorm nachgiebigen Anulus inguinalis internus an die Fingerspitze gespürt wird. Eine solche «weiche Leiste» ist eine zweifelhafte Indikation und sollte nur unter besonderen Umständen prophylaktisch operativ versorgt werden.

### 19.2.3 Differentialdiagnose

Differentialdiagnostisch kann die Abgrenzung zu einer direkten Hernie außerordentlich schwierig sein (Abb. 6-279, 6-280). Für die Therapie ist dies aber weniger von Bedeutung, da beide Bruchfor-

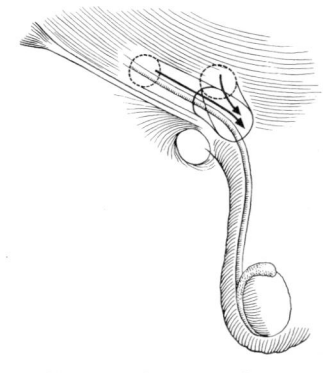

*Abbildung 6-279:* Bruchpforten der direkten und der indirekten Leistenhernie sowie der Schenkelhernie.

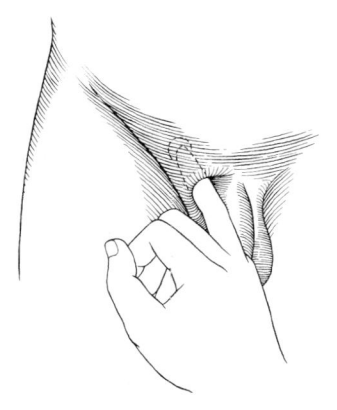

*Abbildung 6-278:* Eine kleine laterale Leistenhernie wird oben im Leistenkanal getastet.

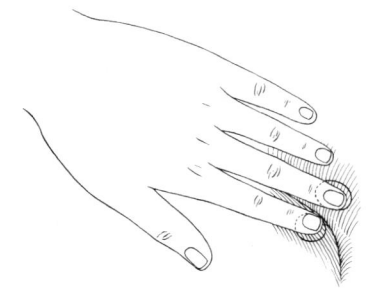

*Abbildung 6-280:* Differentialdiagnostisch liegt die Bruchpforte der Schenkelhernie direkt unter, die Bruchpforte der Leistenhernie über oder vor dem Leistenband.

men ohnehin operativ versorgt werden sollen. Auch die Abgrenzung zur Schenkelhernie kann insbesondere bei adipösen Patienten Schwierigkeiten bereiten. Typischerweise strahlt dann aber der Schmerz unter dem Leistenband zum Oberschenkel und nicht zum Skrotum aus. Andere Differentialdiagnosen sind Varikozele, entzündete Lymphdrüsen oder Hydrocele funiculi.

### 19.2.4 Therapie

Grundsätzlich ist die operative Versorgung der Leistenhernie anzustreben. Liegen hohe allgemeine Risikofaktoren vor, so kann bedacht werden, daß die Inkarzerationsgefahr um so geringer ist, je größer die Hernie bzw. die Bruchpforten sind. Andererseits kann eine Leistenhernie auch gut in Lokalanästhesie versorgt werden.

Für die Korrektur wurde eine große Zahl verschiedener Techniken angegeben. Das Verfahren nach Shouldice hat wegen der exakten Darstellung aller wichtigen Gewebsschichten Vorteile gegenüber den anderen Techniken. Insbesondere wird durch die gesonderte Naht der Transversalisfaszie weit innen zum Abdomen hin dem Bauchinnendruck keine Möglichkeit mehr gegeben, an einer präformierten oder verbleibenden partiellen Ausstülpung eine Schwachstelle zum Rezidiv zu finden. Entsprechend der unterschiedlichen Anatomie ist der Eingriff bei der weiblichen Hernie gering different, nämlich einfacher (s. Kap. 19.2.5).

Folgende sieben operative Schritte sollte sich der Chirurg in der Reihenfolge genau einprägen:
1. Darstellen der Externusaponeurose, der äußeren Durchtrittsstelle und Spaltung der Aponeurose,
2. Isolierung des N.ilioinguinalis,
3. Resektion des M.cremaster,
4. Abtragen eines präperitonealen Lipoms,
5. Suchen und Versorgen des Bruchsackes,
6. Spaltung und Naht der Transversalisfaszie (und zweite Naht des Leistenbandes – M.obliquus internus),
7. Verschluß der Externusaponeurose und Hautnaht.

Im einzelnen wird folgendermaßen vorgegangen:
ad 1.:
Schräger Hautschnitt über dem Leistenkanal (Abb. 6-281). Durchtrennung der Subkutis mit sauberer Blutstillung. Im unteren Wundwinkel wird die äußere Durchtrittsstelle in der Aponeurose des M.obliquus externus dargestellt (mit Hilfe der Palpation!). Sie wird in Faszienrichtung nach lateral gespalten. Besonders beim adipösen Patienten soll die Inzision «exzentrisch» nach oben gelegt werden (Abb. 6-282).
ad 2.:
Der N.ilioinguinalis, der unmittelbar unter der Faszie liegt, wird vorsichtig in seiner ganzen Länge dargestellt und isoliert (Abb. 6-283). Die gespaltenen Aponeuroseblätter werden mit einem Spreizer auseinandergehalten.
ad 3.:
Samenstrang und Kremaster werden mit dem Finger oder einem kleinen Stieltupfer aus den leichten Verwachsungen im Leistenkanal gelöst, unterfahren und angeschlungen (Abb. 6-284). Der Kremastermantel wird gespalten, stumpf und scharf isoliert und unter Ligaturen nach proximal und distal abgesetzt. Beim älteren Patienten und bei lang bestehenden Brüchen kann der Kremastermantel weitgehend fibrosiert sein. Er sollte dennoch entfernt werden.
ad 4.:
Vorteilhaft wird nun nach einem präperitonealen Lipom gesucht (Abb. 6-285). Es befindet sich immer in der Nähe der lateralen, inneren Durchtrittsstelle. Es wird allseitig mobilisiert, zur Basis dargestellt und unter Ligatur abgetragen.
ad 5.:
Der Bruchsack, der oft nur als weißliche Duplikatur imponiert, wird freipräpariert (Abb. 6-286). Kleine blutende Gefäße werden exakt durch kurzzeitige Koagulation versorgt. Der Bruchsack wird bis zur inneren Durchtrittsstelle isoliert. Beim Lösen aus den umgebenden Strukturen hilft, daß sich der Samenstrang als «derbe Schnur» tasten läßt. Eröffnung des Bruchsackes (Abb. 6-287), Reposition von innen anliegenden Netz- oder Dünndarmanteilen und Spaltung des Bruchsackes bis zur Basis. Bestehen Verwachsungen, so sollten diese gelöst werden. Auf ganz besonders subtile Blutstillung ist zu achten, da diese möglichen Blutungsquellen (unsichtbar) ins Abdomen zurückverlagert werden. Der Bruchhals wird durch innere Tabaksbeutelnaht verschlossen, ligiert und mit einer Durchstichnaht unter dem M.obliquus internus fixiert (Abb. 6-288). Sind die Verwachsungen im Bruchsack zu breitflächig oder zu ausgeprägt,

19. Bauchwandhernien   765

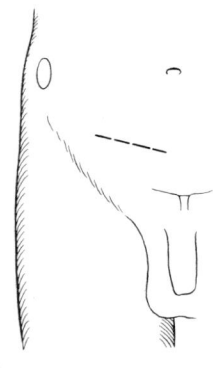

*Abbildung 6-281:* Hautschnitt zur Versorgung eines rechtsseitigen Leistenbruchs.

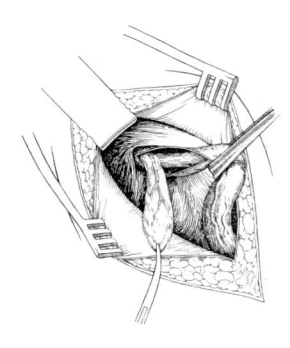

*Abbildung 6-285:* Der Cremastermantel ist gespalten, ein peritoneales Lipom dargestellt.

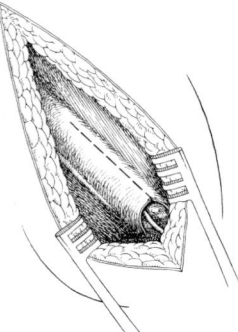

*Abbildung 6-282:* «Exzentrische» Spaltung der Externusaponeurose. Schonung des knapp darunterliegenden Nerven.

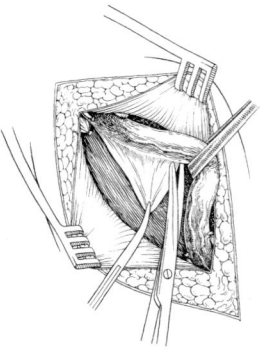

*Abbildung 6-286:* Freipräparation des indirekten Bruchsackes (im Situs ist der Bruchsack flach!).

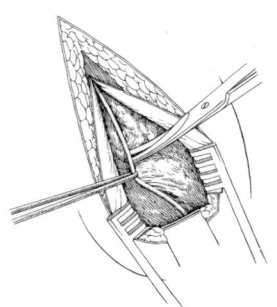

*Abbildung 6-283:* Der N. ilio-inguinalis wird vorsichtig freipräpariert, angeschlungen oder nach seitwärts gelegt.

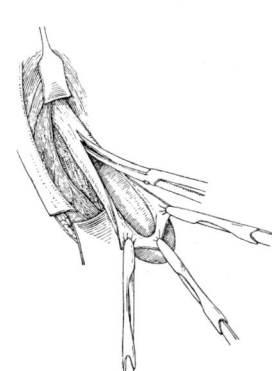

*Abbildung 6-287:* Der Bruchsack wird der Länge nach gespalten.

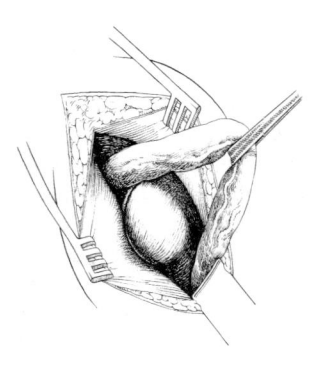

*Abbildung 6-284:* Der Samenstrang mit den begleitenden Gebilden ist umfahren und angeschlungen. Die innere Durchtrittsstelle sowie die – hier ausgedünnte – Transversalisfaszie ist sichtbar.

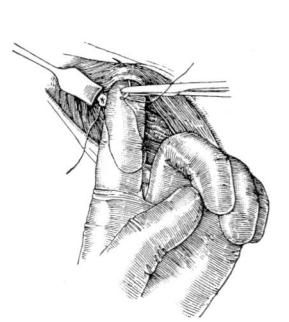

*Abbildung 6-288:* Der Bruchsackstumpf wird mit einer Naht unter dem Muskulus obliquus int. fixiert.

so wird die Tabaksbeutelnaht nicht unbedingt an tiefster Stelle, sondern am Ansatz der Verwachsungen durchgeführt und auf eine größere Resektion des Bruchsackes verzichtet (siehe auch Gleithernie, Kap. 19.2.6).

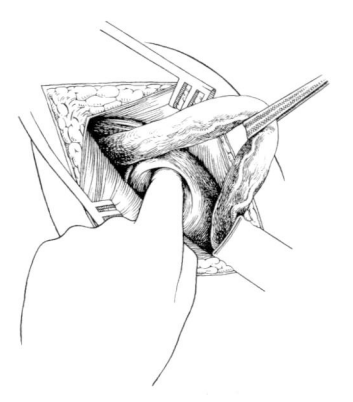

*Abbildung 6-289:* Die Transversalisfaszie: Nach medial tastet man eine halbmondförmige Kante; diese wird gespalten.

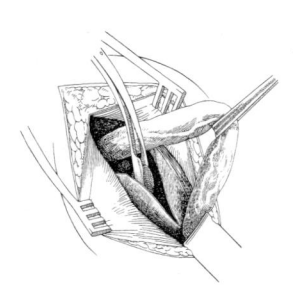

*Abbildung 6-290:* Die Transversalisfaszie ist gespalten. Darunterliegendes Fettgewebe und die Vasa epigastricae werden zurückgedrängt.

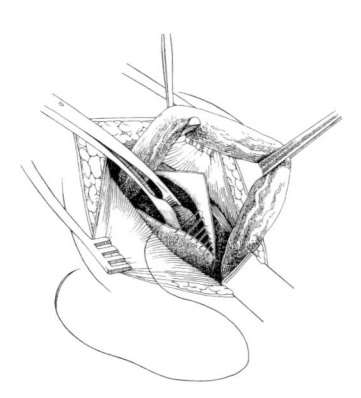

*Abbildung 6-291:* Die Transversalisfaszie wird mit einer vor- und rücklaufenden Naht gerafft.

ad 6.:
Bei der Darstellung des Bruchhalses zur inneren Durchtrittsstelle wurden nach medial bereits die epigastrischen Gefäße dargestellt. Mit dem Finger läßt sich die dünne, scharfe Kante der Transversalisfaszie tasten. Sie wird gespalten und von den epigastrischen Gefäßen vorsichtig gelöst (Abb. 6-289, 6-290). Nach Freipräparation von innen anliegendem Fett wird sie vor- und rücklaufend mit einer fortlaufenden Naht erneut verschlossen (Abb. 6-291). Wir verwenden hierzu 2–0 Prolene. Die Naht wird unter Doppelung der Faszie so durchgeführt, daß bei der ersten Stichreihe das äußere Ende des Faszienrandes mit der basisnahen Fläche der gegenseitigen Faszie vereinigt wird. Der am weitesten nach lateral liegende Stich soll die Durchtrittsstelle des Samenstrangs gut einengen. Der erste Knoten am Winkel neben der Symphyse soll nicht an das Periost (sehr schmerzhaft!), sondern unmittelbar daneben in den Ansatz der Transversalisfaszie gelegt werden. Ebenfalls mit einer fortlaufenden Prolene-2–0-Naht werden nun die innersten Fasern des Leistenbandes mit den Muskelfasern des M.obliquus internus vor- und rücklaufend bis zur lateralen Durchtrittsstelle vereinigt. Nicht zuviel Gewebsmaterial darf mit der Naht umstochen werden. Der Leistenkanal würde sonst unnötig eingeengt und die Zugspannung an den Einstichstellen erhöht. Auch mit dieser Naht wird die Durchtrittsstelle des Samenstrangs von medial her im 90°-Winkel nach lateral verlagert und so eingeengt, daß neben dem Ductus deferens noch die Kuppe des kleinen Fingers anlegbar ist. Ist sie zu eng, so kann es zur Kompression der Venen mit nachfolgender Hodenschwellung und einseitiger Sterilität kommen.

ad 7.:
Vor Verschluß der Externusaponeurose muß nochmals auf sorgfältige Blutstillung geachtet werden. Der N.ilioinguinalis wird in seine ursprüngliche Position zurückgebracht. Fortlaufend wird die Externusaponeurose über dem Samenstrang verschlossen. Subkutan- und Hautnaht. Wir verzichten immer auf das Einlegen einer «Redon»-Drainage. Wichtiger ist die sorgfältige Blutstillung. Die Subkutis wird mit einzelnen Knopfnähten, bei adipösen Patienten zweireihig, verschlossen. Die Hautnaht erfolgt in der Regel intrakutan mit resorbierbarem Faden.

## 19.2.5 Der Leistenbruch bei der Frau

Bei der Frau zieht anstelle des Samenstranges das derbe Lig. rotundum durch den Leistenkanal und inseriert am Mons pubis (Abb. 6-292). Die Hernie entwickelt sich in der Regel nicht zu solcher Größe wie beim Mann und häufig ist daher nur Fett als Bruchinhalt tastbar («körniger Tastbefund» nach Saegesser). Als kugelige Schwellung kann beim Mädchen das Ovar, bei der erwachsenen Frau selten auch ein Leiomyom des Lig. rotundum getastet werden.

Fast immer handelt es sich um eine indirekte Hernie. Im Gegensatz zur Schenkelhernie ist der Bruch oberhalb des Leistenbandes tastbar, bei adipösen Frauen kann die Differentialdiagnose allerdings schwierig sein.

Die Verhältnisse liegen einfacher als beim Mann: Der Bruch ist kleiner; das Lig. rotundum kann reseziert, sein Rest in die Naht des Leistenkanals mit einbezogen werden; die Faszien werden einfach und fest vernäht, keine Restlücke muß bestehen bleiben; Rezidive sind selten.

Bei der Operation läßt sich das Lig. rotundum vom Bruchsack lösen, wenn es sich um eine erworbene Hernie handelt (Abb. 6-293). Andernfalls wird es als derber Strang aus der Hinterwand des Bruchsackes exzidiert (angeborene Hernie). Nach Resektion und Kürzung wird es in die Fasziennaht mit einbezogen und damit fixiert. Besonders bei schwach ausgeprägtem Ligament genügt auch seine Fixation am Verschluß des inneren Bruchringes. Nach fortlaufendem Verschluß der Transversalisfaszie erfolgt der Verschluß der Aponeurose des M. obliquus externus.

## 19.2.6 Die Gleithernie

Die Sonderform einer Gleithernie liegt vor, wenn das im Bruchsack liegende Organ auch gleichzeitig einen Teil der Bruchsackwand bildet (d. h., daß es nicht im, sondern mit dem Bruchsack gleitet!). Beispielsweise ist das der Fall, wenn auf der rechten Seite das Zökum mit seiner Hinterwandfixation durch den inneren Leistenring «deszendiert» (Abb. 6-294). Linksseitig wird eine Gleithernie meist durch das Sigma gebildet.

Zur Konstellation einer solchen Hernie gehört ein relativ weiter innerer Bruchring und die abnorm nahe oder in ihn getretene retroperitoneale Aufhängung des gleitenden Organs. Eine Sigmaschlinge, die sekundär mit einem vorbestehenden Bruchsack verwachsen ist, stellt noch keine Gleit-

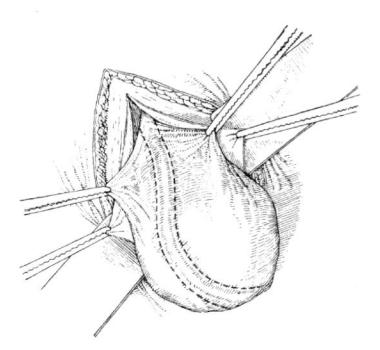

*Abbildung 6-292:* Das runde Mutterband ist als bandförmige Verdickung im Bruchsack erkennbar. Es wird mit der Schere isoliert.

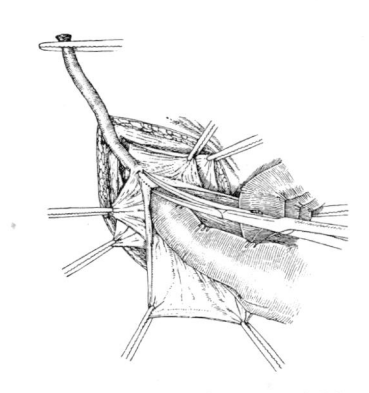

*Abbildung 6-293:* Das gut entwickelte runde Mutterband ist an seiner distaler Insertion durchtrennt. Der Bruchsack wird in der üblichen Weise längs gespalten.

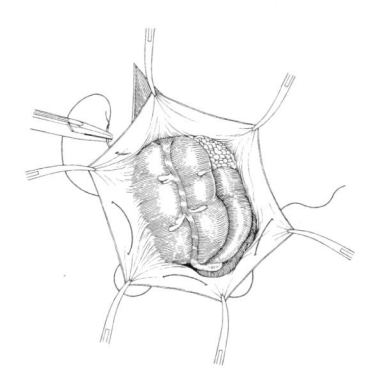

*Abbildung 6-294:* Versorgung einer Gleithernie (das laterale Peritoneum gleitet mit dem Zökum als laterale Bruchwand durch die Bruchpforte).

hernie dar: Die Wand des Bruchsackes bleibt primär durch die Aussackung des parietalen Peritoneums gebildet und nicht durch das viszerale Peritoneum der Sigmavorderwand.

Klinisch-diagnostisch muß eine Gleithernie nicht von einer normalen Hernie unterschieden werden. In der Regel wird erst intraoperativ der Verdacht erhoben, wenn ein mit relativ viel Gewebsmasse angefüllter Bruchsack und – besonders an der Hinterwand – von der Umgebung nicht klar abgrenzbare Gewebeverhältnisse vorliegen. Damit zeigt sich auch, daß die Abgrenzung einer Gleithernie nicht nur einfach die Beschreibung einer anatomischen Variante darstellt, sondern daß eine praktische Bedeutung durch ihre schwierigere operative Versorgung gegeben ist. Dies schlägt sich auch in einer höheren Rezidivgefahr nieder, die immerhin bis zu 20 % beträgt.

Wird die Präparation des Bruchsackes unklar, so sollte er ohne Verzögerung an seiner dünnen Vorderwand dem gleitenden Organ gegenüber eröffnet werden. Nun kann die Anatomie leicht geklärt werden. Für die operative Versorgung stehen vereinfacht zwei Verfahren zur Verfügung:

1. Nach LaRoque wird über einen kleinen queren Schnitt fünf Zentimeter oberhalb der inguinalen Inzision eröffnet, Zökum oder Sigma in die Abdominalhöhle reponiert und am seitlichen Retroperitoneum fixiert. Die Resthernie wird nach einem der üblichen Verfahren, z. B. nach Shouldice oder nach Bassini, versorgt.
2. Nach Eröffnung des Bruchsackes wird dieser so weit wie möglich teilreseziert. Es folgt die Tabaksbeutelnaht am freien Bruchrest und am dorsal mobilisierten Gleitorgan entlang. Dieses wird reponiert, auf seine Fixation im Abdomen wird verzichtet. Die anschließende Faszienreparatur durch Doppelung hält das Ergebnis.

Wir bevorzugen das letztere Vorgehen.

### 19.2.7 Der eingeklemmte Leistenbruch

Die schwerstwiegende Komplikation jeder Hernie ist die Einklemmung mit Ileus oder Strangulation. Schon wenn die Diagnose einer Leistenhernie vom Arzt gestellt wurde, müssen diese Komplikation und ihre Symptome wie andauernder Schmerz und fehlende Repositionsmöglichkeit dem Patienten beschrieben werden. Es sind nicht so sehr die großen, sondern eher die umschriebenen, kleinen Hernien, die zur Einklemmung neigen. Kurz dauernde Symptomatik, fehlende Entzündungszeichen und fehlende peritoneale Symptome (auch Erbrechen ist ein peritoneales Symptom!) sprechen für einen Versuch der Reposition. Mit flacher Hand und mit Geduld muß versucht werden, Bruchinhalt und Ödem über einen längeren Zeitraum hinweg vorsichtig auszudrücken und zu verringern. Da die Therapie einer Leistenhernie aber ohnehin eine operative ist, sollte heute ein Repositionsversuch nicht allzu lange ausgedehnt werden. Verdacht auf peritoneale Beteiligung oder lokal entzündliche Zeichen stellen auf jeden Fall die absolute und sofortige Operationsindikation dar.

Für diesen Eingriff muß das Operationsfeld so abgedeckt sein, daß eine mediane Laparatomie zur abdominalen Revision möglich ist. Ein nochmaliger Repositionsversuch in Narkose soll unterbleiben: die Beurteilung der inkarzerierten Schlinge ist in der Leiste einfacher, als wenn sie in die Bauchhöhle zurückgeglitten ist! Im ödematösen Gewebe muß besonders vorsichtig vorgegangen und geschnitten werden. Nach wie vor gilt die Beschreibung von Saegesser:

«Der Hautschnitt muß länger als bei der unkomplizierten Operation durchgeführt werden. Es kann notwendig werden, daß nicht zuerst der schnürende Bruchring durchtrennt werden kann, sondern daß zunächst der Bruchsack eröffnet werden muß. Dies erfolgt an einer Stelle, bei der er sich vom Bruchinhalt gut abheben läßt. Bei der Durchtrennung des Bruchringes lassen wir uns Zeit, spalten Millimeter um Millimeter von außen nach innen, stets unter guter Sicht [...]. Ist der Bruchring durchtrennt, wird die Spaltung des Bruchsackes bis zu seinem Übergang ins parietale Bauchfell fortgesetzt.»

Diese Vorsicht ist wegen der großen Spannung am Bruchring und dem verletzlichen ödematösen Darm unbedingt notwendig. Wurde der eingeklemmte Bruchinhalt bereits stranguliert, d. h. von der Blutzirkulation abgeschnürt, so muß die Vitalität der betroffenen Darmschlinge beurteilt werden. Dies kann zuverlässig nur über eine pararektale Schnittverlängerung nach proximal geklärt werden. Mit warmen Bauchtüchern bedeckt, erholt sich die Darmwand sichtbar und schnell, wenn die Einklemmung nur kurze Zeit wirksam oder wenn hauptsächlich der venöse Abstrom betroffen war. Muß reseziert werden, ist die mediane Laparatomie von Vorteil und sicher.

Ausnahmsweise kann der Situs des erweiterten Leistenschnittes zur Resektion genügen. Wegen der Eröffnung der Darmenden und der vorliegenden Gangrän wird ganz besonders sorgfältig abgedeckt. Wir verwenden zur Umlegung der Darmschlingen grundsätzlich Chloramin-getränkte Bauchtücher.

Auch wenn sich der inkarzerierte Darm durch Narkose oder bei Beginn des Eingriffes spontan reponiert hat, muß im Zweifelsfall von einem medianen Abdominalschnitt exploriert werden. Blutiges Sekret im Bruchsack muß hierzu immer Anlaß geben. Andere lokale, peritoneale oder systemische Entzündungszeichen sowie Risikofaktoren und Alter des Patienten gehen ebenfalls in die Indikation zur größeren abdominalen Revision durch getrennten Schnitt ein.

### 19.2.8 Nachbehandlung

Wir lassen den Patienten bald, spätestens am Abend nach der Operation aufstehen und Tee trinken. Er bekommt am nächsten Tag normale Kost. Wir führen bereits am Abend vor der Operation eine subkutan applizierte Prophylaxe mit niedermolekularem Heparin (7500 IE subkutan) durch. Sie wird postoperativ fortgesetzt. Bei Schmerzen in der Wunde hilft die Applikation von Kryogel-Beuteln, um eventuell notwendige Schmerzmedikation zu verringern. Ebenso werden Wundhämatome, Serome und beginnende Infektion zumindest initial mit Kälteapplikation behandelt. Ob sich punktionswürdige Befunde entwickeln, wird durch Palpation, im Zweifel durch sonographische Untersuchung abgeklärt. Älteren Patienten und Patienten mit einem langen Skrotum verordnen wir ein Suspensorium für einige Tage. Das Vermeiden (wirklich nur) starker körperlicher Anstrengung bis zu sechs Wochen postoperativ wird unterschiedlich gehandhabt. Allerdings ist erst nach dieser Zeit die Wundheilung vollständig und stabil abgeschlossen. Nach dieser Frist ist jedoch auf jeden Fall volle Belastung uneingeschränkt möglich.

## 19.3 Der direkte Leistenbruch

Die direkte Hernie entwickelt sich im Hesselbachschen Dreieck (Schambeinoberrand symphysennah – lateraler Rand des unteren M. rectus – epigastrisches Gefäßbündel) und buchtet die das Dreieck bedeckende Fascia transversalis aus. Sie ist eine erworbene Hernie. Bei Kleinkindern kommt sie praktisch nicht vor, da der Locus minoris resistentiae in diesem Alter die beiden noch übereinanderliegenden Durchtrittsstellen des äußeren und inneren Inguinalringes sind. Erst später verschieben sich diese beiden Bruchlücken und geben damit das Hesselbachsche Dreieck für einen gesonderten Druckpunkt frei. Auch bei Jugendlichen kommt diese Hernie nur selten vor.

### 19.3.1 Symptome und Diagnostik

Die direkte Hernie entwickelt sich in der Regel nicht zu solcher Größe wie manche indirekten Brüche. Entsprechend ihrer Durchtrittsstelle im Hesselbachschen Dreieck – immer *hinter* dem Samenstrang – verhindert der äußere Inguinalring ein Durchtreten ins Skrotum weitgehend. Die Herniation wird nicht wie beim indirekten Bruch im M.-cremaster-Schlauch durch diese Durchtrittsstelle «geführt». Wegen dieser anatomischen Gegebenheiten und der breiten Durchtrittsstelle ist die Inkarzerationsgefahr einer direkten Leistenhernie gering. Die klinische Unterscheidung zur indirekten Hernie ist aber präoperativ so schwierig, daß die geringere Inkarzerationsgefahr nicht differentialtherapeutisch mit einfließen kann. Erst bei offenem Situs ist die Diagnose sicher zu stellen. Ohnehin wird auch dann von vielen Chirurgen das gleiche Operationsverfahren wie bei der indirekten Leistenhernie angewandt.

### 19.3.2 Operationsverfahren

Wie bei der indirekten Hernie wird der M.cremaster reseziert. Damit wird gleichzeitig die laterale Durchtrittsstelle revidiert, um eine simultan vorliegende oder beginnende indirekte Hernie (Hernia incipiens) mit zu versorgen bzw. auszuschließen. Möglicherweise geht eine gewisse Anzahl der «Rezidive» nach direkter Leistenhernienoperation auf einen übersehenen lateralen Bruch zurück.

Die Verstärkung der bei direkten Brüchen immer stark ausgedehnten bzw. völlig auseinandergedrängten Transversalisfaszie ist besonders wichtig. Eine Entlastungsinzision am M.rectus zur besseren Lateralverschiebung der Transversalisfaszie bzw. der Rektusscheide kann in Ausnahmefällen notwendig werden.

Bei Ausschluß einer gleichzeitig vorliegenden indirekten Hernie und nicht zu großer Herniation kann alternativ auf die Spaltung der Transversalisfaszie verzichtet werden. In toto wird die ausgedünnte Faszie und damit der Bruch mit dem Tupfer zurückgedrängt. Die Einzelnähte fassen dann den medialen Rand der Transversalisfaszie am unteren Blatt der Rektusscheide mit Anteilen des hier meist nur schwachen M.obliquus internus auf der einen Seite und das Poupartsche oder Coopersche Ligament auf der anderen Seite. Nur in Ausnahmefällen wird bei besonders schwachen Gewebsverhältnissen eine Subkutanverlagerung des Samenstrangs notwendig werden. Dabei würde die Aponeurose des M.obliquus externus unter dem angehobenen Samenstrang verschlossen (und damit auch der gesamte Leistenkanal im Sinne einer Hinterwand-Verstärkung). Die Durchtrittsstelle des Samenstranges durch die Externus-Aponeurose darf nicht einengen und insbesondere den venösen Rückstrom nicht behindern. Kann neben dem Samenstrang noch die Kuppe des kleinen Fingers in die Lücke gelegt werden, so ist der Durchmesser richtig gewählt.

## 19.4 Die kindliche Leistenhernie

Jeder fünfzigste Knabe und jedes fünfhundertste Mädchen hat eine Leistenhernie. Sie tritt bei zwei Dritteln der Kinder bereits im ersten Lebensjahr auf, bei einem Drittel später. Sie ist rechts doppelt so häufig wie links und liegt bei einem Fünftel der kleinen Patienten doppelseitig vor.

### 19.4.1 Ätiologie

Der kindliche Leistenbruch ist eine kongenitale Fehlbildung in Form eines ausbleibenden Verschlusses des «physiologischen» Processus vaginalis peritonei. Den Schlüssel zu seinem Verständnis bildet der offene Processus vaginalis, der dem Durchtritt der Samenstranggewebe bzw. dem Lig.rotundum durch die Bauchdecken folgt (Abb. 6-295). Da beim Kind der innere und der äußere Leistenring praktisch übereinander liegen, ist diese Durchtrittspforte ein deutlicher Locus minoris

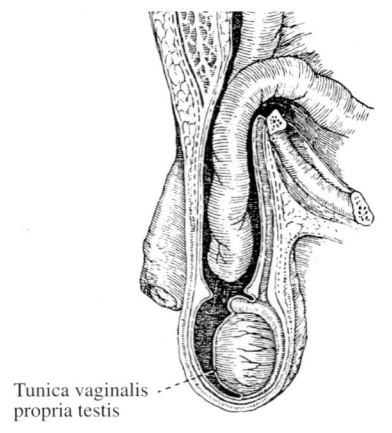

*Abbildung 6-295:* Angeborener Bruchsack. Wenn wir den Bruchsack eröffnen, stoßen wir unmittelbar auf die Tunica vaginalis propria testis. Der Bruchsack haftet fest am Samenstrang.

resistentiae. Ein offener Processus vaginalis findet sich bei 80% der Neugeborenen; er verschließt sich jedoch in den folgenden Monaten, so daß er am Ende des ersten Lebensjahres nur noch bei 30% der Kinder nachweisbar ist. Dann allerdings bleibt er häufig – oft völlig symptomlos – lebenslang bestehen.

Im Kindesalter liegt nahezu ausschließlich eine «indirekte» Leistenhernie vor. Zwar liegen innere und äußere Durchtrittsstelle übereinander, der Bruchsack folgt jedoch den Samenstranggefäßen und ist vom M.cremaster umhüllt. Die Bruchpforte befindet sich lateral der epigastrischen Gefäße.

Je nach Art der Rückbildung des Processus vaginalis können verschiedene Formen einer Leistenhernie oder einer Hydrozele bestehen:
– ein offener Processus vaginalis ohne Leistenhernie (ohne kollabierende abdominale Strukturen)
– eine echte indirekte Leistenhernie (oder Skrotalhernie)
– eine Hydrocele funiculi mit Kommunikation zur Bauchhöhle
– eine Hydrocele funiculi ohne Kommunikation zur Bauchhöhle
– eine Hydrocele testis mit Kommunikation zur Bauchhöhle
– eine Hydrocele testis ohne Kommunikation zur Bauchhöhle
– mehrfach gekammerte Hydrozelen

– Kombination von Hydrozele und Leistenhernie
– eine Leistenhernie oder Hydrozele verbunden mit Hodenhochstand (die Leistenhernie verhindert nämlich meist den physiologischen Descensus testis).

### 19.4.2 Symptome und Diagnostik

Ein offener Processus vaginalis läßt sich palpatorisch gelegentlich durch sogenanntes Seidenknistern nachweisen. Das Reiben der beiden mit Epithel ausgekleideten Processus-vaginalis-Blätter aufeinander fühlt sich wie das Aufeinandergleiten zweier Seidentücher an.

Die Diagnose einer manifesten Hernie oder Hydrozele ist leicht, da von den Eltern entweder eine bereits bei der Geburt vorhandene, meist jedoch eine später plötzlich auftretende Vorwölbung an typischer Stelle zuverlässig beschrieben wird. Häufig ist diese bei der Untersuchung nicht mehr nachweisbar oder sie läßt sich bei dem nicht kooperierenden Kind nicht reproduzieren. Eine eindeutige Anamnese der Eltern genügt aber zur Operationsindikation. Diese muß um so großzügiger gestellt werden, als bei Frühgeborenen in bis zu 30 % mit einer Inkarzeration der Leistenhernie zu rechnen ist. Mit abnehmender Inkarzerationsgefahr kommt es *nach* dem ersten Lebensjahr jedoch nur noch bei 1 % der Kinder zur Einklemmung. So selten zwar eine Einklemmung dann noch ist, so katastrophal kann ihre Auswirkung sowohl auf den eingeklemmten Darm als auch auf den Hoden sein. Die Hodenatrophierate nach Operation wegen Inkarzeration liegt zehnfach höher als bei einer Routine-Herniotomie. Auch ein vorgefallenes Ovar muß als dringliche Operationsindikation angesehen werden, selbst wenn es gut beweglich und scheinbar nicht ödematös geschwollen ist. In der Regel lassen sich aber inkarzerierte Leistenhernien im Kindesalter leicht reponieren, so daß eine Operation zwar dringlich, aber nicht notfallmäßig durchgeführt werden muß. Ausgedehntere oder kräftigere Repositionsversuche müssen jedoch vermieden werden.

Bei einer Hydrocele testis oder funiculi liegt lediglich eine Wasseransammlung im Processus vaginalis oder in der Hodenhülle vor. Ihre Verbindung zum Peritoneum kann oft nur haarfein sein und jahrelang unbemerkt bleiben. Vermehrte Sekretion von Peritonealflüssigkeit und akute Drucksteigerung im Bauchraum (Obstipation, Keuchhusten, Infektion) preßt Aszites in die Hodenhüllen; diese füllen sich dann plötzlich prall. Leicht läßt sich dies mit einer inkarzerierten Leistenhernie oder einem «akuten Skrotum» infolge Hodentorsion bei Hodenhochstand verwechseln. Bleibt die Prallfüllung länger bestehen, wird die Spermatogenese durch Druck auf die Samenstranggefäße, durch venöse Stauung im Hoden und durch Temperaturerhöhung gestört. Daher stellt eine akute Hydrozele oder eine Hydrozele mit wechselnden Füllungszuständen eine Operationsindikation dar. Wasserbrüche mit kontinuierlich rückläufiger Größe machen keinen Eingriff notwendig. Sie bilden sich bis zum Ende des zweiten Lebensjahres vollständig zurück. Wegen Nachlaufen von Flüssigkeit und Infektionsgefahr wird eine Hydrozele nicht punktiert.

Zur Diagnostik gehört immer die Überprüfung der Lage der Hoden. Bei einem eventuell gleichzeitig vorliegenden Hodenhochstand muß dieser simultan mitkorrigiert werden.

### 19.4.3 Therapie

Die Operation einer kindlichen Leistenhernie wird über eine Inzision in der untersten Bauchfalte durchgeführt. Nach Darstellen des äußeren Leistenringes erfolgt die Inzision der Faszie des M.obliquus externus und die Darstellung des inneren Leistenringes. Stumpf lassen sich die Kremasterfasern auseinanderdrängen und der Bruchsack vom Ductus deferens und den Samenstranggefäßen abpräparieren. Der Bruchsack wird eröffnet, an der Basis umstochen und ligiert und reseziert (Abb. 6-296, 6-297). Sein Stumpf wird unter dem M.obliquus internus fixiert. Derselbe Muskel wird mit zwei resorbierbaren Nähten an das Leistenband angeheftet (Verfahren nach Ferguson) und damit der innere Leistenring verkleinert. Bei gleichzeitigem Hodenhochstand (cave: Pendelhoden!) wird simultan eine Orchidolyse und Orchidopexie (Abb. 6-298) vorgenommen.

Bei Hydrocele funiculi wird der gesamte Anteil des Processus vaginalis entfernt und wie eine Leistenhernie versorgt. Eine Hydrocele testis braucht jedoch nur breit gefenstert zu werden, um eine Schädigung der Samenstranggefäße bzw. des Samenstrangs bei der vollständigen Exstirpation zu vermeiden. Immer muß der N. ilioinguinalis geschont werden, da er den äußeren Leistenring tonisiert (Abb. 6-299).

Bei Mädchen wird nach der Bruchsackversorgung der Peritonealfortsatz einschließlich des mitgefaßten Lig. rotundum-Stumpfes an den M. obliquus internus angeheftet, um einer Retroflexio uteri vorzubeugen. Danach wird der M. obliquus internus vollständig an das innere Leistenband fixiert (Ferguson).

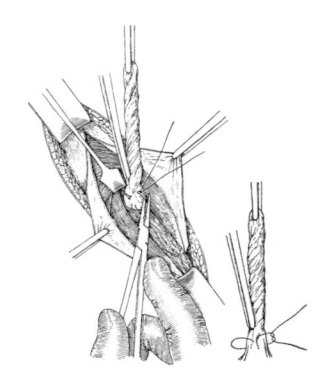

*Abbildung 6-296:* Der entleerte, stielgedrehte Bruchsack wird an seiner Basis umstochen und reseziert.

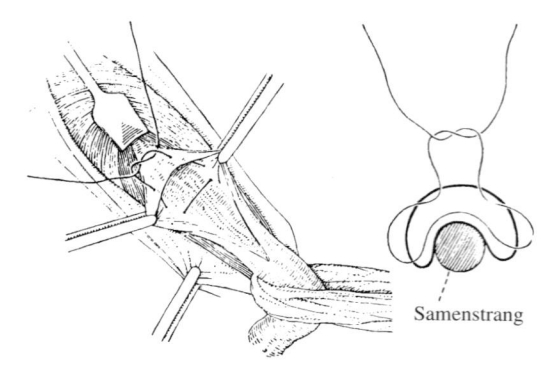

*Abbildung 6-297:* Läßt sich der Bruchsack nur schwer vom Samenstrang ablösen, so legen wir möglichst hoch am Bruchsackhals eine Tabaksbeutelnaht durch den Bruchsack. Der teilresezierte distale Anteil bleibt offen.

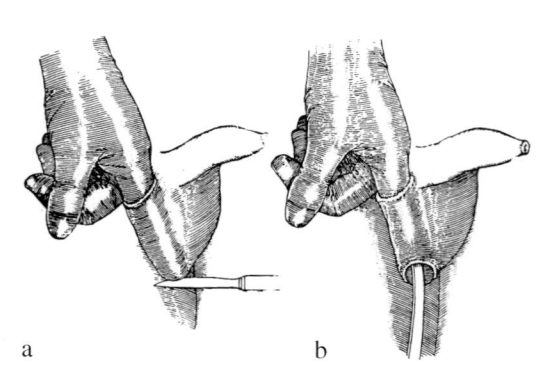

*Abbildung 6-298:* Orchidopexie eines Leistenhodens. a. Die geschrumpfte Skrotalhälfte wird mit dem Zeigefinger tunnelliert und an ihrer Basis eröffnet. b. Dem Finger entlang wird eine Kornzange nach oben geschoben, um den Fadenzügel durch die Tunika albuginea zu fassen.

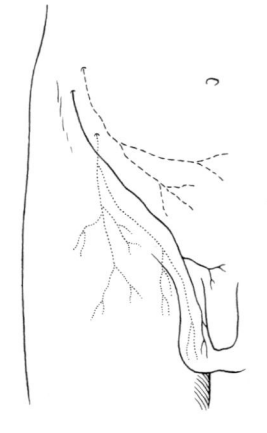

*Abbildung 6-299:* Verlauf der Nn. ilio-inguinalis und genito-femoralis.

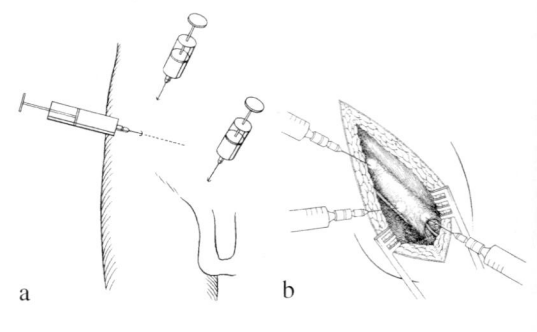

*Abbildung 6-300:* Operation eines Leistenbruches in Lokalanaesthesie. a. Wir anaesthesieren nicht mehr die Durchtrittsstellen der beiden Nerven (steile Kanülen) sondern zunächst nur den Hautschnitt (flache Kanüle). b. Zur Spaltung der Externus aponeurose und der weiteren Präparation werden der Verlauf des N. ilio-inguinalis sowie die beiden Durchtrittsstellen direkt infiltriert.

## 19.4.4 Besonderheiten

Bei 2 % aller phänotypisch weiblichen Patientinnen mit doppelseitigen Leistenhernien findet man im Bruchsack testikuläre Strukturen. Es handelt sich um eine sogenannte testikuläre Feminisierung, bei der sich die Müllerschen Gänge aufgrund einer Suppression durch die männlichen Gonaden nicht entwickelt haben. Das Kerngeschlecht dieser «Mädchen» ist XY. Nach Sicherung der Diagnose (Probeexzision) müssen diese testikulären Strukturen entfernt werden.

Bei 2 % aller phänotypisch männlichen Knaben findet man bei der Herniotomie einen Tuben- oder Ovarvorfall. Bei diesen Patienten kann es sich um eine Oviduktpersistenz, d.h. ein Erhaltenbleiben der von den Müllerschen Gängen sich entwickelnden Organe infolge eines Fehlens des Antimylerianhormones, handeln. Aber auch andere Intersex-Formen sind möglich.

Darüber hinaus können bei Leistenbruch-Operationen im Kindesalter zahlreiche weitere entwicklungsgeschichtlich bedingte Anomalien gefunden werden, wie Hoden-Nebenhoden-Dissoziation, Milzgewebe, Hydatiden.

Stößt der Allgemeinchirurg, der kindliche Leistenhernien mitversorgen muß, auf solche seltenen abnorme Befunde, sollte der Situs und die Wunde verschlossen und der kleine Patient an ein kinderchirurgisches Zentrum überwiesen werden.

Siebenter Teil

# Niere und ableitende Harnwege

# 1. Das Nierenversagen

T. Kälble und G. Stähler

Das Nierenversagen wird in eine akute sowie eine chronische Form unterteilt, letztere in kompensierte und terminale, d.h. dialysepflichtige Niereninsuffizienz. Die Niereninsuffizienz kann anurisch (Produktion von weniger als 100 ml/Tag), oligurisch (weniger als 500 ml/Tag) oder auch polyurisch verlaufen. Die hinsichtlich des therapeutischen Vorgehens wichtigste Unterteilung ist darüber hinaus die ätiologische in prärenal, renal und postrenal.

## 1.1 Prärenales akutes Nierenversagen

Aufgrund einer ausgeprägten anhaltenden Minderperfusion der Niere meist bei hypovolämischem Schock oder Blutdruckabfall, ferner bei schwerer Sepsis oder thrombotisch bedingtem Nierengefäßverschluß kommt es zur Nierenrindenischämie. Daraus resultiert einerseits eine Verminderung des Glomerulumfiltrates, andererseits durch eine Tubulusschädigung eine Hemmung der tubulären Natrium- und Wasserrückresorption. Die Verminderung des Glomerulumfiltrates führt zur Oligo- bzw. Anurie, der Tubulusschaden zur Polyurie. Typischerweise tritt in der Akutphase nach Hypovolämie eine Oligo-Anurie auf, die nach Stabilisierung der Kreislaufverhältnisse allmählich in eine polyurische Phase übergeht.

Die Therapie des hypovolämischen Schocks besteht in der Substitution von Flüssigkeit, Humanalbumin, Erythrozytenkonzentraten und Frischplasma unter ständiger Kontrolle des zentralen Venendrucks. Bei nur kurz dauernden Schockphasen kommt die Urinproduktion in der Regel nach wenigen Stunden wieder in Gang. Nach ausgeprägten Schockphasen kann jedoch eine mehrtägige bis mehrwöchige anurische Phase eintreten. Bei zunehmenden Zeichen der Überwässerung mit Anstieg des zentralen Venendrucks, beginnendem Lungenödem und generalisierten Ödemen muß die Indikation zur kontinuierlichen arteriovenösen, eventuell auch maschinell unterstützten, Hämofiltration gestellt werden. Bei ausgeprägter Hypotonie kann eine chronisch arteriovenöse Hämofiltration ohne maschinelle Unterstützung aufgrund eines permanenten «Verstopfens» des Filters nicht durchgeführt werden.

Die nach Abklingen des oligurischen Nierenversagens mit Restitution der glomerulären Filtrationsleistung sehr häufig auftretende polyurische Phase, die meist reversibel ist, wird durch eine strenge Bilanzierung mit hoher Flüssigkeitszufuhr therapiert.

## 1.2 Renales Nierenversagen

Durch endoge oder exoge Toxine, bei der Crushniere durch eine Verlegung der Nierentubuli durch Myoglobin (z.B. nach Polytraumen), häufig jedoch entzündlich bei den verschiedenen Formen der Glomerulonephritis kommt es zum renalen Nierenversagen, bei dem je nach Ursache die Oligo-/Anurie, die Proteinurie oder auch die Mikro-, selten Makrohämaturie im Vordergrund stehen. Sehr häufig geht das renale Nierenversagen in die terminale dialysepflichtige Form über.

## 1.3 Postrenales Nierenversagen

Beim postrenalen Nierenversagen ist aufgrund einer Abflußbehinderung im Bereich des Harntraktes durch Steine, Tumoren, Blutkoagel, iatrogen nach Operationen, angeboren (z. B. bei Ureterabgangsengen) oder auch erworben bei chronischem Harnverhalt (z. B. bei Prostatahyperplasie) die Urinausscheidung supra-, intra- oder subvesikal behindert. Bei der akuten Verlegung der Ureter beispielsweise durch einen Ureterstein tritt in aller Regel ein akuter kolikartiger Schmerz ein. Bei langsam progredienter Abflußbehinderung, z. B. bei subvesikaler Obstruktion mit konsekutivem chronischem Harnverhalt und Rückstau zu den Nieren, auch bei distalen Ureterstenosen oder Nierenbeckenkelchausgußsteinen kann relativ asymptomatisch eine zunehmende Schädigung der Niere bis hin zur terminalen Niereninsuffizienz entstehen.

Die Therapie der Wahl besteht in der sofortigen Entlastung des Harntraktes, d. h. bei subvesikaler Obstruktion durch transurethralen oder suprapubischen Katheter, bei der supravesikalen Obstruktion durch die Einlage eines Uretersplintes oder einer perkutanen Nephrostomie durch Punktionskatheter. Typisch für die Entlastung nach postrenalem Nierenversagen ist die Polyurie, da es durch die Druckerhöhung zunächst zu einer reversiblen Schädigung des Tubulussystems mit konsekutiver Natrium- und Wasserrückresorptionsstörung kommt. Während dieser polyurischen Phase muß der Patient streng bilanziert werden, ggf. mit parenteraler Flüssigkeitszufuhr.

# 2. Spezielle urologische Diagnostik und Therapie

T. Kälble und G. Stähler

## 2.1 Die Harnuntersuchung

Wichtig ist die korrekte Gewinnung des Urins. Zum Ausschluß eines Harnwegsinfektes sollte bei Männern Mittelstrahlurin nach vorhergehender Reinigung der Glans, bei der Frau nach Möglichkeit Katheterurin gewonnen werden. Bei Säuglingen oder Kleinkindern ist die suprapubische Blasenpunktion zur Uringewinnung anzustreben, für eine erste Screeninguntersuchung können spezielle Klebebeutel angebracht werden.

*Urinsediment*

In einem Reagenzgläschen werden 10 ml Urin einige Minuten zentrifugiert. Das Sediment wird nach Aufschütteln mit einer Pipette auf einen Objektträger aufgebracht und unter dem Mikroskop bei 100- bis 400-facher Vergrößerung beurteilt. Dabei gelten bis zu fünf Erythrozyten und Leukozyten, vereinzelte Bakterien sowie vereinzelte Plattenepithelien bzw. Urothelien als normal. Davon abweichende Ergebnisse werden als Leukozyturie, Erythrozyturie bzw. Mikrohämaturie und Bakteriurie bezeichnet. Wichtig ist auch die Beurteilung der Erytrozytenmorphologie, wobei divertikelartige Ausstülpungen der Erythrozyten oder Ringformen für glomeruläre Nierenerkrankungen, normal geformte Erythrozyten oder Stechapfelformen für postrenale Hämaturien sprechen. Ebenfalls wichtig ist die Suche nach Erythrozyten- oder Leukozytenzylindern als Hinweis für eine entzündliche Erkrankung der Nieren.

Mit Hilfe spezieller Objektträger mit in ihrem Volumen definierten Zählkammern kann das Urinsediment quantitativ ausgewertet werden.

*Sammelurin*

Bei Stoffwechseluntersuchungen beispielsweise wegen Urolithiasis oder Proteinurie wird der 24-Stundenurin gesammelt und mit Hilfe verschiedenster chemischer Reaktionen, meist automatisiert, auf Gesamteiweiß, verschiedene einzelne Proteine bzw. für die Steinbildung wichtige Bestandteile wie Elektrolyte, Oxalat, Harnsäure, Zystin etc. untersucht.

*Urinstatus-Schnelltests*

In allen Bereichen der Medizin sind semiquantitative Schnelltests mit Hilfe von Teststäbchen von großer Wichtigkeit, womit Urin-pH, spezifisches Gewicht, Leukozyten, Erythrozyten, Bilirubin, Keton, Nitrat, Harnzucker und Protein bestimmt werden können.

*Sekretdiagnostik*

Bei Ausfluß aus der Urethra wird das Sekret auf einen Objektträger aufgebracht, mikroskopisch untersucht sowie auf Nährböden zur Kultur aufgebracht. Bei Verdacht auf Prostatitis ist eine transrektale Prostatamassage, bei der die Prostata von lateral nach medial ausgestrichen wird, notwendig, wobei das austretende Sekret ebenfalls aufgefangen und untersucht wird. Zusätzlich kann Ejakulat zur bakteriologischen und mikroskopischen Untersuchung gewonnen werden.

Bei Verdacht auf Urethritis und fehlendem Ausfluß können mit Watteträgern oder Ösen Abstriche aus der Urethra entnommen werden.

*Dreigläserprobe*
Bei der Drei- bzw. Viergläserprobe werden die erste Urinportion, der Mittelstrahlurin und der Urin nach Prostatamassage als Exprimaturin getrennt gewonnen und untersucht. Die erste Urinportion repräsentiert dabei in erster Linie die Urethra, der Mittelstrahlurin die Blase und den oberen Harntrakt, der Exprimaturin (unmittelbar nach Prostatamassage) die Prostata.

*Harnfärbemethoden*
Die wichtigste Färbemethode ist die Gramfärbung zur Unterscheidung der grampositiven (z. B. Enterokokken oder Staphylokokken) und gramnegativen Keime, woraus sich eine wichtige Entscheidungshilfe bei der Wahl des Antibiotikums ergibt. Darüber hinaus ist die Gramfärbung wichtig bei Verdacht auf Gonorrhoe. Bei Verdacht auf Tuberkulose wird die Ziehl-Neelsen-Färbung zum Nachweis von säurefesten Bakterien durchgeführt.

*Urinzytologie*
Bei Tumorverdacht kann je nach Lokalisation Blasenspülurin oder über einen Ureterenkatheter bzw. eine Nephrostomie Spülurin aus dem Nierenbecken zur Untersuchung auf pathologische Zellen abgenommen werden.

*Urinkultur*
Zur Bestimmung der Keimzahl wird der Urin zuerst auf Nährböden bebrütet. Hierbei gilt eine Keimbesiedelung von mehr als $10^5$/ml als pathologisch. Bei Punktionsurin gilt jede Keimbesiedelung als krankhaft, ebenfalls bei antibiotischer Vorbehandlung. Bei Vorliegen einer Mischinfektion mit verschiedenen Keimen muß der Verdacht auf eine Kontamination ausgesprochen und die Urinkultur wiederholt werden. Die Keimart wird mit verschiedenen Nährböden («bunte Reihe») eingegrenzt. Gleichzeitig wird ein Antibiogramm erstellt. Zum Nachweis von Chlamydien oder Mykoplasmen ebenso wie von Gonokokken und Tuberkelbakterien sind Spezialnährböden erforderlich.

*Tuberkulosediagnostik*
Bei Tuberkuloseverdacht wird dreimal der erste Morgenurin gesammelt, da dort die höchsten Konzentrationen an Tuberkulosebakterien vorhanden sind. Neben der Mikroskopie mit Ziehl-Neelsen-Färbung wird eine Kultur auf Spezialnährböden angelegt. Darüber hinaus wird meist ein Tierversuch durchgeführt, da Tuberkulosekulturen in etwa 10 % falsch negative Ergebnisse liefern.

## 2.2 Transurethrale Diagnostik

*Urethrozystoskopie*
Zur Diagnostik von Blasentumoren bei Mikro- oder Makrohämaturie, zur exakten Beurteilung von Harnröhrenengen, einer Blasenhalssklerose oder auch einer Prostatahyperplasie ist die Ure-

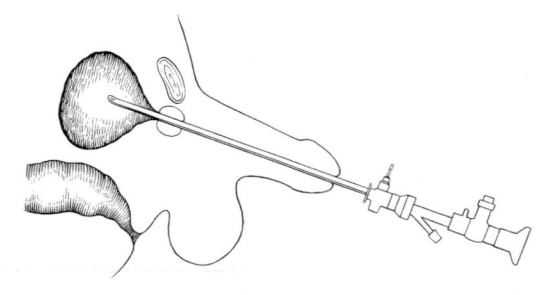

*Abbildung 7-1:* Starres Zystoskop.

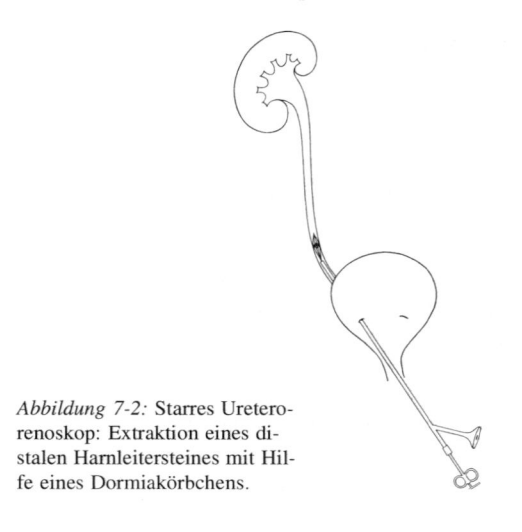

*Abbildung 7-2:* Starres Ureterorenoskop: Extraktion eines distalen Harnleitersteines mit Hilfe eines Dormiakörbchens.

throzystoskopie die Methode der Wahl. Hierbei wird mit flexiblen oder starren (Abb. 7-1) Zystoskopen (Durchmesser zwischen 15 und 24 Charrière) gearbeitet, wobei zum Eingehen in die Blase unter Sicht in aller Regel die Geradeausoptik, zur Beurteilung der Blase Schrägoptiken mit Winkeln von 30, 70 und 110° verwandt werden.

*Retrograde Ureteropyelographie*
Über einen Arbeitskanal im Zystoskop kann unter Sicht ein Ureterenkatheter in ein Ostium eingeführt und Kontrastmittel appliziert werden, so daß röntgenologisch Harnleiter und Nierenbecken dargestellt werden können. Gleichzeitig kann in gleicher Technik über das Zystoskop ein Katheter (Uretersplint) eingelegt werden.

*Ureterorenoskopie*
Meist über einen Führungsdraht kann ein starres oder flexibles Ureterorenoskop (Abb. 7-2) unter Sicht in den Harnleiter bis zum Nierenbecken eingebracht werden. Dies ist wertvoll bei Verdacht auf Tumoren oder bei Steinen, die gleichzeitig unter Zuhilfenahme von Faßzangen, Dormiakörbchen oder Schlingen extrahiert werden können.

Die bildgebenden Verfahren (Sonographie, Ausscheidungsurogramm, Miktionszysturogramm, Ureteropyelogramm, CT, Szintigraphie etc.) werden bei den einzelnen Krankheitsbildern besprochen.

## 2.3 Zugangswege zu Niere und Harnleiter

### 2.3.1 Flankenschnitt

Er ist der Standardzugangsweg zu Eingriffen an der Niere bei benigner Indikation. Bei Patienten in schlechtem Allgemeinzustand oder in palliativer Situation, in manchen Kliniken auch prinzipiell, wird der Flankenschnitt auch bei malignen Nierentumoren angewandt. Nach Seitenlagerung des Patienten (s. Abb. 7-3) mit Überstreckung der zu operierenden Seite wird ein Schnitt am Oberrand der 12. Rippe durchgeführt, der nach ventrokaudal verlängert werden kann. Dabei werden der ventrale Anteil des M. latissimus dorsi, die äußere Interkostalmuskulatur, die Mm. obliqui externus et internus sowie der M. transversus abdominis durchtrennt (s. Abb. 7-4, 7-5). Danach wird der Peritonealsack mit der Fascia gerota von den Wundrändern nach ventromedial stumpf abgeschoben (Abb. 7-6). Die Fascia gerota wird auch vom Zwerchfell und vom Musculus psoas stumpf ab-

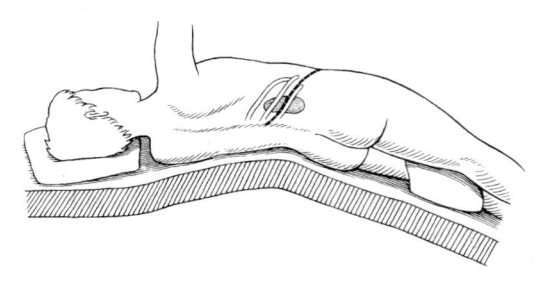

*Abbildung 7-3:* Seitenlagerung zum Flankenschnitt am Oberrand der 12. Rippe.

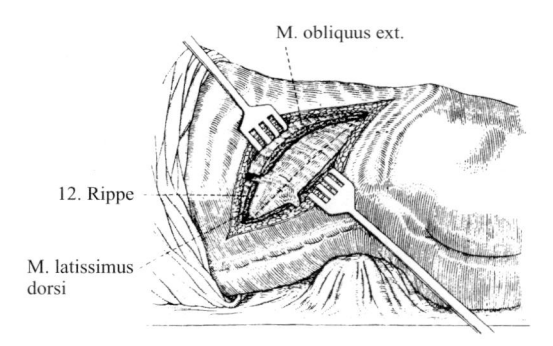

*Abbildung 7-4:* Die oberflächliche Muskelschicht ist durchtrennt.

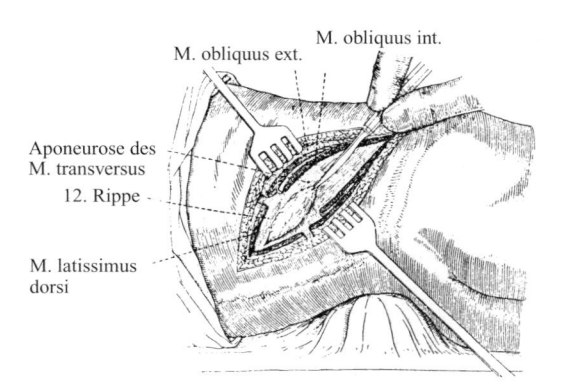

*Abbildung 7-5:* Die tiefe Muskelschicht ist ebenfalls durchtrennt. Spaltung der Fascia transversa.

geschoben. Danach wird die innere Interkostalmuskulatur am Oberrand der 12. Rippe inzidiert und mit der Pleura von der Rippe abgelöst (Abb. 7-7). Die Inzision der Fascia gerota ermöglicht schließlich den extraperitonealen Zugang zur Niere, zum Nierenbecken sowie zum Harnleiter (s. Abb. 7-8, 7-9).

### 2.3.2 Oberbauchquerschnitt

Der Oberbauchquerschnitt ist der ideale Zugang zur transperitonealen Tumornephrektomie mit der Intention des primären Zugehens auf den Nierenhilus vor Mobilisation der Niere. Dabei wird ca. zwei Querfinger unterhalb des Rippenbogens ein bogenförmiger Schnitt von der ipsilateralen Seite bis zum Lateralrand des M. rectus abdominis der kontralateralen Seite vorgenommen. Nach Durchtrennung des äußeren Blattes der Rektusscheide sowie der Externusaponeurose und Durchtrennung des Musculus rectus abdominis wird das Peritoneum eröffnet und das Ligamentum teres hepatis sowie die Falx hepatis durchtrennt. Danach wird laterokolisch das Retroperitoneum inzidiert und das Colon descendens auf der linken, das Colon ascendens mit Duodenum auf der rechten Seite stumpf nach medial abgeschoben.

### 2.3.3 Laparoskopie

Seit eingen Jahren finden die laparoskopischen Eingriffe auch in der Urologie zunehmend Verbreitung, wobei hier klare Indikationsbereiche noch nicht definiert sind. Eingesetzt wird sie u. a. bei der beidseitigen Varikozelenligatur, bei der pelvinen Lymphadenektomie vor radikaler Prostatektomie, bei der Entfernung von Bauchhoden, bei der Nephrektomie, der Adrenalektomie und bei Nieren-

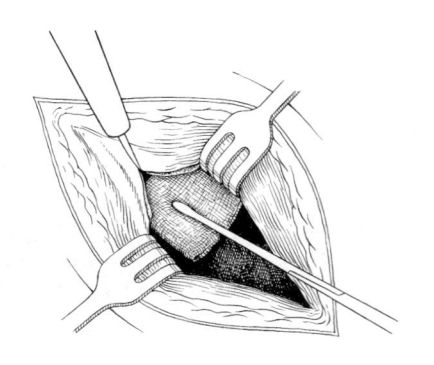

*Abbildung 7-6:* Abschieben der Fascia gerota und des Peritonealsacks vom Zwerchfell bzw. Musculus psoas. Durchtrennung der Interkostalmuskulatur.

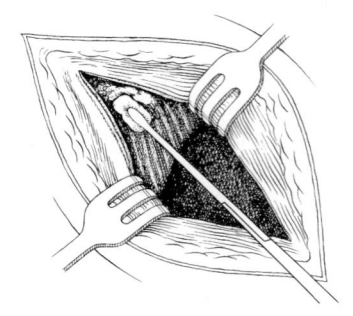

*Abbildung 7-7:* Stumpfes Abpräparieren der Pleura von der 12. Rippe bzw. der inneren Interkostalmuskulatur.

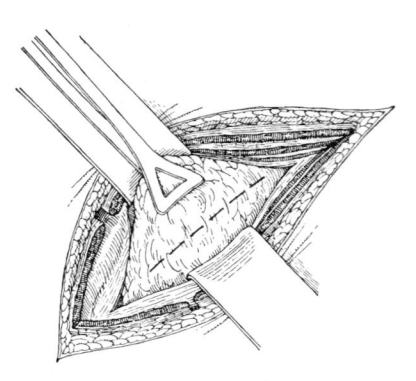

*Abbildung 7-8:* Inzision der Fascia gerota.

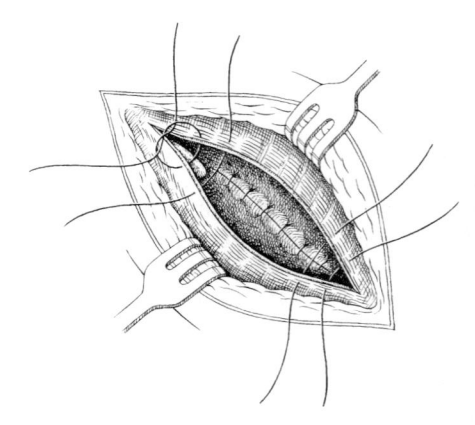

*Abbildung 7-9:* Zweischichtiger Verschluß der lateralen Rumpfmuskulatur durch Einzelknopfnähte.

beckenplastiken. Unter automatischer Druckbegrenzung wird nach Einbringen der Verres-Nadel infraumbilikal $CO_2$ insuffliert, bis sich ca. 3-4 l $CO_2$ intraperitoneal befinden. Danach wird die Verresnadel durch einen Sicherheitstrokar ersetzt, über den dann das Laparoskop mit Videoanschluß vorgeschoben wird zur Inspektion des Abdomens und Identifikation von Verwachsungen. Je nach geplantem Eingriff werden weitere Arbeitstrokare unter Videokontrolle eingebracht.

## 2.4 Eingriffe zur Harnableitung

### 2.4.1 Punktionsnephrostomie

Die Punktionsnephrostomie (Abb. 7-10) hat ihren Hauptindikationsbereich bei der akuten Entlastung infizierter Harnstauungsnieren oder bei iatrogener Ureterverletzung mit Harnstauung bzw. Urinparavasation. Ein weiterer Indikationsbereich ist die kurzfristige Palliation bei Patienten mit inoperablen gynäkologischen oder Blasentumoren. Die Nephrostomie wird in Lokalanästhesie sonographisch kontrolliert mit Hilfe eines Punktionsschallkopfes in Bauchlage des Patienten etwa in der Axillarlinie eingebracht. Bei längerer Verweildauer sollten die Patienten wegen der Gefahr der Inkrustation neben reichlicher Flüssigkeitszufuhr eine Ansäuerung des Urines mit L-Methionin oder Ascorbinsäure per os durchführen und gleichzeitig alle sechs Wochen einen Nephrostomiewechsel vornehmen lassen.

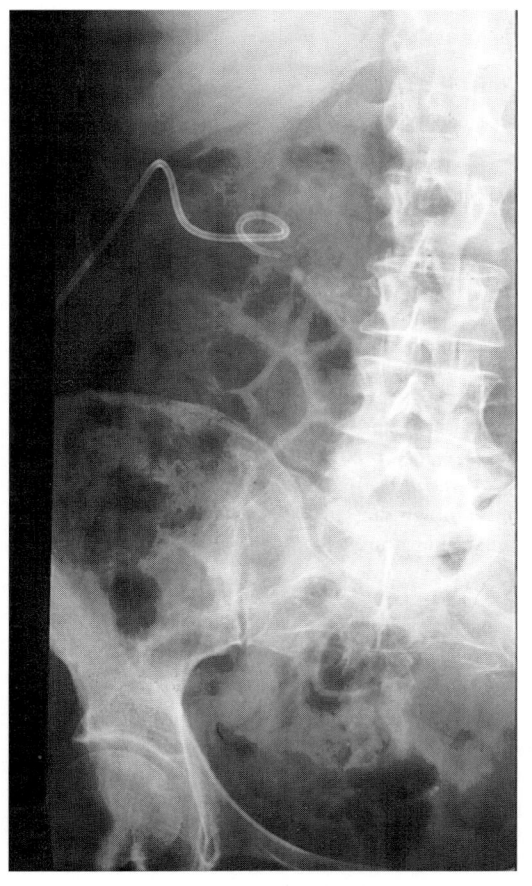

*Abbildung 7-10:* Punktionsnephrotomie bei infizierter Harnstauungsniere wegen okkludierendem Ureterabgangsstein.

### 2.4.2 Ureterokutaneostomie

Das Hauptproblem der Ureterokutaneostomie liegt einerseits in der Gefahr der Stenosierung und andererseits in einer Harntransportstörung des bei der Präparation denudierten Harnleiters, so daß meist lebenslang Harnleiterschienen eingelegt werden müssen mit der Notwendigkeit des 4-6wöchigen Wechsels. Daher gilt die früher häufig angewandte Ureterokutaneostomie heute nur noch als mittelfristiges Palliativverfahren bei Patienten mit fortgeschrittenen Tumoren und/oder sehr schlechtem Allgemeinzustand. Ausnahmen sind ausgeprägte Verwachsungsbäuche nach multiplen Bauchoperationen oder Radiatio.

Der Harnleiter wird extraperitoneal so weit wie

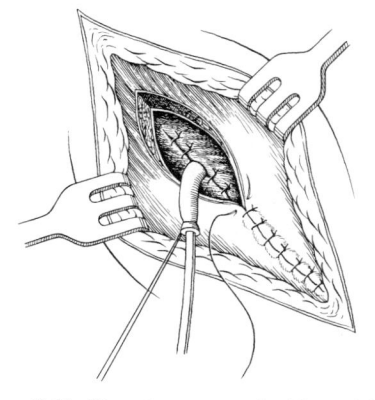

*Abbildung 7-11:* Ureterkutaneostomie: Herausleiten des Harnleiters aus der Wunde.

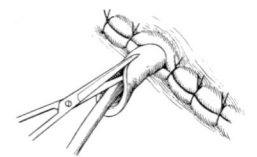

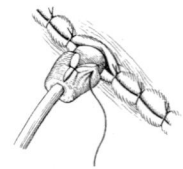

*Abbildung 7-12:* Ureterokutaneostomie: Spatulieren des Ureters auf 1–2 cm Länge, evertierendes Einnähen durch Mitfassen der Seromuskularis.

möglich nach distal verfolgt und dort abgesetzt. Der proximale Harnleiter wird dann soweit ventral und distal wie möglich aus der Wunde ausgeleitet (Abb. 7-11) und nach Spatulierung durch evertierende Nähte pilzförmig in die Haut eingepflanzt (s. Abb. 7-12). Bei bilateraler Ureterokutaneostomie können die Harnleiter auch von einer medianen Laparotomie aus trans- oder extraperitoneal freigelegt werden.

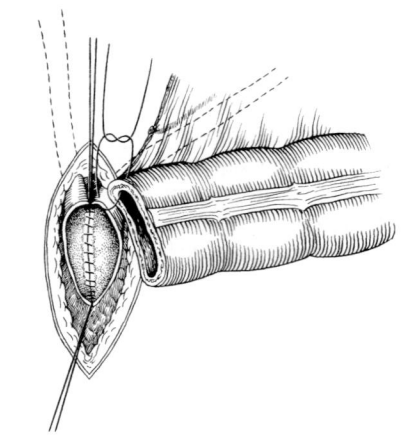

*Abbildung 7-13:* Ureteranastomose nach Wallace an die Hinterwand von Ileum- oder Kolon-Conduit.

### 2.4.3 Ileum- oder Kolon-Conduit

Das *Ileum-Conduit* war jahrelang weltweit die etablierteste Form der Harnableitung bis zur Einführung der kontinenten Ersatzblasen. Die Hauptindikationsbereiche des Ileum-Conduits heutzutage sind die längerfristige supravesikale Harnableitung bei Kontraindikationen gegen kontinente Pouches oder Ersatzblasen sowie bei palliativen Zystektomien. Nach Präparation der Harnleiter bis zur Blase und Absetzen soweit distal wie möglich wird der linke Harnleiter unter dem Kolon sigmoideum hindurch, der rechte Harnleiter kaudal des Zökums nach intraperitoneal herausgeleitet. Etwa 20 cm proximal der Bauhinschen Klappe wird ein 10 bis 15 cm langes Ileumsegment isoliert. Entweder werden beide Harnleiter nach Spatulierung auf ca. 4 cm Länge zu einer «Platte» zusammengenäht und End-zu-End auf das Ende des Conduits aufgenäht (Verfahren nach Wallace, s. Abb. 7-13), oder einzeln End-zu-Seit in die Conduithinterwand eingenäht (s. Abb. 7-14), wobei darauf zu achten ist, daß zur Vermeidung von Ureterstenosen transmural ein genügend großes Loch aus dem Conduit herausgeschnitten wird (Anastomose nach Bricker). Beide Harnleiter werden vor der Anastomose mit je einem single-J-Katheter intubiert. Die Schienen werden aus dem aboralen Conduitanteil herausgeleitet. Das Conduit wird in

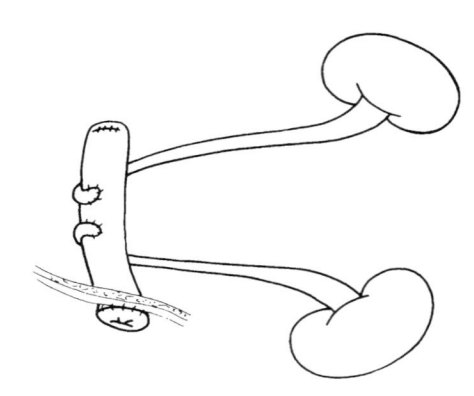

*Abbildung 7-14:* Ileum-Conduit nach Bricker: getrennte End-zu-Seit-Anastomosen der Harnleiter.

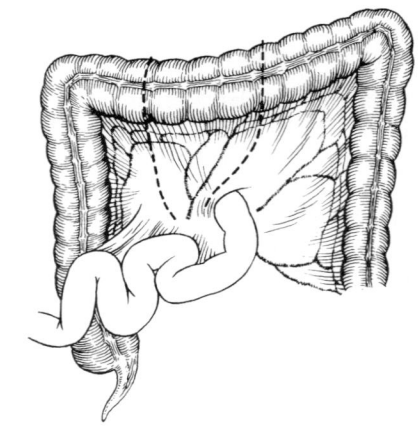

*Abbildung 7-15:* Transversum-Conduit: Isolation von ca. 10–15 cm Colon transversum.

2. Spezielle urologische Diagnostik und Therapie   785

typischer Weise als Ileostoma an einem vorgezeichneten Areal im rechten Mittel- bzw. Unterbauch evertierend eingenäht.

Beim *Kolon-Conduit* wird entweder ein Transversum- oder ein Sigmasegment isoliert, in das die Harnleiter angesichts der dicken Kolonwand antirefluxiv eingenäht werden (s. Abb. 7-15 bis 7-18).

### 2.4.4 Ureterosigmoideostomie

Die Ureterosigmoideostomie wurde bereits 1911 von Coffey beschrieben und ist wegen des Problems der ureterokolonischen Stenose mit septischen Komplikationen immer wieder in Mißkredit geraten. In den 50er Jahren wurde sie als bis dahin häufigste Form der Harnableitung durch das Ileum-Conduit weitgehend abgelöst. Neuerdings hat die Modifikation nach Goodwin/Hohenfellner dazu geführt, daß die Ureterosigmoideostomie eine Renaissance erlebt hat, mit exzellenten Langzeitergebnissen und einer sehr guten psychosozialen Akzeptanz mit einer Kontinenzrate von über 90%. Die seit einigen Jahren bekannte Modifikation als augmentierte Rektumblase, bzw. Mainz-Pouch II, stellt eine zusätzliche Verbesserung der Ureterosigmoideostomie dar.

Bei der *Ureterosigmoideostomie nach Goodwin/Hohenfellner* werden beide Harnleiter links und rechts neben dem Mesosigma nach intraperitoneal geleitet. Am rektosigmoidalen Übergang werden die Taenia libera auf ca. 5 cm Länge inzidiert und die Harnleiter durch die Sigmahinterwand entlang des Mesosigmas subserös in das Sigma hineingeleitet (s. Abb. 7-19). Danach wird für jeden Ureter ein 3 bis 4 cm langer submuköser Tunnel präpariert und der Harnleiter in diesen Tunnel hineingezogen (s. Abb. 7-20). Nach Fixation des Harnleiters mit einigen tiefen Ankernähten erfolgt die mukomuköse Anastomose des Ureters an die Sigmaschleimhaut nach Spatulierung des Ureters. Temporär werden die Harnleiter mit Ureterenkathetern sondiert, die aus dem Anus herausgeleitet werden (s. Abb. 7-21).

In der Modifikation als *Mainz-Pouch II* wird am rektosigmoidalen Übergang die Taenia libera auf 2 × 12 cm in die orale und aborale Richtung inzidiert und die Wundränder dann zu einer Platte vernäht (s. Abb. 7-22). Nach Implantation der Harnleiter wird die Pouch-Vorderwand in gleicher Wei-

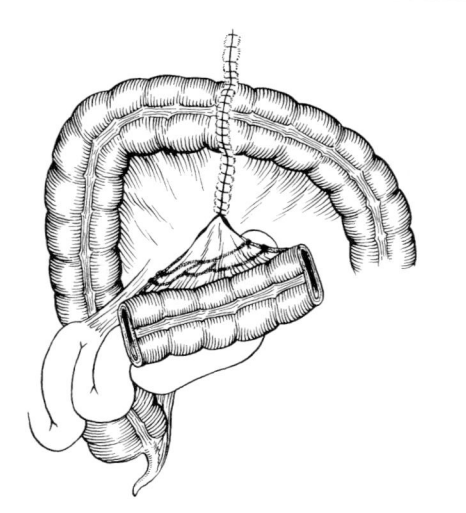

*Abbildung 7-16:* Transversum-Conduit: Reanastomosierung des Colon transversum und Verschluß des Mesokolon.

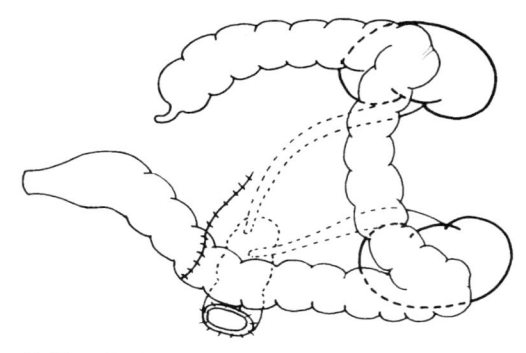

*Abbildung 7-17:* Sigma-Conduit.

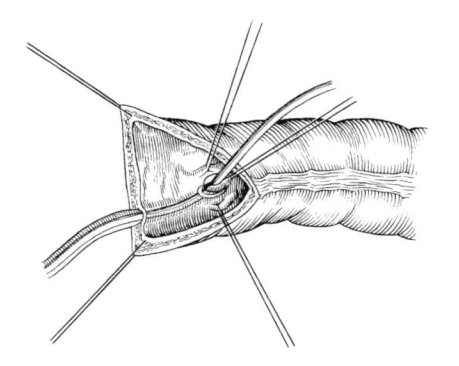

*Abbildung 7-18:* Kolon-Conduit: Antirefluxive Ureterimplantation durch einen 3–4 cm langen submukösen Tunnel.

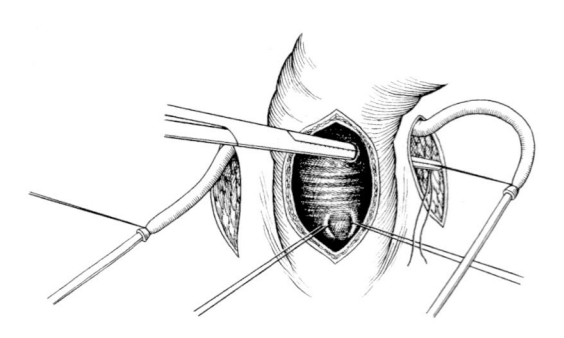

*Abbildung 7-19:* Uretersigmoideostomie: Hineinziehen der Ureter durch die Hinterwand des Colon sigmoidium nach Kolotomie entlang der Taenia libera.

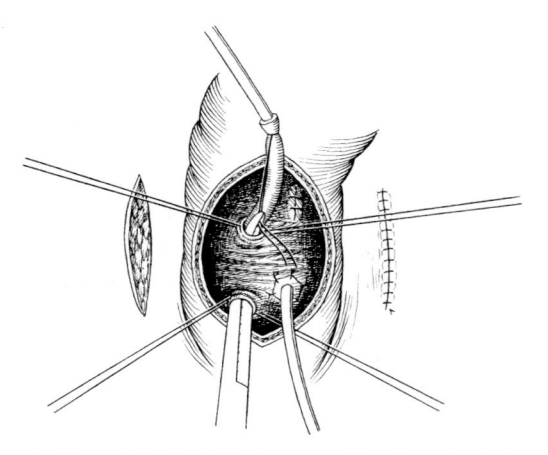

*Abbildung 7-20:* Antirefluxive submuköse Ureterimplantation.

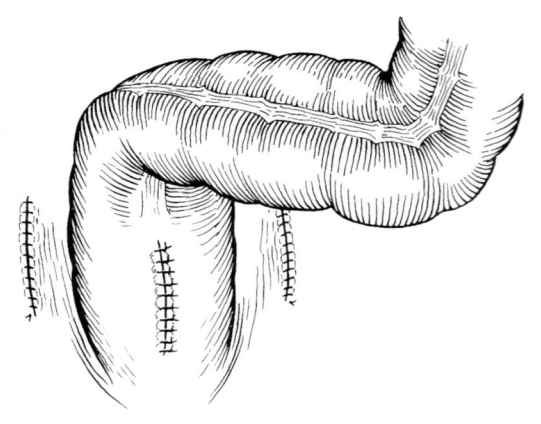

*Abbildung 7-21:* Fertige Uretersigmoideostomie: Verschluß des Retroperitonealschlitzes sowie der Kolotomie.

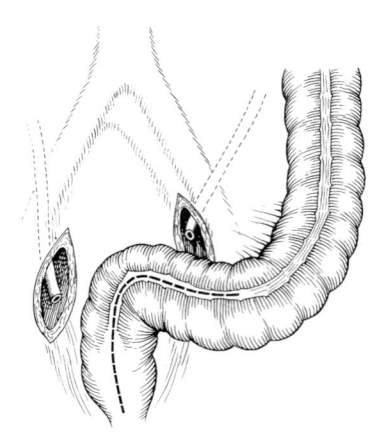

*Abbildung 7-22:* Sigma-Rektum-Pouch (Mainz-Pouch II): Inzision der Taenia libera am rektosigmoidalen Übergang auf $2 \times 12$ cm.

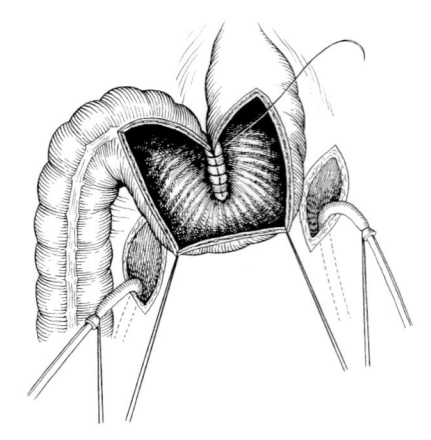

*Abbildung 7-23:* Zweischichtiger Verschluß der Pouchhinterwand, Ureterimplantation wie bei der Uretersigmoideostomie.

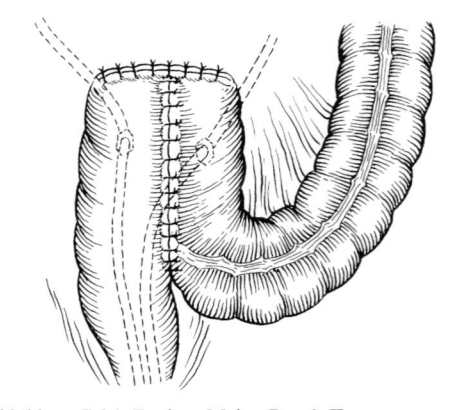

*Abbildung 7-24:* Fertiger Mainz-Pouch II.

se wie die Hinterwand verschlossen (s. Abb. 7-23, 7-24). Dadurch wird ein Niederdruckreservoir geschaffen mit konsekutiv verbesserter Kontinenzrate und geringerer Gefahr der Keimaszension. Gleichzeitig kann der Pouch gut am Promontorium befestigt werden, so daß die Pouch-Bewegung mit konsekutivem Abknicken des Ureters als Ursache für eine ureterokolonische Stauung vermieden wird.

### 2.4.5 Kontinente orthotope Ersatzblasen oder Pouches

Seit etwa zehn Jahren sind weltweit verschiedenste Formen des orthotopen kontinenten Blasenersatzes oder der kontinenten katheterisierbaren Pouches mit Hautstomata im Bereich des Unterbauches oder des Nabels bekannt (s. Tab. 7-1). Sie beruhen alle auf dem Prinzip, daß durch antimesenteriale Schlitzung der Dünn- und/oder Dickdarmsegmente und gegenläufige Vernähung dieser Darmabschnitte die Peristaltik aufgehoben und damit der Druck im Pouch als Ursache für die Inkontinenz reduziert wird. Darüber hinaus kommt es durch die gegenläufige Aneinanderreihung der Darmsegmente zu einer Volumenvergößerung und damit zur weiteren Verbesserung der Kontinenzsituation.

*Hautmann-Neoblase*
Eine der häufigsten Formen der Harnableitung über Ileum ist die Hautmann-Neoblase aus Ileum. Hierbei werden 60–70 cm Ileum ca. 20 cm proximal der Bauhinschen Klappe wie beim Ileum-Conduit isoliert. Danach wird das isolierte Ileumsegment w-förmig aneinander gelegt und nach antimesenterialer Schlitzung zu einer Platte vernäht (s. Abb. 7-25). Die beiden Harnleiter werden durch die Pouch-Hinterwand hineingezogen. Die Ileummukosa wird dabei jeweils auf 5 × 1 cm von der Seromuskularis abpräpariert, der Ureter wird auf ca. 2 cm Länge spatuliert und mit zwei tiefen Ankernähten in der Neoblase befestigt. Die Mukosaränder des Implantationsareales werden dann über dem Harnleiter mit Einzelknopfnähten vereinigt (Technik nach Le Duc). Die Neoblase wird anschließend mit der Urethra anastomosiert und zu einer Ersatzblase verschlossen.

*Mainz-Pouch I*
Beim Mainz-Pouch I werden ca. 40 cm distales Ileum sowie ca. 20 cm Colon ascendens mit Ileozökalklappe en bloc isoliert und eine Ileoaszendostomie durchgeführt (s. Abb. 7-26). Das Ileozökum wird wiederum antimesenterial aufgeschnitten und gegenläufig zu einer Platte vernäht. Die

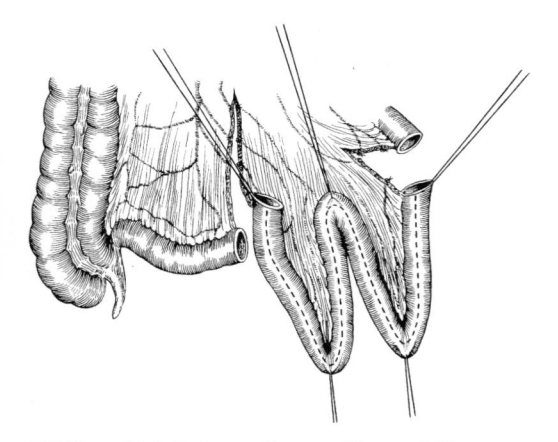

*Abbildung 7-25:* Orthotope Ileumneoblase nach Hautmann: Antimesenteriale Schlitzung von 60–70 cm Ileum in W-förmiger Konfiguration, Verschluß zu einer Neoblase.

*Tabelle 7-1:* Häufige Formen des kontinenten Blasenersatzes.

| | Name | Verwendeter Darm | Stoma |
|---|---|---|---|
| orthotope Neoblasen | Hautmann | Ileum | – |
| | Studer | Ileum | – |
| | Mainz | Ileozökum | – |
| | Kock | Ileum | – |
| katheterisierbare Pouches | Kock | Ileum | Ileuminvagination |
| | Indiana | Ileozökum | «gestapletes» Ileum |
| | Mainz | Ileozökum | Appendix oder Ileuminvagination |

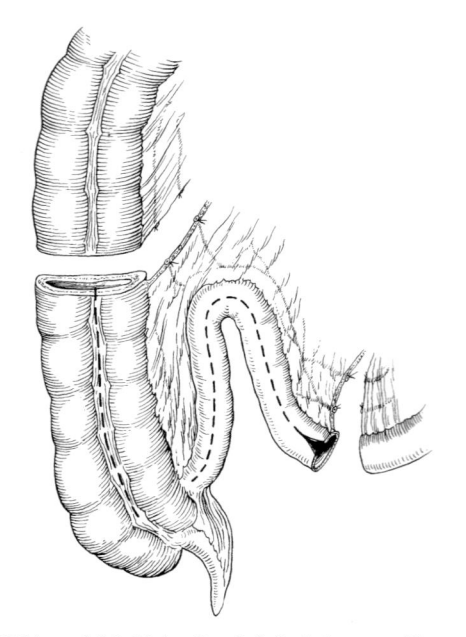

*Abbildung 7-26:* Mainz-Pouch I: Isolation von 40 cm terminalem Ileus und 20 cm Zökum.

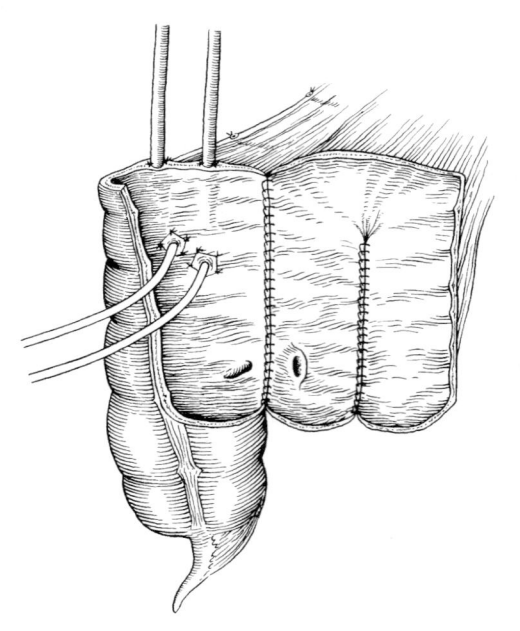

*Abbildung 7-27:* Antirefluxive submuköse Ureterimplantation.

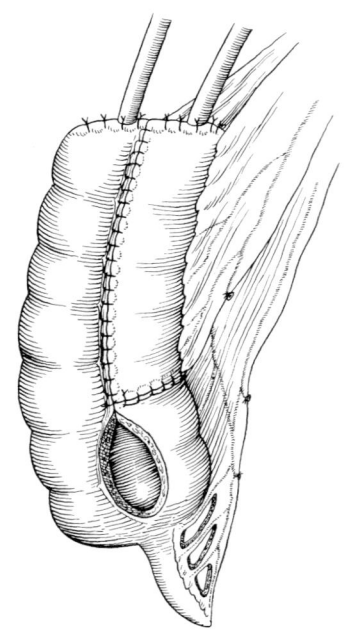

*Abbildung 7-28:* Inzision der Seromuskularis 3–4 cm kranial des Appendixabganges.

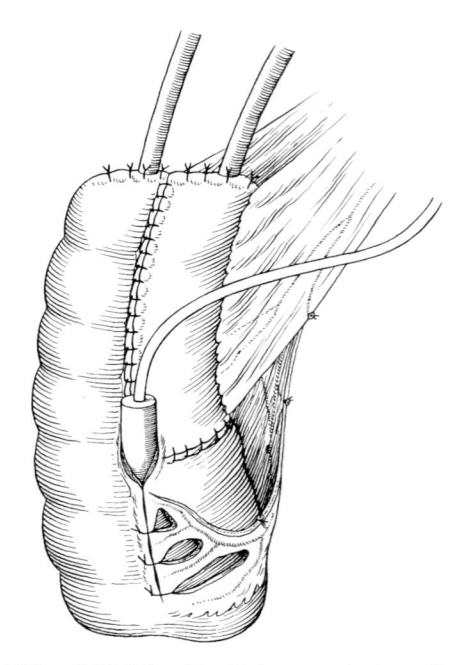

*Abbildung 7-29:* Submuköse Verlagerung der Appendix unter Schonung der Appendix-Gefäßversorgung als Kontinenzschutz, Implantation der Appendix in den Nabel als katheterisierbares, kontinentes Stoma.

Harnleiter werden in einen submukösen Tunnel implantiert, der jeweils vom Oberrrand des Zökums submukös ca. 3–4cm nach kaudal präpariert wird (s. Abb. 7-27). Der Mainz-Pouch wird verschlossen und an die Urethra anamostosiert. Alternativ wird vom Abgang der Appendix die Seromuskularis ca. 3-4 cm nach kranial inzidiert unter Erhaltung der Mukosa ähnlich der Antirefluxplastik nach Lich-Gregoire (s. Abb. 7-28). Die Appendix wird in diesen «Tunnel» hineingelegt und die Seromuscularis über der Appendix verschlossen. Die Appendix wird dann in den Nabel eingepflanzt als kontinentes katheterisierbares Nabelstoma (s. Abb. 7-29).

# 3. Erkrankungen der Niere

T. Kälble und G. Stähler

## 3.1 Nierentumoren

### 3.1.1 Epidemiologie und Histologie

85 % der Nierentumoren sind Nierenzellkarzinome, so daß bei Diagnose einer Raumforderung der Niere potentiell von einem bösartigen Tumor ausgegangen werden muß. 2 bis 3 % aller bösartiger Tumoren sind Nierenzellkarzinome mit einer Inzidenz von 6–9/100.000 Einwohner/Jahr. Männer erkranken doppelt so häufig wie Frauen bei einem Häufigkeitsgipfel zwischen dem 50. und 70. Lebensjahr. Das Nierenzellkarzinom ist in den Industriestaaten der nördlichen Halbkugel wesentlich häufiger verbreitet als in Afrika, Asien oder Südamerika, was sowohl auf die besseren diagnostischen Möglichkeiten in diesen Ländern als auch auf potentielle, bislang nicht identifizierte Karzinogene zurückgeführt werden kann. Gleichzeitig sprechen familiäre Häufungen von Nierenzellkarzinomen sowie nachweisbare chromosomale Veränderungen wie beispielsweise Translokationen oder Deletionen an verschiedenen Chromosomen für genetische Aspekte zumindest eines Teils der Nierenzellkarzinome.

Die histologische Einteilung der Nierentumoren ist in Tabelle 7-2 dargestellt.

Der häufigste Zelltyp des Nierenzellkarzinoms ist das klarzellige Nierenzellkarzinom mit 79 %, das ebenso wie das chromophile (baso- oder eosinophile) Nierenzellkarzinom mit einer relativen Häufigkeit von 10 % vom proximalen Tubulusepithel ausgeht. Das chromophobe Nierenzellkarzinom (ca. 5 %) geht vom distalen Tubulusepithel

*Tabelle 7-2:* Einteilung der Nierentumoren.

| Epitheliale Tumoren | |
|---|---|
| benigne | Adenom |
| | Onkozytom |
| maligne | Nierenzellkarzinom |
| *Mesenchymale Tumoren* | |
| benigne | Fibrom |
| | Myom |
| | Lipom |
| maligne | Sarkome (Fibro-, Hämangio-, Lymphangio-, Leiomyo-, Lipo-, Rhabdomyosarkom, Hämangioperizytom, osteogenes Sarkom) |
| *Mischtumoren* | |
| benigne | Angiomyolipom |
| maligne | Wilms-Tumor (Nephroblastom) |
| *Metastasen* | |
| Lymphome, Leukosen, Metastasen anderer Primärtumoren | |

aus. Das mit einer Häufigkeit um 1 % sehr seltene Dukt-Bellini-Karzinom hat seinen Ursprung, wie auch das benigne Onkozytom (5 %), im Sammelrohrsystem. Das benigne Nierenadenom kann morphologisch nicht sicher vom hochdifferenzierten Nierenzellkarzinom Grad 1 unterschieden werden, so daß bei der Dignitätsbeurteilung vom Pathologen die Größe des Tumors als zusätzliches Kriterium herangezogen wird. Auch bei Nierenadenomen muß also potentiell von einem malignen Tumor mit gutem Differenzierungsgrad ausgegangen werden. Die Stadieneinteilung der Nie-

*Tabelle 7-3:* TNM-Klassifikation der Nierenzellkarzinome nach UICC 1992.

| | |
|---|---|
| T1 | Tumorgröße < 2,5 cm |
| T2 | Tumorgröße von mehr als 2,5 cm, jedoch auf die Niere beschränkt |
| T3 | Tumorinfiltration der Nierenvene oder perirenales Tumorwachstum |
| T3a | Der Tumor infiltriert die Nebenniere oder perirenales Fett, überschreitet jedoch die Fascia gerota nicht |
| T3b | Der Tumor infiltriert die Nierenvene oder die Vena cava unterhalb des Zwerchfells |
| T3c | Vena cava-Zapfen oberhalb des Zwerchfells |
| T4 | Tumorwachstum außerhalb der Fascia gerota |
| N1 | Solitärer Lymphknoten < 2 cm |
| N2 | Solitäre oder multiple Lymphknoten 2–5 cm |
| N3 | Ein oder mehrere Lymphknoten größer als 5 cm |
| M1 | Fernmetastasen |

renzellkarzinome folgt der TNM-Klassifikation der UICC aus dem Jahre 1992 (s. Tab. 7-3).

Die Metastasierung erfolgt meist lymphogen, wobei primär die regionalen parakavalen oder paraaortalen Lymphknoten befallen werden. Entweder von dort aus über den Ductus thoracicus oder direkt hämatogen findet die Metastasierung in Leber und Lunge, seltener in das Skelettsystem und das Gehirn statt. Dabei neigt das Nierenzellkarzinom oft zum solitären Befall des peripheren Skelettsystems wie Femur, Humerus, Skapula, Sternum, Rippen oder auch Schädelkalotte, wobei verschiedene Skelettabschnitte nach operativer Sanierung eines solitären Herdes metachron befallen werden können. Auch nach 10 Jahren können noch Metastasen des Nierenzellkarzinoms auftreten, so daß bei diesem Tumor eine mindestens 10jährige Tumornachsorge zu fordern ist.

### 3.1.2 Symptome und Diagnose

Der überwiegende Anteil der Nierentumoren wird mittlerweile als Zufallsbefund im Rahmen einer Abdomensonographie in relativ frühen Stadien entdeckt, so daß die erst in fortgeschritteneren Stadien auftretenden Symptome der Nierentumoren deutlich seltener beobachtet werden. Die klassische Symptomentrias Flankenschmerz, Hämaturie und palpabler Flanken- bzw. Oberbauchtumor war auch vor Einführung der Sonographie mit etwa 5–20% selten. Die in aller Regel schmerzlose Hämaturie ist mit 30–70% häufigstes Symptom, gefolgt von Flanken-, bzw. Oberbauchschmerz durch verdrängendes oder infiltratives Wachstum des Tumors in 24–50% der Fälle. Bei Abgang von Blutkoageln oder Gewebspartikel kann es durch Verlegen des Harnleiters zu typischen Nierenkoliken wie bei Urolithiasis kommen. Ein palpabler Tumor findet sich in 17–80% der symptomatischen Nierentumoren. Dabei sollte besonders auf die Atemverschieblichkeit der Nierentumoren als Hinweis für eine fehlende Infiltration in den Musculus psoas geachtet werden. Bei Einwachsen des Nierentumors in die Nierenvene bzw. Vena cava im Sinne eines Cavazapfens mit oder ohne Appositionsthrombus kann es zu Umgehungskreisläufen im Bereich der Bauchdecke (Caput medusae), zu Beinödemen oder zu einer symptomatischen Varikozele kommen. Bei fortgeschrittenen Nierentumorstadien werden Allgemeinsymptome beobachtet wie subfebrile Temperaturen, Inappetenz, Müdigkeit und Gewichtsverlust. Leber-, Lungen- und Knochenmetastasen werden ebenfalls meist durch röntgenologische, sonographische oder szintigraphische Diagnostik im präsymptomatischen Stadium diagnostiziert, ansonsten werden die auch für andere Tumormetastasen typischen Beschwerden beobachtet. 3–22% der Nierentumorpatienten haben eine Hypertonie, die selten auf eine paraneoplastische Reninerhöhung zurückzuführen ist.

*Laborbefunde*

Der häufigste Laborbefund ist die Makro- oder Mikrohämaturie, wobei eine fehlende Mikrohämaturie keineswegs einen Nierentumor ausschließt. Neben den allgemeinen Laborparametern wie BSG-Erhöhung oder Anämie bei fortgeschrittenen Tumorstadien bzw. erhöhter alkalischer Phosphatase bei Skelettmetastasen gibt es beim Nierentumor eine Reihe von paraneoplastischen Symptomen: Hyperkalzämie, Erythropoetin-Erhöhung mit konsekutiver Polyglobulie, Leberdysfunktion, Stauffer-Syndrom (Hypalbuminämie, erhöhte alkalische Phosphatase, Hypoprothrombinämie und Alpha-2-Hyperglobulinämie).

*Sonographie*

Das wichtigste Untersuchungsverfahren ist die Sonographie, mit der auch Tumoren von unter

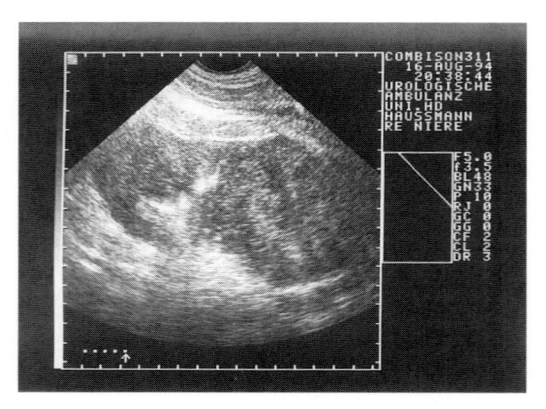

*Abbildung 7-30:* Großer Nierentumor am unteren Nierenpol rechts. Inhomogenes Echomuster im Vergleich zum normalen Parenchym.

2 cm Durchmesser diagnostiziert und in ca. 90 % der Fälle von einer Zyste als häufigster Differentialdiagnose unterschieden werden können. Die Nierentumoren sind im Vergleich zum normalen Nierenparenchym meist hyperechogen, wobei bei nekrotisch zerfallenden Nierentumoren auch echoarme bis echoleere Areale vorkommen können (s. Abb. 7-30). Im Gegensatz dazu sind Nierenzysten in den meisten Fällen echoleer. Abzugrenzen sind: eingeblutete oder infizierte Nierenzysten (nicht echoleer) und Angiomyolipom (das aufgrund seiner hohen Fettwerte in aller Regel hell weiß aufleuchtet und wesentlich echoreicher ist als die Nierenzellkarzinome).

Eine weitere entscheidende Bedeutung hat der Ultraschall bei der Beurteilung der Atemverschieblichkeit der Niere gegenüber Leber und Musculus psoas zum Ausschluß einer Infiltration in Nachbarorgane ebenso wie bei dem Nachweis eines Vena-renalis- bzw. Vena-cava-Zapfens und einer Lebermetastasierung.

*Ausscheidungsurogramm*
Das Ausscheidungsurogramm als einer der wichtigsten bildgebenden Verfahren früherer Jahre hat durch Sonographie und Computertomographie bei der Nierentumordiagnostik an Bedeutung verloren. Die Hauptbedeutung liegt heutzutage in der Funktionsbeurteilung beider Nieren im Seitenvergleich in Verbindung mit dem Serumkreatinin zur Beantwortung der Frage, ob die tumortragende Niere komplett entfernt werden kann.

Weitere Aussagen des Ausscheidungsurogramms betreffen Mißbildungen im Bereich der harnableitenden Wege, Organvergrößerungen bzw. Raumforderungen in der Übersichtsaufnahme oder eine Verdrängung von Nierenkelchen bzw. Nierenbecken nach Kontrastmittelapplikation, wobei damit nicht zwischen Zyste und Tumor unterschieden werden kann. Weitere wichtige Informationen sind Konturunregelmäßigkeiten des Hohlraumsystems bei Einbruch des Nierentumors in das Nierenbeckenkelchsystem (Differentialdiagnose Urothelkarzinom) oder eine flaue Darstellung bis hin zur stummen Niere auf der tumortragenden Seite beispielsweise durch komplette Vena renalis- oder Cavaobstruktion. In der Übersichtsaufnahme können darüber hinaus selten verkalkte Raumforderungen der Nieren diagnostiziert werden, deren Differentialdiagnosen verkalkte eingeblutete Zysten, alte Hämatome, Uro-Tuberkulose oder vor allem auch Echinokokkuszysten sind.

Wichtig ist, bei eingeschränkter Nierenfunktion vor einer eventuell geplanten Tumornephrektomie die Indikation zur Ausscheidungsurographie ebenso wie vor anderen Kontrastmittelapplikationen angesichts der Nephrotoxizität streng zu stellen und auf ausreichende Hydrierung der Patienten nach der Kontrastmittelapplikation zu achten, ganz abgesehen von der Frage nach einer bestehenden Kontrastmittelallergie.

*Computertomographie*
Die Computertomographie ist das entscheidende diagnostische Verfahren zur Beurteilung der Lage und Größe von Nierentumoren, bzw. der eventuellen Infiltration in Nachbarorgane. Ein Cavathrombus und/oder ein begleitendes Aortenaneurysma kann ebenso diagnostiziert werden wie vergrößerte perihiläre Lymphknoten, wobei bei einer Größe der Lymphknoten von 1–2 cm nicht zwischen normalen Lymphknoten und tumorbefallenen Lymphknoten unterschieden werden kann. Sehr unsicher ist die Computertomographie in der Unterscheidung zwischen Infiltration oder Heranreichen des Nierentumors an den Musculus psoas bzw. die Leber. So liegt in den allermeisten Fällen trotz computertomographischen Verdachts keine Leberinfiltration vor, da die Fascia Gerota als anatomische Barriere nur selten durchbrochen ist. In der Abgrenzung zwischen Nierenzyste und Nie-

rentumor ist die Computertomographie mit einer Treffsicherheit von über 95 % das beste Verfahren. Ebenfalls vermag sie Angiomyolipome durch die Messung der fetttypischen Dichtewerte sicher zu diagnostizieren.

*Angiographie*

Das Nierenzellkarzinom ist typischerweise ein gefäßreicher Tumor, der sich in der Angiographie durch «maligne Gefäße» nachweisen läßt wie Gefäßvermehrung, Kaliberunregelmäßigkeiten, Gefäßabbrüche, Lakunen und arteriovenöse Shunts (Abb. 7-31, 7-32). Gleichzeitig kann die Zahl der Nierenarterien und -venen festgestellt und vor allem die Frage des freien venösen Abflusses zum Ausschluß eines Nierenvenen- oder gar Cavabefalles beantwortet werden. Wenngleich hypovaskuläre Nierenzellkarzinome vorkommen und damit auch angiographisch keine sichere Dignitätsbeurteilung möglich ist, ist der unklare computertomographische Befund einer der Indikationsbereiche für die Angiographie. Die wichtigste Indikation ist jedoch die Frage der Gefäßversorgung, bzw. der Lagebeziehung des Nierentumors zu den Nierengefäßen vor geplanten organerhaltenden Nierentumorresektionen aus imperativer oder elektiver Indikation einerseits wie vor geplanter Tumornephrektomie bei sehr großen Nierentumoren andererseits, wo eine präoperative Kenntnis über die Anatomie der Nierengefäße mit der Möglichkeit der raschen Unterbindung derselben den Blutverlust minimieren kann. Gleichzeitig ist der nicht sicher dargestellte freie venöse Abfluß Grund für weiterführende Diagnostik zum Ausschluß eines Nierenvenen- oder Cavazapfens.

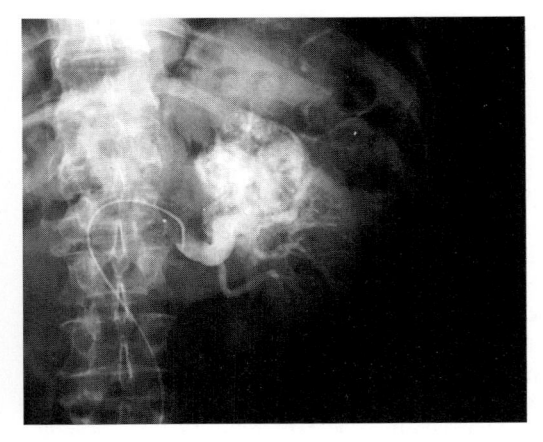

*Abbildung 7-31:* Selektive Nierenangiographie links. Gefäßreicher Nierentumor mit «malignen Gefäßen» am Oberpol, typisches Bild bei Nierenzellkarzinom.

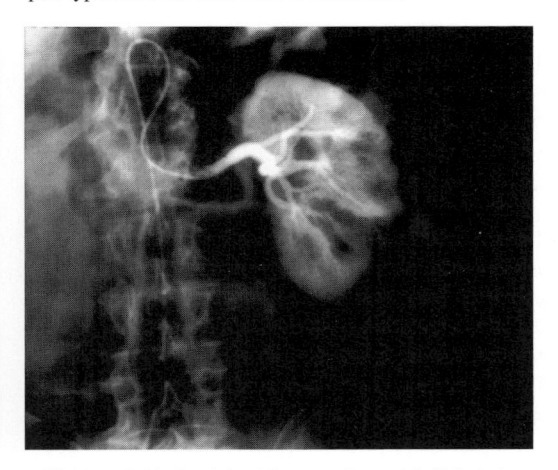

*Abbildung 7-32:* Selektive Nierenangiographie links bei unklarem CT-Befund. Kleiner gefäßreicher Tumor am Oberpol.

*Cavographie*

Die Cavographie ist ein geeignetes Verfahren zur Diagnostik eines sogenannten Cavazapfens, bei dem das Nierenzellkarzinom zapfenartig über die Vena renalis in die Vena cava hineinwächst mit Appositionstromben in beide Richtungen. Die Abgrenzung des Cavazapfens nach kranial ist oft nicht sicher möglich.

*Kernspintomographie*

Die Kernspintomographie kann von der Aussagekraft prinzipiell dem CT gleichgestellt werden und bietet insofern bei der Routinediagnostik der Nierentumoren zum gegenwärtigen Zeitpunkt keinen Vorteil gegenüber dem CT. Der entscheidende Indikationsbereich für die Kernspintomographie beim Nierentumor ist jedoch der Cavazapfen, bei dem die für die Operationsplanung essentiell wichtige kraniale Ausdehnungsgrenze in Beziehung zu den Lebervenen bzw. dem rechten Vorhof genau festgelegt werden kann, so daß dieses Verfahren der Cavographie deutlich überlegen ist.

*Nuklearmedizin*

Die Nierenfunktionsszintigraphie – beispielsweise mit MAG3 – bietet die Möglichkeit der Beurteilung der Abflußverhältnisse beidseits sowie der Nierenfunktion im Seitenvergleich inklusive einer Clearanceberechnung. Insofern sollte eine Nierenfunktionsszintigraphie bei eingeschränkter Nierenfunktion unbedingt durchgeführt werden zur Klärung der Frage, ob nach Tumornephrektomie die verbleibende kontralaterale Niere ausreichen wird oder eine organenhaltende Nierentumorchirurgie aus imperativer Indikation vorzuziehen ist. Darüber hinaus besteht die Möglichkeit der Funktionsbeurteilung verschiedener Teile einer Niere durch sogenannte Regions of interest, was vor organerhaltenden Nierentumorresektionen von Nutzen ist.

Zum Ausschluß einer Skelettmetastasierung ist die Skelettszintigraphie mit Technetium$^{99m}$ das sensitivste Untersuchungsverfahren.

*Bildgebende Routinediagnostik und Differentialindikation*

Die bei den meisten Nierentumoren ausreichende Basisdiagnostik besteht aus Sonographie, Ausscheidungsurogramm und Computertomographie. Hiermit können die Größe des Tumors, die Infiltration von Nachbarorganen, Lymphome oder Cavazapfen sicher diagnostiziert werden. Gleichzeitig erlaubt eine normale kontralaterale Niere in der Ausscheidungsurographie in Kombination mit einem normalen Serumkreatinin eine genügend sichere Aussage über die Möglichkeit der Tumornephrektomie ohne Gefahr der Niereninsuffizienz. Bei erhöhten Retentionswerten im Sinne einer kompensierten Niereninsuffizienz sollte sicherheitshalber eine Nierenfunktionsszintigraphie mit Seitenvergleich und Clearanceberechnung durchgeführt werden. Eine Angiographie ist unseres Erachtens in den meisten Fällen nicht erforderlich und wird lediglich vor organerhaltenden Nierentumoreingriffen oder bei ausgedehnten Tumoren – oft kombiniert mit einer präoperativen Nierentumorembolisation – durchgeführt. Die Cavographie wird lediglich bei Verdacht auf Cavathrombus durchgeführt, wobei hierbei prinzipiell eine Kernspintomographie mit koronarer Schnittführung zur präoperativen Festlegung der kranialen Ausdehnung des Cavazapfens vorzuziehen ist.

*Differentialdiagnose*

Die häufigsten und wichtigsten Differentialdiagnosen des Nierenzellkarzinoms sind die benignen Raumforderungen der Niere, wobei die häufigste, die Nierenzyste, sonographisch fast immer vom Nierentumor unterschieden werden kann. Auch das Angiomyolipom als gutartiger Nierentumor kann sonographisch und/oder computertomographisch meist sicher diagnostiziert werden. Das Onkozytom oder auch die eingeblutete Nierenzyste kann jedoch in der bildgebenden Diagnostik nicht sicher von einem Nierenzellkarzinom abgegrenzt werden, so daß hier prinzipiell die Nierenfreilegung notwendig ist. Der Milzbuckel als Differentialdiagnose der Raumforderung der linken Niere kann meist sonographisch, selten unter Zuhilfenahme der Computertomographie von einem Nierentumor abgegrenzt werden. Bei verkalkten Raumforderungen, die selten beim Nierenzellkarzinom gefunden werden, muß an einen Echinokokkus gedacht werden mit der Notwendigkeit der Durchführung der Echinokokkusserologie. Eine weitere Differentialdiagnose ist das Nierenbeckenkarzinom, das neben einer Raumforderung im Nierenparenchym durch eine unregelmäßige Kontrastmittelaussparung im Ausscheidungsurogramm auffällt. Dennoch kann in seltenen Fällen präoperativ nicht zwischen einem Nierenbeckenkarzinom und einem das Nierenhohlraumsystem infiltrierenden Nierenzellkarzinom unterschieden werden. Eine ebenfalls seltene Differentialdiagnose ist die xanthogranulamatöse Pylonephritis, an die insbesondere bei entzündlicher Symptomatik bzw. bei Nephrolitiasis mit konsekutiver Kelch- oder Nierenbeckenobstruktion gedacht werden muß. Das Nebennierenkarzinom mit Einbruch in die Niere ist eine seltene Differentialdiagnose zum exophytisch wachsenden Nierenzellkarzinom des oberen Pols, wobei die selektive Angiographie mit Nachweis der Gefäßversorgung vorwiegend aus den Nebennierenästen ein wichtiges Diagnostikum darstellt.

### 3.1.3 Operative Therapie

Die Therapie der Wahl des Nierenzellkarzinoms ist die radikale Tumornephrektomie mit Adrenalektomie und regionaler Lymphadenektomie. Als Zugangswege eignen sich entweder der retroperitoneale Zugang über einen Flankenschnitt im 11. ICR am Oberrand der 12. Rippe, der extraperitoneale Zugang über einen Pararektalschnitt mit Abschieben des Peritonealsackes nach medial oder der transperitoneale Zugang über einen Pararektal- oder Oberbauchquerschnitt unter laterokolischer Inzision des hinteren Peritonealblattes.

## 3. Erkrankungen der Niere

*Tumornephrektomie über Flankenschnitt*

Dieser Zugang eignet sich vorwiegend bei kleineren Nierentumoren sowie bei Nierentumoren ohne Verdacht auf Wachstum im Bereich des Nierenhilus bzw. perihiläre Lymphknotenmetastasierung. Nach Durchführung des Flankenschnittes (wie im Kapitel 2.3.1 beschrieben) wird die Fascia Gerota eröffnet, die Nierenfettkapsel nach ventromedial stumpf abgeschoben und mit Hilfe zweier Leberhaken in dieser Position gehalten. Unter palpatorischer Identifikation der Nierenarterie wird diese primär von dorsal her unmittelbar nach Durchtritt hinter der Vena cava inferior auf der rechten bzw. Ursprung aus der Aorta auf der linken Seite freipräpariert, ligiert und durchtrennt. Damit ist die Gefahr größerer Blutungen bei der Mobilisation der Niere, insbesondere der Nierenvene minimiert. Danach wird das Peritoneum, auf der rechten Seite zusätzlich das Duodenum, stumpf von der Nierenfettkapsel nach medial abgeschoben. Anschließend wird der untere Nierenpol durch die Nierenfettkapsel hindurch mobilisiert, der Ureter aufgesucht und durchtrennt. Auf der rechten Seite wird die Vena cava inferior dargestellt und die Nierenfettkapsel von der Vena cava inferior abgeschoben, wobei auf Polvenen oder eine atypisch verlaufende Vena testicularis geachtet werden muß, die bei Zug aus der Vena cava inferior ausreißen und mitunter heftige Blutungen verursachen können. Auf der linken Seite wird die Vena testicularis aufgesucht und bis zur Einmündung in die Nierenvene verfolgt. Danach werden Vena testicularis und Vena suprarenalis inferior an der Einmündung in die Nierenvene ligiert und durchtrennt; auf der rechten Seite ist dies wegen der direkten Einmündung der Nebennieren- und Testikularvene in die Vena cava nicht notwendig. Danach wird die Nierenvene freipräpariert und zwischen Ligaturen durchtrennt. Läßt sich die rechtsseitige Nierenvene nicht weit genug zur Niere hin mobilisieren oder wächst der Tumor hiluswärts, so kann die Vena cava an der Einmündungsstelle der Vena renalis mit Hilfe einer Sartinski-Klemme ausgeklemmt und nach Absetzen der Nierenvene die Vena cava mit 5–0 Prolene fortlaufender Naht verschlossen werden. Danach wird die Niere en bloc mit der Nebenniere stumpf vom Musculus psoas mobilisiert und die Nebenniere zwischen Ligaturen von der Aorta bzw. der Vena cava abpräpariert. Alternativ kann bei großen Nierentumoren oder schlechter Übersicht die Niere zunächst von der Nebenniere abgesetzt werden, um nach Entfernung der Niere die Nebenniere von Vena cava bzw. Aorta abzupräparieren. Danach werden die regionären Lymphknoten exstirpiert, wobei auf der linken Seite der Ursprung der Nierenarterie aus der Aorta dargestellt und die Lymphknoten unter Ligatur von Lumbalarterien bzw. -venen jeweils ca. 3-8 cm nach proximal und distal von der Aorta abpräpariert werden sollten. Auf der rechten Seite, wo sich meist weniger Lymphknoten als paraaortal befinden, wird retrokaval der Nierenarterienstumpf dargestellt und die Lymphknoten proximal und distal reseziert unter Ligatur der Lumbalgefäße. Das notwendige Ausmaß der Lymphadenektomie ist umstritten, wobei sich in der Literatur sämtliche Varianten zwischen Entnahme lediglich suspekter Lymphknoten und radikaler Lymphadenektomie bis hin zur Aortenbifurkation finden. Der Grund für die unterschiedliche Radikalität der Lymphadenektomie besteht darin, daß bei ausgedehnter Lymphadenektomie der Anteil der positiven Lymphknoten um etwa 10 % höher liegt als bei beschränkter Lymphadenektomie, der Einfluß einer ausgedehnten Lymphadenektomie auf eine eventuell verbesserte Überlebenschance jedoch nicht hinreichend gesichert ist.

*Transperitoneale Tumornephrektomie*

Nach Oberbauchquer- oder Pararektalschnitt (trans- oder extraperitoneal) und Inzision des Retroperitoneums laterokolisch (Abb. 7-33) wird stumpf das Colon descendens auf der linken, das Colon ascendens mit Duodenum auf der rechten Seite nach medial von der Nierenfettkapsel abgeschoben, wobei sich zur besseren Identifikation der Schichten meist empfiehlt, zusätzlich zum hinteren Peritonealblatt auch die Fascia gerota zu inzidieren und mit dem Peritoneum nach medial von der Nierenfettkapsel abzupräparieren (Abb. 7-34). Auf der linken Seite muß vor dem Abschieben des Colon descendens nach medial auf Verwachsungen zwischen Milz und linker Kolonflexur bzw. lateraler Bauchwand geachtet werden, die vor einer Mobilisation der Niere bzw. des Darms unbedingt koaguliert und durchtrennt werden müssen, um die Milz nicht zu verletzen. Danach wird auf beiden Seiten primär der Nierenhilus dargestellt, die Nie-

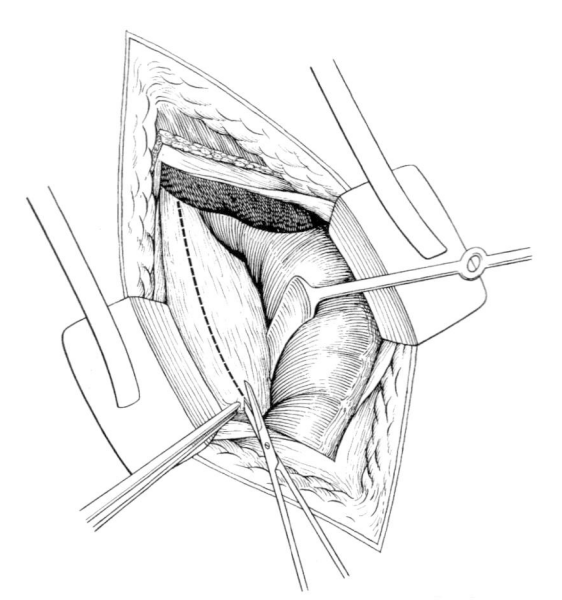

*Abbildung 7-33:* Transperitoneale Tumornephrektomie: latarokolische Inzision des Retroperitoneums.

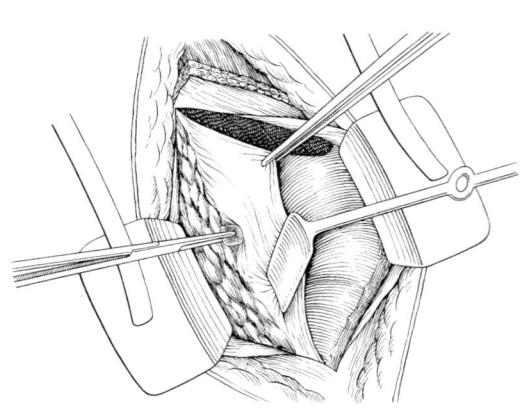

*Abbildung 7-34:* Stumpfes Abschieben des hinteren Peritonealblattes mit Colon ascendens and Duodenum von der Nierenfettkapsel.

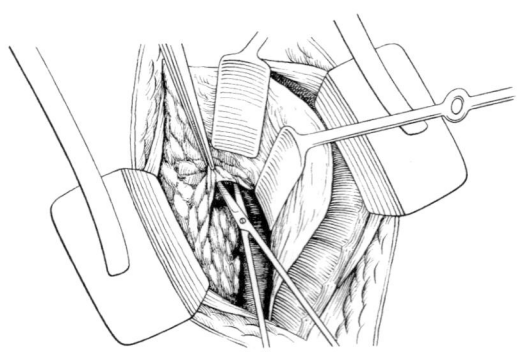

*Abbildung 7-35:* Darstellung der Vena cava inferior mit Einmündung der Nierenvene.

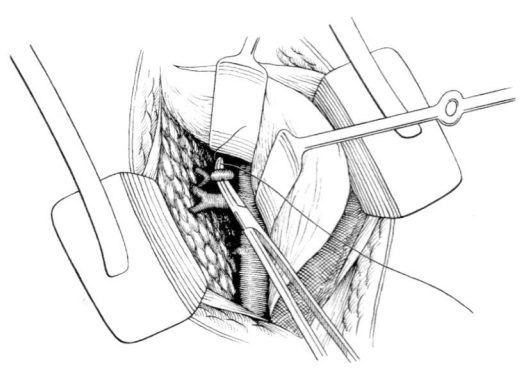

*Abbildung 7-36:* Primäres Ligieren der Nierenarterie vor der Mobilisation der Niere.

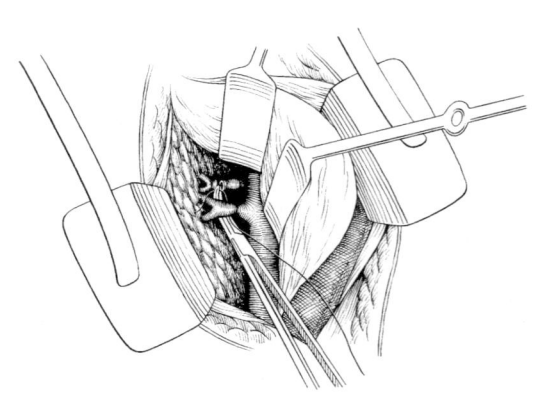

*Abbildung 7-37:* Nach Ligatur und Durchtrennung der Nierenarterie Ligatur der Nierenvene.

renarterie nach Beiseitehalten oder Anzügeln der Nierenvenen freipräpariert, ligiert und durchtrennt (Abb. 7-35, 7-36). Danach wird die Nierenvene ligiert und durchtrennt (Abb. 7-37). Der untere Nierenpol wird durch die Nierenfettkapsel hindurch dargestellt und der Ureter ligiert und durchtrennt. Nach stumpfer Mobilisation der Nierenfettkapsel vom Musculus psoas wird en bloc die Nebenniere von der Cava bzw. Aorta abpräpariert unter Ligatur und Koagulation zuführender Gefäße. Danach schließt sich die Lymphadenektomie, wie im obigen Kapitel beschrieben, an.

Die transperitoneale Tumornephrektomie, vor allem über den Oberbauchquerschnitt, eignet sich besonders bei großen Nierentumoren sowie bei Nierentumoren im Bereich des Nierenhilus, bzw. bei perihilären Lymphknoten, da hier ein besserer Zugang zum Nierenstiel möglich ist. Der primäre Zugang auf den Nierenhilus ermöglicht auch das Abtrennen der Niere von der Gefäßversorgung vor ihrer Mobilisation, so daß eine No-Touch-Technik verwirklicht ist. Dies und die Tatsache, daß der Oberbauchquerschnitt in anatomiegerechter Weise parallel zum Verlauf der segmentalen Innervation der Bauchmuskulatur verläuft und insofern vom Patienten meist besser toleriert wird als der Flankenschnitt mit deutlich geringerer Gefahr einer Hernienbildung bzw. Muskulaturlähmung, läßt uns den Oberbauchquerschnitt prinzipiell bevorzugen.

### Nierentumorresektion (Abb. 7-38)

Die Nierentumorresektion unter Erhalt der Niere kommt in imperativer Indikation bei Solitärniere oder funktioneller Solitärniere, in elektiver Indikation bei hochdifferenzierten (Grad 1) Nierenzellkarzinomen mit einer Größe unter 3 cm sowie in diagnostischer Indikation bei Nierentumoren unklarer Dignität in Frage. Dabei wird über einen Flankenschnitt – die No-Touch-Technik spielt angesichts der Notwendigkeit der kompletten Mobilisation der Niere vor dem Abklemmen der Nierengefäße keine Rolle – von dorsal zunächst die Nierenarterie freipräpariert und angezügelt. Danach wird die Niere komplett von der Nierenfettkapsel befreit und der proximale Ureter dargestellt sowie angezügelt. Ebenfalls angezügelt wird die freipräparierte Nierenvene. Danach wird mit Hilfe einer Yasargilklemme die Nierenarterie passager abgeklemmt und die Nierenvene mit dem Gummizügel zugezogen. Das Nierenparenchym wird mit einem Sicherheitsabstand von etwa 1 cm vom Nierentumor entfernt mit dem elektrischen Messer inzidiert. Danach erfolgt entweder mit der geschlossenen Schere oder einem Hirnspatel, alternativ auch scharf mit der Schere oder dem Elektrokauter die Resektion des Tumors mit angrenzendem Parenchym, was angesichts einer Pseudokapselbildung der Nierentumoren meist problemlos gelingt. Bei eröffnetem Hohlraumsystem wird dieses durch monophile fortlaufende Naht versorgt. Größere Gefäßanschnitte werden mit Durchstechungsligaturen versorgt. Darüber hinaus kann der Tumorgrund durch Infrarotkoagulation oder Elektrokoagulation zusätzlich behandelt werden, mit dem Resultat der Koagulationsnekrose potentiell verbliebener Tumorreste einerseits sowie der Blutstillung andererseits. Essentiell sind jedoch intraoperative Schnellschnittuntersuchungen von Tumorgrund und Tumorrand zur Bestätigung der R0-Resektion. Danach werden tiefgreifende Catgut- bzw. Chrom-Catgut-Einzelknopfnähte in Abständen von ca. 1,5 cm vom Resektionsrand durch den Tumorgrund hindurch vorgelegt und z. B. über zu Zöpfen geflochtenen Cellulosestreifen, um das Ausreißen der Nähte aus dem Nierenparenchym zu verhindern, geknotet. Danach erfolgt die Gefäßfreigabe. Diese Tumorresektion ist meist ohne renoprotektive Maßnahmen innerhalb von 30 Minuten zu bewerkstelligen.

Ergibt bei diagnostischer Freilegung die Schnellschnittdiagnose ein Nierenzellkarzinom, so wird in gleicher Sitzung die Tumornephrektomie vorgenommen. Bei benigner Schnellschnittdiagnose wie Onkozytom oder Angiomyolipom wird die Niere prinzipiell belassen.

Bei komplizierteren Nierentumorresektionen kann zur Verlängerung der Ischämietoleranz eine externe Kühlung mit Eis und/oder eine in-situ-Perfusion der Niere vorgenommen werden. Hierzu wird über eine Punktion der Aorta oder der Femoralarterie ein Okklusionskatheter in die Nierenarterie vorgeschoben, über den die Niere mit eiskalter (4°C) Ringer-Laktatlösung perfundiert werden kann.

In seltenen Fällen kann (bei multiplen oder sehr zentral sitzenden Nierentumoren in imperativer Indikation) nach Perfusion der komplett entfernten

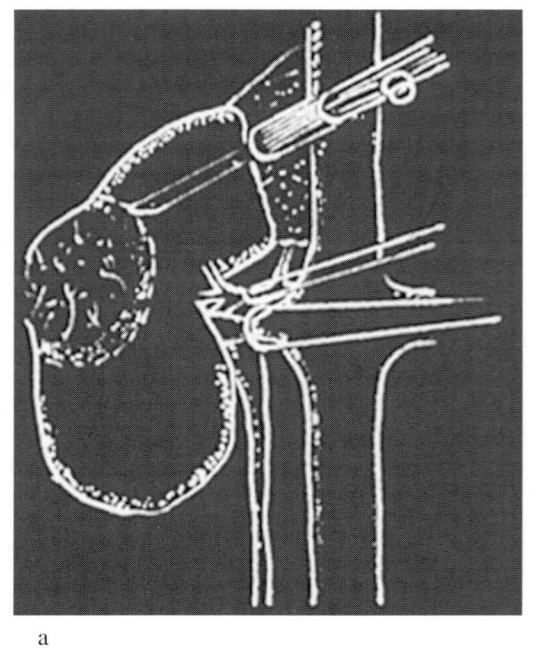

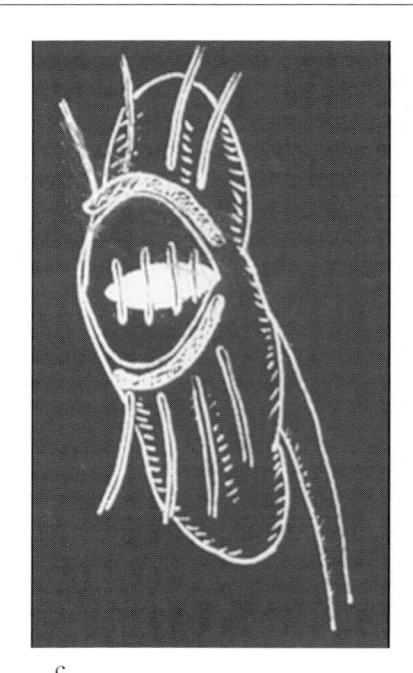

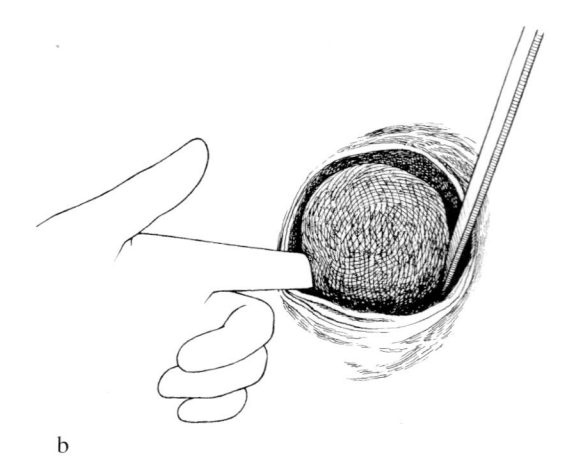

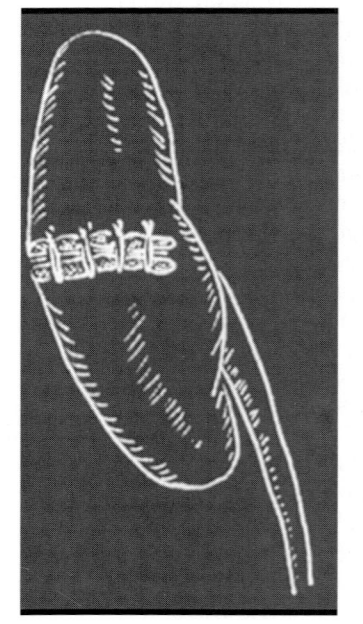

*Abbildung 7-38:* Nierentumorresektion. a. Inzision des Parenchyms 0,5–1 cm vom Tumorrand entfernt mit dem elektrischen Messer. b. Tumorresektion mit einem Skalpellgriff, Hirnspatel oder einer Schere. c. Durchgreifende Catgut-Parenchymnähte über TaboTamp®-Zöpfen auf den Resektionsrändern als «Hypomochlion». d. Zustand nach Nierentumorresektion.

Niere mit eiskalter Konservierungslösung und gleichzeitiger externer Eiskühlung wie bei der Organtransplantation in Blutleere auf der «Werkbank» der Nierentumor reseziert werden. Danach wird die Niere in der kontralateralen Fossa iliaca autotransplantiert. Bei der Resektion multipler Nierentumoren kann eine Rupturprophylaxe bzw. sichere Blutstillung erreicht werden, indem die Niere in ein Vicrylnetz eingehüllt wird.

*Cavazapfen*
In 4–10% der Fälle findet sich beim Nierenzellkarzinom ein per continuitatem in die Nierenvene bzw. V. cava gewachsener Tumorthrombus, der in seltenen Fällen bis in den rechten Vorhof hineinreichen kann (s. Tab. 7-4). Je nach Ausdehnung des Cavazapfens muß die operative Therapie modifiziert werden, wobei prinzipiell der transperitoneale Zugang zu bevorzugen ist.

Bei sämtlichen Stadien des Cavazapfens empfiehlt sich die präoperative transfemorale Embolisation der Nierenarterie mit Ethibloc® oder mit Gianturco-Spiralen, so daß primär auf die ventral der Arterie liegende Nierenvene vorgegangen werden kann.

Bei einem Cavazapfen im *Stadium I* wird nach Darstellung der Einmündung der Nierenvene in die Vena cava der in das Cavalumen hineinragende Zapfen mit einer Sartinskiklemme ausgeklemmt, die Nierenvene mit einem Cava-patch exzidiert und die Cavotomie nach Ausräumung fortlaufend verschlossen.

Bei einem Cavazapfen im *Stadium II* wird die Vena cava inferior kranial des Cavazapfens und kaudal der Nierenveneneinmündung, sowie die kontralaterale Nierenvene angezügelt. Über eine Cavotomie unter Einbeziehung der Nierenveneneinmündung wird der Cavazapfen entfernt, wobei adhärente Venenareale mit entfernt werden müssen. Die Cavotomie wird mit fortlaufender Naht verschlossen.

Im *Stadium III* wird zusätzlich zum Vorgehen wie beim Stadium II die Leberpforte abgeklemmt (Pringle-Manöver) und gleichzeitig die Vena cava inferior transdiaphragmal nach Eröffnung des Perikards über Tourniquets passager abgeklemmt.

Im *Stadium IV* wird die Operation in Hypothermie (18 bis 20°C) mit komplettem Herzkreislaufstillstand und extrakorporalem Kreislauf durchgeführt. Nach Absetzen der Niere durch den Tumorthrombus hindurch oder zumindest kompletter Mobilisation der Niere unter Belassung der Einmündung der Nierenvene wird unter Herzkreislaufstillstand die weitläufige Eröffnung der Vena cava sowie des rechten Vorhofs mit Ausräumung sämtlicher Tumorthromben vorgenommen.

*Nierentumorembolisation*
Bei sehr großen Nierentumoren, insbesondere bei Venen- oder Cavazapfen empfiehlt sich die präoperative Embolisation der Nierenarterie über einen transfemoralen Katheter, entweder mit Hilfe von Gianturco-Spiralen oder Ethibloc®. Letzteres ist zu bevorzugen, da in seltenen Fällen bei Ligatur der Nierenarterie die Spirale unbemerkt in die kontralaterale Nierenarterie hineingepreßt werden kann. Durch die Embolisation wird der Blutverlust minimiert und die primäre Ligatur der leichter zugänglichen Nierenvenen ermöglicht.

Bei inoperablen Nierentumoren mit Makrohämaturie und/oder Schmerzen kann die Embolisation der tumortragenden Niere als Palliativmaßnahme durchgeführt werden. Die oft ausgeprägte Schmerzsymptomatik macht die passagere Einlage eines Periduralkatheters sinnvoll. Die ebenfalls regelmäßig zu beobachtenden Temperaturerhöhungen werden durch symptomatische Maßnahmen behandelt.

*Therapie beim fortgeschrittenen Nierenzellkarzinom*
Solitäre Organmetastasen, die auch noch Jahre nach Tumornephrektomie auftreten können, können teilweise noch in kurativer Indikation reseziert werden. Bei einem schon bei der Diagnosestellung metastasierten Nierenzellkarzinom ist angesichts einer 5-Jahres-Überlebensrate zwischen

*Tabelle 7-4:* Stadieneinteilung der Vena cava-Zapfen beim Nierenzellkarzinom nach Staehler.

| |
|---|
| Stadium I |
| Kleiner Tumorzapfen bis max. 5 cm |
| Stadium II |
| Tumorzapfen distal der Lebervenenmündung |
| Stadium III |
| Tumorzapfen über die Lebervenen hinausgehend |
| Stadium IV |
| Tumorzapfen bis in den rechten Vorhof hineinreichend |

0 und 13 % bereits die palliative Nephrektomie umstritten, wenngleich sie zur Verhinderung lokaler Probleme wie Schmerzen oder Makrohämaturie meist durchgeführt wird.

Als Palliativmaßnahme bei Nierenzellkarzinomen mit organüberschreitendem Wachstum oder Lymphknoten- bzw. Fernmetastasierung wird seit Jahren mit immunmodulatorischen Substanzen gearbeitet, die eine Remission von 20 %–30 % erreichen können. Die Gestagentherapie hat sich als wirkungslos erwiesen, die adjuvante Bestrahlung konnte die Prognose nicht signifikant verbessern.

*Prognose*
Die Fünfjahresüberlebensrate der radikalen Tumornephrektomie im Stadium T1-T2 N0 M0 beträgt 80 %, wobei unabhängig vom T-Stadium bei Auftreten von Lymphknotenmetastasen die Fünfjahresüberlebensrate auf 10–22 % sinkt, bei Fernmetastasen gar auf 0–13 % mit einer durchschnittlichen Überlebenszeit zwischen 7 und 10 Monaten. Wichtig ist, daß beim Nierenzellkarzinom auch Spätmetastasen nach 10 bis 20 Jahren beobachtet werden können.

## 3.2 Nierenfehlbildungen

Anomalien des Harntraktes sind die häufigsten Mißbildungen des menschlichen Körpers, wobei der Harntrakt isoliert oder im Rahmen von Fehlbildungssyndromen betroffen sein kann.

### 3.2.1 Lageanomalie

Mit einer Häufigkeit von ca. 1 % werden Lageanomalien der Niere beobachtet, wobei die Nieren lumbal, iliakal, pelvin oder selten thorakal dystop liegen können (s. Abb. 7-39). Zu etwa 90 % ist die Dys-to-pie unilateral, in ca. 30 % liegen zusätzliche Genitalfehlbildungen wie Kryptorchismus, Hypospadie oder Uterus bicornis vor. Die dystopen Nieren stehen in aller Regel senkrecht zur Körperlängsachse mit einem ventral liegenden Pyelon, wobei die Gefäßversorgung aus dem jeweils benachbarten Anteil der Aorta bzw. Arteria iliaca communis bzw. externa entspringt, oft mit multiplen Nierenarterien (s. Abb. 7-40).

Wenngleich viele der dystopen Nieren röntgenologische Zufallsbefunde sind, ist die Gefahr der Harnstauung z. B. durch Urolithiasis im Vergleich zu Normalnieren erhöht. Die Hauptbedeutung der dystopen Nieren liegt in der Differentialdiagnostik. So sollte beispielsweise bei der Differentialdiagnose eines unklaren «Beckentumors» an eine Beckenniere gedacht werden, deren Entfernung bei fehlender oder funktionseingeschränkter kontralateraler Niere die Dialysepflichtigkeit zur Fol-

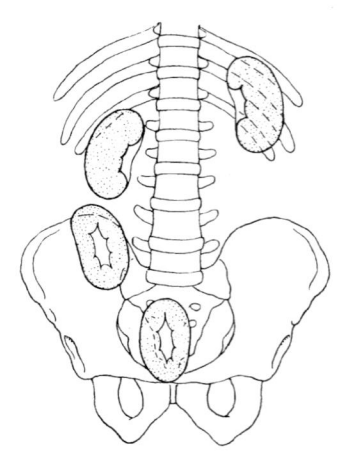

*Abbildung 7-39:* Die dystopische Niere ist um ihre Längsachse gedreht, das Nierenbecken sieht nach vorn, und ein Nierenstein liegt medial, oder er ist quergestellt. Der Harnleiter ist deutlich verkürzt, die Kelche sind zierlich und verlaufen in zwei einander zustrebenden Bogen, ähnlich den Scheren von Schalentieren.

Rechte Niere in der Fossa iliaca

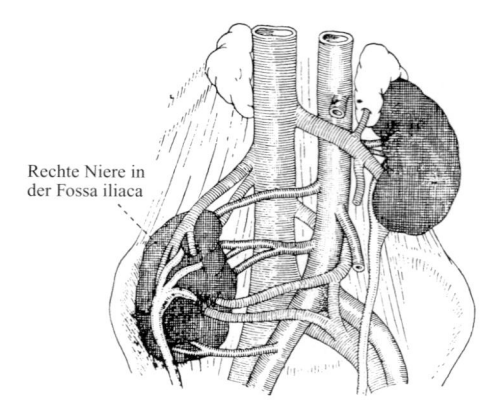

*Abbildung 7-40:* Ektopische Niere in der rechten Fossa iliaca. Die ektopische Niere hat im Gegensatz zu der Wanderniere nicht einen, sondern mehrere und außerdem stark verkürzte Gefäßstiele. Sie wird hin und wieder unter dem Bild der «akuten Appendizitis» operativ angegangen.

ge hätte. Insofern ist es wichtig, bei vermeintlich fehlender Niere im Ausscheidungsurogramm an eine dystope Niere mit der entsprechenden Rotationsanomalie zu denken, da insbesondere bei präsakraler Lage eine Beckenniere im Röntgenbild leicht übersehen werden kann.

### 3.2.2 Nephroptose

Die Nephroptose (Senk- oder Wanderniere) ist eine primär orthotop gelegene Niere, die sich beim Stehen um mindestens 1 1/2 Lendenwirbelkörper absenkt. Sie ist vorwiegend bei sehr schlanken, leptosomen Patienten, vorwiegend Frauen zu finden und hat meist keine pathologische Bedeutung. Lediglich in Fällen, wo es durch Zug am Gefäßstiel bei Lageänderung zu einer starken Perfusionsminderung und/oder Schmerzen, Harnstau oder Bluthochdruck kommt, ist eine operative Intervention erforderlich. Die OP-Indikation ist allerdings sehr streng zu stellen.

Bezüglich der Nephropexie existieren über 100 verschiedene Operationsverfahren, wobei prinzipiell nierenschonenden Modifikationen mit Fixation der Nierenkapsel am Ligamentum costovertebrale, an den Rippen und am Musculus psoas mit einer Raffung des kaudalen Anteiles der Fascia Gerota zu bevorzugen sind gegenüber transparenchymalen Nähten oder Adaptation der Nierenkapsel nach kompletter Dekapsulierung der Niere.

### 3.2.3 Rotationsanomalien

In seltenen Fällen sind die Nieren zwischen 0 und 180° nach ventral oder dorsal rotiert mit entsprechender Lagevariation des Nierenhilus bzw. des Nierenbeckens. Die meisten Rotationsanomalien sind röntgenologische Zufallsbefunde ohne pathologische Bedeutung. In seltenen Fällen kann durch Bridenbildung eine Ureterabgangsstenose mit konsekutiver Harnstauung und erhöhter Rate von Nephrolithiasis resultieren, darüber hinaus besteht eine leicht erhöhte Neigung zur Hämaturie. Männer sind häufiger betroffen als Frauen.

### 3.2.4 Gekreuzte Dystopie

Sehr selten tritt eine gekreuzte Dystopie auf, bei der bei orthotop mündendem Ureter die zugehöri-

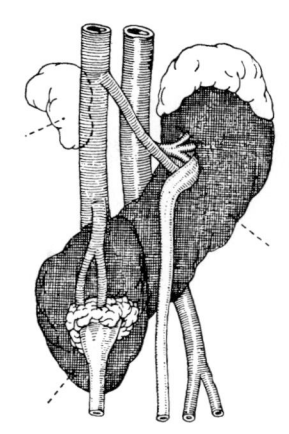

*Abbildung 7-41:* Gekreuzte Dystopie in Form der Lang-, Sigma- oder Kuchenniere. Beide Nieren liegen auf der gleichen Seite, der Harnleiter der einen Seite kreuzt aber die Mittellinie und mündet in der Blase meist an normaler Stelle. Die verlagerte Niere liegt unter der «ortsgerechten», und die beiden einander zugekehrten Pole sind miteinander verschmolzen, doch ist die Verbindung nicht immer parenchymatös.

ge Niere auf der kontralateralen Seite liegt. In den allermeisten Fällen befindet sie sich kaudal der kontralateralen regelrecht gelegenen Niere, nur selten kranial davon, wobei es in aller Regel zu einer Verschmelzung beider Nieren kommt (s. Abb. 7-41). Wenngleich gekreuzt dystope Nieren asymptomatisch sein können, neigt die gekreuzte Niere zur Bildung eines vesikorenalen Refluxes sowie zur Obstruktion im Bereich des Ureterabganges mit entsprechenden Komplikationen durch Harnstauung bzw. Steinbildung.

### 3.2.5 Hufeisenniere

Diese häufigste Form der Verschmelzungsanomalie im Bereich der Niere entsteht durch Fusion der beiden kaudalen Nierenanteile. Das Verbindungsstück liegt unmittelbar oberhalb der Teilungsstelle der Bauchaorta auf Nabelhöhe, wobei typischerweise die Harnleiter ventral dieser Parenchymbrücke verlaufen mit Gefahr der Harnstauung durch Bridenbildung bzw. durch Kompression, wodurch es zu Steinbildung und/oder entzündlichen Komplikationen kommen kann (s. Abb. 7-42). In den allermeisten Fällen ist jedoch die Hufeisenniere ein Zufallsbefund. Die Gefäßversor-

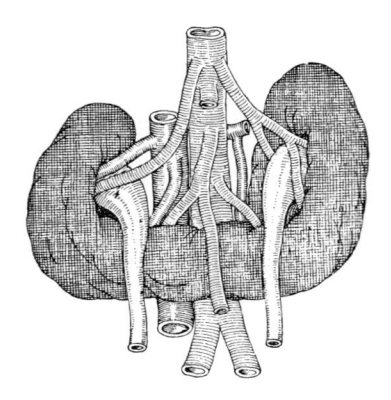

*Abbildung 7-42:* Die Hufeisenniere wird in der Regel von 2 bis 5 Arterien, aber nur je einer Vene versorgt. Die Gefäße der beiden Nierenhälften kommunizieren nicht miteinander.

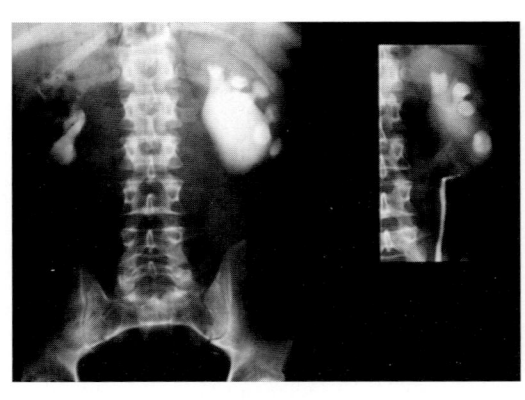

*Abbildung 7-43:* Ausscheidungsurogramm (links) und retrogrades Ureteropyelogramm (rechts) einer typischen subpelvinen Stenose links.

gung der Hufeisenniere zeigt multiple Nierenarterien, wobei beide Nieren anatomisch und auch funktionell zwei völlig selbständige Einheiten darstellen.

Die Hufeisenniere per se stellt keine Behandlungsindikation dar. Bei einer Harnstauung durch Ureterabgangsenge muß eine Nierenbeckenplastik durchgeführt werden. Als Zugangswege werden entweder der nach medial verlängerte Flankenschnitt oder der Pararektalschnitt bevorzugt. Eine Brückendurchtrennung, die früher als obligatorisch galt, ist dabei nur in den seltensten Fällen notwendig.

### 3.2.6 Ureterabgangsenge

Die subpelvine Stenose oder Ureterabgangsenge mit konsekutiver Ektasie des Nierenbeckenkelchsystems ist meist Folge eines hypo- oder aperistaltischen Uretersegments am pyeloureteralen Übergang infolge eines angeborenen fibrotischen Umbaus, typischerweise assoziiert mit einem hohen Ureterabgang. Manchmal sind auch extrinsische Faktoren wie eine aberrierende Polarterie oder Bridenbildung im Bereich des Ureterabganges ursächlich.

Die Ureterabgangsenge umfaßt alle Stadien vom nicht therapiebedürftigen ampullären Nierenbecken bis hin zum funktionell komplett verschlossenen Ureterabgang mit Druckschädigung des Nierenparenchyms. Die Erkrankung wird meist im ersten Lebensjahrzehnt, selten erst im Erwachsenenalter manifest durch intermittierend kolikartige Flankenschmerzen bei Flüssigkeitsbelastung. In ausgeprägten Fällen kann vorwiegend beim Säugling, bzw. Kleinkind die Hydronephrose als tastbarer Tumor imponieren. Immer häufiger jedoch wird die Harnstauungsniere bei Ureterabgangsenge bereits intrauterin durch die routinemäßig durchgeführte Sonographie diagnostiziert, wodurch bereits unmittelbar post partum die Diagnostik eingeleitet und damit die eventuell notwendige operative Korrektur vor dem Eintreten von Schäden erfolgen kann.

Im Sonogramm stellt sich die Harnstauungsniere dar, wobei typischerweise kein Ureter gesehen werden kann. Wichtig ist das Ausscheidungsurogramm, da es eine differentialdiagnostische Abgrenzung erlaubt (Abb. 7-43). Entscheidend für die Operationsindikation ist die Funktionsszintigraphie mit Diuresebelastung durch Furosemid. Bei Zunahme der Dilatation liegt eine urodynamisch relevante Abgangsenge vor, die einer Therapie bedarf.

Bei festgestellter Operationsindikation wird unmittelbar präoperativ die retrograde Ureteropyelographie durchgeführt, um zusätzliche Ureterstenosen, insbesondere distal, auszuschließen. Eine retrograde Darstellung mehrere Tage bis Wochen vor dem Eingriff sollte unterlassen werden, da die Gefahr der Keimeinschleppung mit konsekutiver Pyelonephritis bzw. Pyonephrose besteht.

Bezüglich der Therapie der Ureterabgangsenge durch Nierenbeckenplastik existieren verschiedenste Modifikationen mit und ohne Kontinuitätsdurchtrennung. Die weltweit verbreitetste Methode der Nierenbeckenplastik ist diejenige nach Anderson-Hynes mit Kontinuitätsunterbrechung (Abb. 7-44). Dabei wird über einen Flankenschnitt das Nierenbecken, der Ureterabgang sowie die proximalen Anteile des Ureters dargestellt und der pyeloureterale Übergang mit dem überschüssigen Anteil des Nierenbeckens reseziert. Der Ureter wird spatuliert und an das Nierenbecken reanastomosiert. Zur Vermeidung einer Restenosierung wird entweder ein Doppel-J-Katheter oder ein Harnleitersplint und zusätzlich eine Pyelostomie in die obere Kelchgruppe eingelegt und durch die untere Kelchgruppe mit blutstillender Catgut-Tabaksbeutelnaht an der Eintrittstelle ausgeleitet.

Bei Funktionseinschränkungen der befallenen Niere unter 15–20 % im Seitenvergleich ist die Nephrektomie angezeigt.

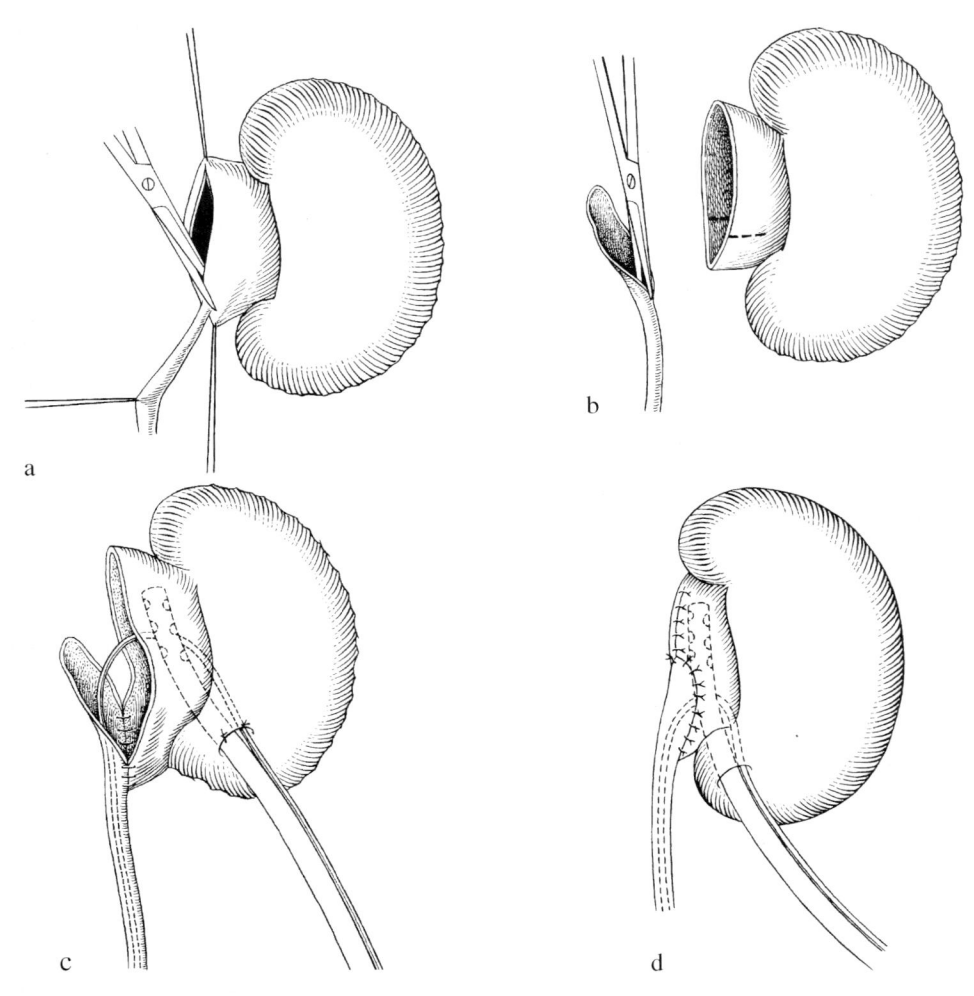

*Abbildung 7-44:* Nierenbeckenplastik nach Anderson-Hynes: a. Eröffnung des ballonierten Nierenbeckens und Durchtrennung des pyeloureteralen Überganges. b. Spatulieren des Ureters auf 2 bis 3 cm Länge, Resektion von «überschüssigem» Nierenbecken. Zur Spannungsverminderung der Anastomose kann zusätzlich das Nierenbecken inzidiert werden («Sigel-Läppchen»). c. Anastomosierung des spatulierten Ureters an das Nierenbecken, Schienung der Anastomose mit Hilfe einer Harnleiterschiene, passagere Urinableitung über eine Pyelostomie transparenchymal. d. Fertige Nierenbeckenplastik nach Anderson-Hynes.

### 3.2.7 Gefäßmißbildungen

Bei der *Ask-Upmark-Niere* kommt es aufgrund einer arteriellen Minderperfusion vorwiegend des Mittelgeschosses der Niere zu einer fibrotischen Umwandlung des zugehörigen Parenchymanteils, d. h. einer segmentalen Hypoplasie, was sich selten durch einen Hypertonus manifestiert und durch ein Ausscheidungsurogramm bzw. eine Angiographie diagnostiziert werden kann.

Weitere Gefäßmißbildungen sind intrarenale AV-Fisteln oder Aneurysmen, die ebenfalls in seltenen Fällen zur Hypertonie führen und angiographisch sowie gelegentlich durch ein auskultatorisches Strömungsgeräusch über dem Abdomen diagnostiziert werden können.

### 3.2.8 Kelchdivertikel

Ausgehend von einem Nierenkelch kommen zystenartige Erweiterungen mit sehr enger Verbindung vor, in denen sich Steine oder Infekte bilden können. Sie sind auch bei Steinbildung meist symptomlos, können aber Ursache einer Mikrohämaturie sein. Bei Beschwerden ist die konservative Steinbehandlung oder operative Sanierung angezeigt.

### 3.2.9 Megakaliose

In der Differentialdiagnose der Harnstauungsniere muß an eine Megiakaliose gedacht werden, bei der aufgrund einer kongenitalen Dysplasie eine Ektasie sämtlicher Kelche ohne Abflußhindernis besteht. Die Megiakaliose hat meist keinen Krankheitswert.

### 3.2.10 Doppelniere

Doppelnieren werden bei etwa 1 % der Bevölkerung als Zufallsbefund diagnostiziert. Eine Doppelniere hat einen einheitlichen Parenchymmantel mit Einmündung der oberen und unteren Kelchgruppen in zwei getrennte Nierenbecken. Es resultieren sämtliche Variationen vom dichotomen Nierenbecken, bei dem die Fusion noch intrarenal stattfindet über den Ureter fissus mit Fusion beider Ureter in unterschiedlicher Höhe bis hin zum Ureter duplex mit getrennter Mündung beider Ureter im Bereich der Blase. Der zum oberen Nierenpol gehörige Ureter mündet distal, der zur kaudalen Niere gehörige Ureter kranial im Trigonum vesicae.

Die Doppelniere kann mit weiteren Fehlbildungen einhergehen. Häufig sind der vesikoureterale Reflux vorwiegend des kranialen Ureters sowie die Ureterozelenbildung und die ektope Mündung (Prostata, Samenblase, Urethra) des kaudalen Ureters bei Ureter duplex.

Bei der Doppelniere handelt es sich in der Regel um eine Normvariante ohne Krankheitswert. Bei rezidivierenden Infektionen, vesikorenalem Reflux oder manifester Stauung mit Dilatation eines Doppelnierenanteils ist eine Therapie erforderlich. Bei einem Funktionsanteil von mehr als 20 % eines Nierenanteils sollte die Pyelopyelostomie oder Harnleiterneueinpflanzung erfolgen. Bei einem Funktionsanteil eines Doppelnierenanteils von weniger als 15–20 % ist die Hemiureteronephrektomie angezeigt.

### 3.2.11 Nierenagenesie

Die unilaterale Nierenagenesie ist sehr selten. Die genaue Inzidenz ist angesichts der Symptomlosigkeit der Erkrankung unbekannt. Der ipsilaterale Harnleiter fehlt oder ist unvollständig angelegt, so daß zystoskopisch meist ein asymmetrisches Trigonum mit fehlendem Ureterostium imponiert. In der Regel ist die kontralaterale Niere hypertroph. Differentialdiagnostisch ist die ebenfalls angeborene Nierenhypoplasie oder -aplasie zu erwägen, bei der sonographisch sowie in der retrograden Ureteropyelographie ein funktionsloser Nierenrest bzw. ein Rudiment bei kompensatorisch hypertrophierter Gegenseite imponiert.

## 3.3 Zystische Erkrankungen der Niere

### 3.3.1 Multizystische Nierendysplasie

Bei dieser meist einseitigen angeborenen, jedoch nicht vererbten zystischen Fehlbildung liegen in Zysten einmündende Sammelrohre mit atretischen Ureteren und entsprechend funktionslosen Nieren vor. Die Niere ist mitunter extrem vergrößert, so daß sie nicht selten beim Säugling als abdomineller Tumor imponiert, bzw. schon in der intrauterinen Sonographie auffällt.

Bei Verdrängungserscheinungen von Nachbarorganen oder seltenen Komplikationen wie Infektion oder Bluthochdruck ist die Nephrektomie angezeigt. Ansonsten ist ein konservatives Vorgehen der meist symptomlosen Erkrankung möglich.

### 3.3.2 Infantile polyzystische Nierendegeneration (Typ I nach Potter)

Diese autosomal-rezessiv vererbte Störung ist immer mit zystischen Fehlbildungen unterschiedlichen Schweregrades von Leber, Pankreas und zum Teil auch der Lunge assoziiert und wird mit einer Häufigkeit von 1/10 000 beobachtet. Bei weniger ausgeprägten Nierenveränderungen sterben die Kinder in den ersten Lebensjahren an kongenitalen Leberveränderungen mit ausgeprägter portaler Hypertension, sonst an der zunehmenden Niereninsuffizienz.

### 3.3.3 Polyzystische Nierendegeneration vom Erwachsenentyp (Typ III nach Potter)

Meist im 4. bis 5. Lebensjahrzehnt, seltener in der 2. oder 3. Dekade kommt es zu einer zunehmenden zystischen Umwandlung der zunächst normal angelegten Nephrone und Sammelrohre mit teilweise ausgeprägtem Größenwachstum und zunehmendem Funktionsverlust, so daß die meisten Patienten dialysepflichtig werden. Die Erkrankung wird autosomal dominant vererbt und ist fast stets mit zystischen Fehlbildungen anderer Organe wie Leber, Pankreas und Lunge assoziiert.

Im Stadium der kompensierten Retention sind Komplikationen wie Zystenruptur oder Infektion konservativ zu behandeln, wenngleich in seltenen Fällen die Nephrektomie indiziert sein kann. Ansonsten wird die Nephrektomie nur bei sehr großen Nieren im Rahmen der Vorbereitung zur Nierentransplantation durchgeführt, damit es zu keinem Platzproblem mit der Transplantatniere kommt.

### 3.3.4 Nierenzysten

Die häufigste Form der zystischen Nierenerkrankung sind die solitären, seltener multiplen Nierenzysten, die entweder der Niere aufsitzen oder intraparenchymal wachsen können.

Nierenzysten sind in den allermeisten Fällen sonographische Zufallsbefunde ohne jegliche Symptome. In seltenen Fällen kommt es zur Verdrängung von Nierenkelchen und/oder des Nierenbeckens mit konsekutiver Harnstauung. Sehr selten, meist bedingt durch ein Flankentrauma, kann es zu Einblutungen der Nierenzysten kommen. Das Zystenwandkarzinom ist eine Rarität, häufiger ist dagegen das zystisch zerfallende Nierenzellkarzinom.

Zur Verlaufskontrolle genügen jährliche sonographische Kontrolluntersuchungen. Lediglich bei fehlender Echoleere bzw. unregelmäßiger Zystenwand muß zur weiteren Diagnostik eine Computertomographie durchgeführt werden.

Eine Therapie ist meist nicht erforderlich. Bei perihilär wachsenden Nierenzysten mit Verdrängung des Hohlraumsystems kann eine Verödung durch Injektion sklerosierender Substanzen, eine laparoskopische oder nur in den seltensten Fällen operative Abtragung der Zystenwand notwendig werden. Bei Verdacht auf eine Komplikation oder ein Zystenkarzinom sollte die Zyste punktiert und der Inhalt bakteriologisch und zytologisch untersucht werden.

## 3.4 Entzündliche Erkrankungen der Niere

### 3.4.1 Pyelonephritis

Pyelonephritiden werden unterteilt in primäre Entzündungen bei unauffälligen Abflußverhältnissen (s. Tab. 7-5) sowie in sekundäre Entzündungen bei Harnstau verschiedenster Ursache oder Reflux. Das Erregerspektrum umfaßt fast ausschließlich

*Tabelle 7-5:* Formen der Pyelonephritis.

**A. Primär**
1. akute Pyelonephritis
2. chronische Pyelonephritis
3. abszedierende Pyelonephritis (hämatogen)

**B. Obstruktiv**
1. akute obstruktive Pyelonephritis
2. chronische obstruktive Pyelonephritis (bei Harntransportstörung)

gramnegative Keime der E. coli-Gruppe, Proteus mirabilis, Klebsiellen und seltener Pseudomonas aeruginosa.

Der Infektionsweg ist meist kanalikulär aszendierend bei Infektionen der Harnblase, nur sehr selten hämatogen oder per continuitatem beispielsweise bei Divertikulitis oder paratyphlitischem Abszeß.

Aufgrund der Anatomie der Frau mit ihrer sehr kurzen Harnröhre ist die Harnwegsinfektion, auch die Pyelonephritis, beim weiblichen Geschlecht wesentlich häufiger als bei Männern, bei denen meist erst im höheren Lebensalter bei zunehmender infravesikaler Obstruktion (z. B. durch Prostatahyperplasie) eine sekundäre Pyelonephritis auftritt.

*Akute Pyelonephritis*
Die akute Pyelonephritis ist ein hochfieberhaftes Krankheitsbild mit schwerem Krankheitsgefühl und mitunter starken, relativ rasch einsetzenden Flankenschmerzen, die meist mit dysurischen Beschwerden im Sinne von Algurie bzw. Pollakisurie einhergehen. Die wichtigsten Laborparameter sind die ausgeprägte Leukozytose und die BSG-Erhöhung, die Leukozyturie und Bakteriurie mit Leukozytenzylindern im Urinsediment sowie die signifikante Bakteriurie von mindestens $10^5$ Keimen/ml in der Urinkultur. Als Hinweis für eine parenchymale Entzündung ist stets eine Erhöhung des C-reaktiven Proteins zu finden.

Die *sekundäre* akute Pyelonephritis bei Obstruktion bis hin zur Pyonephrose ist besonders gefährlich. Vor allem bei zu später Entlastung einer Obstruktion kann es zum Vollbild der Urosepsis mit Verbrauchskoagulopathie kommen, deren wichtigstes Alarmsignal die Thrombozytopenie, vergesellschaftet mit einem Verbrauch an Gerinnungsfaktoren sowie Antithrombin 3, ist. Die Urosepsis mit Verbrauchskoagulopathie hat im fortgeschrittenen Stadium bei verzögerter Behandlung nach wie vor eine hohe Mortalität. Neben einer antibiotischen Therapie stellt die unverzügliche Entlastung bei Obstruktion die wichtigste therapeutische Maßnahme dar.

*Akute Pyelonephritis in der Schwangerschaft*
Häufig und primär nicht therapiebedürftig ist die ab der 2. Schwangerschaftshälfte auftretende, symptomlose Dilatation des rechten Nierenbeckenkelchsystems. Durch diese physiologische Weitstellung der Ureteren wird jedoch das Auftreten von aszendierenden Pyelonephritiden begünstigt. Darüber hinaus kann durch Kompression vor allem des rechten Ureters ein urodynamisch relevantes Abflußhindernis entstehen, das zu kolikartigen Beschwerden führen kann und die Gefahr der Ausbildung einer infizierten Harnstauungsniere in sich birgt.

*Chronische Pyelonephritis*
Die chronische Pyelonephritis kann sich primär subakut oder auch nach insuffizienter Behandlung einer akuten Pyelonephritis entwickeln. Symptome wie Inappetenz, fehlende Leistungsfähigkeit, Müdigkeit oder rezidivierend subfebrile Temperaturen sind unspezifisch. Auch bei mitunter jahrelang klinisch inapperenten Verlaufsformen schreitet der Entzündungsprozeß weiter fort mit zunehmender Destruktion des Nierenbeckenkelchsystems und vor allem narbiger Parenchymschrumpfung. Das Endstadium der chronischen Pyelonephritis ist die funktionslose Schrumpfniere mit Hypertonie, bei beidseitigen Verlaufsformen die dialysepflichtige Niereninsuffizienz.

*Diagnostik*
Bei klinischem Verdacht auf eine akute oder chronische Diagnostik sowie bei jeder fieberhaften Harnwegsinfektion sollten neben der Labordiagnostik (Blutbild, Kreatinin, Harnstoff, Elektrolyte, BSG, CRP, Quick, PTT, Antithrombin 3, Urinsediment, Urinstatus-Teststäbchen, Urinkultur) Nieren und Blase sonographisch untersucht werden, um eine Obstruktion und Dilatation sowie Restharnbildung zu erfassen.

Die *Ausscheidungsurographie* kann – vor allem im weiteren Verlauf – zusätzliche diagnostische und differentialdiagnostische Hinweise geben und sollte spätestens nach Abklingen der akuten Symptomatik durchgeführt werden. Bei der akuten Pyelonephritis zeigen sich oft enggestellte Kelche und Kelchhälse, bei rezidivierenden Entzündungen finden sich verplumpte Kelche mit Parenchymeinziehungen. Bei chronischen Formen der Pyelonephritis zeigt sich segmental oder global eine Parenchymrarefizierung (Defektpyelonephri-

a   b   c   d

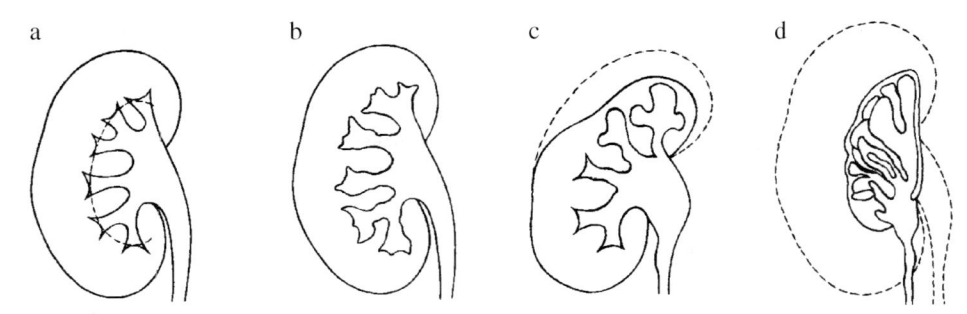

*Abbildung 7-45:* Stadien der chronischen Pyelonephritis (aus R. Hubmann: Unspezifische Entzündungen der Nieren und der ableitenden Harnwege, in: R. Hohenfellner, E.J. Zingg: Urologie in Klinik und Praxis). a. Normales Pyelon. b. Hypotones Nierenbeckenkelchsystem nach und während pyelonephritischen Schüben. c. Postpyelonephritische Parenchymrarefizierung. d. Schrumpfniere.

tis) bis hin zur pyelonephritischen Schrumpfniere (s. Abb. 7-45).

Bei Verdacht auf eine Funktionseinschränkung einer oder beider Nieren ist eine *Nierenfunktionsszintigraphie* indiziert.

Bei Knaben oder Männern sollte bereits die erste, bei Mädchen und Frauen spätestens die zweite Pyelonephritis Anlaß zur Durchführung eines *Miktionszysturethrogramms* sein, um einen vesikoureteralen bzw. vesikorenalen Reflux auszuschließen.

*Differentialdiagnostisch* muß bei chronisch rezidivierenden Pyelonephritiden in Assoziation mit Zystitiden auch an das Vorliegen eines Diabetes mellitus gedacht werden. Bei zunehmender Niereninsuffizienz mit Ausbildung von Schrumpfnieren kommt ein Phenacetinabusus in Betracht. Die metastatische Staphylokokkeninfektion der Niere mit Ausbildung eines Nierenabszesses oder -karbunkels ist extrem selten. Bei fortgeschrittenen Erkrankungen kann es zu einem paranephritischen Abszeß kommen, der sich durch bewegungsabhängige Schmerzen in der Flanke, Rötung der Flanke und extremen Druckschmerz auszeichnet.

*Therapie*
Die Therapie der akuten Pyelonephritis besteht in einer testgerechte Antibiotikagabe. Bis zum Vorliegen des Antibiogramms bieten sich Gyrasehemmer angesichts ihres breiten Erregerspektrums im gramnegativen Bereich sowie ihrer hohen Gewebsspiegel an. Die Antibiotikatherapie sollte mindestens 10 bis 14 Tage dauern mit Bettruhe und körperlicher Schonung zum sicheren Ausheilen der Pyelonephritis.

Bei Nachweis einer Obstruktion muß die jeweilige Niere sofort entlastet werden, was bei beginnender Urosepsis besonders eilt. Zur Entlastung kann entweder eine innere Schienung über einen Single-J- oder Doppel-J-Katheter oder eine sonographisch kontrollierte Nephrostomieeinlage in Lokalanästhesie erfolgen.

Bei Urosepsis ist eine intensivmedizinische Therapie angezeigt.

### 3.4.2 Nieren- und Urogenitaltuberkulose

Die Urotuberkulose ist eine Postprimärinfektion, bei der im Rahmen einer hämatogenen Aussaat die Nieren, selten auch die Prostata als Ausgangsorte für die Urogenitaltuberkulose befallen werden können. Von der Niere ausgehend, kommt es dann kanalikulär deszendierend zum Befall von Ureter, Blase, Prostata, Samenblasen und Nebenhoden (Abb. 7-46).

Die Stadien der Nierentuberkulose sind (s. Tab. 7-6):

1. parenchymatöse Phase mit spezifischen Herden im Parenchym ohne Anschluß an das Hohlraumsystem (meist unerkannt)
2. ulzerokavernöses Stadium mit Anschluß der tuberkulösen Kavernen an das Hohlraumsystem, d. h. offene Tuberkulose
3. tuberkulöse Pyonephrose oder Kittniere mit völligem Funktionsverlust d. h. sogenannte Autonephrektomie durch verkäsende Destruktion der gesamten Niere bei gleichzeitiger Abflußbehinderung durch Ureterstenosen.

*Tabelle 7-6:* Stadien der Uro-TBC.

| 1) parenchymatös: | TBC-Herde im Parenchym |
|---|---|
| 2) ulzerokavernös: | Kavernen mit und ohne Anschluß an Kelche («offene Uro-TBC») Kelchhalsengen (Pseudokavernen) Verkalkungen |
| 3) Kittniere: | stumme Niere, Kavernen Ureterstenosen multiple Verkalkungen |

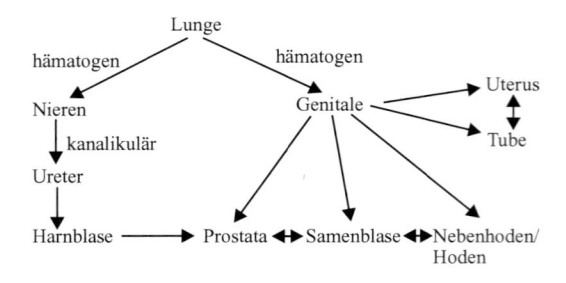

*Abbildung 7-46:* Infektionsweg der Uro-TBC.

## Symptome und Diagnostik

Die Symptome der Urotuberkulose sind uncharakteristisch: Abgeschlagenheit, Schmerzgefühl in der Flanke bzw. Pollakisurie und Dysurie sowie Makrohämaturie bei Befall der Blase. Bei einem Teil der Patienten liegt ein Harnstau unklarer Genese vor, ca. 20 % der Patienten sind beschwerdefrei.

Die Anamnese einer durchgemachten Tuberkulose oder eine tuberkulosepositive Familienanamnese geben erste Hinweise. Bei Befall der Prostata bzw. des Nebenhodens finden sich druckdolente knotige Veränderungen im Bereich der Prostata bzw. des Nebenhodens. Der Erreger wird im Urin nachgewiesen (s. Kap. 2.1).

In der *Abdomenübersichtsaufnahme* typisch, aber keineswegs regelmäßig zu finden, sind Verkalkungen im Bereich der Niere und der Prostata. Im Stadium 2 zeigt sich nach Kontrastmittelgabe typischerweise ein mottenfraßartig verändertes Hohlraumsystem. Multiple Kelchhalsstenosen mit konsekutiver Dilatation der Kelche führen zum Bild der Margariten-Form. Darüber hinaus ist ein Harnstau aufgrund von solitären oder multiplen (gänsegurgelartigen) zirkulären Ureterstenosen bei kanalikulär deszendierendem Ureterbefall typisch. Im Stadium der Kittniere zeigt sich eine funktionslose Niere mit multiplen Verkalkungsfiguren. Ein kavernöser Befall der Prostata kann im retrograden Urethrogramm dargestellt werden.

*Zystoskopisch* zeigt sich bei Befall der Harnblase eine geringe Blasenkapazität sowie eine insgesamt stark gerötete, fibrinbedeckte Blasenschleimhaut mit diffusen Blutungen bei Dehnung der Blasenwand. Typisch sind kleine unterminierte kraterartige Ulzerationen (subepitheliale verkäsende Gewebeeinschmelzungen). Bei Verdacht empfiehlt sich die Durchführung der beweisenden Blasenbiopsie.

*Differentialdiagnostisch* kommen beim Nachweis von Verkalkungen im Bereich der Nieren sowohl zystische als auch tumoröse Raumforderungen der Niere, der Nierenechinokokkus sowie die Papillennekrose in Frage. Im Bereich des Ureters kommen eine Narbenbildung nach rezidivierenden Steinabgängen oder Operationen, der Morbus Ormond oder eine retroperitoneale Metastasierung in Betracht. Die wichtigste Differentialdiagnose der tuberkulösen Zystitis ist die interstitielle Zystitis, selten die Bilharziose.

## Therapie

Die Behandlung mit Tuberkulostatika erfolgt initial in einer Dreierkombination (Isoniazid, Rifampicin und Ethambutol) über zwölf Wochen, gefolgt von einer Zweifachkombination über sechs bis fünfzehn Monate. Bei Unverträglichkeit, Resistenz oder entsprechenden Organschäden können die oben genannten Medikamente auch durch Pyrazinamid, Prothionamid, Capreomycin oder Streptomycin ersetzt werden. Durch die Gabe von Kortikosteroiden kann versucht werden, narbige Ureterstrikturen oder die Ausbildung einer Schrumpfblase zu vermeiden. Zusätzlich sollte in der Initialphase ein DJ-Katheter zur Sicherstellung des Ablaufs und zur zusätzlichen Stenoseprophylaxe eingelegt werden. Vier bis sechs Wochen nach Beginn der Therapie wird nach dreitägiger Medikamentenpause die erste Kontrollurinkultur durchgeführt, wobei sich hier meist bereits eine vollständige Konversion zeigt. Weitere Kontrolluntersuchungen zur Erfassung des Therapieerfolgs und eventueller Nebenwirkungen sind über einen längeren Zeitraum erorderlich (s. Tab. 7-7).

Die *operative Therapie* zur Sanierung der Tu-

*Tabelle 7-7:* Überwachung unter Therapie der Uro-TBC.

| | | |
|---|---|---|
| **Initialphase (3–4 Monate, Dreiertherapie)** | | |
| 4–6 Wochen | Bakteriologie | (3täg. Medikamentenpause) |
| | Routinelabor | (BSG, Leberwerte INH + RMP |
| | | Krea/Hst EMB, SM) |
| | Augenarzt | (Zentralskotom, Farben EMB) |
| | Sono/Röntgen | |
| **Stabilierungsphase (9 Monate, Zweiertherapie)** | | |
| 4–6 Wochen | Routinelabor | |
| | Augenarzt EMB | |
| 6 Monate | Bakteriologie | |
| | Sono/Röntgen | |
| **Nachbehandlung (5 Jahre)** | | |
| 6–12 Monate | Bakteriologie | |
| | Routinelabor | |
| | Sono/Röntgen | |

| | | |
|---|---|---|
| INH | = | Isoniazid |
| RMP | = | Rifampicin |
| SM | = | Streptomycin |
| EMB | = | Ethambutol |

berkuloseherde ist angesichts wirksamer Tuberkulostatika nur selten notwendig. Sie besteht meist in der Korrektur von Komplikationen infolge narbiger Striktur des Ureters, wie die Ureteroneozystostomie bei distaler oder die Nierenbeckenplastik bei proximaler Ureterstenose. Eine Nierenteilresektion, Epididymektomie bzw. Orchiektomie bei tuberkulöser Epididymoorchitis oder Blasenaugmentation bei tuberkulöser Schrumpfblase kann bei fortgeschrittener Organzerstörung notwendig werden. Bei rechtzeitiger Therapie unter gleichzeitiger Kortisongabe sind jedoch auch die Folgeeingriffe, vor allem wegen einer tuberkulösen Schrumpfblase, wesentlich seltener geworden.

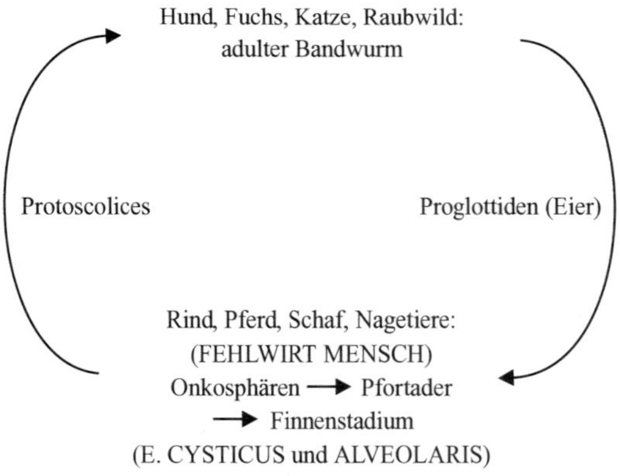

### 3.4.3 Echinokokkose

Die Echinokokkose ist eine in Südamerika, Australien, Nordafrika und Südeuropa endemisch vorkommende Parasitose, die durch eine der beiden humanpathogenen Echinococcus-Formen cysticus oder alveolaris übertragen wird. Infektionsquelle ist der Kot von Hunden und Katzen bzw. Füchsen oder durch Kot verunreinigte Nahrungsmittel (Abb. 7-47). Nach oraler Aufnahme der Eier im Magen-Darm-Trakt des Menschen entwickeln sich Onkosphären, die durch die Darmwand penetrieren und über die Pfortader vornehmlich in die Leber, seltener auch in andere Organe wandern und dort das Finnenstadium, imponierend als zystische Raumforderung (Hydatide), bilden (Abb. 7-48). In ca. 70–80 % manifestiert sich der Echinikokkus in der Leber, in 10–15 % in der Lunge und lediglich in 2–4 % in der Niere.

*Abbildung 7-47:* Infektionszyklus von Echinococcus cysticus und E. multilocularis.

*Diagnose*

Die Klinik ist uncharakteristisch mit Flankenschmerzen durch verdrängendes Wachstum, selten liegt eine Hämaturie vor. Lediglich bei Ruptur der

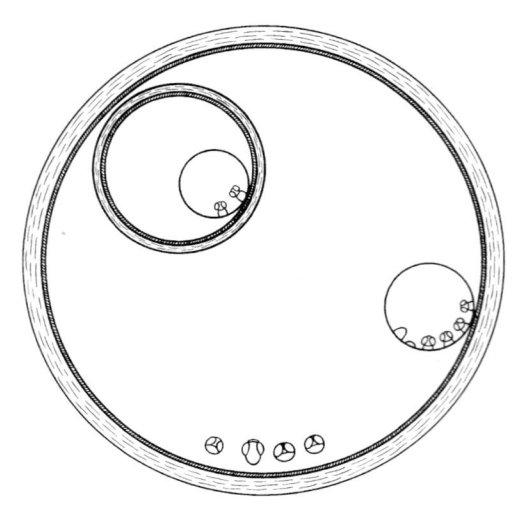

*Abbildung 7-48:* Aufbau einer Hydatide mit Tochterzysten (aus G. Rodeck: Spezifische Entzündung des Urogenitaltraktes, in: R. Hohenfellner, E.J. Zingg: Urologie in Klinik und Praxis, Thieme).

Echinokokkuszyste kann es zu starken Schmerzereignissen bis hin zu einer anaphylaktischen Reaktion kommen. Die Verdachtsdiagnose wird meist aufgrund eines sonographischen oder röntgenologischen Zufallsbefundes gestellt.

Die Diagnose wird durch serologische Verfahren gesichert. Etwa die Hälfte der Patienten hat eine Bluteosinophilie. Ein beträchtlicher Teil der Patienten ist jedoch komplett seronegativ.

In der *Sonographie* imponiert typischerweise eine zystische Raumforderung mit Wandverkalkungen (in 30–60 %) und unregelmäßigen Binnenechos. In der Abdomenübersichtsaufnahme imponiert häufig eine Verkalkungsfigur in Projektion auf die Niere, im Ausscheidungsurogramm fällt eine verschiedene Kelchgruppen verdrängende verkalkte Raumforderung auf. In der Computertomographie zeigt sich eine zystische Raumforderung mit verdickter und partiell verkalkter Wand, wobei sich typischerweise, jedoch keineswegs immer, innerhalb der großen Hydatide weitere verschieden große zystische Raumforderungen darstellen. Die Dichtewerte liegen deutlich höher als bei einer normalen Nierenzyste. In der Nierenangiographie findet sich eine avaskuläre Raumforderung.

Die wichtigsten Differentialdiagnosen sind der zystisch zerfallende Nierentumor, die verkalkte eingeblutete Nierenzyste sowie die Nierentuberkulose.

*Therapie*
Angesichts der relativen Beschwerdearmut, infolge der langsamen Entwicklung des Krankheitsbildes, der niedrigen Sensitivität der Labordiagnostik und der Verkalkung der Raumforderungen in lediglich 30–60 % der Fälle muß bei entsprechender Morphologie an das Vorliegen einer Echinokokkuszyste gedacht werden. In solchen Fällen muß (trotz der Differentialdiagnose eines zystisch zerfallenden Nierenzellkarzinoms) die zystische Raumforderung möglichst sparsam freigelegt, mit einem dicklumigen Trokar punktiert und der Inhalt zur Vermeidung einer Ruptur komplett abgesaugt werden. Der Zysteninhalt wird über 10 min durch 0,5 %ige Silbernitratlösung, 10 %iges Formalin oder 20 %ige Kochsalzlösung ersetzt, wodurch eventuell vorhandene Scolices sicher abgetötet werden. Anschließend wird die Zystenwand abgetragen, bei Bestätigung der Diagnose einer Echinokokkose kann die Niere erhalten werden. Postoperativ, insbesondere bei Ruptur der Zyste wird die dreimonatige Einnahme eines Antihelmintikums (Mebendazol, Albendazol) empfohlen.

### 3.4.4 Bilharziose (Schistosomiasis)

Die Blasenbilharziose (häufigster Erreger: Schistosoma hämatobium) ist eine in Nord- und Ostafrika sowie in Nahost weit verbreitete Tropenkrankheit. In stehenden Süßwassergewässern entwickeln sich die Miraziden als Larvenstadium, die in Süßwasserschnecken (Bulinus truncatus) als Zwischenwirt eindringen (Abb. 7-49). Die von diesem Zwischenwirt ausgeschiedenen Zerkarien dringen durch die menschliche Haut und werden über den Kreislauf in die Venengeflechte des perivesikalen Raumes geschwemmt. Dort entwickeln sie sich zu den erwachsenen Pärchenegeln, die in den venösen Kapillaren der Harnblase Eier ablegen. Diese gelangen über den Urin wiederum in die entsprechenden Süßwässer.

*Diagnose*
Beim Einnisten der erwachsenen Pärchenegel im Bereich der Blase mit Eiablage in den venösen Kapillaren kommt es zu ausgeprägten dysurischen

```
Wirt: Mensch
Schistosoma         Eier
haematobium
                              Süßwasser
Zerkarien
                              Mirazidien
Zwischenwirt:
Schnecke
```

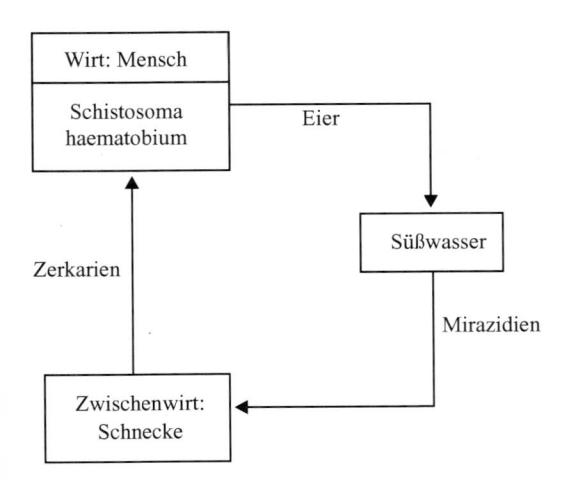

*Abbildung 7-49:* Infektionszyklus von Schistosoma haematobium.

Beschwerden mit rezidivierenden Mikro- und Makrohämaturien bis hin zur chronischen Zystitis bzw. Schrumpfblase. Die mögliche Aszension der Entzündung in den Ureter führt zur terminalen Ureterstenose mit konsekutiver postrenaler Niereninsuffizienz. Das entscheidende Problem der chronischen Bilharziose besteht in der häufigen Ausbildung von Plattenepithelkarzinomen der Harnblase. In Ägypten beispielsweise ist das Blasenkarzinom die häufigste Tumorerkrankung.

Typisch ist eine Leukozytose und Eosinophilie sowie eine Erhöhung des Alphafetoproteins in ca. 50 % der Fälle. Beweisend ist die positive Serumdiagnostik. Unter Umständen können im frischen Urin unter dem Mikroskop die Schistosomaeier mit Endstacheln direkt gesehen werden. Bei Verdünnung des frisch gelassenen Urins mit chlorfreiem warmem Wasser kann unter Beleuchtung mit einer hellen Lampe die Bewegung der Larven (Mirazidien) gesehen werden.

Im fortgeschrittenen Stadium zeigen sich im Ausscheidungsurogramm, retrograden Urethrozystogramm oder Miktionszystourethrogramm die typischerweise schalenförmigen Verkalkungen der Harnblase, die nur noch eine sehr kleine Kapazität aufweist. Zusätzlich können Harnstauungsnieren beidseits bestehen.

In der Zystoskopie findet sich in Frühstadien eine diffuse Hyperämie der Blasenschleimhaut mit Blutungsneigung. In fortgeschritteneren Stadien zeigen sich gelblich-rötliche Knötchen sowie typische sandartige Beläge der Blasenschleimhaut, vor allem im Trigonumbereich.

Wichtig ist jedoch, bei entsprechender Herkunft der Patienten sowie bei der Anamnese einer Reise in Endemiegebiete an die Bilharziose zu denken, da die Frühstadien sehr unspezifisch sind und klinisch von einer Zystitis oder Urotuberkulose kaum abgegrenzt werden können.

*Therapie*

Die Therapie der Wahl besteht in der Gabe von Praziquantel (Eintages- oder Dreitagesbehandlung).

Bei Vorliegen einer Blasenentleerungsstörung durch Blasenhalsobstruktion ist die Elektroresektion der Prostata indiziert, bei einer Ureterostenosierung die Neueinpflanzung, eventuell kombiniert mit einer Blasenaugmentation bei kleiner Blasenkapazität. Wichtig ist, die Entstehung eines Plattenepithelkarzinoms rechtzeitig zu erkennen und den Patienten dann einer radikalen Zystektomie mit Harnableitung zuzuführen.

## 3.5 Verletzungen der Niere

Weniger als 10 % der Nierentraumata sind offene Nierenverletzungen durch Schuß, Stich oder Pfählung, die auf der rechten Seite oft kombiniert mit Leber- oder Darm-, auf der linken Seite mit Milz- oder Pankreasverletzungen vorkommen. Mehr als 90 % sind geschlossene Traumen bei Verkehrs-, Arbeits- oder Sportunfällen. Nach dem Verletzungsmechanismus kann bei den geschlossenen Nierenverletzungen unterschieden werden zwischen Verletzungen mit direkter Gewalteinwirkung und solchen mit indirekter Gewalteinwirkung durch Dezelerationstraumen, beispielsweise bei Verkehrsunfällen, mit konsekutiven Intimaeinrissen bis hin zur kompletten Intimaeinrollung der Nierenarterie oder kompletten Nierenstielabrissen. Auch die geschlossenen Nierenverletzungen sind sehr häufig kombiniert mit Rippenfrakturen, Querfortsatzabrißfrakturen und/oder Leber- bzw. Milzrupturen im Rahmen von Polytraumen. Die leichteste Form der Nierenverletzung stellt die Nierenkontusion dar, die in der Regel keiner Therapie bedarf.

Die Nierenrupturen können unterteilt werden in subkapsuläre Hämatome ohne Einriß des Parenchyms bzw. der Capsula fibrosa, Zerreißungen des Nierenparenchyms mit der Nierenkapsel und konsekutivem perirenalem Hämatom ohne Hohlraumeröffnung, Parenchymrupturen mit Hohlraumeröffnung und konsekutiver Urinextravasation sowie komplette Fragmentationen der Niere.

*Symptome*
Meist zeigt sich eine schmerzhafte Prellmarke im Bereich einer Flanke. Bei Nierenkontusionen oder subkapsulärem Hämatom zeigt sich meist eine Mikrohämaturie. Bei Nierenrupturen mit Parenchymbeteiligung, vor allem bei Ruptur des Hohlraumsystems, ist die ausgeprägte Makrohämaturie typisch, bei Nierenstielabriß oder Intimaeinrollung mit konsekutiver Anurie der betroffenen Niere fehlt typischerweise die Hämaturie (s. Tab. 7-8). Bei isolierten Nierentraumen sind die Patienten selten im Blutungsschock, da die retroperitoneale Lage der Niere und die Gerota-Faszie die Blutung begrenzen. Bei Nierenstielabrissen oder Kombinationsverletzungen mit Milz- oder Leberrupturen bei Polytraumen mit entsprechend starkem intraperitonealen Blutverlust sind die Patienten im Blutungsschock, so daß eine ausführliche Diagnostik nicht mehr möglich ist und die Diagnose oft erst intraoperativ im Rahmen der Laparatomie gestellt wird.

*Diagnostik*
Neben der Mikro- oder Makromämaturie zeigt sich bei isolierten Nierenverletzungen im Blutbild eine mehr oder weniger ausgeprägte Leukozytose als Hinweis für die akute Blutung. Der Hb-Wert ist bei isolierter Nierenverletzung oft nur mäßig erniedrigt.

Die primäre bildgebende Diagnostik besteht in der Sonographie der Nieren, womit sowohl ein subkapsuläres als auch ein perirenales Hämatom, unter Umständen auch die Fragmentation der Niere, diagnostiziert werden kann. Bei Mikrohämaturie und lediglich geringgradigem subkapsulären Hämatom ist die Sonographie ausreichend.

Bei unklarem Befund oder sonographischem Verdacht auf ein perirenales Hämatom ist die Computertomographie die Diagnostik der Wahl, da sowohl Parenchymeinrisse als auch das Ausmaß des perirenalen Hämatoms beurteilt werden können (Abb. 7-50). Darüber hinaus ermöglicht die Kontrastmittelgabe während des Computertomogrammes den Nachweis einer Urinparavasation als Hinweis für eine Hohlraumbeteiligung. Außerdem kann bei fehlender Perfusion der Niere der Verdacht auf einen Nierenstielabriß oder eine Intimaeinrollung erhärtet werden.

Bei fehlendem Hinweis für ein größeres perirenales Hämatom im Sonogramm und dem Vorliegen einer Makrohämaturie kann auf eine Computertomographie verzichtet und zur Diagnose einer Urinparavasation ein Ausscheidungsurogramm durchgeführt werden.

Die Nierenangiographie ist nur bei Verdacht auf das Vorliegen einer Intimaeinrollung bei fehlender Perfusion der Niere im Ausscheidungsurogramm oder CT und stabilen Kreislaufverhältnissen des Patienten angezeigt.

*Therapie*
Nierenkontusionen mit Mikro- oder Makrohämaturie und kleine subkapsuläre oder perirenale Hämatome werden konservativ behandelt durch körperliche Schonung. Engmaschige Kontrollen mit Nierensonographie und Urinsediment sind erforderlich. Bei ausgedehnten perirenalen Hämato-

*Tabelle 7-8:* Symptome bei Nierentrauma.

Hämaturie
Flankenprellmarke
schmerzhafter Flankentumor
Blutungsschock
Anurie (Nierenarterienverletzung, Nierenstielabriß)

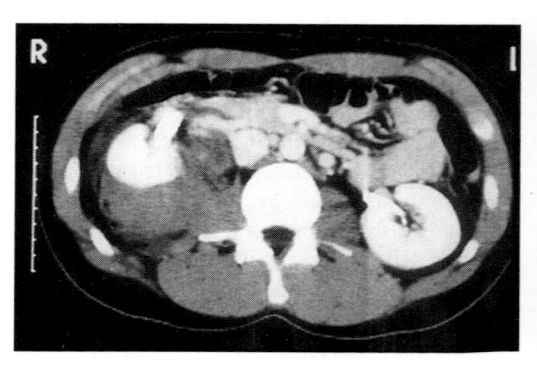

*Abbildung 7-50:* Computertomogramm: Großes perirenales Hämatom bei Nierenruptur rechts.

men, auf jeden Fall bei Urinparavasation durch Kelch- oder Nierenbeckenruptur, ist die operative Intervention angezeigt. Bei Polytraumen oder nicht sicher auszuschließendem Verdacht auf Milz- oder Leberbeteiligung in der bildgebenden Diagnostik ist der transperitoneale Zugang über einen Pararektal- oder Oberbauchquerschnitt indiziert. Die mediane Lapararomie ist für die Versorgung von Nierenverletzungen angesichts der lateralen Lage der Nieren nicht so günstig.

Bei isolierten Nierenverletzungen ist der extraperitoneale Flankenschnitt der ideale Zugang. Falls möglich, sollte dabei bei geschlossener Fascia Gerota und damit erhaltener Kompression der Niere von dorsal die Nierenarterie aufgesucht und angeschlungen werden. Erst danach sollte die Fascia Gerota eröffnet werden, da bei Dekompression der Niere mitunter heftige Blutungen auftreten können, die dann durch passageres Abklemmen der Nierenarterie besser kontrollierbar sind. Dieses Vorgehen ist angesichts der blutig durchsetzten Nierenfettkapsel bei Nierenruptur jedoch oft nicht möglich, so daß die Fascia Gerota primär eröffnet und die Niere vom bedeckenden Nierenfett freipräpariert werden muß zur Beurteilung des Ausmaßes der Nierenverletzung. Bei Nachweis einer Hohlraumverletzung muß das Hohlraumsystem verschlossen werden, wobei zur Sicherung der Urinpassage ein DJ-Katheter, besser ein durch die untere Kelchgruppe ausgeleiteter Nephrostomiekatheter eingelegt werden sollte. Sichtbar eröffnete Gefäße sowie kleine Parenchymeinrisse werden nach Entfernung lazerierter Gewebsanteile durch tiefgreifende Nähte versorgt. Bei multiplen Einrissen mit Fragmentation der Nieren, jedoch noch vollständiger Durchblutung der einzelnen Nierenanteile, eignet sich das Einhüllen der gesamten Niere in ein Vicrylnetz. Hiermit ist eine hervorragende Hämostase zu erreichen, womit oft der Organerhalt auch bei ausgeprägten Nierenrupturen ermöglicht wird. Bei fehlender Durchblutung einzelner Nierenparenchymteile müssen diese entfernt werden. Wenn ein Nierenstielabriß oder eine Intimaeinrollung vorliegt, kann bei sofortiger Intervention die gefäßchirurgische Reanostomosierung der Nierenarterie an die Aorta, eventuell mit Hilfe eines Interponates, möglich sein. Meist bleibt in diesen Fällen jedoch nur die Nephrektomie.

*Spätkomplikationen*
Bei nicht erkannter Urinparavasation kann es zum paranephritischen Abszeß mit der Notwendigkeit der Drainage kommen. Die narbige Obstruktion des Ureters oder eines der Kelchabschnitte kann zur Harnstauung mit Steinbildung und/oder rezidivierenden fieberhaften Harnwegsinfektionen führen. Die häufigste Spätkomplikation nach perirenalem Hämatom ist die Page-Niere, bei der es durch bindegewebige Schrumpfung des perirenalen Hämatoms zu einer parenchymalen Kompression der Niere mit konsekutiver Hypertonie kommt. Auch die Ausbildung einer AV-Fistel mit unter Umständen hörbarem Fistelgeräusch und konsekutiver Hypertonie kann Folge einer Nierenruptur sein. Die genannten Komplikationen resultieren meist in der sekundären Nephrektomie (s. Tab. 7-9).

Die sofort behandelte Nierenruptur hat eine sehr gute Prognose ohne Hinterlassung von Restschäden. Dennoch sind in der Folge regelmäßige Sonographiekontrollen angezeigt.

*Tabelle 7-9:* Komplikationen bei Nierentrauma.

Hypertonus
Kelchektasie, Hydronephrose
Steinbildung
AV-Fistel
Urinom (Abszeß)
Hämatom
retroperitoneale Fibrose
sekundärer Organverlust

# 4. Erkrankungen des Ureter

T. Kälble und G. Stähler

## 4.1 Kongenitale Mißbildungen

### 4.1.1 Primärer Megaureter

Beim primären kongenitalen Megaureter liegt eine funktionelle Stenosierung des terminalen Uretersegmentes vor mit konsekutiver Dilatation des Ureters bis zum Nierenbeckenkelchsystem. Die Erkrankung tritt in ca. 20% beidseits auf, wobei das weibliche Geschlecht häufiger befallen ist als das männliche. In ca. 10% liegt gleichzeitig ein vesikorenaler Reflux vor. Im Rahmen des Längenwachstums des Harnleiters um ca. 15 cm von der Säuglingsperiode bis ins Erwachsenenalter normalisiert sich in den meisten Fällen die Dilatation des Nierenbeckenkelchsystems sowie der oberen zwei Ureterdrittel, und es zeigt sich lediglich eine segmentale Dilatation des distalen Ureterdrittels als sonographischer und/oder röntgenologischer Zufallsbefund.

Im Zeitalter der pränatalen Diagnostik wird zunehmend bereits intrauterin eine Harnstauungsniere diagnostiziert, die dann im Rahmen der nach der Geburt eingeleiteten Diagnostik auf eine terminale Ureterstenose zurückgeführt werden kann. In seltenen Fällen manifestiert sich die Erkrankung im Kleinkindesalter als hochfieberhafter Harnwegsinfekt bis hin zur Urosepsis.

*Diagnostik*
Sonographisch zeigt sich eine ausgeprägte Harnstauungsniere mit dilatiertem Ureter bis prävesikal, was bei gefüllter Blase gut darzustellen ist. In der Ausscheidungssonographie, die ebenfalls eine obligate Untersuchung darstellt, zeigt sich der in ganzer Länge massiv dilatierte und ausgeprägt geschlängelte Ureter, wobei der enge Ureterabschnitt oft nicht gesehen werden kann. Angesichts der häufigen Spontanheilung im Rahmen des Längenwachstums ist die Nierenfunktionsszintigraphie mit Lasixbelastung die entscheidende Diagnostik zur Unterscheidung zwischen einem urodynamisch nicht relevanten und einem therapiebedürftigen primären Megaureter. Zur Abgrenzung des durch vesikorenalen Reflux bedingten sekundären Megaureters aufgrund einer infravesikalen Obstruktion sowie zur Diagnostik der selten kombinierten refluxiven und obstruktiven Form des Megaureters sollte stets ein Miktionszysturethrogramm durchgeführt werden. Hiermit kann sowohl die Harnröhre beurteilt als auch ein vesikorenaler Reflux diagnostiziert werden.

*Therapie*
Bei Urosepsis durch eine infizierte Harnstauungsniere ist die perkutane sonographisch gesteuerte Punktion der Niere mit Einbringen einer Nephrostomie als Notfallmaßnahme die Therapie der Wahl. Nach Abklingen der Infektsymptomatik durch testgerechte Antibiose kann dann durch eine Nephrostomiedarstellung mit Kontrastmittel unter gleichzeitiger Druckmessung der primäre Megaureter dargestellt und die urodynamische Relevanz bewiesen werden.

Bei fehlender Symptomatik und nachgewiesener urodynamischer Relevanz wird eine offene Korrektur vorgenommen. Hierbei existieren verschiedene Verfahren, wobei sich in den meisten Kliniken die Ureteroneozystostomie mit «Psoas-

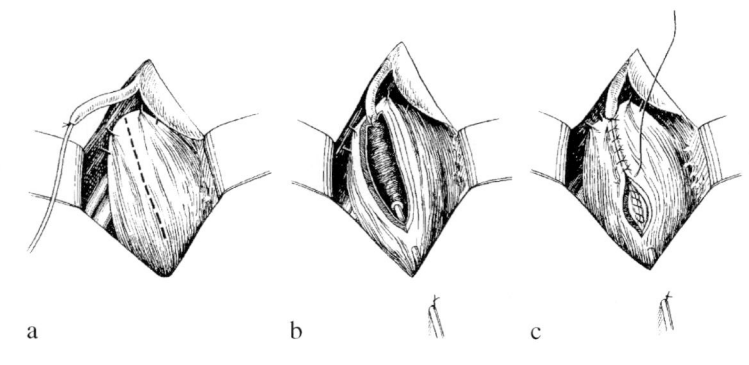

*Abbildung 7-51:* Psoas-Hitch. a. Nach allseitiger Mobilisation Fixation der Blase auf den Musculus psoas («Hörnerblase»). b. Hineinziehen des Ureters in die Blase durch eine 3–5 cm lange submuköse Strecke als Refluxschutz. c. Zweischichtiger Blasenwandverschluß.

Hitch» durchgesetzt hat. Hierbei wird die allseits mobilisierte Blase hörnerförmig mit einigen Nähten am Musculus psoas fixiert und dann bis in dieses Horn eröffnet, nachdem der Ureter zuvor extravesikal abgesetzt wurde. Danach wird eine 3–5 cm lange submuköse Strecke zwischen Schleimhaut und Muskulatur mit der Schere präpariert und die Schere an der Spitze des «Horns» nach extravesikal durchgestoßen. Von dort wird der Harnleiter in die Blase hineingezogen und nach Spatulierung anastomosiert. Zusätzlich wird ein Uretersplint eingelegt und aus der Blase ausgeleitet, der nach 10 bis 14 Tagen entfernt werden kann (s. Abb. 7-51).

### 4.1.2 Sekundärer Megaureter

Unter diesem Begriff sind die Dilatationen des Harnleiters zu verstehen, die sekundär durch eine infravesikale Obstruktion meist schon intrauterin entstanden sind (z. B. Harnröhrenklappen, neurogene Blasenentleerungsstörung)

Der sekundäre Megaureter wird zunehmend bereits intrauterin sonographisch diagnostiziert durch eine oft ausgeprägte Dilatation beider Nierenbeckenkelchsysteme bei stets voller Blase, die in Extremfällen den Abdominalinhalt in den Oberbauch verdrängen kann. Bei ausgeprägten Formen ohne rechtzeitige Therapie zeigen sich bereits im Säuglingsalter, spätestens jedoch im Kleinkindesalter Zeichen der Niereninsuffizienz bis hin zur Urämie. Darüber hinaus wird ein Großteil der Kinder durch einen hochfieberhaften Harnwegsinfekt klinisch auffällend. Bezüglich der Diagnostik gelten die gleichen Maßnahmen wie beim primären obstruktiven Megaureter.

*Therapie*
Sowohl beim asymptomatischen als auch beim infizierten sekundären Megaureter steht die suprapubische Harnableitung am Beginn der Therapie. Nach Besserung der Akutsymptomatik wird nach Vorliegen eines Ausscheidungsurogrammes (so-

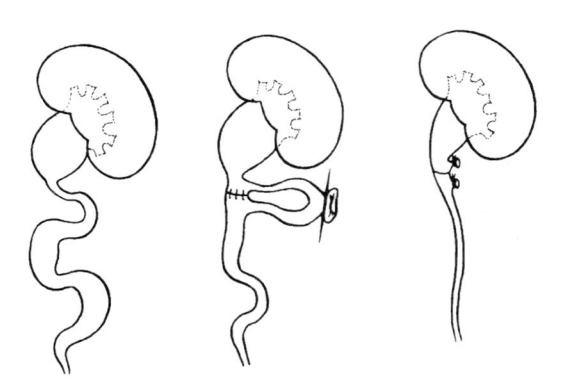

*Abbildung 7-52:* Ringureterokutaneostomie mit späterer Rückverlagerung.

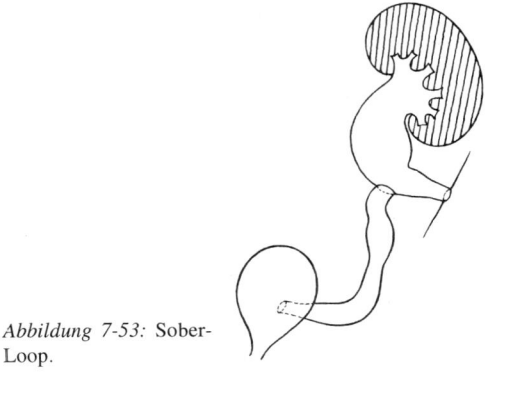

*Abbildung 7-53:* Sober-Loop.

fern keine Niereninsuffizienz vorliegt) sowie eines Nierenfunktionsszintigrammes mit Lasixbelastung die Endoskopie mit Resektion einer eventuellen Harnröhrenklappe vorgenommen.

Bei Vorliegen einer sekundär obstruktiven Komponente des ureterovesikalen Überganges durch Hypertrophie der Muskulatur wird eine *Ringureterokutaneostomie* (alternativ Sober-Loop, Abb. 7-53) beidseits angelegt. Hierbei werden im Bereich der Windel durch zwei kleine pararektale, extraperitoneale Inzisionen die in Schlaufen liegenden, massiv dilatierten Ureter analog einem doppelläufigen Anus praeter des Darms in die Haut eingenäht (Abb. 7-52). Gleichzeitig werden jeweils die Fußpunkte der Schlaufen durch Seit-zu-Seit-Anastomosen aneinandergenäht, so daß die Urinpassage einerseits zur Blase zur Verhinderung einer Schrumpfblasenbildung und andererseits als Überlaufventil über die ureterokutane Fistel in die Windel erfolgt. Nach Normalisierung der Abflußverhältnisse, leicht zu überprüfen durch eine Kontrastmitteldarstellung über die Stomata kann dann nach ein bis zwei Jahren eine Rückverlagerung der Ureterokutaneostomie vorgenommen werden.

## 4.1.3 Vesikorenaler Reflux

Der normale Harnleiter verläuft in der Blasenwand schräg von kranial nach distal, wobei er mit Muskelfasern, die in die Waldeyersche Scheide des Trigonum vesicae übergehen, im Bereich der Blase verankert ist. Diese Trigonummuskulatur bildet das Widerlager, gegen das der intramurale Harnleiter bei Blasenfüllung gedrückt wird, um dadurch ein Aufsteigen des Urins von der Blase zur Niere zu verhindern. Bei Verkürzung des intramuralen Abschnittes, beispielsweise durch Lateralisierung oder durch eine pathologische Morphologie des Ureterostiums, kann es zum Auftreten eines vesikoureteralen oder -renalen Refluxes kommen. In Abhängigkeit vom Ausprägungsgrad des Refluxes wird dieser nach Parkkulainen in 5 Klassen eingeteilt: Bei Grad 1 reicht der Reflux lediglich in den Harnleiter, bei Grad 2 in die Niere ohne Dilatation, bei Grad 3 in die Niere mit leichter Dilatation bis hin zum Refluxgrad 5 mit massiver Dilatation des Nierenbeckenkelchsystems und ausgeprägter Schlängelung des Ureters.

Das Leitsymptom ist der fieberhafte Harnwegsinfekt, wobei bei Knaben bereits nach dem ersten, bei Mädchen spätestens nach dem zweiten fieberhaften Harnwegsinfekt ein vesikorenaler Reflux ausgeschlossen werden sollte. Rezidivierende fieberhafte Harnwegsinfekte führen zu einer Narbenbildung im Bereich der Nieren bis hin zur Niereninsuffizienz. Aber auch der sterile Reflux kann durch Druckerhöhung zu einer Schädigung der Nieren führen.

*Diagnostik*

Die Diagnostik der Wahl ist das Miktionszystourethrogramm. Hierbei wird ein Niederdruckreflux bereits in der Füllphase der Kontrastmittelapplikation von einem Hochdruckreflux unterschieden, der erst nach Drucksteigerung in der Blase während der Miktion auftritt.

Das Ausscheidungsurogramm gibt Informationen über die Morphologie der Nieren. Sonographisch können das Ausmaß der Parenchymstärke und pyelonephritische Narben dargestellt werden. Bei ausgeprägten Refluxformen mit Parenchymrarefizierung spielt die Nierenfunktionsszintigraphie eine wichtige Rolle zur Beurteilung der Nierenfunktion.

Eine wichtige Rolle bei der Indikationsstellung zur Operation spielt die Endoskopie mit Vermessung des Trigonums und Ostienkalibrierung. Gleichzeitig kann die Morphologie des Ostiums beurteilt werden, das von einer normalen schlitzförmigen Konfiguration bis hin zum Hufeisen- oder Golflochostium verändert sein kann (s. Abb. 7-54). Vor jeder Zystoskopie mit Ostienkalibrierung wird die Urethrakalibrierung mit Bougie-à-Boule durchgeführt, um z.B. eine Meatusstenose bei Mädchen als Ursache für einen sekundären Reflux auszuschließen.

*Therapie*

Die Therapie des vesikorenalen Refluxes hängt von Refluxgrad, Ostiummorphologie, Nierenschädigung und Klinik ab. Bei Säuglingen und Kleinkindern mit mäßiggradigen Refluxen und nur mäßig pathologisch veränderten Ostien kommt eine konservative Therapie mit Antibiotikumlangzeitprophylaxe, eventuell auch das Abwarten ohne Antibiotika bei reichlicher Flüssigkeitszufuhr in Frage, mit einer Maturationschance des Ostiums von ca. 50%. Bei ausgeprägter Schädigung der Niere (Funktionsanteil von unter 20%)

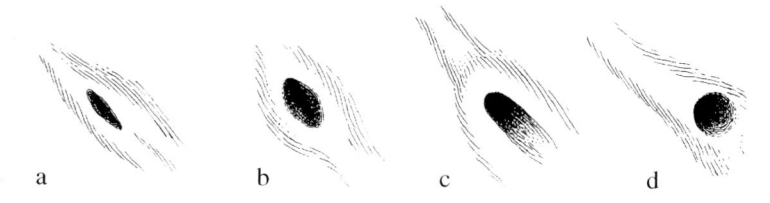

*Abbildung 7-54:* Ostiummorphologie bei vesikoureteralem/-renalem Reflux.
a. Normales Ostium. b. Stadionform. c. Hufeisenform. d. Golflochostium.

würde eine Operation aufgrund einer relativen Obstruktion an der Implantationsstelle des Ureters die Nierenfunktion verschlechtern, so daß in diesem Fall ebenfalls die konservative Therapie oder aber die Nephrektomie angezeigt ist.

Bei Durchbruchsinfekten trotz antibiotischer Therapie, bei hochgradigen Refluxen Grad 3–5 oder hochgradig pathologischen Ostien mit Hufeisen- oder Golflochform ist die operative Therapie indiziert.

Die Therapie der Wahl des einseitigen Refluxes im Kindesalter ohne ausgeprägte Harnleiterdilatation ist die *Antirefluxplastik nach Lich-Grégoire* (Abb. 7-55). Dabei wird nach extraperitonealer Freipräparation des distalen Harnleiters die obliterierte Nabelarterie d. h. die Plica umbilicalis medialis, durchtrennt und mit Hilfe des Skalpells oder der Präparierschere je nach Alter des Kindes eine 3–4 cm lange Inzision der Seromuskularis bis auf die Mukosa vom ureterovesikalen Übergang lotrecht zum Ureterverlauf durchgeführt. Danach wird die Muskulatur, beginnend kaudal des ureterovesikalen Überganges, mit Einzelknopfnähten über dem Harnleiter verschlossen, so daß eine neue submuköse Strecke entsteht. Bei beidseitigem Reflux sollte die Antirefluxplastik nach Lich-Grégoire zweizeitig in drei- bis sechs-monatigen Intervallen vorgenommen werden, da sonst die Gefahr einer neurogenen Blasenentleerungsstörung besteht. Alternativ kann in solchen Fällen einzeitig ein intravesikales Vorgehen nach Politano-Leadbetter, Cohen oder in Advancement-Technik durchgeführt werden. Bei ausgeprägter Dilatation des Harnleiters eignet sich die Ureteroneozystostomie mit Psoas-Hitch, wie beim primären Megaureter beschrieben.

Die Antirefluxplastik nach Lich-Grégoire hat bei richtiger Indikationsstellung, d. h. bei fehlender Dilatation und vor allem fehlender subvesikaler Obstruktion, eine Erfolgschance von 97 %.

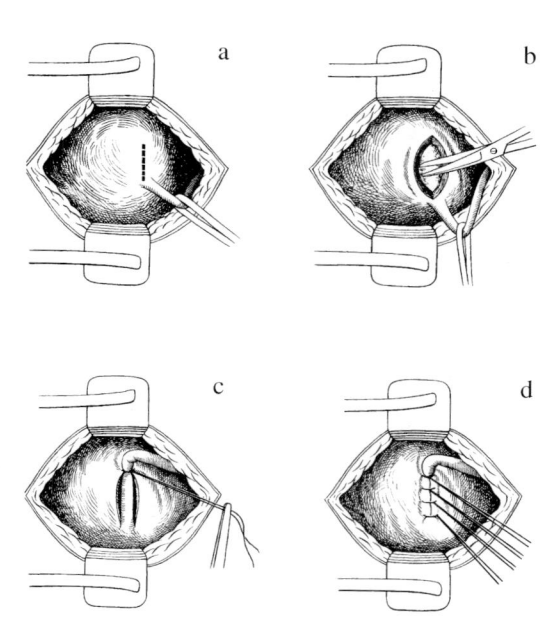

*Abbildung 7-55:* Antirefluxplastik nach Lich-Grégoire: a,b. Inzision der Seromuskularis der Harnblase lotrecht zum Ureterverlauf. c,d. Naht der Seromuskularis über dem Harnleiter, so daß eine submuköse Strecke entsteht.

### 4.1.4 Ureterektopie

Bei der Ureterektopie mündet der Harnleiter außerhalb der Blase, wobei diese Fehlbildung fast immer mit einer Doppelniere vergesellschaftet ist und der ektope Anteil dem oberen Doppelnierenanteil zugehört. Die Mündung kann im Bereich des Blasenhalses, der Urethra oder der ableitenden Samenwege beim Jungen, bzw. der Vagina oder im Uterus beim Mädchen sein.

Bei einer Mündung außerhalb der Blase oder kaudal des Sphinkter urethrae externus resultiert eine permanente Inkontinenz (Enuresis nocturna et diurna). Unter Umständen können auch rezidivierende Harnwegsinfekte bei gleichzeitiger Dilatation des Harnleiters auftreten.

Die Diagnostik kann sehr schwierig sein und beginnt häufig erst im Vorschulalter oder danach bei der Abklärung einer therapierefraktären Inkontinenz. Die wichtigsten diagnostischen Maßnahmen sind neben dem Ausscheidungsurogramm die Urethrozystoskopie mit retrograder Darstellung, die Spekulumeinstellung beim Mädchen.

Die Therapie eines ektopen Ureters mit ausreichender Funktion des zugehörigen Nierenanteils besteht in der Ureterneueinpflanzung. Eine Alternative bei Doppelnieren ist die Pyelo-Pyelostomie, bei der das Pyelon des kranialen, zum ektopen Ureter führenden Nierenanteils mit dem Pyelon des unteren Doppelnierenanteils anastomosiert wird.

### 4.1.5 Ureterozele

Auch die Ureterozele ist häufig mit einer Doppelniere assoziiert und meist dem kaudalen Ureter und damit dem oberen Nierenanteil zuzuordnen. Es handelt sich hierbei um eine schlangenkopfartige Ausstülpung der Harnleitermündung in die Blase, wobei die Größe zwischen wenigen Zentimetern und einer die gesamte Blase einnehmenden zystischen Raumforderung variiert (Abb. 7-56). Das Leitsymptom der Ureterozele ist in aller Regel die Harnstauungsniere, die entweder als sonographischer Zufallsbefund oder im Rahmen der Abklärung von Harnwegsinfekten bzw. Schmerzen in der zugehörigen Flanke bei Diuresebelastung diagnostiziert wird.

Die schlangenkopfartige Aussparung in der Blase in Verlängerung des Ureterverlaufs im Ausscheidungsurogramm ist das entscheidende Diagnostikum. Bei den selten erst im Erwachsenenalter diagnostizierten Ureterozelen ist differentialdiagnostisch ein Blasentumor zu berücksichtigen. Zystoskopisch kann die Ureterozele als glatt berandeter «zystischer Tumor» mit einer punktförmigen Öffnung in der Mitte gesehen werden. Bei ausgeprägten Ureterozelen ist die Ureteröffnung oft nicht eindeutig zu erkennen. Bei kleinen Ureterozelen gibt die Nierenfunktionsszintigraphie mit Lasixbelastung Auskunft über die urodynamische Relevanz.

Bei urodynamisch nicht relevanten Ureterozelen wird auf die Therapie verzichtet, da der hierdurch induzierte Reflux die Nieren oftmals stärker schädigt als eine minimale Obstruktion. Bei symptomatischen Ureterozelen mit urodynamischer Relevanz kann im Erwachsenenalter eine vorsichtige endoskopische Schlitzung der Ureterozele vorgenommen werden. Bei hochgradigen Ureterozelen mit erfolgloser Schlitzung und/oder postoperativem Reflux wird die Ureterozele transvesikal abgetragen unter Bildung eines Neohiatus mit Antirefluxschutz.

## 4.2 Erworbene Ureterstenosen

Der etwa 30–35 cm lange Harnleiter hat drei physiologische Engen. Die erste ist der pyeloureterale Übergang, die zweite die Kreuzung mit der Arteria iliaca communis bzw. externa und die dritte die Einmündungsstelle in die Blase. Der Ureter wird von der Vena testicularis bzw. ovarica überkreuzt. Er liegt auf der Arteria iliaca communis bzw. externa und dorsal von Arteria uterina bzw. Ductus deferens (s. Abb. 7-57, 7-58) Gleichzeitig liegt der Harnleiter retroperitoneal hinter dem Colon ascendens bzw. descendens, wobei er linksseitig vom Mesosigma überkreuzt wird. Diese Lagebeziehungen sind Ursache für die Lokalisation von Uretersteinen und gleichzeitig Grund für die typischen Verletzungsstellen bei chirurgischen oder gynäkologischen Eingriffen.

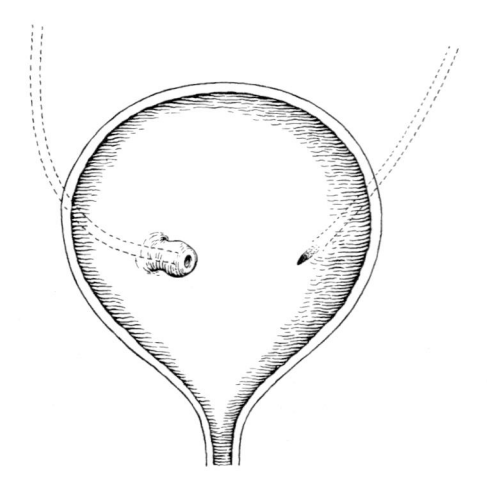

*Abbildung 7-56:* Ureterozele rechts.

renkoliken. Ebenso selten ist in unseren Breiten die bilharziosebedingte Stenose des distalen Ureters. Uretertumoren als Ursache einer Ureterstenose sind fast ausschließlich Urothelkarzinome.

### 4.2.2 Äußere Ureterstenosen

Ureterstenosen durch Kompression von außen treten sehr häufig postoperativ auf nach Eingriffen im Bereich von Uterus oder Dickdarm. Sehr selten ist die Kompression durch einen retroperitonealen Abszeß, beispielsweise in Zusammenhang mit Morbus Crohn, paratyphlitischen Abszeß oder Sigmadivertikulitis. Eine häufige Form der Ureterstenosierung ist die Tumorkompression durch retroperitoneale Lymphome, gynäkologische Tumoren oder Tumoren von Rektum bzw. Sigma. Auch eine Radiotherapie kann zu mitunter langstreckigen Ureterstenosierungen führen.

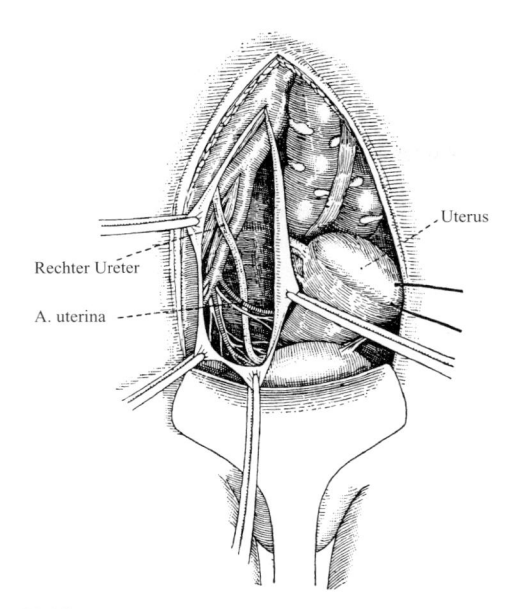

*Abbildung 7-57:* Verhältnisse nach Durchtrennung des Bauchfelles an der Hinterwand des Beckens.

### 4.2.3 Morbus Ormond (Abb. 7-59)

Der Morbus Ormond ist eine primäre retroperitoneale Fibrosierung, meist idiopathisch, selten induziert durch Medikamente wie Methysergid. Typisch ist eine Medialverlagerung eines oder beider Ureteren und eine Stenosierung meist im mittleren, später im Bereich des gesamten Harnleiters. Bei einer kompletten retroperitonealen Fibrosierung kann sonographisch wegen zusätzlicher Kompression des Nierenbeckens oft keine Dilatation des Harntraktes nachgewiesen werden.

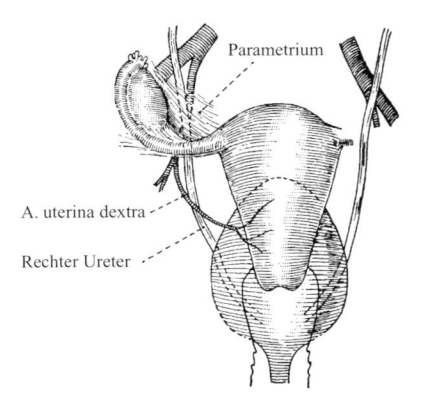

*Abbildung 7-58:* Lage des Ureters zum Parametrium.

### 4.2.4 Vena-ovarica-dextra-Syndrom

Aufgrund des Kreuzens des Harnleiters mit der Vena ovarica kann nach Hypertrophie der Vena ovarica im Rahmen einer Gravidität vorwiegend rechtsseitig eine persistierende Ureterstenosierung mit Harnstauungsniere resultieren.

### 4.2.1 Innere Ureterstenosen (Strikturen)

Die meisten Obstruktionen des Harnleiters sind akut durch Steine oder seltener durch abgegangene Blutkoagel bzw. Papillennekrosen bedingt. Bei rezidivierenden Steinabgängen oder nach instrumentellen Eingriffen resultieren gelegentlich narbige Ureterstenosen. Die tuberkulöse Ureterstenose ist heutzutage selten, ebenso wie die Endometriose des Harnleiters in Assoziation mit zyklusabhängiger Makrohämaturie und zyklusabhängigen Nie-

Bis auf die akute Ureterstenosierung durch Steine oder Blutkoagel oder die akute komplette Ureterstenosierung durch Harnleiterligatur mit kolikartigen Schmerzen im Bereich der zugehörigen Flanke verlaufen die meisten Ureterstenosierungen symptomarm bzw. symptomlos und werden als sonographische oder röntgenologische Zufallsbefunde, gelegentlich mit starker Funktionseinschränkung bis hin zur funktionslosen (stummen)

Niere diagnostiziert. In seltenen Fällen resultiert eine fieberhafte Harnstauungsniere mit nachfolgender Urosepsis.

Wichtigstes Diagnostikum ist die Sonographie, weswegen nach anatomisch unübersichtlichen Eingriffen im Becken routinemäßig eine Nierensonographie durchgeführt werden sollte. Wichtig ist die Ausscheidungsurographie, die vor Rezidiveingriffen im Bereich des Beckens oder bei Zustand nach Radiatio routinemäßig präoperativ zu fordern ist zur Vermeidung einer iatrogenen Ureterläsion bzw. als Ausgangsbefund für den postoperativen Verlauf. Bei länger bestehender Ureterstauung ist wie bei jeder Harnstauung die Nierenfunktionsszintigraphie mit Lasixbelastung durchzuführen, die einerseits die urodynamische Relevanz der Stauung und andererseits die Nierenfunktion im Seitenvergleich klärt.

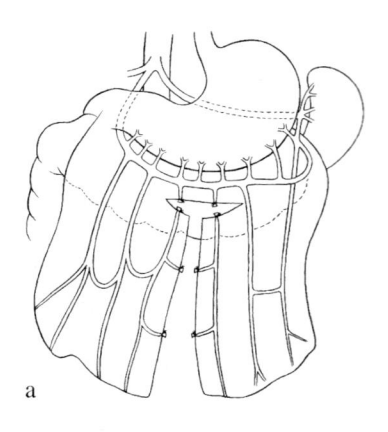

*Abbildung 7-59:* Omentum majus-Plastik bei Morbus Ormond. a. Präparation eines oder zweier gestielter Omentum majus-Lappen. b. Einhüllen des Ureters in Omentum majus.

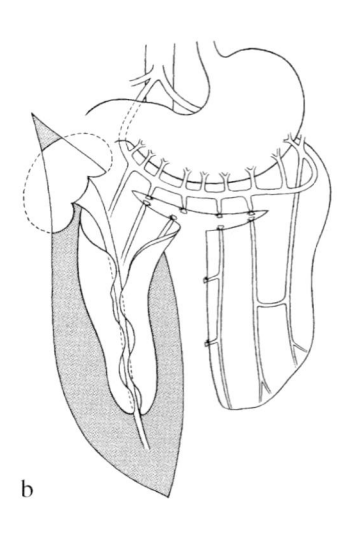

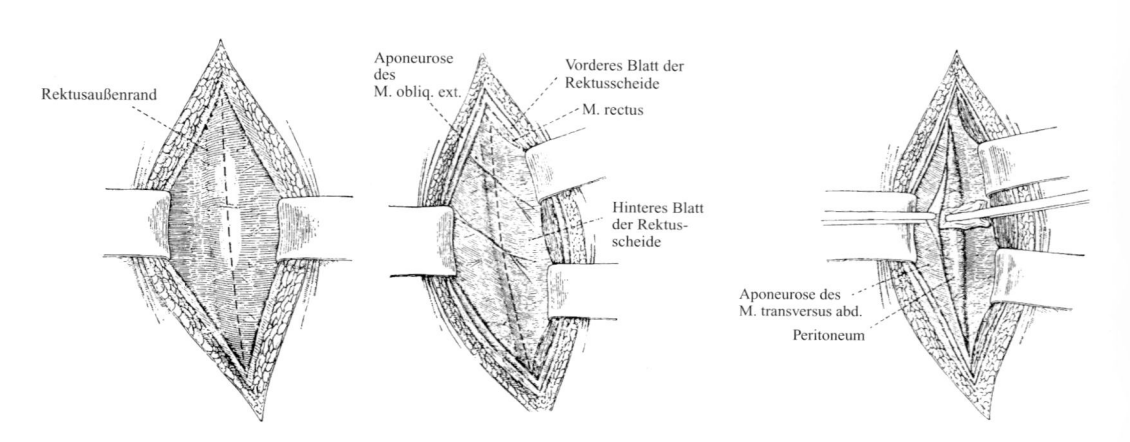

*Abbildung 7-60 a:* Die vordere Rektusscheide wird querfingerbreit vom Rektusaußenrand längs gespalten.

*Abbildung 7-60 b:* Nach Auslösung des M. rectus wird die hintere Rektusscheide längs gespalten.

*Abbildung 7-60 c:* Das Peritoneum wird stumpf nach außen und hinten abgelöst.

4. Erkrankungen des Ureter   821

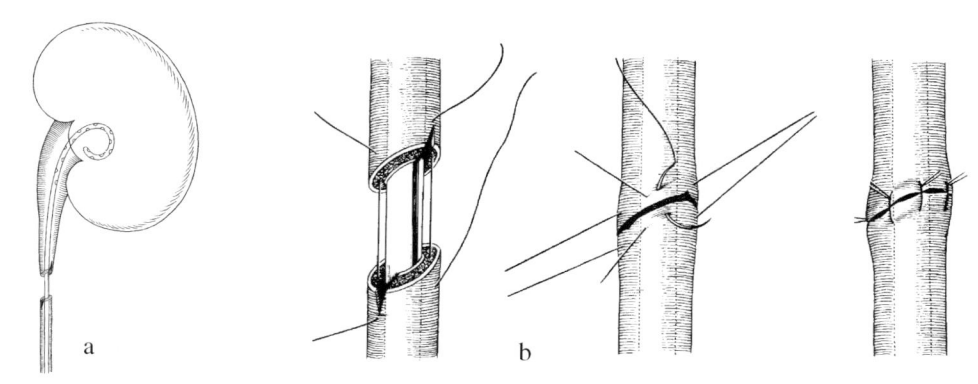

*Abbildung 7-61:* End-zu-End-Anastomose des Ureters. a. Intubation mit einem DJ-Katheter und Spatulieren der Ureterenden. b. Seromuskuläre Einzelknopfnähte.

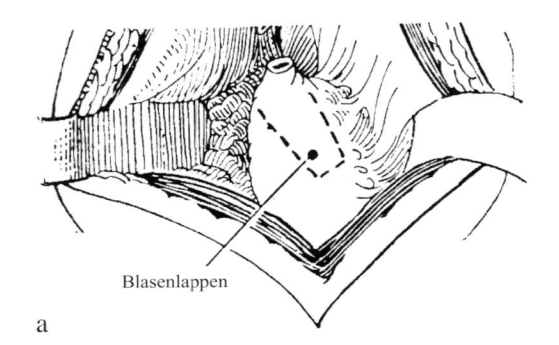

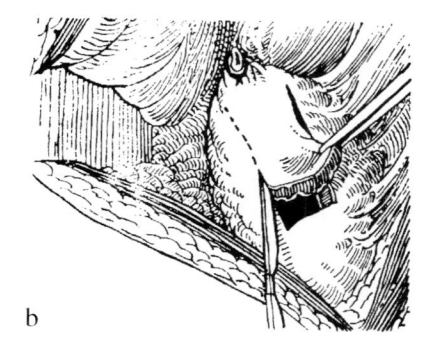

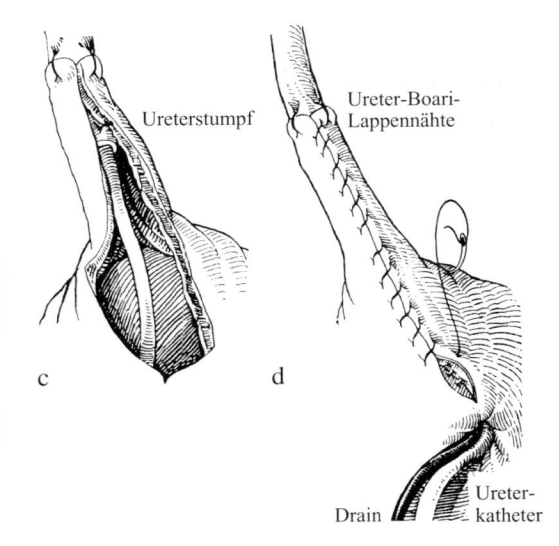

*Abbildung 7-62:* Boari-Lappenplastik. a. Überbrückung eines Ureterdefektes durch Bildung eines röhrenförmigen Schlauchs aus der Blasenwand. b. Der blasennahe Ureterstumpf ist verschlossen. Ausschneiden des rechtwinkligen Blasenlappens. c. Verankerung des proximalen Ureterstumpfes. Dieser wird durch eine kleine Öffnung zwischen Blasenwand und Blasenschleimhaut in den Kanal geführt und hier fixiert. Es entsteht eine Art Klappe, die den vesikoureteralen Reflux verhindern soll. d. Röhrenförmiger Verschluß des Boari-Lappens. Der schmale Drain und der Ureterkatheter werden durch eine kleine Stichöffnung in der Blasenwand suprasymphysär nach außen geführt. Ableitung des suprasymphysären Raumes durch einen Penrose-Drain.

### 4.2.5 Therapie der erworbenen Ureterstenosen

Bei symptomloser Harnstauung und infauster Grundkrankheit wird keine Therapie durchgeführt und bewußt die Niere aufgegeben. Ausnahme ist die *infizierte Harnstauungsniere*, bei der eine perkutane Nephrostomie eingelegt wird. Beim *Venaovarica-dextra-Syndrom* wird der Harnleiter extraperitoneal freigelegt und die Vena ovarica ligiert und durchtrennt.

Beim Morbus Ormond wird der Harnleiter freigelegt und entweder intraperitonealisiert oder in einen Omentum-majus-Lappen eingehüllt. Zusätzlich sollte der Harnleiter mit einer inneren Schiene über vier bis sechs Wochen geschient werden. Diskutiert wird bei Frühstadien des primären Morbus Ormond der Nutzen einer Cortisontherapie.

Bei den *iatrogen* bedingten Ureterstenosierungen wird der Harnleiter primär extraperitoneal und proximal der Darmbeinschaufel von der Flanke aus, distal davon durch einen Hockeyschläger- bzw. Pararektalschnitt (Abb. 7-60) im Unterbauch freigelegt. Kurze Harnleiterstenosen (bis ca. 3 cm kranial der Blase) werden durch End-zu-End-Anastomosen versorgt (Abb. 7-61). Bei Ureterdefekten prävesikal eignet sich die Ureteroneozystostomie mit Psoas-Hitch. Bei proximalen Ureterläsionen erfolgt eine Neueinpflanzung des Harnleiters in das Nierenbecken im Sinne einer Nierenbeckenplastik nach Anderson-Hynes.

Bei Nierenfunktionsminderungen unter 10 % oder renaler Hypertonie ist die Nephrektomie die Therapie der Wahl.

## 4.3 Tumoren des Nierenbeckenkelchsystems und des Ureters

5–10 % der Tumoren des Urogenitaltraktes sind Nierenbecken- und Harnleitertumoren, wobei es sich in 90 % um Urothelkarzinome handelt. Mesenchymale Tumoren wie das benigne Fibroepitheliom des Ureters sind Raritäten. Die Klassifikation der Urothelkarzinome folgt der TNM-Klassifikation der UICC aus dem Jahre 1992 (s. Tab. 7-10). Die überwiegende Anzahl der Urothelkarzinome des oberen Harntraktes entsteht im Nierenbecken und nur selten im Ureter. Ähnlich dem Blasenkarzinom zeigt sich ein Häufigkeitsgipfel in der 6. und 7. Lebensdekade mit einem Geschlechtsverhältnis Männer zu Frauen wie 2:1. Die Inzidenz beträgt 0,5 bis 1/100.000 Einwohner. Prädisponierende Faktoren sind die Balkannephritis mit einem 100- bis 200fach erhöhten Risiko, der Phenacetinabusus mit einem risikoerhöhenden Faktor 80 sowie sämtliche für das Blasenkarzinom diskutierten Karzinogene wie Rauchen, aromatische Amine etc. Bei jahre- bis jahrzehntelanger chronischer Entzündung des Nierenbeckens, beispielsweise bei den früher häufiger angewandten Durchzugsnephrostomien, kann es zu Plattenepithelmetaplasien bis hin zum Cholesteatom oder Plattenepithelkarzinom kommen.

Die lymphogene Metastasierung der Nierenbeckentumoren erfolgt in die paraortalen und parakavalen Lymphknoten, die der Uretertumoren je nach Lage in die paraortalen und parakavalen (oberes/mittleres Drittel), in die iliakalen Lymphknoten (mittleres Drittel) und in die Obturatoria-Gruppe sowie iliakal bei distalem Ureterbefall ähnlich dem Blasenkarzinom. Bezüglich der Fernmetastasierung zeigen sich Prädilektionsstellen in der Leber, der Lunge sowie in dem Skelettsystem. Ein weiterer Metastasierungsweg besteht in der Implantation von malignen Zellen im Sinne von Abklatschmetastasen entlang des Ureters bis hin zur Harnblase, wobei angesichts des ubiquitären Einwirkens von Karzinogenen im Bereich des gesamten Urotraktes auch simultan oder metachron ein multilokulär auftretendes Urothelkarzinom im Bereich von Nierenbecken, Ureter und Blase vorkommen kann.

*Tabelle 7-10:* TNM Klassifikation von Nierenbecken- und Uretertumoren nach UICC 1992.

| | |
|---|---|
| Ta | Papilläres Urothelkarzinom ohne Infiltration der Lamina propria |
| Tis | Carcinoma in situ ohne Infiltration der Lamina propria |
| T1 | Infiltration der Lamina propria, d. h. der Submukosa |
| T2 | Infiltration der Muskulatur |
| T3 | Tumorwachstum über die Muskulatur hinaus |
| T4 | Infiltration angrenzender Organe bzw. des perirenalen Fettes |
| N1 | Solitärer Lymphknoten < 2 cm |
| N2 | Solitärer Lymphknoten 2–5 cm, multiple Lymphknoten unter 5 cm |
| N3 | Ein oder mehrere Lymphknoten größer als 5 cm |
| M1 | Fernmetastasen |

Das Kardinalsymptom der Hohlraumtumoren ist die schmerzlose Makrohämaturie. Bei Obstruktion des Ureters durch Blutkoagel bzw. dem Tumor selbst können kolikartige Schmerzen im Bereich der Flanke auftreten und erste richtungsweisende Zeichen sein.

*Diagnostik*
Kleine Nierenbeckentumoren oder Uretertumoren ohne Harnstau können der sonographischen Diagnostik entgehen. Größere Nierenbeckentumoren werden sonographisch sichtbar, wobei sie nur schwer von Nierenzellkarzinomen unterschieden werden können.

Die *Ausscheidungsurographie* ist die wichtigste nicht-invasive Untersuchung, womit wandständige, lageunabhängige, meist unregelmäßig geformte Aussparungen des Hohlraumsystems ebenso wie eine Harnstauung zu diagnostizieren sind (Abb. 7-63).

Differentialdiagnostisch muß bei Vorliegen eines Füllungsdefektes an ein nicht schattengebendes Konkrement, eine abgegangene Nierenpapille, an Blutkoagel oder auch an Luft nach instrumentellen Eingriffen oder Infektionen mit gasbildenden Bakterien gedacht werden.

Bei Verdacht auf einen Ureter- oder Nierenbeckentumor sollte eine *retrograde Uretropyelographie* durchgeführt werden, da damit der randständige lageunabhängige Tumor besonders deutlich dargestellt werden kann.

Differentialdiagnostisch wichtig ist die sofortige *Zystoskopie* bei der ersten schmerzlosen Makrohämaturie eines Patienten, da kleine Ureter- oder Nierenbeckenkarzinome nur intermittierend bluten können und somit beim Nachweis einer Makrohämaturie aus einem Ostium die Indikation zur seitenrichtigen invasiven Diagnostik bis hin zur Ureterorenoskopie gegeben ist. Bei gesichertem Nierenbecken- oder Uretertumor muß die Zystoskopie schon zum Ausschluß eines simultanen Blasentumors durchgeführt werden.

Bei unklaren Füllungsdefekten oder Makrohämaturie aus einem Ostium kann mit Hilfe von starren oder flexiblen Ureterorenoskopen der gesamte obere Harntrakt bis zum Nierenbecken endoskopiert werden mit Entnahme von Spülzytologie und/oder Knipsbiopsien zur Diagnosesicherung.

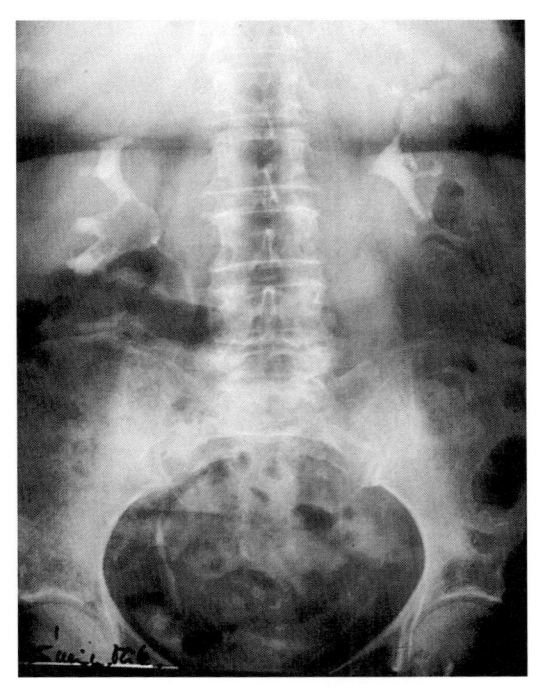

*Abbildung 7-63:* Ausscheidungsurogramm: Füllungsdefekt im rechten Nierenbecken bei Nierenbeckenkarzinom.

*Therapie*
Die Therapie der Wahl beim Nierenbeckenkarzinom mit regelrechter kontralateraler Niere ist die *Ureteronephrektomie* mit ipsilateraler Blasenmanschette und regionaler Lymphadenektomie. Als Zugangsweg eignen sich entweder der Flankenschnitt zur Nephrektomie mit Exzision des Ureters plus Blasenmanschette von einem zweiten extraperitonealen Pararektal- oder Hockeyschläger-Schnitt im Unterbauch oder alternativ die primäre komplette Ureteronephrektomie mit Blasenmanschette über einen Pararektalschnitt mit primär extraperitonealem Vorgehen nach Abschieben des Peritoneums nach medial. Bei Nierenbeckentumoren und tumorfreiem Ureter kann die Ureterektomie alternativ so durchgeführt werden, daß vor der Nephrektomie über Flankenschnitt das Ureterostium transurethral elektrisch mit der Hakensonde umschnitten wird mit konsekutiver Dauerkatheterdrainage der Blase, so daß der Harnleiter über den Flankenschnitt herausgezogen werden kann. Bei funktioneller und anatomischer Einzelniere oder bilateralem Befall kann der Or-

ganerhalt mit Resektion der befallenen Nierenbekken- bzw. Ureterabschnitte oder die Autotransplantation der Niere mit iliakalen Gefäßanschlüssen und Vesikopyelostomie versucht werden.

Bei normaler kontralateraler Niere bietet sich der *primäre Organerhalt* lediglich bei kleinen oberflächlichen Grad-1-Karzinomen an: durch lokale Tumorexzision, Elektroresektion oder Neodym-Yag-Laser-Therapie entweder ureteroskopisch, perkutan oder nach offener Nierenfreilegung. Es besteht allerdings eine hohe Rezidivneigung, so daß diese organerhaltenden Verfahren nur bei etwa 5 % der Patienten sinnvoll erscheinen.

Bei Tumoren im distalen Ureter kann eine *distale Ureterektomie* unter Mitnahme des periureteralen Gewebes inklusive Blasenmanschette und regionalen Lymphknoten mit anschließender Ureteroneozystostomie mit Psoas-Hitch oder Boarilappen ohne Verschlechterung der Prognose gegenüber der radikalen Operation möglich sein.

Beim Carcinoma in situ des oberen Harntraktes kann das Nierenbeckenkelchsystem perkutan über eine Nephrostomie mit einer Aufschwemmung von denaturierten Tuberkulose-Bakterien, Bacillus Calmette-Guérin (BCG), perfundiert werden. Bei einer Pyelovesikostomie nach Nierenbeckenteilresektion mit Autotransplantation wegen Einzelniere kann auch eine intravesikale *BCG-Instillation* ähnlich der Rezidivprophylaxe beim Blasenkarzinom durchgeführt werden.

Bei fortgeschrittenen oder lymphogen metastasierten Urothelkarzinomen bietet sich die *systemische Chemotherapie* wie beim Urothelkarzinom der Harnblase sowohl in adjuvanter, palliativer als auch in induktiver Form an.

*Prognose*
Die 5-Jahres-Überlebensrate nach radikal-chirurgischem Vorgehen variiert je nach Staging zwischen 0 und 100 %, wobei die Infiltrationstiefe der wichtigste prognostische Faktor ist. In Abhängigkeit von der Infiltrationstiefe finden sich in der Literatur 5-Jahres-Überlebensraten bei Nierenbecken- und Harnleitertumoren von 80–100 % bei Ta-, 80–95 % bei T1-, 70–85 % bei T2-, 30–60 % bei T3 und 0–40 % bei T4-Tumoren. Essentiell für die Prognose ist die Tumornachsorge mit zumindest vierteljährlichen zystoskopischen Kontrollen mit Spülzytologie wie bei Blasentumoren innerhalb der ersten zwei bis drei Jahre sowie mit regelmäßigen sonographischen sowie röntgenologischen Kontrollen der Restniere.

## 4.4 Harnleiterverletzungen

Aufgrund der oben genannten anatomischen Lagebeziehungen besteht bei gynäkologischen Eingriffen sowie bei Eingriffen im Bereich von Sigma und Rektum die Gefahr der Ureterverletzung. Bei Durchtrennung wird eine Reanastomosierung oder Ureteroneozystostomie, je nach Lage der Läsion, durchgeführt (wie bei den Ureterstenosen beschrieben). Wichtig ist bei der operativen Korrektur sämtlicher Formen der Harnleiterverletzung, den Ureter mit Hilfe eines inneren Splints (DJ) für ca. 4 Wochen zu schienen zur Vermeidung einer Urinparavasation, bzw. narbigen Stenosierung. Bei eingeschränkter Operabilität besteht die Möglichkeit, als vorübergehende Palliation eine Punktionsnephrostomie anzulegen.

# 5. Urolithiasis

T. Kälble und G. Stähler

Rund 1 bis 2 Promille der Gesamtbevölkerung Europas leidet an Harnsteinen, wobei Männer etwa doppelt so häufig befallen sind wie Frauen. Das Durchschnittsalter bei der ersten Steinepisode beträgt bei beiden Geschlechtern 34 Jahre.

Die verschiedenen Steinarten sind in der Tabelle 7-11 dargestellt. Nieren- bzw. Harnleitersteine entstehen bei Überschreiten des jeweiligen Löslichkeitsproduktes durch Ausfallen von Kristallen, die bei entsprechender Disposition des Steinträgers bzw. bei bestimmten anatomischen Gegebenheiten wachsen und sich durch Aggregation zu manifesten Steinen ausbilden können. Harnsteine sind zu über 95 % aus anorganischen Substanzen und zu 1 bis 5 % aus einer organischen Steinmatrix zusammengesetzt.

## 5.1 Genese der Steinbildung

*Ungenügende Flüssigkeitsaufnahme*
In konzentriertem Urin kommt es eher zur Löslichkeitsüberschreitung von Kristallen und damit zur Steinbildung. Reichliches Trinken ist insofern eine der effektivsten Maßnahmen zur Steinprophylaxe, bzw. -metaphylaxe.

*Einseitige Ernährung*
Die Einnahme großer Mengen kalzium- und oxalathaltiger Nahrungsmittel, eine ausgesprochen alkalische Kost über längere Zeit (Milch-Alkali-Syndrom), eine sehr eiweiß- und purinhaltige Kost und große Mengen an Vitamin C oder D begünstigen die Steinbildung.

*Tabelle 7-11:* Steinarten.

| | | Kristallographischer Name | Häufigkeit |
|---|---|---|---|
| Ca-Oxalat | –monohydrat | Whewellit | 60–70 % |
| | –dihydrat | Wedellit | |
| Harnsäure | | Ammoniumurat | 8–20 % |
| | | Natriumurat | |
| Mg-Phosphat | | Struvit | 2–12 % |
| | | Newberyit | |
| | | Bobierrit | |
| Ca-Phosphat | | Hydroxylapatit | 3–10 % |
| | | Carbonatapatit | |
| | | Whitlockit | |
| | | Brushit | |
| Cystin | | | 0,5–3 % |
| Xanthin | | | 0,1 % |
| Matrixstein | | | 0,1 % |

## Immobilisation

Längere Bettruhe, beispielsweise nach Wirbelsäulenfrakturen oder orthopädischen Eingriffen, führt zu einer vermehrten Kalziumfreisetzung (Demineralisation) aus dem Skelettsystem mit konsekutiv erhöhter Kalziumausscheidung.

## Harnwegsinfekt

Harnstoffspaltende Bakterien wie Proteus oder Escherichia coli sind in der Lage, mit Hilfe des Enzyms Urease Harnstoff in Ammoniak und Kohlendioxyd zu spalten. Die freiwerdenden Ammoniumionen führen zu einer Verschiebung des Urin-pH in den alkalischen Bereich und damit zu einer vermehrten Ausfällung von Phosphatsteinen. Der typische Infektstein ist der Magnesiumammoniumphosphatstein (Synomym: Tripelphosphat, Struvit).

## Fremdkörper

Fremdkörper, in irgendeiner Form in den Harntrakt eingebracht, oder abgestoßene Papillen beispielsweise bei Diabetes mellitus oder Phenacetinabusus werden sehr rasch als Kondensationskern Ausgangspunkt für eine Steinbildung.

## Urin-pH

Im sauren Urin, d. h. unter pH 5, fallen Harnsäure- bzw. Uratkristalle, im alkalischen Milieu, d. h. über pH 7, fallen Phosphatkristalle aus. Bei Hyperurikämie und konsekutiver Hyperurikosurie, z. B. durch Zellzerfall nach Zytostatikatherapie oder bei myeloproliferativen Erkrankungen, nach Abmagerungskuren oder bei der Gabe von Urikosurika besteht die Gefahr der Harnsäuresteinbildung, sofern nicht auf eine Alkalisierung des Urins, bzw. eine ausreichende Flüssigkeitszufuhr geachtet wird.

## Renal tubuläre Azidose

Bei dieser angeborenen Erkrankung werden im distalen Tubulus (Typ 1), seltener im proximalen Tubulus (Typ 2) vermindert Protonen sezerniert, so daß bei Urin-pH-Werten zwischen 6 und 7 Kalziumphosphat ausfällt. Bei diesen Patienten liegen die Urin-pH-Werte konstant über 6 ohne Hinweis für einen alkalisierenden Harnwegsinfekt. Die Krankheit führt zu rezidivierender Nephrolithiasis bei gleichzeitiger metabolischer Azidose. Bei der chronischen Pyelonephritis kann eine erworbene renal tubuläre Azidose auftreten.

## Hyperoxalurie

Bei der Oxalose liegt ein autosomal-rezessiv vererbter Enzymdefekt der Leber vor, aufgrund dessen es zu einem vermehrten Oxalsäureanfall mit konsekutiver Hyperoxalurie kommt. Durch Ausfällen von Oxalsäure kommt es zur Nephrokalzinose mit rasch progredienter Niereninsuffizienz, extrarenale Oxalatablagerungen führen zu schweren Gefäß- und Parenchymschäden anderer Organe.

Bei Colitis ulcerosa, Morbus Crohn oder nach Ileumresektionen kommt es zum Gallensäureverlust mit konsekutiver Fettmaldigestion. Die Fettsäuren verbinden sich im Darm mit Kalzium zu Fettseifen, so daß das Kalzium nicht mehr zur Bindung von freier Oxalsäure und damit zur Verhinderung der Oxalatresorption zur Verfügung steht. Die daraus resultierende vermehrte Oxalsäureresorption im Darm ist Grund für eine rezidivierende Steinbildung.

## Primärer Hyperparathyreoidismus

Beim primären Hyperparathyreoidismus ist die Bildung von Nieren- bzw. Harnleitersteinen ein Leitsymptom. Durch Adenome, seltener Hyperplasien der Nebenschilddrüsen kommt es zu einer vermehrten Parathormonausschüttung und damit zu einer vermehrten Kalziumresorption aus den Knochen sowie aus dem distalen Tubulussystem mit konsekutiver Hyperkalzämie und Hyperkalzurie. Beim Nachweis eines erhöhten Kalzium- und niedrigen Phosphatspiegels ist die Diagnose praktisch gesichert.

## Idiopathische Hyperkalzurie

Die idiopathische Hyperkalzurie wird unterteilt in eine obligat hyperabsorptive Hyperkalzurie, bei der unabhängig von der Kalziumkonzentration der Nahrung durch vermehrte Kalziumabsorption im Darm eine erhöhte Kalziumausscheidung über den Urin erfolgt, sowie in eine fakultativ hyperabsorptive Form, bei der lediglich bei vermehrter oraler Kalziumzufuhr eine Hyperkalzurie auftritt. Selten ist eine renale Hyperkalzurie durch verminderte renale Kalziumreabsorption. Vitamin-D-Überdosierung kann ebenfalls zur Hyperkalzurie führen.

## Zystinsteine

Bei der Zystinurie liegt angeborenerweise eine gegenüber Normalpersonen um das 4- bis 15fach erhöhte Ausscheidung der Aminosäure Zystin im Urin mit konsekutiver Zystinsteinbildung vor.

## Xanthinsteine

Aufgrund eines angeborenen Xanthinoxydasemangels kann Xanthin nicht zu Harnsäure abgebaut werden, so daß die Patienten mit Xanthinsteinen durch eine sehr niedrige Serumharnsäure und exzessiv hohe Xanthinausscheidung im Urin auffallen. Xanthinsteine sind eine Rarität.

## 5.2 Symptome und Diagnostik

### 5.2.1 Symptome und Komplikationen

Die meisten Steine haben eine Größe von 2–4 mm und gehen spontan, oftmals unbemerkt, ab. Ist ein Stein größer als ca. 5 mm oder aufgrund seiner Form und Oberfläche schwer abgangsfähig, bleibt er bevorzugt an den drei physiologischen Ureterengen hängen (vor allem prävesikal, s. Abb. 7-64). Eingeklemmte Uretersteine verursachen neben einer Harnstauung und einem lokalen Ödem über vegetative Reflexe einen Ureterspasmus, Übelkeit mit Erbrechen sowie eine peritoneale Reizsymptomatik.

Eine *Nieren- oder Ureterkolik* manifestiert sich meist «wie ein Blitz aus heiterem Himmel» mit stärksten wellenförmigen und wehenartigen Schmerzen im Bereich einer Flanke mit Ausstrahlung in den Unterbauch, bzw. das Genitale. Hohe Harnleitersteine strahlen dabei typischerweise in die Flanke und Leiste, mittlere Harnleitersteine in den Unterbauch und die Leiste, intramurale Harnleitersteine in das Genitale aus. Intramurale Uretersteine können darüber hinaus zu imperativem Harndrang oder zu Blasenentleerungsstörungen bis hin zum Harnverhalt führen. Das Abdomen kann gebläht sein mit leichter peritonealer Reizung, wobei die Bauchdecken in aller Regel weich sind. Ebenso typisch sind Übelkeit mit Erbrechen. Die Patienten sind sehr unruhig, werfen sich hin und her bzw. laufen auf und ab. Diese Zeichen des viszeralen Schmerzes unterscheiden sich deutlich von denjenigen des somatischen Schmerzes bei einer entzündlichen Erkrankung oder einer intraabdominellen Perforation, wo ohne Ausstrahlung am Ort des Geschehens ein maximaler Druckschmerz existiert, das Abdomen gespannt bis bretthart ist und die Patienten ruhig liegen unter Vermeidung jeglicher Bewegung.

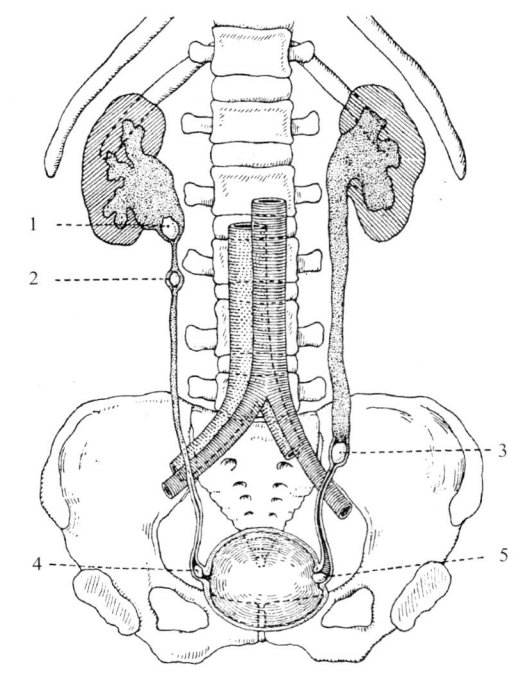

*Abbildung 7-64:* Die häufigsten Steinlokalisationen. 1 Stein im Nierenbeckenausgang; 2 Stein im Anfangsteil des Ureters; 3 Stein oberhalb der Kreuzungsstelle des Ureters mit der A. iliaca comm.; 4 Stein unmittelbar oberhalb der Einmündungsstelle des Ureters in die Blase; 5 Stein in der Uretermündung.

Über längere Zeit inkarzerierte Konkremente oder auch primär nicht abgangsfähige Nierenbeckenkelchsteine verursachen keine Koliken, sondern allenfalls unspezifische ziehende Beschwerden, die häufig als Lumbago mißgedeutet werden. Große Infektsteine werden mitunter erst bei der Abklärung einer hohen Blutkörperchensenkungsgeschwindigkeit und einer Mikrohämaturie erkannt.

Ein typischer Befund bei der Urolithiasis ist die Mikrohämaturie, seltener eine Makrohämaturie.

Bei heftigen Koliken kann es zum Auftreten einer Fornixruptur kommen, insbesondere im Zusammenhang mit einem Ausscheidungsurogramm. Die Hauptgefahr einer länger bestehenden

Harnstauung ist neben der zunehmenden Nierenschädigung bis hin zur Destruktion (hydronephrotische Schrumpfniere) die Infektion. Sehr gefährlich ist eine larvierte Urosepsis, bei der bei nicht erkannter Harnstauungsniere nach Antibiotikagabe die Symptomatik einige Zeit kaschiert sein kann. Teilweise ohne Fieber mit nur geringer oder fehlender Leukozytose entseht dann das Vollbild einer Urosepsis mit Verbrauchskoagulopathie. Die schwere Urosepsis ist nach wie vor mit einer Mortalität von ca. 50 % behaftet.

### 5.2.2 Labordiagnostik

Blutbild, Elektrolyte und Retentionswerte, Urinsediment und Urinkultur stellen die Standarddiagnostik beim Nieren- oder Ureterstein dar. Bei Infektionsverdacht sollte darüberhinaus CRP und BSG bestimmt werden zum Ausschluß einer Parenchymbeteiligung. Eine diskrete Leukozytose ist meist streßbedingt und muß nicht unbedingt Hinweis für eine infizierte Harnstauungsniere sein. Eine Mikro-, seltener Makrohämaturie ist typisch. Trombozytopenie, Abfall von Antithrombin 3 und Erniedrigung des Quick-Wertes sind Hinweise für eine Urosepsis.

*Renal tubuläre Azidose (RTA)*
Bei Nachweis einer Serumazidose sowie mehrfach alkalischen Urin-pH-Werten zwischen 6 und 7 im Morgen-Nüchtern-Urin besteht der Verdacht auf eine RTA, die durch einen oralen Ammoniumchloridbelastungstest (100–200 mg) gesichert werden kann. Fällt der Urin-pH in den darauffolgenden acht Stunden nicht unter 5,5, so ist die Diagnose gesichert.

*Hyperparathyreoidismus*
Bei deutlich erhöhtem Serumkalzium und niedrigem Serumphosphat ist die Diagnose praktisch gesichert. Der Nachweis von Parathormon mit Hilfe einer RIA bestätigt die Diagnose.

*Harnsäuresteine*
Bei Verdacht auf Harnsäuresteine muß der Urin-pH bestimmt werden, der typischerweise um 5 liegt. Gleichzeitig sollte die Serumharnsäure kontrolliert werden, die jedoch nur in etwa 40–60 % erhöht ist.

*Zystinurie*
Eine Zystinurie wird durch die erhöhte Zystinkonzentration im 24-Stunden-Sammelurin nachgewiesen.

*Idiopathische hyperabsorptive Hyperkalzurie*
Bei bilateralen oder rezidivierenden Kalziumoxalat- bzw. -phosphatsteinen muß die hyperabsorbtive Hyperkalzurie ausgeschlossen werden mit Hilfe der Stoffwechseluntersuchung nach Pak. In einer vereinfachten Modifikation wird dabei nach einer eintägigen Urinsammelperiode unter normaler Ernährung eine zweite 24stündige Sammelperiode angeschlossen unter Kalziumbelastung (1–2 g). Am dritten Tag erfolgt die Urinsammlung nach Gabe von Natriumzellulosephosphat, einem Kalziumbinder im Darm. Je nachdem, ob eine Hyperkalzurie nur unter Kalziumbelastung oder auch bei normaler Ernährung auftritt, liegt eine fakultative oder obligat hyperabsorbtive Hyperkalzurie vor. Das Absinken der Hyperkalzurie nach Natriumzellulosephosphat bestätigt die Diagnose.

### 5.2.3 Bildgebende Diagnostik

*Nierensonographie*
Die Sonographie ist die primär durchzuführende bildgebende Diagnostik, bei der eine Harnstauung ebenso gesehen wird wie eine Parenchymrarefizierung als Hinweis für eine schon länger bestehende Harnstauung. Darüber hinaus zeigen sich Nierenkelch-, Nierenbecken- und proximale Uretersteine als weiße Reflexe mit schwarzem Schlagschatten. Prävesikale Harnleitersteine können transvesikal bei gefüllter Blase dargestellt werden, mittlere Uretersteine sind durch Darmgasüberlagerung in aller Regel nicht zu sehen.

*Ausscheidungsurogramm*
Die Abklärung der Urolithiasis ist eine Domäne der Röntgendiagnostik. 80–85 % aller Nierensteine sind schattengebend (Kalziumoxalat- und Kalziumphosphatkonkremente) und können daher bereits in der Röntgenleeraufnahme festgestellt werden. Zystinsteine sind als flaue Schatten sichtbar, reine Harnsäure- und Xanthinsteine sind nicht schattengebend. Gleiches gilt für die sehr seltenen reinen Matrixsteine. Bei starker Darmgasüberlagerung, sehr kleinen Steinen oder Lage des Stei-

nes in Projektion auf das Os sacrum bzw. die Ileosakralfuge können auch schattengebende Steine dem Nachweis entgehen. Nach Kontrastmittelgabe zeigt sich bei einem okkludierenden Ureterstein typischerweise eine verlängerte nephrographische Phase und eine verzögerte Ausscheidung in ein dilatiertes Hohlraumsystem, so daß oft noch nach vielen Stunden Spätaufnahmen notwendig werden, bis die Kontrastmittelsäule bis zum Kontrastmittelstop in Höhe des Uretersteins zu sehen ist. Dabei ist darauf zu achten, daß zur Darstellung der prävesikalen Region ab der zweiten Aufnahme 20 Minuten nach Kontrastmittelgabe die Blase entleert werden soll.

Solange der Patient nicht komplett schmerzfrei ist, darf kein Ausscheidungsurogramm durchgeführt werden. Die Gabe von Kontrastmittel während einer akuten Steinkolik führt zu einem massiven osmotischen Gradienten im Hohlraumsystem mit konsekutivem Wassereinstrom, so daß es bei der ohnehin schon bestehenden Druck-Belastung zu einer Fornixruptur kommen kann.

*Nierenfunktionsszintigraphie*
Die Nierenfunktionsszintigraphie dient neben dem Nachweis einer Obstruktion zur Beurteilung der Nierenfunktion im Seitenvergleich, was bei der Planung von therapeutischen Maßnahmen von Relevanz ist.

*Retrograde Ureteropyelographie*
Bei eindeutigem Steinhinweis ist diese Untersuchung nicht notwendig. Lediglich bei Harnstauungsnieren unklarer Genese ohne sicheren Steinhinweis kann die retrograde Ureteropyelographie indiziert sein, wobei sie bei Nachweis eines Steines idealerweise gleich mit einer Steinreposition und Einlage eines DJ-Splint verbunden werden sollte.

### 5.2.4 Differentialdiagnose

Die Differentialdiagnose der akuten Steinkolik ist zunächst das akute Abdomen, wobei die Abgrenzung zur Steinkolik allein durch Beobachtung bzw. körperliche Untersuchung des Patienten meist gut gelingt. Ein Kolikpatient ist unruhig, wirft sich hin und her, hat ein weiches Abdomen und typischerweise eine Schmerzausstrahlung, wohingegen der peritonitische Patient jede Bewegung vermeidet mit einer lokalisierten oder diffusen Abwehrspannung. Die Gallenkolik strahlt typischerweise in die Schulter aus, die Nieren-, bzw. Ureterkolik in Richtung Leiste bzw. Genitale.

Eine seltene, jedoch wichtige Differentialdiagnose ist die akute Nierenarterienembolie, an die bei sonographisch fehlendem Stau und fehlender Ausscheidung der ipsilateralen Niere im Ausscheidungsurogramm gedacht werden muß. Bei Verdacht muß eine Dopplersonographie, eventuell auch Nierenangiographie erfolgen.

Differentialdiagnostisch muß bei Verdacht auf einen nicht schattengebenden Stein, der nur als Aussparungsfigur im Hohlraumsystem zu sehen sind, an einen Nierenbecken- oder Ueretertumor, ein Blutkoagel oder auch an eine abgegangene Nierenpapille gedacht werden.

## 5.3 Therapie bei Nieren- und Harnleitersteinen

### 5.3.1 Behandlung der akuten Steinkolik

Bei Nieren- bzw. Harnleitersteinkolik sollte der Patient angesichts der starken Schmerzsymptomatik möglichst rasch *schmerzfrei* gemacht werden (Abb. 7-65). Hierzu reichen wegen der parasympathischen und sympathischen Innervation bei der manifesten Kolik reine Parasympatholytika wie Scopolamin nicht aus. Vielmehr sollten zentral angreifende Spasmoanalgetika wie Metamizol i. v. oder auch Diclofenac i. m. verabreicht werden. Weiterhin können synthetische Morphinanaloga wie Pentacocin, Pethidin, Buprenorphin oder Tramadon i. v. oder i. m. gegeben werden.

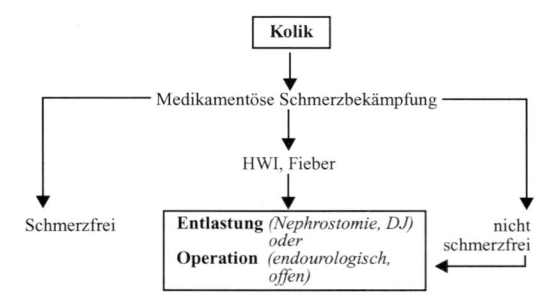

*Abbildung 7-65:* Behandlungsprinzip bei Harnleiterkolik.

Bei Verdacht auf eine infizierte Harnstauungsniere muß eine *sofortige Entlastung* durchgeführt werden, bei nicht abgangsfähigen Konkrementen primär durch eine sonographisch gesteuerte perkutane Punktionsnephrostomie. Bei kleineren Konkrementen kann man versuchen, den Stein mit Hilfe eines Ureterenkatheters in das Nierenbecken zu reponieren. Die definitive Entlastung des Hohlraumsystems erfolgt dann mit Hilfe eines DJ-Spints.

### 5.3.2 Operative Steintherapie

Bei potentiell abgangsfähigen Steinen (< 5 mm, glatte Form) und fehlenden Infektzeichen kann der Spontanabgang abgewartet werden unter regelmäßiger Kontrolle von Ultraschall, Urinsediment und Blutbild. Zur Steinaustreibung wird neben reichlicher Flüssigkeitszufuhr und viel Bewegung mit Treppensteigen, Hüpfen etc. die Gabe von pflanzlichen Medikamenten wie beispielsweise Urol® empfohlen.

Bei fehlendem Spontanabgang ohne nennenswerte Wanderungstendenz innerhalb von ein bis zwei Wochen oder bei primär aufgrund der Größe bzw. der Beschaffenheit nicht spontan abgangsfähigen Konkrementen muß eine operative Entfernung des Steines angestrebt werden (Tab. 7-12).

*Extrakorporale Stoßwellenlithotripsie (ESWL)*

Nierenbeckensteine werden mit der extrakorporalen Stoßwellenlithotripsie behandelt. Mit Hilfe von Röntgen und/oder Ultraschall wird der Stein dabei in zwei Ebenen geortet und mit extrakorporalen Stoßwellen zertrümmert. Hierzu stehen verschiedene Gerätetypen zur Verfügung, die mit piezoelektrischen, elektrohydraulischen oder elektromagnetischen Stoßwellen arbeiten (s. Abb. 7-66).

Die ursprüngliche Form der Zertrümmerung im Wasserbad ist mittlerweile nicht mehr notwendig. Die ESWL erfolgt auf speziellen Behandlungstischen unter Ankopplung der Elektroden über Wasservorlaufkissen. Die Behandlung wird in Analgosedierung vorgenommen.

Die Steinfreiheitsrate bei Nierenbeckensteinen nach ESWL liegt bei ca. 90 % in Abhängigkeit von Größe und Beschaffenheit der Steine. Die Desintegration der Steine im Harnleiter ist angesichts der sterischen Verhältnisse schwieriger, liegt jedoch im proximalen und distalen Harnleiter ebenfalls bei 80–90 %. Lediglich im mittleren Harnleiter sind die Ergebnisse schlechter. Schlecht desintegrierte Harnleitersteine oder Steine in Knochendeckung können mit Hilfe von Ureterenkatheter in das Nierenbecken reponiert und dort zertrümmert werden. Bei sehr großen Nierenbeckensteinen mit der Gefahr der Steinstraßenbildung bei Abgang der Steinpartikel wird zur Sicherung der Urinpassage vor der ESWL ein DJ-Katheter eingelegt (Abb. 7-67).

*Perkutane Nephrolitholapaxie (PCL)*

Bei großen Nierenbeckensteinen ist die perkutane Nephrolitholapaxie die Therapie der Wahl. In Bauchlage wird dabei sonographisch das Hohlraumsystem anpunktiert wie bei der Anlage einer Punktionsnephrostomie. Über die Punktionsnadel wird ein Führungsdraht in das Nierenbecken eingebracht und danach der Punktionskanal aufbougiert, bis das Nephroskop in das Hohlraumsystem eingeführt werden kann (s. Abb. 7-68).

Unter kontinuierlicher Wasserspülung kann dann der Nierenstein piezoelektrisch, elektrohydraulisch oder mit Hilfe von Laser zertrümmert werden. Kleinere Steinfragmente werden mit Hilfe von Faßzangen extrahiert. Am Ende der PCL wird eine Drainage in das Nierenbecken eingelegt zur Kompression und damit Blutstillung des Punktionskanales.

*Ureterorenoskopie (URS)*

Bei kleineren distalen bzw. mittleren Uretersteinen kann ein Ureterorenoskopes transurethral in den Harnleiter eingeführt werden, wo dann der

*Tabelle 7-12:* Therapie der Urolithiasis.

| Nierenbecken-Kelchstein | |
|---|---|
| < 2 cm | ESWL |
| > 2 cm | ESWL mit DJ oder PCL |
| Ausgußstein | PCL oder offene Operation |
| *Ureterstein* | |
| proximal | ESWL in situ |
| Mitte | Ureterorenoskopie |
| distal | Ureterorenoskopie, ESWL |

| ESWL | = extrakorporale Stoßwellenlithotripsie |
|---|---|
| PCL | = perkutane Nephrolitholapaxie |
| DJ | = Doppel-J-Katheter |
| URS | = Ureterorenoskopie |

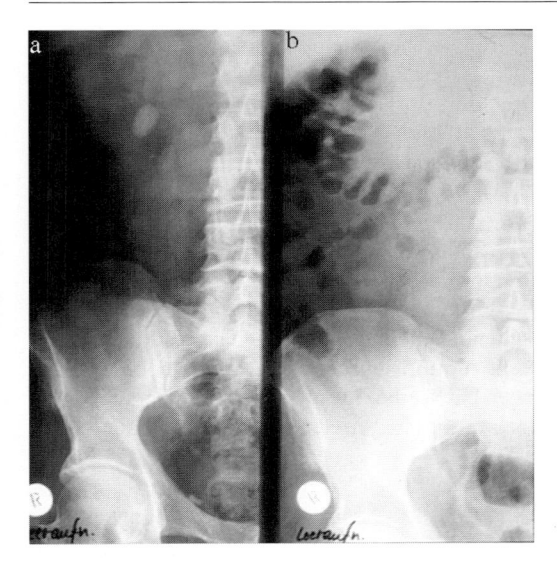

*Abbildung 7-66:* Schattengebender Nierenbeckenstein rechts. a. Abdomen-Leeraufnahme prä-ESWL. b. Prävesikale Steinstraße nach Abgang der Steinpartikel post-ESWL mit konsekutiver Harnstauung.

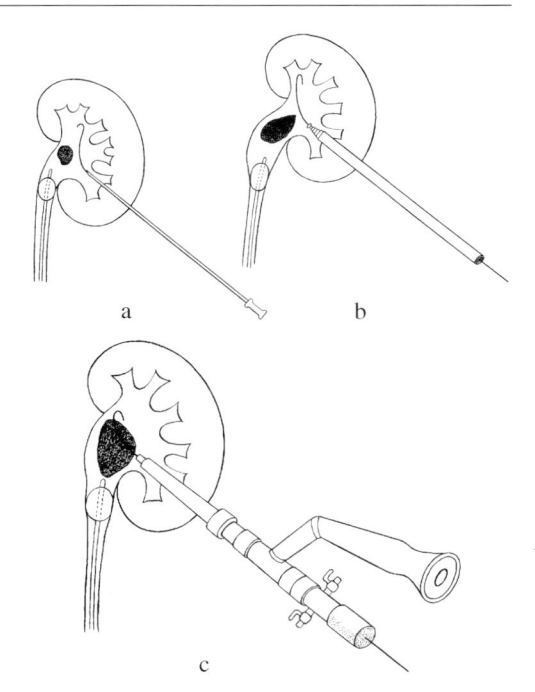

*Abbildung 7-68:* Perkutane Nephrolitholapaxie (PCNL). a. Sonographisch kontrolliertes Anpunktieren des Hohlraumsystems und röntgenologisch kontrolliertes Vorschieben eines Führungsdrahtes. b. Aufbougieren des Arbeitskanals mit Teleskopbougies über den Führungsdraht. c. Einführen des Nephroskops über die Bougies und Lithotripsie und/oder Extraktion des Steins.

1 Vasa spermatica   2 Unterer Nierenpol

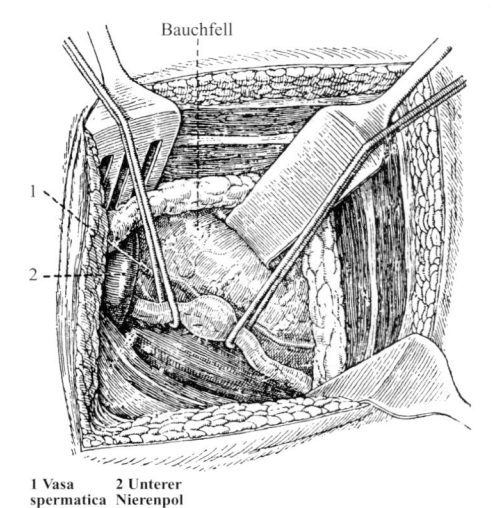

*Abbildung 7-69:* Unterer Nierenpol und Ureter sind freigelegt. Damit sich der Stein nicht nach oben oder unten verschieben kann, wird der Ureter mit je einem dünnen Gummischlauch verschlossen.

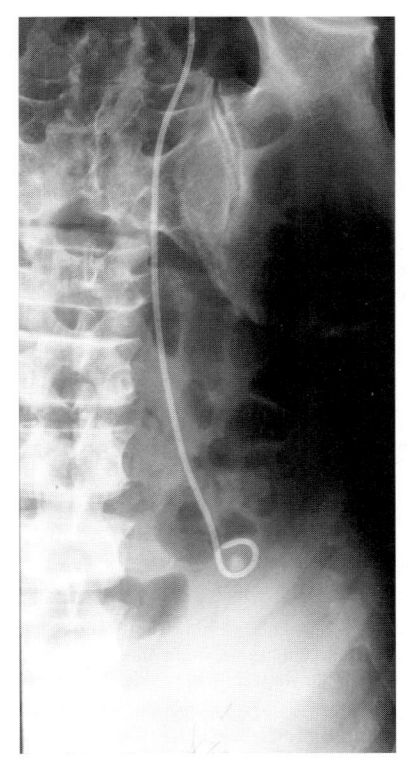

*Abbildung 7-67:* DJ-Einlage vor ESWL eines Nierenbeckensteins zur Verhinderung einer Steinstraße.

Stein unter Sicht mit Hilfe eines Dormia-Körbchens gefaßt und komplett mit dem Ureterorenoskop extrahiert werden kann. Zur Verhinderung eines Schleimhautödems mit konsekutiver Behinderung der Urinpassage wird in aller Regel im Anschluß an die Ureterorenoskopie ein DJ-Katheter für einige Tage eingelegt. Bei kleinen Uretersteinen bietet die URS Vorteile gegenüber der ESWL, da hiermit durch einen kurzen Eingriff in mehr als 90 % der Fälle eine sofortige komplette Steinfreiheit zu erzielen ist, wohingegen der Abgang von Harnleitersteinen nach ESWL oftmals einige Tage dauert mit eventuellen Koliken und/oder der Notwendigkeit von Re-ESWL oder Folgeeingriffen.

Größere Uretersteine können unter Sicht piezoelektrisch, elektrohydraulisch, mechanisch über Druckluft (Lithoclast) oder per Laser (Alexandrit, Farbstoff-Laser) zertrümmert und die Fragmente abgesaugt oder extrahiert werden.

*Chirurgische Therapie*
Angesichts der Endourologie sowie der ESWL sind offen-operative Eingriffe bei Ureter- oder Nierensteinen sehr selten geworden. Sie sind nur dann notwendig, wenn die genannten Maßnahmen nicht zum Erfolg führen oder wenn bei einer PCL bzw. URS eine Harnleiter- bzw. Nierenbeckenperforation aufgetreten ist. Primäre Indikationen

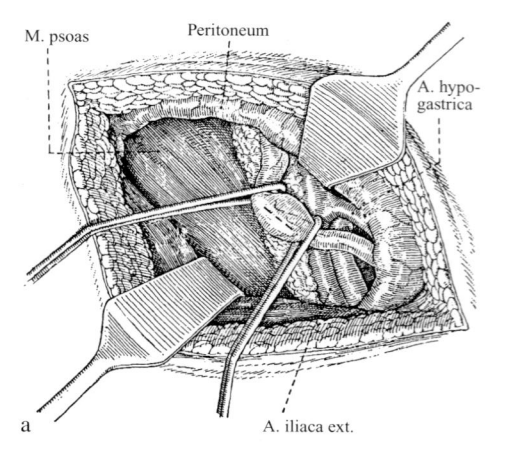

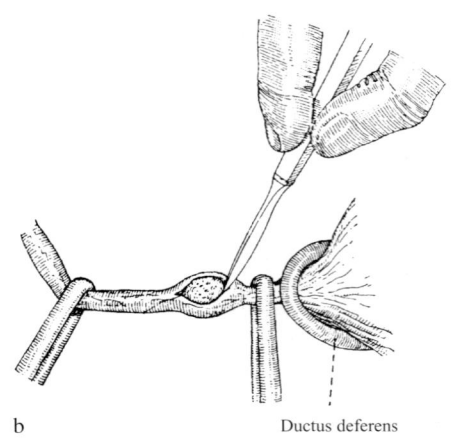

*Abbildung 7-70:* a. Ureterstein an der Kreuzungsstelle des Ureters mit der A. iliaca communis. b. Der Ureter ist nach oben und unten je mit einem dünnen Gummischlauch gesichert. Er wird über dem Stein mit einem Längsschnitt eröffnet.

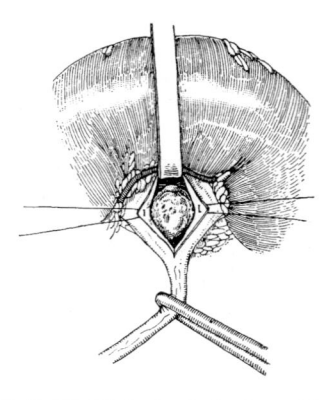

*Abbildung 7-71:* Die Rückseite der luxierten Niere ist freigelegt, der Ureter durch einen dünnen Gummischlauch abgeschlossen und das Nierenbecken zwischen zwei Haltefäden quer eröffnet.

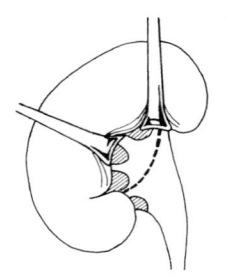

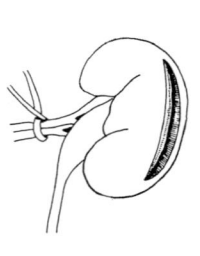

*Abbildung 7-72 (links):* Intrasinusale Pyelolithotomie nach Gil Vernet. Sie gelingt nur, wenn eine stärkere perirenale Entzündung fehlt; sonst reißt das Parenchym leicht ein.

*Abbildung 7-73 (rechts):* Die longitudinale Nephrotomie mit kurzfristigem Abklemmen des Gefäßstieles ergibt eine sehr gute Einsicht. Die Inzision erfolgt zwischen dem ventralen und dorsalen Gefäßbezirk. Parenchymnaht mit breiten Catgutbändern.

zum offen-operativen Vorgehen können sehr große, hochsitzende, fest impaktierte und irreponible Uretersteine oder Nierenbeckenkelchausgußsteine sein.

Bei Uretersteinen proximal der Crista iliaca ist ein Flankenschnitt, distal davon ein Pararektal- bzw. Hockeyschlägerschnitt im Unterbauch der geeignete Zugang zur Ureterolithotomie. Der Harnleiter wird proximal und distal des Steines angezügelt und anschließend eröffnet. Der Stein wird mit Hilfe eines Häkchens oder eine Steinfaßzange extrahiert, das Steinbett ausgespült und der Ureter mit einem DJ-Katheter geschient (Abb. 7-69, 7-70).

Bei Nierenbecken- bzw. Kelchsteinen wird über einen Lumbalschnitt am Oberrand der 12. Rippe extraperitoneal vorgegangen. Handelt es sich lediglich um einen Nierenbeckenstein, so wird nur die Rückseite des Nierenbeckens freipräpariert und längs oder konvex möglichst weit proximal des Ureterabganges inzidiert (s. Abb. 7-71). Der Stein wird extrahiert, das Nierenbecken ausgespült und ein DJ-Katheter zur Blase vorgeschoben. Danach wird das Nierenbecken verschlossen.

Bei partiellen Ausgußsteinen kann das Nierenbecken mit der Einmündung der Kelche intrasinusoidal nach Gil-Vernet freipräpariert werden (Abb. 7-72). Die Inzision des Nierenbeckens kann bis in den Abgang der Kelche hinein erweitert werden.

Ist auch mit Hilfe der intrasinusalen Technik keine vollständige Steinentfernung möglich, so müssen die Kelchsteine durch eine oder mehrere in Gefäßrichtung geführte Nephrotomien entfernt werden, wobei kurzfristig Nierenarterie und -vene abgeklemmt werden können (s. Abb. 7-73). Hierzu ist eine vollständige Mobilisation der Niere notwendig.

Nach Sanierung von Nierenbeckenkelchausgußsteinen empfiehlt es sich, eine Nephrostomie in die untere Kelchgruppe einzuziehen zur sicheren Urinabflußkontrolle und Möglichkeit der Spülung bei blutigem Urin. Ein gleichzeitig eingelegter DJ-Katheter kann nach Entfernen der Nephrostomie über einige Wochen verbleiben zur Verhinderung einer narbigen Ureterabgangsenge.

Bei funktionsloser stein- und infekttragender Niere ist die Nephrektomie Therapie der Wahl. Bei partieller pyelonephritischer Destruktion der Niere, beispielsweise im Bereich eines Pols, ist die Nierenpolresektion anzustreben.

### 5.3.3 Komplikationen

*ESWL*
Die Hauptkomplikation nach ESWL ist die Ureterobstruktion durch abgehende Steinpartikel bis hin zur Steinstraße mit Koliken und/oder fieberhaftem Harnwegsinfekt. In diesen Fällen ist die DJ-Einlage bis zum vollkommenen Steinabgang, bei einer Steinstraße die ureterorenoskopische Ausräumung angezeigt. Eine weitere, wenngleich seltene Komplikation ist das subkapsuläre, selten perirenale Hämatom, das in aller Regel konservativ behandelt werden kann.

*Perkutane Nephrolitholapaxie*
Die Hauptkomplikation bei der PCL ist die Perforation des Nierenbeckenkelchsystems, was zu einer Einschwemmung von isotoner Spülflüssigkeit führt. Ein weiteres Problem ist die Blutung mit Nierenbeckentamponade. Extrem selten werden lebensbedrohliche Blutungen berichtet, die die Nierenfreilegung oder gar die Nephrektomie erforderlich machen. Ebenfalls selten sind Verletzungen von Nachbarstrukturen wie der großen Gefäße, der Milz oder des Darms.

*Ureterorenoskopie*
Auch hier ist die Hauptkomplikation die Perforation, die nur extrem selten zu schweren Blutungskomplikationen führt. In aller Regel können die Perforationen durch mehrwöchige Schienung mit einem DJ-Splint konservativ zur Ausheilung gebracht werden.

*Offene Steinoperation*
Durch narbige Schrumpfung kann es zur sekundären Ureter- oder Kelchhalsenge kommen. Sehr selten ist die Intimaeinrollung mit konsekutivem Niereninfarkt nach Abklemmen der Nierenarterie bzw. Manipulation an der Niere unter Zug. Eine regelmäßige Folge sind mitunter ausgeprägte Verwachsungen zwischen Niere, Nierenbecken und umgebender Fettkapsel, so daß bei einem Rezidiveingriff die Operation sehr schwierig sein kann. Darüber hinaus kommt es bei jeder Nephrotomie zum Untergang von Parenchymanteilen.

### 5.3.4 Steinmetaphylaxe und Litholyse

Jeder fünfte wegen Nieren- oder Ureterstein behandelte Patient muß mit einem Rezidiv rechnen.

Insofern ist bei jedem Steinpatienten die Asservierung des Steines mit konsekutiver Steinanalyse zu fordern, um den Patienten bezüglich einer konsequenten Steinmetaphylaxe zu beraten. Darüber hinaus sollte der Patient ein- bis zweimal pro Jahr nachuntersucht werden mit Ultrasonographie der Niere, Urinsediment, -kultur sowie -status mit pH-Bestimmung.

Für alle Steinpatienten gilt die reichliche Flüssigkeitszufuhr von 2,5–3 l pro Tag als wichtigste Steinprophylaxe. Für die verschiedenen Steinarten gelten darüberhinaus jeweils besondere Maßnahmen.

*Harnsäurestein*
Die wichtigste Maßnahme ist die Alkalisierung des Urins beispielsweise mit K-Zitrat (Uralyt UR). Dabei stellt der Patient selbst mit Hilfe von Teststreifen den Urin-pH auf 6,2 bis 6,8 ein. Bei erhöhter Serumharnsäure wird darüber hinaus der Xanthinoxydasehemmer Allopurinol verabreicht.

*Zystinsteine*
Zystinsteine können durch konservative Maßnahmen nicht aufgelöst, wohl aber in ihrer Entstehung verhindert werden durch konsequente lebenslange Metaphylaxe. Dazu gehört zum einen eine maximale Flüssigkeitszufuhr, zum anderen eine Alkalisierung des Urins mit Uralyt UR oder Natriumbikarbonat (Urin-pH 7,5–7,8). Darüber hinaus sollte entweder Thiola (6-Mercapto-propionylglycin) oder Vitamin C (3-5 g pro Tag) verabreicht werden, die Zystin in das besser lösliche Zystein überführen und insofern die Zystinsteinbildung verhindern.

*Infektsteine*
Bei Infektsteinen gilt, den Patienten bis zur Steinfreiheit antibiotisch zu behandeln und gleichzeitig auch kleinste Steine zu beseitigen, da an den Steinpartikeln Bakterien haften, die aufgrund ihrer harnstoffspaltenden Aktivität stets wieder zu Rezidivsteinen führen. Zur Infektprophylaxe kann neben einer Langzeitantibiotikumgabe auch der Urin mit Ascorbinsäure oder L-Methonin angesäuert werden.

*Kalziumoxalat/-phosphatsteine*
Die einzig gesicherte Prophylaxe der Kalziumoxalatsteinentstehung ist die reichliche Flüssigkeitszufuhr. Bei eindeutig nachgewiesener hyperabsorbtiver Hyperkalzurie können Ionenaustauscher wie Natriumzellulosesulfat oder Campanyl® verabreicht werden. Davon abgesehen ist bei Kalziumoxalat- oder -phosphatsteinen die Effizienz der Steinmetaphylaxe (Magnesium, Allopurinol, Thiazide, Zitrat) umstritten.

## 5.4 Blasensteine

In dem Maße, wie die Nieren- bzw. Uretersteine zugenommen haben, sind in unseren Breiten die Blasensteine zurückgegangen. Sie sind beinahe immer die Folge einer Störung der Harnentleerung durch Obstruktion infolge Prostatahyperplasie, Shinktersklerose, Harnröhrenstriktur, Cystozele, Blasenlähmung bei Querschnittsgelähmten oder Blasenschäden nach Röntgenbestrahlung. Gewebs-, Fibrin-, Blut-, oder Geschwulstbröckel liefern den Kristallisationskern. Infektionen mit harnstoffspaltenden Proteusbakterien führen zur Bildung von Apatit- und Struvitsteinen.

Seltene Ursachen sind Fremdkörper wie geflochtenes Nahtmaterial nach Blaseneingriffen, Blasenkatheter oder vom Patienten in autoerotischer Absicht eingebrachte Gegenstände.

Nur ausnahmsweise fehlen die bereits früh auftretenden charakteristischen subjektiven und objektiven Störungen: stechende Schmerzen in Blasen- und Dammgegend, gegen den Mastdarm und in die Glans ausstrahlend und vor allem auch am Ende der Miktion auftretend. Blockiert das Konkrement den Blasenhals, wird der Urinstrahl plötzlich unterbrochen. Der Patient lernt rasch, durch Stellungswechsel diese Blockade zu beseitigen. Gehäufter Miktionsdrang spricht meist für das Vorliegen einer Infektion, kann aber auch durch die Verschiebung der Konkremente bei körperlicher Bewegung verursacht sein.

Stets ist eine Mikrohämaturie vorhanden. Kalziumhaltige Steine sind im Röntgenleerbild sichtbar, Harnsäuresteine sind in der Doppelkontrastzystographie als Aussparung erkennbar. Die Diagnosesicherung erfolgt durch die Endoskopie.

*Therapie*
Kleine Steine werden mit der Faßzange entfernt, mittelgroße Steine zertrümmert und ausgespült. Bei größeren Steinen erfolgt die elektrohydrauli-

sche, piezoelektrische oder laserinduzierte Lithotripsie transurethral unter Sicht. Bei sehr großen Steinen empfiehlt sich die Sectio alto als sichere, vollständige und rasche Maßnahme, da bei sehr langer transurethraler Lithotripsie starke Mazerationen der Blasenschleimhaut mit Blutungen auftreten können.

Zur Verhinderung eines Rezidivblasensteines muß ein Abflußhindernis obligat beseitigt werden. Bei kleinen bis mittelgroßen Prostataadenomen empfiehlt sich die transurethrale Steinlithotripsie mit Prostataresektion in einer Sitzung, bei großen Prostataadenomen die transvesikale Adenomektomie mit Entfernen des Blasensteines über die Sectio alta.

Eine ausreichende antibiotische Behandlung nach Beseitigung der Steine und des Abflußhindernisses zur Infektionssanierung ist unbedingt durchzuführen.

## 5.5 Harnröhrensteine

Ein Stein aus den oberen Harnwegen oder der Blase kann in einer der physiologischen Engen der Harnröhre (Pars prostatica, Bulbus urethrae, Fossa navicularis) steckenbleiben. Primäre Steine sind sehr selten.

Die stets auftretenden sekundären Entzündungserscheinungen führen zum Bild der Urethritis mit Dauerschmerz, initialer und terminaler Hämaturie, Ausfluß und Pyurie. Sondierung, Röntgenaufnahme und Endoskopie führen schnell zur Diagnose.

Ein Konkrement im vorderen Harnröhrenabschnitt läßt sich meist mit der Faßzange entfernen. Ein Stein im hinteren Abschnitt wird zystoskopisch in die Blase zurückgeschoben, hier zertrümmert und ausgespült. Bei stärkeren entzündlichen Veränderungen, einer Striktur oder einem Divertikel muß der Stein durch Eröffnung der Harnröhre von der Skrotalseite her entfernt werden.

## 5.6 Prostatasteine

Sogenannte Prostatasteine entstehen primär in den Acini und Ausführungsgängen der Prostatadrüse, sekundär in Abszeßhöhlen und in nekrotischem Gewebe einer entzündlich veränderten Prostata. Sie treten meist multipel auf und sind etwa senfkorn- oder stecknadelgroß.

Steine, die stärkere Beschwerden verursachen, vor allem wenn sie die Miktion stören, werden zusammen mit der Prostata transurethral reseziert. Symptomlose Prostatasteine sind nicht therapiebedürfig.

# 6. Erkrankungen der Blase

T. Kälble und G. Stähler

## 6.1 Blasenkarzinom

### 6.1.1 Ätiologie und Einteilung

Das Blasenkarzinom gilt seit Ludwig Rehns Publikation im Jahre 1885 über die Blasentumorentstehung bei Arbeitern der Farbstoffindustrie als Modell zum Verständnis der chemisch induzierten Karzinogenese. Mittlerweile sind zahlreiche Karzinogene für das Blasenkarzinom bekannt (aromatische Amine, Nitrosamine). Das Zigarettenrauchen geht mit einem 2–6fach erhöhten Blasenkarzinomrisiko einher. Das Chemotherapeutikum Zyklophosphamid ohne Applikation von Mesna (Uromitexan®) und die chronische Einnahme von Phenacetin führen ebenfalls zu einer erhöhten Rate von Blasentumoren. Weitere Risikofaktoren sind Dauerkatheter sowie chronische Harnwegsinfekte; vor allem die Bilharziose prädisponiert zu Plattenepitelkarzinomen.

Das Blasenkarzinom ist der häufigste urologische Tumor bei beiden Geschlechtern und das sechsthäufigste Karzinom beim Mann, wobei Männer zwei- bis dreimal so häufig erkranken wie Frauen. Weiße sind mit einer höheren Inzidenz betroffen als Schwarze. Der Häufigkeitsgipfel liegt im 7. Dezenium.

Etwa 95% der Blasenkarzinome sind Urothelkarzinome, etwa 5% Plattenepithelkarzinome und 1–2% Adenokarzinome. Plattenepitelkarzinome kommen fast ausschließlich bei chronisch entzündlichen Veränderungen der Harnblase (insbesondere Bilharziose) vor. Adenokarzinome finden sich meist an der Blasenvorderwand am Übergang zum Blasendach, da sie von Urachusresten ausgehen.

Die Einteilung der Urothelkarzinome folgt der TNM-Klassifikation gemäß den UICC-Richtlinien (s. Tab. 7-13) mit einem Grading von G1–G3, wobei das Carcinoma in situ der Harnblase definitionsgemäß ein Grad-3-Karzinom ohne Anhalt für Infiltration, jedoch mit einem aggressiven Wachstumspotential ist.

Die chemische Karzinogenese resultiert in einer multilokulär prämaligne transformierten Blasenschleimhaut, so daß zu unterschiedlichen Zeitpunkten an verschiedenen Stellen Blasenkarzinome wachsen. Dies hat zur Folge, daß auch oberflächliche Blasenkarzinome ohne Infiltration der

*Tabelle 7-13:* TNM-Klassifikation des Blasenkarzinoms nach UICC 1992.

| | |
|---|---|
| Ta | papillärer, auf die Mucosa beschränkter Tumor |
| Tis | Carcinoma in situ, Lamina propria nicht durchbrochen |
| T1 | Infiltration der Lamina propria |
| T2 | Infiltration der oberflächlichen Muskulatur |
| T3 | Infiltration der tiefen Muskulatur oder des perivesikalen Fettes<br>T3a Infiltration der tiefen Muskulatur<br>T3b Infiltration des perivesikulären Fettes |
| T4 | Infiltration von Prostata, Uterus, Vagina, Becken- oder Abdominalwand<br>T4a Infiltration von Prostata, Uterus, Vagina<br>T4b Infiltration von Becken- oder Bauchwand |
| N1 | solitärer Lymphknoten < 2 cm |
| N2 | solitäre oder multiple Lymphknoten 2–5 cm |
| N3 | ein oder mehrere Lymphknoten größer als 5 cm |
| M1 | Fernmetastasen |

Muskulatur in bis zu 70% der Fälle Rezidive (d. h. Neubildungen von Tumoren an anderen Stellen) bilden.

In Abhängigkeit vom Differenzierungsgrad tritt bei 4–45% der Blasenkarzinome ein Progress hinsichtlich der T- oder G-Kategorie auf, 1–22% der oberflächlichen Blasenkarzinome metastasieren. Dabei ist der primäre Metastasierungsweg lymphogen in die obturatorischen und iliakalen Lymphknoten; hämatogene Metastasen in Leber, Lunge und Skelett treten in aller Regel erst bei fortgeschrittenem Stadium auf.

### 6.1.2 Diagnostik

Das klassische Symptom des Blasenkarzinoms ist die schmerzlose Makrohämaturie. Bei Tumoren im Bereich des Blasenhalses mit konsekutiver Obstruktion und restharnbedingtem Harnwegsinfekt ist dagegen die schmerzhafte Makrohämaturie häufig. Darüberhinaus werden Symptome wie Pollakisurie, Dysurie oder Algurie beobachtet, Knochenschmerzen als Zeichen einer Skelettmetastasierung treten erst in Spätstadien auf.

*Laboruntersuchungen*
Spezifische Tumormarker beim Blasenkarzinom existieren nicht. Insofern werden beim Blasenkarzinom routinemäßig Blutbild (blutungsbedingte Anämie), Kreatinin und Harnstoff (postrenale Niereninsuffizienz bei Harnstau), die Transaminasen (Lebermetastasen) und die alkalische Phosphatase (Skelettmetastasen) bestimmt. Urinsediment und Urinkultur sind wichtig zur Erkennung einer Mikrohämaturie bzw. eines gleichzeitigen Harnwegsinfektes.

*Zystoskopie*
Bei jeder schmerzlosen Makrohämaturie ist die sofortige Zystoskopie indiziert. Die Zystoskopie ist das Diagnostikum der Wahl für die meist exophytischen, seltener soliden Blasentumoren. Eine Knipsbiopsie zur Diagnosesicherung ist angesichts der Blutungsneigung und der fehlende Aussage zur Infiltrationstiefe nicht zu empfehlen. Im Anschluß an die Zystoskopie sollte eine Spülzytologie entnommen werden.

*Bildgebende Verfahren*
Bei gefüllter Blase können Blasentumoren unter Umständen in der *Sonographie* dargestellt werden. Ebenso können Blutkoagel in der Blase gesehen werden. Wichtig ist ferner die Beurteilung der Nieren zum Ausschluß einer Harnstauungsniere bei Infiltration beispielsweise eines Ureterostiums. Die endovesikale Sonographie hat sich als Routinemaßnahme nicht durchgesetzt, da sie für die Bestimmung der Infiltrationstiefe zu ungenau ist.

Das *Ausscheidungsurogramm* ist bei der Erstdiagnose eines Blasenkarzinoms obligat, da damit begleitende Urotheltumoren des oberen Harntraktes gesehen werden können und eine Harnstauung mit Kontrastmittelstop prävesikal bei Infiltration eines Ureterostiums verifiziert bzw. ausgeschlossen werden kann.

Das *CT* ist bei der Diagnosestellung eines oberflächlichen Blasenkarzinoms pTaG1–2 nicht notwendig angesichts einer Metastasierungshäufigkeit von weniger als 1% in diesen Fällen. Bei muskelinvasiven oder G 3-Karzinomen ist die CT-Untersuchung trotz eingeschränkter Aussagekraft indiziert zur Beurteilung der Infiltrationen des Blasenkarzinoms in Nachbarorgane sowie zum Ausschluß einer pelvinen Lymphknotenmetastasierung.

Eine *Röntgenuntersuchung des Thorax* wird routinemäßig durchgeführt zum Ausschluß von Lungenmetastasen. Bei fortgeschrittenem Blasenkarzinom sollte eine *Skelettszintigraphie* zum Ausschluß von Skelettmetastasen durchgeführt werden. Der Stellenwert des NMR als Alternative oder Ergänzung zum CT ist noch nicht geklärt.

*Differentialdiagnose*
Die Differentialdiagnosen des Blasenkarzinoms sind in erster Linie andere Krankheitsbilder, die mit einer schmerzlosen Makrohämaturie einhergehen: Urothelkarzinome des oberen Harntraktes, Nierenzellkarzinome mit Einbruch in das Hohlsystem, Prostatavarizenblutungen, antikoagulantienbedingte Blutungen des oberen Harntraktes sowie asymptomatische Urolithiasis. Beim sonographischen Tumorverdacht im Bereich der Harnblase kommen differentialdiagnostisch das endovesikale Prostataadenom, die ausgeprägte Cystitis cystica, Blutkoagel, Steine oder Fremdkörper in Betracht. Bei einem zystoskopisch sichtbaren Tumor der Harnblase ergeben sich differentialdiagnostisch neben dem Urothelkarzinom das in unseren Breiten seltenere Plattenepithelkarzinom,

das Adenokarzinom im Bereich des Blasendaches, Leiomyome oder Leio- bzw. Rhabdomyosarkome, die Endometriose sowie das bullöse Ödem nach Kathetereinlage bzw. bei Entzündungen. Bei einem geröteten Schleimhautareal der Blase kommen differentialdiagnostisch neben dem Carcinoma in situ die Blasenentzündung, die interstitielle Zystitis, die Strahlenzystitis oder die «Endoxanblase» in Frage.

### 6.1.3 Therapie des oberflächlichen Blasenkarzinoms (Ta/T1)

*Transurethrale Elektroresektion*
Die Therapie der Wahl beim zystoskopisch gesicherten Blasentumor ist die transurethrale Elektroresektion (TUR), womit neben der histologischen Diagnosesicherung auch die Infiltrationstiefe bestimmt und damit die für die weitere Therapie entscheidende Unterscheidung in oberflächliche und tiefe Blasenkarzinome getroffen werden kann. Zur Sicherung der Infiltrationstiefe ist eine fraktionierte TUR angezeigt mit getrennter Einsendung von Tumor, Tumorgrund und Tumorrändern. Darüber hinaus sollte ein «Mapping» der Blase vorgenommen werden mit Entnahme von Biopsien aus verschiedenen Arealen der Blase zum Auschluß von multiplen Epitheldysplasien bzw. eines Carcinoma in situ. Angesichts der Gefahr des Zurücklassens von Tumorresten auch bei erfahrenen Operateuren empfiehlt sich bei breitbasigen, multilokulären und vor allem bei T1-Tumoren die Nachresektion vier bis sechs Wochen nach dem Ersteingriff.

*Laserkoagulation*
Als Alternative oder in Ergänzung zur TUR kann auch die Laserkoagulation von Blasentumoren durchgeführt werden, beispielsweise mit dem Neodym-Yag-Laser über das Zystoskop. Besonders bei breitbasigen Blasentumoren kann durch Laserkoagulation des Tumorrandes bzw. des Tumorgrundes das Risiko eines Lokalrezidives gesenkt werden.

*Intravesikale Instillationstherapie*
Angesichts der Rezidivneigung der oberflächlichen Blasenkarzinome wurden seit Anfang diesen Jahrhunderts die verschiedensten Substanzen intravesikal instilliert. Am gebräuchlichsten ist die intravesikale Applikation von Chemotherapeutika wie Mitomycin oder Adriamycin in regelmäßigen Abständen bis zu drei Jahre nach der Elektroresektion. Am effektivsten scheint der Tuberkelimpfstoff Bacillus-Calmuette-Guérin (BCG) zu sein, der allerdings die häufigste Nebenwirkungsrate bis hin zur seltenen systemischen BCG-itis aufweist. Der Stellenwert der Applikation anderer Therapeutika, beispielsweise des Interferon, ist noch nicht geklärt.

### 6.1.4 Therapie des infiltrierenden Blasenkarzinoms (T2–T4)

*Zystektomie*
Sobald das Blasenkarzinom in die Muskulatur eingebrochen ist, ist die radikale Zystektomie Therapie der Wahl, die beim Mann die Mitnahme von Prostata und Samenblasen, bei der Frau die Mitnahme der Adnexe, des Uterus sowie der vorderen Vaginalwand und der Harnröhre beinhaltet. Der radikalen Zystektomie geht die pelvine Lymphadenektomie mit Exstirpation der obturatorischen und iliakalen Lymphknoten voraus. Trotz der Möglichkeit der adjuvanten Chemotherapie muß ab einem Lymphknotenstatus N2 davon ausgegangen werden, daß keine Heilung mehr möglich ist. Insofern ist die Zystektomie dann allenfalls in palliativer Indikation bei starker Symptomatik wie Makrohämaturie, Pollakisurie etc. indiziert.

*Blasenwandteilresektion*
Die Blasenwandteilresektion ist angesichts der zunehmend ausgereifteren Formen der Harnableitung nach radikaler Zystektomie sowie der Gefahr von Lokalrezidiven nur noch in Einzelfällen indiziert. Insbesondere Adenokarzinome können mit einer Blasenteilresektion unter Exzision des Urachusrestes bis zum Nabel therapiert werden. Gleiches gilt für die seltenen Leiomyosarkome und Leiomyome der Harnblase.

*Radiotherapie*
Die Strahlentherapie des Blasenkarzinoms hat sich nicht durchgesetzt, weder als Alternative noch in Kombination mit der Zystektomie. Die Radiochemotherapie als Kombination einer perkutanen Hochvolttherapie mit cisplatinhaltigen

Chemotherapie-Schemata kann bei Patienten in schlechtem Allgemeinzustand palliativ durchgeführt werden. Die Radiotherapie führt zu den bekannten Folgen der Strahlenzystitis und Strahlenproktitis, wobei vor allem die Strahlenzystitis mit teilweise quälender Pollakisurie und Schrumpfblasenbildung assoziiert sein kann.

*Systemische Chemotherapie*
Die Polychemotherapie nach dem MVAC- oder MVEC-Schema (Methotrexat, Vinblastin, Adriamycin oder Epirubicin, Cisplatin) hat sich beim fortgeschrittenen Blasenkarzinom als wirksam erwiesen. Die neoadjuvante Chemotherapie hat sich gegenüber der adjuvanten Chemotherapie bislang nicht durchgesetzt, da sie einige Patienten angesichts eines nach der Chemotherapie vorübergehend nicht mehr nachweisbaren Tumors von der notwendigen Zystektomie abhält und gleichzeitig die Patienten in einem schlechten Allgemeinzustand zur Operation kommen. Angesichts einer hohen Lokalrezidiv- und Progressionsrate ist die systemische Chemotherapie nach TUR mit dem Ziel des Blasenerhalts kein etabliertes Therapieverfahren.

### 6.1.5 Prognose

Das Hauptproblem aller Patienten mit oberflächlichem Blasenkarzinom liegt in der hohen Rezidivhäufigkeit, so daß sie sich zumindest in den ersten zwei postoperativen Jahren nach Elektroresektion vierteljährlichen Zystoskopiekontrollen unterziehen müssen, gefolgt von halbjährlichen bis jährlichen Kontrollen in den darauffolgenden Jahren.

Bei der Prognose des oberflächlichen Blasenkarzinoms ist streng zu unterscheiden zwischen einem primären TaG1-Tumor ohne Infiltration der Lamina propria mit einer Metastasierungsrate unter 1 %, einer Progressionsrate von unter 2 % und einer 5-Jahres-Überlebensrate von 94 %, bei dem nach der Elektroresektion keine intravesikale Rezidivprophylaxe notwendig ist, und anderen Tumorstadien. Ein T1G1- oder T1G2-Karzinom hat eine 5-Jahres-Überlebensrate um 80 %, eine Progressionsrate um 11 % und eine Metastasierungsrate von bis zu 13 %, wobei die Metastasierung in aller Regel erst bei einem lokalen Progress auftritt.

Insofern ist speziell bei dieser Tumorentität zur Verhinderung eines Rezidives und damit der Gefahr des Progresses die Rezidivprophylaxe durch intravesikale Chemotherapie- oder BCG-Instillation angezeigt. Ein T1G3-Karzinom weist eine über 20 %ige Metastasierungsgefahr, eine Progressionsgefahr zwischen 30 und 45 % und eine 5-Jahres-Überlebensrate zwischen 53 und 73 % auf, so daß in den meisten Zentren bei diesem Tumor bereits primär die Indikation zur radikalen Zystektomie gestellt wird.

Bei einer sofortigen Zystektomie nach Diagnosestellung eines T2-Karzinoms liegt die 5-Jahres-Überlebensrate um 85 %, bei einem T2-Rezidivtumor sinkt sie bereits auf 55 % ab. Bei einem organüberschreitenden Wachstum ohne Lymphknotenmetastasierung liegt nach Zystektomie die Heilungsrate um 40 %, bei solitärer Lymphknotenmetastasierung sinkt sie auf 10–15 % ab, bei multipler Lymphknotenmetastasierung ist die Prognose infaust. Unter Einsatz der systemischen Chemotherapie nach dem MVAC- oder MVEC-Schema läßt sich die 5-Jahres-Überlebensrate zumindest der N1-Patienten auf etwa 60 % steigern.

## 6.2 Zystitis

### 6.2.1 Einteilung und Risikofaktoren

Die Zystitiden sind zu unterteilen in meist bakteriell bedingte akute oder chronisch rezidivierende Zystitiden sowie in Sonderformen wie interstitielle, cyclophosphamid- oder ifosfamidinduzierte oder Strahlenzystitiden. Darüber hinaus gibt es die asymptomatische Bakteriurie, vorwiegend bei Kindern.

Die akute Zystitis ist häufig assoziiert mit morphologischen Veränderungen des Harntraktes (vesikorenaler Reflux, Doppelnieren) und funktionell obstruktiven Blasenentleerungsstörungen (Prostataadenom, Harnröhrenstriktur, Harnröhrenklappen, Meatusstenose). Eine Häufung von Zystitiden ohne morphologische Veränderung gibt es bei Mädchen bis in die Pubertät, bei jungen Frauen mit der Aufnahme sexueller Aktivität (Honeymoon-Zystitis) sowie bei Frauen postklimakterisch. Beim männlichen Geschlecht ist die Zystitis fast immer Ausdruck einer Harnblasenentleerungsstörung oder Anomalie des oberen Harntraktes.

Das Erreger-Spektrum umfaßt vorwiegend Keime des gramnegativen Bereiches, in erster Linie Escherichia coli, jedoch auch Klebsiella, Proteus und Pseudomonas. Grampositive Erreger sind meist Enterokokken, sehr selten Staphylokokken. Sehr selten sind Trichomonaden, Mykoplasmen oder Candida albicans.

Ein prädisponierender Faktor ist die kurze weibliche Harnröhre, die angesichts der Nähe zur Analregion mit entsprechender gramnegativer Keimbesiedlung aszendierende Infektionen begünstigt. Auch die Störung lokaler Abwehrmechanismen im Bereich der Blase kann eine Zytitis begünstigen. Neben diesen individuell unterschiedlichen Risiken sind entscheidende prädisponierende Faktoren die anatomischen oder funktionellen Anomalien des Harntraktes.

### 6.2.2 Diagnostik

Die typischen Symptome sind Pollakisurie, imperativer Harndrang bis hin zur Urge-Inkontinenz und Nykturie. Das Allgemeinbefinden ist bei der unkomplizierten Zystitis in aller Regel nicht oder nur unwesentlich gestört, es besteht kein Fieber oder allenfalls subfebrile Temperaturen. Gelegentlich tritt eine schmerzhafte Makrohämaturie, d. h. eine hämorrhagische Zystitis auf.

Im Labor zeigt sich allenfalls eine diskrete Leukozytose bzw. CRP-Erhöhung. Beweisend ist die signifikante Bakteriurie in der Urinkultur, d. h. mehr als $10^5$ Keime pro ml im Mittelstrahlurin, bzw. jede Keimzahl im steril entnommenen Katheter- oder Punktionsurin der Blase. Bei Mischinfektionen muß an eine sekundäre Kontamination gedacht und die Urinkultur wiederholt werden. Im Urinsediment typisch ist eine Leukozyturie, Bakteriurie und Mikrohämaturie.

Bei jeder Zystitis sollte sonographisch eine Dilatation des oberen Harntraktes als Hinweis für einen vesikorenalen Reflux oder eine Harntransportstörung und Restharnbildung ausgeschlossen werden.

Bei einer typischen Zystitis ohne Fieber und unauffälligem Ultraschall der Nieren kann auf das Ausscheidungsurogramm verzichtet werden. Bei rezidivierenden Harnwegsinfekten sollte jedoch im Anschluß an den Infekt ein Ausscheidungsurogramm durchgeführt werden zum Ausschluß von pyelonephritischen Veränderungen des Hohlraumsystems sowie zur Beurteilung der Morphologie des oberen Harntraktes.

Spätestens ab dem zweiten unkomplizierten Harnwegsinfekt bei Mädchen, bei Knaben oder fieberhaften Harnwegsinfekten bereits nach der ersten Infektion, sollte ein vesikorenaler Reflux durch ein Miktionszysturethrogramm (MCU) ausgeschlossen werden. Die Untersuchung sollte nach Abklingen des Infektes durchgeführt werden, da eine akute Zystitis auch einen passageren Reflux induzieren kann.

Bei Männern mit Harnwegsinfekt und Restharnbildung kann per retrogradem Urethrogramm nach Abklingen der akuten Symptomatik eine Urethrastriktur ausgeschlossen werden.

Während der akuten Zystitis ist die Zystoskopie prinzipiell nicht indiziert, da sie im akuten Stadium extrem schmerzhaft ist. Bei allen chronischen oder rezidivierenden Verlaufsformen, vor allem mit Makrohämaturie, sollte eine Zystoskopie durchgeführt werden zum Ausschluß eines Blasentumors. Außerdem können Sonderformen wie die Cystitis cystica bzw. granularis festgestellt werden, bei denen typischerweise stecknadelkopfgroße gelblich/weißliche Bläschen vorwiegend im Blasenbodenbereich gefunden werden.

### 6.2.3 Therapie

Die unkomplizierte akute Zystitis heilt in aller Regel mit reichlicher Flüssigkeitszufuhr auch ohne Antibiotika ab. Zur symptomatischen Therapie der Pollakisurie eignen sich Parasympatholytika wie Scopolamin, pflanzliche Präparate oder auch Spasmolytika wie Oxybutinin, Propiverin, Trospiumchlorid. Zur Beschleunigung des Verlaufes sowie bei komplizierteren Zystitiden ist eine antibiotische Therapie indiziert.

Bei Vorliegen von Restharn ist die suprapubische Urinableitung parallel mit der Einleitung der antibiotischen Therapie indiziert, da sonst die Ausheilung des Infektes erschwert bis unmöglich ist.

### 6.2.4 Asymptomatische Bakteriurie

Vorwiegend bei Kindern kann eine signifikante Bakteriurie ohne Symptomatik, mit oder ohne

Anamnese einer stattgehabten Harnwegsinfektion, bestehen. Offensichtlich liegen dabei relativ avirulente Erreger vor, auf die der Organismus nicht mit einer Entzündung reagiert. Insofern ist eine regelmäßige Kontrolle des Urins bzw. des Harntraktes angezeigt, eine Therapie ist nicht notwendig.

### 6.2.5 Strahlenzystitis

Nach Radiatio im kleinen Becken, vorwiegend bei gynäkologischen Tumoren, seltener auch Blasentumoren, kommt es zu zystitischen Beschwerden wie Pollakisurie und imperativem Harndrang bis hin zur Urge-Inkontinenz. Typischerweise ist die Blasenkapazität stark vermindert mit Dehnungsblutungen bei der Zystoskopie. Zur Therapie eignen sich Parasympatholytika, Spasmolytika, Kortikosteroide und die Instillation von Lokalanästhetika; die Therapie ist allerdings langwierig und wenig erfolgversprechend.

### 6.2.6 Cyclophosphamidinduzierte Zystitis

Die sogenannte Endoxanzystitis in der Folge einer Therapie mit alkylierenden Zytostatika wie Cyclophosphamid oder Ifosfamid tritt bei fehlender Gabe von Mesna zur Antagonisierung des toxischen Metabolits Acrolein auf. Im Vordergrund der Beschwerden stehen die zunehmende Schrumpfblasenbildung und/oder teilweise lebensbedrohende Makrohämaturien. Die Therapie ist sehr schwierig und besteht in der Gabe von Parasympatholytika, Kortikosteroiden oder der Instillation von Lokalanästhetika, bei schwerer Blutung auch von Alaun, in verzweifelten Fällen Formalin. Bei lebensbedrohlicher therapieresistenter Makrohämaturie bleibt nur die breite Vesikokutaneostomie mit Austamponieren der Harnblase und Schienung der Ureterostien bis zum Sistieren der Blutung.

### 6.2.7 Interstitielle Zystitis

Aufgrund einer unklaren Ätiologie treten in erster Linie bei Frauen im 3.–5. Lebensjahrzehnt zum Auftreten zunehmende Pollakisurie und imperativer Harntrakt mit Schrumpfblasenbildung auf. Histologisch zeigt sich eine unspezifische Zystitis, ein Erregernachweis gelingt lediglich bei bakterieller Superinfektion. Auch hier ist die konservative Therapie ausgesprochen langwierig und wenig erfolgreich mit der Applikation von Parasympatolytika, Kortikosteroiden, der Injektion von Substanzen wie Cortison, Pentosanpolysulfat oder Orgotein (Gefahr der Anaphylaxie!) in die Blasenwand oder der Instillation von Silbernitrat, Dimethylsulfoxid oder der Dehnung der Blase in Narkose. Oft kommt es zur zunehmenden Schrumpfblasenbildung mit der Notwendigkeit der supravesikalen Harnableitung.

## 6.3 Verletzungen der Blase

Bei Verletzungen der Harnblase werden offene Blasenverletzungen durch Stich oder Schuß von stumpfen geschlossenen Verletzungen nach plötzlicher Druckausübung auf den Unterbauch unterschieden. Anatomisch wird zwischen intra- und extraperitonealer Blasenverletzung differenziert (Abb. 7-74, 7-75). Die *extraperitoneale Blasenruptur* tritt dabei häufig bei Beckenfrakturen auf. Die *intraperitoneale Blasenruptur* ist typisch nach stumpfem Unterbauchtrauma bei gefüllter Blase, z.B. bei einem Auffahrunfall, wo es am Blasendach als Locus minoris resistentiae zur Zerreißung mit Urinübertritt in die freie Bauchhöhle kommt.

*Diagnostik*

Das typische Symptom der Blasenruptur ist der imperative Harndrang mit blutigem Harnverhalt sowie der ausgeprägte Peritonismus bei der intraperitonealen Blasenruptur, bei weniger ausgedehnten Rupturen auch die alleinige Makrohämaturie. Bei vollständiger Urinparavasation kann die Hämaturie auch fehlen. Entscheidend ist, bei der Versorgung von Patienten mit instabilen Beckenfrakturen an die extraperitoneale Blasenruptur zu denken und die entsprechende Diagnostik einzuleiten.

Bei klinischem Verdacht auf Blasenruptur oder bei instabiler Beckenfraktur sollte zunächst per retrogradem Urethrogramm eine Harnröhrenruptur ausgeschlossen werden, damit nicht eine inkomplette Harnröhrenverletzung durch Einmalkatheterismus verschlimmert wird. Im Anschluß wird

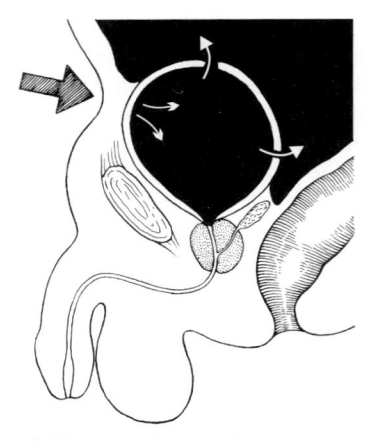

*Abbildung 7-74:* Intraperitoneale Blasenruptur, typischerweise am Blasendach.

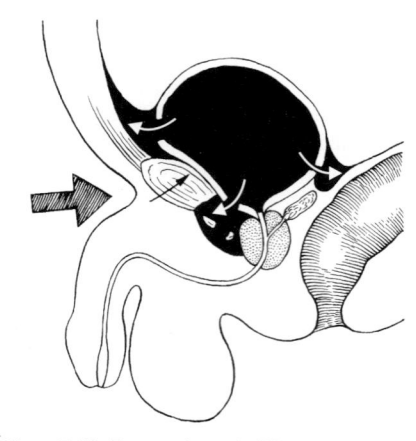

*Abbildung 7-75:* Extraperitoneale Blasenruptur.

bei intakter Urethra ein Dauerkatheter in die Blase eingelegt und Kontrastmittel instilliert. Wichtig ist, die Blase bis mindestens 250–300 ml aufzufüllen, um kleine Blasenlecks nicht zu übersehen. Danach muß die Blase komplett abgelassen werden, da sonst Urinparavasationen im Bereich der Blasenvorder- oder hinterwand durch Überprojektion übersehen werden können. Bei der intraperitonealen Blasenruptur kommt es zur Kontrastierung der Peritonealhöhle mit Anspannung der Darmschlingen.

Mit Hilfe der Abdomensonographie kann eine Urinextravasation sowie ein Unterbauchhämatom bzw. -urinom dargestellt werden.

Differentialdiagnostisch ist bei Makrohämaturie und entsprechenden Prellmarken auch an eine Nieren- oder Harnleiterverletzung zu denken, so daß es sich beim Polytrauma empfiehlt, während des Anfertigens der Skelett-Röntgenaufnahmen Röntgenkontrastmittel zu infundieren, um 10 Min. danach ein Ausscheidungsurogramm durchführen zu können. Damit können Nieren- und Harnleiterverletzungen mit Urinparavasation ausgeschlossen werden.

*Therapie*
Die Therapie der Wahl ist die sofortige operative Intervention. Dabei wird eine mediane Unterbauchlaparatomie vorgenommen, die bei Bedarf problemlos nach kranial verlängert werden kann, und die Blase zunächst extraperitoneal freigelegt. Das Peritoneum wird im Bereich des Blasendaches abpräpariert. Die Blase wird dann möglichst zweischichtig vernäht. Zusätzlich zum Dauerkatheter wird ein suprapubischer Katheter eingelegt, damit der Dauerkatheter nach einigen Tagen entfernt und die Blase suprapubisch dauerabgeleitet werden kann zur Vermeidung einer Harnröhrenstriktur. Nach 10- bis 14tägiger Dauerableitung wird ein Zystogramm zur Überprüfung der Blase auf Dichtigkeit vorgenommen.

Extraperitoneale, eventuell auch kleinste intraperitoneale Blasenperforationen (z.B. iatrogen im Anschluß an transurethrale Elektroresektionen) können auch durch Dauerkatheterdrainage über ca. 1 Woche behandelt werden.

*Prognose*
Die Prognose der sofort erkannten Blasenruptur mit entsprechender operativer Therapie und antibiotischer Abdeckung mit einem Breitspektrumantibiotikum wie Cephalosporin- oder Gyrasehemmer ist gut. Bei zu spät versorgten oder zunächst nicht erkannten Blasenrupturen droht die urinöse Peritonitis oder Unterbauchphlegmone, bei gleichzeitigen Beckenfrakturen auch die Osteomyelitis.

# 7. Neurogene Blasenentleerungsstörungen

T. Kälble und G. Stähler

## 7.1 Ursachen

Sowohl während der Blasenfüllphase als auch während der Miktion findet ein Wechselspiel von sympathisch, parasympathisch und willkürlich beeinflußter Kontraktion oder Hemmung von Detrusormuskulatur, Blasenhals und äußerem Schließmuskel statt. Der Musculus detrusor vesicae wird über den Plexus pelvicus parasympathisch innerviert, ausgehend vom sakralen Miktionszentrum S2 bis S4. Der Plexus pelvicus ist auch für die Blasensensibilität zuständig, indem er afferente Fasern zum sakralen Miktionszentrum leitet. Dort werden die Afferenzen einerseits als Reflexbogen auf efferente Bahnen zum Musculus detrusor vesicae, andererseits jedoch auch über aszendierende Bahnen zum Hirnstamm bzw. Großhirn umgeschaltet, von wo aus die willkürliche Hemmung oder Einleitung der Miktion erfolgt. Der Blasenhals ist sympathisch innerviert von den Segmenten TH1 bis L4 über den Plexus hypogastricus. Die Innervation des somatischen Musculus sphinkter urethrae externus erfolgt über den Nervus pudendus, ausgehend vom sakralen Miktionszentrum S2 bis S4.

Neurogene Blasenentleerungsstörungen können angeborene und erworbene Ursachen haben (Tab. 7-14), die sowohl zu einer supra- oder infranukleären als auch zu einer gemischten Läsion mit inkompletten oder kompletten Lähmungstypen führen können.

*Supranukleäre Blasenlähmung*
Bei der supranukleären Blasenlähmung (Reflexblase, autonome Blase, upper motor neuron lesion) sind die Afferenzen und Efferenzen vom Hirnstamm bzw. Großhirn zum sakralen Miktionszentrum unterbrochen, wobei der autonome Reflexbogen im Bereich des sakralen Miktionszentrums S2 bis S4 intakt ist (s. Abb. 7-76). Insofern kommt es bei Füllung der Blase zu autonomen, willkürlich nicht beeinflußbaren Kontraktionen des Musculus detrusor vesicae mit konsekutiver Reflexinkontinenz. Angesichts der fehlenden hemmenden Bahnen von supraspinal kommt

*Tabelle 7-14:* Ursachen der neurogenen Blasenentleerungsstörungen.

| | |
|---|---|
| angeboren | Spina bifida (Meningomyelocele) Sakrumagenesie |
| erworben | Trauma (Querschnittslähmung) Bandscheibenprolaps (Einklemmung z. B. der Cauda equina) Läsion des Plexus pelvicus (z. B. Rektumexstirpation, Wertheim-OP) Periphere Neuropathie (Diabetes, Perniziosa) Degenerative Neuropathie (Multiple Sklerose, Syringomyelie, Tabes dorsalis) Entzündung (z. B. Herpes Zoster, Polyradiculitis Guillain-Barré) Psychopharmaka, Anticholinergika ZNS-Erkrankung (z. B. Morbus Parkinson, Apoplex) Wirbelsinterung (pathologische Fraktur) |

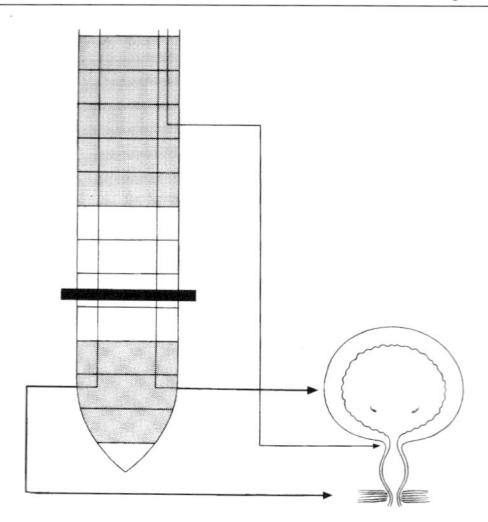

*Abbildung 7-76:* Supranukleäre Blasenlähmung durch Unterbrechung des Rückenmarks kranial des sakralen Miktionszentrums mit intaktem Reflexbogen.

es gleichzeitig aufgrund eines pathologischen Reflexes zur Kontraktion des Musculus sphinkter urethrae externus, der sogenannten Detrusor-Sphinkter-Dyssynergie. Hierdurch werden unphysiologisch hohe Blaseninnendrucke erzeugt mit der Folge der Detrusorhypertrophie, Trabekelblase und Pseudodivertikeln bis zum Vollbild der sogenannten Christbaumblase (Abb. 7-77). Angesichts der pathologisch hohen Blaseninnendrucke kommt es zum Auftreten von sekundären vesikorenalen Refluxen bei erhöhtem Restharn, so daß die Hauptproblematik der supranukleären Läsion bei unausgeglichener Blasenentleerung in rezidivierenden fieberhaften Harnwegsinfekten liegt, die früher oft innerhalb kurzer Zeit zur terminalen Niereninsuffizienz mit septischen Komplikationen geführt haben.

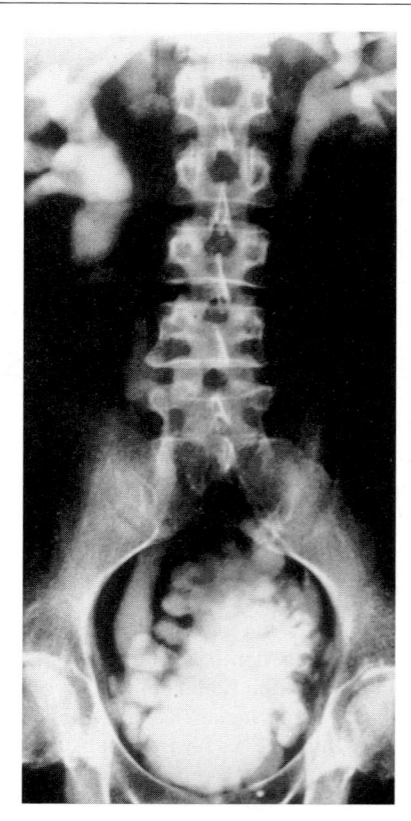

*Abbildung 7-77:* Supranukleäre Blasenlähmung: Massive Trabekelblase mit beginnender Christbaumkonfiguration und Harnstauung rechts.

### Infranukleäre Läsion

Bei der infranukleären Läsion (Synonym: schlaffe oder atone Blase, lower motor neuron lesion) ist entweder das sakrale Miktionszentrum oder der Nervus pelvicus, beispielsweise nach Rektumamputationen oder Wertheimoperationen zerstört (s. Abb. 7-78). Hierdurch entfällt nicht nur die willkürliche Beeinflussung der Miktion von supraspinal, sondern auch die Innervation des M. detrusor vesicae, wobei bei intaktem sympathischen Miktionszentrum (TH10 bis L4) der Blasenhals noch

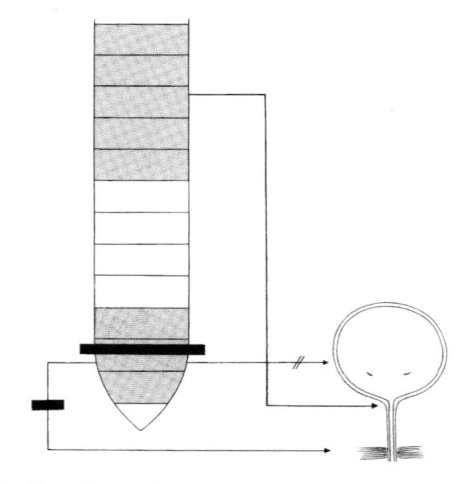

*Abbildung 7-78:* Infranukleäre Blasenlähmung durch Schädigung des sakralen Miktionszentrums S2–4 oder Unterbrechung des Plexus pelvicus.

tonisiert sein kann. Insofern manifestiert sich eine schlaffe Lähmung entweder durch eine Überlaufblase, bei der bei sehr dünner Wand ohne jegliche Trabekulierung oft weit mehr als 1 Liter Blasenfüllung entsteht, oder durch eine Streßinkontinenz. Auch hier besteht das Problem der Restharnbildung mit rezidivierenden Harnwegsinfekten, bei Überlaufblasen zusätzlich die Gefahr des sekundären Refluxes mit Keimaszension, wobei die Schädigung des oberen Harntraktes unbehandelt in aller Regel weniger rasch und weniger stark vor sich geht als bei der supranukleären Lähmung.

*Gemischte Lähmung*
Die Myelomeningozele ist das Paradebeispiel für die gemischte Lähmung mit Komponenten sowohl der supra- als auch der infranukleären Lähmung. Je nach Ausprägung der Spina bifida werden diskrete inkomplette, aber auch komplette Lähmungen beobachtet, bei denen meist die Detrusorhyperreflexie, in manchen Fällen jedoch auch die Detrusorareflexie, im Vordergrund steht.

## 7.2 Diagnostik

Die genaue Anamneseerhebung ist bei der Klassifikation der Blasenlähmung von großer Bedeutung. So macht beispielsweise die Tatsache, daß ein Patient die Miktion willkürlich einleiten und unterbrechen kann, eine Lähmung sehr unwahrscheinlich. Gleichzeitig ist eine genaue Medikamentenanamnese oder die Frage nach Stoffwechselkrankheiten wie Diabetes mellitus von großer Wichtigkeit.

*Uroflow*
An erster Stelle bei der Stufendiagnostik der neurogenen Blasenentleerungsstörung steht der Uroflow. Bei einer einphasigen, willkürlich eingeleiteten Miktion ist eine Blasenlähmung praktisch ausgeschlossen, bei einer multiphasischen Miktion unter Zuhilfenahme der Bauchpresse jedoch eher wahrscheinlich.

*Labordiagnostik*
Wichtig sind regelmäßige Kontrollen von Urinsediment und -kultur zum Ausschluß von Harnwegsinfekten sowie von den üblichen Laborparametern wie Kreatinin, Harnstoff und Blutbild.

*Bildgebende Verfahren*
Neben der obligaten regelmäßigen sonographischen Restharnkontrolle ist die Sonographie wichtig zur Diagnostik von Parenchymrarefizierungen bzw. Harnstau.

Mit der Ausscheidungsurographie können pyelonephritische Narben ebenso wie die Morphologie der Harnstauungsnieren dargestellt werden. Im Bereich der Blase zeigen sich Pseudodivertikel, bzw. eine oft massive Blasentrabekulierung.

Letztere ist im Miktionszystogramm noch deutlicher, wobei gleichzeitig ein vesikorenaler Reflux und auch die Detrusor-Spinkter-Dyssynergie mit ballonartiger Erweiterung der proximalen Urethra bei gleichzeitiger Engstellung im Bereich des Beckenbodens während der Miktion dokumentiert werden können.

Haben die o. g. Untersuchungen bzw. die Anamnese den Verdacht auf eine neurogene Blasenentleerungsstörung ergeben, so ist die urodynamische Untersuchung, die sogenannte Video-Zysto-Manometrie die beweisende Untersuchung. Hierbei wird über einen transurethralen oder suprapubischen Katheter die Blase mit Kontrastmittel gefüllt und die Druckverhältnisse in der Blase während der Füllungs- und Entleerungsphase gemessen. Gleichzeitig zeigt ein in das Rektum eingeführter Ballonkatheter den dem Abdominaldruck entsprechenden Rektaldruck an, der vom intravesikalen Druck abgezogen werden muß zum Erhalt der reinen Detrusoreigenleistung. Simultan mit den Druckmessungen wird über zwei Klebeelektroden das Beckenboden-EMG abgeleitet. Sowohl die Füllungs- als die Miktionsphase können im Liegen oder im Sitzen über Röntgenbild-

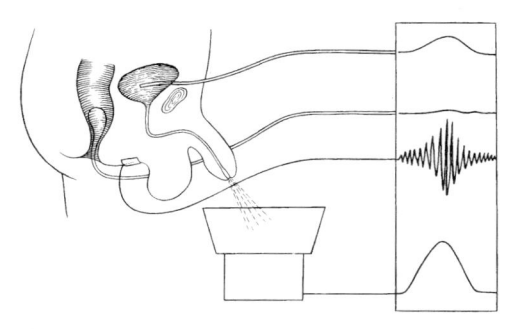

*Abbildung 7-79:* Urodynamische Untersuchung: Simultane intravesikale und intrarektale Druckmessung, Ableitung eines Beckenboden-EMG und Uroflowmetrie.

wandler beobachtet werden. Insofern kann simultan eine Information über die Morphologie sowie die Druckverhältnisse gewonnen werden (s. Abb. 7-79)

## 7.3 Therapie

### 7.3.1 Supranukleäre Blasenlähmung

*Triggern und Medikamente*
Bei der Reflexblase, die sich meist innerhalb der ersten drei Monate nach traumatischer Paraplegie entwickelt, gibt es die Möglichkeit, die Blasenkontraktion über Reflexzonen zu triggern, typischerweise durch regelmäßiges Beklopfen der suprasymphysären Region. Dies erlernen Patienten mit einer supraspinalen Läsion nach Abklingen der spinalen Schockphase meist rasch. Gleichzeitig werden Skelettmuskelrelaxantien wie Baclofen oder Dantrolen-Natrium zur Relaxation des Musculus sphincter urethrae externus verabreicht, eventuell zusätzlich Alphasympatholytika wie Prazosin oder Phenoxybenzamin. Durch diese Verminderung des Auslaßwiderstandes können mit verhältnismäßig physiologischen Druckverhältnissen weitgehend restharnfreie Blasenentleerungen und damit eine Minimierung der Infektrate erzielt werden – mit dem Nachteil der Reflexinkontinenz, so daß der Patient trotz mehrmaligem Klopfentleeren der Blase mit einem Kondomurinal versorgt werden muß. Angesichts der nach wie vor unbefriedigenden Versorgung von inkontinenten Frauen mit Windeln ist diese Form der Blasenentleerung bei Frauen wenig geeignet.

*Intermittierender sauberer Einmalkatheterismus und Medikamente*
Eine Alternative ist, durch die systemische oder auch intravesikale Gabe von Parasympatholytika wie Oxybutynin, Trospiumchlorid, Propiverinhydrochlorid o. ä. Substanzen die unwillkürlichen Detrusorkontraktionen zu dämpfen und gleichzeitig ca. fünfmal am Tag einen sauberen (nicht unbedingt sterilen) intermittierenden Selbstkatheterismus durchzuführen. Dabei gelingt es im Idealfall, völlige Kontinenz zu erzielen und gleichzeitig durch die ausgeglichene Blasenentleerung die Harnwegsinfektrate so gering wie möglich zu halten.

*Blasenaugmentation, Harnableitung*
Gelingt es nicht, die aggressive Reflexdetrusoraktivität mit sehr hohen intravesikalen Drucken zu dämpfen, bei unbeeinflußbaren rezidivierenden fieberhaften Harnwegsinfekten durch hohe Restharnmengen oder auch bei Unfähigkeit des Patienten zum Selbstkatheterismus (z. B. bei Tetraple-

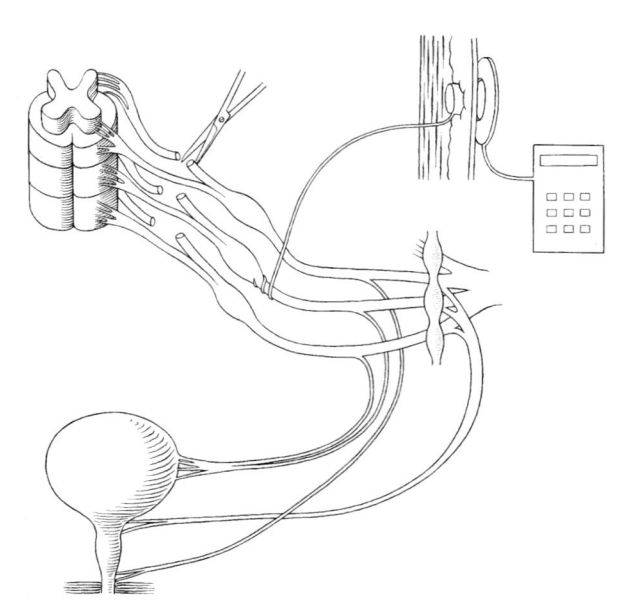

*Abbildung 7-80:* Blasenschrittmacher: Sakrale Deafferentation und Stimulation der Efferenzen zur Blase über eine subkutan implantierte und von außen zu stimulierende Elektrode (nach M. Hohenfellner: Sakrale Deafferentation und Implantation eines Blasenschrittmachers, Akt. Urol. 23, 1992).

gie), muß an eine Blasenaugmentation oder auch an einen Blasenersatz aus Dünn- und/oder Dickdarm gedacht werden. Beim kompletten Blasenersatz bietet sich beispielsweise der Mainz-Pouch mit einem kontinenten Nabelappendixstoma an, den Rollstuhlfahrer problemlos im Sitzen durch Selbstkatheterismus entleeren können. Beim Tetraplegiker stellt das Ileum-Conduit mit nassem Stoma eine relativ einfache Ableitungsmöglichkeit für den Urin dar.

*Blasenschrittmacher*
Eine neue Alternative ist der Einsatz sogenannter Blasenschrittmacher, bei dem durch einen neurochirurgischen Eingriff die Afferenzen von der Blase im Bereich des sakralen Miktionszentrums durchtrennt und die Efferenzen zur Blase über Elektroden gezielt zur Miktion stimuliert werden können (Abb. 7-80). Im Idealfall kann eine kontrollierte restharnfreie Miktion mit weitgehend physiologischen Blasendrucken und Kontinenz erzielt werden.

### 7.3.2 Infranukleäre Blasenlähmung

*Medikamente*
Insbesondere bei der inkompletten infranukleären Blasenlähmung, typischerweise bei Diabetes mellitus oder nach Rektumamputationen, kann eine Stimulation des Musculus detrusor vesicae durch Parasympathomimetika wie Carbachol, Betanechol oder Acetylcholinesterasehemmer versucht werden.

*Intermittierender sauberer Einmalkatheterismus*
Bei der kompletten infranukleären Blasenlähmung ist der intermittierende Selbstkatheterismus die Therapie der Wahl, bei dem die Patienten in aller Regel weitgehend kontinent sind bei fehlender oder geringer Infektfrequenz. Zur Infektprophylaxe kann darüber hinaus eine Ansäuerung des Urins mit Ascorbinsäure oder L-Methionin, alternativ auch eine Low-dose-Antibiose, z.B. mit Nitrofurantoin (50 mg/Tag), durchgeführt werden.

*Artifizieller Sphinkter* (Abb. 7-81)
Steht eine unbeherrschbare Streßinkontinenz im Vordergrund, so besteht die Möglichkeit der Im-

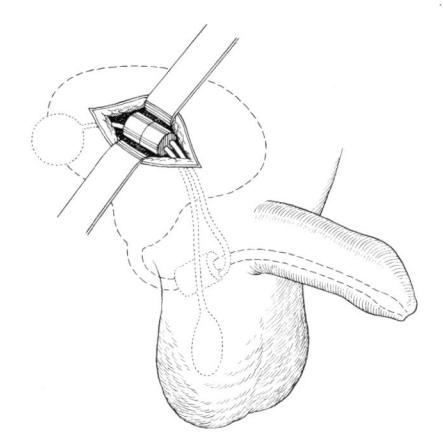

*Abbildung 7-81:* Artifizieller Sphinkter (Scott-Prothese).

plantation eines künstlichen Schließmuskels. Hierbei wird eine aufblasbare Manschette um die Harnröhre gelegt, die mit einem paravesikalen Reservoir sowie einer Pumpe im Bereich des Skrotums beim Mann bzw. der großen Labien bei der Frau verbunden ist. Bei Druck auf die Pumpe entleert sich die Manschettenflüssigkeit in das Reservoir, aus dem sich nach Abschluß der Miktion die Manschette wieder füllt. Das Problem des artifiziellen Sphinkters liegt in der hohen Komplikationsrate mit einer Rezidiveingriffsrate auch in speziellen Zentren von ca. 30%.

*Harnableitung*
Als ultima ratio bei Versagen der oben angegebenen Therapieverfahren oder aus pflegerischen Gründen muß die Indikation zur Harnableitung gestellt werden, wobei sich auch hier der Mainz-Pouch mit Appendixstoma im Bereich des Nabels für Rollstuhlfahrer ideal eignet. Ansonsten kommt das Ileum-Conduit (Bricker) auch hier in Betracht.

## 7.4 Differentialdiagnose

### 7.4.1 Urge-Inkontinenz

Differentialdiagnostisch muß von der Reflexinkontinenz die sogenannte Urge- oder Dranginkontinenz abgegrenzt werden, bei der es auch zu spontanen, nicht beeinflußbaren Detrusorkontraktionen mit Inkontinenz kommt (motorische Urge). Bei der sensorischen Urge-Inkontinenz kann urodynamisch keine spontane Detrusorkontraktion nachgewiesen werden, die Patienten geben jedoch einen unbeeinflußbaren Harndrang mit der Folge der Inkontinenz an. Im Gegensatz zur Reflexinkontinenz ist bei der Urge-Inkontinenz jedoch die willkürliche Miktionseinleitung und -unterbrechung möglich. Die Urge-Inkontinenz kommt durch eine afferente Fehlmeldung zustande, beispielsweise bei ausgeprägter Detrusorhypertrophie bei Prostataadenom oder auch nach überkorrigierten Blasensenkungen bei Frauen. Therapiert wird die Urge-Inkontinenz durch Parasympatholytika.

### 7.4.2 Streßinkontinenz

Die Streßinkontinenz wird unterteilt in Grad 1 (Inkontinenz bei starker körperlicher Beanspruchung wie Husten, Pressen oder Tragen schwerer Lasten), Grad 2 (Inkontinenz im Stehen und Gehen) sowie Grad 3 (Inkontinenz auch im Liegen). Im Gegensatz zur Streßinkontinenz als Symptom der infranukleären Blasenlähmung ist bei der reinen Streßinkontinenz wiederum die willkürliche Miktionseinleitung und -unterbrechung möglich. Typischerweise wird die Streßinkontinenz verursacht durch eine Veränderung der Beckenbodenanatomie mit vertikalem oder rotatorischem Descensus vesicae, meist bei älteren Frauen postklimakterisch nach mehreren Geburten. Bei Zystozelen kann durch einen Siphoneffekt zwischen

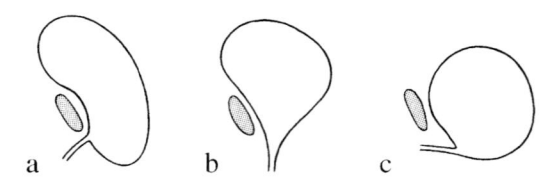

*Abbildung 7-82:* a. Zystozele. b. Vertikaler Descensus vesicae. c. Rotatorischer Descensus vesicae.

Blase und Urethra Restharn mit rezidivierenden Harnwegsinfekten in Kombination mit Streßinkontinenz resultieren (Abb. 7-82).

Die Therapie der Streßinkontinenz besteht bei hauptsächlich rotatorischem Descensus in der Beckenbodenaufbauplastik mit Kolporraphie, meist mit Hysterektomie. Bei einem ausgeprägten vertikalen Descensus vesicae ist die Therapie der Wahl die Blasenhalssuspensionsplastik, bei dem die Scheidenvorderwand paraurethral an die Symphyse (Marschall-Marchetti) oder an das Coopersche Band (Burch) genäht wird. Bei den Blasenhalssuspensionsplastiken ebenso wie bei der Anhebung des Blasenhalses durch Faszienzügel besteht die Gefahr der Überkorrektur mit konsekutiver Blasenentleerungsstörung bis zur Miktionsunfähigkeit.

Bei geringgradigen Formen der Streßinkontinenz ist meist Beckenbodengymnastik oder -training bzw. die lokale Applikation von östrogenhaltigen Salben ausreichend.

# 8. Erkrankungen der Prostata

T. Kälble und G. Stähler

## 8.1 Kongenitale Mißbildungen

Mißbildungen der Prostata sind sehr selten. Dazu zählen zystische Erweiterungen des Utriculus prostaticus als Rudiment der Müllerschen Gänge, die sog. Utriculus- oder Müller-Gang-Zysten. Diese können durch Flüssigkeitsretention Ursache für rezidivierende Infekte oder Verdängniserscheinungen in diesem Bereich sein. Für die in aller Regel kleinen, als Zufallsbefund entdeckten Formen ist keine Therapie notwendig. Nur bei sehr großen sympotomatischen Zysten ist die Abtragung indiziert.

Beim Prune-Belly-Syndrom mit Bauchdeckenaplasie liegt häufig neben neurogenen Blasenentleerungsstörungen, Megaureteren, Kryptorchismus und anderen urogenitale Mißbildungen auch eine Prostataaplasie vor. Hierbei zeigt sich im Miktionszysturethrogramm typischerweise eine trichterförmige Erweiterung der prostatischen Harnröhre.

## 8.2 Benigne Prostatahyperplasie (BPH)

Die benigne Prostatahyperplasie (Synonym: Prostataadenom) ist die häufigste urologische Erkrankung des über Fünfzigjährigen, von der jeder zweite Mann dieser Altersgruppe betroffen ist. Die exakte Ursache der BPH ist noch unklar. Eine entscheidende Rolle wird dem Dihydrotestosteron zugeschrieben. Weitere Befunde sind eine Verschiebung des Androgen/Östrogen-Quotienten zugunsten des Östrogens angesichts abnehmender Testosteronspiegel mit zunehmendem Lebensalter sowie eine Zunahme der testosteronbindenden Globuline im Plasma mit konsekutiver Abnahme des freien Testosterons.

Die Prostata ist aus zwei Seitenlappen sowie dem Mittellappen aufgebaut, wobei die beiden Seitenlappen durch den Isthmus verbunden sind. Physiologisch funktionell wird darüber hinaus in die vorwiegend androgenabhängige periphere, die vorwiegend östrogenabhängige periurethrale zentrale Zone und die Übergangszone unterschieden. Die zentrale Zone, d. h. die periurethralen Drüsen, vergrößert sich mit zunehmendem Lebensalter und komprimiert die periphere Zone zunehmend zu der sog. chirurgischen Kapsel. Die periphere Zone sowie die Übergangszone sind Ursprungsort der Prostatakarzinome.

### 8.2.1 Symptome und Diagnostik

Die Symptome der Prostatahyperplasie sind die typischen Zeichen der subvesikalen Obstruktion mit zunehmender Miktionsfrequenz und Nykturie, abnehmendem Harnstrahl mit Verlängerung der Miktionszeit und Restharngefühl. Dabei werden drei Stadien unterschieden (Tab. 7-15, Abb. 7-83).

Aufgrund sympathischer Reize wie beispielsweise Kälte, Alkohol oder Streß kommt es zu einer Tonisierung der sympathisch innervierten Blasenhalsmuskulatur, die dazu beiträgt, daß bei einer bereits kurz vor der Dekompensation stehenden Blasenentleerungsstörung aufgrund eines Prostataadenoms ein akuter Harnverhalt eintritt. Beim

*Tabelle 7-15:* Klinische Stadien der BHP.

| |
|---|
| I Kompensiertes Stadium:<br>– Restharn < 10% des Miktionsvolumens<br>– abgeschwächter Harnstrahl, Pollakisurie, Nachträufeln |
| II Stadium der beginnenden Dekompensation:<br>– Restharn > 10% des Miktionsvolumens<br>– abgeschwächter Harnstrahl, Pollakisurie, Restharn-<br>  gefühl<br>– Harnwegsinfekte |
| III Stadium der Dekompensation:<br>– Überlaufblase<br>– Harnstauungsnieren (bei Überlaufblase<br>  oder hohem Restharn)<br>– postrenale Niereninsuffizienz |

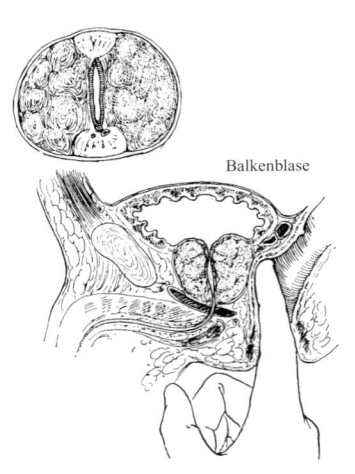

*Abbildung 7-85:* Prostatahypertrophie. Der untersuchende Finger erreicht den oberen Rand der Drüse nicht mehr. Pars prostatica urethrae länger und schmäler als normal.

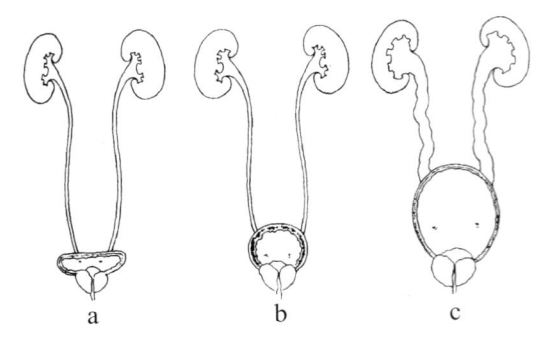

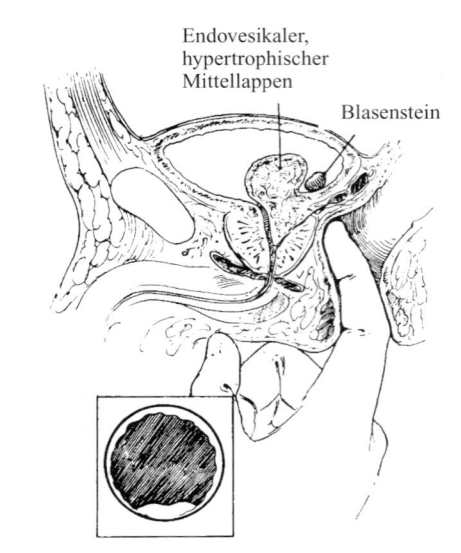

*Abbildung 7-83:* Die drei Stadien der BPH. a. Restharn < 10% des Miktionsvolumens, Blasenwandhypertrophie. b. Restharn > 10% des Miktionsvolumens, starke Blasenwandhypertrophie (Balkenblase). c. Chronischer Harnverhalt mit Harnstauungsnieren beiderseits. Blase oft bis zum Nabel gefüllt tastbar.

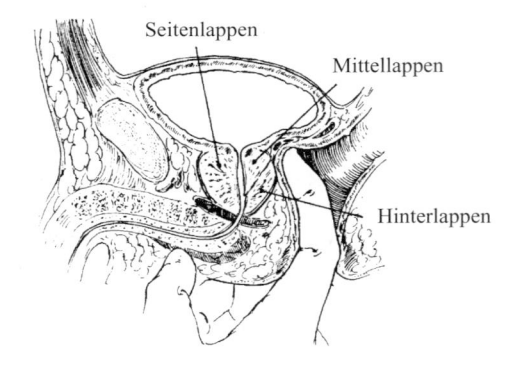

*Abbildung 7-84:* Prostata nicht vergrößert: Der rektal eingeführte Finger erreicht den oberen Rand der Prostata.

*Abbildung 7-86:* Mittellappenadenom der Prostata, von rektal oft nicht zu tasten.

chronischen Harnverhalt (Synonym: Überlaufblase oder Ischuria paradoxa) entsteht nach länger bestehender subvesikaler Obstruktion eine manchmal bis zum Nabel hochstehende prallvolle Blase, aus der sich tropfenweise unwillkürlich Urin entleert. Aufgrund des hohen intravesikalen Druckes kommt es zu einer Drucktransmission in den oberen Harntrakt mit konsekutiver Harnstauung und Nierenschädigung bis hin zum Nierenversagen. Darüberhinaus liegt beim chronischen Harnverhalt meist eine Harnwegsinfektion vor.

Wichtig ist die Palpation und Perkussion des Abdomens zum Ausschluß einer Überlaufblase. Rektal tastet sich typischerweise eine weiche, abgrenzbare, diffus vergrößerte Prostata mit verstrichenem Sulcus (Abb. 7-84, 7-85). Bei vorwiegend intravesikalem Prostatawachstum kann die Vergrößerung rektal nicht getastet werden (s. Abb. 7-86). Bei Prostatasteinen oder gleichzeitig vorhandener chronischer Prostatitis kann die Prostata auch unregelmäßig induriert und damit vom Karzinom nicht sicher abzugrenzen sein.

*Laboruntersuchungen*
Entscheidende Bedeutung für die Unterscheidung zwischen benigner Hyperplasie und Karzinom hat die Bestimmung des prostataspezifischen Antigens (PSA): obwohl es auch bei der benignen Prostatahyperplasie und bei der bakteriellen Prostatitis geringfügig ansteigt und bei sehr großen Adenomen deutlich erhöht sein kann, fällt der Anstieg jedoch wesentlich geringer aus als beim Prostatakarzinom, so daß bei einem PSA von über 10 ng/ml der Karzinomverdacht geäußert werden muß. Wichtig ist ferner die Durchführung von Urinsediment, -status und -kultur zum Ausschluß eines Harnwegsinfektes.

*Uroflowmetrie*
Die Uroflowmetrie gehört zur Standarddiagnostik der BPH, wobei sich typischerweise eine verlängerte Flußzeit, eine verzögerte Flußanstiegszeit, eine deutlich verlängerte Flußabfallzeit und eine erniedrigte maximale Flußgeschwindigkeit zeigen. Am Ende der Untersuchung steht die sonographische Restharnbestimmung.

*Bildgebende Verfahren*
Neben der Sonographie der Nieren und der Blase (Restharn) ist die Rektalsonographie von großer Wichtigkeit. Zum einen kann das Prostatagewicht abgeschätzt werden zur Entscheidung für die transurethrale Elektroresektion oder die offene Adenektomie. Zum anderen kann ein palpatorisch nicht zugängliches frühes Stadium des Prostatakarzinoms durch inhomogene Binnenechos oder typischerweise echoarme Areale diagnostiziert werden.

Durch das Zysturethrogramm (CUG) kann die Harnröhrenstriktur als wichtigste Differentialdiagnose der benignen Prostatahyperplasie ausgeschlossen bzw. dargestellt werden. Gleichzeitig ist eine Beurteilung der Blasenhalslänge und des endovesikalen Prostataadenomwachstums möglich. Die Blase stellt sich typischerweise mit angehobenem Blasenboden, ausgeprägter Trabekulierung sowie mit Pseudodivertikeln dar.

Das Ausscheidungsurogramm zeigt bei der BPH typischerweise einen angehobenen Blasenboden und daher Angelhaken- oder Korbhenkelureteren, eventuell Pseudodivertikel der Blase. In der Miktionsaufnahme ist der Restharn abschätzbar. Bei unauffälligem Sonogramm beider Nieren kann auf die Ausscheidungsurographie jedoch verzichtet werden.

*Differentialdiagnose*
Die wichtigste Differentialdiagnose ist die Urethrastriktur, die allein oder zusammen mit einem Prostataadenom auftreten kann. Die zweite wichtige Differentialdiagnose ist das Prostatakarzinom, seltener die akute oder chronische Prostatitis.

### 8.2.2 Therapie

*Entlastung bei Harnverhalt*
Angesichts der Tatsache, daß sympathische Reize bei einem bislang noch kompensierten Prostataadenom Stadium I-II zu einem Harnverhalt geführt haben können, kann zur Entlastung des akuten Harnverhalts ein Einmalkatheter verwendet werden (Abb. 7-87). Wenngleich bei den meisten Patienten innerhalb weniger Wochen erneut ein Harnverhalt auftritt, kann ein Teil der Patienten danach wieder spontan miktionieren. Alternativ ist die Anlage eines suprapubischen Blasenkatheters möglich (Abb. 7-88).

Die Entlastung des chronischen Harnverhaltes erfolgt idealerweise durch einen suprapubischen, bei Kontraindikationen auch durch einen transurethralen Dauerkatheter. Darüber hinaus muß meist ein Harnwegsinfekt therapiert werden.

## Transurethrale Elektroresektion

Die transurethrale Elektroresektion (TUR) ist die Therapie der Wahl beim Prostataadenom unter 60–100 g. Dabei wird mit der elektrischen Schlinge das Prostatagewebe zirkulär bis auf die chirurgische Kapsel abgetragen. Der Colliculus seminalis gilt als kaudale Grenze, da sich unmittelbar distal der Sphincter urethrae externus befindet. Bei der verbreitetsten Resektionstechnik nach Mauermayer wird zunächst zwischen 5 und 7 Uhr ein

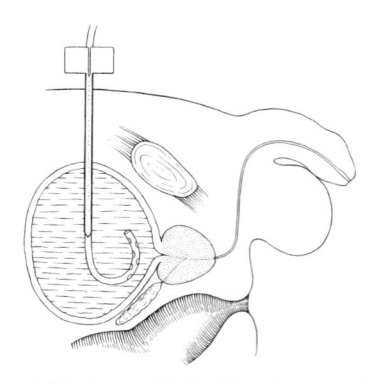

*Abbildung 7-88:* Suprapubische Blasenkatheteranlage über einen Metalltrokar.

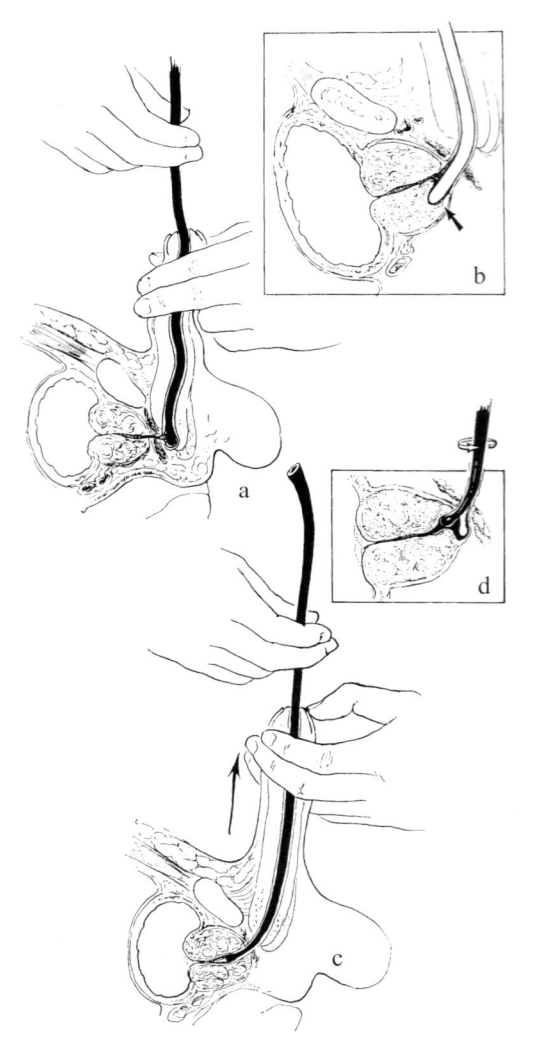

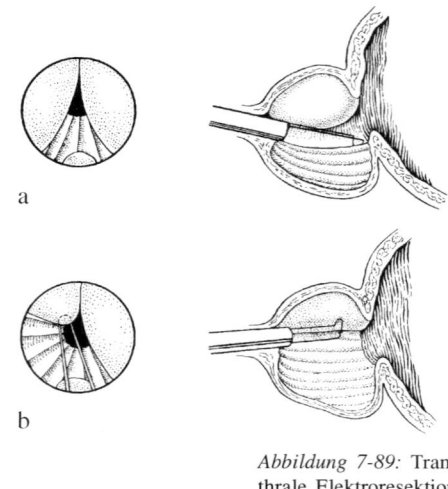

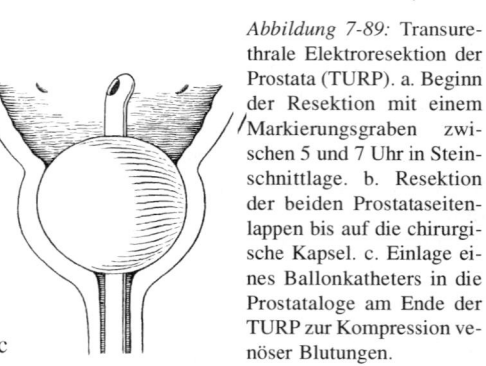

*Abbildung 7-87:* Einführen des Katheters bei Prostatahypertrophie. Wenn das Glied nicht über dem Katheter gestreckt wird (a), verstreicht der Bulbus urethrae nicht, und die Katheterspitze bleibt stecken (b). c, d. Die Spitze des Thiemann-Katheters gleitet an der Urethra-Vorderwand in die Blase.

*Abbildung 7-89:* Transurethrale Elektroresektion der Prostata (TURP). a. Beginn der Resektion mit einem Markierungsgraben zwischen 5 und 7 Uhr in Steinschnittlage. b. Resektion der beiden Prostataseitenlappen bis auf die chirurgische Kapsel. c. Einlage eines Ballonkatheters in die Prostataloge am Ende der TURP zur Kompression venöser Blutungen.

sog. Markierungsgraben reseziert, der die Resektionstiefe und die kaudale Resektionsgrenze festlegt (Abb. 7-89 a). Danach wird schrittweise der rechte und danach der linke Prostataseitenlappen abgetragen (Abb. 7-89 b). Am Ende der Resektion wird ein Ballonkatheter in der Prostataloge geblockt zur Kompression venöser Blutungen, nachdem die arteriellen Blutungen sorgfältig elektrokoaguliert wurden (Abb. 7-89 c).

Neben der Blutungsgefahr ist die häufigste akute *Komplikation* der transurethralen Elektroresektion die Einschwemmung (TUR-Syndrom). Während der Resektion werden kleine Venen eröffnet, über die fortwährend hypotone Spülflüssigkeit in den Organismus eingeschwemmt wird. Dadurch kann es zu den Zeichen der hypotonen Hyperhydratation mit Lungenödem, Hirnödem und Hämolyse kommen. Insofern wird das Überschreiten einer Resektionszeit von etwa 60 Min. nicht empfohlen. Dies ist der Grund dafür, daß je nach Erfahrung des Operateurs Adenome von mehr als 60–100 ml nicht für eine Elektroresektion geeignet sind.

Die gefürchteste Langzeitkomplikation ist die Inkontinenz, deren Häufigkeit zwischen 1% und 3% liegt. Häufiger sind Urethrastrikturen aufgrund von narbiger Defektheilung von Urethraläsionen durch den transurethralen Eingriff sowie den Dauerkatheter mit konsekutiver lokaler Entzündungsreaktion. Bei guter Resektionstechnik ist die Gefahr des Zurücklassens von Restadenomgewebe als Ursache für weitere Miktionsbeschwerden selten. Ebenfalls selten ist eine narbige Engstellung des Blasenhalses im Sinne einer Blasenhalssklerose.

*Transvesikale Adenomektomie* (Abb. 7-90)

Nach Unterbauchmittel- oder Pfannenstielschnitt wird extraperitoneal die Blase freigelegt und längs oder quer eröffnet. Nach Sondierung beider Ureterostien mit Ureterenkathetern wird mit dem elektrischem Messer die dorsale Resektionsgrenze markiert, indem die Mukosa kaudal des Trigonums inzidiert wird. Mit dem Finger wird das Adenom stumpf ohne Sicht aus der chirurgischen Kapsel enukleiert, beginnend bei 12 Uhr (s. Abb. 7-91). Nach Keilexzision des Blasenauslasses (Harris-Lippe) werden tiefgreifende Retrigonisierungsnähte zwischen 5 und 7 Uhr vorgenommen. Ein transurethraler Dauerkatheter wird eingelegt und entsprechend dem Volumen der enukleierten Prostata zur Kompression von kleineren Blutungen in der Prostataloge geblockt. Nach Einlegen eines suprapubischen Katheters wird die Blase zweischichtig verschlossen.

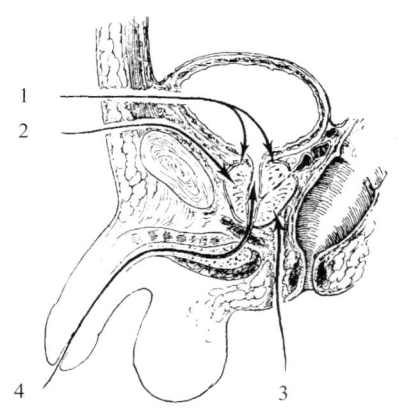

*Abbildung 7-90:* Die vier Zugangswege zur Prostata: 1 suprasymphysär; 2 retrosymphysär; 3 perineal; 4 transurethral. Die suprasymphysäre Prostatektomie führt zu Sterilität, weil sich der Samen jetzt in die Blase entleert. Die perineale Prostatektomie gefährdet besonders den M. sphincter ext. urethrae und führt häufig zu Inkontinenz, außerdem zu Impotenz.

Neben der Nachblutungsgefahr sowie der teilweise nicht unerheblichen intraoperativen Blutverluste ist die häufigste perioperative Komplikation die postrenale Oligo- oder Anurie aufgrund einer Verschwellung beider Ureterostien.

Die Inkontinenzgefahr nach Adenomektomie ist minimal höher als nach transurethraler Elektroresektion. Gleichzeitig ist die Kreislaufbelastung angesichts der meist stärkeren Blutungen in aller Regel höher als bei der transurethralen Elektroresektion. Insofern sollte die Adenomektomie nur dann durchgeführt werden, wenn das Prostatagewicht mehr als 60–100 g beträgt, zumal die chirurgische Kapsel bei kleineren Adenomen nur geringfügig ausgeprägt und die Enukleation dadurch erschwert ist.

*Alternative Therapieverfahren*

Alternative Therapieverfahren wie Hyperthermie, Thermotherapie, fokussierter Ultraschall, Ballondilatation, Stenteinlage und Laserkoagulation sind in den letzten Jahren als Alternative zur transure-

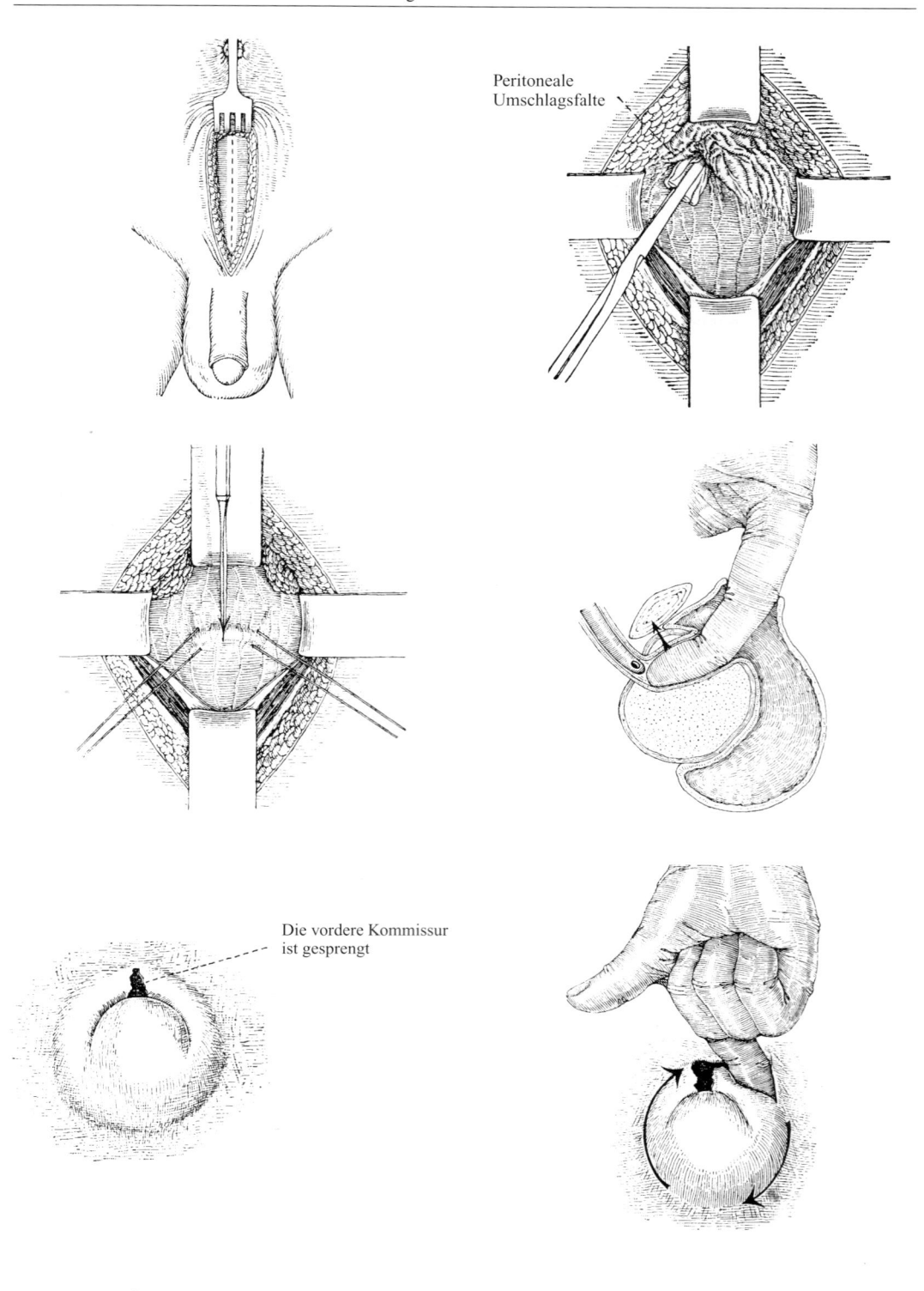

854 Siebenter Teil: Niere und ableitende Harnwege

Peritoneale Umschlagsfalte

Die vordere Kommissur ist gesprengt

8. Erkrankungen der Prostata   855

g

h

— Anatomische Kapsel

— Chirurgische Kapsel

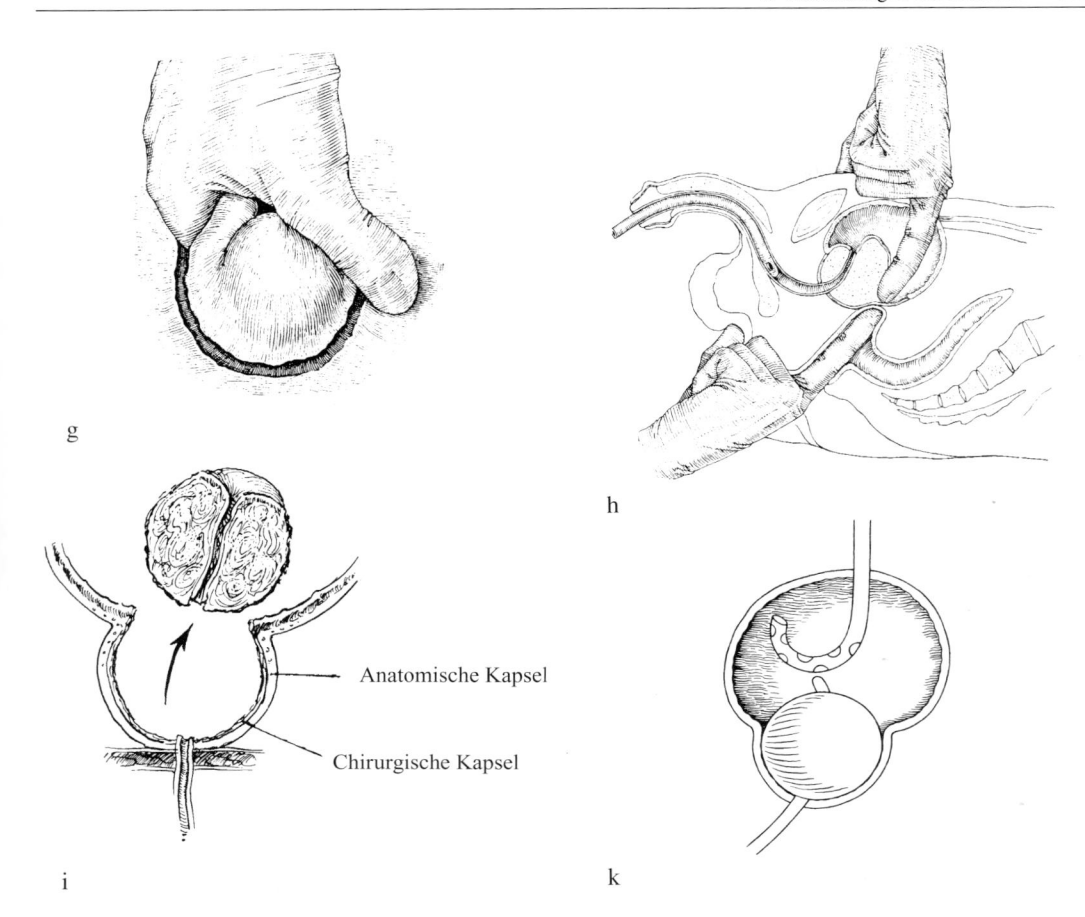

i                                    k

*Abbildung 7-91:* a. Eröffnung der Harnblase durch einen Sectio-alta-Schnitt. Durch einen Längsschnitt ist die Linea alba dargestellt. b. Durch stumpfes Abschieben der peritonealen Umschlagsfalte wird der extraperitoneale Teil der Blasenvorderseite freigelegt. c. Die Blase wird zwischen zwei Haltefäden eröffnet. d. Suprasymphysäre Prostatektomie. Das in die Urethra eingeführte Fingerendglied wird sehr stark gegen den Symphysenunterrand gepreßt. e. Die schmale Prostata-Verbindungsbrücke zwischen Urethra und Symphyse ist durchgerissen. f. Ausschälung der vergrößerten Prostata entlang der äußeren Kapsel. Der Spaltraum ist leicht zu finden. g. Die Prostata ist entlang der äußeren Kapsel ausgelöst. h. Die Ausschälung geht leichter vor sich, wenn die Prostata mit dem Zeigefinger der anderen Hand vom Rektum her angehoben wird. i. Die vergrößerte «Prostata» ist mitsamt der Pars prostatica urethrae aus der chirurgischen Kapsel ausgelöst. k. Einlegen eines suprapubischen sowie transurethralen Ballonkatheters am Ende der Adenomektomie.

thralen Elektroresektion (TUR) propagiert werden. Die Ballondilatation sowie die Hyperthermie sind objektiv bei der BPH wirkungslos. Der Stellenwert von Thermotherapie und fokussiertem Ultraschall ist noch nicht genau definiert. Die Lasertherapie der Prostata stellt zumindest bei kleinen Adenomen eine Alternative dar.

gend Wirbelsäule, Becken und Femur. Leber- und Lungenmetastasen sind selten und erst bei sehr fortgeschrittenen Prostatakarzinomen zu beobachten. Man geht davon aus, daß das Prostatakarzinom aus mehreren Klonen besteht, wobei die Mehrzahl der Zellen primär hormonsensibel und

## 8.3 Prostatakarzinom

### 8.3.1 Epidemiologie und Pathologie

Das Prostatakarzinom ist der häufigste maligne Tumor des Mannes über 50 Jahre mit einem Häufigkeitsgipfel nach der 7. Lebensdekade. Das Prostatakarzinom ist bei Schwarzen häufiger als bei Weißen, gleichzeitig ist eine familiäre Häufung bekannt ohne definierten Erbgang. Ein Zusammenhang mit vorausgegangenen Prostataerkrankungen wie beispielsweise einer Prostatitis oder bestimmten Hormonkonstellationen ist nicht bekannt.

Klinisch unterscheidet man zwischen *manifesten*, d. h. durch Palpation oder Symptomatik aufgefallenen und *inzidentellen* Prostatakarzinomen, die im Rahmen einer Elektroresektion oder Adenomektomie als Zufallsbefund bei unauffälligem Palpationsbefund gefunden werden. Darüber hinaus werden bei Autopsien in mehr als der Hälfte der Patienten mit einem Lebensalter über 80 Jahre latente Prostatakarzinome diagnostiziert. Prostatakarzinome, die primär durch Metastasen bei unauffälligem Rektalbefund manifest werden, werden als okkulte Karzinome bezeichnet.

Die Klassifikation des Prostatakarzinoms folgt der TNM-Klassifikation nach UICC 1992 (Tab. 7-16). Eine klinisch international gebräuchliche Stadieneinteilung des Prostatakarzinoms neben dem TNM-System ist darüber hinaus die Einteilung in Stadien A bis D (Tab. 7-17).

Die histologische Klassifikation erfolgt mit Grad 1 bis 3, d. h. guter und mäßiger Differenzierung sowie Anaplasie. Darüber hinaus sind prämaligne Veränderungen in der Prostata bekannt, die als prostatische intraepitheliale Neoplasie bezeichnet werden. Das Prostatakarzinom ist ein langsam wachsender Tumor, der primär lymphogen metastasiert. Die typische Manifestation der hämatogenen Metastasen ist das Skelett, vorwie-

*Tabelle 7-16:* TNM Klassifikation des Prostatakarzinoms nach UICC 1992.

| | |
|---|---|
| T1 | Nicht palpabel oder sichtbar |
| | T1a Inzidenteller Befund in weniger als 5 % der Resektatspäne |
| | T1b Inzidenteller Befund in mehr als 5 % der Resektatspäne |
| | T1c Tumor durch Nadelbiopsie gesichert |
| T2 | Tumor auf die Prostata beschränkt |
| | T2a Tumorbefall von maximal der Hälfte eines Prostatalappens |
| | T2b Tumorbefall von mehr als der Hälfte eines Prostatalappens |
| | T2c Tumorbefall beider Prostatalappen |
| T4 | Kapseldurchbruch |
| | T3a Unilateraler Kapseldurchbruch |
| | T3b Bilateraler Kapseldurchbruch |
| | T3c Samenblaseninfiltration |
| T4 | Der Tumor ist fixiert bzw. infiltriert benachbarte Strukturen |
| | T4a Tumorinfiltration von Blasenhals, äußerem Schließmuskel oder Rektum |
| | T4b Tumorinfiltration von Musculus levator ani bzw. Fixation an der Beckenwand |
| N1 | Solitäre Lymphknotenmetastasen < 2 cm |
| N2 | Solitäre Lymphknotenmetastase 2–5 cm oder multiple Lymphome 2–5 cm |
| N3 | Ein oder mehrere Lymphknotenmetastasen > 5 cm |
| M1a | Überregionaler Lymphknotenbefall |
| M1b | Knochenmetastasen |
| M1c | Fernmetastasen anderer Lokalisation |

*Tabelle 7-17:* Stadieneinteilung des Prostatakarzinoms.

| Stadium | TNM-Klassifikation |
|---|---|
| A1 | T1a |
| A2 | T1b |
| B1 | T2a/b |
| B2 | T2c |
| C1 | T3a/b |
| C2 | T3c/T4 |
| D1 | T1-4 N1-3 M0 |
| D2 | T1-4 N0-3 M1 |

dadurch einer antihormonellen Therapie zunächst gut zugänglich sind. Im Laufe der Zeit gewinnen die hormonresistenten Zellklone einen Selektionsvorteil und sind verantwortlich für den Tumorprogreß. Undifferenzierte Karzinome sind häufig primär relativ hormonresistent und rasch progredient.

### 8.3.2 Diagnostik

Die Symptome des Prostatakarzinoms entsprechen in aller Regel denen des Prostataadenoms mit subvesikaler Obstruktion. Selten ist die Primärmanifestation ein unilateraler Harnstau bei Einbruch in den Blasenboden. Skelettmetastasen verursachen Schmerzen sowie Spontanfrakturen, teilweise mit neurologischer Symptomatik.

Nach wie vor ist die *rektal digitale Untersuchung* eine wichtige Screeninguntersuchung, mit der zwei Drittel der Prostatakarzinome diagnostiziert werden können (s. Abb. 7-92). Typisch ist der knöchrig-derbe, z. T. hart, hölzerne rektale Tastbefund der Prostata. Karzinome jedoch, die von ventral gelegenen Prostatateilen ausgehen, können im Frühstadium nicht erkannt werden. Darüber hinaus ist die genaue Beurteilung des Prostatakarzinoms bezüglich der Frage der Sphinkter-, Samenblasen- oder Blasenhalsinfiltration nur ungenau möglich.

*Laboruntersuchungen*
Neben den üblichen Laboruntersuchungen wie saure Phosphatase, prostataspezifische Phosphatase und alkalische Phosphatase bei Skelettmetastasen ist das prostataspezifische Antigen (PSA) mittlerweile zum entscheidenden Tumormarker beim Prostatakarzinom geworden. Bei einem suspekten Tastbefund und einem PSA von über 10 ng/ml (normal < 4 ng/ml) liegt mit etwa 80 %iger Wahrscheinlichkeit ein Prostatakarzinom vor. Bei nur leicht erhöhtem PSA zwischen 4 und 10 ng/ml liegt die Wahrscheinlichkeit eines Prostatakarzinoms unter 50 %, da Prostataadenome und entzündliche Erkrankungen zu einer gewissen PSA-Erhöhung führen können. Prinzipiell ist bei einem PSA von mehr als 10 ng/ml eine transrektal sonografisch gesteuerte Prostatastanzbiopsie aus suspekten Arealen, bzw. bei fehlenden suspekten Arealen als Sextantenbiopsie mit jeweils drei Biopsien aus jedem Lappen durchzu-

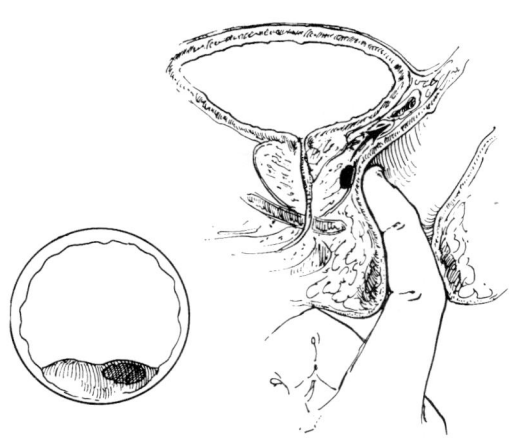

*Abbildung 7-92:* Rektale Untersuchung: Prostatakarzinom als harter Knoten tastbar.

führen. Bei PSA-Werten unter 10 ng/ml und unauffälligem Tast- und Sonographiebefund kann die Indikation zur Prostatabiopsie vom PSA Verlauf abhängig gemacht werden, vor allem beim Vorliegen von sehr großen Prostataadenomen.

*Bildgebende Verfahren*
Neben dem Nachweis einer Harnstauung, von Restharn, von retroperitonealen Lymphomen sowie Lebermetastasen mit der Abdominalsonographie ist die transrektale Sonographie ein entscheidendes Untersuchungsverfahren zur Bestimmung der Prostatagröße, zur Entdeckung palpatorisch nicht zugänglicher Prostatakarzinome und vor allem zur Beurteilung der Infiltration des Prostatakarzinoms über das Organ hinaus. Insofern ist die Rektalsonographie der entscheidende Parameter bei der Frage der lokalen Operabilität eines Prostatakarzinoms vor geplanter radikaler Prostatektomie.

In der IUG kann neben der Beurteilung der Blase wie bei der BPH bei Infiltration in den Blasenboden eine uni- oder bilaterale Harnstauung gesehen werden.

Bei jedem Prostatakarzinom ist eine Skelettszintigraphie zum Ausschluß von Skelettmetastasen durchzuführen. Bei nachweisbaren Skelettmetastasen sollten die entsprechenden Regionen zur Früherkennung von frakturgefährdeten Arealen konventionell geröngt werden.

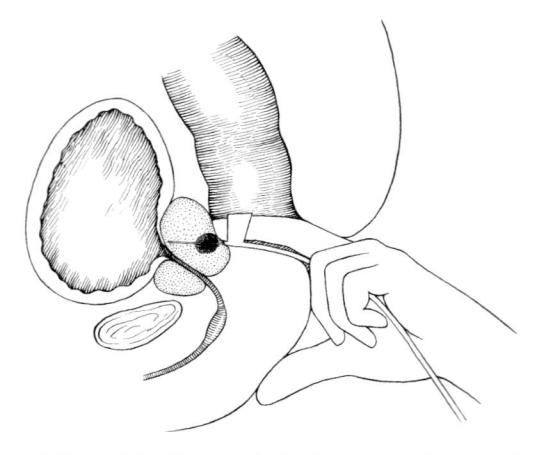

*Abbildung 7-93:* Transurethrale Prostatastanzbiopsie mit der Franzen-Nadel zur Aspirationszytologie.

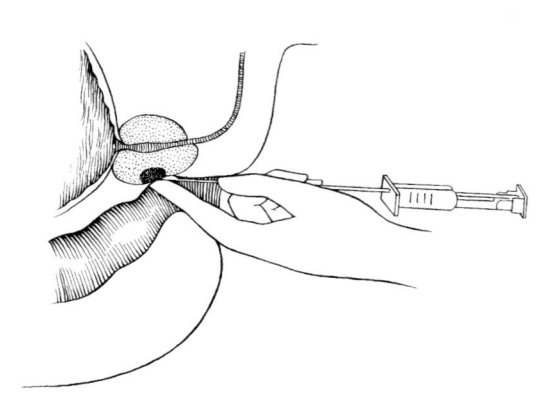

*Abbildung 7-94:* Prostatastanzbiopsie mit der Trucat-Nadel zur Histologie. Perinealer oder transrektaler Zugang möglich, manuell oder sonographisch kontrolliert.

*Prostatabiopsie*
Prinzipiell bestehen hierbei zwei Möglichkeiten: zum einen die transrektale Feinnadelbiopsie mit der Franzen-Nadel zur Aspirationszytologie (Abb. 7-93), zum anderen die transrektale ultraschallgesteuerte Biopsie der Prostata mit einem automatischen «Schußapparat» (Abb. 7-94). Hierzu ist meist keine Lokalanästhesie notwendig. Zur Vermeidung einer bakteriellen Prostatitis wird die Gabe eines Gyrasehemmers vor und nach dem Eingriff empfohlen.

### 8.3.3 Therapieindikationen

*Inzidentelles Prostatakarzinom*
Angesichts der großen Zahl von latenten, erst bei der Autopsie gefundenen Prostatakarzinomen ist die Frage der Therapie eines inzidentellen, als Zufallsbefund gefundenen Prostatakarzinoms nach wie vor umstritten. So variieren die Therapieempfehlungen von der Beobachtung über die transurethrale Nachresektion bis hin zur radikalen Prostatektomie. Die Tatsache, daß in bis zu 2/3 der Fälle eines nach TUR als T1a klassifizierten Prostatakarzinoms nach radikaler Prostatektomie doch ein Prostatakarzinom Stadium T2 gefunden wird, spricht dafür, daß die transurethrale Elektroresektion nicht geeignet ist, ein T1a Prostatakarzinom sicher zu therapieren bzw. zu klassifizieren. Insofern empfehlen wir als Kompromiß bei Vorliegen von weniger als 5% positiven Resektatspänen und einer Grad 1-Histologie die Nachresektion, eventuell mit transrektaler Stanzbiopsie, sowie eine engmaschige Kontrolle mit Sonographie, rektaler Palpation und PSA. Bei mehr als 5% befallenen Resektatspänen oder G2/G3-Karzinomen wird die radikale Prostatektomie empfohlen.

*Lokal begrenztes Prostatakarzinom (T1–2 N0 M0)*
Therapie der Wahl ist die radikale Prostatovesikulektomie mit regionaler Lymphadenektomie. Bei negativen Absetzungsrändern und negativen Lymphknoten ist dabei eine Heilung der Erkrankung möglich. Bei Befall von weniger als der Hälfte eines Prostatalappens (T2a) kann die externe Radiatio, idealerweise kombiniert mit einer laparoskopischen Lymphknotenausräumung zur Sicherung des N0-Status, als Alternative angeboten werden.

*Stadium T3 N0 M0*
Hier ist eine Heilung nach radikaler Prostatektomie meist nicht mehr möglich, so daß bei bekannter Kapselüberschreitung des Tumors die kontrasexuelle Therapie wie beim metastasierten Prostatakarzinom durchgeführt wird, eventuell kombiniert mit einer Radiatio. Auf der anderen Seite ist die Kapselüberschreitung und Samenblaseninfiltration präoperativ nicht immer bekannt,

so daß einige Patienten in diesen Tumorstadien radikal prostatektomiert werden.

*Lymphknotenmetastasierung (D1)*
Prinzipiell gilt ein Prostatakarzinom in diesem Stadium als nicht mehr heilbar. Bei Vorliegen einer solitären Lymphknotenmetastase kann unter Umständen eine radikale Prostatektomie mit sofortiger kontrasexueller Therapie einen Überlebensvorteil bringen. Bei N2- und N3-Stadium gelten die Therapierichtlinien des metastasierten Prostatakarzinoms.

*Metastasiertes Prostatakarzinom (D2)*
Eine radikale Prostatektomie oder Radiatio der Prostata ist in diesem Fall nicht mehr sinnvoll. Therapie der Wahl ist die hormonablative Therapie, wobei nach wie vor die Orchiektomie, sei es als totale Kastration oder als plastische subkapsuläre Orchiektomie nach Riba, das kostengünstigste Verfahren mit der besten Compliance darstellt. Alternativ können LH-RH-Analoga gegeben werden.

Die Vorstellung, daß nach Kastration Nebennieren-Androgenvorstufen in der Prostata zu Dihydrotestosteron umgewandelt werden, hat zum Konzept der kompletten Androgendeprivation geführt, bei dem zusätzlich zur Kastration auf chirurgischem oder chemischen Wege Antiandrogene, d. h. Androgenrezeptor-Antagonisten gegeben werden. Einige Studien haben einen Überlebensvorteil nach der Gabe der Kombinationstherapie gezeigt.

Bei Progreß der Karzinomerkrankung unter Hormonablation wird als Mittel der zweiten Wahl Estramustinphosphat appliziert, ein Kombinationspräparat aus weiblichem Sexualhormon und der alkylierenden Substanz Norstickstofflost. Schreitet der Progreß auch hierunter fort, so können palliativ verschiedene Chemotherapeutika wie Mitomycin, 5-Fluoruracil oder Epirubicin eingesetzt werden mit meist partiellen Remissionen für wenige Monate ohne Einfluß auf die Überlebenszeit. Als weitere Ultima ratio kann ein hochdosierter kurzzeitiger Östrogenstoß über wenige Tage versucht werden. Bei der Wahl des Chemotherapeutikums muß angesichts der nur geringen Wirkung darauf geachtet werden, daß die Nebenwirkungen die Lebensqualität des Patienten nicht unnötig verschlechtern.

*Komplikationen der chirurgischen Therapie*
Die Hauptproblematik der radikalen Prostatektomie ist die Inkontinenzgefahr, die zwischen 5 und 29 % angegeben wird. Ein weiteres Problem nach radikaler Prostatektomie ist die Impotenz. Bei Durchführung der potenzerhaltenden radikalen Prostatektomie nach Walsh unter Erhaltung eines oder beider neurovaskulärer Bündel ist die Gefahr positiver Absetzungsränder vergrößert, so daß zumindest auf der tumortragenden Seite das neurovaskuläre Bündel aus Radikalitätsgründen zu opfern ist. Prinzipiell ist der Patient darüber aufzuklären, daß auch beim Versuch des Erhalts des neurovaskulären Bündels die Impotenzgefahr bei 50–100 % liegt. Seltenere Komplikationen sind narbige Blasenhalsstenosen oder Harnstauungsnieren nach versehentlicher Einengung eines Ureterostiums bei der Rekonstruktion des Blasenhalses.

*Komplikation der hormonablativen Therapie*
Nach Orchiektomie oder der Gabe von LH-RH Analoga treten klimakterische Beschwerden wie Hitzewallungen auf, die durch Cyproteronacetat oder Medroxyprogesteronacetat behandelt werden können. Weitere Nebenwirkungen sind Impotenz, selten Gynäkomastie. Nach Gabe von nicht steroidalen Antiandrogenen wie Flutamid ohne Hormonentzug kommt es durch Aromatisierung des durch Feedback stark erhöhten Testosteron zu ausgeprägter Gynäkomastie, bzw. Spannungsschmerzen im Bereich der Brüste, weswegen hier eine prophylaktische Bestrahlung der Mammae zu empfehlen ist. Ein Problem bei der Östrogentherapie ist die hohe Gefahr von thromboembolischen Komplikationen, weswegen routinemäßig die Östrogenlangzeitprophylaxe beim metastasierenden Prostatakarzinom verlassen worden ist.

*Prognose*
Das lokal begrenzte Prostatakarzinom hat nach radikaler Prostatektomie eine 10-Jahres-Überlebensrate von 60–80 %, wohingegen die Ergebnisse der externen Radiotherapie bei 45–60 % liegen. Bei einem lokal fortgeschrittenen Prostatakarzinom Stadium T3 N0 M0 liegt die 10-Jahres-Über-

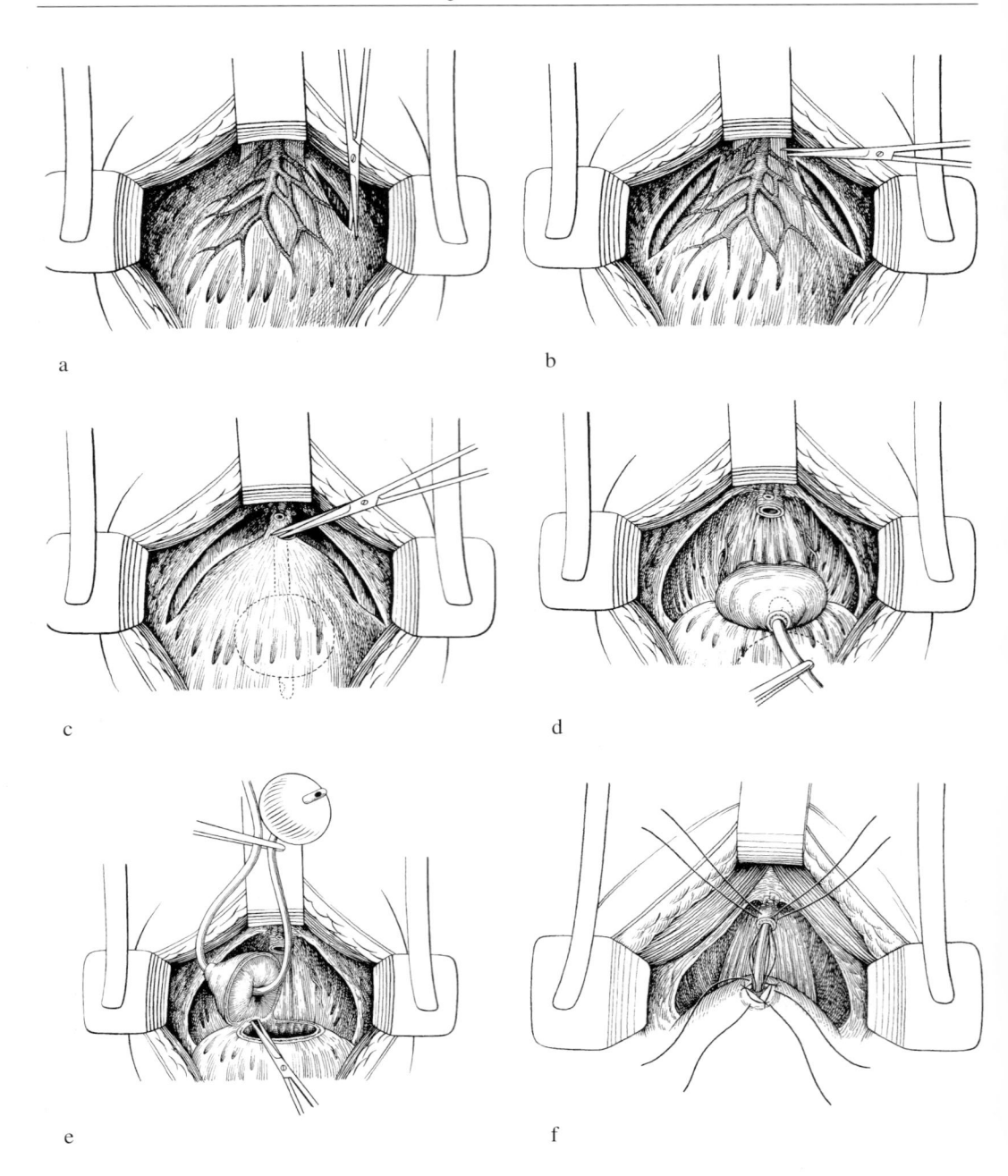

*Abbildung 7-95:* Radikale Prostatektomie, aszendierende Technik. a. Inzision der endopelvinen Fascie bds. b. Durchtrennung beider puboprostatischer Bänder. c. Durchtrennung der Urethra am Apex der Prostata. d. Stumpfes Abpräparieren der Prostata vom Rektum nach Durchtrennen der Urethra-Hinterwand und Denoviehrscher Fascie. e. Abpräparieren der Prostata vom Blasenhals. f. Anastomosierung der Blase auf die Urethra nach Einengung des Blasenhalses auf 13 Ch und Evatieren der Blasenmukosa im Bereich der Anastomose.

lebensrate zwischen 30 und 60 %. Die 5-Jahres-Überlebensrate nach hormonablativer Therapie beträgt je nach Ausmaß der Metastasierung, dem Allgemeinzustand des Patienten sowie dem Grading zwischen 0 und 60 % mit einem medianen Überleben um 30 Monate und einem medianen progreßfreien Überleben um 15 Monate.

### 8.3.4 Operationstechnik

*Radikale Prostatektomie (aszendierende Technik)*
Nach Unterbauchmittelschnitt und Ablösen des Peritoneums von der Beckenwand wird zunächst bilateral das obturatorische Lymphknotenpaket zwischen Vena iliaca externa, Arteria iliaca interna und Nervus obturatorius entnommen mit Ligatur der zu- und abführenden Lymphbahnen. Bei negativer Schnellschnittdiagnose wird die radikale Prostatektomie angeschlossen. Dazu wird die endopelvine Faszie beidseits inzidiert, die puboprostatischen Bänder durchtrennt und danach der Plexus Santorini ligiert oder durchstochen (Abb. 7-95 a, b). Nach Durchtrennen des Plexus Santorini wird die Urethravorderwand unmittelbar am Apex abgesetzt (Abb. 7-95 c), danach die Urethrahinterwand sowie die Denonvilliersche Faszie durchtrennt. Anschließend wird die Prostata stumpf vom Rektum abpräpariert unter Durchtrennung der die Prostata von lateral fixierenden Gewebsstränge inklusive der Prostatapfeiler (Abb. 7-95 d). Bei potenzerhaltenden Eingriffen wird das unmittelbar paraprostatisch verlaufende neurovaskuläre Bündel dargestellt und geschont. Danach wird die Prostata vom Blasenhals abpräpariert, die Samenblasen werden dargestellt, die Samenleiter beidseits durchtrennt und das Präparat entnommen (Abb. 7-95 e). Nach Einengung des Blasenhalses wird die Blase an die Urethra reanostomosiert, nachdem zuvor ein transurethraler und ein suprapubischer Katheter eingelegt worden waren (Abb. 7-95 f).

*Subkapsuläre Orchiektomie nach Riba*
Nach skrotalem Mittelschnitt werden die Hodenhüllen beidseits eröffnet, die Tunica albuginea wird longitudinal inzidiert, das Hodengewebe abgeschabt und nach Ligatur des Rete testis abgesetzt. Nach sorgfältiger Blutstillung werden die Tunica albuginea sowie die Hodenhüllen verschlossen.

## 8.4 Prostatitis

Es wird unterschieden zwischen einer akuten und chronischen Prostatitis sowie einem sogenannten Urogenital-, Anogenital- oder vegetativen Urogenitalsyndrom, bei dem keine faßbare Entzündung vorliegt.

Der Infektionsweg ist in aller Regel kanalikulär aszendierend bei Meatus- oder Urethrastrikturen, aufgrund derer es zum Hineinpressen von potentiell infiziertem Urin in die Drüsengänge kommt, bei schweren Urethritiden oder nach transurethralen Eingriffen. Wesentlich seltener ist der hämatogene oder auch lymphogene Infektionsweg, beispielsweise bei entzündeten Analfissuren oder Analfisteln. Neben anatomischen Ursachen sind eine allgemeine Abwehrschwäche oder Diabetes mellitus prädisponierende Faktoren.

### 8.4.1 Akute Prostatitis

Die akute Prostatitis ist ein septisches Krankheitsbild mit hohen Temperaturen, ausgeprägter Leukozytose und starken dysurischen Beschwerden mit Pollakisurie, Algurie bis hin zum akuten Harnverhalt aufgrund einer starken Schwellung der Drüse.

Neben einer ausgeprägten Leukozytose sowie einer CRP- und BSG-Erhöhung finden sich im Urinsediment bzw. im Ejakulat vermehrt Leukozyten und Erythrozyten. Die Urinkultur ist in aller Regel positiv mit gramnegativen Erregern. Rektaldigital ist die Drüse deutlich vergrößert, von teigiger Konsistenz und starker Druckschmerzhaftigkeit. Hierbei ist eine zu starke Palpation zu vermeiden, da, von den starken Schmerzen abgesehen, die Gefahr der hämatogenen Keimaussaat mit septischen Fieberschüben besteht. Bei abwehrgeschwächten Patienten kann es zur Ausbildung von Prostataabszessen kommen, die typischerweise von rektal als fluktuierende und hochdruckschmerzhafte Areale zu tasten sind.

Rektalsonographisch zeigt sich eine vergrößerte aufgelockerte Drüse, wobei die Rektalsonographie insbesondere bei der Frage der Abszeßbildung entscheidende diagnostische Hinweise gibt.

Die Therapie der Wahl besteht in der möglichst mehrwöchigen antibiotischen Therapie mit Gyrasehemmern, eventuell auch Cephalosporinen,

Aminoglykosiden oder Cotrimoxazol. Bei Restharnbildung durch Obstruktion sollte vorübergehend ein suprapubischer Katheter eingelegt werden. Unterstützend können Spasmoanalgetika bzw. antiphlogistische Präparate wie Diclofenac eingesetzt werden.

### 8.4.2 Chronische Prostatitis

Die chronische Prostatitis ist ein nur schwer einzuordnendes Krankheitsbild, bei der in mehr als 50 % der Fälle ein vegetatives Urogenitalsyndrom ohne faßbare Entzündung gefunden wird. Bei einem weiteren Drittel liegt eine sogenannte abakterielle Prostatitis vor, nur ein kleiner Prozentsatz der Patienten hat eine bakterielle chronische Prostatitis.

Die Beschwerden sind oft unspezifisch mit ziehenden Schmerzen im Bereich des Anogenitalbereichs, insbesondere der Hoden und des Perineums, vermehrtem Harndrang, Schmerzen bei der Ejakulation, Ejaculatio praecox oder auch Impotentia coeundi.

Im Blutbild finden sich in aller Regel keine Veränderungen. Neben der rektalen Palpation ist die 3- bzw. 4-Gläserprobe entscheidend, bei der vor allem bei der ersten und/oder letzten Urinprobe Zeichen der Infektion mit Leukozyturie bzw. Bakteriurie zu finden sind. Zusätzlich kann das Prostaexprimat bakteriologisch untersucht werden. In unklaren Fällen kann eine Feinnadelbiopsie der Prostata notwendig werden. Bei fehlendem Nachweis einer Entzündung wird die etwas unbefriedigende Diagnose eines Urogenitalsyndroms gestellt, das meist bei jüngeren vegetativ labilen, psychisch auffälligen Männern beobachtet wird.

Bei Nachweis einer chronischen Prostatitis ist wiederum die möglichst langdauernde Antibiotikatherapie mit Gyrasehemmern oder Cotrimoxazol die Therapie der Wahl. Bei fehlendem Erregernachweis können allgemein durchblutungsfördernde Maßnahmen im Bereich des Beckens mit Bädern und Sport, Spasmoanalgetika, eventuell auch eine Psychotherapie versucht werden.

# 9. Erkrankungen des Penis

T. Kälble und G. Stähler

## 9.1 Kongenitale Mißbildungen

### 9.1.1 Hypospadie

Bei der Hypospadie mündet die Harnröhre nicht an der Spitze der Glans, sondern proximal davon. Je nach Lokalisation werden die Hypospadieformen unterteilt in glandulär, koronar, penil, skrotal und perineal. Als Ursache wird ein passagerer Androgenmangel oder eine relative Hormonresistenz während der 10. bis 12. Embryonalwoche diskutiert, so daß es zu einer Hemmung der Verschmelzung der Urethralfalten kommt und somit der fehlende Urethralanteil durch eine bindegewebige Chorda ersetzt ist.

Die Hypospadie fällt meist durch eine dorsale Vorhautschürze auf. Darüber hinaus ist der Penis durch die bindegewebige Chorda nach ventral abgeknickt, was besonders bei der Erektion manifest wird. Ein Teil der distalen Hypospadien hat zusätzlich eine Stenose im Bereich der Urethramündung. Bei hochgradigen perinealen oder skrotalen Mißbildungen muß ein Pseudohermaphroditismus oder ein Hermaphroditismus verum ausgeschlossen werden.

Distale Hypospadien ohne Vorhautschürze und ohne Meatusenge bedürfen keiner Therapie. Die übrigen Hypospadien sollten aus kosmetischer Indikation operativ korrigiert werden, wobei sich aus psychologischen Gründen das zweite und dritte Lebensjahr anbietet. Durch Applikation von Gonadorelinspray über vier Wochen kann dabei präoperativ ein Längenwachstum des Penis zur Erleichterung der Operation erreicht werden. Ziel ist die Korrektur in möglichst einer Sitzung, bei hochgradigen skrotalen oder perinealen Formen sind zweizeitige Operationen notwendig. Alle Operationen haben das Ziel, den Meatus an die Glansspitze zu bringen, ein kosmetisch befriedigendes Ergebnis zu erzielen und den Penis durch Resektion der Chorda zu begradigen. Es existieren eine Vielzahl von Operationsverfahren, die mit Ausnahme des Magpi-Verfahrens für die distalen Hypospadien (Abb. 7-96) die Vorhaut zur Rekonstruktion der Urethra benutzen, sei es als gestieltes (Duckett, Abb. 7-97) oder freies Vorhauttransplantat (Horton-Devine) oder als Rotationslappen (Mathieu).

Beim *Magpi-Verfahren* wird das Septum zwischen Fossa navicularis und Urethramündung durchtrennt und quer mit Catguteinzelknopfnähten vernäht. Durch Naht der Glansränder wird der Meatus an die typische Stelle gebracht.

Die Hauptkomplikation der Hypospadiekorrektur ist die Fistelbildung, weswegen ca. 20% der Kinder nachoperiert werden müssen. Leider bleibt gelegentlich auch nach vielen Eingriffen das Ergebnis kosmetisch sehr unbefriedigend.

### 9.1.2 Epispadie und Blasenextrophie

Eine sehr seltene Mißbildung ist die Epispadie, bei der eine ventral liegende Spaltbildung der Harnröhre vorliegt. Je nach Schweregrad wird zwischen Epispadia glandis, penilis und pubis unter-

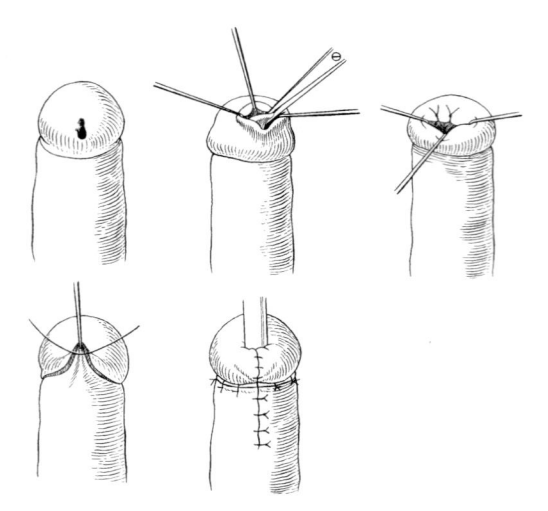

*Abbildung 7-96:* MAGPI (meatal advancement and glanuloplasty)-Verfahren bei distaler Hypospadie ohne Chorda (nach J.W. Duckett, Urol Clin North Am 8:513, 1981).

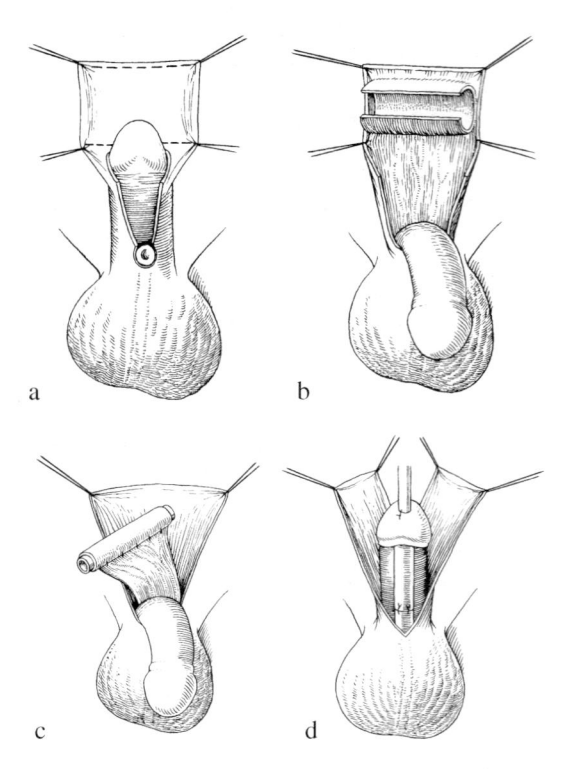

*Abbildung 7-97:* Einzeitige Hypospadiekorrektur nach Duckett durch gestielten Präputial-Insellappen (aus J.E. Altwein: Hypospadie, in: R. Hohenfellner, J.W. Thüroff, H. Schulte-Wissermann: Kinderurologie in Klinik u. Praxis).

schieden, wobei bei der letzteren Form eine klaffende Symphyse vorliegt und die Spaltbildung durch den Kontinenzapparat und die Prostata hindurchgeht. Die Übergänge zur Blasenextrophie, bei der neben der klaffenden Symphyse die gesamte Blase offen als Platte im Bereich des Unterbauches liegt, sind fließend.

Bei den distalen Epispadieformen stehen die kosmetischen Probleme, bei der puberalen Form der Epispadie bzw. bei der Blasenextrophie neben kosmetischen Problemen die Inkontinenz im Vordergrund.

Die distalen Epispadien werden operativ korrigiert mit dem Ziel der Penisbegradigung und dem Verschluß der Spaltbildung. Bei den proximalen Formen bzw. bei der Blasenextrophie wird auf alle Fälle die Spaltbildung im Bereich des Penis aus kosmetischen Gründen korrigiert. Umstritten ist jedoch der Versuch der Rekonstruktion der Blase bei der Blasenextrophie, da sie mit einer sehr hohen Inkontinenzgefahr assoziiert ist und damit die Gefahr in sich birgt, daß Kinder nach zahlreichen Operationen und Infektionen mit bereits geschädigtem oberen Harntrakt eine Harnableitung bekommen müssen. Als komplikationsarme und kontinente Alternative bietet sich in diesen Fällen primär die Ureterosigmoideostomie bzw. der Mainz-Pouch-II (s. Kap. 2.4) an. Mit der Ureterosigmoideostomie liegen sehr gute Langzeitergebnisse vor.

## 9.2 Phimose

In der Embryonal- und Fetalzeit besteht ein Septum aus Plattenepithel zwischen Vorhaut und Glans, das bei ca. 80 % der Neugeborenen noch vorhanden ist. Mit einem Jahr haben noch etwa die Hälfte aller Knaben eine Vorhautverklebung, so daß erst nach Abschluß des dritten Lebensjahres die Zirkumzision empfohlen wird. Bei hochgradigen Phimosen mit Ballonierung des Präputialsakkes während der Miktion und/oder Balanoposthitiden ist die frühere Zirkumzision angezeigt.

Für die *Zirkumzision* existieren verschiedene Operationsverfahren, teilweise unter Zuhilfenahme spezieller Klemmen oder Instrumente. Wir bevorzugen die in Abbildung 7-98 dargestellte Freihandtechnik, bei der zunächst zwischen zwei Klemmen beide Vorhautblätter dorsal mit der Schere inzidiert werden bis ca. 5 mm vom Sulcus

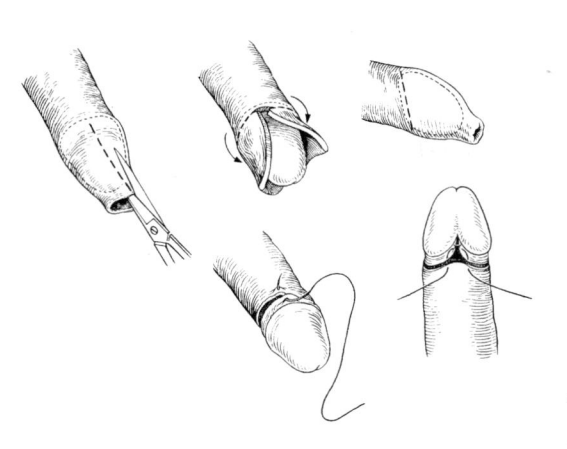

*Abbildung 7-98:* Zirkumzision in Freihandtechnik.

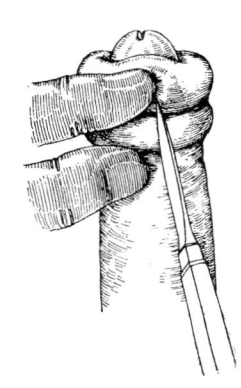

*Abbildung 7-99:* Paraphimose. Durchtrennung des Schnürringes durch einen Längsschnitt. Wenn das äußere Band nicht bis auf die feinste Faser durchtrennt ist, läßt sich die Einklemmung nicht beseitigen.

coronarius entfernt. Danach wird entlang des Sulcus coronarius das äußere Vorhautblatt unter Durchtrennung aller Bindegewebsfasern bis auf das innere Vorhautblatt durchtrennt. Abschließend wird ca. 5 mm vom Sulcus coronarius entfernt das innere Vorhautblatt mit anhängendem äußeren Vorhautblatt von der Glans reseziert. Nach Koagulation kleinerer Gefäße wird das Frenulum rekonstruiert, womit gleichzeitig eine Blutstillung der Arteria frenularis erreicht wird. Danach wird das äußere Vorhautblatt im Bereich der Raphe penis mit einer U-Naht am rekonstruierten Frenulum befestigt und drei weitere Quadranten-Catguteinzelknopfnähte vorgenommen. Zwischen den Quadrantennähten werden dann jeweils zwei bis drei Catgut-Einzelknopfnähte angebracht. Wir knoten in die Quadrantennähte am Ende des Eingriffs zwei zusammengerollte Fettgazestreifen ein und umwickeln den Penis mit Hilfe einer elastischen Mullbinde zur Kompression und damit Hämatomprophylaxe.

Am ersten postoperativen Tag wird dann nach einem Kamillenbad die Kompression sowie die Fettgaze entfernt und der Patient bzw. die Eltern zu täglichen Kamillenbädern angehalten.

Die häufigste Komplikation ist die Nachblutung im Bereich der Arteria frenularis mit Hämatombildung und seltener Infektion. Eine weitere Komplikation ist die Meatusstenose durch einengende Nähte im Bereich des Frenulums. Eine seltene, jedoch schwerwiegende Komplikation ist die urethrokutane Fistel.

## 9.3 Paraphimose

Bei der Paraphimose liegt eine ödematöse Schwellung der hinter die Glans zurückgestreiften Vorhaut bei bestehender Phimose vor. Aufgrund des Ödems läßt sich die Vorhaut nicht mehr spontan reponieren. Wegen der Schnürwirkung schwillt nicht nur die Vorhaut, sondern auch die Eichel stark an mit bläulich-livider Verfärbung.

Zunächst wird die unblutige Reposition versucht, nachdem mit der vollen Hand das Ödem gleichmäßig für längere Zeit ausgepreßt wurde. Ggf. mit Leitungsanästhesie an der Peniswurzel wird die Vorhaut über die Glans geschoben und gleichzeitig die Glans mit der anderen Hand unter die Vorhaut zurückgedrückt. Gelingt dies nicht, so muß eine dorsale Inzision durch den Schnürring (Abb. 7-99) vorgenommen und nach Abklingen der akuten Symptomatik die Zirkumzision angeschlossen werden.

## 9.4 Peniskarzinom

### 9.4.1 Epidemiologie und Histologie

Das Peniskarzinom ist eine seltene Tumorerkrankung mit einer Inzidenz um 1–2/100 000 Männer pro Jahr. Das Haupterkrankungsalter liegt zwischen dem 50. und 70. Lebensjahr. Dabei ist der Einfluß der Genitalhygiene auf die Karzinominzidenz eindrucksvoll. Bei Juden werden aufgrund der rituellen Beschneidung so gut wie keine Pe-

*Tabelle 7-18:* TNM Klassifikation des Peniskarzinoms nach UICC 1992.

| | |
|---|---|
| T1 | Tumorinfiltration des subepithelialen Bindegewebes |
| T2 | Tumorinfiltration von Corpus spongiosum oder cavernosum |
| T3 | Tumorinfiltration von Urethra oder Prostata |
| T4 | Tumorinfiltration von benachbarten Strukturen |
| N1 | Metastase in einem oberflächlichen inguinalen Lymphknoten |
| N2 | Metastasen in mehreren bzw. bilateralen oberflächlichen inguinalen Lymphknoten |
| N3 | Metastasen in tiefen inguinalen oder iliakalen Lymphknoten, ein- oder beidseitig |
| M1 | Fernmetastasen |

niskarzinome beobachtet, wohingegen in Ländern ohne rituelle Beschneidung mit mangelhafter Sexualhygiene das Karzinomrisiko um das 10- bis 20fache höher ist. Smegmaretention mit chronisch rezidivierenden Balanoposthitiden bei Phimose, jedoch auch Papillomaviren sind prädisponierende Faktoren.

Die Peniskarzinome sind fast ausschließlich Plattenepithelkarzinome, deren Stadieneinteilung der UICC-Klassifikation von 1992 folgt (Tab. 7-18). Sie gehen meist von der Glans, seltener vom inneren Präputialblatt aus. Dabei gibt es Präkanzerosen wie den Morbus Bowen, die Erythroplasia Queyrat oder das Carcinoma in situ. Der Buschke-Löwenstein-Tumor ist ein oft sehr großer, destruktiv wachsender Tumor, der nicht metastasiert. Condylomata acuminata (Feigwarzen) sind singuläre oder multiple rötliche Wärzchen von typischem Aussehen, die in aller Regel makroskopisch gut von einem Peniskarzinom abgegrenzt werden können.

Fernmetastasen des Peniskarzinoms in Lunge, Leber und Skelettsystem sind sehr selten.

## 9.4.2 Diagnostik

Das Peniskarzinom ist ein langsam wachsender, in aller Regel asymptomatischer Tumor, der bei voller Ausbildung angesichts des verhornenden Plattenepitels mit einer gelblich schmierigen Oberfläche überzogen ist. Wegen der fast immer vorhandenen bakteriellen Superinfektion fällt häufig eine unangenehme Geruchsbildung auf. Dennoch gehen viele Patienten auch heute noch oft erst nach Monaten zum Arzt mit der Folge von teilweise grotesken, blumenkohlartigen, den Penis vollständig zerstörenden und übelriechenden Tumoren.

Neben der körperlichen Untersuchung mit Palpation der inguinalen Lymphknoten gehört ein iliakales und retroperitoneales Lymphknotenstaging durch CT des Beckens und Retroperitoneums, eine Abdominalsonographie und ein Röntgenthorax zur Routinediagnostik. Tumormarker existieren nicht.

## 9.4.3 Therapie

Im Zweifelsfall muß zunächst eine Probeexzision erfolgen. Präkanzerosen oder oberflächlich umschriebene Tumoren im Bereich der Vorhaut können durch Zirkumzision therapiert werden. Ansonsten kann bei umschriebenen Präkanzerosen im Bereich der Glans die topische Applikation von 5-Fluoruracil oder besser die Neodym-Yag-Lasertherapie erfolgen. Bei allen anderen Formen des Peniskarzinoms erfolgt die Penisteilamputation mit einem Sicherheitsabstand von mindestens 2–3 cm, so daß bei fortgeschrittenen Formen die totale Penisamputation mit perinealer Ausleitung der Urethra bis hin zur vollständigen Emaskulinisation notwendig wird.

*Operationstechnik*

Zunächst wird die Penisbasis durch einen Tourniquet abgebunden; danach werden ca. 2 cm proximal des Tumors schichtweise Haut, Collesche und Bucksche Faszie und schließlich die Penisschwellkörper abgesetzt (Abb. 7-100 a). Die Urethra sollte etwa 1 cm distal der Corpora cavernosa abgesetzt werden (Abb. 7-100 b). Danach werden die Corpora cavernosa durch Vicryl-Einzelknopfnähte verschlossen. Die Urethra wird dorsal längs inzidiert und mit der restlichen Penishaut vernäht. Danach wird die Penishaut über den Corpora cavernosa verschlossen (Abb. 7-100 c).

Bei der Totalamputation wird nach zirkulärer Umschneidung des Penis im Bereich des Penisschaftes (Abb. 7-101 a) das Ligamentum suspensorium durchtrennt und die Corpora cavernosa bis zu den Crura verfolgt und dort abgesetzt (Abb. 7-101 b). Der Harnröhrenstumpf wird dann an der Dammhaut dorsal des Skrotums als perineales Stoma ausgeleitet.

9. Erkrankungen des Penis 867

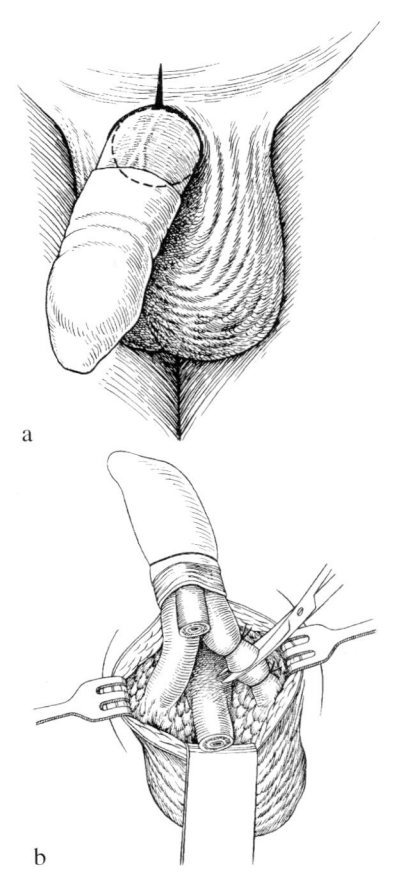

*Abbildung 7-101:* Totale Penisamputation. a. Umschneidung der Penisbasis. b. Absetzen der Crura penis, Ausleiten der Urethra perineal.

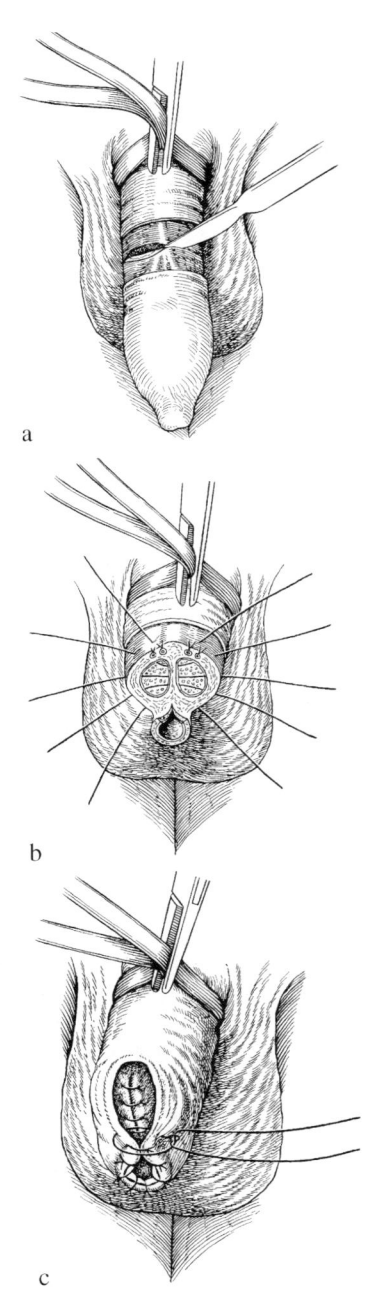

*Abbildung 7-100:* Penisteilamputation bei Peniskarzinom. a. Tourniquet an der Penisbasis, Absetzen des Penis ca. 2 cm proximal des Karzinoms. b. Ligatur der Penisgefäße, Verschluß der Corpora cavernosa durch Einzelknopfnähte, Inzision der etwas länger belassenen Urethra. c. Anastomosierung der Haut an die Urethra, Verschluß der Haut über der Corpora cavernosa.

*Lymphknotenmetastasen*

Ein Problem beim Peniskarzinom stellt die Diagnostik bzw. die Therapie von Lymphknotenmetastasen dar. Bei fast jedem Peniskarzinomträger tasten sich vergrößerte Leistenlymphknoten, die oft durch die bakterielle Superinfektion des Peniskarzinoms und nicht durch eine Metastasierung bedingt sind. Eine radikale Lymphknotenausräumung ist mit einer hohen Komplikationsrate in 30–50 % der Fälle vergesellschaftet (Lymphödem, Hautnekrosen oder sekundäre Wundheilung). Bei distalen Peniskarzinomen Ta und T1 kann auf eine Lymphknotendissekion verzichtet werden, bei T2-Karzinomen ist jedoch die inguinale Lymphadenektomie angezeigt. Umstritten ist die Notwendigkeit einer iliakalen Lymphadenektomie bei Auftreten von inguinalen Lymphknotenmetastasen. Bei palpatorisch unauffälliger Leiste können zur Minimierung der Nebenwirkungen auch nur die Lymphknoten an der Einmündung der Vena pudenda superficialis in die Vena saphena magna, die sogenannten Cabanasschen oder Sentinel-Lymphknoten entnommen werden, die als erste Metastasierungsstation angenommen werden. 80–90 % der Patienten mit metastasenfreien Cabanasschen Lymphknoten haben auch keine weiteren Lymphknotenmetastasen.

Die externe Radiatio der Leiste führt nicht zu einer höheren Heilungsrate, sondern erhöht nur die Komplikationsrate durch Lymphödem. Bei Lymphknoten- und Fernmetastasen werden verschiedene Chemotherapieprotokolle empfohlen, wobei bislang kein Protokoll der Wahl existiert und die Erfolgschancen ausgesprochen schlecht sind.

*Prognose*

Bei lokal begrenzten distalen Peniskarzinomen T1 N0 M0 liegt die 5-Jahres-Überlebensrate über 90 %. Bei Infiltration der Tumoren in die Corpora cavernosa oder spongiosa sinkt die 5-Jahres-Überlebensrate auf ca. 60 %, bei Vorliegen von operablen Lymphknotenmetastasen auf 30 % ab. Bei fortgeschrittener inguinaler Lymphknoten- oder Fernmetastasierung bzw. bei Tumorinfiltration in Nachbarorgane überlebt in aller Regel kein Patient 5 Jahre.

## 9.5 Induratio penis plastica

Die Induratio penis plastica tritt meist nach dem 50. Lebensjahr auf in Form einer zunehmenden derben Plaquebildung im Bereich der Corpora cavernosa mit zunehmenden Schmerzen bei Erektion und Penisdeviation bis hin zur Impotentia coeundi. Die Erkrankung ist häufig assoziiert mit der Dupuytrenschen Kontraktur der Hände.

Konservative Maßnahmen wie die Applikation von Potaba® sind in aller Regel nur von kurzfristigem Erfolg. Die intraläsionale Applikation von Orgotein ist mittlerweile obsolet wegen der Gefahr tödlicher Anaphylaxien.

Insofern bleibt bei ausgeprägter Penisdeviation nur die operative Korrektur, wobei bei Exzision der Plaques aus der Tunica albuginea mit anschließender Naht die Gefahr der Impotenz besteht. Beim Verfahren nach Essed-Schröder, das auch bei der kongenitalen Penisdeviation angewandt werden kann, werden nach Zurückstreifen der Penisschafthaut und zirkulärer Inzision des inneren Vorhautblattes im Bereich der Konvexität der Tunica albuginea fortlaufende Raffnähte gelegt zum Ausgleich der Krümmung ohne Plaqueexzision. Beim Verfahren nach Nesbit wird ebenfalls ohne Plaqueexision die Krümmung durch Exzision von kleinen Ovalen an der Tunica albugenia korrigiert. In fortgeschrittenen Fällen bleibt die Penisprothese.

# 10. Erkrankungen der männlichen Urethra

T. Kälble und G. Stähler

## 10.1 Urethritis

Die Urethritis wird in aller Regel durch Geschlechtsverkehr übertragen. In einem Drittel der Urethritisfälle liegt eine Gonorrhoe zugrunde. Die Mehrzahl der Urethritiden werden durch Chlamydien oder Mykoplasmen hervorgerufen. Seltene Erreger sind Trichomonaden oder Candida albicans bei Patienten mit Diabetes mellitus. Sehr selten ist die Herpesurethritis. Differentialdiagnostisch muß bei fehlendem Erregernachweis an den Morbus Reiter gedacht werden.

Leitsymptom der Urethritis ist der Ausfluß, der bei der Gonorrhoe typischerweise gelblich-grünlich, bei der Chlamydien- oder Mykoplasmenurethritis weißlich glasig ist. Darüber hinaus stehen dysurische Beschwerden im Vordergrund mit vor allem initialer Algurie.

Die Diagnose wird gesichert durch Mikroskopie, Gramfärbung und Kultur des Ausflusses. Bei fehlendem Ausfluß kann ein Abstrich aus der Urethra entnommen werden, wobei sowohl bei Chlamydien, Mykoplasmen als auch bei der Gonorrhoe Spezialkulturen angelegt werden müssen.

Die Therapie der Wahl ist die rasche Antibiose, die in aller Regel mit Gyrasehemmern erfolgt, da sie ein breites Wirkspektrum inklusive Chlamydien und Mykoplasmen umfassen. Bei Gonorrhoeverdacht ist die Applikation von Penicillin die Therapie der Wahl, ansonsten wird die Therapie nach Vorliegen des Antibiogramms gegebenenfalls korrigiert. Bei Soorurethritis ist darüber hinaus ein Diabetes auszuschließen bzw. besser einzustellen.

Entscheidend ist eine korrekte und ausreichend lange Behandlung über ca. zwei Wochen zum sicheren Ausheilen der Erkrankung. Nur so können chronische Zustände mit Befall der männlichen Adnexen und entsprechender Gefahr der Steriliät verhindert werden.

## 10.2 Mißbildungen

### 10.2.1 Urethralklappen

Der fehlende Einriß der Urogenitalmembran während der Embryonalzeit ist Ursache der Harnröhrenklappen, d.h. einer segelartigen Membran im Bereich des Colliculus seminalis, die sich bei der Miktion aufbläht mit der Folge einer infravesikalen Obstruktion. In Folge der Obstruktion kommt es bereits intrauterin zur sonographischen Darstellung einer sehr großen Blase mit teilweise massiv hydronephrotisch veränderten Nieren durch Drucktransmission in den oberen Harntrakt mit einem sekundären vesikorenalen Reflux.

*Diagnostik*
Durch die pränatale Ultraschalldiagnostik werden mittlerweile die meisten Harnröhrenklappen bereits intrauterin diagnostiziert und dann unmittelbar nach der Geburt der urologischen Therapie zu-

geführt. Bei nicht erkannten Harnröhrenklappen hängt die Symptomatik und auch die Prognose entscheidend vom Alter bei der Diagnosestellung ab. In fortgeschrittenem Stadium werden Gedeihstörungen, Erbrechen, tastbare Nieren und Blase oder Urosepsis durch infizierte Harnstauungsnieren beobachtet.

Blutbild, CRP, BSG, Retentionswerte und Elektrolyte sind die entscheidenden Laborparameter. Darüber hinaus sind Urinsediment und Urinkultur wichtig.

Die intrauterine Sonographie ist heutzutage essentiell für die Frühdiagnostik der Harnröhrenklappen mit der Konsequenz der eventuell vorzeitigen Entbindung und baldmöglichen Therapie. Intrauterin und postpartal zeigen sich eine Megazystis sowie Harnstauungsnieren beidseits mit massiv erweiterten und geschlängelten Ureteren. Je nach Zeitpunkt der Diagnosestellung ist das Parenchym unterschiedlich rarefiziert.

Das Miktionszysturethrogramm im lateralen bzw. schrägen Strahlengang ist die entscheidende Untersuchung, bei der es zu einem teilweise massiven Aufblähen der proximalen Urethra mit einer Engstellung im Bereich des Überganges zur bulbären Urethra kommt. Darüber hinaus ist die Blase stark vergrößert mit verdickter Wand, Pseudodivertikeln und einem meist hochgradigen Reflux mit massiv geschlängelten und erweiterten Ureteren.

*Therapie*
Die Therapie der Wahl ist beim Säugling in stabilem Allgemeinzustand die Klappenresektion. Ist der Patient in einem schlechten Allgemeinzustand, kann die Anlage eines suprapubischen Katheters als Sofortmaßnahme mit Klappenresektion nach Stabilisierung durchgeführt werden. Bei verzögerter Diagnosestellung reicht die alleinige Klappenresektion aufgrund der Folgeerscheinungen oft nicht aus. Dann kann die Anlage einer Ringureterokutaneostomie indiziert sein.

Die Prognose hängt entscheidend vom Zeitpunkt der Therapie ab. Bei intrauteriner Diagnosestellung und unmittelbar postpartaler Therapie ist die Prognose gut. Eine Therapie erst einige Monate nach der Geburt kommt oft schon zu spät, mit der Folge der progressiven Niereninsuffizienz bis zur Dialysepflicht. Komplikationen sind darüber hinaus Inkontinenz, bzw. Urethrastriktur nach Klappenresektion. Des weiteren kann ein persi-

stierender Reflux resultieren trotz Beseitigung der infravesikalen Obstruktion, so daß in der Folge eine Antirefluxplastik notwendig wird.

### 10.2.2 Urethrastriktur

Die Urethrastriktur ist sehr selten angeboren, wobei sie bei Knaben bulbär, bei Mädchen im Bereich des Meatus zu finden ist. Darüber hinaus können Hypospadien mit Meatusengen assoziiert sein. Der Großteil der Urethrastrikturen ist jedoch erworben durch Entzündung, durch Trauma, vor allem jedoch iatrogen durch traumatischen Katheterismus oder nach endoskopischen Eingriffen wie beispielsweise der transurethralen Elektroresektion der Prostata. Die postentzündliche Urethrastriktur beispielsweise nach Gonorrhoe tritt typischerweise im penilen Abschnitt, die iatrogene Striktur meist bulbär, eventuell zusätzlich noch penil auf.

*Diagnostik*
Die Symptome sind die der obstruktiven Miktionsbeschwerden wie beim Prostataadenom bis hin zum akuten Harnverhalt oder der akuten Epididymitis als Folge von infiziertem Restharn.

Nach Ausschluß eines Harnwegsinfektes ist die retrograde Urethrographie das Diagnostikum der Wahl beim Mann. Dabei zeigen sich die Urethrastrikturen durch Kalibersprung bzw. fehlende Darstellung der darüberliegenden Harnröhre.

Nach Kontrastmitteldarstellung der Blase über einen transurethralen oder suprapubischen Katheter wird im Miktionszysturethrogramm während der Miktion in seitlichem oder halbschrägem Strahlengang geröntgt, so daß die Striktur dokumentiert werden kann. Bei unklaren Befunden vor allem am Übergang von der bulbären zur physiologisch engen prostatischen Harnröhre kann die Endoskopie notwendig sein zur Verifizierung und exakten Lokalisation der Striktur.

In der Uroflowmetrie zeigt sich typischerweise ein verlängerter plateauförmiger Fluß auf sehr niedrigem Niveau von oft nur geringer maximaler Flußgeschwindigkeit. Typischerweise ist der sonographisch bestimmte Restharn erhöht.

*Therapie*
Die Therapie der Wahl ist die endourethrale Schlitzung. Hierzu kann bei distalen langstrek-

kigen und nicht hochgradigen Strikturen ein *Otisurethrotom* verwendet werden, bei dem blind das schlanke Gerät über die Striktur eingeführt und die Urethra aufgeweitet wird. Dann wird ein scharfes Messer über die Striktur hinweg gezogen.

Bei hochgradigen und prinzipiell bei bulbären Strikturen des Mannes ist die *endoskopische Sichturethrotomie* nach Sachse die Therapie der Wahl (s. Abb. 7-102). Dabei ist darauf zu achten, daß nicht zu tief in das Corpus spongiosum geschnitten wird, um Blutungen zu vermeiden.

Bei Mädchen oder Frauen wird entweder die Otis- oder die *Bougieurethrotomie* vorgenommen. Bei letzterer werden in aufsteigender Reihenfolge Bougies in die Urethra eingeführt, aus denen ein kleines scharfes Messer herausgezogen werden kann. Dies wird bis 35 Charrière durchgeführt.

Bei rezidivierenden kurzstreckigen Strikturen des Mannes, beispielsweise im bulbären Anteil der Urethra, ist die perineale Harnröhrenfreilegung mit Resektion des engen Abschnitts und End-zu-End-Anastomose der Urethra nach Anschrägen oder Spatulieren der Enden die Therapie der Wahl. In ausgeprägten Fällen kann dabei ein zweizeitiges Vorgehen notwendig werden mit Auspflanzung der bulbären Harnröhre in einen Skrotalhauttrichter, der dann in einer zweiten Sitzung geschlossen wird (Operation modifiziert nach Bengt-Johanson). In Einzelfällen (permanente Harnverhaltung oder Inkontinenz) kann bei ausgedehnten posttraumatischen unter Einbeziehung der prostatischen Urethra die supravesikale Harnableitung notwendig werden, beispielsweise durch Ureterosigmoistomie.

Die Dauer der transurethralen Kathetereinlage bei der Nachbehandlung nach Sichturethrotomie ist umstritten. Ein zu kurzes Einlegen birgt die Gefahr der erneuten Narbenbildung, ein zu langes verursacht durch die mechanische und bakterielle Entzündung eine erneute Restrikturierung. Daher belassen wir den transurethralen Dauerkatheter zwei bis drei Tage. Darüber hinaus empfehlen wir dem Patienten nach zwei Wochen die hydraulische Selbstbougierung, d. h. das kurzfristige Zukneifen der Glans während der Miktion. Die endoskopische Behandlung der Urethrastriktur birgt angesichts der Schrumpfungstendenz der Narbe ein hohes Rezidivrisiko.

## 10.3 Urethraruptur

Harnröhrenrupturen kommen in aller Regel beim Mann vor und werden nach ihrer Lagebeziehung zum Diaphragma urogenitale unterschieden in infra- und supradiaphragmale Harnröhrenabrisse. Der *infradiaphragmale Harnröhrenabriß*, sei er komplett oder inkomplett, wird durch ein «Straddle»-Trauma hervorgerufen, bei dem der Patient

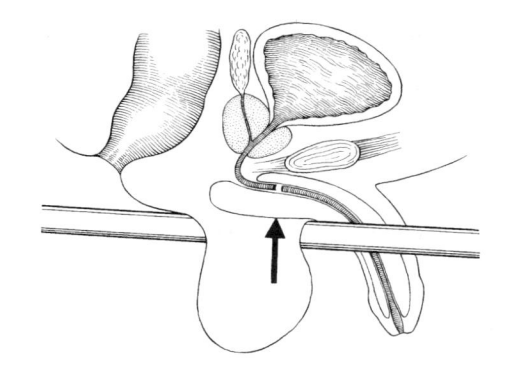

*Abbildung 7-103:* Infradiaphragmaler Harnröhrenabriß durch Straddle-Trauma auf den Damm.

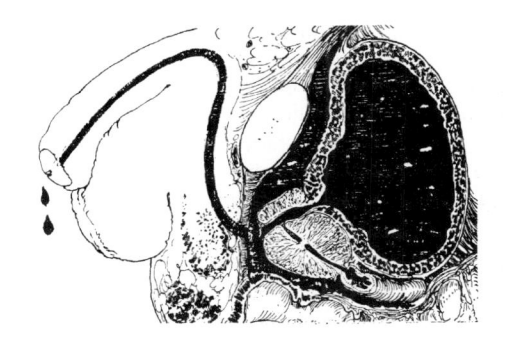

*Abbildung 7-104:* Supradiaphragmaler Harnröhrenabriß: Prostata nach kranial disloziert, ausgedehntes Hämatom im retropubischen, bzw. periprostatischen Raum.

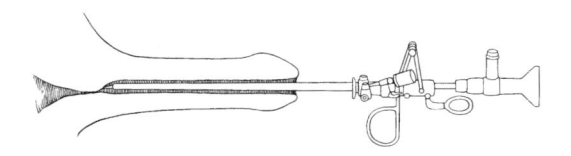

*Abbildung 7-102:* Sichturethrotomie einer bulbären Urethrastriktur.

mit dem Damm und damit der bulbären Urethra auf einen harten Gegenstand aufschlägt (s. Abb. 7-103). Der *supradiaphragmale Harnröhrenabriß* kommt durch stumpfe Gewalteinwirkung auf den Unterbauch bzw. die Symphyse (vordere Beckenringfraktur, Symphysensprengung) zustande mit Zerreißung der puboprostatischen Bänder und hämatombedingter Dislokation der Prostata nach kranial. Der supradiaphragmale Harnröhrenabriß ist fast immer mit einer komplizierten Beckenfraktur vergesellschaftet und kann kombiniert mit einer Blasenruptur vorkommen (s. Abb. 7-104).

Wichtig ist es bei Beckenringfrakturen an die Möglichkeit einer Harnröhren- oder Blasenverletzung zu denken. Dabei ist das Leitsymptom der schmerzhafte Urindrang sowie der Abgang von Blut aus der Urethra, wobei eine gefüllte Harnblase eher für eine Harnröhrenverletzung, eine leere eher für eine Blasenruptur spricht. Fehlender Blutabgang aus der Harnröhre bedeutet allerdings nicht immer keine Verletzung der Harnröhre. Diese kann vollkommen durchgerissen und das distale Ende verstopft sein. Auch eine spontane Urinentleerung ist kein Beweis dafür, daß nicht eine Verletzung der Harnröhre vorliegt. Sogar bei vollständiger Durchtrennung kann der Verletzte manchmal noch spontan urinieren.

Wichtigstes und erstes Ziel ist die Sicherstellung des Urinabflusses aus der Blase und damit die Verhinderung eines Urinoms mit der Gefahr der Infektion. Das zweite Ziel ist die Wiederherstellung der verletzten Harnröhre, wobei sich beides nicht immer gleichzeitig erreichen läßt.

## 10.3.1 Supradiaphragmaler Harnröhrenabriß

Bei einem inkompletten Harnröhrenabriß kann der Patient spontan urinieren, der Urin ist jedoch blutig und die Miktion stark schmerzhaft. Bei einem vollständigen supradiaphragmalen Harnröhrenabriß besteht ein sehr schmerzhafter Miktionsdrang, wobei sich aus der Urethra lediglich Blut oder nur tropfenweise Urin unter stärksten Schmerzen entleert. Rektal-palpatorisch ist die Prostata typischerweise nach kranial disloziert und mobil. Bei ausgeprägten Beckenfrakturen mit supradiaphragmalem Harnröhrenabriß, vor allem bei Zerreißung des Plexus Santorini, kann es zu massiven Blutverlusten bis zum hämorrhagischen Schock kommen.

Parallel zur Abklärung und Therapie der Schocksymptomatik bzw. der Röntgenuntersuchungen bei Beckenfraktur sollte vor dem Versuch der Dauerkathetereinlage bei Verdacht auf Uretraabriß ein retrogrades Uretrogramm durchgeführt werden, bei dem sich die Kontrastmittelparavasation zeigt.

Bei Kontrastmittelparavasation und fehlender Darstellung der Blase sollte auf einen transurethralen Katheterversuch zur Durchführung eines Zystogramms verzichtet werden.

Während der röntgenologischen Abklärung von Beckenfrakturen kann problemlos ein Ausscheidungsurogramm durchgeführt werden, das typischerweise einen Blasenhochstand, teilweise eine durch Hämatom tropfenförmig veränderte Blase zeigt ohne Urinaustritt als Zeichen, daß der Sphinkter internus noch intakt ist.

Wenn die operative Intervention bezüglich einer Beckenfraktur nicht notwendig ist und keine Urinextravasation vorliegt, kann die einzige Sofortmaßnahme in der suprapubischen Kathetereinlage bestehen, mit der Konsequenz der mehrwöchigen Dauerableitung (Abb. 7-105). Nach ca. drei bis vier Wochen kann dann per MCU und retrogradem Urethrogramm geprüft werden, ob eventuell eine Rekanalisierung erfolgt ist. Bei Strikturierung oder komplettem Verschluß kann endoskopisch eine Korrektur versucht werden. Gelingt diese nicht, muß eine offene Reanastomosierung versucht werden. Dabei gilt die Impotenzgefahr bei

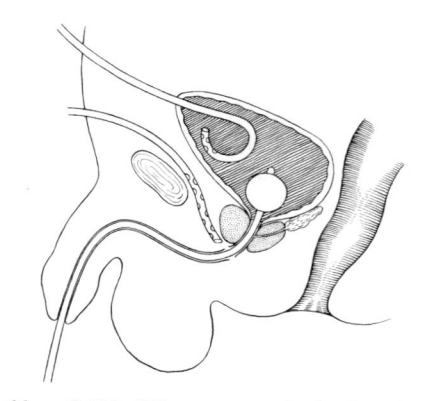

*Abbildung 7-105:* Offener transurethraler Dauerkatheterdurchzug nach Sectio alta zur Schienung des supradiaphragmalen Urethraabrisses, ausgiebige retropubische Drainage.

der sekundären Versorgung der Harnröhrenruptur als geringer im Vergleich zur primären Operation.

Bei Urinparavasation oder dislozierter Beckenfraktur mit ausgeprägtem Hämatom wird in gleicher Sitzung mit der Korrektur der Beckenfraktur die Reanastomosierung versucht. Dabei kann es notwendig sein die puboprostatischen Bänder zu durchtrennen – falls sie nicht bereits durchgerissen sind –, um eine Annäherung der Prostata an den membranösen Urethrateil zu ermöglichen. Meist ist wegen der zerfetzten Gewebsränder keine Naht möglich, so daß die Prostata mit einem Dauerkatheter unter Zug für drei bis vier Wochen auf die membranöse Harnröhre gezogen wird. Zusätzlich wird ein suprapubischer Katheter eingelegt, über den der Patient nach Entfernung des transurethralen Katheters ein Miktionstraining durchführen kann. Wichtig sind eine ausgiebige Drainage des Beckens und eine breite antibiotische Therapie zur Verhinderung einer Urinphlegmone bzw. Osteomyelitis.

### 10.3.2 Infradiaphragmaler Harnröhrenabriß

Das Leitsymptom ist auch hier der schmerzhafte Harndrang und Blutaustritt aus der Urethra, wobei wiederum bei inkomplettem Abriß eine sehr schmerzhafte Miktion blutigen Urins möglich sein kann. Im Gegensatz zum supradiaphragmalen Harnröhrenabriß ist beim infradiaphragmalen ein ausgeprägtes, schmerzhaftes perineales Hämatom mit Schmetterlingskonfiguration bis perianal zu sehen (s. Abb. 7-106).

Im retrograden Urethrogramm zeigt sich die Kontrastmittelparavasation im Bereich der bulbären Harnröhre. Bei einem inkompletten Abriß kann ein Kontrastmittelübertritt in die Blase möglich sein, bei einem komplettem Abriß ist kein Kontrastmittelübertritt in die Blase zu erkennen.

Bei Kontrastmittelübertritt in die Blase und damit Verdacht auf inkompletten Harnröhrenabriß

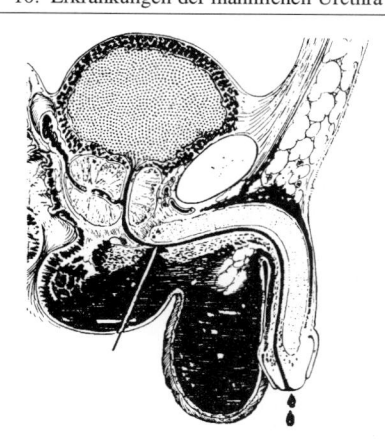

*Abbildung 7-106:* Ausgedehntes Schmetterlingshämatom perineal und skrotal bei infradiaphragmalem Urethraabriß.

kann der vorsichtige Versuch der Dauerkatheterdrainage mit einem weichen Katheter Charrière 18 versucht werden. Dabei ist auf jede forcierte Manipulation zu verzichten, um nicht aus einem inkompletten einen kompletten Harnröhrenabriß zu machen. Gelingt die Dauerkathetereinlage, so wird er zwei bis drei Wochen unter Antibiose belassen. Bei komplettem Harnröhrenabriß kann die sofortige operative Freilegung mit Versuch der End-zu-End-Anastomose erfolgen. Alternativ besteht wiederum die Möglichkeit der suprapubischen Kathetereinlage und antibiotischen Therapie zur Verhinderung einer Infektion des Hämatoms. Nach Abklingen der Akutsymptomatik kann dann die sekundäre Urethrareanastomosierung versucht werden, was angesichts der ausgeprägten Narbenbildung oft schwierig ist. Auf der anderen Seite ist auch hier bei der sekundären Urethranaht die Impotenzgefahr geringer.

Die häufigste Spätkomplikation der Harnröhrenruptur ist die Harnröhrenstriktur bei etwa der Hälfte der Fälle. Bei der infradiaphragmalen Urethraruptur besteht eine hohe Gefahr der erektilen Impotenz in bis zu 50 % der Fälle.

# 11. Hodenerkrankungen

T. Kälble und G. Stähler

## 11.1 Hodentumoren

### 11.1.1 Epidemiologie und Pathologie

Hodentumoren sind die häufigsten Malignome des Mannes im Alter zwischen 20 und 40 Jahren mit einer Inzidenz zwischen 4 und 7/100 000 in der Bundesrepublik Deutschland. Der Häufigkeitsgipfel von Seminomen liegt zwischen 30 und 40 Jahren, von Nichtseminomen in der Altersgruppe zwischen 20 und 30 Jahren. Hodentumoren treten gehäuft in den westlichen Industrienationen bei Angehörigen höherer Schichten auf.

Die Ätiologie der Hodentumoren ist unklar, wenngleich angesichts der geographischen Häufung genetische Faktoren diskutiert werden. Ein gesicherter Risikofaktor ist der Kryptorchismus mit einem 40- bis 50fach erhöhten Risiko gegenüber dem orthotopen Hoden, wobei eine rechtzeitige Orchidolyse und Orchidopexie die Tumorinzidenz nicht reduziert.

Bei den Hodentumoren wird unterschieden in Keimzelltumoren, die mehr als 90 % der Hodentumoren ausmachen, Tumoren des Hodenstromas sowie Metastasen bzw. Lymphome.

Die Keimzelltumoren werden nach unterschiedlichen Klassifikationen eingeteilt; bevorzugt wird die WHO-Klassifikation angewandt mit der Unterscheidung in Seminome und Nichtseminome. Zu den Nichtseminomen zählen Embryonalkarzinom, Teratokarzinom (embryonales Karzinom mit Teratom), reifes Teratom, Choriokarzinom und Yolk-Sac-Tumor (Dottersackkarzinom).

Tumoren des Gonadenstromas sind der Leydigzelltumor, der Sertolizelltumor, seltener das Androblastom und der Theka-Granulosazelltumor. Eine Rarität stellt das Adenokarzinom des Rete testis sowie das Rhabdomyosarkom des Hodens dar. Metastasen im Bereich des Hodens sind meist Lymphome.

Die Metastasierung des Hodentumors erfolgt in erster Linie lymphogen, wobei das «testikuläre Lymphzentrum» in Höhe des Nierenstiels beidseits liegt. Dabei metastasieren rechtsseitige Hodentumoren primär parakaval, präkaval, interaortakaval und präaortal kranial der Arteria mesenterica inferior, d. h. ipsi- und kontralateral, wohingegen linksseitige Hodentumoren vorwiegend paraortal sowie präortal kranial der Arteria mesenterica inferior, d. h. ipsilateral, metastasieren. Die hämatogene Metastasierung erfolgt vor-

*Tabelle 7-19:* TNM Klassifikation des Hodentumors nach UICC 1992.

| | |
|---|---|
| pTis | Intratubuläre Neoplasie |
| pT1 | Tumorwachstum innerhalb des Hodens einschließlich Rete testis |
| pT2 | Tumorinfiltration der Tunica albuginea oder des Nebenhodens |
| pT3 | Infiltration des Samenstranges |
| pT4 | Infiltration der Skrotalhüllen |
| N1 | Solitärer Lymphknoten < 2 cm |
| N2 | Solitärer Lymphknoten 2–5 cm, multiple Lymphknoten unter 5 cm |
| N3 | Ein oder mehrere Lymphknoten größer als 5 cm |
| M1 | Fernmetastasen |

*Tabelle 7-20:* Stadieneinteilung des Internationalen Workshop on Staging and Treatment of Testicular Cancer, Lugano 1979 (in: H. Rübben, Uroonkologie, Heidelberg 1994).

| | |
|---|---|
| I | *Keine Metastasen nachweisbar* |
| IA | Tumor auf den Hoden beschränkt |
| IB | Samenstranginfiltration |
| IC | Skrotalhautinfiltration, Z. n. Skrotalschnitt |
| II | *Lymphknotenmetastasen kaudal des Zwerchfells* |
| IIA | Lymphknoten ≤ 2 cm |
| IIB | Solitärer oder multiple Lymphknoten 2–5 cm |
| IIC | Lymphknoten > 5 cm («Bulky Tumor») |
| III | *Lymphknotenmetastasen kranial des Zwerchfells* |
| IIIA | Mediastinale und/oder supraklavikuläre Lymphknotenmetastasen |
| IIIB | Fernmetastasen ausschließlich in der Lunge «minimal pulmonary disease»: weniger als 5 Knoten/Lunge ≤ 2 cm «advanced pulmonary disease»: mehr als 5 Knoten/Lunge oder Knoten > 2 cm |
| IIIC | Hämatogene Metastasen außerhalb der Lunge |
| IIID | Persistierende Tumormarkererhöhung ohne nachweisbare Metastasen |

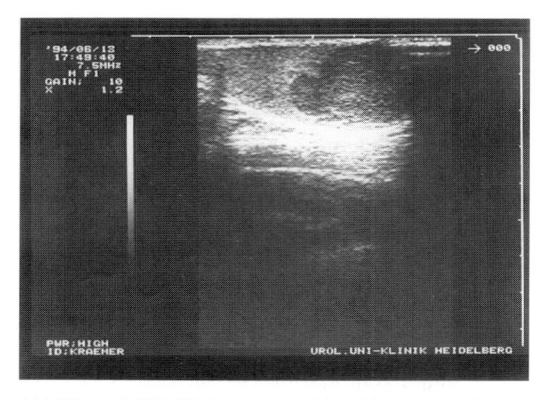

*Abbildung 7-107:* Hodensonographie: Inhomogene Raumforderung des Hodens bei Embryonalkarzinom.

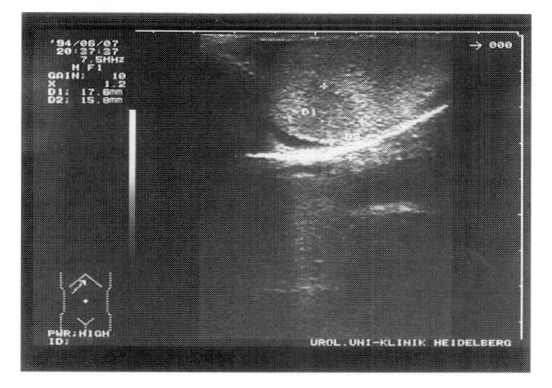

*Abbildung 7-108:* Hodensonographie: Intratestikuläre Raumforderung bei Zustand nach Hodentrauma, sonographisch nicht von einem Hodentumor zu unterscheiden.

wiegend in Leber und Lunge, seltener in Gehirn und Knochen. Die TNM-Klassifikation (Tab. 7-19) folgt der UICC-Klassifikation von 1992; darüber hinaus hat die Stadieneinteilung des Internationalen Workshop on Staging and Treatment of Testicular Cancer in Lugano 1979 weite Verbreitung gefunden (Tab. 7-20).

## 11.1.2 Diagnostik

Das klassische *Symptom* ist die schmerzlose Vergrößerung des Hodens mit einer derben Resistenz. Seltener ist eine akute Schmerzsymptomatik, eventuell mit symptomatischer Hydrozele oder Hämatozele bei Einblutung durch Gefäßarrosion. Ebenfalls selten wird der Hodentumor entdeckt durch intraabdominelle bzw. Flankenschmerzen aufgrund retroperitonealer Lymphome mit oder ohne Harnstau, wobei retroperitoneal auch primär extragonadale Keimzelltumoren auftreten können. Nichtseminomatöse Hodentumoren können eine Gynäkomastie hervorrufen, die jedoch besonders typisch für Tumoren des Gonadenstromas wie Leydigzelltumoren oder Sertolizelltumoren ist.

Mit Hilfe der *Palpation* können fast alle Hodentumoren diagnostiziert werden. Auch ein retroperitoneales Lymphknotenpaket im Stadium IIC, der sogenannte «Bulky Tumor», kann meistens palpiert werden.

Die *Ausscheidungsurographie* dient vor allem zum Ausschluß einer Verlagerung des Harnleiters bzw. der Niere mit oder ohne Harnstau.

Mit Hilfe der *Hodensonographie* kann die Verdachtsdiagnose eines Hodentumors erhärtet werden durch Nachweis eines inhomogenen Echomusters im Vergleich zum homogenen übrigen Hodenparenchym. Gleichzeitig können im Ultraschall intratestikuläre Neoplasien in einem Frühstadium erkannt werden, in dem sie der Palpation noch nicht zugänglich sind. Ebenso können bei symptomatischen Hydrozelen mit dadurch nicht palpablem Hoden tumoröse Raumforderungen diagnostiziert werden (s. Abb. 7-107, 7-108). Darüber hinaus ist die Sonographie Diagnostik der

Wahl zum Ausschluß von Lebermetastasen. Die sichere Beurteilung des Retroperitoneums bedarf eines gut vorbereiteten Patienten ohne Darmgasüberlagerung sowie eines geübten Untersuchers.

Die Laktatdehydrogenase (LDH) hat eine gewisse Bedeutung als *Tumormarker* beim fortgeschrittenen Hodentumor, vor allem in der Verlaufskontrolle des fortgeschrittenen Seminoms. β-HCG (humanes Choriongonadotropin) ist bei den meisten nicht seminomatösen Hodentumoren und bei 10–30 % der Seminome erhöht. Alpha-Fetoprotein (AFP) ist ausschließlich bei nicht seminomatösen Hodentumoren erhöht, wobei auch bei dieser Tumorentität markernegative Tumoren vorkommen können. In den meisten Fällen handelt es sich bei einem markernegativen Hodentumor jedoch um ein Seminom. Wichtig für die Verlaufskontrolle ist die Kenntnis der Halbwertszeiten der Tumormarker, die bei β-HCG einen Tag, bei AFP fünf Tage beträgt. Ein relativ neuer, in der klinischen Routinediagnostik noch nicht verbreiteter Tumormarker ist die plazentare alkalische Phosphatase (PLAP), die bei einem Großteil der Seminome erhöht ist und lediglich bei Rauchern unspezifisch erhöht sein kann.

Das Computertomogramm ist das Diagnostikum der Wahl für die Darstellung von retroperitonealen Lymphomen und ihrer Lagebeziehung zu den großen Gefäßen, bzw. zu den Nachbarorganen. Der Stellenwert der Kernspintomographie als Alternative zum CT ist noch nicht definiert, wobei angesichts der sagitalen und frontalen Schnittführung eine dreidimensionale Darstellung des Retroperitoneums möglich ist.

Die *Röntgenuntersuchung* des Thorax ist die obligate Screeninguntersuchung zur Diagnostik von Lungenmetastasen, wobei bei fraglichen Befunden ein Thorax-CT zur Ergänzung durchgeführt werden sollte. Schädel-CT bzw. Skelettszintigraphie sind nur bei klinischem Verdacht auf eine entsprechende Metastasierung und beim Bulky-Tumor durchzuführen.

Die *Differentialdiagnose* des vergrößerten Skrotums umfaßt die Hydrozele, die Spermatozele, die Hämatozele sowie den gutartigen Hodentumor. Bis auf den benignen Tumor, der lediglich nach operativer Freilegung und Schnellschnittuntersuchung sicher vom malignen Hodentumor abgegrenzt werden kann, lassen sich die erstgenannten Differentialdiagnosen neben der Palpation in aller Regel durch die Sonographie sichern. Im Zweifelsfall jedoch ist die Hodenfreilegung indiziert.

In der Differentialdiagnostik des retroperitonealen Tumors sind neben dem primär extragonadalen Keimzelltumor primäre retroperitoneale Lymphome oder retroperitoneale Metastasen anderer Herkunft zu nennen. Diskutiert wird darüber hinaus der sogenannte «burnt-out»-Tumor, d. h. ein metastasierender Hodentumor, der nach der Metastasierung zugrunde gegangen ist und im Hoden nicht mehr nachgewiesen werden kann.

### 11.1.3 Therapie

Bei Verdacht auf einen Hodentumor ist die *inguinale Hodenfreilegung* indiziert. Dabei wird über einen Leistenschnitt wie bei der Leistenherniotomie der Anulus inguinalis superficialis dargestellt, der Samenleiter dort angezügelt und passager von der Blutzufuhr abgeklemmt. Der Hoden wird aus dem Skrotalfach hervorluxiert und das Gubernaculum testis durchtrennt. Nach Eröffnen der Hodenhüllen wird aus dem suspekten Areal eine Keilexzision vorgenommen. Ergibt die Schnellschnittdiagnose einen malignen Keimzelltumor, so wird die *hohe inguinale Semikastratio* durchgeführt. Die Externusaponeurose wird vom äußeren Leistenring aus gespalten, der Samenstrang am inneren Leistenring abgesetzt. Danach erfolgt der Verschluß der Leiste nach Bassini.

Bei einem benignen Tumor des Hodens kann nach vollständiger Tumorexzision der Hoden erhalten und über eine Pexie an der Ansatzstelle des Gubernaculum testis wieder in das Skrotalfach reponiert werden. Das Skrotalfach wird dann darüber hinaus nach innen durch adaptierende Nähte des subkutanen Fettgewebes verschlossen zur Verhinderung eines Hodenhochstandes.

*Seminom*
Bei einem Seminom der Stadien I–IIB ist die weitere Therapie der Wahl die infradiaphragmale paraaortale, parakavale und iliakale *Radiatio* mit einem Linearbeschleuniger mit 25–30 Gray im Stadium I und 36 Gray im Stadium IIA/B, wobei fünfmal zwei Sitzungen pro Woche stattfinden.

Bei einem Seminom im Stadium IIC, d. h. einem retroperitonealen Bulky Tumor von mehr als 5 cm Größe oder einer Fernmetastasierung ist die *Polychemotherapie* angezeigt, wobei die momentane

Standardtherapie in der Kombination aus Cisplatin, Etoposid und Ifosfamid, dem sogenannten PEI-Schema besteht. Erste Ergebnisse mit einer Carboplatin-Monotherapie mit dem Ziel der Toxizitätsverringerung sind vielversprechend, wenngleich hier eine definitive Beurteilung noch nicht möglich ist. Das β-HCG-positive Seminom unterscheidet sich in der Behandlung nicht vom β-HCG-negativen Seminom.

*Nicht seminomatöse Hodentumoren*

Die Kombination von *radikaler retroperitonealer Lymphadenektomie* (RLA) – unter Einbeziehung der parakavalen, präkavalen, interaortakavalen, präaortalen und paraaortalen Lymphknoten vom Nierenstiel bis zur Iliakabifurkation bzw. bis zum inneren Leistenring – und Polychemotherapie hat zu einem dramatischen Anstieg der Heilungschance der Patienten geführt. Der Preis für diese Heilung war in vielen Fällen, daß durch Verletzung der für die Ejakulation notwendigen postganglionären sympathischen Nervenfasern Th12–L3 eine retrograde Ejakulation mit entsprechender In- oder Subfertilität auftrat. Unter Berücksichtigung der hauptsächlichen Lokalisationen der retroperitonealen Lymphknotenmetastasen der rechts- oder linksseitigen Hodentumoren wurde deshalb die *modifizierte Lymphadenektomie* (Abb. 7-109, 110) eingeführt mit dem Ziel, die für die Ejakulation notwendigen sympathischen Ganglien Th12 bis L3 zumindest auf einer Seite zu erhalten, womit in 80–90% der Fälle die retrograde Ejakulation vermieden werden kann.

Diese modifizierte Lymphadenektomie ist mittlerweile die Standardtherapie des Nonseminoms im Stadium I, wobei bei negativen Lymphknoten in der histologischen Untersuchung keine weitere Therapie notwendig ist. Sind die retroperitonealen Lymphknoten im Schnellschnitt positiv, d. h. liegt ein Stadium IIA oder IIB vor, so kann der Eingriff zu einer radikalen retroperitonealen Lymphadenektomie ausgedehnt werden. Angesichts des guten Effekts der adjuvanten Chemotherapie ist es allerdings auch zulässig, den Eingriff dennoch bei der modifizierten Form belassen. Auf alle Fälle werden bei positiven Lymphknoten nach der RLA zwei oder drei Zyklen einer adjuvanten Chemotherapie nach dem PEB-Schema (Cisplatin, Etoposid, Bleomycin) angeschlossen. Eine Alternative zur modifizierten Lymphadenektomie (möglicherweise auf Kosten der Radikalität) ist die retroperitoneale nervenerhaltende Lymphadenektomie, bei dem die sympathischen Nervenfasern dargestellt geschont werden.

Eine weitere Möglichkeit im Stadium I, d. h. bei negativem Staging und negativen Tumormarkern, ist die *Surveillance-Strategie*, d. h. eine engmaschige Nachsorge der Patienten in zunächst monatlichen Abständen ohne primäre retroperitoneale Lymphadenektomie oder Chemotherapie. Die Rationale hierfür ist, daß bei ca. 80% der Patienten im Stadium I bei der RLA kein Lymphknotenbefall gefunden wird und die verbliebenen 20% auch durch eine verzögerte Chemotherapie bei Progreß geheilt werden können. Der große Nachteil der Surveillance-Strategie ist die große psychische Belastung für den Patienten, von der Strahlenbelastung durch die engmaschigen CT-Untersuchungen abgesehen. Überdies ist eine 100%ige Compliance des Patienten erforderlich. Ein weiterer Nachteil ist, daß eine retroperitoneale Metastasierung erst in einem fortgeschritteneren Stadium als bei der primären Operation diagnostiziert werden kann und insofern meist drei statt zwei Zyklen einer Chemotherapie notwendig sind. Daher ist die «wait and see»-Strategie nur bei einem hochselektionierten Patientenklientel durchführbar.

Bei sichtbar vergrößerten Lymphknoten von mehr als 2 cm Größe (Stadium IIB) kann entweder die Kombination aus RLA und Chemotherapie oder die primäre Chemotherapie angeboten werden, wobei die Durchführung der retroperitonealen Lymphadenektomie im letzteren Falle lediglich bei Residualtumoren notwendig wird.

Im Stadium IIC («bulky disease») oder bei Fernmetastasen wird die Polychemotherapie nach dem PEI-Schema, wie bei den fortgeschrittenen Seminomen, durchgeführt. In Abhängigkeit von der Ausdehnung der Metastasierung sowie dem Organbefall werden verschiedene Risikogruppen des metastasierten Hodentumors definiert, bei denen teilweise Hochdosischemotherapieprotokolle mit Stammzellsupport zum Einsatz kommen. Nach Markernormalisierung eines Bulkytumors werden retroperitoneale Residuen durch eine sekundäre RLA ausgeräumt, bei fehlendem Markerabfall und Residualtumor muß bei dann deutlich schlechterer Prognose eine Änderung des Chemotherapieprotokolls durchgeführt werden.

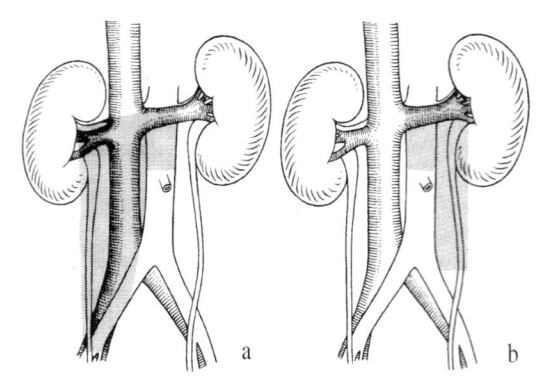

*Abbildung 7-109:* Modifizierte retroperitoneale Lymphadenektomie bei nicht seminomatösem Hodentumor im Stadium I. a. Rechtsseitig. b. Linksseitig.

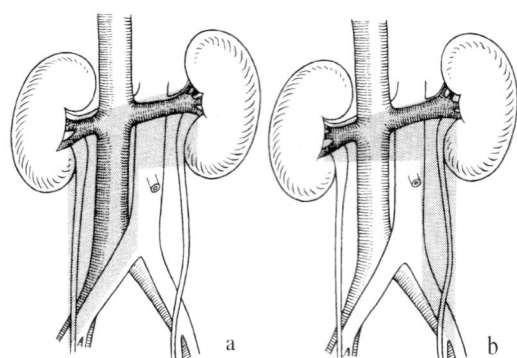

*Abbildung 7-110:* Modifizierte retroperitoneale Lymphadenektomie bei nicht-seminomatösem Hodentumor im Stadium IIa,b. a. Rechtsseitig. b. Linksseitig.

*Operationstechnik der retroperitonealen Lymphadenektomie* (Abb. 7-109, 7-110)
Nach einer medianen Laparatomie vom Xyphoid bis zur Symphyse unter Linksumschneidung des Nabels wird beim rechtsseitigen Hodentumor das hintere Peritonealblatt rechts lateral des Colon ascendens inzidiert und das Zökum mit der Mesenterialwurzel umschnitten bis zum Treitzschen Band. Beim linksseitigen Hodentumor wird das Retroperitoneum zunächst lediglich vom Zökum bis zum Treitzschen Band entlang der Mesenterialwurzel eröffnet. Danach werden Aorta und Vena cava vom umgebenden Lymphgewebe befreit. Nach Spatulierung des Lymphgewebes auf der Vena cava bzw. auf der Aorta sowie nach Ligatur und Trennung des Lymphgewebes medial des Ureters auf beiden Seiten werden die Lymphknoten en bloc vom Musculus psoas bzw. den Gefäßen und dem Ligamentum praevertebrale interaortokaval abpräpariert unter Ligatur und Durchtrennung der Lumbalvenen und -arterien. Die Durchtrennung der Lumbalarterien sollte sparsam erfolgen zur Vermeidung einer seltenen intraspinalen Ischämie. Nach kranial in Höhe des Nierenstiels sowie nach distal erfolgen sorgfältige Ligaturen der Lymphbahnen. Bei einer radikalen retroperitonealen Lymphadenektomie können idealerweise Aorta und Vena cava mit beiden Händen unterfahren und von der Umgebung abgehoben werden. Bei der modifizierten RLA wird das präaortale Gewebe kaudal der Arteria mesenterica inferior geschont.

*Prognose*
Beim Seminom in den Stadien I, IIA und IIB beträgt die 5-Jahres-Überlebensrate zwischen 90 und 100%. Beim fortgeschrittenen Seminom der Stadien IIC und III liegen die Heilungschancen zwischen 60 und 100%.

Bei Nonseminomen in den Stadien I, IIA und IIB beträgt die 5-Jahres-Überlebensrate ebenfalls 90–100%. Bei fortgeschrittenen Tumorstadien der Nonseminome sind mit den verschiedensten Chemotherapieprotokollen in Abhängigkeit vom Metastasierungsmuster immer noch 5-Jahres-Überlebensraten zwischen 40 und 80% zu erzielen.

## 11.2 Hydrozele

Unter einer Hydrozele (Wasserbruch) versteht man eine Vermehrung von seröser Flüssigkeit innerhalb der Tunica vaginalis testis. Die Hydrocele testis (Abb. 7-111) wird von der Hydrocele funiculi spermatici (Abb. 7-112) unterschieden. Die Mehrzahl der Hydrozelen entstehen idiopathisch, d.h. sie entwickeln sich ohne erkennbare Ursache im Laufe des Lebens. Darüberhinaus gibt es angeborene Hydrozelen bei einer Persistenz des sich normalerweise bis zum Ende des 1. Lebensjahres verschließenden Processus vaginalis sowie symptomatische Hydrozelen im Zusammenhang mit Hodentraumen, Hodentorsionen, Tumoren, Operationen sowie Epididymitiden.

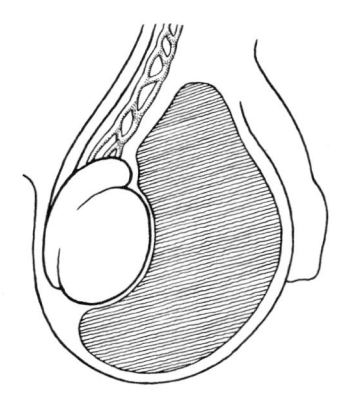

*Abbildung 7-111:* Hydrocele testis.

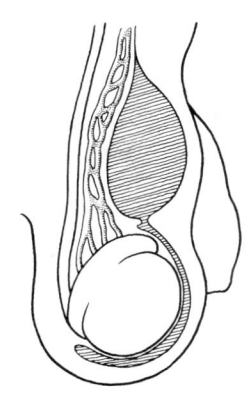

*Abbildung 7-112:* Hydrocele funiculi spermatici.

## Diagnostik

Bei der idiopathischen Hydrozele besteht in aller Regel eine langsam größer werdende schmerzlose Vergrößerung eines oder beider Skrotalfächer, die zum Teil groteske Größen erreichen können. Das Skrotalfach ist nicht gerötet und nicht druckdolent, Allgemeinsymptome bestehen ebenfalls nicht. Bei der symptomatischen Hydrozele stehen die Symptome der Grundkrankheit im Vordergrund. Bei offenem Processus vaginalis ist die Zu- oder Abnahme der Hydrozele mit Lageänderungen ebenso typisch wie die Tatsache, daß sie zum Leistenring hin ausgedrückt werden kann.

Palpatorisch findet sich eine prall-elastische Raumforderung, innerhalb derer je nach Größe der Hydrozele und Spannungszustand der Skrotalhaut der Hoden palpiert werden kann. Die Diaphanoskopie ist positiv im Gegensatz zu einem Hodentumor.

Die Hydrozele kann im Gegensatz zur Skrotalhernie nach kranial zum Leistenring abgegrenzt werden, gleichzeitig kann unter Umständen ein offener Processus vaginalis getastet werden. Außerdem ist bei der Skrotalhernie die Diaphanoskopie negativ, und eventuell lassen sich im Skrotum Darmgeräusche auskultieren.

Sonographisch imponiert die Hydrozele typischerweise als echoleere homogene «Raumforderung», in der sich der Hoden mit typischem Echomuster befindet. Die Sonographie ist von entscheidender Bedeutung zum Ausschluß einer symptomatischen Hydrozele bei Hodentumor.

## Therapie

Bei kleineren symptomlosen Hydrozelen ist keine Therapie notwendig. Bei Druckbeschwerden oder bei großen Hydrozelen ist die operative Therapie angezeigt. Bei fehlendem Verdacht auf einen Hodentumor wird dabei über einen Skrotalschnitt nach schichtweiser Eröffnung der äußeren Hodenhüllen der Hoden freigelegt. Erst wenn die gesamte Hydrozele bis zum Samenstrang aus dem Skrotum herauspräpariert ist, erfolgt die Längseröffnung der Tunica vaginalis testis. Beim Operationsverfahren nach Winkelmann wird die Hydrozelenwand umgeschlagen und hinter dem Nebenhoden zusammengenäht, so daß die seröse Innenfläche der Tunica vaginalis testis drainiert ist und neugebildete seröse Flüssigkeit von der Tunica dartos aufgenommen werden kann (s. Abb. 7-113). Zu beachten ist dabei, daß der Durchtrittsschlitz des Samenstranges nicht zu eng wird, um keine venöse Abflußstörung des Hodens zu induzieren. Bei sehr großen Hydrozelen eignet sich die OP nach Winkelmann nicht. Hier ist das Verfahren nach von Bergmann zu bevorzugen, bei dem die Hydrozelenwand bis auf einen 1 cm langen Saum reseziert und zur Blutstillung umsäumt wird.

Bei geringstem Verdacht auf einen Hodentumor oder bei offenem Processus vaginalis ist das inguinale Vorgehen zu bevorzugen. Die Punktion der Hydrozele eignet sich allenfalls bei inoperablen Patienten mit sehr großer Hydrozele zur kurzfristigen Größenreduktion, da die Flüssigkeit meist in kürzester Zeit wieder nachläuft und mehrere Punktio-

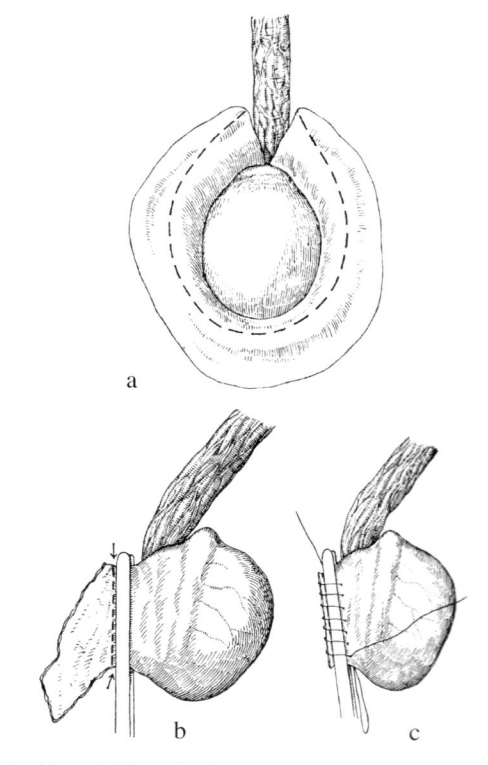

*Abbildung 7-113:* a. Die Tunica vaginalis propria ist bis auf einen 2–3 cm breiten Saum weggeschnitten. b. Die Ränder der Tunica vaginalis propria werden nach hinten geschlagen, mit einer Klemme gefaßt und die überstehenden Ränder abgetragen. c. Vereinigung der Ränder mit einer fortlaufenden Catgut-Überwendlingsnaht.

nen durch narbige Verschwielungen die eigentliche Hydrozelenoperation erschweren können.

## 11.3 Spermatozele

Eine Spermatozele ist eine mit seröser Flüssigkeit gefüllte, glatt abgegrenzte kugelige Raumforderung unterschiedlicher Größe im Nebenhodenkopf. Unter der Annahme der Entstehung aus Seitenkanälen des Nebenhodens ist der Begriff entstanden, wobei die Spermatozelen nur in den seltensten Fällen Spermien enthalten.

Spermatozelen sind meist symptomlose palpatorische Zufallsbefunde, bei denen eine prall elastische Vergrößerung des Nebenhodens imponiert und sonographisch eine echoleere Raumforderung innerhalb des Nebenhodenkopfes gesehen werden kann. Bei Größenzunahme kann ein Spannungsgefühl im Nebenhoden entstehen.

Bei sehr großen Spermatozelen oder bei Druckschmerzen innerhalb des Nebenhodenkopfes ist die komplette Exstirpation der Spermatozele nach Freilegung des Nebenhodens über einen Skrotalschnitt die Therapie der Wahl. Dabei sollte eine intraoperative Ruptur der meist nur sehr dünnen Spermatozelenwand vermieden werden, da sonst die zur Rezidivverhinderung notwendige vollständige Resektion der Spermatozele erschwert wird. Eine Punktion ist aus den gleichen Gründen wie bei der Hydrozele nicht sinnvoll.

## 11.4 Hodentorsion

Bei der Hodentorsion tritt spontan nach einer plötzlichen körperlichen Bewegung, aber auch im Schlaf, eine Drehung des Samenstrangs um die Längsachse auf, die zwischen 180° und einer mehrfachen Drehung um die eigene Achse variieren kann. Sie wird durch einen angeborenerweise sehr weiten Processus vaginalis testis begünstigt. Sie tritt typischerweise in der Pubertät auf, hat jedoch einen ersten Häufigkeitsgipfel schon in der Säuglings- bzw. Kleinkinderzeit; auch intrauterine Hodentorsionen kommen vor. Prinzipiell kann sie in jedem Lebensalter auftreten, ist jedoch nach dem 30. Lebensjahr eine Rarität.

Am häufigsten sind die intravaginalen, seltener die supravaginalen Hodentorsionen (s. Abb. 7-114). Letzere kommen vorwiegend im Säuglings- und Kleinkindesalter vor. Die Drehung des Mesorchiums zwischen Hoden und Nebenhoden ist eine Rarität.

### Diagnostik

Typisch ist der plötzlich einschießende stärkste Schmerz im Bereich eines Skrotalfaches mit Ausstrahlung in die Leiste, wobei auch peritonitische Reizerscheinungen sowie schmerzbedingte Kollapsneigungen auftreten. Typischerweise steht ein Hoden höher als der andere und zeigt eine Achsenfehlstellung, er ist extrem druckschmerzhaft. Überwärmung und Rötung der Skrotalhaut treten erst später auf. Hoden und Nebenhoden können oft nur schwer abgegrenzt werden, wobei sich typischerweise eine Walze im Bereich des Samenstranges tastet. Im Gegensatz zur Nebenhodenentzündung kommt es zu keiner Schmerzlinderung, sondern zu einer Schmerzzunahme bei Hochheben des Hodens (negatives Prehnsches Zeichen). Mit zunehmender Dauer der Torsion entwickelt sich eine Begleithydrozele, die Skrotalhaut wird gerötet und ödematös. Die Patienten sind bei einer akuten Torsion fieberfrei.

Laborveränderungen finden sich mit Ausnahme einer meist diskreten, bei länger bestehender Torsion auch stärkeren Leukozytose nicht. Das Urinsediment ist unauffällig.

Dopplersonographisch kann typischerweise eine Minder- oder fehlende Perfusion des Hodens im Vergleich zur Gegenseite festgestellt werden, wobei dieses Untersuchungsverfahren angesichts der Möglichkeit einer inkompletten Torsion sowie der Tatsache, daß eine reaktive Hyperämie der Skrotalhaut die Minderperfusion des Hodens überdecken kann, unzuverlässig ist. Aus dem gleichen Grund ist auch die Perfusionsszintigraphie des Hodens oft keine Entscheidungshilfe bei der Indikationsstellung zur Hodenfreilegung. Nur bei sofortiger Durchführung unmittelbar nach Auftreten des Ereignisses kann sie eindeutige Befunde ergeben; eine Situation, die in der klinischen Praxis nur selten gegeben ist.

Die Hodensonographie hat bei der Abgrenzung eines Hodentumors mit akuter Einblutung eine gewisse Bedeutung. Bei der akuten Hodentorsion zeigt sich ein homogener aufgetriebener Hoden, bei der älteren Torsion ist er durchsetzt von unregelmäßig großen echoarmen Arealen.

*Therapie*

Die Therapie der Wahl auch bei dem geringsten Verdacht auf eine Hodentorsion ist die sofortige transskrotale, bei Verdacht auf einen symptomatischen Hodentumor auch inguinale, Freilegung. Nach Eröffnen der Hodenhüllen wird der Hoden detorquiert (Abb. 7-115) und in ein warmes feuchtes Tuch eingehüllt. Kommt es innerhalb von 15 Min. zu einem Verschwinden der bläulichen Verfärbung des Hodens, so kann dieser erhalten werden. In Zweifelsfällen kann die Tunica albuginea inzidiert und die Frage des Hodenerhalts von der dann auftretenden Blutung abhängig gemacht werden. Im Falle des Hodenerhalts wird eine Hodenpexie an der Tunica vaginalis testis vorgenommen.

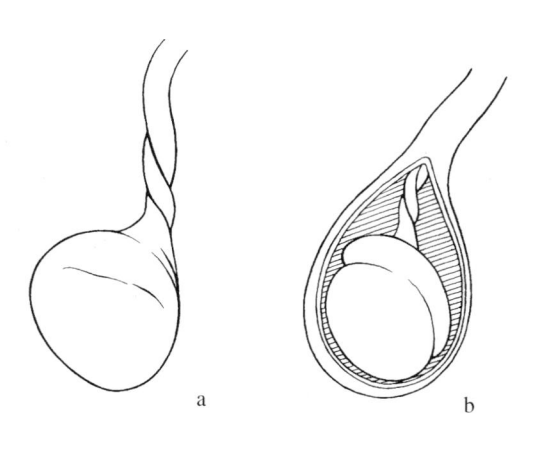

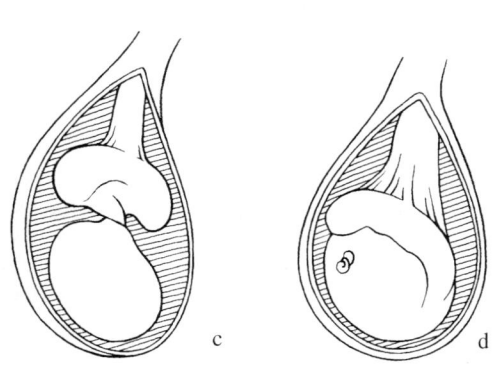

*Abbildung 7-114:* a. Supravaginale Hodentorsion. b. Intravaginale Hodentorsion (häufigste Form). c. Torsion des Rete testis (extrem selten). d. Hydatidentorsion.

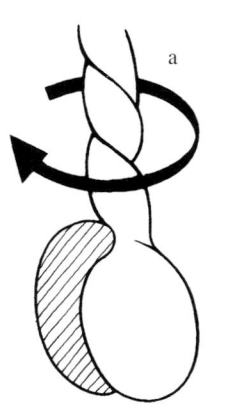

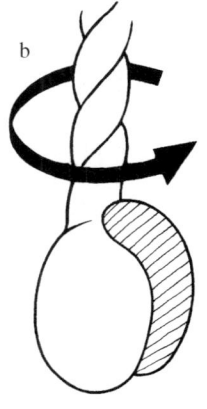

*Abbildung 7-115:* Manuelle Detorquierung bei Hodentorsion nach lateral. a. Rechts. b. Links.

Ist die Hodentorsion nur wenige Stunden alt ohne ausgeprägte entzündliche Begleitreaktion, so erfolgt in gleicher Sitzung die Pexie der Gegenseite. Bei älteren Hodentorsionen mit starker entzündlicher Begleitreaktion wird später zur Vermeidung einer potentiellen Infektion der Gegenseite die Pexie des kontralateralen Hodens angeschlossen.

Kommt es nach Detorquierung zu keiner Normalisierung der Hodenfarbe, bzw. zeigt sich nach Inzision der Tunica albuginea keine Durchblutung des Hodens, so wird dieser im Bereich des äußeren Leistenringes abgesetzt.

Vor der Operation kann eine manuelle Detorquierung versucht werden, unter Umständen nach Infiltration des Samenstranges mit einem Lokalanästhetikum. Dabei muß die Drehung nach außen erfolgen, d. h. aus der Sicht des Patienten wird der rechte Hoden im Uhrzeigersinn, der linke im Gegenuhrzeigersinn gedreht. Auch nach erfolgreicher manueller Retorquierung (vollständige Wiederherstellung der normalen topographisch-anatomischen Verhältnisse und völlige Schmerzfreiheit) ist eine Fixations-Operation angezeigt, die jedoch nicht notfallmäßig vorgenommen werden muß.

*Prognose*
Bei vollständiger Unterbrechung der Blutzufuhr des Hodens kommt es bereits nach vier Stunden zur irreversiblen Schädigung der Spermiogenese, nach sechs Stunden ist auch mit einer Zerstörung der Hormonproduktion zu rechnen. Angesichts der zumindest partiell sehr oft noch vorhandenen Hodendurchblutung sollte jedoch auch bei älteren Hodentorsionen der Versuch des Hodenerhalts angestrebt werden, zumal die zeitweilig diskutierte Gefahr der Schädigung des kontralateralen Hodens durch Belassen eines ischämisch geschädigten torquierten Hodens bislang nicht belegt ist.

## 11.5 Epidydimitis

Die Epidydimitis ist eine hochfieberhafte Erkrankung, die sich im Verlauf von einigen Stunden entwickelt. Das betreffende Skrotalfach ist meist gerötet und zeigt oft eine symptomatische Hydrozele. Der extrem druckschmerzhafte Nebenhoden ist überwärmt, aufgetrieben und verdickt, wobei insbesondere der Nebenhodenschwanz Tischtennisballgröße erreichen kann. Der Hoden ist in aller Regel gut vom Nebenhoden abgrenzbar und ist lediglich mäßig druckdolent. Das Hochheben des Skrotalfaches bringt im Gegensatz zur Hodentorsion in aller Regel Linderung (Prehnsches Zeichen). Der Infektionsmodus ist meist kanalikulär aszendierend, so daß die Nebenhodenentzündung fast immer mit einem akuten Harnwegsinfekt einhergeht. Insofern ist das Prädilektionsalter der Epidimitis das höhere Lebensalter bei Patienten mit Restharnbildung aufgrund eines Prostataadenoms.

*Diagnostik*
Im Blutbild imponiert eine ausgeprägte Leukozytose, BSG und C-reaktives Protein (CRP) sind erhöht. Im Urinsediment zeigt sich in aller Regel eine Mikrohämaturie, Leukozyturie sowie Bakteriurie, in der Urinkultur finden sich meist gramnegative Keime, vorwiegend E. coli.

Angesichts des Infektionsmodus ist die ultrasonographische Restharnbestimmung der Blase essentiell. Im Bereich des Skrotalfaches selbst zeigt sich neben einer Begleithydrozele ein kolbig aufgetriebener Nebenhoden bei unauffälligem Hodensonogramm.

*Therapie*
Die Therapie der Wahl ist Bettruhe mit Hochlagern und Kühlen des Skrotums, bei starker Schmerzhaftigkeit die Infiltration des Samenstranges mit Lokalanästhetikum, sowie die Applikation von Antiphlogistika. Weiterhin wird ein gut gewebegängiges Beitspektrumantibiotikum wie beispielsweise ein Gyrasehemmer appliziert. Bei Vorliegen von Restharn ist die suprapubische Dauerkatheterableitung notwendig zur Verhinderung von permanenten Reinfektionen durch infizierten Urin.

Nach Abklingen der akuten Symptomatik muß bei jedem Patienten ein subvesikales Hindernis ausgeschlossen werden.

Nach konsequenter Antibiotikatherapie über mindestens 10 bis 14 Tage und eventueller suprapubischer Blasenentlastung kommt es in aller Regel zu einem kompletten Ausheilen der Erkrankung. Der Rückgang der Schwellung kann oft viele Wochen in Anspruch nehmen, oftmals bleibt ein leicht verdickter Nebenhodenschwanz. Bei inkonsequenter Therapie oder fehlender Beseitigung einer subvesikalen Obstruktion kann es zu chronisch rezidivierenden Epididymitiden kommen. In solchen Fällen ist die Vasektomie zur Rezidivprophylaxe zu empfehlen.

*Differentialdiagnose der Hodentorsion und Epididymitis*

Bei einer chronischen Epididymitis ohne Erregernachweis mit Leukozyturie und fehlender subvesikaler Obstruktion muß an eine tuberkulöse Epididymitis gedacht und die entsprechende Diagnostik eingeleitet werden. Die entscheidende Differentialdiagnose besteht jedoch aus der Abgrenzung Epididymitis-Hodentorsion. Die Hodentorsion setzt typischerweise schlagartig ein, der Patient ist nicht krank, hat kein Fieber, ein unauffälliges Urinsediment und eine nur diskrete Leukozytose. Auf der anderen Seite kann eine Hodentorsion auch mehrzeitig oder verhältnismäßig protrahiert verlaufen. Darüber hinaus kann z. B. durch Präputialverunreinigungen ein Infektsediment vorgetäuscht werden, und streßbedingt ist eine mäßige Leukozytose mit subfebrilen Temperaturen möglich. Umgekehrt kann sich eine Epididymitis verhältnismäßig rasch entwickeln mit starker Schmerzsymptomatik, nur gering erhöhten Temperaturen sowie mäßiggradiger Leukozytose. Insofern gilt, daß beim geringsten Zweifel der Hoden freigelegt werden muß, auch wenn schließlich eine Entzündung gefunden wird.

Eine weitere Differentialdiagnose der Hodentorsion ist die Hydatidentorsion, bei der sich die Appendix testis oder epididymis torquiert mit einer akuten Schmerzsymptomatik. Diese ist jedoch meist nicht so ausgeprägt wie bei der Hodentorsion, der Samenstrang ist in aller Regel nicht druckdolent, das Prehnsche Zeichen ist nicht negativ, und gelegentlich tastet sich eine linsen- bis erbsgroße, dem Hoden aufsitzende, bläulich durchschimmernde Verhärtung. In typischen Fällen ist die konservative Therapie möglich, wenngleich auch hier im Zweifelsfall der Hoden freigelegt werden sollte.

## 11.6 Varikozele

Die Varikozele (Krampfaderbruch), d. h. die variköse Erweiterung des Plexus pampiniformis, tritt meist idiopathisch in den ersten 4 Lebensjahrzehnten auf Grund einer Venenklappeninsuffizienz der Vena testicularis auf. Seltener ist die symptomatische Varikozele bei Obstruktion der Vena cava oder einer Nierenvene durch einen Nierentumor mit Nierenvenen- bzw. Vena-cava-Zapfen und konsekutiver Kollateralisierung des Nierenvenenblutes über die Vena testicularis. Die Varikozele tritt vorwiegend linksseitig auf, weil die linke Vena testicularis in die Vena renalis mündet, in der ein höherer Venendruck herrscht im Vergleich zur Vena cava, in die die rechte Vena testicularis mündet. Dennoch ist auch auf der rechten Seite eine Varikozelenbildung möglich.

Das Problem der Varikozele liegt in der Erhöhung der Temperatur des betroffenen Hodens mit der daraus resultierenden Spermiogeneseschädigung, die bei lange bestehender Varikozele auch irreversibel sein kann. Neben der Überwärmung wird auch die toxische Schädigung durch Nebennierenhormone diskutiert, die aufgrund der retrograden Durchblutung der Vena testicularis in den Hoden gelangen können.

*Diagnostik*

Das typische Symptom der Varikozele ist ein Schweregefühl mit Ziehen im entsprechenden Skrotalfach, vor allem bei längerem Stehen. Häufig ist die Varikozele jedoch auch ein Zufallsbefund, beispielsweise bei der Musterungsuntersuchung.

Je nach Ausprägung der Varikozele wird unterschieden zwischen einer nur dopplersonographisch nachweisbaren (Grad 0), einer bei starkem Pressen palpablen (Grad 1), einer beim Pressen sichtbaren (Grad 2) und einer auch in Ruhe sichtbaren Varikozele (Grad 3). Dabei tastet sich ein weiches Venenkonglomerat im Bereich des Samenstrangs kranial des Hodens, welches im Liegen verschwindet. Bei ausgeprägten Varikozelen ist der ipsilaterale Hoden meist kleiner und weicher bis hin zur Hodenatrophie.

In der B-Bildsonographie kann die Varikozele sichtbar gemacht, dopplersonographisch die pathologische Strömungsrichtung festgestellt werden. Bei jeder Varikozele sollte sicherheitshalber eine Nierensonographie, besser noch eine komplette Abdominalsonographie, erfolgen zum Ausschluß eines Nieren- oder retroperitonealen Tumors (symptomatische Varikozele).

Bei unauffälligem Abdominalsonogramm kann auf die Ausscheidungsurographie verzichtet werden.

Im Spermiogramm zeigt sich meist eine Oligoasthenozoospermie, seltener auch eine Teratozoospermie. Eine Azoospermie muß andere Ursachen haben.

*Therapie*
Für die Therapie der Varikozele existieren verschiedene Verfahren (Abb. 7-116). Die ältesten und vor allem bei ausgeprägten Varikozelen nach wie vor sehr verbreiteten Verfahren sind die verschiedenen Formen der Ligatur der V. testicularis. Bei der Methode nach Bernardi wird über einen Pararektal- oder Wechselschnitt in Höhe des Nabels retroperitoneal die Vena testicularis aufgesucht, ligiert und durchtrennt. Dabei muß das Retroperitoneum sorgfältig auf das Vorliegen von mehreren Testikularvenen abgesucht werden. Die hohe Ligatur in ausreichender Entfernung vom inneren Leistenring wird deshalb durchgeführt, weil in der Nähe des inneren Leistenringes Kollateralen zwischen der Hodenarterie und der aus der Iliakalarterie entspringenden Nebenhodenarterie bestehen, bei deren akzidenteller Ligatur es zu Durchblutungsstörungen des Hodens kommen kann. Typischerweise wird bei der OP nach Bernardi die Arteria testicularis geschont.

Bei dem ebenfalls sehr gebräuchlichen Verfahren nach Palomo werden auch durch einen Wechsel- oder Pararektalschnitt suprainguinal die Vasa testiculares dargestellt und Arteria und Vena testicularis gemeinsam ligiert. Problematisch bei beiden Methoden sind neben der vor allem bei der Operation nach Bernardi extrem seltenen Hodenatrophie atypische Venenverläufe mit der Gefahr der Varikozelenpersistenz oder -rezidivbildung.

In den letzen Jahren setzt sich immer mehr die von Tauber propagierte Methode der antegraden Sklerosierung durch, bei der in Lokalanästhesie oder Vollnarkose eine Vene des Plexus pampiniformis über eine ca. 2 cm lange Inzision im Bereich des Samenstranges feigelegt und mit einer dünnen Venenkanüle intubiert wird. Nach Kontrastmitteldarstellung, mit der atypische Kollateralen zur Vena cava bzw. multiple Venae testiculares gesehen werden können, wird dann in

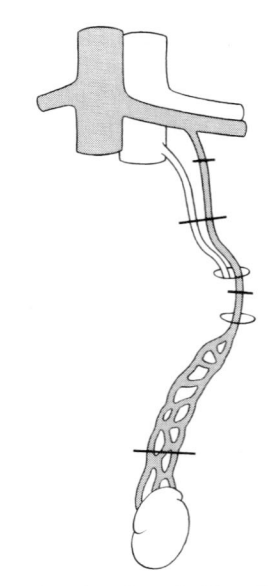

*Abbildung 7-116:* Varicocele testis. Verschiedene operative Therapieverfahren.

Airblocktechnik eine sklerosierende Substanz wie z. B. Äthoxysklerol injiziert. Eine ebenfalls verbreitete Alternative ist mittlerweile die retrograde Varikozelensklerosierung, bei der die Vena testicularis über die Vena femoralis, Vena cava und Vena renalis retrograd sondiert und sklerosiert wird.

In 80–90 % der Fälle kommt es zu einer Besserung bzw. Rückbildung der Varikozele, an deren Stelle nach einigen Monaten typischerweise nur noch narbige Venenstränge zu tasten sind. Der Einfluß der Varikozele bzw. der Varikozelenoperation auf das Spermiogramm und damit die Graviditätsrate wird unterschiedlich beurteilt.

## 11.7 Fourniersche Gangrän

Die Fourniersche Gangrän ist eine gangränös verlaufende, oft von einer harmlosen oberflächlichen Läsion im Skrotalbereich ausgehende Entzündung des männlichen Genitales sowie des Dammbereichs. Sie kann hoch fieberhaft, jedoch auch afebril verlaufen mit einer progredienten Nekrose der gesamten Penis-, Skrotal- und Perinealhaut bis hin zur Ausbreitung in die Bauchdecken. Die typischen Erreger sind Streptokokken, jedoch findet sich zunehmend eine Mischinfektion auch mit gramnegativen Keimen. Die Erkrankung tritt überwiegend bei Patienten in erheblich reduziertem Allgemeinzustand und Abwehrschwäche (Diabetes mellitus, Drogen- und Alkoholabusus, Kachexie, Verwahrlosung etc.) auf.

In Frühstadien zeigt sich eine überwärmte ödematöse Schwellung der Skrotal- und/oder Perinealhaut, in fortgeschrittenen Stadien findet sich eine fleckige, gangränös ödematös aufgetriebene Genitalhaut mit oft großflächigen Nekrosen und multiplen Spontanperforationen sowie Eiteraustritt.

Entscheidend ist die rasch einsetzende antibiotische Therapie mit einem Breitsprektrumpenicillin wie beispielsweise Ampicillin oder Amoxycillin in Kombination mit Sulbactam oder Clavulansäure, begleitet von Bettruhe und kühlenden Umschlägen sowie Antiphlogistika. Bei zunehmender Gangrän müssen die betroffenen Hautpartien abgetragen werden bis hin zum völligen Abtragen von Penis- und Skrotalhaut und vorübergehender Verlagerung beider Hoden in die Leisten. In einer späteren Sitzung kann die plastische Deckung von Penis und/oder Hoden erfolgen, wobei die Skrotalhaut eine ausgesprochen gute Regenerationsfähigkeit, ausgehend von oft nur noch kleinen Resten, zeigt. Essentiell ist eine suprapubische Harnableitung, bei Befall der Bauchhaut auch die transurethrale Urinableitung. In extremen Fällen kann zusätzlich die vorübergehende Anlage eines Anus praeter notwendig werden.

Bei konsequenter und frühzeitiger antibiotischer, eventuell auch chirurgischer Therapie ist die Prognose gut. Dennoch verlaufen nach wie vor einzelne Fälle auf dem Boden der schweren Abwehrschwäche tödlich.

# Achter Teil

# Gefäßsystem

# 1. Supraaortale Arterien

H. Kortmann

## 1.1 Arteria carotis

160 000 Einwohner der BRD erleiden jährlich einen Schlaganfall, mit zunehmenden Alter nimmt die Inzidenz exponentiell zu. Der zerebrale Apoplex ist die dritthäufigste Todesursache. 8 von 10 000 Einwohnern der westlichen Industriestaaten leiden an seinen Folgen. In 80 % handelt es sich um ischämische Insulte, in 20 % liegen Hämorrhagien vor. Risikofaktoren sind: Hypertonus, Rauchen, hoher Alkoholkonsum, erhöhter Fibrinogenspiegel, hoher Hämatokrit, Diabetes-Hyperlipoproteinämie und absolute Arrhythmie.

Ein Drittel der ischämischen Infarkte werden von okkludierenden Prozessen der extrakraniellen Anteile der hirnversorgenden Gefäße verursacht, und 80 % dieser Veränderungen können gefäßchirurgisch korrigiert werden. Ursache ist in mehr als 90 % die Arteriosklerose, andere Ursachen sind Kinking, Coiling, fibromuskuläre Dysplasie, externe Kompression, Traumaeinwirkung, Wanddissektion und Takayasu-Arteriitis.

Von allen hirnversorgenden Gefäßen sind die extrakraniellen Abschnitte der Arteria carotis interna mit etwa 45 % am häufigsten von den stenosierenden Wandveränderungen betroffen.

Ein ischämisch neurologisches Defizit kann im wesentlichen zwei Ursachen haben:
1. Der hohe Flußwiderstand der Stenose kann während eines Blutdruckabfalls eine zerebrale Mangeldurchblutung hervorrufen. Ist der zelluläre Strukturstoffwechsel betroffen, entwickelt sich ein Grenzzoneninfarkt.
2. Wandabgelagerte Thromben können fortgeschwemmt werden und über einen embolischen Verschluß zu einem Territorialinfarkt führen.

### 1.1.1 Anatomie

Die Carotisgabel liegt im Trigonum caroticum hinter dem ventralen Rand des Musculus sternocleidomastoideus und zwischen dem hinteren Digastricusbauch und dem Venter superior des M. omohyoideus. Diese Strukturen begrenzen das Operationsgebiet. Die Arteria carotis interna liegt lateral und dorsal und schiebt sich nach kranial unter die medial liegende Arteria carotis externa, auf die man zuerst trifft. Diese gibt in Höhe der Carotisgabel die Arteria thyreoidea superior ab. Es folgen medialseitig die Arteria lingualis, die Arteria facialis und die Arteria pharyngea ascendens. Nach dorsal entläßt sie die Arteria occipitalis. Hinter dem ventralen Rand des Musculus sternocleidomastoideus verläuft die Vena jugularis interna, deren Vorderrand bei der Operation eine wichtige Leitstruktur darstellt. Ihre zahlreichen ventralen Äste müssen durchtrennt werden, um die Arteria carotis communis und die Gabel freizulegen. Dorsal der Arteria carotis zieht der Nervus vagus. Im kranialen Wundwinkel steht er in engem Kontakt zum hier parallel verlaufenden Nervus hypoglossus, der sich dann bogenförmig nach ventromedial verlaufend unter Abgabe der Ansa cervicalis vom Nervus vagus trennt. Die schädelbasisnahe Darstellung der Arteria carotis interna ist schwierig und läßt sich in der Regel nur nach Entfernen des Processus styloideus oder gar Exartikulation des Unterkiefergelenkes erreichen. Bei diesem nur sehr selten erforderlichen Vorgehen ist der Verlauf der Nn. glossopharyngeus und accessorius zu berücksichtigen. Ein ventraler Ast des letzteren durchbohrt häufig die hinteren Sternocleidomastoideus-Fasern und kann durch den eingesetzten Spreizer gefährdet werden.

### 1.1.2 Symptomatik und Diagnostik

Die klinische Symptomatik der zerebrovaskulären Insuffizienz (CVI) wird in Anlehnung an die Fontaine-Klassifikation für die periphere arterielle Verschlußkrankheit in vier Stadien unterteilt.

Stadium I: Asymptomatische Stenose

Stadium IIa: Transitorisch ischämische Attacke (TIA). Die typische, durch eine Carotisstenose hervorgerufene TIA ist ein ipsilaterales fokales neurologisches Defizit, dessen Symptomatik innerhalb von 24 Stunden vollständig reversibel ist. Sie kann minimale, im CT oder NMR nachweisbare cerebrale Nekroseherde zurücklassen.

Stadium IIb: Prolongiertes reversibles ischämisches neurologisches Defizit (PRIND). Der neurologische Ausfall erholt sich nur langsam, aber vollständig. Die komplette funktionelle Remission nimmt mehr als 24 Stunden, aber weniger als 8 Tage in Anspruch.

Stadium III: Progredienter Schlaganfall («progressive stroke», «stroke-in-evolution») bezeichnet eine zunehmende neurologische Symptomatik. Der Ausgang des akuten neurologischen Defizites (ob reversibel oder irreversibel) ist definitiv noch nicht absehbar. Die sogenannte «crescendo TIA» – eine in immer kürzeren Abständen auftretende transitorisch ischämische Attacke – gehört in diese Gruppe.

Stadium IV: Etablierter Insult («completed stroke»). Die neurologische Symptomatik bildet sich nicht oder nur inkomplett zurück.

Leitsymptom ist das Stenosegeräusch über der Carotisgabel. Selbstverständlich lassen sich auskultatorisch Geräusche über dem Interna- oder Externaabgang nicht unterscheiden.

Mittel- und hochgradige Carotisstenosen lassen sich schnell, nicht invasiv und bei nur geringem Kostenaufwand mit einem kontinuierlichen (cw), bidirektionalen Ultraschall-Dopplergerät exakt erfassen. Die Spezifität liegt bei erfahrenen Untersuchern zwischen 95 und 98%, die Sensitivität über 80%. Für die Diagnostik gering- und mittelgradig stenosierender Wandveränderungen sind die (farbcodierten) sonographischen Duplexsysteme besser geeignet. Sie erlauben außerdem eine Aussage über die Gefäßwandmorphologie, die gerade bei gering und mittelgradigen Stenosen für die Operationsindikation entscheidend ist. Die transkranielle Dopplersonographie erweitert das sonographische Untersuchungsspektrum auf die intrakraniellen Arterien. Die Untersuchungstechnik durch geeignete Schädelknochenfenster verlangt viel Erfahrung. Die arterielle digitale Subtraktionsangiographie des Aortenbogens in Seldinger-Technik mit Darstellung der extra- und intrakraniellen hirnversorgenden Gefäße erlaubt einen globalen Gefäßbefund und unter Berücksichtigung des Kollateralflusses das Abschätzen der tatsächlichen hämodynamischen Bedeutung einer Gefäßstenose. Die Rate größerer Komplikationen (Schlaganfall, Tod) beträgt bei dieser invasiven Methode 0,4%. Liegt ein eindeutiges Sonographieergebnis vor, kann auf die Angiographie verzichtet werden. Unentbehrlich bleibt sie aber bei der Abgrenzung einer subtotalen Stenose (Pseudookklusion) gegenüber einem kompletten Verschluß. Die Angiographie soll als *arterielle* Katheterangiographie in Seldingertechnik durchgeführt werden – mit Darstellung des Aortenbogens und selektiver Darstellung zumindest der erkrankten supraaortalen Arterie. In der heute üblichen DSA-Technik gelingt es dabei, die intrazerebralen Arterien des Carotis-cerebri-media-Kreislaufs mit darzustellen. Eine venöse digitale Subtraktionsangiographie kann nur in seltenen Situationen den diagnostischen Ansprüchen genügen. Unumgänglich ist eine kraniale Computertomographie bzw. Kernspintomographie (NMR) zum Ausschluß eines frischen Hirninfarktes auch bei klinisch asymptomatischen Patienten. Sofern für die Therapieentscheidung nicht die Embolisierungsgefahr, sondern die zerebrale Blutversorgung im Vordergrund steht, hat sich uns die SPECT (Single Photon Emission Computed Tomography) mit vergleichender Messung des regionalen zerebralen Blutflusses (rCBF) einschließlich der Reservekapazität in den letzten Jahren bewährt. Die kontrastmittel- und strahlungsfreie NMR-Angio wird in der angiologischen Diagnostik zukünftig einen hohen Stellenwert erhalten.

### 1.1.3 Operationsindikation

Der prophylaktische Nutzen der Thrombendarteriektomie (TEA) im Stadium II ist heute bei hochgradigen Stenosen unumstritten. Es wurde eindeutig belegt, daß Patienten mit 70–99 %igen asymptomatischen Carotisstenosen im Stadium II bezüglich des ipsilateralen Schlaganfalles während der zweijährigen Beobachtung nach Endarteriektomie im Vergleich zur bestmöglichen konservativen Behandlung ein signifikant geringeres Schlaganfallrisiko hatten. Durch die Endarteriektomie konnte die relative Insultgefahr um 65 % gesenkt werden. Der sogenannte «break even point» zwischen den beiden Therapiemethoden war bereits nach drei Monaten erreicht! Der eindeutige Vorteil der invasiven Therapie ist aber an eine niedrige operative Morbidität und Letalität gekoppelt. Sie dürfen zusammen nicht mehr als 5 % betragen. Je höhergradiger die Stenose, um so größer ist der Nutzen der Operation! Ähnlich eindeutige Studien liegen auch für die asymptomatischen Carotisstenosen (Stadium I) vor. Das Schlaganfall- bzw. Ableberisiko mit asymptomatischer Stenose von mehr als 60 % betrug während einer mittleren Nachbeobachtungszeit von 2,7 Jahren nach Endarteriektomie 4,8 % und konservativer Therapie 10,6 %. Die relative Risikoreduktion konnte durch die Operation um 55 % gesenkt werden. Dementsprechend besteht eine Operationsempfehlung für eine asymptomatische höhergradige (mehr als 60 %) Carotisstenose bei Patienten mit geringer Morbidität und ausreichender Lebenserwartung. Die operative Morbidität und Letalität darf bei diesen Eingriffen 3 % nicht überschreiten.

Patienten mit progredientem Schlaganfall («Stroke-in-Evolution», Stadium III) profitieren nur sehr selten von der Operation. Die Komplikationsrate ist hoch. Die Operationserfolge sind besser bei einer nur wenige ( < 3) Stunden alten progredienten Symptomatik, die auf einen frischen Verschluß der zugehörigen Arteria carotis interna zurückzuführen ist.

Nach einem abgelaufenen Schlaganfall (Stadium IV) mit guter Rehabilitation kann die Beseitigung der ursächlichen Carotisstenose die Gefahr eines Reinfarktes verringern, allerdings sind Operationsmorbidität und Letalität in diesem Stadium deutlich höher als nach passageren neurologischen Defiziten. Sie sollten zusammen aber nicht höher als 9 % sein. Präoperativ muß im CT bzw. NMR die Vernarbung des Infarktherdes nachgewiesen sein, andernfalls ist die Operation kontraindiziert. Der Verschluß der Arteria carotis interna wird nicht operiert. In seltenen Situationen kann die Anlage eines extra-intrakraniellen Shunts indiziert sein. Bei konkommitierender, hämodynamisch relevanter Stenose der Arteria carotis externa soll diese beseitigt werden. Patienten mit einer instabilen Angina pectoris sollten nur im Notfall und unter maximaler Myokardprotektion operiert werden. In jedem Fall ist aber kritisch zu prüfen, ob die Therapie der koronaren Herzkrankheit nicht vorrangig ist. Ein bekannter Hypertonus sollte präoperativ ausreichend therapiert sein. Eine prä- und postoperative fachneurologische Untersuchung des Patienten halten wir für obligat.

### 1.1.4 Anästhesie und intraoperatives Monitoring

Die Operation an der Arteria carotis wird heute allgemein in Intubationsnarkose durchgeführt. Sie ist für Patienten und Operateur das angenehmste Anästhesieverfahren. Auf einen zentralen Zugang kann in der Regel verzichtet werden; die kontinuierliche Messung des arteriellen Blutdrucks und der Sauerstoffsättigung sollte aber immer gewährleistet sein. Da in Vollnarkose eine Kommunikation mit dem Patienten nicht möglich ist, entfällt die Möglichkeit der direkten aktiven neurologischen Kontrolle während der Abklemmphase. Obwohl keines der gängigen intraoperativen zerebralen Funktionskontrollverfahren (EEG, evozierte somato-sensorische Potentiale (SEP), transkranieller Doppler (TCD)) absolut zuverlässig ist, empfehlen wir besonders dann, wenn nicht routinemäßig ein Shunt eingelegt wird, oder bei Risikopatienten mit einer Mehrgefäßerkrankung die Anwendung eines der zerebralen Überwachungsverfahren. Nach Operationsende soll der Patient möglichst bald extubiert werden, um den neurologischen Status überprüfen zu können. Wir extubieren den Patienten noch im OP-Saal, um bei möglichen Komplikationen frühzeitig behandeln zu können. Wegen der Neigung zu postoperativen hypertonen Krisen sollten die Patienten noch einige Stunden im Aufwachraum überwacht werden.

### 1.1.5 Die offene Thrombendarteriektomie

Zwei Verfahren haben sich durchgesetzt:

Die offene Thrombendarteriektomie durch Längsarteriotomie mit Streifenerweiterungsplastik oder Direktnaht oder die Eversionsthrombendarteriektomie. Das erstgenannte Verfahren bietet die bessere Übersicht und die leichtere Shunteinlage.

Bei leichter Trendelenburg-Lagerung sollte der Oberkörper etwas 25° eleviert und der Kopf leicht rekliniert sein. Das Gesicht ist von der operativen Seite abgewandt. Die Schnittführung verläuft am Vorderrand des Musculus sternocleidomastoideus (Abb. 8-1). Die Fascia colli superficialis wird am ventralen Rand des Muskels durchtrennt. Im kaudalen Wundwinkel erscheint jetzt der obere Rand des Musculus omohyoideus. Hier von lateral wird die Vena jugalaris interna aufgesucht, deren medialer Rand die Leitlinie für die nächsten Präparationsschritte nach kranial ist. Mit einem stumpfen Wundspreizer wird der Musculus sternocleidomastoideus nach dorsal abgedrängt. Ventrale Vena jugularis interna-Äste werden zwischen Overholdklemmen durchtrennt und ligiert bzw. umstochen. Das Gewebe der tiefen Halslymphknoten wird zwischen Ligaturen durchtrennt oder nach medial abpräpariert. Lymphfisteln entstehen nach Carotisoperationen so gut wie nie. Wird jetzt der Wundsperrer etwas stärker gespannt, öffnet sich medial der Raum zur Arteria carotis. Auf dieser Arterie verläuft die Ansa cervicalis. Der Nervus vagus wird nach dorsal gesichtet. Während die Ansa cervicalis bei nicht ausreichender Übersicht geopfert werden kann, darf der Nervus vagus nur sehr zart berührt werden. Heftigere Manipulationen können den Nervus recurrens schädigen! Die Arteria carotis communis wird bis knapp vor die Carotisbifurkation vorsichtig freigelegt und hier behutsam mit einem feuchten Dacronband angeschlungen.

Wir legen einen Tourniquet-Schlauch an. Für die Carotisgabel mit den arteriosklerotisch-thrombotischen Wandveränderungen gilt bis nach dem Abklemmen: noli me tangere! Der Nervus hypoglossus sollte nach oben immer gesichtet und gelockert werden. Die Arteria carotis externa wird nun freipräpariert und angeschlungen, ebenfalls die Arteria thyroidea superior. Bevor die Arteria carotis interna freigelegt wird, überzeugen wir uns noch einmal anhand der diagnostischen Untersuchungsbefunde, wie weit die Wandveränderungen in diese Arterie noch proximal reichen. Danach wird sie vorsichtig freigelegt und nach kranial zirkulär präpariert und angeschlungen. Die Nervenfasern des Carotissinus bleiben dabei sorgfältig geschont. Vor dem Abklemmen der Gefäße injizieren wir 5000 E Heparin i. v. Dann erkundige man sich beim Anästhesisten nach Blutdruck und arterieller Sauerstoffsättigung. Beide Werte sollten leicht über der Patientennorm liegen, die Sauerstoffsättigung möglichst 96 % übertreffen. In festgelegter Reihenfolge werden zunächst die Arteria carotis externa mit einer kleinen 120°-Klemme, dann möglichst weit distal die Arteria carotis interna mit einer zarten Bulldogklemme und schließlich die Arteria carotis communis mit einer mittleren 120°-Klemme verschlossen. Die Carotisgabel wird längs inzidiert (Abb. 8-2) und die

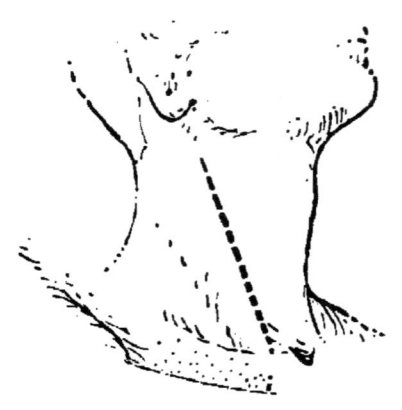

*Abbildung 8-1:* Hautschnitt.

Inzision mit der Pottschen Winkelschere nach distal und nach proximal verlängert. Die Carotis interna muß unbedingt über die Grenze der arteriosklerotischen Wandveränderungen hinaus 0,5–1 cm weiter nach oben ins Gesunde eröffnet werden, um eine ausreichende Übersicht für die folgende Shunteinlage zu gewährleisten.

Da wir routinemäßig einen intraluminalen Shunt einlegen, verzichten wir auf die Stumpfdruckmessung in der Arteria carotis interna. Nach Prüfen des Rückflusses aus der Arteria carotis interna kann das Gefäßlumen bei dünnem Kaliber mit Gefäßoliven bis zu einem Durchmesser von 4 mm sukzessive dilatiert werden. Anschließend wird ein gestrecktes Javid-Shuntröhrchen aus Polyvinylchlorid mit der Mindestgröße Ch 10 unter guter Sicht zunächst in die Arteria carotis interna eingeführt (Abb. 8-3). Nach Prüfen des Blutrückflusses wird der entlüftete Shunt in die Arteria carotis communis eingelegt und hier mit dem Tourniquet verbunden. Bei richtiger Größenauswahl dichtet der Shunt die Arteria carotis interna vollständig ab. Der Shunt muß sich in den Gefäßlumina mühelos hin- und herbewegen lassen. Liegt eine Elongation oder ein Kinking der Arteria carotis interna vor, muß die Arterie vor dem Vorschieben des Shunts im Knickbereich gestreckt werden, um Intimaläsionen zu vermeiden. Durch leichtes Anheben des Shunts erhält man eine ausreichende Übersicht für die Thrombendarteriektomie.

Die Dissektionsebene zur Thrombendarteriektomie sollte nach Möglichkeit in der Media gesucht werden (Abb. 8-4). Mit dem Dissektor wird die Plaque angehoben, dann mit einem zarten Overholt zirkulär unterfahren und von der noch haftenden Wandschicht der Arteria carotis communis quer durchtrennt. Anschließend läßt sich der Plaque meistens stufenlos von den unveränderten Intima der distalen Arteria carotis interna abheben. Die immer auch in die Arteria carotis externa reichenden Intimaveränderungen werden am Ostium zirkulär unterfahren und bei leichtem Zug und gleichzeitiger Eversion der Gefäßwand aus der Arteria carotis externa entfernt (Abb. 8-5). Dazu wird die Gefäßklemme kurzfristig geöffnet. Wenn nach Endarteriektomie eine distale Intimastufe in der Arteria carotis interna vorliegt, muß ihr fester Sitz durch forciertes Anspülen mit Heparinkochsalzlösung geprüft werden. Sollte der

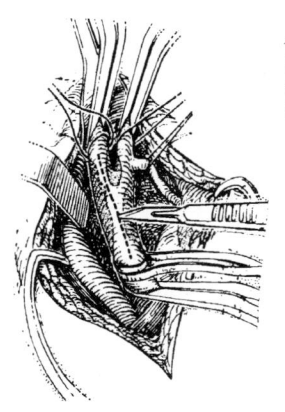

*Abbildung 8-2:* Die Gefäße der Carotisgabel sind freigelegt. Längsinzision in die A. carotis interna.

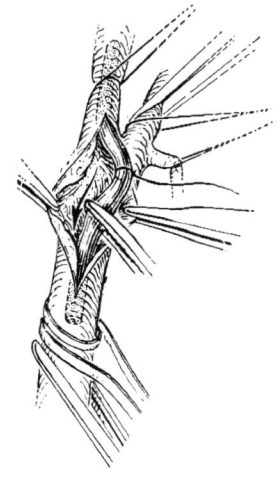

*Abbildung 8-3:* Einlegen des temporären inneren Shunts.

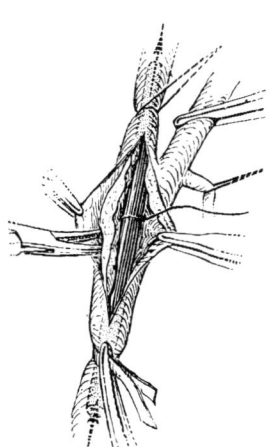

*Abbildung 8-4:* Dissektion des Plaques in der Mediaschicht.

Intimarand flottieren, muß die Stufe mit einer fortlaufenden Naht (monofiler Faden, Stärke 6–0 oder 7–0) fixiert werden; die Stichrichtung weist von der Intima zur desobliterierten Gefäßwand. Eine mögliche Intimastufe in der Arteria carotis externa wird über eine kurze Längsinzision freigelegt und auf gleiche Weise fixiert. Die Längsinzision wird mit einer fortlaufenden Naht direkt verschlossen.

Eine elongierte Arteria carotis interna oder eine Knickstenose wird durch Resektion eines Wandsegmentes korrigiert. Zweckmäßig reseziert man in der Nähe der Intimastufe, um diese bei der anschließenden End-zu-End-Naht mitzuerfassen. Nach Resektion des häufig nur wenige Millimeter langen Wandsegmentes werden zunächst die beiden Eckfäden gelegt und geknüpft; dann folgt die endoluminal ausgeführte fortlaufend überwendliche End-zu-End-Naht. Als Fadenmaterial wählen

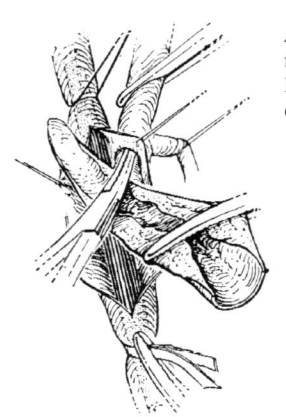

*Abbildung 8-5:* Entfernung des atheromatösen Plaquezylinders auch aus dem Externaostium.

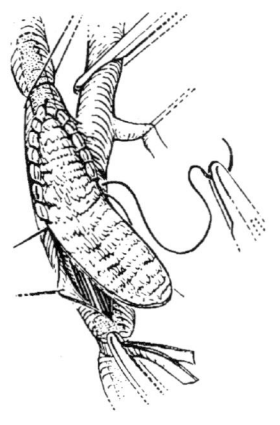

*Abbildung 8-6:* Einnähen des ultradünnen Dekronstreifens.

wir einen 6–0 Polypropylen oder auch einen resorbierbaren Polydioxanon-Faden. Eine elegantere Methode des Längenausgleichs bietet die Eversionsendarteriektomie (s. u.). Finden wir mehrere hintereinander lokalisierte Knickstenosen oder ein Koiling, so handelt es sich meistens um eine Form der fibromuskularären Dysplasie. Wegen der inkongruenten Wandanteile muß häufig das betroffene Gefäßsegment reseziert und durch ein Interponat rekonstruiert werden. Das Lumen der Gefäßwand wird mit Heparin-Kochsalzlösung gespült und verbleibende flottierende Mediareste mit einer feinen Pinzette entfernt. Wir tragen zur minutiösen Säuberung und Glättung der Gefäßwand sowie zum anschließenden Arteriotomieverschluß eine Lupenbrille.

Für den Verschluß der Längsarteriotomie empfehlen wir das Einnähen eines Erweiterungsstreifens («Patchplastik»). Die Direktnaht wenden wir wegen der höheren Restenosierungsrate nur bei ohnehin schon deutlich dilatierten Gefäßen an; das trifft aber nur in weniger als 1 % aller Carotisendarteriektomien zu. Als Patchmaterial bevorzugen wir einen Dacronstreifen. Bei den autologen Venenstreifentransplantaten haben wir bei Langzeituntersuchungen immer wieder aneurysmaähnliche Aussackungen feststellen müssen. In seltenen Fällen kam es auch zum «blow-out», der Ruptur des Venenstreifens. Ultradünne primärdichte Dacronstreifen werden heute vorgefertigt geliefert. Das ultradünne Dacronmaterial hat im Vergleich zu den aus Prothesenresten selbstgefertigten dickeren Dacronstreifen den Vorteil, daß die Arteria carotis interna am oberen Nahtpol nicht mehr abknickt. Die Ecken der Dacronstreifen sollen nur leicht angeschrägt werden. Als Nahtmaterial wählen wir einen doppelarmierten 6–0 Polypropylenfaden. Zunächst wird der Dacronstreifen mit einer einfachen Naht am kranialen Eckpunkt mit der Arteria carotis interna verbunden (Abb. 8-6). Dann wird der Streifen der Arteriotomielänge entsprechend angepaßt und am kaudalen Eckpunkt mit einem zweiten Faden mit der Arteria carotis communis verknüpft. Das weitere Einnähen des Streifens erfolgt mit je einem Fadenende fortlaufend überwendlich beginnend an der Arteria carotis interna in gegenläufigen Vierteltouren bis zur Mitte der Längsinzision. Hier werden beide Fäden verknüpft. Die Stiche fassen Streifen und Arterienwand ausreichend, aber knapp. Kurz vor Vollenden der zuletzt genähten, dem Operateur zugewandten lateralen Zirkumferenz wird der Shunt durch eine etwa 1 cm verbleibende Nahtlücke entfernt (Abb. 8-7) und der Zu- und Rückstrom aus allen drei Gefäßen geprüft. Nach erneutem Abklemmen der Arterien werden die Gefäßlumina gründlich mit Heparinkochsalzlösung gespült und anschließend die Naht beendet.

Kann bei weiten Gefäßen die Längsarteriotomie durch eine Direktnaht ohne Gefahr der Stenosierung verschlossen werden, so näht man vom distalen und proximalen Eckpunkt mit je einem Faden fortlaufend überwendlich auf die Inzisionsmitte bzw. Bulbusmitte zu. Dabei muß stets bei Ein- und Ausstich die gesamte Gefäßwand gefaßt werden. Das Entfernen des Shunts erfolgt in entsprechender Weise wie bei der Patcheinnaht beschrieben.

Zunächst wird die Klemme der Arteria carotis externa entfernt, es folgt die der Arteria carotis communis. Zuletzt wird die Arteria carotis interna freigegeben. Blutungen aus Stichkanälen stehen nach kurzer, leichter Kompression mit einer Baumwollkompresse. Blutungen aus Wand- bzw. Patchverwerfungen im Nahtbereich (sogenannte «Tüten») müssen mit einer zusätzlichen Einzelnaht gestillt werden. Dann wird die Wunde mit Kochsalzlösung gespült. Die Flußgeschwindigkeit in der Arteria carotis interna kann jetzt oberhalb der Naht mit einem Ultraschalldopplergerät geprüft werden. Weitere Möglichkeiten der ad-hoc-Qualitätskontrolle sind elektromagnetische Flußmessungen oder die intraoperative Angiographie.

Vor dem Wundverschluß muß das Operationsfeld absolut bluttrocken sein. Bei der Kontrolle kann der Anästhesist mit etwas Überdruck beatmen, damit auch kleine noch nicht verschlossenen Venenästchen besonders im oberen Wundpol gut erkannt werden. Es folgt die Einlage einer 10 Ch-Redondrainage und der zweischichtige Wundverschluß. Der Musculus sternocleidomastoideus wird mit einer fortlaufenden Naht an den medialen Rand der Fascia colli superficialis geheftet und schützt so die Gefäßnaht vor zwar seltenen aber nicht unmöglichen oberflächlichen Wundinfekten. Dann folgt die fortlaufende Naht von Subkutangewebe und Platysma sowie die Hautnaht. Die Antikoagulation mit Heparin wird nicht neutralisiert, zusätzlich erhält der Patient während der Hautnaht 500 mg Acetylsalicylsäure i.v. Nach Extubation

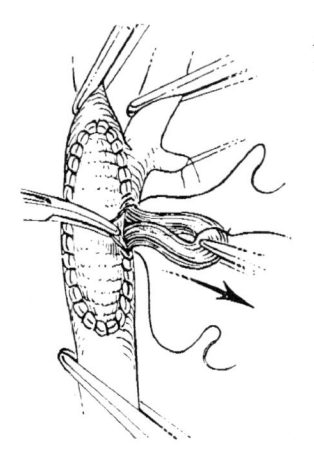

*Abbildung 8-7:* Entfernung des Shunts.

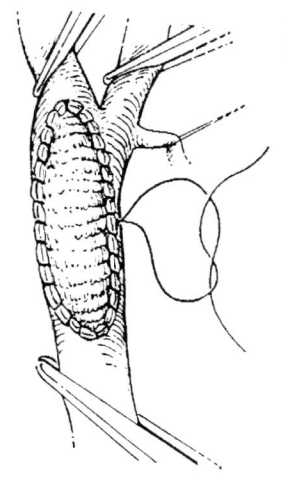

*Abbildung 8-8:* Arteriotomie durch Dakronstreifen verschlossen.

und neurologischer Kontrolle wird der Patient mit leicht aufgerichtetem Oberkörper im Bett gelagert. Er soll noch am Abend des Operationstages aufstehen.

### 1.1.6 Die Eversionsendarteriektomie

Neben dem beschriebenen konventionellen Verfahren konnte sich in den letzten Jahren die Eversionsthrombendarteriektomie als alternative Operationsmethode mit guten Ergebnissen etablieren. Die Vorteile der Eversionsthrombendarteriektomie sind das sehr gute anatomische Ergebnis, das sich ohne Erweiterungsplastik erreichen läßt, der einfache Längenausgleich bei Elongationen und die bessere Kontrolle der Thrombendarteriektomie der Arteria carotis externa. Nachteilig ist die schwierigere Kontrolle der wichtigen distalen Intimastufe der Arteria carotis interna nach Thrombendarteriektomie und die nicht unproblematische Shunteinlage.

Das operative Vorgehen unterscheidet sich bis zur Abklemmphase nicht vom herkömmlichen Verfahren. Nach Abklemmen der drei Gefäße in der oben genannten Reihenfolge wird die Arteria carotis interna tangential von der Carotisgabel abgesetzt. In dem trichterförmigen Abgangssegment der Arteria carotis interna wird die Dissektionsebene gesucht und die Wandveränderungen zirkulär gelöst. Durch Umstülpen der Gefäßwand mit kontinuierlichem Zug und leichtem Gegenzug wird der Stenosezylinder immer weiter ausgeschält, bis er an der normalen Intima abreißt. Unter Sicht wird jetzt der Sitz der Intima geprüft. Die evertierte Gefäßwand wird von lockeren Mediaanteilen befreit und anschließend wieder zurückgerollt. Wenn die Intimastufe nicht fest aufsitzt, kann versucht werden, die lockeren Intimaanteile mit einer Mikropinzette zirkulär abzutragen. Bleibt das Ergebnis unbefriedigend, wird der Abgangstrichter durch Längsinzision der Gefäßwand bis zur Intimastufe verlängert und die Intima mit einer fortlaufend überwendlichen monofilen 7-0 Naht fixiert. Liegt die Intimastufe sehr hoch oder erscheint eine Fixierungsnaht wegen der häufig sehr dünnen Wandverhältnisse schwierig, resiziert man am besten die Arteria carotis interna sofort bis zur Intimastufe. Die Rekonstruktion erfolgt mit einem 6 mm dünnwandigen PTFE-Interponat. Bei der fortlaufend überwendlich genähten End-zu-End-Anastomose mit der Arteria carotis interna achte man bei jedem Stich auf das sichere Mitfassen der Intima. Als Nahtmaterial bevorzugen wir hier einen 8-0 PTFE-Faden. Der Wiederanschluß der Arteria carotis interna an die Carotisgabel erfolgt durch eine funktionelle End-zu-Seit-Anastomose. Die Arteria carotis interna wird in ihrem extrakraniellen Abschnitt gestreckt. Gegebenenfalls müssen die Inzisionen in der Arteria carotis communis nach proximal und in der Arteria carotis interna nach distal verlängert werden. Die Naht der Anastomose zwischen Arteria carotis interna und Carotisgabel beginnt am distalen Eckpunkt. Es wird zunächst die Hinterwand extraluminal und evertierend mit einem doppelt armierten monofilen Faden fortlaufend überwendlich genäht. Bevor die Vorderwandnaht begonnen wird, soll mit dem Angioskop noch einmal die distale Intimastufe in der Arteria carotis interna unter ständiger Spülung kontrolliert werden. Sehen wir keine flottierenden Intimareste, wird die Anastomosenvorderwand, wiederum beginnend am distalen Eckpunkt, genäht. Bevor wir die Fäden knüpfen, prüfen wir durch kurzes Öffnen der Klemmen den Zu- und Rückfluß und spülen den Anastomosenbereich mit Heparinkochsalzlösung gründlich aus. Die Freigabe des Blutflusses erfolgt in der oben angegebenen Reihenfolge.

Wenn keine Angioskopie möglich war, können wir jetzt noch eine intraoperative sonographische und angiographische abschließende Kontrolle der distalen Intimastufe vornehmen. Die Operation wird anschließend beendet.

### 1.1.7 Verschluß der Arteria carotis communis

Bei einem symptomatischen Verschluß oder einer hochgradigen proximalen Stenose der Arteria carotis communis besteht die Indikation für einen Bypass zwischen der Arteria subclavia und der Carotisbifurkation (Abb. 8-9).

Dieser Bypass ist auch dann wirksam, wenn nur noch die Arteria carotis externa offen ist. Der Kollateralkreislauf funktioniert über die retrograd durchflossenen Arteria angularis und Arteria ophtalimica sowie über leptomeningeale Anastomosen.

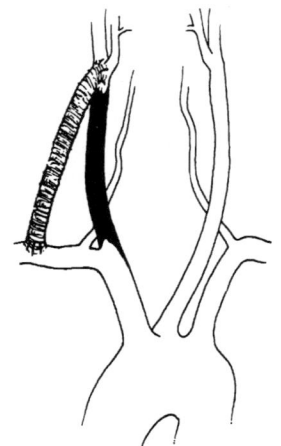

*Abbildung 8-9:* Subclavia-Carotis-Bypass.

### 1.1.8 Fibromuskuläre Dysplasie

Die fibromuskuläre Dysplasie ist keine generalisierte Gefäßerkrankung. Sie entwickelt sich vorwiegend in der Arteria carotis interna, der Arteria vertebralis und den Nierenarterien, wurde aber in nahezu allen Arterien schon beschrieben. Die in 70 % von der Media ausgehenden Dysplasien befallen die Gefäßwände segmentartig. Pathognomisch ist das angiographisch perlschnurartig veränderte Gefäß. Neben ihren hämodynamischen Auswirkungen können fibromuskuläre Dyplasien Ursache für Aneurysmen und Dissektionen sein. Eine Operationsindikation ist gegeben, wenn die fibromuskulären dysplastischen Wandveränderungen höhergradige stenosierende oder aneurysmatische Veränderungen aufweisen.

Die Arteria carotis interna wird in der o. g. Weise freigelegt. Nach systemischer Antikoagulation mit Heparin wird die Carotisbifurkation quer eröffnet und die mit Hilfe eines Zügels gestreckte Arteria carotis interna mit olivenförmigen Gefäßdilatatoren schrittweise bis zu einem Kaliber nicht größer als 4 mm dilatiert. Nach Kontrolle des Blutrückflusses wird die Querinzision mit einem 6–0 monofilen Faden direkt verschlossen. Bei stärkeren aneurysmatischen Veränderungen wird der dysplastische Gefäßanteil durch ein Venen- oder PTFE-Interponat ersetzt.

### 1.1.9 Dissektion der Arteria carotis interna

Ursache für eine Dissektion an der Arteria carotis interna ist meistens ein Hyperextensionstrauma. Spontane Dissektionen, wohl auf dem Boden einer fibromuskulären Dysplasie, kommen vor. Die asymptomatische Dissektion wird mit Heparin antikoaguliert und heilt nahezu immer unter konservativer Therapie innerhalb kurzer Zeit aus. Auch bei neurologischer Symptomatik soll die Operationsindikation zum Gefäßersatz durch Veneninterponat zurückhaltend gestellt werden.

### 1.1.10 Komplikationen

Frühpostoperative hemisphärische neurologische Ausfälle können durch Verschluß der Rekonstruktion, Thrombembolie und zerebrale Blutung verursacht sein. Der Rekonstruktionsverschluß kann dopplersonographisch schnell diagnostiziert werden. Die Revisionsoperation mit Thrombektomie und Beseitigung der Verschlußursache hat sich sofort anzuschließen. Bei offener Rekonstruktion wird der Patient angiographiert. Ein frischer Verschluß im Bereich der Arteria cerebri media kann nach Ausschluß einer zerebralen Einblutung durch CT oder NMR mit einer lokalen Katheterlyse beseitigt werden. Periphere Schädigung der Gehirnnerven sollten bei sorgfältigem Operieren vermeidbar sein. Der Hakeneinsatz im oberen Wundwinkel kann eine passagere Zungenabweichung durch Druckirritation des Nervus hypoglossus verursachen. Nachblutungen sind nach Carotisoperationen wegen der möglichen Erstickungsgefahr besonders gefährlich und sollen schnell revidiert werden. Eine bisweilen erhebliche Hypertonie ist während der ersten postoperativen Stunden häufig. Sie verlangt eine schnelle therapeutische Reaktion zur Vermeidung zerebraler oder kardialer Komplikationen.

## 1.2 Arteria subclavia

### 1.2.1 Anatomie

Die linke Arteria subclavia verläuft nach ihrer Abzweigung aus der Aorta der Pleura anliegend zunächst lateral und fast parallel zur Arteria carotis bis zur Abzweigung ihres ersten Astes, der Arteria vertebralis. Sie biegt dann in einem rechten Winkel auf der Pleurakuppel verlaufend nach lateral und verschwindet unter dem Musculus scalenus anterior. Ventral auf dem Muskel verläuft der Nervus phrenicus. Über eine sehr knappe Strecke von kaum 1 cm gibt die Arteria subclavia ihre weiteren Äste ab: die Arteria mammaria, den Truncus costocervicalis und den Truncus tyhreocervicalis. Dann passiert sie zusammen mit dem dorsal liegenden Plexus die hintere Skalenuslücke. Mediodorsal begleitet der Ductus thoracicus die aszendierende Arteria subclavia. Er kreuzt dann die Arteria vertebralis, um wieder absteigend weiter lateral in den Venenwinkel zu münden. Eine weitere wichtige Struktur, auf die bei der Präparation der proximalen Arteria subclavia zu achten ist, liegt weiter dorsal und verläuft zwischen Arteria carotis communis und der Arteria subclavia: der Truncus sympathicus mit dem Ganglion stellatum vor dem ersten Rippenköpfchen. Eine Verletzung während der Präparation hätte den Hornerschen Symptomenkomplex zur Folge.

### 1.2.2 Symptomatik und Diagnostik

Eine hochgradige Stenose oder ein Verschluß der proximalen Arteria subclavia bleibt häufig wegen der guten Kollateralisationsmöglichkeiten klinisch stumm. Abgeschwächte bzw. fehlende Armpulse, eine deutliche Blutdruckdifferenz (20 mmHg) und ein Strömungsgeräusch über der Arteria subclavia sind oftmals die einzigen Okklusionshinweise. Bei nicht ausreichender Kompensation stehen die neurologischen Zeichen der vertebrobasilären Perfusionstörung (Schwäche, Schmerzen oder Gefühlsstörungen bei Gebrauch des Arms) im Vordergrund. Die in der Regel nur intermittierend auftretenden Symptome können durch Armaktivitäten (Faustschlußübung nach Ratschow) gelegentlich provoziert werden. Differentialdiagnostisch sind okkludierende Prozesse wie Stenosen, Verschlüsse oder vertebrogene bzw. kostoklavikuläre Kompressionen der Vertebral- und Armarterien auszuschließen. Zur Sicherung der Diagnose bevorzugen wir die Angiographie. Das Subclavian-Steal-Syndrom kann sich beim Verschluß des proximalen Abschnittes der Arteria subclavia vor dem Abgang der Arteria vertebralis entwickeln (Abb. 8-10). Die linke Arteria subclavia ist von diesem Okklusionsprozeß sechsmal häufiger betroffen als die rechte. Die Durchblutung des Arms erfolgt dann durch einen retrograden Fluß aus der gleichseitigen Arteria vertebralis. Die Arteria subclavia «stiehlt» sich damit ihr Blut über die Arteria basilaris aus der kontralateralen Arteria vertebralis. Ist dieser Zufluß insuffizient, kann auch der Carotiskreislauf angezapft werden. Eine neurologische Symptomatik tritt auf, wenn z. B. durch gesteigerte Armaktivität der «Steal»-Effekt eine Minderperfusion im vertebrobasilären System (Hirnstamm und Kleinhirn) verursacht.

### 1.2.3 Indikation

Eine Indikation zur invasiven Therapie besteht nur bei vertebrobasilärer oder brachialer Ischämiesymptomatik. Die asymptomatische proximale Okklusion der Arteria subclavia mit nur angiographischem Steal-Phänomen bedarf keinerlei Therapie!

Während die symptomatische Stenose heute mit gutem Erfolg interventionell mit dem Ballonkatheter orthograd dilatiert wird, soll der Verschluß operativ beseitigt werden. Die interventionelle Behandlung arterieller Verschlüsse ist mit einem erhöhten Embolisierungsrisiko belastet, das hier schlimmstenfalls zu einer Embolie der Arteria basilaris mit den verheerenden Folgen eines «Locked in»-Syndroms führen könnte.

### 1.2.4 Therapieverfahren

Zwei Operationsverfahren werden mit vergleichbar guten Ergebnissen zur Therapie des symptomatischen Subclaviaverschlusses angewendet: 1. der karotideo-subklaviale Bypass und 2. die Transposition der Arteria subclavia auf die Arteria carotis communis. Der subklavio-subklaviale bzw. axilloaxilläre Bypass sollte wegen der schlechteren Langzeitergebnisse und wegen der unbefriedigenden Kosmetik Ausnahmefällen vorbehalten bleiben. Das risikoreichere transthorakale Vorgehen sollte ebenfalls vermieden werden. Wir bevorzugen wegen der einfachen Technik und der exzellenten Langzeitergebnisse die Transposition der Arteria subclavia.

Lagerung und Zugang entsprechen dem Vorgehen bei der Endarteriektomie der Arteria carotis interna (Kap. 1.1.4). Die Hautinzision am ventralen Rand des Musculus sternocleidomastoideus ver-

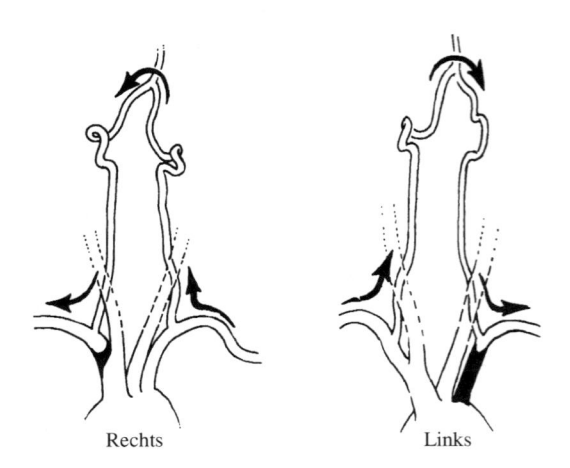

*Abbildung 8-10:* Das «Subclavian-Steal»-Syndrom. Arterielle Stromverhältnisse.

läuft von der Fossa jugularis bis in Höhe des Schildknorpels.

Nach Darstellung der Arteria carotis communis und des Nervus vagus wird der Musculus omohyoideus durchtrennt. Anschließend wird die Arteria carotis communis nach kaudal bis unter das Sternum freipräpariert. Bei genügend tiefer Präparation kann man linksseitig den Aortenpulsschlag palpieren. Nun hält man Nerv und Arterie etwas nach medial und bewegt sich dann zwischen Arteria carotis communis und Vena jugularis interna durch das Fettgewebe auf das erste Rippenköpfchen zu, bis man in der Tiefe auf die Abzweigung der Arteria vertebralis aus der Arteria subclavia stößt. Eine zunehmend klare Flüssigkeitsabsonderung in das Präparationsgebiet weist auf eine Verletzung des Ductus thoracicus oder einer seiner zahlreichen Kollektoren hin. Die verletzten Lymphgefäße müssen aufgesucht und ligiert, eventuell sogar mit feinem monofilen Faden genäht werden. Das Ganglion stellatum und der Plexus brachialis werden in der Regel bei der Freilegung nicht tangiert. In seltenen Fällen können allerdings Anteile des Ganglion stellatum das proximale Segment der Arteria vertebralis umschlingen. Arteria vertebralis und Arteria subclavia werden angezügelt.

Parallel zur Arteria carotis communis wird die Arteria subclavia bis zum palpablen Aortenbogen freigelegt. Der Anästhesist wird gebeten, 5000 Einheiten Heparin i. v. zu injizieren. Aortenbogennah wird die Arteria subclavia ausgeklemmt, abgesetzt und der Stumpf übernäht. Oft setzt sich der Obliterationszylinder noch in den distalen Subclaviastumpf fort. Er wird am besten durch eine Eversions-Endarteriektomie beseitigt. Der feste Sitz der Intima am Absetzungsrand muß kontrolliert werden. Wenn dem nicht so ist, kürzen wir den Subclaviastumpf bis zur Intimastufe. Der Längenausgleich zum Anschluß an die Arteria carotis communis erfolgt dann durch Interposition einer 8 mm Dacron- oder PTFE-Prothese.

Jetzt wird der Rückfluß aus der Arteria vertebralis und der Arteria subclavia geprüft und nach peripher Heparin-Kochsalzlösung (1 ad 20 ml) injiziert. Bei der proximalen und distalen Ausklemmung der Arteria carotis communis brauchen wir trotz fehlenden gleichseitigen Vertebraliszuflusses eine Hirnischämie nicht zu befürchten, sofern die Abklemmzeit 20–30 Minuten nicht überschreitet.

Die Wand der Arteria carotis communis wird seitlich in Höhe der Arteria vertebralis ovalär exzidiert und anschließend die End-zu-Seit-Verbindung zwischen Arteria subclavia und der Arteria carotis communis hergestellt (monofiles Nahtmaterial 6–0 oder 5–0). Wir beginnen die Anastomosennaht im proximalen, unteren Winkel und nähen zunächst die Hinterwand (Stichrichtung Arteria carotis-Arteria subclavia). Bei der Naht ist zu bedenken, daß die Arteria subclavia eine dünne und spröde Wandqualität besitzt mit erhöhter Einrißgefahr. Kurz bevor die Naht auch an der Vorderwand beendet wird, prüfen wir den Zu- und Rückfluß aus allen Gefäßen. Nach erneutem Abklemmen werden die Gefäßlumina mit Heparinlösung gespült. Nach Fertigstellen der Naht entfernen wir die Klemme zuerst von der Arteria subclavia, dann von der proximalen und distalen Arteria carotis communis und schließlich von der Arteria vertebralis. Wenn bluttrockene Wandverhältnisse bestehen und auch kein vermehrter Lymphfluß festzustellen ist (eventuelle Versorgung nur mit spätresorbierbarem Faden!), legen wir in den unteren Wundwinkel eine Redondrainage ein und verschließen die Wunde schichtweise.

## 1.3 Arteria vertebralis

### 1.3.1 Anatomie

Die Arteria vertebralis ist der erste Ast der Arteria subclavia. Ihr Abgang ist nach dorsal gerichtet. Sie verschwindet bald in der Furche zwischen dem Musculus scalenus anterior und dem Musculus longus colli. Ab dem sechsten Halswirbel zieht sie durch die Foramina transversaria aufwärts (V2). Besser zugänglich wird sie erst wieder in ihrem gekrümmten Verlauf nach Verlassen des Axis. Hier biegt sie zum Foramen transversarium des Atlas, perforiert die Membrana atlanto-occipitalis, gelangt in die Schädelhöhle und vereinigt sich nach Abgabe der Arteria spinalis vor dem Stammhirn mit der Arteria vertebralis der Gegenseite zur Arteria basilaris. Die Arteria basilaris versorgt über Seitenäste Stammhirn, Brücke und hintere Schädelgrube. Sie mündet wie die rechte und linke Arteria carotis in den Circulus Willisii. In individuell unterschiedlichem Ausmaß kann ein Defizit einer hirnversorgenden Arterie durch diesen – allerdings nicht immer vollständigen – Verteilerring kompensiert werden.

### 1.3.2 Symptomatik und Diagnostik

Die paarig angelegten Aa. vertebrales können in ihrer Kaliberstärke stark variieren. Diese ist normalerweise ohne pathologische Bedeutung. Die meisten Stenosen der Arteria vertebralis befinden sich an ihrem Abzweig aus der Arteria subclavia (V1) und sind nahezu ausschließlich arteriosklerotischer Genese. Während des Verlaufs durch die Foramina transversaria (V2) kann die Arterie durch Kompression osteophytischer Wirbelsäulenprozesse stenosiert werden. Das Ausmaß dieser dynamischen Stenosen ist häufig bewegungsabhängig.

Eine Vertebralisstenose kann die oben beschriebenen Symptome der vertobrobasilären Insuffizienz hervorrufen (Kap. 1.2.2). Es ist jedoch zu beachten, daß die Zeichen der vertebrobasilären Insuffizienz verschiedenste Ursachen haben können. Bevor die Indikation zur Operation gestellt wird, ist daher eine umfassende Diagnostik notwendig, die neben der Angiographie, HWS-Darstellung, kranialem CT, SPECT und Dopplersonographie auch eine fachneurologische Untersuchung einschließen muß.

### 1.3.3 Indikation

Eine Operationsindikation sehen wir nur bei der symptomatischen, hochgradigen (über 70 %) Vertebralisstenose, wenn die Gegenseite hypoplastisch stenosiert oder verschlossen ist. Besteht zusätzlich noch eine hämodynamisch wirksame Stenose der Arteria carotis interna, so wird diese vorrangig behandelt. Knickstenosen der Arteria vertebralis im V1-Segment sind häufig, haben aber nur selten symptomatische Bedeutung. Der Nachweis rezidivierender bewegungsunabhängiger spezifischer Symptome durch knöcherne Kompression der Arterie im V2-Segment kann Indikation zur Anlage eines Bypass auf das V3-Segment sein (sogenannter C2-Bypass). Eine *Dissektion* der Arteria vertebralis heilt gleich der Arteria carotis interna unter konservativer Therapie mit konsequenter Antikoagulation aus. Bei der dissektionsbedingten frischen Thrombosierung der Arteria vertebralis können wir bei frühzeitiger Lysebehandlung über gute Ergebnisse berichten.

### 1.3.4 Operationsverfahren

Zur Therapie der proximalen Stenose der Arteria vertebralis stehen drei Operationsverfahren zur Auswahl: 1. die Transposition der Arterie auf die Arteria carotis communis, 2. die Endarteriektomie mit anschließender Streifenerweiterungsplastik, 3. der karotideo-vertebrale Venenbypass. Wir bevorzugen das Verfahren der Transposition. Die Ballondilatation der Abgangsstenose der Arteria vertebralis verlangt eine Klärung der Stenosenmorphologie. Besteht die Gefahr der Embolisierung, ist die Methode kontraindiziert. Im Zweifelsfall sollte der Operation wegen der geringen zerebralen Komplikationen und der guten Langzeitergebnisse der Vorzug gegeben werden.

Wir lagern den Patienten wie bei der Carotisoperation (s. Kap. 1.1.5). Der Zugang ist der gleiche wie beim Verschluß der proximalen Arteria subclavia (s. Kap. 1.2.4), eventuell kann parallel zur Clavicula nach lateral erweitert werden. Das Freilegen der Arteria carotis communis, der Arteria subclavia und der Arteria vertebralis erfolgt in gleicher Weise wie unter dem «Subclavian-Steal-Syndrom» beschrieben wurde (s. Kap. 1.2.4). Die Arteria vertebralis wird möglichst weit nach kranial präpariert. Nervenfasern müssen geschont werden. Nach Absetzen und Ausklemmen erfolgt die End-Seit-Insertion an die Arteria carotis communis. Wird endarteriektomiert, so nähen wir in die Längsinzision einen Venen- oder ultradünnen Kunststoffstreifen ein.

## 1.4 Truncus brachiocephalicus und Aortenbogen

Der Verschluß oder die hochgradige Stenose der großen Aortenbogenäste sind im Vergleich zu den weiter distaleren extrakraniellen hirnversorgenden Gefäßen selten. Die Okklusion nur einer Arterie bleibt wegen der ausgeprägten Kollateralisierungsmöglichkeiten oftmals symptomlos. Sind alle drei Bogenarterien betroffen, spricht man vom Aortenbogensyndrom (Martorell-Fabre-Syndrom, «pulsless-disease»). Mehr als 90 % dieser Erkrankungen sind auf arteriosklerotische, etwa 6% auf entzündliche Veränderungen (Takayasu-Syndrom) zurückzuführen.

### 1.4.1 Symptomatik und Diagnostik

Hämodynamische Auswirkungen sind nur bei subtotalen und totalen Verschlüssen meist mehrerer supraaortischer Hauptäste zu erwarten. Der Verschluß des Truncus brachiocephalicus kann die gleiche Stealsymptomatik verursachen wie der proximale linksseitige Subclaviaverschluß (s. Kap. 1.2.2). Ulzerierte Veränderungen, besonders im Truncus brachiocephalicus können embolisch in Gehirn, Auge und obere Extremität streuen. Das Aortenbogensyndrom ist durch unspezifische Symptome wie Schwindel, Konzentrationsschwäche, Synkopen und Affektlabilität gekennzeichnet. Die Pulse der oberen Extremitäten fehlen oder sind erheblich abgeschwächt. Der klinische und sonographische Verdacht auf einen Verschlußprozeß der supraaortischen Äste werden durch die Aortenbogenangiographie bestätigt.

### 1.4.2 Indikation

Wegen der guten Kompensationsmöglichkeiten über zahlreiche Kollateralgefäße sehen wir bei asymptomatischen Stenosen keine – prophylaktische – Operationsindikation. Die Beseitigung der Okklusionen ist angezeigt, wenn eindeutige klinische Symptome für eine Minderperfusion oder Embolisierung des Gehirns vorliegen. Die hochgradige, kurzstreckige Stenose des Truncus brachiocephalicus behandeln wir durch transthorakale Thrombendarteriektomie und Direktnaht. Bei einer langstreckigen Stenose, die sich in Aorta und Truncusgabel fortsetzt, oder beim Verschluß bevorzugen wir den aorto-trunkalen Bypass. Für die Mehrgefäßrekonstruktion beim Aortenbogensyndrom benutzen wir eine Bifurkationsprothese. Ein singulärer Verschluß der linken Arteria carotis communis wird extrathorakal durch einen Venen- oder Prothesenbypass vom proximalen Subclaviasegment zur Carotisbifurkation überbrückt. Die Behandlung des linksseitigen aortennahen Subclaviaverschlusses ist im Abschnitt «Subclavian-Steal-Syndrom» (s. Kap. 1.2.4) beschrieben. Besonders bei dem transthorakalen Vorgehen müssen präoperativ Herz- und Lungenfunktion besonders überprüft werden und dem Eingriff gewachsen sein. Die extrathorakale Rekonstruktion des Aortenbogensyndroms bleibt dem Hochrisiko-Patienten vorbehalten.

### 1.4.3 Rekonstruktion des Truncus brachiocephalicus

In Rückenlage wird das Mediastinum über eine mediane Sternotomie eröffnet (Hautinzision vom Jugulum bis zum Xiphoid). Die Inzision wird in einem stumpfen Winkel nach rechts entlang des ventralen Randes des Musculus sternocleidomastoideus ca. 5 cm nach kranial verlängert. Ein retrosternal eingeschobener Gazestreifen schützt das retrosternale Gewebe vor Verletzungen durch die oszillierende Säge. Spongiosablutungen stillen

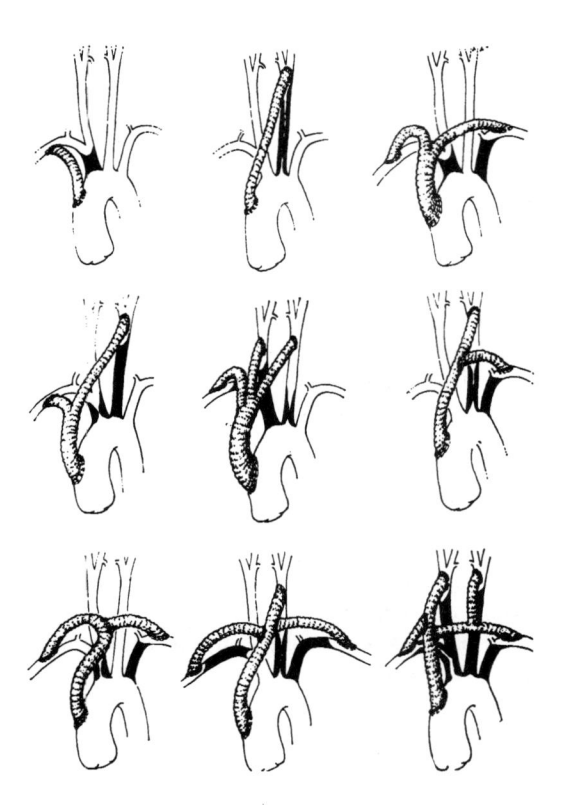

*Abbildung 8-11:* Intrathorakale Bypassformen bei Stenosen im Bereich der supraaortalen Äste.

wir mit einem dünnen Knochenwachsfilm, ohne jemals Heilungsstörungen beobachtet zu haben. Die Pleurafalte wird beidseits mit einem Stieltupfer zart nach lateral abgeschoben. Sollte sie eröffnet werden, wird am Ende der Operation die Thoraxhöhle median drainiert. Der Retraktor hält die Sternumhälften auseinander und wird nach und nach stufenweise gespannt. Vor dem Truncus brachiocephalicus liegt die Vena anonyma. Sie wird freigelegt, mobilisiert und angeschlungen. Ein Durchtrennen der Vene sollte konsequent vermieden werden. Das Perikard vor dem Truncus brachiocephalicus wird herzwärts längs gespalten und mit Haltefäden offen gehalten. Jetzt kann die Aorta ascendens leicht unterfahren und angezügelt werden. Zur kranialen Freilegung wird der Musculus sternocleidomastoideus nach lateral gehalten. Die Arteria subclavia und die Arteria carotis communis können so ohne weitere Muskeldurchtrennung angeschlungen werden. Schließlich unterfahren wir den Truncus brachiocephalicus und zügeln ihn.

Jetzt überzeugen wir uns noch einmal palpatorisch von der nur begrenzten Ausdehnung der arteriosklerotischen Veränderungen. Andernfalls entscheiden wir uns besser für einen Bypass (Abb. 8-11). Mit einer semizirkulären Aortenklemme (möglichst keine Satinsky-Klemme!) wird das Ostium des Truncus brachiocephalicus ausgeklemmt. Beim Anlegen der Klemme ist darauf zu achten, daß die eng benachbarte linke Arteria carotis communis auf gar keinen Fall mitgefaßt wird. Wenn die Aortenklemme sicher plaziert ist, eröffnen wir den Truncus mit einer ventralen Längsinzision, die bis in den Aortenbogen reicht. Die Dissektionsebene wird im Truncus nicht zu nah der Adventitia gesucht. Während der Plaque nach distal in die Arteria carotis communis bzw. die Arteria subclavia meistens glatt ausläuft oder durch leichte Eversion stufenlos abgetrennt werden kann, muß er zur Aorta hin häufig mit der Winkelschere durchtrennt werden. Liegt der Absetzungsrand in der Aorta, muß er zur Vermeidung einer Wanddissektion mit 5–0 monofilen Nähten fixiert werden. Anschließend verschließen wir die Längsinzision mit einer fortlaufenden überwendlichen Naht (monofiler Faden 4–0 oder 5–0). Wir entfernen die Gefäßklemmen in der Reihenfolge: 1. Arteria subclavia, 2. Aorta, 3. Arteria carotis communis.

### 1.4.4 Bypassverfahren

Während des Ausklemmens an der Aorta soll der Anästhesist bemüht sein, den Blutdruck auf normale bis leicht hypotone Werte zu halten. Damit wird das Ausklemmen der Aortenwand erleichtert und einem möglichen Abscheren der Klemme entgegengearbeitet. Zusätzlich wird durch diese Maßnahme die Aortenwand in der Klemmregion mehr geschont. Mit einer Aortenklemme wird die Wand der Aorta ascendens ventral ausgeklemmt. Nach Plazieren der Klemme setzen wir eventuell eine zweite, nächstgrößere entlastend unter die erste, um ein Abgleiten zu verhindern. Die ausgeklemmte Aortenwand wird längsindiziert. Die Wandlippen werden mit Haltefäden auseinandergehalten. Als Bypassmaterial wählen wir eine Dacronprothese mit einem Mindestdurchmesser von 8 mm. Soll beim Aortenbogensyndrom ein weiterer supraaortaler Ast angeschlossen werden, wählen wir bei nicht zu flachem Thorax eine Bifurkationsprothese.

Die Anastomosenöffnung des Prothesenkörpers muß in einem spitzen Winkel bis zum Zwickel ovalär zugeschnitten werden, damit die Prothese flach auf der Aorta liegt und keinen Kontakt zum Sternum bekommt. Die Anastomose wird in typischer Weise mit zwei Eckfäden fortlaufend überwendlich genäht (monofiler Faden, Stärke 4–0). Besonderes Augenmerk ist darauf zu richten, daß die gesamte Aortenwand «satt» gestochen wird, um einer Wanddissektion oder einem Nahtausriß vorzubeugen. Anschließend werden die Aortenklemmen langsam entfernt und die Durchgängigkeit der Anastomose geprüft.

Der distale Anschluß wird dort gewählt, wo nach Angiographie und Palpationsbefund keine wesentlichen arteriosklerotischen Wandveränderungen mehr vorliegen. Bei Verschlußprozessen des Truncus brachiocephalicus ist das meistens die Aufzweigung in Arteria carotis und Arteria subclavia. Diese beiden Gefäße und der Truncus brachiocephalicus werden unmittelbar distal der Aorta abgeklemmt. Der obliterierte Anteil des Truncus wird reseziert, der proximale Stumpf mit einer zweireihigen fortlaufenden 2–0 Mersilenenaht verschlossen. Die Prothese wird mit dem distalen Truncusstumpf leicht angeschrägt End-zu-End verbunden (monofiler Faden Stärke 5–0). Der Blutfluß wird wieder zuerst in die Arteria subclavia, dann in die Arteria carotis freigegeben. Muß der Bypassanschluß weiter distal gewählt werden, kann die Armarterie über supra- oder intraklavikuläre Hilfsschnitte zur Anastomose freigelegt werden. Die Arteria carotis wird dann über ein kurzes Interponat oder auch direkt an den Bypass angeschlossen. Insgesamt sind die Variationsmöglichkeiten sehr vielfältig und richten sich nach den lokalen Veränderungen. Wir legen zwei Drainagen in das Mediastinum ein. Wurde eine Pleura eröffnet, wird zusätzlich die entsprechende Brusthöhle drainiert. Das Sternum wird mit mindestens sechs transsternal geführten Stahldrahtcerclagen verschlossen. Die Sternumhälften müssen unbedingt absolut fest und unverschieblich zusammengefügt werden. Anschließend Naht der prästernalen Faszie, Subkutannaht, Hautverschluß.

## 1.5 Akute Ischämien der oberen Extremitäten

Die häufigsten Ursachen des akuten arteriellen Verschlusses sind: 1. die Embolie durch Fortschleppung embolischen Materials, 2. die Thrombose auf dem Boden einer fortgeschrittenen arteriosklerotischen Stenose und 3. der Verschluß durch stumpfe oder penetrierende traumatische oder iatrogene Gefäßwandschäden. Seltenere Ursachen sind: Arteriospasmus, Aneurysma dissecans, entzündliche Gefäßerkrankungen (Riesenzellenarteriitis) und Kompression durch Hämatome oder Kompressionsverbände z. B. nach arterieller Katheteruntersuchung.

Da sich die Arteriosklerose in den Armarterien weniger stark entwickelt als in den Beingefäßen, sind die meisten akuten Verschlüsse auf Embolien zurückzuführen. Im Einzelfall kann die Differenzierung aber auch für den erfahrenen Kliniker sehr schwierig sein, besonders beim älteren Patienten, der bereits an einer generalisierten Arteriosklerose mit Flimmerarrhythmie des Herzens leidet. Die Emboliequelle ist in 70–90 % kardiogen. Prädisponierende Erkrankungen sind absolute Arrhythmie, Herzinfarkt oder die heute seltenere Endokarditis. Embolisierende Wandveränderungen können auch durch ein Thoracic-outlet-Syndrom (s. Kap. 1.7) verursacht werden. Die Thromben arterio-arterieller Embolien sind oftmals kleiner als die kardiogenen und führen dann zu einem weiter peripher gelegenen, in der Regel schwieriger zu behandelnden Gefäßverschluß. Prädilektionsstellen für das Stranden eines Embolus sind Gefäßverzweigungen.

### 1.5.1 Symptomatik und Diagnostik

Der akute Gefäßverschluß bewirkt typischerweise eine Symptomatik, die im Angloamerikanischen mit den «sechs P's» charakterisiert wird (Tab. 8–1).

*Tabelle 8-1:* Symptome des akuten Gefäßverschlusses.

| | |
|---|---|
| **P**ain | Schmerz |
| **P**aleness | Blässe |
| **P**aresthesia | Gefühlstörung |
| **P**ulslessness | Pulsverlust |
| **P**aralysis | Lähmung |
| **P**rostration | Erschöpfung/Schock |

Das Ausmaß der Ischämie ist von der Lokalisaton, aber auch von der damit implizierten Kompensationsmöglichkeit abhängig. So ist das Kollateralnetz gut ausgeprägt im Schulter-, Achsel- und Ellenbogenbereich. In 60 % ist die Arteria brachialis betroffen mit typischen Lokalisationen vor den Abgängen der Arteria profunda brachii und der Arteria collateralis ulnaris sowie in der Brachialisbifurkation. Etwas 23 % der embolischen Verschlüsse finden wir in der Arteria axillaris, 12 % in der Arteria subclavia.

Klinisch läßt sich die Verschlußlokalisation durch Palpation der Höhe des Pulsverlustes und der Temperaturabnahme eingrenzen. Genaue Auskunft geben Sonographie und Angiographie. Die Angiographie besitzt den Vorteil, die armversorgenden Arterien vom Aortenbogen an darzustellen, einschließlich möglicher proximaler Emboliequellen. Es gilt abzuwägen, ob eine Verschlußkonstellation besteht, die auch eine Lysebehandlung erfordern könnte. Wenn diese nicht in gleicher Sitzung durchgeführt werden kann, sollte man sich zunächst nur zu einer transvenösen DSA entschließen.

### 1.5.2 Indikation

Die akute Extremitätenischämie ist ein gefäßchirurgischer Notfall. Es muß versucht werden, den

Gefäßverschluß möglichst rasch zu beseitigen. Stellen wir bei der Aufnahmeuntersuchung bereits Sensibilitätsstörungen oder eine eingeschränkte Beweglichkeit von Hand und Fingern fest, bleibt nur noch wenig Zeit, einen irreversiblen Schaden zu verhüten. Die Diagnostik und Operationsvorbereitung hat sich auf das Notwendigste zu beschränken. Je früher die Zirkulation wiederhergestellt wird, um so besser sind die Erfolge.

### 1.5.3 Embolektomie

Der Patient erhält schon während der Aufnahme zur Vermeidung des appositionellen Thrombenwachstums 5000 E Heparin intravenös injiziert; bei starken Ischämieschmerzen zusätzlich 30–50 mg Pethidin langsam i. v.

Der embolische Gefäßverschluß wird durch Embolektomie über die Arteria brachialis bzw. Arteria cubitalis beseitigt.

Eine Indikation zur direkten Embolektomie ist dann gegeben, wenn Gefahr besteht, daß beim Zurückziehen des Ballonkatheters thrombotisches Material in größere Seitenäste abgeschoben wird. Die in die Abzweigung geschobenen Thromben können mit dem einsetzenden orthograden Fluß in die Seitenperipherie fortgeschwemmt werden und hier einen neuen Gefäßverschluß verursachen. Im Falle der Arteria vertebralis könnte das verheerende Folgen haben. Ein embolischer Verschluß der proximalen Arteria subclavia darf daher nur nach Freilegung des verschlossenen Gefäßabschnittes und unter Kontrolle des Blutflusses in der Arteria vertebralis durch direkte Embolektomie beseitigt werden.

Bei sehr peripheren Verschlüssen in den distalen Unterarmarterien oder den Hohlhandbögen ist zu überlegen, ob eine Katheterlyse mit Urokinase nicht erfolgversprechender als ein operativer Embolektomieversuch sein wird.

*Operation*

Die Embolektomie der Armarterien kann von der Ellenbeuge aus in Lokalanästhesie durchgeführt werden. Ein venöser Zugang für Infusionen muß vorhanden sein. Da es sich oftmals um ältere multimorbide Patienten handelt, ist ein anästhesiologischer Standby angeraten. Der bis zur Axilla desinfizierte und steril abgedeckte Arm wird auf einen Armtisch ausgelagert. Nach Infiltrationsanästhesie der Ellenbeuge mit 1 % Novocain wird ein s-förmiger Hautschnitt vom Sulcus bicipitis medialis mit einem kurzen lateralen Schwung über die Ellenbeugenfalte 2–3 cm nach kaudal in der Mittellinie des Unterarms geführt. Nach Durchtrennen des Subkutangewebes erscheint die bindegewebige Platte des Lacertus fibrosus, die eingekerbt wird. Darunter liegt medial der Nervus medianus; die benachbarte Arteria cubitalis wird von mehreren, zum Teil keuzenden Venen begleitet. Die Arterie wird unterfahren und angeschlungen. Dann erfolgt die Präparation nach kaudal bis zur Gabelung in die Arteria radialis und ulnaris. Beide werden angeschlungen.

Nach systematischer Antikoagulation mit 5000 E Heparin wird die nicht pulsierende Arteria brachialis ca. 0,5 cm proximal ihrer Gabelung quer eröffnet. Der lokale Thrombembolus wird entfernt. Der Ballonkatheter wird nur etwa 20–25 cm nach proximal geschoben. Er sollte nicht über den Abgang der Arteria vertebralis hinaus verschoben werden. Der Ballon wird mit Kochsalzlösung dilatiert, bis man einen leichten Widerstand verspürt, keinesfalls darf der Ballon jedoch über das zulässige Volumen hinaus gefüllt werden. Dann wird der Katheter mit geblähtem Ballon zurückgezogen. Dieses Manöver muß sehr behutsam, mit dem Gefühl, gegen einen nur leichten Widerstand zu arbeiten, geschehen. Eine Wanddissektion muß vermieden werden. Stößt man besonders in arteriosklerotisch vorgeschädigten Gefäßen mit dem Ballon gegen einen stärkeren Widerstand, wird das Ballonvolumen reduziert und nach der Passage wieder aufgefüllt. Bei schwieriger Extraktion ist es von Vorteil, den Ballon mit verdünntem Kontrastmittel aufzufüllen und die Extraktionsversuche unter Durchleuchtungskontrolle auszuführen. Nach Entfernen des Embolus erhält man einen kräftigen spritzenden Zufluß von proximal. Vor Abklemmen der Arterie wird retrograd Heparin-Kochsalzlösung (1000 E auf 20 ml) injiziert. Das gleiche Manöver wird in umgekehrter Richtung mit der Arteria radialis und ulnaris durchgeführt. Aus beiden Arterien sollte nach Thrombenentfernung ein guter Rückstrom bestehen. Auch hier wird lokal heparinisiert. Das Gefäßlumen wird gründlich mit Heparinlösung gespült und anschließend die Querarteriotomie in fortlaufender Nahttechnik verschlossen (monofiler Faden, Stärke

7–0). Nach Freigabe des Blutstroms digitale Kontrolle der Pulse am Handgelenk. Mit einer dünnen Infusionskanüle wird die Arteria brachialis punktiert und anschließend die Peripherie über eine Kanüle angiographiert. Die angiographische Kontrolle kann auch über eine eingelegte Knopfkanüle – mit Tourniquet armiert – noch am offenen Gefäß nach proximal und distal durchgeführt werden. Wir legen eine Redondrainage ein und verschließen nach Kontrolle der Bluttrockenheit Subkutangewebe und Haut.

### 1.5.4 Intraoperative Angioplastie (IOTA)

Hatten wir bei der Beseitigung des Gefäßverschlusses den Eindruck, daß es sich um eine Thrombose auf dem Boden einer arteriosklerotischen Wandstenose handelte, dann verschließen wir zunächst die Querarteriotomie mit einer fortlaufenden Naht, ohne den Faden zu knüpfen. Nach Freigabe des Blutflusses schieben wir einen Dilatationskatheter (die Ballongröße wird individuell festgelegt) mit Führungsdraht durch eine Lücke zwischen zwei Nahtstichen. Wenn die Fadenenden mit dem Gewicht einer Klemme belastet werden, wird es nicht aus der Naht bluten. Unter Durchleuchtung mit einem DSA-tüchtigen Bildverstärker schieben wir zuerst den Draht, dann den Katheter über die Stenose. Nach Entfernen des Führungsdrahtes wird in DSA-Technik angiographiert und im sogenannten «Road-mapping»-Verfahren der Dilatationsballon mit erneutem Einführen des Führungsdrahtes wird der Ballon zweimal für 30 Sekunden mit maximal 8–10 bar dilatiert. Dann erfolgt über den Katheter die Kontrollangiographie. Bei befriedigendem Ergebnis injizieren wir über den Katheter noch einmal 1000 E Heparin, bevor wir ihn aus dem Gefäß entfernen. Anschließend wird der Nahtfaden geknüpft. Am Ende der Operation erhält der Patient 1 g Aspisol i. v.

### 1.5.5 Komplikationen

Seit der Einführung des Fogarty-Embolektomiekatheters konnte die Letalität und Amputationsrate dieser Krankheit drastisch gesenkt werden. Andererseits ist der Embolektomiekatheter ein komplikationsträchtiges gefäßchirurgisches Werkzeug, wenn er nicht mit sensibler Hand geführt wird.

Beim Einführen und Vorschieben des Katheters gehe man jedem stärkeren Widerstand aus dem Weg, um Perforationen oder Wanddissektionen durch via falsa der Katheterspitze besonders in arteriosklerotisch vorgeschädigten Gefäßen zu vermeiden. Durch geringes Anwinkeln der Katheterspitze und leichter Rotation beim Vorschieben oder durch geringes Auffüllen des Ballons zur Zentrierung der Katheterspitze können die Hindernisse oft noch passiert werden. Man wähle stets eine dem Gefäßdurchmesser angepaßte Kathetergröße. Zu starkes Aufblähen des Ballons schädigt die Gefäßwand und kann frühzeitige Reverschlüsse, Aneurysmata spuria oder arterio-venöse Fisteln verursachen. Gegen diese Fehler hilft das Auffüllen des Ballons mit Kontrastmittel. Die Rate der Rezidivverschlüsse an den unteren Extremitäten wird mit 20–40 % angegeben. Sie wird um so höher sein, je schlechter die Ausflußbahn ist. Bleibt auch die Rethrombektomie erfolglos, muß bei fehlender Kompensation die Verschlußstrecke mit einem Venenbypass überbrückt werden. Der Gefahr der Reembolisierung muß bei fehlenden Kontraindikationen durch konsequente Antiokoagulation entgegengewirkt werden. Nachblutungen sind selten, nicht revisionsbedürftige Hämatome wegen der Antikoagulation aber häufiger. Sie werden innerhalb von 14 Tagen vollständig resorbiert.

### 1.5.6 Postoperative Nachsorge

Bei potentiell unruhigen Patienten wickeln wir den Arm leicht gebeugt und locker auf eine Cramerschiene. Wir setzen die bereits präoperativ begonnene Antikoagulation mit Heparin postoperativ kontinuierlich fort. Die partielle Prothrombinzeit soll etwa das dreifache der Norm betragen (zwischen 90 s und 120 s). Eine zweimal tägliche Puls- und Temperaturkontrolle muß während der ersten Tage gewährleistet sein. Risikopatienten können an ein Pulsoxymeter angeschlossen werden. Nach längerer Ischämiezeit beobachten wir während der ersten postoperativen Stunden genau Beweglichkeit von Finger und Hand sowie Druckdolenz und Konsistenz der Unterarmmuskulatur, um bei einem sich anbahnenden Kompartmentsyndrom die Muskelfaszien rechtzeitig zu spalten. Kompartmentsyndrome entwickeln sich allerdings an den oberen Extremitäten wesentlich seltener als an den Beinen. Bei kardiogener Emboliequelle wird eine lebenslange Antikoagulation notwendig. Eine arterielle Emboliequelle (Subclaviaaneurysma, Thoracic-outlet-Syndrom) soll ausgeschaltet werden. Nach Beseitigung eines akuten thrombotischen Gefäßverschlusses ist eine lebenslange Behandlung mit Thrombozytenaggregationshemmern indiziert.

## 1.6 Chronische Verschlüsse im Schulter-Arm-Bereich

Ausgeprägte arteriosklerotische Wandveränderungen sind in den Armarterien selten. Am ehesten sehen wir sie noch in der Arteria subclavia und der Arteria axillaris. Kurzstreckige Verschlüsse der Ober- und Unterarmarterien werden meistens gut kompensiert.

### 1.6.1 Indikation

Eine Indikation zur Revaskularisation besteht nur bei einer erheblichen Einschränkung der Erwerbstätigkeit bzw. der Haushaltstätigkeit oder bei Ruheschmerzen und Gewebsnekrosen, die sich fast ausschließlich an den Fingerakren manifestieren. Dabei ist besonders für das nicht amputationsgefährdete Stadium II zu berücksichtigen, daß die Bypass-Rekonstruktionen an der oberen Extremität wegen der geringeren Flußvolumina höhere Verschlußraten aufweisen als an den Beinen.

### 1.6.2 Therapieverfahren

Die längerstreckigen Armarterienverschlüsse werden mit autologen Venenumleitungen überbrückt. Als Venenmaterial wird man die Vena saphena magna von Unter- oder Oberschenkel einer Armvene vorziehen. Bei proximalen Verschlüssen wird als Anschlußgefäß die Arteria carotis communis benützt.

*Lagerung und Zugänge*

Der Arm und das seitengleiche Bein werden zirkulär desinfiziert und steril abgedeckt. Ist der Bypassanschluß an der Arteria carotis communis geplant, wird der Kopf wie bei der Carotisoperation (s. Kap. 1.1.5) gelagert. Hals, Schulter und vordere Brustwand müssen dann mitdesinfiziert werden. Der Arm wird in Supinationsstellung ausgelagert.

Es ist günstiger für den karotideo-brachialen Bypass, die Arteria carotis communis vom supraklavikulären Zugang freizulegen. Er bietet uns beim retroklavikulären Durchzug des Bypasstransplantates einen besseren Überblick als der laterale Halszugang: Die Hautinzision beginnt etwa einen Querfinger oberhalb des Sternoklavikulargelenks und verläuft ca. 5–8 cm nach lateral parallel zur Clavicula. Subkutangewebe und Platysma werden durchtrennt, dabei ist auf die Vena jugularis externa zu achten, die zwischen Ligaturen durchtrennt wird. Die klavikulären und sternalen Ansätze des Musculus sternocleidomastoideus, selten auch des Musculus sternohyoideus und Musculus sternothyreoideus werden mit dem elektrischen Messer abgesetzt. Der Musculus omohyoideus muß auch durchtrennt werden. Bei der weiteren Präparation ist auf den Ductus thoracicus bzw. den zahlreichen Lymphkollektoren, die in dem Fettgewebe vor dem Musculus scalenus anterior verlaufen, zu achten. Der Musulus scalenus anterior, auf dessen ventraler Fläche der Nervus phrenicus zieht, wird geschont, da die proximale Arteria subclavia nicht freigelegt wird. Im medialen Wundwinkel verläuft die Vena jugularis. Einmündende Venenäste werden zwischen Ligaturen durchtrennt und die Vena jugularis angeschlungen. Die medial verlaufende Arteria carotis communis wird von ihrer bindegewebigen Umscheidung befreit und angeschlungen. Dabei ist auf den Verlauf des Nervus vagus zu achten, der keinesfalls verletzt werden darf. Es folgt der latero-terminale Ansatz des Venenbypass (monofiler Faden 5–0 oder 6–0) nach proximalem und distalem Abklemmen der Arteria carotis communis.

*Freilegen der Arteria axillaris*

Die Hautinzision beginnt im Trigonum deltoidopectorialis. Im Subkutangewebe zwischen Musculus deltoideus und Musculus pectoralis verläuft die Vena cephalica, die zwischen Ligaturen durchtrennt werden kann. Bei weiteren Präparationen in die Tiefe stoßen wir auf den Musculus pectoralis minor; er wird mit einer Holzrinne unterfahren und mit dem elektrischen Messer duchtrennt. Jetzt ist die Sicht frei auf die Arteria subclavia. Lateral von ihr verläuft der Armplexus, ventromedial die

Vena subclavia. Behutsames Vorgehen ist verlangt, da Plexus und Vene leicht verletzt werden können. Mit einer Kornzange unterfahren wir zwischen Arterie und Vene die Clavicula und ziehen das Transplantat in die Mohrenheimsche Grube. Von hier aus wird der Bypass zum distalen Anschlußgefäß geführt.

*Zugang zur Arteria brachialis*

Die Arteria brachialis wird im Sulcus bicipitalis medialis aufgesucht. Haut und Subkutis werden inzidiert, die Fascia brachialis in Längsrichtung gespalten. Auf ihr verläuft der Nervus cutaneus brachii medialis, der die mediale Seite des Oberarms sensibel versorgt. Unterhalb der Faszie finden wir zwischen Beugern und Streckern das Gefäßnervenbündel. Die Vena brachialis und der Nervus medianus liegen medioventral der Arterie. Beide werden von der Arteria brachialis freipräpariert und weggehalten. Dann kann die Arterie zur Anlage der distalen End-zu-End-Anastomose (monofiler Faden, Stärke 6–0) angeschlungen werden.

*Zugang zur Arteria radialis*

Die Arteria radialis wird in Höhe des Handgelenks aufgesucht. Die Hand wird in Supinationsstellung gelagert. Die Hautinzision verläuft radial und parallel der Sehne des Musculus flexor carpi radialis. Nach Spalten der Fascia antebrachii finden wir die Arterie mit ihren zwei Begleitvenen zwischen den Sehnen des Musculus flexor carpi radialis und des Musculus brachioradialis.

*Zugang zur Arteria ulnaris*

Der Hautschnitt wird in Höhe des Handgelenks knapp radial der tastbaren Sehne des Musculus flexor carpi ulnaris gelegt. Nach Durchtrennen der Fascia antebrachii wird die Sehne des Musculus carpi ulnaris nach ulnar gehalten. Die Arteria ulnaris wird dann zusammen mit ihren Begleitvenen aus dem umgebenden Bindegewebe freipräpariert und angeschlungen. Weiter ulnar liegt der Nervus ulnaris.

Zur Naht der End-zu-Seit-Anastomosen an den Unterarmarterien (monofiles Nahtmaterial, Stärke 7–0 oder 8–0) sollte eine 2,5–3fach vergrößernde Lupenbrille benutzt werden.

### 1.6.3 Nachsorge

Sofern keine Kontraindikationen bestehen, ist wegen der relativ hohen Verschlußgefahr die lebenslange konsequente Antikoagulation obligat. Alternative sind Thrombozytenaggregationshemmer (200–300 mg/Tag). Zur Frühdiagnostik von Bypass- oder Anastomosenstenosen ist eine halbjährliche duplexsonographische Kontrolluntersuchung notwendig.

## 1.7 Neurovaskuläre Kompressionssyndrome der oberen Thoraxapertur (Thoracic-outlet-Syndrom)

### 1.7.1 Anatomie und Krankheitsbilder

Folgende Strukturen sind für das Verständnis des kostoklavikulären Kompressionssyndroms von Bedeutung: Die Pleura parietalis der Lungenspitze wird zeltartig von den drei Mm. scaleni überdacht. Zwischen ihren kostalen Ansatzpunkten entstehen eine vordere und hintere Skalenuslücke, durch die die Vasa subclavia und der Plexus brachialis ziehen. Die vordere Skalenuslücke, durch die die Vena subclavia tritt, wird dorsal vom Musculus scalenus anterior, ventral vom Ligamentum costoclaviculare begrenzt und nach unten von der ersten Rippe abgeschlossen. Zwischen der Vene und dem Ligamentum costoclaviculare setzt mit langer Sehne der Musculus subclavia an der ersten Rippe an. Arteria subclavia und Plexus brachialis ziehen gemeinsam durch die hintere Skalenuslücke. Sie wird vorne und hinten durch die beiden an der ersten Rippe ansetzenden Musculi scalenus anterior und scalenus medius begrenzt. Zwischen der vorne verlaufenden Arterie und dem Plexus setzt der von der Pleurakuppel bzw. Halswirbelsäule kommende Musculus scalenus minimus an der 1. Rippe an und engt zusätzlich die Lücke ein. Der Musculus scalenus posterior zieht als hinterster Muskel der Thoraxapertur zur 2. Rippe. Weiter distal überkreuzt der Musculus pectoralis minor Vene, Arterie und Plexus. Halsrippen gehen vom siebenten Halswirbel aus und sind in ihrer Länge noch enger. Geht sie bis zum Sternum, verlaufen Plexus und Gefäße über der Halsrippe.

«Neurovaskuläres Kompressionssyndrom» ist der Sammelbegriff für alle Kompressionsmechanismen, die den Gefäßnervenstrang bei der Passage der oberen Thoraxapertur und des Schultergürtels irritieren können. Es handelt sich dabei in den meisten Fällen um einen dynamischen Prozeß, der erst durch bestimmte Bewegungen provoziert wird. Abhängig von der Lokalisation und dem Kompressionsmechanismus werden fünf Syndrome unterschieden:

1. Halsrippensyndrom: Irritation von Plexus und Arteria subclavia durch eine Halsrippe.
2. Scalenus-anterior-Syndrom: Irritation durch eine zu enge Skalenuslücke (Dreieck zwischen 1. Rippe, Musculus scalenus anterior und Musculus scalenus medius). Die Irritation wird vermutlich weniger durch Anspannen der Skalenusmuskulatur als vielmehr durch Elevation der ersten Rippe mit Einengung des kostoklavikulären Raums verursacht.
3. Scalenus-minimus-Syndrom: Irritation durch Ansatz des Musculus scalenus minimus an der ersten Rippe in der Skalenuslücke.
4. Kostoklavikuläres Kompressionssyndrom: Irritation durch Kompression zwischen Clavicula und erster Rippe bei Abduktion des Arms.
5. Pectoralis-minor-Syndrom / Hyperabduktionssyndrom: Kompression durch die Sehne des Musculus pectoralis minor bei Elevation und Abduktion des Arms.

Entsprechend der führenden Symptomatik werden drei Typen unterschieden:

1. Der neurologische Typ mit Beschwerden durch Plexusirritation. Er soll bei 95 % aller Patienten mit einem neuro-vaskulären Kompressionssyndrom vorliegen. Mit einem Verhältnis von 1:3 ist das weibliche Geschlecht häufiger betroffen. Die Symptomatik beginnt nicht vor der Pubertät und wird nur selten nach dem 50. Lebensjahr beobachtet.
2. Der venöse Typ mit venöser Thrombose durch Kompressionsschaden der Vena subclavia wird in 4 % beobachtet mit einer deutlichen Prävalenz für Männer im Alter zwischen 20–35 Jahren. Meistens handelt es sich um sportliche, muskulöse Typen. Vermutlich bewirkt die kräftige Scalenus- und Pectoralismuskulatur eine Einengung des kostoklavikulären Raums.
3. Auf den arteriellen Typ mit lokaler Wandschädigung der Arteria subclavia im kostoklavikulären Abschnitt entfallen nur 1 % aller Kompressionssyndrome des Schultergürtels. Die Geschlechterverteilung ist etwa gleich. Erste Hinweise können eine Belastungsinsuffizienz der Arm- und Handmuskulatur mit intermittierendem Kältegefühl sein. Das chronische Kompressionstrauma verursacht eine ulzeröse Wandläsion mit Thrombenauflagerung. Außerdem können sich infolge der poststenotischen Strömungsturbulenzen aneurysmatische Gefäßerweiterungen mit wandständigen Thromben distal vom Kompressionsort entwickeln. Fortgeschwemmte Thromben embolisieren in die peripheren Gefäße. Je nach Lokalisation und Größe des Embolus entwickelt sich im abhängigen Perfusionsgebiet eine akute oder subakute Ischämie. Oftmals sind Fingerakrennekrosen die ersten Hinweise für ein kostoklavikuläres Kompressionssyndrom.

### 1.7.2 Diagnostik

Die Diagnostik hat sich nach der klinisch im Vordergrund stehenden Symptomatik der drei Leitungsstrukturen zu richten. Halsrippen oder Rippenanomalien können durch Röntgenuntersuchungen dargestellt werden. Bewegungsabhängige, plötzlich in Arm, Schulter, Nacken und Kopf einschießende Schmerzen, intermittierende, meist ulnarseitig auftretende Taubheitsgefühle und Krämpfe bedürfen einer differenzierten fachneurologischen Untersuchung. Reflexverlust, Muskelschwäche oder -atrophie (Hypothenar, Thenar, Mm. interossei) sind Symptome der Nervenschädigung. Der venöse Typ manifestiert sich meist erst bei einer Thrombose der Vena subclavia. Die Patienten klagen über einen schweren geschwollenen Arm mit Spannungsgefühlen in den Fingern. Klinisch finden wir im Vergleich zur Gegenseite eine deutliche Umfangsvermehrung des Unter- und Oberarms. Das Hautkolorit wird bei hängendem Arm nach distal zu zyanotisch, und an der Schulter finden wir gefüllte subkutane Venen als Zeichen eines Kollateralkreislaufes. Der Verdacht auf eine Vena-subclavia-Thrombose wird durch Phlebographie, die die Kollateralkreisläufe mitdarstellt, bestätigt. Die frühe Diagnose des arteriellen Typs ist schwierig. Meistens stehen die Beschwerden einer begleitenden Plexusirritation im Vordergrund. Zur Provokation der Kompression läßt man den überstreckten Kopf zur Gegenseite drehen und abduziert den am Radialispuls gefaßten Arm schrittweise. Ein früher Pulsverlust kann hinweisend für ein arterielles Kompressionssyndrom sein, ist aber keineswegs pathognomonisch. Liegen Zeichen eines arteriellen Verschlusses vor, ist die Angiographie der Schulter, Arm-und Handgefäße obligat. Sie läßt die Wandveränderungen im Kompressionsbereich der Arterie erkennen. Nahezu pathognomonisch sind als Spätsymptom rezidivierende Nekrosen im Bereich der Fingerkuppen. Differentialdiagnostisch müssen Diskusprolaps, Karpaltunnelsyndrom, Raynaud-Syndrom, Endangiitis obliterans, Aortenbogensyndrom, Vibrationsschaden, Sklerodermie, Periarthritis humeroscapularis, Pancoasttumor ausgeschlossen werden.

### 1.7.3 Indikation

Die chirurgische Therapie der verschiedenen neurovaskulären Kompressionssyndrome an der oberen Thoraxapertur ist die Resektion der ersten Rippe bzw. der Halsrippe. Sofern keine vaskulären Komplikationen bestehen, ist ein konservativer Therapieversuch gerechtfertigt. Zur konservativen Behandlung gehören in erster Linie Maßnahmen zur Stärkung der Schultergürtelmuskulatur und zur Besserung der Körperhaltung. Bleibt eine Besserung der Beschwerden aus oder droht Berufsunfähigkeit, besteht die Indikation zur chirurgischen Dekompression. Dies gilt besonders in der Situation arterieller Komplikationen. Halsrippen, komprimierende abnorme Strukturen der ersten Rippe und der Clavicula sollen wegen des erhöhten Traumatisierungsrisikos auch ohne vaskuläre Komplikationen operativ beseitigt werden. Einen frischen Verschluß der Vena subclavia versuchen wir zunächst durch thrombolytische Therapie mit Urokinase zu rekanalisieren. Gelingt dies nicht, soll heparinisiert werden. Sowohl die Vena axillaris als auch die Vena subclavia sind gut kollateralisierbar. Die klinischen venösen Stauungssymptome klingen nach zwei bis vier Wochen ab und verschwinden in der Regel und auf Dauer völlig.

### 1.7.4 Operationsverfahren

*Resektion der 1. Rippe*
Halbseitenlagerung mit abgewinkeltem unteren Bein (Polsterung des Fibulaköpfchens zur Vermeidung eines Peronäusschadens). Der Arm wird in 90°-Abduktion gepolstert beweglich aufgehängt, so daß der Assistent während der Operation den Oberarm umfassen und noch anheben kann.

Die Methode der Wahl ist die Resektion der 1. Rippe vom transaxillären Zugang aus. Dieses Vorgehen bietet genügend Übersicht, um eine eventuell zusätzlich notwendige Gefäßrekonstruktion oder thorakale Sympathektomie durchzuführen.

Die Inzision wird quer zwischen den Wülsten des Musculus pectoralis major und Musculus latissimus dorsi in Höhe des Ansatzes der Axillabehaarung gelegt. Das Subkutangewebe wird bis zur Thoraxwand durchtrennt. Die Präparation zur ersten Rippe erfolgt nun auf der Thoraxwand unter Anhebung des lymphknotenreichen Subkutangewebes entlang des Hinterrandes des Musculus pectoralis major und des Vorderrandes des Musculus latissimus dorsi. Hier verlaufen, knapp bedeckt vom Musculus latissimus dorsi, der Nervus thoracodorsalis und der Nervus thoracic longus. Beide Nerven werden geschont. Aus dem 2. Interkostalraum kommt der zum Arm ziehende Nervus intercostobrachialis; da er Achselhöhle und dorsalen Oberarm sensibel innerviert, versuchen wir ihn zu erhalten. Die erste Rippe ist breit und flach. Sie läßt sich jetzt im oberen Wundwinkel erkennen. Wenn wir den Arm jetzt leicht nach oben ziehen, sehen wir den Gefäßnervenstrang: von ventral nach lateral die Vena subclavia, die pulsierende Arterie und den Armplexus. Zur besseren Übersicht setzen wir Wundhaken ein und achten darauf, daß sie keinesfalls mit dem Gefäßnervenstrang in Berührung geraten.

Zuerst durchtrennen wir mit dem elektrischen Messer den Ansatz des Musculus scalenus posterior in Höhe der zweiten Rippe. Dann wird die Vena subclavia mit einem Präpariertupfer vom Ansatz der Subclaviussehne nach laterodorsal weggehalten, anschließend wird die Sehne durchtrennt. Wir unterfahren nun mit einer rechtwinkelig gebogenen Klemme den Musculus scalenus anterior und halten ihn von der benachbarten Vene und Arterie fern, bevor wir den Muskel von der ersten Rippe absetzen. In ähnlicher Weise wird der Musculus scalenus medius dorsal des Armplexus durchtrennt. Unterhalb der ersten Rippe wird die Interkostalmuskulatur mit der Diathermie durchtrennt und die Pleurakuppe stumpf von der ersten Rippe abgeschoben. Wenn wir dabei versehentlich die Pleura eröffnen, legen wir nach der Rippensektion über den vierten Interkostalraum, in der Höhe der vorderen Axillarlinie, eine Thoraxdrainage ein und lassen die Pleura offen. Mit einem Raspatorium werden Rippenober- und Unterkante von Muskelresten und Bändern befreit. Damit der Gefäßnervenstrang möglichst weit von der Rippe entfernt ist, wird der Arm wieder etwas angehoben. Mit der Rippenschere nach Beaujean umfassen wir die gesamte erste Rippe und durchtrennen sie am Manubrium sterni. Bevor wir nun die Rippenschere dorsal am Hals der Rippe ansetzen, drängen wir mit einem Stieltupfer oder Spatel den Plexus ab und überzeugen uns, daß die Branchen der Schere nur die Rippe einschließen, dann erst wird das Collum costae durchtrennt und die Rippe entnommen.

*Resektion einer Halsrippe*
Zur Resektion einer Halsrippe gehen wir genau wie bisher vor. Wenn die erste Rippe durchtrennt ist, ziehen wir sie nach außen und setzen die Halsrippe mit dem Beaujean in Höhe des Processus transversus des 7. Halswirbels wieder unter sorgfältiger Schonung des Plexus brachialis ab.

*Rekonstruktion der Subclaviagefäße*
Bei pathologischen Veränderungen der Arteria subclavia durch das Kompressionstrauma kann das Gefäß von diesem Zugang rekonstruiert werden. Als Gefäßersatz wählen wir die aus dem Oberschenkel entnommene Vena saphena magna.

*Wundverschluß*
Wenn wir uns von der Integrität des Gefäßnervenstranges überzeugt haben, kontrollieren wir das Operationsgebiet auf Bluttrockenheit. Ein organisiertes Hämatom könnte erneut eine Irritation des Plexus verursachen. Sofern keine Thoraxdrainage geschoben wurde, legen wir in die Wunde eine Saugdrainage ein. Dann verschließen wir Subkutangewebe und Haut.

Der Arm wird postoperativ in Abduktionsstellung gelagert. Ab dem 3. postoperativen Tag beginnen wir unter physiotherapeutischer Anleitung mit der Mobilisation des Schultergelenks. In der Regel sind nach abgeschlossener Wundheilung keine weiteren Maßnahmen erforderlich.

*Komplikationen*
Ein größeres epipleurales Hämatom muß ausgeräumt werden. Ein Pleuraerguß von mehr als 200 ml wird punktiert. Passagere Kribbelparästhesien vorwiegend im ulnaren Handbereich sind auf Druckschädigung des Plexus zurückzuführen; sie bedürfen der neurologischen Kontrolle. Lymphfisteln sind selten; bei Persistenz müssen sie aufgesucht und ligiert werden.

## 1.8 Raynaud-Syndrom

Das Raynaud-Syndrom wird mit anfallsartigen ischämischen Attacken der Finger, die durch Kälte oder Emotionen ausgelöst werden können, definiert. Man unterscheidet zwischen dem primären, rein vasospastischen Raynaud-Syndrom und dem mit verschiedenen Grundkrankheiten vergesellschafteten sekundären Raynaud-Syndrom (Tab. 8-2). Das primäre Raynaud-Syndrom ist bei Frauen doppelt so häufig wie bei Männern. Es befällt die Extremitäten junger Menschen meistens symmetrisch und ist oftmals mit Migräne und Brustschmerzen vergesellschaftet. Beim primären Raynaud-Syndrom sind die Finger symmetrisch befallen, trophische Hautstörungen fehlen, ein pathomorphologisches Substrat für die ischämischen Attacken fehlt. Das sekundäre Raynaud-Syndrom ist Ausdruck einer Grunderkrankung und ist dementsprechend in allen Altersklassen zu finden. Das sekundäre Raynaud-Syndrom ist häufig vergesellschaftet mit Kollagenosen, wie Sklerodermie, Sjörgren-Syndrom oder Lupus erythematodes. Vielfach ist es aber auch Manifestation primär vaskulärer Erkrankungen, zu denen neben der Arteriosklerose und der Thrombangitis obliterans auch beruflich bedingte traumatische Gefäßverletzungen wie z.B. die Anklopferkrankheit der Bauarbeiter (Preßlufthammer, Schlagbohrmaschine) oder Holzfäller (Kettensäge) zählen.

### 1.8.1 Symptomatik und Diagnostik

Als Reaktion auf einen Kältereiz entwickelt sich eine Ischämieattacke, die im typischen Fall mit re-

*Tabelle 8-2:* Unterscheidungsmerkmale zwischen primärem und sekundärem Raynaud-Syndrom.

| Kriterium | Primärer M.R. | Sekundärer M.R. |
|---|---|---|
| Erkrankungsalter | 10–45 Jahre | oft 50 Jahre, abhängig v. Grundleiden |
| Befall der Finger | symmetrisch D2-D5 | asymmetrisch, isoliert betroffene Finger |
| Organmanifestation | nie vorhanden | entsprechend der Grundkrankheit |
| akrale Nekrosen | niemals | häufig |
| serologische Veränderungen | keine | entsprechend der Grundkrankheiten |
| akrale Lichtplethysmographie nach Nitroapplikation | normal | häufig pathologisch |
| Kapillarmikroskopie | keine Veränderungen | häufig Kapillarabnormitäten |
| Handarteriographie | Vasospasmen, keine organischen Veränderungen | organische Arterienveränderungen und Vasospasmen |

*Tabelle 8-3:* Laboruntersuchungen bei Verdacht auf Raynaud-Syndrom.

Blutsenkungsgeschwindigkeit
C-reaktives Protein
Blutbild
Kyroglobuline, Kälteagglutinine
Immunelektrophorese
Plasmaviskosität
Antinukläre Antikörper
ScI 70, Antizentromer-Antikörper
Rheumafaktoren

aktiver Hyperämie einhergeht («Tricolore-Phänomen»). Beim sekundären Raynaud finden wir häufig Fingerakrennekrosen. Der Arterienkompressionstest (Allen-Test) mit isolierter Kompression der Arteria radialis und Arteria ulnaris gibt häufig schon zu erkennen, welche Gefäße der Handinnenfläche und Finger verschlossen sind. Zur weiteren Differenzierung konkommitierender Erkrankungen sind bei der häufigen Vergesellschaftung mit Kollagenosen serologische Untersuchungen hilfreich (siehe Tab. 8-3).

Beim Kälteprovokationstest wird durch dreiminütige Exposition der Hände in eiskaltem Wasser versucht, einen Vasospasmus zu provozieren. Weitere diagnostische Maßnahmen sind Kapillarmikroskopie, die Messung des digitalen Blutdrucks und plethysmographische Verfahren. Die Arteriographie, die bei dieser Fragestellung immer mit einem Vasospasmolyticum (Tolazolin) kombiniert werden soll, erlaubt die Differenzierung zwischen arterieller Verschlußkrankheit und rein funktionellen Durchblutungsstörungen.

### 1.8.2 Indikation

Beim primären M. Raynaud sollen alle auslösenden Noxen nach Möglichkeit gemieden bzw. entsprechende Schutzvorkehrungen (Fausthandschuhe) getroffen werden. Therapieerfolge werden auch nach psychotherapeutischen Maßnahmen beschrieben. In hartnäckigen Fällen kann eine pharmakologische Therapie mit Nitroglycerin, Captoril oder Prazosin helfen. Die chirurgische Therapie der thorakalen Sympathektomie findet ihre Anwendung beim sekundären Raynaud mit peripheren Arterienverschlüssen im digitalen Bereich. Eine weitere Indikation ist die exzessive idiopathische Hyperhidrosis der Hände. Während die Langzeitergebnisse bezüglich der Spasmolyse in ca. 50% nicht befriedigen, kann die Hyperhidrosis oftmals dauerhaft beseitigt werden.

### 1.8.3 Thorakale Sympathektomie

*Anatomie*

Der Pars thoracica trunci sympathici verläuft in der Fascia endothoracica in enger Nachbarschaft zu den Rippenköpfchen. Der Grenzstrang wird von der Pleura parietalis bedeckt, durch die er sichtbar ist. Die segmentalen Ganglien liegen in Höhe der Rippenköpfchen. Sie stehen über den Ramus communicans albus mit den Spinalnerven in Verbindung. Das erste Brustganglion ist häufig mit dem kaudalen Halsganglion als Ganglion stellatum verschmolzen. Die Schädigung dieses Ganglions verursacht das Horner Syndrom. In enger Nachbarschaft zu den Ganglien verlaufen die Interkostalgefäße, deren Venen den Grenzstrang ventral kreuzen können.

## Operationsverfahren

Reseziert werden die Sympathicus-Ganglien 2–4 des thorakalen Grenzstranges. Als Zugang wählen wir entweder das konventionelle transaxilläre-transpleurale Vorgehen, in letzter Zeit fast ausschließlich das minimal invasive thorakoskopische Verfahren. Der dorsale Zugang bleibt wenigen Ausnahmen (ausgedehnte Pleuraverwachsungen, Zustand nach intrathorakalen Infektionen) vorbehalten.

## Thorakoskopische Operation

Intubationsnarkose mit Doppellumentubus in Seitenlagerung, der nicht abduzierte Arm wird nach ventral auf einer Stütze ausgelagert. Der Operateur steht im Rücken des Patienten, der Assistent ihm gegenüber. Der Operationsmonitor steht seitlich neben dem Gesicht des Patienten, so daß er gut im Sichtfeld von Operateur, Assistent und Schwester ist. Nahe des Rippenoberrandes wird durch den 4. oder 5. Interkostalraum in Höhe der Axillarlinie der Trokar für die Optik eingeführt. Mit der Kamera inspizieren wir die obere Thoraxhöhle. Der Grenzstrang wird noch von dem atelektatischen Lungenoberlappen bedeckt.

Unter Videokontrolle führen wir durch den 3. Interkostalraum zwischen vorderer Axillarlinie und Medioklavikularlinie das Saug- und Spülinstrument ein. Es dient uns zusätzlich als Gewebemanipulator zum Abdrängen des Lungenoberlappens nach laterokaudal. Der obere thorakale Sympathicus liegt jetzt frei und wird aufgesucht.

Dorsal zwischen hinterer Axillarlinie und Linea scapularis wird nun die Hochfrequenzelektrode mit Hakenspitze eingeführt. Mit diesem Instrument wird die Pleura über dem Truncus sympathicus, zwischen 2. und 4. Rippe eröffnet. Die erste Rippe ist gewöhnlich durch retropleurales Fettgewebe bedeckt, so daß die oberste sichtbare Rippe die 2. Rippe ist.

Mit der Hakenspitze wird das 2. Ganglion unterfahren und der obere Ramus interganglionaris mit der Diathermie durchtrennt. Bei der folgenden Präparation nach kaudal werden in gleicher Weise die Rami communicantes durchtrennt. Gegebenenfalls muß durch einen weiteren Zugang oder an Stelle des Saug-Spülinstruments eine Gewebefaßzange zum Halten des Grenzstranges eingeführt werden. Eine stärkere Blutung aus Interkostalgefäßen stillen wir mit Hämoclips. Nachdem der Grenzstrang unterhalb des 4. Ganglions durchtrennt wurde, entnehmen wir ihn mit der Faßzange aus der Thoraxhöhle. Andere Autoren koagulieren nur das 2. Ganglion ohne weitere Resektion und berichten über sehr gute Erfolge.

Bevor die Instrumente aus der Thoraxhöhle entfernt werden, kontrollieren wir die Bluttrockenheit des Operationsfeldes und der Thoraxinzisionen. Unter Sicht legen wir über die ventrale Inzision eine dünne Thoraxdrainage ein und lassen die Lunge blähen und beatmen. Die Haut über den Inzisionen wird durch Naht verschlossen und die Thoraxdrainage mit einem Wasserschloß verbunden. Sie wird nach röntgenologischer Thoraxkontrolle am ersten postoperativen Tag entfernt.

## Komplikationen

Wir beobachteten nach dem thorakoskopischen Vorgehen vermehrt passagere postoperative Interkostalneuralgien, die wir auf Irritationen durch die Trokare zurückführen. Man sollte daher darauf achten, die Inzisionen stets nahe des oberen Rippenrandes anzulegen. Eventuell hilft ein Interkostalblock auf die schmerzhafte Stelle.

# 2. Bauchaorta, Viszeral- und Nierenarterien

H. Kortmann

## 2.1 Aneurysmaarten und ihre Ätiologie

### 2.1.1 Definition

Aneurysmen sind permanente lokalisierte Gefäßerweiterungen von mindestens dem 1,5fachen des benachbarten «normalen» Gefäßlumens. Das Aneurysma verum ist eine Aussackung aller Gefäßwandschichten. Das Aneurysma spurium (falsches Aneurysma) entwickelt sich als bindegewebige Formation um einen Gefäßwanddefekt. Typische Beispiele sind das Nahtaneurysma an insuffizient gewordenen Anastomosen zwischen Prothese und Arterie oder Punktionsaneurysmen nach perkutaner arterieller Katheterisierung und ausbleibender Versiegelung des Punktionsdefektes.

Als *Aneurysma dissecans* bezeichnen wir die sackförmige Erweiterung der äußeren Gefäßwand (Adventitia) nach einer Aortendissektion. Diese entsteht durch Ruptur der Innenschicht (Intima-Media). Der Blutstrom wühlt sich in der Gefäßwand ein «falsches Lumen». Dabei kann das wahre Lumen ebenfalls noch durchströmt, aber auch komprimiert sein. Das falsche Lumen kann wieder in das wahre münden («Reentry»).

Sogenannte *inflammatorische* Aortenaneurysmen entwickeln sich überwiegend im Bereich der abdominalen Aorta. Die Aneurysmawand ist ventrolateral verdickt. Der entzündlich fibrosierende Wandprozeß greift infiltrativ auf das benachbarte Retroperitoneum über.

Die *traumatische* Aortenruptur ist fast ausschließlich Folge eines Dezelerationstraumas (Verkehrsunfall, Flugzeugabsturz, Fenstersturz). Nur 3–5 % der Unfallopfer mit Aortenrupturen erreichen lebend die Klinik. Diese Patienten haben in mehr als 95 % eine Wandruptur «loco typico» d. h. im Isthmusbereich der thorakalen Aorta unmittelbar distal oder gegenüber dem Abgang der linken A. subclavia. Hier wird die Aorta durch die mediastinale Pleura gedeckt. Nach sechs Wochen geht definitionsgemäß das «pulsierende Hämatom» in das traumatische (falsche) Aneurysma über.

Ursachen eines Aneurysma können sein:
– Arteriosklerose
– Entzündung
  a. bakteriell (z. B. Lues)
  b. abakteriell (?) (z. B. M.Behçet)
– Trauma (Dezelerationstrauma der thorakalen Aorta)
– Mesenchymdysplasien (Ehlers-Danlos-Syndrom, Marfan-Syndrom)
– fibromuskuläre Dysplasie (sehr selten im Bereich der Aortenwand)
– Mediadegeneration (zystische Medianekrose Erdheim-Gsell)
– Hypertonus.

### 2.1.2 Topographie und Klassifikation

Zur genaueren Lokalisationsangabe wird die Aorta in fünf Segmente eingeteilt (Abb. 8-12):
- Segment I : Aorta thoracica ascendens
- Segment II : Arcus aortae
- Segment III: Aorta thoracica descendens
- Segment IV: Aorta abdominalis suprarenalis/juxtarenalis
- Segment V: Aorta abdominalis infrarenalis.

Die Behandlung von Aneurysmen der Segmente I und II verlangt den Einsatz der extrakorporalen Zirkulation bzw. Hypothermie. Sie wird im Teil Herzchirurgie (Fünfter Teil, Kap. 4) beschrieben.

Die Aortendissektion wird klassifiziert nach der Lokalisation des Intimaeinrisses («Entry») (Abb. 8-13):
- Typ A: Entry im Aortenabschnitt I oder II (Aorta ascendens, Aortenbogen)
- Typ B: Entry im Aortenabschnitt III oder distaler.

*Abbildung 8-12:* Segmenteinteilung der Aorta.

## 2.2 Thorako-abdominale Aortenaneurysmen

### 2.2.1 Anatomie

Der Aortenbogen verläuft retropleural etwa in der Sagittalebene von ventral nach dorsal. Er reitet auf der linken Arteria pulmonalis und dem Hauptbronchus. An seiner Konvexität nehmen von ventral nach dorsal mit nur wenigen Millimetern Abstand der Truncus brachiocephalicus, die A. carotis sinistra und die linke A. subclavia ihren Ursprung. Der N. phrenicus kreuzt ventral den Aortenbogen etwa in Höhe des Abgangs der linken A. carotis. Die Aorta descendens beginnt unmittelbar distal der A. subclavia und verläuft zum Hiatus aorticus. Etwa in Höhe des Ligamentum arteriosum überkreuzt der linke N. vagus die Aorta. Der N. recurrens zweigt von ihm ab und unterschlingt die Aorta. Die über der Aortenwand ziehende V. hemiazygos accessoria kann bei der Präparation durchtrennt werden.

Von Bedeutung für die Rekonstruktion der thorakalen und thorako-abdominalen Aorta ist die Anatomie der arteriellen Rückenmarksversorgung (Abb. 8-14). Die drei longitudinal verlaufenden Spinalarterien (unpaare A. spinalis anterior, doppelt angelegte A. spinalis posterior) nehmen ihren Ursprung aus den Vertebralarterien. In ihrem Verlauf zeigen sie unterschiedliche Kaliber- und Kontinuitätsschwankungen. Segmental erhalten die Longitudinalarterien ihren Zufluß über die ebenfalls sehr variabel ausgebildeten Rami radiculares der Interkostal- und Lumbalarterien. Eine Unterbrechung des segmentalen Zuflusses ist besonders kritisch für das Versorgungsgebiet der A. spinalis anterior, weil sie eine Paraplegie (Spinalis-ante-

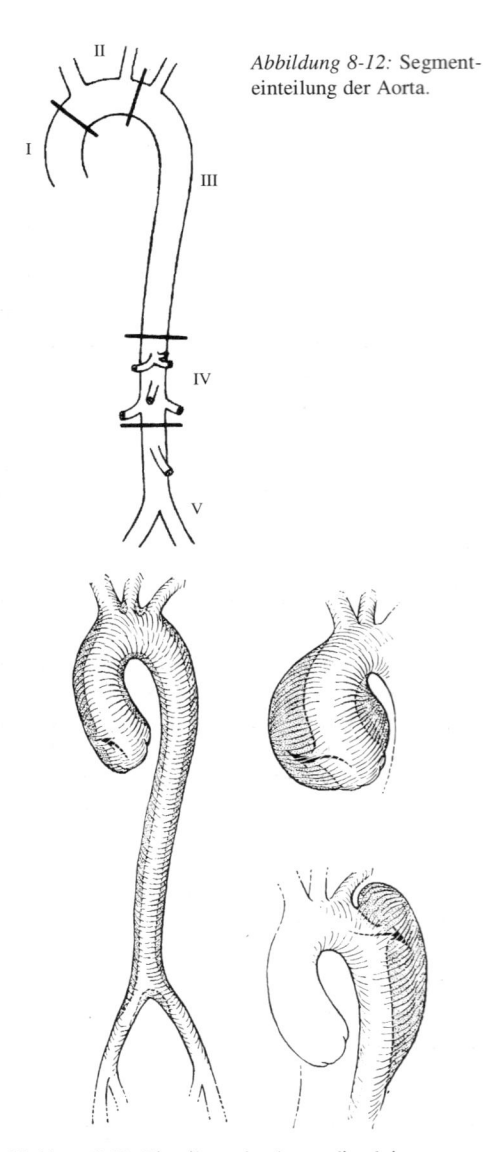

*Abbildung 8-13:* Einteilung der Aortendissektion.

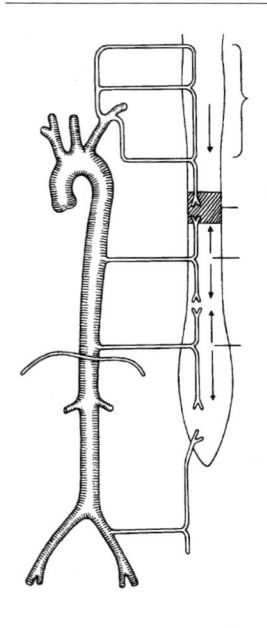

*Abbildung 8-14:* Arterielle Versorgung des Spinalkanals.

rior-Syndrom) zur Folge haben kann. Zur Vermeidung dieser gefürchteten Komplikation des thorakalen und thorako-abdominalen Aortenersatzes wird man stets bemüht sein, die A. subclavia sinistra, wenn überhaupt, nur möglichst kurz abzuklemmen, da eine Kollateralisationsmöglichkeit über den Truncus thyreocervicalis und die A. vertebralis besteht. Die wichtigste Segmentarterie, die A. radicularis magna Adamkiewicz, liegt in 73 % der Fälle links zwischen den Segmenten Th6 und L5 (62 % Th9–Th12, 12 % Th6–Th8 und 26 % ab L1). Eine möglichst geringe Ischämiezeit während der Rupturversorgung ist unbedingt notwendig.

Zwischen Ösophagus und Wirbelsäule verlaufend, betritt die abdominale Aorta durch den Hiatus aorticus das Retroperitoneum. Sie wird von den Zwerchfellschenkeln ummantelt. In Höhe der Bursa omentalis nehmen ventral in dichter Reihenfolge Truncus coeliacus und A. mesenterica superior ihren Ursprung. Sie sind von dem dichten Nervengeflecht des Ganglion coeliacum umgeben. Zwischen dem 1. und 2. Lendenwirbel zweigen nach laterodorsal die linke und rechte Nierenarterie seitlich aus der Aorta ab. Oft liegt die rechte Nierenarterie etwas tiefer als die linke. Ventral, sehr selten (1–2 %) auch einmal retroaortal, kreuzt die linke Nierenvene knapp unterhalb der Nierenarterienabgänge die Aorta. Weiter kaudal zwischen 3. und 4. Lumbalwirbel zweigt die A. mesenterica inferior aus der Aorta. Sie ist bei infrarenalen Aneurysmen oftmals in ihrem kurzen Stamm obliteriert und wird nach peripher aus der A. mesenterica superior über die Riolansche Anastomose zur A. colica sinistra versorgt. Distal des Ursprungs der A. mesenterica inferior verdichtet sich das Netz des Plexus hypogastricus auf der ventralen Aortenwand und zieht über die Aortenbifurkation in Höhe des Promontoriums in die Sakralhöhle. Eine Schädigung des Plexus kann beim Mann die Sexualfunktion beeinträchtigen.

### 2.2.2 Symptomatik und Diagnostik

Arteriosklerotische Aneurysmen der thorakalen Aorta bleiben häufig asymptomatisch. Beschwerden treten erst im Stadium der Ruptur oder bei Verdrängung benachbarter Organstrukturen (Heiserkeit, Schluckbeschwerden) auf. Oftmals sind sie Zufallsbefunde auf Röntgenthoraxaufnahmen älterer Menschen und dürfen nicht mit einem mediastinalen Tumor (Punktion!) verwechselt werden. Im Zweifelsfall hilft schon die Durchleuchtung, die das Aneurysma kräftig pulsierend zeigt. Sie sind im Vergleich zu den infrarenalen Aortenaneurysmen selten.

Die *Aortendissektion* verursacht einen plötzlichen, reißenden retrosternalen oder interskapulären Vernichtungsschmerz, der in den gesamten Körper ausstrahlen kann. Die klinische Differenzierung vom Myokardinfarkt kann schwierig sein. Je nach Ausmaß und Kompressionseffekt des falschen Lumens können Apoplex, Paraplegie, Nierenversagen, Abdominalbeschwerden und Ischämie der unteren Extremitäten folgen. Wegweisende Symptome der thorakalen Aortenruptur loco typico sind ein verbreitertes Mediastinum in der Röntgen-Thoraxaufnahme und das Pseudokoarktationssyndrom mit fehlenden oder im Vergleich zu den oberen Extremitäten deutlich abgeschwächten Pulsen an den Beinen. Weitere eher subtile, aber nicht spezifische Symptome (s. Tab. 8-4) können bei dem verunfallten Patienten den Verdacht erhärten.

Das Aneurysma verum der Aorta descendens wird am besten in seinen Ausmaßen durch CT oder NMR dargestellt. Die stets hochakute Aortendissektion Typ A kann am schnellsten mit der

*Tabelle 8-4:* Symptome, die an eine Aortenruptur loco typico denken lassen.

- obere Mediastinalverbreiterung 8 cm
- Pseudokoarktationssyndrom
- Sternum- und Rippenfrakturen
- Verlagerung der Trachea
- Abdrängen des linken Hauptbronchus
- Verlagerung des Aortenknopfes
- Verschattung der apikalen linken Pleura
- Verlagerung der Magensonde nach rechts
- Dysphagie, Heiserkeit
- Paraplegie

transthorakalen bzw. transösophagealen Echokardiographie bewiesen werden. Bei dem Typ B können NMR oder CT zuverlässigere Befunde liefern. Die Angiographie gibt Auskunft über eine Mitbeteiligung der Aortenäste und ist unerläßlich. Auch bei der Diagnostik der traumatischen Aortenruptur ergänzen sich dynamisches CT und Angiographie. Zukünftig werden die multiplanaren und dreidimensionalen Rekonstruktionen von Spiral-CT und NMR Diagnostik und Therapieplanung in der Aortenchirurgie wesentlich bereichern.

### 2.2.3 Indikation und Operationsrisiken

Die *traumatische Aortenruptur* soll sobald wie möglich operativ saniert werden, um einer drohenden Sekundärruptur vorzubeugen. Da es sich aber in der Regel um Mehrfachverletzte handelt, sind die Prioritäten der Versorgung festzulegen. Intrakranielle Raumforderungen und abdominale Blutungen sind vorrangig zu behandeln. Die Sofortoperation ist nur bei der symptomatischen Ruptur, d.h. bei rupturbedingter intrathorakaler Blutung, bei kurzfristiger Größenzunahme und beim Pseudokoarktationssyndrom indiziert. Asymptomatische Rupturen behandeln wir mit aufgeschobener Dringlichkeit, d.h. nach Stabilisierung des Kreislaufs und der Lungenfunktion sowie der Versorgung von Begleitverletzungen. *Posttraumatische Aneurysmen* der Aorta sollen unabhängig von ihrer Größe wegen der geringen Wandstabilität beseitigt werden.

Asymptomatische *spindelförmige arteriosklerotische Aneurysmen* der thorakalen und thorakoabdominalen Aorta operieren wir nur, wenn ihre Größe mindestens den zweifachen Durchmesser der «normalen» Aorta überschreitet und die Organfunktionen der in der Regel älteren, multimorbiden Patienten nach eingehender Untersuchung der großen operativen Belastung gewachsen erscheinen. Bei symptomatischen Aneurysmen besteht wegen der bevorstehenden Ruptur eine dringliche Operationsindikation.

Die arteriosklerotischen Aneurysmen der Aortensegmente III–V können wie die Aortendissektion und die Aortenruptur dieser Lokalisation gefäßchirurgisch auch ohne Herz-Lungen-Maschine ersetzt werden (Abb. 8-15).

Die *Typ-A-Dissektion* hat innerhalb der ersten 24 Stunden eine sehr hohe Mortalität. Zur Abwendung der tödlichen Gefahren einer Ruptur des falschen Lumens in das Perikard oder einer Koronararteriendissektion ist stets die dringliche operative Korrektur unter Einsatz der Herz-Lungen-Maschine anzustreben (s. Fünfter Teil, Herzchirurgie, Kap. 4).

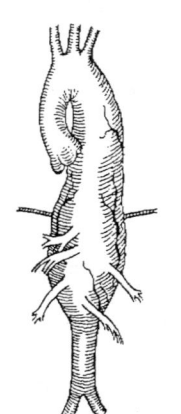

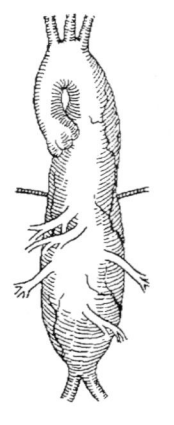

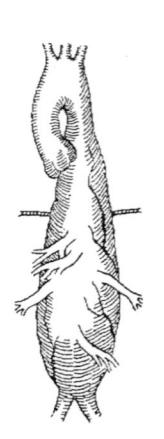

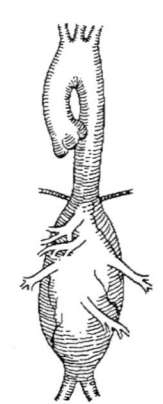

*Abbildung 8-15:* Thorako-abdominale Aortenaneurysmen.

Die *Typ-B-Dissektion* sollte nur bei Blutung, Rupturgefahr oder Organischämie dringlich operiert werden. Wegen der im Vergleich zu den arteriosklerotischen Aneurysmen wesentlich höheren intraoperativen Komplikationsmöglichkeiten sollte auch bei diesen Operationen das Hilfsmittel der extrakorporalen Zirkulation zur Verfügung stehen. Die sogenannte «stabile» Typ B-Dissektion wird der konservativen Therapie zugeführt mit resoluter, kontinuierlich kontrollierter Blutdrucksenkung während der Akutphase.

Im Vordergrund möglicher *perioperativer Organkomplikationen* stehen Herz, Lunge und Rückenmark. Die kardiopulmonalen Leistungsreserven müssen vor dem Eingriff kritisch geprüft werden. Eine klinisch manifeste KHK oder Myokardinsuffizienz soll präoperativ kompensiert werden. Ähnliches gilt für die Lungenfunktion, bei deren Beurteilung die zusätzlichen Belastungen durch eine intraoperative einseitige Beatmung und nach einem thorako-abdominalen Zweihöhleneingriff auch die postoperative Beeinträchtigung der linksseitigen Zwerchfelltätigkeit berücksichtigt werden müssen. Ein besonderes und noch nicht definitiv gelöstes Problem ist der Ischämieschutz des Rückenmarks während der Abklemmphase. Je nach Ausdehnung des thorako-abdominalen Aortenersatzes beträgt die postoperative Rückenmarksschädigung mit Paraparese oder Paraplegie zwischen 5 und 40 %. Zur Reduktion der Paraplegierate werden neben der Reinsertion der A.radicularis magna und größerer schwach rückblutender Spinalarterien weitere pharmakologische und liquordrainierende adjunktive Maßnahmen empfohlen. Wir führen während des thorakalen und thorakoabdominalen Aortenersatzes bei unseren Patienten eine kontrollierte Liquordrainage durch. Gelegentlich gelingt es präoperativ, durch selektive Angiographie die A. radicularis magna zu lokalisieren. Stellen wir bei der Diagnostik fest, daß das Aneurysma bis in den distalen Aortenbogen reicht, transponieren wir zunächst vom kollaren Zugang aus die linke A. subclavia auf die A. carotis communis (s. Kap. 1.2.4). Damit vermeiden wir, daß während der Aortenrekonstruktion die linke A. subclavia abgeklemmt und der Blutfluß zur A. spinalis anterior über die linke A. vertebralis unterbrochen wird. Außerdem erspart es uns die Reimplantation der A. subclavia in die Aortenprothese.

### 2.2.4 Operationstechnik

Der Patient wird mit einem Doppellumentubus intubiert. Arterielle Nadel und ein periphervenöser Zugang werden am rechten Arm angelegt. Außerdem erhält der Patient einen zentralvenösen Zugang und einen Pulmonaliskatheter. Zur Liquordruckmessung wird nach Lumbalpunktion ein Spinalkatheter mit einem Druckelement verbunden. Wir lassen den Liquordruck perioperativ bis zum 3. postoperativen Tag nicht über 10 mmHg ansteigen. Die Harnblase wird drainiert. Eine Vorrichtung zur autologen Bluttransfusion (Cell Saver) wird installiert.

Für den Eingriff an der thorakalen Aorta wird der Patient in 90°-Rechtsseitenlage gedreht. Für den thorakoabdominalen Zugang wird der Thorax in 60°-Rotation zum flach auf dem Tisch liegenden Becken gelagert. Der rechte Arm ist ausgelagert, der linke auf einer Armschiene fixiert. Alle Druckpunkte werden gut gepolstert.

*Thorakale Aorta*
Posterolaterale Inzision über dem 4. oder 5. Interkostalraum; dabei kann die Skapulaspitze bogenförmig umschnitten werden. Die Interkostalmuskulatur wird am oberen Rippenrand mit der Diathermie durchtrennt. Vor Eröffnen der Pleura wird die linke Lunge aus der Ventilation genommen. Wenn die Pleura jetzt eröffnet wird, achten wir darauf, daß die A. thoracica interna nicht verletzt wird.

Die Pleura mediastinalis wird auf der Aorta wenige Zentimeter proximal und distal des Aneurysmas gespalten. N. vagus und N. laryngeus recurrens werden immer geschont. Sie können besonders beim traumatischen Aneurysma mit der Aneurysmawand vernarbt sein und werden dann freipäpariert und angeschlungen. Die V. hemiazygos accessoria wird zwischen Ligaturen durchtrennt. Zur besseren Mobilisation des Aortenbogens kann an seiner Konkavität das Lig. arteriosum durchtrennt werden. Die Aorta wird nun proximal und distal des Aneurysmas mit einer großen gebogenen Klemme unterfahren und angeschlungen; dabei werden die nach dorsal abgehenden und meist verdeckten Interkostalgefäße geschont. Das Abklemmen der Aorta geschieht in enger Abstimmung mit dem Anästhesisten, der auf die sich ändernde Kreislaufsituation adäquat reagieren muß. Wir geben kein Heparin. Die Aorta wird mit den Zügeln etwas angehoben und aneurysmanah proximal und distal abgeklemmt. Wir eröffnen den Aneurysmasack durch ventrale Längsinzision. Proximaler und distaler Aortenstumpf werden semizirkulär quer angeschnitten. Nach Ausräumen der Thromben werden rückblutende Interkostalarterien umstochen (nicht resorbierbarer, geflochtener Faden Stärke 2–0). Bei einem sehr langstreckigen Aneurysma muß bestimmt werden, ob und welche Interkostalarterien gegebenenfalls reinseriert werden. Eine Blockade der schwach rückblutenden Arterien führen wir nicht durch. Das Blut wird mit dem Autotransfusionsgerät aufgefangen.

Als Prothesenmaterial wählen wir eine abgedichtete gestrickte Dacronrohrprothese. Wir nähen zuerst die proximale Anastomose. Die Naht beginnt medialseitig und wird fortlaufend über die Hinterwand auf die Vorderwand geführt (monofiler Faden Polypropylen 3-0). Alle Wandschichten müssen über eine Strecke von 3–5 mm sicher gefaßt werden. Wir klemmen die Prothese hinter der fertigen Anastomose ab und geben den Blutfluß über die Anastomose frei. Sofern Interkostalarterien reinseriert werden sollen, wird die Prothese für die distale Anastomose entsprechend schräg zugeschnitten.

Die distale Anastomose wird in ähnlicher Weise wie die proximale Anastomose genäht. Bevor wir die Fadenenden knüpfen, prüfen wir den Rück- und Zustrom, spülen und entlüften die Prothese. Die Freigabe des Blutflusses erfolgt bei kopfwärts gekippten Op-Tisch schrittweise in enger Abstimmung mit dem Anästhesisten. Während des Declamping-Manövers sollte der systolische Blutdruck 100 mmHg nicht unterschreiten. Die Abklemmzeit sollte 30–40 Minuten nicht überschreiten.

Wenn stabile Kreislaufverhältnisse erreicht sind, wird die Bluttrockenheit des Operationsfeldes kontrolliert und der Aneurysmasack mit der mediastinalen Pleura mantelartig um die Prothese gelegt und fortlaufend vernäht (resorbierbarer Faden, Stärke 0). Die Thoraxhöhle wird mit einer ventralen und einer dorsalen Drainage versorgt. Die Lunge wird gebläht, bis alle Atelektasen beseitigt sind, und wieder an die maschinelle Beatmung angeschlossen. Anschließend erfolgt der Verschluß der Thoraxhöhle und der Wunde.

*Thorako-abdominales Aortenaneurysma*
Die Rekonstruktion der thorako-abdominalen Aorta stellt an den Anästhesisten und Chirurgen höchste Ansprüche, auf die hier im einzelnen nicht eingegangen werden kann. Die Kunst des Anästhesisten liegt besonders darin, während der Abklemmphase die Linksherzbelastung zu reduzieren, aber nach Freigabe des Blutflusses («Declamping») möglichst schnell Herzleistung und Volumen zu mobilisieren, um den Blutdruckabfall aufzufangen. Bei der Operationsmethodik halten wir uns im wesentlichen an die von Crawford 1974 beschriebene und inzwischen als Standard geltende Technik. Je nach Ausdehnungstyp (s. Kap. 2.1.2) wird die Technik modifiziert.

Die abdominale Inzision verläuft median von der Symphyse, den Nabel links umschneidend Richtung Xiphoid. Zwischen Nabel und Xiphoid wendet sich der Schnitt nach links zum Rippenbogen in Richtung 5.–7. Interkostalraum, entsprechend der thorakalen Aneurysmaausdehnung. Zuerst führen wir am Rippenoberrand die Thorakotomie, anschließend die mediane Laparotomie aus. Der Rippenbogen wird mit einer Rippenschere durchtrennt.

Links lateral des Colon descendens wird das parietale Peritoneum inzidiert und retroperitoneal vom M. iliopsoas bis zur linken Kolonflexur mit den Viszeralorganen nach medial mobilisiert, bis die Aorta freiliegt. Beim Lösen des Peritoneums vom Zwerchfell kann die Milz verletzt werden, die dann entfernt wird. Das Zwerchfell wird vom durchtrennten Rippenbogen aus radiär zwischen Ligaturen in Richtung Hiatus aorticus komplett durchtrennt. Die linke Niere kann jetzt aus ihrem Lager mobilisiert und nach rechts verlagert werden. Sofern erforderlich, können die linken und rechten Beckenarterien bis zur Iliaca-Bifurkation noch freigelegt werden. Truncus coeliacus, A. mesenterica superior und die rechte Nierenarterie werden angeschlungen.

Bevor wir die Aorta einschließlich der Viszeral- und Nierenarterien abklemmen, infundieren wir dem Patienten 25 g Mannitol und 40 mg Lasix. Damit soll die Gefahr der ischämischen Tubulusnekrosen vermindert werden. Dann klemmen wir in enger Kooperation mit dem Anästhesisten die Aorta proximal und distal des Aneurysmas ab. Auf die Viszeral- und Nierenarterien setzen wir kleine Gefäßklemmen. Das Aneurysma wird durch eine linkslaterale Längsinzision mit dorsaler Umschneidung der rechten Nierenarterie komplett eröffnet. Die Wandthromben werden ausgeräumt und nicht reinserierpflichtige Interkostal- bzw. Lumbalarterien umstochen. Wir sondieren die linke und rechte Nierenarterie mit einem doppellumigen Balonkatheter zur Perfusion mit kalter heparinhaltiger Kochsalzlösung. Zusätzlich kann die linke Niere zum Ischämieschutz in kaltfeuchte Bauchtücher eingeschlagen werden. In den Truncus coeliacus und die A. mesenterica superior injizieren wir je 500 E Heparin.

Entsprechend der Kalibergröße und der Rückblutungsstärke wird festgelegt, welche Interkostal- oder Lumbalarterien wieder perfundiert werden sollen. Durch entsprechendes Anschrägen der primär dichten Dacron-Prothese können wir nämlich einige Interkostalarterienpaare in die proximale Aortenanastomose integrieren. Nach Fertigstellen der Anastomose schneiden wir das Ostium der rechten Nierenarterie mit einem Kragen aus der Aneurysmawand.

Truncus coeliacus, A. mesenterica superior und die linke Nierenarterie werden zusammen als sogenannter «Inselpatch» mit fortlaufender Naht in ein entsprechend ovalär exzidiertes Prothesenfenster eingenäht (Abb. 8-16). Nun spülen und saugen wir die Aortenprothese gründlich aus, klemmen sie distal des Inselpatches ab und geben den Blutfluß über die proximale Anastomose in die reimplantierten Interkostal- und Viszeralarterien in Abstimmung mit dem Anästhesisten frei.

Als nächste Anastomose nähen wir die End-zu-End-Verbindung zwischen der Dacronprothese und der Aortenbifurkation. Danach wird der Blutfluß in Becken- und Beinarterien schrittweise freigegeben. Als letztes Organ wird die linke Niere wieder an den Kreislauf angeschlossen. Dazu klemmen wir die Prothesenwand mit einer Satinskyklemme tangential aus und exzidieren ein dem Lumen der Nierenarterie entsprechendes Fenster aus der Prothesenwand. Die Nierenarterie wird direkt End-zu-Seit oder über ein kurzes Dacroninterponat in das Prothesenfenster eingenäht. Kurz vor Beendigung der Naht entfernen wir den Irrigationskatheter aus der Nierenarterie.

Wenn alle Organe wieder perfundiert sind, kontrollieren wir die Bluttrockenheit im Operationsgebiet. Sollte besonders nach längeren Operationszeiten eine diffuse Blutungsneigung bestehen,

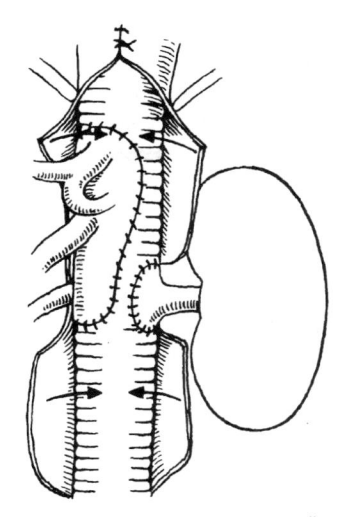

*Abbildung 8-16:* «Inselpatch» der viszeralen Äste. Die linke Niere wird gesondert mit ihrem Aortenpatch in die Prothese re-inseriert.

infundieren wir dem Patienten 3 Mio Einheiten Aprotinin zur Hemmung der aktivierten Fibrinolyse. Der Aneurysmasack wird mantelförmig um die Prothese gelegt und vernäht. Die Rekonstruktion des Zwerchfells erfolgt mit Einzelknopfnähten. Das Retroperitoneum wird drainiert. Das laterale Peritoneum verschließen wir entlang des Colon descendens mit einer fortlaufenden Naht. Nach Einlegen einer dorsalen und ventralen Thoraxdrainage werden Brustkorb und Bauchhöhle in typischer Weise verschlossen.

### 2.2.5 Komplikationen und Ergebnisse

Während der ersten postoperativen Stunden hat sich das Augenmerk besonders auf die Möglichkeiten der Nachblutung und des Organversagens zu richten. Ein anhaltend hoher Volumenbedarf, fehlender Hämatokritanstieg trotz Bluttransfusionen und instabile Kreislaufverhälnisse weisen auch bei fehlender Drainageförderung auf eine Blutung hin. Im Zweifelsfall kann die Sonographie der Körperhöhlen aufschlußreich sein. Ein plötzliches Ausbleiben der Urinproduktion trotz ausreichender Volumenzufuhr und Kreislauffunktion weist auf einen Verschluß der Nierenarterie hin. Ein langsames Versiegen der Urinproduktion besonders nach einer polyurischen Phase ist symptomatisch für eine ischämische Tubulusschädigung. Meistens erholen sich die Nieren nach einigen Tagen der Hämofiltration. Die Leberfunktion kann an Hand der Gerinnungsfaktoren und Cholinesterase überprüft werden. Die Werte sind allerdings nach Blutplasmainfusionen erhöht. Schwierig bleibt die Beurteilung des Darms. Hinweise für eine Darmischämie kann ein Anstieg der Laktatkonzentration sein. Besteht der Verdacht, muß relaparotomiert werden. Besonders schwerwiegend ist die ischämische Rückenmarksschädigung. Paraparesen können sich bei intensiver physikalischer Therapie innerhalb von Wochen zurückbilden, Paraplegien haben nur geringe Aussicht auf Verbesserung. Mit schwerwiegenden Komplikationen ist nach elektivem Ersatz der Aorta descendens in 5–10% zu rechnen. Sehr viel höher ist die Morbidität und Letalität nach Operationen an der thorako-abdominalen Aorta. Je nach Ausdehnungstyp beträgt die Paraplegierate zwischen 5 und 40%. Die Operationsletalität liegt zwischen 4% für elektive Eingriffe und bis zu 80% im Stadium der Ruptur.

## 2.3 Abdominale Aortenaneurysmen

1,3% aller über 65jährigen Männer sterben an einem rupturierten Bauchaortenaneurysma. Die Prävalenz wird mit 7,7% für Männer und 2,9% für Frauen, die das 65. Lebensjahr überschritten haben, angegeben. Die Inzidenz jenseits des 55. Lebensjahres beträgt 117,2 pro 100 000 Männerjahre.

98% aller infrarenalen Aortenaneurysmen sind arteriosklerotischer Genese. Die Ursachen der arteriosklerotischen Wanddegeneration sind im einzelnen nicht bekannt. Als mögliche Faktoren werden eine erbliche Veranlagung, der Hypertonus und ein vermehrter Abbau von Kollagen und elastischen Fasern durch Leukozytenenzyme, die durch Tabakgenuß aktiviert werden können, diskutiert.

Bei etwa 70% aller Bauchaortenaneurysmen sind die Iliakalarterien mitinvolviert. Nur etwa 2% erstrecken sich suprarenal. Patienten mit abdominalen Aneurysmen neigen zusätzlich zu aneurysmatischen Veränderungen der Femoral- und Popliteaarterien.

*Tabelle 8-5:* Faktoren für eine erhöhte Rupturgefahr bei asymptomatischen abdominalen Aneurysmen.

– Tabakgenuß
– Bluthochdruck
– fehlende pAVK
– Aneurysma 5 cm
– COLD
– Palpationsschmerz
– schnelles Wachstum (5 mm in 6 Monaten)
– sackförmige Aneurysmen
– warzenförmige Wandausstülpungen («blebs»)

Die Rupturwahrscheinlichkeit eines Aneurysmas wird von mehreren Faktoren beeinflußt (Tab. 8–5). Dabei ist die Aneurysmagröße, gemessen als transversaler Durchmesser, von zentraler Bedeutung. Vier Zentimeter große Aneurysmen haben innerhalb von fünf Jahren eine Rupturwahrscheinlichkeit von weniger als 15%, doppelt so große Aneurysmen rupturieren aber im gleichen Zeitraum zu mehr als 75%. Patienten mit einer Aortomegalie und Hochdruck haben ein höheres Rupturrisiko als Patienten mit einer arteriellen Verschlußkrankheit. Sackförmige Aneurysmen sind rupturgefährdeter als spindelförmige, und schnell wachsende kleinere Aneurysmen sind instabiler als größere stationäre. Patienten mit einem symptomatischen Aortenaneurysma sind hochgradig rupturgefährdet.

### 2.3.1 Symptomatik und Diagnostik

Die meisten Bauchaortenaneurysmen sind asymptomatisch und werden als Zufallsbefund bei der abdominalen Sonographie entdeckt. Schmerzen entstehen meistens erst im Stadium der Penetration durch Irritationen benachbarter Strukturen wie der Wirbelsäule (Rückenschmerzen) oder des dorsalen Peritoneums (Flankenschmerzen). Selten liegt eine gedeckte Ruptur in das Duodenum vor. Die Patienten werden dann wegen intermittierender gastrointestinaler Blutungen eingewiesen. Endoskopisch wird die Blutungsquelle wegen der tiefen Lokalisation der aorto-duodenalen Fistel in der Pars ascendens duodeni, und weil die Blutung immer wieder spontan sistiert, oftmals nicht gefunden. In etwa 2% finden wir eine Aneurysmaruptur in die V. cava. Durch ein Vorwärtsversagen

*Tabelle 8-6:* Begleiterkrankungen beim abdominalen Aortenaneurysma.

| | |
|---|---|
| koronare Herzkrankheit | 50 % |
| Hypertonie | 44 % |
| periphere AVK | 31 % |
| pulmonale Insuffizienz | 23 % |
| Myokardinsuffizienz | 19 % |
| zerebrovaskuläre Insuffizienz | 13 % |
| Niereninsuffizienz | 12 % |
| Diabetes mellitus | 12 % |
| ohne genannte Begleiterkrankung | 30 % |

werden die Patienten schnell herzinsuffizient. Über dem Abdomen ist das laute Maschinengeräusch der aorto-kavalen Fistel zu auskultieren.

88 % der die Klinik erreichenden Rupturen werden vom dorsalen Peritoneum gedeckt und gehalten. Die Patienten sind schmerzgeplagt und häufig kreislaufinstabil. Ein akutes Schockereignis ist vorausgegangen; vier bis sechs Stunden später hat sich der Zustand des Kranken häufig einigermaßen stabilisiert. Der Bauch ist aufgetrieben, die Bauchdecke ist gespannt und druckdolent. Die freie Ruptur in die Bauchhöhle hat dagegen kaum eine Überlebenschance.

Abdominale Aneurysmen von mehr als 5 cm lassen sich auch bei korpulenteren Patienten fast immer als pulsierender Tumor manuell palpieren. Wenn die Geschwulst mit beiden Händen vom Rippenbogen abgegrenzt werden kann, ist eine suprarenale Ausdehnung des Aneurysmas unwahrscheinlich. Von den diagnostischen Hilfsmitteln stehen die bildgebenden Verfahren der Sonographie und dynamischen Computertomographie an erster Stelle. Die Angiographie führen wir zusätzlich nur bei spezieller Fragestellung wie dem begründetem Verdacht auf eine Nierenarterienstenose oder eine periphere arterielle Verschlußkrankheit durch. Ist die operative Ausschaltung des Aneurysmas geboten, muß in einer weiterführenden Diagnostik das Ausmaß der Begleiterkrankungen der oftmals multimorbiden Aneurysmaträger bestimmt werden (s. Tab. 8-6). Besteht der klinische Verdacht auf eine Aneurysmaruptur, beschränken wir uns auf die sonographische Bestätigung, die in wenigen Sekunden erfolgen kann. Danach wird sofort operiert.

### 2.3.2 Indikation und Operationsrisiken

Eine Indikation zur elektiven operativen Ausschaltung eines asymptomatischen abdominalen Aortenaneurysmas besteht immer dann, wenn bei abwägender Überlegung davon ausgegangen werden kann, daß der Patient ohne Therapie die Ruptur des Aneurysmas erleben wird. In diesem Sinne gibt es auch keine Altersgrenze für die Operation. Schweregrad und Behandlungsmöglichkeiten der Begleiterkrankungen sind bei der Beurteilung von Operationsrisiko und Langzeitprognose selbstverständlich zu berücksichtigen. Da Aneurysmen mit weniger als 4 cm Durchmesser nur selten rupturieren, sollten hier strenge Maßstäbe für eine invasive Therapie gelten. Das symptomatische Aortenaneurysma soll immer operiert werden, da innerhalb kurzer Zeit die tödliche Ruptur droht. Bei noch intakter Aneurysmawand im CT und nur geringer Beschwerdesymptomatik ist meist noch Zeit zur Klärung der Risikofaktoren und rascher Vorbereitung des Patienten auf den Eingriff. Für das rupturierte Aortenaneurysma besteht die absolute Indikation zur umgehenden Operation. Denkbare Ausnahmen sind der hochbetagte Patient mit erheblichen Risikofaktoren oder ein fortgeschrittenes inkurables Malignomleiden.

Die Operationsrisiken elektiv operierter infrarenaler Aortenaneurysmen sind heute gering. Die Letalität sollte nicht mehr als 3 % betragen; in vielen gefäßchirurgischen Zentren liegt sie inzwischen nahe 1 %. Die Operationssterblichkeit symptomatischer, nicht rupturierter Aneurysmen beträgt etwa 5 %. Jeder dritte Patient mit gedeckter abdominaler Aortenruptur stirbt trotz Operation. Nach unserer Erfahrung ist bei elektiven Operationen die Sterblichkeit für iliakal angeschlossene Y-Prothesen nicht höher als für Rohrprothesen. Verletzungen von Darm und Ureteren sollten auch bei inflammatorischen Aneurysmen vermeidbar sein. Ischämisch postoperative Kolonnekrosen sind bei elektiver Operation selten (1 %). Über die Möglichkeit postoperativer Ejakulationsstörungen müssen männliche Patienten hingewiesen werden; die Angaben schwanken zwischen 10 und 30 %. Bei Begrenzung des Gefäßersatzes auf die Abdominalhöhle sind postoperative Protheseninfektionen äußerst selten (0,1 %).

## 2.3.3 Operationstechnik

Der Eingriff wird in Rückenlagerung, leicht überstreckt, mit dem rechten Arm am Rumpf angelagert durchgeführt. Beim penetrierenden und rupturierten Aneurysma wird der Patient erst am Ende aller Operationsvorbereitungen im Operationssaal intubiert und relaxiert, um im Falle der Sekundärruptur nach der anästhesiologischen Relaxation binnen kürzester Zeit die Aorta abklemmen zu können. Die Patienten werden mit einer arteriellen Nadel und einem zentralvenösen Zugang versorgt. Einen Pulmonaliskatheter legen wir beim elektiven Eingriff nur bei spezieller Indikation. Zur Kontrolle der Urinproduktion legen wir intraoperativ, nach Eröffnen der Peritonealhöhle, eine perkutane suprapubische Blasenfistel. Damit entfallen alle postoperativen Probleme des transurethralen Katheters. Eine Autotransfusionseinrichtung bereiten wir beim rupturierten Aneurysma immer vor.

Die Peritonealhöhle wird über eine mediane Laparotomie vom Xiphoid bis zur Symphyse eröffnet, der Nabel wird links umschnitten. Nach Inspektion der Abdominalorgane werden großes Netz und Querkolon nach ventrokranial ausgelagert, der Dünndarm in die rechten lateralen Bauchquadranten geschoben. Die Pars ascendens duodeni wird mobilisiert. Die V. mesenterica inferior kann oftmals nach kranio-lateral abgeschoben und geschont werden. Beim infammatorischen Aneurysma ist das Duodenum mit der Aneurysmawand fest verwachsen. Da die inflammatorische Aneurysmawand in diesem Abschnitt fast immer verdickt ist, kann bei Vorliegen eines entsprechenden CT-Befundes das Duodenum unter Mitnahme eines dünnen, folienartigen Aortenwandanteils ohne Gefahr leicht vom Aneurysma gelöst werden.

Das Peritoneum wird über der Aorta und dem Aneurysmahals bis zum Erscheinen der die Aorta ventral kreuzenden linken Nierenvene gespalten. Unterhalb der Nierenarterien wird die Aorta sparsam freipräpariert, um sicher eine gerade Aortenklemme anlegen zu können. Wenn sich das Aneurysma bis oberhalb der Nierenarterien erstreckt, kann eine subdiaphragmale Abklemmung notwendig werden. Dazu spalten wir das Ligamentum hepatogastricum in einem avaskulären Bereich paraösophageal. Zur besseren Übersicht kann der linke Leberlappen mobilisiert werden. Der rechte Zwerchfellschenkel wird gespalten und die Aorta unterhalb des Hiatus aorticus digital stumpf freipräpariert, so daß eine Aortenklemme ohne Verletzung des ventral verlaufenden Ösophagus plaziert werden kann.

Zur Freilegung der kaudalen Aorta und der Aortenbifurkation wird das Peritoneum in Richtung rechte A. iliaca communis gespalten. Greift das Aneurysma auf die Iliakalarterien über, werden diese unter Schonung der sie ventral kreuzenden Ureteren freigelegt. Selten reichen die aneurysmatischen Veränderungen über die Iliaca-Bifurkation hinaus. Das Anschlingen von Aorta und Beckengefäßen unterbleibt. Der Plexus hypogastricus wird geschont. Die A. mesenterica inferior wird an ihrer Abzweigung von der Aorta sparsam freigelegt und angeschlungen.

Wir klemmen in Absprache mit dem Anästhesisten die Aorta unmittelbar proximal des Aneurysmahalses mit einer geraden Gefäßklemme unter digitaler Führung ab. Der Aneurysmasack wird punktiert. Durch Aspiration überzeugen wir uns, daß die Nadel im Flußkanal liegt, und injizieren 2000 E Heparin. Der Blutfluß durch die Aorta wird noch einmal für einige Pulsschläge freigegeben, dann werden auch die Beckenarterien abgeklemmt. Die Aneurysmawand wird rechts lateroventral längs eröffnet und die Thromben aus dem Aneurysma ausgeräumt. Rückblutende Lumbalterien werden umstochen. Eine offene A. mesenterica inferior kann vom Aortenlumen aus umstochen werden, wenn sie kräftig rückblutet. Andernfalls wird sie später in die Prothese reinseriert.

Der proximale Aortenstumpf wird etwa 1–1,5 cm distal der proximalen Klemme semizirkulär umschnitten. Mit einer fortlaufenden Naht (doppelarmierter monofiler Faden, Stärke 3–0) wird eine primär dichte Dacronprothese End-zu-End mit dem Aortenstumpf verbunden. Soll eine Y-Prothese implantiert werden, kürzen wir den Prothesenkörper auf eine Länge von 3–4 cm, um einen möglichst spitzen Bifurkationswinkel zu erhalten. Wir beginnen die Naht in der Hinterwandmitte und setzen sie zunächst auf der dem Operateur abgewandten Zirkumferenz bis zur Vorderwand fort, dann folgt die zugewandte Seite. Die Stichrichtung kann in Richtung Aorteninnenwand-Prothesenaußenwand, aber auch umgekehrt erfolgen. Die Aortenwand wird dabei durchgreifend so gefaßt, daß der Prothesenrand muffenartig von dem Aortenkragen bedeckt wird. Auf diese Weise erhält man eine gute Nahtabdichtung. Starke Wandverkalkungen können eine sparsame Endarteriektomie der Aortenwand erfordern. Nach Knoten des Fadens wird die Prothese knapp unterhalb der Anastomose mit einer Klemme verschlossen und der Blutfluß über die Anastomose freigegeben. Stichkanalblutungen dichten wir nach kurzer Kompression mit einem Baumwollstreifen ab.

*Rohrprothese:* Die distale Anastomose mit der Aortenbifurkation wird im Prinzip genauso angelegt wie die proximale. Vor Beginn der Naht wird die Prothese nochmals von Thromben leergesaugt. Wenige Stiche vor Nahtende überprüfen wir den Rückfluß aus den Beckenarterien. Zum Ausspülen von Thromben wird der Aortenzufluß kurz freigegeben. Nach Ausspülen der Prothese mit Heparinlösung wird die Naht beendet. In Absprache mit dem Anästhesisten erfolgt die sukzessive Freigabe des Blutstroms zuerst in das linke und bei stabilen Kreislaufverhältnissen dann in das rechte Bein. Wir prüfen, ob die Leistenpulse kräftig zu tasten sind.

*Y-Prothese:* Unter Schonung des kreuzenden Ureters wird das Iliacaaneurysma längs eröffnet. Nach Ausräumen der Thromben erfolgt die End-zu-End-Anastomose zwischen der normalkalibrigen Beckenarterie und dem gestreckten Schenkel der Y-Prothese (monofiler nichtresorbierbarer Faden, Stärke 4–0) (Abb. 8-17). Kurz vor Nahtende werden Zu- und Rückstrom geprüft. Bei einem langstreckigen Aneurysma der linken A. ilica communis eröffnen wir das Retroperitoneum lateral des Mesosigmas und können von hier aus unter guter Sicht den Prothesenschenkel mit der Iliacagabel End-zu-End verbinden. Eine offene A. iliaca interna soll möglichst erhalten bleiben. Erstreckt sich das Aneurysma auf den proximalen Anteil der A. iliaca interna, kann sie über ein zusätzliches Protheseninterponat angeschlossen werden. Von zwei offenen Internagefäßen muß mindestens eines erhalten bleiben.

Die Reinsertion der A. mesenterica inferior ist nicht notwendig, wenn das Gefäß kräftig, eventuell sogar pulsatil rückblutet. Muß sie jedoch reinseriert werden, klemmen wir die Prothesenwand tangential aus und exidieren ein kleines ovales Fenster. Ohne das Ostium aus der Aneurysmawand zu schneiden, replantieren wir die A. mesenterica inferior mit einer intraluminären, fortlaufenden Naht End-zu-Seit in das Prothesenfenster (monofiler,

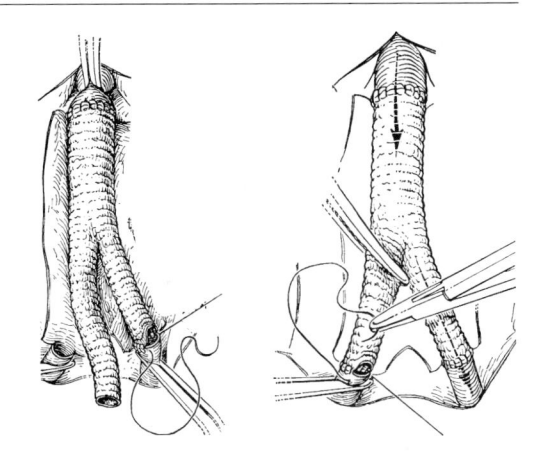

*Abbildung 8-17:* Infrarenales Bauchaortenaneurysma mit Ausdehnung in die Iliacastrombahnen. a. Naht der distalen Anastomose links. b. Naht des rechten Prothesenschenkels über der Iliacagabel. Die Durchblutung der A. iliaca int. soll erhalten bleiben.

nicht resorbierbarer Faden, Stärke 4–0). Wir achten darauf, daß bei jedem Stich die gesamte Aortenwand gefaßt wird. In gleicher Weise können auch etwaige Nierenpolarterien reinseriert werden.

Nach Operation eines intakten Aneurysmas legen wir keine Drainage ein. Die Aneurysmawand wird in toto mantelförmig über die Prothese gelegt und fortlaufend vernäht. Anschließend erfolgt der zweischichtige Verschluß von Retroperitoneum und dorsalem Peritoneum. Der Darm darf nirgends Kontakt zu der Prothese haben. Kann das auf diese Weise nicht erreicht werden, muß ein gestielter Netzanteil durch einen Schlitz im Mesocolon transversum interponiert werden. Nach anatomiegerechter Rückverlagerung des Darms erfolgt der Bauchdeckenverschluß.

### 2.3.4 Postoperative Komplikationen

Komplikationen, die eine Revision erforderlich machen, sind nach elektiven Eingriffen sehr selten (1%). Sie treten aber häufiger nach einer Aneurysmaruptur auf. Kreislaufwirksame oder sonographisch relevante Nachblutungen erfordern die rasche Revision. Eine Koagulopathie sollte möglichst zuvor behoben werden. Bleibt ein Bein nach der Aufwärmphase kühl, oder besteht postoperativ ein peripherer Pulsverlust, so ist ein embolischer Gefäßverschluß durch Transport aortaler oder iliakaler Thromben wahrscheinlich. Der Verschluß wird durch eine Embolektomie beseitigt. Schwieriger sind multiple Mikroembolien im Bereich der Füße («trash foot») zu behandeln. Die Infusion von Prostanoiden kann die Symptomatik verbessern. Fehlende Peristaltik, ausbleibende Erholung, Leukozytenanstieg und Laktaterhöhung können Hinweis auf eine Kolonischämie sein. Wird sie endoskopisch als nekrotisierend bestätigt, muß der betroffene Darmanteil entfernt werden. Eine infizierte infrarenale Aortenprothese wird explantiert und der proximale Aortenstumpf mit einem nichtresorbierbaren monofilen Faden zweireihig übernäht. Nach gründlichem Débridement legen wir das große Netz in das Prothesenlager. Die unteren Extremitäten werden über einen extraanatomischen Bypass revaskularisiert.

### 2.3.5 Ergebnisse

Die Langzeitergebnisse nach elektiver Ausschaltung eines abdominalen Aortenaneurysmas sind gut. Spätinfekte der Prothese oder Nahtaneurysmen sind selten (1%). Die Lebenserwartung ist aber infolge der Multimorbidität der Aneurysmaträger im Vergleich zu der entsprechenden Normalbevölkerung geringer (5-Jahres-Überlebensrate 67,7% zu 83,1%). Kardiale und zerebrovaskuläre Todesursachen sind in der Aneurysmagruppe wie bei allen Arteriosklerotikern signifikant häufiger vertreten.

## 2.4 Stenosen und Verschlüsse der Viszeralarterien

### 2.4.1 Der akute Viszeralarterienverschluß

Die akute intestinale Ischämie infolge eines thrombotischen oder embolischen Verschlusses des Truncus coeliacus oder der A. mesenterica superior ist auch heute noch mit einer Mortalität von über 60% belastet. Embolien im Bereich der Viszeralarterien betreffen in 90% die A. mesenterica superior, sehr selten den Truncus coeliacus. Die Erkrankung betrifft überwiegend ältere herzkranke Patienten mit absoluter Arrhythmie. Bei den thrombotischen Verschlüssen bestehen häufig okkludierende zerebrovaskuläre und periphere arterielle Begleiterkrankungen.

*Symptomatik und Diagnostik*

Die oftmals schon bei der klinischen Aufnahme in ihrem Allgemeinzustand reduzierten älteren Patienten berichten von einem plötzlichen starken Bauchschmerz, kollaptischen Zuständen mit anschließender Übelkeit und Erbrechen. Die Schmerzlokalisation wird meistens periumbilikal angegeben. Diarrhoen, die in der Initialphase selten schon blutig sind, setzen ein. Bei der palpatorischen Untersuchung finden wir eine weiche Bauchdecke, und oft äußern die Patienten dabei nur diskrete Schmerzen im Mittelbauch. Die Darmgeräusche sind spärlich, die Zunge ist eher trocken.

Die Röntgenaufnahme des Abdomens ergibt meistens keinen wegweisenden Befund, diskrete Dünndarmspiegel können vorhanden sein. Die Laborwerte zeigen eine Leukozytose, Amylase und Laktat sind häufig erhöht. Weiterhelfen kann uns jetzt die Ultraschalluntersuchung, wenn wir versuchen, mit der Duplexsonographie die Viszeralarterien darzustellen. Kann der Blutfluß in der A. mesenterica superior nicht nachgewiesen werden, müssen wir einen akuten Mesenterialinfarkt vermuten. Die Angiographie der Aorta im anteriorposterioren und seitlichen Strahlengang zeigt den embolischen Verschluß. Ist die Mesenterialarterie bereits an ihrer Abzweigung verschlossen, handelt es sich meistens um eine Thrombose. Auch die weiteren Viszeralarterien wie Truncus coeliacus und A. mesenterica inferior werden auf zusätzliche Stenosen oder Verschlüsse angiographisch untersucht.

*Operationsindikation*

Die frühzeitige Beseitigung des Mesenterialarterienverschlusses bzw. des infarzierten Darmabschnittes hat für das Überleben des Patienten höchste Priorität. Nur der anderslautende Wille des Patienten oder ein nicht mehr abwendbarer nahender Tod rechtfertigen den Verzicht. Eine Lysetherapie ist bei dem unbekannten Darmzustand kontraindiziert.

*Operationstechnik*

Bei der Vorbereitung des Patienten ist der Unverzüglichkeit des Eingriffs Rechnung zu tragen. Ein arterieller und zentralvenöser Zugang zur Kontrolle des Säure-Basenhaushalts und des Volumenbedarfs ist angebracht.

Wir eröffnen die Abdominalhöhle über eine mediane Oberbauchlaparotomie. Der ischämische Darmabschnitt wird aufgesucht. Besteht noch keine irreversible Gewebsschädigung, entschließen wir uns zur Rekanalisierung der A. mesenterica superior. Besteht wenig Aussicht auf eine Erholung des Darms, ist es besser, gleich die Resektion der betroffenen Darmschlingen durchzuführen.

Die A. mesenterica superior unterkreuzt nach ihrer Abzweigung aus der Aorta das Pankreas und überkreuzt anschließend ventral den Processus uncinatus und die Pars horizontalis duodeni. An dieser Stelle wird sie infrakolisch in der Mesenterialwurzel freigelegt. Rechts von ihr verläuft die V. mesenterica superior. Bei fehlender Pulsation können Seitenäste als Leitschienen dienen. Der Hauptstamm der Arterie wird etwa über eine Länge von 3 cm freigelegt und angeschlungen.

Sofern die Arterie im freigelegten Abschnitt noch pulsiert, wird sie proximal mit einer Bulldogklemme verschlossen und anschließend quer eröffnet. Mit einem Fogarty-Ballonkatheter geeigneter Größe wird zunächst der distale Gefäßabschnitt embolektomiert. Erhalten wir einen guten Rückfluß, werden 2000 Einheiten Heparin nach distal injiziert. Anschließend prüfen wir den Zustrom von proximal und führen gegebenenfalls das Fogarty-Manöver auch im proximalen Gefäßabschnitt durch. Während des Vor- und Zurück-Bewegens des Katheters komprimieren wir die Aorta manuell unmittelbar oberhalb der Nierenarterien, um ein aortales Fortspülen des Gerinnsels zu verhindern. Nach Injektion von 2000 Einheiten Heparin verschließen wir wieder die Gefäßklemme.

Die Querarteriotomie der A. mesenterica superior verschließen wir mit einer fortlaufenden Naht mit einem monofilen Polypropylenfaden der Stärke 6–0. Anschließend wird der Blutfluß freigegeben und die Reaktion des Darms beobachtet. Durch Palpation und Sicht prüfen wir die Pulsation der distalen Mesenterialgefäße. Wiederaufnahme der Peristaltik und Aufhellen der düsterroten bis blauschwarzen Darmwand sind Zeichen der Erholung. Bei einem proximalen thrombotischen Verschluß der A. mesenterica superior ohne irreversibler Darmschädigung wird ein Venenbypass zwischen infrarenaler Aorta und der A. mesenterica superior angelegt.

Vor dem definitiven Bauchdeckenverschluß planen wir noch einen second look ein zur Kontrolle der Durchblutungssituation. Die Bauchdecke kann nach Abdecken des Darms mit feuchten Tüchern oder einer Spezialfolie mit adaptierenden Nähten oder einem Reißverschluß geschlossen werden. Bis zur Revision verbleibt der Patient auf der Intensivstation.

*Nachsorge*
Durch die Reperfusion des Darms werden Mediatoren und freie Sauerstoffradikale freigesetzt, die u. a. einen Flüssigkeitverlust in den sogenannten dritten Raum bewirken. Dies ist eine Erklärung für den häufig erheblichen Volumenbedarf der Patienten nach Revaskularisation akut verschlossener Viszeralarterien. Da die Patienten oftmals kardial vorgeschädigt sind, kann ein Pulmonaliskatheter zur Kontrolle des Volumenersatzes hilfreich sein. Die Homöostase sollte bis zum second look wiederhergestellt sein.

### 2.4.2 Der chronische Viszeralarterienverschluß

Das Intestinum wird über drei Aortenäste und die A. iliaca interna mit Blut versorgt: Vom *Truncus coeliacus* zweigen namentlich die Arterien zur Leber, Milz und zum Magen, Duodenum und Pankreas ab. Das Versorgungsgebiet der *A. mesenterica superior* umfaßt den gesamten Dünndarm und das Kolon bis zur linken Flexur. Colon descendens und Colon sigmoideum erhalten ihr Blut über die *A. mesenterica inferior*. Außerdem gibt sie zusammen mit der A. iliaca interna Äste zum Rektum ab. Die einzelnen Gefäßetagen stehen über Kollateralen in Verbindung, die bei progredienter Stenose eines Stammgefäßes die Blutzufuhr überbrücken und kompensieren können (s. Tab. 8–7). So blei-

*Tabelle 8-7:* Viszerale Kollateralen.

| Gefäßetage | Brücke |
|---|---|
| Truncus coeliacus | |
| | Pankreasarkaden |
| A. mesenterica superior | |
| | Riolansche Anastomose |
| A. mesenterica inferior | |
| | A. rectalis superior |
| A. iliaca interna sinistra | |

ben solitäre Verschlüsse des Tr. coeliacus, der A. mesenterica inferior oder der A. iliaca interna fast immer folgenlos. Kritischer ist ein okkludierender Prozeß der A. mesenterica superior oder von mehreren Viszeralarterien zu werten. Bei insuffizienter Kollateralisation entwickelt sich eine Angina intestinalis.

*Symptomatik und Diagnostik*
Das klinische Krankheitsbild der chronischen viszeralen Mangeldurchblutung wird von der Trias postprandiale Abdominalschmerzen, Gewichtsabnahme und abdominales Gefäßgeräusch geprägt. Die oftmals als krampfartig beschriebenen Schmerzen werden im Epigastrium und Mittelbauch lokalisiert. Malabsorptionen werden bei der chronisch viszeralen Ischämie nur selten nachgewiesen. Die Furcht vor postprandialen Schmerzen veranlaßt die Patienten, weniger zu essen. Dieses Verhalten ist meistens Ursache der Gewichtsreduktion.

Für die definitive Diagnose okkludierender Prozesse der Viszeralarterien einschließlich der Darstellung möglicher Kollateralflüsse ist die selektive Angiographie im anterior-posterioren und seitlichen Strahlengang unentbehrlich. Die externe Kompression des Truncus coeliacus durch das Ligamentum arcuatum ist im seitlichen Strahlengang an dem charakteristischen hakenförmigen Verlauf der Arterie zu erkennen. Der Verdacht auf ein Kompressionssyndrom wird darüber hinaus erhärtet, wenn es im Angiogramm keine Hinweise für arteriosklerotische Gefäßveränderungen gibt.

*Indikation*
Eine Indikation zur Revaskularisation ist gegeben, wenn bei typischer klinischer Symptomatik Verschlüsse oder Stenosen einer oder mehrerer Viszeralarterien nachgewiesen werden konnten. Dabei ist zu beachten, daß der alleinige Verschluß der A. mesenterica inferior ohne konkommitierende okkludierende Veränderungen in den anderen Viszeral- und Beckenarterien asymptomatisch ist und damit keiner Behandlung bedarf. Auch die solitäre Stenose des Truncus coeliacus macht nur selten Beschwerden. Bei konkommitierenden Stenosen oder Verschlüssen von Truncus coeliacus und A. mesenterica superior ist die alleinige Rekonstruktion der A. mesenterica superior ausreichend. Die prophylaktische Operation kann im Zusammenhang mit einem anderen korrekturbedürftigen intraabdominalen arteriellen Verschlußprozeß (z. B. Nierenarterienstenose, Aortenoperationen) gerechtfertigt sein. Ostiumferne, aber noch im proximalen Anteil der A. mesenterica superior lokalisierte kurzstreckige Stenosen können auch durch perkutane transluminale Katheterdilatation beseitigt werden. Eine interventionelle Verschlußbehandlung lehnen wir wegen des erhöhten Embolisierungsrisikos ab.

*Operation*
Die aorto-viszeralen Bypassrekonstruktionen führen wir in Rückenlage transperitoneal durch. Zur transaortalen Thrombendarteriektomie konkommitierender Ostiumstenosen von Tr. coeliacus und A. mesenterica superior bevorzugen wir die retroperitoneale Aortenfreilegung vom thorako-abdominalen Zugang aus.

Von den zahlreichen beschriebenen Rekonstruktionsmöglichkeiten der okkludierten A. mesenterica superior bevorzugen wir den antegraden aorto-viszeralen Prothesenbypass. Das Operationsverfahren ist vergleichsweise einfach und hat gute Ergebnisse.

Nach Eröffnen der Peritonealhöhle über eine mediane Laparotomie durchtrennen wir das Ligamentum hepato-gastricum. Die Zwerchfellschenkel werden mit dem Ligamentum arcuatum über der Aorta gespalten. Die präoperativ gelegte Magensonde hilft uns bei der Identifizierung des Ösophagus, der über der Aorta verläuft und nach links abgedrängt wird. Der Magen wird nach kaudal gezogen und die Fasern des Ganglion coeliacum von der Aortenwand reseziert. Anschließend wird die Aorta zwischen Diaphragma und Pankreasoberrand zirkulär freipräpariert unter Schonung der Lumbalgefäße. Sie wird proximal unmittelbar unterhalb des Hiatus und distal je nach Platzverhältnissen ober- oder unterhalb des Ursprungs des Truncus coeliacus abgeklemmt. Aus der ventralen Aortenwand schneiden wir ein oväläres Fenster. Eine 6 mm ultradünne Dacron- oder PTFE-Prothese wird End-zu-Seit mit der Aorta anastomosiert (Faden Polypropylen 4–0).

Die A. mesenterica superior wird distal ihres Verschlusses aufgesucht und die Bypassprothese dorsal des Pankreas entlang der Aorta zur freigelegten A. mesenterica superior geführt. In das längseröffnete Gefäß injizieren wir nach distal und proximal jeweils 1000 E Heparin. Nach Anlegen von Haltefäden nähen wir die End-zu-Seit-Anastomose zwischen Bypassprothese und A. mesenterica superior. Handelt es sich um einen aortennahen Stammgefäßverschluß, bevorzugen wir die End-zu-End-Anastomose (Fadenmaterial Polypropylen 5–0).

*Die transaortale Endarteriektomie*
Bei konkommitierenden Ostiumstenosen von Truncus coeliacus und A. mesenterica superior oder linker Nierenarterie bevorzugen wir die transaortale Endarteriektomie über den thorakoabdominalen Zugang, wie im Kapitel Aortenaneurysmen beschrieben. Auf ein vollständiges Durchtrennen des Zwerchfells kann nach Spalten der Zwerchfellschenkel bei diesem Eingriff meistens verzichtet werden.

Nach proximalen und distalem Abklemmen der Aorta werden die stenosierten Viszeralarterien zusammen – quasi als Insel – türflügelartig aus der Aorta geschnitten und die Insel aufgeklappt. Nach Aufsuchen der Dissektionsebene zwischen Intima und Media werden die arteriosklerotischen Plaques zirkulär im Ostium mobilisiert und unter leichtem Zug und Eversion der Gefäßwand entfernt. Ein stufenloser distaler Intimaübergang muß erreicht werden. Andernfalls wird die Viszeralarterie in Höhe der Intimastufe zusätzlich längsinzidiert und ausgeschält. Die Längsinzision verschließen wir durch Einnähen eines Venenstreifens. Erhebliche aortale arteriosklerotische Wandveränderungen können eine Manschettenendarteriektomie verlangen. Die distale Intimastufe in der Aorta wird durch eine zirkuläre fortlaufende Naht (Fadenmaterial Polypropylen 4–0) fixiert.

Die Aortotomie wird mit zwei aufeinander zulaufenden Fäden (Fadenmaterial Polypropylen 3–0 oder 4–0) verschlossen.

*Postoperative Nachsorge und Komplikationen*
Parenterale Flüssigkeitszufuhr und Ableiten des Magensaftes sind notwendig, bis nach Einsetzen der Darmperistaltik mit der peroralen Flüssigkeitszufuhr begonnen werden kann. Die Serumlaktatkonzentration wird bis zum Beginn der enteralen Ernährung kontrolliert. Bleibt die Peristaltik aus und erholt sich der Patient nicht rasch, sollte sonographisch oder angiographisch die Durchgängigkeit der Viszeralarterien kontrolliert werden. Bei ansteigendem Laktat ist die Entscheidung über eine Relaparotomie rasch zu treffen. Paraplegien nach subdiaphragmaler Aortenabklemmung haben wir nie beobachtet. Die Urinproduktion wird während der ersten sechs Tage genau protokolliert, um ein seltenes Nierenversagen nach verlängertem subdiaphragmalen Abklemmen frühzeitig zu erkennen. Gegebenenfalls muß die Nierenfunktion mit Diuretika unterstützt werden.

*Ergebnisse*
Die Ergebnisse nach Revaskularisation chronischer Darmischämien durch den antegraden Bypass oder die transaortale Endarteriektomie sind gut. Rezidivstenosen können besonders an der distalen Bypassanastomose auftreten. Sofern der Bypass noch nicht verschlossen ist, kann die Dilatation der Stenose durch perkutane transluminale Katheterangioplastie erfolgreich sein. Rezidivstenosen entwickeln sich bei beiden Verfahren in etwa 10 % innerhalb von fünf Jahren.

## 2.5 Aneurysmen und Stenosen der Nierenarterien

### 2.5.1 Die renovaskuläre Hypertonie

Etwa 5 % aller Hypertoniker weisen strömungsrelevante Veränderungen an einer oder beiden Nierenarterien als Ursache ihrer Erkrankung auf. Die mangeldurchblutete Niere sezerniert vermehrt Renin ins Blut. Renin setzt aus dem mit dem Blut zirkulierendem alpha-Globulin Angiotensinogen Angiotensin I frei. Das angiotensin converting enzyme aktiviert Angiotensin I zur vasopressorisch hochwirksamen Substanz Angiotensin II. Angiotensin II stimuliert zusätzlich die Aldosteronsekretion. Die vermehrte Natriumrückresorption steigert das Plasmavolumen (Goldblatt-Mechanismus). Ursachen der obstruktiven Nierenarterienprozesse sind bei älteren Patienten überwiegend die Arteriosklerose, bei jüngeren, überwiegend weiblichen Patienten die fibromuskuläre Dysplasie.

*Symptomatik und Diagnostik*
Typische Charakteristika, die für einen renovaskulären Hochdruck sprechen, sind: kurze Anamnese, Alter unter 50, rasche Progredienz mit hohen dia-

stolischen Blutdruckwerten, fehlende familiäre Belastung, abdominales Strömungsgeräusch.

Der Nachweis einer Nierenarterienstenose erfolgt mittels arterieller Angiographie, am besten in selektiver Kathetertechnik. Folgende angiographische Kriterien sprechen für eine funktionelle Relevanz:
- das Restlumen im Stenosebereich mißt weniger als 2 mm
- poststenotische Dilatation der Nierenarterie
- Nachweis eines Kollateralflusses (Nierenkapsel- und Urethralgefäße, Suprarenal- und Lumbalarterien)
- verzögerte Parenchym- und Ausscheidungsphase des Kontrastmittels im Vergleich zur gesunden Gegenseite
- Verkleinerung der betroffenen Niere
- perlschnurartige Veränderung der Nierenarterie als charakteristisches Zeichen einer fibromuskulären Dysplasie vom medialen Typ.

Sind diese Kriterien nicht erfüllt, können zur weiteren Klärung seitenvergleichende Nierenfunktionsstudien herangezogen werden: Nierenszintigraphie, Jod-Hippuran-Clearance, Captopril-Test, seitengetrennte Bestimmung der venösen Reninaktivität: ein Reninquotient ab 1,5 zugunsten der betroffenen Seite bei gesunder Gegenseite gilt als relevant. Andererseits schließt ein negativer Reninquotient eine renale Hypertonie nicht aus. Schließlich kann noch die prä- und poststenotische Mitteldruckdifferenz bestimmt werden (mindestens 40 mmHg).

*Indikation*
Funktionell wirksame Nierenarterienstenosen sollen durch Intervention oder Operation beseitigt werden. Dies gilt besonders für jüngere Patienten mit schwer einstellbarem renalen Hypertonus. Nierenarterienaneurysmen werden wegen der Ruptur- und Embolisierungsgefahr operativ beseitigt, wenn sie größer als 2 cm sind oder bereits einen renalen Hypertonus verursacht haben. Der akute Nierenarterienverschluß durch Embolie, Thrombose oder Dissektion nach PTRA ist stets eine Indikation zur umgehenden Revaskularisation.

Die perkutane transluminale Angioplastie von Nierenarterienstenosen (PTRA) hat sich als wenig invasives, effektives Verfahren neben der Operation etablieren können (Tab. 8-8).

*Tabelle 8-8:* Indikation zur PTRA versus Operation bei der Nierenarterienstenose.

| Vorzug PTRA | Vorzug Operation |
| --- | --- |
| fibromuskuläre Dysplasie | Ostiumstenose |
| konzentrische, ostiumferne Stenosen | exzentrische arteriosklerotische Stenosen |
| Funktionserhalt der Niere im hohen Alter | Knickstenosen |
| | Nierenarterienverschluß |
| | Dissektion (z. B. nach PTRA) |
| | Nierenarterienaneurysma |
| | Simultanoperation an der Aorta |

*Anatomie*
In etwa 25 % werden die Nieren von mehreren aus der Aorta abgehenden Polarterien versorgt. Ihre Ursprungslokalisation kann stark variieren. Nierenarterien sind de facto Endarterien. Bei langsamer Progredienz einer Obstruktion können sich aber Kollateralkreisläufe über die Suprarenalarterien, Urethral- und Lumbalarterien zu den Nierenkapselgefäßen entwickeln, die trotz Verschluß der Nierenhauptarterie den Strukturstoffwechsel aufrechterhalten können.

*Operationsverfahren*
Die Technik der Nierenarterienrevaskularisation richtet sich überwiegend nach der Lokalisation der Stenose:
- Ostiumstenosen können, besonders wenn sie beidseits vorliegen, durch transaortale Thrombendarteriektomie schnell beseitigt werden.
- Ostiumferne oder längerstreckige Stenosen, Aneurysmen, Dissektionen und Verschlüsse der Nierenhauptarterien werden durch ein aortorenales Gefäßprotheseninterponat ausgeschaltet.
- Für periphere Veränderungen der Hilusarterien hat sich die ex-vivo-Rekonstruktion bewährt.

In seltenen Situationen, z. B. bei erheblicher supra- und infrarenaler Aortensklerose, kann ein extraanatomisches Revaskularisationsverfahren wie der hepato-renale bzw. spleno-renale Bypass zur Anwendung kommen.

## Operationstechnik

Der transperitoneale Zugang zu den Nierenarterien erfolgt über eine mediane Längslaparotomie oder quere Oberbauchlaparotomie. Letztere bietet besonders bei adipösen Patienten eine bessere Übersicht. Proximale Nierenarterienstenosen werden nach Eröffnen des Retroperitoneums über der Aorta aufgesucht und revaskularisiert. Dazu muß die linke Nierenvene ausreichend mobilisiert werden. Das gelingt nach Durchtrennen ihrer lumbalen, testikularen und suprarenalen Zuflüsse. Hilusnahe Stenosen werden nach retroperitonealer Nierenfreilegung erreicht: rechtsseitig durch Mobilisation des Duodenums nach Kocher, linksseitig wird nach Lösen der linken Kolonflexur das laterale Peritoneum inzidiert und das Retroperitoneum mit der Niere nach Medialisierung des linken Kolonrahmens erreicht.

Wir bevorzugen die transaortale Endarteriektomie zur Beseitigung von ein- oder beidseitigen Ostiumstenosen der Nierenarterien. Bei diesem Stenosetyp handelt es sich um eine pararenale Aortensklerose, deren Ausläufer die Nierenarterienabgänge einengen.

Nach Mobilisation der linken Nierenvene wird die Aorta supra- und infrarenal mit den Abzweigungen der A. mesenterica superior und beider Nierenarterien freigelegt. A. mesenterica superior und die Nierenarterien werden angeschlungen. Die Aorta wird im vorgesehenen Exklusionsbereich beidseits lateral soweit freipräpariert, daß rückblutende Lumbalarterien mit Löffelklemmen blockiert werden können. Vor dem Abklemmen geben wir 25 mg Mannitol und 40 mg Lasix i. v. Das Abklemmen der Aorta erfolgt proximal direkt oberhalb der Abzweigung der A. mesenterica superior und distal 2–3 cm unterhalb der Nierenarterienabgänge. Die A. mesenterica superior und die Nierenarterien werden mit geeigneten Klemmen verschlossen.

Wir eröffnen die Aorta zwischen den Nierenarterien durch eine von der A. mesenterica superior bis zur A. mesenterica inferior reichende Längsinzision (Abb. 8-18). Rückblutende Lumbalarterien werden abgeklemmt. In beide Nierenarterien injizieren wir etwa 50 ml einer eisgekühlten Heparin-Kochsalzlösung. Zur Beseitigung der Ostiumstenose(n) ist meistens eine Manschettenendarteriektomie der Aorta im perirenalen Abschnitt notwendig. Mit Hilfe eines Overholts oder Dissek-

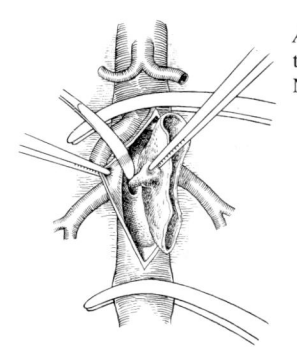

*Abbildung 8-18:* Transaortale Endarteriektomie der Nierenarterienostien.

tors beginnen wir die zirkuläre Dissektion unterhalb der Mesenterikaabzweigung. Nach vollständiger Mobilisation der aortalen Intimamanschette werden die Nierenarterienostien im Sinne einer Eversionsendarteriektomie ausgeschält. Anschließend prüfen wir den Rückfluß aus den Nierenarterien und wiederholen die Injektion eisgekühlter Kochsalzlösung. Wenn nach der Endarteriektomie die distale Aortenintima nicht ausläuft, fixieren wir die Stufe mit einer fortlaufenden zirkulären Naht (Fadenmaterial: monofil, Stärke 4–0). Anschließend prüfen wir den Rückfluß aus der A. mesenterica superior und verschließen die Längsinzision mit einer fortlaufenden Naht (Fadenmaterial: monofil, Stärke 3–0).

## Das aorto-renale Interponat

Ostiumferne, längerstreckige Einengungen der Nierenarterie oder Knickstenosen resezieren wir und revaskulieren die Niere durch ein aorto-renales Interponat. Als Nierenarterienersatz bevorzugen wir dünnwandige Dacron- oder PTFE-Gefäßprothesen, normalerweise mit einer Lumenweite von 6 mm. Der Ersatz beider Nierenarterien kann durch die Implantation einer aorto-birenalen Y-Prothese erfolgen. Bei erheblicher Aortensklerose kann der zentrale Interponatanschluß problematisch sein. In diesem Fall entscheiden wir uns vor der Rekonstruktion der Nierenarterien zum infrarenalen Aortenersatz durch eine Rohrprothese. Bevor die Nierenarterien abgeklemmt werden, nähen wir zunächst die Verbindung zwischen Interponat und Aorta. Die Aortenwand wird mit einer Satinsky-Klemme tangential ausgeklemmt und ovalär exzidiert. Die angeschrägte Gefäßprothese wird End-zu-Seit mit dem ovalären Aortenfenster durch eine fortlaufende Naht (Fadenmaterial monofil, Stärke 4–0 oder 5–0) verbunden. Der beidseitige Ersatz der Nierenarterien kann über eine 12/06 mm- oder 14/07 mm-Bifurkationsprothese erfolgen. Es ist darauf zu achten, daß der Prothesenkörper flach auf der Aorta zu liegen kommt, d.h. die Anastomosenöffnung bis in den Zwickel der Prothese geschnitten wird.

Vor dem Abklemmen der Nierenarterien veranlassen wir die Infusion von 25 mg Mannitol und 40 mg Lasix. Die Nierenarterie wird distal der Wandveränderungen mit einer weichen Gefäßklemme verschlossen. Nach zentralem Ablemmen resezieren wir den erkrankten Gefäßabschnitt. In die Nierenarterie injizieren wir jetzt 50 ml einer eisgekühlten Heparin-Kochsalzlösung. Eine Durchstechungsligatur und eine zusätzliche zentrale einfache Ligatur mit einem nichtresorbierbaren Faden verschließen den proximalen Gefäßstumpf. Der prothetische Gefäßersatz wird in der Länge genau adaptiert, so daß er keinerlei Knickbildung aufweist. Vor der Anastomosennaht überzeugen wir uns von der normalen Wandstruktur des distalen Arterienstumpfes. Die angeschrägte End-zu-End-Anastomose zwischen Prothese und Nierenarterien nähen wir mit einem fortlaufenden PTFE-Faden Stärke 7–0, Stichrichtung Prothese-Arterie, außen beginnend. Nach Entlüften der Prothese und Prüfen des Rückflusses werden die Fadenenden verknotet und der Blutfluß freigegeben. Bei dieser Technik dürfte die Ischämiezeit der Niere selten zehn Minuten überschreiten. Anschließend wird das Retroperitoneum über der Aorta und der Prothese zweischichtig in fortlaufender Nahttechnik verschlossen. Nach Zurückverlagern des Darms erfolgt der Bauchdeckenverschluß und die Hautnaht.

*Ex-vivo-Rekonstruktion der Nierenarterie*
Mit der ex-vivo-Rekonstruktionstechnik können auch noch peripher gelegene Hilusarterienveränderungen rekonstruiert werden. Häufigste Ursache ist die fibromuskuläre Dysplasie.

Hierzu wird die Niere retroperitoneal freigelegt. Arterie, Vene und Ureter werden zirkulär mobilisiert. Es ist ratsam, Nierenarterie und Vene mit einem nicht zu kurzen proximalen Stumpf aorten- bzw. cavanah zu durchtrennen. Dann kann man die Niere mühelos vorverlagern.

Wir kanülieren die Nierenarterie und perfundieren die Niere mit 4°C kalter Eurocollins- oder Ringerlaktat-Lösung, bis der venöse Ausfluß klar ist. Anschließend wird die Niere mit kalten, feuchten Bauchtüchern auf etwa 10°C Oberflächentemperatur gehalten.

Für den Ersatz der Hilusarterien bevorzugt man autologe Gefäßtransplantate wie die V. saphena oder auch bei Rekonstruktion mehrerer Hilusarterien die A. iliaca interna mit ihrer Aufzweigung. Die End-zu-End-Anastomosen mit den Hilusarterien werden mit Einzelnähten angelegt. Die Niere wird in ihr Lager zurückgelegt und Nierenvene und -arterie mit den proximalen Stümpfen in fortlaufender Nahttechnik End-zu-End verbunden. Bei Verwendung der A. iliaca interna kann die Niere alternativ in die Fossa iliaca verlagert werden; damit erübrigt sich der zentrale Arterienanschluß.

*Postoperative Komplikationen*
Der seltene frühpostoperative einseitige Nierenarterien- bzw. Transplantatverschluß ist schwierig zu erkennen. Die plötzliche Nierenischämie wird vom Patienten manchmal als kurzfristiger Schmerz im Nierenlager empfunden. Die Durchgängigkeit des Blutleiters ist dann sofort sonographisch oder angiographisch zu klären.

Alle Patienten erhalten vor Entlassung eine angiographische Funktionskontrolle der Nierenarterienrekonstruktion. Regelmäßige, etwa halbjährliche sonographische Kontrollen sollen zum frühzeitigen Erkennen einer Spätstenose empfohlen werden. Ein erneuter Blutdruckanstieg nach längerer postoperativer Normotonie ist immer verdächtig auf eine Restenose.

# 3. Endovaskuläre Behandlungsverfahren

P. Ziegler und W.-J. Stelter

Interventionelle Verfahren zur Gefäßrekonstruktion nehmen seit zwei Jahrzehnten beständig an Bedeutung zu. Dabei steht am Anfang der therapeutischen Maßnahmen nicht die Freilegung eines Gefäßes, sondern die perkutane Gefäßpunktion. Hervorgegangen sind die komplexen interventionellen Therapieverfahren von heute aus der angiographischen Diagnostik. Ursprünglich wurde diese noch von den Gefäßchirurgen selbst – meist mittels Direktpunktion – durchgeführt (z. B. direkte Carotisangiographie, translumbale Aortographie). Die Entwicklung der Kathetertechniken führte zu zunehmender Spezialisierung, so daß angiographische Untersuchungen und damit verbunden auch therapeutische Verfahren unter angiographischer Kontrolle nur noch in radiologischen Fachabteilungen vorgenommen wurden (Rekanalisierung nach Dotter 1964, Katheterlyse nach Hess 1970, Ballondilatation nach Grüntzig 1974).

Im Gegensatz dazu blieb die invasive Diagnostik der Kardiologie immer in der Hand der Kliniker, die folgerichtig die interventionellen Therapieverfahren auf ihrem Gebiet zu einem technologischen Spitzenstand weiterentwickelten. Angiologen haben, ausgehend von der medikamentösen Therapie, lokale Lyseverfahren verbessert, so daß diese heute – oft in Kombination mit interventionellen Maßnahmen – eine wertvolle Alternative zu klassischen, gefäßchirurgischen Maßnahmen wie Katheterthrombektomie geworden sind.

Einen möglichen Umbruch in dieser Entwicklung stellt die Ausweitung interventioneller Therapieverfahren auf die großen Gefäße (Iliaca, Aorta) und die Aneurysmen dar. Damit ist ein Grenzbereich erreicht, bei dem mögliche Komplikationen (wie Dissektion, Perforation, akuter Verschluß) dramatische Folgen haben können, die nur noch gefäßchirurgisch beherrschbar sind. Dies muß für die Gefäßchirurgen ein Signal sein, sich vermehrt mit diesen neuartigen Techniken zu befassen. Dabei sind trotz allseitiger Beteuerungen über interdisziplinäre Zusammenarbeit auch Konflikte mit Radiologen und Angiologen erkennbar, besonders in Zusammenhang mit unterschiedlicher Bewertung von Indikationen und Langzeitergebnissen. Es ist zu hoffen, daß hieraus nicht eine immer starrere Abgrenzung fortgeschrittenen Spezialistentums resultiert, sondern die Erkenntnis, daß viele komplexe Probleme erst durch die Kombination konventioneller und moderner interventioneller Verfahren optimal gelöst werden. So spielt z. B. der weniger invasive Zugang im Hinblick auf immer ältere, multimorbide Patienten eine nicht unbedeutende Rolle.

Für den Chirurgen stellen die technischen Voraussetzungen kein Hindernis mehr dar. Erheblich verbesserte bewegliche Bildwandler im Operationssaal lassen diese früher gegebene Einschränkung für die Anwendung interventioneller Verfahren wegfallen. Damit ist für Chirurgen und Gefäßchirurgen die Möglichkeit und die Notwendigkeit gegeben, sich intensiv mit interventionellen Techniken auseinanderzusetzen. Dies ist wichtig, um bei der Behandlung von Gefäßkranken die richtigen Weichen zu stellen, aber auch, um das eigene Behandlungsspektrum in vielleicht noch ungeahnter Weise erweitern zu können.

Neben der am längsten praktizierten Behandlung von arteriellen Stenosen durch Ballondilatation stehen heute zahlreiche andere Verfahren zur Wiedereröffnung akut und chronisch verschlossener Arterien und auch Venen zur Auswahl. Behandelt werden können Gefäße jeglichen Kalibers von wenigen Millimetern aufwärts bis zur Aorta.

Rekanalisationsmaßnahmen beschränken sich nicht nur auf das Gefäßlumen. Neben dem «absichtlich extraluminalen», aber noch endovasalen Vorgehen (also einer gewollten Dissektion) kann das Gefäß verlassen («absichtlich perforiert») werden und an anderer Stelle nach freier Passage durch das Gewebe ein Wiedereintritt in das Gefäßsystem geschaffen werden. Ein Beispiel dafür ist TIPSS (transjugulärer, intrahepatischer portosystemischer Stent-Shunt). Hierbei wird transjugulär die rechte Lebervene kanüliert und durch Punktion eine transhepatische Verbindung zum rechten Pfortaderhauptstamm hergestellt, die durch Ballondilatation erweitert und durch einen Stent offengehalten wird.

In neuester Zeit gewinnt die interventionelle Behandlung der Aneurysmen klinische Bedeutung. Weitere denkbare, teilweise schon praktizierte Anwendungen sind arteriovenöse Fisteln und Gefäßverletzungen.

## 3.1 Das technische Vorgehen im allgemeinen

### 3.1.1 Prinzip der Handhabung

Endovaskuläre Behandlungsverfahren basieren auf der Seldinger-Technik: Nach Punktion eines Gefäßlumens an geeigneter Stelle wird durch die Punktionskanüle ein Führungsdraht ins Lumen vorgeschoben. Alle weiteren Maßnahmen benutzen diesen Führungsdraht als Leitschiene. Darüber wird zunächst eine Schleuse in das Gefäßlumen eingeführt, die einen leichteren Wechsel der verschiedenen Instrumente erlaubt.

Der Führungsdraht wird unter Röntgendurchleuchtung in das zu behandelnde Gefäßgebiet vorgeschoben, z. B. durch einen stenosierten oder verschlossenen Gefäßabschnitt. Dabei muß seine Lage immer wieder durch verschiedene Maßnahmen kontrolliert werden.

Er kann mit Absicht streckenweise subintimal plaziert werden oder – mit Hilfe entsprechender Nadeln – sogar durch das Gewebe ohne vorgegebene Gefäßstruktur geführt werden (z. B. TIPSS).

Hat der Führungsdraht die gewünschte Position erreicht, kann darüber ein Angiographiekatheter geschoben werden, über den nach Entfernen des Führungsdrahtes durch Kontrastmittelinjektion eine orientierende Angiographie durchgeführt wird. Alternativ dazu oder im Anschluß können über den Führungsdraht andere diagnostische oder therapeutische Hilfsmittel wie intravaskuläre Ultraschallkatheter, Ballonkatheter zur Dilatation usw. eingebracht und die entsprechende Gefäßrekonstruktion ausgeführt werden. Immer muß dabei auf den korrekten Sitz des Führungsdrahtes geachtet werden, der gewissermaßen den Erfolg aller Maßnahmen garantiert. Er darf nur entfernt werden im Falle eines notwendigen Führungsdrahtwechsels über einen Angiographiekatheter oder zur diagnostischen Angiographie, wobei der Katheter dann die Funktion des Führungsdrahtes als «Platzhalter» übernimmt.

Der Führungsdraht ist die wichtigste Leitschiene und der Garant für den Erfolg der endovaskulären Verfahren. Seine richtige Position während aller Maßnahmen verlangt die größte Aufmerksamkeit!

### 3.1.2 Der Arbeitsplatz

Endovaskuläre Verfahren in der Hand des Chirurgen werden in der Regel im Operationssaal durchgeführt. Am häufigsten wird daher eine endovaskuläre Maßnahme in Kombination mit einem gefäßchirurgisch operativen Eingriff vorgenommen. Beispielsweise wird bei einer Profundaplastik in der Leiste eine kurzstreckige Stenose der gleichseitigen Beckenarterien mit Ballonkatheter dilatiert. Gelegentlich kristallisiert sich die Notwendigkeit für eine solche Maßnahme auch erst während eines Eingriffs heraus, z. B. im Rahmen einer notfallmäßig durchgeführten Embolektomie, wenn über den thrombotisch verschlossenen Gefäßabschnitt keine präoperative Information vorliegt. Es ist daher sinnvoll, solchermaßen geartete Eingriffe von der Lagerung her auch bezüglich der Durchleuchtungsmöglichkeiten zu planen. Wir verwenden häufig einen OP-Tisch in Form der «schwimmenden Platte», so daß intraoperativ die Möglichkeit besteht, das zu durchleuchtende Feld zu verändern. Im Zweifel vor Beginn des Eingriffs kurz durchleuchten!

*Durchleuchtungsgerät*
In der Regel sind chirurgische Bildwandler heute mit zweitem Monitor und Standbild sowie einer Möglichkeit zur Bilddokumentation ausgerüstet. Grundsätzlich ist der Einsatz eines Gerätes mit möglichst großer Röhre sinnvoll, damit das Gerät nicht zu oft verstellt werden muß. Wer häufiger interventionelle Eingriffe durchführt, sollte unbedingt über ein Gerät verfügen, mit dem sich eine digitale Subtraktionsangiographie (DSA) sowie ein «Road-Mapping» durchführen läßt. «Road-Mapping» bedeutet, daß in das aktuelle Durchleuchtungsbild gleichzeitig das zuvor in DSA-Technik gewonnene Bild der kontrastmittelgefüllten Gefäße eingeblendet wird. Ideal ist ein Gerät, bei dem auf dem ersten Monitor die Durchleuchtung mit der Road-Mapping-Maske und auf dem zweiten Monitor parallel dazu die Durchleuchtung im Echtbild möglich ist.

Die Durchleuchtungszeit muß registriert und dokumentiert werden.

*Kontrastmittel*
Zur Angiographie sollten heute nur noch nicht ionische Kontrastmittel verwendet werden, da sie die geringste Toxizitäts- und Nebenwirkungsrate besitzen. Die verbrauchte Menge muß registriert und dokumentiert werden. Auf eine möglichst sparsame Applikation ist unbedingt zu achten, nicht nur aus Kostengründen. Häufig reicht die 1:1 mit warmem Kochsalz verdünnte Lösung aus oder ist sogar von Vorteil, da andere wichtige Strukturen dadurch nicht vollständig überdeckt werden. Durch Verwendung von Schleusen und Kathetern mit kontrastgebenden Markierungen läßt sich ebenfalls Kontrastmittel einsparen.

*Motorspritze für Angiographie*
Für die periphere Angiographie im OP reicht in der Regel die manuelle Kontrastmittelinjektion aus. Wird jedoch eine Übersichtsangiographie im Bereich der Aorta benötigt, sollte eine Angiographiepumpe zur Verfügung stehen. Ist dies nicht der Fall, kann im Notfall auf die selektive Darstellung von Aortenästen zurückgegriffen werden.

*Blutige Druckmessung*
Sie ist ein einfaches und wichtiges Hilfsmittel interventioneller Maßnahmen. Dazu wird ein Druckabnehmer, ein Druckschlauch und ein geeigneter Monitor benötigt. Im OP steht dies in der Regel der Anästhesie an dem für die Narkoseüberwachung vorhandenen Monitor zur Verfügung.

Zur Bestimmung eines Druckgradienten wird ein Vergleichswert benötigt, am besten durch arterielle Druckmessung im Bereich der oberen Extremität, wie er bei größeren Eingriffen ohnehin blutig gemessen wird. Andernfalls kann näherungsweise der mit der Manschette gemessene arterielle Druck als Vergleichswert herangezogen werden.

*Intravaskulärer Ultraschall (IVUS)*
Wer häufig Stents oder endovaskuläre Prothesen implantiert, sollte möglichst über dieses wertvolle Hilfsmittel verfügen. Über einen Katheter mit einer rotierenden Einheit wird vom Gefäßlumen ein segmentales Ultraschallbild der zirkulären Gefäßwand und – je nach Eindringtiefe – der näheren Umgebung geliefert. Wird der Katheter gleichmäßig durchgezogen, läßt sich mit Computertechnik ein dreidimensionales Bild des Gefäßes rekonstruieren.

Damit ist der IVUS nicht nur eine hervorragende Ergänzung der angiographischen Diagnostik, sondern dieser bezüglich des Informationsgehaltes sogar überlegen. Leider sind sowohl die Anschaffungskosten wie die laufenden Kosten für die Ultraschallsonden im Augenblick noch beträchtlich, was ihre breitere Verfügbarkeit einschränkt.

*Angioskopie*
Mit der Angioskopie kann die Diagnostik und Therapie im Bereich der Gefäßperipherie bis zum Kaliber der Unterschenkelarterien unterstützt werden. Dazu wird eine leistungsfähige Lichtquelle und ein Kameramonitorsystem benötigt, wie sie in den meisten chirurgischen Operationssälen für andere Zwecke heute bereits verfügbar sind (gegebenenfalls mit geeigneten Adaptern). Als Angioskop können entweder Einmalgeräte – zu relativ erschwinglichem Preis – oder qualitativ

hochwertige, teilweise steuerbare, resterilisierbare Geräte – die erheblich mehr kosten – verwendet werden.

Als dritte Voraussetzung wird noch ein geeignetes Spülsystem benötigt, das durch Freispülen des umgebenden Blutes an der Spitze des Angioskops erst die Sicht auf die Gefäßwand ermöglicht. Dabei ist zu beachten, daß es mit der Dauer der Untersuchung zu einer nicht unerheblichen Volumenbelastung des Patienten kommen kann. Bei peripherer Angiographie genügt, insbesondere bei temporärer Abklemmung der zuführenden Arterie (z. B. der A. femoralis communis) ein Infusionsbeutel mit Druckmanschette, der an das Angioskop angeschlossen wird.

Erleichtert wird das Freispülen durch Aufpumpen einer peripher (z. B. an der Wade) angelegten Blutdruck- (oder Blutsperre-) Manschette.

Besser und für die Angioskopie von zentralen Gefäßabschnitten nach unserer Erfahrung unverzichtbar ist eine spezielle Spülpumpe für die Angioskopie. Diese stehen jedoch wegen der höheren Anschaffungskosten in der Regel nur in gefäßchirurgisch hochspezialisierten Kliniken zur Verfügung. Wir sehen das Problem der Angioskopie darin, daß die preiswerteren Systeme nicht leistungsfähig genug sind (schlechte Bildqualität, fehlende Steuerbarkeit des Gerätes), während die leistungsfähigeren Systeme aufgrund ihrer deutlich höheren Kosten nur eingeschränkt verfügbar sind.

### 3.1.3 Gefäßzugang

Der Zugang zu dem arteriellen Gefäßsystem erfolgt in der Regel an den klassischen Lokalisationen beugeseitig der großen Gelenke, also in erster Linie in der Leiste, in zweiter Linie im Bereich der Ellenbeuge, oder der Kniekehle.

Wir bevorzugen die «Doppelwandpunktionstechnik» wie sie in Abbildung 8-19 dargestellt ist. Die Punktion erfolgt entweder retrograd oder orthograd. Wir verwenden dazu elastische Einmalkanülen aus Kunststoff mit Metallmandrin (Kaliber 18 G), da sie zum Einführen der Drähte besser zu handhaben sind als die starren Kanülen. Nach Entfernen des Mandrins muß vor Einführen des Führungsdrahtes ein einwandfrei spritzender Rückstrom vorliegen.

Ein zu schwacher Rückstrom resultiert in der Regel aus einer nicht einwandfreien, intraluminären Lage der Nadelspitze, z.B. subintimal, oder nach mehreren Punktionsversuchen aus dem paravasalen Hämatom. In diesem Fall muß unbedingt neu punktiert werden. Gelegentlich gelingt trotz einwandfrei spritzendem Rückstrom das Vorschieben des Führungsdrahtes nicht. Die Ursache dafür

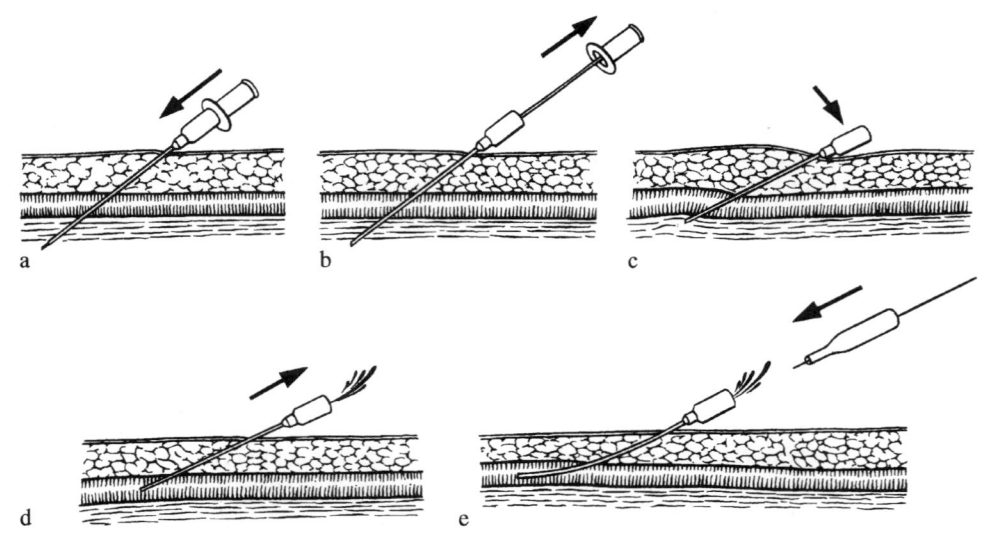

*Abbildung 8-19:* Doppelwandpunktionstechnik. a. Punktion von Vorder- und Hinterwand. b. Zurückziehen der inneren Punktionskanüle. c. Absenken und d. Zurückziehen der äußeren Kanüle (spritzender Rückstrom). e. Einbringen des Führungsdrahtes.

kann sein, daß die Nadelspitze nicht im Hauptstamm der zu punktierenden Arterie (z. B. der Arteria femoralis communis) liegt, sondern in einem Seitenast. Hier kann die Injektion weniger Milliliter Kontrastmittel unter Durchleuchtungskontrolle hilfreich sein.

Verkalkte, gänsegurgelartig stenosierte Arterien bieten oft Schwierigkeiten beim Vorschieben des Führungsdrahtes. Diese Arterien lassen sich häufig bereits unter Durchleuchtung identifizieren («Naturroadmapping»). Es empfiehlt sich die Verwendung eines besonders glatten, spezialbeschichteten Führungsdrahtes.

Bei noch erhaltenem arteriellen Blutfluß, aber fehlender Tastbarkeit des Pulses (z. B. auch bei adipösen Patienten) bietet sich als einfaches Hilfsmittel für die Punktion ein kleines, tragbares Dopplersonographiegerät an, wie es in fast jeder chirurgischen Klinik verfügbar ist. Nach Einbringen der Dopplersonde und des zuführenden Kabels in eine sterile Schlauchfolie (z. B. Kamerabezug für die Arthroskopie) wird die Dopplersonde mit einer Inzisionsfolie abgeklebt und kann danach als steriles System für das Auffinden der optimalen Punktionsstelle verwendet werden.

## Schleuse und Introducer

Nach Einführen des Seldinger-Drahtes wird als blutdichter Gefäßzugang für die Dauer des Eingriffs eine geeignete Schleuse eingebracht. Die Schleuse ist ein Kunststoffrohr (Einmalmaterial) in verschiedenen Längen, in der Regel ab 10 cm verfügbar. Der Durchmesser der Schleuse beträgt 4–14 French (Faustregel: 3 French entsprechen ca. 1 mm Durchmesser).

Zum Einführen besitzt die Schleuse einen wenige Zentimeter längeren, vorne konisch zulaufenden Introducer oder Dilatator, der nur für das Einführen bzw. für ein evtl. später notwendiges Vorschieben der Schleuse benötigt wird (s. Abb. 8-20). Am Ende der Schleuse dichtet ein «hämostatisches Ventil» aus einer elastischen Membran auch bei Verwendung von Kathetern oder Führungsdrähten unterschiedlichen Kalibers den arteriellen Blutstrom ab.

Ein seitlicher, mit Dreiwegehahn armierter Zulauf ermöglicht die Injektion von heparinisierter Spüllösung oder Kontrastmittel. Bei länger liegender Schleuse sollte über diesen zuführenden Kunststoffschlauch eine permanente Dauerspülung mit heparinisierter Kochsalz- oder Ringerlösung erfolgen, um eine Gerinnselbildung im Bereich der liegenden Schleuse zu vermeiden. Wir verwenden in der Regel ein Spülsystem mit Druckbeutel und einer Spüllösung von ca. 1000 Einheiten Heparin pro 1000 ml Spüllösung. Als weiteres Zubehör sind Y-förmige Konnektoren,

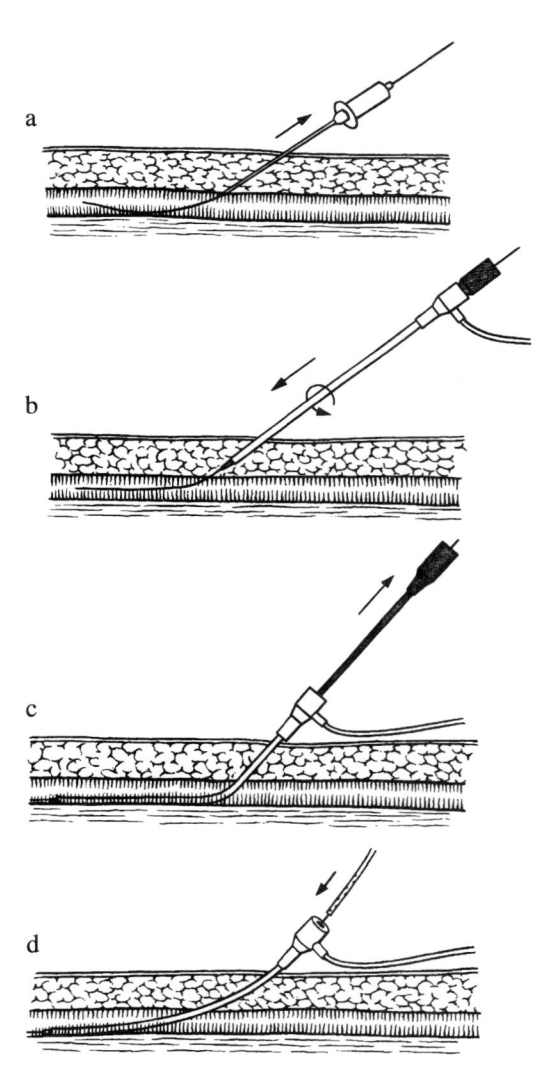

*Abbildung 8-20:* Einlegen einer Schleuse. a. Entfernen der Punktionskanüle. b. Nach Stichinzision der Haut Einführen der Schleuse mit Dilatator (Drehbewegung) über den Führungsdraht. c. Entfernen des Dilatators. d. Weitere Arbeitsschritte, z. B. Einführen eines Angiographiekatheters.

zusätzliche hämostatische Ventile und sogenannte Side-Ports als Einmalmaterial von Nutzen.

Es empfiehlt sich, das Kaliber der verwendeten Schleuse dem Durchmesser des voraussichtlich einzubringenden Materials (z. B. Dilatationskatheter) von vorneherein anzupassen, um einen unnötigen Materialverbrauch und Kosten zu vermeiden. Ein French «Reserve» sollte eingehalten werden, um das hämostatische Ventil nicht zu beschädigen (z. B. durch einmal aufgedehnte Dilatationsballons, die nach Entleeren einen etwas größeren Durchmesser als angegeben benötigen).

Wird die interventionelle Maßnahme nicht transkutan, sondern im Rahmen eines konventionellen gefäßchirurgischen Eingriffes durchgeführt, so gelten im Prinzip die gleichen Regeln. Die Punktion des freigelegten Gefäßes ist in aller Regel unproblematisch. Wir scheuen uns nicht, bei mehrmalig vergeblichem Punktionsversuch das Gefäß in dem erforderlichen Bereich sparsam freizulegen.

Ist jedoch z. B. bei einer notfallmäßig durchgeführten Embolektomie bereits eine Arteriotomie vorausgegangen, so empfiehlt sich für die interventionelle Maßnahme in der Regel ebenfalls das Einbringen einer Schleuse nach vorheriger Gefäßnaht. Dadurch wird ein ständiger Blutverlust während der weiteren Maßnahmen vermieden und die Peripherie durch den Blutstrom an der Schleuse vorbei perfundiert.

Für kritische Situationen bzw. im Falle einer zentralen Perforation sind auch Okklusionskatheter erhältlich, die über den liegenden Führungsdraht eingebracht werden können und die für Notfallsituationen verfügbar sein sollten.

### 3.1.4 Orientierung und Kontrolle

*Angiographie*

Voraussetzung für interventionelle Maßnahmen ist eine qualitativ ausreichende intraoperative Angiographie. Sie kann orthograd oder retrograd über die liegende Schleuse erfolgen. Die Darstellung zentral gelegener Gefäßabschnitte (infrarenale Aorta oder proximale Beckenarterie) ist durch die retrograde Darstellung häufig nicht möglich. Hier erfolgt die Angiographie über einen geeigneten Angiographiekatheter.

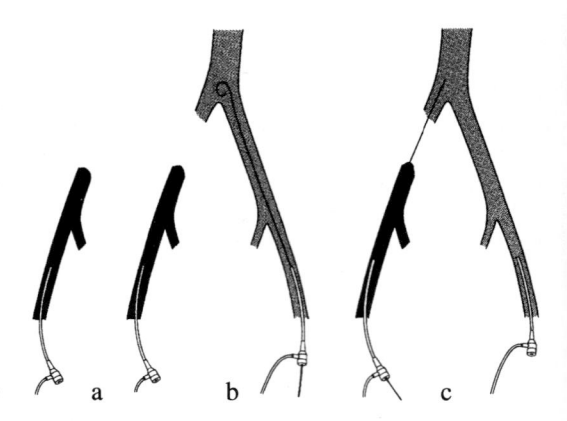

*Abbildung 8-21:* Anwendung des «Road-Mapping» am Beispiel einer Rekanalisation der Iliaca communis rechts. a. Retrograde Darstellung der rechten Iliaca bis zum Verschluß über die liegende Schleuse. b. Angiographie mit Road-Mapping-Funktion von der linken Leiste aus. c. Passieren des verschlossenen Gefäßabschnittes (z. B. mit Führungsdraht) mit Hilfe des «Road-Mapping»-Bildes.

*Markierungstechniken*

Als einfache Orientierungshilfe, insbesondere bei längerstreckigen Prozessen, verwenden wir spezielle Röntgenlineale. Sie besitzen eine Zentimetermarkierung mit Zahlenmarkierung und werden möglichst bereits zu Beginn des Eingriffs entlang des Gefäßverlaufs unter den Patienten gelegt.

Weiterhin können als Markierungshilfe unter Durchleuchtung und Angiographie Injektionsnadeln dünnen Kalibers in die Haut eingestochen werden, um z. B. Ober- und Unterrand der zu behandelnden Stenose identifizieren zu können.

Sofern der verwendete Bildwandler technisch dafür ausgerüstet ist, können kompliziertere Manipulationen am besten mit Hilfe der «Road-Mapping-Technik» durchgeführt werden. Mit ihr können mehrere Schritte mit einer einzigen Injektion von verdünntem Kontrastmittel (geringere Überlagerung des Durchleuchtungsbildes!) bewältigt werden. Abbildung 8-21 zeigt dies am Beispiel einer Rekanalisation der Beckenarterie.

*Angiographiekatheter*

Von ihnen sollte ein gewisses Sortiment, im Durchmesser meist 5–7 French, in verschiedenen Konfigurationen verfügbar sein. Trotz der Unzahl der verschiedensten Spezialkatheter kann man sich für die interventionelle Therapie im wesentlichen auf einige Grundtypen beschränken:

- gerader Katheter: mit mehreren Seitenlöchern versehen, erlaubt meist genügend Flow für eine Übersichtsangiographie, ferner zum Wechseln von Systemen, z. B. Führungsdrähten oder zur Druckmessung benötigt
- Pigtail-Katheter: das ringförmige Ende hält den Katheter in der Gefäßmitte, dadurch besonders gute Verteilung des Kontrastmittels bei der Übersichtsangiographie. Durch Drehen des Katheters kann man ferner das Lumen größerer Gefäße «austasten» bzw. eine gewisse räumliche Vorstellung und damit erhöhte Sicherheit für eine einwandfrei intraluminale Lage gewinnen. Auch für «Cross-over-Manöver» (s. u. und Abb. 8-22) geeignet.
- Katheter mit geringer Krümmung (J-Form): konzipiert, um selektiv in aortale Seitenäste zu gelangen, z. B. «Kobra», «Head-Hunter». Sie werden benötigt, um kompliziertere Stenosen mit mehrfacher (S-förmiger) Krümmung mit dem Führungsdraht zu überwinden. Dabei wird zunächst die erste Biegung mit dem Führungsdraht passiert, darüber der gebogene Katheter geschoben und nach Drehung der gebogenen Katheterspitze das J-förmige Ende des Führungsdrahtes entsprechend der Krümmung dirigiert.
- Katheter mit starker Krümmung: für Richtungsänderungen mit dem Führungsdraht von mehr als 90 Grad, z. B. «Shepherd-Hook». Eine typische Anwendung ist das «Cross-over-Manöver», wobei der Führungsdraht von der Iliaca um die spitzwinkelige Bifurkation herum in die gegenseitige Iliaca dirigiert wird.

Die meisten Angiographiekatheter sind nur schwach kontrastgebend und deshalb bei Durchleuchtung schwer zu erkennen. Der Kontrast läßt sich deutlich steigern durch Injektion von 2–3 ml Kontrastmittel und anschließendem Schließen eines aufgesetzten Drei-Wege-Hahnes, so daß für die Manipulation nicht ständig Kontrastmittel nachinjiziert werden muß. Eine Alternative sind moderne Katheter mit stark kontrastreicher Spitze, für spezielle Fragestellungen auch mit Zentimetergraduierung.

*Blutige Druckmessung*
Durch Bestimmung des Druckgradienten über einer Stenose kann diese in ihrem Schweregrad eingeschätzt werden (z. B. als Hilfe für die Indikation einer therapeutischen Maßnahme). Dabei wird der systemische Druck mit dem Wert distal der Stenose (z. B. an der Schleuse gemessen) verglichen, oder die Bestimmung erfolgt im Duchzugverfahren mit einem über die Stenose vorgeschobenen Katheter.

Es ist zu bedenken, daß die Werte intraoperativ meist der Situation in Ruhe entsprechen. Unter Belastung kann ein Druckgradient von wenigen mmHg auf deutlich höhere Werte ansteigen und damit klinisch relevant werden. Nach erfolgreicher Behandlung einer Stenose dokumentiert das Verschwinden des Druckgradienten die Effektivität der Maßnahme.

### 3.1.5 Lumenwiederherstellung

*Führungsdrähte*
Führungsdrähte sind ein sehr wichtiges Zubehör der interventionellen Technik. Sie sind die Führungsschiene aller Systeme und sollten grundsätzlich möglichst während der gesamten Dauer des Eingriffs in der Position liegen bleiben, sofern sie nicht aus irgendwelchen Gründen, in der Regel über einen Angiographiekatheter, gewechselt werden müssen. Sie sind verfügbar in unterschiedlichen Längen, bis ca. 260 cm. In der Regel werden weiche Drähte mit einer hydrophilen Spezialbeschichtung und gebogener Spitze verwendet. Diese gewährleistet in der Regel das einwandfrei intraluminäre Vorschieben des Drahtes. Als Alternative sind Drähte mit gerader Spitze, J-Drähte sowie Drähte höherer Steifigkeit (Stiff und Extra Stiff) verfügbar.

Um die Drähte optimal steuern zu können, benötigt man ebenfalls als Einmalmaterial hergestellte Führungshilfen, die entweder auf den Draht aufgeschraubt oder seitlich aufgesteckt werden und insbesondere gezielte Drehbewegungen mit dem Draht erheblich erleichtern.

Der Führungsdraht muß ausreichend lang gewählt werden, damit auch beim Wechseln von Systemen wie Ballonkatheter oder Angiographiekatheter noch ausreichend freie Strecke zum Fixieren des Drahtes verbleibt.

Wegen der Länge der Drähte empfehlen sich auch entsprechend lange, steril abgedeckte Instrumentiertische. Die Führungsdrähte sind steril verpackt in ringförmigen Kunststoffhüllen mit einem Lueransatz. Vor Einführen des Drahtes wird über diesen Ansatz der gesamte Draht mit heparinisierter Spüllösung benetzt. Nach jedem Zurückziehen des Drahtes aus der Schleuse muß der Führungsdraht sofort mit einer in heparinisierter Lösung getränkten Kompresse sorgfältig abgewischt werden, um Verklebungen der Oberfläche zu verhindern, die zu erheblichen Problemen bei der weiteren Manipulation führen können. Dabei ist darauf zu achten, daß die Drähte nicht dislozieren, was bei der äußerst glatten beschichteten Oberfläche häufig beim Festhalten kaum zu fühlen ist.

Die instrumentierende Schwester oder der Assistent hat daher die Aufgabe, das Ende des Führungsdrahtes in seiner Position zu kontrollieren und gleichzeitig den Führungsdraht während der Manipulationen ständig gestreckt zu halten. Benutzte, ausgewechselte Führungsdrähte oder längere überstehende Enden werden in der ringförmigen Kunststoffhülle «geparkt», die Hülle wieder mit heparinisierter Spüllösung gefüllt.

Sollte der Führungsdraht um stärkere Biegungen geführt werden (z.B. «Cross Over» in die gegenseitige Iliakalarterie), wird über den Führungsdraht ein Angiographiekatheter entsprechender Konfiguration geschoben, der der weichen Spitze des Drahtes eine entsprechende Richtungsänderung gibt. Ist der Draht dann anschließend weit genug vorgeschoben, so lassen sich nach Anspannen des Drahtes auch steifere Systeme wie Ballonkatheter um die Biegung herumführen (s. Abb. 8-22).

Neben Stenosen lassen sich auch kurzstreckige Verschlüsse in der Regel mit dem Führungsdraht alleine überwinden. Man fühlt meist schon nach Passieren der Stenose an der Leichtgängigkeit beim Vorschieben, daß der Führungsdraht einwandfrei intraluminär liegt. Es ist allerdings zu beachten, daß durch die sehr glatte Spezialbeschichtung der Drähte auch bei Dissektion und intramuralem Vorschieben des Drahtes der Widerstand relativ gering sein kann. Zur Kontrolle wird über den Führungsdraht ein Angiographiekatheter geschoben und eine orientierende Durchleuchtung mit Injektion von einigen Millilitern-Kontrastmittel angeschlossen. Bei subintimaler Lage des Drahtes muß dieser entsprechend weit zurückgezogen und die gesamte Prozedur wiederholt werden.

Gelingt das Überwinden eines Verschlusses oder einer hochgradigen Stenose mit dem Führungs-

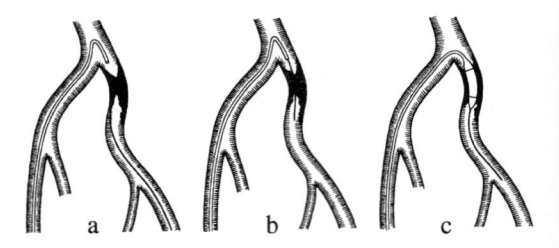

*Abbildung 8-22:* Cross-Over-Vorgehen. a. Verschlossene Iliaca links nicht zu passieren (subintimale Lage des Führungsdrahtes). b. Mit Hilfe eines stark gebogenen Angiographiekatheters von rechts Passieren des Verschlusses anterograd in «Cross-Over-Technik». c. Aufdilatieren des Verschlusses von der rechten Leiste aus.

draht nicht, oder will man aufgrund der Vorinformationen (langstreckiger oder alter Verschluß, starke Verkalkungen) keinen Rekanalisierungsversuch mit dem Führungsdraht wagen, so kann man auf die im folgenden genannten anderen Möglichkeiten zurückgreifen.

*Lokale Lyse*
Sie kann intraoperativ oder im Vorfeld des Eingriffs durchgeführt werden. Wir streben sie präoperativ in der Regel bei relativ kurzer Anamnese (klinische Verschlechterung der AVK innerhalb der letzten drei bis sechs Monate) an, wenn sie technisch durchführbar ist.

Dazu wird meist am Ende der diagnostischen Angiographie bei Prozessen unterhalb des Leistenbandes anterograd, bei iliakalen Prozessen «Cross Over» von der Gegenseite ein dünner Lysekatheter eingebracht.

Anschließend perfundieren wir den Lysekatheter mit 5 mg rTPA pro Stunde für die Dauer von vier Stunden (alternativ: Urokinase).

Nach Kontrollangiographie über den liegenden Lysekatheter wird entschieden, ob ein weiterer Zyklus angeschlossen wird, oder ob weitere Versuche keinen Erfolg versprechen bzw. der Patient einer operativen Therapie zugeführt werden soll. Alternativ, insbesondere wenn eine präoperative Lyse aus technischen Gründen nicht möglich war, kann die Lyse auch intraoperativ durchgeführt werden. Dazu werden spezielle röntgendichte Lysekatheter relativ hoher Steifigkeit mit 10–20 Löchern in den Verschluß vorgeschoben und anschließend mit Thrombolytika perfundiert. Der Nachteil ist der relativ hoher Zeitaufwand, da ein Effekt in der Regel erst in etwa einer Stunde zu erzielen ist. Wir haben aus diesem Grund die intraoperative Lyse bisher nicht angewandt.

*Rotationsangioplastie*

Diese Methode wurde von Kaltenbach/Fallbracht entwickelt. Mit einem langsam rotierenden, elektrisch angetriebenen, hochflexiblen Katheter wird das verschlossene Gefäßlumen passiert. Die als Einmalmaterial hergestellten, ca. 7 French dicken Katheter besitzen an der flexiblen Spitze einen olivenförmigen, äußerst glatten Kopf, der bei geringem Vorschub durch die Rotationsbewegung den Katheter im Lumen zentriert und mit relativ hoher Sicherheit das intraluminäre Vordringen garantiert.

Der Rotationskatheter wird durch einen resterilisierbaren Antriebsmotor betrieben, mit einer stufenlos regelbaren Drehzahl bis zu 500 Umdrehungen in der Minute.

Nach Passieren des Verschlusses wird ein dünner Führungsdraht im Rotationskatheter vorgeschoben, über den dann ein Dilatationskatheter eingebracht werden kann, um das verschlossene Gefäß aufzudilatieren. Das System ist nach unserer Erfahrung leistungsfähig, mit akzeptablen Kosten. Nach primär erfolglosem konventionellem Rekanalisationmanöver (mit Führungsdraht) wird mit dem «Rotacs» noch in etwa 60% erfolgreich rekanalisiert.

*Laserangioplastie*

Berichte über Rekanalisierung verschlossener Gefäße mit Laserenergie verwirren durch die Vielzahl der verwendeten Systeme. Die gebräuchlichsten sind der Argon-Laser, der Excimer und der Neodym-YAG-Laser jeweils in Kombination mit verschiedenen Applikationssystemen (bloßer Lichtleiter, Metallkappe, Saphir- oder Keramikspitze). Die intermittierend oder gepulst abgegebene Laserenergie schafft einen Kanal von 2–3 mm Durchmesser, der anschließend durch andere Verfahren erweitert wird. Bisher gibt es keinen Nachweis, daß die teuren Lasersysteme in ihren Rekanalisationsraten oder den Langzeitergebnissen den anderen genannten Verfahren überlegen sind.

*Ballondilatation*

Dabei wird ein im Durchmesser definierter Ballonkatheter in einem stenosierten oder verschlossenen Gefäß mit hohem Druck (bis zu 12–20 atm) entfaltet. Dadurch erreicht man eine Lumenerweiterung vor allem durch Überdehnung der Mediaschicht, weniger durch Kompression des thrombotischen Materials.

Die Technik der Ballondilatation geht zurück auf Dotter (1962). Die entscheidende Verbesserung 1974 durch Grüntzig bestand in der Konstruktion eines «non-compliant»-Ballons. Darunter versteht man das Beibehalten eines definierten Ballondurchmessers unabhängig vom applizierten Druck.

Als synonymer Begriff für das Verfahren wird heute meist die Abkürzung PTA für «perkutane, transfemorale Angioplastie» verwendet. Nicht richtig ist der Begriff daher, wenn intraoperativ am freigelegten Gefäß (also nicht perkutan) dilatiert wird.

Durch die Verbreitung der Technik sind heute eine Vielzahl verschiedener Produkte auf dem Markt. Die Katheter sind in verschiedenen Längen und in der Regel mit 2–10 cm langen Ballons an der Spitze erhältlich, im Durchmesser zwischen 4 und 12 mm.

Die Ballons haben eine gerade Schulter, die mit röntgendichten Markierungen gekennzeichnet ist, und laufen an den beiden Enden spitz zu. Nach Plazieren der Markierungen im Bereich der Stenose wird der Ballonkatheter mit verdünntem Kontrastmittel in der Regel mit einem Druck zwischen 4 und 10 Atmosphären gefüllt und der Druck für 10–30 Sekunden gehalten.

In besonderen Fällen sollten dafür spezielle Druckspritzen verwendet werden, die mit einem Manometer und einer entsprechenden Arretierung ausgerüstet sind. Sie sind sowohl als Einmalmaterial wie als resterilisierbare Systeme verfügbar.

Ist keine Spritze mit Manometer verfügbar, so gilt als Faustregel: Der maximale Druck, der manuell mit einer 10 ml-Spritze aufgebracht wird, liegt bei 10 atm.

Bei der Auswahl des Durchmessers des Ballonkatheters ist zu beachten, daß es bei zu groß gewähltem Kaliber aufgrund des hohen Drucks zum Aufreißen der Gefäßintima und zum Aufbrechen von Plaques kommen kann, die sich nach Entfernen des Katheters wie eine Venenklappe ins Gefäß aufstellen und zu einem anschließenden thrombotischen Verschluß des Gefäßes führen können. Bei richtiger Indikation und sachgemäßer Anwendung ist die Ballondilatation ein sicheres und erfolgreiches Verfahren.

*Stents*

Wir verstehen darunter gitterartige, metallische Röhrensysteme verschiedener Längen und Durchmesser, die in arteriosklerotisch veränderte Gefäße eingebracht werden können und die Gefäßwand von innen offenhalten. Der Begriff «Stent» geht auf den Londoner Zahnarzt Charles Stent zurück und bezeichnete ursprünglich thermoplastisches Material. Das Prinzip der intraarteriellen Anwendung eines Metallstents wurde erstmals von dem Pionier der Ballondilatation, Charles Dotter, 1969 beschrieben. Während sein Metallstent im Kaliber nicht zu verändern war, werden die heutigen Stents in röhrenförmig gestrecktem Zustand mit einem Einführbesteck von wenigen Millimetern in das Gefäß eingebracht und erst an der gewünschten Stelle «entladen» und auf den erforderlichen Durchmesser gebracht. Aus der Vielzahl industriell angebotener Stents sollen einige Grundtypen genannt werden (Abb. 8-23):

– ballondilatierbare Stents (nach Palmaz): nahtlos geschlitzte Edelstahlröhre, die sich nach Ballondilatation scherengitterartig öffnet. Der Stent ist auf einen Ballonkatheter aufgezogen oder kann selbst manuell oder mit einer Spezialzange auf den Ballonkatheter aufgebracht werden. In verschiedenen Größen verfügbar, kann er innerhalb einiger Millimeter variabel aufdilatiert werden. Da er relativ starr ist, eignet er sich nicht für stärker gekrümmte Gefäße, besitzt jedoch hohe mechanische Festigkeit.
– ballonexpandierbarer Stent (nach Strecker): flexibler, mit Drahtschlaufen gewebter Schlauch aus Tantal. Der Stent wird nach Entfalten durch Zurückziehen der Hülle mit dem Ballonkatheter auf einen definierten Durchmesser expandiert. Er ist relativ elastisch und biegsam, daher auch in stärker geschlängelten Gefäßen verwendbar.
– selbstexpandierender Stent (Typ Wall-Stent): aus Edelstahl geflochtener Stent, der sich nach Zurückziehen einer umhüllenden Plastikmembran durch seine elastischen Kräfte auf einen definierten Durchmesser öffnet
– Stents mit temperaturabhängiger Verformung (nach Cragg): diese ebenfalls selbstexpandierenden Stents bestehen aus einer speziellen Metallegierung, z. B. Nitinol (einer Legierung aus

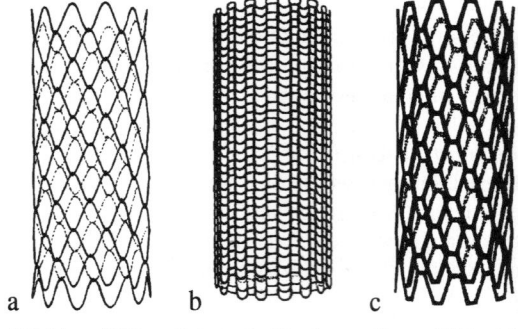

*Abbildung 8-23:* a. Palmaz- b. Strecker- c. Cragg-(Nitinol-) Stent.

Nickel und Titan). Sie erreichen das definierte Kaliber bzw. die definierte Festigkeit bei Körpertemperatur (über 33–35 °C). Durch Applikation kalter Spüllösung im Einführbesteck kann die Spannung vermindert und der Stent leicht entladen werden.

Die Implantation eines Stents ist eine weiterführende Maßnahme bei der Ballondilatation. Das verschlossene oder stenosierte Gefäß wird zunächst auf einen Durchmesser aufdilatiert, der ein problemloses Einbringen des Einführbestecks ermöglicht. Gelegentlich werden Stents auch ohne Vordilatieren eingebracht.

Bei der Plazierung ist zu berücksichtigen, daß es typenabhängig in unterschiedlichem Ausmaß bei der Entfaltung zu einer Verkürzung des Stents kommt. Korrekturen in der Lage können während des Entfaltungsvorgangs noch in geringem Ausmaß vorgenommen werden, jedoch in der Regel nicht mehr nach komplett entfaltetem Stent.

Eine Entfernung nach Fehlplazierung auf endovaskulärem Weg ist nur beim Streckerstent mit einem speziellen Zangensystem möglich, wobei jedoch mit einer meist nicht unerheblichen Traumatisierung der Gefäßwand zu rechnen ist. Dies unterstreicht die Wichtigkeit einer korrekten Stentplazierung.

Bei der Abwägung, wann eine Stentimplantation sofort an eine Ballondilatation angeschlossen werden soll, können Überlegungen zur unmittelbaren Situation und zur Langzeitprognose im Vordergrund stehen. Eine grundsätzliche Überlegenheit schon zum Zeitpunkt der Intervention besteht:

- bei «elastischen» Stenosen durch weiche arteriosklerotische Plaques (Problem des «Recoiling»)
- bei narbigen Stenosen
- bei Dissektion oder abstehenden arteriosklerotischen Plaques (z. B. nach therapeutischen Maßnahmen wie Ballondilatation oder Katheterthrombektomie).

Bei der Langzeitprognose spielt ähnlich wie nach gefäßchirurgischen Anastomosen das Problem der lokalen Intimahyperplasie eine wesentliche Rolle. Dies wirkt sich um so gravierender aus, je weiter peripher der Stent eingesetzt wird.

Nachbehandlung: Der perkutan eingebrachte Stent wird zunächst innen mit einer dünnen Fibrinschicht überzogen. Nach anfänglicher Verbreiterung kommt es durch Gefäßorganisation wieder zur Verschmälerung und schließlich zur Ausbildung einer Neointima nach mehreren Wochen. Eine erhöhte Thrombogenität besteht während der Implantation und in der unmittelbaren postoperativen Frühphase. Daher sollte neben der intraoperativen Gabe von 5–10 000 Einheiten Heparin eine postoperative Heparinbehandlung angeschlossen werden z. B. durch eine Dauerperfusion von 1000 Einheiten Heparin pro Stunde oder 3 × 7500 Einheiten Heparin subkutan pro 24 Stunden für den normalgewichtigen Erwachsenen. Die weitere Nachbehandlung hängt im wesentlichen von drei Faktoren ab:

- vom Behandlungserfolg der interventionellen Therapie, z. B. ob noch nicht therapierte oder therapierbare Reststenosen vorhanden sind
- vom Ausmaß diffuser, nicht behandelbarer arteriosskleroticher Veränderungen in benachbarten Gefäßabschnitten
- von der «Compliance» und den Risikofaktoren des Patienten.

Abhängig von diesen Faktoren wird entweder keine Nachbehandlung oder der Einsatz von Thrombozytenaggregationshemmern oder Marcumar angeschlossen.

*Endovaskuläre Prothesen (Stentprothesen)*
Sie bestehen aus einem Stent, der zusätzlich mit einem prothetischen Material ummantelt ist. Ihr Vorteil ist ein wirksamerer Schutz gegen die Intimahyperplasie, zumindest im Bereich des Stents selbst, da ein Einwachsen der Intima durch die Maschen des Stents aufgrund der schützenden Prothese nicht mehr möglich ist. Die Funktion der Anastomosennaht (bei offener Technik) hat bei der endovaskulären Prothese der Stent übernommen.

Mit der Stentprothese sind nicht nur stenosierende arteriosklerotische Veränderungen, sondern auch aneurysmatische Erweiterungen behandelbar.

Die Implantate sind relativ neu. Daher sind Langzeitergebnisse nur eingeschränkt verfügbar. Angeboten werden verschiedene Typen von Stents in Kombination mit in der Gefäßchirurgie bewährten Prothesenmaterialien wie PTFE und Dacron.

Grundsätzlich besteht auch die Möglichkeit, die endovaskuläre Prothese selbst herzustellen, z. B. aus einer Vena saphena magna und einem entsprechenden Stent (sogenannter «stented graft»).

## 3.2 Stenosierende arterielle Verschlußkrankheit

### 3.2.1 Supraaortale Äste

*Arteria carotis*
Die interventionelle Therapie der Arteria carotis, insbesondere der Carotis interna-Abgangsstenose, ist noch nicht etabliert. Zwar wurden bereits seit Anfang 1980 Carotisstenosen erfolgreich mit Ballon-Dilatation behandelt. Erste Berichte über größere Patientenkollektive ab etwa 1986 ergaben niedrigere Komplikationsraten als von den meisten Gefäßchirurgen erwartet. Inzwischen ist die PTA der Carotis soweit etabliert, daß in einer ersten randomisierten Studie (CAVATAS) PTA und offene TEA miteinander verglichen wurden. Vorläufig scheinen sich bezüglich des primären Behandlungserfolges dabei keine eindeutigen Unterschiede zu ergeben.

Vergleichende Langzeitergebnisse stehen noch aus. Aufgrund der Erfahrungen mit Arterien vergleichbaren Kalibers (insbesondere Oberschenkelgefäße) scheint sich jedoch abzuzeichnen, daß die Ballondilatation alleine langfristig der Operation unterlegen ist. Einzelne Zentren haben daher bereits größere Patientengruppen primär mit Stent behandelt. Noch günstigere Ergebnisse sind zukünftig möglicherweise durch für die Carotis besonders geeignete Stents und Stent-Prothesen zu erzielen.

Für die Indikationsstellung sollten die gleichen Richtlinien wie für die Operation gelten. Dabei ist für die seltene Indikation im Stadium I zu bedenken, daß hier die Komplikationsrate noch niedriger (Letalität und bleibendes neurologisches Defizit unter 2%) liegen muß, als in den symptomatischen Stadien II und IV, damit der Eingriff gerechtfertigt ist. Technische und methodische Fehler bei der Intervention können durch Embolisation und Dissektion mit anschließendem Gefäßverschluß sehr schnell irreparable Schäden verursachen. Eine unselektierte interventionelle Behandlung wird daher auf absehbare Zeit einigen wenigen hochspezialisierten Kliniken vorbehalten bleiben. Die potentiellen Vorteile (kurze Dauer der Karotisokklusion, keine zervikale Inzision, kürzerer Krankenhausaufenthalt) wiegen im Augenblick nicht die Nachteile (unsicheres Langzeitergebnis, fraglich höheres Risiko) auf.

Anders ist die Situation bei selektierten Einzelfällen, die ein erhöhtes chirurgisches Risiko mitbringen, wie Weichteilprobleme nach Bestrahlung, hochsitzende, schädelbasisnahe Stenose, oder Rezidiv-Stenose nach Operation. Hier erscheint es bei entsprechender Erfahrung gerechtfertigt, der interventionellen Behandlung den Vorzug zu geben.

Als Zugang kommt der transfemorale Weg – mit Hilfe eines speziellen «guiding catheter» – oder die zervikale Direktpunktion in Frage. Die Ballondurchmesser liegen – anhängig von der Lokalisation – zwischen 8 mm (Carotis com.) und 5 mm (Carotis int.). Die Stents (Palmaz- oder Wallstent), meist 15 oder 20 mm lang, müssen exakt plaziert werden.

Dabei scheint die intraoperative Kontrolle der korrekten Stent-Applikation mit intravaskulärem Ultraschall (VUS) besonders wichtig und der Angiographie deutlich überlegen zu sein.

Ein Sonderfall ist die Kombination einer Carotis-interna-Stenose mit einer aortenbogennahen Carotis-communis-Stenose. Hier bietet es sich an, im Rahmen der konventionellen Endarteriektomie die proximale Stenose durch Ballondilatation, bzw. Stent simultan mit zu behandeln. Dem Patienten kann durch dieses simultane Vorgehen eine Thorakotomie erspart werden.

*Arteria subclavia*

Arteria-subclavia-Stenosen oder -Verschlüsse sind in der Regel arteriosklerotisch bedingt. In den meisten Fällen sind sie asymptomatisch und werden nur aufgrund der Blutdruckdifferenz zur Gegenseite entdeckt. Sie bedürfen keiner Therapie. Therapiebedürftig sind hochgradige Stenosen oder Verschlüsse im ersten Segment nahe dem Aortenbogen, wenn sie ein subclavian-steal-Syndrom verursachen. Dies ist durch eine Flußumkehr in der Arteria vertebralis und damit ein «Anzapfen» der Hirndurchblutung gekennzeichnet. Das Leitsymptom sind ischämisch bedingte Beschwerden, z.B. Schwindel nach verstärkter Muskelarbeit des Armes. Die aufgrund der meist guten Kollateralisierung seltene «Claudicatio des Armes» ist ebenfalls therapiebedürftig.

Subclaviastenosen sind aufgrund guter Primär- und Langzeitergebnisse heute eine gute Indikation für eine transbrachiale oder transfemorale PTA. Die Erfolgsraten liegen bei über 90%. Aortenbogennahe Verschlüsse der Subclavia können mit Führungsdraht rekanalisiert und anschließend durch PTA, Stent- oder endovaskuläre Prothese behandelt werden.

### 3.2.2 Aorta abdominalis und Seitenäste

*Viszeralarterien*

Der akute embolische Mesenterialarterienverschluß ist gekennzeichnet durch unspezifische abdominelle Schmerzsymptomatik und akutem Abdomen nach freiem Intervall.

In den seltenen Fällen, wo eine frühzeitige Diagnose noch eine Revaskularisation des Darms ermöglicht, ist die konventionelle gefäßchirurgische Embolektomie indiziert. Durch die Anamnese abzugrenzen ist die chronische Mesenterialarterieninsuffizienz durch Stenosen oder Verschlüsse von Arteria mesenterica superior und Truncus coeliacus. Das Leitsymptom, die postprandiale «Angina intestinalis», ist nicht immer typisch ausgeprägt und differentialdiagnostisch gegenüber anderen Schmerzursachen (Ulkus, Gallensteine, Verwachsungen) schwer abzugrenzen.

Symptomatische, höhergradige Stenosen im Hauptstamm der Arteria mesenterica superior bzw. abgangnah am Truncus coeliacus können in über 80% erfolgreich mit Ballondilatation behandelt werden. Bei kurzstreckigen Verschlüssen des

Hauptstammes halten wir einen lokalen Lyseversuch mit Urokinase oder rTPA für sinnvoll, bevor man sich zu dem aufwendigen und problemreichen operativen Eingriff mit konventionell gefäßchirurgischer Revaskularisation (Bypass) entschließt.

*Nierenarterien*
Stenosierende Veränderungen der Nierenarterien sind zu etwa zwei Drittel arteriosklerotisch bedingt. Zu etwa einem Drittel liegt eine fibromuskuläre Dysplasie oder seltene Erkrankungen wie Morbus Bürger, Morbus Takayashu, Periarteriitis nodosa, Neurofibromatose oder retroperitoneale Fibrose zugrunde. Als Sonderfall sind postoperative Stenosen nach Nierentransplantation zu berücksichtigen. Eine hochgradige Nierenstenose (mindestens 50–70%) verursacht einen renovaskulären Hochdruck. Die Abgrenzung dieser seltenen Hypertonieform (um 1% aller Hypertonien) ist durch Bestimmung der Plasmareninaktivität sowie des Plasmarenin-Aktivitätsquotienten (PRA, aus seitengetrennt entnommenen Nierenvenenblut) möglich.

Folgende Kriterien sollen vor Therapie einer Nierenarterienstenose erfüllt sein:
- renovaskulärer Hochdruck (Plasmarenin-Aktivitätsquotient > 1,5)
- signifikante Nierenarterienstenose (Druckgradient > 10 mmHg diastolisch)
- ausreichende Organfunktion der stenosierten Niere bei der seitengetrennten Isotopenclearance (Kreatinin > 120 Umol/l bei Stenose > 50%).

Die Nierenarterienstenose wird heute überwiegend durch perkutane Angioplastie behandelt. Sie wird in der Regel von der gleichseitigen Femoralis aus über einen steifen Führungsdraht mit einem Ballon von 5 bis 6 mm Durchmesser durchgeführt. Bei Ostiumstenosen scheint generell die primäre Stent-Behandlung therapeutisch überlegen zu sein. Eine weitere Indikation für die Implantation eines Stents sind: a) nach Dilatation persistierende Stenosen, b) Restenosen nach PTA. Bisher eingesetzt wurden Wall-, Strecker- und Palmaz-Stent. Aus der Literatur geht keine eindeutige Überlegenheit eines der Stent-Typen hervor. Die Erfolgsrate der Angioplastie zusammen mit der Verwendung von Stents wird mit über 95% angegeben.

Bei fibromuskulärer Dysplasie sind die Ergebnisse günstiger als bei Arteriosklerose. Ein dauerhaftes Verschwinden des renovaskulären Bruchdrucks ist nur in einem Teil der Fälle erreichbar, häufig jedoch eine Reduktion der antihypertensiven Medikation.

### 3.2.3 Beckenetage

In der Beckenetage haben interventionelle Verfahren in besonderem Maße an Bedeutung gewonnen. Es gibt hierfür im wesentlichen drei Gründe:
- Die Langzeitergebnisse der Ballondilatation und andere interventionelle Maßnahmen sind in der Beckenregion besonders gut. Grob betrachtet nehmen sie parallel zur Abnahme des Gefäßkalibers nach peripher hin ab.
- Insbesondere proximale Beckenarterienveränderungen erfordern bei den konkurrierenden konventionellen Therapieverfahren aufwendigere und den Patienten stärker belastende Zugänge als z. B. die Leistenregion. Dies kann sich besonders bei einem Risikopatienten in der postoperativen Morbidität niederschlagen. Geringfügige Vorteile konventioneller Therapieverfahren im Langzeitergebnis können dadurch aufgewogen werden, insbesondere bei Patienten mit fortgeschrittener Arteriosklerose und entsprechend eingeschränkter Lebenserwartung.
- Bei dem größten Teil der Patienten liegt eine Erkrankung mehrerer Etagen vor. Grundsätzlich gilt, daß die Sanierung von proximal nach distal erfolgen muß, um nicht eine evtl. aufwendige Rekonstruktion durch schlechten Zustrom zu gefährden. Eine gute Alternative ist häufig dann ein kombiniert interventionell-gefäßchirurgisches Vorgehen, wobei mehrere Etagen gleichzeitig therapiert werden.

Die Indikation wird im symptomatischen Stadium vom Beckentyp großzügig gestellt, insbesondere im Stadium II b bis IV. Im Stadium I ist in der Regel kein invasives Verfahren indiziert. Im Stadium II a wird neben dem Alter und der Aktivität des Patienten auch das Ausmaß des erforderlichen Eingriffs mitentscheidend sein. Patient und Arzt werden sich eher zu einem Eingriff entschließen, wenn mit hoher Wahrscheinlichkeit nur eine Ballondilatation erforderlich ist, um den gewünschten therapeutischen Effekt zu erzielen. Umso wichtiger ist es, gerade bei diesen Patienten, die konservativen Maßnahmen (Abbau der Risikofaktoren, Gehtraining) nicht zu vernachlässigen.

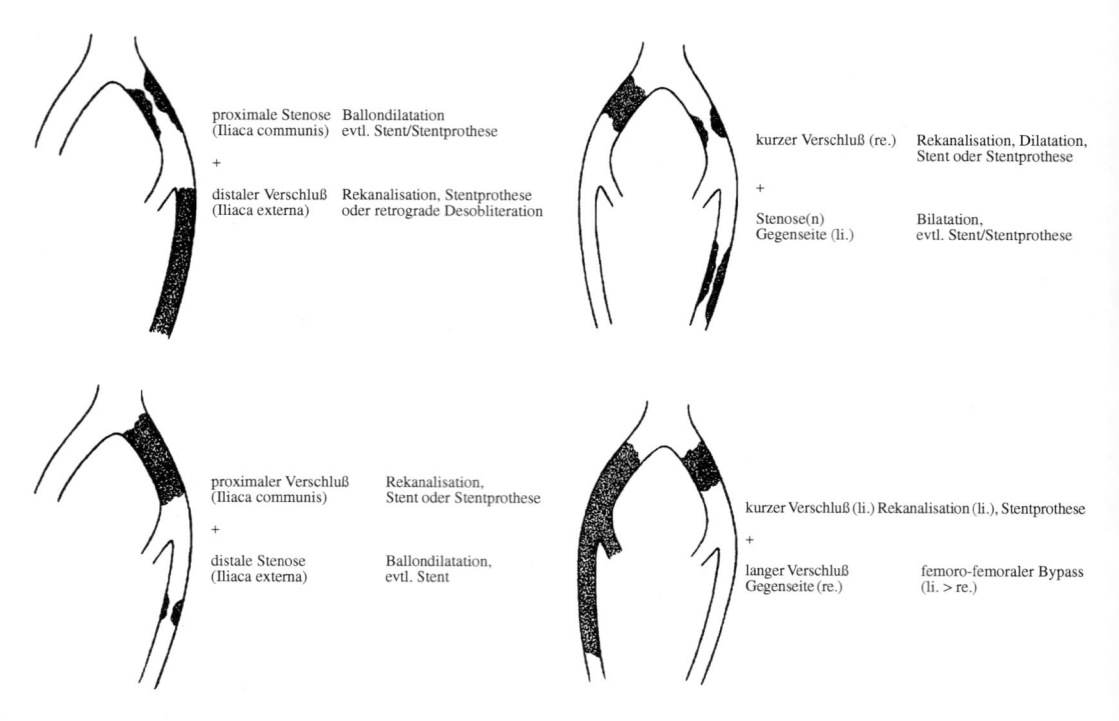

*Abbildung 8-24:* Vorgehen bei einseitigem, fortgeschrittenem iliakalem Verschlußmuster.

| | |
|---|---|
| proximale Stenose (Iliaca communis) | Ballondilatation evtl. Stent/Stentprothese |
| + | |
| distaler Verschluß (Iliaca externa) | Rekanalisation, Stentprothese oder retrograde Desobliteration |
| proximaler Verschluß (Iliaca communis) | Rekanalisation, Stent oder Stentprothese |
| + | |
| distale Stenose (Iliaca externa) | Ballondilatation, evtl. Stent |

*Abbildung 8-25:* Vorgehen bei beidseits ausgeprägtem iliakalem Verschlußmuster.

| | |
|---|---|
| kurzer Verschluß (re.) | Rekanalisation, Dilatation, Stent oder Stentprothese |
| + | |
| Stenose(n) Gegenseite (li.) | Bilatation, evtl. Stent/Stentprothese |
| kurzer Verschluß (li.) | Rekanalisation (li.), Stentprothese |
| + | |
| langer Verschluß Gegenseite (re.) | femoro-femoraler Bypass (li. > re.) |

Umschriebene hochgradige Stenosen der Beckenarterien werden primär mit Ballondilatation von der gleichseitigen Leiste aus behandelt. Die Rate schwerer Komplikationen ist sehr niedrig, ein primärer Behandlungserfolg in über 90 % zu erreichen. Unbefriedigende Ergebnisse (Reststenosen mit Druckgradient über 5–10 mmHg) sowie Komplikationen (Dissektion) können in den meisten Fällen durch das sofortige Einbringen eines Stents oder einer endovaskulären Prothese korrigiert werden. Die 5-Jahres-Offenheitsrate nach PTA liegt im Durchschnitt bei 70 %. Die Ergebnisse in der Iliaca communis sind etwas besser als in der Externa. Restenosen können durch erneute Dilatation oder Einbringen von Stents bzw. endovaskulären Prothesen behandelt werden. In den letzten Jahren besteht zunehmend die Tendenz, diese Verfahren schon primär einzusetzen. Die 5-Jahres-Offenheitsrate scheint dadurch auf Werte von bis zu 90 % zu verbessern sein, was der operativen Therapie nahekommt.

Kurzstreckige Verschlüsse der Beckenarterie sind in der Regel problemlos mit Führungsdraht zu rekanalisieren. Danach kann dilatiert werden bzw. mit wohl besserem Langzeitergebnis zusätzlich ein Stent bzw. eine endovaskuläre Prothese eingebracht werden. Bei längerstreckigen Verschlüssen mit kurzer Anamnese empfiehlt sich ein lokaler Lyseversuch von der Gegenseite aus. Der verbleibende Verschluß wird retrograd mit Führungsdraht von der Leiste aus rekanalisiert. Die Punktion erfolgt unter Roadmapping mit Hilfe des belassenen Lysekatheters. Gelingt die retrograde Passage der Okklusion nicht, so versuchen wir in Cross-Over-Technik von der Gegenseite mit Hilfe eines stark gebogenen Angiographiekatheters, den verschlossenen Abschnitt anterograd zu sondieren und gegebenenfalls aufzudilatieren.

Gelingt auch dies nicht, so greifen wir auf die Rotationsangioplastie (langsam rotierendes System) zurück, mit der die Rate erfolgreicher Rekanalisation erheblich gesteigert werden kann. Im Gegensatz dazu scheint der Einsatz von Atherektomiesystemen keinen Vorteil im Langzeitergebnis gegenüber der PTA bzw. kombinierten PTA und Stentbehandlung zu ergeben.

Für die Indikation gilt das oben Gesagte auch bei ausgedehnten und beidseitig arteriosklerotisch veränderten Beckenarterien. Als etablierte Therapie und «Goldstandard der Langzeitergebnisse» wird die bifemorale Aortenbifurkationsprothese mit distaler End-zu-Seit-Anastomose angesehen. Operationsaufwand und Operationsrisiko, insbesondere beim alten, multimorbiden Patienten sind jedoch nicht gering. Weniger invasive Alternativverfahren haben daher in Abhängigkeit von Alter und Gesamtzustand des Patienten ihre Berechtigung, unter Umständen auch unter Inkaufnahme eines schlechteren Langzeitergebnisses.

Abbildungen 8-24 und 8-25 zeigt unser Vorgehen bei einseitiger und beidseitiger fortgeschrittener Beckenarterienerkrankung. Bei Fehlschlagen der Rekanalisation wird in der Regel auf konventionelle Verfahren umgestiegen (femoro-femoraler oder aorto-femoraler Bypass, evtl. Iliaca-TEA/Erweiterungsplastik). Liegt ein beidseitig langstreckiger bzw. kompletter Beckenarterienverschluß vor, gibt es auch für den Risikopatienten keine Alternative zur konventionellen Operation (Y-Prothese).

### 3.2.4 Leistenregion und Oberschenkeletage

Eine Indikation zur invasiven Therapie besteht bei AVK Stadium IIb–IV vom Oberschenkeltyp. Im Stadium IIa ist sie abhängig vom Verschlußmuster und Gesamtzustand des Patienten. Aufgrund des guten Kollateralisierungspotentials sollte im Oberschenkelbereich unbedingt ein konsequenter, konservativer Therapieversuch durchgeführt werden.

Die *Leistenregion* ist bevorzugter Zugangsort für interventionelle Verfahren. Aus technischen Gründen können diese in unmittelbarer Nachbarschaft der Punktionsstelle nicht eingesetzt werden (Mindestlänge der Schleuse intravasal!). Andererseits bietet die Leistenregion problemlose Zugangsmöglichkeiten für die konventionelle Gefäßchirurgie. Daher treten interventionelle Verfahren hier grundsätzlich in den Hintergrund. Hochgradige Stenosen oder Verschlüsse der Arteria femoralis communis sind in der Regel problemlos konventionell zu beheben (notfalls in Lokalanästhesie). Umschriebene Abgangsstenosen der Arteria femoralis superficialis werden interventionell angegangen. Profunda-

abgangsstenosen können ebenfalls durch Ballondilatation behandelt werden. Wir bevorzugen in der Regel die operative Profundaplastik wegen der Möglichkeit der Erweiterung nach peripher und dem vermutlich besseren Langzeitergebnis.

Die Prädilektionsstelle für stenosierende Veränderungen der Arteria femoralis superficialis in der *Oberschenkelregion* ist der Adduktorenkanal. Bei kurzstreckigen Veränderungen bilden sich hier oft kräftige Kollateralen aus, die bei normalem Zustrom über die Beckenetage meist eine ausreichende Perfusion der Peripherie gewährleisten. Bei ungenügender Kollateralisierung bzw. fortschreitender Erkrankung kommt es in der Regel durch eine retrograde Thrombose zum langstreckigen Superficialisverschluß vom Abgang bis zum Adduktorenkanal. Auch dann ergibt sich eine klinisch relevante Einschränkung häufig erst durch die Kombination mit vermindertem Zustrom, fortgeschrittenen Veränderungen der Unterschenkelgefäße oder ungenügender Kollateralisierung.

Umschriebene, höhergradige Stenosen der Arteria femoralis superficialis werden in aller Regel mit Ballondilatation behandelt. Bei annähernd 90 % gutem, primären Behandlungserfolg ist jedoch mit einer relevanten Restenoserate von 10–30 % im ersten Jahr zu rechnen. Kurzstreckige Verschlüsse lassen sich nach Rekanalisation mit einem Führungsdraht häufig ebenfalls gut durch Ballondilatation beheben. Die Rezidivrate ist jedoch noch höher als nach Stenosen. Die Offenheitsraten liegen drei Jahre nach PTA von Stenosen bei 70 %, nach PTA von Verschlüssen bei 40–60 %. Bei Abgangsstenosen der Femoralis superficialis wird die Dilatation am besten retrograd von popliteal aus vorgenommen.

Die Punktion in Bauchlage ist einfacher mit Hilfe des «Roadmapping», z.B. über einen nach Diagnostik belassenen Angiographiekatheter.

Bei längerstreckigen Verschlüssen verschlechtern sich die Langzeitergebnisse der PTA. Hier wird die Ballondilatation nur mehr im Sinne einer «ultima ratio» angewandt. Eine Therapieempfehlung, die Prognose und Verschlußtyp korreliert, zeigt Tabelle 8-9. Dabei wird der zugrundeliegende chronische Verschluß bewertet, d.h. im Fall einer akuten arteriellen Thrombose wird der Befund nach lokaler Lyse zugrunde gelegt.

Da die femoro-popliteale Läsion mit über 50 % aller Arterienverschlüsse die häufigste Manifesta-

*Tabelle 8-9:* Kriterien für die PTA femoro-popliteal (Empfehlung der Society of Cardiovascular and Interventional Radiology).

| | Läsion | Indikation |
|---|---|---|
| 1 | Stenose/Verschluß < 3 cm | Methode der Wahl |
| 2 | Stenose/Verschluß 3–10 cm | geeignet zur Angioplastie |
| 3 | Stenose/Verschluß > 10 cm | Versuch indiziert |
| | Verschluß unter Einbezug der A. popl. III, multiple, verkalkte Läsionen 3–5 cm | Prognose beschränkt |
| 4 | komplette bzw. Abgangsverschlüsse | bei Inoperabilität |

*Tabelle 8-10:* Bewertung ergänzender interventioneller Verfahren bei femoro-poplitealer Anwendung.

| | |
|---|---|
| lokale Lyse | gut bei frischem Verschluß (< 1 Monat) zum Aufdecken der chronischen Läsion, Versuch auch bei älterem Verschluß gerechtfertigt |
| Rotationsangioplastie | deutliche Erhöhung der Rekanalisationsrate bei längerstreckigem Verschluß |
| Atherektomiesysteme | keine eindeutige Verbesserung der Langzeitergebnisse gegenüber der PTA |
| Stents | kritische Indikationsstellung; gesicherte Vorteile bei Dissektion, evtl. beim Rezidiv |
| Stentprothesen | bei Verschluß theoretische Vorteile gegenüber PTA allein, noch keine Langzeitergebnisse |
| Laser | zur Rekanalisation nicht besser, aber teurer als Rotationsangioplastie; im Langzeitergebnis kein gesicherter Vorteil gegenüber alleiniger PTA |

tion darstellt, ist es nicht verwunderlich, daß mit allen bekannten interventionellen Verfahren versucht wurde, die Ergebnisse zu verbessern. Zwar wurden Erfolge in der Rekanalisationsrate erzielt, was insbesondere für die Rotationsangioplastie gilt. Eine wesentliche Verbesserung der Langzeitprognose steht bisher jedoch noch aus. Vom theoretischen Ansatz her sind sie unserer Meinung nach am ehesten von endovaskulären Prothesen zu erwarten. Tabelle 8-10 gibt eine zusammenfassende Bewertung der zusätzlichen Verfahren.

### 3.2.5 Unterschenkelregion

Wie für die konventionelle Gefäßchirurgie ist die Unterschenkelregion auch für interventionelle Maßnahmen aufgrund des niedrigen Gefäßkalibers eine Problemzone. Zum einen steigt das Thromboserisiko, wenn die Differenz zwischen Gefäßdurchmesser und verwendeten Kathetersystemen zu gering wird und damit der Flow in der Peripherie drastisch erniedrigt wird. Zusätzlich wirken sich ins Lumen vorspringende Strömungshindernisse bei dem geringen Gefäßkaliber wesentlich stärker aus, so daß z.B. Dissektionen in der Regel zu einem raschen Verschluß der Unterschenkelarterie führen. Die Verschlüsse sind dann in der Regel komplett und nicht mehr wie bei höhergelegenen Regionen häufig dank noch erhaltener Kollateralisierung segmental.

Aufgrund der therapeutischen Probleme bzw. des Risikos invasiver Maßnahmen wird die Indikation im Unterschenkelbereich besonders streng gestellt. Indikationen im Stadium II sind in der Regel nur nach Ausschöpfung aller zustromverbessernder Maßnahmen sowie konsequenter, konservativer Behandlung zu rechtfertigen: Somit beschränken sie sich auf die Stadien III und IV, d. h. den Zustand drohender Amputation.

Im Prinzip gelten auch am Unterschenkel die Therapiekriterien, die in Tabelle 8-9 angegeben sind. Dank verbesserter, ultradünner Dilatationskatheter bzw. speziell für langstreckige Stenosen oder Verschlüsse im Unterschenkelbereich gefertigte Katheter mit 10 cm langem Ballon werden in Zentren mit größerer Erfahrung beachtliche Ergebnisse mit PTA erzielt. Die Offenheitsrate zwei Jahre nach Ballondilatation liegt bei 60%, wobei Vergleiche aufgrund des sehr variablen Verschlußmusters problematisch sind.

Wegen der therapeutischen Probleme im Unterschenkelbereich geht bei der Verfahrenswahl im besonderen Maße der Gesamtzustand des Patienten und begleitende Erkrankungen ein. Dem sehr aufwendigen femoro-kruralen Bypass-Verfahren, das zusätzlich noch vom Vorhandensein einer geeigneten Vene abhängig ist, steht auf der anderen Seite beim pflegebedürftigen, häufig schon bettlägerigen Patienten die Unterschenkelamputation oder Knieexartikulation gegenüber. Dazwischen angesiedelt ist auch bei eingeschränkter Langzeitprognose die Ballondilatation in ausgewählten Fällen durchaus sinnvoll. Daneben spielen weitere interventionelle Verfahren keine wesentliche Rolle. Den besten Erfolg verspricht noch die Rotationsangioplastie mit schnellrotierendem System (Rotablator), mit dem auch harte, verkalkte Stenosen oder Verschlüsse nach Rekanalisation mit ultrafeinem Führungsdraht behandelbar sind. Größere klinische Studien von Aussagekraft liegen darüber noch nicht vor.

## 3.3 Aneurysmen

### 3.3.1 Bauchaortenaneurysma

Das infrarenale Bauchaortenaneurysma ist die häufigste und klinisch bedeutsamste Form der Aneurysmaerkrankungen. Durch die zu 98 % arteriosskerotisch bedingte Degeneration der Aortenwand kommt es zu einer Dilatation der infrarenalen Aorta, die unbehandelt schließlich zur tödlichen Ruptur führt. Neben der Rupturgefahr ist der Patient mit Bauchaortenaneurysma durch thromboembolische Komplikationen bedroht. Die im Aneurysmasack häufig ausgebildeten Abscheidungsthromben können rezidivierend embolisieren und führen oft klinisch unbemerkt oder zu spät diagnostiziert zu peripheren Durchblutungsstörungen.

Mit steigender Lebenserwartung nimmt die Häufigkeit des infrarenalen Bauchaortenaneurysmas zu. Annähernd 5 % der über 65jährigen Männer leiden an dieser Erkrankung. Jährlich sterben in den USA etwa 15 000 Patienten an der Aneurysmaruptur. Die einzig wirkungsvolle Behandlungsmaßnahme war bisher die seit Jahrzehnten praktizierte Ausschaltungsoperation mit Ersatz des erkrankten Gefäßabschnittes durch Interposition einer Rohr- oder Y-Prothese. Trotz erheblicher Verbesserungen in Operation und perioperativer Behandlung handelt es sich dabei immer noch um einen sehr aufwendigen und risikoreichen Eingriff. Im Stadium der Ruptur liegt die Letalität zwischen 30 und 50 %, bei elektiver Operation zwischen 1 und 5 %. Für die große Zahl multimorbider Risikopatienten, die häufig von der elektiven Operation zurückgestellt werden, dürfte das Operationsrisiko bedeutend höher, in der Größenordnung um 10–20 % auch bei elektiver Operation liegen. Es ist daher nicht verwunderlich, daß seit fast 20 Jahren nach weniger belastenden, interventionellen Verfahren zur Aneurysmaausschaltung gesucht wird. Seit 1990 gibt es erste Berichte über erfolgreich interventionell behandelte klinische Fälle. Die Beherrschung technischer Probleme zeichnet sich bereits ab, wenn auch noch viele – auch wirtschaftliche – Hindernisse beseitigt werden müssen.

Das symptomatische Bauchaortenaneurysma stellt eine absolute Operationsindikation dar, sofern der Patient operabel ist und eine realistische Überlebenschance besteht. Die elektive Ausschaltung im asymptomatischen Stadium wird für die interventionelle Behandlung wie für die konventionelle Operation gleichermaßen beurteilt. Dabei versuchen wir im Grunde, das Risiko der Ruptur aus der Morphologie des Aneurysmas abzuleiten, und dies dem Operationsrisiko gegenüberzustellen.

Für eine rasche elektive Ausschaltung spricht:
– Druckschmerz
– großer Durchmesser des Aneurysmas (d. h. > als 5–6cm), als Grenzbereich gelten 3,5 cm
– sackförmige Konfiguration (umschriebene Wandschwäche)
– im Verlauf rasche Größenzunahme.

Obwohl bei einem Durchmesser von unter 4 cm die Indikation meist sehr zurückhaltend gestellt wird, gibt es Rupturen auch bei diesen kleinen Aneurysmen.

Im Augenblick sind interventionelle Verfahren zur Ausschaltung des BAA noch nicht ausreichend erprobt, um sie in einer Notfallsituation einzusetzen. Die elektive Ausschaltung wurde jedoch bereits vielfach erfolgreich durchgeführt und wird sich unserer Meinung nach weiter durchsetzen. Klinisch und historisch bedeutsame Verfahren gehen zurück auf Parodi, Palmaz und Chuter.

Wohl am weitesten ausgereift – mit etwa 500 erfolgreichen Implantationen – ist die transfemorale endovaskulär zusammengesetzte Y-Prothese nach Mialhe. Sie ist ein zweiteiliges, aus mit Dacron ummanteltem Nitinolstent (Cragg-stent) bestehendes Bifurkationssystem. Die infrarenale Aortenprothese mit einem iliakalen Schenkel wird mit Einführbesteck über eine Arteriotomie von der Leiste aus eingebracht und infrarenal mit dem Stent verankert. Eine clipmarkierte Öffnung für

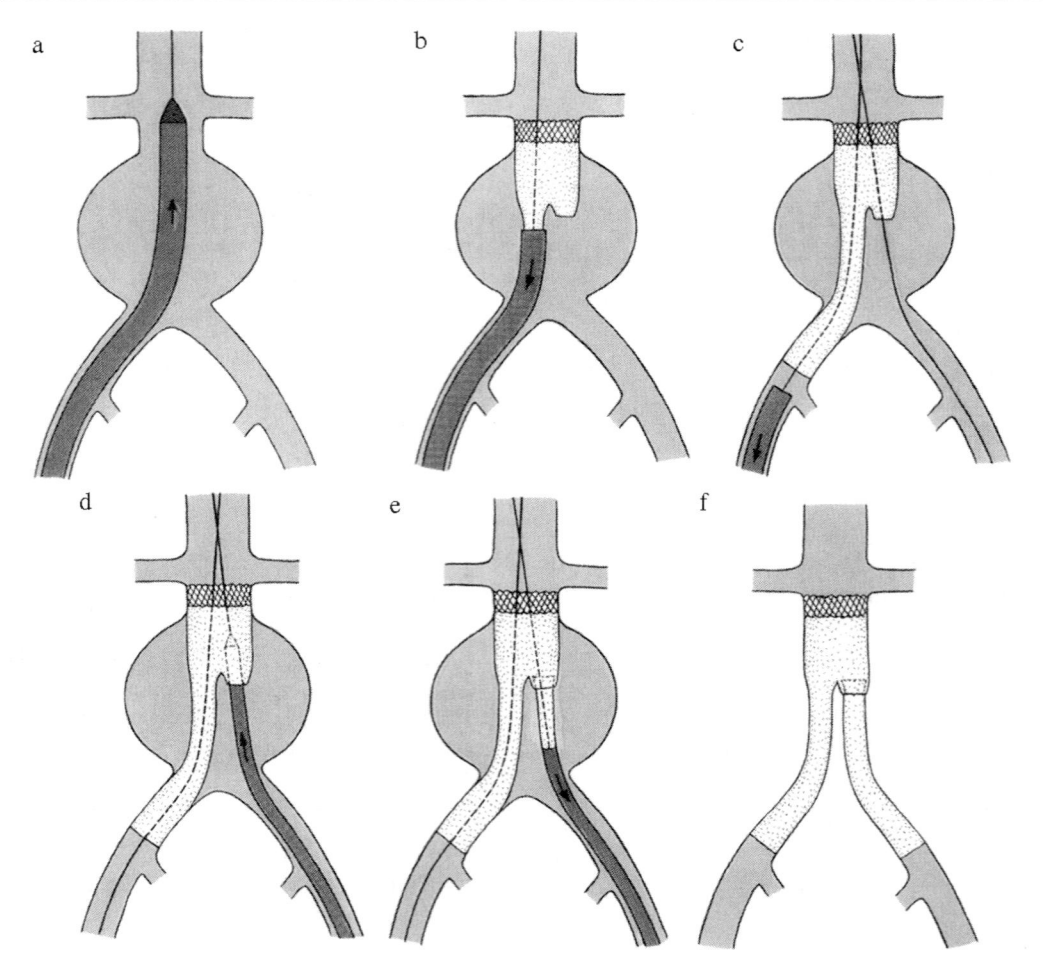

*Abbildung 8-26:* Endovaskulär zusammengesetzte transfemorale Aortenbifurkationsprothese, Implantationsschritte. a. Transfemorales Einbringen des aortalen Systems. b. Entfalten des aortalen Stentgrafts. c. Entfalten des iliakalen Schenkels. d. Transkutanes Einführen des iliakalen Systems nach Passieren der Prothesenöffnung mit dem Führungsdraht. e. Nach «Andocken» an der konisch geformten aortalen Prothesenöffnung Entfalten des zweiten iliakalen Schenkels. f. Fertige transfemoral plazierte Y-Prothese.

den gegenseitigen iliakalen Schenkel wird von der Gegenseite nach Einbringen einer Schleuse mit Führungsdraht kanüliert und der gegenseitige Iliakalschenkel «angedockt». Die konische Fertigung und exakte Größenabstimmung von Öffnung und iliakalem Schenkel zusammen mit dem iliakalen Nitinolstent gewährleisten die Dichtigkeit an der Verbindungsstelle. Abbildung 8-26 zeigt die vier Schritte des endovaskulären Zusammensetzens der Y-Prothese.

Der Vorteil des Systems besteht auch darin, daß bei weiten Iliakalarterien daraus resultierende Probleme mit der Abdichtung distal leicht zu lösen sind. Die Prothese wird dann durch Ansetzen weiterer, gegebenenfalls nach peripher weiterwerdender Ansatzstücke ergänzt. Damit kann eine sichere primäre Ausschaltung des Aneurysmas gewährleistet werden. Die Prothese ist für einen relativ großen Teil der Aneurysmapatienten geeignet. Voraussetzung ist, daß der infrarenale «Aneurysmahals» den Durchmesser der zur Verfügung stehenden Prothese nicht überschreitet (z. Z. 26 mm).

## 3.3.2 Periphere Aneurysmen

Periphere Aneurysmen sind ebenfalls meist ateriosklerotisch bedingt. Ihre klinische Bedeutung ergibt sich in erster Linie aus den thromboembolischen Komplikationen, die sie verursachen. Die Rupturgefahr spielt, ausgenommen das Iliacaaneurysma, keine wesentliche Rolle. Seltende Sonderformen mit höherer Rupturgefahr sind dysplastische, traumatische und mykotische Aneurysmen.

Periphere Aneurysmen der oberen Körperhälfte sind selten, abgesehen von den etwas häufigeren Aneurysmen der Arteria subclavia. Wesentlich häufiger und von klinischer Wichtigkeit sind Aneurysmen der unteren Körperhälfte:

- Arteria iliaca: Isolierte Iliacaaneurysmen sind abzugrenzen von erweiterten Beckenarterien bei Bauchaortenaneurysma. Sie sind erheblich seltener, können jedoch ebenfalls zu lebensbedrohlichen Rupturen führen.
- Arteria femoralis: Aneurysmen der Leistenregion sind klinisch leichter zu identifizieren und aufgrund embolischer Komplikationen von Bedeutung. Sie treten öfter beidseits auf.
- Arteria poplitea: Aneurysmen der Arteria poplitea sind die häufigste Form des peripheren Aneurysmas. Sie treten noch häufiger (etwa 60%) bilateral auf. Zum Zeitpunkt der Diagnosestellung haben sie oft schon durch periphere Embolien zu einer klinisch relevanten Einschränkung der peripheren Strombahn geführt. Obwohl bereits symptomatisch, müssen sie nicht unbedingt zweifelsfrei in der Kniekehle tastbar sein, so daß im Verdachtsfall unbedingt eine sonographische Diagnostik erfolgen sollte.

Symptomatische Aneurysmen stellen aufgrund des erneuten Embolierisikos eine dringliche Indikation zur Ausschaltung dar. Grundsätzlich sollten jedoch auch symptomatische Aneurysmen bzw. bei bilateralem Befall die oft asymptomatische Gegenseite ausgeschaltet werden.

Durch die Entwicklung endovaskulärer Prothesen ergibt sich seit kurzem auch die Möglichkeit, periphere Aneurysmen interventionell zu behandeln. Die endovaskuläre Ausschaltung entspricht in ihrem Grundprinzip der konventionellen Ausschaltungsoperation durch Interposition der Prothese. Da auch vom Prothesenmaterial her kein grundsätzlicher Unterschied besteht (PTFE bzw. Dacron), kann man wohl mit vergleichbaren Langzeitergebnissen rechnen.

Im Iliakalbereich kommen in der Regel endovaskuläre Prothesen von 10 oder 12 mm Durchmesser zur Anwendung. Voraussetzung ist, daß das Aneurysma am Iliacaabgang noch einen Aneurysmahals von bis zu 12 mm Durchmesser besitzt. Um dies zu klären, ist die präoperative Bestimmung der Durchmesser der dem Aneurysma benachbarten Gefäßabschnitte in der Computertomographie erforderlich.

Bei Femoralisaneurysmen sehen wir im Augenblick keinen Vorteil bei einem interventionellem Vorgehen. Es gilt hier das gleiche wie für die arteriosklerotischen, stenosierenden Veränderungen im Leistenbereich.

Beim Popliteaaneurysma sowie beim Subclaviaaneurysma sehen wir vom Zugang her durch das transkutane Vorgehen von der Leiste aus deutliche Vorteile gegenüber der konventionellen Operation. Das Risiko der Verletzung von benachbarten Venen und Nerven, das in der Poplitea bei einem konventionellen Verfahren eine Rolle spielt, entfällt beim interventionellen Vorgehen. Abknickungsprobleme haben wir bei dem von uns verwendeten System aus Dacronprothese und Nitinolstent nicht gesehen. Die Elastizität des Stents erscheint hoch genug und wirkt eher im positiven Sinn wie eine Ringverstärkung der Prothese. Verwendet werden im Poplitea- sowie im Subclaviabereich 6–8 mm im Durchmesser große endovaskuläre Prothesen.

Seltene Anwendungen, die im Prinzip der Situation beim peripheren Aneurysma entsprechen, sind Anastomosenaneurysmen nach konventionellen Bypassoperationen. Ferner sollte man auch bei dem seltenen Krankheitsbild der peripheren AV-Fistel an die interventionelle Ausschaltungsmöglichkeit mittels endovaskulärer Prothese denken.

Ergibt sich vom Zugang her für die konventionelle Operation eine technisch schwierige Situation (z. B. posttraumatische AV-Fistel mit lokalen Vernarbungen oder Operationsnarben beim Anastomosenaneurysma), spricht dies eher für ein interventionelles Vorgehen.

*Abschließende Bemerkung:* Endovaskuläre Verfahren, insbesondere solche zur Aneurysmaausschaltung werden noch nicht lange genug praktiziert, um Aussagen zum Langzeitergebnis (5–10

Jahre und länger) machen zu können. Auf diese Tatsache muß der Patient daher im Rahmen der Aufklärungspflicht hingewiesen werden (Information über Alternativen, d. h. in diesem Fall konventionell gefäßchirurgische Therapiemöglichkeiten). Selbst bei schon lange praktizierten Therapieformen zur Behandlung der AVK (wie PTA und Stent) liegt nicht immer eine ernstzunehmende, vergleichende Evaluierung gegen konventionell gefäßchirurgische Eingriffe vor. Die Schwierigkeiten, dies etwa in Form häufig geforderter, aber kaum verwirklichter randomisierter Studien zu klären, bestehen nicht nur auf organisatorischem Gebiet. Während die Ergebnisse konventioneller Rekonstruktionen nur geringfügige Änderungen im letzten Jahrzehnt erfahren haben (z. B. durch verbessertes Prothesenmaterial), haben sich interventionelle Therapieverfahren, die dabei verwendeten Materialien und damit möglicherweise auch die erzielten Ergebnisse ungleich schneller verändert. Noch problematischer ist die Beurteilung von Langzeitergebnissen konventioneller Eingriffe verglichen mit denen kombinierter Verfahren. Letztere werden oft als weniger «invasives» Therapiekonzept auf Wunsch des Patienten gewählt, obwohl ein schlechteres Langzeitergebnis wahrscheinlich ist, was zusätzlich den wissenschaftlichen Vergleich erschwert. Umso wichtiger ist es daher, daß alle Ärzte, die Gefäßkranke behandeln, die verschiedenen Verfahren auch über lange Sicht kritisch bewerten und sich andererseits über die zahlreichen neuen Entwicklungen ausreichend informieren.

## Literatur

Brown, M.M.(1992) Balloon angioplasty for cerebrovascular disease. Neurol Res England 14(2 Suppl.):159–163.
Diethrich, E.B. (1996) Stenting in the carotid artery: Initial experience in 110 patients. J Endovasc Surg 3; 42–62.
Diethrich, E.B. (1993) Preliminary observations on the use of the Palmaz stent in the distal portion of the abdominal aorta. Am Heart J 125(2 Pt1):490–501.
Kachel, R. (1993) PTA der supraaortalen Arterien, insbesondere Carotis und Vertebralis. Eine Alternative zur Gefäßchirurgie. J Mal Vasc 18(3):254–257.
Kuhn, F.-P. (1992) Renale Stentimplantatio. Rofo Fortschr Geb Röntgenstr Neuen Bildgeb Verfahr 157(1):65–71.
Menges, H.-W. (1992) Die endovaskuläre Stentimplantation aus gefäßchirurgischer Sicht. In: Kollath, Liermann (Hrsg.) Stents II, S.132–138.
North American Cerebral Percutaneous Transluminal Angioplasty Registry (NAPTCAR) Investigators Update ... of complications of cerebral PTA (Abstr.). Circulation 1995; 92:1–383.
Palmaz, J.C. (1992) Stenting of the iliac arteries with the Palmaz stent: experience of a multicenter trial. Cardiovasc Intervent Radiol 15(5):291–297.
Strecker, E.P.(1993) Iliac and femoropopliteal vascular occlusive disease treated with flexible tantalum stents. Cardiovasc Intervent Radiol 16(3):165–177.
Wolf, G.L. (1993) Surgery or balloon angioplasty for peripheral vascular disease: a randomized clinical trial. J Vasc Interv Radiol 4(5):639–648.

# 4. Venen

H. Stiegler

## 4.1 Varikosis

### 4.1.1 Anatomie

Während die tiefen Venen der unteren Extremität oft bis in den Oberschenkelbereich hinein paarig angelegt und ab der Beckenregion klappenlos sind, sind die oberflächlichen Venen unpaar und regelhaft mit Klappen besetzt.

Sowohl anatomisch wie funktionell läßt sich das gesamte Venensystem des Beines in vier Gruppen einteilen:
- tiefes Venensystem
- Stammvenensystem
- retikuläres System
- Perforansvenensystem.

Die *oberflächlichen Stammvenen* werden vom Stamm der V. saphena magna et parva gebildet, diesen ist auch die V. femoro-poplitea als Fortsetzung der V. saphena parva zuzuordnen. Beide Stammvenen münden jeweils im Venenkreuz in das tiefe Venensystem.

Das *retikuläre System* besteht aus dünnen Venen der Haut und des Subkutangewebes, sie führen ihr Blut über Seitenäste in die Stammvenen bzw. über die Vv. perforantes in das tiefe System.

*Perforansvenen* verbinden die retikulären Venen mit dem tiefen Venensystem. Ist die retikuläre Vene sehr kurz, kann sie somit auch eine direkte Kommunikation zwischen Stammvene und tiefer Vene herstellen. Der intakte Klappenbesatz der zahlreichen Perforansvenen ist so geordnet, daß Blut nur in das tiefe Venensystem geleitet werden kann.

*Vena saphena magna*

Die V. saphena magna entspringt im medialen Bereich den Fußrückenvenen; ihr Stamm führt zunächst etwas ventral des Innenknöchels nach kranial, um in Höhe des Kniegelenkes leicht nach dorsal abzutauchen. Unterhalb des Kniegelenkes nimmt sie die hintere Bogenvene auf, die zu den typischen Vv. perforantes des Unterschenkels Kontakt hat (Cockett I–III). In Oberschenkelmitte und höher fließt ihr die akzessorische V. saphena zu, die bei der Saphenektomie unterbunden werden sollte, um ein größeres Hämatom zu vermeiden. Hier ist die mediale V. accessoria in der Regel weit stärker ausgeprägt als die laterale. Im Venenkreuz fließen ihr von kranial die V. epigastrica superf., von medial die Vv. pudendae ext. und von lateral die V. circumflexa ilium superf. zu, wobei sowohl eine große Variationsbreite bezüglich der Einmündungshöhe der Stammvene als auch der Venen der Crosse besteht (Abb. 8-27). Venen der Crosse können unmittelbar am Confluens in die V. saphena magna münden, so daß beim Belassen eines größeren Saphenastumpfes unweigerlich ein Rezidiv droht. Sie können aber auch direkt in die V. femoralis comm. münden (ventral und lateral); werden sie nicht ligiert, so sind sie ebenfalls Ausgangspunkt eines Rezidives.

Unterschiedliche Höhen der Einmündung der

V. saphena magna können erhebliche Probleme in der anatomischen Zuordnung bereiten.

Beim Hochschieben einer Sonde von distal kann diese, wenn eine distale Einzündung vorliegt, in das tiefe Venensystem abgleiten, was bei unzureichender Darstellung in der Leiste mißgedeutet werden und zur Exhairese der tiefen Vene führen kann.

In der distalen Unterschenkelhälfte verläuft neben der V. saphena magna der N. saphenus, wobei er supramalleolar nur durch eine dünne Gewebebrücke von der Vene getrennt wird. Bei unsachgemäßem Vorgehen kann es leicht zu einer Verletzung dieses Nerven kommen.

### Vena saphena parva

Die V. saphena parva sammelt das Blut aus den lateralen Fußvenen. Sie zieht lateral der Achillessehne nach kranial und tritt – häufig schon in Unterschenkelmitte – unter die Fascia cruris. In va-

*Abbildung 8-27:* Anatomie des Venensternes in der Leiste. Das Insert × zeigt als seltene anatomische Variante eine tief einmündende V. saphena magna bei normaler Position des Venensternes. Wird in dieser anatomisch besonderen Situation die von distal eingeführte Knopfsonde in Höhe des Venensternes geborgen und gestrippt, so kommt es unweigerlich zu einer schweren Verletzung der tiefen Vene!

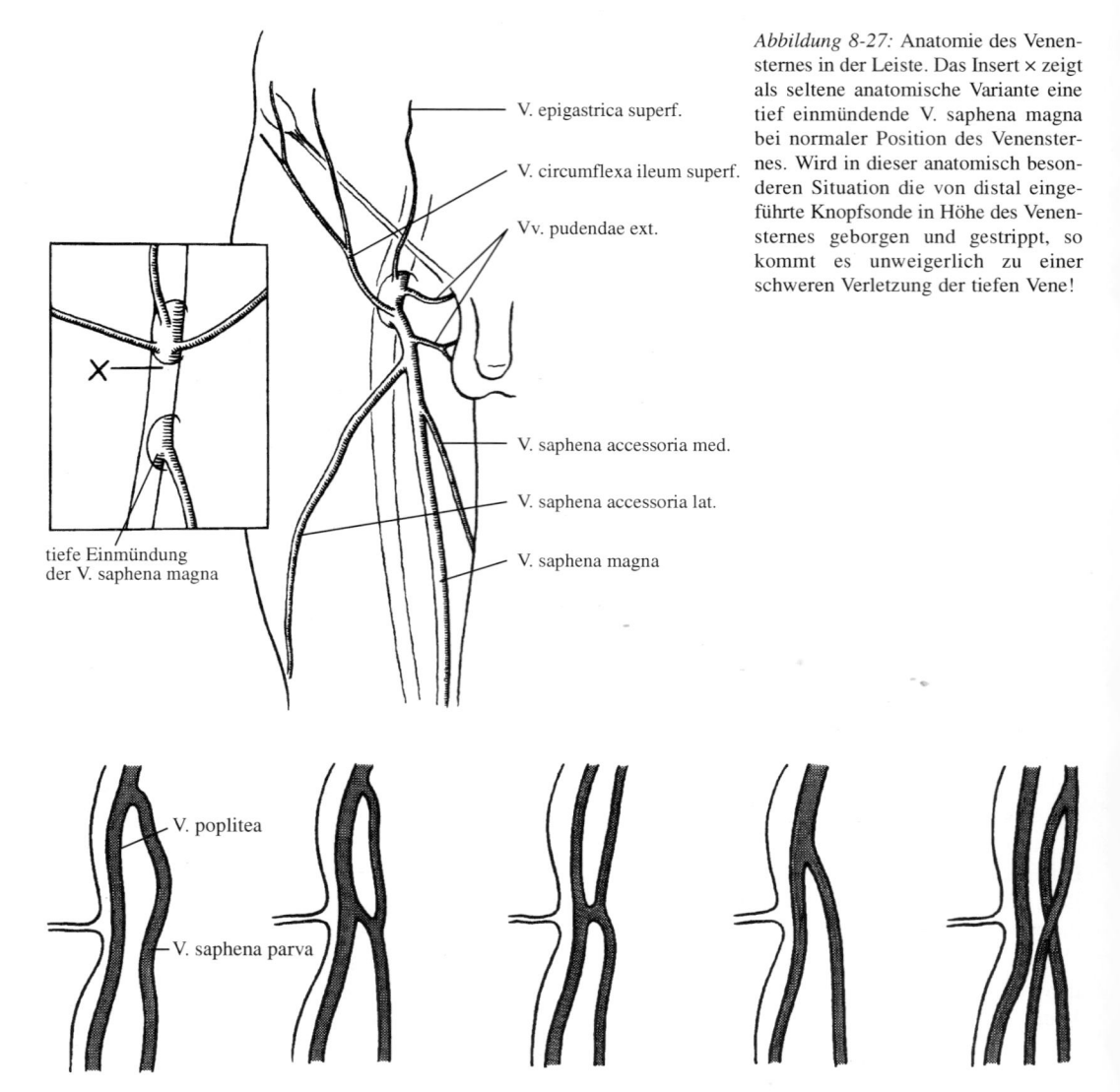

*Abbildung 8-28:* Anatomische Varianten der Einmündung der V. saphena parva in die V. poplitea.

riabler Höhe taucht sie in die Tiefe und mündet in großer anatomischer Variation in die V. poplitea (Abb. 8-28). Auch hier findet sich ein Venenkreuz, dessen größtes Gefäß die V. femoro-poplitea ist, die nach lateral ziehend meist um die Oberschenkelaußenseite zur V. saphena magna führt. Der Abstand zwischen der V. saphena parva und der V. poplitea in Kniegelenksniveau kann sehr gering sein, so daß fälschlicherweise die V. poplitea als V. saphena parva mißinterpretiert werden kann – mit entsprechend fatalen Folgen. Ferner ist die sehr enge Lagebeziehung zum N. tibialis zu nennen, die ein besonders sorgfältiges Präparieren in dieser Region erfordert

Zuletzt ist der N. suralis zu erwähnen, der in engem Kontakt zur V. saphena parva liegt und bei der Exhairese geschont werden muß.

*Perforansvenen*

Die anatomische Position der wichtigsten Perforansvenen ist der Abb. 8-29a zu entnehmen. Während sie früher durch Abgreifen von Standardmeßwerten angezeichnet und später durch die Phlebographie mit Maßskalen geortet wurden, erfolgt die moderne Darstellung heute mit der farbkodierten Duplex-Sonographie. Die anatomische Kenntnis der typischen Perforantes beschleunigt zwar ihr Auffinden, dennoch gelingt nur mit der Duplex-Sonographie eine exakte Positionierung und Funktionszuordnung, so daß dem präoperativen Duplex-unterstützten Anzeichnen erste Priorität zukommt. Damit kann nicht nur der operative Zugang auf ein Minimum reduziert werden, auch das Erfassen möglichst aller funktionell pathologischer Vv. perforantes ist gut möglich. Das Ertasten von Perforantes sollte heute der Vergangenheit angehören.

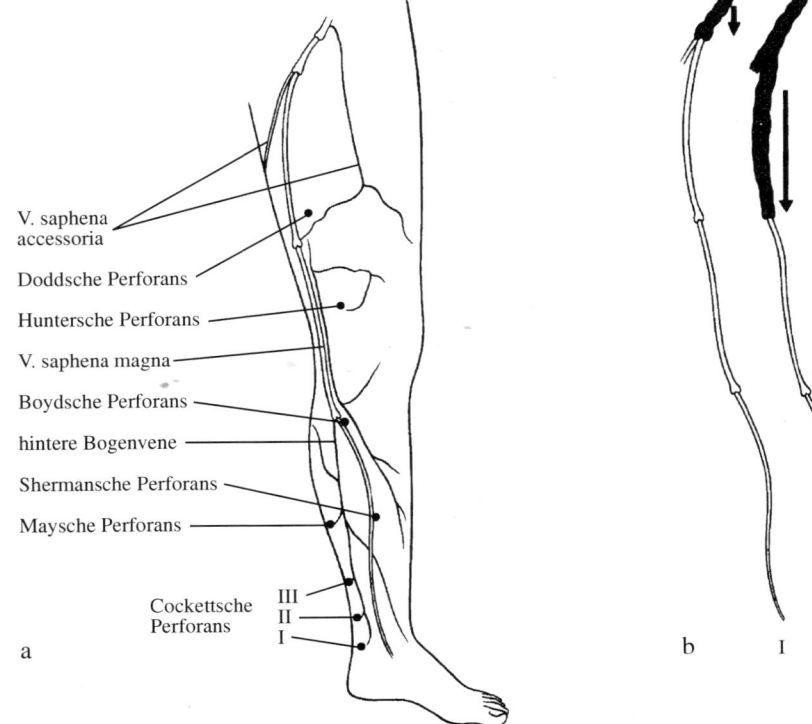

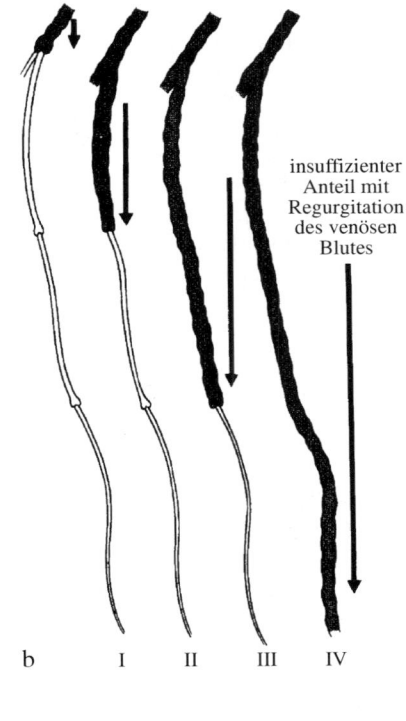

*Abbildung 8-29:* Einteilung der Insuffizienz der V. saphena magna nach Hach. Die vier Insuffizienzgrade (b) werden durch die Höhe der ersten suffizienten Venenklappe definiert. Links (a) sind zusätzlich die wichtigsten Perforansvenen eingezeichnet.

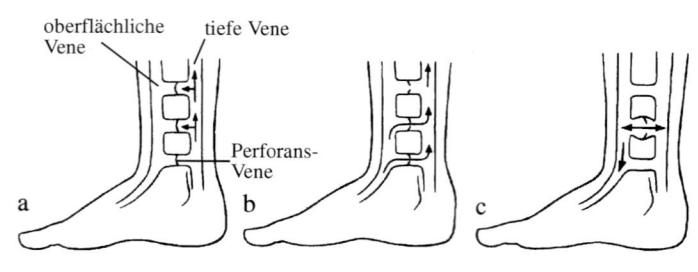

*Abbildung 8-30:* Funktion der Perforansvenen. a. Bei Druckerhöhung im tiefen Venensystem (z. B. beim Gehakt) schließen sich die intakten Klappen der Vv. perforantes und verhindern so eine Regurgitation von Blut in das oberflächliche Venensystem. b. Durch suffiziente Venenklappen wird der Fluß Richtung tiefer Vene kanalisiert. c. Wird die Klappe der Perforansvene insuffizient, so regurgiert Blut aus dem tiefen Venensystem in das oberflächliche und induziert dort eine Varikosis der Stammvenen und der Venen des retikulären Systems.

### 4.1.2 Pathophysiologie

Beim intakten Venensystem kommt es durch Husten, Pressen, Lachen, körperliche Anstrengung und in stehender Position zur Erhöhung des venösen Druckes, der sich im klappenlosen Beckenbereich zunächst aufbaut, durch die Venenklappen mit Beginn der V. femoralis comm. jedoch deutlich vermindert wird. Bei längerem Stehen findet sich jedoch in den oberflächlichen und tiefen Venen ein Druckprofil, das der hydrostatischen Säule entspricht und demnach Werte von 90 und 100 mmHg erreicht. Bereits beim ersten Schritt kommt es jedoch unter dem Einfluß der Muskelpumpe der Wade zur Kompression der Blutsäule, die bei intakten Klappen nur nach proximal «ausgepreßt» werden kann. Die Folge ist ein deutlicher Druckabfall, der durch weitere Bewegungen verstärkt wird. Dieser Vorgang läßt sich in der Phlebodynamometrie problemlos untersuchen und quantifizieren, weshalb dieses Verfahren am subtilsten Auskunft über die hämodynamische Situation im Venensystem gibt.

Wird nun eine Klappe undicht, so regurgitiert venöses Blut bis zur nächsten intakten Klappe, die längerfristig der Dauerbelastung nicht standhält, ebenso undicht wird und die Phase der Hypertonie nach distal erweitert.

Charakteristisch ist die Anordnung der Klappen in der V. saphena magna. Daraus leitet sich bei Vorliegen einer Klappeninsuffizienz die Einteilung der Stammvarikosis nach Hach ab. Dabei bestimmt die erste distale funktionsfähige Klappe den distalen Insuffizienzpunkt (Abb. 8-29b):
– Grad I: Varikosis im proximalen Abschnitt
– Grad II: Varikosis 2/3 des Oberschenkels
– Grad III: Varikosis bis unterhalb des Kniegelenkes
– Grad IV: Varikosis bis in die Fußregion.

Venöses Pendelblut überlastet mittelfristig auch das tiefe Venensystem, so daß venös gepooltes Blut in einem eigenen Kreislauf zirkuliert. Während beim Venen-Gesunden durch Bewegung eine Druckentlastung auftritt, persistiert beim Venen-Kranken der venöse Hypertonus. Dieser führt zum Ödem, das die kapilläre Perfusion behindert und letztlich den Weg von der gestörten Mikrozirkulation zur Nekrose (Ulkus) ebnet.

Auf Grund der Vielzahl der pathologisch veränderbaren Klappen (oberflächliche Venen, Perforansvenen, tiefes Venensystem) resultiert eine Vielzahl von Varizenformen, die jedoch alle dem gleichen pathogenetischen Prinzip gehorchen.

Die Bedeutung der Vv. perforantes sei in diesem Zusammenhang kurz herausgehoben. Sie leiten venöses Blut vom oberflächlichen in das tiefe Venensystem. Durch spontane Venektasie oder durch pathologische Druckwerte im oberflächlichen und tiefen (Z. n. Thrombose) Venensystem kommt es zum fehlenden Klappenschluß und so zur Regurgitation des Blutes in beide Richtungen, abhängig von den jeweils herrschenden Druckverhältnissen (Abb. 8-30). Dies führt zu venösem Pendelblut, das eine weitere Klappendestruktion in noch gesunden Venenabschnitten bewirkt und insbesondere im Haut-Subkutanbereich die Mikrozirkulation schwer beeinträchtigt. Deshalb muß bei jedem Ulcus cruris nach einer insuffizienten Perforansvene gesucht und diese als pathogenetische Ursache des Ulkus ausgeschaltet werden.

**4.1.3 Diagnostik**

Man unterscheidet Varizenträger und Varizenkranke. Während Varizenträger zwar die objektiven Merkmale der Varikosis aufweisen, jedoch noch symptomlos sind und letztlich das symptomatische Stadium zu erwarten haben, klagen Varizenkranke über Schweregefühl bis zum hartnäckigen Schmerzbild und Schwellneigung mit begleitender, rezidivierender Thrombophlebitis und Erysipel.

Zeichen für eine fortgeschrittene Mikrozirkulationsstörung sind Pigmentstörungen, Narben und manifeste Ulcera crures. Unter stehender Belastung nehmen diese Symptome ebenso zu wie unter dem Einfluß der Wärme, Kompression mindert die Symptome.

*Klinische Untersuchung*
Die klinische Untersuchung umfaßt zunächst die *Inspektion*, die beim schlanken Patienten einen guten Überblick über das Ausmaß der Varikosis zuläßt. Der Patient sollte hierzu stehen, um eine möglichst gute venöse Füllung zu erzielen. Leicht sind Hautveränderungen wie Pigmenteinlagerungen, Narben, Ulzera und trophische Störungen zu diagnostizieren.

Da Ulzera nicht selten gemischt arterio-venös bedingt sind, sollte grundsätzlich auch eine arterielle Perfusionsstörung ausgeschlossen werden (z. B. diabetische Mikroangiopathie).

Die *Palpation* hilft beim Adipösen weiter, bei dem die Varikosis im Fettpolster verschwindet. Insbesondere bei isolierter symptomatischer Perforansinsuffizienz kann das Auffinden eines Druckpunktes die weitere Therapie beeinflussen, da die lokalisierte Schmerzhaftigkeit häufig ihre Ursache in einer abakteriellen Phlebitis hat, die nur mit Ausschaltung der pathologischen Druckverhältnisse verschwindet. Testverfahren haben seit der Einführung der Doppler-Sonde (undirektional) und insbesondere seit dem Einsatz der farbkodierten Duplex-Sonographie keine Bedeutung mehr.

*Apparative Diagnostik*
Besser noch als mit dem undirektionalen Doppler läßt sich heute das oberflächliche und tiefe Venensystem mittels farbkodierter Duplex-Sonographie untersuchen. Damit ist nicht nur eine morphologische, sondern auch funktionelle Beurteilung möglich. Da sie zudem nichtinvasiv ist, ist sie beliebig wiederholbar und ohne Strahlenbelastung einsetzbar. In der Hand des Erfahrenen hat sie die Treffsicherheit der Phlebographie, die nur noch in folgenden Situationen durchgeführt wird:
– Z. n. tiefer Venenthrombose (u. a. aus forensischen Gründen)
– Z. n. vorausgegangener Varizenoperation
– Z. n. ausgedehnter Sklerosierungstherapie
– unsichere Beurteilbarkeit mittels Duplex-Verfahren.

Wenn es die Zeit erlaubt, so profitiert besonders der Chirurg von einer persönlich durchgeführten Untersuchung mit dieser Technik, kann er sich doch am Tag vor der Operation ein exaktes Bild vom Ausmaß der morphologischen und insbesondere hämodynamischen Störungen machen.

**4.1.4 Primäre Varikosis der Vena saphena magna**

Am Tag vor der Operation wird der pathologische Venenabschnitt mittels Duplex-Verfahren geortet und mit einer alkohol-resistenten Farbe markiert.

Der Eingriff erfolgt in Rückenlage, meist wird eine IT-Narkose vorgenommen. Der Schnitt wird nun medial der A. femoralis comm. geführt, wobei die kosmetisch besten Ergebnisse durch eine möglich genitalnahe Position erzielt werden. Nach dem Durchtrennen der Subkutanfaszie in Oberschenkellängsrichtung (cave: Lymphbahnen) schimmert die V. saphena magna im Fettgewebe durch, sie wird freigelegt, angeschlungen und dann Richtung Venenkreuz präpariert. Mit zwei Roux-Haken werden nun sorgfältig die Venen der Crosse dargestellt und doppelt ligiert (Abb. 8-31). Dieses Vorgehen muß sehr subtil erfolgen, da die Venen sehr dünn und leicht zerreißlich sind. Blutungen sind prinzipiell zu vermeiden, sie gefährden letztlich die tiefe Vene auf Grund mangelhafter Übersicht. Auch zahlreiche anatomische Varianten können die Präparation erschweren. Ihre Unterbindung hat auch dann zu erfolgen, wenn sie direkt in die tiefe Vene münden, da sie Ausgangspunkt eines Rezidives werden können. Somit muß die tiefe Vene auch in der ventralen Zirkumferenz freigelegt werden, damit die anatomische Zuordnung zweifelsfrei gelingt und ein Strippen der tiefen Vene unmöglich wird. Bei dieser Präparation stößt man regelmäßig auf eine kleine kreuzende Arterie; der besseren Übersicht wegen empfiehlt sich deren Durchtrennung und Ligatur. Abschließend wird die V. saphena magna mit den Finger stumpf aus dem distalen Fettgewebe ausgelöst. Meist kommt hier die V. saphena accessoria zur Darstellung, die gezielt unterbunden werden sollte. Mit dem Einlegen einer feuchten Kompresse in die Leistenwunde wird der Eingriff zunächst beendet.

Nun wird die V. saphena magna an ihrem distalen Insuffizienzpunkt freigelegt; im Stadium IV ist dies in der supramalleolaren Region (die Exhairese wird somit auf den defekte Gefäßabschnitt begrenzt). Die Schnittführung erfolgt in Richtung der Hautspalten, eine Länge von 6–7 mm ist bei der Inversionsexhairese ausreichend. Die V. saphena magna wird hier subtil vom begleitenden N. saphenus getrennt. Diese Freilegung erfolgt auch in das kraniale Fettgewebe hinein, so daß der Nerv beim Strippen der Vene verschont bleibt. Nach Ligatur der distalen Vene wird sie quer eröffnet und mittels einer Sonde aufgefädelt (z. B.

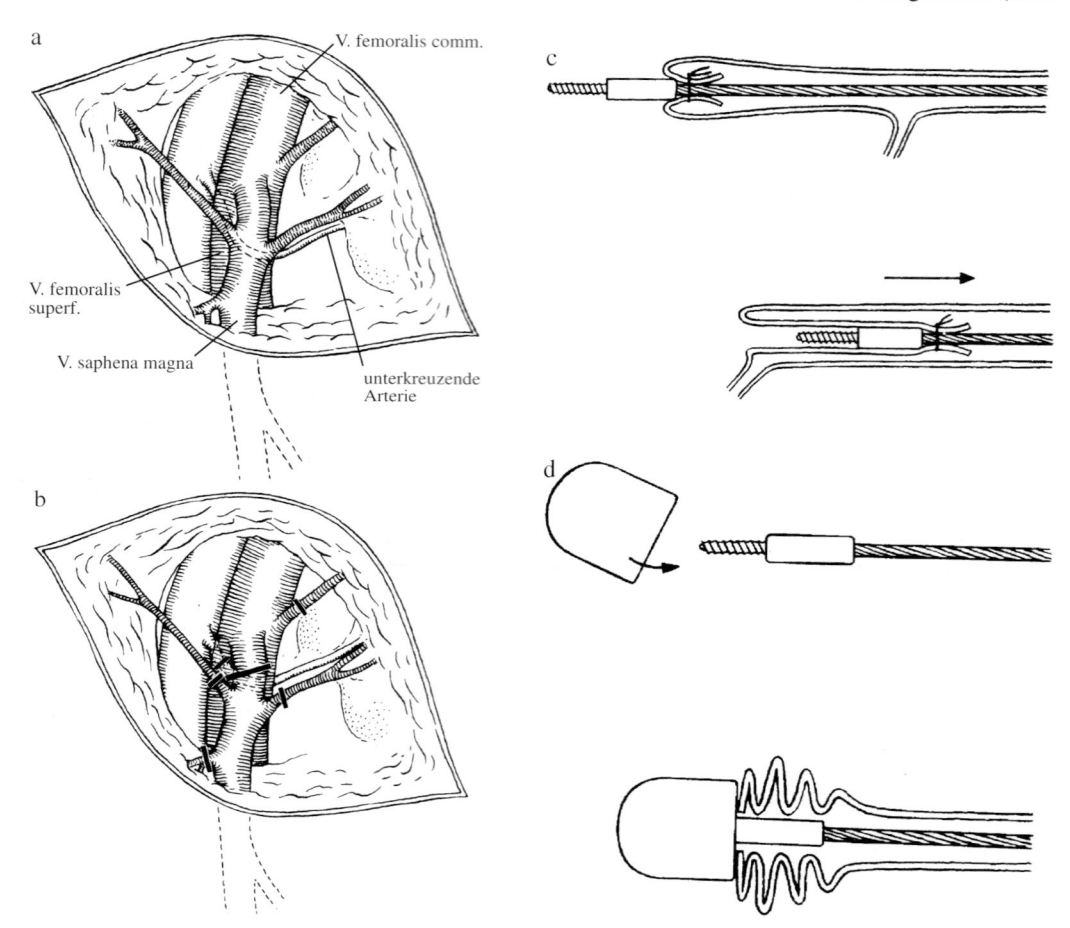

*Abbildung 8-31:* Exhairese der V. saphena magna. a. Darstellung des Venensternes in der Leiste. Die knapp unterhalb der Fossa ovalis kreuzende Arterie sollte ligiert und durchtrennt werden, um die manchmal sehr tief einmündende V. femoropoplitea sicher zu unterbinden. b. Bergen der von peripher eingeführten Venensonde, danach Absetzen der V. saphena magna und Versorgung des sehr kurzen Saphenastumpfes. c. Inversionsexhairese. Die Gewebetraumatisierung reduziert sich auf den unmittelbaren Venenverlauf. d. Bei sehr zerreißlichen Venen empfiehlt sich die Exhairese nach Babcock. Die Wahl des Exhairese-Kopfes richtet sich nach dem Lumen der Varize. Ein- und Austrittsstelle müssen größer inzidiert werden, um das Gewebetrauma zu verringern (cave: Quetschung des N. saphenus).

mit der Nabatoff-Sonde). Bei gestrecktem Verlauf der Vene läßt sich die Sonde mühelos bis in die Leiste vorschieben (cave: kein Vorschieben in die tiefe Vene). Dieses Vorgehen kann bei einer geschlängelten Varize schwierig bis unmöglich sein, so daß das Sondieren auch von kranial erfolgen kann (dies wird wiederum durch Venenklappen erschwert). Gelingt beides nicht, so ist die Sonde in Etappen anzuwenden.

Ist die Sonde plaziert, so wird die V. saphena magna vor dem Eintritt in die tiefe Vene zwischen Overholt durchtrennt. Der proximale Saphenastumpf wird mit Ligatur und Durchstechungsligatur (2-0/3-0 Vicryl) versorgt. Es darf hierbei weder zu einer Einengung der tiefen Vene noch zu einem Belassen eines zu langen Saphenastumpfes kommen (Abb. 8-32).

Dann wird die Sonde proximal geborgen und die Vene unter einem sehr dünnen Sondenkopf eingeknotet. Sklerosierte Venen lassen sich nun mit der Invaginationstechnik gut entfernen (Abb. 8-31c), der Assistent drückt während der Exhairese breitflächig auf das Wundgebiet. Ist die Vene zartwandig, oder wechseln sklerosierte mit zartwandigen Abschnitten, so kann ein etwas größerer Sondenkopf gewählt werden, mit dem dann das Strippen in der Technik nach Babcock von proximal nach distal erfolgt (Abb. 8-31d). Bei diesem Vorgehen wird jedoch das Gewebe stärker traumatisiert, so daß der Inversionstechnik der Vorzug zu geben ist.

Nach ausreichender Kompression (mindestens 5 Minuten) erfolgt die Exhairese der zuvor angezeichneten Seitenäste. Sie werden etwa 3–4 cm von der Stammvene entfernt aufgesucht, über eine kleine Stichinzision gefaßt und nach beiden Seiten reseziert.

Da sie zur Stammvene hin bereits abgetrennt sind, gelingt hier eine komplette Entfernung. Abhängig vom Ausmaß der Varizen erfolgt dieses Vorgehen über mehrere Inzisionen.

Nach Komplettieren des Eingriffes (Ligatur der Perforansvenen) wird von der Leiste aus eine dünne Redondrainage in den Kanal der V. saphena magna plaziert, die am Folgetag entfernt wird. Der Wundverschluß in der Leiste erfolgt mittels Intrakutannaht, die Stichinzisionen können entweder mit Steristrip-Verbänden oder ebenfalls mit Intrakutannähten versorgt werden.

Noch auf dem Operationstisch wird die Extremität mittels elastischer Binden von distal nach proximal gewickelt. Diese Kompression wird spätestens am Abend des Operationstages, besser nach dem Aufwachen der Patienten erneuert, um ein Kompartmentsyndrom sicher zu vermeiden.

*Komplikationen*

Durch anatomische Varianten kann die Identifikation der V. femoralis comm. Schwierigkeiten bereiten. Deshalb ist das Durchtrennen der proximalen V. saphena magna sowie deren Stripping erst erlaubt, wenn die Crossektomie komplettiert und ein eindeutiger Überblick über den Confluens gewonnen ist.

Kommt es bei der Präparation des Venenkreuzes zum *Einriß der tiefen Vene*, so darf keinesfalls eine Klemme blind gesetzt werden. Vielmehr ist die Blutungsstelle mit dem Finger zu komprimieren. Unter dieser Blutstillung wird von der Schwester die Saugung vorbereitet. Dann erfolgt eine Erweiterung der Hautinzision mit nachfolgender Präparation der tiefen Vene, unter belassener digitaler Kompression. Sind die venösen Abschnitte kranial und distal der Blutung dargestellt, kann unter op-

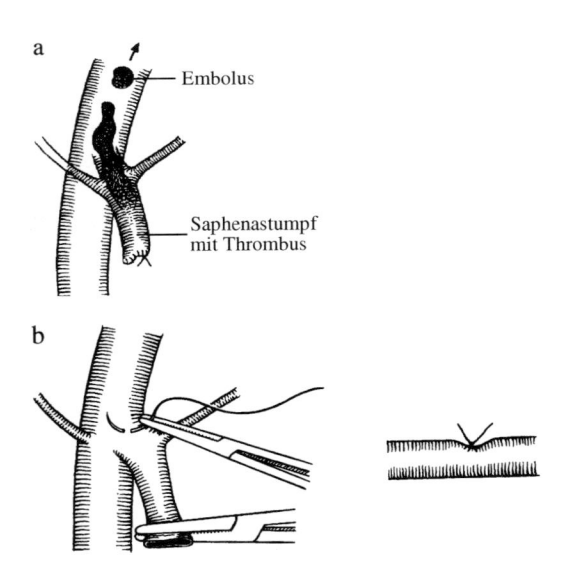

*Abbildung 8-32:* Typische Gefahren am proximalen Stumpf der V. saphena magna. a. Im zu lang belassenen Saphenastumpf entwickelt sich eine Thrombose, die in die Tiefe vorwächst und zum kompletten Verschluß des zu tiefen Venensystemes führen kann (Lungenembolie!). b. Bei zu tiefer Durchstechungsligatur wird die tiefe Vene eingeengt. Dies führt entweder zur venösen Claudicatio oder sekundär zur tiefen Thrombose.

timaler Übersicht mit 120-Grad-Klemmen ein schließlich einfach zu beherrschender «gefäßchirurgischer» Situs geschaffen werden. Blind gesetzte Klemmen, Präparieren in einem Blutsee und Hektik des Operateurs sind unangebracht und gefährden den Patienten.

Abhängig vom Ausmaß des Schadens wird dieser mittels 6–0 Prolene direkt genäht. Ist ein Defekt nachzuweisen, so muß evtl. eine Rekonstruktion mittels Venenstreifen (aus der V. saphena magna) vorgenommen werden. Ziel muß sein, eine anatomisch korrekte Rekonstruktion zu erreichen, die nicht über eine Stenosierung zur Thrombose führt. In seltenen Fällen sind größere Rekonstruktionen mit Doppelung der V. saphena magna vorzunehmen, deren Durchgängigkeitsrate mit einer passageren a. v.-Fistel erhöht werden kann.

Während *Nachblutungen* in der Peripherie durch Kompression zu behandeln sind und nur selten zur operativen Revision zwingen, sind Nachblutungen in der Leiste ernster zu bewerten. Sie führen über eine Kompression der tiefen Vene zur möglichen Thrombose. Um dies sicher zu vermeiden, sollte deshalb die Indikation zur operativen Revision großzügig gestellt werden.

Schwellung des Beines und ziehende Beschwerden in Bein und Wade sind die klinischen Zeichen einer *tiefen Thrombose*. Diese entsteht entweder durch einen zu lang belassenen Saphenastumpf (Strumpfthrombose mit Vorwandern des Thrombus in die Tiefe), durch eine Einengung der tiefen Vene beim Absetzen der V. saphena magna oder durch Intimadissektion sowie stenosierende Naht bei unübersichtlichen Blutungen (Abb. 8-32).

Die Diagnose wird mittels Duplex-Sonographie oder Phlebographie gestellt und erfordert eine sofortige operative Revision an einer Stelle, die über das notwendige gefäßchirurgische Repertoir verfügt. Die Korrektur erfolgt unter Freilegung der tiefen Vene wie bei der primären venösen Thrombektomie. Weitere Maßnahmen wie Kürzen des Saphenastumpfes oder Erweiterungsplastik mittels Venenpatch orientieren sich am intraoperativen Situs. Eine passagere a. v.-Fistel kann als zusätzliche Protektion bezüglich einer Rethrombose angelegt werden.

*Lymphödeme* und *Lymphfisteln* können durch einen anatomienangepaßten, die Lymphbahnen und Lymphknoten berücksichtigenden Zugang nahezu vermieden werden.

Das sekundäre Lymphödem wird mit Lymphdrainagen und mit einer konsequenten Kompressionbehandlung therapiert, Lymphfisteln oder Lymphozelen verkleben in der Regel nach Kompression. Selten wird eine gezielte Umstechung notwendig werden.

Allgemein ist anzumerken, daß der Operateur nach einer mit Komplikationen behafteten Saphenektomie *aktiv* den Erfolg seiner Maßnahmen kontrollieren sollte. Dies schließt die postoperative Duplex-Untersuchung ebenso ein wie eine Kontrollphlebographie. Keinesfalls sollte er z. B. bei schwieriger Blutstillung abwarten, bis klinische Zeichen (z. B. eine Thrombose) zur Diagnostik und Reoperation zwingen oder Monate später die intraoperative Komplikation entdeckt wird.

*Nachbehandlung*

Der Patient wird mit einem Kompressionsverband entlassen. Ein Wechseln der Steristrip-Verbände erfolgt 14 Tage postoperativ, die zweite Steristrip verbleiben weitere sieben Tage. Dann wird der Kompressionsverband durch einen Kompressionsstrumpf der Klasse II ersetzt.

Sechs Monate nach dem Eingriff empfiehlt sich eine abschließende Beurteilung des Operationsergebnisses. Kleine retikuläre Varizen werden entweder in Lokalanästhesie entfernt oder verödet.

### 4.1.5 Verödungstherapie

Die Verödung von Varizen sollte erst nach operativer Sanierung insuffizienter Abschnitte im Bereich der Stammvenen, retikulären Venen und Perforansvenen erfolgen. Da es postoperativ häufig zur Spontanverödung kleinerer Varizen kommt, sollte ein Zeitraum von sechs Monaten nach der Operation abgewartet werden, erst dann ist ggf. die Indikation zur Verödung zu stellen.

Verödet werden kleinere Seitenäste und Besenreiservarizen.

Als Verödungsmittel wird meist Aethoxylsklerol verwendet, je nach Dicke der Varize kommen 0,5–3%ige Lösungen zur Anwendung. Injektionen intrakutan oder paravenös erfolgen mit 0,5–1,0%iger Lösung.

Zunächst erfolgt die Untersuchung im Stehen, in dieser Position werden die Injektionsstellen festgelegt. Wird die Injektionsnadel im Stehen plaziert, so legt sich der Patient mit belassener Nadel anschließend auf die Untersuchungsliege. Bei größeren Varizen ist jedoch auch eine Punktion im Liegen möglich, evtl. unter geringem manuellen Stau. In der Air-Block-Technik wird nun 0,5–1 ml Luft in die Spritze gezogen (an Aethoxysklerol verwendet man bis maximal 2 ml pro Injektion) und zuerst die Luft, anschließend das Verödungsmittel injiziert. Die Nadel wird entfernt, im Einstichbereich wird mittels Gazetupfer komprimiert. Um diese Kompression auf Dauer zu erhalten, wird die Extremität von distal her mit zwei bis drei elastischen Binden gewickelt. Dieser Verband wird täglich erneuert. Pro Sitzung sind 10 bis 15 Injektionen möglich (Richtlinien des Herstellers beachten), etwa eine Woche später kann frühestens die zweite Sitzung erfolgen.

Bei Besenreiservarizen, die keinen injektionsfähigen Stamm besitzen, ist meist eine intravasale Injektion nicht möglich. Hier kann 0,5–1 %iges Aethoxysklerol (0,3–0,5 ml) intrakutan oder paravenös in die oberste Schicht der Epidermis appliziert werden, unmittelbar nach Injektion erscheint eine typische Quaddel. Diese bildet sich nach wenigen Minuten zurück, das durch die Quaddel verlaufende Gefäß verschwindet. In einer Sitzung können so 10 bis 20 Quaddeln gesetzt werden, über die sehr seltene Möglichkeit einer lokalen Nekrose muß aufgeklärt werden.

Bei der Verödung sind ferner folgende Punkte zu beachten:
- Wird zu viel Verödungsmittel verwendet (Herstellerangaben beachten), so kann Verödungsmittel in das tiefe Venensystem eintreten und dort eine tiefe Venenthrombose induzieren.
- Das Abbinden der Extremität mittels Stauschlauch zur Injekion ist gefährlich, da auf diese Weise unerwartete Zirkulationswege eröffnet werden können, die Verödungsmittel in das tief Venensystem abführen. Thrombosegefahr.
- Ebenso sollte keine Injektion am stehenden Patienten vorgenommen werden. Gestaute Venen bedürfen erheblich höherer Sklerosierungsvolumina, was die Gefahr einer tiefen Thrombose vergrößert und zu vermehrter Pigmentbildung führt.
- Die Verödungstherapie sollte nicht unter den Zeichen eines Ödemes oder gar Infektes durchgeführt werden. Solche Extremitäten bedürfen einer sorgfältigen Vorbehandlung.

- Vor der Injektion ist die korrekte Position der Nadel durch das Austreten von venösem Blut zu überprüfen. Intraarterielle Injektionen führen zu schwerster Ischämie.

### 4.1.6 Primäre Varikosis der Vena saphena parva

Von essentieller Bedeutung bei der Chirurgie der V. saphena parva ist die präoperative Lokalisation der Einmündung dieser Vene in die V. poplitea mittels Duplex-Untersuchung. Diese wird angezeichnet, an dieser Stelle erfolgt die quere Inzision. Da bei der Präparation sowohl der N. tibialis als auch die V. poplitea dargestellt werden, sollte ein Schnitt mit einer Länge von 4–5 cm gewählt werden.

Meist sieht man die insuffiziente V. saphena parva unter der Fascia cruris durchschimmern, so daß die Vene nach Spalten der Faszie leicht freizulegen ist. An der Vene entlang erfolgt die Präparation bis zur V. poplitea, die soweit dargestellt wird, bis die Einmündung der V. saphena parva zirkulär einsehbar ist. Die zufließende V. femoropoplitea sowie Venen der Crosse werden subtil dargestellt und unterbunden. Blutungen sind zu vermeiden; kommt es dennoch zu Blutungen, so sind diese gezielt zu versorgen.

Die V. saphena parva wird nun zwischen Overholt durchtrennt. Nach dem Versorgen (3–0 Vicryl) des proximalen Anteiles darf dort weder ein längerer Stumpf noch eine Einengung der V. poplitea bestehen. Über den distalen Stumpf wird die Sonde eingeführt, mit Rotation und digitaler Führung läßt sie sich bis zum distalen Insuffizienzpunkt vorschieben und dort über eine kleine, quere Inzision bergen. Ähnlich wie an der V. saphena magna erfolgt schließlich die Inversionsexhairesie, ohne den N. suralis zu verletzen.

Nach Kompression über 5–10 min (weniger Hämatom = geringerer postoperativer Schmerz = dankbarer Patient) werden Seitenäste und insuffiziente Vv. perforantes über getrennte Inzisionen aufgesucht und mittels Exhairese bzw. Ligatur versorgt.

*Komplikationen*
Wird der Eingriff in Rückenlage durchgeführt, so kann die Darstellung der weit dorsal liegenden

Strukturen erheblich erschwert bis nahezu unmöglich sein. Wird dann durch Hakeneinsatz im Wundbereich gezerrt, so gefährdet man insbesondere den N. tibialis, wobei persistierende Paresen mit erheblicher Beeinträchtigung der Funktion des Beines beschrieben sind. Deshalb sollte die Darstellung des Confluens der V. saphena parva zur V. poplitea in Bauchlage erfolgen. Dies bedeutet zwar einen höheren Lagerungsaufwand, verringert jedoch das Risiko einer intraoperativen Läsion der Gefäß-Nervenstrukturen.

Kommt es zur Verletzung der tiefen Vene, so ist diese von der Rückenlage aus sehr schwer zu versorgen. Ähnlich wie bei der Verletzung der V. fem. comm. muß die V. poplitea gezielt aufgesucht und nach den Regeln der Gefäßchirurgie versorgt werden. Blinde, tiefe Umstechungen entsprechen nicht mehr heutigem Standard.

Auch an der V. poplitea sind postoperative Thrombosen beschrieben. Da diesen nahezu immer ein technischer Fehler bei der Erstoperation vorausgeht, ist eine gefäßchirurgische Rekonstruktion nach frühzeitiger Diagnostik (Farb-Duplex, Phlebographie) vorzuschlagen.

### 4.1.7 Rezidivvarikosis

Naturgemäß schreitet die Varikosis ohne Kompressionsbehandlung fort, so daß nach einem operativen Eingriff beim späteren Auftreten von Varizen ein echtes Rezidiv von originär belassenen Varizen unterschieden werden muß.

Typische Ursachen für Rezidive sind die inkomplette Crossektomie in Leiste und Fossa poplitea.

Neben der klinischen Untersuchung und der Recherche nach dem Ausmaß der Voroperation besteht die Diagnostik ganz wesentlich in einer Nachuntersuchung mittels Duplex. Aus forensischen Gründen empfiehlt sich auch die Durchführung einer Phlebograhie.

Operativ gibt es zwei verschiedene Vorgehensweisen:

1. Über einen lateralen oder suprainguinalen Hautschnitt erfolgt zunächst die Darstellung der V. femoralis communis von lateral her. Dies ist in der Regel problemlos möglich, da der Voroperateur beim Belassen eines Astes des Venensternes diese Region nicht präpariert hat. Es erfolgt dann die Darstellung der insuffizienten Varize. Sie wird an ihrem Zufluß zur tiefen Vene mittels Ligaturen versorgt. Es empfiehlt sich, anschließend das medial gelegene narbige Konvolut zu exzidieren (Abb. 8-33).

2. Nach Exzision der alten Narbe wird zunächst die ventrale Zirkumferenz der V. femoralis superf. aufgesucht und auf dieser nach kranial präpariert. So erreicht man die Fossa ovalis von distal und kann in nicht voroperiertem Gebiet den insuffizienten Seitenast gut erkennen. Nach Ligatur des Seitenastes wird der distale Anteil samt Narbenplatte exstirpiert. Evtl. sind mehrere Stichinzisionen notwendig, besonders, wenn die insuffiziente Vene stark gewunden nach unten zieht (Abb. 8-34).

*Komplikationen*
Spezifische Komplikationen, die über die Komplikationen hinausgehen, die bei der operativen Sanierung der Stammvenen beschrieben sind, gibt es nicht. Wegen der Vernarbungen ist jedoch mit ei-

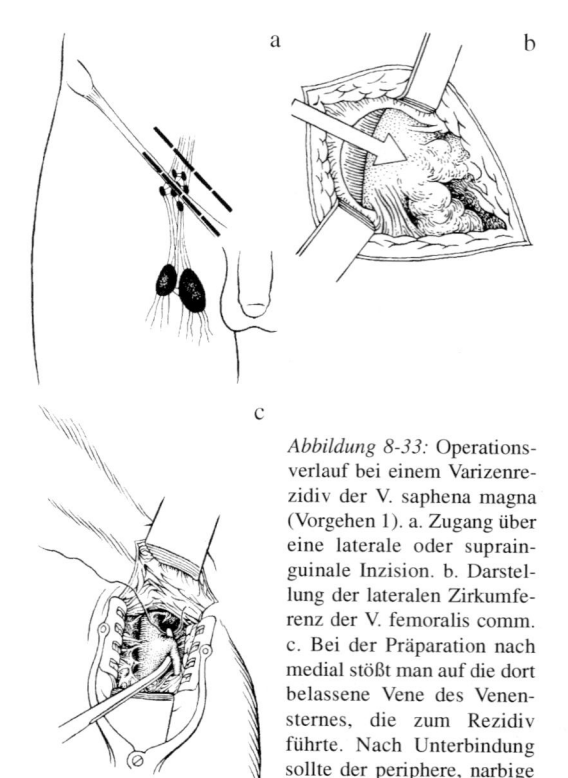

*Abbildung 8-33:* Operationsverlauf bei einem Varizenrezidiv der V. saphena magna (Vorgehen 1). a. Zugang über eine laterale oder suprainguinale Inzision. b. Darstellung der lateralen Zirkumferenz der V. femoralis comm. c. Bei der Präparation nach medial stößt man auf die dort belassene Vene des Venensternes, die zum Rezidiv führte. Nach Unterbindung sollte der periphere, narbige Anteil reseziert werden.

**a** belassene Äste der Venencrosse

V. femoralis comm.   A. femoralis comm.

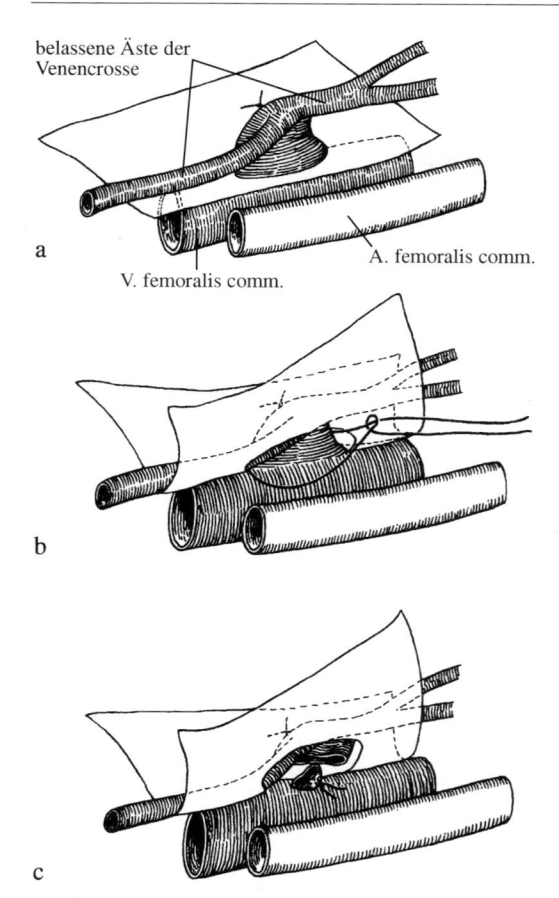

**b**

**c**

*Abbildung 8-34:* Operationsverlauf bei einem Varizenrezidiv der V. saphena magna (Vorgehen 2). a. Ursache ist eine übersehene V. femoro-poplitea, z.B. bei Verzicht auf Freilegung der ventralen Zirkumferenz der tiefen Vene. b. Die V. saphena magna wird unterhalb der Fascia lata aufgesucht und ohne Stenosierung der tiefen Vene ligiert. c. Der ventrale Anteil wird in toto reseziert, der Stumpf der V. saphena magna wird mit einer zusätzlichen peripheren Durchstechungsligatur gesichert.

nem schwierigeren Situs und somit mit einer erhöhten Verletzlichkeit angrenzender Strukturen zu rechnen.

### 4.1.8 Varikosis der Venae perforantes

Grundsätzlich sollten bei der operativen Versorgung der primären Varikosis alle mit der Duplex-Sonographie nachgewiesenen insuffizienten Perforansvenen ligiert werden. Entstehen insuffiziente Perforansvenen sekundär (z.B. durch eine tiefe Thrombose), so kommt es nur zur dauerhaften Abheilung eines Ulkus, wenn das pathogenetische Prinzip des venösen Hypertonus – hervorgerufen durch die insuffiziente Perforansvene – beseitigt wird.

Um den Hautschnitt klein zu wählen, bedarf es einer präoperativen Diagnostik, wobei die farbkodierte Duplex-Sonographie eine Trefferquote von 95% aufweist und damit jedem weiteren Verfahren überlegen ist.

Folgende Möglichkeiten bestehen, um die Perforansvene zu unterbinden bzw. zu durchtrennen:
- *Direkte Unterbindung:* Bei intakten Hautverhältnissen läßt sich die präoperativ geortete Perforansvene über eine kleine Stichinzision mühelos auffinden. In der mit kleinsten Venenhäkchen offengehaltenen Wunde wird sie subfaszial gefaßt, zwischen zwei Klemmchen durchtrennt und ligiert. Der Wundverschluß erfolgt mittels Steristrip-Verband (Abb. 8-35) Die direkte Unterbindung wird bevorzugt im Rahmen der Sanierung der Stamm und Astvarikosis eingesetzt.
- *Endoskopische Perforantensanierung (EPS):* Bei ungünstigen Hautverhältnissen führt die Inzision direkt über der insuffizienten Perforansvene zu einem nicht unbedeutenden Infektionsrisiko. Dem wurde früher dadurch begegnet, indem in der Lintonschen Linie eine längerstreckige Inzision bis unter die Faszie vorgenommen und die perforierenden Varizen aufgesucht wurden. Mit der Einführung endoskopischer Techniken wird diese Traumatisierung verringert. Auch bei der EPS erfolgt die Längsinzision in intakter Haut am medialen und ggf. lateralen Unterschenkel (cave: N. peroneus). Nach Inzision der Faszie wird diese mit dem Tupfer abgedrängt und so ein subfaszialer Raum geschaffen, in den das Endoskop eingeführt werden kann (der Eingriff wird in Regional- oder Allgemeinnarkose und Blutleere vorgenommen). Mit diesem wird die Faszie in den tieferen Abschnitten abgeschoben, so daß nur noch die perforierenden Venen stehen bleiben. Erschwert werden kann diese Darstellung durch die ungünstige Anatomie des perimalleolären Bereiches; bei ausgeprägten Hautveränderungen, die z.T. auf den subfaszialen Bereich übergreifen können, ist die Dissektion ebenfalls behindert. Die perforierende Vene wird mit der bipolaren Koagulationszange gefaßt, koaguliert

(bipolar!) und mit der Schere durchtrennt. Auf diese Weise lassen sich die beiden oberen Cokkett-Perforantes und die 24 cm-Perforans in aller Regel gut erreichen.
- *Blinde Perforansdiszision:* Hier wird ebenfalls über einen Schnitt in gesundem Hautareal die Faszie eröffnet und mittels Schere oder Finger alle perforierenden Venen durchtrennt. Naturgemäß läßt sich dabei nicht mehr zwischen intakten und insuffizienten Venen differenzieren. Über den gleichen Zugang ist auch eine subkutane Fasziotomie möglich.

*Komplikationen*
Je nach Zustand von Haut und Subkutangewebe (cave: chronisches Erysipel) besteht ein Infektionsrisiko. Dieses läßt sich durch geduldige Vorbereitung minimieren: Ulkusabheilung, Langzeitantibiotika bei chronischem Erysipel, Ödemtherapie.

Bleibt man bei der Präparation unmittelbar an der Faszie, so sollten schwerwiegende Komplikationen nicht auftreten. Beschrieben sind allerdings auch Verletzungen der A. tib. post., die nur durch fehlende Übersicht zu verstehen sind.

### 4.1.9 Ulcus cruris venosum

*Anatomie und Pathophysiologie*
Man unterscheidet das Ulcus cruris venosum vom Ulcus cruris postthromboticum. Auch wenn die Therapie beider Ulzera nicht wesentlich voneinander abweicht, so sind Prognose und Nachbehandlung dennoch unterschiedlich.

Das Ulcus cruris venosum entsteht durch eine umschriebene Störung der Mikrozirkulation (isolierte Perforansinsuffizienz, ausgeprägter Reflux in der V. saphena magna von der Leiste an bis in Höhe des Ulkus), die sich nach Beseitigung der Ursache normalisiert, das Ulkus heilt definitiv ab.

Das Ulcus postthromboticum entsteht jedoch auf Grund eines durch Thrombose dauerhaft gestörten tiefen Venensystemes. Da diese Ursache nicht zu beseitigen ist, wird die Therapie des Ulcus cruris postthromboticum nur lokal begrenzt und durch Kompressionstherapie auf Dauer erfolgen müssen.

*Differentialdiagnostik*
Differentialdiagnostisch sollte eine arterielle Genese ausgeschlossen werden. Beim Vorliegen ei-

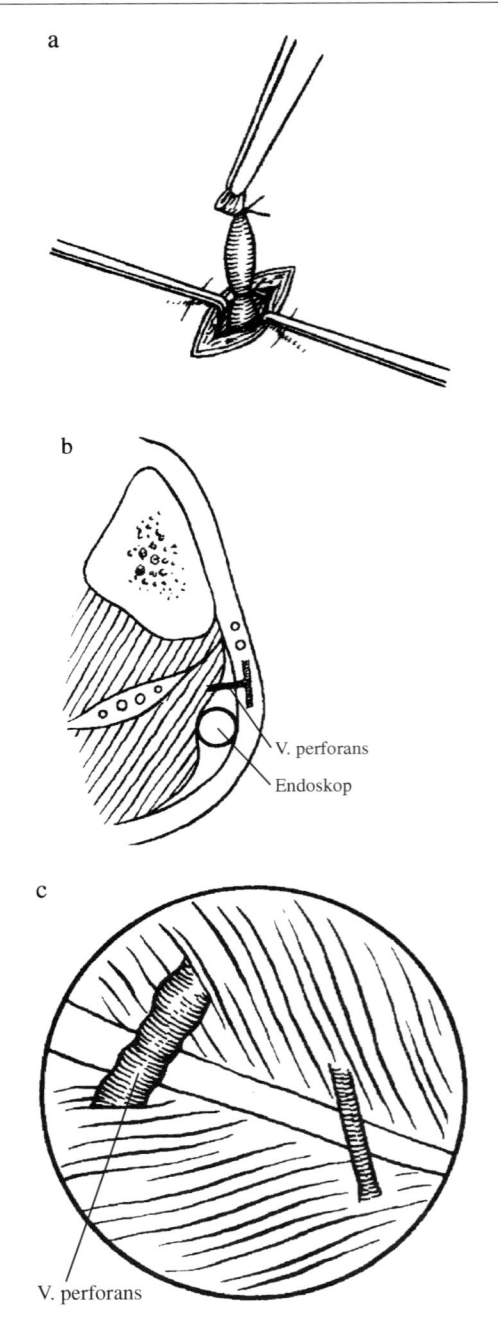

*Abbildung 8-35:* Versorgung insuffizienter Perforansvenen. a. Direkte Ligatur. Die Inzision erfolgt unmittelbar über der Perforansvene, die zuvor mittels Farb-Duplex exakt geortet wurde. b. und c. Endoskopische Perforansversorgung. Die insuffiziente Perforansvene spannt sich zwischen Faszie und Muskulatur auf. Nach Koagulation wird sie mit der Schere durchtrennt.

nes arterio-venösen Ulkus ist die Abklärung des venösen und arteriellen Gefäßsystemes erforderlich. In der Regel wird zunächst die arterielle Perfusion zu verbessern sein (durch angiologische, interventionelle oder gefäßchirurgische Maßnahmen), bevor ein Eingriff am Venensystem erfolgt.

*Therapie*
Das Ulkus wird zunächst lokal gereinigt (z. B. mechanisch und enzymatisch). Unter konsequenter Kompressionsbehandlung ist das Ulcus cruris venosum zur Abheilung zu bringen. Der Effekt der Kompression wird verstärkt, indem man nach Aufbringen einer saugfähigen Kompresse zusätzlich ein Schaumgummipolster anlegt und dieses mittels elastischer Binden anwickelt (Abb. 8-36). Da insbesondere um die Knöchel- und Achillessehnenregion Zonen entstehen, die von der elastischen Binde nicht erfaßt werden, kommt dieser zusätzlichen Kompression wesentliche Bedeutung zu. Sie führt dazu, daß unter dem korrekt angebrachten Schaumstoffkompressionsverband kein Ödem entsteht, das zum wesentlichen Prinzip in der Entstehung des Ulkus zählt. Damit erklärt sich auch, daß die Ulkusformation im Schaumgummiverband nicht ausgespart werden darf: dies führt zum Fensterödem, das Ulkus wächst.

Das Einbringen eines freien Hauttransplantates ist nur selten erforderlich.

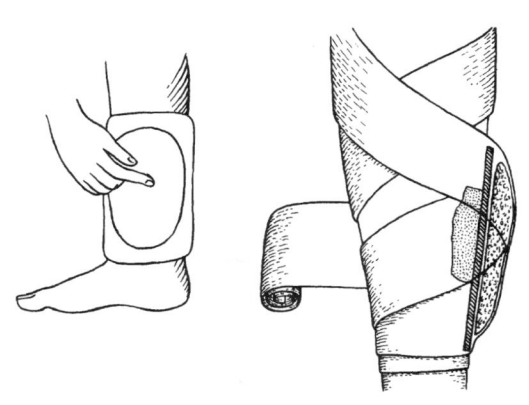

*Abbildung 8-36:* Kompressionstherapie. Das Anlegen eines Komressionsstrumpfes oder eines Kompressionsverbandes genügen in der Regel nicht, die in anatomisch ungünstiger Position liegende insuffiziente Perforansvene ausreichend zu komprimieren. Mittels zurecht geschnittener Schaumgummiplatte läßt sich der Anpreßdruck auch an «tiefe» Stellen übertragen. Beim Ulkus darf keine Ausschneidung an der Schaumgummiplatte erfolgen (cave: Fensterödem).

Da ohne weitere Maßnahmen das Rezidiv folgt, sollte im entzündungsfreien Intervall die Ursache des Ulkus gefunden und ausgeschaltet werden. Dies erfolgt in der Unterbindung insuffizienter Perforansvenen und/oder in der Ausschaltung des «blow down» der Stammvarizen.

### 4.1.10 Sekundäre Varikosis
*Ätiologie und Pathophysiologie*
Nach einer Thrombose im tiefen Venensystem verbleiben unter alleiniger Heparintherapie in 60–80 % Residuen, die die venöse Hämodynamik akut und mit progredientem Charakter stören. Nur bei aggressiver Therapie der Thrombose (Lyse, Operation) sind bessere Ergebnisse zu erzielen.

Folge der Thrombose ist die venöse Volumenüberlastung, die zum persistierenden venösen Hochdruck führt. Im Gegensatz zur intakten Vene bleibt die Druckentlastung unter Bewegung aus, der dauerhafte venöse Hochdruck dilatiert bisher noch intakte Venen, induziert das Ödem, den Wegbereiter des Ulcus cruris (genauer: Ulcus cruris postthromboticum).

*Therapie*
Die Therapie kann immer nur symptomatisch sein, da sich die eigentliche Ursache im tiefen Venenbereich nicht beseitigen läßt.

Folgende operative Möglichkeiten bestehen:
1. Liegt eine sekundäre Varikosis vor, die die venöse Hämodynamik zusätzlich stört, so kann die Entfernung der sekundären oberflächlichen Varize das tiefe Venensystem entlasten. Zur Diagnostik sind die Duplex-Sonographie und Phlebographie erforderlich. Diese Untersuchungsmethoden *müssen* jedoch durch ein funktionelles Verfahren ergänzt werden. Hier bietet sich die Venendruckmessung mit und ohne Kompression an. Wird die Druckkurve unter Kompression verbessert (= im Integral mehr Druckentlastung), so ist die Entfernung der sekundären Varize gerechtfertigt. Wird die Venendruckkurve jedoch schlechter (Druckanstieg), so darf die oberflächliche Varize keinesfalls entfernt werden.

2. Wird das Ulcus cruris postthromboticum insbesondere durch eine oder mehrere insuffiziente Perforansvenen verursacht, so sollten diese un-

terbunden werden. Hier bietet sich die endoskopische Technik an. In der gleichen Sitzung wird man auch eine paratibiale Fasziotomie vornehmen (dies ist auch endoskopisch möglich). Dabei wird eine breite Kommunikation zwischen dem pathologisch veränderten epifaszialen und dem subfaszialen Raum geschaffen, so daß über neue Kollateralen der Gewebedruck im epifaszialen Raum sinkt.
3. Sehr selten kommen Maßnahmen am tiefen Venensystem in Frage. Hier können das Einbringen eines Stents in die stenosierte V. iliaca comm. (Spornregion) oder die Anlage eines venösen cross-over-Bypasses möglich sein (Abb. 8-37, 8-38). Diese Maßnahmen sind jedoch nur sinnvoll, wenn zum einen eine hämodynamisch relevante Abflußbehinderung vorliegt (nachzuweisen mit der Venendruckmessung. Verringerung der Druckdifferenz gegenüber der gesunden Seite auf 30 %) und zum anderen noch keine schweren Veränderungen an den Beinvenen bestehen. Beide Voraussetzungen sind nur selten erfüllt. Kollateralen im Beckenbereich können die Venendruckmessung nahezu normalisieren. Und sollte dennoch eine erhebliche Drucküberlastung bestehen, so führt diese den Patienten häufig erst zum Arzt, wenn bereits irreversible Schäden an den tieferen Venenabschnitten manifest sind.

*Nachbehandlung*

Da eine Sanierung nicht möglich ist, ist die Kompressionsbehandlung auf Dauer der Schlüssel zum Vermeiden der Veneninvalidität. Die Kompression erfolgt mit Strümpfen der Kompressionsklasse II, der Strumpf sollte bis zum Oberschenkel reichen. Diese Maßnahme ist dem Patienten an Hand von Bildmaterial eindringlich nahezubringen. Nur der – auch über die Komplikation – informierte Patient wird auf Dauer die notwendige Disziplin aufbringen.

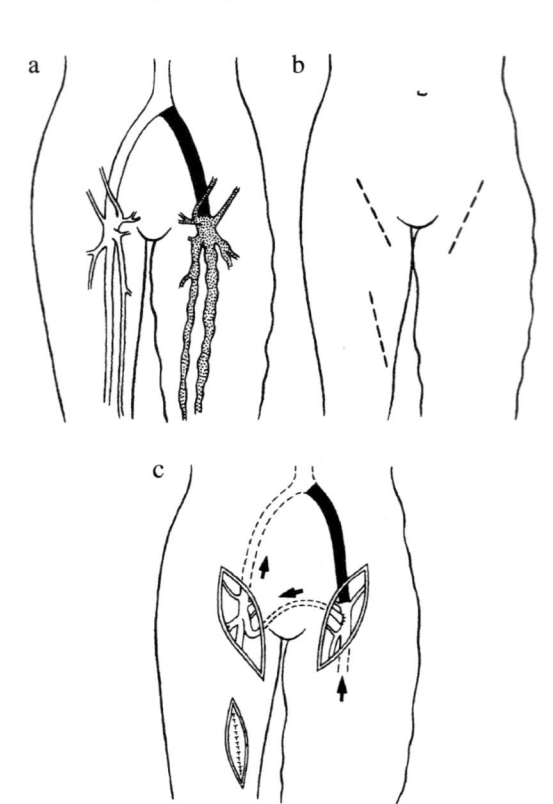

*Abbildung 8-37:* Bei persistierendem Verschluß der Beckenetage und intaktem distal gelegenen tiefen Venensystem kann – abhängig vom Ergebnis der Venendruckmessungen – ein venöser Cross-over-Bypaß (Palma-Operation) angelegt werden. Hierzu wird die proximale V. saphena magna der kontralateralen Seite freigelegt und suprapubisch in die linke Leiste eingeführt. Dort erfolgt die Seit-zu-End-Anastomose (6–0/7–0 Prolene). Eine protektive AV-Fistel (siehe Abb. 8-43) sollte erwogen werden.

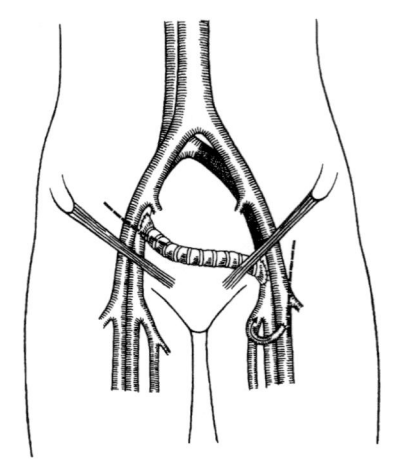

*Abbildung 8-38:* Alternativ zur Abbildung 8-37 kann der venöse Cross-over-Bypaß auch mit einer 8 mm-Goretex-Prothese (ringverstänkt) angelegt werden, dessen Durchgängigkeitsrate mittels passagerer AV-Fistel erhöht wird.

## Literatur

R. Fischer, G. Sattler, R. Vanderpuye (1993): Die endoskopische Perforanssanierung (EPS). Heutiger Stand. VASA 22:3.

R. Fischer (1993): Zur Technik des invertierenden Strippens in der Varizenchirugie. VASA 22.

W. Hach (1991): Rezirkulationskreise der Stammvarikose und ihre chirurgische Therapie. Herz u. Gefäße *11*:136.

A. Kriesemann (1975): Periphere Phlebodynamometrie. Grundlagen, Technik, Leistungsbreite. VASA, Suppl. 1–35.

R. May (1987): In: Kirschnersche allgemeine und spezielle Operationslehre, Bd. XI Gefäßchirurgie (Hrsg.: G. Heberer, R.J.A.M. van Dongen) Springer Verlag Berlin.

R. May (1987): Postthrombotisches Syndrom der unteren Extremität. In: Kirschnersche allgemeine und spezielle Operationslehre, Bd. XI Gefäßchirurgie (Hrsg.: G.Heberer, R.J.A.M. van Dongen) Springer Verlag Berlin.

H. Stiegler, G. Rotter, R. Standl, S. Mosavi, H.J. v. Kooten, B. Weichenhain, G. Baumann (1994): Wertigkeit der Farb-Duplex-Sonographie in der Diagnose insuffizienter Vv. perforantes. VASA *23*:109.

T. Stritecky-Kähler (1994): Chirurgie der Krampfadern. Georg Thieme Verlag Stuttgart.

## 4.2 Venenthrombose

### 4.2.1 Oberflächliche Thrombophlebitis

*Ätiologie und Pathophysiologie*

Die oberflächliche Thrombophlebitis der oberen Extremität entsteht durch chemische Irritation (Infusionslösungen, Medikamente), mechanischen Reiz (Katheter), Stase (Venektasie, Klippel-Trénauny-Syndrom) und Infektion. An der unteren Extremität überwiegt die Stase als pathogenetisches Prinzip, auf dem Boden der Stase ist die Entwicklung eines Erysipels und damit die bakterielle Besiedelung des Thrombus möglich.

*Symptome und Diagnostik*

Charakteristisch sind Schmerz, Rötung und Schwellung im Verlauf der irritierten oberflächlichen Vene; Leukozytose und Fieber sind Hinweise für eine mögliche bakterielle Besiedelung. Die klinische Diagnose ist in der Regel auf Grund des Lokalbefundes gut möglich, eine Duplex-Sonographie zur Abgrenzung insbesondere des tiefen Venensystemes ist ratsam.

Auszuschließen sind ferner: Lymphangitis, Erysipel, entzündliche Hauterkrankungen wie Follikulitis u. a. Findet sich keine Erklärung für die Entstehung der Thrombophlebitis und tritt diese als Thrombophlebitis saltans auf, so ist auch an ein paraneoplastisches Syndrom zu denken.

*Therapie*

Sie erfolgt in aller Regel konservativ, zunächst im Vermeiden des auslösenden Momentes. Hilfreich sind ferner: Hochlagerung, lokale Eisanwendung, Rivanolumschläge, subkutane Heparinapplikation (Dosierung zwischen lowdose-Prophylaxe und voller PTT-Wirksamkeit), Kompression, ggf. Antibiotika. Insbesondere an der unteren Extremität sollte unter Kompression intensiv mobilisiert werden, um eine zusätzlich Stase mit der Begünstigung des Thrombuswachstums zu vermeiden.

Innerhalb weniger Tage wird es durch Selbstveröldung der Vene zur Abheilung kommen. Nach Abklingen der akuten Symptomatik ist die Sanierung des Venensystemes erforderlich, sofern eine Varikosis oder Perforansinsuffizienz Ursachen der Thrombophlebitis waren. Der Patient ist meist davon zu überzeugen, daß eine Rezidiv-Prophylaxe nur über die konsequente Fokusausschaltung möglich ist. Diese würde durch jede weitere Manifestation erschwert.

*Komplikationen*

Die differentialdiagnostische Abklärung erfolgt am besten mit der Duplex-Sonographie:

- *Infizierter Thrombus* mit lokaler Einschmelzung. Hier empfiehlt sich die zügige Inzision bzw. Exzision des befallenen Venenabschnittes mit Ligatur der zu- und abführenden Venen, um eine Bakteriämie zu vermeiden. Bei einer phlegmonösen Ausprägung ist zusätzlich ein großzügiges Drainieren mit Laschen notwendig, Antibiotika sind obligat.

- Je nach klinischer Auffälligkeit ist an eine *septische Metastase* zu denken (Gehirnabszeß, Leberabszeß, Nierenabszeß). Diagnostik und Therapie richten sich nach der jeweiligen Symptomatik und dem diagnostischen Befund.

- *Tiefe Venenthrombose*. Durch ein Vorwachsen des Thrombus über dilatierte Vv. perforantes ist die Entstehung einer tiefen Beinvenenthrombose distal möglich. Gefährdet sind auch Thrombophlebitiden der proximalen V. saphena magna und ausgeprägt Varizenkranke, weshalb in einer solchen Situation die prophylaktische Heparingabe eher großzügig erfolgen sollte. Bei einer proximalen Thrombose der V. saphena magna (die Darstellung und Abgrenzung bezüglich der tiefen Vene gelingt sehr gut mit der Duplex-Sonographie) sollte die Indikation zur Saphenektomie bzw. Crossektomie mit Absetzen der proximalen V. saphena magna großzügig gestellt werden, um dem Vorwachsen der Thrombose und damit der Gefahr der Lungenembolie vorzubeugen.

### 4.2.2 Paget-v. Schroetter-Syndrom

*Ätiologie und Pathophysiologie*
Ursachen der Thrombose der V. subclavia/V. axillaris sind: Venenkatheter, «thoracic inlet syndrom» (Halsrippe, Pseudarthrose der Klavikula, kallöse Frakturheilung vor Ort, Skalenussyndrom, Muskelhyperplasie nach Bodybuilding, Aneurysma der A. subclavia), Traumen (mit Intimaeinriß), Tumore (z. B. Pancoast, je nach Lokalisation auch Kompression der V. cava sup.).

*Symptome und Diagnostik*
Als klinische Zeichen dominieren Schwellneigung und Schweregefühl der betroffenen Extremität, Venenstauung und livide Verfärbung grenzen die arterielle Perfusionsstörung ab. Im Seitenvergleich läßt sich bereits sehr früh eine durch Kollateralen bedingte Zunahme der venösen Gefäßzeichnung im Bereich der Pektoralisregion und der Schulter erkennen. Da auch aus diesem Gefäßabschnitt klinisch wirksame Lungenembolien ihren Ursprung nehmen können, sollte sehr subtil nach den Zeichen einer Lungenembolie gefahndet werden.

In der Diagnostik bringt die Duplex-Sonographie meist eine klare Aussage; wo dieses Verfahren nicht zur Verfügung steht oder eine sichere Interpretation nicht möglich ist, muß mittels aszendierender Phlebographie abgeklärt werden. Zum Ausschluß einer Tumorerkrankung ist ein Computertomogramm hilfreich, geringste Anzeichen bezüglich einer Lungenembolie sollten mittels Perfusionsszintigramm abgeklärt werden. Die Wichtigkeit der letzten Maßnahme ergibt sich aus der Tatsache, daß im klinischen Bereich ein Drittel der tödlichen Lungenembolien aus dem oberen Einflußgebiet stammen.

*Therapie*
In der Regel ist eine Heparinbehandlung mit überlappender Cumarintherapie ausreichend, da mit einem voll ausgebildeten postthrombotischen Syndrom nicht zu rechnen ist und der Nachweis des Vorteiles aggressiver Therapien aussteht. Bei jüngeren Patienten ist auch die Lyse zu diskutieren, wobei nach der Wiedereröffnung eine differentialdiagnostische Abklärung der Ursache mit nachfolgender kausaler Therapie angestrebt werden sollte (z. B. Resektion einer Halsrippe oder 1.Rippe, Beseitigung der Klavikulapseudarthrose). Die direkte oder indirekte Thrombektomie wird nur Einzelfällen vorbehalten sein, z. B. wenn bei einem Trauma mit venöser Thrombose der arterielle Schaden dominiert und deswegen diese Region freigelegt werden muß. In einer solchen Situation empfiehlt sich die protektive Anlage einer passageren arterio-venösen Fistel (Cimiono-Fistel), die drei bis sechs Monate später wieder verschlossen wird.

Bei Tumorerkrankungen dominiert die Therapie des Primärtumors, man wird sich in der Regel auf die Antikoagulation beschränken.

In seltenen Fällen ist auch an angioplastische Maßnahmen (Dilatation, Stent-Implantation) zu denken, insbesondere, wenn nach einer Lysetherapie stenosierende Residuen verbleiben.

*Komplikationen*
Kurzfristig droht die Lungenembolie, weshalb Thrombosen der oberflächlichen tiefen Venen ebenso ernst zu nehmen sind wie Thrombosen an der unteren Extremität. Langfristig verbleiben häufig Schwellneigung und Schweregefühl, ein postthrombotisches Syndrom – wie an der unteren Extremität – wird sich wegen der guten Kollateralisierung und den günstigeren hydrostatischen Druckverhältnissen nicht entwickeln.

### 4.2.3 Tiefe Bein-Beckenvenenthrombose

*Ätiologie und Pathophysiologie*
Die tiefe Bein-Beckenvenenthrombose entsteht durch eine Imbalance thrombogener und antithrombogener Mechanismen. Bei der Verminderung antithrombogener Faktoren sind bekannt: AT III-Mangel, Protein C/S-Mangel, Verminderung der endogenen Lysepotenz (z.B. verminderter Plasminogenaktivatoreffekt). Die dominierenden

thrombogenen Mechanismen sind zahlreich: Alter über 40 Jahre, Trauma/Operation, hormonelle Kontrazeptiva, Schwangerschaft, Immobilisation, Varikosis, Nikotinabusus, Stase durch Kompression (z. B. Tumor), frühere tiefe Venenthrombose. Oft liegen mehrere Ursachen vor, die zur Thrombose disponieren (z. B. Operation mit Gewebetrauma, Verminderung von AT III, Immobilisation).

Der Beginn der *aszendierenden* Thrombose liegt meist im Bereich einer Venenklappe des Unterschenkels. Um den entstehenden Thrombus kommt es zu appositionellem Wachstum, so daß ein Thrombus aus mehreren Schichten verschiedenen Alter bestehen kann, was besondere Schwierigkeiten in Diagnostik und Therapie bereitet. In über 50 % kommt es bereits vor Diagnosestellung zur Lungenembolie (in der Regel klinisch stumm), so daß das Abschwemmen von frischem Thrombenmaterial als nahezu regelhaft zu bezeichnen ist.

Die *deszendierende* Venenthrombose entsteht an der Kreuzungsstelle der linken V. iliaca comm. und rechten A. iliaca comm. Die Pulsation der Arterie induziert an der anliegenden Vene ein chronisches Endotheltrauma, das zunächst durch Thrombozyten abgedeckt wird. Der thrombozytäre Thrombus wächst und organisiert sich, so daß eine Lumeneinengung resultiert, die als Venensporn bezeichnet wird. Dieser Sporn besteht oft viele Jahre, bis er durch einen weiteren thrombogenen Faktor wie z. B. die Schwangerschaft demaskiert wird und zum kompletten Verschluß führt. Die Einseitigkeit des Venenspornes ist auch die Ursache für die mit 2/3 bevorzugte Lokalisation der Thrombose an der linken Extremität.

*Symptome und Diagnostik*
Charakteristisch für die *deszendierende* Thrombose sind der ziehende Schmerz in der Leiste (Fehldiagnose Leistenzerrung!) und ziehende Beschwerden entlang des N. ischiadicus (Fehldiagnose Ischialgie). Letztere Symptomatik ist typisch, sie entsteht durch die venöse Stauung der V. ischiadica, die zur sterilen Neuritis führt.

Hiervon unterscheidet sich die Symptomatik der *aszendierenden* Thrombose. Dort dominiert der ziehende Schmerz in der Wade (Fehldiagnose Muskelkater!), wobei die Bezeichnung Schmerz sehr stark von der subjektiven Empfindlichkeit des Patienten abhängt. Auch die Angabe eines Ballongefühles in der Wade kann Erstzeichen einer Thrombosemanifestation sein. Diese Beschwerden lassen sich durch einen Hustenstoß ebenso verstärken wie durch manuelle Palpation (Payr-Zeichen: Fußsohlendruckschmerz; Mayr-Zeichen: Wadenkompressionsschmerz u. a.)

Schwellneigung, bläuliche Verfärbung der Haut, verstärkte Venenzeichnung sind nicht unbedingt Frühzeichen, abhängig vom Ausmaß der vertikalen Belastung können sie erst Tage später hinzutreten.

Besonders subtil ist nach klinischen Zeichen einer Lungenembolie zu fahnden, da zum Zeitpunkt der Diagnosestellung bereits bei 50–60 % der Thrombosen Lungenembolien abgelaufen sind, wenngleich meist asymptomatisch.

Eindrucksvoll sind die klinischen Zeichen der seltenen Phglemasia coerulea dolens oder der etwas benigneren Phlegmasia alba dolens. Bei einer kompletten venösen Querschnittsverlegung kann es zu Diapedeseblutungen kommen, die bei weiterem Zeitverlust eine venöse Gangrän bedingen.

In der Diagnostik sind nur zwei Verfahren zu akzeptieren, die mit hinreichender Wahrscheinlichkeit die Diagnose sichern lassen: Phlebographie und Duplex-Sonographie. Alle anderen Untersuchungstechniken sind nur im Falle eines positiven Befundes verwertbar und bedürfen der weiteren Abklärung mittels Duplex-Ultraschall oder Phlebographie, im negativen Fall schließen sie eine Thrombose insbesondere im Bereich des Unterschenkels jedoch nicht mit akzeptabler Wahrscheinlichkeit aus. Sehr selten kommt die Isotopenphlebographie zum Einsatz (wenn eine Kontrastmittelallergie vorliegt und der Duplex-Sonographiebefund unsicher ist; allerdings ist eine Aussage über die Beckenetage nicht mit ausreichender Sicherheit möglich, Überlagerungseffekt durch die Blase).

Von der *deszendierenden* Venenthrombose sind folgende Erkrankungen abzugrenzen: Adduktorenzerrung, Ischialgie, Lymphadenitis der Leiste. Bei rechtsseitigem Schmerz kann auch einmal die Symptomatik einer Appendizitis vorgetäuscht werden. Ferner ist nach Tumoren im kleinen Becken zu fahnden, die entweder durch Kompression oder auf paraneoplastischem Weg die Thrombose induzieren.

Bei der *aszendierenden* Thrombose sind Muskelrupturen, Kontusionen und Hämatome abzugrenzen (Anamnese), dies erfolgt mittels Ultraschall. Allerdings reicht der Nachweis z.B. eines Hämatomes allein nicht aus, gerade wegen der Gefahr einer Lungenembolie ist die tiefe Venenthrombose sicher auszuschließen. Ein primäres oder sekundäres Lymphödem ist erst nach Anschluß der Thrombose über weiterführende Untersuchungen zu ermitteln.

Da jede Venenthrombose im Rahmen eines paraneoplastischen Geschehens auftreten kann, sollte eine Tumorsuche folgen, insbesondere dann, wenn typische Thrombose-auslösende Faktoren wie z.B. Immobilisation, Operation, Einnahme hormoneller Kontrazeptiva, Nikotinabusus fehlen. Eine zeitlich nahestehende, zusätzliche Gürtelrose macht ein paraneoplastisches Syndrom sehr wahrscheinlich.

*Therapie*
Sie besteht zunächst in einer sofortigen Blockade des weiteren Thrombuswachstums mit Heparin (5000 IE i.v. als Bolus, dann PTT-gesteuert, Ver-

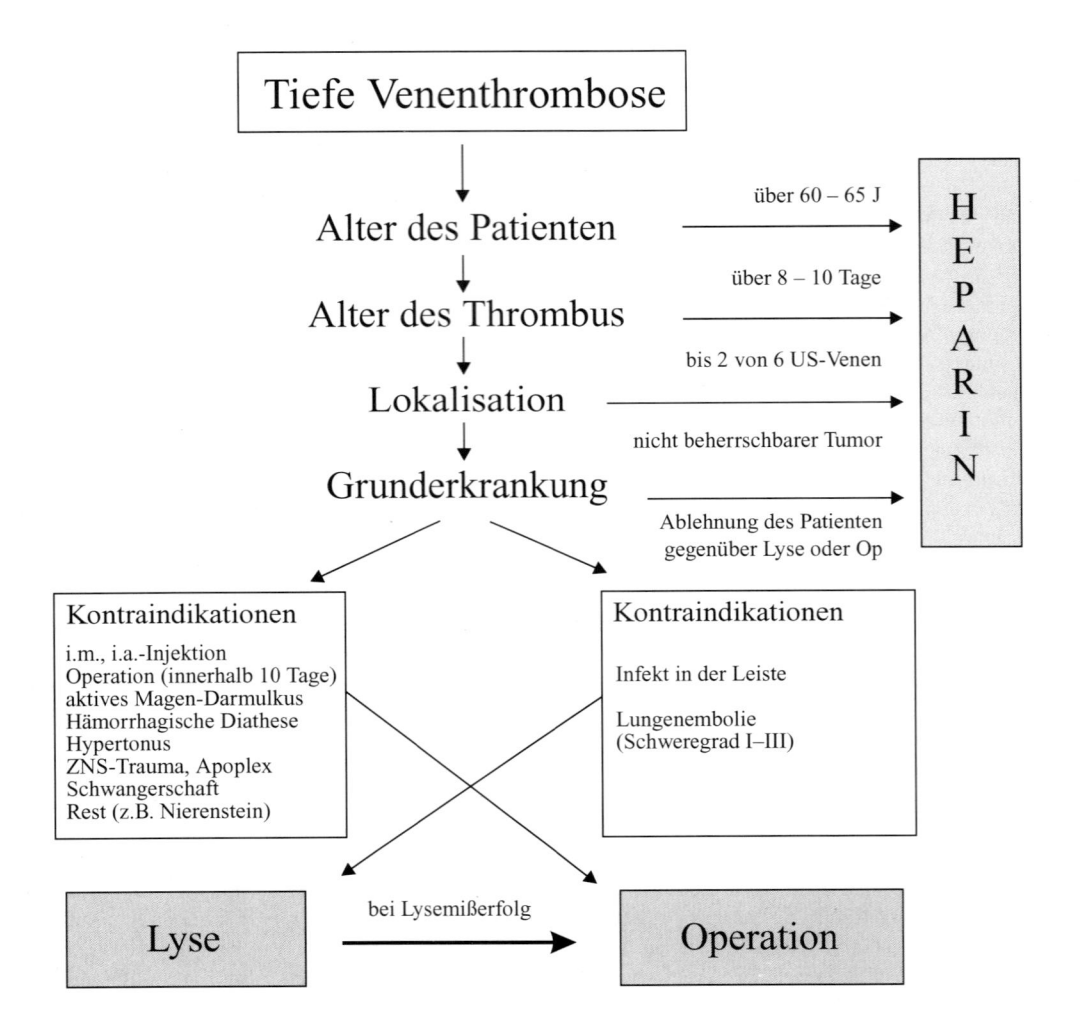

```
                    Tiefe Venenthrombose
                              ↓
                                             über 60 – 65 J         H
                    Alter des Patienten    ──────────────→          E
                              ↓              über 8 – 10 Tage       P
                    Alter des Thrombus     ──────────────→          A
                              ↓              bis 2 von 6 US-Venen   R
                      Lokalisation         ──────────────→          I
                              ↓            nicht beherrschbarer     N
                    Grunderkrankung        ──────────────→
                                           Ablehnung des Patienten
                                           gegenüber Lyse oder Op
        ↙                                     ↘
Kontraindikationen                      Kontraindikationen

i.m., i.a.-Injektion                    Infekt in der Leiste
Operation (innerhalb 10 Tage)
aktives Magen-Darmulkus                 Lungenembolie
Hämorrhagische Diathese                 (Schweregrad I–III)
Hypertonus
ZNS-Trauma, Apoplex
Schwangerschaft
Rest (z.B. Nierenstein)

        Lyse    ──bei Lysemißerfolg──→    Operation
```

Je peripherer der Thrombus, umso eher Lyse
Bei Beckenbeteiligung ist Op effektiver

*Abbildung 8-39:* Entscheidungsbaum zur Therapie der tiefen Bein-Beckenvenenthrombosen.

längerung der PTT auf das 2–3fache). Diese Maßnahme gilt auch für den Verdacht der Thrombose, bei Thromboseausschluß genügen infolge der kurzen Halbwertszeit des Heparin ca. zwei Stunden bis zur spontanen Normalisierung der PTT.

Nach Diagnosesicherung sollte das weitere Vorgehen interdiszipinär festgelegt werden. Entsprechend Abb. 8-30 bleibt den Tumorpatienten in der Regel die Heparinbehandlung mit überlappender Cumarintherapie, ebenso wird der Patient mit 60–65 Jahren eher konservativ behandelt, da er bei entsprechender Kompressionsbehandlung das postthrombotische Syndrom nicht erlebt. Auch die inkomplette Unterschenkelvenenthrombose ist eine Domäne der Heparin-/Cumarinbehandlung, nach neueren Arbeiten kommt auch der Einsatz höher dosierter niedermolekularer Heparine in Frage (z. B. 5000–7500 Anti-Xa-Einheiten). Ist die Thrombose älter als acht bis zehn Tage, scheiden wegen zunehmender Organisation des Thrombus sowohl Lyse als auch Operation aus. Schwierig kann die Entscheidung sein, wenn die Thrombose anannestisch zwei Altersstufen aufweist. Hier wird man im Zweifel eher für die Lyse plädieren, um zumindest die frischen Anteile aufzulösen und den Zustand ex ante zu erreichen. Da das Langzeitergebnis abhängig ist von dem Ausmaß der Frührekanalisation, ist in einem solchen Fall auch ein Teilerfolg wertvoll, um der fortschreitenden venösen Querschnittsverlegung vorzubeugen.

Die Komplexität dieser Entscheidung legt nahe, daß sie in interdisziplinärer Absprache getroffen werden sollte.

*Heparintherapie:* Als Bolus 5000–10.000 IE i. v., Fortführung mit ca 1000 IE pro Stunde über den Perfusor, PTT-Verlängerung auf das zwei- bis dreifache der Norm. Bei Beschränkung der Thrombose auf den Unterschenkel Mobilisation mit Kompression (Kompressionsklasse II). Bei höherer Thromboselokalisation Immobilisation bis zu einem Thrombosealter von mutmaßlich etwa acht Tagen. Nach ein bis zwei Tagen überlappende Cumarintheraple, Kompressionsbehandlung. Beide Maßnahmen werden für sechs Monate durchgeführt, die Fortsetzung der Cumarintherapie ist abhängig vom Nachweis evtl. pathologischer antithrombotischer Laborparameter, der Anamnese (bei Rezidiv Langzeit-Cumarinbehandlung und/oder einer bei nachgewiesenen Lungenembolie).

Bei stattgehabter Lungenembolie ist eine Langzeit-Cumarintherapie für mindestens ein Jahr zu empfehlen. Die Fortführung der Kompressionsbehandlung sollte von einer klinisch persistierenden venösen Abflußbehinderung, nachgewiesenen thrombotischen Residuen und/oder pathologischen Funktionstests (z. B. Phlebodynamometrie) abhängig gemacht werden.

Die Lyse wird heute im allgemeinen der Operation vorgezogen. Zu ihrer Indikationsstellung sind jedoch zahlreiche Kontraindikationen zu berücksichtigen (Abb. 8-39) Folgende Dosierungen haben sich bei der tiefen Venenthrombose bewährt:
a) *hochdosierte Streptokinasetherapie:* 1,5 Mill. E Streptokinase pro Stunde, Dauer 6 Stunden. Am Folgetag Kontrolle mittels Duplex-Untersuchung, ggf. Wiederholung an den beiden folgenden Tagen, je nach Duplex-Befund
b) *Standarddosierung:* Streptokinase 250 000 E/ 20 min, dann 100 000 E/h mit oder ohne Heparin für drei bis sechs Tage oder Urokinase mit 250 000 E/20 min, dann 50 000–150 000 E/h plus Heparin (PTT-wirksam) für drei bis sechs Tage.

Während die periphere 3-Etagenthrombose primär lysiert werden sollte, sprechen bei der akuten deszendierenden Thrombose einige Argumente für die Operation (effektivere Möglichkeiten in der Therapie des Venenspornes, a. v.-Fistel-Protektion). Wird dennoch die Lyse gewählt, so sollte nach einem Versagen der Lysetherapie die Indikation zur sekundären Operation (Zeitfaktor!) neu überdacht werden.

*Operation*

Voraussetzung für das operative Vorgehen ist der zweifelsfreie Nachweis der Thrombose, weshalb sich schon aus forensischen Gründen die Phlebographie empfiehlt. Diese hat auch unbedingt kontralateral zu erfolgen, um ein Vorwachsen des Thrombus in die V. cava inf. auszuschließen. Liegt thrombotisches Material auch in der V. cava inf., so verbietet sich die alleinige indirekte Thrombektomie von der Leiste aus. In dieser Situation ist eine zusätzliche Freilegung der V. cava inf. zur gezielten intraoperativen Blockade notwendig (alternativ hierzu: passagere Schirmimplatation und Lysetherapie).

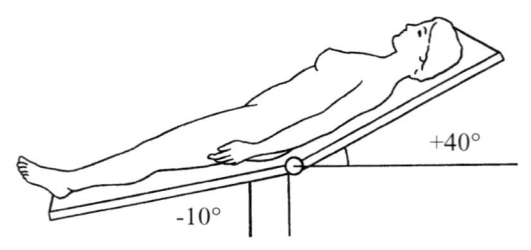

*Abbildung 8-40:* Antitrendelenburg-Lagerung.

In Antitrendelenburg-Lagerung werden die betroffene Extremität sowie der gesamte Rumpf (Möglichkeit zur notfallmäßigen Thorakotomie!) abgewaschen (Abb. 8-40). Über eine Längsinzision in der Leiste wird die V. femoralis comm. aufgesucht, wobei in dem ödematösen Gewebe die V. saphena magna als Leitgefäß dienen kann. Bei dieser Präparation ist darauf zu achten, daß möglichst wenig Lymphbahnen zerstört werden, das Gewebe sollte zwischen Overholt durchtrennt und ligiert werden, um Lymphfisteln zu vermeiden. Die V. femoralis comm. wird nicht zirkulär, sondern nur ventral, medial und lateral freigelegt, so daß ein Abklemmen der Vene unter Sicht möglich ist. Im Bereich des Zuflusses der V. profunda fem. erfolgt eine besonders subtile Präparation, die distale Klemme sollte schräg positioniert den gesamten venösen Zufluß (V. saph.magna, V. prof. fezoris, V. fem.superf.) stoppen können. Auf eine kontralaterale Punktion der tiefen Vene zwecks Plazieren eines passageren Blockadekatheters kann verzichtet werden

Ohne Anschlingen der Vene wird bei hohem PEEP (positiver endexspiratorischer Druck: dieser sollte durch den Anästhesisten per Hand so angehoben werden, daß ein Abfall des systolischen Blutdruckes um mindestens 20 mmHg zu beobachten ist) die V. femoralis comm. unterhalb des Leistenbandes abgeklemmt, sofern die Beckenetage nicht verschlossen ist. Liegt eine das Gefäß bis ins Becken hinein verschließende Thrombose vor, so wird auf das Plazieren der 120°-Klemme zunächst verzichtet, um keine Lungenembolie zu provozieren. Die Vene wird ca. 1 cm oberhalb des Zuflusses der V. profunda femoris quer eröffnet.

Ber Eingriff teilt sich nun in die Entfernung der Thrombose aus der Beckenetage, die Thrombektomie des Beines und der fakultativen Anlage einer passageren arterio-venösen Fistel.

*Thrombektomie der Beckenetage* (Abb. 8-41): Unter Aufrechterhaltung eines hohen PEEP (s.o.) wird der braune Fogarty-Katheter in die V. cava inf. vorgeschoben, gefüllt und mit wohldosiertem Druck zurückgezogen. Beim Passieren der großlumigen V. cava inf. in den kleineren Querschnitt der V. iliaca comm. muß eine entsprechend vorsichtig dosierte Volumenanpassung des Ballones erfolgen. Liegt frisches thrombotisches Material vor, so quillt dieses aus der Venotomie, durch den hohen PEEP kommt es zusätzlich zu einem venösen Flush (retrograder venöser Druckgradient). Die Venotomie wird dann durch den Zeigefinger

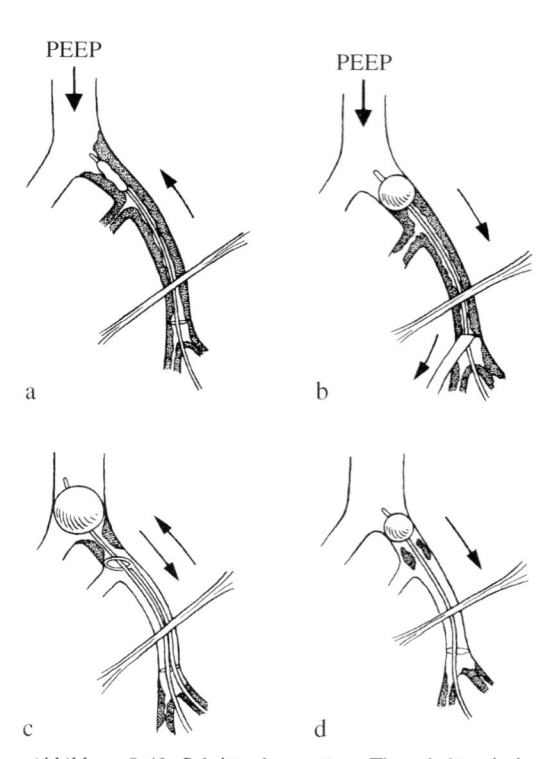

*Abbildung 8-41:* Schritte der venösen Thrombektomie im Beckenbereich. a. Unter PEEP wird der braune Fogarty-Katheter in die V. cava inferior vorgeschoben und dort bei vorsichtiger Retraktion gefüllt. b. Der gefüllte Ballon wird unter subtiler Druckkontrolle in die linke V. iliaca comm. zurückgezogen und so das mobile thrombotische Material über die Venotomie in der Leiste entfernt. c. Verbleibt wandständiges Material im Bereich der V. iliaca comm. zurück, so wird zunächst ein Ringstripper über den Fogarty-Katheter eingefädelt. Nach Blockade des Katheters in der V. cava inf. rotiert man den Ringstripper vorsichtig in der V. iliaca comm. und entfernt anschließend mit dem Katheter das abgelöste Material (d).

verschlossen, der nur kurzzeitig die Venenöffnung zur Wiederholung dieser Kathetermaßnahme freigibt. Da bei der venösen Thrombektomie regelhaft mit einem größeren Blutverlust zu rechnen ist, sollte dieser Eingriff mit einem cell saver durchgeführt werden (Gesamt-Blutverlust in der Regel 1 l). Läßt sich kein thrombotisches Material mehr gewinnen, so wird die V. femoralis comm. (bei voller Heparinisierung) mit der 120-Grad-Klemme abgeklemmt.

Das Ergebnis der Thrombektomie der Beckenetage wird anschließend entweder mittels Phlebographie oder Phleboskopie überprüft. Da heute auch Geräte zur digitalen Subtraktionsphlebographie zur Verfügung stehen, läßt sich durch Subtraktion der Wirbelsäule die mit der konventionellen Phlebographie schwierig zu beurteilende Spornregion problemlos darstellen. In einer Schrägposition ist zusätzlich eine Information über die dritte Dimension zu erhalten.

Zur Phleboskopie erfolgt eine Blockade am Confluens der V. cava inf., durch kontinuierliche Spulung läßt sich ein venöser Zustrom über die V. iliaca int. vermeiden.

Werden thrombotische Residuen in der Spornregion nachgewiesen, so kann über den liegenden Blockadekatheter ein Ringstripper vorgeschoben werden. Unter vorsichtigem Abtasten der Gefäßwand wird das wandständige Material abgeschert und mittels Ballonkatheter geborgen. Auch diese Maßnahme erfolgt unter hohem PEEP.

*Thrombektomie des Beines* (Abb. 8-42): Nach Entfernen der distalen Klemme (die Venotomie wird erneut durch den Zeigefinger des Assistenten gesichert) wird das Bein mit der Esmarchschen Binde von distal nach proximal ausgegickelt und anschließend der Thrombus mit kräftigen Schlägen exprimiert. Hierbei verhilft die Esmarchsche Binde zu einer günstigen Druckverteilung auf die gesamte Extremität. Frisches Thrombusmaterial läßt sich so problemlos exprimieren, der Thrombus quillt unter erheblichem Druck aus der kurzfristig freigegebenen Venotomie. Diese Maßnahme der Expression wird mehrfach wiederholt. Aus der Beschreibung wird deutlich, daß dieses Verfahren nur gelingt, wenn frisches, noch nicht organisiertes Thrombusmaterial vorliegt (aus diesem Grunde sind die besten Resultate bei einem Thrombusalter bis zu vier Tagen zu erzielen). Der Vorgang der Ex-

pression wird solange wiederholt, bis sich kein Thrombus mehr gewinnen läßt. An Hand des zuletzt gewonnenen Materiales (z. B. Thromben 1–2 mm dick, Klappenausgußpräparate) läßt sich ungefähr das Ausmaß des zuletzt freigelegten Venenabschnittes ermitteln.

Nach Wiedereröffnung der tiefen Vene sollte unbedingt auch die V. saphena magna rekanalisiert werden, wenn diese – meist durch eine kurzstreckige proximale Thrombose – verschlossen ist. Hier genügt in der Regel ein vorsichtiges Eingehen mit dem Overholt oder mit einem dünnen Spülkatheter.

Nach Abklemmen mittels 120°-Klemme wird das Lumen gespült, der Verschluß der Venotomie erfolgt fortlaufend mit 6–0 Prolene, bei Implantation einer arterio-venösen Fistel wird die quere Venotomie mit Einzelknopfnähten verschlossen; der laterale Anteil wird für die Anastomose reserviert.

Folgende «Überraschungen» sind bei dem operativen Vorgehen möglich:
– Der Fogarty-Katheter gleitet in eine vorbestehende Kollaterale (z. B. V. lumbalis ascendens). Hier besteht die Gefahr einer Perforation, wenn der Katheter mit den üblichen Volumina gefüllt wird. Deshalb sollte der Ballon nur unter vorsichtiger Retraktion gefüllt werden, um einen Hinweis für den Anpreßdruck zu erhalten.
– Man stößt auf einen Venensporn, der sich nicht überwinden läßt. Meist gelingt es dann, mittels Phlebographie ein präexistentes großes Kollateralnetz (Spontanpalma) nachzuweisen. Dieses

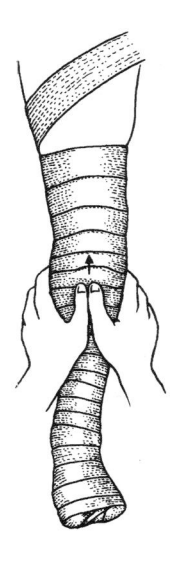

*Abbildung 8-42:* Die Thrombektomie des Beines erfolgt indirekt durch Expression unter Zuhilfenahme einer Esmarch-Binde. Manchmal ist ein Fogarty-Manöver in der V. femoralis superf. notwendig, wobei dies wegen des Klappenapparates besonders subtil zu erfolgen hat.

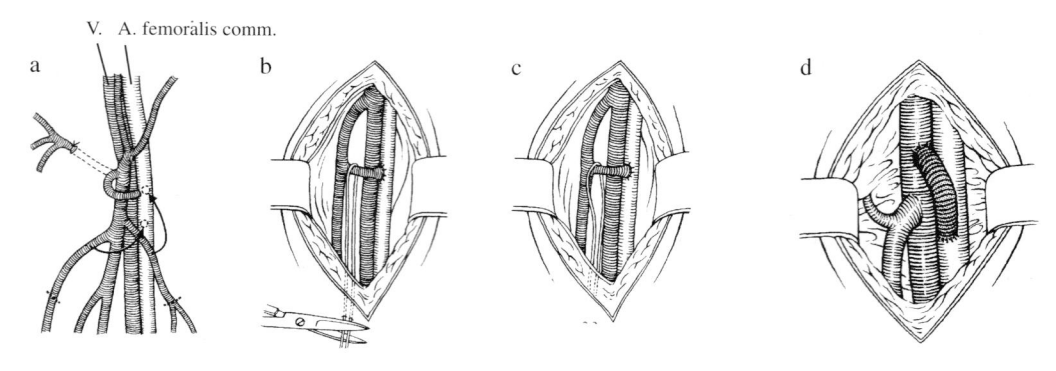

*Abbildung 8-43:* Anlegen von AV-Fisteln im Leistenniveau. a. Möglichkeiten für Korbhenkelshunts. Hierfür wird eine möglichst großkalibrige Vene aus dem Venenstern isoliert und zur A. femoralis superf. eingeschwenkt. b. Um beim Shunt-Verschluß die Fistel leichter zu finden, wird diese mittels Blumendraht markiert, der ca. 1 cm distal des unteren Wundpoles ausgeführt wird (Doppelnadel). c. Der Draht wird unter Zug abgeschnitten, so daß er nach dem Abschneiden in das Subkutangewebe zurückgleitet. Keinesfalls darf er die Fistel strangulieren, was einen Frühverschluß (fast immer mit Thromboserezidiv an der Vene) nach sich zieht. d. Um ein höheres Fistelvolumen zu erreichen, empfiehlt sich die Implantation eines Interponates (supramalleolare V. saphena magna, weniger 6 mm Gore Tex) in Form eines N-Shuntes.

Kollateralnetz ist so kräftig ausgeprägt, daß in der postoperativen Phlebodynamometrie keine Funktionsstörung nachzuweisen ist. Deshalb ist eine weitere Maßnahme an der verschlossenen V. ilica comm. nicht erforderlich, der Eingriff wird mit der Anlage einer protektiven a. v.-Fistel beendet.

- Gelingt nur eine Teileröffnung der V. iliaca comm., so ist die Plazierung eines venösen Stent möglich. Auch diese Maßnahme sollte durch eine a. v.-Fistel ergänzt werden.
- Es gelingt eine komplette Wiedereröffnung von V. iliaca comm. und ext., in der intraoperativen Phlebographie zeigt sich jedoch ein Thrombus in der V. iliaca int. Dieser Thrombus kann – besonders, wenn er umspült ist – über die wiedereröffnete Beckenstrombahn zur Embolie führen. Sind bereits Lungenembolien vorausgegangen, so daß eine Rechtsherzbelastung droht, so ist in diesem Fall die protektive Implantation eines Cavaschirmes zu empfehlen.

*Anlegen einer passageren arterio-venösen Fistel* (Abb. 8-43): Indikationen hierfür sind:
- Verwendung eines Ringstrippers in der Beckenetage (Endothelschaden)
- Verbleiben von thrombotischen Residuen
- Gewinnung von älterem thrombotischem Material aus der Beckenetage, so daß ein größerer Endothelschaden anzunehmen ist.

Da insbesondere bei der deszendierenden Thrombose nahezu regelhaft auch ältere Thromben in der Beckenetage vorliegen, sollte bei der deszendierenden Thrombose die Indikation zur a. v.-Fistel großzügig gestellt werden.

Hierfür wird die A. femoralis superf. über wenige cm freigelegt. Zur Anlage der a. v.-Fistel in der Leiste bieten sich drei Möglichkeiten an: ein Ast des Venensternes (Korbhenkelshunt), ein Interponat zwischen V. fem. comm. und A. femoralis superf. mit einem 6 mm-Gore-Tex-Implantat oder ein Interponat aus der supramalleolaren V. saphena magna.

Bei der Verwendung eines Astes des Venensternes wird dieser längerstreckig freigelegt und dann zur Arterie eingeschwenkt. Die Anastomose erfolgt mit Nahtmaterial 6–0 Prolene, wegen der Dimensionen ist die Verwendung einer Lupenbrille ratsam. Vorteil dieses Verfahrens ist, daß eine Anastomose mit der V. fem. comm. vermieden wird und nur autochthones Material zur Anwendung kommt. Nachteile sind: zu kleines Gefäßkaliber, Abknicken beim Einschwenken des Venenastes, schwieriges Auffinden beim Fistelverschluß. Letzteres kann etwas erleichtert werden, wenn um den Korbhenkel ein Draht geführt und dieser unter Abmessen der Längenverhältnisse in Fortsetzung des Hautschnittes bei leichtem Zug so ausgestochen wird, daß die Drahtenden wieder in das Subkutangewebe zurückgleiten.

Wird ein Interponat gewählt, so wird dieses zuerst mit der längseröffneten A. fem. superf. anastomosiert (6–0 Prolene) und anschließend an die Venotomie der V. fem. comm. geführt. Diese Venotomie wird bis auf die Anastomose mit Einzelknopfnähten verschlossen. Wichtig ist hierbei, daß sowohl Venotomie als auch Arteriotomie einander zugewandt sind, um ein Abknicken des Interponates zu vermeiden. Wegen des größeren Gefäßkalibers ist dieses Interponat zu bevorzugen, bei dem aus Gründen des geringeren Infektionsrisikos die supramalleolare V. saphena magna favorisiert wird. Auch dieses Interponat wird mit einem Blumendraht markiert. Die Umhüllung des Interponates mit einem geöffneten, kurzen Silikonrohr zum erleichterten Auffinden hat sich nicht bewährt, da es durch das Silikon über einen Gewebereiz zur Sekretion kommt und diese das Risiko einer sekundären bakteriellen Besiedelung vergrößert.

*Nachbehandlung*
Läßt sich alles Material entfernen, so sollte der Patient unter Kompression sofort mobilisiert werden. Verbleiben frische Residuen z. B. in der V. iliaca int., so ist eine Immobilisation über wenige (z. B. 4) Tage anzuraten.

Der konsequenten konservativen Nachbetreuung mit Heparin (PTT wirksam) und überlappender Cumarintherapie kommt eine zentrale Rolle zu. Bestehen von Anfang an Kontraindikationen zu Cumarinen, so erscheint eine venöse Thrombektomie auch nicht sinnvoll, da mit einem zu hohen Rezidivrisiko zu rechnen ist. Eine Kompressionsbehandlung (Kompressionsklasse II) ist obligat. Die Antikoagulation wird in der Regel auf sechs Monate begrenzt, bei Bestehen einer a. v.-Fistel wird diese unter Heparinschutz nach sechs Monaten unterbunden. Im Anschluß daran empfiehlt sich eine nochmalige Antikoagulation für drei Monate. Die Zeitdauer der Kompressionsbehandlung richtet sich nach dem Therapieerfolg. Das Vorliegen erhöhter Venendrucke bedeutet lebenslange Kompressionsbehandlung tagsüber, was an die Disziplin des Patienten hohe Anforderungen stellt. Gerade bei jungen Patienten empfiehlt sich eine subtile Aufklärung über das postthrombotische Syndrom insbesondere mit Bildmaterial, um ihn von der Sinnhaftigkeit der Kompressionsbehandlung zu überzeugen.

*Komplikationen*
*Nachblutungen* sind retroperitoneal wie auch im unmittelbaren Operationsgebiet möglich. Insbesondere in der Leiste empfiehlt sich die großzügige Indikation zur Revision, da das Hämatom die notwendige Antikoagulation behindert, ein Thromboserezidiv begünstigt und zum Infekt disponiert.

Kleine *intraoperative Lungenembolien* sind beschrieben, sie bedürfen einer konservativen Therapie. Sollte es zu einer großen intraoperativen Lungembolie kommen, so ist die simultane Thrombektomie nach Thorakotomie in Erwägung zu ziehen. Aus diesem Grunde sollte die venöse Thrombektomie nur dort durchgeführt werden, wo im Bedarfsfall auch ein extrakorporaler Bypaß möglich ist.

Eine *postoperative Lungenembolie* ist aus dem Stromgebiet der V. iliaca int. möglich. Hier ist die Implantation eines Cava-Schirmes abzuwägen, abhängig vom Ausmaß der Rechtsherzbelastung. Selten kann eine Lungenembolie aus dem Stromgebiet einer erweiterten V. ovarica kommen (Angio-CT). Hier empfiehlt sich die Ligatur der V. ovarica an der Einzündungsstelle, insbesondere, wenn der Thrombus infiziert ist (septischer Thrombus z. B. durch Adnexitis).

Kommt es zum Frühverschluß einer a. v.-Fistel, so ist das Verschwinden des Fistelgeräusches ein sicheres Indiz für eine *Rethrombose*. Erfolgt dies innerhalb von vier bis acht postoperativen Tagen, so ist eine Rethrombektomie möglich. Sie erbringt die gleich guten Ergebnisse wie nach dem Ersteingriff. Voraussetzung ist jedoch, daß es gelingt, die Ursache der Rethrombose zu beseitigen (z. B. Wahl eines großlumigen Interponates bei zu klein dimensioniertem Korbhenkelshunt).

### 4.2.4 Cava-Schirm-Implantation

*Indikationen*
Während im amerikanischen Raum die Indikation zur Cava-Filter-Implantation sehr großzügig gestellt wird, unterliegt die Indikationsstellung bei uns in der Regel strengeren Kriterien. Indikationen für Filterimplantation sind:
– rezidivierende Lungenembolien aus der unteren Extremität, die bereits zu einer Rechtsherzbelastung geführt haben, so daß bei einer neuerli-

*Abbildung 8-44:* Einführen eines Kim-Ray-Greenfield-Filters (a). Der Katheter wird über die rechte V. jugularis int. in die V. cava bis unter den Zufluß der Nierenvenen vorgeschoben und dort unter Röntgensicht entfaltet. Die Position entspricht der Lage des 3. Lendenwirbelkörpers (b).

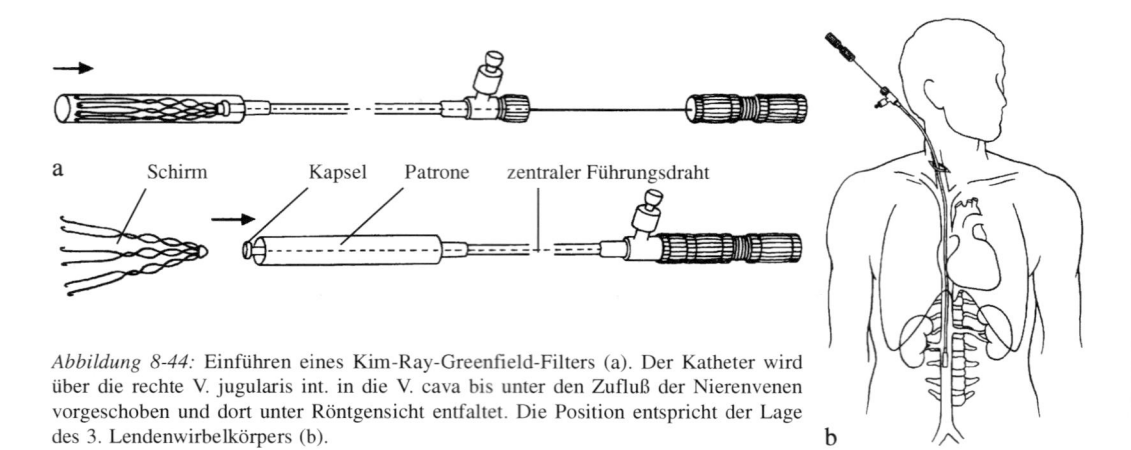

chen Embolie ein Rechtsherzversagen zu befürchten ist
- große flottierende, besonders in die V. cava inf. hineinreichende Thromben, bei denen spontan und unter Lysetherapie ein hohes Embolierisiko anzunehmen ist
- tiefe Bein-Beckenvenenthrombosen, die wegen Kontraindikationen nicht antikoaguliert werden können
- rezidivierende Lungenembolien, die trotz Antikoagulation nicht zu verhindern sind.

Die Abwägung zum Filter hat in einem ausführlichen, interdisziplinären Kontakt zu erfolgen, bei dem die zahlreichen, sehr individuellen Aspekte der Thrombosesituation und Gefährdung durch die Lungenembolie berücksichtigt werden.

*Technische Durchführung*
Es werden verschiedene Schirmsysteme angeboten:

Mitt dem *Mobin-Uddin-Filter* wurden erste größere Erfahrungen gewonnen. Dieser Filter war zwar bezüglich des Zurückhaltens von Emboli sehr effektiv, es kam jedoch häufig zur Filterthrombose und zur Ausbildung einer unteren Einflußstauung (bis zu 55%), so daß er heute nicht mehr verwendet wird.

Der *Günther-Filter* läßt sich perkutan über die kontralaterale V. femoralis comm. oder über die rechte V. jugularis int. einführen, sein Plazieren wird jedoch durch die Länge des Filtersystemes (65 mm) erheblich erschwert. Bei Thromben in der V. cava inf. ist er deshalb kontraindiziert. Dislokationen (10%) und Filterbrüche sind weitere Argumente gegen dieses Filtersystem.

Mit dem *Greenfield-Filter* (Abb. 8-44a) kommt ein sehr effektiver Schirm zum Einsatz, der über eine hohe Offenheitsrate verfügt und sich auf Grund der Häkchen gut verankern läßt. Er besteht aus sechs feinen Stahldrähten, die in einer Einführungspatrone zusammengefaltet liegen und beim Ausfahren des Filters sich spreizend in der Venenwand verhaken. Im nachfolgenden wird seine Implantation exemplarisch besprochen.

Zunächst muß der Schirm in korrekter Form «geladen» werden. Hierzu wird die Basis des Schirmes auf eine kleine Kapsel geführt, von der aus ein Draht zum verstellbaren Handgriff führt. Dieser Draht wird nun zurückgezogen, so daß die Kapsel in der Patrone verschwindet. In die freigegebene Patrone wird der Schirm eingeführt, wobei sorgsam darauf zu achten ist, daß die Häkchen des Schirmes frei zu liegen kommen. Sollten diese verhaken, so kann ein Entfalten des Schirmes unmöglich werden. Mit der Hand schiebt man nun den Filter so tief in die Patrone (die letzten mm mit einem Ladestock), daß der Schirm in der Patrone völlig verschwindet.

Über ein Punktionsset wird nun eine Schleuse in die rechte V. jugularis int. eingeführt und über diese der in der Patrone geschlossene Schirm vorgeschoben (Abb. 8-44b). Dies erfolgt unter fortlaufender Röntgenkontrolle. Nach Passieren des rechten Vorhofes (cave Rhythmusstörungen) wird die Lendenwirbelsäule aufgesucht und der 2. sowie 3. Lendenwirbelkörper identifiziert. Das Entladen des Filters erfolgt dann durch Vorschieben des Metallstiftes in der Patrone in der Position des 3. Lendenwirbelkörpers (über ein gesondertes Einführungsbesteck ist auch das Plazieren dieses Katheters über die kontralaterale V. fem. comm. möglich).

Bei seltenen Indikationen (rezidivierende Lungenembolie aus der V. ovarica, hohe Cava-Thrombose) ist auch eine suprarenale Filterposition möglich. Die Zeitdauer der Antikoagulation wird durch die Grunderkrankung und nicht durch den Filter bestimmt.

Der *LGM-Filter* wird ähnlich wie der Greenfield-Filter plaziert. Anstelle der Häkchen wird dieser Filter durch ein katheterpatroniertes Federstahlsystem in Position gehalten, nach ersten Berichten erscheint die Gefahr einer Dislokation gering. Selbstverständlich ist auch bei Verwendung dieses Systemes ein ausreichender Sicherheitsabstand zum Zufluß der Vv. renales einzuhalten (die Plazierung erfolgt ähnlich wie beim Greenfield-Filter).

Der *temporäre Filcard-Filter* wurde entwickelt, um insbesondere bei angestrebter Lysetherapie ein mögliches Embolierisiko zu minimieren und nach erfolgreicher Lysebehandlung den Filter zu entfernen. Dieser Filter wird ebenfalls über die rechte V. jugularis int. in die V. cava inf. plaziert. Durch Injektion von Kontrastmittel wird die Höhe des Zuflusses der Nierenvenen ermittelt und der Filter distal davon ausgefahren. Der Katheter verbleibt naturgemäß in situ.

Nach Durchführung der Lysetherapie (z. B. über eine Vene der thrombosierten Extremität, dort höhere Konzentration des Lytikum) wird der Erfolg der Lyse mittels Phlebographie dokumentiert. Befinden sich noch Thromben im Filter, so kann ein Lysekatheter über die Leiste direkt an und in den Thrombus plaziert werden, um über diesen die Lyse fortzuführen. Nach Auflösung der Restthromben wird der Filter in die Filterhülse zurückgefahren und via Katheter extrahiert.

Schwierigkeiten bei diesem Verfahren bereiten nicht auflösbare Thromben im Filter, die bei einer Filter-Extraktion zu Embolien werden könnten. Eine ähnliche Problematik liegt vor, wenn der Katheter z. B. wegen eines Infektes (deshalb sorgfältige Pflege der Kathetereintrittsstelle) vorzeitig – also bei noch im Filter nachweisbaren Thromben – entfernt werden muß. Dies erfordert in der Regel ein chirurgisches Vorgehen, bei dem die V. cava inf. freigelegt und unter proximalem Abklemmen, infrarenaler Venotomie und Entfernen der lokalen Thromben eine Lungenembolie sicher vermieden werden kann.

*Komplikationen*

Auch wenn die neueren Filtersysteme sicherer sind, bergen sie dennoch einige Risiken.

Die Filterdislokation kann zur Verlagerung des Filters in das Niveau der Nierenvene führen. Eine operative Intervention ist jedoch nicht unbedingt erforderlich. Mittels Langzeit-Cumarinbehandlung sollte das Risiko einer Nierenvenenthrombose deutlich gemindert werden.

Führt die Filterdislokation zur Filterembolie z. B. in das rechte Herz, so muß der Filter herzchirurgisch entfernt werden.

Je nach der Technik der Verhakung des Filters sind retroperitoneale Blutungen, Arrosion von Duodenum, Aorta, Wirbelsäule und Musculus psoas möglich. Jede dieser ernsten Komplikationen erfordert eine subtile Abklärung und eine sehr individuelle Entscheidung bezüglich einer operativen Korrektur.

# Literatur

A. Chavan, D. Gulba, C. Schaefer, W. Daniel, M. Galanski (1993): The Filcard temporary, removable vena cava filter: use in local thrombolytic therapy. Z. Kardiol 82 Suppl 2:191.

R. Eichlisberger, B. Frauchiger, M.T. Widmer, L.K. Widmer, K. Jäger (1994): Spätfolgen der tiefen Venenthrombose: ein 13-Jahres Follow-up von 223 Patienten. VASA 23:234.

L.J. Greenfield, K.J. Cho, M.C. Proctor, M. Sonel, S. Shah, J. Wingo (1992): Late results of suprarenal Greenfield vena cava filter placement. Arch Surg 127:969.

H.J. Janssen, F. Antonucci, G. Stuckmann, S. Tatalovlc, A.H. Marty, J. Largiadèr, C.L. Zollinger (1994): Behandlung von Venenstenosen und -Verschlüssen benigner Ätiologie mit vaskulären Endoprothesen: Ein neues, nichtoperatives Therapiekonzept. VASA 23:66.

V. Mickley, J.M. Frleurlen, S. Hutschenreiter, L. Sunder-Plassmann (1993): Langzeitergebnisse nach perkutan-transluminaler Angioplastie und Stentimplantation bei venösen Stenosen nach transfemoraler Thrombektomie. VASA 22:4S.

P. Romanlut, T. Thieme, G. Miersch, C. Stobbe, F. Stößlein (1993): Zur Implantation von Vena-cava-Filtern bei akuten Lungenembolien. Z. Kardiol 82 Suppl:235.

H. Stiegler, L. SunderPlassmann (1987): Akute Verschlüsse der Venen. In Kirschnersche allgemeine und spezielle Operationslehre, Bd. XI Gefäßchirurgie (Hrsg: G. Heberer, R.J.A.M. van Dongen) Springer Verlag Berlin.

H. Stiegler, E. Hiller, H. Arbogast, G. Heim, H. Stiegler, F.W. Schildberg (1993).: Langzeitergebnisse nach erfolgloser Lyse und sekundärer Thrombektomie tiefer Bein-Bekkenvenenthrombosen: eine kritische Analyse. VASA 22:33.

C. Thiele, W. Theiss, R. Kurfürst-Seebauer (1989): Langzeitergebnisse nach fibrinolytischer Behandlung tiefer Venenthrombosen im Becken-Bein-Bereich. VASA 18:48.

# 5. Lymphgefäße

R. G. H. Baumeister

## 5.1 Ursachen des Lymphödems

Die Problematik des Lymphödems zu kennen, ist für den Chirurgen in mehrfacher Hinsicht von Wichtigkeit:

1. in der möglichen Vermeidung iatrogener Lymphödeme,
2. in der Prophylaxe der Ausbildung eines Lymphödems bei einem gestörten Lymphtransport,
3. in der Differentialdiagnose von Ödemen,
4. in der Kenntnis der therapeutischen, insbesondere mikrochirurgisch-rekonstruktiven Möglichkeiten.

Primäre Lymphödeme werden in der angeborenen Frühform bereits bei der Geburt durch Ödeme insbesondere an den Füßen auffallen. Die häufigeren Formen treten im späteren Leben auf. Meist stellen sich junge Mädchen in der Menarche oder junge Frauen in der Schwangerschaft mit zunächst einseitigen Schwellungen eines Fußes oder Beines vor. Nicht selten wird über einen Insektenstich oder eine Distorsion berichtet. Die Schwellung persisitert jedoch trotz üblicher Therapiemaßnahmen.

Der Verdacht auf ein Lymphödem des Beines ist bei einer persisitierenden Schwellung am Fußrükken und an den Zehen zu stellen. Hier läßt sich eine Hautfalte nicht mehr adäquat abheben (Stemmersches Zeichen) (Abb. 8-45), während bei der Lipodystrophie, die ebenfalls junge Mädchen und

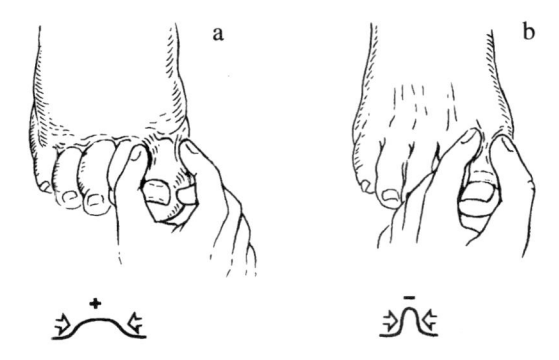

*Abbildung 8-45:* Klinische Zeichen eines Lymphödems: Normalbefund (a), das Stemmersche Zeichen (b).

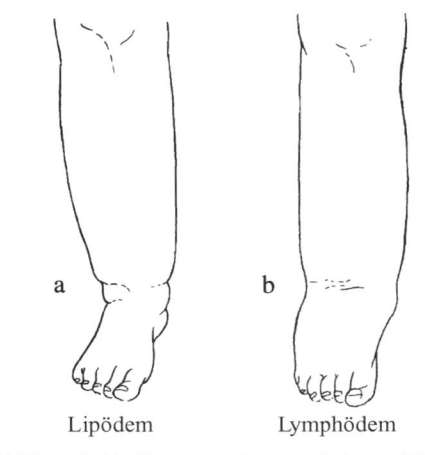

*Abbildung 8-46:* Charakteristisches Erscheinungsbilder der Lipodystrophie (a) und des Lymphödems (b).

Frauen beunruhigt, die Schwellung erst an den Knöcheln beginnt (Abb. 8-46).

Die Spätformen der primären Lymphödeme zeigen ihre ersten Manifestationen meist ebenfalls einseitig an den unteren Extremitäten bei Frauen bis ins höhere Lebensalter und müssen dann als Ausschlußdiagnose nach Abklärung auch einer möglichen tumorbedingten Ursache gestellt werden.

Die Ursachen der sekundären Lymphödeme reichen von rezidivierenden Erysipelen, filariatischen Entzündungen bis hin zu den für den Chirurgen besonders wichtigen tumorbedingten iatrogenen und posttraumatischen lymphatischen Abflußblockaden. Generell gilt, daß bei Lymphödemen immer eine tumoröse Ursache ausgeschlossen werden muß.

Die Beachtung der lymphatischen Abflußwege in der Tumorchirurgie, unter Berücksichtigung onkologischer Therapieprinzipien, stellt einen wesentlichen Beitrag des Chirurgen zur Vermeidung von Lymphödemen dar. Besonders gefährdet sind dabei die Engstellen des Lymphgefäßsystems: die Achsel- und Leistenregion sowie die Innenseite des Knies. Bei der Achseldrüsenausräumung hat es sich bewährt, nur bis zur Vena axilaris zu präparieren und hier das adventitielle Gewebe, in dem die Lymphbahnen aus dem Arm verlaufen, unberührt zu lassen (Abb. 8-47). In der Leiste führt mitunter bereits die großzügige Exstirpation eines vergrößerten Lymphknotens aus diagnostischen Gründen zur klinischen Ausprägung eines Lymphödems. Pathologisch-anatomisch ergibt sich hierbei meist lediglich eine Fibrose des Lymphknotens. Wenn kein dringender Tumorverdacht besteht, sondern nur die Abklärung eines vergrößerten Lymphknotens gefordert wird, sollte man sich hier mit einer sparsamen Keilexzision begnügen (Abb. 8-48). An der Innenseite des Knies bündeln sich die Lymphbahnen des Beines. Eine quere Inzision kann diese hier vollständig unterbrechen und die Ursache eines Unterschenkellymphödems sein (Abb. 8-49).

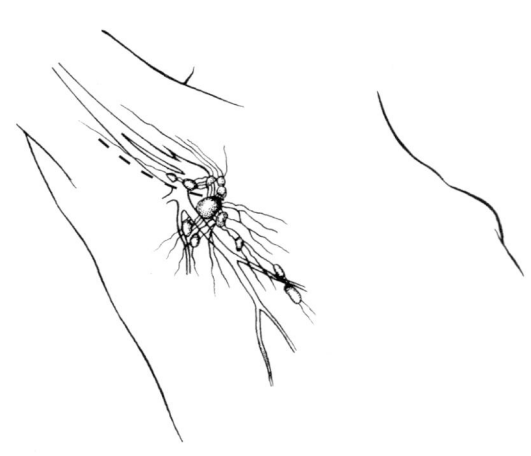

*Abbildung 8-47:* Lymphprotektion bei Präparationen der Achselhöhle.

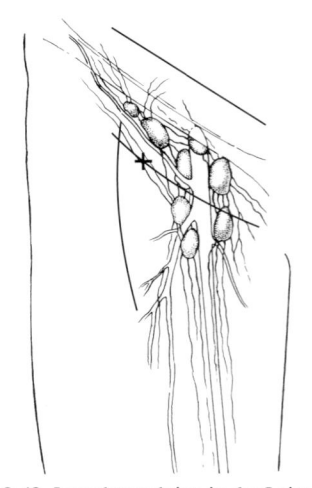

*Abbildung 8-48:* Lymphprotektion in der Leiste.

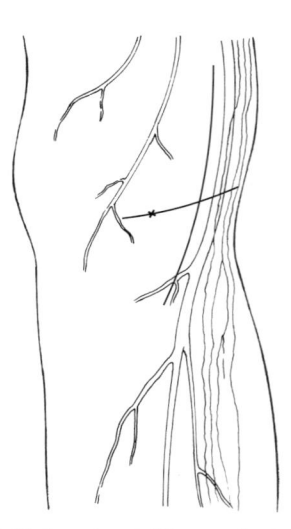

*Abbildung 8-49:* Lymphprotektion an der Innenseite des Knies.

Wurde auch nur ein Teil der Lymphbahnen unterbrochen, so sinkt die lymphatische Transportkapazität. Die lymphatische Last, diejenige Menge an eiweißreicher Flüssigkeit, die über das Lymphsystem abtransportiert werden muß, darf jetzt möglichst nicht erhöht werden. Es ist daher nach Achseldrüsenausräumung verboten, an dem betreffenden Arm Blutdruck zu messen, Injektionen oder Infusionen zu geben und Blut abzunehmen. Die Patienten sind darauf aufmerksam zu machen, Verletzungen (etwa bei der Maniküre) zu vermeiden und bei verletzungsträchtigen Tätigkeiten (Gartenarbeit) Handschuhe zu tragen.

## 5.2 Chirurgische Therapie

Ist ein Lymphödem manifest geworden, wird zunächst eine konservative Therapie mit entstauenden Übungen, Lymphdrainagen und der Applikation von elastischen Binden sowie dem Anpassen eines elastischen maßgefertigten Zweizug-Gummistrumpfes durchgeführt. Führen diese Maßnahmen nach einer Mindestbehandlungsdauer von etwa einem halben Jahr nicht zu einem dauerhaften Ergebnis, sollte die mikrochirurgische Rekonstruktion eines lokal unterbrochen Lymphgefäßsystems überprüft werden.

Den ursprünglichen Verhältnissen kommt eine Überbrückung mit körpereigenen Lymphbahnen, die autogene Lymphgefäßtransplantation, am nächsten, deshalb führen wir diese durch.

Hierzu werden von der Innenseite des Oberschenkels, an dem im ventro-medialen Bündel bis zu 16 Lymphkollektoren etwa parallel verlaufen, zwei bis drei Lympkollektoren entfernt, ohne die Engstellen des Lymphgefäßsystems, die Innenseite des Knies und die Leistenlymphknoten zu tangieren (Abb. 8-50). Als Sicherheitsmaßnahme gegen mögliche Folgeschäden an der Entnahmestelle wird zuvor, neben der Überprüfung der Diagnose und des Ausmaßes des Lymphödems an der betroffenen Extremität, eine Lymphsequenzszintigraphie an der als Spenderbein gewählten Extremität durchgeführt. Hier müssen sich vor einer Entnahme absolute Normalbefunde ergeben.

Im Falle eines Armödems werden die Transplantate zwischen aufsteigenden Lymphbahnen am Oberarm und Lymphbahnen am Hals, die vom Kopf zum Venenwinkel ziehen, interponiert (Abb. 8-51). Die Lymphbahnen werden dabei ohne Anfärbung unter dem Operationsmikroskop aufgesucht. Die Anastomose wird unter maximaler Vergrößerung als End-zu-End-Anastomose, selten als End-zu-Seit-Anastomose mit resorbierbarem

*Abbildung 8-50:* Entnahme von Lymphgefäßtransplantaten.

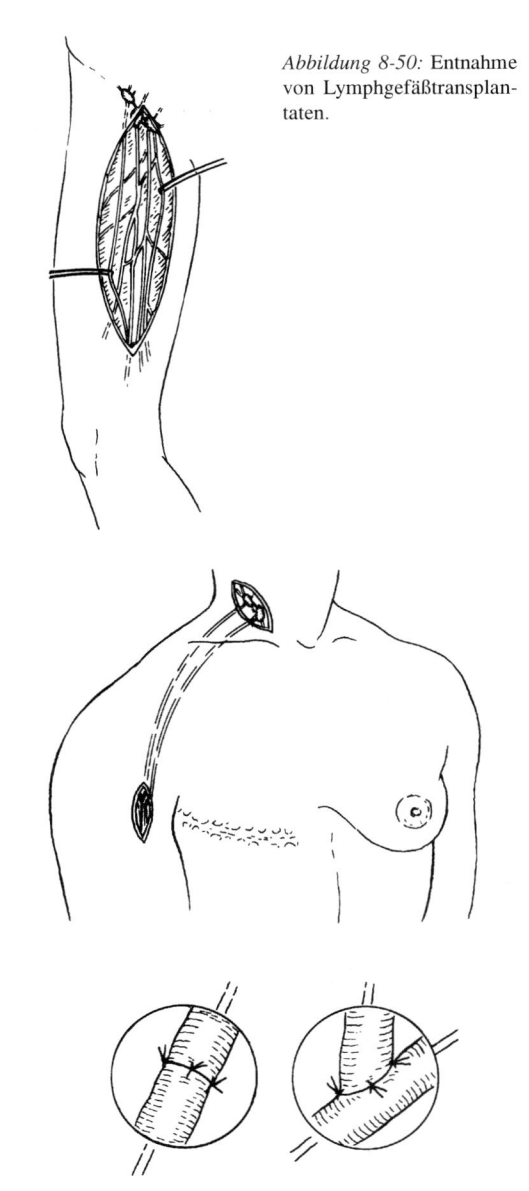

*Abbildung 8-51:* Transplantatverlauf bei Armlymphödemen nach Ablatio mammae, lympho-lymphatische End-zu-End- und End-zu-Seit-Anastomosen.

Nahtmaterial der Stärke 10 bis 11–0 in zugfreier Einzelknopf-Anastomosierungstechnik gefertigt. Zuvor werden die Transplantate zwischen den Anastomosierungsstellen in Position gebracht, indem zunächst mit einer Redon-Drainage ein Tunnel im Subkutangewebe gebohrt wird, durch den dann die Transplantate gezogen werden. Der Drainageschlauch wird abschließend entfernt.

Analog werden Blockaden an anderer Stelle des Lymphgefäßsystems überbrückt.

Bei einseitigen Beinödemen bleiben die Transplantate an den Leistenlymphknoten gestielt, so daß, nachdem sie über sie Symphyse hinweg zu erkrankten Seite transponiert worden sind, nur dort die mikrochirurgischen lympho-lymphatischen Anastomosen mit aufsteigenden Lymphbahnen am Oberschenkel gefertigt werden müssen (Abb. 8-52).

Bei einem beidseitigen Ödem der unteren Extremitäten ist eine Lymphgefäßtransplantation nicht möglich. Alternativmethoden müssen dann unter Umständen zur Anwendung kommen. Statt Lymphgefäßtransplantaten können Veneninterponate verwendet werden. Diese haben jedoch in experimentellen Untersuchungen eine deutlich schlechtere Durchgängigkeitsrate gezeigt als vergleichbare Lymphgefäßtransplantate. Ebenso wurden ableitende Verfahren angewandt, wie lymphonodulo und lymphovenöse Anastomosen. Das Problem ist hierbei der mögliche höhere Druck im venösen System im Vergleich zum Lymphsystem sowie die höhere Verschlußrate an der Grenzstelle zwischen Lymph- und Blutstrombahn im Vergleich zu reinen lympho-lymphatischen Anastomosen. Neben dem Einschlagen verschiedener Gewebe, wie Hautlappen, Omentum majus und

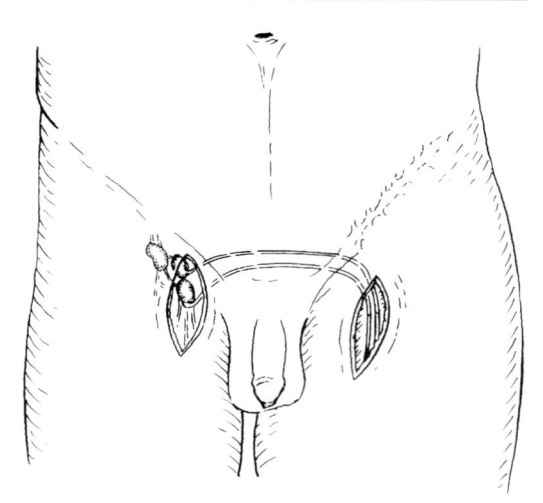

*Abbildung 8-52:* Transplantatverlauf bei einseitigen Beinödemen.

Dünndarm sowie Schwenklappenplastiken mit dem Ziel einer Ableitung auf kapillarer lympholymphatischer Ebene, wurde die Implantation von Kunststoffschläuchen beschrieben und kurzfristig angewandt. Schließlich besteht als Ultima ratio die Möglichkeit von partiellen Resektionen der Haut und des Subkutangewebes mit oder ohne Ausbildung von Lappenplastiken sowie eine vollständige Resektion des elephantiatischen topischen Ödemgewebes, bestehend aus Haut, Subkutangewebe und Faszie. Bei tumorbedingten Lymphödemen im Endstadium ist unter Umständen die Punktion des Gewebes mittels sogenannter Curshman-Kanülen zur unmittelbaren Druckentlastung bei massiver Schmerzsymptomatik der meist präfinalen Patienten möglich.

# Neunter Teil

# Organtransplantationen

# 1. Allgemeines

D. Abendroth

Die Transplantationsmedizin hat derzeit zunehmende Bedeutung sowohl für das Überleben akut Erkrankter als auch für die Lebensqualität chronisch schwerkranker Patienten. Der Erfolg der Nierentransplantation in den 60er und 70er Jahren förderte die Entwicklung von Herz-, Leber- und Lungentransplantation, auch die Pankreastransplantation ist aus dem Stadium der experimentellen in das der therapeutischen Medizin gerückt. Diese Erfolge können zuwenig Patienten angeboten werden, da deutlicher Mangel an geeigneten Spenderorganen herrscht.

Dies liegt in Deutschland an einer mangelnden Motivation der Bevölkerung zur Organspende. Eine gesetzliche Regelung gibt es bisher nicht; die Verweigerung der Zustimmung zur Organentnahme hat in der Bundesrepublik Deutschland in den letzten drei Jahren von 19 auf 24 % zugenommen. Nur durch sich wiederholende Aufklärung – aber auch Fortbildungsarbeit für die ärztliche Seite – kann eine größere Bereitschaft zur Organspende erreicht werden. Eine besondere Rolle kommt auch den Medien zu. Nach wie vor bestehen Bedenken gegen die Aussage, daß ein Mensch tot sei, wenn seine Hirnfunktion vollständig und unumkehrbar ausgefallen ist. Diese Vorbehalte, wenn kritisch überprüft, entsprechen fast immer nicht echten Unterschieden in einer weltanschaulichen Auffassung, sondern beruhen eher auf Mißverständnissen, die sich durch Begriffsklärung und eine angemessene sachgerechte Information grundsätzlich auflösen lassen.

Die spezifischen Probleme der Organspende sind:
1. Allgemeine Akzeptanz in der Bevölkerung
2. Einverständnis der Angehörigen der Verstorbenen – auch zu einer Mehrorganentnahme
3. Bereitschaft des Spenderkrankenhauses, der Ärzte, dem Personal und Direktionen, für den größeren zeitlichen und personellen Aufwand.

Die Transplantation einer Niere z. B. erfolgt nach den Kriterien der Blutgruppenidentität bzw. Blutgruppenkompatibilität. Hierbei soll auf eine möglichst gute Übereinstimmung in den HLA-Antigenen von Spender und Empfänger geachtet werden. Um dies zu erreichen, sind nationale und internationale Organaustauschinstitutionen (z. B. Eurotransplant, Scandia-Transplant, France-Transplant usw.) gegründet worden, bei denen die Empfänger nach Blutgruppen- und HLA-Merkmalen gespeichert sind. Ist in dem regionalen Entnahmezentrum auf der Warteliste kein geeigneter, d. h. mit den HLA-Antigenen des Spenders gut übereinstimmender Empfänger vorhanden, so wird das Organ unter Vermittlung von Eurotransplant in ein anderes Zentrum versandt, welches auf der Warteliste einen besser passenden – oder dringlicher bedürftigen – Empfänger besitzt. Dieser Organaustausch auf der Basis einer guten HLA-Übereinstimmung erfolgt nach festgelegten Regeln (s. u.). Vor der endgültigen Transplantation einer Niere muß lokal der sog. Crossmatch-Test durchgeführt werden, in dem die Testung auf evtl. existierende

*Tabelle 9-1:* Transplantierte Organe bis 1992 (nach Terasaki).

| Niere | >270 000 |
|---|---|
| Leber | > 15 000 |
| Herz | > 20 000 |
| Pankreas | > 5 000 |
| Herz-Lunge | > 1 500 |
| Lunge | > 1 000 |

*Tabelle 9-2:* Erfolgsraten: Einjahres-Transplantat-Überlebensrate nach Organtransplantation 1992. Durchschnittswerte nach Mitteilungen aus der Literatur.

| Niere | 85–90% |
|---|---|
| Leber | 70–90% |
| Herz | 80–90% |
| Pankreas | 70–90% |
| Herz-Lunge | 40–60% |
| Lunge (doppelt) | 40–60% |
| Lunge (einzeln) | 60–80% |

lymphozytotoxische Antikörper im aktuellen Serum des Empfängers gegen Lymphozyten des Spenders erfolgt (s. u.). Wenn dieser Test positiv ausfällt, ist die geplante Nierentransplantation kontraindiziert.

Der extreme Mangel an geeigneten Spenderorganen limitiert die therapeutischen Möglichkeiten der etablierten chirurgischen Transplantationsverfahren (Tab. 9-1, 9-2).

## 1.1 Organspende

### 1.1.1 Lebenspende und postmortale Organspende

Grundsätzlich wird zwischen Lebend- und postmortaler Organspende unterschieden. Für die Lebendspende kommen gesunde verwandte Personen des kranken Empfängers in Frage. Unterschieden werden 1. die blutsverwandte Lebendspende und 2. die nicht blutsverwandte, jedoch emotional verwandte Lebendspende (z. B. zwischen Ehepaaren). Andere Formen wie die altruistische nicht verwandte Lebendspende (die auch anonym ablaufen kann), oder die kontrollierte bezahlte, nicht verwandte Lebendspende (rewarded gifting), schließlich die offene aggressive, kommerzialisierte Lebendspende (Organhandel) und die kriminelle Lebendspende unter Kidnapping des Spenders werden in den Ländern der westlichen Welt nicht akzeptiert und in den beiden letzteren Fällen selbstverständlich als sittenwidrig verurteilt. In einigen Transplantationsgesetzen (z. B. in Belgien) ist der Organhandel strafrechtlich verboten, gleiches ist in Deutschland geplant.

Die blutsverwandte Lebendspende war in den Ursprüngen der Organtransplantation (1954 in Boston, USA) mit den ersten erfolgreichen Nierentransplantationen bei eineiigen Zwillingsbrüdern die Regel. Mit Entdeckung und klinischer Anwendung neuer Immunsuppressiva näherten sich dann die Ergebnisse der verwandten und nicht verwandten sowie der postmortalen Organspende aneinander an. Heute schwankt der Anteil verwandter Lebendspender an der Gesamtzahl durchgeführter Transplantationen pro Land enorm. Im europäischen Vergleich beträgt dieser Anteil in Norwegen nahezu 50% (!), in Deutschland jedoch nur 1,4%. Hier wird Deutschland nur noch von Spanien (1,3%) und Portugal (0%) unterboten. Im Vergleich dazu stammen in den Vereinigten Staaten ca. 60% der verpflanzten Nieren von Lebendspendern.

Die Entnahme von Nieren eines Lebendspenders ist rechtlich nur dann zulässig, wenn der Spender nach umfassender Aufklärung über die Folgen der Organentnahme und der Implantation im Sinne einer freiwilligen Entscheidung schriftlich in die geplante Operation eingewilligt hat.

Die Lebendspende von Organen beschränkt sich nicht nur auf Nieren: An einigen – wenigen – Transplantationszentren der Welt sind in letzter Zeit auch gesunde Personen zur Spende von Leber, Pankreas, Dünndarm sowie Lungensegmenten herangezogen worden. Die generelle Akzeptanz dieser Entwicklung bleibt in unserer Gesellschaft jedoch noch abzuwarten.

Bei der postmortalen Organspende handelt es sich um primär am Hirntod verstorbene Personen. Die exakte Zahl der theoretisch möglichen Organspenden (Hirntote mit stabilem Kreislauf unter künstlicher Beatmung) ist bis heute nicht genau bekannt. Sie wird weltweit auf 30 Spender pro 1 Mio. Einwohner und Jahr geschätzt. In Deutschland beträgt sie zur Zeit 50% davon.

### 1.1.2 Definition des Hirntodes

Der Hirntod wird definiert als vollständiger und irreversibler Ausfall *aller* Hirnfunktionen, während maschinelle Beatmung und parenterale Infusionstherapie die Herz- und Kreislauffunktion und damit die Funktion der übrigen Organe ermöglichen. Er muß generell durch zwei Ärzte festgestellt und dokumentiert werden. Von ihnen muß mindestens einer mehrjährige Erfahrung in der Intensivbehandlung haben, keiner darf an einer Explantation oder Transplantation mitwirken.

Die postmortale Organspende ist erst durch den medizinisch-technischen Fortschritt mit Aufrechterhaltung von Vitalfunktionen nach Ausfall der zentralen Steuerungsmechanismen möglich geworden. Während bei einem normalen Sterbevorgang nach Herz- und Atemstillstand der Tod des gesamten Organismus eintritt, kann es bei primärer Hirnschädigung unter rechtzeitiger maschineller Beatmung (Ersatz des Atemzentrums) und autonom fortbestehender Herztätigkeit zum isolierten Organtod des Gehirns kommen. Dieser selektive Organtod des Gehirnes wird heute mit dem Tod des Individuums gleichgesetzt, da mit ihm dem Menschen die unersetzbare und nicht wiederzuerlangende körperliche Grundlage für sein geistiges Dasein in dieser Welt fehlt. Der Begriff des Todes stützt sich auf fest verankerte und weithin geteilte begriffliche Intuition und läßt sich durch vier Feststellungen charakterisieren:

1. Das Subjekt des Todes ist das menschliche Individuum als leiblich-seelische Ganzheit, als bewußtseins- und selbstbewußtseinsfähiges Lebewesen.
2. Für den Menschen als leiblich-seelisches Lebewesen gibt es nur einen Tod. Die immer wieder mißverständliche Bezeichnung Hirntod läßt es laienhaft oft so erscheinen, als gebe es mehrere Tode wie Hirntod, Herz-Kreislauf-Tod, klinischer Tod usw. Dies ist jedoch ein Mißverständnis: Der vollständige und irreversible Funktionsausfall des Gehirns ist lediglich ein weiteres Kriterium für denselben Sachverhalt, den Tod. Er wird auch innerhalb und außerhalb der Intensivstation wie bisher durch den irreversiblen Herz-Kreislauf- sowie Atemstillstand angezeigt.
3. Der Tod eines Menschen als leiblich-seelische Ganzheit bedeutet den irreversiblen Verlust sowohl seiner Bewußtseinsfähigkeit wie auch seiner Körperfunktionen, soweit diese zentral gesteuert werden. Der irreversible Funktionsausfall auch nur eines dieser beiden genannten Systeme reicht noch nicht aus, einen Menschen tot zu nennen. Ein Mensch im irreversiblen Koma ist nicht tot, weil und so lange er als biologischer Organismus lebt (zwar ohne Bewußtsein, aber mit zentral gesteuerten Lebensfunktionen).
4. Ein Mensch ist nicht erst dann tot, wenn alle Organe oder Einzelkomponenten seines Organismus zu funktionieren aufgehört haben.

Den Transplantationszentren steht jederzeit eine neurologische Rufbereitschaft zur Verfügung, die in auswärtigen Krankenhäusern bei der Feststellung des Hirntods und ggf. beim Gespräch mit Angehörigen behilflich sein kann. Organspender sind zu ca. 75 % Opfer von Schädel-Hirn-Traumen, wovon ca. 50 % aus Verkehrsunfällen und 25 % aus anderen Unfällen stammen. Weiterhin sind ca. 25 % Opfer von Hirnerkrankungen wie z. B. spontane intrakranielle Blutungen (Tab. 9-3).

Während die zunehmenden Erfolge der Organtransplantation in den letzten 25 Jahren zu einem fast exponentiellen Wachstum der Wartelisten geführt hat, gibt es eine Stagnation und zur Zeit sogar einen deutlichen Rückgang der verfügbaren Spenderorgane. Als Ursache für den Mangel an Organen aus der postmortalen Organspende kommen unterschiedliche Punkte in Betracht. Es fehlt weiterhin an einer gesetzlichen Regelung. Es nehmen immer noch nicht alle Krankenhäuser an der Organspende teil (!). Die organisatorische Voraussetzung zur Organentnahme wurde mittlerweile durch Einsatz von sog. Transplantationskoordinatoren wesentlich verbessert.

Weiterhin bestehen Ängste in der Bevölkerung, welche sich teilweise mit dem Organspendeausweis verbinden: Werde ich im Ernstfall wirklich richtig behandelt oder werde ich nur als Organspender gesehen?

*Tabelle 9-3:* Ursachen des Hirntodes.

– Subarachnoidalblutung
– Schädel-Hirn-Trauma (Straßenverkehr)
– Intrazerebrale Blutung
– Kopftrauma (andere Ursachen)
– Herzarrhythmie
– Asthma / Asphyxie / Anoxie
– Tumor

### 1.1.3 Organisatorische Voraussetzung bei der Organspende zu Transplantationszwecken

In den Fällen eines unnatürlichen Todes (Mehrzahl aller Organspender) ist vor der geplanten Organentnahme die Rücksprache mit dem Staatsanwalt und Gerichtsmediziner unerläßlich. Weiterhin muß eine schriftliche oder mündliche Einwilligung der Angehörigen in die geplante Organentnahme dokumentiert werden. Diese Dokumentation sollte genau und umfassend sein, insbesondere auch die Entnahme von Cornea oder größeren Knochen oder Gelenken extra beinhalten. Liegt ein Organspenderausweis vor, entfällt zwar juristischerweise die Befragung der Angehörigen, sie sollte jedoch trotzdem aus rein ärztlich-menschlichen Überlegungen durchgeführt werden. Die medizinischen Kriterien eines Organspenders müssen selbstverständlich erfüllt sein (Tab. 9-4).

Spezielle Fragestellungen werden jeweils zwischen dem entsprechenden Entnahmeteam und den einzelnen Transplantationszentren gesondert diskutiert. Hierfür existieren Fragebögen, welche den einzelnen Organen und Anforderungen spezifisch angepaßt sind.

Um die im weiteren beschriebene Organentnahme am hirntoten Patienten durchführen zu können, muß die Einwilligung des Patienten zu Lebzeiten oder aber nach seinem Tod die seiner nächsten Angehörigen vorliegen. Aus diesen Gründen kommt dem ärztlichen Gespräch große Bedeutung zu, findet es doch meist im Schock des unmittelbaren Verlustes statt. Zu diesem sensiblen Zeitpunkt sollte der Familie der Begriff Hirntod erklärt und die Vergeblichkeit weiterer therapeutischer Maßnahmen verständlich gemacht werden. Oft vorgetragene Ängste eines «Scheintodes» sind zu zerstreuen. Die Sinnlosigkeit des Verlustes kann manchmal durch den Sinn der Organspende Trost finden. Das Gespräch mit den Angehörigen ist immer schwierig. Sie stehen noch unter dem Schock des unmittelbaren Verlustes.

### 1.2 Organentnahme

Die Entnahme der Organe beim Organspender sollte prinzipiell in dem Krankenhaus vorgenommen werden, in dem der Organspender verstorben ist. Die Operation, die erhebliche Erfahrung verlangt, ist nur von Chirurgen durchzuführen, die die Technik der Organentnahme beherrschen. In Frage kommen hierfür neben den Transplantationschirurgen nahe gelegener zuständiger Transplantationszentren (sog. mobile Ärzteteams), Kollegen, die zuvor an einem Transplantationszentrum die Technik der Organentnahme erlernt haben. Ein ungünstiger Weg, der verschiedene Nachteile in sich birgt, ist die Verlegung des Organspenders nach Feststellung des Todes zur Organentnahme in das Transplantationszentrum.

*Tabelle 9-4:* Spenderkriterien.

| Spenderorgane | Niere | Leber | Pankreas | Herz (+Lunge) |
|---|---|---|---|---|
| Alter | 0–70 | 0–mind. 50* | 15–50 | 0–mind. 50* |
| Labor | Kreatinin<br>Harnstoff<br>Urinstatus | GOT, GPT<br>Bili, LDH<br>G-Gt, Quick | BZ, Amylase<br>Lipase<br>(HbA 1c) | CK, LDH<br>EKG<br>(Echokardiogramm) |
| Besonderes | kein Schock o. Oberbauchtrauma, keine Intoxikation Intensivstation <7 Tage keine Koagulopathie | | | kein: Thoraxtrauma, Suprarenin PEEP-Beatmung |
| Maximale Konservierungszeit | 48 h | ca. 28 h | ca. 24 h | ca. 4–8 h |
| Routine | HbSAg, CMV, HIV, HCV<br>Größe, Gewicht, Blutgruppe; keine Sepsis<br>Anamnese: Tumorfrei[a], keine organspezifische Erkrankung<br>>60 Jahre: Biopsie nach Nierenentnahme | | | |

[a] Ausnahme: Hirntumor
* im Einzelfall auch älterer Spender

## 1.2.1 Prinzip der Organentnahme am Beispiel der Nieren

Nach Lagerung in gestreckter Rückenlage wird das Operationsfeld (Thorax bis Oberschenkel) chirurgisch desinfiziert. Es erfolgt ein medialer Längsschnitt vom Jugulum bis zur Symphyse, evtl. unter Durchtrennung des Sternums (Abb. 9-1, unterbleibt bei der reinen Nierenentnahme). Zunächst wird das Abdomen auf pathologische Befunde inspiziert (Tumor, Metastasen, Entzündungen oder Abszeß). Ziel ist die Darstellung des gesamten Retroperitonealraumes unter Anschlingen und späterer Durchtrennung beider Ureteren. Es folgen die Darstellung der Aorta vom Hiatus aorticus des Zwerchfells bis zur Bifurkation (unter Durchtrennung bzw. Ligatur des Truncus coeliacus und der Arteria mesenterica superior), Darstellung der Arteriae iliacae communes, externae und internae beiderseits, Darstellung der Vena cava vom Leberunterrand bis zur Bifurkation, Darstellung der Venae iliacae communes, externae und internae beidseits sowie als letzter Schritt die Mobilisierung beider Nieren. Ist dies geschehen, werden die Perfusionskatheter entweder über die Arteria iliaca communis oder über die Aorta eingebracht. Der Katheter soll mit seiner Spitze unterhalb der Nierenarterien zu liegen kommen. Zu diesem Zeitpunkt kann nach Abklemmen der Aorta infradiaphragmal, suprarenal die hypotherme Schwerkraftperfusion (s. u.) erfolgen. Dann werden die Organe ohne Fettgewebskapsel mit langen Gefäßstümpfen, die einen Aorta- bzw. einen Vena-cava-Streifen enthalten sollten, entnommen. Dabei ist auf untere oder obere Polarterien zu achten. Der Ureter darf nicht ausdisseziert werden, um Uretergefäße nicht zu verletzen. Bei Hirntod mit stabiler Kreislauffunktion kann dies im Sinne eines sorgfältigen Präparierens in corpore vor der endgültigen Entnahme geschehen. Bei instabiler Kreislauffunktion können beide Nieren mit Fettkapsel, Aorta und Cava sowie beider Ureteren bis kurz vor der Blase en bloc entnommen werden.

## 1.2.2 Mehrorganentnahme

Während die Nieren prinzipiell bei jedem Organspender entnommen werden, kommt die Mehrorganentnahme in letzter Zeit zunehmend zur Anwendung (ca. 60 % der Organentnahmen sind Multiorganentnahmen). Hierbei werden Herz, Lunge, Leber oder Pankreas ebenfalls zu Transplantationszwecken entnommen, wobei es wichtig ist, bereits bei dem Gespräch mit den Angehörigen von vornherein zu klären, daß es sich dann nicht nur um die Nierenspende handelt, sondern um eine Mehrorganentnahme. Chirurgisch-technisch bedeutet eine Mehrorganentnahme, daß mehrere Teams gleichzeitig die Organe entnehmen, wobei zumeist eine in-situ-Perfusion der Organe erfolgt (z. B. Entnahme des Herzens durch das herzchirurgische Team, Entnahme der Leber durch ein Lebertransplantationsteam und Entnahme der Nieren durch ein Nierentransplantationsteam). Zunehmend wird jedoch die Technik angestrebt, daß im Bereich der Abdominalorgane nur ein Team die Operation durchführt.

Nach intraoperativer Beurteilung der Organqualität erfolgt eine erste Darstellung und Befundung durch Inspektion und Palpation (z. B. Leber) der Organe. Fällt die Entscheidung zur Nutzung der Organe, erfolgt nun die weitere Präparation, wobei die Hämodynamik der Organe möglichst wenig beeinträchtigt werden soll. So sollte die Aorta ab-

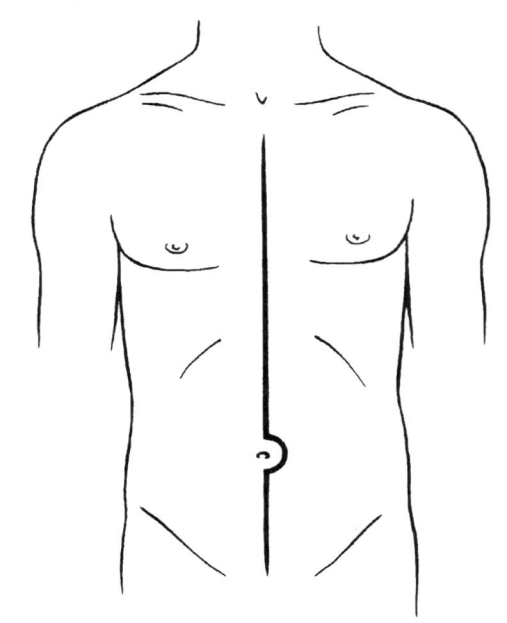

*Abbildung 9-1:* Darstellung der Schnittführung für die Mehrorganentnahme. Bei reiner Nierenentnahme ist eine Schnittführung bis zum Xiphoid für die Eröffnung des Abdomens ausreichend.

dominalis distal – wegen sonst folgender Widerstandserhöhung für das Herz – initial nicht ligiert werden. Dasselbe gilt für die Präparation aller Zu- und Abflußgebiete der einzelnen Organe. Bei Darstellung der Arterien sollte das periadventitielle Gewebe am Gefäß belassen werden, um Intimaläsionen oder Gefäßspasmen zu vermeiden. Gefäßunterbindungen sollten in ausreichendem Abstand durchgeführt werden.

Im einzelnen gilt für die vorbereitende Präparation der Nieren: Nach Eröffnung des Abdomens und Thorax durch Medianschnitt und Sternotomie erfolgt die Ablösung von Dünn- und Dickdarm von rechts kaudal nach links kranial bis letztlich oberhalb der Nierenvenenabgänge und links lateral der Aorta. Danach werden evtl. aberrierende, vor der Vena cava verlaufende Nierenarterien aufgesucht, anschließend wird die V. cava inferior durch Längsinzision des präcavalen Gewebes dargestellt.

Nach Anschlingen der V. cava inferior im kaudalen Bereich wird die Aorta durch Längsinzision des präaortalen Gewebes dargestellt und kaudal zweifach angeschlungen; darauf folgt die Ligatur der A. mesenterica inferior. Danach erfolgt die vorbereitende Präparation der Leber: Darstellung der Leber und Überprüfung ihrer Eignung mit nachfolgender Darstellung ihrer Anatomie der arteriellen Gefäßversorgung und leberferneres Präparieren der arteriellen und portalen Gefäßversorgung ohne Beeinträchtigung der Durchblutung der Leber selbst und anderer abdomineller Organe.

Anschließend folgt die vorbereitende Präparation der Bauchspeicheldrüse: das Pankreas wird dargestellt und auf seine Eignung geprüft, und seine Perfusion ohne Beeinträchtigung der Durchblutung wird vorbereitet. Hierbei ist auf äußerste Vorsicht bei der Präparation am Pankreas unter weitgehendster Vermeidung der direkten Berührung und Manipulation am Organ selbst zu denken. Die Milz dient zum indirekten Handhaben der Bauchspeicheldrüse. Zunächst erfolgt die Darstellung des Pankreas und der Milz nach Durchtrennung des Lig. gastrocolicum und des großen Netzes; danach die Mobilisation des Magens nach kranial sowie von Milz und Pankreas von links nach rechts unter Schonung der Milzgefäße. Weiterhin wird die Bauchspeicheldrüse schrittweise mit paralleler Ligatur der begleitenden Lymph- und Blutgefäße präpariert. Nachfolgend wird die V. mesenterica superior kaudal sowie die V. portae kranial der Bauchspeicheldrüse präpariert und dargestellt, die Einmündungsstelle der V. lienalis aufgesucht, der Truncus coeliacus, die A. hepatica communis und der Abgang der A. lienalis präpariert. Nach Aufsuchen und Anschlingen der Aorta subdiaphragmal wird die A. gastroduodenalis und die A. gastrica sinistra durchtrennt, wobei besonders darauf zu achten ist, eine Schädigung der A. hepatica communis zu vermeiden. Auszuschließen ist vor dieser Durchtrennung eine zusätzliche A. hepatica sinistra aus der A. gastrica sinistra. Gerade im letzten Teil überschneidet sich die Präparation mit der der Leber. Die jeweils durchtrennten Gefäße von seiten der Bauchspeicheldrüse sind mit feinen Nähten zu kennzeichnen. Daran anschließend erfolgt, wie in dem Kapitel Pankreastransplantation beschrieben, die rekonstruierende Phase. In der Regel verbleibt der Truncus coeliacus an der Leber und die für die Durchblutung des Pankreas ausreichende A. lienalis wird durch Interponat verlängert.

Die Technik der Teilpankreasentnahme kommt im Rahmen der Pankreastransplantation kaum mehr zum Zuge.

Nach Beendigung der Präparation und Darstellung und Anschlingen der Gefäße beginnt der eigentliche Perfusionsakt zur Konservierung der Organe. Ein Perfusionskatheter mit Anschluß an eine Perfusionslösung wird über die distale Aorta kurz oberhalb der Aortenbifurkation eingelegt und mittels Ligaturen fixiert (sog. *hypotherme Schwerkraftperfusion*). Nach Abklemmen der Aorta und Vena cava kranial der Abgänge bzw. Zugänge der Renalgefäße bzw. der Gefäße, die für die anderen Organe notwendig sind, wird die intraaortale Perfusion freigegeben (Perfusionshöhe ca. 100 cm Aorta und ca. 25 cm Pfortader). Der Abstrom des Blutes bzw. der Perfusionslösung erfolgt entweder über die infrarenal inzidierte Vena cava oder besser über einen dicken, eigens in die distale Vena cava inferior eingeführten Katheter, der das Blut dann in entsprechende Auffanggefäße leitet. Dadurch wird die weitere Operation übersichtlicher und verhilft der Operation auch technisch zu einem besseren Status.

## 1.3 Organkonservierung

Der Erfolg der Organtransplantation ist korreliert mit der Verfügbarkeit von Organen und deren

Qualität. Die benötigte Zeit zwischen der Entnahme des Organes und seiner Reimplantation kann eine kurz-, mittel- oder langfristige Organkonservierung erforderlich machen. Diese Zeit ist nötig, um zum Beispiel im Fall einer Nierentransplantation den Transport des Organs zum ausgewählten bestgeeigneten Empfänger durchzuführen. Um diese Konservierung zu erreichen, existieren prinzipiell zwei unterschiedliche Methoden: So kann zum einen der Stoffwechsel gedrosselt werden, so daß eine Zufuhr von Sauerstoff und Energieträgern überflüssig wird (Hypothermie), zum anderen kann versucht werden, die Erfordernisse des Stoffwechsels in einer minimalen Weise zu decken. Dies kann durch Stoffwechselinhibitoren oder gar Einfrieren des Organes erreicht werden. In vivo könnte eine maschinelle Dauerperfusion den Kreislauf nachahmen, dies ist in Amerika eine noch benutzte Methode mit guten Ergebnissen.

Nach dem Stand der Forschung existiert eine ganze Reihe von Faktoren, weshalb ein Organ nach Konservierung versagen kann: Zellödem, Sauerstoffradikale, mitochondrialer Schaden, ATP-Mangel, Kalzium-Toxizität, Phospholipid- und Membranveränderungen.

Um diese Schäden gleichzeitig zu verhindern oder behandeln, bedarf es einer gewissen Polypharmazie. Die heute auf dem Markt befindlichen Konservierungslösungen enthalten im Prinzip Substanzen, die das Zellödem verhindern, Sauerstoffradikale abfangen und mit Vorstufen des ATP's rasch eine Funktionsaufnahme der Zelle gewährleisten. Weiterhin wird auf eine gewisse Stabilität des pH-Wertes durch entsprechende mehr oder minder potente Puffersysteme geachtet.

Die Hypothermie stellt nach wie vor das wichtigste Konservierungsprinzip dar. Sie kann als einfache hypotherme Lagerung oder kombiniert mit anderen Verfahren als hypotherme Perfusion angewendet werden. Das Einfrieren eines Organes wäre zwar sicher die sinnvolle Weiterentwicklung der Hypothermie und eine Aufbewahrung wäre über beliebig lange Zeit möglich. Nachteilig ist jedoch die Bildung von Eiskristallen und die dadurch bedingte Dehydrierung und Schrumpfung der Zellen. Wird dann anschließend wieder aufgetaut und das Organ erwärmt, ist in den äußeren Schichten mit schon funktionierendem Stoffwechsel zu rechnen, während es im Zentrum zur Rekristallisierung und zu einer ungleichmäßigen Initialperfusion kommt. Somit ist diese Methode für parenchymatöse Organe klinisch nicht anwendbar.

Für die Nierentransplantation zeigt die Konservierung mittels einer pulsatilen Perfusion die besten Ergebnisse. Hiermit wird eine ATN-Rate von unter 5 % erreicht, während im Eurotransplantbereich mit alleiniger hypothermer Lagerung nach Perfusionskühlung zwischen 32 und 38 % bestehen.

Die Schritte zur Organkonservierung sind heutzutage standardisiert: Zunächst erfolgt die Leerspülung des Organes im Sinne einer hypothermen Schwerkraftperfusion. Wenn das Organ entsprechend ausgespült und gekühlt ist (aortale Spülmenge ca. 3 l für die UW-Lösung, oder 5 l für die HTK-Lösung), erfolgt ggf. noch eine Nachperfusion auf dem Präpariertisch. Dann wird das Organ in der sog. drei-Beutel-Technik in dieser Lösung schwimmend verpackt. Die Perfusionshöhe in situ sollte aortal ca. 80–100 cm $H_2O$ – bei Leber- und Pankreasspende portal 20–30 cm $H_2O$ – betragen.

Bis vor kurzer Zeit wurde zur Konservierung der parenchymatösen Organe noch die sog. Euro-Collins-Lösung verwandt. Mit dem Einführen der sog. UW-Lösung (University of Wisconsin) nach Belzer konnte, besonders für Leber und Pankreas, die Konservierungszeit auf annähernd das Doppelte verlängert werden. Die kaltperfundierten Organe werden anschließend steril in Plastikbeutel unter Hinzufügung eisgekühlter Konservierungslösung verpackt. Die maximalen Konservierungszeiten sind pro Organ unterschiedlich, bei Nieren bis zu 48 Stunden, Herz und Lungen bis zu 6–8 Stunden, Pankreas bis zu 24 Stunden und Leber bis zu 24 Stunden. Es kann davon ausgegangen werden, daß unter Anwendung neuerer Konservierungsmethoden die kalten Ischämiezeiten für Herz, Lunge, Leber und Pankreas noch weiter ausgedehnt werden können. Dennoch gilt im Prinzip, daß eine kurze Konservierungszeit bessere Ergebnisse erreicht als eine lange.

## 1.4 Transplantationsimmunologie

Unter Transplantation versteht man die Verpflanzung lebender Zellen, lebender oder toter Organe oder sogar Organverbände. Jedes Gewebe, das von einem Individuum auf ein anderes transplantiert wird, unterliegt einer Abstoßungsreaktion, wenn es vom Empfänger als fremd erkannt wird. Diese Abstoßungsreaktion ist die Folge der immunologischen Antwort auf die Erkennung der fremden Transplantationsantigene.

### 1.4.1 Transplantationsantigene

Die Transplantationsantigene sind Zelloberflächenstrukturen, die genetisch determiniert sind und in dem Empfängerorganismus eine immunologische Abstoßungsreduktion induzieren, die schließlich zu einer mehr oder weniger raschen Zerstörung des Transplantates führen. Diese Antigene werden unter dem Namen Histokompatibilitäts-Antigene zusammengefaßt (H-Antigene). Sie sind Genprodukte des Haupt-Histokompatibilitätskomplexes (major histocompatibility complex, MHC), der auf dem 6. Chromosom des Menschen liegt. Ihre Ausschüttung auf zirkulierenden menschlichen Leukozyten hat zu der Benennung humaner Leukozytenantigene (HLA) geführt. Vier solcher Orte (A-, B-, C- und D-Locus) codieren eine hohe Anzahl von HLA-Antigenen, von denen heute bei weitem noch nicht alle bekannt sind. Derzeit umfaßt der HLA-A-Locus ca. 24, der B-Locus 49, der C-Locus 11 und die D-Untergruppe insgesamt 59 Allele. Ihre vielfältigen Kombinationsmöglichkeiten macht eine Transplantation HLA-identischer, nichtverwandter Organe fast unmöglich. Da die HLA-A, B-, C-Antigene mittels serologischer Methoden nachgewiesen werden (serum defined, SD), die HLA-D-Antigene nur über Lymphozytenkulturen erkannt werden (leucocyte defined, LD), werden sie dementsprechend bezeichnet. Die zuvor beschriebenen SD-Antigene werden als Klasse I-Moleküle auf praktisch allen kernhaltigen Körperzellen gefunden, währenddessen die LD-Antigene als Klasse II-Moleküle nur auf antikörperbildenden B-Lymphozyten und Makrophagen bzw. verwandten Zellen sowie aktivierten T-Lymphozyten gefunden werden. Beide Klassen können, wenn Inkompatibilität vorliegt, eine Abstoßungsreaktion auslösen. Die Klasse II-Reaktionen sind stärker sind als die der Klasse I.

### 1.4.2 Abstoßungsreaktion

Grundsätzlich werden die folgenden Abstoßungsreaktionen unterschieden:
1. die hyperakute Abstoßungsreaktion,
2 a. die akute zelluläre Abstoßungsreaktion,
2 b. die akute humorale Abstoßungsreaktion,
3. die chronische Abstoßungsreaktion und
4. die «graft vs. host»-Reaktion.

Der Ablauf einer akuten zellulären Abstoßungsreaktion gliedert sich in drei Phasen: die Erkennungsphase, Proliferationsphase und Zerstörungsphase.

Die chronische Abstoßungsreaktion ist im Gegensatz zu der akuten zellulären heutzutage noch nicht therapierbar. Sie ist als Folge einer weiter bestehenden akuten zellulären oder humoralen Abstoßungsreaktion zu werten. Diese Form der Abstoßung gleicht den pathomorphologischen Schädigungen einer Arteriosklerose.

Aufgrund dieser Abstoßungsreaktionen müssen die transplantierten Patienten – wie auch ihre Transplantatfunktion – in eine engmaschige prä-, peri- und postoperative Überwachung eingebunden werden. Dazu dienen zahlreiche klinisch-chemische, immunologische und physikalische Tests, die teilweise organspezifisch über die Funktion der Transplantate Auskunft geben. Hierzu zählt u. a. die Duplex-Sonographie, welche in letzter Zeit gerade im Rahmen der Nieren-, Pankreas- und Lebertransplantation wesentliche Dienste im Sinne einer Screening-Untersuchung zur Durchblutungssituation leistet.

Im Hinblick auf eine hyperakute Abstoßungsreaktion spielt die Durchführung eines sog. *Crossmatches* eine entscheidende Bedeutung. Es ist eine Grundregel, daß keine Niere transplantiert werden darf, wenn im Empfänger vorgeformte HLA-Antikörper gegen HLA-Moleküle des Spenders bestehen. Deshalb wird vor jeder Transplantation ein Crossmatch durchgeführt. Hierbei wird durch Inkubation von Empfängerserum mit Spenderlymphozyten dieser Test ausgeführt, wobei die Spenderlymphozyten aus peripheren Lymphozyten oder aufgetrennten T- und B-Zellen bei lebend verwandten Spendern oder aus Milz oder Lymphknoten gewonnenen T-Zellen bei der Leichennierenspende stammen können. Sollten hierbei mehr als 20 % der Lymphozyten durch das Serum des Empfängers zerstört werden, muß dies als positiver Crossmatch-Test gewertet werden und läßt auf die Gegenwart von vorgeformten HLA-Antikörpern schließen.

Ein positives T-Zellen-Crossmatch stellt eine Kontraindikation zur Transplantation dar. Die Bedeutung eines positiven B-Zellen-Crossmatches ist derzeit noch Gegenstand der wissenschaftlichen Diskussion und ist nicht unbedingt mit einem irreversiblen Transplantatverlust einhergehend.

Vorgeformte HLA-Antikörper stammen zumeist von vorherigen Bluttransfusionen, Schwangerschaften oder zuvor durchgeführten Transplantationen. Um dies zu erfassen, wird zumeist das Serum des Patienten, welcher in Zukunft transplantiert werden soll, mit Hilfe einer großen Anzahl von verschiedenen Lymphozyten mit bekanntem HLA-Status auf die Anwesenheit von solchen lymphozytotoxischen Antikörpern getestet. Hierbei wird nun Patientenserum mit zufällig ausgewählten Lymphozyten, die die HLA-Verteilung der Normalbevölkerung entspricht, inkubiert. Unter Zugabe von Komplement wird dann die Zytolyse dieser verschiedenen Lymphozyten bestimmt. Der Prozentsatz von positiven Reaktionen wird auch als «panel reactive antibody» (PRA) bezeichnet und ist ein Maß der Wahrscheinlichkeit eines positiven Crossmatches, falls ein Transplantat zur Verfügung stehen sollte. Durch genauere Analyse der Lymphozytolyse kann die Spezifität eines zytotoxischen Antikörpers bestimmt werden.

Neben diesen akuten zellulären oder chronischen oder humoralen Abstoßungsreaktionen können virale und bakterielle Infekte sowie Medikamententoxizität und Ischämieschäden die Differentialdiagnose einer Transplantatdysfunktion deutlich erschweren. Immunologische und hämatologische Untersuchungen helfen hier zumeist nicht. Histologische oder zytologische Diagnostik, z.B. aus der Transplantatniere erlauben es, Abstoßungsreaktionen und akute Tubulusnekrose aufgrund unterschiedlicher Inflammationszeichen zu unterscheiden.

## 1.5 Immunsuppression

Die zuvor beschriebenen immunologischen Reaktionen können durch spezifische und unspezi-

*Tabelle 9-5:* Immunsuppressive Medikamente.

| | |
|---|---|
| Kortikosteroide | Prednisolon, Methylprednison |
| Antimetabolite | Azathioprin, Cellcept (Mycopherdsäure) |
| Makrolide | Ciclosporin A, Prograf, Rapangim |
| Antikörper | poly-monoklonale Antikörper (ALG, ATG, OKT3) |

fische Immunsuppression unterdrückt werden. Unterschieden wird eine Induktions-, Erhaltungs- und Anti-Abstoßungstherapie.

Immunsuppressive Medikamente (s. Tab. 9-5) spielen die wichtigste Rolle im Rahmen der Abstoßungstherapie. Hierzu zählen im einzelnen:

*Antimetabolite oder zytotoxische Pharmaka*
Azathioprin, ein 6-Mercaptopurin-Abkömmling, blockiert die DNA- und RNA-Synthese. Damit beruht seine Wirkung u.a. auf einer Knochenmarkdepression und auf der Unterdrückung der Produktion von Leukozyten und deren Vorstufen. Die Wirkung beginnt erst nach Antigenkontakt in der Proliferationsphase. Azathioprin wird in der Leber metabolisiert und über die Niere ausgeschieden.

Azathioprin wird mit ca. 1–3 mg pro Kilogramm Körpergewicht (mg/kg KG) oral oder intravenös verabreicht. Bei längerer intravenöser Therapie sollte die Dosierung um 50% reduziert werden. Ebenfalls eine Reduktion bzw. sogar Aussetzung der Medikation ist dann indiziert, wenn aufgrund der Myelotoxizität des Präparates die Leukozytenzahl unter 4000/µl fällt. Differentialdiagnostisch sollte hierbei jedoch auch immer an eine CMV-Infektion gedacht werden. Bei der Durchführung einer verwandten Lebendspende-Transplantation sollte Azathioprin zusammen mit Ciclosporin bereits 3 Tage vor Transplantation appliziert werden.

Neben der dosisabhängigen Knochenmarksuppression sind als weitere Nebenwirkungen der Azathioprin-Therapie eine makrozytäre Anämie, Thrombozytopenie, Pruritus, Hepatitis, Pankreatitis und Hypersensitivitätsreaktionen beschrieben.

*Ciclosporin A*
Ciclosporin ist das Produkt von kultivierten Erdpilzen (Tolypocladium inflatum Gams). Es greift

in die Interleukin-2-Produktion von Helferzellen ein und hemmt damit spezifisch die Reifung der Effektorzellen. Durch dieses Medikament konnte aufgrund seiner ausgeprägten immunsuppressiven Wirkung, besonders in Kombination mit niedrig dosierten Steroiden, die reine Azathioprin- und Antikörpertherapie eingeschränkt werden. Nebenwirkungen wie Nephrotoxizität und Hepatotoxizität vor allem bei hoher Dosierung müssen gesondert berücksichtigt werden. Das Präparat liegt seit Anfang 1994 als Ciclosporin A Neoral bzw. Optoral in einer neuen galenischen Aufarbeitung (Mikroemulsion) vor.

Es wird durch den oberen Dünndarm absorbiert, die mittlere biologische Verfügbarkeit des Ciclosporins variiert stark und beträgt im Mittel um 30 %. 50–70 % der Ciclosporindosis im Blut wird an Blutzellen gebunden, vorwiegend an Erythrozyten (80 %).

Das Verteilungsvolumen beträgt zwischen 3,5 und 13 l/kg KG. Die Metabolisierung findet vorwiegend in der Leber statt und die mittlere Halbwertzeit des Präparates beträgt zwischen 6 bis 9 Stunden. Bei Kindern ist die Clearance größer als bei Erwachsenen, dies ist bei der Kinder-Nierentransplantation zu berücksichtigen. Die Ciclosporin-Konzentration kann im Blut durch verschiedene Methoden bestimmt werden. Einerseits durch die HPLC-Methode wie auch durch Radioimmuno-Assays oder polyspezifische Antiseren bzw. monoklonale Antikörper. Diese monoklonalen Antikörper bestimmen die reine Muttersubstanz des Ciclosporin A, währenddessen durch die polyklonalen alle Metabolite gemessen werden, welches grundsätzlich einen anderen Informationsgehalt besitzt.

Die Applikation des Medikamentes sollte zweimal täglich, d.h. in 12-stündigem Abstand durchgeführt werden. Bestimmt wird kurz vor der Gabe der nächsten Dosis der sog. «trough-level» (Talspiegel), währenddessen die Spitzenkonzentration oder «peak level» ca. 1 1/2 bis 2 1/2 Stunden nach Einnahme des Medikamentes erreicht werden. Grundsätzlich läßt der «trough-level» keine Rückschlüsse auf den «peak level» zu und somit auch nicht auf die zu erwartende Toxizität des Präparates. Die therapeutischen Werte sollten monoklonal bestimmt zwischen 400 und 800 ng/ml im polyklonalen RIA und 150–250 ng/ml im monoklonalen RIA betragen. Dies gilt für die Initialphase nach Transplantation (erste 6 Monate). Danach sind Spiegel um 250–400 ng/ml (polyklonal) oder 80–150 ng/ml (monoklonal) anzustreben.

Die Dosierung wird individuell erreicht und beträgt zunächst postoperativ 2 mg/kg KG i.v. Sehr frühzeitig, bereits nach 24 Stunden, kann auf eine orale Verabreichung umgestellt werden in einer Dosierung von 6 mg/kg KG per os. Die weitere Adaptation erfolgt nach gemessenen Spiegeln.

Im Rahmen der klinischen Anwendung von Ciclosporin sind viele Medikamenteninteraktionen identifiziert worden. Es seien einige aufgeführt:
a) gesteigerter Metabolismus, d.h. tiefere Serumspiegel und geringere Immunsupprimierung: Antiepileptika wie Phenytoin, Phenobarbital, Carpamazepin, Tuberkulostatika, Isoniazid und Antibiotika wie Sulfadimidin und Imipenem
b) verminderter Metabolismus, d.h. höhere Serumspiegel bei erhöhtem Risiko für Nephrotoxizität: Antibiotika wie Erythromycin und Ketokonazol, Calcium-Kanal-Blocker wie Diltiazem und Verapamil sowie Cimetidin, orale Antikonzeptiva, Methyltestosteron, Kortikosteroide. Eine potenzierte oder additive Nephrotoxizität sind bekannt bei Amphotericin B, Trimethoprim, Azyclovir, Furosemid, Prostaglandin, Syntheseinhibitoren wie Indometacin und Diclofenac.

Ciclosporin ist in vielen klinischen Studien erprobt und hat zu einer bedeutenden Verbesserung der Transplantatüberlebensdauer geführt (s. Tab. 9-2).

Ciclosporin wird meist in Kombination mit Azathioprin und Prednison/Prednisolon gegeben, das entspricht einer sog. Dreifach-Medikamenten-Induktionstherapie. Dadurch ist eine niedrige Dosierung aller drei Immunsuppressiva möglich, was die Nebenwirkungen gering hält. Diese Triple-Therapie hat sich bisher gut bewährt und führt zu einer Transplantatüberlebensrate bei der Verwendung postmortal entnommener Nieren von über 85 % nach einem Jahr. Für eine gewisse Zahl von Patienten (Patienten mit einer hohen Sensibilisierung) kann Ciclosporin auch initial zusammen mit Prednisolon, Azathioprin und einem Antilymphozytenglobulin (oder ATG oder einem monoklonalen Antikörper) verabreicht werden. Diese sog. Vierfach-Medikamenten-Induktionstherapie kann auch variiert werden, indem das Ciclosporin erst nach Absetzen des poly- oder monoklonalen Antikörpers nach 7–14 Tagen gegeben wird. Unter dieser Therapie geht man davon aus, daß die prophylaktische ALG-Therapie das Risiko einer evtl. auftretenden Abstoßung senkt.

*Steroide*

Steroide entwickeln eine sehr rasche Wirkung und werden mit Azathioprin für die Abstoßungsprophylaxe und -therapie kombiniert. Die Steroide scheinen Interleukin-1 zu blockieren und damit die Helferzellen an der Produktion von Interleukin-2 zu hindern. Die Nebenwirkungen dieses Präparates sind sehr vielfältig.

Methylprednisolon hat eine fünfmal stärkere Wirkung als Cortisol, aber nur die Hälfte der mineralokorticoide Wirkung des Cortisols. Prednison wird in der Leber rasch in das aktive Prednisolon umgewandelt und praktisch haben diese zwei Substanzen äquivalente Wirkung. Die biologische Halbwertzeit von Prednison und Methylprednisolon beträgt 12–36 Stunden. Beide Substanzen sind prinzipiell dialysierbar und sollten deshalb nach der Dialyse verabreicht werden.

Prednison und Prednisolon sind ein wesentlicher Bestandteil der immunosuppressiven Erhaltungstherapie. Sie haben einen geringen mineralocorticoiden Effekt und die adequate Dosierung ist Gegenstand der Diskussion. Die meisten Transplantationszentren verabreichen als Bolustherapie 250 mg intraoperativ und verringern (halbieren) die Dosierung postoperativ auf 20–30 mg pro Tag nach 3 bis 4 Wochen. Dies gilt, wenn keine Abstoßungsreaktionen aufgetreten sind. Komplikationen wie aseptische Hüftkopfnekrose, Kataraktbildung usw. werden durch die niedrige Steroiddosierung verringert.

Die Nebenwirkungen der Steroide sind wohlbekannt und betreffen Stoffwechselstörungen, endokrinologische Störungen, muskuloskeletale Störungen, Hautveränderungen, Augenprobleme, zentral-nervöse Störungen sowie gastrointestinale Störungen und Schwächung natürlich des Immunsystems. Hierzu zählen auch eine Reihe von Medikamenteninteraktionen wie z. B. Rifampizin und Phenytoin.

*Antikörper*

Es existieren polyklonale heterologe, monoklonale heterologe Antikörper gegen Lymphozytenantigene (Antilymphozytenglobuline) und neuerdings auch monoklonale humanisierte Antikörper gegen den T-Zell-Rezeptor bzw. andere Oberflächenmarker.

Ihr Einsatz liegt hauptsächlich in der Abstoßungsreaktionsphase mit intravenöser Applikation. Das Antilymphozytenglobulin (ALG) zerstört als zytotoxische Antikörper alle T- und B-Lymphozytenpopulationen und schädigt Granulozyten und Thrombozyten. Das Antithymozytenglobulin (ATG) zerstört spezifisch die T-Zellpopulation. Sogenannte monoklonale Antikörper können Subpopulationen wie Helfer- oder Supressorzellen attackieren. Weiterhin dienen diese Antikörper auch als Prophylaxe besonders bei immunologischen Risikopatienten. Da sie xenogene Proteine beinhalten, können sie anaphylaktische Unverträglichkeitsreaktionen hervorrufen, die jedoch mittels Steroidtherapie oder Einsatz von Calcium-Kanal-Blockern mitigiert werden können.

## Literatur

Belzer F.O., Southard J.H. (1988): Principles of solid-organ preservation by cold storage. Transplantation 45:673.

Gjertson D.W., Terasaki P.I., Takumoto S., Mickey R. (1991): National allocation of cadaveric kidneys by HLA-matching. Projected effect on outcome and costs. New Engl J Med 324:1032–1036.

Gubenalis G., Abendroth D., Haverich A., Bunzendahl M., Illner WD., Meier H.-J., Land W., Pichlmayr R. (1988): Technik der Mehrorganentnahme. Der Chirurg 59: 461–468.

Hoffmann B., Sollinger H., Kalayoglu M., Belzer F.O. (1988): Use of UW solution for kidney transplantation. Transplantation 46:338.

Peters T.G., Vaughn W.K., Spees E.K. (1989): The multiple organ donor: prospective multicenter analysis of outcome in the United States of America. Transpl Proc 21(1): 1218–1220.

Ringe B., Neuhaus P., Pichlmayr R., Heigel B. (1985): Aims and practical application of a multi organ procurement protocol. Langenbecks Arch Chir 365:47.

Starzl T.E., Hakala T.R., Shaw B.W., Hardesty R.L., Rosenthal T.J., Griffith B.P., Iwatsuki S., Bahnson H.T. (1984): A flexible procedure for multiple cadaveric organ procurement. Surg Gynecol Obstet 158:223.

Starzl T.E., Miller C., Broznick B., Makowka L. (1987): An improved technique for multiple organ harvesting. Surg Gynecol Obstet 165:343.

Terasaki P.I. (ed.) (1990): Clinical Transplants. Los Angeles, UCCA Tissue Typing Laboratory.

# 2. Herztransplantation

B. Reichart

Wegbereiter der klinischen orthotopen Herztransplantation waren Shumway und Lower, die Mitte der 50er Jahre die operative Technik entwickelten; auf ihren Erkenntnissen basierend gelang Barnard Ende 1967 der erste Eingriff am Menschen. Klinisch setzte sich die Methode aber erst nach Einführen des neuen Immunsuppressivums Cyclosporin A zu Beginn der 80er Jahre durch. Zur Zeit werden weltweit etwa 3000 Eingriffe pro Jahr vorgenommen, ca. 450 davon in Deutschland.

Barnard und Lossmann inaugurierten 1973 die klinische Methode der *heterotopen* Herztransplantation.

## 2.1 Indikationen und Kontraindikationen

Herztransplantationen erscheinen indiziert, wenn weder medikamentöse noch konventionelle operative Therapiemaßnahmen eine schwere Herzinsuffizienz beseitigen können. Dilatative Kardiomyopathien (etwa 50 % der Fälle) und koronare Herzerkrankungen im Endstadium (etwa 40 %) sind Hauptindikationen. Weniger häufig kommen kongenitale bzw. erworbene Herzvitien mit sekundären Myopathien (zusammen etwa 10 %) vor.

Kontraindikationen stellen akute oder chronische Infekte, schwere irreversible Schäden an anderen Organen und maligne Tumoren dar. Der Eingriff ist ferner bei Patienten mit psychischer «Instabilität» nicht zu empfehlen. Es besteht weder ein oberes noch ein unteres Alterslimit.

Mit entscheidend ist die Höhe des Lungengefäßwiderstandes. Da Herzspender normale Werte aufweisen, wäre ein Spenderorgan akut nicht in der Lage, mittel- bis hochgradige Widerstandswerte zu überwinden – eine orthotope Herztransplantation müßte unter diesen Umständen fehlschlagen. Mittelgradig erhöhte Widerstandswerte machen eine *heterotope* Herztransplantation notwendig, schwere pulmonale Hypertensionen (z. B. Eisenmenger-Reaktionen) lassen *Herz-Lungen-Transplantationen* indiziert erscheinen.

## 2.2 Spenderauswahl

Für die Organentnahme ist eine abgeschlossene Hirntoddiagnostik, die immer durch den Neurologen erfolgen muß, notwendig. Voraussetzungen sind ein irreversibles Koma, keine Spontanatmung, sistierte Stammhirnreflexe, Null-Linien im EEG. Eine Einverständniserklärung der nächsten Angehörigen muß vorhanden sein.

Organspender für Herztransplantation sollten wegen der Häufigkeit einer koronaren Herzerkrankung nicht älter als 55 Jahre sein; im Zweifelsfall muß spätestens am offenen Thorax die Entscheidung für oder gegen eine Entnahme erfolgen. Die Kreislauffunktion sollte mit niedrig dosierten Katecholaminen (z. B. Dobutrex, Dopamin) ausreichend sein.

Alle übrigen zu überwachenden Parameter gleichen den allgemein gültigen Regeln der Transplantationschirurgie. So ist unter anderem ABO-Blutgruppen-Kompatibilität Voraussetzung, ferner ein negativer Lymphozyten-Zytotoxizitätstest, der präformierte Antikörper im Serum des Empfängers gegen Zellen des Spender ausschließt. Letztere Untersuchung wird heutzutage bereits präoperativ mit Hilfe von mehreren Lymphozytenproben vorgenommen, die repräsentativ für die am meisten vorkommenden HLA-Untergruppierungen sind.

Bei Organentnahmen geht man folgendermaßen vor: Nach einer medianen Sternotomie und Längsinzision im Perikard wird die Aorta ascendens quergeklemmt, das Herz nach Gabe von kardioplegischer Lösung (St.-Thomas-Lösung) oder eines speziellen Konservierungsmediums, wie das der Universität von Wisconsin (UW-Lösung), stillgelegt. Konservierende Lösungen werden 4 °C kalt verabreicht, die Organe zudem extern mit eiskalter Kochsalzlösung gekühlt. Das Herz wird entnommen, indem man alle großen Gefäßverbindungen der Reihe nach durchtrennt. Um die Entnahme anderer Organe (z. B. Leber und/oder Nieren) nicht zu gefährden, beläßt man die Klemme an der Aorta ascendens, ligiert die obere Hohlvene und zieht einen Tourniquet um die untere Hohlvene zur Blutdichtigkeit stramm an.

Nach Entnahme wird das Herz in drei ineinandergesteckten, sterilen Plastikbeuteln mit 4 °C kalter kardioplegischer Lösung (oder UW-Lösung) in einer Kühlbox aufbewahrt. So können Spenderherzen ca. sechs Stunden konserviert, d. h. bis zu 2000 Kilometer transportiert werden.

## 2.3 Chirurgische Techniken

### 2.3.1 Orthotope Herztransplantation

Nach medianer Sternotomie und Anschluß an die Herz-Lungen-Maschine wird der Patient auf 25 °C Ösophagustemperatur herabgekühlt. Nach Querklemmen der Aorta ascendens beginnt man mit der Exzision des Empfängerherzens auf Vorhofebene; sodann werden Aorta ascendens und A. pulmonalis durchtrennt.

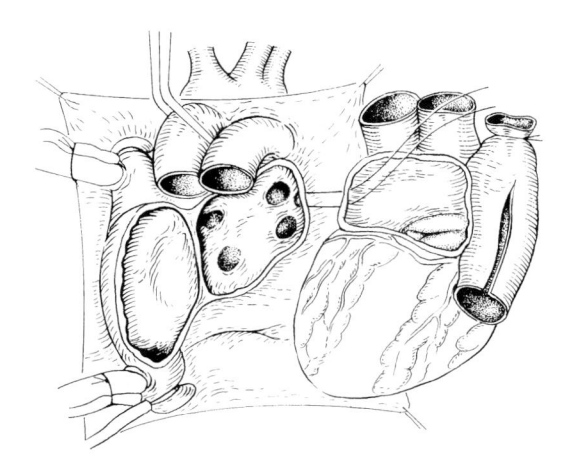

*Abbildung 9-2:* Orthotope Herztransplantation. Das alte Herz ist auf Vorhofebene entnommen, die Aorta ascendens und der Truncus pulmonalis sind durchtrennt. Das zu transplantierende Organ ist links lateral angelagert, die erste Naht durch die linken Vorhöfe gelegt.

Die fortlaufende Einnaht des Spenderherzens beginnt am linken Vorhof, setzt sich dann rechtsseitig fort und wird mit der Verbindung von Aorta ascendens bzw. Pulmonalis abgeschlossen (Abb. 9-2).

### 2.3.2 Heterotope Herztransplantation

Dabei beläßt man das Empfängerherz in situ. Das Spenderherz kommt rechts lateral davon zu liegen. Eine gewisse Kompression des rechten Unterlappens ist meist nicht zu vermeiden.

Nach heterotoper Herztransplantation nimmt das Blut folgenden Weg: Nachdem es sich während der Systole im gemeinsamen (Seit-zu-Seit-Anastomose) rechten Vorhof angesammelt hat, wird es diastolisch von beiden Ventrikeln angesaugt (vom adaptierten Empfängerheren mehr als vom Spenderorgan. Nachdem die beiden Blutvolumina im Truncus pulmonalis wieder zusammentreffen (End-zu-Seit Anastomose zwischen Spender- und Empfänger-Lungenschlagader) wird das Blut in der Lunge aufgesättigt und dann in analoger Weise den beiden Linksherzhälften zugeführt (dabei leistet das Spenderherz mehr als das Empfängerorgan; das Verhältnis beträgt etwa 4:1; Abb. 9-3).

A = Empfängerherz
1 - RA
2 - LA
3 - A. pulmonalis
4 - Aorta

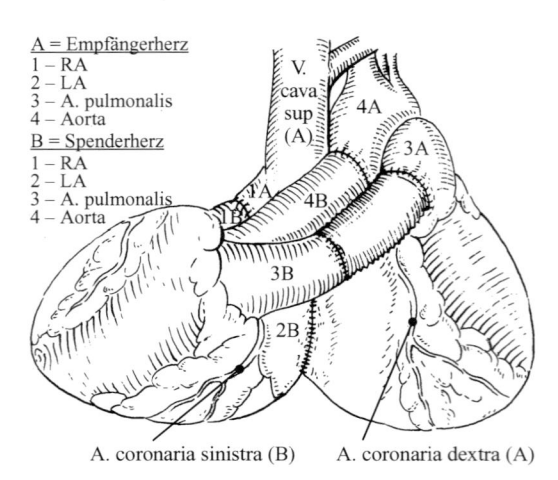

B = Spenderherz
1 - RA
2 - LA
3 - A. pulmonalis
4 - Aorta

A. coronaria sinistra (B)   A. coronaria dextra (A)

*Abbildung 9-3:* Heterotope Herztransplantation. Die Darstellung zeigt die fertige Operation, wobei sich das Spenderherz rechts neben dem nativen Empfängerorgan befindet. Zu erkennen sind die vier Anastomosen zwischen rechtem und linkem Vorhof, Aorta ascendens und A. pulmonalis. Für die Verbindung der Lungenschlagadern hat man eine Dacron-Prothese verwendet.

## 2.4 Nachbehandlung

Die z. Z. angewandte immunsuppressive Dauertherapie besteht aus einer Kombination von Cyclosporin A, Prednisolon und Azathioprin (sog. Standard-Dreifach-Immunsuppression). Initial ist die zusätzliche Gabe von Polyglobulin (z. B. Antithymozytenglobulin) bzw. monoklonalen Antikörpern (z. B. OKT-3) in einigen Zentren üblich.

Essentiell ist eine Frühdiagnose von möglichen akuten Abstoßungsreaktionen, um irreversible Schäden am Myokard zu vermeiden. Dies geschieht mit Hilfe eines täglichen zytologisch-immunologischen Monitorings. Man differenziert die peripheren Blutzellen und findet unmittelbar vor und während akuter Abstoßungskrisen T-Lymphoblasten und aktivierte Lymphozyten. Frequenzverstärktes EKG sowie echokardiographische Untersuchungen gehören ebenfalls zu den täglichen Überwachungsmethoden. Bestätigt werden Abstoßungskrisen durch Endomyokard-Biopsien, die in Lokalanästhesie perkutan, über die rechte V. jugularis interna, aus dem rechten Ventrikel mit Hilfe einer kleinen Zange entnommen werden. Zeichen einer akuten Abstoßung sind immunkompetente Zellen, Myokardnekrosen, Ödem.

Akute Abstoßungskrisen behandelt man zusätzlich mit Methyl-Prednisolon in Gramm-Dosen; alternativ kann man wiederum Antikörper gegen T-Lymphozyten einsetzen.

## 2.5 Ergebnisse

Die Ein-Jahres-Überlebensrate nach Herzersatz liegt bei 80 bis 90 %, nach 5 Jahren sind etwa 70 % der Transplantierten am Leben. Nach heterotoper Herztransplantation betragen die entsprechenden Zahlen 65 bzw. 45 %.

Haupttodesursachen sind vor allem Infektionen, akute und chronische Abstoßungsreaktionen – letztere im Sinne akzelerierter atherosklerotischer Veränderungen im Spender-Koronarsystem.

# 3. Herz-Lungen-Transplantation

B. Reichart

Herz-Lungen-Transplantationen wurden 1981 von Reitz in die Klinik eingeführt. Bisher erfolgten weltweit mehr als 1500 derartige Eingriffe.

Herz-Lungen-Transplantationen sind in erster Linie bei Patienten mit schwerem primären oder sekundären pulmonalen Hypertonus (z. B. Eisenmenger-Reaktion) indiziert.

Die Explantation von Herz und Lungen – über eine mediane Sternotomie – wird en bloc vorgenommen. Für Langzeitkonservierungen benötigt man z.Z. noch zwei verschiedene Lösungen, wobei für die Lungen Euro-Collins- oder Bretschneider-Lösung empfohlen werden. Bei adäquater Kühllagerung von 4°C sind auch hiermit Fernexplantationen möglich; die Ischämietoleranz beträgt fünf bis sechs Stunden.

Für die Implantationen wird median sternotomiert und die Herz-Lungen-Maschine angeschlossen. Nach der Entfernung von Herz und Lunge beginnt die Einnaht der Anastomose an der Trachea, gefolgt von der Verbindung am rechten Vorhof und Naht der beiden Aorta-ascendens-Stümpfe. Während des Eingriffes muß man sehr sorgfältig auf die beiden Nervi phrenici achten, um eine intakte Zwerchfellbewegung zu erhalten.

Postoperative Komplikationen entstehen vor allem innerhalb der Lungen: Pneumonien und insbesondere akute Abstoßungsreaktionen, die häufiger und akuter als im gleichzeitig mittransplantierten Herzen beobachtet werden. Für die Frühdiagnostik der akuten Abstoßungsreaktion bedient man sich wiederum des zytologisch-immunologischen Monitorings; beweisend sind positive transbronchiale oder thorakoskopisch gewonnene Biopsien.

Für den Langzeitverlauf sind chronische Abstoßungsreaktionen, wie die obliterative Broncholitis und wiederum die akzelerierte Atherosklerose der Koronarien von Bedeutung.

Die Ein- und Zwei-Jahresüberlebensraten nach Herz-Lungen-Transplantationen betragen 65 bzw. 60 %.

## Literatur

Reichart B. (Hrsg.) (1995): Lungentransplantationen. Hans Huber, Bern, Göttingen, Toronto, Seattle.

# 4. Lungentransplantation

B. Reichart

*Singuläre* (rechts- oder linksseitige) Lungentransplantationen sind bei Patienten mit primären Lungenerkrankungen im Endstadium, vor allem bei Emphysem und Fibrose, indiziert. Einseitige Eingriffe können auch bei Patienten mit angeborenen Herz- und Gefäßanomalien erwogen werden. Die pulmonale Hypertension sollte dann noch nicht Systemwerte erreicht haben, die rechtsventrikuläre Funktion noch ausreichend sein. Unter diesen Umständen muß zunächst die kongenitale Mißbildung, der Ductus, der Vorhofseptumdefekt etc. verschlossen werden, im Anschluß daran transplantiert man. Da diese Eingriffe nicht ohne erhebliches Risiko sind, sollte man sich in jedem Falle überlegen, ob nicht die Technik der doppelseitigen Herz-Lungen-Transplantation vorzuziehen ist.

Kontraindikationen ergeben sich aus den in den beiden vorherigen Abschnitten erwähnten Situationen. Chronische, Antibiotika-kontrollierte Infektionen sind besonders bei Patienten mit Mukoviszidose zu akzeptieren; unter diesen Umständen erfolgt eine beidseitige Transplantation, womit auch der Infektionsherd beseitigt ist.

Kandidaten für eine Lungentransplantation weisen als Hauptsymptom eine schwere Dyspnoe auf. Sie können bis zur völligen Inmobilität eingeschränkt sein. Eine Zyanose besteht bereits in Ruhe und verstärkt sich bei Belastung. Viele der Patienten sind sauerstoffabhängig und benötigen eine Kortison-Dauertherapie. Es bestehen $PO_2$-Werte von unter 50 mmHg; die chronische Hypoxie bedingt letztendlich eine schwere Kachexie.

Im Röntgen-Thorax-Bild findet man für die jeweilige Krankheit entsprechende Zeichen. In der Diagnosesicherung nimmt die Lungenfunktions-Prüfung eine zentrale Stelle ein, wobei man restriktive Veränderungen bei Fibrosen und obstruktive Werte bei Lungenemphysem findet. Der Herzkatheter dient zur Dokumentation der pulmonalen Hypertension und zur Bestimmung der rechtsventrikulären Pumpfunktion.

Singuläre Lungentransplantationen erfolgen meist ohne Zuhilfenahme der Herz-Lungen-Maschine, die jedoch einsatzbereit ist. Für die Eingriffe benötigt man posterolaterale Thorakotomien. Die erkrankten Lungen werden nach den Methoden der klassischen Pneumonektomie entfernt. Abweichend davon setzt man schließlich eine breite Satinsky-Klemme, um Teile des linken Vorhofes mitsamt der Einmündungsstellen der Lun-

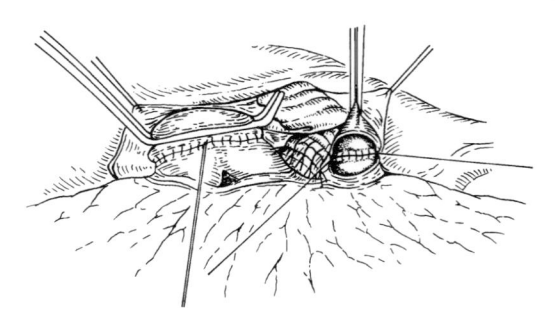

*Abbildung 9-4:* Linksseitige Lungentransplanation. OP-Situs vor Vollendung der Pulmonalarterien-Anastomose.

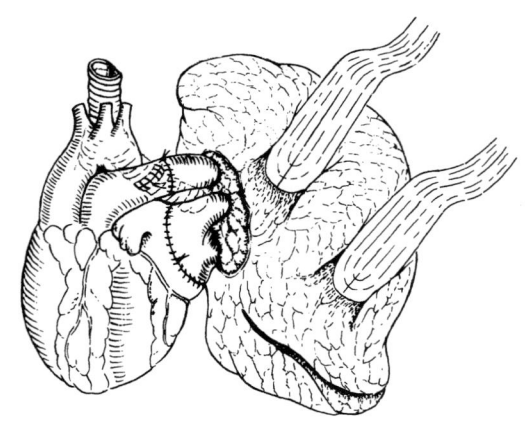

*Abbildung 9-5:* Lungentransplantation. Drei Verbindungen werden benötigt zwischen den Anteilen der A. pulmonalis, der Lungenvenen und des Stammbronchus. Die Lungenvenen werden in einem Stück mit Teilen der linken Vorhofwand eingenäht.

genvenen vom Kreislauf auszuschließen. Die singuläre, gekühlte und mit entsprechenden Lösungen konservierte Lunge wird nun wie folgt implantiert: Zunächst anastomosiert man eine entsprechend präparierte linksatriale Manschette, die wiederum beide Orifizien der Lungenvenen umschließt, als nächstes verbindet man den Hauptbronchus End-zu-End, letztlich die A. pulmonalis (Abb. 9-4, 9-5).

*Beidseitige* Eingriffe führt man über eine quere Sternotomie, die in beide Thoraxhöhlen reicht, durch. Die Operation erfolgt dann «sequentiell», d. h. man transplantiert zunächst eine Lunge, dann die andere. Auch dieser Eingriff geschieht meist ohne Anwendung der Herz-Lungen-Maschine, die jedoch in Bereitschaft stehen muß.

Die postoperative Nachsorge geschieht wie in den Vorkapiteln erwähnt.

Die unmittelbaren postoperativen Ergebnisse nach Lungentransplantation sind eindrucksvoll. Das postoperative Risiko ist zwischen dem von Herztransplantationen bzw. von Herz-Lungen-Eingriffen angesiedelt.

## Literatur

Lower R.R., Shumway N.E. (1960): Studies on the orthotopic homotransplantation of the canine heart. Surg. Forum 11:18.

Barnard C.N., Losman J.G. (1975): Left ventricular bypass. S. Afr. Med. J. 49:303.

Borel J.F., Feurer C., Magnee C., Stahelin H. (1977): Effects of the new anti-lymphocytic polypeptide cyclosporine A in animals. Immunology 32:1017.

Cooper J.D., Pearson F.G., Patterson G.A., Todd T.R.J., Ginsberg R.J., Goldberg M., Demajo W. (1987): Technique of successful lung transplantation in humans. J. Thorac. Cardiovasc. Surg. 93:173.

Reitz B.A., Burton N.A., Jamieson S.W., Bieber C.P., Pennock J.L., Stinson E.B., Shumway N.E. (1980): Heart and lung transplantation, autotransplantation and allotransplantation with extended survival. J. Thorac. Cardiovasc. Surg. 80:360.

Reichart B. (Hrsg.) (1995): Lungentransplantationen. Hans Huber, Bern, Göttingen, Toronto, Seattle.

Reichart B., Jamieson, S.W. (1990): Heart and heart-lung transplantation; orthotopic and heterotopic techniques. R.S. Schulz, Percha.

# 5. Lebertransplantation

G. Blumhardt

Die Entwicklung der orthotopen Lebertransplantation ist untrennbar mit der Person T. E. Starzls verbunden, der im Jahre 1963 die erste Lebertransplantation beim Menschen durchgeführt hat. Frühe enttäuschende Ergebnisse haben dazu geführt, daß bis Anfang der 80er Jahre die Lebertransplantation als experimentelles Verfahren eingeschätzt und weltweit nur an sechs Kliniken durchgeführt wurde. Die Pionierarbeit in Deutschland wurde von R. Pichlmayr geleistet, der 1972 ein Transplantationsprogramm an der Medizinischen Hochschule Hannover begründet hat. Erst eine im Jahr 1983 abgehaltene Konsensuskonferenz am National Institute of Health hat dazu geführt, daß die Lebertransplantation als klinisch etabliertes Behandlungsverfahren akzeptiert wurde. Diese Initialzündung hat zusammen mit stark verbesserten Ergebnissen durch Einführung des Cyclosporin als neuem Immunsuppressivum zu einer rasanten Zunahme der transplantierenden Kliniken geführt. Im Jahre 1994 waren in den fünf Ländern des Eurotransplantbereichs (Belgien, Niederlande, Luxemburg, Österreich, Deutschland) 55 Institutionen mit einem Lebertransplantationsprogramm gemeldet. Die Gesamtzahl der 1994 in diesen Kliniken vorgenommenen Lebertransplantationen liegt bei 858. Davon entfallen auf Deutschland 546 Lebertransplantationen.

## 5.1 Indikationen

Die Lebertransplantation kann sowohl bei den Terminalstadien chronischer Lebererkrankungen als auch beim akuten Leberversagen indiziert sein. Bei Erwachsenen stehen die postnekrotischen Le-

*Tabelle 9-6:* Indikationen zur Lebertransplantation.

| |
|---|
| Postnekrotische Zirrhosen |
|     posthepatitisch |
|     alkoholtoxisch |
|     autoimmun |
| Cholestatische Erkrankungen |
|     primär biliäre Zirrhose |
|     sklerosierende Cholangitis |
|     Gallengangsatresie |
| Metabolische Erkrankungen (Auswahl) |
|     alpha-1-Antitrypsinmangel |
|     M. Wilson |
|     Hyperlipoproteinämie Typ II |
|     Glykogenspeicherkrankheiten |
|     Hämochromatose |
| Vaskuläre Erkrankungen |
|     Budd-Chiari-Syndrom |
|     Venenverschlusskrankheit |
| Akutes Leberversagen |
|     viral (Hepatitis B, C, NANB) |
|     Intoxikation (Knollenblätterpilz, Paracetamol) |
|     metabolisch (M. Wilson) |
| Primäre Lebertumoren |
|     Hepatozelluläres Karzinom in Zirrhose |
|     zentrales Gallengangskarzinom |

berzirrhosen als Indikation im Vordergrund. Bei Kindern sind es überwiegend Gallengangsatresien, die zur Transplantation veranlassen. Die wesentlichen Indikationsgruppen sind in Tabelle 9-6 zusammengefaßt.

Die Entscheidung zur Lebertransplantation beim Kind mit Gallengangsatresie, beim Zirrhosekranken mit Ausnahme der alkoholtoxischen Leberzirrhose, sowie beim fulminanten Leberversagen ist weniger problematisch als die Indikation beim Tumorpatienten. Die Kriterien der Indikationsstellung beim hepatozellulären Karzinom sind noch in Diskussion. Fortgeschrittene oder multifokale hepatozelluläre Karzinome sollten jedoch nicht mehr transplantiert werden, solange keine adjuvanten onkologischen Maßnahmen ergriffen werden. Schlechte Ergebnisse beim cholangiozellulären Karzinom haben dazu geführt, daß diese Indikation verlassen wurde. Auch das zentrale Gallengangskarzinom ist mit der derzeit üblichen Standardtechnik durch eine hohe Rezidivrate belastet. Neue Ansätze mit einer erweiterten onkologischen Radikalität sind vielleicht in der Lage, die Rezidivrate zu senken, befinden sich jedoch noch in der Phase der klinischen Überprüfung. Bei der alkoholtoxischen Leberzirrhose ist eine sorgfältige psychosomatische Evaluierung erforderlich, da eine stabile psychosoziale Situation, eine mindestens sechsmonatige Alkoholabstinenz bei entsprechender Krankheitseinsicht und eine supportive Umgebung unabdingbare Voraussetzung für eine langfristig erfolgreiche Transplantation sind. Sind diese Voraussetzungen nicht erfüllt, so ist ein Rückfall in den Alkoholmißbrauch sehr wahrscheinlich.

Ein ganz wesentlicher Faktor ist der richtige Zeitpunkt der Transplantation. In der Regel ist die Transplantation bei Patienten im Zirrhosestadium Child A nicht gerechtfertigt, es sei denn, die Indikation wird wegen eines Karzinoms gestellt, so daß nun der Tumorbefund im Vordergrund steht und der Progress der Zirrhose in das Stadium Child C nicht abgewartet werden kann. Die Indikation kann im Stadium Child B gestellt werden, wenn isolierte, konservativ nicht dauerhaft beherrschbare Komplikationen der Zirrhose, wie zum Beispiel rezidivierende Blutungen aus Fundusvarizen, ein hohes Risiko darstellen. Auf der anderen Seite ist es bei den heute erreichbaren Ergebnissen der Lebertransplantation mit einer 1-Jahresüberlebensrate von etwa 90 % nicht mehr gerechtfertigt, Zirrhotiker solange konservativ zu führen, bis ein weit fortgeschrittenes Child C Stadium der Zirrhose mit sekundären Organkomplikationen erreicht ist.

Absolute Kontraindikationen zur Lebertransplantation sind unkontrollierbare Infektionen und Tumorerkrankungen außerhalb des hepatobiliären Systems. Metastasenlebern kolorektaler Karzinome sind auch nach Operation des Primärtumors und bei fehlendem Nachweis extrahepatischer Metastasen eine absolute Kontraindikation zur Lebertransplantation. Weitere absolute Kontraindikationen liegen bei aktivem Drogen- oder Alkoholmißbrauch und fortgeschrittenen kardiopulmonalen Erkrankungen vor.

## 5.2 Technische Voraussetzungen

### 5.2.1 Organkonservierung

Ganz entscheidend für den Erfolg der Lebertransplantation ist die Konservierung des Spenderorganes. Hier wurde mit Einführung der University of Wisconsin-Lösung (UW-Lösung) durch Belzer 1988 die früher übliche Euro-Collins-Lösung abgelöst und das Kapitel der Organkonservierung neu geschrieben. Beiden Lösungen gemeinsam ist als wesentliches organprotektives Prinzip die Hypothermie. Die Organkonservierung hat die Aufgabe, die Vitalität des Spenderorgans während der sogenannten kalten Ischämie, also dem Zeitraum von der Entnahme des Organs im Spender bis zur Wiederdurchblutung im Empfänger, zu erhalten. Infolge Durchströmung des Spenderorgans mit kalter Konservierungslösung wird die Leber rasch abgekühlt und der Metabolismus auf ein Minimum reduziert. Im Gegensatz zur Euro-Collins-Lösung vermag die UW-Lösung jedoch durch Zusatz impermeabler osmotisch wirksamer Substanzen das früher unausbleibliche Kälteödem zu vermeiden und kann außerdem Schäden am Gefäßendothel verhindern. Daraus resultiert eine schnellere und bessere Reperfusion des Transplantats nach Wiederanschluß im Empfänger. Außerdem wird die funktionelle Integrität der Leberzellen besser erhalten. Mit der UW-Lösung ist es möglich, Lebern bis zu 24 Stunden zu konservieren. Allerdings ist die frühe Euphorie über eine derart lange kalte Ischämiezeit und die damit verbundenen Vorteile für die Logistik durch unter Euro-Collins-Konservierung nicht beobachtete, am ehesten konservierungsbedingte Schäden am Gallengangssystem relativiert worden. Diese sogenanten «ischemic type biliary lesions» (ITBL) scheinen mit der Ischämiezeit zu korrellieren und treten vermehrt nach einer kalten Ischämie von mehr als 12 Stunden auf. Daher wird jetzt versucht, diesen kritischen Zeitraum nicht zu überschreiten.

### 5.2.2 Spenderauswahl

Bis Anfang der 90er Jahre wurden Organspender prinzipell nur bis zum Alter von 50 Jahren akzeptiert, vorausgesetzt es bestanden keine Hinweise auf eine manifeste Leberschädigung oder Zeichen eines generalisierten Infekts. Die Altersgrenze wurde jedoch wegen des relativen Mangels an Spenderorganen in den letzten Jahren mit guten Ergebnissen ständig nach oben erweitert. Im eigenen Vorgehen stammen etwa 10 % der Organe von über 60jährigen Spendern. Diese Organe wurden erfolgreich transplantiert, ohne daß sich dabei eine Obergrenze für das Spenderalter hätte etablieren lassen. Von der klinischen Einschätzung entsteht der Eindruck, daß bei entsprechender Begrenzung der kalten Ischämiezeit das Spenderalter noch deutlich über 65 Jahre ausgedehnt werden kann.

Die Auswahl eines Spenders für einen bestimmten Empfänger erfolgt lediglich unter den Gesichtspunkten der Blutgruppenübereinstimmung und der Größenverhältnisse zwischen Spender und Empfänger. Die HLA-Typisierung spielt gegenwärtig keine Rolle bei der Spenderauswahl, da der zeitliche Ablauf der Transplantation die Spenderauswahl auf der Basis einer HLA-Typisierung nicht zuläßt. Retrospektive Untersuchungen haben ganz im Gegensatz zur Nierentransplantation gezeigt, daß eine signifikante Korrelation zwischen HLA-Übereinstimmung und Langzeittransplantatüberleben nicht nachweisbar ist.

### 5.2.3 Spenderoperation

Die überwiegende Mehrzahl der Spenderleberoperationen wird im Rahmen einer Multiorganspende durchgeführt. Dabei können von den intraabdominellen Organen simultan Leber, Pankreas und Nieren entnommen werden. In die infrarenale Aorta und in die Pfortader wird ein großlumiger Katheter eingeführt. Über beide Katheter erfolgt nun die Durchspülung des Organs mit kalter Konservierungslösung und Auswaschen des Blutes. Durch Plazieren der aortalen Kanüle in den infrarenalen Bereich und Klemmen der Aorta an suprazöliakaler Stelle ist es möglich, Leber, Nieren und Pankreas simultan über die arterielle Strombahn zu perfundieren. Von ebenso großer Bedeutung für die Leberkonservierung ist die Durchspülung des Pfortaderbettes. Das Plazieren des Katheters in die Pfortader erfordert jedoch eine erhebliche Präparation am Leberhilus und führt zu Vasospasmen, welche die nachfolgende Perfusion beeinträchtigen. Aufgrund mehrerer klinischer und experimenteller Untersuchungen geht neuerdings die Tendenz dahin, das Ligamentum hepatoduodenale bei der Spenderoperation nicht mehr zu präparieren, sondern nur noch eine aortale Perfusion vorzunehmen und die portale Perfusion sekundär über den venösen Rückstrom des Konservierungsmediums aus der Mesenterialstrombahn herbeizuführen. Voraussetzung dafür ist allerdings eine ungestörte Perfusion über die Arteria mesenterica superior, danach gelangt das Konservierungsmedium in die Mesenterialvenen und über die Vena mesenterica superior in die Pfortader.

Nach dieser sogenannten «in-situ-Konservierung» erfolgt die Hepatektomie unter Belassung des Truncus coeliacus mit einem Aortenpatch und eines langen Cavacuffs supra- und infrahepatisch. Bei der Multiorganentnahme erfolgt zuerst die Entnahme des Herzens wegen der geringen Ischämietoleranz, danach folgen Leber, Pankreas und Nieren.

## 5.3 Orthotope Lebertransplantation

Die technisch anspruchvollste Phase bei der Lebertransplantation ist die Hepatektomie der erkrankten Leber. Ausgedehnte Kollateralen, ein hoher Pfortaderdruck bei gleichzeitig bestehender Gerinnungsstörung und Thrombozytopenie sowie krankheitsbedingte Fragilität des Gewebes können chirurgisch schwer beherrschbare Blutungen

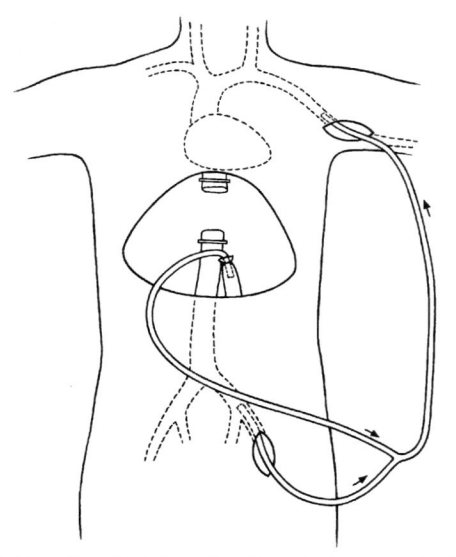

*Abbildung 9-6:* Umleitung des Blutes in der anhepatischen Phase durch einen veno-venösen Bypass. Das venöse Blut aus der unteren Körperhälfte und aus dem Splanchnicusgebiet wird durch eine Zentrifugalpumpe über die V. axillaris wieder zum Herzen geleitet.

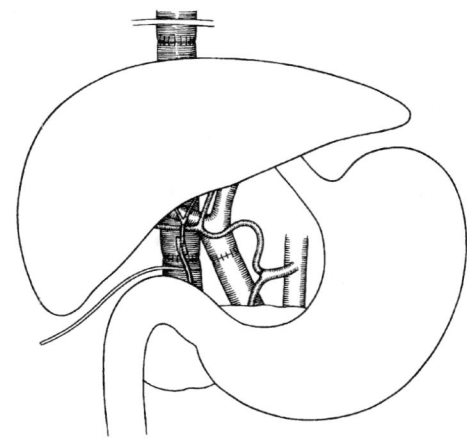

*Abbildung 9-7:* Situs nach orthotoper Lebertransplantation. V. cava und Pfortader sind durch End-zu-End-Anastomosen rekonstruiert, die Arterienanastomose wird üblicherweise auf den Abgangsbereich der A. gastroduodenalis gesetzt. Der Gallengang ist durch eine Seit-zu-Seit-Anastomose rekonstruiert und mittels T-Drainage gesichert.

verursachen. Vor Exzision der Leber ist es erforderlich, die supra- und infrahepatische Vena cava und die Pfortader auszuklemmen. Der ausklemmungsbedingt gestörte venöse Rückfluß zum Herzen und der Stau im Pfortaderstromgebiet können schwere hämodynamische Störungen zur Folge haben. Zur Stabilisierung der Kreislaufsituation in dieser sogenannten anhepatischen Phase wurde von Shaw 1983 der veno-venöse Bypass eingeführt. Dabei wird über einen extrakorporalen Kreislauf das Blut aus der infrahepatischen Vena cava (Zugang über die linke Vena saphena magna) und der Pfortader (direkte Kanülierung) mittels einer zentrifugalen Biopumpe in die Vena axillaris und damit in das suprahepatische venöse System geleitet (Abb. 9-6). Die Entlastung des infrahepatischen venösen Systems und des Pfortaderkreislaufs hat eine weitgehende Kreislaufstabilität in der anhepatischen Phase zur Folge. Der durch den veno-venösen Bypass erhaltene Abstrom aus den Nierenvenen reduziert die Inzidenz von postoperativen Nierenversagen. Durch Entlastung des Pfortaderstromgebiets werden schwere Blutungen aus Kollateralen und ein generalisiertes intestinales Ödem sicher verhindert.

Die Anastomosierung des Transplantats (Abb. 9-7) beginnt mit der suprahepatischen Vena cava (End-zu-End-Anastomose). Als zweite Anastomose wird die der infrahepatische Vena cava, ebenfalls End-zu-End, angefertigt. Anschließend wird in Standardsituationen die Arterienanastomose in mikrochirurgischer Technik als End-zu-Seit-Anastomose zwischen dem Truncus coeliacus des Spenderorganes und dem Abgangsbereich der Arteria gastroduodenalis aus der A. hepatica communis des Empfängers genäht.

Nach Dekanülieren der Pfortader wird diese ebenfalls End-zu-End anastomosiert. Während dieser Phase wird der extrakorporale Bypass als «partieller Bypass» mit Drainage nur noch des infrahepatischen Blutes in die Vena axillaris weitergeführt. Der kurzfristige Stau im Pfortaderstromgebiet ist dabei akzeptabel. Im eigenen Vorgehen wird nach Fertigstellung der Pfortaderanastomose die Durchblutung zum Transplantat simultan portal und arteriell freigegeben. Alternative Vorgehensweisen bestehen darin, nach den beiden Cavaanastomosen zunächst die Pfortaderastomose anzulegen und danach die Durchblutung über die Pfortader freizugeben und erst im

Anschluß daran die Arterienanastomose zu nähen. In tierexperimentellen Untersuchungen konnte allerdings gezeigt werden, daß eine simultane arterielle und portale Reperfusion des Transplantats den theoretischen Vorteil der verkürzten «warmen Ischämie» durch frühere Transplantatreperfusion ausgleicht und die Primärfunktion sogar verbessert. Bei sehr guter Primärfunktion des Transplantats wird schon intraoperativ eine Galleproduktion beobachtet.

Die Gallengangsanastomose wurde wegen der hohen Inzidenz an Frühkomplikationen (Insuffizienz, Nekrose) und Spätkomplikationen (Stenose, Striktur) auch als «Achillesferse» der Lebertransplantation bezeichnet. Für die End-zu-End-Anastomose wird in der Literatur eine Komplikationsrate von 12 bis 45 % angegeben. Sehr viel günstiger sind die Ergebnisse bei der Seit-zu-Seit-Anastomose nach Neuhaus zwischen Spender- und Empfängergallengang. Durch Erhalt der Durchblutung im Anastomosenbereich und der Möglichkeit, die Anastomose auf eine Länge von 10 bis 12 mm anzulegen, lassen sich anastomosenbedingte biliäre Komplikationen auf 1 % reduzieren.

Bei Erkrankungen des extrahepatischen biliären Systems (sklerosierende Cholangitis, Gallengangskarzinom, Gallengangsatresie) wird die Rekonstruktion durch eine nach Roux-Y ausgeschaltete Jejunumschlinge vorgenommen. In Abbildung 9-6 ist der Situs nach Lebertransplantation wiedergegeben.

## 5.4 Alternative Verfahren

### 5.4.1 Segment- und «split-liver»-Transplantation

Infolge eines relativen Mangels an Spenderorganen sterben insbesondere Kleinkinder auf der Warteliste. Ein Ansatz, dieses Problem zu lösen, besteht in der orthotopen Transplantation größenreduzierter («reduced-size») Spenderorgane. Nach üblicher Konservierung wird die Leber ex situ entlang anatomischer Grenzen präpariert und in einen rechten und linken, oder rechten und linkslateralen Leberlappen aufgeteilt. Der zu transplantierende Leberanteil wird dabei mit langen Gefäßstümpfen zur Anastomosierung präpariert. Die zunehmende Erfahrung mit dieser Methode hat eine weiterführende Entwicklung eingeleitet, bei der Gefäße und Gallengang so aufgeteilt werden, daß aus einem Spenderorgan zwei transplantable Leberanteile für zwei verschieden Empfänger gewonnen werden können («split-liver»). Bei der Transplantation eines linkslateralen Lappens muß, bedingt durch das Fehlen der Spendercava am Transplantat dafür beim Empfänger die Vena cava erhalten werden, so daß die linke Lebervene End-zu-Seit auf die Vena cava des Empfängers anastomosiert werden kann.

Für «split-liver»-Transplantation gilt, daß bedingt durch die delikaten Gefäßverhältnisse vermehrt vaskuläre und biliäre Komplikationen auftreten. Dieser Umstand muß bei der Indikationsstellung und Empfängerauswahl berücksichtigt werden.

### 5.4.2 Auxiliäre Lebertransplantation

Bei der auxiliären Lebertransplantation wird auf die Entfernung der erkrankten Leber verzichtet und nur der linke Leberlappen des Spenderorgans heterotop subhepatisch transplantiert (Abb. 9-8). Daraus resultiert zumindest als theoretischer Vorteil ein geringeres chirurgisches Trauma. Die

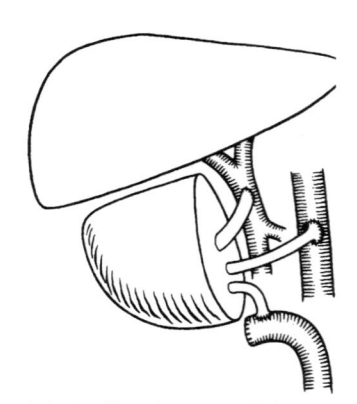

*Abbildung 9-8:* Auxiliäre heterotope Lebertransplantation. Das auxiliäre Transplanat wird unter Belassung der Eigenleber subhepatisch plaziert. Die Pfortaderanastomose wird End-zu-Seit auf die Empfängerpfortader gesetzt. Die Arterienanastomose wird an der Aorta abdominalis angelegt. Zur Rekonstruktion des Gallengangs wird eine Roux-Y-Schlinge benutzt. Die venöse Drainage wird durch eine Anastomosierung zwischen suprahepatischer Spendercava und infrahepatischer Empfängercava erreicht (nicht gezeichnet).

auxiliäre Lebertransplantation erfordert im Gegensatz zur orthotopen Transplantation lediglich ein partielles Ausklemmen der Gefäße bei der Anastomosierung. Damit werden die hämodynamischen Störungen der anhepatischen Phase vermieden und die Notwendigkeit des veno-venösen Bypass entfällt. Technisch wird bei der auxiliären heterotopen Lebertransplantation so vorgegangen, daß die Pfortader des größenreduzierten Transplantats End-zu-Seit mit der Empfänger-Pfortader anastomisiert wird. Der Truncus coeliacus des Spenderorganes wird End-zu-Seit auf die Aorta genäht. Die venöse Drainage wird durch Anastomosierung eines kurzen Segments der suprahepatischen Spendercava auf die infrahepatische Vena cava des Empfänger gewährleistet. Zur Rekonstruktion der biliären Drainage ist eine Choledochojejunostomie erorderlich.

Dem geringeren chirurgischen Risiko steht die Tatsache gegenüber, daß durch Erhalt der zirrhotischen Leber allerdings auch das onkogene Potential der Zirrhose bestehen bleibt und damit die Entstehung eines hepatozellulären Karzinoms in Zirrhose begünstigt wird.

Ein weiterer interessanter Aspekt der auxiliären Transplantation betrifft das akute Leberversagen. Das auxiliäre Transplantat soll dabei nur eine vorübergehende Aufgabe bis zur Erholung der eigenen Leber übernehmen. Nach abgeschlossener Regeneration kann das auxiliäre Transplantat entfernt werden und die Notwendigkeit zur lebenslangen Immunsuppression entfällt. Bei Patienten mit einem angeborenen Stoffwechseldefekt ist in der Regel zur Korrektur nicht die gesamte Lebermasse erforderlich, eine klinische Besserung ist häufig schon durch Transplantation eines Lebersegments möglich.

## 5.5 Nachbehandlung

### 5.5.1 Intensivtherapie

In der Frühphase nach Lebertransplantation sind die Patienten besonders durch Nachblutung, primäres Transplantatversagen und sekundäre Organfunktionsstörungen gefährdet. So sind katecholaminpflichtige Herz-Kreislaufinsuffizienz, beatmungspflichtige Gasaustauschstörungen der Lunge und dialysepflichtige Niereninsuffizienz besonders häufig nach Lebertransplantation zu behandeln. Diese Komplikationen stehen in direkter Korrelation zur Anzahl der präoperativen Risikofaktoren.

Im späteren Verlauf sind Infektionsprobleme und sekundäre Leberfunktionsstörungen durch Abstoßungsreaktionen für die Patienten von Bedeutung. Infektionen und generalisierte Sepsis, vor allem durch gramnegative Keime, sind prinzipiell die häufigste Ursache für Frühtodesfälle nach Lebertransplantation. Zweifellos kommt dem gesamten Management in der frühpostoperativen Phase heute eine Schlüsselrolle für den Erfolg oder Mißerfolg der Lebertransplantation zu. Dazu gehört nicht nur die medikamentöse, Infusions-, Beatmungs- und Organunterstützungstherapie, ebenso wichtig ist die Prophylaxe von Komplikationen durch eine aggressive Atemtherapie, eine möglichst weitgehende Mobilisierung durch tägliche Krankengymnastik und eine frühe und kontrollierte Umstellung auf orale Kalorienzufuhr durch Alimentierung über eine Ernährungssonde. Nicht fehlen dürfen eine begleitende psychologische Führung des Patienten und eine kompetente und kontinuierliche Versorgung durch besonders motivierte und geschulte Pflegekräfte.

### 5.5.2 Immunsuppression

Die Einführung von Cyclosporin brachte den größten Fortschritt für die Immunsuppression nach Lebertransplantation. Allein durch Cyclosporin konnte die Erfolgsquote der Lebertransplantation verdoppelt werden. Diese Entwicklung liegt nun etwa 10 Jahre zurück. Heute werden Einjahresüberlebensraten von über 80 % von allen größeren Transplantationszentren erreicht, teilweise liegt die Einjahresüberlebensrate sogar bei 90 %. Weitere Fortschritte bei der Immunsuppression ergaben sich durch die Kombination schon bekannter immunsuppressiver Substanzen mit Cyclosporin. Eine Monotherapie mit Cyclosporin ist obsolet. In praktisch allen Zentren wird eine Kombination des Cyclosporin mit Steroiden vorgezogen. Eine weitere Möglichkeit besteht in der Kombination dieser beiden Substanzen mit Azathioprin. Wahlweise können in der Frühphase noch Antilymphozytenglobuline miteinbezogen werden. Neue Aspekte haben sich auch durch Einführung des hochpotenten Immunsuppressivum FK 506 ergeben, das sich in der Lebertransplantation sehr gut bewährt hat.

Bei Abstoßungsreaktionen, die klinisch, laborchemisch und histologisch gesichert werden, wird zunächst mit einer Methylprednisolon-Bolustherapie über drei Tage behandelt. Bei steroidresistenten Rejektionen steht in Form des OKT3 ein zytotoxisches monoklonales Antithymozytenglobulin zur Verfügung. Der Stellenwert von FK 506 für die «rescue»-Therapie steroidresistenter Abstoßungen wird noch evaluiert, eine Berechtigung zum Einsatz dieser Substanz erscheint jedoch auch für diese Indikation als gegeben und würde die Notwendigkeit zur nebenwirkungsreicheren Behandlung mit OKT3 verringern.

## 5.6 Ergebnisse

Die Ergebnisse der Lebertransplantation haben sich in den letzten Jahren dramatisch verbessert, die 1-Jahresüberlebensraten liegen je nach Indikation in elektiven Serien zwischen 80 und 90%. Die individuelle Erfolgschance ist jedoch ganz entscheidend durch die Gefahr des Rezidivs der Grunderkrankung geprägt. Besonders betroffen von der Gefahr des Rezidivs sind Tumorerkrankungen mit entsprechend enttäuschenden Langzeitergebnissen. Die Gesamtzahlen des Europäischen Lebertransplantationsregisters (ELTR) weisen, allerdings ohne Differenzierung nach Tumorstadium, für das hepatozelluläre Karzinom, das cholangiozelluläre Karzinom und das Gallengangskarzinom 5-Jahresüberlebensraten von 39% und jeweils 27% aus. Eine detaillierte Darstellung der Ergebnisse bei Tumorerkrankungen findet sich in Tabelle 9-7.

Eine weitere lebensbedrohliche Rezidivgefahr besteht bei Patienten mit Leberzirrhose auf dem Boden einer chronisch-aggressiven Hepatitis-B mit Persistenz des HBs Antigens. Ohne wirksame Immunprophylaxe, d.h. passive Immunisierung mit hochdosierten anti-Hepatitis B-Antikörpern peri- und langfristig postoperativ, kommt es nach Transplantation regelhaft zur Infektion des Transplantats und zur Hepatitis. Die Hepatitis kann zum akuten oder subakuten Leberversagen oder zur rasch progredienten Leberzirrhose führen, so daß nur eine erneute Transplantation den Patienten retten kann. Die in der Literatur angegeben Erfolgsraten nach Lebertransplantation bei HBs Antigen positiven Zirrhosen ohne Immunprophylaxe liegen daher mit 3-Jahresüberlebensraten um 50% deutlich unter dem allgemeinen Überlebensergebnis. Für Hepatitis C und Hepatitis NANB stehen keine Möglichkeiten der aktiven oder passiven Immunisierung zum Schutz vor der Reinfektion zur Verfügung. Von der Hepatitis C ist bekannt, daß es bereits sehr früh nach Transplantation zur Transplantatinfektion kommt. Allerdings ist bei der Reinfektion mit Hepatitis C die Gefahr des Transplantatversagens und der Zirrhoseentstehung geringer als bei der Hepatitis B.

Die Ergebnisse der Lebertransplantation unter notfallmäßigen Bedingungen, wie beim akuten

*Tabelle 9-7:* Patientenüberlebensraten (%) nach Lebertransplantation bei malignen Erkrankungen (nach ELTR, 01/88–12/93).

| Überlebenszeit | 3 Monate | 1 Jahr | 3 Jahre | 5 Jahre |
|---|---|---|---|---|
| hepatozelluläres Karzinom | 79% | 64% | 48% | 39% |
| cholangiozelluläres Karzinom | 80% | 54% | 35% | 27% |
| Gallengangskarzinom | 80% | 53% | 27% | 7% |

*Tabelle 9-8:* Patientenüberlebensraten (%) nach Lebertransplantation bei Zirrhose und akutem Leberversagen (nach ELTR, 01/88-12/93)

| Überlebenszeit | 3 Monate | 1 Jahr | 3 Jahre | 5 Jahre |
|---|---|---|---|---|
| posthepatitische Zirrhose | 86% | 78% | 69% | 65% |
| alkoholtoxische Zirrhose | 86% | 79% | 74% | 70% |
| primär biliäre Zirrhose | 85% | 79% | 76% | 72% |
| akutes Leberversagen | 67% | 60% | 56% | 53% |

Leberversagen, sind natürlich ungünstiger als unter elektiven Bedingungen. Zum Transplantationszeitpunkt bestehende Komplikationen des akuten Leberversagens prägen den frühen postoperativen Verlauf ganz entscheidend. Ein großer Anteil der Patienten verstirbt innerhalb der ersten drei Monate, danach ist der Verlauf günstig. In Tabelle 9-8 sind die Ergebnisse der Lebertransplantation bei viral bedingten Zirrhosen und beim akuten Leberversagen dargestellt.

Die Lebertransplantation ist zu einem sicheren Standardverfahren für die Behandlung chronischer Lebererkrankungen im Terminalstadium geworden. Auch für das akute Leberversagen besteht in der Lebertransplantation die einzige aussichtsreiche klinische Therapieoption. Verbesserte Ergebnisse rechtfertigen eine Verschiebung des Transplantationszeitpunktes bei chronischen Erkrankungen in ein elektiveres Stadium, notfallmäßige Transplantationen bei akut dekompensierten chronischen Lebererkrankungen sollten die Ausnahme sein. Schwierigkeiten bei der Indikationsstellung bestehen noch im Bereich der malignen Erkrankungen und teilweise bei der alkoholtoxischen Leberzirrhose. Mit zunehmender Sicherheit der Operation wird der Wunsch nach dieser Therapieform bei vielen lebensbedrohlich erkrankten Patienten wachsen und damit auch das Problem der Organzuteilung in den Vordergrund rücken.

## Literatur

Starzl T.E., Machioro T.L., von Kaulla KN (1963): Homotransplantation of the liver in humans. Surg Gynaecol Obstet 117:659–696.

Shaw B.W., Martin D.J., Marquez J.M. et al. (1984): Venous bypass in clinical liver transplantation. Ann Surg 200:524–534.

Belzer F.O., Southard J.H. (1988): Principles of solid organ preservation by cold storage. Transplantation 45:673–676.

Neuhaus P., Blumhardt G., Bechstein W.O. et al. (1994): Technique and Results of Biliary Reconstruction Using Side-to-Side Choledochocholedochostomy in 300 Orthotopic Liver Transplantations. Ann Surg 219:426–434.

# 6. Pankreastransplantation

D. Abendroth

Die Normalisierung des diabetischen Stoffwechsels ist wesentlichste Voraussetzung für die Veränderung bzw. Rückbildung diabetischer vaskulärer und neurologischer Komplikationen. Im Gegensatz zur Transplantation einer vaskularisierten gesamten oder segmentalen Bauchspeicheldrüse ist jedoch die human-fetale oder Erwachsenen-Inselzelltransplantation bis heute klinisch noch bedeutungslos und Gegenstand instensiver Forschung. Die einzige Möglichkeit, derzeit klinisch eine langfristige Glukosenormalisierung zu erreichen, ist die Pankreastransplantation. Die Verbesserung der operativen Techniken, der Immunsuppression sowie der prä- und postoperativen Betreuung der Patienten hat in den letzten Jahren zu einer erstaunlichen Verbesserung der Ergebnisse geführt, so daß in den Zentren mit größerer Erfahrung 1-Jahres-Überlebensraten des Pankreas von 70–90% und der Patienten von 85–100% berichtet werden können.

Dennoch stellt die Inseltransplantation weiterhin eine attraktive Alternative im Rahmen der Transplantation von Insulin-produzierendem Gewebe dar. Hierfür sprechen eine ganze Reihe von Gründen: einerseits ist der Eingriff kleiner und ungefährlicher als die Transplantation einer gesamten Bauchspeicheldrüse, zweitens könnte eine gesamte Bauchspeicheldrüse potentiell mehr Inselzellmasse ergeben, als man für einen Empfänger braucht und schließlich könnte die Inselzelltransplantation wesentlich häufiger wiederholt werden als die Organtransplantation. Hinzu kommen noch verschiedene Methoden der Inselzellvorbereitung vor Transplantation, d. h. Vorbehandlung der Inselzellen, Bildung einer Inselzellbank oder gar die xenogene Inselzelltransplantation. Denn bei zunehmendem Mangel an humanem Gewebe erscheint die prinzipielle Möglichkeit der xenogenen Transplantation bestechend.

Besonders wichtig im Rahmen der Pankreastransplantation ist die Langzeitfunktion, braucht es doch auch eine lange Zeit, bis diese Krankheit ihre Sekundärkomplikationen entsprechend ausbildet. Diese Langzeitfunktion des Transplantates erreicht an einigen Zentren mittlerweile 14 und mehr Jahre. In zahlreichen Studien konnte – wenn auch nur ansatzweise – gezeigt werden, daß die Pankreastransplantation nicht nur die Lebensqualität verbessert, sondern vielleicht sogar lebensverlängernd wirkt.

Dennoch sollen die weiterhin bestehenden Probleme angesprochen werden: Diese Transplantationsform dient nicht, wie andere Transplantationsformen, der akuten Lebensrettung, auch nicht unmittelbar der Verbesserung der Lebensqualität. Weiterhin ist bei der hohen Immunogenität der Bauchspeicheldrüse ein hoher immunsuppressiver Index anzustreben. Somit sind zahlreiche Abstoßungen zu erwarten mit häufigen Krankenhausaufenthalten bei jedoch nur gering erhöhtem Operationsrisiko. Daraus folgt nach wie vor, daß die Pankreastransplantation als therapeutische Alternative bei kritisch ausgewählten Typ I-Diabetikern mit diabetischem Spätsyndrom anzusehen ist.

Auch auf dem Gebiet der Inselzell-Transplantation konnte in den letzten Jahren ein rascher und deutlicher Fortschritt erzielt werden. Trotz eines großen Aufwandes sind auch hier noch eine große Anzahl von Problemen zu lösen: sollte es gelingen, ohne große Verluste ausreichend gereinigte und überlebensfähige Inselzellen zu bekommen, welche über längere Zeit auch Insulinfreiheit erzeugen, so ist diese Methode sicherer und deshalb auch zu bevorzugen. Im derzeitigen klinischen Status ist sie ineffizient und verglichen mit den Ergebnissen der Pankreastransplantation nur einigen wenigen Patienten zu empfehlen (z. B. Inselzelltransplantation nach Nierentransplantation).

## 6.1 Indikation

Die Indikation zur Pankreastransplantation erfolgt:
- Bei Typ I-Diabetikern mit bereits manifesten Spätkomplikationen, einschließlich einer bereits eingetretenen terminalen Niereninsuffizienz. Hier wird die Pankreastransplantation dann gleichzeitig mit einer Nierentransplantation durchgeführt (simultane Transplantation von Niere und Pankreas von einem Spender auf einen Empfänger). Diese Form der Pankreastransplantation wird am häufigsten durchgeführt.
- Bei Typ I-Diabetikern mit manifesten Spätkomplikationen bei noch nicht eingetretener terminaler Niereninsuffizienz. In diesem Fall wird lediglich eine Pankreastransplantation durchgeführt. Diskutiert wird, ob die Indikation am ehesten bei Typ I-Diabetiker mit einer frühen Nephropathie (Mikroalbuminurie) oder aber bei Patienten mit äußerst schwer einstellendem Diabetes mellitus zu stellen ist. Patienten mit einer Retinopathie stehen hier nicht im Vordergrund.
- Die singuläre Pankreastransplantation bei nichturämischen Typ I-Diabetikern muß derzeit noch als klinischer Behandlungsversuch gewertet werden. Ihre Ergebnisse sind auch nicht so gut wie bei der Simultantransplantation, die Indikationsstellung bleibt hier weiterhin problematisch.

## 6.2 Operatives Vorgehen

### 6.2.1 Allgemeines

Aufgrund der hohen autodigestiven Potenz der Bauchspeicheldrüse und der damit verbundenen Komplikationen erfolgt die Verpflanzung eines Pankreasorganes (Pankreassegment) unter unterschiedlicher Handhabung des exokrinen Systems:
a) Okklusion des exokrinen Gangsystems mittels Prolamin oder Neopren. Durch die Okklusion wird die Sekretion des Pankreassaftes blockiert, das exokrine Gewebe atrophiert und fibrosiert innerhalb eines halben Jahres. Diese Transplantationsform gleicht schließlich der eines vaskularisierten Inselzell-Transplantates.
b) Erhaltung des exokrinen Gewebes unter Ableitung des Pankreassaftes in die Harnblase des Empfängers.
c) Erhaltung des exokrinen Drüsenanteils unter Ableitung des Pankreassaftes in den Dünndarm des Empfängers.

Alle drei oben genannten operativen Prinzipien werden derzeit durchgeführt.

Das unter a) beschriebene Okklusionsverfahren ist für die Patienten relativ sicher und operativ weniger aufwendig. Es besteht jedoch die Möglichkeit, daß die Gangokklusion im späteren Verlauf die Inselzellfunktion durch eine Störung der Mikrozirkulation beeinträchtigt. Im eigenen Krankengut konnte dies jedoch nicht beobachtet werden. Das physiologische Verfahren stellt die Pankreastransplantation mit einer Drainageoperation dar (Punkt b oder c). Alle diese Drainageverfahren berücksichtigen zwar die Physiologie des transplantierten Organes, bedeuten jedoch für den Patienten einen größeren operativen Eingriff mit höheren postoperativen Risiken. Aufgrund der insgesamt sehr guten Ergebnisse im Rahmen der Ableitung des Pankreassaftes in die Harnblase wird dieser Eingriff weltweit derzeit favorisiert. Dies hat u. a. damit zu tun, daß die Abstoßungsdiagnostik durch die im Urin abgeleitete Amylase mehr oder weniger befriedigend ausgeführt werden kann. Echte frühzeitige Abstoßungsparameter fehlen hier.

Ein weiteres wichtiges Problem stellt die Thrombosierung der Transplantatvene (V. lienalis) dar. Das Pankreasorgan ist im Gegensatz zur

Niere ein Organ mit niedrigem Blutdurchfluß, wobei nach Absetzen der Milz und Transplantation des Pankreassegmentes der Blutfluß in der V. lienalis extrem gering wird. Kommen weitere thrombosefördernde Faktoren hinzu wie Kompression der Vene bei akuter Abstoßungsreaktion und Induktion eines Pankreasödems nach Gangokklusion sowie Aktivierung des Kinin-Kallikrein-Systems durch mechanische und hypoxische Prozesse bei der Explantation und Transplantation des Organes, so kann es rasch zu einer kompletten Thrombosierung der Transplantatvene kommen, was immer Transplantatverlust bedeutet. Alle bisher geübten Methoden zur Verhinderung dieser Komplikationen sind noch unbefriedigend, nur die Drainagemethode zeigt eindeutige Vorteile.

### 6.2.2 Operationstechnik

Das Transplantat wird zunächst konditioniert, d. h. es müssen zahlreiche präparatorische Schritte vorgenommen werden. Hierzu zählt bei der kombinierten Entnahme von Pankreas und Leber die Rekonstruktion der Blutversorgung des Pankreas; zumeist ist nur noch die A. lienalis, nicht der Truncus coeliacus vorhanden. Weiterhin wurde die Durchblutung im Bereich des Pankreaskopfes durch die fehlende A. hepatica comm. und die Durchtrennung der A. gastroduodenalis behindert, so daß nunmehr entweder eine Verbindung zwischen der A. lienalis und der A. mesenterica superior wiederhergestellt werden muß (durch ein Interponat) oder eine mitentnommene Iliacagabel im Sinne eines Y-Interponates zwischen die A. lienalis und die A. mesenterica sup. gesetzt wird. Somit kann die arterielle Anastomose vereinfacht werden. Gleiches gilt für den Rest der V. portae, welche durch die Simultanentnahme der Leber deutlich gekürzt ist und der Verlängerung bedarf. Hierzu dient die V. iliaca des Spenders (siehe Abb. 9-9).

Weiterhin ist auf eine komplette Ligatur im Bereich des Mesenterialansatzes zu achten, wobei dies für Arterie und Vene gilt. Anschließend muß noch der Rest der Milzversorgung im Pankreasschwanzbereich durchstochen und ligiert werden. Weiterhin ist in dem gesamten Transplantatbereich auf eine sorgfältige Präparation und Ligatur sämtlicher Gefäße sowie größerer Lymphbahnen zu achten.

Nach dieser Konditionierung wird das Transplantat normalerweise in die rechte Fossa iliaca intraperitoneal plaziert (heterotope Transplantation, Abb. 9-10).

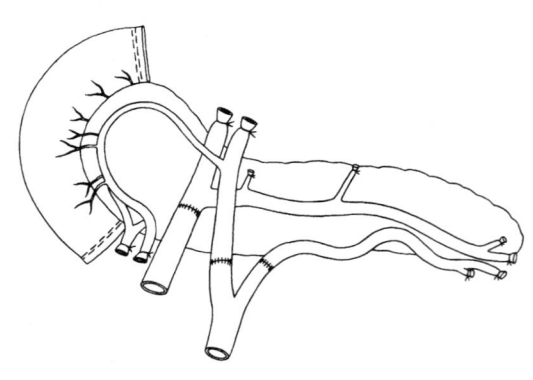

*Abbildung 9-9:* Pankreastransplantat von dorsal betrachtet. Der mit dem «Stapler» verschlossene Duodenalanteil sollte mit überwendlicher Naht gesichert werden. Weiterhin zu erkennen sind die Ligatur der A. gastroduodenalis und die Verlängerung der V. lienalis bzw. der Pfortader, welche beim Lebertransplantat (simultane Entnahme) lang belassen wurde. Die mitentnommene Iliakalgabel (s. Text) dient zur Verlängerung der A. lienalis/A. mesenterica superior. Alternativ kann die A. lienalis in die A. mesenterica superior eingepflanzt bzw. dorthin verlängert werden.

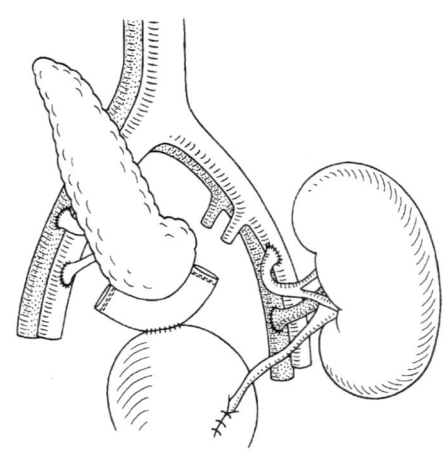

*Abbildung 9-10:* Darstellung des Situs nach Simultantransplantation von Pankreas und Niere: rechtsseitig die heterotope Plazierung der Bauchspeicheldrüse in die rechte Fossa iliaca intraperitoneal, linksseitig die heterotope Plazierung der Niere retroperitoneal (weitere Technik s. Text).

Die weitere Transplantation folgt ähnlich wie bei der Niere, d. h. es erfolgen zunächst die venösen Gefäßanastomosen mit der V. iliaca externa (oder communis des Empfängers mit der V. portae bzw. der rekonstruierten V. lienalis oder V. mesenterica superior) des Spenderorganes. Die arteriellen Gefäßanastomosen werden mit der A. iliaca externa (oder Communis) des Empfängers und dem Truncus coeliacus (bei rekonstruierter A. lienalis oder A. mesenterica superior) des Spenderorganes ausgeführt.

Nach Gefäßanastomosierung erfolgt das weitere Vorgehen zur Ableitung des Pankreassaftes. Die Drainage erfolgt bei den Ableitungsverfahren entweder über eine Spender-Duodeno-/Empfänger-Zystostomie oder eine Spender-Duodenostomie und Empfänger-Jejunostomie. Im Rahmen der Operation dieser Drainageverfahren haben sich zur Herstellung der Anastomosen Klammernahtgeräte bewährt.

Die Präparation des anhängenden Duodenalteiles erfolgt zumeist schon bei der Konditionierung des Pankreastransplantates, entweder in toto (orales und aborales Ende) bei der Ausführung von Handnähten oder aber der Verschluß des aboralen Teiles nach Ausführung der Anastomose (Blase/Duodenum) mittels eines Rundstaplers.

*Tabelle 9-9:* Funktionsbeobachtung des Pankreastransplantates.

Blutglucose (Hb in den ersten 48 h)
$Hb_{A1}$
Amylase-Aktivität
(Serum, Drainage, Urin)
DTPA – Perfusionsstudie
Insulinbedarf
Duplex, Angiographie, DSA
[optimal] Biopsie (endoskopisch transduodenal)

## 6.3 Postoperative Behandlung

Die spezielle Nachbehandlung nach Pankreastransplantation besteht wie bei den anderen Organtransplantationsformen in der Verabreichung von immunsuppressiv wirksamen Medikamenten. Es existieren zahlreiche unterschiedliche Protokolle, charakteristisch für die Pankreastransplantation ist ein immunsuppressives Protokoll mit hohem immunsuppressivem Index. Dies trifft nicht nur für Induktionsphase, sondern auch für die Erhaltungsphase der immunsuppressiven Therapie zu. Üblicherweise wird mit einer Vierfach-Induktionstherapie begonnen.

Weitere Besonderheiten ergeben sich aus der Transplantation der Bauchspeicheldrüse und die Drainage des Pankreassaftes durch die Harnblase. Einerseits kann im 24-Stunden-Urin ein Adäquat entnommen werden, um hier die ausgeschiedenen Amylase zu bestimmen. Bei einem Abfall von mehr als 50 % kann man von einer Abstoßung aus-

gehen. Zusätzliche Möglichkeiten des Transplantatmonitorings ergeben sich durch die Duplex-Sonographie und der Bestimmung des Widerstandsindex mit dieser Untersuchungsmethode. Ein deutlicher Anstieg dieses Index zusammen mit einer Abnahme der Amylase-Ausscheidung verstärkt die Diagnose einer Abstoßung der Bauchspeicheldrüse. Interessanterweise findet aber die isolierte Abstoßung einer Bauchspeicheldrüse sehr selten statt, währenddessen alleinige Abstoßungen der Niere mit/ohne Bauchspeicheldrüse häufiger sind (Tab. 9-9).

Die allgemeine Nachbehandlung besteht in einer parenteralen Infusionstherapie über maximal drei bis fünf Tage unter Berücksichtigung einer exakten Kontrolle des Kohlenhydratstoffwechsels. Im übrigen (insbesondere bei der Simultantransplantation) entspricht sie dem postoperativen Konzept, wie es nach Nierentransplantation auch bei Typ I-Diabetikern angewandt wird.

## 6.4 Komplikationen

An chirurgischen Komplikationen treten Pankreatitis, Anastomoseninsuffizienz, Transplantatthrombose, Blutung, Abszeß, hämorrhagische Cystitiden und rezidivierende Harnwegsinfekte auf.

Weiterhin sind lokale Infektionen und Wundkomplikationen zu nennen, welche bei Diabetikern häufiger und immer als bedrohlich zu betrachten sind. Eine Gefäßthrombose, zumeist venöser Natur, ist zu erwarten bei einem Organ mit nur geringer Durchblutung. Mit einer Häufigkeit von annähernd 10 % ist sie eine gefürchtete Komplikation. Ähnlich häufig ist nur noch die Pfortaderthrombose nach Lebertransplantation bei Kindern.

Die Infektion ist meist mit einem Anastomosenleck bzw. einem großen Hämatom verbunden. Die häufigsten intraabdominellen septischen Komplikationen treten in den ersten zwei bis drei Wochen nach Transplantation auf. Die einzige Möglichkeit, eine solche Infektion zu beherrschen, besteht in der sofortigen Entfernung des infizierten Transplantates, wenn nicht in ausgesuchten Fällen eine offene Wundbehandlung mit Etappenlavage zur Anwendung kommen kann.

Neben einer intestinalen Obstruktion kann auch eine Perforation auftreten, weiterhin werden häufig septische Arrosionen der Gefäße beobachtet. Kommt es zur Ausbildung einer Pankreatitis, so hilft hier oft die additive Behandlung mit einem Somatostatin-Analogon zur Verminderung der exokrinen Sekretion (z. B. Sandostatin).

Auch nach längerer Zeit muß noch an eine Infektion der arteriellen Anastomose und letztlich dann an die Ausbildung eines mykotischen Aneurysmas gedacht werden.

Kommt es hier zu einer Infektion mit einer nachfolgenden Arrosionsblutung, hilft nur die Umstechung der Iliakalarterie. Im gegebenen Falle muß ein extraanatomischer Bypass angelegt werden. Eine große Anzahl von Komplikationen kann durch sorgfältige Indikationsstellung beim Empfänger und/oder durch eine sorgfältige und akkurate Organentnahme vermieden werden.

## 6.5 Ergebnisse

Die besten Überlebensraten werden derzeit bei der simultan durchgeführten Nieren- und Pankreastransplantation erzielt. Die 1-Jahres- und 5-Jahres-Transplantatüberlebensraten liegen derzeit zwischen 80 und 90 % bzw. zwischen 60 und 70 %. Die entsprechenden Patientenüberlebensraten liegen bei 90 %. Die Ergebnisse nach erfolgreicher Pankreastransplantation werden jedoch weniger durch Überlebensraten als vielmehr anhand der erzielten Beeinflussung des diabetischen Stoffwechsels sowie des diabetischen Spätsyndroms beurteilt.

Bei über 60 % der Patienten normalisiert sich der Kohlenhydratstoffwechsel vollkommen. Insulinfreiheit wird bei allen Patienten erzielt.

Bezüglich der Beeinflussung des diabetischen Spätsyndroms konnte von mehreren Arbeitsgruppen gezeigt werden, daß der progrediente Verlauf der diabetischen Nephropathie eingedämmt wird, daß sich die periphere Mikrozirkulation verbessert und daß die autonome und periphere Polyneuropathie sowie die Retinopathie stabilisiert werden können. Ein positiver Effekt konnte auch eindeutig auf die Lebensqualität erzielt werden.

Diese Zahlen gewinnen zusätzliche Bedeutung, wenn man davon ausgeht, daß ca. 24 % der in den Jahren 1985–87 neu in die Dialyseprogramme eingetretenen Patienten Diabetiker waren. Von diesen Patienten an der Hämodialyse verstarben in einem Beobachtungszeitraum von nur 45 Monaten ca. 47 % (Typ I-Diabetiker 43 %, Typ II-Diabetiker 50 %) mehrheitlich (zu 62 %) an einer kardiovaskulären Erkrankung.

Das zukünftige Ziel wird es sein, die Pankreastransplantation in einem früheren Stadium der Diabeteserkrankung durchzuführen, um die Grunderkrankung im Stadium der Reversibilität zu erfassen und möglichst im Sinne der Kurabilität zu beeinflussen.

## Literatur

Abendroth D., Landgraf R., Illner W.D., Lenhart F.P., Land W. (1988): Pancreatic transplantation: X. Postoperative management. In: Groth C.G. (ed.): Pancreatic transplantation, p. 209–218. Saunders, Philadelphia/London.

Dubernard J.M., Sutherland D.E.R. (eds.) (1989): International handbook of pancreas transplantation. Kluwer Academic Publishers. Dordrecht Boston – London.

Groth C.G. (ed.) (1988): Pancreatic transplantation. Saunders, Philadelphia/London.

Landgraf R., Abendroth D., Land W., Boluder J. (1991): Secondary complications and quality of life after successful pancreatic transplantation in Type I (insulin-dependent) diabetes mellitus. Diabetologia 34 (Suppl. 1):1–159.

Sollinger H.W., Pirsch J.D., Alessandro A.M., Kalayoglu M., Belzer F.O. (1990): Advantages of bladder drainage in pancreas transplantation: A personal view. Clin. Transplantation 4:32–36.

# 7. Nierentransplantation

D. Abendroth

## 7.1 Indikation

Die Nierentransplantation ist indiziert bei jeder terminalen chronischen Niereninsuffizienz, die mit konservativen Maßnahmen nicht beherrschbar ist. Echte Kontraindikationen sind gering und betreffen Malignome, chronische Infektionen, Psychosen, schwere Systemerkrankungen, Insuffizienz anderer Organe. Die Nierentransplantation ist auf lange Sicht als die erfolgreichste, wirklich rehabilitierende und resozialisierende sowie volkswirtschaftlich günstigste Form des endgültigen Nierenersatzes anzusehen. Hierbei erfolgt die Verpflanzung einer Niere entweder von einer gesunden Person (Lebendspende) oder einem Verstorbenen (postmortale Organspende) auf einen Patienten mit chronischer Niereninsuffizienz. Das Transplantat wird zumeist extraperitoneal in die Fossa iliaca des Empfängers plaziert, bei Kleinkindern meist intraperitoneal (heterotope Nierentransplantation).

## 7.2 Operatives Vorgehen

Nach einem J-förmigen Leistenschnitt erfolgt die Spaltung der Externusaponeurose, die Durchtrennung des Musculus obliquus externus und internus sowie des Musculus transversus. Die Vasa epigastricae werden durchtrennt, das Peritoneums weggeschoben und die Iliakalgefäße freigelegt. Anschließend wird das Transplantates in die Fossa iliaca plaziert. Die Gefäßverbindungen erfolgen im Sinne einer End-zu-Seit-Anastomose der Nierenvene mit der Vena iliaca externa und einer End-zu-Seit-Anastomose der Nierenarterie mit der Arteria iliaca externa (Abb. 9-11). Als Nahtmaterial hat sich hier ein monofiler Faden, der spät resorbiert wird, bewährt. Nichtresorbierbare monofile Fäden besitzen den Nachteil einer höheren Narbenbildung und der Möglichkeit einer Anastomosenstenose.

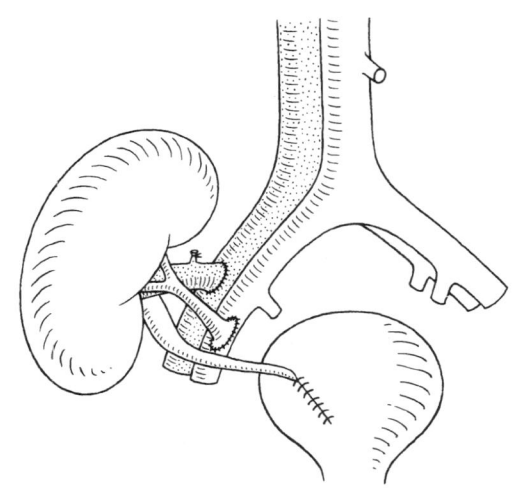

*Abbildung 9-11:* Darstellung des Situs nach Nierentransplantation: End-zu-Seit-Anastomose der Nierengefäße mit den Iliakalgefäßen und Ureteroneozystostomie, hier rechtsseitig dargestellt.

Die Basis-Immunsuppression (z. B. Ciclosporin A, Cortison und Azathioprin) sollte bereits zum Zeitpunkt der Einleitung gegeben werden. Handelt es sich um eine Lebend-Verwandtenspende, wird mit der Immunsuppression bereits 48–72 Stunden vor der Transplantation (mit Azathioprin und Ciclosporin) begonnen. Diuretika wie Furosemid (250 mg i. v.) und/oder Mannitol (ca. 30 g) werden kurz vor der Revaskularisierung verabreicht, um einerseits eine deutliche Diurese nach der kalten Ischämiezeit zu erzielen, andererseits einen Reperfusionsschaden zu verhindern. Perioperativ sollte routinemäßig von der Verwendung von Antibiotika Gebrauch gemacht werden, um die Risiken einer Infektion zu vermindern. Hierbei empfehlen sich Antibiotika, welche keine Interaktion mit dem Ciclosporin A eingehen, andererseits evtl. sogar protektiv im Sinne einer Nephrotoxizität durch das Ciclosporin A sind.

## 7.3 Postoperative Behandlung

### 7.3.1 Unmittelbar postoperative Behandlung

Kommt es nach der Freigabe des Organes direkt zu einer Funktionsaufnahme des Transplantates, so gestaltet sich die weitere Betreuung des Nierentransplantierten bedeutend einfacher im Gegensatz zu den Patienten, dessen transplantierte Niere die Funktion nicht sofort aufnimmt. In den ersten 24 postoperativen Stunden wird der Salz- und Wasserhaushalt noch nicht durch das Transplantat reguliert, weshalb auf eine exakte Flüssigkeitsbilanz zu achten ist. Auf eine Verwendung kaliumhaltiger Infusionslösungen ist initial zu verzichten, da in der postoperativen Phase zumeist noch eine Hyperkaliämie besteht, welche dann leicht zu einer Dialyseindikation führen könnte.

Bei gut funktionierendem Transplantat tritt zunächst eine massive Diurese im Sinne einer Polyurie auf (bis zu 30–35 Liter pro 24 Stunden), vor allem bei entsprechender intraoperativer Verabreichung von Mannitol oder Lasix oder bei erhöhtem extrazellulärem Volumen des Patienten vor der Operation. Begünstigt wird diese massive Diurese auch durch hohe Harnstoffwerte. Unter diesen Konditionen sollte das Auftreten einer Dehydrierung vermieden werden, weil durch die entstehende Hypotonie das Risiko einer zusätzlichen akuten tubulären Schädigung bis hin zur Nekrose entstehen kann. Weiterhin kann es gerade im Hinblick auf transplantierte Diabetiker zu einer Glukoseüberladung kommen. Diese Glukosurie würde eine zusätzliche osmotische Diurese bedingen. Sollte die Diurese weiterhin kräftig anhalten, muß selbstverständlich das Kalium im Bereich der Normwerte gehalten und ggf. substituiert werden. Das Messen des zentral-venösen Druckes (ZVD) ist obligat, um postoperativ eine Hypervolämie oder Überhydrierung zu vermeiden. Idealerweise sollte der Werte zwischen 5 und 12 cm $H_2O$ gehalten werden.

Zur Überwachung des Transplantats gehören z. B.:
– Labor: Kreatinin, Harnstoff, Ausscheidung von Proteinen (Albumin, α1-Mikroglobulin, β2-Makroglobulin), Elektrolyte, kleines Blutbild
– technisch: Duplex-Sonographie, Szintigraphie, ggf. Angiographie.

### 7.3.2 Weitere Überwachung

Kommt es nach der Transplantation zu einer frühen Transplantatdysfunktion im Sinne einer ATN-Niere (akute tubuläre Nekrose), so ist dies keineswegs ein seltenes Problem, tritt es doch in der Bundesrepublik Deutschland im Schnitt bei 35–40 % aller Patienten auf. Die Ursachen sind prärenal in einer Hypovolämie oder Hypotonie zu sehen, wobei auch an chirurgische Probleme wie Anastomosenleck, arterielle oder venöse Thrombose, Hämatom, Lymphozele und Urinom gedacht werden sollte. Postrenal ist an Blockierung des Blasenkatheters, Blutgerinnsel in der Blase, Ureternekrose, Leckage der Ureteranastomose, Flüssigkeitsansammlung im Sinne eines Hämatoms, Lymphozele und an ein Urinom in der Transplantatregion zu denken.

Bei den renalen Faktoren ist besonders an die Ciclosporin-Nephrotoxizität oder an die Toxizität anderer Medikamente zu denken, sowie auch an eine hyperakute oder akzelerierte Abstoßungsreaktion oder ganz einfach auch an eine Entnahme in einer Schocksituation mit Schädigung des Organes.

Ein Transplantat, das eine solche primäre Dysfunktion aufweist, kann aber dennoch später durchaus eine gute Langzeitfunktion aufweisen. Im späteren Verlauf kann eine sog. sekundäre Dysfunktion auftreten. Diese wird zumeist durch eine zelluläre Abstoßungsreaktion verursacht. Die Diagnose einer ATN-Niere ist eine Ausschlußdiagnose, es sollten zunächst prärenale und postrenale Ursachen als kausale Faktoren ausgeschlossen werden. Die vaskulären Probleme werden am einfachsten mittels Duplex-Sonographie ermittelt. In nur seltenen Fällen ist ein renales Arteriogramm notwendig, um die renale Perfusion zu ermitteln oder eine Leckage der Anastomose aufzuzeigen.

Die allgemeine Therapie besteht in einer perioperativen Antibiotikaprophylaxe im Sinne einer einmaligen Gabe, Antazida, $H_2$-Säureblocker, Antihypertensiva, Kardiaka, bilanzierte Infusionstherapie über zwei Tage.

Nimmt das Transplantat initial seine Funktion nicht auf, sind postoperative Hämodialysen erforderlich. Bei irreversiblem Transplantatverlust ist zumeist eine Transplantatnephrektomie angezeigt.

## 7.4 Komplikationen

Komplikationen können ausgehen von der chirurgisch-technischen Präparation der Transplantatgegend, der Gefäßanastomosierung und der Ureteren-Implantation. Weitere Störungen ergeben sich von seiten des Empfängersitus und letztendlich vom Transplantat selbst. Neben diesen chirurgisch-technischen Komplikationen muß schließlich auch noch von transplantationsspezifischen Komplikationen am Transplantat ausgegangen werden. Hier sei nur die hyperakute Abstoßung erwähnt; weiterhin ebenfalls die transplantationsunspezifischen Komplikationen, die zum großen Teil in den vorbestehenden Grunderkrankungen der zu transplantierenden Patienten zu sehen sind.

Viele der Komplikationen treten jedoch bereits früher auf, nämlich zum Zeitpunkt der Spendernephrektomie. Es muß besonders auf die Verletzung von Nierenarterie und/oder -vene und des Ureters hingewiesen werden. Unter chirurgischen Komplikationen sind postoperativer Ileus, Wundhämatom, Wundinfektion, eine durch Infektion ausgelöste Anastomosenruptur und Schädigung des männlichen Genitalorganes wie Hodenatrophie, Hypdrozele, Epididymitis und Skrotalhämatom.

Häufige allgemeine Komplikationen sind Folgezustände einer Hypertonie, koronaren Herzkrankung, Diabetes mellitus mit seinen Spätfolgen und die Folgen der mit der Transplantation verbundenen Immunsuppression.

## 7.5 Ergebnisse

Mit der Einführung des Ciclosporins als einzelnes Präparat bzw. in Kombination mit anderen immunsuppressiven Präparaten haben sich die Ergebnisse der Nierentransplantation deutlich verbessert. Die 1-Jahres-Transplantatüberlebensrate liegt weltweit bei ca. 90%, wenn die Transplantatnieren postmortal entnommen wurden. Organe von verwandten Lebendspendern zeigen noch bessere Ergebnisse. Die 1-Jahres-Patientenüberlebensraten übertreffen derzeit 95%. Im späteren Verlauf beträgt der chronische Transplantatverlust ca. 3–5% pro Jahr. Dieser Verlust hat sich auch unter Verwendung modernerer Immunsuppressiva wie z.B. Ciclosporin A nicht verändert. Die 5-Jahres-Transplantatüberlebensraten belaufen sich daher im Augenblick auf ca. 60–70%. Dies bedeutet, daß im Hinblick auf das Gesamtkonzept dieser chirurgischen Behandlungsmethode die Notwendigkeit einer Retransplantation zur Erzielung dauerhafter Behandlungserfolge einkalkuliert werden muß. Komplikationen nach Nierentransplantation treten auf in Folge lokaler Erkrankungen im Bereich des Transplantates bzw. in Folge der systemisch angewandten Immunsuppression. Weiterhin ist die Rekurrierung der Grunderkrankung in das Transplantat mit zu berücksichtigen.

## Literatur

Tilney N.L., Strom T.B., Vineyard G.C., Merrill J.P. (1978): Factors contributing to the declining mortality rate in renal transplantation. N Engl J Med 299:1321.

Starzl T.E., Marchioro T.L., Rifkind D. et al. (1964): Factors in successful renal transplantation. Surgery 56:296–318.

# Zehnter Teil

# Stütz- und Bewegungsapparat

# 1. Wirbelsäule

M. P. Hahn und G. Muhr

## 1.1 Wirbelsäulenfehlbildungen

Die Wirbelsäule ist mit einer Entwicklungslabilität besonders im Bereich der Übergangsgebiete behaftet, die sich in einer größeren Anzahl von Varianten, Anomalien und Mißbildungen äußert (s. Tab. 10-1). Von klinischer Bedeutung ist, ob die Wirbelsäulenfehlbildung mit einer Fehlbildung des zentralen Nervensystems einhergeht und ob sie eine statische Deformität der Wirbelsäule verursacht, die sich durch das weitere Wachstum verschlimmert.

### 1.1.1 Basiläre Impression

Die basiläre Impression wird definiert als Verschiebung der Halswirbelsäule nach kranial, so daß die Densspitze in Höhe des Foramen magnum oder kranial davon steht. Die primäre basiläre Impression ist eine zerviko-okzipitale Fehlbildung. Bei neoplastischen und entzündlich destruktiven Prozessen kann die Zerstörung der Hinterhauptgelenke zur Kranialisation der Halswirbelsäule führen (sekundäre basiläre Impression, Abb. 10-1).

*Tabelle 10-1:* Wirbelsäulenfehlbildungen.

Segmentationsstörungen (Non-Segmentation)
    Ausbleiben der horizontalen Teilung des Wirbelsäulenblastoms (komplett oder inkomplett, ventral oder dorsal)
    diverse Kranial- oder Kaudalvarianten an den Übergangsstellen
    Blockwirbel

Formationsstörungen
    hemimetamere Segmentverschiebung
    Entwicklungsstörung der rechten und linken Seite des Wirbelkörpers
    Asymmetrische Entwicklung in der Sagittalebene
    Halbwirbelbildung
    atypische Ausbildung im Übergangsbereich (Übergangswirbel)

Dysrhaphie (Non-Fusion)
    fehlender Schluß der Wirbelanlage dorsal, seltener ventral
    Spina bifida
    offener hinterer Atlasbogen

Die drei Entstehungsmechanismen können auch kombiniert auftreten und führen dann zu Mißbildungssyndromen, bei denen Segmentationsstörungen, Formationsstörungen und Dysrhaphien gleichzeitig vorhanden sind.

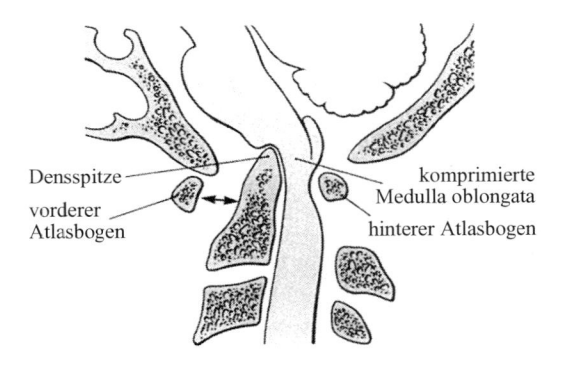

*Abbildung 10-1:* Sekundäre basiläre Impression. Denshochstand mit Kompression der Medulla oblongata.

Schwindel und Nackenkopfschmerzen charakterisieren diese Erkrankung. Die Mobilität der Halswirbelsäule ist meist eingeschränkt, wenn nicht eine kompensatorische Überbeweglichkeit der mittleren und unteren Halswirbelsäulensegmente besteht. Aufgrund der Überlagerung der Knochenstrukturen in diesem Bereich sind die Röntgenaufnahmen schwer zu beurteilen. Schichtaufnahmen im seitlichen Strahlengang erleichtern die Beurteilung. Die entscheidende Untersuchungsmethode für diese Fehlbildung ist die Kernspintomographie.

Differentialdiagnostisch muß eine Schädigung des kaudalen Hirnstammes durch eine Arnold-Chiari-Mißbildung ausgeschlossen werden. Hierbei sind Teile des Inhaltes der hinteren Schädelgrube in den zervikalen Spinalkanal verlagert. Bei den meisten Kindern mit dieser Mißbildung liegt gleichzeitig ein Hydrozephalus internus vor.

Die Therapie ist abhängig von der klinischen Symptomatik. Bei anhaltenden Beschwerden ist die operative Therapie angezeigt. Mögliche Verfahren sind die Erweiterung des Foramen magnum, die Spondylodese C0-C2 und die Abtragung der Densspitze von einem vorderen Zugang aus.

### 1.1.2 Klippel-Feil-Syndrom

Beim Klippel-Feil-Syndrom handelt es sich um eine Dysostose mit klinisch auffälligem Kurzhals bedingt durch die Blockbildung mehrerer Halswirbel. Die Fehlbildung kann sich bis in die oberen Brustwirbelsäule fortsetzen und ist oftmals mit anderen Fehlbildungen kombiniert (Mißbildungen der Rippen; sekundäre Asymmetrien von Hals, Gesicht und Schultergürtel).

Im Vordergrund steht die Bewegungseinschränkung des verkürzten Halses. Differentialdiagnostisch muß ein muskulärer Schiefhals ausgeschlossen werden. Charakteristische Befunde für das Klippel-Feil-Syndrom sind der faßförmige Thorax mit Rundbuckel, die tiefe Nacken- und Haargrenze und eventuelle neurologische Ausfälle.

Das Klippel-Feil-Syndrom ist bereits am Erscheinungsbild zu erkennen. Das Ausmaß der knöchernen Fehlbildungen zeigen die Röntgenaufnahmen der Halswirbelsäule. Neben Blockwirbeln entstehen auch weitere Fehlbildungen. Bei begleitenden Kyphosen und Skoliosen kann es schwierig sein, die Fehlbildung röntgenologisch in ihrer Komplexität darzustellen.

Eine ursächliche Therapiemöglichkeit besteht nicht. Die Behandlung orientiert sich am Ausmaß der Skoliose bzw. der Kyphose und die dadurch bedingten Störungen der Wirbelsäulenstatik.

### 1.1.3 Os odontoideum

Beim Os odontoideum handelt es sich um einen isolierten Knochenkern proximal des Axiskörpers. Diese Störung der Ossifikation in der Densanlage ist meist ohne klinische Bedeutung. Sie wird verursacht durch die ausbleibende Verschmelzung der von mehreren Ossifikationszentren ausgehenden Densanlage.

Wichtig ist diese Störung in der Differentialdiagnostik der lebensbedrohlichen Densfraktur und Denspseudarthrose. Im Gegensatz zu diesen Erkrankungen stellt sich das Os odontoideum röntgenologisch abgerundet dar.

Bei klinisch symptomatischer Instabilität ist die operative Stabilisierung indiziert.

### 1.1.4 Segmentationsstörungen

Bei einer Segmentationsstörung handelt es sich um eine fehlende Trennung der Wirbelanlage im ventralen oder dorsalen Bereich der Wirbelsäule. Man spricht auch von einer Non-Segmentation. Die Segmentationsstörungen können im gesamten Bereich der Wirbelsäule auftreten. Auf diese Weise entstehen Blockwirbel und die diversen Kranial- und Kaudalvarianten an den Übergangsstellen von einem zum anderen Wirbelsäulenabschnitt. Erworbene Blockwirbelbildungen werden besser als Synostosen bezeichnet.

Der betroffene Wirbelsäulenabschnitt ist unbeweglich und die angrenzenden Segmente entwickeln eine kompensatorische im Erwachsenenalter schmerzhafte Hypermobilität. Dementsprechend ist vor allem ein mehrsegmentaler Befall klinisch bedeutsam.

Isolierte ventrale Segmentationsstörungen können durch das weitere Wachstum dorsaler Strukturen eine Kyphose, Segmentationsstörungen der dorsalen Strukturen eine Lordose des entsprechenden Wirbelsäulenabschnittes verursachen.

Unilaterale Segmentationsstörungen (hemimetamere Segmentverschiebungen) sind prognostisch sehr ungünstig, weil sie zu progredienten gegenseitig konvexen Skoliosen führen.

### 1.1.5 Hypoplasie und Aplasie

Es handelt sich um Minderanlagen oder Fehlen einzelner Strukturen der Wirbelsäule. Die Deformität wird nach der Lokalisation und dem Ausmaß der minderentwickelten oder fehlenden Strukturen benannt.

Bedeutsam sind alle Veränderungen, die die Wirbelsäulenstatik beeinträchtigen. Am häufigsten werden Halbwirbel beobachtet.

### 1.1.6 Dysrhaphie

Als Dysrhaphie werden Spaltbildungen im Bereich der Wirbelsäule bezeichnet. Sie entstehen dadurch, daß sich die auf der jeweiligen Horizontalebene gelegenen Wirbelbauelemente nicht ringförmig um das Rückenmark zusammenschließen (Non-Fusion). Dieser Mißbildungstyp umfaßt alle Spaltbildungen sowohl im Wirbelkörperbereich wie auch den Bogenanteil eines Einzelwirbels. Betroffen sein können Bogenwurzel, Interartikularportion, Lamina und Dornfortsätze (Spina bifida).

Bei Geburt besteht noch physiologischerweise lumbosakral eine Spina bifida occulta. Die Inzidenz dieses Röntgenbefundes nimmt während der Kindheit ab. Im Erwachsenenalter besteht im Bereich des Bogens von L 5 noch bei 7 % und bei S 1 in 18 % eine Spina bifida occulta. Im Gegensatz zur Spina bifida aperta ist die Spina bifida occulta ohne klinische Bedeutung.

### 1.1.7 Übergangswirbel

Die Übergangsregionen der vier Wirbelsäulenabschnitte sind Prädilektionsstellen für Formvarianten (Übergangswirbel). Der Terminus Übergangswirbel bezeichnet die atypische Ausbildung des Wirbels. So wird die Fusion des 5. Lendenwirbels mit dem Kreuzbein als Sakralisation von LWK 5 und eine sechsgliedrige Lendenwirbelsäule als Lumbalisation von S 1 bezeichnet.

## 1.2 Spondylolyse und Spondylolisthesis

*Definition und Pathogenese*

Die Spaltbildung des Zwischengelenkstückes wird als Spondylolyse bezeichnet. Diese tritt meistens beidseitig auf. Betroffen ist zu 80 % der Bogen des 5. Lendenwirbels, zu 15 % der Bogen des 4. Lendenwirbelkörpers (Abb. 10-2).

Die Spondylolyse entsteht im Wachstumsalter. Reklinierende Übungen im Schul- oder Leistungssport wirken ursächlich, so daß bei den betreffenden Sportarten die Spondylolyserate um ein Mehrfaches erhöht ist.

Nach Ausbildung der Spondylolyse ist die Mobilität des entsprechenden Wirbelsäulensegmentes erhöht, so daß es zur Ventralverschiebung und Verkippung des kranialen Wirbels im erkrankten Seg-

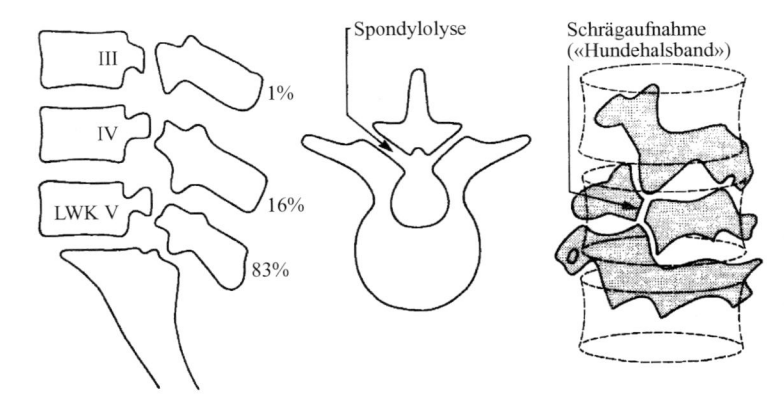

*Abbildung 10-2:* Spondylolyse: Spaltbildung des Wirbelbogenzwischengelenkstückes. Am häufigsten sind LWK 4 und 5 betroffen. Die Spaltbildung kann durch Röntgenschrägaufnahmen dargestellt werden («Hundehalsband»).

ment kommen kann. Dieser Vorgang wird als Wirbelgleiten (Spondylolisthesis) bezeichnet. Er setzt in der Wachstumsphase ein und hört mit dem Abschluß des Wachstums auf.

Auch bei intakter Interartikularportion kann es beim älteren Menschen durch ausgeprägte degenerative Alterationen der Bandscheibe und der kleinen Wirbelgelenke zu geringgradigen Verschiebungen der Wirbelkörper zueinander kommen (Pseudospondylolisthesis). Eine Verschiebung der kranialen Wirbelkörpers nach dorsal wird als Retrolisthesis bezeichnet.

*Klinik*
Die asymptomatische Spondylolyse des Kindesalters ist ein röntgenologischer Zufallsbefund. Unter Hypermobilität des betroffenen Bewegungssegmentes kommt es im Erwachsenenalter zur kreuzschmerzverursachenden Spondylolisthesis. Bei den höhergradigen Spondylolisthesen ist die Verschiebung des Rumpfes klinisch sichtbar (Sprungschanzenphänomen, Hohlkreuzbildung).

Der Gleitprozeß zerstört allmählich die Bandscheibe, verstärkt die Lendenlordose und führt zu Lumbago und zusätzlich zu pseudoradikulären ischiagieformen Schmerzen in Folge des Zuges an den sensiblen Nervenwurzeln. Die Reibung der sich berührenden Dornfortsätze verursacht schmerzhafte Zustände im Sinne des Morbus Baastrup: Verbreiterung der Dornfortsätze, gegenseitige Berührung (Kissing Spine), Zerquetschung des interspinalen Gewebes, Nearthrosenbildung und arthrotische Veränderungen (Sklerosierung und Osteophytenbildung).

Jedoch kann selbst ein sehr starkes Abgleiten des Wirbelkörpers klinisch auch vollkommen unbemerkt verlaufen. Nach den Untersuchungen von Taillard lassen sich bei 5–6 % der Bevölkerung Spaltbildungen am Wirbelbogen feststellen, aber nur ein sehr kleiner Teil hat Beschwerden.

Bei etwa 10 % der Patienten mit Spondylolisthesis finden sich Zeichen einer sensiblen oder motorischen Nervenwurzelschädigung.

An die Möglichkeit einer Spondylolisthesis sollte immer gedacht werden, wenn jemand über Schmerzen in der Sakro-Iliakal-Gegend klagt, die beim Gehen und vor allem beim Rumpfbeugen vorwärts stärker werden und die beim Stehen und Sitzen deutlich zurückgehen. Beim Rumpfbeugen vorwärts erreicht der Fingerbodenabstand oft nur 40–50 cm gegenüber normalerweise 10–20 cm. Das Aufrichten ist regelmäßig stark erschwert und gelingt häufig nur durch Aufstützen der Hände auf die Oberschenkel. Bei einer starken Verschiebung der Wirbelsäule nach vorn ist der Oberkörper verkürzt und das Becken eingesunken, die Weichteile über dem Bauch und den Lenden zeigen in Folge der Rumpfverkürzung eine abnorme Faltenbildung. Als Folge der ausgesprochenen Lordose springen die Rumpfmuskeln stark nach hinten vor und zwischen den beiden Muskelbäuchen besteht ein tiefer Graben.

*Diagnostik*
Wenn der untere Bogenteil mitsamt dem Dornfortsatz nach hinten gedrängt wird, springt dieser aus der Ebene der übrigen Dornfortsätze vor und kann deutlich getastet werden. Die neurologische Prüfung deckt auch regelmäßig sensible und motorische Ausfallserscheinungen im Bereich der unteren Extremitäten auf.

Auf der a.p.-Röntgenaufnahme lassen sich Spaltbildungen oft nur vermuten, den sicheren Nachweis erbringt hingegen die 45°-Schräg-Aufnahme. Dabei imponiert die Spondylolyse als «Halsband der Hundefigur» (Abb. 10-2). Diese Hundefigur ergibt sich durch Projektion der Gelenkfortsätze, der Pedikel und des Dornfortsatzes.

Das Ausmaß der Spondylolisthesis wird im Seitenbild nach Meyerding quantifiziert. Hierbei wird das Sakralplateau in vier Segmente eingeteilt. Entsprechend der Stellung der Hinterkante des 5. Lendenwirbels erfolgt die Stadieneinteilung. Ist der 5. Lendenwirbel vor dem Sakrum lokalisiert, wird dies als Spondyloptose bezeichnet.

Die Verkippung im betroffenen Segment wird durch den Winkel zwischen der Tangente zur Sakrumrückfläche und der Tangente zum Unterrand des 5. Lendenwirbels angegeben. Werte unter 90° bedeuten eine pathologische Kyphosierung.

Von großer Bedeutung ist auch die qualitative Veränderung im spondylolisthetischen Segment. Durch die veränderte Biomechanik wachsen die Grundplatte L 5 dorsal und das ventrale Sakralplateau weniger, so daß der 5. Lendenwirbel trapezförmig und das Sakralplateau zunächst s-förmig, dann kuppelförmig verändert werden. Dadurch kommt es zur ventro-kaudalen Verkippung des Segmentes. Sekundär entstehen Abstützreaktionen ventral.

Differentialdiagnostisch ist von der Spondylolisthesis die Pseudospondylolistesis des 4. Lendenwirbels abzugrenzen. Bei diesem Krankheitsbild finden wir den 4. Lendenwirbel nach vorne abgeglitten, dagegen fehlt hier die charakteristische Spaltbildung im Bogenisthmus. Die Gelenkflächen sind flacher gestellt als normal und zeigen starke arthrotische Veränderungen.

Ebenfalls differentialdiagnostisch abzugrenzen ist das Sacrum acutum. Hier ist der Lendenkreuzbeinwinkel deutlich verkleinert. Zu Unrecht wird diese Veränderung als Präspondylolisthesis bezeichnet.

*Therapie*

Therapeutische Maßnahmen sind nur bei Auftreten von Beschwerden und Progredienz des Wirbelsäulengleitens angezeigt.

In der Trainingsberatung muß auf die Gefährdung durch rezidivierend lordosierende Übungen (Handstand, Überschlag) hingewiesen werden.

Frisch aufgetretene Spondylolysen (Sicherung durch Knochenszintigramm) können eventuell durch Ruhigstellung im Gipsverband oder Korsett zur Ausheilung gebracht werden. Bei eingetretener Spondylolyse sollten die genannten Sportarten nicht weitergeführt werden. Allerdings sollten Übungen zur Stärkung der Rumpfmuskulatur nicht eingeschränkt werden.

Die Progression der Spondylolisthesis läßt sich durch konservative Therapieverfahren nicht wesentlich beeinflussen. Deshalb müssen insbesondere während der Phase des schnellen Wirbelsäulenwachstums bei den betroffenen Kindern regelmäßige klinische und röntgenologische Kontrollen durchgeführt werden.

Läßt sich dabei bei einem Jugendlichen eine deutliche Progredienz des Gleitens feststellen, so muß der Gleitprozeß durch eine Spondylodese gestoppt werden. Diese kann als ventrale Fusion durch Einkeilen eines kortiko-spongiösen Spanes in den betroffenen Zwischenwirbelraum erfolgen.

Steht bei den Jugendlichen die Hemmung eines weiteren Abgleitens bei der Therapie im Vordergrund, so ist das Ziel der Behandlungsmaßnahmen beim Erwachsenen die Stabilisierung des hypermobilen Segmentes zur Beseitigung der aufgetretenen Schmerzen. Das operative Vorgehen besteht dann in Dekompression und dorsaler Stabilisierung mit einem Fixateur interne System. Daneben werden auch rein ventrale oder ventro-dorsale Operationsverfahren angewandt.

Eine relative Indikation stellt der nicht behebbare Kreuzschmerz dar, wenn eine temporäre Ruhigstellung im Gips oder Korsett Besserung bringt.

*Nachbehandlung und Prognose*

Für die Dauer von 12 Wochen wird ein Passivkorsett angepaßt. Nach diesem Zeitpunkt ist die Lokkerung der dorsal aufgerichteten Wirbelsäule verschwunden, die kortiko-spongiösen Späne sind durchbaut und es besteht eine sichere knöcherne Blockbildung.

Durch die Aufweitung der Zwischenwirbellöcher verschwinden die durch Zugwirkung verursachten radikulären Schmerzen sofort, während die Lumbagobeschwerden erst langsam, im Verlauf des Heilungsprozesses, zurückgehen.

Durch die operativen Behandlungsmaßnahmen lassen sich bei zwei Dritteln der Patienten die Schmerzen beseitigen.

In der gleichen Weise werden schmerzhafte Zustände bei Osteochondrose, Übergangswirbel und Postherniotomiesyndrom angegangen.

## 1.3 Skoliose

Als Skoliose wird die mit einer Rotationsstellung der Wirbelkörper verbundene nicht ausgleichbare Seitauslenkung der Wirbelsäule bezeichnet. Es kommt dabei zur Torsion der Wirbelkörper und zur Rotation des Achsorgans. Von dieser strukturellen Skoliose ist die Haltungsskoliose, die mit Veränderungen nur an der Bandscheibe einhergeht und daher reversibel ist, zu unterscheiden.

Eine Skoliose ist bei etwa 1–4 % der Bevölkerung nachweisbar. Mädchen sind drei- bis viermal häufiger von dieser Erkrankung befallen. In 85 % der Fälle ist die Ätiologie der Skoliose nicht bekannt (idiopathische Skoliose). Bei den restlichen 15 % sind unterschiedliche Grunderkrankungen ursächlich verantwortlich. Neben äußeren Faktoren können auch genetische Einflüsse eine Rolle spielen. Die Übersicht ist der Tabelle 10-2 zu entnehmen.

Die idiopathischen Skoliosen werden je nach dem Zeitpunkt ihres Auftretens eingeteilt in:

*Tabelle 10-2:* Skolioseformen und ihre Ursachen.

| Skolioseformen | Ursachen |
|---|---|
| Idiopathische Skoliosen (85%)<br>nach Zeitpunkt des Krankheitsbeginns weitere Unterteilung in:<br>– Säuglingsskoliose (oft spontane Ausheilung)<br>– juvenile Skoliose (häufig progredient)<br>– Adoleszenten-Skoliose | Ursache unbekannt |
| Osteopathische Skoliose | Kongenitale Mißbildungen, Chondrodystrophie, Rachitis, juvenile Osteoporose, Osteogenesis imp. |
| Neuropathische Skoliose | Tritt auf nach frühkindlichem Hirnschaden, Rückenmarkstumoren, Poliomyelitis, Myelomeningozelen und spinalen Muskelatrophien |
| Myopathische Skoliose | Arthrogrypose, Muskelatrophie, Muskeldystrophie, angeborene Hypotonie |
| Skoliosen mit Neurofibromatose | Morbus Recklinghausen |
| Kongenitale Skoliosen | Segmentierungsstörungen oder Fehlformen der Wirbelkörper: Keilwirbel, Halbwirbel |
| Posttraumatische und iatrogene Skoliosen | Wirbelkörperbrüche und chirurgische Eingriffe |
| Skoliosen anderer Ätiologie | Stoffwechselstörungen, mesenchymale Störungen: Marfansyndrom, Ehlers-Danlos-Syndrom |

- die Säuglingsskoliose (infantile Skoliose). Dabei wird von der gutartigen Form, die im ersten Lebensjahr auftritt und spontan wieder verschwindet, die progressive Form, die stetig voranschreitet, unterschieden
- die juvenile Skoliose, die zwischen dem 6. und 8. Lebensjahr auftritt
- die Adoleszentenskoliose, die erst nach dem 10. Lebensjahr und besonders häufig bei Mädchen auftritt.

*Pathogenese*
Die Skoliose ist eine Wachstumsdeformität. Dabei wachsen die Wirbelkörper in der Konkavität langsamer als in der Konvexität. Aus diesem Fehlwachstum resultieren die Rotation der Wirbelsäule und die Torsion der Wirbelkörper. Es kommt zur Lordosierung der betroffenen Wirbelsäulenregion. Besonders bei Skoliosen mit neuropathischer oder myopathischer Genese besteht eine ausgesprochene Progressionstendenz, so daß oft bereits junge Kinder eine hochgradige Verformung der Wirbelsäule entwickeln.

*Symptomatik*
Die meisten Skoliosen werden erstmals im Alter von 10 bis 14 Jahren diagnostiziert. Rückenschmerzen werden nicht häufiger als bei der Normalbevölkerung festgestellt. Deshalb werden diese Veränderungen im Kindesalter meist zufällig entdeckt.

Die Säuglingsskoliose bedingt durch die c-förmige Verkrümmung der Brust- und Lendenwirbelsäule eine schiefe Lage des Säuglings. Oft bestehen eine vermehrte Adduktionsstellung eines Hüftgelenkes sowie ein Schiefhals (Schräglagesyndrom). Rippensynostosen sind wichtige Begleitfehlanlagen bei angeborener Skoliose.

Die Skoliose begünstigt über die Fehlstellung der Wirbelsäule die vorzeitige Degeneration, so daß mit zunehmendem Alter vermehrt Schmerzen auftreten.

Auffällig ist bei thorakalen Skoliosen der Rippenbuckel im Bereich der Konvexseite. Ausgeprägte Skoliosen führten zu einer Verkürzung des Rumpfes und zur Einengung innerer Organe. Die Vitalkapazität ist herabgesetzt, ein erhöhter Widerstand im Pulmonalkreislauf kann zu Umbauerscheinungen im rechten Herzen führen, so daß ein Cor pulmonale entsteht. Bei hochgradigen Skoliosen kann durch die zunehmende Rechtsherzbelastung die Erkrankung lebenslimitierend werden.

*Diagnostik*
Eine eindeutige Beurteilung der Rumpfdeformität ist nur am entkleideten Patienten möglich. Grundsymptome der Skoliose am stehenden Kranken sind:

- Schulterhochstand
- Vorspringen des Scapula
- verkrümmte Dornfortsatzreihe
- tief eingezogene Taille
- vorspringende Hüfte

Der Verlauf der Dornfortsätze zeigt die Seitverbiegung, wobei 80 % der idiopathischen Skoliosen thorakal rechtskonvex verlaufen. Durch Wirbeltorsion und Rotation der Wirbelsäule kommt es zur Prominenz der Rippen, die als Rippenbuckel bezeichnet wird. Dieser Rippenbuckel verstärkt sich bei der Vornüberneigung.

Als Screening-Methode hat sich der *Vorbeugetest* bewährt. Bereits beginnende Skoliosen sind anhand der Niveaudifferenz durch Beurteilung der Rückensymmetrie feststellbar. Das Lot vom Hinterhaupt zeigt, bezogen auf die Rima ani, ob eine Seitabweichung besteht. Bei lumbalen und dorsolumbalen Skoliosen sind die Taillendreiecke unterschiedlich ausgebildet. Bei Lumboskoliosen besteht eine Lendenwulst. Die Korrigierbarkeit der Skoliose kann mittels der Rechts- und Linksseitneigung (Bending) und durch Traktion am Kopf beurteilt werden.

Die *röntgenologische Beurteilung* erfordert großformatige Aufnahmen der Wirbelsäule im Stehen. Zur Strahlenreduktion der Mammae wird hierbei der posterior-anterior Strahlengang bevorzugt. Beinlängendifferenzen werden dabei vorher durch entsprechende Brettchen ausgeglichen.

Die Scheitelwirbel liegen im Zentrum der Krümmung. Die Neutralwirbel sind die Wirbel, an denen die Krümmung einen Richtungswechsel hat. Der größere Radius wird als Konvexität, der kleinere als Konkavität der Skoliose bezeichnet.

Die Winkelmessung erfolgt nach dem Cobb-Verfahren. Der Winkel der Krümmung wird durch den Schnittpunkt der Geraden zu den Deck- und Grundplatten der Neutralwirbel vermittelt.

Die Rotation wird mittels Normogramm nach Drehrup bestimmt. Hierbei ist die Projektion der Pedikel in Bezug zum Wirbelkörper maßgebend.

Die Skelettreife wird anhand der Ossifikation der Beckenapophyse beurteilt (Risser-Zeichen).

*Therapie*
Entscheidend für die Therapie sind die Ätiologie der Skoliose (unterschiedliche Progressionstendenz!), das Alter des Patienten (verbliebenes Wirbelsäulenwachstum/Zunahme der Krümmung) sowie das Ausmaß der Deformität.

Ziel der Therapie ist bei geringer Formabweichung die Stabilisierung des bestehenden Zustandes, bei schon weit vorangeschrittener Formabweichung die Korrektur.

Das Behandlungskonzept ist dreistufig. Als Richtlinie gilt, daß bei beginnender Skoliose (bis ca. 30° nach Cobb) krankengymnastische Behandlungen durchgeführt werden. Skoliosen zwischen 30° und 50° werden zusätzlich mit einem Korsett behandelt. Bei Krümmungen von mehr als 50° nach Cobb ist die Indikation zur operativen Korrektur gegeben.

Bei der konservativen Therapie kommen unterschiedliche krankengymnastische Methoden zur Anwendung. Aktiv redressierende Verfahren streben die Korrektur der Skoliose durch Zug, Schub, Entlastung oder einen gezielten Angriff auf die Torsion/Rotation an. Mit mobilisierenden Techniken wird die Rigidität der Skoliose verringert. In den letzten Jahren werden neurophysiologische Verfahren bevorzugt angewandt (Vojta-Therapie).

Die günstigste Prognose weisen Säuglingsskoliosen auf. Durch alleinige Bauchlagerung und krankengymnastische Behandlung ist die Ausheilung möglich. Auch bei juvenilen Skoliosen können mit neurophysiologischer Gymnastik Besserungen erzielt werden. Die alleinige krankengymnastische Therapie ist aber auf geringgradige Skoliosen beschränkt. Während des präpubertären

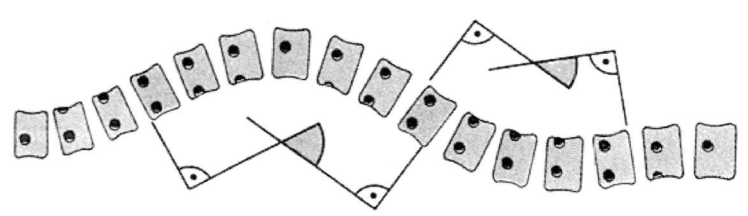

*Abbildung 10-3:* Bestimmung des Skoliosewinkels nach Cobb.

Wachstumsschubes sind halbjährige Röntgenkontrollen indiziert, um Krümmungsverschlechterungen frühzeitig erkennen zu können.

Mit Elektrostimulationsbehandlung kann eine Stimulation der konvexseitigen Muskulatur erreicht werden. Damit soll es zur Wuchslenkung kommen. Die Effizienz dieser Methode ist jedoch umstritten.

Die Korsettversorgung beeinflußt das weitere Wirbelsäulenwachstum und bremst die Progression der Skoliose. Die Behandlung ist ein eingreifendes Verfahren. Um eine Wuchslenkung zu erreichen, ist das tägliche und nächtliche Tragen erforderlich. Aktiv- und Passivkorsette sowie in Modultechnik oder individuell gefertigte Korsette werden unterschieden. Das bekannteste Aktivkorsett ist das Milwaukee-Korsett. Dieses besteht aus einem Beckenkorb, von dem am Rücken zwei und vorne ein Metallstab kopfwärts geführt werden zu einer Mahnpelotte. Durch diese Mahnpelotte wird das Kind daran erinnert, eine aufrechte Haltung in diesem Korsett einzunehmen. Hauptindikation ist die thorakale Form bei der idiopathischen juvenilen Skoliose. Bei nicht zu starker Lumbalskoliose findet dagegen das Boston-Brace Anwendung. Dieses bekannteste Passiv-Korsett fixiert Becken und lumbale Wirbelsäule. Durch Pelotten wird ein Druck in korrigierende Richtung auf die Wirbelsäule ausgeübt. Analog zum Boston-Korsett ist das Lyoner-Korsett nach Stagnara geformt. Bei thermoplatischen Korsetten wird in Traktion der Wirbelsäule ein Gipsabdruck angefertigt und durch Ausguß ein Modell erzeugt. Durch Abtragen und Aufbringen von Material werden am Modell Korrekturen vorgenommen. Auf dieses Gipsmodell wird thermoplastischer Kunststoff modelliert. Der Vorteil dieser Technik ist die bessere Korrekturfähigkeit durch Traktion und seitliche Kraftanwendung sowie die individuell bessere Anpassungsfähigkeit.

*Operative Therapie*
Bei der Indikationsstellung zur Operation sind neben dem Grad des Skoliosewinkels die zu erwartende Progredienz, kosmetische und psychische sowie funktionelle Beeinträchtigungen zu berücksichtigen.

Präoperativ werden Traktionsverfahren eingesetzt, um eine möglichst sichere und gute Korrigierbarkeit der Skoliose intraoperativ zu ermöglichen. Die beste Art der Vorbehandlung ist Halo-Schwerkraft-Traktion. Über einen am Schädel angebrachten Halo-Ring wird die Wirbelsäule über drei bis vier Wochen unter Zug gesetzt, um die Weichteile zu lockern.

Nach Abschluß der Vorbehandlung erfolgt die Distraktion des gekrümmten Wirbelsäulenabschnittes über Implantat-Stäbe, die von dorsal in die Wirbelbögen auf der Konkavseite eingesetzt werden. Zusätzlich muß obligat eine Spondylodese erfolgen. Nach Entknorpelung der Wirbelgelenke und Anfrischung der Dornfortsätze und Wirbelbogen erfolgt die kortikospongiöse Spananlagerung, um eine rasche Versteifung zu erreichen. Prinzip der operativen Verfahren ist die Stabilisierung einer durch Redression und Extension gewonnen Korrektur durch eine Versteifung der betroffenen Wirbelabschnitte. Um die Progredienz aufzuhalten, werden also eine funktionelle Beeinträchtigung sowie eine Beeinflußung des endgültigen Längenwachstums in Kauf genommen.

Eine Redression ist ebenfalls im EDF-Gips nach Cotrel möglich. Der Gips wird unter *E*xtension, *D*erotation und *F*lexion angelegt.

Bei der Spondylodese nach Harrington wird die Begradigung der Wirbelsäule durch Distraktion erreicht. Bis zur knöchernen Durchbauung muß bei diesem Verfahren durch einen Rumpfgips oder ein Korsett zusätzlich extern stabilisiert werden.

Mittlerweile werden viele Modifikationen dieses Verfahrens sowie neuere Entwicklungen angewandt, um durch Verankerung an mehreren Punkten der Wirbelsäule mittels zusätzlicher Haken- und Querstabilisierungen (Verfahren nach Cotrel-Dubousset) oder Draht-Cerclagen eine segmentale Korrektur und damit auch eine primäre bessere Stabilität zu erzielen.

Bei den ventralen Verfahren wird die Wirbelsäule im lumbalen Bereich retroperitoneal und/oder durch Thorakotomie meist unter vorübergehender Ablösung des Zwerchfells von der Konvexität her dargestellt. Die Bandscheiben werden exzidiert und die Abschlußplatten der Wirbelkörper angefrischt. Die Korrektur erfolgt verkürzend, indem die Wirbelkörper unter gleichzeitiger Derotation von der Konvexität her über eingebrachte Schrauben, die mit einem Stab oder Kabel verbunden sind, aufeinander zugeschraubt werden (ventrale Derotationsspondylodese nach Zielke). Zum Teil wird auch auf eine Instrumentation verzichtet. Die

Stabilisierung erfolgt dann in einem zweiten Schritt durch die dorsale segmental korrigierende Instrumentierung.

Die Nachbehandlung (zunächst Gips dann Korsett) erfordert insgesamt etwa 1 Jahr.

Insbesondere bei der Distraktion mit Harrington-Stäben können neurologische Komplikationen (Lähmungen in 1–2 %) durch Dehnung des Rückenmarks oder der ernährenden Gefäße auftreten. Pseudarthrosen und Ermüdungsbrüche des Osteosynthesematerials sind selten.

Die kosmetischen Resultate sind gut, die Progredienz wird durch die operativen Maßnahmen aufgehalten.

## 1.4 Kyphose

Als Kyphose wird die in der Seitansicht auffällige abnorme nach dorsal konvexe Krümmung der Wirbelsäule bezeichnet. Dabei ist die Abgrenzung zur physiologischen Wirbelsäulenform bisweilen schwierig. Bis zu einem Ausmaß von 40° nach Cobb ist eine Kyphose im Wirbelsäulenbereich noch als normal zu betrachten. Stärkere Kyphosen, aber auch ausgeprägte Verringerungen der Lordose im Bereich der Hals- und Lendenwirbelsäule sind in der Regel klinisch relevant.

Die Aufrichtung der Wirbelsäule ist eine aktive Muskelleistung. Kraftminderungen der Haltemuskulatur haben zunächst eine Auswirkung auf die Wirbelsäulenhaltung, auf Dauer aber auch auf die Wirbelsäulenform.

Eine langbogige Verstärkung der Brustkyphose wird als *arkuäre Kyphose* bezeichnet. Diese entstehen durch ein geschädigtes Wirbelsäulenwachstum (Morbus Scheuermann) sowie durch systemische Erkrankungen (Morbus Bechterew, Altersosteoporose, Osteomalazie).

Im Gegensatz dazu liegt bei *angulären Kyphosen* ein pathologisches Geschehen in einem kurzen Wirbelsäulenabschnitt vor (Fehlbildungen, Tumoren, Entzündungen), so daß klinisch und röntgenologisch eine knickförmige Krümmung imponiert. Die anguläre Kyphose wird auch als Gibbus bezeichnet. Der spitzwinklige Gibbus ist dabei typisch für die abgelaufene Spondylitis tuberculosa. Ein stumpfwinkliger Gibbus tritt nach traumatischer Schädigung auf (Kümmell-Verneuil-Krankheit). Bei dieser sogenannten traumatischen Kyphose kommt es nach oft nur leichtem Bagatelltrauma spontan oder latent zu einem fortschreitenden Sintern eines Wirbelkörpers, so daß sich ein Gibbus ausbilden kann. Die Kümmel-Verneuil-Krankheit wird allgemein fälschlich, da sie nicht auf das Wachstumsalter begrenzt ist, zu den aseptischen Knochennekrosen gerechnet.

Hochgradige Kyphosen (Morbus Bechterew) können den aufrechten Gang behindern. Kompensatorisch erfolgt eine Beugung in den Hüft- und Kniegelenken, wobei sich der Patient mit den Händen an den Oberschenkeln abstützt.

### 1.4.1 Morbus Scheuermann

Als Morbus Scheuermann (Synonyme: juvenile Kyphose, Adoleszentenkyphose) wird die wachstumsbedingte vermehrte Kyphose der Brustwirbelsäule oder vermehrte Kyphosierung im dorsolumbalen Übergang oder lumbal (lumbaler Scheuermann) mit Wachstumsstörungen an den Deck- und Grundplatten der Wirbelkörper mit den Folgen einer Bandscheibenverschmälerung, Keilwirbel- und Rundrückenbildung bezeichnet.

Die Scheuermann-Erkrankung ist die häufigste Wirbelsäulenerkrankung. Der Übergang von der physiologischen Kyphose zur Adoleszentenkyphose ist fließend. Jungen sind gegenüber Mädchen häufiger betroffen (3:1).

*Ätiologie und Pathogenese*
Scheuermann rechnete die Erkrankung zu den aseptischen Knochennekrosen. Heute werden strukturelle Störungen in den kollagenen Fasersystemen der Abschlußleisten der Grund- und Deckplatten angenommen. Vererbung, hormonelle Störungen und konstitutionelle Haltungsstörungen sowie übermäßige mechanische Beanspruchung können bei entsprechender Disposition maßgebend für die Entstehung dieser Erkrankung sein.

Die Krankheit beginnt mit Wachstumsstörungen an den knorpligen Deck- und Grundplatten. Allmählich kommt es zum keilförmigen Fehlwachstum der Wirbelkörper. Zusätzlich bricht Bandscheibengewebe durch die Grund- und Deckplatten der Wirbelkörper sowie durch den Randleistenanulus, was zu den typischen Schmorlknötchen im Röntgenbild führt. Durch die Verschiebung des Bandscheibengewebes verschmälert sich der Zwischenwirbelraum. Als klinisches Bild ergibt sich bei der Brustwirbelsäule der typische Rundrücken. Im Bereich der Lendenwirbelsäule entsteht eine kompensatorische Lordose mit Höhenzunahme der Wirbelkörper (tonnenförmige Wirbelkörper). Bei stärkerem Befall kann die Degeneration der Bandscheiben bereits im zweiten und dritten Lebensjahrzent zu einer völligen Einsteifung der befallenen Wirbelsegmente führen. Kompensatorisch resultiert in anderen Wirbelsäulenabschnitten eine Überbeweglichkeit.

*Klinik*

Die Symptomatik der Scheuermann-Erkrankung ist abhängig vom Erkrankungsstadium und vom Krankheitsverlauf.

Wir können vier Stadien abgrenzen:
1. die Haltungsinsuffizienz zwischen 6 und 10 Jahren
2. das Präpubertätsstadium zwischen 10 und 13 Jahren
3. das Pubertäts- oder floride Stadium
4. das Postpubertätsstadium.

Im ersten Stadium, das mit dem *frühen Schulalter* zusammenfällt, besteht eine nichtfixierte schlechte Rückenhaltung ohne Bewegungseinschränkung. Röntgenologisch können keine oder nur sehr geringe Veränderungen der Wirbelkörper nachgewiesen werden: Tonnenwirbel, Einbuchtungen im Bereich der früheren Chorda dorsalis. Die Kinder klagen hin und wieder über leichte Beschwerden oder abnorme Ermüdbarkeit in der Rückenmuskulatur, oft zwischen den Schulterblättern lokalisiert.

Im zweiten oder *Präpubertätsstadium* finden wir in den befallenen Wirbelsäulenabschnitten bereits eine deutliche Bewegungseinschränkung. Die Muskulatur scheint atrophisch, und im Röntgenbild erkennen wir jetzt die typischen, z. T. aber noch wenig ausgeprägten Veränderungen. Etwa die Hälfte der Patienten geben Schmerzen an, die in der Regel muskulär bedingt sind.

Das floride Stadium des *Pubertätsalters* zeigt die Veränderung des zweiten Stadiums in verstärktem Ausmaß. Die Bewegungseinschränkung ist ausgedehnter und im befallenen Abschnitt häufig vollständig. Trotzdem werden Beschwerden nur selten angegeben, dann besonders, wenn die Wirbelsäule abnormen Beanspruchungen ausgesetzt ist. Die wichtigsten röntgenologischen Veränderungen sind die Schmorlschen Einbrüche, die Randleistenschädigung und Keilwirbelbildungen. Die Veränderungen können kombiniert sein und zu schwersten Wirbeldeformierungen führen. Die Beschwerden sind abhängig von der Lokalisation. Bei überwiegend thorakalem Befall entsteht der typische Hohlrundrücken, bei thorakolumbalem der Rundrücken und bei lumbalem Befall der Flachrücken. Gleichzeitig können auch skoliotische Verbiegungen auftreten.

Das letzte Stadium wird als *postpubertäres Stadium* bezeichnet. Genaugenommen handelt es sich um einen Zustand nach durchgemachter Erkrankung. In Abhängigkeit von dem Ausmaß der morphologischen Veränderungen kommt es zu begleitenden biomechanischen Störungen der gesamten Wirbelsäule, die zu schmerzhaften sekundären Wirbelsäulenveränderungen führen. Überlastungsbeschwerden im Bereich der Muskulatur, im Bereich der Bänder und Gelenke, insbesondere aber im Bereich der kompensatorischen Hyperlordose der Hals- und Lendenwirbelsäule sind charakteristisch für die Spätfolgen dieser Erkrankung. Typisch sind ausgeprägte lumbo-sakrale Beschwerden.

*Diagnostik*

Die Jugendlichen werden von ihren Eltern meist wegen der schlechten Haltung vorgestellt (Tab. 10-3). Vor Wachstumsabschluß sind Schmerzen die Ausnahme und treten dann im betroffenen Wirbelsäulenbereich auf. Beim Erwachsenen dagegen sind lumbo-sakrale Beschwerden charakteristisch.

Röntgenologische Zeichen der Scheuermann-Erkrankung sind:
– Verschmälerung des Zwischenwirbelraumes
– keilförmige Deformierung des Wirbelkörpers
– Schmorlknötchen (Abb. 10-4).

*Tabelle 10–3:* Haltungstypen.

– physiologisch
– thorakale Hyperkyphose (Rundrücken)
– lumbale Hyperlordose (Hohlkreuz)
– Kypho-Lordose (Hohl-Rundrücken)
– Totalkyphose
– Flachrücken

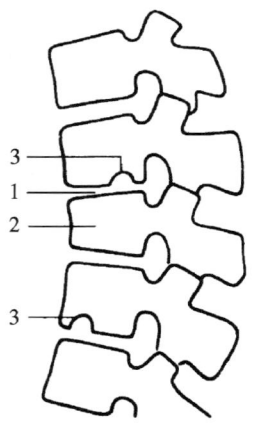

*Abbildung 10-4:*
Röntgenologische Zeichen des Morbus Scheuermann.
1. Verschmälerung des Zwischenwirbelraumes.
2. Keilförmige Deformierung des Wirbelkörpers.
3. Schmorl-Knötchen.

Im floriden Stadium (meist zwischen 12. und 17. Lebensjahr) ist der Röntgenbefund beweisend. Bei klinisch nachweisbarem Rundrücken, aber ohne röntgenologisch erkennbarer Veränderungen, handelt es sich um eine thorakal-juvenile Kyphose, nicht jedoch um einen Morbus Scheuermann. Bei der thorakal-juvenilen Kyphose handelt es sich um eine Haltungsschwäche, die sich meistens noch muskulär aufrichten läßt.

Die Quantifizierung der Kyphose erfolgt nach Cobb im seitlichen Röntgenbild. In der a. p.-Aufnahme kann darüber hinaus eine geringgradige Skoliose, meist ohne Torsion (Scheuermann-Skoliose) nachweisbar sein.

*Therapie*
Eine kausale Behandlung ist nicht möglich. Daher kommt der Muskelkräftigung und der krankengymnastischen Auflockerung der befallenen Segmente eine zentrale Bedeutung zu.

Haltungsturnen sowie Sport begünstigen das Wirbelsäulenwachstum. Durch Training der aufrichtenden Rumpfmuskulatur kann das Wirbelsäulenwachstum günstig beeinflußt werden.

Bei schweren Kyphosen (über 50° nach Cobb) werden im Wachstumsalter zur Korrektur Korsettversorgungen durchgeführt. Im Aktivkorsett wird eine Aufrichtung durch Mahnpelotten erreicht. In Passivkorsetten wird die Lendenwirbelsäule entlordosiert und damit die Brustwirbelsäule aufgerichtet. Bei schwerem progredienten Verlauf sollten Sportarten, die die Wirbelsäule extrem belasten (leistungsmäßiger Turn- und Rudersport, Gewichtheben) vermieden werden.

Kyphosen bedürfen weitaus seltener als Skoliosen der operativen Therapie. Die Indikation zur aufrichtenden Instrumentierung ist bei schweren dorso-lumbalen Kyphosen gegeben.

Bei noch ausreichendem Restwachstum der Wirbelsäule genügt eine dorsal aufrichtende Instrumentation. Nach Wachstumsabschluß ist zunächst ein ventraler Eingriff mit Herausnahme der Bandscheiben und Anfrischen der Deck- und Grundplatten sowie Spongiosaanlagerung indiziert. Zeitversetzt wird dann die dorsal korrigierende Instrumentation durchgeführt. Durch dieses Vorgehen lassen sich langfristig gute Korrekturen erzielen.

*Prognose*
Als prognostisch ungünstig sind im floriden Stadium auftretende Schmerzen zu bewerten. Weiterhin sind prognostisch ungünstig der thorako-lumbale oder lumbale Flachrücken, mit anderen Fehlentwicklungen oder Abnutzungserscheinungen einhergehende Formen (Spondylolisthesis, Skoliose, Übergangswirbel), schlechte Muskelentwicklung und familiäre Belastung. Dagegen sind die leichten thorakalen Formen mit guter Entwicklung der Haltemuskulatur als günstig zu bewerten.

### 1.4.2 Morbus Bechterew

Diese Erkrankung (Synonyme: Spondylarthritis ancylopoetica, Spondylarthritis ancylosans) zählt zum rheumatischen Formenkreis. Sie ist charakterisiert durch eine Verknöcherungsneigung der Wirbelsäule. Vornehmlich ist der leptosome Konstitutionstyp befallen. Die entzündlichen Veränderungen beginnen in den ilio-sakralen Fugen und den Wirbelbogengelenken. Nach Atrophie des Gelenkknorpels tritt eine knöcherne Durchbauung ein. Die nachfolgende Verkalkung des Bandapparates führt zu Versteifung des Wirbelsäulenabschnittes (Bambusstab).

Die Rheumaserologie ist in der Regel negativ. Der HLA-B-27-Test ist in über 80% der Bechterew-Fälle positiv.

Es gibt aufsteigende und absteigende Formen. Das Leiden beginnt meist im 2. bis 3. Lebensjahrzehnt. In weit überwiegendem Maße sind Männer betroffen (Verhältnis 9:1).

## Klinik

Die Bechterew-Erkrankung verläuft schubweise. Es gibt schmerzhafte und relativ schmerzfreie Verlaufsformen. Schmerzen in den Fersen, Knien und Hüften können den Wirbelsäulenbeschwerden vorausgehen. Im Verlauf der Erkrankung kommt es zu einer zunehmenden fixierten Kyphose, bei der die Patienten nicht mehr in der Lage sind, den Kopf bis zur Horizontalstellung der Augen zu heben.

Insbesondere beim Befall der Hüftgelenke treten schwere körperliche Behinderungen auf. Extravertebrale Begleiterkrankungen werden in 50 bis 70% gesehen. In Folge zunehmender Versteifung der BWS wird die Brustatmung durch Bauchatmung ersetzt. Lungenemphysem und kardiopulmonale Insuffizienz sind die Folge.

## Diagnostik

Die röntgenologischen Veränderungen können erst Jahre nach dem klinischen Initialstadium auftreten. Charakteristisch sind symmetrische Vorgänge im Bereich der Iliosakralfugen, die am besten auf Schrägaufnahmen zur Darstellung kommen.

Die Versteifungsvorgänge an den Wirbelbogengelenken sind auf den Schrägaufnahmen der Lendenwirbelsäule besonders deutlich zu erkennen. Die Bandscheiben bleiben im Anfangsstadium erhalten und werden erst spät in den Verknöcherungsprozeß miteinbezogen. Es finden sich Syndesmophyten (Wirbelkörperspangen). Im Endstadium entsteht die klassische Bambusform der Wirbelsäule in kyphotischer Fehlstellung (Totalrundrücken).

## Therapie

Neben der medikamentösen Behandlung sind vorbeugende intensive physikalische Maßnahmen notwendig. Die Einsteifung kann durch diese Maßnahmen zwar nicht aufgehalten werden, aber die physikalischen Maßnahmen sind geeignet, der Kyphosierung entgegenzuwirken. Wegen der erheblichen Frakturgefährdung der Wirbelsäule sind alle wirbelsäulenbelastenden Sportarten untersagt.

Bei Einsteifung der Wirbelsäule in hochgradiger Fehlstellung ist der Aufrichtungsosteotomie angezeigt. Diese erfolgt entweder im zerviko-thorakalem Übergang oder als Mehretagenosteotomie im

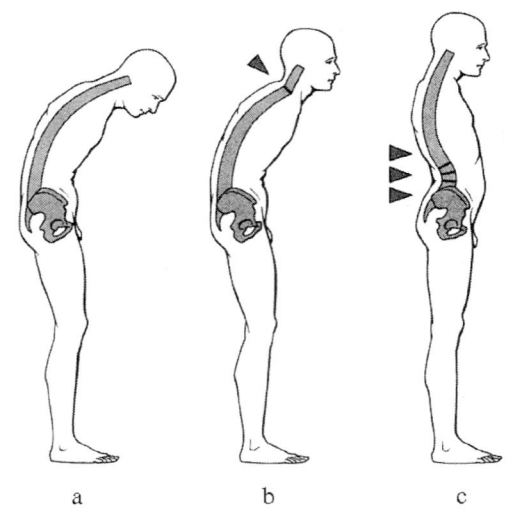

*Abbildung 10-5:* Morbus Bechterew. a. Totalkyphose der Wirbelsäule. b. Operative Aufrichtung durch Osteotomie im zerviko-thorakalen Übergang. c. Operative Aufrichtung durch lumbale Mehretagen-Osteotomie.

Bereich der lumbalen Wirbelsäule (Abb. 10-5). Bei doppelseitigen Hüftgelenksankylosen ist der künstliche Gelenkersatz möglich.

### 1.4.3 Osteoporose und Osteomalazie

Die Osteoporose stellt eine Knochenbildungsstörung dar. Der entstandene Knochen ist in seinem Aufbau normal und nur aufgrund quantitativer Beeinträchtigung der Knochenumbaubilanz kommt es zu Belastungseinbußen des Skeletts.

Bei der Osteomalazie hingegen wird kein regelrechter Knochen gebildet, weil nicht genügend Kalziumapatit als tragfähige Substanz in das Osteoid eingelagert werden kann. Hauptursache ist eine D-Avitaminose.

## Klinik

Aufgrund der Belastbarkeitsminderung der Wirbelkörper kommt es zu skoliotischen Wirbelsäulenverbiegungen oder Kyphosen durch Infraktion oder Fließverformungen im Bereich der Deck- und Grundplatten. Erfolgen diese in Wirbelkörpermitte, entstehen Fischwirbel, liegen sie mehr ventral, werden die Wirbel keilförmig umgestaltet.

Im Gegensatz zum Morbus Scheuermann, der sich meist im Bereich der mittleren und unteren

Brustwirbelsäule oder oberen Lendenwirbelsäule manifestiert, hat der osteoporotische Rundrücken (Altersrundrücken) seine Hauptlokalisation im oberen Thorakalbereich. Im Zusammenspiel mit der Hüftbeugekontraktur kommt es zur typischen Gestaltänderung des Menschen.

*Therapie*
Die Osteoporose an der Wirbelsäule wird durch physikalische und krankengymnastische Maßnahmen behandelt. Bei Schmerzhaftigkeit kann die Wirbelsäule durch ein halbelastisches Mieder unterstützt werden.

Nur bei der sehr seltenen juvenilen Osteoporose kann die pathologische Kyphose durch Wachstum nach Ausheilung der Grundkrankheit zurückgehen.

Bei ausgeprägten schmerzhaften Kyphosen ist die Indikation zur dorsalen Stabilisierung mit einem Fixateur interne System gegeben, da durch Ausschaltung der Segmentbeweglichkeit die Schmerzen in über 90 % der Fälle beseitigt werden können. Die Kyphose alleine stellt jedoch keine Indikation zum operativen Vorgehen dar. Aufgrund der schlechten Verankerungsmöglichkeit der Implantate im osteoporotischen Wirbel müssen jeweils zwei Wirbel ober- und unterhalb des betroffenen Segmentes in die Instrumentierung miteingeschlossen werden.

## 1.5 Degenerative Wirbelsäulenerkrankungen

Alle am Aufbau der Wirbelsäule beteiligten Strukturen unterliegen einem physiologischen Verschleiß. Degenerative Veränderungen können sich an Bandscheiben, Wirbelkörpern, Wirbelgelenken, Muskulatur und Bändern ausbilden.

Jeder zehnte Patient in der allgemeinärztlichen, jeder zweite in der orthopädischen Praxis wird wegen degenerativer Wirbelsäulenbeschwerden behandelt. Bei der vorzeitigen Berentung sind die degenerativen Wirbelsäulenerkrankungen die wichtigste Krankheitsgruppe.

### 1.5.1 Ätiologie und Diagnostik

Im Rahmen der physiologischen Alterung der Bandscheiben kommt es zur Abnahme des Wasserbindungsvermögens im Nucleus pulposus, so daß nachfolgend Risse im Bereich des Anulus fibrosus entstehen. Diese strukturelle Veränderung wird als Chondrose bezeichnet und entspricht der radiologischen Höhenminderung des Zwischenwirbelraumes. Aufgrund der Chondrose kommt es zur Lockerung der Bandstrukturen und damit zu einer vermehrten pathologischen Beweglichkeit der Bewegungssegmente.

Im dorsalen Teil des Bewegungssegmentes kommt es durch diese Gefügelockerung zur Inkongruenz der kleinen Wirbelgelenke. Der Verschleiß dieser Gelenke wird als Spondylarthrose bezeichnet. Im Verlauf kommt es zur Ausbildung von Osteophyten, die zunehmend den Spinalkanal und die Foramina intervertebralia einengen (degenerative Spinalkanalstenose).

Im Rahmen der Alterung der Bandscheiben mit Rißbildung des Anulus fibrosus kann Bandscheibengewebe aus dem Intervertebralraum austreten (Bandscheibenvorfall; siehe dort). Die Höhenabnahme des Diskus führt zur vermehrten Belastung der Wirbelkörpergrund- und Deckplatten. Es resultiert eine röntgenologisch nachweisbare Sklerosierung, die als Osteochondrose bezeichnet wird. Zusätzlich bilden sich Randzacken (Spondylophyten) an den Wirbelkörpern aus (Spondylose). Durch diese knöchernen Veränderungen nimmt die abnorme Beweglichkeit der Bewegungssegmente wieder ab. Damit kommt es zur Beruhigung der Beschwerdesymptomatik.

Röntgennativaufnahmen in vier Ebenen und Funktionsaufnahmen zeigen die ausgebildeten degenerativen Veränderungen und die verbliebene bzw. vermehrte Beweglichkeit der Wirbelsäule. Zur Beurteilung des Spinalkanales sind weitergehende Untersuchungen inklusive Kernspintomographie angezeigt.

### 1.5.2 Degenerative Veränderungen im Bereich der Halswirbelsäule

Durch die engen anatomischen Beziehungen der Vertebralarterien sowie des vegetativen Nervensystems zur Halswirbelsäule können degenerative Veränderungen auch vaskuläre und vegetative Symptome verursachen.

Die Bewegungen im Bereich der Halswirbelsäule sind schmerzbedingt eingeschränkt. Blokkierungen können zum akuten Schiefhals führen. Vegetative Symptome wie Schwindel, Sehstörungen und Übelkeit treten auf. Charakteristisch sind Nacken- und Kopfschmerzen. Die Nackenmuskulatur ist verspannt.

Ein Bandscheibenvorfall kann zur Irritierung der austretenden Nervenwurzel (Brachialgie) oder zur Kompression des Rückenmarks (Myelopathie) führen. Durch Ausziehung der Wirbelkörperkanten kommt es zur Spinalkanalstenose.

Auf die Höhe der degenerativen Veränderungen weisen die Schmerzen und die neurologischen Ausfälle hin. In den Röntgenübersichtsaufnahmen kommen die typischen Ausziehungen der Processus uncinati an den Wirbelkörperkanten zur Darstellung (Unkovertebralarthrose). Mit Hilfe der Schrägaufnahmen werden die Foramina intervertebralia dargestellt. Diese können durch die spondylarthrotischen Veränderungen eingeengt sein. Funktionsaufnahmen zeigen segmentale Instabilitäten und funktionelle Blockierungen.

Bei neurologischen Ausfällen ist die Indikation zur kernspintomographischen Untersuchung gegeben.

Die degenerativen Veränderungen im Bereich der Halswirbelsäule finden sich besonders häufig im Bereich von HWK 5 und HWK 6.

Im akuten Stadium erfolgt die Ruhigstellung mit einer Halskrawatte. Zur analgetischen Behandlung werden Traktionsverfahren, Antiphlogistika und Muskelrelaxantien eingesetzt.

Im chronischen Stadium erfolgt die Behandlung mittels Teilmassagen, stabilisierender Krankengymnastik und Fangoanwendungen. Daneben werden Akkupunktur und die Neuraltherapie angewandt. Blockierungen können mit manualtherapeutischen Techniken gelöst werden.

Bei therapieresistenten Beschwerden und bei Diskushernien ist die Indikation zur operativen Therapie gegeben. Über einen ventralen Zugang wird die betroffene Bandscheibe ausgeräumt. Zur Vermeidung einer postoperativen Instabilität ist eine interkorporelle Spondylodese mit einem Span vom Beckenkamm notwendig. Die damit verbundene Aufweitung der Intervertebralräume beseitigt die Wurzelschmerzen und verhindert gleichzeitig das Fortschreiten der Spondylose.

### 1.5.3 Degenerative Veränderungen im Bereich der Brustwirbelsäule

Schmerzen im Bereich der Brustwirbelsäule entstehen durch Blockierungen der kleinen Wirbelgelenke und der Kostotransversalgelenke. Diskushernien sind extrem selten. Differentialdiagnostisch abzugrenzen sind Neuralgien der Zwischenrippennerven (Interkostalneuralgie).

Typisch für Beschwerden im Bereich der Brustwirbelsäule sind gürtelförmige Schmerzen mit lokaler Druckempfindlichkeit. Bei akuten Schmerzen müssen differentialdiagnostisch ein Pneumothorax, ein Herzinfarkt, Pneumonien, Pleuritiden sowie Koliken der Hohlorgane ausgeschlossen werden. Auch tumoröse Veränderungen können ursächlich sein.

Im akuten Zustand wirken Analgetika und Antiphlogistika lindernd. Gegebenenfalls ist eine Injektionstherapie mit Lokalanästhetika sinnvoll. Blockierungen können manualtherapeutisch gelöst werden.

### 1.5.4 Degenerative Veränderungen im Bereich der Lendenwirbelsäule

Über zwei Drittel der Beschwerden im Bereich des Achsorganes sind in der Lendenwirbelsäule lokalisiert. Die Beschwerden treten bevorzugt zwischen 20. und 30. Lebensjahr auf. Neben chronischen Beschwerden treten insbesondere nach Belastung aber auch bei Gelegenheitsursachen plötzlich einschießende stärkere Beschwerden auf (Hexenschuß). Veränderungen im ventralen Bereich der Wirbelsäule führen zu nicht genau lokalisierbaren Schmerzen, Veränderungen der dorsalen Strukturen vermehrt zu punktuellen Beschwerden. Die Muskulatur ist reflektorisch verspannt.

Bei Erkrankungen der Wirbelgelenke treten schmerzreflektorisch ausstrahlende Beschwerden bis in die Kniegelenksregion auf (pseudoradikuläre Schmerzen).

Beim chronischen Lumbalsyndrom bestehen auch psychovegetative Veränderungen. Rentenbegehren sind mitbestimmend für die Ausprägung der Symptomatologie des Leidens.

*Diagnostik*
Die Prüfung der Beweglichkeit gibt keinen Aufschluß darüber, wie stark der Schmerz ist, dagegen

erhalten wir oft eine Antwort auf die Frage, wann der Schmerz beginnt.

Beim Vorbeugen des Rumpfes werden die Zwischenwirbelscheiben vorn zusammengedrückt, hinten gehen die Dornfortsätze auseinander. Dadurch werden die supraspinalen, interspinalen und kapsulären Bänder unter Spannung gesetzt. Wird aus dieser Stellung heraus eine Last angehoben, so werden durch die Beckenneigung die Kniebeuger angespannt und es kommt zur Kontraktion der Rumpfmuskulatur. Diese Kontraktion bewirkt eine Abnahme der Beugestellung der Wirbelsäule. Die Dornfortsätze kommen sich wieder näher und die hinteren Ligamente entspannen sich. Wenn also der Schmerz während des Hebens einsetzt, so kann keine Bandzerrung vorliegen, weil die Ligamente zu diesem Zeitpunkt entspannt sind.

Beim Anheben einer Last ist die Rumpfmuskulatur aktiv kontrahiert. Wenn es zu einer Zerrung kommt, erfolgt diese praktisch immer an der Ansatzstelle der Muskeln am Sakrum und am Darmbein. In seltenen Fällen führt das Heben einer Last auch zu einer Zerrung der sakroiliakalen Bänder, wenn die Last bei gestreckten Kniegelenken gehoben wird, weil die Kniebeuger das Os ischii nach vorn unten und das Os ileum nach hinten drehen. Auf diese Weise kommt es sekundär zu einer Verschiebung im Gelenk.

Gelegenheitstraumen führen zu einem Einriß des Anulus fibrosus. Der Nucleus pulposus entweicht und die Zwischenwirbelscheibe fällt zusammen. Der rupturierte Anulus kann in den Wirbelkanal vordringen und an den Foramina intervertebralia einen Druck auf die Spinalnerven ausüben. Kommt es zu einem plötzlichen Riß und zu einem sofortigen Austritt der Diskushernie, so wird der Patient von einem Hexenschuß oder einem akuten Ischias befallen. Reicht dagegen das Rückentrauma nicht aus, um einen vollständigen Prolaps herbeizuführen, so treten zunächst nur geringgradige Beschwerden auf, die sich später zu einer hartnäckigen Lumbago oder einer akuten Ischiassymptomatik entwickeln können.

Druckempfindlichkeiten im Bereich des *kostovertebralen Winkels* können auf eine urogenitale Erkrankung hinweisen oder auf eine Verletzung des Querfortsatzes von L 1 (Abb. 10-6). Bei der Betastung des Dornfortsatzes achten wir besonders auf eine Stellungsveränderung der Dornfortsätze in Sagital- und der Profilebene, weil sie oft auf Erkrankungen der Wirbelkörper hinweisen können. Eine Druckempfindlichkeit der Bandverbindungen zwischen den Dornfortsätzen deutet auf eine Zerrung der *Interspinalligamente* in Folge falscher Haltung. Eine Druckempfindlichkeit im Bereich der *Lumbosakralfuge* kann entweder die Folge einer chronischen Zerrung in Folge Hyperflexion oder Hyperextension sein, sie kann aber auch durch eine Zerrung des M. erector trunci bedingt sein. Schmerzen und Druckempfindlichkeit über dem *Sakrum* sind meist die Folge einer übermäßigen Lordose. Die Gegend der *Crista iliaca* ist druckempfindlich, wenn der M. iliocostalis in seiner Ursprungsstelle gezerrt wurde.

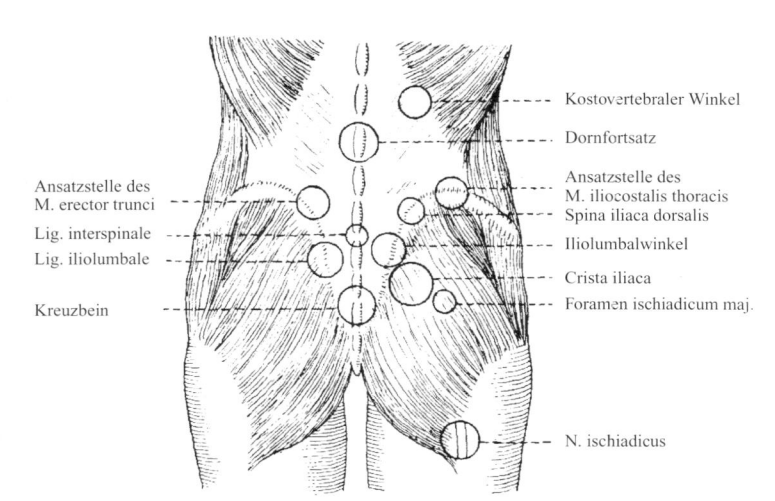

*Abbildung 10-6:* Charakteristische Schmerzdruckpunkte bei Kreuzschmerzen.

Im *iliolumbalen Winkel* trifft der Untersuchende auf den Querfortsatz des 5. Lendenwirbels, auf die iliolumbalen Bandverbindungen und den M. errector trunci. Zerrungen des Muskels oder der Bandverbindungen in Folge falscher Haltung oder einseitig sakralisierter 5. lumbaler Querfortsätze können Ursache der Druckempfindlichkeit oder der Schmerzen sein.

Die *Crista iliaca* und die *Spina iliaca posterior superior* sind manchmal der Sitz hartnäckiger Überlastungsbeschwerden.

Die *Dornfortsätze* von L 5 und S 1 finden wir bei falscher Haltung und häufig bei Spina bifida occulta schmerzhaft, wenn der Dornfortsatz von S 1 nicht verbunden ist.

Zwischen der Spina iliaca posterior superior und inferior liegt der untere Teil der *sakroiliakalen Bänder*, die bei einer Zerrung dieses Gelenkes immer druckempfindlich sind.

Im Foramen ischiadicum majus kommt der *Nervus glutaeus* zum Vorschein, nachdem er über die Vorderseite des Sakroiliakalgelenkes lief. Druckempfindlichkeit des Nerves weist auf Veränderungen an diesem Gelenk hin.

Schmerzen an der *sakrokoxigialen Verbindung* sind entweder die Folge einer akuten oder chronischen Zerrung, einer Fraktur oder einer Arthrose.

Eine Druckempfindlichkeit des *Nervus ischiadicus* an der typischen Stelle zwischen Tuber ischii und Trochanter major kann sowohl durch lumbale als auch durch sakroiliakale Veränderungen bedingt sein, weil sich ja der Nerv aus L 4, L 5 und S 1–3 aufbaut.

Für die genaue Abklärung der Verhältnisse reichen oft die gewöhnlichen anterior-posterior und seitlichen Röntgenaufnahmen nicht aus, sondern es müssen zusätzliche Aufnahmen in maximaler Beugung und maximaler Streckung gemacht werden. Bei Fällen, die auf die übliche konservative Behandlung nicht ansprechen, sind weitergehende diagnostische Maßnahmen notwendig (Liquoruntersuchung, CT, Kernspintomographie).

*Therapie*
Im akuten Stadium behandeln wir das Lumbalsyndrom durch Bettruhe. Knie- und Hüftgelenke werden rechtwinklig gebeugt (Stufenbettlagerung), was über die Beckenverkippung eine meist hohe Kyphosierung der Lendenwirbelsäule bewirkt. Medikamentös werden Analgetika sowie nicht-steroidale Antiphlogistika und Muskelrelaxantien verabreicht. Im akuten Stadium kann durch Wärme und Massage die reflexbedingte Muskelverspannung beseitigt werden. Durch aktive Krankengymnastik wird die Rücken- und Bauchmuskulatur gekräftigt, was zu einer besseren muskulären Führung des Rückens beiträgt. Passivkorsette wirken über die Einschränkung der Mobilität sowie durch die Stärkung der Bauchpresse schmerzlindernd und stabilisierend.

Beim Lumbalsyndrom ist die Indikation zur Spondylodese streng zu stellen. Sie ist nur dann angezeigt, wenn sich die Beschwerden eindeutig auf eine segmentale Instabilität beziehen lassen. In einem solchen Falle kann zunächst die Wirksamkeit einer Spondylodese durch Einbringen eines Fixateur externe geprüft werden. Sollte es unter Anlegen dieses äußeren Spanners zu einer deutlichen Schmerzreduktion kommen, ist die interne Spondylodese angezeigt.

Sehr zurückhaltend sollte die Indikation zur operativen Versorgung bei starkem Rentenbegehren sein. Die Beschwerdepersistenz ist trotz der durchgeführten operativen Maßnahmen in einem solchen Falle vorprogrammiert.

### 1.5.5 Morbus Baastrup

Bei zu breit ausgebildeten Dornfortsätzen und verstärkter Lordose der unteren Lendenwirbelsäule kommt es zur Berührung der Dornfortsätze (kissing spine). Das interspinale Gewebe wird dabei zerquetscht. Es kann zur Nearthrosenbildung mit arthrotischen Veränderungen durch das Impingement der Dornfortsätze kommen.

Die Dornfortsätze sind druck- und klopfschmerzempfindlich. Durch Vermehrung der Lordose kommt es zur Schmerzverstärkung.

Im Röntgenbild kommen Hyperlordose, Höhenminderung im Zwischenwirbelraum und gegenseitige Berührung der Dornfortsätze zur Darstellung. Die angrenzenden Knochenabschnitte sind sklerosiert. Oftmals sind weitere degenerative Veränderungen sichtbar.

Die krankengymnastische Behandlung strebt durch Flexion die Reduktion der Lordose an. Unterstützt wird die Therapie symptomatisch durch Wärmeapplikation (Fango, Elektrotherapie). Bei akuten Beschwerden kann mit der interspinalen Infiltration eine deutliche Schmerzlinderung erzielt werden. Nur in Ausnahmefällen ist die keilförmige Verkleinerung der Dornfortsätze angezeigt.

### 1.5.6 Morbus Forrestier

Beim Morbus Forrestier handelt es sich um eine Spondylosis deformans der Lendenwirbelsäule beim älteren Menschen. Es kommt zur hypertrophen Spangenbildung zwischen den Wirbelkörpern. Die Spangen sind typischerweise abgerundet. Besonders häufig wird diese Erkrankung bei Stoffwechselerkrankungen (z.B. beim Diabetes mellitus) beobachtet.

Nur selten besteht eine ausgeprägte klinische Symptomatik. Wesentlich handelt es sich um eine röntgenologische Diagnose. Zumeist sind keine therapeutischen Maßnahmen erforderlich.

### 1.5.7 Degenerative Spinalkanalstenose

Durch die arthrotischen Veränderungen der kleinen Wirbelgelenke, durch Spondylophyten an den Wirbelkörperhinterkanten und durch Hypertrophie des Ligamentum flavum kann es zur Einengung der Lichtung des Rückenmarkkanales kommen.

Asymmetrien der Gelenke und die Bandscheibendegeneration sind ursächliche Faktoren für die Degeneration der kleinen Wirbelgelenke (Spondylarthrose). Diese Veränderungen führen zur Einengung des Spinalkanales und der Foramina intervertebralia.

Neben Kreuzschmerzen beschreiben die Patienten plötzlich einschießende Beschwerden z.T. in beiden Beinen. Zur Vermeidung dieser Beschwerden wird eine flektierte Haltung eingenommen, da durch Flexion der Wirbelsäule der Rückenmarkskanal und die Foramina funktionell erweitert werden. Längeres Gehen führt zu Schmerzen, Sensibilitätsstörungen und Lähmungen (Claudicatio spinalis).

Röntgenübersichtsaufnahmen der Lendenwirbelsäule zeigen das Ausmaß der Veränderungen an den Wirbelkörpern. Die Arthrose der kleinen Wirbelgelenke läßt sich besser durch Schichtaufnahmen oder in der Kernspintomographie darstellen. Myelographisch zeigt sich eine sanduhrförmige Einengung des Duralsackes bei Extension der Wirbelsäule (Funktionsmyelographie).

Im akuten Stadium führen wir eine kyphosierende Lagerung sowie Gabe von Antiphlogistika durch. Im chronischen Stadium kommt der stabilisierenden krankengymnastischen Behandlung große Bedeutung zu. Bei Therapieresistenz sollte eine operative Entlastung durch Teilentfernung der Wirbelbögen und Wirbelgelenke erfolgen. Nur selten sind zusätzliche stabilisierende Verfahren im Sinne einer Spondylodese notwendig.

## 1.6 Diskushernien (vgl. Tab. 10-4)

Am Übergang vom beweglicheren unteren Ende der HWS- und LWS-Lordose in den stärker fixierten Abschnitt der Brustwirbelsäule und des Kreuzbeines kommt es zu einer Art «Nußknackerwirkung» auf den hinteren Abschnitt der Bandscheiben. Dieser Wirkung sind vor allem die beiden letzten Bandscheiben der Hals- und Lendenwirbelsäule ausgesetzt, und in diesen beiden Abschnitten finden wir mehr als 90% der Diskushernien.

Dabei kann die degenerativ bedingte Bandscheibenlockerung in eine Protusion mit Vorwölbung der Bandscheibe bei erhaltenem Anulus fibrosus übergehen. Beim Prolaps ist der Anulus fibrosus perforiert und Sequester befindet sich im Epiduralraum.

In Abhängigkeit von der Lokalisation des Vorfalls kommt es zu Wurzelkompressions- oder Rückenmarkskompressionserscheinungen.

*Tabelle 10–4:* Terminologie der Bandscheibenschäden.

| | |
|---|---|
| Bandscheibenprotusion | Vorwölbung der Bandscheiben ohne Perforation des Anulus fibrosus |
| Bandscheibenprolaps | Vorfall von Bandscheibengewebe mit Perforation des Anulus fibrosus |
| sequestrierter Bandscheibenprolaps | Durchbrechung des hinteren Längsbandes mit direktem Kontakt der Bandscheibentrümmer zu nervalen Strukturen |
| Massenprolaps | Große Anteile der Bandscheibe dringen in den Spinalkanal ein |
| Totalsequestration | Vollständige Verlagerung der Bandscheibe in den Spinalkanal |

Im Vordergrund der Symptomatik steht der Schmerz, der zunächst umschrieben im Bereich des betroffenen Wirbelsäulenabschnittes auftritt. Später kann es dann zu segmental ausstrahlenden Schmerzen kommen.

Die Beweglichkeit der Wirbelsäule wird durch die reflektorische Muskelanspannung eingeschränkt, es kommt zum Schiefhals oder zur eingeschränkten Halswirbelsäulenbeweglichkeit bzw. zur Lendenstreckstseife und Beugeunfähigkeit im Lendenwirbelsäulenbereich. Charakteristisch sind zunehmende Beschwerden bei axialer Stauchung der Wirbelsäule, beim Husten, Niesen und Pressen. Zur Schmerzreduktion nehmen die Patienten häufig eine Entlastungshaltung ein.

Kompressionssyndrome im Bereich der Wirbelsäule sind sehr häufig. 20% aller krankheitsbedingten Arbeitsniederlegungen erfolgen wegen degenerativer Wirbelsäulensyndrome. Beim niedergelassenen Orthopäden werden fast 50% aller Patienten wegen dieser Erkrankungen behandelt.

Etwa ein Drittel der degenerativen Wirbelsäulensyndrome entfallen auf die HWS-Region, zwei Drittel auf die lumbale Region und nur etwas über 1% auf die Brustwirbelsäule.

Der Altersgipfel der Erkrankung liegt zwischen dem 35. und 45. Lebensjahr mit einem Mittel von 39 Jahren. Unterschiede zwischen männlichen und weiblichen Patienten bestehen praktisch nicht.

### 1.6.1 Bandscheibenvorfälle im Bereich der Halswirbelsäule

Zervikale Bandscheibenvorfälle treten am häufigsten in den Etagen HWK 5/6 und HWK 6/7 auf. Entsprechend kommt es zu einer Kompression der Wurzeln C 6 bis C 8.

Bleiben die Beschwerden auf die HWS beschränkt, so sprechen wir von einem Zervikalsyndrom. Bei Ausstrahlung der Schmerzen in die Schultern und den Arm handelt es sich um ein zervikobrachiales Syndrom. Die Patienten klagen über Nackenschmerzen, über ausstrahlende Schmerzen in die Schulter, in den Oberarm und den Unterarm (radikuläre Symptomatik). Bei einer Kompression der Wurzel C 6 strahlt der Schmerz vorwiegend in den Daumen, bei Kompression der Wurzel C 7 in Zeige- und Mittelfinger aus.

Da das Rückenmark in Höhe der unteren Halswirbelsäule den Wirbelkanal fast vollständig ausfüllt, können ein medialer Diskusprolaps oder eine Protusion Rückenmarkskompressionserscheinungen hervorrufen (zervikomedulläres Syndrom). Die Kompression des vorderen Rückenmarkabschnittes führt zu einem typischen Horner'schen Symptomenkomplex auf der Seite der Protusion, und bei einer stärkeren Kompression finden wir eine unvollständige Brown-Séquard-Lähmung. Bei länger anhaltender Wurzelkompression bilden sich segmentale Sensibilitätsstörungen aus. Die Patienten klagen häufig über ein «Ameisenlaufen» in den Fingern. Motorische Ausfälle im Bereich der Wurzel C 6 führen zu einer Bizepsschwäche, bei Kompression der Wurzel C 7 kann sich eine Trizepsparese ausbilden. Die Kompression der Wurzel C 8 führt zur Lähmung der kleinen Handmuskeln. Die sensiblen Störungen beschränken sich auf die Außenseite des 4. und 5. Fingers sowie die Unterarmaußenseite.

Ein Zervikalsyndrom kann sich auch nach traumatischer Schädigung der Halswirbelsäule ausbilden (Zerrung der Halsweichteile). Auf dieses Krankheitsbild sowie auf die weiteren Verletzungen der Halswirbelsäule werden wir später eingehen.

Differentialdiagnostisch kommen in Frage:
– Angina pectoris
– Hiatushernie
– degenerative Erkrankungen des Schultergelenkes
– Spondylarthrose von C 5 und C 6
– Pancoast-Tumoren im Bereich der Thoraxkuppe
– Halsrippen
– Scalenus-Anterior-Syndrom.

### 1.6.2 Bandscheibenvorfälle im Bereich der Lendenwirbelsäule

Lumbale Bandscheibenvorfälle betreffen am häufigsten die Wurzeln L 5 und S 1 (zusammen über 90%, Abb. 10-7). Die Schädigung der Wurzel L 5 führt zur Großzehenheberparese und im fortgeschrittenen Stadium zur Fußheberparese. Die Sensibiltätsstörungen ziehen an der Außenseite des Ober- und Unterschenkels bis zur Großzehe.

Die Kompression der Wurzel S 1 führt zu einer Fußsenkerschwäche bzw. -parese mit dem Verlust der Fähigkeit, den Fuß abzurollen und sich beim Gehen abzustoßen. Die peripheren Sensibilitäts-

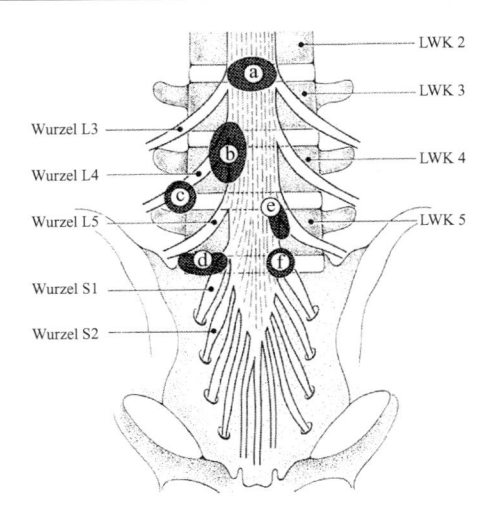

*Abbildung 10-7:* Typische Lokalisation lumbaler Bandscheibenvorfälle. a. Medialer Massenprolaps zwischen LWK 2/3 mit Cauda-Kompression. b. Sequestrierter lateraler Bandscheibenvorfall LWK 3/4 mit Kompression der Wurzel L4. c. Extraforaminaler Prolaps LWK 4/5 mit Kompression der Wurzel L4. d. Intraforaminaler Bandscheibenvorfall LWK 4/S1 mit Kompression der Wurzeln L5 und S1. e. Lateraler Prolaps ohne Kompression einer Nervenwurzel. f. Lateral Prolaps LWK 5/S1 mit Kompression der Wurzel S1.

störungen sind am Außenknöchel und den äußeren Zehen lokalisiert.

Bei hochgradigen Lähmungen kann es bei beiden Wurzeln zu Gluteusparesen mit Abkippen des Beckens (positives Trendelenburg-Zeichen) kommen.

Seltener sind Bandscheibenvorfälle mit Kompression der Wurzel L4. Dabei kann eine Quadrizepsschwäche mit plötzlichem Wegknicken des Beines auftreten.

Bei länger anhaltender Wurzelkompression kann es unter plötzlichen Nachlassen des Schmerzes zum Auftreten von Paresen kommen.

## Symptome

Die *Lumbago* stellt die akute Form des Lumbalsyndroms dar. Die Beschwerden setzen innerhalb kurzer Zeit ein. Kennzeichnend ist eine Fehlhaltung und Bewegungssperre der LWS. Letztere ist auf reflektorische Muskelkontraktionen im Bereich des Erektor trunci zurückzuführen.

Wenn der Schmerz von der Lumbalregion segmental ins Bein ausstrahlt und mit neurologischen Erscheinungen auftritt, so sprechen wir von einem *radikulären Lumbalsyndrom*. Die Wurzelzugehörigkeit sollte dabei immer genannt werden.

Unter *Ischialgie* verstehen wir das untere radikuläre Lumbalsyndrom unter Mitbeteiligung der Wurzel L4 bis S2. Dabei ist jedoch nicht jeder von der Lumbalregion ins Bein ausstrahlende Schmerz eine Ischialgie. Es gibt auch hohe lumbale Wurzelsyndrome, die durch Kompression der Wurzeln L1 bis L4 hervorgerufen werden.

Beim *Cauda-Syndrom* mit Querschnittssymptomatik liegt ursächlich ein medialer Massenprolaps vor. Differentialdiagnostisch müssen andere Ursachen wie Tumoren und Entzündungen ausgeschlossen werden.

Beschwerden, die von den lumbalen Wirbelgelenken und Bändern ausgehen und ohne segmentale Zuordnung ins Bein ausstrahlen, werden als *pseudoradikulär* bezeichnet. Bei diesen knöchernen Einengungen im Bereich der Wurzelabgänge treten chronische Schmerzen mit geringen Intensitätsschwankungen auf. Die Beschwerden sind kaum bewegungsabhängig. Die durch Knochenapositionen hervorgerufenen Kompressionssyndrome zeigen einen Altersgipfel im 6. und 7. Lebensjahrzehnt.

Bei Bandscheibenvorfällen finden wir eine deutliche Zunahme der Schmerzintensität bei bestimmten Bewegungen der Wirbelsäule. Bei erhaltenem hinteren Längsband verstärkt sich durch Dreh- oder Beugebewegungen der Schmerz infolge Zunahme der Wurzelkompression. Dieses Phänomen läßt sich im Liegen durch Anheben des gestreckten Beines (Laségue-Zeichen) diagnostisch verwerten.

## Ursachen

Ursächlich für die Bandscheibenerkrankung ist das Einreißen des Faserringes, der unter dem Druck des degenerativ veränderten Gallertkernes steht, entlang vorgeformter Spalten. Die Vorwölbung der Bandscheibe führt zur Dehnung des mit zahlreichen sensiblen Nervenendigungen versehenen hinteren Längsbandes (Bandscheibenprotusion). Dadurch kommt es zu einem plötzlichen Rückenschmerz («Hexenschuß»). Wird der Faserring ganz durchbrochen und quellen Anteile des Nucleus pulposus bis unter das hintere Längsband, dann sprechen wir von einem Bandscheibenprolaps (vgl. Tab. 10-4).

*Diagnostik*
Notwendig sind Übersichtsaufnahmen der Halswirbelsäule in vier Richtungen und der Lendenwirbelsäule in zwei Richtungen. Typische radiologische Zeichen der Kompressionssyndrome sind Steilstellung, Höhenminderung eines Zwischenwirbelraumes mit Sklerosierung der angrenzenden Deck- und Grundplatten mit Ausziehung der Wirbelkörperkanten und Veränderungen an den kleinen Wirbelgelenken.

Mit Hilfe der Kontrastmyelographie mit einem wasserlöslichen und resorbierbaren Kontrastmittel können wir mit 90%iger Sicherheit Bandscheibenvorfälle nachweisen.

Die Myelographie wurde in den letzten Jahren zunehmend von der Computertomographie verdrängt. Dieses bildgebende Verfahren ist in der Lage intra- und extraforaminale Bandscheibenvorfälle zu differenzieren. Unterstützt wird die Computertomographie durch die gleichzeitige Myelographie (Myelo-CT). Dadurch ist eine exakte Höhenlokalisation möglich. Die Übereinstimmung zwischen radiologischen und operativen Befund beim Bandscheibenvorfall liegt heute über 90%.

Zunehmend an Bedeutung hat in den letzten Jahren die Magnetresonanztomographie gewonnen. Dieses Verfahren gilt heute in vielen Kliniken bereits als diagnostische Methode der ersten Wahl.

Abzugrenzen gegenüber einer lumbalen Diskushernie sind in erster Linie:
- intradurale Rückenmarkstumoren
- Entzündungen und Karzinommetastasen der Wirbelsäule
- Spondylolisthesis
- übersehene traumatische Veränderungen
- Coxarthrose
- diabetische Polyneuropathie und Polyneuropathien anderer Genese
- Veränderungen von Prostata, Rectum, Uterus und Adnexen

Unter Einsatz der heutigen diagnostischen Möglichkeiten ist eine eindeutige präoperative Höhenlokalisation des Bandscheibenvorfalls möglich.

*Therapie*
Bei allen Kompressionssyndromen ohne schwerwiegende neurologische Ausfallserscheinungen ist zunächst eine konservative Behandlung angezeigt. Diese muß konsequent über 4 bis 6 Wochen durchgeführt werden.

In der akuten Phase sollten die Patienten eine strikte Bettruhe einhalten. Dabei wird die Lendenwirbelsäule kyphosiert, indem die Unterschenkel unterlegt und damit die Oberschenkel aufgestellt werden (Stufenlagerung). Zusätzlich kommen Fangopackungen sowie Analgetika und Muskelrelaxantien zur Anwendung. Umstritten ist der Wert einer Manipulationsbehandlung (Chirotherapie, Manualtherapie). Nach Abklingen des akuten Schubes werden die Patienten vorsichtig mobilisiert und krankengymnastisch nachbehandelt.

Verursacht ein zervikaler oder lumbaler Bandscheibenvorfall motorische Ausfallserscheinungen, so ist immer eine absolute Operationsindikation gegeben. Diese besteht auch beim Auftreten von Blasen- und Mastdarmstörungen sowie bei Ausbildung einer Reithosenanästhesie (medialer Massenprolaps).

### 1.6.3 Operative Therapie der Diskushernien

*Halswirbelsäule*
Im Bereich der Halswirbelsäule unterscheiden wir den vorderen und hinteren operativen Zugangsweg. Bei ventraler Lokalisation der degenerativen Veränderungen (Bandscheibenvorfall, Spondylophyten) und bei medullärer Kompression wählen wir den vorderen Zugang. Der hintere Zugang ist geeignet bei Verdickung des Lig. flavum und bei kongenitalen Stenosen.

Die zervikale Dekompression wird durch die vollständige Entfernung der Bandscheibe erreicht. Dabei sollten die Deckplatte des darüberliegenden Wirbels und die Grundplatte des darunterliegenden Wirbels mitentfernt werden. Auf diesem Wege sind die dorsalen Spondylophyten gut zugänglich und können unter Sicht abgetragen werden. Zur Vermeidung einer postoperativen Instabilität muß der nach Diskektomie enstandene Spalt mit einem Knochenspan, der vom Beckenkamm entnommen wird, verblockt werden. Die Sicherung des eingebrachten Knochenspans erfolgt über ein kurzstreckiges Plattenimplantat.

Beim hinteren Zugang wird in Bauchlage der Kopf in leichter Flexion auf einer gepolsterten u-förmigen Schiene gelagert. Zur dorsalen Freilegung der betroffenen Nervenwurzeln wird eine interlaminäre Fensterung (Laminotomie) angelegt.

Dazu wird zunächst das Lig. flavum inzidiert und dann mit Stanzen entfernt. Zur Erweiterung werden Teile des oberen und unteren Halbbogens reseziert. Eventuell wird auch das mediale Drittel des Wirbelgelenkes mit Knochenstanzen oder einer Mikrofräse entfernt (partielle Facettektomie, Foraminotomie). So gewinnt man gute Übersicht über die betroffenen Nervenwurzeln. Bandscheibenvorfälle können auf diesem Wege entfernt werden.

Bei Bedarf kann auch eine Hemilaminektomie oder vollständige Laminektomie, die dann oft mehr-segmental notwendig ist, durchgeführt werden. Aufgrund der zu erwartenden Instabilität bei Laminektomien muß nach Abschluß der Ausräumung des Spinalkanales die Halswirbelsäule immer stabilisiert werden. Die Erfolgsquote dieser Operationen liegt beim zervikalen Wurzelkompressionssyndrom bei 80–90 %, bei medullären Kompressionssyndromen bei 50–60 %.

Die Foraminotomien und Laminektomien können auch als mikrochirurgische Eingriffe unter Einsatz des Operationsmikroskopes durchgeführt werden. In diesen Fällen kann der freizulegende Bezirk sehr klein gehalten werden. Die Gefahr der postoperativen Instabilität wird damit deutlich verkleinert.

*Lendenwirbelsäule*
Beim lateralen lumbalen Bandscheibenvorfall führen wir eine interlaminäre Fensterung oder eine Hemilaminektomie durch (Abb. 10-8). Die Lagerung erfolgt wie zur Laminektomie.

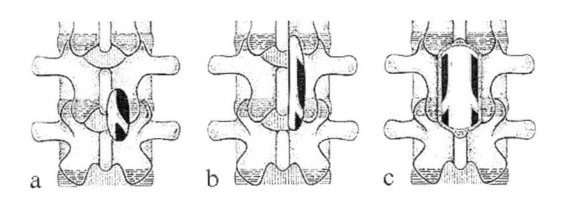

*Abbildung 10-8:* Operationstechniken beim lumbalen Bandscheibenvorfall. a. Fensterung. Resektion des Lig. flavum (ggf. Resektion von Knochenanteilen der benachbarten Halbbögen). b. Hemilaminektomie. Resektion eines Halbbogens zur Darstellung von zwei benachbarten Nervenwurzeln bzw. Bandscheibenetagen. c. Laminektomie. Wegnahme des gesamten Wirbelbogens einschließlich des Dornfortsatzes zur Darstellung des Duralsackes und der abgehenden Nervenwurzeln.

Über diesen Zugang kann das vorgefallene Bandscheibengewebe entfernt werden. Zusätzlich wird der Zwischenwirbelraum eröffnet und ausgeräumt. Faserringanteile bleiben zurück.

Auch der mediale Bandscheibenvorfall läßt sich meist von einem kleinen Zugang aus extrahieren. Ist der Sequestor jedoch nicht zu entfernen, können eine doppelseitige Fensterung oder eine Laminektomie erfolgen.

Diese Eingriffe werden heute vielfach unter mikrochirurgischen Bedingungen ausgeführt.

Bei knöcherner spinaler Stenose ist eine breite Eröffnung des Spinalkanales notwendig. Wir führen in diesen Fällen eine mehrsegmentige Laminektomie durch. Aufgrund der dann auftretenden Instabilität ist immer eine dorsale Spondylodese notwendig. Die Erfolgsquote der lumbalen Bandscheibenoperationen liegt zwischen 85 % und 90 %. Bei den übrigen Patienten treten neue Beschwerden durch Rezidive und Verwachsungen auf.

In den letzten Jahren hat die enzymatische Auflösung des erkrankten Zwischenwirbelgewebes mit Chymopapain (Chemonukleolyse) einen festen Platz im Therapierepertoire des Bandscheibenvorfalls. Die Chemonukleolyse ist jedoch nur dann durchführbar, wenn der Prolaps noch nicht sequestriert ist. Die Erfolgsquote liegt zwischen 70 % und 80 %.

Neuerdings wird zur intradiskalen Injektionsbehandlung auch Collagenase eingesetzt. Die Ergebnisse dieser Behandlung sind jedoch noch nicht ausreichend abgesichert.

Ein weiteres neues Verfahren stellt die automatisierte perkutane Nukleotomie (APLD = automated percutaneous lumbodiscectomy) dar. Die Indikation für diesen Eingriff ist noch strenger zu stellen als bei der Chemonukleolyse, weil subligamentäre Bandscheibenvorfälle mit der APLD nicht erfolgreich behandelt werden können. Bei strenger Indikationsstellung lassen sich in etwa 70 % gute bis sehr gute Ergebnisse erzielen.

*Nachbehandlung*
Unmittelbar postoperativ erfolgt eine neurologische Kontrolluntersuchung. Der Patient wird bis zum ersten postoperativen Tag absolut flach gelagert. Ältere Patienten können dann mobilisiert werden, jüngere werden erst ab dem 2. bis 3. post-

operativen Tag mobilisiert. In den darauffolgenden Tagen sollten die Patienten isometrische Übungsbehandlungen durchführen. Die Entlassung aus stationärer Behandlung erfolgt nach etwa einer Woche. Wir empfehlen eine körperliche Schonung für sechs Wochen.

*Komplikationen*
Klingen die postoperativen Beschwerden nicht innerhalb der ersten Woche vollständig ab, sollte eine CT- oder Kernspinuntersuchung veranlaßt werden, um übersehene Fragmente, knöcherne Stenosen oder ein Rezidiv auszuschließen.

Zu starke intraoperative Manipulationen im Bereich der Nervenwurzel können zu einer Wurzelscheidenfibrose führen. Diese kann Ursache von persistierenden Schmerzen sein. Im Zweifelsfall sollte daher etwas mehr Knochen entfernt werden, um zu starken Zug an der Nervenwurzel zu vermeiden.

Neben allgemeinen postoperativen Komplikationen sind drei spezifische Komplikationen möglich:
– Ventrale Perforation des Anulus fibrosus. Dabei können die großen abdominellen Gefäße verletzt werden.
– Spondylodyszitis. Die Infektionsrate liegt bei etwa 1 %.
– Zusätzliche neurologische Defizite können dadurch entstehen, daß bei unvorsichtiger Resektion des Lig. flavum eine Verletzung von Nervenwurzeln oder Duralsack möglich ist. Ebenso besteht die Möglichkeit einer schweren Dura- und Wurzelläsion bei Rongeuren, deren Maul sich mehr als 90° öffnet. Solche Rongeure gehören nicht auf das Operationssieb.

## 1.7 Spondylitis und Spondylodiszitis

Bakteriell entzündliche Prozesse im Bereich der Wirbelsäule können im Wirbelkörper (Spondylitis), im Zwischenwirbelraum (Spondylodiszitis), im Bogenbereich oder in den hinteren Wirbelkörperelementen lokalisiert sein. Diese Entzündungsherde entstehen in der Regel auf dem Weg der hämatogenen Streuung, wobei die Ausbreitung eher über das arterielle System als über die venösen Plexus erfolgt.

Spondylitis und Spondylodiszitis sind seltene Krankheitsbilder, wobei ihr Anteil an allen bakteriellen Knochenerkrankungen 2 bis 4 % beträgt.

*Pathogenese*
Die Entzündung beginnt im Bereich der Abschlußplatten der Wirbelkörper und setzt sich von dort auf die Bandscheiben fort.

Die unspezifische Spondylitis kann durch alle Eitererreger verursacht sein, am häufigsten (zu über 50 %) wird Staph. aureus nachgewiesen. Daneben werden als Erreger E.coli, Pseudomonas aerogenosa, Staph. epidermidis, Streptokokken und Proteus beobachtet.

Der Verlauf der unspezifischen Spondylitis kann akut, subakut oder chronisch sein. Am häufigsten sind die subakute und die chronische Form.

Überdurchschnittlich häufig ist die Spondylitis/Spondylodiszitis in der Lendenwirbelsäule lokalisiert. Es kann zur Ausbildung eines Senkungsabzesses mit Fistelung in die Flanke oder Leiste kommen (Psoasabszeß). Bei zervikaler Beteiligung liegt der Abszeß retropharyngeal und kann dadurch Schluckstörungen verursachen.

Harnwegsinfekte oder Katherisierungen können mittelbar zur Spondylitis bzw. Spondylodiszitis beitragen. Dabei sind die Erreger E.coli, Proteus und Pseudomonas.

Ferner können sich bakterielle Infekte nach operativen Eingriffen ausbilden. Am häufigsten ist diese Form der Entzündung nach einfachen Bandscheibenausräumungen festzustellen. Auch Stich- und Schußwunden wirken prädisponierend. Weiterhin können ursächlich sein: hämatogen infizierte Hämatome nach Wirbelbrüchen, Immunschwächekrankheiten (inklusive AIDS), Sichelzellanämie und Querschnittlähmungen.

*Klinik*
Die Mehrzahl der Erkrankten klagt zunächst über umschriebene Rückenschmerzen im erkrankten Abschnitt der Wirbelsäule, oftmals verbunden mit einem allgemeinen Krankheitsgefühl. Im weiteren Verlauf kann es dann zur Zunahme der Schmerzsymptomatik mit teils radikulärer Ausbreitung kommen.

Bei akutem Einsetzen der unspezifischen Spondylitis erkranken die Patienten plötzlich aus voller Gesundheit mit Schüttelfrost und sprunghaftem Temperaturanstieg im Sinne eines septischen Krankheitsgeschehens. Typisch sind in diesem Stadium der stark erhöhte CRP-Wert und die Leukozytose.

Durch die Destruktion des Wirbelkörpers und des betroffenen Zwischenwirbelraumes kommt es zur keilförmigen Deformierung und somit zur Ausbildung eines Gibbus.

*Diagnostik*

Eine Bandscheibenerniedrigung mit osteolytischen Veränderungen der angrenzenden Wirbelkörper ist richtungsweisend für die Diagnose der Spondylodiszitis. Durch Abzeßbildung kommt es zur Verbreiterung des paravertebralen Schattens. Diese Veränderungen lassen sich bereits in den Übersichtsaufnahmen feststellen.

Substanzdefekte der Wirbelkörper werden durch Schichtaufnahmen dokumentiert. Mit Hilfe der Computertomographie werden die Wirbeldestruktionen sowie die Abzeßbildungen exakt dargestellt.

Im Frühstadium ist die Diagnose einer Spondylodiszitis schwierig, so daß Verzögerungen von im Durchschnitt vier Monaten auftreten.

Eine wesentliche Verbesserung wurde durch Einführung der Kernspintomographie erzielt. Mit diesem Verfahren ist eine Differenzierung des Inhaltes der Markräume sowie des Nucleus pulposus und Anulus fibrosus der Bandscheibe möglich. Die Kernspintomographie stellt als einzige Methode die Beziehung der entzündlichen Weichteilstrukturen zum Duralsack und Rückenmark in mehreren Ebenen ohne Strahlenbelastung dar.

Die Knochenszintigraphie ist im Bezug auf Sensitivität und Spezifität der Kernspintomographie unterlegen, behält jedoch ihre Bedeutung als Screening-Verfahren zur Erkennung der Erkrankung im Frühstadium und zur Beurteilung der Ausbreitung im Achsorgan.

Die Wirbelpunktion bzw. die Punktion des Intervertebralraumes oder des Abszesses ist die aussagekräftigste Untersuchungsmöglichkeit. Die Punktion erfolgt unter sonographischer oder unter CT-Kontrolle. Das gewonnene Material wird auf Nährböden und im Tierversuch ausgetestet sowie histologisch aufgearbeitet.

*Therapie*

Die Wirbelsäule wird zunächst durch Bettruhe immobilisiert. Zusätzlich werden nach Austestung Antibiotika verabreicht.

Durch die Ruhigstellung der Wirbelsäule und die gleichzeitige Antibiotikagabe wird ein Rückgang der Entzündung bewirkt. Durch die Entlastung des ventralen Wirbelsäulenpfeilers im Korsett wird dessen Zusammenbruch verhindert.

Große paravertebrale Abzesse müssen operativ drainiert werden. Kyphotische Fehlstellungen können nach Infektberuhigung durch ventrale Spananlagerungen korrigiert werden. In Einzelfällen ist zur Vermeidung einer kyphotischen Deformität eine dorsale Spondylodese angezeigt. Die Indikation zum chirurgischen Vorgehen ist außerdem beim Auftreten zunehmender neurologischer Ausfallerscheinungen gegeben.

## 1.8 Wirbelsäulentuberkulose

Die Wirbelsäulentuberkulose entsteht stets hämatogen. In mehr als 50 % der Fälle finden wir den Herd in den Lungen. Die Latenzzeit zwischen Primäraffektion und der Manifestation der Spondylitis tuberkulosa kann mehrere Jahre betragen. Die Wirbelsäule stellt die häufigste Lokalisation der Skelettuberkulose dar (25 % bis 50 % aller Fälle von Knochentuberkulose).

Entsprechend der Lokalisation werden zwei Formen unterschieden: Am häufigsten (98 %) betrifft die tuberkulöse Entzündung den Wirbelkörper und den Zwischenwirbelraum. Wir sprechen dann von der tuberkulösen Spondylitis oder Spondylodiszitis. Dieses Krankheitsbild wird auch als spinale Tuberkulose oder Morbus Pott bezeichnet. Weit weniger häufig (2 %) ist die Lokalisation der Entzündungsherde im Wirbelbogen und den angrenzenden Strukturen (posteriore spinale Tuberkulose).

Erreger der tuberkulösen Wirbelsäulenaffektionen ist in fast allen Fällen das Mycobakterium tuberculosis. Besonders häufig betroffen sind untere BWS und obere LWS (BWK 8 bis LWK 3). In 80 % der Fälle sind zwei bis drei Wirbel beteiligt, maximal können bis zu sieben Wirbel in das Entzündungsgeschehen miteinbezogen sein. In sehr seltenen Fällen beschränkt sich die spinale Tuberkulose auf einen Wirbel (<1%).

*Pathogenese*
Nach hämatogener Aussaat der Primärtuberkulose bilden sich im vorderen Abschnitt des Wirbelkörpers miliare Herde aus. Im Verlauf der Entzündungsreaktion kommt es zur zentralen Nekrosebildung (Verkäsung). Durch Einschmelzung dieser Verkäsung enstehen Hohlräume (Kavitation). Unter der axialen Belastung kollabiert der betroffene Wirbel meist ventral, so daß sich eine keilförmige Deformierung ausbildet. Im weiteren Verlauf bricht die Infektion durch die Abschlußplatten, so daß Bandscheibenmaterial in den Wirbelkörper eindringen kann. Nachfolgend verliert der Zwischenwirbelraum an Höhe.

Der Entzündungsprozeß kann sich ferner unter dem vorderen und hinteren Längsband ausbreiten. Durch Auftreibung des hinteren Längsbandes und Abszeßbildung können neurologische Ausfallserscheinungen auftreten. Im thorakalen Bereich wird durch die Abszeßbildung die Pleura parietalis abgehoben, im lumbalen Bereich kann sich der Abszeß entlang des Musculus psoas bis in den Oberschenkel hinein fortsetzen (Senkungsabszeß).

*Klinik und Diagnostik*
Allgemeinsymptome wie Appetitlosigkeit, Müdigkeit, Nachtschweiß sowie Fieber bestehen oft bereits Wochen vor Diagnosestellung. Im betroffenen Wirbelsäulenabschnitt werden umschriebene Beschwerden sowie eine Klopfschmerzempfindlichkeit über den Dornfortsätzen angegeben. Der Senkungsabszeß kann zu einer Schwellung im Oberschenkelbereich führen. Die Destruktion der Wirbelkörper bedingt die keilförmige Deformierung des Achsorganes und die Ausbildung eines Gibbus im Bereich der BWS und die Entlordosierung im Bereich der LWS.

Die Entzündungsparameter (BKS, CRP) sind meist deutlich erhöht. Bei etwa 20% der Patienten bleiben diese Labordaten aber unauffällig, so daß keine Ausschlußdiagnostik möglich ist. Der Tuberkulin-Test sowie alle serologischen Methoden der Differenzierung des Primärerregers sind hilfreich für die Differentialdiagnose, ebenso Blutkulturen, Urin- und Magensaftuntersuchungen. Der negative Ausfall der Tuberkulinreaktion schließt jedoch eine Wirbeltuberkulose nicht aus.

Die Knochenszintigraphie ist geeignet, die Erkrankung bereits im Frühstadium zu diagnostizieren und lokalisieren.

Entscheidend für die Diagnostik sind Röntgenübersichtaufnahmen in zwei Ebenen. Entsprechend der Ausprägung des röntgenologischen Bildes werden vier Stadien unterschieden (s. Tab. 10-5).

Mit Hilfe der Computertomographie oder der Kernspintomographie können das lokale Ausmaß der Wirbeldestruktionen sowie die Abszeßbildung exakt dargestellt werden. Charakteristisch sind im CT-Bild die multiplen Osteolysen im Wirbelkörper mit zentraler Verkäsung und Sklerosesaum. Die exakte Größe des paravertebralen oder Psoasabszesses kann bestimmt werden. Desweiteren zeigt das CT Raumforderungen im Spinalkanal (Nekrosematerial oder Granulationsgewebe). Im axialem CT lassen sich auch die seltenen Läsionen der posterioren Wirbelabschnitte beurteilen. Die sagitalen Kernspintomogramme stellen die extradurale Kompression des Rückenmarks dar und helfen bei der Differenzierung zwischen Abszeß und Granulationsgewebe.

Die Diagnose «Wirbelsäulentuberkulose» darf nur dann gestellt werden, wenn ein eindeutiger bakteriologischer oder histologischer Befund erhoben wurde. Daher sind Wirbelpunktionen bzw. die Punktion des Intervertebralraumes oder des Abszesses die wichtigste differentialdiagnostische Untersuchungsmethode. Die Treffsicherheit beträgt mehr als 80%. Das gewonnene Material wird

*Tabelle 10–5:* Röntgenologische Stadieneinteilung der spinalen Tuberkulose.

| | |
|---|---|
| Stadium 1 | tuberkulöse Spondylitis ohne Beteiligung des Zwischenwirbelraumes, vertebrale Höhlenbildung (Kavitation) |
| Stadium 2 | frühe tuberkulöse Spondylodiszitis, Verschmälerung des Bandscheibenraumes, irreguläre Abschlußplatten |
| Stadium 3 | fortgeschrittener Prozeß mit Beteiligung von zwei Wirbeln («Spiegelbild»), Kyphose < 30°, Aufhebung der Lordose |
| Stadium 4 | Kyphose > 30°, totale Zerstörung der Bandscheibe, Abszeßbildung, Verschwinden eines ganzen Wirbels (besonders bei Kindern) |

auf Nährböden und im Tierversuch ausgetestet sowie immer histologisch aufgearbeitet. Wir führen die Biopsiegewinnung unter CT-Kontrolle durch. Der Eingriff muß unter streng aseptischen Kautelen erfolgen. Die Gefahr der Kontamination, der Fistelbildung oder der Streuung in die Nieren und der sekundären Nierentuberkulose ist stets im Auge zu behalten.

Die wesentlichen Merkmale der Wirbelsäulentuberkulose sind zur Erleichterung der Differentialdiagnose hier noch einmal zusammengestellt:
– Verlust der scharfen Kontur der benachbarten Wirbelabschlußplatten
– verschmälerter Zwischenwirbelraum
– paraspinale Raumforderung
– Kyphose-/Gibbusbildung
– Kompression von Duralsack und Rückenmark
– kalter Abszeß im Psoasmuskel.

*Therapie*
Gegenwärtig wird versucht, die Behandlungsdauer drastisch zu verkürzen. Im 1993 veröffentlichten 12. Bericht der Arbeitsgemeinschaft «Wirbelsäulentuberkulose» des Medical Research Council (MRC) wird angegeben, daß die Kombination Isoniazid und Rifampizin für sechs bis neun Monate ebenso effektiv und erfolgreich ist wie die 18monatige Behandlung mit Isoniazid und p-Aminosalicylsäure oder Etambutol. Diesem Behandlungsregime deutlich unterlegen ist die neunmonatige Behandlung mit der Kombination Isoniazid und PAS oder Etambutol.

Die Rate der definitiven Heilungen beträgt 95–98%. Die Rate der Therapieversager und der Rezidive liegt zwischen 2 und 5% und ist eher auf Behandlungsfehler als auf biologische Faktoren zurückzuführen.

In der Vergangenheit war die Ruhigstellung ein weiteres wesentliches Element in der Behandlung der Spondylitis tuberculosa. Kontrollierte Studien haben jedoch zeigen können, daß durch Ruhigstellung die anatomische Destruktion und die nachfolgende Kyphosebildung nicht aufgehalten werden können. Konsequenterweise gehört damit die Immobilisation heute nicht mehr zum Behandlungskonzept. Stattdessen ist die mobilisierende krankengymnastische Therapie indiziert, da sie wesentlich dazu beiträgt, die Beschwerden zu lindern und die berufliche Rehabilitation zu beschleunigen.

Nur in etwa 20% der Fälle ist eine chirurgische Behandlung notwendig. Das Ziel der chirurgischen Therapie ist entweder die Verhinderung einer zunehmenden Deformität oder die Korrektur einer weit fortgeschrittenen Kyphose. Aufgabe der operativen Therapie ist weiterhin die Abszeßdrainage und Herdausräumung. Die Herdausräumung kann palliativ (Debridement) oder kurativ (radikale Ausräumung und nachfolgende Stabilisierung) erfolgen.

Das chirurgische Vorgehen ist in beiden Fällen zunächst gleich. Über einen geeigneten Zugang wird der tuberkulöse Prozeß aufgesucht und Eiter entleert. Im Rahmen des einfachen Debridements werden dabei die Nekroseherde und die Bandscheibensequester entfernt. Beim kurativen Vorgehen (Hodgson-Operation) wird der gesamte nekrotische Knochen entfernt. Die Lücke zwischen den gesunden Wirbelkörpern wird mit einem Span vom Beckenkamm oder einen Rippenspan überbrückt.

Unter regelmäßiger Röntgenkontrolle wird nach operativem Eingriff die Ausheilung überwacht. Die krankengymnastische Übungsbehandlung beginnt bereits am ersten Tag nach der Operation. Nach Abschluß der Wundheilung wird die Behandlung im Übungsbad fortgesetzt und nach drei bis vier Wochen durch das Bodenturnen auf der Matte erweitert. Auf die Versorgung mit einem Stützkorsett kann unseres Erachtens verzichtet werden. Die stationäre Behandlung kann bei diesem Vorgehen kurz gehalten werden.

Die Rezidivhäufigkeit beträgt 2% bei Patienten bis zum 50. Lebensjahr, sie liegt etwas höher nach diesem Zeitpunkt. Die Mortalität liegt unter 1%.

*Komplikationen*
Die fortschreitende Wirbelsäulentuberkulose kann zur kompletten Querschnittlähmung führen (Pott-Paraplegie). Die Inzidenz dieser schweren neurologischen Ausfallserscheinung liegt zwischen 5 und 30% aller Patienten mit Wirbelsäulentuberkulose.

Ursächlich ist im akuten Stadium die extradurale Raumforderung durch einen Abszeß und durch nekrotisches Material. Im späteren Stadium kann die zunehmende Kyphose zur Verlegung des Spinalkanales beitragen.

In beiden Fällen sind Durchblutungsstörungen häufig und mitverantwortlich für die Paraplegie. Die Durchblutungsstörungen werden durch mechanische Verlegung der Gefäße hervorgerufen.

Die Behandlung besteht in der tuberkulostatischen Therapie. Unter Ausheilung der Tuberkulose verschwinden die meisten neurologischen Störungen. Im Falle einer Kyphose ist eine dorsoventrale Aufrichtungsoperation angezeigt. Die Therapie muß frühzeitig einsetzen, den je länger die neurologischen Ausfälle bestehen, desto schlechter ist die Rückbildungstendenz.

*Posteriore spinale Tuberkulose*
Die Beteiligung der hinteren Abschnitte der Wirbelsäule ist äußerst selten. In Bezug auf alle tuberkulösen Erkrankungen der Wirbelsäule liegt die Zahl zwischen 2 und 10 %. Die Erkrankung befällt thorakale, thorakolumbale und lumbale Wirbelkörper. Bislang sind keine Fälle von posteriorer spinaler Tuberkulose im Bereich der Halswirbelsäule beschrieben worden.

Beteiligt sein können Wirbelbogen, Lamina, Pedikel, Quer- und Dornfortsätze. Bei Entwicklung eines Abszesses breitet sich dieser in der Regel bis zum subcutanen Gewebe aus. Häufig bilden sich Fisteln. Durch Mitbeteiligung der kleinen Wirbelgelenke können sich Instabilität und Kyphoskoliose ausbilden.

Das klinische Erscheinungsbild gleicht der anterioren spinalen Tuberkulose. Die Läsionen lassen sich auf guten Nativröntgenaufnahmen darstellen. Schichtaufnahmen in zwei Richtungen sollten routinemäßig veranlaßt werden. In Zweifelsfällen empfehlen wir die zusätzliche computertomographische Untersuchung. Die Sicherung der Diagnose erfolgt durch die Biopsie.

Die primäre Therapie besteht in der Gabe von Tuberkulostatika. Bei Ausbildung neurologischer Störungen empfehlen wir die chirurgische Therapie. Abszesse sollten ausgeräumt werden. Granulome werden über eine Laminektomie entfernt.

## 1.9 Tumoren des Rückenmarks (spinale Tumoren)

Unter der Bezeichnung *spinale Tumoren* fassen wir alle raumfordernden Prozesse des Spinalkanales zusammen. In diesem Sinne werden primäre und sekundäre Tumoren ebenso berücksichtigt wie paravertebrale Geschwülste, die sekundär in den Spinalkanal eindringen, expansiv wachsende

*Tabelle 10–6:* Einteilung der spinalen Tumoren nach morphologischen Kriterien (Tumorarten).

neuroepitheliale Tumoren
   Medulloblastome
      Pineoblastome
      Retinoblastome
  «Gliome»
      Gliome (im engeren Sinne)
      Spongioblastome
      Astrozytome
      Glioblastome
      Oligodendrogliome
   Paragliome
      Ependymome
      Neurinome
  Sympathoblastome

mesodermale Tumoren
  Meningeome
  Angioblastome
  Sarkome
  Lipome
  Osteome
  Chordome
  Chondrome

Fehlbildungstumoren
  Epidermoide, Dermoide
  Teratome
  Hamartome

sonstige raumfordernde Prozesse
  Gefäßfehlbildungen und Gefäßgeschwülste
      Angiome
      Aneurysmen
  unklassifizierte Blastome
  Metastasen
  Melanoblastome
  Nukleushernien
  Plasmozytome
  Osteochondrosen der Wirbelsäule

Metastasen, Fehlbildungstumoren, Gefäßmißbildungen und Bandscheibenvorfälle (Tab. 10-6).

Jährlich erkranken etwa 30 Patienten pro 1 Millionen Einwohner an einem Spinaltumor. In 10 % der Fälle handelt es sich dabei um Kinder und Jugendliche im Alter von 0 bis 16 Jahren.

Die spinalen Tumoren lassen weder bei Kindern noch bei Erwachsenen eine eindeutige Geschlechtsbevorzugung erkennen.

### 1.9.1 Einteilung

Die Einteilung der Tumoren berücksichtigt die morphologischen Eigenschaften der Tumorarten, ihr biologisches und klinisches Verhalten (Tab. 10-

*Tabelle 10–7:* Topische Einteilung der spinalen Tumoren.

A. Epidurale Tumoren
  Neuroepitheliale Tumoren
    Sympathoblastome
    Paragliome
    Neurinome
  Mesodermale Tumoren
    Angioblastome
    Sarkome
    Lipome
    Osteome
    Chordome
    Chondrome
  Fehlbildungstumoren
    Epidermoide, Dermoide
  Sonstige raumfordernde Prozesse
    Gefäßfehlbildungen und Gefäßgeschwülste
      Angiome
      Aneurysmen
    Metastasen
    Melanoblastome
    Nukleushernien
    Plasmocytome
    Osteochondrosen der Wirbelsäule

B. Juxtamedulläre Tumoren
  Neuroepitheliale Tumoren
    Medulloblastome
      Pineoblastome
      Retinoblastome
    Paragliome
      Neurinome (= Neurofibrome)
      Ependymome
  Mesodermale Tumoren
    Meningeome
    Angioblastome
    Sarkome
    Lipome
  Fehlbildungstumoren
    Epidermoide, Dermoide
    Teratome
    Hamartome
  Sonstige raumfordernde Prozesse
    Gefäßfehlbildungen und Gefäßgeschwülste
      Angiome
      Aneurysmen
    Metastasen
    Melanoblastome

C. Intramedulläre Tumoren
  Neuroepitheliale Tumoren
    Gliome (im engeren Sinne)
      Spongioblastome
      Astrozytome
      Glioblastome
      Oligodendrogliome
    Paragliome
      Ependymome
  Mesodermale Tumoren
    Angioblastome
    Lipome
  Sonstige raumfordernde Prozesse
    Gefäßfehlbildungen und Gefäßgeschwülste
      Angiome
      Aneurysmen
    Unklassifizierte Blastome
    Melanoblastome

6) sowie ihre Lage in Bezug auf die Dura und das Rückenmark (Tab. 10-7). Für den Chirurgen ist die Kenntnis dieser Einteilung wesentliche Voraussetzung der zielgerichteten Therapie. Teilt man die spinalen Tumoren entsprechend ihrer klinischen Malignität ein, so zeigt sich im Erwachsenenalter ein deutliches Überwiegen der gutartigen Veränderungen, während gutartige und bösartige Tumoren in etwa gleicher Verteilung im Kindes- und Jugendalter auftreten.

Nach einer Sammelstatistik von etwa 5000 spinalen Tumoren sind 33 % im Bereich des zervikalen, 44 % im Bereich des thorakalen und 23 % im Bereich der lumbalen Wirbelsäulenabschnittes lokalisiert. Häufig überschreiten die Tumoren die angeführten Grenzen, treten gelegentlich multipel auf und breiten sich, wie vor allem die intramedullären Tumoren («Stiftgliome») in vielen Fällen über mehrere Wirbelsäulenabschnitte aus.

Die zahlenmäßig größte Gruppe spinaler Tumoren wird mit über 50 % von den *neuroepithelialen Tumoren* gebildet. Zu diesen Tumoren werden die Ependymome, Astrozytome und Neurinome gerechnet. Ependymome und Astrozytome zeigen eine relative Häufung in den ersten beiden Lebensdekaden. Die im Erwachsenenalter häufigen Neurinome sind bei Kindern nur selten anzutreffen. Bekannt ist das gelegentliche Vorkommen multipler Neurinome im Rahmen eines Morbus von Recklinghausen. Die bösartigen Glioblastome zählen zu den seltenen Tumorarten.

Die *mesodermalen Geschwülste* machen ein Viertel der raumfordernden spinalen Erkrankungen im Kindesalter und etwa die Hälfte der Tumoren im Erwachsenenalter aus. Im Kindesalter handelt es sich dabei häufig um Sarkome. Weniger häufig finden sich im Kindesalter Meningeome, die zu den häufigsten spinalen Tumoren der Erwachsenen zählen.

*Fehlbildungstumoren* bilden die dritte große Gruppe der spinalen Geschwülste. Sie sind typisch für das Kindesalter und haben bei Erwachsenen nur untergeordnete Bedeutung.

Es verbleiben als vierte Gruppe *raumfordernde Prozesse des Spinalkanales*, die in der überwiegenden Mehrzahl nicht zu den Geschwülsten im engeren Sinne gerechnet werden können.

*Meningeome*
Meningeome finden sich hauptsächlich juxtamedullär (= extramedullär, aber intradural) und nur in wenigen Fällen epidural (= extradural). Bei letzterer Lokalisation können die Meningeome entlang von Durascheiden spinaler Nervenwurzeln als Sanduhrgeschwülste durch das Foramen intervertebrale nach außen wachsen. Sie entwickeln sich zwischen den dem 40. und 60. Lebensjahr mit Gipfel im 6. Lebensjahrzehnt. Das weibliche Geschlecht ist bei einer Verteilung von 8:1 deutlich häufiger betroffen als das männliche. Die bevorzugte Lokalisation ist zervikal und thorakal. Der Schmerz ist das führende Frühsymptom. Eine Metastasierung von Meningeomen ist beschrieben worden, bleibt jedoch die Ausnahme. Die Meningeome können multipel auftreten.

*Neurinome*
Neurinome gehen von den Schwannschen Scheiden der Nervenwurzeln aus. Ihr bevorzugter Sitz ist dorso-lateral im Bereich der Brustwirbelsäule. Neurinome treten bevorzugt juxtamedullär auf. Deutlich häufiger als die Meningeome sind Neurinome auch extradural vertreten. Sehr selten treten Neurinome intramedullär auf. Bei ausgeglichener Geschlechtsverteilung liegt der Altersgipfel zwischen 25 und 40 Jahren. Sie kommen meist in der oberen und mittleren Halswirbelsäule und oberen Brustwirbelsäule vor. Von den Neurinomen ist bekannt, daß sie als Sanduhrgeschwülste aus dem Spinalkanal herauswachsen können.

*Intramedulläre Tumoren*
Bei den intramedullären Tumoren handelt es sich in der Mehrzahl um Astrozytome und Ependymome. Nach einer Sammelstatistik von etwa 8900 spinalen Tumoren sind 21% der intramedullären Tumoren im Bereich des zervikalen, 26% im Bereich des thorakalen und 18% im Bereich des lumbalen Wirbelsäulenabschnittes lokalisiert. Die Astrozytome wachsen meist infiltrativ mit einer unscharfen Grenze zwischen Tumor und normalen Rückenmarkgewebe. Bei den intramedullären Ependymomen findet man dagegen häufig eine deutliche Grenze zwischen Tumor und Myelom. Die Tumoren sind durchgehend weich und solide und besitzten eine Pseudokapsel.

Die intramedullären Tumoren werden oft erst nach langem Verlauf symptomatisch, da die Tumoren im Gegensatz zum Breitenwachstum extramedullärer Geschwülste vorwiegend ein Längenwachstum zeigen, so daß es erst relativ spät zu Kompressionssymptomen kommt.

### 1.9.2 Symptome und Diagnostik

Das Leitsymptom der spinalen Raumbeengung ist bei beginnender Kompression der radikuläre Schmerz. Die zunehmende Kompression des Myelons kann zur Entwicklung eines Brown-Séquard-Syndroms oder zu einer inkompletten Querschnittslähmung führen. Die vollständige Kompression erzeugt eine komplette Querschnittssymptomatik.

Im Gegensatz zu den extramedullären Tumoren lassen sich bei den intramedullären nur selten radikuläre Schmerzen beobachten. Bei etwa 50 % der Patienten stellt bei diesen Tumoren ein Dauerschmerz im Bereich von Hinterwurzeldermatomen entsprechend dem vom Tumor befallenen Rückenmarksabschnitt das erste klinische Zeichen dieser Erkrankung dar.

Dagegen sind spastische Erscheinungen viel seltener so ausgeprägt wie bei extramedullären Tumorlokalisationen.

Die Rückenmarkskompression mit drohender Querschnittslähmung erfordert immer schnelles Handeln, da nur durch frühzeitige Dekompression eine Remission erwartet werden kann. Die Behandlungsergebnisse sind um so besser, je geringer die neurologischen Ausfälle zu Therapiebeginn waren. Eine komplette Querschnittlähmung, die länger als 24 Stunden besteht, hat nur eine geringe Chance auf Rückbildung. Jedoch können sich bei rascher Entlastung auch noch bei alten Patienten bemerkenswerte Rückbildungen der neurologischen Ausfälle zeigen.

*Anamnese und neurologische Untersuchung*
Die Anamnese des Krankheitsverlaufes und die neurologischen Untersuchungen haben trotz großer Fortschritte in der apparativen Diagnostik auch heute noch eine zentrale Bedeutung. Auf Grund der gewonnenen Untersuchungsbefunde können Höhenlokalisation und Bestimmung der Schwere der Erkrankung vorgenommen werden. Die rasche Progredienz einer Querschnittslähmung im Rahmen eines malignen Prozesses hat eine schlechtere Prognose als ein sich langsam entwickelndes Querschnittsbild bei gutartigen Prozessen.

*Liquordiagnostik*
Die Liquorpunktion kann Hinweise auf das Vorliegen einer raumfordernden Läsion mit komplettem Stop ergeben. Wir sprechen von einem Sperrliquor mit deutlich erhöhten Eiweißwerten. Diese kommen bevorzugt bei malignen Prozessen vor.

Bei etwa zwei Dritte der Fälle ist die Liquordynamik vollständig und bei einem Viertel teilweise blockiert (Queckenstedtscher Versuch). Ein totaler Stop findet sich häufig bei den Metastasen, die durch ihr rasches Wachstum in vier Fünftel der Fälle die Liquorpassage total blockieren.

*Bildgebende Verfahren*
Die *Röntgennativaufnahmen der Wirbelsäule* sind von entscheidender Bedeutung hinsichtlich der knöchernen Beschaffenheit der Wirbelsäule. Röntgenveränderungen an der Wirbelsäule finden sich in fast 90 % der benignen und 70 % der malignen primären und sekundären Wirbelsäulentumoren. Schichtaufnahmen können die Nativdiagnostik wertvoll ergänzen.

Die Durchführung einer Knochenszintigraphie ist bei malignen Prozessen sinnvoll. Sie gibt Aufschluß über weitere Skelettmetastasen.

Vor Einführung der Computertomographie und Magnetresonanzuntersuchung war die *Myelographie* das einzige apparative diagnostische Verfahren, um spinale raumfordernde Prozesse zu lokalisieren. Die Zuordnung innerhalb des axialen Querschnitts ist mit großer Reproduzierbarkeit möglich. Eine Artdiagnose gelingt in den meisten Fällen nicht. Bei komplettem Stop kann die Ausdehnung des Prozesses nach lumbaler Kontrastmittelgabe allein nicht bestimmt werden. Dies ist nur durch die zusätzliche zervikale Kontrastmittelgabe möglich, die von einem deutlich höheren Risiko begleitet ist.

Die selektive *Angiographie* ist zur Abklärung von Gefäßprozessen, beispielsweise dem spinalen Angiom, indiziert.

Die *Computertomographie* hat heute in vielen Fällen die Myelographie ersetzt. Bei genauer Kenntnis der klinischen Daten bekannter neurologischer Ausfälle mit Segmentzuordnung ist sie die Methode der Wahl. Die Myelographie ergänzt die Untersuchung in idealer Weise (Myelo-CT).

Die *Kernspintomographie* kann den Wirbelkörper, die Bandscheiben, Nervengewebe, Liquor, die Foramina intervertebralia und extradurale Strukturen in der sagitalen, axialen und coronaren Ebene darstellen. Infektiöse, traumatische und neoplastische Veränderungen werden differenziert. Veränderungen an paravertebralen Weichteilen und am Knochen werden sichtbar und dies bei negativer Röntgennativaufnahme und Computertomographie. Eine weiterer Vorteil der Untersuchung ist die Möglichkeit der Artdiagnose der verschiedenen Prozesse. Durch das Variieren der Spinechotechnik mit T1- und T2-Gewichtung des Bildes kann innerhalb der raumfordernden Läsion differenziert werden. Durch die zusätzliche Kontrastmittelgabe (Gadolinium) ist die artdiagnostische Einordnung des Prozesses mit hoher Zuverlässigkeit möglich. Durch die Möglichkeit der Längsdarstellung des Spinalkanales ist die Magnetresonanztomographie der Computertomographie deutlich überlegen. Auf Grund dieser Vorteile gehört die Magnetresonanztomographie heute zur Methode der Wahl in der Abklärung spinaler raumfordernder Prozesse.

Die *Sonographie* kommt besonders im Säuglingsalter bei der Untersuchung der Wirbelsäule zum Einsatz. Blutungen und Zysten können diagnostiziert werden. Im höheren Alter ist ein Schallfenster zur Durchführung der Sonographie notwendig. Dies ist durch eine Laminektomie gegeben. Damit ist postoperativ im Freilegungsbereich eine orientierende Beurteilung des Spinalkanales möglich.

*Wirbelbiopsie*
Bei lokalisierten Wirbelprozessen kann mit einer Punktionsnadel die pathologische Stelle punktiert

und das Gewebe histologisch untersucht werden. Damit ist eine Artdiagnose möglich, durch die das weitere Vorgehen festgelegt werden kann.

*Somatosensible evozierte Potentiale (SSEP)*
Durch die Ableitung der somatosensiblen evozierten Potentiale ist eine Höhenzuordnung der spinalen raumfordernden Läsionen möglich. Die oft nicht faßbaren sensiblen Funktionsstörungen über eine Minderung des Tast-, Vibrations- und Bewegungsempfindens können so unter Umständen objektiviert werden. Differentialdiagnostisch ist eine Abgrenzung von Tumoren gegenüber entzündlichen Prozessen gegeben.

*Differentialdiagnose*
Bei lokaler Klopf- und Druckschmerzhäufigkeit der Wirbelsäule müssen degenerative Prozesse sowie knöcherne Wirbelsäulentumoren differentialdiagnostisch abgeklärt werden. Der ausstrahlende Schmerz kann jedoch auch Ausdruck von abdominellen Erkrankungen sein.

Die inkomplette Querschnittlähmung bietet eine Vielzahl von Variationen mit unterschiedlichen differentialdiagnostischen Überlegungen. Das Bild der spastischen Parese mit Blasen- und Mastdarmstörungen kann durch extradurale Prozesse wie Tumoren, degenerative Wirbelsäulenerkrankungen, einen medialen Bandscheibenvorfall oder durch intradurale oder intramedulläre Prozesse bedingt sein. Bei Prozessen in Höhe des Rückenmarks wird das Bild von einer spastische Lähmung bestimmt, unterhalb des Conus medullaris entsteht eine schlaffe Lähmung. Differentialdiagnostisch müssen entzündliche Prozesse des Rückenmarks, die funikuläre Spinalerkrankung, die amiotrophe Lateralsklerose und Systemerkrankungen erwogen werden. Im Rahmen eines septischen Geschehens muß an ein epidurales Empyem gedacht werden.

### 1.9.3 Therapie

Bei spinalen raumfordernden Prozessen erfolgt die Dekompression über eine Hemilaminektomie oder Laminektomie (Tab. 10-8). Anschließende resezierende Verfahren finden unter Verwendung des Operationsmikroskopes und mikrochirurgischer Präparationstechniken statt.

*Tabelle 10–8:* Terminologie.

| | |
|---|---|
| Flavektomie | Entfernung der Lig. flava zur Eröffnung des Wirbelkanals |
| Laminotomie | Entfernung von Teilen des Wirbelbogens |
| Hemilaminektomie | Entfernung einer Wirbelbogenhälfte bis zum Gelenk |
| Laminektomie | Entfernen des ganzen Wirbelbogens bis zu den Gelenken |

Wir empfehlen vor Beginn der Operation die Höhenlokalisation des zu operierenden Bezirkes mittels Bildwandlerkontrolle. Eine neben dem nächst höheren Dornfortsatz eingeführten Nadel wird bis zum Bogen vorgeschoben. Mit einer kleinen Menge Farbstoff kann dieser Bogen zusätzlich markiert werden.

Bei intramedullären Tumoren ist der Einsatz des Operationsmikroskopes und des mikrochirurgischen Instrumentariums Voraussetzung. Mit mikrochirurgischer Präparationstechnik wird der Tumor lokalisiert und entfernt.

Nicht immer gelingt es, den Tumor vollständig zu entfernen. Eine zu ausgedehnte Resektion kann das Myelon gefährden und zur Verschlimmerung neurologischer Ausfallserscheinungen führen. Im Interesse des Patienten ist daher in einem solchen Falle Zurückhaltung geboten. Die Dura bleibt im Falle eines palliativen Eingriffs breit offen.

In allen übrigen Fällen schließen wir die Dura mit fortlaufender enger Naht und dünnem monofilen, nicht resorbierbaren Nahtmaterial an kleiner, gebogener, runder Nadel. Am Ende sollte die fortlaufende Naht wasserdicht sein. Der Subarachnoidalraum wird mit physiologischer Kochsalzlösung gefüllt, um den ausgetretenen Liquor zu ersetzen. Wir geben solange Kochsalzlösung, bis der Duralsack eine zylindrische Form annimmt und bei Palpation einen guten Tonus hat. Ist der Liquordruck ausreichend wiederhergestellt, kann der Patient schon am zweiten postoperativen Tag aufstehen.

Nach Einlegen von zwei Redondrainagen wird die Muskulatur der rechten und linken Seite mit durchgreifenden Einzelnähten adaptiert. Die Faszie wird mit resorbierbaren kräftigen Einzelknopfnähten verschlossen. Die Wunde wird subkutan mit adaptierenden Nähten weiter verschlossen. Der Hautverschluß erfolgt in üblicher Weise.

*Nachbehandlung*
Operierte Patienten ohne Duraeröffnung können am ersten postoperativen Tag aufstehen, bei Duraeröffnung zwischen den 2. und 5. Tag, je nachdem ob Kopfschmerzen bestehen oder nicht. Normalerweise werden keine Antibiotika verabreicht. Vorübergehend erfolgt eine Thromboseprophylaxe.

Wenn der Patient nicht spontan Wasser lassen kann, legen wir für einige Tage einen suprapubischen Blasenkatheter ein.

Um meningeale und Wurzelverklebungen zu vermeiden, soll der Patient mehrmals täglich im Stehen abwechselnd die gestreckten Beine anheben. In den ersten sechs Wochen erfolgt die Mobilisation unter Vermeidung von Hyperflexion und -extension. Wir führen eine tägliche Rükkenschulung durch. Nach sechs Wochen kann der volle Bewegungsumfang im Bereich der Wirbelsäule wieder aufgenommen werden.

Nach drei Monaten darf der Patient leichtere Arbeiten verrichten. Nach sechs Monaten sollte die berufliche Wiedereingliederung erreicht sein.

## 1.10 Tumoren der Wirbelsäule

Primäre Tumoren in der Wirbelsäule sind selten. Prinzipiell können fast alle benignen und malignen Knochentumoren auch in der Wirbelsäule vorkommen, allerdings in einer völlig anderen Häufigkeitsverteilung als in den peripheren Extremitätenknochen.

### 1.10.1 Benigne Wirbelsäulentumoren
(Tab. 10-9)

Die absolut und relativ häufigsten primären Wirbelsäulentumoren sind das Osteoidosteom und das Osteoblastom. Daneben werden häufig noch Hämangiome, Riesenzelltumoren und aneurysmatische Knochenzysten gefunden.

*Osteoidosteom*
Prädilektionsorte des Osteoidosteoms sind der Wirbelbogen, die Bogenwurzel sowie Gelenk- und Querfortsätze vor allem der Brust- und Lendenwirbelsäule.

Typisch sind besonders nachts auftretende diffuse Schmerzen in der unteren BWS. Diese diffu-

*Tabelle 10-9:* Benigne Wirbelsäulentumoren.

| Gruppe | Tumortyp |
| --- | --- |
| knochenbildende Tumoren | Osteom, Osteoidosteom, Osteoblastom |
| knorpelbildende Tumoren | Chondrom, Osteochondrom |
| knochenabbauende Tumoren | Riesenzelltumor, aneurysmatische Knochenzyste, eosinophiles Granulom, fibröse Dysplasie |
| gefäßbildende Tumoren | Hämangiom |
| Bindegewebstumoren | desmoplastisches Fibrom |

sen Schmerzen lassen sich mit Acetylsalicylsäure blockieren.

Röntgennativ- und Schichtaufnahmen zeigen den osteoblastischen Tumor.

*Osteoblastom*
Osteoblastome sind benigne Tumoren, die zwar unter Umständen lokal aggressiv wachsen und zu Wirbelfrakturen führen können, aber keine Fähigkeit zur Metastasierung besitzen. Das benigne Osteoblastom tritt in der Mehrzahl der Fälle zwischen dem 10. und 35. Lebensjahr auf. Aufgrund der Lokalisation können Rückenmarks- und Nervenkompressionssymptome auftreten.

*Hämangiom*
Zu den häufigen Knochentumoren des Achsorgans zählt auch das Hämangiom. Bevorzugt befallen sind mittlere und untere Abschnitte der BWS. Zu finden ist das Hämangiom in allen Altersstufen. Die klinischen Symptome sind unspezifisch und abhängig von der Höhenlokalisation. Häufig handelt es sich um einen Zufallsbefund. Durch Ausdehnung auf die umgebenden Weichteile können Kompressionssyndrome des Rückenmarks oder radikuläre Symptome auftreten. Charakteristisch ist das Röntgenbild mit säulenartig veränderter Knochenstruktur mit zum Teil ganz gesetzmäßiger Anordnung.

*Riesenzelltumoren*
Riesenzelltumoren sind zu 2–15 % an der Wirbelsäule lokalisiert. Dort finden sie sich vielfach im Bogenbereich der Wirbel. Relativ häufig ist das Sakrum befallen.

Der Riesenzelltumor ist ein lokal sehr aggressiv wachsender Tumor, der frühzeitig in die Weichteile einbricht, rezidiviert und die Tendenz zur malignen Entartung mit frühzeitiger Metastasierung aufweist.

*Aneurysmatische Knochenzysten*
Neben den langen Röhrenknochen ist die Wirbelsäule bevorzugter Sitz aneurysmatischer Knochenzysten. Betroffen sind überwiegend Patienten nach dem 20. Lebensjahr. Obwohl es sich um einen benignen osteolytischen Tumor handelt, der häufig im Wirbelbogen und in den Gelenkfortsätzen lokalisiert ist, entwickelt sich auch eine Geschwulst mit paravertebralen Weichteilschatten. Durch expansives Wachstum können Querschnittssyndrome auftreten.

### 1.10.2 Maligne Wirbelsäulentumoren
(Tab. 10-10)

Etwa 15 % aller zu beobachtenden Wirbelsäulentumoren sind bösartig. An malignen Tumoren finden sich außer Plasmozytomen und malignen Lymphomen am häufigsten Chordome, Chondrosarkome und Osteosarkome.

Je nach histologischem Bild zeigen die malignen Knochentumoren beträchtliche Unterschiede im biologischen Verhalten, in der Empfindlichkeit gegenüber Strahlen- und Chemotherapie und in der Prognose.

Daher muß am Anfang jeder Diskussion über maligne Knochentumoren die histologische Klassifikation stehen. Eine Übersicht ist der Tabelle 10-10 zu entnehmen.

*Plasmozytom*
Das Plasmozytom (multiples Myelom) ist ein bösartiger, polytoper, von den retikulären Plasmazellen ausgehender Tumor des Knochenmarks.

Gehäuft tritt das Plasmozytom an Wirbelsäule, Schädel, Becken, Rippen und langen Röhrenknochen auf. Männer sind häufiger betroffen als Frauen. Der Altersgipfel liegt zwischen 40 und 70 Jahren.

Hinweisend sind Knochenschmerzen, therapieresistente Rückenschmerzen, Spontanfrakturen und Anämie. In 50 % der Fälle lassen sich im Urin Bence-Jones-Proteine nachweisen. Röntgenologisch sind ausgestanzte Lochdefekte in reaktionsloser Kortikalis charakteristisch.

Das multiple Myelom ist Domäne der Chemo-

*Tabelle 10–10:* Maligne Knochentumoren.

| Gruppe | Tumortyp |
|---|---|
| von der Corda dorsalis ausgehende Tumoren | Chordom |
| knochenbildende Tumoren | Osteosarkom |
| knorpelbildende Tumoren | Chondrosarkom |
| Tumoren des Knochenmarks | Ewingsarkom, malignes Lymphom, Myelom |
| gefäßbildende Tumoren | Angiosarkom, Hämangioendotheliom, Hämangioperizytom |
| andere Tumoren des Bindegewebes | Fibrosarkom |

und Radiotherapie. Nur bei hochgradiger lokaler Instabilität und drohenden Spontanfrakturen ergibt sich die Indikation zum operativen Vorgehen.

*Maligne Lymphome*
Andere maligne Systemerkrankungen mit primärem Befall der Wirbelsäule sind selten. Zu nennen sind hier die extranodalen malignen Lymphome mit primärer Knochenmanifestation.

Die Klassifikation der Lymphome kann oftmals erhebliche Schwierigkeiten bereiten, insbesondere wenn die technische Aufarbeitung der Probeexzision nicht optimal ist.

Das Krankheitsbild ist außerordentlich vielgestaltig. Diffuse Schmerzen in der Wirbelsäule können zur Erstuntersuchung führen.

Das maligne Lymphom kommt in der 2. bis 7. Lebensdekade mit einem Häufigkeitsgipfel zwischen 45 und 75 Jahren vor. Männer erkranken etwas häufiger als Frauen. Befallen werden die Wirbelkörper.

Radiologisch führt das Lymphom zu einer band- oder fleckförmigen Aufhellung mit mottenfraßartiger Knochendestruktion. Periostale Reaktionen können die osteolytischen Veränderungen begleiten. Auch kann der erkrankte Knochen als „Elfenbeinknochen" imponieren. Aufgrund der Destruktion können pathologische Frakturen eine chirurgische Behandlung notwendig machen, ansonsten besteht die Behandlung in Radiatio und Chemotherapie.

*Chordom*
Das Chordom ist ein von Zellen der Corda dorsalis ausgehender gutartiger Tumor mit Neigung zu ma-

ligner Entartung (ca. 10 %). Dieser seltene Tumor kommt praktisch ausschließlich in der Wirbelsäule, insbesondere im Halsbereich und im Os sacrum (90 %) vor. Die restlichen 10 % sind im Bereich der Schädelbasis bzw. intrakraniell lokalisiert.

Chordome sind lokal invasiv und destruktiv wachsende Tumoren. Die Wachstumstendenz ist aber insgesamt gering.

Chordome treten überwiegend bei Patienten nach dem 40. Lebensjahr auf. Männer sind dabei häufiger betroffen als Frauen.

Der Tumor kann infolge expansiven Wachstums durch Druck auf Nerven heftigste Schmerzen und neurologische Ausfälle bis zur Querschnittlähmung verursachen. Durchbruch des Tumors durch die Haut wird beschrieben. Die Tumoren können jahre- und jahrzehntelang rezidivieren, setzten aber äußerst selten Metastasen.

Röntgenologisch zeigen sich zunächst kleinbegrenzte zystische Aufhellungen, die durch das infiltrative Wachstum bedingt später ihre klare Begrenzung verlieren. Bei Überschreiten der Knochenstruktur kann die Ausbreitung des Tumors durch Kontrastdarstellung des Retroperitoneums und des Spinalkanals erfaßt werden.

Die Gesamtprognose des Patienten ist ungünstig. Die durchschnittliche Lebenserwartung nach Diagnosestellung beträgt 6 Jahre.

## *Chondrosarkom*

Das primäre Chondrosarkom geht vom Knorpelgewebe aus, das sekundäre Chondrosarkom entwickelt sich durch maligne Entartung aus Osteochondromen und Enchondromen. Das Sarkom tritt überwiegend im 4. bis 7. Lebensjahrzehnt auf. Die Symptomatik ist uncharakteristisch und abhängig von der Tumorlokalisation. Weichteilschwellungen können auftreten.

Die Höhe der alkalischen Phosphatase verläuft analog zum Tumorwachstum. Probeexzision und histologische Untersuchung sind zur Sicherung der Diagnose notwendig.

Beim primären Chondrosarkom zeigt der betroffene Wirbelsäulenanteil unscharf begrenzte Aufhellungs- neben Verdichtungszonen. Geringe periostale Reaktionen nach Befall der Kortikalis sind möglich. Oft entstehen im Tumor Kalkherde. Die Kernspintomographie zeigt, ob das primäre Chondrosarkom noch gut gegen die umgebenden Weichteile abgrenzbar ist oder bereits ausgedehnte Infiltrationen vorliegen.

Wegen der späten Lungenmetastasierung ist die radikale operative Therapie immer indiziert und aussichtsreich. Radiatio und Chemotherapie sind erfolglos.

## *Osteosarkome*

Alle Tumorformen, die als Sarkom vom Knochengewebe ihren Ausgang nehmen und deren Gemeinsamkeit das Vorliegen von Tumorosteoid ist, werden als Osteosarkome bezeichnet. Nach histologischem und röntgenologischem Bild werden osteoblastische und osteolytische Formen unterschieden. Im Gegensatz zum Chondrosarkom setzt das Osteosarkom früh Lungenmetastasen.

Das Osteosarkom kommt vorwiegend bei Kindern und jugendlichen Erwachsenen vor. Früh auftretende heftige Schmerzen, die auch den Nachtschlaf beeinträchtigen, werden angegeben. Weichteilschwellungen und Hautüberwärmungen können bestehen. Lungenmetastasen sind zum Zeitpunkt der Primärdiagnose bei 80 % der Patienten nachweisbar.

Der röntgenologische Befund ist davon abhängig, ob die Geschwulst mehr osteoblastisch oder osteolytisch ist. Bei den rein osteolytischen Formen ist der ausgedehnte Defekt meist leicht zu erkennen. Zur diagnostischen Abklärung gehören Angiogramm und Szintigramm sowie die Kernspintomographie.

Sind keine Lungenmetastasen vorhanden, so gilt als Therapie der Wahl die operative Entfernung des Tumors. Ist ein Osteosarkom nicht operabel, so erfordert der gering-strahlensensible Tumor eine Radiatio in Form von Megavoltstrahlen. Auch kommt zur Behandlung die Chemotherapie in Frage.

Wird eine solitäre Lungenmetastase gefunden, sollte diese operativ entfernt werden. Liegen bereits multiple Lungenmetastasen vor, so richtet sich die Indikation nach der Operabilität.

## *Metastasen*

Im Gegensatz zu den seltenen Primärtumoren stellt die Wirbelsäule eine Prädilektionsstelle für metastatische Tumorabsiedlungen dar. Die Tumorzellen infiltrieren durch hämatogene Aussaat über die periduralen und paravertebralen venösen Netzwerke zuerst das Knochenmark oder dessen

Sinusoide im posterioren Bereich der Wirbelkörper.

Als typisch für die metastatische Zerstörung eines Wirbels gilt, daß Deck- und Bodenplatte sowie die Bandscheibe relativ lange erhalten bleiben. Die Dura wird bei fast allen metastasierenden Prozessen des Achsenorgans meistens nicht angegriffen und extrem selten vom Tumor durchwachsen.

Durch die Tumorzellen werden sowohl Osteoklasten wie Osteoblasten stimuliert. Dadurch entstehen osteolytische, osteoblastische oder gemischte Metastasen. Bevor die Destruktion im Nativröntgenbild sichtbar wird, müssen 30–50 % des Knochens zerstört sein. Im Frühstadium ist daher eine umschriebene Knochendichteminderung das erste radiologische Zeichen. Die Destruktion im posterioren Abschnitt des Wirbelkörpers führt meist zur Mitbeteiligung eines Pedikels, so daß dieser im a. p.-Röntgenbild verschwindet (Zeichen der zwinkernden Eule).

Die komplette Destruktion des Wirbelkörpers führt zur pathologischen Fraktur, Dislokation, Instabilität und zu neurologischen Komplikationen. Die Prognose der Patienten mit Wirbelsäulenmetastasen ist sowohl hinsichtlich der Verbesserung der Rückenmarksfunktion als auch im Hinblick auf die Lebenserwartung ungünstig.

Die meisten Wirbelmetastasen werden in der Brustwirbelsäule gefunden und in absteigender Häufigkeit in der Lendenwirbelsäule, im Sakrum und in der Halswirbelsäule. Gleichzeitige Metastasierung in die Rippen und in die Beckenknochen ist nicht selten.

Am häufigsten finden sich Metastasen von Mamma-, Prostata-, Schilddrüsenkarzinomen und vom Hypernephrom.

### 1.10.3 Vorgehen bei Wirbelsäulentumoren

*Diagnostik*
Das heute üblicherweise durchgeführte lokale Staging umfaßt das Ganzkörperszintigramm, die Computertomographie und die Kernspintomographie. Die Diagnosesicherung ist nur durch eine CT-gesteuerte Biopsie möglich.

Als Screeningverfahren zur Feststellung einer Metastasierung ist auch heute noch die Szintigraphie das Verfahren der Wahl.

Die Kernspintomographie als nicht-strahlenbelastendes bildgebendes Verfahren ist den übrigen Methoden bei der Erkennbarkeit bösartiger Neubildungen jedoch deutlich überlegen. In Knochen mit einem genügend großen Markraum (z. B. Wirbelkörpern) kann die Kernspintomographie beispielsweise einen metastatischen Skelettbefall sogar früher als die Szintigraphie demonstrieren.

*Therapie*
Die Indikation zur Operation stellen wir bei primären und sekundären benignen wie malignen Wirbelsäulentumoren bei pathologischen Kompressionsfrakturen, isolierten Wirbelsäulenmetastasen, Kompression von Rückenmark und Wurzeln sowie bei einer zu erwartenden Überlebenszeit von mehr als sechs Monaten. Da Tumoren und Metastasen im überwiegenden Maße in Wirbelkörpern gelegen sind, muß präoperativ entschieden werden, ob ein rein dorsaler, ein ventraler oder kombinierter Eingriff durchgeführt werden soll.

Bei einem dorsalen Zugang erfolgt nach Laminektomie und Dekompression des Rückenmarks sowie möglichst radikaler Tumorausräumung die in der Regel mehrsegmentale dorsale Stabilisierung mit einem Fixateur-interne-System.

Im Gegensatz dazu wird die Dekompression des Rückenmarks von ventral durch partielle oder totale Resektion des Wirbelkörpers erreicht. Mit verschiedenen ventralen Stabilisierungssystemen und unter Verwendung von Knochenzement wird eine Defektauffüllung erreicht, so daß Form und Stabilität der Wirbelsäule erhalten bleiben.

Bei ventralem Zugang oder ventrodorsalem Zugang müssen in Abhängigkeit von der Höhe der Läsion der Thorax und/oder der Retroperitonealraum eröffnet werden.

Dieser Eingriff stellt insofern ein Problem dar, als es sich (insbesondere bei den Metastasen) um ältere Patienten mit reduziertem Allgemeinzustand handelt. Ob solchen Patienten eine derartige Operation zugemutet werden kann und diese vor allem in einem adäquaten Verhältnis zu dem zu erwartenden Erfolg steht, muß im Einzelfall entschieden werden.

*Prognose*
Ziel der operativen Therapie ist an erster Stelle die Schmerzbekämpfung. Durch segmentale Einsteifung läßt sich in über 90 % der Fälle eine vollständige Schmerzreduktion erreichen. Weitere Ziele

sind Erhaltung oder Verbesserung der neurologischen Funktion bei bereits aufgetretenen Ausfällen. Außerdem sollen die Mobilität erhalten und die Pflege erleichtert werden.

Mit schwerwiegenden postoperativen Komplikationen muß in einem weit höheren Prozentsatz als bei sonstigen orthopädisch chirurgischen Eingriffen an Extremitäten oder der Wirbelsäule gerechnet werden. Jedoch ist selbst bei eingetretenen neurologischen Ausfällen durch Beseitigung der Schmerzen und Stabilisierung der Wirbelsäule die Rehabilitation möglich, so daß eine wesentliche Verbesserung der Lebensqualität erreicht werden kann.

## 1.11 Verletzungen der Halswirbelsäule

### 1.11.1 Allgemeines

Aufgrund der komplexen Anatomie der menschlichen Wirbelsäule reicht das Spektrum der Verletzungen von der Überdehnung bis zur kompletten Zerreißung des Achsorgans. Die auftretenden Verletzungsmuster sind abhängig von Schwerkraft, Körpermasse, Fliehkräften sowie dem Stellungszustand der Wirbelsäule zum Zeitpunkt des Unfalleintritts und der Richtung des ausgelösten Impulses (Flexion/Extension, axiale Rotation, Seitbeugung).

Etwa 1% aller Frakturen betrifft die Wirbelsäule. In der Mehrzahl der Fälle handelt es sich um indirekte Verletzungen. Hauptursache sind Verkehrsunfälle, wobei Motorradfahrer besonders häufig betroffen sind. Eine weitere wesentliche Unfallursache ist der Sturz aus großer Höhe. Weit seltener werden Wirbelfrakturen nach direkter Gewalteinwirkung wie Steinschlag oder Verschüttung gesehen. Schußverletzungen oder Frakturen nach epileptischen Anfällen und Stromschlagverletzungen stellen die Ausnahme dar.

Maßgebend für die Einschätzung der Wirbelsäulenverletzung sind die posttraumatische Deformität und das Ausmaß der eingetretenen Instabilität sowie begleitenden neurologischen Symptomatik.

Hinweisend für Wirbelsäulenverletzungen sind Prellmarken und Hautabschürfungen über dem Achsorgan, die Fehlstellung des Rumpfes, lokale Schmerzangaben, neurologische Ausfälle sowie abdominelle Verletzungen. Speziell beim polytraumatisierten, bewußtlosen Patienten sollte primär immer von einer Wirbelsäulenverletzung ausgegangen werden. Bei jeder schweren Kopfverletzung ist eine Mitbeteiligung der Halswirbelsäule auszuschließen.

Die Schwere der möglichen Verletzungen mit der Gefahr bleibender neurologischer Ausfälle verlangen bereits vom Notarzt am Unfallort eine adäquate Erstversorgung. Sie muß zumindest orientierend das Ausmaß der neurologischen Ausfallerscheinungen umfassen. Durch korrekte Einschätzung des Verletzungsmusters wird die richtige Lagerung des Verletzten gewährleistet. Außerdem können nach dieser Einschätzung das geeignete Transportmittel und das geeignete Krankenhaus ausgewählt werden.

Trotz Einführung der Anschnallpflicht und Ausstattung praktisch aller PKWs mit Kopfstützen hat die Zahl der Halswirbelsäulenverletzungen in den letzten Jahren stetig zugenommen.

Jeder Verletzte mit Verdacht auf eine Mitverletzung der Halswirbelsäule verlangt einen besonders vorsichtigen Transport. Bei ungenügender Stabilisierung kann eine Luxation entstehen, die das Rückenmark sekundär schädigt. Die Umlagerung darf nur unter fortwährendem Zug am Kopf und Gegenzug an den unteren Extremitäten und gleichzeitiger Unterstützung des ganzen Körpers erfolgen, was die Zusammenarbeit mehrerer Helfer verlangt. Bei verletzten Motorradfahrern ist der Helm am Unfallort zu entfernen. Anschließend wird notfallmäßig eine Zervikalstütze angelegt.

Treten neurologische Symptome nach einem freien Intervall von wenigen Stunden auf, oder nehmen bereits bestehende Lähmungserscheinungen zu, so darf keine kostbare Zeit mit konservativen Behandlungsversuchen verloren gehen.

*Diagnostik*
Im Rahmen der Erstdiagnostik geben die seitlichen und vorderen Aufnahmen der Halswirbelsäule in der Regel ausreichenden Aufschluß über die Art und Höhe der Wirbelverletzung.

Fehlen Rückenmarks- oder Wurzelsymptome, so schließt dies eine Verletzung der Halswirbelsäule nicht zwangsläufig aus, wie andererseits eine schwerste Rückenmarksschädigung, bis zur vollständigen Tetraplegie, ohne röntgenologisch erkennbare Skelettverletzungen auftreten kann.

Entscheidend für die exakte Beurteilung der Halswirbelsäule ist, daß auch die untere HWS voll zur Darstellung kommt. Röntgenbilder, die in der seitlichen Aufnahme nur bis HWK 5 ausreichend beurteilbar sind, sind nicht verwertbar. Daher sollten seitliche Röntgenaufnahmen stets unter Zug an beiden Armen angefertigt werden.

Zielaufnahmen der oberen HWS und Schrägaufnahmen im Bereich der unteren HWS bringen den zerviko-kephalen und zerviko-thorakalen Übergang besser zur Darstellung.

Die beiden genannten Abschnitte lassen sich im Zweifelsfalle am besten durch Schichtaufnahmen in zwei Richtungen beurteilen. Gerade mit Schichtaufnahmen können auch Faszettenverhakungen bei Rotationsluxationen der HWS exakt dargestellt werden.

Erst nach Feststellung der vorliegenden Verletzung der HWS kommt im Rahmen der präoperativen Planung die Computertomographie zum Einsatz. Die Indikation zur CT-Untersuchung besteht bei HWK-1- und 2-Ringbrüchen und zur Frakturverlaufsdarstellung bei Berstungsbrüchen und dislozierten Bogenbrüchen. Durch Kontrastmittelgabe und seitlicher Rekonstruktionen kann die Aussagekraft der axialen CT-Aufnahme erhöht werden.

Zur Darstellung von Weichteilveränderungen bei gleichzeitig bestehendem neurologischen Schaden ist die Kernspintomographie vorteilhaft. Sowohl die Knochenläsion als auch das Rückenmark und der Liquor sind darstellbar. Längsschnitte bieten die Übersicht über mehrere Segmente.

*Klinische Anatomie*
Unter morphologischen Gesichtspunkten läßt sich die Halswirbelsäule in drei Segmente unterteilen. Das erste Segment umfaßt die Halswirbelkörper 1 und 2, das zweite Segment reicht von HWK 3 bis HWK 5 und das dritte Segment wird aus den Halswirbelkörpern 6 und 7 gebildet. Wir sprechen auch von oberer, mittlerer und unterer Halswirbelsäule. Unter funktionellen Gesichtspunkten wird die obere Halswirbelsäule (HWK 1 und 2) von der unteren Halswirbelsäule (HWK 3 bis HWK 7) unterschieden.

Der okzipito-atlanto-axiale Komplex nimmt eine funktionelle und klinische Sonderstellung ein. Der Atlas ist wie eine Zwischenlegescheibe zwischen den Kondylen des Hinterhaupts und dem Axis beweglich zwischengeschaltet. Nur das Lig. transversum verhindert translatorische Verschiebungen. Mehrere Bänder (Lig. alaria und Lig. apicis dentis) verankern den Axis zusammen mit der kräftigen Membrana tectoria direkt am Hinterhaupt.

In der mittleren und unteren Halswirbelsäule tragen die Wirbelkörper kranial die charakteristischen Processus uncinati, die maßgeblich an der Entwicklung degenerativer, spondylotischer Veränderungen beteiligt sind. Diese Fortsätze sind in der mittleren Halswirbelsäule in der Sagitalebene orientiert und verlagern sich bis zur BWS hin zunehmend posteromedial.

Während sich die Wurzelelemente der Brust- und Lendenwirbelsäule bei ihrem Verlauf im Wurzelkanal und den Foramina der medialen und unteren Kontur des Pedikels eng anschmiegen, liegen die Wurzeln der HWS dem kranialen Aspekt der Pedikel und der rinnenförmigen Querfortsätze direkt auf und sind von venösen Sinusoiden umgeben, die sich auch um die Arteria vertebralis herum ausdehnen.

Die Beziehungen der Wurzelkomponenten (Wurzelscheide, Ganglion, postganglionärer Nerv) und der Arteria vertebralis zu den Zwischenwirbelgelenken und den aus Rippenanlage und eigentlichen Querfortsatz entstandenen Processus transversarius sind von großer Bedeutung, weil Verletzungen dieser Knochenelemente beim Wirbelsäulentrauma oft verkannt werden.

*Inzidenz*
Verletzungen der Halswirbelsäule betreffen in 15% die obere Halswirbelsäule und in 85% die mittlere und untere Halswirbelsäule. Besonders häufig finden sich Verletzungen im kranio-zervikalen und zerviko-thorakalen Übergangsbereich.

Ursache der HWS-Verletzungen sind in über 50% Unfälle im Straßenverkehr. In etwa 10% der Fälle handelt es sich um Arbeitsunfälle. Weiterhin kommen als Ursache der Verletzungen Badeunfälle, Sportunfälle, Selbsttötungsversuche und sonstige Unfälle in Frage.

Neurologische Störungen sind in etwa 10 bis 20% der Fälle zu erwarten. Am häufigsten treten neurologische Störungen nach Verletzungen der unteren HWS auf. Am kranio-zervikalen Übergang besteht eine Raumreserve des Rückenmarks von über 100%, so daß hier selten Rückenmarksverletzungen beobachtet werden.

*Instabilität*

Das therapeutische Vorgehen nach traumatischer Schädigung der HWS ist abhängig vom Ausmaß der Schädigung der ligamentären und knöchernen Strukturen.

Wir unterscheiden akute und chronische Instabilitäten. Ossäre Verletzungen sind nur bis zur knöchernen Konsolidierung als instabil zu betrachten. Dahingegen führen diskoligamentäre Verletzungen zur chronischen Instabilität, weil die sich bildenden Narbenstrukturen der physiologischen Belastung nicht standhalten können.

Der Anteil der Patienten mit chronischer Instabilität nach Halswirbelsäulenverletzungen reicht von 17 bis 42%.

Die Analyse der Röntgenübersichtsaufnahmen gibt bereits wichtige Hinweise auf eine vorliegende Instabilität. Die verschiedenen röntgenologischen Zeichen sind:
- fächerförmiges Aufspreizen der hinteren Dornfortsätze mit oder ohne Flexion
- Verbreiterung des intervertebralen Raumes im Vergleich zu den angrenzenden Bandscheibenräumen
- horizontale Verschiebung der Wirbelkörpervorderkanten um mehr als 3,5 mm gegeneinander
- Winkelbildung von mehr als 11° zu den beiden angrenzenden Wirbelkörpern
- Luxation der Facettengelenke, besonders im Zusammenhang mit Trümmerbrüchen der Facettengelenke
- Zeichen der schweren Verletzung mit multiplen Brüchen auf einer Segmenthöhe, so daß von einer Ruptur der stabilisierenden Strukturen ausgegangen werden kann.

## 1.11.2 Zerrung der Halswirbelsäule

Schleuderverletzungen der Halswirbelsäule entstehen durch rasch aufeinanderfolgende gegenläufige Bewegungen. Diese treten vorwiegend bei Auffahrunfällen auf.

Die initiale klinische und röntgenologische Untersuchung sowie adäquate Therapie bestimmen die Prognose dieser Verletzung. Das Hauptaugenmerk muß sich in der Primärphase auf die richtige Einschätzung der Verletzungsschwere richten. Gerade bei der Schleuderverletzung der Halswirbelsäule mit morphologisch oder funktionell kaum faßbaren Störungen können sich chronische Schmerzzustände mit erheblichen negativen Auswirkungen auf die psychische und soziale Situation des Verletzten entwickeln.

*Unfallmechanismen*

Ein alleiniger Heckaufprall resultiert in einer Hyperextensionsbewegung des Kopfes mit maximaler Reklination vor allem in den Kopfgelenken. Diese führt zur Überdehnung, seltener zur Zerreißung, der ventral liegenden Weichteilstrukturen. Im Rahmen der Hyperextension kommt es zur Kompression der Gelenk- und Dornfortsätze. Im Spinalkanal kann das Myelon eingeklemmt werden.

Die Hyperflexion, die bei einem Frontalaufprall ausgelöst wird, führt eher zu Zerreißungen der dorsalen Weichteilstrukturen.

Mit Frakturen und isolierten diskoligamentären Instabilitäten muß nach reinen Schleuderverletzungen ohne Kopfanprall (non-contact injury) in 2% bis 5% der Fälle gerechnet werden. Bei sehr abrupt auftretender Gewalteinwirkung ist sogar die Zerreißung des Ligamentum transversum sowie der Ligamenta alaria möglich.

Besonders ungünstig wirkt sich ein rotatorischer Impuls aus. Dieser kann bei flektiertem Kopf zu Einrissen in den Anheftungen der Bandscheiben an den Grund- und Deckplatten der Wirbelkörper führen. Ein derartiger Rotationsimpuls kann auch bei seitlichem Anprall oder bei seitwärts geneigter Kopfhaltung im Augenblick des Heckanpralls einwirken.

Kopfstützen schließen eine schwerwiegende Hyperextensionsverletzung nicht aus. Bei zu großer Distanz zum Hinterhaupt können sie die ultraschnell einsetzende initiale Beschleunigung des Kopfes nicht abfangen. Zu tief eingestellte Stützen können sogar als Hypomochlion wirken und die Knickung in Höhe der unteren HWS bei Hyperextension verstärken.

Der entstandene Schaden am Fahrzeug erlaubt ebenfalls nur in sehr eingeschränktem Maße einen Rückschluß auf die Gewalteinwirkung und auf die Verletzungsschwere. Jedes Fahrzeugmodell hat unterschiedliche Konstruktionsmerkmale, die bei einem Heckaufprall oder einem Frontalzusammenstoß bei gleicher Energie zu sehr unterschiedlichen Beschädigungen führen.

*Klinik*

Die Verletzten suchen meist innerhalb der ersten 72 Stunden nach dem Unfall den Arzt auf. Ein initial beschwerdefreies Intervall spricht nicht gegen eine Verletzung der Halswirbelsäule.

Nahezu alle Patienten klagen über Nacken- und Kopfschmerzen. Ferner werden Bewegungseinschränkungen vor allem bei Kopfdrehung angegeben. In unterschiedlichem Ausmaße wird aber auch über Übelkeit, Brechreiz, Schwindel oder Mißempfindungen bis hin zum Kribbeln in beiden Armen berichtet (Tab. 10-11).

Bei der Inspektion fallen zumeist eine Schonhaltung des Kopfes und das Fehlen natürlicher Mitbewegungen bei Blickrichtungsänderungen auf. Bei der klinischen Untersuchung dominiert in der Regel ein Druckschmerz im Bereich der Kopfgelenke sowie ein Hartspann der Nackenmuskulatur. Die Drehbeweglichkeit des Kopfes ist schmerzhaft eingeschränkt oder aufgehoben. Weiterführende klinische Untersuchungen sind in der Primärphase oft unmöglich, da die starken Schmerzen des Verletzten eine manuelle Untersuchung der Halswirbelsäule nicht zulassen. Daher empfiehlt es sich, die klinische Untersuchung nach Abklingen der initialen Schmerzsymptomatik, die nach etwa einer Woche zu erwarten ist, durch den gleichen Arzt wiederholen zu lassen. Eine sofortige orientierende neurologische Untersuchung muß nervale Ausfälle erfassen, da pathologische Befunde die weitere Diagnostik und das Vorgehen entscheidend beeinflussen.

*Diagnostik*

Die radiologische Diagnostik kann sich zunächst auf Übersichtsaufnahmen der Halswirbelsäule mit korrekter Darstellung des zervikothoralen Überganges und der Kopfgelenke beschränken. Zu achten ist auf Frakturen und vor allem auf Luxationen und Subluxationen als Ausdruck diskoligamentärer Verletzungen, die mit erheblichen segmentalen Instabilitäten einhergehen können. Eine isolierte Aufhebung der physiologischen Lordose – die sogenannte Steilstellung der HWS – kann besonders

*Tabelle 10–11:* Initiale Beschwerden nach Non-Contact-Verletzungen der HWS.

| | |
|---|---|
| Nackenschmerzen | 90–100 % |
| Kopfschmerzen | 70 % |
| Kribbelparästhesien | 50 % |
| Sehstörungen | 45 % |
| Ohrenrauschen | 45 % |
| Benommenheit, Bewußtlosigkeit | 15–40 % |
| Übelkeit, Erbrechen | 15–20 % |

bei jungen Patienten nicht als pathologischer Befund gewertet werden. Funktionsaufnahmen – auch wenn der Untersucher den Kopf führt – werden in der Frühphase wegen des starken Muskeltonus diskrete diskoligamentäre Instabilitäten nicht aufdecken. Diese Aufnahmen sind nach Abklingen der Schmerzsymptomatik aussagekräftiger. Besonders geachtet werden muß auf eine Instabilität in den Segmenten der Kopfgelenke, wo eine atlantoaxiale Instabilität nach einer Zerreißung des Ligamentum transversum übersehen werden kann. Eine Ventralverschiebung der Wirbelkörper um 1–3 mm mit Kyphose von weniger als 15° ist für sich allein nicht als Instabilität oder Subluxation zu interpretieren. Besonders bei vorbestehenden degenerativ bedingten Einschränkungen der Bewegung in einem Segment wird nicht selten eine kompensatorische Hypermobilität der benachbarten Segmente gesehen.

Eine weiterführende Diagnostik am Unfalltag ist bei neurologischen Befunden notwendig. Neben Schrägaufnahmen in 15°, die die kleinen Wirbelgelenke darstellen und Schrägaufnahmen in 30°, die die Zwischenwirbellöcher erfassen, hat die Kernspintomographie die größte Sensitivität und Spezifität. Insbesondere können akute Bandscheibenvorfälle oder Einblutungen in das Rückenmark erfaßt werden. Die Computertomographie erweist sich hier als weniger aussagekräftig. Diese weiterführende Diagnostik ist auch indiziert, wenn nach zwei bis vier Wochen eine Besserung der klinischen Symptomatik und der Beschwerden ausbleibt.

*Therapie*

Wir führen als initiale Therapie eine Ruhigstellung der Halswirbelsäule in einer Krawatte mit Kinnstütze durch. Die begleitende analgetische Medikation lindert die akuten Beschwerden. Wir bevorzugen Analgetika mit muskelentspannender

Wirkung und nichtsteroidale Antiphlogistika. Die Applikation von Eis kann in der Frühphase ebenfalls zur Schmerzlinderung beitragen. Sofern keine Frakturen oder operationspflichtigen diskoligamentären Instabilitäten vorliegen, verordnen wir neben Fangoanwendungen und Traktion nach wenigen Wochen auch isometrische Übungen. Gleichzeitig wird der Stützverband abtrainiert (Intervalltherapie). Tagsüber wird zunehmend die Krawatte entfernt. Allerdings wird sie nachts stets getragen, da im Schlaf mit unwillkürlichen heftigen Bewegungen gerechnet werden kann.

Massagen sind in der Frühphase kontraindiziert, da die ohnehin traumatisierten Weichteile durch die zusätzliche Manipulation geschädigt werden. Dagegen kann von Wärmeanwendungen und Fango oder physikalischen Anwendungen (z.B. Nemectrodyn) eine Schmerzlinderung und Entspannung der Muskulatur erwartet werden. Eine Schmerzpunktinfiltration mit langwirkenden Lokalanästhetika kann ebenfalls zur Schmerzreduktion beitragen.

Nach vier bis acht Wochen werden Lockerungsmassagen oft als angenehm empfunden.

*Prognose*

Grundsätzlich ist die Prognose günstig. Die Beschwerden der Verletzten klingen nach sechs bis zehn Wochen ab, so daß je nach individueller Tätigkeit die Arbeit auch innerhalb dieses Zeitraumes wieder aufgenommen werden kann.

Dennoch werden 10–15% der Patienten nicht beschwerdefrei. Protrahierte Verläufe von bis zu mehreren Jahren sind nicht selten (Tab. 10-12). Diese Gruppe stellt jedes betreuende Ärzteteam vor besondere Schwierigkeiten, da neben den somatischen Unfallfolgen Rentenbegehren, psychosomatische und soziale Fehlentwicklungen das subjektive Beschwerdebild prägen können.

Diese Erkenntnisse zwingen zu dem Versuch, die geklagten Beschwerden zu objektivieren. So sind röntgenologische Verlaufskontrollen indiziert. Bei rascher Ausbildung von Bandscheibenverschmälerungen oder Exophyten in einem zum Zeitpunkt des Unfalls gesunden Segment ist eine abgelaufene segmentale Verletzung anzunehmen.

Vorbestehende degenerative Veränderungen lassen bereits in der Frühphase einen lang andauernden Verlauf erwarten. Unmittelbar nach dem Un-

*Tabelle 10–12:* Häufigkeit der Symptome und Befunde nach protrahiertem Heilungsverlauf bei Zerrung der Halswirbelsäule.

| | |
|---|---|
| Nackenschmerzen | 40–77% |
| Kopfschmerzen | 73% |
| Bewegungseinschränkungen | 70% |
| Schwindel | 39% |
| Koordinationsstörungen | 20% (davon 25% objektivierbar!) |
| Nystagmus | 8% |
| unisegmentale Degeneration | |
| nach 2,5 Jahren | 39% |
| nach 10,5 Jahren | 7% |

fall auftretende sensible Störungen im Sinne von Parästhesien und Taubheit in den Armen und der Schulterregion beeinflussen den Heilungsverlauf ebenfalls ungünstig. Bei etwa 80% dieser Patienten muß sogar mit einem chronischen Krankheitsverlauf gerechnet werden. Patienten mit einer initialen spastischen Nackenmuskulatur werden zu etwa 90% innerhalb von zwei Jahren nicht beschwerdefrei. Die Behandlung dieser Patienten ist extrem schwierig und häufig für Arzt und Patienten unbefriedigend.

Eine operative Therapie ist nur bei sicher nachgewiesenen segmentalen Instabilitäten, Bandscheibenvorfällen und Kompressionssyndromen des Rückenmarkes oder Einengungen von Nervenwurzeln indiziert. In allen anderen Fällen bleibt aber lediglich eine symptomorientierte Krankengymnastik und physikalische Therapie sowie eine medikamentöse Begleitbehandlung unter neurologischer und psychiatrisch-psychologischer Führung, die die individuelle soziale und psychische Situation der betroffenen Patienten berücksichtigen muß.

### 1.11.3 Atlanto-okzipitale Luxation

Diese schwere Verletzung wird in der Regel nicht überlebt. Es handelt sich um die häufigste Verletzung der Halswirbelsäule bei letalen Verkehrsunfällen.

Immer müssen weitere Verletzungen im Bereich der unteren Halswirbelsäule ausgeschlossen werden, da diese häufig als Begleitverletzungen auftreten.

Die Primärbehandlung dieser Verletzung besteht in der Wiedereinrichtung durch sanften Zug (über den Halo-Ring oder die Crutchfield-Zange). Anschließend können entweder eine Halo-Fixation oder eine dorsale Fusion vom Hinterhaupt bis C 3 durchgeführt werden.

Postoperativ verordnen wir eine Zervikalstütze für 12 Wochen. Ab dem 2. postoperativen Tag kann der Patient mobilisiert werden.

### 1.11.4 Frakturen der Hinterhauptkondylen

Brüche der Hinterhauptkondylen entstehen durch Kompression, Ausrisse werden durch Rotationsverletzungen verursacht. Die Patienten klagen über Schmerzen bei Bewegung des Kopfes. Eine Schiefhaltung des Kopfes kann auftreten.

Die Diagnose ist auf den Röntgennativaufnahmen nur schwer zu Stellen. Konventionelle Schichtaufnahmen oder CT-Aufnahmen sind zur Beurteilung dieser Verletzungen notwendig.

Es werden drei verschiedene Frakturtypen unterschieden: Typ I ist eine Kompressionsfraktur der Kondylen, Typ II entspricht einer Kondylenfraktur mit begleitenden Schädelbasisbruch und Typ III entspricht einer Ausrißverletzung der Kondyle durch ein Rotationstrauma. Typ-I- und Typ-II-Verletzungen sind stabil. Diese Brüche heilen unter zwölfwöchiger Ruhigstellung mit einer Zervikalstütze.

Typ-III-Verletzungen führen zur Inkongruenz der Gelenkfläche. Diese Frakturen werden am besten durch Halo-Fixation bis zur knöchernen Heilung immobilisiert.

### 1.11.5. Atlasbrüche (Tab. 10-13)

25 % aller Verletzungen des atlanto-axialen Komplexes betreffen den ersten Halswirbel.

Atlasbogenbrüche entstehen durch vertikale Krafteinleitung. Die lateralen Gelenkmassive des Axis dienen dabei als Hypomochlion. Durch die axiale Krafteinleitung wird der Atlas fest auf dem Axis verankert. Bei Einwirken einer zusätzlichen Hyperextensionskomponente kommt es zur Annäherung des Hinterhaupts an den hinteren Bogen. Dieser bricht dann im Bereich der physiologischen Schwachstelle direkt hinter der Massa lateralis ab (Abb. 10-9). Entsprechend kommt es zum Bruch des vorderen Bogens bei Einwirken einer Hyperflexionskomponente.

Als Symptome treten Kopfschmerzen, okzipitale Beschwerden und in die Arme ausstrahlende Schmerzen auf. Die Diagnose kann durch seitliche Röntgenaufnahmen gestellt werden. Bei diagnostischen Unklarheiten führen wir zusätzlich seitliche Schichtaufnahmen durch.

In extrem seltenen Fällen kann es zur Mitverletzung der Arteria vertebralis kommen. Diese Verletzung führt zur basilären Minderperfusion.

*Tabelle 10-13:* Einteilung der Atlasbogenbrüche entsprechend dem posttraumatischen Instabilitätsgrad.

| Frakturtyp | Behandlung |
|---|---|
| 1. Stabile Frakturen | |
| a) vorderer Bogenbruch (uni/bilateral) | |
| b) hinterer Bogenbruch (uni/bilateral) | Zervikalstütze |
| c) Abbruch des Processus transversus | |
| d) Fraktur der Massa lateralis | |
| e) vorderer und hinterer Bogenbruch ohne Dislokation (Lig. transversum intakt) | Halo-Fixation |
| 2. Instabile Frakturen | |
| a) Abbruch der Massa lateralis (comminuted fracture) | Halo-Traktion oder temporäre bzw. permanente C1/C2-Arthrodese |
| b) Berstungsbruch (Jefferson-Bruch: 3- oder 4-Fragmentbruch) mit Ruptur des Lig. transversum | |

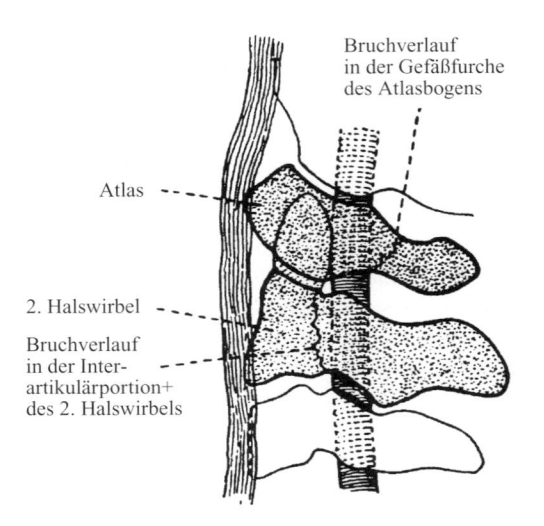

*Abbildung 10-9:* Bruch des hinteren Atlasbogens durch Hyperextension bei gleichzeitiger axialer Kompression. Stabiler Bruchtyp.

Da es sich bei den isolierten vorderen und hinteren Bogenbrüchen um stabile Verletzungen handelt, können diese Frakturen durch Anlegen einer Zervikalstütze behandelt werden. Diese Zervikalstütze sollte zwölf Wochen getragen werden.

Bei stärkerer axialer Krafteinwirkung kommt es zum vorderen und hinteren Bogenbruch. Bleibt dabei das Lig. transversum intakt, tritt keine Dislokation auf. Diese Verletzungen sind zwar auch als stabil zu betrachten, es können jedoch sekundär durch Rotationsmomente Dislokationen auftreten. Aus diesem Grunde legen wir bei vorderen und hinteren Bogenbrüchen ohne Dislokation einen Halo-Fixateur an. Dieser sollte sechs Wochen belassen werden. Anschließend sollte für vier weitere Wochen die Zervikalstütze getragen werden.

Axiale Rasanztraumen führen zu Atlasbogenberstungsbrüchen (Jefferson-Frakturen). Neben dem vorderen und hinteren Bogenbruch rupturiert dabei auch das Lig. transversum, so daß es zur Dislokation der Massae laterales kommt. Diese Seitwärtsverschiebung der Massae laterales läßt sich am besten in a.p.-Zielaufnahmen der oberen Halswirbelsäule darstellen. Beträgt die Lateralverschiebung mehr als 7 mm, so ist immer von der Ruptur des Lig. transversum atlantis auszugehen.

Die klassische Jefferson-Fraktur, also die Sprengung des Atlasbogens in vier Teile, ist selten. Meistens handelt es sich um zwei- oder dreiteilige Atlasbogenbrüche. Die dabei auftretenden Sprengungen des Bogens können einseitig oder gekreuzt auftreten.

Trümmerbrüche der Massa lateralis sind nur im Computertomogramm ausreichend zu beurteilen. Häufig wird bei diesen Verletzungen auch das Lig. transversum osteochondral ausgesprengt. Diese Verletzungen sind als hochgradig instabil zu betrachten und benötigen eine sichere Immobilisation.

Abbrüche der Processus transversi sind extrem selten und entstehen durch asymmetrische axiale Kräfte. Die Therapie besteht in der Anlage einer Zervikalstütze für sechs bis acht Wochen.

### 1.11.6 Verletzungen des Ligamentum transversum atlantis

Das Lig. transversum gewährleistet die anteriore Stabilität des Atlasbogens über dem zweiten Halswirbelkörper. Das Ligament ist beidseits in den Tuberkeln der Massae lateralis verankert. Auf der Rückfläche des Dens liegt das Ligament in einer Vertiefung.

Durch den Sturz auf den Hinterkopf kann es insbesondere bei älteren Patienten zur Ruptur des Ligamentum transversum ohne knöcherne Begleitverletzungen kommen. Selten treten dabei Rupturen im Ligamentum selten auf. Meistens handelt es sich um osteochondrale Ausrißverletzungen.

Röntgenaufnahmen unter Vor- und Rückbeugung sind das wichtigste diagnostische Hilfsmittel. Die Diagnose einer Ruptur des Lig. transversum wird immer dann gestellt, wenn auf den seitlichen Schichtaufnahmen die Distanz zwischen vorderem Atlasbogen und Dens mehr als 5 mm beträgt. Verschiebungen um mehr als 10 mm zeigen an, daß nicht nur das Lig. transversum, sondern auch andere stabilisierende Ligamente rupturiert sind. Auf den a.p.-Aufnahmen ist bisweilen zwischen Dens und den Massae lateralis das osteochondrale Fragment sichtbar. Dieses kommt besonders gut in den CT-Aufnahmen zur Darstellung.

Alle Patienten, die eine Ruptur des Lig. transversum erleiden, müssen operativ versorgt wer-

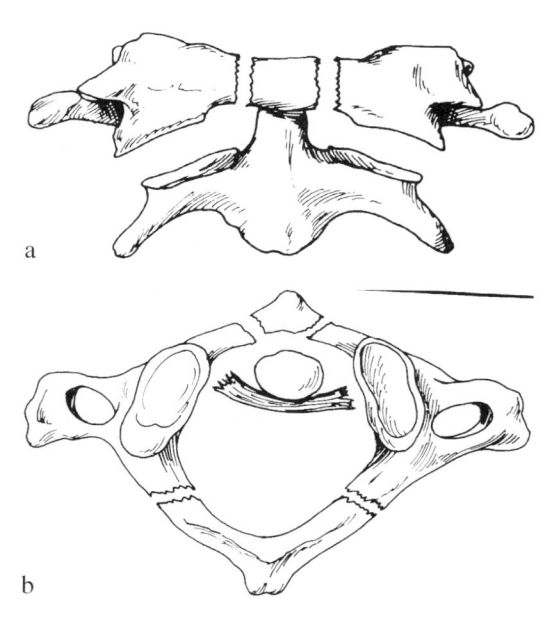

*Abbildung 10-10:* Atlasbogenberstungsbruch mit Verlagerung der Massae laterales. Ruptur des Lig. transversum. Instabiler Bruchtyp. a. Ansicht von vorne. b. Ansicht von oben.

den. Es gibt keine konservative Methode, die in der Lage ist, eine dauerhafte Stabilität zwischen C 1 und C 2 wiederherzustellen. Das Ziel des chirurgischen Eingriffs besteht zunächst in der Reposition und dann in der dauerhaften Verhinderung einer erneuten anterioren Dislokation. Der häufigste chirurgische Eingriff besteht in der hinteren Fusion. Die hintere Stabilisierung ist besonders gut geeignet, um Flexionskräfte zu neutralisieren.

Osteochondrale Ligamentausrisse sind häufig assoziiert mit einfachen hinteren Bogenbrüchen, Absprengungen der Massae laterales und Atlasbogenberstungsbrüchen. Bei diesen Verletzungstypen ist eine transartikuläre Verschraubung nach Magerl die Therapie der Wahl. Postoperativ wird der Hals in einer Zervikalstütze für sechs bis acht Wochen ruhiggestellt.

### 1.11.7 Verletzungen des zweiten Halswirbelkörpers

75 % bis 80 % aller Verletzungen des atlanto-axialen Komplexes betreffen den zweiten Halswirbelkörper. Zu etwa gleichen Teilen handelt es sich dabei um Dens-Verletzungen und Ringbrüche. Sehr selten kommen isolierte HWK-2-Körperbrüche vor.

*HWK-2-Körperbruch*
Häufig sind diese Verletzungen mit Brüchen langer Röhrenknochen assoziiert. Häufig liegen auch gleichzeitig schwere Thoraxtraumen vor.

Neurologische Ausfälle sind meistens nur vorübergehender Natur, es sei denn es kommt zur Verletzung der Vertebralarterie.

Stabile, wenig dislozierte Brüche werden in der Zervikalstütze konservativ behandelt. Die Ruhigstellungszeit beträgt sechs bis acht Wochen. Bei den initial stark verschobenen instabilen Axisbrüchen läßt sich durch Halo-Traktion in Extension der korrekte Winkel wiederherstellen. Dazu ist eine vier- bis 14tägige Traktion notwendig. Anschließend können diese Brüche mit der Halo-Fixation ausbehandelt werden. Die Ruhigstellungszeit beträgt acht bis zwölf Wochen.

*Densfrakturen*
7 % bis 14 % aller Halswirbelsäulenfrakturen betreffen den Dens. Häufig sind Begleitverletzungen wie z. B. Halswirbelsäulenbrüche an anderer Stelle, Schädelbrüche, Kieferbrüche, Verletzungen der langen Röhrenknochen und andere Stammverletzungen.

Densbrüche bei älteren Patienten dislozieren häufig nach hinten. Sie entstehen durch einfache Stürze. Die anatomischen Gegebenheiten haben einen entscheidenden Einfluß auf die Behandlung und Heilung der Densfrakturen.

Der Dens liegt praktisch komplett intraartikulär. Die Ligamenta alaria sind so stramm gespannt, daß sie die Tendenz haben den Dens aus der Frakturbasis zu ziehen. Der Dens artikuliert ventral mit dem vorderen Bogen des Atlas, dorsal mit dem Lig. transversum. Verletzungen des Dens oberhalb oder in Höhe der akzessorischen Ligamente führen daher dazu, daß die ausgerissenen Bruchstücke in synovialen Höhlen flottieren. Dem Dens fehlt die periostale Blutversorgung, so daß Frakturen endostal heilen müssen.

Die atlanto-axialen Gelenkverbindungen stehen horizontal und weisen eine Sattelform auf, so daß sie wenig zur ventralen und dorsalen Stabilität beitragen. Der Bruch des Dens kann daher zu einer erheblichen Instabilität führen.

Klinisch finden sich bei Dens-Brüchen sofort auftretende ausgeprägte Schmerzen im Bereich der oberen Halswirbelsäule mit Muskelverhärtungen. Die Beschwerden werden durch leichteste Bewegungen verstärkt. Neurologische Ausfallerscheinungen treten in 20–25 % der Fälle auf. Diese reichen von hoher Querschnittlähmung bis zu Verletzungen der segmentalen Nerven. Bei einem Drittel aller Atlasringberstungsbrüche kommt es zusätzlich zu einem Abbruch des Dens.

Die konventionellen Röntgenaufnahmen durch den geöffneten Mund sind in aller Regel ausreichend zur Darstellung dieser Verletzung. Bei diagnostischen Schwierigkeiten empfehlen wir konventionelle Schichtaufnahmen in zwei Richtungen. Diese Schichtaufnahmen sind konventionellen CT-Aufnahmen überlegen. Zur Festlegung des Instabilitätsgrades dienen Röntgenaufnahmen unter Beugung und Streckung der Halswirbelsäule. Differentialdiagnostisch ist ein Os odontoideum auszuschließen.

Die Brüche entstehen durch die Ventralverlagerung des Lig. transversum unter Flexion. Dieser Mechanismus ist für 80 % der Densbrüche verantwortlich. Bei den restlichen 20 % der Brüche handelt es sich um Hyperextensionsverletzungen. Dabei wird der hintere Anteil des vorderen Atlasbogens auf den Dens gepreßt.

Die Einteilung der Densbrüche erfolgt gemäß Anderson und D'Alonzo entsprechend der Frakturhöhe in drei Typen (Abb. 10-11): Bei der *Typ-I-Verletzung* handelt es sich um einen knöchernen Bänderausriß. Diese Verletzung ist selten. Instabilität ist nicht gegeben. Das Lig. transversum bleibt intakt. Dieser Bruch hat unter konservativer Behandlung mit einer Zervikalstütze eine sehr gute Prognose.

Bei der *Typ-II-Verletzung* verläuft die Frakturlinie durch die Basis des Dens. Es handelt sich um die häufigste Frakturlokalisation bei Densbrüchen. Die Frakturlinie läuft durch den Anheftungsbereich zusätzlicher Ligamente, so daß eine exzessive Instabilität resultiert. Durch den Bruch verliert der Dens die Blutversorgung. Es bleibt ein harter kortikaler Knochen mit kleiner Auflagefläche zurück. In bis zu 80 % treten Pseudarthrosen auf. Diese sind bei Patienten jenseits des 40. Lebensjahres am wahrscheinlichsten. Bei den Typ-II-Verletzungen im Kindesalter handelt es sich um Epiphysenverletzungen. Diese heilen durch schonende Einrichtung und Immobilisation. Kallusbildung tritt etwa zwei Wochen nach der Verletzung auf. Pseudarthrosenbildungen sind im Kindesalter selten.

*Typ-III-Verletzungen* verlaufen unterhalb der Basis des Dens durch den Körper des zweiten Halswirbels. Da dabei spongiöser Knochen eröffnet wird, heilen diese Frakturen besonders gut. Obwohl durch Rotationsmomente Verschiebungen auftreten können, heilen die Typ-III-Verletzungen nach Reposition und externer Immobilisation knöchern aus.

Die äußere Ruhigstellung erfolgt in der Regel mit einem Halo-Fixateur. Nur bei Rotationsfehlstellungen ist zunächst eine Halo-Traktion bis zur Einrichtung nötig. Die gesamte Ruhigstellungszeit beträgt drei bis vier Monate.

Aufgrund der hohen Pseudarthrosenrate der Typ-II-Verletzungen sollte ein konservativer Behandlungsversuch mit externer Immobilisation nur bei nicht verschobenen Frakturen erfolgen. In diesen Fällen legen wir einen Halo-Fixateur für drei bis vier Monate an. Zeigen die Röntgenverlaufskontrollen eine Dislokation, so stellen wir die Indikation zur sekundären operativen Versorgung.

Bei primär verschobenen Typ-II-Verletzungen ist immer die Indikation zum operativen Vorgehen gegeben. Auch nicht verschobene Typ-II-Verletzungen werden primär operativ stabilisiert, wenn es sich um Patienten handelt, die älter als 40 Jahre sind. Ferner ist die Indikation zum operativen Vorgehen gegeben, wenn weitere Verletzungen operative Eingriffe an anderen Stellen des Körpers notwendig machen.

Die früher geübte Fusion von dorsal in der Technik nach Gallie oder Brooks hat den Nachteil, daß die Beweglichkeit zwischen C 1 und C 2 aufgehoben wird. Daher bevorzugen wir die anteriore Schraubenosteosynthese nach Böhler.

Dens-Pseudarthrosen werden dagegen durch die dorsale atlanto-axiale Spondylodese nach Gallie oder Brooks oder die transartikuläre dorsale Verschraubung nach Magerl versorgt.

## HWK-2-Bogenbrüche (traumatische Spondylolisthesis des Axis, hangman's fracture)

In etwa der Hälfte der Fälle der Axisfrakturen handelt es sich um Bogenbrüche. Dieser im anglo-amerikanischen Sprachgebiet auch als «hang-

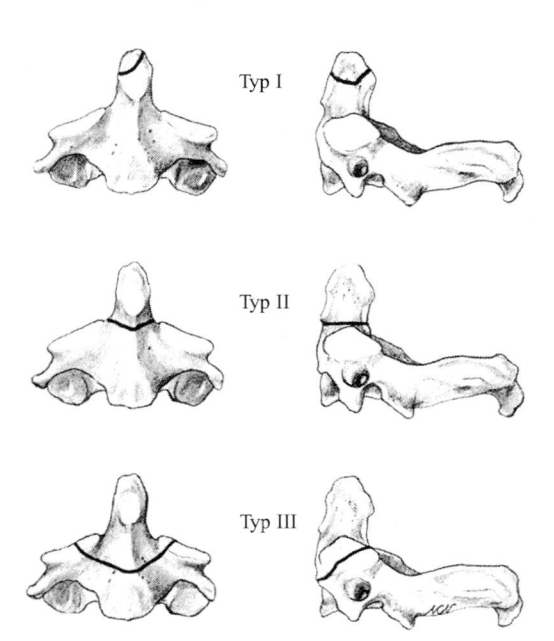

*Abbildung 10-11:* Einteilung der Densfrakturen nach Anderson und D'Alonzo in die Typen I–III.

man's fracture» bezeichnete Bruch des 2. Halswirbels weist drei Besonderheiten auf:
- In über zwei Drittel der Fälle liegen Begleitverletzungen vor. Am häufigsten handelt es sich um Kopfverletzungen und HWS-Verletzungen in anderen Etagen.
- Es finden sich kaum neurologische Ausfallerscheinungen (6,5 %).
- Es treten kaum Pseudarthrosen auf (5,5 %).

Weitere Frakturen im Bereich der HWS werden bei mehr als einem Drittel der Patienten beobachtet. Hauptsächlich handelt es sich um Verletzungen der oberen HWS (Bogenbrüche von C 1 und C 3, ventrale Ausrißverletzungen C 2/C 3). Bei HWS-Verletzungen in anderen Etagen handelt es sich meist um Kompressionsbrüche.

Axisbogenbrüche entstehen durch forcierte Hyperextension. Als zusätzliche Komponente kommt die Distraktion hinzu, beispielsweise beim Erhängen. Dadurch bricht nicht nur der Bogen des zweiten Halswirbelkörpers ab, sondern es kommt auch zur Ruptur des Anulus fibrosus und damit zur Dislokation zwischen C 2 und C 3. Die dorsalen Strukturen kommen unter Kompression, bleiben jedoch stabil. Die bei Erhängten typische Distraktion fehlt bei Verkehrsunfällen und Tauchunfällen. Bei diesen Verletzungen tritt zusätzlich eine axiale Kompression auf. Gleichzeitig finden wir bei diesen Verletzungen Rotationsbiegemomente. Axisbogenbrüche werden also durch zwei Komponenten verursacht: durch die Hyperextension und entweder durch Distraktion oder durch Kompression.

Die meisten Axisbogenbrüche können konservativ behandelt werden. Das Behandlungsregime hängt im wesentlichen von den zusätzlichen Verletzungen ab (Tab. 10-14).

Das Behandlungsregime richtet sich nach:
- Stabilität
- neurologischem Status
- Verletzung der Facetten
- posttraumatischer Stellung
- Stabilität.

Bei Zerstörung der hinteren Elemente durch die traumatische Spondylolyse hängt die Stabilität von der Integrität der vorderen Elemente ab. Diese bestehen im wesentlichen aus dem vorderen Längsband und der Bandscheibe zwischen HWK 2 und HWK 3.

Diese Frakturen sind üblicherweise nicht belastet durch neurologische Ausfälle. Treten diese dennoch auf, sollte über die Kernspintomographie die Lokalisation der Verletzung dokumentiert werden. Finden sich Raumforderungen im Spinalkanal, so muß die Ursache beseitigt werden. Erst dann sind rekonstruktive Maßnahmen angezeigt. Ergibt sich kein Hinweis auf eine Spinalkanalstenose, sollte die Halswirbelsäule unter leichte Traktion genommen werden. Nach Rückgang der neu-

*Tabelle 10-14:* Behandlungsregime der HWK-2-Bogenbrüche in Abhängigkeit vom Verletzungsmuster. [nach Effendi]

| Typ | Läsion | Behandlung |
|---|---|---|
| I | vorderes Längsband und Bandscheibe C 2/3 intakt | Zervikalstütze für 4–6 Wochen |
| II | vorderes Längsband und Bandscheibe zerrissen | Halo-Fixation für 12 Wochen (ggf. initiale Halo-Traktion) |
| III | vorderes Längsband und Bandscheibe rupturiert Luxation und Verhakung im Facettengelenk | offene dorsale Reposition und Fusion; Halo-Fixation für 12 Wochen |
| II u. III mit neurologischen Ausfällen | wie bei Typ II und III zusätzlich Einsprengung von Bandscheibenmaterial in den Spinalkanal | Präop. MRI; Spinalkanalausräumung, dann weiter wie Typ II und III |

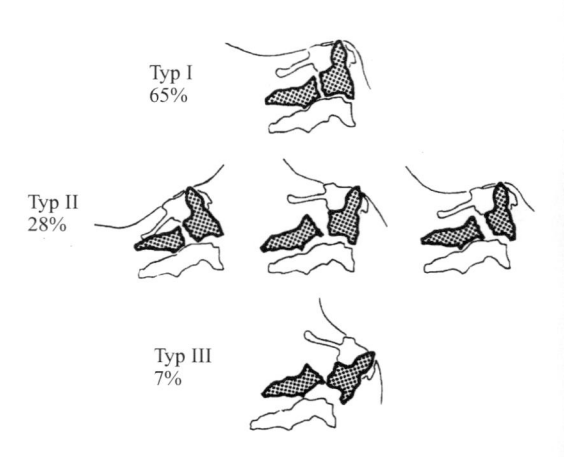

*Abbildung 10-12:* Einteilung der HWK-2-Bogenbrüche nach Effendi. Typ I stabil, Typ II instabil, Typ III verhakte Luxation.

rologischen Störungen ist dann in Abhängigkeit der Stabilität die weitere Behandlung zu planen.

Die bekannteste Einteilung der HWK 2-Bogenbrüche stammt von Effendi (Abb. 10-12). Das Einteilungskriterium war der Verletzungsmechanismus. Typ I entspricht dem nicht verschobenen Bogenbruch. Bandscheibe und vorderes Längsband sind intakt. Es handelt sich mit 65 % um den häufigsten Frakturtyp. Bei den Typ-II-Verletzungen kommt es zur Verlagerung der vorderen Anteile des Axis. Vorderes Längsband und Bandscheibe C 2/C 3 sind rupturiert. Diese Verletzung wird in 28 % der Fälle beobachtet. Bei den Typ-III-Verletzungen sind die anterioren Anteile des Axis wiederum verlagert. Zusätzlich sind die kleinen Wirbelgelenke zwischen C 2 und C 3 entkoppelt, die Facetten sind ein- oder beidseitig verhakt. Dieser Verletzungstyp ist mit 7 % recht selten.

Bei der stabilen Typ-I-Verletzung nach Effendi sind Bandscheibe C 2/C 3 und vorderes Längsband intakt. Die Fraktur heilt unter sechs- bis achtwöchiger Ruhigstellung mit einer Zervikalstütze aus.

Bei der Typ-II-Verletzung sind vorderes Längsband und die Bandscheibe zwischen C 2 und C 3 rupturiert. Diese Brüche werden zunächst unter Halo-Traktion gebracht, nach Reposition erfolgt die Ausbehandlung durch zwölfwöchige Ruhigstellung mit Halo-Fixation.

Bei der seltenen Typ-III-Verletzung handelt es sich um eine Dislokation der ventralen Anteile des Axis sowie um eine Luxation der Facettengelenke mit hinterer Verhakung. Da bei geschlossener Reposition Bandscheibenmaterial in den Spinalkanal gedrängt werden kann, empfehlen wir bei der Typ-III-Verletzung die offene Einrichtung. Über einen dorsalen Zugang können die Verhakungen gelöst werden. Nach dorsaler Fixierung wird die Halswirbelsäule in der Halo-Fixation für zwölf Wochen ruhiggestellt.

Bei neurologischen Ausfällen ist immer die Abklärung des Spinalkanales notwendig. Bandscheibensequester müssen chirurgisch entfernt werden. Anschließend können die Frakturen entsprechend ihrer Zuordnung zu den drei Typen behandelt werden.

### 1.11.8 Atlanto-axiale Instabilität

Die Stabilität im atlanto-axialen Gelenk wird durch das Lig. tansversum, durch die Lig. alaria und durch die Kapselstrukturen der Gelenke gewährleistet. Bezüglich der Instabilität unterscheiden wir die Instabilität in der Sagitalebene (Translation) und die Rotationsinstabilität.

*Beidseitige vordere Luxation*
Versetzungen in der Sagitalebene sind möglich bei dysplastischem Dens, bei Densfrakturen und bei Dehnung oder Ruptur des Lig. transversum. Ursächlich sind Schädel-Hirn-Verletzungen und Zerrungen der Halsweichteile. Affektionen des Lig. transversum entstehen durch rheumatoide Arthritis oder akute und chronische Infektionen.

Die Translation wird sichtbar in streng seitlichen Röntgenaufnahmen, Schichtaufnahmen und CT-Bildern mit Rekonstruktionen. Klinische Instabilität ist gegeben, wenn die Dislokation größer als 3 mm ist.

Die Therapie richtet sich nach der Grundkrankheit. Bleiben nach Ruptur des Lig. transversum die anterioren atlanto-dentalen Ligamente intakt, resultiert eine Atlasbogenkippung, so daß zwischen vorderen Atlasbogen und Dens in der seitlichen Röntgenaufnahme ein V sichtbar wird (V-Zeichen). Es handelt sich in diesem Fall um eine stabile Verletzung, die in der Zervikalstütze ausbehandelt werden kann.

*Bilaterale hintere Luxation*
Diese Verletzung ist extrem selten. Sie tritt nur auf bei Frakturen des Dens, osteolytischer Destruktion des Dens durch Tumoren oder Infektionen, angeborener Aplasie oder Fehlform des Dens sowie Anlage-bedingtem Fehlen des vorderen Atlasbogens sowie Destruktionen des vorderen Atlasbogens.

Bei Fehlen des Dens oder bei Densdestruktionen empfehlen wir die hintere Fusion zwischen C 1 und C 2. Bei Densfrakturen erfolgt vorzugsweise die ventrale Verschraubung. Die hintere Verlagerung sehen wir auch bei rheumatoider Arthritis. Es kann zu Myelopathie kommen. Die Therapie der Wahl besteht in der Verblockung zwischen C 0 und C 2.

*Unilaterale vordere Subluxation*
Es handelt sich um die häufigste Rotationsfehlstellung. Rechtes oder linkes Gelenkmassiv bewegen sich nach vorne, wobei die Rotationsachse in

Höhe der zurückbleibenden Gelenkfacette liegt. Voraussetzung für diese Instabilität sind eine Verletzung des Lig. transversum und eine Verletzung des Gelenkkapsel auf der Seite der Subluxation. Das klinische Bild entspricht dem muskulären Schiefhalses. Die Differentialdiagnose gelingt durch die spezifische Vorgeschichte. Häufig wird die eigentliche Ursache jedoch übersehen.

Hinweisend sind Zielaufnahmen durch den geöffneten Mund mit asymmetrischer Darstellung der Massae laterales. Schichtaufnahmen oder Computertomographie mit Rekonstruktionen sichern die Diagnose.

Gewöhnlich läßt sich die Fehlstellung leicht reponieren. Bei funktioneller Blockierung gelingt die Reposition allerdings nur durch eine mehrtägige Halo-Traktion. Anschließend ist eine Halo-Fixation für zwölf Wochen notwendig. Rezidive können auftreten. Bei länger als zwölf Wochen bestehenden Rotationsfehlstellungen ist die Fusion von C 1/C 2 nach vorheriger Reposition angezeigt. Nach Fusion sollte die Halo-Fixation für sechs Wochen belassen werden.

*Unilaterale hintere Subluxation*
Es handelt sich um den seltensten Typ der Rotationsverletzung. Er tritt auf bei Densfrakturen.

*Vordere und hintere Luxation*
Dieser Zustand entsteht durch vordere Luxation der einen Massa lateralis und hintere Luxation der anderen. Die Rotationsachse liegt im Dens. Bei vollständiger Luxation kommt es zur fixierten Rotationsfehlstellung. Neurologische Ausfallserscheinungen können auftreten.

Das Röntgenbild entspricht der unilateralen hinteren Verrenkung.

Die Behandlung entspricht wiederum der vorderen Verrenkung.

### 1.11.9 Verletzungen der unteren HWS (C 3–C 7)

In der Regel entstehen Verletzungen der unteren Halswirbelsäule durch indirekte Traumen. Flexion, Extension oder Rotation führen zu Kompression oder Distraktion in den verschiedenen Strukturen der Halswirbelsäule (Abb. 10-13).

Während recht selten Verletzungen in Höhe C 3/C 4 beobachtet werden, finden sich 10 % aller Frakturen der unteren Halswirbelsäule im zervikothorakalen Übergangsbereich. Aus diesem Grunde muß dieser Übergangsbereich röntgenologisch immer gut beurteilbar sein.

*Verletzungsschwere und Instabilität*
Es werden sechs Verletzungsmechanismen der unteren Halswirbelsäule unterschieden (Tab. 10-15). Entsprechend der Schwere der Verletzung wird jede Verletzungsgruppe in weitere Stufen unterteilt. Mit jeder Stufe der Klassifikation steigt die Inzidenz der inkompletten und kompletten neurologischen Ausfälle.

Die *Kompressionsflexionsverletzungen* machen 20 % der Schädigungen der unteren Halswirbelsäule aus. Unter zunehmender Kompression kommt es zu einem Höhenverlust im ventralen Anteil des betroffenen Halswirbels. Dies führt zu einer Distraktion im Bereich der hinteren Elemente.

Kompressionsbrüche ohne Frakturen der Facetten oder Subluxationen sind als stabil zu betrachten. Mit zunehmender Destruktion der ventralen und dorsalen Elemente wird die resultierende Verletzung instabil.

Bei den *Distraktionsflexionsverletzungen* sind die knöchernen Strukturen gewöhnlich erhalten, aber aufgrund der diskoligamentären Verletzungen kommt es zur Dislokation im Bereich der hinteren Facetten.

Diese rein diskoligamentären Verletzungen führen zu einer chronischen Instabilität. Die Facettengelenke zeigen eine deutliche Entkopplung. Bei vollständiger Luxation kommt es zur hinteren Verhakung, die unilateral oder bilateral ausfallen kann. Diese Verletzungen treten am häufigsten im Bereich C 6/C 7 auf. Entsprechend dieser Tiefenlokalisation werden sie häufig übersehen.

Nervenwurzelverletzungen treten dabei häufiger als Rückenmarksverletzungen auf. Die Reposition dieser Facettenluxation führt zur neurologischen Erholung. Neurologische Spätschäden sind selten. Diese Verletzungen können in der ersten Woche nach Verletzung unter zunehmender Traktion (bis 20 kg) häufig geschlossen reponiert werden. Läßt sich die Einrichtung jedoch nicht durch Extension erreichen, ist die offene Einrichtung indiziert.

Eine verhakte Facette kann zu einer erheblichen Einschränkung der Rotation führen, verursacht

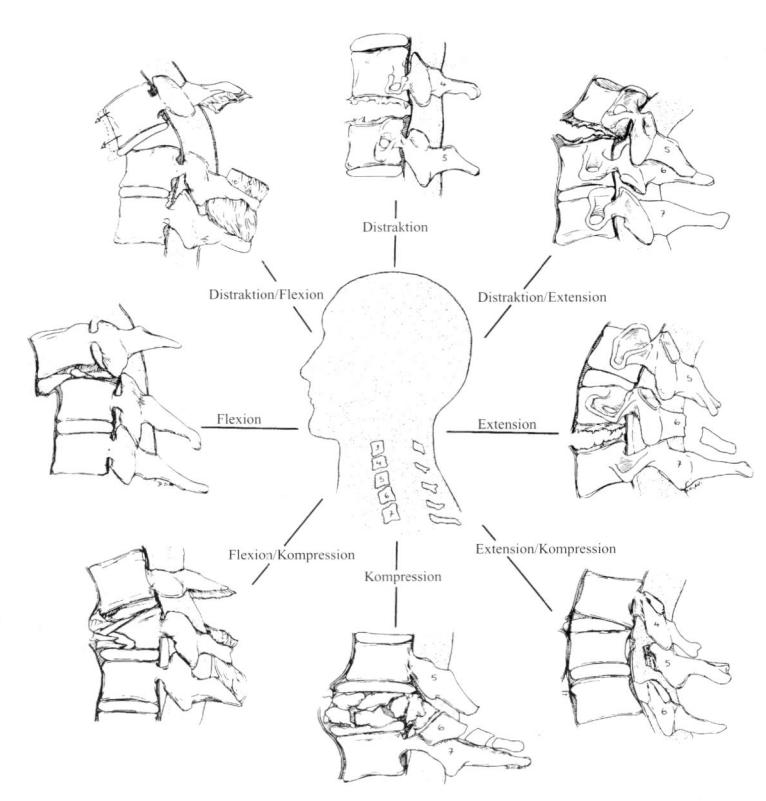

*Abbildung 10-13:* Verletzungsmuster der unteren Halswirbelsäule.

*Tabelle 10-15:* Verletzungsmechanismen der unteren Halswirbelsäule.

1. Kompressionsflexionsverletzungen
2. Distraktionsflexionsverletzungen
3. Kompressionsextensionsverletzungen
4. Distraktionsextensionsverletzungen
5. Laterale Flexionsverletzungen
6. Vertikale Kompressionsverletzungen

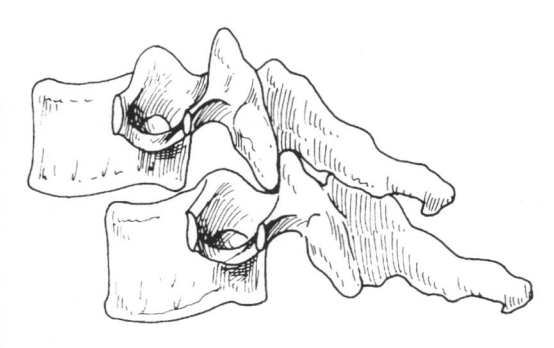

*Abbildung 10-14:* Verhakte Facettenluxation der unteren Halswirbelsäule.

chronische Schmerzen und neurologische Ausfallserscheinungen durch Einengung des Foramen intervertebrale (Abb. 10-14). Hintere Verhakungen, die mehr als 6 Wochen bestehen, lassen sich in aller Regel nicht mehr lösen. Die Facetten sollten in dieser Position belassen werden.

Durch *Kompressionsextensionsverletzungen* kommt es zu einer Fraktur im Bogenbereich des Halswirbels. Diese Verletzungen machen ebenfalls 20 % aller Verletzungen der unteren HWS aus. Das vordere Längsband rupturiert zwischen frakturiertem Wirbel und dem darunterliegenden Wirbel. Die anatomische Verletzungsschwere korreliert nicht mit den neurologischen Ausfällen.

Die *Distraktionsextensionsverletzungen* werden in zwei Schweregrade eingeteilt. Beim Schweregrad 1 kommt es zur Ruptur des vorderen Längsbandes und des Anulus fibrosus oder zu einer Querfraktur des Wirbelkörpers. Radiologisch zeigt sich diese Verletzung als deutliche Aufweitung des intervertebralen Raumes. Beim Schweregrad 2 treten zusätzliche Verletzungen der hinteren Ligamente hinzu. Dadurch kann es zur Translation des Wirbels in den Spinalkanal kommen.

Auch die *lateralen Flexionsverletzungen* werden in zwei Verletzungsschweregrade eingeteilt. Schweregrad 1 tritt als eine asymmetrische unilaterale Kompressionsfraktur des Wirbelkörpers auf. Zusätzlich besteht auf der gleichen Seite ein Wirbelbogenbruch. Beim Schweregrad 2 tritt zusätzlich eine Lateralverschiebung auf, es resultiert eine Luxation in den Facettengelenken.

Die *vertikalen Kompressionsverletzungen* werden auch als Berstungsbrüche bezeichnet. Häufig sind diese Verletzungen von schweren inkompletten oder kompletten neurologischen Ausfällen begleitet.

Diese Einteilung der Verletzungsmechanismen wird ergänzt durch das Konzept der drei Säulen der Halswirbelsäule: Jedes Bewegungssegment der Halswirbelsäule läßt sich in eine vordere, mittlere und hintere Säule unterteilen. Die einzelnen Säulen sind durch anatomische Strukturen definiert, die sowohl Zug- als auch Kompressionskräften widerstehen. Der vorderen Säule sind zuzuordnen der Wirbelkörper und die Zwischenwirbelscheibe. Als ligamentäre Strukturen finden wir hier das vordere Längsband und den Anulus fibrosus. Die mittlere Säule wird gebildet vom hinteren Anteil des Wirbelkörpers und den Unkovertebralgelenken. Als ligamentäre Strukturen finden wir das hintere Längsband und den hinteren Anteil des Anulus fibrosus. Die hintere Säule schließlich wird gebildet von den Facettengelenken und den Massae laterales. Als ligamentäre Strukturen finden wir die Kapseln der Facettengelenke und die interspinösen Ligamente.

Das Ausmaß der Instabilität ist direkt abhängig von der Verletzungsschwere der einzelnen Säulen. Zur Bestimmung der posttraumatischen Instabilität ist daher die Analyse der in den einzelnen Säulen zu verzeichnenden strukturellen Veränderungen unabdingbare Voraussetzung.

Die Verletzung der ossären Strukturen läßt sich röntgenologisch nachweisen. Eine Instabilität der vorderen Säule liegt vor, wenn bei Kompressionsbrüchen die Höhenminderung mehr als 25% beträgt. In diesen Fällen ist auch immer von einer ligamentären Verletzung im Bereich der hinteren Säule auszugehen. Verletzungen der mittleren Säule zeigen eine schwere Verletzung an. Diese Verletzungen sind immer als instabil zu betrachten. Verletzungen der hinteren Säule entstehen durch Kompression, Distraktion und Rotation. Facettenbrüche und Luxationen sind Ausdruck der Instabilität. Kommt es zu einer beidseitigen Facettenluxation mit Translation von mehr als 3,5 mm, so ist auch immer der Bandkomplex der mittleren Säule verletzt. Verletzungen des Bandkomplexes der vorderen Säule zeigen sich röntgenologisch durch knöcherne Ausrißverletzungen (Teardrop Fractures) und durch Aufweitungen des Zwischenwirbelraumes. Bei rein ligamentären Verletzungen ist eine Indikation zur Operation immer gegeben, bei ossären Verletzungen ist die Indikation zur Operation abhängig von der posttraumatischen Kyphose oder von Verlagerungen knöcherner Aussprengungen in den Spinalkanal.

*Therapie*
Bei gegebener Indikation zum operativen Vorgehen kann in der Mehrzahl aller Fälle nach geschlossener Reposition durch alleinige ventrale Fusion eine stabile Versorgung durchgeführt werden.

Dorsale Eingriffe sind erforderlich bei geschlossen nicht reponierbaren uni- oder bilateralen Luxationen und dislozierten Facetten- und Laminafrakturen.

Kombinierte dorsoventrale Eingriffe sind nur indiziert bei Berstungen des Wirbelkörpers mit dorsaler Fragmentverlagerung in Kombination mit dislozierten Lamina- oder Facettenfrakturen.

Eine zusätzliche dorsale Stabilisierung ist notwendig, wenn rein diskoligamentäre Verletzungen der mittleren und unteren HWS alleine vom ventralen Zugang nicht ausreichend stabil zu versorgen sind.

### 1.11.10 Operationstechniken

*Crutchfield-Zangen-Extension*
Sie ist indiziert als Dauerextension für instabile Frakuren und Luxationsfrakturen des 1.–7. Halswirbels mit und ohne neurologischen Ausfallserscheinungen, sowie als Extension im Rahmen der operativen Versorgung instabiler Luxationsfrakturen der Halswirbelsäule.

Bestand primär eine Verschiebung des kopfnäheren Wirbels nach ventral so wird man den Zug vor der Ohrebene anlegen und nach hinten wirken lassen. Bei primärer Verschiebung nach dorsal wird dementsprechend die Zange hinter der Ohrebene angelegt.

Der Patient liegt auf dem Rücken. An der vorher ausgewählten Stelle des Schädels wird nun beiderseits eine ca. 6–7 cm große Stelle der Kopfhaut rasiert. Es wird eine der Größe nach passende Crutchfield-Zange provisorisch angelegt. Durch Druck auf die Zange wird an den Ansatzstellen je eine Delle in die Haut gedrückt, ohne die Haut zu verletzen. Diese Dellen müssen genau korrespondierend liegen, damit der Zug nicht exzentrisch wirkt, wodurch die Zange ausreißen kann.

Es folgt nach der Hautdesinfektion die Lokalanästhesie. Nach sterilem Abdecken (keine Schlitztücher!) wird auf einer Seite im Bereich der gedrückten Delle eine 1 bis 2 cm lange Inzision bis auf den Knochen angelegt. Mit dem Spezialbohrer wird senkrecht zum Knochen ein Loch in die Lamina externa gebohrt, bis der Querring des Bohrers am Knochen aufsetzt. Auf der anderen Schädelseite geht man ebenso vor.

Die Crutchfield-Zange wird in beide Bohrlöcher eingesetzt und manuell gespannt. Die Gegenmuttern werden angezogen. Durch leichten Zug überzeugt man sich, daß die Zange gut sitzt.

Durch Wahl der falschen Bohrlochstellen ist eine falsche Zugrichtung möglich. Bei schiefem Anlegen der Zange besteht die Gefahr des Ausreißens. Bei Wahl der falschen Zangenansätze droht die Gefahr der Perforation. Die Crutchfield-Zange darf nicht mit einer Kombizange angezogen werden. Auf der anderen Seite besteht bei ungenügendem Spannen der Zange und Lockerlassen der Gegenmutter die Gefahr des Ausreißens.

*Halo-Fixateur*

Der Halo-Fixateur wurde erstmals von Perry und Nickel (1959) beschrieben. Zunächst diente er zur Stabilisierung der paralytischen Halswirbelsäule, wurde dann aber auch zur Immobilisierung von Frakturen und bei Tumordestruktionen der Halswirbelsäule eingesetzt. Die ursprüngliche Gipsweste wurde durch eine Kunststoff-Fellweste ersetzt.

Der Halo-Fixateur ist die sicherste und stabilste externe Fixationsmöglichkeit an der HWS. Die Behandlung ist prinzipiell als Extension am Halo-Ring (Halo-Traktion) oder als Stabilisierung über Stangen und Weste möglich (Halo-Fixation).

Bei der freien Traktion wird über ein Zugseil di-

*Tabelle 10-16:* Indikationen für die differenzierte Anwendung von Halo-Traktion und Halo-Fixation.

| | |
|---|---|
| Halo-Traktion | – verschobene instabile Verletzungen |
| | – verhakte und nichtverhakte Luxationen |
| Halo-Fixation | – zur Ruhigstellung stabiler (und instabiler) Frakturen der HWS |
| | – zusätzlich als Osteosyntheseschutz |
| | – Retention bei Osteolysen, während der Bestrahlung und danach |
| | – temporär zur Verlegung bei liegender Halo-Traktion |

rekt am Halo-Ring extendiert. Insbesondere bei steigender Gewichtsbelastung ist ein tägliches Nachspannen der Kalottenschrauben notwendig, so daß ein Ausreißen des Halo-Ringes sicher verhindert wird. Die freie Traktion wählen wir bei sehr instabilen Frakturen, verhakten und nicht verhakten Luxationen. Auf diese Weise kann einerseits bis zur Operation immobilisiert werden, andererseits ist durch Zunahme der Extension die präoperative Wiedereinrichtung bei Luxationen möglich.

Wir legen den Halo-Fixateur mit Weste (Halo-Fixation) an, wenn eine instabile Verletzung bis zur Osteosynthese ruhig gestellt werden soll oder wenn bei stabilen Frakturen keine Osteosynthese erforderlich ist. Im letzteren Fall kann der Patient mit Weste mobilisiert und ausbehandelt werden. Im ersteren Fall kann der Halo-Fixateur mit Weste postoperativ belassen werden, falls die Osteosynthese einen zusätzlichen Schutz benötigt.

Ein präoperativ angelegter Halo-Ring wird während der Operation belassen, da über diesen Ring die Repositionsmanöver gesteuert werden können.

Instabile HWS-Verletzungen, die eine Halo-Extension benötigen, können für die Zeit des Transportes mühelos in die Halo-Fixation durch Anlegen einer Weste überführt werden. Auf diese Weise lassen sich Verschiebungen im Frakturbereich während des Transportes sicher vermeiden.

Der Halo-Fixateur besteht aus drei Komponenten: Halo-Ring, Halo-Weste und Halo-Stäben. Weitere Zubehörteile sind die Positionsschrauben mit Kunststoffplatte sowie die Kopfschrauben mit Fixiermutter. Die Kopfschrauben bestehen aus speziell gehärtetem Titan. Halo-Ringe bestehen aus kohlefaserverstärktem Kunststoff. Die Ringe sind in verschiedenen Größen erhältlich. Am Hinterhaupt sollte der Ring nach oben abgewinkelt sein, so daß ein dorsaler Zugang bei liegendem Halo-Fixateur möglich ist. Die Schraubengewinde am Halo-Ring sind aus Aluminium gefertigt, da die Einarbeitung von Gewinden unmittelbar in den Kunststoff aufgrund hoher Reibung zu Problemen bei der Einstellung des Drehmoments führen würde. Die Halo-Weste besteht aus Polyethylen und wird innen mit einem Lammfell gepolstert. Sie setzt sich aus einem Rücken- und einem Brustteil, die mit Schnallen verbunden werden, zusammen. An der Weste sind Halterungen für die Montage des Halogestänges vorhanden. Halo-Westen in bis zu 14 verschiedenen Größen sind derzeit von den verschiedenen Anbietern verfügbar. Gerade Stäbe dienen zur Verbindung des Halo-Ringes mit der Halo-Weste. Die Stangen bestehen aus Carbonfaser-verstärktem Kunststoff. Bei älteren Halo-Modellen muß zunächst ein Halo-Gestänge aus abgewinkelten und geraden Stäben mit Verbindungsstücken über den Schultern als Rahmen montiert werden. Auf diesem Rahmen werden die senkrechten Gewindestäbe eingebracht, die schließlich die Verbindung zum Halo-Ring herstellen. Eine gelenkige Diagonalverstrebung verhindert Knickbewegungen. Inzwischen sind auch Halo-Stäbe mit einem Schnappmechanismus, der eine einfach Trennung von der Halo-Weste erlaubt, lieferbar. Dadurch wird die Abnahme der Halo-Weste bei kardiorespiratorischen Notfällen erheblich erleichtert.

Die Montage erfolgt am besten im Liegen. Bei Bedarf ist jedoch auch eine sitzende Position möglich. Der Patient wird so auf dem Op-Tisch gelagert, daß der Kopf das Tischende überragt. Lagerung des Kopfes auf Hinterhauptstützen. Der passende Halo-Ring wird ausgewählt. Er sollte vom Kopf aus einen gleichmäßigen Abstand von etwa 1,5 cm haben. Der Halo-Ring sollte kaudal des größten Kalottenumfanges angebracht werden. Er wird so positioniert, daß er senkrecht zur Körperachse steht. Der aufwärts gebogene Teil des Halo-Ringes liegt hinten und zeigt nach oben.

Zunächst werden die drei Positionsschrauben mit Kunststoffplatte zur Abstützung an der Kopfhaut eingedreht. Die erste Schraube liegt im vorderen Loch über der Nasenwurzel, die beiden anderen rechts und links am Hinterkopf. Bei richtiger Ringposition liegt dieser etwa 1 cm oberhalb der Augenbrauen und beider Ohren. Es werden jetzt vier sterile Kopfschrauben in den Halo-Ring eingesetzt. Die beiden ventralen Schrauben liegen ca. 1 cm oberhalb der Augenbrauen in der Mitte des lateralen Augenbrauendrittels. Die beiden hinteren Schrauben liegen etwa 5 cm hinter dem äußeren Gehörgang. Die so ausgewählten Eintrittsstellen im Bereich des Hinterhaupts werden lokal rasiert und desinfiziert. Vor Eintritt der Kopfschrauben in die Haut wird diese mit einem Lokalanästhetikum infiltriert. Die Kopfschrauben werden ohne Stichinzisionen direkt in die Haut gedreht. Hautfalten beim Eindrehen sollten vermieden werden. Nach Anziehen der Kopfschrauben unter manueller Kontrolle werden diese definitiv kreuzweise mit dem Drehmomentimbusschlüssel mit einem maximalen Druck von 6 kp eingedreht. Bei Kindern sind, je nach Alter, teils erheblich geringere Werte einzustellen. Die Kopfschrauben dringen nur wenige Millimeter mit ihrer scharfen Spitze in die Tabula externa ein. Ein tieferes Eindringen muß durch die korrekte Einstellung des Drehmomentschlüssels vermieden werden. Die Kopfschrauben werden mit Gegenmuttern am Ring fixiert.

Zur Verhinderung des Eindringens der Kopfschrauben bei einem Sturz können die Positionsschrauben belassen werden. Sie müssen jedoch immer so weit zurückgedreht werden, daß sie der Haut nur locker aufliegen, da sonst Drucknekrosen entstehen können.

Am ersten Tag sollen die Kopfschrauben nach drei bis sechs Stunden nachgezogen werden. Für die folgenden fünf Tage ist ein tägliches Nachziehen notwendig. Immer ist dabei der Drehmomentschlüssel zu verwenden. Die Kontermuttern sind vor dem Nachziehen jeweils zu lockern und dann wieder zu fixieren.

Muß eine Kopfschraube ausgetauscht werden, so sollte dies durch Einbringen einer fünften Kopfschraube geschehen. Erst dann sollte die zu entfernende Schraube herausgedreht werden. Ansonsten kann es zur Verschiebung des Halo-Ringes durch ungleichen Schraubendruck kommen.

Eine notwendige Reposition wird unter Zug und gleichzeitiger Röntgendurchleuchtung durchgeführt. Die Reposition am wachen Patienten hat den Vorteil, daß etwaige neurologische Störungen sofort erfaßt werden können.

Soll eine Halo-Fixation erfolgen, so wird der Halo-Ring über Halo-Stangen mit der Weste verbunden. Die passende Westengröße läßt sich nach dem Brustumfang in Höhe der Mamillarlinie bestimmen. Die Weste stützt sich nicht an den Schultern sondern am Thorax ab. Die Verbindung Weste-Ring wird über vier Kohlenstoffstäbe mit insgesamt acht Kugelgelenken hergestellt. Zunächst werden die hinteren Kohlenstoffstäbe in die Kugelgelenkblöcke eingeführt und dann mit dem Halo verbunden. Erst danach werden die vorderen Kohlenstoffstäbe eingesteckt. Die Feinreposition kann jetzt durch die oberen Einstellschrauben am Justierblock des Halo-Ringes vorgenommen werden. Die seitlichen Klemmschrauben fixieren bei der gewünschten Stellung die oberen Einstellschrauben. Das Anlegen des Halo-Fixateurs mit Weste dauert je nach Erfahrung etwa 15 bis 45 Minuten.

Nach Anlage des Halo-Fixateurs wird der Patient unter krankengymnastischer Aufsicht mobilisiert. In der Fixierung des Kopfes muß der Patient zunächst lernen, beim Gehen das Gleichgewicht zu halten und den gesamten Körper anstatt des Kopfes zu drehen. Er muß lernen, sich vorsichtig zu bewegen und Stürze zu vermeiden. Beim Gehen durch niedrige Türrahmen und beim Einsteigen in Kraftfahrzeuge ist besondere Vorsicht geboten.

Ein auftretendes Engegefühl in der Weste darf keinesfalls dazu führen, daß der Patient die Schnallen der Halo-Weste löst. In diesem Falle sollte immer ein mit dem System vertrauter Arzt hinzugezogen werden. Beim Waschen sollte möglichst kein Wasser in die Weste laufen. Unter Beachtung dieser Vorsichtsmaßnahmen ist Haarewaschen erlaubt. Wird ein Wechsel der Fellpolsterung nötig, so kann dieser unter vorsichtiger Lockerung der Halo-Weste unter ärztlicher Kontrolle vorgenommen werden. Das Schlafen ist nur auf dem Rücken möglich. Größere Reisen sollte der Patient nur in Begleitung antreten.

Zur Vermeidung von Pin-Infektionen werden die Schraubeneintrittsstellen täglich desinfiziert. Diese Desinfektionen kann der Patient nach Anleitung selbstständig durchführen.

Röntgenkontrollen erfolgen sofort nach Halo-Anlage, am darauffolgenden Tag, zwei und vier Wochen später, dann in monatlichen Abständen. Die durchschnittliche Immobilisationsdauer der HWS im Halo beträgt zwölf Wochen (6–18 Wochen). Die Abnahme des Halo-Fixateures erfordert keine Anästhesie.

Im Anschluß an die Halo-Entfernung legen wir wegen der geschwächten Halsmuskulatur für die ersten Tage eine Schanz-Krawatte als äußere Stütze an. Abschließend werden zur Erkennung verbleibender Instabilitäten Funktionsaufnahmen der HWS angefertigt.

Zu den häufigsten Komplikationen zählen Infektionen an den Schraubeneintrittsstellen. Lockerungen des Halo-Rings sind auf verspätetes Nachspannen zurückzuführen. Kalottenimpressionen können bei fehlerhaftem Schraubensitz oder bei Sturz auf den Halo-Ring auftreten. Bei Tumorpatienten können sich maligne Osteolysen an den Schraubeneintrittsstellen ausbilden. Druckulzerationen durch eine zu enge Halo-Weste sind zu vermeiden.

Infektionen, Osteolysen des Schädels oder Schädelfrakturen stellen eine Kontraindikation für die Anlage des Halo-Ringes dar. Patienten mit komplettem Querschnittsyndrom stellen wegen der Gefahr von Druckulzera unter der Halo-Weste eine relative Kontraindikation dar. Ferner ist eine relative Kontraindikation bei obstruktiven Atemwegserkrankungen gegeben.

*Transoropharyngealer Zugang*
*(C1 bis C2/C3)*
Er kann bei Tumoren, Osteomyelitis, Frakturen der oberen HWS indiziert sein (Abb. 10-15). Das Problem dieses Zugangs ist das Operieren in

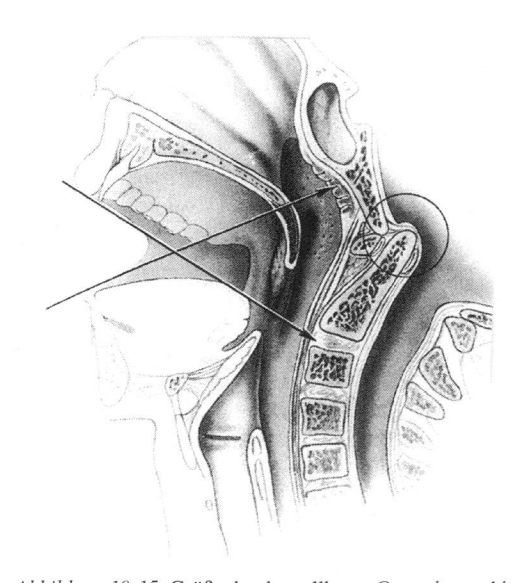

*Abbildung 10-15:* Größe des darstellbaren Operationsgebietes beim transoropharyngealen Zugang.

keimbesiedelten Gebiet mit der Öffnung spongiöser Knochenräume. Eine intensive Munddesinfektion vor Beginn der Operation ist daher zwingend notwendig. Der Eingriff erfolgt unter perioperativer Antibiotikagabe.

Der Patient wird in Rückenlage mit abgesenktem Kopf und leicht überstreckter Halswirbelsäule gelagert. Das Anästhesieteam befindet sich an einer Seite des Patienten, der Operateur steht am Kopfende, die Assistenten zu beiden Seiten des Kopfes.

Nach seitlichem Weghalten des Tubus wird ein Mundspreizer mit Platte zum Herunterhalten der Zunge eingesetzt. Mit einem Haken wird der weiche Gaumen nach oben gezogen. Die Pharynxhinterwand wird in der Mittellinie längs eingeschnitten. Der Schnitt reicht vom gut tastbaren Tuberculum anterius atlantis bis zur Höhe von C 2 oder C 3. Danach wird der Musculus longus colli ebenfalls in der Mittellinie gespalten. Mit einem Rasparatorium lassen sich dann die Weichteile von der Vorderseite C 1 bis C 2/C 3 zur Seite wegschieben. Damit gelangen das Tuberculum anterius, die Massa laterales des Atlas und der Axiskörper zur Ansicht.

Das Operationsgebiet wird mit Röntgenstrahldurchlässigen Spateln freigehalten. Die Blutstillung erfolgt durch Elektrokoagulation.

Der Atlas kann bis 2 cm lateral der Mittellinie dargestellt werden, die Wirbelkörper C 2 und C 3 nicht mehr als 1 cm. Anderenfalls ist eine Verletzung der Arteria vertebralis nicht sicher zu vermeiden. Insbesondere am Unterrand von C 2 besteht die Gefahr der Verletzung der Arteria vertebralis. Seitlich der Massa lateralis des Atlas kann das Rasparatorium in die Fossa retromandibularis eindringen und dabei den 9. und 12. Hirnnerv verletzen. Der Wundverschluß wird zweischichtig mit Einzelknopfnähten durchgeführt.

### Dorsale atlanto-axiale Fusion

Die dorsale atlanto-axiale Fusion nach Brooks unter Verwendung von zwei interlaminären Knochenspänen schafft die Vorraussetzung für eine rotationsstabile Fusion zwischen HWK 1 und 2. Einfacher, jedoch deutlich instabiler ist die Operationstechnik nach Gallie. Technisch und instrumentell aufwendiger ist die Technik nach Magerl.

Bei der Methode nach Brooks (-Southwiek) wird mit einem schmalen, scharfen und gebogenen Rasparatorium die Membrana atlanto-occipitalis posterior in der Mittellinie, beginnend vom kraniellen Rand des Atlas nach beiden Seiten etwa 1 cm abgelöst (Abb. 10-16). In der selben Weise wird von kaudal vorgegangen. Es folgt die Ablösung des Lig. flavum von der Lamina des Axis zuerst kaudal und anschließend kranial. Vier 0,8 mm starke weiche Drähte, Länge ca. 30 cm, werden an einem Ende zu einer Schlaufe gebogen und mit einer Flachzange etwas gekrümmt und mit einem Faden versehen. Faden und Draht können nun mit einer schmalen Deschamps-Sonde unter die Bögen von C 1 und C 2 geführt werden. In der selben Weise werden weitere drei Drähte sublaminär durchgezogen und aus dem Operationsfeld gehoben. Mit einer Kugelkopffräse werden die Laminae von Atlas und Axis beidseits der Mittellinie angefrischt.

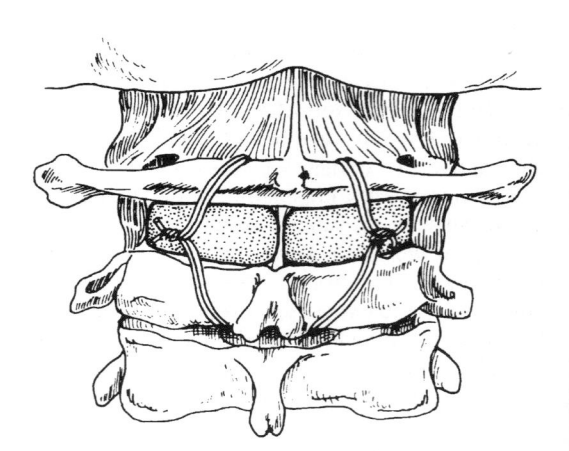

*Abbildung 10-16:* Atlanto-axiale Fusion in der Technik nach Brooks-Southwiek.

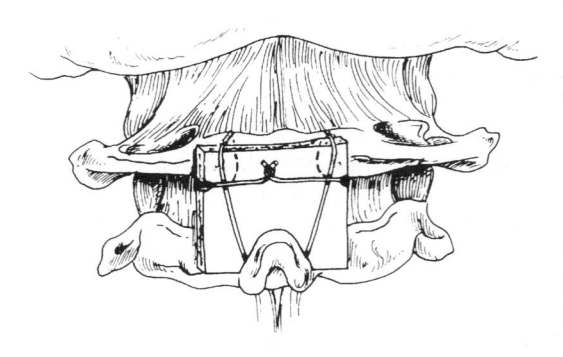

*Abbildung 10-17:* Atlanto-axiale Fusion in der Technik nach Gallie.

Zwei kortiko-spongiöse Beckenspäne werden mit vier Einkerbungen versehen. Diese Beckenspäne werden beidseits des Dornfortsatzes von C 2 bündig interlaminär eingebracht. Die Späne stützen sich kortikal auf den Laminae ab; interlaminär verbleibt eine 5 mm dicke Spongiosabrücke. Nach Anlage des ersten Spans wird unter Bildwandlerkontrolle im seitlichen Strahlengang das Hinterhaupt etwas extendiert, bis eine komplette Reposition eingetreten ist.

Unter mäßigem Zug werden nun beide Drahtenden gefaßt und verzwirbelt. Bei Bedarf ist eine Nachresektion des kranialen Spananteils notwendig. In der Medianlinie werden Spongiosatransplantate aus dem Beckenkamm eingebracht, anschließend wird der zweite kortiko-spongiöse Span fixiert.

Bei der Methode nach Gallie wird ein zentral liegender, auf dem Dornfortsatz des Axis reitender Span benutzt (Abb. 10-17). Nachteil dieser Technik ist die geringe Rotationsstabilität gegenüber der Brooks-Methode. Vorteil ist ein geringerer operativer Aufwand, insbesondere entfällt die zeitaufwendige sublaminäre Verdrahtung des Axis.

Ein vorher entnommener kortiko-spongiöser Beckenspan wird am kaudalen Ende u-förmig ausgefräst. An beiden Seiten werden Nuten für den Draht eingebracht. Nach Dekortikation des Atlasbogens sowie des Dornfortsatzes und der benachbarten Bogenanteile des Axis wird der kortiko-spongiöse Span provisorisch eingebracht und bei Bedarf nochmals zugeformt. Nach Entfernen des Spans wird ein 0,8 mm starker, 30 cm langer, weicher und biegsamer Draht in der Mitte zu einer u-förmigen Schlaufe gebogen und von kaudal unter den Atlasbogen geführt. Spongiosachips werden zwischen Atlas und Axis auf das Lig. flavum gebracht. Am kaudalen Ende des Axisdornfortsatzes werden mit dem Luer zwei kleine Nuten angelegt. Nun wird das Transplantat eingebracht und die Drahtschlaufe von kranial nach kaudal über den Span und den Dornfortsatz des Axis gezogen. Die Drahtenden werden gespannt und nach dorsal über dem Span verzwirbelt.

Die transartikuläre Verschraubung nach Magerl ist eine technisch anspruchsvolle Operation, die aber eine bessere Stabilität gewährleistet als alle anderen Methoden der atlanto-axialen Fusion (Abb. 10-18). Unter Bildwandlerkontrolle wird präoperativ die Halswirbelsäule in Beugestellung gelagert. Dies ist notwendig, um den Bohrer flach genug für die Fusion C 1/C 2 ansetzen zu können. Eine ventrale Verschiebung des Atlas muß bei dieser Lagerung jedoch vermieden werden.

Die Exposition der Halswirbelsäule erfolgt nach kaudal bis zum Dornfortsatz HWK 2. Nach Freilegung der Halswirbelsäule und des okzipito-zervikalen Überganges wird zuerst eine Drahtschlaufe von kranial nach kaudal unter den Atlasbogen geführt, wobei die freien Drahtenden unter die Schlaufe gezogen werden. Somit kann ein nach dorsal ausgeübter Zug den Atlas aus seiner Dislokationsstellung reponieren.

Vom Assistenten wird der Draht unter leichten Zug nach dorsal gehalten. Nun folgt die Präparation der Gelenke C 1/C 2 von kaudal nach kranial entlang des Bogens des Axis. Eine Darstellung des

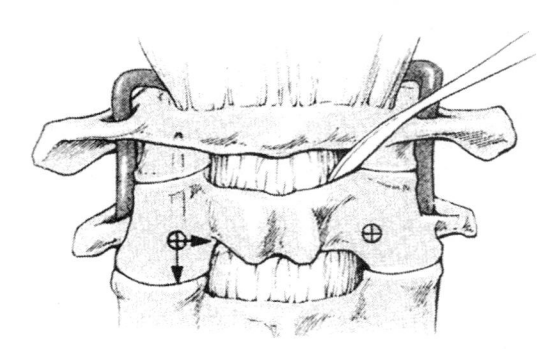

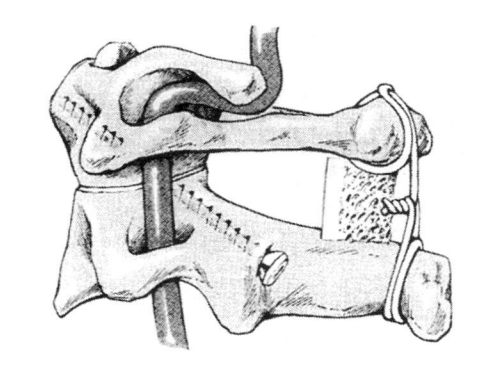

*Abbildung 10-18:* Transartikuläre Verschraubung C1/2 nach Magerl. Oben: Eintrittspunkte der beiden Schrauben. Unten: Position der transartikulären Schrauben in der seitlichen Ansicht. Zusätzliche dorsale Fusion.

unteren Randes des Atlasbogens ist zu vermeiden, um den Nervus occipitalis major zu schonen. Das Gelenk soll auch nicht nach lateral präpariert werden, um die Arteria vertebralis zu schonen.

Der Dornfortsatz von C2 wird nun manuell nach kranial und wenn möglich nach ventral gedrückt. Knapp medial und kranial des Gelenkes C2/C3 wird nach Ankörnung mit einem Pfriem ein 2,7 mm Bohrer flach angesetzt und unter Bildwandlerkontrolle durch die Lamina und das Gelenk C1/C2 in das Gelenkmassiv des Atlas gebohrt. Bei Bedarf kann dabei mit dem Daumen der Dornfortsatz des Axis vorsichtig gekippt werden, um eine sichere intraartikuläre Lage der Bohrspitze zu gewährleisten. Nach dem Schneiden des Gewindelochs wird eine Kortikalis-Kleinfragmentschraube mit entsprechender Länge (meistens 48 mm) eingedreht. Nun werden der Unterrand des Atlasbogens sowie der kraniale Anteil des Dornfortsatzes und der Lamina des Axis mit einer Fräse angefrischt. Ein u-förmiges kortiko-spongiöses Beckentransplantat sowie Spongiosachips werden zwischen Bogen des Atlas und Dornfortsatz des Axis eingelegt. Nach Anschlingen des Dornfortsatzes C2 wird der Draht gespannt und verzwirbelt. Eine sparsame Anfrischung der dorsalen Anteile der Gelenke C1/C2 und das Auslegen mit Spongiosachips ist möglich.

Postoperativ legen wir ein Zervikalstütze an. Diese wird in den ersten 6 Wochen ganztägig getragen. Ab der 6. Woche kann dann zunehmend besonders tagsüber der ventrale Anteil der Kunststoffkrawatte weggelassen werden.

Bei unsachgemäßer Präparation der Gelenke C1/C2 ist eine Verletzung des Nervus occipitalis major möglich. Die transartikuläre Verschraubung kann bei lateraler Richtung des Bohrers zu einer Verletzung der Arteria vertebralis führen. Die Bohrung sollte unter Kontrolle des Bildwandlers erfolgen. Eine Perforation der Bohrerspitze nach ventral ist wegen einer Schädigung von retropharyngealen Strukturen zu vermeiden.

*Densschraubenosteosynthese (nach J. Böhler)*
Mir der Verschraubung der Densfrakturen wird über eine stabile Osteosynthese die rasche anatomiegerechte Heilung erreicht. Der Vorteil gegenüber den dorsalen Fusionsverfahren liegt darin, daß die Beweglichkeit im atlanto-axialen Komplex nicht beeinträchtigt wird. Ein Nachteil dieses Verfahrens ist, daß die Bandscheibe zwischen HWK 2 und 3 durch Unterlegscheiben und Schraubenköpfe geschädigt werden kann.

Die technisch nicht einfache Operation ist ohne den gleichzeitigen Einsatz von zwei Röntgenbildverstärkern nicht durchzuführen.

In Rückenlage wird der Kopf von der Kopfschale gehalten. Der Halo-Ring bleibt unter leichter Traktion. Zur Erleichterung der sagitalen Einstellung des Dens unter Durchleuchtung wird der Mund mit mehreren feuchten Kompressen aufgefüllt, so daß eine transorale Durchleuchtung möglich wird. Vor Beginn des operativen Eingriffs werden die Bildwandler fest installiert. Die C-Bögen sind so einzurichten, daß sowohl die Aufsicht als auch die seitliche Darstellung des Dens möglich sind.

Präoperativ wird jetzt ein Kirschner-Draht an die rechte oder linke Halsseite gehalten. Unter Durchleuchtung wird der Draht so positioniert, wie die Schrauben im Dens zu liegen kommen sollen. Auf diese Art und Weise läßt sich die Höhe der Inzision durch Projektion des Kirschner-Drahts auf die Haut festlegen (Abb. 10-19).

Nach sterilem Abwaschen und Abdecken erfolgt der rechtsseitige Hautschnitt in der vorher gekennzeichneten Höhe. Die Schnittrichtung ist quer. Die Wundränder werden nach proximal und distal unterminiert. Das Plasma wird in Längsrichtung gespalten, so daß die Narbe nicht mit der Hautnarbe verwächst. Nach Identifizierung des vorderen Randes des M. sternocleidomastoideus erfolgt die

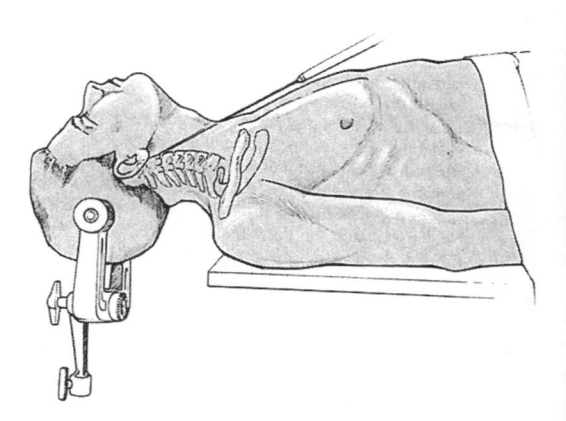

*Abbildung 10-19:* Kontrolle der Höhe der Inzision vor Densverschraubung durch tangentiales Einbringen eines Bohrdrahtes.

Tiefenpräparation mit zwei Präpariertupfern. Anschließend wird unter stumpfem Spreizen der Schere die Adventitia der Arteria carotis dargestellt. Durch weiterhin stumpfe Präparation läßt sich die Vorderfläche der Wirbelsäule darstellen. Die Weichteile werden anschließend mit Langenbeck-Haken auseinandergehalten. Das Gefäßnervenbündel liegt lateral, die übrigen Halseingeweide werden nach medial gezogen.

Anschließend wird die Bandscheibe zwischen HWK 2 und 3 unter Röntgenkontrolle aufgesucht. Ausgehend von der unteren Kante des zweiten Halswirbelkörpers werden unter Gewebeschutz 1,8 mm-Kirschner-Drähte zum Auffädeln des Dens eingebohrt. Die K-Drähte perforieren die Kortikalis der Densspitze.

Nach Längenmessung und Gewindeschneiden werden die K-Drähte nacheinander durch kleine Spongiosaschrauben mit kurzem Gewinde ersetzt (Abb. 10-20). Bei Verwendung von 3,5 mm-Schrauben mit durchgehendem Gewinde muß ein Gleitloch (3,5 mm) von der Eintrittsstelle bis zum Bruch gebohrt werden. Bei den 4 mm-Spongiosaschrauben erübrigt sich diese Maßnahme. Größere Schraubendurchmesser sind im Dens nicht zu plazieren.

Alternativ kann die Osteosynthese der Densfraktur auch mit Doppelgewindeschrauben erfolgen. Die Doppelgewindeschrauben bestehen aus zwei unterschiedlich gestalteten Gewindeteilen. Bei der Implantation dringen die Gewinde unterschiedlich schnell in die gefäßten Fragmente ein, wodurch der Dens an den Axiskörper herangeführt und Kompression im Bruchspalt erreicht wird. Durch die Verwendung von Doppelgewindeschrauben wird die Irritation, die Schraubenköpfe nahezu regelmäßig auf das Segment C 2/C 3 hervorrufen, vermieden.

Nach Stellungskontrolle wird eine Redondrainage eingelegt. Das Platysma wird mit resorbierbaren Einzelknopfnähten readaptiert. Die Haut wird mit Einzelknopfnähten oder sterilen Klebestreifen versorgt.

Postoperativ wird die Halswirbelsäule mit einer Zervikalstütze für sechs bis acht Wochen ruhiggestellt. Die Redondrainage wird am ersten postoperativen Tag gezogen.

Bei unvorsichtiger Präparation können die Halsweichteile und die großen Gefäße des Halses verletzt werden. Bei Verwendung einer zu kurzen Schraube kann das Gewinde noch im kaudalen Fragment liegen und dann eine ausreichende interfragmentäre Kompression blockieren. Die Schrauben können an der Seitenwand des Dens austreten. Dadurch ist die Stabilität der Osteosynthese unsicher.

Postoperative Hämatome können Schluckstörungen verursachen. Sind diese ausgeprägter Natur, müssen die Hämatome entleert werden.

Bei vorsichtiger Vorgehensweise sind neurologische Ausfallserscheinungen durch den operativen Eingriff nicht zu erwarten.

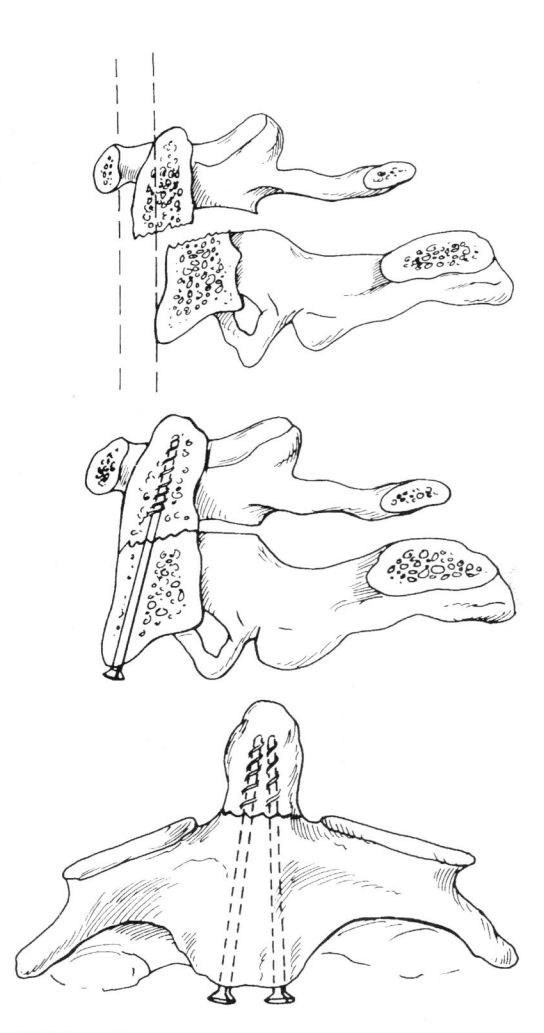

*Abbildung 10-20:* Densverschraubung nach J. Böhler bei dislozierter Typ II-Fraktur mit Spongiosaschrauben mit kurzem Gewinde.

## Ventrale interkorporelle Spondylodese der Halswirbelsäule

Die intrakorporelle Spondylodese von ventralen Zugang wurde erstmals 1952 von Bailey und Badgley beschrieben. Seit den Publikationen von Klauert sowie Smith und Robinson ist dieses OP-Verfahren zum Standardverfahren geworden. Die zusätzliche Stabilisierung mit kurzstreckiger Plattenosteosynthese wurde erstmals von Böhler und Tscherne angegeben.

Nach Reposition eines verletzten Halswirbelsäulenabschnitts wird über einen ventralen Zugang der Intervertebralraum ausgeräumt und mit einem autologen kortikospongiösem Block vom Beckenkamm überbrückt (Abb. 10-21). Die interkorporelle Spondylodese wird mit einer kleinen Platte gesichert. Anzustreben ist immer die kleinstmögliche Platte. Bei diskoligamentären Verletzungen ist eine einsegmentige Fusion ausreichend. Bei Trümmerfrakturen sind eine partielle oder totale Spondylektomie mit und ohne Resektion der Hinterwand sowie eine Zweisegment-Fusion notwendig.

Die Indikation zur ventralen Fusion ist bei progredienten Rückenmarks- und Wurzelkompressionssyndromen, bei Luxationen und Luxationsfrakturen, instabilen Frakturen, diskoligamentären Instabilitäten, chronischen Instabilitäten, dekompensierten posttraumatischen Fehlstellungen und bei Zervikalsyndromen, die mit therapieresistenten Schmerzzuständen und/oder neurologischen Ausfällen einhergehen, gegeben. Alter und schlechter Allgemeinzustand des Patienten sind keine Kontraindiaktionen.

Der Eingriff erfolgt in Rückenlage und Vollnarkose. Der Kopf wird unter Zug in leichter Überstreckung und Neutralrotation gelagert. Die Schultern werden unterpolstert. Die Arme werden unter Längszug dem Körper angelagert. Der Zug ist während der gesamten Operation erforderlich, insbesondere wenn es sich um Verletzungen der unteren Halswirbelsäule handelt, da sonst im seitlichen Strahlengang das verletzte Segment nicht sichtbar ist.

Mit dem Bildwandler wird die einwandfreie Reposition kontrolliert. Die Stellung sollte dann nicht mehr geändert werden. Eine leichte Tischkippung fußwärts führt zu venösen Druckentlastung im Operationsgebiet.

Der Zugang erfolgt über eine antero-laterale rechtsseitige Querinzision. Bei allen Verletzungen unterhalb des 6. Halswirbelkörpers ist der linksseitige Zugang zu wählen, da rechts der N. recurrens leichter verletzt werden kann.

Unter Einsatz von Präpariertupfern wird die Arteria carotis aufgesucht. Die Adventitia wird abgelöst. Lateral der Arterie gelangt man in das Spatium prätracheale und kann mit dem Präpariertupfer unter Wegschieben der Halsweichteile die Wirbelkörpervorderfläche erreichen. Die Halsorgane werden nach medial gezogen, das Gefäßnervenbündel wird nach lateral abgeschoben. Die Vorder-

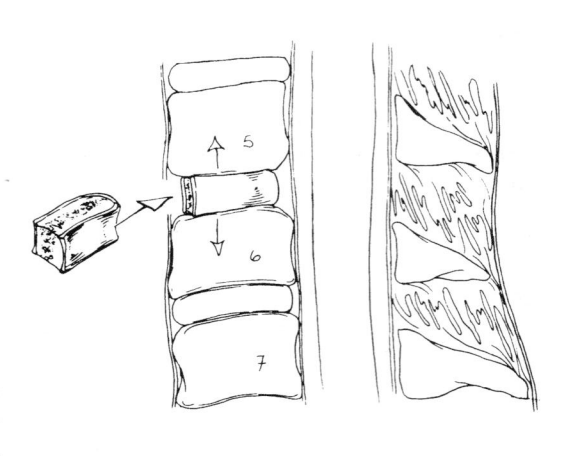

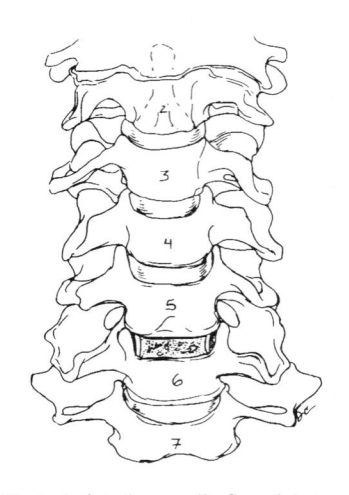

*Abbildung 10-21:* Ventrale interkorporelle Spondylodese der Halswirbelsäule mit einem kortikospongiösem Block aus dem Beckenkamm. Bei der Bandscheibenausräumung werden die Grundplatte des darüberliegenden und die Deckplatte des darunterliegenden Wirbelkörpers mitentfernt.

fläche der Halswirbelsäule ist ventral von der Tiefe der Halsfaszie bedeckt. Diese kann längs gespalten werden. Die Vorderfläche der Wirbelsäule ist nur zwischen den M. longi colli gut sichtbar. Mit zwei Haken werden die Wundränder aufgehalten. Alternativ können im darüber- und darunterliegenden Wirbelkörper beidseits lateral kräftige Spickdrähte mit dem Hammer eingeschlagen werden. Diese spannen die Wunde auf.

Schrittweise wird das Operationsfeld durch stumpfe Präparation erweitert. Auftretende Blutungen der Wirbelkörpervorderfläche werden koaguliert oder notfalls mit Knochenwachs gestillt. Gelegentlich müssen quer verlaufende Gefäße durchtrennt werden. Im unteren Anteil des Halses kann die Durchtrennung der Vena tyroidea inferior, im oberen Zervikalbereich die der Vena tyroidea superior oder facialis notwendig werden. Die Arteria tyroidea inferior überquert das Operationsfeld in Höhe des Tuberkulum carotikum (Chassaignacsches Tuberkel HWK 6). Die Arterie ist ausreichend lang und kann zur Seite gehalten werden. Hingegen ist es bisweilen notwendig die Arteria tyroidea superior zu durchtrennen. Auf eine unbedingte Schonung des Nervus hypoglossus ist zu achten. Der Nervus laryngeus superior ist ebenfalls zu schonen.

Das verletzte Bewegungssegment wird unter Bildwandlerkontrolle bestimmt. Mit dem 13 mm-AO-Meißel werden Wirbelkörperunterkante und Wirbelkörperdeckplatte des betroffenen Segmentes abgelöst. Zusätzlich wird seitlich in Höhe des Zwischenwirbelraumes der 5 mm-AO-Meißel eingeschlagen. Das so gekennzeichnete viereckige Resektat kann meist ohne Mühe extrahiert werden. Bandscheibenreste werden mit Rangeuren ausgeräumt. Die Präparationstiefe sollte 14 mm nicht überschreiten.

Wurde im Rahmen der präoperativen Diagnostik ein Bandscheibenvorfall nachgewiesen, so muß unter Aufspreizen des Segmentes durch Längszug oder den Arthrodesenspreizer sorgfältig nach interspinalen Bandscheibenresten gesucht werden. Diese werden mit Rangeuren entfernt.

Sowie der Intervertebralraum mit glatten Osteotomieflächen frei ist, wird mit der Schublehre die Größe des zu entnehmenden Spans bestimmt. Dieser Span wird so präpariert, daß die Kortikalis an der ventralen und beiden lateralen Seiten zu liegen kommt, so daß die spongiösen Flächen einen guten Kontakt zu den osteotomierten Wirbelabschlußplatten haben. Der Span sollte nicht tiefer als 14 mm sein, die Breite beträgt 13 mm und die Höhe schwankt zwischen 6 und 8 mm. Unter Aufspreizen wird der Span eingebracht. Bei nachlassendem Zug kommt der Block unter Kompression. Der Span wird soweit eingebolzt, daß die Ventralfläche nicht übersteht.

Die interkorporelle Spondylodese wird mit einer H-Platte oder einer kurzen 2- bzw. 3-Loch-Drittelrohrplatte durchgeführt. Die Platte muß zum nächst höheren oder tieferen gesunden Bandscheibenraum einen Mindestabstand von 2 bis 3 mm haben. Entsprechend der Lordose wird die Platte leicht vorgebogen. Die Platte wird mit Schrauben stabil fixiert. Die Schrauben sollen dabei die hintere Kortikalis perforieren, so daß eine Lockerung nicht auftreten kann.

Alternativ kann auch die Halswirbelverriegelungsplatte nach Morscher eingesetzt werden. Das Prinzip dieser Platte besteht in der Verwendung von Schrauben, die eine Fixation ermöglichen, ohne in die Rückwand eindringen zu müssen. Dies wird durch den Einsatz von perforierten Hohlschrauben erreicht. Das zweite Prinzip ist die Erzeugung von Eigenstabilität des Systems durch Verriegelung der Schrauben mit der Platte. Alle Schrauben sind 14 mm lang und haben ein Gewinde von 4 mm Durchmesser.

Bei Trümmerfrakturen ist in der Regel eine partielle oder totale Spondylektomie mit Fusion zweier Segmente angezeigt (Abb. 10-22). Operationstechnisch ergeben sich keine Unterschiede, die Platten und Spangrößen sind nur entsprechend anzupassen.

Ist die Hinterwand des Wirbels gebrochen, so ist eine totale Spondylektomie immer notwendig, weil bei diesen Verletzungen Knochen- und Bandscheibenfragmente aus dem Wirbelkanal gehoben werden müssen.

Bei geschlossenen nicht zu reponierenden Verletzungen der unteren Halswirbelsäule ist ein dorsaler Zugang notwendig. Bei kernspintomographisch nachgewiesenen Einengungen des Spinalkanales durch Bandscheibenmaterial oder Knochenbruchstücke wird zunächst von ventral dekomprimiert. Anschließend ist eine Umlagerung in Bauchlage notwendig. Die dorsale Reposition erfolgt unter eventueller Teilresektion eines Gelenkfortsatzes. Nach dorsaler Spondylodese wird erneut umgelagert und die ventrale Spondylodese angeschlossen.

Postoperative Ödeme können zur Atembehinderung führen. Durch Hakendruck können Halseingeweide, Gefäße und Nerven verletzt werden. Abrutschende Ligaturen können Nachblutungen hervorrufen. Bei Implantatlockerung können Schluckstörungen und Oesophagusperforationen auftreten.

Die Fensterung des Längsbandes soll so klein wie möglich ausfallen, da sie zu erheblichen Verkalkungen führen kann.

Die fehlende Dekompression des Wirbelkanals kann die Erholung nervaler Strukturen verhindern und zu chronischen Schmerzsyndromen führen.

Das Belassen einer Halswirbelsäulenkyphose kann zu fortschreitenden posttraumatischen Fehlstellungen und zum Zervikalsyndrom führen.

Überlange Platten verursachen spangenförmige Verknöcherungen in den gesunden angrenzenden Bewegungsabschnitten. Platten sollten daher nicht an die Wirbelkörperabschlußplatte und die benachbarte Bandscheibe heranreichen.

## Dorsale Fusion im Bereich der Halswirbelsäule (nach Magerl)

Der Patient wird auf dem Bauch gelagert. Eine ausgedehnte Rasur von Nacken und Hinterkopf ist notwendig. Ein Röntgenbildwandler mit seitlichem Strahlengang wird fest installiert und mitabgedeckt.

Der Hautschnitt beginnt okzipital und zieht bis über die Spitze des 7. Halswirbeldornfortsatzes. Nach Durchtrennung der Nackenfaszie wird die Nackenmuskulatur knochennah abpräpariert. Die tiefe Muskelschicht wird subperiostal mit einem

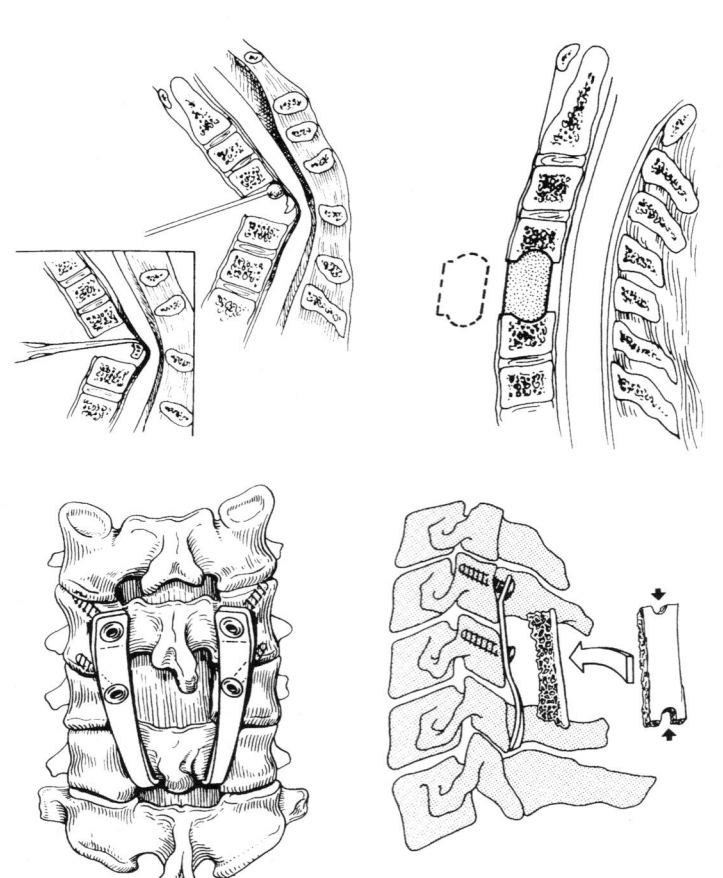

*Abbildung 10-22:* Ausräumung des Wirbelkörpers bei Trümmerfraktur (Spondylektomie). Fusion zweier Segmente mit großem kortikospongiösem Span.

*Abbildung 10-23:* Dorsale Fusion im Bereich der mittleren und unteren Halswirbelsäule mit Hakenplättchen nach Magerl. Zusätzliche Sicherung mit einem dorsalen Span bei Laminektomie.

Rasparatorium bis zur lateralen Kante der Gelenkfortsatzmassive abgeschoben.

Hakenplättchen nach Magerl liegen in sieben Größenabstufungen vor. Sie werden bilateral verwendet und lassen sich mit schmalen Flachzangen leicht anformen. Ihr Haken wird kaudal im Bogen des unteren Wirbels eingehängt, im oberen erfogt die Befestigung durch Verschraubung im Gelenkfortsatzmassiv (Abb. 10-23).

Zur Bestimmung des Schraubeneintrittspunktes sucht man die Mitte zwischen oberer und unterer Gelenkfläche. Hier liegt in der medialen Hälfte des Gelenkfortsatzmassivs der Ansatzpunkt für den Bohrer (Abb. 10-24). Die Bohrrichtung weist nach der Technik von Magerl 30° nach lateral und ca. 45° nach kranial, d. h. sie verläuft in der seitlichen Projektion parallel zu den Gelenkflächen. Die Richtung der Gelenkflächen kann durch das Einführen eines flachen Rasparatoriums in den kaudal angrenzenden Gelenkspalt bestimmt werden.

Mit genau der gleichen, nach lateral 30° divergierenden und nach kranial parallel zu den Gelenkflächen ansteigenden Schraubenlage kann an der mittleren und unteren Halswirbelsäule eine Spondylodese auch mit geeigneten geraden Platten vorgenommen werden. Verwendung finden Drittelrohr-Platten und spezielle Platten für die dorsale Spondylodese.

Bei korrekter Bohrung werden A. vertebralis und Spinalnerv sicher geschont. Die Längenmessung erfolgt durch die angelegte Platte hindurch.

Am kaudalen Rand der Lamina des unteren Wirbels wird unmittelbar medial vom Zwischenwirbelgelenk, das unangetastet bleibt, sparsam ein passender schmaler Einschnitt ausgemeißelt. So kann der Haken nicht in das Intervertebralgelenk auswandern.

Die auszuwählende Platte ist dann geeignet, wenn sie durch Anziehen der Schraube noch eine Kompression auf das Segment aufbringt, also nicht zu lang ist. Die Hakenplatte muß immer im Torsionssinn verwunden und meist im Hakenbereich stärker gebogen werden.

Ein autologer kortikospongiöser H-Span vom hinteren Beckenkamm wird noch vor dem Festziehen der Plattenschrauben in Normalstellung der Wirbel zwischen den Dornfortsätzen eng eingepaßt. Mit dem Festziehen der Plattenschrauben wird der Span unter Kompression gesetzt und fest eingeklemmt. Die Spondylodese wird durch Anla-

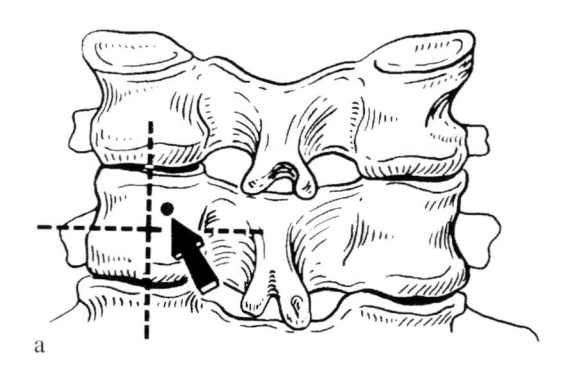

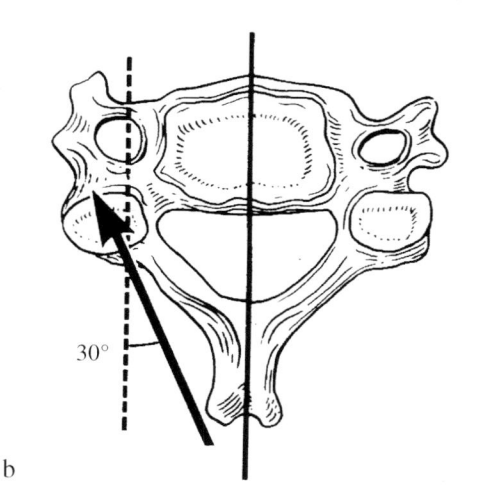

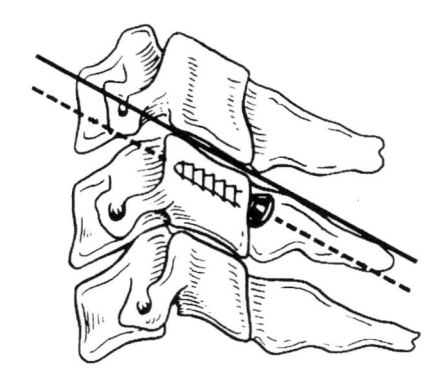

*Abbildung 10-24:* Bestimmung der Schraubenlage bei dorsaler Fusion nach Magerl. a. Schraubeneintrittspunkt in der medialen Hälfte des Gelenkfortsatzmassivs. b. Die Bohrrichtung weist 30° nach lateral. c. In der seitlichen Projektion verläuft die Zielrichtung nach kranial, d. h. parallel zu den Gelenkflächen.

gern von kleinen Spongiosastückchen an die deperiostierten Lamina und Gelenkfortsatzmassive vervollständigt.

Bei der Fusion von drei Wirbeln wird durch das mittlere Plattenloch das Gelenkfortsatzmassiv des mittleren Wirbels in gleicher Weise mit einer Schraube gefaßt.

Ein Bruch des Dornfortsatzes bei zu tiefer Stufe oder zu starkem Anziehen der Schraube und ein Aushängen der Hakenenden sind möglich.

## 1.12 Verletzungen der Brust- und Lendenwirbelsäule

### 1.12.1 Klassifikation

Im Bereich der Brust- und Lendenwirbelsäule treten alle Bruchformen auf, die wir auch bei einem Röhrenknochen beobachten können: die Achsenknickung, die Seitverschiebung, die Verkürzung und die Verdrehung.

Bedeutsam zur Analyse möglicher Verletzungsformen ist es, den Unfallmechanismus im Hinblick auf die Krafteinleitung zu analysieren, weil typische Unfallmechanismen auch zu entsprechend typischen Verletzungsmustern führen. Zu unterscheiden sind Unfallmechanismen in Form von Flexion, Extension, Scherung, Stauchung, Kompression sowie Torsion.

Zur Zeit stellt das Ende der Klassifikationsbemühungen das von Magerl, Harms, Gertzbein, Aebi und Narzarian vorgestellte Konzept mit systematischen Aspekten von Morphologie und Pathomechanik dar. Es wurden drei große Gruppen von Verletzungstypen definiert, wobei der Typ A Verletzungen des Wirbelkörpers mit Höhenverlusten beinhaltet (Kompression), der Typ B Verletzungen mit Verlängerung der vorderen oder hinteren Säule (Distraktion) und der Typ C Torsionsverletzungen.

Durch die sorgfältige Analyse der einzelnen Verletzungsarten in den großen Gruppen wurde festgestellt, daß einerseits von der Gruppe A bis zur Gruppe C eine zunehmende Instabilität vorliegt. Bei allen verwirrenden Einzelheiten des umfassenden Klassifikationssystems (drei Untergrup-

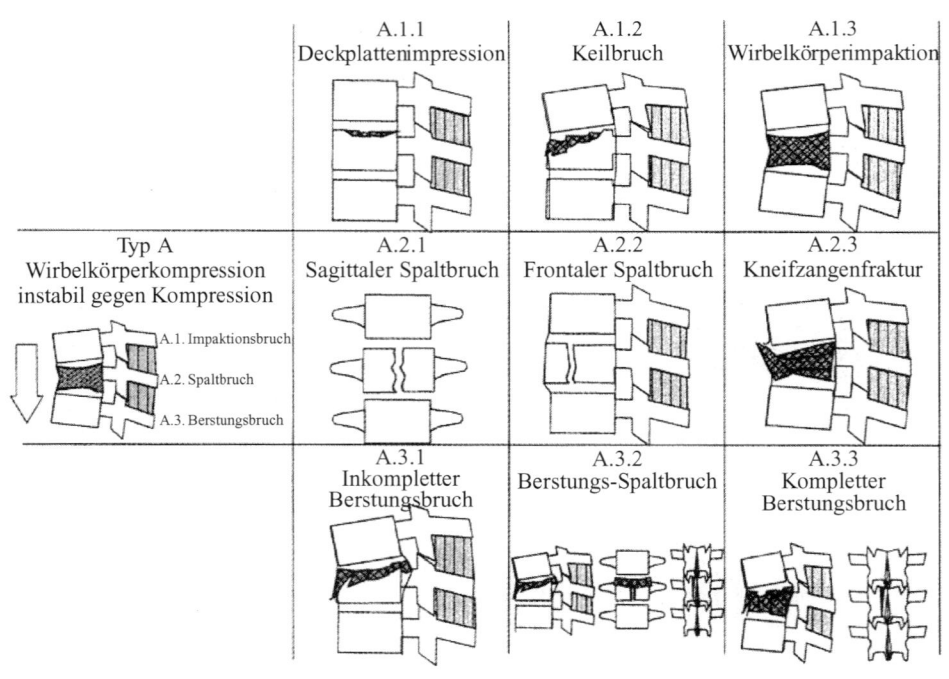

*Abbildung 10-25:* Klassifikation von Wirbelsäulenverletzungen nach Harms, Gertzbein, Magerl, Aebi und Nazarian. Typ A: Wirbelkörperkompression.

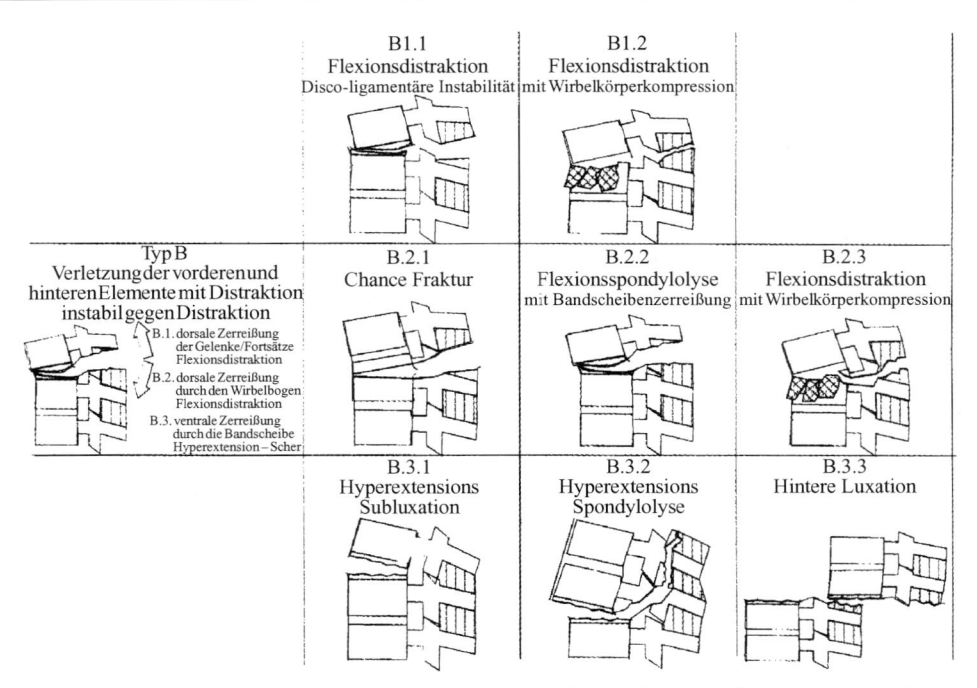

|  | B1.1<br>Flexionsdistraktion<br>Disco-ligamentäre Instabilität | B1.2<br>Flexionsdistraktion<br>mit Wirbelkörperkompression |  |
|---|---|---|---|
| **Typ B**<br>Verletzung der vorderen und<br>hinteren Elemente mit Distraktion<br>instabil gegen Distraktion<br>B.1. dorsale Zerreißung<br>der Gelenke/Fortsätze<br>Flexionsdistraktion<br>B.2. dorsale Zerreißung<br>durch den Wirbelbogen<br>Flexionsdistraktion<br>B.3. ventrale Zerreißung<br>durch die Bandscheibe<br>Hyperextension – Scher | B.2.1<br>Chance Fraktur | B.2.2<br>Flexionsspondylolyse<br>mit Bandscheibenzerreißung | B.2.3<br>Flexionsdistraktion<br>mit Wirbelkörperkompression |
|  | B.3.1<br>Hyperextensions<br>Subluxation | B.3.2<br>Hyperextensions<br>Spondylolyse | B.3.3<br>Hintere Luxation |

*Abbildung 10-26:* Klassifikation von Wirbelsäulenverletzungen nach Harms, Gertzbein, Magerl, Aebi und Nazarian. Typ B: Flexion/Distraktion.

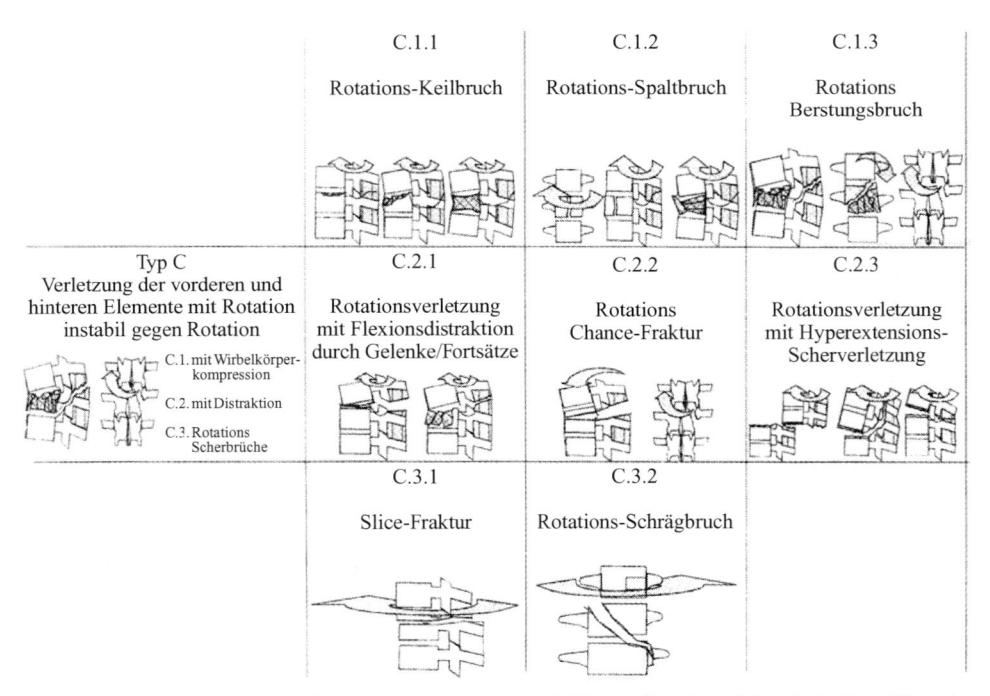

|  | C.1.1<br>Rotations-Keilbruch | C.1.2<br>Rotations-Spaltbruch | C.1.3<br>Rotations<br>Berstungsbruch |
|---|---|---|---|
| **Typ C**<br>Verletzung der vorderen und<br>hinteren Elemente mit Rotation<br>instabil gegen Rotation<br>C.1. mit Wirbelkörper-<br>kompression<br>C.2. mit Distraktion<br>C.3. Rotations<br>Scherbrüche | C.2.1<br>Rotationsverletzung<br>mit Flexionsdistraktion<br>durch Gelenke/Fortsätze | C.2.2<br>Rotations<br>Chance-Fraktur | C.2.3<br>Rotationsverletzung<br>mit Hyperextensions-<br>Scherverletzung |
|  | C.3.1<br>Slice-Fraktur | C.3.2<br>Rotations-Schrägbruch |  |

*Abbildung 10-27:* Klassifikation von Wirbelsäulenverletzungen nach Harms, Gertzbein, Magerl, Aebi und Nazarian. Typ C: Rotationsverletzung.

pen je Typ mit jeweils drei Subuntergruppen) ist es allein wichtig, eine Wirbelsäulenverletzung in die definierten Hauptgruppen einzuordnen, um den Anspruch der Klassifikation als Richtlinie für die Therapiewahl sowie für die Prognose der Verletzung ausreichend zu gewährleisten, während die Feinunterscheidung nur für wissenschaftliche Zwecke gedacht ist. Die Grobunterscheidung ist deshalb schon nach den erwähnten pathomechanischen Gesichtspunkten möglich.

Beim Typ A (Abb. 10-25) sind grundsätzlich die Hauptgruppen Impaktion, Spaltbrüche sowie Berstungsbrüche zu unterscheiden, wobei die Frakturen der Gruppe A 1 im wesentlichen stabil sind, die Frakturen der Gruppe A 3 jedoch deutliche Instabilitäten aufweisen, zumal der primäre Aspekt eines Berstungsbruchs sich bei näherer Nachforschung auch als ein Bruch des Typs B erweisen kann.

Beim Typ B (Abb. 10-26) finden wir ausschließlich instabile Frakturen, ein Teil von ihnen ist jedoch nur als temporär instabil einzuschätzen. Ein großer Teil der B1-Verletzungen wird deshalb bei geeigneter Reposition und Retention konservativ stabil verheilen, während die Typen B 2 mit Zerreißung des hinteren oder des vorderen Bandkomplexes überwiegend einer operativen Therapie bedürfen, im Bereich B 3 häufig auch einer zusätzlichen ventralen Stabilisierung.

Eindeutig ist eine Verletzung in die Gruppe B einzuordnen, wenn im a.p.-Röntgenbild eine erhebliche Abstandsvergrößerung zwischen den Dornfortsätzen erkennbar wird. Grundsätzlich sind Frakturformen des Typs A auch in der Kombination mit Verletzungen des Typs B möglich.

Ganz erhebliche, in aller Regel operativ zu versorgende Verletzungen finden wir im Typ C (Abb. 10-27), der bei gleichzeitig vorhandener Torsion auf der einen Seite Frakturtypen A wie B beinhalten kann, andererseits jedoch auch Torsionsscherungen, die ein besonders hohes Ausmaß von Instabilität aufweisen. Bei der Ähnlichkeit der Frakturformen vor allem im Wirbelkörperbereich sind besondere röntgenologische Zeichen für die Torsionsverletzungen zu beachten. Hierzu gehören:
– seitliche Versetzung von Dornfortsätzen
– seitliche Versetzung von Wirbelkörpern
– einseitige Luxation oder Subluxation von Facetten

– einseitige Querfortsatzabrisse in der Nachbarschaft von Frakturen
– einseitige paravertebrale Rippenfrakturen und Rippenköpfchenluxationen.

Am vorselektionierten Krankengut einer Klinik zur Behandlung von Wirbelsäulenverletzungen zeigt sich bei der Klassifikation, daß dem Typ A etwa 60%, dem Typ B etwa 15% und dem Typ C etwa 25% zuzuordnen sind. Grundsätzlich sollte jedes erstbehandelne Krankenhaus in der Lage sein, eine Verletzung den Typen A, B oder C zuzuordnen, da diese Zuordnung allein aus den Standard-Röntgenaufnahmen möglich ist.

### 1.12.2 Konservative Therapie

80% aller Wirbelsäulenverletzungen sind als stabil zu klassifizieren. Es handelt sich um Kompressions- und Stauchungsverletzungen, die der Hauptgruppe A zuzuordnen sind.

Die ventrale Achsknickung in der genau seitlichen Röntgenaufnahme erreicht höchstens 15°, meist liegt sie um 8–10°. Ein sagittaler Knick fehlt, ebenso eine Seitwärtsverschiebung des kaudalen Wirbelabschnittes. Weder in der seitlichen Röntgenaufnahme noch im Bildverstärker läßt sich eine Subluxation oder eine Luxation nachweisen. Der hintere Bandapparat bleibt intakt. Hier fehlt im Dornfortsatzbereich ein eigentliches Bruchhämatom. Neurologische Ausfallserscheinungen fehlen ebenfalls.

Grundsätzlich läßt sich eine solche Bruchform ohne äußere Stabilisierung rein funktionell zur Ausheilung bringen.

Der Verletzte bleibt während der ersten zwei bis drei Tage in flacher Rückenlage im Bett. Die Bruchstelle wird durch ein faustdickes Schaumstoffkissen unterstützt. Bewegungsübungen im Bett in Horizontallage sind bereits am ersten Tag erlaubt. Der Patient kann im Bett auch in Seitenlage gebracht werden. Die Mobilisation erfolgt ohne Achsknickung im Bereich der Rumpfwirbelsäule. In der Regel kann auf die Anlage eines Drei-Punkt-Stützkorsetts verzichtet werden. Nach Mobilisation werden die Verhältnisse im Frakturbereich durch eine genaue a.p.- und seitliche Röntgenaufnahme geprüft. Sollte es zu einer zunehmenden Kyphosierung kommen, ist die Indikation zur Anlage eines Drei-Punkt-Stützkorsetts gegeben (Abb. 10-28).

Nach rund zwölf Wochen zeigt der Wirbelkörper wieder eine gut erkennbare Bälkchenstruktur, der Kalkgehalt des verletzten und der Nachbarwirbel ist normal geworden, so daß auf jede weitere Abstützung verzichtet werden kann.

Bei stabilen Wirbelbrüchen mit einem Kyphosewinkel von mehr als 15° wird zunächst geprüft, ob durch Lordosierung eine Entfaltung des komprimierten Wirbelkörpers möglich ist. Gelingt die Reposition in der Technik nach Böhler, so wird ein Gipskorsett anmodelliert. Kommt es nicht zur Entfaltung des frakturierten Wirbelkörpers, so ist auch bei diesen Frakturen die Indikation zur operativen Versorgung gegeben. Die Reposition nach Böhler kommt nicht in Frage, wenn der 6. oder ein höherer Brustwirbel gebrochen sind, der Bruch älter als 14 Tage ist, der Verletzte über 60 Jahre alt oder sehr adipös ist oder wenn der Allgemeinzustand schlecht ist. Die Wiederaufrichtung nach Böhler ist vor allem bei Jugendlichen mit deutlicher Kyphosebildung angezeigt, weil es hier zu einer wirklichen und bleibenden Verbesserung der Wirbelsäulenform kommt.

Wirbelverletzte mit einer verbleibenden ventralen Achsenknickung von höchstens 10° sind nach wenigen Monaten wieder voll arbeitsfähig, und zwar auch dann, wenn es sich um Schwerarbeiter handelt. Stabile Wirbelbrüche sind keine schweren Verletzungsformen.

*Technik der Reposition nach Böhler*
Am Vortag muß der Darm durch Einläufe gut entleert werden. Als Vorbereitung erhält der Patient ein bis zwei Stunden vor der Reposition ein Sedativum. Die Reposition sollte nicht in Allgemeinnarkose erfolgen, da durch die Relaxation der Muskulatur eine zu starke Lordosierung entstehen könnte.

Noch im Bett wird dem Patienten ein Rumpftrikot angezogen. Anschließend erfolgt die Lagerung auf dem abklappbaren Gipstisch. Die Reposition erfolgt zunächst im Längszug, dann im dorsalen Durchhang durch zunehmenden Zug an einem querliegenden Gurt. Dabei ist darauf zu achten, daß dieser Gurt kaudal der Fraktur zu liegen kommt. Unter Zunahme der Lordosierung wird der Längszug aufgehoben. Eine zu starke Lordosierung ist zu vermeiden. Das Repositionsmanöver erfolgt unter Bildwandlerkontrolle. Nach Aufhebung der Keilform werden Röntgenaufnahmen in zwei Ebenen angefertigt. Der dorsale Durchhang bleibt während des anschließenden gesamten Gipsvorganges bestehen.

Mit Filz werden beide Darmbeinkämme, die Symphyse und das Sternum gepolstert. Weiterhin erfolgt eine Polsterung über den Dornfortsätzen.

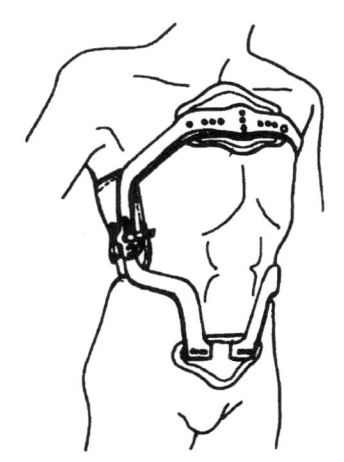

*Abbildung 10-28:* Anlage des Drei-Punkt-Stützkorsetts. Dieses fixiert die Wirbelsäule durch Druck auf Brust- und Schambein und Gegendruck auf die Kreuzgegend in Hyperlordosestellung.

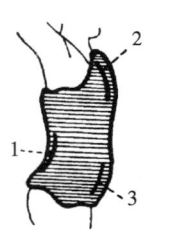

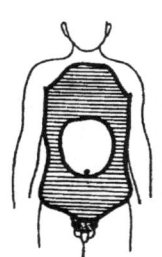

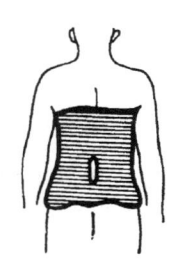

*Abbildung 10-29:* Gipskorsett in der Ausführung von Böhler. Links: 1–3 sind die Abstützstellen des Korsetts. Sie müssen besonders kräftig ausgeführt und gut modelliert werden.

Die Filzstreifen werden mit Polsterwatte in Position gehalten.

Die Gipsanlage erfolgt mit zirkulären Gipsbinden. Dabei hat das Gipskorsett drei wichtige Abstützpunkte: den oberen Sternumrand, die Lendenlordose und die Symphyse (Abb. 10-29). Die Bindentouren müssen über diese drei Punkte geführt werden. Über diese zirkuläre Gipsgrundlage wird je eine Gipsschiene am unteren Miederrand und am oberen Miederrand gelegt. Dann folgen sechs Längsschienen: beidseits je eine vor und hinter dem Gurt und am Rücken. Alle Gipsschienen müssen besonders gut an Symphyse, Lendenlordose und Sternum, aber auch an den Darmbeinkämmen anmodelliert werden. Der Gipsverband wird durch einige zirkuläre Touren abgeschlossen. Nach Aushärten des Gipses wird der Gurt entfernt. Danach wird der Gips ausgeschnitten. In beiden Leistenbeugen wird soviel vom Gipsverband weggenommen, daß beide Beine im Hüftgelenk etwas über den rechten Winkel gebeugt werden können. Dann wird ein Bauchfenster von 20–25 cm Durchmesser ausgeschnitten. Der untere Rand liegt in Höhe des Bauchnabels. Anschließend schneiden wir die Achselhöhlen so weit aus, daß die Arme nach allen Richtungen frei beweglich sind. Alle Gipsränder werden geglättet, das Trikot wird straff über den Rand gezogen und mit Gipsstreifen befestigt.

Nach Umlagerung des Patienten ins Bett wird in Bauchlage die Korsetthinterseite ausgeschnitten. Kranial müssen danach die Schulterblattspitzen, kaudal die Gesäßfurche mit ihrem oberen Ende eben sichtbar sein. Über der Lendenlordose wird ein 10 × 3 cm großes Fenster geschnitten. Das Trikot wird ebenso wie an der Vorderseite an allen Rändern umgeschlagen.

Das Gipskorsett muß regelmäßig auf Sitz und Festigkeit nachgeprüft werden. Wenn es locker geworden ist oder eine Bruchstelle aufweist, müssen wir sofort ein neues Korsett anlegen, weil sonst der gebrochene Wirbelkörper wieder zusammensinkt. Alle vier Wochen wird die Stellung röntgenologisch in zwei Ebenen kontrolliert. Am Tage nach der Einrichtung steht der Verletzte auf und beginnt mit der krankengymnastischen Nachbehandlung. Die Dauer der Ruhigstellung beträgt vier bis fünf Monate. Nach Entfernung des Gipskorsetts setzt der Verletzte die krankengymnastischen Behandlungsmaßnahmen fort. Dazu gehören auch Übungen im Bewegungsbad. Die Gesamtbehandlungszeit bis zur Wiederaufnahme der beruflichen Tätigkeit beträgt in der Regel sechs bis acht Monate.

Die Vorteile des Böhlerschen Vorgehens liegen darin, daß der Verletzte sofort und schmerzfrei umhergehen kann. Das Bauchfenster erlaubt ein aktives Training der für die Tragfähigkeit der Wirbelsäule wichtigen Bauchmuskulatur. Voraussetzung für ein gutes Endergebnis ist eine genügend lange Ruhigstellung: Dabei hat sich die Faustregel bewährt, daß die Ruhigstellung so viele Wochen beträgt, wie die Wirbelsäulenknickung Grade aufweist.

Nachteile des Böhlerschen Vorgehens: Wenn zuerst lordosiert und erst dann längs gezogen wird, können neurologische Störungen auftreten. Das Unterlassen der Achselpolsterung beim Längszug kann zu Paresen und Durchblutungsstörungen führen. Bei ungenügender Polsterung können durch das Gipskorsett Druckstellen entstehen. Wird die Drei-Punkt-Abstützung nicht beachtet, erhält man ein Korsett, das völlig wirkungslos ist. Der Erfolg ist stark vom krankengymnastischen Nachbehandlungsprogramm abhängig. Ein Gipsmieder ohne entsprechende Nachbehandlung ist schädlich, da die Gefahr der völligen Muskelatrophie besteht.

*Differentialindikation zur konservativen Behandlung*
Das Gipskorsett darf nicht bei Frakturen des 1.–6. Brustwirbels angelegt werden, da sich diese Wirbel zwar reponieren lassen, aber im Gipskorsett nicht gehalten werden können. Patienten mit primär bestehenden neurologischen Ausfallserscheinungen oder sekundär auftretenden neurologischen Störungen sollten operativ versorgt werden. Ebenfalls nicht geeignet für konservative Maßnahmen sind Flexions-/Distraktionsverletzungen sowie Verletzungen mit zusätzlicher Torsionskomponente.

Bei frakturierter Wirbelkörperhinterwand – und somit instabilem Wirbelbruch – ist eine konservative Behandlung möglich, wenn im CT-Bild keine Spinalkanalstenose nachweisbar ist. Beträgt bei diesen Verletzungen der Kyphosewinkel weniger als 15°, so werden die Patienten nach ein- bis zweiwöchiger Bettruhe (mit einem Drei-Punkt-Stützkorsett) mobilisiert. Beträgt der Kyphosewinkel mehr als 15°, prüfen wir unter dorsalen Durchhang, ob eine Lordosierung erfolgt. Kommt es zur Entfaltung des Wirbelkörpers, so legen wir ein

Gipsmieder nach Böhler an. Kommt es nicht zur Entfaltung des Wirbelkörpers, so ist die Indikation zur operativen Versorgung gegeben.

### 1.12.3 Operatives Vorgehen

Die Indikation zum operativen Vorgehen ist bei ausgeprägten Kompressionsfrakturen, bei Typ-B- und Typ-C-Verletzungen, bei Verlegung des Spinalkanales um mehr als ein Drittel und bei primären oder sekundären neurologischen Störungen gegeben. Alle geschlossenen Repositionsmanöver sind bei diesen Verletzungen gefährlich, da sie das Rückenmark zusätzlich schädigen können. Durch Dekompression des Rückenmarks und der Nervenwurzeln sowie durch Stabilisierung der Wirbelsäule wird die Entstehung neurologischer Ausfallserscheinungen verhindert.

Im Anschluß an die operative Versorgung muß eine frühfunktionelle Mobilisierung und Nachbehandlung mit schneller Rehabilitation des Verletzten möglich sein.

Prinzipiell bestehen für die Rumpfwirbelsäule ventrale und dorsale Zugangswege sowie standardisierte Dekompressions- und Stabilisationstechniken zur Verfügung. Unabhängig von den technischen Problemen mit den häufigen Spätlockerungen der Schrauben sind Eingriffe von ventral an der Brust- und Lendenwirbelsäule besonders unter notfallmäßigen Bedingungen aufwendig und technisch schwierig. Aus epiduralen Venen kann es bei ventralen Zugängen zu erheblichen Blutverlusten kommen. Dorsal gelegene Verletzungen der Dura sind praktisch nicht zugänglich. Revisionseingriffe sind nach Ventraloperationen wesentlich schwieriger als nach dorsalem Zugehen.

*Dorsaler Zugang*

Es ist das Verdienst von Roy-Camille, auf die Möglichkeit einer stabilen Osteosynthese von dorsal hingewiesen zu haben. Der dorsale Zugang ist technisch einfach und schnell durchführbar. Die dorsale Spondylodese hat sich an vielen Zentren als Standardeingriff bei fast allen Verletzungstypen durchgesetzt. Die inzwischen vorliegenden winkelstabilen Implantate ergeben eine außerordentliche Stabilität.

Der Patient wird auf dem Bauch gelagert – mit Kissen unter der Brust und unter beiden Beckenkämmen – oder auf einem speziellen Lagerungsrahmen (Wilson-Rahmen). Der Hautschnitt verläuft über den Dornfortsätzen. Anschließend wird die Subkutis bis zur Faszie durchtrennt und Wundspreizer werden eingesetzt. Es schließt sich die subperiostale Präparation bis zur Basis der Dornfortsätze mit dem Raspatorium an. Dabei können starke Blutungen auftreten, die durch Elektrokoagulation oder Tamponade gestillt werden müssen. Die subperiostale Präparation erfolgt bis zu den Enden der Querfortsätze nach lateral (Abb. 10-30). Nach Freilegung der Konkavseiten wird zunächst unter Tamponade eine Blutstillung durchgeführt.

Die Gelenkkapseln der zu fusionierenden Segmente werden entfernt. Ebenso werden alle Reste der zwischen den Dornfortsätzen liegenden Sehnenansätze sowie die Ligamenta interspinalia entfernt. Die korrekte Höhenlokalisation erfolgt unter Bildwandlerkontrolle mit seitlich eingestelltem C-Bogen.

Nach Entfernung der Tamponaden werden die Wundspreizer tiefer gesetzt und distrahiert. Zur Verankerung der transpedikulären Systeme werden jetzt die Schraubeneintrittsstellen aufgesucht.

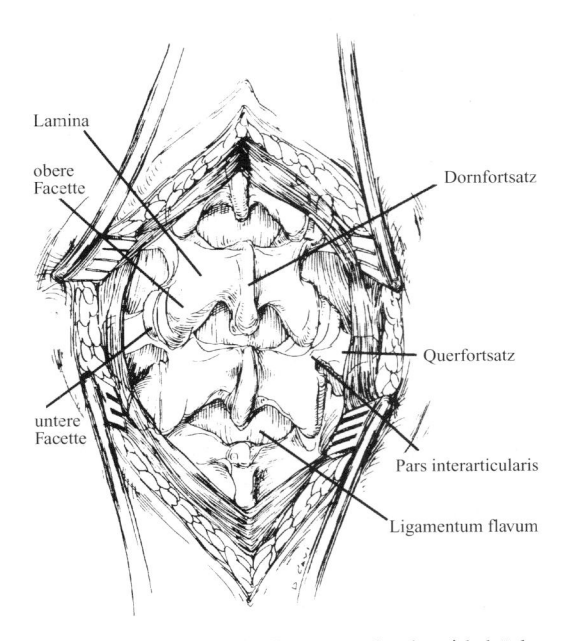

*Abbildung 10-30:* Dorsaler Zugang zur Lendenwirbelsäule. Seitliche Präparation bis zu den Enden der Querfortsätze. Einsetzen der Wundspreizer.

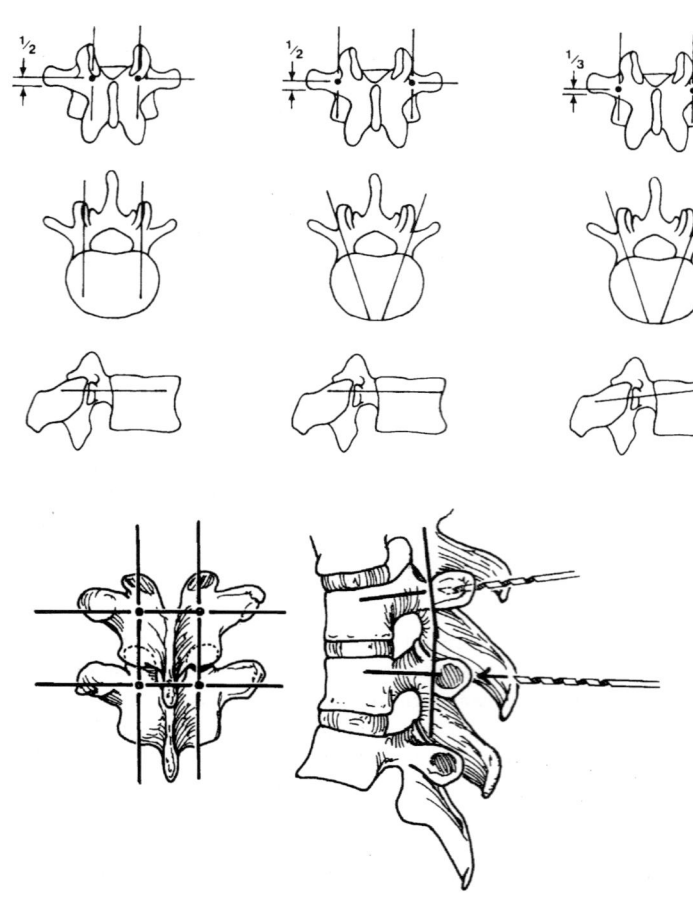

*Abbildung 10-31:* Eintrittsstellen für die transpedikulären Fixateur-interne-Schrauben. Der Schraubenverlauf soll etwa 10–15° konvergierend zur Mittellinie gerichtet sein (mittlere Darstellung).

*Abbildung 10-32:* Schraubeneintrittspunkte im Bereich der Brustwirbelsäule.

An den Lendenwirbeln liegt die Eintrittsstelle in Höhe der Mitte der Querfortsätze des betreffenden Wirbels, und zwar so weit lateral wie die laterale Kante des kranialen Gelenkfortsatzes dieses Wirbels reicht. Der Punkt kommt daher meist in die abfallenden Ausläufer des Gelenkfortsatzes, so daß zur Erleichterung des Bohrbeginns diese Stelle mit der Luer-Zange abgetragen werden soll. Von dieser Eintrittsstelle aus soll der Schraubenverlauf etwa 10–15° konvergierend zur Mittellinie gerichtet sein (Abb. 10-31).

Von der Eintrittsstelle aus wird zunächst ein Steinmann-Nagel der Stärke 4,5 mm mit aufgesetztem Handgriff unter drehenden Bewegungen bis in den Wirbelkörper vorgeschoben. Dieses Manöver erfolgt unter Bildwandlerkontrolle. Ein zu weites Eindringen des Steinmann-Nagels muß dabei unbedingt vermieden werden. Zur Kontrolle der korrekten Lage in der a. p.-Ebene kann intraoperativ eine Röntgenaufnahme angefertigt werden. Analog werden alle zur Instrumentation vorgesehenen Bogenwurzeln vorgebohrt.

Im Bereich der Implantatstrecke werden die Gelenkkapseln reseziert und die sagittal stehenden knorpeligen Gelenkflächen abgetragen. Dabei ist zu beachten, daß das unmittelbar an die obersten Steinmann-Nägel kranial anschließende Gelenkpaar zum nächsthöheren Bewegungssegment gehört und erhalten werden soll.

Im Bereich der Brustwirbelsäule liegen die Schraubeneintrittspunkte im Bereich der nach dorsal vorstehenden Querfortsätze (Abb. 10-32). Durch Abmeißeln der Querfortsätze an der Basis lassen sich damit die Pedikel eröffnen. Anschließend werden die Pedikel in gleicher Weise mit Steinmann-Nägeln vorgebohrt wie im Bereich der

Lendenwirbelsäule. Allerdings ist oberhalb BWK 6 aufgrund der engen Pedikel ein dünnerer Steinmann-Nagel zu verwenden.

Nach durchgeführter Reposition läßt sich eine verbliebene Einengung des Spinalkanals myelographisch darstellen. Sollte der freie Fluß des Kontrastmittels durch die in den Spinalkanal vorragende frakturierte Hinterwand behindert sein, kann durch milde Distraktion versucht werden, ob sich die Hinterkantenfragmente durch Ligamentotaxis nach vorne verlagern. Allerdings lassen sich nur blockförmige Fragmente durch Ligamentotaxis bewegen.

Gelingt auf diese Weise die Erweiterung des Spinalkanales nicht, so müssen wir eine Laminektomie durchführen. Danach kann der Duralsack zur Seite gehalten werden und das Fragment kann in den Wirbelkörper impaktiert werden.

Alternativ können auch Hinterkantenfragmente nach dorsal entfernt werden, dieses Manöver ist jedoch schwierig und kann zu Verletzungen des Duralsacks und des Rückenmarks führen.

Als Implantate zur dorsalen Spondylodese stehen Platten- und Fixateur-interne-Systeme zur Verfügung. Der Druckplatten-Fixateur nach Wolter besteht aus einer Schlitzlochplatte, die eine variable Schraubenlage gestattet, sowie aus Druckplatten, die auf die Schraubenköpfe aufgeschraubt werden und damit eine winkelstabile Verbindung zwischen Platte und Schraube gewährleisten. Daniaux führte 1986 ein System ein, bei dem er die Rillenplatte der AO mit VDS-Schrauben nach Zielke und durch die Schraubenköpfe verlaufenden Gewindestangen mit Muttern kombinierte. Dieses Hybridsystem erlaubt eine variable Einstellung des Winkels zwischen Schraube und Platte. Dieses Implantat trägt wenig auf und ist wesentlich billiger als ein Fixateur interne. Außerdem ist das gesamt Implantatmaterial in Titan erhältlich.

Der Fixateur interne ist in vielen Modifikationen erhältlich. Alle Fixateur-interne-Systeme erlauben die differenzierte Reposition ohne zusätzliche Instrumente direkt über die eingebrachten Schrauben. Durch einen Querstabilisator, der die beiden Gewindestäbe fest miteinander verbindet, lassen sich auch laterale Scherkräfte und rotatorische Instabilitäten um die Längsachse der Wirbelsäule neutralisieren. Die Fixateur-interne-Systeme eignen sich besonders gut für monosegmentale Instrumentierungen. Durch Zusammenführen der dorsalen Enden der Fixateur-interne-Schrauben wird die kyphotische Fehlstellung korrigiert. Bei Bedarf kann leicht distrahiert werden. Allerdings ist eine Überdistraktion unbedingt zu vermeiden. Bei der Korrektur der Kyphose ist zur Vermeidung einer Verlagerung von Knochenmaterial in den Spinalkanal bei frakturierter Hinterwand die Reposition über die Gewindestange notwendig.

Nach erfolgter Reposition ist die Rekonstruktion der vorderen Säule unabdingbare Voraussetzung für eine Ausheilung in korrekter Stellung, da ansonsten nach Implantatentfernung ein ventrales Nachsintern zu erwarten steht. Dazu wird der zerstörte Wirbelkörper auf einer Seite transpedikulär aufgebohrt. Mit Rangeuren und Zangen wird das Innere der zerstörten Bandscheibe entfernt. Mit einem scharfen Löffel oder dem schmalen AO-Meißel wird die Grundplatte des darüberliegenden Wirbelkörpers eröffnet. Die entstandenen Hohlräume werden anschließend mit autologer Spongiosa unter Einsatz des Daniaux-Trichters aufgefüllt. Dabei wird die Spongiosa vom hinteren Beckenkamm gewonnen. Bei sehr großen Defekten ist in seltenen Fällen die Spongiosagewinnung von beiden hinteren Beckenkämmen notwendig. Nach Montage des Implantates schließt das Einbringen intertransversaler Spongiosa den Eingriff ab.

Wir legen in der Regel zwei tiefe Redon-Drainagen ein. Die bisweilen gequetschte Rückenmuskulatur wird debridiert. Die Faszie wird über den Dornfortsätzen wieder verschlossen. Nach Naht des Subkutangewebes wird die Haut in typischer Weise verschlossen.

*Ventraler Zugang*

Ventrale Spondylodesen sind ebenso wie dorsale geeignet, die Wirbelsäule ausreichend zu stabilisieren. Die Nachteile dieses Verfahrens wurden bereits aufgezählt.

Wesentlicher Vorteil des ventralen Zugangs ist die Möglichkeit der vollständigen Dekompression unter direkter Sicht durch Entfernung der zerstörten Wirbelkörperanteile. Die ventrale Säule läßt sich nach zusätzlicher Entfernung der Bandscheibe über einen Span und eine Osteosynthese sicher rekonstruieren. Dabei finden spezielle Platten Anwendung. Der postoperative Korrekturverlust ist im Vergleich zu dorsalen Verfahren deutlich geringer.

Die ventrale Stabilisierung im Bereich der Brustwirbelsäule erfolgt in Rückenlage über eine rechtsseitige Thorakotomie (Abb. 10-33).

Im thorakolumbalen Übergangsbereich und an der Lendenwirbelsäule erfolgt die Operation ebenfalls in Rückenlage. Bereits dabei wird durch Überstreckung eine Reposition versucht. Die untere Brustwirbelsäule erreichen wir über eine Thorako-Phreniko-Lumbotomie, die Lendenwirbelsäule über eine Lumbotomie. In Höhe der unteren Lendenwirbelsäule bevorzugen wir den transperitonealen Weg (Abb. 10-34).

Nach vollständiger Ausräumung des zerstörten Wirbelkörpers und der beteiligten Bandscheiben erfolgt die Rekonstruktion mit einem trikortikalen Span aus dem vorderen Beckenkamm. Bei der anschließenden Osteosynthese wird darauf geachtet, daß das Material seitlich zu liegen kommt, um eine mögliche Läsion der ventral verlaufenden Aorta zu vermeiden.

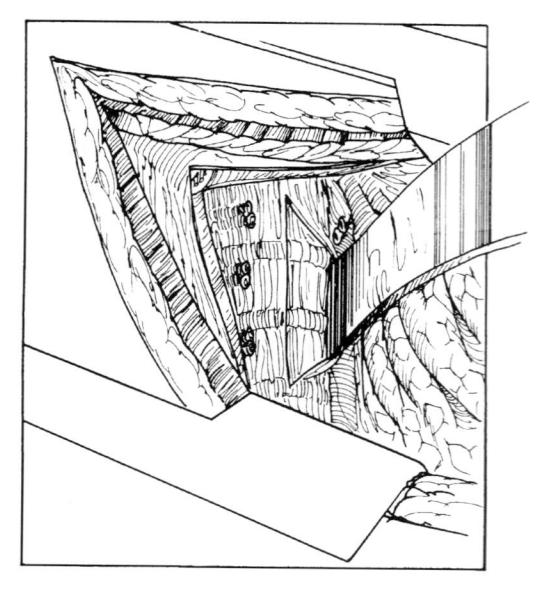

*Abbildung 10-33:* Darstellung der thorakalen Wirbelsäule über eine rechsseitige Thorakotomie.

### Kombinierter Zugang

Dorsoventrale Spondylodesen bieten experimentell wie klinisch die größte Stabilität. Der operative Aufwand ist jedoch erheblich höher. Damit kommen diese Verfahren bei akuten Verletzungen der Wirbelsäule nur ausnahmsweise in Frage. Ausgezeichnete Behandlungsergebnisse sind jedoch bei Aufrichteoperationen im Rahmen der Behandlung posttraumatischer kyphotischer Fehlstellungen zu erhalten.

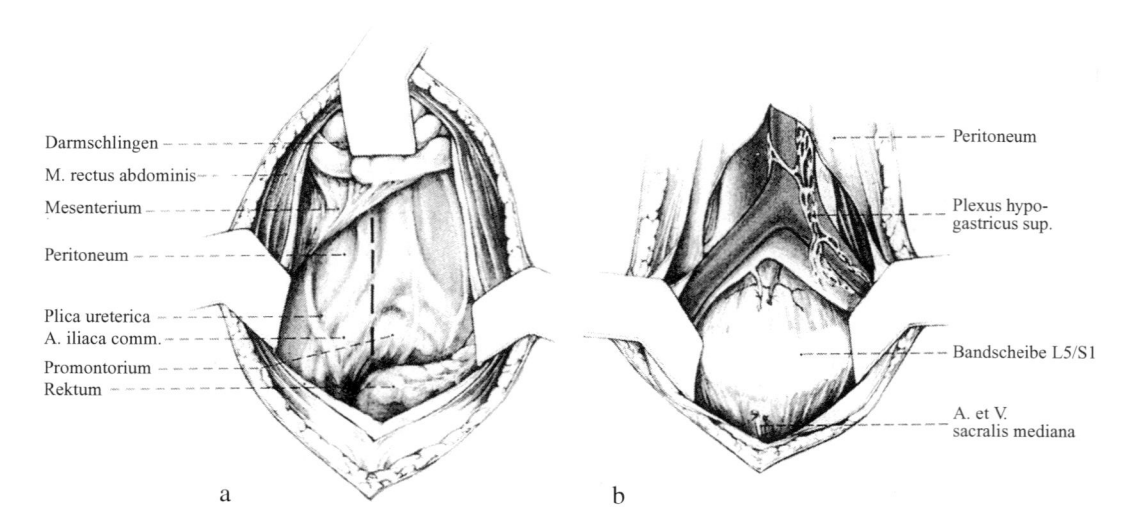

*Abbildung 10-34:* Transperitonealer Zugang zum lumbo-sakralen Übergang. a. Mediane Unterbauch-Laparotomie mit Darstellung der Iliakalgabel. b. Eröffnung des retroperitonealen Raumes und Darstellen von L5/S1.

## 1.12.4 Verletzungen der Rumpfwirbelsäule mit Rückenmarkslähmung

Nach einer 10-Jahresstatistik (1976–1986) der Deutschen Querschnittgelähmtenzentren treten jährlich etwa 1000 frische Querschnittlähmungen auf. Bei den erfaßten Lähmungsursachen handelt es sich vor allem um Unfälle (Verkehrsunfälle, Arbeitsunfälle, Sport- und Badeunfälle), während Erkrankungen und Suizidversuche deutlich seltener auftreten. 72 % der akut Querschnittgelähmten sind Männer, 26 % Frauen und 2 % Kinder. Der Anteil der Halsmarkverletzten beträgt 39 %. 41 % der Querschnittgelähmten weisen eine komplette Querschnittlähmung auf. In rund 40 % liegt die Querschnittsläsion auf der Höhe Th 12 bis L 1. Die durchschnittliche Krankenhausverweildauer beträgt etwa 170 Tage. Bei Soforteinweisungen in das spezialisierte Zentrum fand Meinecke eine kürzere Verweildauer von 142 Tagen, bei Sekundäreinweisungen hingegen von 192 Tagen. Diesen Unterschied führte er auf Sekundärkomplikationen, vornehmlich in Form von Druckgeschwüren, zurück.

*Einteilung*
Eine systematische Einteilung der verschiedenen Formen der Querschnittlähmung wird von der Höhe der Schädigung der einzelnen Rückenmarkssegmente bestimmt. Lähmungen des Halsmarks werden als Tetraplegie, andere Lähmungen mit Beteiligung der unteren Gliedmaßen als Paraplegie bezeichnet. Je nach Ausmaß der Schädigung spricht man von vollständiger (kompletter) oder unvollständiger (inkompletter) Lähmung. Außerdem unterscheidet man zwischen spastischen und schlaffen Lähmungen. Unter *Plegie* verstehen wir eine zentrale, komplette motorische Lähmung ganzer Gliedmaßen oder einzelner Gliedmaßenabschnitte. Bei der Querschnittlähmung beschreibt dieser Begriff die gelähmten Körperabschnitte unterhalb der Rückenmarksläsion. Eine *Parese* ist ein motorisch inkomplettes Lähmungsbild. Der Begriff wird sowohl für zentrale wie für periphere Lähmungen angewandt. Wir unterscheiden Monoparesen, Hemiparesen, Tetra- und Paraparesen. Im anglo-amerikanischen Schrifttum wird Paraplegie («Paraplegia») als Oberbegriff für alle Querschnittlähmungen gebraucht. Im Einzelfall wird zwischen Tetra- und Paraplegie unterschieden.

*Spastische Lähmungen* sind gekennzeichnet durch eine Tonussteigerung, Steigerung der Dehnungsreflexe, ein positives Babinski-Zeichen, Automatismen und Synkinesien. Das Auftreten einer spinalen Spastik setzt intakte Rückenmarkanteile unterhalb der Schädigungshöhe voraus. *Schlaffe Lähmungen* erwarten wir bei allen Läsionen des peripheren Nerversystems, besonders ausgeprägt bei kompletten Schädigungen des Konus-Caudabereichs.

Beim kompletten Rückenmarkschaden finden sich sowohl schlaffe wie spastische Lähmungen, da neben dem Mark auch immer Wurzeln verletzt sind. *Komplette Lähmungen* sind im frischen Stadium durch völligen Ausfall aller Gefühlsqualitäten (Oberflächen-, Schmerz-, Temperatur-, Tiefensensibilität), vollständigen Ausfall willkürlicher Muskelbewegungen durch fehlende Innervation der Muskulatur, völligen Ausfall von Fremd- und Eigenreflexen und einen völligen Ausfall der Eigenkontrolle über Blasen- und Mastdarmfunktionen gekennzeichnet. Hinzu kommen vorübergehende, zum Teil bleibende Funktionsschädigungen vegetativer Bahnen (Beeinträchtigung der Kreislauf-, Atem- und Wärmeregulation).

Akute Schädigungen des Rückenmarks führen zum *spinalen Schock*. Es kommt unterhalb des verletzten Rückenmarksabschnitts zu einem Ausfall motorischer, sensibler und vor allem vegetativer Funktionen mit schlaffer Lähmung der Muskulatur, Fehlen von Fremd- und Eigenreflexen, Fehlen der Gefäßkontrolle und Wärmeregulation, Darmatonie, einer eingeschränkten Ausscheidung harnpflichtiger Substanzen sowie einer schlaffen Lähmung der Blase. Zusätzlich können innersekretorische Störungen mit Elektrolytverschiebungen und Hyperglykämie eintreten.

Die Prüfung der Sensibilität sowie die Funktionsprüfung sogenannter Kennmuskeln erlaubt eine Zuordnung der Höhe der Läsion. Aufgrund der topographischen Verschiebung der Rückenmarksegmente zu den Wirbelsegmenten wird bei der systematischen Einteilung der Rückenmarkschäden von den letzten noch funktionstüchtigen Rückenmarksegmenten ausgegangen und nicht allgemein von einer Lähmung in Höhe eines Wirbels gesprochen. Eventuell vorhandene Höhenunterschiede im Ausfall sensibler und motorischer Funktionen werden getrennt angegeben.

Bei Läsionen oberhalb des 5. Thorakalsegmen-

*Tabelle 10-17:* Zuordnung der Rückenmarkssegmente zu den Kennmuskeln und den sensiblen Arealen. Funktion der Kennmuskeln.

| Höhe | Kennmuskel | Funktion | Sensibilität |
| --- | --- | --- | --- |
| C3 | Zwerchfell | Bauchatmung | Schlüsselbeinregion |
| C4 | Deltoideus | Armhebung (Schulter) | |
| C5 | Bizeps | Beugung Ellenbogen | Oberarmaußenseite |
| C6 | Ext. carpi radialis | Streckung Handgelenk | radiale Unterarm |
| C7 | Trizeps | Streckung Ellenbogen | Mittelfinger |
| C8 | Flexor digitorum | Fingerstreckung | ulnare Hand 4./5. Finger |
| TH4 | Mammillenhöhe | Xiphoid | |
| L1 | Ileopsoas | Hüftbewegung | Leistenregion |
| L3 | Quadrizeps | Kniestreckung | Unterschenkelvorderseite |

tes ist das gesamte sympathische Nervensystem von den höhergelegenen Steuerzentren getrennt. Nach Abklingen des spinalen Schocks kann über den Eigenapparat des Rückenmarks eine reflektorische Regulation bestimmter Funktionen wieder zustandekommen. So kann es nach einigen Tagen oder Wochen zu Eigen- und Fremdreflexen sowie zu einer Spastik unterhalb des verletzten Rückenmarkabschnitts kommen.

Das Ausmaß der Gesamtschädigung bei Rückenmarkverletzungen hängt vom Schweregrad des Traumas und von der Höhe der letzten noch funktionstüchtigen Rückenmarkssegmente ab (Tab. 10-17). Je höher die Schädigung gelegen ist, desto ausgedehnter sind die Lähmungserscheinungen. Je ausgedehnter die Lähmungserscheinungen sind, desto geringer sind die Überlebenschancen.

Die schwersten Schädigungen betreffen den Bereich des oberen Halsmarks (C1 bis C4). Überleben ist nur durch sofortige künstliche Beatmung möglich. Die gesamte Innervation der Gliedmaßen ist unterbrochen (Tetraplegie). Schädigungen des unteren und mittleren Halsmarks (C4 bis C8) führen zu einer überwiegenden Bauchatmung. Bei Lähmungen unterhalb C5 ist das Zwerchfell nicht betroffen. Schultermuskulatur und M. biceps bleiben funktionstüchtig. Bei einer Querschnittlähmung unterhalb von C6 ist die Funktion des M. extensor carpi radialis erhalten. Das Handgelenk kann gestreckt und nach radial abduziert werden. Bei Lähmung unterhalb von C7 ist vor allem die Funktion des M. triceps weitgehend erhalten. Erst bei einer Lähmung unterhalb von C8 besteht nur eine Lähmung der kleinen Handmuskeln.

Bei nicht sicher nachweisbaren motorischen Ausfällen an den Armen ist zur Aufdeckung neurologischer Ausfälle die Kenntnis des sogenannten neurologischen Kontrolldreiecks nach Zech hilfreich. Eine eingeschränkte oder fehlende Berührungs- oder Schmerzempfindung an den Daumen kann auf eine Schädigung des 6. Halsmarksegments (C 6) als Folge einer Verletzung des 5. und 6. Halswirbels hindeuten. Eine Empfindungsstörung des Kleinfingers spricht für eine Verletzung des 8. Halsmarksegmentes, eine Empfindungsstörung des inneren Ellbogenbereichs spricht für eine Verletzung des zerviko-thorakalen Überganges.

Bei Feststellung neurologischer Ausfälle im Bereich der oberen Gliedmaßen sind unnötige Bewegungen der Wirbelsäule bei Lagerung und Transport des Verletzten zu vermeiden. Sicherheitshalber sollte vor Transport eine Zervikalstütze angelegt werden. Der Verletzte wird anschließend auf einer Vakuummatratze gelagert. Der Transport erfolgt vorzugsweise mit dem Rettungshubschrauber in die nächst geeignete Klinik. Wenn die Schwere der Verletzung es erlaubt, sollte sofort ein Spezialzentrum zur Behandlung Querschnittgelähmter angeflogen werden.

Dem völlig Gelähmten drohen hauptsächlich zwei Gefahren: der Dekubitus und die aufsteigende Harninfektion. Darüberhinaus können den Gelähmten Lähmungsfolgen an Darm, thromboembolische Komplikationen, Paraosteoarthropathien, Spastik und Schmerzen plagen.

*Dekubitus*
Ein Dekubitus ist eine Gewebsnekrose infolge unphysiologisch hoher Druckeinwirkung. Ursächlich ist der durch Kompression der Kapillargefäße entstandene Sauerstoffmangel. Prädilektionsstellen solcher Druckgeschwüre sind die Weichteile über Kreuzbein, Sitzbein, den Trochanteren, über dem Schulterblatt, der Schienbeinvorderkante und

der Ferse. Bei Tetraplegikern sind zusätzlich die Epikondylen des Ellbogens und die Dornfortsätze der Wirbelsäule gefährdet. Die gefährdeten Stellen lassen sich frühzeitig an ihrer bläulich zyanotischen Verfärbung erkennnen.

Die Druckgeschwüre treten meist in den ersten 3 Monaten auf. Je frühzeitiger ein Dekubitus auftritt, manchmal bereits einige Tage nach der Verletzung, um so schlechter ist die Gesamtprognose. Über eine schwere lokale Infektion kann sich ein pyogener Allgemeininfekt ausbilden.

Die Dekubitusprophylaxe besteht in der Vermeidung unphysiologischer Druckbelastungen durch regelmäßige Entlastung. Dies geschieht im Bett durch zweistündliches Umlagern. Beim Sitzen im Rollstuhl wird die Entlastung der Sitzfläche durch regelmäßiges Anheben und Umsetzen erreicht.

Ziel der Dekubitusbehandlung ist der Verschluß des Weichteildefektes mit einem belastbaren Weichteilmantel. Ist eine Wundheilung je nach Größe und Lokalisation der Drucknekrose mit konservativen Methoden nicht zu erreichen, muß nach Wundreinigung operativ vorgegangen werden.

Im Rahmen eines sequentiellen Debridements wird zunächst das gesamte nekrotische Material abgetragen. Der Wundgrund wird so weit konditioniert, bis sich eine gut granulierende saubere und ständig feuchte Wundfläche gebildet hat. Das definitive operative Vorgehen besteht dann in einem konsequenten Entfernen der Wundränder weit im gesunden Gewebe sowie in der Abtragung und Glättung knöcherner Vorsprünge in der Tiefe. Dann muß eine genügend belastbare Weichteildeckung mit spannungsfreiem Verschluß der Wunde erreicht werden. Dazu haben sich je nach Lokalisation spezielle myokutane Verschiebelappen bewährt. Auch Höhlen- und Taschenbildungen lassen sich mit myokutanen Lappen verschließen. Bei der Schnittführung zum plastischen Verschluß ist darauf zu achten, daß die spätere Narbe nicht in einem besonders druckgefährdeten Bereich liegt.

Postoperativ ist auf eine konsequent entlastende Lagerung, wirksame Spasmolyse, engmaschige Kontrollen der Laborwerte, eine ausreichende Flüssigkeitszufuhr, einen Ausgleich des Energie- und Eiweißbedarfs sowie auch eine geregelte Blasen- und Darmentleerung zu achten. Die Lagerung erfolgt in einem druckentlastenden Bett. Nach Abschluß der Wundheilung kann der Patient dann in einem typischen Wirbelsäulenbett gelagert werden. Nach der 5.–6. Woche ist ein myokutaner Lappen voll belastbar.

*Aufsteigende Infektion der Harnwege*

Urologische Spätkomplikationen machten in den zurückliegenden Jahren bis zu 50% der Todesursachen Querschnittgelähmter aus. In den letzten Jahren konnte dieses Risiko durch Entwicklung spezieller diagnostischer Verfahren und auch neuer konservativer und operativer Behandlungskonzepte deutlich gesenkt werden.

Bei einer frisch eingetretenen Querschnittlähmung besteht während der Phase des spinalen Schocks eine schlaffe Blasenlähmung. Wird nicht unverzüglich für eine adäquate Harnableitung gesorgt, besteht die Gefahr einer Überdehnung mit Schädigung der Blasenwand unter den Zeichen einer Überlaufblase sowie frühauftretender Infektionen.

Als adäquate Harnableitung hat sich in der Akutphase der suprapubische Blasenkatheter bewährt. Später kann auf das intermittierende Katheterisieren übergegangen werden. Die Entleerung der Blase erfolgt bei suprapubischem Blasenkatheter anfangs konstant, später wird auf das intermittierende Katheterisieren übergegangen.

Transurethale Dauerkatheter sollten nur notfallmäßig und nicht länger als 24 Stunden gelegt werden. Hauptgefahr sind früh auftretende Blaseninfektionen, Fistelbildungen der Harnröhre und Blasensteine. Es sollten daher grundsätzlich nur Silikonkatheter Verwendung finden.

Die eigentliche urologische Rehabilitation beginnt nach Abklingen des spinalen Schocks. Angestrebtes Ziel ist in jedem Falle eine Blasenentleerung im physiologisch akzeptablen Bereich. Hierfür gelten folgende Kriterien: Bei der hyperreflexiven Blase ist eine Kapazität über 250 ml, eine Compliance über 20 ml pro cm $H_2O$, Restharnmengen unter 50 ml sowie ein maximaler Detrusordruck bei Miktionen von unter 80 cm $H_2O$ zu fordern. Für die hypo- bzw. inaktive Blase gelten nachstehende Grenzwerte: Restharnwerte unter 100 ml, ein maximaler abdominaler Druck bei Entleerung von 100 cm $H_2O$ sowie Blasenfüllmengen nicht über 500 ml.

Nach Abklingen des spinalen Schocks erfolgt innerhalb der ersten sechs Wochen eine urodynamische Untersuchung. Bis zur Klärung der Blasensituation wird der intermittierende Katheterismus weitergeführt.

Bei adäquater Detrusoraktivität läßt sich durch ein entsprechendes Blasentraining eine reflektorische Blasenentleerung erreichen. Bei Detrusorsphinkterdyssynergien kann durch eine Sphinkterotomie verhindert werden, daß zu große Restharnwerte auftreten.

Eine schlaffe Blase sollte nicht mit Gewalt ausgedrückt werden. Hier ist bei fehlender Detrusoraktivität der intermittierende Katheterismus die Methode der Wahl. Das Kathetern kann später vom Patienten erlernt werden. Unter dieser Behandlung kommen die Patienten häufig auch ohne Urinal aus.

Harnwegsinfektionen, die auch bei einer gut rehabilitierten Blase nie ganz ausgeschlossen werden können, lassen sich nach entsprechender Austestung antibiotisch gut therapieren.

Bei etwa 90 % der Querschnittgelähmten ist bei diesem Vorgehen auf Dauer eine zufriedenstellende Blasenentleerung zu erreichen.

Bei schwerwiegenden Blasenschäden infolge chronisch unausgeglichener Blasenentleerung sind operative Eingriffe an der Blase (z. B.: Augmentation) bzw. neuro-urologische Maßnahmen (Elektrostimulation der Blase) nicht zu umgehen. Zukunftsweisend ist die operative Behandlung der therapieresistenten spastischen Blasenlähmung durch sakrale Deafferentation und Implantation eines sakralen Vorderwurzelstimulators nach Brindley.

*Lähmungsfolgen am Darm*
Der Vorgang der Darmentleerung ist der Miktion vergleichbar. Rückenmarkschädigungen oberhalb S 3/S 5 führen zum Verlust von Füllungsdruck, Stuhldrang und Entleerungsgefühl des Darmes und zum Verlust der willkürlichen Kontrolle über den Schließmuskel.

Bei der frischen Querschnittlähmung kommt es während der Phase des spinalen Schocks zu einer schlaffen Lähmung des Enddarmes, zusätzlich besteht eine reduzierte Darmperistaltik. Unbehandelt kann es über eine Stuhlretention bis zum Ileus kommen.

Um die Darmentleerung in Gang zu setzen, sollte frühstmöglich auf orale Flüssigkeitszufuhr und orale Nahrungsaufnahme übergegangen werden. Nach der ersten Darmentleerung streben wir einen geregelten Abführrhythmus in zweitägigen Abständen an. Die Darmentleerung kann durch das Einführen von Zäpfchen induziert werden.

Unregelmäßige Darmentleerungen begünstigen die Ausbildung einer extremen Sigmaausweitung, die Entwicklung von Hämorrhoiden und bei schlaffen Lähmungen einen Analprolaps. Daher müssen die Patienten bereits im Rahmen der Erstrehabilitation soweit gebracht werden, daß ein adäquates Darmentleerungsprogramm eingeübt ist.

*Thromboembolische Komplikationen*
Thromboembolische Ereignisse bei Querschnittlähmungen sind nach wie vor gefürchtet. Bei der frischen traumatischen Querschnittlähmung wird die Inzidenz thromboembolischer Komplikationen bei fehlender Thromboseprophylaxe zwischen 40 und 100 % angegeben.

Deshalb kommt der Thromboseprophylaxe eine besonders große Bedeutung zu. Im wesentlichen haben sich drei Behandlungsformen bewährt:
– Heparinperfusor in der Akutphase mit bis zu 20 000 Einheiten Heparin pro Tag
– Weiterbehandlung mit Cumarinen, je nach Schwere der Verletzung und Begleitverletzung ab dem sechsten Tag nach dem Unfall
– Gabe eines niedermolekularen Heparins.

Bei Risikopatienten bzw. bei Verdacht auf Thrombose setzen wir auf Marcumar um.

Bei hinreichendem Thromboseverdacht oder unklaren Schwellungen an der unteren Extremität wird in jedem Falle eine Phlebographie durchgeführt und in Zusammenarbeit mit den Gefäßchirurgen die Indikation für ein weiteres konservatives bzw. operatives Vorgehen gestellt.

*Paraosteoarthropathie (POA)*
Paraartikuläre Verkalkungen treten als Komplikationen beim Tetanus, bei Schädelhirntraumen und bei Querschnittlähmungen auf. Die Häufigkeit der POA im Rahmen einer Querschnittlähmung beträgt durchschnittlich 30 %. Die Symptome sind wenig charakteristisch. Es kommt zu diffusen Gelenkschwellungen, lokaler Reizung und fortschreitender Bewegungseinschränkung. Das subjektive Befinden ist meistens nicht oder nur wenig gestört. Frühzeitige diagnostische Hinweise geben die Erhöhung der alkalischen Phosphatase sowie das Knochenszintigramm.

Nach wie vor fehlen präzise Kenntnisse von Pathogenese und Ätiologie der POA. Bis heute ist eine gezielte medikamentöse Behandlung nicht bekannt. Wirksam im Rahmen prophylaktischer Maßnahmen haben sich Indometacin und Diclofenac gezeigt. Bei ankylosierenden und die Selbstständigkeit deutlich einschränkenden Verknöcherungen im Hüftgelenk führen wir die operative Therapie durch. Diese Maßnahmen können jedoch erst nach einer völligen Beruhigung im Verknöcherungsbereich vorgenommen werden, da sonst die Rezidivquote sehr groß ist.

Die operativen Maßnahmen bestehen in der Freilegung der Verknöcherung von einem ventralen Zugang und in der vollständigen Resektion. Unter günstigen Bedingungen ist es möglich, das Hüftgelenk aus den Verkalkungen auszuschälen. Bei völliger Einmauerung bleibt oft nur die Resektion des Schenkelhalses übrig.

*Spastik*

Viele Querschnittgelähmte leiden unter einer ausgesprochen störenden und behindernden Spastik. Im Extremfall können Liege- und Sitzprobleme mit der Gefahr von Wirbelsäulenverkrümmung, Kontrakturen und Dekubitus auftreten.

Die Behandlung der Spasmen schließt physikalische und krankengymnastische Maßnahmen ein. Ergänzend wirkt die medikamentöse spasmolytische Behandlung. Zur Dauerapplikation stehen heute verschiedene implantierbare Medikamentenpumpensysteme zur Verfügung.

*Schmerz*

Viele Querschnittgelähmte leiden unter schweren chronischen Schmerzen oder schmerzhaft wahrgenommenen Mißempfindungen. Bei den Schmerzen, die bei den Querschnittgelähmten auftreten können, handelt es sich um weitgehend ungeklärte Phänomene. Daher ist eine gezielte Behandlung derzeit kaum möglich. Viele der Betroffenen geraten in eine Analgetikaabhängigkeit, ohne das auf Dauer eine Schmerzfreiheit erreicht wird.

Als Therapeutika finden neben den Schmerzmedikamenten Psychopharmaka, Spasmolytika sowie Anästhetika Anwendung. Außerdem lassen sich mit funktioneller Elekrostimulation, Koagulation der Hinterwurzeleintrittszone und Beseitigung von Wirbelsäuleninstabilitäten durch operative Stabilisierung Erfolge erzielen.

*Behandlungsmöglichkeiten bei akuter posttraumatischer Querschnittlähmung*

Die Entwicklung der Wirbelsäulenchirurgie mit verbesserten Operationsmethoden und optimierten Implantaten hat dazu geführt, daß heute in den meisten Fällen Wirbelsäulenverletzungen mit kompletten oder inkompletten Lähmungen sofort operativ behandelt werden. Voraussetzung für eine optimale Versorgung frischer Querschnittlähmungen ist ein rascher Transfer des Patienten in ein entsprechend ausgestattetes Zentrum, das auch in der Lage sein muß, Polytraumatisierte aufzunehmen und zu versorgen.

Bei allen Maßnahmen in der Akutversorgung der traumatischen Querschnittlähmung ist sehr sorgfältig zwischen neurologischen und wirbelsäulenstatischen Indikationen zu unterscheiden. Als neurologische Indikation für ein operatives Vorgehen gelten das Auftreten einer Lähmung nach freiem Intervall, deutliche und rasche Zunahme einer motorischen und/oder sensiblen Lähmung von mehr als drei Segmenten, der Übergang von einer zunächst inkompletten in eine komplette Lähmung und offene Wirbelsäulen- und Rückenmarksverletzungen. Bei primär kompletten Lähmungen ist durch die operativen Eingriffe eine Remission nicht zu erwarten.

Unabhängig von der neurologischen Situation ergibt sich die Indikation zur Operation aus rein statischen Gründen, wenn mit einer bleibenden Instabilität zu rechnen ist. Bleibende Instabilitäten können auf Dauer eine Myelopathie mit langsam fortschreitender Verschlechterung der Lähmung bewirken. Eine Operationsindikation besteht in jedem Falle bei grober Dislokation, bei schweren und schwersten Zerreißungen der Wirbelsäule und bei instabilen Wirbeltrümmerbrüchen. Darüber hinaus kann ein operatives Vorgehen an der Wirbelsäule zu einem späteren Zeitpunkt bei Instabilität nach vorausgegangener Laminektomie, primär insuffizienter Stabilisierung mit Pseudarthrosebildung sowie bei erheblicher posttraumatischer Kyphose indiziert sein.

Die Wirbelsäulenstabilisierungen müssen folgende Anforderungen erfüllen:
– kurze Fusionsstrecke

– exakte Wiederherstellung der Achse
– stabile transpedikuläre Fixation

Zur Anwendung kommen Plattensysteme sowie der Fixateur interne. Es gelten die gleichen operativen Anforderungen wie bei nichtgelähmten Patienten.

Das operative Vorgehen schafft die Voraussetzung dafür, daß eine umfassende Rehabilitation mit sofortiger Mobilisation bereits wenige Tage nach dem traumatischen Ereignis stattfinden kann. Behandlungsziel ist, daß der Patient durch ein möglichst früh einsetzendes Training in die Lage versetzt wird, trotz seiner bestehenden Querschnittlähmung unabhängig zu werden.

So kann heute bei Paraplegikern ohne Begleiterkrankungen von einer normalen Lebenserwartung ausgegangen werden. Bei Tetraplegikern ist die Lebenserwartung gegenüber der statistischen Lebenserwartung Nichtgelähmter um ca. 10–15 % vermindert. Im Vergleich dazu lagen die 5-Jahres-Überlebensraten in der Zeit vor dem 2. Weltkrieg bei Paraplegikern um 5 %.

Entscheidend ist eine personenbezogene, ganzheitliche Rehabilitation, die die gesamte medizinische Versorgung ebenso einschließt wie die soziale Sicherung und die Bemühungen um gesellschaftliche wie berufliche Wiedereingliederung vom ersten Tag an mit dem Ziel der Wiedergewinnung von Lebensqualität im Sinne einer menschenwürdigen Existenz.

### 1.12.5 Dornfortsatzbrüche

Solange nicht die Möglichkeit zur Röntgenuntersuchung bestand, wurden Dornfortsatzbrüche als Muskelzerrungen oder Überhebeverletzungen diagnostiziert. Sie kamen ohne Störungen und rasch zur Ausheilung, während sie heute Anlaß zu langdauernden Behandlungen und Rentenansprüchen geben.

Weil der Abbruch eines Dornfortsatzes die Tragfähigkeit der Wirbelsäule aber in keiner Weise beeinträchtigt, heilt der Bruch auch ohne besondere Behandlungsmaßnahmen schadenfrei aus. Im Durchschnitt beträgt die Arbeitsunfähigkeit vier bis sechs Wochen. Besondere Behandlungsmaßnahmen sind dabei nicht notwendig. Unfallfolgeschäden in rentenberechtigtem Ausmaß bleiben nicht zurück.

### 1.12.6 Querfortsatzbrüche

Ebenso wie Dornfortsatzbrüche tragen auch Abbrüche der Querfortsätze nicht zur Beeinträchtigung der Tragfähigkeit der Wirbelsäule bei. Auch in diesem Falle ist keine besondere Behandlung notwendig. Selbst ein pseudarthrotisch verheilter Querfortsatzbruch verursacht keine Beschwerden, und wir müssen, wenn der Verletzte immer wieder über Schmerzen klagt, nach einer anderen Ursache fahnden. Keinen Erfolg dürfen wir von der operativen Entfernung des Bruchstückes erwarten. Regelmäßige krankengymnastische Behandlungsmaßnahmen sind in diesen Fällen sicher erfolgreicher als nichtindizierte Operationen.

In der Regel ist mit einer zweimonatigen Arbeitsunfähigkeit bei diesen Verletzungstypen zu rechnen.

Einzige Ausnahme bilden Serienbrüche der lumbalen Querfortsätze. Hier liegt als Ursache immer eine Rotationsverletzung vor. In diesen Fällen ist die Indikation zur dorsalen Spondylodese zu prüfen.

### 1.12.7 Gutachterliche Beurteilung der verletzten Wirbelsäule

Die Prognose der Wirbelverletzungen ist weit besser, als landläufig angenommen wird. Der Nichtversicherte wird diese Feststellung dankbar zur Kenntnis nehmen, der Versicherte wird dagegen weiterhin bei der Ansicht bleiben, daß er eine sehr schwere Verletzung erlitten habe und dementsprechend hoch entschädigt werden müsse. Es besteht aber kein objektiver Grund, einem Wirbelverletzten mit einer Kyphosebildung von höchstens 10° nach Ablauf des zweiten Unfalljahres weiterhin eine Rente zu gewähren. In den Fällen Böhlers waren nach sechs Monaten 60 %, nach einem Jahr 73 % und nach zwei Jahren 93 % rentenfrei.

Lang fand bei 336 Fällen der schweizerischen Unfallversicherungsanstalt folgende Verhältnisse: Tödlich endeten 14 % der Wirbelkörperbrüche. Davon starben rund zwei Drittel sofort nach dem Unfall oder im Verlauf des ersten Tages, bei einem Drittel handelte es sich um Spättodesfälle (3–23 Tage nach dem Unfall). Bei 38 % aller Überlebenden bestand nach Abschluß der Behandlung keine Invalidität. Bei den Rentenfällen (ohne Querschnittlähmungen) wurde die Anfangsinvalidität bei 64% auf 10–30% eingeschätzt. Der überwiegende Teil aller Renten (Patienten mit Querschnittlähmungen nicht inbegriffen) war von vornherein abgestuft, wobei sich die bemerkenswerte Tatsache ergab, daß nach Ablauf des zwölften Monats nur noch knapp ein Viertel aller Rentner eine Rente bezog, die 25% überstieg. Der am häufigsten angewandte Schätzungsmodus war: Anfangsrente von 30% mit Abstufung auf 20% innerhalb der ersten Monate. An zweiter Stelle folgte die Taxation: 20% Anfangsrente mit vorgesehener Abstufung auf 15%.

In Deutschland hat sich im wesentlichen die Auffassung Erdmanns durchgesetzt. Danach beträgt die Minderung der Erwerbsfähigkeit nach Wiederaufnahme der beruflichen Tätigkeit im ersten halben Jahr 30%, in den darauffolgenden sechs Monaten 20%. In der Regel besteht nach einem Jahr nur noch eine Minderung der Erwerbsfähigkeit von 10%. Ausnahmen von dieser Regel ergeben sich bei Patienten, die Kyphosen in nicht kompensierbarem Ausmaß zurückbehalten und bei Patienten, die aufgrund unfallunabhängiger Vorerkrankungen der Wirbelsäule nicht in der Lage sind, auch geringere Kyphosen zu kompensieren.

# 2. Schultergürtel

C. Josten und G. Muhr

## 2.1 Schlüsselbein

### 2.1.1 Der Schlüsselbeinschaftbruch

Ein geschlossener Schlüsselbeinbruch, meist im mittleren Drittel gelegen, heilt unter konservativer Behandlung fast immer knöchern aus.

Die Verschiebung der Frakturenden übereinander führt zu einer Verkürzung der Schulterbreite, die sich durch einen Tornister- oder Rucksackverband nicht beseitigen läßt. Dieser Verband wird außerdem, wenn er richtig angelegt ist, von den Verletzten nur schwer und bedingt ertragen; meist ist er auch nicht notwendig.

Komplikationen sind Zirkulationsstörungen in Arm und Hand sowie bei älteren Patienten auch eine Behinderung der Atmung.

Die funkionelle Behandlung, und auch die vorübergehende kurzfristige Ruhigstellung mit einem Armtragetuch, reicht beinahe immer aus. Bei der Verwendung des Armtragetuches muß dieses so angelegt werden, daß der Ellenbogen deutlich abgestützt wird.

Unter dieser Behandlung verschwindet die in den ersten Tagen feststellbare Beweglichkeit der beiden Bruchstücke im Verlauf von acht bis zehn Tagen, und nach drei bis vier Wochen ist die Fraktur solide knöchern verheilt. Die bleibende Verkürzung beträgt kaum je mehr als 2 cm und ist für die Schulterfunktion ohne jede Bedeutung.

Eine abnorm starke Kallusbildung oder eine Ausheilung der Frakturenden in starker Knickstellung sind als Spätkomplikationen der konservativen Behandlung zwar funktionell unbedeutend, können aber kosmetisch störend sein. Ist dies der Fall, so kann ausnahmsweise die operative Konturkorrektur erfolgen. Eine Pseudarthrose unter der konservativen Behandlung ist sehr selten, sie tritt vornehmlich auf bei lateral gelegenen Frakturen und Brüchen mit starker Abwinkelung. Die in der Regel hypertrophe Pseudarthrose wird plattenosteosynthetisch mit einer mindestens 6-Loch-Kleinfragment-DCP-Platte und Zugschraube versorgt.

Eine Operation kommt nur dann in Frage, wenn eine starke Verschiebung oder eine Durchspießungsgefahr vorliegt. Das gleiche gilt für offene

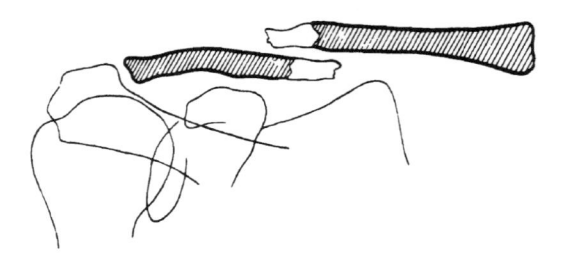

*Abbildung 10-35:* Schlüsselbeinbruch im mittleren Abschnitt, mit den charakteristischen Verschiebungen: das *proximale* Bruchstück wird durch den M. sternocleidocleiomastoideus nach kranial gezogen, das *distale* sinkt durch die Schwere des Armes nach kaudal, und durch den Zug der Schulter-Brust-Muskulatur geht es außerdem nach ventralmedial. In der Ansicht von vorn ist die Schulterbreite verkürzt.

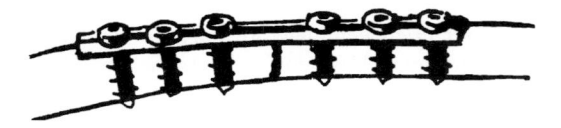

*Abbildung 10-36:* Stabilisierung einer Claviculaschaftfraktur mit einer 6-Loch-Platte bei normal dicker Clavicula.

Frakturen sowie für seltene Verletzungen, bei denen eine Schädigung des Nervenplexus vorliegt. Eine Operationsindikation aus kosmetischen Erwägungen ist mit Zurückhaltung zu stellen, da operativ zwar eine regelrechte Kontur erzielt wird, jedoch um den Preis einer ausgedehnten Narbe.

Die Operation wird unter Allgemeinnarkose und in liegender oder halbsitzender Lagerung durchgeführt. Durch ein Lagerungskissen zwischen zwei Schulterblättern wird die Reposition erleichtert, weil durch den leicht herabhängenden Arm die Claviculaenden distrahiert werden. Der Hautschnitt liegt 1 cm unterhalb und parallel der Clavicula, bei lateral gelegenen Frakturen auch als vertikaler Säbelschnitt (Coup de sable).

Bei einfachen schräg verlaufenden Frakturen lassen sich die Frakturenden durch zwei Repositionszangen fassen und einstellen, wobei das laterale Fragment nach außen kopfwärts, das mediale nach unten gezogen wird. Danach wird eine Osteosynthese mittels Kleinfragment-Kortikalis-Zugschraube sowie mit einer 6–7-Loch-Kleinfragment-DCP-Platte durchgeführt. Bei Mehrfragmentfrakturen empfiehlt es sich, zuerst 1. die Platte medial zu fixieren und den lateralen Claviculaanteil auf die Platte zu reponieren.

Allenfalls ist bis zum Abklingen der Schwellung und der Schmerzen für 2–3 Tage ein Armtragetuch oder Gilchristverband angesagt.

Bei kindlichen Frakturen des Schlüsselbeinschaftes handelt es sich meistens um Grünholzfrakturen, die keiner Ruhigstellung bedürfen und meistens nach 2 bis 3 Wochen fest verheilt sind.

### 2.1.2 Bruch im äußeren Drittel der Clavicula

Wegen der starken Dislokation des medialen Bruchstückes nach kranial führt eine konservative Behandlung zu keiner Ausheilung der Fraktur. Dieser Bruchtyp stellt in der Regel eine Operationsindikation dar.

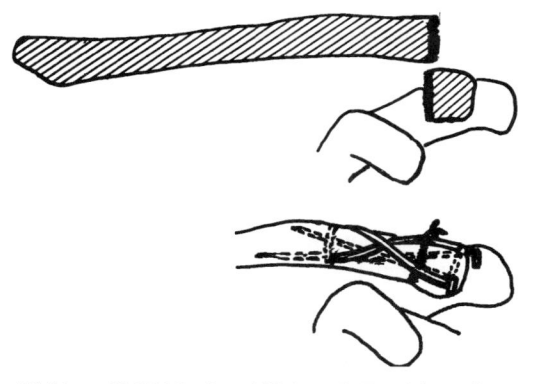

*Abbildung 10-37* (oben) *und 38* (unten)*:* Bruch im äußeren Drittel der Clavicula, mit Subluxation des medialen Fragmentes kranialwärts. Fixation durch 2 Zuggurtungsdrähte und Kompression mit der 8er-Drahtschlinge.

Die Operation wird in Allgemeinnarkose und in derselben Lagerung wie beim Schüsselbeinschaftbruch durchgeführt. Nach einem geraden senkrechten Hautschnitt (Coup de Sable) von ca. 10 cm Länge etwa 1 cm medial des Akromion erfolgt die direkte Reposition durch Anheben des lateralen Claviculaanteiles mittels eines Einzinkerhakens und gleichzeitigem Distalisieren des medialen Frakturanteiles sowie Fixation durch zwei 1,8 bis 2 mm dicke Kirschner-Drähte in Kombination mit einer Zuggurtung.

Eine Alternative ist die einfache indirekte Reposition mit einer Balserplatte. Hierbei wird der laterale, spitze Anteil der Platte unter das periphere Claviculaende und das Akromion eingesetzt und die Fraktur anschließend über die Platte reponiert.

Die Nachbehandlung erfolgt funktionell durch Abduktion.

### 2.1.3 Schultereckgelenksprengung

Akromion und Clavicula werden in der Articulatio acromioclavicularis durch das Ligamentum acromioclavicularis sup. und inf. miteinander verbunden. Zudem wird die Clavicula durch das Lig. coraco-claviculare am Proc. coracoideus fixiert.

Entsprechend dem Ausmaß der Bandzerreißung ist eine reine Subluxation bis zu einer vollständigen Verrenkung des akromioklavikularen Gelenkes möglich. Das akromiale Ende des Schlüsselbeines springt aus dem Gelenk heraus, und es entsteht die charakteristische Stufenbildung (Klaviertastenphänomen). Abbildung 10-39 zeigt die Einteilung nach Tossy mit Grad 1 bis Grad 3.

Prinzipiell ist in jedem Stadium die konservativ-funktionelle Behandlung möglich, wobei es unter Belassung der Fehlstellung zu einer narbigen Ausheilung der Bandrupturen kommt. Neben dem störenden kosmetischen Eindruck kann es, besonders bei Patienten, die berufsmäßig viel über Kopf arbeiten, und bei Patienten mit entsprechender sportlicher Betätigung (Tennis), zu chronischen Beschwerden kommen. Bei diesen Patienten empfiehlt sich die Operation.

Der Eingriff wird in Allgemeinnarkose und der oben beschriebenen Lagerung durchgeführt. Nach säbelförmigem Hautschnitt legen wir das Akromioklavikulargelenk durch einen Längsschnitt frei. Eine vorübergehende Stabilisation mittels Kirschner-Drähten ist möglich. Die permanente Fixation durch Kirschner-Drähte allein ist nicht ausreichend, da die Drähte in der Nachbehandlungsphase wandern oder die Haut perforieren.

Für die operative Behandlung werden viele Operationsmethoden beschrieben. Bewährt hat sich die Reposition und Fixation von Clavicula und Akromion durch die Umschlingung mit nichtresorbierbarem Nahtmaterial.

Der Arm wird in einem Gilchristverband für 14 Tage ruhiggestellt. Aus dem Verband heraus erfolgt eine gezielte Krankengymnastik für drei Wochen, wobei Abduktionsbewegung über die 90°-Ebene zu vermeiden sind.

### 2.1.4 Luxation des Sternoklavikulargelenkes

Eine Subluxation, besonders nach vorn-oben, ist ohne jede funktionelle Bedeutung. Selten verrenkt die Clavicula nach retrosternal. In diesem Fall wird das Gelenk von einem vertikalen Hautschnitt aus freigelegt, wir heben die Clavicula in ihre frühere Lage zurück und fixieren das sternale Ende durch ein bis zwei Kirschner-Spickdrähte an das Sternum. Die Rückseite des Sternums muß gut sichtbar sein, damit nicht etwa eine Drahtspitze in das vordere Mediastinum dringt und zu Gefäßverletzungen führt.

Weil es sich nur um eine elastische Stabilisierung handelt, muß der Arm für zwei bis drei Wo-

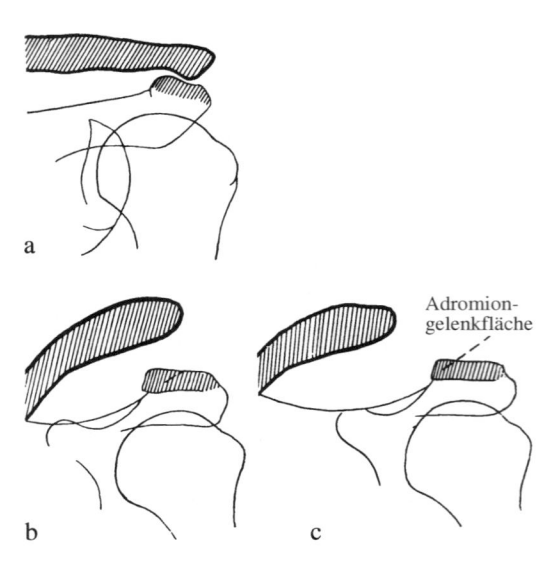

*Abbildung 10-39:* a. Teilweise Verrenkung im akromioklavikulären Gelenk nach innen. Akromion mitsamt dem Schultergürtel brustbeinwärts verschoben. b. Vollständige Verrenkung brustbeinwärts. c. Vollständige Verrenkung nach außen.

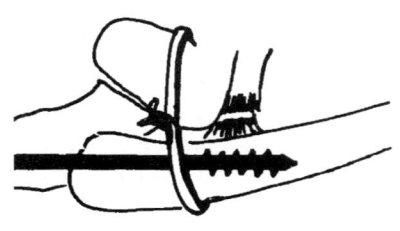

*Abbildung 10-40:* Behandlung der Luxation im Akromioklavikulargelenk: Schlinge um Clavicula und Proc. coracoideus (A.O.).

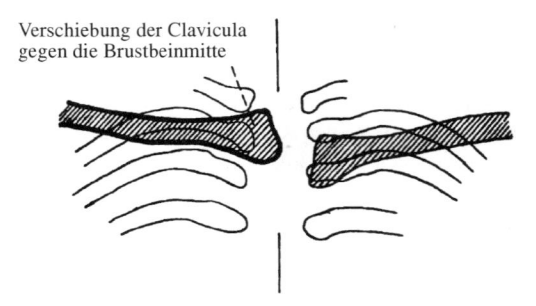

*Abbildung 10-41:* Die Verrenkung am sternalen Ende wird leicht mit einer Fraktur am sternalen Claviculaende verwechselt. Das sternale Ende liegt bald vor, bald hinter dem Brustbein, ausnahmsweise geht es nach medial-oben.

chen in einer Armschlinge getragen werden. Die Verschraubung ergibt in diesem Bereich kein kosmetisch befriedigendes Resultat.

Das proximale Ende der Clavicula ist außerordentlich hart, so daß der Draht leicht von der anvisierten Richtung abweichen kann. Durchstößt die Drahtspitze die Hinterseite des Brustbeins, so kann die Aorta verletzt werden und ein Hämoperikard auftreten, was eine Thorakotomie notwendig macht. Die gleiche Komplikation kann auftreten, wenn das freie Drahtende nicht winklig abgebogen wird und der Draht unter der Bewegung mediastinalwärts wandert.

## 2.2 Scapula

Bei jedem Schulterblattbruch prüfen wir, ebenso wie bei allen anderen Frakturen im Schulterbereich, sorgfältig die Funktion der Nerven (N. axillaris, M. deltoideus und Plexus brachialis) und die periphere Durchblutung. Wird die Nervenschädigung erst nach der Behandlung erkannt, so wird sie leicht als Behandlungs-, nicht als Unfallfolge angesprochen.

### 2.2.1 Brüche der Schultergelenkpfanne

Weil es sich nicht um eine Belastungs-, sondern um eine Gleitpfanne handelt, ist eine genaue Reposition der Gelenkfragmente, wie wir sie im Knie und Sprunggelenk anstreben, nicht notwendig. Arthrose und arthrotische Beschwerden sind selten. Entscheidend ist die Überprüfung der Stabilität durch die klinische Untersuchung.

Frakturen der Schultergelenkpfanne können fast ausnahmslos funktionell behandelt werden. Bei Bedarf kann bis zum Abklingen der akuten Schmerzensymtomatik ein Armtragetuch oder ein Gilchristverband angelegt werden. Wichtig ist die frühzeitige aktive und passive Therapie. Recht häufig kommt es im Verlauf dieser Therapie zu einer spontanen Reposition der verschiedenen Fragmente durch den Druck der Schultermanschette auf die gebrochene Pfanne.

Liegt eine sehr große Stufenbildung vor (CT-Untersuchung), die zu Bewegungsblockaden führt, ist ausnahmsweise die operative Reposition anzustreben. Der geeignete Zugang ist von ventral.

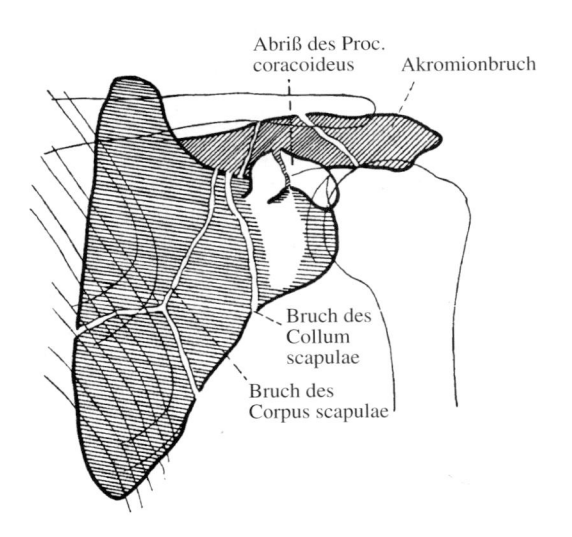

*Abbildung 10-42:* Die häufigsten Bruchformen am Schulterblatt. Ein Bruch der Gelenkpfanne selbst ist im Gegensatz zu der Hüftpfanne äußerst selten.

Die operative Versorgung von dorsal sollte wegen der nicht seltenen Verletzung des N. axillaris und der damit funktionell schwerwiegenden Lähmung des M. deltoideus nicht durchgeführt werden.

### 2.2.2 Abbruch des vorderen oder hinteren Pfannenrandes

Der vordere Pfannenrandabbruch ist häufig kombiniert mit einer Luxation der Schulter (Bankert-Läsion). Entscheidend ist hier die exakt klinische Untersuchung und Anamnese, da diese Verletzungen radiologisch oft schwer erkennbar sind. Eine exakte Überprüfung der Gelenkstabilität ist hier erforderlich. Liegt keine Luxationstendenz vor und ist das ausgebrochene Gelenkstück nicht größer als ein Viertel der Schulterpfanne, so ist nach einer kurzfristigen Ruhigstellung die funktionelle Behandlung möglich. Hierbei soll die verfrühte Abduktion und Außenrotation vermieden werden.

Größere Abbrüche des vorderen Pfannenrandes sollten offen reponiert und schraubenosteosynthetisch versorgt werden, am besten in Kombination mit einer Kapselnaht und Subscapularisraffung. Unter funktioneller Behandlung nach kurzfristiger Ruhigstellung ist in der Regel ein folgenloses Ausheilen möglich.

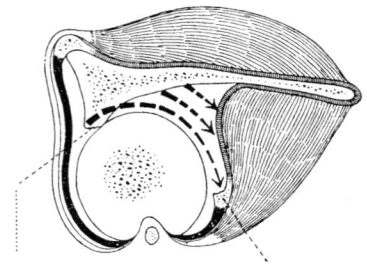

Rißstelle am vorderen Pfannenrand   Abgerissener vorderer Pfannenrand mit Gelenkkapsel und Schulterblattperiost

*Abbildung 10-43:* Unfallbedingte, vollständige Verrenkung nach vorn-medial.

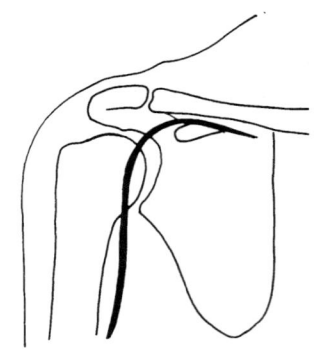

*Abbildung 10-44:* Eröffnung des Schultergelenkes von vorn.

### 2.2.3 Brüche des Schulterblattes

Auch hier ist die konservativ funktionelle Behandlung in der Regel ausreichend. Diese beginnt nach einigen Tagen mit aktiven Bewegungsübungen und Training im Bewegungsbad.

Wichtig ist, daß unter entsprechender begleitender Analgesie frühzeitig Abduktions- und Rotationsübungen durchgeführt werden.

### 2.2.4 Bruch des Collum scapulae

Bei dieser extraartikulären Fraktur liegt in der Regel eine Einstauchung des Collum scapulae vor mit entsprechend Verkürzung der Schulterkontur.

Die Indikation zur Osteosynthese wird nicht auf Grund des Röntgenbildes gestellt, sondern durch das Ausmaß der Bewegungsbeeinträchtigung. Der oft distal vorliegende Knochensporn des Schulterblattes ist nicht von klinischer Bedeutung

Auch hier ist nur für die ersten Tage ein ruhigstellender Verband notwendig (Gilchrist, Armtragetuch). Es wird frühestmöglich mit einer funktionellen Behandlung begonnen

Zur offenen Reposition und Plattenstabilisierung ist entsprechend der Lokalisation der Fraktur der ventrale oder dorsale Zugang angezeigt. Beim dorsalen Zugang über einen Schnitt entlang der Spina scapulae und des medialen Scapularands wird der M. deltoideus abgelöst und nach lateral gehalten, wobei insbesondere auf den Nervus axillaris geachtet werden muß. Der M. deltoideus wird sorgfältig nach lateral präpariert, die Fragmente reponiert und mit einem Kleinfragment-DCP- oder einer Drittelrohrplatte entlang des Margo lateralis scapulae fixiert.

Der ventrale Zugang verläuft zwischen M. pectoralis und M. deltoideus, entlang der Vena cephalica, in der Tiefe. Die beiden Muskeln werden stumpf auseinander getrennt, die Sehne des M. subscapularis nach Ablösung von der vorderen Gelenkkapsel durchtrennt und die Gelenkkapsel eröffnet.

### 2.2.5 Abbruch des Korakoids

Wenn keine ausgeprägte Dislokation vorliegt, kann ein Bruch konservativ behandelt werden mit einer zweiwöchigen Ruhigstellung im Gilchristverband und anschließender funktioneller Therapie, dabei sollten anfangs die Übungen bei gebeugtem Ellenbogen erfolgen.

Ist das ventrale Frakturfragment deutlich nach kaudal verschoben (Zug der Bizeps- und Pektoralissehne) empfiehlt sich die offene Reposition und Fixation mit einer Kleinfragmentschraube.

Eine längere Ruhigstellung ist nicht notwendig.

### 2.2.6 Kombinationsverletzungen

Die schwerwiegenden knöchernen Verletzungen des Schultergürtels sind Kombinationsverletzungen mit Beteiligung von Scapulahals, Spina scapulae, Clavicula und Korakoid. Da hier jede knöcherne Verbindung fehlt, sinkt der laterale Anteil des Schultergürtels nach kaudal-medialwärts. Dies bedingt neben der Asymmetrie auch eine konzentrische Bewegungseinschränkung, so daß die offene Reposition und Osteosynthese notwendig ist. Oft genügt hier jedoch die alleinige osteosynthetische Stabilisierung der Clavicula und anschließende funktionelle Behandlung.

## 2.3 Die traumatische Schulterluxation

Wenn der Arm plötzlich sehr stark und mit großer Kraft abgespreizt wird, kann die Kapsel an ihrer Anheftungsstelle am Pfannenrand durch die Hebelwirkung des Humeruskopfes abreißen – ausnahmsweise geht ein Stück des Labrum glenoidale oder des knöchernen Pfannenrandes mit –, und der Kopf wird aus der Gelenkpfanne herausgezogen und unter den Proc. coracoideus oder in die Achselhöhle verrenkt. Bei der axillären Luxation kann manchmal gleichzeitig auch das Tuberculum majus abreißen (Abb. 10-47).

### 2.3.1 Diagnostik

Weil die Verrenkung zu einer Verletzung des N. axillaris führen kann, prüfen wir vor der Einrichtung regelmäßig, ob der M. deltoideus aktiv angespannt werden kann. Außerdem untersuchen wir mit einer Nadel die Schmerzempfindung im sensiblen Ausbreitungsgebiet des N. axillaris, an der Außen-Hinterseite der Schulter. Wird die Axillarislähmung erst nach der Einrenkung festgestellt, kann sie leicht als Behandlungsfolge angesehen werden.

In der Regel stellt die Schulterluxation eine klinische Diagnose dar. Aus juristischen Gründen empfiehlt sich jedoch die radiologische Dokumentation. Insbesondere zur Erkennung der hinteren Schulterluxation ist eine korrekte a. p.-Aufnahme (Anheben der nicht verletzten Schulter um etwa

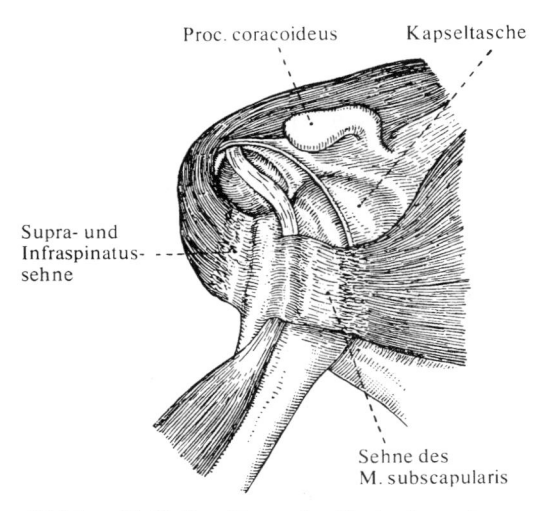

*Abbildung 10-46:* Der Oberarmkopf ist in die vorder-mediale Kapseltasche nach subkoradoidal verrenkt.

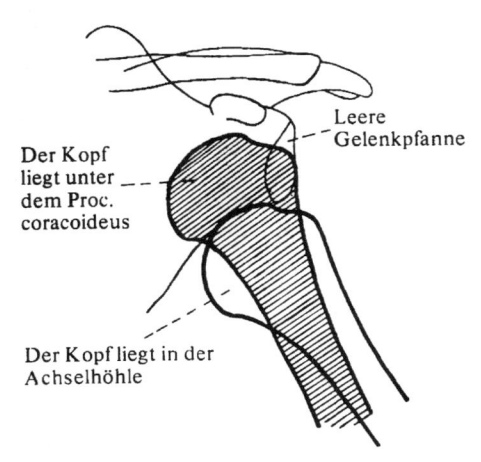

*Abbildung 10-45:* Die beiden Schulterverrenkungen nach *vorn:* die häufigere subkoradoidale Form nach vorn-innen und etwas nach *oben* und die seltenere axilläre Verrenkung nach vorn-innen und nach *unten.*

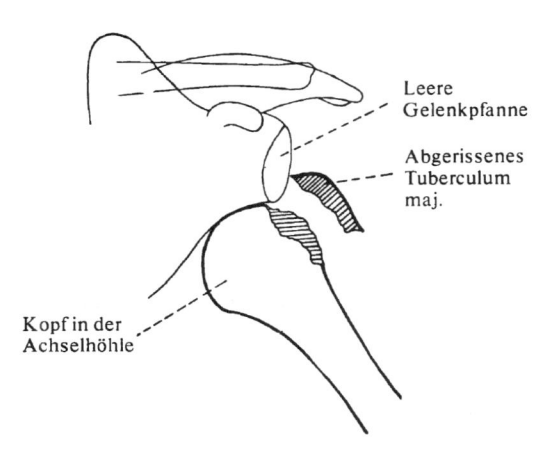

*Abbildung 10-47:* Die axilläre Luxation mit Abriß des Tuberculum majus. Der Kopf liegt am unteren Pfannenrand.

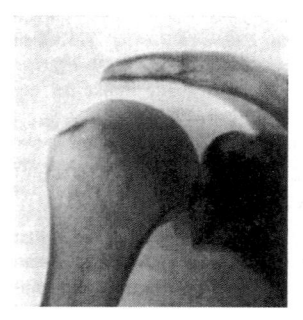

*Abbildung 10-48:* Schulterverrenkung nach *hinten.* Aufnahme von vorn: Humerumkopf scheinbar genau in der Pfanne.

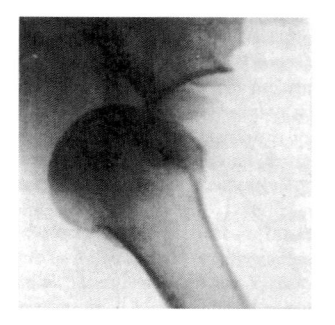

*Abbildung 10-49:* Verrenkung nach *hinten:* nur in der axillären Aufnahme erkennbar.

30°, bis das Schulterblatt der verletzten Seite der Röntgen-Kassette parallel anliegt). Die Aufnahme in der 2. Ebene ist die axillare Aufnahme, während die transthorakale Aufnahme keine therapeutische Aussagekraft besitzt und mit einer hohen Strahlenbelastung verbunden ist.

Mit der radiologischen Diagnostik kann auch das Vorliegen einer Kombinationsverletzung (Luxation plus proximale Humerusfraktur) ausgeschlossen werden.

Klinisch imponiert die Luxation durch die Schonhaltung der betroffenen Extremität, die komplett aufgehobene Beweglichkeit des Schultergelenkes, sowie die deutlich tastbare leere Gelenkpfanne unterhalb des Akromion.

## 2.3.2 Therapie

Die Reposition ohne zeitliche Verzögerung ist das oberste Ziel. Wichtig ist die Ausschaltung der schmerzbedingten Muskelverspannungen der Schulter.

Bei entsprechender Erfahrung des Chirurgen ist eine sofortige Reposition der Luxation ohne Analgesie und Relaxation möglich. Dies darf keinesfalls mit Gewalt und wiederholt erfolgen.

In der Regel genügt die Relaxation mit einem Benzodiazepam sowie die Schmerzausschaltung mit einem Analgetikum.

Zur Beseitigung der Luxatio subcoracoidea sind drei Arten der Reposition gebräuchlich:

1. nach Hipprokrates
2. nach Kocher
3. nach Arlt.

### Repositionsmanöver nach Hippokrates

Der Patient befindet sich auf der Untersuchungsliege. Der Arzt abduziert den gestreckten Arm des Patienten um 30 bis 40° und setzt in die Achselhöhle seinen Fuß. Dieser dient als Hypomochlion. Langsam wird über den Fuß gehebelt, so daß nach lateral und dorsal reponiert wird. Dies hat vorsichtig unter kontinuierlichem Zug zu erfolgen. Jeder hastig durchgeführte Repositionsversuch führt zur muskulären Verspannung und damit zu einem Mißerfolg.

### Reposition nach Kocher

Wir stellen uns hinter den Patienten, führen bei einer rechtsseitigen Verrenkung die linke, bei einer linksseitigen die rechte Faust von hinten in die Achselhöhle und umfassen mit der anderen Hand den rechtwinklig gebeugten Ellbogen von außen. Wenn wir jetzt den Ellbogen langsam und gleichmäßig dem Oberkörper nähern, hebeln wir gleichzeitig den Oberarmkopf über den vorderen Pfannenrand in das Gelenk. Der Kopf springt leichter ein, wenn wir den Arm, sobald die Ellbogeninnenseite den Körper berührt, in keinem Falle aber früher, gleichzeitig langsam nach außen drehen. Wenn wir die Reposition am liegenden Patienten vornehmen, so führen wir ein Handtuch möglichst hoch in die Achselhöhle um den Oberarm und lassen diesen durch eine Hilfsperson stark nach außen ziehen, während wir mit der einen Hand den Ellbogen möglichst stark an den Körper drücken und erst dann mit der anderen den rechtwinklig gebeugten Vorderarm langsam nach außen drehen.

Die Einrichtung mißlingt meist, wenn während der Außendrehung des rechtwinklig gebeugten Ar-

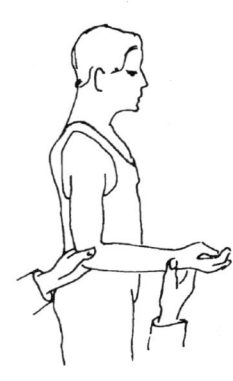

*Abbildung 10-50:* Reposition der häufigen *subkoradoidalen* Verrenkung. Solange der Arm nicht völlig adduziert ist, der Ellbogen satt an der Spina iliaca ant. anliegt, führen alle weiteren Repositionsmaßnahmen nicht zum Ziel.

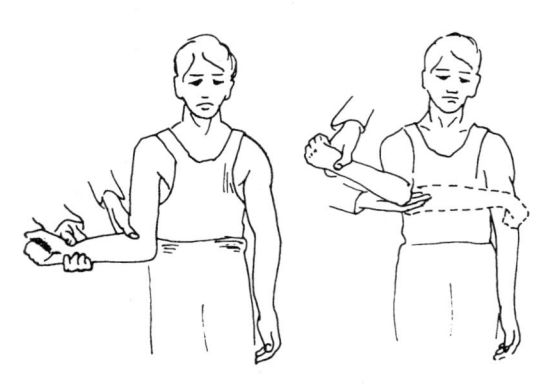

*Abbildung 10-51* (links): Bei völlig adduziertem Ellbogen steht der Kopf bereits auf dem vorderen Pfannenrand. Wenn der Arm jetzt bei *unveränderter Adduktionsstellung* nach außen gedreht wird, schnappt der Kopf in die Pfanne.

*Abbildung 10-52* (rechts): Bewegung 3 und 4 des Kocher-Manövers: Unter Beibehaltung der Adduktion wird der Ellbogen etwas nach vorn gehoben und dann der Vorderarm nach innen gedreht. Bewegungen 3 und 4 sind nicht nötig, wenn die Außenrotation bei völlig adduziertem Ellbogen durchgeführt wird.

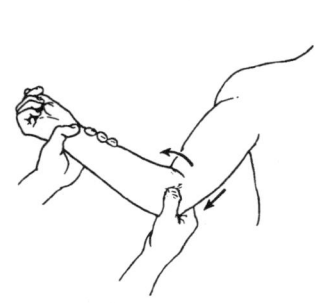

*Abbildung 10-53:* Die häufigste Ursache einer mißglückten Reposition der subkorakoidalen Verrenkung: die Außendrehung bei abduziertem Oberarm.

mes der Ellbogen nicht fest am Körper fixiert bleibt (Abb. 10-53).

*Reposition nach Arlt*
Der Patient sitzt auf einem erhöhten Stuhl, wobei der betroffene Arm über einer speziell gepolsterten Lehne liegt. Diese gepolsterte Lehne dient, ähnlich wie der Fuß bei der Reposition nach Hipprokrates, als Hypomochlion. Der Arm des Patienten wird zuerst in leicht abduziertem Zustand gezogen und dann über die gepolsterte Lehne nach distal gezogen und abduziert, bis auch hier der Humeruskopf in die Schulterpfanne zurückspringt.

*Komplikationen*
Sofort nach der Einrichtung prüfen wir die Funktion der drei großen Nerven, indem wir Hand und Finger beugen, strecken, drehen, ab- und adduzieren lassen und außerdem die Sensibilität prüfen. Gefährdet ist besonders der N. axillaris. Ist er verletzt, so kann der gelähmte M. deltoideus den Arm nicht mehr seitwärts heben.

Weiterhin lassen wir möglichst bald eine vordere und eine axilläre Röntgenaufnahme erstellen, um sicher zu sein, daß die Verrenkung wirklich behoben ist und keine Begleitverletzung besteht. In Frage kommen:
1. Abbruch vor allem des vorderen unteren Pfannenrandes
2. Abbruch des Proc. coracoideus
3. Subkapitale Humerusfraktur
4. Impressionsfraktur am Oberarmkopf.

Durch den Muskelzug wird der seitliche Kopfteil durch den Pfannenrand manchmal an umschriebener Stelle eingedrückt (Hill-Sachs-Läsion), vorwiegend bei der axillären Luxation. Diese Impression ist dann Ursache weiterer Luxationen.

Die Reluxationsrate ist bei jungen Patienten hoch (>50%), bei älteren Patienten niedrig. Eine mehrwöchige Ruhigstellung in einem Desault-Verband hat auf die Reluxationsrate keinen Einfluß, so daß die frühfunktionelle Behandlung mit Stärkung der Muskulatur Priorität hat. Nach einer vier- bis fünftägigen Ruhigstellung im Desault- oder Gilchrist-Verband wird mit aktiven und passiven Bewegungsübungen begonnen, wobei die Abduktion über 90° sowie eine Außenrotation für drei Wochen nicht durchgeführt wird.

Spätfolgen einer Schulterverrenkung können sein:
1. Einschränkung der Schulterbeweglichkeit
2. Arthrose
3. habituelle Verrenkung
4. ausnahmsweise eine aseptische Nekrose des Humeruskopfes.

*Die Verrenkung nach hinten*
Diese sehr seltene Luxation wird bei nicht korrekter a. p.-Aufnahmetechnik oft übersehen. Die Reposition bietet keine Schwierigkeit. Für die Einrichtung legen wir die eine Faust möglichst hoch in die Achselhöhle, während wir mit der anderen Hand den Ellenbogen allmählich vollständig an den Körper heranbringen. In diesem Augenblick springt der Kopf in die Pfanne.

## 2.4 Die habituelle Verrenkung der Schulter

Verläßt der Humeruskopf die Gelenkpfanne nur in Folge einer unglücklichen Bewegung, nicht durch ein eigenes Unfallereignis, so sprechen wir von einer habituellen Schulterluxation. Aus der Vorgeschichte geht oft hervor, daß die erste Verrenkung nach einem wirklichen Sturz auftrat. Typische Bewegungsanlässe sind Anziehen eines Mantels, Hängenbleiben des Armes oder sportliche Betätigung (wie Schwimmen und Tennis).

### 2.4.1 Anatomische Verhältnisse

Der Oberarmkopf kann das Gelenk nur verlassen, wenn eine extraartikuläre Tasche vorhanden ist (Abb. 10-55). Entweder schafft sich der Oberarmkopf diese Tasche selbst, indem er unfallbedingt die Kapsel an ihrer schwächsten Stelle am vorderen Anheftungsrande zusammen mit dem Periost ablöst, auch unter Mitnahme des vorderen Pfannenrandes, wobei eine axilläre Tasche entsteht.

Es kann sich aber auch um eine Ausstülpung der Gelenkkapsel handeln, um einen enorm großen Recessus axillaris oder um eine mit der Gelenkhöhle in breiter Verbindung stehende Bursa subscapularis (Abb. 10-56). Der Oberarmkopf liegt dem Knochen nicht unmittelbar auf, sondern er wird von diesem durch das Stratum synoviale getrennt.

Wenn bereits vor dem Unfall eine Tasche bestand, fehlt häufig bei der ersten Verrenkung ein wirkliches Unfallereignis. In anderen Fällen wird die vorbestehende Tasche schubweise erweitert, indem es zunächst zu einer teilweisen Verrenkung kommt. Der Kopf reitet in diesem Falle auf dem Pfannenrand, und erst die dritte, vierte oder fünfte

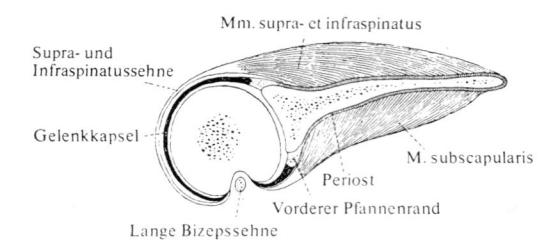

*Abbildung 10-54:* Das Schultergelenk im Horizontalschnitt. Normale anatomische Verhältnisse.

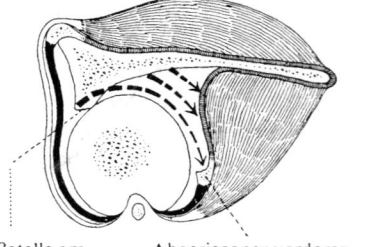

*Abbildung 10-55:* Unfallbedingte, vollständige Verrenkung nach vorn-medial – subkorakoidal oder axillär.

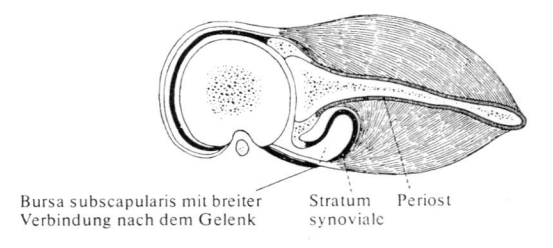

*Abbildung 10-56:* Bursa subcapularis mit breiter Verbindung nach dem Gelenk: Grundlage einer nicht unfallbedingten, habituellen Verrenkung nach vorn.

Subluxation geht in die vollständige Luxation über. Die Subluxation kann der Patient oft selbst beheben, bei der ersten vollständigen Luxation geht er dagegen zum Arzt.

Zu der lokalen oder generellen Laxizität von Kapsel und Bändern kommt bei der habituellen Luxation noch eine Hypoplasie des glenoids oder eine Abflachung des vorderen Limbusbereiches hinzu. Der bei traumatischen Luxationen auftretende postero-laterale Kopfdefekt (Hill-Sachs-Läsion), der in fast 90% aller Fälle vorhanden ist, ist ein weiterer Faktor für das Entstehen der Luxation.

### 2.4.2 Operative Therapie

Hat der Patient mehr als fünf bis sechs habituelle Luxationen durchgemacht, verrenkt er sich den Arm «bei jeder Gelegenheit», so ist die Operation angezeigt; denn eine unerwartet auftretende Verrenkung des Armes kann den Patienten in bestimmten Lebenssituationen in eine äußerst gefährliche Lage bringen. Entscheidend für die Operationsnotwendigkeit sind die Beschwerden des Patienten sowie die Einschränkungen in seinem täglichen Leben. Nicht in Frage für die operative Versorgung kommen Patienten mit einer willkürlichen multidirektionalen Instabilität sowie Patienten, die aufgrund fehlender Kooperation die notwendige postoperative Übungsbehandlung nicht durchführen können.

Aufgrund der besonderen anatomischen Verhältnisse existieren vielfältige operative Verfahren, um die habituelle Verrenkung der Schulter zu beseitigen. Die operative Therapie stützt sich im wesentlichen auf drei Säulen:

1. Verbesserung der muskulären Führung durch Verkürzung der Subscapularissehne

2. Beheben der Bandlaxität durch Raffung der vorderen Kapsel

3. Korrektur der knöchernen Führung durch Vergrößerung der Pfanne.

Der Patient muß über das relativ hohe Risiko der Rezidivhäufigkeit aufgeklärt werden.

Die Operation wird in Allgemeinbetäubung und in Rückenlagerung mit leicht sitzender Positionierung und beweglichem Abdecken des Armes (Beach-chair-position) durchgeführt.

*Eingriff nach Eden-Hybinette*

Der Hautschnitt verläuft im Sulcus deltoideo-pectoralis und reicht vom Schlüsselbein bis zwei Querfinger unterhalb der Axillarfalte.

Die M. pectoralis major und deltoideus werden nach der scharfen Durchtrennung des Septum intermusculare stumpf auseinandergedrängt (Abb. 10-57). Die V. cephalica kann meist geschont werden, dagegen muß im oberen Wundwinkel die

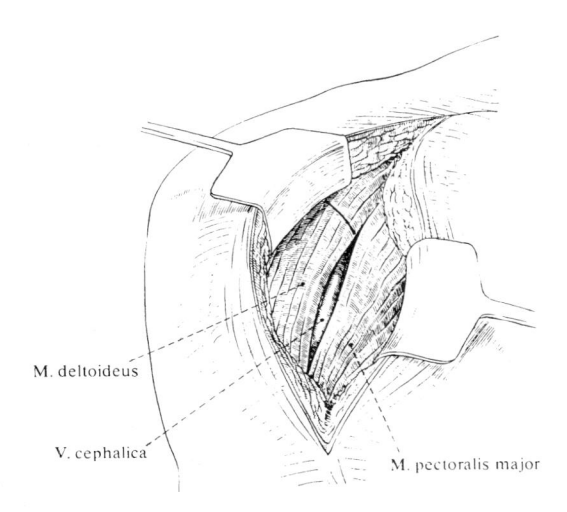

*Abbildung 10-57:* Im Sulcus deltoideo-pectoralis ist die V. cephalica sichtbar. Der M. deltoideus wird gespreizt oder einen Querfinger von seiner Insertion am unteren Klavikularrande abgelöst. Cave: N. axillaris.

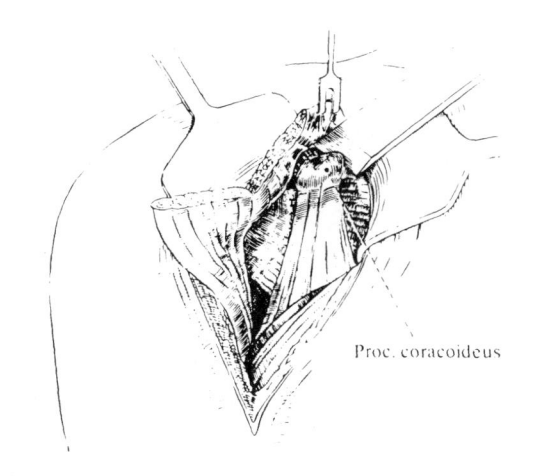

*Abbildung 10-58:* Der Proc. coracoideus wird flach abgetragen und nach unten geschlagen.

A. thoracoacromialis zwischen zwei Unterbindungen durchtrennt werden.

Der gut sichtbare Proc. coracoideus braucht nur in seltenen Fällen mit dem Meißel abgetragen zu werden (Abb. 10-58). Meistens reicht eine Einkerbung der an ihm entspringenden Muskeln (M. pectoralis, M. coraco-brachialis, kurzer Bicepskopf).

Wir stellen zunächst den M. subscapularis im Sehnenbereich sauber dar (Abb. 10-59) – häufig ist er mit einer Fettschicht bedeckt –, gehen vom oberen Rand her mit dem Zeigefinger unter die Sehne, lösen sie von der Kapsel ab und durchtrennen sie in ihrer ganzen Ausdehnung quer (Abb. 10-60), im Abstand von 2 cm von der Insertionsstelle am Humerus. Etwas weiter medial durchtrennen wir die Gelenkkapsel an ihrer Vorderseite (Abb. 10-61), und nun haben wir einen guten Einblick in die Verhältnisse im Bereich des vorderen und

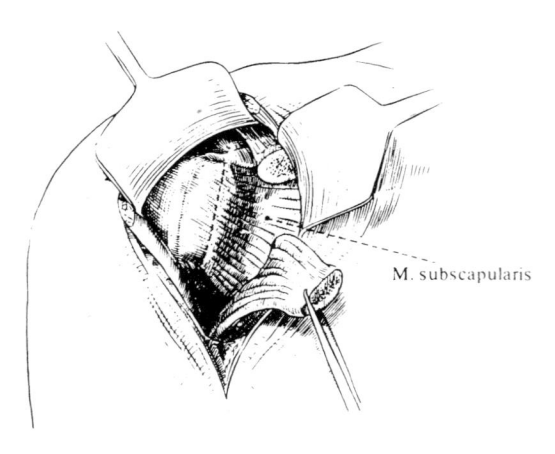

*Abbildung 10-59:* Durchtrennung der Sehne des M. subscapularis.

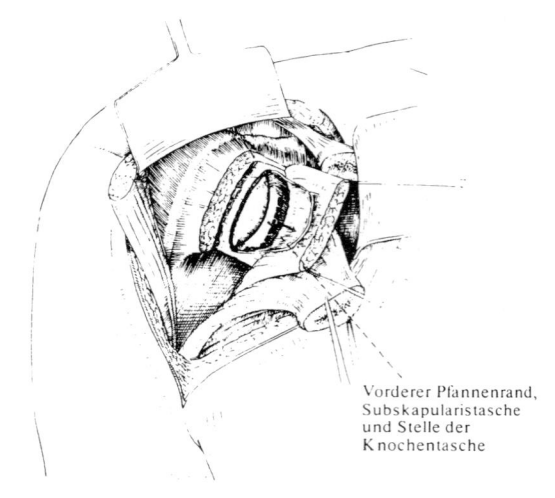

*Abbildung 10-61:* Vorderer Pfannenrand durch die wiederholten Verrenkungen abgeschert.

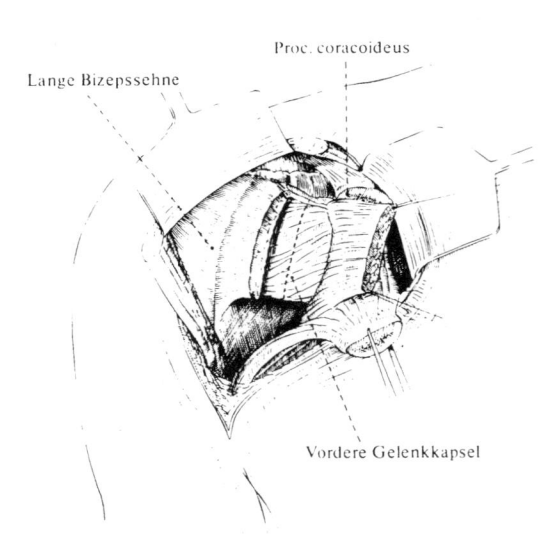

*Abbildung 10-60:* Die Sehne des M. subscapularis ist quer durchtrennt und ausgeschlungen. In der Tiefe wird die vordere Kapselwand sichtbar.

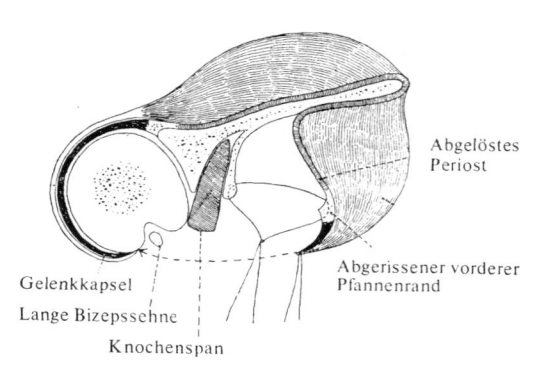

*Abbildung 10-62:* Die anatomische Rekonstruktion der Gelenkverhältnisse unter gleichzeitiger Einpflanzung eines Knochenspans in den vorderen Pfannenrand und Verlagerung der Subscapularissehne nach außen, an das Tuberculum majus.

auch des unteren Pfannenrandes. Manchmal ist die Sehne mit der Kapsel so stark verwachsen, daß bei einer Durchtrennung des M. subscapularis gleichzeitig auch die Kapsel eröffnet wird.

Bei der nachfolgenden Besichtigung der Gelenkhöhle können wir regelmäßig die Subscapularistasche feststellen, und der Kopf läßt sich meist ohne Mühe in diese Tasche luxieren.

Zur Herstellung des knöchernen Widerlagers schlagen wir zunächst senkrecht zur Pfannenebene und etwas medial vom äußeren Pfannenrand den Meißel 1–2 cm in die Tiefe, heben den Meißelgriff langsam lateralwärts und vertiefen so die Knochentasche auf 3–4 cm (Abb. 10-62). In diese Nut kommen ein bis zwei kortikospongiöse Späne aus dem Darmbeinkamm. In einem Zug durchtrennen wir die Weichteile über dem vorderen Darmbeinkamm bis auf den Knochen, schieben Periost und Muskeln im Zusammenhang mit dem Raspatorium vom Knochen ab, stellen mit Hammer und Meißel zwei bis drei Knochenspäne von 1 cm Länge her und legen sie in die Knochentasche (Abb. 10-63).

Die Subscapularissehne vernähen wir mit einer kurzen, dicken Nadel und starkem Faden außerhalb der Bicepssehne am Periost (Abb. 10-64), wobei wir gleichzeitig den Arm um 20–30° nach innen drehen lassen.

Der Verband ist äußerst wichtig. Noch auf dem Operationstisch und in Narkose wird ein Desault- oder Gilchrist-Verband so angelegt, daß es nicht zu Innervations- und Durchblutungsbeeinträchtigungen kommt und die spontane Beatmung nicht eingeschränkt wird. Der Verband muß unbedingt am Abend vom Operateur kontrolliert werden.

Meistens bedarf es einer ausreichenden postoperativen Analgetikagabe. Die Wunde kann in der Regel nach dem 2. postoperativen Tag offen behandelt werden. Aus dem Verband heraus werden zunehmend aktive krankengymnastische Übungen heraus durchgeführt. Nach drei Wochen kann auf jede Verbandsanordnung verzichtet werden. Nach dieser Zeit sind die Knochenspäne so fixiert und die versetzte Subscapularissehne eingewachsen, daß Abduktions- und Rotationsbewegungen möglich sind.

*Bankert-Operation*

Die Bankert-Operation hat die Refixation der abgelösten Kapsel und des Limbus zum Ziel. Dies wird transossär am Scapulahals vorgenommen. Dabei wird mit einer Fräse oder mit einem Meißel entlang des Pfannenrandes in den Scapulahals eine kleine Furche geformt, und mit einer scharfen Periostnadel oder mit einem rechtwinklig gebogenen Bohrer werden von dieser Nut aus in den inneren Pfannenrand drei bis vier Löcher präpariert. Durch diese werden Kapsel und Limbus mit nicht resorbierbaren Fäden refixiert. Somit ist eine stabile transossäre Refixation gewährleistet, unter Erhalt

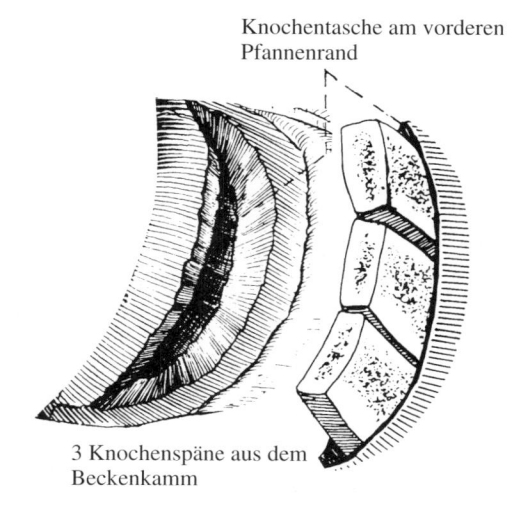

*Abbildung 10-63:* Die Errichtung der knöchernen Barriere am vorderen Gelenkrand.

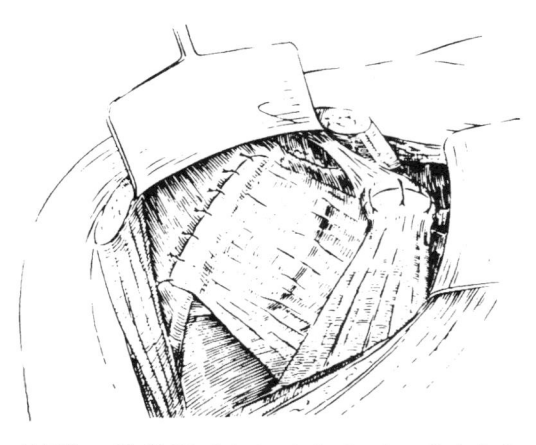

*Abbildung 10-64:* Die Subscapularissehne ist außerhalb der Bizepssehne am Periost fixiert, der Proc. coracoideus wieder befestigt.

der normalen Pfannenrandstruktur. Ähnlich dem oben beschriebenen Vorgehen wird der M. subscapularis präpariert und entweder an anatomischer Stelle oder entsprechend dem Vorgehen lateral-distal periostal refixiert (Subscapularisraffung).

*Drehosteotomie nach Weber*
Durch diese Operationsmethode soll der für die wiederholten Luxationen verantwortliche Hill-Sachs-Defekt aus der Kontaktzone entfernt werden. Aus diesem Grunde ist diese Operationsmethode nur bei Vorliegen eines entsprechenden Defektes indiziert. Ähnlich wie bei den anderen Verfahren wird der M. subscapularis dargestellt und abgelöst. Zwischen Deltoid lateralseits und M. biceps medialseits wird der proximale Humerus freigelegt. Senkrecht zur Humerusachse werden zwei Kirschner-Drähte als Markierung eingebracht, wobei der Winkel zwischen den beiden Kirschner-Drähten 30° beträgt. Vor Durchführung der Osteotomie im Bereich des Collum chirurgicum wird eine schmale, 4 oder 5 Loch große DCP-Platte anmodelliert, und proximal im Humeruskopf werden ein oder zwei Bohrlöcher für Spongiosaschrauben gesetzt. Nach Durchführen der Osteotomie wird der Humeruskopf um 30° nach innen gedreht, die proximalen Schrauben besetzt und die Osteosynthese durch die distale Fixierung komplettiert. Bei korrekt durchgeführter Osteotomie kommt es durch das Gleitprinzip der Platte zu einer ausreichenden interfragmentären Kompression, die durch eine Zugschraube optimiert wird.

Es kann jedoch auch zuerst die Osteotomie durchgeführt werden und unter Innenrotation des Humeruskopfes die Zugschraube eingebracht werden. Nach Besetzen der Zugschraube wird zusätzlich eine schmale 4-Loch-DCP-Platte angelegt.

Alternativ kann als Osteosynthesematerial eine umgeschlagene Halbrohrplatte oder eine Kinderhüftplatte verwendet werden.

Wichtig ist beim operativen Vorgehen die Schonung des langen Bicepskopfes. Nach der Osteosynthese werden die Kapsel und der M. subscapularis lateralisiert und refixiert, was eine zusätzliche Stabilisierung bedeutet.

# 3. Oberarm

C. Josten und G. Muhr

## 3.1 Proximaler Humerus

Vor allem ältere Menschen erleiden Frakturen des proximalen Humerus. Nur die wenigsten dieser Frakturen stellen Operationsindikationen dar, da die meisten nicht disloziert sind, eine ausreichende Stabilität aufweisen und somit konservativ behandelt werden können.

Entscheidend ist die Restdurchblutung des Kopfes. Eine ausreichende Vaskularisierung liegt vor, wenn ein Tuberculum mit dem daran ansetzenden Muskel fest mit dem Humeruskopf in Kontakt steht. Mit der Anzahl der Frakturfragmente steigt die Inzidenz der Humeruskopfnekrose.

Aufgrund der Vielzahl der Frakturformen hat sich keine einheitliche Einteilung durchgesetzt, die sowohl hinsichtlich der Lokalisation, der Frakturform als auch der therapeutischen Ausrichtung eine Klassifizierung erlaubt. Die AO-Klassifikation weist ein A-B-C-Gliederungssystem auf:
A: proximale extraartikuläre Zweifragmentfrakturen
  A1: Tuberkelabriß
  A2: Frakturen am Collum anatomicum
  A3: verschobene Frakturen am Collum chirurgicum
B: proximale extraartikuläre Mehrfragmentfraktur
C: proximale Fraktur mit Gelenkbeteiligung.

Etabliert hat sich die Einteilung von Neer in vier Segmente, die unter Berücksichtigung der Fragmentzahl prognostische und therapeutische Aussagen zuläßt.

### 3.1.1 Abriß des Tuberculum major

Entscheidend ist hier die Bewegungseinschränkung bei der Abduktionsbewegung. Unter dem Bildwandler kontrollieren wir, ob es zu einer Dislokalisation des Tuberculum-major-Fragmentes mit Impingement des subakromialen Raumes und damit zu einer Bewegungseinschränkung kommt. Wenn das Bruchstück wenig oder nicht verschoben ist, so geben wir dem Patienten für einige Tage

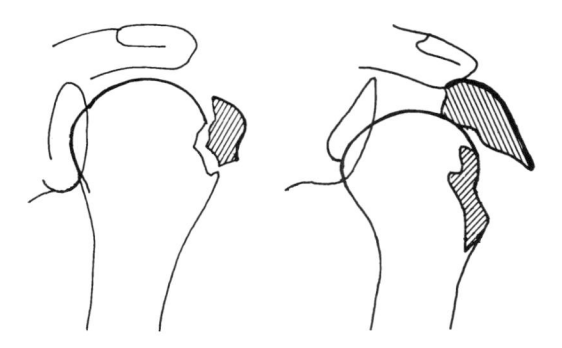

*Abbildung 10-65* (links): Abriß des Tuberculum majus. Geringe Verschiebung.

*Abbildung 10-66* (rechts): Tuberculum majus durch Zug der Supraspinatussehne zwischen Akromion und Humeruskopf eingeklemmt: OP-Indikation.

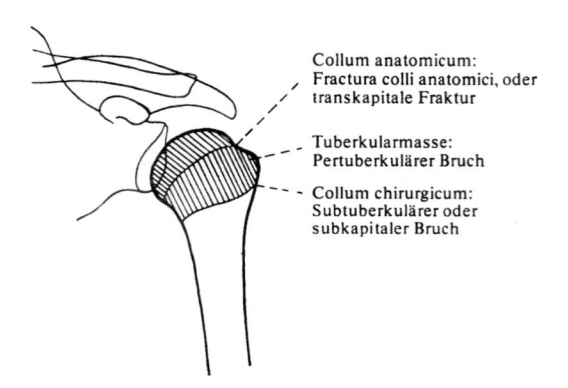

*Abbildung 10-67:* Die drei häufigsten durchgehenden Bruchformen am Humeruskopf.

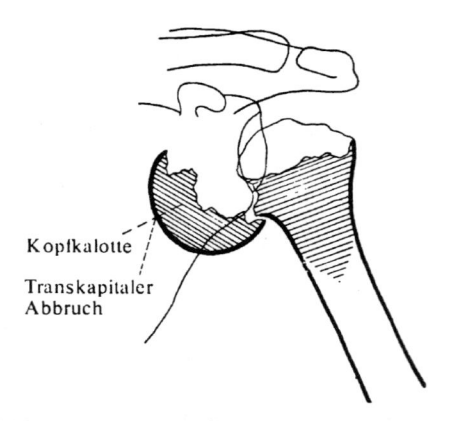

*Abbildung 10-68:* Transkapitaler, durch das Collum anatomicum gehender Kopfbruch, mit axillärer Verrenkung des Kopfteiles. Häufiger bei alten Patienten mit Osteoporose.

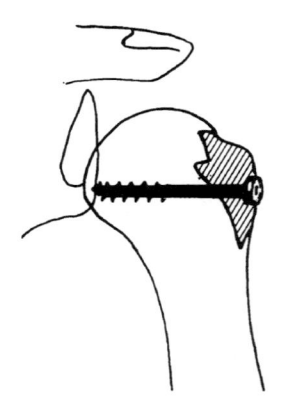

*Abbildung 10-69:* Fixation des reponierten Tuberculum mit einer Spongiosaschraube.

einen leicht stützenden Verband. Ist das Bruchstück sehr stark nach oben verschoben – manchmal ist es unter dem Akromion verheilt – so legen wir dieses durch einen Längsschnitt von der vorderen oberen Akromionecke distalwärts frei. Ein Schnitt, der weiter lateral und mehr als 6 cm distal des Akromion liegt, gefährdet den Nervus axillaris. Das abgerissene Tuberculum wird unter Abduktion reponiert und mit einer Schraube sicher im Humerusbett fixiert. Die Nachbehandlung ist funktionell.

Nachbehandlung und Arbeitsunfähigkeit dauern manchmal länger als erwartet (2–3 Monate), weil der Abriß des Tuberculum major regelmäßig eine Mitbeteiligung des Sulcus intertubercularis bedeutet und zu einer Mitverletzung der Sehnenscheide des M. biceps und damit zu einer Behinderung der Gleitfähigkeit führt.

### 3.1.2 Frakturen am Collum anatomicum und Collum chirurgicum

Dies ist eine typische Verletzung des älteren Menschen. Bei stärkerer Osteoporose sehen wir hin und wieder statt der subkapitalen Form einen Abbruch und die Impression des Kopfteiles im anatomischen Hals.

Wir lassen zwei Röntgenaufnahmen anfertigen, a. p. und axial. Da das Durchführen der Axialaufnahme sehr schmerzhaft ist, sollte der Chirurg assistieren, indem er bei liegendem Patienten den Arm vorsichtig abduziert und anhebt. Gelegentlich ist auch eine Injektion von 10–20 ml einer 1%igen Novocainlösung mit einer dünnen langen Nadel direkt vor die Bruchstelle indiziert. Der Bruch kann in der vorderen Aufnahme gute, fast sogar eine anatomisch korrekte Stellung zeigen (Abb. 10-70), während die axilläre Aufnahme auch eine starke, nach hinten offene Achsenknickung aufdeckt (Abb. 10-71).

Wir finden sowohl einen in guter Stellung eingekeilten Bruch als auch einen stark dislozierten Bruch, sowie einen 3- oder 4-Fragmentbruch, sehr selten eine zusätzliche axilläre Verrenkung des abgebrochenen Kopfes. Insbesondere bei der Fraktur im Collum chirurgicum ist das Kopffragment durch die Zugwirkung der noch ansetzenden Musculi supra- und infraspinati sowie des teres minor nach außen gedreht.

Häufige Komplikation ist die Lähmung des Ner-

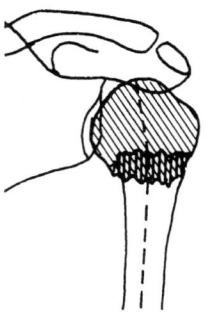

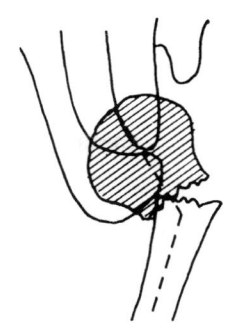

## 3. Oberarm 1109

*Abbildung 10-70* (links): Subkapitaler Humeruskopfbruch in der a. p.-Aufnahme. Nicht verschoben.

*Abbildung 10-71* (rechts): Der gleiche Bruch in der axillären Aufnahme: Bruchstücke in einem nach dorsal offenen Winkel: Hyperextensionsstellung.

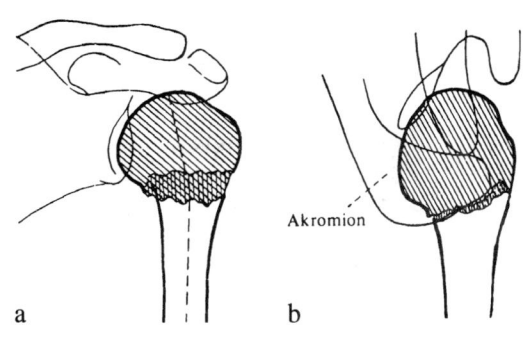

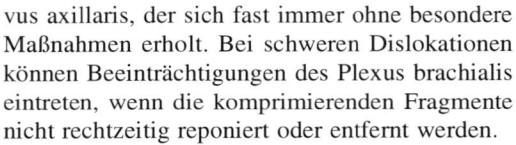

*Abbildung 10-72*: Eingekeilter subkapitaler Bruch des Humeruskopfes. a. A.p. b. Axillär.

vus axillaris, der sich fast immer ohne besondere Maßnahmen erholt. Bei schweren Dislokationen können Beeinträchtigungen des Plexus brachialis eintreten, wenn die komprimierenden Fragmente nicht rechtzeitig reponiert oder entfernt werden.

Wir haben die Wahl zwischen der konservativ-funktionellen Behandlung und verschiedenen Operationsverfahren. Über das Vorgehen entscheiden in erster Linie die Bruchform, das Alter und die Aktivität des Patienten.

Es entspricht der Erfahrung, daß auch eine schlecht stehende Humeruskopffraktur mit einer starken Achsabknickung noch ein gutes funktionelles Ergebnis erzielt, wenn die Behandlung durch eine entsprechende physikalische und krankengymnastische Therapie unterstützt wird. Unser Behandlungsziel ist somit nicht in erster Linie die anatomisch genaue Reposition, sondern das gute funktionelle Resultat mit Schürzen- und Nakkengriff.

Eine primäre Reposition der Humeruskopffrakturen ist notwendig für Frakturen mit einer Dislokation des Schaftes um mehr als halbe Schaftbreite und einer Abkippung des Kopfes von mehr als 40°. Bei einer Mehrfragmentfraktur, die nicht reponierbar ist, kann manchmal die Sehne des langen Bicepskopfes zwischen den Fragmenten eingeklemmt sein.

### 3.1.3 Konservative Behandlung

*Eingekeilter Bruch, gute Achsenstellung*
Meist liegt bei dem älteren Patienten eine Ad-, seltener eine Abduktionsfraktur vor.

Ist die Fraktur eingekeilt? Wir werden diese Frage mit großer Wahrscheinlichkeit bejahen dürfen, wenn wir den Arm des ruhig und mit entspannten Muskeln dasitzenden Patienten vorsichtig passiv heben und rotieren können, ohne daß stärkere Schmerzen auftreten. Legen wir die eine Hand auf die Vorder-Außenseite der Schulter und umfassen mit der anderen Hand den Ellbogen und drehen den Oberarm vorsichtig, so können wir meist feststellen, daß das Kopffragment mitdreht. Wir spüren auch kein Krepitieren. Das Röntgenbild gibt uns oft keinen sicheren Aufschluß über eine Einkeilung, aber die Untersuchung im Bildwandler. Der Verletzte erhält ein Armtragetuch oder einen Gilchrist-Verband. Aus dem Verband heraus beginnen wir nach drei bis vier Tagen mit den aktiven Bewegungen, wobei vor allem die Anspannungen der Schultermuskulatur und Oberarmmuskulatur geübt werden. In der Regel kann nach zwei bis drei Wochen jeder äußere Verband weggelassen werden. Die Heilung erfolgt in der Regel mit ungestörter Funktion.

*Fraktur mit stärkerer Achsabknickung*
Hier sollte insbesondere bei jungen Patienten auf eine möglichst korrekte Einrichtung des Bruches geachtet werden.

Die Fragmente stehen in einem nach innen und

hinten offenen Winkel. In Bruchspaltanästhesie mit 10–20 ml 1–2%-Novocainlösung abduzieren wir den Arm bis 100°, führen eine Rotation von 50–60° nach vorn durch («Fackelläuferstellung»), um den nach hinten offenen Knick auszugleichen, drehen den rechtwinklig gebeugten Unterarm bis in die Sagittalebene, um die Innendrehung zu beheben, und ziehen zum Schluß sehr stark am rechtwinklig gebeugten Vorderarm in der Richtung der Oberarmachse, um die Verkürzung zu beseitigen, während der Assistent mit einem Handtuch am Oberkörper einen Gegenzug ausübt.

Ist unter Bildwandlerkontrolle eine ausreichende Korrektur eingetreten, so wird der Arm vorsichtig in Neutralstellung gebracht und in einem Desaultverband fixiert, die Ruhigstellung beträgt insgesamt drei Wochen. Nach fünf bis sechs Tagen kann von dem Desaultverband auf einen leichteren Gilchristverband gewechselt werden, aus dem heraus das Nachbehandlungsprogramm absolviert wird.

*3- oder 4-Fragment-Bruch*
Finden wir im Röntgenbild einen Mehrfragmentbruch, bestehend aus dem Kopf- und Humerusschaftfragment und den ausgesprengten Tuberculumanteilen, so hat die konservative Maßnahme nur dann Sinn, wenn keine Dislokation der Fragmente vorliegt (da ein Repositionsmanöver erfolglos ist). Auch bei diesen nicht dislozierten Mehrfragmentfrakturen reicht eine kurzfristige Ruhigstellung im Desaultverband mit Wechsel auf den Gilchristverband mit daraus durchgeführten akti-

ven Bewegungsübungen, um ein gutes Behandlungsergebnis zu erzielen.

### 3.1.4 Operative Maßnahmen

Beim operativen Vorgehen ist dem komplizierten Aufbau des Schultergelenkes und der Weichteilsituation Rechnung zu tragen. Wir streben an:
1. eine frühzeitige Versorgung ohne lange präoperative Immobilisation
2. weichteilschonendes Operieren
3. Übungsstabilität trotz Minimalosteosynthesen
4. möglicher Erhalt der Rotatorenmanschette, unter Resektion des Lig. coracoacromiale
5. frühfunktionelle Behandlung und ein Verzicht auf eine Ruhigstellung.

Die Entscheidung über das entgültige operative Vorgehen sollte nach einem primären Repositionsversuch entschieden werden. Oft kann eine dislozierte Fraktur in eine nicht dislozierte Fraktur übergeführt werden, und so der operative Aufwand eindeutig verringert werden.

*Verschobene Frakturen am Collum anatomicum*
Dieser intraartikuläre Bruch, oft unter Mitbeteiligung eines Tuberculum, birgt das Risiko der Humeruskopfnekrose in sich. Eingestauchte Frakturen am Collum anatomicum werden angehoben, der knöcherne Defekt mit Spongiosa unterfüttert und die Fraktur mit Schrauben stabilisiert.

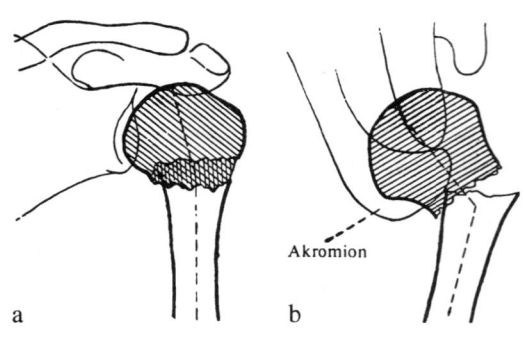

*Abbildung 10-73:* Adduktionsbruch leichten Grades in der (a) a.p.-Aufnahme, starke Hyperextensionsverschiebung in der (b) axillären Aufnahme.

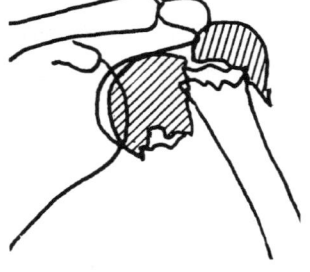

*Abbildung 10-74:* Der «3-Fragment-Bruch»: Humeruskopf, Tuberculum majus, Humerusschaft.

## Nicht reponierbare und retinierbare Frakturen am Collum chirurgicum

Ursache für eine Nichtreponierbarkeit dieser Fraktur ist ein Weichteilinterponat (Periost). Nicht retinierbar wird die Fraktur häufig entweder durch die Innenrotation des M. subscapularis oder die Außenrotationswirkung von M. supra- und infraspinatus.

Kann das Repositionsergebnis nicht gehalten werden, so ist eine einfache operative Maßnahme die perkutane Fixation mit dicken AO-Gewinde-*Kirschner-Drähten*, die aufgrund ihrer Verankerung nicht wandern. Die Implantation der Kirschner-Drähte erfolgt unter Bildwandler-Kontrolle. Zur Reposition wird der Arm abduziert auf weit über 90°, außenrotiert und leicht über die Horizontale angehoben. Die Kirschner-Drähte werden fächerförmig von der äußeren Zirkumferenz des Oberarmes eingebracht. Dadurch wird einerseits das Gefäß nach medialseitig nicht gefährdet und andererseits verankern sich die Kirschner-Drähte ebenfalls fächerförmig im Kopf, was erst zu einer ausreichenden Fixierung führt. Die Ruhigstellung erfolgt im Gilchristverband für drei bis vier Wochen. Danach wird das Osteosynthesematerial entfernt und die krankengymnastische Therapie eingeleitet.

Muß wegen eines Interponates offen reponiert werden, so wird auch hier entweder die Stabilisierung mittels Kirschner-Draht-Osteosynthese oder auch mittels einer Zuggurtungsosteosynthese erfolgen. Dabei verläuft die Schlinge (Draht, nicht resorbierbares starkes Fadenmaterial) unter der Rotatorenmanschette und durch das proximale Frakturfragment durch. Die Versorgung mittels Zuggurtung hat den Vorteil der schnelleren funktionellen Behandlung.

Eine Schienung der Fraktur durch elastische *intramedulläre Drähte* erlaubt die frühfunktionelle Therapie. Die vier bis fünf Markraumdrähte werden durch ein oberhalb der Fossa olecrani gesetztes Knochenfenster eingebracht. Durch Vorbiegen können die Drähte fächerförmig im Kopf positioniert werden.

### 3- und 4-Fragment-Brüche

Hier ist wegen der frustranen Reposition fast immer die operative Versorgung anzustreben. Wichtig ist die Fixation der Tubercula durch Kleinfragment-Spongiosaschrauben und die Fixation des Kopffragmentes mit dem proximalen Humerusfragment ebenfalls mit Schrauben oder durch eine Zuggurtung mit Kirschner-Drähten. Mit Hilfe einer Hohlnadel oder Rinne wird ein 1 mm oder 1,5 mm dicker Zuggurtungsdraht schonend unter der Supraspinatussehne durchgezogen und achterförmig dann durch ein 2 mm-Bohrloch im proximalen Humerusfragment durchgezogen. Durch die Zuggurtung werden die Fragmente häufig distalisiert, was zu dem gewünschten Effekt der erhöhten Vorspannung von der Supraspinatussehne ergibt. Die geschlossene indirekte osteosynthetische Versorgung ist dem offenen Vorgehen vorzuziehen.

### *Luxationsfraktur*

Während bei der 2-Segment- oder 3-Segment-Luxationsfraktur die Reposition operativ versorgt und die notwendige krankengymnastische Behandlung zu einem guten Versorgungsergebnis führen, ist dies bei der 4-Segment-Luxationsfraktur nicht mehr der Fall. Dieser Frakturtyp besitzt die höchste Rate an Kopfnekrosen. Aus diesem Grunde empfiehlt sich bei diesem Frakturtyp mit schweren Zertrümmerungen des Humeruskopfes und hohem Alter des Patienten die sofortige prothetische Versorgung. Voraussetzung für die Implantation einer Totalprothese ist ein kooperativer Patient mit intakter Schultergürtelmuskulatur ohne neurologische Ausfälle. Ist bei jüngeren Patienten der Humeruskopf disloziert, so sollte dieser keinesfalls aus dem Restweichteilgewebe ge-

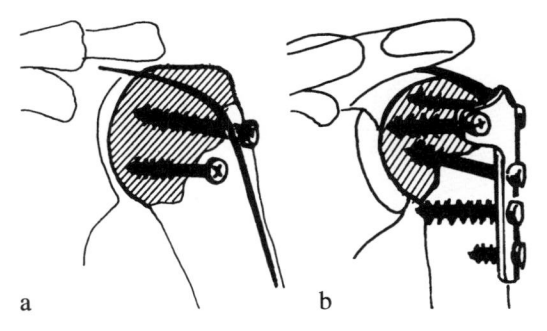

*Abbildung 10-75:* a. Stabilisierung des reponierten Kopfes mit 2 Schrauben, die eine Schraube lateral, die andere medial von Sulcus intertubucularis. Gefahr: Verletzung der langen Bizepssehne. b. Stabilisierung des Kopfes mit einer T-Platte, die den Sulcus intertubercularis überbrückt.

löst werden, sondern die Tubercula majus und minus mittels einer Cerclage distalwärts fixiert werden.

### 3.1.5 Humeruskopfbrüche beim Kind

*Epiphysenlösung des Humerus*
Über 90% dieser Frakturen weisen nur eine geringe Dislokation von höchstens einem Drittel des Schaftes auf und können in dieser Stellung belassen werden. Die Korrekturpotenz im proximalen Humerusbereich ist sehr groß, insbesondere wenn sich die Fraktur vor dem 12. Lebensjahr ereignet.

Der Arm wird für drei Wochen im Desault ruhiggestellt. Die Ruhigstellung des kindlichen Schultergelenkes führt fast nie zu einem Immobilisationsschaden.

*Stark dislozierte Frakturen*
Die Kopfepiphyse richtet sich unter der Zugwirkung nicht ein. Spätestens am Ende der ersten Woche reponieren wir den Kopf offen und fixieren ihn von außen und von der Metaphyse her mit zwei Kirschner-Drähten. Die harte Spongiosa des kindlichen Knochens gibt den Kirschner-Drähten einen guten Halt und erlaubt eine sichere Stabilisierung.

Der Arm wird während drei Wochen ruhiggestellt, anschließend werden die Drähte entfernt und der Arm im Desault für weitere 3 Wochen ruhiggestellt.

## 3.2 Der Oberarmschaftbruch

Im oberen Drittel zieht der M. deltoideus das proximale Bruchstück nach außen (Abb. 10-78), im distalen Drittel der M. pronator teres das distale Bruchstück in die Varusstellung (Abb. 10-79), im mittleren Abschnitt entsteht infolge der Zugwirkung des M%10.triceps außerdem häufig ein nach hinten offener Knick.

Die auf die Bruchstelle einwirkenden Muskelkräfte sind verhältnismäßig klein, so daß sie sich bereits durch einfache Maßnahmen neutralisieren lassen. Ein auch mit deutlicher Knickstellung oder mit einer Verkürzung ausgeheilter Oberarmschaftbruch bleibt funktionell vollwertig. Dagegen gefährdet jede operative Freilegung der Oberarmschaftfraktur den N. radialis. Die Behandlung einer Oberarmschaftfraktur ist daher, mit bestimmten Ausnahmen, grundsätzlich konservativ. Die Ergebnisse sind gut. Indikation zur Osteosynthese liegen vor bei:

– offenen, beidseitigen und gelenknahen Frakturen
– Frakturen mit einem progredienten Nervenschaden
– Frakturen mit einer primären Diastase
– allgemeinen Kontraindikation für die konservative Therapie (Polytrauma, ausgeprägte pulmonale und kardiale Probleme, starke Adipositas, doppelseitige Humerusfrakturen, ipsilaterale Schaftfrakturen von Radius und Ulna)

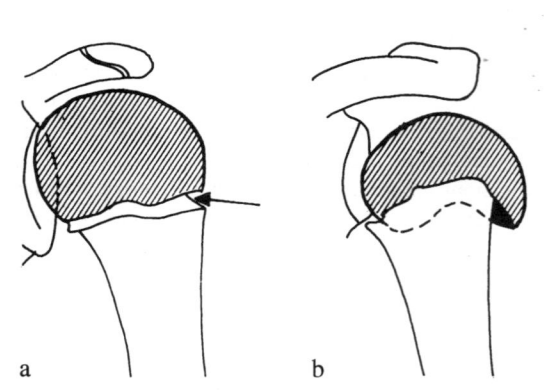

*Abbildung 10-76:* a. Lösung der Kopfepiphyse. Geringe Adduktionsstellung. Keine Wachstumshemmung zu erwarten. b. Der Humeruskopf ist im Collum anatomicum abgebrochen.

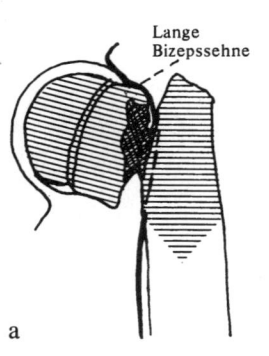

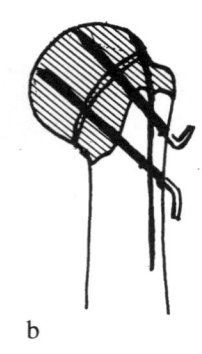

*Abbildung 10-77:* a. Humeruskopfbruch beim Kind. Die zwischen die beiden Fragmente verlagerte lange Bizepssehne verhindert eine unblutige Reposition. b. Stabilisierung des offen reponierten Humeruskopfes durch 2 Kirschner-Drähte.

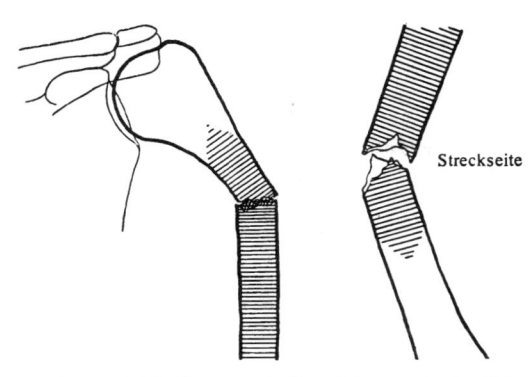

*Abbildung 10-78:* Oberarmschaftbruch im proximalen Drittel. In der a.p.-Aufnahme besteht ein nach ventral offener, in der Seitenaufnahme ein nach dorsal offener Knick (Zugwirkung des M. triceps). Außerdem ist das kaudale Fragment nach innen gedreht.

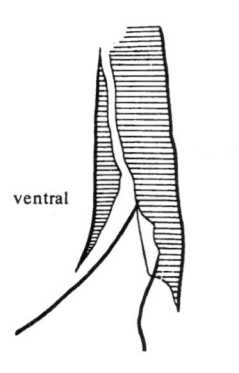

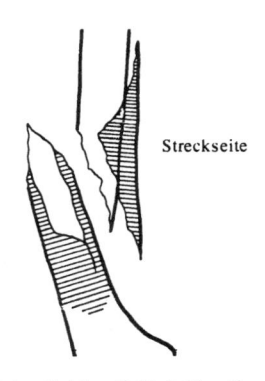

*Abbildung 10-79:* Schaftbruch im distalen Drittel: Das distale Bruchstück steht in einem nach ventral (Varus) und dorsal offenen Winkel.

Regelmäßig prüfen wir vor Beginn jeder Behandlung den Radialispuls und die Funktion der drei Nervenstämme am Arm. Gefährdet ist vor allem der N. radialis im Sulcus nervi radialis. Prognostisch und therapeutisch entscheidend ist die Frage: Liegt ein primärer oder sekundärer Radialisschaden vor? Während eine primäre Radialisbeeinträchtigung keine Operationsindikation darstellt, so ist die sekundäre oder zunehmende Innervationsstörung ein Hinweis auf eine progrediente Einklemmung des Nerven, oft in Folge eines Repositionsmanövers. Dies zwingt zur chirurgischen Intervention. In über 80 % der Fälle kommt es zu einer spontanen Regeneration des Nerven, die jedoch mehrere Monate in Anspruch nimmt.

### 3.2.1 Konservatives Vorgehen

*Lange Schräg- und Stückfrakturen*
Diese Frakturen kommen besonders im fortgeschrittenen Alter vor. Sie heilen infolge der großen Knochenfläche rasch und stellen die ideale Indikation zur konservativen Behandlung dar. Während die Verkürzung ohne weitere funktionelle Folgen in Kauf genommen werden kann, kann die störende Varusposition durch eine einfache Außenrotation des Unterarmes weitestgehend ausgeglichen werden.

Die Behandlung besteht in der Anlage eines Desault-Verbandes, der nach acht bis zehn Tagen in einen Gilchrist-Verband umgewechselt werden kann. Aus dieser Verbandsanordnung heraus werden schon frühzeitig Anspannungsübungen vorgenommen, die später durch aktives Bewegungstraining ergänzt wird.

Insbesondere bei älteren Patienten hat der Desault-Verband einige Nachteile. Die oft grenzwärtige kardiorespiratorische Funktion wird durch den Desault-Verband weiter beeinträchtigt. Zudem kann ein eng anliegender Desault-Verband bei atrophen Hautverhältnissen im Bereich des Ellenbogens und auf der Schulter zu Ulzerationen führen. Im Desault-Verband müssen regelmäßig Durchblutung und Innervation überprüft werden.

Das früher gebräuchliche Anlegen eines Abduktionsgipses ist nur auf seltene Indikationen beschränkt (Sehnenversetzungen und Frakturen mit Tuberculumversetzungen, Arthrodesen und Einstellung zu Arthrodesen).

Desault-Verbände sind für den Patienten lästig und anstrengend und verursachen, wenn nicht richtig angelegt, zusätzliche Schmerzen und Durchblutungsstörungen. Bei der Anlage des Desault-Verbandes ist eine gute Wattepolsterung im Bereich der Achselhöhle, am Ellenbogen, ebenso in der Auflagefläche zwischen Hand und Bauchbereich erforderlich.

*Kurze Schrägbrüche, Brace-Verband*
Für kurze Schrägbrüche gelten im Prinzip die gleichen Behandlungsrichtlinien wie für lange Schräg- und Stückfrakturen. Bei kurzen Schrägbrüchen in Schaftmitte kann aufgrund der Behand-

lung mit dem Kunststoffbrace frühzeitig auf eine funktionelle Behandlung gewechselt werden.

Der Kunststoffbrace besteht aus den anatomischen Gegebenheiten des Armes angepaßten Hülsen, die durch Klettverschlüsse individuell angelegt werden können. Durch einen korrekt angelegten Braceverband entsteht über die Muskulatur ein hydrostatischer Druck auf den Frakturbereich, der auf die Frakturschienung einwirkt. Da ein Braceverband die benachbarten Gelenke in ihrer Beweglichkeit nicht beeinträchtigt, kann durch die Anspannung der Muskulatur nicht nur die Durchblutung verbessert werden, sondern frühfunktionell therapiert werden.

Voraussetzungen für die Bracebehandlung sind:
1. Frakturen im mittleren Drittel, so daß der Brace nicht im Frakturbereich hebelt
2. kooperativer und zuverlässiger Patient (der Patient darf den Braceverband nicht selbst entfernen)
3. intensives, regelmäßiges aktives Übungsprogramm
4. kein zu großes Volumen des Armes im Verhältnis zum Verband

Der Braceverband wird nach einer einwöchigen Ruhigstellung im Desault- oder Gilchrist-Verband angelegt und verbleibt für weitere vier bis fünf Wochen. Durch die funktionelle Behandlung entfallen die oft bei jungen Patienten notwendigen längeren Reha-Maßnahmen zur Erlangung der normalen Gelenkbeweglichkeit.

*Querbrüche*

Der Querbruch in Schaftmitte verschiebt sich meist seitwärts und neigt außerdem zu verzögerter Bruchheilung und Pseudarthrose, insbesondere wenn eine primäre Diastase vorliegt. Der Oberarm-Hängegips stellt keine adäquate Ruhigstellung dar, da es neben der Diastase fast regelmäßig zu einer Hebelwirkung im Frakturbereich aufgrund des weit proximal liegenden Gipsverbandes kommt. Der einfache Querbruch kann bei jungen Patienten und einer Verkürzung der Fraktur durch eine kurzfristige Desault-Ruhigstellung und anschließende Brace-Behandlung zum Ausheilen gebracht werden. Die Ruhigstellungszeit mit der Brace-Behandlung liegt hier, in Abhängigkeit vom Alter, bei sechs bis acht Wochen. Die Ruhigstellung eines Querbruches erfolgt durch einen Oberarm-U-Gips. Dabei wird eine 15 cm breite Gipslonguette U-förmig um den rechtwinklig gebeugten Ellenbogen gelegt.

### 3.2.2 Operative Versorgung

Bestimmte Situationen lassen manchmal ein operatives Vorgehen als zweckmäßig erscheinen. Hauptindikationen für die operative Stabilisierung sind:
1. doppelseitige Humerusfraktur
2. zusätzlicher gelenknaher Bruch von Ellenbogen und Schulter, der ebenfalls offen reponiert und stabilisiert wird
3. Rippenfrakturen (wenn der Oberarmbruch durch einen Desault nicht ruhiggestellt werden kann)
4. primäre Diastasen
5. progrediente neurologische Ausfälle
6. offener Oberarmbruch
7. Allgemeinzustand (hochgradiges Emphysem, Rechtsinsuffizienz, allgemeine Schwäche wegen fortgeschrittenen Alters, motorische Erregungszustände wie Parkinsonismus), der das Tragen eines Desault-Verbandes unmöglich macht.

Eine relative Indikation für den operativen Eingriff stellt der Querbruch des Oberarmschaftes dar. Die knöcherne Konsolidierung benötigt im Durchschnitt zwei Monate, so daß, wenn eine längere Ruhigstellung im Desault erforderlich ist, dies eine zu große Beeinträchtigung für den Patienten darstellt. Außerdem neigt der Querbruch zur verzögerten Konsolidation und Übergang in Pseudarthrose.

Zurückhaltend sollte die Operationsindikation ebenfalls beim Vorliegen von oberflächlichen Hautschürfungen und Kontusionen gestellt werden. Das im Oberarmbereich seltene Kompartmentsyndrom hingegen stellt eine Operationsindikation dar.

Osteosyntheseformen für den Oberarmschaftbruch sind die Zugplattenosteosynthesen, die Marknagelung und die Bündelnagelung.

*Plattenosteosynthese*

Aufgrund der großen Hebelwirkung ist der Einsatz der breiten DCP-Platten angezeigt, wobei eine biologische Osteosynthese angestrebt werden sollte: gewebeschonendes Präparieren, Anlegen einer LCDC-Platte mit Schraubenbesetzung frakturnah und frakturfern sowie Zugschraube.

Liegt die Fraktur in der Schaftmitte, so legen wir die Bruchstelle durch einen dorsalen Längsschnitt frei, der am distalen Ende des M.deltoideus beginnt und genau über der gut durchführbaren dorsalen Fläche des Humerusschaftes distalwärts bis in die Tricepssehne geht. Das intermuskuläre Septum zwischen den beiden Tricepsköpfen wird stumpf durchtrennt.

Erste Maßnahme ist die sorgfältige Darstellung des N.radialis. Dieser kreuzt den Humerusschaft von oben-innen nach unten-dorsal. Der Nervenstamm wird mit einem Bändchen angeschlungen und vorsichtig aus dem Operationsgebiet gezogen. Kommt er später direkt auf der Platte zu liegen, so bedecken wir diese mit einem Stück Muskulatur.

Bei einem Bruch im mittleren Schaftdrittel legen wir die Platte von einem antero-lateralen Weichteilschnitt aus an, der im Sulcus bicipitalis verläuft und proximal zwischen Deltoid und Biceps und distal zwischen M.brachialis und M.biceps brachii verläuft. Der M.brachilis wird im weiteren Verlauf stumpf medial durchtrennt. Hier kreuzt der N.radialis im distalen Drittel den M.brachialis.

Entscheidend für den Erfolg der Plattenosteosynthese ist die anatomisch korrekte Reposition und damit der lückenlose Schluß des Frakturspaltes. Bewährt hat sich die von der AO entwickelte selbstspannende dynamische Kompressionsplatte (LCDC-Platte) aus Titan. Der Spannvorgang der LCDC-Platte beruht auf dem Kugelgleitprinzip mit schrägem Spannweg, das dem Kugelkopf der Schraube in allen Richtungen und Stellungen eine feste Führung gibt. So können die Schrauben auch schräg, nicht nur rechtwinklig eingebracht werden (Abb. 10-80). Die LCDC-Platte kann überall da eingesetzt werden, wo die Versorgung der Fraktur mit einer Platte angezeigt ist. Die schmale Form der LCDC-Platte eignet sich für Frakturen und Pseuarthrosen von Unterarm und Unterschenkel, die breite für Humerus- und Femurfrakturen.

Die Platte wird etwas aufgebogen, so daß sie von der Knochenoberfläche absteht (Abb. 10-82a). Dies bedingt bei der der Platte gegenüberliegenden Kortikalis eine erhöhte Kompression, die aufgrund des Zug- und Druckungleichgewichtes zwi-

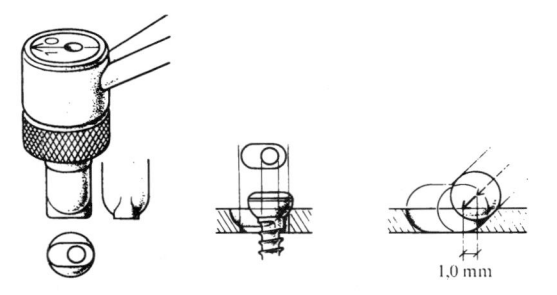

*Abbildung 10-80:* Spannbohrbüchse.

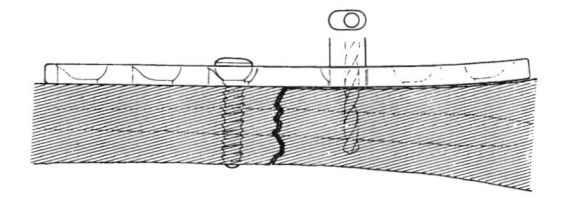

*Abbildung 10-81:* Schraubenschema zu Beginn des Spannweges.

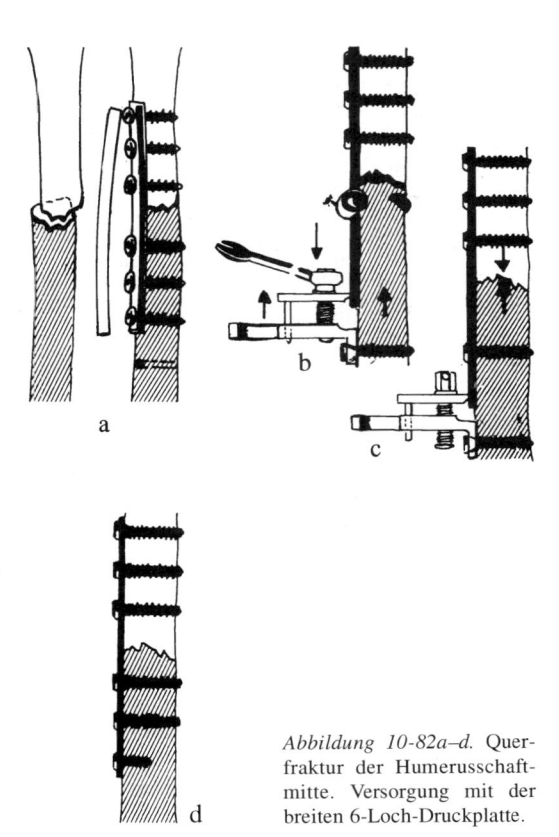

*Abbildung 10-82a–d.* Querfraktur der Humerusschaftmitte. Versorgung mit der breiten 6-Loch-Druckplatte.

schen plattennahen und plattenfernen Lager erwünscht ist. Die erste Fixation erfolgt durch eine frakturnahe, zentrale Plattenschraube. Auf dem Gegenfragment wird dann der Plattenspanner angesetzt, die Platte unter Spannung gebracht und die restliche Verschraubung vorgenommen (Abb. 10-82). Eine Stabilitätsoptimierung erzielen wir noch durch das Plazieren einer Zugschraube, die entweder durch ein Plattenloch oder isoliert außerhalb des Plattenlagers angebracht werden kann. Wir bohren zuerst mit 4,5 mm das Gleitloch, setzen die Bohrhülse ein, bohren in die Gegenkortikalis mit 2,3 mm auf, wir plazieren dann die Kortikalisschraube. Eine derartige Osteosynthese erlaubt die sofortige funktionelle Behandlung. Eine allogene Spongiosaplastik ist in der Regel nicht erforderlich.

Lange Schräg-, Torsions-Biegungsbrüche mit einem Biegungskeil, deren Bruchflächenlänge größer als die Schaftbreite ist, werden mit Zugschrauben fixiert und dann mit einer 8-Loch-Kompressionsplatte stabilisiert. Die ausschließlich interfragmentäre Verschraubung gibt oft keine ausreichende Stabilität. Die axiale Längskompression darf nur gering sein, weil die Keilform der Bruchstücke eine nachträgliche Verschiebung begünstigt, besonders wenn der Knochen deutlich osteoporotisch ist. Bei einer starken Osteoporose ist eine zusätzliche Spongiosaplastik sowie möglicherweise eine additive Ruhigstellung im Gilchristverband für drei bis vier Wochen notwendig.

Weil die Platte unter einem guten Weichteilpolster liegt, verzichten wir in der Regel auf ihre Entfernung, auch deshalb, weil diese den N. radialis hochgradig gefährdet.

Bei Mehrfragmentfrakturen bietet sich eine biologische Osteosynthese als ideale Stabilisierung an.

*Marknagelung*
Hier stehen verschiedene Systeme zur Verfügung. Einheitlich bei der Oberarmnagelung ist das Verriegelungsprinzip.

Nach einem geraden Hautschnitt von etwa 6 cm Länge anterolateral des Akromions wird die Muskulatur und die Rotatorenmanschette gespalten und der Humeruskopf mit einem Pfriem aufgebohrt. Entsprechend der verschiedenen Systeme erfolgt das Einbringen eines Nagels, der entweder distal durch ein Verklemmungsprinzip oder durch einen eigens eingebrachten Verriegelungsbolzen fixiert wird. Ebenfalls verriegelt werden durch Zielsysteme der proximale Fragmentabschnitt. Eine mit einem Marknagel versorgte Oberarmfraktur ist in der Regel sofort übungsstabil.

Komplikationen können postoperative Schmerzen und Bewegungseinträchtigung der Schulter sein, sowie eine Pseudarthrose. Besonderer Beachtung bedarf der N. radialis bei der distalen Verriegelung. Aus diesem Grunde empfiehlt es sich, immer vor der Durchführung der Verriegelung auf eine korrekte Rotation zu achten und am Schluß eine Einstauchung der Fragmente durch einige kräftige Faustschläge auf das Olekranon durchzuführen. Jede auch noch so kleine Distraktion der Fragmente führt zur verzögerten Konsolidierung und begünstigt die Entstehung einer Pseudarthrose.

*Interfragmentäre Verschraubung*
Sie bietet keine ausreichende Stabilität. Sekundäre Fragmentverschiebungen, verzögerte Konsolidation und Pseudarthrose werden häufig beobachtet, so daß die nur zusammen mit der Plattenverschraubung, nie aber für sich allein in Frage kommt.

### 3.2.3 Besonderheiten bei offenen Frakturen

Kein Knochenbruch gleicht genau dem anderen, und diese Feststellung gilt besonders für den offenen Knochenbruch. Es gibt somit keinen allgemeingültigen und in jedem Falle anwendbaren Therapieplan, aber bestimmten Richtlinien kommen trotzdem Allgemeingültigkeit zu, und ihre Nichtberücksichtigung bedeutet sehr oft mehr als nur eine «läßliche Sünde».

Bevor wir mit der Behandlung eines offenen Knochenbruches beginnen, sollten wir stets die Grundregeln in der Versorgung eines offenen Knochenbruches überdenken und uns während der ganzen Behandlung an sie halten. Nur so ist es uns später möglich, die «Bruchstelle» in der Therapiekette wirklich zu erkennen, wenn das Ergebnis nicht unseren Erwartungen entspricht.

Die offenen Frakturen werden eingeteilt in:
– Verletzungsgrad I: Durchspießung der Haut durch ein spitzes Fragment von innen her. Die

Wunde ist meist klein und bei der ersten Besichtigung oft schon mit Fibrin abgeschlossen.
- Verletzungsgrad II: Gewebszerstörung im Frakturbereich durch Gewalteinwirkung von außen, meist mit breitoffenen Wundflächen und nicht selten mit frei sichtbaren Fragmenten.
- Verletzungsgrad III: großes, bis auf die Bruchstelle reichendes Wundgebiet, zusätzlich Verletzungen von größeren Gefäßen, Nerven, Sehnen und ausgedehnte Zerstörung der Muskulatur.

Diese Frakureinteilung geht nur auf den offenen und nicht auf den geschlossenen Weichteilschaden ein, der hinsichtlich seiner Prognose oft noch schwerwiegender ist als der offene Weichteilschaden, da das Ausmaß der Schädigung primär nicht erkennbar ist. Hier stellt die Einteilung nach Tscherne und Oestern eine sinnvolle Ergänzung dar.

*Behandlungsziele und Versorgungshierarchie*
Therapieziele bei offenen Frakturen sind:
1. Resektion des avitalen Gewebes
2. Sicherung der Perfusion
3. Stabilisierung
4. Knochendeckung

Nekrosen der Weichteile, Perfusionsstörungen bei ungedecktem Knochen mit einer nicht stabilisierten Fraktur sind die klassischen Wegbereiter der Infektion.

Wie sieht die Versorgungshierarchie beim offenen Oberarmbruch aus? Ein am Unfallort oder vom erstbehandelnden Arzt angelegter steriler Verband wird belassen und erst im Operationsraum entfernt. Durch ein mehrfaches Inspizieren des offenen Wundbereiches erhöht sich signifikant die Inzidenz einer späteren Infektion. Die Fraktur wird bis zu einer entgültigen Versorgung, soweit möglich, in einer Luftkammermanschette gelagert. Sodann muß die periphere Durchblutung und Innervation überprüft werden.

Im Operationsbereich und in Narkose des Patienten wird der Verband entfernt, die Wunde inspiziert und entsprechend dem Ausmaß des Weichteilschadens das weitere Vorgehen festgelegt. Die gesamte Extremität einschließlich des Wundbereiches wird mechanisch mit Wasser, Seife und Bürste gereinigt und anschließend eine desinfizierende Lösung aufgetragen.

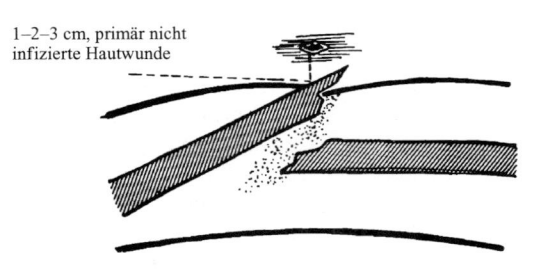

*Abbildung 10-83:* Offene Fraktur 1. Grades: Durchspießung der Haut von innen her.

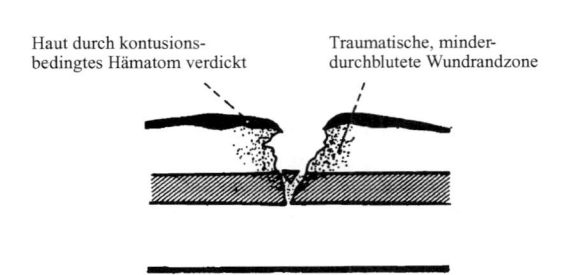

*Abbildung 10-84:* Offene Fraktur 2. Grades: von außen kommende Eröffnung der Fraktur. 3–4–5 cm breite Rißquetschwunde.

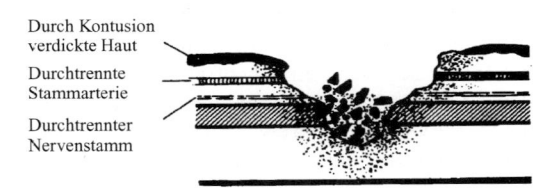

*Abbildung 10-85:* Offene Fraktur 3. Grades: Großer, offener Wundtrichter mit breiter traumatischer, hypovitaler Wundrandzone, oft Trümmer- oder Splitterbruch, Stammarterien und größere Nervenstämme mitverletzt.

Durch die Einleitung einer One-Shot-Antibiotikaprophylaxe läßt sich signifikant das Infektionsausmaß reduzieren. Eingesetzt werden sollen vorwiegend Staphylokokken-wirksame Präparate (Cephalosporine der 1. Generation, Staphylokokken-wirksame Penizilline). Bei einem exakt durchgeführten Débridement hat sich das Fortführen einer Antibiotikatherapie für mehrere Tage als keine effektive Maßnahme erwiesen. Aus der Wundtiefe entferntes Gewebe wird sofort vor Beginn einer Antibiotikabehandlung der bakteriologischen Untersuchung zugestellt.

Der Wundbereich wird mit sterilen Kompressen verbunden und der Arm in sterile Tücher eingewickelt. Im Operationssaal wird das Wundgebiet in üblicher Weise nochmals desinfiziert und steril abgedeckt. Es erfolgt dann das definitive Débridement aller avitalen Gewebe sowie die wundrandständige Excision kontusionierten Gewebes. Die hierfür benutzten chirurgischen Instrumente (Skalpell, Pinzette) werden entfernt, und der Chirurg wechselt die Handschuhe.

Danach wird der Wundbereich und der Wundgrund intensiv gespült. Dazu kann neben Wasserstoffperoxid ($H_2O_2$) vornehmlich auch physiologische Kochsalzlösung oder Ringerlösung benutzt werden. Je nach Ausmaß der Wunde empfiehlt sich der Gebrauch der Jet-Lavage, mit der eine effektive mechanische Reinigung stark verschmutzter Wunden vorgenommen werden kann.

Kompartmentsyndrome im Bereich des Oberarmes sind relativ selten, da hier große Muskellogen vorliegen. Ein Kompartmentsyndrom kann jedoch, insbesondere bei distal gelegenen Oberarmfrakturen in den Unterarmbereich hineinreichen und erfordert ein sofortiges Spalten der Faszien. Mit dieser Maßnahme erhöhen sich die Perfusion und Vitalität des Gewebes.

Entsprechend dem Débridement der Weichteile werden auch avitale Knochenfragmente entfernt. Auch Knochen, der nicht mehr mit Weichteilen gedeckt werden kann, wird reseziert. Im Bereich des Oberarms führt zudem eine primäre Verkürzung der Fraktur meistens nur zu einer kosmetischen Beeinträchtigung, aber nicht zu einer funktionellen. Darüber hinaus ist es möglich, durch eine Kortikotomie und spätere Distraktion nach Ilisarow eine Oberarmverlängerung oder auch einen Segmenttransport mit Wiederaufbau des Knochens zu erreichen.

Zuletzt wird die Stabilisierung der Fraktur angestrebt. Jede offene Fraktur läßt sich osteosynthetisch stabilisieren, wobei häufig ein Fixateur externe eingesetzt wird. Der Fixateur wird lateral angebracht, proximal und medial zwischen dem Biceps- und Tricepsmuskel und distal zwischen brachio-radialis und Bicepsmuskel. Insbesondere bei der Besetzung der distalen Schanz-Schrauben ist der N. radialis gefährdet. Aus diesem Grunde werden nach Setzen des Hautschnittes mit einem Klemmchen die Weichteile stumpf bis auf den Knochen präpariert und der Trokar eingeschoben. Über den Trokar erfolgt dann die Bohrung. Bei distal gelegenen Oberarmfrakturen ist häufig noch die Transfixation des Ellenbogengelenkes erforderlich. Die Versorgung mit Fixateur externe reicht in der Regel nicht zur entgültigen Frakturheilung aus. Ein späterer Verfahrenswechsel auf eine Plattenosteosynthese, mindestens jedoch eine additive Spongiosaplastik, ist erforderlich.

Bei einer offenen Fraktur mit einem geringen Weichteilschaden ist durchaus die Platten- oder Marknagelosteosynthese angezeigt. Die Plattenosteosynthese hat gegenüber dem Fixateur den Vorteil, das endgültige Osteosyntheseverfahren darzustellen. Darüber hinaus erlaubt sie eine sofortige problemlose funktionelle Nachbehandlung. Der Fixateur am Oberarm führt, ähnlich wie am Oberschenkel, durch die vielfältigen Muskelansätze zu Bewegungseinschränkungen und zu Infektionen der Nageleintrittsstellen. Ist dagegen von vornherein abzusehen, daß aufgrund der noch bestehenden Weichteilkontusionen und des noch nicht abschätzbaren Weichteilschadens ein «second look» erforderlich ist, so hat der Fixateur externe eindeutige Vorteile.

Nur eine offene Wunde ist eine gute Wunde! Auf keinem Fall darf ein Wundverschluß unter Spannung erfolgen. Wir verbinden die Wunde mit locker aufgetragenen tropfnassen Ringer-Kompressen oder mit einem enzymatisch wirkenden Gel. Der Verband wird täglich ein- bis zweimal gewechselt, wobei dies bei ausgedehnten Wunden in der Regional- oder Allgemeinnarkose erfolgen muß.

Es gibt zwei Möglichkeiten des Wundverschlusses: 1. Nach Rückgang der Schwellung kann nach nochmaliger Wundrandexcision die sekundäre Hautnaht erfolgen. 2. Nicht zu ausgedehnte Defekte können nach Einsetzen des Granulationsprozeßes mit Spalthaut gedeckt werden. Bei ausgedehnten Defekten ist ein lokaler Muskellappen oder auch ein freier Gewebstransfer angezeigt.

Von entscheidender Bedeutung für die Prognose der offenen Fraktur ist nicht nur die lokale Situation, sondern der Gesamtzustand des Organismus. Vor jeder operativen Maßnahme sind folgende Kriterien zu beachten:

1. Sicherung von Vitalfunktionen

2. Beheben des Schockzustandes

3. Vorheriges Durchführen vitaler, diagnostischer

und therapeutischer Maßnahmen bei anderweitigen Verletzungen an Kopf, Thorax, Abdomen und Becken
4. Legen von peripheren, eventuell von zentralen Zugängen und ausreichende Flüssigkeitszufuhr
5. Ausreichende Oxigenierung des Patienten zur Verbesserung der Sauerstoffsituation im Frakturbereich
6. Ausgleichen des Blutverlustes und Korrektur einer Gerinnungsstörung

Die Versorgung und Stabilisierung einer offenen Fraktur ist unabhängig sowohl von der seit dem Unfall vergangenen Zeit als auch von der Kontusionierung der Weichteile. Sie hat nach Sicherung der Vitalfunktion immer als nächstes zu erfolgen.

## 3.3 Komplikationen bei Oberarmbrüchen

### 3.3.1 Wundinfekt

Infiziert sich eine osteosynthetisch versorgte Fraktur, so bedeutet dies stets eine erheblich psychische Belastung und Beeinträchtigung.

Je rascher und zielgerichteter wir vorgehen, um so schneller kommen beide, Patient und Arzt, aus dieser unerwünschten und belastenden Situation heraus.

Die klassischen Grundsätze der Behandlung einer chirurgischen Infektion haben auch bei einer infizierten Fraktur ihre volle Gültigkeit:
1. breite Dekompression des Infektionsherdes
2. ausgedehntes und sorgfältiges Débridement des Entzündungsherdes
3. sichere Fixation der Extremität.

Falsch wäre es, zunächst unter einer Antibiotikabehandlung abzuwarten und dann erst einzugreifen, wenn sich Pus entleert. Die Verordnung von Antibiotika bedeutet stets nur eine Hilfsmaßnahme, deren volle Wirkung wir nur dann erwarten dürfen, wenn die Grundmaßnahmen der Behandlung einer infizierten Wunde sorgfältig und richtig durchgeführt wurden.

Die Antibiotikabehandlung sollte erst einsetzen, wenn vorher ein Wundabstrich vorgenommen wurde, denn bereits eine Stunde nach Beginn der Antibiotikazufuhr wird das bakteriologische Bild verfälscht, und damit verliert das Ergebnis der Resistenzprüfung weitgehend an Aussagewert.

Die erste Maßnahme besteht in der vollständigen Eröffnung des infizierten Wundgebietes, sobald manifeste Anzeichen einer Infektion erkennbar sind (Rötung, glänzende Haut, Fluktuation, Fieber). Empfehlenswert ist die routinemäßige Ultraschall-Untersuchung. Hier kann man präoperativ feststellen, ob es sich um eine diffuse, interstielle Schwellung handelt, oder ob eine lokale Flüssigkeitsansammlung vorliegt. So kann präoperativ schon entschieden werden, ob der Infekt möglicherweise bis zur Fraktur reicht. Wir entfernen im Operationssaal nicht nur die Nähte, sondern exzidieren die Wunde komplett, öffnen sie vorsichtig stumpf, spülen sie mit mehreren Litern Flüssigkeit aus und entfernen alles nicht durchblutetes Gewebe. Oft ist der Ausgangspunkt eines schweren Infektes nicht ausreichend durchblutetes nekrotisches Fettgewebe oder avitale Muskelanteile.

Der primäre nochmalige Wundverschluß mit Einlage von Drainagen im proximalen und distalen Wundbereich ist nur ausnahmsweise empfehlenswert. Ist der Knochen mit Weichteilgewebe bedeckt, empfiehlt sich das Offenlassen der Wunde und ein späterer Wundverschluß.

Die Antibiotikatherapie, die sich an dem zu erwartenden Keimspektrum orientiert, beginnt intraoperativ. Intraoperativ wird ein Abstrich entnommen. Nach Erhalt des Resistogramms wird die Antibiotikatherapie für drei bis vier Tage fortgesetzt. Der Wundabstrich wird nach spätestens acht Tagen wiederholt. Eine Antibiotikagabe sollte bis zu fieberfreiem Zustand des Patienten fortgesetzt werden. Antibiotika stellen jedoch allenfalls eine flankierende Maßnahme dar.

Die früher durchgeführte Stabilisierung muß überprüft werden. Instabiles Osteosynthesematerial wird entfernt und durch ein stabiles Verfahren ersetzt. Bei einem ausgedehnten Infekt empfiehlt sich auf jedem Fall der Verfahrenswechsel auf den Fixateur externe.

### 3.3.2 Posttraumatische Osteitis

Wenn die Fraktur ausreichend stabilisiert ist und aufgrund eines avitalen Knochenstückes im Frakturbereich (Sequester) eine Fistel- oder Abszeßbildung vorliegt, dann exzidieren wir diesen Bereich. Der Abszeß wird eröffnet, ausgespült, der Sequester entfernt und die Wunde offen gelassen. Eine Fistel wird vorher mit Methylenblau angefärbt, so daß sie sich in ihrem ganzen Ausbau darstellen und resezieren läßt. Sollte durch die Sequesterentfernung ein Defekt entstehen, der die Stabilität gefährdet, so empfiehlt sich die spätere Spongiosaplastik. Bis diese vorgenommen werden kann, muß der infizierte Knochen so oft gespült werden, bis ein keimfreier Abstrich sich einstellt. Es erfolgt dann die Auffüllung des Defektes mit autogener Spongiosa und die Weichteildeckung.

Wenn die Stabilität nicht ausreichend ist, ist das wichtigste Ziel die möglichst rasche Herstellung des knöchernen Durchbaus. Diese ist nur zu erreichen durch einen äußeren Fixateur, gelegentlich aber auch durch eine Titanplattenosteosynthese, die die zur Entzündung beitragende allergische Komponente ausschließt. Der osteitische Herd muß radikal ausgeräumt werden. Das Implantat im Defektbereich entfernen wir nur, wenn es locker geworden ist und die Fragmente nicht mehr stabilisiert sind. Parallel zur knöchernen Stabilisierung wird der Defekt aufgebaut und die Weichteile gedeckt. Ohne vollständige Herdsanierung und sichere Stabilisierung können wir keinen knöchernen Durchbau erwarten.

Unter Umständen bleibt nach Ausräumen des Infektherdes ein großer Defekt zurück. Wenn der Patient dann nach entsprechender Aufklärung bereit ist, eine Armlängendifferenz hinzunehmen, so können wir die Defektbereiche primär verkürzen, die Frakturenden aufeinanderstellen (Fixateur, Platte) und nach Infektberuhigung eine autogene Spongiosaplastik durchführen. In der Regel ist nach zwei bis drei Monaten ein knöcherner Durchbau zu erwarten. Eine erfolgreiche Spongiosaplastik wird über den unmittelbaren Defektbereich hinaus bahnenförmig in gesundes Weichteilgewebe implantiert, aus der dann eine ausreichende Kapillareinsprossung erfolgen kann.

Besteht bei dem Patienten der Wunsch nach einer korrekten Armlänge, so wird ein Defekt bis 3 cm spongiös aufgefüllt. Hier kann die Konsolidierungszeit jedoch bis zu einem Jahr betragen.

Liegt ein größerer Defekt als 3 cm vor, so ist die Transportkortikotomie durchzuführen. Dabei wird ein im proximalen Humerusanteil kortikotomierter Knochen über ein externes Transportsystem in

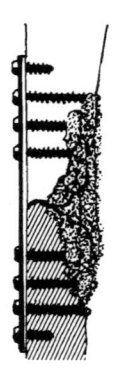

*Abbildung 10-86:* Der Infektionsherd ist ausgeräumt und mit autologer Spongiosa überbrückt.

den Defektbereich hineingezogen (1 mm pro Tag). Im Bereich des durchtrennten Knochen bildet sich ein Knochenregenerat, das in der Endphase makroskopisch und mikroskopisch dem Röhrenknochen gleicht.

### 3.3.3 Lähmung des N. radialis

Nur in den seltensten Fällen ist der Nerv komplett durchtrennt. In annähernd 90% liegt eine Kontusion vor, von der sich der Nerv dank seiner guten Regenerationsfähigkeit im Verlauf mehrerer Monate wieder erholt.

Entscheidend ist, ob eine primäre Nervenschädigung vorgelegen hat. Aus diesem Grund ist die exakte Anamnese erforderlich. Tritt nach dem Unfall eine zunehmende Beeinträchtigung der Funktion auf, so ist die operative Freilegung erforderlich. Oft liegt der Nerv in den Frakturfragmenten und wird durch die Reposition oder den fixierenden Verband eingequetscht. Ob eine zunehmende neurologische Beeinträchtigung vorliegt, ist primär eine klinische Entscheidung. Im Zweifelsfalle kann ein EMG in der Differentialdiagnose hilfreich sein.

Meistens genügt ein Freilegen und Dekomprimieren des Nerves. Nach Durchführen der Osteosynthese wird der Nerv möglichst im Weichteilgewebe eingebettet und ein direkter Kontakt mit der Platte vermieden. Im Operationsbericht muß ausdrücklich erwähnt werden, in welcher Höhe der Nerv die Platte kreuzt. Wegen der eintretenden Vernarbung ist der Nerv später sehr schwer aufzufinden. Aus diesem Grund sollte eine spätere Metallentfernung nur unter ganz strenger Indikationsstellung erfolgen.

Ist der Nerv ausnahmsweise durchtrennt, so erfolgt die spannungsfreie primäre Nervennaht unter dem Mikroskop oder mit Lupenbrille. Die Nervenstümpfe werden geglättet und die Faszikel einzeln mit nicht resorbierbaren Fäden der Stärke 8–0 vernäht.

Zweckmäßigerweise suchen wir den N. radialis zunächst stets proximal, über dem Verletzungsgebiet auf. Im gleichen Eingriff nehmen wir die osteosynthetische Versorgung mit einer breiten LCDC-Platte vor.

### 3.3.4 Pseudarthrose

Ist ein Oberarmschaftbruch nach 12 bis 14 Wochen nicht sicher knöchern verheilt, so liegt eine verzögerte Bruchheilung vor, die in der Regel durch eine additive Spongiosaplastik zur Ausheilung gebracht werden kann. Fehlt noch nach fünf bis sechs Monaten eine knöcherne Vereinigung, so liegt eine Pseudarthrose vor. Ursachen können sein:
– konservative Behandlung bei bestehender Distraktion der Fragmente
– Marknagelung mit fehlender Verzahnung und Klaffen der Fragmente
– Plattenverschraubung ohne ausreichende Längskompression und fehlende interfragmentäre Kompression
– ausschließlich interfragmentäre Verschraubung ohne zusätzliche Zuggurtungsplatte
– offene oder infizierte Fraktur ohne ausreichende Stabilität

*Hypertrophe, kolbig aufgetriebene, becherförmige Pseudarthrose*
Die Blutversorgung ist in diesem Falle gut, und deshalb genügt die Herstellung eines festen Kontaktes der Bruchflächen durch die Plattenosteosynthese. Weder muß eine Dekortikation vorgenommen, noch die Markhöhle eröffnet oder ein Span angelagert werden. Weil die Blutversorgung gut und die Kallusformation noch in vollem Gange ist, konsolidiert die unter axiale Längskompression gesetzte Pseudarthrose sogar rascher als eine frische Fraktur.

Liegt eine osteosynthetische Versorgung vor, wobei das Implantat noch keine Lockerungszeichen aufweist, ist der Patient beschwerdefrei und zuverlässig, kann hier trotzdem noch eine knöcherne Überbauung eintreten. In der Regel muß jedoch eine neue stabile Osteosynthese durchgeführt werden, eine zusätzliche Spongiosaplastik ist nicht unbedingt erforderlich. Ein locker gewordener oder zu dünner und nicht mehr zu stabilisierender Marknagel wird entfernt und durch eine Platte ersetzt.

*Atrophe Pseudarthrose mit stumpfen oder spitz auslaufenden Fragmentenden*
Alle Zeichen einer richtigen Kallusbildung fehlen. Das Pseudarthrosegebiet ist schlecht durchblutet und reaktionslos.

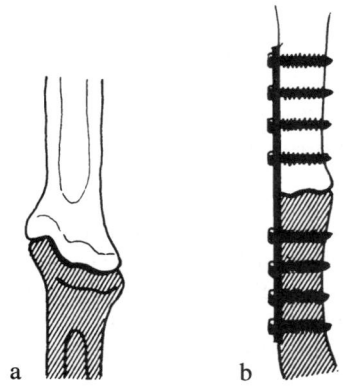

*Abbildung 10-87:* a. Hypertrophe Pseudarthrose: «Elefantenfußform» des proximalen Fragmentendes, «Becherform» des distalen Fragmentendes. b. Die hypertrophische Humerusschaftpseudarthrose wird mit einer breiten 6–8-Loch-Platte mit versetzten Löchern unter Längskompression gesetzt. Beidseits der Pseudarthrose sollen je 3 Schrauben die Kortikalis sicher durchbrechen.

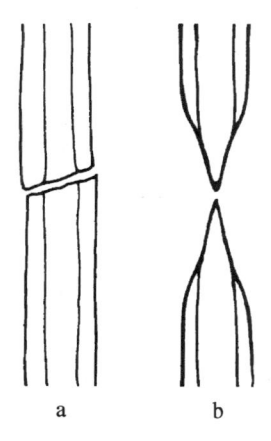

*Abbildung 10-88:* Die atrophische Pseudarthrose: a. stumpfe, b. spitze Form.

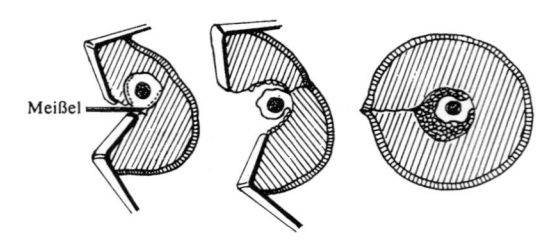

*Abbildung 10-89:* Behandlungsprinzip der atrophischen Pseudarthrose: «Dekortikation» des Pseudarthrosegebietes und der Umgebung um den halben Knochenumfang, mit einem Meißel unter Bildung eines Knochen-Weichteil-Mantels. Besteht ein Defekt, so wird die Tasche mit Spongiosamasse ausgefüllt.

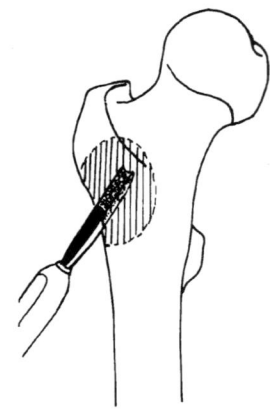

*Abbildung 10-90:* Entnahme von reinem Spongiosabrei aus dem Trochanter major mit dem geschliffenen Hohlmeißel.

Die Frakturstelle muß freigelegt und durch eine breite 6- bis 8-Loch-Platte sicher stabilisiert werden. Weil das proximale Fragment oft stark atrophisch ist, darf die Platte nicht zu kurz sein. Diese Fixation allein reicht aber nicht aus. Zusätzlich nehmen wir die Dekortikation und Spongiosaplastik vor.

Mit einem schmalen scharfen Meißel trennen wir die Kortikalis im Zusammenhang mit dem umgebenden Weichteilmantel in etwa im halben Umfang des Knochens und in einer Ausdehnung von etwa 1–2 cm Breite über beide Fragmente bis in das gesunde Knochen- und Weichteilgewebe ab. Die so gebildete Gewebstasche stellt eine gut durchblutete Region dar und wird vollständig mit Spongiosa ausgefüllt.

*Defektpseudarthrose*
Hier gelten die gleichen Grundsätze wie bei einer Infektsituation.

Bei einem kleinen Defekt von nur 3 cm nehmen wir eine Dekortikation bis in das gesunde Gewebe vor und füllen den Defekt mit Spongiosamasse aus. Die zusätzliche Stabilisierung erfolgt in der Regel mit einer Titanplatte, wobei die LCDC-Platte aufgrund der verbesserten lokalen Durchblutung vorzuziehen ist.

Bei größeren Defekten kommt die Transportkortikotomie nach Ilisarov zur Anwendung.

### 3.3.5 Fehlstellungen

Übersteigt der Rotationsfehler 30°, so ist der Verletzte im Gebrauch des Armes stark behindert.

Die Frakturstelle wird mit einem scharfen Meißel oder einer Säge quer durchtrennt, die Fehlstellung behoben, eine Druckplatte angelegt und zusätzlich die Dekortikation und Spongiosaplastik durchgeführt.

## 3.4 Spontanfraktur des Oberarmes (pathologische Fraktur)

Bei einem Jugendlichen finden wir als Ursache einer Spontanfraktur in der Regel eine Knochenzyste in der proximalen Metaphyse.

Obwohl die Zysten in der Regel gutartig sind und die Fraktur unter entsprechender Ruhigstellung mit Desault- und Gilchristverband zur Ausheilung kommt, ist ein Rezidiv sehr häufig. Hier empfiehlt sich die Dekompression der Oberarmzyste offen durch Anbringen eines Fensters oder durch einen kleinen operativen Eingriff mit Einbringen von kanülierten Schrauben.

Im Erwachsenenalter ist die Spontanfraktur meist auf die Metastase eines Malignoms zurückzuführen. Hier kommen in Frage das Prostata-, Mamma-, Nieren-, Bronchial- und Schilddrüsenkarzinom.

Da nach Auftreten einer Primärmetastase die Lebenserwartung bei derartigen malignen Tumoren in 30% unter sechs Monate liegen kann, bedeutet eine schnelle Osteosynthese einen erheblichen Gewinn an Lebensqualität. Hier kommt neben der Tumorresektion vornehmlich die Verbundosteosynthese mit Einbringen einer Platte,

Palacos-Zement und Spongiosa in Frage. Entsprechend des Primärtumors können additive Zytostatika-, Hormon- und Radiotherapien sinnvoll sein.

## 3.5 Humerusschaftbrüche beim Kind

Nur in ganz seltenen Fällen kommt die konservative Therapie nicht zur Anwendung. Anlaß zu einer operativen Revision ist neben der offenen Fraktur die Radialislähmung, wenn sie ursächlich im Zusammenhang mit der Fraktur steht und progredient ist. Bei zufriedener Stellung warten wir ab. Ist nach Ablauf von vier bis sechs Wochen keine Besserung der Radialisschädigung zu erkennen, so legen wir den N. radialis von einem dorsalen Längsschnitt aus frei, wobei wir den Nerv zunächst stets proximal von der Fraktur aufsuchen. Der Nerv wird aus dem ihn umgebenden Gewebe herauspräpariert und in eine gute Gleitschicht eingebettet. Bei einer Durchtrennung werden die Nervenfaszikel mit nicht resorbierbarem Nahtmaterial der Größe 8–0 adaptiert. Die Hand sollte zwischenzeitlich konsequent durch eine Radialisschiene in leichter dorsaler Flexion ruhiggestellt werden. Die Dauer der Regeneration beläuft sich auf durchschnittlich sechs Monate, die Frakturruhigstellung auf vier Wochen.

Die konservative Behandlung kommt in der Regel ohne große Repositionsmanöver aus (Heftpflasterextension, Olekranonextension) aus.

Ist eine exakte Reposition notwendig? Solange das Kind noch nicht 12 Jahre ist, wird eine winklige Abknickung von mehr als 20° oder eine Seitenverschiebung um Schaftbreite sowie eine geringe Drehstellung von 10–15° im Verlauf des Wachstums völlig ausgeglichen.

Die einfachste Möglichkeit der Therapie ist das Anlegen eines gut sitzenden, nicht schnürenden Desault-Verbandes, der durchaus nach zwei Wochen in einen Gilchristverband umgewechselt werden kann.

# 4. Ellbogen

C. Josten und G. Muhr

## 4.1 Distale Humerusfrakturen beim Kind

### 4.1.1 Allgemeines

Brüche am distalen Humerusende sind häufig Gelenkbrüche. Primäres Behandlungsziel ist daher die stufenfreie Wiederherstellung der Gelenkfläche. Wichtig ist die korrekte Beurteilung des Röntgenbildes, insbesondere im Kindesalter. Dabei ist auf die technische Durchführung der Röntgenbilder mit korrekter Einstellung der Ebenen zu achten. In unklaren Fällen empfiehlt sich die Röntgenkontrolle der Gegenseite.

Während schlecht stehende Schaftbrüche beim Kinde bis zum 12. Lebensjahr durch das epiphysäre Dicken- und Längenwachstum weitgehend ausgeglichen werden, kommt diese «Selbstkorrektur» bei kindlichen Gelenkbrüchen nicht zum Tragen. Werden sie ungenügend reponiert und stabilisiert, so unterscheidet sich ihr weiteres Schicksal in keiner Weise von demjenigen eines nicht vollständig reponierten Gelenkbruches bei einem Erwachsenen: Zusätzlich zu der bleibenden Bewegungseinschränkung stellt sich eine Arthrose ein.

Die Reposition einer suprakondylären Humerusfraktur des Kindes ist vollständig, wenn:
a) in der a.p.-Aufnahme die Linie durch die Epiphyse des Condylus radialis mit der Längsachse des Humerus in einem Winkel von 70–75° steht. Ist diese Stellung erreicht, so haben wir weder einen Cubitus varus noch einen Cubitus valgus zu befürchten.
b) in einer seitlichen Aufnahme die Humerusachse mit dem Humeruskopf einen nach vorn offenen Winkel von 140–145° bildet und das Radiusköpfchen auf die Mitte der Trochlea hinzielt.

Eine in Cubitus-varus-Stellung verheilte Fraktur verursacht eine Einschränkung der Streck- und Beugefähigkeit im Ellbogengelenk.

Der Abbruch des radialen Kondylus kann beim Kinde zu einem Wachstumsstillstand im Bereich des Capitulum humeri führen. In der Folge entsteht ein Cubitus valgus, der frühzeitig durch eine Osteotomie beseitigt werden muß. Eine in Cubitus-Valgus-Stellung verheilte Fraktur kann zu einer allmählichen Überdehnung des N. ulnaris und zu einer nachfolgenden Nervenirritation führen, manchmal erst nach 10–20 Jahren.

Kleine intraartikuläre Fragmente werden frühzeitig (offen oder arthroskopisch) entfernt, damit aktiv bewegt werden kann und keine Blockierungen auftreten.

Ist der Ellbogen bereits stark geschwollen, so soll mit der Reposition nicht zugewartet werden. Die weitere Zunahme der Schwellung kann zu einer schweren Zirkulationsstörung führen. Die Entlastung des Kompartmentsyndroms geschieht in der Regel durch einen z-förmigen Schnitt, beginnend im Bereich des distalen Oberarmes quer über die Ellenbeuge bis zum Unterarm, oft einschließlich des Handgelenkes.

4. Ellbogen 1125

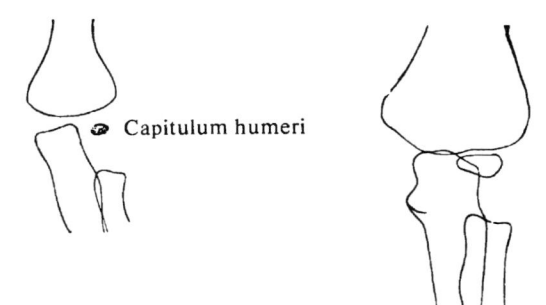

*Abbildung 10-91* (links): Einjährig: Capitulum humeri.
*Abbildung 10-92* (rechts): Dreijährig: Capitulum humeri.

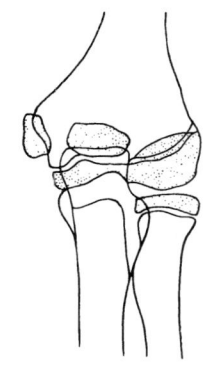

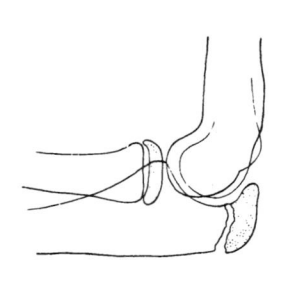

*Abbildung 10-95:* Zwölfjährig.

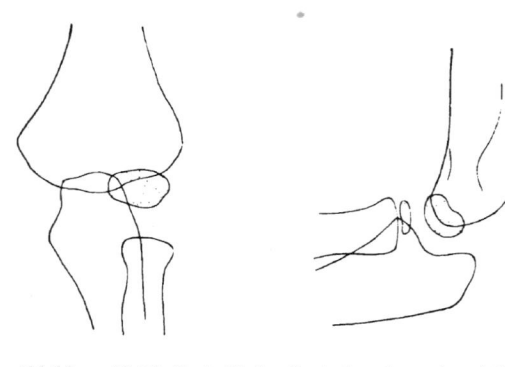

*Abbildung 10-93:* Sechsjährig: Capitulum humeri und Capitulum radii (5- bis 7jährig).

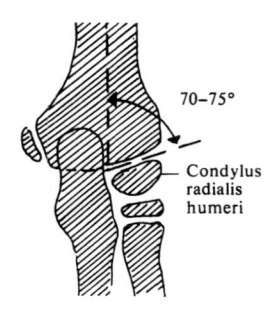

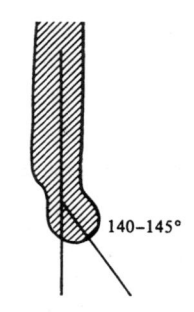

*Abbildung 10-96* (links): A.p.-Aufnahme. Die Epiphysenlinie durch den Condylus radialis bildet einen Winkel von 70–75°.

*Abbildung 10-97* (rechts): Seitliche Röntgenaufnahme des Ellbogens: Die Humeruslängsachse steht zum distalen Humeruskopf in einem ventral offenen Winkel von 140–145°.

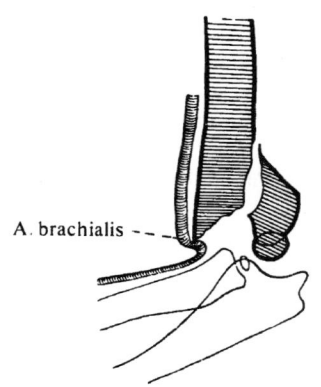

*Abbildung 10-98:* Die A. brachialis kann durch das spitze, vordere Ende des proximalen Bruchstückes verletzt werden.

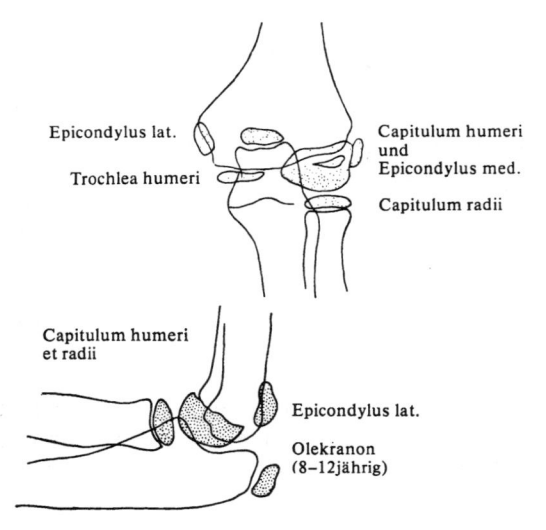

*Abbildung 10-94:* Zehnjährig.

Radialispuls, Aussehen der Finger und Funktion der drei großen Nervenstämme müssen vor, während und sofort nach einer Reposition und in den nächsten Stunden regelmäßig geprüft werden. Fehlt der Radiuspuls und sind die Finger kalt, gefühllos und weiß, kehrt das Blut bei Druck auf die Fingernägel nicht zurück (Kapillardurchblutung), so liegt eine Verletzung oder Kompression der Arteria brachialis vor. Die Fraktur muß sofort reponiert und, wenn sich anschließend die Zirkulation nicht sofort bessert, die A. brachialis in der Ellenbeuge freigelegt werden.

Hält die Zirkulationsstörung an, und geht in ein manifestes Kompartmentsyndrom über, so entsteht letztendlich eine fibröse Gelenkeinsteifung: die Finger bleiben in Beugestellung und können nur gestreckt werden, indem das Handgelenk maximal gebeugt wird. Die Patienten haben starke Schmerzen, die Temperaturregulation ist gestört (sympathische Reflexdystrophie).

Vorwiegend im Bereich des M. brachialis int. kann es zu einer Verkalkung des Hämatoms und zu einer metaplastischen Knochenneubildung kommen: Myositis ossificans. Mobilisierende Behandlung und Massage gegen Schmerzen fördern die Entstehung, tiefe Röntgenbestrahlung und Antiphlogistika können sie verhindern. Bei Bewegungseinschränkungen ist eine offene Arthrolyse notwendig.

Zwischen den drei nachfolgend genauer beschriebenen kindlichen Frakturen bestehen große Unterschiede:
– Die suprakondyläre Fraktur ist eine extraartikuläre Fraktur, deren Prognose neben dem Repositionsergebnis von den vaskulären und neurogenen Komplikationen abhängig ist.
– Die Fraktur des Epicondylus humeri medialis hat eine gute Prognose und bedarf nur bei starker Dislokation und Instabilität des offenen Vorgehens.
– Die Fraktur des Epicondylus humeri lateralis ist eine interartikuläre Fraktur und bedarf der offenen korrekten Reposition und Fixation.

### 4.1.2 Der suprakondyläre Humerusbruch des Kindes

*Frakturformen und Diagnose*
Beinahe immer handelt es sich um einen Hyperextensionsbruch mit Verschiebung des distalen Humerusfragmentes mitsamt dem Unterarm nach hinten, äußerlich eine typische Ellbogenverrenkung nach hinten vortäuschend. Wir unterscheiden drei Typen von Frakturen:
– Typ 1: hintere Kortikalis steht korrekt
– Typ 2: Versetzung um 1/2 Schaftbreite mit Verdrehung
– Typ 3: komplette Dislokation und Fehlrotation

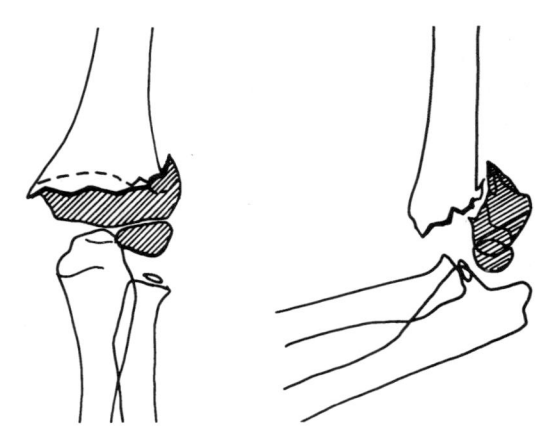

*Abbildung 10-99* (links): Typische Hyperextensionsfraktur bei einem 8jährigen Kind. a.p.-Aufnahme. Annähernd quer verlaufender diakondylärer Frakturspalt. Distales Fragment mitsamt dem Kern des Condylus radialis und dem Unterarm leicht nach außen verschoben und in Valgusstellung.

*Abbildung 10-100* (rechts): Seitliche Aufnahme. Distales Fragment mitsamt dem Unterarm nach dorsal-oben verschoben. Verlauf der Bruchfläche von volar-distal nach dorsal-proximal. Proximales Humerusfragment nach vorn-volar verschoben. Die vordere Kante kann die A. brachialis verletzen.

Die spitze, vordere Kante des langen proximalen Humerusfragmentes kann die A. brachialis komprimieren oder direkt verletzen. Die suprakondyläre Humerusfraktur des Kindes gehört daher zur traumatologischen Notfallbehandlung.

Vor Beginn der Behandlung prüfen wir regelmäßig die Funktion der drei Nerven und tasten nach dem Radiuspuls.

Auf dem Röntgenbild steht die suprakondyläre Humerusfraktur beim Kinde in der a.p.-Richtung gut, wenn die Linie durch die Epiphyse des Condylus radialis mit der Längsachse des Humerus einen Winkel von 70–75° bildet. Verheilt der Bruch in dieser Stellung, so haben wir weder einen Cubitus varus noch einen Cubitus valgus zu erwarten.

In der seitlichen Aufnahme bildet die Humerusachse mit der Längsachse des distalen Fragmentes einen nach vorn offenen Winkel von 140–145°. Die wichtige Varus-Seitenverschiebung läßt sich kaum beurteilen, wenn die Oberarmrückseite nicht genau der Röntgenplatte aufliegt und der Strahl nicht nahe und parallel zum Unterarm gerichtet ist.

Bei der Auswahl des Therapieverfahrens gilt es, Komplikationen wie das Kompartmentsyndrom, Bewegungseinschränkung und Gelenkeinsteifung sowie einen Cubitus varus zu vermeiden. Kompartmentsyndrome sind in der Regel zurückzuführen auf nicht korrekt anliegende Gipsverbände und grobe Manipulationen bei der Reposition. Gelenkeinsteifungen korrelieren häufig mit der Länge der Immobilisation, und die Inzidenz der Achsfehlstellungen beruht auf einer nicht korrekten Reposition. Die wichtigste Maßnahme, insbesondere wenn der Arm ischämisch erscheint, ist die sofortige, einfache Repositionsmaßnahme, das Strecken des Armes. Dadurch kann meist eine Kompression eines Frakturfragmentes auf die A. brachialis aufgehoben werden.

*Behandlung nach der Methode von Blount (bei Typ I)*
Der dorsale Periostmantel ist durch die Fraktur nicht verletzt worden. Er dient als Repositionshilfe. Die Stabilisierung der Fraktur wird durch eine starke Flexion des Ellbogens erreicht. Diese Stellung erhöht jedoch das Risiko einer vaskulären Kompression mit nachfolgender Durchblutungsbeeinträchtigung. Die Fixation wird durch die Flexion des Ellbogens erreicht. Eine um den Hals gelegte Armschlinge vervollständigt die Fixation. Durchblutung und Innervation sind regelmäßig zu überprüfen.

*K-Draht-Osteosynthese*
Da diese Stellung jedoch unbequem und schmerzhaft sein kann und es bei mobilen und unruhigen Patienten zu Redislokation kommt, empfiehlt sich bei den suprakondylären kindlichen Frakturen in der Regel die geschlossene Reposition und perkutane Kirschner-Draht-Osteosynthese.

In Allgemeinanästhesie und mit einem Bildwandler geht man nach folgenden Schritten vor:
1. Fühlen der anatomischen Landmarks, Prüfen der Fehlstellung

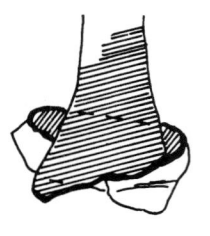

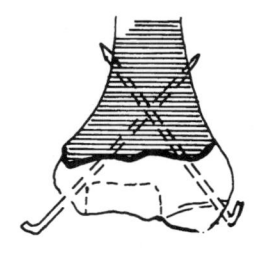

*Abbildung 10-101* (links): Rotationsfehlstellung der Fraktur.
*Abbildung 10-102* (rechts): Fixation des suprakondylären Fragmentes durch je einen Kirschner-Spickdraht. Entfernung nach 3 Wochen.

2. Direkter Zug in Extension und leichter Überstreckung, Korrektur der lateralen Verschiebung
3. Das Olekranon wird nach vorne gedrückt, um die hintere Dislokation zu beheben
4. Unter gleichzeitigem Druck auf dem Olekranon wird der Arm gebeugt und maximal proniert. Dabei muß man sich vergewissern, daß die hintere Dislokation aufgehoben ist, ansonsten droht eine Kompression der A. brachialis.
5. Kontrolle im Bildwandler, dabei darf das Repositionsergebnis nicht beeinträchtigt werden
6. 1,6–1,8 mm dicke Kirschner-Drähte werden zuerst vom lateralen Kondylen eingebracht und bis zur Gegenkortikalis vorgebohrt. Der zweite Kirschner-Draht wird 5–6 cm weit proximal eingesetzt und in den ulnaren Epicondylus vorgebohrt. Beim Einbringen des Kirschner-Drahtes ulnarseitig des Olekranons ist der N. ulnaris gefährdet. Dies kann durch das oben beschriebene Vorgehen vermieden werden.
7. Überprüfen der Position in Bildwandlerkontrolle und Kürzen der Kirschner-Drähte unter das Hautniveau
8. In Rechtwinkelstellung Anlegen eines gespaltenen Oberarmgipses, stationäre Beobachtung für 12–24 Stunden.

Fehlt dagegen der Radiuspuls, so ist die A. brachialis entweder durch ein subfasziales Hämatom komprimiert oder durch die vordere Kante des proximalen Humerusfragmentes direkt verletzt oder abgedrückt. In beiden Fällen legen wir die Fossa cubiti durch einen bogenförmigen Schnitt am Ellbogen frei, räumen das Hämatom aus oder rekonstruieren die A. brachialis durch ein Interponat oder die direkte Gefäßnaht. Das suprakondyläre Fragment wird vom inneren und äußeren Kondylus durch je einen schräg nach oben-innen geführten Kirschner-Draht fixiert.

In der Röntgenkontrolle überzeugen wir uns, daß die Epiphysenfuge des Condylus radialis mit der Längsachse des Humerus in einem Winkel von 70–75° steht. Jede Abweichung im Sinne eines Cubitus varus oder valgus sollte korrigiert werden.

Der Arm wird in einem nicht gepolsterten Oberarmgips ruhiggestellt. Der Puls der A. radialis wird regelmäßig überprüft, am besten durch eine kontinuierliche unblutige Sauerstoffgewebemessung (Pulsoximeter). Nach Abschwellen wird der Gips in einen geschlossenen Gipsverband übergeführt. Nach drei bis vier Wochen werden Gips und Drähte entfernt und mit aktiven Bewegungsübungen begonnen.

### 4.1.3 Kindliche Frakturen des Epicondylus medialis

Dieser Frakturtyp ist einer der häufigsten kindlichen Ellbogenfrakturen. Es sind extraartikuläre Epiphysenfrakturen. Die klinischen Zeichen, wie ein mediales Hämatom, sind immer verdächtig auf eine derartige Verletzung. Die radiologische Diagnostik ist schwierig, insbesondere vor dem 11. und 12. Lebensjahr. Wir orientieren uns an der Shenton-Linie. Liegt eine wesentliche Dislokation vor (mit mehr als 5 mm) und ist der Ellbogen in Narkose instabil, empfiehlt sich die offene Reposition und Kirschner-Draht-Fixierung. Wie bei der rein konservativen Behandlung ist eine Ruhigstellung von drei Wochen ausreichend.

### 4.1.4 Kindliche Frakturen des Condylus lateralis

Diese sind intraartikuläre Frakturen und bedürfen der anatomischen Reposition. Durch den Muskelzug am Epicondylus lateralis werden die Knochenfragmente disloziert mit ventraler Verkippung des Gelenkanteiles, weshalb fast immer ein offenes Vorgehen mit Osteosynthese angezeigt ist.

Fällt ein Kind bei abduziertem Unterarm auf den Ellbogen, so schert die Incisura trochlearis des Olekranons den äußeren Condylus wie bei einer Meißelfraktur ab, fällt das Kind auf die ausgestreckte Hand, so kann der Condylus durch die Stoßwirkung des Radiusköpfchens abbrechen.

Je nach Unfallhergang kann das Fragment sowohl ventral oder dorsal verschoben als auch um 180° verdreht sein. Starke Schmerzen, Schwellung und pathologische Valgusstellung stehen im Vordergrund. Besteht eine deutliche Verschiebung oder geht der Bruchspalt durch die Epiphyse und den angrenzenden Metaphysenknochen, so ist die Diagnose der Fraktur im Röntgenbild leicht. Der Bruch kann dagegen übersehen werden, wenn ausschließlich eine Epiphysenlösung mit nur geringer Verschiebung vorliegt. Infolge ungenügender Ruhigstellung und sekundärer Verschiebung entsteht

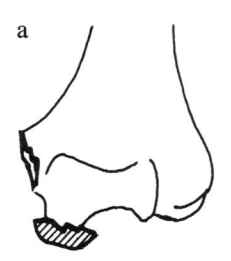

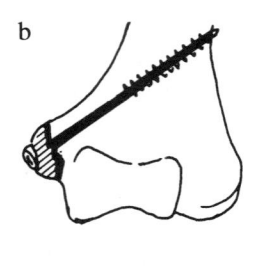

*Abbildung 10-103:* a. Abbruch des ulnaren Epikondylus beim Erwachsenen. Er ist stark gelenkwärts verschoben. b. Reposition und Fixation mit einer Spongiosaschraube.

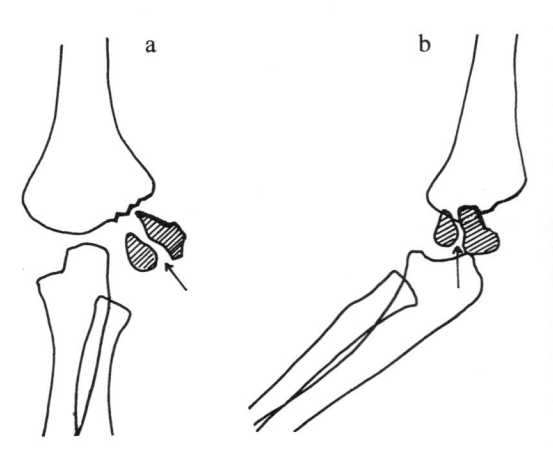

*Abbildung 10-104:* Typischer Abbruch des Condylus radialis bei 3jährigem Kind. A.p.- (a) und seitliche (b) Aufnahme: Das zwei «fleckige» Fragment ist nach distal und radial verschoben. Der kleinere, mehr ulnar gelegene Schatten entspricht dem Kern des Condylus radiales; das größere, mehr radial und außen gelegene Fragment ist von der Außenseite der Humerusdiaphyse abgerissen und steht durch die Epiphysenfuge mit dem Condylus radialis in Verbindung.

allmählich eine Valgusstellung und oft eine Dehnung des N. ulnaris. Die Frage, ob eine traumatische Epiphysenlösung des Condylus lateralis vorliegt oder nicht, kann oft nur durch eine genaue Vergleichsaufnahme des gesunden Ellbogens beantwortet werden.

*Therapie*
Über einen lateralen Zugang in Rückenlage bringen wir zwei Kirschner-Drähte ein mit anschließender Gipsruhigstellung für drei Wochen. Die Kirschner-Drähte sollten nach spätestens sechs Wochen entfernt werden.

Die Möglichkeit eines Wachstumsstillstandes im Bereich der Epiphyse des Capitulum humeri mit zunehmender Valgusstellung muß mit den Eltern des Kindes besprochen werden. Die Achsenknickung kann später durch eine keilförmige Osteotomie beseitigt werden.

## 4.2 Ellenbogenfrakturen beim Erwachsenen

### 4.2.1 Suprakondyläre Frakturen

Meist handelt es sich um einen suprakondylären Biegungsbruch. Gegenüber dem Hyperextensionsbruch des Kindes unterscheidet er sich in verschiedener Hinsicht:

1. Der Bruch liegt weiter proximal, so daß er eher einem tief sitzendem Schaftbruch entspricht. Nur bei alten Leuten mit ausgesprochener Osteoporose verläuft die Bruchfläche wie beim Kind gelenknah.
2. Die Bruchfläche verläuft von hinten-distal nach vorne-proximal.
3. Das distale Fragment mitsamt dem Unterarm ist nach vorn verschoben, und der hintere, die Retention des distalen Fragmentes stützende Periostschlauch fehlt.
4. Sowohl Reposition wie Retention bereiten oft Schwierigkeiten, so daß bei konservativer Behandlung ein Ausgang in Pseudarthrose oder eine hochgradige Einschränkung der Ellbogenbeweglichkeit nicht selten sind.

Die konservative Reposition ist nicht einfach, die Dislokationsgefahr im Gipsverband ist sehr groß

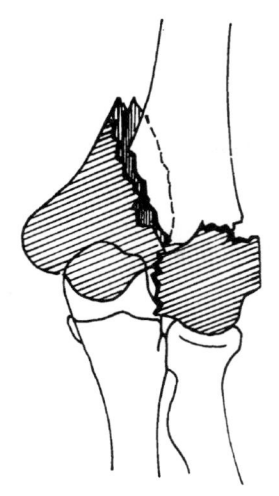

*Abbildung 10-105:* Die beim Erwachsenen häufige Y-Fraktur des distalen Humerusendes: Querbruch des äußeren Kondylus, Schrägbruch des inneren Kondylus mit Übergang der Frakturlinie auf die Humerusmetaphyse, Längstrennung beider Fragmente. Methode der Wahl: offene Reposition und Stabilisierung durch Platten- und Schraubenosteosynthese.

und eine mehrwöchige Extensionsbehandlung im Bett dem Patienten selten zumutbar. Aus diesem Grunde ist die offene Reposition und Fixation das Verfahren der Wahl. Aber auch hier stellt die Fraktur hohe technische Anforderungen an den Chirurgen hinsichtlich Wiederherstellung und Osteosynthese der Frakturfragmente. Diese Frakturen sollten grundsätzlich von einem Chirurgen operiert werden, der über besondere Erfahrungen auf dem Gebiet der Osteosyntheseversorgung verfügt. Die konservative Behandlung mit Extension stellt heute keine Alternative mehr dar.

*Operative Reposition und Stabilisierung*
Die von der A. O. (Arbeitsgemeinschaft für Osteosynthesefragen) entwickelte Methodik ergibt sehr gute funktionelle Resultate, sofern der behandelnde Arzt genügend Erfahrungen besitzt.

Der Patient liegt auf dem Bauch oder in stabiler Seitenlage (Abb. 10-106). Der Hautschnitt beginnt handbreit oberhalb der Olekranonspitze, verläuft zunächst in der Humerusschaftmitte, biegt am Olekranon nach radial ab und endet auf der Ulnakante. Die Trizepssehne wird dargestellt. Der N. ulnaris wird in der Regel in seinem Bett aufgesucht und dargestellt. Haben wir eine reine suprakondyläre Fraktur ohne Gelenkbeteiligung vor uns, so können wir lateral der Trizepssehne eingehen und die Fraktur darstellen. Ist eine Beteiligung des Gelenkes gegeben, so muß der Zugang erweitert werden zur Inspektion der Fossa olecrani und der Oberarmrolle.

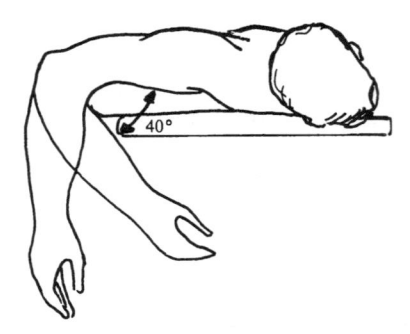

*Abbildung 10-106:* Bauchlage und frei herunterhängender Unterarm.

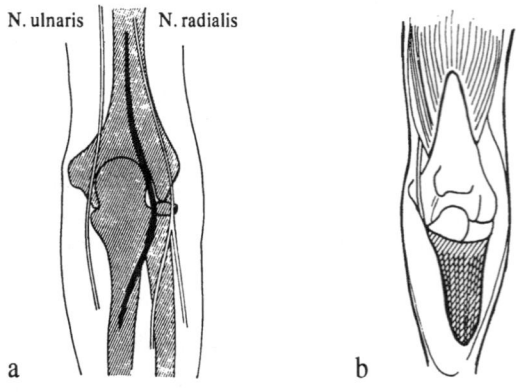

*Abbildung 10-107:* a. Der Hautschnitt beginnt in der Humerusmitte und verläuft über das Radioulnargelenk bogenförmig auf die hintere Ulnakante. Gefährdet ist der N. radialis, wenn der Schnitt zu weit lateral, über dem Radiusköpfchen verläuft. b. Die zungenförmige Trizepssehne ist umschnitten und handwärts geschlagen.

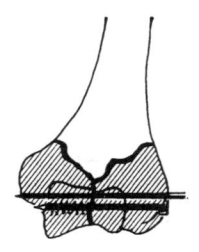

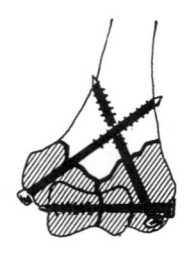

*Abbildung 10-108* (links): Provisorische Fixation der beiden Kondylenfragmente durch einen quer eingebohrten Kirschner-Draht. Die horizontal eingeführte Schraube fixiert die Gelenkrolle.

*Abbildung 10-109* (rechts): Stabilisierung des verschraubten Gelenkfragmentes durch je eine schräg in den Humerusschaft eingebohrte Schraube.

Zwei Nerven sind in Gefahr:
- Der N. ulnaris, wenn wir den Schnitt an der ulnaren Kante des Olekranons nach unten fortsetzen. In diesem Falle isolieren wir zunächst den N. ulnaris, umschlingen ihn mit einem Bändchen und lösen ihn vorsichtig aus seinem Kanal.
- Der Ramus prof. N. radialis – ein sehr wichtiger motorischer Ast –, wenn wir den Schnitt der radialen Seite des Olekranons entlang direkt über dem Radiusköpfchen weiter nach distal führen.

Die Trizepssehne wird dargestellt, distal vom Übergang des sehnigen in den muskulären Anteil bogenförmig durchtrennt und nach unten geklappt. Danach wird die Trizepssehne an ihrem periostalen Ansatz am Olekranon durchtrennt. Nach Beendigung der Operation kann sie mit nicht resorbierbarem Nahtmaterial gut refixiert werden.

Bei der schrägen Olekranonosteotomie liegt der Patient auf dem Rücken. Diese Lagerung ist grundsätzlich ebenfalls möglich. Sie kommt vornehmlich bei nicht stark dislozierten Frakturen zur Anwendung.

Bevor wir mit der Reposition und der Stabilisierung beginnen, erinnern wir uns, daß wir nur dann ein gutes funktionelles Resultat erwarten dürfen, wenn

1. die Gelenkfragmente so reponiert sind, daß gelenkwärts jede Stufe fehlt, und
2. weder die Fossa olecrani noch die Fossa coronoidea beeinträchtigt werden.

Die provisorische Fixation erfolgt mit einem senkrecht zur Humeruslängsachse verlaufenden Kirschner-Draht. Er darf gelenkwärts nicht zu tief liegen, damit die Spongiosaschraube nicht intraartikulär zu liegen kommt. Während der Bohrung müssen die Fragmente sicher durch eine Haltezange fixiert werden, weil sie sonst klaffen können. Direkt unterhalb des Kirschner-Drahtes verschrauben wir die beiden Fragmente durch eine genau horizontal eingeführte Spongiosa-, oder bei jungen Patienten auch mit einer Kortikalisschraube.

Zur Stabilisierung des verschraubten Gelenkfragmentes mit der Humerusdiaphyse haben wir zwei Möglichkeiten:
- Wir führen vom äußeren und vom inneren Kondylus je eine Schraube schräg nach oben in das proximale Humerusfragment, und zwar so, daß

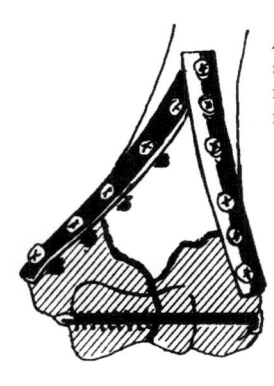

*Abbildung 10-110:* Stabilisierung durch 2 Zweidrittelrohrplatten oder Kleinfragment-DC-Platten.

die Schraubenspitze die gegenseitige Kortikalis durchbohrt, oder:
- Wir stabilisieren die Bruchfragmente mit dem proximalen Humerus entweder mit zwei Drittelrohrplatten, Kleinfragmentrekonstruktions- oder Kleinfragment-DCP-Platten. Dabei sollten die Platten dorsal am Humerus angelegt sein. Allenfalls die Ulna-Platte kann leicht kantenwärts eingebracht werden (Abb. 10-110). Die Fossa coronoidea muß unbedingt frei bleiben. Wenn wir die Form der Platte so wählen, daß sie in der Mitte etwas von der Knochenoberfläche abstehen und die Verschraubung von den beiden Plattenenden aus vornehmen, kommt die Fraktur unter eine solide Kompressionswirkung.

Sollte eine Blutsperre angelegt sein, so wird diese nun eröffnet und eine intensive Spülung und Blutstillung vorgenommen. Ein Redon-Drain wird eingelegt, der durchaus im Gelenk liegen darf; er wird nach 24 Stunden entfernt. Die abgelösten Muskelanteile werden refixiert. Auf einen spannungsfreien Hautverschluß ist zu achten. Ist dies nicht möglich, so kann die Wunde durchaus offen gelassen werden, wenn der Knochen bedeckt ist.

Eine stabile Osteosynthese bedarf in der Regel nicht der Ruhigstellung. Oft empfinden die Patienten es jedoch angenehm, wenn während der ersten postoperativen Tage ein gespaltener Oberarmgips anliegt, aus dem heraus krankengymnastische Übungen erfolgen. Auch bei starker Osteoporose kann die zusätzliche Sicherung durch einen gut modellierten Gipsverband sinnvoll sein.

Mit Kraft und unter Schmerzen durchgeführte Streck- und Beugebewegungen sollten unterlassen werden. Häufige Folge falscher Nachbehandlung ist die Myositis ossificans, vor allem im Bereich des M. brachialis. Hier empfiehlt sich die prophylaktische Gabe eines Antiphlogistikums für drei bis vier Wochen. Hilfreich ist die kontinuierliche Übung auf einer Elektrobewegungsschiene.

*Der suprakondyläre Trümmerbruch*
Der osteosynthetische Aufbau und die Stabilisierung stellen uns meist vor recht schwierige Probleme. Unser Augenmerk richtet sich vor allem auf die stufenfreie Reposition und sichere Stabilisierung der Trochlea humeri.

Ehe wir durch eine anatomisch genaue Reposition der Frakturfragmente im distalen Schaftbereich die Gefahr eines Infektes vergrößern, entfernen wir lieber die Fragmente und stauchen die Fraktur ein mit einer Spongiosaplastik. Eine weitere Möglichkeit ist, die Frakturstücke im Weichteilverbund zu belassen und eine Überbrückungsosteosynthese durchzuführen (biologische Osteosynthese).

Im grundsätzlichen Vorgehen halten wir uns an die bei der osteosynthetischen Versorgung der suprakondylären Fraktur besprochenen Maßnahmen.

### 4.2.2 Abriß des Epicondylus medialis

Während dies mit die häufigste kindliche Frakturform ist, ist sie beim Erwachsenen relativ selten. Wenig dislozierte Fragmente werden belassen, und unter einer kurzen Ruhigstellung wird die funktionelle Behandlung eingeleitet. Oft stellt sich eine Pseudarthrose ein, die jedoch meist zu keiner funktionellen und subjektiven Beeinflußung führt. Gelegentlich kann es durch Narbenbildung zu einer Kompression des N. ulnaris kommen, oder der

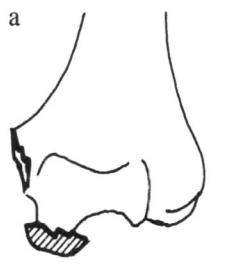

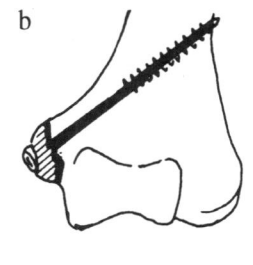

*Abbildung 10-111:* a. Abbruch des ulnaren Epikondylus beim Erwachsenen. Er ist stark gelenkwärts verschoben. b. Reposition und Fixation mit einer Spongiosaschraube.

Patient hat starke bewegungsabhängige Schmerzen. Dann empfiehlt es sich, das pseudarthrotisch angewachsene Knochenstück zu resezieren.

Größere und dislozierte Fragmente werden beim Erwachsenen provisorisch mit einem Kirschner-Draht fixiert, durch das Fragment ein Bohrloch gelegt und dann mittels einer Spongiosaschraube mit langem Gewinde sicher stabilisiert. Das Schraubenende sollte die gegenseitige Kortikalis eben perforieren.

Wir können bei einer stabilen Schraubenosteosynthese auf eine zusätzliche Ruhigstellung verzichten und lassen das Gelenk aktiv bewegen.

### 4.2.3 Abbruch des Condylus radialis

Keine besonderen Schwierigkeiten macht der Abbruch des äußeren Condylus beim Erwachsenen. Wir legen die Bruchstelle von einem äußeren Kantenschnitt aus frei, achten aber darauf, den Schnitt distalwärts nicht zu weit fortzusetzen, um den Ramus profundus N. radialis nicht zu verletzen, und stabilisieren den Bruch mit zwei Spongiosaschrauben. Eine zusätzliche Gipsruhigstellung ist nicht notwendig.

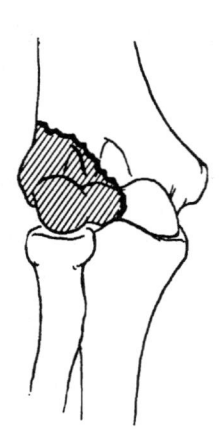

*Abbildung 10-112:* Abbruch des Concylus lateralis (radialis). Ohne genaue Reposition und sichere Stabilisierung oder wenn die Epiphysenfuge stark geschädigt ist, kommt es zu einer Valgusstellung des Unterarmes und starker Einschränkung der Ellbogenfunktion.

### 4.2.4 Verletzung des N. ulnaris

Sie kann unfallbedingt und sofort nachweisbar sein, als Folge eines Eingriffes oder durch den Druck einer Platte verursacht sein. Sie kann auch erst nach Jahren auftreten, besonders wenn die Fraktur im Laufe der Jahre zu einer zunehmenden Valgusdeformität führt und der N. ulnaris unter Spannung gerät.

Ist der Nerv bei der Freilegung des medialen Kondylus verletzt oder befürchten wir eine spätere Schädigung, so lösen wir die ulnare Beugegruppe subperiostal von der Innenseite des medialen Kondylus ab und verlagern den Nerv an die Vorderseite. Die zum Gelenk gehenden Rami articulares werden durchtrennt, ebenso das intermuskuläre, nach unten gehende Septum, damit der Nerv weder winklig abgeknickt noch gedrückt wird.

### 4.2.5 Abbruch der Trochlea humeri

Die seltene ausschließlich intraartikuläre Fraktur muß sorgfältig reponiert und, wenn möglich, sicher stabilisiert werden. Das Ellbogengelenk wird breit eröffnet.

Der Eingriff wird in Allgemeinnarkose, Blutleere und Bauchlagerung durchgeführt, der Unterarm über der Tischkante frei nach unten hängend. Der Längsschnitt verläuft von der dorsalen Humerusseite der radialen Kante des Olekranons entlang nach der dorsalen Ulnakante. Die sauber dargestellte Trizepssehne wird zungenförmig umschnitten und nach unten geklappt, so daß wir einen guten Einblick in das Gelenk erhalten.

Die Fixation erfolgt durch zwei parallel und horizontal eingeführte Kirschner-Drähte, deren freie Enden seitlich aus der Haut ragen. Zusätzliche wird das Gelenk durch eine hintere Gipsschiene während drei Wochen ruhiggestellt, anschließend können die Drähte entfernt und vorsichtig aktive Bewegungsübungen aufgenommen werden.

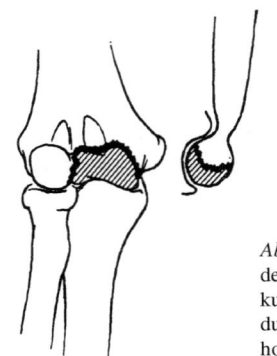

*Abbildung 10-113:* Abbruch der Trochlea humeri. Intraartikuläre Reposition und Fixation durch 2 perkutan eingeführte, horizontale Kirschner-Drähte oder Schrauben.

## 4.2.6 Abbruch des Capitulum humeri

Die intraartikuläre Fraktur verlangt eine genaue Reposition von einem äußeren Kantenschnitt aus und die Fixation mit Spickdrähten oder Schrauben für drei Wochen. Zusätzliche Ruhigstellung durch einen Gipsverband nur bei Osteoporose. Ist das Fragment nur klein, so entfernen wir dieses besser auf operativem Wege und lassen das Gelenk möglichst bald aktiv bewegen.

## 4.2.7 Der offene Ellbogengelenksbruch

Gerät ein Unterarm in eine Maschine, so kann es zu schweren offenen Frakturen und Verrenkungen im Bereich des Ellbogens kommen. Diese Art schwerer Quetschverletzungen führen zur Abscherung und Ablösung der Muskelgruppen mit dadurch bedingter Instabilität. Die ohnehin geringe Weichteildeckung des Gelenkes wird weiter reduziert, und die Gefahr eines Kompartmentsyndroms ist groß.

Eine großzügige Spaltung der gesamten Oberarm-, Ellenbeuge und Unterarmfaszie bis in die Hohlhandregion ist oft notwendig. danach wird der Wundbereich gespült und eine Minimalosteosynthese mit Rekonstruktion der Gelenkfläche und Transfixation des Ellbogengelenkes durch einen Fixateur externe durchgeführt. Während Gefäßverletzungen durch eine direkte Anastomose, häufig jedoch durch ein Interponat behoben werden müssen, ist eine primäre Nervennaht meist nicht möglich. Die Nervenenden werden markiert, und nach Abschluß der Wundheilung, meist erst nach sechs bis neun Monaten, wird ein Nerveninterponat eingesetzt. Insbesondere bei jungen Menschen sollte unter allen Umständen die Amputation der oberen Extremität vermieden werden.

## 4.2.8 Bleibende Fehlstellungen

Wurde eine suprakondyläre Humerusfraktur im Kindesalter ungenügend reponiert und stabilisiert,

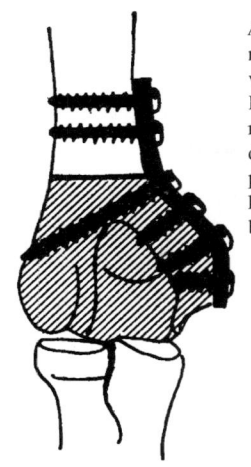

*Abbildung 10-114:* Zustand nach Osteotomie bei Cubitus-valgus-Fehlstellung. Mediale Keilosteotomie und Stabilisierung durch eine dem Verlauf des inneren Kondylus angepaßte 6-Loch-Platte. Umgekehrtes Vorgehen bei einer Cubitus-varus-Fehlstellung.

so entsteht bei einer Cubitus-varus-Stellung oft eine schwere Zugdehnung des N. ulnaris und möglicherweise eine Ulnarisschädigung.

In Allgemeinnarkose und Blutleere wird die Humerusmetaphyse bei Cubitus valgus von einem medialen, bei Cubitus varus von einem äußeren Schnitt aus freigelegt, hier unter gleichzeitiger Freilegung des N. radialis. Der vorher anhand der Röntgenpause genau abgemessene Knochenkeil wird entweder mit einem Meißel oder mit einer Oszillationssäge entfernt. Zur Vermeidung starker Hitzeschäden sollte die Oszillation möglichst gering sein.

Die Stabilisierung erfolgt durch eine 4–6-Loch-Platte, deren Form vorher genau der Knochenoberfläche angepaßt wurde. Um die Fossa olecrani nicht zu verletzen, verwenden wir im Kondylusbereich nur kurze Schrauben, während im Plattenwinkel, am Übergang der Humerusmetaphyse in den Condylus, nach Möglichkeit lange Kortikalisschrauben eingesetzt werden, die die gegenseitige Kortikalis durchbohren. Verläuft die Schraube durch die Fossa olecrani, so kann der Arm nicht mehr vollständig gestreckt werden.

Bei einer einwandfreien Stabilisation kann sofort mit aktiven Bewegungen begonnen werden.

# 5. Unterarm

C. Josten und G. Muhr

## 5.1 Brüche und Verrenkungen im proximalen Drittel

Die wichtigsten Formen sind:
1. reine Querfraktur des Olekranons
2. Abriß der Olekranonspitze
3. Mehrfachbruch der Ulna im proximalen Abschnitt
4. Bruch des Radiusköpfchens
5. Subluxation des Radiusköpfchens
6. Querbruch des proximalen Ulnaendes beim Kind
7. Ellbogenverrenkung plus Abriß des Proc. coronoideus
8. Monteggia-Fraktur

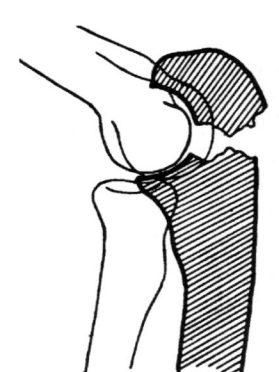

*Abbildung 10-115:* Der Olekranonbruch ist stets ein Gelenkbruch. Die Bruchstücke müssen daher stufenfrei reponiert und stabilisiert werden.

### 5.1.1 Die reine Querfraktur des Olekranon

Das proximale Olekranonfragment ist entweder nicht oder kaum verschoben, oder es ist infolge Zugwirkung der Trizepssehne stark nach proximal verschoben, und die Bruchflächen klaffen deutlich.

Die Diagnose Olekranonfraktur läßt sich meist schon aufgrund der Anamnese und der Klinik stellen. Gesichert wird sie durch die Röntgenaufnahme.

Nur bei einem nicht dislozierten Bruch mit intaktem Periost kann mit Oberarmgips für drei Wochen konservativ behandelt werden. Die aktive Streckung muß jedoch möglich sein.

Die Operation erfolgt in Allgemein- oder Regionalanästhesie. Der Patient ist in Rückenlage, der verletzte Arm auf der Gegenseite sicher fixiert. Der Hautschnitt beginnt etwa 5 cm oberhalb der Olekranonspitze und wird bogenförmig radial um diese zur Ulnakante geführt. Die Fraktur wird dargestellt, gesäubert, in Streckstellung und vorläufig mit einem Einzinkerhaken stabilisiert. Anschließend werden die Fragmente durch zwei 1,8 oder 2 mm dicke Kirschner-Drähte fixiert, die durch das proximale Fragment axial möglichst nahe der Fossa coronoidea in den Ulnaschaft gehen.

Etwa drei Querfinger distal von der Olekranonspitze wird das Bohrloch für die Zuggurtung mit

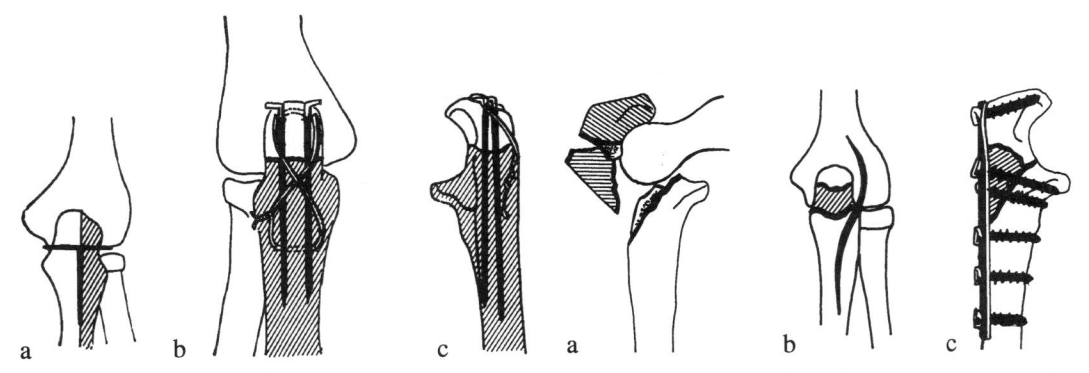

*Abbildung 10-116:* a. Hautschnitt. b. Versorgung mit 2 Spickdrähten und der 8er-Zugschlinge. c. Olekranonbruch mit dem Zuggurtungsprinzip stabilisiert. Seitenaufnahme.

*Abbildung 10-117:* a. Mehrfachbruch des Olekranons bei hinterer Ellbogenverrenkung. b. Hautschnitt. c. Stabilisierung mit DC-Platte.

der 8er-Drahtschlinge angelegt, das quer durch die Ulnakante verläuft. Der 1,2 mm dicke Draht wird durch das Bohrloch geschoben, die beiden herausragenden Drahtenden gekreuzt, das eine Ende um die herausragenden Kirschner-Drähte geführt und dann frakturnah mit dem anderen Ende des Drahtes unter starker Anspannung verdreht. Nach Kürzen der überstehenden Kirschner-Drähte werden die Enden hakenförmig proximalwärts abgebogen, damit sich die 8er-Drahtschlinge nicht verschieben kann. Durch zwei, drei leichte Hammerschläge werden die Haken sicher im Knochen versenkt und somit die bedeckenden Weichteile nicht durch Druck und Reibung geschädigt.

Das Operationsgebietes wird für 24 Stunden mit dem Redon-Drain abgeleitet, die Wunde sorgfältig verschlossen. Der Arm muß für 48 Stunden hochgelagert werden. Am ersten Tag nach der Operation nimmt der Operierte vorsichtige aktive Bewegungsübungen auf. Nur durch aktive Bewegungsübungen wird der Zuggurtungseffekt und damit die Kompression auf die Fraktur erreicht. Ziel der operativen Stabilisierung ist die volle aktive Streckung des Ellbogengelenkes.

### 5.1.2 Abriß der Olekranonspitze

Bei einem Abriß der Olekranonspitze mitsamt der Trizepsinsertionsstelle gehen wir grundsätzlich in der gleichen Weise vor: Zuggurtung mit der 8er-Drahtschlinge durch das Ulnabohrloch und über zwei axial in den Ulnaschaft eingeführte Kirschner-Drähte, Ruhigstellung in Streckstellung während zwei Wochen, wenn die Fixation unsicher erscheint.

Ist ausschließlich die Trizepssehne ausgerissen, so fassen wir das Sehnenende mit zwei Bunnell-Nähten, führen die Enden durch je ein Bohrloch im Olekranon und verknoten sie sicher. Ruhigstellung im Gipsverband in leichter Streckung für drei Wochen.

### 5.1.3 Mehrfachbruch der Ulna im proximalen Abschnitt

Eine stufenfreie Wiederherstellung der Ulnagelenkfläche und eine sichere Stabilisierung erreichen wir nur auf operativem Wege. Sehr gut bewährt hat sich die Stabilisierung mit einer Kleinfragment-DC-Platte. Werden die Bohrlöcher exzentrisch, das heißt im frakturfernen Teil des ovalen Schienenloches angelegt, so verschiebt sich der Kopf der Kortikalisschraube beim festen Anziehen frakturwärts und setzt die Fraktur unter Längskompression.

Die Bruchstelle wird durch einen Schnitt freigelegt, der am äußeren Humeruskondylus beginnt, um das Olekranon auf die dorsale Ulnakante übergeht und hier bis gegen die Unterarmmitte reicht.

Die Platte wird an das Profil der Olekranon-Ulna-Rückseite angepaßt (Kleinfragment-DCP oder LCDC-P mit 3,5 mm-Kortikalisschrauben) und provisorisch verschraubt. Das erste Bohrloch legen wir im distalen Ulnabruchstück und frakturnah, das heißt etwa 1 cm von der Bruchstelle entfernt, an. Nach Schneiden des Gewindes legen wir die Platte an, führen die Schraube ein, doch ziehen wir sie nur locker an, daß der Schraubenkopf deutlich aus der Platte herausragt. Anschließend wird die Fraktur eingerichtet, und die Platte wird mit einem im letzten Bohrloch eingesetzten Spanngerät stark proximalwärts gezogen. Das zweite Bohrloch proximal von der Fraktur wird exzentrisch und frakturfern angelegt. Die eingesetzte Kortikalisschraube ziehen wir sofort fest an. Danach wird die erste, bisher nur locker eingeführten Schraube im distalen Bruchstück fest angezogen. Dadurch, daß sich der Schraubenkopf beim festen Anziehen frakturwärts verschiebt, wird die Fraktur unter Längskompression gesetzt. Die Bohrlöcher für die beiden nächsten Schrauben werden ebenfalls exzentrisch und stets im frakturfernen Teil des ovalen Schienenloches gelegt, so daß sich der Schraubenkopf beim festen Anziehen in der Richtung nach der Fraktur verschiebt und so die Längskompression verstärkt. Insgesamt sollten bei der Standardosteosynthese proximal und distal sechs Kortikalisanteile gefaßt sein (je drei Schraubenlöcher).

Das Frakturhämatom wird für 24 Stunden durch einen Redon-Drain abgeleitet; ab dem 1. postoperativen Tag kann mit aktiven Bewegungsübungen begonnen werden.

### 5.1.4 Frakturen des Radiusköpfchens

*Meißelfraktur des Radiusköpfchens*
Eine gering verschobene Radiusköpfchenfraktur wird ohne Folgen ausheilen. Wir schonen das Gelenk für zwei bis drei Tage in einem gespaltenen Oberarmgips und beginnen dann mit vorsichtigen aktiven Bewegungsübungen, wobei vornehmlich die Außenrotation eingeschränkt ist. Bei starken Schmerzen kann unter sterilen Kautelen das intraartikuläre Hämatom punktiert und die schmerzhafte Gelenkkapsel entlastet werden.

Ein großes, stark disloziertes Radiusköpfchenfragment wird durch einen Längsschnitt direkt über dem Radiusköpfchen reponiert und durch zwei kleine 2,0 mm-Schrauben sicher stabilisiert. Der Patient wird anschließend funktionell behandelt.

Ein disloziertes Fragment, das kleiner ist als etwa ein Viertel des Gelenkes, kann entfernt werden, ohne daß eine funktionelle Beeinträchtigung

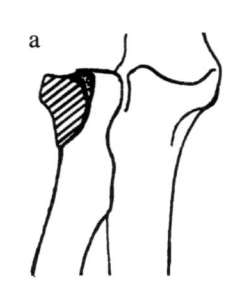

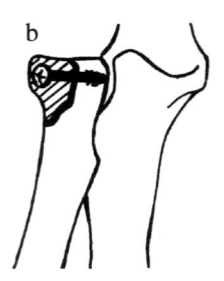

*Abbildung 10-118:* a. «Meißelbruch» der lateralen Radiusköpfchenkante. b. Fixation durch kurze Spongiosaschraube.

eintritt. Wichtig ist, daß sofort eine Übungsbehandlung einsetzt.

*Völlig zertrümmertes Radiusköpfchen*
Dieses entfernen wir bei einem Erwachsenen besser, weil sonst ein deutlicher Beuge- und Streckausfall zurückbleiben kann, während nach der sofortigen Entfernung des Radiusköpfchens allenfalls die Drehfähigkeit leicht eingeschränkt sein kann. Verbleibt nach Entfernen des Köpfchens eine Instabilität des Gelenkes, wird eine Radiusköpfchenprothese eingesetzt.

Beim Kind sollte das Radiusköpfchen nach Möglichkeit nicht entfernt, sondern das zertrümmerte Köpfchen von außen her mit Fingerdruck so gut wie möglich modelliert und das Ellbogengelenk während drei Wochen im Gipsverband sicher ruhiggestellt werden.

Nach Entfernung des kindlichen Radiusköpfchens versucht die Ulna, den Defekt durch stärkeres Wachstum auszugleichen, und später stellt sich dann oft eine sehr schmerzhafte Arthrose ein.

*Abkippung des Kopfes*
Die Abkippung geht immer mit einer Trümmerzone im Bruchbereich einher. Bei einer starken Abkippung, insbesondere bei einem jüngeren Patienten, wird durch einen Längsschnitt, der entlang der dorsalen Humeruskante über das Radiusköpfchen bogenförmig bis zum Unterarm verläuft, das Gelenk freigelegt und gespült. Wird das Radiusköpfchen angehoben, so entsteht eine Defektzone, die mit einem kleinen kortigo-spongiösem Span ausgefüllt werden muß. Das Problem liegt in der Fixierung, da das Radiusköpfchen selbst wenig spongiöse Verankerungssubstanz hat. Durch fä-

cherförmig eingesetzte Kirschner-Drähte oder durch zwei exakt plazierte Minischrauben kann das Repositionsergebnis fixiert werden. Es wird ein Redonschlauch eingelegt, und postoperativ erhält der Patient für zwei bis drei Wochen einen gespaltenen Oberarmgips.

Beim Kind kann eine Abkippung des Radiusköpfchens bis 30° konservativ, funktionell behandelt werden. Bei Kleinkindern empfiehlt sich zur Protektion eine dreiwöchige Gipsruhigstellung. Die anschließende Mobilisation gestaltet sich problemlos.

Frakturen mit einer Dislokation über 30° sollten eingerichtet werden. Dies kann in Vollnarkose geschehen. Dabei wird der Ellbogen in Varus-Stellung gebracht, der Unterarm gedreht, bis das Radiusköpfchen palpiert werden kann, das dann mit dem Daumen ulnawärts, der Schaft lateral gedrückt wird. Sollte es trotz dieses Repositionsmanövers bei einer Abkippung von über 30° bleiben, so empfiehlt sich die offene Reposition und Kirschner-Draht-Spickung.

Gefürchtete Komplikation sowohl beim offenen Vorgehen als auch bei den schlecht reponierbaren Frakturen ist eine Verknöcherung zwischen Ulna und Radius mit einer fast kompletten Drehbeeinträchtigung.

### 5.1.5 Subluxation des Radiusköpfchens beim Kleinkind (Chassaignac)

Führt eine Mutter ihr kleines Kind an der Hand, stolpert dieses und droht hinzufallen, ohne das die Mutter die Hand losläßt, so kann das noch kleine Radiusköpfchen aus dem Lig. anulare herausspringen. Das Kind hält den Arm in Schonhaltung, in leicht gebeugter Stellung fixiert.

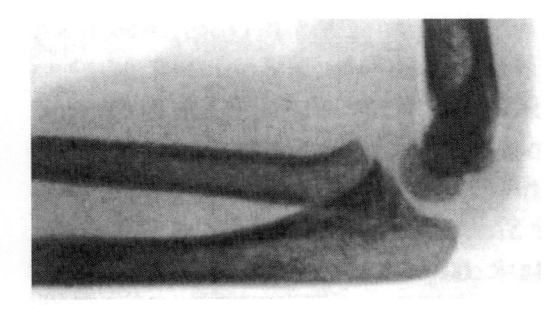

*Abbildung 10-119:* Radiusköpfchen in normaler Stellung.

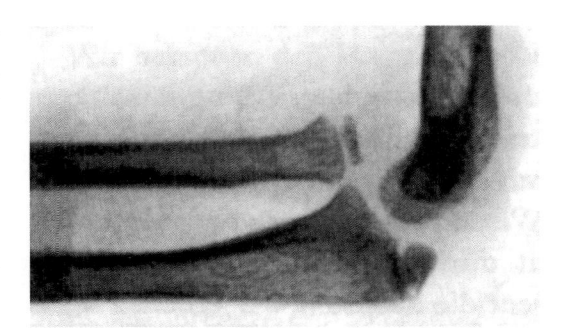

*Abbildung 10-120:* Radiusköpfchen proximal verrenkt: Subluxation nach Chassaignac.

Wenn wir nicht genau symmetrische Aufnahmen beider Ellbogengelenke machen, kann die Verrenkung leicht übersehen werden. Wenn die Verrenkung frisch ist, springt das Köpfchen plötzlich ein, sobald wir stark an der Hand ziehen und diese gleichzeitig in Pronation bringen. Eine Ruhigstellung ist nicht notwendig. Ist die Verrenkung einige Wochen alt, so muß sie offen eingerichtet werden, wobei wir den Ramus prof. N.radialis nicht verletzen dürfen.

### 5.1.6 Ellbogenverrenkung

In der Regel ist der Unterarm nach hinten-außen verrenkt, selten ausschließlich nach außen oder nur nach hinten.

Wenn der Verletzte über sehr heftige Schmerzen in Vorderarm und Hand klagt, hat die Trochlea humeri entweder die A.cubitalis verlegt – in diesem Falle fehlt der periphere Puls –, oder sie drückt auf den N.medianus.

Wichtig ist die sofortige Reposition, doch sollte vorher regelmäßig eine seitliche und eine a.p.-Röntgenaufnahme angefertigt werden, um eine möglicherweise vorliegende knöcherne Verletzung nicht zu übersehen. Häufiger liegt eine Abscherung des Proc. coronoideus ulnae, mit oder ohne gleichzeitigem Bruch des Capitulum radii vor, seltener ein Abriß des medialen oder Abbruch des lateralen Epikondylus. Oft kann ein knöchernes Interponat ein Repositionshindernis darstellen.

*Verrenkung des Ellbogengelenkes nach hinten-außen, ohne Knochenverletzung*
Ähnlich wie bei der Schulterreposition geben wir ein kurz wirkendes Analgetikum in Kombination

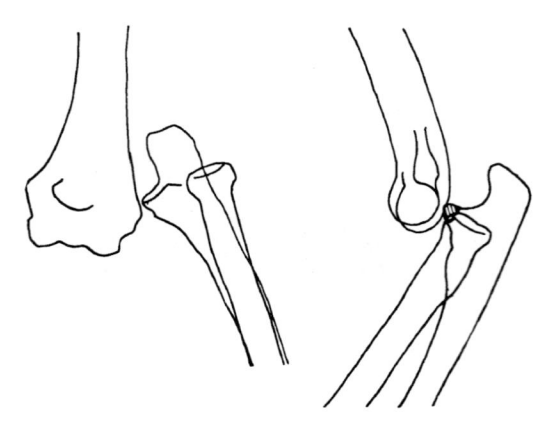

*Abbildung 10-121* (links): Reine Verrenkung des Ellbogens nach außen.

*Abbildung 10-122* (rechts): Verrenkung des Ellbogens nach hinten. Abbruch des Proc. coronoideus ulnae.

mit einem relaxierenden Sedativum. Wenn der Ellbogen nicht mehr schmerzhaft ist und der Patient weitestgehend entspannt, ziehen wir unter langsamer Steigerung der Zugkraft am Unterarm und zwar genau senkrecht zu seiner Längsachse, und ohne das wir seine Stellung vorher verändern. Wenn der Unterarm stark nach außen verrenkt ist, lassen wir den Oberarm durch den Assistenten festhalten und schieben den Unterarm während des Längszuges gleichzeitig nach innen. In der Regel springt der Ellbogen plötzlich ein. Ist unter diesem Vorgehen eine Reposition nicht möglich, so empfiehlt sich die Allgemeinnarkose. Diese hat den Vorteil, daß die Stabilität nach der Reposition überprüft werden kann. Liegt keine Instabilität, insbesondere keine ulnare Instabilität vor, wird das Gelenk einige Tage im gespaltenen Gips ruhiggestellt. Spätestens am 4. Tag beginnt der Verletzte mit aktiven Bewegungsübungen. Eine volle Wiederherstellung, vor allem die Streckfähigkeit, dürfen wir nur dann erwarten, wenn der Patient die nächsten vier bis fünf Wochen seine Bewegungstherapie unter täglicher Kontrolle eines erfahrenen Physiotherapeuten vornimmt und die Fortschritte regelmäßig geprüft und notiert werden.

In etwa 20% kommt es später zu klinisch und radiologisch feststellbaren Kapsel-, Bänder- und Muskelverkalkungen, die die Erwerbsfähigkeit im unterschiedlichen Maße beeinträchtigen.

*Verrenkung des Ellbogens mit Abbruch des Epicondylus medialis (ulnaris)*

Hat sich der abgerissene Epicondylus zwischen Trochlea humeri und Ulnazange eingeklemmt, so muß der Unterarm zunächst sehr stark abduziert werden, bevor die Einrenkung gelingt. Um nicht zusätzliche Verletzungen zu schaffen, legen wir daher besser unter Allgemeinnarkose den abgerissenen und eingeklemmten ulnaren Epicondylus von einem inneren Kantenschnitt aus frei, reponieren ihn und stabilisieren ihn nach der Beseitigung der Ellbogenverrenkung durch zwei schräg nach oben-außen geführte Kirschner-Spickdrähte.

Zusätzlich wird das Gelenk durch einen gespaltenen Gips während drei Wochen ruhiggestellt, aus dem heraus intermittierend geübt werden kann.

### 5.1.7 Ellbogenverrenkung mit Abbruch des Proc. coronoideus

Wir unterscheiden hier 3 Stufen des Coronoideus-Abrisses:

1. Nach Reposition liegt eine 1–2 mm große Knochenspitze vor, die jedoch auf die Stabilität ohne die weitere Funktion keinen großen Einfluß hat. Hier können wir nach der Narkoseuntersuchung die funktionelle Therapie fortsetzen.

2. Schert der Proc. coronoideus in seiner Mitte ab, so ist eine genaue Narkoseuntersuchung durchzuführen. In der Regel ist das Gelenk stabil. Ist eine erhöhte Luxationstendenz zu verzeichnen, so ist die operative Revision erforderlich. Oft genügt es, das mit einer Knochenschuppe ausgerissene ulnare Band mit einer kleinen Schraube zu refixieren. Hierzu muß in der Regel auch der Nervus ulnaris durch den lateralen Schnitt freigelegt werden.

3. Liegt ein Abriß Grad 3 vor (Abb. 10-123) so kommt es regelmäßig zu einer Reluxation des Ellenbogens, und die operative Fixierung des abgerissenen Kronfortsatzes ist notwendig.

Nach Eröffnen der Gelenkkapsel operieren wir stumpf weiter. Unter Beugung des Ellenbogens und Pronation des Unterarmes können wir den Proc. coronoideus tasten, wir fassen ihn mit einer Kocherklemme und schlingen ihn mit einem nicht resorbierbaren Faden an. Durch einen Sonderzugang vom Olekranon her werden zwei 2 mm-Bohr-

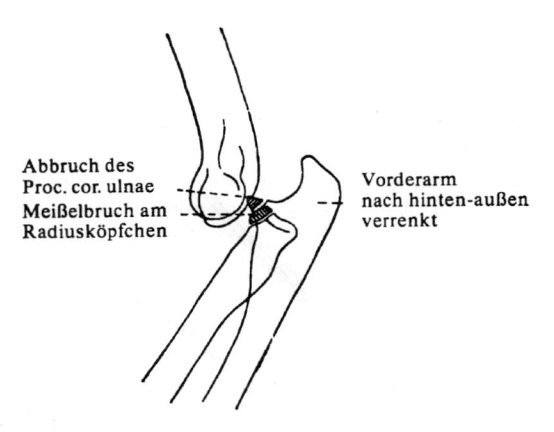

*Abbildung 10-123:* Verrenkung des Ellbogens nach hinten-außen, mit Abbruch des Proc. coronoideus ulnae und Meißelbruch am Radiusköpfchen.

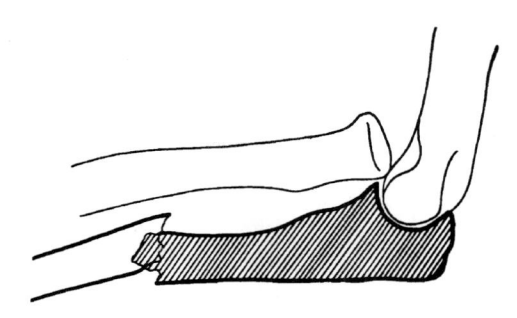

*Abbildung 10-124:* Die Monteggia-Fraktur beim Erwachsenen: Die Ulna ist im proximalen Drittel gebrochen und verkürzt, das Radiusköpfchen ist stark nach kranial und dorsal verrenkt, das Lig. anulare radii durchgerissen.

löcher gebohrt, die in der Basis des Proc. coronoideus enden. Mit einer Öse wird der Faden durch die beiden Bohrlöcher geführt und am Olekranon verknotet. Es schließt sich eine dreiwöchige Gipsruhigstellung an mit anschließend intensiver Physiotherapie.

Bei einem großen Fragment kann statt des Fadens auch eine kleine Spongiosaschraube benutzt werden.

Beim radialen Zugang beginnen wir den Hautschnitt bei gestrecktem reponiertem Ellenbogengelenk an der äußeren Humeruskante, führen ihn über den Epicondylus lateralis auf der Rückseite des Radiusköpfchens entlang. Wir umschneiden den M. anconaeus in der ganzen Ausdehnung sofort bis auf die Knochen vertieft. Wenn das Gelenk in Beugestellung gebracht wird, klaffen die Wundränder und die Kapsel ist entspannt, sodaß auch jetzt der Proc. coronoideus dargestellt werden kann. So entfernen wir die Fragmente und resezieren den Rest des Köpfchens knapp proximal oberhalb der Ansatzstelle der Bizepssehne.

### 5.1.8 Monteggia-Fraktur

Bricht der Ulnaschaft nahe dem Ellenbogengelenk, so kommt es fast immer gleichzeitig zu einer Verrenkung des Radiusköpfchens mit Zerreißung des Lig. anulare radii. Meistens erfolgt die Verrenkung nach beugewärts, in seltenen Fällen nach streckwärts. Entweder bricht die Ulna im Gelenkteil, wobei das distale Bruchstück mitsamt dem Radius nach vorne, ellbogenwärts geht, während das proximale Ulnafragment, im Gegensatz zu der gewöhnlichen Olekranonfraktur, in seiner ursprünglichen Lage bleibt, oder die Ulna bricht im proximalen Drittel. Auch hier kommt es zu einer Verrenkung des distalen Bruchstückes mitsamt den Radius nach kranial.

Wenn die seitliche Röntgenaufnahme nicht genau in seitlicher, sondern in schräger Richtung gemacht wird, kann die Verrenkung des Radiusköpfchens leicht übersehen werden.

Manchmal liegt gleichzeitig eine Kompression des N. radialis vor. Die Prognose ist aber gut, und die Lähmung verlangt keine besonderen Maßnahmen außer einer Ruhigstellung der Hand in Dorsalflexion, bis die Leitfähigkeit des Nervs wiederhergestellt ist, was allerdings einige Monate dauern kann.

Meist kommt es bei Reposition und Fixation der Ulnafraktur mit einer 6- oder 7-Loch-Kleinfragment-DCP zu einer spontanen Reposition des Radius. Tritt dies nicht ein, so ist das zerrissene Ligamentum anulare radii wiederherzustellen. Nach einigen Tagen kann der Verletzte mit aktiven Bewegungsübungen beginnen. Ein konservatives Vorgehen führt zu keinem befriedigenden Ergebnis.

Der Eingriff erfolgt in Allgemeinnarkose, Oberarmblutsperre und Rückenlagerung. Der Arm wird auf einem kleinen Tisch frei beweglich gelagert,

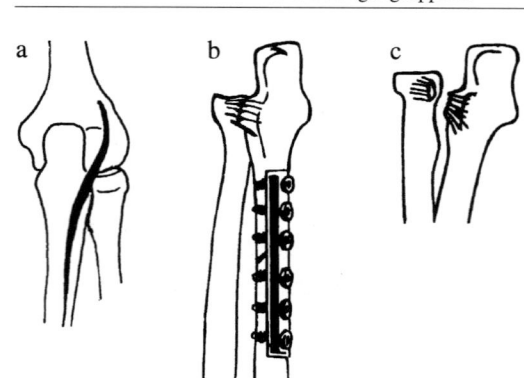

*Abbildung 10-125:* Monteggia-Fraktur. a. Freilegung der Ulnabruchstelle und des Lig. anulare. b. Stabilisierung der Ulna mit der 6-Loch-Zuggurtungsplatte. c. Naht des gerissenen Lit. anulare radii.

der Ellbogen ist in leichter Beugung und Pronation.

Der Hautschnitt beginnt immer am äußeren Epikondylus des Humerus und verläuft bogenförmig nach der dorsalen Ulnakante und reicht bis zur Mitte des Unterarmes. Nach Darstellen der Unterarmfraktur wird das Periost nur im Bereich der Fraktur dargestellt und der Bruchspalt mit Raspatorium freigelegt und gesäubert; der Bruchbereich wird gespült. Die Ulnafraktur wird mit zwei Repositionsklemmen reponiert, wobei die Reposition anatomisch zu erfolgen hat. Anschließend wird eine gering vorgebogene Kleinfragment- oder Unterschenkel-DCP (6- bis 7-Loch) angelegt. Eine kürzere Platte führt zu keiner ausreichenden Stabilisierung.

Mit der Behebung der Ulnaverschiebung ist auch meist die Dislokation des Radiusköpfchens nach ventral ellbogenwärts verschwunden, oder sie wird durch einen einfachen Fingerdruck beseitigt. Besteht nach Überprüfung in Narkose eine ausreichende Stabilität, so kann die Nachbehandlung funktionell erfolgen. Bei nicht zuverlässigen Patienten kann ein Gipsverband angelegt werden, aus dem heraus die krankengymnastische Behandlung erfolgt.

*Ältere Monteggia-Fraktur*
Fehlt eine genaue seitliche Röntgenaufnahme, so wird die Verrenkung des Radiusköpfchens übersehen, der Verrenkungsbruch als einfache Ulnafraktur betrachtet und, sollte eine gute Stellung vorliegen, oft konservativ behandelt. Ist die Verletzung bereits älter als drei Wochen, ist eine Reposition auch auf blutigem Weg oft nur unter Anwendung eines starken Zuges möglich. Nach Freilegen des Olekranon und Entfernen des schon gebildeten Kallusgewebes kann nur durch einen starken Zug mit zwei Repositionszangen die Olekranonfraktur wiedereingestellt werden.

Die Freilegung der Ulnabruchstelle erfolgt durch einen Schnitt, der vom äußeren Epikondylus nach der radialen Ulnakante verläuft und bis zur Mitte des Unterarmes reicht. Das Periost über der Frakturstelle wird längs gespalten, der Weichteilmantel vorsichtig nach beiden Seiten abgeschoben. Unter langsam zunehmendem Zug im Schraubenzugapparat wird der Ulnabruch reponiert, das Narbengewebe entfernt und der Bruch mit einer schmalen, dorsal angelegten 6-Loch-Zuggurtungsplatte stabilisiert. Anschließend stellen wir vom gleichen Weichteilschnitt aus das Radioulnargelenk dar, entfernen alles Narbengewebe und reponieren das Köpfchen in sein altes Lager. Seine Befestigung erfolgt durch einen Sehnenstreifen aus der Trizepssehne, den wir durch das Bohrloch in der Ulna und um den Hals des Radiusköpfchens führen. Die beiden Enden werden mit einem resorbierbaren Faden vernäht. Das Wundgebiet wird für 24 Stunden durch einen Redon-Drain nach außen abgeleitet und das Ellbogengelenk durch einen gespaltenen Oberarmgips ruhiggestellt. Aus dem Gips heraus beginnen die aktiven Bewegungsübungen am zweiten Tag nach der Operation.

Die frühzeitige Aufnahme der aktiven Bewegungsübungen nach einer osteosynthetischen Versorgung und die sichere Verhütung einer Synostose zwischen Ulna und Radius, bei der ausschließlich konservativen Behandlung eine nicht gerade seltene und funktionell schwerwiegende Komplikation, führen praktisch immer zu einem guten bis sehr guten funktionellen Ergebnis.

## 5.2 Unterarmschaftbrüche

Unterarmschaftbrüche können konservativ manchmal mit gutem Erfolg behandelt werden. Unvollständige Reposition, sekundäre Verschiebungen, langdauernde Ruhigstellung im Gipsverband, Immobilisationsschäden, verzögerte Konsolidation mit Ausgang in Pseudarthrose sprechen gegen die konservative Behandlung.

Unterarmschaftbrüche sollen daher, wenn irgendwie möglich, operativ reponiert und plattenosteosynthetisch stabilisiert werden. Die Überlegenheit dieses Vorgehens gegenüber der konservativen Behandlung ist unbestritten.

Die wichtigsten Formen sind:
1. der frische, geschlossene Radiusschaftbruch
2. der frische, geschlossene Ulnaschaftbruch
3. der frische, geschlossene Schaftbruch beider Unterarmknochen (Schaftbruch beider Unterarmknochen an der Radiusbruchstelle)
4. der offene Unterarmbruch
5. die Pseudarthrose
6. der Unterarmschaftbruch des Kindes

## 5.2.1 Der frische, geschlossene Radiusschaftbruch

Oberstes therapeutisches Ziel ist die solide Verknöcherung und die völlige Wiederherstellung der Drehfähigkeit des Unterarmes.

Der Radius ist als eigentliche Strebe des Vorderarmes stärkeren Belastungen ausgesetzt als die Ulna, so daß die knöcherne Konsolidation im Gipsverband eine Ruhigstellung von meist acht Wochen erfordert. Außerdem sind die Fragmente unblutig nur schwer einzurichten und meist noch schwieriger in dieser Stellung zu halten.

Die Stabilisierung mit einem elastischen Marknagel stellt eine Alternative dar.

Die Versorgung der Fraktur mit einer Platte, die nicht unter Druck steht, führt beinahe immer zu einer verzögerten Konsolidation und recht häufig zu einer Pseudarthrose. Die Versorgung mit einer dynamischen Kompressionsplatte, in Kombination mit Spanngerät und Zugschraube, führt zu einer raschen und sicheren Konsolidation.

Der Eingriff erfolgt in Allgemeinnarkose und pneumatischer Blutleere am Oberarm. Der Hautschnitt verläuft als Längsschnitt in der Verbindungslinie zwischen Radiusköpfchen proximal und Proc. styloideus radii distal, wobei der Unterarm in Mittelstellung zwischen Pro- und Supination liegt. Wenn wir den Schnitt nicht in das proximale Drittel des Radius fortsetzen, besteht keine Gefahr für den N. radialis. Die Weichteildeckung des Radius ist verhältnismäßig dünn, so daß es leicht zu Verwachsungen zwischen Haut und Faszie kommt, wenn wir die Weichteile mit Haken und anderen Instrumenten schädigen. Diese Verwachsungen beeinträchtigen die Muskelfunktion. Zum Freilegen der Bruchstelle gehen wir im Interstitium zwischen M. extensor carpi radialis brevis und M. extensor digitorum direkt auf den Radius ein. Die M. abductor policis longus und extensor policis brevis werden angeschlungen.

Die Stabilisierung der reponierten Fraktur erfolgt mit einer Kompressionsplatte. Die 6- bis 8-Loch-DCP-Platte wird meistens dorso-radial pla-

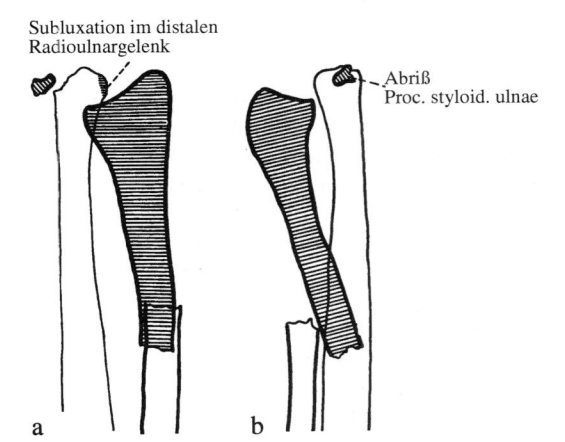

*Abbildung 10-126:* a. Bruch des Speichenschaftes mit Abbruch des Proc. styloideus ulnae, Verkürzung und Subluxation im distalen Radioulnargelenk. b. Fraktur seitlich mit Ulnavorschub.

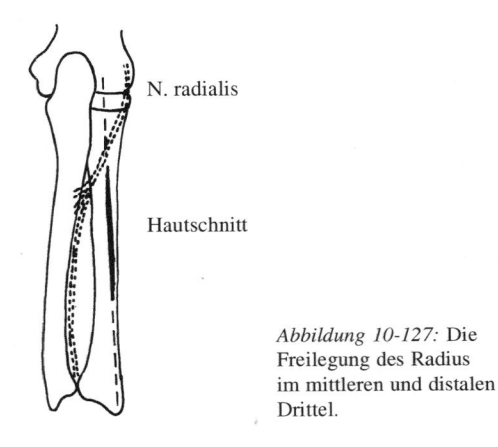

*Abbildung 10-127:* Die Freilegung des Radius im mittleren und distalen Drittel.

ziert. Liegt jedoch ein langer Mehrfragmentbruch vor, wo die Platte sowohl im proximalen als auch im distalen Anteil des Radius fixiert werden muß, so empfiehlt sich ein volarer Zugang. Die Plattenform wird der Oberseite des Radiusknochens angepaßt. Die Fixation erfolgt mit 3,5 mm Kortikalisschrauben. Die erste Bohrung liegt im distalen Fragment frakturnah, etwa 1 cm von der Bruchstelle entfernt. Das Bohrloch beträgt 2,5 mm. Nach Messen der Schraubenlänge und Schneiden des Gewindes mit 3,5 mm wird die Schraube nur locker eingesetzt. Der Schraubenkopf bleibt außerhalb des Schraubenloches. Im proximalen Schraubenloch wird ein Plattenspanngerät eingesetzt und angezogen, bis die Fraktur unter Kompression kommt. Zuvor muß die Fraktur dargestellt und von Hämatomanteilen gesäubert werden. Sobald das Plattenspanngerät den roten Kompressionsbereich anzeigt, wird die erste Schraube exzentrisch im ersten Schraubenloch proximal des Frakturspaltes eingesetzt. Soll dieses Loch als Zugschraubenloch besetzt werden, so wird die erste Schraube in zweiten proximalen Schraubenloch besetzt (Abb. 10-128). Nach Anziehen der distalwärts der Fraktur eingesetzten Schraube können proximal und distal der Fraktur jeweils eine Schraube exzentrisch besetzt werden, die eine nochmalige Druckerhöhung bewirken. Wir vergessen nicht, vor Anlage der Platte diese vorzubiegen, um auch damit eine Kompressionserhöhung zu erzielen. Nachdem die Plattenlöcher mit den 3,5 mm-Schrauben besetzt sind, wird eine Zugschraube eingebracht (Vorbohren mit 3,5, Einsetzen einer 2,5 mm-Bohrhülse, Bohren mit 2,5 mm, Messen der Schraubenlänge, Gewindeschneider 3,5 mm und Einbringen der Zugschraube). Wird die Zugschraube durch die Platte gesetzt so muß darauf geachtet werden, daß auf Grund der geringen Winkelverschieblichkeit der Schraube diese nicht im Frakturspalt zu liegen kommt.

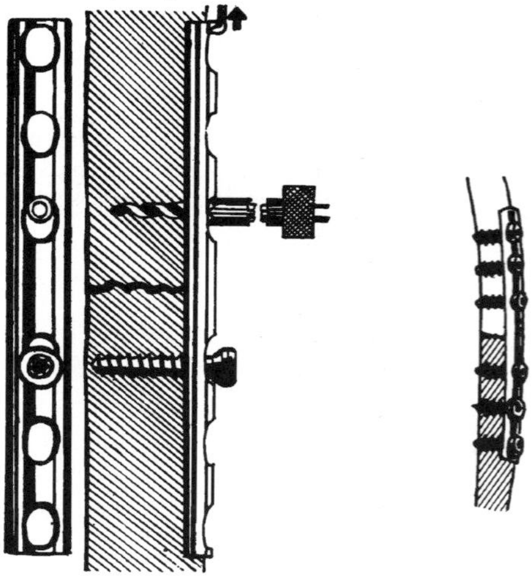

Die Platte wird mit Muskel- und Weichteilgewebe gedeckt. Nach Einlegen eines Redon-Drains für 24 Stunden wird die Wunde sorgfältig verschlossen, wobei die Faszie nur locker genäht wird. Bei eingetretener starker Schwellung ist auf einen Hautverschluß zu verzichten. Auf die offene Wunde legen wir nasse Ringer-Kompressen oder einen gelhaltigen Salbenverband, der täglich gewechselt wird. Nach Rückgang der Schwellung kann eine Sekundärnaht oder eine Mashgraft-Deckung erfolgen.

Ohne Ruhigstellung wird mit der funktionellen Behandlung begonnen.

### 5.2.2 Der frische, geschlossene Ulnaschaftbruch

Die *geschlossene Reposition* eines stark dislozierten Bruches ist sehr schwierig, da die Fragmente winklig gegen den Radius verschoben sind (Abb. 10-129). Sehr schwierig ist auch die sichere Fixation im Gipsverband. Liegt jedoch eine wenig verschobene Fraktur vor, so kann diese konservativ behandelt werden. Unfallmechanismus ist häufig das Fallen auf die Ulnakante oder der Schutz vor einen Gegenstand (Parier-Bruch). Beträgt die Dislokation nicht mehr als eine halbe Schaftbreite, so legen wir für eine Woche einen gespaltenen Oberarmgipsverband an. Danach kann bei zuverlässigen Patienten die Behandlung konservativ-funktionell mit einer Kunststoff-Unterarmmanschette (Brace) fortgeführt werden. Diese erlaubt bei ausreichender Stabilisierung die sofortige Bewegung

DC-Platte mit exzentrischen Löchern (A. O.)

*Abbildung 10-128:* Radiusschaftbruch. Befestigung der 6-Loch-DC-Platte mit exzentrischen Löchern. Oberster Grundsatz: Platte stets an der konvexen Seite, dem Bereich der maximalen Zugspannung anlegen. Sinn der Kompressionsplatte ist die Umwandlung der Zug- in Längskompressionskräfte.

des Ellbogens und Handgelenks. Die Behandlung dauert etwa fünf bis sechs Wochen.

Die *offene Reposition* und die Stabilisierung mit der geraden (6- bis 8-Loch) Platte führt zu einer raschen sicheren Konsolidation, wenn in jedem Fragment mindestens fünf Corticales sicher gefaßt werden können. Die Zuggurtungsplatte fängt die Zugkräfte auf und wandelt sie in axial wirkende Druckkräfte um. Die Kompressionswirkung wird durch die Zugschraube und ein Vorbiegen der Platte um etwa 1 mm deutlich erhöht. Weil starke Torsionskräfte fehlen, genügt meistens eine schmale Platte, lediglich bei einem kräftigen Knochenbau kommt die Unterschenkel-DCP zur Anwendung.

Der Eingriff erfolgt in Allgemeinnarkose und pneumatischer Blutleere am Oberarm. Der Hautschnitt verläuft über die Bruchstelle als Längsschnitt an der Ulnakante. Unter möglichster Schonung der Weichteile und des Periostes wird die Bruchstelle freigelegt und die reponierte Fraktur mit der schmalen, geraden 6- bis 8-Loch-Platte stabilisiert. Der Spanner wird möglichst am längeren Fragment angesetzt. Die erste 2,5 mm-Bohrung erfolgt am kurzen Fragment, 1 cm vom Bruchspalt entfernt. Nach Schneiden des Gewindes und vorläufiger provisorischer Fixierung mit der Schraube wird die reponierte Fraktur über der Platte mit einer Faßzange fixiert. Dann wird das 2,5 mm-Bohrloch im längeren Fragment für die Aufnahme des Plattenspanners angelegt, etwa 4–5 mm vom Plattenende entfernt, das Gewinde geschnitten. Der Plattenspanner wird aufgeschraubt und die Spannerschraube vorsichtig angezogen, bis die Fragmente unter Kompression kommen. Danach wird die Platte auf der Spannergegenseite fest verschraubt. Damit die Bohrlöcher genau zentriert sind, verwenden wir stets die Bohrbüchse Die Schraubenspitzen müssen die Gegenkortikalis durchbrechen. Mittels Kardanschlüssel ziehen wir die Spannerschraube weiter an, um die Fragmentenden unter stärkste axiale Längskompression zu setzen. Nach nochmaliger Überprüfung der Fragmentstellung wird die Platte auf der Spannerseite verschraubt und der Spanner vor der Besetzung des letzten Schraubenloches entfernt.

Wir haben eine gute Stabilität der Fraktur erreicht, wenn in jedem Fragment mindestens fünf Corticales mit den Schrauben sicher gefaßt sind.Das Wundgebietes wird für ein bis zwei Tage drainiert; bei starker Schwellung wird auf eine primäre Hautnaht verzichtet.

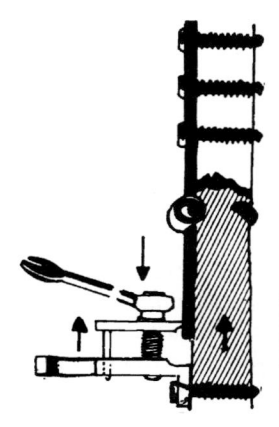

*Abbildung 10-130:* Schraubenfixation der Platte am kürzeren Fragment, mit der Verbrugge-Zange am längeren Fragment.

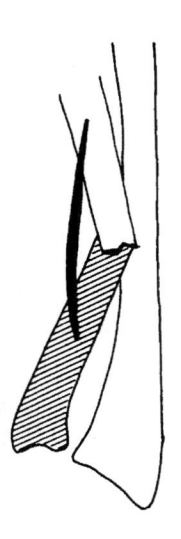

*Abbildung 10-129:* Isolierter Ulnaschaftbruch. Winklige Abknickung der Fragmente gegen den Radius hin. Konservatives Vorgehen: meist schlechtes Ergebnis. Daher: Stabilisierung mit der geraden 6–8-Lochplatte.

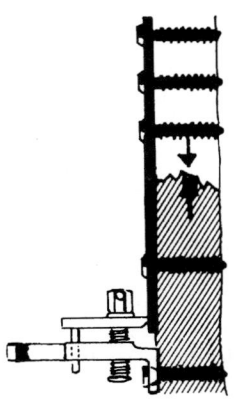

*Abbildung 10-131:* Spanner am längeren Fragment. Erste Schraube im längeren Fragment.

### 5.2.3 Der frische, geschlossene Schaftbruch beider Unterarmknochen

Bei direkter Gewalteinwirkung brechen meist beide Knochen auf gleicher Höhe, bei Sturz auf die Hand dagegen an ihren schwächsten Stellen, der Radius in seiner Mitte, die Ulna an der Grenze von mittlerem zu distalem Drittel.

Oft gestaltet sich die geschlossene Reposition sowie die Gipsfixation als sehr schwierig. Neben der Gefahr des Kompartmentsyndroms durch wiederholte Repositionsmanöver ist die Redislokationsrate sehr hoch. Zudem bedarf es einer langen Ruhigstellung von mindestens sechs Wochen mit der entsprechenden Gefahr einer Pseudarthrosenentstehung. Eine weitere Komplikation der konservativen Behandlung ist die Beeinträchtigung der Rotationsfähigkeit durch starke Kallusbildung im Bereich der Membrana interossea.

Aus diesem Grunde ist die operative Reposition und Fixation anzustreben.

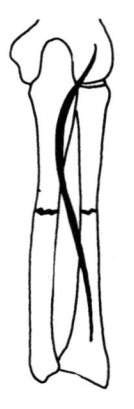

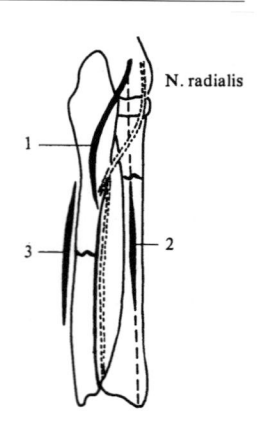

*Abbildung 10-132 (links):* Schaftbruch beider Unterarmknochen. Frakturstellen ungefähr auf gleicher Höhe. Hautschnitt nach Thompson.

*Abbildung 10-133 (rechts):* Frakturstellen auf verschiedener Höhe. 1. Hautschnitt bei proximalem Radiusbruch. 2. Hautschnitt bei mehr distalem Radiusbruch. 3. Hautschnitt direkt über der Bruchstelle bei Ulnaschaftbruch.

#### Direkte offene Reposition und Platten-Synthese

Die Operation wird in ITN-Narkose oder Plexusanästhesie, Rückenlagerung und bei Bedarf in Oberarmblutsperre durchgeführt. In der Regel wählen wir zwei getrennte Hautschnitte. Die Freilegung der Ulna erfolgt über einen geraden Schnitt entlang der Ulnakanten und bereitet in der Regel keine Probleme. Der klassische Zugang zum Radius erfolgt über einen Hautschnitt, der bei pronierter Hand auf der Linie zwischen Epicondylus humeri radialis und Processus styloideus radii liegt. Zwischen Extensor carpi radialis und der Sehnenscheide des Extensor digitorum liegt der weitere anatomische Weg. Der Muskel des Abductor pollicis longus und Extensor pollicis brevis werden freipräpariert und angezügelt. Bei proximal gelegenen Radiusfrakturen muß der M. supinator eingekerbt werden unter Schonen des tiefen Radialisastes, der den M. supinator perforiert. Der volare Zugang zum Radius empfiehlt sich besonders bei offenen Frakturen sowie bei Verletzungen, bei denen eine Kompartmentspaltung notwendig ist. Dieser Zugang gewährleistet die jederzeitige Weichteildeckung der Osteosynthese.

Die beiden Bruchstellen werden unter Schonung der Weichteile und des Periostes freigelegt. Wir beginnen stets mit der Einrichtung der

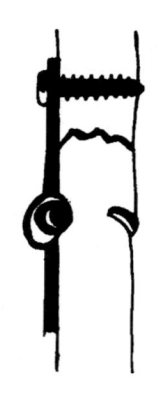

*Abbildung 10-134:* Provisorische Fixation der reponierten Ulnafraktur mit frakturnaher Schraube im kurzen Fragment und der Verbrugge-Zange am langen Fragment.

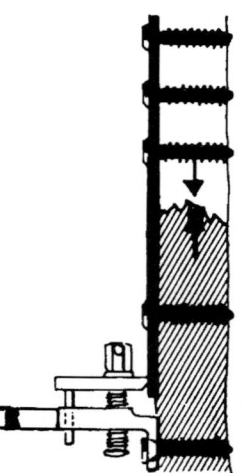

*Abbildung 10-135:* Der Plattenspanner ist an der Ulna angesetzt. Erste Schraube im längeren Fragment gesetzt. Provisorische Versorgung der Radiusfraktur mit der 6-Loch-DC-Platte. Erstes Bohrloch 1 cm von der Frakturstelle und im distalen Fragment; lockeres Einsetzen der Schraube. Zug der Schiene ellbogenwärts durch Spanngerät. Zweites Bohrloch im proximalen Fragment, exzentrisch und 1 cm von der Frakturlinie. Diese Schraube wird stark angezogen.

Ulnafraktur, die meist keine Schwierigkeiten bereitet. In der Regel erfolgt die Fixation mit einer 6-Loch- oder 7-Loch-Kleinfragment-DC- oder LCDC-Platte. Die Fraktur wird auf die Platte reponiert und mit 3,5 mm Kortikalisschrauben fixiert. Die erste 2,5-mm-Bohrung erfolgt im kurzen Fragment bruchspaltnah. Nach Schneiden des Gewindes wird die Platte angelegt und mit einer Schraube fixiert. Das Plattenspanngerätes wird in der oben beschriebenen Art und Weise angelegt. Jetzt wird die gegenüberliegende frakturnahe Schraube besetzt, beide Schrauben angezogen und die übrigen Bohrlöcher ebenfalls mit 3,5 mm-Schrauben besetzt. Zusätzlich empfehlenswert ist das Einbringen einer Zugschraube (Vorbohren mit 3,5 mm Bohrern, Steckhülse 2,5 mm Bohrer, Längenmeßgerät, Gewindeschneiden und Einbringen der Zugschrauben).

Auch am Radius wird eine Kleinfragment-DC- oder LCDC-Platte meist an der dorso-lateralen Seite angelegt. Die Platte wird mit einer Schraube frakturnah, proximal oder distal des Frakturspaltes, fixiert. Auf der gegenüberliegenden Seite wird das Spanngerät angesetzt und die Spannschraube langsam angezogen, bis die Fragmente unter Kompression stehen. Dann wird die Platte auf der dem Spanngerät gegenüberliegenden Seite verschraubt. Damit die Bohrlöcher genau zentriert sind, verwenden wir stets die Bohrbüchse. Die Schraubenspitzen perforieren die Gegenkortikalis. Nach weiterem Anziehen der Spannerschraube mit dem Kardanschlüssel wird die Platte auch auf der Spannerseite verschraubt und das Spanngerät entfernt.

Die Zirkulationsverhältnisse müssen genau überwacht werden. Bei postoperativ nicht spannungsfreier Naht wird die Wunde offen gelassen. Ein bestehendes Kompartment wird über einen gesonderten volaren Schnitt oder durch Ausdehnung der Ulnaschnittführung entlastet. Es schließt sich eine funktionelle Nachbehandlung mit schmerzorientierten Bewegungsübungen an.

### 5.2.4 Der offene Unterarmbruch

Weil die Ulna in ihrem ganzen Verlauf direkt unter der Haut liegt, kommt es durch die Perforation eines spitzen Fragments der Ulna durch die Haut zum Entstehen einer offenen Fraktur. Häufiger sind jedoch die direkten Quetschungen mit schwerem geschlossenen Weichteilschaden.

Bei einer offenen Fraktur ohne wesentlichen Weichteilschaden gelten dieselben Prinzipien wie bei einer geschlossenen Fraktur mit sofortiger Stabilisierung durch Reposition und interner Osteosynthese. Entscheidend ist auch hier das korrekte Angehen eines Kompartmentsyndroms mit Spalten der Haut, wobei die Faszienspaltung oft über das Ellenbogengelenk und das Handgelenk hinaus gehen muß mit Durchtrennung des Retinaculum flexorum.

Bei ausgedehnten Weichteilschädigungen steht ein aggressives Débridement mit Entfernung aller avitalen Gewebsanteile sowie die Sicherung der Gewebeperfusion im Vordergrund. Hier ist die primäre Osteosyntheseform der gelenküberbrückende Fixateur externe, da derartig schwere, offene Unterarmfrakturen meist im distalen Drittel liegen. Zunehmend findet auch die intramedulläre Schienung durch flexible Marknägel Anwendung.

Der am Unfallort angelegte Verband wird im Vorraum des Operationssaales nach Anlegen einer Anästhesie entfernt. Mit einem für Staphylokokken sensiblen Antibiotikum wird eine One-Shot-Antibiotikaprophylaxe durchgeführt. Unter sterilen Kautelen werden Fremdkörper, Schmutzpartikel und avitale Haut/Muskelanteile entfernt.

Im Operationssaal wird nach erneutem Abwaschen und sterilem Abdecken nochmals ein Débridement durchgeführt und avitale Weichteile identifiziert. Nach Reposition der Fraktur und Kontrolle der Durchblutung wird ein Fixateur externe angelegt. Dafür werden zwei schräg angebrachte Schanz-Schrauben im Radius sowie im 2. Mittelhandstrahl eingebracht, desgleichen im Bereich der Ulna und des 5. oder 4. Mittelhandstrahles. Die Schanz-Schrauben werden untereinander mit Rohren und Gewindestangen verbunden, so daß das Repositionsergebnis fixiert wird.

In Radius oder Ulna werden elastische, 4–5 mm dicke Markdrähte eingebracht. Auf Weichteildekkung des Knochens, zumindest durch gut durchblutetes Periost, ist zu achten. Sollte dies nicht möglich sein, so ist innerhalb der ersten Tage durch einen freien Gewebstransfer eine Deckung zu erzielen.

Innerhalb der ersten Woche sollte bei primärer Fixateur externe-Anlage ein Verfahrenswechsel auf eine plattenosteosynthetische Versorgung vorgenommen werden, da die sonst unausweichliche Infektion der Schanz-Schrauben eine spätere Osteosynthese behindern.

Offene Wunden werden mit feuchten Ringer-Kompressen oder Fettgaze bedeckt. Der Verband wird mindestens zweimal täglich erneuert.

Nach Abschwellen kann der Versuch einer sekundären Hautnaht unternommen werden. Dabei werden die Wundränder durch Exzision angefrischt und vernäht. Häufig kommt es dort zu einer stärkeren Retraktion des Bindegewebes, so daß eine direkte Naht nicht möglich ist. Hier erfolgt dann die Hautdeckung durch eine Meshgraft-Plastik. Bei der Meshgraft-Plastik werden unter 1 mm dünne Hautstreifen von Oberschenkel oder Oberarm entnommen und durch eine spezielles Schneidegerät netzförmig perforiert, so daß das Transplantat auf das 1,5- bis zu 4fache seiner ursprünglichen Ausdehnung vergrößert werden kann. Dieses Transplantat wird auf die vitale Wunde gelegt und mit einem Fettgaze-Streifen sowie sterilen Verbandskompressen bedeckt, die nach 24 bis 48 Stunden wieder entfernt werden. Danach liegt meistens eine ausreichende Adhäsion der Meshgraft-Plastik vor, um eine offene Wundbehandlung durchzuführen.

Die Hauptgefahr einer offenen Fraktur stellt die Infektion dar. Nur das ausreichende Débridement mit Entfernung aller nicht-durchbluteten Gewebsanteile, spannungsfreie Weichteilverhältnisse sowie die Stabilisierung der Frakturen durch möglichst biologische Osteosynthese minimieren das Infektrisiko.

### 5.2.5 Pseudarthrose

Unter den Pseudarthrosen (hypertrophe, atrophe oder Infekt/Defekt-Pseudarthrose) ist die vaskuläre hypertrophe Pseudarthrose mit kolbiger Auftreibung der Knochenfragmente im Bereich des Unterarmes die häufigste.

*Hypertrophe Pseudarthrose*
Die hypertrophe Pseudarthrose ist gekennzeichnet durch eine sehr gute Durchblutung der Knochenenden als Ausdruck der ungestörten Heilungspotenz. Die Konsolidierung der Fraktur wird lediglich durch die Instabilität im Frakturbereich verhindert. Alleinige Therapiemaßnahme ist die Applikation einer Druckplattenosteosynthese (DC- oder LCDC-Platte mit Zugschraube). Außerdem setzen wir die Fraktur mit Hilfe des Spanners unter eine axiale Längskompression. Es sollten pro Pseudarthroseanteil drei Schrauben besetzt werden. Eine Dekortikation von Spongiosaplastik ist nicht notwendig.

*Reaktionslose atrophische Pseudarthrose*
Diese verlangt außer der Plattenstabilisierung eine zusätzliche Dekortikation im gesunden Abschnitt. Bei der Dekortikation werden von den proximalen und distalen Knochenenden Knochen im Verbund mit Periost und möglichst vielen Weichteilen abgemeißelt bis durchblutete Knochenareale zu er-

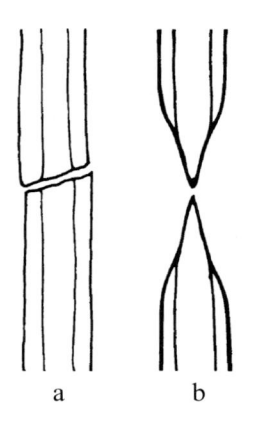

*Abbildung 10-136:* Atrophische, stumpfe oder spitze Pseudarthrose: Dekortikation nach Judet.

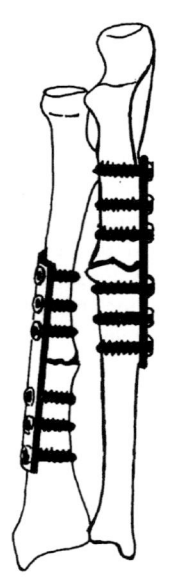

*Abbildung 10-137:* Hypertrophe Pseudarthrose beider Unterarmknochen. Versorgung mit Plattenosteosynthese.

kennen sind. Der Dekortikationsbereich sollte in jedem Knochenabschnitt 2–3 cm betragen.

Auf diese Weise entsteht ein Kortikalisweichteilmantel, den wir nach Stabilisierung der Knochenfragmente durch eine schmale 6- oder 7-Loch-Platte mit aus dem Beckenkamm des Patienten gewonnenen Spongiosaanteilen ausfüllen. Eine Wunddrainage ist in der Regel zu empfehlen. Bei nicht kooperativen Patienten kann die Anlage eines Oberarm-Gipsverbandes für zwei bis drei Wochen angebracht sein. Begleitende Maßnahmen sind die Hochlagerung des Armes sowie die Verabreichung antiphlogistisch wirkender Medikamente.

*Defektpseudarthrose*
Bei fehlender Vaskularisierung von Knochen und Weichteilen kommt es zur Sequestrierung und Abstoßen der nicht durchbluteten Knochenanteile und zur Ausbildung eines Defektes, meist in Kombination mit einer Entzündung.

Die Defektüberbrückung ist auf zwei Arten möglich:

1. Plattenosteosynthese plus Spongiosa/kortikospongiösem Span. Wir stabilisieren die Restfragmente von Ulna und Radius mit einer langen Titan-Kleinfragment- oder auch Unterschenkelplatte im Bereich der Ulna. Die Enden der Platte müssen mit mindestens zwei Schrauben fixiert sein. In den Defekt setzen wir einen kortiko-spongiösen Span des Beckenkammes oder eine Spongiosastraße an. Dabei muß die Spongiosa in gut durchblutetes Weichteillager gebettet sein. Die Osteosynthese muß übungsstabil sein. Gelegentlich ist jedoch noch eine Transfixation des Ellenbogengelenkes zusätzlich angezeigt. Diese wird mit einem Fixateur externe vorgenommen.

2. Defektüberbrückung mit einer Transportkortikotomie. Bei sehr großen Defekten oder auch bei aufgebrauchten Spongiosaentnahmestellen bietet sich die Distraktionsosteotomie nach Ilizarow an. Dabei wird ein etwa 2–3 cm großes Knochensegment des gesunden Knochens in den Defekt täglich etwa 1 mm transportiert. Dabei bildet sich hinter dem transportierten Knochensegment neues Knochengewebe.

Die mit einer Infekt/Defektpseudarthrose häufig einhergehenden ausgedehnten Weichteil- und Muskeldefekte bedürfen der Deckung und Korrektur.

### 5.2.6 Der Unterarmschaftbruch des Kindes

Mit wenigen Ausnahmen kommen wir mit der konservativen Behandlung immer zum Ziele. Die Gründe dafür sind:

1. Der dicke Periostmantel ist meist nicht verletzt, so daß der Bruch ohne Schwierigkeiten genau reponiert werden kann.
2. Achsabknickungen bis zu 20° und Seitenverschiebungen bis zu voller Schaftbreite werden durch das Wachstum innerhalb eines Jahres ausgeglichen.

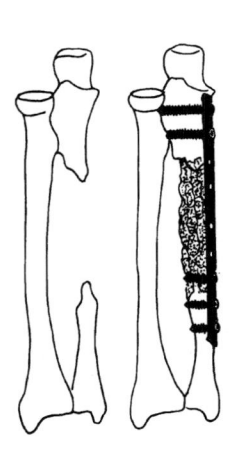

*Abbildung 10-138:* Die Ulna-Defekt-Pseudarthrose. Lange Platte, autologes Spongiosatransplantat.

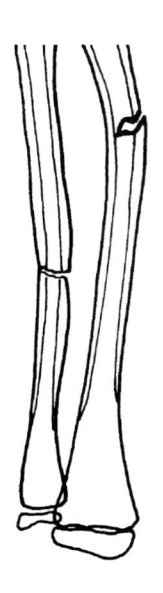

*Abbildung 10-139:* Subperiostale Vorderarmfraktur beim Kind.

3. Es treten keine Immobilisationsschäden auf. Nach einer Ruhigstellung im Armgips während vier bis sechs Wochen wird innerhalb kurzer Zeit und ohne besondere Maßnahmen die Beweglichkeit von Ellbogen- und Handgelenk wiederhergestellt.
4. Bei einer geschlossenen kindlichen Unterarmfraktur kommt es nicht zu einer Pseudarthrose.

Trotz dieser günstigen Voraussetzungen für eine komplikationslose Ausheilung des kindlichen Unterarmschaftbruches auf ausschließlich konservativem Wege müssen wir uns stets daran erinnern, daß das Wachstum eine Rotationsfehlstellung nicht ausgleicht. Wird sie nicht beseitigt, so bleibt die Drehfähigkeit des Unterarmes oft stark beeinträchtigt. Eindeutig überprüfen können wir die Rotationsstellung nur durch eine Röntgenaufnahme, auf der proximal die Tuberositas radii, unmittelbar distal vom Radiusköpfchen, und distal das Radiokarpalgelenk eindeutig dargestellt sind.

In der Regel müssen wir bei der manuellen Reposition den Frakturmechanismus nachahmen, indem die pathologische Stellung zunächst verstärkt wird, um die verhakten Bruchstücke sowie interponiertes Periost zu lösen. Mißlingt die unblutige Reposition (Vollnarkose, Plexusnarkose), so ist die Osteosynthese angezeigt. Diese ist direkt möglich durch eine Kleinfragmentplatten-Osteosynthese von Radius oder Ulna oder durch eine biologische Markdrahtung indirekt vom Olekranon aus für die Ulna und vom Processus styloideus radii aus für den Radius.

Die anfängliche Bewegungsbeeinträchtigung durch eine längere Ruhigstellung vom Ellenbogen und Handgelenk verschwindet in der Regel bei Kindern innerhalb kurzer Zeit ohne besondere Maßnahmen vollständig.

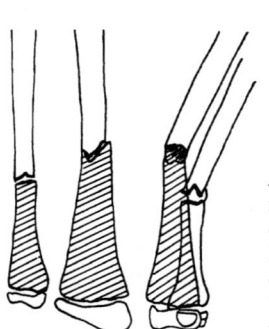

*Abbildung 10-140:* Subperiostale Fraktur beider Vorderarmknochen im distalen Drittel. Charakteristisch ist die nach dorsal offene Knickstellung beider Fragmente.

## 5.3 Distale Radiusfrakturen

### 5.3.1 Die distale Radiusfraktur loco typico (Colles-Fraktur)

Dies ist der häufigste Bruch überhaupt. Der Radiusbruch «loco typico» wurde bereits 1814 vom irischen Arzt Colles beschrieben. In der Mehrzahl sind es Extensionsbrüche durch Fall auf die gestreckte Hand, seltener Biegungsbrüche durch Sturz auf den Handrücken der volar flektierten Hand.

Das distale Bruchstück, meist nur 1–3 cm lang, ist mitsamt der Hand nach streckseitig daumenwärts verschoben und steht in Supinations-Verkürzungsstellung. Häufig finden wir gleichzeitig einen Abriß des Proc. styloideus ulnae. Bei der Betrachtung auf den Handrücken fällt die Seitverschiebung nach radialwärts auf, entsprechend eines auf den Gewehrlauf aufgesetzten Bajonettes (Bajonett-Stellung) (Abb. 10-141).

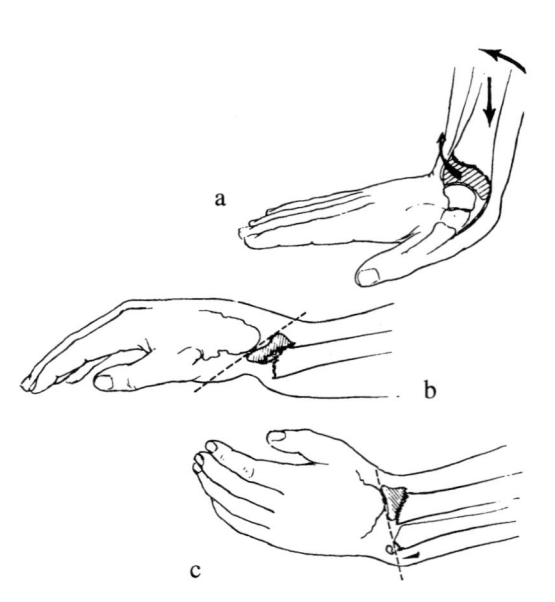

*Abbildung 10-141:* a. Bruch des distalen Radiusendes infolge Sturzes auf die Palmarseite der ausgestreckten Hand. Radius-Überstreckungsbruch «loco typico». b. Verschiebung nach dorsal: Gabelrückenstellung. c. Von oben: Verschiebung radial-daumenwärts: Bajonettstellung.
Entstehung und äußere Form des Radiusbruches an typischer Stelle infolge Überstreckung. Das distale Fragment mitsamt der Hand ist nach der Streckseite und nach radial verschoben, außerdem supiniert.

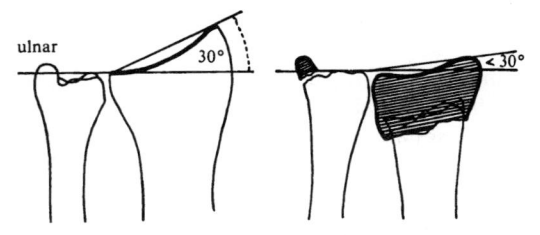

*Abbildung 10-142* (links): Normale Gelenkverhältnisse: Radiusgelenkfläche in der a.p.-Aufnahme um 30° ulnarwärts geneigt.

*Abbildung 10-143* (rechts): Der parapiphysäre, sogenannte typische Radiusbruch infolge Überstreckung, von vorn. Winkel der Radiusgelenkfläche kleiner als 30°: Hand radialwärts und etwas nach proximal verschoben (verkürzt): äußerlich Bajonettstellung.

*Abbildung 10-144*: Seitliche Aufnahme. Normale Verhältnisse: Radiusgelenkfläche um 10° volarwärts geneigt.

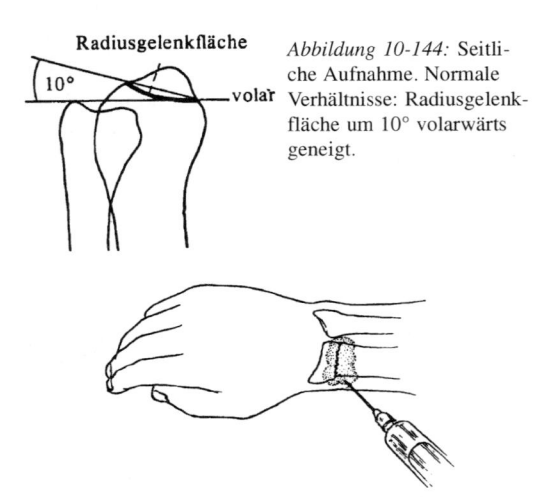

*Abbildung 10-145*: Örtliche Betäubung. Injektion von 10 ml 2% Novocainlösung in das Frakturhämatom von dorsal her. Die Nadelspitze liegt richtig, wenn ohne Mühe Blut aspiriert werden kann. Mindestens 15 Minuten warten, bis sichere Schmerzfreiheit.

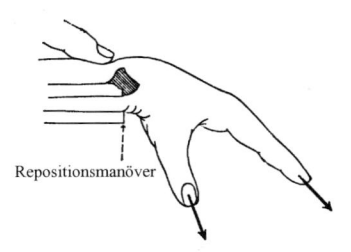

*Abbildung 10-146*: Die Einrichtung der typischen Radiusfraktur durch Zug, zunächst genau in der Längsachse des Unterarmes, bis sich das Fragment gelockert hat, dann Zug nach unten und ulnar und Druck von oben auf das kurze Fragment.

Wir finden in der a.p.-Aufnahme einen Querbruch, in der Seitaufnahme eine dorsal leicht abkippende Bruchfläche. In der a.p.-Aufnahme ist der Radiusgelenkwinkel geringer als 30°, und in der Seitaufnahme ist die Radiusgelenkfläche nach hinten abgekippt statt um 10° nach volar gerichtet zu sein. Das distale Radiusfragment besteht stets nur aus einem einzigen Bruchstück.

Die Fraktur läßt sich in der Regel unblutig reponieren und mit einer dorsalen Gipsschiene primär ausreichend stabilisieren. Je früher der Bruch eingerichtet werden kann, um so leichter gelingt die Reposition. In keinem Fall warten wir bis zum Abklingen der Schwellneigung.

Von streckseitig her spritzen wir 10 ml einer 1–2%igen Novocainlösung in die Bruchstelle (Bruchspaltanästhesie) (Abb. 10-145), bei Abriß des Proc. styloideus ulnae auch in diesen Bruchbereich. Die Nadelspitze liegt dann richtig, wenn aus dem Bruchhämatom Blut aspiriert werden kann.

Die Fraktur kann zwar durch manuellen Zug und Druck eingerichtet werden, es empfiehlt sich jedoch in jedem Fall zuvor die langsame Distension des aufgehängten Armes mit 5–6 kg über einen Zeitraum von 15 bis 20 Minuten. Dabei werden die ersten drei Finger durch Fingerhalter an einer Aufhängevorrichtung fixiert und über den Oberarm bei rechtwinklig gebeugtem Ellenbogengelenk die Extension vorgenommen (Abb. 10-146). Bei diesem Manöver kommt es schon zu einer weitestgehenden Reposition. Von dorsal wird mit dem Daumen das abgekippte Fragment nach volar gedrückt und das Handgelenk volarseitig gekippt.

Häufig muß jedoch auch wegen eingeschlagener Periostanteile der Frakturmechanismus imitiert werden durch massive Hyperextension. Erst danach kann die Reposition erfolgen.

Bei häufigen Repositionsmanövern muß auf das Entstehen eines Kompartmentsyndroms geachtet werden. Wir kontrollieren das Repositionsergebnis im Bildwandler oder durch ein Röntgenbild.

Wenn der Bruch eingerichtet ist, legen wir eine dorsale Gipsschiene an, die von der Ellenbeuge bis an die Fingergrundgelenke heranreicht und so breit ist, daß sie das Handgelenk zu zwei Dritteln umfaßt. Der Gips wird nur im Bereich der Grundgelenke sowie des Ellenbogens weich gepolstert. Eine Polsterung im Frakturbereich selbst führt nach Abschwellen zu einer Instabilität. Wir befestigen die Schiene möglichst schnell mit einer

Mullbinde unter Aufrechterhaltung des Zuges. Mit der Hand modellieren wir den Gips so an, daß eine freie Streckung aller Finger an einer Abduktion des Daumens möglich ist. Die Hohlhandwikkelung darf nicht zu locker sein, andererseits darf sie auch nicht den Faustschluß behindern.

Der Patient stellt sich am nächsten Tag zur Gipskontrolle vor. Dabei wird auf die korrekte Zirkulation geachtet. Nach drei bis vier Tagen ist die Schwellung soweit zurückgegangen, daß die Gipsschiene gelockert ist. Dann wird unter erneutem Aushängen des Armes, jedoch ohne Narkose, eine neue dorsale Gipsschiene bei noch bestehender Schwellung angelegt. Ist die Schwellung jedoch fast komplett wieder abgeklungen, so erfolgt der zirkuläre Gipsschluß mit Röntgenkontrolle. Spätestens nach acht bis zehn Tagen ist die Schwellung weitestgehend abgeklungen, so daß ein endgültiger geschlossener Unterarmgips angelegt werden kann. Auch hier ist wieder die Röntgenkontrolle notwendig.

Die Dauer der Ruhigstellung beläuft sich auf drei bis vier Wochen bei jungen Patienten und fünf bis zu sechs Wochen bei älteren Patienten mit osteoporotischem Knochen.

Nach einer derartigen Ruhigstellungszeit ist fast immer mit einer funktionellen Beeinträchtigung der Handgelenke, aber auch der Fingergelenke zu rechnen. Hier ist die intensive mediko-physikalische und krankengymnastische Nachbehandlung angezeigt.

Eine korrekt eingerichtete typische Radiusfraktur verheilt im Verlauf von spätestens sechs Monaten beschwerdefrei mit voller Funktion und kräftigem Faustschluß, wenn von Beginn an auf eine möglichst vollständige Fingerfunktion hingearbeitet wird.

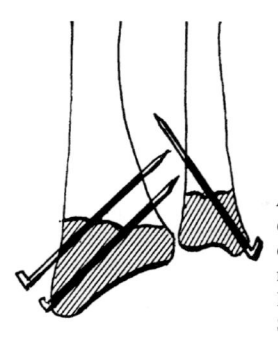

*Abbildung 10-147:* Die beiden Fragmente werden durch einen radialen und ulnaren Kantenschnitt freigelegt, reponiert und mit Spickdrähten fixiert.

Bleibende Abweichungen mit einer Dorsalkippung von mehr als 20° führen neben einer Verschiebung der Hand zu einer Bewegungsbeeinträchtigung und auch bei verstärktem Ulnavorschub zu einer Behinderung der Supination und bedürfen der möglichst frühzeitigen Korrekturosteotomie innerhalb des ersten halben Jahres.

### 5.3.2 Komplikationen

*Redislokation*

Die häufigste Ursache einer Redislokation ist ein nicht korrekt anmodellierter oder ein gepolsterter Gipsverband.

Häufige Ursache ist ebenfalls das Abkippen des Fragmentes nach dorsal wegen einer fehlenden dorsalen Kortikalisabstützung aufgrund der Frakturimpression. Hier kommt es trotz korrektem Gipsverband zu einem Abkippen, das durch das Einbringen von zwei gekreuzten Kirschner-Drähten verhindert werden muß. In örtlicher Betäubung und Aushängen des Armes werden vom Proc. styolideus radii unter Bildwandlerkontrolle zwei 1,6 oder 1,8 mm dicke Kirschner-Drähte eingebracht, wobei die Drähte nicht parallel, sondern gekreuzt verlaufen sollten. Die Kirschner-Drähte werden auf Hautniveau gekürzt und nur mit einem Stößel unter Schonung der Haut noch 2–3 mm tiefer eingeschlagen, so daß sie aber nach Abheilen der Fraktur (3–4 Wochen) wieder entfernt werden können.

*Zirkulationsstörungen aufgrund des Kompartmentsyndromes*

Gelegentlich entwickelt sich nach dem Repositionsmanöver ein Kompartmentsyndrom, das gekennzeichnet ist durch Ruheschmerz, Kribbelparästhesien der Finger, teilweise Gefühllosigkeit sowie eine Schonstellung der Finger mit starkem Spannungsgefühl beim passiven Strecken. Liegt die Ursache nicht in einem zu eng angewickelten Gipsverband, so muß das Kompartmentsyndrom operativ angegangen werden durch volare Inzision des Unterarmes einschließlich der hohlen Hand. Ist eine derartige Faszienspaltung notwendig, erfolgt die Frakturstabilisation durch einen Fixateur externe.

## 5. Unterarm

*Sympathische Reflexdystrophie*

Wird ein Kompartmentsyndrom nicht rechtzeitig erkannt und therapiert, stellen sich Spätschäden ein in Form irreversibler Beeinträchtigungen neurovaskulärer Strukturen, die zu chronischen Beschwerden und Funktionsbeeinträchtigungen führen. Hier ist jetzt ein gezieltes schmerztherapeutisches Vorgehen angezeigt mit Parasympathikolyse, systemische Analgetikatherapie und mediko-physikalischen Maßnahmen.

*Ruptur der Sehne des M. pollicis longus*

Der pathologische Durchriß des langen Daumenstreckers ist gekennzeichnet durch die fehlende Streckung des Daumenendgliedes.

*Karpaltunnelsyndrom*

Kommt es im weiteren Verheilungsverlauf zu einer Einengung des Lig. carpi volare (= Retinaculum flexorum), so treten Störungen im Bereich des N. medianus auf, die sich neurologisch objektivieren lassen. Das Lig. carpi volare wird gespalten.

### 5.3.3 Andere distale Radiusfrakturen

*Distale Trümmerfrakturen*

Distale Radiustrümmerfrakturen bedürfen der permanenten Extension im Fixateur externe in Kombination mit K-Drähten. Der Fixateur wird etwa vier bis sechs Wochen belassen.

*Dorsale Einstauchung*

Durch die Dorsalflektion kommt es häufig zu einer Kompression der dorsalen Radiuskante, die bei alleiniger Gipsruhigstellung Anlaß zu weiteren Dislokationen läßt. Hier sollte die Fixation mit zwei gekreuzten K-Drähten im Vordergrund stehen.

*Smith Fracture*

Eine Sonderform ist die volare Fraktur, die durch Sturz auf die gebeugte Hand bedingt ist. Durch den permanenten Muskelzug des M. flexor carpi radialis und brachioradialis kommt es zur Dislokation und Stufenbildung, die konservativ nicht reponiert werden kann. Hier stellt das operative Vorgehen die Methode der Wahl dar. Die Fraktur wird durch volaren Hautschnitt freigelegt. Orientierungshilfe ist die Sehne des Flexus carpi radialis. Nach Durchkreuzung des Quadratus-Muskels wird die Fraktur isoliert, über ein dorsales Hypomochlion reponiert und durch eine kleine T- oder L-Platte fixiert.

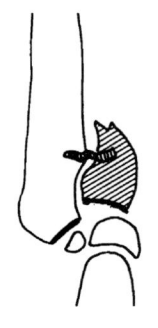

*Abbildung 10-148:* Seitenbild. Abbruch der volaren Kante des Radius. Abbruch des Proc. styloideus ulnae und Subluxation der Hand nach proximal: Fraktur nach Smith. Dorsale Radiuskante intakt.

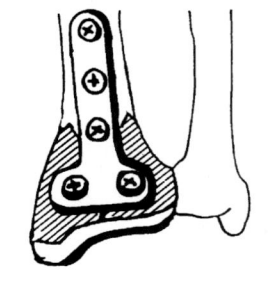

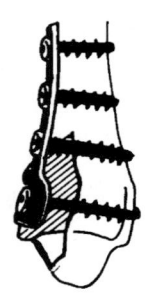

*Abbildung 10-149:* Stabilisierung mit kleiner T-Platte von volar her (A.O.).

# 6. Hand

R. G. H. Baumeister

## 6.1 Verletzungen der Hand

Verletzungen an der Hand sollten immer eine besondere Beachtung erfahren, da sich hier verschiedene Funktionselemente in enger Nachbarschaft finden, deren mögliche Verletzung man sich immer vor Augen halten muß. Bei einer Handverletzung ist nach der Diagnosestellung eine – primäre oder allenfalls frühsekundäre – exakte Versorgung anzustreben. Durch unsachgemäße Reparationsversuche können irreparable oder nur schwer korrigierbare Funktionsbehinderungen entstehen. Daher sind praxisrelevante Kenntnisse der anatomischen Gegebenheiten sowie der Funktionsprüfung der Hand notwendig.

### 6.1.1 Anatomie

Je zwei Beugesehnen für die Langfinger und eine Beugesehne für den Daumen ziehen vom Unterarm durch den Karpaltunnel in die Hohlhand und verzweigen sich dort in Richtung der einzelnen Finger. Bereits etwa in Höhe der Grundgelenksfalten – die nicht identisch sind mit der Lokalisation der Metakarpophalangeal-(MP-)Gelenke, diese liegen weiter proximal, etwa in Höhe der Linea mensalis – teilen sich die oberflächlichen Beugesehnen, um schließlich im Bereich der proximalen Interphalangeal-(PIP-)Gelenke, die proximal der Mittelgelenksbeugefalte lokalisiert sind, mit beiden Sehnenteilen hinter den hier nun bereits ober-

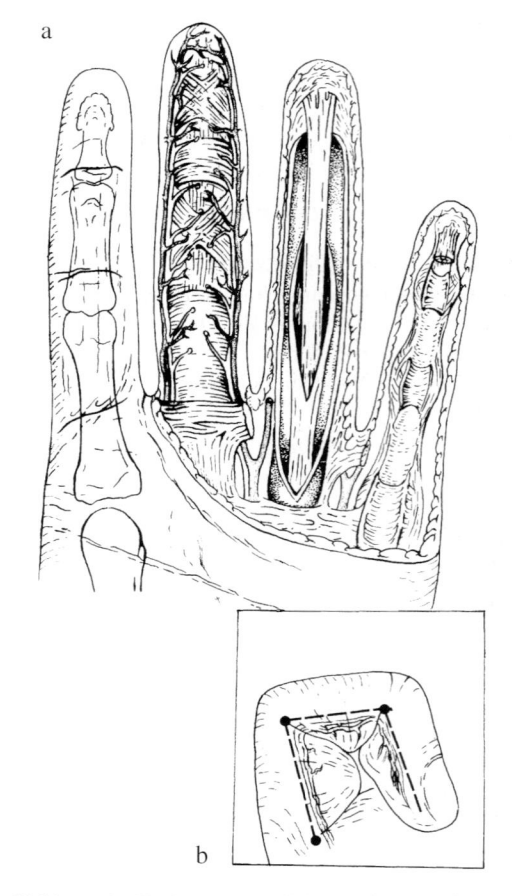

*Abbildung 10-150:* Gesamtüberblick über die anatomischen Strukturen der Hand beugeseitig.

flächlich lokalisierten tiefen Beugesehnen zu liegen kommen. Verletzungen im Bereich der Mittelgelenkbeugefalten treffen daher oft nur die tiefe Beugesehne, die hier oberflächlich liegt.

Die volle Beugefunktion können die Sehnen nur ausüben, wenn sie durch die Ringbänder und teilweise durch die Kreuzbänder in ihrem Verlauf an den Knochen fixiert sind und nur im Bereich der Gelenke umgelenkt werden. Das $A_1$-Ringband erstreckt sich von der Basis bis zur Mitte des Grundgliedes, das $A_2$-Ringband ist an entsprechender Stelle des Mittelgliedes lokalisiert. Ihre vollständige Durchtrennung, etwa zum Zwecke einer besseren Darstellung einer durchtrennten Sehne oder bei einer vermeintlichen Entfernung von fibrotischem Gewebe bei Morbus Dupuytren führt zu einem Abheben der Sehne vom Knochen und zu einem empfindlichen Verlust der Beugefunktion.

Am Daumen findet sich nur eine durchgehende Beugesehne in der Mitte der Beugeseite. Im Bereich des Thenars ist sie von Muskeln bedeckt. Die kurze Beugesehne ist zwischen der Muskulatur am Thenar und der Basis des Grundgliedes lokalisiert. Die Situation entspricht hier also nicht der Situation an den Langfingern.

Der N. medianus tritt zusammen mit den Beugesehnen vom Unterarm durch den Karpaltunnel in die Hohlhand ein. Bereits am distalen Unterarm liegt er oberflächlich, direkt unter der nicht immer vorhandenen Sehne des M. palmaris longus. In Farbe und Dicke gleicht er täuschend einer Sehne. Lediglich eine vermehrte Längsriffelung und das mögliche Hervorquellen von Axonbündeln bei seiner Durchtrennung heben ihn von den umgebenden Sehnen ab. Im Karpalkanal liegt er unmittelbar unter dem Retinaculum flexorum oberhalb der Beugesehnen. Im Bereich seiner Verzweigungen zu den Fingern D I bis radialseitig D IV gibt er einen kleinen Ast zur Thenarmuskulatur ab. Dieser kann palmar des Nervenhauptstranges liegen. Er ist bei optisch nicht kontrollierter Durchtrennung des Retinaculum flexorum gefährdet. Unmittelbar bedroht ist er, wenn bei der Durchtrennung des Retinaculum flexorum Muskelfasern des Thenars zum Vorschein kommen, da er direkt an der ulnaren Muskelkante in diesen eintritt.

Der N. ulnaris betritt die Hand in einer eigenen Loge (Loge de Guyon) zusammen mit der A. ulnaris. Die Gebilde liegen radial des tastbaren Os pisiforme. Die Loge ist meist durch ein wenig kräftiges Septum vom Karpaltunnel separiert. Der Nerv teilt sich hier. Ein Ast zieht in die Tiefe der Hohlhand in Richtung auf den Thenar und gibt Äste für die Handbinnenmuskulatur ab. Der oberflächliche Teil zieht mit seinem ulnaren Ast für den

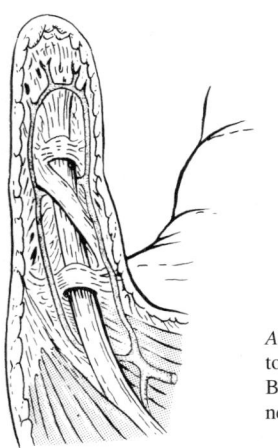

*Abbildung 10-151:* Die anatomischen Beziehungen von Beuge- und Strecksehnen eines Langfingers.

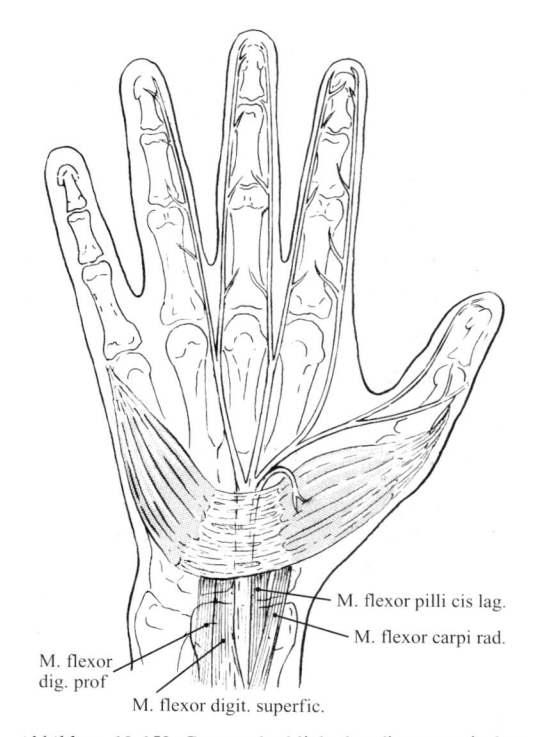

*Abbildung 10-152:* Gesamtüberblick über die anatomischen Strukturen der Hand streckseitig.

*Abbildung 10-153:* Der Hohlhandbogen.

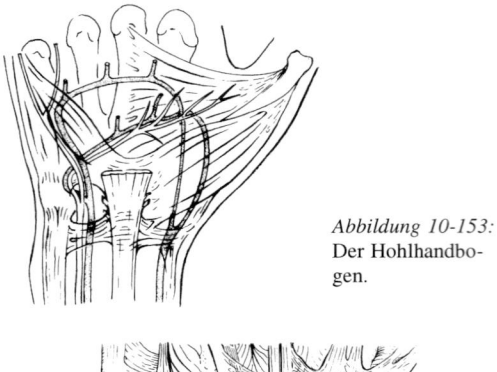

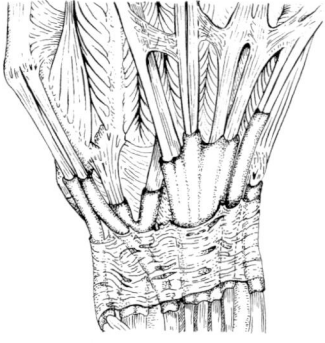

*Abbildung 10-154:* Die Anordnung der Strecksehnen am Daumen.

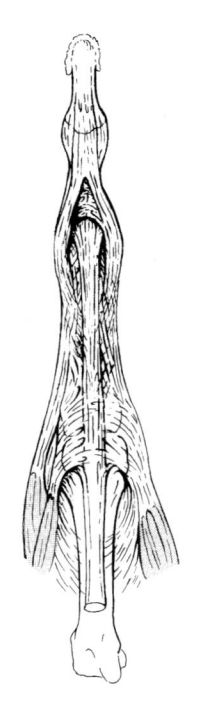

*Abbildung 10-155:* Die Anordnung der Strecksehnen eines Langfingers.

5. Finger relativ weit von der Beugesehne entfernt zum Finger, während der Teil für die Versorgung des radialen Teiles des Kleinfingers und der ulnaren Hälfte des Ringfingers die Beugesehne von D IV palmar überquert.

Die A. ulnaris, die zusammen mit dem N. ulnaris durch die Loge de Guyon in die Hand eintritt, zieht mit ihrem Hauptast oberflächlich der Beugesehnen bogenförmig in Richtung auf den Thenar. Von ihr gehen die Interdigitalarterien ab, die zwischen Beugesehnen auf den Mm. lumbricalis liegen, nach distal ziehen und sich etwa in Höhe der MP-Gelenke zusammen mit den Interdigitalnerven teilen, um die jeweils gegenüberliegenden Fingerhälften zu erreichen.

Die A. radialis spielt palmarseitig nur eine untergeordnete Rolle. Lediglich ein kleiner Ast zieht unter der Sehne des M. flexor carpi radialis zur Hohlhand und nimmt Kontakt mit der hier auslaufenden A. ulnaris auf. Der Hauptast zieht unter der Sehne des M. extensor pollicis brevis und Abductor pollicis longus in die Tabatière. Hier besteht bei Zugängen zum Os scaphoideum häufig die Gefahr einer Durchtrennung.

Im Bereich der Finger liegen die palmaren Digitalnerven seitlich der Beugesehnen vor den Fingerarterien. Dies bedeutet, daß bei den klinischen Zeichen einer Digitalarterienverletzung nach palmarer Gewalteinwirkung der Nerv zuerst durchtrennt worden sein muß. Sein Ausfall in Form eines Sensibilitätsausfalls an der entsprechenden Fingerhälfte sollte daher besonders sorgfältig überprüft werden.

In der seitlichen Projektion liegen die palmaren Gefäß-Nervenbündel palmar einer Linie, die sich ergibt, wenn man die grübchenförmigen Endpunkte der Fingerbeugefalten miteinander verbindet. Sie stellen sich bei maximaler Fingerbeugung besonders gut dar. Bei Inzisionen in dieser Linie liegen daher die Gefäß-Nervenbündel palmar davon.

An der Streckseite der Langfinger sind die verschiedenen Sehnenanteile nicht wie an der Beugeseite in zwei übereinandergelegenen Etagen angebracht, sondern verteilen sich in einer Ebene. Der Hauptanteil der Langfingerstrecksehnen mit Ursprung am Unterarm (Extrinsic-Muskulatur) ziehen mit einem relativ dicken Anteil über die MP-Gelenke und die PIP-Gelenke hinweg und inserieren als Mittelzügel unmittelbar nach dem PIP-Gelenk an der Basis des Mittelgliedes. In ihrem Verlauf sind die Strecksehnen durch Juncturae tendinae am Handrücken miteinander verbunden. Bei Durchtrennung können klinisch durch die unverletzte benachbarte Sehne evtl. nur Teilausfälle resultieren. Im Bereich der MP-Gelenke bestehen seitliche Fixierungen, um die Sehnenführung über die Mitte des Gelenkes zu gewährleisten. Bei seitlichen Durchtrennungen, insbesondere radialseitig an D II, kann es daher zu Abweichungen und chronischen Subluxationen der Sehne kommen.

Neben diesen mittleren Zügeln der Strecker existieren auf beiden Seiten Sehnenstrukturen mit Fasern sowohl aus dem Mittelzügel als auch aus den Sehnenfasern der Handbinnenmuskulatur (Intrinsic-Muskulatur), die als Seitenzügel bezeichnet werden. Diese umfassen von beiden Seiten die PIP-Gelenke. Sie vereinigen sich etwa in der Mitte des Mittelgliedes dorsalseitig und ziehen über das distale Interphalangeal-(DIP-)Gelenk hinweg und setzen dorsal an der Basis des Endgliedes an.

Da die Seitenzügel auch im PIP-Gelenk strecken, ist oft eine Durchtrennung des Mittelzügels zunächst nur schwer zu erkennen. Im Laufe der Zeit leiern dann jedoch die Fixierungen der Seitenzügel aus. Sie rutschen nach palmar und werden nach Unterschreiten der Hauptachse des Gelenkes vom Strecker zum Beuger in diesem Gelenk. Das Resultat ist dann eine kombinierte Beugung im PIP-Gelenk bei einer Überstreckung im DIP-Gelenk. Das PIP-Gelenk wird dabei durch die Seitenzügel hindurch nach dorsal geführt («Knopfloch-Phänomen»).

### 6.1.2 Untersuchungsgang bei Handverletzungen

Man sollte es sich zur Regel machen, bei jeder – auch kleinen – Schnittverletzung eine komplette Funktionsprüfung vorzunehmen. Wegen der Prüfung der Sensibilität sollte diese Untersuchung vor dem Anlegen einer Oberst'schen Leitungsanästhesie erfolgen.

Bereits eine gezielte Anamneseerhebung kann Hinweise darauf geben, welche Strukturen wahrscheinlich oder möglicherweise verletzt sind. Verletzungen mit spitzen langen Glassplittern können auch bei harmlos erscheinenden kleinen Läsionen weit in die Tiefe reichen und z. B. eine Sehne oder einen Nerv durchtrennt haben. Eine spritzende

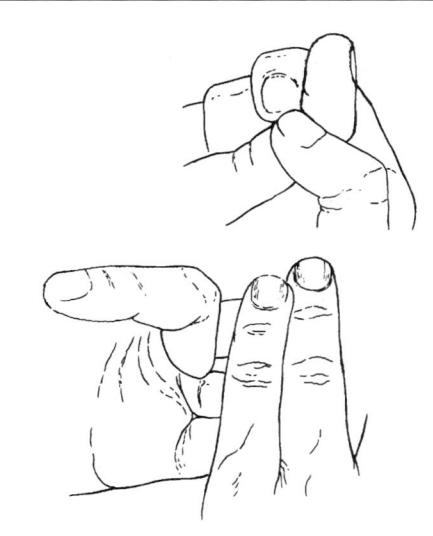

*Abbildung 10-156:* Funktionsprüfung der langen und der kurzen Beugesehne eines Langfingers.

Blutung gibt nicht nur einen Hinweis auf die Durchtrennung einer Fingerarterie, sondern zeigt fast immer auch die Durchtrennung des unmittelbar benachbarten Digitalnerven an. Verletzungen mit Holzstücken sind verdächtig auf versprengte Holzsplitter in der Tiefe des Gewebes.

Die Sensibilitätsprüfung durch Bestreichen der Fingerkuppen sollte getrennt für die radiale und ulnare Seite der Fingerkuppe vorgenommen werden, um beide Digitalnerven getrennt zu erfassen. Man gewinnt Sicherheit, wenn zunächst an einem unverletzten Finger geprobt wird. Die eigentliche Untersuchung sollte der Patient nicht optisch kontrollieren können, da er sonst unter Umständen fälschlicherweise ein Berührungswahrnehmung angibt.

Die Prüfung der Durchblutung kann über die Kapillarfüllungszeit des Nagelbettes zusätzlich zur Beurteilung der Farbe und Temperatur des Fingers erfolgen. In Zweifelsfällen hilft die Beobachtung einer Blutung aus dem distalen Wundrand oder die probeweise Punktion der Fingerbeere.

Hinsichtlich der Funktion der Sehnen kann die spontane Stellung der Finger bereits als erstes Hinweiszeichen dienen. So ist eine vermehrte Streckung des Fingers in Ruhe im Vergleich zu den Nachbarfingern verdächtig auf eine Beugesehnendurchtrennung. Umgekehrt kann die vermehrte Beugung eines Fingers eine Strecksehnenverletzung anzeigen. Die isolierte Prüfung der langen Beugesehne erfolgt durch Fixation des Mittelgliedes durch den Untersucher und die isolierte aktive Beugung im DIP-Gelenk. Zur isolierten Prüfung der kurzen Beugesehne wird der betreffende Finger bei durch den Untersucher passiv überstreckten Nachbarfingern aktiv gebeugt. Durch dieses Manöver werden die langen Beugesehnen blockiert, die Beugung erfolgt isoliert im PIP-Gelenk durch die oberflächliche Beugesehne.

Teildurchtrennungen können trotz der bisher aufgezeigten Untersuchungen übersehen werden. Diese sind nur durch die Inspektion der Wunde zu erkennen. Unter Operationsbedingungen sollte die Wunde vorsichtig gespreizt und (mit kleinen Häkchen) auseinandergehalten werden. Auch wenn in der Tiefe eine unverletzt erscheinende Sehne zum Vorschein kommt, ist noch eine Verletzung proximal oder distal der Wunde möglich. Erst die Beobachtung unter aktiver oder passiver Beugung der Finger läßt den möglichen Verletzungsbereich in der Wunde erscheinen, wenn die Fingerhaltung zum Zeitpunkt des Unfalls nicht identisch war.

### 6.1.3 Defektverletzungen

Defektverletzungen an der Hand erfordern einen primären Verschluß, um sekundäre Wundheilungen mit Ausbildung von Granulationsgewebe und dadurch Funktionseinschränkungen, z.B. der Gleitbewegungen der Sehnen, zu verhindern. Aus demselben Grund ist prinzipiell festzuhalten, daß periostentblößter Knochen, Sehnengewebe ohne Peritenonium sowie freiliegende Gelenke und Nerven nicht mit Spalthaut- und Vollhauttransplantaten gedeckt werden dürfen. Auch die ungenügende mechanische Beanspruchbarkeit bei tiefen Weichteildefekten spricht gegen eine endgültige Versorgung durch eine freie Hautübertragung. Als Interimlösung kann sie allerdings notwendig werden, wenn eine Lappenplastik zunächst nicht möglich ist.

Ist bei kleinen, oberflächlichen Defekten an den Fingerkuppen der Knochen noch mit Subkutangewebe bedeckt, so genügt meist eine Deckung mittels Vollhauttransplantat. Für eine freie Hautüberpflanzung bietet sich als Spenderbezirk die palmare Seite des Unterarms an. Nur bei besonderen ästhetischen Anforderungen muß man auf die Leiste oder die Gesäßregion als Spenderzone ausweichen. Auch abgetrennte Teile der Fingerhaut können dafür verwendet werden, müssen jedoch zunächst entfettet werden.

Für kleinere Defekte genügt es, nach Lokalanästhesie mit einem großen Skalpell – tangential angesetzt – unter Anspannen der Haut freihändig ein dünnes Spalthauttransplantat zu entnehmen. Für größere Transplantate hat sich ein kleines Spalthautdermatom bewährt. Ist der Defekt nicht zu groß und wird ein möglichst dickes Hauttransplantat – z.B. für die Palmarseite der Hand – benötigt, kann ein ovaläres Hautstück exzidiert werden. Die Entnahmestelle wird durch direkte Naht ver-

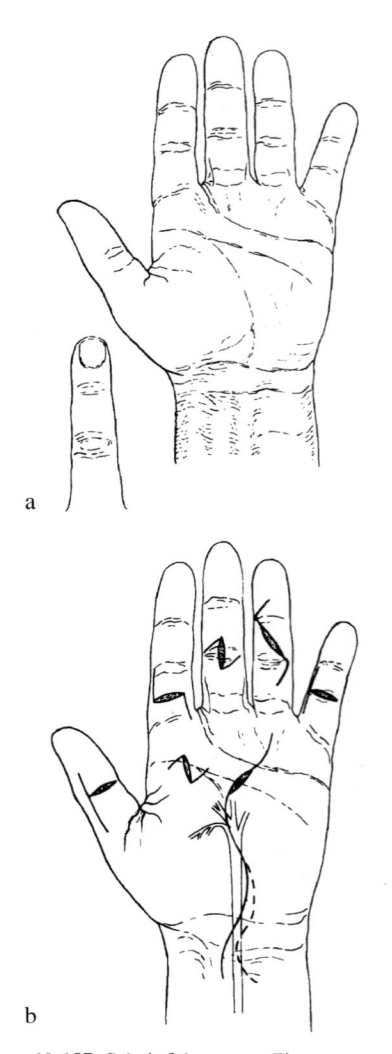

*Abbildung 10-157:* Schnittführung am Finger.

schlossen. Vor der Verpflanzung ist peinlichst darauf zu achten, daß kein Fett an dem Transplantat verbleibt.

Das freie Hauttransplantat wird mit Einzelknopfnähten befestigt, wobei einige Fäden lang gelassen werden. Mit diesen Fäden wird ein Überknüpfverband hergestellt. Für die Kompression eignen sich gut Fettgaze-Knäuel. Ist der Defekt groß, so empfiehlt es sich, die Spalthaut an einigen Stellen einzuritzen, damit ein Hämatom abfließen kann. Bei gutem Wundgrund und Infektfreiheit ist das Transplantat nach etwa fünf bis sieben Tagen eingewachsen. Der Überknüpfverband kann dann entfernt werden.

Wenn eine Deckung mit einem freien Hauttransplantat nicht möglich oder langfristig nicht ausreichend ist, wird entweder eine Nahlappenplastik (Verschiebelappen) oder eine Fernlappenplastik notwendig. In seltenen Fällen wird eine freie mikrovaskuläre Hautgewebsverpflanzung notwendig sein.

Kleinere Defekte an den Fingerkuppen lassen sich elegant mit der Y-V-Plastik von palmar her decken. Allerdings kann nur relativ wenig Gewebe mit dieser Methode verschoben werden. Das Umschneiden des «V» benötigt meist den gesamten Bereich des Endgliedes. Über die Beugefalten des DIP-Gelenkes sollte jedoch nicht inzidiert werden,

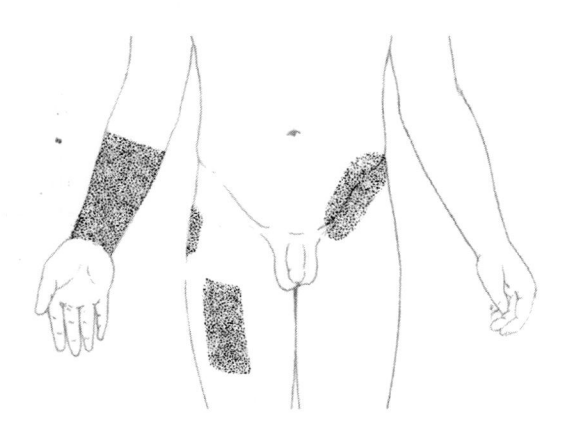

*Abbildung 10-158:* Entnahmestellen für freie Lappen.

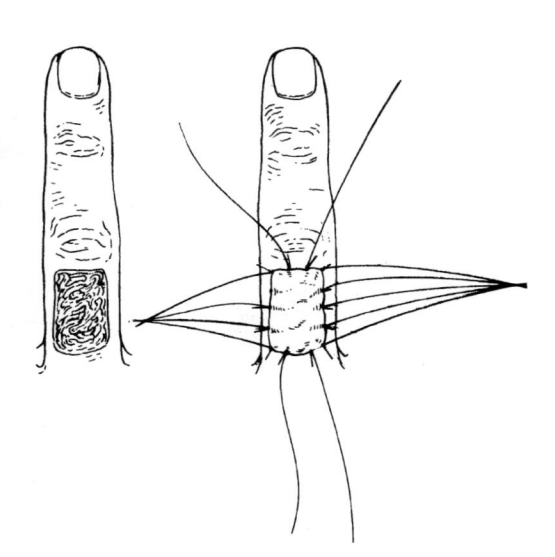

*Abbildung 10-159:* Applikation eines Spalthauttransplantates.

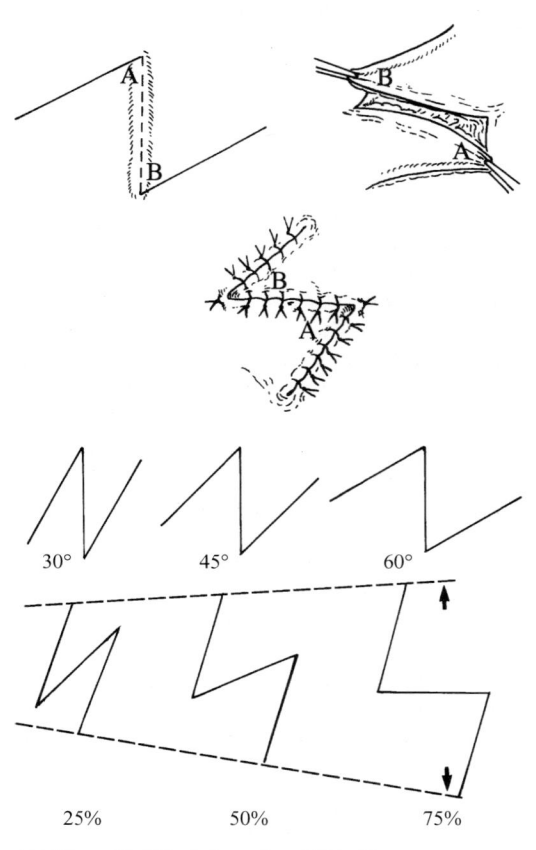

*Abbildung 10-160:* Anlage einer Z-Plastik.

da daraus eine längsverlaufende Narbe resultieren würde, die zu einer Narbenkontraktur führen könnte. Alternativ können auch radial- und ulnaseitig simultan je eine V-Y-Plastik nach Kutter durchgeführt werden. Bei der Präparation des V's ist darauf zu achten, daß zunächst nur die Haut inzidiert wird. Das Subkutangewebe hat vorsichtig präpariert zu werden, so daß zwar Bindegewebszüge seitlich durchtrennt werden, aber die für die Ernährung und Sensibilität wichtigen Gefäß-Nervenstrukturen nicht in Mitleidenschaft gezogen werden. Wird mehr Gewebe benötigt, so ist der Hebedefekt nicht mehr direkt zu verschließen. Er muß dann durch ein Spalthaut- oder Vollhauttransplantat gedeckt werden. Für derartige Deckungen stehen entweder der Visierlappen oder ein seitlich gestielter Fähnchenlappen zur Verfügung.

Bei den Visierlappen bleibt der Lappen beidseits gestielt und wird nach peripher, ähnlich wie ein Visier hochgeklappt. Der Hebedefekt wird dann mit einem Vollhauttransplantat versorgt. Dieser kommt bei diesem Lappen palmarseitig zu liegen.

Bei der Verwendung eines seitlich gestielten Fähnchenlappens, der palmarseitig eingeschwenkt wird, liegt der Hebedefekt und damit die sekundäre Deckung durch ein Vollhaut- oder Spalthauttransplantat dorsalseitig.

Größere, tiefreichende palmare Defekte, insbesondere am Daumen, lassen sich relativ leicht mit der gekreuzten Fingerlappenplastik (crossfinger flap) decken. Zunächst prüft man, ob der Daumen mit der Defektseite besser der Rückseite des 2. oder des 3. Fingers genähert werden kann. Nicht unterschätzen sollte man, daß ein Teil des Lappens für den noch bestehenden Abstand zwischen Daumen und Fingerrückseite benötigt wird. Die Lappenbreite sollte nicht zu schmal gewählt werden, da sonst das Verhältnis zwischen Lappenbreite und Lappenlänge mehr als 1–1,5 beträgt und damit die Durchblutung dieses «random pattern flaps» (ohne definiertes axial ernährendes Gefäß) kritisch werden kann. Hinsichtlich der Tiefenausdehnung der Lappenpräparation ist einerseits darauf zu achten, daß, insbesondere an der Lappenbasis, ausreichend Subkutangewebe für die Lappenversorgung vorhanden ist. Andererseits ist an der Heberegion genügend gut durchblutetes Gewebe, insbesondere das Sehnen-Hüllgewebe, zu belassen, damit nicht Bewegungseinschränkungen auftreten und die freien Hauttransplantate, die für die Deckung

des Hebedefektes notwendig sind, gut einheilen können.

Beim Heben des Lappens ist darauf zu achten, daß möglichst genau in der Schicht über dem Peritenonium der Streckseite präpariert wird, um einerseits genügend ernährende Gefäße im Lappen zu belassen, andererseits ausreichende Bedeckungen der Streckaponeurose zu erhalten, damit ein Spalthauttransplant auf dem Entnahmedefekt anwachsen kann. Die Lappenbasis wird für Daumendefekte besser ulnarseitig belassen. Zwar muß der Spenderfinger dadurch vermehrt gebeugt werden, die Lappenbasis gerät aber nicht zu sehr in

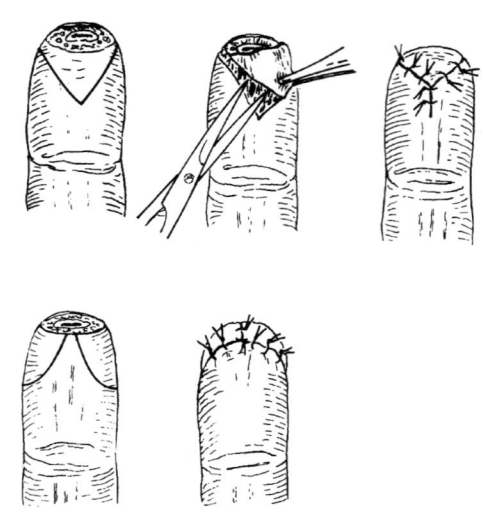

*Abbildung 10-161:* Ein- und beidseitige Y-V-Plastik zur Deckung einer Fingerkuppendefektverletzung.

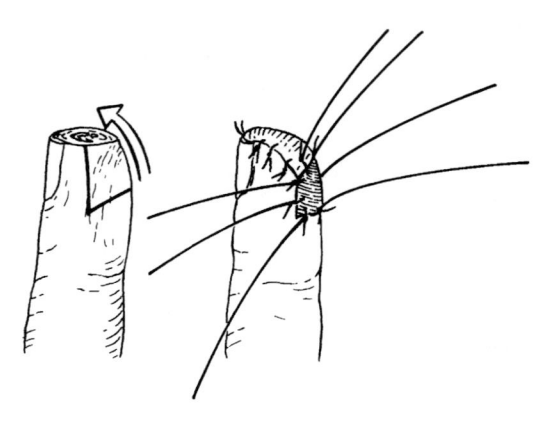

*Abbildung 10-162:* Der Visierlappen.

Gefahr abgeknickt zu werden, wie dies bei radialer Lappenhebung der Fall wäre. Wenn der Lappen gut auf den Defekt paßt, wird zuerst vom Unterarm Spalthaut entnommen und der Hebedefekt gedeckt, dann wird das freie Lappenende in den Defekt eingenäht. Möglichst viel der Zirkumferenz des Defektes, auf jeden Fall mehr als die Hälfte, muß durch Naht vereinigt werden, denn diese Zone dient der Ernährung des Lappens nach der späteren Lappenstieldurchtrennung. Zwischen Daumen und Spalthauttransplantat unterpolstert man dann mit Fettgaze, um einerseits einen Druck auf das Spalthauttransplantat zu erhalten, andererseits möglichst keine Verschiebungen und Verklebungen zuzulassen. Daumen und Spenderfinger werden durch Gips, eventuell durch zusätzliche elastische Binde in ihrer Stellung fixiert. Nach etwa drei Wochen ist bei guter Verbindung zwischen Lappenkante und Defektrand eine sichere Durchblutung über die hier eingesproßten Kapillaren erreicht, so daß dann der Lappenstiel durchtrennt werden kann und die entsprechend entstandenen Wundränder vernäht werden können.

Große Defekte der Langfingerspitzen können relativ einfach mit einem Lappen aus dem Thenar gedeckt werden. Bei dieser Lappenplastik ist zu beachten, daß der Lappen möglichst weitgehend in das neue Bett eingenäht werden soll, um eine ausreichende Ernährung über eine der großen Kapillaren zu gewährleisten. Nach etwa drei Wochen kann dann der Lappenstiel durchtrennt werden.

Sehr große Defekte lassen sich relativ rasch und unkompliziert mit einer Bauchhautlappenplastik decken. Dabei ist jedoch zu beachten, daß durch die dreiwöchige Ruhigstellung bei älteren Patienten (etwa ab 60 Jahren) arthrogene Bewegungseinschränkungen resultieren können; daher ist eine Bauchhautplastik ab diesem Alter kontraindiziert. Kommt eine solche Deckung, z. B. von Teilen des Handrückens, in Betracht, so empfiehlt es sich, bereits prophylaktisch den Unterbauch abzudecken, damit gegebenenfalls die Lappenplastik ohne große Neuabdeckungen erfolgen kann. Am Unterbauch wird eine geeignete Position für die Hand gewählt, um einerseits eine zwanglose Haltung zu ermöglichen, andererseits noch eine gewisse Beweglichkeit im Ellenbogen und Schultergelenk zu erreichen. Wenn man eine Breite-Längen-Relation von 1 bzw. 1,5 beachtet, läßt sich der Lappen in beliebiger Richtung anlegen, je nach den Erfordernissen des Defektes und der besten Plazierung der Hand. Da das Unterhautfettgewebe im Vergleich zur Hand dicker ist, wird nur ein Teil des Unterhautfettgewebes in den Lappen inkorporiert. Die Lappenbasis darf aber nicht zu sehr ausgedünnt werden, damit die Durchblutung gewährleistet bleibt. Der Hebedefekt läßt sich meist durch die gut verschiebliche Bauchhaut verschließen. Die Wundränder werden dann mit resorbierbaren Fäden an den tiefen Schichten der Bauchwand fixiert, so daß im wesentlichen nur der gehobene Lappen vorgelagert ist. Gelingt diese direkte Deckung nicht leicht, so muß der Hebedefekt mit einem Spalthauttransplantat gedeckt werden, das mit einem dünnen Überknüpfverband befestigt wird.

Eine Muffplastik mit Hebung eines an zwei Seiten gestielten Lappens, in den die gesamte Hand bzw. Teile davon hineinplaziert werden, kann bei kombinierten palmaren und dorsalen Defekten notwendig sein. Normalerweise kommt man aber besser ohne sie aus, da die gesunde Haut erheblich mazeriert wird, die Wunde meist stark sezerniert und dadurch die Wundheilung eher verzögert wird.

Freie mikrovaskuläre Lappen zur Defektdeckung sind an entsprechend ausgestattete Einrichtungen gebunden.

Für die Einheilung der Hauttransplantate ist es notwendig, eine feste Fixierung der Transplantate auf der Unterlage mit Hilfe eines Überknüpfverbandes für die Dauer von etwa sechs Tagen zu gewährleisten.

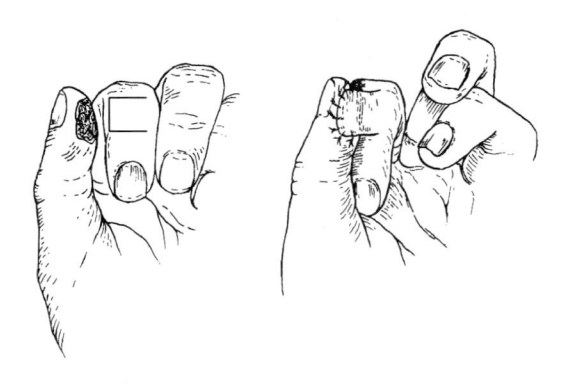

*Abbildung 10-163:* Der gekreuzte Fingerlappen.

## 6.1.4 Gefäß-Nervenverletzungen

Auch Verletzungen einzelner Fingerarterien und Fingernerven sollten nach Möglichkeit versorgt werden. Dies gilt besonders für Daumen und Zeigefinger. Bei vollständig erhaltener Durchblutung erhöht sich die Kältetoleranz, Sensibilitätsstörungen sind auch an weniger exponierten Fingern störend, zudem bleibt noch die Problematik eines Neuroms an den Nervenendigungen.

Für die Wiederherstellung sollten auf jeden Fall optische Vergrößerungen zur Verfügung stehen. Am besten wäre ein Operationsmikroskop, notfalls kann man sich auch mit einer höher vergrößernden Lupenbrille begnügen. Das Mikroinstrumentarium muß gehandhabt werden können.

Die Fingernerven können epineural genäht werden, da sie nur einen Faszikel enthalten. Als Nahtmaterial kommt resorbierbares Nahtmaterial der Stärke 9–0 und 10–0 zur Anwendung. Meist genügt es, eine Anastomosierung mit drei Einzelknopfnähten in jeweils 120° Abstand zu fertigen.

Im Bereich großer Nerven, wie auch der Stämme des N. medianus und des N. ulnaris, ist eine epineurale Naht nicht mehr ausreichend. Hier muß unter dem Operationsmikroskop nach den Prinzipien der Mikrochirurgie eine Separierung in Faszikel oder Faszikelgruppen erfolgen. Die Anastomosierung von zusammengehörigen Faszikelkomplexen ist durch eine perineurale Einzelknopfnaht mit resorbierbarem Nahtmaterial der Stärke

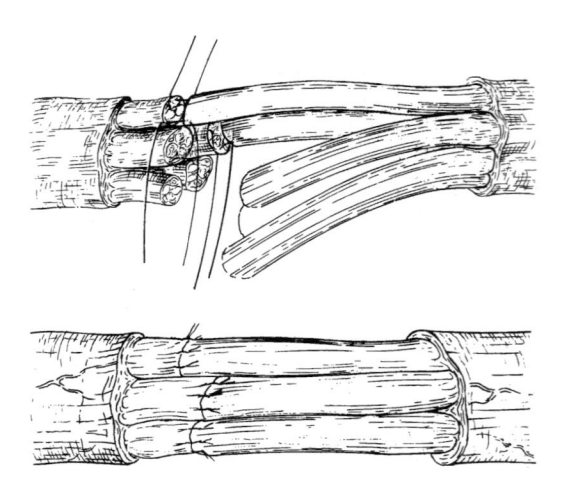

*Abbildung 10-164:* Die mikrochirurgische interfaszikuläre Nervennaht.

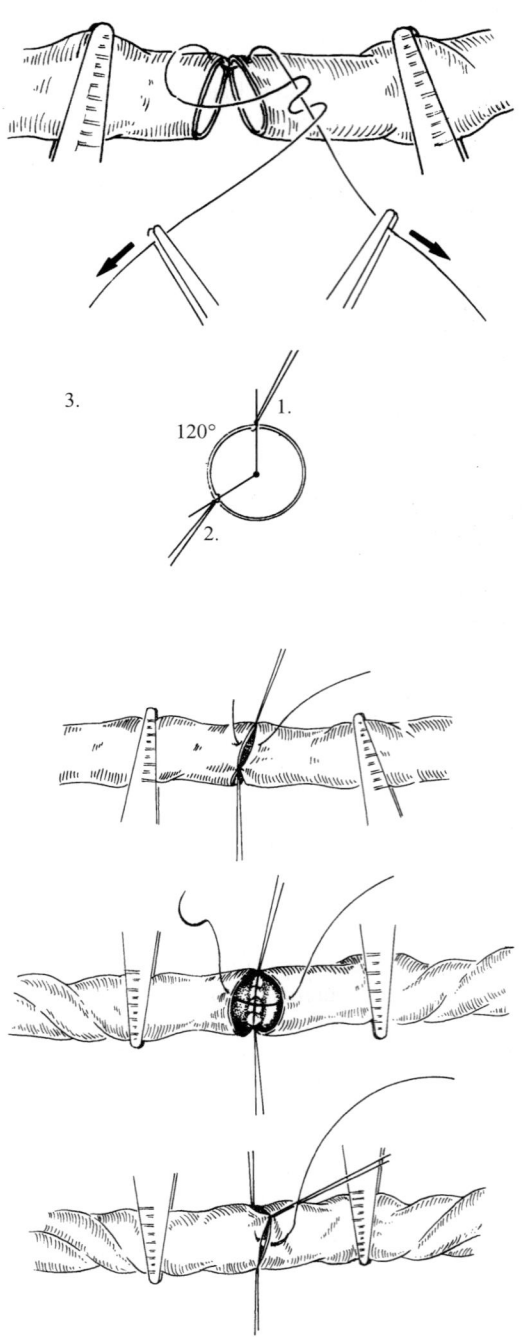

*Abbildung 10-165:* Die mikrochirurgische Gefäßanastomosierungstechnik nach Cobbett.

8–0 bis 10–0 anzustreben. Am N. medianus ist besonders auf den Verlauf des motorischen Thenarastes an der Radialseite zu achten. Am N. ulnaris ist auf den in der Loge de Guyon in die Tiefe abgehenden motorischen Ast zu achten.

Besteht die Möglichkeit einer adäquaten mikrochirurgischen Versorgung nicht, oder liegen komplexe Verletzungen vor, oder ist wegen eines Quetschtraumas das Ausmaß der nervalen Schädigung nicht sicher festzustellen, so wird die Wunde verschlossen und im ersteren Fall eine mikrochirurgische Versorgung innerhalb der nächsten Tage angestrebt. Liegen komplexe oder unübersichtliche Verhältnisse vor, so ist eine definitive Versorgung nach etwa drei Wochen anzustreben, da dann das Ausmaß der neuralen Schädigung besser zu beurteilen ist. Eine Versorgung erfolgt dann meist unter Verwendung von Nerventransplantaten.

Die Arterien werden mit nicht resorbierbarem Faden der Stärke 9–0 und 10–0 genäht. Überstehendes adventitielles Gewebe, wie auch traumatisierte Gefäßenden werden mit der Mikroschere abgetrennt. Mit einer Heparinlösung werden kleine Thromben ausgespült, ohne die Gefäßinnenwand zu berühren. Mikroapproximatoren können die Spannung neutralisieren. Relativ sicher ist die Anastomosierungstechnik nach Cobbett. Hierdurch werden zunächst zwei Eckfäden in einem Winkelabstand von 120° gestochen. Zwischen beiden wird eine Einzelknopfnaht in der Mitte plaziert. Nun wird das Gefäß um 180° gedreht. Die zunächst vereinigten Wandareale können nun von innen inspiziert werden. An einem in der Mitte zwischen den Eckfäden gestochenem Einzelfaden läßt sich nun die längere, ehemalige Rückwand zum Operateur ziehen. Damit ist ein Fassen des bereits genähten Wandanteils weitgehend vermieden. Zwischen dem mittleren Faden und den Eckfäden werden nun jeweils ein oder zwei weitere Einzelknopfnähte gestochen.

Nicht selten fehlt aber eine genügend lange Strecke, um das Gefäß gut drehen zu können. Dann muß in Einzelknopfnahttechnik ohne Umwendung des Gefäßes genäht werden. Begonnen wird am besten mit dem dem Operateur gegenüberliegenden Eckfaden. Danach erfolgt die Naht der Hinterwand. Nach Knüpfen des zweiten Eckfadens wird die Vorderwand genäht, wiederum auf der dem Operateur abgewandten Seite beginnend.

Die Durchgängigkeit und Freigabe des Blutstroms prüft man am besten mit zwei Mikropinzetten. Distal der Anastomose werden die beiden Pinzetten nebeneinander am Gefäß angesetzt. Die periphere Pinzette streift nun die Blutsäule nach peripher, während die zentrale Pinzette einen weiteren Blutzustrom blockiert. Ist zwischen den beiden geschlossenen Pinzetten ein blutleeres Gefäßsegment sichtbar, wird die proximale Pinzette geöffnet. Füllt sich nun das Gefäßsegment, so muß die Blut durch die offene Anastomose von zentral gekommen sein. Eine zufriedenstellend offene Anastomose führt zu einer augenblicklichen Prallfüllung des Segmentes.

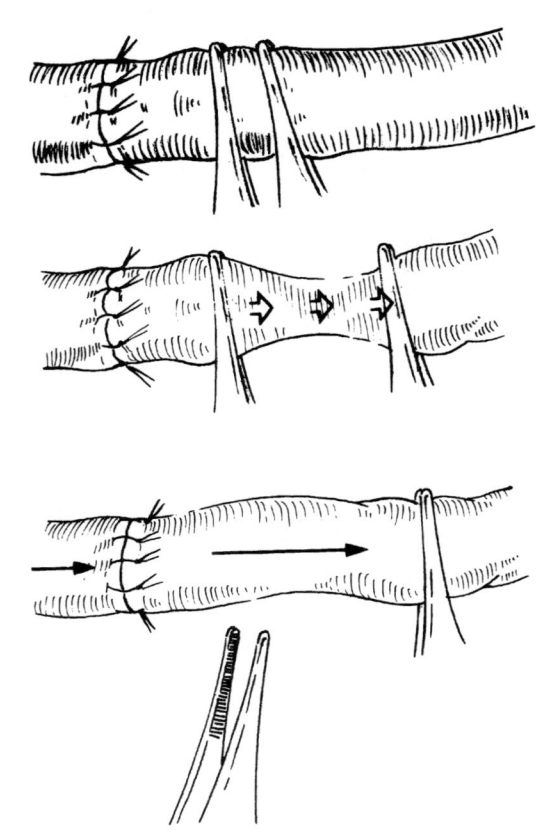

*Abbildung 10-166:* Durchgängigkeitsprüfung einer mikrochirurgischen arteriellen Anastomose.

### 6.1.5 Sehnenverletzungen

Vor einer Versorgung von Sehnenverletzungen sollte man stets die oben beschriebenen anatomischen Gegebenheiten, aber auch die Strukturen des bradytrophen Sehnengewebes vor Augen halten.

Die Versorgung, insbesondere im Gebiet des früheren sogenannten «Niemandslands» der Hand, das heute besser «Nicht-jedermanns-Land» heißt, sollte möglichst in die Hand eines handchirurgisch ausgebildeten Operateurs mit entsprechender Erfahrung gegeben werden. Er muß auch die Nachbehandlung überwachen. Einfache Naht der Haut, Schienenruhigstellung und die baldige, abgesprochene Transferierung des Patienten ist in diesem Falle die optimale Therapie.

Für die Naht der Beugesehnen stehen eine Reihe unterschiedlicher Nahtvorschläge zur Verfügung. Ihr gemeinsames Ziel ist, der Naht in der längsverlaufenden Struktur der Sehnen einen sicheren Halt zu geben, ohne ein zu großes Trauma zu verursachen. Wir verwenden die Bunnell-Naht und die Kirchmayr-Kessler-Naht mit zusätzlicher Feinadaption der Sehnenwunde.

Die Bunnell-Naht kann sowohl zur Vereinigung zweier Sehnenstümpfe als auch für die Fixation einer Sehne an einen Knochen Anwendung finden (Refixation von distalen Abtrennungen oder Ausrissen der langen Beugesehne). Für die Naht ist es notwendig, das proximale und distale Ende der Sehne in ausreichender Länge darzustellen. Durch eine entsprechende Beugung benachbarter und eventuell auch entfernterer Gelenke kann das Erscheinen der Sehnenenden in der Wunde erleichtert werden. So ist es durch eine maximale Beugung des Handgelenks und der Fingergelenke manchmal möglich, das proximale Teil der durchtrennten Beugesehne in der Wunde sichtbar zu machen. Eine Fixation durch eine quergeführte, feine Kanüle stabilisiert dann diesen Zustand. Eine der beiden geraden Nadeln wird, nachdem die Schlinge des Ausziehdrahtes in den Hauptfaden eingefädelt wurde, in einem Abstand von mindestens 1 cm quer durch die Sehne geführt. Der Assistent faßt nun diese Nadel ebenfalls mit einem Nadelhalter. Operateur und Assistent führen nun abwechselnd von beiden Seiten die Nadel schräg durch die Sehne, in Richtung auf die Schnittverletzung ansteigend. Die Nadel wechselt jeweils vom Operateur

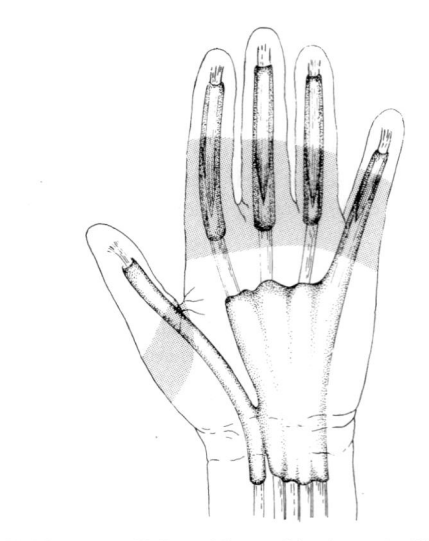

*Abbildung 10-167:* Das «Niemandsland» an der Hand.

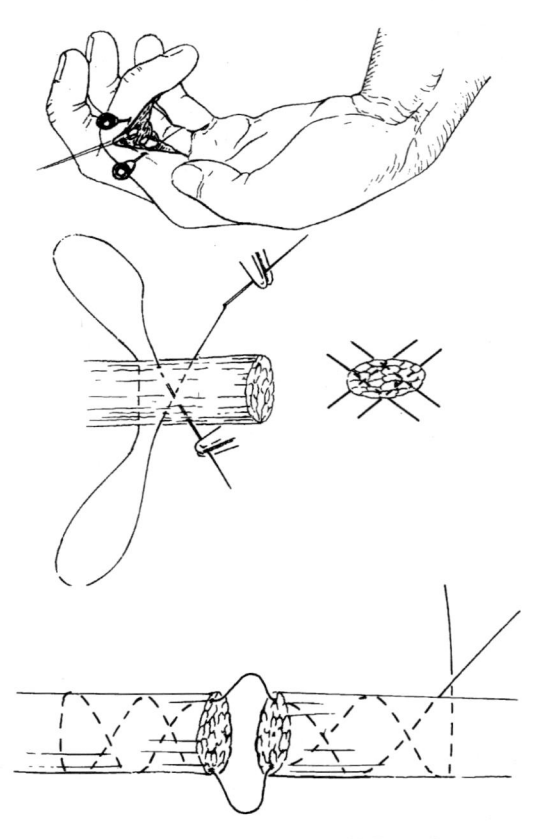

*Abbildung 10-168:* Die Sehnennaht nach Bunnell.

zum Assistenten und wieder zurück. Man achte dabei darauf, daß die Naht nicht immer in einer Ebene plaziert wird. Auf diese Weise werden mehr Fasern gefaßt.

Für die Refixation wird ein Bohrloch durch den Knochen angelegt. Durch dieses wird der Faden durchgezogen und über einen Knopf mit Unterlagscheibe fixiert.

Handelt es sich um eine Durchtrennung mit zwei freien Enden, so wird bei Erreichen der Durchtrennungsstelle an der Schnittfläche des einen Sehnenendes ausgestochen und in dem gegenüberliegenden Sehnenende eingestochen. Die Schnürsenkelnaht wird dann noch etwa 1 cm weiter geführt und dann die Fäden verknotet. In diesem Fall, wenn der Faden nicht an einer zweiten Stelle ausgeleitet wird, ist ein Ausziehdraht nicht erforderlich.

Für die Vereinigung einer Beugesehne hat sich die Kirchmayr-Kessler-Naht bewährt. Je nach der Dicke der Sehne und der zu erwartenden Zugbelastung wird ein monophiler Faden der Stärke 3-0 oder 4-0 verwendet. Durch vier Schlaufen werden jeweils ungefähr ein Viertel der längs verlaufenden Sehnenanteile erfaßt und die Naht auf diese Weise in der Sehne fixiert. Eine feine überwendliche Nahtreihe, z.B. mit resorbierbarem Nahtmaterial der Stärke 6-0, ermöglicht eine Feinadaptation.

Das Vorgehen im einzelnen: Es empfiehlt sich, zunächst eine Schlaufe am proximalen Sehnenende, etwa 1 bis 2 cm von der Durchtrennungsstelle entfernt, anzulegen. Falls an der Sehne kräftig gezogen werden soll, kann die Schlaufe auch doppelt gelegt werden. Allerdings vermindert dies die spätere Beweglichkeit des Fadens für die genaue Adaptierung der Sehnenenden. Dann wird der Faden innerhalb der Sehne nach peripher geführt, an der Schnittfläche aus- und an der gegenüberliegenden Schnittfläche wieder eingeführt. Im peripheren Sehnenteils wird der Faden ebenfalls innerhalb der Sehne weitergeführt und in etwa 1 cm Abstand eine zweite Schlaufe gelegt. Zur Erleichterung der Feinadaptation kann jetzt bereits die Rückseite der Schnittflächen mit einer fortlaufend überwendlichen Nahtreihe zusammengefügt werden. Nachdem auch die zweite periphere Schlaufe gelegt, der Faden nach proximal innerhalb der Sehne zurückgeführt und die letzte Schlaufe gelegt wurde, werden die Fadenenden verknüpft. Es ist dabei darauf

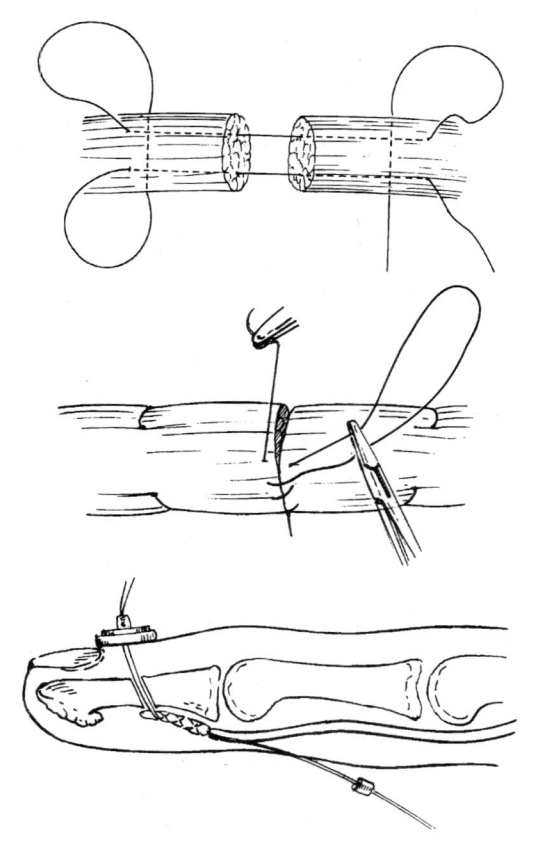

*Abbildung 10-169:* Die Sehnennaht nach Kirchmayr-Kessler.

zu achten, daß die Sehne nicht gestaucht, sondern exakt adaptiert wird. Schließlich werden auch die vorderen Ränder der Schnittflächen durch die Feinadaptation vereinigt.

Das Risiko und das Ausmaß der postoperativen Verklebungen kann vermindert werden, wenn Bewegungen der Sehnen ohne Traktionen möglich werden.

Nach dem Kleinertschen Prinzip werden die Beugesehnen durch eine exakte Fixierung, z.B. mit einer Gipsschiene, in einer Beugestellung im Handgelenk von maximal -30° sowie von 60° in den MP-Gelenken entlastet.

Ein Faden mit Polsterung kann durch den Nagel hindurchgeführt und mit einem Gummizügel verknüpft werden. Dieser fixiert die entsprechenden Finger in Beugestellung. Erlaubt ist lediglich eine aktive Extension, gebeugt werden darf nur durch passiven Zug des Gummizügels. Nach zwei bis drei Wochen wird die Beugestellung im Handgelenk in eine 0°-Stellung verwandelt. Nach fünf Wochen ist dann eine freie Beweglichkeit der Finger erlaubt. Dieses Verfahren ist allerdings nur mit einem kooperativen Patienten möglich.

Im Bereich der Strecksehnen ist eine Verankerung des Fadenmaterials zum einen wegen der Längsstruktur der Fasern, zum andern wegen der geringen Dicke problematisch. Die Nahtstelle kann hier durch eine Lengemann-Naht vom Zug der Extensoren nach proximal entlastet werden. Der zentrale Haken des Fadens verankert sich dabei proximal der Nahtstelle in der Sehne. Durch eine Naht, die das periphere Ende des Widerhakens fixiert, kann diese Verankerung noch zusätzlich gesichert werden. Das periphere Ende des Fadens wird über die Nahtstelle hinaus innerhalb der Sehne nach peripher und dort entweder durch einen zusätzlichen Knochenkanal oder allein durch die Haut nach außen geführt; hier wird es mit einer Gummischeibe, einem Knopf sowie einer komprimierbaren Bleikugel als Widerlager befestigt. Zentral wird der für das spätere Herausziehen der Naht benötigte Fadenanteil ebenfalls aus der Haut herausgeführt und tunlichst nur mit einer Plombe befestigt, so daß Verwechslungen zwischen dem peripheren Fixationsteil und dem zentralen Ausziehteil des Fadens kaum möglich sind.

Die Vereinigung der Durchtrittsstelle selbst wird mit einem spät resorbierenden Nahtmaterial durchgeführt. Dabei haben sich Achtertour-Nähte, die eine exakte Adaptierung der Sehnenenden und zusätzlich noch eine gewisse Verankerung innerhalb der Sehnenstruktur ermöglichen, bewährt. Die Ruhigstellung kann hier entweder allein durch eine palmare Schiene, die die Sehne in Extensionsstellung entlastet, durchgeführt werden, oder aber auch analog der funktionellen Behandlung der Beugesehnennähte durch eine passive Zügelung mittels Gummizügel oder Feder bewerkstelligt werden. Die Entlastungszeit beträgt etwa vier Wochen.

Eine relativ häufige Sehnenverletzung stellt die subkutane Strecksehnenruptur im Endgelenksbereich dar. Klinisch imponiert diese Verletzung durch ein mehr oder minder starkes Streckdefizit im Endgelenk. Durch eine Röntgenaufnahme hat man sich zunächst darüber Gewißheit zu verschaffen, ob es sich um eine reine Strecksehnenruptur oder um einen knöchernen Strecksehnenausriß handelt. Im letzteren Fall sollte bei einer Dislokation eine primäre Reposition und transartikuläre Kirschner-Drahtfixation sowie eine Lengemann-Ausziehdrahtfixation des Fragments in offener Weise erfolgen. Bei einer Sehnenruptur empfiehlt es sich, falls das Endgelenk nicht zu mehr als etwa 45 bis 50° hängt, einen konservativen Therapieversuch mit einer Stack'schen Schiene durchzuführen. Es ist dabei darauf zu achten, daß für sechs Wochen keine – auch nur passageren – Bewegungen im DIP-Gelenk erfolgen. Nach der Fixation

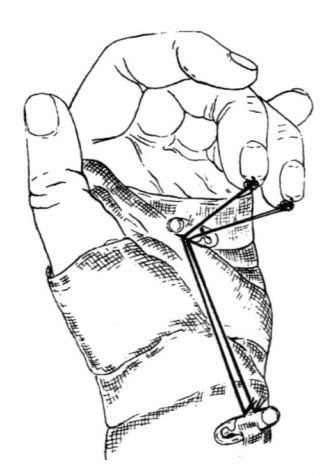

*Abbildung 10-170:* Funktionelle Nachbehandlung einer Beugesehnennaht nach Kleinert.

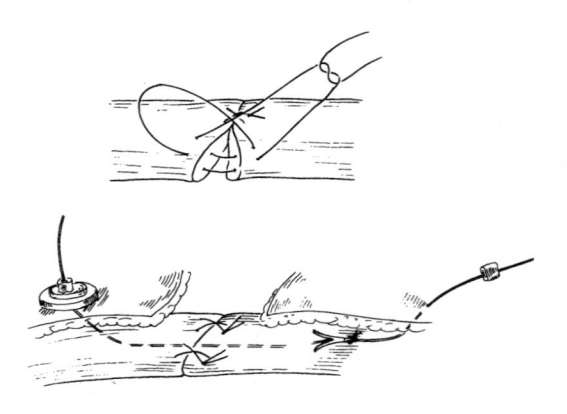

*Abbildung 10-171:* Die Sehnennaht nach Lengemann.

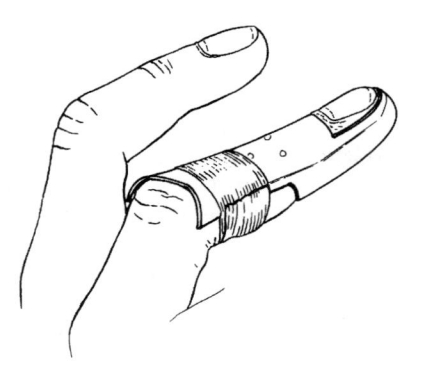

*Abbildung 10-172:* Therapie einer subkutanen Strecksehnenruptur mit einer Stackschen Schiene.

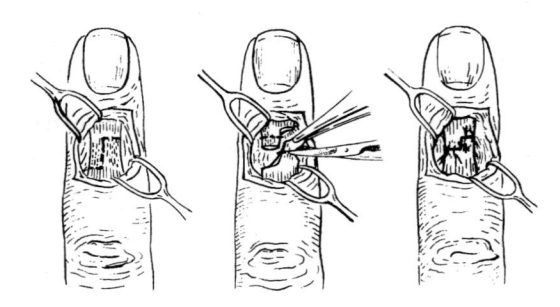

*Abbildung 10-173:* Stufenplastik.

verzichtet man besser auf eine krankengymnastische Übungstherapie, da die Gefahr eines Aufübens des zarten Strecksehnenregenerats besteht.

Resultiert nach einer konservativen Therapie ein Streckdefizit von mehr als etwa 20 bis 25°, so sollte eine Verkürzung der Strecksehne bzw. eine Verkürzung des interponierten Strecksehnenregenerats erwogen werden. Uns hat sich eine Verkürzung mit einer stufenförmigen Inzision, der sogenannten «Stufenplastik», bewährt. Hierbei wird nach winkelförmiger Öffnung der Haut das Regenerat und das angrenzende Sehnengewebe stufenförmig inzidiert. Die resultierenden Sehnenenden werden so weit gegeneinander verschoben, bis eine vollständige Streckung des Gelenks erreicht ist. Nun werden die überschüssigen hälftigen Sehnenenden gekürzt. Die erste Naht erfolgt quer im Bereich der Längsinzision. Auf diese Weise läßt sich eine gute Verankerung des Nahtmaterials erreichen. Schließlich werden auch noch die quer verlaufenden Sehnenanteile vereinigt. Eine transartikuläre Kirschner-Fixation in Streckstellung des DIP-Gelenks sichert die Naht für sechs Wochen. Zunächst wird zusätzlich noch eine palmare Schiene in Streckstellung des Fingers appliziert.

### 6.1.6 Amputationsverletzungen

Amputationsverletzungen müssen immer auf eine mögliche Replantation hin überprüft werden. Kommt eine Replantation in Betracht, ist eine Fahndung nach zunächst nicht vorhandenen Amputaten zu veranlassen. Auf die Angaben des Patienten kann man sich dabei nicht verlassen, wie aus einem rechtskräftigen Oberlandesgerichtsurteil hervorgeht. Es muß also entweder eine Begleitperson befragt oder z. B. die Polizei mit der Sichtung des Unfallortes beauftragt werden.

Da replantierte Gliedmaßenanteile in der Regel nicht die volle ursprüngliche Funktion erreichen, können sie bei einzelnen Langfingerreplantationen auch mehr hinderlich als nützlich sein. Allerdings lehrt die Erfahrung, daß replantierte Gliedmaßenanteile von den Patienten um fast jeden Preis erhalten werden wollen. Abgesehen von speziellen beruflichen und privaten Erfordernissen wie auch bei Kindern, bei denen möglichst immer replantiert werden soll, ist die Replantation auf den möglichen Funktionsgewinn bzw. auf eine mögliche Funktionsgefährdung zu überprüfen. Daher gelten als harte Replantationsindikationen die Abtrennung des Daumens zentral des IP-Gelenkes, die Abtrennung mehrerer Finger sowie die Abtrennung des 2. oder 3. Fingers bei Verlust des jeweils benachbarten Fingers. Einzelfingerabtrennungen, insbesondere bei verletztem MP-Gelenk, sollten nicht durch Replantation versorgt werden, da sie die Gesamtfunktion der Hand eher behindern.

Eine relativ günstige Ausgangslage für Replantation stellen Abtrennungen im Handgelenksbereich sowie am distalen Unterarm dar. Hier sind die Motoren der Flexoren und Extensoren am proximalen Unterarm unverletzt, die Funktionswiederkehr nach den Sehnennähten relativ günstig sowie die Gefäßkaliber relativ groß.

Die Amputate sollten bei 4° Celsius trocken aufbewahrt werden. Bei Fingeramputationen werden die Amputate mit sterilen Kompressen umwickelt in eine Plastiktüte gegeben. Diese wird über dem Inhalt mehrfach in gleicher Richtung gedreht und danach umgestülpt. In den Hohlraum mit dem

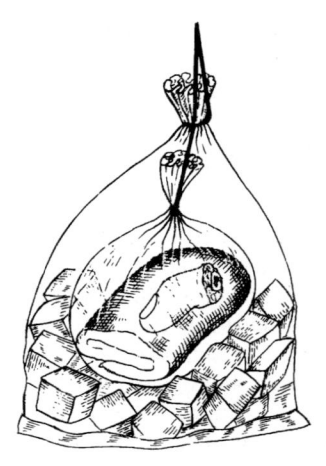

*Abbildung 10-174:* Sachgerechte Aufbewahrung eines Amputates zur Replantation.

knospenartig zentralen Anteil des plastikgeschützten Amputates kann dann Wasser und Eis gegeben werden. Kleinere Amputate werden häufig auch in einem sterilen Handschuh aufbewahrt. Schließlich wird auch in vielen Rettungswagen ein Replantatbeutel mitgeführt. Dieser besteht aus zwei am Boden miteinander verschweißten Plastiktüten, die mit einer Fadenschlinge zu schließen sind. Zwischen drei Größen kann ausgewählt werden. Das Amputat wird im inneren Beutel versenkt. In den äußeren Beutel kommt entweder ein Eis-Wasser-Gemisch oder eine mitgeführte künstliche Kühlmischung. Auf jeden Fall soll man sich vor der Verwendung von Tiefkühlelementen hüten, da diese zu Erfrierungen und Kälteschäden an den Amputaten führen können.

Die Amputationsstellen selbst werden vor einer geplanten Replantation möglichst nicht aktiv angegangen, um nicht wertvolle Strukturen zu beschädigen. Zur ausreichenden Blutstillung genügt meist ein kräftiger Druckverband in Kombination mit der Hochlagerung der Extremität.

Liegen nach einem Amputationstrauma Verhältnisse vor, die keine Replantation erfordern oder gestatten, oder liegt auch ein spezieller Amputationsgrund, z. B. bei Tumoren, vor, so sollte das verbleibende Glied möglichst funktions- und belastungsstabil gestaltet werden. Dazu ist ein sensibler, mit ausreichend Weichgewebe ausgestatteter und damit belastungsstabiler Stumpf notwendig. Die Greiffläche sollte möglichst frei von Narben sein. Dabei bietet sich die Bildung eines palmar gestielten Lappens an. Im Gelenksbereich sollte dabei der Knochen unterhalb der Gelenkkondylen angeschrägt werden, um ein schlankes Fingerende zu erhalten. Die Digitalnerven sollten aufgesucht, etwas vorgezogen und dann gekürzt werden, um lästige Neurome in der Greifzone zu vermeiden.

Randständige Amputationen werden elektiv oft ästhetisch besser im Sinne einer Handverschmälerungen am 5. Strahl ausgeführt. Dabei ist das Os metacarpale V an der Basis schräg abgesetzt. Bei Handarbeitern ist hier aber Zurückhaltung geboten, da oft die gesamte Handbreite für die Führung schwerer Werkzeuge benötigt wird. Eine Griffverbesserung ist bei ungenügendem Gegengriff durch eine Resektion des Os metacarpale II möglich. Die resultierende Vertiefung des Spaltes zwischen D I und D III ermöglicht oft ein deutlich besseres Greifen.

Zur plastischen Deckung von Hautdefekten nach Amputationen siehe Kapitel 6.1.3.

## 6.2 Häufig vorkommende Krankheitsbilder an der Hand

### 6.2.1 Karpaltunnelsyndrom

Es stellt das häufigste Nervenengpaßsyndrom der Extremitäten dar. Typisch sind Parästhesien und Dysästhesien der radialen Finger (D I bis Mitte D III), wobei unterschiedliche Finger dominieren können. Ziehende Schmerzen können auch in den Unterarm bis hin zum Oberarm lokalisiert werden. Erst in fortgeschrittenen Stadien kommt eine sichtbare Thenaratrophie hinzu.

Bei der klinischen Untersuchung kann der Karpalkanal klopfdolent sein. Ebenso kann forciertes Beugen und Strecken im Handgelenk – unter Umständen über einige Minuten auszuführen – schmerzhaft werden oder Parästhesien auslösen. Wenn zwischen Daumen und Mittelfinger ein Ring gebildet werden soll, fällt bei Ausfall des M. opponens und abductor pollicis die fehlende Rundung auf (Flaschenzeichen). Die Fingerspitzen einzelner oder aller Finger zwischen D I und der radialen Hälfte von D IV können hypästhetisch oder dysästhetisch sein.

Wesentlich für die Objektivierung ist die neurologische Untersuchung mit der Feststellung einer verzögerten Leitungsgeschwindigkeit des N. medianus im Bereich des Karpaltunnels als Zeichen für eine Schädigung des Nervenhüllgewebes. Sind später auch die Axone betroffen, so stellen sich zusätzlich Veränderungen im EMG bei Ableitung aus der Thenarmuskulatur im Bereich des M. abductor pollicis und opponens pollicis dar. Bei Fehlen eines neurographisch objektivierten pathologischen Befundes sollte eine OP-Indikation nur in extremen Ausnahmefällen gestellt werden, da dann in der Regel andere Ursachen für die beklagten Beschwerden vorhanden sind, und die OP-Resultate entsprechend enttäuschend sind.

Differentialdiagnostisch sind bei den Beschwerden Halswirbelsäulenveränderungen, das M.-pronator-Syndrom, eine Polyneuropathie sowie lokale Veränderungen wie Arthrosen, Arthritiden und Tendovaginitiden sowie posttraumatische Zustände abzugrenzen.

Der Eingriff sollte – wie bei handchirurgischen Eingriffen üblich – in Blutleere und zumeist unter Plexusanästhesie durchgeführt werden. Die Schnittführung kann so erfolgen, daß die Inzisionen zunächst bogenförmig am ulnaren Thenarrand begonnen und leicht ulnawärts gezogen wird. Im Bereich der Rascetta ändert sich die Richtung, es wird eine bogenförmige Inzision durchgeführt, so daß ein ulnarseitig gestielter Lappen gebildet wird. Die Richtungsänderung ist notwendig, um eine Kreuzung der Beugefalten und damit eine mögliche verstärkte Narbenkontraktur zu vermeiden. Die Beendigung des Schnittes in Höhe der Rascetta zieht die Gefahr nach sich, die Neurolyse nicht genügend weit proximal durchzuführen.

Durch die Bildung des Lappens und eine schichtweise versetzte Präparation kann der N. medianus an dieser kritischen Stelle für die spätere Belastung geschützt werden.

Der ulnarseitig gestielte Lappen wird zusammen mit dem subkutanen Fett nach ulnar geschlagen. Die Durchtrennung der distalen Unterarmfaszie und des Lig. carpi transversum geschieht dann ulnarseitig, so daß bereits auf diese Weise eine versetzte Inzisionslinie resultiert. Die Bandstrukturen werden mit einem Klemmchen unterfahren und zwischen den geöffneten Branchen mit dem Skalpell durchtrennt. Der N. medianus ist dabei radialseitig von der Inzisionslinie zu finden. Gerät man zu weit nach ulnaseits, kann das ulnare Gefäß-Nervenbündel verletzt werden. Es ist weiterhin darauf zu achten, daß das Lig. carpi transversum bis in die Hohlhand hinein vollständig gespalten wird, um nicht ein Rezidiv durch einengende, verbliebene Querstränge zu provozieren.

Zur Präparation gehört auch eine Darstellung bzw. Neurolyse des Thenarastes. Diese Präparation muß sehr vorsichtig durchgeführt werden. Der Assistent zieht das distale radiale Ende des Lig. carpi transversum nach oben. Stumpf wird hier der N. medianus von der radialen Seite des Karpalkanals abpräpariert. Innerhalb des Fettgewebes spannt sich dann der feine, bogenförmige Muskelast, der in den Thenar hineinzieht. Er geht meist von der radialen Seite des N. medianus aus, kann aber auch von der palmaren oder ulnaren Fläche des Nerven aus abgehen. Er ist dann hier besonders leicht zu durchtrennen. Größte Vorsicht ist geboten, wenn bei der Durchtrennung des Lig. carpi transversum Muskelfasern des Thenars erscheinen, da genau an dieser muskulären Kante der Thenarast in die Muskulatur eindringt. Mit einem

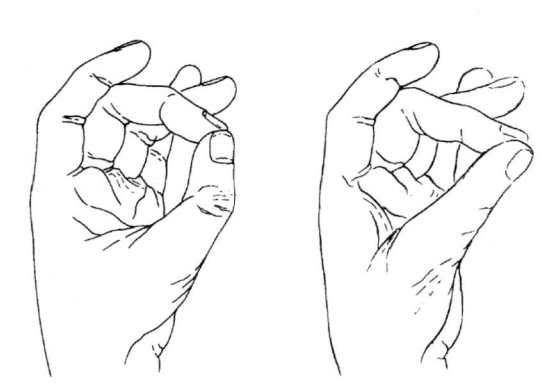

*Abbildung 10-175:* Das Flaschenzeichen.

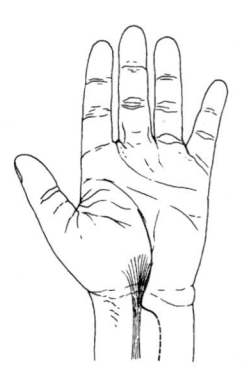

*Abbildung 10-176:* Schnittführung beim Karpaltunnelsyndrom.

Klemmchen lädt man sich nun die radialen Teile des verbliebenen Lig. carpi transversum palmar des Thenarastes auf und durchtrennt diese Strukturen mit vorsichtigem Druck durch das Skalpell. Der Thenarast zieht danach frei zwischen dem N. medianus und der Thenarmuskulatur.

Häufig umgibt den N. medianus ein derbes Bindegewebe. Dieses kann unter Lupenvergrößerung längs gespalten werden, so daß eine zirkuläre Einscheidung des Nerven verhindert wird. Es empfiehlt sich dabei, das Epineurium mit feinsten Pinzetten zu ergreifen und mit der Rückseite des Skalpells zum Nerven zu präparieren, damit eine akzidentelle Verletzung des Nerven möglichst vermieden wird. Eine tiefere Präparation ist in aller Regel nicht notwendig und müßte einer mikrochirurgischen Präparation unter dem Operationsmikroskop vorbehalten bleiben. Bei der Präparation am Nerven sollte dieser tunlichst nicht aus seinen radialen Verwachsungen herausgelöst werden, um auch dadurch eine mögliche Luxation des Nerven in die Narbe zu verhindern.

Ist deutlich vermehrtes tenosynoviales Gewebe vorhanden, wird dieses zusätzlich im Sinne einer Tenosynovektomie exstirpiert, damit der Nerv nicht aus seinem ursprünglichen Bett luxiert wird.

Dazu dient auch die bereits oben erwähnte belassene Verankerung an der radialen Seite des Nerven. Durch die ulnaseitig versetzte Inzision im Bereich des Lig. carpi transversum ist es möglich, den dadurch entstandenen, lappenartigen Ligamententeil, der radialseitig gestielt ist, in die ulnare Hautfettgewebspartie der Durchtrennungsstelle einzunähen. Auf diese Weise wird eine versehentlich direkte Wiedervereinigung der beiden durchtrennten Teile des Lig. carpi transversum verhindert, andererseits ein lockeres Dach für den N. medianus gebildet. Zusätzlich kann noch eine vorhandene Palmaris-longus-Sehne an der Handwurzel nach ulnarseits verschoben werden. Dadurch wird noch zusätzlich eine Deckung im Bereich der Rascetta erreicht.

Eine Redon-Drainage kann eingelegt werden. Eine dorsale Gipslongette schützt die Wunde im Handgelenksbereich. Als kurze, das Handgelenk übergreifende Schiene kann sie insbesondere bei Patienten, die zu einer frühen Belastung des Handgelenks neigen, wie z. B. Hausfrauen, bis zu drei Wochen belassen werden.

In der Regel sind die nächtlichen Schmerzanfäl-

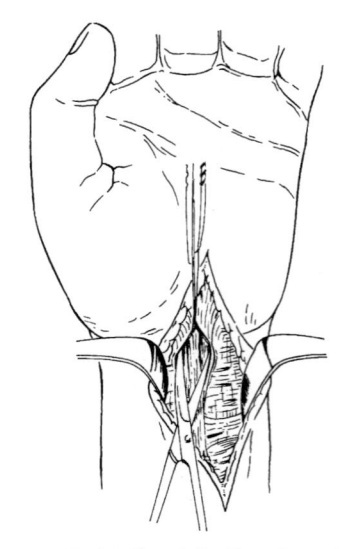

*Abbildung 10-177:* OP-Situs beim Karpaltunnelsyndrom.

le ab dem Operationszeitpunkt verschwunden. Parästhesien benötigen bis zu ihrem Verschwinden unter Umständen einige Wochen bis Monate. Die muskuläre Erholung kann erheblich länger dauern.

Die erste neurographische Kontrolle sollte nach etwa drei Monaten erfolgen.

### 6.2.2 Digitus saltans (schnellender Finger)

Von chirurgischem Interesse sind insbesondere solche Reizerscheinungen des Sehnenhöhlengewebes, die sich an Engstellen des Sehnenverlaufs abspielen und hier zu passageren oder dauernden Blockierungen führen können (Tendovaginitis stenosans).

Meist im Bereich des Anfangsteils des Sehnenscheidengewebes im Bereich des A1-Ringbandes befindet sich beim «schnellenden Finger» eine Verdickung, die in der Regel vergesellschaftet ist mit einer Veränderung der Sehne im Sinne einer lokalen Verdickung und/oder einer Vermehrung des tenosynovialen Gewebes.

Es kann ein klassisches, schnappendes Phänomen bei Streckung und Beugung der Finger ausgelöst werden, wobei meist ein vermehrter Kraftaufwand zur Überwindung des Hindernisses nötig ist. In späteren Stadien kann auch eine Bewegungsbehinderung resultieren, wobei die Sehne das Hindernis nicht mehr überwinden kann.

In Blutleere bzw. Blutsperre wird von einer kleinen queren bis schrägen Inzision über dem MP-Gelenk eingegangen. Zu beachten ist dabei, daß das Gelenk sich nicht unter der Grundglied-Beugefalte sondern im Bereich der Linea mensalis, der distal querverlaufenden Handlinie befindet. Nach stumpfer Präparation wird das seitliche Gewebe mit dem unmittelbar benachbarten Gefäß-Nervenbündel, das hier gefährdet sein kann, durch zwei kleine Langenbeck-Haken beiseite gehalten. Der Anfangsteil der Sehnenscheide muß sicher identifiziert werden. Eine Längsinzision mit einer feinen Schere spaltet zunächst die Sehnenscheide in Längsrichtung nach distal. Die beiden seitlichen Lefzen werden dann durch jeweils eine schräge Schnittführung exzidiert, so daß letztendlich eine türflügelartige Erweiterung des Ringbandes resultiert.

In proximaler Richtung hat man sich zu vergewissern, daß der Anfangsteil des A1-Ringbandes sicher miterfaßt wurde. Zugleich sollte vermehrtes tenosynoviales Gewebe entfernt werden.

Nach distal zu hat man sich zu vergewissern, daß keine Stenosierung mehr vorliegt. Dies kann durch Beugen und Strecken des Fingers mit gleichzeitiger Inspektion bzw. Palpation des fraglichen Areals geschehen. Allerdings muß die Eröffnung des Sehnenscheidenkanals auf das A1-Ringband beschränkt bleiben, um nicht durch eine zu weit nach distal reichende Durchtrennung des Sehnenhalteapparates die Führung der Beugesehne und damit die Beweglichkeit des Fingers zu gefährden.

Eine Gefährdung der seitlich in unmittelbarer Nähe verlaufenden Gefäß-Nervenbündel kann man vermeiden, indem man stumpf auf die Mitte der Beugesehne zupräpariert, sie sicher identifiziert und ausgehend von diesem Punkt das seitliche Gewebe mit zwei kleinen Langenbeck-Haken abdrängt. Bei der Resektion der Seitenteile des Ringbandes ist darauf zu achten, daß Branchen der kleinen Schere nur wenig und kontrolliert geöffnet werden und das gefaßte Gewebe optisch kontrolliert wird.

Nach Öffnen der Blutleere sistieren die meist nur kleinen Blutungen spontan auf Druck.

### 6.2.3 Ganglien

Die Ganglien stellen «tumor-like-lesions» dar. Sie haben meist eine Verbindung mit einer Gelenkskapsel oder einer Sehnenscheide. Am häufigsten finden sich Ganglien dorso-radial oder radio-palmar am Handgelenk sowie im Bereich der Sehnenscheiden bzw. Angularsegmente im Beugebereich der MP-Gelenke.

Da spontane Regressionen bekannt sind, wird man bei beschwerdefreiem Verlauf etwa ein halbes Jahr bis zur operativen Revision zuwarten können. Eventuell kann probatorisch eine Punktion durchgeführt werden, wobei der Patient darauf aufmerksam zu machen ist, daß es leicht zu einem Rezidiv kommt.

Der Eingriff sollte in Blutleere und Plexusanästhesie erfolgen, um eine sichere Exstirpation in toto zu erzielen und keine unbeteiligten benachbarten Strukturen zu gefährden.

Die jeweilige Region der Gelenkskapsel bzw. Sehnenscheide, die mit der Basis des Ganglions in Kontakt ist, wird reseziert. Persönlich bevorzugen wir im Bereich der Gelenkskapsel einen Verschluß der Kapsel bzw. verstärken diese möglichst. Allerdings wird in der Literatur auch das Offenhalten der Gelenkskapsel empfohlen.

Im Bereich der Gelenke empfiehlt es sich vorher abzuklären, ob nicht erkennbare Veränderungen vorliegen, die die Ursache für die Ganglienbildung sein können. Lokal wird man bei einer tieferen Revision nicht selten eine Synoviareizung des Gelenkes in diesem Bereich beobachten können. Im Bereich der Sehnenscheidenganglien genügt es, die Basis des Sehnenscheidenganglions an der Sehnenscheide vollständig zu exstirpieren.

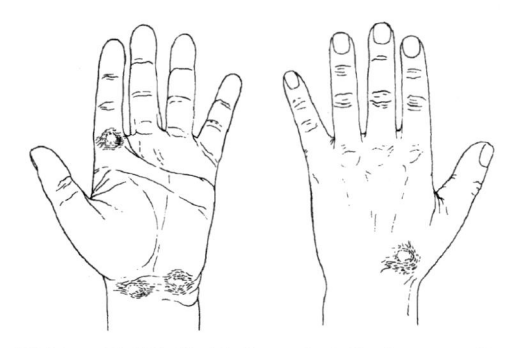

*Abbildung 10-178:* Die häufigsten Lokalisationen von Ganglien an der Hand.

### 6.2.4 Dupuytrensche Kontraktur

Veränderungen in der strangförmigen Bindegewebestruktur der Hand, insbesondere der Palmaraponeurose mit Spiralisierung der vormals langgestreckt verlaufenden kollagenen Fasern, führen zu Knotenbildungen oder strangförmigen Verdickungen, meist zunächst in der Hohlhand, später aber auch an den Fingern. Die eigentliche Ursache der Veränderungen ist nicht bekannt.

Häufig beginnt die Erkrankung im Bereich des 4. Strahls in der Hohlhand mit einer strangförmigen Verdickung der Palmaraponeurose. Die Haut kann in den Prozeß mit einbezogen werden, sich aufwerfen oder direkt mit dem darunter liegenden fibromatösen Gewebe verwachsen. Im weiteren Verlauf kann es zu einer weiteren Knoten- und Strangbildung in der Hohlhand und im Bereich der Finger kommen.

Eine Beziehung zur Dupuytrenschen Kontraktur haben die knotigen Veränderungen an der Fußsohle (Morbus Ledderhose), die Induratio penis plastica (Morbus Peyronie) sowie die dorsalen Knotenbildungen an der Streckseite der Fingergelenke (Knuckle-pads). Ein praktikables Einteilungsschema der Schweregrade ist dasjenige von Dallis und Pickman (Tab. 10-18). Eine andere Einteilung beschreibt das Gesamtausmaß des Streckdefizites in Grad. Eine OP-Indikation ist ab Stadium 2, mit einem Streckdefizit im MP-Gelenk ab etwa 15°, gegeben.

Anzustreben ist eine weitgehende Entfernung der Palmaraponeurose als Hauptquelle eines Rezidivs. Ebenso ist im Bereich der Finger möglichst alles veränderte Bindegewebe zu entfernen. Daneben hat man seine Aufmerksamkeit den Gelenkbereichen zuzuwenden, da hier ebenfalls fibromatöses Gewebe die vollständige Streckung behindern kann.

Zugleich mit der Enfernung des fibromatösen Gewebes muß gegebenenfalls auch die Haut plastisch verlängert werden, um Schrumpfungen auszugleichen oder fibromatös veränderte Hautteile in eine veränderte Position zu bringen, damit weitere Schrumpfungen vermieden werden.

Für eine totale oder subtotale Entfernung der Palmaraponeurose im Bereich der Hohlhand kann eine Schnittführung nach Bunnell mit einer bogenförmigen Öffnung unter Bildung eines radialseitig gestielten Lappens erfolgen. Alternativ ist die Bildung dreier Lappen möglich, wobei die Inzisionen Mercedes-Stern-förmig angelegt werden.

Für die Verlängerung im Bereich der Finger steht entweder die Y-V-Plastik oder die Z-Plastik zur Verfügung. Letztere läßt meist einen größeren Längengewinn zu, allerdings um den Preis einer größeren Gefährdung der kleinen Hautlappendreiecke. Die Z-Plastiken werden meist als fortlaufende Z-Plastiken ausgeführt.

Auch die Y-V-Plastiken lassen sich mühelos hintereinander anschließen. Hier liegt der Vorteil in der größeren Ausdehnung der Lappendreiecke. Im wesentlichen kann über der Brunnerschen Schnittführung eingegangen werden, wobei die Eckpunkte der Zickzacklinie nicht zu weit nach lateral positioniert werden sollen. In den Eckpunkten wird in der Verlängerung der Spitzen eine Querinzision durchgeführt. Die Lappen werden dann später bis zum Endpunkt der Inzision vorgezogen. Auf diese Weise erfolgt ein Längengewinn auf Kosten der Breite.

Bei der Anlage der Z-Plastik ist darauf zu achten, daß die sonst an den Fingern verbotenen Längsinzisionen über die Beugefalte der Fingergelenke gelegt werden. Dies ist notwendig, damit nach dem Umlegen der Lappen genau in dieser

*Tabelle 10-18:* Stadieneinteilung der Dupuytrenschen Kontraktur nach Dallis und Pickman.

| | |
|---|---|
| Stadium 1: | Knoten oder Strangbildung in der Hohlhand ohne Beeinträchtigung der Fingerbeweglichkeit |
| Stadium 2: | Streckdefizit im MP-Gelenk |
| Stadium 3: | Streckdefizit im MP- und PIP-Gelenk |
| Stadium 4: | Streckdefizit im MP- und PIP-Gelenk mit Überstreckung im DIP-Gelenk |

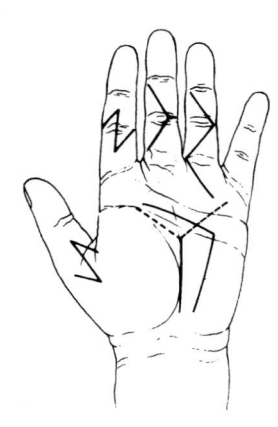

*Abbildung 10-179:* Schnittführungen bei der Operation einer Dupuytrenschen Kontraktur.

Falte die nun resultierende quere Narbe zu liegen kommt. Mehrere Z-Plastiken können hintereinandergeschaltet werden, so daß auch ein ganzer Strang mit dem benachbarten Gebiet von einer fortlaufenden Z-Plastik, die bis in die Hohlhand weitergeführt wird, entfernt werden kann.

Der Eingriff muß – wie bei handchirurgischen Eingriffen üblich – in Blutleere durchgeführt werden. Die spätere Blutstillung erfolgt mit der bipolaren Elektrode. Die Wundränder sollten möglichst nur mit feinen Häkchen oder Haltefäden manipuliert werden.

Zunächst wird in der Regel die Hohlhand operiert. Erst wird die Haut mit Fettgewebe von der darunterliegenden Palmaraponeurose abgetrennt. Unter Umständen reicht aber das fibromatöse Gewebe bis unmittelbar an die Haut heran, so daß eine scharfe Abtrennung parallel zur Hautoberfläche erfolgen muß. Wird dabei die Haut durch Hakenzug stark gewinkelt, ist ein erhöhtes Risiko einer Perforation gegeben. Sicherer ist das zeltdachartige Vorziehen der Haut unter Bildung eines nur kleinen Winkels zwischen Palmaraponeurose und der darüberliegenden Haut, so daß dann die Präparation nahezu parallel sowohl zur Haut- als auch zur Palmaraponeurosenebene durchgeführt wird. Wenn möglich, sollte die gesamte Aponeurose präpariert werden. Nach peripher zu beschränkt sich die Präparation in der Hohlhand auf die Region der Fingerachsen. Die dazwischenliegenden Monticuli mit Fettgewebe und aufsteigenden Gefäßen läßt man so weit wie möglich unverändert. Die weitere Präparation in Richtung auf die Finger richtet sich nach der Ausdehnung der Fibromatose. Hier müssen die Präparationen von Inzisionen an den Fingern aus erfolgen.

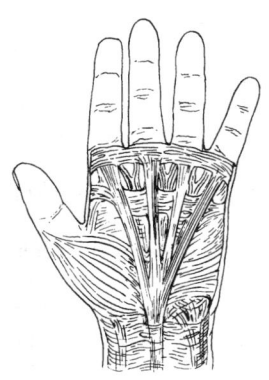

*Abbildung 10-180:* OP-Situs bei einer Dupuytren-Operation.

In der Hohlhand wird der Ursprung der Palmaraponeurose distal des Retinaculum flexorum aufgesucht und mit einer Klammer unterfahren. Besondere Vorsicht muß darauf verwendet werden, nicht Nerven und Gefäße aufzuladen, da hier eine ansonsten möglichst zu vermeidende quere Inzision durchgeführt werden muß. Danach wird mit Längsinzision unter der Führung eines untergeschobenen Klemmchens von radialseitig beginnend die Palmaraponeurose mit den zwischen den Sehnen und Gefäß-Nervenbündel reichenden Ausläufern herausgetrennt. Hierbei werden tunlichst nur Längsinzisionen durchgeführt. Auf diese Weise lassen sich Verletzungen der längs verlaufenden Gefäße und Nerven am ehesten vermeiden.

Im Bereich der Sehnen ist auf den Beginn der A1-Ringbänder zu achten, damit diese nicht versehentlich exstirpiert werden und die Führung der Beugesehnen gefährdet wird. Im Bereich der Finger orientiert man sich zunächst nur am Verlauf der Gefäß-Nervenbündel und identifiziert diese. Erst nach deren sicherer Identifizierung kann das veränderte fibromatöse Gewebe gefahrlos entfernt werden.

Nach Eröffnen der Blutleere überzeugt man sich von der Durchblutung. Bei Spasmen helfen warme Kompressen, die um die Finger gelegt werden. Eine subtile Blutstillung (bipolare Elektrode) und das Einlegen einer Redon-Drainage gehen dem Verschluß der Haut durch Einzelknopfnähte voraus.

Bestehen Defekte der Haut, so können Spalthaut- und Vollhauttransplantate eingebracht werden, wenn ein tragfähiger Untergrund vorhanden ist. Es ist besser, multiple kleine Spalthauttransplantate einzubringen, als Haut unter Spannung zu nähen und Kompromisse bei der Streckung der Finger einzugehen.

Mit einer dorsalen Gipsschiene und einem Kompressionsverband verläßt der Patient den Operationssaal. Die krankengymnastische Übungstherapie beginnt am ersten postoperativen Tag zunächst mit isometrischen Übungen im Gipsverband.

## 6.3 Infektionen

Infektionen der Hand unterscheiden sich in vielfacher Hinsicht von Infektionen an anderen Körperabschnitten. Wesentlich tragen dazu die anatomischen Besonderheiten bei: Die straffen, in die Tiefe führende Bindegewebszüge ermöglichen eine rasche Ausbreitung der Infektion in die Tiefe. Zahlreiche längsgerichtete Strukturen wie die Sehnenscheiden der Beuger begünstigen eine rasche zentripetale Ausbreitung einer Infektion. Mehrere Räume sind durch Septierungen isoliert, wie z. B. der Raum des Thenars und des Hypothenars, oder durch straffes Bindegewebe so fest strukturiert, daß sich die Infektion zunächst an anderer Stelle mit geringerer Fixierung, wie z. B. am Handrücken, zu erkennen gibt. Die gute Durchblutung der Hand im Verein mit der straffen Bindegewebestruktur und den geringen Ausweichmöglichkeiten lassen den Druck im Gewebe bei Infektionen relativ rasch ansteigen. Die dadurch bedingten, meist heftigen klopfenden und pochenden Schmerzen sollten ein eindringliches Warnzeichen für eine bedrohliche Infektion darstellen.

Für die klinische Beurteilung haben sich folgende Grundsätze bewährt:

1. Eine umgehende chirurgische Intervention ist durchzuführen, wenn der Patient spontan oder auf Befragen angibt, nachts wegen klopfender und pochender Schmerzen aufgewacht zu sein.
2. Rötungen und Schwellungen sind bereits ausreichende Zeichen für eine Infektion. An der Hand darf nicht gewartet werden, bis sich fluktuierende Eiteransammlungen bilden.
3. Schon bei der Erstbeurteilung müssen immer auch die möglichen Infektionsausbreitungswege geprüft werden. So muß der Verlauf der Beugesehnen abgetastet werden, die Gelenke müssen auf Stauch- und Druckschmerzhaftigkeit geprüft werden. Eine mögliche Druckdolenz ist auch im Hohlhand- und im Unterarmbereich zu prüfen. Eine Röntgenaufnahme zur Beurteilung einer Infektion des Knochens bzw. der Aufdeckung von metallischen Fremdkörpern ist obligat.
4. Allgemeininfektionen und Allgemeinerkrankungen, wie Gicht, Diabetes und Sepsis, müssen bei der Beurteilung berücksichtigt werden. Auch muß bei Fehlen einer Eintrittspforte an die seltenen hämatogen entstandenen Infekte gedacht werden.

### 6.3.1 Behandlungsprinzipien

Eine frühzeitige chirurgische Intervention ist notwendig, um die Infektion und damit eine mögliche schwere funktionelle Beeiträchtigung zu begrenzen. Der Infektionsherd soll ausgeräumt werden, nekrotische Sehnen müssen exstirpiert werden. Man hüte sich vor Kleininzisionen, die nur eine ungenügende Drainierung erlauben.

Bei der Anlage von Inzisionen hat man die Prinzipien der allgemeinen handchirurgischen Schnittführung (Vermeidung der senkrechten Überkreuzung von Beugefalten, korrekte Positionierung des Kantenschnittes) zu beachten und dabei gegebenenfalls auch handchirurgische Erweiterungsmöglichkeiten zu bedenken. Beachtet werden muß weiterhin, daß Gewebebrücken zwischen benachbarten Inzisionen zur Nekrose neigen, wenn der Abstand zu eng gewählt wird.

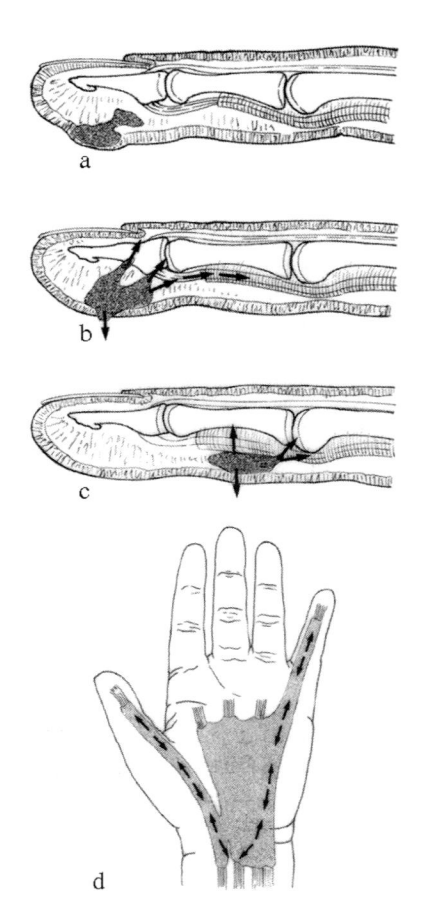

*Abbildung 10-181:* Typische Ausbreitungswege von Infektionen an der Hand. a. Kragenknopf. b, c. Fingerglieder. d. Hohlhand/Unterarm.

Bei der Revision sollte man immer auch auf nicht röntgendichte Fremdkörper, wie z. B. Holzpartikel achten.

Eine systemische Antibiotikagabe, gegebenenfalls lokale antibiotische Durchspülung oder Implantation antimikrobieller Präparate, wie Collagenfolien, ist additiv in die Therapie mit einzubeziehen.

Ebenso muß darauf geachtet werden, daß die Sekrete gut ablaufen können. Dies wird entweder durch kontinuierliche Spülung oder durch häufige Handbäder erreicht. Ambulante Patienten werden zum häufigen Baden angehalten, da ein Handbad in der Ambulanz nicht ausreicht.

Weiterhin muß die Hand mit einer Unterarmschiene ausreichend ruhiggestellt und hochgelagert werden.

Heilt die Infektion unter den oben beschriebenen Maßnahmen nicht zügig ab, ist auf zurückgebliebene oder sich entwickelnde nekrotische Areale, insbesondere im Bereich der Sehnen, zu achten. Wiederholte Röntenaufnahmen decken eine mögliche ossäre Mitbeteiligung auf. Zudem sollte man gezielt auf die mögliche Entwicklung eines Gelenkpanaritiums achten.

Bis auf lokalisierte periphere Entzündungen sollte die Anästhesie in der Regel in Form einer Plexusanästhesie oder einer Allgemeinnarkose durchgeführt werden.

Das Auswickeln des Armes für eine Blutleere kann die Infektion verschleppen. Dagegen sollte eine Blutsperre angelegt werden, um die Revision weitgehend unter Sicht durchführen zu können.

Ein Abstrich muß in jedem Fall für eine spätere gezielte Antibiotikatherapie entnommen werden.

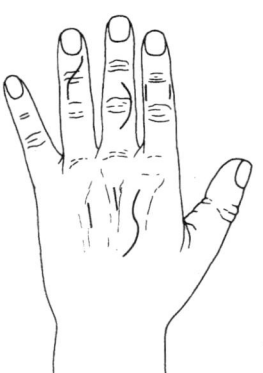

*Abbildung 10-182:* Typische Schnittführungen bei Infektionen an der Hand.

### 6.3.2 Infektionen an den Fingern

*Paronychie und Panaritium subunguale*
Bei oberflächlichen, isolierten Infekten kann der seitliche Nagelwall abgeschoben und durch seitliche, parallel zum Wallrand gelegte Inzisionen therapiert werden. Sie werden mit einer kleinen Lasche drainiert.

Bei einfachem seitlichen Einwachsen des Nagels hat sich die Unterfütterung durch einen ölgetränkten, kleinen Wattekeil bewährt, der den Nagel abhebt und den punktförmigen Druck des Nagelendes behebt. Der Nagel kann dann über dem Wattepolster nach distal wachsen.

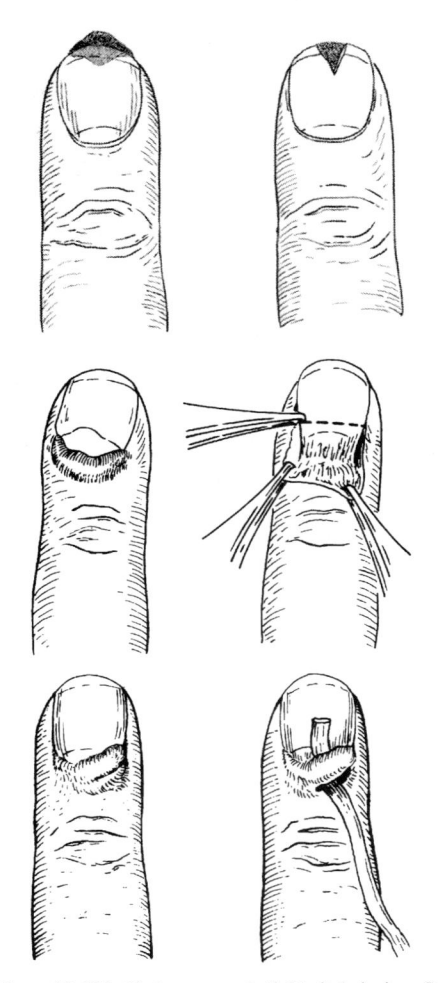

*Abbildung 10-183:* Entlastungsmöglichkeit bei einer Paronychie.

Liegt die Eiteransammlung subungual, so erfolgt die Entlastung entweder durch eine seitliche Keilexzision oder eine Fensterung des Nagels über dem Herd. Eine vollständige Entfernung des Nagels sollte möglichst nicht vorgenommen werden, da der Restnagel als Schiene für das Nagelbett dient, und der nachwachsende Nagel dann ein glattes Bett vorfindet. Ebenso sollte die Nagelmatrix geschont werden.

Bei einer distalen subungualen Eiterung genügt meist die lokale Exzision des Eiterherdes. Ein hier noch vorhandener Fremdkörper muß entfernt werden.

*Panarition cutaneum und subcutaneum*
Beschränkt sich die Infektion in Form einer Eiterblase auf die Kutis, so wird das Dach der Blase tangential abgetragen. Häufig ist die Eiterblase jedoch Zeichen einer tieferliegen Infektion (Kragenknopfpanaritium). Es kann sich am Wundgrund ein Kanal in die Tiefe finden. Aber auch ohne einen solchen Kanal ist bei klopfenden tobenden Schmerzen und Schwellung des Fingers an eine tiefe Infektion zu denken und der Bereich gut zu entlasten.

Bei einem Panaritium subcutaneum im Endgliedbereich empfiehlt sich in der Regel ein Kantenschnitt parallel zum Nagelwall. Bei lokalisierten Einschmelzungen muß direkt über dem betroffenen Areal im Sinne einer breiten Exzision eröffnet werden.

Im Bereich der Mittel- und Grundglieder wurden früher häufig Kantenschnitte durchgeführt. Ihre Lokalisation orientiert sich an den Endpunkten der Beugefalten der Fingergelenke. Hierbei vermeidet man eine Verletzung der Gefäßnervenbündel, welche palmar der Inzisionslinie liegen. Durch das Durchziehen von Laschen gelingt eine Entlastung, eine exakte Inspektion kann jedoch nicht erfolgen. Dies ist besser durch eine Brunnersche Schnittführung möglich. Sie gestattet die exakte Inspektion und die gezielte Ausräumung nekrotischer Areale. Ist die Infektion auf das Subkutangewebe beschränkt und die Nekrose ausgeräumt, wird eine Drainage eingelegt und die Wunde locker adaptiert.

*Panaritium tendinosum*
Bei Druckschmerz im Verlauf der Sehnenscheiden liegt der dringende Verdacht auf ein Panaritium tendinosum vor. Es kann zunächst am Ende der Sehnenscheide im distalen Hohlraumbereich schräg inzidiert werden, um eine mögliche zentrale Ausbreitung einer Sehnenscheidenphlegmone zu erfassen. Ein «positiver» Befund liegt vor, wenn aus der Sehnenscheide trübes Sekret oder Eiter austritt. Dann wird der Schnitt entsprechend der Brunnerschen Schnittführung nach distal erweitert und der Infektionsherd ausgeräumt. Ist die Sehne nicht nekrotisch, werden kleinere Spülkatheter eingelegt und mit Antibiotikalösungen gespült. Ist die Sehne jedoch nekrotisch, muß sie exstirpiert werden. Hierbei müssen die Ringbänder für eine spätere Rekonstruktion sorgfältig geschont werden.

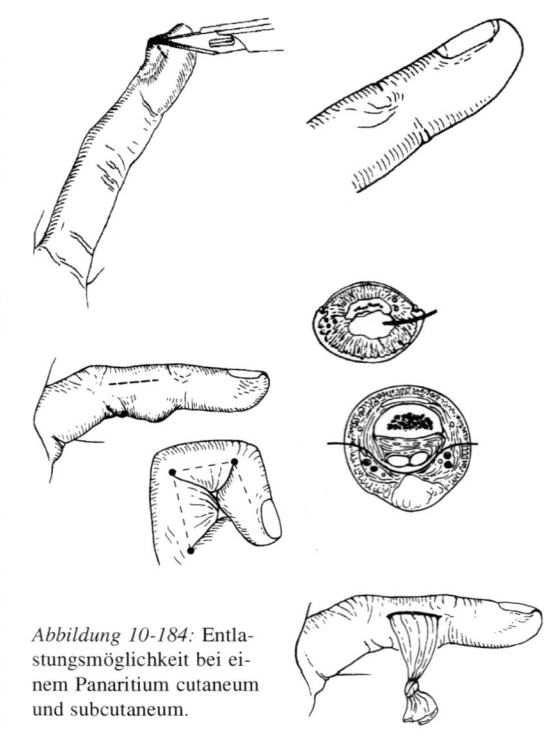

Zeigt sich bei einer frustranen Inspektion der Hohlhand kein Hinweis auf eine Ausbreitung in diesen Bereich, so wird diese proximale Inzision geschlossen, abgedeckt und danach über den primären Herd eingegangen.

*Panaritium articulare und ossale*
Schmerzhafte Gelenkschwellungen, Beugeschonhaltungen, Stauch- und seitliche Druckschmerzen führen zu dieser Diagnose.

*Abbildung 10-184:* Entlastungsmöglichkeit bei einem Panaritium cutaneum und subcutaneum.

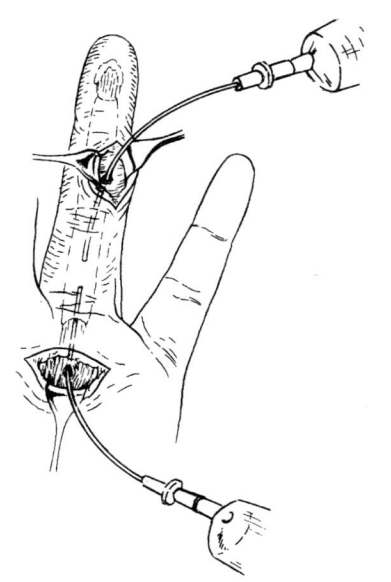

*Abbildung 10-185:* Entlastungsmöglichkeit bei einem Panaritium tendinosum.

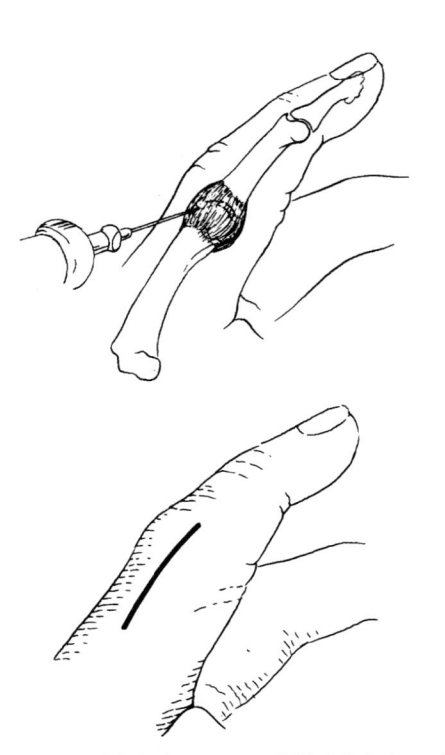

*Abbildung 10-186:* Entlastungsmöglichkeit bei einem Panaritium articulare.

Eine dorso-laterale Inzision der Gelenkkapsel von einem bogenförmigen oder gewinkelten Hautschnitt aus und das Beiseitehalten der Strecksehne ermöglichen einen schonenden Zugang zu den Fingergelenken.

Trübes Sekret wird abgelassen, eventuell eine sichtbare Synoviawucherung durch Synovektomie beseitigt. Danach wird ein kleiner Spülkatheter eingeführt und eine Dauerspülung des Gelenks durchgeführt. Liegen knöcherne Substanzdefekte vor, so werden die Sequester vorsichtig entfernt und Antibiotikaketten oder ein antibiotikagetränktes Collagenvlies eingelegt. Das antibiotikagetränkte Collagenvlies hat den Vorteil, daß es belassen werden kann. Daher verwenden wir es auch bei gelenksnahen Knocheninfektionen nach Entfernung der Sequester zur Auffüllung der Höhle.

### 6.3.3 Infektionen der Mittelhand und der Handwurzel

Distale Infektionen, die von Verletzungen oder von Ekzemen ausgehen, können sich als Interdigitalphlegmone ausbreiten. Leitsymptom ist das Auseinanderdrängen der Finger. Ausbreitungswege führen sowohl zu den Fingern als auch zur Hohlhand und zum Handrücken. Bei Inzisionen sollten die Schwimmhautfalten geschont werden, da narbige Behinderungen der Spreizbewegung die Folge wären. Für eine tiefere Präparation sollte man sich die Interdigital- und die Fingernerven sowie Gefäße darstellen, damit nicht artifizielle Durchtrennungen in diesem Bereich provoziert werden.

Infektionen in der Hohlhand können sich unterhalb der Palmaraponeurose ausbreiten. Typisch ist die Ausbreitung eines Ödems nach dorsal unter Einbeziehung des Handrückens. Häufig liegen allgemeine septische Krankheitszeichen vor, die Hand kann massiv schmerzen. Die Eröffnung erfolgt mit einem bogenförmigen Hautschnitt am Rande des Thenars. Die Palmaraponeurose sollte partiell reseziert werden. Breitet sich die Infektion in Richtung auf den Karpalkanal aus, so sollte dieser unter Verwendung einer abgewinkelten Schnittführung vollständig gespalten werden, damit nicht die Handgelenksbeugefalten senkrecht überkreuzt werden. Nach Entlastung kann ebenfalls eine Spüldrainage angelegt werden; auf jeden

Fall muß jedoch eine großkalibrige Drainage eingelegt werden.

Rötung, Schmerzen und pralle Schwellungen deuten auf eine Thenarphlegmone hin. Bei Einbeziehung des Interdigitalraums zum Zeigefinger ist der Daumen abgespreizt. Von einer gewinkelten Inzision aus wird der Daumenballen eröffnet. Vor einer tieferen Präparation empfiehlt es sich auch hier, die Gefäßnervenbündel darzustellen. Ein analoges klinisches Bild an der ulnaren Handkante zeigt die Hypothenarphlegmone. Von einer Längsinzision über dem Herd aus wird durch die Muskulatur stumpf in die Tiefe präpariert, der Infektionsherd entlastet, ausgeräumt und drainiert.

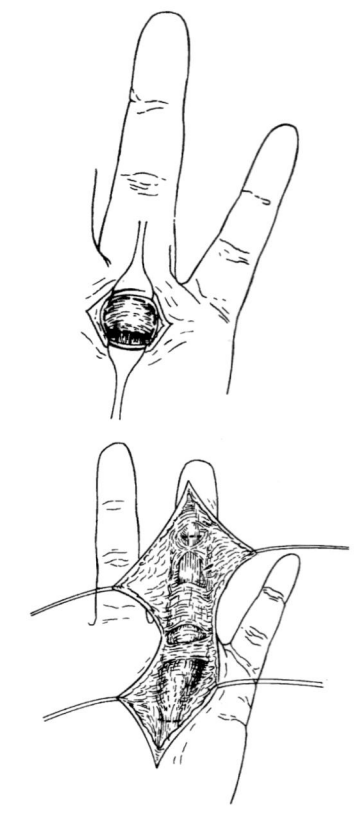

*Abbildung 10-187:* Entlastungsmöglichkeit bei einer Infektion im Bereich der Mittelhand und der Handwurzel.

# 7. Becken

C. Josten und G. Muhr

Frakturen des Beckenringes und Sprengungen der ligamentären Strukturen (Quetschungen bei Arbeits- und Verkehrsunfällen, Sturz aus großer Höhe) sind schwere Verletzungen, die häufig nicht korrekt diagnostiziert werden.

Wir unterscheiden stabile und instabile Frakturen. Stabile Frakturen sind:
- Beckenrandbrüche
- isolierte Frakturen des vorderen Beckenringes rund um den Obturatorring
- isolierte unverschobene Brüche des hinteren Beckenbogens (Darm- und Kreuzbein).

Instabile Frakturen sind:
- Frakturen des vorderen und hinteren Beckenbogens, entweder ipsi- oder kontralateral
- Frakturen des Acetabulum, mit und ohne Verrenkung
- Zerreißen wichtiger ligamentärer Strukturen (Symphyse, Ileosakralgelenk).

## 7.1 Diagnostik

Wichtig ist die orientierende klinische Untersuchung mit Inspektion, wobei besonders auf Hämatome, Blutaustritt aus Rektum und Genitalien sowie Beinlängendifferenz zu achten ist und Palpation (Schmerz und Instabilität bei der Kompressionsprüfung).

Röntgenaufnahmen sollten a.p. in Rückenlage des Patienten mit Richtstrahl auf die Symphyse sowie als Schrägaufnahmen (Ala und Obturator) angefertigt werden.

*Ala-Aufnahmen*
Die nicht verletzte Beckenseite wird im Winkel von etwa 45° von der Unterlage abgehoben und mit einem Schaumstoffkeil unterstützt. Die Frakturseite liegt plattennah. Diese Projektion erlaubt die Beurteilung der Ala iliaca, des dorsalen Randes des Os ileum, der Incisura ischiadica und des ventralen Pfannenrandes.

*Obturator-Aufnahmen*
Die verletzte Seite wird im Winkel von etwa 45° von der Unterlage abgehoben und ebenfalls mit einer Schaumstoffunterlage abgestützt. Beurteilt werden können das Foramen obturatum, die Linia terminalis, der dorsale Pfannenrand und das Pfannendach.

*Inlet- und Outlet-Aufnahmen*
Der Zentralstrahl wird in der horizontalen Ebene um 30° kranialwärts (inlet) oder 30° kaudalwärts (outlet) gerichtet. Diese Aufnahmetechnik erlaubt die exakte Beurteilung von Einengungen und Höhenverschiebung des Beckenringes und Dislokationen der ISG-Fuge.

*Zystographie und Urethrographie*
Häufig parallel auftretende Verletzungen der Blase lassen sich dadurch ausschließen und ermöglichen gleichzeitig die Anlage eines Urinkatheters. Die Harnröhrendarstellung ist angezeigt bei Makrohämaturie und bei Verdacht begleitender retroperitonealer Verletzungen.

## 7.2 Stabile Frakturen

Dazu zählen die Beckenrandbrüche mit Abriß der Spina ilica anterior inferior durch Zug des M. sartorius oder Abriß am Tuber ischiadicum durch den M. biceps femoris (Abb. 10-188). Beide Verletzungen treten bei jugendlichen Sportlern auf, bei abrupten Start- und Stoppbewegungen. Die Behandlung ist symptomatisch (Analgetika und Antiphlogistika, Sport- und Trainingspause für 3 Wochen).

Brüche der Darmbeinschaufel ohne große Verschiebung können konservativ funktionell behandelt werden. Bei starken Dislokationen mit Deformierung der äußeren Beckenstrukturen empfiehlt sich die offene Reposition und Osteosynthese.

Ebenfalls stabil sind isolierte Brüche des vorderen Beckenringes (Abb. 10-189). Der isolierte Sitzbeinbruch bedarf keiner speziellen Maßnahmen. Die Mobilisation und Belastung ist in Abhängigkeit der Schmerzen erlaubt. Das gleiche gilt für kombinierte Frakturen des Sitz- und Schambeines. Lediglich stark verschobene Schambeinfrakturen mit Einengung des inneren Beckenringes sollten bei Frauen im gebährfähigen Alter reponiert und indirekt verschraubt werden.

Eine Besonderheit stellen die Schmetterlingsfrakturen dar (Abb. 10-190). Meist verlaufen die Bruchstellen senkrecht. Durch ein direktes Anpralltrauma von vorne kann ein doppelter Vertikalbruch entstehen (Schmetterlingsbruch). Bei einer starken Verschiebung der Bruchstücke führt dies beim Mann häufig zur Verletzung der Harnröhre (Pars diaphragmatica), bei der Frau seltener zur Schädigung der Vagina. Dreht sich das Fragment zusätzlich noch nach innen, so wird der Beckenausgang eingeengt (mögliches Geburtshindernis), oder die Blase kann perforiert werden (Urosepsis!).

Querbrüche des Kreuzbeines unterhalb des Beckenringes (meist auf Höhe S3) sind seltene Verletzungen. Die Behandlung ist symptomatisch.

Steißbeinfrakturen bedürfen in der Regel keiner weiteren therapeutischen Maßnahmen. Wichtig ist

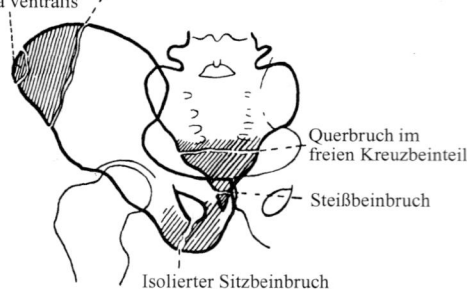

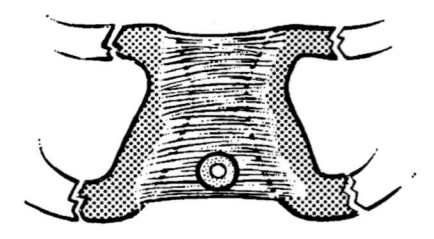

*Abbildung 10-188:* Stabile Beckenfrakturen.

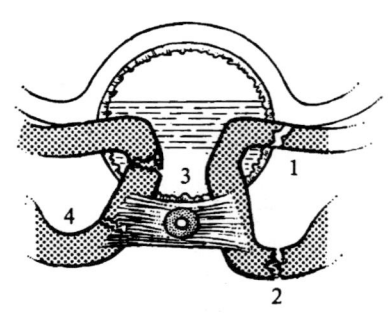

*Abbildung 10-189:* Isolierte Beckenringbrüche. Der Beckenring ist nicht vollständig unterbrochen. Die häufigsten Beckenbrüche liegen um den Obturatorring herum: Schambein, Sitzbein. 1 Bruch des horizontalen Schambeinastes, parasymphysär; 2 horizontaler Sitzbeinast-Bruch; 3 absteigender Schambeinast-Bruch; aufsteigender Sitzbeinast-Bruch.

*Abbildung 10-190:* Einseitiger oder doppelter vorderer Vertikalbruch. Schmetterlingsfraktur.

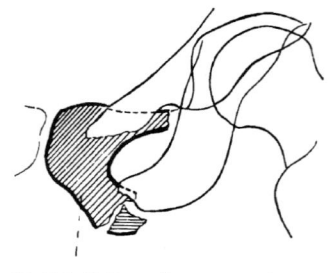

*Abbildung 10-191:* Vollständig aus dem Obturatorring ausgesprengtes Symphysenstück ohne Symphysensprengung mit starker Dislokation.

die ausreichende Analgesie sowie eine regelmäßige Verdauung mit weichem Stuhlgang. Problematisch sind hartnäckige therapieresistente Beschwerden (Kokzygodynie). Bei Versagen aller medikamentösen und physikalischen Maßnahmen ist die Operation und Exzision angezeigt.

Wenn Mitverletzungen der Urogenitalorgane sowie des Acetabulum ausgeschlossen sind, sind weitere operative Maßnahmen nicht erforderlich. Die Behandlung ist auch hier funktionell. Bettruhe ist nur angezeigt, bis die Schmerzsituation eine Belastung erlaubt. Eine operative Reposition erfolgt bei einer starken Dislokation des Schambeines in den inneren Beckenring hinein (Abb. 10-191). Bei stark verschobenen Brüchen des Sitzbeines kann es hier zu schmerzhaften Pseudarthrosen kommen.

Bei der Schmetterlingsfraktur steht die Behandlung mit Analgetika- und Antiphlogistikagaben im Vordergrund. Lediglich bei einer starken Verschiebung des vorderen Beckenringanteiles in das kleine Becken sollte, insbesondere bei Frauen im gebärfähigen Alter, die Herstellung des Beckenringes durch eine direkte Reposition mit Plattenosteosynthese oder indirekt durch Verschraubung vorgenommen werden.

Bei der konservativ funktionellen Behandlung kann der Patient in Abhängigkeit der Schmerzen voll mobilisiert werden.

## 7.3 Instabile Verletzungen

### 7.3.1 Symphysensprengung

Durch entsprechende Gewalteinwirkung (Überrollen oder schwere Quetschungen) kann die Symphyse reißen und das Becken wie ein Buch aufklappen (Abb. 10-192). Liegt neben der frontalen Zerreißung auch eine horizontale Verschiebung vor, entsteht eine instabile Situation. Da die Symphyse ein bradytrophes Gewebe darstellt, sind die Reparationsmöglichkeiten begrenzt.

Eine Diastase bis 1 cm wird konservativ funktionell behandelt. Ab 1 cm empfiehlt sich die offene Reposition und Adaptation des Beckenringes sowie die Fixation mit einer Platten- oder Zuggurtungsosteosynthese. Eine korrekt angebrachte Platte tritt, im Gegensatz zur Zuggurtungsosteosynthese, den bei der Belastung auftretenden Horizontalbewegungen entgegen.

Ist die Gewalteinwirkung sehr stark, so können neben der Symphyse im vorderen Beckenringbereich die Bandstrukturen im hinteren Beckenringbereich (Ligamenta sacroiliaca) reißen. Dies ist radiologisch erkennbar durch die Verbreiterung der Iliosakralgelenkfuge (ISG). Hier ist auf jeden Fall die operative osteosynthetische Stabilisierung angezeigt. Sind sowohl die vorderen als auch hinteren Anteile des sakroiliakalen Bandapparates zerrissen, kommt es häufig auch zu einer Vertikalverschiebung des Beckens. In diesem Fall reicht die alleinige Plattenosteosynthese im Symphysenbereich nicht aus, und eine zusätzliche operative Stabilisierung des hinteren Beckenringes muß vorgenommen werden. Die Zerreißungen des Beckenringes sind häufig kombiniert mit Verletzungen des präsakralen Venenplexus mit starken Blutungen, die eine massive Volumensubstitution erforderlich machen. Innerhalb von einigen Stunden kommt es zu einer massiven Schwellung im unteren Beckenbereich mit Vorwölbung des Peritoneums (Abb. 10-

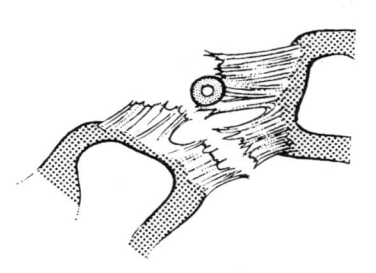

*Abbildung 10-192:* Sprengung der Symphyse. Gefahr: Durchriß von Diaphragma urogenitale und Pars membranacea urethrae. Bei Diastase >1 cm operative Stabilisierung.

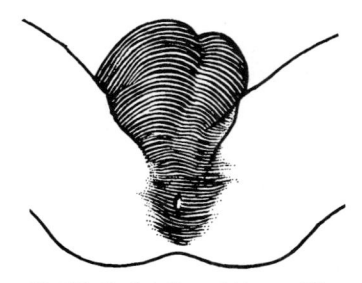

*Abbildung 10-193:* Großes Skrotal-Damm-Hämatom: Fernhämatom bei schwerer Beckenfraktur. Oft mit Harnröhrenriß verbunden.

193, positive Peritoneallavage!). Eine chirurgische Blutstillung ist sehr schwierig und nur bei vitaler Indikation und Versagen der Volumensubstitution angezeigt (Austamponade des kleinen Beckens mit Bauchtüchern).

Ist der Patient nicht operationsfähig, so ist die externe Kompression mittels Beckenzwinge notwendig. Hierbei wird ein Fixateur von ventral auf das Becken gelegt und komprimiert. Dadurch werden die dislozierten Knochenanteile einander genähert und gleichzeitig eine Kompression der blutenden Gefäße erzielt. Diese Beckenzwinge kann bis zur definitiven Versorgung belassen werden.

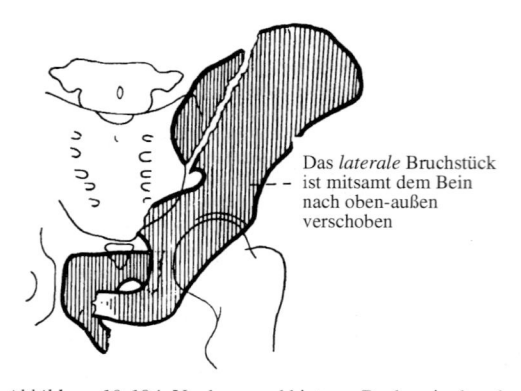

Das *laterale* Bruchstück ist mitsamt dem Bein nach oben-außen verschoben

*Abbildung 10-194:* Vorderer und hinterer Beckenringbruch. Doppelter Vertikalbruch nach Malgaigne. Das äußere Bruchstück, mit der Hüftpfanne und dem Bein, steht nach dorsal disloziert. Foramen ischiadicum und Foramen obturatum stark eingeengt. Verletzungsgefahr des N. ischiadicus.

Der Bruch im hinteren Ring geht durch das Kreuzbein

Bruch im Bereich des vorderen Beckenringes

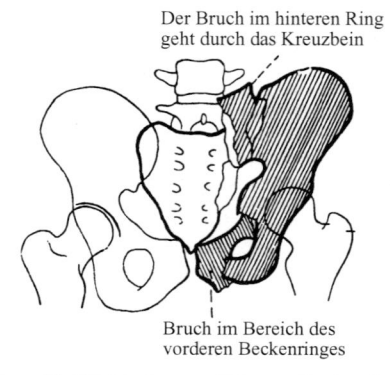

*Abbildung 10-195:* Vorderer und hinterer Beckenringbruch. Der Bruch im hinteren Ring geht durch das Kreuzbein. In diesem Falle ist der gleichseitige Querfortsatz des 5. Lendenwirbels abgeschert.

### 7.3.2 Kombinationsbruch mit vorderer und hinterer Beckenringfraktur («Malgaigne»)

Hier liegt ein Bruch im Obturatorring ventral und ein Längsbruch dorsal vor, entweder durch die Darmbeinschaufel (Abb. 10-194), die ISG-Fuge oder das Kreuzbein (Abb. 10-195). Pathognomisch für eine Kreuzbeinfraktur ist der Bruch des 5. Lendenwirbelquerfortsatzes. Bei einer Fraktur durch das Os sacrum ist auf begleitende Nervenläsionen zu achten. Klinische Zeichen sind:
- die betroffene Beckenhälfte wird durch den Zug des M. iliopsoas nach kranial verschoben
- scheinbare Verkürzung des Beines (Abstand zwischen Spina iliaca ant.sup. und Malleolus-Spitze ist beidseits aber gleich)
- Beckenkompressionsschmerz
- Hämatom im Bereich des Skrotums und des Dammes.

Bei entsprechendem Verletzungsmuster kann die Hüftpfanne mitbeteiligt sein.

## 7.4 Sakrumfrakturen

In der Einteilung der Beckenringfrakturen entsprechen die tiefen Sakrumquerfrakturen (kaudal der IS-Fuge) den stabilen Beckenringbrüchen. Diese machen 3–4% der Sakrumfrakturen aus. Bei den instabilen Beckenringbrüchen sind 50% der Sakrumverletzungen den Rotationsinstabilitäten zuzuordnen, 46% der Sakrumfrakturen entsprechen den vertikal instabilen Beckenringbrüchen. Besondere Frakturtypen sind die ipsilateralen oder kontralateralen Sakrumkompressionsfrakturen in Verbindung mit Beckenringbrüchen.

Die Inzidenz von neurologischen Begleitverletzungen nach Kreuzbeinbrüchen beträgt in Abhängigkeit vom Frakturtyp 4–60%. Bei den Kompressionsfrakturen ist der Anteil an Nervenschäden in allen Frakturzonen des Sakrums deutlich geringer als nach Verletzungen mit vertikaler Instabilität. Grundsätzlich nehmen die Nervenschädigungen bei Frakturen von alar nach zentral, also von Zone I zur Zone II (nach Denis), zu (Abb. 10-196).

Sakrumfrakturen distal der Ileosakralfuge stellen für die Beckenstatik kein Problem dar und können konservativ-funktionell behandelt werden.

*Abbildung 10-196:* Einteilung der Sakrumfrakturen nach Denis.

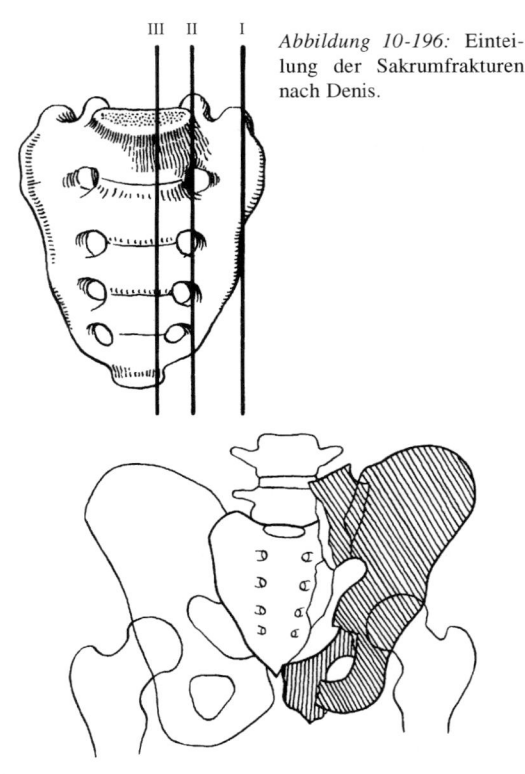

*Abbildung 10-197:* Kreuzbeinbruch bei Typ-C-Fraktur.

Sakrumfrakturen im Rahmen vom Beckenverletzungstyp B1 benötigen ebenfalls keine besondere Stabilisierung. Sie werden durch Reposition und Fixation des vorderen Beckenringes indirekt und ausreichend versorgt. Auch bei den seltenen B2-Frakturen ist nach der gedeckten/offenen Reposition des vorderen Beckenringes eine operative Sakrumstabilisierung praktisch nicht notwendig. In bestimmten Fällen können jedoch die Mobilisierung behindernde Schmerzen eine Indikation zur perkutanen oder offenen Verschraubung sein. Bei Nervenschädigungen ist unabhängig vom Frakturtyp eine Dekompression und Stabilisation zu empfehlen, da eine mögliche Regeneration dadurch rascher erfolgt.

Kreuzbeinbrüche im Rahmen von Typ-C-Frakturen (Abb. 10-197) werden nach Reposition durch Längszug in suprakondylär angebrachter Extension (1/7 kg) retiniert. Die Behandlungsdauer beträgt acht bis zwölf Wochen. In der Regel resultieren Ergebnisse, die gegenüber der operativen Stabilisierung durchweg schlechter sind. Neben der ungenügenden Reposition und schwierigen Retention, sowie der problematischen Pflege, ist die lange Immobilisationszeit mit den daraus resultierenden Sekundärkomplikationen ein weiterer wesentlicher Nachteil. Die konservative Therapie dislozierter Typ-C-Beckenringbrüche ist heute nicht mehr gerechtfertigt.

Ziel operativer Behandlungsverfahren an Kreuzbein und Beckenring muß es sein, die anatomische Form wiederherzustellen, komprimierte Nervenwurzeln zu entlasten und eine funktionsstabile Fixation durchzuführen. Dadurch werden Letalität, Komplikationsrate und negative Spätfolgen verringert.

### Indirekte Reposition und indirekte Stabilisation

Zahlreiche Fixateur-externe-Varianten zur Beckenstabilität werden in der Literatur in unterschiedlich komplexen Montageformen beschrieben. Sie unterscheiden sich sowohl in der Applikationstechnik und -dauer, als auch in ihren biomechanischen Eigenschaften. Trotz oft sehr komplexer Montageformen resultiert aus der alleinigen ventralen Verankerung des Fixateurs bei Frakturen Typ C eine nur unzureichende Stabilität, die Redislokationsquote ist hoch. Der Fixateur externe schränkt die Lagerungsmöglichkeiten des Patienten (Intensivstation!) ein und ist für ambulante Therapie unbequem.

### Indirekte Reposition und direkte Stabilisation

Gelingt eine gedeckte Reposition (Extensionstisch, Bildwandler), kann die Sakrumfraktur verschraubt werden. Bei dieser Methode werden in der Regel zwei kanülierte Spongiosaschrauben mit Unterlegscheiben über Führungsdrähte vom Os ilium aus durch das Sakroiliakalgelenk in das Kreuzbein eingebracht. Dieses Vorgehen ist sowohl in Rücken- als auch Bauchlage des Patienten möglich. Intraoperative Bildwandlerkontrollen in drei Projektionen sind unerläßlich. Die Schrauben sollen nicht als Zug-, sondern als Stellschrauben wirken, um Impaktionen zu vermeiden.

### Offene Reposition und direkte Fixation

Transsakrale Kompressionsschrauben werden vorwiegend bei einseitigen Sakrumfrakturen mit intakten posterioren Beckenkämmen benutzt. Bei dieser Technik werden zwei parallel verlaufende dorsale Gewindestäbe über zwei gesonderte kleine Zugänge durch die hintere Beckenschaufel dorsal vom Sakrum geführt. Das Fixationsprinzip basiert auf einer Kompression der Frakturflächen. Neben der Gefahr der Impaktion mit möglicher iatrogener Nervenkompression ist die postoperative Verkippung mit Redislokatiion ein weiterer großer Nachteil dieser Technik.

Bei der transversalen, ilioiliakalen Verplattung wird eine quer über das Sakrum verlaufende 10- bis 12-Loch-DC- oder Rekonstruktionsplatte unter Überbrückung der Iliosakralgelenke benutzt. Bei einseitigen Sakrumfrakturen kann dies auch nur an der verletzten Seite geschehen, während auf der kontralateralen Seite die Platte in der Pars lateralis des Sakrums verankert wird. Bei beidseitigen Sakrumfrakturen weist dieser Eingriff die größte Stabilität der bisher beschriebenen Plattenosteosynthesen auf. Indikation ist die bilaterale Sakrumfraktur bei bewußtem Verzicht auf eine ventrale Stabilisierung des Beckenringes (z.B. beidseitig, hohe Schambeinbrüche). Symphysenrupturen müssen immer fixiert werden.

Für transforaminale und zentrale Sakrumfrakturen können «lokale» Plattenosteosynthesen durchgeführt werden. Hierbei verschraubt man adaptierte Kleinfragmentimplantate quer zur Frakturlinie. Um bei der Belastung eine auftretende Distraktion der Fraktur zu vermeiden, sind immer zwei Implantate (3,5-mm-DC-Platten, Rekonstruktionsplatten, AO-H-Platten) notwendig. Allerdings sind die Möglichkeiten einer auf das Sakrum beschränkten Osteosynthese, wegen der wenigen zuverlässigen Schraubenverankerungspunkte begrenzt. Zudem schränkt die anatomische Situation die Repositionsmöglichkeiten ein, da die etwa 1,5 cm vom ISG verlaufenden Nerven nur minimal mobilisierbar sind. Die Platten können oft nur mit je einer Schraube besetzt werden, das Sakrum unterhalb der Wurzel S3 ist in der Regel schlecht einsehbar. Die Kombination aus fehlender optimaler Darstellung und nur mäßiger Verankerungsmöglichkeit lassen diese Osteosyntheseform als nicht belastungsstabil gelten. Generell ist bei Sakrumplattenosteosynthesen auch die Fixation des vorderen Beckenringes nötig.

Eine indirekte Stabilisierung von Sakrumfrakturen in den Zonen II und III kann auch durch lumbopelvine Distraktionsspondylodesen geschehen, die in vertikaler Richtung zwischen einem Pedikel des LWK 4 oder 5 und der Crista iliaca unter Umgehung des Sakrums angelegt werden. Sie ist eine logische Absicherung gegen die gefürchtete Kranialdislokation der verletzten Beckenhälfte.

Dem Ziel einer belastungsstabilen, operativen Versorgung von Sakrumfrakturen kommt die trianguläre Osteosynthese nach. Sie ist eine Kombination von Distraktionsosteosynthese und transversaler Bruchfixation (Schrauben oder Plattenosteosynthese).

## 7.5 Komplikationen des Beckentraumas

Mögliche Komplikation können sein:
1. Hohe Inzidenz von Mehrfachverletzungen, Schädel-Hirn-, Thorax-, Wirbelsäule-, Extremitäten- und Bauchorganverletzungen.
2. Volumenmangelschock, der, primär nicht adäquat angegangen, über ein Einzelorganversagen zum Multiorganversagen führen kann.
3. Die Verletzung zahlreicher Beckenvenen führt zu einem großen retroperitonealen Hämatom, das meist durch den Gegendruck des Peritoneums zum Stillstand kommt. Eine Operationsindikation ist sehr zurückhaltend zu stellen.
4. Begleitende Verletzungen im Hüftpfannenbereich mit Luxation des Schenkelkopfes (Lähmung des N. ischiadicus!)
5. Urogenitalverletzungen.
6. Bei der Frau Einengung des Beckenausganges (Geburtshindernis).
7. Thromboembolische Geschehen.

Der Blutverlust beim schweren Beckentrauma kann 5000 ml und mehr betragen. Dies allein führt zu einer gestörten Perfusion aller wichtigen Organe (Lunge, Darm und Nieren).

Zusätzlich können durch ein ausgeprägtes Hämatom die Ureteren komprimiert werden. Wichtig ist bei einem derartig schweren Beckentrauma die primäre Diagnostik und Therapie mittels kristalliner oder kolloidaler Lösungen, frühzeitiger Beatmung, maximaler Volumenzufuhr sowie Blutkonserven und Frischplasma, Wiederherstellung des

Gerinnungssystems. Zentraler Venenkatheter, großvolumige periphere Zugänge und ein Blasen- oder suprapubischer Katheter sind selbstverständlich. Bei Progredienz des Schockes auf Grund einer spät eingesetzter Volumensubstitutionen oder bei persistierender Blutung kann es zu einem Ein- oder auch Mehrfachorganversagen kommen. Da häufig gerade bei stumpfen Verletzungen eine hohe Inzidenz begleitender Thoraxtraumen vorliegt, besteht die Gefahr der Entwicklung eines posttraumatischen Lungenversagens (ARDS). Deshalb ist gerade beim progredienten Schock die frühstmögliche Intubation und ausreichende Oxygenierung des Blutes von Bedeutung. Neben der korrekten Beatmung hat sich als ARDS-Prophylaxe die kinetische Respiratortherapie bewährt, mit Wechsellagerung des Patienten zwischen Bauch- und Rückenlage.

Wichtigste Invasionsquelle für Bakterien ist der Darm, dessen Schutzbarriere, die Mukosa, bei einer Perfusionsstörung schon frühzeitig zerstört wird. Diese Perfusionsstörung, kombiniert mit einer Beeinträchtigung der Peristaltik auf Grund der einer Sepsis retroperitonealen Hämatomes erhöht die Komplikationsgefahr. Die Darmdekontamination durch eine orthograde Spülung führt zu einer deutlichen Reduktion septischer Komplikationen.

Die hohe Rate von begleitenden Stamm- und Extremitätenverletzungen stellt hohe Anforderungen an das chirurgische Management eines Beckenbruches. Im Vordergrund steht die Akutversorgung einer zerebralen oder abdominellen Blutung. Möglichst frühzeitig hat ebenfalls die Versorgung von Frakturen großer Röhrenknochen zu erfolgen. Entscheidend für ein derartiges therapeutisches Vorgehen ist die korrekte Diagnostik (Röntgendiagnostik einschließlich CT, von Thorax und Abdomen) sowie aggressives Intensivmanagement.

Das ausgeprägte retroperitoneale Hämatom stellt nur selten eine operative Indikation dar. Ab einer gewissen Ausdehnung des Retroperitoneums führt der hohe intraabdominelle Druck zu einer Kompression der Beckenvenen. Eine nicht korrekt durchgeführte Peritoneallavage mit Perforation des Retroperitoneums kann eine positive Lavage und somit eine nicht gerechtfertigte Laparatomie bewirken. Ist das Peritoneum eröffnet, wird das Hämatom dekomprimiert und eine Blutstillung lediglich durch die externe Kompression mit Bauchtüchern möglich.

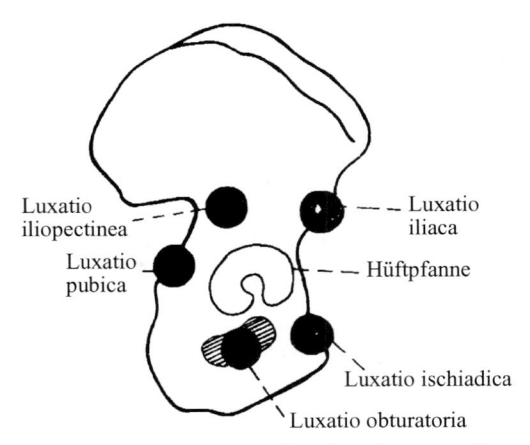

*Abbildung 10-198:* Sitz des Hüftkopfes bei den verschiedenen Verrenkungsformen.

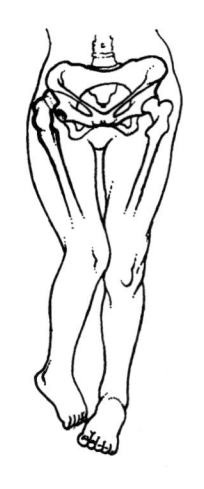

*Abbildung 10-199:* Die Verrenkung des Femur nach hinten-oben: Luxatio iliaca. Häufigste Form.

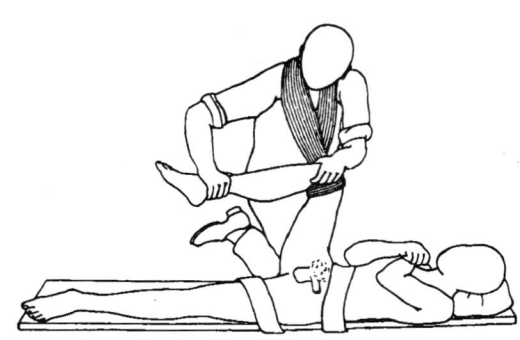

*Abbildung 10-200:* Reposition einer Hüftverrenkung. Alle Verrenkungsformen lassen sich nach dieser Methode einrichten, mit Ausnahme der Luxatio pubica. Diese wird durch Längszug und Abduktion eingerichtet.

Bei begleitenden Hüftluxationsfrakturen (Abb. 10-198 bis 10-200) hat die unmittelbare Reposition zu erfolgen. Die notwendige operative Versorgung der Hüftpfannenfraktur (siehe unten) kann später vorgenommen werden. Eine nicht sofort durchgeführte Reposition führt möglicherweise durch permanenten Druck auf den N.ischiadicus zu irreversibelen motorischen und sensiblen Ausfallserscheinungen.

Sowohl eine ausgeprägte Protrusio acetabuli bei Hüftpfannenfrakturen als auch in den Beckenraum hineinragende Fragmente des Schambeines können später zu einem Geburthindernis werden. Dies muß bei Frauen im gebährfähigen Alter berücksichtigt werden. Die Extension mit späterer operativer Versorgung einer Acetabulumfraktur sowie die Reposition und Schraubenosteosynthese der dislozierten Schambeinfraktur vermeiden diese Komplikation.

Verletzungen der Vagina sind relativ selten. Blutungen aus der Vagina sollten zur weiteren gynäkologischen Diagnostik Anlaß geben. Perforationen können zur Keimverschleppung in das Retroperitoneum führen, das einen idealen Nährboden für die Bakterien darstellt. Gleiches gilt für begleitende Rektumverletzungen. Eine digitale rektale Examination gehört zur Basisdiagnostik. Bei Hinweis auf Verletzung ist die Rektoskopie durchzuführen, mit anschließender Revision, Spülung und Débridement. Perforationsverletzungen müssen übernäht werden. Darüber hinaus empfiehlt sich bei ausgedehnten Rektumläsionen die Anlage eines Anus praeter, um eine weitere Kontamination zu verhindern.

Ursachen für einen Harnverhalt können sein:
1. reflektorischer Harnverhalt
2. Kompression der Harnröhre durch ein großes Hämatom am Damm
3. intraperitonealer Blasenriß mit Abfluß des Urins in die Bauchhöhle.

Klagt der Patient über einen schmerzhaften Harndrang in Kombination mit Makrohämaturie, so besteht der Verdacht einer Harnröhrenverletzung (Abb. 10-201). Durch die äußere Harnröhrenöffnung werden 50 ml Urografin in die Harnröhre injiziert. Eine Röntgenaufnahme im seitlichen Strahlengang mit Kontrastmittelaustritt beweist die Verletzung der Harnröhre. Der Urethrariß wird in der Regel konservativ durch vorsichtiges Legen eines Urinkatheters behandelt. Über diese interne Schiene kommt es zu einer Vernarbung des Urethrarisses. Möglicherweise auftretende posttraumatische Strikturen bedürfen der späteren urologischen Versorgung.

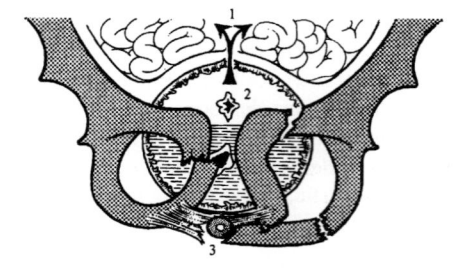

*Abbildung 10-201:* Die drei wichtigsten Harnwegs-Komplikationen bei einer Verletzung des vorderen Beckenrings: 1 *Intraperitonealer* Blasenriß, durch Schlag von vorn: Urin-Peritonitis. 2 Durchspießung der vorderen Blasenwand durch ein Fragment des Obturatorringes: *extraperitonealer* Blasenriß: Urinaustritt in das Cavum Retzii; Gefahr der Urinphlegmone. 3 Ein- oder Durchriß der Harnröhre durch ein Sitzbeinfragment.

Die sofortige operative Behandlung des Urethrarisses ist selten nur indiziert. Der Urethraabriß wird über einen Schnitt vom Damm her freigelegt und anastomosiert. Dieser Zugang empfiehlt sich auch bei gleichzeitigem Vorliegen einer Urinphlegmone. Urinphlegmonen sind charakterisiert durch rasch fortschreitende Schwellung, Rötung, starke Schmerzen, hohes Fieber und nachfolgender Sepsis. Die ausreichende breite Eröffnung dieses Gebietes als auch die Drainage sind von entscheidender Bedeutung. Bei dieser Verletzung liegt bei bewußtseinsklaren Patienten ein starker Druckschmerz oberhalb der Symphyse sowie eine deutliche Abwehrspannung im Unterbauch vor mit Zeichen einer fortschreitenden Urin-Peritonitis.

Erst wenn sich aus dem eingeführten Katheter kein Urin entleert, füllen wir die Blase mit steriler physiologischer Kochsazlösung und injizieren 50 ml eines Kontrastmittels (Urografin) und kontrollieren die Kontrastmittelsituation durch ein a. p.-Röntgenbild.

Die häufige Harnröhrenverletzung des Mannes wird durch eine retrograde Urethrographie nachgewiesen. Vorsichtige Katheterisierung der Harnröhre und die Anlage des suprapubischen Katheters sind in der Regel als Therapie ausreichend. Blasenrupturen mit intraperitonealem Extravasat bedürfen der Laparatomie und Übernähung der Blase.

Die Gefahr von Venenthrombosen ist im Beckenbereich sehr groß. Zu der Kompression der V. iliaca und der V. femoralis addiert sich die Reduktion der Blutströmung durch die Fraktur und möglicherweise operative Maßnahmen. Entscheidend ist hier der Ausgleich der Gerinnungsfaktoren durch Frischplasmagabe und das systemische Heparinisieren. Wertvolle physikalische Maßnahmen sind Hochstellen des Bettes am Fußende, regelmäßige aktive Bewegungen der Extremitäten, insbesondere das Betätigen der Wadenmuskulatur. Bei rezidivierenden Embolien ist die Implantation eines Cavaschirmes als Filterung notwendig.

*Abbildung 10-202:* Die drei Beckenknochen: 1 Os ilii mit kranialem Pfannendach; 2 Os ischii: dorsaler Pfannenanteil; 3 Os pubis: ventraler Pfannenanteil.

## 7.6 Acetabulumfrakturen

### 7.6.1 Brüche der Hüftpfanne und des Pfannenrandes (Abb.10-202 bis 10-206)

Alle Brüche mit Verschiebung im Pfannenbereich verlangen eine genaue, nur offen zu erreichende Reposition und eine sichere osteosynthetische Stabilisierung. Bleiben Unebenheiten an der Pfanne zurück so stellt sich eine Koxarthrose ein, die nicht mehr rückbildungsfähig ist. Wenn die Gelenkbruchstücke nicht genau eingerichtet und sicher osteosynthetisch stabilisiert werden, führt eine zurückbleibende intraartikuläre Stufenbildung unweigerlich zu einer Koxarthrose.

Wurde gleichzeitig der N.ischiadicus verletzt, kann er sich nur erholen, wenn das komprimierende Fragment reponiert und der Nerv entlastet wird. Bei einer zentralen Luxation müssen wir zusätzlich in etwa 10% eine Femurkopfnekrose erwarten.

Konservativ behandelt werden können Brüche, die keine Spalt- oder Stufenbildung im Pfannendachbereich von mehr als 1–2 mm aufweisen. Unverschobene einfache Pfeilerfrakturen können funktionell behandelt werden mit sofortiger Mobilisation und Teilbelastung des Beines für sechs Wochen, Vollbelastung nach zwölf Wochen. Ist bei instabilen Frakturformen keine Operation möglich, so wird eine Oberschenkelextension für drei bis maximal sechs Wochen angelegt, wobei der

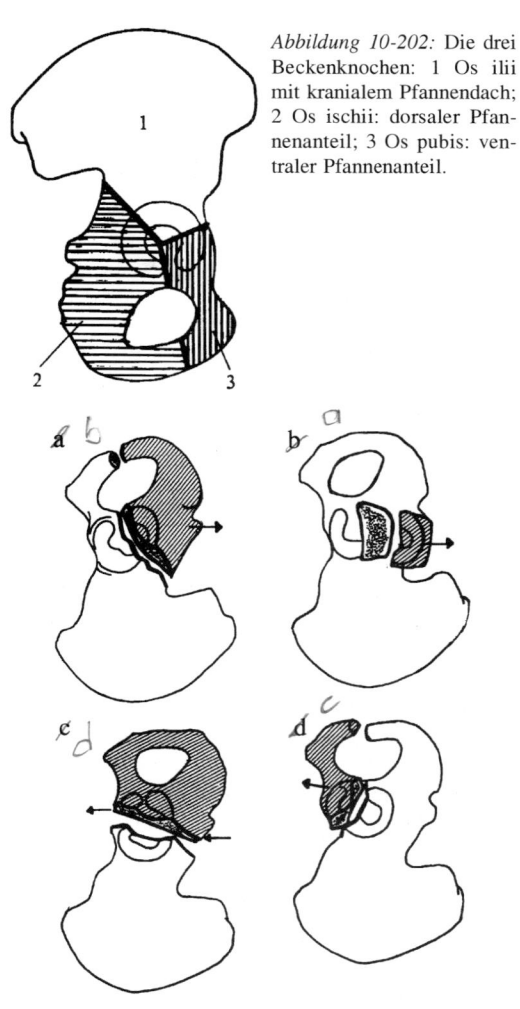

*Abbildung 10-203:* a. Dorsaler Pfannenabbruch. b. Bruch des dorsalen Pfeilers. c. Ventraler Pfeilerbruch. d. Querbruch der Hüftpfanne.

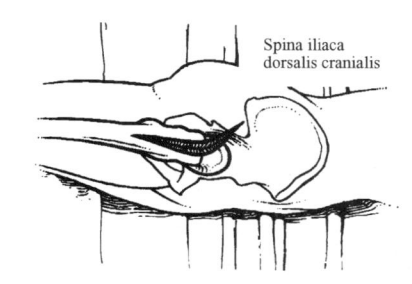

*Abbildung 10-204:* Freilegen der Dorsalseite des Hüftpfannenbereiches. Patient in Seitenlage: Schnitt nach Kocher-Langenbeck mit Zugang zwischen den Glutäalmuskeln.

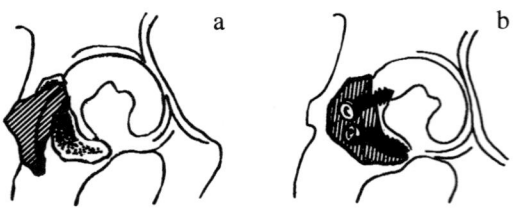

*Abbildung 10-205:* a. Hinterer Pfannenrandabbruch. b. Fixation des hinteren Pfannenrandbruchstückes mit zwei Malleolenschrauben.

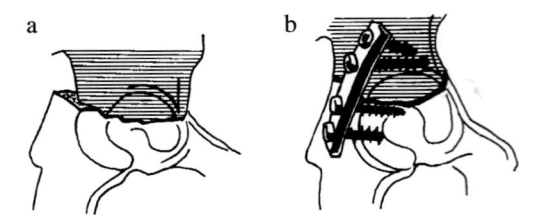

*Abbildung 10-206:* a. Pfannenquerbruch. b. Stabilisierung mit einer dorsalen 4-Loch-Platte.

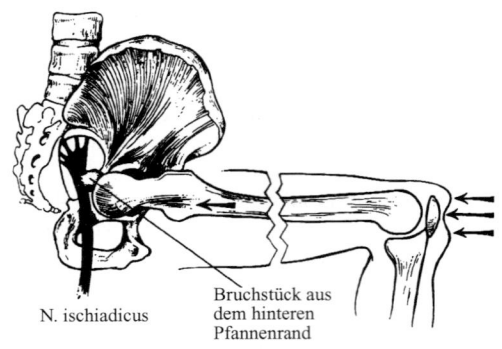

*Abbildung 10-207:* Die «Dashboard»-(Armaturenbrett)-Verletzung bei einem Autozusammenstoß: 1. Verletzung der Knievorderseite. 2. Luxation des Femurkopfes nach hinten. 3. Abbruch des hinteren Pfannenrandes. 4. Verletzung des N. ischiadicus, vor allem des fibularen Anteiles (Pes equinovarus).

Patient während der Extensionsphasen das Bein auf der Bewegungsschiene durchbewegt.

Bei Pfannenrandbrüchen ist der Hüftkopf ist nach dorsal-proximal verrenkt. Rezidivierende Luxationen sind unvermeidbar. Beim dorsalen Pfeilerbruch verläuft die Frakturlinie proximal dorsal durch das Os actetabulum. Der Bruch verläuft quer mitten durch die Pfanne und drängt die ganze distale Beckenhälfte vom proximalen Teil ab. Außerdem gibt es noch die Acetabulumquerfraktur sowie Kombinationsformen, bei denen mehrere tragende Anteile des Acetabulums an der Fraktur beteiligt sind.

Aufgrund der vielfältigen Überlagerungen gibt die gewöhnliche a. p.-Aufnahme nicht immer genügend Aufschluß über das Frakturausmaß. Jede Beckenverletzung verlangt eine exakte radiologische Diagnostik: a. p.-Aufnahmen, Schrägaufnahmen (Ala, Obturator), innere und äußere Aufnahmen des Beckenringes (Inlet, Outlet), CT (bei Bedarf das dreidimensionale CT).

Beim Abbruch des dorsalen Pfannenrandes kommt es infolge der Verrenkung des Hüftkopfes nach hinten oder hinten oben oft zum Herausspringen eines Knochenkapselfragmentes, was Ursache wiederholter Reluxationen sein kann. Diese Fraktur wird auch Dashboard-Verletzung genannt, weil sie häufig bei einen Autozusammenstoß entsteht, wenn das gebeugte Kniegelenk gegen das Armaturenbrett prallt (Abb. 10-207). Häufig ist diese Verletzung kombiniert mit einer
– Knie- oder Unterschenkelverletzung (Patellafraktur)
– Femurschaft- oder Schenkelhalsfraktur
– Schädigung des N. ischiadicus
– zusätzlichen dorsalen Pfeilerfraktur des Acetabulums.

### 7.6.2 Kalottenfrakturen des Schenkelkopfes (Pipkin-Frakturen)

Die Kalottenfraktur des Schenkelkopfes bei der Hüftverrenkung ist eine relativ seltene Begleitverletzung, die jedoch bei nicht korrekter Diagnostik zur Kopfnekrose oder doch zumindest zu einer ausgeprägten Koxarthrose führt. Durch die Reposition wird oft ein kleines Kalottenfragment in den Gelenkspalt eingeschlagen und ist als Interponat Ursache von Reluxation und Inkongruenz.

Wichtig ist nicht nur die Standard-Röntgenaufnahmen vor der Reposition, sondern ebenfalls die Kontrolle nach durchgeführter Einrenkung. Bei

Verdacht auf eine Kalottenfraktur empfiehlt sich die CT- oder NMR-Untersuchung, um das Ausmaß der Kalottenfraktur und ein eventuell vorliegendes Interponat korrekt zu diagnostizieren.

Nach Pipkin unterscheidet man vier Verletzungsformen (Abb. 10-208, 10-209):

Typ I: Hüftverrenkung mit Abbruch des kaudalen Kopfsegmentes. Ein kaudal von der Fovea centralis abgesprengtes Kopfsegment, das nicht größer als ein Viertel des Kopfsegmentes beträgt, kann belassen werden. Die Weiterbehandlung ist funktionell. Bei Beeinträchtigung der Beweglichkeit oder Dislokation sollte es entfernt werden.

Typ II: Hüftverrenkung mit Abbruch eines kranialen Kopfsegmentes. Das kranial von der Fovea centralis gelegene Segment liegt in der Belastungszone und sollte erhalten bleiben. Die entsprechende operative Versorgung mit zwei Schrauben kann sowohl durch den ventralen als auch durch den seitliche Zugang erfolgen. Bei alten Patienten und großen kranialen Kalottenfragmenten ist die primäre prothetische Versorgung (TEP) angezeigt.

Typ III: Verrenkung und Schenkelhalsfraktur sowie Abbruch eines kaudalen oder kranialen Kopfsegmentes. Reposition und Osteosynthese des Schenkelhalsbruches in Kombination mit einer Schraubenfixation des kranialen Fragmentes. Bei älteren Patienten sollte auch hier die endoprothetische Versorgung (Kopfprothese oder Totalendoprothese) vorgezogen werden.

Typ IV: Verrenkung und Pfannenrandbruch und Abbruch eines kaudalen oder kranialen Segmentes. Reposition, Osteosynthese des Pfannenrandabbruches (Schrauben, Plattenosteosynthese) und Fixation des kranialen Segmentes mit Spongiosaschrauben durch einen dorsalen Zugang (Kocher-Langenbeck).

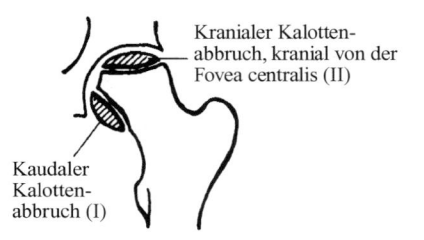

*Abbildung 10-208:* Kalottenbruch des Hüftkopfes. Typus I und II nach Pipkin.

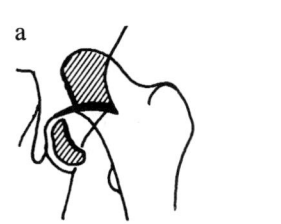

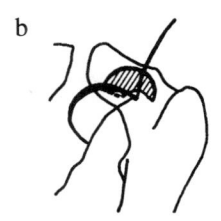

*Abbildung 10-209:* a. Hüftverrenkung mit Abbruch eines kaudalen Segmentes. b. Hüftverrenkung mit Abbruch und Verrenkung eines für die Belastung wichtigen kranialen Segmentes.

Die entscheidenden Fragen hinsichtlich des therapeutischen Vorgehens sind: Entfernung des Kopffragmentes, operative Rekonstruktion und Osteosynthese oder Endoprothese? Neben der Schenkelkopfnekrose liegen die möglichen Gefahren einer offenen Reposition bei dieser Verletzungskombination in periartikulären Verkalkungen als auch späteren Ermüdungsbrüchen des Schenkelhalses bei zu früher Belastung. Gerade beim alten Menschen sind die Vorteile der endoprothetischen Versorgung nicht von der Hand zu weisen: rasches Aufstehen, befriedigende Gehfähigkeit, Vermeidung von Immobilisationsrisiken wie Thrombose, Embolie, Pneumonie, zerebrale Verwirrtheit und Desozialisierung des alten Menschen.

Immer müssen bei diesen Verletzungsformen, die in der Regel durch eine große Gewalteinwirkung bedingt sind, weitere Verletzungen der unteren Extremität ausgechlossen werden (Oberschenkelfraktur, Patellafraktur).

# 8. Oberschenkel

C. Josten und G. Muhr

## 8.1 Der Schenkelhalsbruch

### 8.1.1 Einteilung

Der Schenkelhalsbruch ist nach der distalen Radiusfraktur die häufigste Fraktur des alten Menschen. Eine Unterscheidung zwischen der reinen medialen Schenkelhalsfraktur und mehr lateral verlaufenden Frakturen (Abb. 10-210) ist therapeutisch und prognostisch von untergeordneter Bedeutung.

Entsprechend des Verletzungsmechanismus können wir zwischen einem Abduktionsbruch und einem Adduktionsbruch unterscheiden (Abb. 10-211, 10-212). Pauwels teilt die Frakturen des Schenkelhalses entsprechend des frontalen Winkels in 3 Typen ein:
- Pauwels I: Winkel zwischen Waagerechter und Bruchlinie kleiner 30°
- Pauwels II: Winkel zwischen Waagerechter und Bruchlinie zwischen 30 und 70°
- Pauwels III: Winkel zwischen Waagerechter und Bruchlinie größer 70°.

Garden berücksichtigt in seiner Raktureinteilung auch den Frakturverlauf in axialem Strahlengang. Insbesondere für die Entscheidung, ob ein operatives oder konservatives Vorgehen bei der eingestauchten medialen Schenkelhalsfraktur sinnvoll ist, ist der axiale Bruchverlauf von therapeutischer Bedeutung. Nur wenn der Kopf nicht nach dorsal abgekippt ist und ventral kein offener Winkel vorliegt, ist die Fraktur ausreichend stabil impaktiert

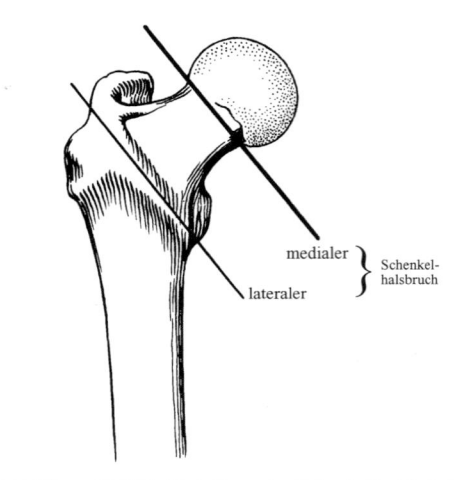

*Abbildung 10-210:* Einteilung der Schenkelhalsbrüche.

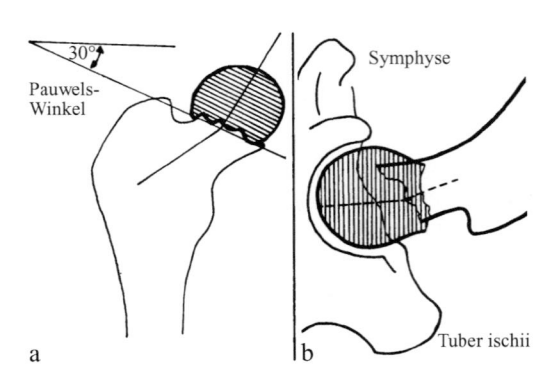

*Abbildung 10-211:* a. Der Abduktionsbruch von vorn: Schenkelhalswinkel größer als 126°, Pauwels-Winkel 30° oder weniger. b. Abduktionsbruch, axiale Aufnahme, Kopf und Schenkelhals in einem nach ventral offenen Winkel zueinander.

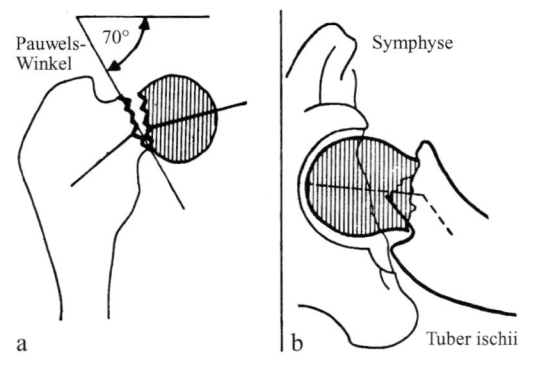

*Abbildung 10-212:* a. Der Adduktionsbruch, 90% aller Schenkelhalsbrüche, von vorn: Schenkelhalswinkel kleiner als 126°; Pauwels-Winkel größer als 30°. b. Adduktionsbruch, axiale Aufnahme. Kopf und Schenkelhals stehen in einem nach dorsal offenen Winkel zueinander.

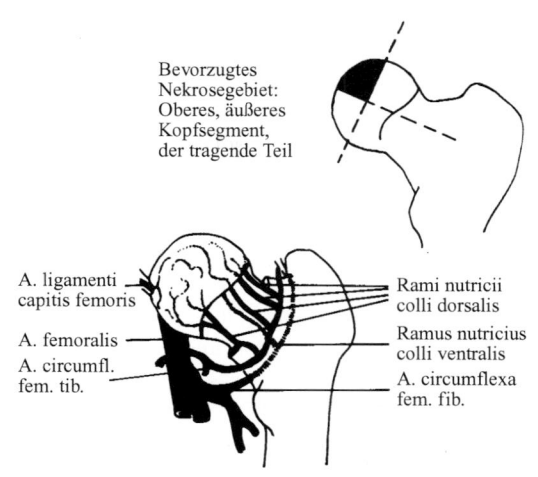

*Abbildung 10-213:* Schenkelkopf und Schenkelhals, Streckseite, Gefäßverhältnisse. Die Ernährung des Schenkelkopfes erfolgt beinahe ausschließlich von dorsal her: A. circumflexa femoris tibialis. Bei der Reposition des medialen Schenkelkopfbruches darf daher die dorsale, das heißt die Rückseite des Schenkelhalses nicht zusätzlich traumatisiert werden. Die A. circumflexa fib. gibt meist nur einen Ramus nutricius ab. Die A. lig. capitis ist praktisch ohne Bedeutung.

und kann konservativ funktionell behandelt werden.

Von den medialen Formen ist die Abduktionsform prognostisch von vornherein günstig, weil sie in der Regel eingekeilt ist und auf Grund der guten Restdurchblutung über Anteile der Gelenkkapsel als auch über die Spongiosa eine Kopfnekrose selten eintritt. Bei den Adduktionsformen liegt die Hauptkomplikation in einer Schenkelhalspseudarthrose, aber auch in einer Kopfnekrose.

*Abduktionsfraktur:*
Die Abduktionsfraktur des Schenkelhalses (Pauwels I, Garden I) kann konservativ behandelt werden. Entscheidend ist jedoch hier die Kooperation des Patienten. Da diese nicht regelmäßig gegeben ist, empfiehlt sich zur Prophylaxe das Abstützen der Fraktur mit zwei bis drei Spongiosaschrauben.

Als Therapie wird ansonsten kurzfristige Bettruhe entsprechend der subjektiven Beschwerden, Thromboseprophylaxe, krankengymnastische Übungen unter Vermeidung von Adduktionsbewegungen verordnet. Nach spätestens 2 bis 3 Tagen kann der Patient im Gehwagen, danach an Unterarm-Gehstützen mobilisiert werden.

*Adduktionsfraktur*
Diese Form trifft auf 90% aller medialen Frakturformen zu. Radiologische Kennzeichen dieses Bruches sind:
– die Bruchlinie verläuft horizontal in einem Winkel, der größer als 30° ist
– Abrutschen des Schenkelkopfes im Sinne einer Varusstellung
– in der axialen Aufnahme ist ein nach dorsal offener Winkel sichtbar.

Ziel der Therapie ist immer der Erhalt des Femurkopfes. Dies ist nur durch eine korrekte Reposition, wenn möglich in einer leichten Hypervalgisierung, in Kombination mit einer stabilen Osteosynthese möglich.

Entscheidender Faktor hinsichtlich der Entstehung einer Kopfnekrose ist die Durchblutung des Schenkelkopfes (Abb. 10-213). Die wichtigen Gefäße stammen aus Arteria circumflexa dorsalis. Sie verlaufen an der kaudalen und dorsalen Seite des

Schenkelhalses und dringen auf der Höhe der Halskopfgrenze in den Kopf. Ventral fehlt ein derartig kopfernährendes Gefäß. Wird die arterielle Versorgung unterbrochen, so stellt sich eine Kopfnekrose ein, die vornehmlich den oberen äußeren Quadranten des Hüftkopfes betrifft, den Bereich, der stärkerer Belastung ausgesetzt ist. Ursachen einer Kopfnekrose sind:
– Zerreißung der Gefäße durch das Trauma
– zu späte Einrichtung, so daß es zur Thrombosierung der ernährenden Gefäße kommt
– nicht korrekte Reposition und weitere Verletzungen der Gefäße
– fehlender stabiler ossärer Kontakt der Bruchflächen.

Bei jungen Patienten ist eine offene Reposition und Stabilisierung möglichst innerhalb Stunden nach dem Unfall anzustreben. Mit jeder weiteren Verzögerung kommt es zur zunehmenden Thrombosierung der Kopfarterien und damit zur erhöhten Gefahr der Femurkopfnekrose.

### 8.1.2 Operation

Je frühzeitiger die Operation vorgenommen wird, um so einfacher ist auch die Reposition und umso günstiger ist die Prognose. Entscheidend ist die Dekompression der durch das Hämatom unter Druck stehenden Gelenkkapsel sowie die anschließende Reposition mit Überführen des in Varus stehenden Hüftkopfes in eine leichte Valgusstellung.

Der Eingriff wird in Leitungsanästhesie (Spinal- oder Periduralanästhesie) oder Intubationsnarkose durchgeführt. Der Patient wird in Rückenlage gelagert und liegt ohne Extension auf.

Wir wählen einen ventro-lateralen Zugang mit etwa 15 cm langem geraden Hautschnitt über dem Trochanter major entlang der Femurlängsachse, wobei zwei Drittel oberhalb und ein Drittel unterhalb des Trochanter major liegt (Abb. 10-214). Die Faszie des Muskels tensor fascia lata wird gespalten und die Faszie stumpf abpräpariert (Abb. 10-215). Der Raum zwischen Musculus gluteus medius und Musculus tensor fascia lata wird eröffnet. Von hier präparieren wir stumpf zwischen den Glutealmuskeln einerseits und dem Muskel tensor fascia lata und dem Muskel vastus lateralis andererseits in Richtung des Schenkelhalses. Unter

leichter Beugung des Kniegelenkes und Hüftgelenkes werden drei Hohmannhebel außerhalb der Gelenkkapsel plaziert im Pfannendachbereich sowie kaudal und kranial um den Schenkelhals (Abb. 10-216). Bei Bedarf kann der Muskel vastus lateralis an seiner Insertionsstelle am unteren Rande des Trochanter major abgetrennt werden. Dabei wird die Inzision scharf und quer bis auf den Knochen durchgeführt und der Muskel durch einen zu-

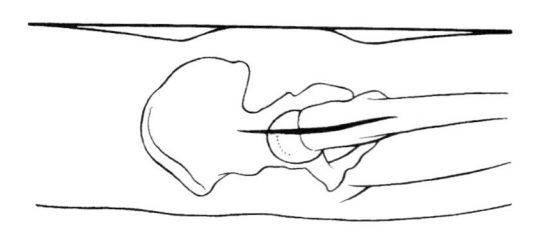

*Abbildung 10-214:* Hautschnitt beim Schenkelhalsbruch.

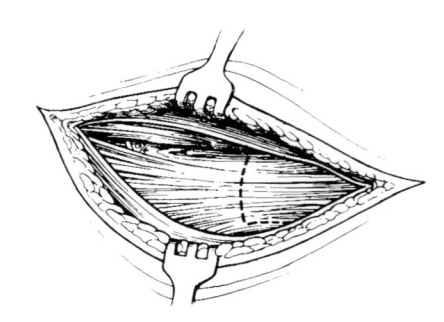

*Abbildung 10-215:* Die Faszie des M. tensor fasciae latae ist dem ventralen Hautschnitt entlang längsgespalten. Quere Durchtrennung und Ablösen des M. vastus lateralis vom Trochanter.

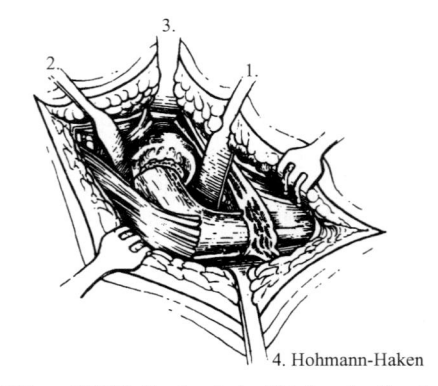

*Abbildung 10-216:* Provisorische Fixation des Bruches mit den vier Hohmann-Haken.

sätzlichen Längsschnitt am hinteren äußeren Rande des Femurschaftes abgelöst.

Mit dem stumpfen Raspatorium wird die Gelenkkapsel dargestellt und in der Richtung des Schenkelhalses gespalten. Durch Einsetzen der Hohmannhaken wird das Frakturgebiet dargestellt. Den ersten Haken setzen wir an der oberen Schenkelhalsseite ein, den zweiten von distal um den Schenkelhals. Der dritte Hohmann stellt den Gelenkkopf dar. Wir führen den schmalen, mit einer dünnen Spitze versehenen Hohmannhaken möglichst flach über den Schenkelkopf medialwärts, tasten den vorderen ventralen Pfannenrand ab, perforieren die Kapsel an dieser Stelle mit der Spitze des Hakens und verankern die Spitze hinter dem Pfannenrand im Knochen. Wird der Haken langsam senkrecht gestellt, wird die Muskelschicht medialwärts gehalten, und der Kopf liegt in seiner ganzen Ausdehnung frei. Keinesfalls sollte der Hohmannhaken intraartikulär eingesetzt werden, da sonst Knorpelschäden entstehen können. Der Zug der Hohmannhebel sollte möglichst oft unterbrochen werden, um Druckschäden an den Weichteilen zu vermeiden. Bei zu weit medialem Einsetzen des Hohmannhebels ist eine Verletzung der Arteria femoralis möglich.

Unter vorsichtiger Außenrotation und Adduktion des Beines kann die Fraktur gelöst werden. Zur Manipulation kann ein Hohmannhebel mit einem spitzen Haken in den Frakturspalt eingesetzt werden, um die Fragmente zu mobilisieren. Die Reposition wird in Längsextension sowie mit Innendrehung und Abduktion des Beines um 15–20° vorgenommen. Dies bedingt die Überführung des in Varus stehenden Kopfes in eine leichte Valgusstellung im Sinne einer Überkorrektur (Abb. 10-217). Dabei soll die kraniale Kortikalis des Kopffragmentes auf die kraniale Kortikalis des Schenkelhalses aufgesetzt werden. Der abgebrochene Kopf ist an der oberen kranialen Kante der Schenkelhalsbruchfläche aufgehängt wie ein Hut am Hutständer (Weber).

Bei zu starker Überkorrektur können jedoch die noch erhaltenen kopfannähernden Gefäße beschädigt werden.

Zwei 2,0 mm dicke Kirschnerdrähte werden zur vorläufigen Fixierung randständig vom Tuberculum inominatum in den Kopf eingebracht. Unter Sicht und mit dem Finger prüfen wir bei 90° gebeugtem Oberschenkel das Repositionsergebnis. Dem Schenkelhalsrand entlanggehend, ist mit dem Finger eine noch bestehende Stufe deutlich zu tasten. Ein dritter Kirschnerdraht wird genau an dem unteren Rand des Schenkelhalses angelegt und mit seiner Spitze leicht in den Kopf einge-

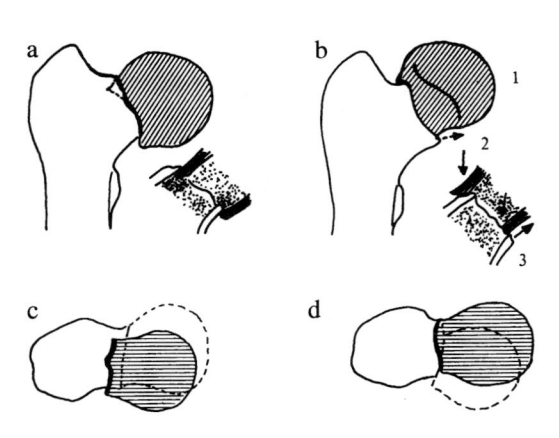

*Abbildung 10-217:* a. Adduktionsbruch, nicht reponiert. Kopf in leichter Varus- und Abrutschstellung. b. Adduktionsbruch, richtig reponiert: Der Kopf steht in leichter Valgusstellung (1), der harte, kraniale Kortikalissporn reitet auf der kranialen Kortikalis des Schenkelhalses (2), der kaudale Sporn des Schenkelhalses liegt kaudal vom kaudalen Kopfsporn (3). c. Der nicht reponierte Adduktionsbruch in der axialen Aufnahme: Kopf nach dorsal gerutscht und in einem nach hinten offenen Winkel zum Schenkelhals. d. Adduktionsbruch nach der Reposition in der axialen Aufnahme: Kopf leicht innenrotiert und in einem leicht nach ventral offenen Winkel. Kommt auf der a.-p.-Aufnahme der Trochanter minor vollständig oder nahezu vollständig zur Darstellung, so ist die Reposition nicht ausreichend, und die Innenrotation muß verstärkt werden.

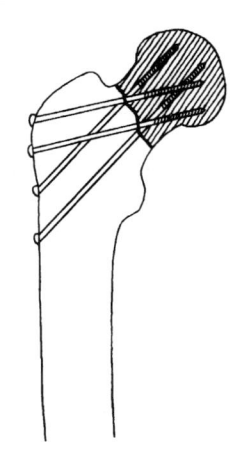

*Abbildung 10-218:* Schraubenosteosynthese einer medialen Schenkelhalsfraktur.

schlagen. Bei entspannt liegenden Beinen verläuft dieser Draht in eine 12–15° Aufwärtsbewegung zur Waagerechten. Wird die Antetorsion nicht berücksichtigt, so kommt es zu einer Perforation des Femurkopfes durch das Implantat an der Dorsalseite.

Unter Bildwandlerkontrolle werden zwei 6 mm Spongiosaschrauben mit langem Gewinde im Winkel von etwa 130° in den unteren Teil des Femurkopfes plaziert (Abb. 10-218). Zwei horizontal und kranial im Kopf verlaufende Spongiosaschrauben mit langem oder kurzem Gewinde werden von oberhalb des Tuberculum inominatum eingebracht und wirken als Zugschrauben. Sie sollen ein Abgleiten des Hüftkopfes nach kaudal verhindern. Diese Osteosyntheseform stellt den kleinsten operativen Aufwand dar und ist besonders schonend für den Hüftkopf.

Eine Alternative ist die dynamische Hüftschraube (DHS). Sie erlaubt die sofortige Vollbelastung. Zunächst wird der Führungsdraht mit dem Zielgerät eingesetzt. Dabei ist darauf zu achten, daß der Draht zentral, sowohl in a.p. als in axialer Richtung im Hüftkopf zu liegen kommt. Der spezielle Dreistufenbohrer wird auf die Länge des Führungsdrahtes minus 10 mm eingestellt. Nach schrittweisem Aufbohren bis zur dritten Stufe wird der Bolzen eingebracht, wobei lediglich bei jüngeren Patienten (< 60 Jahren) ein Gewinde vorgeschnitten werden muß. Die DHS-Platte (2–4 Loch) wird parallel zum Femurschaft eingesetzt und mit Kortikalisschrauben fixiert. Zuvor wird die Fraktur nochmals eingestaucht. Zuletzt wird der abgelösten M. vastus lateralis refixiert. Bei Bedarf werden ein bis zwei Redondrainagen sub- und epifaszial eingelegt.

### 8.1.3 Nachbehandlung

Das Bein wird in einer Schaumstoffschiene gelagert. Noch am selben Tag beginnt der Patient mit Anspannungsübungen der Beinstreckmuskulatur sowie aktiven Fußbewegungen als Thromboseprophylaxe. Nach 24 Stunden können die Redondrains entfernt werden. Am ersten postoperativen Tag soll der Patient im Bett aufsitzen, bei entsprechender körperlicher Konstitution auch schon im Gehwagen mobilisiert werden, später mit zwei Unterarmgehstützen unter Abrollen des Beines. Nach sechs Wochen wird die Belastung auf ein halbes Körpergewicht gesteigert, nach zwölf Wochen kann bei der Verschraubung voll belastet werden.

Eine Woche nach der Operation in der Belastungsphase, dann nach 1, 2, 4 und 6 Monaten werden Röntgenkontrollen vorgenommen. Da noch nach mehreren Jahren eine Kopfnekrose auftreten kann, sollte besonders bei jungen Patienten eine jährliche Röntgenkontrolle erfolgen.

Bei sehr steil verlaufendem Bruchspalt (Pauwels-Winkelgröße 70°) gelingt die Umwandlung der Vaursstellung des Kopfes in eine Varusstellung nicht immer. Nagel oder Platte erzielen meist keine ausreichende interfragmentäre Kompression, so daß das Kopffragment abrutscht und eine Pseudarthrose entsteht.

In diesem Fall empfiehlt sich die Umwandlung der hochgradigen Adduktionsfraktur in eine Abduktionsstellung mit annähernd horizontal gestellter Bruchfläche durch eine intertrochantäre 30° Valgisationsosteotomie unter gleichzeitiger Abstützung des Kopfes durch Winkelplatte und zwei Spongiosaschrauben mit langem Gewinde. Dies Vorgehen ist nur bei biologisch jungen Patienten angezeigt.

Bei alten Patienten ist auf jeden Fall die endoprothetische Versorgung vorzuziehen. Ob eine Kopfprothese oder eine Totalendoprothese eingesetzt wird, hängt einerseits von der Lebenserwartung des Patienten und andererseits von der Gegebenheit der Hüfte ab. Liegt eine starke Osteoporose vor, so muß wegen der Gefahr der Kopfprotrusion ins Acetabulum eine Totalendoprothese eingebaut werden. Die prothetische Versorgung ermöglicht die schnelle Mobilisation des Patienten bei gleichzeitiger sofortiger Belastung.

### 8.1.4 Schenkelhalspseudarthrose

Das Prinzip der Behandlung besteht in der Umwandlung der vertikalen Frakturebene in eine horizontale sowie der Schubkräfte in Druckkräfte durch eine Umlagerungsosteotomie.

Die Indikation zur Korrektur hängt vom Ausmaß der Nekrose, der Restdurchblutung des Kopfes und dem biologischen Alter des Patienten ab. Die Umlagerungsosteotomie kommt nicht in Frage:
– bei Patienten über 65 Jahre
– bei schlechtem Allgemeinzustand

- bei hochgradiger Osteoporose
- sowie bei mangelnder Kooperation des Patienten.

*Diagnose der Kopfnekrose*
Radiologisch sind Hinweise auf eine Kopfnekrose eine vermehrte Sklerosierung des Femurkopfes (häufig der oberen Quadranten), Zystenbildung, Endrundung und Gelenkspaltverschmälerung.

Bei der Ossovenographie wird über eine kräftige Kanüle Kontrastmittel in den spongiösen Raum des Femurkopfes eingebracht. Der radiologisch nachweisbare Abfluß des Kontrastmittels bestätigt die intakte Durchblutung.

Das Kernspintomogramm erlaubt eine schnelle und korrekte Bestimmung des nekrotischen Areals ohne Strahlenbelastung für den Patienten.

Vormals genutzte Untersuchungen wie die Szintigraphie sind zur Diagnosestellung der Femurkopfnekrose nicht mehr angezeigt.

*Therapie*
Bei indizierter Korrekturoperation (Umlagerungsosteotomie) wird nach Einsetzen des Kirschnerdrahtes und des Plattensitzinstrumentes in die Trochanterkopfmasse ein dem Umlagerungswinkel entsprechender Keil lateral entfernt, die Winkelplatte eingeführt, um den vorbestimmten Winkel valgisiert und anschließend die Platte am Femurschaft fixiert (Abb. 10-219).

Nach Bestimmung der 130°-Schenkelhalsachse wird die 50°-Winkel-Richtungsplatte mit ihrer oberen 50°-Spitze am Antetorsionsführungsdraht liegend satt an die Außenseite des Femurschaftes angelegt und ein Kirschnerdraht (4) parallel im kaudalen Abschnitt des Schenkelhalses durch das Trochantermassiv in den Kopf gebohrt (Abb. 10-220). Der Draht verläuft in den Hals und, von oben gesehen, genau in der Richtung der Schenkelhalsachse und axial parallel zu dem Antetorsionsdraht.

Um das Plattensitzinstrument mühelos im richtigen Winkel ansetzen zu können, eröffnen wir zunächst die Trochanter-Kortikalis. Genau 2,5 cm unterhalb der Spitze des Tuberculum innominatum legen wir mit dem 4,5 mm-Bohrer drei unmittelbar nebeneinanderliegende Löcher an und vereinigen sie mit der 7 mm-Zapfenfräse. Mit einem schmalen Meißel vergrößern wir das bestehende Loch von unten her in schräger Richtung.

Vor dem Einschlagen des Plattensitzinstrumentes muß die Klingenlänge bestimmt werden. Wir messen die Distanz zwischen dem Frakturspalt und dem äußeren Rand des Bohrloches. Zu dieser Distanz rechnen wir 2,5–3,5 cm für den Kopfteil hinzu, je nach dem Durchmesser des Kopfes. Das Platteninstrument wird mit dem bereits festgeschraubten Zielgerät eingesetzt. Die Längsachse der freien Platte des Zielgerätes muß genau in der Längsachse des Femurschaftes liegen.

Die Klinge des Plattensitzinstrumentes wird genau parallel zum oberen Kirschner-Draht und bis in den Kopf eingeschlagen.

Die Platte verläuft nicht in der Mitte der Schenkelhalsachse, sondern an der Grenze vom kaudalen zum mittleren Drittel, und ihre Spitze liegt auch im Kopffragment unterhalb des Kreuzungspunktes der Zug- und Drucktrabekel (Abb. 10-221). Rund zwei Drittel des vertikalen Kopfdurch-

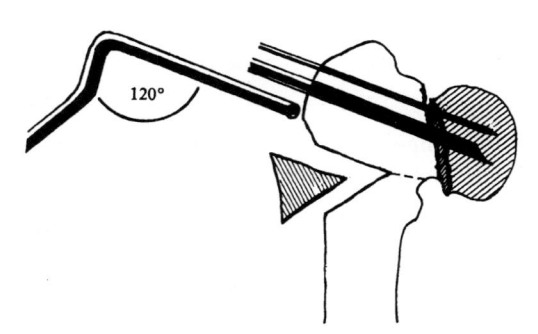

*Abbildung 10-219:* Pseudarthrotisch verheilte mediale Schenkelhalsfraktur: Umlagerungsosteotomie nach Pauwels in der Ausführung der A.O.

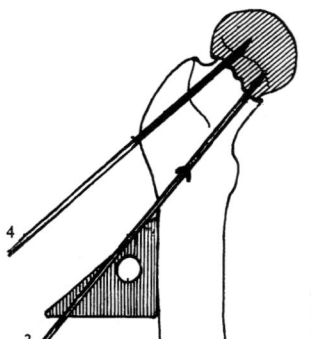

*Abbildung 10-220:* Draht 4: Parallel zur Schenkelhalsachse in der frontalen Richtung.

messers sollen oberhalb der Plattenspitze liegen. Liegt die Spitze im kranialen Abschnitt, können die wichtigen, von lateral-kranial her eintretenden Kopfgefäße verletzt und der Kopf nekrotisch werden; außerdem kann es zur Plattenperforation kommen.

Das Plattensitzinstrument wird nun entfernt und die 120°-Winkelplatte eingeschlagen. Die Fragmente werden mit dem am Tuberculum innominatum aufgelegten Schlitzhammer zusammengestaucht. Wenn der Kopf sehr groß ist, sollte eine zusätzliche Spongiosaschraube mit langem Gewinde und Unterlegscheibe kaudal von der Winkelplatte eingebracht werden.

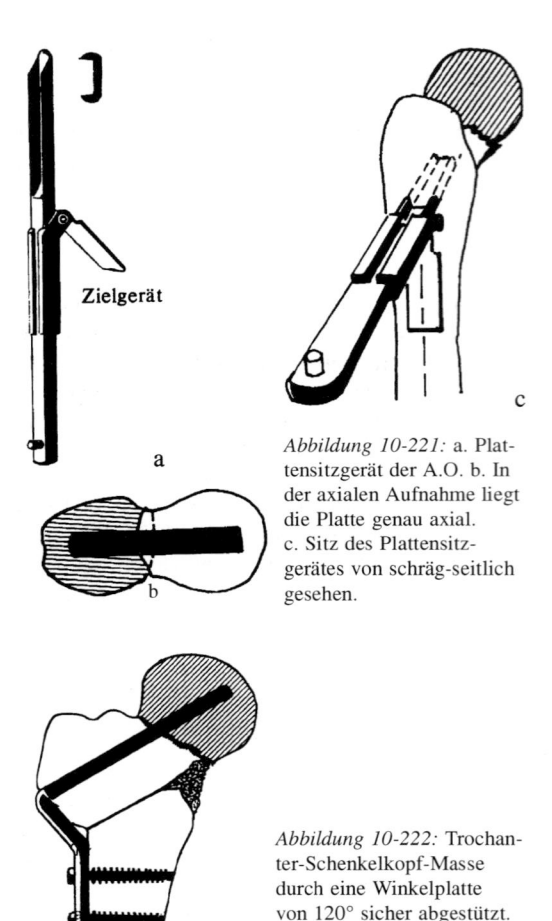

Auf dem a.-p.-Bild in Innenrotation und der axialen Aufnahme bei rechtwinklig gebeugtem und um 40° von der Mittellinie abduziertem Oberschenkel wird die Stellung kontrolliert.

Die 120°-Winkelplatte wird am Oberschenkel durch drei lange Kortikalisschrauben befestigt, die die Gegenkortikalis fassen (Abb. 10-222). Ergab die letzte Röntgenkontrolle eine Überkorrektur der Valgusstellung wie auch der Antetorsion – im a.-p.-Bild ist der kranial von der Plattenspitze gelegene Kopfabschnitt verhältnismäßig breit – so führen wir zusätzlich eine Spongiosaschraube mit langem Gewinde parallel und kranial von der Plattenklinge in den Schenkelkopf.

Bei älteren Patienten empfiehlt sich eine zementierte Hemi- oder Totalendoprothese. Bei jungen Patienten unter 60 Jahren kann alternativ eine nicht zementierte Prothese eingesetzt werden.

### 8.1.5 Pathologische Schenkelhalsfraktur

15–20% aller Skelettmetastasen befinden sich im proximalen Teil des Femurs, davon drei Viertel im Schenkelhals und im Trochanterbereich. Erster Hinweis ist der Fraktureintritt ohne entsprechendes Trauma (Drehen im Bett, Aufstehen aus dem Sessel). Primärtumoren sind: Schilddrüsen-, Mamma-, Bronchial-, Prostatakarzinom und Hypernephrom. Die durchschnittliche Überlebenszeit beträgt in der Regel nur noch wenige Monate nach Eintreten der pathologischen Fraktur.

Ziel der Versorgung ist die Schmerzfreiheit und Mobilisationsfähigkeit des Patienten. Die Tumormasse sollte weitgehend entfernt werden. Ob das Gelenk künstlich ersetzt wird oder eine Verbundosteosynthese (Winkelplatte plus Knochenzement) vorgenommen wird, hängt vom Ausmaß der Destruktion ab.

### 8.1.6 Schenkelhalsbruch mit gleichzeitigem Femurschaftbruch

Diese Frakturen treten häufig nach Verkehrsunfällen auf und sind technisch sehr anspruchsvoll. Zuerst muß die Femurfraktur stabilisiert werden, im zweiten Schritt wird dann die Schenkelhalsfraktur versorgt.

Als operative Möglichkeiten bieten sich die intramedulläre Nagelung mit Verschraubung der

*Abbildung 10-221:* a. Plattensitzgerät der A.O. b. In der axialen Aufnahme liegt die Platte genau axial. c. Sitz des Plattensitzgerätes von schräg-seitlich gesehen.

*Abbildung 10-222:* Trochanter-Schenkelkopf-Masse durch eine Winkelplatte von 120° sicher abgestützt. Der pseudarthrotische Frakturspalt steht jetzt vorwiegend unter Längskompression: rasche knöcherne Konsolidation.

Schenkelhalsfraktur, eine DHS mit langer Platte oder eine Winkelplatte an.

### 8.1.7 Kindliche Schenkelhalsfraktur

Der Schenkelhalsbruch des Kindes weist mehrere Besonderheiten auf: Zum einen verläuft die Frakturlinie mehr lateral. Zum anderen ist die Spongiosa des Schenkelhalses sehr hart, so daß die Fragmente beim Einbringen eines Implantates auseinanderweichen und die ernährenden Kopfgefäße beschädigt werden können, mit der Folge einer Kopfnekrose. Weder mit einem Gipsverband noch mit einer Zugbehandlung gelingt eine exakte Reposition und sichere Stabilisierung. Dies führt dann im weiteren Verlauf zu einer Varusabkippung des Beines, aber auch zu einer Kopfnekrose.

Die kindliche Schenkelhalsfraktur muß daher innerhalb der ersten Stunden operativ versorgt werden.

Das Freilegen erfolgt in gleicher Weise wie beim Erwachsenen: ventrolateraler Zugang, Ablösen des Muskulus vastus lateralis, Darstellen der Gelenkkapsel, Entlastung des Gelenkhämatoms. Die Hohmannhebel müssen besonders sorgfältig eingesetzt werden, um nicht zusätzlich die wichtigen ernährenden Gefäße an der Rückseite des Schenkelhalses zu verletzen. Die Reposition erfolgt unter Extension, Innenrotation und mäßiger Abduktion, die Stabilisierung durch zwei Spongiosaschrauben mit langem Gewinde. Sie dürfen aber die Kopfepiphysen nicht verletzen. Statt der Schrauben können bei kleineren Brüchen auch starke Kirschner-Drähte verwandt werden.

Eine regelmäßige röntgenologische Überwachung der Verhältnisse in den ersten sechs Monaten nach einer derartigen Verletzung ist unbedingt angezeigt. Differentialdiagnostisch muß nach einem Trauma immer an die Epiphyseolysis capitis femoris gedacht werden, die ebenfalls eine operative Intervention sowie die prophylaktische Fixation der Gegenseite verlangt.

## 8.2 Die pertrochantären Femurfrakturen

Pertrochantäre Frakturen (Abb. 10-223) sind typische Frakturen des alten Menschen. Das Frakturspektrum reicht von einfachen fast belastungsstabilen Spiralbrüchen bis zur kombinierten per- und subtrochantären Stückfraktur (AO-Klassifizierung).

Die Verkürzung und Außenrotation des Beines sind klinisch eindeutig beweisend für diesen Bruch.

### 8.2.1 Konservative Therapie

Bei korrekt durchgeführter konservativer Behandlung stellt sich fast nie eine Pseudarthrose ein. Die Brüche der Trochantergegend liegen extrakapsulär, ihre Blutversorgung ist ungestört, so daß weder eine verzögerte Konsolidation noch eine Pseudarthrose zu beobachten ist.

Der große Nachteil der konservativen Behandlung ist die notwendige zwölfwöchige Bettruhe mit den bekannten erheblichen Nachteilen: kardiopulmonale und thromboembolische Komplikationen, Harnwegsinfekte, Dekubitus. Die konservative Behandlung erfordert einen großen und über mehrere Monate anhaltenden dauernden fortgesetzten ärztlichen und pflegerischen Einsatz.

Zur Anlage der Beinextension wird ein Steinmann-Nagel ein bis zwei Querfinger hinter der Tuberositas tibiae bzw. zwei Querfinger oberhalb der Patella eingebracht. Dies hat bei leicht gebeugtem Bein zu erfolgen. Danach wird das Bein auf einer Braunschen Schiene gelagert und mit einem Extensionsgewicht von etwa einem Siebtel bis einem Zehntel des Körpergewichts gezogen. Gleichzeitig erfolgt eine Fußaufhängung zur Prophylaxe des Spitzfußes. Das Bett wird am Fußende hochgestellt, um ein Abrutschen des Patienten zu verhindern. Die Extension muß täglich, die Frakturstel-

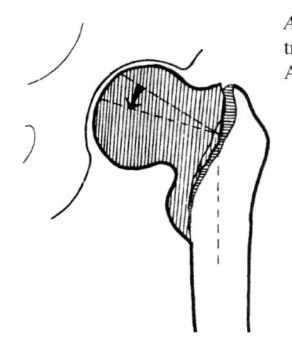

*Abbildung 10-223:* Pertrochantärer Drehbruch in Adduktionsstellung.

lung wöchentlich radiologisch überprüft werden. Je nach Frakturtyp und Schmerzen sollte eine Bewegungstherapie auf der Elektroschiene unter Beibehaltung der Extension durchgeführt werden. Nach zehn bis zwölf Wochen kann die Zugbehandlung entfernt und der Patient im Gehwagen bzw. an Unterarmgehstöcken mobilisiert werden.

### 8.2.2 Operationsmöglichkeiten

Die osteosynthetische Versorgung einer pertrochantären Fraktur erfordert besondere Erfahrung. Sie ist kein Übungsfeld für osteosynthetische Anfänger.

Das wichtigste Ziel ist die Stabilisierung und baldigste Mobilisation. Das ist besonders für ältere Patienten sehr wichtig. Ein älterer, in seiner Aktivität und seinen Lebensmöglichkeiten eingeschränkter Patient gewöhnt sich sehr rasch an das Bett, er gewöhnt sich an die Versorgung durch die Krankenschwestern und seiner Angehörigen. Zudem ist er aus seiner gewohnten Umgebung herausgerissen, verliert zunehmend Kontakt zu seiner Umwelt. Langsam gleitet er in eine Phase von Inaktivität und Desinteresse hinein, aus der er nur noch mit größter Mühe herauskommen kann. Nur durch eine übungs- und belastungsstabile Osteosynthese können wir diese Phase vermeiden oder zumindest verkürzen.

Um den medialen Schenkelhalsbereich (Adamscher Bogen) zu entlasten, erfolgt die Stabilisierung des proximalen Fragmentes in leichter Valgusüberkorrektur von 10–20°. An Osteosyntheseverfahren stehen zur Verfügung:
- DHS (Dynamische Hüftschraube)
- 95°- und 130°-Winkelplatte
- DCS (Dynamische Kondylenschrauben)
- intramedulläre Systeme mit Schenkelhalsschrauben
- Hüftprothesen.

Die verschiedenen zur Verfügung stehenden Operationssysteme erlauben die individuelle Behandlung der verschiedenen Bruchformen. Für die präoperative Planung sind auf jeden Fall erforderlich eine Becken-Übersichtaufnahme sowie Röntgenaufnahmen des verletzten, frakturierten Oberschenkels, wenn möglich in zwei Ebenen. Insbesondere bei Verwendung intramedullärer Systeme ist die möglichst korrekte Bestimmung des Markkanales wichtig.

Während bis vor wenigen Jahren Winkelplatten zur Anwendung kamen, hat sich dies heute weitgehend zu Gunsten der DHS verschoben (Abb. 10-224). Der Vorteil der DHS liegt in der einfachen, standardisierten Montage, der größeren Korrekturmöglichkeiten (die Lage der Winkelplatte muß in allen drei Ebenen korrekt erfolgen, die der DHS in zwei Ebenen) und der relativ geringen Traumatisierung. Insbesondere bei jungen Patienten stellt das Eindringen der Winkelplatte in den kräftigen spongiösen Knochen eine erhebliche Gewalteinwirkung dar, die nicht selten zur Distraktion der Fraktur führt. Das vorsichtige Aufbohren des proximalen Femurbereiches beim Einbringen einer DHS ist sicherlich als das schonendere Verfahren anzusehen. Zudem weist die DHS eindeutig eine

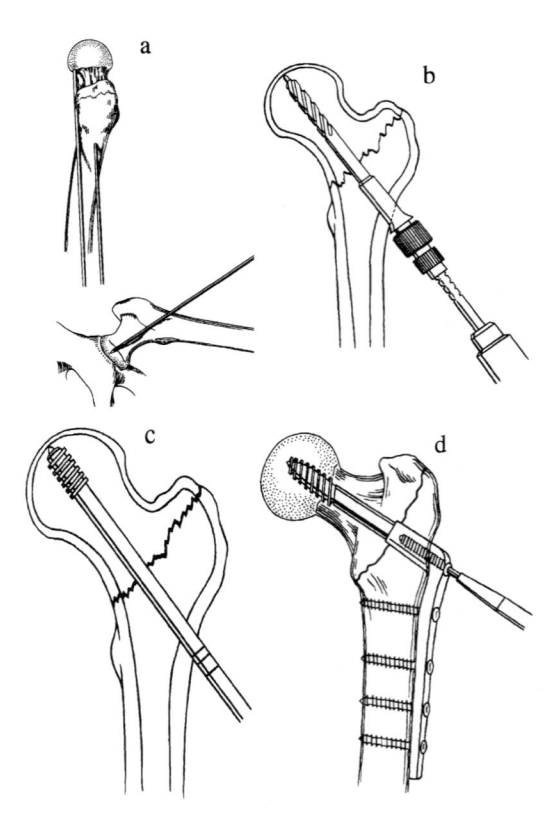

*Abbildung 10-224:* DHS: Dynamische Hüftschraube mit Kompressionsschraube. a. Einbringen des Führungsdrahtes. b. Aufbohren mit Drei-Stufen-Bohrer. c. Einsetzen des Gewindebohrers. d. DHS-Platte plus Kompressionsschraube.

höhere Winkelstabilität auf und ermöglicht aufgrund des Gleitmechanismus der Schraube der Platte eine permanente Kompression auf die Fraktur. Erhöhte Winkelsteifigkeit und die permanente Kompression auch bei der späteren Knochenresorption ermöglichen und fordern sogar die sofortige Vollbelastung der Fraktur.

Die Vorzüge der Winkelplatten liegen noch darin, daß sie in einer längeren Ausführung sowie in der Titanlegierung vorliegen und somit auch weiter distal reichende Frakturen versorgt werden können. Gerade bei der zunehmenden Allergiedisposition der Bevölkerung ist das Zurückgreifen auf dieses Material von großer Bedeutung. Fehlt jedoch eine ausreichende mediale Abstützung, so stellt sich leicht ein Plattenbruch im Bruchbereich ein. Hier ist zusätzlich eine Spongiosaplastik erforderlich. Eine Indikation für die Kondylenplatte ist die Verbundosteosynthese. Hierbei werden im Rahmen pathologischer Frakturen die Tumormassen ausgeräumt, die Defektstrecke mit einer Winkelplatte überbrückt und der Hohlraum mit Knochenzement aufgefüllt.

### 8.2.3 Einfache pertrochantäre Frakturen

Dieser Eingriff kann in Allgemeinnarkose oder in Rückenmarksanästhesie vorgenommen werden. Die Lagerung erfolgt auf einem normal durchleuchtbaren Operationtisch oder auf den Extensionstisch. Der Extensionstisch hat den Vorteil, daß die Reposition vor Beginn der Operation vorgenommen werden kann. Nachteilig ist, daß im Extensionstisch gerade bei instabilen Frakturen es zu einer Rekurvation im Frakturbereich kommt, die durch einen gesondert eingebrachten Hohmannhebel korrigiert werden muß.

Der 12 cm lange Hautschnitt zieht von der Trochanter-major-Spitze aus nach distal. Die Faszie des Musculus tensor fasciae latae wird gespalten, durch einen queren Einschnitt des Tuberculum innominatum wird die Insertion des Musculus vastus lateralis abgelöst. Der Muskel wird zusätzlich an seinem dorsalen Rand längs gespalten und nach medial abgeschoben. Dabei müssen die zuführenden Gefäße sorgfältig unterbunden werden.

Ein schmaler Hohmann-Haken wird von ventral her in Höhe des Trochanter major eingesetzt, ein zweiter, breiterer Haken von dorsal unter den Trochanter eingeführt. Falls erforderlich, kann der der Trochanter minor jetzt reponiert werden. Der Oberschenkelschaft muß lateral unterhalb des Tuberculum innominatums auf etwa 10–12 cm Länge dargestellt sein.

Die Fraktur soll möglichst ohne Präparation indirekt reponiert werden durch Zug und Innenrotation. Gerade bei frischen Frakturen ist eine Manipulation mit weiteren Instrumenten nicht erforderlich.

Bei der Winkelplatte werden die eingerichteten Fragmente durch einen oder zwei Kirschner-Drähte temporär stabilisiert. Bei besonders langstreckigen Frakturen kann zusätzlich eine Verbrügge-Zange eingesetzt werden, die unmittelbar unterhalb des Trochanter minor faßt.

Die ideale Osteosynthese ist die dynamische Hüftschraube. Seltene Alternativen sind die 130°- und 95°-Winkelplatten.

*130°-Winkelplatte (Abb. 10-225)*
Zur Bestimmung der Plattenrichtung wird ein Kirschner-Draht unmittelbar kranial vom unteren Rande des Schenkelhalses (Adambogen) und parallel zu der Schenkelhalsachse mit der Spitze in den ventralen, überstehenden Teil des Kopfes eingeschlagen. Ein 50°-Dreieck wird genau in der Längsachse des Femurs, mit der Spitze unmittelbar unterhalb des Tuberculum innominatum, angelegt. Parallel zu seiner oberen Kante wird ein Kirschner-Draht bis in den Schenkelkopf gebohrt. Der Draht verläuft parallel zur Schenkelhalsachse. Die drei Bohrlöcher werden 2,5 cm unterhalb der Spitze des Tuberculum innominatum mit dem 4,5 mm-Bohrer

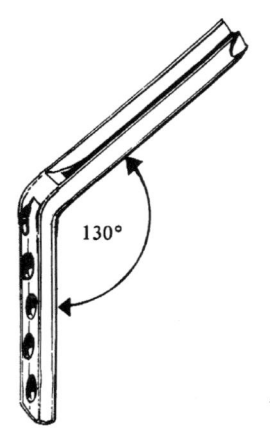

*Abbildung 10-225:*
130°-Winkelplatte der A.O.

angelegt, mit der 7 mm-Zapfenfräse vereinigt und erweitert. Die distale Kante wird mit einem schmalen Meißel schräg abgetragen.

Das Plattensitzinstrument wird bis 2–3 cm über den Frakturspalt hinaus eingeschlagen. Anhand der Röntgenaufnahme der gesunden Seite wird die Platte abgemessen und das Zielgerät in entsprechendem Abstand von der Plattenspitze befestigt. Das Plattensitzinstrument wird parallel zum obersten Führungsdraht und parallel zu Draht 3 eingeschlagen. Die Platte verläuft nicht in der Mitte der Schenkelhalsachse, sondern an der Grenze von mittleren zum kaudalen Drittel, und ihre Spitze liegt auch im Schenkelkopf im kaudalen Drittel.

Als Röntgenkontrolle wird eine a.-p.-Aufnahme bei gestrecktem Kniegelenk und eine axiale Aufnahme mit im Hüftgelenk um 90° gebeugtem und um 30° abduziertem Oberschenkel (Lauenstein-Aufnahme) durchgeführt. Die häufigste Komplikation besteht darin, daß die Plattenspitze die Hinter-(Dorsal)-Seite des Schenkelhalses oder -kopfes perforiert.

Bei korrektem Sitz wird das Platteninstrument durch die durch die mit der abgemessenen Plattenlänge übereinstimmende 130°-Winkelplatte ersetzt. Ihr freies Ende liegt 10–15 mm von der Gelenkfläche des Kopfes entfernt. Die Winkelplatte wird mit dem Schlitzhammer eingetaucht.

Die Plattenosteosynthese wird mit drei oder vier 4,5 mm-Kortikalisschrauben im Femurschaft komplettiert. Als zusätzliche interfragmentäre Verschraubung werden mit dem 3,2 mm-Bohrer kranial und parallel zu der Platte zwei Bohrlöcher gelegt und je eine 7–9 cm lange Spongiosazugschraube mit 32 mm Gewindelänge eingeschraubt.

*95°-Winkelplatte (Abb. 10-226)*
Zur Bestimmung der Plattenrichtung wird ein Kirschner-Draht unmittelbar kranial vom unteren Schenkelhalsrand (Adambogen) auf den Schenkelhals und parallel zu der Schenkelhalsachse, mit der Spitze in den ventralen, überstehenden Rand des Schenkelkopfes eingeschlagen. Das 95°-Kondylenzielgerät wird etwas oberhalb der Spitze des Tuberculum innominatum angelegt und ein Kirschner-Draht durch die Trochanterspitze in den Schenkelkopf eingeführt, 5–10° steiler als der Linie des Zielgerätes entsprechend, um eine leichte Valgusüberkorrektur zu erreichen.

Das Plattenzielinstrument wird möglichst kranial und parallel zu Draht 3 und 4 eingeschlagen, und zwar so, daß die Plattenspitze in den kaudalen Sektor des Schenkelkopfes zu liegen kommt. Nachdem die Platte durch die 95°-Winkelplatte ersetzt wurde, wird eine a.-p.-Aufnahme bei gestrecktem Hüftgelenk und eine axiale Aufnahme bei 90° gebeugtem und 30° abduziertem Oberschenkel angefertigt.

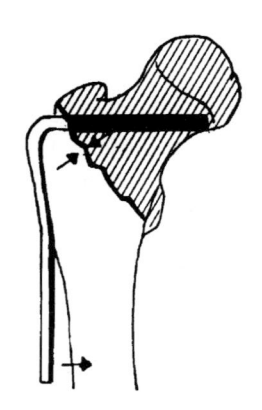

*Abbildung 10-226:* Plattensitzinstrument durch 95°-Kondylenplatte ersetzt.

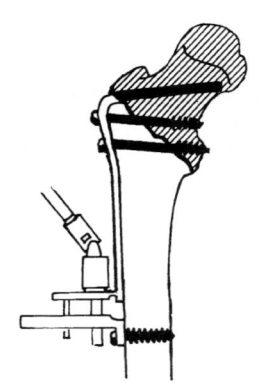

*Abbildung 10-227:* Proximales Fragment durch zwei Spongiosaschrauben fixiert. Spanner am distalen Fragment.

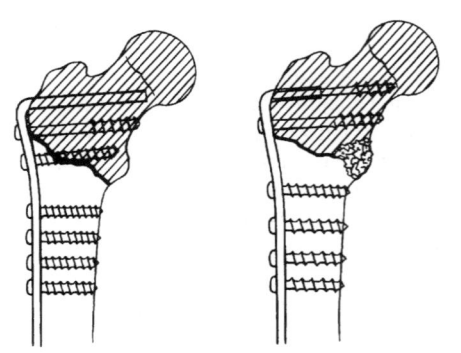

*Abbildung 10-228:* Verschraubung der 95°-Kondylenplatte am Femurschaft.

Das proximale Fragment wird mit ein oder zwei Spongiosazugschrauben verschraubt, die die Kortikalis an der Trochanter-minor-Seite sicher fassen.

Danach wird die Spannvorrichtung am distalen Fragment angelegt und die Platte am Femurschaft mit drei oder vier Kortikalisschrauben verschraubt, die jeweils in die Gegenkortikalis reichen (Abb. 10-227, 10-228).

Beim Wundverschluß werden ein bis zwei Redon-Drainagen sub- und epifaszial eingelegt. Auf einen komprimierenden Hüftverband kann in der Regel verzichtet werden. Das Bein wird in einer geraden Schaumstoffschiene gelagert.

Die Nachbehandlung (unter Thromboseprophylaxe) beginnt mit Anspannungsübungen des Quadricepsmuskels und Fußbewegungen schon am Operationstag. Auf eine ausreichende Analgesie ist zu achten (Eis, Antiphlogistikum). Beim Verbandswechsel am nächsten Tag werden die Redondrainagen entfernt (spätestens am 2. postoperativen Tag). Eine Hämatombildung wird sonographisch diagnostiziert und kontrolliert. Sobald die Wundverhältnisse trocken sind, kann auf einen Verband verzichtet werden. Nach 12 bis 14 Tagen werden die Fäden entfernt. Die Patienten werden schon am ersten, spätestens am zweiten postoperativen Tag im Gehwagen und unter Gehstützen mobilisiert. Dabei kann bei der DHS bis zur Schmerzgrenze belastet werden, bei Winkelplatten muß auf eine Teilbelastung von 20 kg geachtet werden. Eine Vollbelastung ist bei Plattenosteosynthese nach zehn bis zwölf Wochen möglich.

### 8.2.4 Pertrochantäre Fraktur mit Ausbruch des Trochanter minor (Abb. 10-229)

Bei dieser Fraktur liegt aufgrund der fehlenden medialen Abstützungen ein höherer Instabilitätsgrad vor. Bei Anwendung von Winkelplattensystemen führt dies zu einer verstärkten Varustendenz mit der Gefahr des Plattenbruchs. Hier sind zusätzliche stabilisierende Maßnahmen erforderlich, wie die anatomische Refixation des Trochanter minor durch eine Schraubenosteosynthese oder durch eine mediale biologische Abstützung mittels Spongiosaplastik (Abb. 10-230).

Lediglich bei der DHS kann auch ein Trochanter-minor-Abriß ohne weitere operative Intervention belassen werden. Dies hat den Vorteil, daß die unmittelbare Manipulation mit der dadurch verbundenen Weichteil- und Durchblutungsschädigung am Trochanter minor unterbleiben kann. Zudem kommt es durch das Gleiten der Schraube in der DHS-Platte (Teleskopphänomen) zu einer Kompression im Bereich des Trochanter minor. Dies hat eine rasche und kräftige Kallusbildung zur Folge.

*Abbildung 10-229:* Pertrochanterer Bruch mit Ausbruch des Trochanter minor.

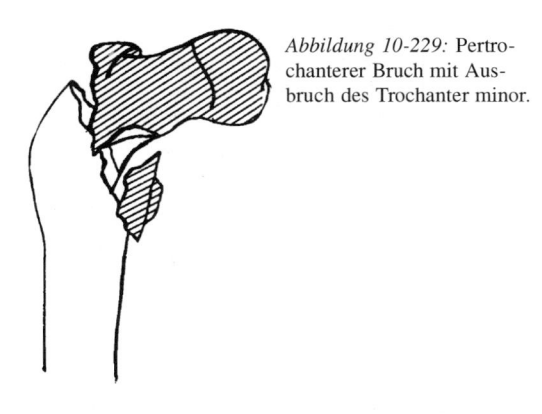

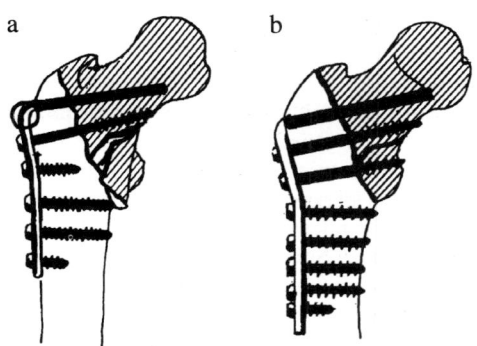

*Abbildung 10-230:* Die Behandlung des pertrochanteren Bruchs. a. Ungenügende mediale Abstützung: Varusverkürzung und Ermüdungsbruch im Plattenwinkel. b. Ausreichende mediale Abstützung.

### 8.2.5 Pertrochantäre Fraktur mit Abbruch des großen und kleinen Trochanter (Mehrfragmentbruch)

Dies stellt eine sehr instabile Frakturensituation dar und bedarf eines aufwendigeren Osteosyntheseverfahrens (Abb. 10-231). Bei Osteoporose sowie

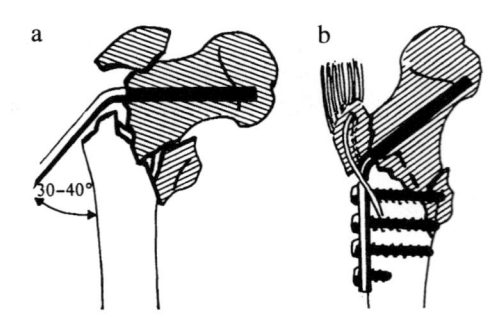

*Abbildung 10-231:* a. Pertrochantärer Bruch mit Abbruch von großem und kleinem Trochanter. b. Behandlung mit 130°-Winkelplatte, Überkorrektur in Valgusstellung von 30–50°, Zuggurtungsfixation des abgebrochenen großen Trochanters.

höherem Lebensalter ist hier die primär prothetische Versorgung eine gute Alternative.

Die osteosynthetische Versorgung gelingt meist durch eine Überkorrektur des Femurkopfanteiles mit anschließender Refixation von Trochanter major und minor. Sollte die Überkorrektur in Valgusstellung von 30–50° nicht mit einem DHS-Implantat vorgenommen werden können, so erfolgt die Fixation mit einer 130°-Winkelplatte.

Die 130°-Winkelplatte wird im kranialen Teil der Schenkelhalsfrakturfläche horizontal in Richtung kaudales Drittel des Schenkelkopfes eingeführt. Durch Aufrichten der Platte wird das Kopffragment in eine Valgusstellung von 30–50° überführt. Manchmal kann die Aufrichtung nur durch eine Osteotomie der lateralen Kortikalis erreicht werden. Die Platte wird mit drei oder vier Kortikalisschrauben fixiert. Die oberste Schraube sollte den Trochanter minor mitfassen.

Die abgebrochenen Trochanter-major-Fragmente werden mit einem Zuggurtungsdraht (8er-Drahtschlinge) am distalen Femuranteil befestigt. Das eine Bohrloch geht durch die Trochanter-major-Spitze, das andere zwischen zwei Schrauben durch den frakturnahen Femurknochen.

### 8.2.6 Pathologische Frakturen

Hier muß der Hohlraum mit Knochenzement ausgefüllt und die Winkelplatte darin fixiert werden.

Zunächst werden die Fragmente mit Kirschner-Drähten reponiert und fixiert. Nach Ausfüllen der Schenkelhals- und Kopfhöhe mit Knochenzement wird eine 130°-Winkelplatte in die noch elastische Zementmasse eingeführt. Die Femurschafthöhle wird mit Acrylmasse ausgefüllt. Beim Anschrauben der Winkelplatte am Femurschaft darf die Schraube nur bis auf die letzten zwei bis drei Windungen angezogen werden. Nach nochmaligem Nachfüllen von Knochenzement und Aushärten des Zementes werden die Schrauben komplett angezogen.

### 8.2.7 Pertrochantärer Bruch mit langem Trochanter-minor-Anteil (Abb. 10-232)

Ein langstreckiger Ausbruch aus dem medialen Femurschaft ist mit hoher Instabilität gleichzusetzen.

Wichtiges Behandlungsziel ist die Wiederherstellung einer einwandfreien medialen Abstützung mit gleichzeitiger leichter Valgusüberkorrektur des Kopffragmentes.

Die ideale Osteosynthese stellt die DHS, aber auch die DCS dar. Eine Möglichkeit ist die interfragmentäre Verschraubung der einzelnen Bruchstücke, eine lange 95°-Kondylenplatte und die leichte Überkorrektur des Schenkelhalsfragmentes in Valgusstellung.

Zur interfragmentäre Verschraubung werden die Schrauben so eingeführt, daß sie die spätere Fixation der Kondylenplatte nicht stören. Für die oberste, in den kaudalen Abschnitt des Schenkelhalses gehende Schraube verwenden wir eine Spongiosazugschraube, für die übrigen Kortikalisschrauben. In der Regel sind mindestens drei Schrauben notwendig.

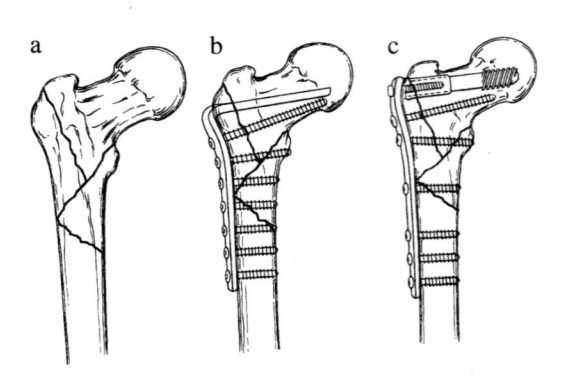

*Abbildung 10-232:* a. Petrochantärer Bruch mit langem Trochanter-minor-Anteil. b. 95°-Winkelplatte. c. Dynamische Kompressionsschraube (DCS).

Um die beiden Richtungen für die lange 95°-Kondylenplatte zu bestimmen wird ein Kirschner-Draht (1) unmittelbar kranial vom unteren Schenkelhalsrand angelegt, seine Spitze in den überhängenden ventralen Rand des Schenkelkopfes eingestoßen und der Draht genau in der Schenkelhalsachse ausgerichtet. Das Zielgerät wird an der Trochanteraußenseite, unmittelbar oberhalb der Spitze des Tuberculum innominatum angelegt und ein Kirschner-Draht (2), 5–10° steiler als der Ebene des Zielgerätes entsprechend, durch Trochanterspitze und Schenkelkopf eingebohrt. Auf diese Weise wird eine entsprechende leichte Überkorrektur in Valgusstellung erreicht. Das Platteninstrument wird vom oberen Rande des Tuberculum innominatum parallel zum Richtungsdraht (2) und Richtungsdraht (1) von lateral-kranial nach medial-kaudal in den Schenkelkopf eingetrieben. Wird die Antetorsion des Schenkelhalses nicht berücksichtigt, so perforiert die Plattenspitze an der dorsalen Seite des Schenkelhalses oder Schenkelkopfes.

Zur Röntgenkontrolle wird eine a.p.-Aufnahme bei gestrecktem Bein und eine axiale Aufnahmen bei rechtwinklig gebeugtem und 30° abduziertem Oberschenkel angefertigt.

Nach Anlegen der Spannvorrichtung wird die Platte am Oberschenkel verschraubt.

Biologisch und günstiger für die Frakturheilung ist die Überbrückungsosteosynthese. Hierbei ist nur die laterale Freilegung der Femurkortikalis erforderlich. An der medialen Seite können Knochen und Weichteile im Verbund verbleiben. Die so gewährleistete verbesserte Vaskularisation führt zu einer schnellen, sekundären Knochenbruchheilung. Im Hinblick auf das schonendere und schnellere Vorgehen ist dieses Operationsverfahren vorzuziehen.

## 8.3 Die subtrochantären Femurbrüche

In der Regel handelt es sich hier um schwierige Frakturformen, deren Behandlung kompliziert wird durch eine ungünstige Biomechanik (Abb. 10-233): maximale Zugkräfte wirken auf einen kleinen Querschnitt ein mit geringer spongiöser

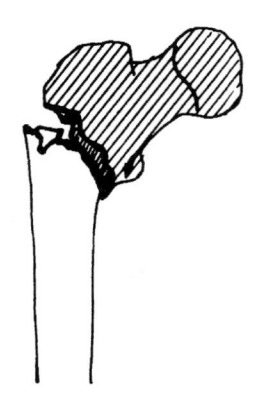

*Abbildung 10-233:* Kurzer, hoher Schrägbruch.

bei gleichzeitig hoher kortikaler Knochensubstanz.

Die Behandlung dieser Frakturen ist grundsätzlich operativ. Nicht oder zunächst nicht operiert werden Patienten, deren Allgemeinzustand einen operativen Eingriff verbietet. Da im Gegensatz zu den pertrochantären Frakturen auch in der Extension keine ausreichende Stabilität erzielt wird, ist die konservative Behandlung nicht gerechtfertigt. Aufgrund der verbesserten Operationstechnik in Form der indirekten Osteosynthese mit Verriegelungsnagel sowie der Fortschritte in der Anästhesie gibt es fast keine Kontraindikation. Deshalb stellt die operative Versorgung subtrochantärer Frakturen die alleinige Alternative für jeden Patienten dar, insbesondere jedoch für den älteren Menschen.

Das Bruchgebiet wird durch einen Längsschnitt an der Oberschenkelaußenseite oberhalb der Trochanter-major-Spitze, über das Trochantermassiv verlaufend bis etwa Mitte Oberschenkel, freigelegt. Die Fascia lata wird längs gespalten und von der Unterlage abgelöst, dann der Musculus vastus lateralis an seiner Insertionsstelle am Tuberculum innominatum eingekerbt, gespalten, mit einem stumpfen Rasparatorium vom Septum intermusculare abgetrennt und nach medial-ventral abgeschoben.

Ist jedoch eine intramedulläre Osteosynthese vorgesehen, so beginnt der Hautschnitt etwa 5 cm unterhalb des Trochanter major in Abhängigkeit vom Weichteilmantel bis etwa 15 cm oberhalb davon.

Der Tensor fasciae latae wird proximal über dem Trochanter gespalten. Der M.glutaeus maximus wird stumpf auseinandergespreizt und die Trochanterspitze dargestellt. Mit dem stumpfen Rasparatorium werden die Weichteile vorsichtig in der Fascia intertrochanterica abpräpariert. Auf eine Schädigung der ernährenden Arteria circumflexa femoris muß geachtet werden. Mit zwei spitzen Hohmannhebeln, die ventral und dorsal der Trochanterspitze eingesetzt werden, wird die Eingangsebene für den Nagel bestimmt. Mit dem Markraumpfriem wird der Femur perforiert. Dabei sollte die Perforationsstelle an der inneren Schulter des Trochanter majors, genau mittig, liegen.

### 8.3.1 Hoher subtrochantärer Bruch

Das Trochantermassiv ist intakt. In Frage kommt die Stabilisierung mit der 95°-Kondylenplatte oder mit einem intramedullären System, z.B. Gammanagel (Fa. Howmedica), Russell-Taylor-Rekonstruktionsnagel (Fa. Richard), UFN (Fa. Synthes).

Bei Verwendung eines intramedullären Kraftträgers ist keine anatomische Reposition erforderlich. Auch die Wiederherstellung der medialen Abstützung durch gesonderte Fixation oder Spongiosaplastik entfällt. Die Osteosynthese ist sofort belastungsstabil. Dadurch werden sowohl die Hospitalisationsphase als auch die Nachbehandlungsphase verkürzt. Zudem kann bei Verwendung des Marknagels die oft gleichzeitig notwendige Faszienspaltung und Weichteildekompression eines Kompartmentsyndromes problemlos vorgenommen werden. Das schonende operative Vorgehen in Rückenlage des Patienten, die indirekte Repositionstechnik bei optimaler Vaskularisation sowie die wesentlich kürzere Operationszeit stellen klare Vorteile für diesen operativen Weg dar.

Nach Perforation der Kortikalis wird der ungebohrte Nagel/Bohrdorn bis zur Frakturlinie eingebracht. Unter Bildwandlerkontrolle in zwei Ebenen wird der distale Femuranteil aufgefädelt und der Nagel/Bohrdorn im Schaft plaziert. Dabei ist auf eine korrekte Achsenstellung zu achten.

Entsprechend der präoperativen Planung wird sowohl beim Gammanagel als auch beim Russell-Taylor-Nagel der Markraum vorsichtig aufgebohrt (Ausnahme ungebohrter Nagel: hier bedarf es nicht der intramedullären Aufbohrung). Danach wird der Nagel in gewünschter Länge eingebracht.

Beim Gammanagel bzw. UFN plus twisted plate wird in Abhängigkeit vom vorher gewählten Valgusgrad die notwendige Winkelvorrichtung (125–145°) gewählt. Durch eine spezielle Arretierung kann perkutan ein entsprechender Verriegelungsbolzen im Schenkelhals verankert werden. Es folgt die distale Verriegelung mit zwei Schrauben unterhalb der Frakturlinie.

Nach Einlegen eines Redons wird die Wunde schichtweise verschlossen und das Bein auf einer Schaumstoffschiene gelagert. Unter Thromboseprophylaxe beginnt der Patient schon am Operationstag mit Isometrie- und Anspannungsübungen und kann am 1. postoperativen Tag aufsitzen, evtl. schon außerhalb des Bettes mobilisiert werden. Nach 12–14 Tagen werden die Fäden entfernt; das bein kann bis zur Schmerzgrenze belastet werden.

Sollte eine intramedulläre Osteosynthese nicht möglich sein, so muß auf die Winkelplatte zurückgegriffen werden.

### 8.3.2 Der subtrochantäre Mehrfachbruch

Auch hier stellt der ungebohrte Verriegelungsnagel die anzustrebende Osteosynthese dar.

Wird eine extramedulläre lange 95°-Kondylenplatte eingesetzt, ist dies als biologische Osteosynthese vorzunehmen (Abb. 10-234). Die Frakturfragmente sollten nicht dargestellt und freipräpariert werden, um die Gewebedurchblutung zu erhalten.

Die 95°-Kondylenplatte gibt hier die Achse vor, da wenige anatomische Punkte vorliegen, an denen man sich hinsichtlich Rotation, Achse und Länge orientieren kann. Nach proximaler Verankerung wird über die Platte der distal gelegene Femurabschnitt reponiert und mit mindestens vier Kortikalisschrauben im distalen Femurabschnitt verankert. Es empfiehlt sich darüber hinaus auch eine Spongiosaplastik.

### 8.3.3 Kindliche subtrochantäre Frakturen

Mit der Vertikalextension kann eine kaum oder nur wenig dislozierte subtrochantäre Fraktur in guter Stellung verheilen. Eine starke Fragmentverschiebung läßt sich aber mit der Vertikalextension nicht beheben, und praktisch kommt es immer zu einer Verheilung in starker Varusstellung. Trotz eines gewissen ausgleichenden Wachstums des kindli-

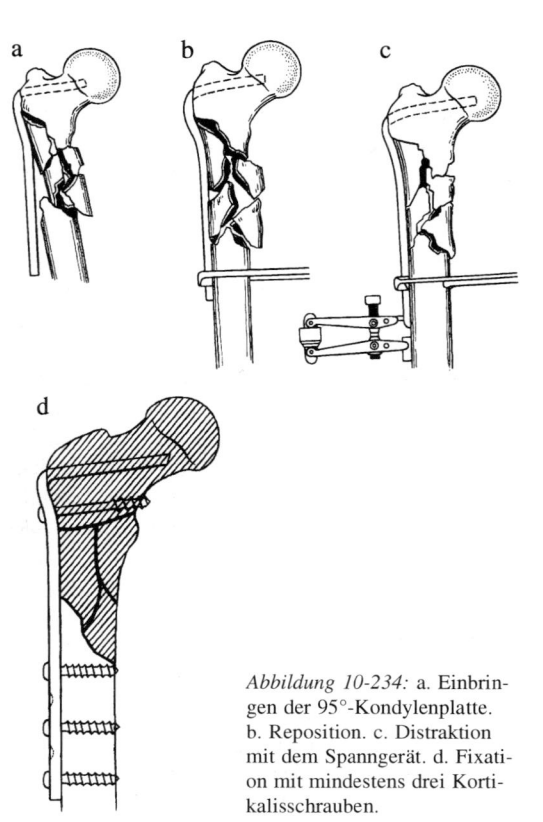

*Abbildung 10-234:* a. Einbringen der 95°-Kondylenplatte. b. Reposition. c. Distraktion mit dem Spanngerät. d. Fixation mit mindestens drei Kortikalisschrauben.

chen Knochens bleibt die Coxa vara bestehen, und sie muß später durch eine Stellungsosteotomie beseitigt werden.

Wir können die Bruchform durch eine elastische intramedulläre Schienung versorgen, wobei auf die Aufbohrung der Markhöhle verzichtet werden kann. Wir erreichen auf diese Weise eine sofortige Übungs- und Belastungsstabilität.

Die Plattenosteosynthese dieser kindlichen Fraktur stellt ebenfalls eine Möglichkeit dar.

## 8.4 Brüche der Femurschaftmitte

Frakturen des größten menschlichen Knochens stellen eine erhebliche Beeinträchtigung des Gesamtorganismus dar. Insbesondere im Rahmen von Mehrfachverletzungen geht eine verzögerte Versorgung der Oberschenkelfraktur mit erhöhter Morbidität einher.

### 8.4.1 Behandlungsmöglichkeiten

Das weite Spektrum der Marknagelung (elastische Marknagelung mit dem Verklemmungsprinzip, gebohrter und ungebohrter Verriegelungsnagel) ermöglicht die Versorgung fast aller Frakturen des Oberschenkels (Abb. 10-235).

Die Plattenosteosynthese stellt sicherlich eine Alternative dar, insbesondere als Titanlegierung und als LCDC-Platte. Aufgrund der biologischen und biomechanischen Nachteile gegenüber der Marknagelung hat die Plattenosteosynthese an Bedeutung verloren (Ausnahme: distaler Femur).

Im Gegensatz zur Unterschenkelregion stellt der Fixateur externe am Oberschenkel die Ausnahme dar. Die durch den ausgeprägten Weichteilmantel bedingte ungünstige biomechanische Konstellation (weiter Abstand zwischen Fraktur und Fixateur-Rohre), die ebenfalls durch den Muskel- und Weichteilmantel bedingte erhöhte Pin-Infektgefahr, lassen den Fixateur externe nur bei schweren offenen Verletzungen sowie im Rahmen einer raschen Versorgung des Mehrfachverletzten zur Anwendung kommen.

Die Extensionsbehandlung eignet sich sicherlich bei langen Schräg- und Torsionsbrüchen des distalen Femur. Dagegen stehen die bekannten Nachteile, die mit einer langen Extensionsdauer von mindestens zwölf Wochen verbunden sind (Thrombose, Dekubitus, Muskelatrophie). Ledig-

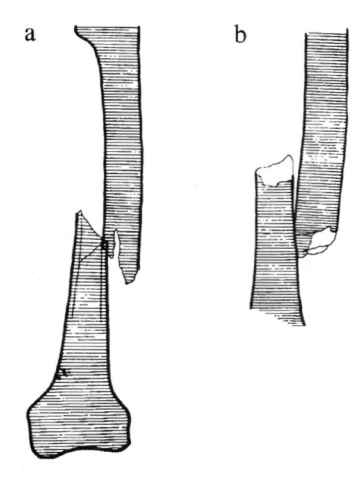

*Abbildung 10-235:* a. Oberschenkelschaftbruch im mittleren Drittel in der vorderen Aufnahme. Marknagelgeeigneter Femurschaftbruch. b. Derselbe Bruch in der seitlichen Aufnahme.

lich bei Kindern bis etwa 10 Jahren ist die Extensionsbehandlung gerechtfertigt.

Der wesentliche Vorteil des Marknagels (Abb. 10-236) liegt in seiner axialen Kraftübertragung. Als intramedullärer Kraftträger neutralisiert er Biegungs-, Scher- und Drehkräfte. Ein gut sitzender Marknagel erlaubt die sofortige Belastung.

Der Vorteil des ungebohrten Marknagels liegt in der geringen Beeinträchtigung des Gesamtorganismus. Beim konventionellen Marknagel kommt es durch den Bohrvorgang und das anschließende Eintreiben des Marknagels zur Kreislaufreaktion und Ausschwemmung thromboplastischen Materials. Darüber hinaus wird die lokale endostale Durchblutung erheblich beeinträchtigt. Beim ungebohrten Marknagel bleibt die lokale Durchblutung des Markraumes weitgehend erhalten und die sekundäre Knochenbruchheilung wird wesentlich weniger beeinträchtigt.

Vorteil der offenen Marknagelung sind:
– genaue Reposition
– Verminderung von Rotationsfehlern
– Entfernen des möglicherweise zur Infektion neigenden Hämatoms
– verringerte Strahlenbelastung, da das Auffädeln der distalen Fraktur unter Bildwandlerkontrolle entfällt.

Vorteil der geschlossenen Marknagelung sind:
– Schonen der Weichteil- und Erhalt der lokalen Knochendurchblutung
– verringerte Infektgefahr
– verringerter Wundschmerz des Patienten
– Ausnutzen der kallusinduzierenden Substanzen im Hämatom (Bohrmehl).

### 8.4.2 Geschlossene Querfrakturen

Die geschlossene oder indirekte Marknagelung (Abb. 10-237) erfordert große Erfahrung und Geschick bei der Reposition und bei der Plazierung des Nagels. Insbesondere bei muskelkräftigen, jungen Männern kann das Aufheben der Verkürzung und die Frakturreposition ein großes Pro-

*Abbildung 10-236:* a. Oberschenkelschaftbruch im mittleren Drittel in der vorderen Aufnahme. Marknagelgeeigneter Femurschaftbruch. b. Derselbe Bruch in der seitlichen Aufnahme.

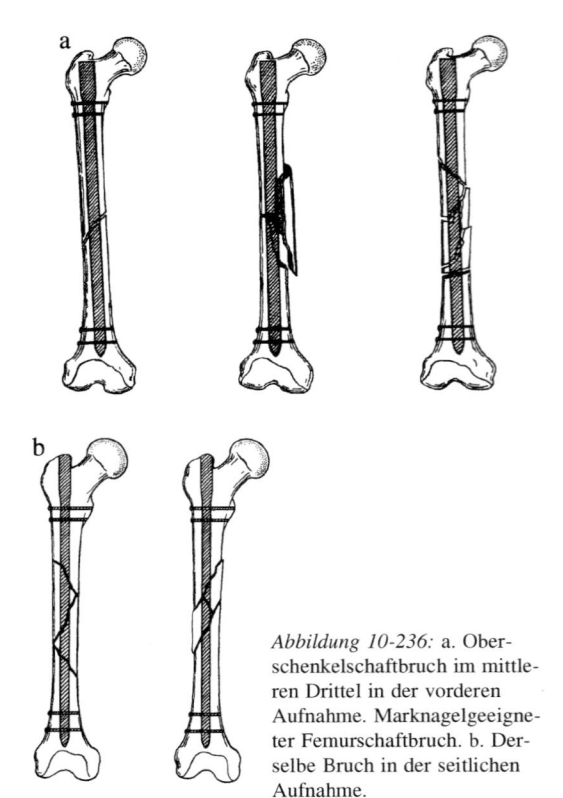

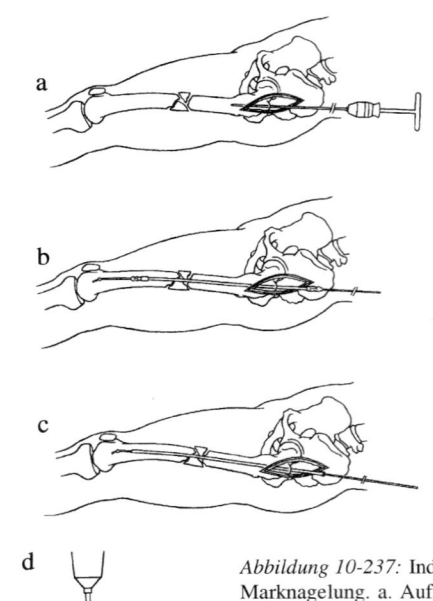

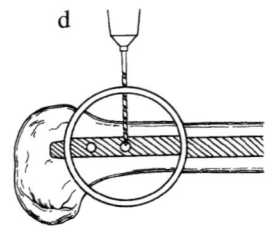

*Abbildung 10-237:* Indirekte Marknagelung. a. Auffädeln der Fraktur. b. Aufbohren der Markhöhle. c. Über Spülrohr Einbringen des Führungsdrahtes. d. Nach Einführen des Nagels Verriegelung durch entsprechende Verriegelungsschrauben.

blem darstellen. Hier kann sich der Operateur helfen durch die präoperative Reposition einer Extension im Extensionstisch, oder durch Anlegen eines Distraktors während der Operation. Bei liegendem Distraktor kann dann die Marknagelung vorgenommen werden. Bei der Lagerung des Patienten auf dem Normaltisch in Rückenlage muß der Oberkörper in der Beckenregion zur gesunden Seite maximal flektiert werden, damit die Eingangsebene für den Marknagel ausreichend ist. Das gesunde Bein muß in der Hüfte gebeugt und abgespreizt gelagert werden. Dadurch ist die Durchleuchtung aller Femurabschnitte gewährleistet. Hilfreich zur Reposition ist ebenfalls das Abklappen des Kniegelenkes auf der frakturierten Seite. Dadurch entsteht eine Extensionswirkung, die oft weitere Repositionsmaßnahmen erübrigt. Zudem ist in Rückenlage die Achsbeurteilung und Achsfraktur leichter als in der Seitenlage. Die Rückenlage stellt auch von der Beatmung her die wesentlich günstigere Lagerung dar.

Je nach Patientensituation wird in Allgemeinnarkose oder Rückenmarksanästhesie operiert; eine einmalige Antibiotikagabe (one shot Prophylaxe mit staphylokokkenwirksamem Penicillin oder Cephalosporin der 1. Generation) wird durchgeführt. Der Patient befindet sich in Seitenlage (Hüft- und Kniegelenk um 50 bis 60° gebeugt) oder in Rückenlage (Abb. 10-238).

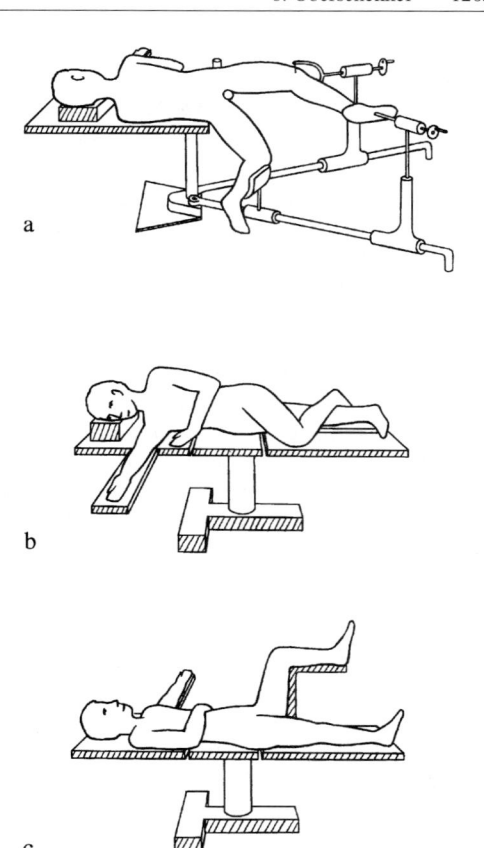

*Abbildung 10-238:* Lagerung zur Femurmarknagelung: a. Extensionstisch-Seitenlage. b. Seitenlage. c. Rückenlage.

## Offene Marknagelung

Der Hautschnitt über der Bruchstelle liegt in der Verbindungslinie Throchanter-major-Spitze und Epicondylus lateralis femoris (Abb. 10-239). Die Fascia lata wird in Höhe des Hautschnittes eröffnet. Um die Weichteilschädigung gering zu halten, gehen wir stets dorsal des M. vastus lateralis ein und präparieren diesen stumpf vom Septum intermuscularis ab. Die Arteriae perforantes werden unterbunden.

Zunächst ziehen wir das Ende des proximalen Bruchstückes zu uns hin (Hohmann-Haken oder Einzinker-Haken). Der Frakturbereich wird von Hämatomen gesäubert und die Wunde intensiv gespült. Nachdem auch die distale Frakturregion gespült und gesäubert wurde, erfolgt die vorläufige Fixation der Fraktur mit zwei Repositionszangen, unter Umständen auch durch Einsetzen des Distraktors (Abb. 10-240). Dabei ist anhand der

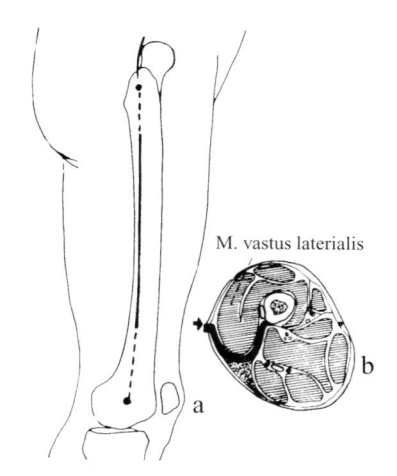

*Abbildung 10-239:* Zugangsweg zum Femurschaft: a. in der Verbindungslinie Trochanterspitze-Epicondylus lateralis femoris, b. dorsal vom M. vastus lateralis.

Frakturränder auf eine korrekte Rotationsstellung zu achten. Über eine 5- oder 6-Loch-DC-Platte, die über der Bruchstelle liegt, und mit zwei Verbrügge-Zangen gesichert ist, erreichen wir die temporäre Fixation.

Das retrograde Aufbohren des proximalen Markraumes ist wegen des Abgleitens des Bohrkopfes abzulehnen.

Die Eröffnung der Markhöhle erfolgt direkt an der medialen Seite des Trochanter majors. Gehen wir zu weit medial ein, so können die den Schenkelkopf ernährenden Gefäße verletzt werden. Der möglichst kleine Hautschnitt liegt proximal des Trochanter major. Die Markhöhle wird mit einem 3 mm-Führungsdraht sondiert. Der Führungsdraht wird distal mittig in der Kondylenregion 0,5 bis 1 cm oberhalb des Gelenkspaltes fixiert. Wird der Bohrdorn zu weit medial oder lateral eingebracht, haben wir eine späte Varus- bzw. Valgusfehlstellung. Anhand der präoperativen Röntgenaufnahmen kann der Markraumdurchmesser abgeschätzt werden. Bei Verwendung des AO-Systems wird zuerst mit dem stirnschneidenden 9 mm-Bohrer begonnen. Danach folgt ein schrittweise Aufbohren in 0,5 mm-Stufen. Es ist darauf zu achten, daß der Bohrdorn mit der distalen Kugel benutzt wird. Bei einer Verklemmung der Bohrwelle kann somit über den Bohrdraht das gesamte System retrograd entfernt werden. Es wird solange gebohrt, bis im Frakturbereich kortikaler Knochen erreicht ist und somit oberhalb und unterhalb der Fraktur auf einer Länge von etwa 1–2 cm eine Verklemmung erreicht wird. Bei einem Mann schwankt die Bohrweite in der Regel zwischen 14 und 16 mm. Bei der Frau genügt meist ein 11–12 mm-Nagel.

Wir führen einen Plastikschlauch tief in die Markhöhle ein und spülen diesen mehrmals mit Ringer-Lösung, um Partikel, die ein Gleiten des Marknagels verhindern können, zu entfernen. Über den Plastikschlauch wird ein Führungsdraht eingebracht. Dieser Führungsdraht wird erst dann entfernt, wenn die Nagelspitze sich im distalen Fragment befindet. Beim Einbringen des Universalmarknagels (Abb. 10-241) ist darauf zu achten, daß die konvexe Krümmung nach ventral zeigt (Abb. 10-242). In dieser Stellung deckt sich dessen Radius mit derjenigen des Femurschaftes.

Der Nagel wird mit vorsichtigen Schlägen eingetrieben, wobei dies aufgrund der unterschiedlichen Elastizitätsmodule langsam zu erfolgen hat. Bei einem zu groben Einschlagen kann es zu einer Schaftsprengung kommen.

Klaffen die Bruchflächen am Ende der Marknagelung, so wurde der distale Markraum nicht genügend aufgebohrt. Gelingt es nicht, die Diastase durch einige kräftige Faustschläge auf die Ferse

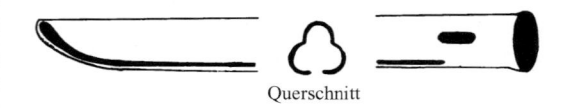

*Abbildung 10-241:* Femurmarknagel der A.O. Die Antekurvation des Nagels entspricht der Antekurvation des Femurs.

Aufbohren der Markhöhle

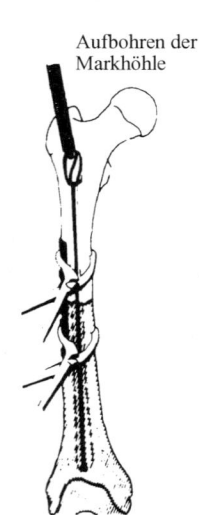

*Abbildung 10-240:* Bruch reponiert. Vorübergehende Fixation mit zwei Verbrugge-Zangen über Platte. Bohrdorn in der ganzen Länge der Markhöhle eingeführt (A.O.).

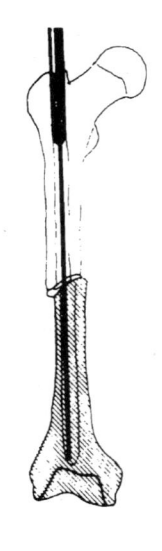

*Abbildung 10-242:* Einschlagen des Marknagels stets nur über dem Führungsdraht. Die Längsrinne des Marknagels ist stets nach dorsal gerichtet.

des gestreckten Beines zu beseitigen, so muß der Nagel zurückgezogen und die distale Markhöhle nochmals aufgebohrt werden.

Frakturstellung und Nagellage werden durch eine Röntgenaufnahme überprüft; dann können die beiden Verbrügge-Zangen und die Platte entfernt werden. In die beiden Wundhöhlen wird bei Bedarf jeweils eine Redondrainage eingelegt.

Brüche der Schaftmitte werden in einer Schaumstoffschiene gelagert, bei distalen Frakturen erfolgt die Lagerung des Beines auf einer Doppelrechtswinkelschiene für 24 Stunden, um Verkürzungen des Streckapparates zu vermeiden. Die medikamentöse Thromboseprophylaxe mit Heparin ist selbstverständlich. Am 1. postoperativen Tag werden die Drainagen entfernt und mit Anspannungsübungen der Quadricepsmuskulatur, aktiven Bewegungen der Unterschenkelmuskulatur, Lagerung auf der Elektroschiene und intervallmäßiger Mobilisation zwischen 30 und 70° begonnen. Am 2. postoperativen Tag, je nach lokalem und Allgemeinbefund des Patienten schon am 1. postoperativen Tag beginnt die Mobilisation im Gehwagen oder an Unterarmgehstützen mit Abrollen des Beines. In Abhängigkeit von der Schmerzsituation steigert man die Belastung innerhalb der nächsten zwei bis drei Wochen langsam auf volles Körpergewicht. Zwischen dem 12. und 14. Tag können die Fäden entfernt werden; die Metallentfernung ist frühestens nach anderthalb bis zwei Jahren möglich.

*Geschlossene Marknagelung*
Hier wird nach Eröffnen des Markraumes der Bohrdorn vorgeschoben bis zur proximalen Frakturstelle. Unter Extension und externer Kompression kann versucht werden, die Fraktur aufeinander zu stellen und mit dem Bohrdorn die distale Markraumhöhle zu erreichen. Da jedoch in der Regel nur eine Ebene durchleuchtet werden kann, ist die Fehlplazierung relativ häufig. Hier empfiehlt sich, durch Anlage des Distraktors die korrekte Länge und die korrekte Achsausrichtung in der a.p.-Ebene herzustellen und den Bohrdorn vorzuschieben. Dann kann mit relativ geringem Aufwand und externer Manipulation die seitlich korrekte Positionierung erzielt werden, und der Bohrdorn läßt sich problemlos plazieren.

*Ungebohrter Verriegelungsnagel*
Der Verriegelungsnagel benötigt keine Verklemmung im Frakturbereich und bedarf keines Aufbohrens. Die Stabilität hinsichtlich Achse und Rotation wird durch die proximale und distale Verriegelung erzielt.

Das Einschlagen des Marknagels ist deutlich schonender. Während die proximale Verriegelung in der Regel aufgrund festmontierter Systeme ohne Einsatz des Bildwandlers problemlos vonstatten geht, stellt die distale Verriegelung immer noch ein Problem dar. Die distalen Verriegelungslöcher müssen radiologisch völlig zentral eingestellt werden. Dann kann entweder mit Hilfe eines speziellen Zielgerätes oder eines durchleuchtbaren winkelgetriebenen Bohrers das Verriegelungsloch gelegt und mit einem Verriegelungsbolzen besetzt werden. Dieser Operationsvorgang bedarf der besonderen Konzentration und Ruhe des Operateurs.

### 8.4.3 Schräg- oder Torsionsbruch

*Ungebohrter Verriegelungsnagel (UFN)*
Dies ist die ideale Osteosynthese. Wichtig ist die korrekte Einstellung der Länge.

Der implantierte UFN wird zuerst distal verriegelt. Dann kann unter Längszug und vorsichtigen Schlägen über die Verriegelung der distale Femur bis zur korrekten Länge vorgetrieben und schließlich proximal fixiert werden. Dies erfordert jedoch eine exakte präoperative Längenbestimmung, am sinnvollsten durch eine orientierende Längenmessung am gesunden Bein.

*Normaler Marknagel und Drahtcerclage*
Hier ist im Gegensatz zum Verriegelungsnagel ein offenes Vorgehen notwendig. Die Fraktur wird entsprechend der offenen Vorgehensweise dargestellt und die Fragmente korrekt reponiert und mit zwei oder drei Drahtcerclagen fixiert. Nachteil der Drahtcerclagen ist die lokale periostale Durchblutungsstörung, die bei zu festem Anzug des Drahtes bis zur lokalen Sequestierung führen kann. Es sollten keinesfalls mehr als drei Cerclagen gelegt werden, da sonst die lokale periostale Durchblutungsstörung in Kombination mit der beeinträchtigten Markraumdurchblutung zu einer Bruchheilungsstörung führen kann.

Nach Anlegen der Cerclagen wird die Femurnagelung durchgeführt.

*Interfragmentäre Verschraubung und breite lateral angelegte LCDC-Platten, Neutralisationsplatte (Überbrückungsplatte)*
Bei der interfragmentären Verschraubung (Abb. 10-243, 10-244) liegen die Schrauben senkrecht zu den Bruchflächen, bedingen aufgrund des Gleitloches eine hohe Kompression und verhindern ein Abgleiten der schrägen Bruchflächen. Die Platte wird als Überbrückungsplatte unter Schonung der Weichteile angelegt und mit dem Biegegerät leicht konvex gebogen, so daß sie am Femur mittig etwa 1 mm absteht. Beim Anbringen der Platte wird so medial die Kompression und damit die Stabilität erhöht. Bei sehr spitz zulaufenden Bruchflächen kann auch statt der 4,5 mm-Kortikalisschraube die kleinere 3,5 mm-Kortikalisschraube als interfragmentäre Zugschraube verwandt werden.

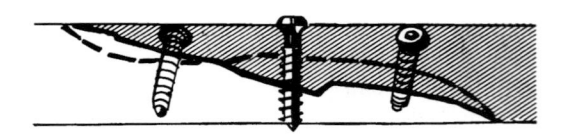

*Abbildung 10-243:* Interfragmentäre Verschraubung (A.O.).

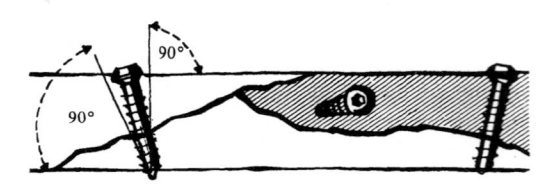

*Abbildung 10-244:* Einfacher Biegungskeil. Mindestens eine Schraube liegt senkrecht zur Femurachse, die andern in der Winkelhalbierenden zwischen der Senkrechten zur Schaftachse und der Senkrechten zu der Frakturebene (A.O.).

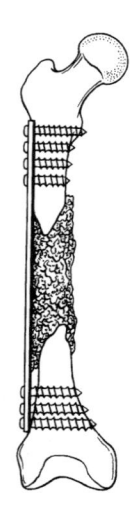

*Abbildung 10-245:* Breite, seitlich angelegte Neutralisationsplatte.

Der Sinn der Neutralisationsplatte (Abb. 10-245) liegt darin, daß Muskelkräfte und Belastung fortgesetzte Biegungs- und Drehkräfte erzeugen, die auf die Bruchstücke des Frakturgebietes einwirken, zu einer «inneren Unruhe» führen und so die Heilung beeinträchtigen. Befestigen wir zusätzlich eine über das ganze Bruchgebiet hinwegführende Platte, so werden diese Kräfte neutralisiert, indem sie durch die Platte gewissermaßen von proximal über die Bruchstelle nach distal abgeleitet werden. Die Neutralisationsplatte wird stets unter Spannung angelegt und wirkt so auch als axiale Kompressionsplatte.

Sowenig die interfragmentäre Verschraubung für sich allein ausreicht, so wenig genügt die Stabilisierung eines Femurschaftbruches ausschließlich durch eine Platte.

Zur interfragmentäre Verschraubung werden die Hauptfragmente mit der Repositionszange gefaßt und reponiert. Unter Verwendung der Bohrbüchse als Zielgerät wird in das kopfnahe Fragment ein 4,5 mm-Loch gebohrt (Gleitloch). Anschließend wird die 4,5 mm-Bohrbüchse (3,2 mm Innendurchmesser) eingesetzt, bis ihr gezahnter Rand auf die Gegenkortikalis stößt. In die Gegenkortikalis wird ein 3,2 mm-Loch gebohrt (Gewindeloch). Mit dem Schraubenmeßapparat läßt sich die Schraubenlänge genau abmessen. Nach Schneiden des Gewindes in der Gegenkortikalis und Ausfräsen des Schraubenkopfes wird die Verschraubung durch eine lateral angelegte, breite, lange 10–12-Loch-Platte stabilisiert und neutralisiert, wobei möglichst frakturfern und frakturnah jeweils eine oder zwei Schrauben eingebracht werden.

Das Problem der Plattenosteosynthese am Femur ist die oft fehlende mediale Abstützung. Durch interoperative Devastierung ist die knöcherne Durchblutung medialwärts gestört, so daß eine endostale Kallusbildung unterbleibt. Darüber hinaus kommt es zur Resorption im Frakturbereich, die wiederum zu vermehrten Schwingungen an der

Lateralseite und damit zum Plattenbruch führt. Hier ist oft die sekundäre Spongiosaplastik angezeigt. Ein weiterer Gefahrenpunkt ist die Refraktur nach Metallentfernung. Aus diesem Grund darf nur bei einem optimal knöchern durchstrukturiertem Knochen die Metallentfernung vorgenommen werden.

Mehretagenfrakturen stellen ideale Indikationen für den Verriegelungsnagel dar. Mit dem Verriegelungsnagel lassen sich die Fragmente geschlossen auffädeln, distrahieren und fixieren.

## 8.5 Frakturen im distalen Drittel des Oberschenkels

Entsprechend der AO-Klassifizierung lassen sich Frakturen einteilen in:
- Typ A: suprakondyläre extraartikuläre Frakturen (Abb. 10-246)
- Typ B: unikondyläre Frakturen (Sonderform Hoffa-Fraktur: hinterer, unikondylärer Kondylenabbruch)
- Typ C: Kombination von intraartikulärer und suprakondylärer Fraktur als Y- oder T-Fraktur.

### 8.5.1 Distale Oberschenkelfrakturen Typ A

Die Diagnose bereitet aufgrund der Klinik sowie der radiologischen Befunde keine Probleme. Häufig gehen diese Verletzungen jedoch mit schwerem Weichteilschäden, insbesondere mit Gefäßverletzungen einher. Die Therapie ist in der Regel operativ, gerade beim alten Menschen, dem eine Immobilisationsphase von etwa drei Monaten nicht zuzumuten ist.

Kann der Patient nicht am Unfalltag operiert werden, wird eine Tibiakopfextension angelegt und das Bein auf einer Braunschen Schiene in 45°-Stellung angelegt. Nach Lagerung des Beines werden nochmals die Durchblutung und Innervation geprüft. Wichtig bei der Revision einer suprakondylären Fraktur ist, daß der distale Oberschenkel entweder unterpolstert oder durch einen gesonderten Zug reponiert wird, da sonst durch den Extensionszug über die Mm. gastrocnemii das distale Fragment in eine dorsale Kippstellung gelangt und die Arteria femoralis oder die Arterie poplitea komprimieren kann.

Ist der Fuß weiß, kalt, gefühl- und pulslos (Dopplersonographie), liegt eine Gefäßkompression vor, so daß die Fraktur sofort offen reponiert werden muß.

Von einem Längsschnitt entlang des distalen Oberschenkels (Abb. 10-247) erfolgt der Zugang zwischen Septum intermusculare und Musculus vastus lateralis auf die Bruchstelle.

*Osteosynthese mit der Kondylenplatte*
Die 95°-Kondylenplatte ist eine klassische Osteosyntheseform (Abb. 10-248). Entscheidend ist hier, ähnlich wie im Bereich des proximalen Femur, die Plazierung der Klinge, da sekundäre Korrekturen nicht mehr möglich sind. Mit einem Kirschnerdraht wird der Kniegelenksspalt markiert; 2 cm proximal davon ist die Eintrittsstelle

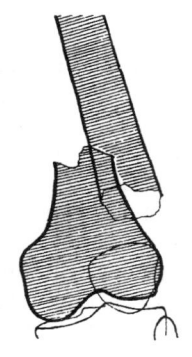

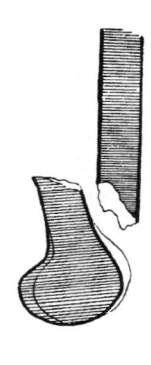

*Abbildung 10-246:* Der hohe suprakondyläre Querbruch. Von vorn: Varusstellung, von der Seite: starke Beugestellung des kurzen, distalen Fragmentes.

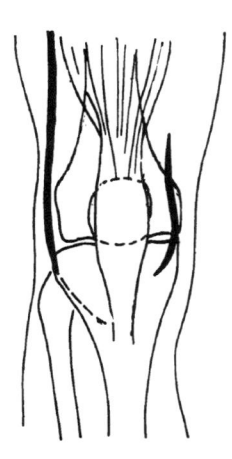

*Abbildung 10-247:* Großer äußerer Längsschnitt, innerer Zusatzschnitt mit Eröffnung des Kniegelenks nach vorn vom äußeren Seitenband.

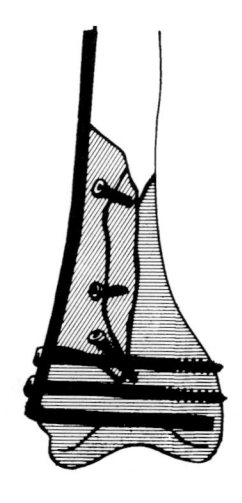

*Abbildung 10-248:* Suprakondylärer Femur-Mehrfachbruch: interfragmentäre Verschraubung und 95°-Kondylenplatte.

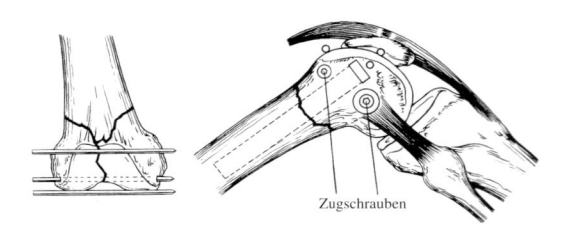

*Abbildung 10-249:* Lage der beiden Zugschrauben in der Seitenansicht.

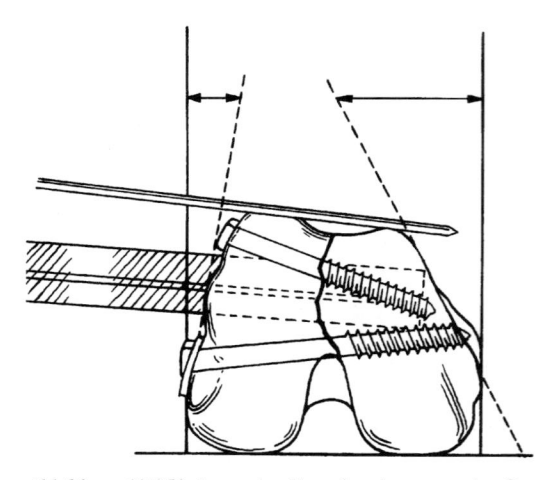

*Abbildung 10-250:* Lage der Zugschrauben, von der Gelenkseite aus gesehen.

der Klinge, am Übergang vom ventralen zum mittleren Drittel des Femurkondylendurchmessers.

Wir markieren den Weg für das Plattensitzinstrument in der transversalen und der horizontalen Ebene (Abb. 10-249, 10-250). Einen weiteren Draht legen wir an der unteren Grenze des oberen Drittels der Kniescheibe in die Gelenkfläche. Dieser Draht liegt der Kondylenvorderfläche genau auf und orientiert uns über die Neigung der vorderen Kondylenebene. Der zweite Draht wird parallel zu dem letztgenannten Draht und dem Draht, der durch das Kniegelenk gelegt wird, gelegt und gibt uns die genaue Richtung der Plattenklinge an.

Mit einem 3,2 mm-Bohrer wird die Platteneinschlagrichtung vorgegeben. Dies ist insbesondere bei jungen Patienten mit ihrer harten Spongiosa sehr hilfreich. Über die Zielvorrichtung wird das Plattensitzinstrument 60 mm tief eingeschlagen und eine entsprechende Kondylenplatte eingebracht, wobei proximal der Fraktur mindestens drei Plattenlöcher besetzt werden müssen.

Häufig kommt es durch die Anlage der 95°-Kondylenplatte zu einer Varus- und Valgusfehlstellung, die durch entsprechendes Biegen der Platte ausgeglichen werden muß. Hierfür muß die Platte wieder entfernt werden. Die Reposition kann auf zweierlei Weisen vorgenommen werden:
– Mit liegender Kondylenplatte, wobei die Platte parallel zur ventralen Femurkortikalis angelegt werden muß; dies verlangt vom Operateur entsprechende Erfahrung mit einer derartigen Frakturkonstellation.
– Mit Hilfe temporärer Fixation durch zwei kräftige gekreuzte Kirschnerdrähte, wobei diese Drähte außerhalb des späteren Plattenlagers liegen müssen.

Liegt die Platte korrekt, wird oberhalb der Klinge ein zweites Schraubenloch besetzt und anschließend mit dem Plattenspanngerät nach proximal Kompression ausgeübt (Abb. 10-251). Neben dem Plattenspanngerät ist die Anlage einer Zugschraube, entweder durch oder außerhalb der Platte, notwendig.

Wegen der möglichen Verkürzung der Oberschenkelstreckmuskulatur wird der Patient für zwei Tage auf eine Rechtwinkelschiene gelagert (Abb. 10-252). Dabei muß besonderer Wert auf eine Schonung des Nervus peronaeus unterhalb des Fibulaköpfchens gelegt werden. Die Gefahr der Schädigung ist häufig bei unsachgemäßer Lagerung in Kombination mit einer Peridural- oder Spinalanästhesie gegeben, bei der der Patient während der nächsten Stunden keine Beschwerden verspürt. Ab dem 2. Tag wird nach Entfernen der Redondrainage mit isometrischen Übungen, bei reizlosen Wundverhältnissen mit passiven Bewegungen auf der Elektromotorschiene begonnen, beginnend mit 0/0/60°, steigernd täglich um 10°. Ab dem 1. oder 2. postoperativen Tag kann der Patient mit zwei Gehstützen aufstehen. Die Abrollbelastung beträgt anfänglich 15 kg und wird ab der 8. Woche gesteigert; vollbelastet sollte nicht vor der 12. Woche werden. Die präoperativ begonnene Thromboseprophylaxe wird fortgesetzt, bis der Patient überwiegend außerhalb des Bettes mobilisiert ist, in der Regel bis in die 3. Woche.

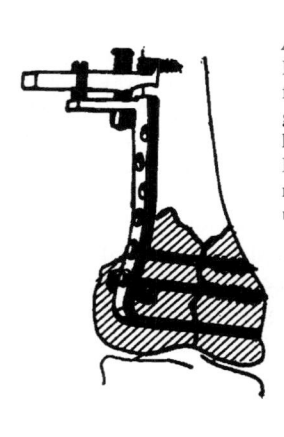

*Abbildung 10-251:* Die Kondylenplatte ist eingeführt und mit zwei Spongiosaschrauben sicher am kaudalen Fragment fixiert. Die Kondylenplatte wird mit der Spannvorrichtung unter Druck eingesetzt.

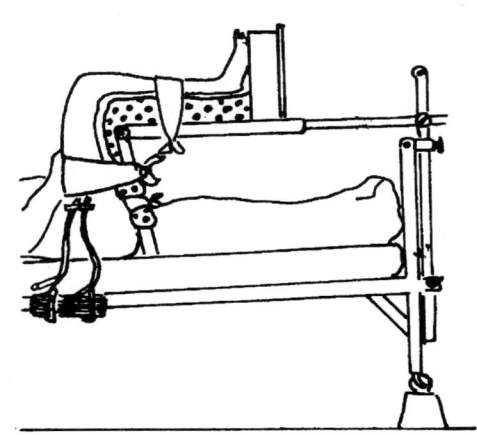

*Abbildung 10-252:* Postoperative Lagerung auf doppelter Rechtwinkelschiene (A.O.).

Nach zwei Jahren kann die Metallentfernung vorgenommen werden.

*Begleitende Gefäßverletzung*

Hier ist die schnelle Rekonstruktion der Blutbahn notwendig. Die Diagnose wird klinisch (Blässe) und mittels nicht-invasiver Verfahren (Dopplersonographie, Sauerstoffsättigung gemessen im Pulsoximeter) in Verbindung mit der radiologisch nachgewiesenen Fraktur gestellt. Eine präoperative Angiographie ist nicht regelmäßig erforderlich. Nach Stabilisierung der Fraktur wird über einen medialen Zugang durch die Adduktorenloge die Arteria femoralis distal dargestellt. Der Schnitt kann nach distal verlängert werden, um Verletzungen im Bereich der Arteria poplitea aufsuchen zu können. Meist liegt keine komplette Durchtrennung der Arterie vor, sondern in der Regel ein Intimaschaden. Schon nach der Reposition kann ein Blutfluß über den Gefäßteil erfolgen. Trotzdem sollte bei Verdacht einer Intimaschädigung eine Arteriotomie vorgenommen werden und das verletzte Segment reseziert werden. Thrombusmassen, vor allem nach distal, werden mit dem Fogarty-Katheter ausgeräumt. Das Gefäß wird nach proximal und distal mit einer Heparinlösung gespült und anschließend mit nicht resorbierbarem Faden der Stärke 5–0 genäht. Liegt ein kleiner Segmentdefekt vor, wird dieser spannungsfrei mit einer 5–0 nicht resorbierbaren Naht direkt versorgt. Bei einem langstreckigen Defekt wird ein Veneninterponat eingesetzt. Dies kann ein Vena-saphena-Transplantat des gleichen Beines oder der Gegenseite sein. Entsprechend sollte präoperativ die Entnahmestelle vorbereitet werden. Bei einem längeren rekonstruktiven Eingriff empfiehlt sich zur Verkürzung der Ischämiezeit das Einlegen eines Bypass.

Nach einer Gefäßverletzung wird postoperativ für drei Tage neben der klinischen Kontrolle der Durchblutung durch den Pulsoximeter die periphere Sauerstoffsättigung kontrolliert und dokumentiert. Nach der akuten Phase kann darüberhinaus zur Dokumentation der Anastomose eine Angiographie oder eine DSA vorgenommen werden.

In Abhängigkeit von der Ischämiezeit kann es nach Eröffnen der Blutstrombahn zu einem Reperfusionssyndrom mit Entwicklung eines Kompartmentschadens kommen. Dies bedeutet für den oft polytraumatisierten Patienten eine zusätzliche Belastung. Im Bereich der verletzten Extremität kann auch noch bis zu 24 Stunden nach der Rekonstruktion ein Kompartmentsyndrom des Beines entstehen, das gespalten werden muß.

### 8.5.2 Die suprakondyläre Stückfraktur

Falsch ist es, bei einer Stückfraktur eine anatomische Rekonstruktion der Knochenfragmente mit einer entsprechenden Schrauben- oder Plattenosteosynthese vorzunehmen, da es durch das großzügige Freilegen und Präparieren der Fragmente zu einer weiteren Devitalisierung des Knochens kommt und dies einer fehlenden oder verzögerten Knochenbruchheilung Vorschub leistet.

Ziel ist die biologische Osteosynthese mit No-touch-Technik. Der Frakturbereich wird möglichst nicht tangiert. Die Knochenfragmente werden in ihrem Periost- und Weichteilverbund belassen. Das Femur wird nur im Kondylenbereich und oberhalb der Fraktur kurzstreckig freigelegt, wobei proximal drei bis maximal vier Kortikalisschrauben implantiert werden. Lateral wird die Muskulatur im Frakturbereich mit einer Schere oder mit einer langen Klemme tunneliert, die Platte durchgeschoben und distal und proximal fixiert. Die No-touch- Technik führt in der Regel zu einer rascheren Konsolidierung der Fraktur. Die indirekte Repositions- und Fixationstechnik erfordert vom Operateur viel Erfahrung, da auch Achsenstellung und Rotation nicht direkt über die Reposition der Fragmente, sondern klinisch festgelegt werden.

*95°-Kondylenplatte*
Entsprechend der oben angeführten Technik wird das Plattenlager präpariert. Dabei kann in Abhängigkeit von der Frakturlänge durch einen größeren lateralen Hautschnitt oder durch zwei getrennte (einen distalen und einen proximalen) Hautschnitte zugegangen werden. Der distale Kondylenbereich wird freipräpariert und die Platteneintrittsstelle markiert. Die Achsausrichtung erfolgt anhand der eingebrachten Kirschnerdrähte sowie der dorsalen Femur-Kortikalis. Nach Unterminieren der Vastusmuskulatur nach proximal bis oberhalb der Fraktur wird hier ebenfalls die Faszie durchtrennt und der Muskel stumpf vom Septum intermusculare abgeschoben. Die Kondylenplatte wird nach dorsal unter der Muskulatur durchgeschoben, wobei die Klinge vom Patient weg zeigt. Sie wird danach um 180° gedreht und in das vorbereitete Plattenlager eingeschoben. Proximal wird die Platte mit drei oder vier Kortikalisschrauben fixiert.

*Dynamische Kompressionsschraube (DCS)*
Die Applikation der DCS ist gerade bei der indirekten Repositionstechnik vorteilhaft, da nach Einbringen der Schraube noch Korrekturen möglich sind und zudem das Durchschieben der entsprechenden Platte einfacher vonstatten geht. Das Markieren der Eintrittsstelle entspricht dem der Kondylenplatte. Durch zwei Kirschnerdrähte im Kniegelenkspalt sowie unterhalb der Patella wird die Ausrichtung des Femurkondyles festgelegt: 1–2 cm proximal des Kniegelenkspaltes sowie im Übergang mittlerem zum ventralen Drittel auf der Verbindungslinie des Kondylus wird der Zieldraht eingebracht, wobei dieser zur besseren Verankerung die Gegenkortikalis perforieren kann. Über den Bohrdraht läßt sich direkt die Bolzenlänge bestimmen. In der Regel reicht auch hier ein 60 mm-Bolzen aus, wenn keine perkondyläre Fraktur vorliegt. Mit dem Zwei-Stufen-Bohrer wird das Bohrloch vorbereitet und die Schraube eingebracht. Das Gewindeschneiden ist bei jungen Patienten mit kräftigem spongiösem Knochen notwendig. Mit dem T-Griff läßt sich die Achsausrichtung vornehmen, aber auch zum späteren Zeitpunkt nochmals korrigieren. Die Schraube wird 10 mm kürzer gewählt als die gemessene Länge. Anschließend wird die Muskulatur tunneliert und die DCS-Platte eingeschoben und ebenfalls proximal mit drei oder vier Kortikalisschrauben fixiert.

Das Bein wird für 24–48 Stunden auf einer Doppelwinkelschiene gelagert, nach 24 Stunden wird die Redondrainage entfernt. Der Patient kann unter Thromboseprophylaxe ab dem 1., spätestens 2. postoperativen Tag mit zwei Unterarmgehstützen und einer Abrollbelastung von 15–20 kg mobilisiert werden. Die Belastungssteigerung erfolgt ab der 6.–8. Woche in Abhängigkeit von den in dreiwöchigem Abstand vorgenommenen Röntgenaufnahmen. Eine Vollbelastung ist spätestens nach der 12. Woche möglich. Die in der Regel postoperativ beeinträchtigte Kniefunktion wird ab dem 2. postoperativen Tag mittels der Motorschiene (CPM =

continous passiv motion) angegangen, bis das Kniegelenk bis 90° beugbar ist.

*Suprakondylärer Verriegelungsnagel*
Der suprakondyläre Verriegelungsnagel stellt die optimale No-touch-Technik dar und verbindet indirekte Reposition mit sehr guten biomechanischen Eigenschaften (frühe axiale Belastung). Der Nagel wird über eine kleine Arthrotomie eingebracht und mittels eines Zielgerätes proximal verriegelt.

Der Patient wird in Rückenlage auf dem OP-Tisch so gelagert, daß das Bein bis 90° gebeugt werden kann. Nach geradem Hautschnitt über der Kniescheibe, medialer Arthrotomie und Lateralisation der Kniescheibe wird ventral des hinteren Kreuzbandansatzes mit einem Pfriem der Femur-Markkanal freigelegt, aufgebohrt und ein Führungsdraht eingebracht. Über diesen Führungsdraht kann die Fraktur indirekt reponiert werden, ohne daß der Frakturbereich selbst tangiert wird. Entlang des Führungsdorns wird ein entsprechender Nagel eingeführt, der erst distal und dann proximal mit der Ziellehre verriegelt wird. Vor der proximalen Verriegelung ist nochmals auf korrekte Achse und Rotation zu achten.

Das Bein wird auf einer normalen Schaumstoffschiene gelagert. Am 1. postoperativen Tag kann mit Anspannungsübungen und Mobilisieren mit zwei Gehstützen unter Teilbelastung mit 20 kg begonnen werden. Spätestens ab der dritten Woche ist eine Steigerung bis zur Vollbelastung möglich. Zusätzlich wird ab dem 2. postoperativen Tag eine CPM auf der Elektromotorschiene durchgeführt.

Besonders bei älteren Patienten, bei denen aufgrund der Konstitution eine Entlastung nicht möglich ist, sowie bei doppelseitigen suprakondylären Frakturen stellt die intramedulläre Marknagelung das optimale Vorgehen dar.

### 8.5.3 Distale Oberschenkelfrakturen Typ B
(Abb.10-253)

Bei jungen Patienten wird entsprechend der Lokalisation der Verletzung (medial oder lateral) der Kondylus freigelegt, der Frakturspalt gesäubert und temporär mit Kirschnerdrähten fixiert. Durch zwei 6,5 mm-Spongiosaschrauben mit langem Gewinde erfolgt die bewegungsstabile Fixation. Eine

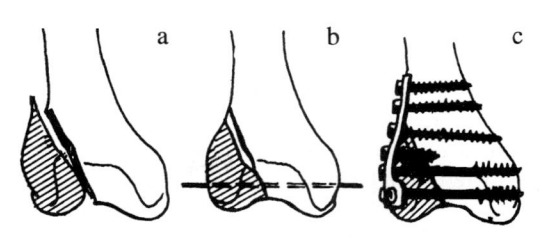

*Abbildung 10-253:* Unikondylärer Femurbruch. Stabilisierung mit Spongiosazugschrauben und Abstützung mit T-Platte.

intraoperative Röntgenkontrolle zur Kontrolle der Gelenkstellung ist unerläßlich.

Bei älteren Patienten mit osteoporösen Knochen reicht die Verschraubung allein nicht immer aus, und es besteht die Gefahr der sekundären Lockerung. Aus diesem Grunde empfiehlt sich eine zusätzliche Abstützung durch eine T-Platte.

Ab dem 1. postoperativen Tag kann mit isometrischen Übungen, ab dem 2. postoperativen Tag mit Mobilisation mit zwei Gehstützen und Teilbelastung mit 20 kg begonnen werden. Wegen der großen spongiösen Fläche ist die Vollbelastung ab der 6.–8. Woche möglich.

*Hoffa-Fraktur*
Die Hoffa-Fraktur ist ein Abriß eines hinteren Kondylus. Exakte seitliche Röntgenaufnahmen bestätigen die Fraktur. Die Reposition der Fraktur erfolgt durch einen medialen oder lateralen Zugang, wobei die Reposition indirekt unter Streckung des Beines erfolgt. Digital wird das Repositionsergebnis kontrolliert und durch zwei Schrauben (6,5 mm-Spongiosaschrauben oder 4,5 mm-Kortikalisschrauben), die von ventral nach dorsal verlaufen, fixiert. Dabei müssen die Schraubenköpfe unterhalb des Knorpelniveaus versenkt werden.

### 8.5.4 Distale Oberschenkelfrakturen Typ C (Kombination von per- und suprakondylären Verletzungen)

Diese Verletzungen sind Ausdruck einer schweren Gewalteinwirkung und gehen häufig mit Weichteilschäden einher. Ziel ist hier die Wiederherstellung der Gelenkfläche sowie eine achsengerechte Frakturheilung. Ist die primäre operative Versorgung nicht möglich, wird eine Tibiakopfextension angelegt und das Bein auf eine Braunsche Schiene gelegt und mit einem Siebtel bis einem Zehntel des Körpergewichtes extendiert.

Die operative Versorgung einer bikondylären intraartikulären Femurfraktur gehört zu den schwierigsten Osteosynthesen. Die Stabilisierung einer bikondylären Femurfraktur kann mit folgenden Verfahren vorgenommen werden:

*95°-Winkelplatte*
Dabei müssen vor Einbringen der Platte die Kondylenfragmente so reponiert werden, daß sie stufenfrei aneinanderliegen. Wir fixieren sie temporär durch drei bis vier gekreuzt verlaufende Kirschnerdrähte. Wichtig ist die Markierung der Eintrittsstelle für die Platte. Je fingerbreit nach ventral und dorsal von dieser Linie sind die Einführungsstellen für die beiden Spongiosaschrauben. In dieser Lage behindern sie später nicht den Sitz der Kondylenplatte. Die endgültige Verschraubung der beiden Kondylen mittels zwei Spongiosaschrauben mit Unterlegscheiben muß so gewählt werden, daß ihr Gewinde jenseits der Fraktur am medialen Kondylus verläuft, so daß sie volle Kompressionswirkung erzielen.

Der Vorteile der Winkelplatte besteht darin, daß sie als universelles Implantat in jeder Größe und auch in Titan erhältlich ist. Nachteilig ist die schwierige No-touch-Technik; das Einschlagen der Klinge kann zu nachträglichen Repositionsverlusten im Kondylus führen.

*DCS*
Gegenüber Winkelplatten ermöglicht sie ein schonenderes und technisch einfacheres Vorgehen. Mit der Kondylenschraube selbst kann ein bikondylärer Bruch fixiert werden. Isolierte Spongiosazugschrauben sind somit oft nicht erforderlich.

Leider ist die DCS nicht in Titan erhältlich, und bei osteoporotischen Knochen findet die Kompressionsschraube geringeren Halt.

*Kondylenabstützplatte*
Die kleeförmige Ausbildung der Kondylenabschlußplatte bietet zahlreiche Möglichkeiten der Schraubenbesetzung im Femurkondylus. Die Kondylenabschlußplatte ist das Implantat bei Kondylentrümmerfrakturen. Sie ist für alle Frakturen im Kondylenbereich geeignet, allerdings kein winkelstabiles Implantat, so daß häufig eine postoperative Varusabkippung resultiert.

*Suprakondylärer Femurnagel*
Der suprakondyläre Femurnagel ist auch für Kombinationsfrakturen (bikondylärer Bruch in Kombination mit einer suprakondylären Fraktur) geeignet. Durch eine isolierte Schraubenosteosynthese kann der bikondyläre Bruch fixiert werden und danach der suprakondyläre Nagel entsprechend der oben beschriebenen Technik eingebracht werden. Die distale Verbolzung erlaubt eine zusätzliche Fixation einer Kondylenfraktur. Der suprakondyläre Femurnage stellt eine optimale biologische Osteosynthese mit schneller Vollbelastung dar, ist aber nur bei einfachen bikondylären Frakturen geeignet.

Plattenosteosynthesen werden auf einer Doppelwinkelschiene für 24–48 Stunden gelagert. Danach wird die Redondrainage entfernt. Ab dem dem 1. postoperativen Tag können Anspannungsübungen, ab dem 1.–2. postoperativen Tag Übungen auf der Elektromotorschiene durchgeführt werden, beginnend mit 0/0/60° und mit einer Steigerung um 10° täglich. Die Mobilisation außerhalb des Bettes mit Teilbelastung mit 20 kg sollte frühstmöglich, am 1. Tag postoperativ, erfolgen, sobald eine gute Anspannung der Quadrizepsmuskulatur möglich ist. Bei Plattenosteosynthesen darf die Belastung erst ab der 8. Woche gesteigert werden, eine Vollbelastung ist nicht vor der 12. Woche möglich.

## 8.5.5 Kindliche distale Femurfrakturen

*Verletzungen der Epiphyse*
Diese Verletzung entsteht durch Hyperextension des Kniegelenkes, meistens zwischen dem 8. und 14. Lebensjahr. Die gesamte Epiphyse ist nach vorne und oben verschoben, wobei die scharfe hintere Kante des Femurschaftes Gefäße und Nerven in der Kniekehle verletzen kann.

Ist der Fuß weiß, kalt, puls- und gefühllos (Nachweis der Gefäßunterbrechung mittels Dopplersonographie), erfolgt die sofortige Reposition in Narkose. Meist ist ein weiterer Eingriff im Bereich der Gefäße nicht erforderlich.

Die Reposition wird so vorgenommen, daß zuerst die Fraktur weiter aufgeklappt wird, um interponierte Periost- und Weichteilanteile aus dem Frakturspalt zu befreien, und dann unter maximaler Beugung die Fraktur eingerichtet wird. Gelingt dies nicht geschlossen, wird die Fraktur durch einen lateralen Zugang freigelegt. Die Fixation erfolgt durch gekreuzte Kirschnerdrähte von medial und lateral (Abb. 10-254). Es folgt eine Ruhigstellung mittels Transfixation des Kniegelenkes durch Fixateur oder Oberschenkelgips für vier bis sechs Wochen. Danach werden die Kirschnerdrähte auch entfernt. Postoperativ ist die Durchblutungssituation 24 Stunden lang alle zwei Stunden zu kontrollieren und zu dokumentieren.

*Abbruch eines Femurkondylus*
Der Bruch geht stets mit einer Verletzung der Epiphysenfuge einher (Abb. 10-255). Deshalb muß das Kondylusfragment sehr genau reponiert und durch zwei Kirschnerdrähte oder Spongiosaschrauben stabilisiert werden (Abb. 10-256). Die Ruhigstellung erfolgt durch einen gespaltenen Oberschenkelgipsverband. Die Kirschnerdrähte und der Gipsverband können zwischen der 4. und 6. Woche entfernt werden.

Bleibt bei dieser intraartikulären Fraktur infolge ungenügender Reposition durch Stabilisation eine Stufe zurück, so entsteht die Wachstumsstörung mit Ausbildung eines Genu varum oder Genu valgum, das einer späteren Korrektur bedarf.

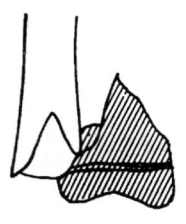

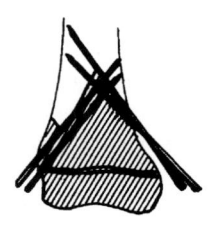

*Abbildung 10-254:* Suprakondylärer «Spitzbruch» beim Kinde. Stabilisierung mit Kirschner-Spickdrähten.

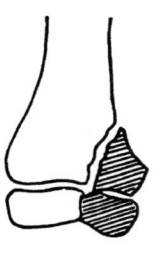

*Abbildung 10-255:* Unikondylärer Femurkondylenbruch beim Kinde. Distale Epiphyse durchtrennt. Gefahr: Frühzeitige Verknöcherung im Narbenbereich.

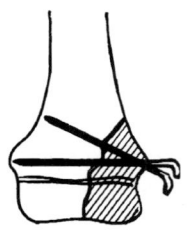

*Abbildung 10-256:* Genaue Reposition, Fixierung mit zwei Spickdrähten, zusätzlich Oberschenkelgipsverband. Regelmäßige Überwachung der Wachstumsverhältnisse über mehrere Jahre.

# 9. Kniegelenk

C. Josten und G. Muhr

## 9.1 Anatomie

Das Knie ist eines der am meist verletzten Gelenke aufgrund der anatomischen Struktur, seiner Exposition gegen von außen einwirkende Kräfte und den funktionellen Beanspruchungen. Die Kenntnis der normalen Knieanatomie stellt somit die Basis für das Verstehen der Kniegelenksverletzungen dar. Wir unterscheiden knöcherne, muskuläre und ligamentäre Strukturen.

*Knöcherne Strukturen*
Am Kniegelenk beteiligt sind das distale Femur, die proximale Tibia und die Patella.

Die beiden Femurkondylen zeigen eine nicht identische Krümmung. Der anteriore Anteil besitzt einen größeren Krümmungsradius als der hintere. Die Gelenkfläche des medialen Kondyls ist länger als der Laterale, der wiederum breiter ist.

Das Tibiaplateau formt zwei relativ glatte Flächen, die mit den Femurkondylen artikulieren. In der Mitte liegt die Eminentia intercondylaris mit den beiden Tubercula. Vor und hinter der Eminentia intercondylaris liegen die Ansatzstellen für die Kreuzbänder und Menisci.

Die Patella ist das größte Sesambein des Körpers. Die Gelenkfläche ist in einen kleineren medialen und einen größeren lateralen Facettenteil geteilt. In Streckstellung des Kniegelenkes liegt die Patella in der oberen Gelenkfläche der ventralen Fossa des Femurkondyls auf. Ab 45° Beugung werden zunehmend die mittleren Teile der Patellagelenkfläche belastet, und in voller Beugung sind es die proximalen Facetten der Kniescheibe.

Die Gelenkfläche des Kniegelenkes ist nicht kongruent. Da das Femur wie ein Reifen auf der Plattenoberfläche des Tibiaplateau aufliegt, können hier zwar sehr gute Roll-Gleitbewegungen durchgeführt werden, die ausreichende Kniestabilität wird jedoch ausschließlich durch ligamentäre Strukturen sowie die Muskulatur gewährt.

*Muskulatur*
Wesentlich zur Kniestabilität tragen die gesamte Muskulatur (M. quadriceps, M. biceps femoris, M. semimembranosus, M. tendinosis, M. gracilis, M. gastrocnemius) und das iliotibiale Band bei. Musculus sartorius, gracilis und semitendinosus bilden den Pes anserinus. Diese primären Beuger des Knies haben sekundär auch eine innenrotatorische Funktion. Diese Muskeln schützen gegen Rotations- und Valgusstreß. Ihr Gegenspieler ist der Musculus biceps femoris, der sowohl an der lateralen Kapsel als auch am Fibulaköpfchen inseriert und die postlateralen Strukturen verstärkt. Neben der Beugung ist er ein starker Außendreher. Der Tractus iliotibialis setzt proximal am lateralen Condylus femoris und distal am lateralen Tibiakopf (Tuberculum Gerdy) an.

*Extraartikuläre ligamentäre Strukturen*
Die Kapsel und die Kollateralbänder sind die wichtigsten extraartikulären statischen Stabilisatoren (Abb. 10-257). An den ligamentären Strukturen sind auch die Menisci angeheftet. Lateralseitig ist

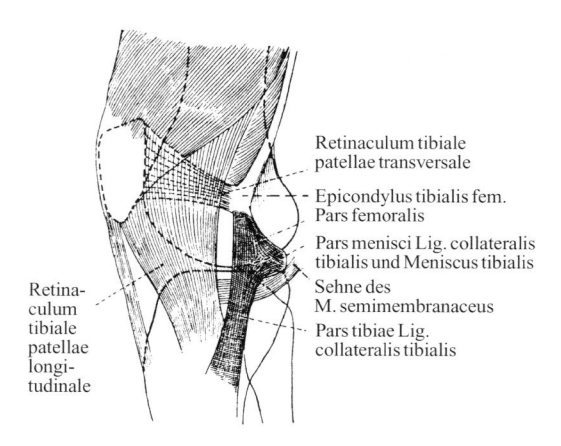

*Abbildung 10-257:* Knie-Innenseite: Die Bandverhältnisse.

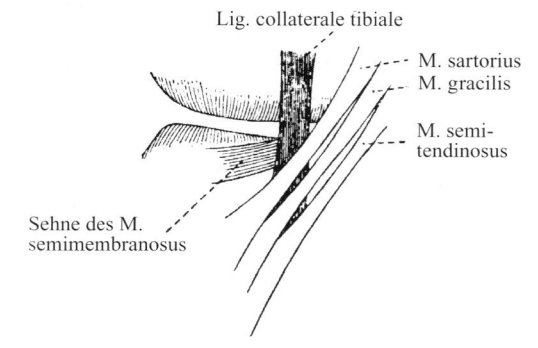

*Abbildung 10-258:* Knie-Innenseite: Die Sehnen-Band-Verhältnisse.

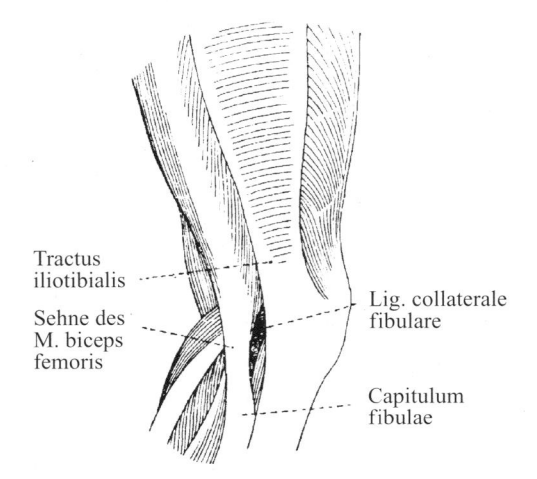

*Abbildung 10-259:* Knie-Außenseite: Sehnenverhältnisse.

deren Anheftung nicht so stark, da hier der M. popliteus zu seinem femoralen Ursprung durchläuft.

Die Kniegelenkskapsel ist besonders verstärkt durch das Ligamentum collaterale mediale (Abb. 10-258). Es entspringt am Epicondylus femoris medialis und verläuft zum medialen Tibiaanteil und mit einem kurzen Bündel an den medialen Meniscus. Das Band ist oberflächlich überdeckt von den Faserzügen des Pes anserinus und läuft vorne in den M. semimembranosus ein. Zusammen mit der Sehne des M. semimembranosus, dem Pes anserinus und dem hinteren Schrägband bildet es eine wesentliche Verstärkung der Kniegelenkskapsel.

Das Ligamentum collaterale fibulare, das vom Epicondylus femoris lateralis zum Fibulaköpfchen verläuft und in Streckstellung und Innendrehung angespannt ist, bildet zusammen mit dem iliotibialen Band, der Popliteussehne und dem M. biceps femoris den lateralen Pfeiler der Kniegelenksstabilisation (Abb. 10-259). Das fibulare Kollateralband besitzt auch mehr eine sehnige als ligamentäre Struktur. Es ist von größter Bedeutung bei der Kniestabilisierung gegen Varusstreß.

*Intraartikuläre ligamentäre Strukturen*
Intraartikuläre ligamentäre Strukturen sind die Menisci sowie das hintere und vordere Kreuzband. Ihre wichtigsten Funktionen sind die Stabilisierung des Gelenkes sowie durch Vergrößerung der Oberfläche eine Kraftträgerfunktion.

Die Kreuzbänder (Abb. 10-260) fungieren ebenfalls als die Gelenkstabilisatoren und zudem als Achse, um die Rotationsbewegungen möglich sind. Sie schränken die Vorwärts- und Rückwärtsbewegung der Tibia ein. Innenrotation des Unterschenkels führt zu einer weiteren Überlappung der

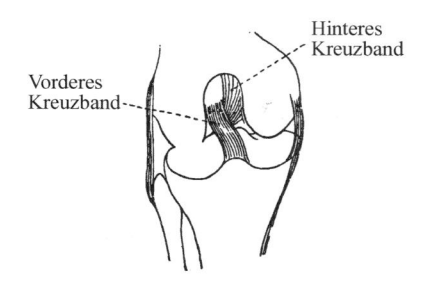

*Abbildung 10-260:* Die gegenseitige Lage der beiden Kreuzbänder.

Kreuzbänder, die Außenrotation bewirkt das Gegenteil.

Während die Menisci in der Aufsicht eine halbmondförmige Struktur aufweisen, sind sie im Querschnitt trianguär. Sie bedecken mehr als die Hälfte der Tibiagelenkfläche. Der mediale Meniskus hat die Form eines C und weist einen größeren Radius als der laterale auf. Das Vorderhorn ist fest an der Tibia bis in die Interkondylenregion verankert, einschließlich des vorderen Kreuzbandes. Die Pars intermedia ist an der Mediakapsel befestigt, und das Hinterhorn ist direkt am hinteren Kreuzband angeheftet.

Der laterale Meniskus ist mehr rund und bedeckt bis zu zwei Drittel der Gelenkfläche. Die Sehne des Popliteusmuskels trennt die posterolateralen Anteile des Meniskus von der Gelenkkapsel und dem fibularen Kollateralband.

Die Gefäßversorgung des Meniskus bestimmt die Heilungspotenz. Die Gefäße sprossen von medial von der Gelenkkapsel nach innen ein, so daß basisnahe Risse durchaus bei jungen Patienten eine Heilungschance aufweisen.

## 9.2 Diagnostik

Die Diagnose einer Kniegelenksverletzung ist klinisch zu stellen. Keinesfalls sollte unter der Diagnose einer Kniegelenksdiskussion ohne präoperative Diagnose eine Arthroskopie erfolgen. Die Kenntnis des Unfallherganges, das Wissen um die anatomischen Strukturen sowie das Beherrschen der differenzierten Untersuchungstechniken lassen fast immer eine exakte klinische Diagnose zu.

Ligamentäre Verletzungen des Kniegelenkes treten häufig bei sportlichen Aktivitäten auf, insbesondere bei Kontaktsportarten wie Fußball, Basketball, Eishockey, aber auch bei Skifahrern. Kniegelenksverletzungen in Kombination mit Motorrad- und schweren Pkw-Unfällen stellen in der Regel komplexe intraligamentäre Verletzungen dar.

*Unfallereignis*
Vier Unfallmechanismen sind vorherrschend:
– Adduktion, Flexion und Außenrotation
– Abduktion, Flexion und Innenrotation
– Hyperextension
– antero-posteriore Verrenkung.

Die häufigste Verletzungsform stellt sicherlich die Abduktion, Beuge- und Außenrotation dar (Einwirkung des Gegners beim Sport, Weggleiten des Skis nach außen). Hyperextensionsverletzungen sind häufig bei Fußballspielen bekannt, das gleiche gilt für degenerative Meniskusverletzungen.

Der Unfallhergang ist von wesentlicher Bedeutung und gewöhnlich durch sorgfältiges Erfragen herauszufinden. Wichtig ist das Wissen um abgelaufene Verletzungen und Erkrankungen. Die Position des Knies zum Verletzungszeitpunkt, die Art der Gewichteinwirkung, eine direkte oder indirekte Krafteinwirkung und die Stellung der Extremität nach dem Unfall sind von Bedeutung. Wichtig ist auch die Beschreibung des Patienten, wie das Knie nach dem Unfall lag, ob eine Konturunregelmäßigkeit vorlag, wann, in welchem Zeitraum die Beschwerden auftraten, ob er nach dem Unfall wieder gehen und belasten konnte, das Gefühl der Stabilität oder Instabilität beim Aufstehen.

*Angaben über Schmerzen*
Die frische Kreuzbandverletzung geht bei einer kompletten Ruptur häufig mit einem deutlich spürbarem Knacken einher, einem relativ rasch auftretenden intraartikulären Erguß (Hämarthros) und bedingt meist eine sofortige Einstellung der körperlichen Aktivitäten. Bei einem Riß, bei dem die Synovia erhalten bleibt, ist der intraartikuläre Erguß oft sehr gering, oder er tritt erst nach Riß des synovialen Bandes mit einer Latenzzeit ein. Entsprechend gering kann auch die subjektive Beschwerdesymptomatik sein. Auch eine Streckhemmung ist ein Zeichen einer intraartikulären Verletzung. Die Streckhemmung kann nicht nur durch einen Hämarthros bedingt sein, sondern wird auch durch einen abgerissenen und eingeschlagenen Meniskus verursacht.

*Kniegelenkserguß*
Das Entlasten des Kniegelenkes von einem Bluterguß ist indiziert:
– bei einer prallen Elastizität mit starken Schmerzen
– wenn bei bekanntem Hämarthros innerhalb der nächsten 24 bis 48 Stunden keine Arthroskopie vorgesehen ist
– bei einem Erguß unklarer Genese.

Ein intraartikulärer Erguß erschwert die klinische Untersuchung und bedeutet eine starke subjektive

Beeinträchtigung. Das Fehlen eines intraartikulären Ergusses schließt nicht eine schwere Verletzung aus, da durch ausgedehnte Kapseleinrisse der Hämarthros in das Weichteilgewebe ausweichen kann.

Zur Kniegelenkspunktion wird nach chirurgischem Waschen vom Oberschenkel bis Unterschenkelmitte das Kniegelenk mit sterilen Tüchern abgedeckt. Der punktierende Arzt hat eine chirurgische Händedesinfektion vorzunehmen und eine sterile Schutzkleidung sowie Handschuhe anzuziehen.

Die Punktionsstelle liegt im lateralen Recessus suprapatellaris. Lateral des oberen Patellapols wird ein Lokalanästhetikum (Xylocain 1 % ohne Vasokonstriktor) in die Haut sowie in die Gelenkkapsel infiltriert. Die positive Aspiration des Blutes zeigt die korrekte Lage der Nadel. Mit einer großvolumigen Nadel wird das Kniegelenk punktiert. Nach dem Eingriff wird ein leichter Kompressionsverband mit steriler Polsterung angelegt, der von den Großzehengrundgelenken bis oberhalb des Kniegelenkes reicht. Die Beurteilung des Punktats richtet sich nach folgenden Kriterien:
- Reizerguß: gelb-serös-klar
- Infekt: gelb-serös-trüb mit Fibrinbeimengungen
- Hämarthros: blutig, zum Teil schon koaguliert.

Oberflächliche Fettauflagerungen weisen auf eine knöcherne Verletzung hin.

*Körperliche Untersuchung und Stabilitätstests*

Die Beweglichkeit des Gelenkes, insbesondere die Streckung, sollte mit dem unverletzten Knie verglichen werden. Die Palpation der Kollateralbänder und ihrer knöchernen Ansatzpunkte weist deutlich auf die Schmerzpunkte und damit die Verletzungspunkte hin. Ein palpierbarer Defekt ist nur bei einem größeren knöchernen Ausriß zu tasten. Stabilitätstests sind unmittelbar nach dem Unfall am besten vornehmbar, bevor ein Erguß und die schmerzbedingte Muskelspannung eingesetzt hat. Ist bei Verdacht auf eine schwerwiegende Verletzung eine körperliche Untersuchung aufgrund der muskulären Anspannung nicht möglich, muß diese in Allgemeinnarkose vorgenommen werden.

Der Valgusstreßtest wird bei liegendem Patient in Streckung und in 30° Beugung vorgenommen. Zum Vergleich erfolgt routinemäßig die Untersuchung des gesunden Beines. Eine Hand wird etwas oberhalb des Kniegelenkes lateral am Oberschenkel angelegt, die andere greift am Sprunggelenk an. Vorsichtige Abduktion des Knies durch die am Sprunggelenk anliegende Hand zeigt eine mögliche Aufklappbarkeit. Dieser Test sollte mehrfach wiederholt werden, die Unterteilung der Stabilität wird klinisch nach folgenden Kriterien vorgenommen:
- Aufklappbarkeit bis 5 mm     = 1+
- Aufklappbarkeit bis 10 mm    = 2+
- Aufklappbarkeit über 10 mm   = 3+.

Bei einer Aufklappbarkeit Grad 3 kann in der Regel von einer schwerwiegenden Verletzung mit begleitendem Kreuzbandriß ausgegangen werden.

Der Varusstreßtest (Adduktionstest) wird in ähnlicher Weise vorgenommen wie der Valgusstreßtest. Dabei liegt hier die eine Hand des Untersuchers medial oberhalb des Kniegelenkes. Auch hier sollte die Untersuchung in voller Streckung in 30° Flexion vorgenommen werden.

Zum Schubladentest liegt der Patient in Rückenlage, Hüfte 45° gebeugt, Knie 90° gebeugt, der Fuß der verletzten Extremität ruht auf dem Untersuchungsstisch. Der Untersucher sitzt auf dem Fußrücken des Patienten, um diesen zu stabilisieren. Mit beiden Händen wird bei möglichst entspannter Oberschenkelmuskulatur der Unterschenkel nach vorne gezogen, um die Bewegung der Tibia zu sehen. Eine vordere Schublade um mehr als 5 mm im Vergleich zur Gegenseite zeigt eine Verletzung des vorderen Kreuzbandes an.

Der Lachmanntest ist der wichtigste Test bei der Kreuzbanduntersuchung (Abb. 10-261). Der Untersucher steht auf der Seite der verletzten Extremität. Der Unterschenkel wird in leichter Außenrotation und einer Beugung bis 15° gehalten. Mit der einen Hand wird von außen der distale Femur umgriffen, mit der anderen Hand von innen der proximale Unterschenkel und ein kurzer kräftiger Zug nach ventral ausgeführt. In dieser leichten

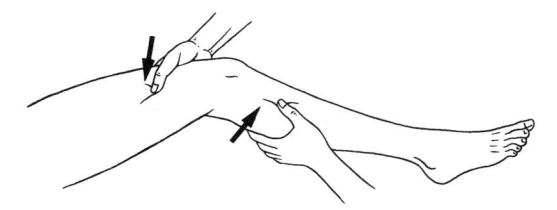

*Abbildung 10-261:* Der Lachmanntest.

Stellung sind in der Regel alle Muskeln entspannt. Bei einem erhaltenen Kreuzband spürt man einen kurzen festen Anschlag im Gegensatz zu einem verzögerten weichen Anschlag bei rupturiertem vorderen Kreuzband.

Zum Rotationstest (Pivot-Shift-Test nach MacIntosh) wird der Fuß des verletzten Beines in Streckung angehoben, innengedreht und dann ein Valgusstreß auf die Außenseite des Beines in Höhe des Fibuläköpfchens ausgeübt. Unter langsamen Beugen des Kniegelenkes und konstanter Valgusposition und Innenrotation kommt es zwischen 30° und 40° zu einer Subluxation des Tibiakopfes, die eine Verletzung des vorderen Kreuzbandes anzeigt. Während die isolierte Verletzung des vorderen Kreuzbandes nur eine geringe Subluxation hervorruft, kommt es bei komplexeren Verletzungen zu einem deutlichen Vorspringen des Tibiakopfes.

Der Außenrotationsrecurvatumtest wird beim liegenden Patienten durchgeführt. Dabei wird das Knie von einer 10° Beugung in maximale Streckung übergeführt, wobei man die Außenrotation des proximalen Tibiaanteiles als auch das Ausmaß der Rekurvation beachtet. Beim positiven Test stellen sich eine starke Rotation und eine Recurvatumstellung ein, die eine hintere kombinierte Instabilität (hinteres Kreuzband, Posterolateraleck und fibulares Kollateralband) anzeigt.

*Klassifizierung der Knieinstabilität*
Die früher häufig durchgeführte Beschreibung der Instabilitäteneinrichtung (medial, lateral, posterior und anterior) stellt eine nicht tolerierbare Vereinfachung dar und schließt die Mehrfachinstabilitäten nicht ein. Wir unterscheiden folgende Kniebandinstabilitäten:
– Einfachinstabilitäten
– kombinierte Instabilitäten.

*Röntgenaufnahmen*
Standardröntgenaufnahmen in zwei Ebenen sowie Tangentialaufnahmen in 30/60/90° sind erforderlich, letztere wegen der häufigen Patellainstabilität (Subluxation und Luxation). Gehaltene Aufnahmen sind in der Regel nicht mehr nötig. Bei Verdacht auf einen freien Gelenkkörper oder bei der Osteochondrosis dissecans werden konventionelle Schichtaufnahmen angefertigt. Die Kontrastmitteldarstellung des Kniegelenkes stellt nur eine Ausnahmeindikation dar (präoperative Planung von Arthrolysen, Fisteldarstellungen).

Während die regelmäßige Ultraschalluntersuchung nur in der Hand des Geübten Aussagen über Meniskus- und Kreuzbandverletzungen gibt und die Aussagefähigkeit des Computertomogramms hinsichtlich der ligamentären Verletzungen zweifelhaft ist, zeichnet sich das Magnetresonanztomogramm in der Hand erfahrener Untersucher durch seine hohe Genauigkeit bei Verletzung von Kniebandstrukturen aus.

## 9.3 Bandverletzungen

### 9.3.1 Verletzungen des medialen Kapselbandapparates

Mediale Knieseitenbandinstabilitäten von 1+ bei sonst intakten Bandstrukturen sollten konservativ behandelt werden. Dies geschieht am besten durch eine frühfunktionelle Behandlung, die bei starken Schmerzen mit einer kurzfristigen Ruhigstellung in 15° Beugestellung des Beines durch einen Gipstutor oder eine abnehmbare Kunststoffmanschette eingeleitet wird. Der Patient kann schmerzorientiert belasten. Begleitet wird die Therapie durch eine krankengymnastische und physikalische Behandlung.

Die klinische Untersuchung gibt sicher Rückschlüsse über die verschiedenen Rupturlokalisationen. Bei einer operativen Versorgung des medialen Kapselbandkomplexes geschieht dies von innen nach außen und von dorsal nach ventral. Wichtig ist die anatomische Präparation und Darstellung der Ruptur sowie die Naht mit resorbierbarem Material. Bei breitflächigen ossären Ausrissen des Kapselbandapparates können Osteosyntheseverfahren wie das Staplen oder die Schraubenverankerung angewandt werden.

Häufigste Verletzung ist die Ruptur des medialen Kapselbandes in Kombination mit dem Meniskus, dem hinteren Schrägband und der dorsalen Kapsel.

Der Zugang verläuft leicht bogenförmig vom medialen Femurkondylus parallel der Patella medial bis etwa zur Tuberositas tibiae. Haut und subkutanes Gewebe werden abpräpariert. Dabei muß auf die Vena saphena sowie den Nervus saphenus geachtet werden. Ein Hämatom identifiziert den Hauptverletzungsort.

Parallel der Sartoriussehne wird medial inzidiert. Dabei muß auf den Ansatz des tibialen Kollateralbandes geachtet werden. Bei Hämarthros wird das Gelenk zusätzlich durch eine mediale Arthrotomie inspiziert. Unter Beugen des Knies und Zurückhalten des Pes anserinus läßt sich das posteromediale Kapseleck identifizieren. Die Versorgung verläuft von dorsal nach ventral mit Naht der Kapsel und des hinteren Schrägbandes.

Bei knochennahen Ausrissen können durch transossäre Bohrlöcher die Bandstümpfe reinseriert werden.

Bei konservativer Behandlung und einem kooperativen Patienten ist eine Gipsruhigstellung nicht erforderlich. Bei einer ausgedehnten Rekonstruktion sollte jedoch eine Schiene in leichter Beugestellung (20°) für drei Wochen angelegt werden.

Die frühfunktionelle Behandlung beginnt mit Isometrie, passiven Übungen auf der Elektroschiene, ab der dritten Woche kann die Beugung langsam auf 90° gesteigert werden. Nach spätestens drei bis vier Wochen ist Vollbelastung möglich.

### 9.3.2 Verletzungen des lateralen Kapselbandapparates

Verletzungen des Kapselbandapparates lateralseitig ohne gleichzeitige Meniskus- oder Kreuzbandverletzung sind selten.

Durch einen anterolateralen Hautschnitt legen wir die Strukturen frei. Bei ausgedehnten Verletzungen ist die Identifikation des Nervus peronaeus notwendig. Nach Darstellen des knöchernen Kapselbandausrisses werden die Bruchstellen gereinigt und durch eine Schraube mit Unterlegscheibe oder eine Drahtzuggurtung refixiert. Die Nachbehandlung ist vergleichbar mit der medialen Verletzung.

### 9.3.3 Rupturen des vorderen Kreuzbandes

Rupturen des vorderen Kreuzbandes (Abb. 10-262) sollten wegen der doch häufigen chronischen Instabilität operativ angegangen werden. Insbesondere für den aktiven Patienten stellt die Instabilität eine erhebliche Beeinträchtigung dar. Auch ein 60jähriger Patient, der sportlich aktiv ist und über ein Instabilitätsgefühl klagt, sollte einen Kreuzbandersatz erhalten. Die Indikation zur Stabilisierung stellt sich insbesondere dann, wenn von beruflicher oder sportlicher Seite ein stabiles Gelenk benötigt wird.

*Proximale knöcherne Ausrisse*
Bei isolierten vorderen Kreuzbandrupturen, die keine Rotationskomponente aufweisen, und wenn die Patienten keiner beruflichen oder sportlichen Belastung ausgesetzt sind, kann eine konservativ funktionelle Behandlung durchgeführt werden. Es besteht allgemeine Übereinstimmung, daß die direkte Naht des vorderen Kreuzbandes insbesondere beim Erwachsenen zu keinen suffizienten Ergebnissen führt. Auch die Naht in Verbindung mit künstlichen Kreuzbandersatzmaterial wird kontrovers diskutiert.

Indikationen zur Reinsertion des vorderen Kreuzbandes sind proximale und distale Ausrisse bei Kindern und Jugendlichen sowie die seltenen tibialen knöchernen Avulsionen. Auch bei einer schwerwiegenden Komplexverletzung mit Beteiligung beider Kreuzbänder und Seitenbandstrukturen (z.B. Knieluxation) sollte kein primärer Kreuzbandersatz vorgenommen werden.

Die Operation sollte hier möglichst frühzeitig erfolgen, innerhalb der ersten zwei bis drei Tage. Schon sieben bis zehn Tage nach dem Unfall ist das Kreuzband so retrahiert, daß eine direkte Refixation nicht mehr möglich ist. Umgekehrt kann ein belassener Kreuzbandstumpf zu einer ausgeprägten Narbenbildung führen mit nachfolgender Einengung der Interkondylenregion und auch der Kniegelenksbeweglichkeit.

In Vollnarkose, Spinal- oder Periduralanästhesie und Blutsperre wird ein gerader 4 cm langer Hautschnitt mediopatellar angelegt und die Arthroto-

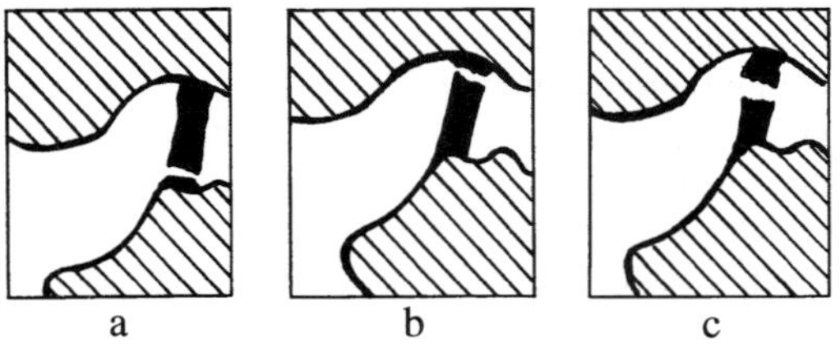

*Abbildung 10-262:* Die bevorzugten Stellen der Kreuzbandverletzung: a. Tibialer Ausriß, b. femoraler Ausriß, c. Durchriß.

mie durchgeführt. Nach Spülen des Gelenkes lassen sich die Menisci darstellen und mit dem Tasthaken untersuchen. Bei begleitender Meniskusverletzung wird das verletzte Areal reseziert. Nur bei großen basisnahen Rissen ist eine Refixation mit nicht resorbierbarem Material indiziert.

Nach Identifizieren des Kreuzbandes und Darstellen der verschiedenen Kreuzbandbündel werden diese mit einem nicht resorbierbaren Faden in zwei Portionen (hinteres und vorderes Bündel) gefaßt und angeschlungen. Bei einem femoralen Ausriß wird im Bereich der Notch mit dem scharfen Löffel ein Knochenbett für den zu refixierenden Kreuzbandanteil geschaffen. Das Transplantat wird durch zwei horizontale 3 cm lange Schnitte über der Tuberositas tibiae und an der Patellaspitze entnommen.

Wir haben zwei Möglichkeiten der Refixation:
– durch zwei transkondyläre Bohrlöcher
– durch ein transkondyläres Bohrloch für das ventrale Kreuzbandbündel und eine Durchzugstechnik dorsal des äußeren Femurkondylus («over the top») für das dorsale Bündel.

Für beide Vorgehensweisen ist ein erneuter Schnitt an der Außenseite des Oberschenkels im Bereich des Condylus lateralis notwendig. Der Tractus iliotibialis wird am ventralen Rand in Längsrichtung gespalten, der M. vastus lateralis stumpf abgeschoben und nach ventral verlagert. Die oft erscheinenden Gefäße der A. und V. genus laterales superiores werden koaguliert. Der am Übergang zum Kondylus sich darstellende Knochenbezirk wird deperiostiert und die Perforationsstelle des Bohrers oder Kirschnerdrahtes freigelegt.

Jetzt erfolgt von der Interkondylusregion das Legen des ventralen Bohrloches und Durchziehen des Fadens mit dem vorderen Kreuzbandbündel. Bei der seltenen «over the top»-Technik wird mit einem Dechamps oder mit einer stark gebogenen Klemme das Weichteilgewebe hinter dem äußeren Femurkondylus tunneliert und hier der Faden mit dem dorsalen Kreuzbandbündel durchgezogen und lateralseitig in Streckstellung geknüpft.

Auch bei der transossären Reinsertion muß auf die Isometrie des vorderen Kreuzbandes geachtet werden. Dabei ist erforderlich, mit dem Tasthäkchen den Spannungszustand des genähten Kreuzbandes zu überprüfen. Intraoperativ muß eine freie Streckung erreicht werden. Nach der Naht erfolgt das Öffnen der Blutsperre und der schichtweise Wundverschluß. Gelegentlich ist es notwendig, einen Teil des Hoffaschen Fettgewebskörpers zu entfernen, da ausgeprägte Vernarbungen dieses Fettgewebskörpers zu chronischen Beschwerden führen können.

*Tibiale Ausrisse*
Der operative Zugang zum Kniegelenk ist der gleiche wie beim femoralen Ausriß. Auch hier wird in 90° Beugestellung der tibiale Faszikel mit zwei nicht resorbierbaren Nähten angeschlungen. Etwas lateral der Tuberositas tibiae wird der Pes anserinus an seinem medialen Ende eingekerbt, und auch das Periost mit dem Rasparatorium etwas abgeschoben. Mit dem 2,0 mm-Bohrer werden zwei Bohrlöcher in die ausgerissene Eminentia intercondylaris eingebracht, mit entsprechenden Haken die beiden Fäden durchgezogen und miteinander verknotet. Hierbei ist auf eine gute Anlage des refixierten Fragmentes zu achten, wobei beim Knoten eine leichte Beugestellung von 40° wegen der besseren Adaptation hilfreich ist.

*Intraligamentäre Rupturen*
Die direkte Naht von intraligamentären faserigen Ausrissen führt zu keinem befriedigenden Erfolg. Allenfalls die Augmentation mit autologem Material (Semitendinosussehne, distalgeteilte Faszialatastreifen) oder heterologe resorbierbare Materialien (wie PDS-Kordeln oder Kunststoffbänder) stellen eine Alternative dar, sind jedoch hinsichtlich ihrer Ergebnisse deutlich dem Ligamentumpatellae-Ersatz unterlegen.

Große knöcherne Ausrisse (etwa 1 cm) können sowohl offen als auch arthroskopisch versorgt werden. Beim offenen Vorgehen erfolgt der parapatellare mediale Standardzugang. Unter Sicht wird von lateral der Tuberositas tibiae ein 2 mm-Bohrer in das ausgerissenen Fragment eingeführt, das zuvor mit einem Kirschner-Draht fixiert wurde. Es erfolgt das Einbringen einer Kleinfragmentspongiosaschraube, die das ausgerissene Knochenfragment gut fassen muß, wobei die Schraube durchaus mit einer Windung das ansetzende Kreuzband perforieren soll.

Ein schonenderes Verfahren ist bei unwesentlich dislozierten Ausrissen das arthroskopische Vorgehen, wobei von anterolateral das Arthroskop und von medial der Tasthaken eingebracht wird. Nachdem das Fragment mit dem Tasthaken leicht angehoben und mittels Spülflüssigkeit gesäubert wurde, wird von anteromedial durch einen etwa 1–2 cm langen Hautschnitt der 2 mm-Bohrer in den Defekt vorgebohrt, das Fragment mit dem Tasthaken fixiert und dann durchbohrt. Nach Gewindeschneiden wird nun unter arthroskopischer Sicht das ausgerissene Fragment mit einer Spongiosaschraube gefaßt und fixiert.

Die Nachbehandlung erfolgt mittels Ruhigstellung in Streckung durch einen Gipstutor oder eine abnehmbare Manschette. Bei kooperativen Patienten ist auch die funktionelle Behandlung mit Teilbelastung und Beugung bis 60° möglich. Ab der 6. Woche kann die Belastung und Bewegung freigegeben werden.

### 9.3.4 Rupturen des hinteren Kreuzbandes

Die isolierte Verletzung des hinteren Kreuzbandes ist eine Rarität. Regelmäßig gehen Verletzungen dieses Bandes mit medialen oder lateralen Kapselbandrupturen einher. Aus dem Grund erfordert die isolierte hintere Kreuzbandverletzung eine exakte Diagnostik. Hier kann die Kernspintomographie sehr hilfreich sein. Zur Diagnosesicherung werden die Patienten in Narkose untersucht. Die Arthroskopie dient dem Ausschluß von Begleitverletzungen. Knöcherne Ausrisse des hinteren Kreuzbandes werden offen refixiert. Bei intraligamentären Rissen hängt die Behandlung von dem Alter und der Aktivität sowie den sozialen Faktoren des Patienten ab.

Bei entsprechend guter Rehabilitation und Kräftigung des Quadrizeps kann dieser als Agonist des hinteren Kreuzbandes einer dorsalen Subluxation entgegenwirken. Bei gleichzeitiger Meniskus- oder Kapselverletzung ist die operative Versorgung des hinteren Kreuzbandes angezeigt.

Beim proximalen Ausriß werden mehrere nicht resorbierbare Fäden im Kreuzbandstumpf verankert und transossär durch den medialen Kondylus gezogen, der durch eine mediale Arthrotomie freigelegt wurde.

Bei knöchernen hinteren Ausrissen kann entweder ein rein dorsaler Zugang oder ein medio-dorsaler Zugang gewählt werden. Dabei wird ein bogenförmiger Schnitt im Bereich der dorsalen Kniekehle vorgenommen, die subkutanen Gefäße ligiert und die Faszie eingeschnitten. Das Gefäßnervenbündel wird präpariert und lateral gehalten. Die Kniegelenkskapsel kann nun dargestellt und inzidiert werden. Das Fragment wird angepaßt und mit einer Kleinfragmentspongiosaschraube refixiert. Bei kleinen knöchernen Ausrissen ist auch die transossäre Reinsertion durch zwei von ventral gelegte Bohrdrähte möglich.

Eine stabile Fixation wird mittels abnehmbarer Schaumstoffschiene und Teilbelastung für sechs Wochen nachbehandelt.

### 9.3.5 Chronische vordere Instabilität

Die kombinierte Bandinstabilität und deren Rekonstruktion erfordern eine exakte präoperative Analyse. Die Indikation zur Rekonstruktion besteht bei einer dekompensierten chronischen Kapselbandinstabilität als Folge einer kombinierten Verletzung, insbesondere bei Rotationsinstabilitäten. Als Standardverfahren hat sich der Ersatz des vorderen Kreuzbandes durch ein Ligamentum-patellae-Transplantat mit distalem und proximalem Knochenblock durchgesetzt.

Zunächst wird das Transplantat entnommen (Abb. 10-263). Dazu werden zwei horizontale Schnitte über der Tuberositas tibiae sowie der Patellaspitze gelegt und die Haut tunneliert. Es erfolgt die Entnahme des Ligamentum patellae als Knochen-Band-Transplantat durch Resektion des mittleren Drittels der Ligamentum patellae und Entnahme eines etwa 1 × 1,5 cm großen Knochenblocks, der mit einer oszillierenden Säge entnommen wird. Die Knochenblöcke werden mit einem 2 mm-Bohrer perforiert und mit einem Faden angeschlungen. Die Arthrotomie erfolgt transligamentär durch die Entnahmestelle des Ligamentum-patellae-Transplantates oder mittels medialer Arthrotomie.

Zur Implantation werden die Kreuzbandstümpfe reseziert. Über einen kanülierten Bohrer wird ein transtibiales Bohrloch von 8–9 mm Durchmesser gesetzt (Abb. 10-264), wobei das Bohrloch nicht zu weit ventral liegen darf. Darüber hinaus muß genügend Raum zur Aufnahme des Transplantates vorhanden sein.

Es erfolgt nunmehr die Inzision der Haut an der Außenseite des distalen Oberschenkels und das

Spalten der Faszie. Der Tractus iliotibialis wird in seinem Übergang vom mittleren zum dorsalen Drittel gespalten und der Muskulus lateralis stumpf präpariert bis auf den distalen Kondylus. Die Gefäße der Arterie genus superior lateralis können koaguliert werden. Nach Spalten des Periostes wird die Austrittstelle des Bohrdrahtes aufgesucht.

Die Notchplastik dient der Erweiterung des Transplantatlagers und wird mit einem Meißel oder einem scharfen Löffel vorgenommen. Das Bohrloch sollte anatomisch und isometrisch korrekt über einem Draht liegen. Hier wird der Lochkanal auf 8–10 mm aufgefräst.

Vor Einbringen des Transplantates werden sowohl die Knochenblöcke des Transplantates als auch die Knochenöffnungen abgerundet und das Transplantat tibial durchgezogen. Die Verankerung geschieht durch eine 6,5 mm-Spongiosaschraube der Länge 25 mm. Danach wird das Transplantat auch durch den femoralen Anteil gezogen und die Isometrie in Beugung und Streckung überprüft. Zur Fixation des femoralen Knochenblockes kann eine Schraube sowohl von außen in den Femurkondylus als auch transartikulär von innen eingebracht werden.

Die Blutsperre wird eröffnet, das Gelenk verschlossen, eine Blutstillung durchgeführt, eine intraartikuläre Drainage eingelegt.

Der Ersatz des vorderen Kreuzbandes kann in der Hand eines erfahrenen Operateurs auch arthroskopisch erfolgen. Es entfällt die mediale Arthrotomie. Unterschiede hinsichtlich der Langzeitresultate bestehen nicht.

Das Knie wird in einer abnehmbaren Schaumstoffschiene gelagert. Ab dem 1. postoperativen Tag wird der Patient auf der Elektroschiene mit 0/0/6° mobilisiert, mit einer täglichen Steigerung um 10°. Er kann mit zwei Gehstützen aufstehen und mit 10–15 kg teilbelasten. Nach Abschwellen der Wundverhältnisse wird ab dem 3. oder 4. Tag eine limitierten Bewegungsschiene auf 0/0/90° angelegt. Ab der dritten Woche ist die Vollbelastung erlaubt, ab der sechsten Woche die Beugung über 90°. Die Sportfähigkeit liegt in der Regel nach sechs Monaten wieder vor, für Kontaktsportarten erst nach neuen bis zwölf Monaten.

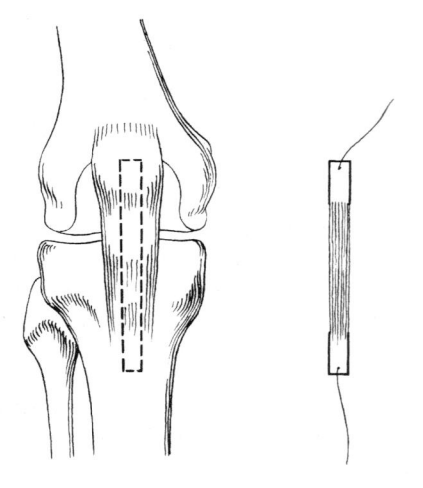

*Abbildung 10-263:* Transplantatentnahme aus dem Ligamentum patellae.

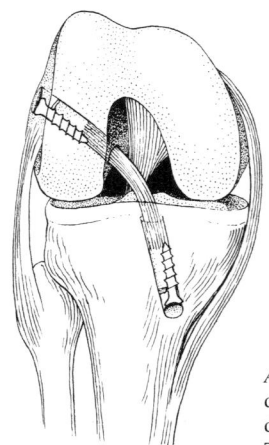

*Abbildung 10-264:* Ersatz des vorderen Kreuzbandes durch Ligamentum-patellae-Transplantat.

### 9.3.6 Knöcherne Ausrisse der Eminentia aus dem Tibiaplateau

Grob dislozierte knöcherne Ausrisse werden über eine Arthrotomie dargestellt und in Streckstellung adaptiert. Die Fixation erfolgt über vom Tibiakopf eingebrachte Kleinfragmentspongiosaschrauben. Bei geringer Verschiebung wird das Gelenk arthroskopiert und gespült und die Eminentia mit dem Tasthaken reponiert. Über kanülierte Schrauben läßt sich die indirekte Fixation vornehmen.

## 9.4 Meniskusverletzungen

Meniskusverletzungen (Abb. 10-265) können aufgrund eines starken Traumas schon im Kindesalter auftreten. Überwiegend treten sie als degenerative kleinere Einrisse im höheren Lebensalter auf. Meist sind sie isolierte Verletzung, sind aber auch in Kombination mit Seiten- und Kreuzbandrissen anzutreffen. Traumatische Läsionen des Meniskus ereignen sich meistens bei Rotation des gebeugten Knies. Die häufigste Lokalisation ist der Innenmeniskus als Hinterhorneinriß, oft kombiniert mit einem Längsriß in die Pars intermedia (Abb. 10-266). Eine weitere häufige Rißform ist der Korbhenkelriß, der häufig an der Pars intermedia beginnend bis ins Hinterhorn ausläuft. Derartige Korbhenkelrisse neigen zu rezidivierenden Luxationen ins Gelenk mit Einklemmungserscheinungen. Oft geben die Patienten an, daß durch Schütteln des Beines oder durch Druck auf den Gelenkspalt der Meniskus reponiert werden kann und sie wieder für eine gewisse Zeit beschwerdefrei sind.

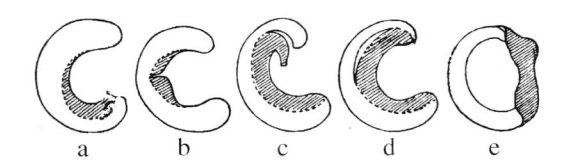

*Abbildung 10-266:* Die verschiedenen Rißformen. Bei e. ist der abgerissene Teil nach dem Gelenkinnern verrenkt: Korbhenkelform oder Meniscus bipartitus. Die schraffierten Teile werden bei der Operation entfernt.

### 9.4.1 Diagnostik

Eine Meniskusverletzung muß nicht mit einem intraartikulärem Erguß kombiniert sein. Klassisches Zeichen der Meniskusverletzung ist der lokale, auf den Gelenkspalt konzentrierte Druckschmerz mit oft bestehender leichter lokaler Schwellung. Typische Zeichen einer medialen Meniskusverletzung sind:
– Steinmann 1: Schmerzen bei Auswärtsdrehung des etwa 70° gebeugten Unterschenkels.
– Steinmann 2: Der Schmerzpunkt wandert mit zunehmender Beugung nach dorsal, positiv vor allem bei Hinterhornverletzung.
– McMurray: In Rückenlage des Patienten wird das Knie rasch und stark gebeugt. Der posteromediale Gelenkspalt wird palpiert. Bei zusätzlicher Außenrotation des Beines wird das Knie langsam gestreckt. Rollt der Femur über den Riß, beschreibt dies der Patient als schmerzhaft oder spürt ein Schnappen.

Fast 90 % der Meniskusverletzungen lassen sich aufgrund der klinischen Untersuchung erkennen. Bei Verdacht einer Meniskusverletzung stehen darüber hinaus die Arthrographie und die diagnostisch bzw. therapeutische Arthroskopie zur Verfügung.

Die Arthrographie bzw. Pneumoarthrographie hat sich als eine diagnostische Maßnahme bei Meniskusverletzungen bewährt; sie stellt jedoch als invasives Vorgehen kein Routineverfahren mehr dar. Pathologische Meniskusveränderungen lassen sich damit zu über 95 % darstellen.

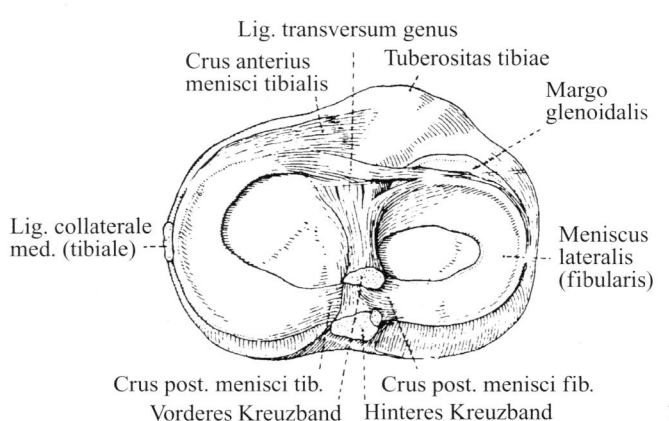

*Abbildung 10-265:* Lage und Befestigung der beiden Menisci am tibialen Gelenkplateau.

Die Kernspintomographie zeigt ebenfalls eine hohe Spezifität und Sensibilität hinsichtlich Meniskusverletzungen und Kreuzband.

Lediglich in der Hand des sehr erfahrenen Untersuchers kann durch Utraschalluntersuchung eine Verletzung festgestellt werden. Sie stellt jedoch kein zuverlässiges Routineverfahren dar.

Insgesamt stellen diese Untersuchungsverfahren keine Routinemaßnahmen dar, da sie invasiv, meist zu aufwendig und zu schwierig sind und einer erfahrenen Interpretation bedürfen.

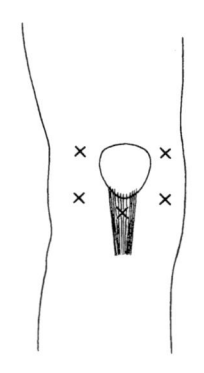

*Abbildung 10-267:* Eintrittsportale für die arthroskopische Diagnostik und Therapie.

### 9.4.2 Operatives Therapie, Arthroskopie

Die arthroskopische Therapie einer Meniskusverletzung stellt heute das Standardverfahren dar. Die Arthroskopie ist ein invasiver chirurgischer Eingriff, der unter den gleichen Bedingungen wie eine Kniegelenkseröffnung zu erfolgen hat. Indikationen für die Arthroskopie sind:
- Meniskus- und Kreuzbandverletzungen
- osteochondrale Frakturen und Erkrankungen (Osteochondrosis dissecans)
- Hämarthros bei Bandstabilität und unauffälligem Röntgenbefund
- Ausschluß von intraartikulären Begleitverletzungen bei extraartikulären Läsionen
- Kniegelenksinfekt

Der Eingriff wird in Intubationsnarkose oder Regionalanästhesie vorgenommen. In Blutsperre wird das Bein mit einem speziellen Beinhalter fixiert, so daß der Operateur alleine die notwendige Manipulation mit dem Knie vornehmen kann, ohne daß eine weitere Assistenz notwendig ist. Bei freihängendem Bein wird in etwa 90°-Stellung eine 1 cm lange Inzision in Höhe der Patellaspitze lateral des Ligamentum patellae angebracht. Mit dem Trokar wird in Streckstellung die Kniegelenkskapsel perforiert und die Arthroskopieoptik (in der Regel eine 30°-Weitwinkeloptik) eingeführt (Abb. 10-267).

Geeignet sind Flüssigkeit oder Gas als Medium. Als Gas darf nur $CO_2$ mit einem druckbegrenzenden System angewandt werden, da es zu tödlichen Lungenembolien kommen kann. Gegenüber einem flüssigen Medium bietet es ein leicht verbessertes Sichtfeld und eine bessere Tiefenschärfe. Trotz der optischen Nachteile empfiehlt sich die Verwendung von Flüssigkeit als Arbeitsmedium.

Von anteromedial wird in der gleichen Höhe ein Tasthaken eingeführt. Dieser ist zur korrekten Arthroskopie unerläßlich.

Die arthroskopische Untersuchung gliedert sich in vier Abschnitte:
1. Beurteilung der Patella und des Recesuss suprapatellaris. Dabei wird der Knorpel auf Farbe, Konsistenz sowie arthrotische Veränderungen untersucht. Eine gesunde Knorpeloberfläche ist glatt und glänzend.
2. mediales Kompartiment: Dargestellt wird die Plica mediopatellaris, der Knorpel des Femur und der Tibia, der Innenmeniskus mit seiner Anheftung am Kapselbandapparat sowie sein Hinterhorn.
3. laterales Kompartiment: Beurteilung der Knorpelstruktur von Femur und Tibia, des Außenmeniskus, des Popliteusschlitz mit Popliteussehne, Außenmeniskus-Hinterhorn.
4. Interkondylenregion mit Hoffaschem Fettkörper, vorderem und hinterem Kreuzband.

Bei Vorliegen eines intraartikulären Schadens können mit arthroskopischen Instrumenten wie Greifern, Scheren, Zangen und motorisierten Schneidewerkzeugen sehr subtile Operationen vorgenommen werden.

Nach Spülen des Gelenkes wird die Haut verschlossen und ein mäßig komprimierender Druckverband angelegt. Der Patient beginnt schon am Operationstag mit isometrischen Übungen. Spätestens am darauffolgenden Tag kann der Patient das Bett verlassen. Bei geringem Erguß ist die schmerzorientierte Belastung erlaubt. Diagnostische und auch therapeutische Arthroskopie stellen eine Indikation zum ambulanten Operieren dar.

Die Menisci sind bedeutende sekundäre Stabilisatoren und Druckverteiler des Gelenkes, so daß bei bestimmten Verletzungen die arthroskopische Meniskusrefixation indiziert ist. Dabei sollte es sich um breitbasige Risse im Hinterhornbereich und der Pars intermedia handeln, wobei die Länge des Risses 2–3 cm nicht überschreiten sollte. Das Gelenk darf keine Instabilität aufweisen und das Trauma sollte nicht länger als zwölf Monate zurückliegen. Nach einer Meniskusnaht muß eine sechs- bis achtwöchige Abrollbelastung vorgenommen werden. Eine Kontrollarthroskopie ist nach drei Monaten indiziert

## 9.5 Osteochondrosis dissecans

Die Osteochondrosis dissecans ist die Hauptursache von freien Gelenkkörpern. Sie ist gekennzeichnet durch eine subchondral verlaufende avaskuläre Nekrose sowie degenerative Veränderungen, die im weiteren Verlauf auch zur Knorpelablösung führen. Obwohl in 70 % die Osteochondrosis dissecans im Bereich des Kniegelenkes vorkommt, können auch alle übrigen Gelenke betroffen sein. Fast ausnahmslos ist der mediale Femurkondylus nahe dem Ansatz des hinteren Kreuzbandes Ursprungsort einer Osteochondrosis dissecans. Betroffen sind einerseits junge Patienten vor dem Schluß der Wachstumsvorgänge, andererseits Erwachsene, bei denen eine vaskuläre Genese angenommen wird.

Es können vier Stadien unterschieden werden:
1. subchondrale Sklerosierung
2. subchondrale Erweichung
3. Demarkation der Knorpelknochennekrose
4. freie Gelenkkörper

Männer sind doppelt so häufig betroffen wie Frauen. Die Symptomatik ist nicht sehr charakteristisch und reicht von einfachen Beschwerden bis zu Gelenkblockierungen. Selten besteht eine wesentliche Schwellung.

Die normale Röntgenuntersuchung ergibt häufig keine weiteren Aufschlüsse. Lediglich die konventionelle radiologische Schichtaufnahme objektiviert und lokalisiert die Osteochondrosis dissecans. Eine sehr korrekte Diagnose erlaubt die Kernspintomographie, die nicht nur die Lokalisation, sondern auch deutlich das Ausmaß des degenerativen Schadens ermöglicht.

Die Behandlung der Osteochondrosis dissecans hängt vom Alter des Patienten und dem Ausmaß der Erkrankung ab. Bei älteren Patienten führt weder die konservative noch die operative Therapie zu einem befriedigenden Erfolg.

Junge Patienten mit einer deutlichen Beschwerdesymptomatik werden arthroskopiert. Findet man einen intakten Knorpel, so sollte durch retrogrades Bohren die subchondrale Skleroseschicht durchbrochen werden und somit das Einsprossen neuer Gefäße mit anschließender Revitalisierung des Fragmentes möglich sein. Findet sich bei einem weichen Knorpel ein größeres Fragment ohne Dislokation, so sollte dieses mit resorbierbaren Stiften fixiert werden. Bei schon vorliegendem Knorpelschaden sowie Ablösung des Fragmentes aus dem Knochenbett wird dieses arthroskopisch entfernt und die sklerosierte Knochenschicht kürettiert.

Befindet sich der Defekt in der Belastungszone des Gelenkes, muß er durch ein autologes Transplantat gedeckt werden. Dabei bietet sich ein der Größe des Kraters entsprechendes Knorpelknochenfragment aus dem dorsalen Kondylenbereich an, das ebenfalls durch entsprechend kleine Schrauben oder durch resorbierbare Pins im Defektbereich fixiert wird. Einer derartigen Rekonstruktion schließt sich eine längere Entlastungsphase von etwa acht bis zwölf Wochen an. Der Erfolg der Revitalisierung läßt sich durch eine Kernspinuntersuchung oder eine Rearthroskopie verifizieren.

## 9.6 Kniegelenksinfektionen

Ursache des Kniegelenkinfektes ist in der Regel ein von außen, iatrogen oder traumatisch eingeschleppter Keim. Iatrogene Ursachen sind häufig unsachgemäß durchgeführte Punktion des Kniegelenkes, meist zur Infiltration von Kortikoidpräparaten bei degenerativen Knieveränderungen. Von den Patienten werden zunehmende, diffuse Schwellung und Erwärmung des Kniegelenkes, intervallmäßige abendliche Temperaturen oder Kontinua angegeben. Die synovitische Reizung und putride Sekretion aus den Stichkanälen können stärkste Schmerzen hervorrufen, die den Patienten notfallmäßig in ärztliche Behandlung führen.

Der traumatisch bedingte Kniegelenksinfekt kann die Ursache in einer banalen Verletzung haben (Stich mit einer Nadel, Nagel). Hierbei wird die Kontamination des Kniegelenkes häufig unterschätzt. Die notwendige Exzision einer derartigen Wunde mit Arthrotomie und Spülen des Gelenkes unterbleibt häufig, und es kommt zu einer explosionsartig verlaufenden Entzündung.

Sowohl perforierende als auch offene Kniegelenksverletzungen stellen eine absolute Operationsindikation dar. In Spinalanästhesie und örtlicher Betäubung wird die Wunde exzidiert und ein intraoperativer Abstrich entnommen. Der Patient erhält ein staphylokokkenwirksamen Antibiotikum als Prophylaxe. Nach der Exzision des Wundbereiches erfolgt die Arthrotomie, möglichst unter Einschluß der exzidierten Wunde. Das Gelenk wird auf Verletzungen und Fremdkörper hin inspiziert und mit 5–10 l intensiv gespült. Eine Drainage wird für 24 Stunden intraartikulär eingelegt und das Gelenk verschlossen. Eine temporäre Arthrodese des Gelenkes durch einen Fixateur externe ist nur bei sehr ausgedehnten Weichteildefekten zur besseren wound care angezeigt. Bei sehr starker Verschmutzung der Wunde ist nach 24–48 Stunden ein second look notwendig, dabei wird die Arthrotomie erneut durchgeführt, das Gelenk nochmals gespült und ein intraoperativer Abstrich entnommen. Bei ausgedehnter Verschmutzung sollte das Antibiotikum nicht nur prophylaktisch, sondern auch therapeutisch für drei bis vier Tage gegeben werden, bis eine Kontamination des Gelenkes mikrobiologisch sicher ausgeschlossen werden kann.

Der Gelenkinfekt stellt eine chirurgische Notfallsituation dar. Lediglich bei nicht klarer Diagnose ist die Punktion des Gelenkes zur Diagnosesicherung und Entlastung angezeigt. Von dem Punktat wird eine Probe zur mikrobiologischen Untersuchung eingesandt.

Die Therapie der Wahl ist die arthroskopische Spülung und lokale Synovektomie. Neben der anterolateral eingebrachten Optik und dem anteromedial plazierten Arbeitsgerät wird zusätzlich vom oberen Rezessus her eine großvolumige Spülkanüle eingebracht. Das Kniegelenk wird so mit 10–15 l Flüssigkeit gespült. Ausgeprägte synoviale Zotten werden mit dem arthroskopischen Schneidegerät entfernt. Durch das Portal für die Spülkanüle kann nach der Operation eine Redondrainage eingelegt werden. Das arthroskopische Vorgehen wird alle zwei Tage wiederholt, die antibiotische Therapie richtet sich nach den mikrobiologischen Ergebnissen. Zwischen den arthroskopischen Spülungen wird der Patient auf der Elekromotorschiene entsprechend der Schmerzschwelle passiv bewegt. Dies fördert die Diffusion des Gelenkes. Eine Ruhigstellung ist nicht indiziert.

Kontrovers diskutiert wird die Spülsaugdrainage. Gerade bei länger liegenden Spülsaugdrainagen bilden sich präformierte Narben entlang der Drainagen mit nachfolgender postinfektiöser Knieeinsteifung.

Sollte es auch nach dreimaliger arthroskopischer Gelenktoilette zu keiner Infektberuhigung kommen, ist die offene Arthrotomie und Synovektomie notwendig. Das Gelenk wird über eine mediale Arthrotomie eröffnet und die in der Regel hypertrophierte entzündlich veränderte Synovia entfernt. Dies sollte anfangs in Blutsperre erfolgen, um nach kompletter Synovektomie eine gezielte Blutstillung vornehmen zu können.

Nach der Synovektomie erfolgt wieder der Verschluß des Gelenkes, die Einlage von ein bis zwei Redondrainagen für 48 Stunden und die Mobilisation auf der Elektromotorschiene ab dem 1. postoperativen Tag. Gerade in der Anfangsphase kann das Legen eines Periduralkatheters zur Analgesietherapie notwendig sein.

## 9.7 Patella und Patellarsehnen

### 9.7.1 Rupturen des Ligamentum patellae

Rupturen des Ligamentum patellae stellen eine absolute Operationsindikation dar.

Erwachsene erleiden meist eine intraligamentäre Verletzung, bei direktem Trauma auch eine Verletzung mit unterem Polausriß der Patella. Letztere kommt häufig bei Jugendlichen vor. Die Diagnose kann in der Regel schon klinisch gestellt werden durch die Insuffizienz des Streckapparates.

Eingegangen wird über einen geraden parapatellaren Hautschnitt lateral des Ligamentum patellae. Meistens ist das Ligament einschließlich seiner umgebenden Schichten durchtrennt. Die Bandstümpfe werden gereinigt, avitale Anteile reseziert und mit nicht resorbierbarem Nahtmaterial (Nahtstärke 0 und größer) eine Rahmennaht gesetzt. Danach wird ebenfalls mit nicht resorbierbarem oder verzögert resorbierbarem Fadenmaterial die Naht komplettiert. Als Sicherung kann eine Drahtcerclage nach McLaughlin der Stärke 1,2 mm durch Steorosis und den distalen Patellapol bei 60°-Beugung gelegt werden. Diese zusätzliche Cerclagensicherung erlaubt eine funktionelle Behandlung einer derartigen Ruptur mit einer limitierten Bewegungsschiene von 0/0/60°. Ist eine derartige Cerclagenversorgung nicht durchgeführt worden, so ist eine anschließende Ruhigstellung in einer Schiene in Streckstellung für mindestens vier Wochen angezeigt.

### 9.7.2 Riß der Quadrizepssehne

Eine Ruptur der Quadrizepssehne erfolgt entweder durch ein direktes Trauma (Schlag oberhalb der Kniescheibe bei angespanntem Muskulas quadrizeps) oder indirekt bei plötzlicher starker Anspannung und vorliegender Degeneration. Klinische Zeichen sind auch hier die oft aufgehobene komplette Streckfähigkeit des Beines, die tastbare Lücke und der klinisch und radiologisch feststellbare Patellatiefstand.

Die Naht erfolgt hier ebenfalls durch mehrere großvolumige nicht resorbierbare Nähte sowie mehrere feinere resorbierbare Nähte (Abb. 10-268).

Nach der Operation erhalten die Patienten einen Gipstutor oder eine Lagerungsschiene in Streckstellung für drei bis vier Wochen, danach Krankengymnastik und Isometrie bei Beugen bis 60°, volle Beugung ab der 6. Woche. Wichtig ist ein gutes isometrisches Trainingsprogramm, um der Oberschenkelmuskelarthrophie entgegenzuwirken.

### 9.7.3 Patella bi- oder tripartita

Bei Verdacht auf eine Verletzung muß radiologisch ausgeschlossen werden, ob die im Röntgenbild nachweisbare Linie einen Bruch oder eine angeborene Spaltbildung darstellt (Abb. 10-269).

Die Kniescheibe besteht aus der Verschmelzung mehrerer Knochenkerne. Bleibt die knöcherne Vereinigung aus, so finden wir entweder eine Patella bipartita, wenn die Verschmelzung im oberen äußeren Quadranten ausbleibt, oder eine dreigeteilte Patella. Diese «Bruchlinien» sind nicht zakkig, sondern lassen überall leichte Randsklerosen erkennen. Diese Veränderungen finden wir häufig an beiden Kniescheiben, so daß bei klinisch nicht sicherem Befund einer Kniescheibenfraktur eine Kontrollaufnahme der anderen Kniescheibe vorgenommen wird.

### 9.7.4 Patellaquerfraktur

Eine Patellaquerfraktur (Abb. 10-270) stellt nicht unbedingt eine operative Indikation dar. Unverschobene Brüche zeigen in der Seitaufnahme keine Spaltbildung. Der seitlicher Streckapparat, ein Großteil des Periost, die einstrahlenden Fasern des Quadrizeps femoris und des Ligamentum patellae

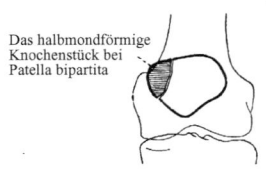

*Abbildung 10-269:* Der «Bruchspalt» bei der Patella bipartita verläuft von oben-innen nach unten-außen, und auf den in verschiedenen Zeitabständen gemachten Röntgenaufnahmen ist er immer gleich breit.

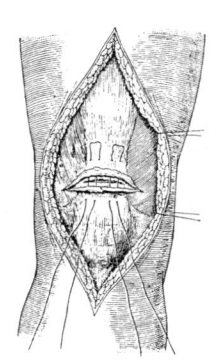

Das halbmondförmige Knochenstück bei Patella bipartita

*Abbildung 10-268:* Die durchgerissene Quadrizepssehne wird mit U-Nähten vereinigt.

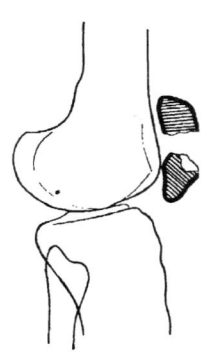

*Abbildung 10-270:* Querbruch der Patella. Beide Fragmente klaffen stark und sind außerdem gegeneinander gekippt.

sind nicht rupturiert, so daß die Streckfunktion nicht ausgefallen ist. Der Verletzte kann das Bein fast völlig gestreckt von der Unterlage anheben.

Bei einem starken Hämarthros kann das Kniegelenk durch eine Punktion dekomprimiert und ein leichter Kompressionsverband angelegt werden. Der Patient erhält eine abnehmbare Kunststofflagerungsschiene in Streckstellung, mit der er in Abhängigkeit der Schmerzen isometrische Übungen vornehmen kann. Das Anlegen eines Gipstutors in Streckstellung nach Abschwellen ist ebenfalls möglich. Der Verband verbleibt in Abhängigkeit des Alters des Patienten für etwa vier bis sechs Wochen. Danach beginnt die krankengymnastische und physikalische Therapie.

Bei einfachen Patellaquerfrakturen kann ein gerader Hautschnitt entsprechend der Hautfalten quer über die Patella gelegt werden. Lediglich bei ganz frischen Schürfwunden kann der Schnitt durch diesen Wundbereich gelegt werden, da hier noch nicht von einer Kontamination ausgegangen werden muß. Liegt eine infizierte Wunde oder ein größerer kontusionierter Bereich vor, so empfiehlt sich ein geradliniger parapatellarer Längsschnitt.

Für die Versorgung einer Patellafraktur sind folgende Osteosyntheseverfahren möglich:
– Drahtcerclage
– Verschraubung
– kombinierte Verfahren.

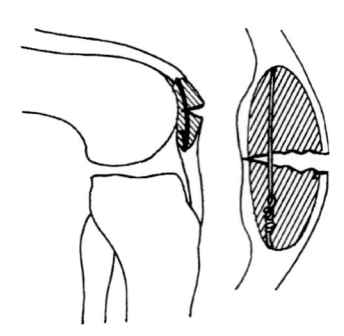

*Abbildung 10-271:* Inkorrekte Cerclage: Bei der Beugung des Kniegelenkes klaffen die Fragmente auf der Streckseite.

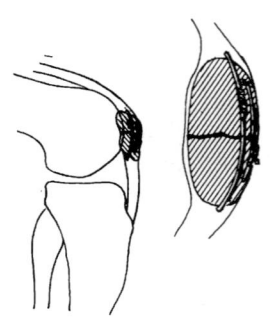

*Abbildung 10-272:* Korrekte Zuggurtungsstabilisierung der Patellafraktur: Kompression der Fragmente bei der Beugung.

Die Cerclage wird zirkulär angelegt und dient insbesondere bei Trümmerfrakturen hauptsächlich als zusätzliche Sicherung zu weiteren Osteosyntheseverfahren wie der Zuggurtung oder der Schraubenosteosynthese (Abb. 10-271, 10-272).

Besonders für einfache Patellaquerbrüche eignet sich das Prinzip der Zuggurtung. Die Knorpeloberfläche der Patella wird korrekt adaptiert, nachdem die Frakturränder auf 1–2 mm Breite vorsichtig von Periost und Sehnengewebe gesäubert wurden. Nun kann die Reposition unter maximaler Streckung erfolgen, wobei entweder unter Sicht oder digital von dorsal her die Kniescheibenrückfläche auf eine Stufe abgetastet wird. Mit einer spitzen Zange wird die Reposition fixiert. Jetzt wird die Drahtschlinge möglichst knochennah ventral des Patellaäquators durch eine Hohlkanüle scharf am knöchernen Rand der Quadrizepssehne als auch des Ligamentum patellae durchgezogen. Der erste Draht kann O-förmig, aber auch gekreuzt über die Kniescheibe gelegt werden. Der zweite Draht wird weiter auswärts zirkulär angelegt.

Bei zwei großen Patellafragmenten ist es sicherlich auch möglich, mit zwei Kleinfragmentschrauben die Reposition zu fixieren. Dabei werden von distal nach proximal mit dem 2,5 mm Bohrer zwei Bohrlöcher gesetzt und zwei 3,5 mm Spongiosaschrauben mit durchgehendem Gewinde implantiert. Auch hier ist es wichtig, auf eine intraoperative Verwerfung der Knorpelrückfläche zu achten.

Die Beweglichkeit wird überprüft, wobei es insbesondere bei Beugung zu einer Anspannung und Kompression auf die Fraktur kommen muß. Das Gelenk wird nochmals gespült, eine intraartikuläre Redondrainage eingelegt und ein Wundverschluß durchgeführt. Der Hautverschluß sollte spannungsfrei erfolgen. Der durch das direkte Trauma verursachten Hautkontusion direkt über der Fraktur ist besondere Beachtung zu schenken.

Bei einer stabilen Osteosynthese kann die Nachbehandlung funktionell erfolgen. Ab dem 1. Tag wird das Kniegelenk auf der Motorschiene passiv durchbewegt, wobei mit einer Beweglichkeit von 0/0/60° begonnen wird, mit möglichst täglicher Steigerung um 10° und einer Abrollbelastung mit 15 kg für drei Wochen. Ab der 3. Woche ist Vollbelastung und Zunahme der Beweglichkeit bis 90° möglich.

### 9.7.5 Patellamehrfachfraktur

Die Präparation und Freilegung erfolgt wie für die einfache Patellaquerfraktur. Die größeren Frakturstücke werden schrittweise reponiert und mit Kleinfragmentschrauben stabilisiert (Abb. 10-273). Zwei oder drei größere Frakturfragmente können dann durch eine zusätzliche Cerclage gesichert werden.

Gerade bei diesen Frakturen muß von einer erheblichen Weichteilschädigung ausgegangen werden, so daß ein entsprechend vorsichtiges Präparieren erforderlich ist.

Liegen zentral mehrere kleine Frakturanteile vor, so ist es weichteilschonender, mit der oszillierenden Säge glatte Frakturflächen der Kniescheibenrückfläche zu schaffen und eine geringe Verkürzung der Kniescheibe in Kauf zu nehmen.

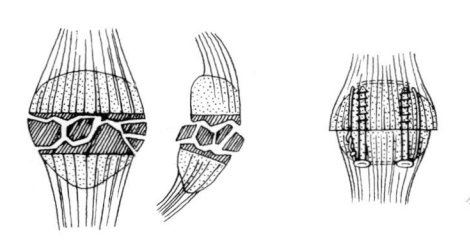

*Abbildung 10-273:* Operative Versorgung von Patella-Mehrfachfrakturen.

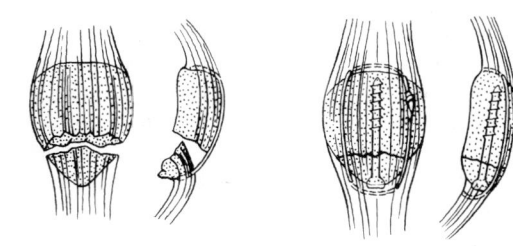

*Abbildung 10-274:* Operative Versorgung von Patellapolabbrüchen.

### 9.7.6 Trümmerfraktur der Kniescheibe

Bei starker Zertrümmerung der Kiescheibe einschließlich der Knorpelfläche ist eine Rekonstruktion der Patella nicht mehr angezeigt. Hier empfiehlt sich die primäre Patellektomie. Dabei werden die Knorpelanteile aus den fächerförmig einstrahlenden Fasern der Quadrizepssehne, also des Ligamentum patellaes, herausgeschält. Mit nicht resorbierbaren starken monofilen Fasern erfolgt eine rahmenförmige Spiralnaht, die durch mehrere Einzelknopfnähte gesichert wird.

Entscheidend ist die Nachbehandlung zur Vermeidung einer Quadrizepsarthrophie. Postoperativ werden isometrische Übungen aus einer Lagerungsschiene heraus durchgeführt, sowie Übungen auf der Elektroschiene, anfangs 0/0/60° für drei Wochen, dann Steigern auf 90° bei ebenfalls zunehmender Belastung.

### 9.7.7 Abriß des unteren Patellapols

Kleinere untere Polausrisse neigen bei Anwendung einer Cerclage zum Verkippen. Auch hier empfiehlt sich die Kombination einer Kleinfragmentspongiosaschraube mit einer Cerclage (Abb. 10-274, 10-275). Ist auch der untere Pol mehrfragmentär ausgebrochen, so sollte der distale Patellaanteil mit drei kräftigen Fäden gefaßt werden, die transossär durch den proximalen Patellaanteil gelegt und über dem kranialen Patellapol verknotet werden. Die Naht wird zusätzlich gesichert durch eine McLaughlin- (Draht-) Cerclage, die für sechs Wochen belassen werden soll. Bei liegender Cerclage ist die funktionelle Behandlung mit einer Beweglichkeit von 0/0/60° innerhalb der ersten drei Wochen möglich, danach eine Steigerung der Beweglichkeit auf 90° sowie der Belastung auf volles Körpergewicht bis zur 6. Woche.

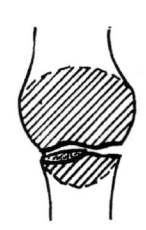

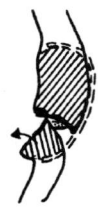

*Abbildung 10-275:* Abbruch des unteren Kniescheibenpols mit peripatellarer Cerclage versorgt. Das distale Bruchstück bleibt gelenkwärts gekippt.

### 9.7.8 Der offene Kniescheibenbruch

Die offene Patellafraktur wird entsprechend den Richtlinien einer offenen Gelenkverletzung behandelt. Ein am Unfallort angelegter Verband wird unter sterilen Bedingungen im Operationssaal in Narkose entfernt. Es erfolgt das Entfernen von groben Schmutzanteilen und die Spülung. Nach steriler Abdeckung und Desinfektion werden nochmals kontusionierte und verschmutzte Weichteilanteile entfernt. Die operative Behandlung des Kniescheibenbruches wird entsprechend der Frakturart durchgeführt. Nicht vergessen werden darf die exakte Inspektion des Kniegelenkes, um auch hier Schmutz und Fremkörpereinsprengungen zu identifizieren und zu entfernen. Das Gelenk muß mit mehreren Litern steriler Flüssigkeit gespült werden. Die Antibiotikaprophylaxe hat mit einem normalen Penicillin oder Cephalosporin der ersten Generation zu erfolgen.

Das Gelenk wird verschlossen. Ein kleiner Hautweichteildefekt wird konservativ behandelt, ein größerer bedarf der sekundären Deckung durch Verschiebeplastiken und/oder späterer Mesh-Graft-Plastik.

Bei einer ausgedehnten Weichteilschädigung wird eine temporäre Ruhigstellung des Kniegelenkes mit einem Fixateur externe vorgenommen.

### 9.7.9 Verrenkungen der Kniescheibe

Die Kniescheibe verrenkt fast ausschließlich nach lateral (Abb. 10-276). Hinsichtlich der Patellaluxation lassen sich grundsätzlich 2 Formen unterscheiden:

*Habituelle Patellaluxation*
Wichtige disponierende Faktoren sind: Hochstand, abnorme Beweglichkeit, dysplastische Veränderung der Kniescheibe selbst, Hypoplasie des äußeren Femurkondylus, Insertion des Ligamentum patellae vermehrt an der Außenseite der Tuberositas, verstärkte Außentorsion der Tibia und Antetorsion des Schenkelhalses und ausgeprägte Arthrophie der Streckmuskulatur. Das zur Luxation führende Ereignis ist oft ein Gelegenheitstrauma.

Diese gewohnheitsmäßige Verrenkung der Kniescheibe tritt vor allem bei Mädchen und Frauen auf. In der Vorgeschichte gibt es drei wichtige Hinweise auf eine habituelle Verrenkung:

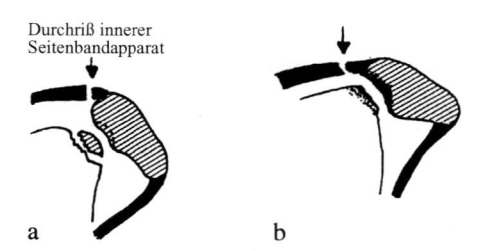

*Abbildung 10-276:* Operative Versorgung von Patellapolabbrüchen.

– die erste Verrenkung trat im Kindesalter auf ohne adäquates Trauma
– seither kam es zu häufigen Verrenkungen
– es genügt ein Minimaltrauma wie Ausrutschen und Stolpern.

Gerade bei der Erstluxation kann es zu Kapselband- und Knorpelläsionen kommen, die klinisch entsprechend einer traumatischen Luxation imponieren.

*Traumatische Patellaluxation*
Die traumatische Luxation der Patella ist die Folge eines Sturzes mit erheblicher Verdrehung oder direkte Kontusion auf die mediale Seite der Kniescheibe. Disponierende Faktoren fehlen meist.

Die verrenkte Kniescheibe liegt vollständig am Außenrand des äußeren Femurkondylus. Bei der Betastung können die Rundungen des Femurkondylus gefühlt und auch die Einrißstelle im Kapselbereich getastet werden mit einer starken Schwellung und Hämatomverfärbung des Kniegelenkes. Häufig kommt es durch die reflektorische Streckung des Kniegelenkes zu einer spontanen Reposition.

Als Begleitverletzungen kann ein Riß des Retinaculum patellae mediale oder Knorpel-Knochenabsprengungen auftreten.

Beim Riß des Retinaculum patellae mediale finden wir längs des medialen Patellarandes, besonders im unteren Drittel, eine starke Schwellung, einen Druckschmerz sowie einen deutlichen Hämarthros. Verbleibt eine spätere Diastase, so liegt die Kniescheibe auch weiter außen mit einer vergrößerten Luxationsbereitschaft.

Knorpel-Knochenabsprengungen treten meistens am äußeren unteren Teil des femuropatellaren Gleitlagers auf. Wenn die Kniescheibe bei der

Verrenkung nach lateral über die äußere Kante des lateralen Femurkondylus kippt oder sich wieder reponiert, kommt es zwischen dem inneren unteren Teil der Kniescheibe und dem äußeren Femurkondylus zu starken Scher- und Kompressionswirkungen; dies kann schon bei der ersten Luxation, aber auch bei der rezidivierenden Luxation zu Absprengungen führen. Diese können sowohl intra- als auch extraartikulär liegen.

Rezidivierende Luxationen können auch zu Spätveränderungen des Knorpels führen. Diese frischen Verletzungen bilden den Ausgangspunkt einer lokalisierten Chondromatose, die im weiteren Verlauf sich zu einer generalisierten Kniearthrose entwickeln kann. Häufig finden wir bei rezidivierenden Luxationen im äußeren oberen Quadranten Knorpelerweichungen und Zottenbildungen, die bei längerem Stehen und Sitzen durchaus schmerzhaft sein können.

*Diagnostik*

Die Diagnose einer traumatischen Erstluxation ergibt sich in der Regel aus der Anamnese und dem Unfallmechanismus. Das Erkennen einer habituellen Luxation gründet sich ebenfalls auf die Anamnese sowie den Untersuchungsbefund. Es findet sich eine verstärkte Verschieblichkeit der Kniescheibe, wobei bei einer anlagemäßigen habituellen Luxation auch die Gegenseite eine reduzierte Kniescheibenführung aufweisen kann. Aufgrund des retropatellaren Knorpelschadens gibt der Patient bei der Palpation der Kniescheibenrückfläche starke Schmerzen an. Das Zohlen-Zeichen (Anspannung der Kniescheibe gegen den Widerstand der Hand des Untersuchers) wird als äußerst schmerzhaft empfunden. Weiterhin besteht eine Arthrophie der Muskulatur, häufig des M. vastus medialis. Die habituelle Kniescheibenluxation ist gerade bei jungen Mädchen häufig Ausdruck einer Hypermobilität der Gelenke. Ausdruck hiervon könnte sein eine Überstreckbarkeit des Ellenbogengelenkes oder auch des Daumengrund- und Sattelgelenkes.

In den Röntgenaufnahmen des Kniegelenks in zwei Ebenen sowie in der Patella-Defile-Aufnahme in 30°, 60° und 90° finden wir fast immer einen Hochstand der Kniescheibe sowie eine dysplastische Veränderung der Kniescheibe entsprechend den Stadien nach Wiberg.

Ein medial der Kniescheibe liegendes Knorpel-Knochenfragment ist Ausdruck einer frischen oder auch schon älteren Verletzung. Dies Fragment kann sowohl intra als auch extraartikulär liegen.

*Therapie*

Eine Erstluxation kann bei Ausschluß von Knorpel-Knochenfragmenten konservativ funktionell behandelt werden. Das Kniegelenk wird in einer abnehmbaren Knieschiene oder einem Gipstutor ruhiggestellt. Mit dem Gips oder aus der Schiene heraus werden isometrische Übungen vorgenommen, denen sich eine intensive physikalische und krankengymnastische Therapie anschließt. Insbesondere der mediale Quadrizepsanteil muß gestärkt werden.

Erstluxationen sollten arthroskopisch dann abgeklärt werden, wenn entsprechende Begleitverletzungen, insbesondere osteochondrale Fragmente vorliegen. Knorpel-Knochenfragmente mit einer Größe von knapp 1 cm sollten refixiert werden. Dafür bieten sich sowohl kleine Schrauben als auch resorbierbare, im Körper abbaubare Stifte an. Bei einer Arthroskopie sollte dann auch eine arthroskopische Retinaculumspaltung vorgenommen werden.

Zweit- und Mehrfachluxationen sind eine Indikation zum operativen Vorgehen. Dabei findet die Ursache der Luxationen Eingehen in die therapeutischen Überlegungen.

Die Operation nach Goldwaith kommt ausschließlich bei Kindern bis 14 Jahren zur Anwendung. Dabei wird das laterale Drittel des Ligamentum patellae von der distalen Patella aus bis zur Tuberositas tibiae gespalten und von der Tuberositas gelöst. Das Ligamentum-patellae-Bündel wird unterhalb des übrigen Ligaments nach medial durchgeschlungen, dort refixiert und ein laterales Release vorgenommen. Postoperative muß das Knie für sechs Wochen im Gipstutor ruhiggestellt werden.

Die Operation nach Insall stellt einen reinen Weichteileingriff dar. Ein extremer Patellahochstand sollte nicht vorliegen. Als Zugang wird ein gerader Hautschnitt über der Patella gewählt, von dem aus epifaszial nach medial und lateral präpariert wird. Das laterale Release wird bis etwa 1–2 cm proximal des Patellapols vorgenommen. Die Gelenkkapsel sollte dabei geschont werden.

Nach medialer Arthrotomie und Inspektion des Gelenkes werden Knorpelerweichungen mit dem Skalpell von der Kniescheibenrückfläche abgetragen. Der Vastus medialis wird an seinem sehnigen Ansatz von der Mitte der Kniescheibe bis 3 cm oberhalb des Patellapols durchtrennt. Mit nicht resorbierbaren starken Fäden wird in 60° Beugung der abgelöste Vastus medialis Anteil periostal auf die Knieschiebe transferiert. Nach Setzen drei bis vier derartiger Fäden wird das Kniegelenk vorsichtig bis 90° gebeugt. Kommt es zu keinem Ausriß der Fäden, werden weitere Nähte gesetzt. Das Kniegelenk wird verschlossen und eine Redondrainage eingelegt. Wir legen eine Knielagerungsschiene an. Das Knie kann auf einer Elektro-Schiene zwischen 30° und 60° ab dem 2. postoperativen Tag mobilisiert werden. Für drei Wochen sollte nur teilbelastet werden, danach ist eine Zunahme der Beweglichkeit auf 90° und freie Belastung möhglich.

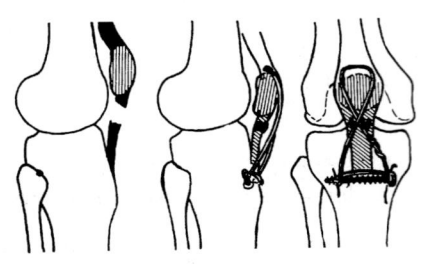

*Abbildung 10-277:* Durchriß des Lig. patellae. Versorgung mit 8er-Zuggurtungs-Drahtschlinge und Schraube (A.O.).

Die Operation nach Roux-Hauser ist indiziert bei Patellaluxation und gleichzeitigem Patellahochstand (Abb. 10-277). Durch eine Verlagerung der Tuberositas tibiae wird die Kniescheibe distalisiert und medialisiert. Nach geradem Hautschnitt über der Patella und medialer Arthrotomie wird das Kniegelenk und insbesondere der Kniescheibenrückfläche inspiziert. Das Ligamentum patellae wird auch mittels Skalpell aus seinem synovialen Verbund gelöst. Die Tuberositas tibiae wird in Form eines dreieckigen Knochenspanes mit der oszillierenden Säge gelöst und entsprechend der Schräge medialseitig auf das deperiostierte Tibia-Knochenbett aufgelegt. Schon vor Ablösen der Tuberositas tibiae wurde dort ein Bohrloch gesetzt, durch das jetzt die Kortikalisschraube gesetzt wird. Dabei sollte diese Kortikalisschraube die Gegenkortikalis fassen. Versetzt sowohl in horizontaler als auch vertikaler Richtung sollte, wenn möglich, eine zweite Kleinfragment-Kortikalisschraube eingebracht werden. In das Entnahmelager wird ein Hämostyptikum eingelegt. Das Kniegelenk wird verschlossen und das Knie in einer Schaumstoffschiene gelagert. Nach Abklingen der Wundschmerzen beginnen wir mit isometrischen Übungen. Bei spannungsfreier Wunde mobilisieren wir auf der Elektroschiene zwischen 0/0/60°. Für drei Wochen sollte dieses Bewegungsausmaß nicht überschritten werden. Ab der 3. Woche ist eine freie Beweglichkeit und Belastbarkeit möglich. Die Schrauben können frühestens nach drei Monaten entfernt werden.

# 10. Unterschenkel

C. Josten und G. Muhr

## 10.1 Tibiakopffrakturen

Tibiakopffrakturen sind intraartikuläre Frakturen. Sie entstehen in der Regel aus einer Kombination einer vertikal und einer lateral einwirkenden Kraft. Dieser Verletzungsmechanismus führt zu einer wechselnden graduellen Schädigung der Knorpelgelenkfläche und der axialen Instabilität. Wird ein Teil des gelenktragenden Knorpels imprimiert, so ist diese Gelenkfläche inkongruent, und der Anteil des Gelenkes, der eine korrekte Gewichtsverteilung durchführt, wird geringer. Umgekehrt kommt es durch die Bandinstabilität zu einer Zunahme der Fehlbelastung. Diese beiden Mechanismen führen zu einer posttraumatischen Osteoarthritis. Ziel jeder konservativen oder operativen Maßnahme muß somit die Wiederherstellung einer optimalen Gelenkkongruenz sein, in Verbindung mit der Bandstabilität.

Tibiakopffrakturen unterscheiden sich nicht nur hinsichtlich ihrer Frakturform und der damit verbundenen operativen Vorgehensweise, sondern auch in ihrer Prognose. Verschiedene Klassifikationen werden in der Literatur angewandt. Die bekannteste Einteilung stellt die von Mason-Hohl dar, der die Tibiaplateaufrakturen in fünf primäre Frakturtypen und fünf Frakturdislokationstypen unterscheidet. Dieser Einteilung, in die sehr stark Unfallmechanismus und Verletzungsmuster einfließen, steht die mehr diskreptive Unterteilung der AO in die drei Klassen A, B und C und ihre Untergruppen entgegen. Eine Klassifikation, die daraus sich ergebende Therapie einschließt, ist die von Schatzker, der die Frakturen in sechs Gruppen unterteilt.

Tibiaplateaufrakturen sind häufig mit Begleitverletzungen (ligamentäre Strukturen, Menisci, Gefäße und Nerven) verbunden. Diese müssen exakt erfaßt und therapiert werden.

### 10.1.1 Einseitiger Kondylenbruch in der Tibialängsachse (Spaltbruch)

Die Gelenkfläche des abgebrochenen Kondylus ist erhalten. Dies trifft vornehmlich für junge Patienten zu, die noch eine sehr kräftige Spongiosa mit Knorpel aufweisen. Bei einer unverschobenen Fraktur ist ein konservatives Vorgehen angezeigt. Gelegentlich kann der Außenmeniskus im Frakturspalt eingeschlagen sein. Andererseits können kleine Spalten vom Außenmeniskus bedeckt werden und keine Konsequenz auf spätere Funktion und Beschwerdebild haben. Frühfunktionelle Therapie nach Entlastung des Hämarthros, CPM (Continuous passive motion) sowie eine Abrollbelastung von 15 kg für sechs Wochen sind ausreichend. Bei einer größeren Depression ist die offene Einrichtung und Fixation angezeigt.

Auch bei einem größeren Spaltbruch kann ein konservativer Therapieversuch gerechtfertigt sein, insbesondere wenn ein erhöhtes Operationsrisiko besteht. Aufgrund der Ligamentotaxis kann bei einem lateralen Spaltbruch durch Varusstreß eine Reposition erzielt werden, die durch entsprechende Gipsfixation zur Ausheilung gebracht werden kann.

Während früher für die verschiedenen Tibiakopffrakturen zwei separate Inzisionen oder ein Y-Schnitt empfohlen wurde, wird dies heute abgelehnt. Es wird ein medialer Längsschnitt bevorzugt, der die größtmögliche Übersicht mit bester Weichteilschonung gestattet. Der Hautschnitt beginnt etwa 3–4 cm oberhalb der Patella und zieht über diese hinweg, leicht medialseitig des Ligamentum patellae (Abb. 10-278). Die Hautinzision muß so gelegt werden, daß sie nicht direkt über einem Implantat zu liegen kommt. Vermieden werden muß auch das Präparieren in mehreren Schichten. Der Hautlappen muß bis auf die Faszie reichen und das subkutane Gewebe mit beinhalten. Nur so können bei einer großzügigen Freilegung des Frakturbereiches Hautnekrosen vermieden werden. Es erfolgt danach die Längsspaltung des Tractus iliotibialis und der Unterschenkelfaszie mit Ablösen dieser Strukturen vom Tuberculum Gerdy mit einem scharfen Raspatorium. Jetzt stellt sich der laterale Schienbeinkopf und die Kniegelenkskapsel dar. Um den Meniskus zu schonen, wird die Kapsel horizontal unterhalb des Meniskus inzidiert. Somit bleibt der Meniskus an den ihn ernährenden Strukturen belassen.

Der Meniskus wird mit ein oder zwei Haltefäden angeschlungen und kann nach kranial weggehalten werden; dies erlaubt bei zusätzlicher leichter Varisierung und Beugung einen kompletten Einblick in das Kniegelenk.

Der Zugang zum Kniegelenk kann durch Spreizen der Fraktur vergrößert werden. Um die Durchblutung zu gewährleisten, müssen die Weichteilstrukturen an den Knochenfragmenten belassen bleiben. Ebenso sollten die Ansätze der Kollateralbänder nur bei besonderen Umständen gelöst werden. Ein Abheben des Pes anserinus ist jedoch medialseitig häufig notwendig. Keinesfalls sollte jedoch eine Lösung des Ligamentum patellae von oder mit der Tuberositas tibiae erfolgen. Quadrizepssehne, Kniescheibe und Ligamentum patellae stellen einen gewollten Zuggurtungseffekt in der Frakturstabilisierung dar.

Bei einer Typ-1-Fraktur wird mit einem stumpfen Raspatorium in den Spalt eingegangen und dieser verbreitert, so daß mit einem Löffel die Frakturareale von Hämatomgewebe gesäubert und gespült werden können. Anschließend erfolgt die

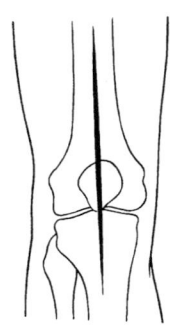

*Abbildung 10-278:* Hautschnitt bei Tibiakopffrakturen.

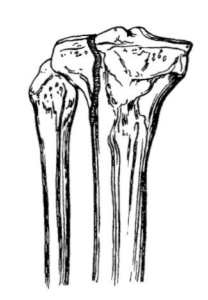

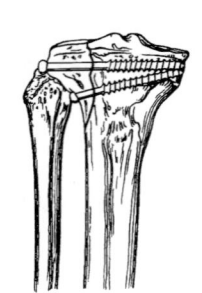

*Abbildung 10-279:* Tibiakopffraktur Typ 1. Stabilisierung durch Spongiosazugschrauben.

Adaptation des frakturierten Fragmentes an den Kondylus und die Fixation mit einer Repositionszange. Mit zwei Kirschnerdrähten wird dieses Repositionsergebnis stabilisiert und intraoperativ radiologisch kontrolliert. Über kanülierten Spongiosaschrauben wird die Fraktur endgültig stabilisiert. Ansonsten muß über neue Bohrlöcher die osteosynthetische Versorgung vorgenommen werden. Dabei sollen die Schrauben knapp unterhalb des Tibiaknorpels verlaufen, da hier eine bessere Verankerung möglich ist (Abb. 10-279). Bei osteoporotischem Knochen bietet die Abstützung mittels L-Platte die bessere Stabilisierung (Abb. 10-280).

Postoperativ wird der Patient vom 1. Tag an mit zwei Unterarmgehstützen und einer Teilbelastung von 15 kg für sechs Wochen mobilisiert. Die Metallentfernung ist frühestens nach sechs Monaten möglich.

### 10.1.2 Impressionsfraktur

Bei diesem Bruchtyp ist der laterale Spaltbruch mit einer medialseitig gelegenen Impression der Gelenkfläche verbunden (Abb. 10-281). Dieser imprimierte Gelenkanteil kann sowohl im vorde-

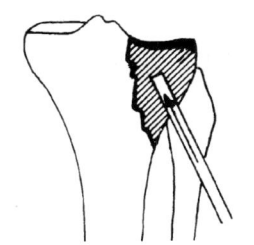

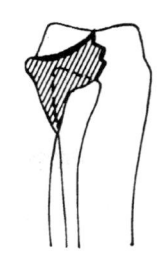

*Abbildung 10-281:* Impressionsbruch des äußeren Tibiakondylus. Verschiebung des zusammengestauchten Fragmentes nach kaudal, lateral und dorsal. Das gehobene Plateau wird in leichter Überkorrektur mit Kortikalis-Spongiosa-Bälkchen unterfüttert. Abstützung durch T-Platte.

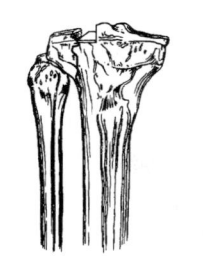

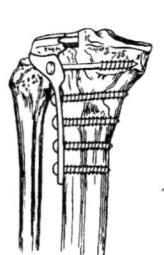

*Abbildung 10-282:* Zentrale Depression.

ren, zentralen als auch hinteren Gelenkbereich liegen. Ebenso kann die Gelenkimpression bis in den lateralen Bereich unter dem Meniskus auslaufen. Durch das imprimierte Knorpelfragment wird der Spaltbruch nach lateral geschoben und bewirkt somit eine Erweiterung des Tibiaplateaus.

Eine Depression kleiner als 5 mm führt auch unreponiert zu einem guten klinischen und funktionellen Resultat. Schlechte Ergebnisse gehen regelmäßig mit einer mangelnden Rekonstruktion oder einer sekundären Dislokation einher. Ein konservatives Vorgehen bedingt in der Regel keine Reposition des eingesunkenen Knorpelfragmentes. Somit ist bei größeren Impressions-Depressionsfrakturen das offene Vorgehen notwendig. Auch hier wird mit dem Arthrodesenspreizer die Fraktur distrahiert, so daß man von distal in das Gelenk einsehen kann. Das so sichtbare imprimierte Fragment kann mit einem stumpfen Raspatorium oder mit einem Stößel auf das Niveau des Tibiaplateaus angehoben werden. Der so im Tibiakopfbereich entstandene Substanzdefekt wird mit aus dem Beckenkamm entnommener, autologer Spongiosa unterfüttert. Unter Beachtung der Kongruenz der Gelenkfläche wird der Arthrodesespreizer entfernt und der laterale Spaltbruch reponiert. Die alleinige Fixation mit Spongiosaschrauben führt hier in der Regel nicht zu einer ausreichenden Stabilität. Hier sollte eine T- oder L-förmige Abstützplatte eingebracht werden.

### 10.1.3 Zentrale Depression

Bei dieser ist in der Regel ein größeres zentrales Fragment in den Tibiakopf eingesunken, ohne daß eine weitere Fraktur vorliegt; sie betrifft vornehmlich ältere Patienten. Da eine Instabilität in der Regel nicht gegeben ist, ist bei Wiederherstellung der Gelenkkontur mit einem sehr guten funktionellen Resultat zu rechnen. Das Anheben des Imprimats kann sowohl mittels Arthrotomie als auch arthroskopisch erfolgen. Durch ein kleines Knochenfenster etwa 5 cm unterhalb des Tibiaplateaus wird ein Stößel eingebracht. Über eine Arthrotomie aber auch arthroskopisch kann das eingesunkene Knorpelareal identifiziert und das Repositionsmanöver kontrolliert werden. Durch den so geschaffenen Tunnel kann ebenfalls autologe Spongiosa eingebracht werden. Der angehobene Defekt wird durch zwei Spongiosaschrauben oder eine L-Platte abgestützt (Abb. 10-282).

Die Nachbehandlung unterscheidet sich nicht von den vorangegangenen Frakturtypen.

### 10.1.4 Unikondylärer (medialer) Tibiakopfbruch mit Beteiligung der Eminentia intercondylaris

Ursache dieses Frakturtyps ist die Kombination einer massiv einwirkenden Varuskraft. Obwohl hier durch Extension im Fersenbeinbereich und Valgisation im Kniegelenk über die Ligamentotaxis eine gewisse Frakturreposition erzielt werden kann, so ist doch hier die Operation die Methode der Wahl, da es im Laufe des konservativen Therapieverfahrens in der Regel zu stärkeren Dislokationen kommt. Eine Besonderheit bei diesem Frakturtyp stellt der dorsal gelegene Kondylenbruch dar. Dieser ist direkt nur durch einen erweiterten medialen oder medio-dorsalen Zugang oder indirekt von ventral zu reponieren und muß durch von ventral nach dorsal eingebrachte Spongiosaschrauben gehalten werden. Da der mediale Kondylus aufgrund seiner Knochenstruktur wesentlich stärker ausgebildet ist, spricht eine derartige mediale Verletzung für eine ausgesprochen große Gewalteinwirkung, die wiederum eine erhöhte Inzidenz an begleitenden Verletzungen aufweist (ligamentäre Strukturen, Meniskusverletzungen, Kompartmentsyndrom).

Hier wird nach der Hautinzision mehr medial vorgegangen. Nach Anpassung des Eminentiaanteiles wird der mediale Tibiablock unter Sicht angepaßt, mit zwei Kirschnerdrähten fixiert. Nach Überprüfung der korrekten Reposition wird eine T-Platte anmodelliert.

Als Nachbehandlung empfiehlt sich eine Lagerung auf Schaumstoffschiene, Mobilisation mit zwei Unterarmgehstützen und CPM ab dem 1. postoperativen Tag, 15 kg Abrollbelastung für sechs Wochen, danach Belastungssteigerung auf halbes und volles Körpergewicht. Die Metallentfernung sollte nicht vor einem halben Jahr durchgeführt werden.

### 10.1.5 Bikondylärer Bruch

Der bikondyläre Bruch (Abb. 10-283) ist Ausdruck einer extremen axialen Belastung, die auf beide Plateaus eingewirkt hat. In der Regel ist diese Fraktur kombiniert mit einer mehr oder weniger ausgeprägten Depression eines Gelenkanteiles. Bei ausgeprägter Depression kann durch Fersenextension aufgrund der Ligamentotaxis eine ausreichende Reposition erzielt werden, die eine nachfolgende konservative Behandlung mit einem Gipsverband ermöglicht. Trotzdem muß in der Regel eine geringe Verkürzung des Beines und eine Verbreiterung des Tibiaplateaus hingenommen werden. Verkürzung und Verbreiterung bedingen eine relative Instabilität, die jedoch bei entsprechend reduzierter Aktivität und muskulärer Kompensation akzeptiert werden kann.

Bikondyläre Frakturen bei jüngeren aktiven Patienten sollten jedoch offen eingerichtet und stabilisiert werden. Hier ist die großzügige Freilegung angezeigt. In der Regel sollte die Arthrotomie mit Meniskuslösung durch einen geraden langstreckigen Hautschnitt erfolgen. Medial sollte das Gelenk nicht geöffnet werden. Hier wird die Fraktur

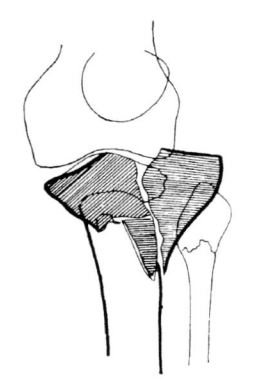

*Abbildung 10-283:* Bykondylärer Bruch des Tibiakopfes (Y-Bruch).

nach Ablösen des Pes anserinus dargestellt und von Periost befreit. Mit einem Einzinkerhaken oder einem Raspatorium wird die Fraktur gespreizt und gesäubert. Nun kann die Reposition erfolgen und eine Fixation mit zwei Schrauben vorgenommen werden. An diesen Block von Tibiaschaft und medialem Tibiaplateau kann jetzt, wie schon unter 10.1.1 beschrieben, der laterale Kondylenanteil angebracht werden. Dieser wird durch eine L-Platte fixiert. Medial kann bei Bedarf ebenfalls eine Platte angelegt werden. Zwei Spongiosaschrauben sowie eine kleine 2-Loch-Abstützplatte am medialen Distal reduzieren die Implantatmenge bei gleicher biomechanischer Stabilität.

Die Nachbehandlung besteht in Lagerung auf der Schaumstoffschiene, CPM ab dem 1. postoperativen Tag, Aufstehen mit zwei Unterarmgehstützen (Teilbelastung 15 kg für sechs Wochen, Krankengymnastik und Physiotherapie, Vollbelastung nach drei Monaten).

### 10.1.6 Kombination einer proximalen Tibiafraktur mit einem unilateralen Kondylenabbruch

Diese sehr komplexe Fraktur ist einer konservativen Behandlung nicht zugänglich. Wegen der hohen Krafteinwirkung, die für einen derartigen Frakturmechanismus notwendig ist, sind auch hier häufig Begleitverletzungen zu verzeichnen.

Dieser Frakturtyp geht auch häufig mit einer Trümmerverletzung des Gelenkabschnittes einher. Hier kann ein Distraktor oder ein medial montierter Fixateur externe bei der Reposition und Fixation hilfreich sein (Abb. 10-284). Dabei kann die Gelenkfläche durch eine Minimalosteosynthese mit zwei Spongiosaschrauben ausreichend wiederhergestellt werden. In Abhängigkeit vom Frakturverlauf kann nach Abschwellen und Sanierung der Weichteile eine sekundäre osteosynthetische Versorgung vorgenommen werden.

### 10.1.7 Isolierter Ausriß der Eminentia intercondylica

Die Diagnose läßt sich in der Regel durch das Röntgenbild beweisen. Ausrißfrakturen der Eminentia intercondylica können konservativ und operativ behandelt werden.

Besteht keine Verschiebung, so kann die Verletzung durch eine Gipstutorruhigstellung in 20°–30° Beugestellung und anschließender intensiver krankengymnastischer und physikalischer Therapie ausreichend behandelt werden.

Ein wesentlich disloziertes Interkondylenfragment bedingt einen Hämarthros sowie eine Streckhemmung. Die Refixation des ausgerissenen Eminentiaanteiles kann offen, aber auch arthroskopisch erfolgen. Bei der offenen Vorgehensweise erfolgt die mediale Arthrotomie und das Spülen des Gelenkes. Ein kräftiger, nicht resorbierbarer Faden wird mehrfach in die Eminentia eingebracht und durch zwei 2 mm große Bohrlöcher transossär medial der Tuberositas tibiae ausgeleitet (Abb. 10-285). Möglich ist auch die indirekte Schraubenosteosynthese, in dem unter Sicht von medial der Tuberositas tibiae ein 2 mm-Bohrer in das ausgerissene Eminentiaanteil vorgetrieben wird und eine Spongiosaschraube mit kurzem Gewinde in den Knochenblock eingebracht wird. Dabei kann die Windung um 1–2 mm über den Ausriß und Knochenanteil vorragen. Es muß jedoch darauf geachtet werden, daß es zu keiner Knorpelschädigung kommt.

Beim arthroskopischen Vorgehen bleibt nur die indirekte Schraubenosteosynthese möglich. Das Gelenk wird arthroskopisch inspiziert und gespült. Unter Sicht wird ein 2 mm großer Kirschnerdraht eingebracht, der die Eminentia intercondylica perforiert. Nach Entfernen des Drahtes wird eine entsprechende Kortikalisschraube mit kurzem Gewinde eingelegt.

Bei der kindlichen Eminentiaverletzung ist ebenfalls die kleine Arthrotomie mit Anschlingen des ausgerissenen Fragmentes erforderlich. Die

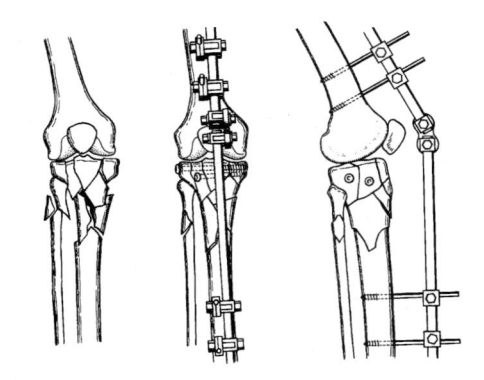

*Abbildung 10-284:* Trümmerfraktur des proximalen Femur. Reposition mit Hilfe eines Fixateur externe.

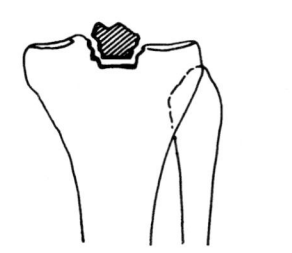

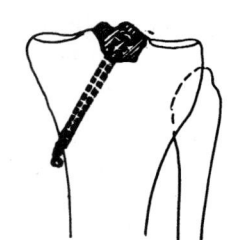

*Abbildung 10-285:* Ausriß der Eminentia intercondylica beim Erwachsenen. Offene Reposition und Fixation mit einer Drahtschlinge, wenn die maximale Streckung keine gute Fragmentstellung ergibt.

Fixation erfolgt ebenfalls transkondylär medial der Tuberositas tibiae. Die Größe des ausgerissenen Fragmentes wird oft aufgrund des Röntgenbildes unterschätzt. Sollte eine Schraubenosteosynthese vorgenommen werden, so ist diese frühzeitig nach sechs Wochen zu entfernen.

Bei einer gutsitzenden Schraube und einem zuverlässigen Patienten ist die funktionelle Nachbehandlung möglich mit einer Beweglichkeit zwischen 0/0/60° für drei Wochen. Sind diese Voraussetzungen nicht gegeben, sollte für diese Zeit ein Gipstutor angelegt werden. Danach wird das funktionelle Übungsprogramm mit Beugen bis 90°, mit zunehmender Belastung, fortgesetzt. Sportliche Aktivität sollte nicht vor Ablauf von drei Monaten wiederaufgenommen werden.

### 10.1.8 Komplikationen

Insbesondere bei den Frakturtypen 5 und 6 kann es posttraumatisch zum Ausbilden eines Kompartments kommen. Die notwendige Kompartmentspaltung wird durch Inzisionen vorgenommen. Trotz einer Faszienspaltung ist eine interne Osteosynthese notwendig, in seltenen Fällen in Kombination mit einer Transfixation.

Begleitende Gefäß- und Nervenverletzungen sind selten. Insbesondere bei einer Typ-4-Verletzung mit einer großen medialen Depression kann es zu einer ausgedehnten Dehnung lateralseitig mit möglicher Schädigung des Nervus peronaeus kommen.

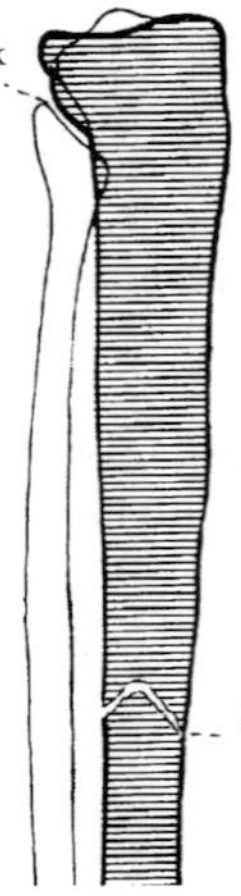

## 10.2 Tibiaschaftfrakturen: Allgemeines

*Abbildung 10-286:* Der isolierte Tibiaschaftbruch ohne Verkürzung.

### 10.2.1 Geschlossene Frakturen

Auch heute noch wird das Management einer Tibiafraktur kontrovers diskutiert. Sowohl operatives als auch nichtoperatives Vorgehen bieten zahlreiche Vor- und Nachteile.

Vertreter der konservativen und frühfunktionellen Behandlung waren Böhler in den 30er Jahren und Dehne und Sarmiento in den 60er Jahren. Die operative Therapie wurde geprägt durch die Marknagelung durch Küntscher in den 30er Jahren und die Einführung der Plattenosteosynthese nach AO in den 60er Jahren. Wesentliche weitere Entwicklungsschritte waren der Verriegelungsnagel nach Grosse/Kempf mit einem deutlich erweiterten Indikationsspektrum für alle Frakturen der an die Diaphysen angrenzenden Metaphyse sowie die Einführung des ungebohrten Marknagels, der für offene Frakturen eingesetzt werden konnte.

Es ist offensichtlich, daß es kein perfektes Vorgehen für alle Tibiafrakturen gibt. Unterschiedliche Gegebenheiten verlangen verschiedene Vorgehensweisen. Das korrekte Vorgehen bei einer jeden Tibiafraktur hängt ab von den Kenntnissen der Entstehung, der verletzten Weichteile und der Biomechanik.

*Konservative Therapie*

Geschlossene Frakturen (besonders geeignet sind Schräg- und Torsionsfrakturen, Abb. 10-286) werden durch eine Fersenbeinextension mit 3 kg Zuggewicht und einem gespaltenen Oberschenkelgips in 10–15° Kniebeugung reponiert und retiniert.

Nach drei Wochen kann die Extension entfernt und ein ungepolsterter Oberschenkelgehgips für sechs bis acht Wochen angelegt werden. Mit dem Gipsverband kann bis zur Schmerzgrenze voll belastet werden.

Wichtig ist, der erhöhten Thrombosegefahr Rechnung zu tragen. Dies ist besonders bei Rauchern, adipösen Patienten und Frauen mit einer oralen Kontrazeption gegeben. Über die stationäre Behandlung hinaus ist eine ambulante Thromboseprophylaxe bis zur Gipsabnahme durchzuführen.

Bei jungen Patienten mit Brüchen in Schaftmitte kann statt des Oberschenkelgehgipses auch eine Kunststoffmanschette (Brace) angelegt werden. Diese Manschette schient über den hydrostatischen Druck der Muskulatur die Fraktur und erlaubt gleichzeitig die Mobilisation der Gelenke. Dadurch verkürzt sich die Heilungs- und Rekonvaleszenzzeit gegenüber einer Gipsbehandlung.

*Operative Therapie*

Frakturen mit schweren Weichteil- und Gefäßverletzungen erfordern die sofortige chirurgische Intervention. Dies sind Brüche mit begleitenden arteriellen Verletzungen, mit Kompartmentsyndrom und offene Frakturen. Das Management einer derartigen Verletzung verlangt neben der operativen Frakturstabilisierung die Versorgung der Gefäßverletzung, die Fasziotomie sowie Spülung und Débridement der offenen Wunde.

Mit Ausnahme dieser extremitätengefährdenden Umstände sind die Indikationen zur operativen Stabilisierung einer Tibiafraktur relativ und erfordern die korrekte Einschätzung des Operateurs.

Bis zum Zeitpunkt der Operation wird die Fraktur in einer Extension und gespaltenem Oberschenkelgipsverband ruhiggestellt.

Entscheidungskriterien für das operative Vorgehen sind neben den oben angeführten schweren Weichteil- und Begleitverletzungen:
- stark verschobene Frakturen
- Frakturen, die Knie und Sprunggelenk einbeziehen
- Mehrfachfrakturen
- Frakturen mit begleitenden Oberschenkel- und Hüftfrakturen (floating fractures)
- kontralaterale Frakturen
- mehrfach verletzte Patienten.

Der Zeitpunkt des operativen Vorgehens ist entscheidend für das spätere Behandlungsergebnis. Der Chirurg muß die verschiedenen Faktoren abwägen: den Allgemeinzustand des Patienten, das Zusammenwirken mit anderen Begleitverletzungen beim polytraumatisierten Patienten sowie lokale Faktoren einschließlich Zustand der Haut und Weichteile, Art des operativen Vorgehens und seit der Verletzung verstrichene Zeit.

Ist ein Patient kurz nach dem Unfall in der Ambulanz eingetroffen und liegen keine Schwellungen vor, so ist das unmittelbare operative Vorgehen angezeigt. Geschlossene intramedulläre Techniken werden für geschlossene Frakturen bevorzugt, da hier keine weiteren iatrogenen Haut- und Weichteilschädigungen vorgenommen werden.

Ein Vorteil der frühen operativen Intervention ist die gute Reponierbarkeit der Frakturen sowie die noch gut erhaltene Muskulatur einschließlich ihrer Propriorezeption, die die Nachbehandlung und Rehabilitation wesentlich begünstigt.

### 10.2.2 Offene Frakturen

Offene Tibiaschaftfrakturen sind die häufigsten offenen Frakturen. Trotz der Entwicklung der Frakturversorgung bleiben offene Brüche ein ernstes chirurgisches Problem. Ziel der offenen Frakturbehandlung ist die Stabilisierung des Knochens unter Vermeidung einer Infektion bei möglichst vollständigem Funktionserhalt.

Trotz vieler Klassifizierungen offener Frakturen ist die Einzelbeurteilung einer jeden Verletzung von entscheidender Bedeutung. Der Chirurg muß eine exakte Inspektion der Wunde und einen sorgfältigen Status der gesamten Weichteilsituation (subkutanes Gewebe, Muskeln, Faszien, vitalen Strukturen) sowie des Knochens erheben. So stellt z. B. eine Durchspießung des Knochens von außen nach innen nach einem einfachen Sturz lediglich ein geringeres Trauma dar als eine Öffnung der Haut von außen durch eine Stoßstange mit Quetschung der darunterliegenden Weichteilstrukturen einschließlich Frakturierung des Knochens. So kann eine von außen gleich groß aussehende Wunde mit einem ganz unterschiedlichen Weichteiltrauma kombiniert sein. Diese Fehleinschätzung sowie falsche therapeutische Schlußfolgerungen können zu schwerwiegenden Konsequenzen für den Patienten mit nachfolgendem Infekt, sogar Amputation führen.

*Notfallversorgung*

Offene Frakturen sind chirurgische Notfälle. Jede Verzögerung an der Versorgung am Unfallort, während des Transportes oder in der Notfallaufnahme gefährdet das Bein. Am Unfallort werden nach Sicherung der Vitalfunktionen grobe Dislokationen beseitigt, ein steriler Verband angelegt und das Bein in einer Schaumstoffschiene geschient. Die Vitalität der Extremität wird sofort überprüft. Ein steriler Verband wird während der Erstbehandlung im Schock- oder Notfallraum belassen. Es erfolgt die Kontrolle von Durchblutung und Innervation. Bei Entfernen des sterilen Verbandes und Inspektion der Wunde im Notfallraum erhöht sich deutlich das Infektionsrisiko. Bevor der Patient einer weiteren Diagnostik unterzogen wird, müssen die nötigen Blutuntersuchungen vorgenommen werden. Eine Tetanusprophylaxe ist bei unbekanntem Impfstatus durchzuführen, und eine intravenöse, einmalige («one shot») Antibiotikaprophylaxe wird eingeleitet.

*Spülen und Débridement*

Unter sterilen Bedingungen im Operationsraum werden alle Verbände und Schienen entfernt. Der Patient wird nochmals untersucht, insbesondere der neurovaskuläre Status. Nach der Intubation wird die Wunde unter sterilen Kriterien exzidiert. Grobe Schmutzpartikel werden entfernt. Mit einer

Bürste wird die Haut gewaschen und anschließend mehrfach gespült. Stärkere Blutungen werden mit einer chirurgischen Klemme unterbunden. Es wird nochmals ein Verband angelegt und, im Falle einer größeren Blutung, eine Blutsperre angelegt.

Im Operationssaal wird die Extremität chirurgisch desinfiziert und abgedeckt. Es erfolgt ein weiteres Débridement und die Spülung mit größeren Spritzen oder der Jet-lavage (Impulsspülung). Dabei wird der Wundbereich entsprechend seiner Größe mit 3–5 l Ringerflüssigkeit gespült. Es schließt sich die nochmalige Inspektion des Wundbereiches an. Zuvor nicht entfernte avitale Weichteil- und Knochenfragmente werden reseziert. Durch das Débridement werden nicht alle Keime entfernt, aber es wird deren Zahl drastisch reduziert. Das aggressive Débridement wird nicht begrenzt durch vorliegende anatomische Strukturen wie Muskel, Sehne und Knochen, sondern ausschließlich durch die Avitalität. Es schließt sich die definitive operative Versorgung an.

Bei der gesamten Weichteilbehandlung sollten Nerven, Venen, Arterien und Sehnen funktionsfähiger Muskeln erhalten bleiben, ebenso vitales Periost mit der für den Knochen notwendigen Blutversorgung. Vor der definitiven Frakturversorgung müssen neue Kleidung, Handschuhe und neue sterile Instrumente benützt werden. Ein direkter Wundverschluß ist oft nicht möglich. Die Weichteildeckung hat aus diesem Grund in geplanten Etappen zu erfolgen, wobei bei ausgeprägt offenen Wunden ein wiederholtes Débridement in ein- bis zweitägigen Abständen zu erfolgen hat. Von dem Verschmutzungsgrad der Wunde hängt auch die Fortsetzung einer antibiotischen Therapie ab.

### 10.2.3 Komplikationen

*Kompartmentsyndrom*

Das Kompartmentsyndrom (Abb. 10-287) ist charakterisiert durch einen rasch ansteigenden Druck innerhalb eines geschlossenen Weichteilraumes mit der Möglichkeit von irreversiblen Schäden der darin verlaufenden Strukturen wie Muskel, Nerven, Gefäßen. Die Beschreibung der Erkrankung geht zurück auf Richard von Volkmann (1881). Häufigste Ursache eines Kompartmentsyndromes ist eine offene oder geschlossenen Fraktur mit entsprechender Weichteilschädigung.

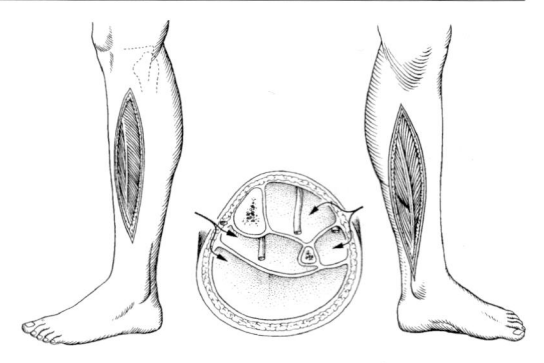

*Abbildung 10-287:* Kompartementsyndrom.

Zeichen eines beginnenden Kompartmentsyndroms sind:
- Druckschmerz im Bereich des geschwollenen Kompartments
- Muskeldehnungsschmerz (M. flexor hallucis longus)
- Sensibilitätsstörungen
- Bewegungseinschränkung.

Insbesondere der Dehnungsschmerz sowie der Sensibilitätsverlust sind die Hauptkriterien eines Kompartmentsyndroms. Lähmungen finden sich lediglich im Spätstadium. Tastbare Fußpulse und eine normale Kapillarfühlung schließen keinesfalls ein Kompartmentsyndrom aus. Die Diagnose eines Kompartmentsyndroms ist eine klinische Diagnose. Lediglich bei einem bewußtseinsgetrübten Patienten muß zum Ausschluß eines Kompartmentsyndroms eine Fasziendruckmessung durchgeführt werden. Dabei wird ein schmaler Katheter in das Kompartment subfaszial eingelegt und über eine Meßsonde der Fasziendruck abgeleitet. Bei einem Normalwert von etwa 10–15 mm Hg ist die Indikation zur Fasziotomie ab 30 mm Hg gegeben.

In Intubation oder Regionalnarkose wird nach Abdecken und chirurgischer Desinfektion eine medialen Inzision angebracht, die etwa 3–4 cm unterhalb des Kniegelenkes beginnt und bis kurz oberhalb des Innenknöchels verläuft. Die Faszie der oberflächlichen Beuger, die vornehmlich vom proximalen bis zum mittleren Drittel verlaufen, wird gespalten. Dabei muß insbesondere der mediale Gastrocnemius bis sehr weit proximal gespalten werden. Auf ein hier in den Muskel einstrahlendes Gefäßbündel muß geachtet werden, ebenso auf die Vena saphena.

Das entscheidende tiefe Beugerkompartment (Musculus tibialis posterior, Musculus flexor digitorum, Musculus flexor hallucis longus) liegt posteromedial und wird zwischen den Ausläufern des Musculus triceps surae und der Tibia gefunden. Insbesondere diese Faszie muß bis in Höhe des Innenknöchels gespalten werden, da hier erst der Muskelbauch des Flexor hallucis longus endet (Gefahr: Arteria, Vena und Nervus tibialis posterior).

Der laterale Hautschnitt beginnt etwas unterhalb des Fibulaköpfchens und endet 4–5 cm oberhalb der Fibulaspitze. Es werden die Faszie der Peronealmuskulatur sowie der Streckmuskulatur durchtrennt, wobei ein etwa 1–2 cm breiter Faszienstreifen erhalten bleiben sollte. Auf den im Übergang mittleren zum distalen Drittel verlaufenden Nervus peroneus superficialis ist zu achten.

Schon jetzt kann zum späteren Verschluß der Haut ein Fadenzugsystem angelegt werden, über das der Wundbereich sukzessive geschlossen werden kann. Zunächst wird ein Verband mit feuchten Kompressen oder feuchtigkeitserhaltenden Gazestreifen angelegt, der zweimal täglich gewechselt werden muß. Später schließt sich der sukzessive Hautverschluß, eine Sekundärnaht oder mesh graft-Plastik an.

### Gefäßverletzung

Die Gefäßverletzung imponiert aufgrund ihrer klinischen Symptomatik. Die Blässe der Haut und die fehlende Kapillarfüllung im Vergleich zur Gegenseite sind häufig die Leitsymptome. Ein ausbleibendes Signal bei der Dopplerüberuntersuchung in Kombination mit einer Fraktur lassen die Diagnose einer arteriellen Verletzung sicher werden. Lediglich bei einem polytraumatisierten Patienten mit einem ausgeprägten Schockzustand sind die klinischen Zeichen nicht exakt verwertbar; nur bei diesen Patienten ist die Angiographie als weitere diagnostische Maßnahme angezeigt. Der Verdacht einer Fraktur mit begleitendem Gefäßschaden stellt eine absolute Indikation zur Notoperation dar.

In Allgemein- oder Regionalanästhesie wird ein Débridement möglicherweise offener Wunden entsprechend den oben angeführten Kriterien durchgeführt. Bei Vorliegen eines Kompartmentsyndroms werden alle Kompartments gespalten. Es folgt die primäre Stabilisation (Fixateur externe) oder definitive Frakturversorgung (ungebohrter Marknagel, Platte), damit eine Gefäßanastomose durch spätere Manipulation und Repositionsmanöver während der Osteosynthese nicht gefährdet wird.

Zur Gefäßrekonstruktion kann die kurzfristige Anlage einer Blutsperre zur exakten Präparation und Anastomisierung notwendig sein. Es gibt zwei Möglichkeiten:

– Ist das Gefäß durchtrennt oder, was häufiger eintritt, liegt eine kurzstreckige Intimaläsion vor, so können wir eine direkte Naht der Gefäßstümpfe durch monofilen Faden 6–0 durchführen. Eine Verkürzung der Fraktur (insbesondere bei Mehrfachfrakturen oder Frakturverlust) kann durchaus angestrebt werden, da hiermit auch einem späteren Reperfusionssyndrom vorgebeugt werden kann. Der eingetretene Beinlängenverlust läßt sich später ausgleichen.
– Bei einem langstreckingen Defekt muß ein Interponat der Vena saphena verwandt werden. Dies kann aus dem gleichen Bein oder aus dem ebenfalls steril abgewaschenen gegenseitigen Bein entnommen werden.

Die Anastomose bzw. das Interponat müssen von gut durchbluteten Weichteilen (Muskulatur, Haut) bedeckt sein. Postoperativ muß die periphere Durchblutung durch eine kontinuierliche, unblutige Sauerstoffmessung im Bereich der Zehen (Pulsoximeter) intensiv kontrolliert werden. Der Patient erhält postoperativ systemisch Heparin (20 000–30 000 Einheiten).

Oft tritt erst nach Wiederherstellung der Blutstrombahn ein Kompartmentsyndrom ein (Reperfusionssyndrom); dies kann noch intraoperativ aber auch einige Stunden postoperativ auftreten und muß gespalten werden.

Schwerer Weichteilschaden und Immobilisation erhöhen deutlich das Risiko einer Thrombose. Eine systemische (zumindest aber eine subkutane) Thromboseprophylaxe mit niedermolekularem Heparin verringert das Thromboserisiko deutlich. Bei Verdacht einer Thrombose empfiehlt sich die Phlebographie zum Nachweis des Thrombosesitz und der Thrombosegröße. Bei nicht korrekter Diagnose und Therapie besteht die Gefahr des postthrombotischen Syndromes mit deutlich negativem Einfluß auf die Wundheilung.

## 10.3 Proximale Tibiaschaftfrakturen

Die proximale Tibiaschaftfraktur ist in der Regel Ausdruck einer direkten Verletzung und ist gekennzeichnet durch eine hohe Instabilität. Die Ansätze der Muskulatur insbesondere der Musculus quadriceps femoris über das Ligamentum patellae sowie der Pes anserinus führen zu einer Antekurvation und Varusstellung des proximalen Tibiafragmentes.

*Plattenosteosynthese*
Wegen der Kombination aus dünnen Weichteilverhältnissen und oft kontusionierter Haut ist die Plattenosteosynthese in dieser Region problematisch. Bei guten Weichteilverhältnissen gehen wir wie folgt vor:

Die Hautinzision beginnt lateral der Patella und verläuft über das Kniegelenk entlang der Tibiakante. Nach Ablösen der Extensorenmuskulatur läßt sich die Fraktur darstellen. Eine schmale Kompressionsplatte (LC-DC-Platte) wird anmodelliert und im Bereich des Tibiakopfes durch 6,5 mm-Spongiosaschrauben mit durchgehenden Gewinde, im distalen Bereich mit 4,5 mm Kortikalisschrauben fixiert (Abb. 10-288).

Wichtig ist die interfragmentäre Zugschraube (Vorbohren der plattennahen Kortikalis mit 4,5 mm, der gegenüberliegenden Kortikalis mit 3,2 mm, Gewindeschneiden 4,5 mm und Einbringen einer 4,5 mm-Kortikalisschraube). Durch die Zugschraube wird die Fraktur unter Kompression gesetzt. Es erfolgt das Besetzen der übrigen Schraubenlöcher, wobei proximal und distal der Fraktur sechs Kortikalisanteile (drei Schrauben) eingebracht werden sollten.

Es wird eine Redondrainage eingelegt für 24 bis 48 Stunden und ein spannungsfreier Wundverschluß vorgenommen. Das Bein wird auf einer Schaumstoffschiene gelagert mit leichter Hochstellung des Fußes. Der Patient beginnt noch am Operationstag mit isometrischen Übungen und Fußbewegungen und steht am 1. postoperativen Tag unter Teilbelastung von 15 kg mit zwei Gehstützen auf. Belastungssteigerung ist ab der 6. Woche, volle Belastung nach 12 bis 16 Wochen möglich.

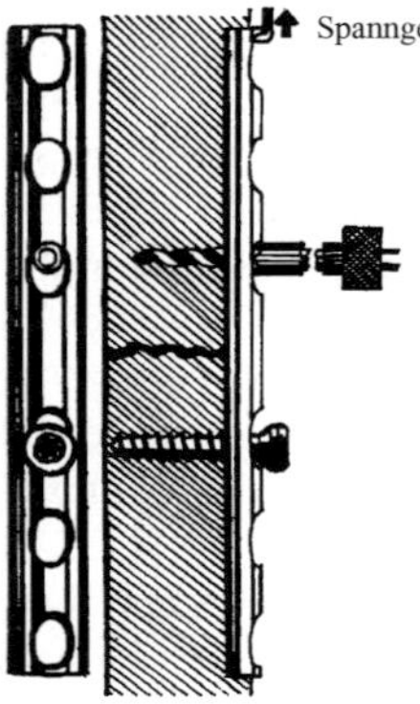

*Abbildung 10-288:* Die Fixation der DC-Platte als Zuggurtungsplatte.

(Halbrohrplatte mit exzentrischen Löchern (A. O.), Spanngerät)

*Zusätzlicher Fixateur externe*
Ein Problem der lateralen Plattenosteosynthese liegt in einer geringen medialen Instabilität aufgrund einer kleinen Trümmerzone oder eines Biegungskeils. Das direkte Freilegen dieses Areals führt fast regelmäßig zu Wundkomplikationen und Heilungsstörungen und sollte möglichst nicht tangiert werden. Hier empfiehlt sich als zusätzliche Maßnahme die mediale Abstützung durch einen einfachen Klammerfixateur.

Nach Stichinzision 1–2 cm unterhalb des medialen Kniegelenkspaltes und Bohren mit dem 3,2 mm-Bohrer nach dorsomedial in den Tibiakopf wird eine 12–15 cm lange Schanz-Schraube mit langem Gewinde eingedreht. Am Übergang vom mittlerem zum distalen Drittel der Tibia werden nach Hautschnitt und 3,2 mm-Bohren beider Corticales sechs 10–12,5 cm lange Schanz-Schrauben mit durchgehendem Gewinde angebracht. Sie werden mit einer Rohrstange verbunden, die zuvor manuell durch Druck auf die Schanz-Schrauben unter Kompression gebracht wurde.

*Marknagelung*
Der ungebohrte Verriegelungsnagel stellt die biologischste Osteosynthese dar. Mit dem Nagel allein läßt sich aber die typische Varus-Antekurvationsstellung schlecht reponieren und fixieren.

Die Technik der Marknagelung entspricht dem im Kapitel Tibiaschaft (10.4) beschriebenen Operationsprocedere. Die Nageleintrittsstelle liegt hier möglichst proximal und dorsal am Tibiakopf. Die Fraktur mit ihrer typischen Varus- und Antekurvationsstellung kann durch eine Minimalosteosynthese (3-Loch-Platte) über den verlängerten Hautschnitt reponiert und fixiert werden und verhindert die weitere Dislokation beim Einbringen des Nagels. Wichtig ist die ausreichend feste Verankerung der Verriegelungsbolzen.

*Fixateur externe mit perkutaner Verschraubung*

Der Tibiakopf weist mehrere Frakturen sowie eine begleitende Weichteilschädigung auf. Hier verbieten sich interne osteosynthetische Maßnahmen mit Ausnahme von Minimalosteosynthesen in Form von perkutan eingebrachten Schrauben und Kirschnerdrähten.

In Allgemein- oder Spinalnarkose wird der Patient auf einem normalen Operationstisch mit beiden Beinen gestreckt gelagert und der AO-Distraktor angelegt. 10 cm oberhalb des Kniegelenkes wird nach lateralseitiger Hautinzision, stumpfem Präparieren der Muskulatur bis auf den Knochen und 3,2 mm-Bohrung beider Corticales eine 150 mm langen Schanz-Schraube eingedreht. Die zweite Schanz-Schraube wird unterhalb der Tibiakopffraktur in dem Schienbein eingebracht und beide Schanz-Schrauben mit dem Distraktor verbunden. Unter langsamem Zug erfolgt die Dehnung und über die Ligamentotaxis eine Reposition der Stückfraktur. Das Ergebnis wird durch Röntgenaufnahmen oder Bildwandler kontrolliert.

Reicht eine Frakturlinie bis in das Kniegelenk, so wird eine 6,5 mm-Spongiosaschraube von lateral nach medial eingebracht (Stichinzision, 3,2 mm-Bohrung und Eindrehen von in der Regel 70–80 mm langen Spongiosaschrauben). Der so geschaffene Gelenkanteil der Fraktur wird durch zwei gekreuzte Kirschnerdrähte der Dicke 2 mm von medial und lateral fixiert.

Bei Patienten mit einer geringen Oberschenkelmuskulatur werden als ventraler gelenkübergreifender Fixateur zwei Schanz-Schrauben der Länge 125 oder 150 mm 10 und 20 cm oberhalb des Kniegelenkes eingebracht. Bei jungen kräftigen Patienten sollte wegen der hohen Komplikationsrate (Lockerung, Pin-Infekte) die Schanz-Schrauben von lateral eingesetzt werden.

Postoperativ ist auf ein Kompartmentsyndrom zu achten. Der Patient kann am 1.–2. postoperativen Tag mit zwei Unterarmgehstützen aufstehen (10–15 kg Teilbelastung).

Nach Konsolidierung der Weichteilsituation erfolgt der Verfahrenswechsel auf Plattenosteosynthese mit anschließender intensiver Mobilisation des Kniegelenkes. Bei guter Reposition kann stattdessen der Fixateur externe auf einen alleinigen Unterschenkelfixateur mit Neumontage im proximalen Tibiabereich reduziert werden.

Ab der 4.–6. Woche kann die Belastung gesteigert und nach der 12.–16. Woche der Fixateur entfernt werden.

## 10.4 Der isolierte Tibiaschaftbruch

Wir unterscheiden folgende Frakturen:
– Drehbruch
– Fraktur mit Biegungskeil
– Querbruch
– Trümmerbruch
– Mehretagenbruch.

Während ein Drehbruch in der Regel für ein indirektes Trauma spricht, können sowohl beim Drehkeil als auch beim Querbruch direkt einwirkende Kräfte Auslöser der Fraktur gewesen sein. Beim Trümmerbruch besteht kein Kontakt zwischen den beiden proximalen distalen Hauptfragmenten bei dazwischenliegenden mehrfach gebrochenen Knochenarealen. Beim Mehretagenbruch handelt es sich um zwei oder mehrere Frakturen auf verschiedener Höhe des Tibiaschaftes, wobei die einzelnen Segmente in ihrer Kontinuität erhalten sind.

### 10.4.1 Konservative Behandlung

Bei kurzen Schrägfrakturen oder Brüchen, die keine Verkürzungstendenz aufweisen, wird ein gespaltener Oberschenkelgips angelegt. dazu wird ein Trikotschlauch wird bis zum Oberschenkel angelegt und Vorfuß, knöchernes Schienbein und proximaler Gipsrand mit einer dünnen Mullbinde abgepolstert. In Neutralstellung des Fußes und 10° Beugung des Kniegelenkes wird eine dorsal gelegene 15 cm breite Gipslonguette bis zur Oberschenkelmitte anmodelliert, anschließend eine 4–12 cm breite zirkuläre Gipsbinde. Nach Aushärtung wird der Gipsverband aufgeschnitten und die Frakturstellung unter Durchleuchtung kontrolliert. Nach Abschwellen kann der Gips geschlossen werden. Ab der 3. Woche ist eine Vollbelastung im Oberschenkelgehgips möglich.

Bei kooperativen Patienten und Patienten mit Schräg- und Biegungsbrüchen im mittleren Drittel kann statt des Gipses ein Brace (Kunststoffmanschette) angelegt werden.

Nach 12–16 Wochen hat sich die Fraktur konsolidiert.

Kennzeichen einer Knochenbruchheilung ist die primäre Resorption im Frakturspalt und das anschließende Remodellieren des Knochens. Bei fester Fibula führt die Resorption im Frakturspalt der Tibia zu einem kleinen Knochenspalt, der sich nur unter einer vermehrten Varusstellung verschließt. Um diesen Varusfehler zu vermeiden, muß eine Fibulaosteotomie vorgenommen werden. Im Übergang vom mittlerem zum distalen Drittel wird ein etwa 5 cm langer Hautschnitt durchgeführt. Unter Schonung des Nervus peronaeus superficialis präparieren wir bis auf die Fibula, die mit stumpfen krummen Hebeln umfahren wird. Nach Durchführen der Fibulaosteotomie und Hautverschluß wird der Oberschenkelgips in leichter Valguspositionierung angelegt.

## 10.4.2 Marknagelung

Die Marknagelung, die wesentlich auf Küntscher zurückgeht, ist die anzustrebende Osteosynthese, da mit ihr eine möglichst frühzeitige Belastung möglich ist.

Während die Indikation für den klassischen (aufgebohrten) Marknagel lediglich auf die Unterschenkelquerfraktur sowie kurze Schrägfrakturen begrenzt war, ist diese durch den aufgebohrten Verriegelungsnagel auf Stück-, Fragment- und Mehretagenfrakturen der Diaphyse ausgedehnt worden. Mit der Einführung der ungebohrten Marknägel, insbesondere in einer Titanlegierung, ist auch die osteosynthetische intramedulläre Versorgung von offenen Frakturen möglich.

Ziel der Marknagelung ist die indirekte Präposition und Osteosynthese. Durch die indirekte Reposition wird die offene Freilegung der Fraktur und die damit verbundenen weitere Weichteilschädigung und Verschlechterung der Durchblutungssituation vermieden.

Der ungebohrte Marknagel erlaubt darüber hinaus auch eine weitestgehende Schonung der intramedullären Durchblutung und verringert das Einschwemmen thromboplastischen Materials durch das Aufbohren und die damit verbundene erhöhte Gefahr der Lungenschädigung.

### Aufgebohrter Marknagel

Der Standardmarknagel ist in der Regel ein rohrförmiger Nagel, dessen Dorsalseite aufgeschlitzt und dessen proximalster Teil abgebogen ist (Herzog-Krümmung, Abb. 10-289). Sein distales Ende ist leicht konisch zugespitzt, damit er besser gleiten kann. Der Querschnitt ist entweder rund oder kleeblattförmig.

Damit sich der Nagel dem Verlauf der Markhöhle ohne zu großen Widerstand anpassen kann, muß er elastisch und doch ausreichend stark sein. Beide Voraussetzungen erfüllt ein Marknagel, dessen Wanddicke etwa 0,9 mm beträgt und der einen dorsalen Schlitz aufweist.

Der klassisch aufgebohrte Marknagel beruht auf dem Verklemmungsmechanismus. Daher muß der Markraum soweit aufgebohrt werden, daß sich proximal und distal der Fraktur der Nagel verklemmt, wodurch Stabilität erreicht wird. Im Unterschenkelbereich liegt die Mindestnageldicke bei etwa 11 mm. Die vorläufige Wahl der Nagellänge folgt der Abmessung am gesunden Unter-

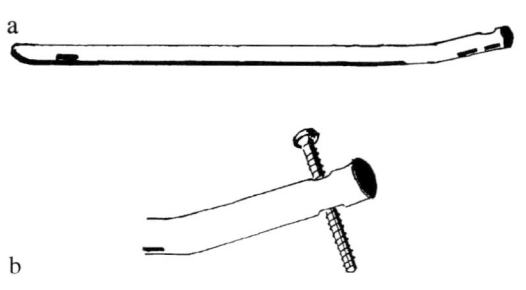

*Abbildung 10-289:* a. Tibiamarknagel mit Herzog-Krümmung am proximalen Ende. b. Schlitzöffnung am proximalen Nagelende mit Querschraube. Sie verhindert die Rotation eines proximalen Metaphysenfragmentes.

schenkel. Die definitive Längenmessung erfolgt durch den Längenmeßstab.

Die Marknagelung sollte möglichst innerhalb der ersten Stunden nach dem Wundverhältnis vorgenommen werden. Ausgeschlossen werden muß ein beginnendes oder entwickeltes Kompartmentsyndrom. Ein zu spaltendes Kompartmentsyndrom stellt in der Regel eine Kontraindikation für den aufgebohrten Marknagel dar. Ist die sofortige Marknagelung nicht möglich, wird eine Kalkaneusextension mit 3 kg Gewicht angelegt und zusätzlich ein gespaltener Oberschenkelgipsverband anmodelliert. Das Bein wird auf einer Braunschen Schiene gelagert, das Fußende des Bettes wird 20 cm hochgestellt, und nach Rückgang der Schwellung (nach 3–4 Tagen) wird die Marknagelung durchgeführt.

In Allgemein- oder Regionalanästhesie wird der Patient auf dem gewünschten Operationstisch gelagert, beide Beine gestreckt, oder auf dem Extensionstisch in knapp 90° Beugung. Es ist darauf zu achten, daß intraoperativ eine Bildwandlerkontrolle möglich ist. Insbesondere bei der Operation auf dem Extensionstisch sollte schon vor Abdecken das Repositionsmanöver vorgenommen werden. Bei Anwendung des Extensionstisches wird über der Kalkaneus-Drahtextension die Reposition vorgenommen. Die gut gepolsterte Rolle als Widerlage sollte dabei nicht in der Kniekehle, sondern im Bereich des distalen Oberschenkels angelegt sein.

Die Nageleintrittsstelle wird durch einen längsverlaufenden Hautschnitt von der Patellamitte bis zur Tuberositas tibiae freigelegt (Abb. 10-290), das Ligamentum patellae in Längsrichtung gespalten und ein stumpfer Wundsperrer eingesetzt. Mit dem Pfriem wird die Markhöhle im leicht abge-

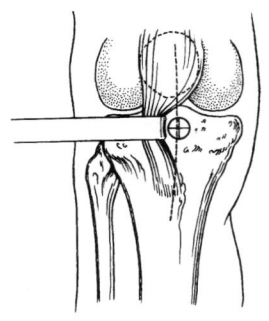

*Abbildung 10-290:* Marknagelung: Nageleintrittsstelle.

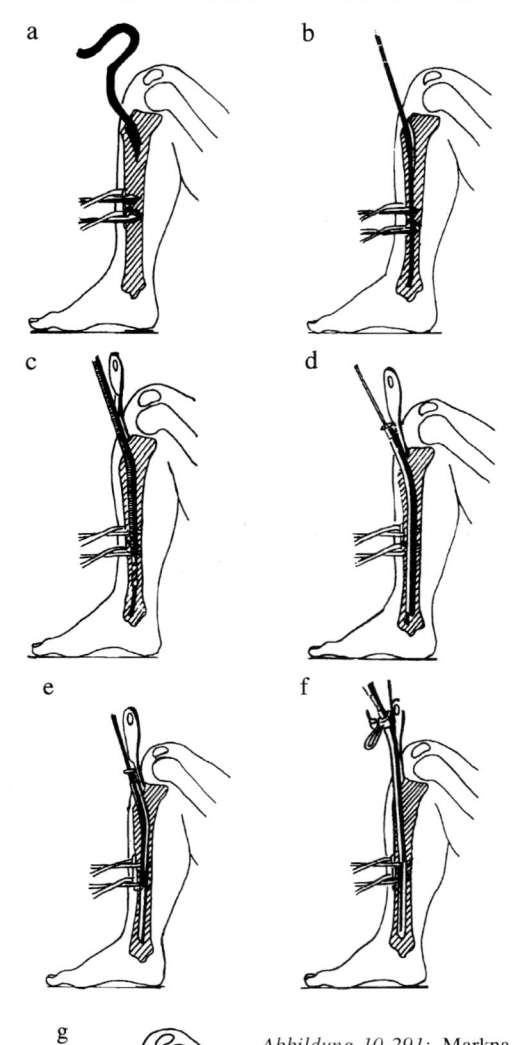

*Abbildung 10-291:* Marknagelung. a. Der Pfriem ist direkt oberhalb der Tuberositas tibiae in den Markraum eingeführt. b. Der 3 mm-Bohrdorn mit abgebogener Spitze ist bis in das kaudale Markhöhlenende eingeführt. Bestimmung der Nagellänge. c. Ausbohren der Markhöhle zuerst mit dem 9 mm-Bohrkopf, dann um 0,5 mm steigend bis 11,5 oder 12,5 mm. d. Markraumrohr eingeführt, Bohrdorn entfernt. Ausspülen der Markhöhle. e. Der 4 mm-Führungsstab wird eingeschoben. f. Nach Entfernung des Plastikrohres wird der Marknagel mit dem Führungsgriff eingeschlagen. g. Die Spitze des Marknagels reicht bis 1 cm an das Sprunggelenk heran. Proximal ist das Nagelende mit der Knochenoberfläche bündig.

flachten proximalen Bereich der Tibia eröffnet (Abb. 10-291 a). Dort ist in der Regel die Kortikalis sehr dünn. Das Kniegelenk sollte nicht eröffnet werden. Nach Einführen des 3 mm dicken, in der Spitze abgebogenen Bohrdornes wird die Nagellänge überprüft (Abb. 10-291b). Die mit dem Bohrdorn festgelegte Nagellänge wird mit der am gesunden Bein vorher gewählten Länge verglichen.

Zum Aufbohren der Markhöhle wird in das Pfriemloch ein Gewebeschutzblech eingesetzt. Wir bohren mit der flexiblen Bohrwelle und dem scharfschneidigen 9 mm-Bohrkopf, um mögliche Hindernisse leichter zu beseitigen. Schrittweise wird die Markhöhle mit einem jeweils um 0,5 mm größeren Bohrkopf aufgebohrt (Abb. 10-291c). Nach Einführen des Markraumrohres über den Bohrdorn wird letzterer entfernt und die Markhöhle mit physiologischer Kochsalzlösung gespült (Abb. 10-291d).

Beim Einführen des 4 mm dicken Führungsstabes ist auf die korrekte Achs- und Rotationsverhältnisse zu achten (Abb. 10-291e). Zunächst entfernen wir das Spülrohr und schlagen den Marknagel langsam ein (Abb. 10-291f). Nach jedem Schlag warten wir kurz, damit sich der Knochen den Spannungsverhältnissen anpassen kann. Wir achten regelmäßig auf die korrekte Stellung des Nagels, damit er entsprechend seiner vorgegebenen Krümmung anatomisch korrekt eingebracht wird. Das distale Nagelende sollte etwa 1 cm oberhalb der Tibiagelenkfläche enden (Abb. 10-291g). Das obere Nagelendes sollte die proximale Kortikalis nicht überragen.

Nach Spülen des Wundbereiches und gegebenenfalls Einlegen einer Redondrainage, die auf Überlauf, nicht auf Sog eingestellt wird, wird die Wunde schichtweise verschlossen.

Postoperativ wird in vierstündigen Abständen die Weichteilsituation überprüft, insbesondere, ob sich ein Kompartmentsyndrom entwickelt. Dieses ist dann unverzüglich zu spalten. Auf die Verwendung schnürender Verbände sollte verzichtet werden. Besondere Vorsicht ist bei Patienten mit Spinal- oder Periduralanästhesie geboten. Muskelanspannungsübungen sowie Bewegung von Fuß und Zehen werden am Operationstag vorgenommen. Dies stellt neben der Applikation von Heparin eine wirksame Thromboseprophylaxe dar. Die medikamentöse Thromboseprophylaxe mit Heparin wird solange fortgeführt, wie der Patient sich überwiegend im Bett aufhält, in der Regel jedoch für mindestens acht bis zehn Tage.

Ab dem 1. postoperativen Tag kann der Patient mit einer Abrollbelastung von 15–20 kg für zwei bis drei Wochen aufstehen. Ab der 3. Woche kann er zu zunehmender Vollbelastung übergehen. Eine volle knöcherne Konsolidierung im Frakturbereich liegt nach drei bis vier Monaten vor. Der Nagel kann nach zwei Jahren entfernt werden.

*Verriegelungsnagelung*
Der Verriegelungsnagel stellt eine wesentliche Erweiterung der Indikation dar (Abb. 10-292). Durch den Krafteinfluß über die proximalen und distalen Bolzen ist in der Regel kein weites Aufbohren des Markraumes erforderlich. Im Unterschenkelbereich genügen aufgebohrte Marknägel mit dem Durchmesser 10 mm. Entscheidend für die Stabilität ist die Wanddicke sowie die Bolzenstärke des Nagelsystemes.

Die operativen Schritte sind die gleichen wie beim aufgebohrten Standardnagel. Es empfiehlt sich jedoch bei der Lagerung der normale Tisch, da auf dem Extensionstisch keine exakte radiologische Einstellung für die distale Verriegelung möglich ist.

Beim Aufbohren empfiehlt es sich, auf 0,5–1 mm über die gewünschte Nagelstärke hinauszubohren, damit der Verriegelungsnagel einfacher eingebracht werden kann.

Die verschiedenen Marknagelsysteme haben aufsetzbare Ziellehren, die eine sichere proximale Verankerung ermöglichen. Es besteht allerdings

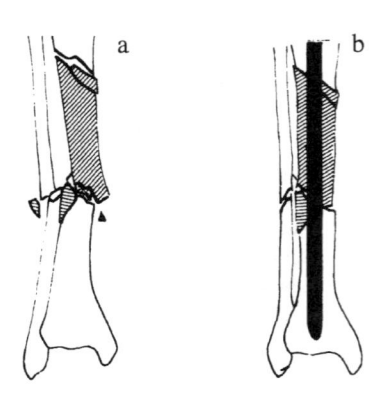

*Abbildung 10-292:* a. Zwei-Etagen-Bruch der Tibia. b. Reposition über dünnem Marknagel bzw. Verriegelungsnagel.

die Gefahr, daß sich das proximale Zielgerät während des Einschlagsvorganges löst. Aus dem Grunde ist es wichtig, während des Einbringen des Nagels regelmäßig die Festigkeit zu überprüfen und nachzuspannen.

In Abhängigkeit von den verschiedenen Verriegelungssystemen ist oft eine exakte Längenmeßbestimmung schwierig. Es empfiehlt sich auf jeden Fall, radiologisch die korrekte Bolzenlänge zu überprüfen.

Die distale Verriegelung ist in der Regel problematisch, da sichere standardisierte Implantationssysteme nicht vorliegen. Wichtig ist, daß die Verriegelungslöcher des Nagels radiologisch exakt kreisrund dargestellt werden. Dies erfordert schon präoperativ die Überprüfung, ob sich der Bildwandler gut plazieren läßt. Erst nachdem das Verriegelungsloch exakt im Strahlengang dargestellt ist, kann der eigentliche Verriegelungsvorgang beginnen. Es bieten sich verschiedene Systeme an:

Der oszillierende Bohrer erlaubt während des Bohrvorganges die Kontrolle der korrekten Implantation. Mit dem Skalpell wird unter dem Bildwandler die Inzisionsstelle über dem Loch markiert. Dabei sollte in der Regel die Implantation von lateral nach medial erfolgen. Mit der Klemme oder mit einer Schere oder stumpfen Rasparatorium wird bis auf das Periost präpariert. Der Bohrer wird angesetzt und unter Bildwandlerkontrolle der Bohrvorgang durchgeführt. (Insbesondere bei dem Anfangsbohren muß der Bohrer senkrecht gehalten werden, damit er nicht vom runden Knochen abrutscht). Dabei fühlt man deutlich, wie der Bohrer zuerst den Knochen perforiert, am Nagel entlanggleitet und dann die gegenseitige Kortikalis durchbohrt. Auch hier ist bei der Längenmessung des Bolzens die Lage in beiden Strahlengängen mittels des Bildwandlers zu überprüfen.

Für die Verriegelung mittels eines Steinmann-Nagels wird nach Stichinzision der Haut die Spitze eines längeren Steinmann-Nagels über das Verriegelungsloch gehalten. Der Bildwandler wird zur Seite gefahren und der Steinmann-Nagel eingebracht, wobei auch hier auf die exakte senkrechte Ausrichtung zu achten ist. Oft läßt sich mit leichten Schlägen des Hammers die Kortikalis durchbohren und das Nagelloch treffen.

Wichtig ist, daß bei der distalen Verriegelung regelmäßig radiologische Kontrollen über die korrekte Plazierung des Bohrsystems erfolgt. Auch die Nagelplazierung ist nach Implantation des Bolzens in zwei Ebenen zu kontrollieren. Vor einer distalen Verriegelung sollte eine Diastase im Frakturbereich ausgeschlossen werden. Dazu ist es bei Anwendung des Extensionstisches erforderlich, die Spannung zu lösen. Bei der Lagerung auf einem normalen Tisch sollte vor der distalen Verriegelung durch einen einfachen Faustschlag auf die Ferse ein Annähern der Frakturenden bewirkt werden.

Im Gegensatz zum nicht verriegelten Nagel liegt bei der Verriegelungsnagelung eine Rotationsstabilität und eine erhöhte Belastungsfähigkeit vor. Der Patient kann schmerzorientiert voll belasten.

Wird ein Verriegelungsnagel poximal und distal mit Verriegelungsbolzen besetzt, liegt eine statische Verriegelung vor. Wird nur proximal oder distal verriegelt, besteht eine dynamische Verriegelung. Die dynamische Verriegelung soll eine weitere Kompression im Frakturbereich erlauben. Bei korrekter Implantation des Marknagels ist das Dynamisieren nicht erforderlich. Konnte jedoch eine Diastase nicht vermieden werden, sollte ab der 6. Woche nach der Operation die Dynamisierung erfolgen. Bis zu diesem Zeitpunkt ist die Durchbauung der Fraktur soweit fortgeschritten, daß eine Rotationsfehlstellung nicht entstehen kann. Bestimmte Nagelsysteme haben meist im proximalen Bereich ein sogenanntes dynamisches Gleitloch, das, wenn alleine besetzt, auch ohne Entfernung weiterer Bolzen eine Dynamisierung im Frakturbereich von mehreren Millimetern erlaubt.

*Ungebohrter Tibianagel*

Die neuen Tibiastäbe bestehen aus einem soliden Nagel, meist aus Titan und weisen entweder einen runden oder mehr dreiecksförmigen Querschnitt auf. Während die Spitze leicht gekrümmt und relativ spitz ist, um eine bessere Frakturauffädelung zu ermöglichen, ist das proximale Ende dicker, um für die einzubringenden Bolzen ausreichend Platz anzubieten.

Mit dem ungebohrten Marknagel wurde die Indikation der Frakturversorgung auch auf erst- und zweitgradig offene Frakturen sowie auf Frakturen mit einem begleitenden Kompartmentsyndrom erweitert. Kontraindiziert ist der ungebohrte Tibianagel bei Frakturen mit Gelenkbeteiligung sowie bei Bestehen eines akuten oder chronischen Infektes.

Lagerung und Zugang entspricht dem bei der Verriegelungsnagelung. Von entscheidender Bedeutung ist präoperativ die exakte Längenbestimmung des Nagels, da intraoperativ eine derartige Messung schwierig ist. Am gesunden Bein wird der Abstand vom Kniegelenk bis zum oberen Sprunggelenk ermittelt und davon 20–40 mm abgezogen.

Mit dem Einschlaginstrumentarium wird der Marknagel in den proximalen Tibiabereich eingebracht und bis zur Fraktur vorsichtig eingeschlagen. Das Auffädeln der distalen Fragmente erfolgt durch manuellen Druck auf die Knochenfragmente, meist ist dazu eine Valgisation und Außenrotation des distalen Unterschenkels erforderlich. Radiologisch wird die korrekte Plazierung des Nagels kontrolliert.

Vor der Verriegelung wird nochmals die korrekte Länge überprüft. Über den schwenkbaren Zielbügelaufsatz erfolgt die Verriegelung, wobei durch eine diagonale Anordnung der Verriegelungslöcher eine mehr proximale Verankerung möglich ist. Gleiches trifft auch für die um 90° versetzte Anordnung der distalen Verriegelungslöcher zu, die ebenfalls eine gelenknahe Frakturversorgung ermöglichen.

Die Nachbehandlung wird insbesondere bei offenen Frakturen von der Art der Weichteilschädigung bestimmt. Der unaufgebohrte Marknagel erlaubt jedwede rekonstruktive Möglichkeit. Die Frakturheilung wird darüberhinaus im wesentlichen von einer korrekten Weichteilbehandlung mit Sicherstellung durchbluteter Knochenareale bestimmt. Die medikamentöse, physikalische und krankengymnastische Behandlung entspricht denen der anderen Osteosyntheseverfahren.

### 10.4.3 Andere operative Verfahren

*Gedeckte Cerclage*
Sie ist eine Ausnahmeindikation. Angezeigt ist diese Operation beim langen Drehbruch des Schienbeines im mittleren Drittel.

In Spinal- oder Allgemeinanästhesie wird die Fraktur unter Bildwandlerkontrolle anatomisch reponiert. Durch eine knapp 1 cm lange Stichinzision anterolateral präparieren wir subperiostal mit dem Rasparatorium, insbesondere dorsal. Mit der Hülse wird ein 1,0 mm dicker Draht eingeführt und die Öse durch eine Gegeninzision medial gefaßt. Beide Schlingen werden mit einem Spanngerät angezogen. Nach Anlage eines gespaltenen Oberschenkelgipsverbandes kann der Patient mit zwei Unterarmgehstützen mobilisiert werden. Nach der Fädenentfernung am 10. postoperativen Tag wird ein Oberschenkelgehgips angelegt. Ab der 3. Woche kann voll belastet, nach der 10. Woche der Gips entfernt werden.

*Isolierte Zugschraubenosteosynthese*
(Abb. 10-293 bis 10-297)
Die isolierte Zugschraubenosteosynthese ist lediglich indiziert bei sehr langen, nicht oder wenig verschobenen Drehfrakturen, wobei die Bruchlinie mindestens das Doppelte des Knochendurchmessers betragen muß (vergleichbar der Cerclage).

In Spinal- oder Allgemeinanästhesie werden zunächst die beiden Fragmente mit den längsten Bruchstellen durch eine Kortikalisschraube verschraubt, die senkrecht zu der Frakturoberfläche liegt und die Gegenkortikalis perforiert. Durch Bohren der kopfnahen Kortikalis mit der Bohrbüchse und dem 4,5 mm-Bohrer wird das Gleitloch hergestellt; durch Durchbohren der gegenseitigen Kortikalis mit einem 3,2 mm-Bohrer das Gewindeloch. Danach werden die übrigen Fragmente in ähnlicher Weise verschraubt und die Schrauben angezogen.

Ähnlich wie die Cerclagenbehandlung stellt die alleinige Schraubenosteosynthese keine belastungsstabile Osteosynthese dar. Hier ist die zusätzliche Anlage eines Oberschenkelgipsverbandes notwendig.

*Plattenosteosynthese*
Die Plattenosteosynthese stellt aufgrund der zusätzlichen Weichteilschädigung nicht mehr das Primärverfahren bei der einfachen Tibiaschaftfraktur dar.

Der Standardzugang besteht in einer Hautinzision 1–1,5 cm lateral der vorderen Schienbeinkante. Nach Abschieben der Muskulatur der Tibialisanterior-Loge läßt sich die Fraktur unter vorsichtigem Deperiostieren darstellen.

Ein dorsomedialer Zugang ist angezeigt bei gefährdeter Weichteilsituation anteromedial. Hierbei

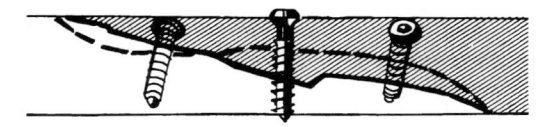

*Abbildung 10-293:* Interfragmentäre Verschraubung (A.O.).

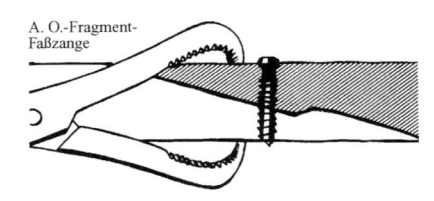

*Abbildung 10-294:* Die erste Schraube steht senkrecht zur Tibialängsachse, nicht zur Frakturebene (A.O.).

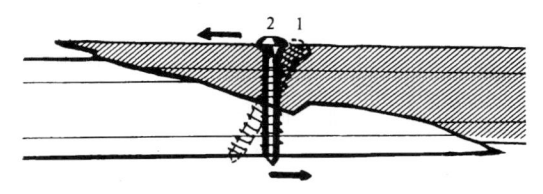

*Abbildung 10-295:* Erste Schraube senkrecht zu der Frakturebene. Die Fragmente gleiten allmählich aneinander vorbei: Verkürzung (A.O.).

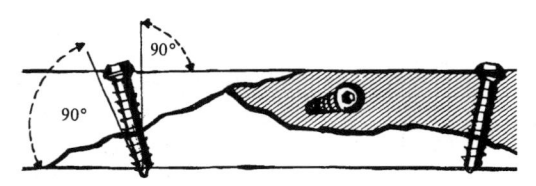

*Abbildung 10-296:* Einfacher Biegungskeil. Die Hauptfragmente stehen in gutem Kontakt zueinander. Mindestens eine Schraube steht senkrecht zu der Schaftachse, die anderen in der Winkelhalbierenden zwischen der Senkrechten zur Schaftachse und der Senkrechten zur Frakturebene (A.O.).

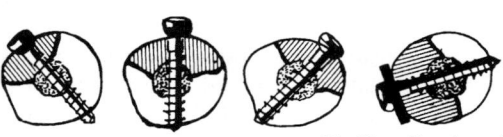

Die Platte liegt lateral

*Abbildung 10-297:* Langer Tibiadrehbruch. Interfragmentäre Verschraubung nach den Grundsätzen der A.O. Verhältnisse im Querschnitt.

wird die Hautinzision etwa 2 cm dorsal und parallel zum hinteren Schienbein vorgenommen. Der Eingang erfolgt zwischen Faszie der Oberflächenbeugerloge und dem Ursprung des Musculus soleus.

Ziel ist es, aus einem Mehrfragmentbruch oder aus einer Fraktur mit einem Biegungskeil zwei Hauptfragmente zu bilden. Dabei wird der Mehrfragmentbruch durch interfragmentäre Verschraubung in einen einfachen Bruch umgewandelt und zusätzlich mittels einer Neutralisationsplatte stabilisiert.

Der an einem der Hauptfragmente liegende Biegungskeil wird sorgfältig reponiert und unter Weichteilschonung mit einer Zange fixiert. Nach Bohrung des 4,5 mm-Gleitloches und des 3,2 mm-Gewindeloches im gegenseitigen Fragment und Schneiden des Gewindeloches wird die Länge des gesamten Bohrkanales ausgemessen und die Fragmente mit einer Kortikalisschraube verschraubt. Bei Vorliegen mehrerer Fragmente wird der gleiche Arbeitsvorgang mehrfach durchgeführt.

Bleiben noch zwei Hauptfragmente bestehen, kann auch hier eine Zugschraube oder die Neutralisationsplatte angelegt werden (Abb. 10-298). Im Unterschenkelbereich nehmen wir in der Regel eine Unterschenkel-LC-DC-Platte aus Titan oder

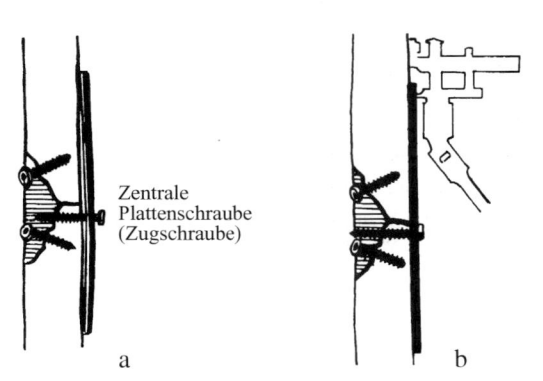

Zentrale Plattenschraube (Zugschraube)

a    b

*Abbildung 10-298:* a. Tibiaschaftbruch mit kurzem vorderem oder vorderem seitlichem Biegungskeil. Interfragmentäre Verschraubung des kurzen Dreh-Biegungskeiles durch zwei leicht schräg eingeführte Zugschrauben. Schmale, lange Neutralisationsplatte medial. Sie steht 3–4 mm von der Knochenoberfläche ab. Festschrauben an der Knochenoberfläche durch eine frakturnahe Zugschraube. b. Neutralisationsplatte durch zentrale Zugschraube fest am Knochen fixiert. Spanngerät am gegenseitigen Fragment. Einsetzen der übrigen Schrauben.

eine ältere DC-Platte. Dabei wird die Platte entsprechend der Biegung des Knochens anmodelliert und mit einem Plattenspanngerät die Fraktur komprimiert.

Am 1. postoperativen Tag sind isometrische Übungen und Bewegen von Fuß- und Kniegelenk sowie Aufstehen mit zwei Unterarmgehstützen und Abrollbelastung möglich, die Vollbelastung nach 10–12 Wochen.

Ziel einer Plattenosteosynthese ist die primäre Knochenbruchheilung. Dies geschieht jedoch nur in Ausnahmefällen bei einer absolut optimalen Reposition und Fixation. In der Regel kommt es auch bei einer Plattenosteosynthese im Frakturspalt zu Mikrobewegungen und Mikroresorptionen. Dies führt entweder zu einem Plattenbruch oder zu einer Bildung eines lokalen Reizkallus. Reizkallus kann einhergehen mit einer temporären lokalen Rötung oder Schwellung. Mobilisation und Belastung müssen hier vorsichtig dosiert werden.

Die Alternative durch eine additive Gipsruhigstellung ist nur bei unzuverlässigen Patienten angezeigt. Hier wird der Gehgips etwa vier Wochen belassen. Sollte es dann zu keiner Frakturheilung gekommen sein bzw. ist die Resorptionszone größer geworden, so muß an eine Spongiosaplastik als sekundäre Maßnahme zu einer Frakturheilung gedacht werden. Weiterhin ist die Plattenosteosynthese durch ein erhöhtes Infektrisiko gekennzeichnet.

## 10.5 Unterschenkeldefektfrakturen und Unterschenkelmehrfragmentfrakturen

Rasanztraumen und schwere Quetschverletzungen führen regelmäßig neben einer Defekt- und Mehrfragmentfraktur des Unterschenkels auch zu einer entsprechenden Weichteilschädigung. Problem der Versorgung ist die Deckung noch vorhandener Knochenareale sowie der Weichteilerhalt.

### 10.5.1 Ziehharmonikatechnik

Die primäre Verkürzung der Fraktur führt zu einer deutlichen Entlastung der Weichteilsituation und ermöglicht gleichzeitig eine Deckung ossärer

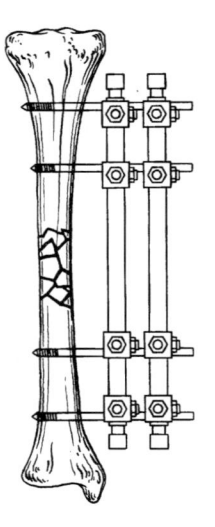

*Abbildung 10-299:* Fixateur externe.

Strukturen mit noch erhaltenen, vitalen Weichteilen.

Entsprechend den Kriterien der offenen Fraktur wird zunächst ein Wunddébridement vorgenommen (siehe oben) und ein Fixateur externe angelegt (Abb. 10-299). Nach Stichinzision der Haut in der proximalen und distalen Metaphyse (proximal im Bereich der Tuberositas tibiae, distal 1–2 cm oberhalb des Gelenkspaltes) wird 2 cm proximal und distal der Frakturlinie die zweite Schanz-Schraube eingebracht und mit der darunter- und darüberliegenden mittels einer Stange verbunden. Jetzt kann die Fraktur durch Aneinanderschieben der Hauptfragmente verkürzt werden, wobei eine grobe Achsausrichtung erfolgt. Die beiden Fixateurmontagen werden nun durch ein entsprechendes Querverstänge miteinander kombiniert. Die Verkürzung sollte 10 % der Extremität (ca. 4 cm) nicht überschreiten, da eine weitere Verkürzung mit einer Aufwulstung der Weichteile und einer damit verbundenen Durchblutungsstörung einhergeht.

Nach Konsolidierung der Weichteilsituation kann eine schrittweise Reduktion der Verkürzung vorgenommen werden durch eine Distraktion um 1–2 mm pro Tag. Dies geschieht in der Regel ab der 2.–3. Woche. Ist die korrekte Länge erreicht und liegt eine ausreichende Stabilität durch den Fixateur externe vor, kann im Fixateur ausbehandelt werden. Oft ist eine zusätzliche Spongiosaplastik notwendig.

## 10.5.2 Segmenttransport

Besteht ein Substanzverlust von mehr als 3 cm, so kann ein Segmenttransport oder eine Beinverlängerung nach primärer Verkürzung vorgenommen werden. Wichtig ist aufgrund der schweren Weichteilschädigung die geplante Lavage (in 24–48 Stunden-Abständen) des Wundbereiches mit immer wieder vorgenommenen Débridement. Primäres Ziel ist die Deckung von Knochen-, intakten Sehnen- und Nervenstrukturen mit vitalem Gewebe. Dies kann sowohl durch gestielte (M. gastrocnemius-, M. soleus-) Lappen vorgenommen werden als auch durch einen freien Gewebstransfer (M. latissimus dorsi). Wir gehen wie folgt vor:
- Typ A, kleiner Weichteildefekt, Knochen gedeckt: sekundärer Hautverschluß (Abb. 10-300)
- Typ B1, Knochen liegt kleinflächig frei, Perfusion ist über das Periost sicher: gestielter Muskellappen
- Typ B2, Knochen liegt kleinflächig frei, die Perfusion ist unsicher: programmierte Revision, sekundär gestielter Lappen, bei größeren Defekten freier Lappen (Abb. 10-301)
- Typ C1, Knochen liegt großflächig frei, die Perfusion ist sicher: frühzeitiger gestielter freier Lappen innerhalb von zwei bis drei Tagen
- Typ C2, Knochen liegt großflächig frei, die Perfusion ist unsicher: Revision und Débridement, bis sichere Vitalität vorhanden, dann ein freier Lappen möglichst innerhalb der 1. Woche (Abb. 10-302).

Die Wiederherstellung des Knochendefektes kann bei Defekten unter 3 cm mit einer Spongiosaplastik, weit darüber hinausgehende Defekte mittels der Transportkortikotomie nach Ilizarov vorgenommen werden. Die Distraktionskortikotomie beruht auf der Osteoneogenese durch das langsame Auseinanderschieben (1 mm pro Tag in mehreren Schritten) eines kortikotomierten Knochens. Die langsame Distraktion von 1 mm pro Tag stellt den Reiz zu einer Knochenneubildung dar. Mit dem transportiertem Segment kommt es häufig auch zu einer Verkleinerung von Gewebsdefekten, weil der Distraktionsreiz sich ebenfalls positiv auf die umgebenden Weichteile auswirkt. Der Segmenttransport wird in der Regel über externe Fixationssysteme, seltener über eine intramedulläre Schienung vorgenommen.

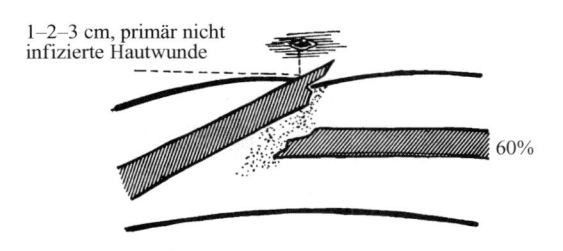

*Abbildung 10-300:* Offene Fraktur Typ A: Durchspießung der Haut von innen her.

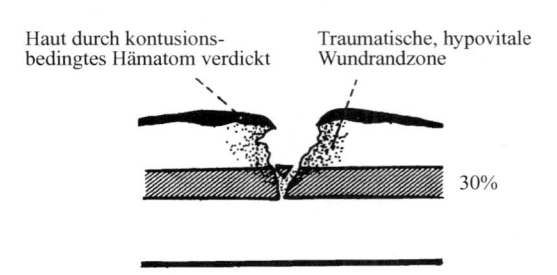

*Abbildung 10-301:* Offene Fraktur Typ B2: von außen kommende Eröffnung der Fraktur, 3–5 cm breite Rißquetschwunde.

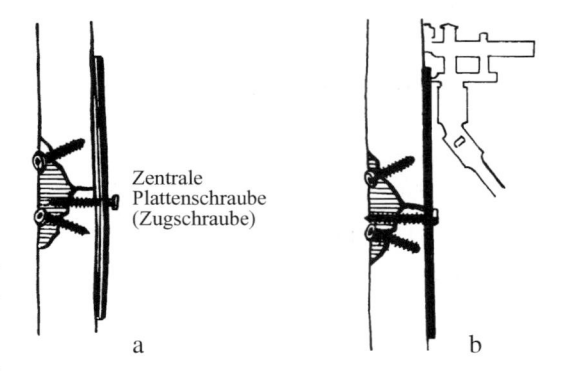

*Abbildung 10-302:* Offene Fraktur Typ C: großer offener Wundtrichter mit breiter traumatischer, hypovitaler Wundrandzone, oft Trümmer- oder Splitterbruch. Stammarterien und größere Nervenstämme mitverletzt: komplizierte Fraktur.

## Technik des Segmenttransportes mit einem unilateralen Fixateur (Abb. 10-303)

Wichtig ist die exakte korrekte Montage des externen Fixateurs. Sowohl in die proximale als auch distale Tibia werden Transportsysteme eingebracht, die allerdings parallel ausgerichtet sein müssen. Das Transportsegment wird ebenfalls mit zwei Schanz-Schrauben besetzt. Dabei ist auch hier auf eine genaue Parallelität der Schanz-Schrauben zu achten.

Nach 2 cm langem Hautschnitt lateral der Tibiakante wird mit dem Rasparatorium stumpf bis auf das Periost, das möglichst abgeschoben wird, präpariert. Mit dem Meißel wird subkutan die mediale und laterale Kortikalis durchtrennt, möglichst auch die Kante zur dorsalen Kortikalis. Dabei sollte der dorsale Markgefäßstrang geschont bleiben. Über ein kleines Hypomochlion oder durch gegeneinander Rotieren der Schanz-Schrauben erfolgt die Osteoklasie, die im Bildwandler kontrolliert wird. Das Fixateursystems wird mit einer Schienbein nahegelegenen Transportspindel und einem darüberliegenden normalen Fixateurrohr komplettiert. Die beiden Rohre müssen ebenfalls parallel zueinander liegen.

Mit dem Segmenttransport sollte nicht vor dem 5.–7. postoperativen Tag begonnen werden. Am 14. Tag nach der Operation führen wir eine Röntgenkontrolle durch, um den regelrechten Transport zu kontrollieren, weitere Röntgenkontrollen alle vier Wochen. Nach kompletter Durchbauung des Regenerats kann der Fixateur entfernt werden. Die durchschnittliche Behandlungszeit pro Knochendefekt beläuft sich auf fünf bis sechs Wochen pro cm.

Der Anschluß des transportierten Segmentes (Docking) erfordert häufig einen weiteren operativen Eingriff durch Spongiosaplastik und/oder Osteosynthese durch 2-Loch-Platte.

## Technik des Segmenttransportes mit dem Ringfixateur

Ilizarov führte für seinen Segmenttransport den Ringfixateur ein. Die Ringe werden durch dünne, kreuzförmig eingebrachte Drähte fixiert und verspannt und mittels Gewindestange verbunden. Die Spannung der Kirschnerdrähte erlaubt eine hohe Fixationskraft der Ringe und die kreuzförmige Anordnung im Knochenkanal führt zu einer achskorrekten Belastung und Führung im Fixateur.

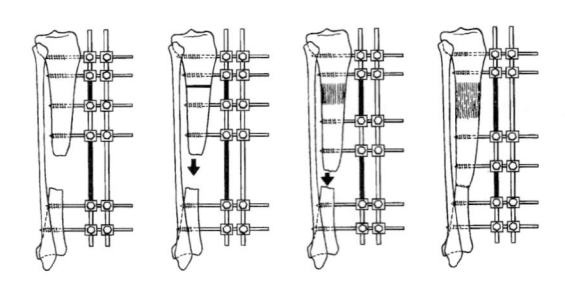

*Abbildung 10-303:* Segmenttransport.

Über gesonderte Zugvorrichtungen und über die Gewindestangen kann sowohl ein Transport als auch eine Verlängerung durchgeführt werden.

Präoperative wird der Fixateur mit zwei Ringen im proximalen und distalen Fragment montiert. An das zu transportierenden Segment wird ein Ring angelegt. Die Kortikotomie wird wie oben ausgeführt vorgenommen. Die Osteoklasie erfolgt durch gegenseitiges Verdrehen der Ringe.

Auch hier ist ein Transport von 1 mm pro Tag ab dem 5.–7. postoperativen Tag möglich. Wegen der hohen Kompression, die zirkulär durch die Ringe auf die Segmente erzielt werden kann, ist eine weitere operative Intervention in der Regel nicht notwendig. Der Patient kann im Ringfixateur schmerzorientiert bis zum vollen Körpergewicht belasten.

## Komplikationen, Weichteilsanierung

Als Komplikationen sind Pin-Infektionen sowie Pin-Ausrisse möglich.

Wichtig ist die frühe krankengymnastische Behandlung und die begleitende Therapie mit Lagerungsschienen, da es häufig im Verlauf eines Transportes oder einer Verlängerung zu Beugekontrakturen im Knie als auch Spitzfußstellungen kommen kann. Zur Prophylaxe einer Spitzfußstellung empfiehlt sich die kurzfristige Transfixation. Ist eine Verlängerung vorgesehen, so muß eine Fibula-Osteotomie vorgenommen werden.

Die Weichteilsanierung hängt vom Ausmaß des Defektes ab. Liegt nicht mehr als 1 cm gut durchbluteter Knochen zu Beginn des Segmenttransportes frei, so sind primär keine weiteren weichteildeckenden Maßnahmen erforderlich. Mit dem Knochentransport werden ebenfalls die Weichteile mitgezogen, so daß zum Ende des

Transportes auch ein kompletter Weichteilmantel erzielt werden kann. Liegt jedoch mehr als 1 cm Knochen frei, so sind plastische Maßnahmen in Form von gestielten und freien Muskellappen erforderlich. Gleiches gilt auch bei einer Retraktion der Weichteile sowie bei einem narbigen Interponat zwischen dem Transport- und dem Anschlußsegment.

### 10.5.3 Spongiosaplastik

Ist nach dem Débridement mindestens ein Drittel des Knochens, vor allem der dorsalen Kortikalis, durchblutet und läßt sich ein fester Kontakt zwischen proximalem und distalen Fragment erzielen, so kann nach Weichteilsanierung und unter Fixateur-externe-Stabilisation der Defektaufbau mittels eines ausgedehnten Spongiosatransplantates erfolgen. Dabei darf die Spongiosa nicht nur in den Defekt eingeführt werden, sondern sie muß stangenförmig vom gesunden Gewebe des proximalen Abschnittes zum gesunden Gewebe des distalen Abschnittes reichen und so eine feste Brücke bilden. Entscheidend ist dabei eine Dekortikation im proximalen und distalen Tibiabereich (Abb. 10-304). Das Spongiosamaterial soll dabei möglichst medio-dorsal oder von dorsal zwischen Fibula und Tibia angebracht werden. Wichtig für die Durchbauung der Spongiosa ist eine ausreichende Stabilität. Keinesfalls sollte bei der Spongiosaplastik ein Hautverschluß erzwungen werden. Unter einem gut feucht gehaltenen Verband kann die Spongiosa teilweise offen belassen werden und führt zu einer guten Granulation.

### 10.5.4 Fibula-pro-Tibia-Transfer

Die Interposition eines freien oder auch vaskulär gestielten Fibulaspanes bedeutet nicht nur einen hohen operativen Aufwand, sondern führt in der Regel auch nicht zu einer ausreichenden Belastbarkeit der Extremität. Sie stellt heute ein Ausnahmeverfahren dar.

## 10.6 Tibiapseudarthrose
(Abb.10-305)

Eine Pseudarthrose liegt vor, wenn eine Frakturheilung nach sechs Monaten nicht eingetreten ist. Eine voll ausgebildete Pseudarthrose zeigt ein falsches Gelenk mit einer eigenen gelenkartigen Kapsel, unter Umständen mit einer Gelenkflüssigkeit. Die Pseudarthrose erfordert immer eine operative Intervention und heilt unter konservativen Maßnahmen nicht aus.

Grundsätzlich lassen sich zwei Pseudarthroseformen unterscheiden:
– Die hypertrophe, reaktive hypervaskuläre Form. Im Röntgenbild ist das Ende des proximalen Fragmentes elefantenfußartig aufgetrieben, während das distale Fragmentende eine oft konkave Gegenfläche bildet. Wegen der hohen re-

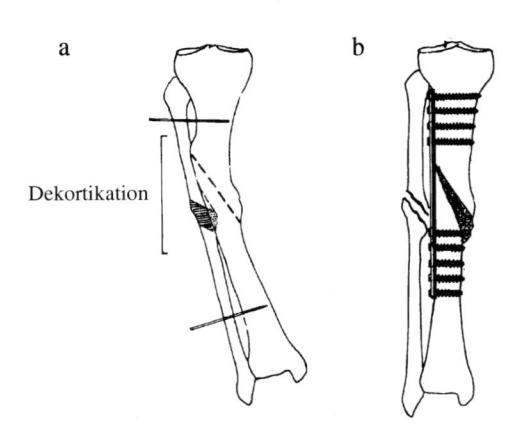

*Abbildung 10-304:* a. In Varusknickung verheilter Tibiaschaftbruch, Grenze proximales-mittleres Drittel. Kirschner-Richtungsdrähte, Dekortikation, schräge Osteotomie durch Kallus, 2 cm-Kontinuitätsresektion aus Fibula, wenn gleichzeitig Rotationsfehler. Aufrichten der Tibiaachse und Stabilisierung mit langer, schmaler Zuggurtungsplatte lateral, wenn Bruch im proximalen Drittel des Tibiaschaftes, Spongiosa-Kortikalis-Transplantation im Osteotomiespalt.

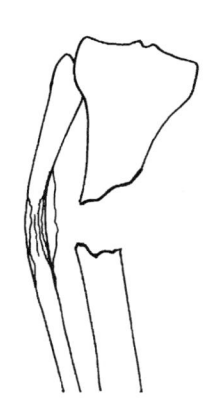

*Abbildung 10-305:* Tibia-Pseudarthrose: Infekt, Defekt, Instabilität, Verkürzung, Varusdeformität.

perativen Potenz heilt diese Form der Pseudarthrose, wenn sie entsprechend stabilisiert und komprimiert wird, rascher als eine frische Fraktur an gleicher Stelle.
- Die atrophe hypovaskuläre Form mit stumpfen oder spitzen, reaktionslosen Fragmentenden. Weil diese wenig vakularisiert sind, muß zusätzlich zu der Stabilisierung stets eine Dekortikation und Spongiosatransplantation, oft sogar eine Segmentresektion vorgenommen werden.

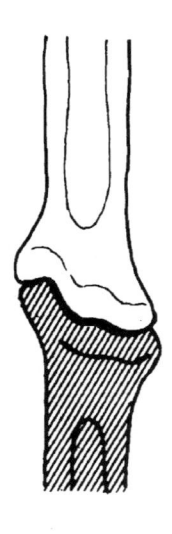

*Abbildung 10-306:* Hypertrophische Pseudarthrose: «Elefantenfußform» des proximalen Fragmentendes, «Becherform» des distalen Fragmentendes (A.O.).

### 10.6.1 Hypertrophe Pseudarthrose
(Abb. 10-306)

*Marknagelung*
Nach Eröffnung der Markhöhle oberhalb der Tuberositas tibiae wird die Pseudarthrose mit dem Handbohrer perforiert und der Markraum aufgebohrt (in der Regel 14 mm), damit sich der Marknagel überall fest in der Markhöhle verklemmt (Abb. 10-307).

Kann wegen einer stärkeren Sklerosierung die Pseudarthroseregion nicht mit dem Handbohrer perforiert werden, wird die Pseudarthroseregion mit einem kurzen Längsschnitt freigelegt und die Markhöhle mit einem Meißel eröffnet. Auch hier hat vorher eine gute Dekortikation zu erfolgen.

War die Ursache für eine Pseudarthrose eine instabile primäre Marknagelosteosyntese so muß dieser Marknagel durch einen stark aufgebohrten, gut verklemmten Marknagel ersetzt werden.

*Pseudarthrose mit Fehlstellungen*
*(Abb. 10-308)*
Bei einem Rotationsfehler über 20° wird zusätzlich eine schräge Fibulaosteotomie distal der Pseudarthrose vorgenommen und anschließend, nach Stellungskorrektur, die Marknagelosteosynthese vorgenommen.

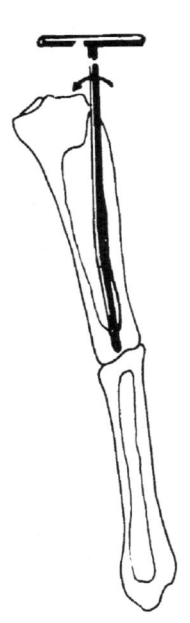

*Abbildung 10-307:* Hypertrophische Tibiaschaftpseudarthrose ohne wesentliche Fehlstellung: Aufbohren der abgedeckelten Pseudarthrose mit dem 6 mm dicken Hand-Markraumbohrer, Aufbohren der Markhöhle auf mindestens 14 mm, Marknagel (A.O.)

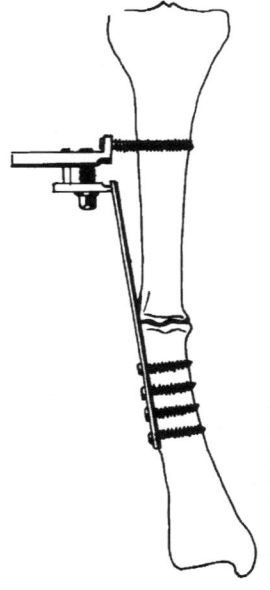

*Abbildung 10-308:* Hypertrophische Pseudarthrose mit starker *Varus*fehlstellung: Zuggurtungsplatte an der konvexen Seite, das heißt lateral, nach Beseitigung der Winkelstellung (A.O.).

Auch bei einer hypertrophen Pseudarthrose mit erheblicher Varus- oder Valgusfehlstellung ist eine Marknagelung möglich, wenn schon zum Zeitpunkt des Aufbohrens die Reposition und Korrektur der Fehlstellung mit einem Fixateurdistraktor vorgenommen wurde.

Die Zuggurtungsplatte ist vorzuziehen. Die Platte wird stets an der konvexen, das heißt bei Varusfehlstellung der lateralen Seite, dem Bereich der größten Zugspannung angelegt. Der distale Teil der Platte wird zunächst am distalen Fragment mit einer durchgehenden Kortikalisschraube sicher fixiert, anschließend im proximalen Fragment der Plattenspanner eingesetzt und gespannt und dann das proximale Fragment mit einer Kortikalisschraube an die Platte herangezogen, wobei eine zunehmende Kompression von lateral nach medial eintritt. Der Spalt wird rasch überbrückt, und eine Spongiosatransplantation erübrigt sich. Eine Fibulaosteotomie ist bei einer Varusstellung von unter 20° nicht notwendig. Liegt eine Valgusfehlstellung vor, so legen wir die Platte medio-dorsal an.

*Hypertrophe Pseudarthrose im Tibiakopfbereich*

In diesem Fall benutzen wir eine lateral anmodellierte Unterschenkel-DCP-Platte sowie medialseitig eine 2- oder 3-Loch-Kleinfragment-DCP-Platte.

*Hypertrophe Pseudarthrose im distalen Tibiabereich*

Hier empfiehlt sich eine medialseitig angelegte Unterschenkel-LC-DC-Platte. Wichig ist hier eine interfragmentäre Kompressionsschraube.

### 10.6.2 Atrophe Pseudarthrose (Abb. 10-309)

Die stumpfe atrophe Pseudarthrose ist gekennzeichnet durch eine mehr oder weniger ausgeprägte Sklerosierung der Fragmentenden. Wegen der hier regelmäßig erforderlichen ausgiebigen Dekortikation ist die Zuggurtungsplatte mit einer Unterschenkel-LC-DC-Platte angezeigt (Abb. 10-310). Dabei sollte mit dem Lexermeißel die Kortikalis in etwa 1–2 mm Dicke so vom Knochen abgemeißelt werden, daß diese Kortikalisteile mit dem gut durchbluteten Periost und dem umgeben-

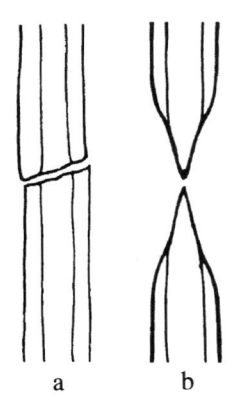

*Abbildung 10-309:* Die atrophische Pseudarthrose: a. stumpfe, b. spitze Form.

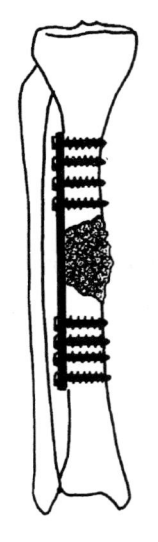

*Abbildung 10-310:* Atrophische Pseudarthrose, schmaler Defekt, Fibula erhalten: Stabilisierung mit schmaler lateraler 18-Loch-Platte, Dekortikation, Spongiosatransplantation (A.O.).

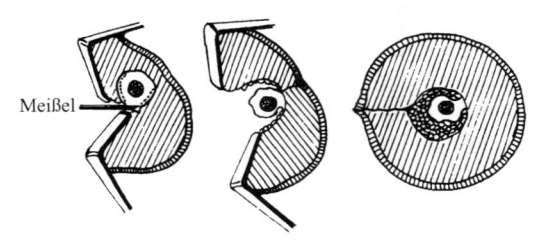

*Abbildung 10-311:* Behandlungsprinzip der atrophischen Pseudarthrose: Dekortikation des Pseudarthrosegebietes und der Umgebung um den halben Knochenumfang mit einem Sprengmeißel unter Bildung eines Knochen-Weichteil-Mantels. Besteht ein Defekt, so wird die Tasche bei früher nicht infizierter Pseudarthrose mit autologen Spongiosa-Kortikalis-Spänchen, bei vorgängiger Infektion ausschließlich mit Spongiosamasse ausgefüllt.

den Weichteilmantel in Zusammenhang bleiben. Die Dekortikation wird auf einer Strecke von 8–10 cm Länge um die halbe Zirkumferenz durchgeführt. Zusätzlich wird eine Spongiosaplastik vorgenommen. Die Nachbehandlung besteht in einer Abrollbelastung von 20 kg für acht bis zehn Wochen, dann in einer langsamen Belastungssteigerung mit Vollbelastung ab dem 3. Monat.

Liegt eine spitze Defektpseudarthrose mit nur kleiner Defektstrecke vor und läßt sich eine stabile Plattenosteosynthese vornehmen, so kann mittels Dekortikation und Spongiosaplastik eine ausreichende Stabilität erzielt werden (Abb. 10-311). In der Regel soll jedoch bei einer spitzen atrophen Pseudarthrose eine komplette Resektion der Spitzen vorgenommen und anschließend die Transportkortikotomie vorgenommen werden.

## 10.7 Tibiaosteitis

Die Inzidenz einer Osteitis des Unterschenkels, insbesondere beim offenen Bruch, ist bei Beachten der oben genannten Therapierichtlinien in den letzten Jahren deutlich gesunken (2%–3%). Wir unterscheiden einen Früh- (innerhalb der ersten 3 Monate) und einen Spätinfekt.

Die Zeichen eines Frühinfektes sind:
- klinisch: Schwellung, Rötung, putride Sekretion, Temperaturerhöhung
- Labor: Leukozytose, BSG-Erhöhung, CRP-Erhöhung.

Diese Kriterien werden beim Spätinfekt ergänzt durch:
- klinisch: Fistelbildung, Weichteilnekrose
- Labor: Veränderungen immunologischer Parameter
- radiologisch: Periostauflockerung, Osteolysen, Sklerosierung, Sequesterbildung.

### 10.7.1 Therapeutisches Vorgehen bei der frischen Infektion

Die frische Infektion ist in der Regel ein Weichteilproblem. Erste Maßnahme ist die Entlastung des Wundgebietes, das Débridement des infizierten Areales und die Entnahme eines Wundabstriches. Vorhandene Narben werden exzidiert, ebenso in der Tiefe liegende Wundnekrosen. Es erfolgt die mechanische Reinigung des Wundgebietes mit einer pulsierenden Spülung (Jet-Lavage). Avitale Knochenanteile, die keinen periostalen oder Weichteilverbund haben, müssen entfernt werden.

Zweite Maßnahme ist die Überprüfung der Stabilität. Die sichere Stabilisierung der Fraktur ist eine wichtige Voraussetzung zur Infektsanierung, zur raschen Abheilung der Fraktur und einer soliden knöchernen Vereinigung der Fragmente. Das weitere Vorgehen hängt von der Primärosteosynthese ab.
- Fixateur externe: Liegen die Schanz-Schrauben im nicht entzündeten Weichteilgewebe, können sie belassen werden. Möglicherweise muß ein unilateraler Fixateur zu einem V-Fixateur ergänzt werden.
- Plattenosteosynthese: Wurde die primäre Osteosynthese mit Titanimplantaten vorgenommen und läßt sich nach der Revision die Platte mit durchbluteten Weichteilen decken, kann diese Osteosynthese bei Stabilität belassen werden. Liegt eine Standardlegierung vor, sollte das Implantat gegen ein Titanimplantat oder gegen einen Fixateur externe ausgewechselt werden.
- Marknagel: Ein ungebohrter Titanmarknagel kann belassen werden, wenn der Infekt nicht bis in die Markhöhle hineinreicht. Ist dies der Fall oder liegt ein Nagel mit Standardlegierung im Knochenkanal, so entfernen wir den Marknagel und legen einen Fixateur externe an.

Bis zur Keim- und Resistenzbestimmung wird ein Antibiotikum verabreicht, das ein möglichst breites Spektrum aufweist. Nach Resistenzbestimmung wird ein entsprechend sensibles Antibiotikum angesetzt. Das Antibiotikum sollte für mindestens sieben bis zehn Tage verabreicht werden.

Als vierte Maßnahme führen wir eine lokale Wundbehandlung durch mit flüssigkeitsgetränkten Kompressen. Entsprechend des Keimes ist oft auch eine lokale Wundbehandlung mit einem wirksamen Antibiotikum hilfreich.

Es erfolgt die regelmäßige Lavage des Wundbereiches alle 2 Tage, bis kein Keimnachweis mehr vorhanden ist.

In seltenen Fällen gelingt die Deckung des vorhandenen Defektes in Abhängigkeit von seiner Größe und Tiefe durch Granulation. In der Regel muß jedoch eine plastische Maßnahme ergriffen werden durch lokale oder gestielte Muskellappen

(M. gastrocnemius, M. soleus), durch einen fasziokutanen Lappen oder durch einen freien Muskelhautlappen (M.-latissimus-dorsi-Transfer).

### 10.7.2 Therapeutisches Vorgehen bei der chronischen Infektion

Im Gegensatz zum Frühinfekt ist die chronische Entzündung nicht nur auf die Weichteile beschränkt, sondern hat auch den Knochen mit erfaßt. Wichtig zur endgültigen Sanierung des Defektes ist das radikale Débridement mit großzügiger Entfernung von Infektionsherden in Weichteilen und Knochen.

Präoperativ empfiehlt sich zur Bestimmung der Infektausdehnung in den Weichteilen eine Fisteldarstellung und zur Abschätzung der Vitalität des Knochens ein Knochenszintigramm. Ebenfalls präoperativ wird entsprechend des vorliegenden Antibiogramms ein Antibiotikum gegeben. Zur Herdsanierung erfolgt die Exzision der Fistel und avitaler Narben sowie das Ausräumen des toten Knochens mit Hammer, Meißel und scharfem Löffel. Die Wiederherstellung von Knochendefekten ist durch die Transportkortikotomie nach Ilizarov kein Problem, so daß jeder avital erscheinende Knochen reseziert werden kann. Meist empfiehlt sich eine en-bloc-Resektion. In den dann bestehenden Defekt wird, wenn möglich von proximal, ein Knochensegment transportiert. In Abhängigkeit von der Wundinfektsituation kann schon im ersten Operationsschritt der Segmenttransport vorbereitet werden, sonst nach Durchführen weiterer Revisionen nach 10–14 Tagen.

### 10.8 Der isolierte Wadenbeinschaftbruch

Weil das Wadenbein keine überwiegende Tragfunktion besitzt, kann bei einem direkten Trauma im Bereich der Fibula auf eine Ruhigstellung verzichtet werden. Es wird eine konservativ funktionelle Behandlung mit schmerzorientierter Belastung durchgeführt.

Der Bruch am unteren Wadenbeinende gehört zum Knöchelbruch. Hier liegen grundsätzlich andere Verhältnisse vor. Gleiches gilt auch für die Maisonneuve-Fraktur, bei der neben der Fraktur ein Riß der Syndesmose und damit eine Instabilität des oberen Sprunggelenkes vorliegt.

### 10.9 Intraartikuläre Brüche des distalen Tibiaendes (Pilon tibial)

Die Frakturen des distalen Tibiaendes werden durch eine erhebliche Gewaltanwendung verursacht und sind entweder Stauchungs- oder Scherbrüche.

Im oberen Sprunggelenk führen bereits leichte Kongruenzstörungen oder kleine Stufenbildungen im Gelenkprofil, aber auch Fehlbelastungen infolge Achsabweichungen zu einer Arthrose. Die ausschließlich konservative Reposition und Ruhigstellung im Gipsverband ergibt häufig keine befriedigenden Resultate, weil es oft zu sekundären Varus- oder Valgusabweichungen kommt.

Die Kalkaneus-Dauerzugbehandlung für drei bis vier Wochen und die anschließende Ruhigstellung im Gipsverband für weitere sechs Wochen führt nur teilweise zu befriedigenden Ergebnissen.

Während eine genaue Reposition unmittelbar nach dem Unfall auch indirekt möglich ist, kann ein durch Stauchung verursachter Spongiosadefekt nur durch operativen Weg aufgefüllt werden. Damit die geschädigte Knorpelschicht des Gelenkes sich möglichst optimal erholen kann, muß das Sprunggelenk so früh wie möglich aktiv bewegt, nicht aber belastet werden. Eine sichere knöcherne Konsolidation, die eine volle Belastung er-

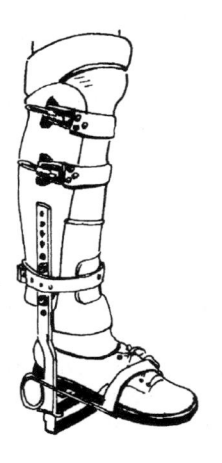

*Abbildung 10-312:*
Gehapparat nach Allgöwer. Direkte Belastung des Fußes frühestens drei Monate nach der Osteosynthese. Bis zu diesem Zeitpunkt Gehapparat.

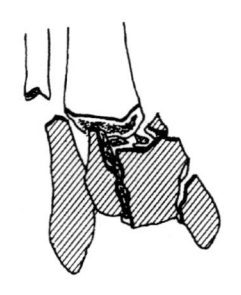

*Abbildung 10-313:* Pilon-Bruch mit Querbruch der Fibula.

laubt, ist frühestens drei Monate nach der Operation zu erwarten. Bei Patienten, die eine derartig lange Entlastungsphase nicht einhalten können, kann diese durch das Tragen eines Gehapparates (Allgöwer), mit Abstützung vorwiegend im Bereich des Tibiakopfes und der Patella, überbrückt werden (Abb. 10-312).

Mitverletzungen des Talus oder Kalkaneus sind selten. Meist handelt es sich hier um sogenannte flake fractures (= Verletzungen der Knorpeloberfläche) des Talus.

Da distale Tibiafrakturen häufig aufgrund einer direkten Gewalteinwirkung entstehen, sind begleitende Weichteilschäden die Regel. Diese müssen in die Beurteilung der Verletzungsschwere mit einfließen. Radiologisch werden das distale Tibiaende (Pilon), die tibiale Gelenkfläche und schließlich die Fibula beurteilt (Abb. 10-313).

### 10.9.1 Primäres Vorgehen

Das Vorgehen hängt wesentlich mit ab von den Begleitverletzungen des Patienten sowie der Weichteilsituation. Es empfiehlt sich in der Regel jedoch nicht, eine Pilonfraktur unmittelbar nach dem Unfall durch eine offene Osteosynthese anzugehen, da die begleitende Weichteilsituation dies meist nicht erlaubt. Anzustreben ist die primäre indirekte Reposition durch Fixateur externe Montage unter Ausnutzung der Ligamentotaxis.

In Allgemein- oder Regionalanästhesie wird möglichst innerhalb der ersten Stunden eine geschlossene Reposition vorgenommen. Dazu wird ein Steinmannnagel in den Kalkaneus eingebracht. Bei Zug am Steinmann-Nagel kommt es durch die Ligamentotaxis unmittelbar postoperativ meist zu einer sehr guten Rekonstruktion der Gelenkflächen und zum Ausgleich der Achsfehlstellung. Der Fixateur wird durch Transfixation des oberen Sprunggelenkes mit zwei Schanz-Schrauben im Bereich der Tibia sowie des Fußes durch Einbringen von Schanz-Schrauben im 1. und 4./5. MFK komplettiert. Bei Vorliegen eines größeren distalen Tibiafragmentes können zur zusätzlichen Stabilisierung zwei gekreuzte Kirschnerdrähte eingebracht werden.

Eine temporäre Verkürzung kann belassen werden, da sie zur Entspannung der Weichteile hilfreich ist. Die Korrektur wird in der Sekundärphase vorgenommen.

Besteht aufgrund einer hochgradigen Schwellung, glasiger Abhebungen oder druckbedingter örtlicher Schädigungen der Haut der Verdacht auf ein Kompartmentsyndrom, so ist eine Faszienspaltung insbesondere der tiefen Beugerloge vorzunehmen. Dabei wird ein mindestens 20 cm langer Hautschnitt sowohl lateral als auch medial der dorsalen Kante der Tibia medialseitig vorgenommen und bis unterhalb des Innenknöchels verlängert. Sowohl das oberflächliche Beugekompartiment als auch insbesondere das tiefe Beugekompartiment müssen gespalten werden, letztere bis in die Innenknöchelregion. Die offene Wunde wird mit einem feuchten Verband bedeckt.

Ist eine allgemeine Regionalnarkose nicht möglich, so wird eine Kalkaneus-Steinmann-Extension angelegt, eine manuelle Reposition vorgenommen und die Extension mit 3 kg belastet. Das Bein wird in einem gespaltenen Oberschenkelgips ruhiggestellt, auf einer Braunschen Schiene gelagert und das Bettende um 20 cm erhöht.

### 10.9.2 Sekundäres Vorgehen

Die alleinige Behandlung mit dem Fixateur ist nur bei primär idealer Reposition mit Gelenkkongruenz, Achskorrektheit und nur minimalen Spongiosadefekt möglich. Der Fixateur wird dann für drei Monate belassen. Danach kann innerhalb von vier Wochen auf Vollbelastung gesteigert werden. Bei jungen zuverlässigen Patienten kann der Fixateur auch nach sechs bis acht Wochen gegen einen Unterschenkelgehgipsverband für weitere sechs Wochen ausgewechselt werden. Im Unterschenkelgehgips ist die volle Belastung möglich. Nachteil dieser Behandlung ist auch die lange Immobilisationszeit des Gelenkes mit den dadurch hervorgerufenen Beeinträchtigungen des Gelenkknorpels.

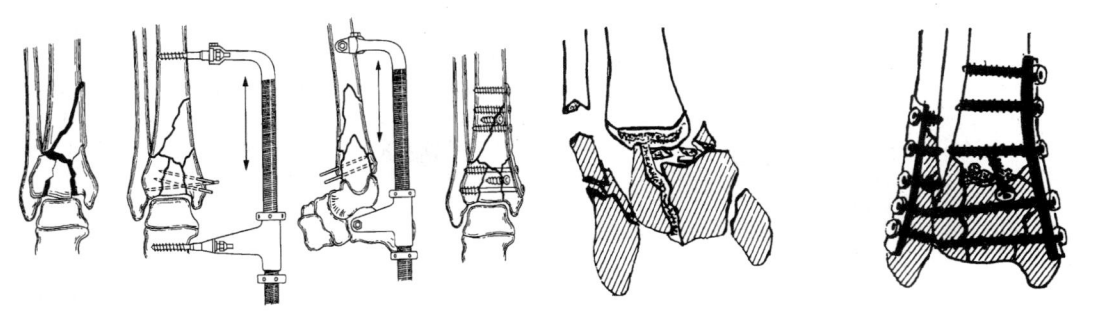

*Abbildung 10-314:* Operative Versorgung einer Pilon-tibiale-Fraktur.

*Abbildung 10-315:* Pilon-Fraktur mit Mehrfachbruch der Fibula. Aufbau von der Tibia her.

Bei einer Stauchungsfraktur der distalen Tibia mit Impression und Stufenbildung der Gelenkfläche ist der Verfahrenswechsel angezeigt (Abb. 10-314). Durch einen anteromedial gelegenen Hautschnitt über der distalen Tibia, bogenförmig über den Innenknöchel laufend, wird die Tibialis-anterior-Sehne sowie anschließend die Gelenkfläche dargestellt. Die Gelenkfragmente werden durch Aufstößeln von proximal durch ein Knochenfenster mit einem kleinen stumpfen Rasparatorium oder einem kleinen Stößel reponiert. Die Talusoberfläche kann dabei als Konturwiderlager dienen. Nach einer temporären Fixation mit Kirschnerdrähten und radiologischer Kontrolle wird bei korrekter Gelenkstellung die Osteosynthese durch Kleinfragmentschrauben isoliert oder über eine Abstützplatte mit normalen Kortikalis- oder Pfahlschrauben fixiert. In den entstandenen Knochendefekt der distalen Tibia wird aus dem Beckenkamm entnommene Spongiosa eingebracht. Ist ein spannungsfreier Wundverschluß nicht möglich, so wird der Knochen mit Weichteilgewebe bedeckt und ein feuchter Kompressenverband sowie, bei guter Wundgranulation, eine spätere sekundäre Meshgraft-Plastik vorgenommen. Wichtig ist, daß beim operativen Zugang das Paratendineum des Musculus tibialis anterior nicht beschädigt wird. Postoperativ wird das Bein ein bis zwei Tage im gespaltenen Unterschenkelgips (Spitzfußprophylaxe) ruhiggestellt. Am 1. Tag wird mit Bewegungsübungen aus dem Gipsverband heraus, Mobilisation mit zwei Gehstützen und einer Abrollbelastung von 10–15 kg für zehn bis zwölf Wochen begonnen, danach kann die Belastung gesteigert werden.

Bei einer Stauchungsfraktur mit begleitender Fibulafraktur wird die Wadenbeinfraktur durch eine Kleinfragment-DCP- oder Drittelrohrplatte stabilisiert. Wird dadurch eine korrekte Wiederherstellung der ursprünglichen Länge erzielt, so liegt in der Regel im Bereich der distalen Tibiafraktur medialseitig ein Defekt vor. Dieser muß durch eine medialseitig eingebrachte Platte als zweiten Pfeiler abgestützt werden (häufig in Kombination auch mit einer medialen Spongiosaplastik) (Abb. 10-315). Geschieht dies nicht, so kommt es trotz Ruhigstellung im Gipsverband oder Fixateur externe zu einer zunehmenden Varusfehlstellung. Ist die tibiofibulare Bandverbindung intakt, die Gelenkfläche rekonstruiert und die Achsausrichtung korrekt, so kann die Fraktur unter Verkürzung im Fixateur ausbehandelt werden. Dabei darf die Verkürzung jedoch nicht mehr als 1 cm betragen. Darüber hinaus gehende Verkürzungen sollten durch eine gleichzeitige Verlängerungsoperation mittels Distraktionskortikotomie ausgeglichen werden.

Bei gleichzeitiger Verletzung der Knöchelgabel muß diese rekonstruiert werden. Dies geschieht bei einer Syndesmosensprengung durch Implantation einer Stellschraube (3,5 mm Gleitloch durch die Fibula, 2,5 mm Bohrloch durch die laterale Tibiakortikalis, Implantation einer 2,5 mm Kortikalisschraube). Ein knöcherner Ausriß des Tubercule de Chaput muß durch eine Schraube refixiert werden. Bei dieser Verletzungskombination empfiehlt sich bei gleichzeitig vorliegender Fibulafraktur die osteosynthetische Versorgung der Fibula (lateraler Pfeiler) und der Tibia (medialer Pfeiler).

Bei gleichzeitigen Mehrfragmentfrakturen von Tibia und Talus ist eine anatomische Wiederherstellung des oberen Sprunggelenkes nicht möglich. Das Gelenk wird weitgehend belastungsunfähig und schmerzhaft bleiben. Hier ist die primäre Arthrodese vorzuziehen. Nach Entknorpelung der distalen Tibia und des Talus wird mit drei Schrauben, die von der Tibia in den distalen Talus hineingehen, die Verblockung vorgenommen und durch eine Transfixation des Fußes mit dem Fixateur gesichert. Häufig ist aufgrund des Defektes eine Verkürzung um zwei und mehr Zentimeter erforderlich, so daß auch hier der primäre Längenausgleich durch eine simultan durchgeführte Distraktionskortikotomie im proximalen Unterschenkelbereich ausgeglichen wird.

Als Komplikationen einer Pilon-tibial-Fraktur können auftreten:
- Infekt
- Bewegungsbeeinträchtigung und Belastungsschmerzen trotz optimaler Gelenkwiederherstellung
- Arthrose des oberen Sprunggelenkes, die zu einer späteren Arthrodese führen kann

## 10.10 Kindliche Tibiafrakturen

Der geschlossene Unterschenkelbruch ohne Kompartmentsyndrom wird beim Kind konservativ mit einem Oberschenkelgips für vier bis sechs Wochen behandelt.

Liegt eine offene Verletzung vor, so wird in Abhängigkeit vom Alter des Kindes ein normaler Fixateur oder ein Minifixateur unilateral angelegt. Eine primäre Verkürzung führt zur Entspannung der Weichteile und wird durch das spätere Mehrwachstum ausgeglichen. Der Fixateur kann ebenfalls in der Regel nach sechs Wochen entfernt werden. Für die Behandlung der offenen Wunden gelten die gleichen Kriterien wie bei einem Erwachsenen. Es entfällt jedoch bei Kindern unter 12–14 Jahren die Thromboseprophylaxe.

Frakturen der distalen Tibia (ohne Wachstumsfugenbeteiligung) neigen aufgrund der Muskel- und Sehnenansätze zu einer Varusfehlstellung. In Allgemeinnarkose sollte die Fraktur reponiert und durch zwei gekreuzte Kirschnerdrähte gesichert werden. Anschließend wird für vier bis sechs Wochen ein Oberschenkelgipsverband angelegt.

# 11. Sprunggelenk

C. Josten und G. Muhr

## 11.1 Knöchelbrüche beim Erwachsenen

Malleolarfrakturen sind die häufigsten Frakturen der unteren Extremität. Die bekanntesten Klassifikationen sind einerseits die patho-physiologisch ausgerichtete von Lauge-Hansen und die mehr deskriptiv orientierte Klassifikation nach Danis-Weber. Die Therapie hängt jedoch mehr von der aktuellen Anatomie der knöchernen und ligamentären Verletzungen (Abb. 10-316, 10-317) ab als von der entsprechenden Klassifikationen.

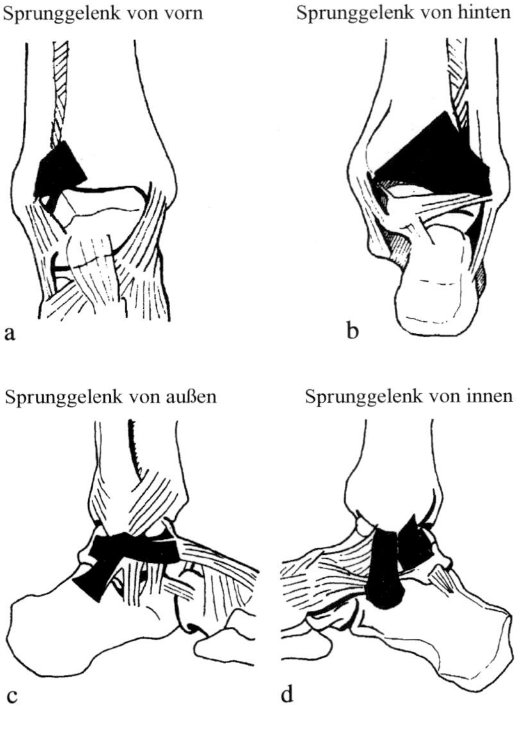

### 11.1.1 Diagnostik und Einteilung

Häufig weist die Klinik mit Schwellung, Fehlstellung und aufgehobener Beweglichkeit auf die Diagnose einer Sprunggelenksverletzung hin (insbesondere wenn sie instabil ist). Ausgeschlossen werden müssen Mitverletzungen des distalen Unterschenkels sowie des unteren Sprunggelenkes und der Fußwurzel.

Für die radiologische Diagnostik wichtig ist die korrekte Einsehbarkeit von Innen- und Außengelenkspalt sowie der Gelenkfläche zwischen Tibia und Talus. Hierfür muß der Fuß um 20° nach innen gedreht werden, damit die Achse der Malleolengabel in der AP-Aufnahme parallel zur Röntgenplatte liegt. Gehaltene Aufnahmen geben mit Ausnahme von Epiphysenverletzungen bei Kindern keine therapeutisch entscheidenden Aussagen.

*Abbildung 10-316:* Bandverhältnisse am Sprunggelenk. a. Ventrales Syndesmoseband (Lig. tibio-fibulare ant., von der Fibula zum Tubercule de Chaput). b. Dorsales Syndesmoseband (Lig. tibio-fibulare posterius). Die beiden Syndesmosebänder und die Membrana interossea sichern die straff-elastische tibio-fibulare Syndesmose. c. Äußeres Seitenband. Ligg. fibulo-talare anterius, fibulo-calcaneare, fibulo-talare posterius. d. Inneres Seitenband, Lig. deltoideum: Ligg. tibio-talare anterius, tibio-calcaneare, tibio-talare posterius. Die beiden dreizipfligen Seitenbänder sichern die sagittale Führung der Talusrolle.

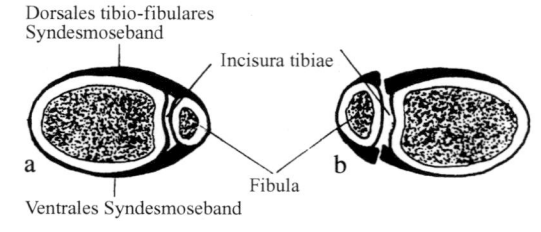

*Abbildung 10-317:* Die tibio-fibulare Syndesmose im Querschnitt. a. Fibula von normaler Form und Länge: Sie paßt genau in die Incisura tibiae. b. Fibula weder form- noch längengerecht: Sie paßt nicht in die Incisura tibiae. Folge: ungenügender Schluß der Malleolengabel: Spätere Arthrose wahrscheinlich.

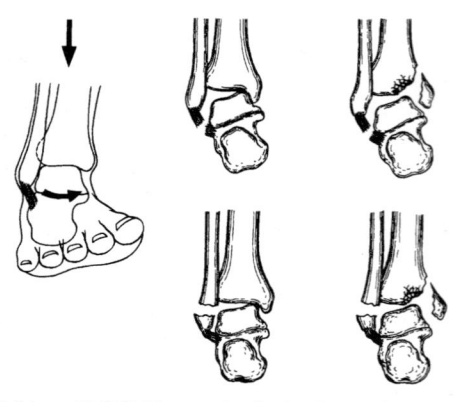

*Abbildung 10-318:* Formen der Supinationsverletzung.

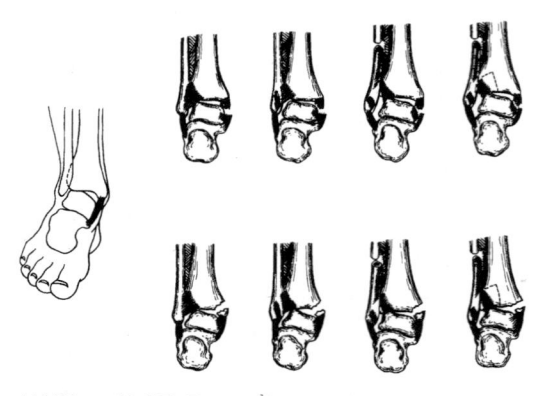

*Abbildung 10-319:* Formen der Pronationsverletzung.

## Verletzungsmechanismen
(Abb. 10-318, 10-319)

Supination-Adduktion: Durch die zunehmende Supination kommt es entweder zu einem Riß des lateralen Fibula talaren Kapselbandapparates oder zu einem distalen Ausriß der Fibula unterhalb der Syndesmose. Bei weiterer Supination kommt es zu einem Absprengen des Innenknöchels mit Impression der distalen medialen Tibiagelenkfläche.

Supination-Außenrotation: Diese relativ häufige Verletzung führt zuerst zu einem Riß der vorderen Syndesmose. Im weiteren Verlauf tritt eine leicht spiralförmige Fibulafraktur auf, gelegentlich mit Anriß der hinteren Syndesmose. Im Endstadium kommt es zu einem Riß des Innenbandes oder einem Abriß des Innenknöchels.

Pronation-Abduktion: Die Pronations-Abduktionsverletzung führt über eine Verletzung des Innenknöchels (Ligamentum deltoideum) oder in den Knöchelabriß zu einer Ruptur der vorderen und/oder hinteren Syndesmose zu einer distalen Fibulafraktur.

Pronation-Außenrotation: Auch hier sind zuerst das Ligamentum deltoideum oder der Innenknöchel beteiligt. Durch Außenrotationsbewegung kommt es jedoch neben dem Riß der Syndesmose zu einer weiter proximal gelegenen Fibulafraktur mit begleitender Verletzung der Membrana interossea.

## Einteilung nach Danis-Weber

Typ A: Die Fibula ist auf Gelenkhöhe oder weit distal gebrochen, die Syndesmosenbänder, das Ligamentum deltoideum und die Membrana interossea sind intakt (Abb. 10-320a). Ein Abscherungsbruch des inneren Knöchels kann vorkommen, ein dorsales Tibiafragment ist in der Regel nicht beteiligt. In seltenen Fällen kommt es zu einer Impression der medialen Gelenkfläche, die operativ aufgehoben werden muß.

Typ B: Fibuladrehbruch auf Höhe der tibiofibularen Syndesmose (Abb. 10-320b). In der Regel reißt der vordere Teil der tibiofibularen Syndesmose ein. Ein Riß des Ligamentum deltoideum oder ein Ausriß des Innenknöchels ist möglich. Oft ist ein dorsales Tibiafragment (Volkmann-Dreieck) vorhanden.

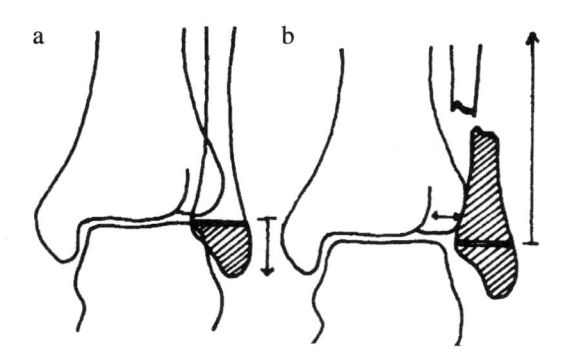

*Abbildung 10-320:* a. Bruch des äußeren Knöchels auf Sprunggelenkhöhe oder tiefer: Syndesmose intakt. b. Supramalleolärer Fibulabruch. Die Syndesmose klafft: Malleolengabel «gesprengt».

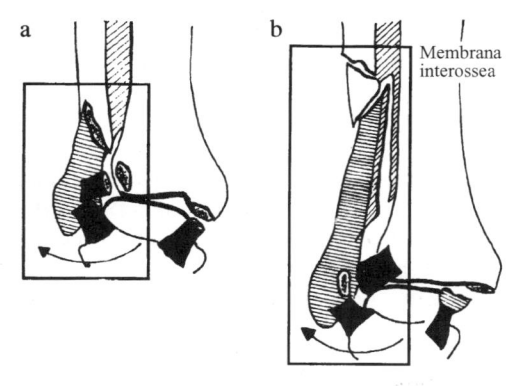

*Abbildung 10-321:* a. Typus C, a. Grundverletzung: Schrägbruch der Fibula über der Syndesmose, Riß des ventralen Syndesmosebandes, oder Ausriß der Insertionsstelle aus der Tibia. b. Typus C, b. Grundverletzung: Fibula im Schaftbereich oder höher gebrochen, Riß beider Syndesmosebänder oder Ausriß der Insertion, Einriß der Membrana interossea.

Typ C: Schrägfraktur des Fibula oberhalb des Sprunggelenkes mit Riß der vorderen Syndesmosenhaftung (Abb. 10-321). Es kommt zu einem Riß des Ligamentum deltoideum oder einem Abriß des Innenknöchels. Entweder ist das hintere Syndesmosenband gerissen oder ein dorsales Tibiafragmentes abgesprengt (Volkmann-Dreieck), das ebenfalls der Fibula lateral anliegt.

### 11.1.2 Therapeutische Grundregeln

Wenn die Fibulafraktur in Höhe des Sprunggelenkes oder darunter liegt, ist die tibiofibulare Syndesmose stets intakt. Verläuft die Fibulafraktur dagegen oberhalb der Sprunggelenkslinie, so ist immer mit einer Verletzung des ventralen und des dorsalen tibiofibularen Syndesmosenbandes zu rechnen.

Liegt eine isolierte Fibulafraktur mit geringer Dislokation (< 1–2 mm in Höhe des Sprunggelenks) vor, so kann eine stabile Situation vorliegen. Dies wird im Bildwandler überprüft unter forcierter Pronation. Kommt es zu keiner weiteren Verschiebung, so kann die Fraktur als stabil angesehen und funktionell behandelt werden: kurzfristige Gipsruhigstellung bis zur Abschwellung, dann Mobilisation und Belastung bis zur Schmerzgrenze in einer Luftkammerschiene (Aircast-Schiene). Eine Röntgenkontrolle erfolgt nach einer und nach vier Wochen.

Liegt eine instabile Situation vor, so ist die operative Reposition und Stabilisation angezeigt. Dies sollte unmittelbar nach dem Unfall angestrebt werden, da eine in der Regel einsetzende starke Schwellung die operative Versorgung dann vor dem 3. bis 4. Tag nicht ermöglicht. Vor jeder operativen Reposition steht jedoch die sofortige geschlossene Reposition einer Luxationsstellung. Keinesfalls sollte eine Luxationsstellung bis zur operativen Versorgung bestehen bleiben. In Kenntnis des Verletzungsmusters läßt sich durch einen kurzen kräftigen manuellen Zug an der Ferse in Innenrotation und Adduktion die Einrichtung vornehmen. Die Reposition wird im Bildwandler kontrolliert und der Fuß eingegipst.

Behandlungziel des operativen Vorgehens ist die anatomisch genaue Wiederherstellung der Malleolengabel sowie der zugehörigen Bänder, damit die Talusrolle konturgerecht und ohne jede Einengung in der Malleolengabel sitzt und sich bewegen kann.

Ein anatomisch einwandfreier Aufbau der Malleolengabel hat zur Voraussetzung, daß die Fibula auf der Höhe der tibiofibularen Syndesmose genau in der Inzisur zu liegen kommt. Dies ist nur möglich, wenn das Wadenbein seine frühere Länge und auch seine ursprüngliche Form erhält. Liegt die Fibula nach Reposition wieder genau in der Inzisur, so erhalten auch die verletzten, für die Stabilität des Sprunggelenkes so wichtigen dorsalen oder ventralen tibiofibularen Syndesmosenbänder wieder ihre normale Länge und heilen stabil aus. Das operative Vorgehen läßt sich auf vier Schritte reduzieren:

1. genaue Reposition in Länge und Rotation der Fibula und Stabilisierung des Malleolus fibularis
2. Versorgung des ventralen verletzten tibiofibularen Syndesmosenbandes
3. Fixation eines Tibiakantenfragmentes (Volkmannsches Dreieck)
4. Versorgung des Innenknöchels mittels Schraubenosteosynthese

Ein Riß des Ligamentum deltoideum muß in der Regel nicht versorgt werden.

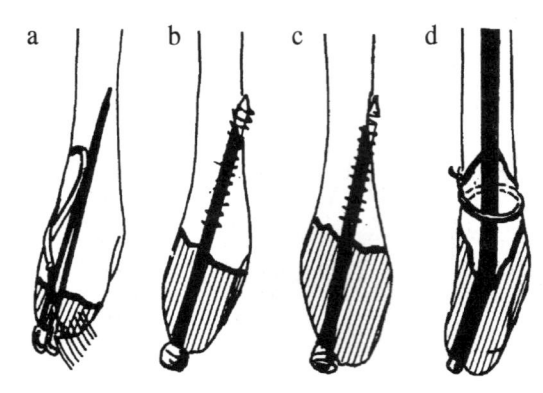

*Abbildung 10-322:* a. Abriß der Fibulaspitze. b. und c. Kurzer tiefer Schrägbruch. d. Distaler kurzer Schrägbruch.

### 11.1.3 Sprunggelenksverletzung Typ Weber A

Ein schalenförmiger Ausriß der Wadenbeinspitze in Kombination mit Abriß des Ligamentum deltoideum kann konservativ behandelt werden mit einer sechswöchigen Ruhigstellung im Gehgips. Um eine Dislokation im Gips zu verhindern, muß dieser gut anmodelliert werden. Keinesfalls darf eine Polsterung im Frakturbereich erfolgen. Lediglich um den Vorfuß sowie um das Fibulaköpfchen wird eine dünne Matte oder Filzkompresse gelegt. Zuvor wurde ein dünner Gaze-Schlauch über das Bein gestülpt. Nach Umwickeln mit einer dünnen Papierbinde wird der Gips angelegt, der direkt nach der Aushärtung aufgeschnitten wird.

Die Operation kann mit oder ohne Oberschenkelblutsperre vorgenommen werden. Ist keine schwierige Rekonstruktion einer tibialen Gelenkfläche erforderlich, so empfiehlt sich sicherlich das Arbeiten ohne Oberschenkelblutsperre.

Der Hautschnitt beginnt proximal an der dorsalen Wadenbeinkante und verläuft parallel zu dieser nach dorsal gerade bis 1,5 cm unterhalb der Fibulaspitze. Der Schnitt kann bis auf das Periost vorgenommen werden. Zu schonen ist der Nervus peroneus superficialis, der ventral über der vorderen Syndesmose verläuft.

Bei einem Abriß der Fibulaspitze oder einem kurzen Schrägbruch (Abb. 10-322) wird eine einzelne Spongiosaschraube implantiert, die von dorsal distal nach schräg oben proximal ventral verläuft und die Gegenkortikalis perforieren sollte. Möglich ist auch hier die K-Draht-Osteosynthese mit einer Cerclage.

Instabile Schräg-, Quer- und Drehbrüche kurz unterhalb der Syndesmose werden zweckmäßigerweise mit einer leicht angebogenen Drittelrohrplatte und zwei Kortikalisschrauben proximal und distal der Fraktur sowie einer interfragmentären Zugschraube versorgt.

### 11.1.4 Sprunggelenksverletzung Typ Weber B und C

Bei einer Sprengung der tibiofibularen Syndesmose entsteht eine Diastase zwischen Fibula und Talus. Die direkte Verschraubung einer Syndesmosenruptur führte häufig zu einer Einengung des Spaltraumes zwischen Tibia und Fibula, so daß die Malleolengabel zu eng wird und der Talus in seinem Bewegungsspiel stark behindert wird. Dies bedingt Bewegungseinschränkungen und früharthrotische Veränderungen (Abb. 10-323). Vorzuziehen ist die direkte U-förmige Naht einer intraligamentär ausgerissenen Syndesmose.

Häufiger liegt jedoch der Ausriß einer knöchernen Schuppe aus dem Tibiabereich vor (Tubercle de Chaput). Dies sollte nach Säuberung des Knochenbettes reinseriert und mit einer Kleinfragmentschraube fixiert werden (Abb. 10-324). Danach ist in der Regel die Diastase zwischen Fibula und Tibia aufgehoben.

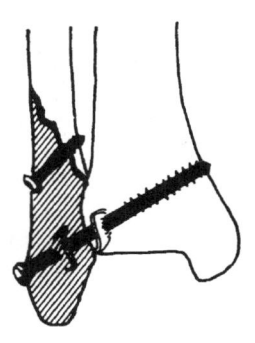

*Abbildung 10-323:* Die Stabilisierung der verletzten tibio-fibularen Syndesmose durch die direkte Verschraubung verursacht eine zusätzliche Schädigung, und nach den Beobachtungen der A.O. kommt es beinahe immer zu einer Arthrose. Wird dieser Ausnahmeweg gewählt, so muß die Schraube nach vier Wochen entfernt werden.

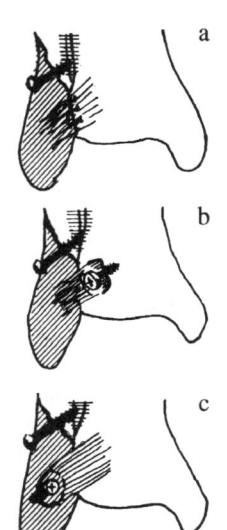

*Abbildung 10-324:* a. Band-Durchriß: Naht. b. Band-Ausriß: Schraube. c. Kleine Spongiosaschraube.

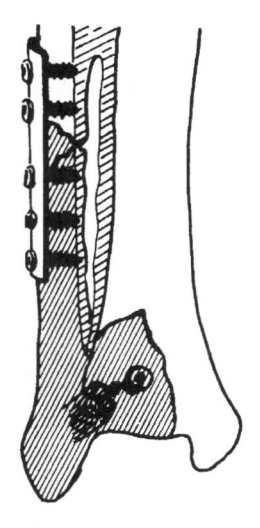

*Abbildung 10-325:* Hoher Fibulamehrfachbruch: Drittelrohrplatte. Ventraler Bandausriß: kleine Spongiosaschraube. Hinteres Kantenfragment: Verschraubung (Typus C nach Weber).

Bei der Sprunggelenksverletzung Typ Weber B und C liegt in der Regel immer eine Mitverletzung der Syndesmose vor in Kombination mit einem meist spiralförmigen Bruch des Wadenbeins. Bei einer sehr langen Spiralfraktur des Wadenbeins kann in seltenen Fällen die alleinige Zugschraubenosteosynthese mit zwei oder drei Kleinfragment-Kortikaliszugschrauben als Stabilisierungsmaßnahme ausreichend sein, in Kombination mit der Versorgung der Syndesmose. Meist jedoch empfiehlt sich eine Neutralisationsplatte mit maximal zwei Schrauben proximal und distal der Fraktur sowie einer Zugschraube (Abb. 10-325).

Insbesondere in Verbindung mit einem hinteren Kantenausriß empfiehlt sich der dorsale Zugang. Der Patient liegt in Seitenlage oder in Bauchlage. Von einem Hautschnitt an der dorsalen Kante der Fibula aus gehen wir zwischen der Peronealmuskulatur und der tiefen Beugermuskulatur ein. Der Frakturverlauf ist bei einem größeren Fragment, das über die Kapsel hinausreicht, gut tastbar und an dem Hämatomaustritt erkennbar. Das Fragment wird mit einem stumpfen Raspatorium angehoben, der Frakturspalt gesäubert, unter Dorsalflexion das Knochenstück angepaßt und temporär mit einem Kirschnerdraht fixiert. Anschließend erfolgt die definitive Fixierung mit zwei 2,5 mm-Kortikalisschrauben oder Spongiosaschrauben.

Liegt ein größeres dorsales und medialliegendes Tibiafragment vor, so erfolgt die Schnittführung hinter dem Innenknöchel. Die Sehnenscheiden des Musculus flexor hallucis und Musculus tibialis posterior werden gespalten und en bloc mit den Gefäßnervenbündeln (Arteria tibialis posterior, Nervus tibialis posterior) nach dorsal gehalten. Unter maximaler Spitzfußstellung entspannen die Weichteile, und das Fragment kann gut eingesehen werden. Meist gelingt eine direkte Verschraubung nicht, so daß indirekt von ventral nach dorsal mit zwei Kleinfragment-Spongiosaschrauben das Fragment adaptiert werden muß. Dazu werden ventral 1 cm oberhalb des Gelenkspaltes zwei Stichinzisionen durchgeführt und von dort die Schraubenbesetzung vorgenommen. Ist das begleitende Tibia-Hinterkantenfragment kleiner als ein Viertel der tibialen Gelenkfläche, so ist es für die Gelenkkongruenz von untergeordneter Bedeutung und bedarf keiner besonderen Fixation, da es durch die Reposition der Fibula sich weitestgehend anlegt.

## 11.1.5 Mediale Knöchelverletzung

Die Versorgung eines inneren Knöchelfragmentes beim Bruch des Malleolus medialis mit oder ohne gleichzeitigem Abbruch eines kleinen hinteren medialen Tibiakantenfragmentes erfolgt durch einen geraden Hautschnitt über der Innenknöchelspitze bei etwa 4–5 cm Länge. Während die Fraktur oft gut erkennbar ist, läßt sich die Innenknöchelspitze aufgrund der einstrahlenden Fasern des Ligamentum detoideum schwerer identifizieren, was für die spätere Plazierung von Schrauben und K-Drähten wichtig ist. Wir können vier Frakturformen unterscheiden:
- Abriß eines kleinen Knochenfragmentes im Verbund mit dem Ligamentum deltoideum: Eine operative Maßnahme ist nur dann erforderlich, wenn nach Stabilisierung des Außenknöchels eine Instabilität vorliegt. Die Versorgung sollte dann mit einer Drahtcerclage erfolgen.
- Querbruch bis auf Gelenkhöhe: Fixation durch zwei Kirschnerspickdrähte sowie einer Drahtzuggurtung oder zwei Kleinfragment-Kortikalisschrauben. Insbesondere bei jungen Patienten sind die Kortikalisschrauben mit durchgehendem Gewinde vorzuziehen, da sie anläßlich der Metallentfernung besser zu entfernen sind. Sie müssen sich ihr Gewinde nicht mehr selbst schneiden. Bei korrekter Reposition entwickelt auch die Kortikalisschraube einen völlig ausreichenden Kompressionsdefekt.
- kurzer Schrägbruch oberhalb des Gelenkes: Hier ist eine exakte Reposition erforderlich, da es sonst zu einer Inkongruenz des Gelenkes kommen kann. Insbesondere muß der Gelenkbogen erkennbar sein, um Stufenbildungen auszuschließen.
- langes Abbruchfragment mit fast senkrecht nach oben verlaufender Bruchfläche: Hier müssen die Schrauben senkrecht zum Frakturverlauf eingebracht werden. Dies erfolgt in horizontaler Richtung. Neben der korrekten Einstellung auch hier im Bereich des Gelenkbogens muß auf häufig begleitende Impressionen der Tibiagelenkfläche geachtet werden.

Auf eine Redondrainage kann in der Regel verzichtet werden. Am 1. postoperativen Tag wird mit Bewegungsübungen aus dem Gips heraus, Aufstehen und Mobilisation mit zwei Gehstützen begonnen.Gelingt die Dorsalflexion des Fußes bis 0°, wird eine Luftkammerschiene angelegt und schmerzorientiert belastet. Der Patient benutzt die Gehstützen, bis er mit der Luftkammerschiene und einem knöchelhohen Turnschuh schmerzfrei gehen kann.

Die Metallentfernung ist frühestens nach drei Monaten möglich.

Patienten mit einer ausgeprägten Osteoporose oder mit einem großen dorsalen Kantenfragment sowie unzuverlässige Patienten erhalten nach Abschwellung und Fädenentfernung einen Unterschenkelgehgipsverband bis zur 6. postoperativen Woche.

## 11.1.6 Maisonneuve-Fraktur

Bei dieser Sonderform kommt es, ausgehend vom Ligamentum deltoideum über die vordere und hintere Syndesmose, zu einem Riß der Membrana interossea (Abb. 10-326). Die Fraktur der Fibula kann jede Höhe des Wadenbeines betreffen, in seltenen Fällen direkt unterhalb des Wadenbeinköpfchens. Aus diesem Grunde ist regelmäßig bei Distorsionsverletzungen des Sprunggelenkes das Wadenbein in seiner ganzen Länge bis zum Kniegelenk abzutasten. Bei Verdacht auf eine derartige Sprunggelenksverletzung sind bei unauffälligen Röntgenaufnahmen des Sprunggelenkes Unterschenkel- und Knieaufnahmen anzufertigen, um eine derartig hohe Fibulafraktur auszuschließen.

Liegt eine Fibulafraktur bis zur Unterschenkelmitte vor, so wird diese Fraktur mit einer Drittelrohrplatte osteosynthetisch versorgt. Unterhalb

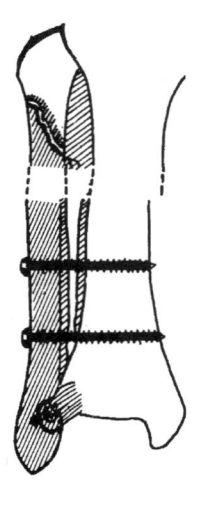

*Abbildung 10-326:* Bruch des kniegelenknahen Fibulaköpfchens: keine Versorgung. Ventrale Bandverletzung: Naht oder kleine Spongiosaschraube. Zerrissene Membrana interossea. 1-2 Stellschrauben (Typus C nach Weber).

der Platte oder bei tiefergelegenen Tibiafrakturen kann auch durch die Platte selbst eine Stellschraube gesetzt werden. Dabei müssen die beiden Fibulakortikalis mit 3,5 mm aufgebohrt werden im Sinne eines Gleitloches. Mindestens eine Tibiakortikalis wird mit 2,5 mm angebohrt. Nach dem Gewindeschneiden mit 3,5 mm wird eine 3,5 mm-Kortikalisschraube eingebracht. Mit der Stellschraube wird dann die Diastase zwischen Tibia und Fibula aufgehoben. Eine zu starke Kompression muß vermieden werden. Durch die Reposition der Fibula wird in der Regel eine korrekte Längenwiederherstellung erzielt und die Fibula exakt in die dazu korrespondierende Inzisur der Tibia eingepaßt.

Liegt die Fibulafraktur sehr weit proximal, so ist die Plattenosteosynthese nicht erforderlich. Hier muß intraoperativ durch Zug an der Fibulaspitze die Länge korrekt wiederhergestellt werden und röntgenologisch kontrolliert werden. In diesem Fall können Aufnahmen der Gegenseite zum Vergleich notwendig werden. Liegt eine korrekte Längenwiederherstellung vor, so werden im unteren Drittel der Fibula zwei Stellschrauben eingebracht. Dabei ist besonders bei einem zierlichen Knochenbau auf die genau mittige Anlage der Schrauben zu achten, da es sonst zu einem Ausriß der Schrauben kommt.

Wir legen einen gespaltenen Unterschenkelgips an und lagern des Beines mit einer Schaumstoffschiene hoch. Am 1. postoperativen Tag wird mit isometrischen Übungen aus dem Gips heraus und Aufstehen mit zwei Gehstützen begonnen. Die Fäden können am 10.–14. Tag entfernt werden, wenn früher, muß die Naht durch Steri-Strips gesichert werden. Danach wird ein Unterschenkelgehgipsverband angelegt, der für sechs Wochen belassen wird. Nach der 6. Woche entfernen wir die Stellschrauben, anschließend kann die Belastung bis zur Vollbelastung gesteigert werden.

### 11.1.7 Offener Knöchelbruch

Es gelten die gleichen Richtlinien wie bei der Versorgung eines jeden offenen Bruches. Die sofortige Aufhebung der Luxationsstellung ist für die Prognose des Gelenkes von entscheidender Bedeutung. Liegen erhebliche Weichteilschädigungen vor, so wird die Reposition und Fixation mit einem Fixateur externe vorgenommen. Größere dorsale Kantenausrisse können als auch knöcherne Syndesmosenausrisse im Bereich der Tibia können, wenn im Rahmen der Weichteilsituation feiliegend, angeschraubt werden (Abb. 10-327). Bei optimaler Gelenkstellung kann in einzelnen Fällen die Ausbehandlung mit dem Fixateur externe erfolgen. Bei den übrigen Patienten ist in der Regel ab der 3. Woche der Verfahrenswechsel auf eine interne Osteosynthese angezeigt, entsprechend den vorangestellten Kriterien.

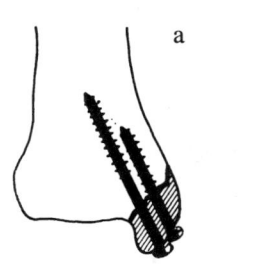

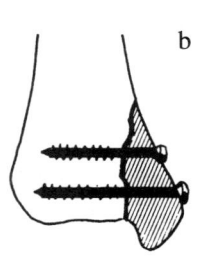

*Abbildung 10-327:* a. Kurzer Abbruch vom Gelenkwinkel proximalwärts: zwei schräg verlaufende Malleolenschrauben. b. Langer Abbruch: Zwei genau senkrecht zur Tibialängsachse verlaufende Malleolenschrauben.

## 11.2 Kindliche Knöchelfrakturen

Die Kapselbandverhältnisse und ihre Stellung zu den Wachstumsfugen an Tibia und Fibula sind für die Verletzungsformen am kindlichen Knöchel von entscheidender Bedeutung. Kapselbandverletzungen sind die Ausnahme, die Regel sind Epiphysenlösungen (Abb. 10-328) und Frakturen. Wir beachten drei Markierungen:
– der tibiotalare Gelenkspalt liegt in Höhe der fibularen Wachstumsfuge
– der Außenknöchel überragt den Innenknöchel um etwa 1 cm
– die tibiale Wachstumsfuge verläuft kuppelförmig

Reine Wachstumsfugenverletzungen des Außenknöchels sind oft schwer erkennbar, da es häufig zu einer spontanen Reposition kommt. Verbleiben Unsicherheiten, muß die Diagnose einer Wachstumsfugenverletzung durch gehaltene Aufnahmen gestellt werden.

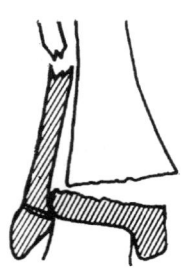

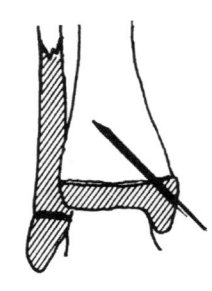

*Abbildung 10-328:* Lösung der ganzen Epiphyse. Wachstumszonen intakt.

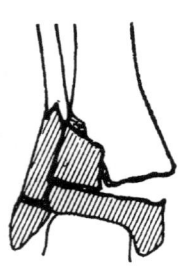

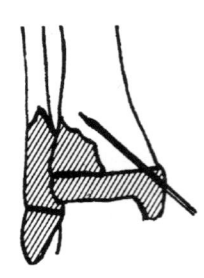

*Abbildung 10-329:* Abbruch der ganzen Epiphyse mit proximalem Tibiafragment. Wachstumszonen intakt.

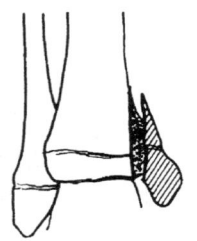

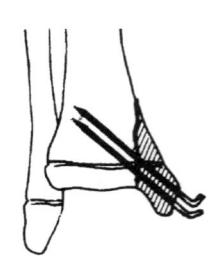

*Abbildung 10-330:* Abbruch des inneren Knöchels. Riß durch alle Wachstumszonen. Gefahr der Wachstumshemmung.

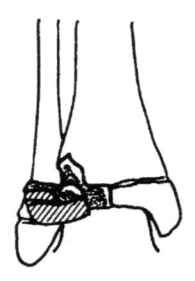

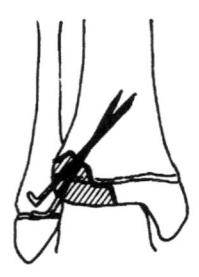

*Abbildung 10-331:* Abbruch des Tubercule de Chaput. Riß durch alle Wachstumszonen der Epiphyse.

Bei Innenknöchelverletzungen muß auf die korrekte Stellung zur Wachstumsfuge geachtet werden. Eine nicht korrekt behobene Fehlstellung führt zu einer Epiphysiodese (Wachstumsfugenverschmelzung).

Häufigste Kombinationsverletzung ist die relativ proximale Fraktur des Wadenbeines, die schräg nach medial zur tibialen Wachstumsfuge verläuft und einer sofortigen Reposition bedarf.

Eine Sonderform stellt die vordere Tibiarandfraktur nach Tillaux dar.

Zur Reposition wird in Allgemeinnarkose zuerst der Unfallmechanismus nachgeahmt, um eventuelle Repositionshindernisse (meistens eingeschlagene Periostanteile) aus dem Frakturspalt zu befreien und dann, entgegen dem Verletzungsmechanismus, die Reposition vorzunehmen. Die exakte Reposition ist radiologisch zu kontrollieren. Wird eine inkorrekte Reposition belassen, kommt es zu einem vorzeitigen Epiphysenverschluß an der Tibia, die meistens in einer Rückfuß-Varussituation endet. Auch eine Diastase von 2 mm kann nicht belassen werden. Demgegenüber ist eine Lateralverschiebung von 2 mm durchaus tolerierbar.

Im Bereich des Innenknöchels wird die Osteosynthese mittels Kleinfragment-Spongiosaschrauben oder mit Kirschnerdrähten der Dicke 1,6 mm oder 1,8 mm durchgeführt. Während bei temporär belassenen Kirschnerdrähten die Kreuzung der Wachstumsfuge zulässig ist, ist dies mit den Schrauben zu vermeiden, da eine Kompression der Wachstumsfuge zu einer Epiphysiodese und damit zu einem Fehlwachstum führt.

*Hohe Fibulafraktur und Tibiawachstumsfugenverletzung (Aitken I und Aitken II, Abb. 10-329)*

Meist genügt die konservative Reposition. Nur bei Repositionshindernissen erfolgt die offene Einstellung der Fraktur und Fixation mit Kirschnerdrähten sowie Ruhigstellung im Unterschenkelgehgipsverband für sechs Wochen.

*Abbruch des Malleolus medialis (Aitken III, Abb. 10-330)*

Hier ist die Epiphysenfuge in der Regel quer durchtrennt, und die Gefahr einer Wachstumsstörung besteht bei nicht korrekter Reposition. Idealerweise wird eine Schraubenosteosynthese durchgeführt, wobei eine Schraube proximal und eine distal parallel zur Wachstumsfuge verläuft. Auch beim Abbruch des Innenknöchels bis zur Wachstumsfuge (Aitken III) ist diese in der Regel breitflächig mitverletzt und bedarf der korrekten Reposition (Abb. 10-331). Über einen 4–5 cm langen geraden Hautschnitt wird die Fraktur dargestellt, wobei insbesondere auf das Periost geachtet werden muß, das häufig in die Wachstumsfuge eingeschlagen ist. Nach Reposition wird das Innenknöchelfragment mit zwei parallelen Spongiosaschrauben oder einer Schraube plus einem Kirschnerdraht, die parallel unterhalb der Wachstumsfuge verlaufen, fixiert. Nach einer Gipsruhigstellung für sechs Wochen werden die Schrauben entfernt.

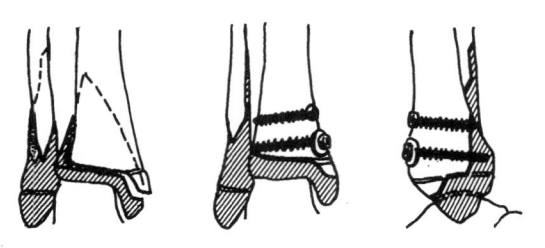

*Abbildung 10-332:* Querbruch der Epiphyse mit Abbruch des inneren Knöchels.

*Fraktur nach Tillaux*

Diese Fraktur bedarf der exakten präoperativen Unterschung. Ist nach einem konservativen Behandlungsversuch der Spalt nicht größer als 3 mm, kann durch sechswöchige Gipsruhigstellung die Fraktur zur Ausheilung gebracht werden. Liegt eine Stufenbildung oder größere Spaltbildung vor, so ist die offene Reposition angezeigt mit einer parallel der Wachstumsfuge verlaufenden K-Draht- oder Schraubenosteosynthese.

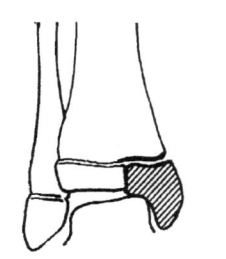

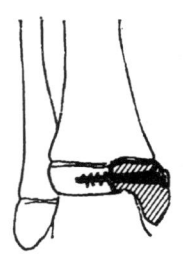

*Abbildung 10-333:* Frontale Spaltung der Epiphysenfuge und hinteres Tibiafragment. Wachstumsstörung?

*Fibulafraktur mit Epiphysenfugenverletzungen der Tibia unter Ausbildung eines Volkmann-Dreiecks und Bruch des Innenknöchels*
(Abb. 10-332)

Die Fibulafraktur wird dargestellt und mit zwei intramedullären Kirschnerdrähten (Kinder unter 10 Jahren) oder Plattenosteoynthese (Kinder über 10 Jahre) versorgt. Durch einen gesonderten anteromedialen Zugang werden das mediale und das dorsale Fragment reponiert, wobei insbesondere auch hier interponierte Periostanteile herauszulösen sind. Die Fixation erfolgt durch eine oder zwei Kortikalisschrauben von ventral nach dorsal. Für sechs Wochen wird ein Unterschenkelgipsverband angelegt; danach kann das Osteosynthesematerial entfernt werden.

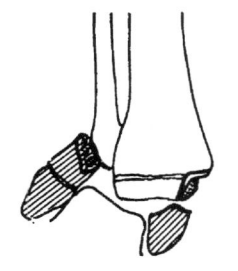

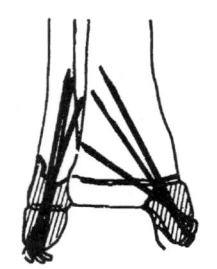

*Abbildung 10-334:* Pronationsverrenkungsbruch mit Durchtrennung der medialen Epiphysenfuge. Wachstumsstörung?

Unterschenkelgipsverband angezeigt. Nach sechs Wochen werden Spickdrähte und Gipsverband entfernt.

## 11.3 Sprunggelenksdistorsion

*Fraktur beider Malleolen mit Aitken-III-Verletzung des Innenknöchels*
(Abb. 10-333, 10-334)

Hier ist eine genaue Reposition und Fixation beider Knöchel durch Kirschner-Spickdrähte und

Sie ist eine der häufigsten Verletzungen. Nicht korrekt diagnostiziert und behandelt, kann sie zu einer bleibenden Insuffizienz des oberen Sprunggelenkes führen mit einer wiederholten Umknickneigung.

Weitaus am häufigsten ist die Supinationsverletzung mit Verletzung des lateralen Kapselbandapparates (Abb. 10-335). Differentialdiagnostisch müssen jedoch verschiedene Verletzungen ausgeschlossen werden, die entlang einer Supinationslinie verlaufen: distale Fibulafraktur, Abriß des Processus lateralis tali, Bandverletzungen des unteren Sprunggelenkes, Verletzungen des Kalkaneokuboidalgelenkes, knöcherne Verletzungen der Basis des Metatarsale 5.

In der Regel kann die Diagnose klinisch gestellt werden. Der Patient belastet nicht den Fuß. Der äußere Knöchel ist geschwollen, druckempfindlich. Bei einer Palpation tastet man deutliche Druckschmerzen an der Wadenbeinspitze und bei noch nicht sehr fortgeschrittenen Schwellungen oft eine Lücke im ventralen Kapselbandapparat. Die Supination wird als schmerzhaft empfunden.

Zum Ausschluß von knöchernen Verletzungen wird eine Röntgendiagnostik vorgenommen. Die Diagnose einer Kapselbandverletzung ist eine klinische Diagnose. Die bis vor einigen Jahren übliche gehaltene Aufnahme des Sprunggelenkes zur Verifizierung einer Bandverletzung hat wegen fehlender therapeutischer Konsequenz keine Berechtigung mehr.

Da die konservativ-funktionelle Behandlung einer derartigen Außenbandverletzung deutlich bessere Resultate aufweist, ist die operative Versorgung von Bandrupturen nicht mehr vorzunehmen. Auch die alleinige Behandlung durch eine sechswöchige Gipsruhigstellung verhindert eine frühere Mobilisation des Patienten.

Wir legen einen Salbenverband unter einer nicht zu straffen elastischen Wickelung an. Diese elastische Wickelung verhindert ein Fortschreiten des Hämatoms, und der Patient kann Eis auf das Gelenk auflegen. Er erhält zwei Unterarmgehstützen. Am 2.-3. posttraumatischen Tag, nach Rückgang der Schwellung, erhält der Patient eine Luftkammerschiene. Er kann mit entsprechendem Schuhwerk (meistens Turnschuhe) bis zur Schmerzgrenze voll belasten.

Die funktionelle Behandlung erlaubt in der Regel eine schmerzfreie Mobilisation ohne Gehstützen ab der 2.-3. Woche. In Abhängigkeit von der Berufstätigkeit des Patienten ist auch zu diesem Zeitpunkt eine Wiedereingliederung in die Arbeit möglich.

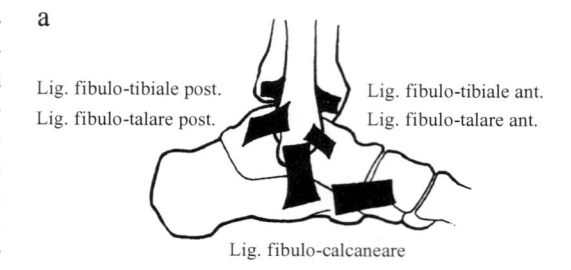

Isolierte Verletzungen des Ligamentum deltoideum stellen die Ausnahme dar. Sie werden ähnlich denen der Außenbandverletzung konservativ funktionell behandelt.

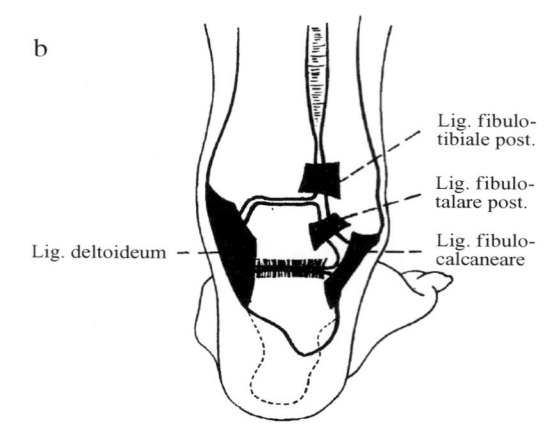

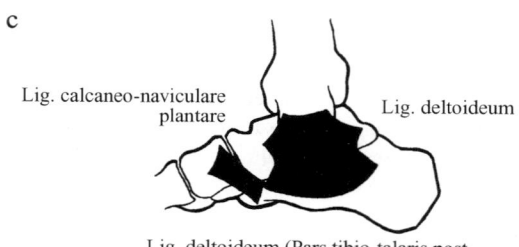

*Abbildung 10-335:* a. Bänder der äußeren Knöchelgegend. b. Bänder der Knöchelgegend von hinten. c. Bandapparat an der Innenseite des Sprunggelenkes.

# 12. Fuß

C. Josten und G. Muhr

## 12.1 Talusbrüche

Talusfrakturen (Abb. 10-336 bis 10-338) kommen als relativ seltene Verletzungen in der Regel nur bei schweren Komplextraumen des Fußes vor oder im Rahmen von Sportverletzungen als osteochondrale Verletzungen des oberen Sprunggelenkes. Da nur wenige Sehnen und Muskeln am Talus ansetzen, liegt eine nur begrenzte Blutzufuhr des Knochens vor, und Verletzungen des Talus führen häufig zu einer avaskulären Nekrose.

Die Hawkins-Klassifikation teilt die Talushalsfrakturen entsprechend ihrer Stellung zum Taluskörper ein und verbindet dies auch mit einer Nekroseinzidenz:
– Typ 1: Der Talushals ist wenig disloziert. Das Risiko einer avaskulären Nekrose (AVN) ist unter 10 %.
– Typ 2: Der Körper ist gering disloziert. Das Risiko der AVN beträgt etwa 40 %.
– Typ 3: Der Körper ist sowohl hinsichtlich des Sprunggelenkes als auch des subtalaren Gelenkes luxiert; dieser Typ geht mit einer Kopfnekroserate von bis zu 90 % einher.

Die Nekrose ist jedoch nie vollständig, sondern betrifft meistens die Gelenkanteile des Talus, so daß eine spätere Arthrodese ohne größeren Substanzverlust möglich ist. Wichtigstes Ziel der Therapie ist die Wiederherstellung der Durchblutung durch eine optimale Reposition und Ruhigstellung.

Die häufigste Verletzung, eine gering dislozierte Typ-1-Fraktur, kann geschlossen reponiert wer-

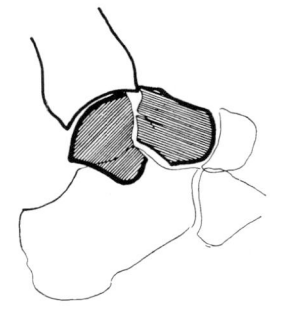

*Abbildung 10-336:* Talusquerbruch. Bei Sturz aus großer Höhe kann die vordere Schienbeinkante den Talushals abdrücken, wenn der Fuß in starker Dorsalflexion aufgesetzt wird.

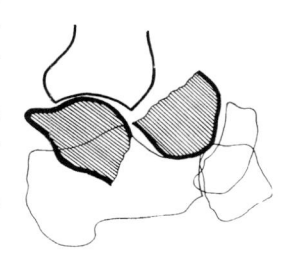

*Abbildung 10-337:* Talusfraktur mit Verrenkung des Fußes nach *vorn.* Bei starker Gewalteinwirkung springt der abgebrochene Taluskopf mitsamt dem Schienbein aus dem Gelenk nach hinten. Der Fuß ist nach vorne verrenkt, die A. dorsalis pedis oft durchgerissen. Trotzdem keine Fragmentnekrose.

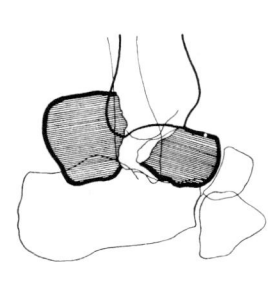

*Abbildung 10-338:* Der abgebrochene Sprungbeinkörper ist nach *hinten* luxiert, während Unterschenkel, Proc. ant. tali und subtalarer Fußteil ihre normale Lage beibehalten haben. A. tibialis post. und N. tibialis sind oft mitverletzt: Gefahr der avaskulären Nekrose, besonders nach einer operativen Einrichtung.

den. Da die konservative Behandlung mit einer äußerst langen Ruhigstellungzeit verbunden ist, empfiehlt sich, auch bei einer guten Repositionsstellung, zumindest die perkutane Schraubenosteosynthese mit zwei 6,5 mm-Spongiosaschrauben (Abb. 10-339). Diese Schrauben können als kanülierte Schrauben über vorgelegte K-Drähte nach Röntgenkontrolle oder als nicht kanülierte Schrauben unter Bildwandlerkontrolle von dorsolateral eingebracht werden.

Insbesondere bei den Typen Hawkins 2 und 3 ist eine geschlossene Reposition kaum möglich. Meist gelingt sie durch eine anteromediale Inzision. Dieser Zugang erlaubt auch den Einblick auf das Sustentaculum tali und das Talonavikulargelenk. Die Reposition kann hier direkt kontrolliert werden und durch zwei Kortikalis-Zugschrauben fixiert werden.

Bei kombinierten Frakturen, insbesondere Hawkins 3, kann der hintere Taluskörper disloziert sein, und interponierte Sehnen des Tibialis posterior oder des Flexor hallucis longus bilden ein Repositionshindernis. Hier kann erst durch einen zusätzlichen dorsalen Zugang eine adäquate Reposition erzielt werden.

Frakturen des Taluskörpers, insbesondere dorsale Frakturen, sind relativ selten. Der Zugang erfolgt hier entweder durch eine Innenknöchelosteotomie oder durch eine posteromediale Inzision. Unter Sicht wird die Reposition ähnlich wie bei den Talushalsfrakturen vorgenommen. Als Repositionshilfe kann hier ein 2 mm-Kirschnerdraht oder auch eine vorgebohrte Schraube dienen. Entsprechend der Fragmentgröße werden entweder 6,5 mm-Spongiosaschrauben oder 4,5 mm-Kortikalis-Zugschrauben gewählt.

Die Nachbehandlung von Talusfrakturen ist funktionell. Der Patient beginnt mit isometrischen Übungen und Bewegung des oberen Sprunggelenkes ab dem 1. postoperativen Tag. Frühe Bewegung ist extrem wichtig für ein gutes Ergebnis. Bei einem kooperativen Patient ist eine Gipsruhigstellung nicht erforderlich. Unter Entlastung wird der Patient ab dem 1. postoperativen Tag mobilisiert. Eine Belastungssteigerung kann in Abhängigkeit der Röntgenbefunde ab der 8.–10. Woche erfolgen. Ist eine Entlastung mit Unterarmgehstützen nicht möglich, so erhalten die Patienten einen gut anmodellierten Unterschenkelgips, der für sechs Wochen belassen wird. Bei einer derartig langen Ru-

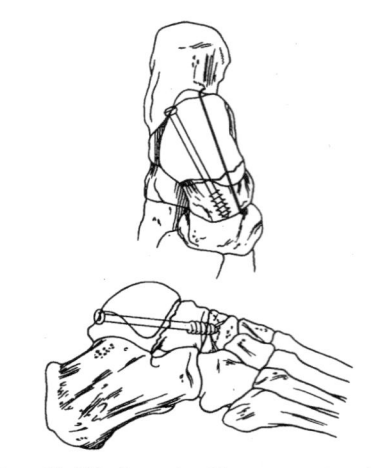

*Abbildung 10-339:* Operative Versorgung einer Talusfraktur.

higstellung müssen die Patienten eine ambulante Thromboseprophylaxe durchführen. Die völlige knöcherne Konsolidierung der Fraktur ist nach drei bis vier Monaten erreicht. Zu diesem Zeitpunkt stellen sich in der Regel auch erste radiologische Zeichen einer möglichen Talusnekrose ein.

*Frakturen des Processus lateralis*
Diese Frakturen sind in den Nativ-Röntgenaufnahmen oft schwer zu erkennen und lassen sich erst durch Schichtaufnahmen korrekt diagnostizieren. Durch einen bogenförmigen lateralen Zugang wird dieses Fragment freigelegt. Fragmente von ½–1 cm Größe sollten refixiert werden, kleinere Anteile werden entfernt.

*Osteochondrale Fraktur*
Diese sind nicht immer in den Übersichtsaufnahmen zu erkennen und werden aus diesem Grunde häufig als Distorsionsverletzungen fehldiagnostiziert. Diese Fragmente können die Größe bis zu 1 cm haben. Unbehandelt führen diese Verletzungen zu einer Arthrose des Gelenkes.

Osteochondrale Fragmente unter 5 mm besitzen oft nur einen geringen knöchernen Anteil. Sie werden offen oder arthroskopisch entfernt. Größere Fragmente werden nach Anfrischung des Knochenbettes refixiert, entweder indirekt von dorsal oder direkt durch 2,7 mm-Kortikalisschrauben. Ein weiteres Verfahren ist die Verankerung des Fragmentes mit zwei oder drei resorbierbaren

Pins. Bei einer korrekten Schraubenfixierung kann die funktionelle Behandlung angeschlossen werden mit einer Entlastung des Sprunggelenkes für drei Monate. Eine Gipsruhigstellung ist nur erforderlich, wenn die Entlastungsphase nicht eingehalten werden kann.

## 12.2 Fersenbeinbrüche

Kalkaneusfrakturen (Abb. 10-340 bis 10-342) werden meist verursacht durch Stürze aus großer Höhe sowie Quetschverletzungen im Rahmen von Unfällen. Frakturen mit Gelenkbeteiligung sind die Regel (etwa 75%). Gerade im Rahmen von Stürzen sind diese Frakturen häufig beidseitig anzutreffen.

Klinisch fällt eine Verplumpumg und Abflachung des Fußgewölbes auf mit einem Rückfußvarus. In 5–10% aller Fersenbeinbrüche entwickelt sich ein Kompartmentsyndrom, das einer Entlastung bedarf.

Radiologisch sind neben der Nativaufnahme die Fersenbein-Axialaufnahme sowie die Brodinaufnahme erforderlich. Letztere wird in 30° Flexion und Innenrotation des Fußes vorgenommen und stellt sehr gut die Gelenkfläche des unteren Sprunggelenkes dar. Mit der Axialaufnahme läßt sich auch die Depression des Sustentaculum tali erkennen. Eine weitere Frakturanalyse wird durch das Computertomogramm möglich.

*Bruch des Processus anterior calcanae*
Eine plötzliche übermäßige Plantarflexion, bedingt durch Ausgleiten oder Hängenbleiben, führt

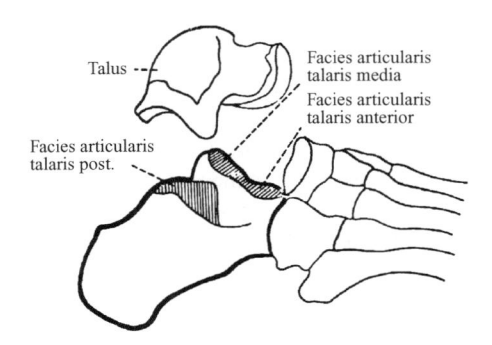

*Abbildung 10-340:* Fersenbein und unteres Sprunggelenk. Anatomische Verhältnisse.

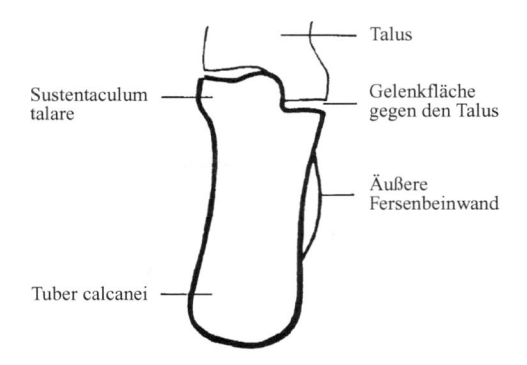

*Abbildung 10-341:* Plantar-dorsales Röntgenbild. Ansicht des unteren Sprunggelenkes von «hinten».

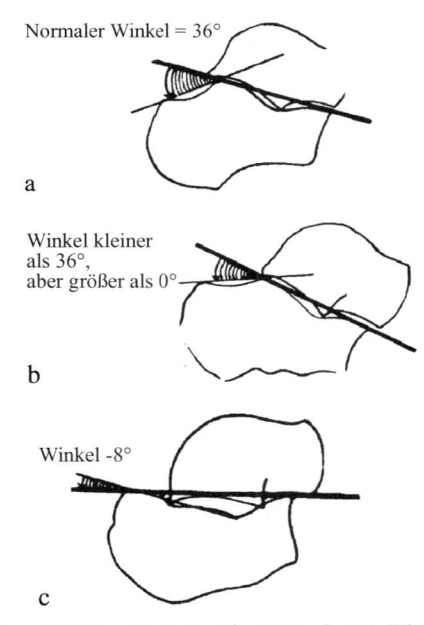

*Abbildung 10-342:* a. Normal großer Tuber-Gelenk-Winkel. b. Bruch des Fersenbeinkörpers. Tuber-Gelenk-Winkel verkleinert. Fußgewölbe eingesunken. c. Tuber-Gelenk-Winkel «negativ». Fersenbeinkörper vollständig zusammengebrochen, «Tintenlöscher»-Fuß.

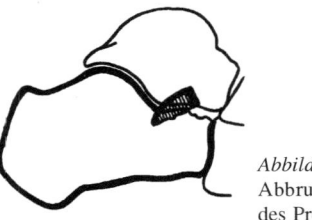

*Abbildung 10-343:* Isolierter Abbruch der oberen Kante des Proc. ant. calcanei.

gelegentlich zu einem Abbruch der äußeren oberen Kante des Processus anterior calcanei (Abb. 10-343). Differentialdiagnostisch muß ein akzessorischer Knochen ausgeschlossen werden. Die sichere Diagnose läßt sich durch Schichtaufnamen erkennen. Ein operativer Eingriff ist in der Regel nicht erforderlich, wenn keine größeren Gelenkanteile betroffen sind. Bei Beschwerdepersistenz kann das Fragment entfernt werden.

*Entenschnabelbruch*

Durch maximale Dorsalflexion des Fußes bei gleichzeitiger starker Anspannung des Musculus trizeps kann es zu einem longitudinalen Einriß des Fersenbeines kommen (Entenschnabelbruch, Abb. 10-344). Nur selten läßt sich durch maximale Plantarflexion und Eingipsen in dieser Situation konservativ ein adäquater Therapie erzielen.

Meist gelingt die geschlossene Reposition und perkutane Verschraubung von postero-lateral mit zwei 6,5 mm-Spongiosaschrauben mit anschließender sechswöchiger Gipsruhigstellung.

*Abbruch des Sustentaculum tali*

Bei besonderen Supinationsverletzungen kann es zu einer Abscherung des Sustentaculum talis kommen mit einer Impression (Abb. 10-345). Da diese Verletzungen zu einer weiteren Verschiebung neigen, sollte die offene Reposition und interne Fixation vorgenommen werden. Durch eine mediale Hautinzision wird die Spitze des Sustentaculums dargestellt und mit einem Rasparatorium angehoben. Die Fixation erfolgt durch zwei Kortikalisschrauben. Daran schließt sich eine funktionelle Nachbehandlung an mit einer Entlastung für acht bis zehn Wochen.

*Kombinierte Frakturen* (Abb. 10-346, 10-347)

Zahlreiche Klassifizierungen und Einteilungen liegen vor, die jedoch überwiegend deskriptiver Art sind. Entscheidend ist die Wiederherstellung der Gelenkkongruenz im unteren Sprunggelenk und damit auch Wiederherstellung des Fußgewölbes. Geschlossene Maßnahmen wie die Fersenzwinge sowie die alleinige Gipsruhigstellung führen zu keinem zufriedenstellenden Behandlungsresultaten.

Zur K-Draht-Osteosynthese wird unter maximaler Plantarflexion des Fußes über Steinmann-Nä-

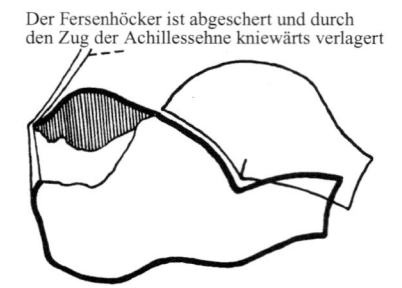

*Abbildung 10-344:* Der Entenschnabelbruch.

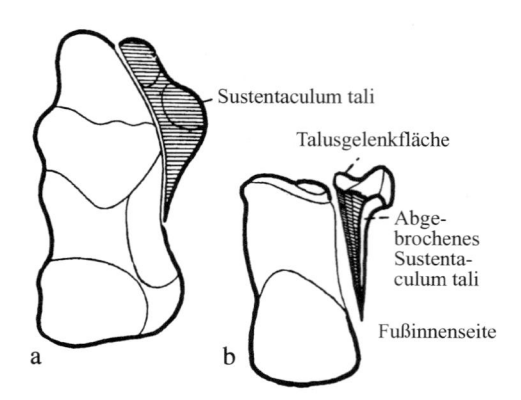

*Abbildung 10-345:* a. Der Abbruch des Sustentaculum tali in der Ansicht von oben. b. Abbruch des Sustentaculum tali. Verhältnisse von hinten gesehen.

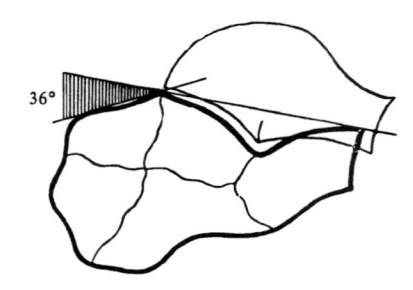

*Abbildung 10-346:* Kalkaneusmehrfragmentfraktur.

gel die gelenktragende Fläche des Kalkaneus aufgefädelt, proximal gestoßen und die Reposition durch transartikuläre Kirschnerdrähte vorgenommen, die im Talus verankert sind. Anschließend erfolgt eine sechswöchige Gipsruhigstellung. Nachteil der indirekten Repositionsmethode ist, daß keine optimale Gelenkkongruenz erzielt wird und der entstandene spongiöse Defekt sich nur langsam auffüllt.

Bei der indirekten Reposition mittels Distraktor werden in den Talus sowie jeweils in Kuboid und distalen Kalkaneus dicke Kirschnerdrähte eingebracht und triangulär mit einem kleinen Distraktor verbunden. Durch die Distraktion kommt es zu einer Einrichtung der Fragmente, die durch drei perkutan eingebrachte Kortikalis- oder Spongiosaschrauben fixiert werden.

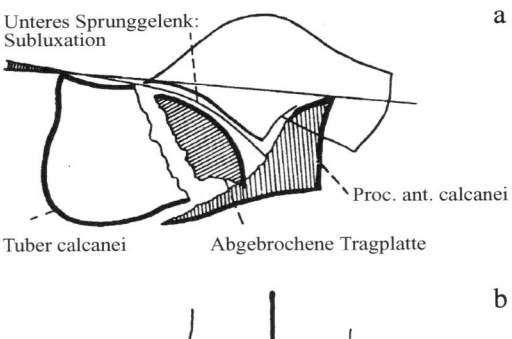

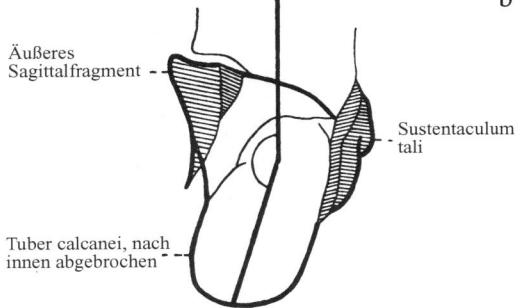

*Abbildung 10-347:* a. Schwerer Kompressionsbruch des Fersenbeines. b. Derselbe Bruch in der Ansicht von hinten (plantar-dorsale Aufnahme). Fersenbein verbreitert und außerdem in der Höhe verkürzt (in der plantar-dorsalen Aufnahme nicht erkennbar). Fersenbeinhöcker stark adduziert (traumatischer Plattfuß).

Der schonenste Zugang zur offenen Reposition und Plattenosteosynthese ist der laterale Zugang (Abb. 10-348). Dabei wird ein fast rechtwinklig angelegter Schnitt durchgeführt, der etwa 5 cm proximal der Fibulaspitze beginnt, oberhalb der Fußsohle rechtwinklig bis zur Basis des 5. Metatarsale abbiegt. Der gesamte Weichteilmantel wird vom Kalkaneus abgehoben und bis zum unteren Sprunggelenk freipräpariert. Der laterale Deckel des Kalkaneus wird ebenfalls abgehoben und das imprimierte gelenktragende Fragment dargestellt. Unter Plantarflexion des Fußes wird mit einem breiten Elevatorium dieses Fragment nach proximal unter die Gelenkflächen des Talus angehoben. Häufig muß gleichzeitig das weiter medial abgekippte und deprimierte Sustentaculum ebenfalls mit angehoben werden und der Rückfußvarus durch eine Valgisierung ausgeglichen werden. Das Repositionsergebnis wird mit Kirschnerdrähten fixiert und radiologisch kontrolliert. Die Stabilisierung erfolgt durch eine anmodellierte 6- oder 7-Loch-Drittelrohrplatte oder Rekonstruktionsplatte, wobei das Sustentaculum tali durch eine gesonderte Zugschraube fixiert werden muß. Ebenso rekonstruiert werden muß das Kalkaneokuboidalgelenk. Bei starker Zertrümmerung sollte dieses primär arthrodisiert werden.

Die Frage einer zusätzlichen Spongiosaplastik im entstandenen Defekt des Fersenbeines wird kontrovers angesehen. Sicherlich fördert die Implantation der Spongiosa den schnelleren Durchbau des Defektes. Aus diesem Grunde sollte gerade bei älteren Patienten ein derartiger Hohlraum nicht belassen werden.

Ausgedehnte Trümmerfrakturen, bei denen keine Rekonstruktion mehr möglich ist, sollten pri-

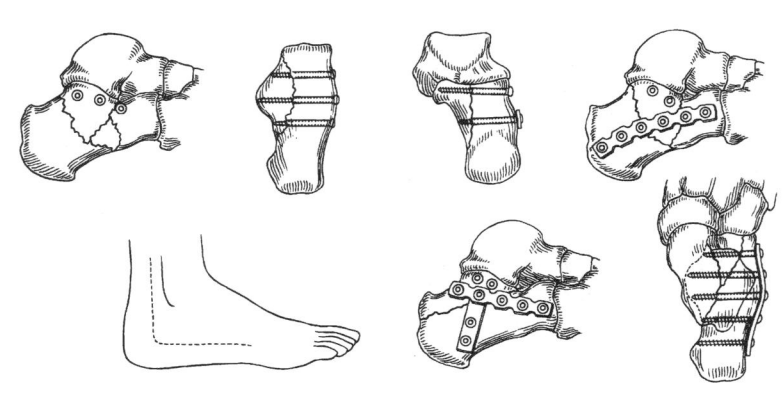

*Abbildung 10-348:* Versorgung von Fersenbeinbrüchen.

mär versteift werden. Die Arthrodese erfolgt durch Entknorpelung, Spongiosaimpaktierung und Einbringen von Spongiosaschrauben, die von distal lateral nach proximal medial in den Talus laufen.

*Versorgung veralteter Frakturen*
Da Fersenbeinfrakturen häufig im Rahmen eines Polytraumas auftreten und eine primäre Versorgung nicht immer möglich ist, müssen derartige Verletzungen oft nach der 2.–3. Woche angegangen werden. Obwohl es dann schon zu einem weitestgehenden Verbund der Fragmente gekommen ist und es einen hohen technischen Aufwand bedeutet, eine derartig verheilende Fraktur zu remobilisieren, sollte dies vorgenommen werden. Von entscheidender Bedeutung ist, daß die Fußstatik annähernd wieder erreicht wird. Wichtig ist hier ein ausreichend guter Tubergelenkwinkel sowie die Aufhebung des Rückfußvarus und erleichtert die spätere Arthrodese.

*Nachbehandlung von osteosynthetisch versorgten Fersenbeinbrüchen*
Anzustreben ist auch hier die frühfunktionelle Behandlung mit Bewegen des Fußes. Der Patient wird ab dem ersten postoperativen Tag mit zwei Unterarmgehstützen mobilisiert unter Entlastung des Fußes. Ist die eine Enlastungsphase nicht möglich, erhält der Patient einen Allgöwer-Entlastungsapparat. Die Entlastungsphase dauert zwölf Wochen. In der Regel benötigen die Patienten in der Mobilisierungsphase nach Maß angefertigte Fußsohleneinlagen sowie eine Abrollhilfe. Speziell angefertigte orthopädische Schuhe sollten nicht die Regel darstellen.

## 12.3 Verletzungen von Fußwurzel und Mittelfuß

Verletzungen von Fußwurzel und Mittelfuß werden in bis zu 20 % der Fälle übersehen und so eine adäquate und erfolgreiche Therapie oft beeinträchtigt. Wir unterscheiden zwei wichtige Gelenklinien: das Chopartgelenk zwischen Talus und Kalkaneus einerseits und Navikulare und Kuboid andererseits (Abb. 10-349, 10-350), sowie das Lisfranc-Gelenk zwischen Os naviculare und Os cuboideum einerseits und dem Os cuneiforme ande-

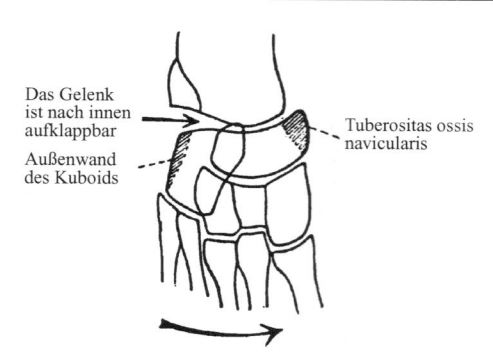

*Abbildung 10-349:* Teilweise Verrenkung im Chopart-Gelenk, mit Absprengung der Tuberositas ossis navicularis und der Kuboidaußenwand.

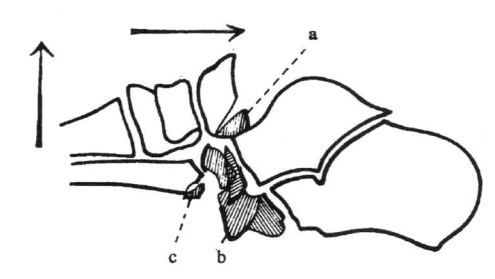

*Abbildung 10-350:* Vollständige Verrenkung im Chopart-Gelenk. Der Vorderfuß ist nach oben und hinten verrenkt, und außer dem Bruch von Navikulare (a) und Kuboid (b) finden wir einen plantaren Abriß an der Basis von Metatarsus 5 (c).

rerseits. Nach distal schließt sich der Vorfuß mit den Mittelfußstrahlen und den Zehenstrahlen an.

Von therapeutisch entscheidender Bedeutung ist die Frage: Handelt es sich um eine isolierte Fraktur oder um eine kombinierte Luxationsfraktur?

Isolierte Frakturen von Navikulare, Kuboid und Kuneiforme sind relativ selten. Sie gehen jedoch häufig mit Teil- oder Komplettrupturen von ligamentären Strukturen einher.

### 12.3.1 Frakturen des Os naviculare

Navikulare-Frakturen sind die häufigsten isolierten Verletzungen im Mittelfußbereich. Man unterscheidet drei Typen:

*Ausrißfrakturen* (Abb. 10-351)
Diese stellen den größten Teil der navikularen Frakturen dar. Differentialdiagnostisch müssen

akzessorische Knochen wie ein Os tibiale externum (etwa 20% aller Patienten, fast immer bilateral) ausgeschlossen werden. Der Verletzungsmechanismus geht auf eine plötzliche Plantarbewegung zurück, bei der das am Navikulare ansetzende Kapselband und ein Teil des Ligamentum deltoideum ein Knochenfragment ausreißen. Auch führen starke Eversionsbewegungen des Fußes über die Spannung der Sehne des Muskulus tibialis posterior zu einem Ausriß am Navikulare. Wegen des breit gefächerten Ansatzes dieser Sehne ist die Fraktur nur selten stark disloziert und in der Regel ohne Gelenkbeteiligung.

Wenig dislozierte Ausrißfrakturen können durchaus schmerzorientiert funktionell behandelt werden. Nach dorsal dislozierte Fragmente mit einer schmerzhaften Vorwölbung können entfernt werden. Bei großen Fragmenten mit einer Gelenkbeteiligung ist die offene anatomische Refixation angebracht (Abb. 10-352). Kommt es zu einer Pseudarthrosenbildung, die zu konstanten Beschwerden führt, ist die Entfernung des Fragmentes notwendig.

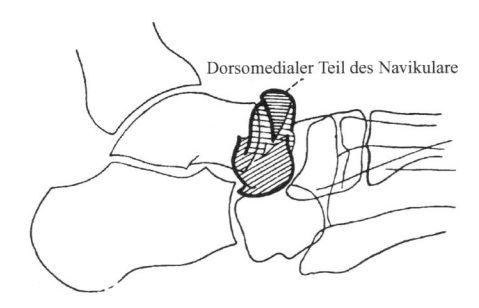

*Abbildung 10-351:* Der Verrenkungsbruch des Navikulare. Das dorso-mediale Fragment des Navikulare ist fußrückenwärts verschoben.

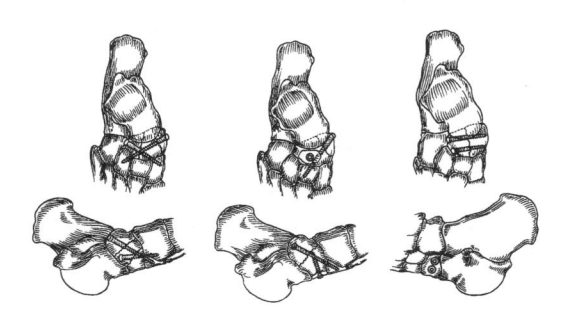

*Abbildung 10-352:* Schraubenosteosynthese eines Kahnbeinbruchs.

*Frakturen des Navikulare-Körpers*

Diese Brüche stellen seltene Verletzungen dar und sind Folge der direkten Krafteinwirkung. Die meisten Frakturen des Kahnbeinkörpers sind assoziiert mit weiteren Metatarsalverletzungen. Größere dislozierte Fragmente führen zur aseptischen Nekrose.

Nicht dislozierte Frakturen des Kahnbeins können konservativ mit sechswöchiger Gipsruhigstellung ausbehandelt werden. Wichtig ist auch hier der gut angepaßte Unterschenkelgipsverband. Kommt es unter einer konservativen Behandlung zu einer Dislokation der Fragmente, ist die offene anatomische Wiederherstellung und Fixation erforderlich. Dies geschieht durch einen dorsalen Zugang mit Verschraubung oder Kirschnerdrahtfixation der Fraktur.

*Ermüdungsbrüche*

Ermüdungsbrüche des Navikulare sind auf normalen Röntgenaufnahmen schwierig zu identifizieren. Ergänzend sind hier weitere Maßnahmen wie die Szintigraphie und die Tomographie erforderlich. Insbesondere in der Tomographie erkennt man dann einen gewöhnlich sagittal verlaufenden kompletten oder inkompletten Frakturverlauf.

Ausreichend ist hier eine Zurücknahme der Belastung (Training, Wettkampf, beruflich bedingte einseitige Beanspruchung). Bei stärkeren Beschwerden ist die zusätzliche Ruhigstellung angebracht.

### 12.3.2 Kuboid- und Kuneiformefrakturen

Diese isolierten Brüche sind meist hervorgerufen durch eine direkte Verletzung, selten durch Sturz bei plantarflektiertem Fuß. Hierbei liegt in der Regel auch eine erhebliche Weichteilverletzung vor, die ebenfalls zu einem Kompartmentsyndrom des Fußes führen kann. Die isolierten Brüche von Kuboid und Kuneiforme sind häufig Kompressionsfrakturen mit Beteiligungen der Gelenkfläche, wobei eine anatomische Rekonstruktion schwierig ist.

Ausrißfrakturen des Kuboids werden konservativ in einer vierwöchigen Gipsruhigstellung behandelt. Isolierte oder kombinierte Kompressionsfrakturen mit Gelenkbeteiligung sollten primär arthrotisiert werden (Kirschnerdraht oder direkte

Schraubenosteosynthese) mit anschließender sechswöchiger Unterschenkelgipsruhigstellung.

*Nußknackerverletzung*
Eine Sonderstellung nimmt die sogenannte Nußknackerverletzung ein. Dabei wird das Würfelbein zwischen Fersenbein und 5. Mittelfußknochen eingeklemmt und impaktiert.

Während bei geringer Impaktierung des Kuboids die konservative Behandlung angezeigt ist, sollten dislozierte Frakturen mit Beteiligung der Gelenkfläche offen reponiert und mit einer Spongiosaplastik unterfüttert werden. Bei starker Zertrümmerung der Gelenkfläche oder bei therapieresistenten posttraumatischen Beschwerden ist die Arthrodese des Kalkaneokuboidalgelenkes erforderlich.

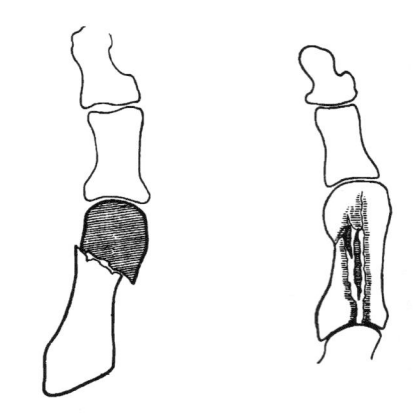

*Abbildung 10-353:* Brüche des Metatarsus 1 ohne Verschiebung von Bedeutung.

### 12.3.3 Frakturen der Metatarsalia

Metatarsalfrakturen können isoliert und in Kombination vorkommen. Fast immer sind die Randstrahlen mitbetroffen. Unfallursache sind Dislokationsverletzungen im Rahmen des Sportes oder direkte Traumata durch Sturz und Einklemmung.

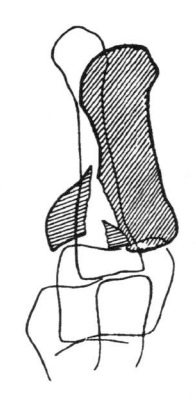

*Abbildung 10-354:* Ausriß der Insertionsstelle des M. peronaeus long. aus der Basis des Metatarsus 1 (Bennettbruch des 1. Zehenstrahls).

*Metatarsale 1* (Abb. 10-353, 10-354)
Aufgrund seiner wichtigen Belastungsfunktion ist der erste Metatarsalknochen deutlich größer und stärker als die übrigen Mittelfußknochen und wird dadurch seltener verletzt. Direkte Verletzungen in diesem Bereich führen nicht nur zu Frakturen, sondern auch regelmäßig zu Schädigungen des dünnen Weichteilmantels, die von einer extremen Schwellung bis zur Kontusionierung und Hautnekrose führen können. Aufgrund seiner statischen Funktion erfordert der frakturierte Metatarsale eine differenzierte Therapie.

Der Verrenkungsbruch des 1. Mittelfußknochens (Bennettbruch des 1. Zehenstrahles) entsteht durch Sturz auf das Köpfchen des 1. Mittelfußknochens bei maximaler Spitzfußstellung der Sprunggelenke und dorsal gebeugtem Zehen. Dies bedingt eine Abscherung der plantaren Hälfte der Basis des 1. Mittelfußknochens mit Verrenkung nach mediodorsal. Diese Verletzung bedingt eine erhebliche Instabilität und muß in der Regel offen eingerichtet werden. Stabilisiert wird die Fraktur durch eine Schraubenosteosynthese (bei einem großen Fragment 2,5 mm-Kortikalis-Zugschraube) oder durch eine Miniplattenosteosynthese mit anschließender sechswöchiger Entlastung oder Unterschenkelgehgipsruhigstellung.

Unverschobene nicht dislozierte Schaftfrakturen des Metatarsale 1 werden konservativ mit einem gut modellierten Unterschenkelgipsverband für sechs Wochen behandelt unter frühzeitiger Vollbelastung. Verschobene Brüche bedürfen der offenen Reposition und Osteosynthese.

*Metatarsale 5* (Abb. 10-355)
Bei der basisnahen Fraktur des Mittelfußknochens müssen zwei Frakturtypen unterschieden werden:
– die querverlaufende proximale Fraktur (Typ 1)
– der in Schrägrichtung verlaufende instabile Bruch (Typ 2).

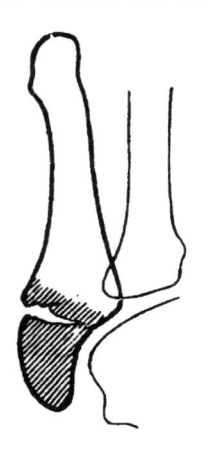

*Abbildung 10-355:* Abriß der Basis des Metatarsus 5. Der Frakturspalt verschwindet manchmal erst nach 10-12 Monaten.

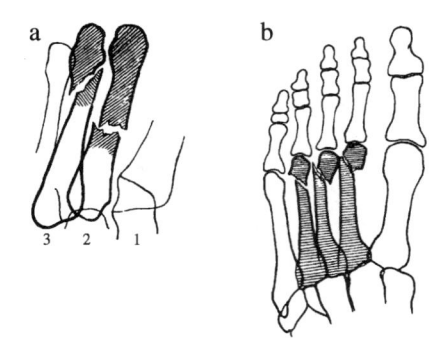

*Abbildung 10-356:* a. Bruch von Metatarsus 2 und 3 mit Verschiebung der distalen Bruchstücke. b. Abbruch der Metatarsusköpfchen 2-4.

Differentialdiagnostisch liegt in 15 % ein Os peronaeum vor.

Alle Typ-1-Frakturen können konservativ behandelt werden, da die hier ansetzende Sehne des M. peronaeus brevis einen ausreichenden Verbund bietet. Bei den nicht dislozierten Typ-2-Frakturen ist ein konservativer Behandlungsversuch im Unterschenkelgehgipsverband gerechtfertigt. Bei den nach distal schräg verlaufenden Frakturen ist die offene Reposition und Fixation mit einer Zuggurtung oder mit einer Schraubenosteosynthese die Therapie der Wahl.

Gering dislozierte Schaftfrakturen des Metatarsale 5 können dann konservativ behandelt werden, wenn keine wesentliche Achsverkürzung und keine Fehlrotation vorliegt. Die Ruhigstellungszeit beläuft sich ebenfalls auf sechs Wochen. Eine Sonderstellung nimmt die Jonesfraktur ein. Diese im proximalen Drittel verlaufende Querfraktur des 5. Mittelfußstrahles verheilt in der Regel konservativ schlecht. Hier ist eine Minimalplattenosteosynthese oder Schraubenosteosynthese angezeigt.

*Metatarsalia 2–4* (Abb. 10-356)
Brüche der Mittelfußknochen können sowohl durch direkte oder indirekte Gewalteinwirkung entstehen.

Nicht dislozierte Frakturen werden konservativ mit einem Unterschenkelgipsverband behandelt. Nach Rückgang der Schwellung kann nach sechs bis acht Tagen der gespaltene Gips in einen Unterschenkelgehgipsverband umgewechselt werden mit einer Gesamtruhigstellungszeit von vier Wochen.

Die meist in der Sagittalebene verschobenen Mittelfußbrüche sollten geschlossen reponiert und mit K-Drähten geschient werden. Veränderungen des Fußgewölbes gehen mit Fehlbelastungen und nachfolgender Schwielenbildung sowie Gangstörungen einher. Die geschlossene Einrichtung wird durch Zug an den betroffenen Zehenstrahlen durchgeführt. In Regionalanästhesie, aber auch in Fußblock wird an den betroffenen Zehenstrahlen ein Zug durchgeführt mit einem Gegengewicht von 5–10 kg an der distalen Tibia. Durch manuellen Druck erfolgt die Reposition. Bei relativ quer verlaufenden proximalen Schaftfrakturen ist die Redislokationsgefahr relativ gering, so daß die anschließende Ruhigstellung im Unterschenkelgipsverband für weitere vier Wochen ausreichend ist. Instabilität und Redislokation machen eine Osteosynthese erforderlich. Während bei dislozierten Frakturen des 5. Metatarsalestrahles eine Plattenosteosynthese angezeigt ist, führt eine derartige Osteosynthese durch die zusätzliche Weichteilschädigung und Manipulation bei den Fußzehenstrahlen 2–4 zu trophischen Beeinträchtigungen und Wundheilungsstörungen.

Empfehlenswert ist die Bohrdrahtosteosynthese mit retrograder Implantation des Kirschnerdrahtes (Abb. 10-357). Perkutan wird durch eine kleine Stichinzision zuerst der Kirschnerdraht intramedullär in das distale Frakturfragment eingebracht. Nach Perforation des Mittelfußköpfchens und der Fußsohle wird nun der Bohrdraht distal eingespannt und mit dem stumpfen Ende jetzt das proximale Schaftfragment aufgefädelt. Dabei ist eine gute radiologische Kontrolle erforderlich. Eine

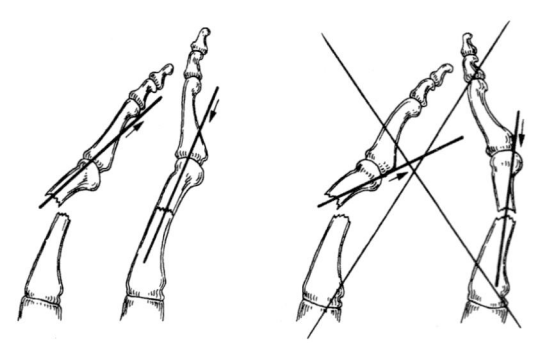

*Abbildung 10-357:* Bohrdrahtosteosynthese von Metatarsalfrakturen.

Gipsruhigstellung von vier Wochen schließt sich an.

Häufig übersehene Komplikation ist die posttraumatische und postoperative Weichteilschwellung, die bei nicht korrekter Verbandskontrolle zu einem Kompartmentsyndrom führen kann.

*Metatarsalköpfchen*
Bei dieser Bruchform liegt eine erhebliche Tendenz zur Achsabknickung mit Beeinträchtigung des Quergewölbes vor.

Eine stabile Reposition kann in lokaler oder regionaler Anästhesie erfolgen. Ähnlich wie bei den Metatarsalia wird die Einrichtung durch Zug an den Zehen mit entsprechendem Gegenzug durchgeführt. Gleichzeitig wird digital das nach ventral abgekippte Metatarsaleköpfchen nach dorsal reponiert. Primär, insbesondere jedoch bei Redislokationen ist die Bohrdrahtosteosynthese angezeigt.

Bei Serienfrakturen der Mittelfußköpfchen kann die Dauerstreckbehandlung vorgenommen werden. Dabei werden durch die Zehennägel Fäden gezogen und um einen Metallbügel gespannt, der an dem Unterschenkelgipsverband befestigt ist. Nach vier Wochen kann der Dauerstreckverband entfernt werden, die gesamte Ruhigstellungsdauer der Fraktur beläuft sich jedoch wie bei der Bohrdrahtosteosynthese auf sechs Wochen.

*Kallusbildung bei Brüchen der Mittelfußknochen*
Ob und wie eine Kallusbildung eintritt, hängt nicht nur von den verschiedenen Behandlungsmethoden ab, sondern auch von den Mittelfußknochen selbst. Bei Frakturen des 2. und 3. Mittelfußknochens treten auch nach einfachen Fissuren große, kugelförmige Kalluswolken auf, die schmerzhaft sind und sich erst nach sechs bis zwölf Wochen zurückbilden. Unter korrekter Ruhigstellung resorbieren sich die Bruchspalten im Verlauf der ersten zwei bis vier Wochen unter Ausbildung einer zarten Kallusbildung. Der Frakturspalt selbst ist oft sechs Monate länger und länger einsehbar bei zwischenzeitlicher Schmerzfreiheit und voller Stabilität. Eine Besonderheit stellen Schaftbrüche des 5. Mittelfußknochens dar, bei denen sich nie ein starker periostaler Kallus einstellt, gleich wie groß die Verschiebung ist. Die Kenntnis des gesetzmäßigen Ablaufs der Kallusbildung ist wichtig, um den Patienten vor unnötigen Behandlungsmaßnahmen (vermeintliche Pseudarthrose) zu bewahren.

### 12.3.4 Luxationsfrakturen

Verrenkungsbrüche gehen in der Regel mit schweren geschlossenen oder offenen Weichteilverletzungen einher. Während ein offenes Monotrauma keine diagnostischen Probleme bereitet, ist die geschlossene Verrenkung im Rahmen eines Polytraumas schnell übersehen. Die Wichtigkeit der frühen Diagnose und des frühen Behandlungsbeginnes beeinflußt ganz wesentlich den späteren Therapieerfolg. Eine sorgfältige Auswertung der Röntgenaufnahmen zum Aufschluß von Luxationen oder Subluxationen der Fußwurzelgelenke ist notwendig.

Bei grober Dislokation ist ein primärer, geschlossener Behandlungsversuch sofort durchzuführen. Dies kann durchaus in örtlicher Betäubung durch eine Plantarbeugung über einen gepolsterten Keil oder eine gepolsterte Tischkante vorgenommen werden. Bei starken Schmerzen empfiehlt sich jedoch die Allgemein- oder Regionalanästhesie. Ist über einen einfachen Keil keine Einrichtung zu erreichen, gelingt dies in der Regel in Allgemeinanästhesie unter Aufhängen der Zehen und Gegenzug an der Tibia und gleichzeitigem manuellen Gegendruck im Talonavikulargelenk. Die zusätzliche perkutane Kirschnerdrahtosteosynthese sichert den Repositionserfolg. Bei geschlossenen Verletzungen kann ein gespaltener Unterschenkelgips angelegt werden, bei offenen Verletzungen empfiehlt sich die Transfixation. Dabei ist besonders der durch den Kalkaneus gelegte Steinmann-

Nagel als Repositionshilfe sehr wertvoll. Zwei Schanz-Schrauben werden im Bereich der distalen Tibiahälfte und zwei weitere im 1. und 5. Mittelfußstrahl verankert. Die Ruhigstellung beträgt sechs Wochen. Operationsindikationen sind:
- Frakturen, die aufgrund von Ausmaß und Stärke der Dislokation nicht geschlossen reponierbar sind
- Repositionshindernisse (Sehne des M. tibialis anterior und des M. peronaeus longus)
- isolierte Luxationsfrakturen des 1. und 5. Mittelfußknochens
- ältere Verletzungen, bei denen aufgrund von Kapselbandschrumpfungen eine geschlossene Einrichtung nicht möglich ist
- Luxationsfrakturen mit Gefäß-, Nerven- und Weichteilschaden
- operative Zugangswege, die gleichzeitig der Dekompression und Prophylaxe eines Kompartmentsyndroms dienen

Hauptgefahr ist die Ischämie des Mittel- und Vorfußes. Neben dem ausgiebigen Débridement sowie einer externen Stabilisation durch den Fixateur externe in Verbindung mit einer Kirschnerdrahtosteosynthese ist die Faszienspaltung von medioplantar hervorzuheben. Die Kompartmentspaltung dorsalseitig im Interdigitalraum führt oft zu Geweberetraktionen und instabilen Narbensituationen.

*Klassifizierung*
Die in der Literatur angegebenen verschiedenen Klassifizierungen einer derartigen Fußwurzelluxationsverletzung sind rein deskriptiv und ohne Aussage hinsichtlich Therapie und Prognose einer derartigen Verletzung.

Entscheidend für die korrekte und erfolgreiche Wiederherstellung des Fußgewölbes ist die Kenntnis der Anatomie vornehmlich des 2. Fußzehenstrahles. Dieser ist wie ein Schlußstein eines Bogens anzusehen. Der 2. Fußzehenstrahl ist in den Fußwurzelbereich zwischen den Kuneiforme deutlich zurückgesetzt und trapezförmig zwischen dem Metatarsale 1 und 3 angeordnet. Aufgrund der einzelnen ligamentären Verbindungen zum Kuneiforme 1 führen Verletzungen dieses Bandes zu einer kompletten Dislokation zwischen dem 1. Fußzehenstrahl einerseits und den übrigen Fußzehenstrahlen andererseits.

Somit kommt der Reposition und Fixation der Basis des 2. Fußzehenstrahles eine besondere Bedeutung zu. Die korrekte Fixation des 2. Fußzehenstrahles vermeidet eine dorsoplantare Subluxation.

*Operatives Vorgehen*
In Allgemein- oder Regionalanästhesie wird eine offene Verletzung entsprechend den Richtlinien einer jeden offenen Fraktur behandelt. Dies beinhaltet das präoperative Débridement mit Exzision nekrotischer Wundareale und mechanischer Reinigung mit Entfernung von Schmutzpartikeln. Gleichzeitig wird eine antibiotische Prophylaxe mit einem in der Regel staphylokokkenwirksamen Penizillin vorgenommen. Wichtig ist die Überprüfung der peripheren Durchblutung. Gerade bei Luxationsfrakturen im 1. und 2. Fußzehenstrahl kann es zu einer Schädigung der Arteria dorsalis pedis kommen. Eine Rekonstruktion ist nicht erforderlich, wenn eine ausreichende Versorgung über die Arteria tibialis posterior vorhanden ist. Dies ist zu dokumentieren. Bei einer grenzwertigen Durchblutung ist die präoperative und postoperative Kontrolle mit dem Pulsoximeter angezeigt.

Grobe Dislokationen lassen sich geschlossen einrichten. Unter Durchleuchtung wird vor allem die Stellung des 1. Mittelfußstrahles kontrolliert. Dieser wird temporär mit ein oder zwei Kirschnerdrähten fixiert. Es erfolgt jetzt die Reposition des 2. Fußzehenstrahles, wobei der mediale Rand des 2. Zehenstrahles und der mediale Rand des Os cuneiforme eine gerade Linie bilden sollten. Der Winkel zwischen dem 1. und 2. Fußzehenstrahl beträgt etwa 15° und sollte nicht darüber liegen. Auch der 2. Zehenstrahl wird jetzt durch zwei gekreuzte Kirschnerdrähte fixiert. Durch die starke Bandhaftung zwischen den Metatarsalia 2–5 kann allein durch die Fixation des 2. Zehenstrahles eine komplette laterale Luxation reponiert sein.

Ist die geschlossene Reposition nicht möglich, wird diese offen vorgenommen und interponierte Sehnen oder Knochenanteile entfernt. Sind die Gelenkflächen imprimiert und zerstört, so sollte die primäre Schraubenarthrodese des Tarso-Metatarsalgelenkes zwischen Metatarsalia und Kuneiforme vorgenommen werden (Abb. 10-358). Dies führt in der Regel zu einer schmerzfreien, nur geringfügig eingeschränkten Funktion.

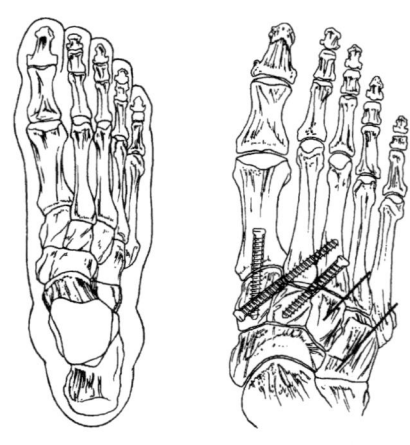

*Abbildung 10-358:* Fußwurzelarthrodese.

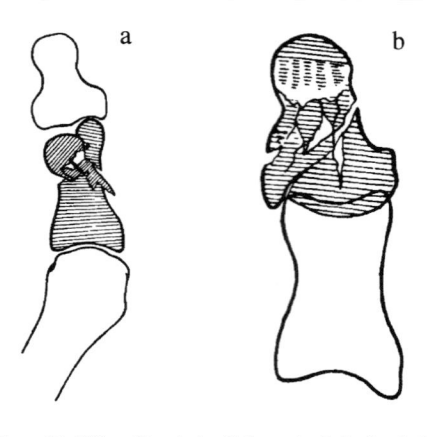

*Abbildung 10-359:* a. Bruch des Zehenmittelgliedes. b. Zertrümmerung der Nagelphalanx.

Postoperativ wird ein Fixateur externe angelegt. Die Ruhigstellungszeit beträgt sechs Wochen, für die primäre Arthrodese zehn bis zwölf Wochen.

## 12.4 Zehenbrüche

Auch hier ist die Kallusbildung sehr gering und auf dem Röntgenbild kaum erkennbar.

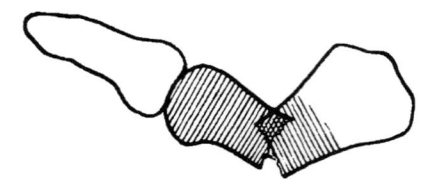

*Abbildung 10-360:* Die beiden Bruchstücke eines Grundgliedbruches stehen oft in einer nach dorsal offenen Knickstellung. Wenn die Dislokation nicht beseitigt wird, entsteht an der Sohlenfläche ein schmerzhafter Sporn, der mit der Kneifzange entfernt werden muß.

*Brüche des 2.–5. Zehs (Abb. 10-359, 10-360)*
Bei einem geschlossenen Bruch des Mittel- oder Nagelgliedes der Zehen 2–5 wird die verletzte Zehe mit einigen Heftpflasterstreifen mit an der benachbarten gesunden Zehe befestigt. Grundgliedfrakturen insbesondere der Zehen 2–3 sollten mit einem Extensionsgips behandelt werden. Dabei wird durch den Zehennagel ein Faden gezogen und um einem in einem Unterschenkelgips angelegten Metallbügel gewickelt. Diese Extension wird für drei Wochen belassen.

*Frakturen des 1. Zehs*
Endgliedfrakturen, insbesondere mit Beteiligung der Nagelphalanx gehen häufig mit einem subungualen Hämatom einher, das sehr schmerzhaft ist. Dieses subunguale Hämatom sollte durch eine großvolumige Nadel vorsichtig trepaniert werden.

Eine Ruhigstellung ist nur bei starker Schmerzhaftigkeit mit einem Unterschenkelgehgips oder mit einem Vorfußentlastungsschuh notwendig.

Eine Grundgliedfraktur geht häufig mit Gelenkbeteiligung einher. Dies führt zu einer schmerzhaften Arthrose. Stufenbildungen des Gelenkes sollten reponiert und mit kleinen Schrauben fixiert werden.

*Offene Zehenfrakturen*
Bei einem offenen Zehenbruch wird kontusioniertes, nicht durchblutetes Gewebe entfernt. Bei den Zehenstrahlen 2–5 kann bei einer offenen Trümmerfraktur durchaus eine Teilresektion vorgenommen und eine offene Wundbehandlung durchgeführt werden. Bis zur Beruhigung der Wundsituation ist ein Unterschenkelgips anzulegen.

Anhang

# Plastische Chirurgie

# Defektdeckung der Haut

C. J. Gabka

Um einen Hautdefekt zu verschließen, stehen folgende Möglichkeiten der Rekonstruktion zur Verfügung:
- Direktverschluß, gegebenenfalls durch subkutane Mobilisierung der Wundränder
- lokale Hautlappenplastik
- Transplantation von Spalthaut oder Vollhaut (gegebenenfalls durch Wiederverwendung eines vollständig abgetrennten Gewebestückes)
- freie Lappenplastik mit mikrovaskulärem Anschluß.

Prinzipiell ist immer das einfachste Verfahren anzustreben.

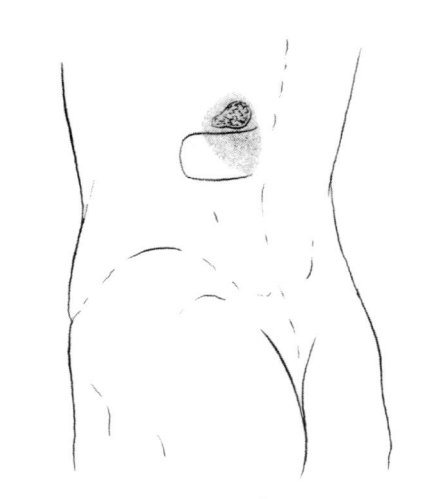

*Abbildung 1:* «Random pattern»-Lappen.

## Lokale Hautlappenplastik

Das Prinzip einer lokalen Lappenplastik besteht darin, den Hautdefekt an einen Ort zu verlagern, an dem soviel Gewebe(überschuß) besteht, daß der durch die Lappenhebung sekundär entstehende Defekt direkt verschlossen werden kann. Es ist allerdings auch möglich (aber nicht erstrebenswert), den entstandenen Defekt mit einem Hauttransplantat zu decken.

Für die Hebung eines Hautlappens müssen die Prinzipien der Lappendurchblutung beachtet werden: Bei den «*random pattern*»-Lappen (Abb. 1) bleibt die Durchblutung als «zufälliges Muster» des subdermalen Plexus erhalten. Deshalb sollte bei diesen Lappen das Verhältnis von Länge zu

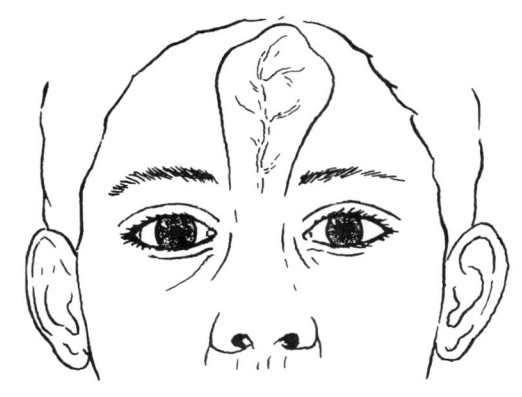

*Abbildung 2:* Axialer Lappen (A. supratrochlearis für Stirnhautlappen).

Breite (Basis) nicht mehr als 1:3 oder maximal 1:4 betragen, sonst sind Durchblutungsstörungen der Lappenspitze zu erwarten. Aufgrund der sehr guten Blutversorgung der Gesichtshaut ist das Auftreten von Lappenspitzennekrosen hier selten, so daß die übliche Länge-zu-Breite-Relation nicht unbedingt eingehalten werden muß.

Dagegen ist es bei *axial versorgten Lappen* (Abb. 2) möglich, bei schmalem Stiel einen sehr langen Lappen zu gewinnen. Der Stirnlappen (zur Nasenrekonstruktion) mit axialer Versorgung durch die A. supratrochlearis kann bei einer Stielbreite von 1–2 cm eine Länge von 10–12 cm aufweisen. *Muskulo-kutane Lappen* (Abb. 3) beziehen die Blutversorgung über die vom Muskel zur Haut aufsteigenden Perforatoren.

Für den Gesichtsbereich stehen sehr viele verschiedene Lappenplastiken zum Verschluß kleiner und großer Defekte zur Verfügung. Im Rahmen dieses Kapitels sollen nur zwei wesentliche Techniken erläutert werden.

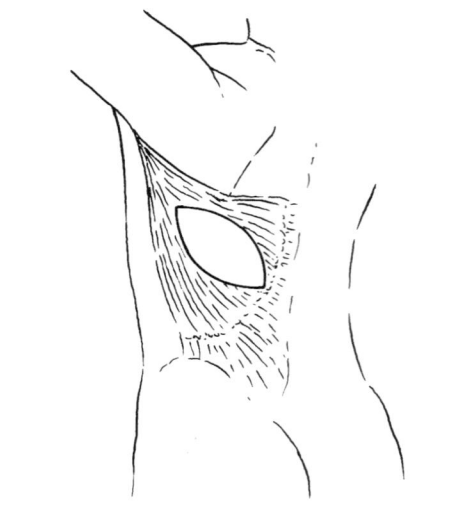

*Abbildung 3:* Muskulo-kutaner Lappen (M. latissimus dorsi).

## Z-Plastik

Eine der am häufigsten in der Plastischen Chirurgie angewandten Techniken ist die Z-Plastik. Dabei werden zwei dreieckig geformte Lappen gegeneinander verschoben. Dadurch wird einerseits ein Längengewinn (auf Kosten der Breite), und andererseits eine Auflösung des geraden Narbenverlaufes erreicht.

In der klassischen Form werden zwei Hautlappen mit subkutanem Gewebe von gleicher Größe und Tiefe in einem Winkel von je 60° gebildet (Abb. 4). Dabei liegt der zentrale Schenkel des Z entlang der zu verlängernden Strecke, z. B. einem Narbenstrang. Durch Verschiebung der Lappenspitzen gegeneinander wird in Abhängigkeit der gewählten Größe ein Längsgewinn an Strecke (bei 1 cm Länge des zentralen Schenkel ca. 0,5 cm) erreicht, und außerdem wird die Narbe unterbrochen.

Bei langem Narbenverlauf können mehrere Z-Plastiken hintereinander geschaltet werden. Die Variationen sind groß und müsen den lokalen Erfordernissen angepaßt werden.

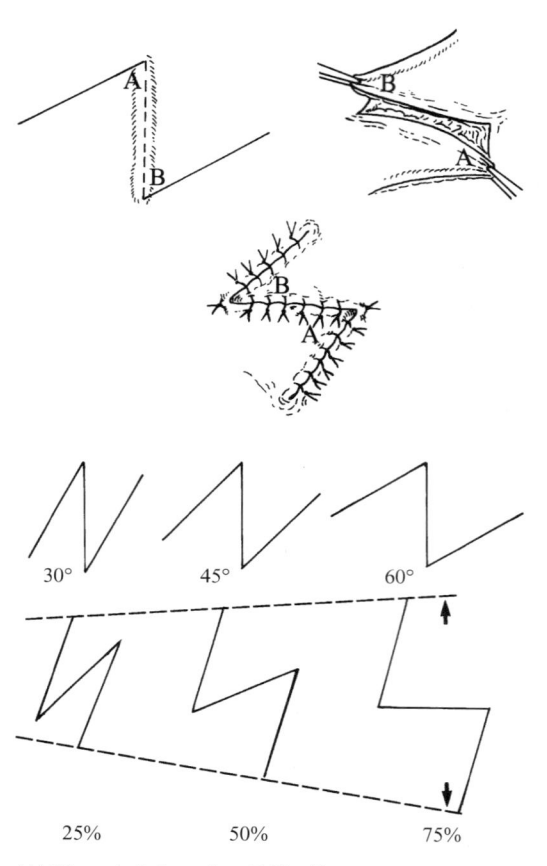

*Abbildung 4:* Anlage einer Z-Plastik.

## Transpositions- und Rotations-Lappen

Beiden Lappentypen ist gemeinsam, daß durch Mobilisierung und Verlagerung benachbarter Haut und Weichteile ein Defekt geschlossen werden kann. Der dabei sekundär entstehende Hebedefekt muß durch Primärverschluß oder Hauttransplantation verschlossen werden.

Beim Rotationslappen wird das Gewebe in den Defekt hineinrotiert, beim Transpositionslappen nach lateral verlagert (Abb. 5). Häufig handelt es sich um eine Kombination beider Methoden.

Bei der Durchführung dieser Lappentypen ist zu beachten, daß es sich meist um sogenannte «random pattern»-Lappen handelt. Dementsprechend muß die Planung eine breite Lappenbasis zur sicheren Lappenperfusion berücksichtigen. Cave: Bei Untergang des gehobenen Lappens resultiert ein größerer Defekt als der ursprünglich vorhandene!

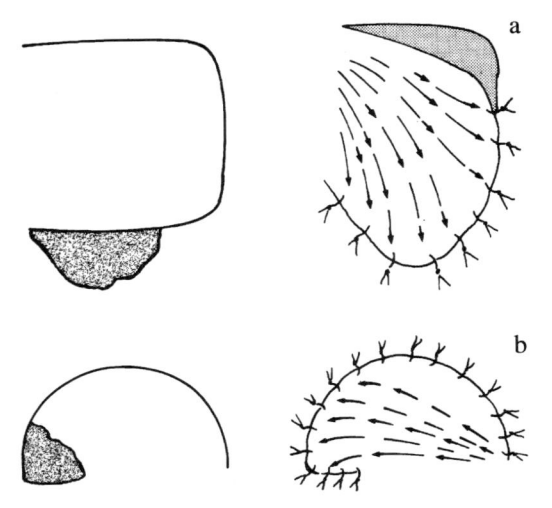

*Abbildung 5:* a. Transpositionslappen; b. Rotationslappen.

## Hauttransplantation

Die Transplantation eigener Haut ist eine seit langem bewährte Technik zur Defektdeckung. Durch die modernen Verfahren der muskelgestielten und mikrovaskulären Lappenplastiken wird dieses Vorgehen jedoch immer mehr verdrängt; darüber hinaus ist das kosmetische Ergebnis in vielen Fällen aufgrund einer Schrumpfung der Transplantate und Farb- sowie Texturdifferenzen unbefriedigend. In der Versorgung von Verbrennungswunden steht die Spalthauttransplantation jedoch nach wie vor an erster Stelle.

Grundsätzlich unterscheidet man die Transplantation von Vollhaut und Spalthaut. Beide Transplantatarten werden frei ohne Gefäßanschluß verpflanzt; was bedeutet, daß das Transplantatüberleben in den ersten Tagen bis zur Einsprossung neuer Gefäße (48–36 Stunden) von der Diffusion von Sauerstoff und Nährstoffen aus dem Transplantatbett abhängt. Das Risiko einer Transplantatnekrose steigt bei schlecht durchblutetem Transplantatbett (Sehne, Knochen, Knorpel) sowie zunehmender Transplantatdicke.

Die *Voraussetzungen* für eine Hauttransplantation (Voll- und Spalthaut) sind:
- geignetes Transplantatlager: Am besten eignet sich Muskelgewebe, weniger gut Fettgewebe, schlecht oder ungeeignet sind Sehnen- oder Knochengewebe.
- keine frische Infektion. Obwohl auch Granulationsgewebe immer infiziert ist, befinden sich die Bakterien im sporoiden Zustand der Hypovirulenz.

### Vollhauttransplantation

Ein Vollhauttransplantat besteht aus der gesamten Hautschicht (Epidermis und Korium) bis zum subkutanen Fettgewebe (Abb. 6). Bei der Entnahme entsteht ein Hautdefekt, der so angelegt werden sollte, daß er primär verschlossen werden kann. Die Größe eines Vollhauttransplantates ist daher limitiert.

Bevorzugte Entnahmeorte sind die Unterarminnenseite oder die Leistengegend (Abb. 7). Dünne Transplantate gewinnt man retroaurikulär oder aus den Oberlidern.

Vollhauttransplantate werden dann bevorzugt, wenn eine Hautdeckung an mechanisch stärker belasteten Stellen notwendig ist (z. B. Fingerkuppendefektdeckung – Transplantat vom Unterarm), oder wenn z. B. im Gesicht ein Gewebe mit gleicher Textur und Farbe benötigt wird.

Bei der Verpflanzung eines Vollhauttransplantates werden die Hautanhangsgebilde, wie Haare und Talgdrüsen, mitversetzt; daran ist zu denken,

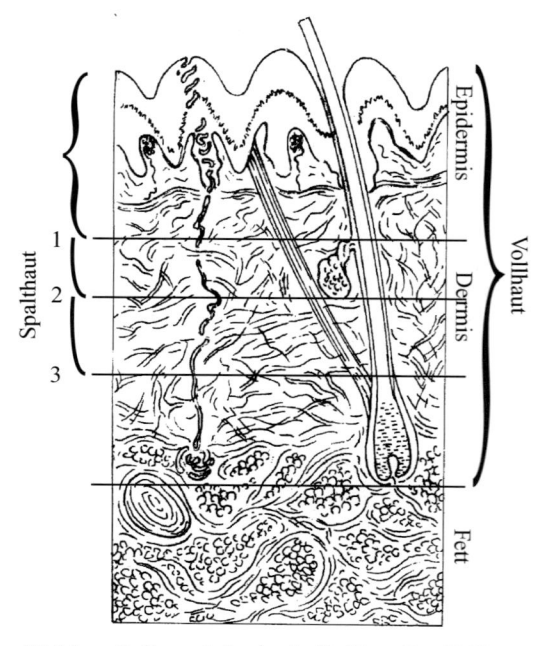

*Abbildung 6:* Querschnitt durch die Haut: Das Vollhauttransplantat reicht bis zum subkutanen Fettgewebe. Die Schichtdicke (1 = dünn, 2 = mittel, 3 = dick) von Spalthauttransplantaten kann unterschiedlich sein.

wenn man aus behaartem Gebiet Transplantate entnimmt.

Da die Transplantate je nach Ort der Einpflanzung etwas schrumpfen (durchschnittlich 10 bis 15 %), sollte die Anzeichnung des benötigten Transplantates entsprechend größer sein. Normalerweise wird man zum Verschluß des Defektes eine ovaläre Inzisionfigur wählen. Das so exzidierte Transplantat kann dann den lokalen Bedürfnisen entsprechend zugeschnitten werden.

Technisch entspricht die Entnahme eines Vollhauttransplantates der Exzision einer Hautinsel. Nach Inzision der Haut bis zum subkutanen Gewebe wird das Transplantat an einem Ende angehoben und aus dem subkutanen Fettgewebe herausgeschnitten.

Noch vorhandenes Fettgewebe muß entfernt werden, damit die Transplantatdicke möglichst klein gehalten wird.

## Spalthauttransplantation

Spalthauttransplantate gewinnt man aus einem Teil der Vollhaut – nämlich der Epidermis plus einem wechselnd dicken Koriumanteil (Abb. 6, 7).

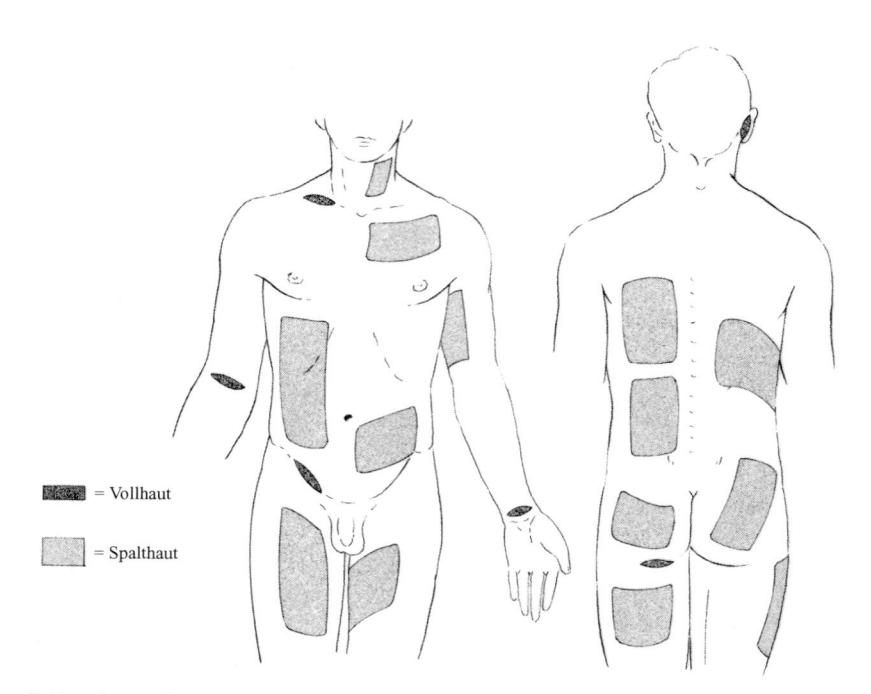

*Abbildung 7:* Entnahmestellen von Vollhaut- und Spalthauttransplantaten.

Bei der Entnahme bleibt die Basalzellschicht zurück (wie bei einer «Schürfwunde»), von der die Reepithelisierung der Entnahmestelle ausgeht. Das Transplantatreservoir ist also sehr groß.

Spalthauttransplantate können dünn oder dick sein, je nach der Stärke des entnommenen Koriumanteils. Die Unterteilung in dünne (0,2–0,25 cm; Thierscher Hautlappen), mittlere (0,3–0,4 cm) oder dicke (0,5–0,6 cm) Spaltlappen ist klinisch ohne Bedeutung. Die mechanische Belastbarkeit ist umso kleiner, je gringer die Transplantatdicke ist. Der Vorteil eines dünnen Transplantats liegt in der geringeren Nekrosegefahr. In der Regel werden 0,3–0,4 cm dicke Transplantate verwendet.

Die Indikation für eine Spalthauttransplantation liegt hauptsächlich in der Deckung eines größeren Hautdefektes, bei dem eine andere Art der Deckung aktuell nicht möglich oder nicht indiziert ist.

Um eine ausgedehnte Wunde mit Spalthaut zu decken, kann das Transplantat vergrößert werden, indem es durch Anlage von Inzisionen (wie bei einem Maschendraht) auseinandergezogen wird. Hierbei entsteht das sogenannte „mesh graft" (zur Technik s. unten).

*Entnahme*

Als Entnahmestellen geeignet sind (kosmetisch möglichst wenig auffallende) Gebiete wie die Oberschenkelaußenseite, beginnend unterhalb des Trochanter major bis hinunter zum Kniegelenk. Die Entnahme eines Spalthauttransplantates wird immer eine Narbe hinterlassen; insbesondere wird sich eine Depigmentierung einstellen. Manchmal kommt es auch zu hypertropher Narbenbildung.

Kleine, dünne Lappen können mit einem Skalpell (Nr. 20) oder Rasiermesser bzw. mit dem kleinen Handdermatom gewonnen werden. Wichtiger als das Instrument ist die Geschicklichkeit und die Erfahrung des Operateurs. Das Anspannen der Haut im Bereich der Entnahmestelle erleichtert das Schneiden in der richtigen Schicht.

Die Gewinnung größerer und vor allem längerer Transplantate sollte mit einem Preßluft- oder Elektrodermatom erfolgen, da nur diese Instrumente eine gleichmäßige Schichtdicke über eine längere Strecke gewährleisten. Damit das Gerät besser gleitet, wird die Haut mit Paraffinöl benetzt und vom Assistenten gespannt. Der Operator kontrolliert am Dermatom die eingestellte Schichtdicke (zumeist 0,3–0,4 cm). Die Maschine wird auf die Haut aufgesetzt, angeschaltet und unter gleichmäßigem Druck über die Entnahmestelle geführt. Dabei sollte die gewonnene Haut von einem zweiten Assistenten mit zwei Pinzetten von der Schneidefläche des Dermatoms weggehalten werden, damit sie sich nicht verfängt (Abb. 8).

Die Breite des Dermatoms bestimmt zumeist die Breite des Transplantates. Aus Handhabungsgründen ist es nicht zweckmäßig, Transplantate länger als 15 cm zu schneiden, insbesondere wenn diese noch «gemesht» werden sollen.

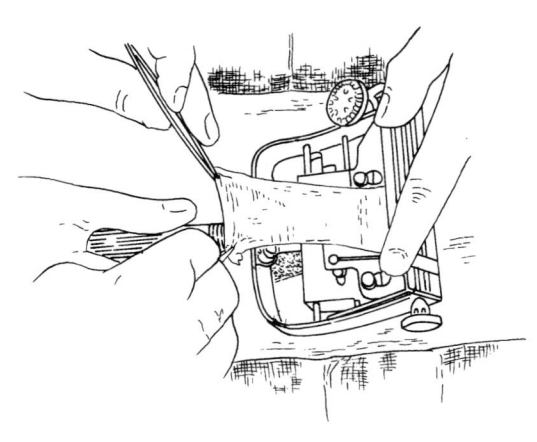

*Abbildung 8:* Gewinnung von Spalthaut mit dem Preßluftdermatom. An der großen Rändelschraube kann die Schichtdicke eingestellt werden.

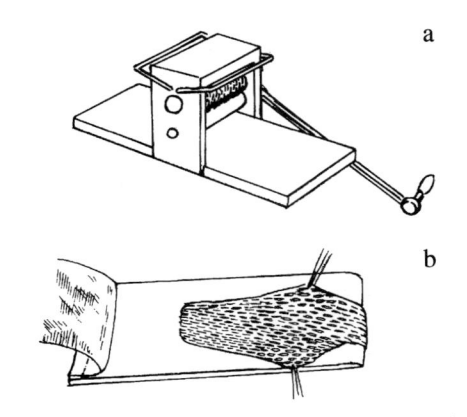

*Abbildung 9:* Bildung eines «mesh-graft»: Durch Schlitzen des Transplantates (a) mithilfe vorgefertigter Schablonen (durch eine Schneidemaschine) wird die Transplantatoberfläche vergrößert (b).

Zur Flächenvergrößerung des Spalthauttransplantates («Mesh») wird es auf eine vorgefertigte Plastik-Schablone gelegt und durch einen «Reißwolf» gedreht (Abb. 9). Dabei muß das Transplantat mit Pinzetten festgehalten werden, damit es sich beim Schneidevorgang nicht verwirft. Ein Anfeuchten des Transplantates ist hilfreich.

Die Schablonen sind in verschiedenen Größen erhältlich und bestimmen das Verhältnis der Vergrößerung (1:1,5 bis 1:6 oder noch größer). Die Handhabung der «gemeshten» Transplantate wird ab einem Verhältnis von 1:4 allerdings sehr schwierig! Üblicherweise wählt man eine Vergrößerung von 1:3.

Damit sich das geschnittene Transplantat nicht verwirft, sollte es bis zum Einbringen auf die zu deckende Stelle auf der Plastikschablone verbleiben (mit feuchter Kompresse abgedeckt).

Die Entnahmestelle wird zunächst mit einer Kompresse abgedeckt, die mit einer blutungsstillenden Lösung getränkt wurde (z.B. 1 Ampulle POR 8 in 50 cc NaCl 0,9 %). Bei Operationsende ist damit eine Blutstillung im Entnahmebereich erreicht. Uns hat sich das Aufbringen einer selbstklebenden Folie als Verband bewährt. Diese kann solange belassen werden, bis der Verband undicht wird oder eine Keimbesiedlung vermutet wird. Dann wird mit Gazestreifen und Kompressen verbunden.

*Einnähen*
Nach Aufbringen auf den Defekt wird das Transplantat mit Prolene-Einzelknopfnähten fixiert. Dabei werden mehrere (oder alle) Fäden zum Anlegen eines Überknüpfverbandes lang belassen (Abb. 10).

Überschüssiges Transplantatgewebe wird reseziert, nachdem das Transplantat an zwei Seiten fixiert wurde.

Der Druckverband hat das Ziel, die Diffusionsstrecke zwischen Transplantat und Unterlage kurz zu halten. Außerdem wird die Entstehung eines Hämatoms vermieden.

Nach Auflegen eines Gazestreifens (Sofratüll) wird ein dem Defekt entsprechendes Schaumstoffpolster zurecht geschnitten. Über dieses Polster werden dann die lang gelassenen Fäden geknüpft. Abschließend wird noch ein steriler Kompressenverband angelegt.

*Nachbehandlung*
Der Überknüpfverband wird acht bis zehn Tage postoperativ entfernt. Dann ist bereits beurteilbar, ob das Transplantat anheilen wird. Bis zur endgültigen Anheilung vergehen etwa drei Wochen. Jetzt können narbenverbessernde Salben verschrieben werden. Eine weitere Nachbehandlung ist nicht notwendig.

Bei jüngeren Patienten kann es im Entnahmegebiet zu überschießender Narbenbildung kommen. Dann ist nach Reepithelisierung das Tragen eines Kompressionsverbandes mindestens für mehrere Monate indiziert.

## Freie Lappenplastik mit mikrovaskulärem Anschluß

Die aufwendigste Art der Defektdeckung erfolgt mit einem freien Lappen mit mikrovaskulärem Anschluß. Dabei kann der Lappen aus verschie-

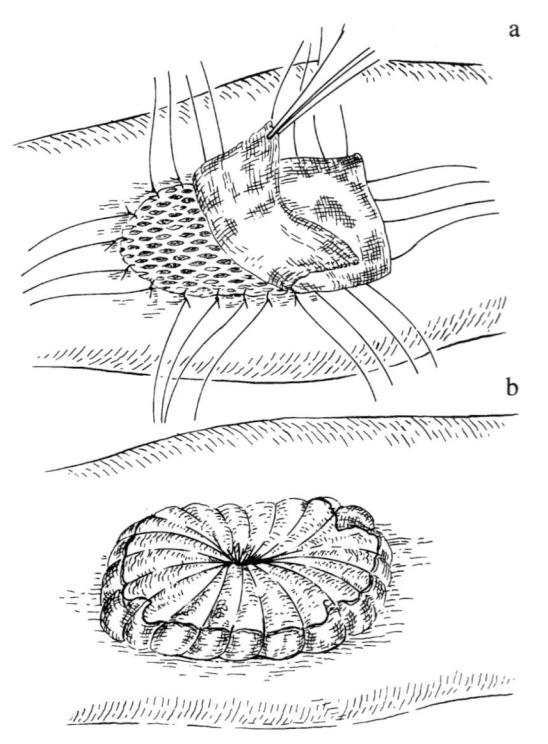

*Abbildung 10:* Defektdeckung mit Spalthauttransplantat: a. eingenähtes Transplantat mit lang belassenen Einzelknopffäden; b. Überknüpfverband.

nen Geweben bestehen, die zu einer individuell notwendigen Deckung oder funktionellen Rekonstruktion erforderlich sind: Haut, Muskel, Knochen, Darm.

Notwendig ist eine definierte Gefäßversorgung des jeweiligen Lappens mit einer Arterie und mindestens einer Vene. Darüberhinaus müssen im Defektbereich entsprechende Anschlußgefäße vorhanden sein, die gegebenenfalls durch Angiographie nachgewiesen werden.

Vorteil dieser Methode ist, Defekte *sofort und funktionell* wiederherzustellen (z. B. langstreckige Unterkieferdefekt durch Fibulatransplantat oder Kontinuitätsunterbrechungen im Pharynxbereich durch Jejunumtransplantat). Nachteilig ist der hohe Aufwand und das Risiko eines Anastomosenversagens, das bei etwa 5–10 % liegt.

Häufig angewandte freie Lappen sind: M. latissimus dorsi Lappen (z.B. zur Defektdeckung am Unterschenkel), Radialislappen (für Rekonstruktionen im Gesichtsbereich), TRAM-flap (zur Brustrekonstruktion).

# Autorenverzeichnis

Prof. Dr. H. Denecke
Chirurgische Klinik I
Leopoldina-Krankenhaus
Gustav-Adolf-Straße 8
D-97422 Schweinfurt

Prof. Dr. G. Muhr
Chirurgische Klinik und Poliklinik
Berufsgenossenschaftliche Kliniken
Bergmannsheil
Universitätsklinik
Bürkle-de-la-Camp-Platz 1
D-44789 Bochum

Prof. Dr. B. Reichart
Herzchirurgische Klinik und Poliklinik
Klinikum Großhadern
Marchioninistraße 15
D-81377 München

Prof. Dr. D. Abendroth
Chirurgische Klinik und Poliklinik
Universität Ulm
Steinhövelstraße 9
D-89075 Ulm

Dr. M. Anthuber
Chirurgische Klinik und Poliklinik
Universitätsklinik Regensburg
Franz-Joseph-Strauß-Allee 11
D-93053 Regensburg

Dr. J.-P. Barras
Chirurgische Klinik
Bürgerspital
Schöngrünstraße
CH-4500 Solothurn

Prof. Dr. R.G.H. Baumeister
Chirurgische Klinik und Poliklinik
Klinikum Großhadern
Marchioninistraße 15
D-81377 München

PD Dr. G. Blumhardt
Chirurgische Klinik
Städtische Kliniken
Beurhausstraße 40
D-44137 Dortmund

Dr. F. Bröhl
Paracelsus-Klinik
Am Natruper Holz 69
D-49076 Osnabrück

Prof. Dr. H. Dienemann
Chirurgische Abteilung
Thoraxklinik der LVA Baden
Amalienstraße 5
D-69126 Heidelberg-Rohrbach

Dr. C.J. Gabka
Chirurgische Klinik und Poliklinik
Klinikum Großhadern
Marchioninistraße 15
D-81377 München

Prof. Dr. A. Gläser
Klinik für Allgemeine Chirurgie
Martin-Luther-Universität Halle-Wittenberg
Ernst-Grube-Straße 40
D-06097 Halle/Saale

PD Dr. Dr. K.W. Grätz
Universitätsspital
Klinik und Poliklinik für Kiefer- und
Gesichtschirurgie
Frauenklinikstraße 10
CH-8091 Zürich

Prof. Dr. O. Gratzl
Neurochirurgische Universitätsklinik
Kantonsspital
Spitalstraße 21
CH-4031 Basel

Dr. Dr. P.E. Haers
Klinik und Poliklinik für Kiefer- und
Gesichtschirurgie
Universitätsspital
Frauenklinikstraße 10
CH-8091 Zürich

PD Dr. M.P. Hahn
Chirurgische Klinik und Poliklinik
Berufsgenossenschaftliche Kliniken
Bergmannsheil
Universitätsklinik
Bürkle-de-la-Camp-Platz 1
D-44789 Bochum

Dr. W.H. Hartl
Chirurgische Klinik und Poliklinik
Klinikum Großhadern
Marchioninistraße 15
D-81377 München

Dr. M.M. Heiss
Chirurgische Klinik und Poliklinik
Klinikum Großhadern
Marchioninistraße 15
D-81377 München

Dr. H. Hoffmann
Chirurgische Klinik und Poliklinik
Klinikum Großhadern
Marchioninistraße 15
D-81377 München

Prof. Dr. D. Inthorn
Chirurgische Klinik und Poliklinik
Klinikum Großhadern
Marchioninistraße 15
D-81377 München

PD Dr. K.-W. Jauch
Chirurgische Klinik und Poliklinik
Universitätsklinik Regensburg
Franz-Joseph-Strauß-Allee 11
D-93053 Regensburg

PD Dr. C. Josten
Chirurgische Klinik und Poliklinik
Berufsgenossenschaftliche Kliniken
Bergmannsheil
Universitätsklinik
Bürkle-de-la-Camp-Platz 1
D-44789 Bochum

PD Dr. T. Kälble
Urologische Klinik und Poliklinik
Philipps-Universität Marburg
Baldingerstraße
D-35033 Marburg/Lahn

Prof. Dr. H. Kortmann
II. Chirurgische Abteilung
Thorax- und Gefäßchirurgie
Allgemeines Krankenhaus Altona
Paul-Ehrlich-Straße 1
D-22763 Hamburg

Dr. F. Lindemann
II. Chirurgische Klinik
Zentralklinikum Augsburg
Stenglinstraße 2
D-86156 Augsburg

Dr. Dr. M.C. Locher
Klinik und Poliklinik für Kiefer- und
Gesichtschirurgie
Universitätsspital
Frauenklinikstraße 10
CH-8091 Zürich

PD Dr. A. Markewitz
Herz- und Gefäßchirurgie
Bundeswehrzentralkrankenhaus Koblenz
Rübenacher Straße 170
D-56072 Koblenz

Dr. G. Meyer
Chirurgische Klinik und Poliklinik
Klinikum Großhadern
Marchioninistraße 15
D-81377 München

PD Dr. J.A. Rem
Neurochirurgische Klinik
Kantonsspital
Spitalstraße 21
CH-4031 Basel

Prof. Dr. H.D. Saeger
Klinik und Poliklinik für Viszeral-,
Thorax- und Gefäßchirurgie
Universitätsklinikum Carl Gustav Carus
Fetscherstraße 74
D-01307 Dresden

Prof. Dr. Dr. H.F. Sailer
Klinik und Poliklinik für Kiefer- und
Gesichtschirurgie
Universitätsspital
Frauenklinikstraße 10
CH-8091 Zürich

Prof. Dr. G. Staehler
Urologische Klinik
Universitätsklinik Heidelberg
Im Neuenheimer Feld 110
D-69120 Heidelberg

Prof. Dr. W.-J. Stelter
Chirurgische Klinik
Städt. Kliniken Frankfurt-Höchst
Gotenstraße 6-8
D-65929 Frankfurt am Main

Prof. Dr. H. Stiegler
Chirurgische Klinik
Krankenhaus Kaufbeuren-Ostallgäu
Dr.-Gutermann-Straße 2
D-87600 Kaufbeuren

Dr. M.K. Walz
Chirurgische Universitätsklinik
Klinikum Essen
Hufelandstraße 55
D-45122 Essen

Prof. Dr. J. Witte
II. Chirurgische Klinik
Zentralklinikum Augsburg
Stenglinstraße 2
D-86156 Augsburg

Dr. H. Witzigmann
Chirurgische Klinik und Poliklinik II
Universitätsklinikum
Liebigstraße 20a
D-04103 Leipzig

Dr. W. Wyrwich
Chirurgische Klinik I
Leopoldina-Krankenhaus
Gustav-Adolf-Straße 8
D-97422 Schweinfurt

Dr. P. Ziegler
Chirurgische Klinik
Städt. Kliniken Frankfurt-Höchst
Gotenstraße 6-8
D-65929 Frankfurt am Main

Dr. N. Zügel
II. Chirurgische Klinik
Zentralklinikum Augsburg
Stenglinstraße 2
D-86156 Augsburg

Prof. Dr. V. Zumtobel
Chirurgische Klinik
Ruhr-Universität Bochum
St. Josef-Hospital
Gudrunstraße 56
D-44791 Bochum

# Sachregister

A. axillaris 906
A. brachialis 907
A. carotis 889
–, Stenose 889
–, endovaskuläre Verfahren 941
–, Verletzung 164
A. carotis communis, Verschluß 896
A. carotis interna, Dissektion 897
A. femoralis 945
A. gastrica sinstra 446
A. iliaca 943
A. lusoria 391
A. mesenterica inferior 579, 925
A. mesenterica superior 924
A. radialis 907
A. renalis 927
A. subclavia 896, 897
–, chronischer Verschluß 906
–, endovaskuläre Verfahren 942
–, Transposition 898
A. vertebralis 899
Abstoßungsreaktion 990
Abszeß, Gesicht 160
–, intraabdomineller 744
Abwehrspannung 716
Acetabulumfraktur 1185
Achalasie 428
acute respiratory distress syndrom 24, 58, 66
adenoidzystisches Karzinom 289
Adenom, Magen 467
–, Kolon 532
–, Rektum 571
Adrenalektomie 706
AIDS 476, 511
Akromioklavikulargelenk, Luxation 1095
Aktinomykose 476
–, Lunge 281
akutes Abdomen 453, 712
Ameloblastom 117
Amöbeninfektion 478
Amputat 1166

Analfissur 600
Analfistel 593
Analkarzinom 604
Analvenenthrombose 602
Anämie, hämolytische 682, 684
Anastomosentechnik, Kolon 539
Aneurysma 913
–, Herzwand 399
–, peripheres 949
aneurysmatische Knochenzyste 1050
Angina intestinalis 492
Angiographie 933
–, Nierentumoren 793
Angioplastie 939
–, intraoperative 905
–, Lunge 273
Angioskopie 933
Antibiotikaprophylaxe 522
Antitrendelenburg-Lagerung 970
Antrektomie 455
Anus praeter 558
Anus, Anatomie 565
–, Blutung 760
Aorta abdominalis 914
– thoracica 914
–, Verletzung 409
Aortenaneurysma 913
–, abdominales 920
–, endovaskuläre Verfahren 947
–, thorakales 412, 917
–, thorako-abdominales 914, 917
Aortenbogen 900
–, Mißbildungen 390
Aortendissektion 410
Aortenisthmusstenose 392
Aortenklappenvitium, angeborenes 384
–, erworbenes 401
Aortenprothese 919, 923
Aortenruptur 916
aortopulmonales Fenster 389
aortorenales Interponat 929

aortoviszeraler Bypass 926
aortoduodenale Fistel 757
apallisches Syndrom 99
Apoplex 890
Appendektomie 511
Appendix 504
–, Tumoren 518
Appendizitis 504
Arlt-Reposition 1100
arteriovenöse Fistel 972
–, Lunge 276
Arthroskopie, Kniegelenk 1226
Asbest 208
Ask-Upmark-Niere 804
Aspergillose, Lunge 281
assistierte Zirkulation 363
Asystolie 35
Aszites 735
Atemnot 10
Atemstillstand 20
Atemwege, Verlegung 11, 32, 34
atlantoaxiale Fusion 1070
– Instabilität 1063
atlantookzipitale Luxation 1057
Atlasfraktur 1058
Atmung 8
Augenlid, Verletzung 155
Ausscheidungsurographie 792
–, Nierenbeckentumoren 823
AV-Block, kongenitaler 375
AV-Kanal 370
Axilladissektion 332
Axisfraktur 1060

Bakteriurie 840
Ballondilatation 939
Bandscheibenschaden 1035
Basaliom 158
basiläre Impression 1019
Bauchdecken-Verschluß, temporärer 744
Bauchtrauma, Notfall 43
Bauchwandhernie 761
BCG-Instillation, Blase 838
–, Nierenbecken 824
Beatmung 28, 34
–, Mund-zu-Mund 32
–, Mund-zu-Nase 32
Becken 1177
Beckenarterien 943
Beckenboden 568
Beckenfraktur, instabile 1179
–, Komplikationen 1182
–, stabile 1178
Beckenringfraktur 1180
Beckentrauma, Notfall 43
Bewußtlosigkeit 30
Bewußtseinsstörung 8, 10, 67
Bilharziose 810

biliodigestive Anastomose 644
Billroth I 455
Biopsie, Mamma 329
Blase s. Harnblase
Blasenexstrophie 863
Blindsacksyndrom 485
Blut-Hirn-Schranke 91
Blutstillung 19, 26, 47
Blutung, gastrointestinale 746
Blutverlust 25, 27
Boari-Lappenplastik 821
Boerhaave-Syndrom 431, 757
BPH 849
Brace 1114
Brandblase 55
Brandverletzung 53
Brandwunde, Versorgung 60, 63
Bronchialfistel 276
Bronchialgefäße, Anatomie 226
Bronchialkarzinom, kleinzelliges 289
–, nicht-kleinzelliges 285
–, Staging 231
–, Thoraxwandinfiltration 202
–, TNM-Klassifikation 231
Bronchiektase 278
Bronchien, Anatomie 224
–, Anomalien 275
bronchoplastische Operation 270
Bronchoskopie 230
Brustwand, Anatomie 189
–, Deformität 217
–, Infektion 194
–, Metastase 203
–, Rekonstruktion 205
–, Resektion 203
–, Tumoren 197
–, Verletzung 197
Brustwirbelsäule, Trauma 1078
Bypass, Koronarien 398

Capitulum humeri, Fraktur 1133
Caroli-Syndrom 614
Carotisstenose 889
Cava-Filter 417, 973
Cavazapfen 799
Chassaignac-Subluxation 1137
Cholangiolithiasis 642, 648
cholangiozelluläres Karzinom 614
Cholangitis 608, 642
–, primär sklerosierende 645
Choledochoduodenostomie 644
Choledochuszyste 645
Cholelithiasis 631
–, Indikation 647
–, orale Therapie 639
Cholezystektomie 634
–, laparoskopische 637
Cholezystitis, akute 641, 648

Chondrom 200
Chondrosarkom 201, 1051
Chordom 1050
Chylothorax 212
Clavicula 1094
Colitis ulcerosa 524
Colles-Fraktur 1148
Collum anatomicum humeri 1108
Collum chirurgicum humeri 1108
Colon s. Kolon
Commotio cerebri 97
Compressio cerebri 98
Contusio cerebri 97
Coup de Sable 1095
Cross-Over-Vorgehen 938
Crutchfield-Zangen-Extension 1066
Cushing-Syndrom 708

Darmflora 521
Darmnaht 470, 539
Darmspülung 521
Defäkation 568
Defektdeckung 1287
–, Hand 1156
Defibrillation 37
Dekortikation 215
Dekubitus 1088
Densfraktur 1060
Densschraubenosteosynthese 1072
Denver-Ventil 736
Dextran 27
Diaphragma 439
Digitus saltans 1168
Diskushernie 1035
Divertikel, Dünndarm 473
–, Kolon 547
–, Ösophagus 429
Doppelniere 804
Dornfortsatzfraktur 1092
double outlet right ventricle 379
double stapling 529
Douglasabszeß 744
Ductus arteriosus Botalli 395
Ductus choledochus 642
Ductus deferens 762
Ductus hepaticus 651
Ductus thoracicus 212, 298
Dumping-Syndrom 464
Dünndarm 468
–, Divertikel 473
–, Fehlbildungen 470
–, Fistel 483
–, Karzinoid 480
–, Strahlenfolgen 481
–, Ulkus 475
–, Verletzung 481
–, Blutung 757
–, Tumoren 478

Duodenalulkus 450
Duodenopankreatektomie 671
Duodenum, Blutung 754
Duplikatur 472
Dupuytren-Kontraktur 1170
dynamische Hüftschraube 1196
dynamische Kompressionsschraube 1212
Dysgnathie 124
Dysostosis mandibularis 112
Dysphagia lusoria 432
Dysphagie 427
Dysraphie 1021
dystopische Niere 800

Ebstein-Mißbildung 373
Echinokokkus 619
–, Lunge 282
–, Milz 691
–, Niere 809
Echokardiographie 352
EEA-Stapler-Dissektion 625
Eisenmenger-Reaktion 368
Eiweißstoffwechsel 73
EKG, Notfall 37
ektopische Niere 800
elektromechanische Entkopplung 36
Ellbogen 1124
–, Luxation 1137
–, offene Fraktur 1133
Embolektomie 904
Embolisation, Nierentumor 799
Endarteriektomie, transaortale der Nierenarterien 929
– der Viszeralarterien 927
endovaskuläre Verfahren 931
Energieumsatz 71, 79
Enterokolitis, nekrotisierende 476
Epiduralhämatom 100
Epidydimitis 882
Epilepsie, posttraumatische 105
Epispadie 863
Epithelkörperchen 179
ERCP 633, 656, 663, 670
Ernährung, parenterale 69
–, Indikationen 81
–, Verbrennung 62
Ernährungszustand 78
Ertrinken 65
Erythem, Verbrennung 55
Erythrozytenkonzentrate 26
Escharotomie 60
ESWL 830
–, Gallensteine 640
Eversionsendarteriektomie 895
Ewing-Sarkom 201
extrakorporale Zirkulation 355
extrakorporelle Stoßwellenlithotripsie 830
Extremitätenverletzung, Notfall 43, 47
Exulteratio simplex Dieulafoy 756

Fallot-Tetralogie 375
Fascia gerota 781
Feinnadelpunktion, Lunge 230
–, Mamma 318
Femurfraktur, distale 1209
–, distale beim Kind 1214
–, pertrochantäre 1195
–, subtrochantäre 1201
–, suprakondyläre 1209
Femurschaftfraktur 1203
Fersenbeinfraktur 1275
Fettstoffwechsel 73
Fibroadenom, Mamma 320
fibromuskuläre Dysplasie 897
fibröse Dysplasie 200
Fibulafraktur 1259
–, Sprunggelenk 1263
Fieber 717
Fistel, Anus 593
–, aortoduodenale 757
–, kolovesikale/-vaginale 550
–, M. Crohn 502
Fixateur externe 1252
Fixateur interne 1084
Flankenschnitt 781
Flavektomie 1048
Fogarty-Katheter 905
fokal-noduläre Hyperplasie 619
Fontan-OP 372
Fourniersche Gangrän 884
Führungsdraht 937
Fußwurzelfraktur 1278

Gallenblase 631
Gallenblasenhydrops 642
Gallenblasenkarzinom 648
Gallengangsrevision 643
Gallensteinileus 646, 648
Gallenwege 642
Gallenwegskarzinom 648
Ganglion, Hand 1169
Gastrektomie 458
–, Ernährung 464
–, transhiatale 463
Gastrin 447
Gastrinom 667
gastroösophagealer Reflux 443
Gastroskopie 450
Gefäßchirurgie 887
Gefäßnaht 1160
Gefäßverletzung, kraniozervikale 106
–, Unterschenkel 1243
Gefäßverschluß, akuter 903
Gelatine 27
Gemsenträger-Griff 7
Gesicht, Abszeß 160
–, Entzündungen 159
–, Tumoren 157

–, Weichteilverletzung 136
Gesichtsschädel 108
–, Verletzung 141
Glandula parotis, Karzinom 122
Glandula submandibularis, Karzinom 122
Glasgow Coma Scale 10, 40, 88, 141
Glasgow Outcome Scale 99
Gleithernie 767
Glukagon 77
Glukokortikoide 77
große Gefäße, Anatomie 297
Guedel-Tubus 33

Halo-Fixateur 1067
Hals, Karzinom 167
–, Weichteilverletzung 163
Halsfistel 165
Halstumoren 165
Halswirbelsäule, dorsale Fusion 1076
–, Spondylodese 1074
–, transoropharyngealer Zugang 1069
–, Trauma 1053
–, Verletzung 11
Halszyste 165
Hämangiom 1049
–, Mundhöhle 116
Hämaturie 812
Hämobilie 757
Hämoccult 569
Hämodynamik 8
Hämorrhoiden 596
Hämothorax 220
Hand 1152
–, Amputationsverletzung 1165
–, Anatomie 1152
–, Defektverletzung 1156
–, Infektion 1171
–, Sehnenverletzung 1162
–, Untersuchung 1155
hangman's fracture 1061
Harnableitung 783, 846
Harnblase 836
–, artifizieller Sphinkter 847
–, Infektionen 839
–, neurogene Entleerungsstörung 843
–, Trauma 841
–, Verletzung bei Beckenfraktur 1184
Harnblasenaugmentation 846
Harnblasenentleerungsstörung, neurogene 843
Harnblasenentzündung 839
Harnblasenkarzinom 836
–, Prognose 839
–, Therapie 838
Harnblasenruptur 841
Harnblasenschrittmacher 847
Harnblasenstein 834
Harnleiter 814
–, Trauma 824

—, Zugangswege 781
Harnleiterkolik 827
—, Therapie 829
Harnröhre 869
Harnröhrenabbriß 871
Harnröhrenstein 835
Harnröhrenverletzung bei Beckenfraktur 1184
Harnstein 825
Harnuntersuchung 779
Harnverhalt 778
Harnwegsinfektion bei Querschnittlähmung 1089
Hartmann-OP 549, 551
Hautmann-Neoblase 787
Hauttransplantation 1289
Helicobacter pylori 449, 454
Hemihepatektomie 610
Hemikolektomie 539
Hemilaminektomie 1048
Heparin 969
Hepatoblastom 616
hepatozelluläres Karzinom 614
Hernie 761
—, Ileus 731
—, Zwerchfell 439
Herz, angeborene Mißbildungen 365
—, Diagnostik 351
—, erworbene Klappenfehler 401
—, koronare Herzerkrankung 397
—, Verletzung 406
—, Zugangswege 353
Herz-Lungen-Maschine 355
Herz-Lungen-Transplantation 997
Herzbeuteltamponade 17
Herzdruckmassage 32, 34
Herzerkrankungen, Schweregrad 351
Herzkatheter 352
Herzklappenprothese 403
Herzschrittmacher 419
Herzstillstand 35
Herztransplantation 367, 994
—, heterotope 995
—, orthotope 995
Herztumor 406
Herzwandanaeurysma 399
Hiatushernie 439
Hippokrates-Reposition 1100
Hirndruck 90
Hirnnerven-Verletzung 105
Hirnödem 91
Hirntod 106, 984
Hoden 874
—, Hydrozele 878
—, Varikozele 883
Hodentorsion 878
Hodentumoren 874
—, Therapie 876
Hogkin-Lymphom 167, 689
Hohlvenen, Fehlmündung 369

Hufeisenniere 801
Hüftluxation 1183
Hüftpfanne, Fraktur 1185
Hüftschraube, dynamische 1196
Hühnerbrust 217
Humerus 1107
Humerusfraktur, distale beim Erwachsenen 1129
—, distale beim Kind 1124
—, kondyläre 1128, 1131
—, offene 1116
—, pathologische 1122
—, proximale 1107
—, Schaft 1112
—, suprakondyläre 1126, 1129
Humeruskopffraktur beim Kind 1112
—, konservative Therapie 1109
—, OP 1110
Humerusschaftfraktur beim Kind 1123
—, konservative Therapie 1113
—, OP 1114
Hydroxyäthylstärke 27
Hydrozele 770, 878
Hydrozephalus, posttraumatischer 105
Hygrom, sudurales 105
—, zystisches 165
Hyperparathyreoidismus 179
Hypersplenismus 681
Hypertelorismus 114
Hyperthyreose 169
hypoplastisches Linksherzsyndrom 385
Hypospadie 863
Hypothermie 358
Hypothyreose 169

Ikterus 646, 648
Ileostoma 558
Ileum 468
Ileum-Conduit 784
Ileus 722
—, Gallenstein 646, 648
—, Kolon 523
Ileuskrankheit 732
Immunsuppression 991
Immunthyreopathie 174
indeterminate colitis 524, 530
Induratio penis plastica 868
Infektionsprophylaxe, Verbrennung 62
injury severity score 44
Inkontinenz, anorektale 585
—, Streß- 847
—, Urge- 847
Inkontinuitätsresektion nach Hartmann 549, 551
Inselpatch 919
Insulin 77
Insulinom 666
Intensivtherapie, Verbrennung 61
interventionelle Verfahren 931
intrakranieller Druck 90

intrazerebrales Hämatom 103
Intubation 11, 46
IOTA 905
Ischämie, viszerale 489

Jejunum 468
Jochbeinfraktur 143
Jochbogenfraktur 143
Jodmangelstruma 168

Kalkaneusfraktur 1275
Kalorienzufuhr 80
Kammerflimmern 36
Kardiakarzinom 437, 463
Kardiomyotomie nach Heller 428
Kardioplegie 360
Karpaltunnelsyndrom 1151, 1166
Karzinoid 289, 480
– , Appendix 518
Katecholamine 76
Kausch-Whipple-OP 671
Kieferchirurgie, orthopädische 124
– , Standardmethoden 133
Klappenprothese 403
klinische Untersuchung, Notfall 41
Klippel-Feil-Syndrom 1020
Kniegelenk 1216
– , Anatomie 1216
– , chronische vordere Instabilität 1223
– , Diagnostik 1218
– , hinteres Kreuzband 1223
– , laterale Bandverletzung 1221
– , mediale Bandverletzung 1220
– , Meniskus 1225
– , vorderes Kreuzband 1221
Kniegelenksinfektion 1227
Knöchelfraktur 1263
– beim Kind 1269
Koarktation 392
Kocher-Langenbeck-Schnitt 1185
Kocher-Reposition 1100
Kohlenhydratstoffwechsel 72
Kolektomie, subtotale 526, 543
Kolitis 524
– , fulminante 525
– , ischämische 554
– , nicht-klassifizierbare 524, 530
Kollagenosen 474
Kolon 520
– , Blutung 758
– , palliative Verfahren 543
– , Resektion 539
– , sterkorale Perforation 554
– , Strahlenfolgen 553
– , Tumorobstruktion 543
– , Zugangswege 539
Kolon-Conduit 784
Kolondivertikel 547

Kolonileus 523
Kolonkarzinom 534
Kolonperforation 523, 556
Kolonpolyp 532
Kolonstenose, Pankreatitis 661
Koloproktektomie 526
Kolostoma 558
kolovesikale/-vaginale Fistel 550
Kommissurotomie 403
Kompartmentsyndrom 1150
– , Unterschenkel 1242
Kompressionsschraube, dynamische 1212
Kompressionssyndrom, neurovaskuläres 907
Kompressionstherapie 963
Koniotomie 14, 311
Kontinenz, anorektale 568, 585
Kontinuitätsresektion, Kolon 549
Kopfschwartenverletzung 94
Korakoid, Abbruch 1098
Koronararterien 353
– , Mißbildungen 389
koronare Herzerkrankung 397
Korsett 1081
kraniofaziale Mißbildung 112
Kraniosynostose 113
Kreislaufstillstand 29
Kreuzbeinfraktur 1180
Kryptitis 592
Kunstherz 364
Kurzdarmsyndrom 486
Kyphose 1027

Lachmanntest 1219
Lagerung, Traumapatient 7
Lähmung, motorische 88
Laminektomie 1048
Laparoskopie, Niere 782
Laparotomie mit Thorakotomie 239
Lappen 1287
– , Brustrekonstruktion 345
– , Hand 1157
– , mikrovaskulärer Anschluß 1292
Laserkoagulation, Blasentumoren 838
Leber 606
– , benigne Tumoren 617
– , Dissektion 612
– , Metastasen 616
– , Resektion 610
– , Zugangswege 611
Leberkarzinom 614
Lebersegmente 606
Lebersegmenttransplantation 1004
Lebertransplantation 1000
– , auxiliäre 1004
– , orthotope 1002
Lebervene 607
Leberversagen 82
Leberzyste, Echinokokkus 619

—, kongenitale 613
Leiomyom, Magen 467
Leistenhernie bei der Frau 767
—, beim Kind 770
—, direkte 762, 763, 769
—, eingeklemmte 768
—, indirekte 761
Leitsymptome bei Trauma 8, 47
Lendenwirbelsäule, dorsaler Zugang 1083
—, Reposition 1081
—, Trauma 1078
—, ventraler Zugang 1085
Leukämie 688
Ligamentum patellae 1228
Linksherzhypoplasie 385
Lipödem 977
Lippen, Verletzung 156
Lippen-Kiefer-Gaumenspalte 108
Liquorfistel 96
Litholyse, Nierensteine 834
Lobektomie 257
—, videothorakoskopische 243
Lunge 222
—, Abszeß 279
—, Aktinomykose 281
—, Anatomie 222
—, angioplastische Operation 273
—, Aspergillose 281
—, Atelektase 279
—, atypische Resektion 246
—, benigne Tumoren 284
—, bronchoplastische Operation 270
—, Diagnostik 228
—, Echinokokkus 282
—, Gefäßversorgung 225
—, kleinzelliges Bronchialkarzinom 289
—, Lappenresektion 257
—, Lobektomie 257
—, Lymphabfluß 226
—, nicht-kleinzelliges Bronchialkarzinom 285
—, Pneumonektomie 247
—, Resektion 245
—, Rundherd 228, 293
—, Segmentresektion 265
—, semimaligne Tumoren 289
—, Tuberkulose 280
Lungenagenesie 275
Lungenembolie 416, 973
Lungenemphysem, bullöses 282
—, kongenitales 275
Lungenentzündung 278
Lungenfunktionsdiagnostik 232
Lungengefäße, Anatomie 225
Lungenhypoplasie 275
Lungenmetastase 290
Lungenoperation, Lagerung 233
—, präoperative Diagnostik 233
—, videothorakoskopische 240

—, Zugangswege 234
Lungenresektion, offene 245
—, videothorakoskopische 242
Lungensequester 276
Lungentransplantation 998
Lungenvenenfehlmündung, partielle 367
—, totale 383
Lungenverletzung 283
Lungenversagen 24, 58
Lungenzyste 275
Lymhangiom, Mundhöhle 116
Lymphadenektomie, inguinale 877
—, retroperitoneale 878
Lymphgefäßtransplantat 979
Lymphknoten, Lunge 227, 229
—, Mediastinum 227
Lymphknotendissektion, axilläre 332
—, Hals 177
—, Magen 459
—, mediastinale 244, 256
Lymphödem 977
Lymphom, Mediastinum 307
—, Wirbelsäule 1050
Lymphprotektion 978
Lynch-Syndrom 535
Lyse 938

Magen 445
—, Adenom 467
—, Anatomie 445
—, Blutung 754
—, Lymphknotendissektion 459
—, palliative Eingriffe 463
—, Resektion 454, 458
—, Streßblutung 58
—, subtotale Resektion 462
Magenausgangsstenose 452
Magenkarzinom 455
Magenlymphom 466
Magenulkus 454
Mainz-Pouch 787
Maisonneuve-Fraktur 1268
Malgaigne-Fraktur 1180
Malleolarfraktur 1263
Mallory-Weiss-Syndrom 757
Malokklusion 124, 141
Malrotation 472
Mamma 320
—, benigne Erkrankungen 319
—, Biopsie 329
—, brusterhaltende Operation 328, 331
—, Diagnostik 317
—, modifiziert radikale Mastektomie 334
—, radikale Mastektomie 327
—, Rekonstruktion 344
—, semimaligne Erkrankungen 320
—, subkutane Mastektomie 336
Mammakarzinom 321

− beim Mann 344
−, Bestrahlung 336, 342
−, Chemotherapie 338, 342
−, Hormontherapie 337, 342
−, inflammatorisches 343
−, Metastase 341
−, Nachsorge 339
−, Prognose 341
−, Rezidiv 340
−, Risikofaktoren 317
−, Thoraxwandinfiltration 202
Mammographie 318
Marisken 593
Marknagelung, Femur 1203
−, Tibia 1246
MAST 47
Mastektomie, modifiziert radikale 334
−, radikale 327
−, subkutane 336
Mastitis 319
Mastopathie, fibrös-zystische 320
Meckel-Divertikel 473
Mediastinalabszeß 299
Mediastinitis, akute 299
−, chronische 300
Mediastinoskopie 230
Mediastinotomie 231, 236
Mediastinum, Anatomie 296
−, Lymphknoten 227
−, Tumoren 301
−, Videothorakoskopie 244
−, Zysten 303
Megacolon toxicum 503, 525
Megakaliose 804
Megaureter 814
Melanom, malignes 159
MEN-Syndrom 175, 179, 668
Meningismus 88
Mesenterialarterien 924
−, endovaskuläre Verfahren 942
Mesenterialinfarkt 489
Mesenterium, Verlängerung 528
mesh graft 1291
Metatarsalia 1280
Mikrozirkulationsstörung 23
Milz 678
−, Splenektomie 696
Milzabszeß 692
Milzarterienaneurysma 693
Milzinfarkt 694
Milzresektion 700
Milztrauma 695
Milztumoren 690
Milzverletzung 539
Milzzyste 690
Minitracheotomie 14
Mitralvitium, angeborenes 383
−, erworbenes 401

Mittelgesichtsfraktur 145
Mittelhirnsyndrom 99
Monteggia-Fraktur 1139
Morbus Apert 114
Morbus Baastrup 1034
Morbus Basedow 174
Morbus Bechterew 1029
Morbus Behçet 524
Morbus Crohn 493
−, Analfistel 596
−, Kolon 524, 531
Morbus Crouzon 114
Morbus Forrestier 1035
Morbus Gaucher 690
Morbus Ormond 819
Morbus Scheuermann 1027
Motorik, Störung 88
Mukoepidermoidkarzinom 289
Mukosektomie 527
Mukoviszidose 277
Mukozele 518
Multiorganversagen 24, 58
Mundhöhle, Karzinom 119
−, Präkanzerosen 119
−, Tumoren 116
muzinöses Zystadenom 518
Myasthenia gravis pseudoparalytica 300
myeloproliferatives Syndrom 687
Myokardprotektion 358

N. genitofemoralis 772
N. ilioinguinalis 764, 772
N. phrenicus 299
N. radialis, Lähmung 1120
N. ulnaris, Verletzung 1132
N. vagus 446
Nahttechnik, Kolon 539
Nase, Verletzung 155
Nasenbeinfraktur 142
Nävuszellnävus 158
Nebenniere 702
−, subtotale Resektion 710
−, Zugangswege 704
Nebenschilddrüsen 179
−, Ektopie 307
neck dissection 177
Nekrose, Verbrennung 55
Nephrektomie, Tumor 795
Nephrolitholapaxie 830
Nephroptose 801
Nephrostomie 783
Nervennaht 1160
Neurinom 304
Niere 790
−, entzündliche Erkrankungen 805
−, Fehlbildungen 800
−, Gefäßmißbildungen 804
−, Lageanomalien 800

–, Trauma 811
–, Tuberkulose 807
–, Zugangswege 781
–, Zysten 804
Nierenagenesie 804
Nierenarterien, endovaskuläre Verfahren 943
Nierenarterienstenose 927
Nierenbeckenplastik 803
Nierenbeckentumoren 822
Nierendegeneration, polyzystische 805
Nierendysplasie, multizystische 804
Nierenentnahme zur Transplantation 987
Niereninsuffizienz 82, 777
Nierenkelchdivertikel 804
Nierenkolik 827
–, Therapie 829
Nierenkontusion 811
Nierenruptur 812
Nierenstein 825
Nierentransplantation 1013
Nierentumoren 790
–, Diagnose 791
–, Resektion 797
–, Prognose 800
–, Embolisation 799
–, Therapie 794
Nierenversagen 24, 58, 777
Nierenzellkarzinom 790
Non-Hogkin-Lymphom 167
Notarzt 3, 39
–, Einsatzprotokoll 4
Notarztwagen 6
Notfall 3
–, Leitsymptome 8
Notfalldiagnostik 8, 50, 58
–, Neurochirurgie 87

Oberarm 1107
Oberarmschaftbruch 1112
Oberbauchquerschnitt, Nieren-OP 782
Oberbauchschmerz 713
Oberschenkel 1188
odontogene Tumoren 117
Odontom 117
offene Fraktur 1117
Ohr, Verletzung 156
Olekranon, Fraktur 1134
Operation, Pathophysiologie 70
Orchidopexie 772
Orchiektomie 861
Organentnahme 986
Organkonservierung 988
Organspende 984
Organtransplantation 981
–, Erfolgsraten 984
Orthognathie 125
Os cuboideum 1279
Os cuneiforme 1279

Os naviculare 1278
Os odontoideum 1020
ösophago-tracheale Fistel 316
Ösophagus 427
–, Blutung 749
–, EEA-Stapler-Dissektion 625
–, Palliativeingriffe 436
–, Resektion 434
–, Transplantat 434
–, Unterteilung 433
–, Verätzung 431
–, Verletzung 164
–, Zugang 434
Ösophagusatresie 432
Ösophagusdivertikel 429
Ösophaguskarzinom 432
Ösophagusruptur 431
Ösophagusspasmus 429
Ösophagusvarizen 624
Osteitis, posttraumatische 1119
Osteoblastom 1049
Osteochondrom 200
Osteochondrosis dissecans 1227
osteogenes Sarkom 201
Osteoidosteom 1049
Osteomalazie 1030
Osteomyelitis, Rippen 195
–, Sternum 195
Osteomyelofibrose 688
Osteoporose 1030
Osteoradionekrose 195
Osteosarkom 207, 1051
Ostium-secundum-Defekt 367
outlet obstruction 590
Oxygenator 355

Paget-v. Schroetter-Syndrom 966
Palliationseingriff, Herz 365
Panaritium 1172
Pancoast-Tumor 202
Pancreas anulare 655
Pancreas divisum 655
Pankreas 653
–, endokrine Tumoren 665
–, exokrine Tumoren 665
–, Trauma 676
Pankreasabszeß 661
Pankreasektopie 655
Pankreaskarzinom 669
Pankreaspseudozyste 660
Pankreasresektion 665
Pankreastransplantation 1008
Pankreaszyste 674
Pankreatektomie 673
Pankreatitis, akute 657
–, Blutung 661
–, chronische 662
Papillenexzision 674

Papillitis 593
Papillotomie 640, 644
Paraosteoarthropathie 1090
Paraphimose 864
Pararektalschnitt 512
Parathormon 179
Paratyphus 476
Parese 88
Paronychie 1173
Patella 1228
Patellafraktur 1229
Patellaluxation 1232
Patientenübergabe 6, 49
Pauwels-Winkel 1188
Payr-Kletterligatur 515
Penis 863
Penisamputation 865
Peniskarzinom 865
Pepsin 449
Perforansvenen 953, 961
Perikard, Anatomie 225
Perikarditis 414
Perikardpunktion 17, 407
Peristaltik, Änderung 716
Peritonealflüssigkeit 739
Peritonealspülung 742
Peritonitis 515, 738
−, Prophylaxe 522
perniziöse Anämie 449
Pfortader 607, 622
Phäochromozytom 707
Phimose 864
Phylloides-Tumor 320
Pilon-tibial-Fraktur 1259
Pilonidalsinus 603
Pipkin-Fraktur 1186
Plasmozytom 202, 1050
plastische Chirurgie, Brustrekonstruktion 344
Plattensitzgerät 1194
Platzbauch 557
Pleura 189
−, Tumoren 208
Pleuradrainage 210
Pleuraempyem 213
Pleuraerguß 210
Pleuramesotheliom 208
Pleuraschwarte 215
Pleurektomie, videothorakoskopische 243
Pleurodese 210
−, videothorakoskopische 243
Plummer-Vinson-Syndrom 432
Pneumatosis coli 556
Pneumatosis cystoides 475
Pneumonektomie 247
Pneumonie 278
Pneumothorax 218
−, sekundärer Spontan- 220
−, iatrogener 220

−, idiopathischer Spontan- 219
−, Notfall- 17
−, traumatischer 220
Polycythaemia vera 688
Polypose, Kolon 532
Polytrauma 39
−, Behandlungsphasen 51
portale Hypertension 622
−, Splenomegalie 692
Pouch 787
−, ileoanaler 526
PRIND 890
Processus vaginalis peritonei 770
Prostata 849
−, Adenomektomie 853
−, Biopsie 858
−, Elektroresektion 852
−, rektale Untersuchung 857
Prostatahyperplasie, benigne 849
Prostatakarzinom 856
−, Therapie 858
Prostatasekret 779
Prostatastein 835
Prostatektomie 861
Prostatitis 861
Pseudarthrose 1121
−, Humerus 1121
−, Schenkelhals 1192
−, Tibia 1255
−, Unterarm 1146
Pseudomyxoma peritonei 556
PTA 939
− bei Nierenarterienstenose 928
Pulmonalgefäße, Anatomie 225
Pulmonalis-Schlingen-Syndrom 381
Pulmonalklappenaplasie 381
Pulmonalvitium, angeborenes 376, 380
−, erworbenes 401
Pupillenreaktion 88
Pyelographie 781
Pyelonephritis 805
Pyloroplastik nach Heineke-Mikulicz 452

Quadrizepssehne 1229
Querfortsatzfraktur 1092
Querschnittlähmung 1087

Radiusfraktur, distale 1148
Radiusköpfchen, Subluxation 1137
−, Fraktur 1136
Radiusschaftbruch 1141, 1144
Rautek-Griff 7
Raynaud-Syndrom 911
Reanimation 29
−, erweitere Maßnahmen 33
Rectotomia posterior 573
Reflux, gastroösophagealer 443
−, vesikorenaler 816

Rehabilitation 51
rektale Untersuchung, Prostata 857
Rektosigmoidresektion 543
— , perineale 590
Rektozele 591
Rektum, abdomino-perineale Exstirpation 582
— , Anatomie 565
— , anteriore Resektion 578
— , Blutung 760
— , lokale Exzision 583
— , Verletzungen 570
Rektumadenom 571
Rektumkarzinom 575
Rektumprolaps 588
Rekurrensparese 173
Renoskopie 781
renovaskuläre Hypertonie 927
respiratorische Störung 10
Rettung 45
Rettungshubschrauber 6
Rettungswesen 3, 6
Rhinoliquorrhoe 96
Riesenzelltumor 1049
Rippenchondritis 195
Rippenresektion 909
Rißverletzung, Gesicht 154
road mapping 936
Rückenmark, Tumoren 1044
Rückenschleiftechnik 7

Sakrumfraktur 1180
Samenstrang 762
Sarkoidose 478
Scapula 1097
Schädel-Hirn-Trauma 10, 42, 87
— , gedecktes 97
— , offenes 96
Schädelbasisbruch 94
Schädelfraktur 94
Schädelmißbildung 113
Schenkelhals, Pseudarthrose 1192
Schenkelhalsfraktur 1188
— beim Kind 1195
— , pathologische 1194
Schenkelhernie 763
Schiefhals 184
Schilddrüse 168
— , Malignome 175
— , Operation 171, 177
— , Untersuchung 169
Schilddrüsenhormone 78, 169
Schistosomiasis 810
Schlaganfall 890
Schlüsselbein 1094
Schlüsselbeinschaftbruch 1094
Schmerz 713
Schmetterlingsfraktur 1178
Schnittverletzung, Gesicht 153

Schock 21, 46, 717, 777
— , Verbrennung 57
Schrittmacher 419
Schulterblatt 1097
Schultereckgelenksprengung 1095
Schultergelenkpfanne, Fraktur 1097
Schulterluxation, habituelle 1102
— , traumatische 1099
Scimitar-Syndrom 367
Segmenttransport 1253
Sehne, Stufenplastik 1165
Sehnennaht 1163
Seitenlage, stabile 8
Seldinger-Technik 932
Seminom 874
— , Therapie 876
Septumdefekt, atrioventrikulärer 369
— , ventrikulärer 373
Shouldice-OP 764
Shunt, Links-Rechts-Herz 367, 373
— , mesenterikokavaler 753
— , peritoneojugulärer 735
— , portokavaler 627, 752
— , Rechts-Links-Herz 376
— , splenorenaler 626, 754
Sichelzellanämie 683
Sigmaresektion 543
single ventricle 375
Sinus-venosus-Defekt 367
Situs inversus 470
Sklerodermie 432
Skoliose 1023
Skrotalhämatom 1179
Smith-Fraktur 1151
Sonographie, Mamma 318
— , Nierentumoren 792
— , Pleuraerguß 229
Spalthaut 1290
Speicheldrüsen, Karzinom 122
Speiseröhre 427
Spermatozele 878
Sphärozytose 682
Sphinkterinkontinenz 586
Sphinktermanometrie 570
spinale Tumoren 1044
Spinalkanalstenose 1035
Splenektomie 460, 696
Splenomegalie 681
Spondylektomie 1076
Spondylitis 1040
Spondylodese, Halswirbelsäule 1074
Spondylodiszitis 1040
Spondylolisthesis 1021
Spondylolyse 1021
Spongiosaplastik 1255
Sprunggelenk 1263
Sprunggelenksdistorsion 1271
Spurenelemente 74, 80

Stach-Schiene 1165
Stapler-Anastomose 581
Steißbeinfistel 602
Stemmer-Zeichen 977
Stent 940
Stentprothese 941
sterkorale Kolonperforation 554
Sternoklavikulargelenk, Luxation 1096
Sternotomie 234, 353
Sternum, Anatomie 189
—, Resektion 206
Sternumdehiszenz 362
Sternumnaht 361
Sternumosteomyelitis 362
Stoma 523, 558
Strahlenschaden 195
Streß, chirurgischer 69
Stridor 11
Strikturoplastik 502
Struma 168, 174
—, mediastinales Wachstum 307
—, Operation 171, 177
Subclavia-Carotis-Bypass 896
Subclavian-steal-Syndrom 898
Subduralhämatom 102
Sympathektomie 244
—, thorakale 911
Sympathikus, Anatomie 299
Symphysensprengung 1179
Syndesmose 1263

T4 169
Tabaksbeutelnaht 513
Tachykardie nach Infarkt 400
Talusfraktur 1273
Teratom, Mediastinum 307
Thalassämie 683
Thenarphlegmone 1176
Thoracic-outlet-Syndrom 907
Thorakolaparotomie 239
Thorakoplastik 216
Thorakoskopie 240
Thorakotomie, anterolaterale 238, 354
—, axilläre 239
—, bilaterale transsternale 236
—, diagnostische 231
—, laterale 237
—, laterale, Verschluß 361
—, mediane 234
—, posterolaterale 238, 354
Thorax, Anatomie 190
—, Bewegungen 194
—, Deformität 217
—, Tumoren 199
Thoraxdrainage 17, 219, 221
Thoraxröntgenbild, Rundherd 228, 293
Thoraxtrauma 197, 220, 406
—, Notfall 16, 42

Thrombektomie, venöse 970
Thrombendarteriektomie 892
Thrombophlebitis 965
Thrombozytopenie 686
Thymom 305
Thymus, Anatomie 298
Thyreoidektomie 171, 177
TIA 890
Tibiafraktur beim Kind 1262
—, distale 1259
—, Sprunggelenk 1263
Tibiakopffraktur 1235
Tibiaosteitis 1258
Tibiapseudarthrose 1255
Tibiaschaftfraktur 1240
—, isolierte 1245
—, offene 1241
—, proximale 1244
Tietze-Syndrom 196
TIPSS 629, 932
Torticollis 184
Trachea, Anatomie 224, 296
—, Verletzung 164
Trachealbifurkation, Resektion 312
Trachearesektion 312
Tracheostomie, perkutane 182
—, plastische 311
Tracheotomie 182, 309
—, Notfall- 16
transitorische ischämische Attacke 890
Transplantation 981
—, Abstoßung 990
—, Organentnahme 986
—, Organkonservierung 988
Transplantationsantigen 990
Transplantationsimmunologie 989
Transport 49
Transposition der großen Gefäße 386
transurethrale Elektroresektion 838, 852
transvesikale Adenomektomie 853
Trauma, Pathophysiologie 70
Trauma-Score 43
Trendelenburg-OP 418
Trepanation 102
Trichterbrust 217
Trikuspidalatresie 371
Trikuspidalvitium, erworbenes 401
Trochlea humeri, Fraktur 1132
Truncus arteriosus 388
Truncus brachiocephalicus 900
Truncus coeliacus 446, 924
TSH 169
Tuberculum majus, Abriß 1107
Tuberkulose, Dünndarm 477
—, Lunge 280
—, Niere 807
—, urogenitale 807
—, Wirbelsäule 1041

Tuberkulosediagnostik, Urin 780
TUR 852
Typhus 476

Übergabeprotokoll 6, 49
Überwachung nach Herz-OP 361
Ulcus cruris venosum 962
Ulcus duodeni 450
Ulcus jejuni/ilei 475
Ulcus ventriculi 454
Ulkus 449
Ulkusblutung 452, 754
Ulkuspenetration 452
Ulkusperforation 453
Ulnafraktur, proximale 1135
Ulnaschaftfraktur 1142, 1144
Unfall, Absicherung 6
Unfallchirurgie 1017
Unfallrettung 3
Unterarm 1134
Unterarmschaftfraktur 1140
− beim Kind 1147
−, offene 1145
Unterkieferfraktur 148
Unterkieferluxation 15
Unterkühlung 66
Unterschenkel 1235
Unterschenkeldefektfraktur 1252
Ureter 814
−, Striktur 819
−, Trauma 824
Ureterektomie 824
Ureterektopie 817
Ureterkolik 827
Ureterokutaneostomie 783, 816
Ureteronephrektomie 823
Ureteropyelographie 781
Ureterorenoskopie 781
−, Uretersteine 830
Ureterosigmoidostomie 785
Ureterozele 818
Ureterstenose, Abgang 802
−, angeborene 814
−, erworbene 818
Uretertumoren 822
Urethra 869
Urethralklappen 869
Urethraruptur 871
Urethrastriktur 870
Urethritis 869
Urethrozystoskopie 780
Urinuntersuchung 779
Uroflow 845
Urogenitaltuberkulose 807
Urolithiasis 825
Urologie 775
Urosepsis 828
Urothelkarzinom 822

V. azygos 298
V. cava, Fehlmündung 369
V. hemiazygos 298
V. portae 607, 622
V. saphena magna 951, 955
V. saphena parva 952, 959
Vagotomie, proximal selektive 451
Vakuummatratze 7
Varikosis 954
−, Rezidiv 960
−, sekundäre 963
Varikozele 883
Varizenverödung 958
Vena-ovarica-dextra-Syndrom 819
Venen 951
Venenthrombose 965
−, tiefe 966
Ventrikelseptumdefekt 373
Verätzung, Speiseröhre 431
Verbrennung 53
−, Erstmaßnahme 58
−, Intensivtherapie 64
Verbrennungskrankheit 57
Verner-Morrison-Syndrom 668
Verschlußikterus 646, 648
vertebrobasiläre Insuffizienz 898
vesikorenaler Reflux 816
Videothorakoskopie 240
Viszeralarterien 924
−, endovaskuläre Verfahren 942
viszerale Kollateralen 925
Vitalfunktionen 8, 40
Volumenersatz 26, 34, 46
−, Verbrennung 61
Volvulus 555

Wachstumshormon 83
Wanderniere 801
Wangenweichteile, Verletzung 155
Wechselschnitt 511
Wechteilsarkom 202
Weichteilbruch 761
Weichteilinfektion, Brustwand 194
Weichteilverletzung, Hand 1156
Wendel-Tubus 33
Whipple-OP 671
Winkelplatte 1197
Wirbelsäule 1019
−, Begutachtung 1092
−, degenerative Erkrankungen 1031
−, Fehlbildungen 1919
−, Metastasen 1051
−, Segmentationsstörungen 1020
−, Trauma 1053
−, Tuberkulose 1041
−, Tumoren 1049
Wolff-Parkinson-White-Syndrom 395
Wundheilung, Verbrennung 56

Wundversorgung, Verbrennung 60, 63

Yersiniose 477

Z-Plastik 1288
Zehenfraktur 1284
zerebrovaskuläre Insuffizienz 890
Ziehharmonikatechnik 1252
Zirkulation, assistierte 363
– , extrakorporale 355
Zirkumzision 864
Zökalphlegmone 515
Zökostomie 559
Zollinger-Ellison-Syndrom 667
Zwerchfell 439
– , Relaxation 444
– , Tumoren 444
Zwerchfellhernie 439
Zwerchfellruptur 443
Zyanose 10
Zystektomie 838
Zystitis 839
Zystoskopie 780
Zytokine 75